CB068131

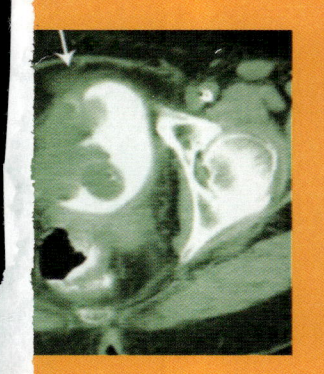

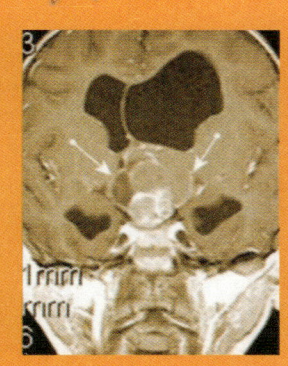

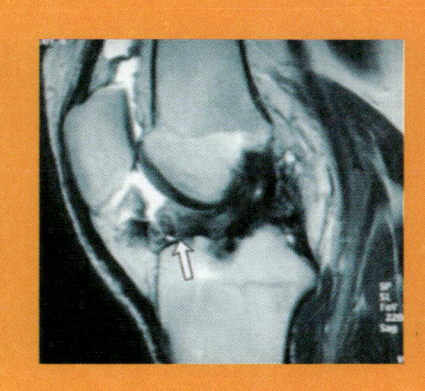

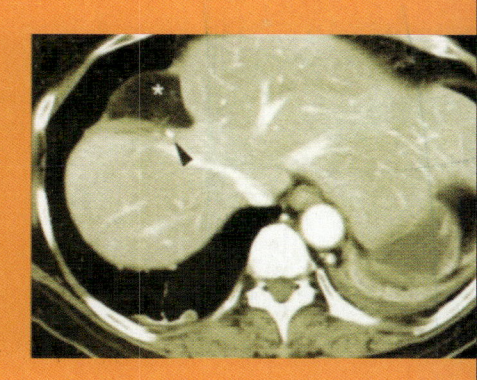

Diagnóstico Diferencial por Imagem

Diagnóstico Diferencial por Imagem

Ronald L. Eisenberg, MD
Associate Professor Radiology
Harvard Medical School
Radiologist
Beth Israel Deaconess Medical Center
Boston, Massachusetts

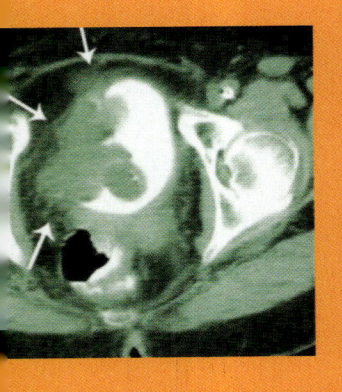

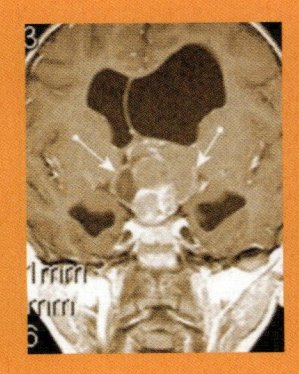

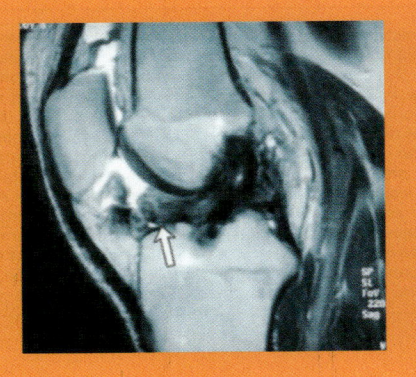

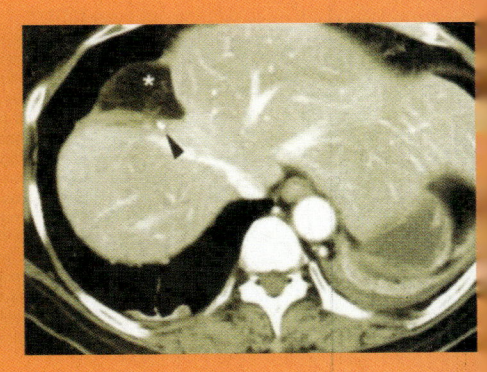

QUINTA EDIÇÃO

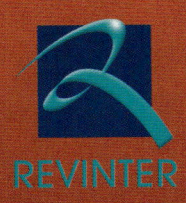

REVINTER

Diagnóstico Diferencial por Imagem, Quinta Edição
Copyright © 2014 by Livraria e Editora Revinter Ltda.

ISBN 978-85-372-0576-1

Todos os direitos reservados.
É expressamente proibida a reprodução
deste livro, no seu todo ou em parte,
por quaisquer meios, sem o consentimento,
por escrito, da Editora.

Tradução:
NELSON GOMES DE OLIVEIRA
Médico, RJ

Revisão Técnica:
MIRIAM TERESA
Especialização em Radiologia e Diagnóstico por Imagem pela PUC-Rio
Médica-Radiologista do Hospital Federal da Lagoa, RJ
Médica-Radiologista do Hospital Municipal Jesus, RJ

CIP-BRASIL. CATALOGAÇÃO NA PUBLICAÇÃO
SINDICATO NACIONAL DOS EDITORES DE LIVROS, RJ

E37d
5. ed.

Eisenberg, Ronald L.
    Diagnóstico diferencial por imagem / Ronald L. Eisenberg ; tradução Nelson Gomes de Oliveira , Miriam Teresa. - 5. ed. - Rio de Janeiro : Revinter, 2014.
    il.

Tradução de: Clinical imaging: an atlas of differential diagnosis
Inclui índice
ISBN 978-85-372-0576-1

1. Cérebro - Doenças - Diagnóstico. 2. Cérebro - Imagem. 3. Cérebro - Doenças - Radiografia. 4. Sistema nervoso - Doenças - Radiografia. 5. Diagnóstico diferencial. 6. Diagnóstico por imagem. I. Título.

14-10010   CDD: 616.8075
                 CDU: 616.8-079.43

A Lippincott Williams & Wilkins/Wolters Kluwer Health não teve participação na tradução desta obra.

Nota: A medicina é uma ciência em constante evolução. À medida que novas pesquisas e experiências ampliam os nossos conhecimentos, são necessárias mudanças no tratamento clínico e medicamentoso. Os autores e o editor fizeram verificações junto a fontes que se acredita sejam confiáveis, em seus esforços para proporcionar informações acuradas e, em geral, de acordo com os padrões aceitos no momento da publicação. No entanto, em vista da possibilidade de erro humano ou mudanças nas ciências médicas, nem os autores e o editor nem qualquer outra parte envolvida na preparação ou publicação deste livro garantem que as instruções aqui contidas são, em todos os aspectos, precisas ou completas, e rejeitam toda a responsabilidade por qualquer erro ou omissão ou pelos resultados obtidos com o uso das prescrições aqui expressas. Incentivamos os leitores a confirmar as nossas indicações com outras fontes. Por exemplo e em particular, recomendamos que verifiquem as bulas em cada medicamento que planejam administrar para terem a certeza de que as informações contidas nesta obra são precisas e de que não tenham sido feitas mudanças na dose recomendada ou nas contraindicações à administração. Esta recomendação é de particular importância em conjunto com medicações novas ou usadas com pouca frequência.

Título original:
Clinical Imaging: An Atlas of Differential Diagnosis, 5th edition
Copyright © by LIPPINCOTT WILLIAMS & WILKINS, a WOLTERS KLUWER business

Livraria e Editora REVINTER Ltda.
Rua do Matoso, 170 – Tijuca
20270-135 – Rio de Janeiro – RJ
Tel.: (21) 2563-9700 – Fax: (21) 2563-9701
livraria@revinter.com.br – www.revinter.com.br

Para Zina, Avlana e Cherina

Prefácio da Primeira Edição

O reconhecimento de padrões levando ao desenvolvimento de diagnósticos diferenciais constitui a essência da radiologia. Tanto o radiologista na clínica, enfrentando a realidade da leitura diária de filmes, quanto o residente sênior, submetendo-se ao exame oral do *Board*, geralmente não são conhecedores da doença subjacente, quando lhes é apresentado um achado específico ou para o qual eles devem sugerir um diagnóstico diferencial e uma abordagem diagnóstica racional. Este livro oferece diagnósticos diferenciais de um largo espectro de padrões radiográficos, não apenas em radiografia convencional, mas também em ultrassonografia e tomografia computadorizada. Acrescentadas a estas listas de possibilidades diferenciais há descrições dos achados específicos de imagem a serem esperados para cada entidade diagnóstica, bem como pontos diferenciais para ajudar o leitor a chegar a um diagnóstico preciso. Apresentamos uma riqueza de ilustrações para salientar as diferenças frequentemente sutis em aparência entre condições que podem produzir um padrão radiográfico global semelhante. Extensa referenciação cruzada é fornecida, a fim de limitar duplicação e permitir ao leitor encontrar várias manifestações radiográficas da mesma condição.

Devo salientar que este livro não pretende, de nenhum modo, suplantar os excelentes tratados de radiologia geral e das subespecialidades de imagem. Em vez disto, ele se destina a complementar estas obras, apresentando uma referência útil para os radiologistas e residentes na clínica, confrontando o desafio diário da interpretação de exames radiográficos.

Prefácio

A resposta entusiasmada dos residentes e radiologistas na clínica às primeiras quatro edições foi extremamente satisfatória. Para refletir as tendências na imagem diagnóstica, todavia mantendo o formato de volume único, algumas seções sobre radiografia simples foram eliminadas, a fim de obter espaço para seções novas, lidando com tomografia computadorizada e imagem de ressonância magnética. Sempre que apropriado, as listas de diagnósticos diferenciais das edições precedentes foram atualizadas, e acrescentadas novas ilustrações.

Faço votos de que este volume expandido venha a ser ainda mais bem-sucedido do que os seus predecessores em atingir o objetivo de uma referência ágil para os radiologistas e residentes na clínica, confrontados com o desafio diário cada vez mais complexo da interpretação de exames radiográficos.

Sumário

Capítulo 1   Padrões Torácicos 1
Capítulo 2   Padrões Cardiovasculares. 321
Capítulo 3   Padrões Gastrointestinais 393
Capítulo 4   Padrões Geniturinários 773
Capítulo 5   Padrões Esqueléticos 967
Capítulo 6   Padrões da Coluna Vertebral 1165
Capítulo 7   Padrões Cranianos 1241
Capítulo 8   Doenças da Mama e Mamografia 1391
Capítulo 9   Ultrassonografia Fetal 1415
                     Índice Remissivo 1443

1 Padrões Torácicos

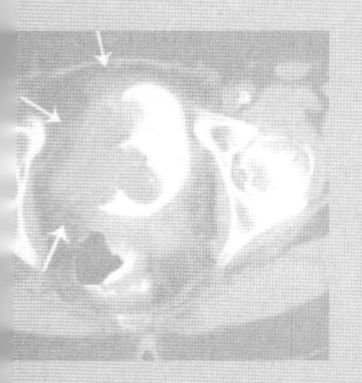

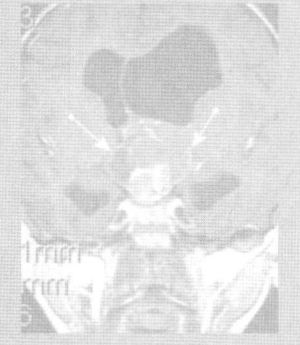

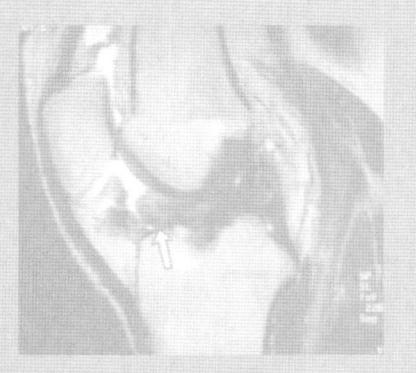

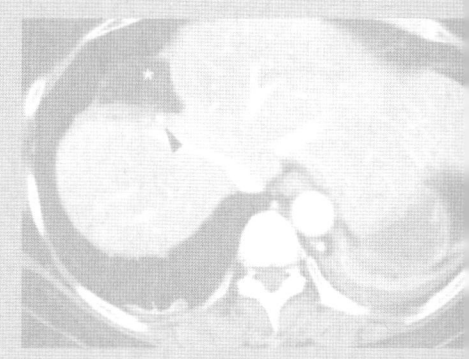

1.1	Padrão Alveolar Localizado	4
1.2	Padrão de Edema Pulmonar (Padrão Alveolar Bilateral Simétrico)	20
1.3	Padrão de Edema Pulmonar Unilateral	30
1.4	Padrão Reticular ou Reticulonodular Difuso	34
1.5	Favo de Mel	46
1.6	Nódulo Pulmonar Solitário	50
1.7	Nódulo Pulmonar Solitário em Tomografia Computadorizada	60
1.8	Nódulos Pulmonares Múltiplos	70
1.9	Múltiplos Nódulos Pulmonares em Tomografia Computadorizada	76
1.10	Nódulos Miliares	82
1.11	Lesões Cavitárias dos Pulmões	86
1.12	Aumento Hilar Unilateral	94
1.13	Aumento Hilar Bilateral	96
1.14	Aumento dos Linfonodos Hilares e Mediastinais	98
1.15	Hipertransparência Unilateral Lobar ou Localizada do Pulmão	102
1.16	Pulmões Hipertransparentes Bilaterais	108
1.17	Aumento Lobar	110
1.18	Atelectasia Lobar ou Segmentar	112
1.19	Calcificação Parenquimatosa Pulmonar	118
1.20	Doença Pulmonar com Eosinofilia	124
1.21	Doença de Pele Combinada com Doença Pulmonar Disseminada	128
1.22	Sinal de Menisco (Crescente de Ar)	132
1.23	Lesões do Mediastino Anterior	134
1.24	Lesões do Mediastino Anterior em Tomografia Computadorizada	138
1.25	Lesões do Mediastino Médio	144
1.26	Lesões do Mediastino Médio em Tomografia Computadorizada	148
1.27	Lesões do Mediastino Posterior	154
1.28	Lesões do Mediastino Posterior em Tomografia Computadorizada	158
1.29	Massas Mediastinais Císticas em Tomografia Computadorizada	166
1.30	Anormalidade do Recesso Azigoesofágico em Tomografia Computadorizada	170
1.31	Desvio do Mediastino	174
1.32	Pneumomediastino	178
1.33	Lesão com Base Pleural	180
1.34	Lesão Extrapleural	184
1.35	Calcificação Pleural	186
1.36	Derrame Pleural com Tórax de Aparência Normal sob os Demais Aspectos	188
1.37	Derrame Pleural Associado a Outra Evidência Radiográfica de Doença Torácica	192
1.38	Quilotórax	196
1.39	Pneumotórax	198
1.40	Massa/Estenose Traqueais	202
1.41	Massa/Estenose Traqueobrônquicas em Tomografia Computadorizada	208
1.42	Broncolitíase	216
1.43	Anormalidades do Espaço Retrotraqueal	220
1.44	Obstrução da Via Aérea Superior em Crianças	226
1.45	Alargamento da Linha Paratraqueal Direita	232
1.46	Diafragma Elevado	233
1.47	Doença Pulmonar Intersticial em Tomografia Computadorizada	238
1.48	Padrão de "Árvore em Brotamento" de Doença Bronquiolar	244
1.49	Doença Pulmonar Alveolar em Tomografia Computadorizada	252
1.50	Opacidades Nodulares/Reticulonodulares em Tomografia Computadorizada de Alta Resolução	260
1.51	Doença Pulmonar Cística em Tomografia Computadorizada	266
1.52	Padrão de Mosaico em Tomografia Computadorizada de Tórax	270
1.53	Padrão de Pavimentação Maluca em Tomografia Computadorizada	272
1.54	Doença Predominante nas Zonas Superiores	276
1.55	Doença Predominante nas Bases	280
1.56	Lesões do Tórax Que Contêm Gordura	282
1.57	Defeito de Enchimento na Artéria Pulmonar em Tomografia Computadorizada	288
1.58	Tomografia Computadorizada dos Traumatismos Torácicos Fechados	292
1.59	Anormalidade do Espaço Cardiofrênico em Tomografia Computadorizada ou Imagem de RM	298
1.60	Massas Axilares em Tomografia Computadorizada	304
1.61	Lesões da Parede Torácica em Tomografia Computadorizada e Imagem de RM	306
Fontes		318

1.1 ■ Padrão Alveolar Localizado

Condição	Achados de Imagem	Comentários
Pneumonia bacteriana *Staphylococcus* (Fig. 1.1-1)	Desenvolvimento rápido de infiltrados alveolares extensos, em geral comprometendo um lobo inteiro ou mesmo vários lobos. Aerobroncogramas são infrequentes, porque o exsudato inflamatório agudo enche as vias aéreas, levando à atelectasia segmentar e uma perda de volume.	Mais frequentemente ocorre em crianças, especialmente durante o primeiro ano de vida. Em adultos, em geral, afeta pacientes hospitalizados com resistência diminuída ou como uma complicação de uma infecção respiratória viral. Um achado característico da doença na infância é o desenvolvimento de pneumatoceles, espaços císticos de paredes finas no parênquima que tipicamente desaparecem espontaneamente dentro de várias semanas. Derrame pleural (ou empiema) ocorre frequentemente.
Streptococcus (ver Fig. 1.17-3)	Indistinguível de pneumonia estafilocócica. Consolidação homogênea ou em focos em uma distribuição segmentar com uma predominância de lobos inferiores e muitas vezes alguma perda de volume.	Condição incomum que habitualmente se segue a infecções virais, como sarampo, coqueluche e gripe epidêmica. Diferentemente da infecção estafilocócica, pneumonia estreptocócica raramente causa o desenvolvimento de pneumatoceles. Acumulação precoce e rápida de líquido de empiema era um aspecto característico antes do advento dos antibióticos.
Pneumococcus (Fig. 1.1-2)	Consolidação homogênea que quase invariavelmente chega a uma superfície pleural visceral e quase sempre contém um aerobroncograma.	Mais comumente ocorre em alcoólicos e outros hospedeiros comprometidos. Cavitação e reação pleural são raras. Em crianças, pode produzir a chamada pneumonia redonda ou esférica, em que uma consolidação esférica bem circunscrita em ambas as incidências frontal e lateral simula uma massa pulmonar ou mediastinal (Fig. 1.1-3).

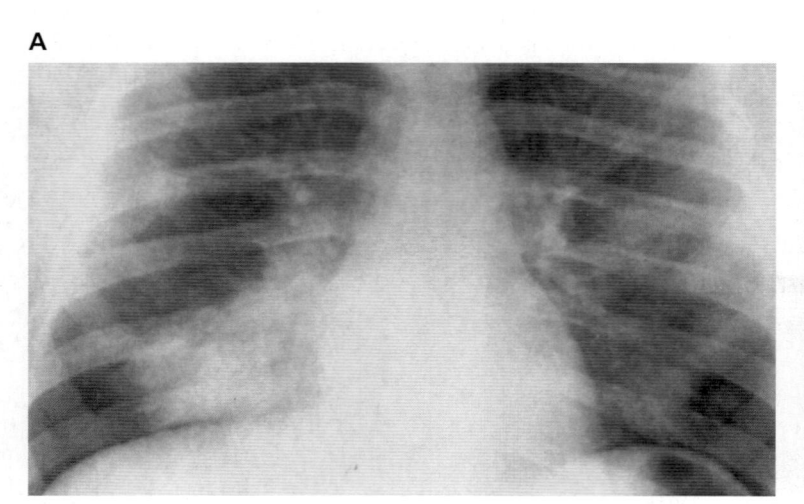

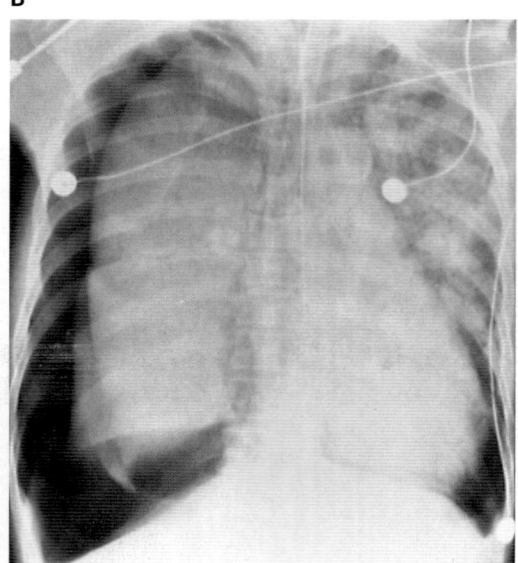

Fig. 1.1-1
Pneumonia estafilocócica. (A) Broncopneumonia mal definida na base direita. (B) Em outro paciente, há consolidação do lobo superior esquerdo e do pulmão direito inteiro com um pneumotórax direito moderado. A consolidação extensa apresenta adicionalmente atelectasia do pulmão direito. O pneumotórax foi em razão da ruptura de uma pneumatocele, embora nenhuma pneumatocele possa ser identificada.

1.1 ■ PADRÃO ALVEOLAR LOCALIZADO

Condição	Achados de Imagem	Comentários
Klebsiella (Fig. 1.1-4)	Consolidação parenquimatosa homogênea, contendo aerobroncogramas (simula pneumonia pneumocócica). Compromete principalmente o lobo superior direito. Tipicamente induz um grande exsudato inflamatório, causando volume aumentado do lobo afetado e abaulamento característico de uma fissura interlobar adjacente (ver Fig. 1.15-1).	Mais comumente desenvolve-se em alcoólicos e em pacientes idosos com doença pulmonar crônica. Diferente da pneumonia pneumocócica, a pneumonia por *Klebsiella* causa cavitação frequente e rápida, e há uma incidência muito maior de derrame e empiema pleural.

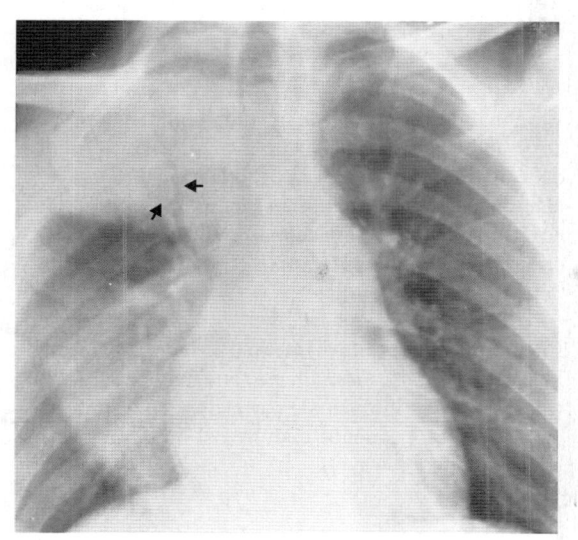

Fig. 1.1-2
Pneumonia pneumocócica. Consolidação homogênea do lobo superior direito e dos segmentos medial e posterior do lobo inferior direito. Observar os aerobroncogramas associados (setas).

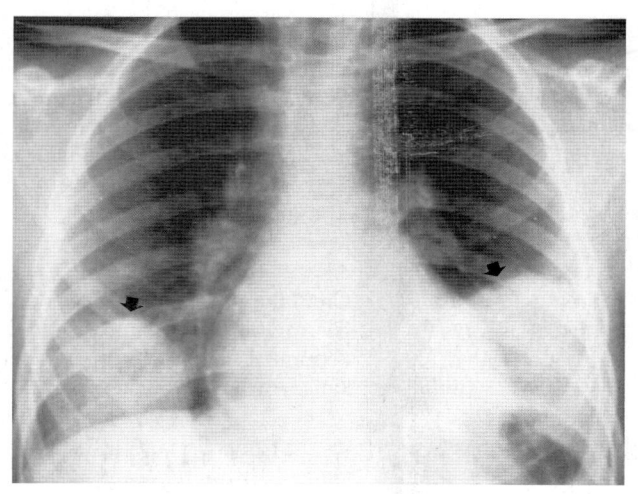

Fig. 1.1-3
Pneumonia "esférica". Vista frontal do tórax mostra uma densidade de tecido mole arredondada nos aspectos posterolaterais de ambos os lobos inferiores (setas) com branda proeminência hilar bilateral.[1]

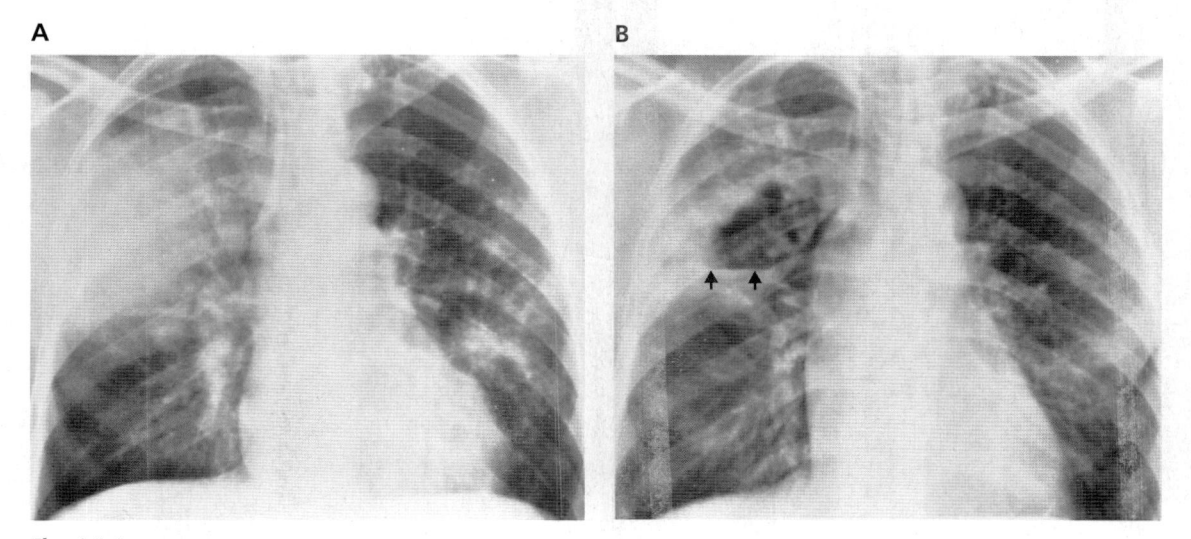

Fig. 1.1-4
Pneumonia por *Klebsiella*. (A) Consolidação dos espaços aéreos, comprometendo grande parte do lobo superior direito. (B) Progressão da infecção necrosante produz uma grande cavidade de abscesso com um nível hidroaéreo (setas).

Condição	Achados de Imagem	Comentários
Outras bactérias Gram-negativas entéricas (Fig. 1.1-5)	Padrão inespecífico, frequentemente heterogêneo de consolidação que mais comumente afeta os lobos inferiores. Cavitação é relativamente comum, e derrame pleural pode ocorrer.	*Escherichia coli, Serratia marcescens, Enterobacteriaceae, Proteus, Pseudomonas aeruginosa, Salmonella* e *Brucella*. Mais comumente desenvolve-se em pacientes debilitados ou imunocomprometidos.
Haemophilus influenzae (Fig. 1.1-6)	Infiltrado pulmonar em focos inespecíficos que muitas vezes é bilateral. Pode ser consolidação lobar ou segmentar unilateral, simulando doença pneumocócica. Comprometimento pleural tipicamente extenso que muitas vezes parece fora de proporção ao infiltrado parenquimatoso associado.	Infecções (sérias) graves afetam principalmente crianças abaixo da idade de 4 anos e pacientes mais velhos que receberam terapia antibiótica ou que sofrem de doenças que aumentam sua susceptibilidade geral à infecção. Este organismo é a principal causa de epiglotite (ver Fig. 1.35-2), a segunda causa principal de otite média e uma causa comum de meningite bacteriana na infância.
Haemophilus pertussis (coqueluche) (Fig. 1.1-7)	Várias combinações de atelectasia, pneumonia segmentar e aumento dos linfonodos hilares. Consolidação por coalescência de espaços aéreos contíguos ao coração produz um contorno de "coração felpudo" típico.	Embora muitas vezes considerada como tendo sido em grande parte erradicada pela imunização, a imunidade aparentemente não é por toda a vida, e coqueluche tornou-se uma causa não incomum de bronquite em adultos. Infecção aguda mais frequentemente afeta crianças não imunizadas com menos de 2 anos de idade.
Tularemia (ver Fig. 1.14-2)	Consolidações em focos que podem ser bilaterais, multilobares ou ambas. Adenopatia hilar e derrame pleural ipsolaterais ocorrem em aproximadamente metade dos casos.	Pneumonia representa disseminação hematogênica ou inalação de *Francisella tularensis*, que frequentemente é transmitida aos humanos a partir de animais infectados (roedores, pequenos mamíferos) ou insetos vetores.

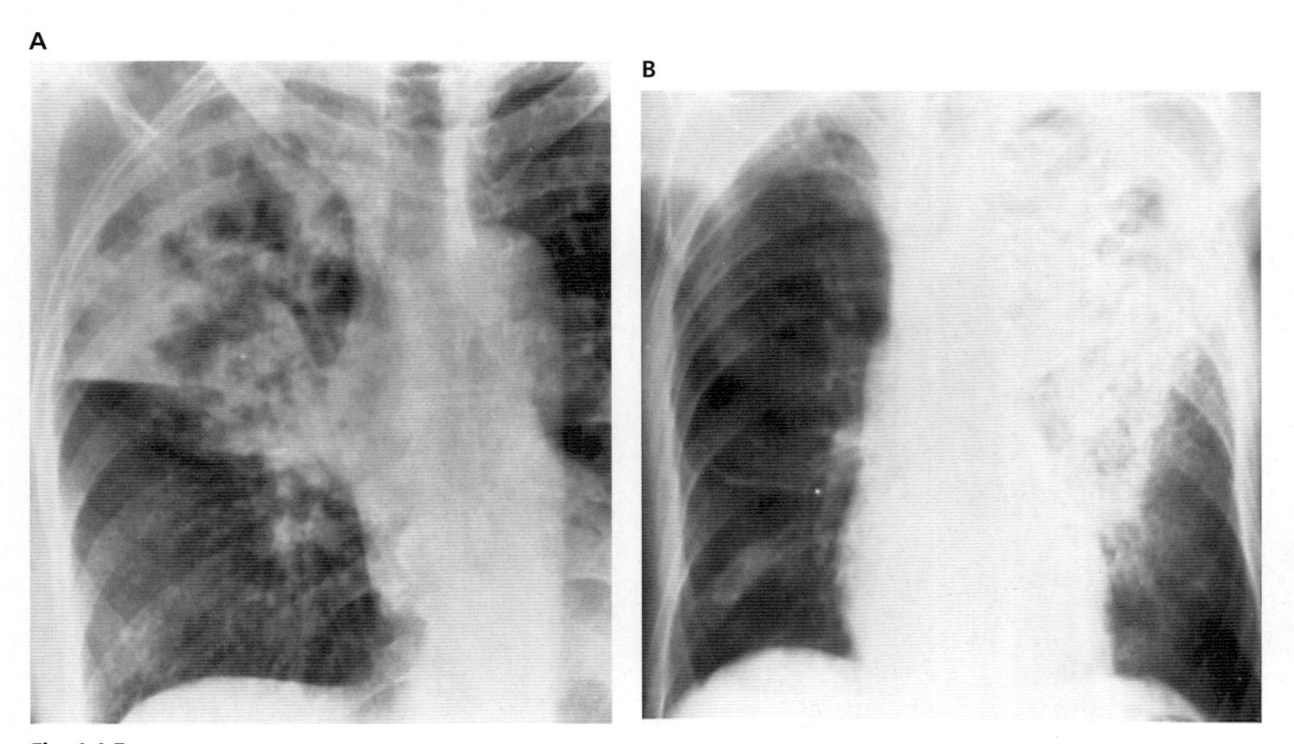

Fig. 1.1-5
Bactérias Gram-negativas entéricas. (A) *Proteus*. (B) *Pseudomonas*.[2]

1.1 ■ PADRÃO ALVEOLAR LOCALIZADO

Condição	Achados de Imagem	Comentários
Yersinia pestis (ver Figs. 1.2-13 e 1.14-3)	Infiltração segmentar em focos ou consolidação lobar densa, simulando pneumonia pneumocócica. Tipicamente, há aumento dos linfonodos hilares e paratraqueais e, frequentemente, derrame pleural.	O tipo pneumônico de peste causa consolidação pulmonar grave, necrose e hemorragia e, em geral, é fatal. Este organismo ainda é disseminado entre roedores silvestres.
Antraz	Infiltrados parenquimatosos focais que são em geral associados a derrame pleural e alargamento mediastinal (aumento linfonodal e mediastinite hemorrágica).	Doença bacteriana do boi, carneiro e cabra que afeta principalmente humanos que inalam esporos de animais infectados ou de seus produtos (p. ex., lã, couro).
Doença dos Legionários (Fig. 1.1-8)	Infiltrado alveolar em focos ou algodonoso que rapidamente progride para comprometer lobos adjacentes e o lado contralateral.	Pneumonia bacteriana Gram-negativa aguda que ocorre em surtos locais ou como casos esporádicos e pode causar uma pneumonia fulminante, muitas vezes fatal. Pequenos derrames pleurais são comuns, enquanto cavitação e adenopatia hilar são raras. A maioria dos pacientes responde bem à eritromicina, embora a resolução radiográfica frequentemente se retarde em relação à resposta clínica.

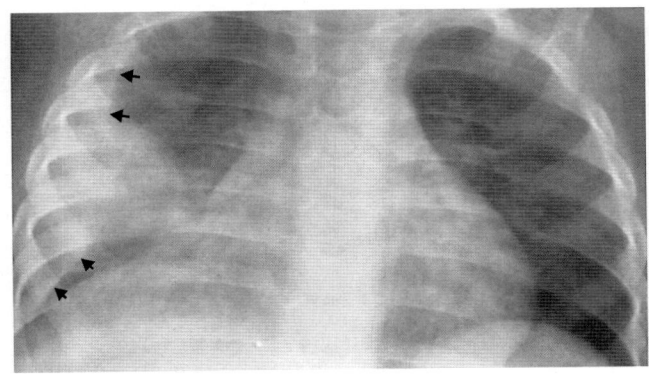

Fig. 1.1-6
Pneumonia por *Haemophilus influenzae*. Em adição à consolidação bem definida do pulmão inferior direito, notar o espessamento pleural extenso ou exsudato fibrinoso (setas) que parece fora de proporção ao infiltrado parenquimatoso associado.[3]

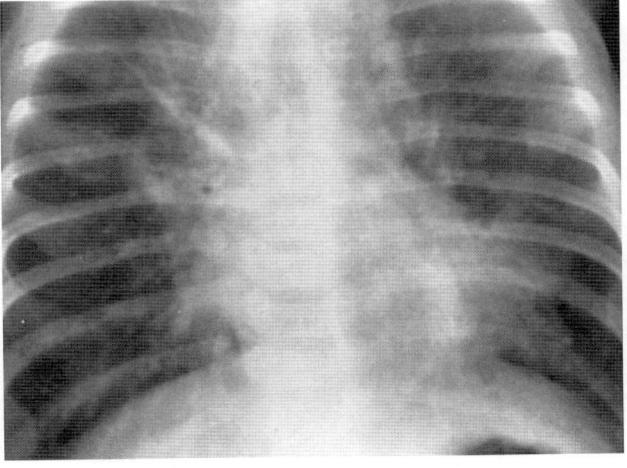

Fig. 1.1-7
***Haemophilus pertussis*.** Infiltrados parenquimatosos centrais bilaterais e áreas lineares de atelectasia obscurecem a borda cardíaca normalmente nítida para produzir o contorno cardíaco felpudo.

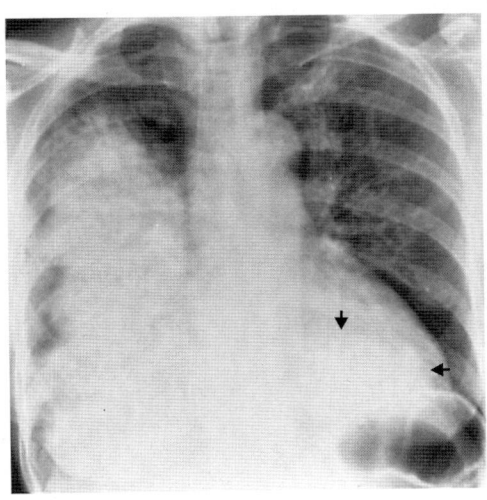

Fig. 1.1-8
Doença dos Legionários. Há consolidação extensa de grande parte do pulmão direito, com uma área menor de infiltrado (setas) na base esquerda.

Condição	Achados de Imagem	Comentários
Bacteroides (Fig. 1.1-9)	Consolidação em focos ou confluente que geralmente é limitada aos lobos inferiores. Cavitação e empiema são comuns.	Bactérias anaeróbicas Gram-negativas que são comumente encontradas nos tratos gastrointestinal e genital. Pneumonia desenvolve-se a partir da aspiração de material infectado ou infartos sépticos resultantes de êmbolos originados em veias na região peritonsilar ou na pelve.
Pneumonia fúngica Histoplasmose (Fig. 1.1-10)	Na forma primária, áreas isoladas ou múltiplas de consolidação que mais frequentemente são no pulmão inferior e associadas a aumento dos linfonodos hilares.	Notável adenopatia hilar, que pode causar compressão brônquica, pode desenvolver-se sem evidência radiográfica de doença parenquimatosa. Embora os achados simulem tuberculose primária, derrame pleural raramente ocorre com histoplasmose.
Blastomicose (Fig. 1.1-11)	Áreas focais inespecíficas de consolidação de espaços aéreos.	Cavitação e nódulos miliares ocorrem raramente. Blastomicose pode aparecer como uma massa pulmonar solitária que, quando associada a aumento ganglionar unilateral, pode simular um carcinoma broncogênico.

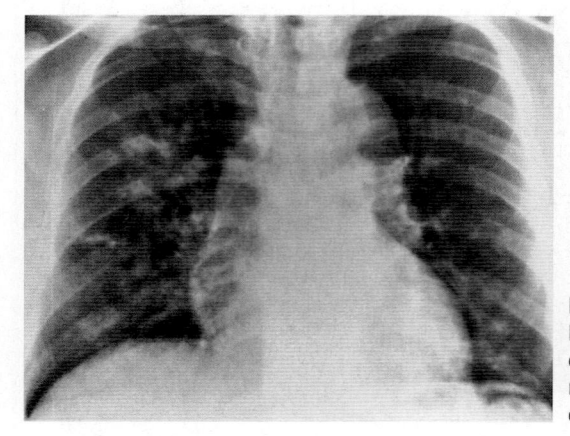

Fig. 1.1-9
Pneumonia por *Bacteroides*. Áreas focais de consolidação comprometem principalmente as porções média e inferior do pulmão direito.

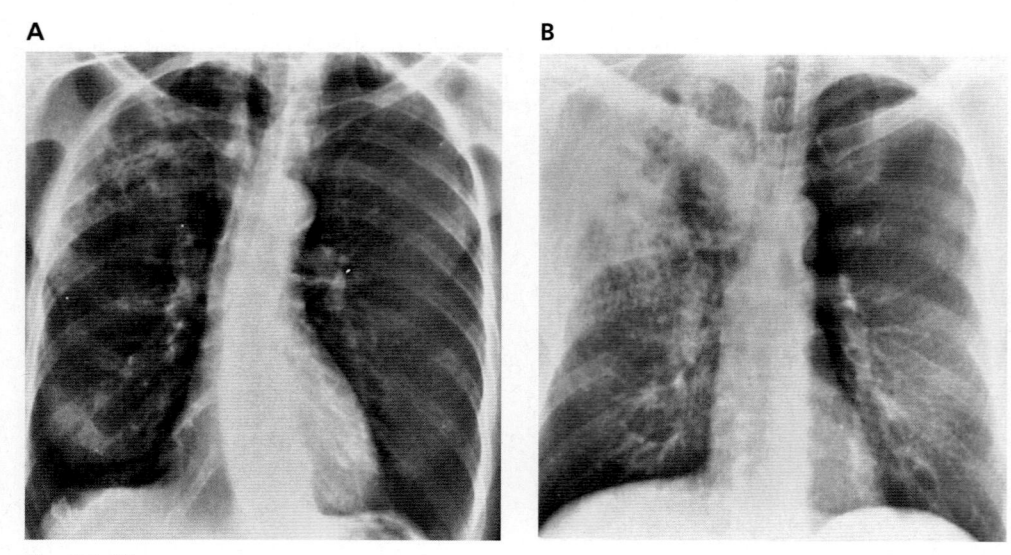

A   B

Fig. 1.1-10
Histoplasmose. (A) Radiografia inicial demonstra uma área mal definida de consolidação parenquimatosa no lobo superior direito. (B) Uma semana mais tarde, há acentuada extensão do infiltrado, o qual agora compromete a maior parte da metade superior do pulmão direito.

1.1 ■ PADRÃO ALVEOLAR LOCALIZADO

Condição	Achados de Imagem	Comentários
Coccidioidomicose (Fig. 1.1-12)	Comprometimento pulmonar frequentemente começa como uma área transitória de pneumonia focal que muitas vezes é acompanhada por adenopatia hilar ipsolateral e, menos frequentemente, por derrame pleural.	Cavidades de paredes finas sem reação circundante são sugestivas deste organismo (ver Fig. 1.9-5).
Criptococose (torulose) (Fig. 1.1-13)	Consolidação segmentar ou lobar que mais comumente ocorre nos lobos inferiores.	Mais comumente produz uma massa única, regular, bem circunscrita, que, em geral, é na periferia do pulmão e muitas vezes tem base pleural. Cavitação é relativamente incomum em comparação a sua frequência nas outras micoses.
Actinomicose/ nocardiose (Figs. 1.1-14 e 1.1-15)	Consolidação não segmentar de espaços aéreos (pode assemelhar-se à pneumonia ou uma massa tumoral). Cavitação e empiema são comuns, se não forem apropriadamente tratados.	Extensão da infecção para dentro da pleura produz um empiema, que classicamente leva à osteomielite das costelas e à formação de um trato fistuloso.

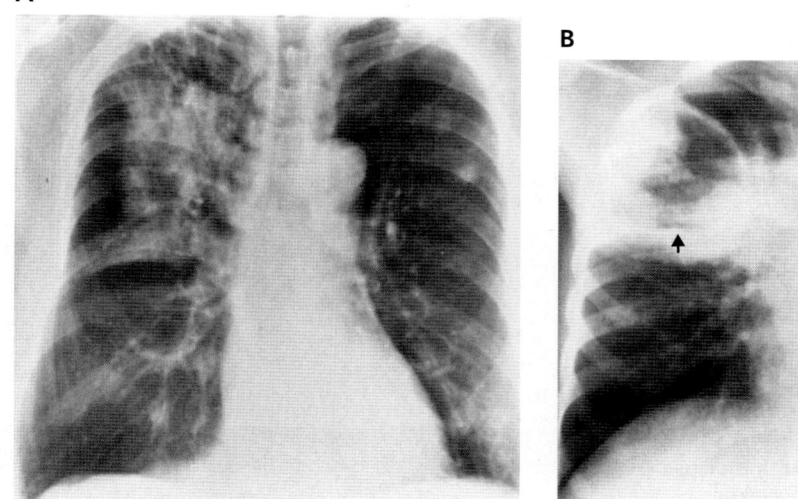

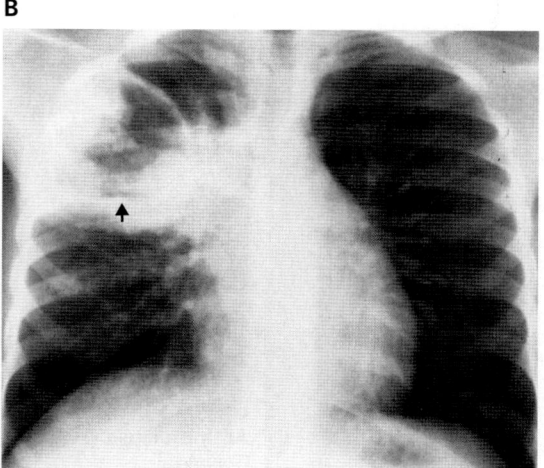

Fig. 1.1-11
Blastomicose. (A) Áreas focais de consolidação de espaços aéreos no pulmão superior direito associadas a diversos nódulos no pulmão superior esquerdo. (B) Em outro paciente, há desenvolvimento de uma cavidade no lobo superior direito com paredes espessas e um nível hidroaéreo fracamente visível (seta). Há uma massa de tecido mole associada ao longo da parede lateral da cavidade.[4]

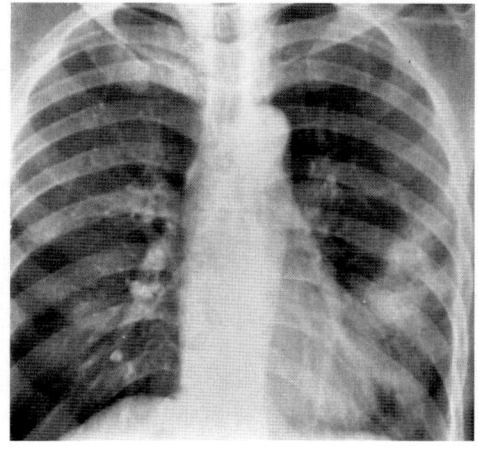

Fig. 1.1-12
Pneumonia por coccidioidomicose. Área mal definida de infiltrado focal no pulmão esquerdo inferior.

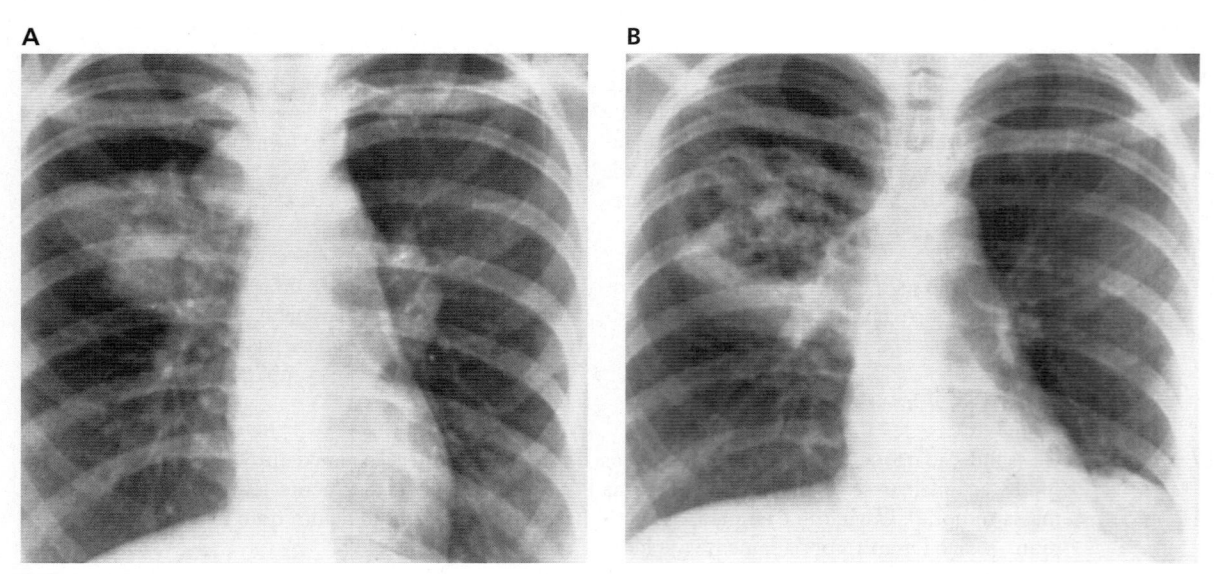

Fig. 1.1-13
Criptococose. (A) Radiografia inicial demonstra consolidação de espaços aéreos no pulmão superior direito. (B) Com a progressão da infecção, a pneumonia do pulmão superior direito sofreu cavitação, e desenvolveu-se uma consolidação de espaços aéreos do lobo inferior esquerdo.

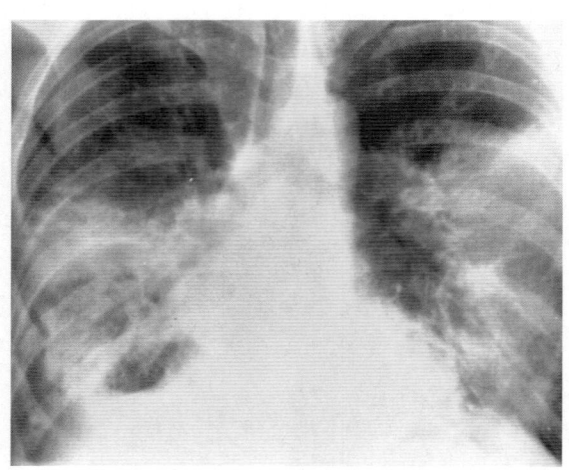

Fig. 1.1-14
Actinomicose. Consolidação bilateral, não segmentar de espaços aéreos.

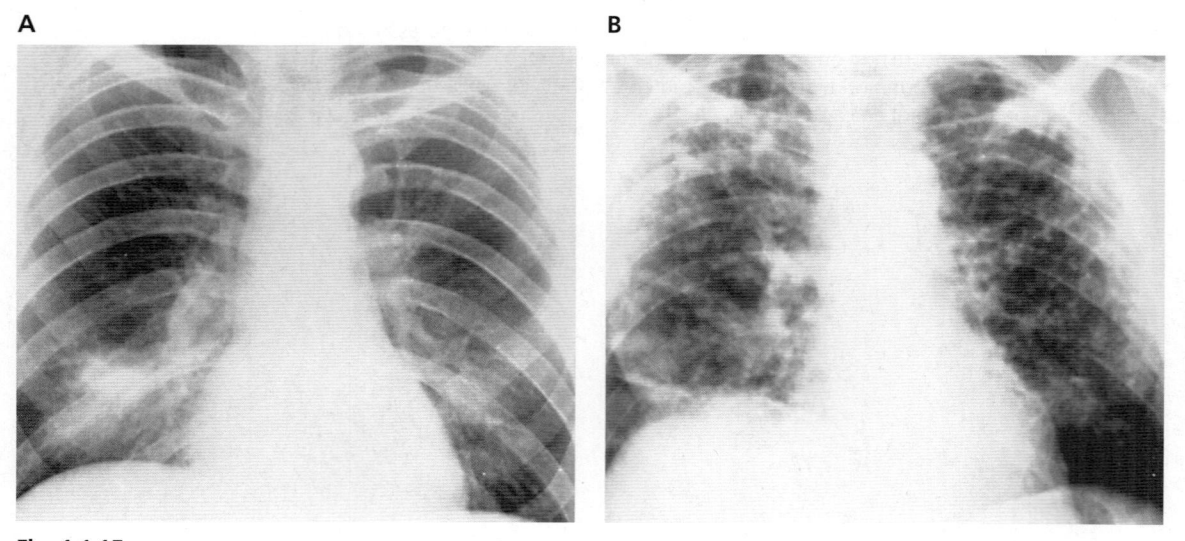

Fig. 1.1-15
Nocardiose. (A) Radiografia inicial de tórax demonstra uma área de infiltrado alveolar inespecífico no lobo inferior direito. (B) Sem terapia apropriada, a infecção se dissemina para comprometer ambos os pulmões difusamente com um infiltrado em focos e múltiplas pequenas cavidades.

Condição	Achados de Imagem	Comentários
Candidíase	Consolidação dos espaços aéreos em focos, segmentar, homogênea.	Reflete disseminação hematogênica. Cavitação e adenopatia hilar podem ocorrer.
Aspergilose (ver Fig. 1.22-1)	Áreas isoladas ou múltiplas de consolidação com margens pouco definidas.	Quase sempre uma infecção secundária em que, o fungo coloniza uma árvore brônquica danificada, cisto pulmonar, ou cavidade de um paciente com doença pulmonar subjacente. A característica radiográfica é o micetoma pulmonar, uma massa arredondada homogênea sólida, separada da parede da cavidade por um espaço aéreo em forma de crescente.
Mucormicose (ver Fig. 1.11-7)	Pneumonia grave progressiva que é generalizada e confluente e frequentemente sofre cavitação.	Ocorre em pacientes com diabetes ou uma malignidade subjacente (leucemia, linfoma). Geralmente, se origina no nariz e seios paranasais, onde a infecção pode destruir as paredes e criar uma aparência que simula um neoplasma maligno.
Esporotricose (ver Fig. 1.11-6)	Vários padrões inespecíficos (infiltrados fibronodulares, massas nodulares cavitárias, pneumonia crônica). Aumento dos linfonodos hilares é comum e pode causar obstrução brônquica. Alastramento através da pleura para dentro da parede do tórax pode produzir um trato fistuloso.	Infecção crônica que em geral é limitada à pele e aos linfáticos de drenagem. Em raros casos, doença disseminada pode comprometer os pulmões e o sistema esquelético (artrite destrutiva extensa com derrames em grandes articulações).
Infecção por *Mycoplasma*/viral (Figs. 1.1-16 e 1.1-17)	Consolidação em focos dos espaços aéreos que em geral é segmentar e compromete predominantemente os lobos inferiores. Comprometimento bilateral e multilobar é comum.	Inicialmente, inflamação intersticial aguda aparece como um padrão reticular fino ou grosseiro. A maioria das infecções é branda, embora os sinais radiográficos sejam mais extensos do que se poderia esperar a partir do exame físico.

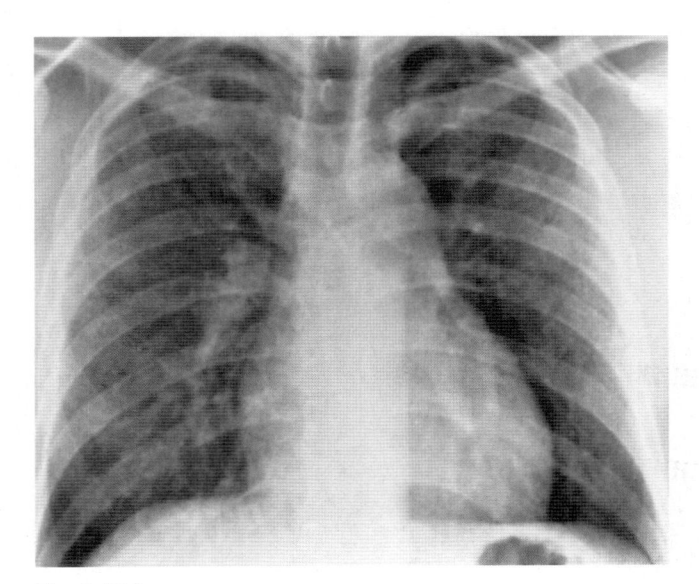

Fig. 1.1-16
Pneumonia por *Mycoplasma*. Inflamação intersticial aguda inicial produz um padrão reticular fino, difuso.

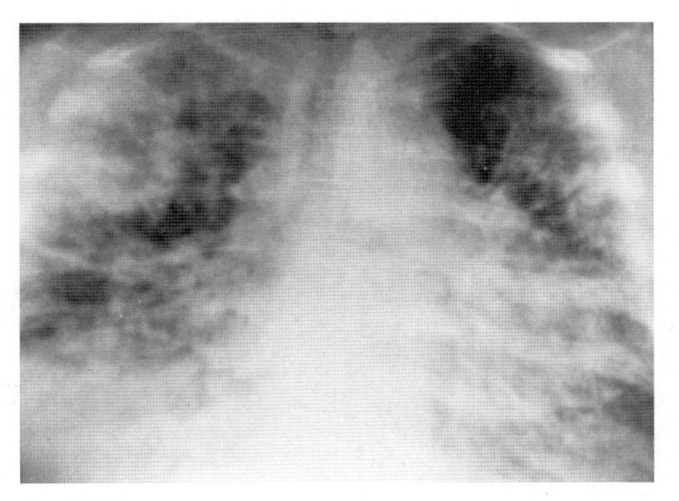

Fig. 1.1-17
Pneumonia viral. Infiltrado peribrônquico difuso com consolidação associada dos espaços aéreos obscurece a borda do coração (sinal do coração felpudo). Um infiltrado alveolar em focos está presente no pulmão direito superior.

Condição	Achados de Imagem	Comentários
Mononucleose	Consolidação inespecífica de espaços aéreos em focos.	Linfadenopatia generalizada e esplenomegalia são achados característicos. Aumento linfonodal hilar, geralmente bilateral, pode ser demonstrado em aproximadamente 15% dos casos (ver Fig. 1.11-1). Pneumonia é uma rara complicação.
Varicela	Extenso infiltrado nodular, algodonoso, bilateral que tende a coalescer próximo do hilo e bases pulmonares.	Pneumonia de varicela curada classicamente aparece como diminutas calcificações miliares (ver Fig. 1.17-5), espalhadas amplamente por ambos os pulmões, que se desenvolvem vários anos depois da infecção aguda.
Citomegalovírus	Em adultos, desenvolvimento rápido de infiltrados alveolares bilaterais difusos que são mais comuns no terço externo dos pulmões.	Afeta principalmente pacientes com doença reticuloendotelial ou deficiências imunológicas, ou aqueles que recebem terapia imunossupressora (especialmente após transplante renal). Pode ser radiograficamente indistinguível de pneumonia por *Pneumocystis carinii*.
Infecção por Rickettsia/*Coxxiella burnetii* (Fig. 1.1-18)	Consolidação densa, homogênea, segmentar ou lobar, simulando doença pneumocócica. Afeta predominantemente os lobos inferiores e pode ser bilateral.	Pneumonia desenvolve-se em aproximadamente metade dos pacientes com febre Q. Derrame pleural ocorre em cerca de um terço dos casos, enquanto comprometimento hilar e pequenas lesões focais são raros.
Pneumonia parasitária *Pneumocystis carinii* (Fig. 1.1-19; ver Figs. 1.2-14 e 1.4-19)	Inicialmente, um infiltrado granuloso, nebuloso, peri-hilar que se alastra para a periferia e parece predominantemente intersticial. Nas fases mais avançadas, áreas focais de consolidação de espaços aéreos com aerobroncogramas. Consolidação maciça com pulmões quase desprovidos de ar pode ser um aspecto terminal.	Organismo comum em pacientes imunossuprimidos (especialmente aqueles com AIDS e aqueles tratados por doenças linfoproliferativas ou com transplante renal). Adenopatia hilar e derrames pleurais importantes são raros e devem sugerir um diagnóstico alternativo. Uma vez que o organismo não possa ser cultivado e a doença que ele causa seja geralmente fatal se não tratada, uma biópsia pulmonar aberta muitas vezes é necessária se um exame de escarro não revelar organismos em um paciente suspeito de ter esta doença.

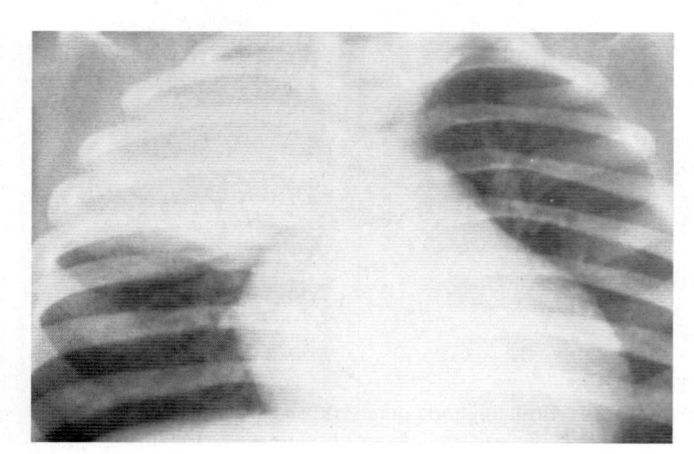

Fig. 1.1-18
Febre Q. Consolidação de espaços aéreos do lobo superior direito, simulando pneumonia pneumocócica.

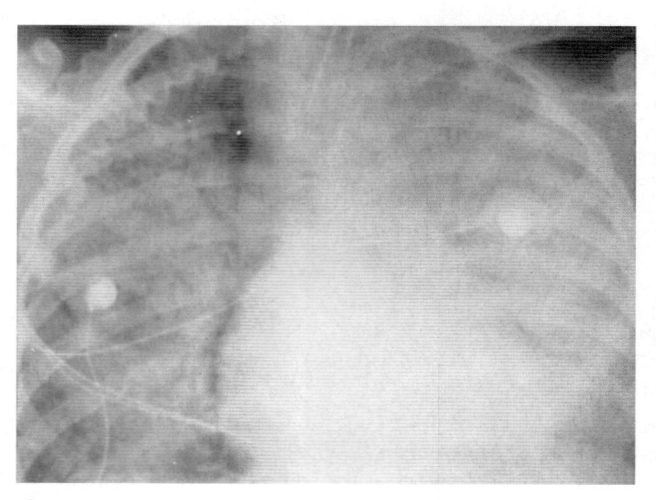

Fig. 1.1-19
Pneumonia por *Pneumocystis carinii*. Consolidação de espaços aéreos bilateral grave com aerobroncogramas. O paciente estava recebendo terapia imunossupressora para linfoma e morreu pouco tempo depois em que esta radiografia foi feita.

1.1 ■ PADRÃO ALVEOLAR LOCALIZADO

Condição	Achados de Imagem	Comentários
Amebíase	Consolidação de espaços aéreos no lobo inferior direito que pode ser obscurecida por um derrame pleural extenso.	Geralmente origina-se da extensão direta de infecção hepática pelo hemidiafragma direito (ocasionalmente pode ser de origem hematogênica).
Toxoplasmose	Doença combinada intersticial e alveolar, muitas vezes com aumento de linfonodos hilares.	Organismo especialmente virulento em pacientes imunocomprometidos. Comprometimento do sistema nervoso central é comum e pode levar a um abscesso cerebral.
Ascaríase (ver Fig. 1.20-4)	Áreas focais ou extensas de consolidação que muitas vezes são bilaterais.	Reflete resposta alérgica causada por larvas migrando através dos pulmões.
Larva migrans cutânea (erupção serpiginosa) (ver Fig. 1.20-7)	Infiltrados pulmonares migratórios transitórios associados à eosinofilia pulmonar e sanguínea (pneumonia eosinofílica).	Comprometimento pulmonar desenvolve-se em aproximadamente metade dos pacientes cerca de 1 semana depois da erupção cutânea causada pela penetração e migração das larvas do ancilóstomo do cão e do gato (*Ancylostoma braziliense*).
Estrongiloidíase (ver Fig. 1.20-5)	Áreas focais mal definidas de consolidação de espaços aéreos ou finos nódulos miliares.	Manifestações pulmonares ocorrem durante a fase de migração larval (na maioria dos pacientes, a radiografia de tórax permanece normal).
Paragonimíase (ver Figs. 1.8-3 e 1.11-9)	Consolidação de espaços aéreos em focos que compromete principalmente as bases dos pulmões. Achado característico é a "sombra de anel", composta por um cisto de parede fina com uma opacidade proeminente em forma de crescente ao longo de um lado da sua margem.	Infecção crônica do pulmão causada por um trematódeo que é adquirido pela ingestão de caranguejos ou camarão de água doce crus ou malcozidos. Embora muitos pacientes com uma infestação pesada sejam assintomáticos, outros se apresentam com tosse, dor, hemoptise e expectoração acastanhada.
Tuberculose Primária (Fig. 1.1-20)	Na doença primária, uma consolidação de espaços aéreos lobar ou segmentar que em geral é homogênea, densa e bem definida. Aumento associado dos linfonodos hilares ou mediastinais é muito comum (ver Figs. 1.10-1 e 1.10-2). Derrame pleural frequentemente ocorre, especialmente em adultos (ver Fig. 1.33-1).	Tuberculose primária pode afetar qualquer lobo. O diagnóstico não pode ser excluído, porque a infecção não é no lobo superior. Embora tradicionalmente considerada uma doença de crianças e adultos jovens, com a diminuição dramática na prevalência da tuberculose (especialmente em crianças e adultos jovens), doença pulmonar primária pode desenvolver-se em qualquer idade.

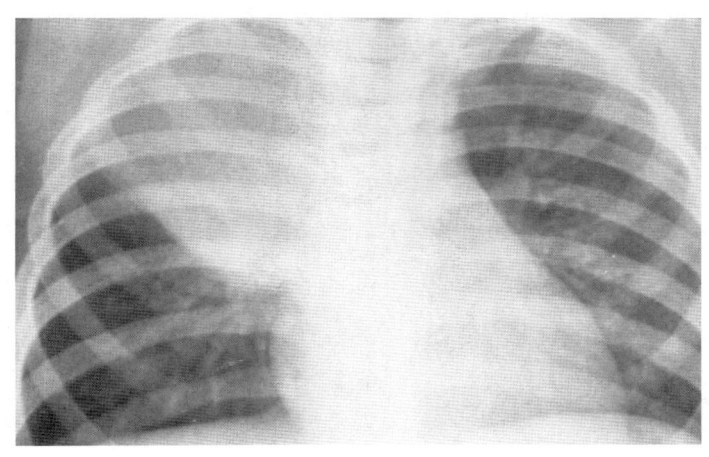

Fig. 1.1-20
Tuberculose primária. Consolidação do lobo superior direito.

Condição	Achados de Imagem	Comentários
Secundária (reativação)	Inicialmente um infiltrado alveolar nebuloso inespecífico, de contorno mal definido, que mais comumente afeta os lobos superiores, especialmente os segmentos apical e posterior. Cavitação é comum (ver Fig. 1.9-3) e pode resultar em disseminação broncogênica, caracterizada por múltiplos infiltrados focais.	Doença bilateral nos lobos superiores (embora frequentemente assimétrica) é comum e é quase diagnóstica de tuberculose de reativação. Uma vez que uma lesão apical possa ser obscurecida por clavícula ou costelas sobrejacentes, uma vista lordótica apical muitas vezes é de valor. Derrame pleural e linfadenopatia são raros em doença secundária.
Micobactérias atípicas (ver Fig. 1.11-4)	Muitas vezes, radiograficamente indistinguível de tuberculose primária, embora derrame pleural e adenopatia hilar sejam muito menos comuns.	Frequentemente produz cavidades de paredes finas com mínima doença do parênquima circundante. Pacientes com uma infecção micobacteriana atípica têm um teste de tuberculina negativo e não respondem à terapia antituberculosa.
Pneumonite pós-obstrutiva (Fig. 1.1-21)	Aumento homogêneo de densidade correspondendo exatamente a um lobo ou um ou mais segmentos, frequentemente com uma perda substancial de volume.	Com processos endobrônquicos obstrutivos lentamente progressivos, como carcinoma broncogênico e adenoma brônquico, infecção é frequente de tal modo que pode haver apenas leve ou moderada perda de volume. Pneumonite, bronquiectasia e abscessos que se desenvolvem atrás da obstrução usualmente são suficientes para contrabalançar, pelo menos em parte, a atelectasia induzida pela absorção de ar. O quadro radiográfico característico da "pneumonite obstrutiva" deve sugerir imediatamente a presença de lesão endobrônquica obstrutiva. Causas não neoplásicas incluem impactação mucoide (aspergilose de hipersensibilidade), aspiração de corpo estranho e a forma traqueobrônquica de amiloidose.
Infarto pulmonar (Fig. 1.1-22)	Área de consolidação que mais comumente compromete os lobos inferiores e frequentemente é associada a derrame pleural e elevação do hemidiafragma ipsolateral. Um aspecto altamente característico, ainda que incomum, é uma opacidade em forma de cunha com base pleural e ápice arredondado (giba de Hampton) e que muitas vezes ocorre no sulco costofrênico. Em muitos casos, um infarto produz uma opacidade parenquimatosa inespecífica que simula uma pneumonia aguda.	Embora frequentemente seja dito que infarto invariavelmente se estende a uma superfície pleural visceral, isto é de pouco valor diagnóstico, uma vez que a maioria das pneumonias tem uma aparência semelhante. O padrão de resolução da consolidação é de valor para distinguir entre processos inflamatórios agudos, hemorragia pulmonar, edema e necrose franca. Infartos pulmonares tendem a se retrair gradualmente, conquanto retendo a mesma configuração geral vista nas imagens iniciais (reabsorção do perímetro do infarto com preservação da base pleural). Em contraste, a resolução da pneumonia tende a ser em focos e é caracterizada por um apagamento da densidade radiográfica em toda a área comprometida. Hemorragia e edema parenquimatosos geralmente regridem dentro de 4 a 7 dias; a resolução de tecido pulmonar necrótico em geral exige 3 semanas ou mais.

1.1 ■ PADRÃO ALVEOLAR LOCALIZADO

Condição	Achados de Imagem	Comentários
Contusão pulmonar Fig. 1.1-23 (ver Figs. 1.6-14 e 1.34-2)	Varia desde áreas focais irregulares de consolidação de espaços aéreos a uma densidade homogênea extensa, comprometendo quase um pulmão inteiro.	Mais comum complicação pulmonar de trauma fechado do tórax, em que há exsudação de edema e sangue para dentro tanto dos espaços aéreos quanto do interstício do pulmão. Na ausência de uma história clínica apropriada de trauma ou evidência de fraturas de costelas, contusão pulmonar pode ser indistinguível de pneumonia. A resolução tipicamente ocorre rapidamente, com regressão completa dentro de 2 semanas.

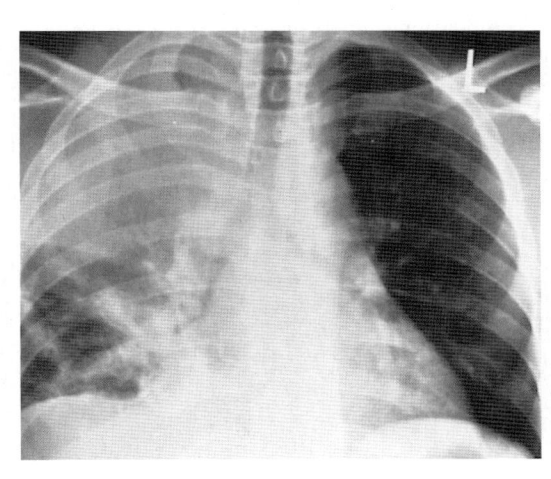

Fig. 1.1-21
Pneumonite pós-obstrutiva. Densidade homogênea aumentada, comprometendo o lobo superior direito, secundária a carcinoma do pulmão. Opacificação em focos aumentada na base direita é ocasionada por uma combinação de atelectasia e infiltrado secundários à extensão do tumor para dentro dos brônquios vizinhos.

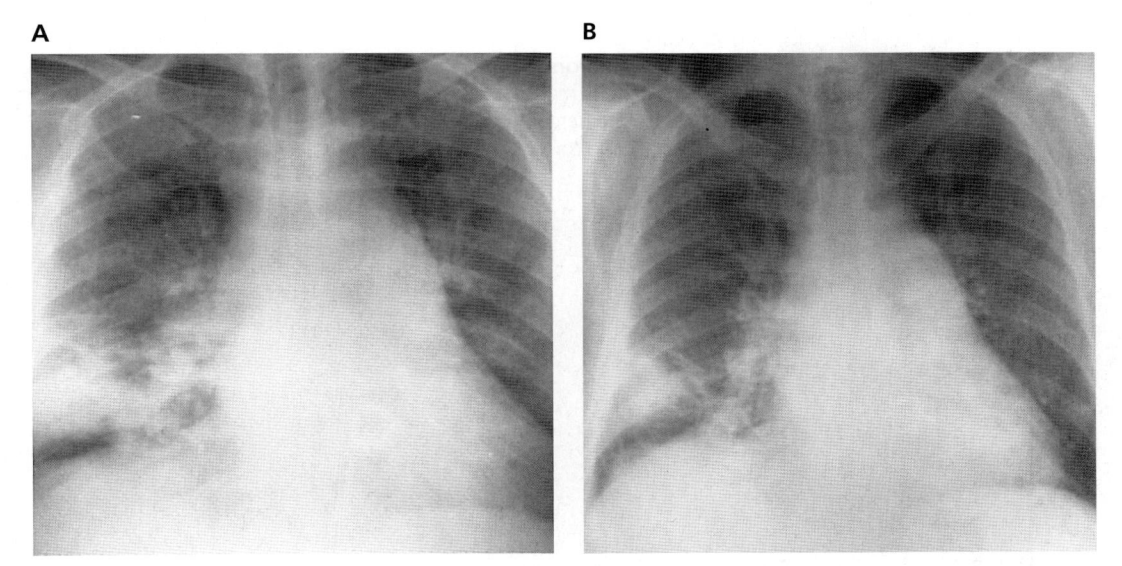

Fig. 1.1-22
Infarto pulmonar. (A) Radiografia de tórax tirada 3 dias depois de cirurgia de coração aberto demonstra uma opacidade muito irregular na base direita (pneumonia *versus* embolização pulmonar com infarto). (B) Em uma radiografia tirada 5 dias mais tarde, vê-se que a consolidação se reduziu em tamanho, todavia tendo retido a mesma configuração geral que na vista inicial. O diagnóstico de embolia pulmonar foi confirmado por uma cintigrafia pulmonar radionuclídica.[5]

Condição	Achados de Imagem	Comentários
Pneumonia lipoide (Fig. 1.1-24)	Padrão granuloso de pequenas densidades alveolares esparsas que ocorrem predominantemente nas áreas peri-hilares e dos lobos inferiores.	Causada pela aspiração de vários óleos vegetais, animais ou minerais para dentro dos pulmões. À medida que o óleo é captado dos espaços alveolares pelos macrófagos que passam para o espaço intersticial, é produzido um padrão reticular fino. Raramente aparece como uma massa lipoide-granulomatosa que pode ser imensa e pode simular carcinoma broncogênico (ver Fig. 1.6-15).
Torção pulmonar	Opacificação do pulmão afetado se desenvolve se a torção não for aliviada, e o suprimento vascular for comprometido.	Complicação rara de trauma que quase invariavelmente ocorre em crianças, presumivelmente em virtude da fácil compressibilidade da sua caixa torácica. A torção ocorre em torno de 180°, de tal modo que a base do pulmão vem a se situar no ápice do hemitórax e o ápice na base. A opacificação pulmonar é decorrente de exsudação de sangue para dentro dos espaços aéreos e tecidos intersticiais.

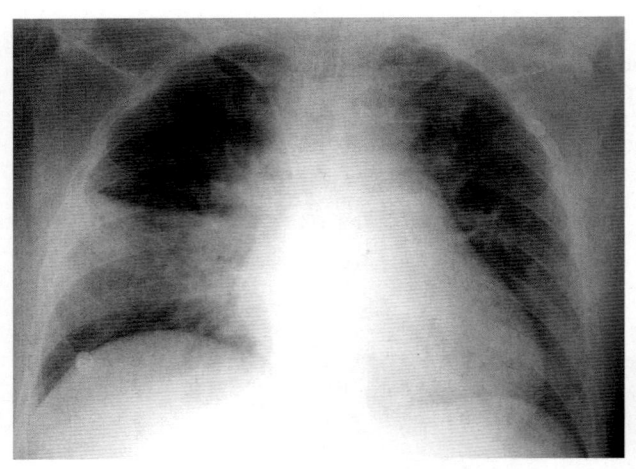

Fig. 1.1-23
Hemorragia pulmonar. Consolidação do lobo médio em um paciente com sarcoma de Kaposi relacionado com AIDS.[6]

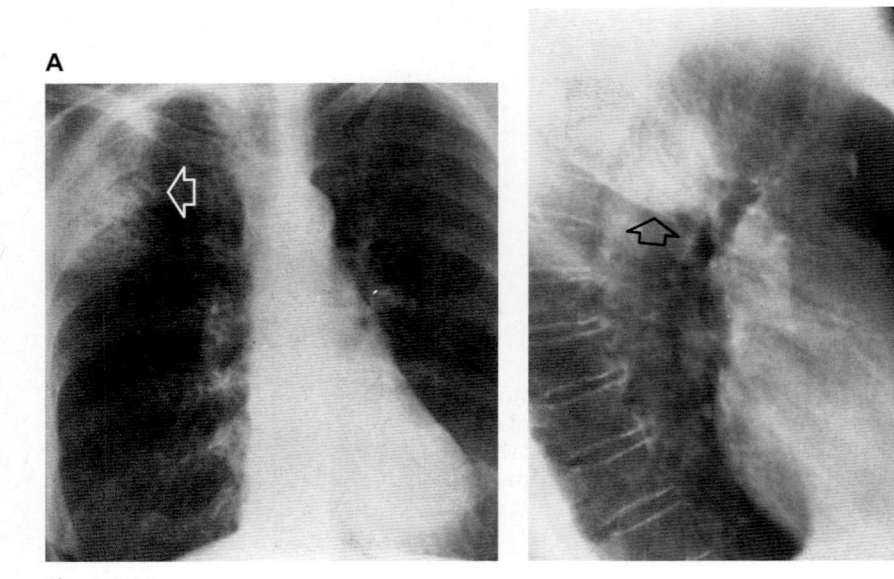

Fig. 1.1-24
Pneumonia lipoide. Vistas (A) frontal e (B) lateral demonstram uma consolidação de espaços aéreos no segmento posterior do lobo superior direito (setas). Observar a proeminência das marcas reticulares intersticiais que levam do hilo direito ao infiltrado.

Condição	Achados de Imagem	Comentários
Edema pulmonar localizado (Fig. 1.1-25)	Consolidação alveolar não simétrica, atípica.	Ocorre mais comumente em pacientes com doença pulmonar preexistente, como enfisema crônico. Edema pulmonar unilateral é mais frequentemente relacionado com a posição pendente.
Carcinoma bronquioloalveolar (células alveolares) (Fig. 1.1-26)	Na forma difusa, menos comum, um padrão que varia desde nódulos mal definidos dispersos por ambos os pulmões até infiltrados pulmonares irregulares, muitas vezes com aerobroncogramas.	Mais frequentemente aparece como um nódulo solitário periférico, bem circunscrito, que muitas vezes contém um aerobroncograma (ver Fig. 1.6-13) (nunca associado a nódulo solitário causado por carcinoma broncogênico ou granuloma). Embora as margens do tumor sejam geralmente bem circunscritas, a massa pode ser pouco definida e simular uma área de pneumonia focal.

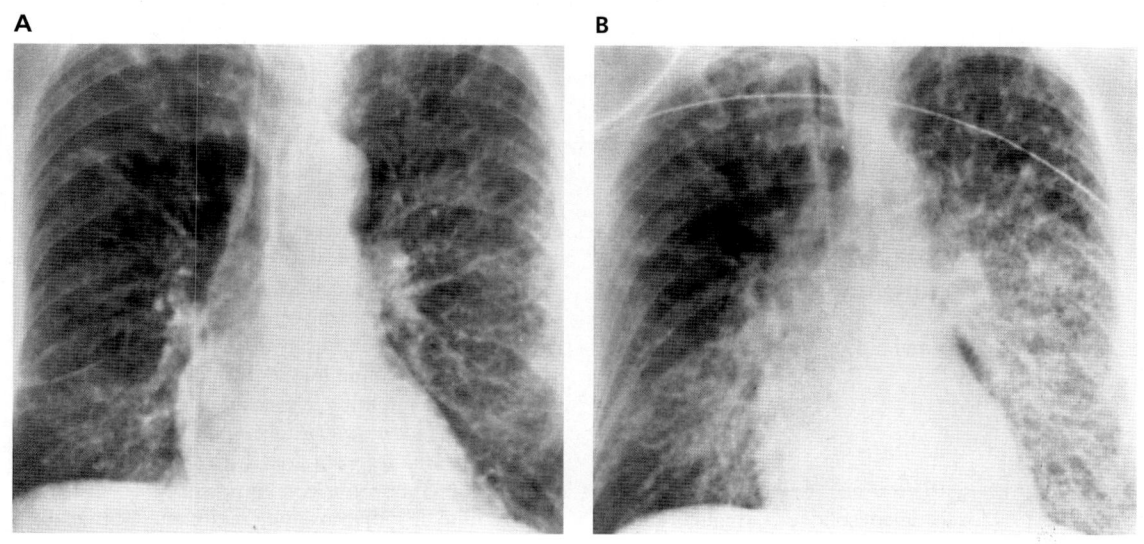

Fig. 1.1-25
Edema pulmonar em enfisema pulmonar. (A) Radiografia inicial de tórax demonstra uma escassez de marcas vasculares nas zonas média e superior direitas juntamente com marcas intersticiais aumentadas em outras localizações. (B) Com a instalação de insuficiência cardíaca congestiva, há edema intersticial e alveolar em focos que não afeta os segmentos em que a vascularização tinha sido gravemente diminuída.

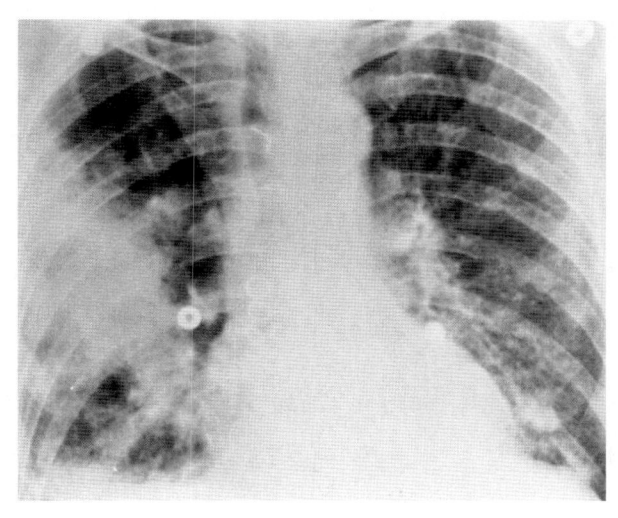

Fig. 1.1-26
Carcinoma de células alveolares. Massa mal definida com focos no lado direito simula uma área de pneumonia focal.

Condição	Achados de Imagem	Comentários
Linfoma	Áreas focais de infiltrado parenquimatoso que podem coalescer para formar uma grande massa não segmentar homogênea. Cavitação e derrame pleural podem ocorrer.	Comprometimento pleuropulmonar geralmente ocorre por extensão direta a partir de linfonodos mediastinais ao longo dos linfáticos das bainhas broncovasculares. Às vezes, pode ser difícil distinguir uma infecção superposta, após radioterapia ou quimioterapia, da disseminação continuada de tecido linfomatoso. No entanto, qualquer infiltrado alveolar em paciente com linfoma conhecido tem mais possibilidade de representar infecção que processo linfomatoso. Linfoma pulmonar primário é raro e se apresenta como uma massa homogênea que raramente obstrui a árvore brônquica e assim quase invariavelmente contém um aerobroncograma. Quando a maior parte ou todo um segmento ou lobo é comprometido, o aspecto pode simular pneumonia aguda.
Pseudolinfoma	Consolidação segmentar estendendo-se para fora a partir de um hilo e contendo um aerobroncograma.	Condição benigna rara que histologicamente se assemelha estritamente a um linfoma maligno. Embora aparentemente segmentar, na maioria dos casos a consolidação se detém antes da pleura visceral na periferia do pulmão.
Síndrome de Löffler (pneumonia eosinofílica idiopática) (ver Fig. 1.18-1)	Áreas de consolidação parenquimatosa não segmentares, transitórias, mudando rapidamente, associadas à eosinofilia sanguínea. Os infiltrados são muitas vezes localizados na periferia do pulmão, correndo mais ou menos paralelos à parede torácica lateral e simulando um processo pleural.	Um aspecto semelhante pode desenvolver-se secundariamente a parasitas (filaríase, ascaríase, *larva migrans* cutânea), terapia com droga (nitrofurantoína) e infecções fúngicas (aspergilose broncopulmonar de hipersensibilidade). Quando causada por um agente extrínseco identificável, a doença em geral é aguda e responde prontamente à remoção do organismo ou droga ofensores. Quando nenhuma causa óbvia é detectável, a consolidação pulmonar e eosinofilia tendem a ser mais prolongadas e persistentes, embora frequentemente haja uma resposta dramática a esteroides.
Pneumonite de radiação (Fig. 1.1-27)	Áreas focais de consolidação irregular que são localizadas conforme o sítio de irradiação e são muitas vezes associadas à perda considerável de volume.	Pneumonite de radiação aguda raramente é detectável menos de 1 mês após o término do tratamento e precisa ser diferenciada de pneumonia bacteriana. À fase tardia ou crônica da lesão de irradiação é caracterizada por extensa fibrose e perda de volume que podem ser difíceis de distinguir da disseminação linfangítica de um tumor maligno.
Sarcoidose (ver Fig. 1.2-17)	Densidades mal definidas que podem ser isoladas ou podem coalescer em grandes áreas de consolidação segmentar. Este padrão se assemelha a um processo inflamatório agudo e pode conter um aerobroncograma.	Manifestação infrequente. Alterações radiográficas mais características são um padrão reticulonodular difuso e um aumento bilateral típico dos linfonodos hilares e paratraqueais (ver Figs. 1.11-6 e 1.12-8).

Condição	Achados de Imagem	Comentários
Fibrose maciça progressiva (pneumoconiose) (ver Figs. 1.8-9 e 1.8-10)	Massas conglomeradas não segmentares que geralmente são bilaterais e relativamente simétricas e quase sempre restritas à metade superior dos pulmões. Elas comumente se desenvolvem na zona média ou periférica do pulmão e tendem a migrar mais tarde para o hilo, deixando tecido pulmonar hiperinsuflado e enfisematoso entre a consolidação e a superfície pleural.	Causada pela confluência de numerosos nódulos individuais em pacientes com avançada silicose ou pneumoconiose dos mineiros. As lesões fibróticas conglomeradas podem cavitar-se como resultado de necrose isquêmica central ou caseificação tuberculosa.
Asbestose/talcose	Em pacientes com fibrose intersticial extensa, podem-se desenvolver grandes opacidades conglomeradas, que são muitas vezes múltiplas e não segmentares, e comprometem predominantemente o pulmão inferior (em contraste com a predominância em lobos superiores das opacidades conglomeradas na silicose).	Formação de placa pleural, que pode ser maciça e de forma bizarra, é característica de ambas as condições (ver Figs. 1.35-4 e 1.35-5). Na asbestose, frequentemente há calcificação fina, curvilínea, da pleura diafragmática, obscurecimento da borda cardíaca (sinal de coração felpudo), e uma alta incidência de malignidade associada (carcinoma broncogênico, mesotelioma).
Lúpus eritematoso sistêmico	Infiltrado em foco inespecífico que é mais comumente situado perifericamente nas bases pulmonares.	Frequentemente associado a derrames pleurais bilaterais e aumento cardíaco em razão de derrame pericárdico (ver Fig. 1.33-4).

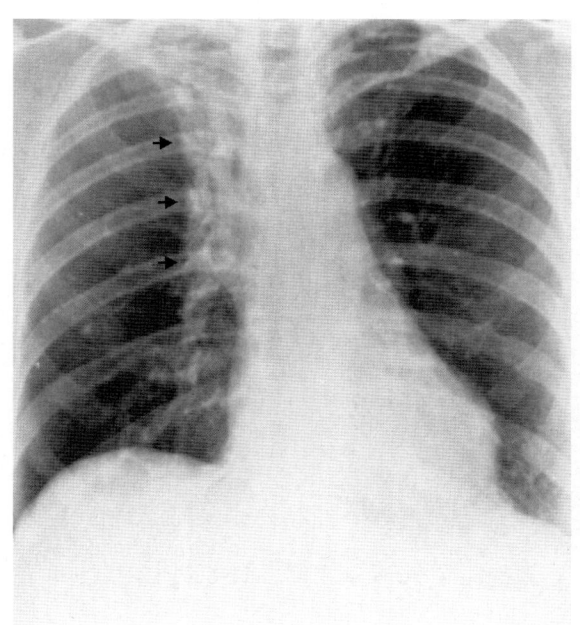

Fig. 1.1-27
Pneumonite de radiação. Depois de irradiação pós-mastectomia, uma massa de tecido fibroso (setas) estende-se a partir do hilo direito em paralelo à borda direita do mediastino.

1.2 ■ Padrão de Edema Pulmonar (Padrão Alveolar Bilateral Simétrico)

Condição	Comentários
Doença cardiovascular causando hipertensão venosa pulmonar (Figs. 1.2-1 e 1.2-2)	Causa mais comum do padrão de edema pulmonar. Geralmente associado à cardiomegalia (especialmente se resultado de insuficiência ventricular esquerda); outras causas cardiogênicas incluem valvopatia mitral, mixoma atrial esquerdo, e as síndromes de coração esquerdo hipoplásico. Causas não cardiogênicas incluem distúrbios das veias pulmonares (primários ou secundários a fibrose ou tumor mediastinal), doença venooclusiva e retorno venoso pulmonar anômalo. Edema pulmonar unilateral é provavelmente mais frequentemente relacionado com a posição pendente (Fig. 1.2-2). Um padrão em focos assimétrico pode-se desenvolver em pacientes com enfisema.
Insuficiência renal/uremia (Fig. 1.2-3)	Causas incluem glomerulonefrite aguda e nefropatia crônica. Mecanismo complexo (insuficiência ventricular esquerda, pressão oncótica diminuída, hipervolemia, permeabilidade capilar aumentada). Pode produzir um padrão "em asa de borboleta" denso.

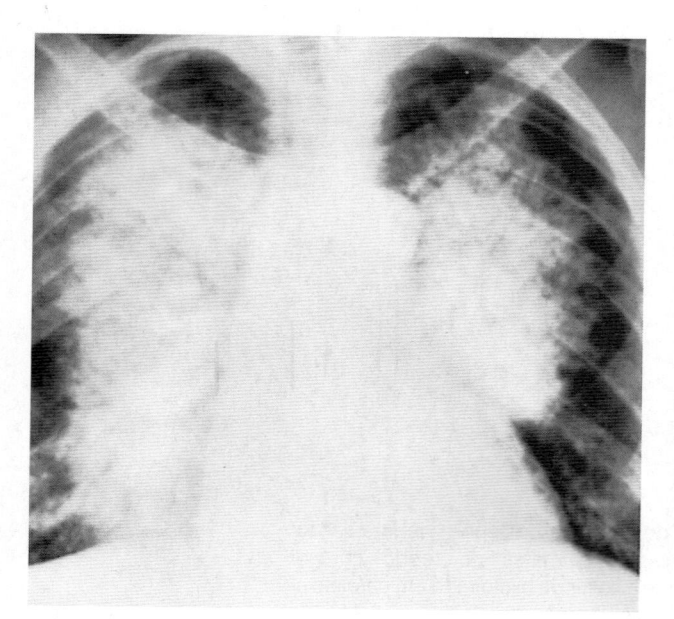

Fig. 1.2-1
Insuficiência cardíaca congestiva. Infiltração simétrica, bilateral, difusa da porção central dos pulmões juntamente com relativa poupança da periferia produz o padrão de borboleta ou asas de morcego. As margens do pulmão edematoso estão nitidamente definidas. A consolidação é bastante homogênea e é associada a um aerobroncograma bem definido em ambos os lados.[7]

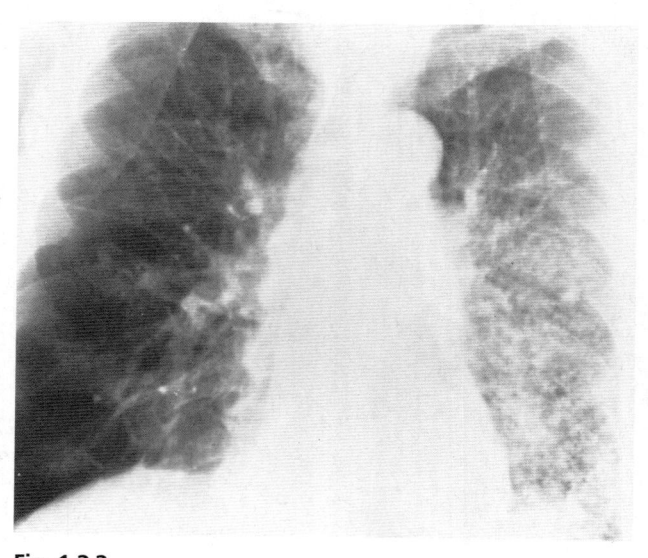

Fig. 1.2-2
Edema pulmonar unilateral graças à posição inferior. Padrão alveolar difuso é limitado ao pulmão esquerdo.

1.2 ■ PADRÃO DE EDEMA PULMONAR (PADRÃO ALVEOLAR BILATERAL SIMÉTRICO)

Condição	Comentários
Sobrecarga hídrica/hipertransfusão (hipervolemia, hipoproteinemia) (Fig. 1.2-4)	Uma causa comum do padrão, particularmente durante o período pós-operatório e em pacientes idosos. Regressão rápida com tratamento apropriado. O padrão de edema pulmonar também pode ser o resultado de uma transfusão de sangue incompatível.
Neurogênica/pós-ictal (Fig. 1.2-5)	Um padrão muitas vezes assimétrico de edema pulmonar pode desenvolver-se após traumatismo cranioencefálico, convulsões ou acidente vascular encefálico. Relacionado com pressão intracraniana aumentada (tipicamente desaparece dentro de vários dias após alívio cirúrgico). Tamanho cardíaco normal (se inexistente doença cardíaca).

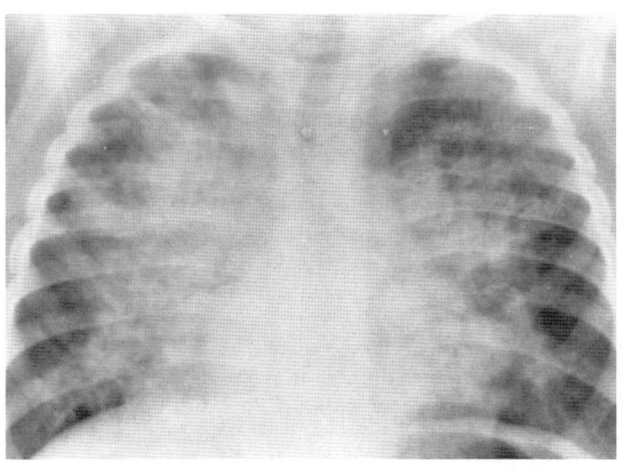

Fig. 1.2-3
Insuficiência renal crônica. Densidades alveolares peri-hilares típicas, produzindo o padrão em borboleta do pulmão urêmico. Diferentemente do edema pulmonar em decorrência da insuficiência cardíaca congestiva, na insuficiência renal crônica a silhueta cardíaca é de tamanho normal.

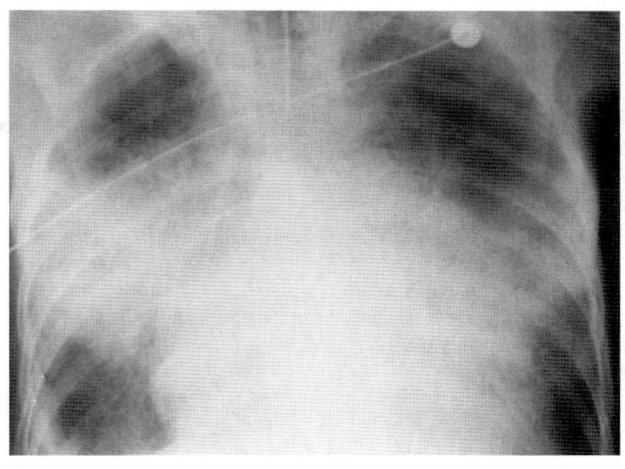

Fig. 1.2-4
Sobrecarga líquida. Padrão de edema pulmonar se desenvolvendo no período pós-operatório em um paciente idoso. Observar o tubo endotraqueal e cateter de artéria pulmonar.

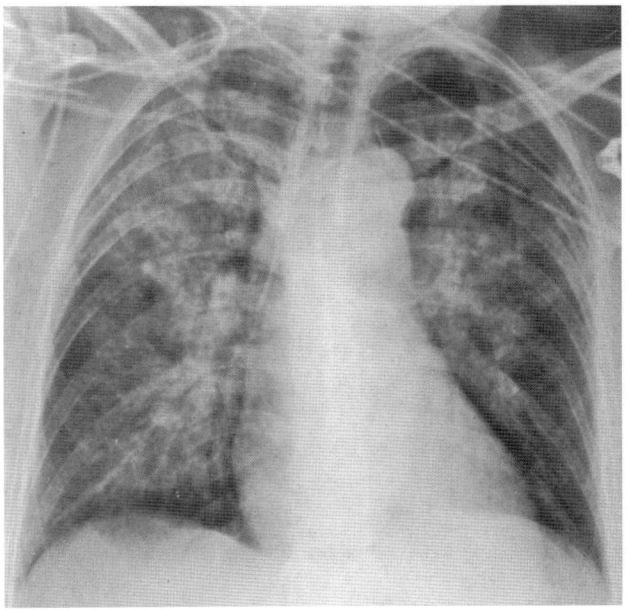

Fig. 1.2-5
Edema pulmonar neurogênico. Consolidações difusas de espaços aéreos bilaterais com um coração de tamanho normal e sem evidência de derrames pleurais ou linhas de Kerley.[109]

Condição	Comentários
Inalação de gases nocivos (Fig. 1.2-6)	Padrão de edema pulmonar transitório que se desenvolve dentro de algumas horas da exposição e desaparece dentro de alguns dias (se não for fatal). Causas incluem a inalação de dióxido de nitrogênio (doença de abastecedor de silo), dióxido de enxofre, fosgênio, cloro, monóxido de carbono e compostos hidrocarbonetos.
Aspiração de conteúdo gástrico (síndrome de Mendelson)	Muitas vezes um padrão assimétrico de edema pulmonar (depende da posição do paciente, quando a aspiração ocorreu). Causado por vômito relacionado com anestesia, convulsão ou coma (envenenamento por álcool ou barbitúrico, AVE). Prognóstico grave a não ser terapia imediata com esteroide e antibiótico (então se resolve em 7 a 10 dias).
Quase afogamento (Fig. 1.2-7)	Ausência de diferença radiográfica entre aspiração de água doce e salgada. Resolução completa, frequentemente, em 7 a 10 dias.
Aspiração de material de contraste hipertônico	Alta força osmótica causa entrada maciça de líquido nos espaços aéreos alveolares.
Elevada altitude	Padrão de edema pulmonar (frequentemente irregular e em focos) é uma manifestação de doença das montanhas ou das altitudes. Resolução rápida após administração de oxigênio ou retorno ao nível do mar.
Taquipneia transitória do recém-nascido	Perda de definição das marcas vasculares proeminentes decorrentes do líquido pulmonar fetal retido que desaparece rapidamente em 1 a 4 dias. Tamanho cardíaco normal. Fatores predisponentes incluem cesariana, prematuridade, parto pélvico e diabetes materno.
Reexpansão rápida dos pulmões (pós-toracentese)	Padrão de edema pulmonar unilateral (a não ser que ambos os pulmões tenham se reexpandido) que se segue à remoção rápida de grandes quantidades de ar ou líquido do espaço pleural.
Embolia de gordura (Fig. 1.2-8)	Desenvolve-se 1 a 2 dias após trauma (em geral fraturas das pernas). A resolução radiográfica requer 7 dias ou mais. Ausência de cardiomegalia, hipertensão venosa pulmonar e edema intersticial diferencia esta condição do edema cardiogênico.

1.2 ■ PADRÃO DE EDEMA PULMONAR (PADRÃO ALVEOLAR BILATERAL SIMÉTRICO)

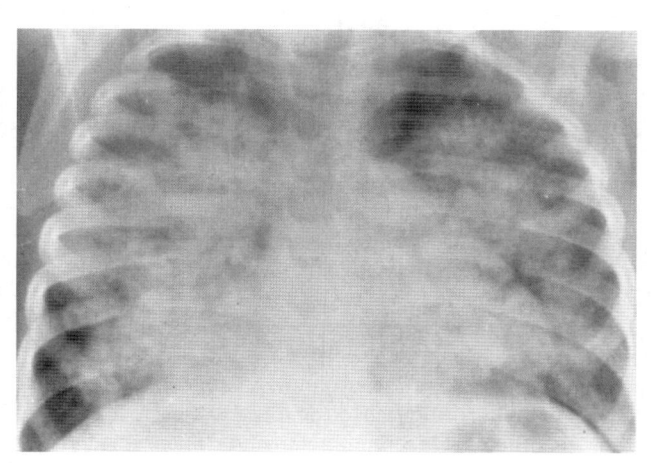

Fig. 1.2-6
Envenenamento por hidrocarboneto. Padrão de edema pulmonar difuso, com a consolidação alveolar mais proeminente nas porções centrais do pulmão.

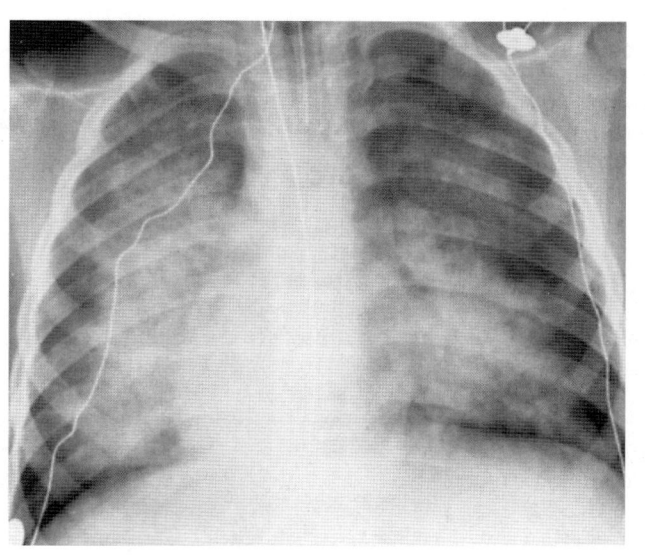

Fig. 1.2-7
Quase afogamento. Padrão de edema pulmonar difuso.

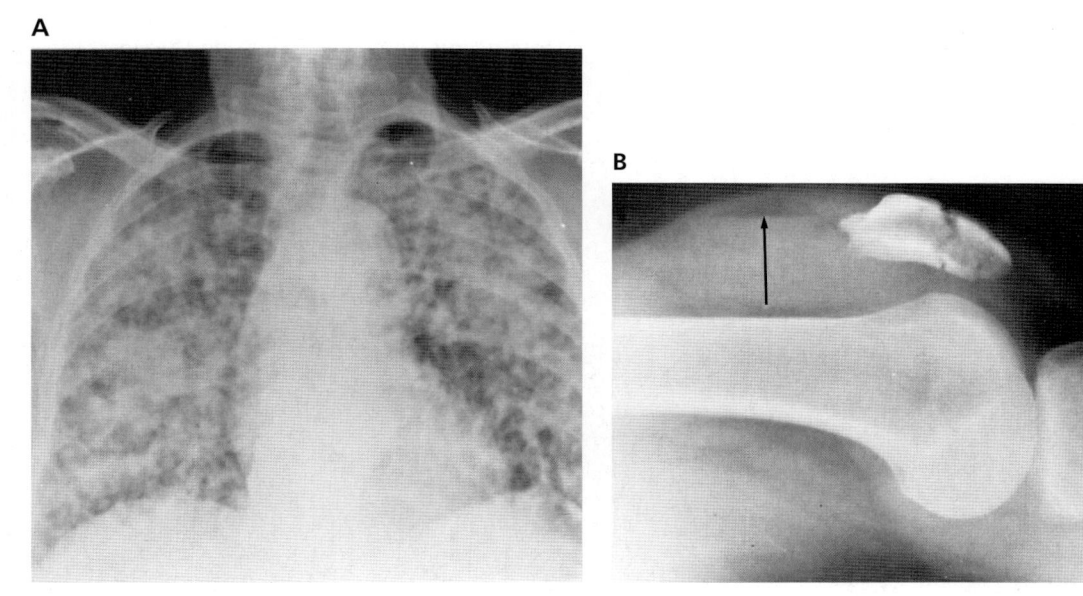

Fig. 1.2-8
Embolia gordurosa. (A) Radiografia de tórax frontal tirada 3 dias depois de uma fratura da perna demonstra consolidação bilateral difusa de espaços aéreos em razão de hemorragia alveolar e edema. Diferentemente do edema pulmonar cardiogênico, a distribuição neste paciente é predominantemente periférica em vez de central, e o coração não está aumentado.
(B) Radiografia do joelho em decúbito obtida com um feixe horizontal demonstra a interface gordura-sangue característica (seta) em um grande derrame suprapatelar. Gordura da medula que entra em vasos periféricos rompidos pode ser apreendida pela circulação pulmonar e levar à consolidação alveolar difusa.[8]

Condição	Comentários
Embolia de líquido amniótico (Fig. 1.2-9)	Consolidação difusa de espaços aéreos que é virtualmente indistinguível do aspecto causado por outras formas de edema pulmonar agudo. A entrada de líquido amniótico contendo material particulado para dentro da circulação materna durante parto espontâneo ou cesariana pode causar obstrução súbita e maciça do leito vascular pulmonar, levando ao choque e, muitas vezes, à morte. Como a condição é muitas vezes rapidamente fatal, radiografias raramente são tiradas; a maioria dos raros casos não fatais é diagnosticada incorretamente.
Traumatismo torácico (contusão pulmonar) (Fig. 1.2-10)	Padrão de edema alveolar em virtude de contusão ou hemorragia é a mais comum complicação pulmonar do traumatismo fechado do tórax. O aspecto raramente é simétrico (comprometimento é maior no lado de máximo impacto). Diferente da embolia gordurosa, as alterações radiográficas da contusão e hemorragia pulmonares são aparentes logo depois do trauma e se resolvem rapidamente (em geral de 1 a 7 dias).
Hemorragia pulmonar não traumática (Figs. 1.2-11 e 1.2-12)	Consolidação alveolar bilateral que pode ocorrer em pacientes com diáteses hemorrágicas, hemossiderose pulmonar idiopática, síndrome de Goodpasture, poliarterite nodosa ou granulomatose de Wegener. Em geral há regressão 2 a 3 dias após um episódio de sangramento, embora alterações reticulares possam persistir muito mais tempo.

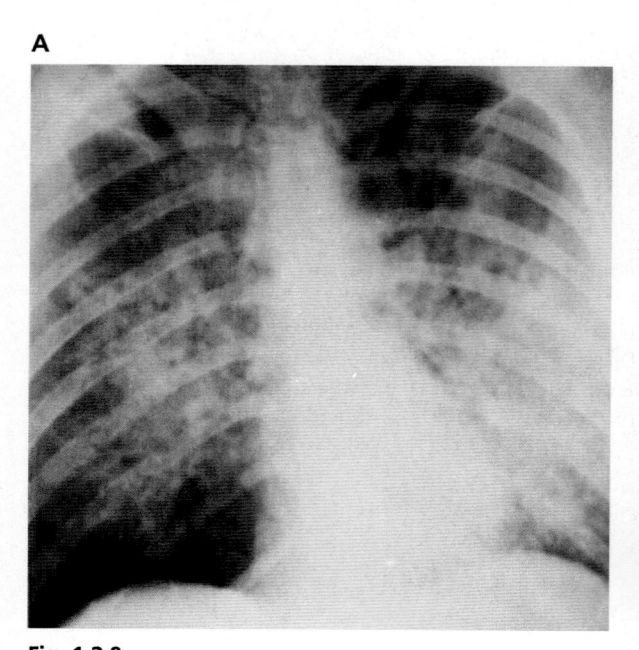

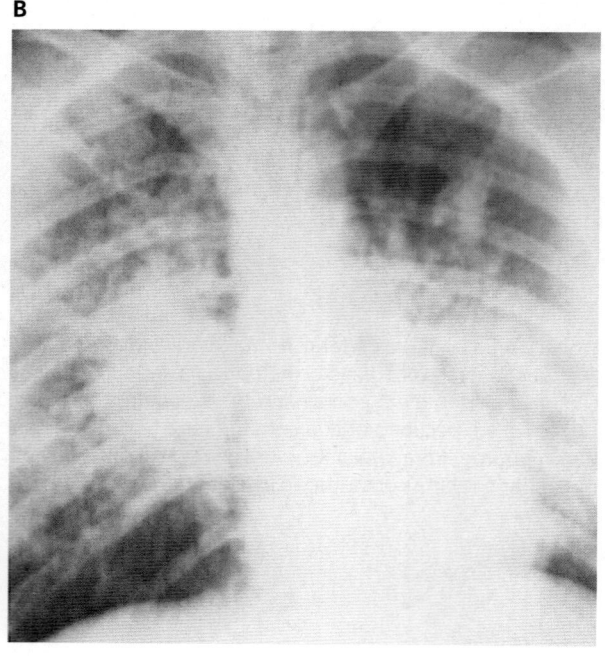

Fig. 1.2-9
Embolia de líquido amniótico. (A) Radiografia inicial 6 horas após o início de sintomas agudos, mostrando denso infiltrado peri-hilar bilateral. (B) Doze horas mais tarde, os infiltrados se tornaram mais confluentes nas zonas peri-hilares.[9]

1.2 ■ PADRÃO DE EDEMA PULMONAR (PADRÃO ALVEOLAR BILATERAL SIMÉTRICO)

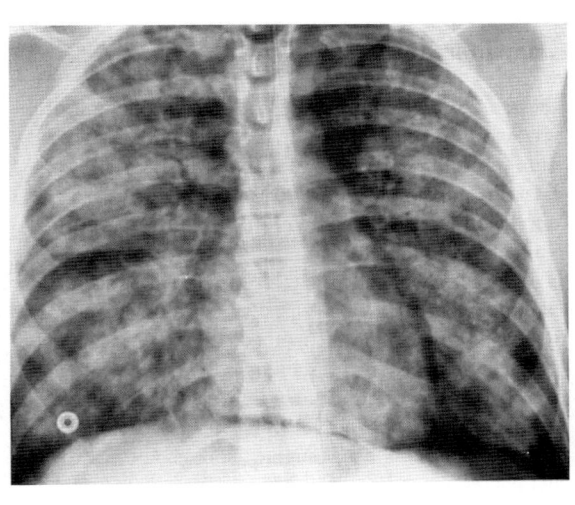

Fig. 1.2-10
Traumatismo torácico. Ventilação com pressão positiva contínua causou enfisema intersticial difuso, pneumotórax e pneumoperitônio que se superpuseram a um padrão de opacidades alveolares difusas.

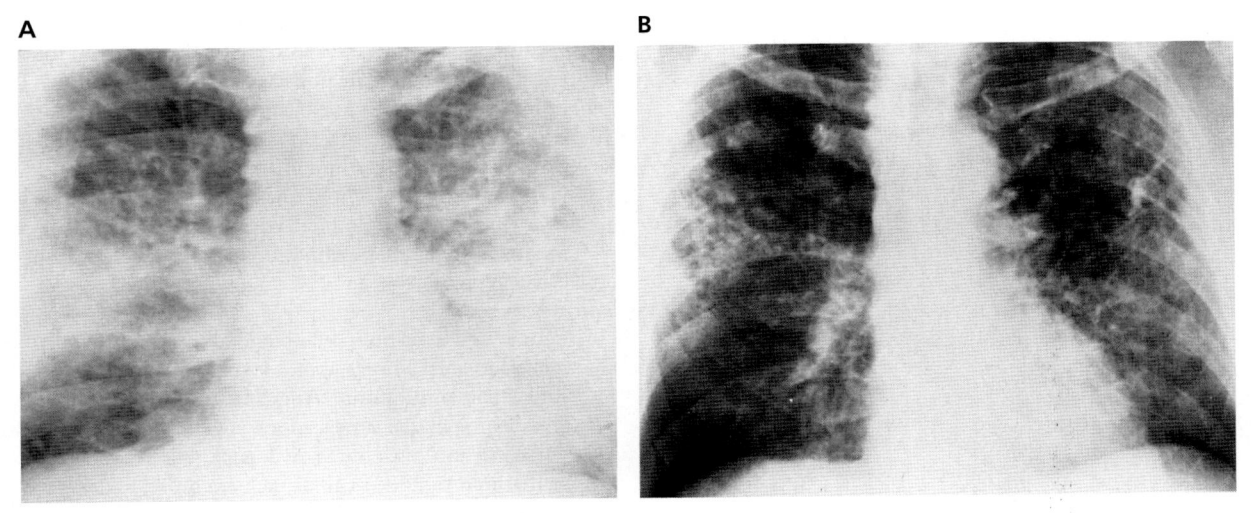

Fig. 1.2-11
Hemorragia pulmonar. (A) Consolidação dos espaços aéreos bilateral, difusa, desenvolveu-se em um paciente que recebeu terapia anticoagulante com altas doses. (B) Com resolução da hemorragia, é visto um padrão reticular na mesma distribuição que o infiltrado alveolar.

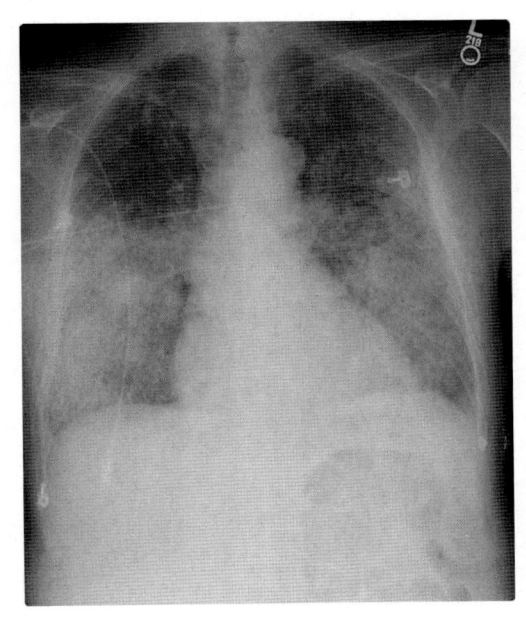

Fig. 1.2-12
Síndrome de Goodpasture. Radiografia frontal de tórax em um paciente com hemorragia pulmonar maciça demonstra consolidação pulmonar bilateral extensa, que é confluente na maioria das áreas. Observe o tamanho normal do coração.

Condição	Comentários
Pneumonite aguda de radiação	Padrão de edema alveolar é geralmente limitado à área irradiada. Raramente desenvolve-se enquanto o paciente está recebendo radioterapia (alterações radiográficas raramente são aparentes até pelo menos 1 mês depois do término do tratamento).
Abuso de narcótico (Fig. 1.2-13)	Padrão de edema pulmonar alveolar que pode ser unilateral graças a influências gravitacionais. Mais comumente uma complicação do abuso de heroína ou metadona. Os achados radiográficos podem ser retardados 6 a 10 horas após admissão, e frequentemente há resolução rápida (1 a 2 dias). A persistência de um padrão de edema após 48 horas sugere aspiração ou pneumonia bacteriana superposta.
Abuso de cocaína (Fig. 1.2-14)	Tanto edema pulmonar cardiogênico como não cardiogênico foram descritos em associação a abuso de cocaína intravenosa e fumo de *crack* de cocaína e são achados comuns em necropsias de viciados. A patogênese do edema pulmonar induzido pela cocaína é complexa e multifatorial. Isquemia e infarto do miocárdio, arritmia e cardiomiopatia dilatada podem ser fatores contributivos no edema cardiogênico. Lesão do endotélio capilar pulmonar com permeabilidade aumentada pode desempenhar um papel no edema não cardiogênico.
Síndrome de angústia respiratória adulta (SARA) ou "pulmão em choque" (Fig. 1.2-15)	Padrão de edema pulmonar bilateral que tipicamente é retardado até 12 horas após a instalação clínica de insuficiência respiratória. Angústia respiratória aguda grave, inesperada, ameaçadora à vida, desenvolvendo-se em um paciente sem doença pulmonar subjacente importante. As causas incluem sepse, toxicidade de oxigênio, coagulação intravascular disseminada e *bypass* cardiopulmonar.

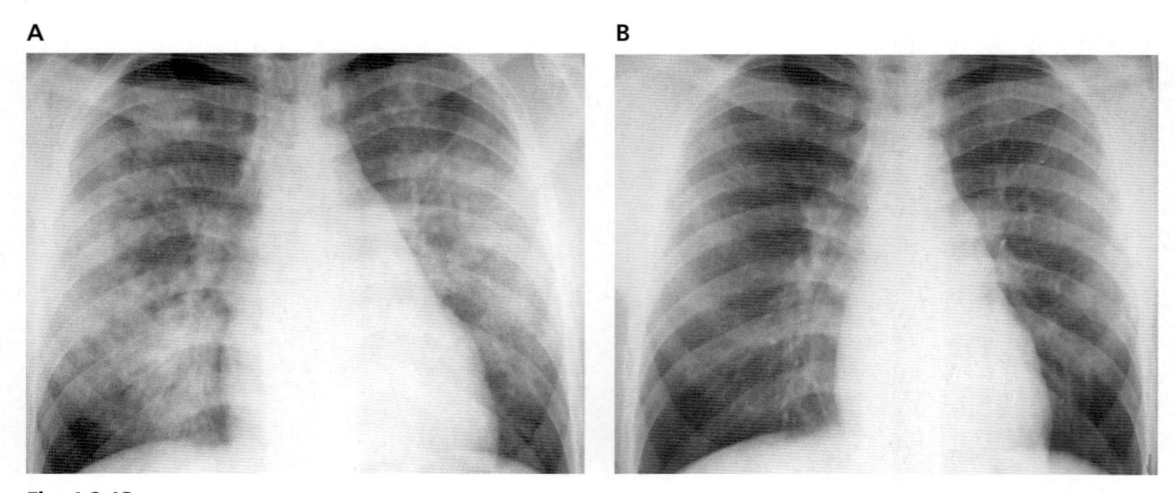

Fig. 1.2-13
Abuso de heroína. (A) Radiografia inicial obtida logo depois da apresentação no departamento de emergência revela áreas bilaterais de opacidade aumentada, um achado compatível com lesão pulmonar aguda. (B) Estudo de acompanhamento obtido dois dias mais tarde mostra resolução completa das áreas de opacidade aumentada. Essa regressão rápida é comum na lesão pulmonar induzida pela heroína.[10]

Condição	Comentários
Pneumonia (Figs. 1.2-16 e 1.2-17)	Infiltrados alveolares bilaterais podem desenvolver-se após um amplo espectro de infecções. Os organismos subjacentes incluem bactérias, fungos, micoplasmas, vírus, malária e mesmo infestação helmíntica (quase invariavelmente eosinofilia sanguínea). Em pacientes com AIDS, um padrão em borboleta, poupando a periferia do pulmão, é altamente sugestivo de pneumonia por *Pneumocystis carinii*.

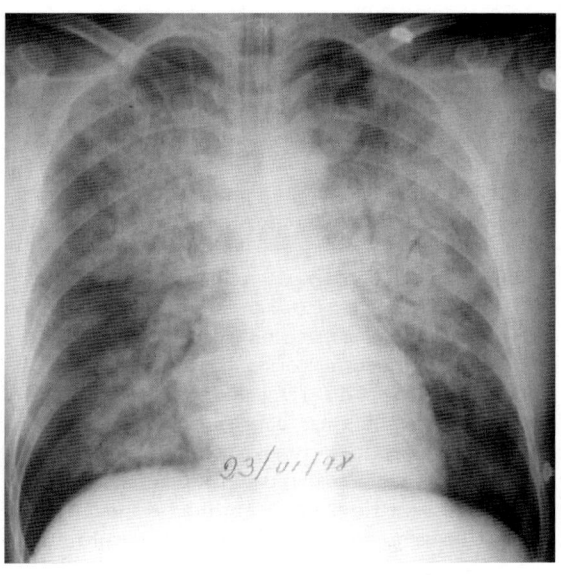

Fig. 1.2-14
Abuso de cocaína. Opacidades centrais e para-hilares heterogêneas, bilaterais, extensas, representando edema pulmonar cardiogênico em uma mulher que se apresentou com falta de ar e dor torácica depois de fumar *crack* de cocaína.[11]

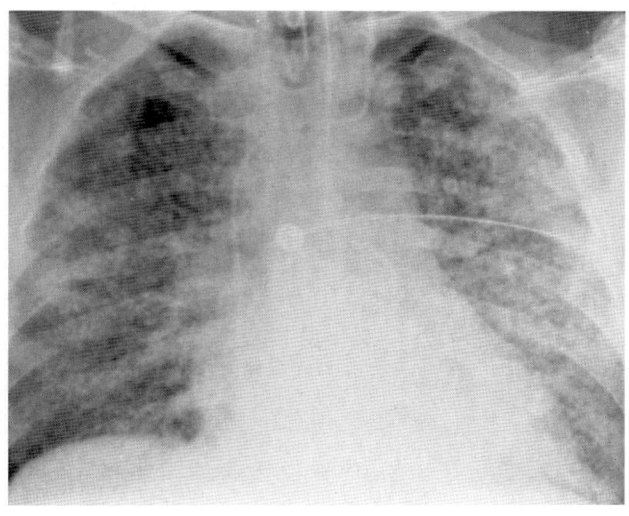

Fig. 1.2-15
Síndrome de angústia respiratória adulta. Áreas mal definidas de consolidação alveolar com alguma coalescência espalhada por ambos os pulmões inteiros.

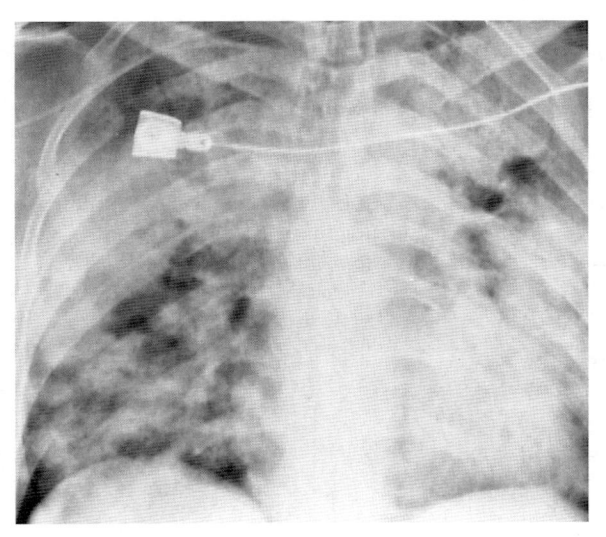

Fig. 1.2-16
Pneumonia de peste. Consolidação difusa de espaços aéreos compromete ambos os pulmões.

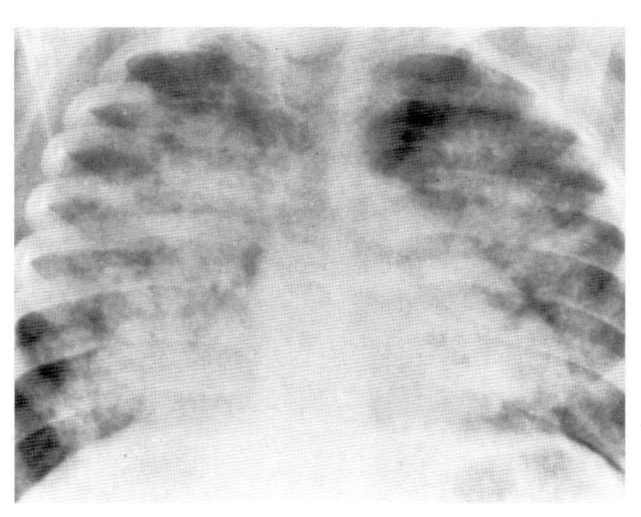

Fig. 1.2-17
Pneumonia por *Pneumocystis carinii* em síndrome de imunodeficiência adquirida. Infiltrados pulmonares bilaterais difusos.

Condição	Comentários
Neoplasma	Infiltrados alveolares, bilaterais, simétricos, geralmente associados a densidades reticulonodulares e lineares, podem desenvolver-se em pacientes com carcinoma de células alveolares ou metástases linfangíticas. Pacientes com linfoma e leucemia também podem desenvolver infiltrados alveolares bilaterais que comprometem predominantemente as áreas peri-hilares e pulmões inferiores, embora estes achados sejam mais frequentemente decorrentes de pneumonia superposta, reação à droga ou hemorragia do que à própria malignidade subjacente.
Microlitíase alveolar (Fig. 1.2-18)	Doença rara de etiologia desconhecida, caracterizada pela presença de uma miríade de micronódulos muito finos de densidade cálcica nos alvéolos dos pulmões de uma pessoa em geral assintomática. Sinal de "pleura negra" característico (graças ao contraste entre a densidade extrema do parênquima pulmonar em um lado da pleura e as costelas no outro lado).
Proteinose alveolar (Fig. 1.2-19)	Condição rara de etiologia desconhecida, caracterizada pela deposição nos espaços aéreos do pulmão de um material algo granuloso, rico em conteúdo de proteína e lipídio. Os infiltrados alveolares bilaterais e simétricos são idênticos àqueles do edema pulmonar em distribuição e caráter, embora não haja evidência de aumento cardíaco ou hipertensão venosa pulmonar. Há usualmente resolução radiográfica completa, embora ela possa ocorrer assimetricamente e em uma maneira mosqueada e possa mesmo ser associada ao desenvolvimento de novos focos de consolidação de espaços aéreos em áreas não afetadas previamente.
Sarcoidose (Fig. 1.2-20)	Manifestação infrequente (mais comumente um padrão reticulonodular difuso). Linfonodos hilares e mediastinais estão frequentemente aumentados.
Hipersensibilidade/alergia à droga (penicilina)	Desenvolvimento rápido de um padrão de edema alveolar.
Embolia com infarto pulmonar	Consolidação alveolar bilateral, principalmente comprometendo as zonas inferiores, é uma manifestação rara de tromboembolismo extenso com infarto. Achados associados incluem artérias pulmonares centrais aumentadas com afilamento rápido, perda de volume pulmonar (hemidiafragmas elevados), pequenos derrames pleurais e uma veia ázigo proeminente. A aparência radiográfica é geralmente bastante benigna, considerando-se a gravidade dos sintomas clínicos.

1.2 ■ PADRÃO DE EDEMA PULMONAR (PADRÃO ALVEOLAR BILATERAL SIMÉTRICO)

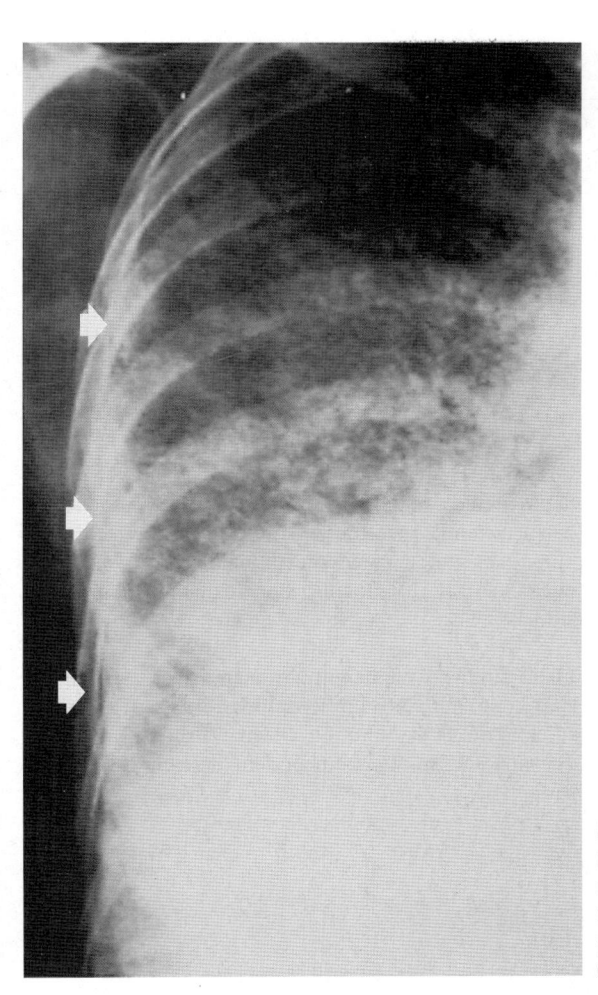

Fig. 1.2-18
Microlitíase alveolar. Distribuição aproximadamente uniforme de mosqueamento típico, semelhante à areia nos pulmões. A sombra tangencial da pleura é exibida ao longo da parede lateral do tórax sob a forma de uma tira translúcida escura (setas).[12]

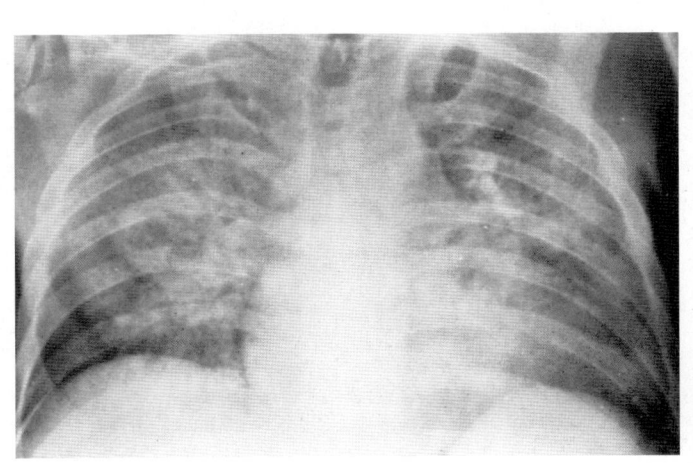

Fig. 1.2-19
Proteinose alveolar pulmonar. Consolidação difusa bilateral, dos espaços aéreos compromete predominantemente as porções centrais do pulmão e simula edema pulmonar. O paciente era assintomático e radiografias seriadas ao longo de vários meses mostraram pouca alteração.

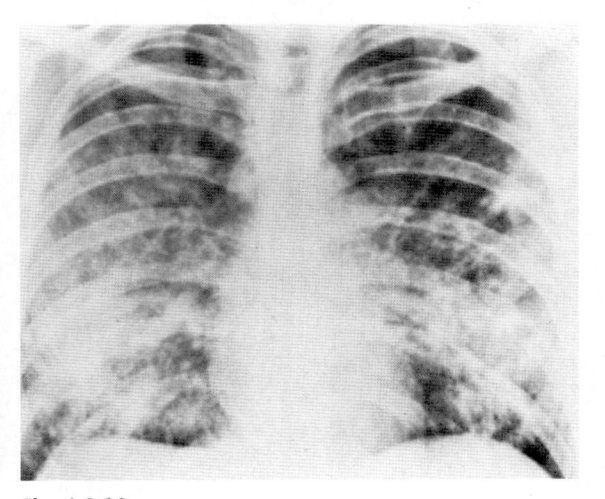

Fig. 1.2-20
Sarcoidose. Infiltrados reticulares, nodulares e alveolares difusos.

1.3 ■ Padrão de Edema Pulmonar Unilateral

Condição	Comentários
Edema pulmonar ipsolateral	
Toracentese rápida de grande derrame pleural/evacuação rápida de um pneumotórax (Fig. 1.3-1)	Tipicamente ocorre durante o procedimento ou dentro de 1 hora depois dele. Reexpansão rápida do pulmão colapsado com um aumento súbito na pressão hidrostática e alta tensão superficial persistente resulta em edema.
Posição de decúbito lateral prolongada (Fig. 1.3-2)	Gravidade eleva a pressão hidrostática no pulmão pendente prejudicando a circulação e afetando a produção de surfactante. Este mecanismo pode ocorrer em alguns pacientes com edema induzido por metadona que são encontrados inconscientes e deitados sobre um lado.
Contusão pulmonar (Fig. 1.3-3)	Dano direto aos capilares pulmonares pode causar não apenas sangramento intrapulmonar, mas também exsudação de células, levando a edema. Produtos de sangue nos alvéolos também podem destruir o sistema surfactante.

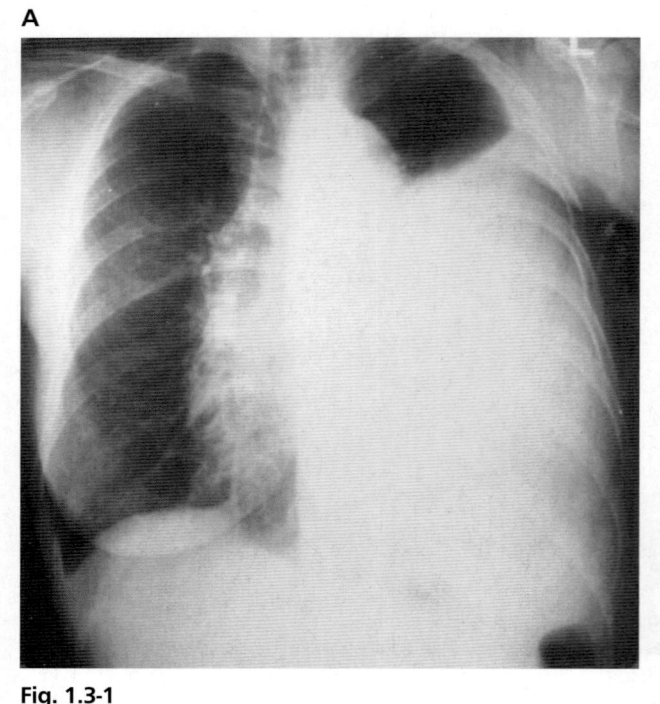

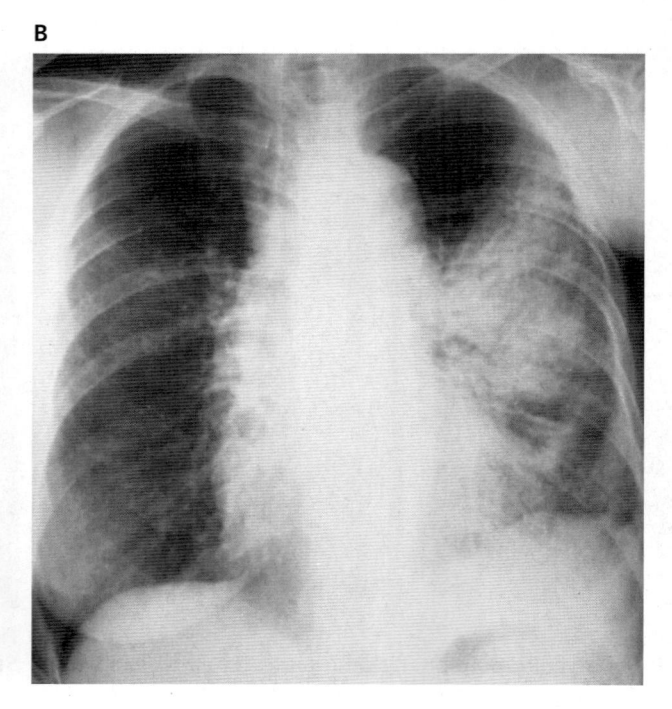

Fig. 1.3-1
Toracentese rápida. (A) Radiografia inicial de uma mulher idosa com adenocarcinoma metastático da mama e um derrame pleural esquerdo volumoso. (B) Exame repetido feito 2 horas depois da remoção rápida de 2.500 mL de líquido mostra um edema pulmonar esquerdo. O segmento de pulmão esquerdo não comprimido por derrame permanece livre de edema. Durante os 6 dias seguintes, o edema se resolveu espontaneamente.[13]

1.3 ■ PADRÃO DE EDEMA PULMONAR UNILATERAL

Condição	Comentários
Pós-operatório de *shunt* sistêmico à artéria pulmonar (cardiopatia congênita)	Reação dramática e quase imediata resultante do fluxo sanguíneo aumentado para o lado com a anastomose. Os procedimentos de Waterston e Blalock-Taussig produzem edema direito; o procedimento de Potts resulta em edema esquerdo. Em qualquer dos casos, fluxo sanguíneo aumentado causa alta pressão hidrostática. Isto resulta em pressão venosa aumentada combinada com lesão capilar pulmonar e surfactante diminuído, produzindo alta tensão superficial.

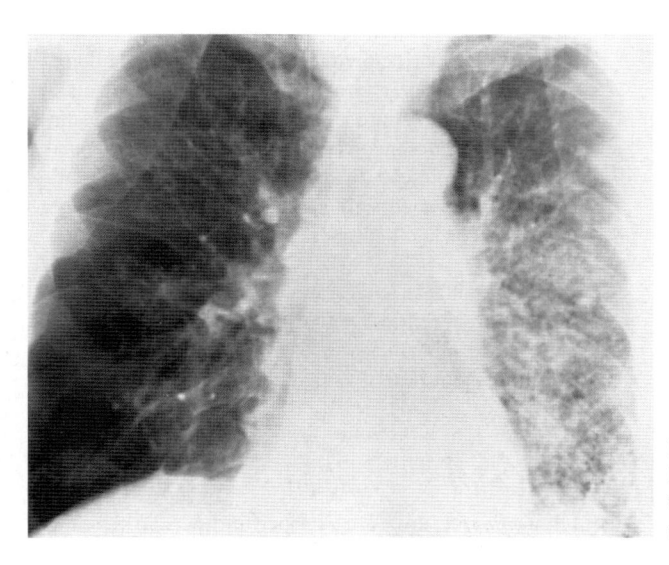

Fig. 1.3-2
Edema pulmonar unilateral decorrente de posição inferior (gravitacional). O padrão alveolar difuso é limitado ao pulmão esquerdo.

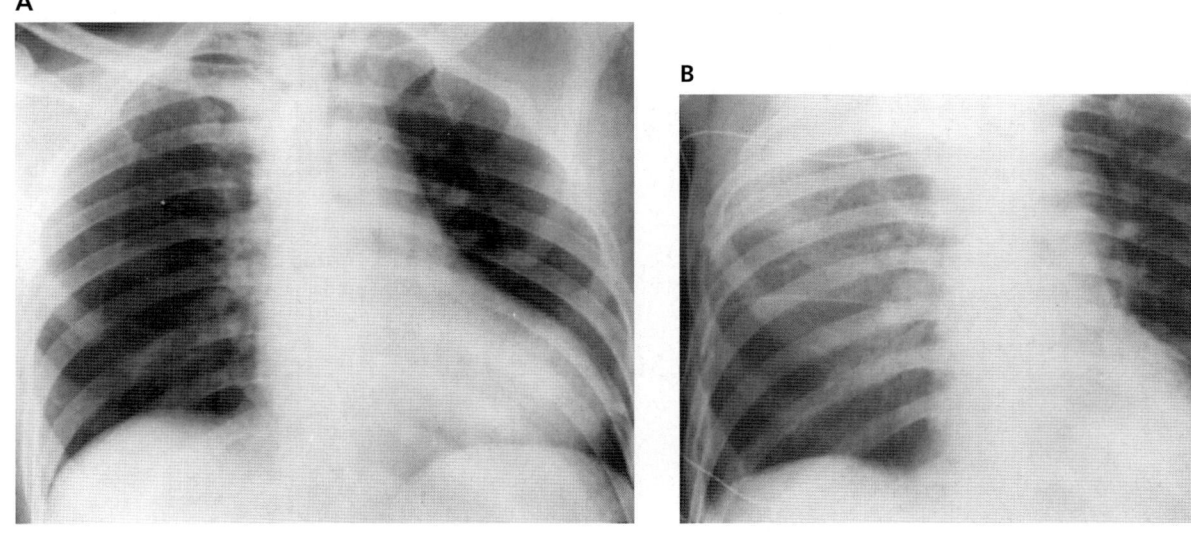

Fig. 1.3-3
Contusão pulmonar. (A) Radiografia de tórax à admissão mostra várias fraturas de costelas direitas e um infiltrado peri-hilar direito inicial. (B) Exame repetido mostra edema pulmonar pós-traumático e hemorragia capilar que se desenvolveram no dia seguinte e persistiram por algumas semanas. Um hematoma extrapleural organizado está presente no ápice direito.[13]

Condição	Comentários
Obstrução brônquica ("pulmão afogado")	Edema pulmonar em tecido pulmonar sem ar periférico a um brônquio totalmente obstruído é relacionado com a tensão superficial aumentada, resultante da ruptura da camada de revestimento alveolar causada pela hipóxia em razão de perda de fluxo sanguíneo. Este fenômeno frequentemente regride dentro de 1–24 horas após a remoção da obstrução. Infecção não desempenha nenhum papel neste processo.
Doença venoclusiva unilateral	Obstrução congênita do retorno venoso pulmonar ou oclusão venosa por tumor primário ou metastático causa edema, quando a pressão venosa sobe mais alto que a pressão coloidosmótica do sangue.
Aspiração unilateral	Edema secundário à irritação direta da camada de revestimento alveolar com permeabilidade capilar aumentada e um efeito adverso sobre o sistema surfactante pode desenvolver-se unilateralmente em pacientes após aspiração de água doce ou água do mar, álcool etílico, querosene, ou suco gástrico durante anestesia, coma ou convulsão epiléptica.
Cateter de pressão venosa ventral dirigido erradamente para dentro de uma artéria pulmonar	Infusão rápida de solução de cloreto de sódio hipotônica estimula reflexos neurais e possivelmente uma liberação de substâncias vasoativas, resultando de uma diminuição local na pressão coloidosmótica.
Edema pulmonar contralateral	
Defeitos de perfusão (Fig. 1.3-4)	Uma vez que uma área subperfundida não possa se tornar edematosa, edema pulmonar contralateral (*i. e.*, edema afetando apenas o pulmão normalmente perfundido) pode ocorrer em condições, como enfisema pulmonar com destruição do leito capilar no pulmão afetado; ausência ou hipoplasia congênita de uma artéria pulmonar; síndrome de Swyer-James; tromboembolismo pulmonar comprometendo um pulmão inteiro; e após lobectomia, em que o pulmão remanescente se torna enfisematoso por mecanismo compensatório e assim fica subperfundido.
Reexpansão de pneumotórax em um paciente com insuficiência cardíaca esquerda	Comprometimento temporário da perfusão do pulmão previamente colapsado graças à resistência vascular pulmonar aumentada permite que edema ocorra apenas no pulmão oposto.

1.3 ■ PADRÃO DE EDEMA PULMONAR UNILATERAL

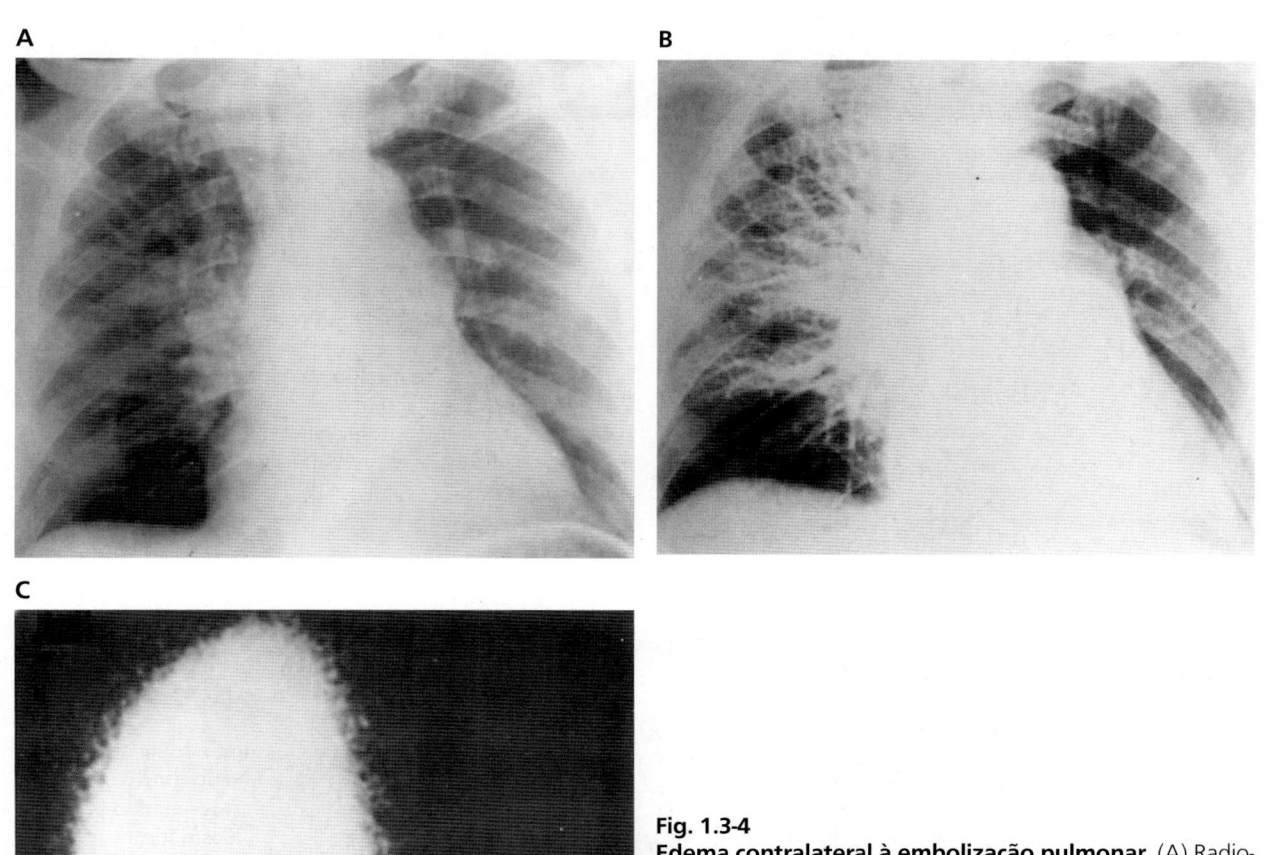

Fig. 1.3-4
Edema contralateral à embolização pulmonar. (A) Radiografia de tórax em um homem mais velho com dispneia aguda mostra cardiomegalia moderada e edema direito incipiente que poupa a base. (B) Um angiograma obtido à beira do leito mostra ausência de opacificação de todos os ramos pulmonares esquerdos e de alguns ramos segmentares do lobo inferior direito. (C) Cintigrafia radionuclídica mostra falta completa de perfusão no pulmão esquerdo e pouca perfusão do lobo inferior direito.[13]

1.4 ■ Padrão Reticular ou Reticulonodular Difuso

Condição	Comentários
Metástases linfangíticas (Fig. 1.4-1)	Mais proeminente nas zonas pulmonares inferiores e frequentemente associado a derrame pleural e aumento de linfonodos hilares ou mediastinais. Locais mais frequentes de tumor primário são a mama, estômago, tireoide, pâncreas, laringe, colo do útero e pulmão.
Linfoma (Fig. 1.4-2)	Geralmente associado a aumento dos linfonodos hilares e mediastinais em doença de Hodgkin (muitas vezes ausente em linfoma não Hodgkin). Um padrão semelhante pode ocorrer nas fases terminais da leucemia.

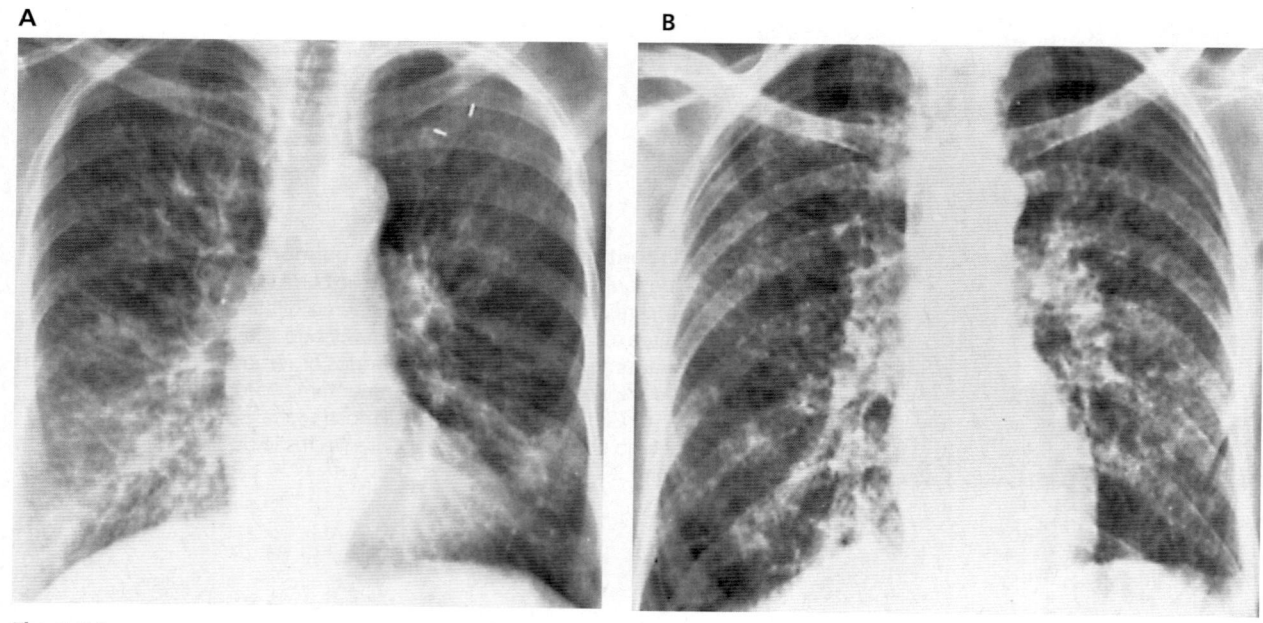

Fig. 1.4-1
Metástases linfangíticas. (A) Marcas broncovasculares espessadas de contorno irregular e pouca definição comprometem principalmente o pulmão inferior direito. Observar as linhas septais (Kerley) e a mastectomia esquerda nesta paciente com carcinoma de mama. (B) Neste paciente com carcinoma metastático do estômago, um componente nodular superposto representando depósitos hematogênicos produz um padrão reticulonodular grosseiro.

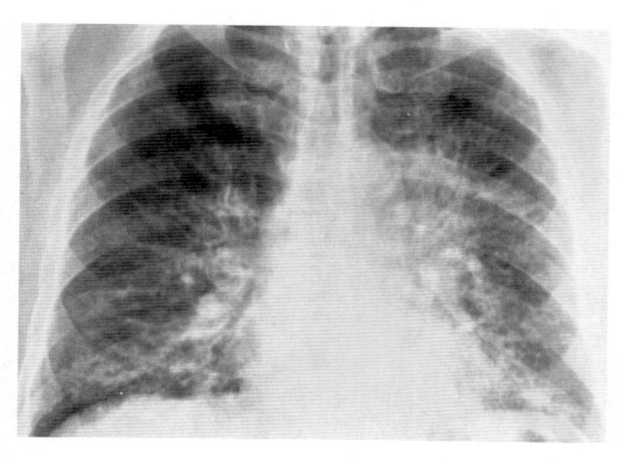

Fig. 1.4-2
Linfoma. Alterações reticulares e reticulonodulares difusas, com notável proeminência na região hilar esquerda.

Condição	Comentários
Inalação de poeira inorgânica (pneumoconiose)	
Silicose (Fig. 1.4-3)	Frequentemente mais proeminente nas zonas pulmonares médias e superiores. Frequente aumento dos linfonodos hilares (calcificação "em casca de ovo" é infrequente, mas quase patognomônica). Outros padrões radiográficos incluem opacidades nodulares bem circunscritas e fibrose maciça progressiva. Na síndrome de Caplan, silicose é associada à artrite reumatoide e nódulos necrobióticos reumatoides (ver Fig. 1.8-10).
Asbestose (Fig. 1.4-4)	Nas fases iniciais, mais proeminente nas zonas pulmonares inferiores. As principais anormalidades radiográficas são espessamento pleural, formação de placa e calcificação. Uma combinação de alterações parenquimatosas e pleurais pode obscurecer parcialmente a borda cardíaca (sinal de coração felpudo). Alta incidência de mesotelioma (também carcinoma broncogênico e de células alveolares).
Outras poeiras inorgânicas (Figs. 1.4-5 a 1.4-7)	Numerosas condições, como talcose, beriliose, pneumoconiose dos mineiros de carvão, pneumoconiose de alumínio (bauxita) e poeira radiopaca causando nódulos densos (siderose [ferro], estanose [estanho], baritose [bário], antimônio e compostos de terras raras). Também ocorre a partir de talco (silicato de magnésio) em usuários de drogas intravenosas.

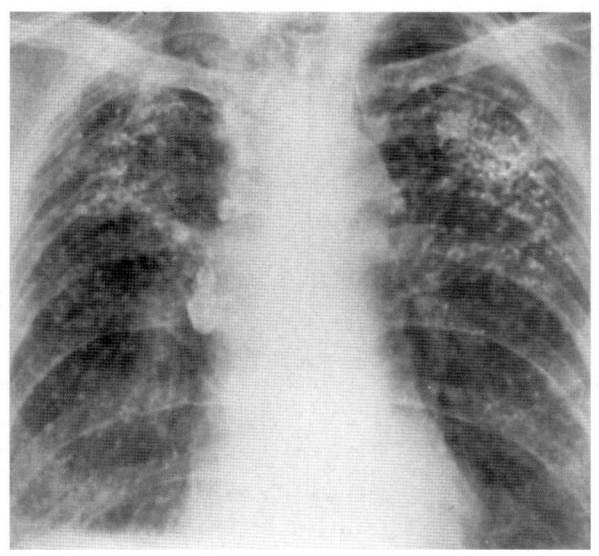

Fig. 1.4-3
Silicose. Proeminência de marcas intersticiais, retração dos hilos para cima e densidades calcificadas bilaterais que tendem a se conglomerar nos lobos superiores.

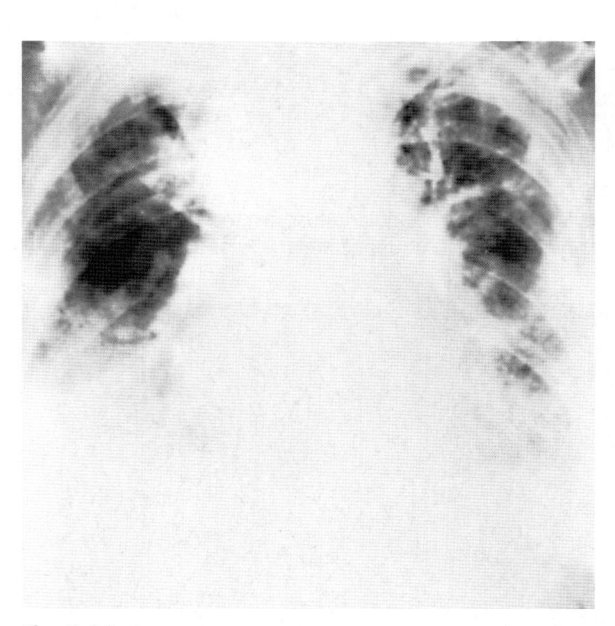

Fig. 1.4-4
Asbestose. Desorganização grave da arquitetura pulmonar com reticulação grosseira generalizada, a qual se tornou confluente na base direita e oblitera o hemidiafragma direito. Há acentuado espessamento pleural, particularmente nas regiões apicais e axilares. Existe um pneumotórax espontâneo esquerdo.[7]

Condição	Comentários
Inalação de poeira orgânica (Figs. 1.4-8 e 1.4-9)	Estádio avançado em condições, como pulmão de fazendeiro, pulmão de criador de pássaros, doença de abastecedor de silo (dióxido de nitrogênio), bagaçose (cana-de-açúcar), bissinose (algodão) e pulmão de trabalhador com cogumelo.
Toxicidade de oxigênio (Fig. 1.4-10)	Desenvolve-se mais comumente em lactentes recebendo oxigenoterapia a longo prazo para angústia respiratória (também foi descrita em adultos). Fibrose, atelectasia e áreas focais de enfisema produzem um pulmão "esponjoso".

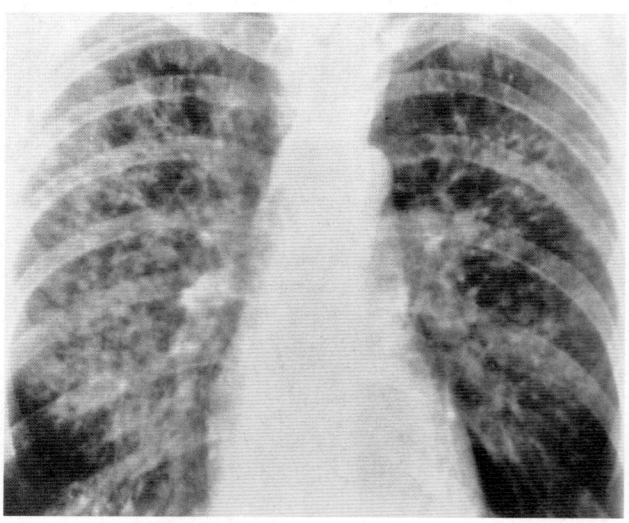

Fig. 1.4-5
Beriliose. Padrão reticulonodular difuso em toda a extensão de ambos os pulmões, com poupança relativa dos ápices e bases.

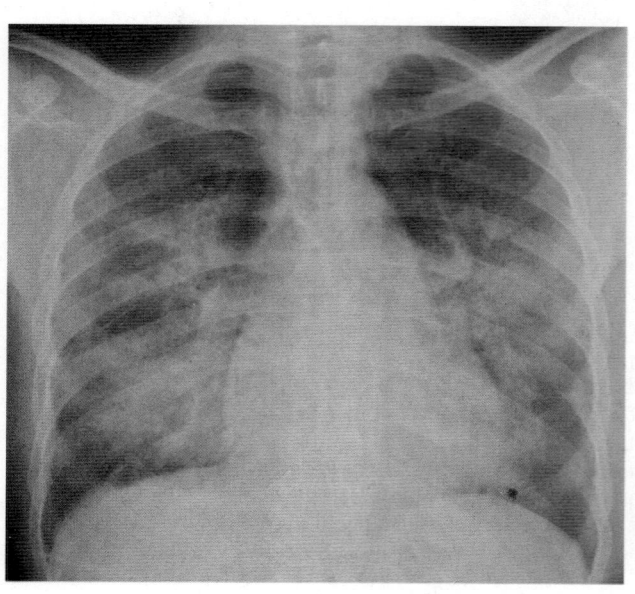

Fig. 1.4-6
Pneumoconiose dos mineiros de carvão. Massas mal definidas de tecido fibroso na região peri-hilar se estendem à base direita.

Fig. 1.4-7
Granulomatose de talco. Opacidades finas e áreas de coalescência em um usuário de drogas intravenosas.[11]

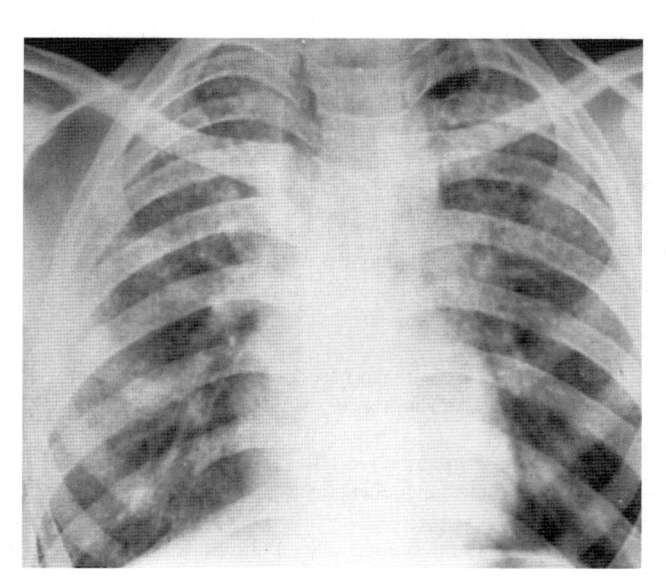

1.4 ■ PADRÃO RETICULAR OU RETICULONODULAR DIFUSO

Fig. 1.4-8
Pulmão de criador de pombos. Infiltrado reticulonodular difuso compromete principalmente as regiões peri-hilares e lobos superiores.

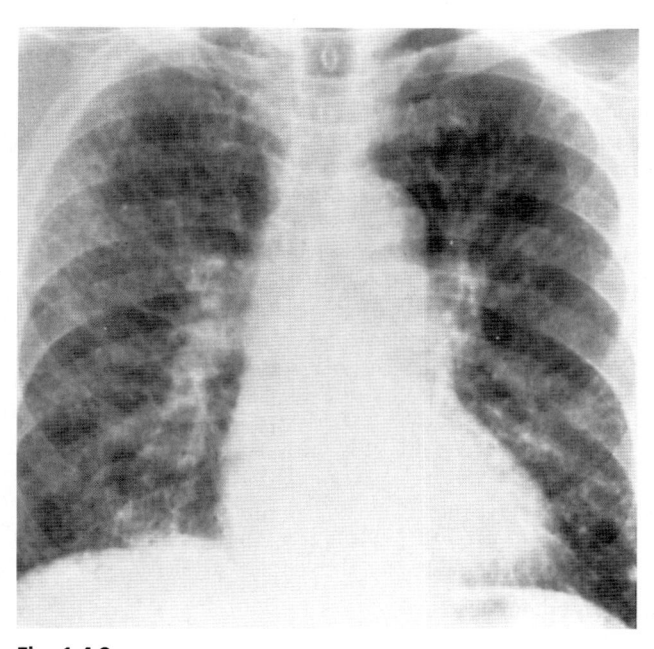

Fig. 1.4-9
Bissinose. Exposição prolongada resultou em insuficiência pulmonar irreversível e um padrão reticular difuso.

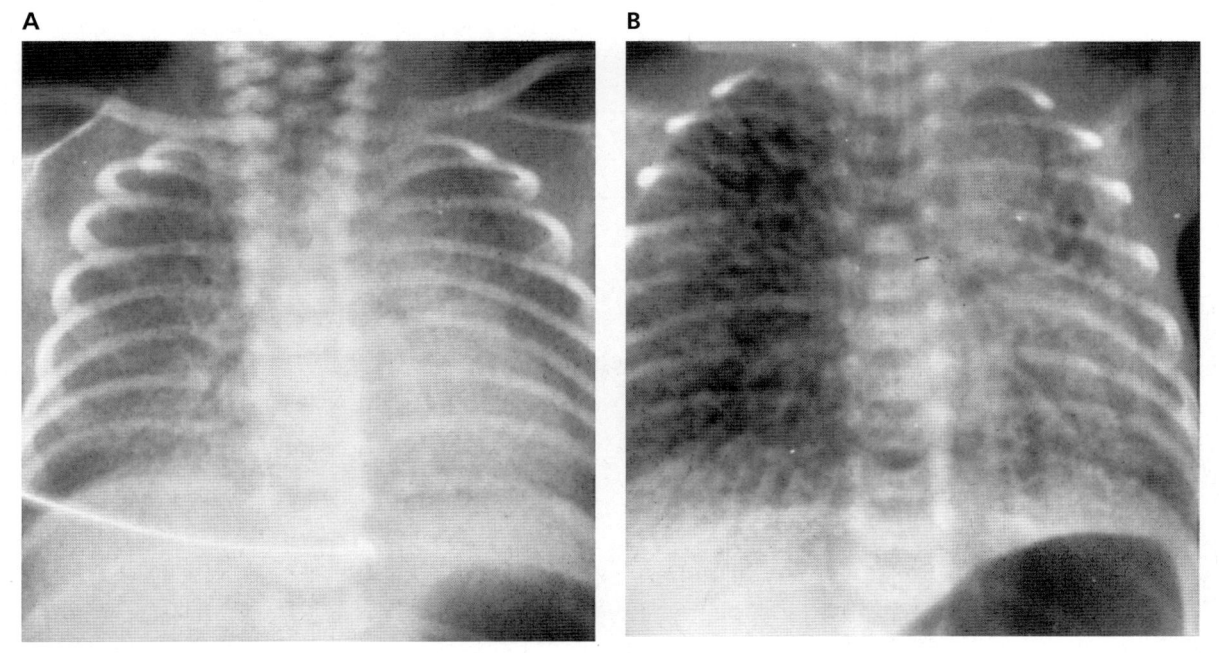

Fig. 1.4-10
Toxicidade de oxigênio. (A) Radiografia de tórax inicial de um lactente demonstra um padrão parenquimatoso granuloso típico com aerobroncogramas em razão de doença de membrana hialina. (B) Após oxigenoterapia intensiva, múltiplas pequenas transparências redondas assemelhando-se a bolhas se desenvolveram, conferindo aos pulmões uma aparência semelhante à esponja.

Condição	Comentários
Doença pulmonar induzida por droga (Figs. 1.4-11 e 1.4-12)	Reação alérgica à droga com eosinofilia associada (nitrofurantoína) ou efeito tóxico de um agente quimioterápico (bussulfam, bleomicina, metotrexato).
Doenças do tecido conectivo	
Esclerodermia (ver Fig. 1.5-5)	Mais proeminente nas bases pulmonares. Achados extrapulmonares incluem peristalse anormal do esôfago e intestino delgado, erosão dos tufos terminais e calcificação das pontas dos dedos das mãos.
Dermatomiosite/ polimiosite	Mais proeminente nas bases pulmonares. Pode ter uma malignidade primária coexistente em outra localização.
Doença reumatoide (Fig. 1.4-13)	Mais proeminentes nas bases pulmonares. Geralmente associada à evidência de artrite reumatoide.
Lúpus eritematoso sistêmico	Mais proeminente nas bases pulmonares. Frequentemente há um derrame pleural coexistente.
Síndrome de Sjögren	Mais proeminente nas bases pulmonares. Tríade de ceratoconjuntivite *sicca*, xerotomia e intumescimento recorrente da glândula parótida. Forte predominância em mulheres. Alterações em articulações assemelham-se às da artrite reumatoide ou psoriásica.
Bronquite crônica (Fig. 1.4-14)	Aumento grosseiro nas marcas intersticiais ("tórax sujo") que muitas vezes é associado a enfisema e sinais de hipertensão arterial pulmonar.
"Doença das pequenas vias aéreas"	Estreitamento inflamatório, obstrução mucosa e obliteração fibrosa das pequenas vias aéreas dos pulmões.

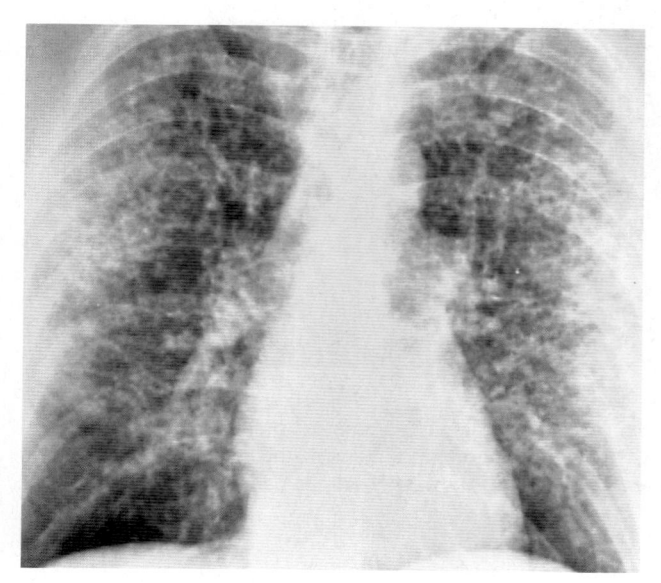

Fig. 1.4-11
Pneumopatia induzida por bussulfam. Padrão reticular grosseiro grave.

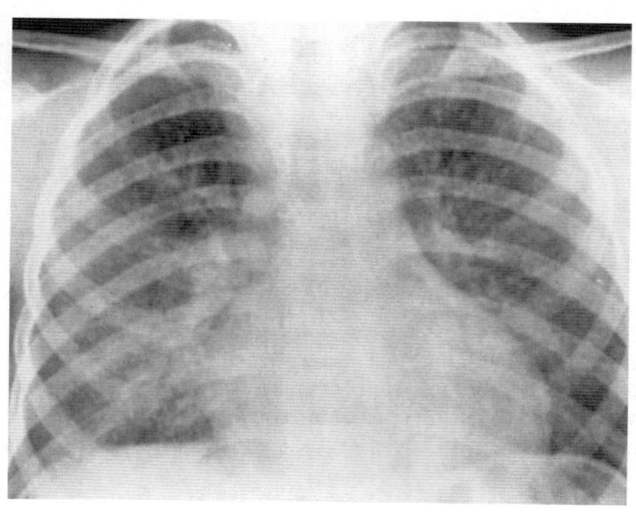

Fig. 1.4-12
Pneumopatia induzida por metotrexato. Padrão intersticial difuso com áreas de consolidação alveolar em uma criança tratada de leucemia mielógena. Depois que a terapia com metotrexato terminou, houve rápida melhora clínica e radiográfica.[14]

1.4 ■ PADRÃO RETICULAR OU RETICULONODULAR DIFUSO

Condição	Comentários
Bronquiolite aguda	Mais proeminente nas zonas pulmonares inferiores e associada à hiperinsuflação grave dos pulmões. Geralmente afeta crianças pequenas (abaixo de 3 anos) e adultos com doença pulmonar crônica preexistente. Bronquiolite obliterante é o estágio terminal da lesão do trato respiratório inferior decorrente de uma variedade de doenças.

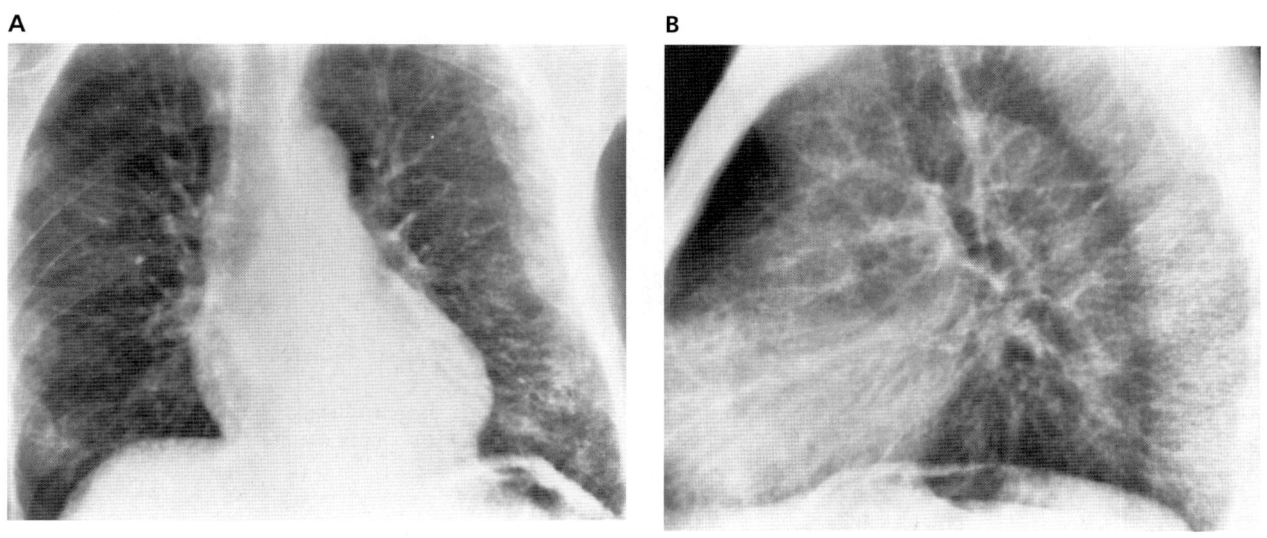

Fig. 1.4-13
Pulmão reumatoide. Vistas (A) frontal e (B) lateral do tórax mostram espessamento difuso das estruturas intersticiais com espessamento pleural proeminente.

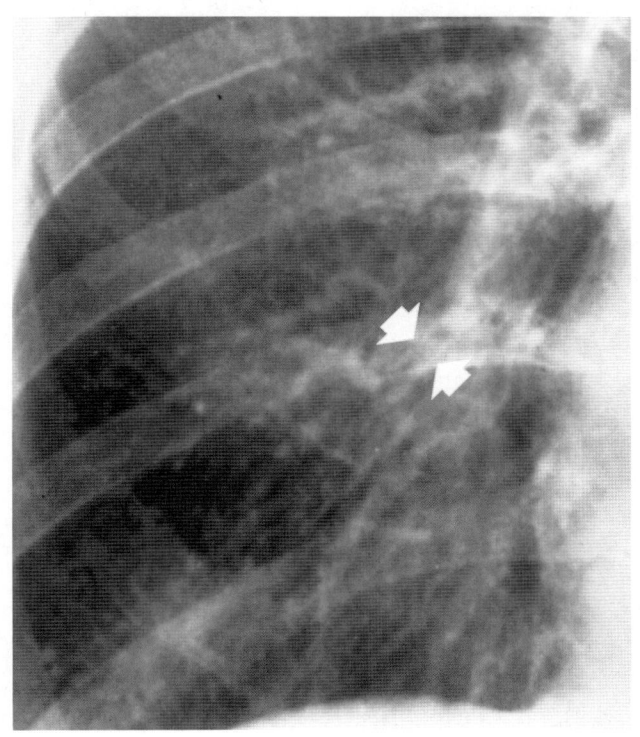

Fig. 1.4-14
Bronquite crônica. Vista com o uso de colimação do pulmão inferior direito demonstra um aumento grosseiro nas marcas intersticiais. As setas apontam as características sombras em linhas paralelas ("trilhos de bonde") fora do hilo pulmonar.

Condição	Comentários
Edema pulmonar intersticial (Fig. 1.4-15)	Perda da definição normal nítida das marcas vasculares pulmonares (especialmente nas zonas pulmonares inferiores), névoa peri-hilar e espessamento dos septos interlobulares (linhas de Kerley B). Também cardiomegalia e muitas vezes redistribuição do fluxo sanguíneo pulmonar dos lobos inferiores para os superiores. Episódios recorrentes de edema e hemorragia intersticial e alveolar em pacientes com insuficiência cardíaca esquerda crônica podem resultar no desenvolvimento de um padrão reticular grosseiro, frequentemente pouco definido, que compromete predominantemente as zonas pulmonares médias e inferiores.
Agentes infecciosos Tuberculose (Fig. 1.4-16)	Proeminência localizada ou generalizada de estruturas intersticiais reflete a fase de cura em que o tecido de granulação é substituído por fibrose. A cicatrização resultante pode resultar em considerável perda de volume.
Infecções fúngicas (Fig. 1.4-17)	Proeminência localizada ou generalizada de estruturas intersticiais pode desenvolver-se secundária à coccidioidomicose, criptococose, blastomicose e histoplasmose.
Pneumonia viral (Fig. 1.4-18)	Proeminência generalizada de marcas broncovasculares que pode ser uma manifestação de vários agentes virais.

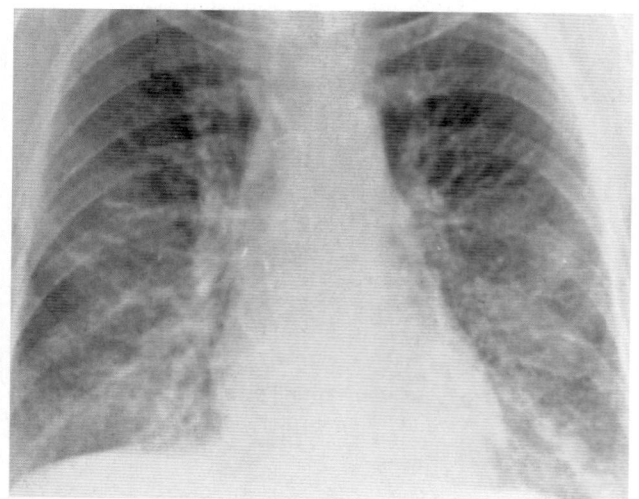

Fig. 1.4-15
Edema pulmonar intersticial. Líquido de edema no espaço intersticial causa uma perda da definição nítida normal das marcas vasculares pulmonares e uma névoa peri-hilar. Nas bases, observar as finas linhas horizontais de densidade aumentada (linhas de Kerley B) que representam líquido nos septos interlobulares.

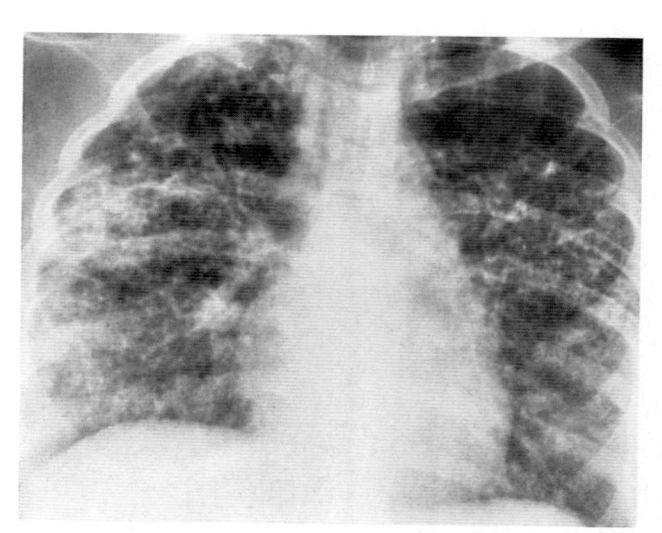

Fig. 1.4-16
Tuberculose secundária. Padrão de fibrose intersticial difusa.

1.4 ■ PADRÃO RETICULAR OU RETICULONODULAR DIFUSO

Condição	Comentários
Mycoplasma (Fig. 1.4-19)	Mais proeminente nas zonas pulmonares inferiores. Este aspecto é menos comum do que a forma localizada, em que um infiltrado reticular fino progride rapidamente para consolidação.

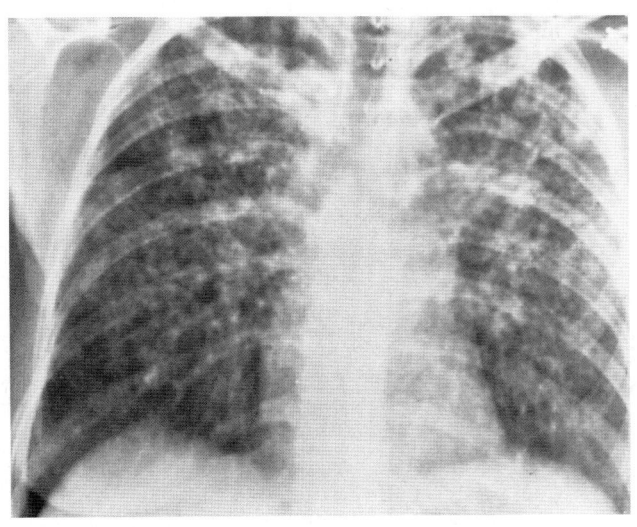

Fig. 1.4-17
Blastomicose. Doença intersticial difusa com predominância em lobos superiores. Notar a perda de volume no lobo superior e a hiperdistensão dos lobos inferiores juntamente com a formação de bolhas nas bases.[4]

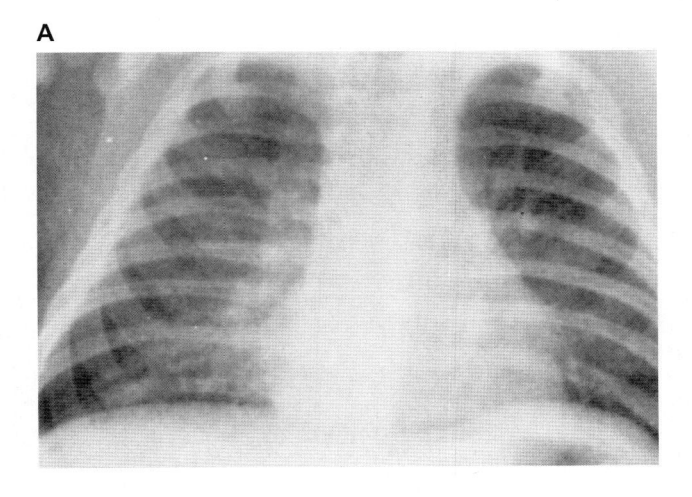

Fig. 1.4-18
Pneumonia viral. Infiltrados intersticiais difusos com névoa peri-hilar em (A) uma criança e (B) um adulto.

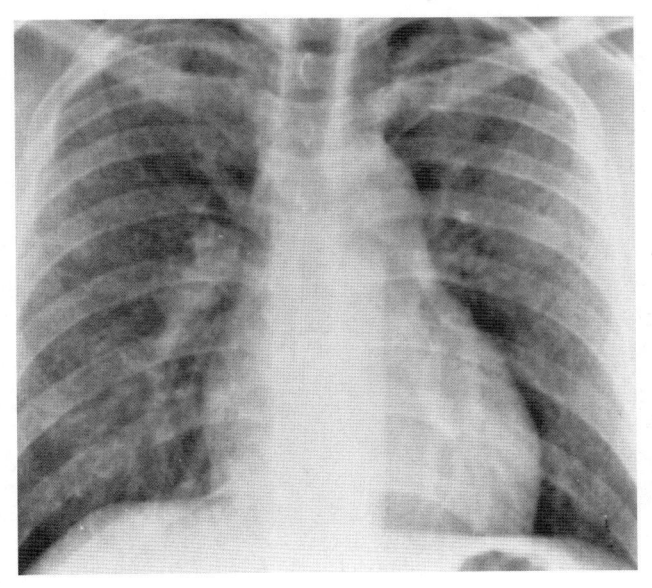

Fig. 1.4-19
Mycoplasma pneumoniae. Padrão reticular difuso, fino, representa inflamação intersticial aguda. O padrão radiográfico é indistinguível daquele da maioria das pneumonias virais.

Condição	Comentários
Pneumocystis carinii (Fig. 1.4-20)	Mais proeminente nas áreas peri-hilares. Este padrão ocorre nas fases iniciais da doença e é seguido por consolidações em áreas focais, simulando edema pulmonar.
Esquistossomose	Provavelmente produzido pela migração de ovos através das paredes dos vasos com subsequente reação a estes corpos estranhos. Obstrução vascular pode causar hipertensão pulmonar (dilatação de artérias pulmonares centrais com afilamento periférico rápido).
Filaríase (ver Fig. 1.18-6)	Eosinofilia pulmonar tropical. Pacientes com doença pulmonar em geral não têm as alterações cutâneas e linfáticas características que ocorrem na elefantíase.
Toxoplasmose	Fase inicial da doença. Aumento de linfonodos hilares é comum.
Sarcoidose (Figs. 1.4-21 e 1.4-22)	Frequentemente associado a aumento linfonodal hilar e mediastinal, que muitas vezes regride espontaneamente, à medida que se desenvolve a doença parenquimatosa.
Histiocitose de células de Langerhans pulmonar (Fig. 1.4-23)	Mais proeminente nas zonas pulmonares superiores. Causa mais comum do padrão "em favo de mel" grosseiro. Pneumotórax espontâneo é uma complicação frequente. Aproximadamente um terço dos pacientes é assintomático quando inicialmente diagnosticado em uma radiografia de tórax de triagem.

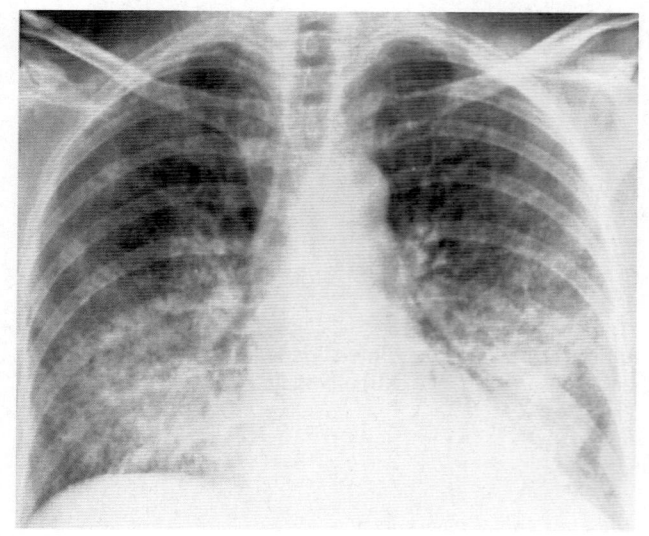

Fig. 1.4-20
Pneumocystis carinii. Padrão reticular difuso em um paciente com leucemia mielógena aguda. Observar o desenvolvimento inicial de consolidações alveolares nas bases. Uma radiografia subsequente mostrou o padrão de edema pulmonar típico.

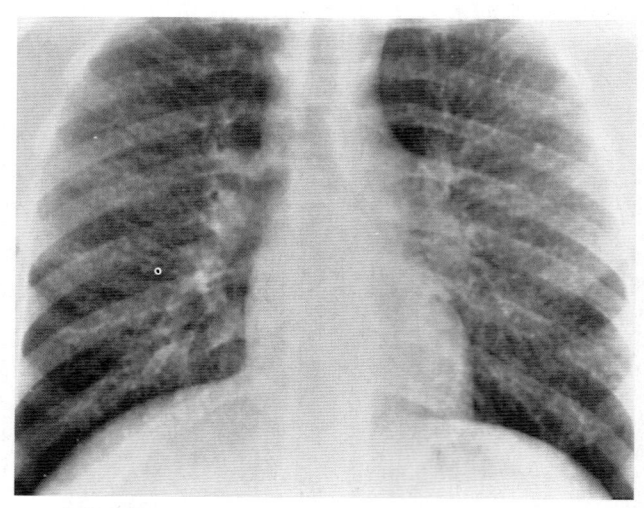

Fig. 1.4-21
Sarcoidose. Padrão reticulonodular difuso, amplamente distribuído por ambos os pulmões inteiros.

1.4 ▪ PADRÃO RETICULAR OU RETICULONODULAR DIFUSO

Condição	Comentários
Fibrose cística (Fig. 1.4-24)	Padrão reticular grosseiro com hiperinsuflação dos pulmões. Frequentemente áreas segmentares de consolidação ou atelectasia causada por pneumonia ou bronquiectasia. Fibrose pulmonar ao longo da margem cardíaca pode produzir o aspecto de coração felpudo.

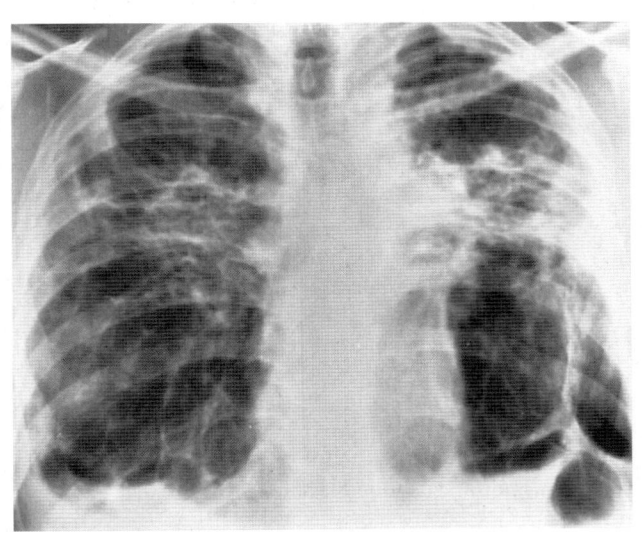

Fig. 1.4-22
Sarcoidose. Na doença terminal, há grave fibrose cicatricial, formação de bolhas e enfisema.

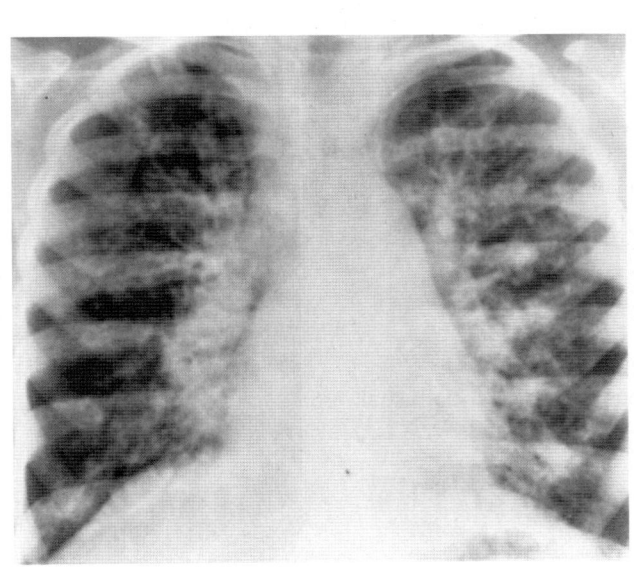

Fig. 1.4-24
Fibrose cística. Espessamento peribrônquico difuso aparece como um infiltrado peri-hilar associado à hiperexpansão e achatamento dos hemidiafragmas.

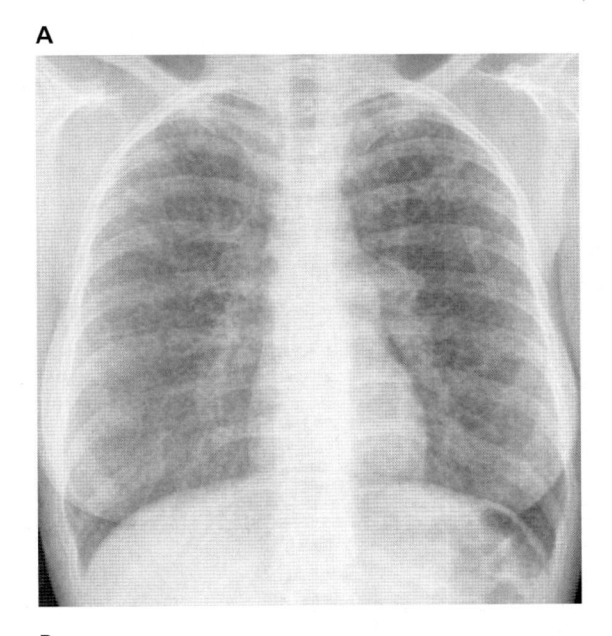

Fig. 1.4-23
Histiocitose de células de Langerhans pulmonar.
(A) Vista frontal mostra alterações císticas amplamente disseminadas no pulmão e subsequentes opacidades reticulares difusas produzidas pelos cistos que se superpõem. (B) Vista ampliada do pulmão superior direito mostra os cistos pulmonares superpostos confluentes em detalhe.[15]

Condição	Comentários
Disautonomia (disfunção autonômica familial; síndrome de Riley-Day) (Fig. 1.4-25)	Aspecto idêntico ao da fibrose cística. Muitas vezes associado a áreas focais de pneumonia e atelectasia. Uma condição recessiva autossômica, encontrada quase exclusivamente em judeus, que causa anormalidades neurológicas largamente disseminadas.
Pneumonia intersticial usual (UIP) (Fig. 1.4-26)	Vista mais comumente em pacientes com fibrose pulmonar idiopática. Nas fases iniciais, mais proeminente nas zonas pulmonares inferiores. Perda progressiva de volume em estudos sequenciais.
Pneumonia intersticial descamativa (DIP) (Fig. 1.4-27)	Mais proeminente nas zonas pulmonares inferiores. Perda progressiva de volume pulmonar em estudos sequenciais. Pneumotórax espontâneo e derrame pleural podem ocorrer.
Hemossiderose pulmonar idiopática/síndrome de Goodpasture	Frequentemente mais proeminente nas áreas peri-hilares e zonas pulmonares médias e inferiores. Inicialmente representa uma fase de transição desde hemorragia aguda em espaços aéreos até a resolução completa. Persistência do padrão reticular após vários episódios de sangramento indica fibrose intersticial irreversível. Hemorragia pulmonar repetida resulta em anemia e insuficiência pulmonar (também doença renal na síndrome de Goodpasture).

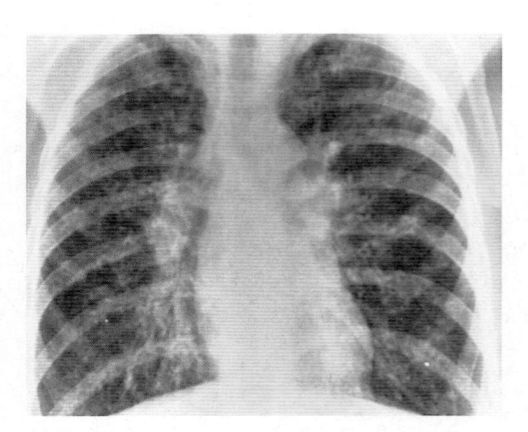

Fig. 1.4-25
Disautonomia. Padrão idêntico ao da fibrose cística.

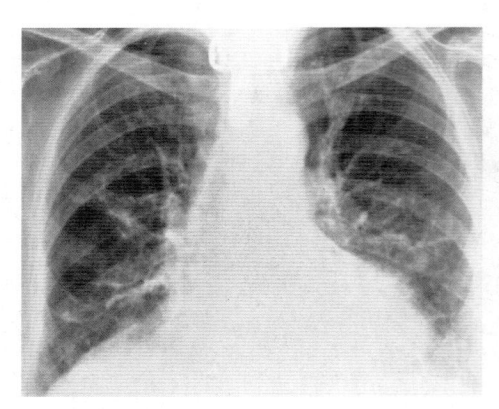

Fig. 1.4-26
Pneumonia intersticial usual. Padrão reticulonodular difuso, grosseiro.

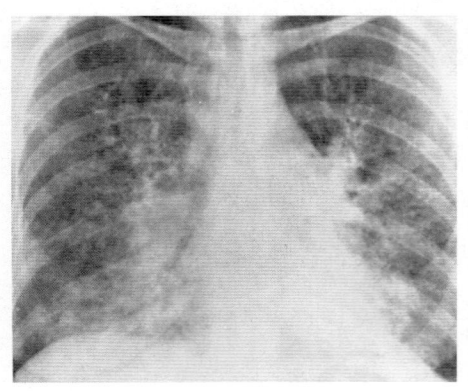

Fig. 1.4-27
Pneumonia intersticial descamativa. Padrão reticulonodular difuso indicando doença intersticial, combinado com consolidação de espaços aéreos em ambas as bases que obscurecem as bordas do coração.

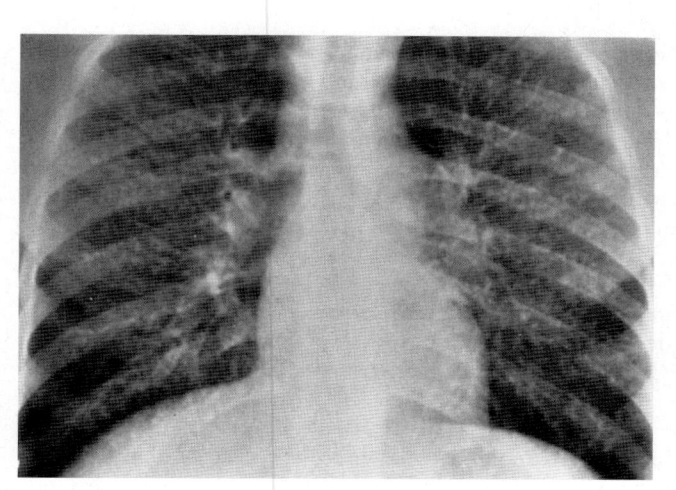

Fig. 1.5-7
Amiloidose.

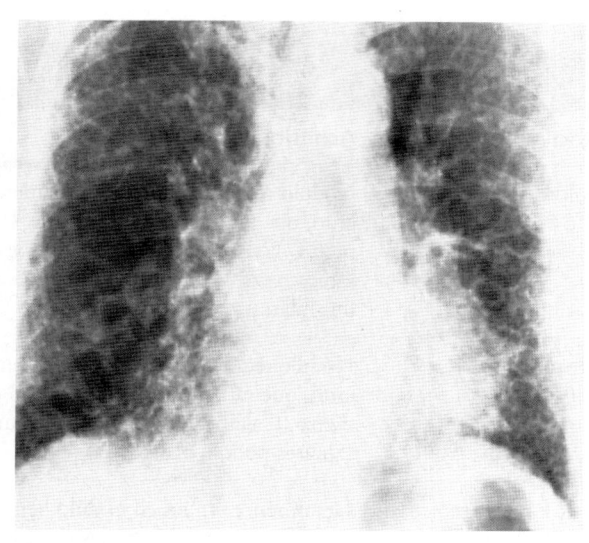

Fig. 1.5-8
Neurofibromatose.

1.6 ■ Nódulo Pulmonar Solitário

Condição	Achados de Imagem	Comentários
Tuberculoma (Figs. 1.6-1 e 1.6-2)	Nódulo redondo ou oval, nitidamente circunscrito, que raramente tem mais de 4 cm de diâmetro. Calcificação central e lesões "satélites" são comuns, bem como calcificação de linfonodos hilares.	Afeta principalmente os lobos superiores (especialmente o direito). O brônquio de drenagem pode mostrar espessamento irregular ou mesmo estenose franca.
Histoplasmoma (Figs. 1.6-3 e 1.6-4)	Nódulo redondo ou oval, nitidamente circunscrito, que raramente tem mais de 3 cm de diâmetro. Calcificação central é comum, e lesões satélites podem ocorrer	Mais frequentemente nos lobos inferiores. Pode ser múltiplo e variar consideravelmente em tamanho. Muitas vezes calcificação associada de gânglios linfáticos hilares.
Outras doenças fúngicas (Fig. 1.6-5)	Geralmente um único nódulo bem circunscrito (pode ser múltiplo na coccidioidomicose).	Actinomicose, blastomicose, coccidioidomicose, criptococose e nocardiose. Cavitação é comum na actinomicose, coccidioidomicose e nocardiose. Empiema pode complicar actinomicose ou nocardiose.

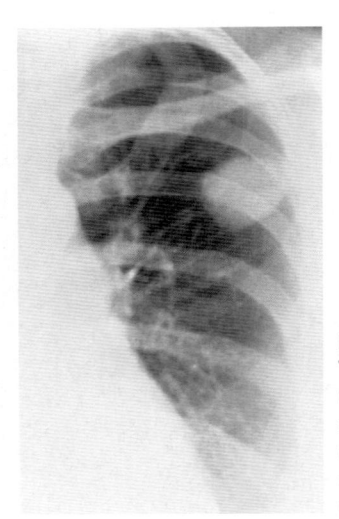

Fig. 1.6-1
Tuberculoma. Nódulo pulmonar único, liso, bem definido no lobo superior esquerdo. Na ausência de um ninho central de calcificação, esta aparência é indistinguível daquela de uma malignidade.

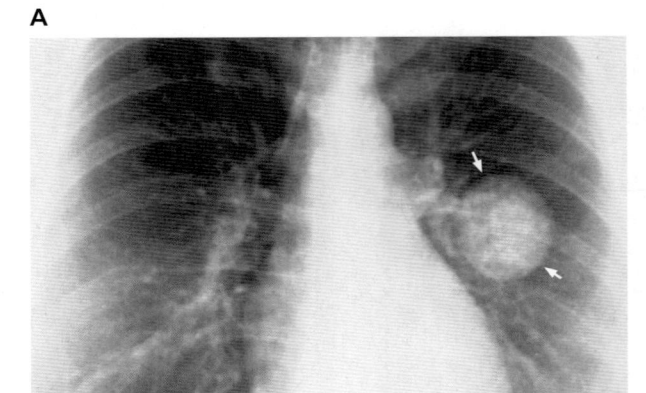

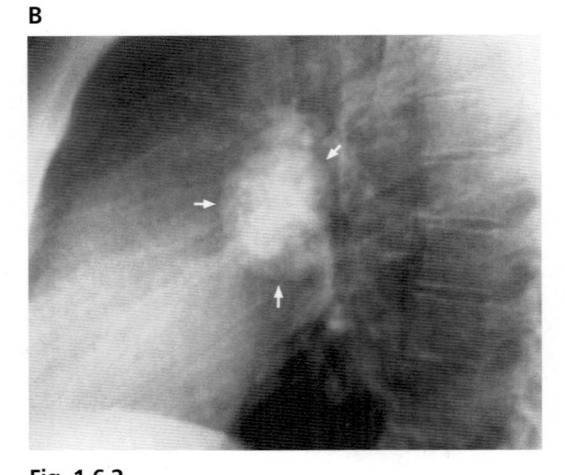

Fig. 1.6-2
Tuberculoma calcificado. Vistas (A) frontal e (B) lateral do tórax mostram uma grande massa de tecido mole no pulmão esquerdo (setas) contendo calcificação central densa.

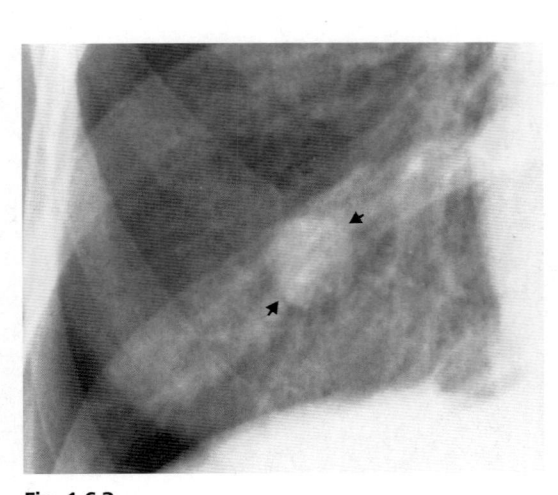

Fig. 1.6-3
Histoplasmoma. Nódulo granulomatoso solitário, nitidamente circunscrito (setas) no lobo inferior direito.

Condição	Achados de Imagem	Comentários
Cisto equinocócico (hidático) (Fig. 1.6-6)	Massa redonda ou oval, solitária, nitidamente circunscrita, que tende a ter uma forma bizarra, irregular. Calcificação é muito rara.	Predileção pelos lobos inferiores (especialmente o direito). Comunicação com a árvore brônquica causa um nível hidroaéreo no cisto (o endocisto flutua sobre a superfície produzindo o "sinal do nenúfar" [ver Fig. 1.9-8] ou "sinal do camalote") ou o sinal do "crescente" (ver Fig. 1.20-4) em torno da sua periferia.
Abscesso pulmonar agudo (Fig. 1.6-7)	Massa redonda, frequentemente pouco definida, que compromete predominantemente as porções posteriores dos lobos superiores ou inferiores.	Bilateral em mais de 60% dos casos. Cavitação é muito comum (parede interna irregular, espiculada).

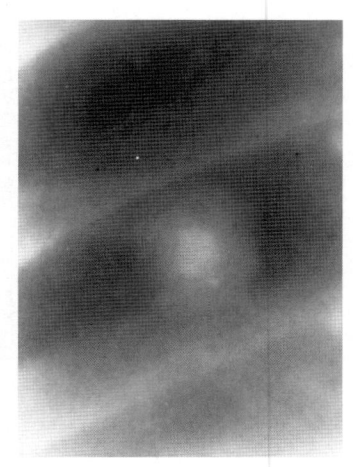

Fig. 1.6-4
Histoplasmoma. Calcificação central característica em um nódulo pulmonar solitário.

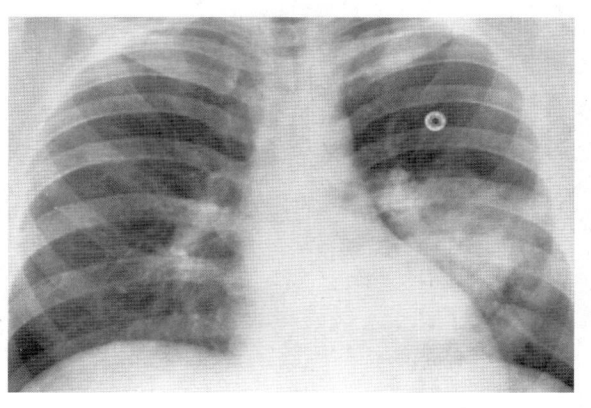

Fig. 1.6-5
Criptococose. Consolidação isolada regularmente bem circunscrita, semelhante a uma massa, no segmento superior do lobo inferior esquerdo.

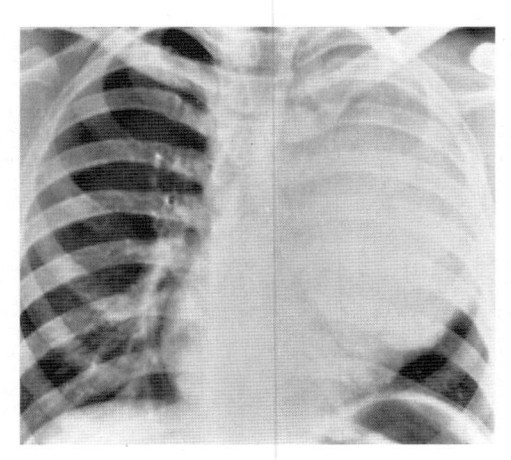

Fig. 1.6-6
Cisto equinocócico. Massa imensa enchendo a maior parte do hemitórax esquerdo.

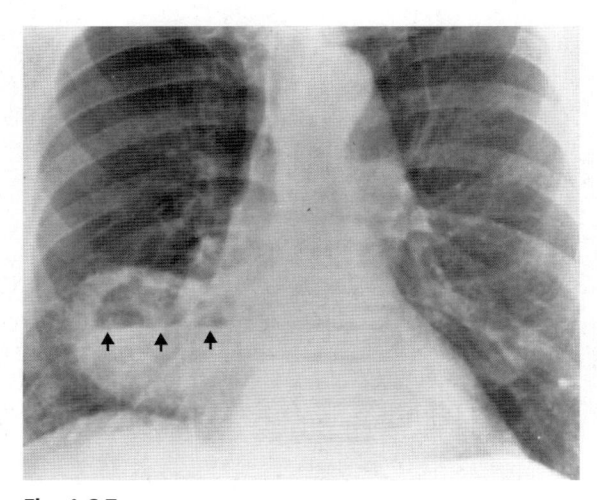

Fig. 1.6-7
Abscesso pulmonar agudo. Grande abscesso no lobo médio direito contendo um nível hidroaéreo (setas) em um usuário de drogas intravenosas.

Condição	Achados de Imagem	Comentários
Adenoma brônquico (Fig. 1.6-8)	Massa solitária, redonda ou oval, nitidamente circunscrita. Calcificação e cavitação são muito raras.	Aproximadamente 25% aparecem como nódulos solitários periféricos. Os restantes 75% originam-se centralmente na luz brônquica e causam atelectasia segmentar ou pneumonia obstrutiva. Hemoptise ocorre em mais da metade dos pacientes.
Hamartoma (Figs. 1.6-9 e 1.6-10)	Massa solitária, bem circunscrita, muitas vezes lobulada. Calcificação em pipoca (múltiplas calcificações pontilhadas na lesão) é quase diagnóstica, mas ocorre em menos de 10% dos casos.	Exames seriados podem mostrar crescimento. Uma lesão endobrônquica (10%) pode causar atelectasia segmentar ou pneumonia obstrutiva.

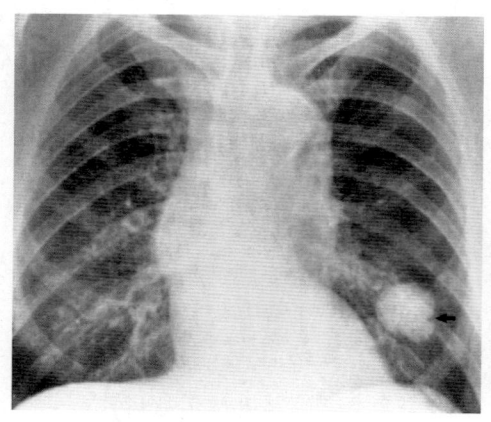

Fig. 1.6-8
Adenoma brônquico. Nódulo pulmonar, solitário inespecífico na base esquerda. Observar a indentação entalhada da parede lateral (seta) da massa. Embora este sinal da "incisura de Rigler" fosse inicialmente descrito como patognomônico de malignidade, um aspecto idêntico é visto comumente em processos benignos.

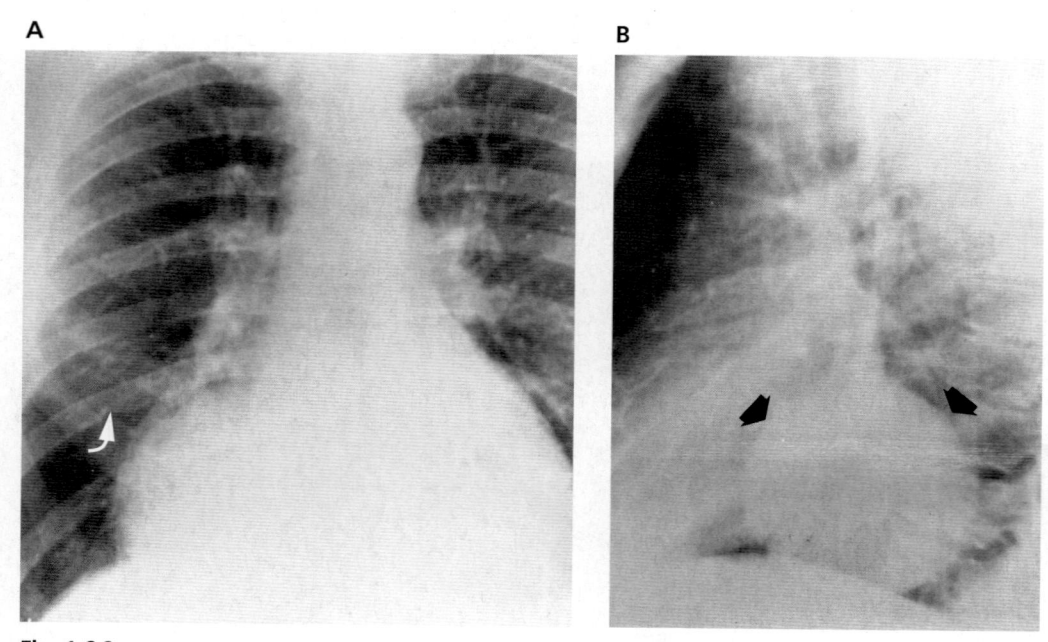

Fig. 1.6-9
Hamartoma. (A) Vista frontal do tórax mostra uma grande massa (seta) no ângulo cardiofrênico direito; a massa imita um cisto pericárdico ou hérnia através do forame de Margagni, ambos os quais tendem a ocorrer neste local. (B) Vista lateral mostra que a massa é posterior (setas), excluindo efetivamente as outras possibilidades diagnósticas. A massa é indistinguível de outros processos benignos ou malignos no pulmão.

Condição	Achados de Imagem	Comentários
Carcinoma broncogênico (Fig. 1.6-11)	Massa mal definida, lobulada ou umbilicada que em geral excede 2 cm. Aumento de linfonodos hilares e mediastinais é comum, especialmente no carcinoma de pequenas células.	Aproximadamente 40% dos nódulos solitários são malignos. Carcinoma broncogênico compromete principalmente os lobos superiores com rara calcificação e infrequente (2–10%) cavitação. Calcificação central ou em pipoca virtualmente exclui uma lesão maligna. O tumor quase invariavelmente mostra crescimento em filmes seriados.
Metástases hematogênicas (Fig. 1.6-12)	Lesão isolada (25%) ou múltiplas lesões (75%) que geralmente são bem circunscritas com margens lisas ou ligeiramente lobuladas e predominância em lobo inferior.	Representam aproximadamente 5% dos nódulos pulmonares solitários assintomáticos. Calcificação é rara (apenas em sarcoma osteogênico ou condrossarcoma). Um nódulo pulmonar solitário maligno é mais provavelmente um carcinoma broncogênico primário em pacientes com carcinomas da cabeça e pescoço, bexiga, mama, colo do útero, ductos biliares, esôfago, ovário, próstata ou estômago. Em contraposição, pacientes com melanoma, sarcoma ou carcinoma testicular têm mais probabilidade de ter uma metástase solitária do que um carcinoma broncogênico.

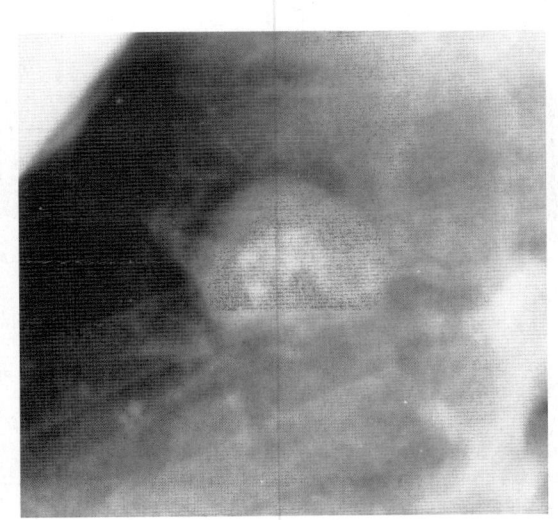

Fig. 1.6-10
Hamartoma. Nódulo solitário bem circunscrito contendo calcificações dispersas irregulares características (padrão de pipoca).

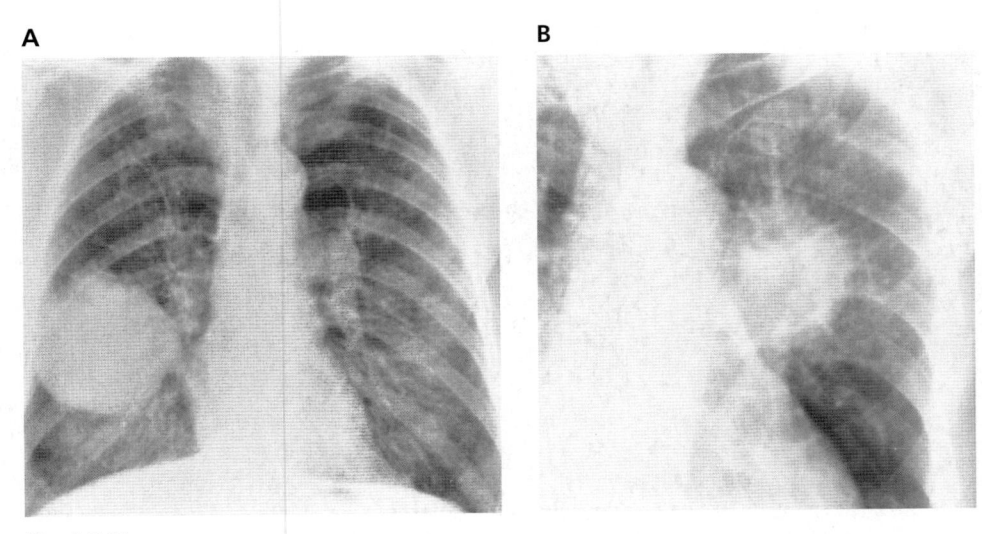

Fig. 1.6-11
Carcinoma broncogênico. (A) Massa relativamente bem definida. (B) Nódulo solitário mal definido.

Condição	Achados de Imagem	Comentários
Carcinoma bronquioloalveolar (células alveolares) (Fig. 1.6-13)	Vários padrões (liso ou lobulado, nitidamente circunscrito ou mal definido)	Achados característicos incluem um broncograma ou bronquiolograma de ar na massa e o sinal de "cauda pleural" (filamentos lineares estendendo-se da lesão na direção da pleura). O tumor tende a crescer muito lentamente.
Linfoma não Hodgkin	Nódulo isolado ou, mais comumente, múltiplos nódulos que muitas vezes têm contornos indistintos e filamentos de densidade aumentada, estendendo-se para dentro do pulmão adjacente.	Pode ser uma manifestação de doença primária ou secundária. Adenopatia hilar ou mediastinal está geralmente associada. Uma vez que o tumor raramente obstrui a árvore brônquica (diversamente do carcinoma), aerobroncograma ocorre frequentemente na massa.
Mieloma múltiplo (plasmacitoma) (ver Fig. 1.34-4)	Massa extrapleural nitidamente circunscrita, produzindo ângulo obtuso com a parede torácica.	Usualmente representa disseminação para dentro do tórax de uma lesão em uma costela (por essa razão quase sempre um processo destrutivo em uma ou mais costelas).

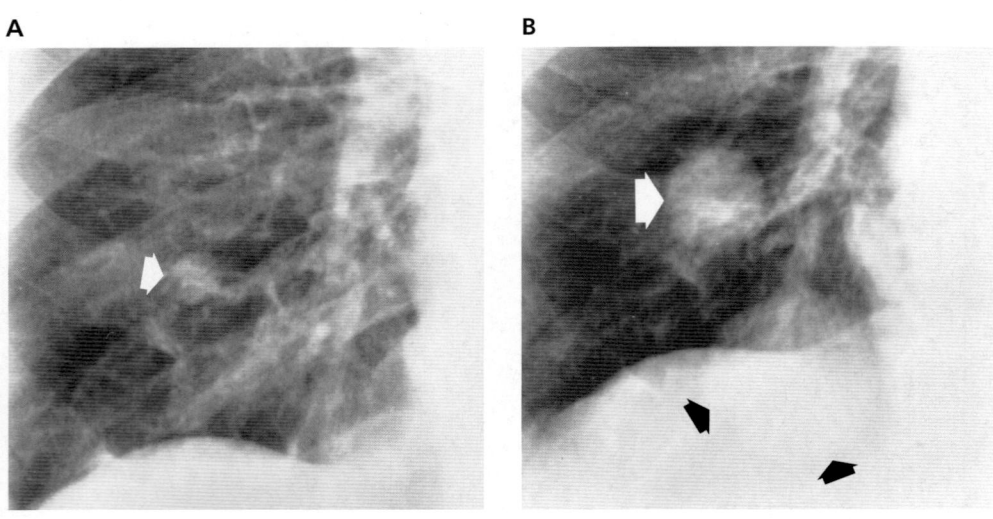

Fig. 1.6-12
Metástases. (A) Metástase solitária (seta). (B) Exame repetido 5 meses mais tarde mostra crescimento rápido do nódulo solitário precedente (seta branca). Há um segundo nódulo imenso (setas pretas) que não foi apreciado no exame precedente porque ele se projeta abaixo do hemidiafragma direito.

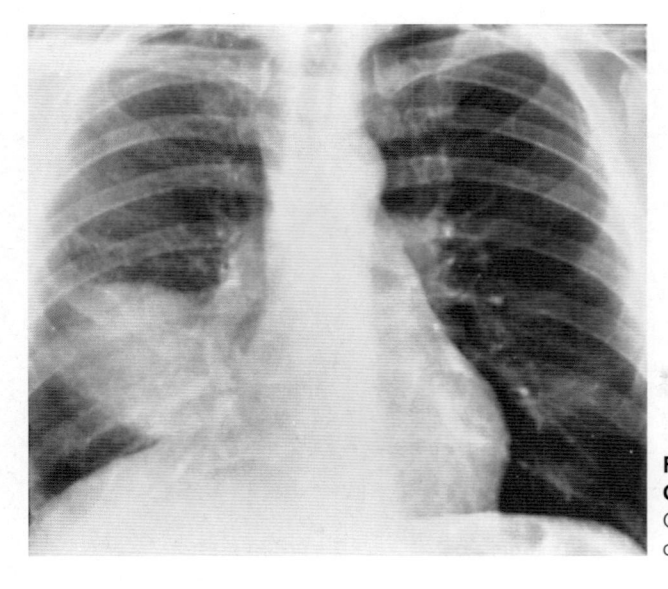

Fig. 1.6-13
Carcinoma de células alveolares. Grande massa tumoral bem circunscrita.

Condição	Achados de Imagem	Comentários
Tumor mesenquimal	Usualmente solitário e bem definido.	Tumor raro originado na parede brônquica. Pode causar obstrução brônquica com atelectasia periférica ou pneumonia obstrutiva.
Carcinoide (Fig. 1.6-14)	Massa bem definida, redonda ou ovoide, que pode ter uma margem lobulada.	Tumores carcinoides são às vezes distais aos brônquios segmentares (carcinoides periféricos).
Hematoma pulmonar (Fig. 1.6-15)	Massa única ou múltipla, unilocular ou multilocular, redonda ou oval que pode ocasionalmente ser imensa. Geralmente em uma localização subpleural periférica profunda à área de máximo trauma.	Resulta de hemorragia dentro de uma laceração parenquimatosa pulmonar ou de um cisto pulmonar traumático. Pode comunicar-se com a árvore brônquica (nível hidroaéreo). Geralmente mostra diminuição progressiva lenta em tamanho (pode persistir por vários meses).
Pneumonia lipoide (Fig. 1.6-16)	Massa nitidamente circunscrita, lisa ou lobulada, que ocorre principalmente na porção inferior do pulmão. A lesão pode ter uma margem espiculada e simular carcinoma.	Reação inflamatória a óleos aspirados (especialmente óleo mineral). Opacidades lineares estriadas características podem radiar para fora a partir da periferia da massa (espessamento septal interlobular).

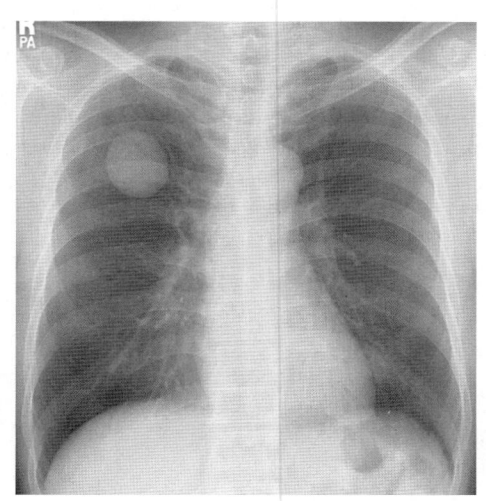

Fig. 1.6-14
Carcinoide. Massa redonda bem definida no pulmão superior direito.[17]

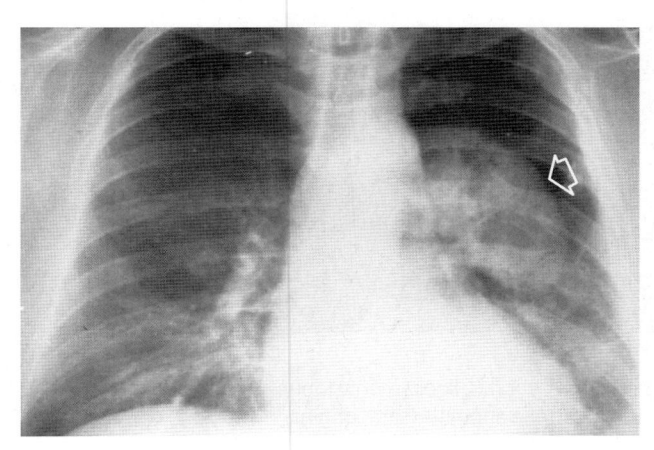

Fig. 1.6-15
Hematoma pulmonar. Depois de uma facada, uma opacidade homogênea em forma de rim (seta) se desenvolveu no segmento superior do lobo inferior esquerdo. Há obliteração do ângulo costofrênico esquerdo.

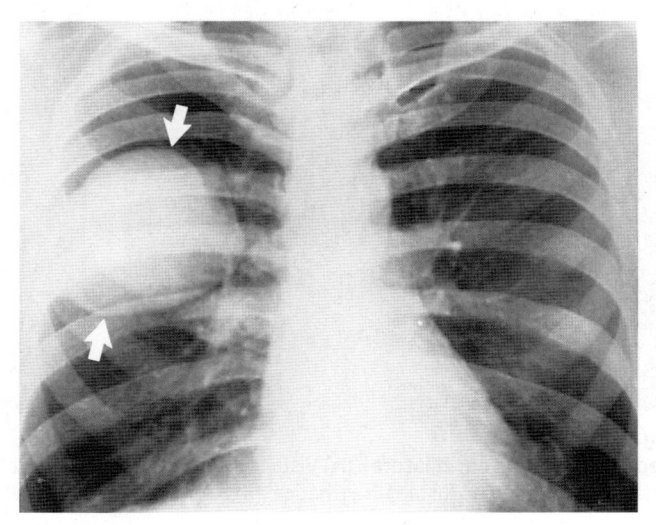

Fig. 1.6-16
Pneumonia lipoide. Massa granulomatosa-lipoide nitidamente demarcada (setas), simulando um processo neoplásico.

Condição	Achados de Imagem	Comentários
Granulomatose de Wegener (ver Fig. 1.9-14)	Nódulo redondo, solitário, ou mais comumente múltiplos nódulos que podem simular metástases.	Cavitação (parede grossa com margens internas espiculadas irregulares) desenvolve-se em cerca da metade dos pacientes.
Nódulo necrobiótico reumatoide	Nódulo isolado ou, mais comumente, múltiplos nódulos lisos, bem circunscritos, que ocorrem predominantemente em localização subpleural periférica.	Manifestação rara de doença pulmonar reumatoide que tende a se exacerbar e regredir em paralelo a nódulos subcutâneos. Cavitação é comum (parede espessa com margens internas lisas).
Cisto broncogênico (ver Figs. 1.23-3 e 1.23-4)	Massa solitária redonda ou oval, lisa, nitidamente circunscrita com uma predominância em lobo inferior.	Aproximadamente dois terços dos cistos broncogênicos são pulmonares (os restantes são mediastinais). O cisto é homogêneo até que uma comunicação seja estabelecida com pulmão contíguo (em geral resultado de infecção).
Sequestro broncopulmonar intralobar	Massa redonda, oval ou triangular que tipicamente é bem circunscrita e contígua com o diafragma (dois terços dos casos são à esquerda).	Encerrado em pleura visceral do pulmão afetado. Embora cística, a massa aparece homogênea até que uma comunicação seja estabelecida com pulmão contíguo (em geral resultado de infecção). Um sequestro intralobar é suprido por uma artéria sistêmica e drena pelas veias pulmonares.
Sequestro broncopulmonar extralobar (Fig. 1.6-17)	Massa bem definida, homogênea, que é relacionada com o hemidiafragma esquerdo (acima ou abaixo dele) em aproximadamente 90% dos casos.	Encerrado na sua própria camada pleural visceral (portanto raramente infectado ou contendo ar). Um sequestro extralobar é suprido por uma artéria sistêmica (em geral a partir da aorta abdominal) e drena por veias sistêmicas (veia cava inferior ou sistema ázigo).

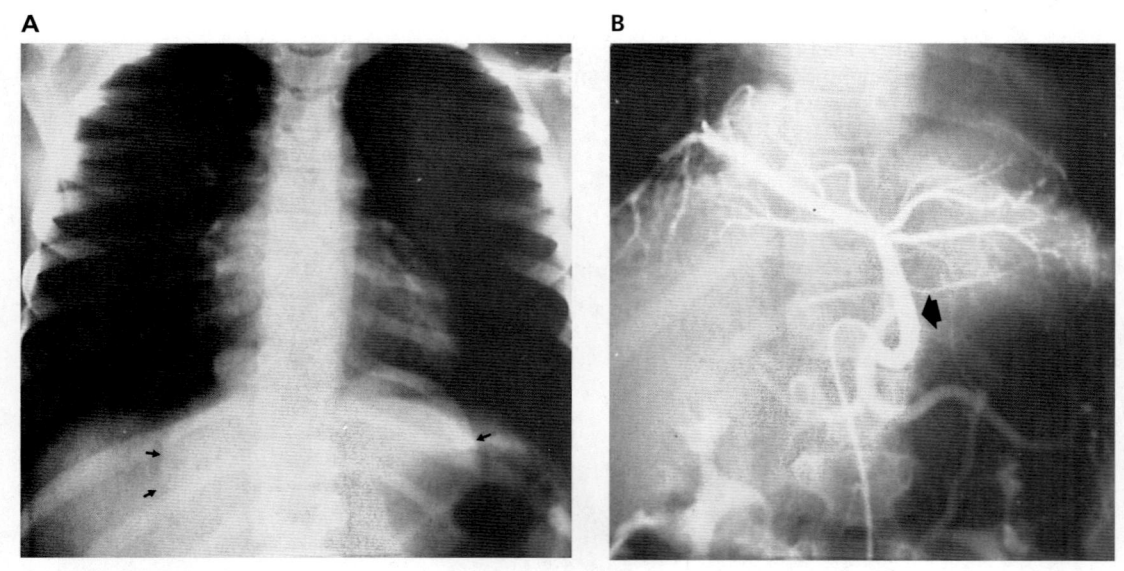

Fig. 1.6-17
Sequestro pulmonar bilateral. (A) Vista frontal do tórax mostra massas ovais, paravertebrais, ligeiramente lobuladas (setas) na região justadiafragmática. (B) Angiograma seletivo de uma grande artéria anômala (seta) originada do tronco celíaco mostra vários ramos suprindo as massas paravertebrais bilaterais. A drenagem venosa era pelas veias pulmonares.[18]

1.6 ■ NÓDULO PULMONAR SOLITÁRIO

Condição	Achados de Imagem	Comentários
Fístula arteriovenosa pulmonar (Fig. 1.6-18)	Lesão nitidamente definida, redonda ou oval, muitas vezes ligeiramente lobulada, que compromete predominantemente os lobos inferiores.	Diagnóstico requer identificação da artéria alimentadora e da veia drenante. Aproximadamente um terço das fístulas são múltiplas (arteriografia de ambos os pulmões necessária, se for contemplada ressecção cirúrgica). Cerca de 50% dos pacientes têm telangiectasia hemorrágica hereditária (doença de Rendu-Osler-Weber).
Impactação mucoide (Fig. 1.6-19)	Geralmente uma massa semelhante a um dedo, embora possa ter uma configuração em Y ou V quando uma bifurcação brônquica for obstruída.	Afeta pacientes com broncospasmo (tampões se apresentam em brônquios segmentares proximais dilatados) e sensibilidade a *Aspergillus fumigatus*. Quase sempre associado à asma ou doença brônquica crônica preexistente. Geralmente transitório, mas pode persistir por meses ou mesmo aumentar. Cavitação (necrose pulmonar) é rara.

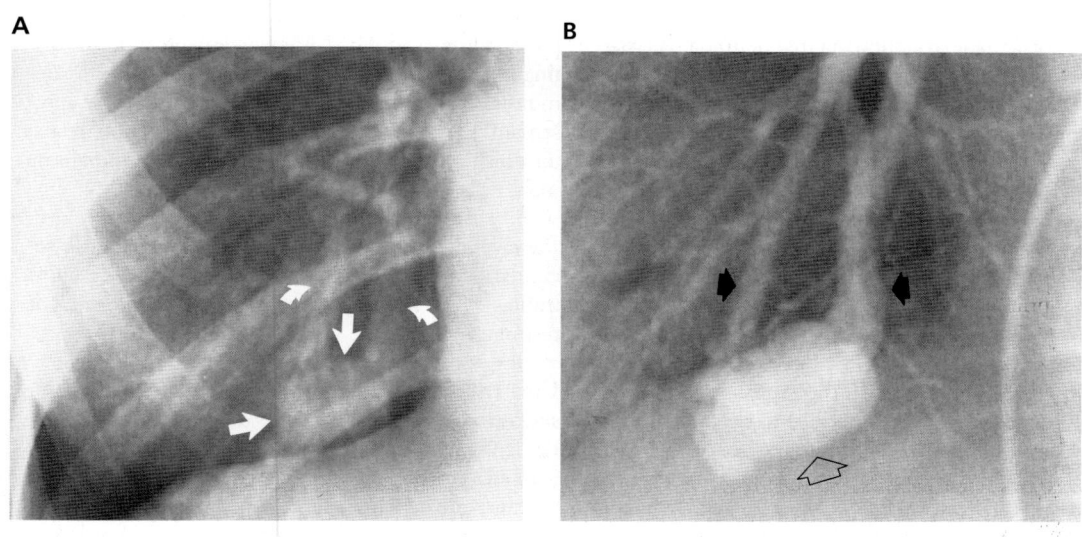

Fig. 1.6-18
Fístula arteriovenosa pulmonar. (A) Vista do pulmão direito mostra uma massa redonda de tecido mole (setas retas) na base esquerda. Vasos de alimentação e drenagem (setas curvas) estendem-se até a lesão. (B) Um arteriograma mostra claramente a artéria alimentadora e veia drenante (setas sólidas) associadas à malformação arteriovenosa (seta vazada).

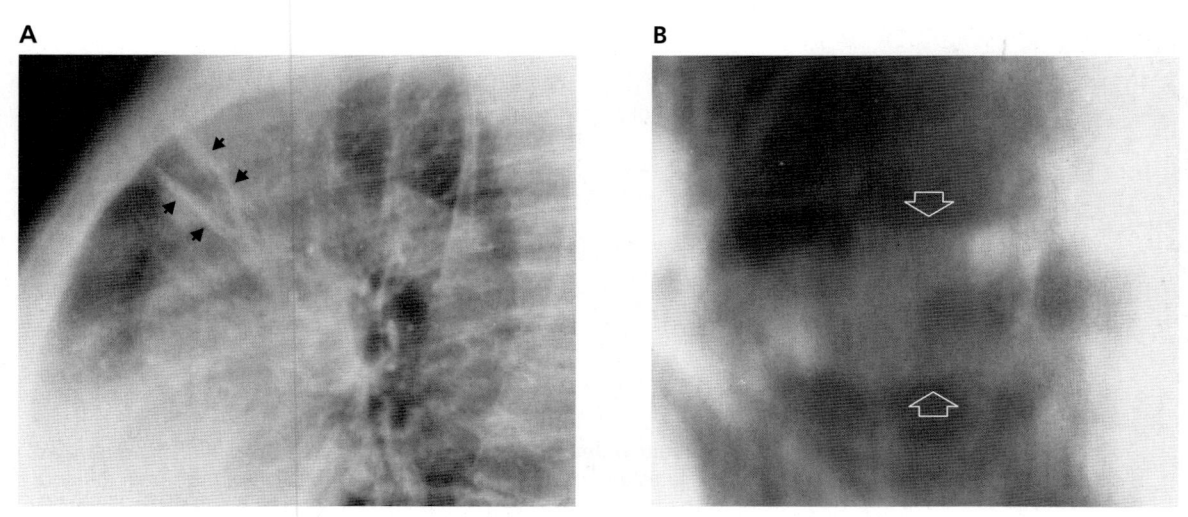

Fig. 1.6-19
Impacção mucoide. Massas em forma de V (A) e Y (B) (setas).

Condição	Achados de Imagem	Comentários
Atresia brônquica congênita	Massa oval lisa, nitidamente definida, que tem uma forte predileção pelo brônquio apical-posterior do lobo superior esquerdo.	A massa consiste em muco espessado que se acumula no brônquio imediatamente distal ao ponto de obstrução. O parênquima pulmonar distal à oclusão é hiperinsuflado por causa do desvio de ar colateral. Esta anomalia muito rara é em geral assintomática e é descoberta em uma radiografia de tórax de triagem.
Variz de veia pulmonar (Fig. 1.6-20)	Massa bem definida redonda ou oval, lobulada (pode ser múltipla), comprometendo o terço medial do pulmão.	Muito rara tortuosidade e dilatação congênita ou adquirida de uma veia pulmonar imediatamente antes da sua entrada no átrio esquerdo. Tipicamente, estreita associação a veias pulmonares adjacentes, e muitas vezes vista em apenas uma das incidências ortogonais posterior e lateral. Alteração no tamanho e forma com manobras de Valsalva e Mueller (como com fístulas arteriovenosas).
Pneumonia redonda (Fig. 1.6-21)	Varia desde pequena massa densa à grande opacidade arredondada mal definida. As margens podem ser lisas, lobuladas, ou irregulares ou espiculadas. Compromete principalmente o lobo inferior.	Geralmente considerada uma doença de crianças, mas pode ocorrer em adultos. Frequentemente difícil de distinguir de carcinoma broncogênico. Menos de 20% demonstram aerobroncogramas. Alguns pacientes se apresentam sem sintoma clínico, embora possam relatar uma história de tosse e calafrios prévios por 1 semana ou mais.
Pseudotumor inflamatório	Nódulo pulmonar solitário (ou consolidação homogênea) que pode simular um neoplasma primário ou metastático.	Provavelmente representa um processo reparador secundário a uma pneumonia não resolvida (embora muitas vezes não haja história de uma enfermidade respiratória aguda).
Fibrose maciça progressiva (FMP) (ver Figs. 1.7-9 e 1.7-10)	Grande massa fusiforme muitas vezes bilateral (mas em geral assimétrica) na metade superior dos pulmões. Tipicamente origina-se perto da periferia do pulmão, com sua borda lateral (correndo paralelo à caixa costal) em geral mais bem definida do que a borda medial. Tende a migrar na direção dos hilos com o tempo.	Uma manifestação de pneumoconiose (especialmente silicose ou doença dos mineiros de carvão). Usualmente de densidade homogênea, a menos que haja cavitação (causada por necrose isquêmica ou tuberculose superposta). Pode ocasionalmente conter pequenas calcificações (diferentemente do carcinoma broncogênico).

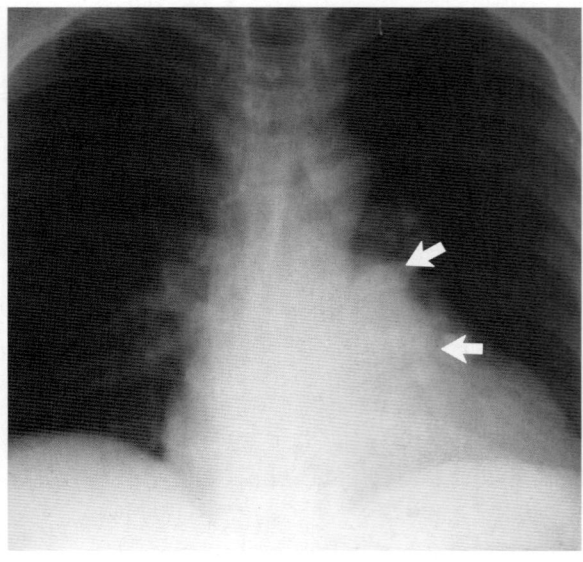

Fig. 1.6-20
Variz de veia pulmonar. Radiografia frontal do tórax mostra uma massa redonda (setas) inferior ao hilo esquerdo. A margem superior bem definida e associação estreita com as veias pulmonares inferiormente, bem como má visualização em uma projeção lateral (não apresentada), são aspectos importantes que sugerem o diagnóstico.[19]

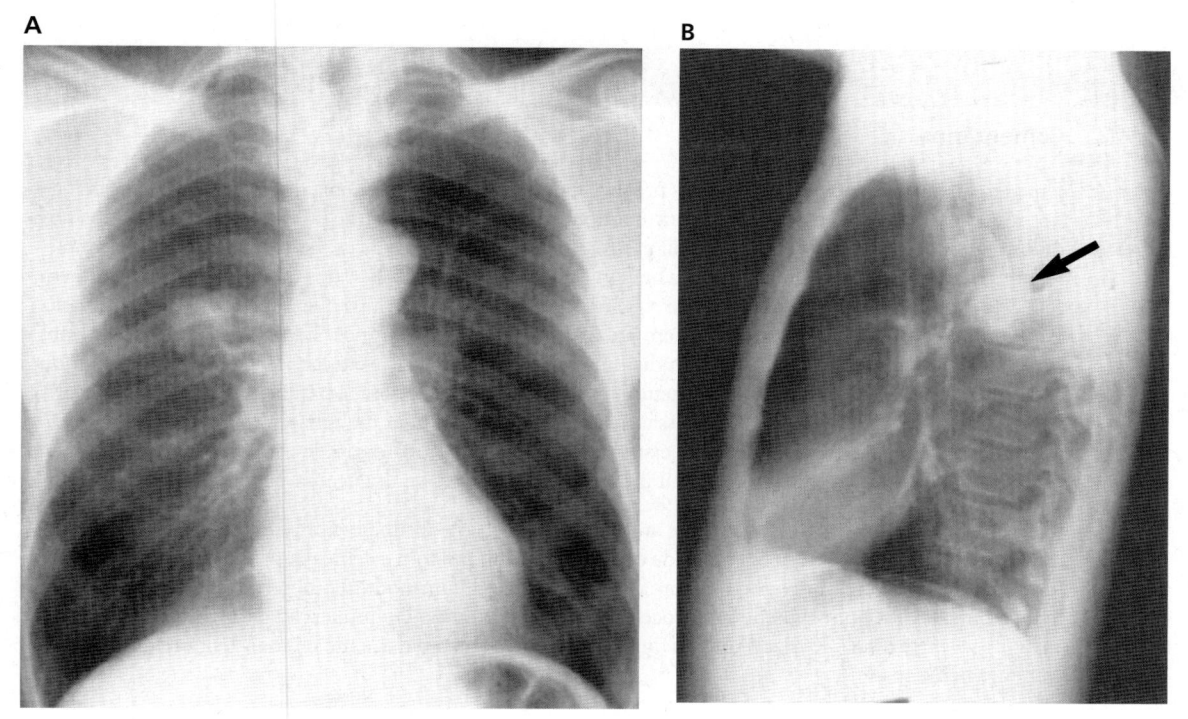

Fig. 1.6-21
Pneumonia redonda. Massa redonda bem definida (seta) no meio do pulmão direito em radiografias de tórax posteroanterior (A) e lateral (B) que se resolveu completamente após terapia antibiótica.[20]

1.7 ■ Nódulo Pulmonar Solitário em Tomografia Computadorizada

Condição	Comentários
Benigno *versus* maligno (Figs. 1.7-1 a 1.7-3)	Em geral, quanto menor o nódulo, mais provável que ele seja benigno. Cerca de 80% dos nódulos benignos têm menos de 2 cm de diâmetro. Entretanto, isto não exclui câncer de pulmão, porque 15% dos nódulos malignos têm menos de 1 cm de diâmetro e 40% têm menos de 2 cm. Embora a maioria dos nódulos com margens bem definidas lisas seja benigna, aproximadamente 20% dos nódulos malignos também têm esta aparência. Um contorno lobular significa crescimento desigual, o que é associado à malignidade. Entretanto, este aspecto pode ser visto em até 25% dos nódulos benignos. Entretanto, um nódulo com uma margem irregular, espiculada, com distorção dos vasos adjacentes (aparência de explosão solar ou *corona radiata*), tende a ser maligno. Quando uma lesão benigna cavita, a parede tipicamente é lisa e fina (< 4 mm), enquanto as paredes espessas, irregulares, tendem a ser malignas. Embora uma proporção substancial dos nódulos benignos não sejam calcificados, a demonstração de calcificação central, sólida difusa, laminada, ou em pipoca constitui indicadores confiáveis de uma causa benigna. Calcificação maligna é em geral difusa e amorfa. Calcificação pontilhada também pode ocorrer em câncer de pulmão graças ao englobamento de uma lesão granulomatosa calcificada preexistente ou uma metástase (osteossarcoma ou condrossarcoma). Estabilidade de um nódulo pulmonar (> 1 cm) durante 2 anos ou mais é um bom sinal de um processo benigno. O tempo de duplicação da maioria dos nódulos malignos é entre 30 e 400 dias. Aqueles que se duplicam mais rapidamente ou mais lentamente são tipicamente benignos.

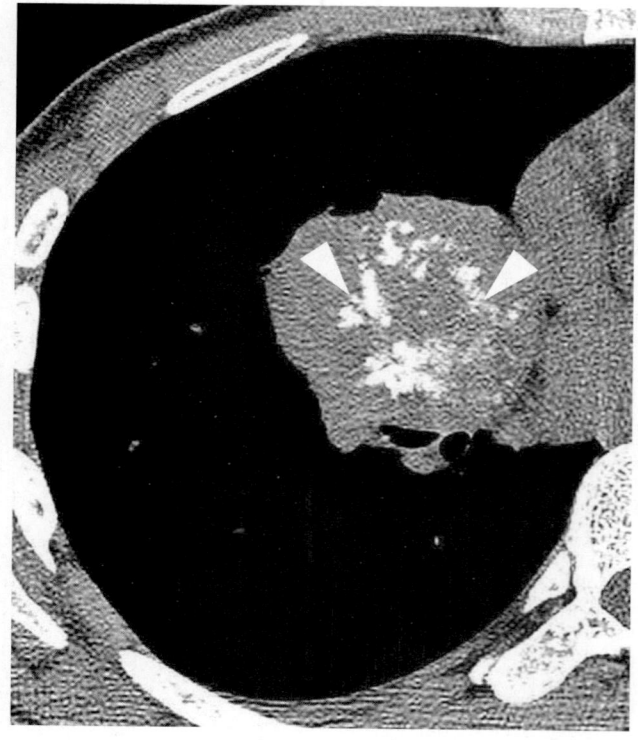

Fig. 1.7-1
Calcificações benignas. Calcificações pontilhadas difusas em um grande (6 cm) carcinoide lobulado.[17]

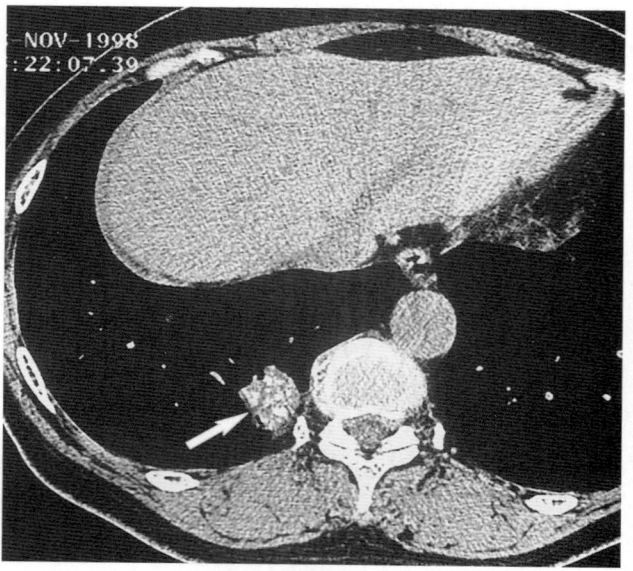

Fig. 1.7-2
Metástase calcificada simulando hamartoma. Calcificações pontilhadas múltiplas em uma massa (seta) no lobo inferior direito. Uma biópsia feita por causa da ressecção prévia do reto por malignidade revelou um adenocarcinoma metastático.[21]

1.7 ■ NÓDULO PULMONAR SOLITÁRIO EM TOMOGRAFIA COMPUTADORIZADA

Condição	Comentários
Granuloma benigno (Fig. 1.7-4)	Tuberculoma e histoplasmoma. Calcificação central e lesões "satélites" são comuns, do mesmo modo que calcificação dos linfonodos hilares. Tuberculomas comprometem principalmente os lobos superiores (especialmente o direito); histoplasmomas são mais comuns nos lobos inferiores.

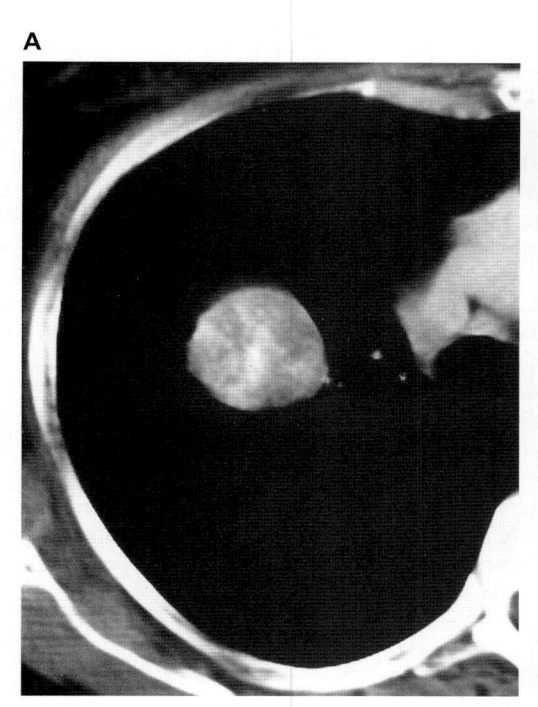

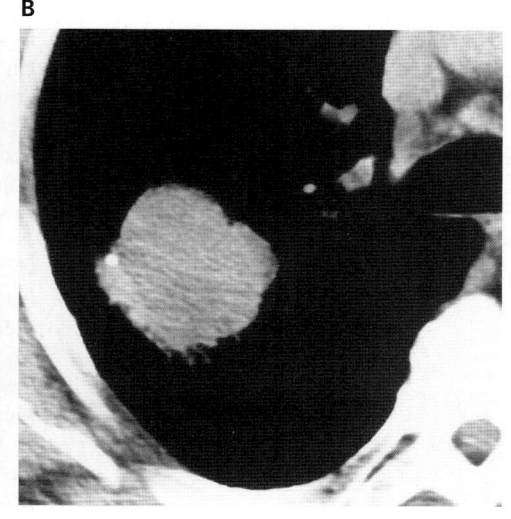

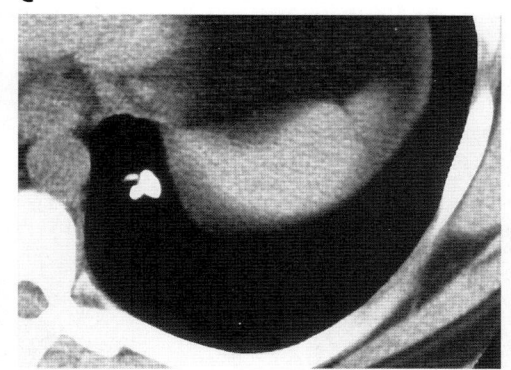

Fig. 1.7-3
Calcificação maligna. (A) Calcificação amorfa. (B) Calcificação pontilhada periférica compatível com um granuloma "engolfado". (C) Alta atenuação difusa e contorno lobulado em osteossarcoma metastático.[22]

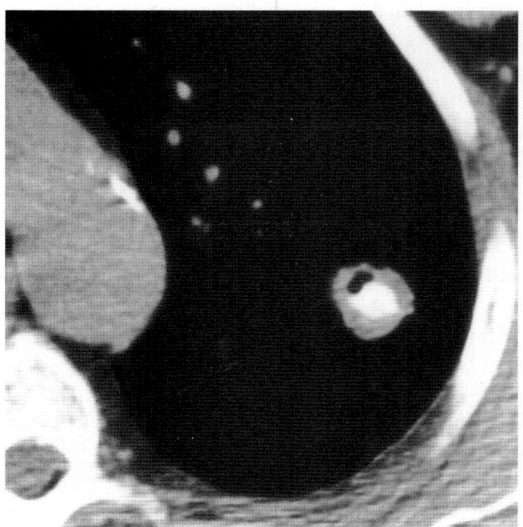

Fig. 1.7-4
Granuloma. Nódulo de tecido mole com calcificação central em um homem assintomático. Observar a calcificação excêntrica dentro do nódulo.[22]

Condição	Comentários
Outras doenças fúngicas (Figs. 1.7-5 e 1.7-6)	Actinomicose, aspergilose, blastomicose, coccidioidomicose, criptococose e nocardiose. Cavitação é comum na actinomicose, coccidioidomicose e nocardiose.
Cisto hidático (equinocócico)	Frequentemente tem uma forma bizarra, irregular e raramente calcifica.
Abscesso pulmonar agudo (Fig. 1.7-7)	Cavitação é muito comum (parede interna irregular, espiculada). Usualmente compromete as porções posteriores dos lobos superiores e inferiores e é bilateral em mais de 60% dos casos.
Adenoma brônquico	Cerca de 25% aparecem como nódulos solitários periféricos (os restantes originam-se centralmente na luz brônquica e causam atelectasia ou pneumonia obstrutiva segmentar).
Hamartoma (Figs. 1.7-8 e 1.7-9)	Calcificação em pipoca (múltiplas calcificações pontilhadas na lesão) é quase diagnóstica, mas ocorre em menos de 10% dos casos. A presença de gordura dentro de um nódulo pulmonar solitário é fortemente sugestiva de hamartoma (vista em cerca de 50% das lesões e mais bem observada em estudos de cortes finos).
Hematoma	Resulta de hemorragia para dentro de uma laceração parenquimatosa ou um cisto pulmonar traumático. Usualmente em uma localização subpleural periférica profunda à área de máximo trauma.

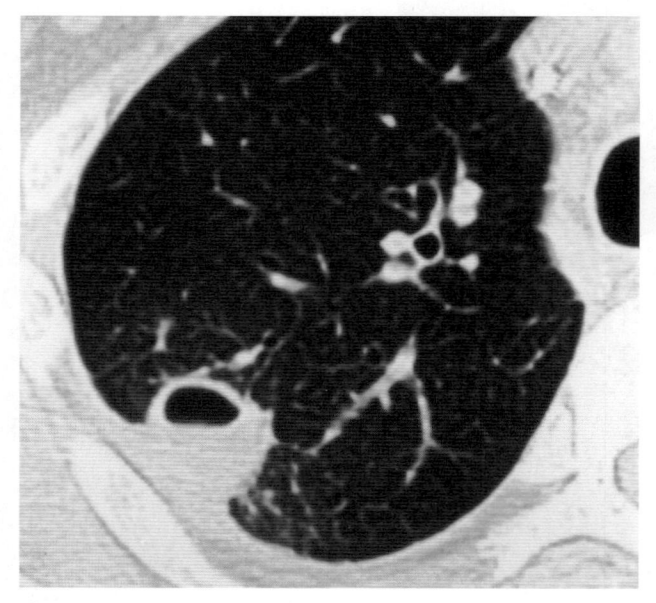

Fig. 1.7-5
Aspergilose. Nódulo cavitário de parede fina no pulmão direito de um paciente com leucemia.[3]

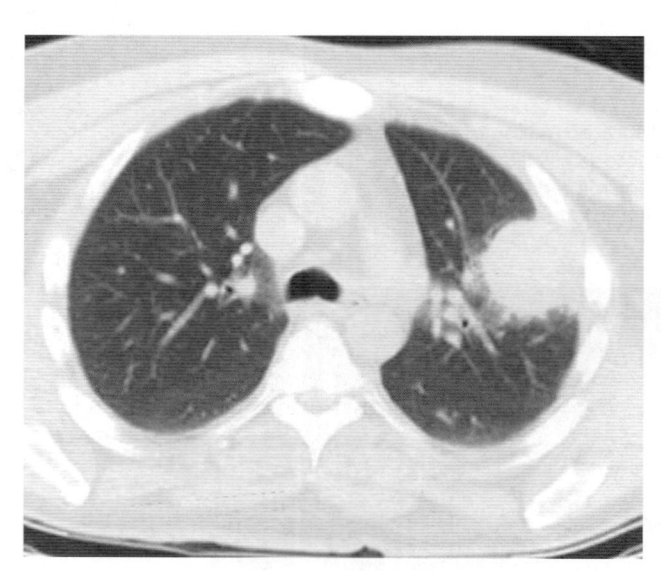

Fig. 1.7-6
Blastomicose. Massa redonda, bem circunscrita, no lobo superior esquerdo com bordas irregulares em um fumante inveterado. Depois que uma biópsia guiada por TC foi inconclusiva, o paciente se submeteu à lobectomia superior esquerda e dissecção linfonodal mediastinal para suspeita de carcinoma de pulmão.[23]

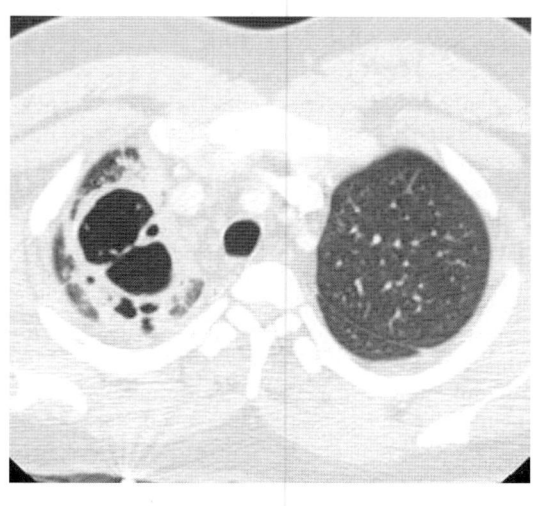

Fig. 1.7-7
Abscesso pulmonar (blastomicose). Grande lesão cavitária apical de paredes espessas em um paciente agudamente doente.[23]

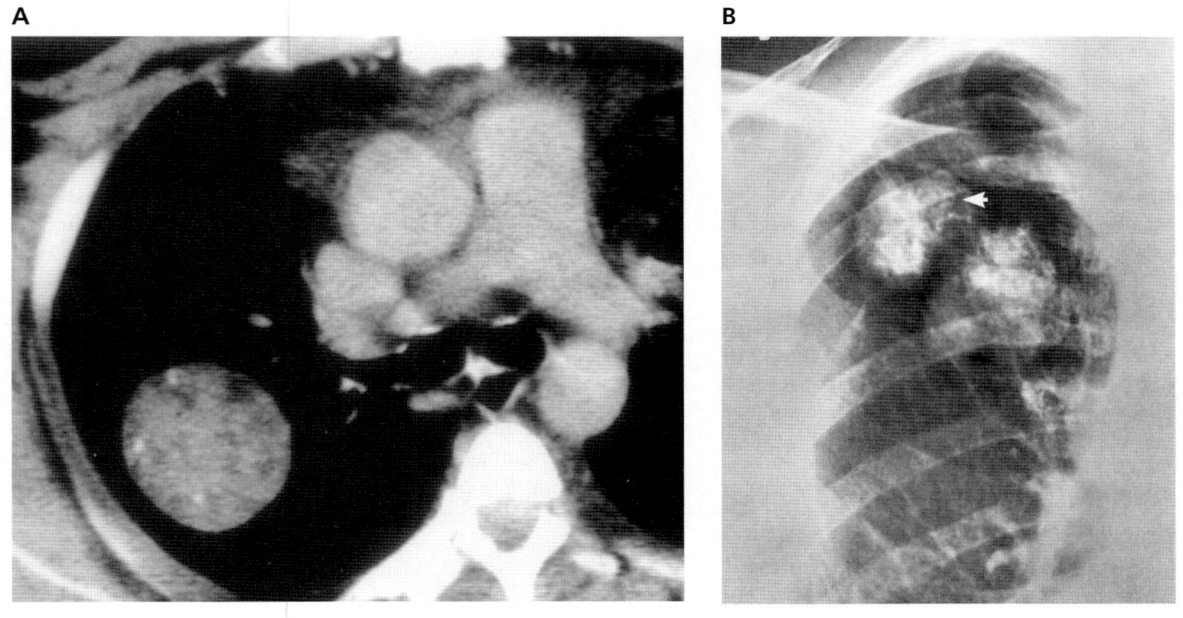

Fig. 1.7-8
Hamartoma. (A) Lesão nitidamente marginada com pequenas áreas focais de calcificação e gordura.[22] (B) Calcificação característica de um nódulo hamartomatoso em outro paciente.[16]

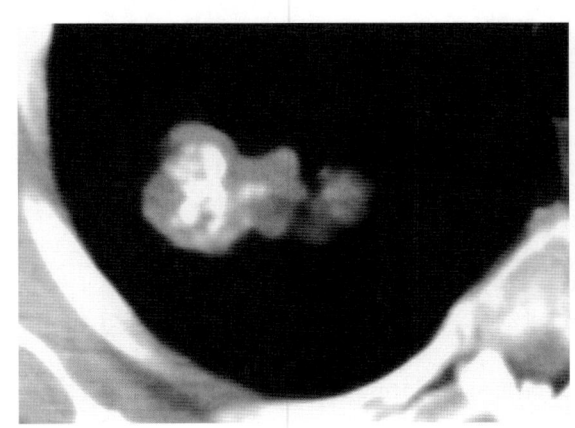

Fig. 1.7-9
Condroamartoma. Nódulo lobulado com calcificação central em pipoca no lobo superior direito. (Reimpressa de Bennett LL, Lesar MSL, Tellis. Multiple calcified chondrohamartomas of the lung: CT appearance. J Comput Assist Tomgr 9:180-182, 1985, citada em 24).

1 ■ PADRÕES TORÁCICOS

Condição	Comentários
Pneumonia lipoide (Fig. 1.7-10)	Reação inflamatória a óleos aspirados (especialmente óleo mineral) que ocorre principalmente na porção inferior do pulmão. A lesão pode ter uma margem ondulada e simular malignidade.
Granulomatose de Wegener	Embora mais comumente múltiplos, pode haver apenas um único nódulo. A cavitação (de parede grossa com margens internas irregulares) que se desenvolve em cerca da metade dos pacientes pode simular malignidade.
Nódulo necrobiótico reumatoide	Um nódulo único (mais comumente múltiplo), frequentemente com cavitação, é uma manifestação rara de pneumopatia reumatoide.
Sequestro broncopulmonar (Fig. 1.7-11)	Massa contígua ao diafragma. Sequestro intralobar drena pelas veias pulmonares, enquanto o tipo extralobar drena por veias sistêmicas (veia cava inferior ou sistema ázigo).
Fístula arteriovenosa pulmonar (Fig. 1.7-12)	Diagnóstico exige identificação da artéria alimentadora e da veia de drenagem. Cerca de um terço é múltipla, e metade é associada à telangiectasia hemorrágica hereditária (doença de Rendu-Osler-Weber).
Impactação mucoide (Fig. 1.7-13)	Usualmente uma massa semelhante a um dedo, embora possa ter configuração em forma de Y ou V, quando uma bifurcação é obstruída. Afeta pacientes com broncospasmo (tampões apresentam-se em brônquios segmentares proximais dilatados) e sensibilidade a *Aspergillus fumigatus*.
Atresia brônquica congênita (Fig. 1.7-14)	Consistindo em muco espessado que se acumula no brônquio imediatamente distal ao ponto de obstrução, tem uma forte predileção pelo brônquio apical-posterior do lobo superior esquerdo.

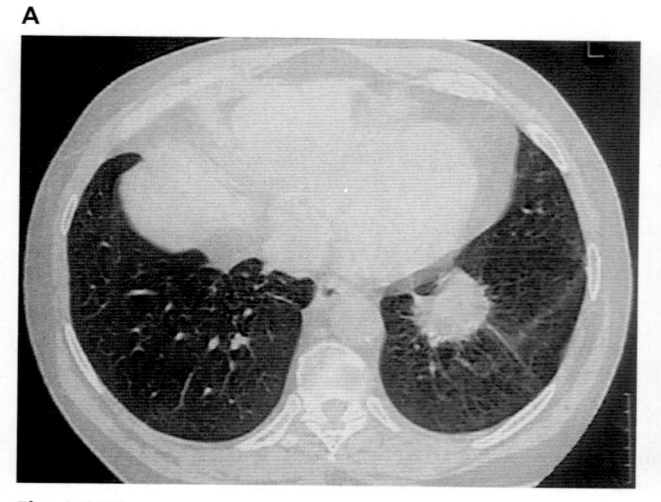

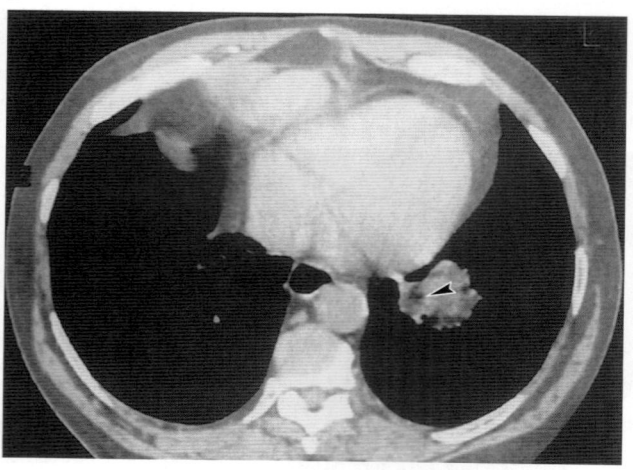

Fig. 1.7-10
Pneumonia lipoide. (A) Aplicação de janela pulmonar mostra uma massa espiculada no lobo inferior esquerdo. (B) Janela mediastinal demonstra que a massa contém atenuação de gordura, compatível com depósitos lipídicos na região.

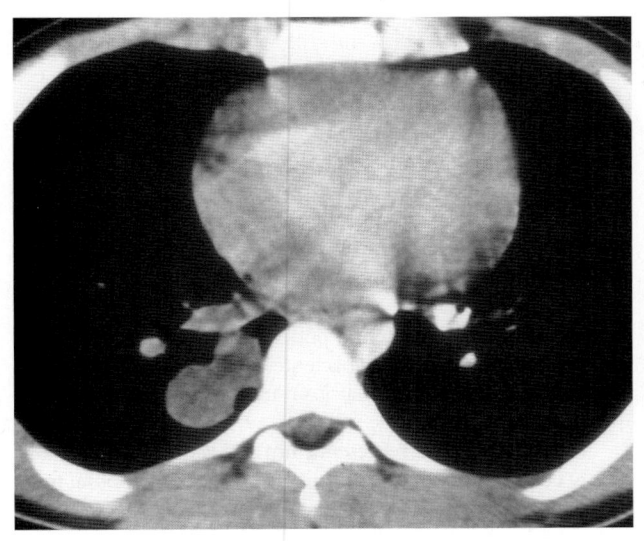

1.7 ■ NÓDULO PULMONAR SOLITÁRIO EM TOMOGRAFIA COMPUTADORIZADA

Fig. 1.7-11
Sequestro intralobar. Nódulo lobulado, bem marginado com atenuação homogênea no lobo inferior direito.[22]

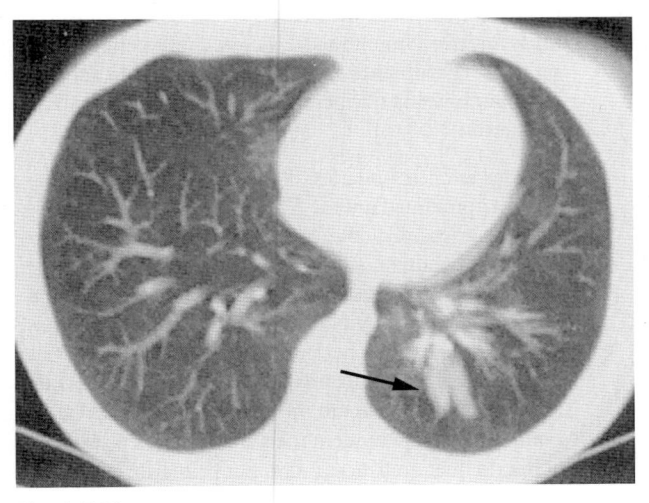

Fig. 1.7-13
Impacção mucoide. Estrutura característica em forma de V.[24]

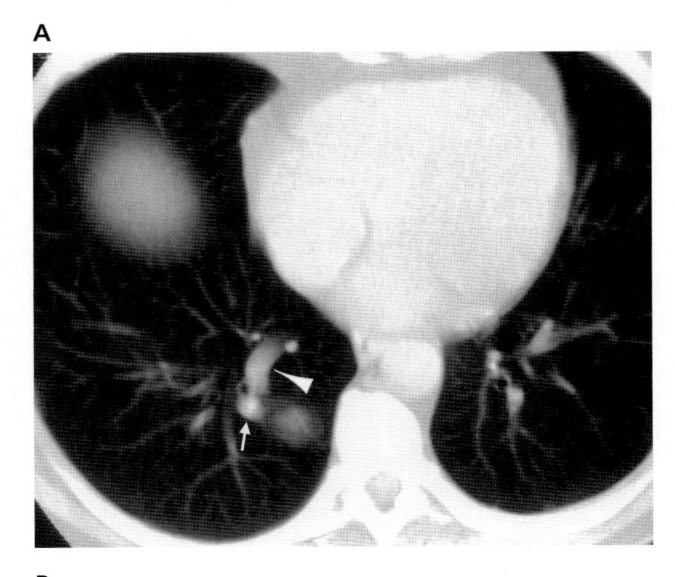

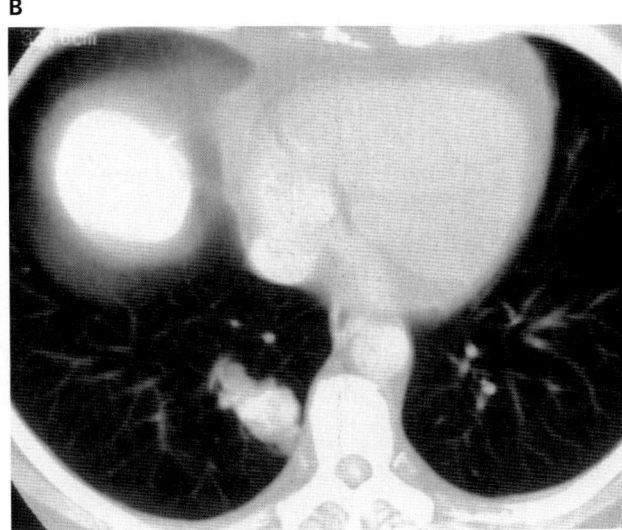

Fig. 1.7-12
Malformação arteriovenosa. (A) Artéria nutridora (seta) e uma veia drenante aumentada (ponta de seta) associadas a um nódulo no pulmão inferior direito. (B) Escaneamento em nível mais inferior mostra o ninho da malformação. (Reimpressa de Swensen SJ, Brown LR, Colby et al. Lung nodule enhancement at CT: prospective findings. Radiology 201:447-455, 1996, citada em 24).

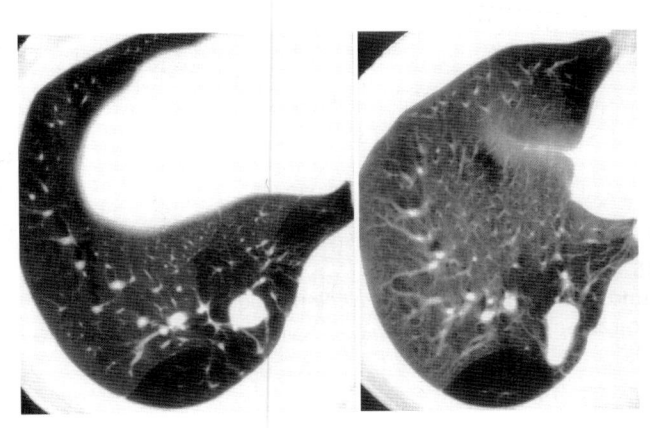

Fig. 1.7-14
Atresia brônquica segmentar. Área tubular ramificada de atenuação aumentada no lobo inferior direito, bem como parênquima pulmonar com atenuação mais baixa do que o esperado. Esta constelação de achados em adolescente foi considerada tão característica de atresia brônquica segmentar, que nenhum estudo adicional foi realizado.[22]

Condição	Comentários
Variz de veia pulmonar	Muito rara tortuosidade e dilatação congênita ou adquirida de uma veia pulmonar imediatamente antes da sua entrada no átrio esquerdo. Altera tamanho e forma com manobras de Valsalva e Mueller (como no caso das fístulas arteriovenosas).
Pneumonia redonda	Variando desde uma pequena massa densa até uma grande opacidade arredondada mal definida, principalmente no lobo inferior, pode ser difícil de distinguir de malignidade. Alguns pacientes se apresentam com uma história de tosse e calafrios durante 1 semana ou mais.
Pseudotumor inflamatório	Provavelmente representa um processo reparador secundário a uma pneumonia não resolvida (embora, frequentemente, não haja história de uma doença respiratória aguda).
Amiloidoma (Fig. 1.7-15)	Forma limitada de amiloidose que em geral é erradamente interpretada como um neoplasma. Ressecção do nódulo é diagnóstica e curativa.
Malignos Carcinoma broncogênico (Fig. 1.7-16)	Compromete principalmente os lobos superiores e quase invariavelmente mostra crescimento em estudos seriados. Usualmente uma massa mal definida, lobulada ou umbilicada que geralmente tem mais de 2 cm de diâmetro.
Metástase hematogênica (Figs. 1.7-17 e 1.7-18)	Isoladas em cerca de 25% dos casos, metástases representam aproximadamente 5% dos nódulos pulmonares assintomáticos. Calcificação é rara (apenas em osteossarcoma e condrossarcoma). Um nódulo pulmonar solitário maligno é mais provavelmente um carcinoma broncogênico primário em pacientes com carcinomas de cabeça e pescoço, bexiga, mama, colo do útero, vias biliares, esôfago, ovário, próstata ou estômago. Em contraposição, pacientes com melanoma, sarcoma ou carcinoma de testículo tendem mais a ter uma metástase solitária do que um câncer pulmonar primário.

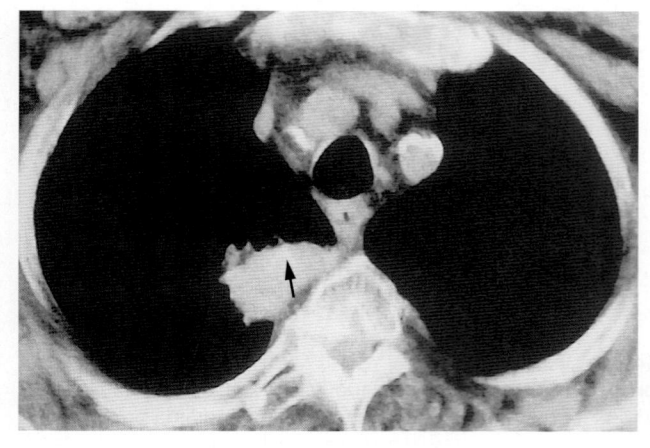

Fig. 1.7-15
Amiloidoma. Massa sólida adjacente à coluna que contém calcificação amorfa.[25]

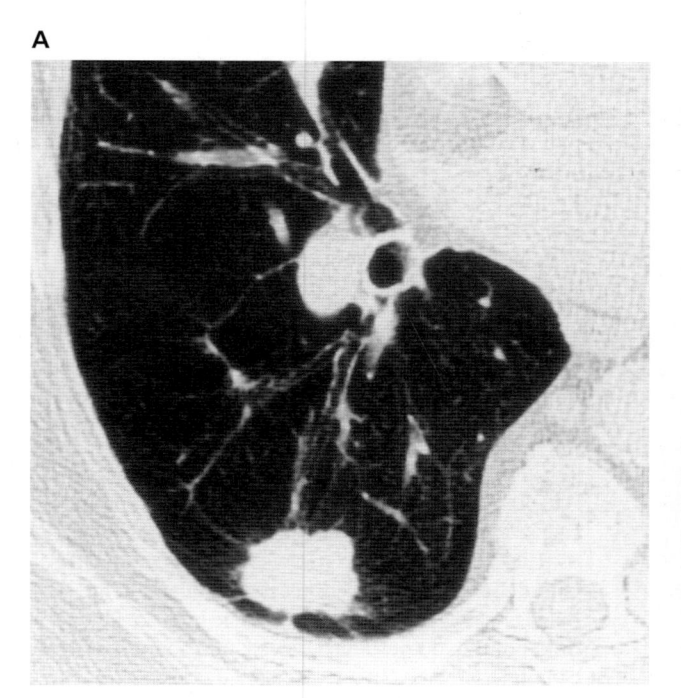

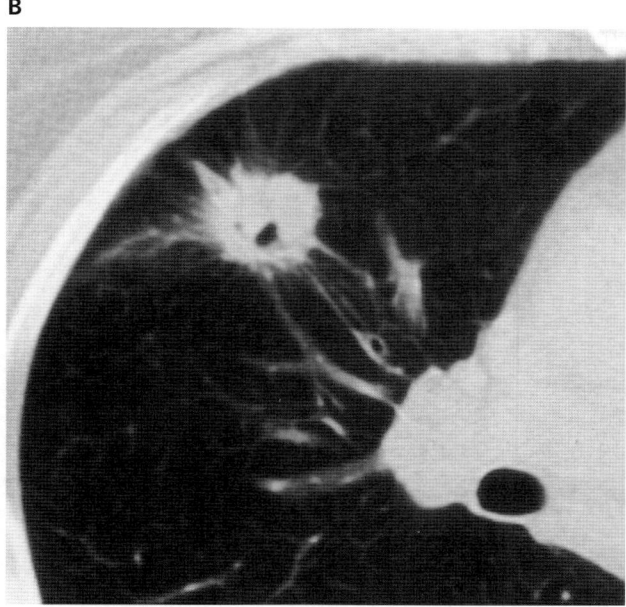

1.7 ■ NÓDULO PULMONAR SOLITÁRIO EM TOMOGRAFIA COMPUTADORIZADA

Fig. 1.7-16
Câncer de células não pequenas. (A) Nódulo lobulado e espiculado no lobo inferior direito. (B) Em outro paciente, há cavitação excêntrica dentro de um nódulo espiculado no lobo superior.[22]

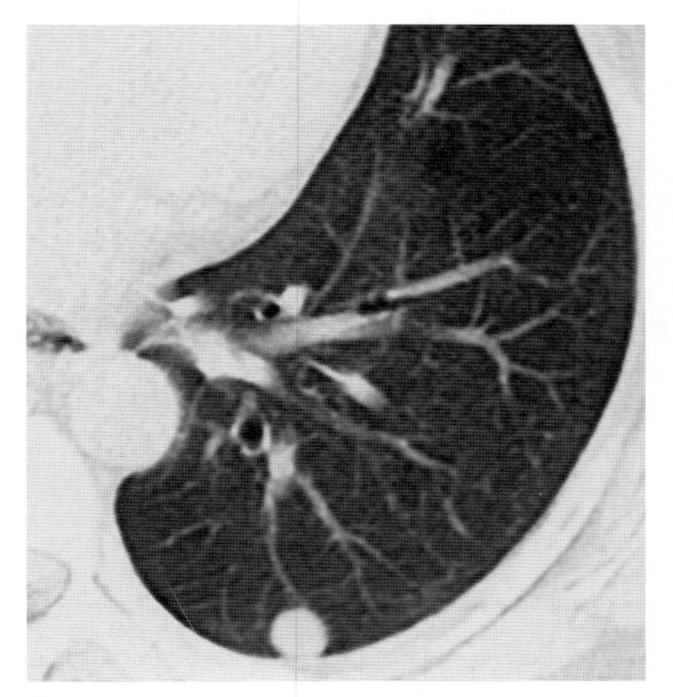

Fig. 1.7-17
Metástase solitária. Nódulo periférico de 1 cm com margem lisa em um paciente com câncer da bexiga.[22]

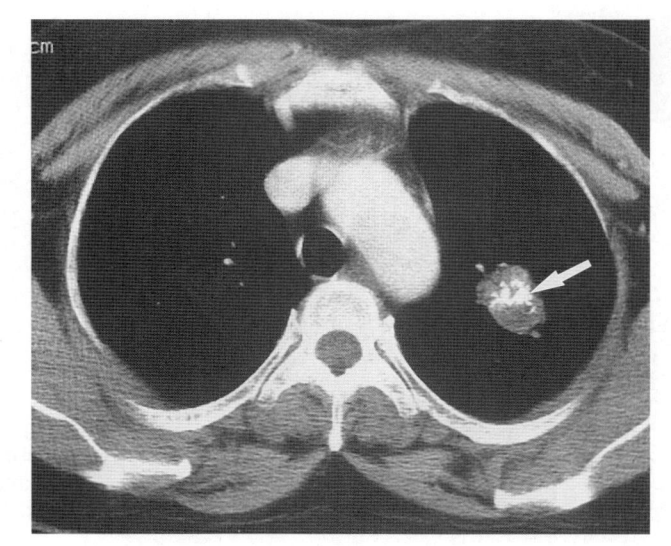

Fig. 1.7-18
Metástase ossificada. Este nódulo no lobo superior esquerdo contendo o que parece ser uma calcificação densa (seta) comprovou ser um osteossarcoma metastático.[21]

Condição	Comentários
Carcinoma bronquioloalveolar (Fig. 1.7-19)	Massa lisa ou lobulada, nitidamente circunscrita ou mal definida, que tende a crescer muito lentamente. Achados característicos incluem um broncograma ou bronquiolograma de ar na massa e o sinal de "cauda pleural" (filamentos lineares estendendo-se a partir da lesão na direção da pleura).
Linfoma não Hodgkin	Mais comumente múltiplo e uma manifestação de doença primária ou secundária. Geralmente há adenopatia associada hilar ou mediastinal. Uma vez que o tumor raramente obstrui a árvore brônquica (diferentemente do carcinoma), aerobroncogramas podem muitas vezes ser detectados dentro da massa.
Tumor neuroendócrino (Figs. 1.7-20 e 1.7-21)	Até 40% dos carcinoides ocorrem no pulmão periférico e se apresentam como nódulos pulmonares solitários. Eles aparecem como massas redondas ou ovoides, bem definidas, que podem ter bordas ligeiramente lobuladas e em geral mostram contraste intenso. Um padrão pontilhado ou difuso de calcificação ou ossificação pode ser visto em até um terço das lesões em TC. Tumores neuroendócrinos malignos em geral mostram contraste heterogêneo graças à necrose intratumoral.
Plasmacitoma	Massa extrapleural que em geral representa disseminação, para dentro do tórax, de uma lesão primária em costela (portanto, quase sempre um processo destrutivo em uma ou mais costelas).

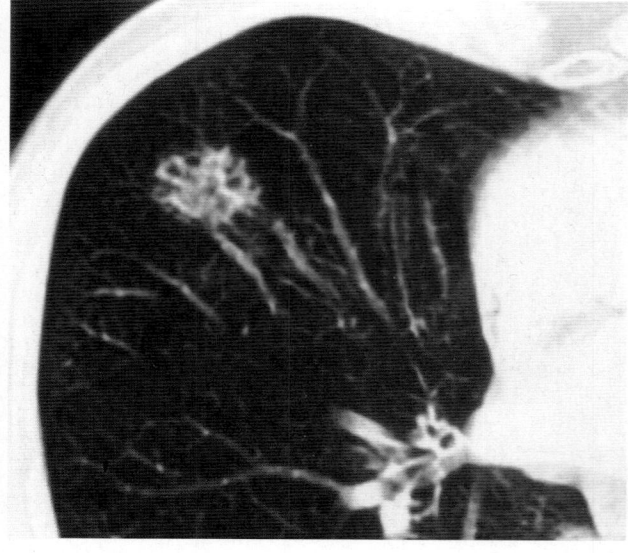

Fig. 1.7-19
Carcinoma bronquioloalveolar. Nódulo de margem pouco definida no pulmão médio direito, contendo pequenas áreas focais de baixa atenuação, uma aparência altamente sugestiva de carcinoma de células broncoalveolares.[22]

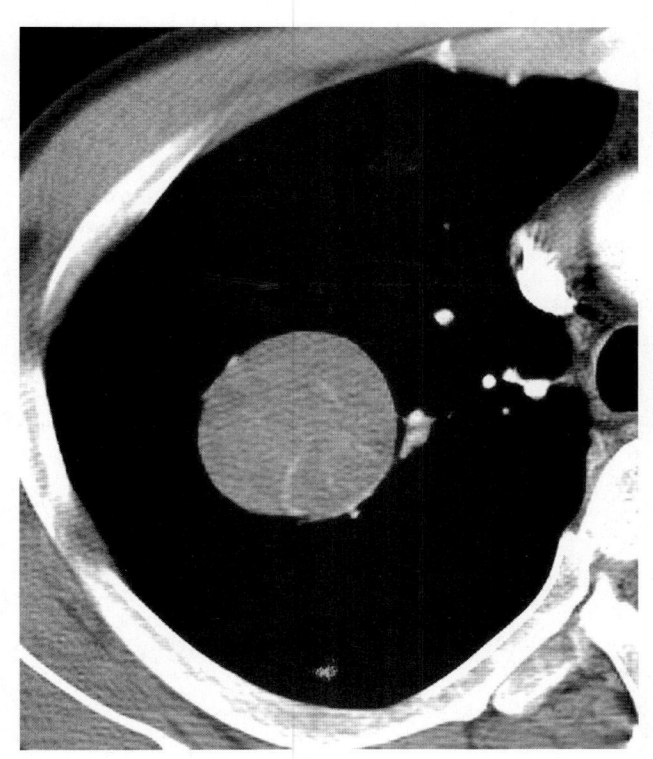

Fig. 1.7-20
Carcinoide. Massa bem definida, homogênea, no lobo superior direito.[17]

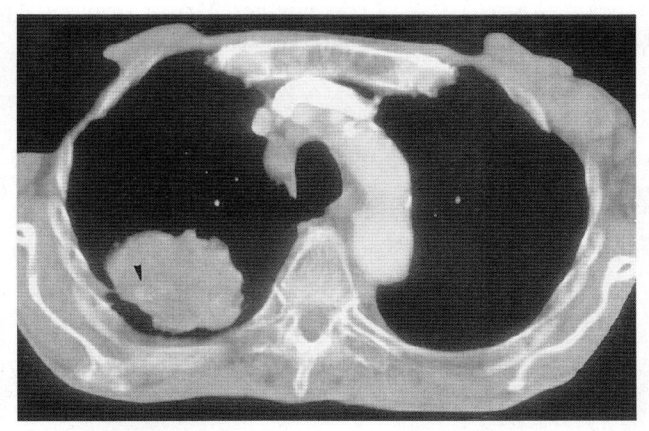

Fig. 1.7-21
Carcinoma neuroendócrino. Grande massa contendo calcificações puntiformes (ponta de seta) e áreas de baixa atenuação relacionada com necrose. Notar a linfadenopatia paratraqueal direita.[25]

1.8 ■ Nódulos Pulmonares Múltiplos

Condição	Achados de Imagem	Comentários
Abscessos piogênicos (Fig. 1.8-1)	Massas redondas, bem circunscritas (podem ter pouca definição na fase aguda).	Cavitação (irregular, paredes espessas) é muito comum. Pode refletir êmbolos sépticos em um viciado em drogas intravenosas.
Infecções granulomatosas (Figs. 1.8-2 e 1.8-3)	Geralmente nódulos redondos ou ovais, bem circunscritos. Massas irregulares e pouco definidas em *Pseudomonas*.	Histoplasmose, tuberculose, coccidioidomicose, *Pseudomonas*. Calcificação é comum na histoplasmose, tuberculose e coccidioidomicose; cavitação é comum na coccidioidomicose e *Pseudomonas*.

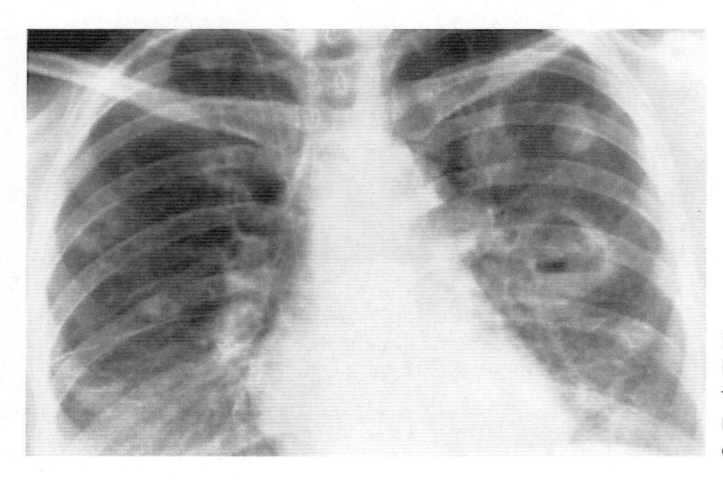

Fig. 1.8-1
Êmbolos pulmonares sépticos. Várias lesões redondas, muitas com cavitação, são vistas em todos os campos pulmonares neste usuário de drogas intravenosas com endocardite estafilocócica da valva tricúspide.

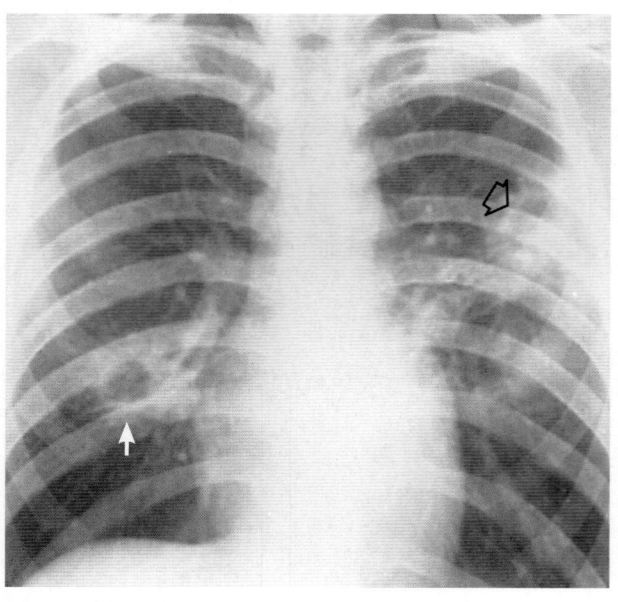

Fig. 1.8-2
Tuberculose secundária. Lesões cavitárias bilaterais (setas) com paredes relativamente espessas.

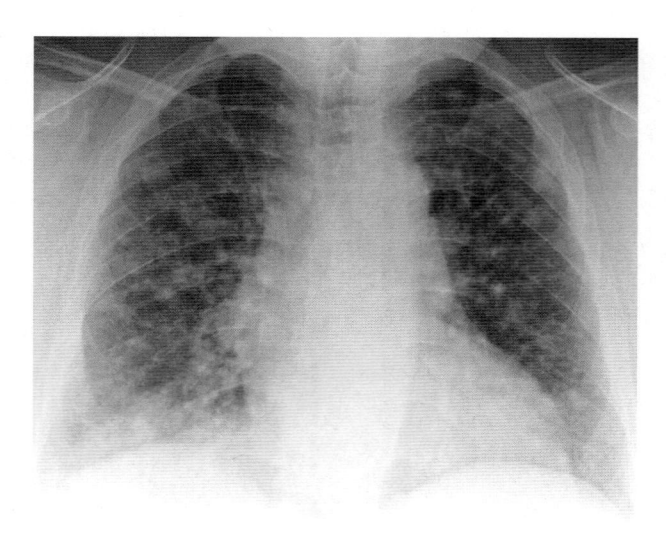

Fig. 1.8-3
Blastomicose. Nódulos de tamanho intermediário difusos bilaterais juntamente com áreas de consolidação nas bases pulmonares.[24]

1.8 ■ NÓDULOS PULMONARES MÚLTIPLOS

Condição	Achados de Imagem	Comentários
Infecções virais (Figs. 1.8-4 e 1.8-5)	Pequenos nódulos difusos, muitas vezes mal definidos, em toda a extensão de ambos os pulmões.	Varicela-zóster, citomegalovírus (CMV), vírus herpes *simplex* (HSV). Nódulos de varicela (catapora) frequentemente se calcificam 1 ano ou mais depois da infecção inicial (ver Fig. 1.17-5).
Paragonimus westermani (Fig. 1.8-6)	Massas císticas bem circunscritas que têm uma predileção pela periferia dos lobos inferiores.	Aspecto característico de múltiplas opacidades anulares ou cistos de paredes finas (pode simular bronquiectasia cística).

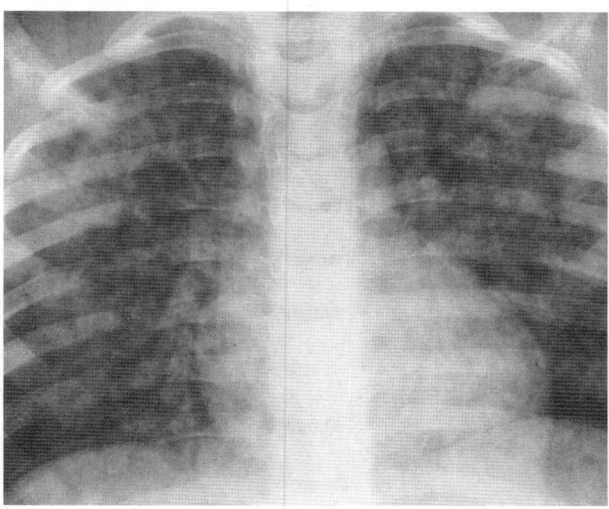

Fig. 1.8-4
Pneumonia da catapora. Múltiplos nódulos mal definidos e ocasionalmente confluentes em toda a extensão dos pulmões em uma criança pequena com doença de imunodeficiência combinada grave.[26]

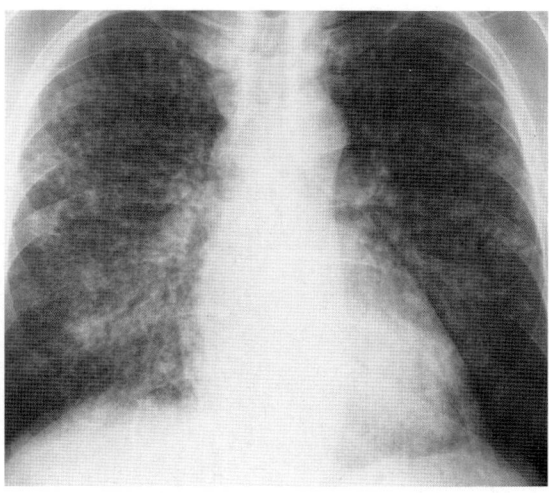

Fig. 1.8-5
Pneumonia por CMV. Múltiplos pequenos nódulos mal definidos em toda a extensão dos pulmões que se desenvolveram em um paciente que se submetera a um transplante renal 3 meses antes e estava recebendo terapia imunossupressora.[26]

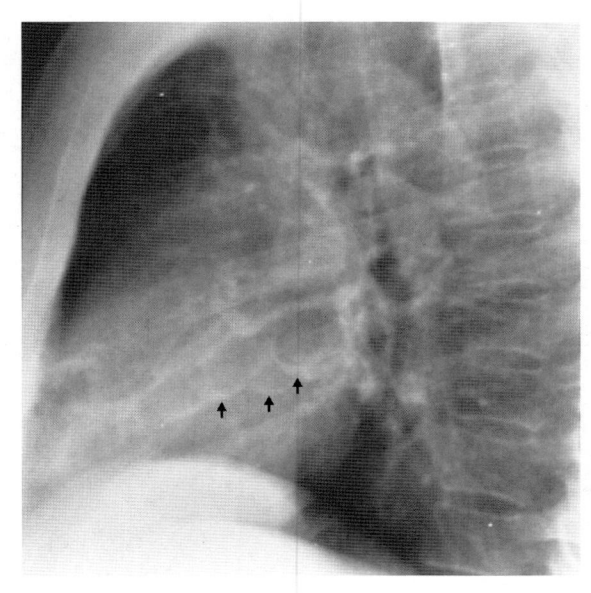

Fig. 1.8-6
Paragonimus westermani. Setas apontam alguns dos múltiplos cistos no lobo médio direito. Os cistos possuem paredes finas, e a maioria tem uma opacidade em forma de crescente ao longo de um lado das suas margens, o característico sinal do anel da paragonimíase.

Condição	Achados de Imagem	Comentários
Metástases hematogênicas (Figs. 1.8-7 e 1.8-8)	Vários padrões (desde sombras micronodulares difusas assemelhando-se à doença miliar até múltiplas "balas de canhão" grandes, bem definidas). Tendem a ser mais numerosas nos lobos inferiores.	Nódulos tipicamente variam em tamanho no mesmo paciente. Calcificação é rara, mas é quase diagnóstica de sarcoma osteogênico ou condrossarcoma. Cavitação ocorre em, aproximadamente, 4% e mais comumente envolve neoplasmas de células escamosas (também adenocarcinomas do intestino grosso e sarcomas).
Carcinoma bronquioloalveolar (células alveolares) (Fig. 1.8-9)	Nódulos pouco definidos esparsos por ambos os pulmões.	Outras apresentações incluem um único nódulo solitário periférico bem circunscrito (ver Fig. 1.6-13), "pneumonia" focal (ver Fig. 1.1-25), e um padrão miliar (ver Fig. 1.8-15).

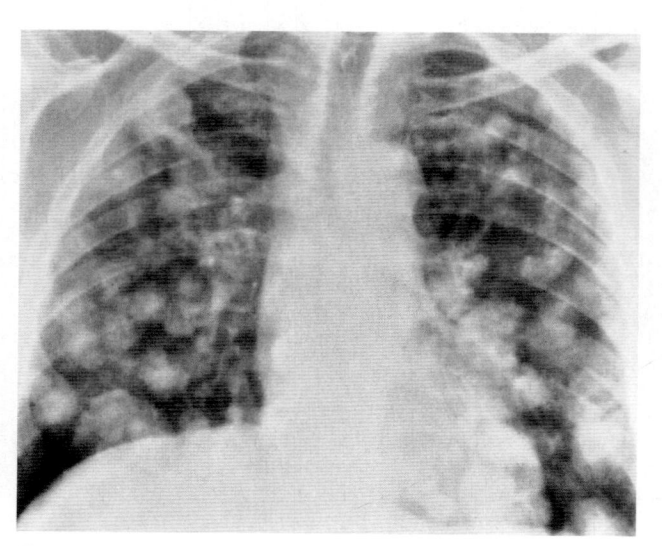

Fig. 1.8-7
Metástases hematogênicas. Múltiplos nódulos bem circunscritos espalhados difusamente por ambos os pulmões.

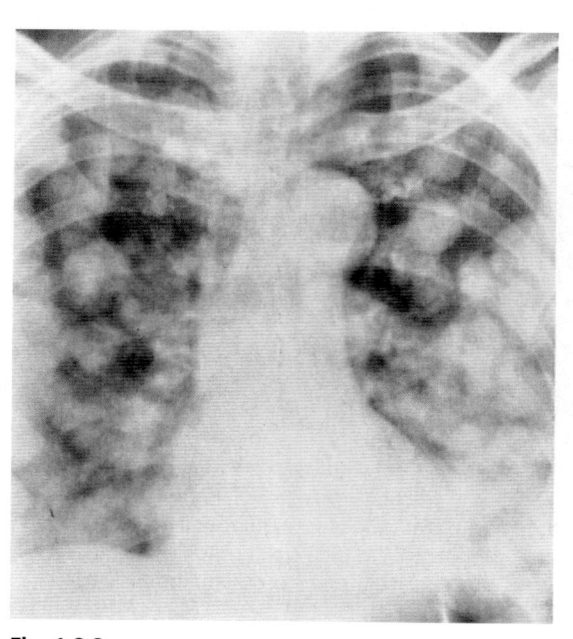

Fig. 1.8-8
Metástases em balas de canhão em uma paciente com coriocarcinoma.

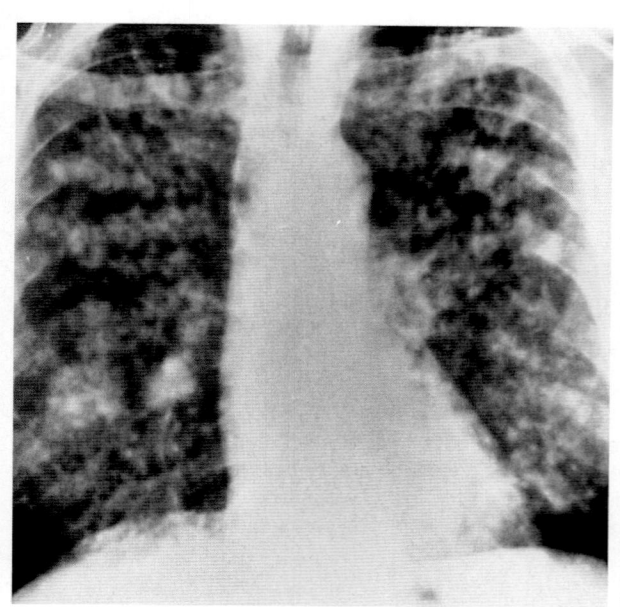

Fig. 1.8-9
Carcinoma de células alveolares. Múltiplos nódulos pouco definidos dispersos por ambos os pulmões.

Condição	Achados de Imagem	Comentários
Papilomatose do pulmão (ver Fig. 1.11-18)	Nódulos redondos, nitidamente circunscritos que frequentemente sofrem cavitação (muitas vezes se assemelhando à bronquiectasia cística avançada).	Usualmente associada a papilomas laríngeos ou traqueais. Tipicamente obstrui as vias aéreas, resultando em atelectasia periférica e pneumonia obstrutiva.
Linfoma	Múltiplos nódulos que frequentemente têm contornos indistintos e são mais numerosos nos lobos inferiores.	Manifestação de doença secundária. Usualmente associados à linfadenopatia mediastinal e hilar. Lesões semelhantes a cistos podem simular cavitação central.
Fístulas arteriovenosas pulmonares (ver Fig. 1.6-17)	Nódulos nitidamente definidos, redondos ou ovais, muitas vezes ligeiramente lobulados que comprometem predominantemente os lobos inferiores. As lesões podem mudar de tamanho entre as manobras de Valsalva e de Mueller.	Diagnóstico exige identificação da artéria alimentadora e da veia drenante. Aproximadamente um terço das fístulas é múltiplo (arteriografia de ambos os pulmões necessária, se ressecção cirúrgica for contemplada). Cerca de 50% têm telangiectasia hemorrágica hereditária (doença de Rendu-Osler-Weber).
Granulomatose de Wegener (ver Fig. 1.11-14)	Nódulos redondos bem circunscritos que podem simular metástases.	Cavitação (paredes espessas, com margens internas irregulares, desenvolvem-se em aproximadamente metade dos pacientes.
Nódulos necrobióticos reumatoides (Fig. 1.8-10)	Nódulos lisos, bem circunscritos, que ocorrem predominantemente em localizações subpleurais periféricas. Cavitação é comum (parede espessa com margens internas lisas).	Manifestação rara de doença pulmonar reumatoide que tende a se exacerbar e regredir em relação à atividade da artrite reumatoide e à presença de nódulos subcutâneos. Pode ser associada à pneumoconiose (síndrome de Caplan).
Amiloidose	Múltiplos nódulos que podem cavitar e mostrar calcificação ou ossificação.	Massas individualizadas de amiloide podem desenvolver-se na rara forma parenquimatosa da doença. A forma parenquimatosa nodular da doença tem um melhor prognóstico do que os tipos traqueobrônquico (obstrutivo) ou intersticial difuso (ver Fig. 1.4-27).
Hematomas pulmonares (ver Fig. 1.6-14)	Nódulos uniloculares ou multiloculares, redondos ou ovais que ocasionalmente são imensos. Geralmente em localizações subpleurais periféricas profundas às áreas de máximo trauma.	Resultam de hemorragia para dentro de lacerações parenquimatosas pulmonares ou cistos pulmonares traumáticos. Podem comunicar-se com a árvore brônquica (nível hidroaéreo). Geralmente uma lenta diminuição progressiva em tamanho (podem persistir por vários meses).

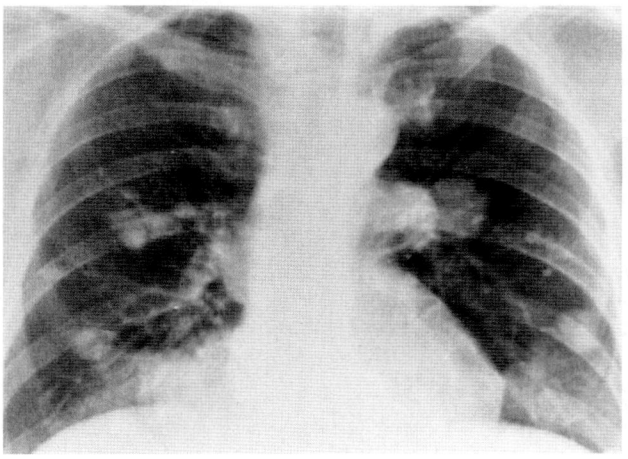

Fig. 1.8-10
Síndrome de Caplan. Múltiplos nódulos arredondados bem circunscritos de tamanho variado em um paciente com nódulos reumatoides subcutâneos.

Condição	Achados de Imagem	Comentários
Hamartomas (Fig. 1.8-11)	Calcificação em pipoca característica.	Este mais comum tumor benigno do pulmão é geralmente solitário.
Sarcoidose (Fig. 1.8-12)	Nódulos nitidamente circunscritos e amplamente distribuídos que podem simular doença metastática.	Manifestação rara. Geralmente associada a um padrão reticulonodular e frequentemente concomitantes adenopatias hilar e mediastinal.
Ossificação pulmonar	Pequenos nódulos densamente calcificados ou ossificados em toda a extensão dos pulmões.	Principalmente uma manifestação de estenose mitral (ou outras causas de pressão atrial esquerda elevada).
Pneumoconiose (fibrose maciça progressiva) (Figs. 1.8-13 e 1.8-14)	Massas conglomeradas que comprometem predominantemente os lobos superiores e são em geral irregulares e mal definidas com emaranhamento periférico.	Massas representam confluência de nódulos silicóticos individuais, às vezes associadas à infecção tuberculosa superposta. Eles tipicamente se desenvolvem na zona média ou periférica do hilo e tendem a migrar na direção do hilo.
Poliarterite	Nódulos pouco definidos que muitas vezes são associados a consolidações em focos.	As manifestações pulmonares tipicamente mostram progressão e regressão das lesões em filmes seriados, refletindo o aparecimento de novas lesões e a cura de antigas. A demonstração angiográfica de múltiplos aneurismas arteriais em um ou mais órgãos abdominais é considerada quase diagnóstica desta doença.

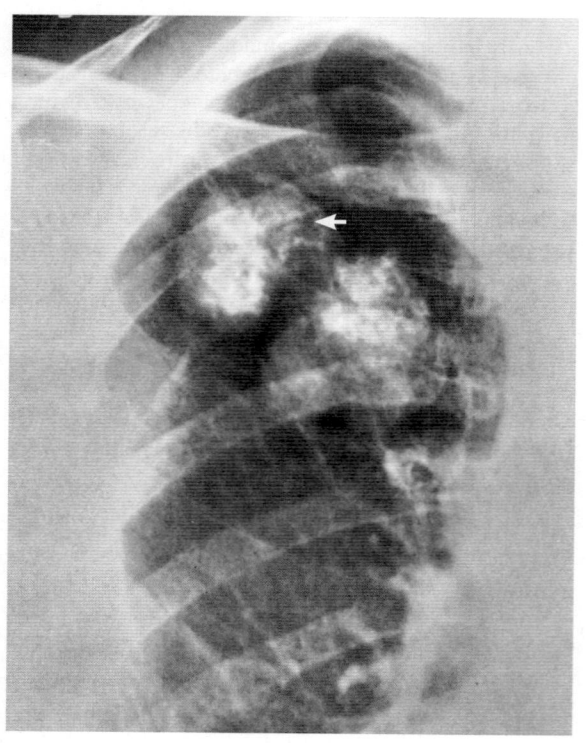

Fig. 1.8-11
Hamartomas. Calcificação característica da matriz cartilaginosa (seta).[16]

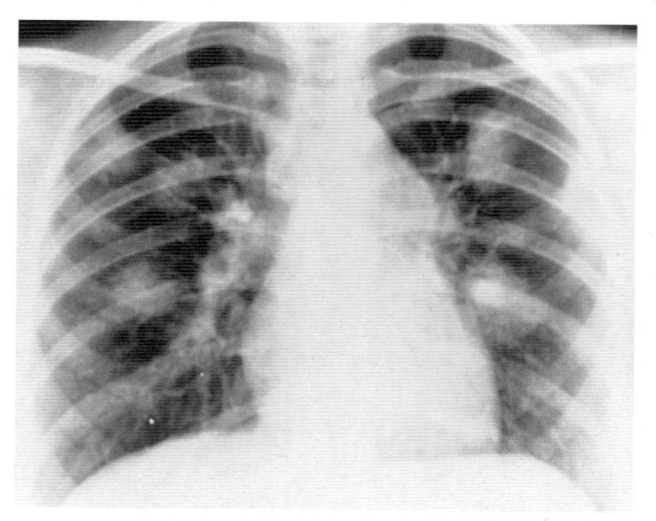

Fig. 1.8-12
Sarcoidose. Áreas focais mal definidas de consolidações de espaços aéreos espalhadas por ambos os pulmões.

Condição	Achados de Imagem	Comentários
Varizes pulmonares	Múltiplas opacidades redondas bem definidas que aparecem mais comumente em radiografias laterais, projetando-se posteriores e inferiores às estruturas hilares.	Tortuosidade e dilatação congênitas ou adquiridas das veias pulmonares imediatamente antes da sua entrada no átrio esquerdo. As varicosidades mudam de forma e tamanho com as manobras de Valsalva e de Mueller (similar a fístulas arteriovenosas).
Impactações mucoides (ver Fig. 1.6-18)	Múltiplas (mais comumente uma única) opacidades redondas, ovais ou elípticas causadas por tampões em brônquios dilatados.	Geralmente associadas à aspergilose broncopulmonar de hipersensibilidade em pacientes com asma ou doença brônquica crônica preexistente.

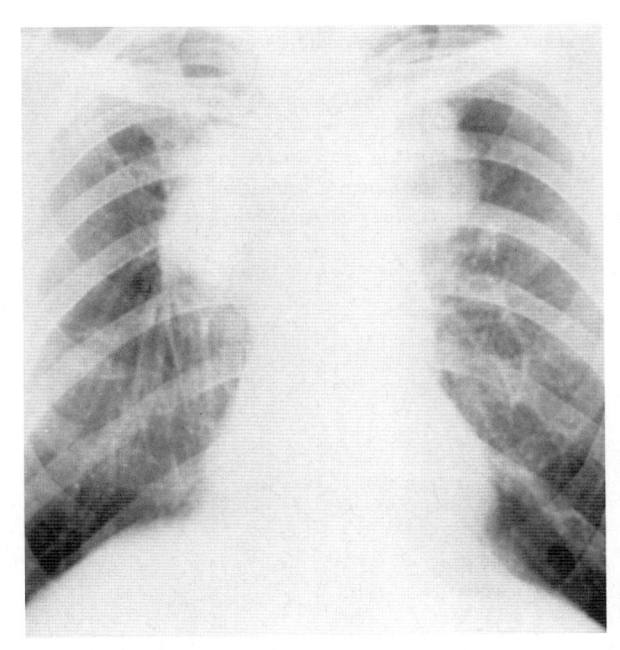

Fig. 1.8-13
Fibrose maciça progressiva na silicose. Áreas não segmentares de densidade homogênea em ambos os lobos superiores.

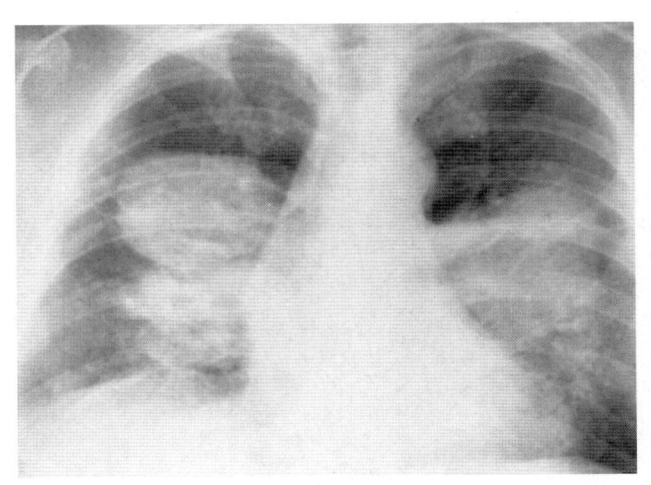

Fig. 1.8-14
Fibrose maciça progressiva na silicose. Grandes nódulos irregulares em ambas as regiões peri-hilares.

1.9 ■ Múltiplos Nódulos Pulmonares em Tomografia Computadorizada

Condição	Achados de Imagem	Comentários
Abscessos piogênicos (Fig. 1.9-1)	Massas redondas, bem circunscritas (podem ter pouca definição no estágio agudo).	Cavitação (irregular, parede espessa) é muito comum. Podem refletir êmbolos sépticos em um usuário de drogas intravenosas.
Infecções granulomatosas (Fig. 1.9-2)	Geralmente nódulos bem circunscritos redondos ou ovais.	Histoplasmose, tuberculose, coccidioidomicose e blastomicose. Calcificação é comum na histoplasmose, tuberculose e coccidioidomicose; cavitação é comum na coccidioidomicose.
Metástases hematogênicas (Figs. 1.9-3 e 1.9-4)	Vários padrões (desde sombras micronodulares difusas semelhantes à doença miliar até múltiplas grandes "balas de canhão" bem definidas). Tendem a ser mais numerosas nos lobos inferiores.	Nódulos tipicamente variam em tamanho no mesmo paciente. Calcificação é rara, mas é quase diagnóstica de sarcoma osteogênico ou condrossarcoma. Cavitação ocorre em aproximadamente 4% e mais comumente envolve neoplasmas de células escamosas (também adenocarcinomas do intestino grosso e sarcomas).
Carcinoma bronquioloalveolar (células alveolares) (Fig. 1.9-5)	Nódulos pouco definidos esparsos por ambos os pulmões. Opacificação em vidro fosco, com áreas de densidade aumentada, representando elementos de adenocarcinoma.	CBA também pode aparecer como um único nódulo solitário periférico, bem circunscrito, "pneumonia" focal, um padrão miliar ou lesões císticas de paredes finas.

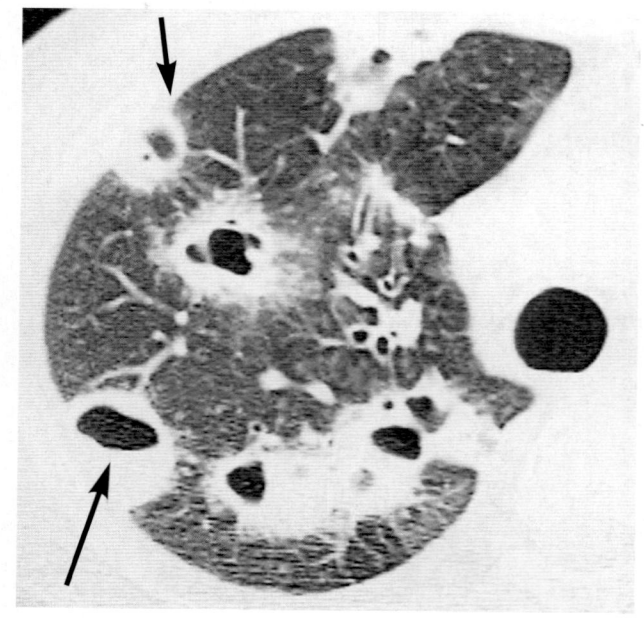

Fig. 1.9-1
Êmbolos pulmonares sépticos. Múltiplos nódulos com cavitação (*Nocardia*) em um homem jovem imunocomprometido. Observar o sinal do vaso alimentador (vaso que leva diretamente ao nódulo) em diversos nódulos (setas).[30]

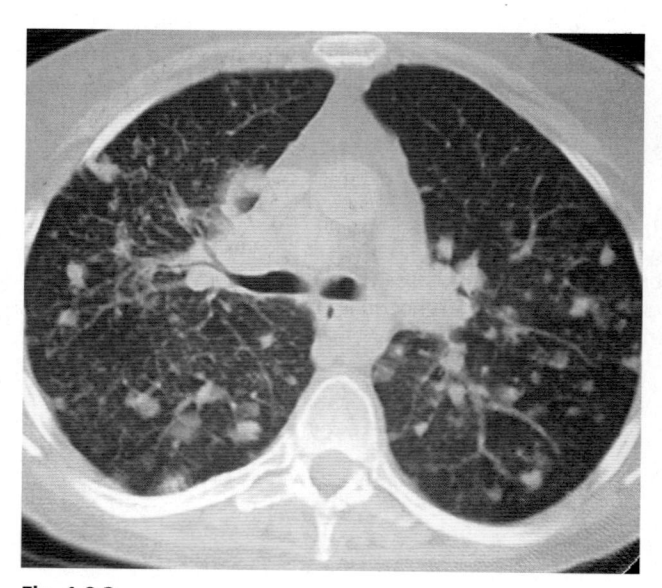

Fig. 1.9-2
Blastomicose. Múltiplos nódulos de tamanho intermediário em um paciente com sintomas persistentes e piorando de tosse, dor torácica e febre.[23]

1.9 ■ MÚLTIPLOS NÓDULOS PULMONARES EM TOMOGRAFIA COMPUTADORIZADA

Condição	Achados de Imagem	Comentários
Papilomatose do pulmão (Fig. 1.9-6)	Nódulos redondos nitidamente circunscritos que frequentemente apresentam cavitação (muitas vezes assemelhando-se à bronquiectasia cística avançada).	Geralmente associada a papilomas laríngeos ou traqueais. Tipicamente obstruem as vias aéreas, resultando em atelectasia periférica e pneumonia obstrutiva.

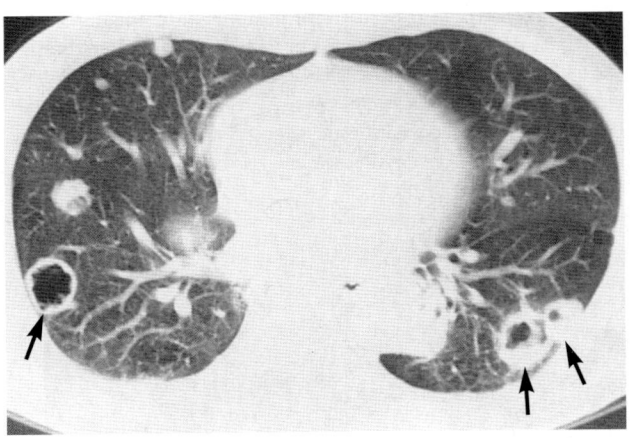

Fig. 1.9-3
Metástases hematogênicas. Diversos nódulos com cavitação (setas) em ambos os lobos inferiores com espessamento irregular das paredes em um paciente com câncer de células escamosas metastático dos pulmões.[22]

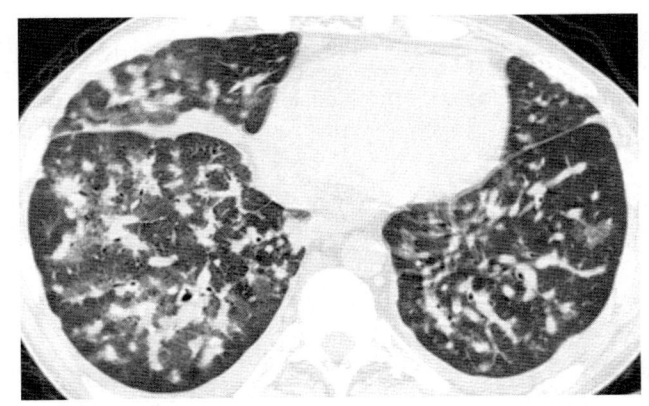

Fig. 1.9-4
Sarcoma de Kaposi. Inúmeros micronódulos peribroncovasculares, mal definidos, bilaterais, alguns dos quais exibem coalescência.[6]

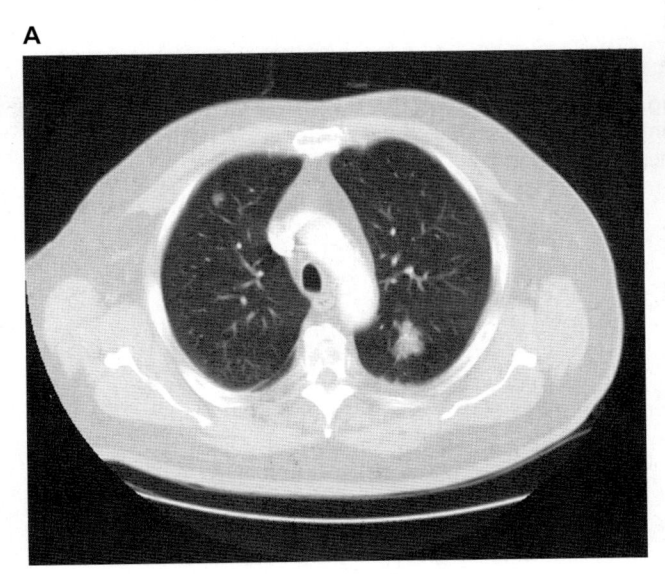

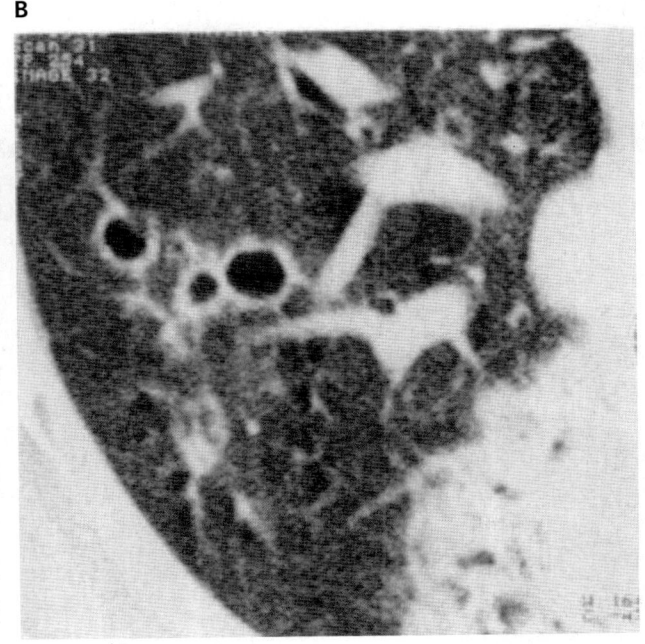

Fig. 1.9-5
Carcinoma bronquioloalveolar. (A) Lesões em vidro fosco bilateralmente. A massa no lobo inferior esquerdo também contém elementos sólidos, compatíveis com o diagnóstico de carcinoma bronquioloalveolar com aspectos de adenocarcinoma. (Cortesia de Diana Litmanovich, M.D., Boston.) (B) Múltiplas lesões císticas de paredes finas no lobo inferior direito.[122]

Condição	Achados de Imagem	Comentários
Linfoma (Fig. 1.9-7)	Múltiplos nódulos que muitas vezes têm contornos indistintos e são mais numerosos nos lobos inferiores.	Manifestação de doença secundária. Usualmente associada a aumento ganglionar linfático mediastinal e hilar. Lesões semelhantes a cistos podem simular cavitação central.
Fístulas arteriovenosas pulmonares	Nódulos nitidamente definidos, redondos ou ovais, muitas vezes levemente lobulados que comprometem predominantemente os lobos inferiores.	Diagnóstico requer identificação da artéria nutridora e da veia de drenagem. Aproximadamente um terço das fístulas é múltiplo (arteriografia de ambos os pulmões necessária, se ressecção cirúrgica for contemplada). Cerca de 50% têm telangiectasia hemorrágica hereditária (doença de Rendu-Osler-Weber).
Granulomatose de Wegener (Fig. 1.9-8)	Nódulos redondos, regularmente bem circunscritos, que podem simular metástases.	Cavitação (paredes espessas com margens internas irregulares) desenvolve-se em aproximadamente metade dos pacientes.

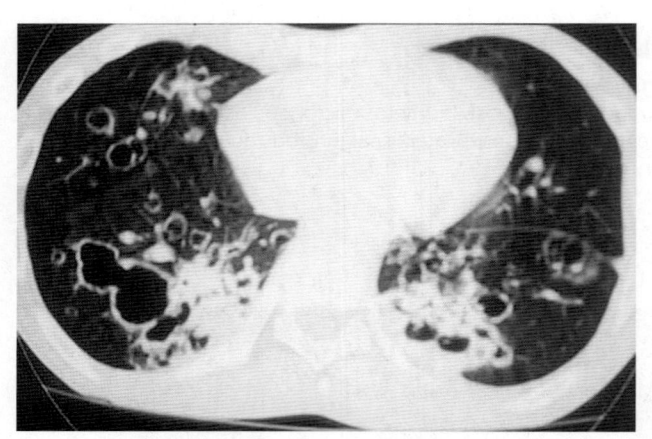

Fig. 1.9-6
Papilomatose pulmonar. Múltiplos nódulos pulmonares com cavitação, alguns dos quais contêm níveis hidroaéreos.[25]

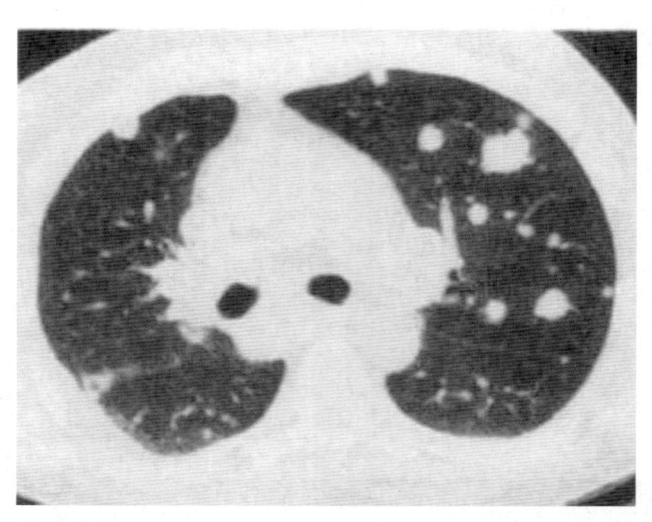

Fig. 1.9-7
Linfoma. Múltiplos nódulos pulmonares em um estudo feito 10 meses após transplante cardíaco.[123]

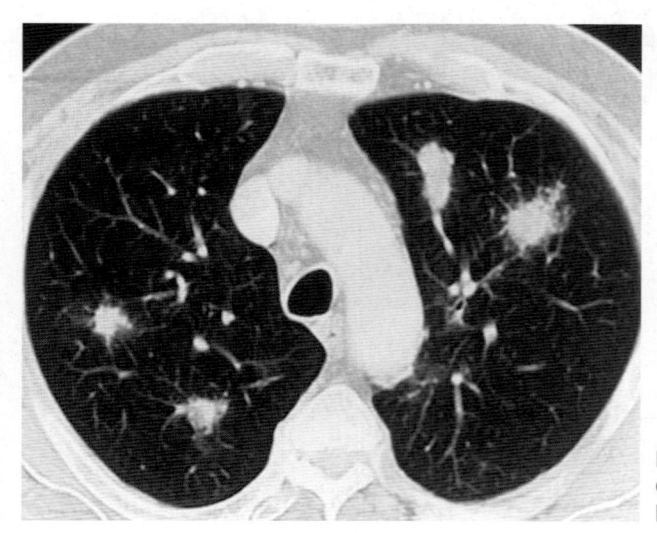

Fig. 1.9-8
Granulomatose de Wegener. Múltiplos nódulos irregulares em distribuição peribroncovascular.[109]

Condição	Achados de Imagem	Comentários
Nódulos necrobióticos reumatoides (Fig. 1.9-9)	Nódulos lisos, bem circunscritos, que ocorrem predominantemente em localizações subpleurais periféricas. Cavitação é comum (parede espessa com margens internas lisas).	Manifestação rara de doença pulmonar reumatoide que tende a progredir e regredir em paralelo com a atividade da artrite reumatoide e a presença de nódulos subcutâneos. Pode ser associada à pneumoconiose (síndrome de Caplan).
Amiloidose	Nódulos múltiplos que podem cavitar e mostrar calcificação ou ossificação.	Massas individualizadas de amiloide podem desenvolver-se na rara forma parenquimatosa da doença.
Hematomas pulmonares	Nódulos redondos ou ovais, uniloculares ou multiloculares, que são ocasionalmente imensos. Usualmente em localizações subpleurais periféricas profundas a áreas de máximo trauma.	Resultam de hemorragia dentro de lacerações parenquimatosas ou cistos traumáticos pulmonares. Podem comunicar-se com a árvore brônquica (nível hidroaéreo). Geralmente uma diminuição lenta, progressiva, em tamanho (podem persistir vários meses).
Sarcoidose (Fig. 1.9-10)	Nódulos nitidamente circunscritos e largamente distribuídos que podem simular doença metastática.	Manifestação rara. Geralmente associados a um padrão reticulonodular e frequentemente adenopatia hilar e mediastinal concomitante.
Pneumoconiose (fibrose maciça progressiva) (Fig. 1.9-11)	Massas conglomeradas que comprometem predominantemente os lobos superiores e são em geral irregulares e mal definidas com emaranhamento periférico.	Massas representam confluência de nódulos silicóticos individuais, às vezes associadas à infecção tuberculosa superposta. Elas tipicamente se desenvolvem na zona média ou periférica do pulmão e tendem a migrar na direção do hilo.

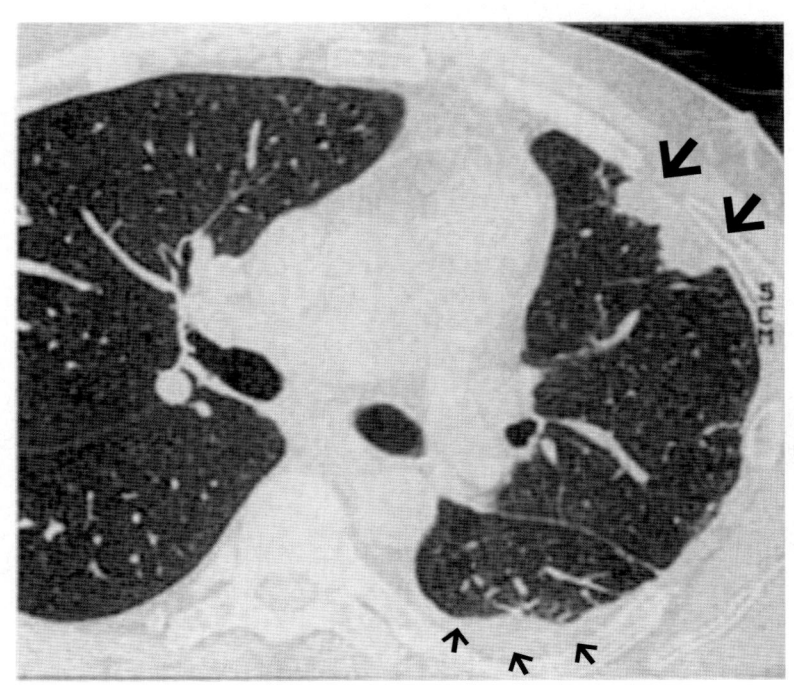

Fig. 1.9-9
Nódulos necrobióticos reumatoides. Dois grandes nódulos com base pleural (setas grandes) são vistos no nível do lobo superior esquerdo. Os nódulos são associados a acentuado espessamento pleural esquerdo posterior (setas pequenas).[147]

Condição	Achados de Imagem	Comentários
Injeção de talco (Fig. 1.9-12)	Nódulos irregulares nas áreas média e superior dos pulmões que podem coalescer para formar massas conglomeradas que se assemelham à fibrose maciça progressiva. Nódulos pequenos difusos podem ser a primeira manifestação de doença pulmonar induzida por talco.	Talco (silicato de magnésio) é um enchimento insolúvel usado em várias medicações orais para ligar o agente medicinal ativo dentro dos comprimidos individuais. Quando medicações orais são esmagadas, dissolvidas e injetadas intravenosamente, partículas de talco embolizam pequenos vasos sanguíneos e podem a seguir migrar para o interstício pulmonar, onde induzem uma reação de corpo estranho e fibrose.
Poliarterite	Nódulos pouco definidos que muitas vezes são associados a áreas de consolidação focal.	As manifestações pulmonares tipicamente mostram progressão e regressão de lesões em filmes seriados, refletindo o aparecimento de novas lesões e a cura de antigas.
Impactações mucoides	Múltiplas (mais comumente uma única) opacidades redondas, ovais ou elípticas causadas por tampões em brônquios dilatados.	Geralmente associadas à aspergilose broncopulmonar de hipersensibilidade em pacientes com asma ou doença brônquica crônica preexistente.

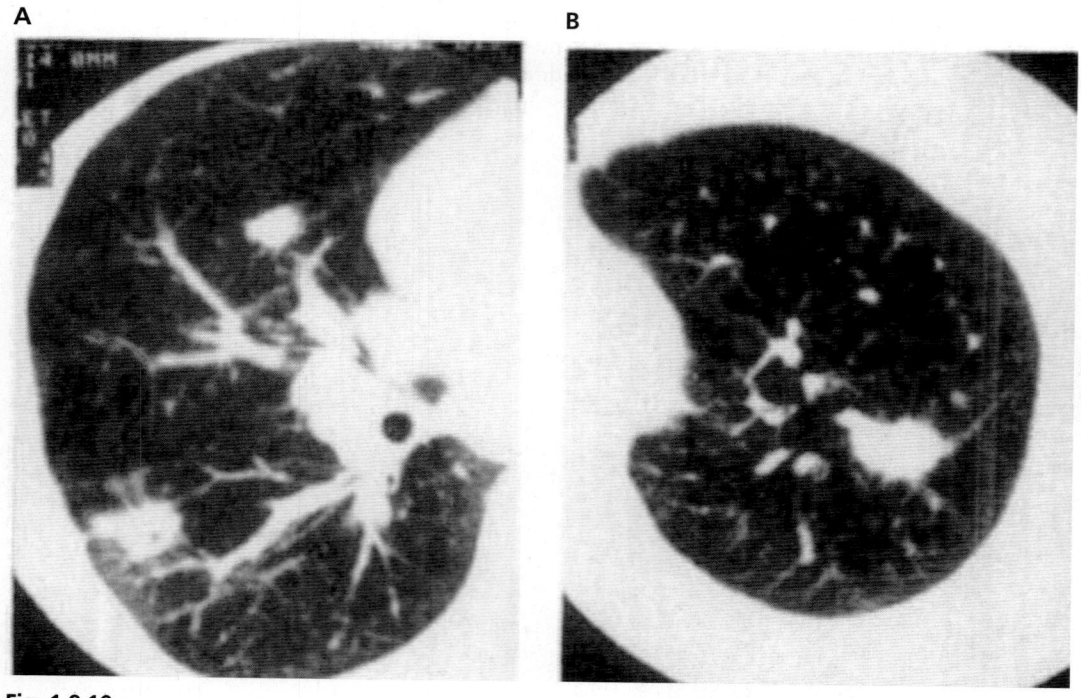

Fig. 1.9-10
Sarcoidose. Duas imagens mostram nódulos parenquimatosos de alta atenuação comprometendo ambos os pulmões.[148]

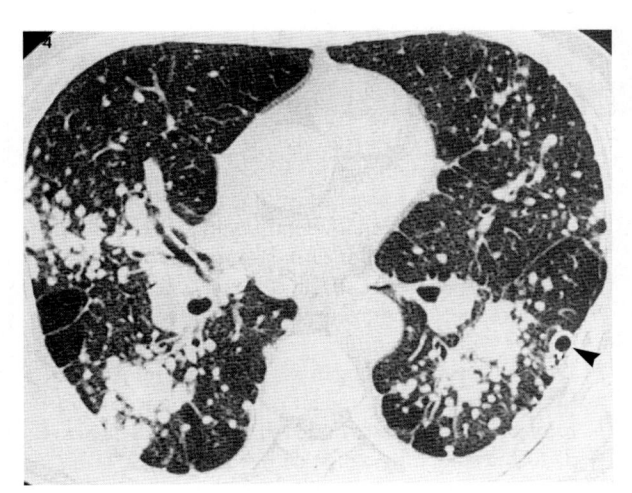

Fig. 1.9-11
Fibrose maciça progressiva. Massas conglomeradas e pequenos nódulos adjacentes em pneumoconiose dos mineiros de carvão. A ponta de seta aponta um tubo de toracostomia que foi colocado no hemitórax esquerdo por causa de um pneumotórax.[149]

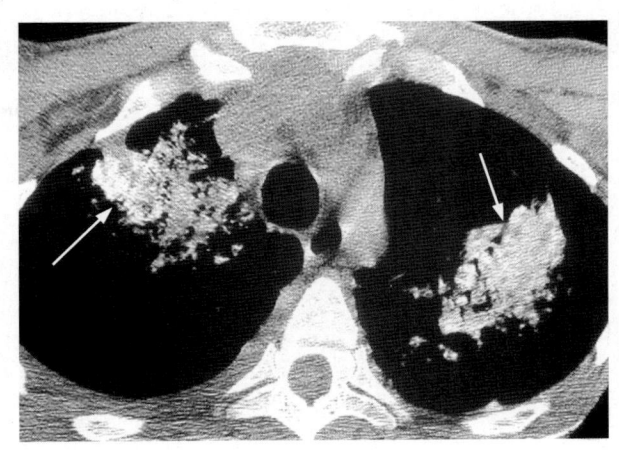

Fig. 1.9-12
Doença pulmonar induzida por talco. Áreas nodulares irregulares bilaterais de alta atenuação nos lobos superiores.[10]

1.10 ■ Nódulos Miliares*

Condição	Comentários
Tuberculose (Fig. 1.10-1)	Disseminação hematogênica que quase invariavelmente leva a uma resposta febril dramática com suores noturnos e calafrios. Pode haver sintomas mínimos em pacientes gravemente debilitados, especialmente pessoas idosas e aquelas recebendo esteroides.
Doenças fúngicas (Figs. 1.10-2 e 1.10-3)	Disseminação hematogênica, mais comumente de histoplasmose, mas também coccidioidomicose, blastomicose e candidíase. Pode representar a fase de cura da forma epidêmica aguda da histoplasmose.
Metástases hematogênicas disseminadas (Fig. 1.10-4)	Mais comumente carcinoma da tireoide ("tempestade de neve") que pode permanecer inalterada por um longo tempo por causa do grau muito baixo de malignidade. Outras causas incluem doença trofoblástica, sarcomas ósseos, carcinoma de células renais e, raramente, melanoma e carcinomas de mama e trato gastrointestinal.
Carcinoma bronquioloalveolar (Células alveolares) (Fig. 1.10-5)	Outras apresentações incluem um nódulo solitário periférico, bem circunscrito (ver Fig. 1.6-13), "pneumonia" focal (ver Fig. 1.1-25) e múltiplos nódulos pouco definidos (ver Fig. 1.7-6).

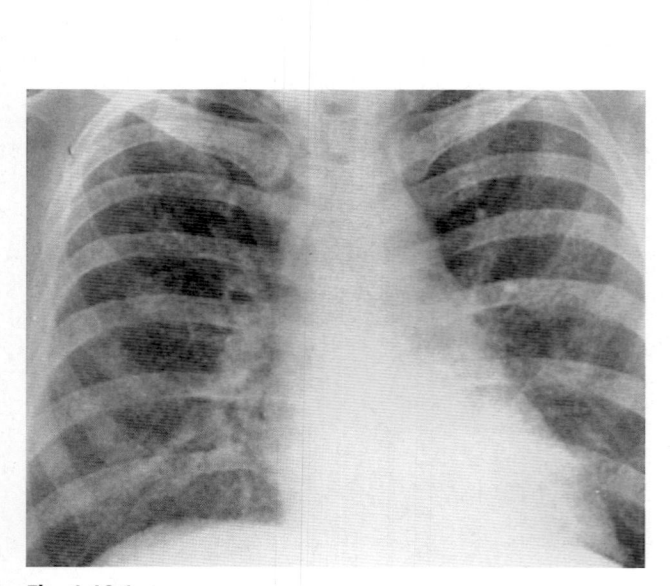

Fig. 1.10-1
Tuberculose.

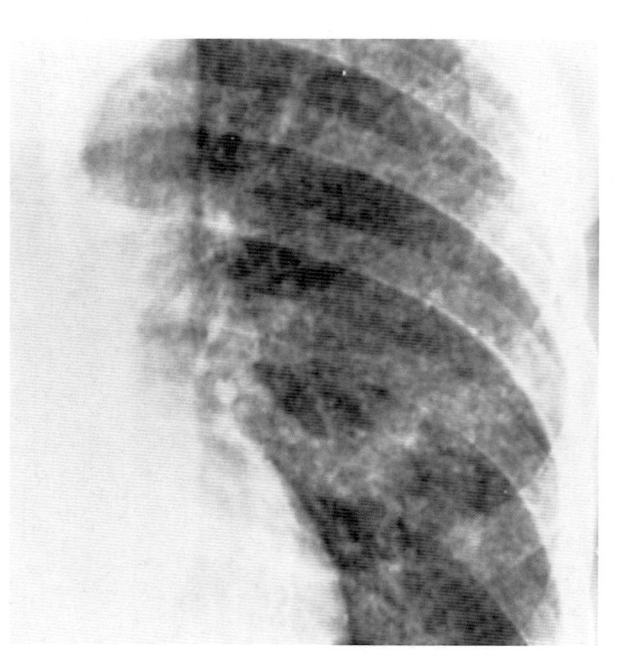

Fig. 1.10-2
Coccidioidomicose. Incidência localizada do pulmão esquerdo mostra um padrão difuso de nódulos finos simulando tuberculose miliar.

---

* Nódulos finos difusos com menos de 5 mm de diâmetro.

1.10 ■ NÓDULOS MILIARES

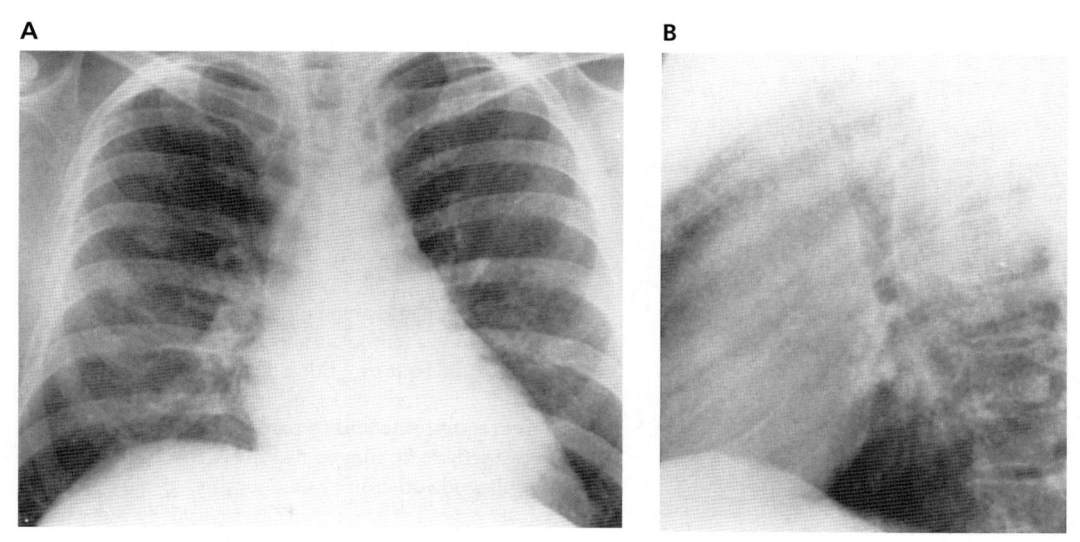

Fig. 1.10-3
Histoplasmose. Vistas (A) frontal e (B) lateral.

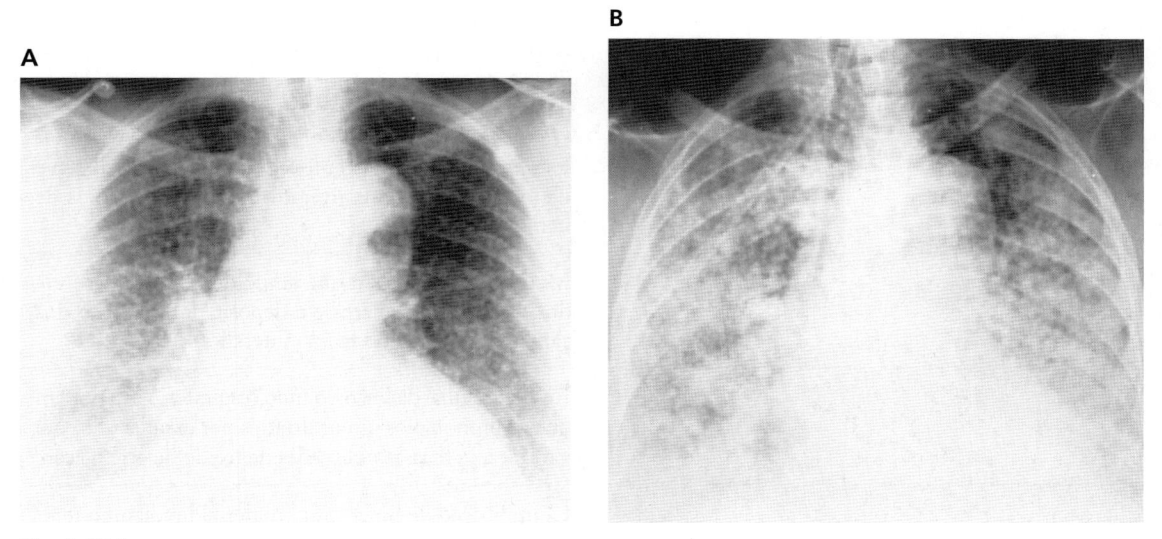

Fig. 1.10-4
Carcinoma metastático da tireoide. (A) Múltiplos nódulos miliares finos, espalhados por ambos os campos pulmonares. (B) Em um estádio mais tardio, há um padrão miliar mais grosseiro.

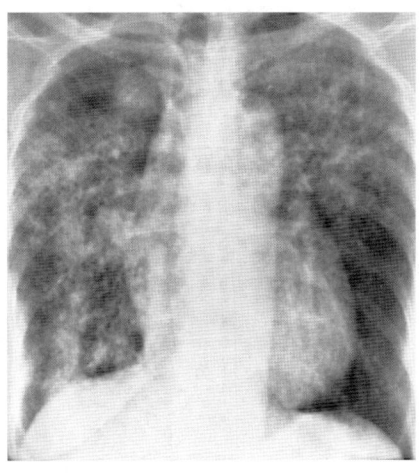

Fig. 1.10-5
Carcinoma de células alveolares. Padrão miliar, comprometendo difusamente ambos os pulmões, representa disseminação broncogênica.

Condição	Comentários
Pneumoconiose (Figs. 1.10-6 e 1.10-7)	Silicose, pneumoconiose dos mineiros de carvão e beriliose. Os nódulos representam áreas localizadas de fibrose (ou a soma de sombras lineares).
Histiocitose de Langerhans pulmonar	Fase ativa inicial da doença. Os nódulos representam focos granulomatosos individuais.
Sarcoidose (ver Fig. 1.14-8)	Adenopatia hilar bilateral e simétrica associada é quase patognomônica (embora a adenopatia classicamente regrida à medida que progride a doença parenquimatosa).
Alveolite alérgica (pulmão de fazendeiro)	Alergia comprometendo a parede alveolar causada por uma variedade de fungos não invasivos. Representa a fase subaguda ou crônica da doença.
Pneumonia viral (Fig. 1.10-8)	Principalmente pneumonia por catapora (adultos mais que crianças). Pode curar-se com o desenvolvimento de múltiplos nódulos calcificados (como na histoplasmose).
Microlitíase alveolar (ver Fig. 1.2-15)	Micronódulos difusos, muito finos, de densidade cálcica que em geral são assintomáticos. Sinal de pleura negra característico (graças ao contraste entre a densidade extrema do parênquima pulmonar em um lado da pleura e as costelas no outro lado).
Hemossiderose pulmonar (Fig. 1.10-9)	Desenvolve-se em pacientes com estenose mitral grave de longa duração que tiveram múltiplos episódios de hemoptise.
Amiloidose	Manifestação rara em que amiloide infiltra quase todos os septos alveolares e é depositada em torno dos capilares e dentro do tecido intersticial.
Bronquiolite obliterante	Resultado final da lesão do trato respiratório inferior em que os bronquíolos são obstruídos por exsudato em organização e massas polipoides de tecido de granulação.
Embolia de óleo	Complicação de linfografia (material lipídico no tecido intersticial extravascular).
Fibrose intersticial	Estágio inicial antes do desenvolvimento dos padrões mais clássicos reticulonodular e reticular.
Doença de Niemann-Pick	Rara doença de armazenamento de lipídio. O padrão de nódulos miliares (e a idade precoce de início) é um ponto de diferenciação de doença de Gaucher.
Doença parasitária (Fig. 1.10-10)	Esquistossomose, filaríase.
Listeriose (Fig. 1.10-11)	Rara doença bacteriana que ocorre principalmente como infecção intrauterina com uma alta taxa de mortalidade, ou como doença do recém-nascido.

Condição	Comentários
Doença reumatoide	Padrão miliar ocorre na fase inicial "subaguda" da doença antes do desenvolvimento da fibrose pulmonar intersticial difusa mais característica.
Granulomatose de Wegener	Manifestação rara que representa uma reação granulomatosa difusa, ocorrendo em torno de vasos. Os pequenos nódulos finos em geral se desenvolvem em combinação com densidades maiores, mais mal definidas, que frequentemente sofrem cavitação.

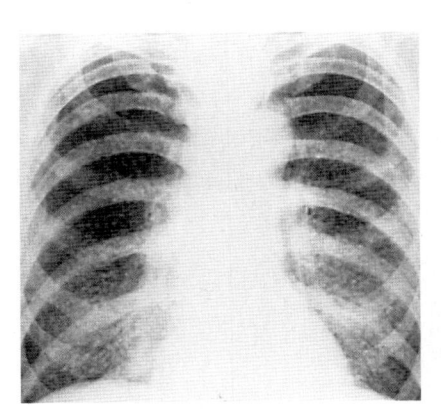

Fig. 1.10-6
Silicose.

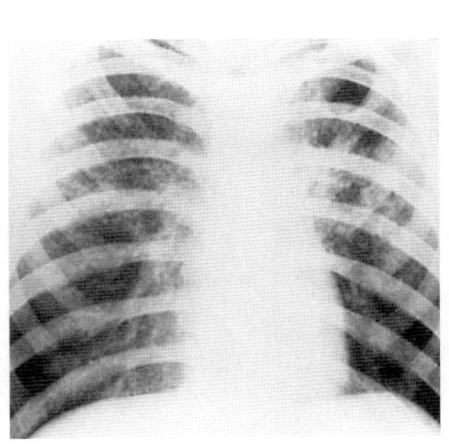

Fig. 1.10-7
Pneumoconiose dos mineiros de carvão.

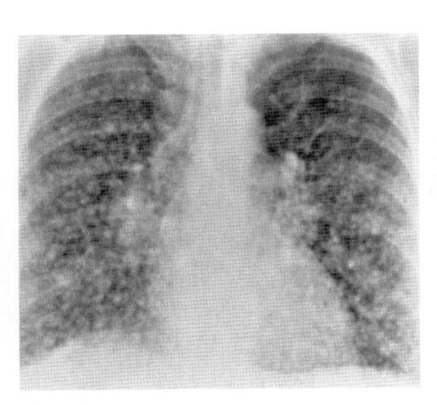

Fig. 1.10-8
Pneumonia da catapora. Infiltrados miliares grosseiros, bilaterais distribuídos difusamente por ambos os pulmões.

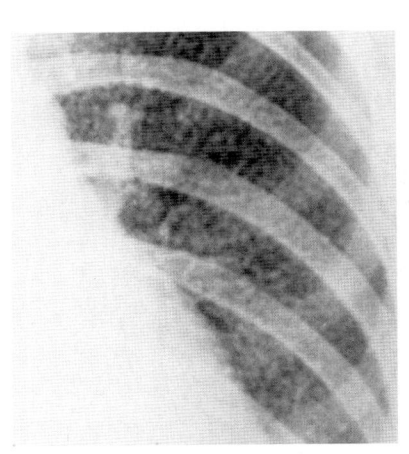

Fig. 1.10-9
Hemossiderose pulmonar.[27]

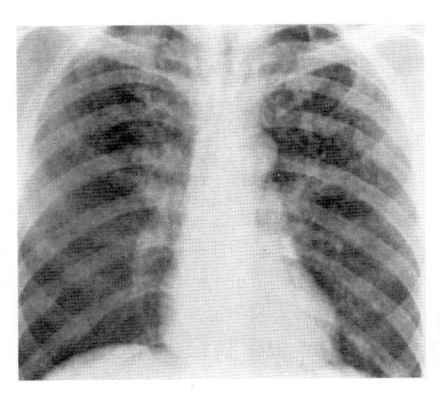

Fig. 1.10-10
Esquistossomose. Granulomas perivasculares produzem pequenas densidades nodulares e lineares que são distribuídas difusamente nos pulmões inteiros em um padrão miliar simulando tuberculose.

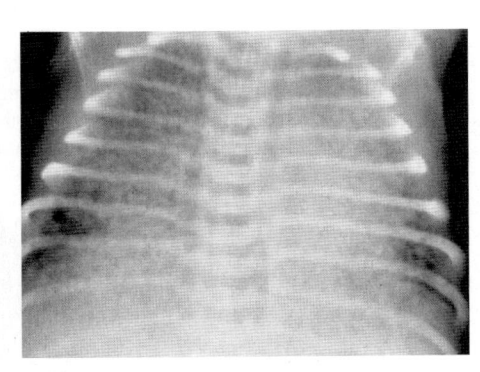

Fig. 1.10-11
Listeriose. Padrão miliar difuso de densidades granulares irregulares distribuído por ambos os pulmões.

1.11 ■ Lesões Cavitárias dos Pulmões

Condição	Achados de Imagem	Comentários
Abscesso pulmonar bacteriano (Fig. 1.11-1)	Geralmente uma cavidade de paredes espessas com um revestimento interno espiculado.	Mais frequentemente *Staphylococcus*, *Klebsiella*, *Pseudomonas* e *Proteus*. Um empiema é comumente associado. Múltiplas cavidades frequentemente ocorrem com organismos anaeróbicos.
Pneumatocele (Fig. 1.11-2)	Espaço cístico de paredes finas.	Desenvolve-se em aproximadamente 50% das crianças com pneumonia estafilocócica. Resulta de uma obstrução tipo válvula unidirecional da comunicação entre um abscesso peribrônquico e a luz brônquica.

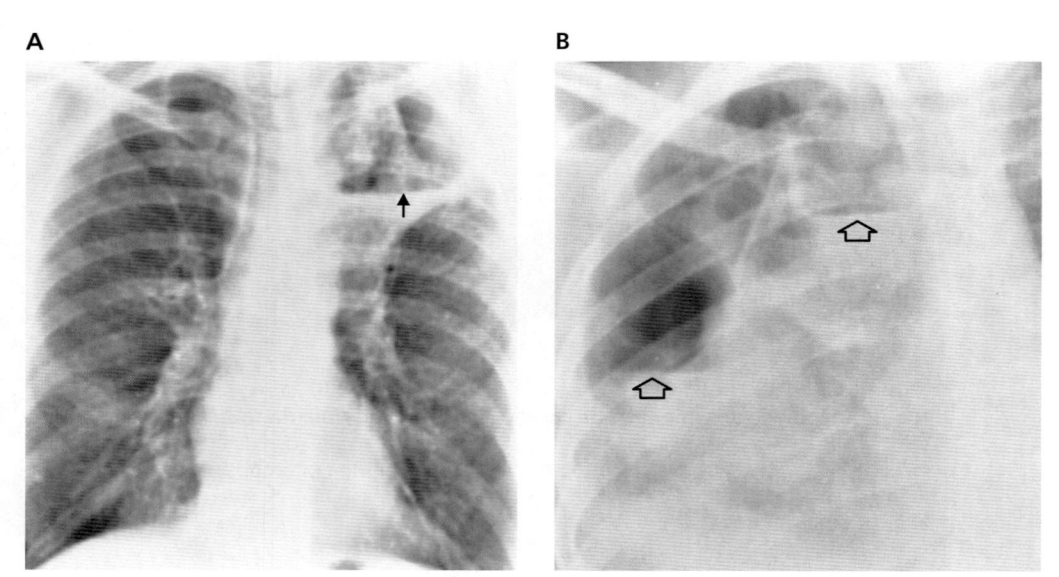

Fig. 1.11-1
Abscesso pulmonar bacteriano. (A) Pneumonia por *Proteus*. Grande abscesso de paredes espessas do lobo superior esquerdo com um nível hidroaéreo (seta) e um infiltrado associado. (B) Pneumonia estafilocócica. Múltiplos abscessos pulmonares com níveis hidroaéreos (setas) associados à consolidação difusa de espaços aéreos e um grande derrame pleural.

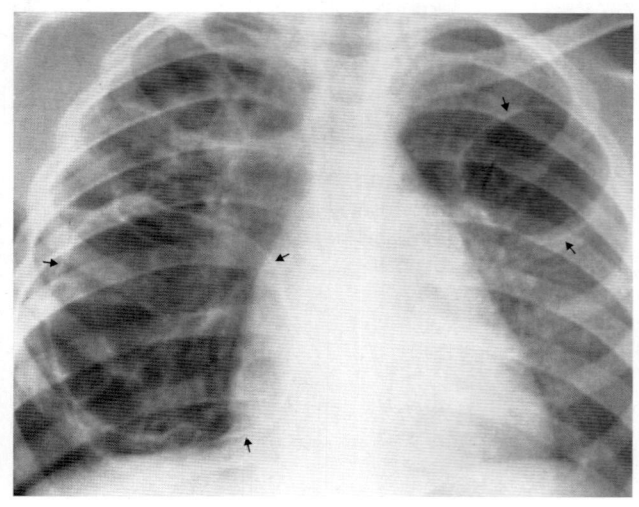

Fig. 1.11-2
Pneumatocele. Espaços císticos residuais com paredes finas (setas) no parênquima pulmonar muitos anos depois de uma pneumonia estafilocócica na infância.

Condição	Achados de Imagem	Comentários
Micobactérias (Figs. 1.11-3 e 1.11-4)	Parede da cavidade é em geral de espessura moderada e tem um revestimento interno geralmente liso.	Cavitação (frequentemente múltipla) tende a ser um aspecto mais proeminente da doença por micobactérias atípicas do que por *Mycobacterium tuberculosis*. As cavidades tuberculosas comprometem predominantemente as regiões apicais e posteriores dos lobos superiores e os segmentos posteriores dos lobos inferiores. Cavidades de paredes finas podem persistir após a quimioterapia, na ausência de doença aguda.

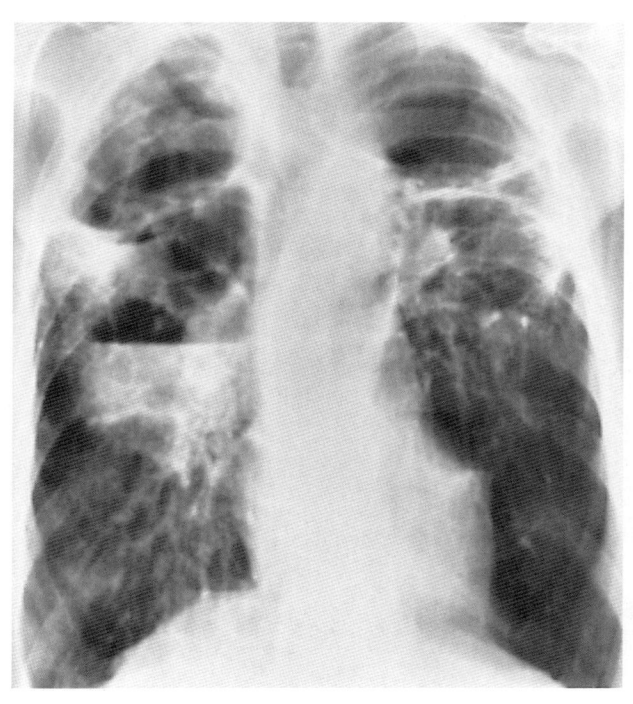

Fig. 1.11-3
Tuberculose. Múltiplas cavidades grandes com níveis hidroaéreos em ambos os lobos superiores. Observar as alterações fibróticas crônicas e a retração dos hilos para cima.

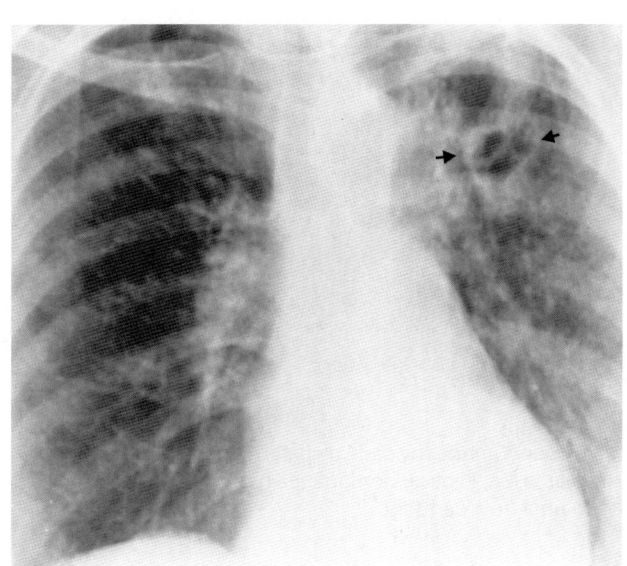

Fig. 1.11-4
Micobactérias atípicas. Lesão cavitária (setas) no lobo superior esquerdo. A parede da cavidade é brandamente irregular, e há mínima doença parenquimatosa.

1 ■ PADRÕES TORÁCICOS

Condição	Achados de Imagem	Comentários
Abscesso pulmonar fúngico (Figs. 1.11-5 a 1.11-7)	Cavidade única ou múltiplas cavidades, a maioria das quais tem paredes espessas (coccidioidomicose tende a produzir uma lesão com parede muito fina).	Derrame pleural e extensão para a parede torácica são comuns na actinomicose e nocardiose. Histoplasmose tipicamente compromete os segmentos apical e posterior dos lobos superiores (indistinguível de tuberculose), enquanto coccidioidomicose é caracteristicamente localizada no segmento anterior. Candidíase, aspergilose, esporotricose e mucormicose são essencialmente limitadas a pacientes debilitados e aqueles com doenças subjacentes (diabetes melito, linfoma, leucemia).

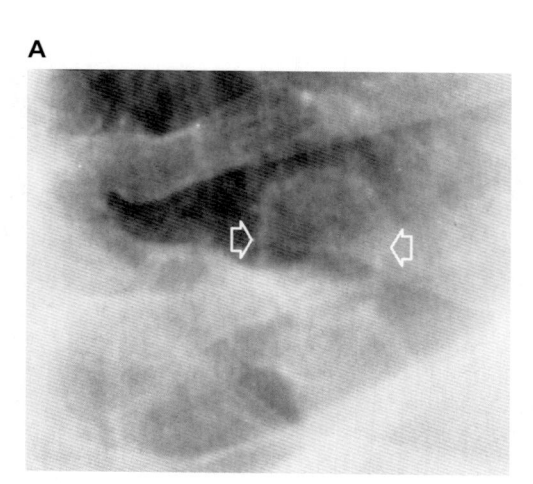

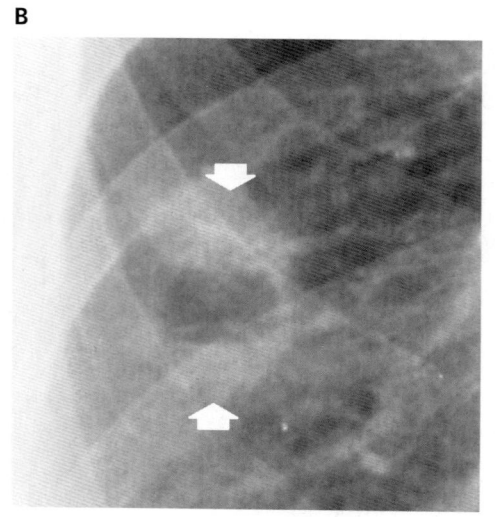

Fig. 1.11-5
Coccidioidomicose. (A) Cavidade de paredes finas (setas). (B) Cavidade irregular de paredes grossas com infiltrado circundante (setas).

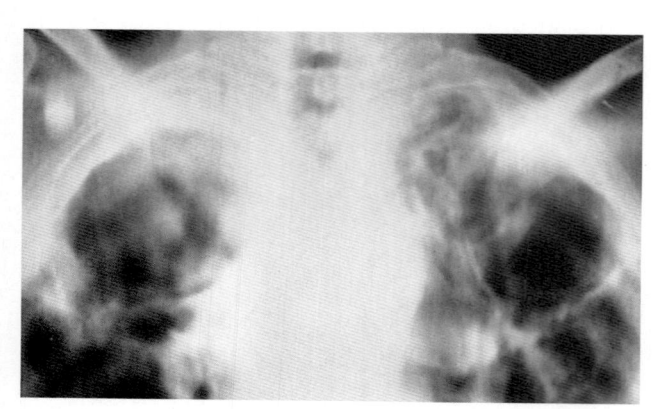

Fig. 1.11-6
Esporotricose. Tomograma frontal mostra grandes cavidades nos lobos superiores.[15]

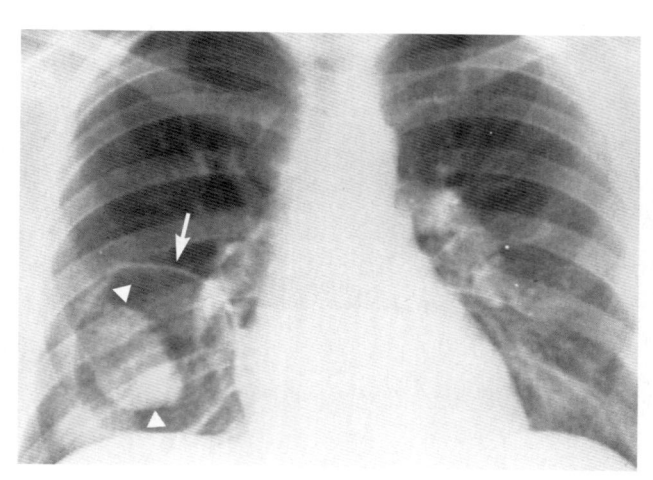

Fig. 1.11-7
Mucormicose. Grande cavidade de paredes finas (seta) contendo uma massa lisa, elíptica, homogênea (pontas de seta), representando uma bola de fungo.

Condição	Achados de Imagem	Comentários
Abscesso pulmonar amebiano	Cavidade de parede espessa com um revestimento interno espiculado.	Quase sempre no lobo inferior direito e associado a um derrame pleural direito (organismos de um abscesso hepático entram no tórax por extensão direta através do hemidiafragma direito).
Cisto hidático (*Echinococcus granulosus*) (Fig. 1.11-8)	Cavidade de paredes finas, tipicamente com uma predominância em lobo inferior.	Ruptura do cisto para dentro de um brônquio resulta em parte ou todo o seu conteúdo ser expelido para o sistema brônquico, produzindo o característico "sinal de menisco" e "sinal do nenúfar" (irregularidade da camada hidroaérea causada pelas membranas colapsadas do cisto). Um hidropneumotórax também pode ocorrer.
Paragonimus westermani (Fig. 1.11-9)	Cistos de paredes finas (sombras em anel) que geralmente são múltiplos e têm uma predileção pela periferia dos lobos inferiores.	Tipicamente uma opacidade em forma de crescente ao longo de uma face do revestimento interno. Pode simular bronquiectasia cística.

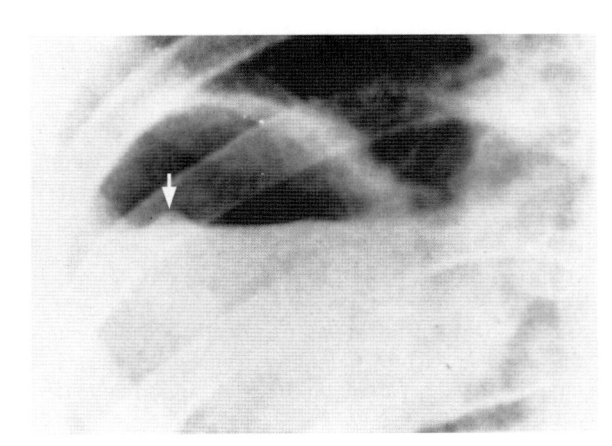

Fig. 1.11-8
Sinal do nenúfar no cisto equinocócico pulmonar. As membranas do endocisto (seta) estão flutuando sobre a superfície do líquido em um cisto hidático roto.[28]

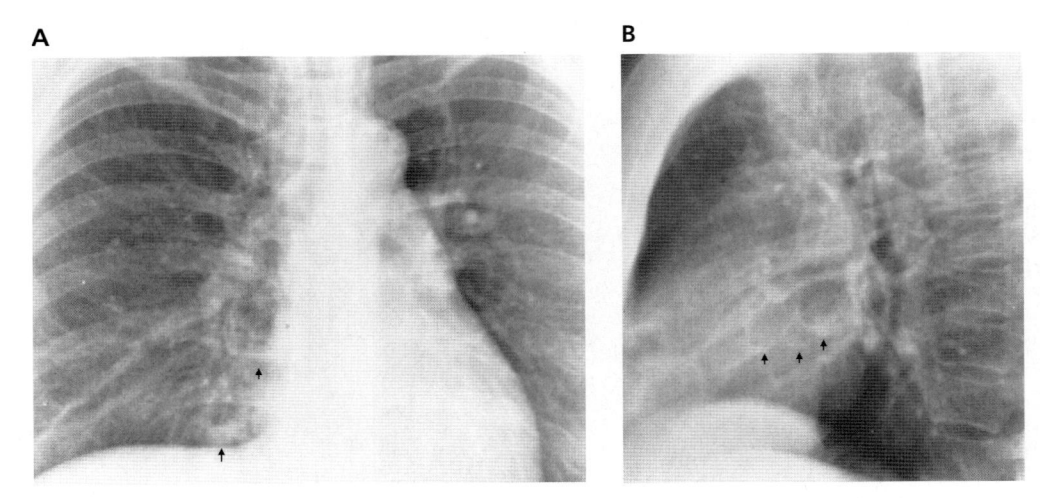

Fig. 1.11-9
Paragonimíase. Radiografias de tórax (A) frontal e (B) lateral demonstram múltiplos cistos (setas) no lobo médio direito. Os cistos têm paredes finas, e a maioria possui uma opacidade em forma de crescente proeminente em um lado das suas margens, a sombra em anel característica da paragonimíase.

Condição	Achados de Imagem	Comentários
Pneumocystis carinii (Fig. 1.11-10)	Cavidades isoladas ou múltiplas com paredes finas.	Vistas principalmente em pacientes com AIDS.
Carcinoma broncogênico (Fig. 1.11-11)	Geralmente uma cavidade de paredes espessas com um revestimento interno irregular, nodular (ocasionalmente uma cavidade de paredes finas, simulando um cisto broncogênico).	Cavitação em 2 a 10% dos casos, mais comumente em tumores periféricos de células escamosas dos lobos superiores. Primários múltiplos são muito raros.
Metástases hematogênicas (Fig. 1.11-12)	Cavidades de paredes delgadas ou espessas podem desenvolver-se em alguns ou múltiplos nódulos metastáticos. Mais comumente envolvem lesões de lobos superiores.	Cavitação em aproximadamente 4% dos casos. Mais comumente envolvem neoplasmas de células escamosas (também adenocarcinomas do intestino grosso e sarcomas).
Doença de Hodgkin	Cavidade isolada ou múltiplas cavidades de paredes espessas com revestimentos internos irregulares.	Cavitação tipicamente se desenvolve em consolidações parenquimatosas periféricas (mais frequentemente nos lobos inferiores). Geralmente, também observa-se aumento de linfonodos mediastinais e hilares.
Embolismo séptico (Figs. 1.11-13 e 1.11-14)	Geralmente cavidades de paredes finas (menos comumente com paredes grossas e revestimentos internos irregulares).	Quase sempre múltiplas com predominância em lobos inferiores. Uma ampla variação em tamanho pode refletir "chuvas recorrentes de êmbolos".
Silicose	Cavidade de parede espessa com um revestimento interno irregular. Muitas vezes múltipla com forte predominância de lobos superiores.	Geralmente um fundo de doença nodular ou reticulonodular e aumento associado dos linfonodos hilares. Cavitação em lesões conglomeradas é mais frequentemente o resultado de tuberculose superposta do que necrose isquêmica. Cavitação também ocorre na pneumoconiose dos mineiros de carvão.
Granulomatose de Wegener (Fig. 1.11-15)	Geralmente múltiplas cavidades de paredes grossas com revestimentos internos irregulares (podem eventualmente tornar-se espaços císticos de paredes finas).	Cavitação eventualmente ocorre em aproximadamente metade dos pacientes. Com tratamento, as lesões cavitárias podem desaparecer ou curar-se com formação de cicatriz.

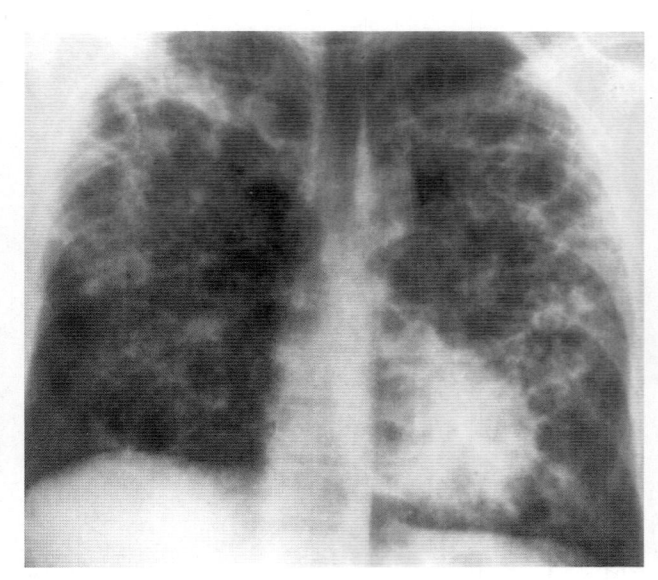

Fig. 1.11-10
Pneumocystis carinii. Inúmeras cavidades de paredes delgadas.[29]

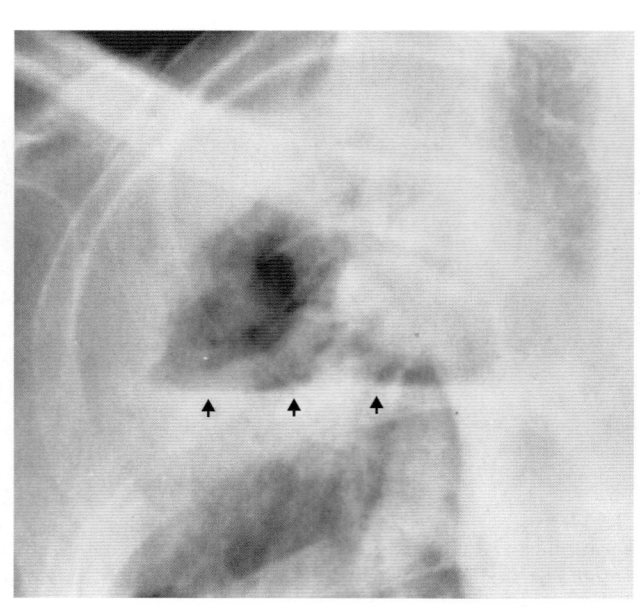

Fig. 1.11-11
Carcinoma broncogênico. Grande massa cavitária no lobo superior direito com um nível hidroaéreo (setas) e destruição associada de costelas.

1.11 ■ LESÕES CAVITÁRIAS DOS PULMÕES

Condição	Achados de Imagem	Comentários
Nódulo necrobiótico reumatoide	Cavidade de paredes espessas com um revestimento interno liso (pode tornar-se de parede fina e mesmo desaparecer com remissão da artrite).	Frequentemente múltiplos e geralmente em uma localização subpleural periférica (mais frequentemente em lobo inferior). Pode ser associado a derrame pleural ou pneumotórax espontâneo.

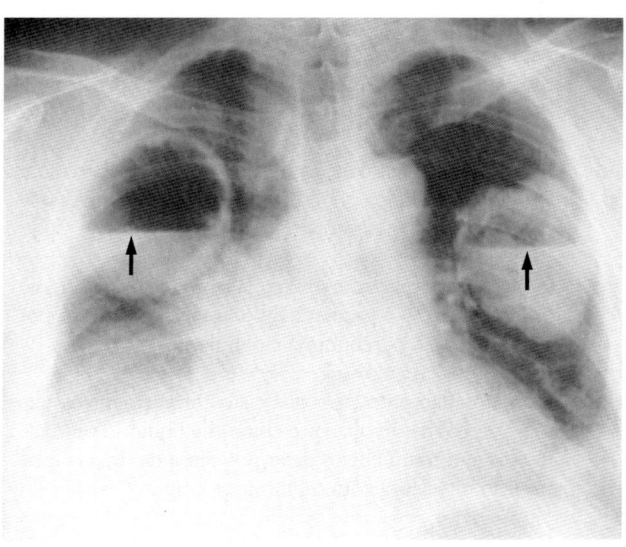

Fig. 1.11-12
Metástases hematogênicas. Cavitação extensa com níveis hidroaéreos (setas) de carcinoma de células escamosas em uma radiografia tirada depois de dois ciclos de quimioterapia.[22]

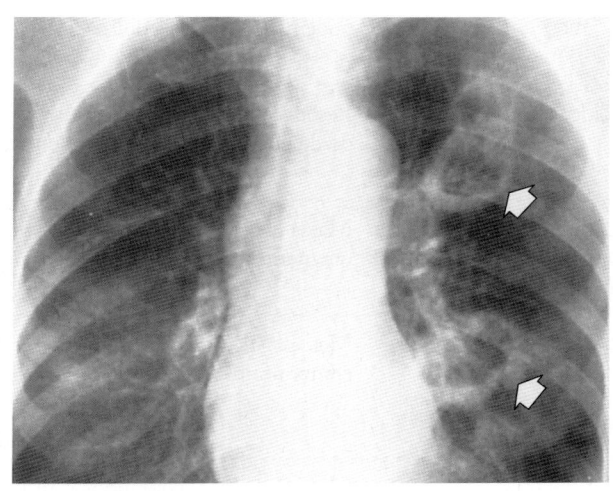

Fig. 1.11-13
Êmbolos pulmonares sépticos. Grandes lesões de cavidades (setas) no pulmão esquerdo de um usuário de drogas intravenosas com tromboflebite séptica.

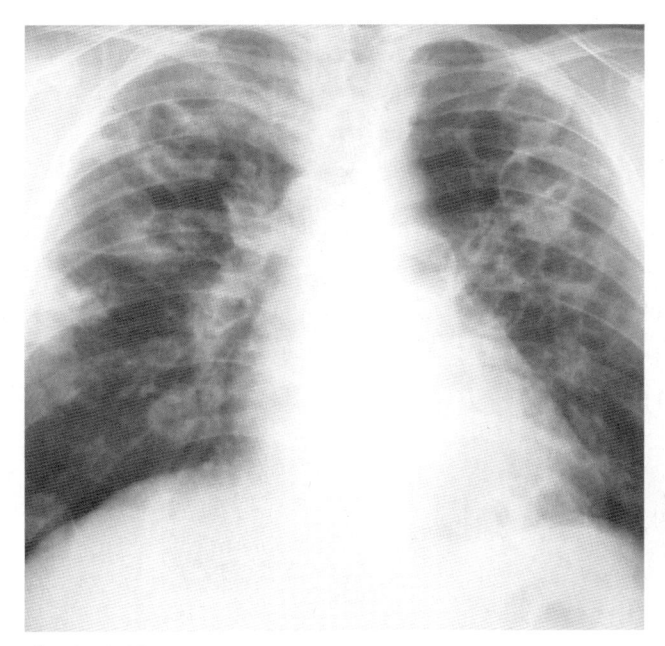

Fig. 1.11-14
Êmbolos pulmonares sépticos. Múltiplos nódulos cavitários em toda extensão de ambos os pulmões, representando êmbolos sépticos de *Nocardia* em um usuário de drogas intravenosas com AIDS.[30]

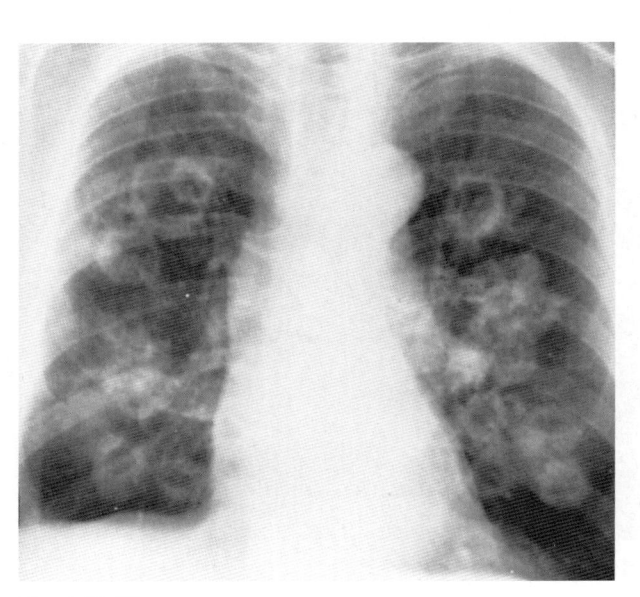

Fig. 1.11-15
Granulomatose de Wegener. Múltiplas cavidades de paredes espessas com revestimentos internos irregulares, espiculados.

Condição	Achados de Imagem	Comentários
Bronquiectasia cística (Fig. 1.11-16)	Múltiplas cavidades de paredes finas com predominância nos lobos inferiores. Muitas vezes um diminuto nível hidroaéreo no fundo da sombra em anel.	Cavidades representam brônquios segmentares gravemente dilatados. Geralmente há uma considerável perda de volume na região afetada.
Bolha (Fig. 1.11-17)	Espaço cístico com parede muito fina. Geralmente múltiplas com predominância em lobos superiores.	Níveis hidroaéreos desenvolvem-se com infecção. Frequentemente evidência radiográfica de enfisema pulmonar difuso.
Cisto pulmonar traumático	Única ou várias cavidades de paredes finas que podem conter níveis hidroaéreos.	Tipicamente ocorre em uma localização subpleural periférica imediatamente subjacente ao ponto de máxima lesão.
Sarcoidose	Lesões císticas desenvolvendo-se contra um fundo de doença pulmonar reticulonodular difusa.	Manifestação muito incomum (deve sugerir tuberculose ou doença fúngica superposta). Um micetoma pode ocorrer em uma lesão cavitária.
Sequestro broncopulmonar intralobar	Massa cística de parede fina ou grossa que frequentemente é multilocular ou múltipla.	Quase invariavelmente se origina contígua ao diafragma (dois terços são à esquerda). Pode ser obscurecido por pneumonia no parênquima circundante.
Cisto broncogênico	Massa cística solitária de parede fina que pode conter um nível hidroaéreo.	Aproximadamente 75% dos cistos broncogênicos que são originalmente opacos e cheios de líquido eventualmente se tornam cheios de ar por causa de uma comunicação infecciosa com o pulmão contíguo.
Malformação adenomatoide cística congênita (ver Fig. 1.15-7)	Múltiplos cistos, contendo ar, dispersos irregularmente através de uma massa de densidade de tecido mole.	Expande o hemitórax ipsolateral (abaixa o hemidiafragma e desvia o mediastino para o lado contralateral). Pode ocasionalmente ser confundida com uma hérnia diafragmática, contendo alças intestinais. A malformação pode muitas vezes ser detectada por ultrassonografia fetal.

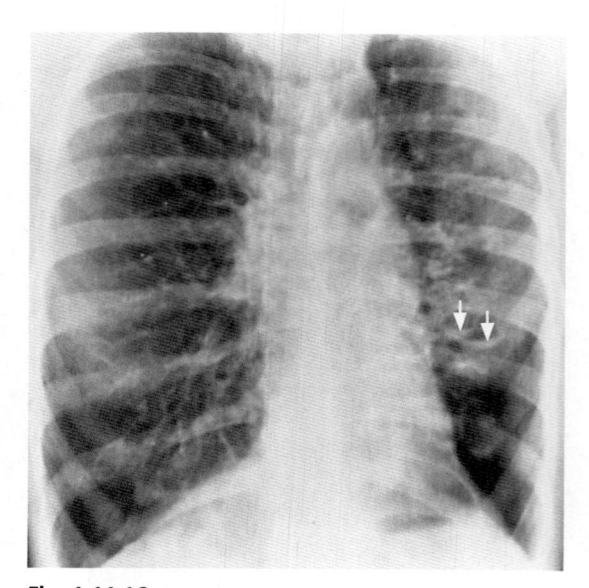

Fig. 1.11-16
Bronquiectasia cística. Múltiplos espaços císticos, alguns com níveis hidroaéreos (setas), comprometem predominantemente o pulmão esquerdo.

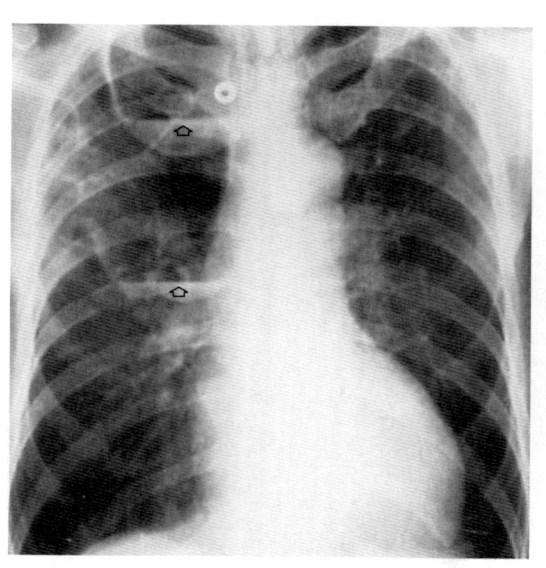

Fig. 1.11-17
Enfisema pulmonar. Grandes bolhas no pulmão superior direito. A presença de níveis hidroaéreos (setas) nos espaços císticos indica infecção superposta.

Condição	Achados de Imagem	Comentários
Fibrose cística (mucoviscidose) (Fig. 1.11-18)	Lesões císticas de paredes finas com ou sem níveis hidroaéreos, associadas a alterações reticulares grosseiras, difusas, hiperinsuflação e hipertensão arterial pulmonar.	Sombras em anel nesta condição podem ser causadas por bronquiectasia cística, bolhas, microabscessos ou formação do tipo favos de mel.
Papilomatose (Fig. 1.11-19)	Múltiplos cistos de paredes finas.	Papilomatose laríngea é uma doença comum em crianças que raramente se dissemina distalmente na árvore traqueobrônquica, produzindo lesões escavadas no pulmão.
Plumbagem (Fig. 1.11-20)	Esferas de plástico (lucite) aparecem radiograficamente como múltiplas transparências semelhantes a cavidades perfeitamente redondas.	Antiga terapia para tuberculose pulmonar que consistia em encher o espaço extrapleural com um volume suficiente de material inerte para colapsar o pulmão adjacente. As esferas muitas vezes não são inteiramente herméticas, de modo que uma pequena quantidade de líquido pode coletar-se em cada uma. Em vistas eretas, os níveis hidroaéreos resultantes podem simular cavitação e sugerir o diagnóstico incorreto de infecção aguda.

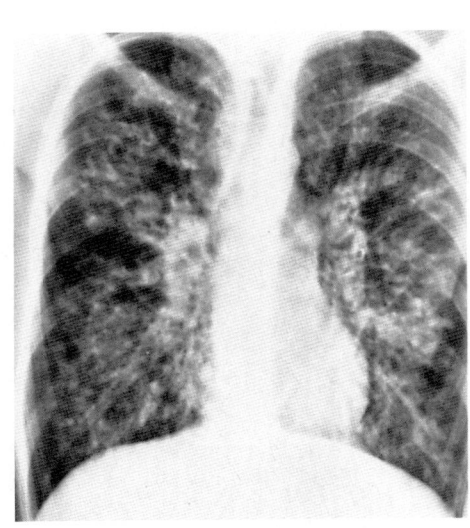

Fig. 1.11-18
Fibrose cística. Múltiplos pequenos cistos superpostos a um padrão reticular, grosseiro, difuso.

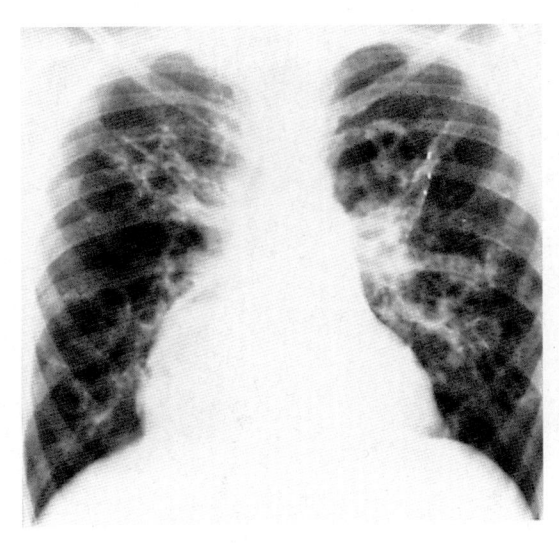

Fig. 1.11-19
Papilomatose. Múltiplas lesões císticas de paredes finas.

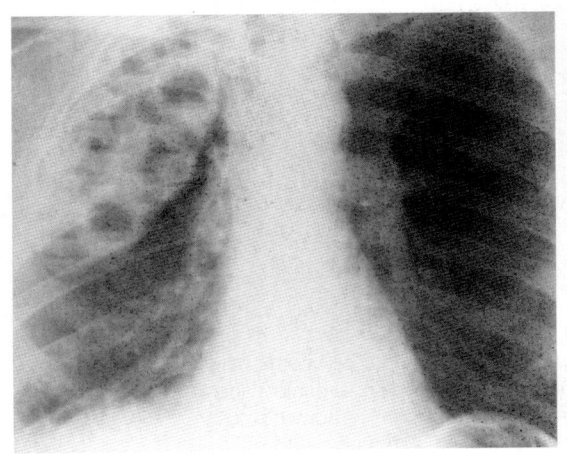

Fig. 1.11-20
Plombagem. Níveis hidroaéreos nas esferas de plástico simulam cavitação.

1.12 ■ Aumento Hilar Unilateral

Condição	Comentários
Linfadenopatia inflamatória (Figs. 1.12-1 e 1.12-2)	Histoplasmose, tuberculose, coccidioidomicose. Os gânglios hilares frequentemente calcificam e em geral são associados à doença parenquimatosa ipsolateral.
Neoplasma intrabrônquico	Massa hilar geralmente representa metástase ganglionar local (a própria lesão endobrônquica em geral produz apenas um mínimo efeito de massa).
Neoplasma metastático (Fig. 1.12-3)	Muitas vezes bilateral, com comprometimento de linfonodos mediastinais. Na disseminação linfangítica, há geralmente um padrão reticular ou reticulonodular difuso.
Linfoma	Principalmente doença de Hodgkin, que muitas vezes produz adenopatia hilar bilateral assimétrica. Pode haver comprometimento pulmonar ou derrame pleural. Os gânglios podem calcificar após irradiação mediastinal.

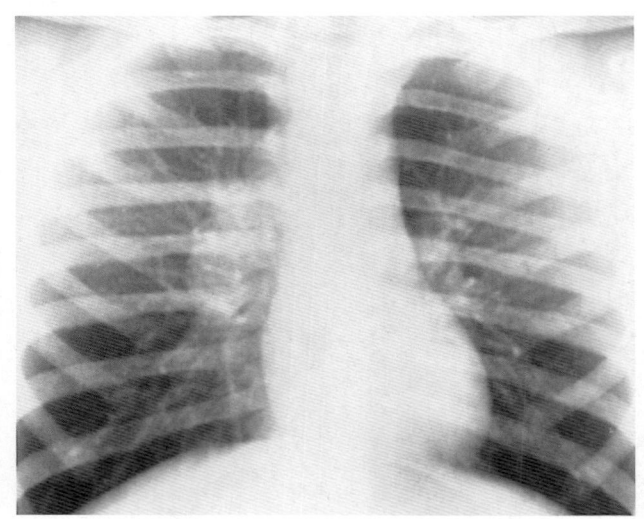

Fig. 1.12-1
Tuberculose primária. Aumento de linfonodos hilares direitos sem um infiltrado parenquimatoso individualizado.

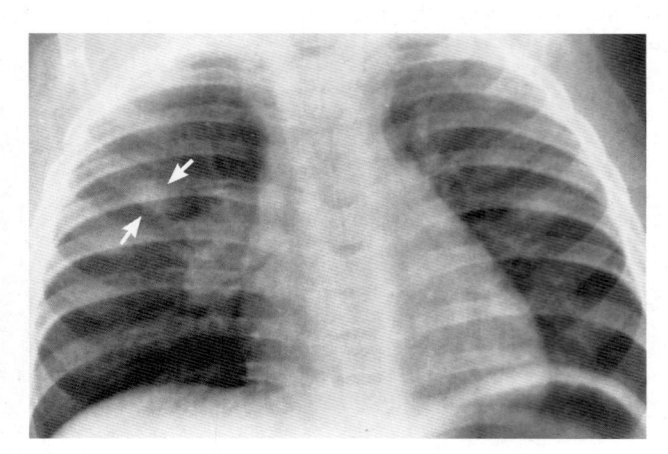

Fig. 1.12-2
Tuberculose primária. A combinação de uma lesão parenquimatosa focal (setas) e linfonodos hilares direitos aumentados produz o complexo primário clássico.

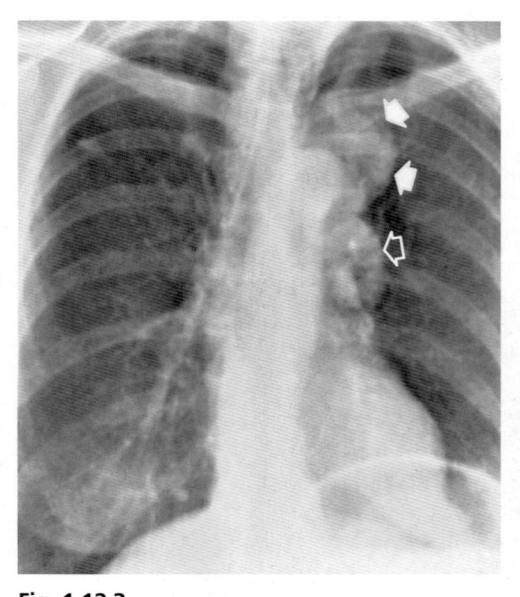

Fig. 1.12-3
Linfadenopatia ocasionada por carcinoma de pequenas células do pulmão. Adicionalmente à adenopatia hilar esquerda (seta aberta), há aumento dos linfonodos mediastinais anteriores (setas sólidas).

1.12 ■ AUMENTO HILAR UNILATERAL

Condição	Comentários
Estenose valvar pulmonar (ver Fig. 1.15-6)	Dilatação pós-estenótica da artéria pulmonar esquerda. Há geralmente aumento do ventrículo direito. Dilatação central da artéria pulmonar direita também ocorre, mas o segmento dilatado fica oculto no mediastino (aumento esquerdo não é em razão da direção do jato emanando da valva estenosada).
Embolia pulmonar (Fig. 1.12-4)	Resultado da distensão vascular por trombo volumoso (não resistência vascular aumentada no pulmão afetado). O vaso ocluído frequentemente fica mais nitidamente delineado do que o normal e pode terminar subitamente ("sinal do toco").
Aneurisma de artéria pulmonar	Congênito ou pós-traumático.
Coarctação da artéria pulmonar	Dilatação pós-estenótica da artéria pulmonar afetada.
Fístula arteriovenosa pulmonar	Aumento dos vasos hilares é causado por fluxo sanguíneo aumentado no lado afetado. Há frequentemente evidência de um único ou múltiplos nódulos parenquimatosos com artérias alimentadoras e veias drenantes características.
Variante normal (ver Fig. 1.15-1)	Proeminência da artéria pulmonar esquerda ocorre em adultos com menos de 30 anos (especialmente mulheres).
Artéria pulmonar estreitada ou ocluída	Aumento unilateral do hilo oposto pode desenvolver-se em pacientes com carcinoma, síndrome de Swyer-James, ou ausência congênita da artéria pulmonar.

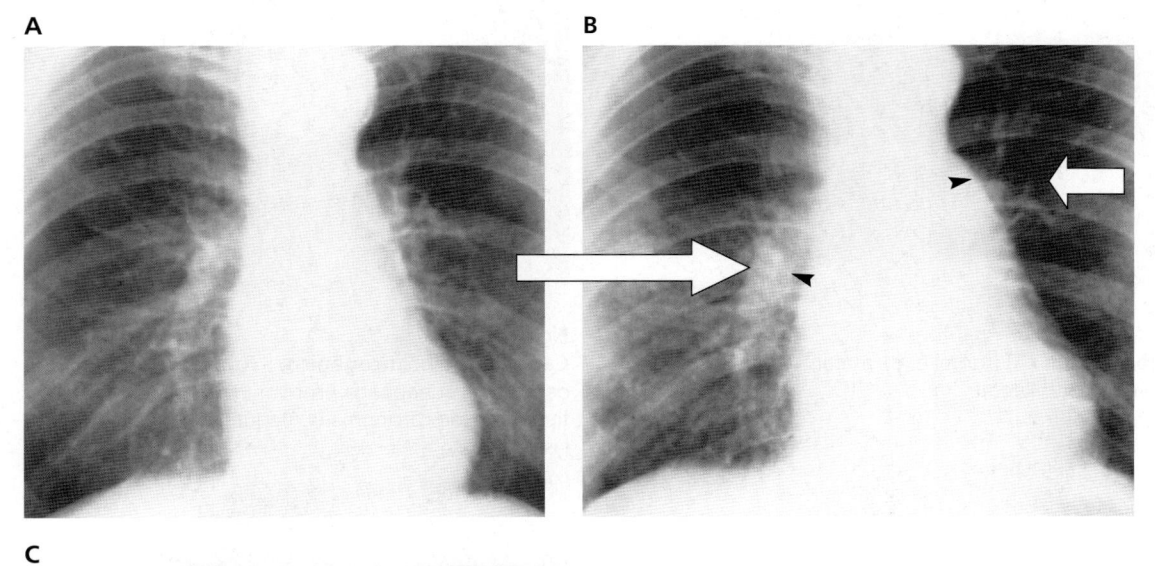

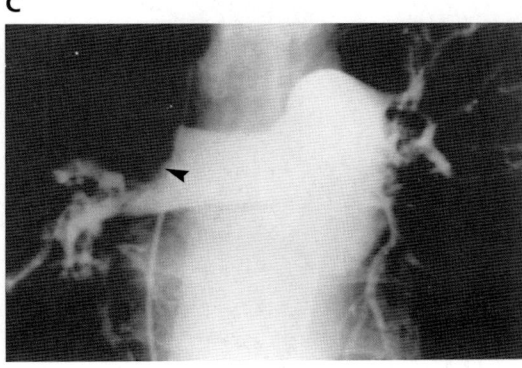

Fig. 1.12-4
Embolia pulmonar. (A) Radiografia de tórax prévia demonstra artérias pulmonares de tamanho normal. (B) Aumento da artéria pulmonar principal (seta pequena) e da artéria pulmonar direita (seta grande) coincide com o início dos sintomas do paciente. (C) Arteriograma demonstra múltiplos êmbolos pulmonares bilaterais e um grande êmbolo em sela direita (ponta de seta).

1.13 ■ Aumento Hilar Bilateral

Condição	Achados de Imagem	Comentários
Linfadenopatia (Figs. 1.13-1 a 1.13-6)	Aumento bilateral dos linfonodos hilares que pode ser associado à doença parenquimatosa reticular ou reticulonodular.	Causas incluem agentes infecciosos (especialmente tuberculose, histoplasmose, micoplasmas e pneumonias virais), malignidade (carcinoma, linfoma), silicose e sarcoidose.
Cardiopatia congênita (ver Fig. 1.13-4)	Aumento bilateral de vasos pulmonares que em geral é associado à cardiomegalia.	*Shunts* graves da esquerda para a direita (defeito septal atrial, defeito septal ventricular, canal arterial patente). Também lesões de mistura cianótica (transposição de grandes vasos, *truncus arteriosus* persistente).
Hipertensão arterial pulmonar (Fig. 1.13-7)	Aumento bilateral de artérias pulmonares centrais com rápido afilamento e pequenos vasos periféricos. Também aumento cardíaco (especialmente do ventrículo direito).	Primário ou secundário a lesões, como êmbolos pulmonares periféricos disseminados, síndrome de Eisenmenger (*shunt* da esquerda para a direita invertido) e enfisema obstrutivo crônico. Causas raras incluem metástases de neoplasma trofoblástico, distúrbios imunológicos (fenômeno de Raynaud, doença reumatoide), esquistossomose, estenoses múltiplas de artérias pulmonares ou coarctações e doenças vasoconstritivas.

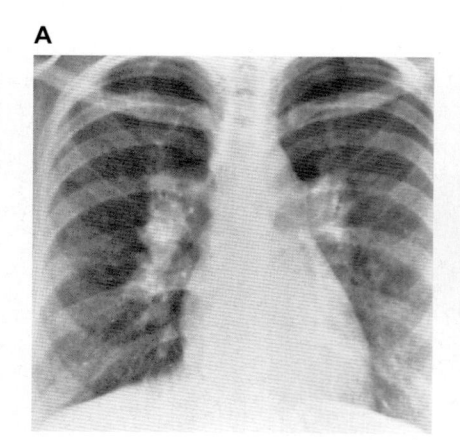

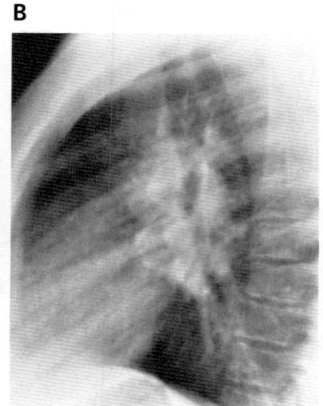

Fig. 1.13-1
Mononucleose infecciosa. Vistas (A) frontal e (B) lateral do tórax demonstram acentuada adenopatia hilar bilateral.

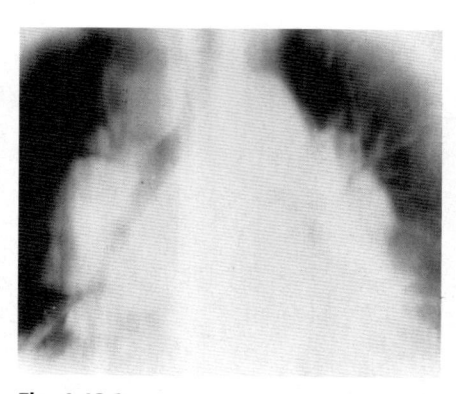

Fig. 1.13-2
Carcinoma broncogênico. Tomografia demonstra adenopatia hilar volumosa bilateral típica de carcinoma de pequenas células.

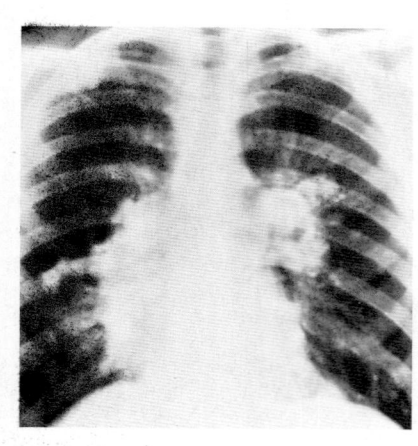

Fig. 1.13-3
Metástases ossificadas dos linfonodos hilares bilaterais por sarcoma osteogênico. Há também múltiplas metástases parenquimatosas.

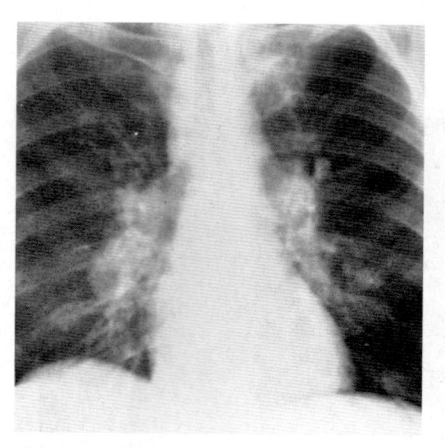

Fig. 1.13-4
Linfoma. Vista frontal mostra adenopatia hilar bilateral.

Condição	Achados de Imagem	Comentários
Embolia pulmonar	Aumento bilateral de artérias pulmonares centrais. Geralmente obliteração de vasos periféricos e aumento cardíaco direito.	Pode refletir êmbolos centrais bilaterais maciços ou êmbolos periféricos generalizados.
Hipertensão venosa pulmonar	Aumento bilateral de veias pulmonares centrais associado à cardiomegalia e cefalização do fluxo sanguíneo pulmonar.	Causas incluem insuficiência cardíaca esquerda e estenose mitral.
Policitemia primária	Aumento bilateral generalizado na vascularização pulmonar central e periférica.	Volume sanguíneo aumentado produz proeminência das sombras vasculares pulmonares, em geral sem a cardiomegalia associada à vascularização aumentada em pacientes com cardiopatia congênita. Trombose intravascular pode causar infartos pulmonares que aparecem como consolidações focais ou bandas de fibrose.

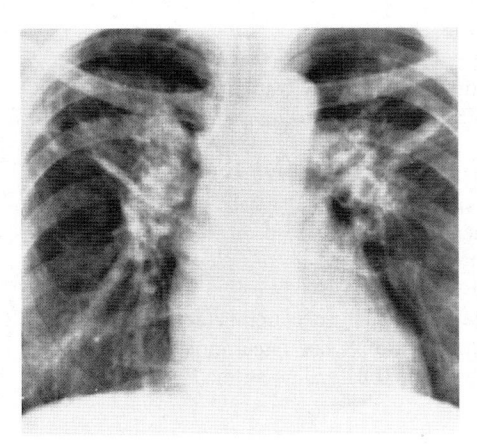

Fig. 1.13-5
Silicose. Calcificação característica dos linfonodos em casca de ovo associada a massas peri-hilares bilaterais.

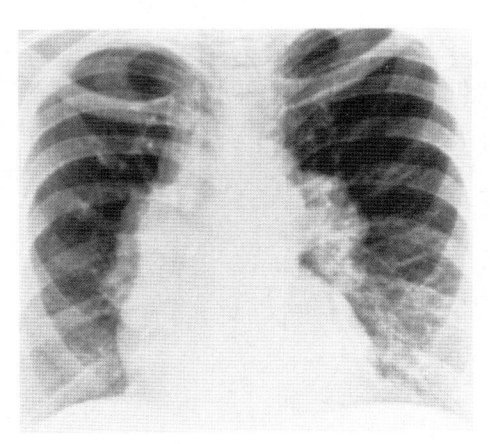

Fig. 1.13-6
Sarcoidose. Proeminente adenopatia hilar bilateral com aparência de linfonodos aumentados nas regiões paratraqueais direita e esquerda.

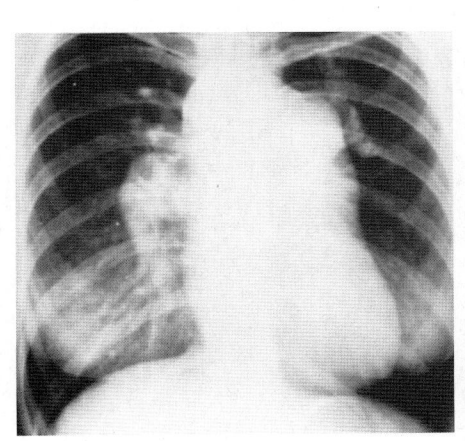

Fig. 1.13-7
Hipertensão arterial pulmonar. Radiografia de tórax frontal em uma paciente com defeito septal atrial e fisiologia de Eisenmenger demonstra imenso trato de ejeção pulmonar e artérias pulmonares centrais com afilamento abrupto e vasculatura periférica escassa.[31]

1.14 ▪ Aumento dos Linfonodos Hilares e Mediastinais

Condição	Achados de Imagem	Comentários
Tuberculose primária (ver Figs. 1.12-1 e 1.12-2)	Linfonodos hilares e paratraqueais aumentados que muitas vezes calcificam. Comprometimento bilateral em aproximadamente 20% dos casos.	Quase sempre associado à doença parenquimatosa ipsolateral (pode mesmo obscurecer a linfadenopatia).
Histoplasmose	Aumento unilateral ou bilateral dos linfonodos hilares, mediastinais, e, ocasionalmente, intrapulmonares.	Geralmente associado à doença parenquimatosa (muitas vezes ausente em crianças). Os linfonodos aumentados podem obstruir extrinsecamente as vias aéreas e causar infecção ou atelectasia distais. Calcificação dos linfonodos é comum e pode mesmo levar à erosão para dentro da luz brônquica.
Coccidioidomicose	Aumento unilateral ou bilateral de linfonodos hilares ou paratraqueais.	Pode haver doença parenquimatosa associada. Aumento dos linfonodos paratraqueais pode indicar iminente disseminação.
Mycoplasma pneumoniae	Aumento unilateral ou bilateral dos linfonodos hilares.	Comum em crianças, raro em adultos. Sempre associado à doença parenquimatosa ipsolateral.
Doenças virais (Fig. 1.14-1; ver Fig. 1.13-1)	Aumento linfonodal hilar que frequentemente é bilateral.	Psitacose, mononucleose infecciosa (também esplenomegalia), sarampo, ecovírus, varicela. Usualmente comprometimento parenquimatoso ou marcas broncovasculares aumentadas.
Infecções bacterianas (Figs. 1.14-2 e 1.14-3)	Vários padrões de aumento ganglionar.	Unilateral na coqueluche e tularemia (aumento hilar ipsolateral em 25 a 50% das pneumonias tularêmicas); comprometimento bilateral no antraz e peste.

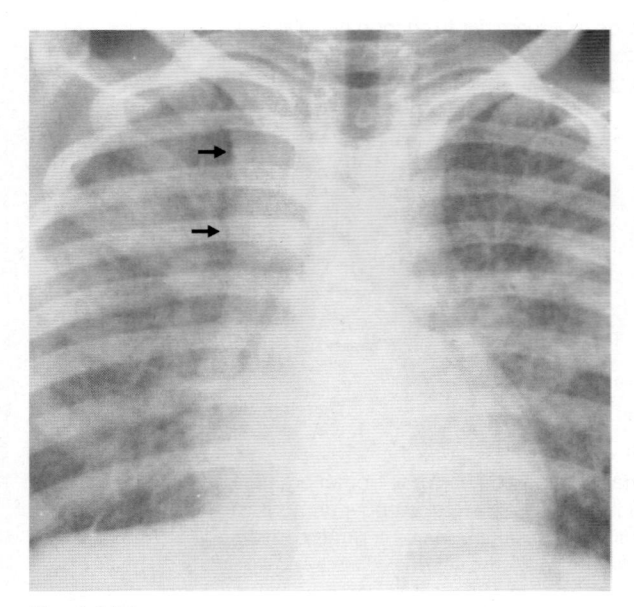

Fig. 1.14-1
Pneumonia do sarampo. Infiltrado intersticial difuso, reticular com uma área focal de consolidação no lobo superior direito. Observar a notável adenopatia hilar direita e mediastinal (setas).

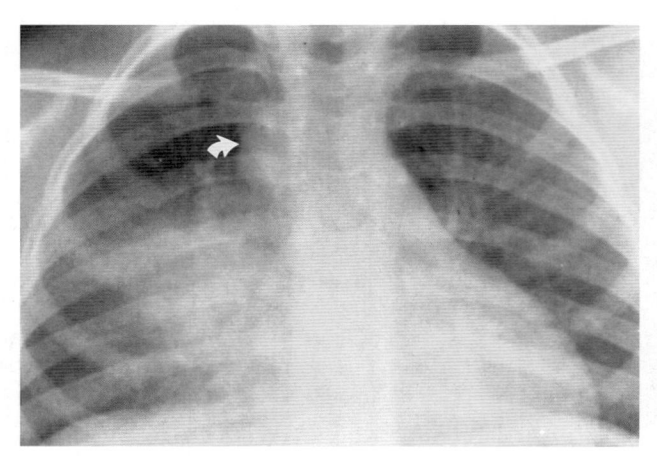

Fig. 1.14-2
Pneumonia da tularemia. Consolidação de espaços aéreos comprometendo o lobo médio direito e uma parte do lobo superior direito. Notar o aumento ganglionar paratraqueal direito (seta).

Condição	Achados de Imagem	Comentários
Carcinoma broncogênico (Fig. 1.14-4)	Geralmente aumento unilateral dos linfonodos hilares.	Sinal de apresentação em até um terço dos pacientes (carcinoma primário originado em um brônquio principal hilar ou metástase de um tumor primário pequeno em parênquima adjacente ou periférico). Aumento linfonodal volumoso, mesmo bilateral, sugere carcinoma de pequenas células.

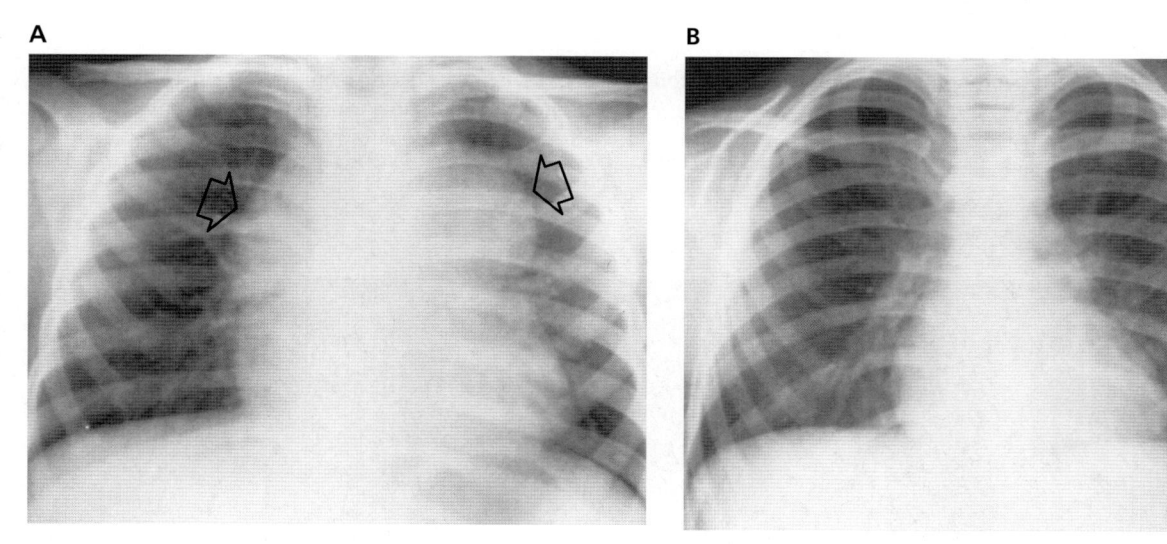

Fig. 1.14-3
Peste bubônica. (A) Radiografia inicial demonstra aumento massivo dos linfonodos mediastinais (setas). (B) Depois de terapia com cloranfenicol, uma radiografia de tórax repetida demonstra regressão completa da linfadenopatia.[32]

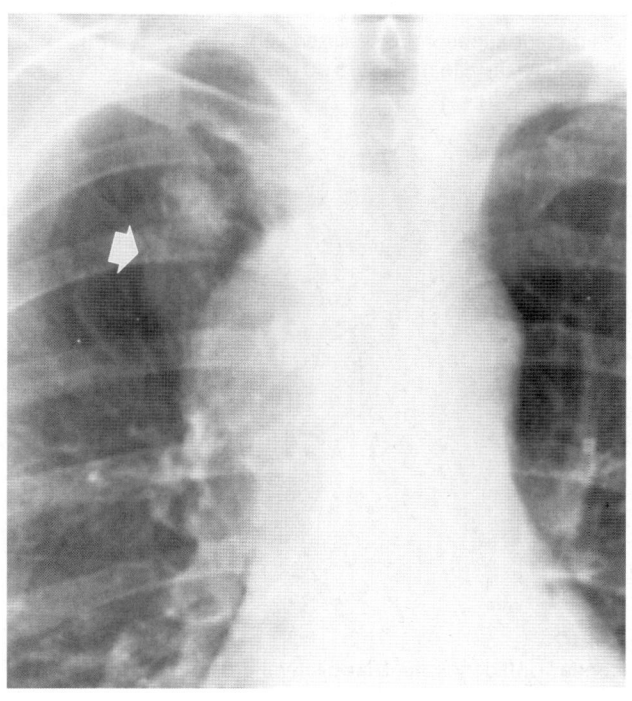

Fig. 1.14-4
Carcinoma de pequenas células. Linfadenopatia mediastinal direita proeminente associada a uma lesão maligna primária mal definida (seta).

Condição	Achados de Imagem	Comentários
Linfoma (Figs. 1.14-5 e 1.14-6)	Aumento de todos os linfonodos hilares e mediastinais (os gânglios mediastinais anteriores e retroesternais frequentemente são afetados). Tipicamente bilateral, mas assimétrico (aumento ganglionar unilateral é muito raro).	O achado radiográfico mais comum na doença de Hodgkin (visível nas radiografias iniciais de tórax de ~50% dos pacientes). Comprometimento pulmonar ou derrame pleural ocorre em cerca de 30%. Calcificação pode desenvolver-se em linfonodos intratorácicos após irradiação mediastinal.
Leucemia (Fig. 1.14-7)	Aumento simétrico dos linfonodos hilares e mediastinais em aproximadamente 25% dos pacientes.	Linfadenopatia ocorre mais comumente em leucemia linfocítica que mielocítica. Também pode haver derrame pleural e comprometimento parenquimatoso.
Metástases (disseminação linfangítica)	Aumento unilateral ou bilateral de linfonodos hilares ou mediastinais.	Geralmente associado a um padrão reticular ou reticulonodular difuso que compromete predominantemente as bases pulmonares (ver Fig. 1.4-1).

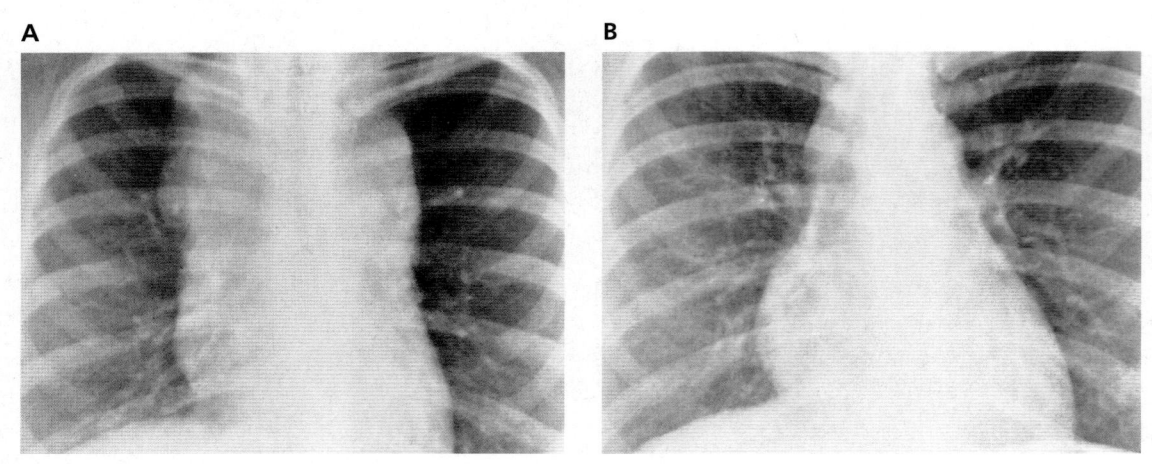

Fig. 1.14-5
Linfoma. (A) Radiografia de tórax inicial demonstra acentuado alargamento da metade superior do mediastino em razão da linfadenopatia pronunciada. (B) Depois de quimioterapia, há pronunciada diminuição na largura do mediastino superior.

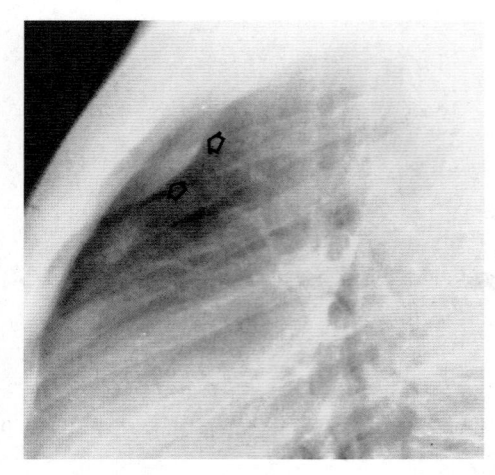

Fig. 1.14-6
Linfoma. Vista lateral do tórax mostra aumento sutil de um linfonodo retroesternal (cadeia mamária interna) (setas).

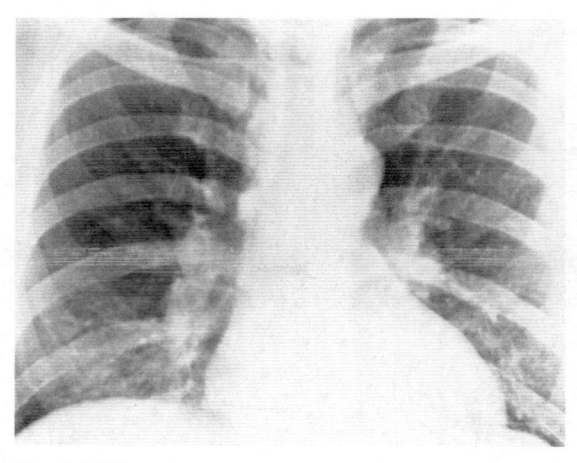

Fig. 1.14-7
Leucemia. Linfadenopatia hilar bilateral e paratraqueal direita.

Condição	Achados de Imagem	Comentários
Silicose (ver Fig. 1.13-5)	Aumento ganglionar hilar bilateral. Calcificação típica em casca de ovo (em aproximadamente 10% dos pacientes) é quase patognomônica (ocasionalmente ocorre em sarcoidose ou doença de Hodgkin irradiada) e pode comprometer linfonodos mediastinais, peritoneais e retroperitoneais.	Usualmente associado a um padrão difuso nodular ou reticulonodular em toda a extensão de ambos os pulmões. Uma aparência similar pode ocorrer na beriliose crônica.
Sarcoidose (Fig. 1.14-8)	Aumento bilateral simétrico dos linfonodos hilares e paratraqueais desenvolve-se em até 90% dos pacientes. Os limites externos dos hilos aumentados são, em geral, lobulados.	Aproximadamente metade dos pacientes tem doença parenquimatosa difusa. Aumento ganglionar frequentemente se resolve à medida que a doença parenquimatosa se desenvolve, diferente de linfoma ou tuberculose. A simetria bilateral é diferencial com tuberculose, enquanto o comprometimento retroesternal é diferencial com linfoma.
Histiocitose de células de Langerhans pulmonar	Aumento simétrico de linfonodos hilares e mediastinais é uma manifestação rara.	Padrão micronodular difuso inicial que pode se tornar grosseiro em estádios mais avançados. Ausência de aumento linfonodal em um paciente com doença pulmonar intersticial difusa favorece um diagnóstico de histiocitose X em vez de sarcoidose.
Hemossiderose pulmonar idiopática/síndrome de Goodpasture	Aumento simétrico de linfonodos hilares ocorre principalmente na fase aguda.	Episódios de hemorragia pulmonar produzem doença difusa alveolar e intersticial.
Fibrose cística	Aumento linfonodal unilateral ou bilateral é um achado incomum.	Aumento difuso nas marcas pulmonares com hiperinsuflação e áreas de atelectasia e bronquiectasia.
Amiloidose broncopulmonar	Aumento simétrico dos linfonodos hilares e mediastinais (podem ser densamente calcificados).	Rara manifestação desta discrasia de células plasmáticas. Algumas vezes associada a comprometimento pulmonar difuso.
Doença de cadeia pesada	Aumento simétrico de linfonodos mediastinais.	Manifestação incomum desta rara discrasia de células plasmáticas. Hepatoesplenomegalia é comum, enquanto comprometimento pulmonar é raro.
Alterações induzidas por drogas	Aumento linfonodal hilar bilateral ou mediastinal.	Pode desenvolver-se durante terapia com difenilidantoína ou trimetadiona.

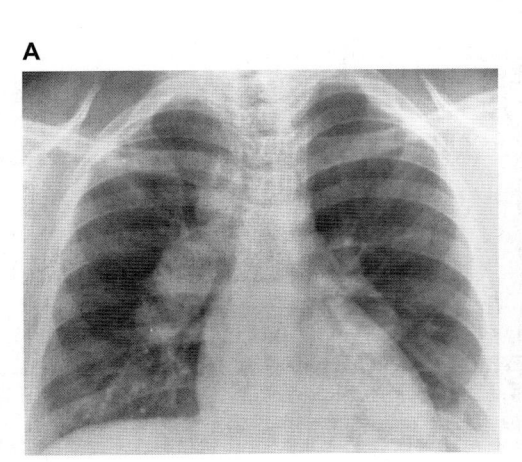

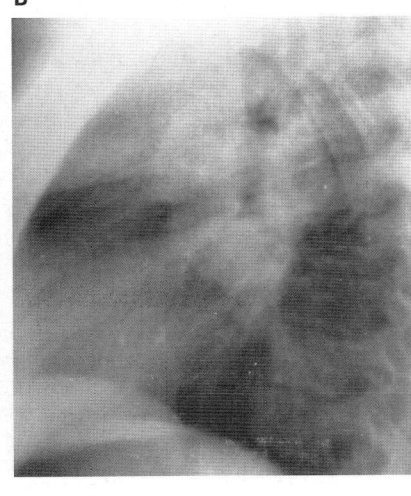

Fig. 1.14-8
Sarcoidose. Vistas (A) frontal e (B) lateral do tórax demonstram aumento dos linfonodos hilares direitos, hilares esquerdos e paratraqueais direitos produzindo o padrão clássico 1-2-3 de adenopatia.

1.15 ■ Hipertransparência Unilateral Lobar ou Localizada do Pulmão

Condição	Achados de Imagem	Comentários
Enfisema obstrutivo local	Hipertransparência localizada do pulmão associada a vasos finos, atenuados (compromete predominantemente as zonas inferiores).	Aproximadamente 50% dos casos de enfisema têm comprometimento local em vez de difuso radiograficamente. As zonas afetadas mostram retenção de ar à expiração e hiperinsuflação à capacidade pulmonar total.
Bolha/vesícula (Figs. 1.15-1 e 1.15-2)	Espaços contendo ar nitidamente definidos que são limitados por sombras curvilíneas finas, como cabelo, e variam em tamanho de 1 cm a um hemitórax inteiro.	Predominantemente unilateral. Diferente do enfisema obstrutivo, as marcas vasculares estão ausentes em vez de atenuadas. Hiperinsuflação e retenção de ar habitualmente ocorrem.
Aspiração de corpo estranho (ver Fig. 1.31-3)	Distribuição segmentar com predominância de lobos inferiores (especialmente à direita). Retenção de ar característica em filmes expiratórios e muitas vezes oligoemia local.	A mais comum manifestação de aspiração de corpo estranho. Um corpo estranho opaco pode ser demonstrado.
Hiperaeração compensadora (Fig. 1.15-3)	Hiperinsuflação e oligoemia do lobo(s) restante.	Atelectasia ou agenesia lobar causa hiperdistensão das porções normais do pulmão.

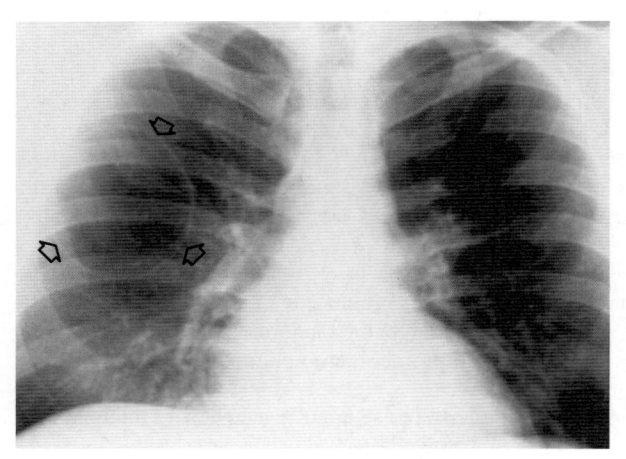

Fig. 1.15-1
Bolha enfisematosa congênita. Grande cisto de ar de parede fina (setas) na porção média do pulmão direito.

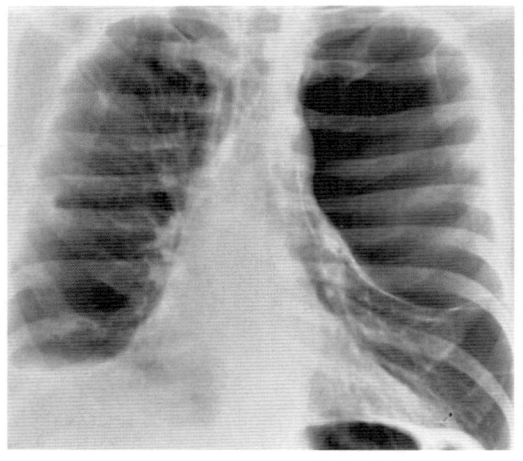

Fig. 1.15-2
Bolha enfisematosa gigante. A massa contendo ar enche a maior parte do hemitórax esquerdo.

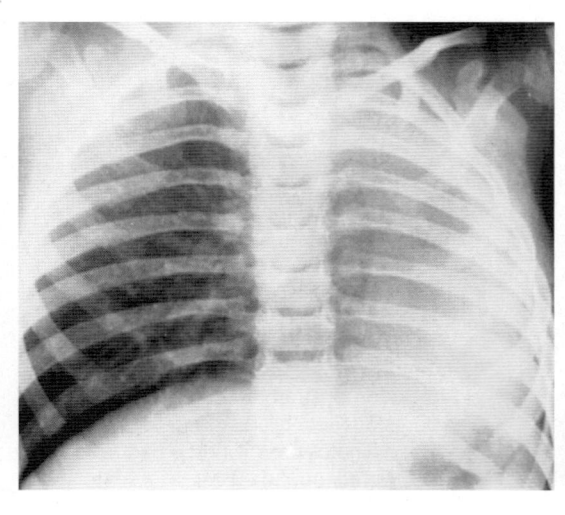

Fig. 1.15-3
Hiperaeração compensadora na agenesia do pulmão esquerdo. Há virtualmente ausência total de pulmão aerado no hemitórax esquerdo. O pulmão direito é acentuadamente hiperinsuflado e se herniou pela linha mediana. O mediastino inteiro reside dentro do hemitórax esquerdo. A parede torácica é assimétrica, e as costelas são um pouco mais próximas à esquerda.

1.15 ■ HIPERTRANSPARÊNCIA UNILATERAL LOBAR OU LOCALIZADA DO PULMÃO

Condição	Achados de Imagem	Comentários
Neoplasma pulmonar	Comprometimento segmentar, lobar, ou do pulmão inteiro. Aprisionamento aéreo em filmes expiratórios.	Neoplasmas endobrônquicos benignos ou malignos são uma causa rara de pulmão hipertransparente unilateral ou segmentar (mais comumente a obstrução brônquica é completa e resulta em atelectasia ou pneumonia pós-obstrutiva). Metástases aos linfonodos hilares ocasionalmente comprimem um brônquio e causam oligoemia.
Doença tromboembólica (Fig. 1.15-4)	Segmento afetado mostra muitas vezes perda moderada de volume, mas ainda pode parecer hipertransparente em razão da oligoemia local (sinal de Westermark).	Quase invariavelmente associado à obstrução de uma grande artéria pulmonar lobar ou segmentar. A artéria afetada tipicamente está alargada e é mais nítida do que o normal.

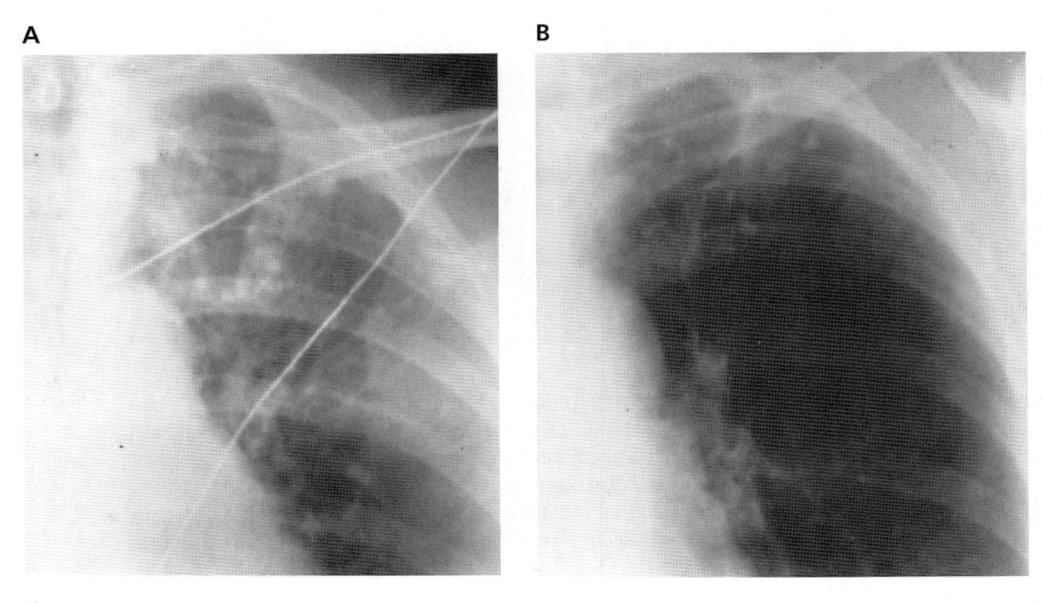

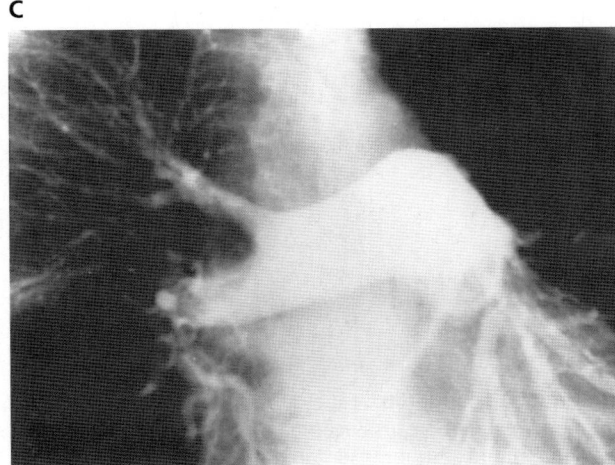

Fig. 1.15-4
Sinal de Westermark de embolia pulmonar. (A) Radiografia de tórax prévia demonstra vascularização normal no lobo superior esquerdo. (B) Notável hipertransparência do lobo superior esquerdo coincidiu com a instalação dos sintomas do paciente. (C) Arteriograma efetuado no mesmo dia em que foi tirada a radiografia em (B) mostra coágulo oclusivo no lobo superior esquerdo e múltiplos êmbolos no pulmão direito.

Condição	Achados de Imagem	Comentários
Enfisema unilateral ou lobar (síndrome de Swyer–James) (Fig. 1.15-5)	Geralmente comprometimento de um pulmão inteiro (radiotransparência unilateral), embora um único lobo ocasionalmente seja afetado. Aprisionamento de ar durante a expiração (desvio mediastinal na direção do pulmão normal).	Provavelmente resulta de pneumonia aguda durante a lactância ou a infância que causa bronquiolite obliterante e um quadro semelhante a enfisema. Os vasos hilares e periféricos são pequenos.
Enfisema lobar congênito (Fig. 1.15-6)	Hiperinsuflação grave de um lobo pulmonar (especialmente no lobo superior direito ou o médio direito).	Aproximadamente um terço dos casos aparente ao nascimento (outros notados várias semanas mais tarde). Aprisionamento grave de ar causa acentuado aumento lobar, desvio contralateral do mediastino e depressão ipsolateral do diafragma.

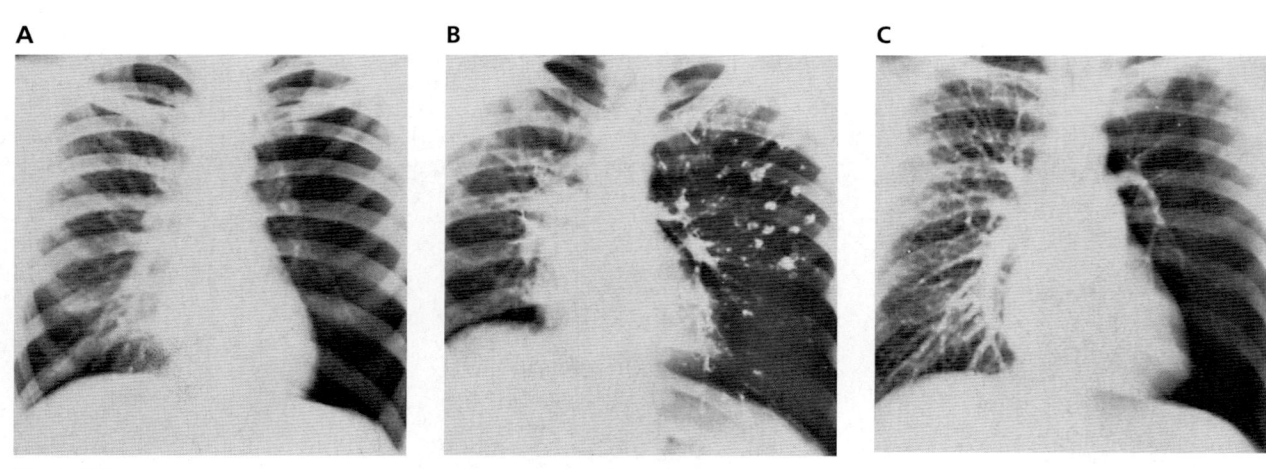

Fig. 1.15-5
Pulmão hipertransparente unilateral. (A) Radiografia frontal exposta com capacidade pulmonar total revela uma acentuada discrepância na radiotransparência dos dois pulmões, com o esquerdo mostrando oligoemia grave, mas volume pulmonar normal. (B) Radiografia frontal com volume residual após broncografia demonstra aprisionamento aéreo grave no pulmão esquerdo e pouca alteração no volume em relação à capacidade pulmonar total. Uma vez que o esvaziamento do pulmão direito seja normal, o mediastino balança agudamente para a direita. (C) Um arteriograma pulmonar mostra a discrepância em fluxo sanguíneo para os dois pulmões. A artéria pulmonar esquerda está presente, embora diminuta, diferenciando este aspecto da ausência congênita da artéria pulmonar esquerda.[7]

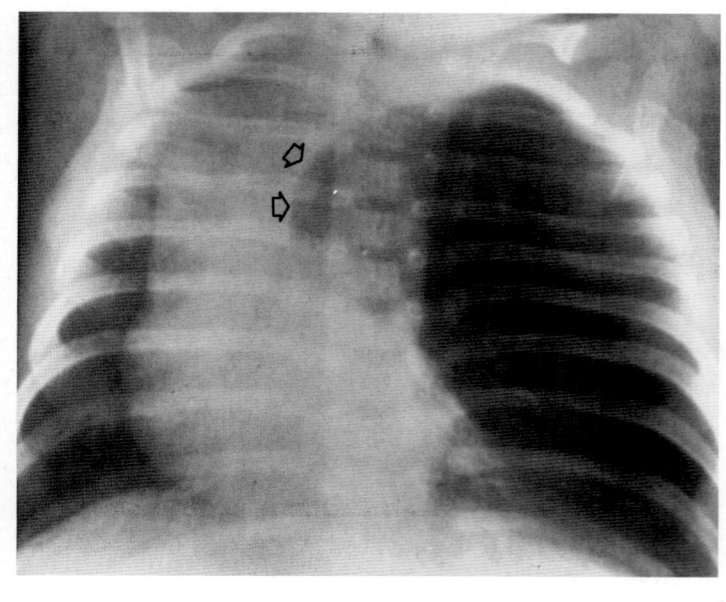

Fig. 1.15-6
Enfisema lobar congênito. Hiperdistensão grave do lobo superior esquerdo causa acentuada hipertransparência do hemitórax esquerdo juntamente com depressão do hemidiafragma ipsolateral e desvio do mediastino para o hemitórax direito. O lobo superior esquerdo hiperinsuflado sofreu herniação para o lado direito do tórax (setas). Observar as marcas broncovasculares pequenas e largamente separadas no pulmão esquerdo transparente.

Condição	Achados de Imagem	Comentários
Malformação adenomatoide cística (Fig. 1.15-7)	Geralmente aparece como uma massa composta por numerosos cistos contendo ar espalhados irregularmente por toda uma densidade de tecido mole em um único lobo. Ocasionalmente, predomina um único cisto cheio de ar, simulando enfisema lobar do lactente.	Rara anomalia congênita que consiste em uma massa intralobar de tecido pulmonar desorganizado que é classificado como um hamartoma, embora não seja neoplásico. Se a malformação não se comunicar com a árvore brônquica, contém apenas líquido e aparece radiograficamente como uma grande massa pulmonar. A lesão expande o hemitórax ipsolateral abaixando o hemidiafragma e desviando o mediastino na direção do lado contralateral.
Síndrome de pulmão hipogenético (ver Fig. 2.8-8)	Pequeno pulmão direito muitas vezes hipertransparente associado a uma artéria pulmonar pequena ou ausente. Pode ser associado à veia drenante anômala que forma uma sombra larga, delicadamente curvada, descendo para o diafragma imediatamente à direita do coração (sinal da cimitarra).	Anomalia muito rara em que o pulmão direito é suprido parcial ou completamente por artérias sistêmicas (*shunt* da esquerda para a direita). Outras anomalias cardiopulmonares são comuns.
Estenose de ramo pulmonar	Pulmão ipsolateral é hipoplásico e tem volume reduzido, e há um hilo ausente ou diminuto. Não há retenção de ar à expiração forçada (diferentemente da síndrome de Swyer–James).	Anomalia muito rara na qual o pulmão comprometido é suprido por uma circulação brônquica hipertrofiada. A artéria anômala é, em geral no lado oposto ao arco aórtico (quando à esquerda, há uma alta incidência de anomalias cardiovasculares associadas).
Origem anômala da artéria pulmonar esquerda a partir da artéria pulmonar direita	Pulmão direito hipertransparente graças a aprisionamento de ar e hiperinsuflação (vaso anômalo comprime o brônquio principal direito).	Anomalia muito rara em que compressão grave pode atelectasiar o pulmão. Compressão da traqueia causa hiperinsuflação e retenção de ar à expiração bilateral. Um esofagograma mostra desvio posterior patognomônico do esôfago e desvio anterior da traqueia pela artéria anômala interposta.

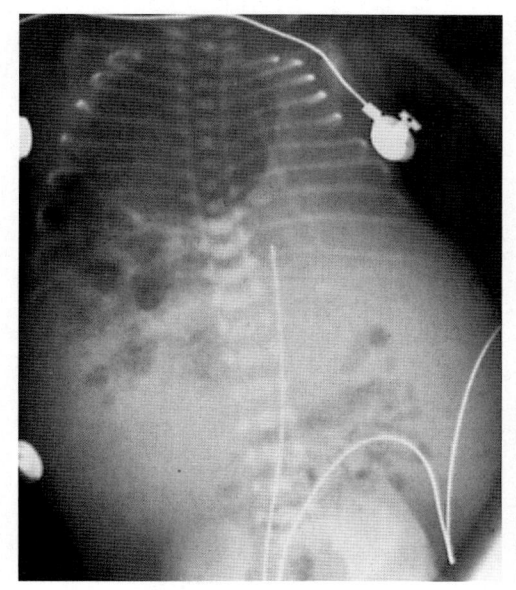

Fig. 1.15-7
Malformação adenomatoide cística. Radiografia frontal do tórax e abdome de um lactente com 1 hora de idade demonstra uma grande massa transparente no hemitórax direito com desvio das estruturas mediastinais para a esquerda. No tórax direito inferior, a massa aparece multicística e se assemelha a alças de intestino cheias de ar. Ascite também está presente.[33]

Condição	Achados de Imagem	Comentários
Atresia brônquica congênita	Massa elíptica característica na região hilar, representando muco espessado distal ao ponto de atresia. Pode ter um padrão linear ou ramificado.	Anomalia muito rara que mais comumente compromete o segmento apical-posterior do lobo superior esquerdo (pode afetar diversos segmentos). A árvore brônquica periférica ao ponto de obliteração é desimpedida, e o ar entra no segmento afetado por desvio colateral.
Tuberculose	Hiperinsuflação e oligoemia decorrentes de obstrução brônquica parcial por aumento linfonodal hilar ipsolateral.	Compromete principalmente o segmento anterior de um lobo superior ou o segmento medial do lobo médio. Pode ser o resultado de broncostenose por um granuloma tuberculoso. Obstrução completa causa atelectasia.
Infecção estafilocócica (pneumatocele) (ver Fig. 1.11-2)	Característicos espaços císticos de paredes finas desenvolvem-se em, aproximadamente, 50% das crianças afetadas. Muitos podem ser grandes e até mesmo encher um hemitórax inteiro. Muitas vezes contêm níveis hidroaéreos.	Espaços císticos em geral aparecem durante a primeira semana de uma pneumonia e tendem a desaparecer espontaneamente dentro de 6 semanas. Raros em adultos. Provavelmente resulta de obstrução unidirecional de uma comunicação entre um abscesso peribrônquico e a luz brônquica.
Envenenamento por hidrocarboneto (Fig. 1.15-8)	Inalação em crianças pode levar à formação de pneumatocele, simulando aquelas na pneumonia estafilocócica.	Ingestão ou inalação de hidrocarbonetos é a principal causa de envenenamento em crianças. Hidrocarboneto inalado inicialmente produz infiltrados peri-hilares e edema pulmonar; hidrocarboneto ingerido é absorvido pelo trato gastrointestinal e é levado pela corrente sanguínea para os pulmões, onde agrava a lesão pulmonar.
Broncólito	Hiperinsuflação e oligoemia causados por obstrução brônquica parcial por uma massa calcificada endobrônquica.	Erosão de um linfonodo calcificado (em geral a partir de histoplasmose) para dentro da luz brônquica.
Sarcoidose	Hipertransparência do pulmão decorrente de aprisionamento de ar e hiperinsuflação.	Causa rara. Pode ser em virtude da compressão brônquica por gânglios aumentados, porém mais comumente resulta de depósitos de sarcoide endobrônquicos.

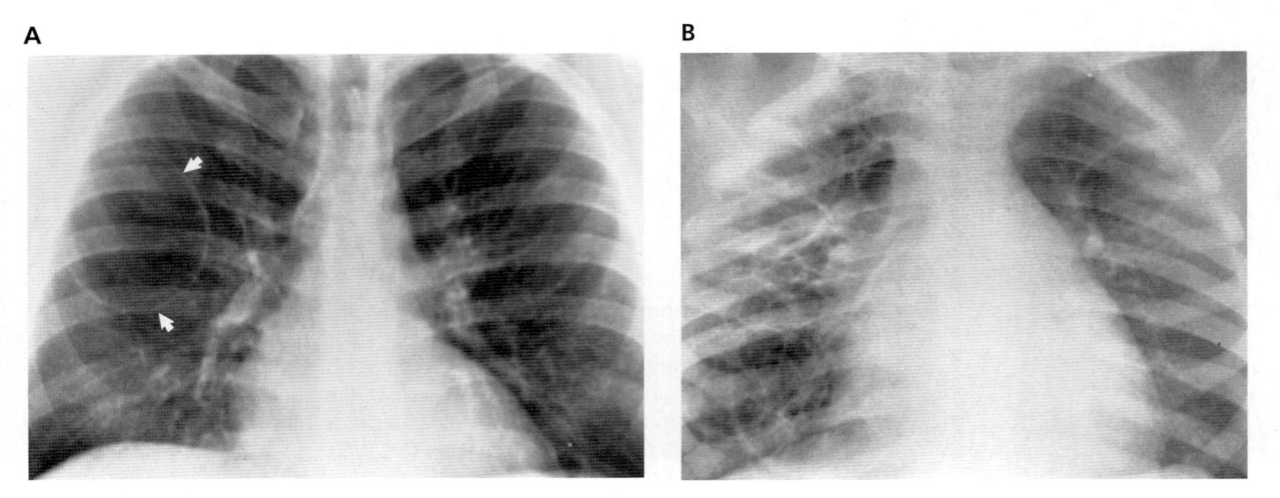

Fig. 1.15-8
Envenenamento por hidrocarboneto. (A) Grade pneumatocele de parede fina (setas). (B) Múltiplas pneumatoceles de paredes finas bilateralmente, porém mais pronunciadas à direita.

1.15 ■ HIPERTRANSPARÊNCIA UNILATERAL LOBAR OU LOCALIZADA DO PULMÃO

Condição	Achados de Imagem	Comentários
Causas não pulmonares (vasos normais)		
Mastectomia	Pulmão hipertransparente unilateral. Sombra da mama ausente.	Pode ser bilateral.
Músculos peitorais ausentes (Fig. 1.15-9)	Pulmão hipertransparente unilateral.	Disparidade em espessura dos tecidos moles supraclaviculares e pregas axilares.
Técnica radiográfica defeituosa	Pulmão hipertransparente unilateral.	Mais comumente decorrente de rotação do paciente, o que projeta os tecidos moles e a coluna sobre um lado do tórax enquanto os gira para fora do lado oposto, mais transparente (especialmente em mulheres com grandes mamas pendulares). Outra causa é centralização inadequada do feixe de raios X.

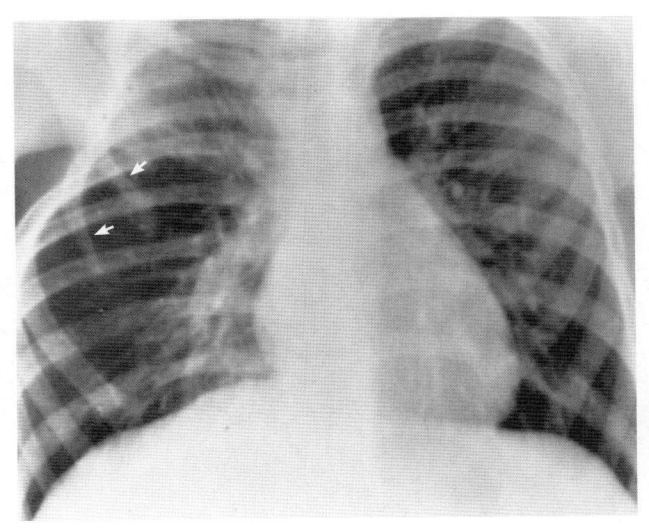

Fig. 1.15-9
Ausência dos músculos peitorais direitos. Assimetria da caixa torácica com hipoplasia das costelas anteriores (setas). A porção inferior do pulmão direito aparece hipertransparente, enquanto o ápice parece comparativamente opaco.

1.16 ■ Pulmões Hipertransparentes Bilaterais

Condição	Achados de Imagem	Comentários
Enfisema obstrutivo crônico (Fig. 1.16-1)	Hiperinsuflação grave (diafragma baixo, plano ou côncavo; diâmetro posteroanterior aumentado do tórax; espaço retroesternal aumentado).	Atenuação e estiramento acentuados (mesmo virtual ausência) de vasos pulmonares. Muitas vezes evidência de hipertensão pulmonar (aumento das artérias pulmonares centrais com afilamento periférico rápido). O coração tende a ser pequeno e relativamente vertical, e muitas vezes há bolhas isoladas ou múltiplas. Na deficiência de α_1-antitripsina, o enfisema compromete predominantemente os lobos inferiores.
Ataque asmático agudo (Fig. 1.16-2)	Hiperinsuflação grave dos pulmões com aprisionamento de ar. Características sombras tubulares ("trilhos de bonde") representam edema ou espessamento das paredes brônquicas.	Diversamente do enfisema, nesta condição as marcas vasculares em toda a extensão dos pulmões são de calibre normal. Geralmente não há anormalidade radiográfica entre os ataques agudos.

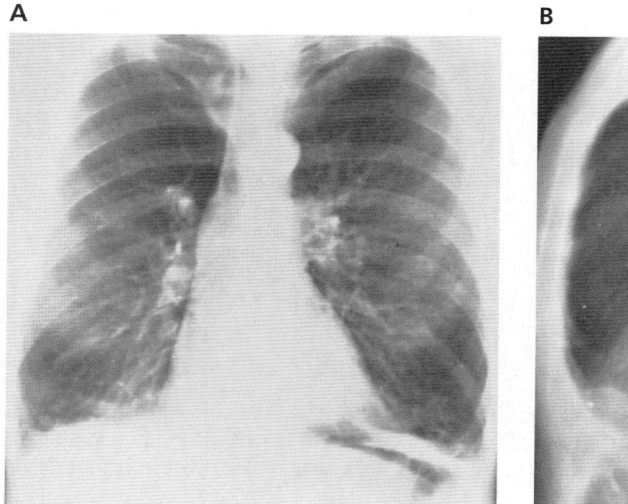

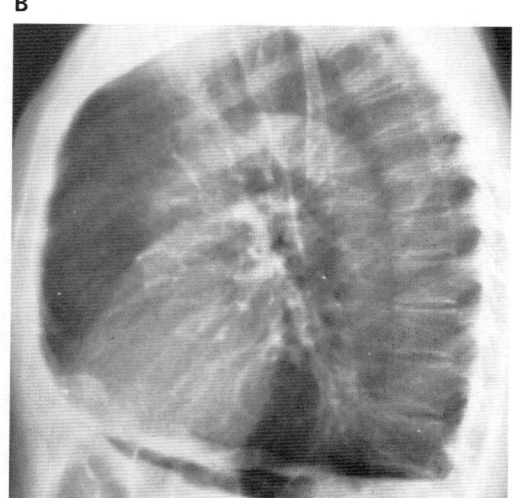

Fig. 1.16-1
Enfisema pulmonar. Vistas (A) frontal e (B) lateral do tórax demonstram hiperinsuflação grave dos pulmões juntamente com achatamento e mesmo uma inversão da curvatura dos hemidiafragmas. Há também aumento do tamanho e transparência do espaço aéreo retroesternal, aumento no diâmetro anteroposterior do tórax e redução no número e calibre das artérias pulmonares periféricas.

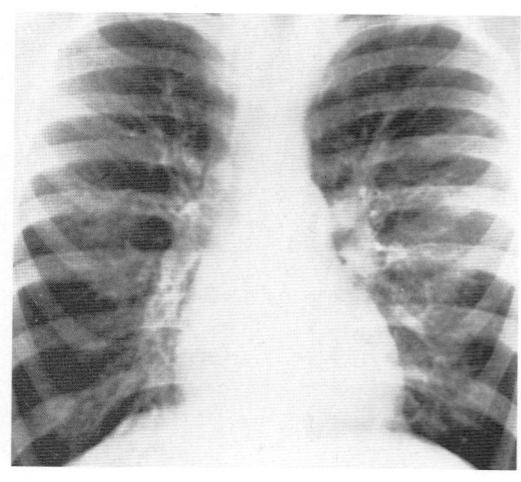

Fig. 1.16-2
Asma. Vista frontal do tórax demonstrando hiperexpansão dos pulmões com depressão dos hemidiafragmas, diâmetro anteroposterior do tórax e espaço aéreo retroesternal aumentados, e proeminência das estruturas intersticiais. O coração e a vascularização pulmonar são normais.

1.16 ■ PULMÕES HIPERTRANSPARENTES BILATERAIS

Condição	Achados de Imagem	Comentários
Bronquiolite aguda	Hiperinsuflação grave dos pulmões que frequentemente é associada a um padrão reticulonodular que compromete predominantemente os lobos inferiores.	Geralmente uma infecção viral de pequenas vias aéreas que afeta principalmente crianças abaixo da idade de 3 anos e é geralmente autolimitada. Pode afetar adultos com doença respiratória preexistente.
Doença bolhosa do pulmão (Figs. 1.16-3 e 1.16-4)	Múltiplos espaços de paredes finas, nitidamente demarcados, avasculares e cheios de ar que mais comumente ocorrem nos lobos superiores e podem crescer. Embora haja hiperinsuflação como no enfisema de obstrução crônica não há oligoemia difusa do parênquima pulmonar restante.	Geralmente afeta homens, que permanecem assintomáticos até haver compressão grave do parênquima pulmonar não comprometido. Pneumotórax espontâneo a partir de uma bolha rota constitui uma complicação comum.
Fibrose cística (mucoviscidose) (Fig. 1.16-5)	Hiperinsuflação dos pulmões associada à acentuação das marcas intersticiais e episódios de atelectasia e pneumonia local recorrente.	Obstrução de passagens aéreas pelo muco viscoso que é característico desta condição.
Broncopneumonia infantil difusa	Hiperinsuflação difusa ou em focos dos pulmões que usualmente é associada a áreas de consolidação e aumento de linfonodos peribrônquicos.	Este padrão de pneumonia bilateral comumente complica gripe, sarampo ou coqueluche. Pode raramente ocorrer com organismos bacterianos.
Obstrução ou compressão traqueal ou laríngea	Hiperinsuflação dos pulmões que pode ser associada a várias anormalidades traqueais. Muitas vezes pneumonias recorrentes ou evidência de cicatrizes parenquimatosas a partir de doença inflamatória prévia.	As causas incluem anel vascular, tumor (carcinoma de células escamosas, osteocondroma, papiloma), traqueobroncomegalia (dilatação de anéis cartilaginosos deficientes), policondrite recidivante, traqueomalacia ou estenose localizada (complicação tardia de entubação endotraqueal ou traqueostomia), e traqueia em bainha de sabre (diâmetro coronal estreitado graças à doença pulmonar obstrutiva crônica).
Técnica radiográfica defeituosa	Pulmões "hipertransparentes" bilaterais.	Filme hiperpenetrado (especialmente radiografias portáteis e filmes de pacientes com compleição corporal muito delgada).

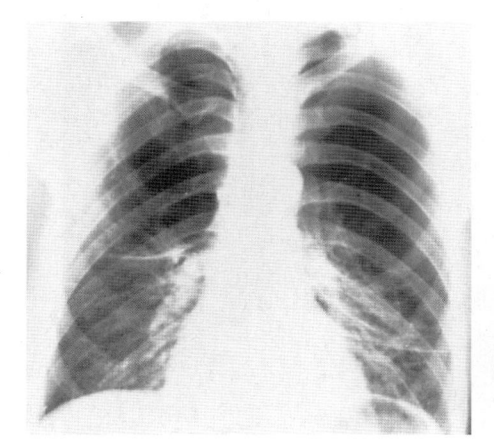

Fig. 1.16-3
Bolhas bilaterais volumosas. Há notável hipertransparência de ambos os pulmões.

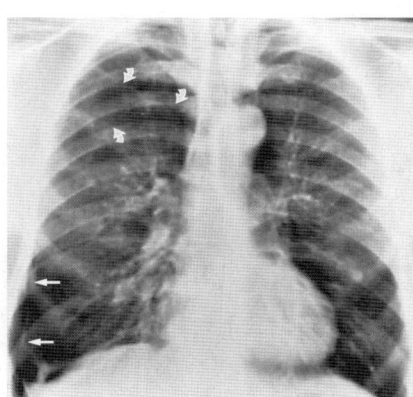

Fig. 1.16-4
Enfisema bolhoso. Um pequeno pneumotórax direito (setas retas) resultante da ruptura de uma bolha. As setas curvas apontam as paredes de três das múltiplas bolhas na porção superior do pulmão direito.

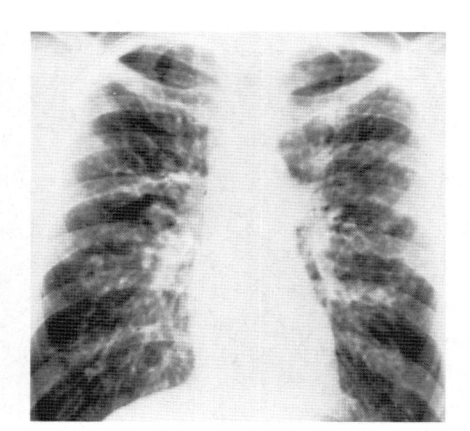

Fig. 1.16-5
Fibrose cística. Hiperinsuflação bilateral dos pulmões associada a marcas intersticiais grosseiras.

1.17 ■ Aumento Lobar

Condição	Comentários
Pneumonia por *Klebsiella* (Fig. 1.17-1)	Tende a formar exsudato inflamatório volumoso que produz consolidação parenquimatosa homogênea (contendo um aerobroncograma) e abaulamento de uma fissura interlobar. Alta frequência de formação de abscesso e cavidade (rara em pneumonia pneumocócica).
Pneumonia pneumocócica	Aspecto semelhante à pneumonia por *Klebsiella*, embora cavitação seja rara.
Pneumonia por *Haemophilus influenzae* (Fig. 1.17-2)	Mais frequentemente se desenvolve em hospedeiros comprometidos (doença pulmonar crônica, imunodeficiência, alcoolismo, diabetes).
Pneumonia da peste	Aumento linfonodal hilar e paratraqueal é comum.
Pneumonia tuberculosa	Manifestação de comprometimento parenquimatoso primário.
Abscesso pulmonar (Fig. 1.17-3)	Expansão lobar em um abscesso pulmonar agudo (grande massa, usualmente com cavitação) é provavelmente relacionada com o aprisionamento de ar por um mecanismo de válvula unidirecional na via área comunicante.
Carcinoma broncogênico (Fig. 1.17-4)	Qualquer grande massa ocupadora de espaço que ocupe um volume importante ou seja contígua a uma fissura.

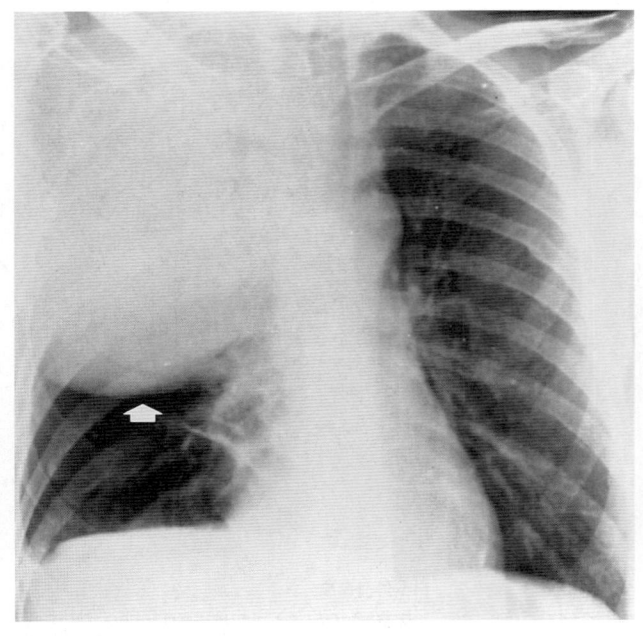

Fig. 1.17-1
Pneumonia por *Klebsiella*. Saliência da fissura menor para baixo (seta) em razão do aumento maciço do lobo superior direito com exsudato inflamatório.

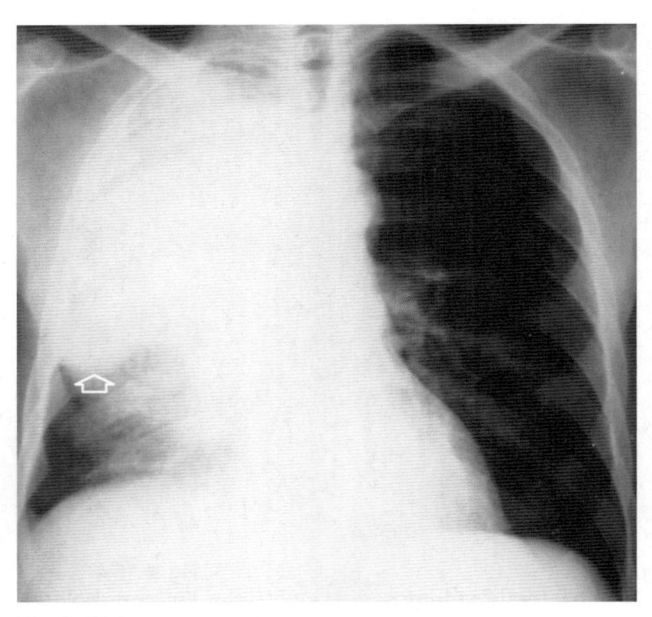

Fig. 1.17-2
Pneumonia por *Haemophilus influenzae*. Consolidação lobar aguda com proeminência da fissura menor para baixo (seta) causada por aumento do lobo superior direito.[34]

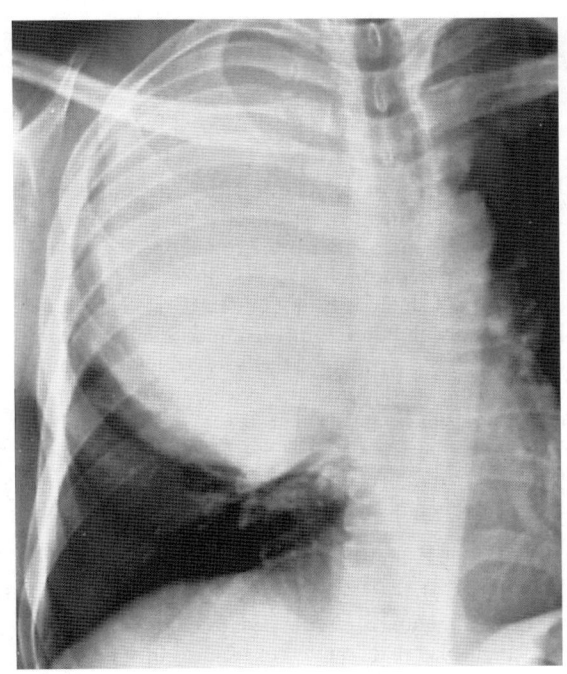

Fig. 1.17-3
Pneumonia estreptocócica e empiema. Uma grande opacidade mosqueada sobre o pulmão superior direito representa um empiema extenso que obscurece a pneumonia parenquimatosa subjacente e produz uma aparência indistinguível daquela de aumento lobar. As densidades aéreas focais no empiema indicam comunicação com a árvore brônquica.

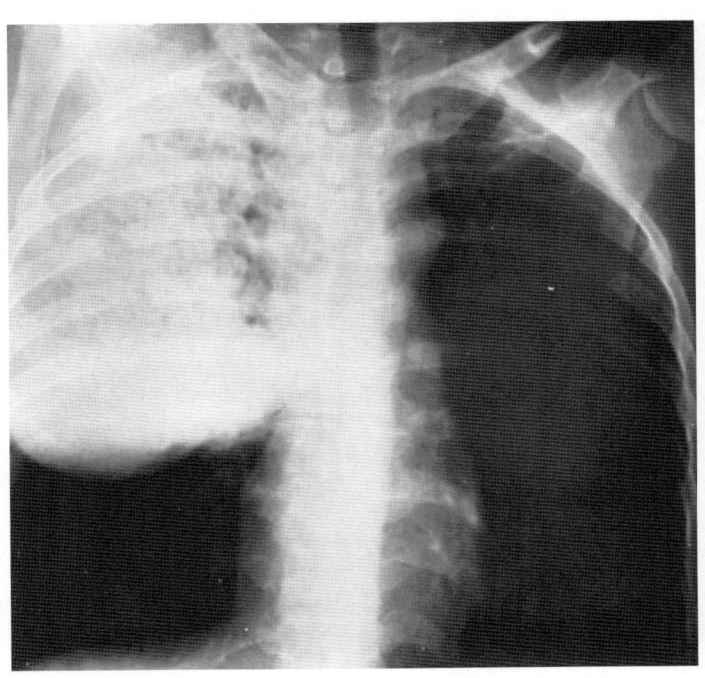

Fig. 1.17-4
Carcinoma broncogênico. Aspecto de aumento lobar maciço em um homem assintomático de 30 anos.

1.18 ■ Atelectasia Lobar ou Segmentar*

Condição	Achados de Imagem	Comentários
Carcinoma broncogênico (Fig. 1.18-1)	Atelectasia lobar associada a uma massa hilar (representando metástases para linfonodos regionais).	Uma vez que a obstrução brônquica seja um processo lentamente progressivo, há usualmente uma infecção distal com exsudato inflamatório que impede a atelectasia, uma vez o brônquio seja totalmente ocluído. O característico sinal do S de Golden na atelectasia do lobo superior direito (segmento superior lateralmente côncavo do S é formado pela fissura menor elevada; convexidade medial inferior é causada pela massa tumoral responsável pela atelectasia).
Adenoma brônquico (Fig. 1.18-2)	Atelectasia lobar.	O mais comum achado radiográfico de um adenoma central. Desvio colateral de ar pode evitar atelectasia completa.
Corpo estranho	Atelectasia lobar ou segmentar. Um corpo estranho opaco pode ser detectável.	Em adultos, atelectasia é usualmente associada à aspiração de alimento (p. ex., um pedaço grande de carne). Variedade bizarra de causas em crianças (que mais comumente se apresentam com hiperaeração do pulmão distal ao local da obstrução graças a desvio colateral de ar).

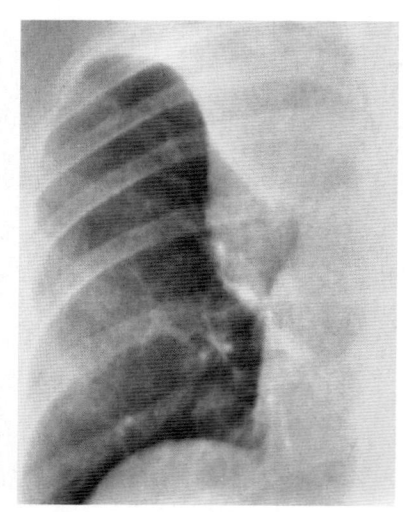

Fig. 1.18-1
Carcinoma broncogênico. Curva típica em forma de S invertido (sinal de Golden), representando atelectasia do lobo superior direito associada à obstrução brônquica maligna.

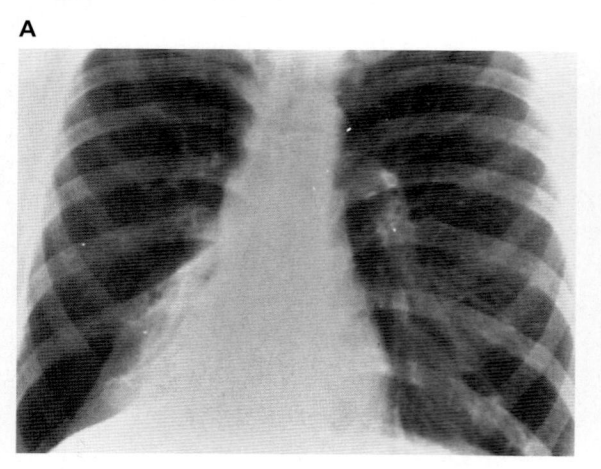

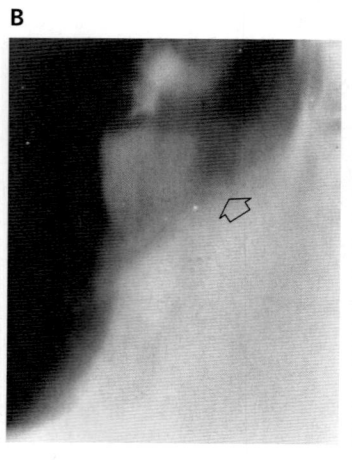

Fig. 1.18-2
Adenoma brônquico central. (A) Radiografia frontal do tórax demonstra uma densidade no lobo inferior direito com obscurecimento do hemidiafragma direito e preservação relativa da borda direita do coração, compatível com atelectasia do lobo inferior direito. (B) Tomografia mostra uma massa mal definida, causando uma obstrução de alto grau do brônquio do lobo inferior direito (seta).

*Ver Figs. 1.18-6 a 1.18-11.

1.18 ■ ATELECTASIA LOBAR OU SEGMENTAR

Condição	Achados de Imagem	Comentários
Tubo endotraqueal mal posicionado (Figs. 1.18-3 e 1.18-4)	Geralmente atelectasia do pulmão esquerdo.	Introduzir demais o tubo (dentro do brônquio intermédio) oclui o brônquio principal esquerdo.
Tampão de muco (Fig. 1.18-5)	Principalmente atelectasia segmentar.	A causa mais comum de obstrução de pequenas vias aéreas. Complicação frequente de cirurgia abdominal e torácica, anestesia e drogas depressoras respiratórias, e doenças infecciosas (p. ex., tétano) que produzem depressão respiratória e remoção prejudicada de secreções traqueobrônquicas.

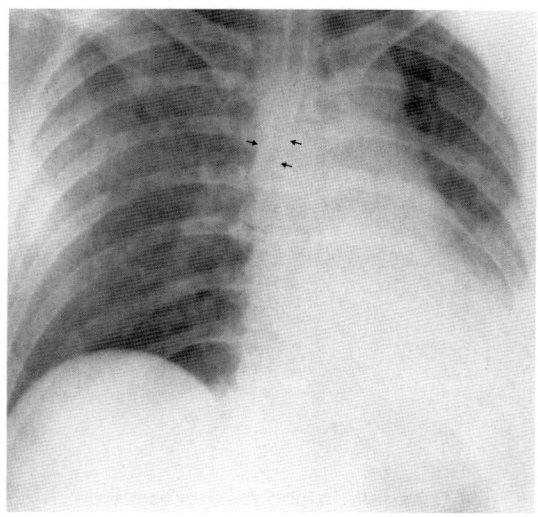

Fig. 1.18-3
Tubo endotraqueal mal posicionado. Colapso do pulmão esquerdo, especialmente do lobo inferior esquerdo, em razão de um tubo endotraqueal (setas) no brônquio principal direito que efetivamente bloqueia a passagem de ar para dentro da árvore brônquica esquerda.

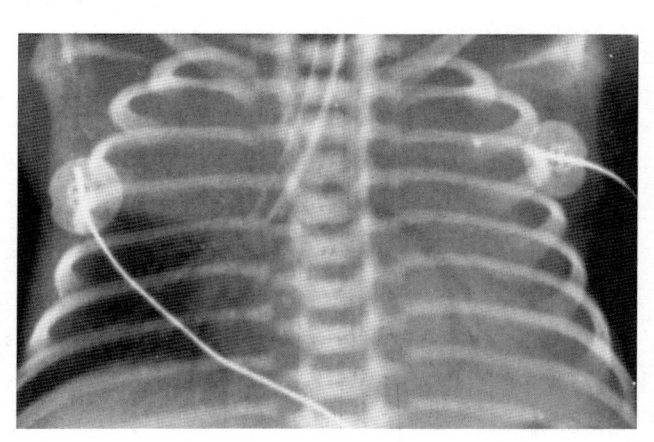

Fig. 1.18-4
Tubo endotraqueal mal posicionado. Posição excessivamente baixa do tubo endotraqueal no brônquio intermédio causa atelectasia do lobo superior direito e do pulmão esquerdo inteiro.

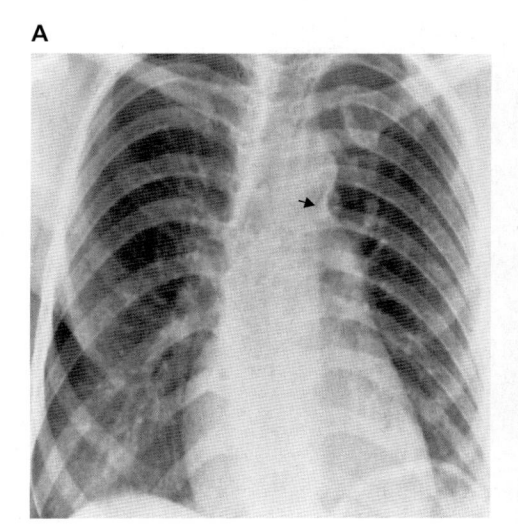

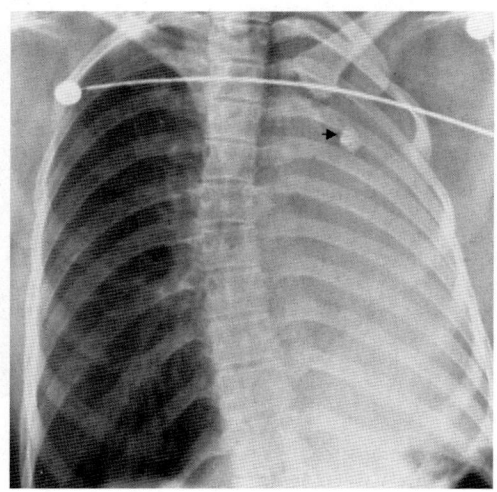

A

B

Fig. 1.18-5
Tampão mucoso em um paraplégico. (A) Radiografia prévia está dentro dos limites normais. Observar o granuloma calcificado na região peri-hilar esquerda (seta). (B) Colapso completo do pulmão esquerdo depois do alojamento de um tampão mucoso no brônquio principal esquerdo. Notar a mudança de posição do granuloma calcificado quando o pulmão esquerdo colapsa (seta).

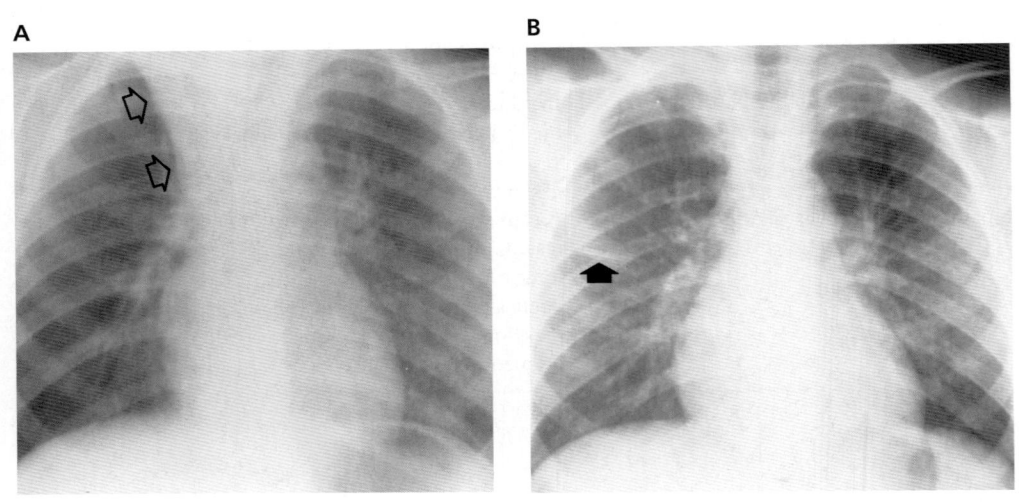

Fig. 1.18-6
Atelectasia do lobo superior direito. (A) Radiografia de tórax inicial demonstra o lobo superior direito atelectasiado, que aparece como uma massa de tecido mole homogênea (setas) no ápice direito ao longo do mediastino superior. (B) Depois que o lobo colapsado se expandiu, o tecido mole desapareceu e a fissura menor (seta) reapareceu.

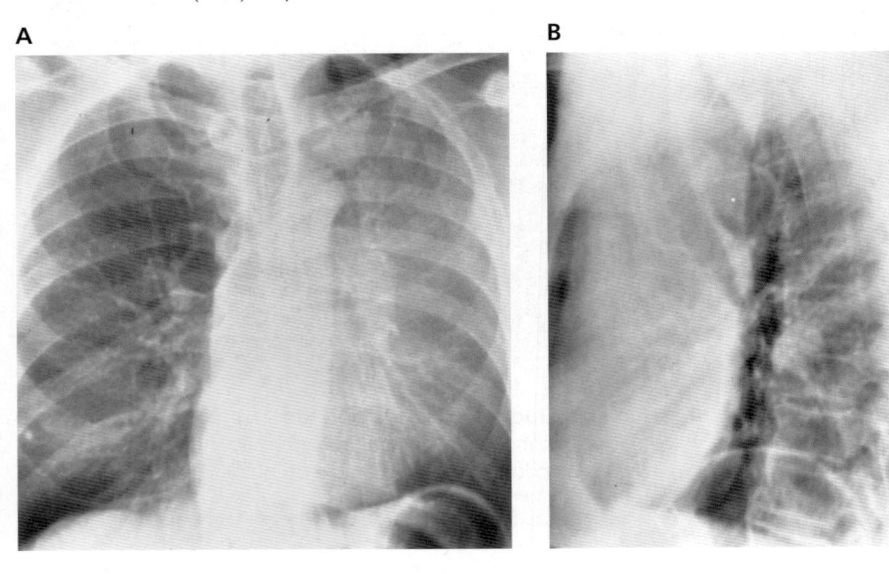

Fig. 1.18-7
Atelectasia do lobo superior esquerdo. (A) Radiografia frontal de tórax demonstra um aumento generalizado na densidade do hemitórax esquerdo sem obliteração do botão aórtico ou aorta descendente proximal. As marcas vasculares visualizadas refletem vasos do lobo inferior. (B) Uma vista lateral confirma a posição anterior do lobo superior esquerdo atelectasiado.

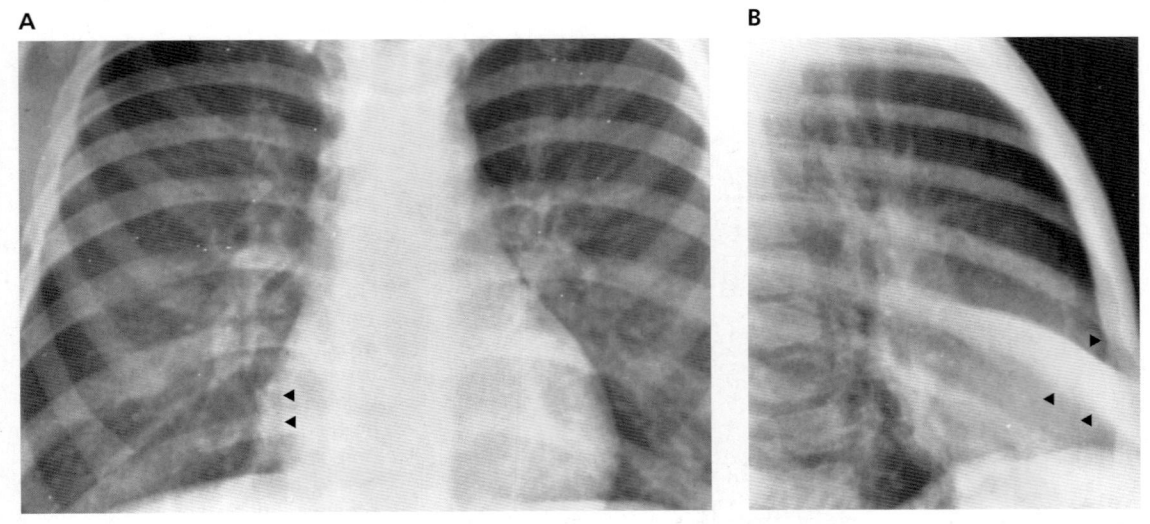

Fig. 1.18-8
Atelectasia do lobo médio direito. (A) Radiografia frontal de tórax demonstra obliteração mínima da parte inferior da borda direita do coração (setas). (B) Vista lateral demonstra colapso do lobo médio direito (setas).

1.18 ■ ATELECTASIA LOBAR OU SEGMENTAR

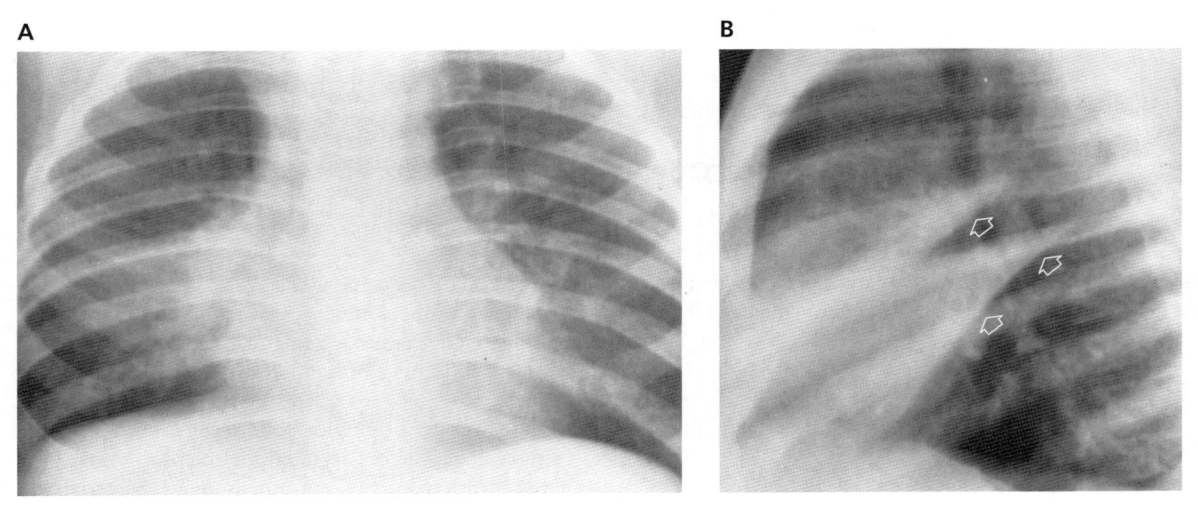

Fig. 1.18-9
Atelectasia do lobo médio direito e da língula. (A) Radiografia frontal de tórax demonstra obliteração das bordas direita e esquerda do coração. (B) Vista lateral demonstra atelectasia do lobo médio direito e da língula (setas).

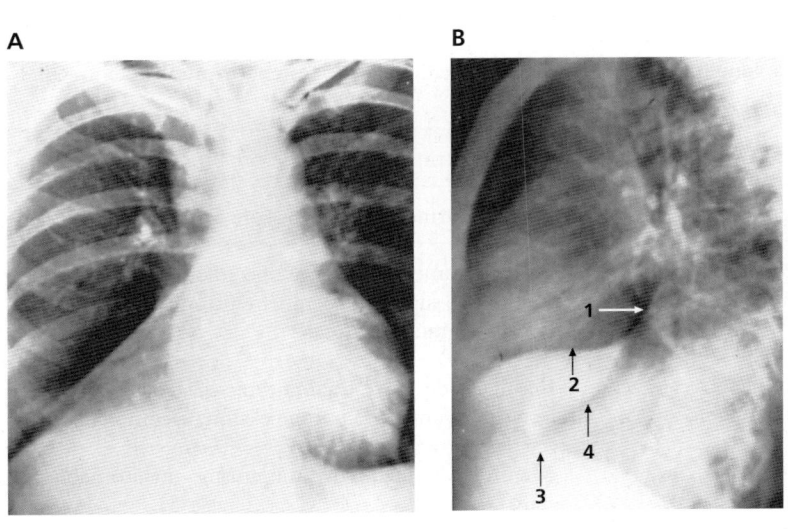

Fig. 1.18-10
Atelectasia do lobo inferior direito. (A) Radiografia frontal de tórax demonstra uma densidade do pulmão inferior direito com preservação da borda direita do coração. O hemidiafragma direito está obscurecido. (B) Vista lateral confirma a presença de atelectasia do lobo inferior direito (causada por carcinoma broncogênico) com desvio posterior da fissura maior (1). O hemidiafragma direito elevado (2) é obliterado posteriormente pelo lobo inferior direito sem ar, e o terço anterior do hemidiafragma esquerdo (3) é obscurecido pelo fundo do coração. As sombras superpostas do dorso do coração (4), que é situado no hemitórax esquerdo, e o hemidiafragma direito simulam derrame interlobar.[35]

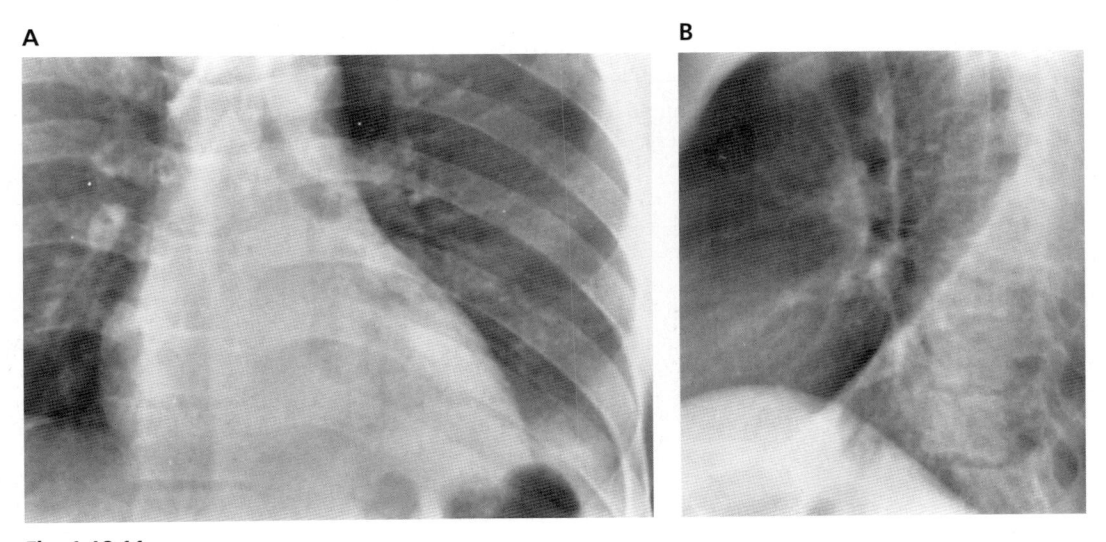

Fig. 1.18-11
Atelectasia do lobo inferior esquerdo. (A) Radiografia frontal de tórax demonstra obliteração da aorta torácica descendente e obscurecimento de grande parte do hemidiafragma esquerdo. (B) Vista lateral confirma a porção posterior do lobo inferior esquerdo atelectasiado.

Condição	Achados de Imagem	Comentários
Impactação mucoide	Atelectasia segmentar ou subsegmentar.	Desenvolve-se em pacientes com asma e aspergilose broncopulmonar de hipersensibilidade (alérgica).
Metástases brônquicas	Atelectasia lobar ou segmentar.	Mais frequente no carcinoma de células renais. Também carcinoma da mama e melanoma.
Doença pulmonar obstrutiva crônica	Atelectasia segmentar ou subsegmentar (também evidência da doença subjacente).	Obstrução de pequenas vias aéreas com a formação de pequenos tampões mucosos intraluminais (mais comumente em exacerbações agudas de asma, bronquite crônica, enfisema e bronquiolite obliterante).
Pneumonia	Atelectasia segmentar ou subsegmentar.	Inflamação peribrônquica pode levar à obstrução de pequenas vias aéreas seguida por colapso. Desenvolve-se ocasionalmente em pneumonias bacterianas, virais e por micoplasmas.
Fibrose cística	Atelectasia lobar, segmentar ou subsegmentar superposta a um padrão intersticial grosseiro.	Obstrução de pequenas vias aéreas decorrente de muco excessivamente viscoso que é mal removido da árvore traqueobrônquica.
Aumento cardíaco	Geralmente atelectasia do lobo inferior esquerdo.	Átrio esquerdo dilatado (estenose mitral, defeito septal atrial).
Aneurisma aórtico	Atelectasia lobar ou segmentar.	Pressão extrínseca sobre a árvore brônquica.
Neoplasma mediastinal	Atelectasia lobar ou segmentar.	Pressão extrínseca sobre a árvore brônquica.
Estenose brônquica inflamatória	Atelectasia lobar, segmentar ou subsegmentar. Usualmente evidência de um infiltrado alveolar ou intersticial.	Mais comumente de causa tuberculosa (perda de volume do lobo superior). Também histoplasmose e outras infecções granulomatosas.
Brônquio fraturado	Atelectasia lobar ou segmentar com característica oclusão brônquica arredondada.	Resultado de grave trauma torácico. Causa uma atelectasia pronunciada porque é súbita e completa.
Embolia pulmonar	Atelectasia lobar ou segmentar.	Manifestação incomum (mecanismo preciso não está claro).
Bronquiectasia	Atelectasia lobar ou segmentar.	Causada por secreções retidas na doença avançada. Mais comumente, há apenas perda moderada de volume.
Síndrome do lobo médio	Atelectasia do lobo médio direito. O linfonodo que produz a compressão pode conter cálcio.	Processo crônico causado por linfadenite granulomatosa (histoplasmose, tuberculose, ocasionalmente silicose). Um processo semelhante pode comprometer outros lobos ou segmentos.

Condição	Achados de Imagem	Comentários
Linfadenopatia	Atelectasia lobar ou segmentar.	Linfonodomegalia hilar é frequentemente citada como causa de atelectasia, embora a perda de volume provavelmente reflita o processo patológico subjacente (p. ex., carcinoma broncogênico primário, tuberculose). Para suportar esta interpretação, sarcoidose é associada à profunda linfonodomegalia hilar, todavia raramente causa qualquer perda de volume.
Radioterapia	Atelectasia lobar ou segmentar (muitas vezes uma distribuição não anatômica peculiar da perda de volume coincide com o campo de irradiação).	Cicatrização tardia pode produzir uma perda substancial de volume superposta a padrão intersticial característico.
Broncolitíase	Atelectasia lobar ou segmentar associada à calcificação intrabrônquica.	Resulta da erosão de um linfonodo calcificado para dentro de um brônquio.

1.19 ■ Calcificação Parenquimatosa Pulmonar

Condição	Achados de Imagem	Comentários
Histoplasmoma (Figs. 1.19-1 e 1.19-2)	Calcificação central que pode ser múltipla ou disseminada.	A forma mais comum de calcificação pulmonar. Frequentemente associada à calcificação em linfonodos regionais e no baço. Calcificação excêntrica na massa pode indicar um carcinoma broncogênico em torno do histoplasmoma.
Outra infecções granulomatosas (Fig. 1.19-3)	Calcificação central que pode ser múltipla ou disseminada.	Tuberculose, coccidioidomicose. Pode haver calcificação de linfonodos regionais. Calcificação excêntrica na massa pode indicar um carcinoma broncogênico crescendo em torno do granuloma.
Granuloma de células plasmáticas (Fig. 1.19-4)	Calcificação fina ou grosseira em um nódulo parenquimatoso.	Pseudotumor inflamatório comum do pulmão que representa uma resposta proliferativa benigna à infecção ou lesão pulmonar. Ocasionalmente o processo é agressivo e encerra brônquios ou invade estruturas mediastinais, parede torácica ou diafragma.
Bola de fungo	Vários padrões de calcificação da massa miceliana podem ocorrer.	Pequenos nódulos dispersos de calcificação, uma orla fina em torno da periferia da massa, ou um processo extenso envolvendo a maior parte da bola miceliana.
Pneumonia da catapora (varicela) (Fig. 1.19-5)	Diminutas calcificações disseminadas.	Desenvolve-se em adultos 1 ou mais anos depois da infecção de catapora. As calcificações variam em tamanho e número e predominam na metade inferior dos pulmões. Nenhuma calcificação de linfonodos hilares (diferente de histoplasmose ou tuberculose).
Parasitas	Múltiplas pequenas calcificações pulmonares.	Paragonimíase, esquistossomose, cisticercose, dracunculíase, *Armillifer armillatus* (também em músculos torácicos ou tecidos subcutâneos).

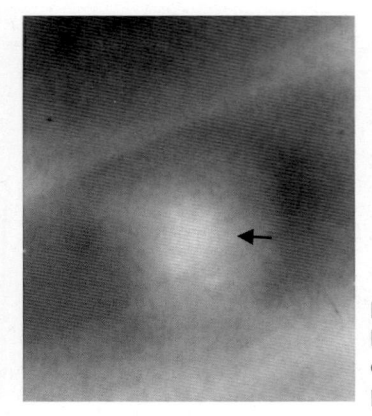

Fig. 1.19-1
Histoplasmoma. Calcificação central (seta) em um nódulo pulmonar solitário.

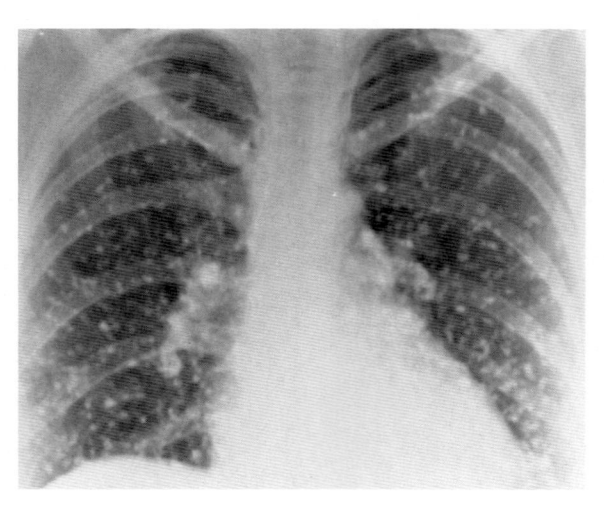

Fig. 1.19-2
Histoplasmose. Calcificações difusas nos pulmões produzem um padrão de bola de neve.

1.19 ■ CALCIFICAÇÃO PARENQUIMATOSA PULMONAR

Condição	Achados de Imagem	Comentários
Aspergilose broncopulmonar de hipersensibilidade (Fig. 1.19-6)	Calcificação em sombras ramificadas digitiformes com distribuição brônquica precisa.	Reação complexa de hipersensibilidade à presença de aspergilos colonizando a árvore brônquica que ocorre quase exclusivamente em asmáticos. Os brônquios dilatados se enchem com material mucoide que pode calcificar. Uma aparência semelhante pode ser vista com impactações mucoides e atresia brônquica.

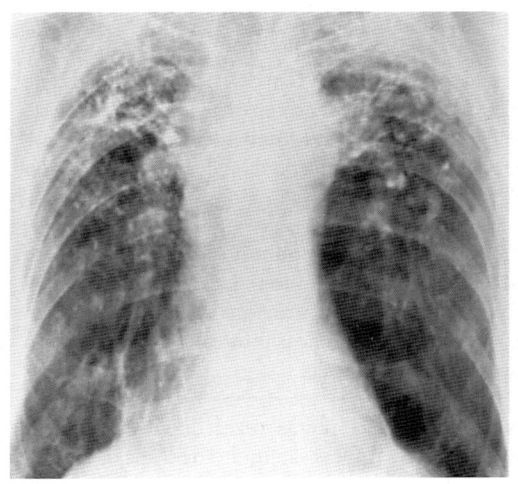

Fig. 1.19-3
Tuberculose. Alterações fibrocalcificadas bilaterais nos ápices. Há retração dos hilos para cima.

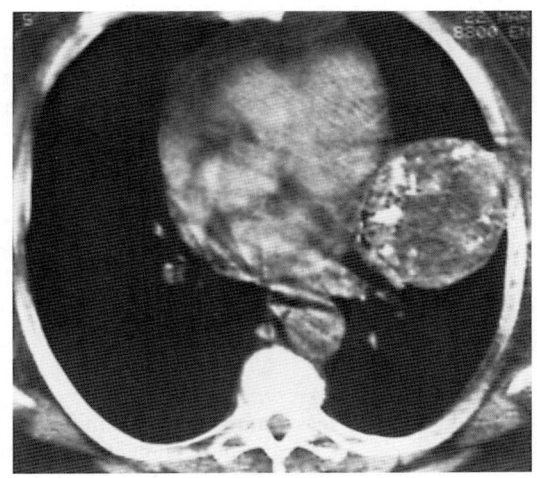

Fig. 1.19-4
Granuloma de células plasmáticas. TC mostra calcificação amorfa em uma grande massa solitária na língula.[36]

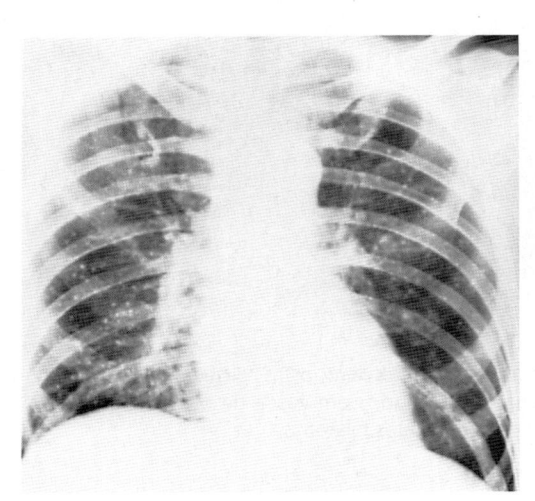

Fig. 1.19-5
Pneumonia de catapora curada. Múltiplas sombras calcificadas diminutas estão esparsas ampla e uniformemente em ambos os pulmões. Este homem assintomático de 42 anos tinha tido catapora florida com pneumonia aguda 15 anos antes.[7]

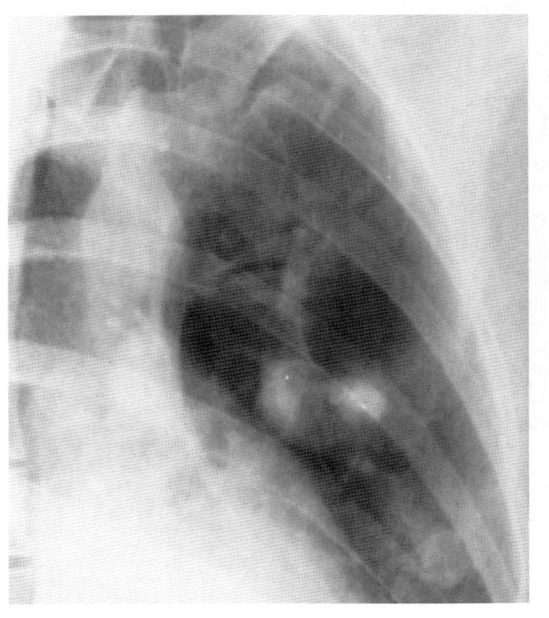

Fig. 1.19-6
Impactação mucoide calcificada em atresia brônquica. (Cortesia de I. Ettman, MD.)[36]

1 ■ PADRÕES TORÁCICOS

Condição	Achados de Imagem	Comentários
Hamartoma (Fig. 1.19-7)	Nódulo único com calcificação central.	Calcificação em pipoca é patognomônica (mas ocorre em menos de 10%).
Silicose (Fig. 1.19-8)	Pequenos nódulos calcificados amplamente disseminados.	Calcificações pontilhadas são descritas em nódulos silicóticos em até 20% dos casos. Podem também ter calcificação característica de gânglios linfáticos em casca de ovo. Um padrão semelhante pode ocorrer na pneumoconiose.
Inalação de metal pesado	Nódulos opacos disseminados de densidade metálica.	Estanose (estanho), baritose (bário) e pneumoconioses por antimônio e por terras raras.
Microlitíase alveolar (ver Fig. 1.2-15)	Diminutas opacidades individualizadas de densidade cálcica semelhantes à areia.	Diminutas esférulas de fosfato de cálcio em miríades de alvéolos e sacos alveolares. Sinal da pleura negra (causado pelo contraste entre a extrema densidade do parênquima pulmonar em um lado da pleura e as costelas no outro).
Ossificação pulmonar	Nódulos densamente calcificados ou ossificados amplamente disseminados.	Manifestação de estenose mitral (ou outras causas de pressão atrial esquerda elevada). Com até 8 mm de tamanho, usualmente muito maiores do que as calcificações (até 3 mm) das doenças infecciosas curadas como histoplasmose ou varicela.
Osteopatia pulmonar	Finas sombras lineares ramificadas de densidade cálcica que geralmente comprometem uma área limitada do pulmão.	Densidade cálcica é muitas vezes difícil de apreciar (uma vez que as sombras são muito delicadas). Representa osso trabeculado ao longo da distribuição broncovascular do espaço intersticial.

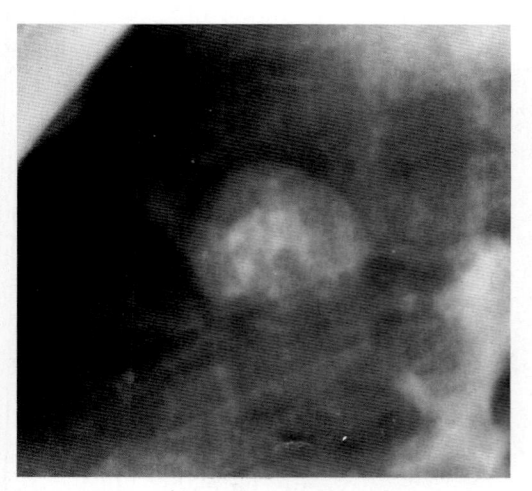

Fig. 1.19-7
Hamartoma. Calcificação em pipoca patognomônica em um nódulo pulmonar solitário.

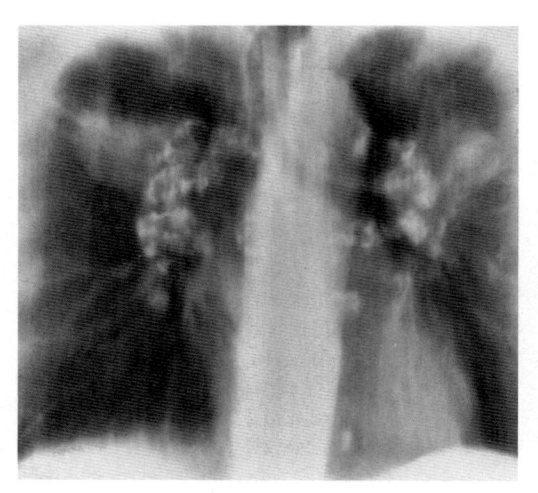

Fig. 1.19-8
Silicose. Tomograma do tórax demonstra calcificação característica de linfonodos em casca de ovo associada a massas peri-hilares bilaterais.

1.19 ■ CALCIFICAÇÃO PARENQUIMATOSA PULMONAR

Condição	Achados de Imagem	Comentários
Metástases (Fig. 1.19-9)	Calcificação em nódulos múltiplos ou disseminados.	Manifestação rara, porém virtualmente diagnóstica de sarcoma osteogênico ou condrossarcoma. Pode muito raramente ser calcificação psamomatosa (tireoide, cistadenoma de ovário) ou calcificação mucinosa (carcinoma coloide da mama ou trato gastrointestinal).
Carcinoma broncogênico (Fig. 1.19-10)	Nódulo calcificado.	Manifestação muito rara em radiografias simples de tórax, embora ocasionalmente calcificação possa ser detectada em TC.

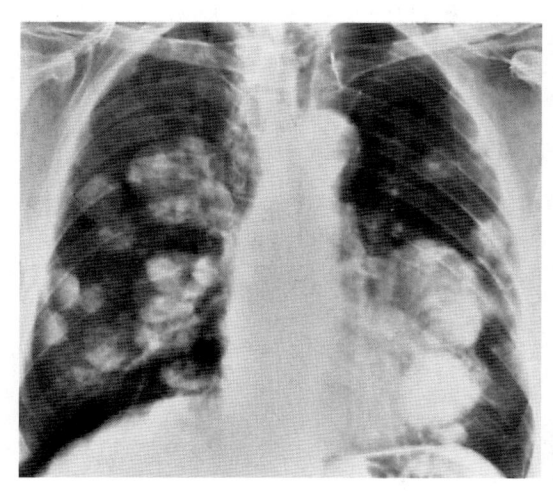

Fig. 1.19-9
Metástases de osteossarcoma.

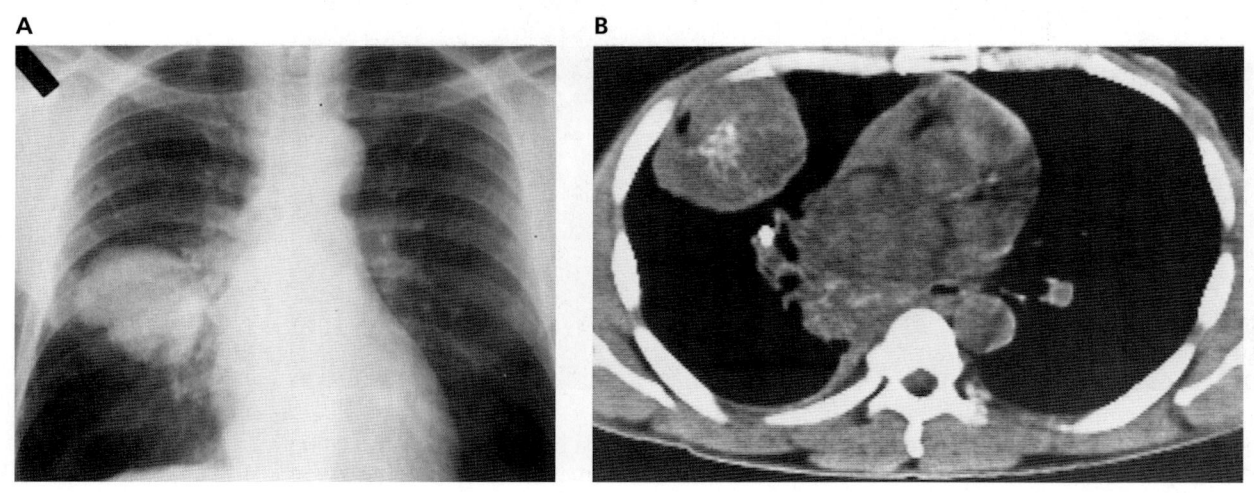

Fig. 1.19-10
Carcinoma broncogênico. (A) Radiografia simples de tórax mostra uma grande massa no lobo superior direito estendendo-se para dentro do lobo médio. Uma segunda lesão grande é evidente no recesso azigoesofágico. (B) Tomografia computadorizada demonstra calcificação central distrófica dentro da lesão e calcificações dispersas na massa mediastinal.[36]

Condição	Achados de Imagem	Comentários
Leiomiossarcoma (Fig. 1.19-11)	Nódulo calcificado.	Calcificação presumivelmente ocorre em áreas de dano tecidual isquêmico dentro do tumor.
Teratoma intrapulmonar	Massa com calcificação ou a presença patognomônica de um dente.	Extremamente raro. A natureza cística da lesão e coleções de material lipídico e calcificação no interior podem ser facilmente detectadas em TC.
Calcificação metabólica (Fig. 1.19-12)	Calcificação disseminada.	As causas incluem hiperparatireoidismo primário ou secundário (especialmente doença renal crônica e hemodiálise de manutenção), hipervitaminose D, síndrome leite-álcali e terapia com cálcio intravenoso. Cálcio tende a se precipitar em locais de exsudação pneumônica.
Broncolitíase (Fig. 1.19-13)	Calcificações parabrônquicas ou endobrônquicas isoladas ou múltiplas que muitas vezes ocorrem perto da margem de uma área de atelectasia pulmonar.	Resulta da erosão de um linfonodo calcificado ou foco parenquimatoso para dentro de um brônquio. Fragmentos podem alojar-se no brônquio e causar obstrução ou ser expectorados.
Adenoma brônquico	Nódulo calcificado isolado.	Calcificações e ossificação são raras.
Amiloidose (Fig. 1.19-14)	Calcificação ou ossificação em massas solitárias ou múltiplas.	Manifestação muito rara. Calcificação também pode ocorrer na árvore traqueobrônquica.
Trombo pulmonar	Calcificação na região de uma artéria pulmonar.	Trombos nas artérias pulmonares após embolia podem raramente calcificar-se.

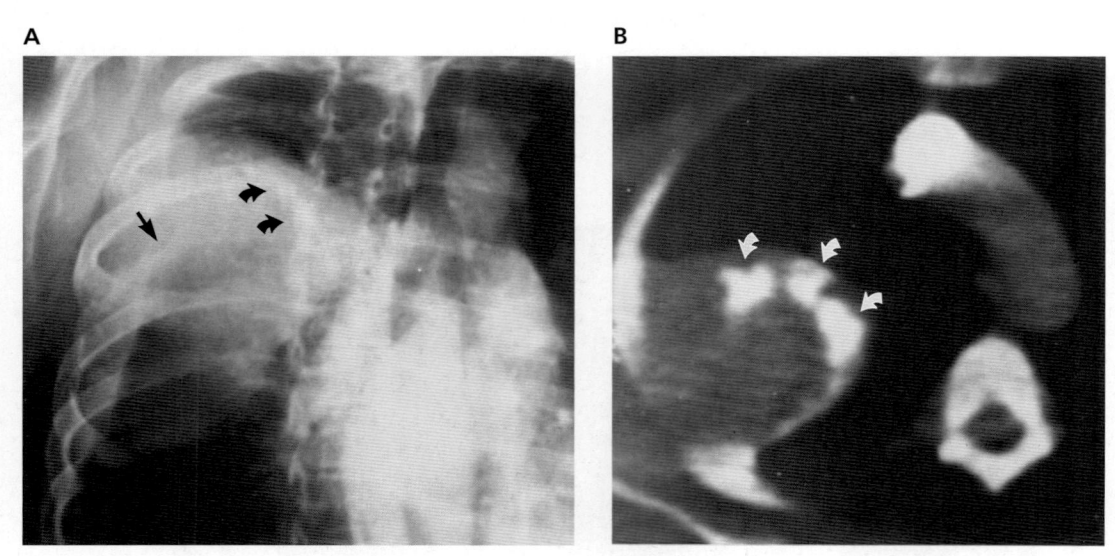

Fig. 1.19-11
Leiomiossarcoma. (A) Radiografia simples de tórax em uma mulher com uma história de irradiação tímica quando lactente e decorticação pleural para pneumotórax mostra uma grande massa pulmonar direita que se estende para a parede torácica e contém calcificação excêntrica densa (setas curvas). Observar a destruição de costela (seta reta). (B) TC mostra mais claramente focos densos periféricos de calcificação excêntrica (setas) no interior da massa. (Cortesia de Stephanie Flicker, MD.)[36]

1.19 ■ CALCIFICAÇÃO PARENQUIMATOSA PULMONAR

Condição	Achados de Imagem	Comentários
Fístula arteriovenosa pulmonar	Calcificações isoladas ou múltiplas.	Manifestação rara que provavelmente é decorrente de flebólitos. A artéria alimentadora e a veia drenante podem muitas vezes ser detectadas.
Cisto broncogênico	Calcificação curvilínea em torno da periferia da massa.	Calcificação de parede de cisto é rara.

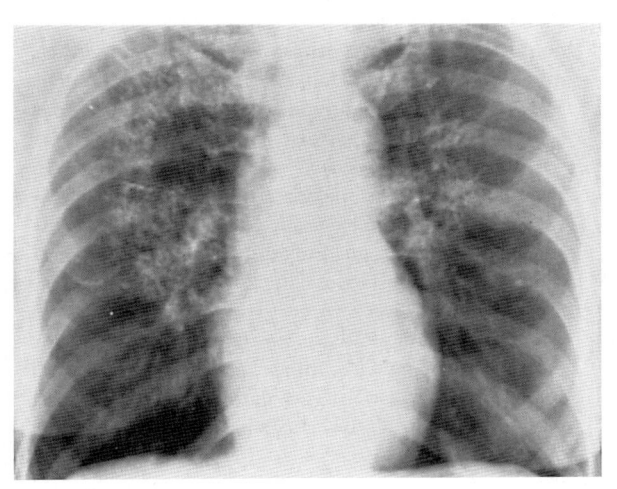

Fig. 1.19-12
Hiperparatireoidismo secundário. Calcificação heterotópica em um paciente com insuficiência renal crônica.

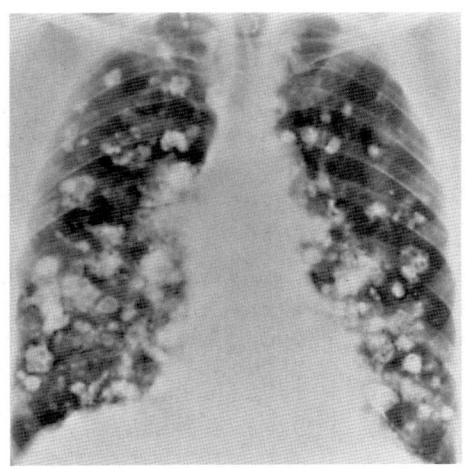

Fig. 1.19-13
Broncolitíase. Inúmeras massas calcificadas espalhadas pelos pulmões inteiros.

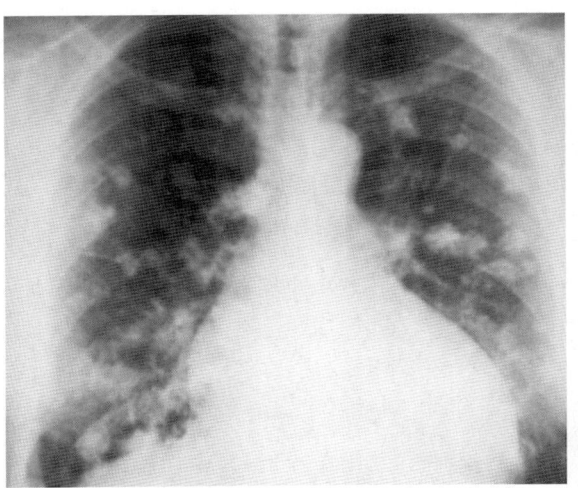

Fig. 1.19-14
Amiloidose. Calcificação distrófica em depósitos nodulares nos pulmões.[36]

1.20 ▪ Doença Pulmonar com Eosinofilia

Condição	Achados de Imagem	Comentários
Pneumonia eosinofílica idiopática aguda (síndrome de Löffler) (Fig. 1.20-1)	Consolidação parenquimatosa em áreas focais com eosinofilia no sangue.	Padrão característico transitório e migratório de infiltrados mal definidos que não são segmentares em distribuição e tendem a comprometer a periferia do pulmão. "Padrão de edema pulmonar inverso" (comprometimento da periferia do pulmão em contraste com a distribuição peri-hilar ou central do edema pulmonar).
Pneumonia eosinofílica crônica	Consolidação parenquimatosa em focos com infiltração eosinofílica do pulmão.	Padrão idêntico àquele na síndrome de Löffler, exceto que as lesões tendem a persistir inalteradas durante semanas a não ser que terapia corticosteroide seja instituída. Eosinofilia no sangue ocorre na maioria dos pacientes, embora não seja essencial para o diagnóstico.
Sensibilidade à droga (Figs. 1.20-2 e 1.20-3)	Consolidação parenquimatosa em focos, não segmentar, periférica, com eosinofilia sanguínea.	Sulfas, penicilina, isoniazida e muitas outras medicações. Nitrofurantoína causa um padrão reticular difuso. Retirada da droga resulta em pronto desaparecimento das manifestações clínicas e radiográficas.
Doença parasitária (Figs. 1.20-4 a 1.20-8)	Consolidação parenquimatosa em focos, não segmentar, periférica, com eosinofilia sanguínea.	Ascaríase, estrongiloidíase, eosinofilia pulmonar tropical (filaríase), ancilostomíase, *larva migrans* visceral (nematoide do cão ou do gato), esquistossomose. Amebíase produz consolidação basilar (não periférica) que pode cavitar.
Aspergilose broncopulmonar de hipersensibilidade (Fig. 1.20-9)	Opacidades redondas, ovais ou elípticas (tampões mucosos) que usualmente se desenvolvem em brônquios segmentares dos lobos superiores. Pode ter consolidação homogênea. Eosinofilia sanguínea.	Tampões mucosos contêm aspergilos e eosinófilos. Usualmente uma história de asma brônquica de longa duração. Comprometimento de vários brônquios pode produzir uma sombra em "cacho de uvas" ou em forma de Y.

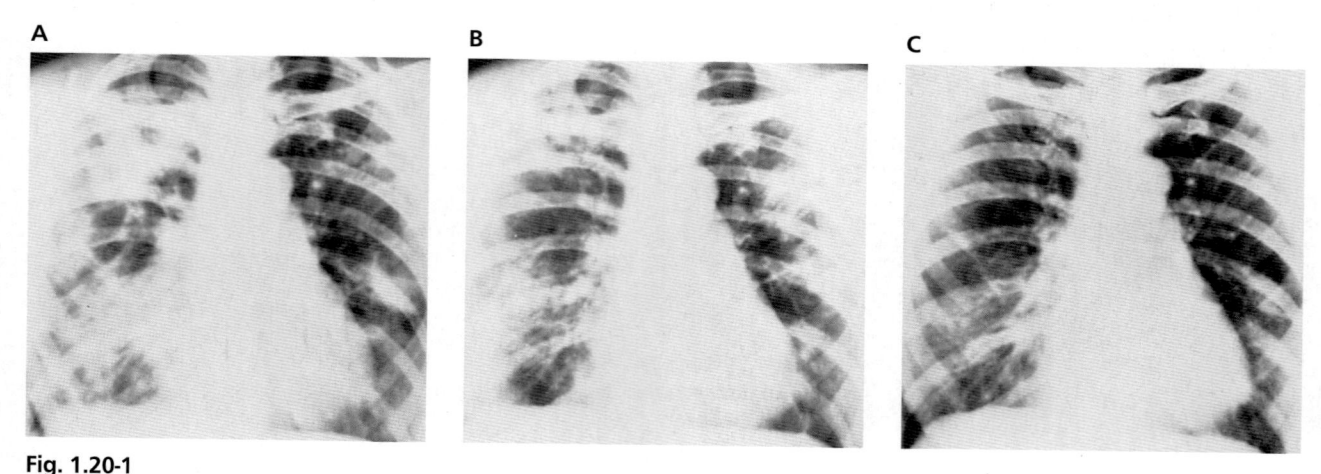

Fig. 1.20-1
Síndrome de Löffler. (A) Radiografia frontal de tórax inicial mostra numerosas áreas bilaterais de consolidação que não têm distribuição segmentar precisa. Observar particularmente a sombra larga de densidade aumentada ao longo da zona axilar inferior do pulmão direito. (B) Uma semana mais tarde, a distribuição anatômica da consolidação mudou consideravelmente, sendo mais extensa nos lobos superior e inferior direitos e menos extensa no lobo superior esquerdo. (C) Uma semana mais tarde, depois de terapia com hormônio adrenocorticotrópico (ACTH), as anormalidades radiográficas se resolveram completamente.[7]

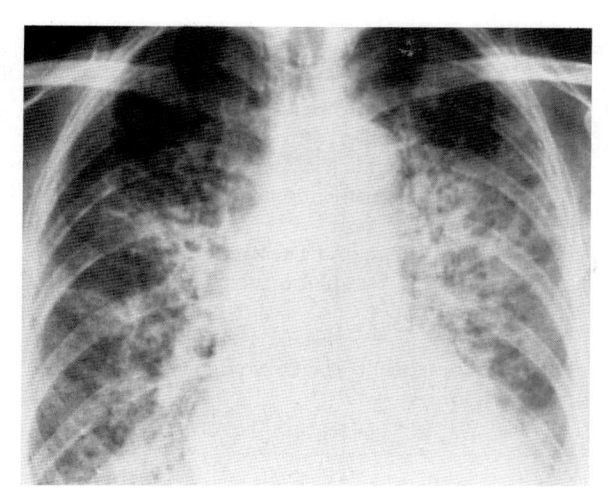

**Fig. 1.20-2
Pneumopatia induzida por nitrofurantoína.** Padrão misto alveolar e intersticial em uma mulher idosa que se apresentou com tosse e dispneia progressivas depois do uso a longo prazo de nitrofurantoína para infecções recorrentes do trato urinário.[14]

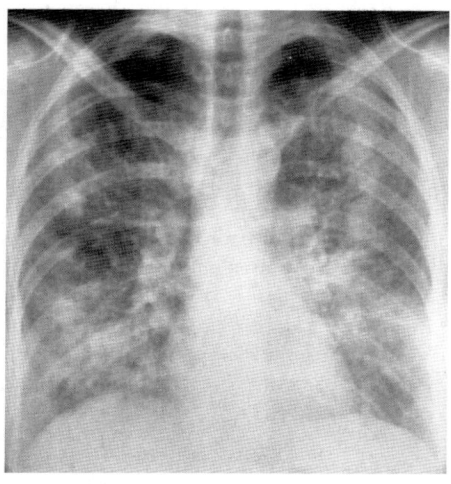

**Fig. 1.20-3
Pneumopatia induzida por metotrexato.** As densidades focais, difusas, bilaterais foram mutáveis e transitórias durante a doença. Os achados radiográficos regrediram completamente após terapia esteroide.[37]

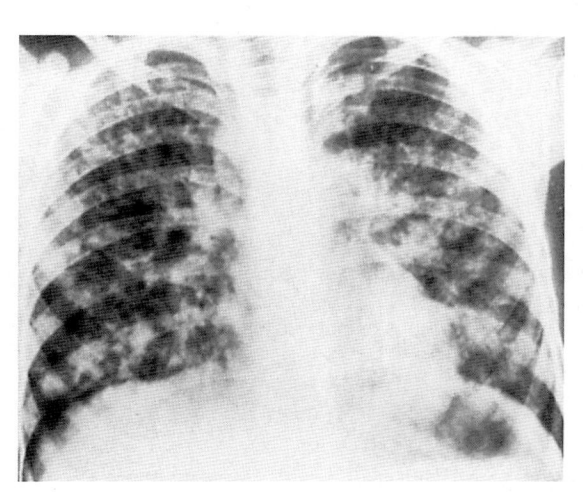

**Fig. 1.20-4
Ascaríase.** Infiltrados pulmonares extensos decorrentes da presença de larvas de *Ascaris* nos pulmões.[38]

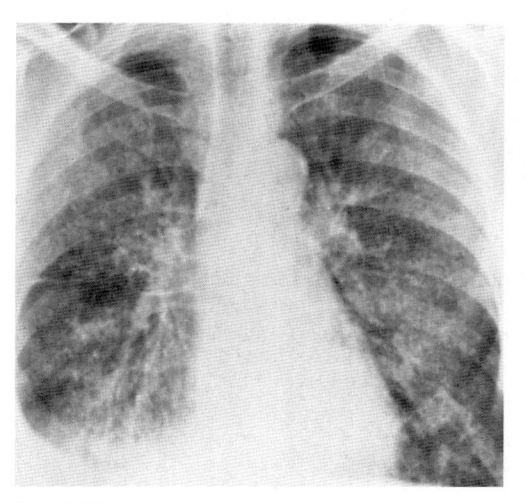

**Fig. 1.20-5
Estrongiloidíase.** Radiografia de tórax durante a fase de migração larval mostra um padrão de nódulos miliares distribuído difusamente por ambos os pulmões. Há também um grande derrame pleural direito.

Condição	Achados de Imagem	Comentários
Asma (Fig. 1.20-10)	Hiperexpansão dos pulmões com espessamento das paredes brônquicas (sombras tubulares). Eosinófilos no escarro e leve eosinofilia sanguínea.	Radiografia de tórax frequentemente é normal (especialmente em pacientes com doença branda e idade tardia de início). Incidência aumentada de pneumonia e atelectasia (tamponamento ou impacção mucosos).
Síndrome hipereosinofílica (leucemia eosinofílica)	Diversos padrões de infiltração eosinofílica do parênquima pulmonar.	Condição rara caracterizada pela infiltração de eosinófilos maduros em múltiplos órgãos. Ocorre quase exclusivamente em homens.
Granulomatose de Wegener (ver Fig. 1.11-14)	Consolidação parenquimatosa em áreas focais, com mínima eosinofilia sanguínea e tecidual.	Quase invariavelmente múltipla e frequentemente sofre cavitação.

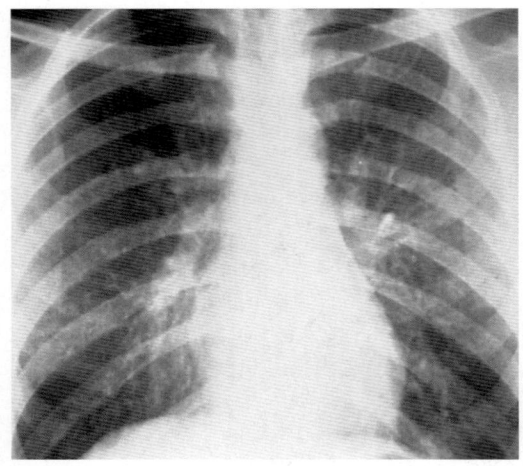

Fig. 1.20-6
Eosinofilia pulmonar tropical. Múltiplos pequenos nódulos com contornos indistintos produzem um padrão de aumento generalizado nas marcas pulmonares.[39]

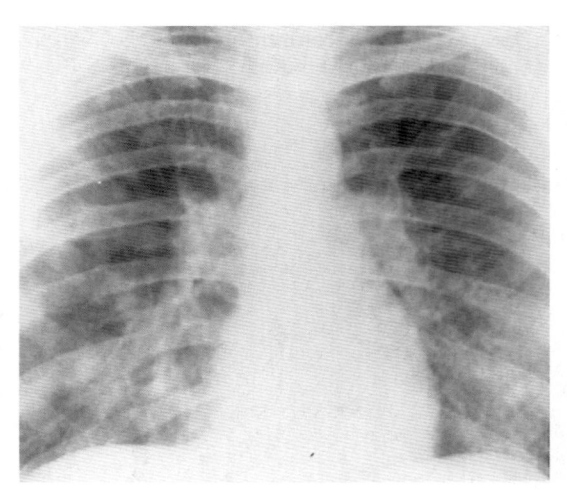

Fig. 1.20-7
***Larva migrans* cutânea.** Múltiplas pequenas áreas irregulares de consolidação de espaços aéreos amplamente distribuídas em ambos os pulmões.[40]

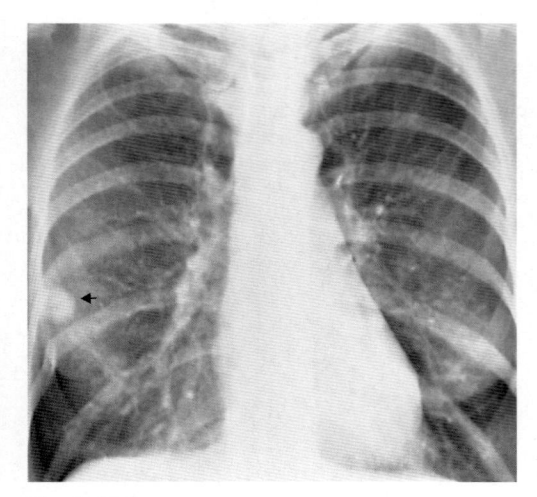

Fig. 1.20-8
Dirofilaríase. Nódulo pulmonar solitário bem circunscrito (seta) que é indistinguível de uma lesão numular maligna.

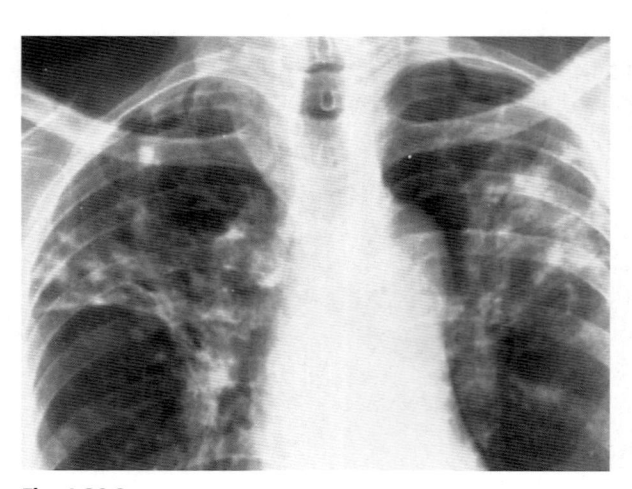

Fig. 1.20-9
Aspergilose broncopulmonar de hipersensibilidade. Opacificações focais em brônquios segmentares dos lobos superiores em um paciente com asma e pronunciada eosinofilia periférica.

Condição	Achados de Imagem	Comentários
Granulomatose alérgica	Consolidação parenquimatosa em áreas focais com considerável eosinofilia sanguínea e tecidual.	Doença granulomatosa que compromete muitos órgãos e é restrita a pacientes com história de asma. A consolidação é quase sempre múltipla e frequentemente sofre cavitação.
Poliarterite nodosa	Consolidação transitória em áreas não segmentares com eosinofilia tecidual.	Angiite de hipersensibilidade que tipicamente compromete os rins e pode causar hipertensão sistêmica. Outros achados incluem edema pulmonar, marcas intersticiais acentuadas e nódulos miliares.
Pneumonia intersticial descamativa (DIP) (Fig. 1.20-11)	Padrão reticular generalizado com pequenos números de eosinófilos no interstício.	Perda progressiva de volume pulmonar em estudos sequenciais. Pneumotórax espontâneo e derrame pleural podem ocorrer.
Coccidioidomicose (Fig. 1.20-12)	Vários padrões de doença pulmonar, muitas vezes com importante eosinofilia sanguínea.	Pode produzir consolidação parenquimatosa, nódulos (isolados, múltiplos, miliares) que podem cavitar, e aumento de gânglios linfáticos.

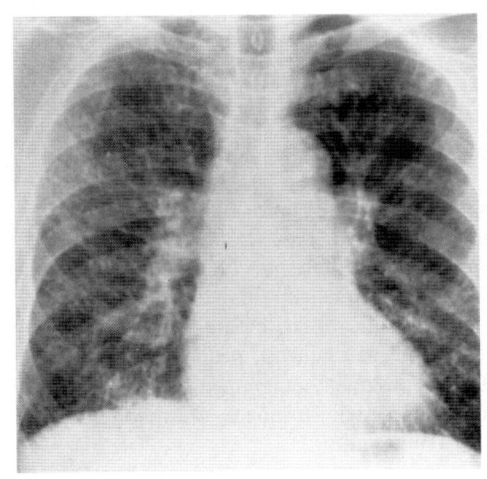

Fig. 1.20-10
Asma. Infecções pulmonares recorrentes levaram ao desenvolvimento de fibrose pulmonar difusa.

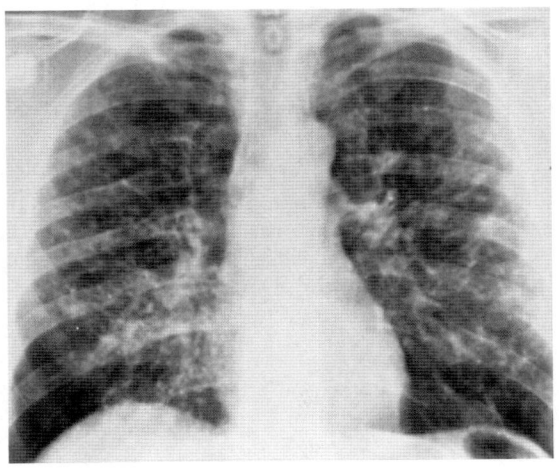

Fig. 1.20-11
Pneumonia intersticial descamativa. Padrão reticular generalizado em toda a extensão de ambos os pulmões.

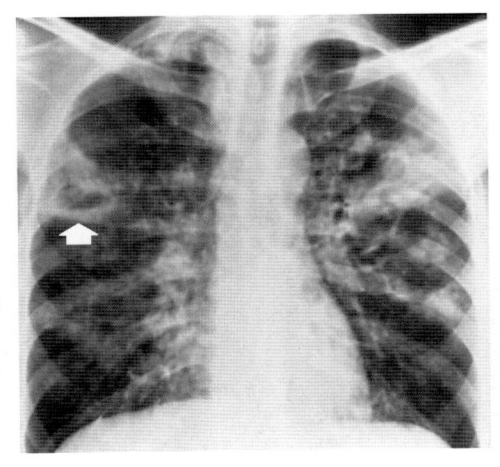

Fig. 1.20-12
Coccidioidomicose. Áreas focais de consolidação de espaços aéreos em ambos os pulmões. Há um nível hidroaéreo (seta) em uma cavidade do lobo superior direito que faz contato com a fissura menor.

1.21 ■ Doença de Pele Combinada com Doença Pulmonar Disseminada

Condição	Achados de Imagem	Comentários
Lúpus eritematoso sistêmico (ver Figs. 1.36-4 e 1.36-9)	Derrames pericárdico e pleurais. Áreas focais inespecíficas, pouco definidas, de consolidação parenquimatosa que são usualmente nas bases pulmonares e situadas perifericamente (provavelmente refletem pneumonia aguda). Pode ocorrer atelectasia basilar transitória.	Manifestações cutâneas (em 80% dos pacientes) incluem erupção em asa de borboleta, lúpus discoide, alopecia e fotossensibilidade. Artrite e artralgia ocorrem em aproximadamente 95% dos casos.
Sarcoidose (Fig. 1.21-1)	Adenopatia hilar e paratraqueal bilateral. Padrão reticulonodular difuso ou alveolar algodonoso.	Comprometimento cutâneo (aproximadamente 30% dos casos) inclui nódulos ligeiramente elevados, muitas vezes purpúreos (lúpus pérnio) que usualmente aparecem na face, pescoço, ombros e dedos. Grandes placas semelhantes à psoríase podem ocorrer no tronco ou extremidades.
Esclerodermia (ver Fig. 1.5-5)	Padrão intersticial difuso que predominantemente compromete as zonas pulmonares inferiores.	Pele espessada e inelástica característica. Erosão dos tufos das falanges terminais com calcificação nas pontas dos dedos.
Dermatomiosite	Padrão intersticial difuso que compromete predominantemente as bases pulmonares.	Alterações cutâneas incluem inchaço da face e uma erupção eritematosa comprometendo o pescoço, orelhas, tórax e ombros. Fraqueza muscular bilateral e simétrica e calcificação subcutânea e muscular difusa. Tradicionalmente associada a uma incidência aumentada de malignidade.
Artrite reumatoide (ver Fig. 1.4-12)	Padrão reticulonodular difuso, mais proeminente nas bases pulmonares. Lesões nodulares individualizadas (similares a nódulos subcutâneos). Derrame pleural.	As mãos frequentemente são frias e úmidas (refletindo disfunção do sistema nervoso autônomo), e eritema palmar ocorre frequentemente. Na doença de longa duração, a pele sobre as extremidades distais muitas vezes se torna atrófica e facilmente sofre equimoses. Trombos em pregas ungueais, pequenos infartos na superfície volar das mãos, gangrena digital e úlceras da parte inferior da perna e tornozelo são manifestações de vasculite reumatoide.

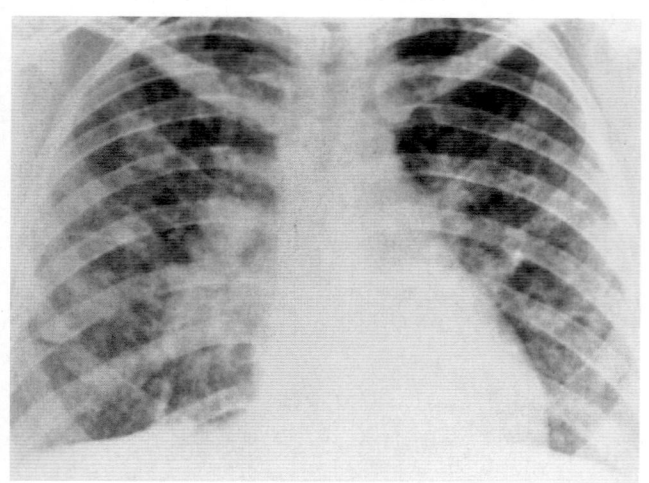

Fig. 1.21-1
Sarcoidose. Padrão reticulonodular difuso associado à adenopatia hilar.

Condição	Achados de Imagem	Comentários
Neurofibromatose	Fibrose pulmonar intersticial difusa e bolhas. Nódulos cutâneos podem projetar-se sobre os pulmões.	Múltiplos fibromas e neuromas da pele com manchas café com leite. Pode haver massas mediastinais posteriores e deformidades esqueléticas (escoliose e lesões costais).
Esclerose tuberosa (Fig. 1.21-2)	Fibrose intersticial difusa com formação de favos de mel. Pneumotórax é comum.	Manifestações cutâneas incluem adenoma sebáceo (erupção em asa de borboleta acneiforme na face) e fibromas subungueais. Massas tumorais semelhantes a batatas também comprometem o cérebro, rins e olhos.
Granulomatose de Wegener (ver Fig. 1.11-14)	Múltiplos nódulos bilaterais. Cavidades de paredes espessas em aproximadamente metade dos casos.	Ulcerações na pele e lesões cutâneas vesiculares ou hemorrágicas.
Telangiectasia hemorrágica hereditária (doença de Rendu-Osler-Weber)	Fístulas arteriovenosas pulmonares isoladas ou múltiplas (artéria alimentadora e veia drenante proeminentes).	Telangiectasias cutâneas e em membranas mucosas.
Metástases de neoplasma da pele	Múltiplos nódulos pulmonares.	Melanoma (elevação pigmentada), sarcoma de Kaposi (múltiplas lesões cutâneas azuladas, hemorrágicas). Frequentemente lesões em "olho de boi" no trato gastrointestinal.
Micose fungoide	Vários padrões (reticulonodular, múltiplos nódulos maiores, derrame pleural, aumento de linfonodos mediastinais).	Processo linfomatoso que afeta predominantemente a pele (placas cutâneas escamosas ou tumores ulcerados). Clinicamente assemelha-se a eczema ou psoríase e tem mau prognóstico.
Linfoma (ver Figs. 1.13-4 e 1.14-5)	Vários padrões (reticulonodular, múltiplos nódulos grandes, aumento de linfonodos mediastinais).	Lesões linfomatosas na pele são nódulos dérmicos ou subcutâneos que tipicamente têm cor púrpura ou castanho-vermelho e são usualmente cobertas por epiderme intacta relativamente normal. Infiltrados na pele podem ser a manifestação inicial ou podem aparecer a qualquer tempo durante o curso da doença.
Eritema nodoso	Aumento de gânglios linfáticos hilares (usualmente bilateral). Ocasionais infiltrados pulmonares.	Erupção cutânea aguda (especialmente das pernas) consistindo em nódulos simetricamente distribuídos, vermelhos, dolorosos à palpação. Associação à sarcoidose. Pode representar uma reação alérgica, resultando de uma variedade de agentes bacterianos, químicos e tóxicos.

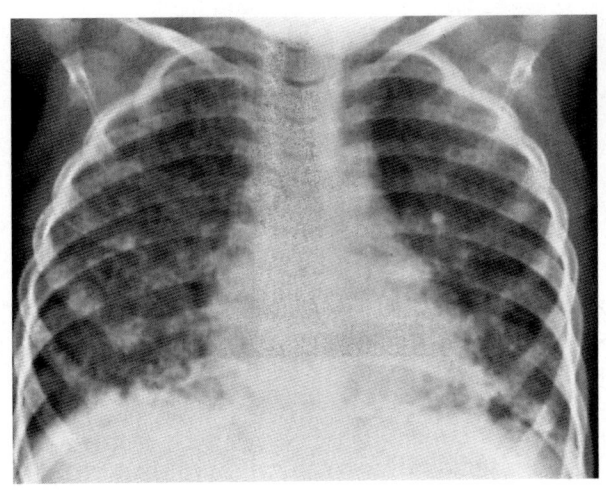

Fig. 1.21-2
Esclerose tuberosa. Fibrose intersticial difusa com formação de favos de mel.

Condição	Achados de Imagem	Comentários
Infecções fúngicas (Fig. 1.21-3)	Vários padrões (nódulos parenquimatosos, linfadenopatia, derrame pleural)	Máculas e pápulas com descamação da epiderme, cabelo, unhas dos pés e unhas das mãos. Certos fungos (especialmente espécies de *Candida*) invadem a epiderme quando a pele é exposta à alta umidade e se torna macerada (mais comumente nas áreas intertriginosas embaixo das mamas e no umbigo, virilha e axilas).
Histiocitose de células de Langerhans pulmonar (Fig. 1.21-4)	Padrão reticulonodular grosseiro difuso (pulmão em favo de mel). Pneumotórax é comum.	Variedade de lesões da pele (pode ser o sinal de apresentação), incluindo pápulas ou vesículas escamosas, lesões seborreicas ou eczematosas pruriginosas em áreas intertriginosas, petéquias (decorrentes de infiltrados perivasculares ou trombocitopenia), erupções escamosas ou exsudativas do couro cabeludo e xantomas.
Síndrome de imunodeficiência adquirida (AIDS)	Largo espectro de achados pulmonares.	Variedade de lesões de origens tanto infecciosas quanto não infecciosas.
Catapora (Fig. 1.21-5)	Pneumonia de espaços aéreos em focos, difusa. Na fase curada, inúmeras diminutas calcificações características amplamente espalhadas em ambos os pulmões.	Erupção escarlatiniforme com desenvolvimento rápido de vesículas e pápulas típicas.
Sarampo (Fig. 1.21-6)	Padrão reticular na pneumonia primária. Consolidação e atelectasia segmentares indicam superinfecção bacteriana.	Erupção maculopapular vermelha que aparece primeiro na testa; espalha-se pela face, pescoço e tronco; e aparece nos pés no terceiro dia. Manchas de Koplik características (pequenas lesões vermelhas irregulares com centro branco-azulado) aparecem 1 a 2 dias antes da instalação do exantema, nas membranas mucosas da boca e ocasionalmente na conjuntiva ou mucosa intestinal
Acanthosis nigricans	Incidência aumentada de carcinoma broncogênico.	Hiperceratose e hiperpigmentação bilaterais, simétricas, da pele (especialmente nas áreas flexurais e intertriginosas). Alta incidência de malignidade abdominal (especialmente do estômago).

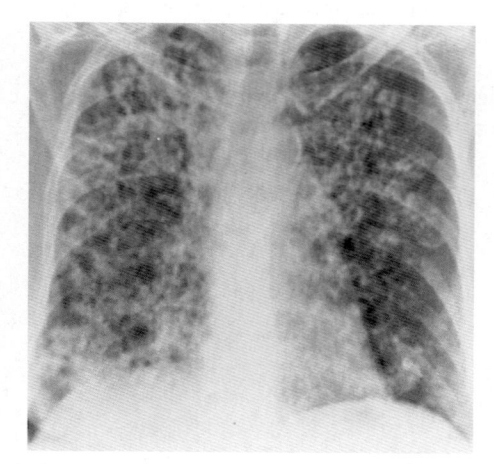

Fig. 1.21-3
Candidíase pulmonar. Padrão difuso de nódulos mal definidos em toda a extensão dos pulmões.

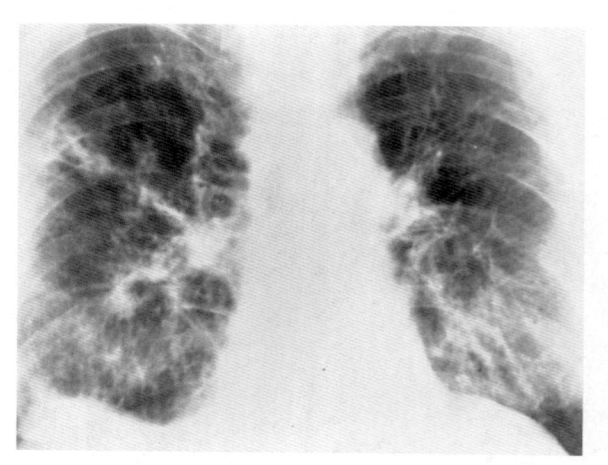

Fig. 1.21-4
Histiocitose de células de Langerhans pulmonar. Padrão reticular grosseiro comprometendo difusamente ambos os pulmões.

Condição	Achados de Imagem	Comentários
Amiloidose (Fig. 1.21-7)	Vários padrões (massa dentro de via aérea, causando atelectasia ou pneumonite obstrutiva, forma parenquimatosa com massas solitárias ou múltiplas, forma miliar, linfadenopatia, padrão reticulonodular).	Lesões na pele são uma das manifestações mais características de amiloidose e consistem em pápulas ou placas céreas levemente elevadas que são usualmente aglomeradas nas dobras das regiões axilares, anal ou inguinais; na face e pescoço; ou áreas mucosas, como orelha ou língua. Esfregar delicadamente pode induzir sangramento na pele, levando à púrpura.
Reação de hipersensibilidade (Fig. 1.21-8)	Diversos padrões dependendo do estágio da condição.	Muitas formas de alergia, sensibilidade à droga e infestação parasitária.
Queimaduras	Vários padrões (consolidação pulmonar em focos, atelectasia, edema pulmonar)	Manifestações cutâneas variam, dependendo da gravidade da queimadura.
Distúrbios hemorrágicos (ver Fig. 1.2-11)	Infiltrados alveolares que podem eventualmente produzir fibrose intersticial após repetidos episódios de sangramento.	Espectro de aspectos – desde máculas extensas (equimoses) até diminutas petéquias.

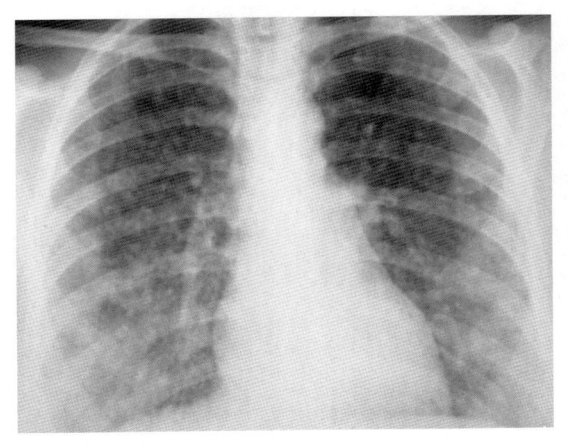

Fig. 1.21-5
Pneumonia por catapora. Consolidação em focos, difusa, de espaços aéreos.

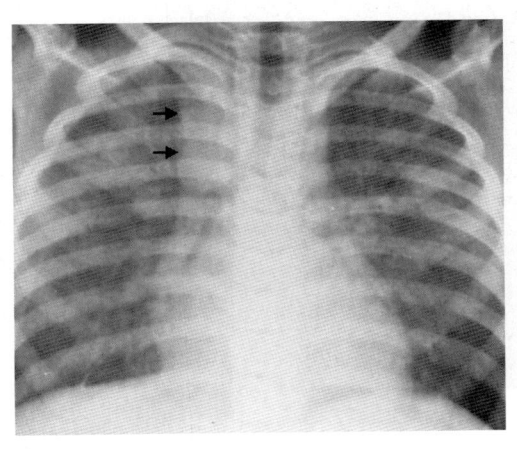

Fig. 1.21-6
Pneumonia por sarampo. Infiltrado intersticial difuso, reticular com uma área de consolidação no lobo superior direito. Observar a notável adenopatia hilar direita e mediastinal (setas).

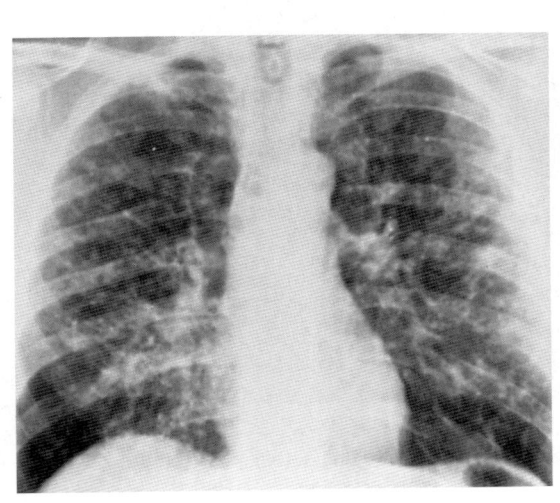

Fig. 1.21-7
Amiloidose. Padrão reticulonodular difuso.

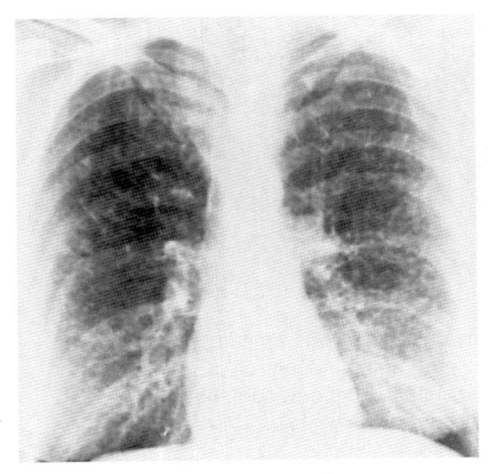

Fig. 1.21-8
Pneumopatia induzida por bussulfam. Padrão reticulonodular difuso grosseiro.

1.22 ■ Sinal de Menisco (Crescente de Ar)*

Condição	Comentários
Bola de fungo de *Aspergillus* (Figs. 1.22-1 a 1.22-3)	Aspergilose é a causa mais comum deste aspecto. Geralmente ela se desenvolve em pacientes imunocomprometidos (especialmente aqueles com malignidade disseminada).
Bola de fungo de outra etiologia	Candidíase, coccidioidomicose, nocardiose e criptococose.
Cisto hidático (equinocócico) (Fig. 1.22-4)	Ruptura entre o pericisto e o exocisto permite a entrada de ar entre estas camadas.

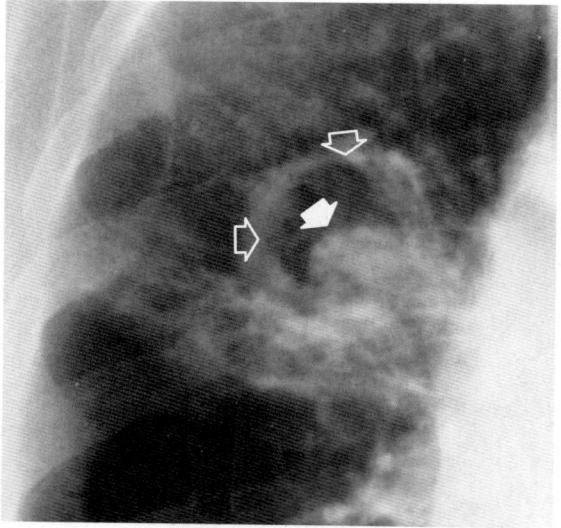

Fig. 1.22-1
Aspergilose. Um micetoma (seta sólida) apresenta-se como uma massa arredondada homogênea que é separada da parede espessa da cavidade por um espaço de ar em forma de crescente (setas abertas).

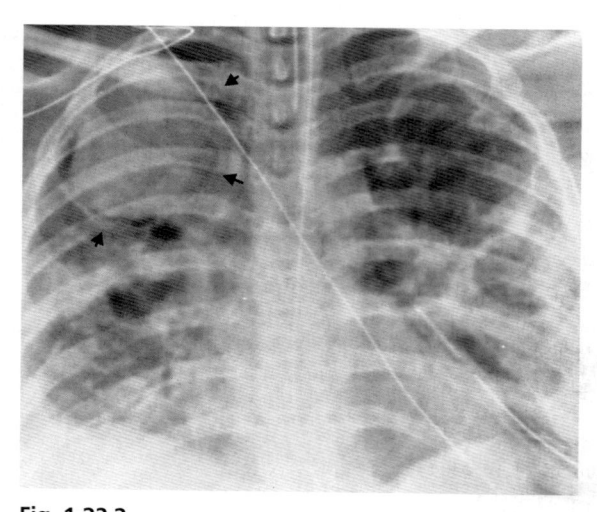

Fig. 1.22-2
Aspergilose. Múltiplas cavidades de vários tamanhos estão superpostas a um infiltrado pulmonar difuso. Uma bola de fungo quase enche a grande cavidade no lobo superior direito (setas). Um derrame pleural direito também é visto neste paciente com leucemia linfocítica crônica.

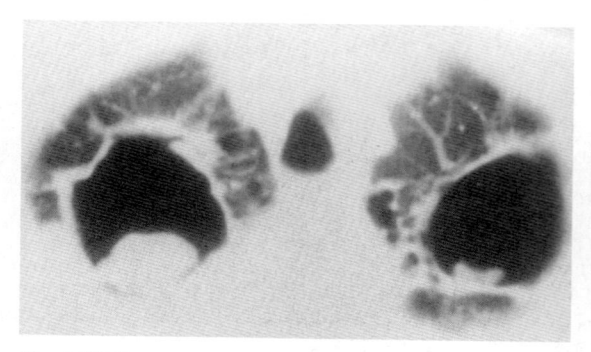

Fig. 1.22-3
Aspergilose. Aspergilomas bilaterais em um homem idoso com tuberculose residual. Imagem de TC mostra grandes cavidades nos lobos superiores contendo bolas fúngicas de diferentes tamanhos.[41]

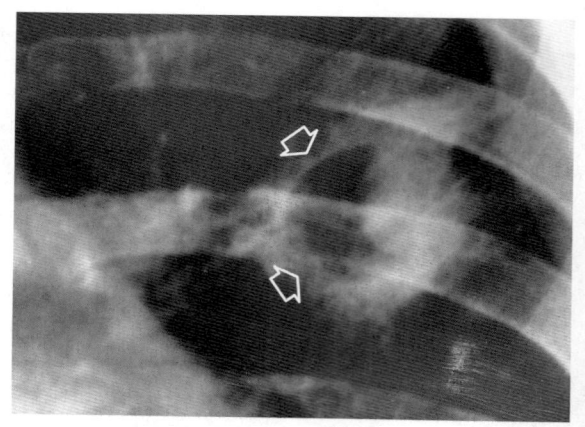

Fig. 1.22-4
Cisto hidático. Um crescente de ar (setas) é visto em torno da periferia do cisto equinocócico.

*Crescente transparente ao longo da margem interna de uma cavidade ou entre uma lesão parenquimatosa densa e estruturas pulmonares circundantes.

Condição	Comentários
Abscesso pulmonar com pus espessado	Vários agentes infecciosos.
Neoplasma	Carcinoma broncogênico, adenoma brônquico, sarcoma e hemangioma esclerosante.
Granuloma	Tuberculoso, fúngico ou idiopático.
Gangrena do pulmão	Grande massa de pulmão necrótico em uma cavidade de abscesso. Mais frequente em pneumonia pneumocócica ou por *Klebsiella*.
Coágulo sanguíneo intracavitário	Coágulo sanguíneo em uma cavidade tuberculosa, infarto ou laceração pulmonar.

1.23 ■ Lesões do Mediastino Anterior

Condição	Achados de Imagem	Comentários
Tireoide subesternal (Fig. 1.23-1)	Massa nitidamente definida, lisa ou lobulada que ocorre na porção superior do mediastino e pode calcificar.	Tipicamente comprime a traqueia ou o esôfago ou ambos. Ocasionalmente ocorre no mediastino posterior (quase exclusivamente à direita).
Timoma (Figs. 1.23-2 e 1.23-3)	Massa redonda ou oval, lisa ou lobulada que muitas vezes calcifica e pode salientar-se para um ou ambos os lados do mediastino. Usualmente origina-se próximo da junção do coração e grandes vasos (desviando-os posteriormente).	Alto conteúdo de gordura (relativamente transparente em Radiografias simples e facilmente aparente em TC). Até 25 a 50% dos pacientes têm miastenia grave (aproximadamente 15% dos pacientes com miastenia grave têm tumores tímicos). O timo normal aparece como uma massa mediastinal anterior em recém-nascidos.

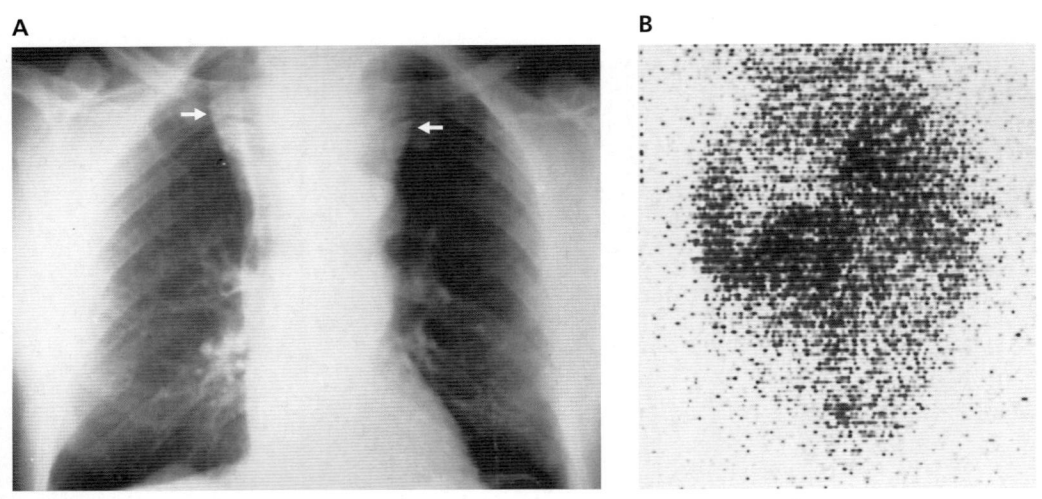

Fig. 1.23-1
Tireoide subesternal. (A) Alargamento acentuado do mediastino superior para ambos os lados (setas) e desvio importante da traqueia para a direita. (B) Cintigrafia com iodo-131 mostra captação aumentada do radionuclídeo na área da massa vista na radiografia.[42]

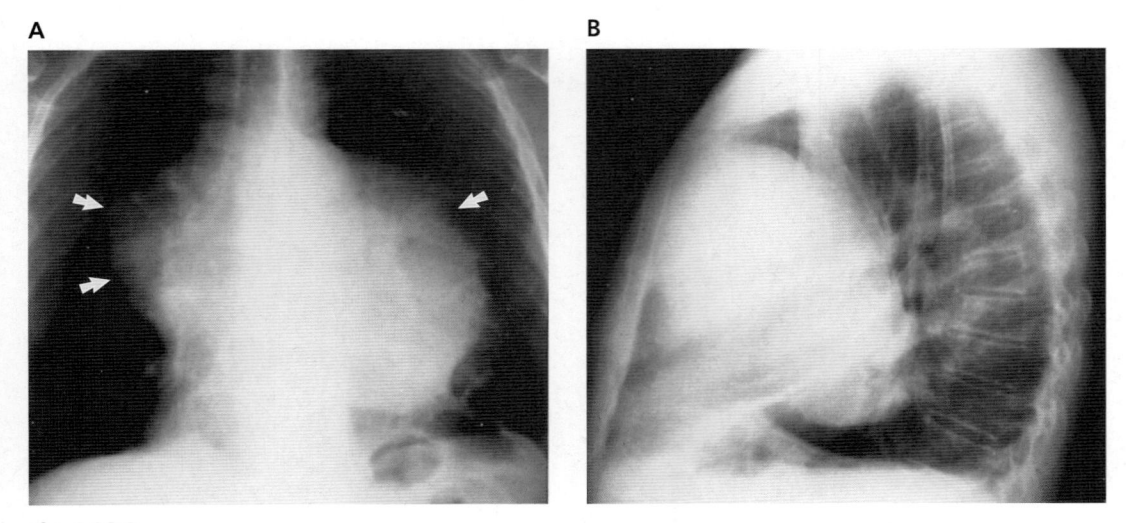

Fig. 1.23-2
Timoma. (A) Vista frontal mostra uma grande massa lobulada bilateral (setas) estendendo-se para ambos os lados do mediastino. (B) Vista lateral mostra enchimento do espaço pré-cardíaco anterior por uma massa e desvio posterior do lado esquerdo do coração.

1.23 ■ LESÕES DO MEDIASTINO ANTERIOR

Condição	Achados de Imagem	Comentários
Teratoma e outros neoplasmas de células germinais (Fig. 1.23-4)	Massa redonda ou oval, lisa ou lobulada que pode fazer protrusão para um ou ambos os lados do mediastino.	Calcificação (osso, dentes) ou gordura pode ocorrer nos teratomas e cistos dermoides. Lesões benignas tendem a ser lisas e císticas, enquanto lesões malignas são frequentemente lobuladas e sólidas.
Linfoma (especialmente de Hodgkin)/leucemia (Fig. 1.23-5)	Aumento dos linfonodos mediastinais anteriores e retroesternais ocorre comumente.	A presença de linfonodos mediastinais anteriores no linfoma é um ponto diferencial com sarcoidose (a qual também afeta os linfonodos hilares, mas não os linfonodos no compartimento anterior). Muitas vezes há alargamento simétrico do mediastino superior em vistas frontais.

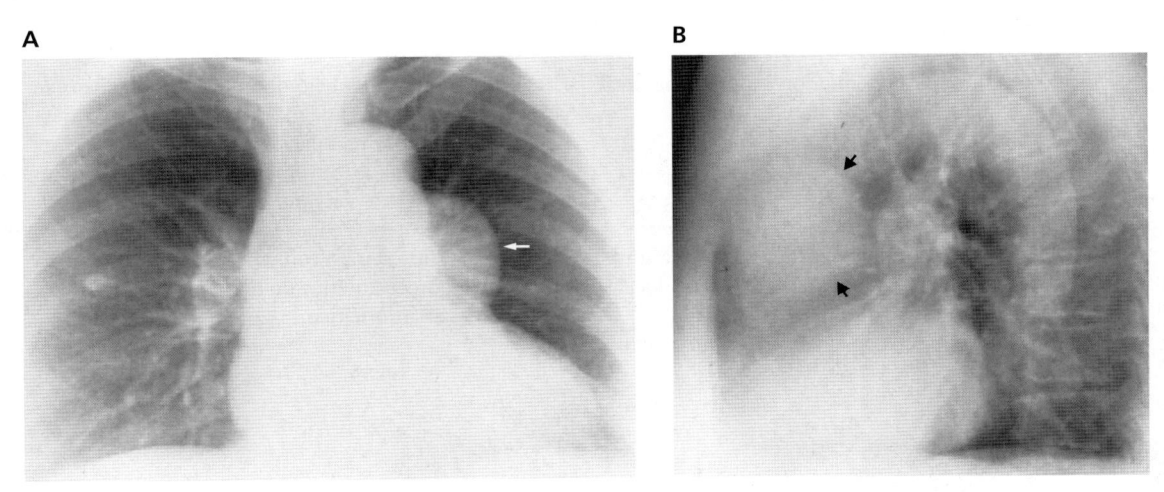

Fig. 1.23-3
Timoma com miastenia grave. Vistas (A) frontal e (B) lateral do tórax demonstram uma grande massa no mediastino anterior (setas).

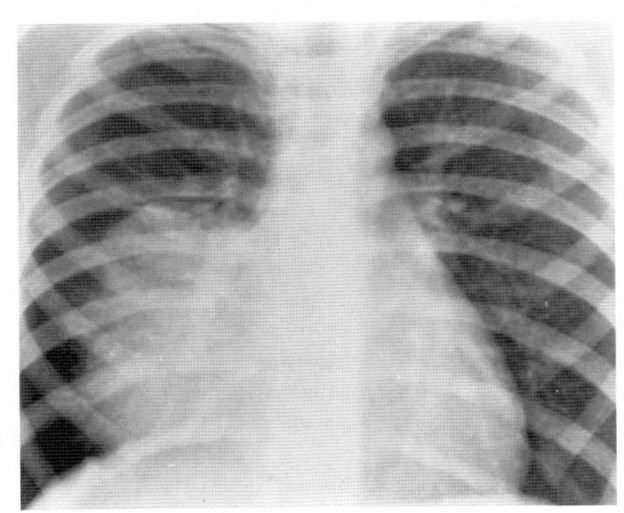

Fig. 1.23-4
Tumor teratodermoide. Grande massa lobulada confluente com a borda direita do coração.

Condição	Achados de Imagem	Comentários
Linfangioma (higroma)	Massa lisa ou lobulada na porção superior do mediastino.	Lesão benigna ou invasiva que muitas vezes é associada a uma massa de tecido mole no pescoço. Quilotórax pode desenvolver-se.
Tumor mesenquimal (Fig. 1.23-6)	Vários padrões.	Pode ser benigno ou maligno. Uma transparência notável sugere um lipoma ou lipomatose (terapia esteroide). Flebólitos são diagnósticos de um hemangioma.
Tumor da paratireoide	Massa lisa ou lobulada que pode ser demasiado pequena para ser detectável em Radiografias simples.	Pode desviar o esôfago. Há frequentemente evidência de hiperparatireoidismo na coluna torácica.
Aneurisma da aorta ascendente ou de seio de Valsalva (Fig. 1.23-7)	Massa sacular ou fusiforme que tende a se estender anteriormente e para a direita.	Pode erodir o esterno. Calcificação é relativamente incomum.
Hérnia de Morgagni (ver Fig. 1.46-7)	Massa mediastinal inferior redonda ou oval que é quase invariavelmente à direita.	Presença de intestino cheio de gás (ou cólon cheio de contraste de um clister) na massa é diagnóstica. A hérnia aparece como uma opacidade homogênea se estiver cheia com fígado ou omento (simula um coxim adiposo ou um cisto pericárdico).
Cisto pericárdico (Fig. 1.23-8)	Massa mediastinal redonda ou lobulada, nitidamente demarcada, que usualmente é localizada no ângulo cardiofrênico direito.	Tipicamente faz contato com ambas a parede torácica anterior e a porção anterior do hemidiafragma direito. Usualmente assintomático.

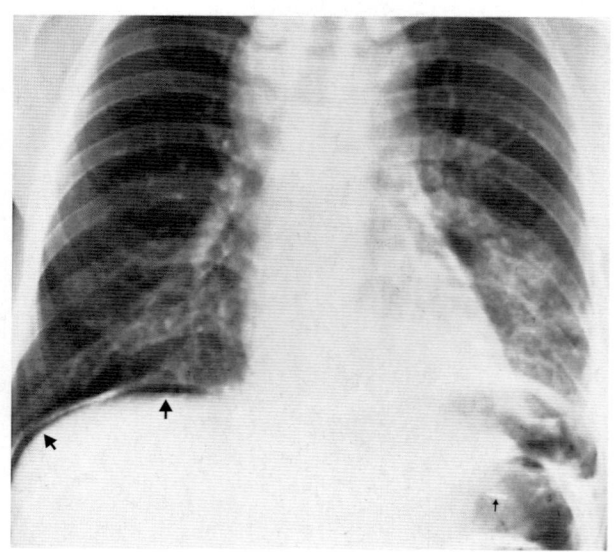

Fig. 1.23-5
Linfoma. Alargamento difuso da porção superior do mediastino em razão da linfadenopatia. Há um infiltrado parenquimatoso linfomatoso mal definido na base esquerda. O clipe metálico sobrejacente à região do baço (seta pequena) e a pequena quantidade de gás intraperitoneal livre vista embaixo do hemidiafragma direito (setas grandes) constituem evidência de uma laparotomia exploradora recente e esplenectomia para estadiamento do linfoma.

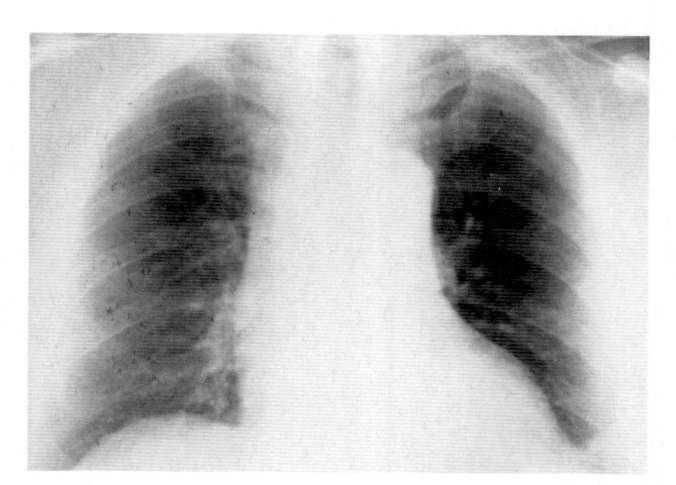

Fig. 1.23-6
Lipomatose mediastinal. Alargamento generalizado do mediastino superior.[43]

1.23 ■ LESÕES DO MEDIASTINO ANTERIOR

Condição	Achados de Imagem	Comentários
Hemorragia/hematoma mediastinal	Alargamento uniforme, simétrico do mediastino, especialmente a porção superior.	Geralmente uma história de trauma, cirurgia ou aneurisma dissecante. Um hematoma individualizado pode comprimir a veia cava superior e calcificar. Qualquer compartimento mediastinal pode ser comprometido.
Mediastinite (ver Figs. 1.25-6 e 1.25-7)	Alargamento generalizado do mediastino, usualmente mais evidente no compartimento superior. Uma massa paratraqueal lobulada projetando-se predominantemente para a direita pode desenvolver-se em doença crônica.	Mediastinite aguda acontece mais frequentemente em virtude de ruptura do esôfago e pode ser associada a ar no mediastino. Mediastinite crônica (granulomatosa ou esclerosante) pode calcificar-se e comprimir vasos (especialmente a veia cava superior) ou uma via aérea importante.
Hiperplasia linfoide benigna (doença de Castleman)	Massa solitária e nitidamente definida.	Embora mais comum nos compartimentos médio e posterior, no mediastino anterior a lesão tende a ser lobulada (sugerindo um timoma ou teratoma).

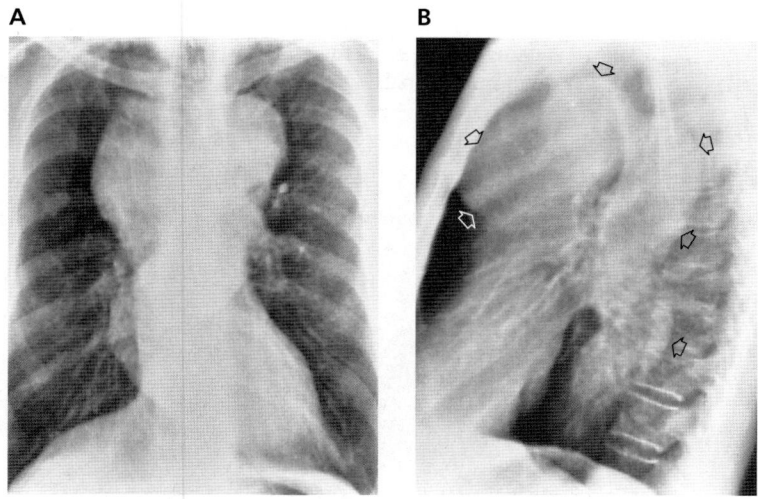

Fig. 1.23-7
Aneurisma da aorta torácica. Vistas (A) frontal e (B) lateral do tórax demonstram acentuada dilatação de ambas as porções ascendente e descendente da aorta torácica (setas, B), produzindo massas mediastinais anterior e posterior, respectivamente.

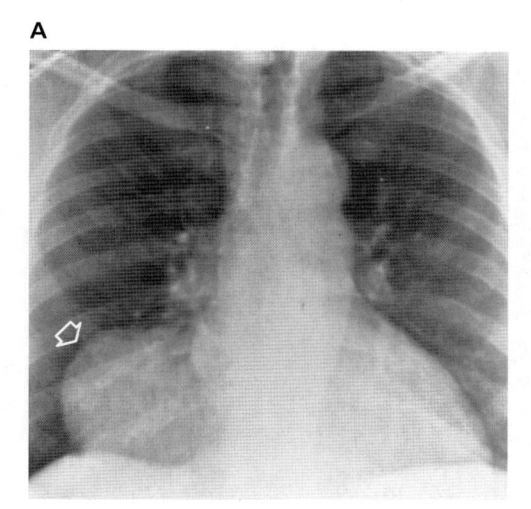

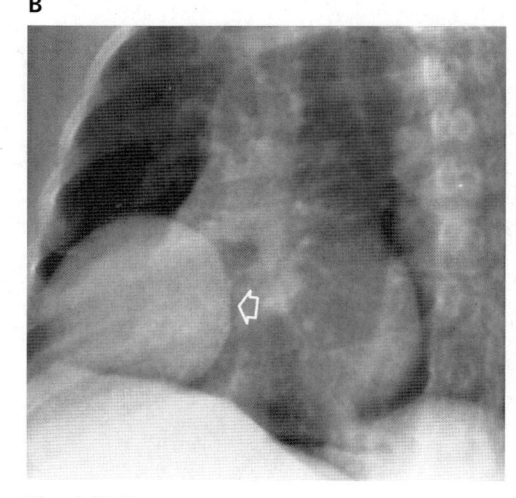

Fig. 1.23-8
Cisto pericárdico. Vistas (A) frontal e (B) oblíqua demonstram uma massa lisa (setas) no ângulo cardiofrênico direito.

1.24 ■ Lesões do Mediastino Anterior em Tomografia Computadorizada

Condição	Comentários
Densidade de gordura (–20 a –100 H) Lipomatose	Causa frequente de alargamento mediastinal generalizado. Deposição de excesso de gordura no mediastino pode ser associada à obesidade moderada, síndrome de Cushing ou diabetes ou pode ser uma variante normal em pacientes não obesos. Deposição de gordura localizada na porção superior do compartimento anterior pode simular uma massa ou dissecção aórtica.
Lipoma (Figs. 1.24-1 e 1.24-2)	Coleção benigna de tecido orduroso que é mais comum no mediastino anterior, embora também possa ocorrer no mediastino médio e no posterior e adjacente ao diafragma. Timolipomas são massas mediastinais anteriores que podem ser indistinguíveis de lipomas. Lipossarcomas são extremamente raros, ocorrem mais comumente no mediastino posterior, geralmente têm uma densidade mais alta do que gordura benigna, são heterogêneos e tendem a mostrar características de invasão mediastinal.

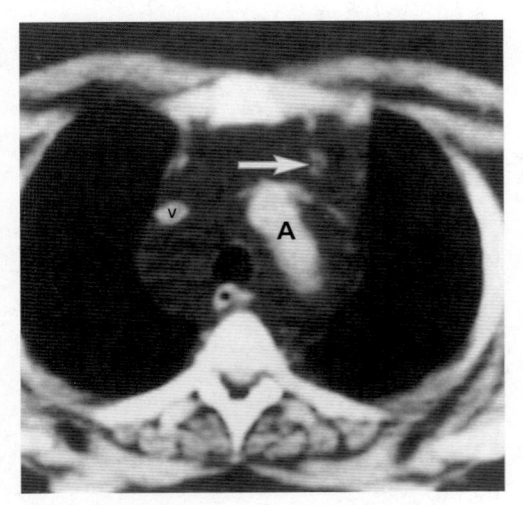

Fig. 1.24-1
Lipomatose mediastinal. Gordura abundante em todo o mediastino superior que tem uma atenuação homogênea similar à da gordura subcutânea. (Seta, tecido tímico residual ou linfonodo mediastinal; v, veia braquiocefálica direita; A, arco aórtico.)[44]

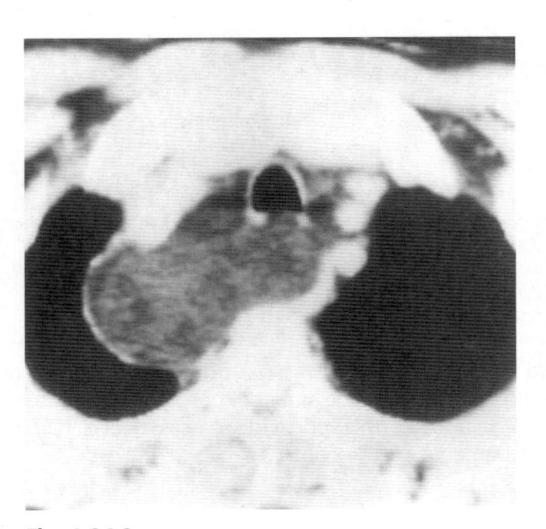

Fig. 1.24-2
Lipossarcoma. Grande massa relativamente heterogênea no lado direito do mediastino. Observar que a massa tem uma atenuação ligeiramente mais alta que a gordura subcutânea. A massa se estendia para o lado direito do pescoço para comprometer o nervo laríngeo recorrente paralisando a prega vocal direita.[44]

Condição	Comentários
Hérnia omental (Fig. 1.24-3)	Herniação de gordura omental através de uma hérnia de forame de Morgagni pode apresentar-se como uma massa gordurosa, localizada, virtualmente indistinguível de um lipoma.
Densidade de água (0 a 15 H) Cisto tímico (Fig. 1.24-4)	Cistos tímicos congênitos verdadeiros são raros e se originam do ducto timofaríngeo. Embora usualmente assintomáticos, os cistos grandes podem produzir compressão traqueal ou cardíaca. Eles são em geral redondos e frequentemente multiloculados. Hemorragia dentro do cisto é comum, e a cavidade do cisto muitas vezes contém sangue antigo, material necrótico e cristais de colesterol, de tal modo que o seu valor de atenuação em TC pode variar consideravelmente daquele da água. Degeneração cística de um timoma ou comprometimento tímico por doença de Hodgkin ou um germinoma pode produzir uma aparência indistinguível em TC.

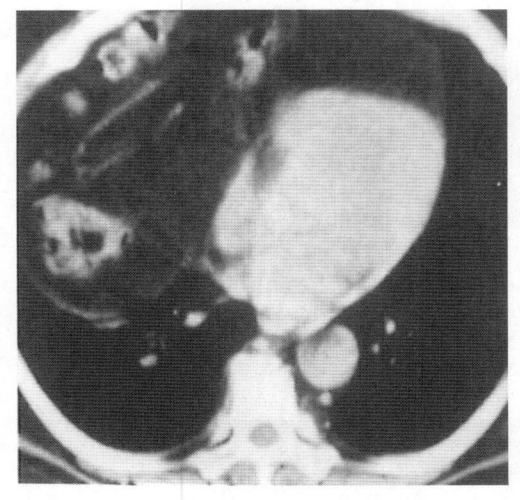

Fig. 1.24-3
Hérnia de Morgagni. A massa mediastinal inferior direita contém intestino grosso e gordura omental. Eventração focal do diafragma pode ser diferenciada de uma hérnia de Morgagni pelo diafragma intacto na primeira entidade.[44]

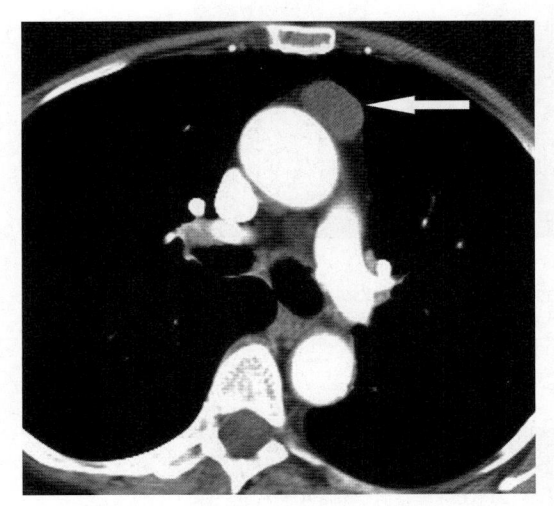

Fig. 1.24-4
Cisto tímico. Atenuação de massa de líquido bem circunscrita observada incidentalmente (seta).[45]

Condição	Comentários
Densidade de tecido mole (15 a 40 H) Timoma/Malignidade tímica (Figs. 1.24-5 a 1.24-8)	Ampla variação de aspectos de TC com valores de atenuação variando desde a baixa densidade da gordura até densidade de tecido mole. Calcificação muitas vezes é visível na massa. Achados de TC fortemente sugestivos de malignidade incluem extensão de tumor para dentro do mediastino ou parênquima pulmonar, depósitos pleurais (especialmente posteriormente e nos ângulos costofrênicos) a partir de disseminação transpleural de tumor, e espessamento pericárdico irregular sugerindo implantes pericárdicos. Preservação do plano de clivagem de baixa densidade, representando gordura entre o tumor e estruturas mediastinais, pode constituir evidência de benignidade em TC.

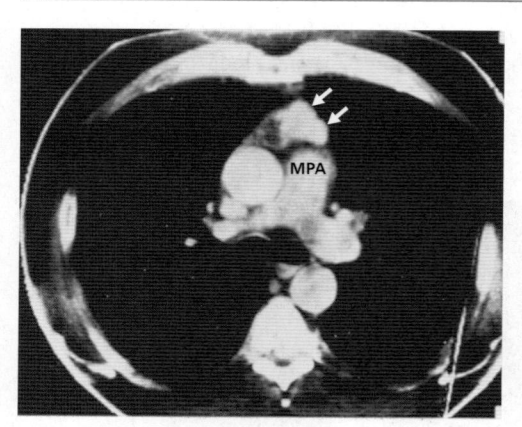

Fig. 1.24-5
Timoma. Massa ligeiramente lobulada (setas) anterior à artéria pulmonar principal (MPA) em um paciente com miastenia grave.[46]

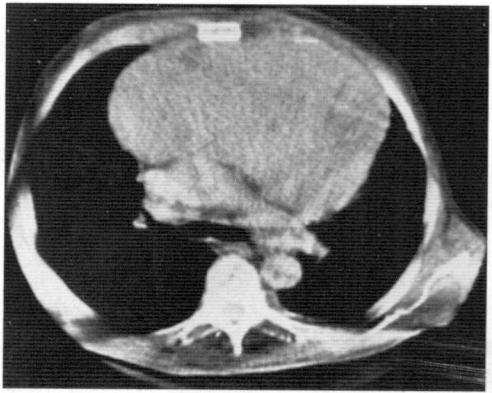

Fig. 1.24-6
Timoma. Enorme massa de tecido mole no mediastino anterior com desvio posterior de outras estruturas mediastinais. Nenhuma diferença em densidade pode ser vista entre a massa e o coração atrás dela.

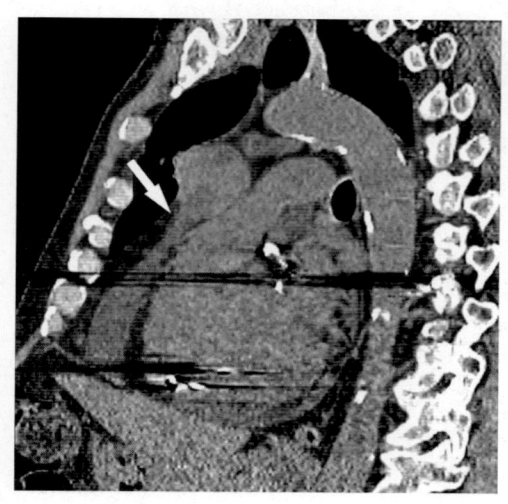

Fig. 1.24-7
Carcinoma tímico. Imagem sagital reformatada mostra que a massa mediastinal anterior é estreitamente afixada ao pericárdio com perda do plano de gordura (seta) entre as duas entidades, achados que sugerem comprometimento pericárdico. Há também um derrame pericárdico.[45]

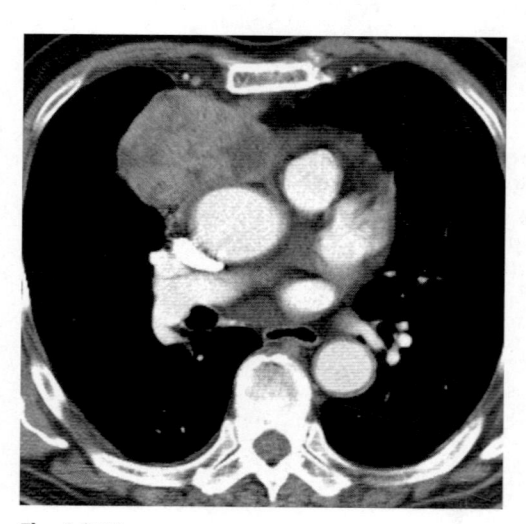

Fig. 1.24-8
Carcinoide tímico. Massa lobulada que contrasta heterogeneamente. Perda do plano de gordura entre a massa e o pericárdio sugere invasividade.[45]

Condição	Comentários
Hiperplasia tímica (Fig. 1.24-9)	Aumento generalizado do timo com preservação da sua configuração bilobada típica.
Tireoide retroesternal (Fig. 1.24-10)	Geralmente há evidência de uma conexão entre a massa e a glândula tireoide no pescoço. Imagens de TC podem mostrar calcificações focais na massa que não são detectáveis em radiografias simples de tórax. Bócios multinodulares tipicamente mostram um contraste acentuado, rápido e prolongado depois da injeção de material de contraste intravenoso.
Tumor paratireóideo (Fig. 1.24-11)	Tipicamente uma pequena massa arredondada que contrasta mais do que músculo ou gânglios linfáticos, porém menos que os grandes vasos.

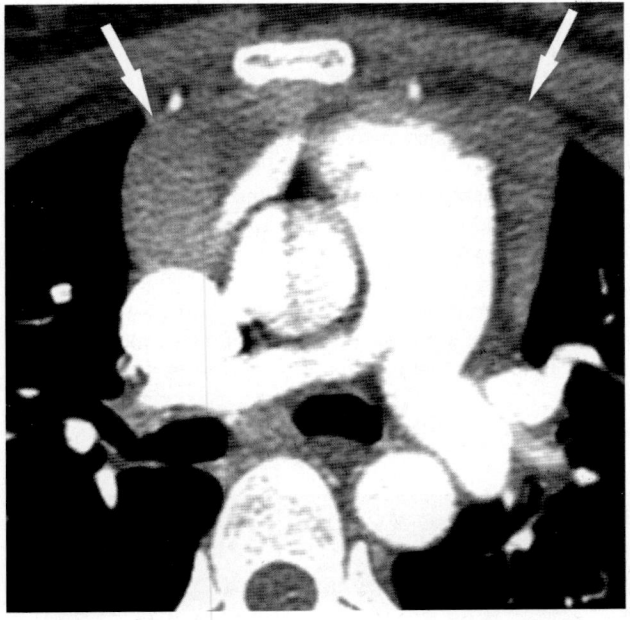

Fig. 1.24-9
Hiperplasia tímica. Lesão de tecido mole, homogênea, bilobada (setas) em uma paciente com doença de Graves.[45]

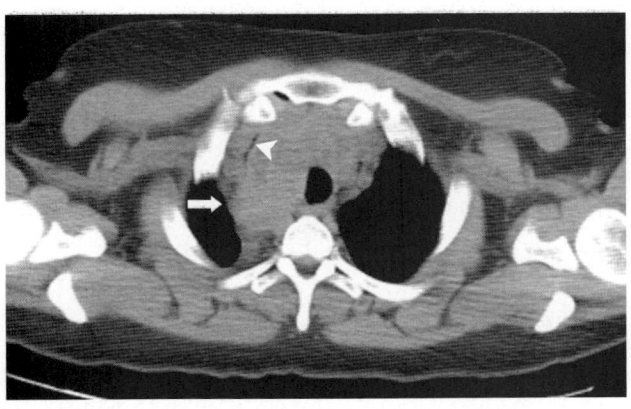

Fig. 1.24-10
Bócio retroesternal. Massa de tecido mole (seta) estendendo-se adentro do mediastino anterior e médio.[47]

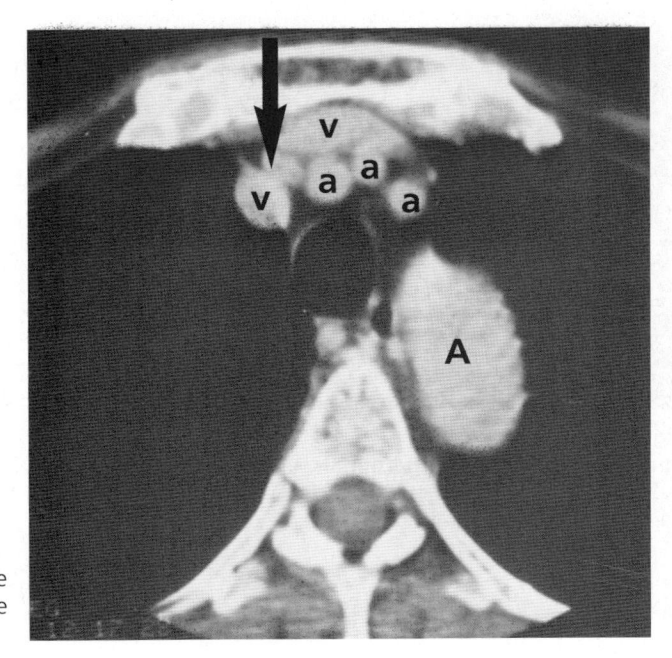

Fig. 1.24-11
Adenoma paratireóideo ectópico. Pequena massa de tecido mole (seta) no mediastino anterior. (A, aorta; a, principais ramos da aorta; e v, veias braquiocefálicas.)[48]

Condição	Comentários
Teratoma e outros neoplasmas de células germinais (Fig. 1.24-12)	Teratomas sólidos são indistinguíveis de outros tumores de tecidos moles. Teratomas "císticos" não têm densidade homogênea de água, mas em vez disso aparecem como massas complexas com componentes de densidade de gordura, osso e músculo, refletindo sua variada composição de tecidos a partir de todas as três camadas germinais. Teratomas císticos frequentemente demonstram interfaces gordura-líquido e podem conter calcificações e nódulos de tecido mole na massa.
Linfoma (Fig. 1.24-13)	Comprometimento de linfonodos mediastinais anteriores situados ventrais à aorta e veia cava superior. A presença de linfonodos aumentados nesta região é um ponto diferencial de sarcoidose que também afeta linfonodos hilares (como linfoma), mas não linfonodos no compartimento anterior.
Outros neoplasmas	Linfangioma (higroma), neurofibroma, outros tumores de células fusiformes.
Mediastinite/abscesso	Sugerida pela presença de bolhas de gás ou uma cavidade individualizada com uma parede espessa, irregular.
Hérnia de Morgagni	Uma hérnia contendo intestino cheio de líquido ou parte do fígado produz uma massa com densidade de tecido mole.
Hemorragia/hematoma mediastinal	Alargamento uniforme, simétrico, do mediastino (especialmente a porção superior) em um paciente com uma história de trauma, cirurgia ou aneurisma dissecante.

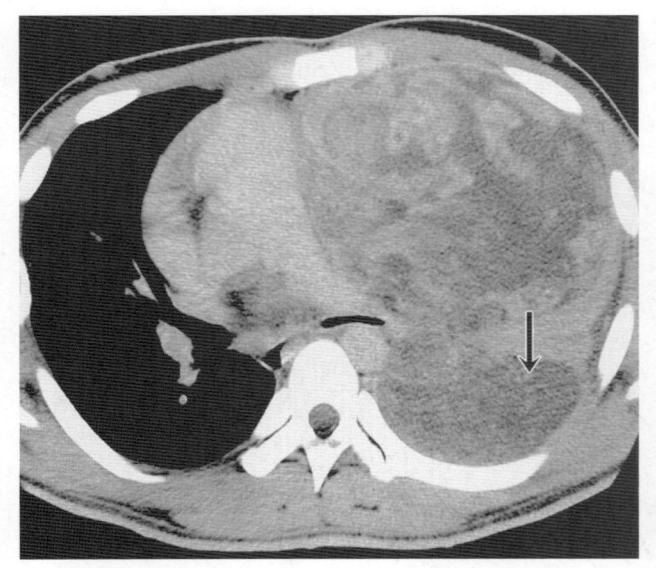

Fig. 1.24-12
Tumor misto de células germinais. Imagem com contraste mostra um imenso tumor que é principalmente sólido, embora haja um componente cístico relativamente grande (seta).[49]

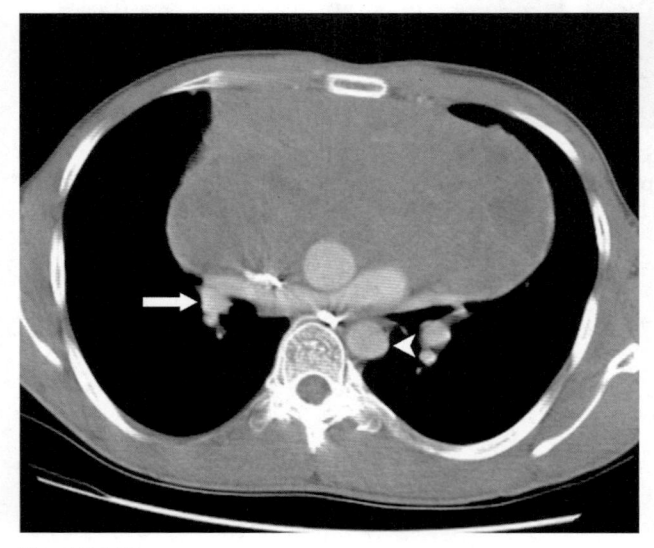

Fig. 1.24-13
Linfoma. Grande massa que enche o mediastino anterior. Observar que as interfaces do pulmão com os vasos hilares (seta) e a aorta (ponta de seta) estão bem preservadas. Assim, em radiografias simples estas estruturas mediastinais médias foram claramente vistas pela massa (sinal da superposição do hilo) indicando que a lesão era na porção anterior ou na posterior do mediastino.[47]

Condição	Comentários
Mediastinite fibrosante (Fig. 1.24-14)	Rara proliferação benigna de colágeno e tecido fibroso acelular dentro do mediastino. Embora frequentemente idiopáticos, muitos casos são considerados resultado de resposta imunológica anormal à infecção com *Histoplasma capsulatum*. Mediastinite fibrosante afeta principalmente o mediastino médio.
Vascular/contrastando	Aneurismas, vasos ectasiados.
Alta densidade intrínseca (mais de 90 H)	Tireoide retroesternal.

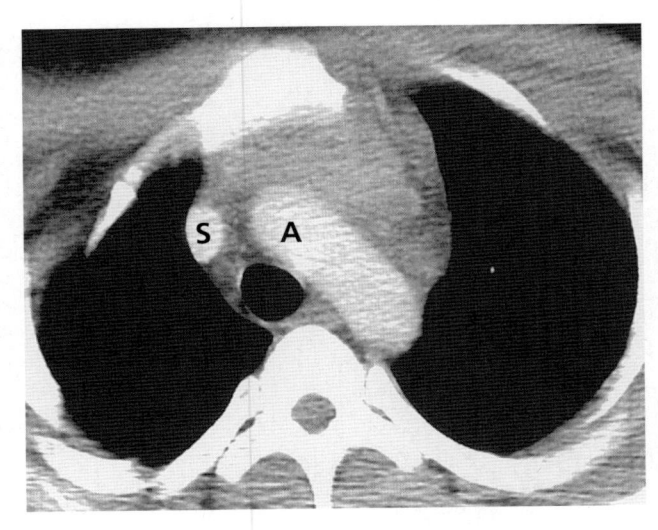

Fig. 1.24-14
Mediastinite fibrosante. Massa com atenuação de tecido mole no mediastino anterior. (A, aorta; S, veia cava superior.)[50]

1.25 ■ Lesões do Mediastino Médio

Condição	Achados de Imagem	Comentários
Aumento de linfonodos (Fig. 1.25-1)	Massas hilares e paratraqueais unilaterais ou bilaterais	Mais comumente em razão de metástases, tuberculose, histoplasmose, linfoma, pneumoconiose ou sarcoidose.
Aneurisma da aorta ou grande ramo (Fig. 1.25-2)	Vários padrões dependendo da localização do aneurisma.	Aneurismas do arco transverso tipicamente obliteram a janela aortopulmonar e são sintomáticos. Calcificação mural é relativamente comum. Massas mediastinais também podem ser causadas por pseudocoarctação da aorta e por dilatação da veia cava superior ou do sistema ázigo.

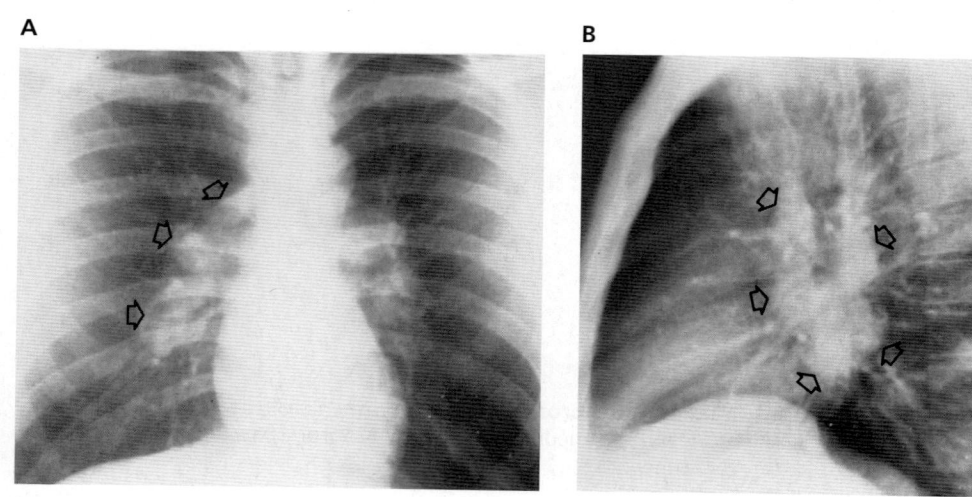

Fig. 1.25-1
Linfadenopatia mediastinal na sarcoidose. Vistas (A) frontal e (B) lateral do tórax demonstram linfonodos mediastinais aumentados (setas).

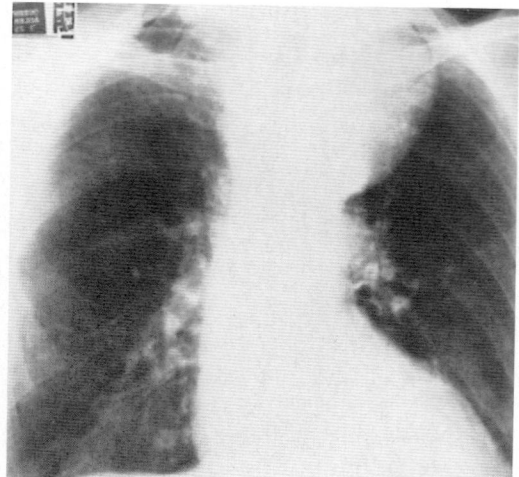

Fig. 1.25-2
Aneurisma da artéria subclávia esquerda.
Alargamento mediastinal superior esquerdo em uma mulher idosa sem sintomas torácicos.[43]

1.25 ■ LESÕES DO MEDIASTINO MÉDIO

Condição	Achados de Imagem	Comentários
Cisto broncogênico (Figs. 1.25-3 e 1.25-4)	Massa bem definida redonda ou oval que muitas vezes é lobulada e tende a se moldar às estruturas circunvizinhas (em virtude do seu conteúdo líquido).	Mais comumente localizado imediatamente inferior à carina. Muitas vezes salienta-se para a direita e superpõe-se à sombra hilar direita. Raramente se comunica com a árvore traqueobrônquica.

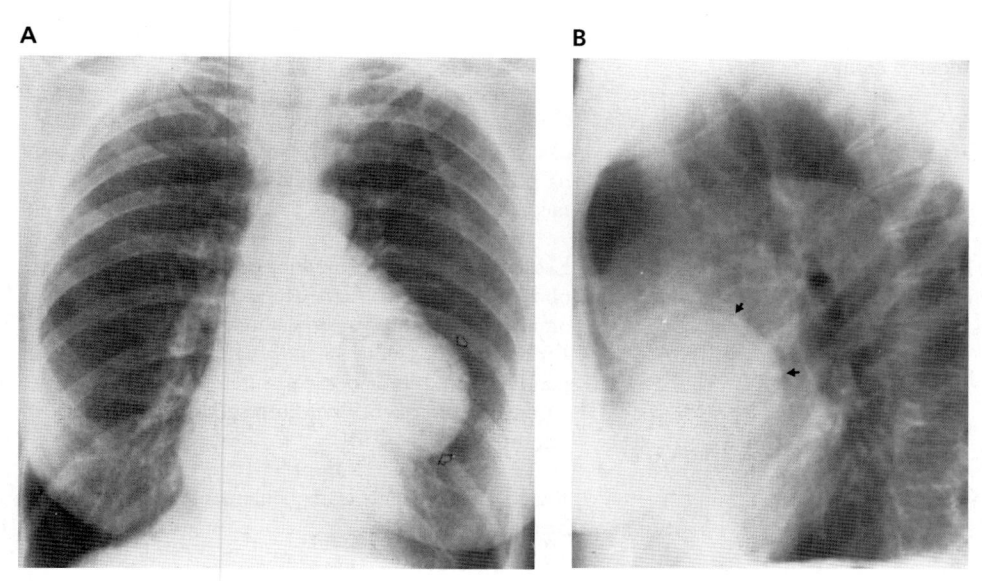

Fig. 1.25-3
Cisto broncogênico. Vistas (A) frontal e (B) lateral do tórax demonstram uma massa mediastinal esférica, de paredes lisas (setas), projetando-se para dentro do pulmão esquerdo e hilo esquerdo.

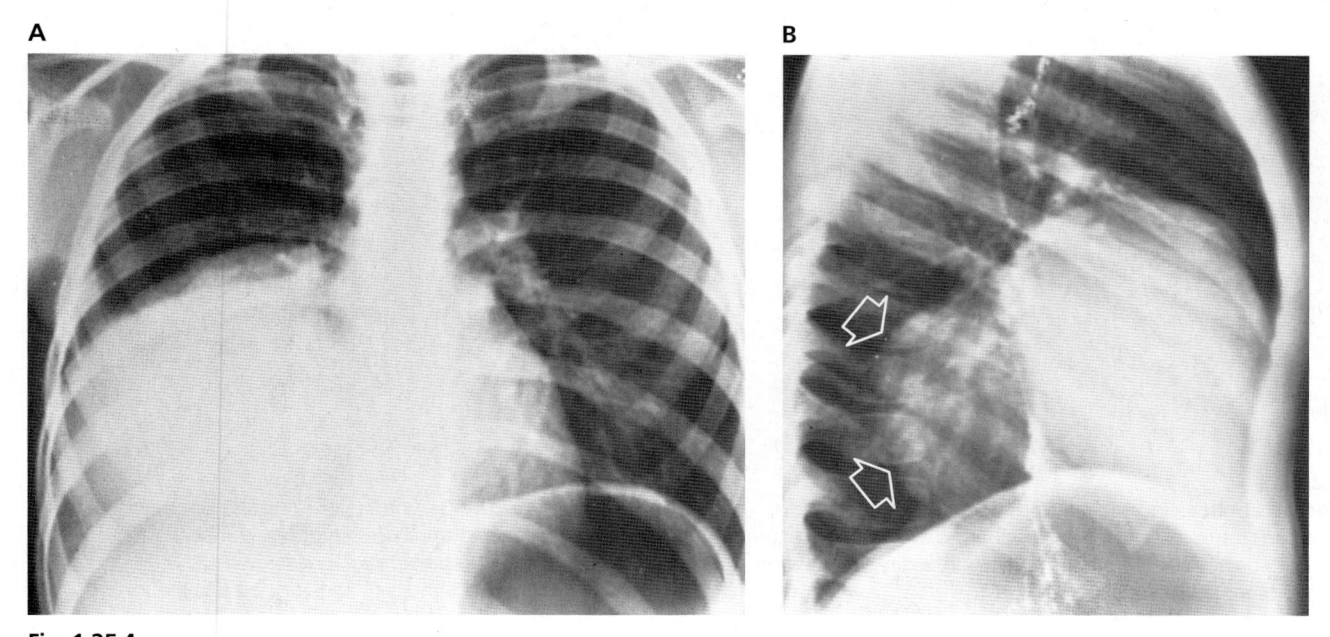

Fig. 1.25-4
Cisto broncogênico. Vistas (A) frontal e (B) lateral do tórax demonstram uma imensa massa mediastinal média (setas, B), salientando-se para a direita e enchendo grande parte da metade inferior do hemitórax direito. O paciente era assintomático.

Condição	Achados de Imagem	Comentários
Hemorragia/hematoma mediastinal (Fig. 1.25-5)	Alargamento uniforme, simétrico do mediastino (especialmente a parte superior).	Geralmente uma história de trauma, cirurgia ou aneurisma dissecante. Um hematoma individualizado pode comprimir a veia cava superior e calcificar.
Mediastinite (Figs. 1.25-6 e 1.25-7)	Geralmente alargamento do mediastino, usualmente mais evidente superiormente. Uma massa paratraqueal lobulada, projetando-se predominantemente para a direita, pode desenvolver-se em doença crônica.	Mediastinite aguda é mais frequentemente decorrente de ruptura esofágica e pode ser associada a ar mediastinal. Mediastinite crônica (granulomatosa ou esclerosante) pode calcificar e comprimir vasos (especialmente a veia cava superior) ou uma via aérea principal.
Cisto pleuropericárdico (mesotelial)	Massa redonda, oval ou em forma de gota com margens lisas.	Cisto cheio de líquido que é quase sempre assintomático e pode mudar de forma com respiração ou alteração na posição do corpo. Também pode comprometer o mediastino anterior.
Hérnia intrapericárdica (Fig. 1.25-8)	Alças de intestino cheias de gás que jazem lado a lado com a borda do coração em múltiplas projeções (inclusive vistas em decúbito).	Lesão congênita ou traumática extremamente rara que pode conter (em ordem decrescente de frequência) omento, cólon, intestino delgado, fígado ou estômago. Embora muitas vezes assintomática durante longos períodos, a maioria dos pacientes eventualmente se apresenta com queixas cardiorrespiratórias ou gastrointestinais.
Hiperplasia linfoide benigna (doença de Castleman)	Massa solitária lisa ou lobulada.	Rara condição que mais frequentemente compromete o mediastino posterior.

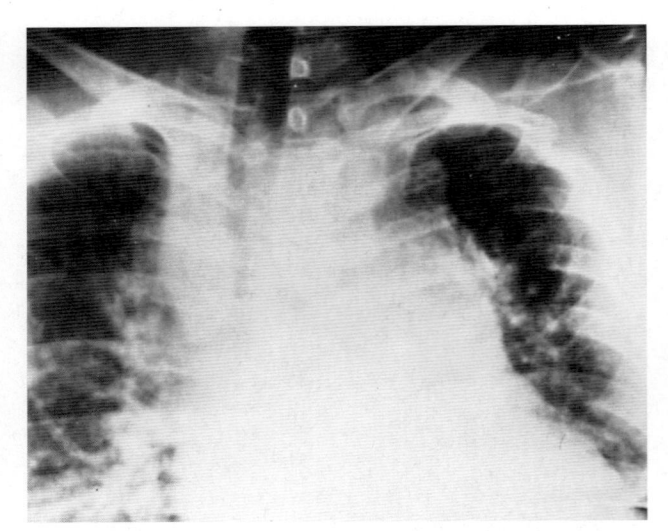

Fig. 1.25-5
Transecção aórtica. Radiografia frontal do tórax tirada imediatamente após trauma demonstra alargamento mediastinal, obscurecimento da aorta, desvio da traqueia para a direita e desvio do brônquio principal esquerdo para baixo.[51]

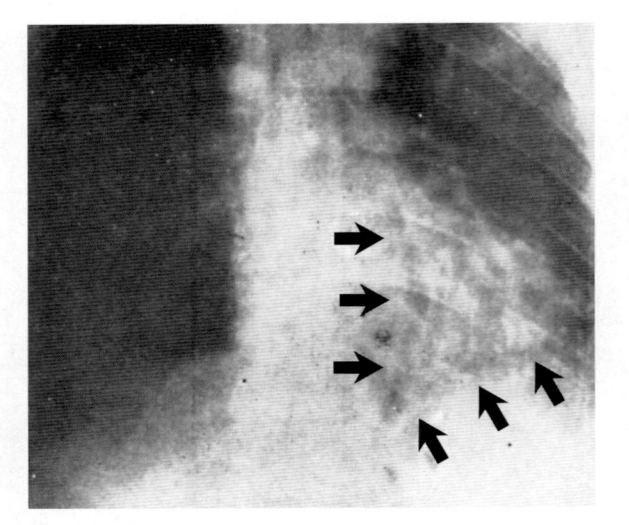

Fig. 1.25-6
Mediastinite aguda ocasionada por ruptura do esôfago. Radiografia simples demonstra sombras transparentes lineares (setas) que representam enfisema mediastinal localizado e correspondem aos planos fasciais das pleuras mediastinais e diafragmáticas na região do esôfago inferior.[52]

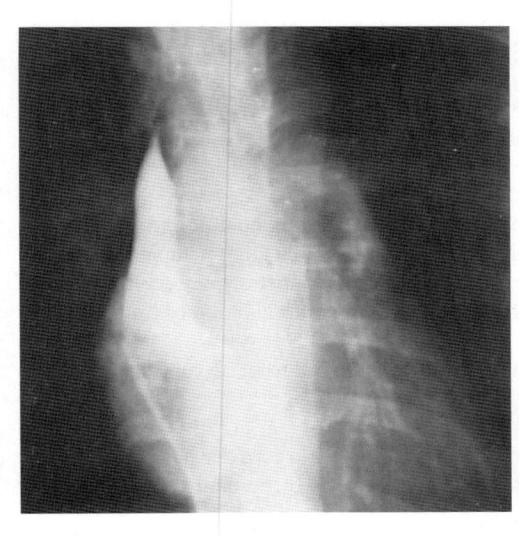

Fig. 1.25-7
Mediastinite esclerosada crônica. Venograma mostra afilamento liso da porção inferior da veia cava superior. Esta mulher de 38 anos tinha varizes no seu abdome superior e tórax inferior.[52]

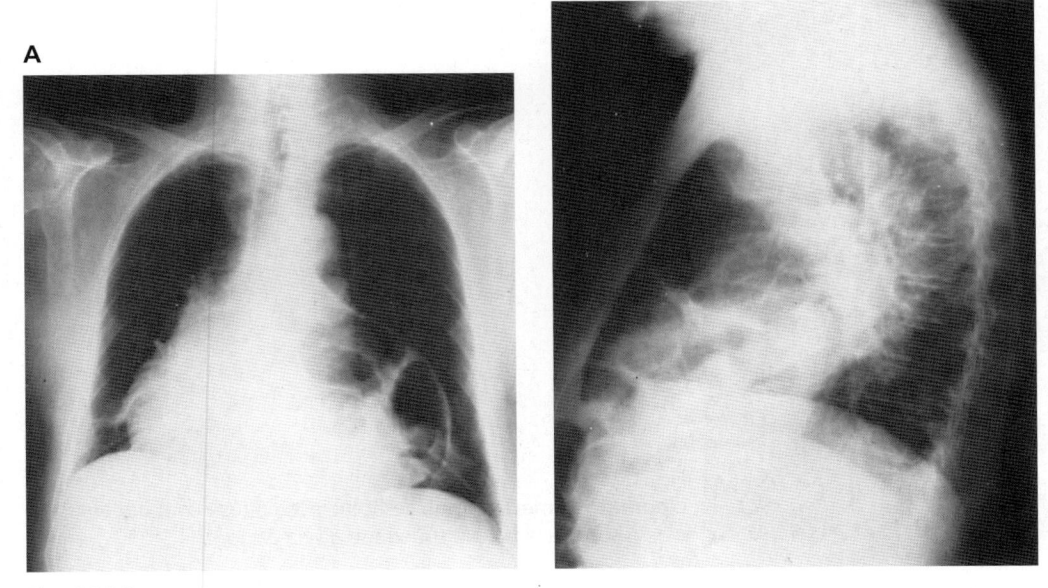

Fig. 1.25-8
Hérnia intrapericárdica congênita. Vistas (A) frontal e (B) lateral em um homem idoso assintomático mostram alças de intestino no tórax conformando-se à borda pericárdica esquerda.[53]

1.26 ■ Lesões do Mediastino Médio em Tomografia Computadorizada

Condição	Comentários
Densidade de gordura (–20 a –100 H) Lipomatose (Figs. 1.26-1 e 1.26-2)	Deposição extensa de gordura no mediastino pode ser associada à obesidade moderada, terapia esteroide, síndrome de Cushing ou diabetes, ou pode ser uma variedade normal em pacientes não obesos.
Coxim adiposo epicárdico	A mais comum massa gordurosa no tórax.
Lipoma pericárdico	Coleção localizada de tecido com densidade de gordura (lipomas ocorrem mais comumente no mediastino anterior).

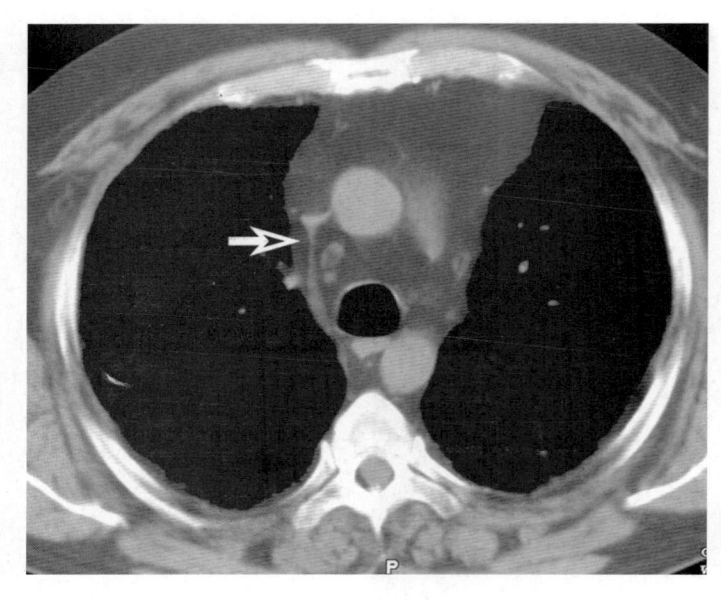

Fig. 1.26-1
Lipomatose mediastinal. Lesão adiposa difusa com um efeito de massa sobre a veia cava superior e a veia ázigo.[54]

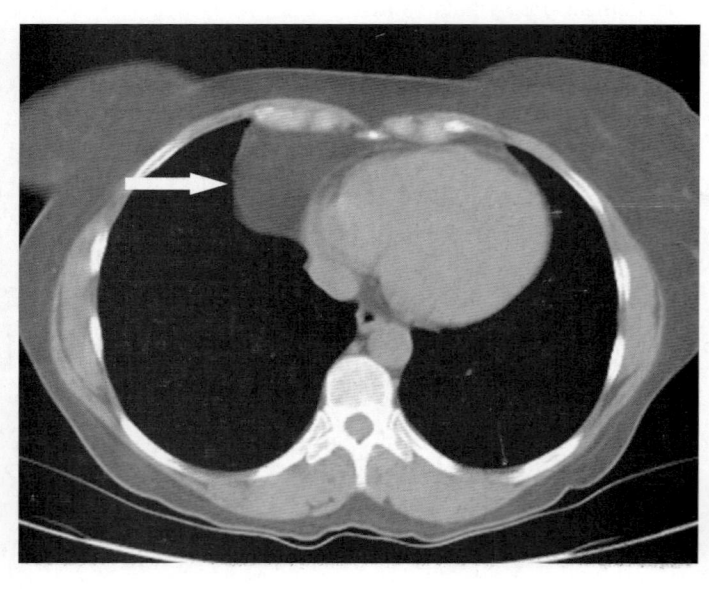

Fig. 1.26-2
Corpo adiposo epicárdico. Atenuação homogênea de gordura (seta) adjacente à borda direita do coração.[52]

Condição	Comentários
Densidade de água (0 a 15 H) Cisto pericárdico (Fig. 1.26-3)	Massa lisa, de paredes finas, que mais comumente ocorre no ângulo cardiofrênico direito. Lesão maleável que pode mudar de forma quando o paciente é escaneado na posição de pronação ou de decúbito. Facilmente diferenciado de corpos adiposos epicárdicos proeminentes ou lipomas, que também se apresentam como massas em ângulo cardiofrênico.
Cisto broncogênico (Fig. 1.26-4)	Massa homogênea lisa, redonda, que usualmente tem uma orla fina, imperceptível e não mostra qualquer mudança na atenuação após infusão de material de contraste. Pode conter material mucoide viscoso ou proteináceo que produz uma atenuação mais alta na faixa de um neoplasma sólido.

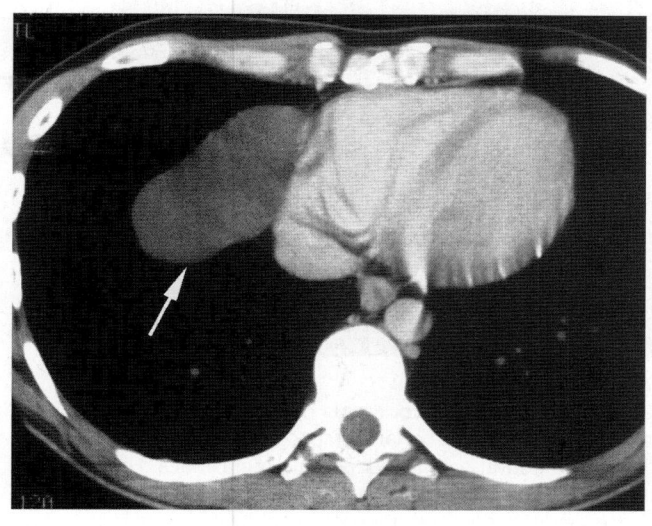

Fig. 1.26-3
Cisto pericárdico. Imagem de TC com contraste mostra um cisto de paredes finas com atenuação de água (seta).[55]

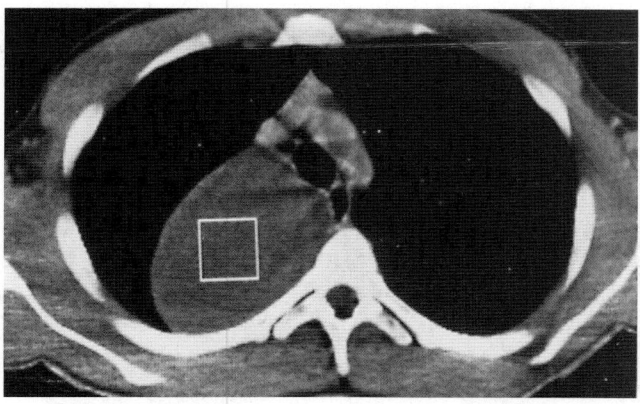

Fig. 1.26-4
Cisto broncogênico. Imagem de TC de um homem jovem com uma infecção respiratória superior incidental mostra uma grande massa mediastinal superior direita, estendendo-se desde a direita da traqueia até a parede posterior do tórax. O cisto tinha um aspecto uniforme e densidade próxima da água e se estendia verticalmente desde o polo inferior da glândula tireoide até a carina.[56]

Condição	Comentários
Densidade de tecido mole (15 a 40 H) Linfadenopatia (Figs. 1.26-5 a 1.26-8)	Mais comumente resultado de metástases, linfoma, doença granulomatosa (tuberculose, histoplasmose), pneumoconiose ou sarcoidose.
Mediastinite/abscesso	Sugerida pela presença de bolhas de gás ou uma cavidade individualizada com parede grossa, irregular.

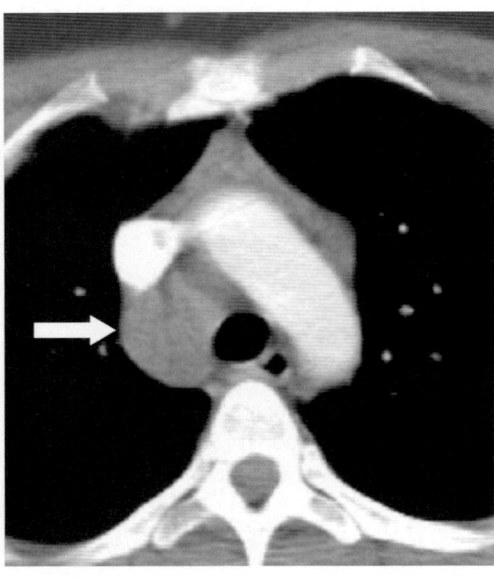

Fig. 1.26-5
Linfadenopatia. Os linfonodos aumentados (seta) obliteram a interface ar–tecido mole entre o pulmão direito e a parede traqueal (linha paratraqueal direita).[52]

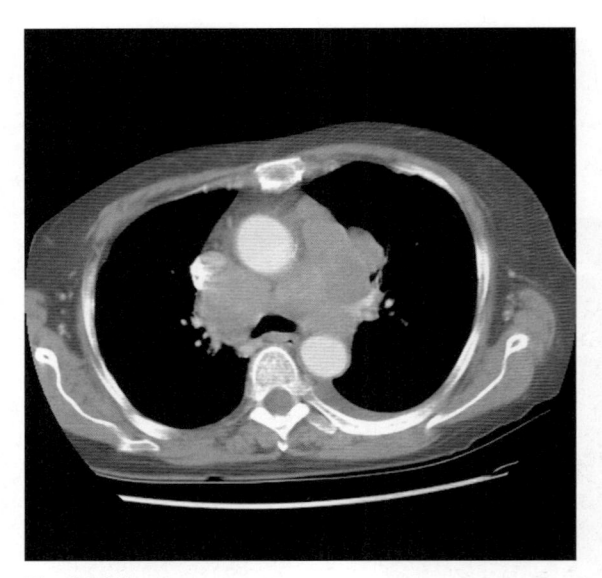

Fig. 1.26-6
Carcinoma broncogênico. Massa de tecido mole dentro da janela aortopulmonar e espaço subcarinal, um achado compatível com linfadenopatia metastática. Há também linfadenopatia na região paratraqueal, o que produziu uma linha paratraqueal direita espessada em radiografias simples.[57]

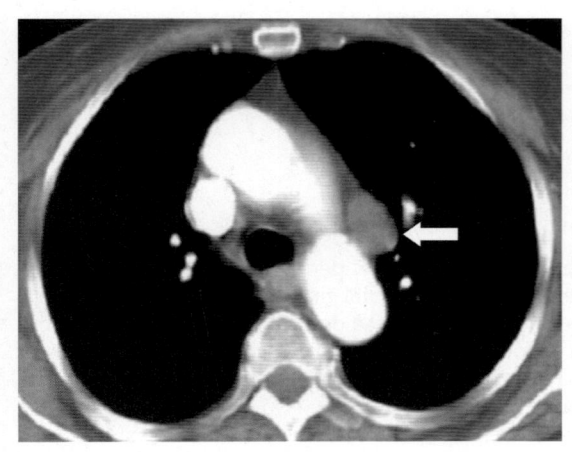

Fig. 1.26-7
Linfoma. Linfonodos aumentados (seta) obliteram a borda côncava normal da interface entre o pulmão esquerdo e o mediastino que constitui a janela aortopulmonar.[52]

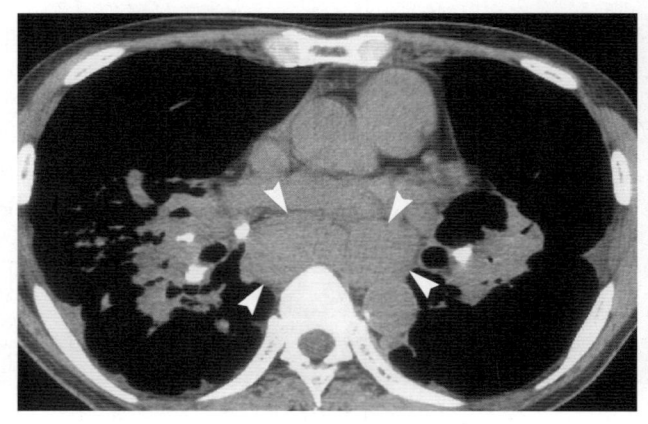

Fig. 1.26-8
Sarcoidose. Adenopatia mediastinal e hilar bilateral difusa. Calcificação nos gânglios hilares afetados sugere um curso clínico prolongado. Observar a presença simultânea de enormes linfonodos subcarinais (pontas de seta), um achado incomum em outras doenças granulomatosas, como tuberculose.[58]

1.26 ■ LESÕES DO MEDIASTINO MÉDIO EM TOMOGRAFIA COMPUTADORIZADA

Condição	Comentários
Hemorragia/hematoma mediastinal (ver Fig. 1.56-11)	Alargamento uniforme, simétrico do mediastino (especialmente da porção superior) em um paciente com uma história de trauma, cirurgia ou aneurisma dissecante.
Neoplasma (Fig. 1.26-9)	Variedade de processos benignos e malignos.
Mediastinite fibrosante (Fig. 1.26-10)	Rara proliferação benigna de colágeno e tecido fibroso acelular dentro do mediastino. Embora muitas vezes idiopática, muitos casos são considerados decorrentes de resposta imunológica anormal à infecção por *Histoplasma capsulatum*. Mediastinite fibrosante compromete mais comumente o mediastino médio, principalmente em pacientes jovens, e se apresenta com sinais e sintomas de obstrução ou compressão da veia cava superior, veias ou artérias pulmonares, vias aéreas centrais ou esôfago
Vascular/contrastando (Figs. 1.26-11 a 1.26-15)	Vasos ectasiados, aneurismas, dissecções e anomalias vasculares congênitas.

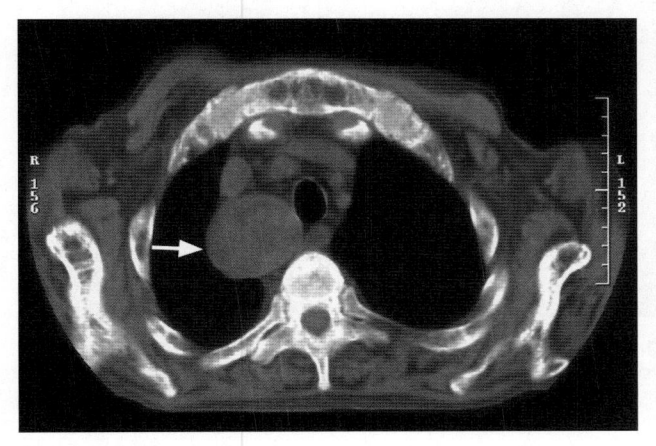

Fig. 1.26-9
Adenoma paratireóideo ectópico. Grande massa paratraqueal direita (seta) com osteopenia difusa por hiperparatireoidismo primário.[57]

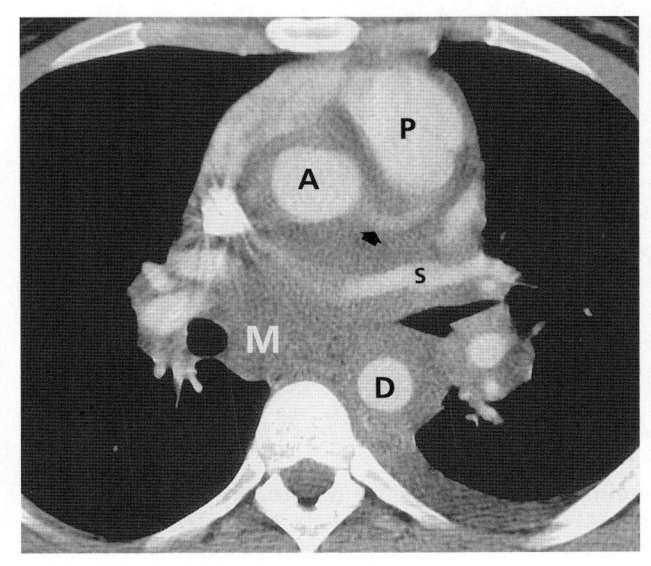

Fig. 1.26-10
Mediastinite fibrosante. Massa de tecido mole infiltra difusamente o mediastino. Há uma massa subcarinal (M), envolvimento da artéria coronária principal esquerda (seta), e estreitamento da veia pulmonar superior esquerda (S). (A, aorta ascendente; D, aorta descendente; P, artéria pulmonar principal.)[55]

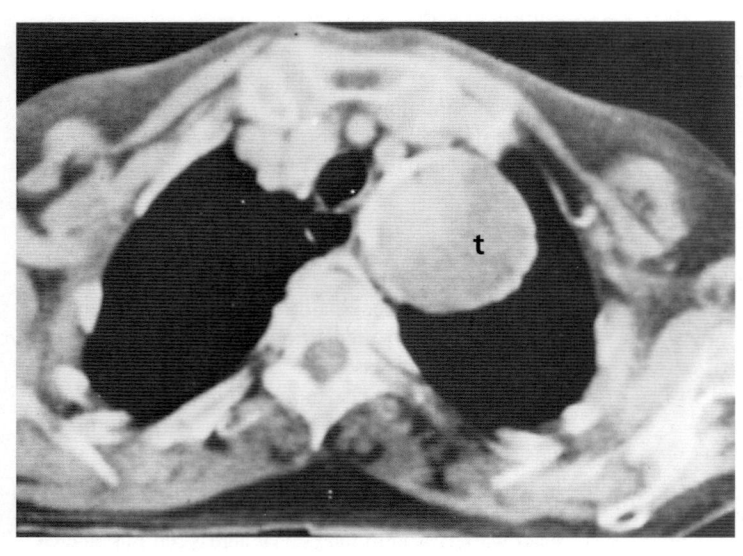

Fig. 1.26-11
Aneurisma da artéria subclávia esquerda. Imagem com uso de contraste mostra o grande aneurisma parcialmente cheio de trombo (t).[43]

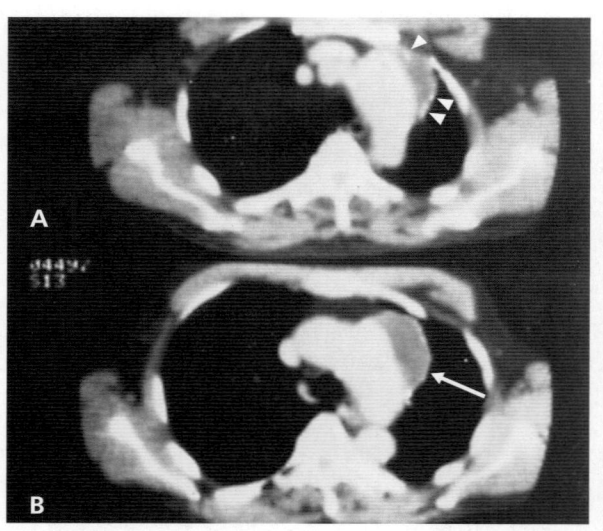

Fig. 1.26-12
Aneurisma aórtico traumático crônico. Imagens de TC através (A) e ligeiramente abaixo (B) do arco aórtico após a injeção intravenosa de material de contraste demonstram calcificação na parede do aneurisma (pontas de seta) e um grande defeito de enchimento consistindo em trombo (seta).

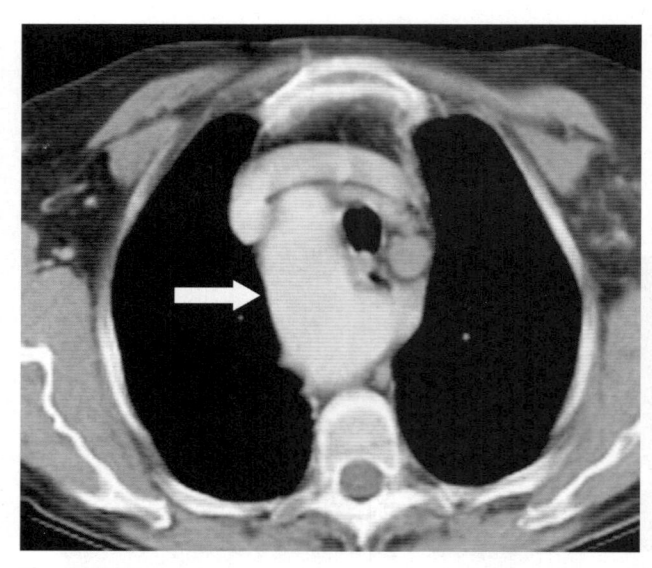

Fig. 1.26-13
Arco aórtico direito. Esta estrutura vascular (seta) causava perda da linha paratraqueal direita normal em radiografias simples.[52]

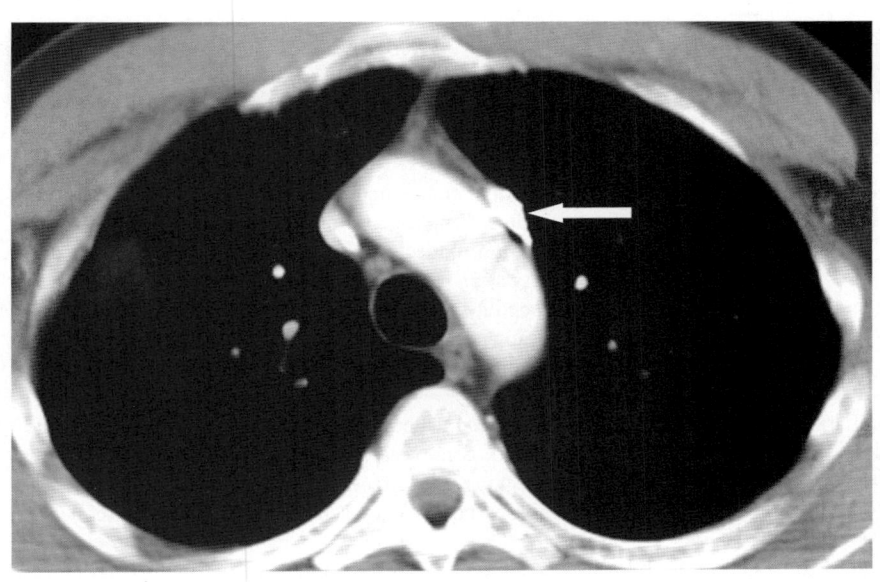

1.26 ■ LESÕES DO MEDIASTINO MÉDIO EM TOMOGRAFIA COMPUTADORIZADA

Fig. 1.26-14
Veia cava superior esquerda. Imagem de TC ao nível do arco aórtico mostra o vaso anômalo (seta), que drena para o seio coronário.[52]

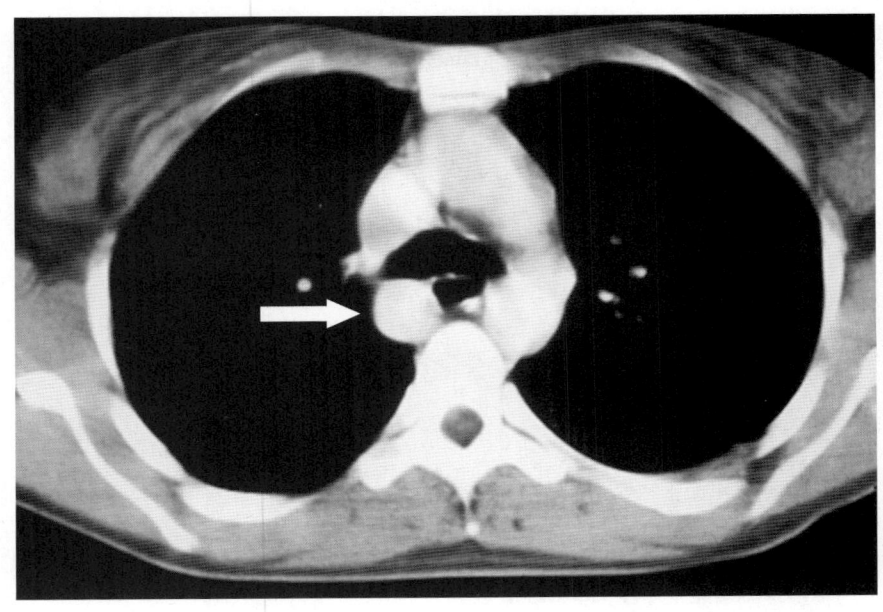

Fig. 1.26-15
Continuação ázigo da veia cava inferior. Aumento da veia ázigo (seta) que alargava a margem inferior da linha paratraqueal direita em radiografias simples.[52]

1.27 ■ Lesões do Mediastino Posterior

Condição	Achados de Imagem	Comentários
Neoplasma neurogênico (Fig. 1.27-1)	Massa nitidamente circunscrita, redonda ou oval, que usualmente é unilateral e paravertebral.	Principalmente neurofibromas e neurilemomas em adultos, ganglioneuromas e neuroblastomas em crianças. Quimiodectomas (qualquer compartimento mediastinal) e feocromocitomas são extremamente raros. Pode haver erosão costal ou vertebral associada, calcificação ou aparência de haltere (parte do tumor é dentro e parte fora do canal vertebral).
Neoplasma espinhal	Massa paravertebral arredondada com destruição óssea associada.	Tumores incluem osteocondroma, cisto ósseo aneurismático, condrossarcoma, sarcoma osteogênico, tumor de Ewing, mieloma e metástases. Uma massa de tecido mole extraóssea é um achado relativamente infrequente.
Hematopoese extramedular	Massa isolada ou múltipla (muitas vezes bilateral), lobulada ou lisa que geralmente ocorre na região paravertebral na metade inferior do tórax.	Geralmente associada à anemia hemolítica congênita. Esplenomegalia (ou uma história de esplenectomia) é comum.
Aneurisma da aorta descendente (Fig. 1.27-2)	Massa lisa ou lobulada que tipicamente se projeta do aspecto posterolateral da aorta no lado esquerdo.	Frequentemente calcificado e pode tornar-se suficientemente grande para erodir a coluna vertebral.

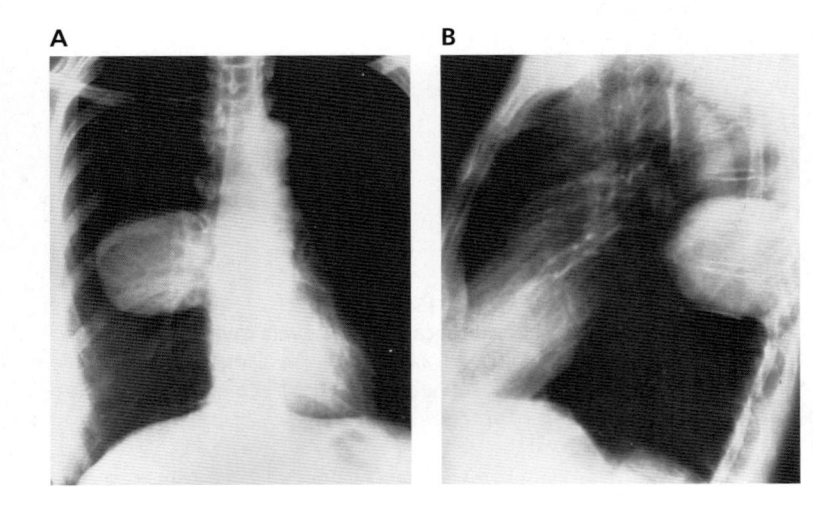

Fig. 1.27-1
Tumor neurogênico. Vistas (A) frontal e (B) lateral do tórax demonstram uma grande massa mediastinal posterior direita.[42]

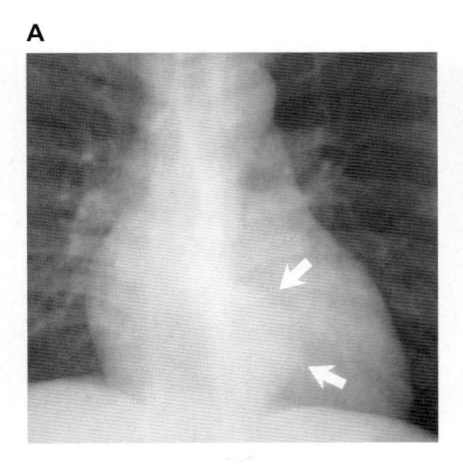

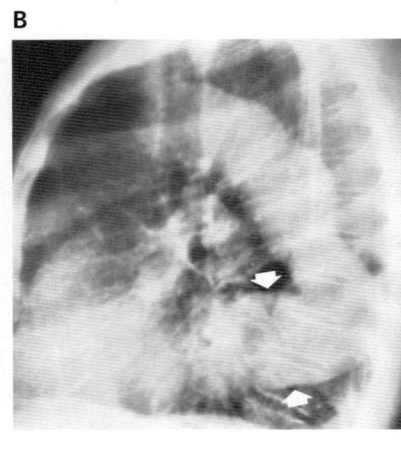

Fig. 1.27-2
Aneurisma da aorta descendente. (A) Vista frontal do tórax demonstra uma saliência localizada da aorta descendente (setas). (B) Vista lateral em outro paciente mostra dilatação aneurismática da aorta torácica inferior (setas). Observar a pronunciada tortuosidade do restante da aorta descendente.

1.27 ■ LESÕES DO MEDIASTINO POSTERIOR

Condição	Achados de Imagem	Comentários
Hérnia de Bochdalek (ver Fig. 1.46-8)	Massa redonda ou oval, retrocardíaca, que geralmente é unilateral (80 a 90% são no lado esquerdo).	Alças intestinais cheias de ar na massa são diagnósticas. Mais comumente a hérnia contém omento, fígado ou baço opacos.
Hérnia hiatal (Fig. 1.27-3)	Massa retrocardíaca de tamanho variável que usualmente contém um nível hidroaéreo.	Diagnóstico confirmado por esofagograma. Raramente completamente opaco (contendo apenas omento ou fígado).
Megaesôfago (Fig. 1.27-4)	Opacidade vertical larga no lado direito do mediastino que frequentemente contém um nível hidroaéreo (especialmente na acalasia).	Causas de dilatação acentuada do esôfago incluem acalasia, esclerodermia, carcinoma, doença de Chagas e estenose inflamatória causada por mediastinite ou esofagite recorrente. Pode produzir proeminência anterior da traqueia.
Neoplasma esofágico	Massa lisa, arredondada, usualmente unilateral.	Mais comumente leiomioma (pode ser fibroma ou lipoma). Compressão lisa da luz esofágica ao gole de bário.

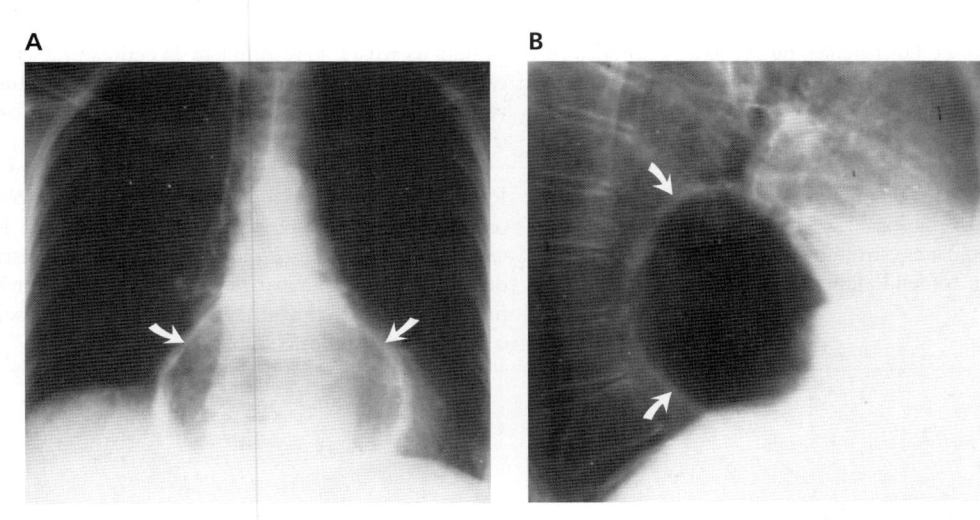

Fig. 1.27-3
Hérnia hiatal. Vistas (A) frontal e (B) lateral do tórax demonstram uma imensa hérnia hiatal cheia de ar que aparece como uma massa mediastinal posterior (setas).

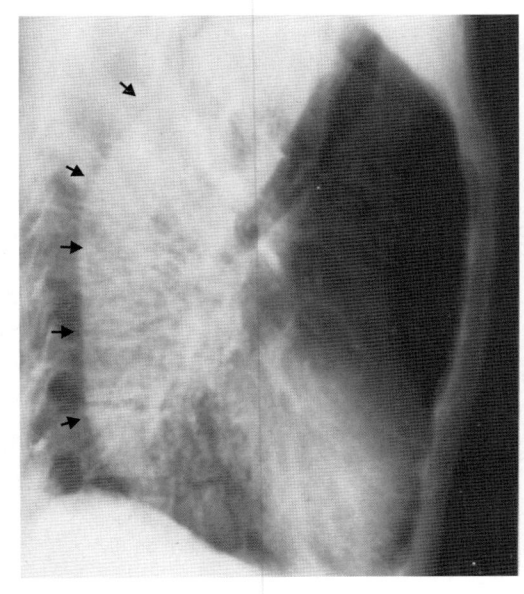

Fig. 1.27-4
Megaesôfago. Radiografia lateral de tórax em um paciente com acalasia mostra uma mistura de densidade de líquido e ar no esôfago dilatado (setas).

Condição	Achados de Imagem	Comentários
Hemorragia/hematoma mediastinal	Alargamento uniforme, simétrico, do mediastino.	Geralmente uma história de trauma, cirurgia ou aneurisma dissecante. Um hematoma individualizado pode calcificar.
Mediastinite (ver Figs. 1.25-6 e 1.25-7)	Alargamento generalizado do mediastino, usualmente mais evidente superiormente.	Mediastinite aguda é mais frequentemente ocasionada por ruptura do esôfago e pode ser associada a ar mediastinal. Mediastinite crônica (granulomatosa ou esclerosante) pode calcificar.
Tumor tireóideo (ver Fig. 1.23-1)	Massa bem definida, lisa ou lobulada, que aparece quase exclusivamente à direita.	Compromete a porção superior do mediastino. Muito mais comum no mediastino anterior.
Varizes do esôfago (Fig. 1.27-5)	Massa retrocardíaca lobulada.	Geralmente uma história de cirrose ou sangramento varicoso ou outros sinais de hipertensão porta.
Divertículo do esôfago (de Zenker)	Estrutura semelhante a um cisto no mediastino superior que muitas vezes contém um nível hidroaéreo.	Raramente suficientemente grande para ser visto em radiografias de tórax. Um esofagograma é diagnóstico.
Cisto neuroentérico (Fig. 1.27-6)	Massa homogênea nitidamente definida, redonda ou oval, lobulada.	Resulta da separação incompleta do endoderma da placa notocordal durante a vida embrionária inicial. Muitas vezes associado a um defeito congênito da coluna torácica e sintomático na lactância.
Cisto gastroentérico	Massa nitidamente definida, redonda ou oval, em uma localização paraespinhal. Tende a se moldar às estruturas circundantes em virtude do seu conteúdo líquido.	Representa falha da vacuolização completa do esôfago originalmente sólido para produzir um tubo oco. Revestido por mucosa esofágica, gástrica, ou do intestino delgado. Pode comunicar-se com o trato gastrointestinal e conter ar. Produz uma impressão extrínseca sobre o esôfago em estudos com bário.

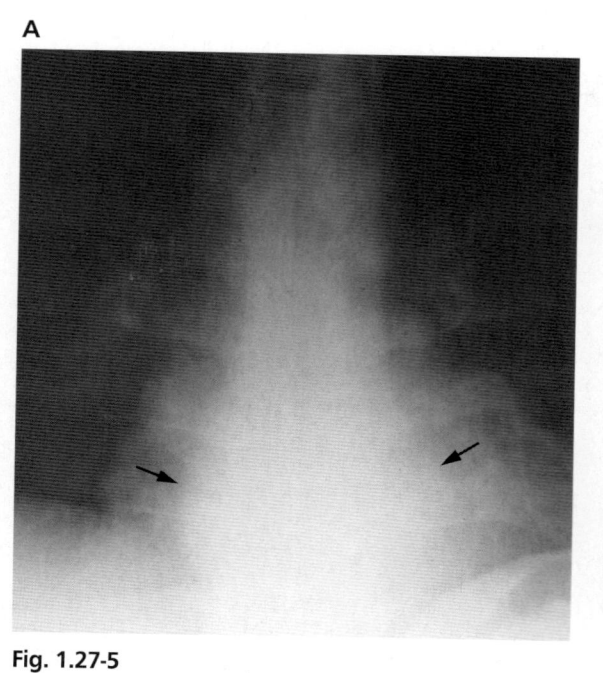

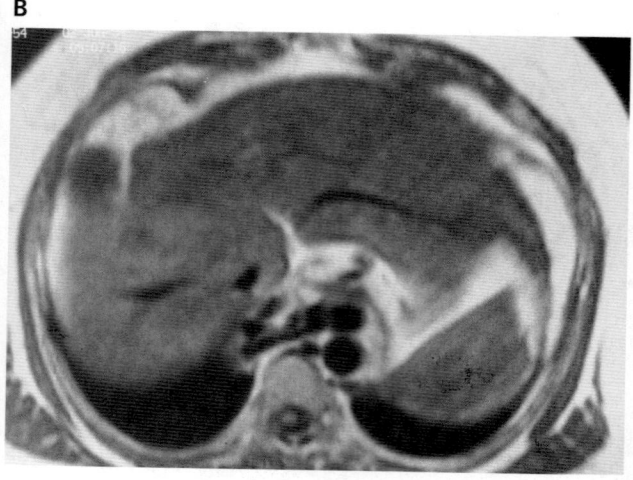

Fig. 1.27-5
Varizes do esôfago. (A) Radiografia frontal de tórax em um paciente com cirrose grave mostra uma massa retrocardíaca (setas) que faz silhueta com aorta descendente e causa convexidade anormal do recesso azigoesofágico. (B) Imagem de RM correspondente revela extensos canais paraesofágicos compatíveis com varizes.[19]

1.27 ■ LESÕES DO MEDIASTINO POSTERIOR

Condição	Achados de Imagem	Comentários
Meningocele (meningomielocele)	Massa nitidamente definida, solitária ou múltipla, unilateral ou bilateral.	Frequentemente associada a anomalias vertebrais e de costelas. Geralmente se comunica com o espaço subaracnóideo espinhal e se enche na mielografia.
Osteomielite vertebral (Fig. 1.27-7)	Massa fusiforme bilateral na região paravertebral.	Infecções tuberculosas e piogênicas em geral causam erosão ou destruição vertebral e muitas vezes formação de abscesso nos tecidos moles contíguos.
Continuação na veia ázigo da veia cava inferior (Fig. 1.27-8)	Massa paravertebral irregular representando a veia ázigo dilatada. Ausência da sombra da veia cava inferior em vista lateral.	Comumente associada a anomalias cardíacas complexas.

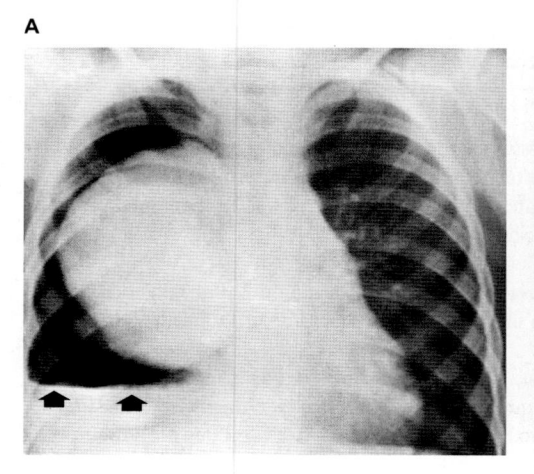

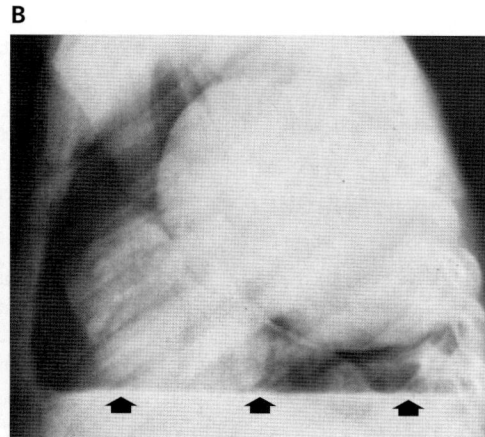

Fig. 1.27-6
Cisto neuroentérico. Vistas (A) frontal e (B) lateral do tórax demonstram uma grande massa oval homogênea no mediastino posterior. Observar o hidropneumotórax direito (setas) com um nível hidroaéreo longo que se desenvolveu como complicação de uma biópsia de agulha diagnóstica.

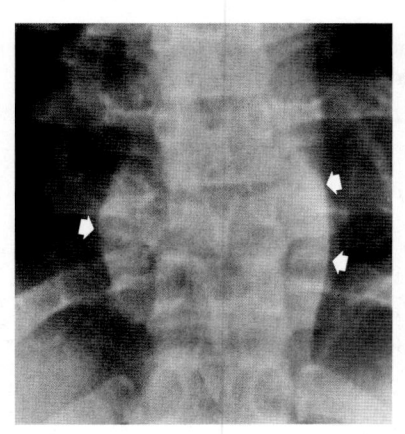

Fig. 1.27-7
Osteomielite tuberculosa da coluna vertebral. Grande abscesso paravertebral produz uma massa de tecido mole fusiforme em torno das vértebras (setas). Há destruição mal marginada junto a perda das placas terminais superior e inferior do corpo vertebral T9.

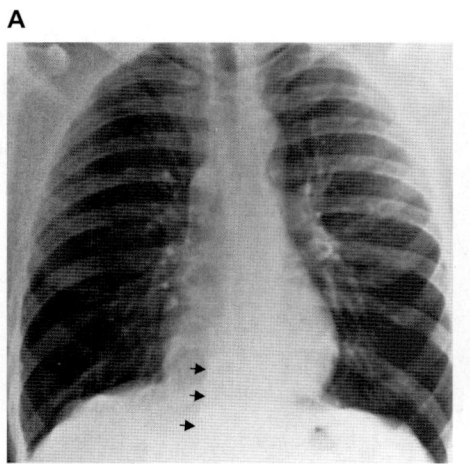

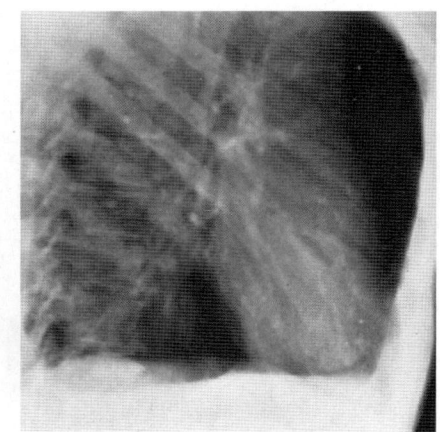

Fig. 1.27-8
Continuação ázigo da veia cava inferior. (A) Na vista frontal, há uma massa paravertebral irregular (setas). (B) Vista lateral mostra vasos pulmonares no espaço retrocardíaco, mas nenhuma sombra da veia cava inferior.

1.28 ■ Lesões do Mediastino Posterior em Tomografia Computadorizada

Condição	Comentários
Densidade de gordura (–20 a –100 H)	
Hérnia omental (Fig. 1.28-1A)	Herniação de gordura omental através do forame de Bochdalek.
Lipossarcoma	Raro tumor mediastinal que ocorre mais comumente no mediastino posterior. Tipicamente tem uma densidade mais alta do que gordura benigna, é heterogêneo e mostra aspectos de invasão mediastinal.
Lipoma/lipomatose	Valores de atenuação homogeneamente baixos.
Hematopoese extramedular	Geralmente ocorre na região paravertebral na metade inferior do tórax. Mais comumente produz uma densidade de tecidos moles.
Densidade de água (0 a 15 H)	
Cisto neuroentérico	Massa lisa, de paredes finas. Pode conter líquido viscoso com uma densidade na faixa de um tumor sólido. Frequentemente associado a um defeito congênito da coluna torácica.
Cisto gastroentérico (Fig. 1.28-2)	Massa lisa, de paredes finas. Pode conter líquido viscoso com uma densidade na faixa de um tumor sólido.
Cisto broncogênico (Fig. 1.28-3)	Massa lisa de paredes finas. Até 50% têm atenuação mais alta que a da água como resultado da presença de leite de cálcio, líquido proteináceo, muco ou detritos sanguíneos dentro do cisto.
Meningocele (meningomielocele)	Massa lisa, de paredes finas. Pode conter líquido viscoso com uma densidade na faixa de um tumor sólido. Frequentemente associado a anomalias vertebrais e costais.
Pseudocisto pancreático (Fig. 1.28-4)	Raramente se apresenta como uma massa no mediastino posterior ou inferior. TC pode demonstrar extensão da massa através da porção retrocrural do diafragma.

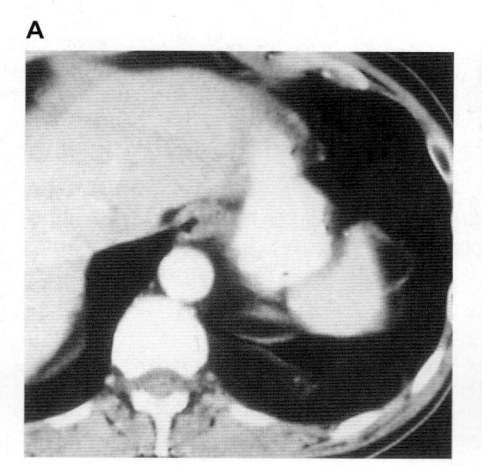

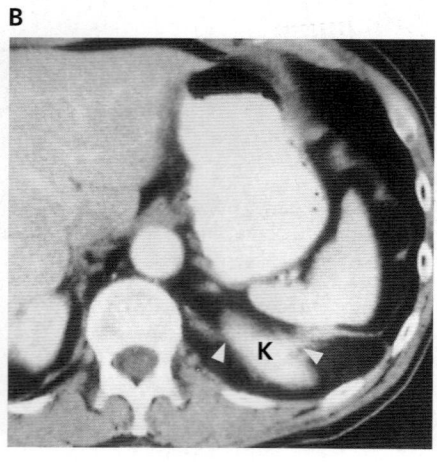

Fig. 1.28-1
Hérnia de Bochdalek. (A) Gordura intra-abdominal e (B) o topo do rim esquerdo (K) estendem-se por um defeito posterior (pontas de seta) no hemidiafragma esquerdo.[44]

1.28 ■ LESÕES DO MEDIASTINO POSTERIOR EM TOMOGRAFIA COMPUTADORIZADA

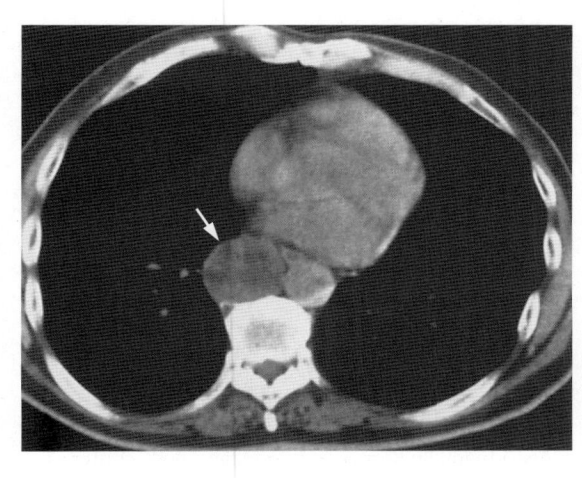

Fig. 1.28-2
Cisto de duplicação esofágico. Imagem contrastada no nível do átrio esquerdo em um homem idoso assintomático revela uma massa periesofágica cística (seta) com um valor de atenuação de 12 HU.[59]

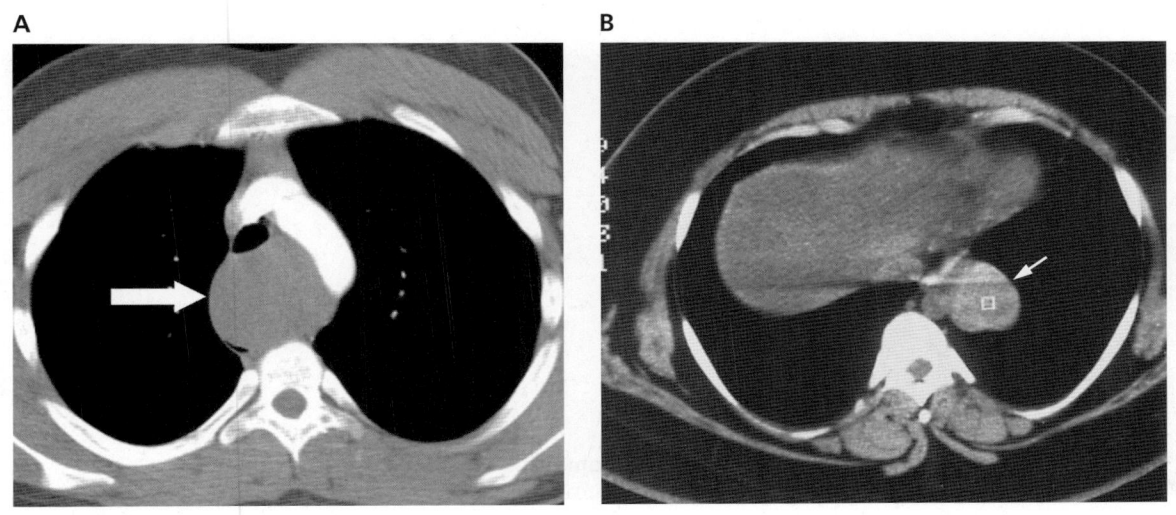

Fig. 1.28-3
Cisto broncogênico. (A) Massa cheia de líquido (seta) no mediastino posterior.[52] (B) Imagem não contrastada do abdome superior em um homem jovem assintomático mostra uma massa periesofágica com alta atenuação (55 HU) (seta).[59]

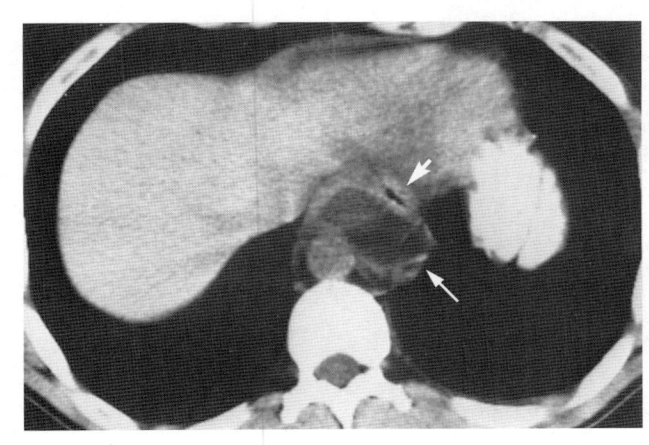

Fig. 1.28-4
Pseudocisto pancreático mediastinal. Imagem não contrastada do abdome superior em um homem jovem com pancreatite aguda demonstra uma coleção líquida periaórtica (seta longa), desviando o esôfago (seta curta) em direção anterior.[59]

Condição	Comentários
Densidade de tecido mole (15 a 40 H)	
Tumor neurogênico (Fig. 1.28-5)	Valores variáveis de atenuação incluindo uma aparência gordurosa (sem as interfaces gordura-líquido vistas nos teratomas císticos) e um padrão misto resultando de elementos mixoides e lagos vasculares. Tumores neurais mais vasculares (p. ex., paragangliomas) mostram intensificação homogênea, densa de contraste, enquanto neurilemomas contrastam em menor grau. Tumores neurogênicos frequentemente se originam ou se estendem para dentro do forame neural correspondente.
Hérnia (Fig. 1.28-6; ver Fig. 1.28-1B)	Hérnia hiatal ou hérnia de Bochdalek (pode conter nível hidroaéreo no intestino herniado).

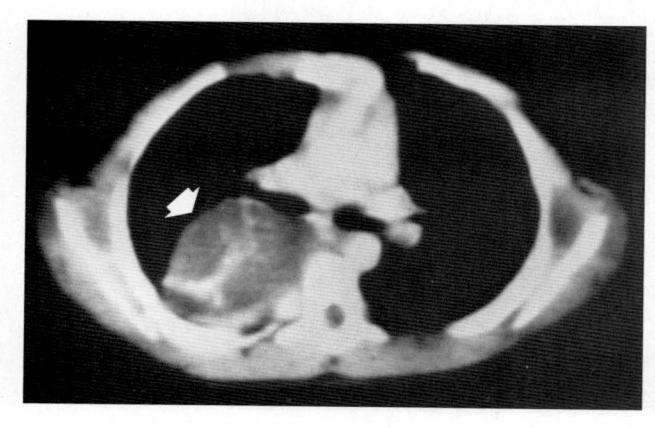

Fig. 1.28-5
Ganglioneuroma. Enorme massa mediastinal posterior (seta) com pouca intensificação por contraste.

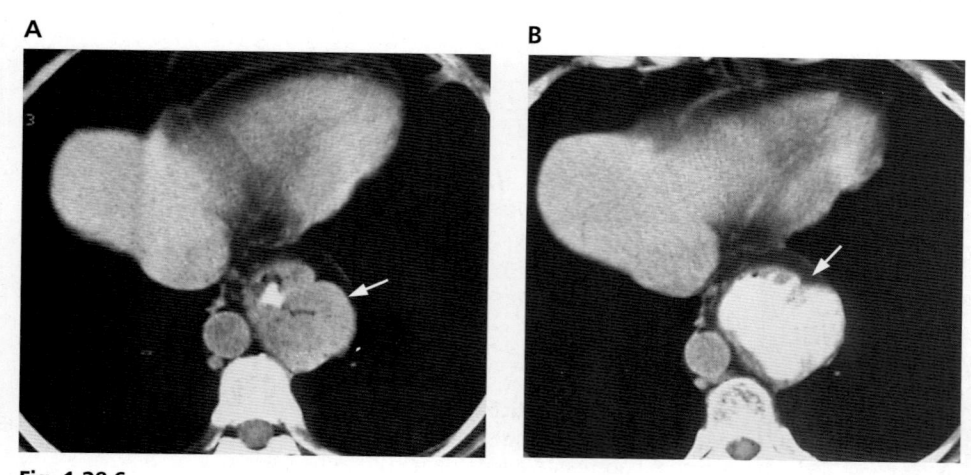

Fig. 1.28-6
Hérnia hiatal. (A) Imagem contrastada do abdome superior revela uma massa esofágica inferior ou periesofágica (seta). (B) Um exame repetido após administração oral de material de contraste adicional demonstra um saco hiatal mais bem distendido com pregas gástricas (seta).[59]

Condição	Comentários
Mediastinite/abscesso/ espondilite infecciosa (Figs. 1.28-7 e 1.28-8)	Sugerida pela presença de bolhas de gás ou uma cavidade individualizada com uma parede grossa irregular. Destruição vertebral osteolítica pode ser vista em espondilite infecciosa.
Tumor espinhal (Fig. 1.28-9)	Neoplasmas primários ou metastáticos podem produzir uma massa paravertebral com alterações osteolíticas ou osteoblásticas.

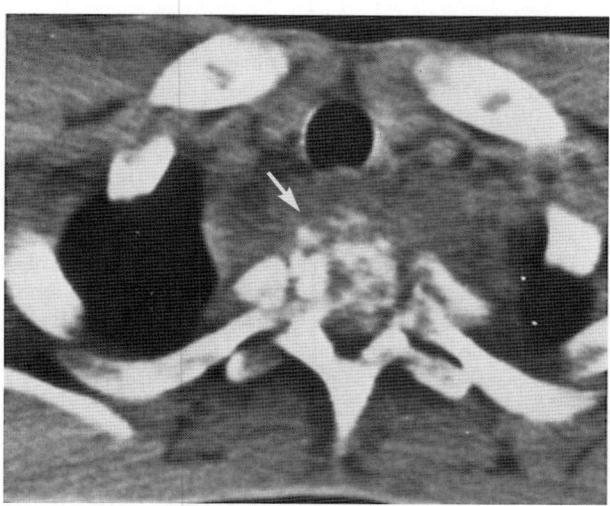

Fig. 1.28-7
Espondilite tuberculosa e abscesso frio paraespinhal. Imagem sem uso de contraste obtida acima do arco aórtico mostra uma massa paravertebral que está destruindo o corpo vertebral (seta) e desviando a traqueia anteriormente.[59]

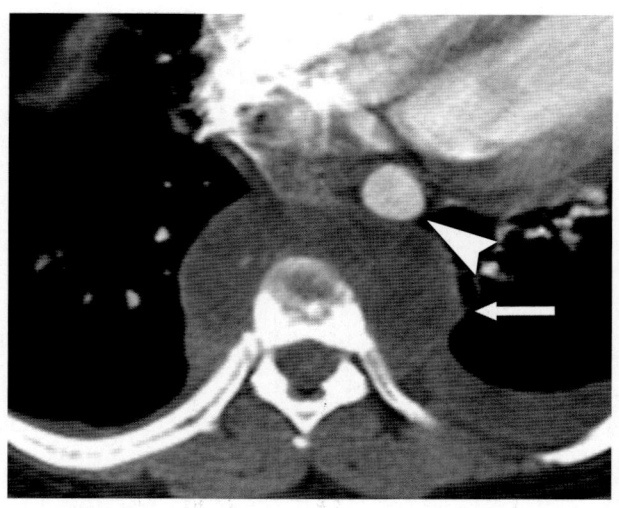

Fig. 1.28-8
Abscesso paraespinhal. Massa de tecido mole (seta) estendendo-se bilateralmente que apagou as linhas paraespinhais (seta). Ponta de seta indica aorta torácica descendente.[52]

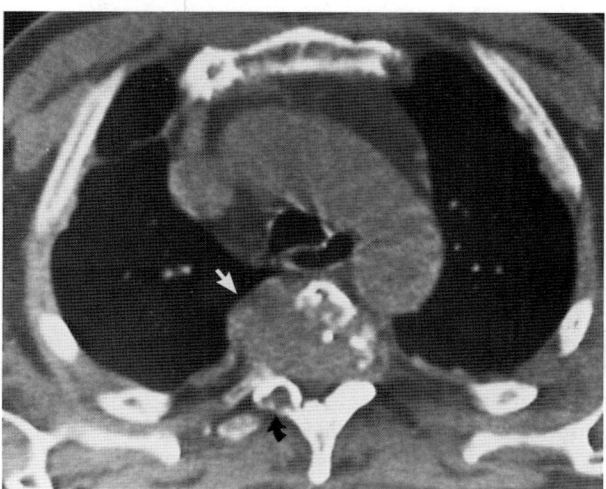

Fig. 1.28-9
Mieloma múltiplo. Imagem não contrastada no nível do arco aórtico demonstra uma massa de tecido mole (seta branca) que está destruindo o corpo vertebral e comprometendo o canal vertebral. Há também lesões osteolíticas associadas dos elementos posteriores e costelas adjacentes (seta preta).[59]

Condição	Comentários
Hemorragia/hematoma mediastinal (Fig. 1.28-10)	Alargamento uniforme, simétrico, do mediastino (especialmente a porção superior) em um paciente com uma história de trauma, cirurgia ou um aneurisma dissecante.
Hematopoese extramedular (Fig. 1.28-11)	Geralmente ocorre na região paravertebral na metade inferior do tórax. Pode aparecer como uma massa com densidade de gordura.
Linfadenopatia (Fig. 1.28-12)	Linfonodos mediastinais posteriores (paraespinhais) são considerados aumentados se excederem 6 mm de diâmetro (mesmos critérios que para linfonodos retrocrurais no abdome). Linfonodos paraespinhais aumentados não devem ser erradamente tomados pelas veias ázigos ou hemiázigos, as quais são claramente estruturas tubulares vistas em múltiplos níveis.
Sequestro broncopulmonar	Malformação pulmonar congênita em que uma porção de tecido pulmonar é destacada do resto do pulmão normal e recebe seu suprimento sanguíneo de uma artéria sistêmica. Tipicamente aparece como uma massa nitidamente circunscrita na porção posterior de um lobo inferior (usualmente o esquerdo) contígua ao diafragma. Pode conter ar ou um nível hidroaéreo, se infecção tiver resultado em comunicação com as vias aéreas ou tecido pulmonar contíguo.

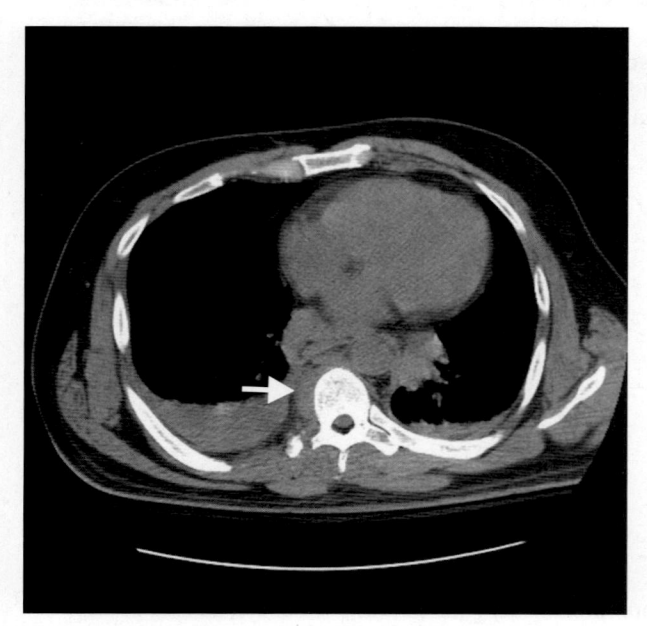

Fig. 1.28-10
Hematoma. Grande massa de tecido mole mediastinal (seta) a partir de múltiplas fraturas de processos transversos da coluna vertebral torácica inferior. Observar o hemotórax associado à direita.[63]

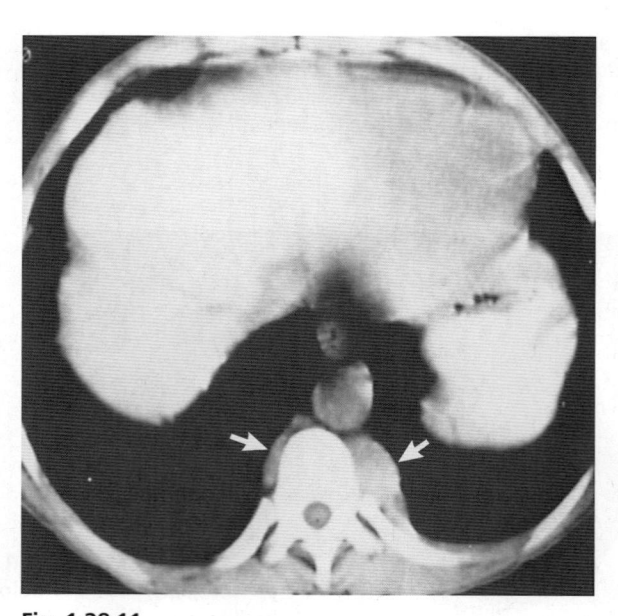

Fig. 1.28-11
Hematopoese extramedular. Imagem do abdome superior em um paciente com anemia falciforme homozigota demonstra massas de tecido mole paravertebrais bilaterais bem demarcadas (setas) que são maiores à esquerda. A atenuação aumentada difusa do fígado reflete múltiplas transfusões de sangue.[59]

Condição	Comentários
Carcinoma do esôfago (Fig. 1.28-13)	Pode produzir uma grande massa volumosa fora do esôfago. A obliteração dos planos de gordura entre o esôfago e estruturas vizinhas pode ser um sinal útil de disseminação extraesofágica se estes planos estavam intactos em uma TC prévia. Entretanto, planos adiposos claramente definidos podem não ser vistos em pacientes magros, caquéticos, ou em pacientes que tiveram cirurgia ou radioterapia prévias. Embora a ausência de planos gordurosos nestes pacientes seja de significado incerto, a presença de um plano adiposo exclui a extensão do tumor além do esôfago.
Dilatação do esôfago (Fig. 1.28-14)	Distúrbios da motilidade esofágica (acalasia, síndrome pós-vagotomia, doença de Chagas, esclerodermia, presbiesôfago, neuropatia diabética e alcoólica) e obstrução distal (estenose benigna ou maligna, compressão por uma massa extrínseca).

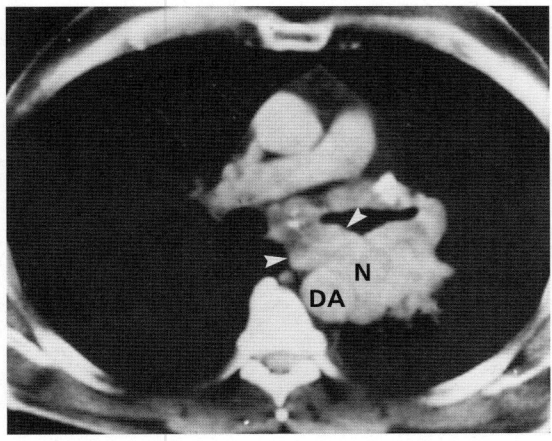

Fig. 1.28-12
Disseminação mediastinal de carcinoma broncogênico. Há obliteração do plano de gordura em torno da aorta descendente (DA) pelo neoplasma adjacente (N) além da extensão do tumor profundamente dentro do mediastino (pontas de seta) atrás do brônquio principal esquerdo e na frente da aorta descendente.[46]

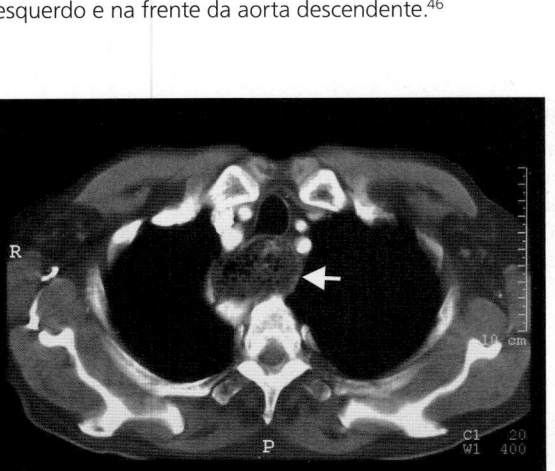

Fig. 1.28-13
Carcinoma esofágico. A massa circunferencial do carcinoma volumoso (setas pretas retas) enche a luz do esôfago (seta branca). Obliteração do plano de gordura adjacente à aorta (seta preta curva) indica invasão mediastinal.

Fig. 1.28-14
Acalasia. Esôfago dilatado (seta) cheio com alimento e material de contraste.[63]

Condição	Comentários
Bócio intratorácico (Fig. 1.28-15)	Um quarto é posterior e ocorre no lado direito (veia braquiocefálica esquerda e arco aórtico impedem um bócio do pescoço de descer pela esquerda). Massa bem definida com contiguidade anatômica com a tireoide cervical. Frequentemente calcificação focal, atenuação relativamente alta e intensificação de contraste rápida e prolongada.
Vascular/contrastando (Figs. 1.28-16 a 1.28-19)	Aneurisma ou dissecção da aorta; dilatação da veia ázigo; varizes esofágicas; anomalias do arco aórtico e artéria subclávia; alça/anel pulmonar.

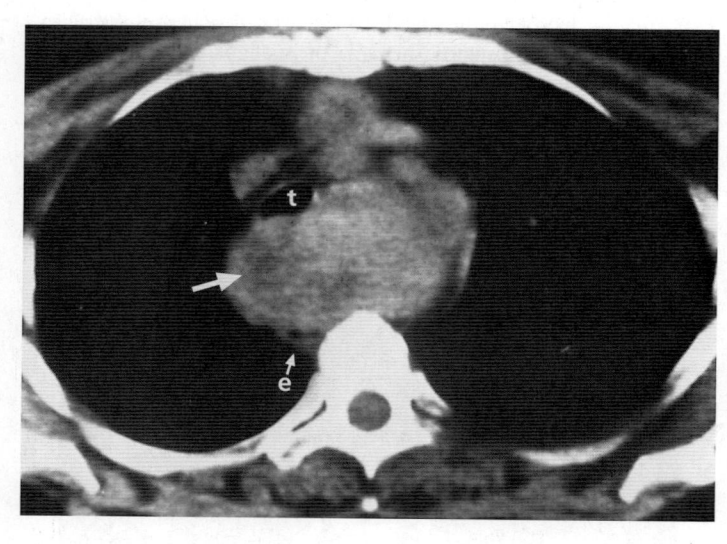

Fig. 1.28-15
Bócio intratorácico. Imagem usando contraste acima do arco aórtico demonstra uma massa contrastada bem definida que desvia o esôfago (e), traqueia (t), e principais ramos do arco aórtico e veia braquiocefálica direita. Há áreas de degeneração cística (seta) na massa. Continuidade com tecido tireóideo cervical foi vista em outras imagens.[59]

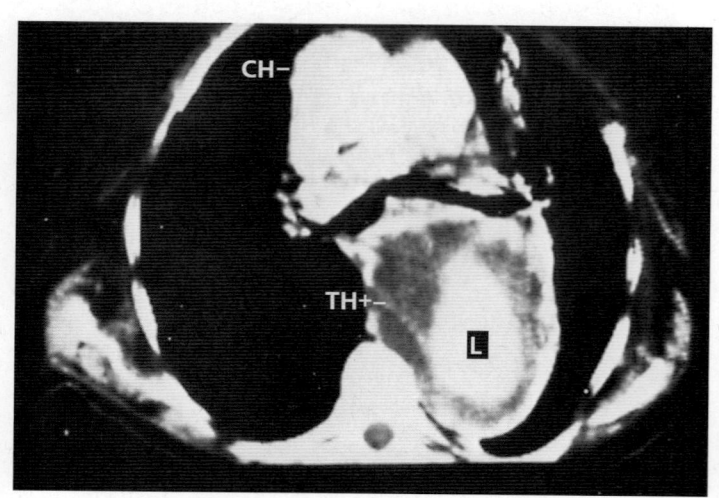

Fig. 1.28-16
Aneurisma da aorta descendente. Imagem com contraste em um nível imediatamente abaixo da carina demonstra uma aorta descendente acentuadamente dilatada (L) com um grande trombo mural (TH) circundando a luz da aorta descendente. Notar também a aorta ascendente acentuadamente dilatada (OA).

1.28 ■ LESÕES DO MEDIASTINO POSTERIOR EM TOMOGRAFIA COMPUTADORIZADA

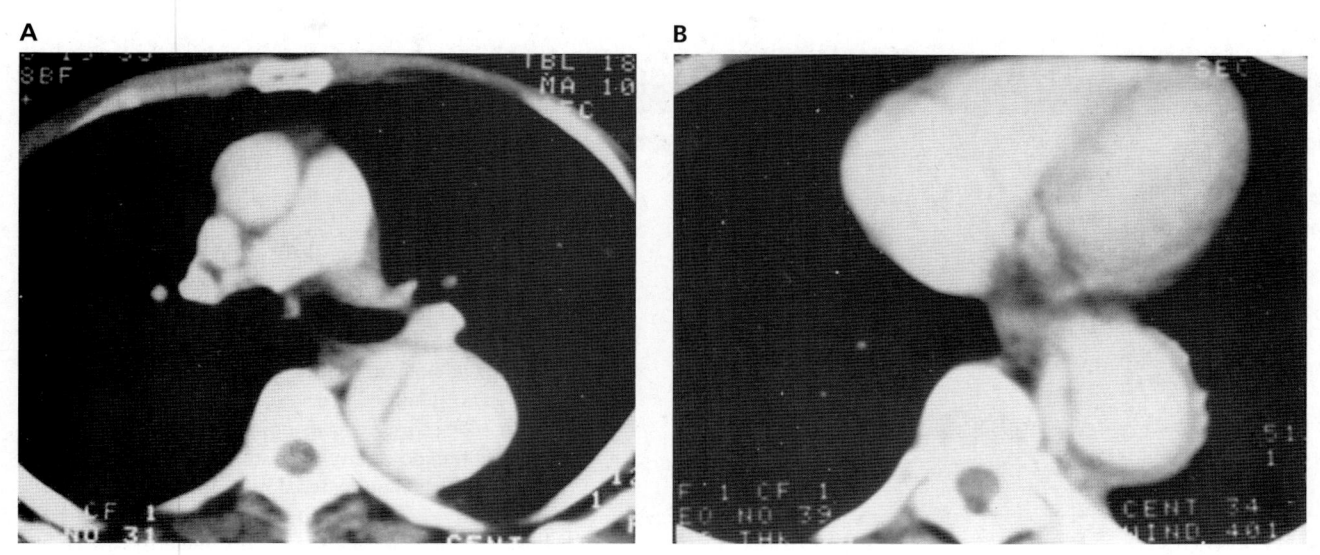

Fig. 1.28-17
Aneurisma dissecante. (A) Nível da artéria pulmonar. (B) Nível mais caudal.

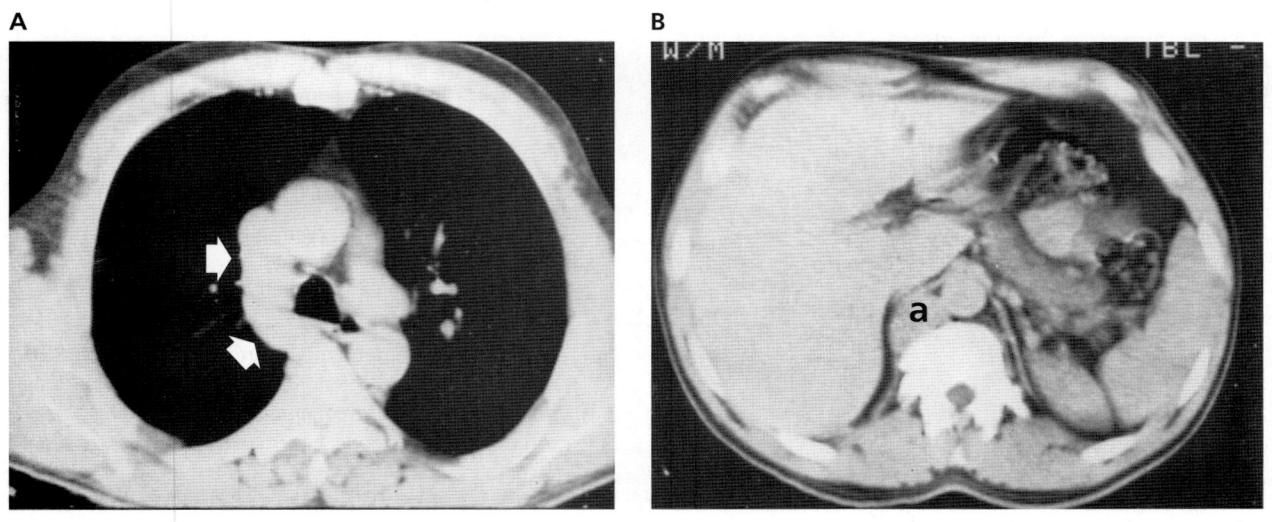

Fig. 1.28-18
Continuação ázigo da veia cava inferior. (A) A veia ázigo dilatada (setas) produz uma massa mediastinal posterior. (B) Imagem de TC abdominal superior mostra a veia ázigo dilatada (a) em uma posição retrocrural adjacente à aorta.

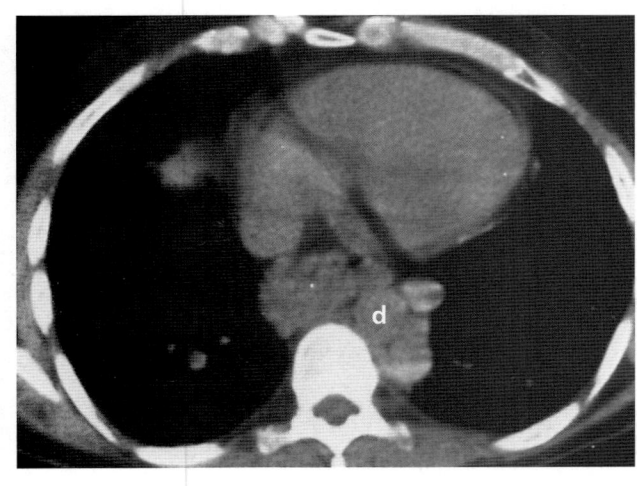

Fig. 1.28-19
Varizes do esôfago e periesofágicas. Imagem do tórax inferior obtida durante uma infusão de gota a gota de material de contraste mostra que o esôfago está comprimido por extensas varizes periesofágicas e não é adequadamente visualizado. A aorta descendente (d) também está rodeada pelas varizes periesofágicas.[59]

1.29 ■ Massas Mediastinais Císticas em Tomografia Computadorizada

Condição	Comentários
Cisto broncogênico congênito (Fig. 1.29-1)	Massa isolada, lisa, redonda ou elíptica com uma parede imperceptível. Em TC, o cisto tem um valor uniforme de atenuação que varia, dependendo do conteúdo de água a tecido mole e mesmo a alta atenuação, se o cisto contiver material mucoide viscoso ou proteináceo. Em imagens de RM ponderadas em T2, o cisto tem alta intensidade de sinal independente da natureza do conteúdo do cisto. Padrões variáveis de intensidade de sinal podem ocorrer em imagens ponderadas em T2 em virtude de conteúdo variável do cisto e da presença de proteína, hemorragia ou material mucoide.
Cisto de duplicação do esôfago (Fig. 1.29-2)	Massa lisa, de paredes finas, com características semelhantes a um cisto broncogênico. Muitos são assintomáticos, embora possam causar disfagia em razão da compressão da luz esofágica. Em pacientes pediátricos, cintigrafia radionuclídica pode mostrar mucosa gástrica ectópica dentro de um cisto de duplicação esofágico.
Cisto pericárdico (Fig. 1.29-3)	Similares em aparência a um cisto broncogênico, os cistos pericárdicos mais comumente ocorrem no ângulo cardiofrênico direito. Esta lesão assintomática, maleável, pode mudar de forma, quando o paciente é escaneado na posição de pronação ou de decúbito.
Cisto neuroentérico	Similar em aspecto a um cisto broncogênico, ele tipicamente ocorre posteriormente e muitas vezes é associado a um defeito congênito da coluna torácica.
Meningocele (Fig. 1.29-4)	Herniação das leptomeninges através de um forame intervertebral ou um defeito em um corpo vertebral. Esta massa paraespinhal frequentemente é associada à neurofibromatose, e pode haver anormalidades costais e vertebrais.
Linfangioma (Fig. 1.29-5)	Malformação rara que usualmente aparece como uma massa lisa, lobulada, que pode se moldar ou envolver, em vez de deslocar, estruturas mediastinais adjacentes.

1.29 ■ MASSAS MEDIASTINAIS CÍSTICAS EM TOMOGRAFIA COMPUTADORIZADA

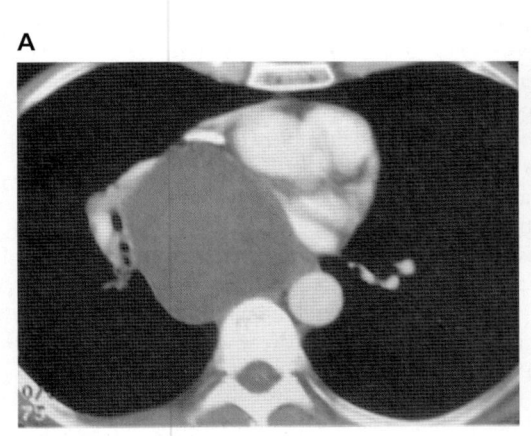

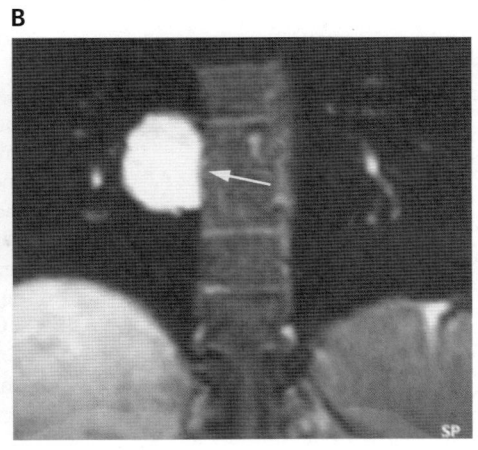

Fig. 1.29-1
Cisto broncogênico. Imagem de TC (A) com contraste mostra uma massa lisa com intensidade uniforme de água e uma parede imperceptível. (B) Em outro paciente, imagem de RM ponderada para T1 coronal mostra um cisto com conteúdo com alta intensidade de sinal (seta).[61]

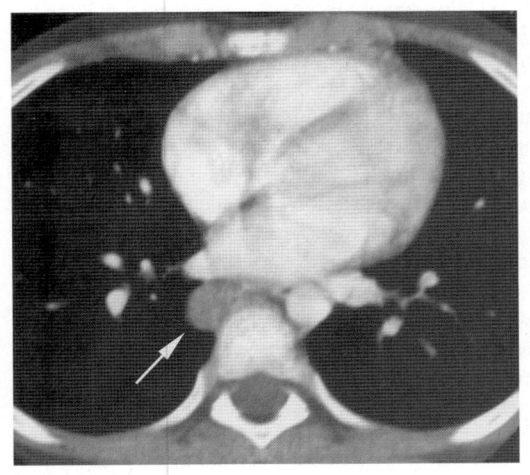

Fig. 1.29-2
Cisto de duplicação do esôfago. TC com contraste mostra um cisto de parede fina com atenuação de água (seta) adjacente ao esôfago.[61]

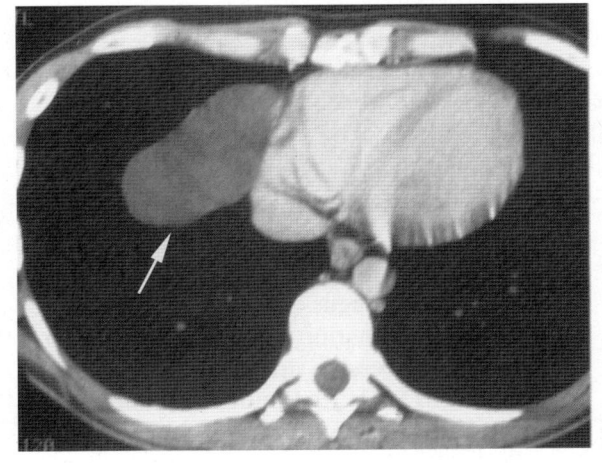

Fig. 1.29-3
Cisto pericárdico. TC com contraste mostra um cisto de parede fina com atenuação de água (seta).[61]

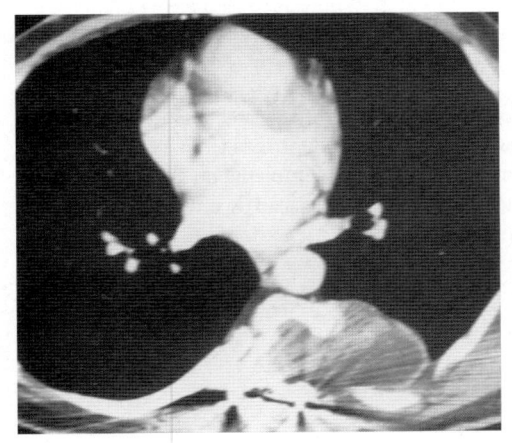

Fig. 1.29-4
Meningocele torácica lateral. Imagem de TC mostra uma massa com baixa atenuação projetando-se pelo forame intervertebral esquerdo aumentado.[61]

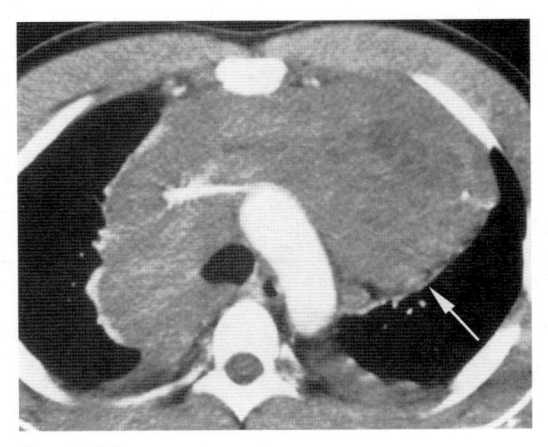

Fig. 1.29-5
Linfangioma. Imagem de TC com contraste mostra uma massa de baixa atenuação (seta) que se estende a todos os compartimentos mediastinais.[61]

Condição	Comentários
Cisto tímico (Fig. 1.29-6)	Raro e geralmente assintomático, embora grandes cistos possam comprimir a traqueia ou esôfago. Cistos tímicos adquiridos podem desenvolver-se em pacientes após radioterapia para doença de Hodgkin, em associação a tumores tímicos, e após toracotomia. Hemorragia dentro do cisto é comum, e a cavidade do cisto muitas vezes contém sangue velho, material necrótico e cristais de colesterol, de tal modo que o valor de atenuação em TC pode variar consideravelmente daquele da água. Calcificação curvilínea da parede do cisto ocorre em uma minoria dos casos.
Teratoma cístico maturo (cisto dermoide) (Fig. 1.29-7)	Compreendendo pelo menos duas das três camadas de células germinais, esta lesão pode conter elementos que refletem ectoderma (pele, dentes, cabelo), mesoderma (osso, cartilagem, músculo) e endoderma (epitélio brônquico e gastrointestinal, tecido pancreático). Ele tipicamente aparece como uma massa multilocular, heterogênea, com paredes de variável espessura que podem contrastar. Tecido mole, líquido, gordura e cálcio podem ser vistos no interior da massa.
Neoplasma (degeneração cística) (Figs. 1.29-8 e 1.29-9)	Muitos tumores podem sofrer degeneração cística e demonstrar elementos sólidos e císticos misturados em imageamento com TC ou RM. Eles incluem timomas, doença de Hodgkin, tumores de células germinais, carcinoma mediastinal, metástases aos gânglios linfáticos, neurofibromas e tumores de raízes nervosas. Degeneração cística de uma massa sólida tende mais a ocorrer após radioterapia ou quimioterapia, mas pode ser vista antes do tratamento. Se a degeneração for extensa, a aparência pode ser indistinguível daquela de uma lesão congênita.
Pseudocisto pancreático mediastinal (Fig. 1.29-10)	Uma rara massa do mediastino posterior, TC pode demonstrar extensão da lesão através da porção retrocrural do diafragma. O aspecto interno do cisto varia, dependendo da presença de hemorragia ou infecção.
Abscesso mediastinal	Lesão incomum que usualmente é relacionada com cirurgia (p. ex., esternotomia mediana), perfuração esofágica ou alastramento de infecção de uma região adjacente. Sepse pode desenvolver-se, e a taxa de fatalidade é alta. Em TC, um abscesso aparece como uma massa de baixa atenuação. Além das características clínicas, a presença de bolhas de ar dentro da lesão e contiguidade ou comunicação com um empiema ou abscesso subfrênico deve permitir diferenciação de um cisto verdadeiro ou neoplasma.

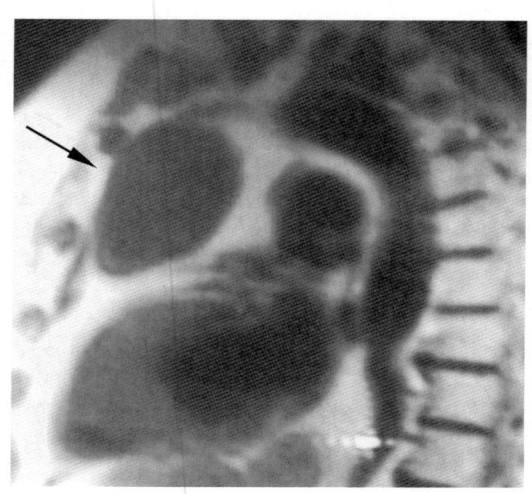

Fig. 1.29-6
Cisto tímico. Imagem de RM ponderada em T1 sagital mostra um cisto de baixa atenuação de sinal (seta) em uma localização típica.[61]

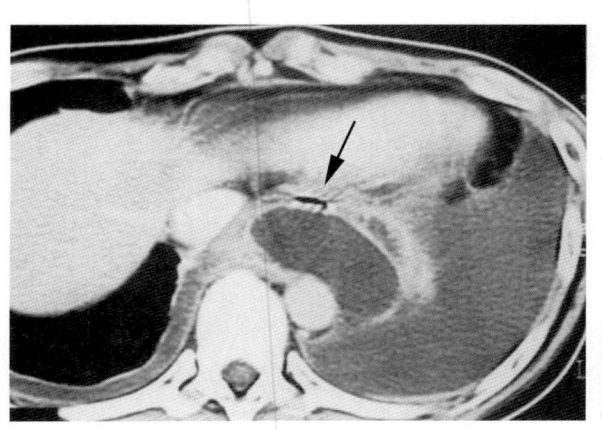

Fig. 1.29-7
Teratoma cístico maduro. Imagem de TC com contraste mostra uma massa mediastinal anterior heterogênea com áreas de gordura (seta longa), calcificação (seta curta), atenuação de líquido e septos finos de tecido mole.[61]

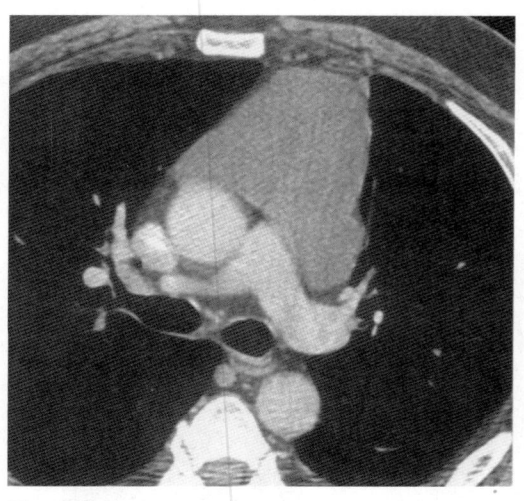

Fig. 1.29-8
Timoma cístico. Imagem de TC com contraste mostra uma lesão cística de paredes finas de atenuação de água em um paciente com uma história de 2 meses de miastenia.[61]

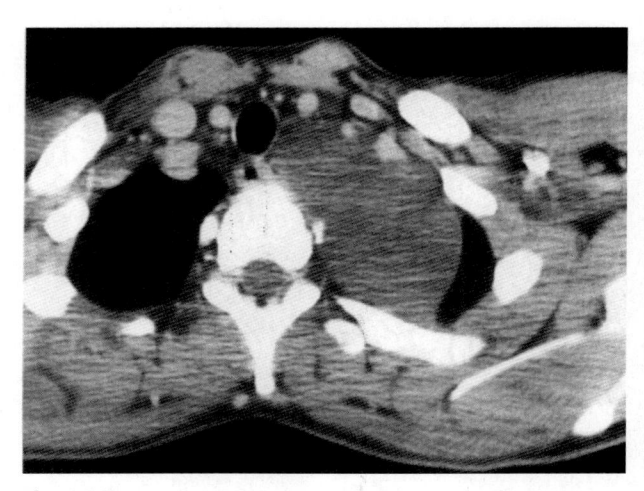

Fig. 1.29-9
Schwannoma cístico. Imagem de TC com contraste mostra uma massa de parede fina com baixa atenuação na região paravertebral.[61]

Fig. 1.29-10
Pseudocisto pancreático. Imagem de TC com contraste mostra derrames pleurais bilaterais e uma lesão cística periaórtica de parede fina que desloca o esôfago (seta) anteriormente.[61]

1.30 ■ Anormalidade do Recesso Azigoesofágico em Tomografia Computadorizada

Condição	Comentários
Aspecto normal (Fig. 1.30-1)	
Aumento de linfonodos Linfonodos subcarinais (Fig. 1.30-2)	Localizadas na frente e mediais à parte cranial do recesso, estas estruturas pertencem ao grupo de linfonodos traqueobrônquicos e drenam o mediastino posterior, bem como o lobo médio direito e ambos os lobos inferiores.
Linfonodos paraesofágicos	Localizados mais posterior e caudalmente, estes linfonodos drenam a parte inferior do esôfago. Eles podem também ser comprometidos em carcinoma broncogênico dos lobos inferiores, bem como em linfomas e metástases testiculares.

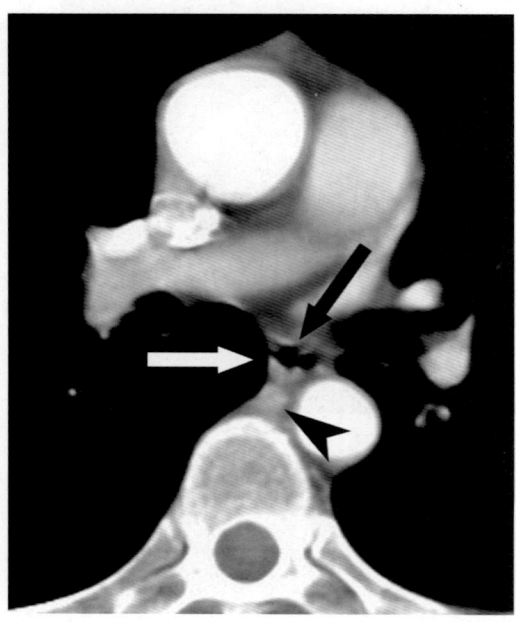

Fig. 1.30-1
Aparência normal. Imagem de TC mostra o recesso azigoesofágico (seta branca) formado pelo esôfago anteriormente (seta preta) e a veia ázigo posteriormente (ponta de seta). A linha azigoesofágica vista em radiografias simples representa a interface entre este recesso e o pulmão.[52]

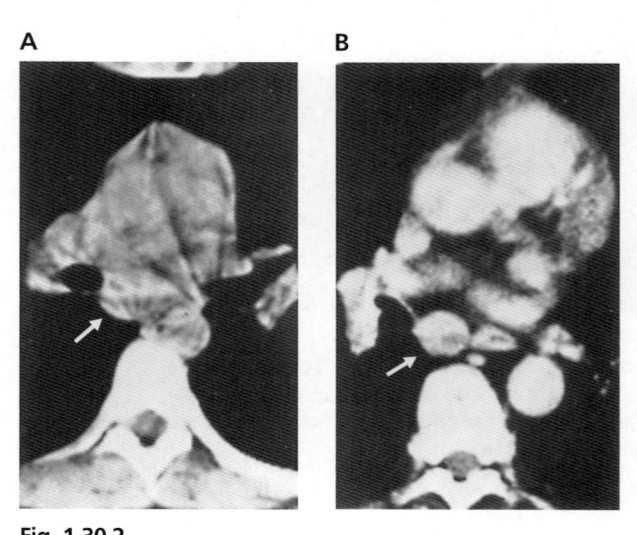

Fig. 1.30-2
Aumento linfonodal. (A) Aumento de linfonodos subcarinais (seta) em um paciente com linfoma maligno produz reversão da convexidade normal ao nível do brônquio intermédio. O tumor não pode ser delineado das estruturas mediastinais. (B) Em um paciente diferente com metástases de carcinoma broncogênico do lobo inferior direito, um exame obtido durante a infusão de material de contraste intravenoso mostra um gânglio aumentado distinto (seta), salientando-se para dentro do recesso ao nível do brônquio do lobo médio.[60]

1.30 ■ ANORMALIDADE DO RECESSO AZIGOESOFÁGICO EM TOMOGRAFIA COMPUTADORIZADA

Condição	Comentários
Anormalidades vasculares	
Dilatação da aorta descendente (Fig. 1.30-3)	Alongamento e desenrolamento da aorta podem empurrar o pulmão para longe do recesso azigoesofágico. Distorção do recesso também pode ser causada por uma aorta descendente direita congênita.
Dilatação da veia ázigo	Fluxo colateral no sistema da veia ázigo pode resultar de obstrução da veia cava superior ou da veia cava inferior ou da ausência congênita do segmento hepático da veia cava inferior.
Aumento atrial esquerdo	Pode salientar-se posteriormente para dentro do recesso azigoesofágico.
Varizes do esôfago	História de cirrose e outros sinais de hipertensão porta.
Anormalidades esofagogástricas	
Carcinoma do esôfago (Fig. 1.30-4)	Espessura aumentada da parede e infiltração periesofágica podem deformar o recesso. Este aspecto pode ser intensificado por aumento metastático dos linfonodos periesofágicos

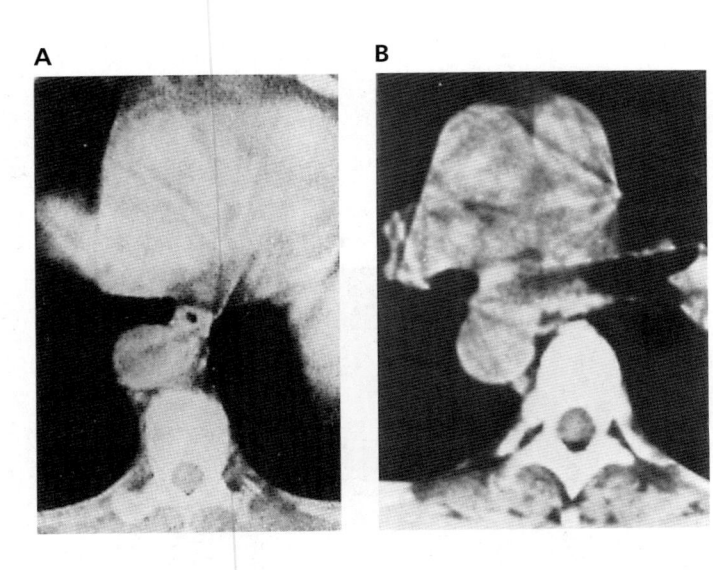

Fig. 1.30-3
Dilatação da aorta descendente. (A) A aorta empurra o pulmão para longe do recesso azigoesofágico. (B) Ao nível do brônquio intermédio em um paciente com uma aorta descendente direita, o recesso azigoesofágico é acentuadamente deformado pela saliência da aorta descendente na direção do pulmão direito.[60]

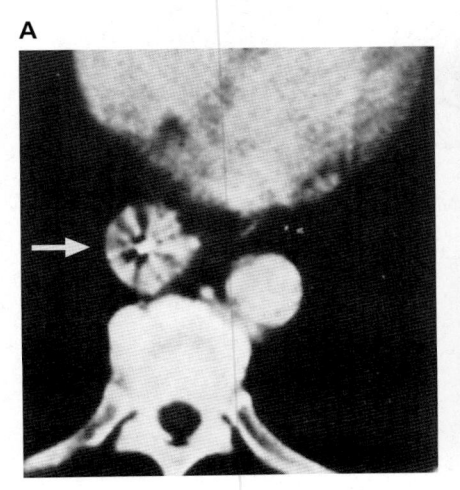

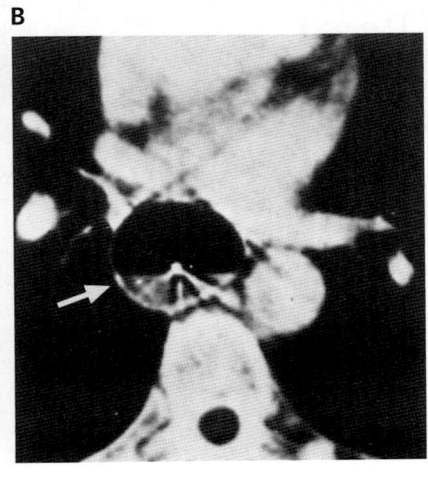

Fig. 1.30-4
Carcinoma do esôfago. Tubo de alimentação na luz. (A) Em um nível correspondendo às cavidades ventriculares, há espessamento da parede esofágica com inversão da curvatura normal do recesso azigoesofágico (seta). (B) Ao nível da origem do brônquio do lobo médio, há saliência ainda mais proeminente para dentro do pulmão direito por causa da dilatação pré-estenótica do esôfago (seta).[59]

Condição	Comentários
Dilatação do esôfago	Mais comum proximal a um tumor estenótico (pode causar alteração mais proeminente no recesso azigoesofágico do que a resultante do tumor primário). Dilatação do esôfago na acalasia pode causar alterações semelhantes.
Hérnia hiatal (Fig. 1.30-5)	Saliência para cima do pulmão direito avança sobre o recesso.
Cisto broncogênico (Fig. 1.30-6)	Mais comumente localizado abaixo da carina, onde pode intrometer-se para dentro do recesso azigoesofágico.
Distúrbios pleurais Espessamento e derrame pleurais	Imagens obtidas na posição lateral direita causam um desvio do líquido pleural livre que pode permitir uma demonstração melhor do contorno do mediastino e da extensão do espessamento pleural.
Tumores (Fig. 1.30-7)	Tumores primários (mesotelioma) ou secundários comprometendo a pleura mediastinal podem estender-se para dentro do recesso azigoesofágico.
Distúrbios pulmonares (Fig. 1.30-8)	Alteração do recesso azigoesofágico pode ser causada por atelectasia ou consolidação que diminui o grau de aeração do pulmão, estendendo-se para dentro dele e assim oblitera a distinção nítida entre o mediastino e o pulmão.

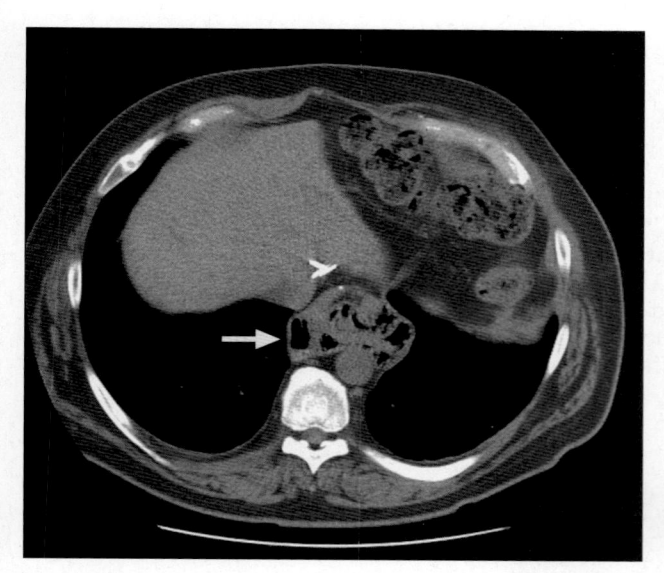

Fig. 1.30-5
Hérnia hiatal. Grande estrutura cheia de gás e de líquido (seta) que causa uma saliência para a direita do recesso azigoesofágico distal.[63]

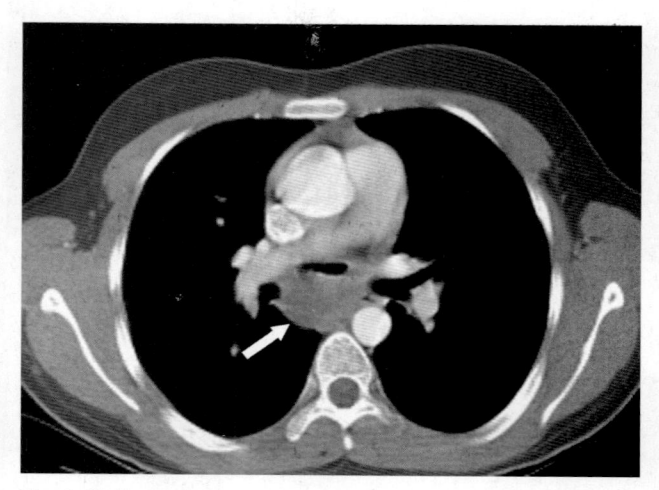

Fig. 1.30-6
Cisto broncogênico. Massa subcarinal (seta) produzindo uma convexidade anormal do recesso azigoesofágico.[52]

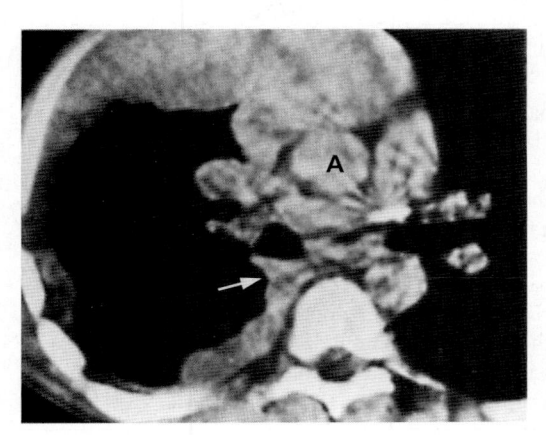

Fig. 1.30-7
Mesotelioma pleural. No nível do brônquio principal direito, massas com base pleural irregulares (seta) que são mais proeminentes anteriormente causam desvio posterior da aorta ascendente (A).[60]

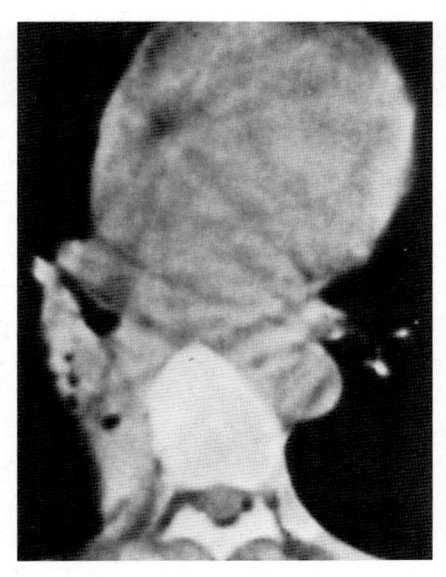

Fig. 1.30-8
Atelectasia. Colapso do segmento superior do lobo inferior direito por carcinoma broncogênico causa perda de demarcação entre mediastino e pulmão no nível do brônquio do lobo médio.[60]

1.31 ■ Desvio do Mediastino*

Condição	Comentários
Volume pulmonar diminuído (desvio para o lado afetado)	
Atelectasia	Opacificação aumentada e elevação do hemidiafragma no lado afetado.
Pós-operatória	Lobectomia, pneumectomia. Elevação do hemidiafragma no lado afetado e evidência de clipes cirúrgicos.
Pulmão hipoplásico (ver Fig. 1.15-3)	Opacificação aumentada e elevação do hemidiafragma no lado afetado. Artéria pulmonar pequena e vascularização pulmonar diminuída. Muitas vezes um padrão vascular reticular irregular (colaterais de artérias brônquicas dilatadas).

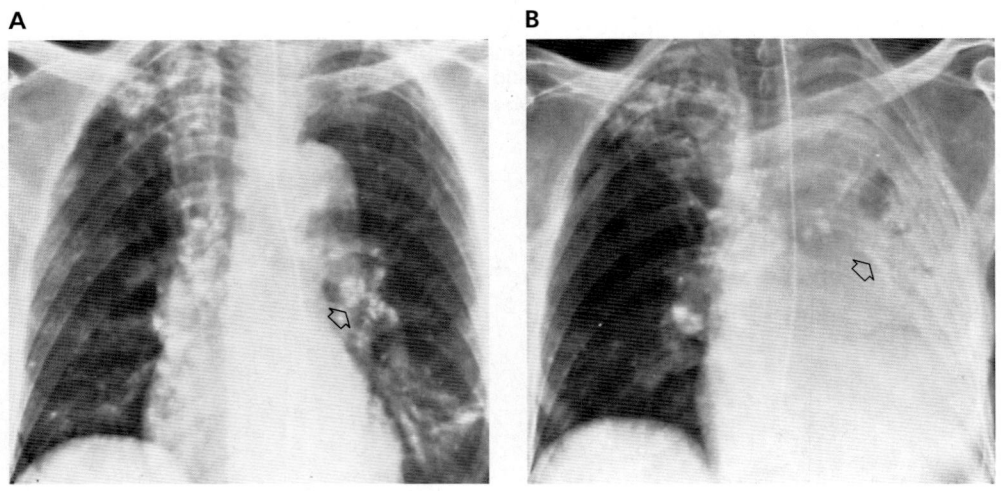

Fig. 1.31-1
Atelectasia do pulmão esquerdo. (A) Exame inicial mostrando doença granulomatosa curada antiga. Observar a posição dos linfonodos infra-hilares esquerdos (seta). (B) Radiografia de tórax repetida 2 dias mais tarde mostra opacificação do hemitórax esquerdo inteiro em razão de um tampão de muco e um desvio do mediastino para o lado afetado. Observar a mudança de posição nas calcificações infra-hilares esquerdas (seta).

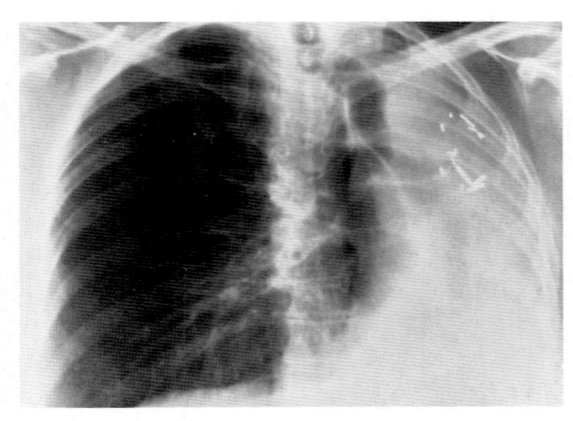

Fig. 1.31-2
Pneumectomia. Opacificação do hemitórax esquerdo com múltiplos clipes cirúrgicos. A traqueia e outros conteúdos mediastinais são desviados para o lado afetado.

*Ver Figuras 1.31-1 e 1.31-2

Condição	Comentários
Volume pulmonar aumentado (desvio afastando-se do lado afetado)	
Corpo estranho obstruindo brônquio principal (Fig. 1.31-3)	Causa comum de aprisionamento de ar em crianças (obstrução de válvula unidirecional permite que o ar entre no pulmão, mas obstrui a saída). Pulmão hipertransparente ipsolateral com pulmão contralateral relativamente opaco, mas normal.
Síndrome de Swyer-James (ver Fig. 1.15-5)	Retenção de ar durante a expiração. Provavelmente resulta de pneumonia aguda durante a lactância ou a infância que causa bronquiolite obliterante e uma aparência semelhante a enfisema. Pequenos vasos hilares e periféricos.
Enfisema lobar congênito (ver Fig. 1.15-6)	Em lactentes, o lobo hiperexpandido, hipertransparente frequentemente se hernia pelo mediastino, comprimindo pulmão normal e levando à séria insuficiência respiratória.
Enfisema bolhoso	Forma localizada de enfisema com grandes áreas transparentes avasculares separadas por densidades lineares finas.
Malformação adenomatoide cística (ver Fig. 1.15-7)	Anomalia complexa do tubo digestório primitivo em lactentes, consistindo em múltiplas estruturas císticas (podem ser hiperdistendidas com ar e causar desvio mediastinal).

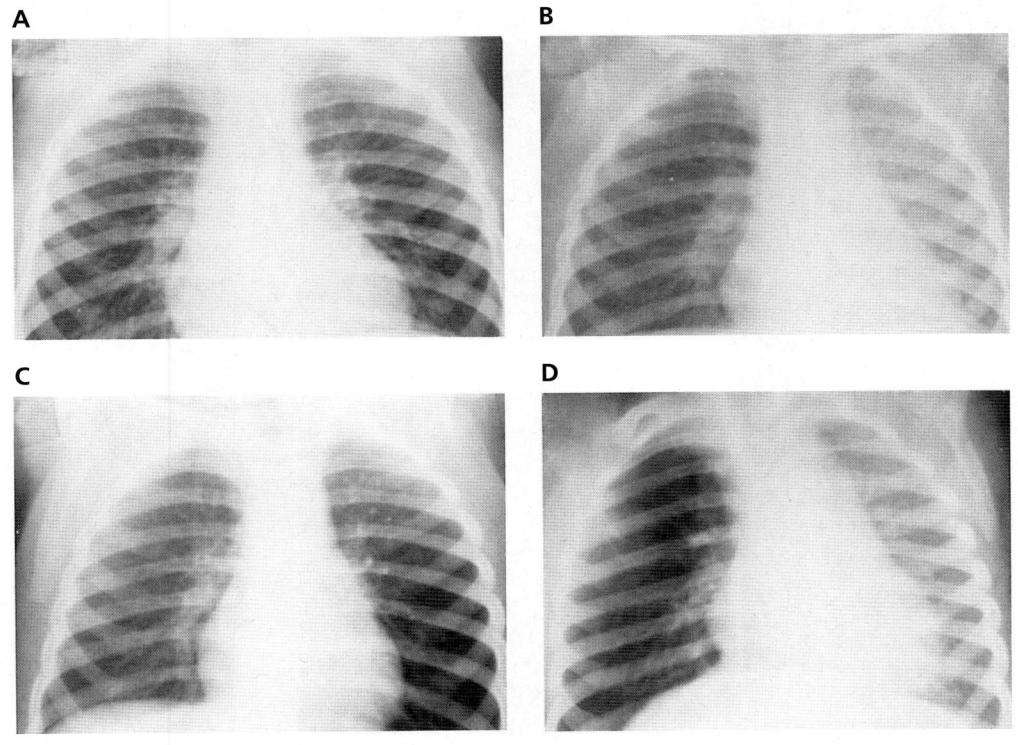

Fig. 1.31-3
Amendoim no brônquio principal esquerdo. (A) Durante inspiração, os pulmões deste menino de 2 anos são bem aerados. Aprisionamento de ar no pulmão direito é visto durante a expiração (B) e com o lado direito para baixo (C). O pulmão esquerdo normal é subaerado quando esse lado fica para baixo (D).[61]

1 ■ PADRÕES TORÁCICOS

Condição	Comentários
Cisto broncogênico	Em lactentes, uma massa cheia de ar solitária com uma conexão a um brônquio parcialmente obstruído causando um mecanismo de válvula de bola (hiperdistensão volumosa porque ar pode entrar, mas não sair do cisto).
Massas pulmonares/mediastinais	Causa infrequente de desvio mediastinal na direção ou afastando-se do lado afetado. Massas muito grandes podem desviar o mediastino para o lado contralateral. Lesões endobrônquicas (p. ex., carcinoma) podem causar atelectasia ipsolateral e desvio do mediastino para o lado da massa.
Anormalidades do espaço pleural (desvio afastando-se do lado afetado)	
Grande derrame pleural unilateral (Fig. 1.31-4)	Desvio mediastinal usualmente ocorre apenas depois que quase o hemitórax inteiro está opaco.
Pneumotórax de tensão (Fig. 1.31-5)	Emergência médica que é o resultado de um vazamento de ar do pulmão para dentro do espaço pleural. Um desvio do mediastino e depressão do diafragma são frequentemente os primeiros sinais detectáveis. Atelectasia total do pulmão pode ser uma complicação relativamente tardia.

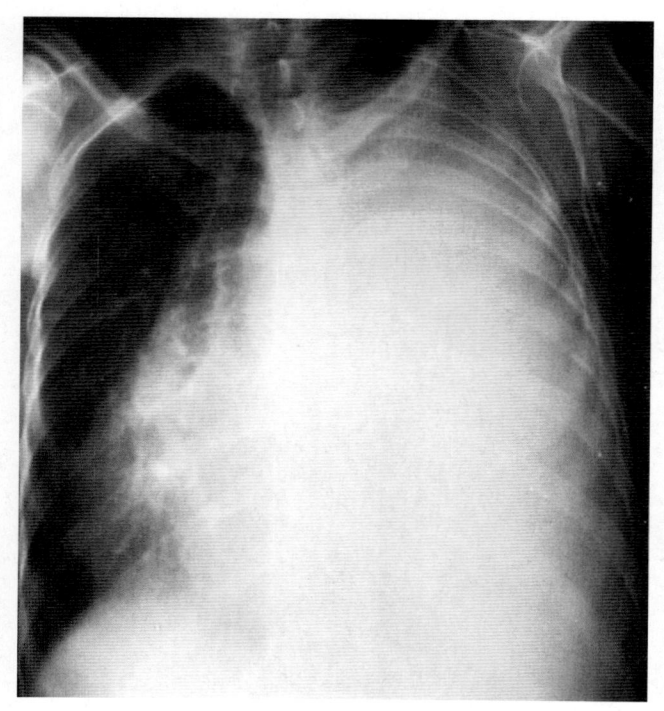

Fig. 1.31-4
Grande derrame pleural unilateral. O hemitórax esquerdo é virtualmente opaco, e há desvio do mediastino para a direita.

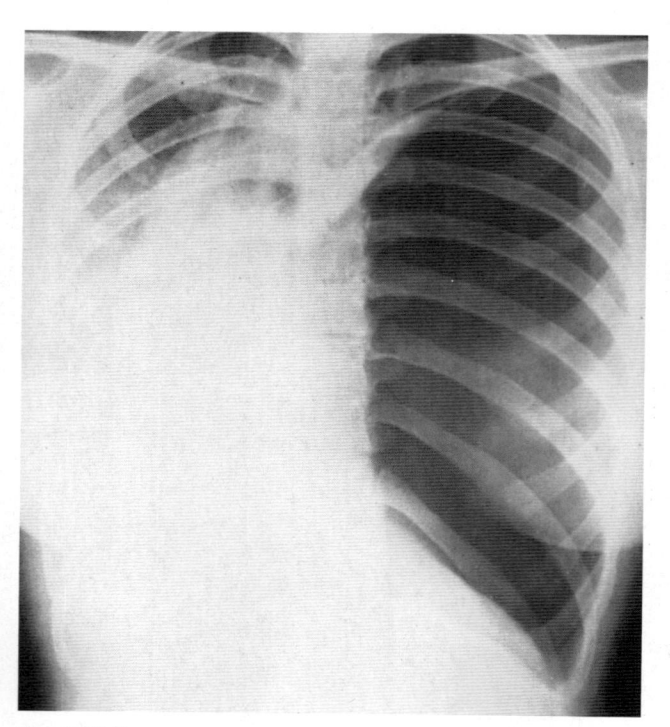

Fig. 1.31-5
Pneumotórax de tensão. O hemitórax esquerdo é completamente radiotransparente e não apresenta marcas vasculares. Há um desvio dramático do coração e mediastino para a direita. O hemidiafragma esquerdo está acentuadamente deprimido, e há afastamento das costelas esquerdas.

Condição	Comentários
Hérnia diafragmática (Fig. 1.31-6)	Hérnia congênita ou pós-traumática que tem aparência de bolhas se contiver alças cheias de ar, e opaca se contiver omento, fígado ou intestino cheio de líquido.
Massas pleurais	Tumor metastático ou mesotelioma maligno (pulmão ipsolateral pode ser completamente opaco em razão de derrame pleural maciço)
Ausência parcial do pericárdio	Desvio notável do coração para a esquerda, mas nenhum desvio de outras estruturas mediastinais (traqueia, aorta).

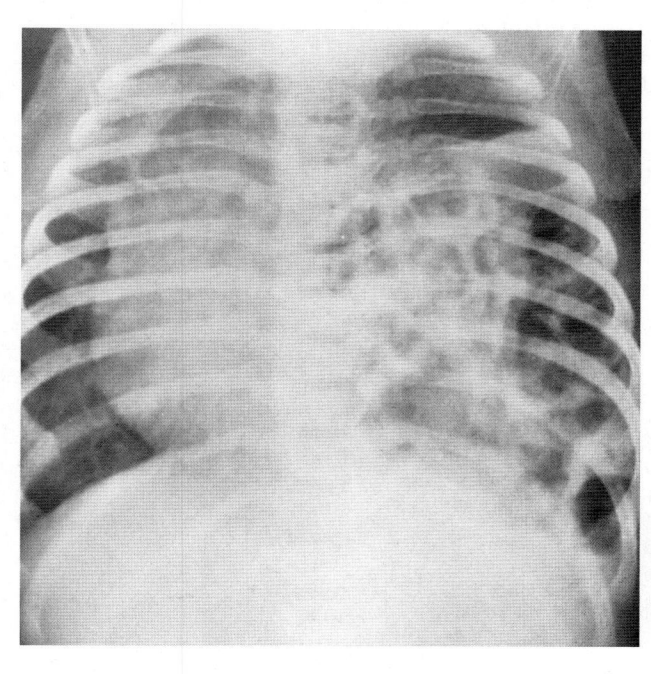

Fig. 1.31-6
Hérnia diafragmática congênita. Múltiplas transparências no tórax esquerdo causadas por alças de intestino cheias de gás. O coração e estruturas mediastinais estão desviados para a direita.

1.32 ▪ Pneumomediastino

Condição	Comentários
Pneumomediastino espontâneo (Figs. 1.32-1 e 1.32-2)	Causado pela ruptura de alvéolos marginais, com passagem de ar através dos tecidos intersticiais do pulmão para o hilo e o mediastino. Muitos pacientes não têm evidência de doença pulmonar subjacente. Muitas vezes precipitado por um aumento súbito na pressão intra-alveolar.
Trauma da parede torácica	Traumatismo torácico fechado causa um aumento abrupto na pressão intratorácica. Ruptura dos alvéolos para dentro das bainhas perivasculares no tecido intersticial do pulmão resulta na passagem de ar para o hilo e o mediastino.
Ruptura do esôfago (Fig. 1.32-3)	Mais frequentemente ocorre durante episódios de vômito grave (síndrome de Boerhaave), em que a laceração compromete os 8 cm inferiores do esôfago (relativamente não suportados por tecido conectivo). A laceração classicamente é vertical e envolve a parede posterolateral esquerda do esôfago.
Lesão brônquica ou traqueal (Fig. 1.32-4)	Causada por trauma (força de cisalhamento) ou aumento súbito de pressão contra uma glote fechada.

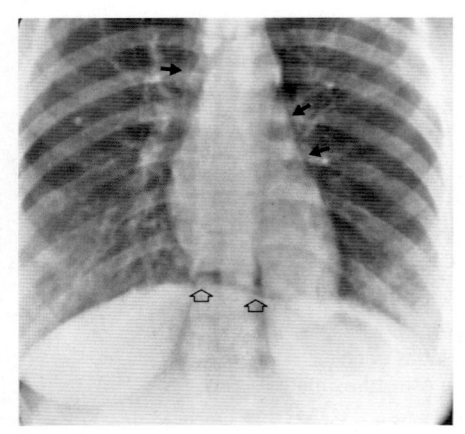

Fig. 1.32-1
Pneumomediastino. Em adição à elevação bilateral da pleura mediastinal (setas fechadas), há uma característica interposição de gás entre o coração e o diafragma que permite visualização da porção central do diafragma em continuidade com as porções laterais (setas abertas).[62]

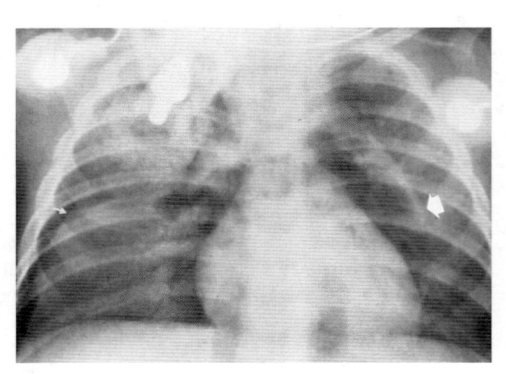

Fig. 1.32-2
Ventilação com pressão positiva. Após entubação e ventilação de uma criança com envenenamento por hidrocarboneto, há o desenvolvimento de um pneumomediastino (seta grande) e pneumotórax (seta pequena). Observar que a rigidez dos pulmões impediu atelectasia substancial.

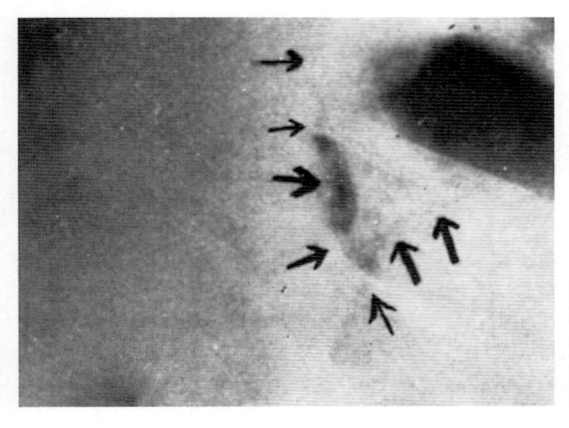

Fig. 1.32-3
Ruptura do esôfago. Sombras transparentes lineares (setas) representam enfisema mediastinal localizado e correspondem aos planos fasciais das pleuras mediastinais e diafragmáticas na região do esôfago inferior.[52]

1.32 ■ PNEUMOMEDIASTINO

Condição	Comentários
Iatrogênico	Procedimentos cirúrgicos ou instrumentação do esôfago, traqueia, brônquios ou pescoço. Também causado por hiperinsuflação durante anestesia e terapia respiratória.
Extensão de gás a partir de baixo do diafragma	Ruptura retroperitoneal do duodeno ou cólon. Gás estende-se ao longo da aorta ou esôfago para dentro do mediastino.
Extensão de gás a partir do pescoço (Fig. 1.32-5)	Trauma, procedimentos cirúrgicos ou lesões cervicais perfurantes.
Laceração do parênquima pulmonar	Vazamento de ar para dentro dos tecidos intersticiais por dissecção na direção do hilo e para dentro do mediastino. Pode ser associado a tocotraumatismo, anestesia, tentativas de ressuscitação, e fazer força e tossir associados à doença pulmonar.
Doença de membrana hialina (Fig. 1.32-6)	Complicação frequente, provavelmente relacionada com a extensão de enfisema intersticial.
Asma	Provavelmente relacionada com ruptura alveolar secundária à pressão aumentada. Pneumomediastino é mais comum em crianças, embora possa ocorrer em adultos.

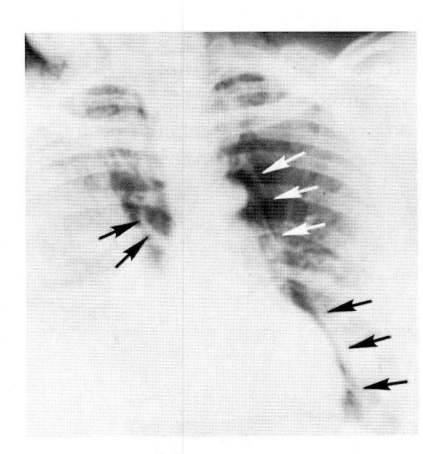

Fig. 1.32-4
Lesão traqueobrônquica. Radiografia frontal do tórax tirada após trauma do tórax superior que causou transecção de ambos os brônquios-fontes demonstra ar livre no mediastino (setas pretas superiores) e através dos planos fasciais do pescoço. A zona transparente (setas pretas inferiores) ao longo da borda cardíaca esquerda simula o padrão produzido por um pneumopericárdio ou pneumotórax. Entretanto, o arco aórtico é nitidamente circunscrito por ar que se estende em torno das margens cefálica e lateral direita, em um nível bem acima da reflexão pericárdica (setas brancas). Isto indica claramente que este ar também está no mediastino e não limitado ao pericárdio ou espaço pleural.[4]

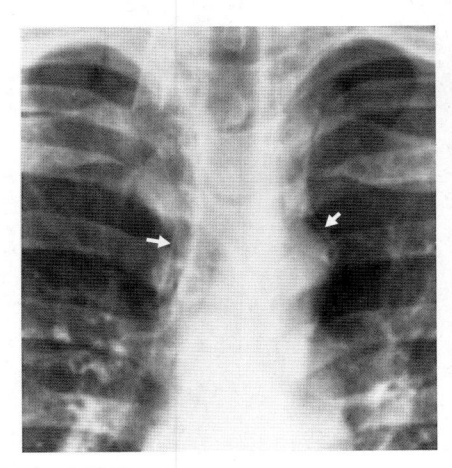

Fig. 1.32-5
Extensão de gás a partir do pescoço. Pneumomediastino (setas) após trauma cervical (observar o dreno cirúrgico sobrejacente à direita).

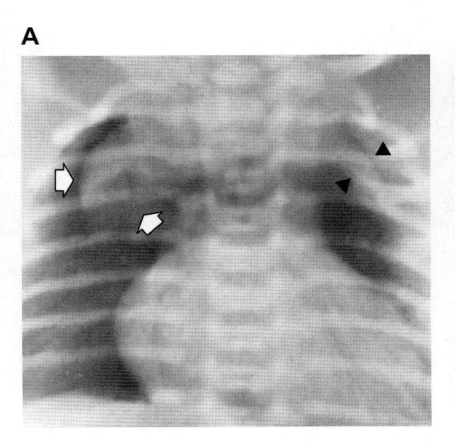

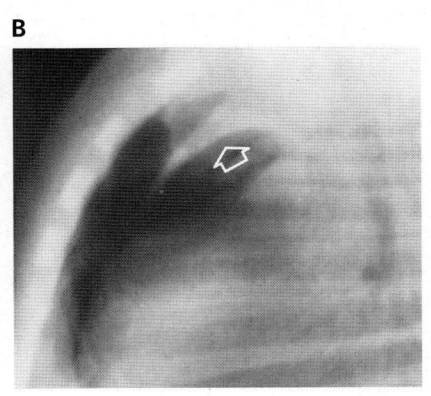

Fig. 1.32-6
Pneumomediastino em um lactente. (A) Elevação de ambos os lobos tímicos por ar mediastinal (setas brancas e pontas de seta pretas) produz o sinal de asas de anjo. (B) Projeção lateral mostra o ar mediastinal anterior levantando o timo do pericárdio e grandes vasos (seta).

1.33 ▪ Lesão com Base Pleural

Condição	Achados de Imagem	Comentários
Mesoteliomas (Figs. 1.33-1 e 1.33-2)	Massa solitária nitidamente circunscrita, homogênea (benigna); irregular, ondulada ou nodular (maligna).	Tumores benignos podem muitas vezes ser assintomáticos e curáveis por ressecção cirúrgica. Um tumor maligno difuso é relacionado com a exposição ao asbesto e é frequentemente associado a um grande derrame pleural que pode obscurecer o neoplasma subjacente.
Metástases (Fig. 33-3)	Nódulos isolados ou múltiplos.	Os primários mais comuns são carcinomas do brônquio, mama, ovário e trato gastrointestinal. Depósitos metastáticos reais são frequentemente demasiado pequenos para serem vistos radiograficamente (TC é mais sensível). Um grande derrame pleural pode ser a única indicação de metástases pleurais.
Líquido pleural (loculado ou interlobar) (Figs. 1.33-4 e 1.33-5)	Opacidade lisa, nitidamente demarcada, homogênea.	Coleções líquidas loculadas são causadas por aderências entre superfícies pleurais contíguas (tendem a ocorrer com ou após piotórax ou hemotórax). Uma coleção interlobar geralmente resulta de descompensação cardíaca e pode simular um neoplasma, embora tenda a ser absorvido espontaneamente, quando a insuficiência cardíaca é aliviada (tumor que desaparece ou tumor fantasma).
Infarto pulmonar	Consolidação periférica homogênea, em forma de cunha, com sua base contínua a uma superfície de pleura visceral.	Manifestação clássica mas incomum de um infarto. Um infarto tem um ápice arredondado, convexo para o hilo (giba de Hampton), enquanto espessamento pleural e líquido pleural livre são geralmente côncavos na direção do hilo.
Lesão de costela ou parede torácica (ver Fig. 1.34-4)	Massa extrapleural, frequentemente com destruição, fratura ou expansão da costela ou esterno subjacente.	Neoplasma primário ou metastático, osteomielite, fratura com hematoma ou calo.

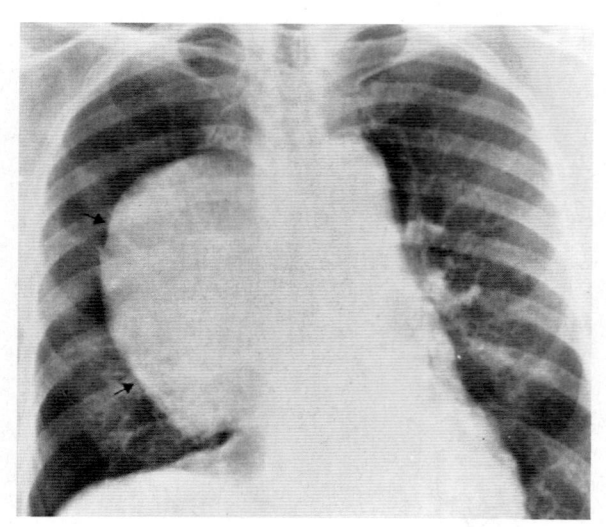

Fig. 1.33-1
Mesotelioma fibroso localizado benigno. Imensa massa de tecido mole homogêneo (setas) originada da pleura mediastinal e se projetando para dentro do hemitórax direito. O paciente tinha apenas fibrose intersticial subjacente branda e nenhuma formação de placa pleural.

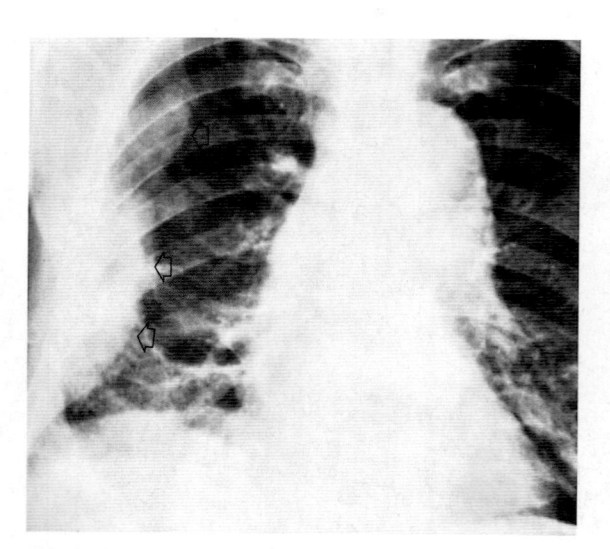

Fig. 1.33-2
Mesotelioma pleural difuso. Múltiplas massas espessam a pleura direita (setas) em um homem idoso com exposição crônica a asbesto.[63]

1.33 ■ LESÃO COM BASE PLEURAL

Condição	Achados de Imagem	Comentários
Bola de fibrina	Massa redonda, oval ou irregular que é mais comumente localizada perto da base do pulmão.	Coleção semelhante a tumor que pode se desenvolver em um derrame pleural serofibrinoso e usualmente se torna evidente após absorção do derrame. Pode desaparecer espontaneamente e rapidamente ou permanecer inalterada e simular um nódulo solitário quando visto de face.
Tumor de Pancoast (tumor do sulco superior) (Fig. 1.33-6)	Massa apical, muitas vezes com destruição de costelas adjacentes.	Local de 6% dos carcinomas broncogênicos. Pode ser associado à síndrome de Horner. Na ausência de destruição óssea, o tumor pode ser identificado somente por assimetria de presumido espessamento pleural.

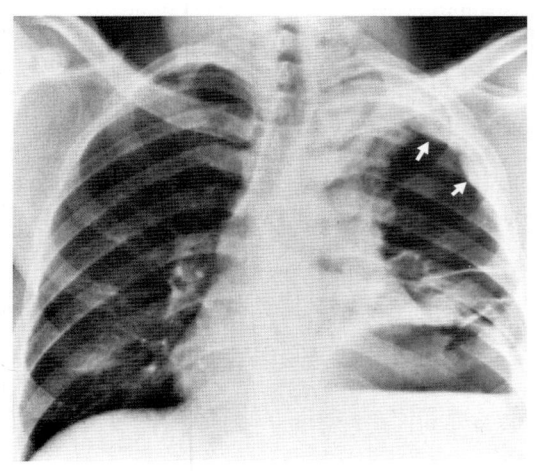

Fig. 1.33-3
Metástases pleurais (setas) de carcinoma broncogênico. Há também elevação do hemidiafragma esquerdo em virtude do comprometimento do nervo frênico e alteração atelectásica pós-obstrutiva secundária à lesão peri-hilar esquerda.

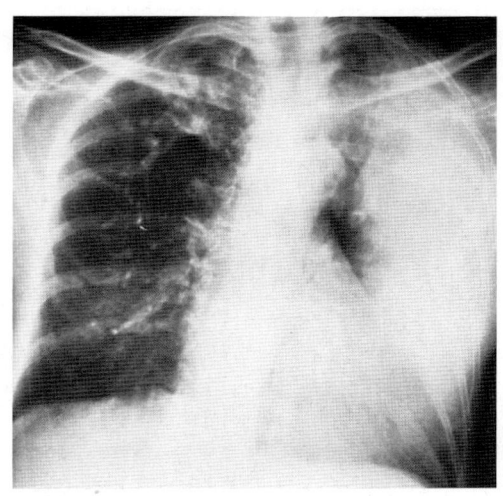

Fig. 1.33-4
Empiema. Grande massa de tecido mole ocupa grande parte do hemitórax esquerdo.

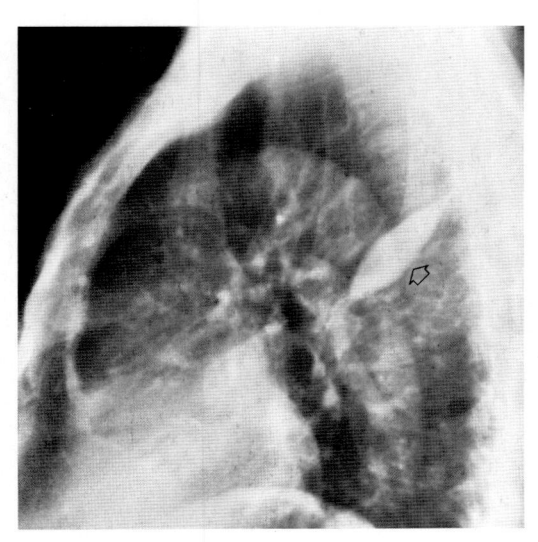

Fig. 1.33-5
Líquido pleural interlobar. Coleção líquida elíptica (seta) na fissura maior em um paciente com descompensação cardíaca.

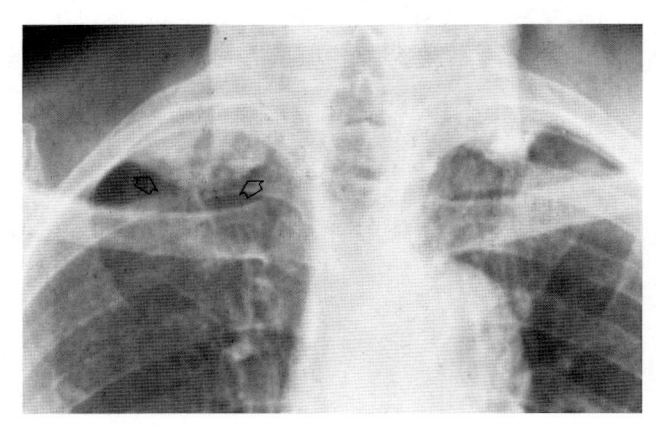

Fig. 1.33-6
Tumor de Pancoast. Opacificação aumentada no ápice direito (setas). Embora este aspecto possa simular espessamento pleural apical benigno, a acentuada assimetria e irregularidade da massa apical direita deve sugerir o diagnóstico de carcinoma broncogênico.

Condição	Achados de Imagem	Comentários
Lipoma	Massa lisa nitidamente circunscrita.	Lesão rara que pode mudar de forma durante a respiração (em razão de seu conteúdo relativamente fluido). Um tumor grande ocasionalmente erode costelas contíguas.
Infecção fúngica (Fig. 1.33-7)	Massa periférica, muitas vezes com cavitação. Pode ter destruição associada de costela.	Actinomicose, nocardiose, blastomicose e torulose.
Granuloma pulmonar	Massa lisa, nitidamente circunscrita, que pode conter calcificação central.	Principalmente histoplasmoma. Também outros fungos e tuberculose.
Nódulo reumatoide	Nódulos isolados ou múltiplos.	Pode ter fibrose intersticial subjacente.
Linfoma (Fig. 1.33-8)	Nódulo solitário ou infiltração tumoral difusa.	Embora linfoma pleural primário como único local de malignidade seja raro, comprometimento linfomatoso da pleura pode ocorrer em associação à linfadenopatia mediastinal ou linfoma parenquimatoso pulmonar. Os depósitos pleurais linfomatosos originam-se de canais linfáticos e agregados linfoides no tecido conectivo subpleural embaixo da pleura visceral. Derrame pleural associado é atribuído à obstrução dos canais linfáticos por linfadenopatia mediastinal.

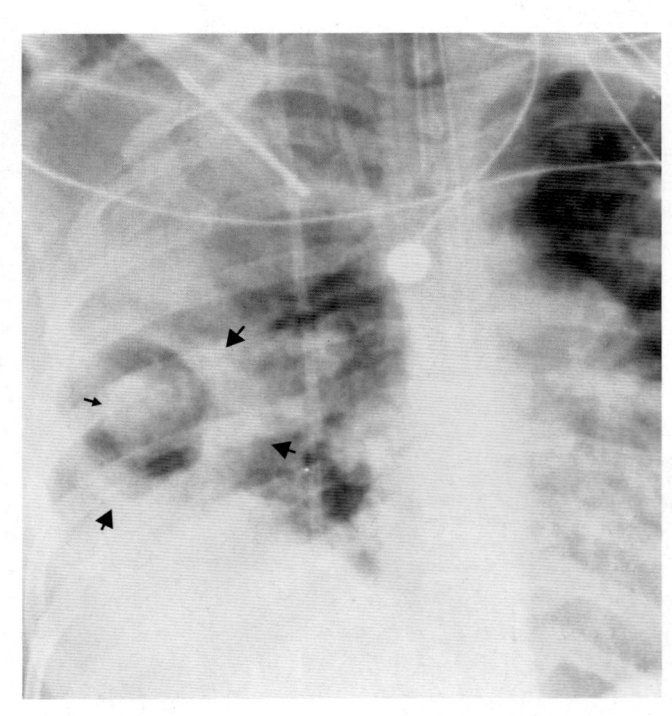

Fig. 1.33-7
Aspergilose. Grande cavidade periférica de paredes espessas (setas grandes) que faz contato com a pleura e contém uma bola de fungo intracavitária (seta pequena).

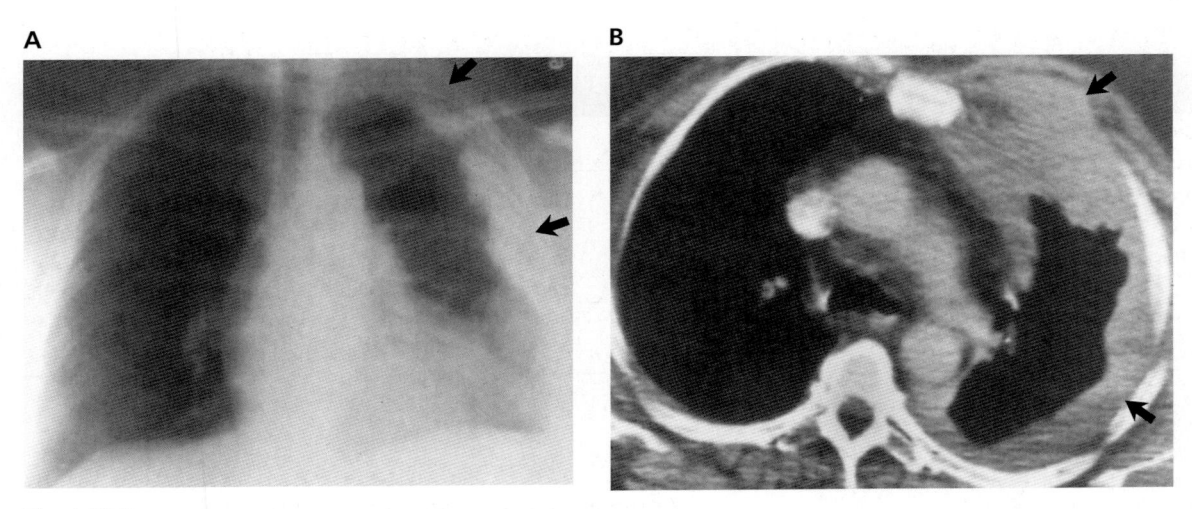

Fig. 1.33-8
Linfoma. (A) Radiografia frontal de tórax mostra espessamento pleural irregular (setas). (B) Imagem de TC concomitante demonstra espessamento pleural difuso (setas), maior que 1 cm em espessura, comprometendo as pleuras mediastinal e costal esquerdas.[64]

1.34 ■ Lesão Extrapleural

Condição	Comentários
Hematoma da parede torácica (Figs. 1.34-1 a 1.34-3)	Geralmente uma história de trauma e muitas vezes evidência de uma fratura. Também pode ocorrer com fraturas esternais (hematoma melhor visualizado em vista lateral). Formação de calo em torno de uma fratura antiga de costela pode ser erradamente tomada por um nódulo pulmonar.

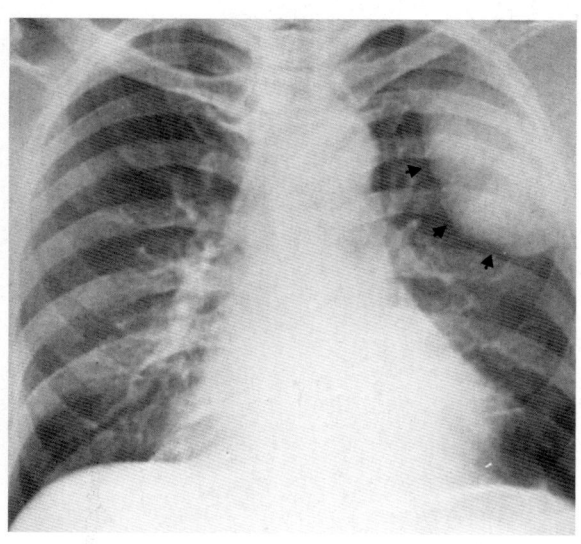

Fig. 1.34-1
Hematoma pulmonar. Grande densidade extrapleural (setas) sobre o lobo superior esquerdo.

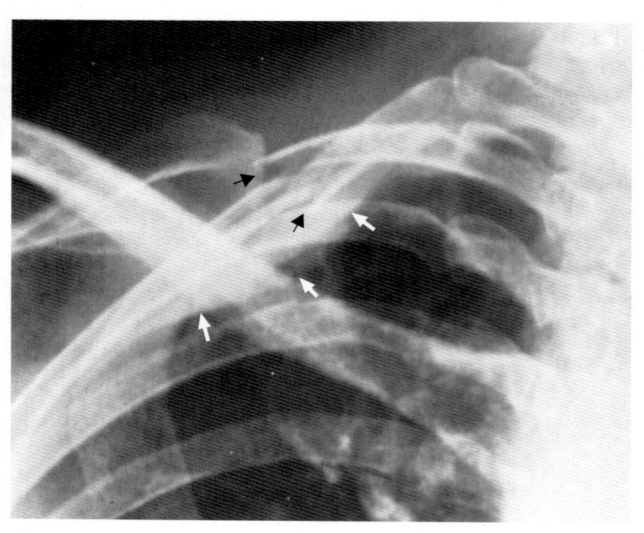

Fig. 1.34-2
Trauma de tórax. Pequeno hematoma extrapleural (setas brancas) associado a fraturas da primeira e segunda costelas (setas pretas).

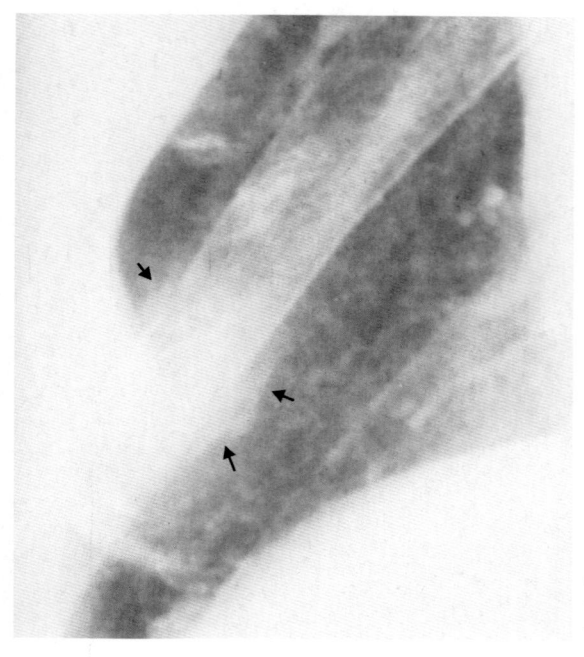

Fig. 1.34-3
Fratura de tosse, simulando um nódulo pulmonar. Uma incidência focalizada do pulmão inferior direito em uma radiografia de tórax de rotina mostra formação de calo em torno de uma costela (setas) em uma pessoa assintomática.

Condição	Comentários
Neoplasma (Fig. 1.34-4)	Metástases e mieloma são as causas mais comuns de uma massa extrapleural associada à destruição de costelas em adultos. Tumor de Ewing e neuroblastoma metastático são as causas mais comuns em crianças.
Lesão mediastinal, espinhal, esternal ou subfrênica (ver Fig. 1.14-6)	Tumores, cistos e processos inflamatórios podem produzir massas extrapleurais.
Infecção da parede torácica	Uma massa extrapleural com destruição de costela é mais comumente uma manifestação de actinomicose (muitas vezes com infiltrado parenquimatoso, derrame pleural e mesmo uma fístula cutânea). Um padrão similar pode também ser decorrente de nocardiose, blastomicose, aspergilose ou, raramente, tuberculose.
Lipoma extrapleural	Lesão comum da parede torácica que pode crescer entre as costelas para se apresentar tanto como uma massa intratorácica e uma massa subcutânea. Densidade de gordura característica em TC.
Cirurgia ou trauma fechado	Aneurisma roto, pleurotomia parcial, simpatectomia, plumbagem e injeção de óleo mineral para tratamento de tuberculose.
Agenesia lobar congênita	Lobo faltando é frequentemente substituído por um coto de tecido areolar extrapleural que produz uma massa extrapleural anterior situada paralela ao esterno. Há perda da borda cardíaca direita em vistas frontais.

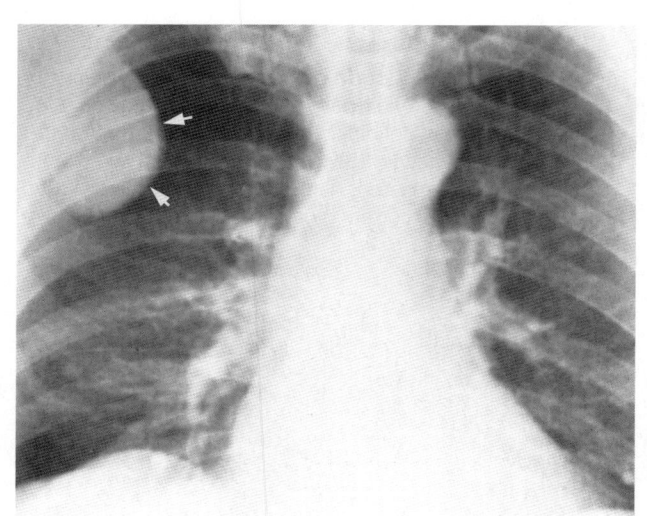

Fig. 1.34-4
Mieloma extramedular. Grande massa extrapleural (setas) contendo uma proliferação de células plasmáticas.

1.35 ■ Calcificação Pleural

Condição	Achados de Imagem	Comentários
Hemotórax organizado (Fig. 1.35-1)	Geralmente calcificação unilateral da pleura visceral (Fig. 1.35-1) na forma de uma lâmina contínua ou múltiplas placas separadas.	Tipicamente se estende desde cerca do nível do meio do tórax posterior, correndo em torno das margens pulmonares laterais em uma direção geralmente inferior e aproximadamente paralela à fissura maior. Há frequentemente evidência de fraturas costais consolidadas e uma história de trauma torácico importante.
Empiema organizado (Fig. 1.35-2)	Geralmente calcificação unilateral da pleura visceral na forma de uma folha contínua larga ou múltiplas placas individualizadas.	Tipicamente se estende desde cerca do nível do meio do tórax posteriormente, correndo em torno das margens pulmonares laterais em uma direção geralmente inferior e aproximadamente paralela à fissura maior. Usualmente uma história de infecção pulmonar grave.
Empiema tuberculoso antigo (Fig. 1.35-3)	Geralmente calcificação unilateral da pleura visceral na forma de uma folha contínua larga ou múltiplas placas separadas. Pode ser bilateral (geralmente assimétrico).	Tipicamente se estende desde cerca do nível do meio do tórax posteriormente, correndo em torno das margens laterais do pulmão em uma direção geralmente inferior e aproximadamente paralela à fissura maior. Cicatrização parenquimatosa apical extensa ou doença cavitária é virtualmente diagnóstica.

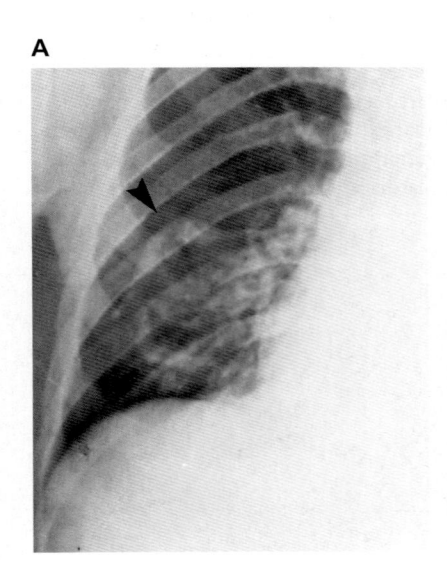

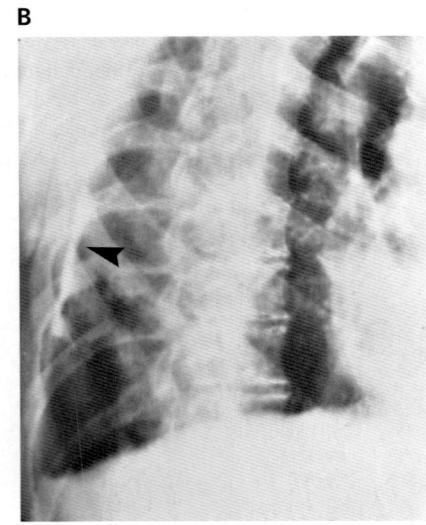

Fig. 1.35-1
Pleura espessada calcificada. (A) A densidade no pulmão inferior (ponta de seta) tem uma borda irregular bem definida que se assemelha estritamente a uma cavidade. (B) Uma vista oblíqua, no entanto, mostra uma densidade linear patognomônica (ponta de seta) correndo paralela mas separada da parede torácica.[65]

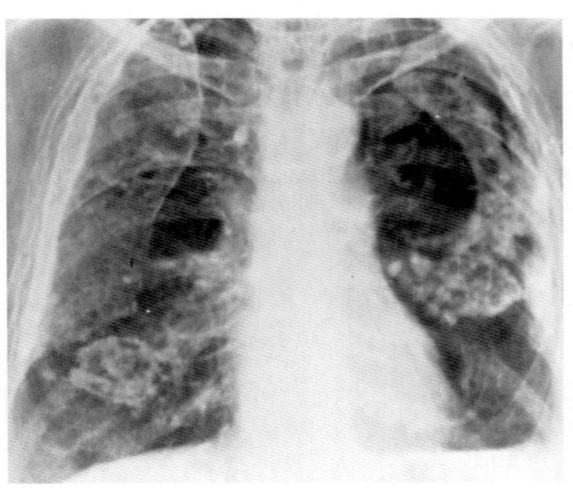

Fig. 1.35-2
Empiema organizado. Folhas contínuas largas bilaterais de calcificação superpostas à grande parte da superfície pulmonar.

Condição	Achados de Imagem	Comentários
Pneumoconiose (Fig. 1.35-4 a 1.35-6)	Geralmente placas bilaterais de calcificação comprometendo a pleura parietal, comumente ao longo do diafragma. Às vezes pode haver calcificação em pleura extensamente espessada ao longo da parede torácica lateral.	Mais comumente causada por asbestose. Também pode ser causada por outros silicatos (p. ex., talcose). As pleuras diafragmáticas quase sempre são extensamente comprometidas (diferentemente do hemotórax ou empiema). Pode ocorrer encarceramento extenso de ambos os pulmões. Doença intersticial reticulonodular basilar é altamente sugestiva, embora muitas vezes ausente.

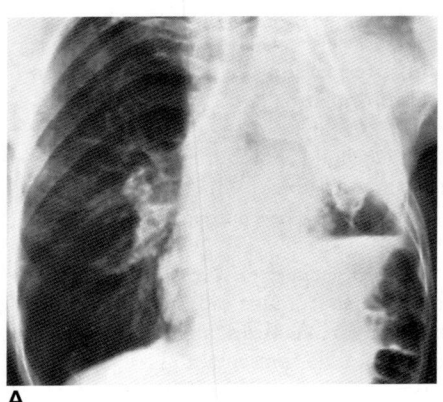

Fig. 1.35-3
Empiema tuberculoso antigo. Folha larga de calcificação superposta à grande parte do hemitórax esquerdo. Observar a elevação do hemidiafragma esquerdo e retração da traqueia para a esquerda, todos compatíveis com perda de volume em razão da doença granulomatosa crônica.

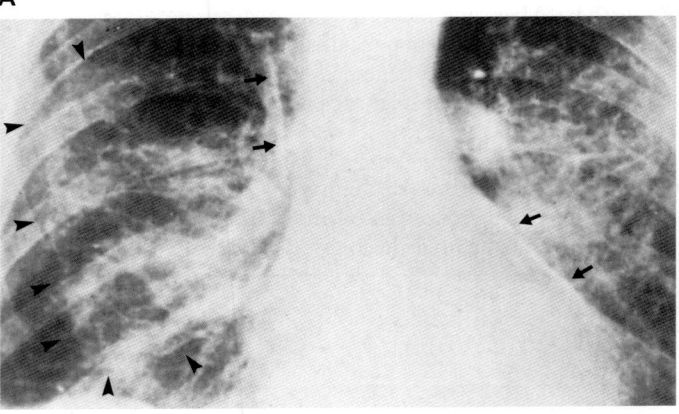

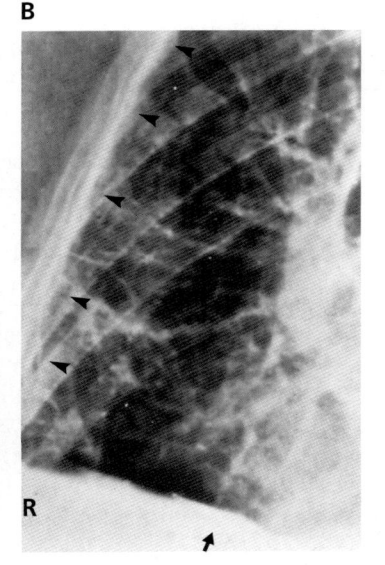

Fig. 1.35-4
Asbestose. (A) Vista frontal mostra calcificações de face à direita (pontas de seta) e calcificações lineares em perfil na reflexão mediastinal da pleura à direita e no pericárdio à esquerda (setas transversas). (B) Uma radiografia oblíqua esquerda mostra calcificação pleural em perfil na área do tendão central do hemidiafragma direito (setas). As placas de face em (A) agora aparecem em perfil como calcificações lineares extensas (pontas de seta) adjacentes às costelas anteriores.[66]

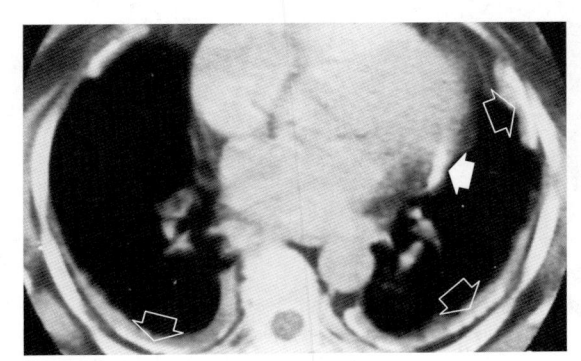

Fig. 1.35-5
Asbestose. Imagem de TC mostra placas pleurais calcificadas ao longo das paredes torácicas lateral e posterior (setas abertas) e adjacentes ao coração (seta sólida).

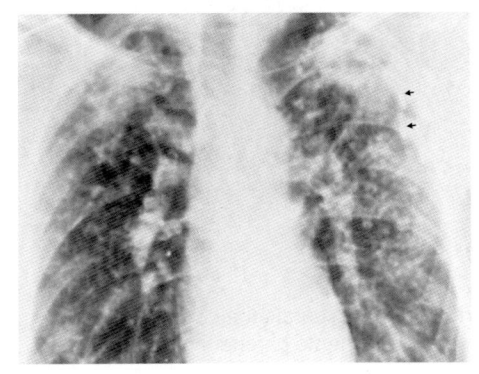

Fig. 1.35-6
Pneumoconiose dos mineiros de carvão. Massas fibrosas bilaterais nos ápices com retração dos hilos para cima. Observar a calcificação pleural (setas) no ápice esquerdo.

1.36 ■ Derrame Pleural com Tórax de Aparência Normal sob os Demais Aspectos

Condição	Achados de Imagem	Comentários
Tuberculose (Fig. 1.36-1)	Exsudato seroso com baixo conteúdo de glicose e reação predominantemente linfocítica. Quase sempre unilateral.	Manifestação comum de tuberculose primária em adultos (aproximadamente 40%), mas menos frequente em crianças (10%). O paciente pode ter um teste de tuberculina negativo nas fases iniciais. Tuberculose pulmonar ativa frequentemente se desenvolve, se o derrame não for tratado.
Outras infecções (Fig. 1.36-2)	Exsudato seroso que pode ser bilateral.	Bactérias, fungos (especialmente actinomicose e nocardiose), vírus, micoplasma.
Linfoma torácico	Exsudato serossanguíneo que pode ser unilateral ou bilateral.	Usualmente evidência de comprometimento linfonodal pulmonar ou mediastinal. Achados sugestivos incluem hepatoesplenomegalia e aumento de linfonodos periféricos.
Carcinoma metastático	Exsudato seroso com conteúdo variável de sangue e tipicamente glicose elevada. Unilateral ou bilateral.	Locais primários mais comuns são mama, pâncreas, estômago, ovário e rim. Às vezes, um derrame pleural pode ser o único local de apresentação.
Neoplasma ovariano (síndrome de Meigs)	Exsudato seroso que é mais frequente à direita (pode ser esquerdo ou bilateral)	Mais comumente um fibroma ovariano associado à ascite. Também pode desenvolver-se com outros tumores ovarianos benignos ou malignos. O derrame geralmente desaparece após remoção do neoplasma ovariano.
Carcinoma do pâncreas/retroperitônio	Exsudato seroso (líquido pleural negativo para células malignas).	Muitas vezes, nenhum comprometimento tumoral direto do tórax. O derrame desaparece após remoção ou tratamento da lesão primária.

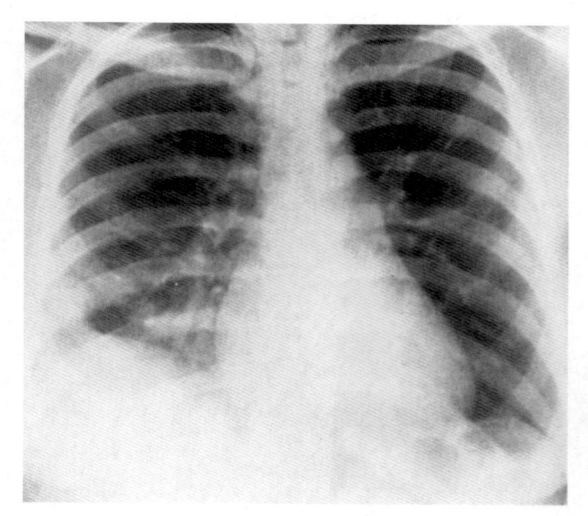

Fig. 1.36-1
Tuberculose primária. Derrame pleural tuberculoso direito unilateral sem comprometimento parenquimatoso ou linfonodal.

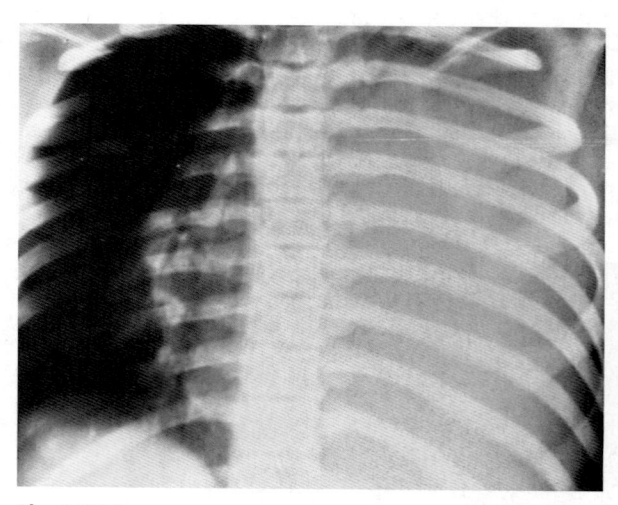

Fig. 1.36-2
Coccidioidomicose. Opacificação homogênea completa do hemitórax esquerdo. O derrame pleural maciço deve ser associado à atelectasia virtualmente completa do pulmão esquerdo, uma vez que não há nenhum desvio contralateral das estruturas mediastinais.

1.36 ■ DERRAME PLEURAL COM TÓRAX DE APARÊNCIA NORMAL SOB OS DEMAIS ASPECTOS

Condição	Achados de Imagem	Comentários
Doença tromboembólica pulmonar	Derrame serossanguíneo que mais frequentemente é unilateral.	Derrame é raramente a única manifestação de embolia pulmonar (pode obscurecer pequenas anormalidades parenquimatosas). A presença de líquido quase sempre indica infarto.
Abscesso subfrênico	Exsudato seroso ipsolateral.	Mais comumente associado à elevação e fixação do hemidiafragma e atelectasia basal (ver Fig. 1.34-2). Pode haver gás ou um padrão mosqueado de densidade no espaço subfrênico.
Pancreatite (Fig. 1.36-3)	Exsudato seroso ou serossanguíneo com um alto nível de amilase. Predominantemente esquerdo (pode ser bilateral).	Pode ocorrer em pancreatite aguda, crônica ou recidivante ou com um pseudocisto pancreático. Outras manifestações incluem elevação do hemidiafragma e atelectasia basal.
Trauma	Composição variada (sangue, quilo ou alimento após ruptura do esôfago).	Hemotórax complicando ruptura aórtica traumática e derrame após perfuração do esôfago são quase sempre esquerdos. O lado de um quilotórax depende do local da ruptura do ducto torácico (ver Fig. 1.38-1).
Cirurgia abdominal	Exsudato seroso.	Geralmente muito pequeno, mas pode ser detectado em quase metade dos pacientes se forem tiradas vistas em decúbito lateral.
Pós-infarto do miocárdio (síndrome de Dressler)	Transudato esquerdo ou bilateral é o achado mais comum (80%) e pode ocorrer isoladamente.	Caracterizado por febre e dor torácica pleuropericárdica que começam 1 a 6 semanas após infarto agudo do miocárdio. Derrame pericárdico ou infiltrados pulmonares frequentemente ocorrem (ver Fig. 2.22-2). Resposta notável à esteroidoterapia.

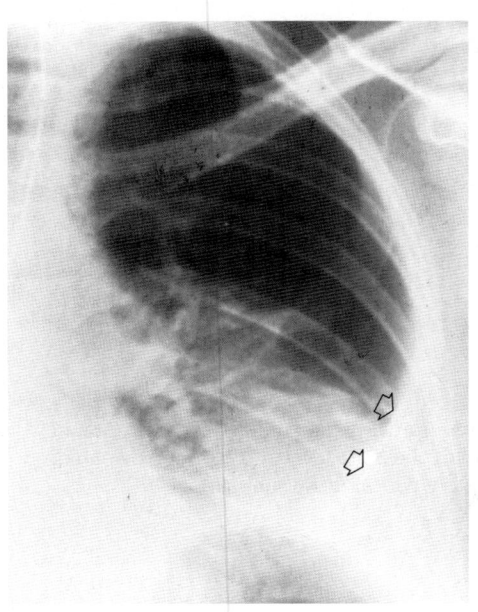

Fig. 1.36-3
Pancreatite. Apagamento do ângulo normalmente agudo entre o diafragma e a caixa costal (setas) juntamente com um limite característico côncavo para cima (menisco) do nível líquido.

Condição	Achados de Imagem	Comentários
Cirrose com ascite	Transudato que é mais frequentemente direito (pode ser à esquerda ou bilateral).	Líquido ascítico provavelmente entra no espaço pleural por meio de linfáticos diafragmáticos (como na síndrome de Meigs). Geralmente evidência de ascite e outros sinais de cirrose.
Lúpus eritematoso sistêmico (Fig. 1.36-4)	Exsudato seroso que é bilateral em aproximadamente 50% dos pacientes. O derrame é predominantemente esquerdo quando unilateral. Tende a ser pequeno (ocasionalmente maciço).	Derrame pleural é uma anormalidade isolada em aproximadamente 10% dos casos. Ele frequentemente é associado a um derrame pericárdico e usualmente desaparece sem resíduo. Cardiomegalia e comprometimento pulmonar inespecíficos desenvolvem-se na maioria dos pacientes.
Doença reumatoide	Exsudato seroso com predominância de linfócitos e nível baixo de glicose. Geralmente unilateral.	Ocorre quase exclusivamente em homens. Pode preceder os sinais e sintomas da artrite reumatoide, mas usualmente os segue. Muitas vezes não há evidência pulmonar de doença reumatoide.
Asbestose	Exsudato seroso ou tingido de sangue que usualmente é bilateral e frequentemente recorrente.	Mais comumente ocorre em associação a placas pleurais e calcificação.
Doença renal (Fig. 1.36-5)	Transudato ou exsudato seroso.	Causas incluem síndrome nefrótica, glomerulonefrite aguda, hidronefrose e pleurite urêmica.
Diálise peritoneal	Exsudato seroso.	Provavelmente o mesmo mecanismo subjacente como na ascite. Pode ser impossível distinguir de um derrame urêmico.

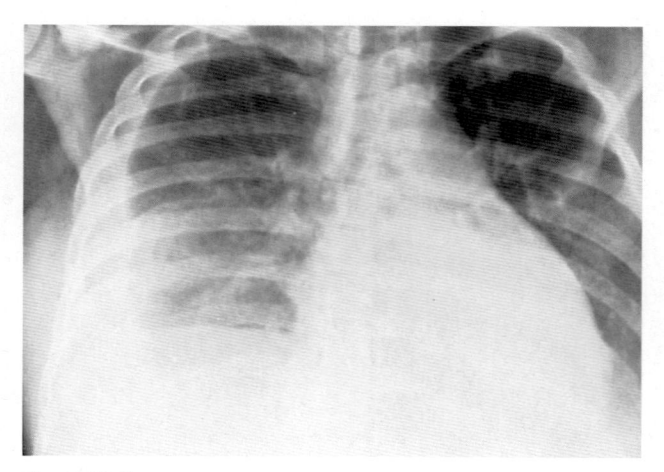

Fig. 1.36-4
Lúpus eritematoso sistêmico. Grande derrame pleural direito em uma mulher jovem.

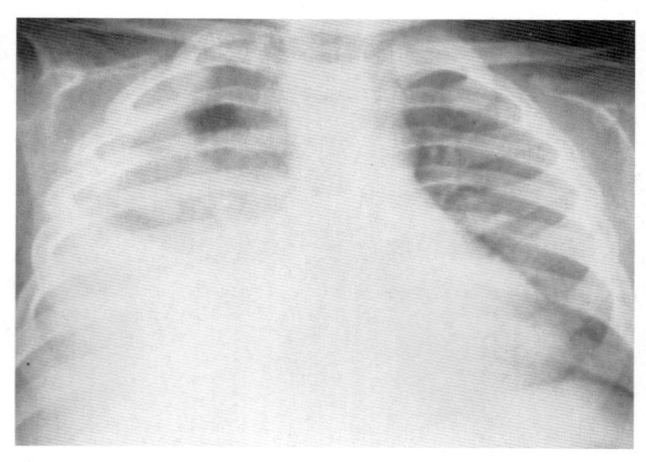

Fig. 1.36-5
Síndrome nefrótica. Cardiomegalia difusa com um grande derrame pleural direito, que é situado tanto ao longo da parede torácica lateral quanto em localização subpulmonar.

Condição	Achados de Imagem	Comentários
Malposição de cateter venoso central percutâneo (Fig. 1.36-6)	Coleção unilateral do líquido que está sendo instilado.	Resulta da perfuração do vaso no momento da inserção do cateter ou mais tarde (erosão gradual de um vaso intratorácico de parede relativamente fina pela ponta do cateter).
Mixedema	Exsudato seroso.	Mais comumente causa um derrame pericárdico.
Linfedema	Alto conteúdo de proteína.	Resulta de hipoplasia do sistema linfático.
Polisserosite recorrente familial (febre mediterrânea familial)	Exsudato fibrinoso.	Distúrbio familial (armênios, árabes, judeus não asquenazes) caracterizado por ataques agudos episódicos de dores abdominal e torácica. Geralmente associado à artrite e artralgia.

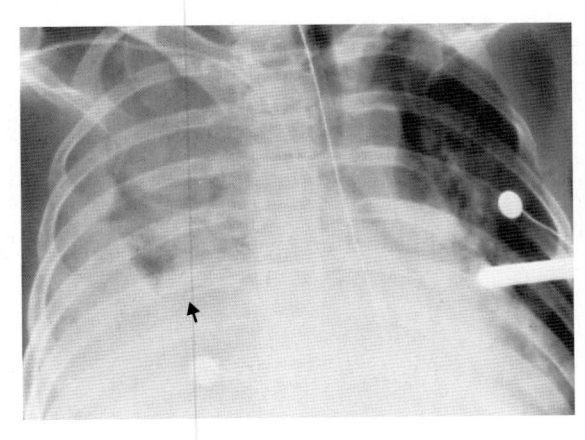

Fig. 1.36-6
Má posição de cateter venoso central percutâneo.
Um cateter subclávio direito, que foi introduzido para nutrição parenteral total, perfurou a veia cava superior e erodiu para dentro do espaço pleural direito. Observar a extremidade do cateter projetando-se além da margem direita do mediastino (seta). A infusão direta de líquido parenteral para dentro do espaço pleural levou ao desenvolvimento de um grande hidrotórax direito.

1.37 ■ Derrame Pleural Associado a Outra Evidência Radiográfica de Doença Torácica

Condição	Achados de Imagem	Comentários
Agentes infecciosos (Fig. 1.37-1)	Vários padrões de derrame e doença parenquimatosa associada.	Bactérias (especialmente estafilococos, *Klebsiella*, tularemia), fungos (especialmente actinomicose e nocardiose), vírus, micoplasmas e parasitas (principalmente amebíase com abscesso hepático e cisto hidático roto).
Abscesso subfrênico (Fig. 1.37-2)	Derrame ipsolateral.	Geralmente elevação e fixação do hemidiafragma com atelectasia basal. Pode haver gás ou um padrão mosqueado de densidade no espaço subfrênico.
Carcinoma broncogênico	Derrame ipsolateral em 10 a 15% dos pacientes.	Comumente associado à pneumonia obstrutiva. Pode haver uma massa periférica (muitas vezes contígua à pleura visceral) ou aumento linfonodal hilar ou mediastinal.
Linfoma	Derrame em 15 a 30% dos pacientes.	Tipicamente aumento dos linfonodos hilares e mediastinais com áreas isoladas ou múltiplas de consolidação. Um padrão semelhante ocorre na leucemia.
Metástases	Derrame unilateral ou bilateral.	Múltiplos nódulos parenquimatosos em metástases hematogênicas; sombras lineares na disseminação linfangítica (pode haver também aumento linfonodal).

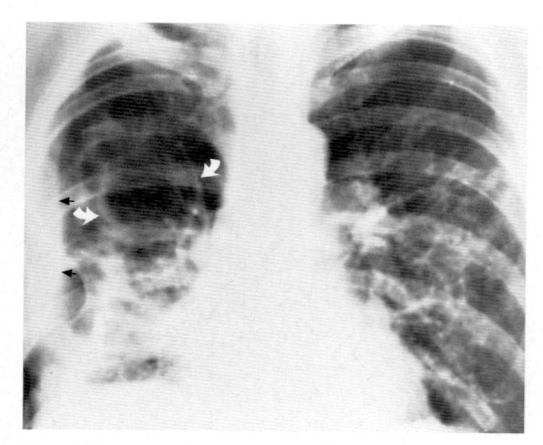

Fig. 1.37-1
Actinomicose. Infecção não tratada levou ao desenvolvimento de uma grande cavidade (setas brancas) com extensão para a pleura produzindo um empiema (setas pretas). A quinta costela posterior direita foi parcialmente ressecada durante a cirurgia, que revelou espessamento de pleura circunferencialmente em torno do lobo inferior direito.

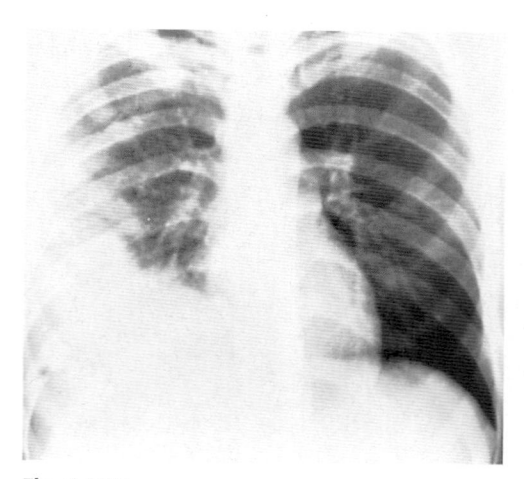

Fig. 1.37-2
Abscesso subfrênico. Derrame pleural direito e atelectasia basilar. Observar as pequenas bolhas de gás no abscesso.

1.37 ■ DERRAME PLEURAL ASSOCIADO A OUTRA EVIDÊNCIA RADIOGRÁFICA DE DOENÇA TORÁCICA

Condição	Achados de Imagem	Comentários
Mesotelioma (Fig. 1.37-3)	Derrame pleural que muitas vezes é maciço.	Achado característico no tipo maligno difuso. Há usualmente uma massa periférica contígua com a pleura e uma história de exposição a asbesto. Derrame pleural é raro na forma benigna localizada de mesotelioma.
Carcinoma bronquiolar (células alveolares)	Derrame em aproximadamente 10% dos pacientes.	Vários padrões de doença parenquimatosa (nódulo pequeno, consolidação maciça, nódulos disseminados múltiplos). Pode ser difícil diferenciar de neoplasma metastático ou linfoma disseminado.
Mieloma múltiplo	Derrame é incomum.	Massas de tecido mole isoladas ou múltiplas projetando-se para dentro do tórax e originando-se das costelas (com destruição das costelas) é quase patognomônico. Raros tumores primários da parede torácica podem apresentar um padrão semelhante.
Embolia e infarto pulmonar (Fig. 1.37-4)	Derrame é usualmente pequeno e unilateral.	Alterações pulmonares variam de sombras lineares à consolidação segmentar. Muitas vezes há elevação do hemidiafragma com atelectasia basal.

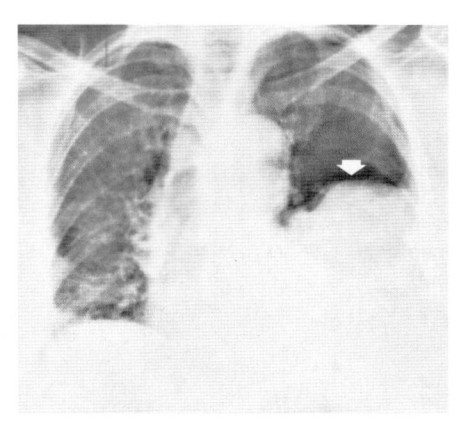

Fig. 1.37-3
Mesotelioma pleural difuso. Após toracentese, o topo da massa é evidente (seta).[63]

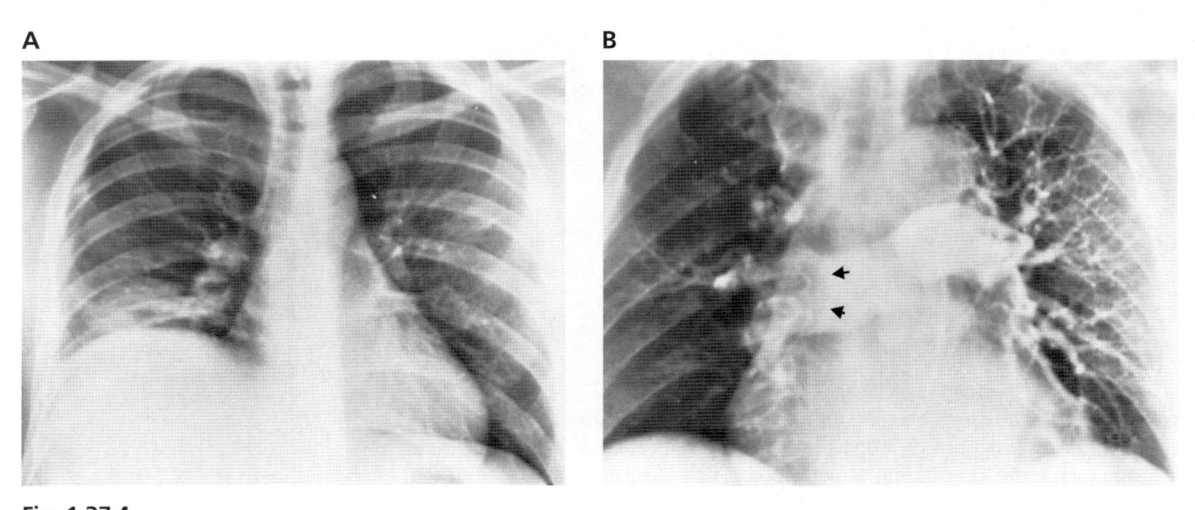

Fig. 1.37-4
Embolia pulmonar. (A) Radiografia simples de tórax demonstra atelectasia basilar direita associada à elevação do hemidiafragma direito representando um grande derrame pleural subpulmonar. (B) Arteriograma pulmonar mostra obstrução virtualmente completa da artéria pulmonar direita (setas).

Condição	Achados de Imagem	Comentários
Trauma (Fig. 1.37-5)	Sangue (hemotórax), quilo (quilotórax), alimento ingerido (ruptura de esôfago).	Ruptura traumática da aorta e perfuração esofágica são quase sempre esquerdas. Pode haver evidência de costelas fraturadas, hemorragia pulmonar ou mediastinal, aneurisma aórtico, pneumotórax ou pneumomediastino.
Insuficiência cardíaca congestiva (Fig. 1.37-6)	Derrame é frequentemente unilateral à direita, mas raramente à esquerda. Pode ser bilateral.	Usualmente cardiomegalia generalizada e sinais clínicos de descompensação cardíaca. Pode haver um tumor fantasma associado (líquido localizado em uma fissura pleural interlobar).
Pericardite constritiva (Fig. 1.37-7)	Derrame é frequentemente unilateral à direita, mas raramente à esquerda. Pode ser bilateral.	Derrame se desenvolve em aproximadamente 50% dos casos. Calcificação pericárdica característica.
Asbestose	Derrame ocorre em 10 a 20% dos casos, é usualmente bilateral e é frequentemente recorrente.	Geralmente espessamento pleural ou placas que muitas vezes são calcificadas. Alta incidência de carcinoma broncogênico e mesotelioma associado.

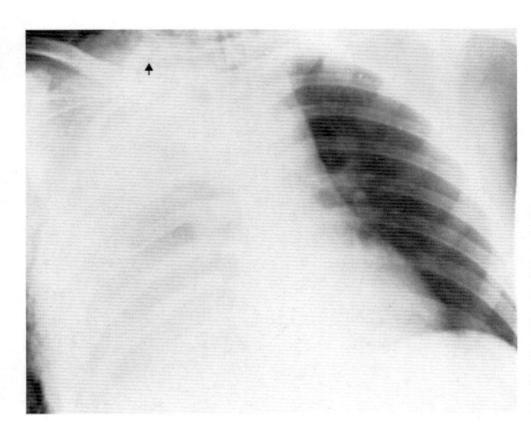

Fig. 1.37-5
Trauma fechado. Há opacificação homogênea quase completa do tórax direito, refletindo uma combinação de grande hemotórax e contusão pulmonar subjacente. A primeira costela direita está fraturada (seta) e enfisema subcutâneo está presente nos tecidos moles do hemitórax direito.

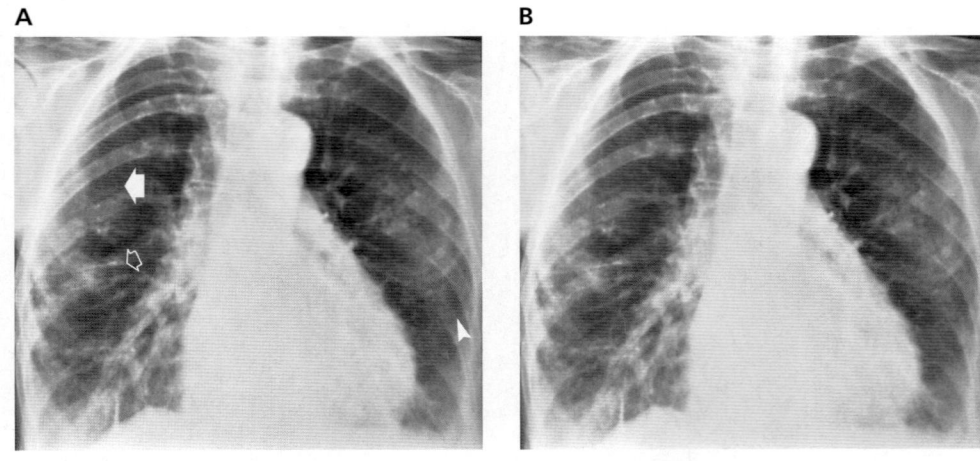

Fig. 1.37-6
Tumores fantasmas. (A) Radiografia frontal de tórax tirada durante um episódio de insuficiência cardíaca congestiva demonstra cardiomegalia pronunciada com derrames pleurais bilaterais. Notar as coleções líquidas ao longo da parede torácica lateral (seta sólida), na fissura menor (seta aberta) e na fissura maior esquerda (ponta de seta). (B) Com melhora na situação cardíaca do paciente, os tumores fantasmas desapareceram. Pequenos derrames pleurais bilaterais persistem.

Condição	Achados de Imagem	Comentários
Sarcoidose (Fig. 1.37-8)	Derrame em 1 a 4% dos pacientes.	Invariavelmente associada à doença pulmonar. O derrame tende a desaparecer dentro de 2 meses, mas pode progredir para espessamento pleural crônico.
Lúpus eritematoso sistêmico (Fig. 1.37-9)	Derrame em 35 a 75% dos casos. Bilateral em metade dos casos, e predominantemente esquerdo quando unilateral.	Muitas vezes associado a aumento cardíaco (comumente em virtude de derrame pericárdico) e alterações pulmonares inespecíficas (infiltrado ou atelectasia basal).
Doença reumatoide	Derrame é provavelmente a manifestação mais comum no tórax.	Pode ser isolado ou associado a um padrão reticulonodular difuso que predominantemente compromete as bases.
Granulomatose de Wegener	Derrame é relativamente comum, mas é ocultado pelas manifestações pulmonares.	Nódulos pulmonares isolados ou múltiplos, frequentemente com cavitação (ver Fig. 1.9-14) e frequentemente associados à doença renal.
Macroglobulinemia de Waldenström	Derrame em aproximadamente 50% dos pacientes com comprometimento pulmonar.	Padrão reticulonodular difuso. Muitas vezes hepatoesplenomegalia e adenopatia periférica palpável.
Induzido por droga	Podem ocorrer derrames unilaterais ou bilaterais	Geralmente associado a um padrão intersticial difuso. As causas incluem nitrofurantoína, hidralazina e procainamida.

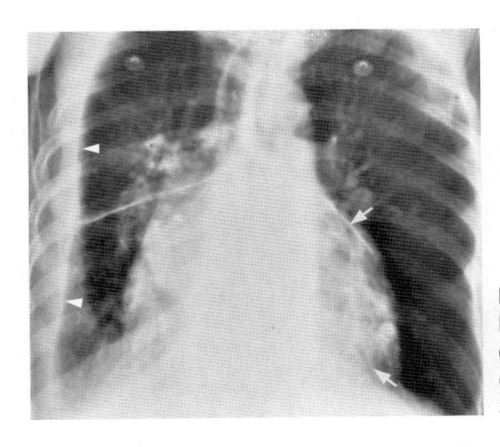

Fig. 1.37-7
Pericardite constritiva. Vista em decúbito lateral do tórax demonstra aumento moderado da silhueta cardíaca e um grande derrame pleural direito (pontas de seta). Observar a placa calcificada (setas) no pericárdio.

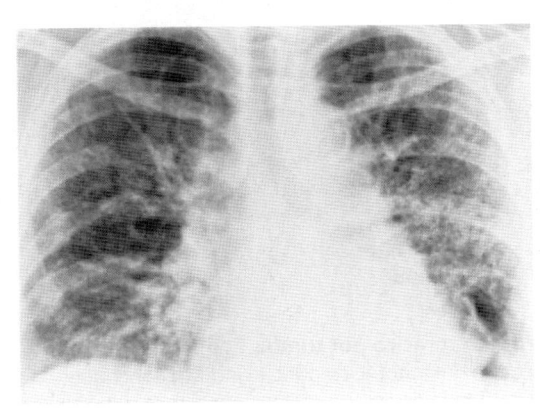

Fig. 1.37-8
Sarcoidose. Pequeno derrame pleural esquerdo em um paciente com pneumopatia intersticial difusa.

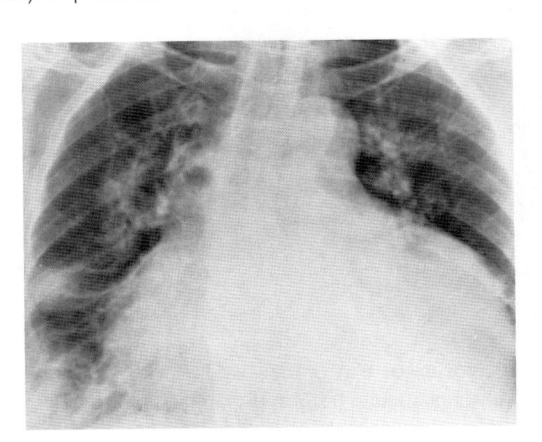

Fig. 1.37-9
Lúpus eritematoso sistêmico. Derrames pleurais bilaterais, mais marcado à direita, com algumas estrias de atelectasia basilar. A cardiomegalia maciça resulta de uma combinação de pericardite e derrame pericárdico.

1.38 ■ Quilotórax

Condição	Comentários
Iatrogênico (lesão cirúrgica do ducto torácico)	A causa mais frequente de quilotórax. O ducto torácico cruza para a esquerda da coluna entre T5 e T7 e assim é particularmente vulnerável à lesão durante cirurgia no hemitórax esquerdo na região hilar. Uma complicação comum particularmente em crianças submetidas à cirurgia de cardiopatia congênita.
Trauma do ducto torácico (Fig. 1.38-1)	Lesões penetrantes ou não penetrantes (especialmente após uma refeição pesada, quando o ducto está distendido). Pode haver uma costela ou vértebra fraturada, e vários dias podem se passar antes que o líquido pleural seja detectável radiograficamente. Uma lesão do terço inferior do ducto torácico produz um quilotórax no lado direito. Ruptura do terço superior causa líquido no lado esquerdo. Trauma não penetrante pode ser bilateral.
Obstrução tumoral do ducto torácico (Fig. 1.38-2)	Mais comumente causado por linfoma ou carcinoma broncogênico. Um quilotórax direito desenvolve-se quando a porção inferior do ducto é invadida; comprometimento esquerdo ocorre quando a metade superior é afetada. Também pode ser bilateral.
Quilotórax espontâneo	Um terço dos casos não tem causa precipitante.

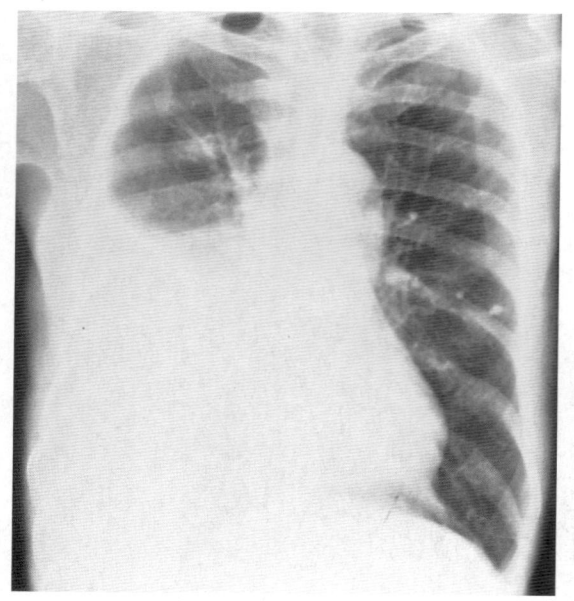

Fig. 1.38-1
Trauma do ducto torácico. Um grande volume de líquido no hemitórax direito oculta fraturas de várias costelas direitas inferiores.

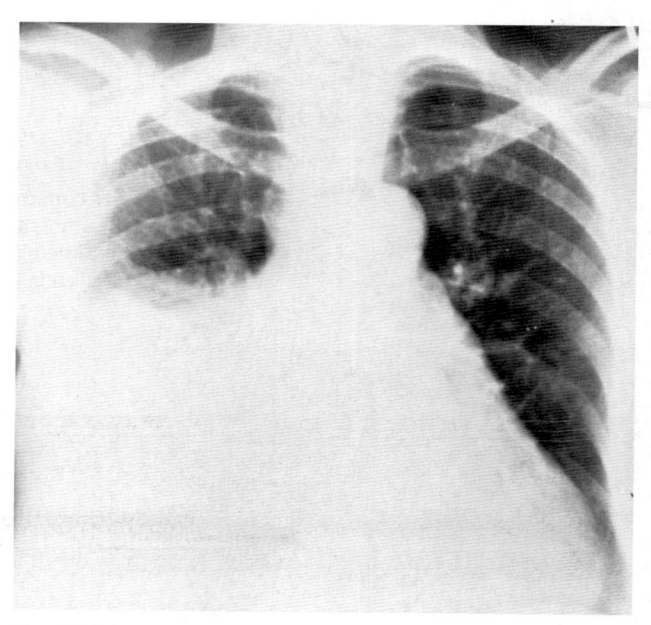

Fig. 1.38-2
Obstrução do ducto torácico por tumor. Comprometimento da porção inferior do ducto torácico por carcinoma broncogênico. A grande quantidade de líquido quiloso obscurece o tumor primário subjacente.

Condição	Comentários
Linfangiomatose pulmonar	Proliferação de músculo liso oblitera o ducto torácico, resultando em quilotórax e ascite quilosa.
Anormalidade intrínseca do ducto torácico	Atresia, tumor ou aneurisma com ruptura do ducto torácico.
Tuberculose	Linfonodos aumentados ou abscesso paravertebral podem comprimir ou erodir o ducto torácico.
Filaríase	Infecção por nematoides causando linfangite periférica que pode ascender e comprometer o ducto torácico e causar perfuração.

1.39 ■ Pneumotórax

Condição	Comentários
Pneumotórax espontâneo (Fig. 1.39-1)	Ocorre mais comumente em homens na terceira e quarta décadas de vida. Geralmente ocasionado por ruptura de uma bolha pleural (pequeno espaço cístico geralmente situado sobre o ápice pulmonar).
Iatrogênico (Figs. 1.39-2 e 1.39-3)	Complicação da inserção de cateter central, toracentese, traqueostomia, ressuscitação ou ventilação artificial, ou um resultado de toracotomia.

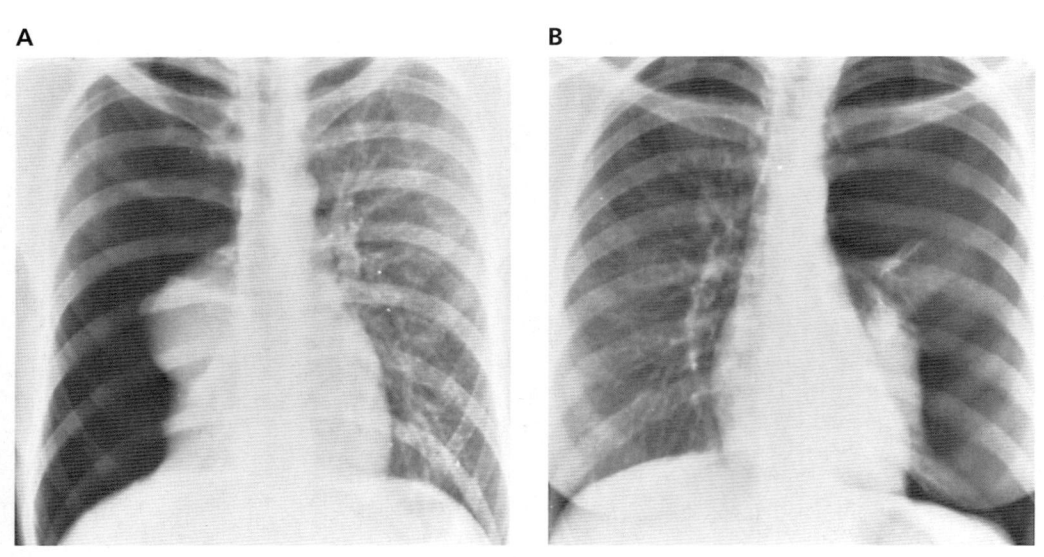

Fig. 1.39-1
Pneumotórax espontâneo. (A e B) Atelectasia completa do pulmão em dois pacientes diferentes.

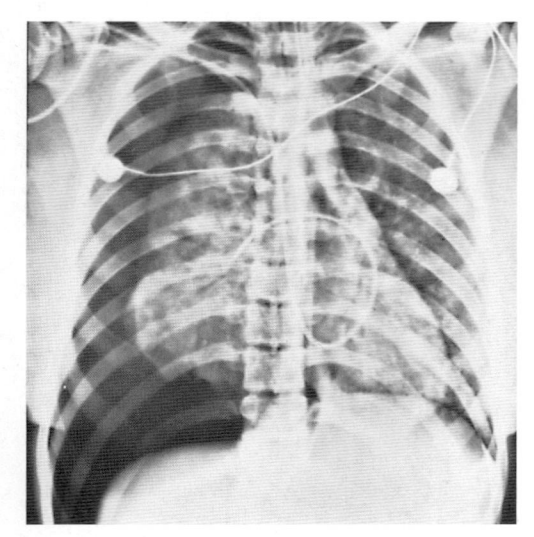

Fig. 1.39-2
Complicação da inserção de cateter de artéria pulmonar. Um grande pneumotórax direito desenvolveu-se após punção da pleura direita.[67]

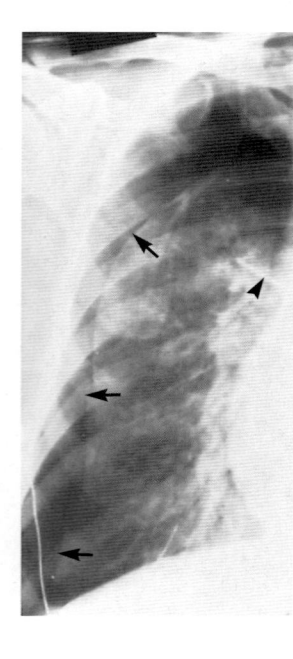

Fig. 1.39-3
Pneumotórax complicando colocação de tubo nasoentérico. Grande pneumotórax direito (setas pretas) em uma radiografia obtida imediatamente depois da remoção de um tubo de alimentação (ponta de seta) do espaço pleural.[68]

Condição	Comentários
Trauma (Fig. 1.39-4)	Pode refletir laceração da pleura visceral por fragmentos de uma costela fraturada.
Enfisema mediastinal	Pneumomediastino e pressão mediastinal aumentada levam ao desenvolvimento de um pneumotórax unilateral ou bilateral.
Doença de membrana hialina	Pneumotórax associado à consolidação de espaços aéreos, e enfisema intersticial é provavelmente relacionado com ventilação assistida prolongada. Pode haver um pneumomediastino associado.
Doença pulmonar intersticial (Fig. 1.39-5)	Pneumotórax associado a um padrão reticulonodular difuso pode ocorrer em qualquer causa de pulmão em favo de mel (especialmente histiocitose de células de Langerhans), fibrose cística, hemossiderose e sarcoidose.

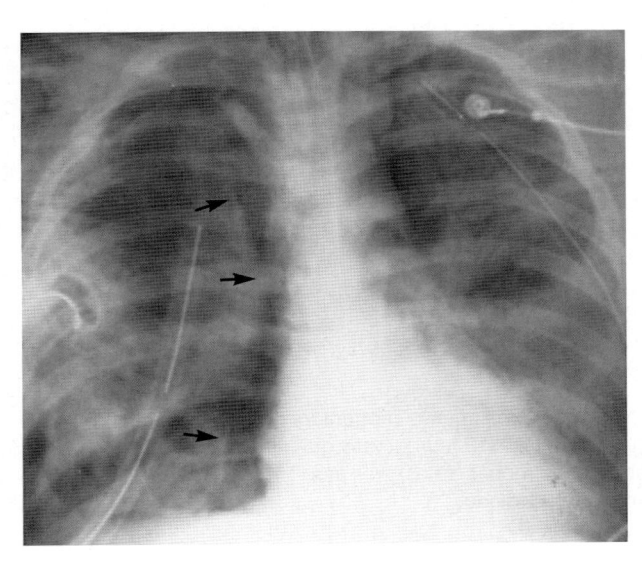

Fig. 1.39-4
Pneumotórax pós-traumático. Pneumotórax anteromedial (setas) juntamente com extensa doença parenquimatosa de espaços aéreos.[69]

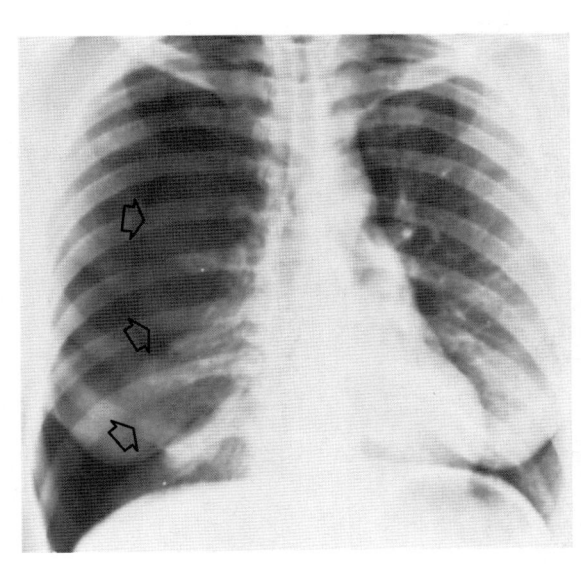

Fig. 1.39-5
Asma. Tosse grave e fazer força durante um ataque agudo levaram ao desenvolvimento de um grande pneumotórax com colapso substancial do pulmão direito (setas).

Condição	Comentários
Doença infecciosa (Figs. 1.39-6 e 1.39-7)	Pneumotórax associado à consolidação de espaços aéreos pode ocorrer na pneumonia bacteriana aguda ou em uma fístula broncopleural por tuberculose, fungo ou outra doença granulomatosa. Também pode ser causado por uma pneumatocele rota em pneumonia estafilocócica em crianças.
Pneumotórax catamenial	Pneumotórax ocorrendo coincidentemente com a menstruação em uma mulher com endometriose.
Pneumoperitônio	Passagem de ar para cima através do diafragma.
Metástases pulmonares	Pneumotórax associado a nódulos parenquimatosos. Mais comumente ocorre em sarcoma osteogênico e de outros tipos. Um padrão semelhante pode ocorrer com tumor de Wilms e carcinomas do pâncreas e suprarrenais.

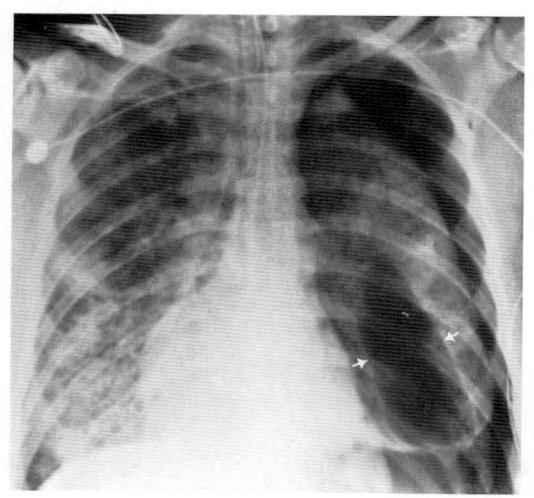

Fig. 1.39-6
Doença infecciosa. Pneumotórax esquerdo moderado em um paciente com pneumonia por *Pneumocystis* grave. Observar ar no ligamento pulmonar (setas) e os aerobroncogramas no pulmão atelectasiado.

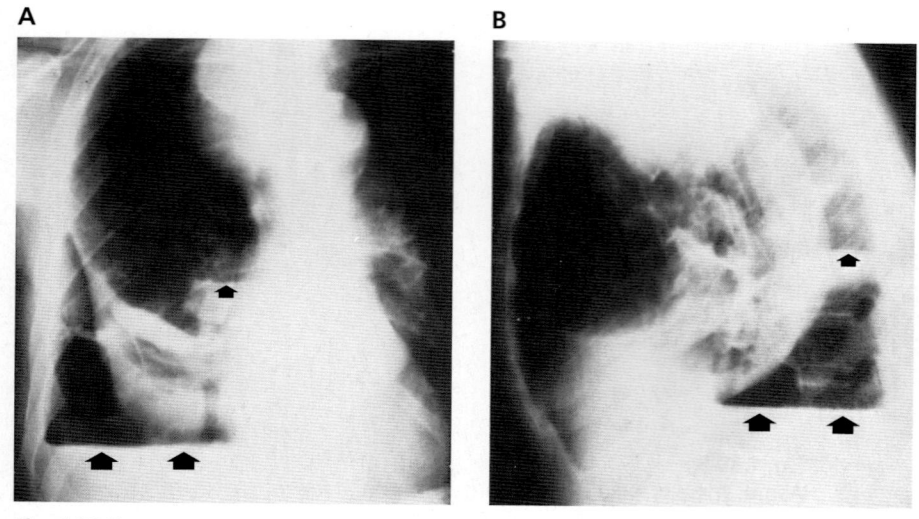

Fig. 1.39-7
Fístula broncopleural. Vistas (A) frontal e (B) lateral do tórax demonstram múltiplos níveis hidroaéreos (setas) no hemitórax direito. A grande massa mediastinal superior direita representava disseminação metastática de um carcinoma previamente ressecado do pulmão direito.

Condição	Comentários
Infarto pulmonar	Pneumotórax é uma complicação rara que provavelmente é causada por respiração com pressão positiva intermitente ou infecção superposta.
Síndrome de angústia respiratória adulta (Fig. 1.39-8)	Pneumotórax associado à consolidação difusa de espaços aéreos em um paciente tratado com ventilação artificial prolongada.
Pneumoconiose da bauxita (doença de Shaver)	Pneumotórax espontâneo é uma complicação frequente desta doença ocupacional em trabalhadores que processam bauxita na fabricação de corundum (ou corindo). Fibrose pulmonar intersticial difusa também pode desenvolver-se em trabalhadores que inalam fino pó de alumínio.
Fístula broncopleural (ver Fig. 1.45-7)	As causas incluem abscesso pulmonar, empiema, neoplasma maligno (primário de pulmão ou esôfago ou metástase), pneumonite de radiação e vários tipos de pneumonia supurativa ou necrosante.

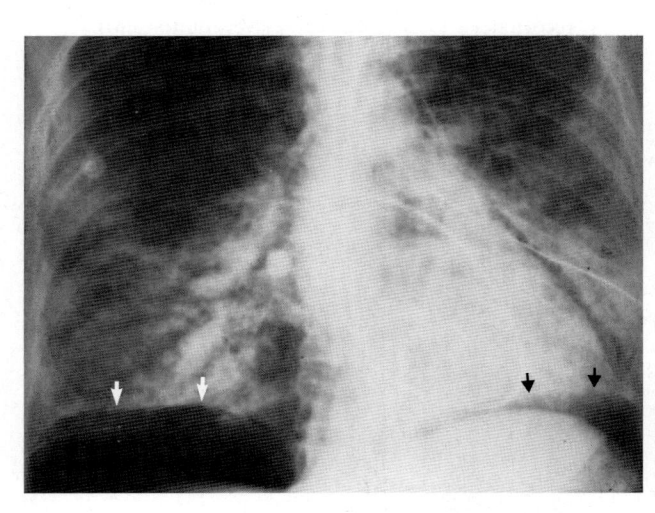

Fig. 1.39-8
Síndrome de angústia respiratória adulta. Pneumotórax subpulmonares bilaterais (setas) neste paciente com sepse grave.[69]

1.40 ■ Massa/Estenose Traqueais

Condição	Achados de Imagem	Comentários
Adenoma (Fig. 1.40-1)	Massa redonda, lisa, nitidamente demarcada.	Cilindroma corresponde a 40% dos tumores traqueais. Tende a ocorrer no terço médio, cresce lentamente e metastatiza tarde (especialmente para osso e pulmão). Tumores menos frequentes são adenoma mucoepidermoide e carcinoide.
Carcinoma traqueal (Fig. 1.40-2)	Lesão irregular, lobulada ou anular.	Neoplasma incomum que mais frequentemente tem origem em células escamosas (também adenocarcinoma e pequena célula). Tende a invadir tecidos moles mediastinais e a se disseminar aos linfonodos e esôfago. Metástases hematogênicas para pulmão, osso, fígado e cérebro.
Mieloma extramedular (Fig. 1.40-3)	Massa intrínseca lisa.	Proliferação anormal de células plasmáticas ocasionalmente ocorre fora da medula óssea. A vasta maioria ocorre na cabeça e pescoço – principalmente na cavidade nasal, seios paranasais e via aérea superior. A maioria dos pacientes com um mieloma extramedular responde favoravelmente ao tratamento e, mesmo com recorrências locais, pode sobreviver muitos anos.

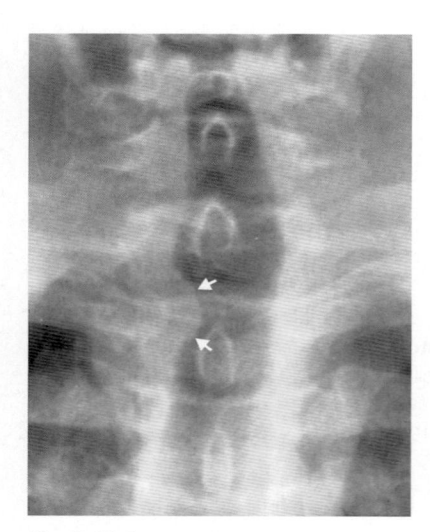

Fig. 1.40-1
Adenoma (setas).

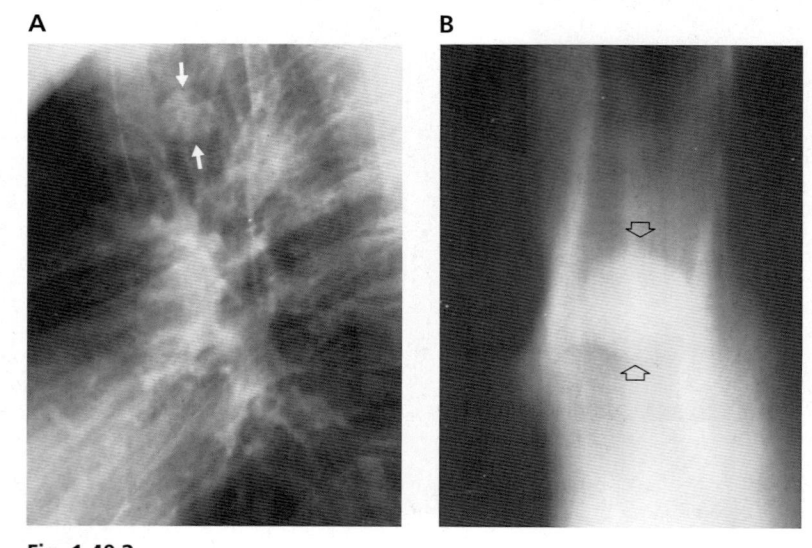

Fig. 1.40-2
Carcinoma da traqueia. (A) Vista lateral do tórax mostra uma densidade mal definida de tecido mole (setas) na coluna de ar traqueal. (B) Um tomograma mostra mais claramente a massa (setas).

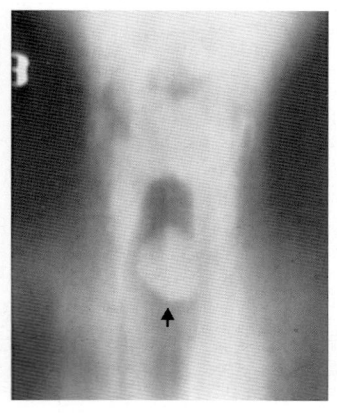

Fig. 1.40-3
Mieloma extramedular. Proliferação de células plasmáticas forma uma massa (seta) na traqueia.[70]

Condição	Achados de Imagem	Comentários
Invasão traqueal por tumor extrínseco	Massa extrínseca.	Carcinomas da tireoide, laringe, pulmão e esôfago. Uma fístula traqueoesofágica pode desenvolver-se espontaneamente ou após radioterapia.
Metástases (Fig. 1.40-4)	Massas solitárias ou múltiplas, sésseis ou pedunculadas.	Metástases à traqueia são infrequentes. O tumor primário mais comum é hipernefroma, seguido por melanoma e carcinomas da mama e cólon.
Tumor de células fusiformes	Massa séssil, lisa, nitidamente demarcada.	Neurinoma, leiomioma, fibroma, xantoma, hemangioma. Tumores de células fusiformes malignos podem ser irregulares, mas não podem ser diferenciados de tumores benignos a não ser que metástases sejam demonstradas.
Tumor cartilaginoso	Massa lisa, séssil, bem circunscrita.	Condroma, hamartoma.
Papilomatose (Fig. 1.40-5)	Inúmeros pequenos nódulos que podem comprometer a traqueia inteira. Raramente, um único papiloma grande.	Papilomatose laríngea é uma doença comum de crianças que pode se disseminar distalmente para a árvore traqueobrônquica e mesmo causar obstrução brônquica. Nódulos pulmonares infrequentes tipicamente se escavam, produzindo lesões císticas de paredes finas (ver Fig. 1.9-18).

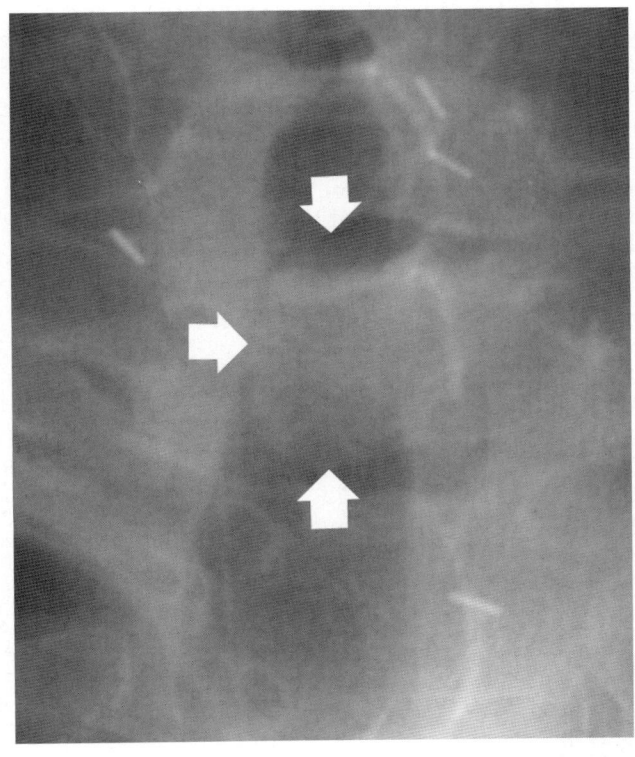

Fig. 1.40-4
Metástase endobrônquica. Massa de tecido mole na traqueia (seta) representando uma metástase de câncer do cólon.[71]

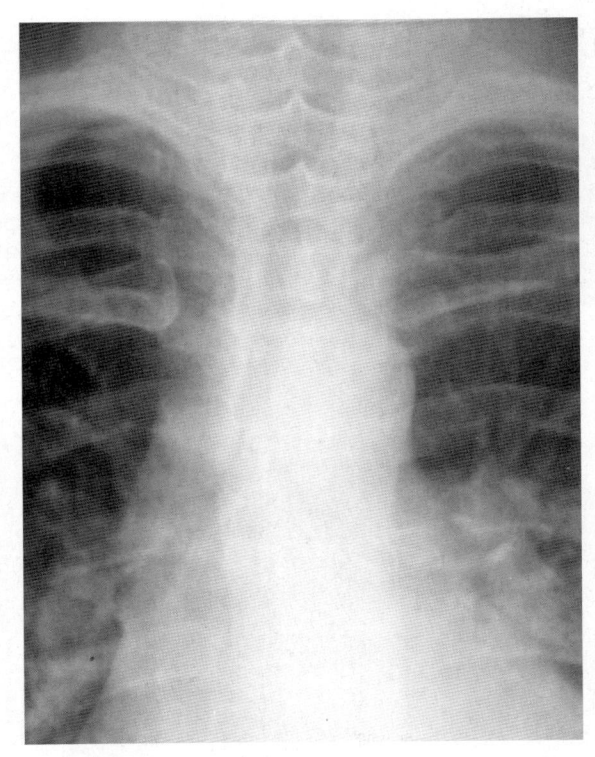

Fig. 1.40-5
Papilomatose. Estreitamento irregular na traqueia.[72]

Condição	Achados de Imagem	Comentários
Tumor de tireoide ectópica	Massa lisa arredondada, muitas vezes de base larga.	O tecido tireóideo ectópico pode sofrer transformação bociogênica ou mesmo tornar-se maligno. Pode haver uma ponte de conexão entre a massa ectópica e a glândula tireoide normalmente posicionada.
Estenose de entubação (Figs. 1.40-6 e 1.40-7)	Estreitamento luminal de comprimento variável.	Mais comumente resultado de traqueostomia. Também secundário ao uso de tubos endotraqueais (relacionado com manguitos de alta pressão).
Trauma penetrante ou fechado	Muitas vezes associado a enfisema subcutâneo, pneumomediastino, pneumotórax e fraturas das costelas superiores.	Se a lesão original não for reconhecida, o processo de cura conduz à estenose da luz. Um hematoma adjacente pode causar uma impressão extrínseca e estreitar gravemente a traqueia.

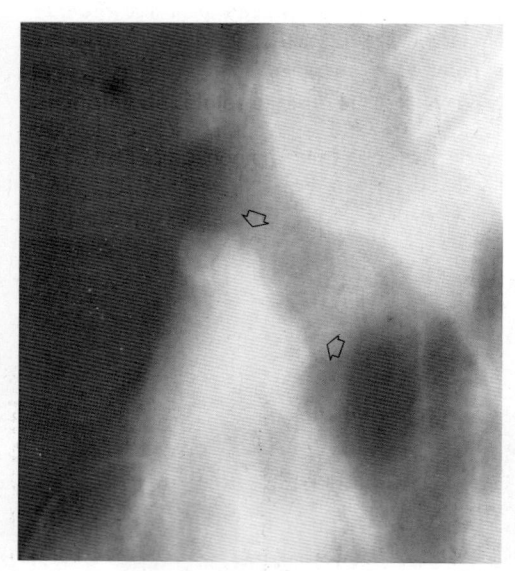

Fig. 1.40-6
Cura de estoma de traqueostomia. Tomograma lateral demonstra espessamento da parede traqueal anterior (setas), secundário à fibrose e tecido de granulação, no local do estoma. Este achado não teve significado funcional.[73]

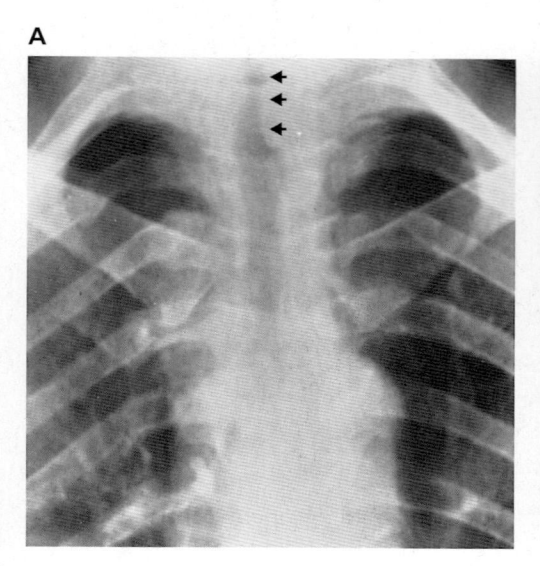

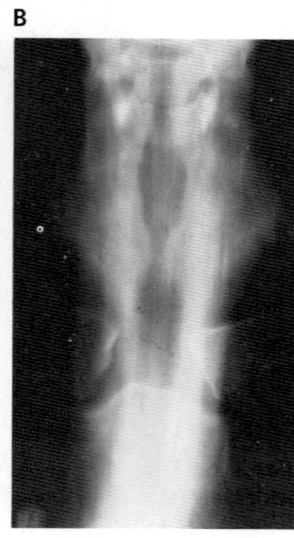

Fig. 1.40-7
Estenose traqueal após entubação. (A) Radiografia simples de tórax demonstra estreitamento da traqueia (setas) após entubação prolongada. (B) Em outro paciente, um tomograma frontal mostra uma área tubular bem definida de estreitamento traqueal no local do manguito de traqueostomia.

1.40 ■ MASSA/ESTENOSE TRAQUEAIS

Condição	Achados de Imagem	Comentários
Corpo estranho (Fig. 1.40-8)	Defeito de enchimento inespecífico na via aérea.	Muitas vezes difícil de detectar e pode requerer evidência de perturbações secundárias da aeração.
Amiloidose (Fig. 1.40-9)	Estreitamento difuso ou protrusões nodulares para dentro da luz traqueal.	Deposição submucosa do material amiloide proteináceo pode resultar em hiperinsuflação obstrutiva, atelectasia ou pneumonia recorrente.
Traqueopatia osteoplástica (Fig. 1.40-10)	Múltiplas massas nodulares sésseis (frequentemente com calcificação na orla).	Múltiplos crescimentos osteocartilaginosos submucosos ao longo da superfície interna da traqueia. A parede membranosa posterior tipicamente é poupada, diferentemente do padrão circunferencial na amiloidose.

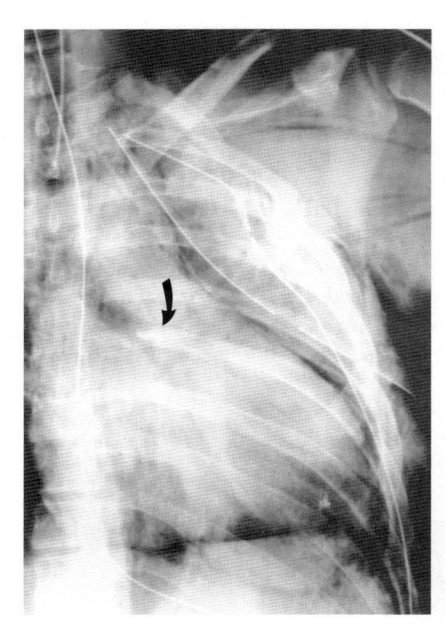

Fig. 1.40-8
Corpo estranho. Defeito de enchimento opaco (seta) no brônquio do lobo superior esquerdo. Isto representava um dente que foi aspirado depois que o paciente sofreu múltiplas fraturas mandibulares após um acidente de veículo a motor.[71]

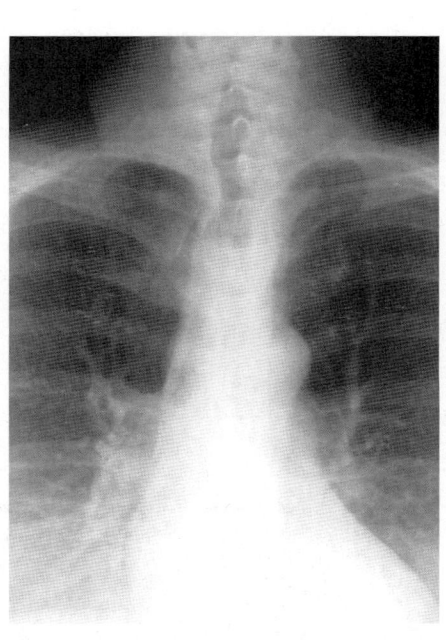

Fig. 1.40-9
Amiloidose. Estreitamento irregular da traqueia em um longo segmento.[72]

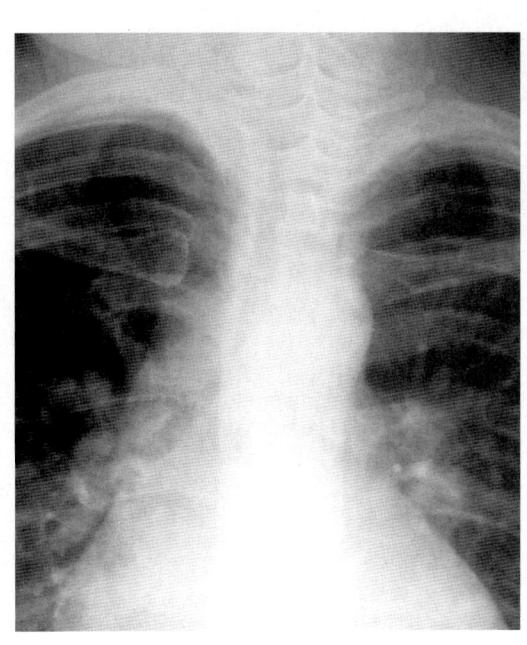

Fig. 1.40-10
Traqueobroncopatia osteocondroplásica. Estreitamento e irregularidade de um longo segmento da traqueia.[72]

Condição	Achados de Imagem	Comentários
Rinoscleroma	Massas nodulares ou estreitamento simétrico difuso.	Distúrbio granulomatoso crônico que afeta principalmente o nariz, seios paranasais e faringe, mas pode estender-se comprometendo a traqueia proximal e mesmo inteira. Durante a fase de cura, o tecido de granulação é substituído por tecido fibroso com resultantes estenoses do trato respiratório.
Sarcoidose	Estreitamento da luz ou nódulos individualizados.	Usualmente supraglótico, mas pode estender-se à região subglótica ou, raramente, para a traqueia distal. A maioria dos pacientes tem sarcoidose bem estabelecida em outra localização.
Policondrite recidivante (Fig. 1.40-11)	Estreitamento luminar difuso, simétrico (inicialmente compromete a laringe e a traqueia subglótica).	Síndrome clínica característica de episódios recorrentes de inflamação da orelha externa e das cartilagens nasais, laríngeas e traqueais. Comprometimento laríngeo e traqueal (em 50% dos casos) pode resultar em obstrução da via aérea ou pneumonia recorrente.
Granulomatose de Wegener (Fig. 1.40-12)	Estreitamento luminal liso de variável extensão.	Pode raramente comprometer a laringe subglótica e traqueia proximal, embora muito mais comum no trato respiratório superior ou inferior.
Doença pulmonar obstrutiva crônica (traqueia "em bainha de sabre") (Fig. 1.40-13)	Estreitamento do diâmetro coronal da traqueia intratorácica (à metade do diâmetro sagital ou menos).	As paredes laterais da traqueia são usualmente espessadas, e há frequentemente evidência de ossificação dos anéis cartilaginosos. A traqueia muda abruptamente para uma configuração arredondada normal na saída torácica.

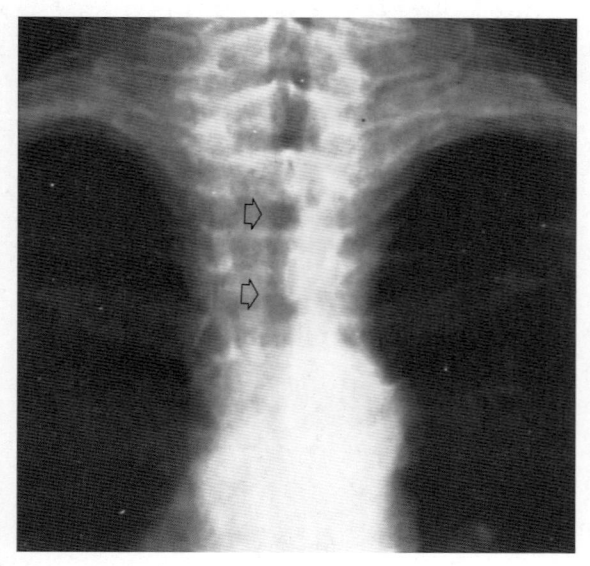

Fig. 1.40-11
Policondrite recidivante. Estreitamento da traqueia desde a região subglótica até sua bifurcação (setas) neste paciente com doença de longa duração.[74]

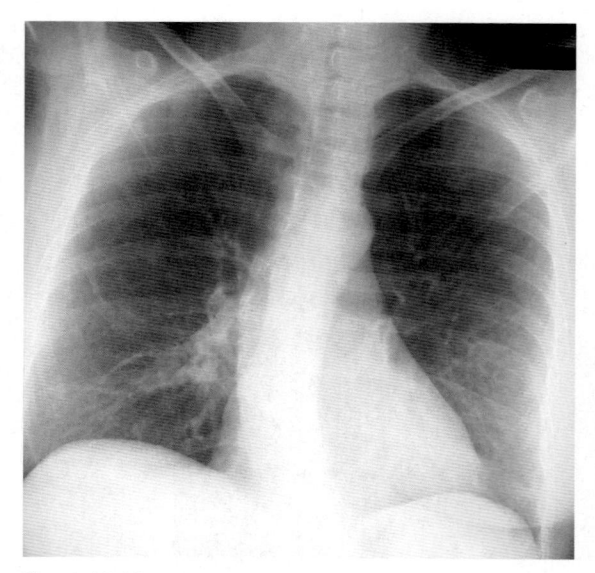

Fig. 1.40-12
Granulomatose de Wegener. Segmento longo de estreitamento traqueal que se estende desde o espaço subglótico até a entrada torácica.[72]

Condição	Achados de Imagem	Comentários
Mediastinite fibrosante (Fig. 1.40-14)	Estreitamento traqueal que é usualmente no nível da carina e tipicamente compromete ambos os brônquios principais.	Rara proliferação benigna de colágeno e tecido fibroso acelular dentro do mediastino. Embora frequentemente idiopática, muitos casos são considerados causados por uma resposta imunológica anormal à infecção por *Histoplasma capsulatum*. Os pacientes afetados são tipicamente jovens e se apresentam com sinais e sintomas de obstrução ou compressão da veia cava superior, veias ou artérias pulmonares, vias aéreas centrais ou esôfago.

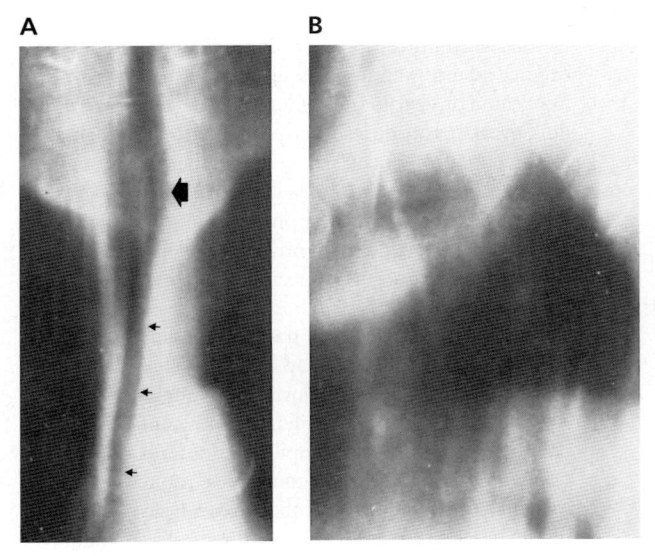

Fig. 1.40-13
Traqueia em bainha de sabre. Cortes tomográficos (A) frontal e (B) lateral em um paciente com doença pulmonar obstrutiva crônica demonstram estreitamento coronal grave da traqueia intratorácica (setas pequenas) com uma mudança abrupta para uma forma mais arredondada, em corte transversal, na saída torácica (seta grande). Densidades calcificadas estão presentes nos anéis traqueais.[75]

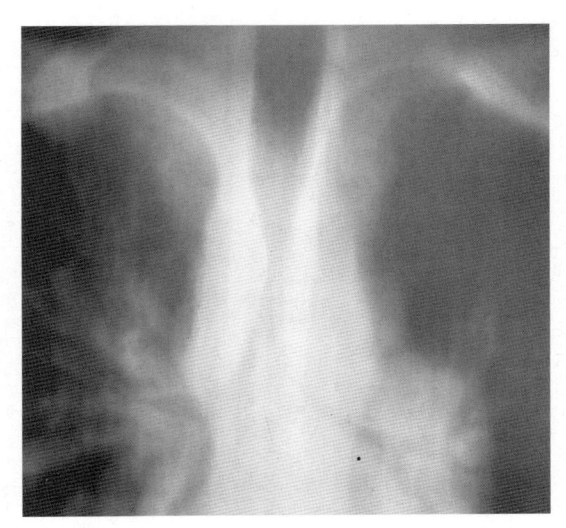

Fig. 1.40-14
Mediastinite fibrosante. Estreitamento difuso da traqueia e de ambos os brônquios principais e uma massa de tecido mole envolvendo a traqueia distal.[55]

1.41 ■ Massa/Estenose Traqueobrônquicas em Tomografia Computadorizada

Condição	Comentários
Muco aderente (Fig. 1.41-1)	Muco habitualmente pode ser diferenciado de uma anormalidade verdadeira em virtude da sua baixa atenuação, aparência "borbulhante" ocasionada por mistura com ar, e ocorrência ao longo de partes inferiores da via aérea. Entretanto, isto pode ser difícil, quando o muco é espesso e viscoso e aderente a partes não pendentes da via aérea. Nesses casos, repetir o exame depois de fazer o paciente tossir vigorosamente pode demonstrar desaparecimento da "lesão".
Hamartoma (Fig. 1.41-2)	O mais comum tumor endobrônquico benigno, ele se origina de um grande brônquio, cresce para dentro da luz e causa obstrução brônquica antes de se tornar grande. Diversamente de lesões parenquimatosas, os hamartomas endobrônquicos são frequentemente sintomáticos por causa da obstrução da via aérea, que pode causar hemoptise, tosse, dispneia e pneumonia obstrutiva. Em algumas massas contendo gordura ou calcificação, pode ser feito um diagnóstico específico de hamartoma.
Papiloma (Fig. 1.41-3)	O mais comum neoplasma traqueobrônquico benigno. A forma mais comum de papiloma da via aérea é a papilomatose laringotraqueal juvenil, em que múltiplas lesões se desenvolvem secundariamente à infecção com papilomavírus humano. Papiloma solitário da árvore traqueobrônquica é menos comum e é muitas vezes associado a fumar cigarros. Embora a condição seja usualmente benigna em crianças e possa regredir, em adultos ela pode infiltrar e tornar-se maligna. Comprometimento da via aérea distal pode produzir nódulos pulmonares, que frequentemente sofrem cavitação.
Outros tumores benignos	Leiomioma, lipoma, tumor neurogênico.
Pólipo inflamatório	Considerado relacionado com alguma forma de irritação ou processo inflamatório subjacente (inclusive corpo estranho e inalação de gás quente ou corrosivo), esta lesão tipicamente ocorre nas grandes vias aéreas.
Amiloide (Fig. 1.41-4)	Mais comumente, amiloidose é uma doença traqueobrônquica difusa que causa espessamento mural e estreitamento luminal difusos. Menos comumente, são vistos nódulos murais solitários ou múltiplos. Calcificação mural pode ser evidente em TC.

1.41 ■ MASSA/ESTENOSE TRAQUEOBRÔNQUICAS EM TOMOGRAFIA COMPUTADORIZADA

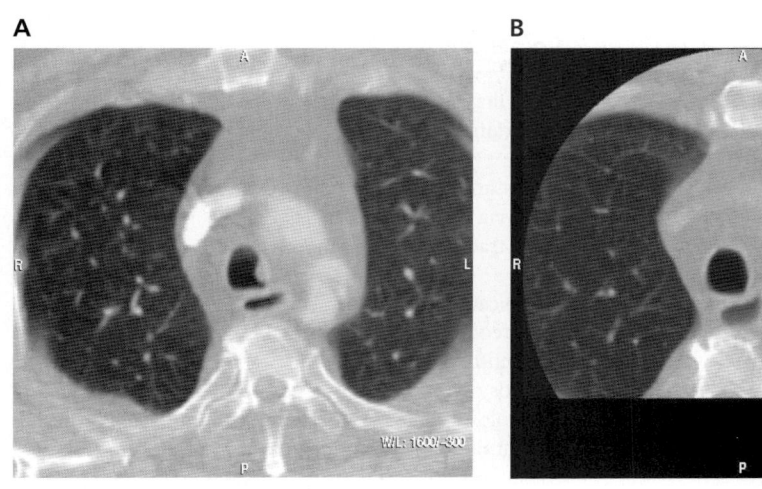

Fig. 1.41-1
Muco aderente. (A) Estudo inicial mostra um nódulo de tecido mole de 3 mm (seta) ao longo da parede traqueal lateral esquerda. (B) Exame repetido depois que o paciente tossiu vigorosamente mostra que o nódulo não está mais presente e assim provavelmente representava muco aderente.[76]

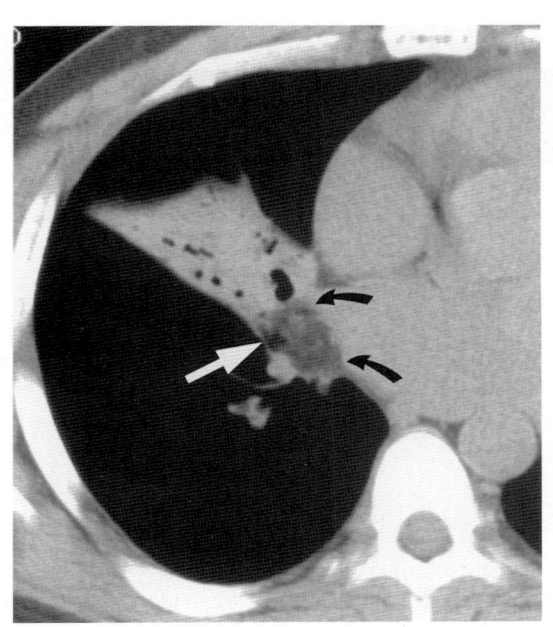

Fig. 1.41-2
Hamartoma. Hamartoma endobrônquico. Uma massa (setas pretas) de atenuação mista de gordura (seta branca) e tecido mole compromete o brônquio do lobo médio direito, resultando em atelectasia do lobo médio direito.[76]

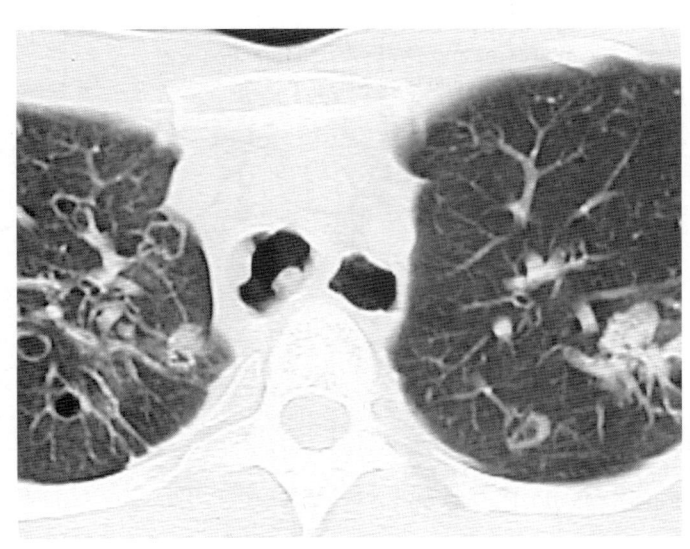

Fig. 1.41-3
Papilomatose. Múltiplos nódulos projetam-se para dentro da luz traqueal. Há também múltiplos papilomas no parênquima pulmonar.[82]

Condição	Comentários
Sarcoidose (Fig. 1.41-5)	Granulomas endobrônquicos raramente resultam em importante estreitamento da via aérea e atelectasia lobar.
Granulomatose de Wegener (Figs. 1.41-6 e 1.41-7)	Espessamento focal ou difuso da parede e estreitamento da via aérea podem ser associados à calcificação dos anéis traqueais cartilaginosos.
Traqueopatia osteocondroplásica (Fig. 1.41-8)	Condição idiopática caracterizada por múltiplos nódulos osteocartilaginosos submucosos sésseis em um longo segmento da traqueia. Estreitamento de longos segmentos da traqueia e calcificação de anéis traqueais ou múltiplos nódulos são vistos tipicamente. Em contraste com amiloide e policondrite recidivante, a traqueopatia osteocondroplásica poupa a parede membranosa posterior da traqueia.

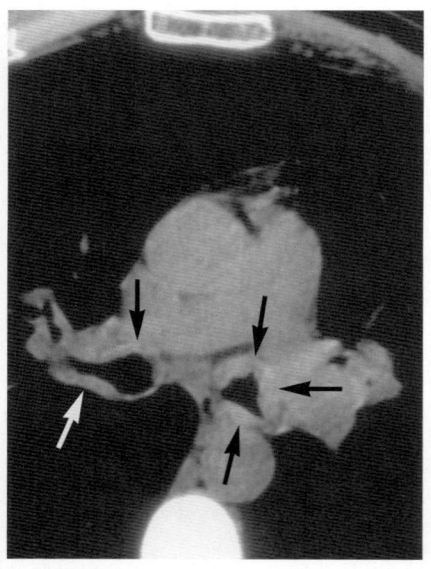

Fig. 1.41-4
Amiloidose. Espessamento circunferencial difuso das paredes brônquicas bilateralmente (setas). Observar as regiões de alta atenuação nas paredes brônquicas que provavelmente representam calcificação.[77]

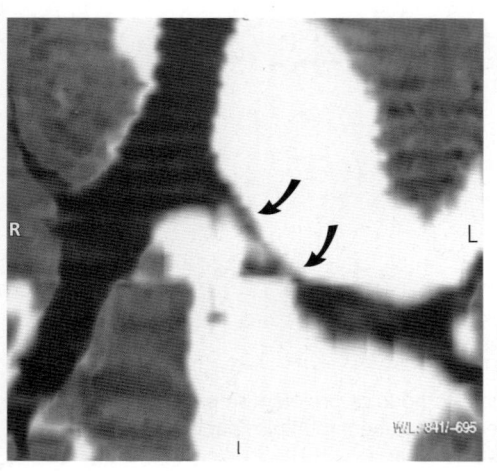

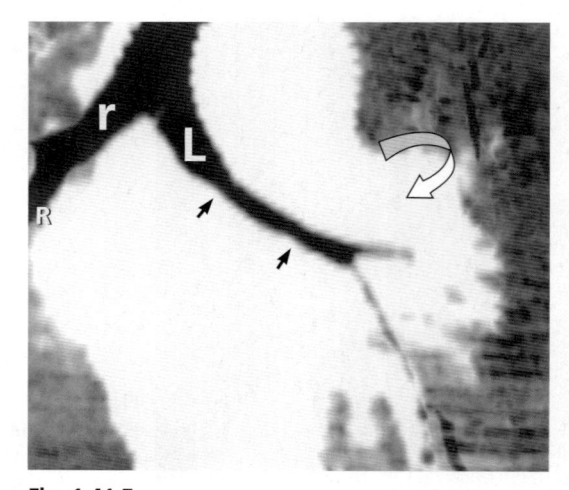

Fig. 1.41-5
Sarcoidose. Imagem reformatada coronal mostra estreitamento difuso do brônquio principal esquerdo (seta reta) e seus ramos bifurcados rodeados por adenopatia conglomerada mediastinal e hilar esquerda. Notar oclusão do brônquio do lobo superior esquerdo (seta curva) pelo mesmo processo. L, brônquio principal esquerdo; r, brônquio principal direito.[77]

Fig. 1.41-6
Granulomatose de Wegener. Imagem reformatada coronal mostra duas estenoses focais (setas) em um brônquio principal esquerdo difusamente estreitado.[77]

Condição	Comentários
Tumores malignos primários (Figs. 1.41-9 a 1.41-11)	Carcinomas de células escamosas correspondem à maioria dos tumores malignos primários da árvore traqueobrônquica. Eles tipicamente ocorrem em pacientes mais velhos com os fatores de risco de abuso de cigarros ou álcool. Estes tumores agressivos com mau prognóstico aparecem como grandes massas traqueais irregulares. A maioria dos outros tumores malignos são carcinomas císticos adenoides, que são menos agressivos e têm melhor prognóstico. Geralmente ocorrendo durante a terceira à quinta décadas de vida, eles geralmente aparecem como massas endoluminais polipoides focais comprometendo a parede posterolateral do terço médio ao inferior da traqueia.
Metástase (Figs. 1.41-1.42 e 1.41-13)	Ocorrência infrequente que pode resultar do comprometimento direto da parede brônquica em razão da aspiração de células tumorais; disseminação linfática; metástase hematogênica que causa uma lesão polipoide dentro da luz brônquica; ou células tumorais nos linfonodos ou parênquima pulmonar que rodeiam o brônquio e crescem ao longo dele, com alguma porção da lesão invadindo através da parede brônquica. Malignidades primárias com tendência a se metastatizar às vias aéreas incluem carcinoma de células renais, melanoma, adenocarcinoma e sarcoma. Metástases tipicamente aparecem como lesões focais da via aérea; invasão direta a partir de uma fonte adjacente muitas vezes produz doença mais difusa.
Tumores diversos	Tumores de células granulosas, hemangioma, fibroma.
Carcinoide (Figs. 1.41-14 e 1.41-15)	A maioria dos carcinoides é primariamente lesões endobrônquicas, e alguns tumores pequenos são localizados inteiramente dentro da luz brônquica. Entretanto, alguns apresentam um componente extraluminal dominante e uma pequena porção endoluminal (lesão "em *iceberg*"). TC fornece localização anatômica de ambas as porções intra e extraluminal.

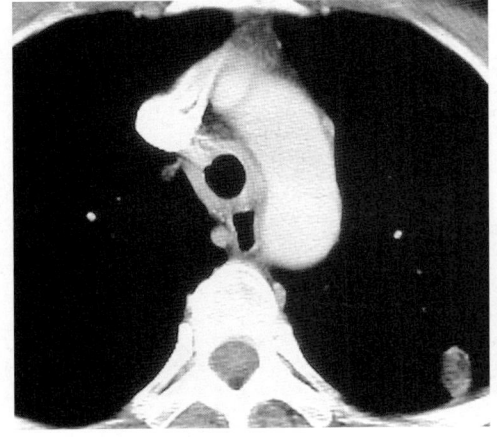

Fig. 1.41-7
Granulomatose de Wegener. Espessamento circunferencial da mucosa traqueal.[2]

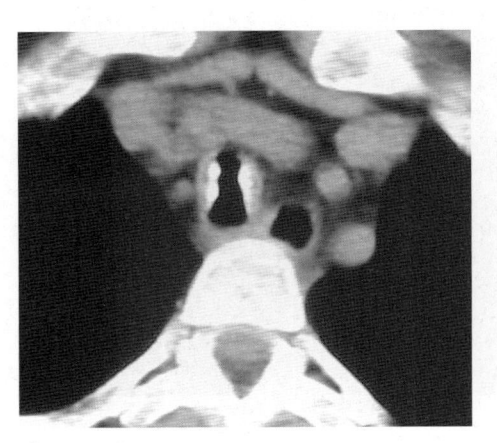

Fig. 1.41-8
Traqueobroncopatia osteocondroplásica. Estreitamento difuso, irregular, da traqueia com calcificação das paredes laterais.[82]

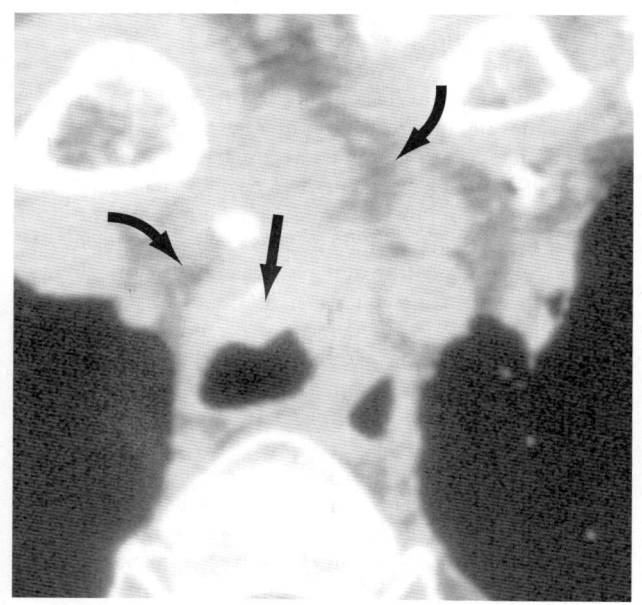

Fig. 1.41-9
Carcinoma de células escamosas. Massa centrada na parede traqueal anterior e lateral esquerda (setas curvas). Observar que a lesão está rompendo o anel traqueal calcificado (seta reta).[76]

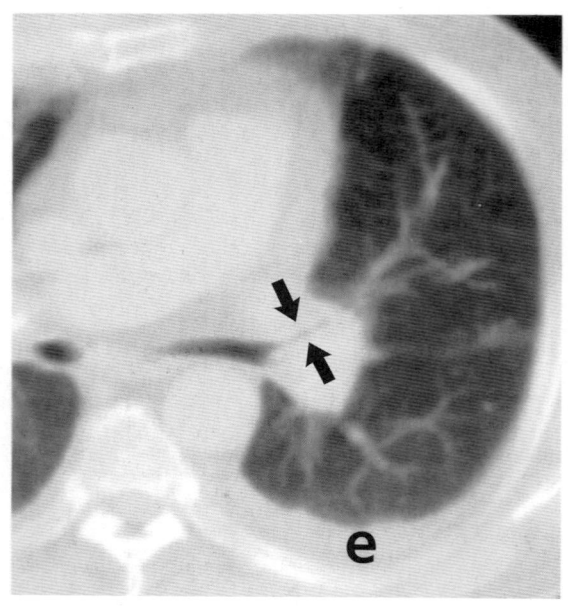

Fig. 1.41-10
Carcinoma de células escamosas. Estreitamento circunferencial do brônquio do lobo superior esquerdo (setas). (e, derrame).[76]

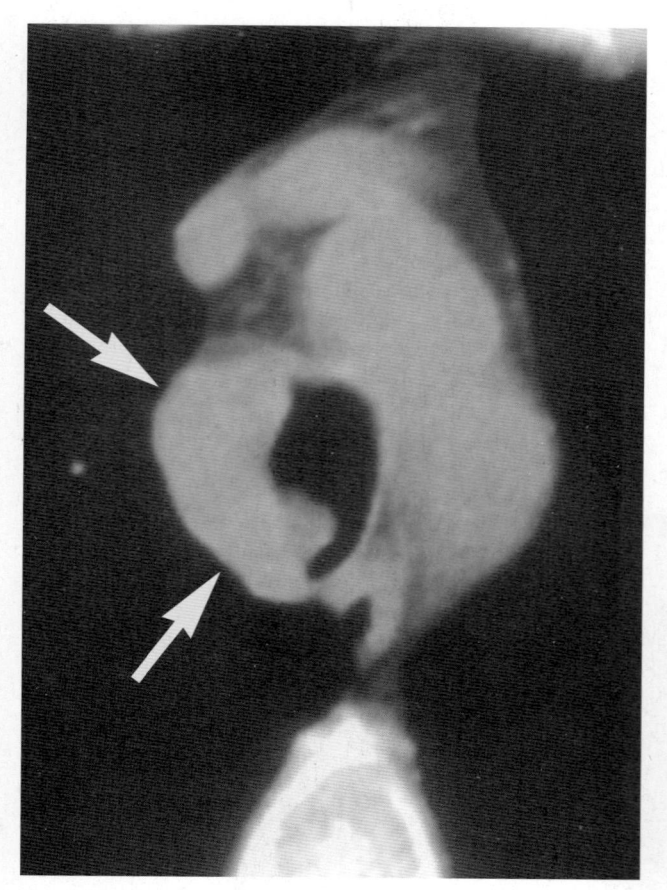

Fig. 1.41-11
Carcinoma cístico adenoide. Massa polipoide originando-se da parede posterolateral da traqueia e salientando-se para dentro da luz.[76]

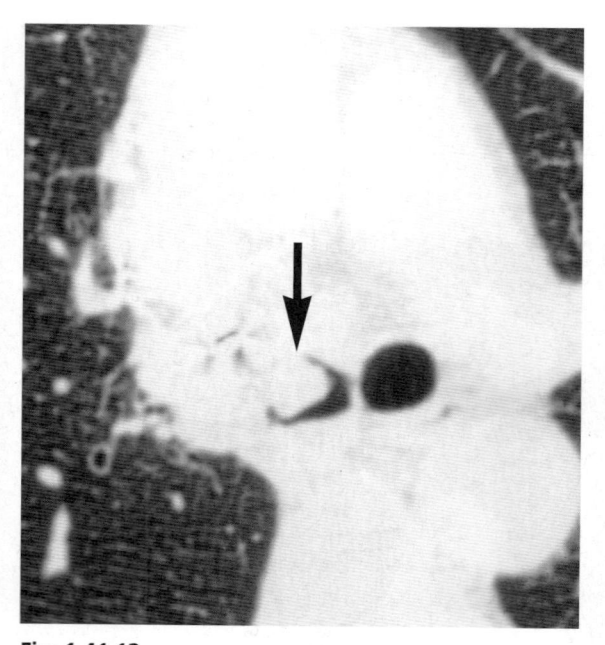

Fig. 1.41-12
Metástase. Uma massa de tecido mole de 8 mm (seta) no brônquio principal direito representa uma metástase de carcinoma do cólon.[76]

Condição	Comentários
Infecção (Figs. 1.41-16 e 1.41-17)	Lesões focais ou difusas das vias aéreas podem ser vistas na tuberculose, coccidioidomicose, histoplasmose, aspergilose, mucormicose e *Klebsiella*. Massas endoluminais de granulação inicialmente produzem áreas irregulares de estenose. Se não tratado, isto pode levar a estenoses fibróticas lisas com atelectasia pulmonar distal ou pneumonia associada. Pronto diagnóstico e tratamento podem reverter ou pelo menos melhorar a condição. Mediastinite fibrosante, usualmente causada por histoplasmose, pode causar estreitamento difuso das vias aéreas por compressão extrínseca e aparecer como uma massa infiltrante calcificada. Rinoscleroma é uma infecção granulomatosa, crônica, progressiva (causada por *Klebsiella rhinoscleromatis*) que afeta o trato respiratório desde o nariz até os brônquios.

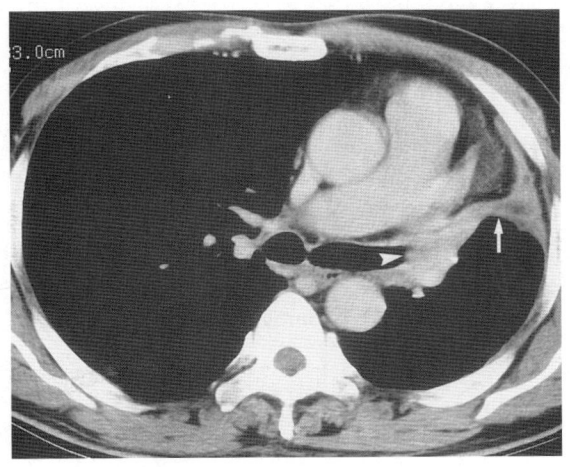

Fig. 1.41-13
Metástase. Massa (ponta de seta) no orifício do brônquio do lobo superior esquerdo, representando uma metástase de carcinoma de células renais, causa atelectasia do lobo superior esquerdo (seta). (Cortesia de Jin Hwan Kim, MD, Department of Radiology, Chungnam National University, Taejeon, Korea.)[22]

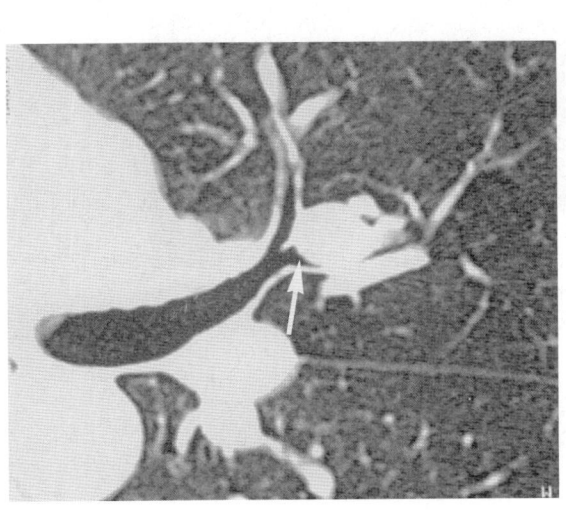

Fig. 1.41-15
Carcinoide. Nódulo endobrônquico (ponta de seta), no tronco basal esquerdo, que causa atelectasia do lobo inferior esquerdo (seta).[78]

Fig. 1.41-14
Carcinoide. Nódulo bem definido, redondo, parcialmente endobrônquico (seta), no ramo subsegmentar lateral do brônquio segmentar anterior do lobo superior esquerdo.[26]

Condição	Comentários
Policondrite recidivante (Figs. 1.41-18 e 1.41-19)	Doença autoimune do tecido conectivo caracterizada por poliartrite, aortite ou arterite, inflamação uveal, e inflamação recorrente de cartilagem, especialmente das orelhas, nariz, laringe e árvore traqueobrônquica (afetados até 70% dos indivíduos). Isto tipicamente causa estenoses traqueobrônquicas de segmentos longos, espessamento mural, e calcificações. TC dinâmica pode demonstrar colapso expiratório das vias aéreas afetadas.
Aspiração de corpo estranho (Fig. 1.41-20)	
Estenose pós-transplante (Fig. 1.41-21)	Estenose brônquica após transplante de pulmão reflete a cura anormal da anastomose. Aperfeiçoamentos na técnica cirúrgica e terapia com drogas cortaram a prévia incidência de 50% de complicações da via aérea pós-transplante a aproximadamente 15%. Gás extraluminal e ulcerações mucosas são sinais de deiscência anastomótica, o que ocorre no período pós-operatório inicial.
Mediastinite fibrosante (Fig. 1.41-22)	Rara proliferação benigna de colágeno e tecido fibroso acelular no interior do mediastino. Embora muitas vezes idiopática, muitos casos são considerados uma resposta imunológica anormal à infecção por *Histoplasma capsulatum*. Os pacientes afetados são tipicamente jovens e se apresentam com sintomas de obstrução ou compressão da veia cava superior, veias ou artérias pulmonares, vias aéreas centrais ou esôfago.

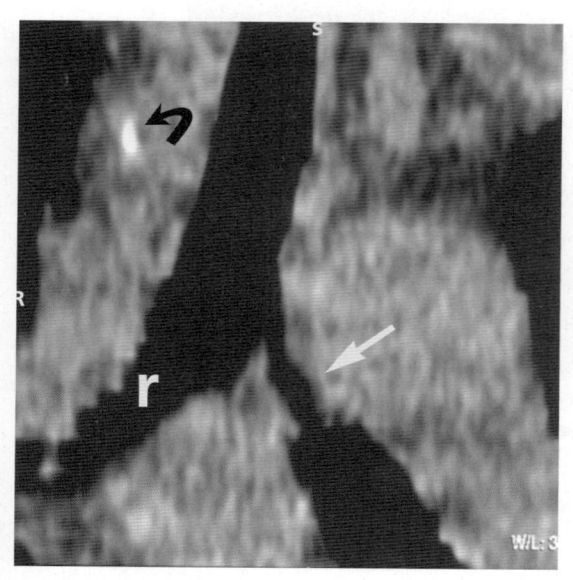

Fig. 1.41-16
Tuberculose. Reconstrução coronal mostra estenose de um curto segmento focal (seta branca) do brônquio principal esquerdo. Observar a calcificação (seta) de um linfonodo mediastinal (seta preta). r, brônquio principal direito.[76]

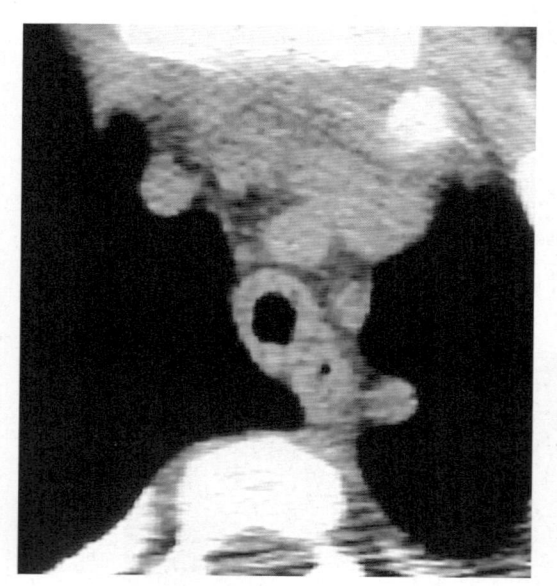

Fig. 1.41-17
Rinoscleroma. Espessamento circunferencial da traqueia.[82]

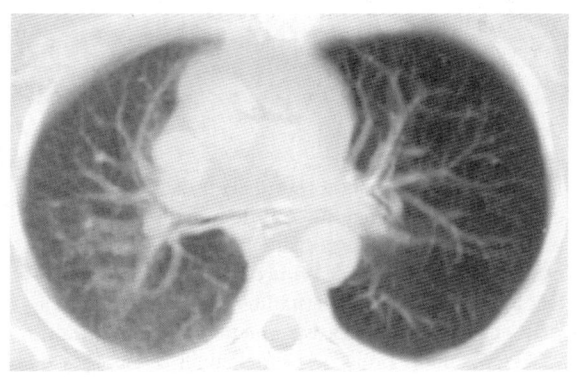

1.41 ■ MASSA/ESTENOSE TRAQUEOBRÔNQUICAS EM TOMOGRAFIA COMPUTADORIZADA

Fig. 1.41-18
Policondrite recidivante. Imagem expiratória mostra colapso anormal dos brônquios com retenção de ar no pulmão esquerdo.[77]

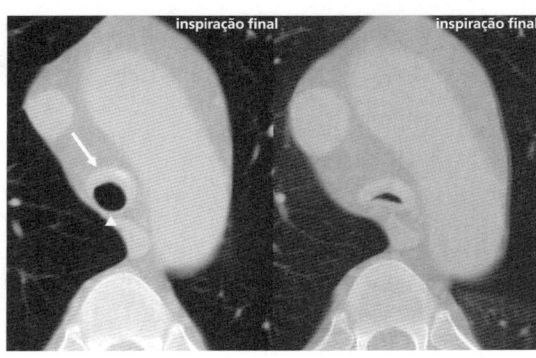

Fig. 1.41-19
Policondrite recidivante. Imagens ao final da inspiração e da expiração mostram colapso dinâmico da traqueia com a expiração (direita). Observar a calcificação e espessamento das partes cartilaginosas da traqueia (seta), com poupança da parede posterior (ponta de seta).[82]

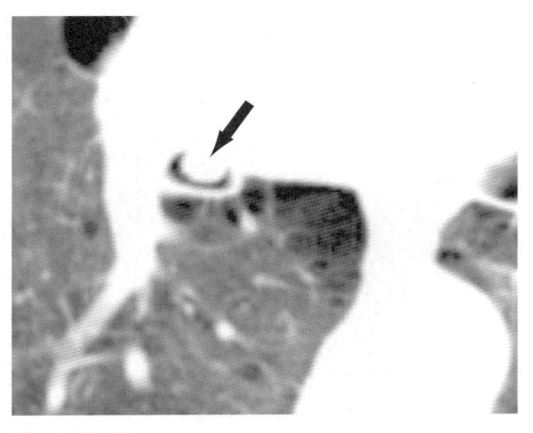

Fig. 1.41-20
Corpo estranho. Massa bem circunscrita no brônquio intermédio (seta).[76]

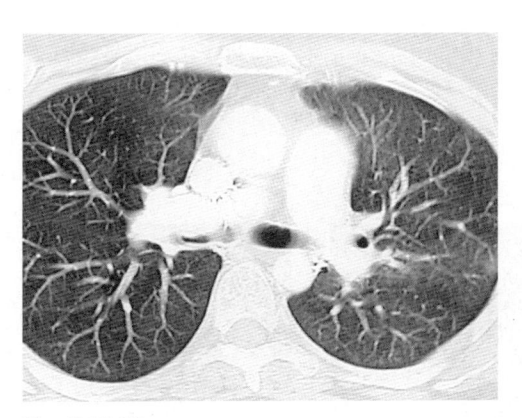

Fig. 1.41-21
Estenose pós-transplante. Estreitamento focal no local anastomótico dentro do pulmão direito em um paciente que se submeteu a transplante pulmonar bilateral.[82]

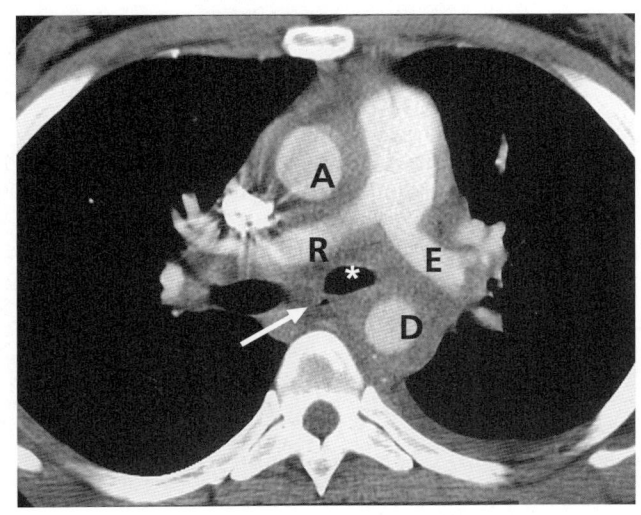

Fig. 1.41-22
Mediastinite fibrosante. Massa com atenuação de tecido mole que infiltra difusamente o mediastino, envolvendo e estreitando o brônquio principal esquerdo (*), aorta ascendente (A) e descendente (D), artérias pulmonares direita (R) e esquerda (E) proximais, e esôfago (seta).[55]

1.42 ■ Broncolitíase*

Condição	Comentários
Erosão por e extrusão de um linfonodo adjacente calcificado (Figs. 1.42-1 e 1.42-2)	De longe a causa mais comum, ela usualmente é associada a focos de longa duração de linfadenite granulomatosa necrosante (especialmente tuberculose). Não obstante, a frequência de broncolitíase complicando infecção granulomatosa é bastante baixa. Broncólitos variam em tamanho e são usualmente irregulares, muitas vezes possuindo projeções semelhantes a esporões ou bordas afiadas. Admite-se que repetida retenção física de linfonodos peribrônquicos calcificados sobre a parede brônquica durante movimento respiratório é responsável pela formação de broncólitos. Os locais mais comuns são o brônquio do lobo médio direito proximal e a origem do brônquio segmentar anterior dos lobos superiores por causa da anatomia das vias aéreas e distribuição dos gânglios linfáticos.

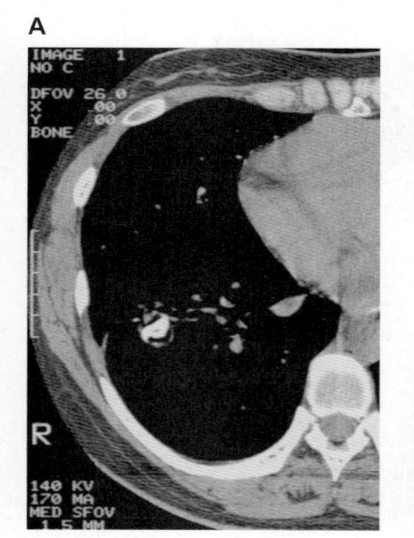

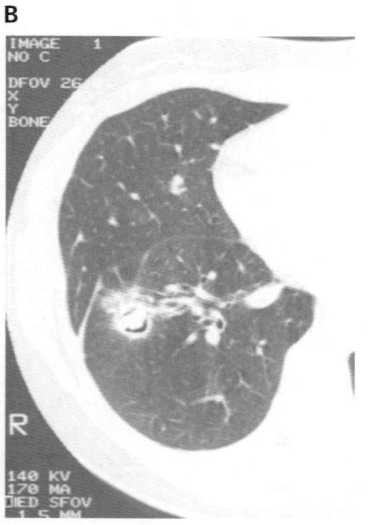

Fig. 1.42-1
Extrusão de um linfonodo adjacente calcificado. Imagens de TC com janelas mediastinal (A) e pulmonar (B) mostram um nódulo calcificado dentro de um brônquio dilatado.[81]

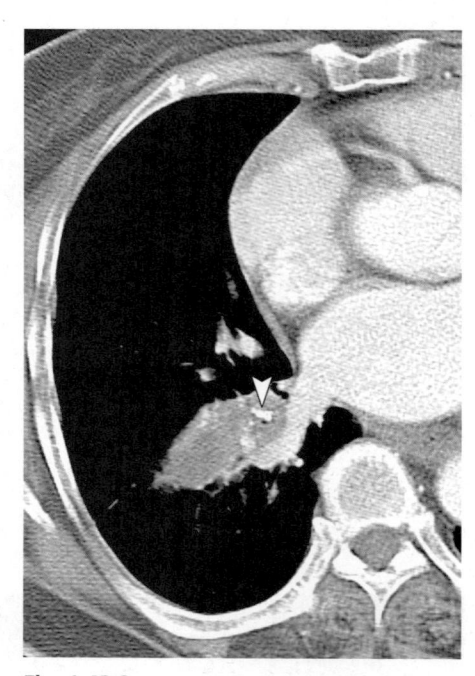

Fig. 1.42-2
Extrusão de um linfonodo adjacente calcificado. Nódulo calcificado (ponta de seta) no segmento basal anterior do lobo inferior direito com atelectasia secundária.[79]

*Presença de material calcificado ou ossificado no interior da luz brônquica.

1.42 ■ BRONCOLITÍASE

Condição	Comentários
Calcificação *in situ* de material/aspiração de tecido ósseo (Figs. 1.42-3 e 1.42-4)	Persistência de um corpo estranho não calcificado, como uma fibra vegetal, dentro de um brônquio durante um período prolongado pode servir como um ninho para deposição de cálcio. Raramente, fragmentos ósseos ou outro material radiopaco pode ser aspirado.
Erosão por e extrusão de placa de cartilagem brônquica calcificada ou ossificada	Calcificação traqueobrônquica difusa é comumente associada à idade avançada. Em casos raros, broncolitíase pode resultar da calcificação de cartilagem brônquica com subsequente sequestro do material calcificado para dentro da luz brônquica.
Distúrbios que simulam broncolitíase Infecção endobrônquica primária com calcificação distrófica (Fig. 1.42-5)	Raramente, bola de fungo endobrônquica primária causada por actinomicose pode calcificar e resultar na formação de um nódulo endobrônquico calcificado.

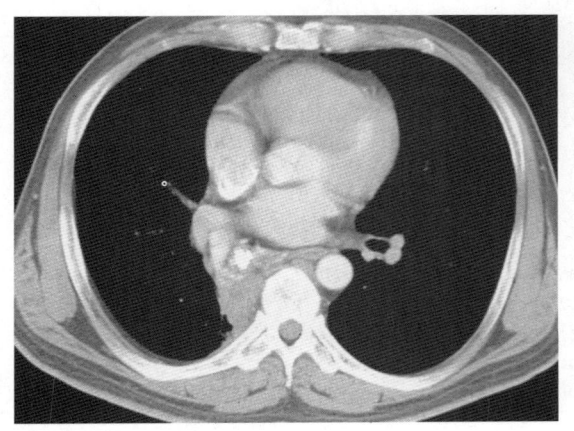

Fig. 1.42-3
Calcificação de um corpo estranho aspirado. O nódulo calcificado no brônquio intermédio comprovou ser uma fibra vegetal com calcificação distrófica. Notar a atelectasia do lobo inferior direito.[79]

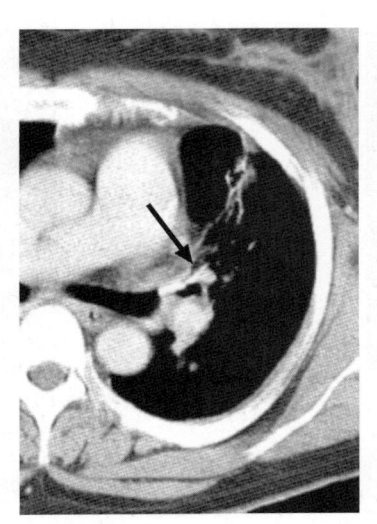

Fig. 1.42-4
Aspiração de um osso opaco de anchova. Lesão tubular calcificada no orifício do brônquio do lobo superior (seta).[79]

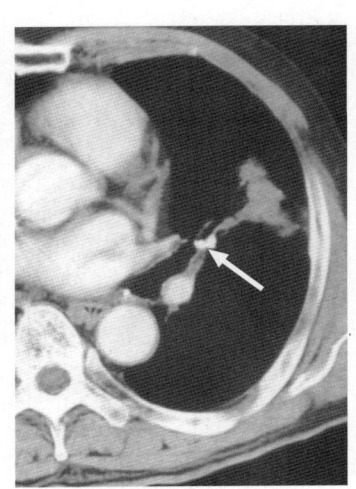

Fig. 1.42-5
Actinomicose endobrônquica com calcificação distrófica. Nódulo calcificado dentro do brônquio da divisão lingular do lobo superior esquerdo (seta) com atelectasia periférica.[80]

Condição	Comentários
Tumor endobrônquico calcificado (Figs. 1.42-6 e 1.42-7)	Alguma calcificação é frequentemente vista em tumores carcinoides centrais em exames de TC. Quando o tumor é totalmente ossificado e situado dentro do brônquio, ele simula broncolitíase. Embora hamartomas endobrônquicos sejam raros, eles podem simular broncolitíase quando têm um cerne cartilaginoso central.
Doença traqueobrônquica com calcificação mural (Fig. 1.42-8)	Deposição de amiloide pode formar um nódulo submucoso polipoide na via aérea com calcificação pontilhada que simula um broncólito. Protrusão para dentro da luz de um crescimento osteocartilaginoso submucoso ao longo da parede lateral da traqueia ou brônquio principal também pode simular broncolitíase.

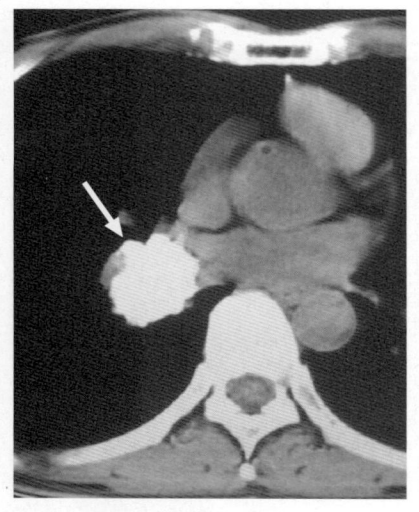

Fig. 1.42-6
Tumor carcinoide. Massa nitidamente definida, totalmente ossificada (seta), que é centralmente situada no brônquio do lobo inferior direito e produz obstrução brônquica abrupta.[79]

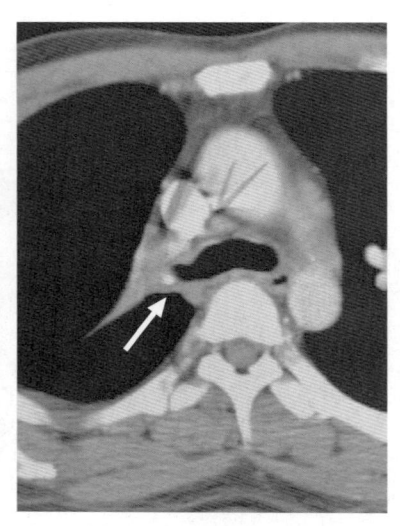

Fig. 1.42-7
Hamartoma. Pequeno nódulo calcificado obstruindo o brônquio do lobo superior direito (seta).[79]

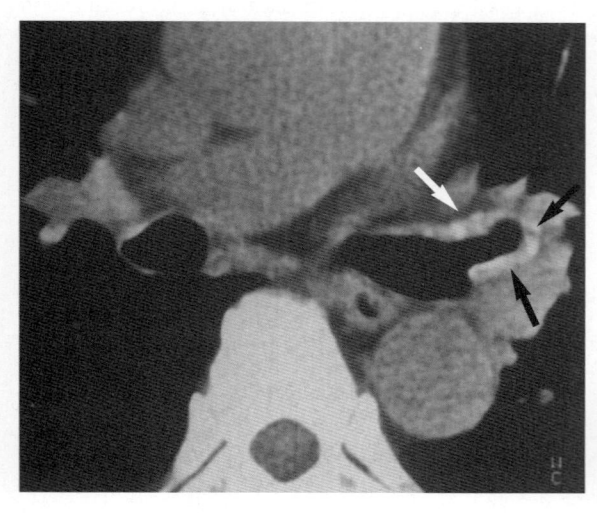

Fig. 1.42-8
Amiloidose. Espessamento localizado da parede brônquica com calcificação e protrusão intraluminal parcial (setas).[81]

Condição	Comentários
Artéria brônquica hipertrofiada com protrusão intraluminal (Fig. 1.42-9)	As artérias brônquicas se tornam aumentadas em doenças, como infecções pulmonares agudas ou crônicas, tromboembolismo pulmonar e doença pulmonar obstrutiva crônica. Protrusão de uma artéria brônquica hipertrofiada para dentro da luz pode simular um broncólito em tomografia computadorizada com contraste. Exame cuidadoso das imagens obtidas acima e abaixo da anormalidade ou TC sem uso de contraste pode ser necessário para confirmar a natureza vascular da lesão.

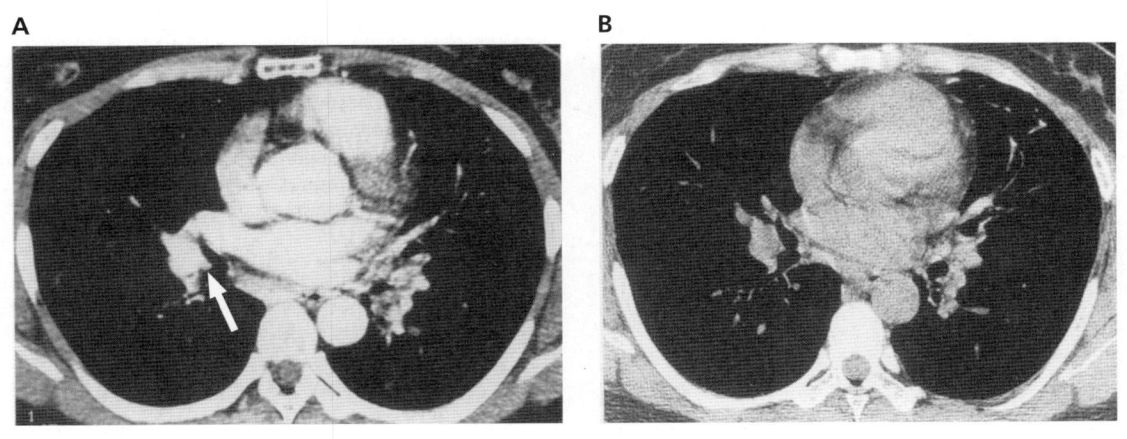

Fig. 1.42-9
Artéria brônquica hipertrofiada. (A) Tomografia com contraste mostra uma estrutura nodular de alta atenuação (seta) na bifurcação do brônquio intermédio, que simula broncolitíase. (B) Esta imagem de corte sem uso de contraste revela que a estrutura de alta atenuação não é calcificada.[82]

1.43 ■ Anormalidades do Espaço Retrotraqueal

Condição	Comentários
Lesões vasculares	
Artéria subclávia direita aberrante (Fig. 1.43-1)	O vaso aberrante se origina da porção posterior do arco aórtico e cruza o mediastino da esquerda para a direita, posterior à traqueia e esôfago.
Artéria subclávia esquerda aberrante (Fig. 1.43-2)	É a anomalia mais comum vista com um arco aórtico direito. TC e RM podem diferenciar isto de um arco aórtico direito com ramificação tipo imagem em espelho, o que é associado a uma alta prevalência de cardiopatia congênita.
Duplo arco aórtico (Fig. 1.43-3)	Uma das mais comuns anomalias sintomáticas do arco aórtico. Ela geralmente é aparente no lactente por causa de sintomas respiratórios ou dificuldades de alimentação relacionados com compressão traqueal ou esofágica. O arco direito, maior, mais alto e mais posterior se funde com o arco esquerdo, posteriormente, para formar uma aorta descendente única que tipicamente é esquerda.
Aneurisma aórtico (Fig. 1.43-4)	Pode aparecer como uma lesão fusiforme ou semelhante a uma massa sacular que se salienta para o espaço retrotraqueal. Complicações incluem ulceração e ruptura.
Lesões esofágicas	
Atresia	Formação incompleta congênita do esôfago tubular. Pode manifestar-se como uma bolsa distendida por ar ou uma lesão semelhante a uma massa (em razão de secreção mucosa) no espaço retrotraqueal que deforma a parte adjacente da traqueia.

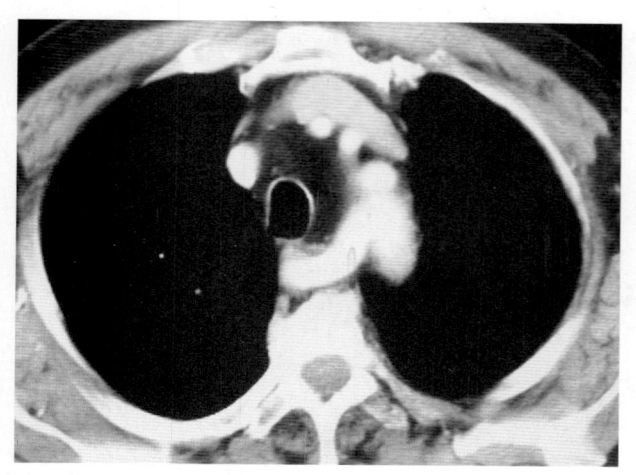

Fig. 1.43-1
Artéria subclávia direita aberrante. TC mostra que o vaso aberrante origina-se como o último ramo de um arco aórtico esquerdo posterior ao esôfago.[83]

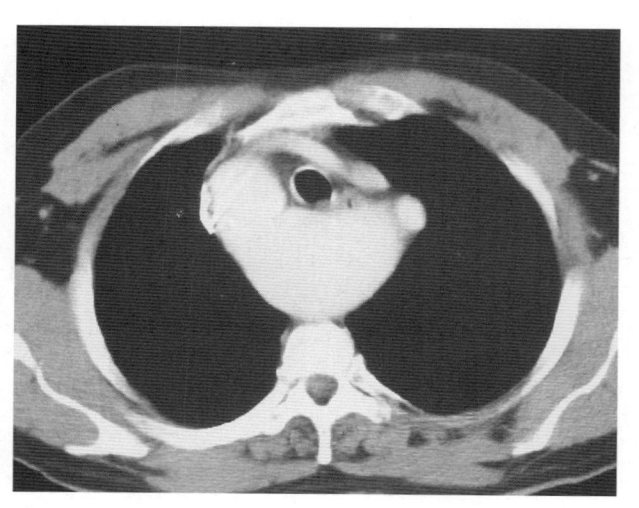

Fig. 1.43-2
Artéria subclávia esquerda aberrante com um arco aórtico direito.[83]

Condição	Comentários
Cisto de duplicação (Fig. 1.43-5)	Embora a maioria destas lesões congênitas se origine no esôfago inferior, uma se desenvolvendo na porção superior pode aparecer como uma massa no espaço retrotraqueal. Tendo atenuação de água em TC e com alta intensidade de sinal em imagens de RM ponderadas em T2, elas podem ter alta intensidade de sinal em imagens ponderadas em T1 em virtude de hemorragia intracística ou detritos proteináceos.

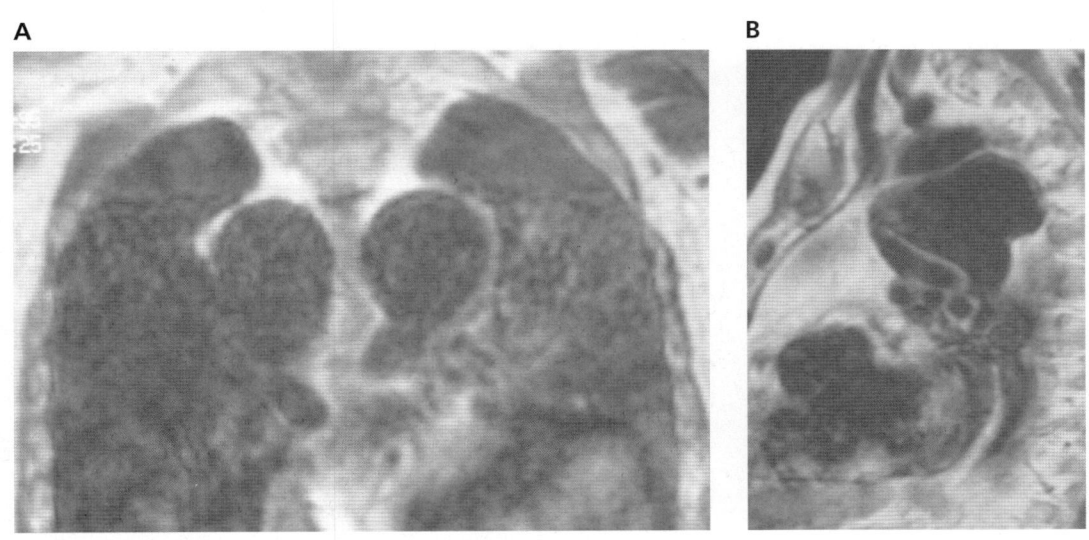

Fig. 1.43-3
Duplo arco aórtico. (A) Imagem de RM ponderada em T1 coronal mostra os arcos aórticos direito e esquerdo. (B) Em uma imagem sagital, o espaço retrotraqueal é obscurecido por ambos os arcos aórticos.[83]

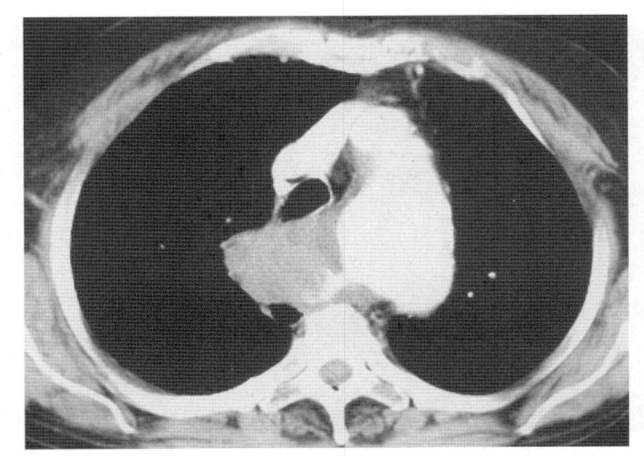

Fig. 1.43-4
Aneurisma do arco aórtico transverso. Imagem de TC mostra uma úlcera aterosclerótica penetrante e uma ruptura contida ou hematoma mediastinal.[83]

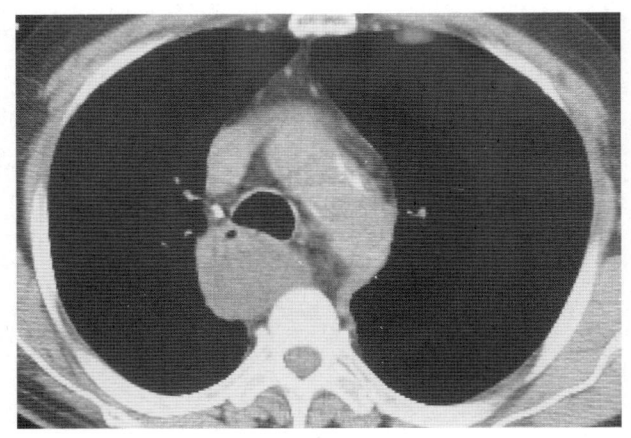

Fig. 1.43-5
Cisto de duplicação esofágico. Tomografia mostra uma massa bem circunscrita com atenuação de água adjacente ao esôfago. A aparência e localização da massa são típicos de um cisto de duplicação esofágico nesta mulher jovem assintomática, em que a lesão foi um achado incidental na radiografia de tórax.[83]

Condição	Comentários
Divertículo de Zenker (Fig. 1.43-6)	Divertículo de pulsão no esôfago superior que geralmente se estende dorsalmente adentro da área pós-cricóidea. Se grande, pode ser detectado no espaço retrotraqueal sob a forma de uma grande lesão semelhante à massa cheia de ar ou de líquido.
Acalasia	Dilatação do esôfago causada por relaxamento inadequado do esfíncter esofágico inferior pode causar desvio anterior e arqueamento da traqueia pelo esôfago cheio de líquido ou alimento. Pneumonia de aspiração é uma complicação associada.
Tumores	Carcinoma pode causar espessamento heterogêneo acentuado da parede esofágica com infiltração se estendendo à parede posterior da traqueia. Um leiomioma pode produzir uma impressão lisa sobre a parede posterior da traqueia e desvio anterior da via aérea.
Massas mediastinais diversas Malformação linfática (Fig. 1.43-7)	Também conhecida como linfangioma, aproximadamente 5% destas lesões benignas raras ocorrem no mediastino. A maioria é encontrada em crianças acima de 2 anos de idade (75% das lesões), e elas podem estender-se para o espaço retrotraqueal. Em adultos, malformações linfáticas mediastinais usualmente são ocasionadas por um tumor incompletamente ressecado na infância. Embora tipicamente aparecendo como lesões lobulares multicísticas, podem parecer sólidas em TC ou ter sinal alto em imagens de RM ponderadas em T1 em decorrência de proteína ou hemorragia intracísticas.

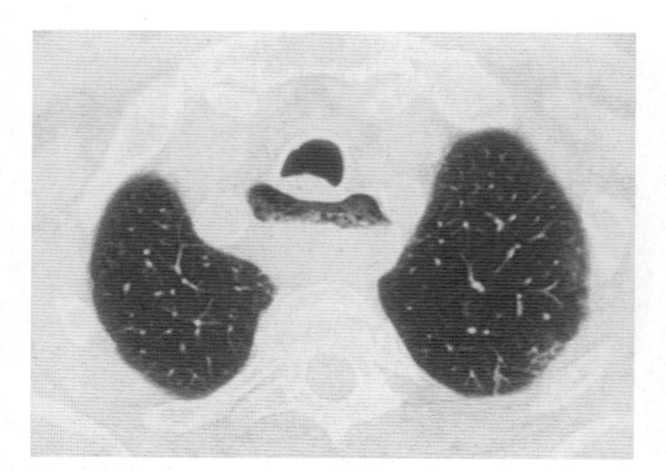

Fig. 1.43-6
Divertículo de Zenker. TC demonstra um grande divertículo retrotraqueal com um nível hidroaéreo em virtude de conteúdo alimentar retido.[83]

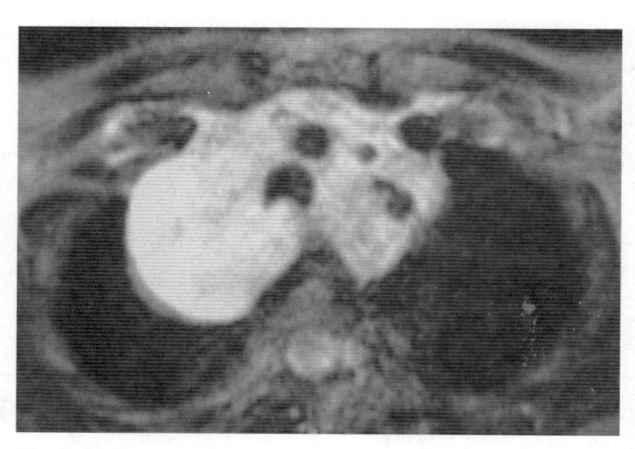

Fig. 1.43-7
Malformação linfática. Imagem axial ponderada em T2 mostra uma característica lesão hiperintensa que circunda, mas não desvia, a traqueia e grandes vasos. O tumor se estende para os tecidos moles da parede torácica.[83]

Condição	Comentários
Hemangioma (Fig. 1.43-8)	Raro tumor mediastinal composto por grandes espaços vasculares interconectados com quantidades variadas de elementos estromais interpostos, como gordura e tecido fibroso. A massa heterogênea usualmente demonstra realce por contraste periférico orla. Flebólitos estão presentes em < 10% dos casos.
Bócio tireóideo (Fig. 1.43-9)	A maioria das massas tireóideas no mediastino são causadas por extensão intratorácica de massas cervicais. Em aproximadamente 20% dos casos, a lesão se estende posteriormente atrás do esôfago e adjacente à traqueia, comprometendo o espaço retrotraqueal. Em TC, a massa heterogênea comumente contém áreas de hemorragia, necrose e calcificação.
Hemorragia (Fig. 1.43-10)	Complicação de lesão aórtica traumática ou procedimentos iatrogênicos, como colocação de cateter venoso central. Extensão posterior de hemorragia mediastinal pode produzir uma área semelhante a uma massa no espaço retrotraqueal. Em pacientes com transecção aórtica, a traqueia tipicamente é desviada para a direita.
Infecção (Fig. 1.43-11)	Infecção pode alastrar-se para o espaço retrotraqueal a partir de estruturas contíguas, como a coluna torácica e espaços paravertebrais, ou em direção caudal a partir dos espaços retrofaríngeo e pré-vertebral.
Mediastinite aguda (Fig. 1.43-12)	Inflamação difusa ou formação de abscesso no espaço retrotraqueal pode resultar da ruptura do esôfago secundária a trauma fechado do tórax, impacção de corpo estranho, ou procedimentos endoscópicos diagnósticos ou terapêuticos. Fistulização esofágica relacionada com carcinoma esofágico pode também ser uma causa de abscesso mediastinal.

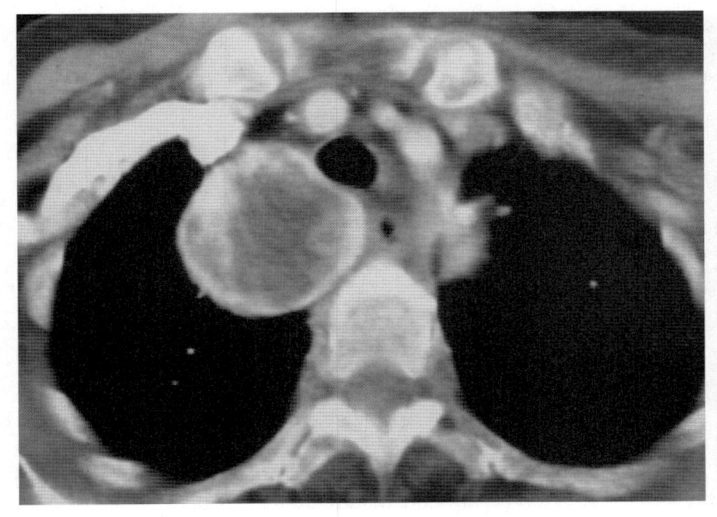

Fig. 1.43-8
Hemangioma. Imagem de TC com uso de contraste mostra uma massa bem definida com contraste intenso central e periférico.[83]

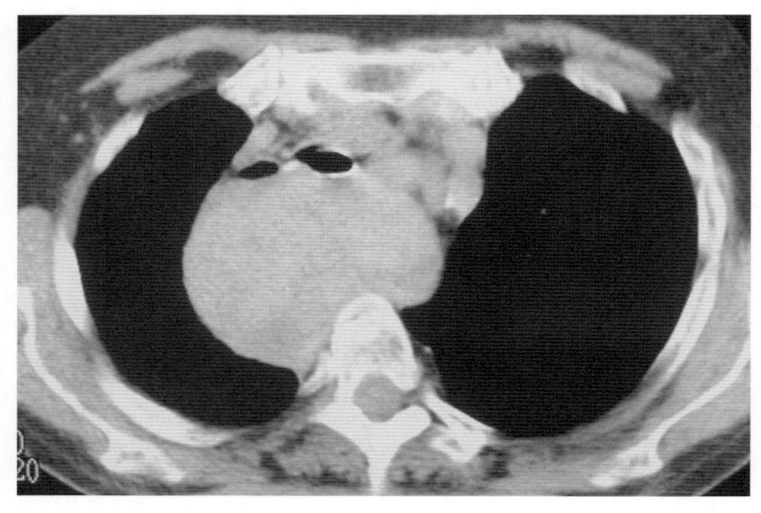

Fig. 1.43-9
Bócio intratorácico. Imagem de TC mostra uma massa de tecido mole homogênea, bem definida, que enche o espaço retrotraqueal e desvia a traqueia, esôfago e vasos supra-aórticos anteriormente.[83]

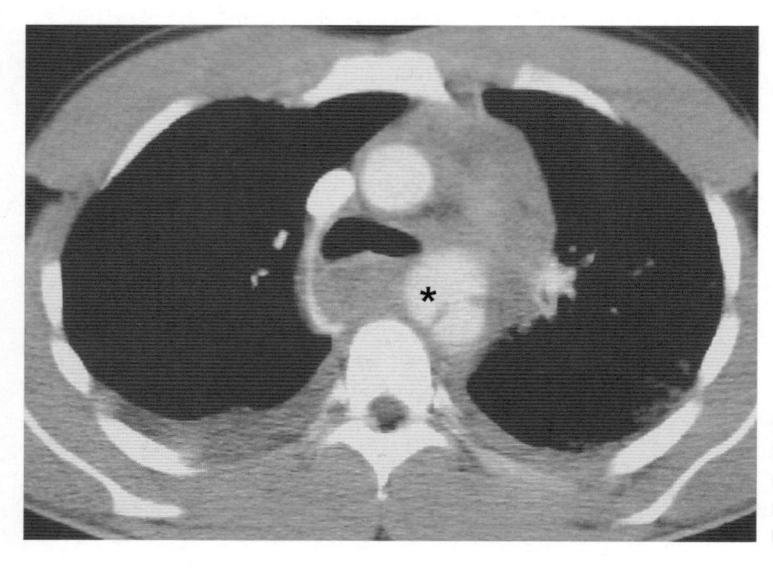

Fig. 1.43-10
Hematoma. Imagem de TC com contraste mostra um hematoma mediastinal no espaço retrotraqueal. Há um pseudoaneurisma (*) medial à aorta torácica descendente proximal. Derrames pleurais bilaterais também são vistos.[83]

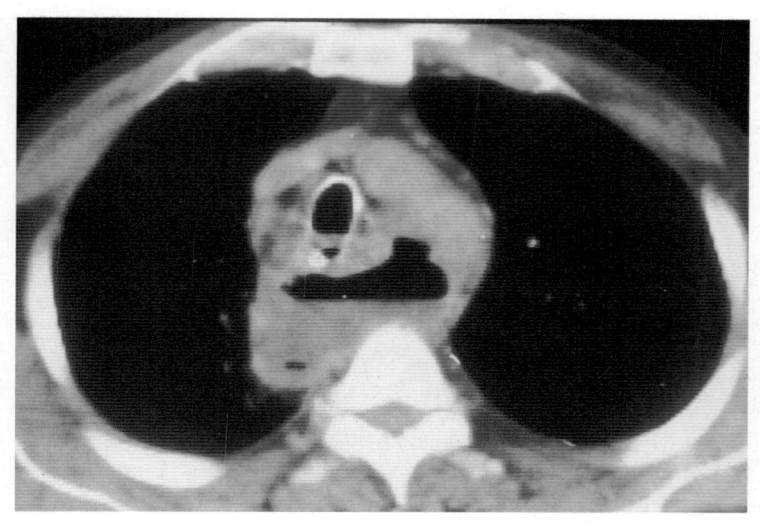

Fig. 1.43-11
Infecção retrofaríngea com formação de abscesso mediastinal. O estudo com TC mostra alargamento do mediastino médio com um grande abscesso que enche o espaço retrotraqueal e desvia a traqueia e esôfago anteriormente. Há um nível hidroaéreo dentro da cavidade do abscesso.[83]

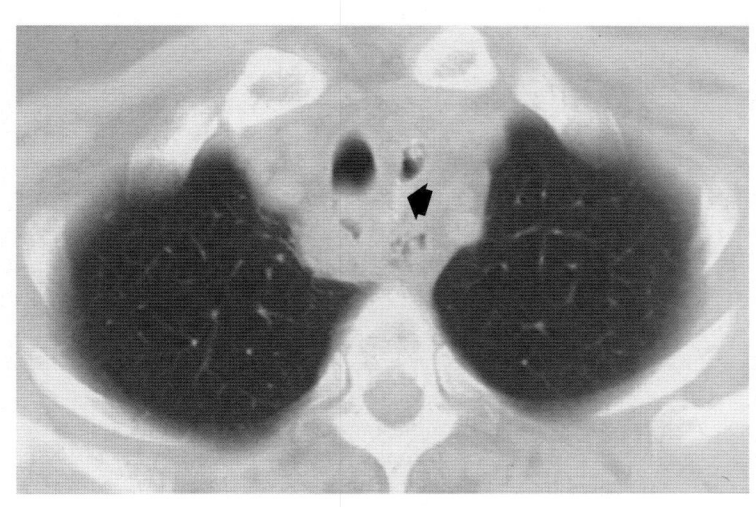

Fig. 1.43-12
Abscesso mediastinal com fistulização. O estudo com TC mostra espessamento acentuado da parede esofágica. Bolhas de ar e uma pequena quantidade de material de contraste são vistas no interior do espaço retrotraqueal refletindo a formação de uma fístula (seta).[83]

1.44 ■ Obstrução da Via Aérea Superior em Crianças

Condição	Achados de Imagem	Comentários
Crupe (Fig. 1.44-1)	Estreitamento afilado liso da traqueia subglótica.	Muito comum e usualmente brando.
Epiglotite (Fig. 1.44-2)	Imenso edema da epiglote e pregas ariepiglóticas (ocupa a hipofaringe inteira).	Condição muito mais incomum e muitíssimo mais perigosa do que o crupe. Causada por *Haemophilus influenzae*.
Corpo estranho (Fig. 1.44-3)	Lesão opaca ou não opaca que pode comprometer a faringe, laringe ou traqueia.	Corpo estranho na bifurcação traqueal é difícil de diagnosticar (causa sintomas de obstrução de ambos o trato superior e o inferior; inspiração e expiração prolongadas e difíceis na fluoroscopia).

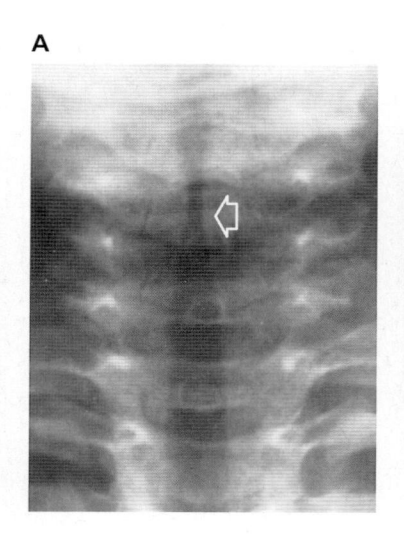

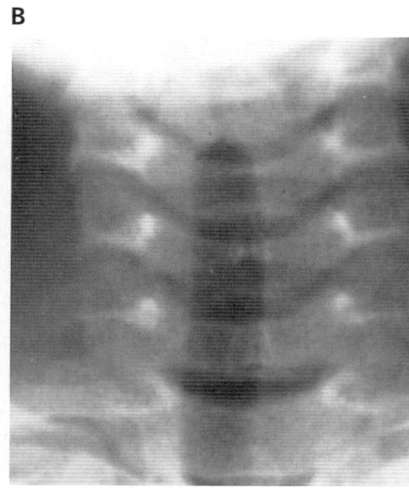

Fig. 1.44-1
Crupe. (A) Estreitamento liso, afilado (seta) da porção subglótica da traqueia (sinal do arco gótico). (B) Uma traqueia normal com espaçamento de "ombros" largos na região subglótica.

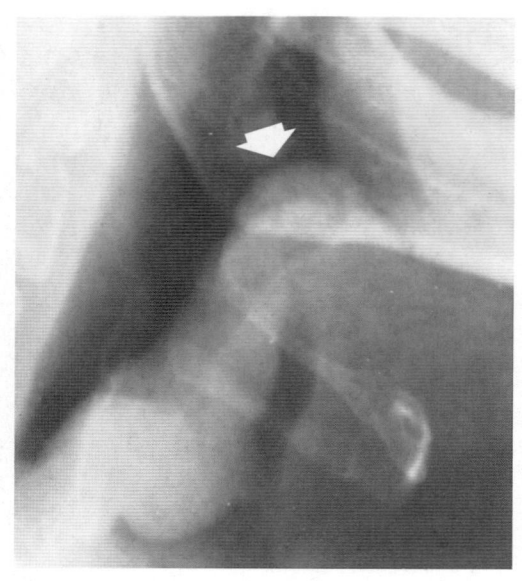

Fig. 1.44-2
Epiglotite. Radiografia lateral do pescoço demonstra uma configuração larga, arredondada, da epiglote inflamada (seta).[84]

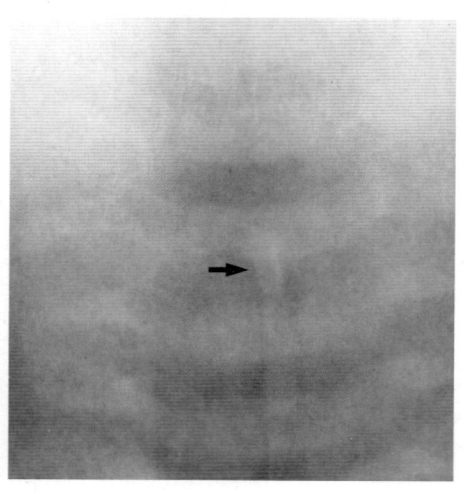

Fig. 1.44-3
Osso de galinha na glote.[85]

1.44 ■ OBSTRUÇÃO DA VIA AÉREA SUPERIOR EM CRIANÇAS

Condição	Achados de Imagem	Comentários
Massa intrínseca (Fig. 1.44-4)	Defeito de enchimento isolado ou múltiplos defeitos de enchimento na via aérea.	Hemangioma traqueal, fibroma, papilomatose laríngea, cisto de duplicação brônquico.
Massa extrínseca	Impressão extrínseca sobre a via aérea.	Higroma cístico, cisto de ducto tireoglosso, tecido tireóideo ectópico, massa pulmonar ou mediastinal, vaso anômalo.
Estenose traqueal	Estreitamento traqueal difuso ou localizado.	Pós-traumático, pós-operatório, pós-entubação. Estenose congênita primária é extraordinariamente rara.
Anel vascular	Estreitamento da traqueia distal.	Amplo espectro de padrões vasculares anômalos (usualmente em associação a um arco aórtico direito). Muitas vezes, uma ou mais impressões sobre o esôfago cheio de bário.
Atresia de coanas	Obstrução de tecidos moles ou óssea. Geralmente ausência de anormalidade em radiografias simples.	Atresia bilateral causa angústia respiratória grave no recém-nascido. A obstrução pode ser demonstrada após a introdução de uma pequena quantidade de material de contraste oleoso nas narinas.
Tonsilas e adenoides aumentadas (Fig. 1.44-5)	Massa de tecido mole estreitando a via aérea na nasofaringe e orofaringe.	Pode haver hipertrofia grosseira sem obstrução da via aérea superior.

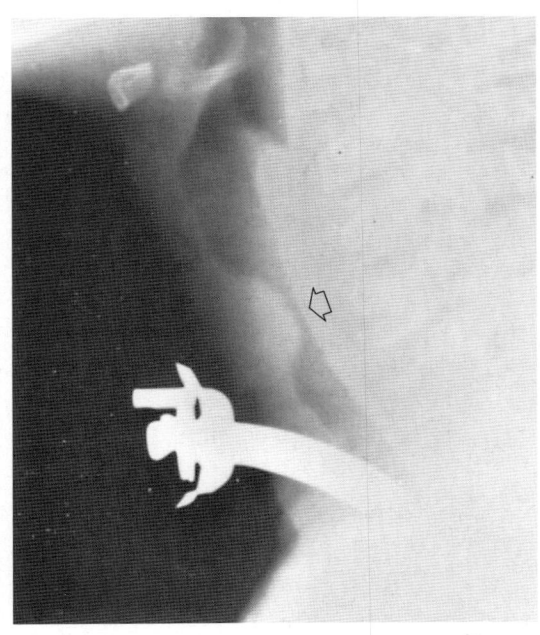

Fig. 1.44-4
Fibroma da traqueia cervical. Vista lateral do pescoço mostra uma densidade de tecido mole homogênea nitidamente definida (seta), originada da porção anterossuperior da traqueia. Este menino de 11 anos tinha tido dispneia e estridor inspiratório por vários anos.[73]

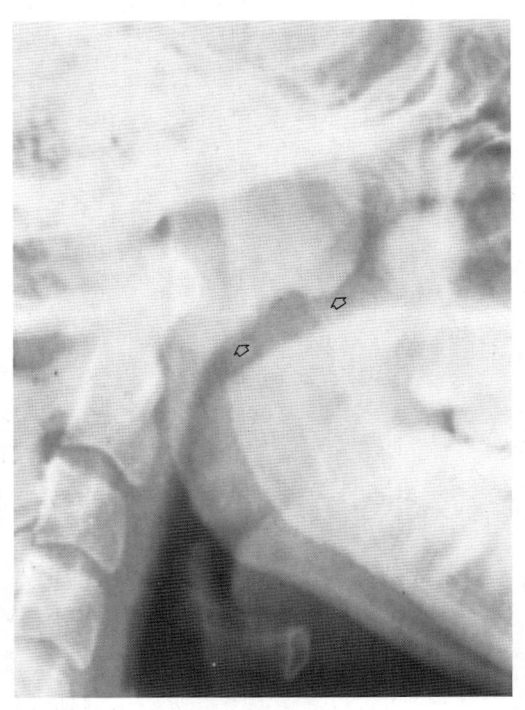

Fig. 1.44-5
Tonsilas e adenoides aumentadas. Impressões acentuadas (setas) sobre a via aérea superior.

Condição	Achados de Imagem	Comentários
Abscesso peritonsilar	Massa de tecido mole na região do palato mole e hipofaringe.	
Obstrução da via aérea faríngea pela língua retroposicionada	Micrognatia associada à obstrução da via aérea que varia entre filmes inspiratórios e expiratórios.	Síndrome de Pierre Robin (fenda palatina, micrognatia, língua retroposicionada); síndrome de Möbius (paralisias de nervos cranianos muitas vezes associadas à micrognatia); micrognatia isolada extremamente rara.
Atresia esofágica e fístula traqueoesofágica (Figs. 1.44-6 e 1.44-7)	Bolsa esofágica superior cega cheia de ar, causando desvio anterior e compressão da sombra aérea traqueal.	Diagnóstico confirmado pelo enrolamento de um cateter radiopaco (pode-se injetar uma pequena quantidade de material de contraste). Gás no intestino indica uma fístula traqueoesofágica distal. Também fístula tipo H (causam aspiração recorrente).
Laringomalacia	Desvio para baixo e encurvamento das pregas ariepiglóticas à inspiração.	Hipermobilidade ariepiglótica (a própria laringe é estruturalmente normal, mas há relaxamento excessivo das estruturas supraglóticas). O diagnóstico é feito fluoroscopicamente com o paciente na posição lateral.
Traqueomalacia (Fig. 1.44-8)	Colapso da traqueia à expiração (pode ser focal ou generalizado).	Entidade que é distinta da laringomalacia, muito menos comum, e decorrente do enfraquecimento da cartilagem de suporte e músculos da traqueia.
Paralisia congênita de prega vocal (Fig. 1.44-9)	Ausência unilateral ou bilateral de movimento normal das pregas vocais.	Ameaçadora à vida, se bilateral (pregas vocais tendem a permanecer fechadas).

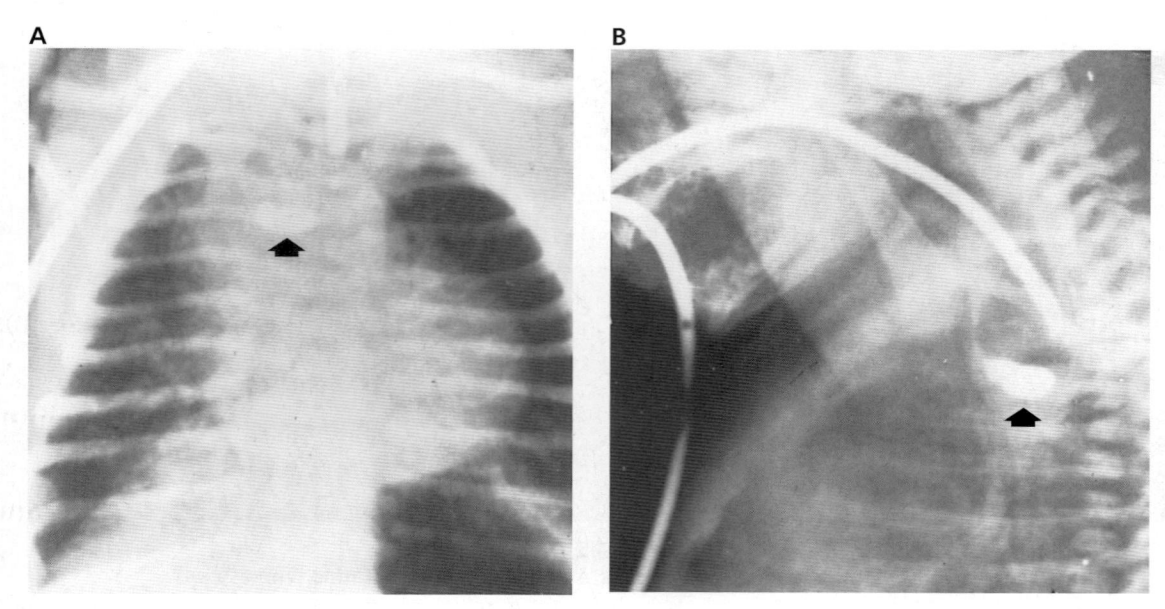

Fig. 1.44-6
Fístula traqueoesofágica congênita. Material de contraste injetado através de um tubo de alimentação demonstra oclusão da bolsa esofágica proximal (setas) nas projeções (A) frontal e (B) lateral. Observar o ar no estômago.

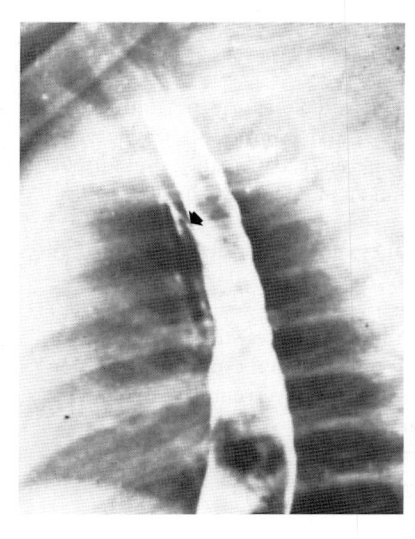

Fig. 1.44-7
Fístula traqueoesofágica congênita (fístula tipo IV ou em H). Observar o trajeto nítido para baixo da fístula desde a traqueia para o esôfago (seta).

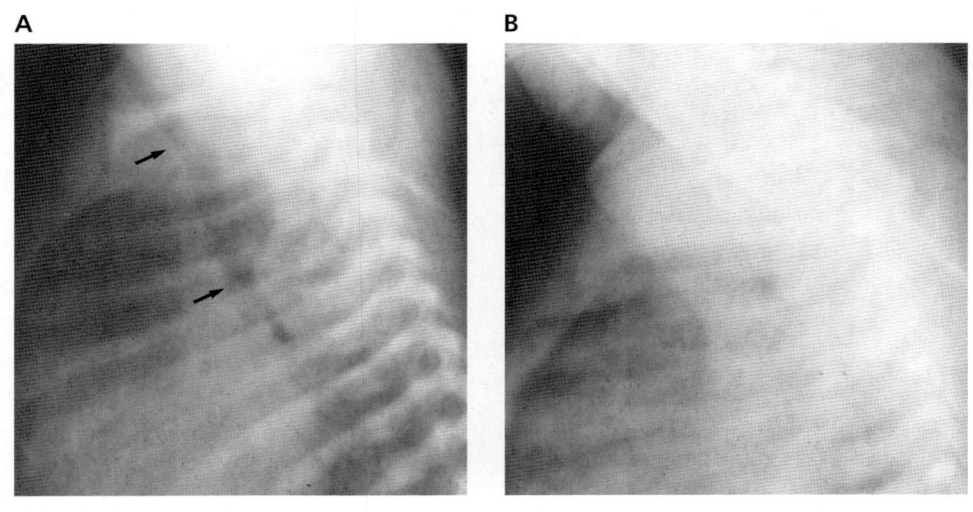

Fig. 1.44-8
Traqueomalacia. (A) Vista inspiratória demonstra uma traqueia normal (setas). (B) À expiração, a coluna de ar traqueal é totalmente obliterada.[85]

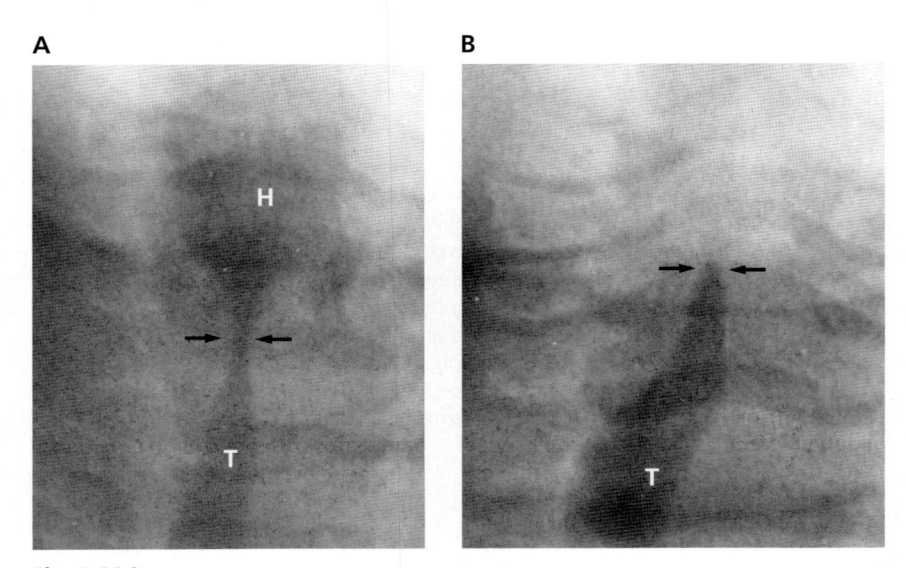

Fig. 1.44-9
Paralisia de pregas vocais bilateral. (A) Vista inspiratória mostra a aposição mediana típica das pregas vocais (setas). A hipofaringe (H) está hiperdistendida. T, traqueia. (B) À expiração, as pregas vocais (setas) permanecem na linha mediana, e a traqueia subglótica (T) se hiperdistende.[85]

Condição	Achados de Imagem	Comentários
Macroglossia	Língua aumentada causando impressão extrínseca sobre a via aérea.	Pode ocorrer no hipotireoidismo e na síndrome de Beckwith-Wiedemann (visceromegalia, onfalocele ou hérnia umbilical, hiperplasia pancreática e suprarrenal, idade óssea aumentada, ou doença neoplásica).
Membrana laríngea (Fig. 1.44-10)	Estreitamento da coluna de ar.	Estenose membranosa em uma posição glótica, supraglótica ou infraglótica.
Difteria	Estreitamento da coluna de ar.	Extensão da membrana característica desde a faringe adentro da laringe, traqueia e mesmo a árvore brônquica pode levar à obstrução crescente da via aérea, cianose e mesmo morte.

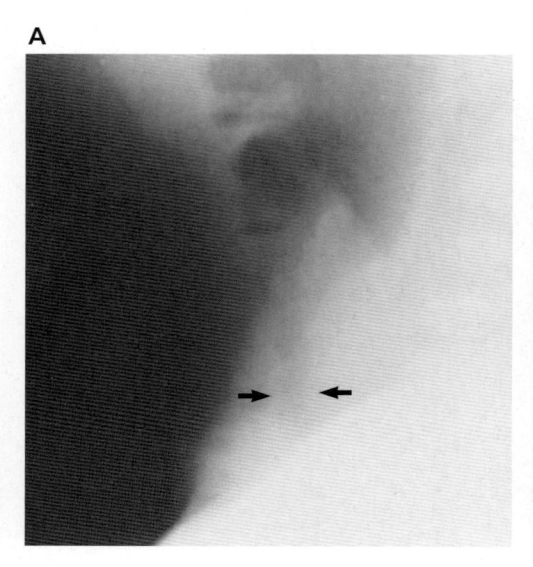

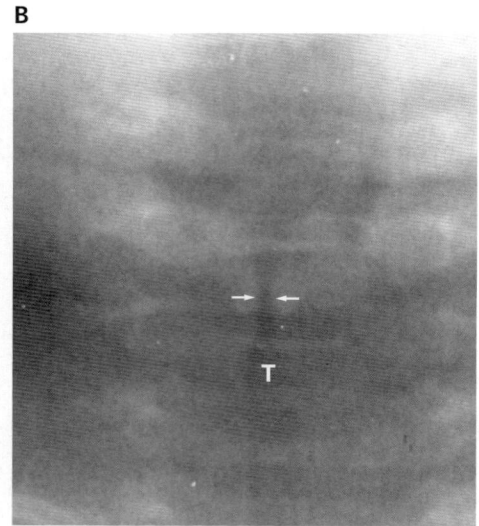

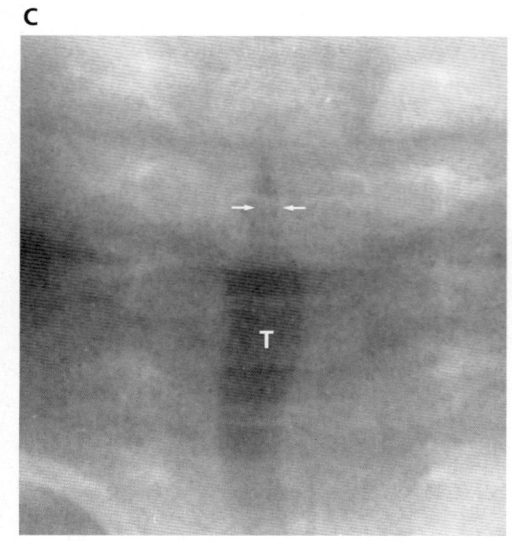

Fig. 1.44-10
Membrana laríngea. (A) Vista lateral inspiratória demonstra uma hipofaringe hiperdistendida, uma área indistinta de pregas vocais, e uma porção subglótica paradoxalmente brandamente estreitada da traqueia (setas). (B) Vista frontal inspiratória demonstra fixação na linha mediana das pregas (setas) e estreitamento da traqueia inteira (T). (C) Vista expiratória mostra fixação persistente das pregas vocais (setas) e hiperdistensão da traqueia subglótica (T).[85]

Condição	Achados de Imagem	Comentários
Laringospasmo	Estreitamento da coluna de ar.	Reações anafiláticas ameaçando a vida ocorrem segundos a minutos depois da administração de um antígeno específico (geralmente por injeção, como com material de contraste radiográfico, ou menos comumente por ingestão) e causam obstrução das vias aéreas superiores ou inferiores ou ambas. Edema de laringe pode ser sentido como um "caroço" na garganta, rouquidão ou estridor, enquanto obstrução brônquica é associada a uma sensação de aperto no tórax ou sibilos audíveis.

1.45 ■ Alargamento da Linha Paratraqueal Direita (5 mm ou mais)

Condição	Comentários
Distúrbios traqueais (ver Fig. 1.40-5)	Uma anormalidade de qualquer uma das camadas da traqueia (mucosa, submucosa, anéis cartilaginosos) pode alargar a linha paratraqueal direita. As condições incluem tumores traqueais benignos e malignos e estreitamento traqueal difuso (edema pós-entubação), traqueobronquite, estenose pós-traumática, policondrite recidivante).
Causas de alargamento mediastinal (Fig. 1.45-1; ver Figs. 1.14-4, 1.14-5 e 1.14-8)	Aumento de linfonodos (sarcoidose, metástases, linfoma, tuberculose, histoplasmose); hemorragia por trauma torácico fechado; mediastinite; bócio intratorácico e alterações pós-cirúrgicas por mediastinoscopia, cirurgia cardíaca e dissecção cervical radical direita. Neurofibromatose comprometendo o nervo vago direito também pode causar alargamento da linha paratraqueal direita.
Distúrbios pleurais	Doenças que causam espessamento da pleura parietal ou visceral ou um aumento no líquido pleural podem alargar a linha paratraqueal direita. Estas incluem derrame pleural livre ou encapsulado, mesotelioma e espessamento pleural ou fibrose de qualquer causa.
Distúrbios diversos	Atelectasia do lobo superior direito, fibrose de radiação, poliarterite nodosa, granulomatose de Wegener e pneumonia intersticial descamativa.

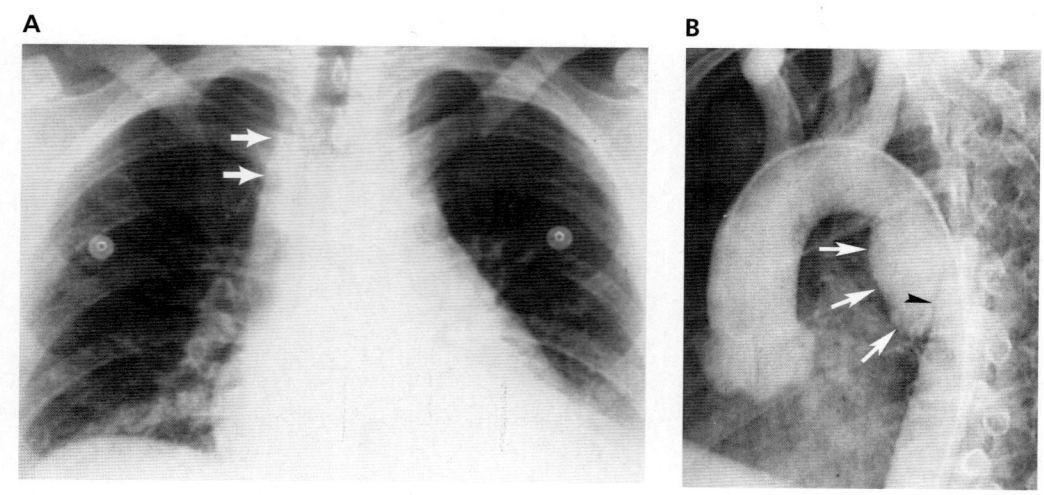

Fig. 1.45-1
Hemorragia mediastinal secundária a traumatismo torácico fechado. (A) Radiografia de tórax supina mostra uma linha paratraqueal direita (setas) medindo 1 cm de largura. (B) Aortografia no mesmo paciente demonstra um pseudoaneurisma ao nível do istmo aórtico (setas). A ponta de seta indica um retalho intimal.[86]

Condição	Comentários
Policondrite recidivante (Figs. 1.41-18 e 1.41-19)	Doença autoimune do tecido conectivo caracterizada por poliartrite, aortite ou arterite, inflamação uveal, e inflamação recorrente de cartilagem, especialmente das orelhas, nariz, laringe e árvore traqueobrônquica (afetados até 70% dos indivíduos). Isto tipicamente causa estenoses traqueobrônquicas de segmentos longos, espessamento mural, e calcificações. TC dinâmica pode demonstrar colapso expiratório das vias aéreas afetadas.
Aspiração de corpo estranho (Fig. 1.41-20)	
Estenose pós-transplante (Fig. 1.41-21)	Estenose brônquica após transplante de pulmão reflete a cura anormal da anastomose. Aperfeiçoamentos na técnica cirúrgica e terapia com drogas cortaram a prévia incidência de 50% de complicações da via aérea pós-transplante a aproximadamente 15%. Gás extraluminal e ulcerações mucosas são sinais de deiscência anastomótica, o que ocorre no período pós-operatório inicial.
Mediastinite fibrosante (Fig. 1.41-22)	Rara proliferação benigna de colágeno e tecido fibroso acelular no interior do mediastino. Embora muitas vezes idiopática, muitos casos são considerados uma resposta imunológica anormal à infecção por *Histoplasma capsulatum*. Os pacientes afetados são tipicamente jovens e se apresentam com sintomas de obstrução ou compressão da veia cava superior, veias ou artérias pulmonares, vias aéreas centrais ou esôfago.

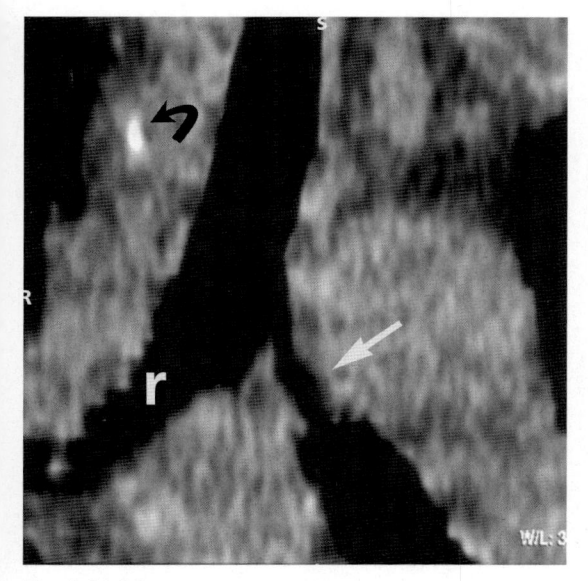

Fig. 1.41-16
Tuberculose. Reconstrução coronal mostra estenose de um curto segmento focal (seta branca) do brônquio principal esquerdo. Observar a calcificação (seta) de um linfonodo mediastinal (seta preta). r, brônquio principal direito.[76]

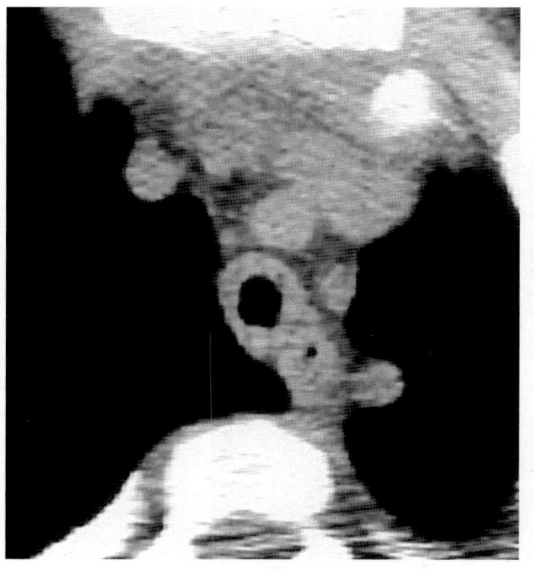

Fig. 1.41-17
Rinoscleroma. Espessamento circunferencial da traqueia.[82]

Condição	Comentários
Volume intra-abdominal aumentado	Elevação diafragmática unilateral ou bilateral em pacientes com ascite, obesidade ou gravidez.
Doença inflamatória intra-abdominal	Elevação diafragmática unilateral ou bilateral. Mais comumente causada por abscesso subfrênico. Também abscesso perinéfrico, hepático ou esplênico; pancreatite; colecistite e úlcera perfurada.
Massa intra-abdominal (Fig. 1.46-4)	Elevação diafragmática unilateral ou bilateral causada por aumento do fígado ou baço; tumor abdominal ou cisto do fígado, baço, rins, suprarrenais ou pâncreas; ou estômago ou flexura esplênica distendidos (hemidiafragma esquerdo).

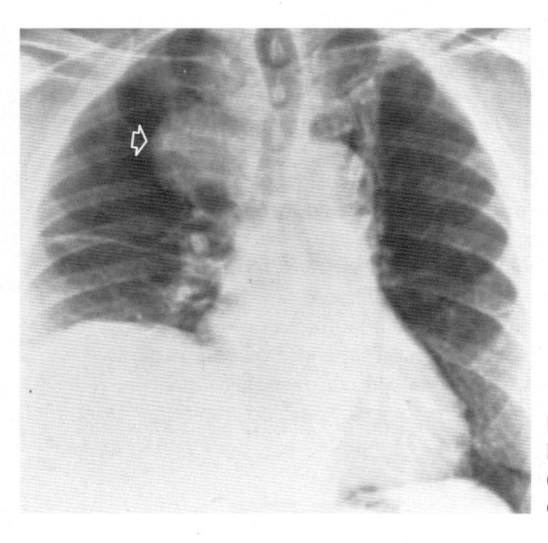

Fig. 1.46-3
Paralisia de nervo frênico. Carcinoma broncogênico primário (seta) comprometendo o nervo frênico causa paralisia do hemidiafragma direito.

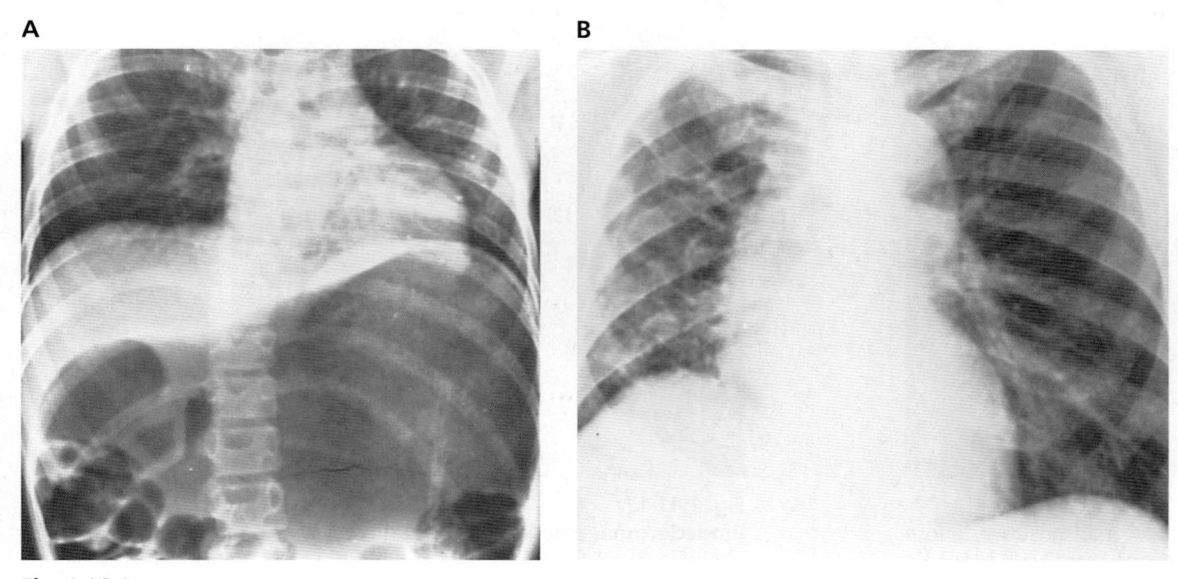

Fig. 1.46-4
Massa intra-abdominal. (A) Dilatação aguda do estômago causa elevação difusa de ambas as folhas do diafragma. (B) Enorme goma sifilítica do fígado produz elevação do hemidiafragma direito.

Condição	Comentários
Processo intratorácico agudo (imobilização do diafragma) (Fig. 1.46-5)	Elevação diafragmática unilateral ou bilateral decorrente da lesão da parede torácica, atelectasia, infarto pulmonar ou doença pleural (fibrose, pleurisia aguda).
Tumor ou cisto do diafragma	Lesão muito rara que simula elevação diafragmática unilateral
Derrame subpulmonar (Fig. 1.46-6)	Simula estritamente um hemidiafragma elevado. Em vistas frontais, o pico do contorno pseudodiafragmático é lateral ao de um hemidiafragma normal (situado próximo à junção dos terços médio e lateral em vez de próximo ao centro).
Volume pulmonar alterado	Elevação diafragmática unilateral ou bilateral causada por atelectasia (opacidade pulmonar associada); pós-operatório de lobectomia ou pneumectomia (defeitos de costelas, suturas, desvio do coração e mediastino); pulmão hipoplásico (costelas aproximadas, desvio mediastinal, artéria pulmonar ausente ou pequena, às vezes síndrome da cimitarra).
Hérnia diafragmática (Figs. 1.46-7 e 1.46-8)	Simula elevação diafragmática unilateral em vistas frontais. Vistas laterais mostram a característica localização anterior de uma hérnia de Morgagni ou a posição posterior de uma hérnia de Bochdalek.
Ruptura traumática do diafragma (Figs. 1.46-9 e 1.46-10)	Simula elevação diafragmática unilateral. Lesão do lado direito causa herniação da densidade de tecido mole do fígado para dentro do hemitórax direito. No esquerdo, estômago e intestino contendo ar herniam-se para dentro do tórax (pode simular elevação diafragmática se as alças intestinais estiverem cheias de líquido).

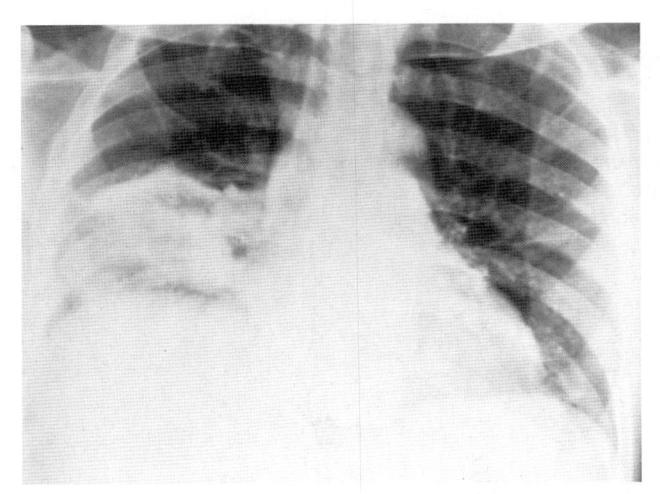

Fig. 1.46-5
Pneumonia aguda. Elevação do hemidiafragma direito em razão da imobilização secundária a infiltrado pulmonar inferior direito.

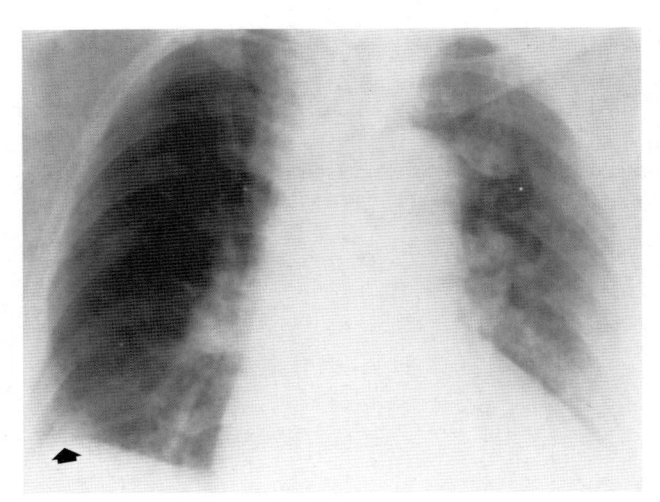

Fig. 1.46-6
Derrame subpulmonar. O pico do contorno pseudodiafragmático (seta) é lateral àquele de um hemidiafragma normal.

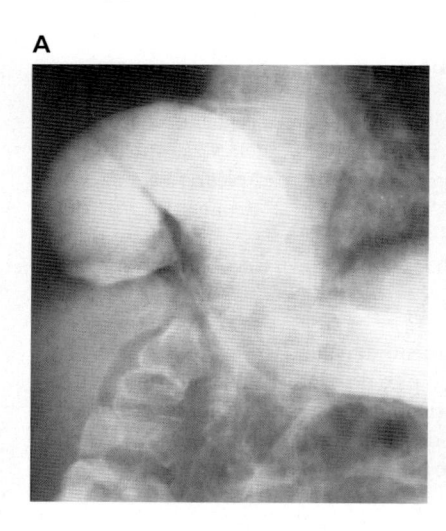

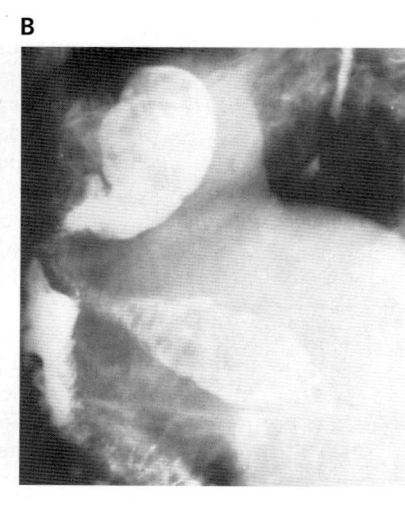

Fig. 1.46-7
Hérnia de Morgagni. Vistas (A) frontal e (B) lateral demonstram intestino cheio de bário em um saco herniário que está situado anteriormente e para a direita.

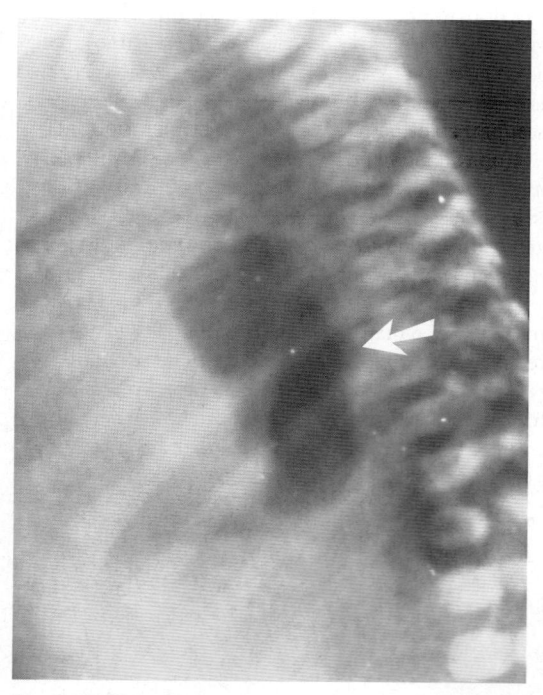

Fig. 1.46-8
Hérnia de Bochdalek. Alça de intestino cheia de gás (seta) é visível posteriormente na cavidade torácica.

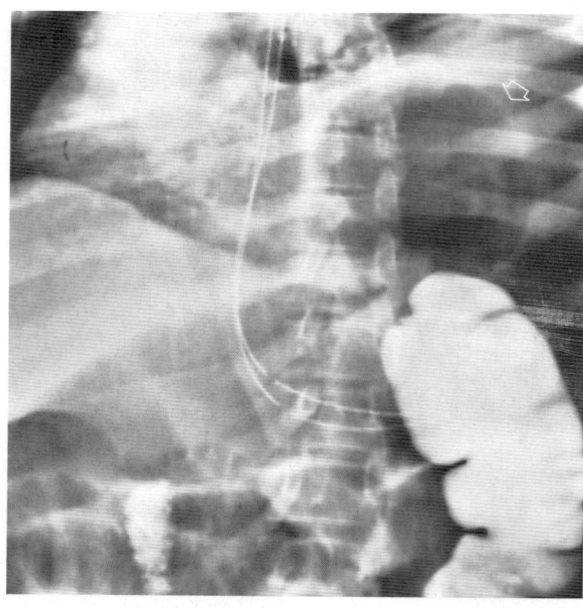

Fig. 1.46-9
Ruptura traumática do diafragma. Herniação de uma parte da flexura esplênica (seta), com obstrução ao fluxo retrógrado de bário.

1.46 ■ DIAFRAGMA ELEVADO

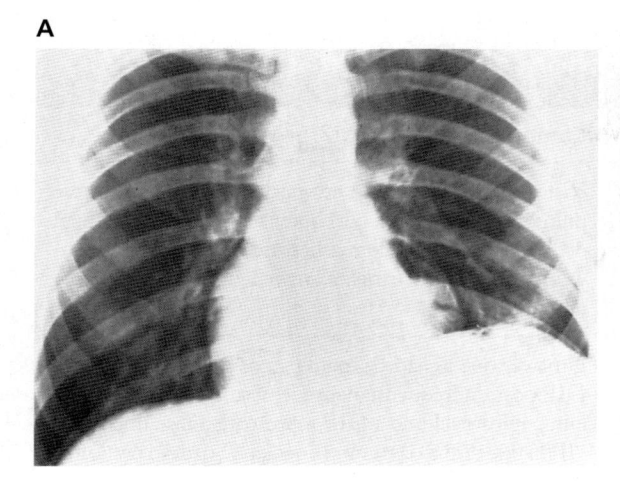

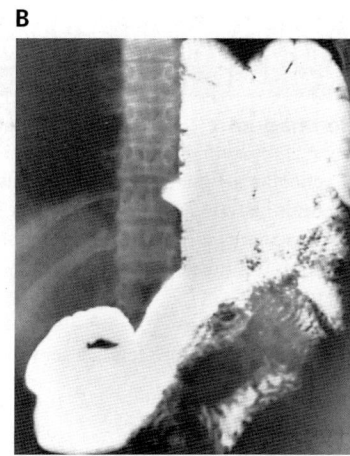

Fig. 1.46-10
Ruptura traumática do diafragma.
(A) Em uma projeção frontal, o aspecto radiográfico simula eventração ou paralisia do hemidiafragma esquerdo. (B) A administração de bário demonstra claramente a herniação de conteúdo intestinal para dentro do tórax.

1.47 ■ Doença Pulmonar Intersticial em Tomografia Computadorizada*

Condição	Achados de Imagem	Comentários
Pneumonia intersticial usual (UIP) (Fig. 1.47-1)	Opacidades reticulares finas ou grosseiras nas regiões subpleurais das bases pulmonares. Interfaces pleurais, vasculares e brônquicas irregulares com o parênquima normal.	Vistas mais comumente em pacientes que têm fibrose pulmonar idiopática (alveolite fibrosante). Também ocorre em pacientes com asbestose e doenças colagenovasculares, particularmente artrite reumatoide e esclerodermia.
Pneumonia intersticial descamativa (DIP) (Fig. 1.47-2)	Similar à UIP, embora a fibrose tenda a ser menos grave.	Uma vez que os padrões patológicos de ambas a UIP e a DIP possam frequentemente ser vistos no mesmo paciente, é provável que a DIP represente a fase inicial, e a UIP a fase tardia da mesma doença. O padrão predominante de opacidades em vidro fosco (em vez de reticulares) é visto em quase todos os pacientes, refletindo a presença de macrófagos intra-alveolares e inflamação intersticial.
Pneumonia criptogênica em organização (COP) (Fig. 1.47-3)	Consolidação de espaços aéreos em focos, unilaterais ou bilaterais, e pequenas opacidades nodulares com distribuição predominantemente subpleural. Espessamento peribrônquico típico.	Pode ser vista em diversas condições, incluindo pneumonias viral e bacteriana, alveolite alérgica extrínseca, pneumonia eosinofílica crônica e doenças colagenovasculares. Na maioria dos pacientes, no entanto, nenhuma causa é encontrada, e a condição é chamada *idiopática* ou *criptogênica*.

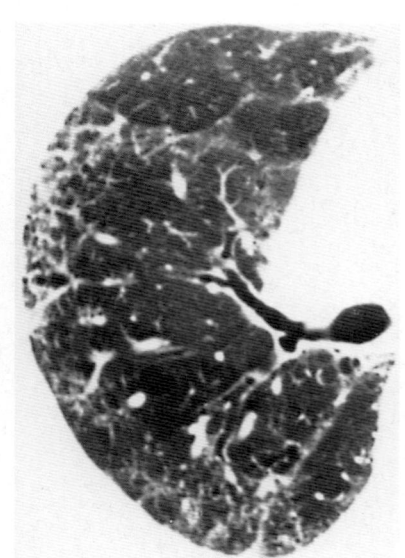

Fig. 1.47-1
Pneumonia intersticial usual. Imagem ao nível do brônquio do lobo superior direito em uma mulher com fibrose pulmonar idiopática mostra um padrão reticular e interfaces irregulares predominantemente nas regiões pulmonares subpleurais.[87]

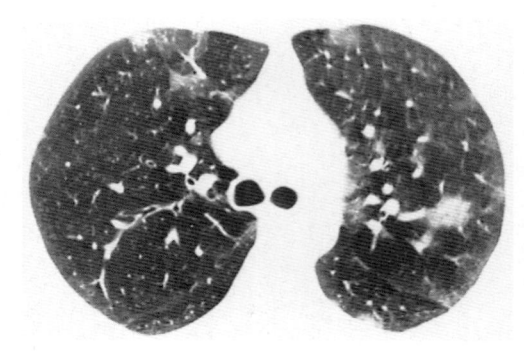

Fig. 1.47-2
Pneumonia intersticial descamativa. Imagem no nível da carina mostra áreas focais de opacificação dos espaços aéreos (densidade "de vidro fosco").[87]

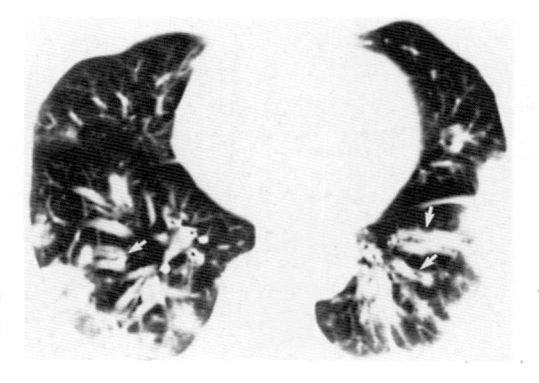

Fig. 1.47-3
Pneumonia criptogênica em organização. Consolidação dos espaços aéreos nas regiões subpleurais associada a espessamento peribrônquico (setas).[87]

---

*Espessamento dos septos interlobulares produzindo um padrão reticular, nodular fino ou reticulonodular. Também espessamento das fissuras e superfícies da pleura visceral. Nas fases avançadas, espessamento grosseiro em torno de espaços císticos dilatados (formação semelhante a favos de mel).

Condição	Achados de Imagem	Comentários
Carcinomatose linfangítica (Fig. 1.47-4)	Espessamento desigual de feixes broncovasculares e septos interlobulares produzindo um padrão de "cadeia de contas" virtualmente patognomônico.	Enchimento e expansão dos linfáticos pelas células tumorais que é mais comum em carcinomas da mama, pulmão, estômago e cólon. TC é capaz de demonstrar achados característicos em pacientes com radiografias de tórax normais.
Edema pulmonar (Fig. 1.47-5)	Espessamento liso dos septos interlobulares.	Usualmente mais evidente na periferia do pulmão, onde os septos aparecem como linhas correndo perpendiculares à pleura.
Sarcoidose (Fig. 1.47-6)	Nódulos irregulares ou espessamento intersticial ao longo dos feixes broncovasculares.	Nos estádios avançados, a fibrose tipicamente irradia dos hilos para as zonas pulmonares médias e superiores. Distorção fibrótica do parênquima pulmonar pode ser vista em TC antes de aparecer em radiografias simples de tórax.
Asbestose (Figs. 1.47-7 a 1.47-9)	Anormalidades intersticiais (bandas parenquimatosas, septos interlobulares espessados e formação de favos de mel) que tipicamente têm uma distribuição subpleural.	Em pacientes com exposição combinada a asbesto–fumaça de cigarro, TC pode desempenhar um papel importante para distinguir a destruição pulmonar enfisematosa das alterações intersticiais periféricas da asbestose. TC também pode detectar massas pulmonares focais (câncer, atelectasia redonda) que não são visíveis em radiografias simples de tórax.

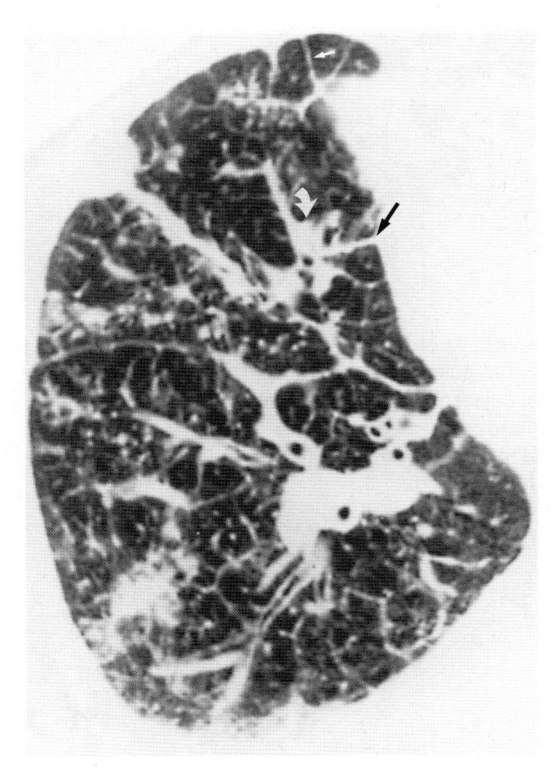

Fig. 1.47-4
Carcinomatose linfangítica. Tomografia do pulmão inferior direito mostra anormalidades extensas com espessamento dos septos interlobulares (setas retas), fissura maior e feixes broncovasculares (seta curva). Há também um derrame pleural.[87]

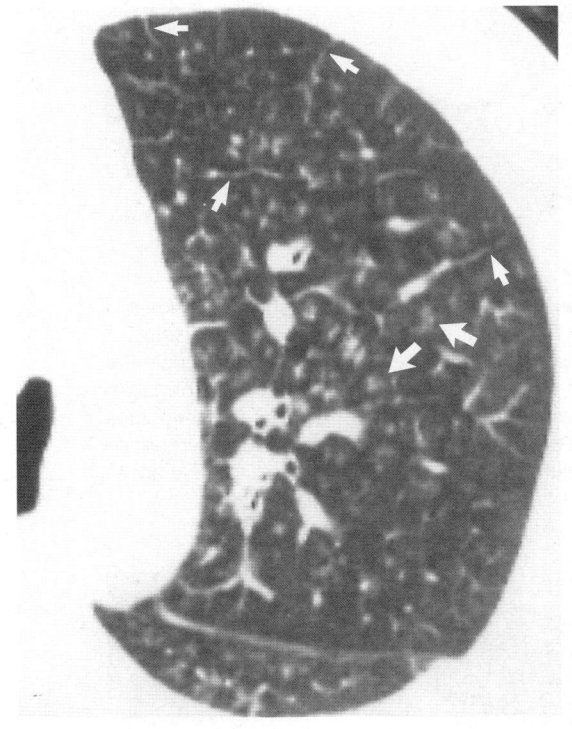

Fig. 1.47-5
Edema pulmonar. Espessamento dos septos interlobulares (setas pequenas) e opacidades centrolobulares mal definidas (setas grandes). Observar também o espessamento do interstício peribroncovascular, com formação de manguito peribrônquico.[88]

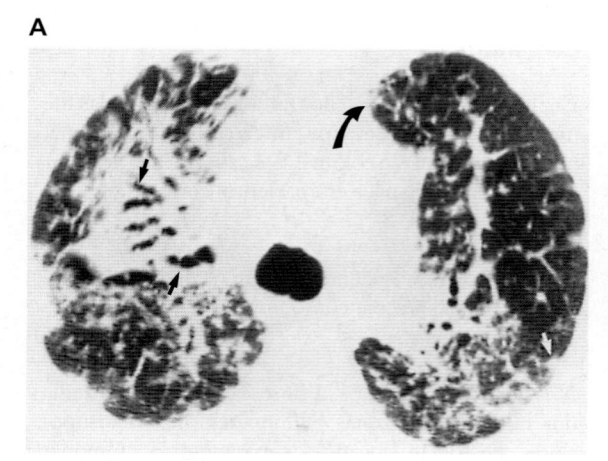

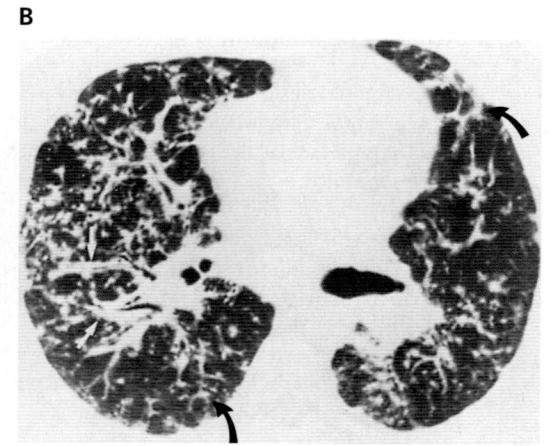

Fig. 1.47-6
Sarcoidose. (A) Tomografia ao nível da carina mostra conglomeração central de fibrose e brônquios ectásicos (setas pretas retas). Espessamento nodular dos septos interlobulares (seta curva) e granulomas subpleurais (setas brancas) também são identificados. (B) Tomografia através das zonas pulmonares inferiores demonstra espessamento nodular dos feixes broncovasculares (setas retas) e septos interlobulares (setas curvas).[87]

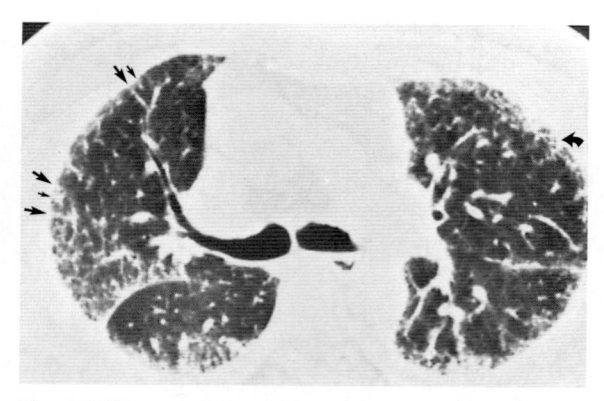

Fig. 1.47-7
Asbestose. Tomografia em supino mostra espessamento moderado das estruturas septais interlobulares (setas) e peribrônquicas (pontas de seta) no parênquima subpleural não pendente. À esquerda, há uma sugestão de formação de favos subpleural (seta curva). As fissuras interlobares estão espessadas, e há uma forma serrilhada da interface pulmão-pleura nos locais de fibrose intersticial, alterações indicadoras de fibrose pleural visceral.[89]

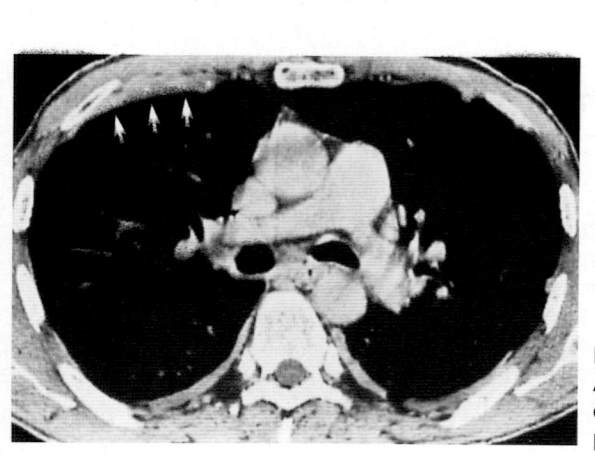

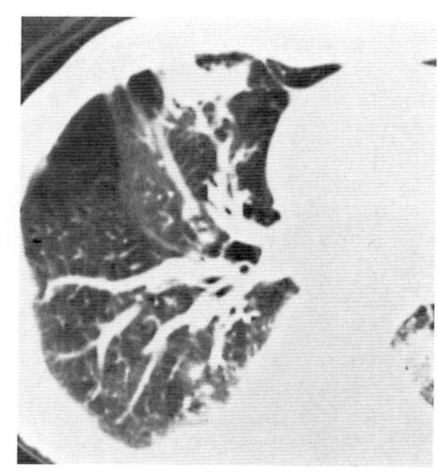

Fig. 1.47-8
Asbestose. Tomografia através do lobo médio direito mostra uma massa irregular com pulmão aerado interposto entre ela e o espessamento pleural adjacente. Uma banda focal de tecido mole pode ser vista em contato com a pleura. A massa foi estável em radiografias seriadas e assim foi considerada como representando uma variedade de atelectasia redonda.[89]

Fig. 1.47-9
Asbestose. Espessamento pleural bilateral paraespinhal e costal moderado. Calcificações esparsas são visíveis na placa costal anterior direita (setas).[89]

Condição	Achados de Imagem	Comentários
Outras pneumoconioses (Fig. 1.47-10)	Opacificações nodulares finas (1–10 mm) que usualmente são mais numerosas no aspecto posterior das zonas pulmonares superiores.	Silicose, pneumonia dos mineiros de carvão, pneumoconiose de grafite e talcose. Em doença grave, há número e tamanho aumentados dos nódulos com confluência.
Alveolite alérgica extrínseca (Fig. 1.47-11)	Padrão nodular ou reticulonodular fino na fase subaguda. Áreas bilaterais de densidade aumentada enevoada (opacificação em vidro fosco) com preservação das marcas vasculares subjacentes podem ocorrer.	Doença de hipersensibilidade dos pulmões causada pela inalação de antígenos contidos em certas poeiras orgânicas. Na fase aguda, há consolidação difusa de espaços aéreos que se resolve para um padrão intersticial dentro de alguns dias. Exposição repetida ao antígeno pode levar a alterações agudas e subagudas superpostas à fibrose crônica.
Histiocitose de células de Langerhans pulmonar (Fig. 1.47-12)	Pequenos nódulos irregulares e espaços aéreos císticos que comprometem difusamente os dois terços superiores dos pulmões, mas caracteristicamente poupam as zonas inferiores dos pulmões e as extremidades da língula e lobo médio.	Histologicamente uma doença pulmonar infiltrativa de células de Langerhans. TC é melhor que radiografias simples de tórax para mostrar a estrutura e distribuição das anormalidades pulmonares. Nódulos são típicos das fases iniciais; espaços aéreos císticos representam a fase tardia da doença.

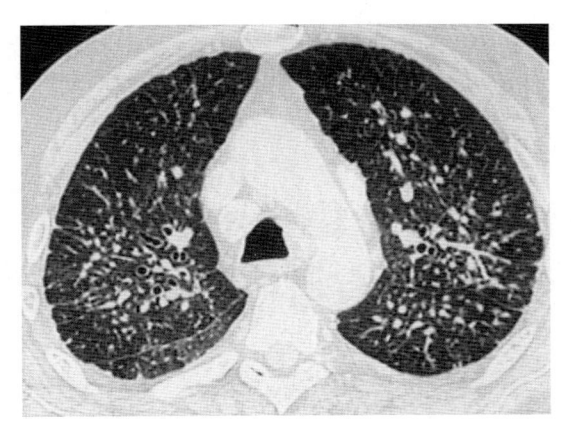

Fig. 1.47-10
Silicose. Distribuição de pequenos nódulos nos lobos superiores.[90]

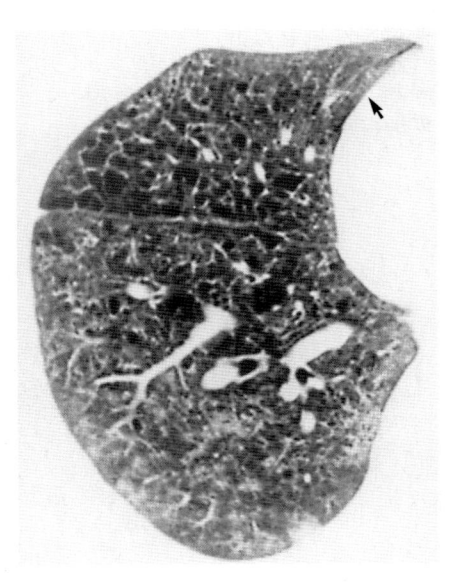

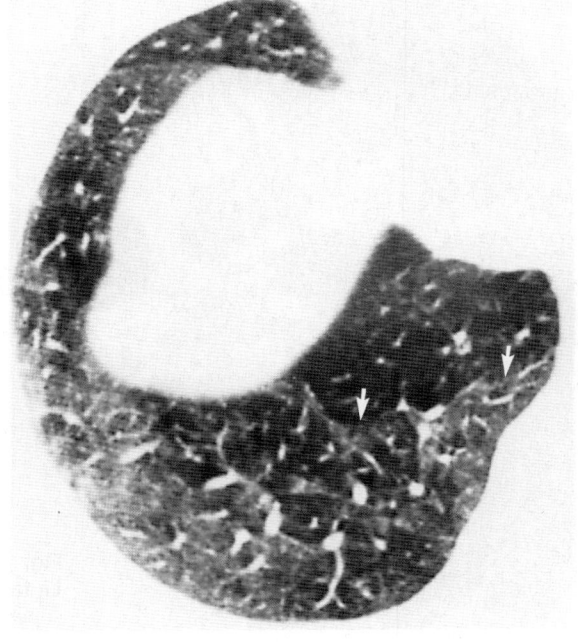

Fig. 1.47-11
Alveolite alérgica extrínseca. Pulmão de criador de pássaros. Tomografia no nível do hemidiafragma direito mostra áreas focais de densidade intersticial enevoada (densidade "em vidro fosco"; setas) que tipicamente não obscurecem as marcas vasculares subjacentes.[87]

Fig. 1.47-12
Histiocitose de células de Langerhans pulmonar. Tomografia através da zona pulmonar inferior direita mostra espaços aéreos císticos com paredes finas. Caracteristicamente a extremidade do lobo médio (seta) é poupada.[87]

Condição	Achados de Imagem	Comentários
Linfangioleiomiomatose (Fig. 1.47-13)	Numerosos espaços aéreos císticos de paredes finas rodeados por parênquima pulmonar relativamente normal.	Doença rara caracterizada por proliferação progressiva do músculo liso nas paredes dos brônquios, bronquíolos, septos alveolares, vasos pulmonares, linfáticos e pleura que leva à retenção de ar e ao desenvolvimento de espaços aéreos císticos. Vista apenas em mulheres, quase todas de idade reprodutiva.
Fibrose de irradiação (Fig. 1.47-14)	Padrão reticular. Frequentemente associado à perda de volume, bronquiectasia de tração e espessamento pleural que resulta em uma demarcação nítida entre pulmão normal e irradiado.	Estádio avançado de lesão pulmonar induzida por radiação, que se desenvolve gradualmente em pacientes com pneumonite de radiação quando não ocorre resolução completa. Evolui dentro do campo previamente irradiado, 6–12 meses depois da radioterapia, e usualmente torna-se estável dentro de 2 anos após tratamento.

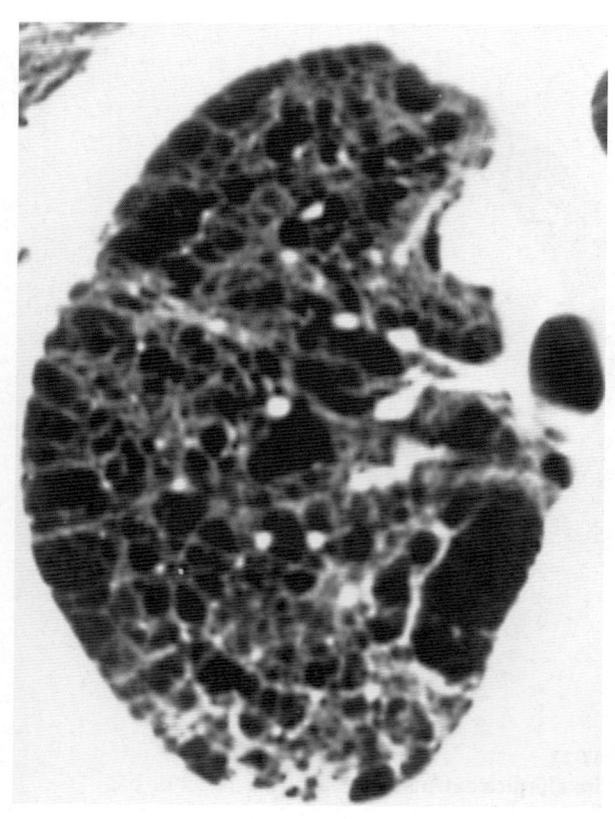

Fig. 1.47-13
Linfangioleiomiomatose. Tomografia através do lobo superior direito mostra numerosos espaços aéreos císticos de paredes finas de vários tamanhos. A paciente também tinha pneumomediastino e enfisema subcutâneo extenso.[5]

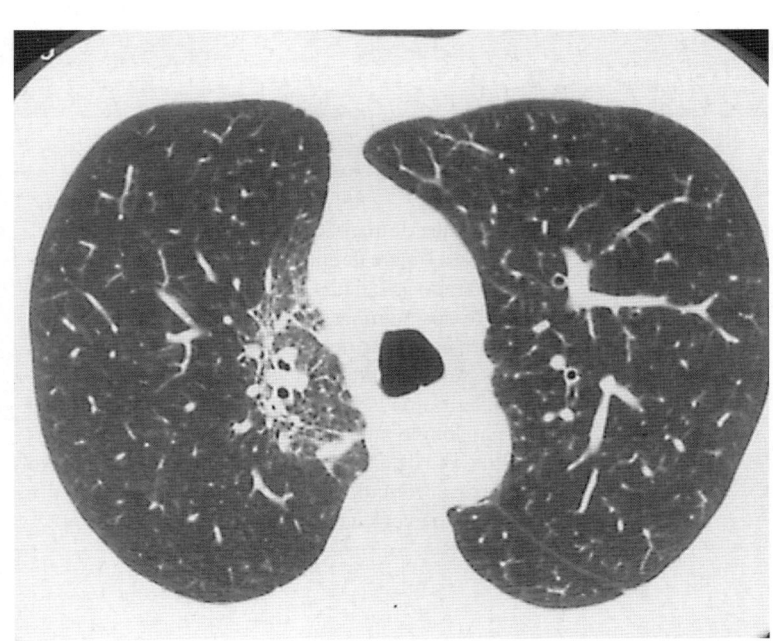

Fig. 1.47-14
Fibrose de irradiação. TCAR efetuada 1 ano após radioterapia por carcinoma de pulmão demonstra um padrão reticular e opacidade em vidro fosco no aspecto medial do lobo superior direito. Observar a bronquiectasia de tração decorrente de fibrose e a demarcação nítida entre pulmão normal e irradiado.[88]

1.48 ■ Padrão de "Árvore em Brotamento" de Doença Bronquiolar*

Condição	Comentários
Disseminação endobrônquica de infecção Tuberculose (Figs. 1.48-1 e 1.48-2)	Causa clássica do padrão de "árvore em brotamento". Este aspecto sugere doença ativa e *contagiosa*, especialmente quando associada a nódulos cavitários adjacentes dentro dos pulmões. Os tufos terminais do padrão de "árvore em brotamento" podem representar lesões nos bronquíolos e ductos alveolares, enquanto o caule pode refletir uma lesão afetando o brônquio de última ordem no lóbulo pulmonar secundário. Achados associados na TC de alta resolução incluem espessamento das paredes brônquicas, cavitação, derrame pleural e linfadenopatia com necrose central.

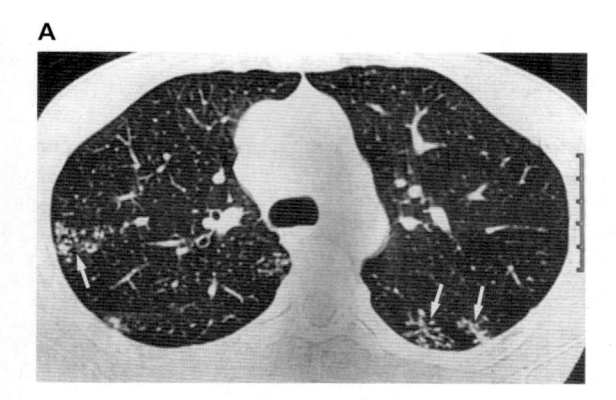

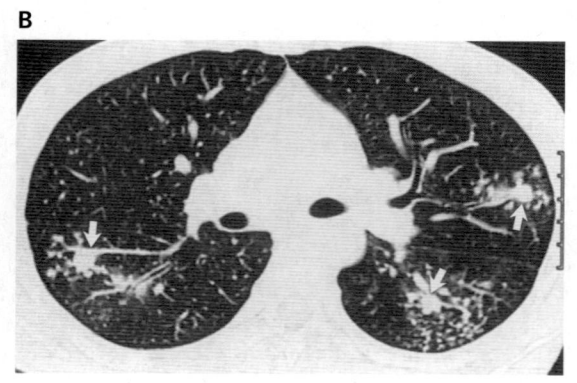

Fig. 1.48-1
Mycobacterium tuberculosis. (A) Múltiplas áreas de padrão de "árvore em brotamento" (setas) em um jovem indiano com uma cepa resistente a múltiplas drogas. (B) Imagem mais inferior mostra opacidades nodulares maiores (setas), representando extensão da infecção granulomatosa para alvéolos adjacentes. (B reimpresso da ref. 62.)

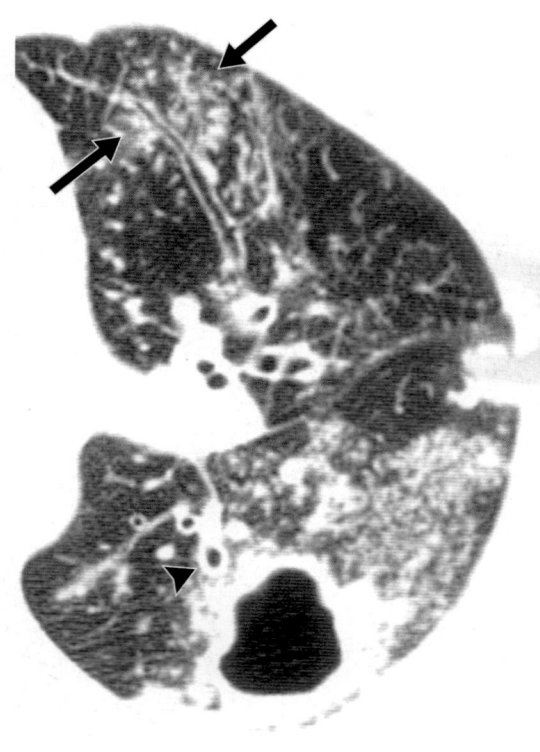

Fig. 1.48-2
Tuberculose ativa pós-primária. Cavidade de paredes grossas e múltiplos pequenos nódulos periféricos e estruturas lineares ramificadas (setas). Observar o espessamento das paredes brônquicas (ponta de seta).[91]

*Dilatação brônquica e enchimento por muco, pus ou líquido, assemelhando-se a uma árvore em ramificação, e geralmente um bocado nodular em aparência, o que geralmente é visível na periferia do pulmão e é indicador de doença das vias aéreas.

1.48 ■ PADRÃO DE "ÁRVORE EM BROTAMENTO" DE DOENÇA BRONQUIOLAR

Condição	Comentários
Infecções por micobactérias atípicas e por fungos (Figs. 1.48-3 a 1.48-5)	Podem produzir um padrão indistinguível daquele da tuberculose, embora sem a predominância pelos lobos superiores.

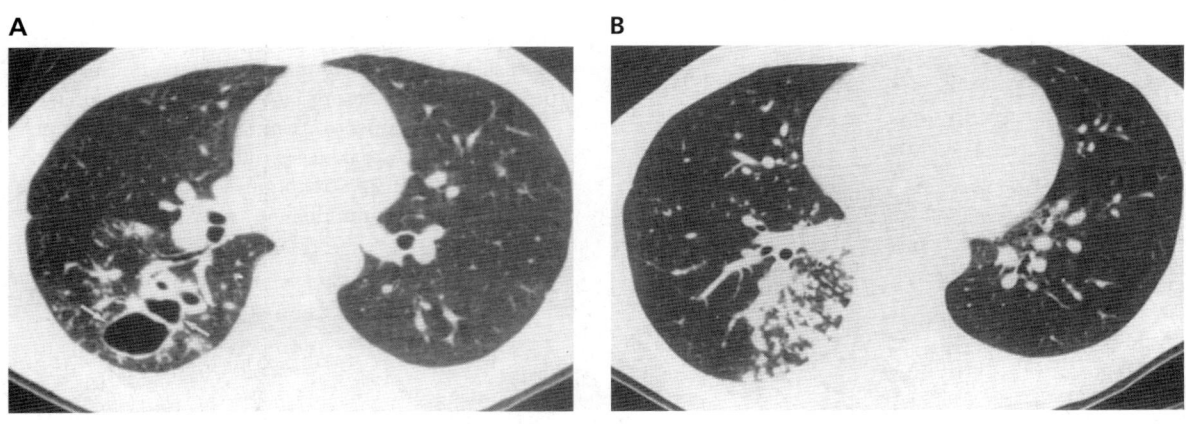

Fig. 1.48-3
Mycobacterium kansasii. (A) Lesões cavitárias no lobo superior direito (setas). (B) Imagem mais inferior mostra o padrão de "árvore em brotamento" de disseminação endobrônquica da infecção. (B reimpresso da ref. 56.)

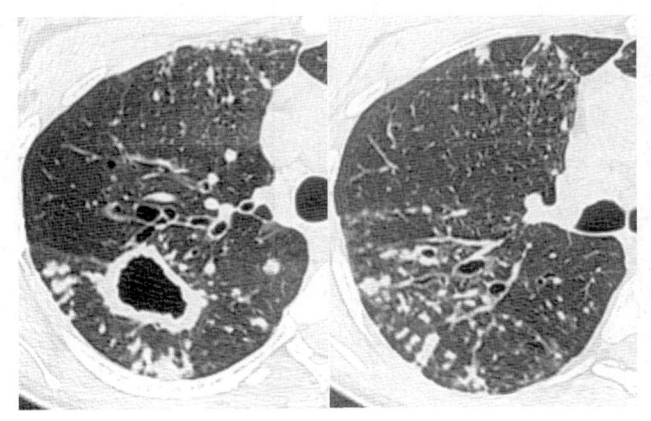

Fig. 1.48-4
Complexo *Mycobacterium avium-intracellulare*. Múltiplos pequenos nódulos periféricos conectados a opacidades lineares ramificadas e uma cavidade de parede grossa no segmento superior do lobo inferior. Observar o espessamento das paredes brônquicas, dilatação brônquica e impactação de muco.[91]

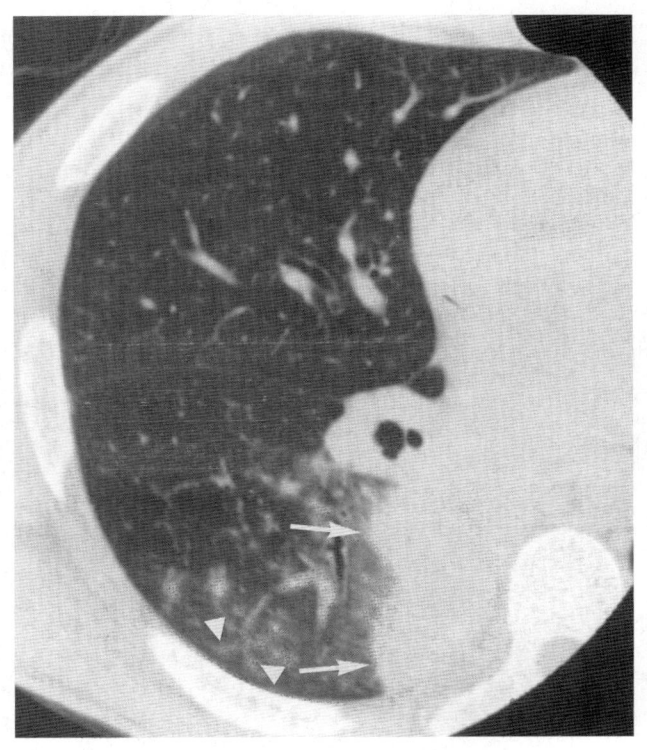

Fig. 1.48-5
Blastomicose. Consolidação pulmonar (setas) associada à disseminação endobrônquica do fungo ("árvore em brotamento", pontas de seta) no lobo inferior direito.[92]

Condição	Comentários
Outras infecções bacterianas (Fig. 1.48-6)	Bronquiolite por *Staphylococcus aureus* e *Haemophilus influenzae* também pode produzir o padrão de "árvore em brotamento".
Aspergilose pulmonar invasiva (Fig. 1.48-7)	Deve ser sugerida quando este padrão ocorrer em combinação com um "halo" de opacidade em vidro fosco em um paciente com leucemia.
Infecção viral (Figs. 1.48-8 e 1.48-9)	Infecção por citomegalovírus, que tipicamente ocorre em pacientes imunocomprometidos, pode causar espessamento dos feixes broncovasculares e o padrão de "árvore em brotamento". Em lactentes e crianças pequenas, este aspecto pode ser causado por espessamento de parede e dilatação brônquica relacionados com o vírus sincicial respiratório.

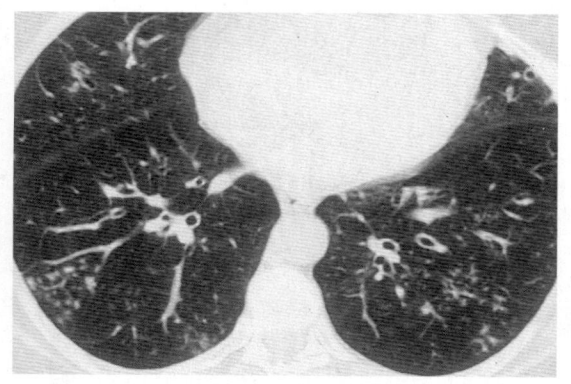

Fig. 1.48-6
Bronquiolite por *Staphylococcus aureus*. Pequenos nódulos centrolobulares periféricos e opacidades lineares ramificadas em um paciente com síndrome de imunodeficiência humana adquirida.[91]

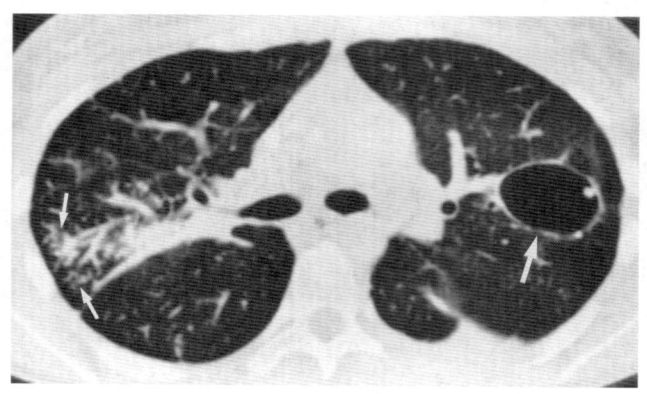

Fig. 1.48-7
Aspergilose. Cavidade de paredes finas no lobo superior esquerdo (seta grande) e padrão de "árvore em brotamento" no lobo superior direito (setas pequenas).[93]

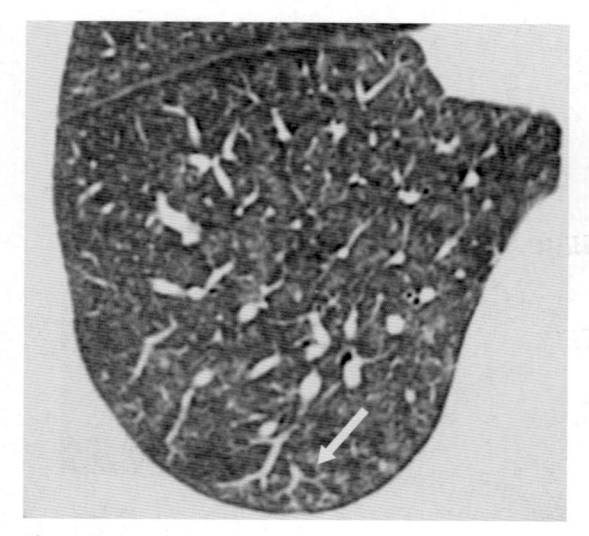

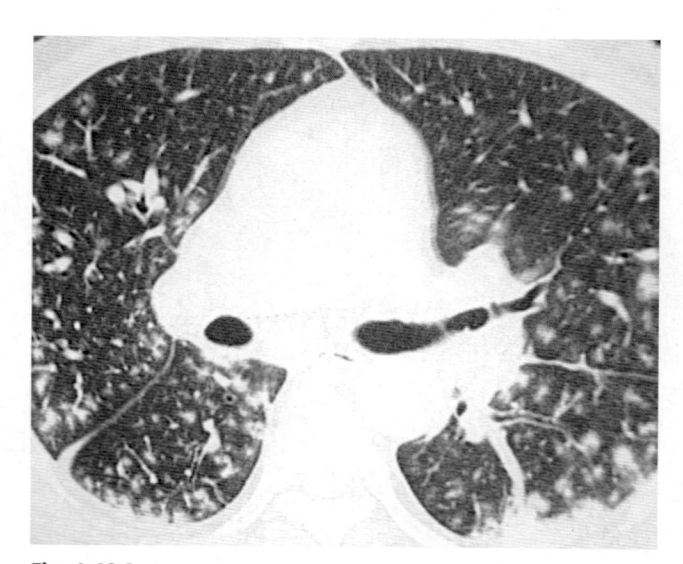

Fig. 1.48-8
Pneumonia por citomegalovírus. Opacidades em vidro fosco centrolobulares em adição a nódulos e opacidades de "árvore em brotamento" em um paciente com leucemia mielógena crônica que recebeu um transplante de medula óssea.[91]

Fig. 1.48-9
Vírus sincicial respiratório. Nódulos centrolobulares pouco definidos periféricos e opacidades de "árvore em botão" bilateralmente em um paciente com leucemia. Observar os nódulos pulmonares dispersos, rodeados por halos de atenuação em vidro fosco.[91]

Condição	Comentários
Aspergilose broncopulmonar alérgica (Fig. 1.48-10)	Reação imune resulta em lesão da parede brônquica, bronquiectasia central e a formação de tampões de muco que contêm fungo e células inflamatórias, produzindo o sinal de "dedo enluvado" de impactação de grande via aérea. Comprometimento de pequenas vias aéreas causa o padrão de "árvore em brotamento". Sinais indiretos de doença das pequenas vias aéreas incluem um padrão em mosaico de atenuação pulmonar e aprisionamento de ar no escaneamento expiratório.
Fibrose cística (Fig. 1.48-11)	Conteúdo anormalmente baixo de água no muco nas vias aéreas é pelo menos em parte responsável pela remoção diminuída de muco, obstrução mucosa de pequenas e grandes vias aéreas e incidência aumentada de infecção bacteriana das vias aéreas. Inflamação das paredes brônquicas progredindo para bronquiectasia é vista eventualmente na TCAR, juntamente com espessamento peribrônquico e de paredes brônquicas e e aprisionamento de ar no escaneamento expiratório. Grandes quantidades de secreções bronquiolares resultam no padrão de "árvore em brotamento".

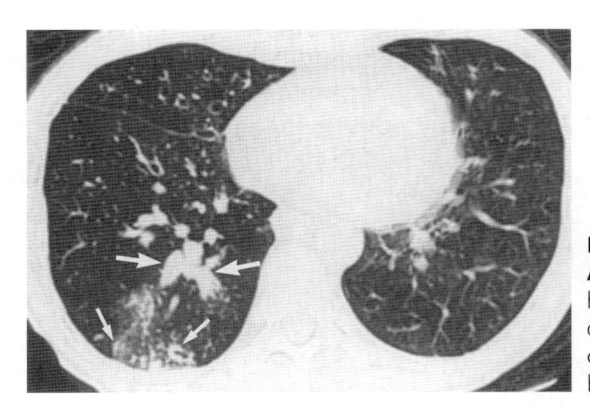

Fig. 1.48-10
Aspergilose broncopulmonar alérgica. Esta mulher com uma história de asma mostra impactação de grandes vias aéreas dilatadas, produzindo o sinal de "dedo enluvado". Há também impacção de pequenas vias aéreas, produzindo o padrão de "árvore em brotamento"(setas pequenas).[93]

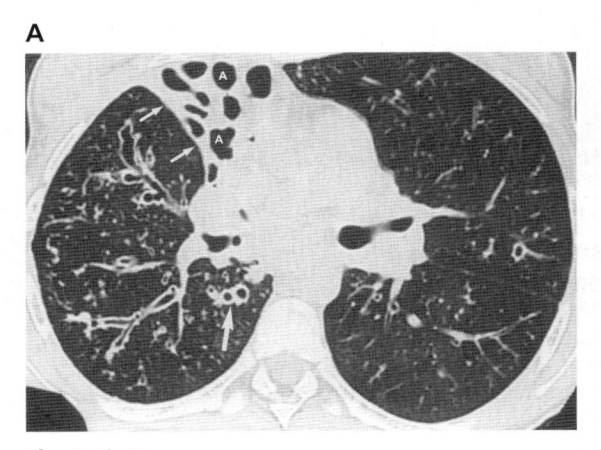

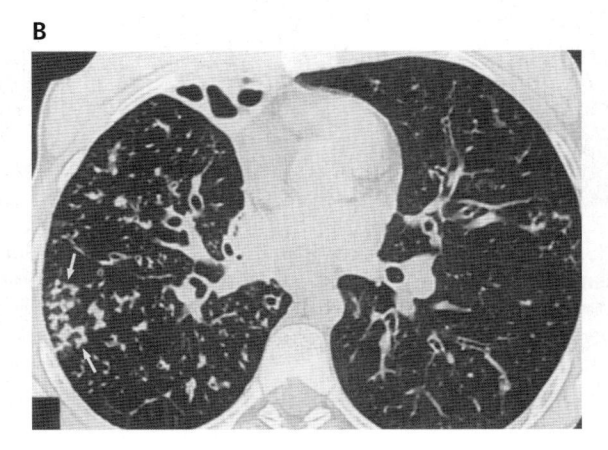

Fig. 1.48-11
Fibrose cística. (A) Brônquios dilatados, de paredes grossas (seta grande), bem como atelectasia do lobo médio direito (setas pequenas), que contêm vias aéreas dilatadas (A). (B) Imagem mais inferior mostra o padrão de "árvore em brotamento" (setas).[92]

Condição	Comentários
Síndromes de cílios discinéticos (Fig. 1.48-12)	Nestas anormalidades hereditárias da estrutura e função ciliares, infecções brônquicas recorrentes conduzem à bronquiectasia. O dano às vias aéreas pode-se estender às menores vias aéreas, resultando em bronquiolectasia, opacidades centrolobulares (padrão de "árvore em brotamento") e aprisionamento de ar.
Papilomatose laringotraqueobrônquica juvenil	Comprometimento bronquiolar por neoplasmas é incomum, mas foi descrito com papilomatose laringotraqueobrônquica juvenil. Vista mais frequentemente em adultos, esta condição é considerada relacionada com a infecção com papilomavírus humano. Papilomas podem disseminar-se desde a laringe para os brônquios e bronquíolos e resultar em nódulos centrolobulares e a aparência de "árvore em brotamento".
Aspiração (Fig. 1.48-13)	Aspiração de secreções orais infectadas ou outro material irritante pode causar doença bronquiolar. Em casos agudos, doença bronquiolar exsudativa extensa pode desenvolver-se e resultar em um padrão de "árvore em brotamento. Fatores predisponentes incluem anormalidades estruturais da faringe, distúrbios esofágicos (acalasia, divertículo de Zenker, hérnia hiatal e refluxo, carcinoma do esôfago), defeitos neurológicos e doença crônica.

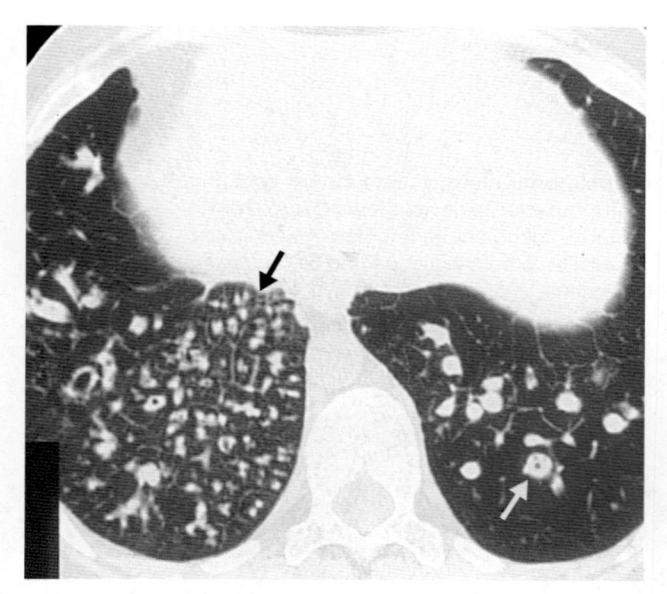

Fig. 1.48-12
Discinesia ciliar primária. Espessamento brônquico (seta branca) e bronquiolar com impactação mucoide e o padrão de "árvore em brotamento" (seta preta). Observar a retenção de ar no lobo inferior esquerdo.[91]

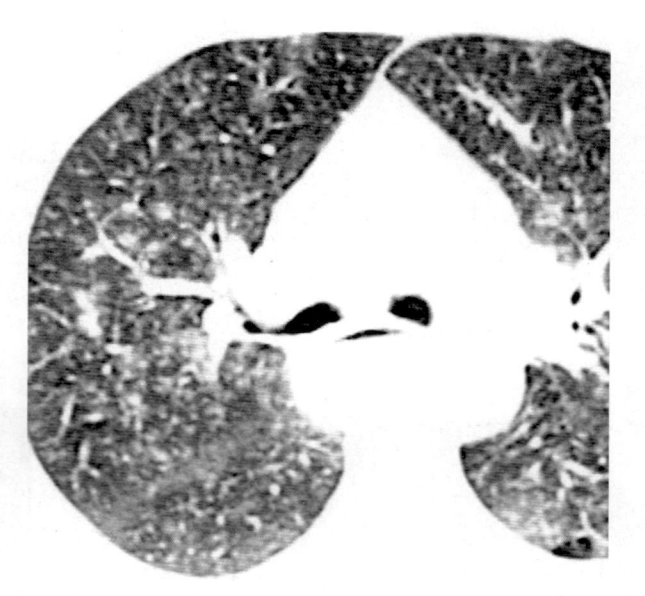

Fig. 1.48-13
Peribronquiolite difusa. Aspiração recorrente de partículas estranhas em um paciente com acalasia. Múltiplas áreas centrolobulares de atenuação aumentada com uma aparência característica de "árvore em brotamento". Observar a dilatação esofágica com um nível hidroaéreo.[91]

Condição	Comentários
Doença do tecido conectivo (Fig. 1.48-14)	Artrite reumatoide e síndrome de Sjögren podem afetar as pequenas vias aéreas e produzir o padrão de "árvore em brotamento".
Êmbolos tumorais intravasculares pulmonares (Figs. 1.48-15 e 1.48-16)	Êmbolos tumorais intravasculares pulmonares são mais comumente associados a cânceres de mama, fígado, rim, estômago, próstata e ovário. O padrão de "árvore em brotamento" causado por êmbolos tumorais pode ser decorrente do enchimento das artérias centrolobulares com células tumorais ou por uma rara microangiopatia trombótica, em que hiperplasia intimal fibrocelular disseminada das pequenas artérias pulmonares (arterite carcinomatosa) é iniciada por microêmbolos tumorais. Pacientes com êmbolos tumorais pulmonares apresentam-se com dispneia progressiva, tosse e sinais de hipóxia e hipertensão pulmonar.
Idiopáticas Pambronquiolite difusa (Fig. 1.48-17)	Doença pulmonar inflamatória de etiologia não esclarecida é prevalente na Ásia e representa uma infiltração transmural de linfócitos e células plasmáticas, com muco e neutrófilos enchendo a luz dos bronquíolos afetados. Em adição à aparência do padrão de "árvore em brotamento", pode haver nódulos, bronquiectasia ou grandes opacidades císticas acompanhadas por brônquios proximais dilatados.

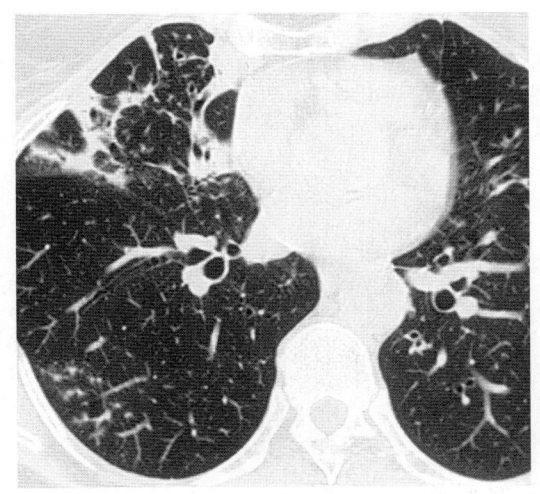

Fig. 1.48-14
Síndrome de Sjögren. Padrões de "árvore em brotamento" no lobo inferior direito. Observar a dilatação brônquica, espessamento das paredes brônquicas e consolidação.[91]

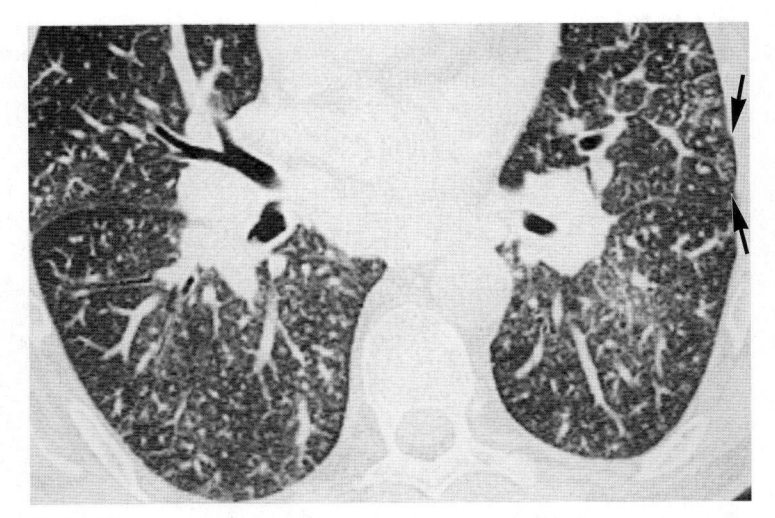

Fig. 1.48-15
Embolia tumoral intravascular pulmonar. Múltiplos nódulos centrolobulares e linhas ramificadas com o aspecto de "árvore em brotamento" (setas), causado por êmbolos tumorais de adenocarcinoma gástrico.[91]

Condição	Comentários
Pneumonia criptogênica em organização (Fig. 1.48-18)	Fibrose irreversível de pequenas vias aéreas que estreita ou oblitera a luz. Uma sequela comum de transplante de pulmão (representando rejeição crônica) e transplante de medula óssea (na qual reflete doença enxerto-*versus*-hospedeiro crônica). Também pode resultar de distúrbios do colágeno vascular, inalação de fumos tóxicos e infecção.

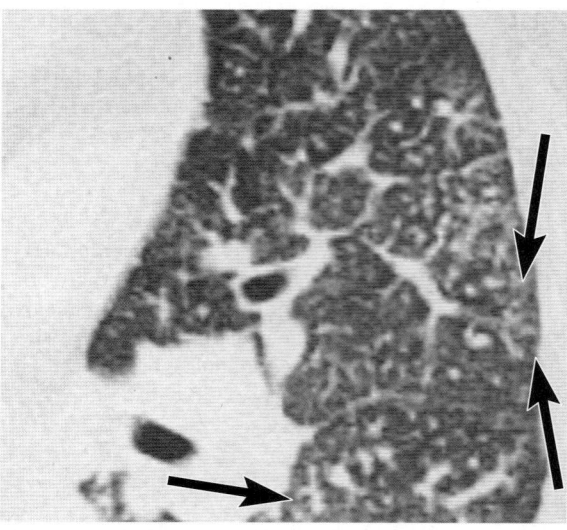

Fig. 1.48-16
Êmbolos tumorais. Vista localizada ao nível do tronco basal esquerdo mostra aparência de "árvore em brotamento" multifocal (setas) decorrente de êmbolos tumorais (microangiopatia trombótica causada por carcinoma gástrico metastático).[35]

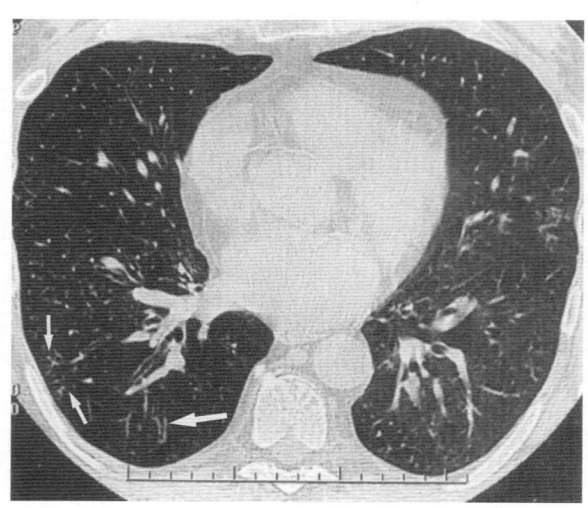

Fig. 1.48-17
Pambronquiolite difusa. Caso relativamente brando de bronquíolos dilatados (seta grande) e o padrão de "árvore em brotamento" (setas pequenas).[92]

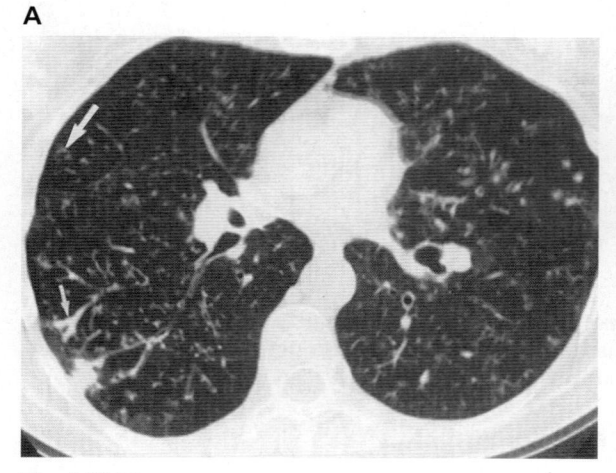

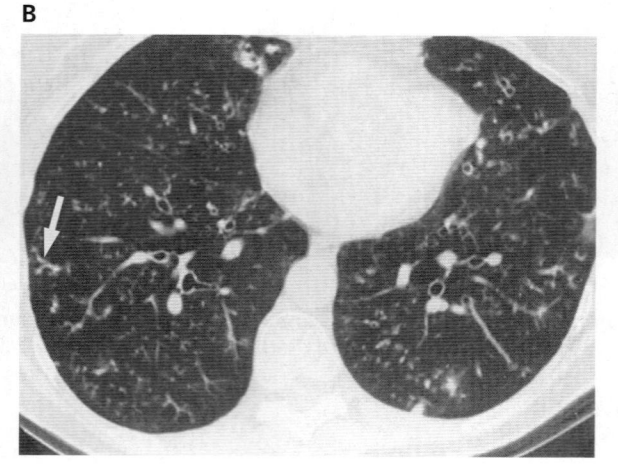

Fig. 1.48-18
Pneumonia criptogênica em organização. (A) Opacidades nodulares e lineares ramificadas em uma distribuição bronquiolar (setas grandes), bem como uma área "em forma de V" de impactação bronquiolar (seta pequena). (B) Imagem mais inferior mostra o padrão de "árvore em brotamento".[93]

Condição	Comentários
Asma (Fig. 1.48-19)	Doença pulmonar obstrutiva difusa com hiperatividade das vias aéreas a uma variedade de estímulos e um alto grau de reversibilidade (seja espontaneamente, seja como resultado de tratamento). Além do padrão de "árvore em brotamento", os achados de TCAR incluem bronquiectasia, espessamento de parede brônquica e áreas de hipertransparência (resultando da perfusão pulmonar diminuída secundária à vasoconstrição reflexa em áreas hipoventiladas bem, como aprisionamento de ar).

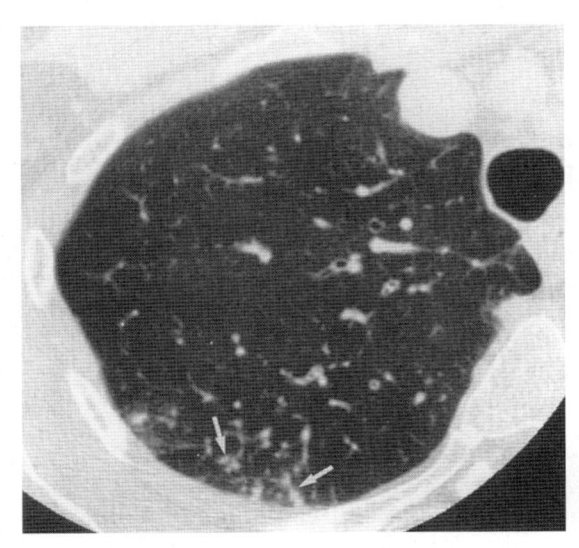

Fig. 1.48-19
Asma. Padrão de "árvore em brotamento" no segmento posterior do lobo superior direito (setas).[92]

1.49 ■ Doença Pulmonar Alveolar em Tomografia Computadorizada*

Condição	Achados de Imagem	Comentários
Pneumonia bacteriana (Fig. 1.49-1)	Padrão alveolar inespecífico.	Embora TC não possa sugerir um organismo específico, ela pode demonstrar que a pneumonia é mais extensa do que mostrado em radiografias simples de tórax. TC também pode revelar um tumor central como a causa da pneumonia; mostrar evidência de necrose ou formação de abscesso em uma fase inicial; e detectar complicações pleurais, como pneumotórax, derrame, empiema e fístula broncopleural. Em pacientes imunocomprometidos, TC pode detectar uma infecção oportunista inicial dos pulmões quando radiografias simples de tórax são negativas.
Tuberculose Primária (Fig. 1.49-2)	Consolidação focal, frequentemente com adenopatia hilar ou mediastinal e derrame pleural.	TC pode mostrar ou confirmar linfadenopatia e cavitação sutil que não é visível em radiografias simples. Ela também pode servir para dirigir broncoscopia ou biópsia.
Secundária (Fig. 1.49-3)	Adicionalmente a um padrão alveolar, cavitação é comum. Atelectasia, formação de cicatriz pulmonar e calcificação desenvolvem-se frequentemente. Disseminação endobrônquica de infecção, a partir da ruptura de uma cavidade tuberculosa para dentro da via aérea, produz nódulos mal definidos, esparsos ou áreas de opacificações mais confluentes circundando pequenas vias aéreas.	TC é de especial valor em pacientes com anormalidades disseminadas em radiografias simples, nas quais é capaz de detectar cavidades, identificar áreas de bronquiectasia e distinguir doença pleural de parenquimatosa adjacente. Na disseminação endobrônquica, TC pode revelar a cavidade a partir da qual a infecção se disseminou para as vias aéreas.
Pneumonia por *Pneumocystis carinii* (Fig. 1.49-4)	Consolidação focal bilateral ou padrão de vidro fosco que frequentemente tem uma demarcação nítida entre tecidos pulmonares doente e normal.	Aproximadamente 20% dos pacientes têm um padrão mais reticular de doença. Cistos pulmonares de paredes finas, cheios de ar (especialmente apicais e subpleurais) ocorrem em cerca de 40% dos pacientes e podem causar um pneumotórax; cavidades de paredes espessas usualmente indicam superinfecção.

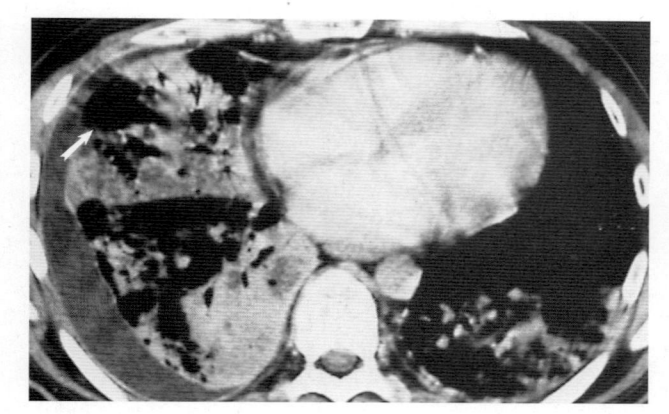

Fig. 1.49-1
Pneumonia por *Legionella*. Aerobroncogramas centrais, formação de abscesso anteriormente (seta) e derrames pleurais acompanhantes.[94]

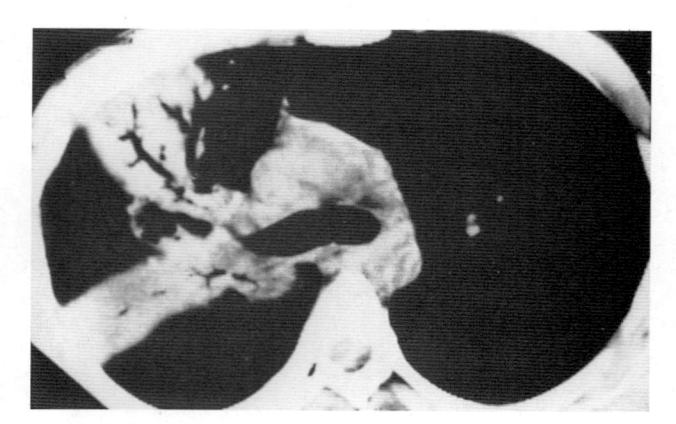

Fig. 1.49-2
Pneumonia tuberculosa. Aerobroncogramas e linfadenopatia hilar acompanhante. (Cortesia de Junpei Ikezoe, MD.)[94]

*Nódulos arredondados, muitas vezes pouco definidos, que têm o mesmo tamanho que ácinos (6–10 mm) e podem mais tarde coalescer para formar lesões maiores. Inicialmente, pode haver um padrão de vidro fosco (leve aumento homogêneo na atenuação pulmonar sem obscurecimento de vasos subjacentes), uma vez que uma pequena quantidade de líquido tende a se depositar junto às paredes alveolares e é indistinguível de espessamento da parede alveolar na doença intersticial.

Condição	Achados de Imagem	Comentários
Aspergilose pulmonar invasiva (Fig. 1.49-5)	Nódulos mal definidos isolados ou múltiplos. Característico "sinal do halo" em que uma zona de atenuação intermediária (hemorragia e necrose coagulativa) rodeia um nódulo fúngico denso central.	Mais comum em pacientes que são imunocomprometidos como resultado de quimioterapia de linfoma ou leucemia, ou recebendo terapia imunossupressora para transplante de órgão, do que naqueles com AIDS. Um sinal de "crescente de ar" pode desenvolver-se tarde no curso da infecção, quando a função imune do hospedeiro começa a se recuperar.
Outras infecções fúngicas	Vários padrões de pneumonia cavitária ou doença nodular.	Mais frequentemente, *Cryptococcus neoformans*, que tende a se disseminar para o cérebro e meninges.

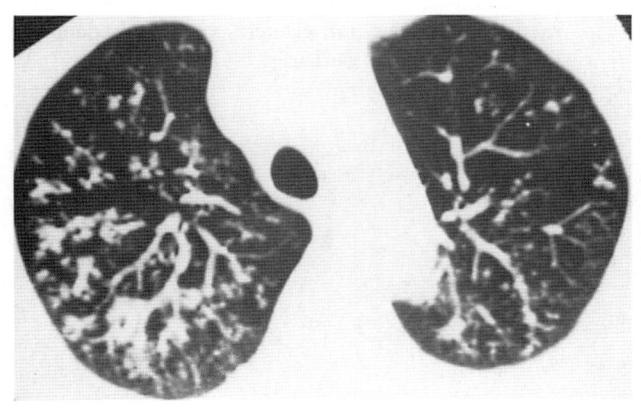

Fig. 1.49-3
Disseminação endobrônquica de tuberculose. Observar a distribuição em áreas focais peribrônquica e peribronquiolar das opacidades nodulares. (Cortesia de Junpei Ikezoe, MD.)[94]

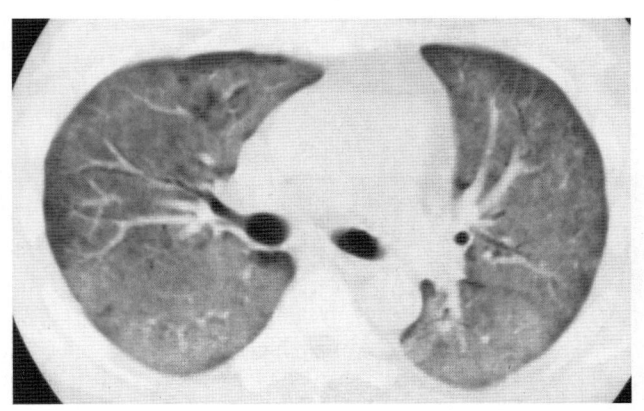

Fig. 1.49-4
Pneumonia por *Pneumocystis carinii* na AIDS. Opacidades em vidro fosco difusas bilaterais com mínima preservação da periferia.[95]

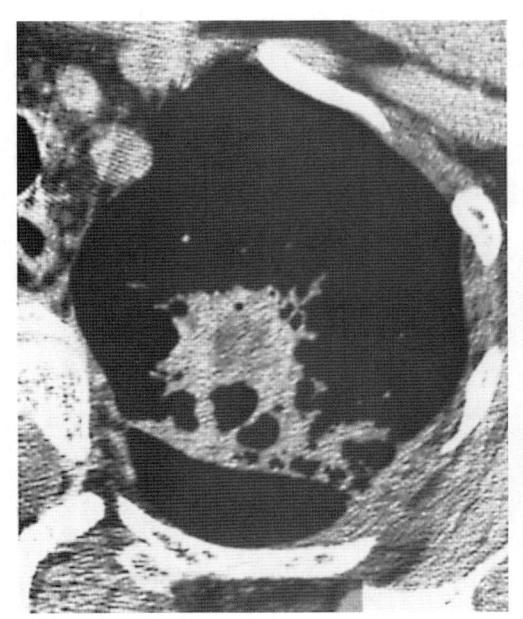

Fig. 1.49-5
Aspergilose. Tomografia efetuada na época da recuperação da medula óssea em um paciente sob quimioterapia neutropênico mostra um centro com baixa atenuação que provavelmente reflete necrose inicial. Os espaços cheios de ar perto da borda inferior representam espaços aéreos enfisematosos não comprometidos.[94]

Condição	Achados de Imagem	Comentários
Pneumonite de radiação (Fig. 1.49-6)	Nas fases iniciais, um padrão de opacificações focais que progride para consolidação individualizada e sólida.	Geralmente limitada ao campo de irradiação, com um limite reto entre a área opacificada irradiada e pulmão normal. Eventualmente leva à fibrose pulmonar.
Tromboembolismo pulmonar (Fig. 1.49-7)	Classicamente, uma opacificação periférica em forma de cunha chegando à pleura com seu ápice dirigido para o hilo.	Pode produzir múltiplos nódulos periféricos. Um achado comum e importante é a presença de um vaso alimentador que leva à lesão. Embora isto indique a origem vascular do processo, uma aparência similar pode ser vista com êmbolos sépticos e metástases.
Êmbolos sépticos (Fig. 1.49-8)	Múltiplos nódulos periféricos, frequentemente com um vaso alimentador evidente.	Resultam de partículas infecciosas que atingem o pulmão a partir de uma valva cardíaca infectada, cateter intravenoso ou detrito injetado. As pessoas em risco incluem usuários de drogas, pacientes imunocomprometidos, e aqueles com cateteres venosos de demora ou próteses valvares cardíacas.

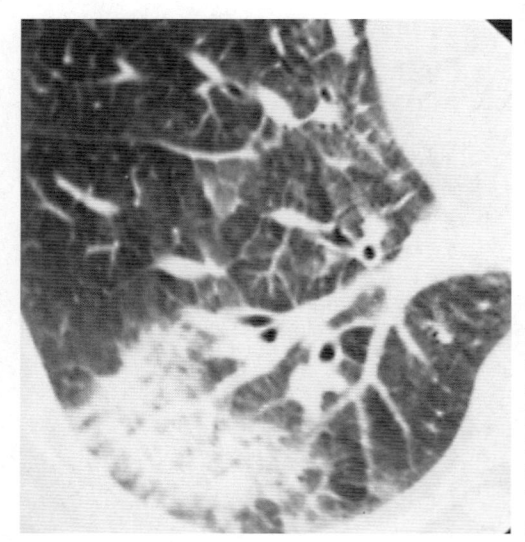

Fig. 1.49-6
Pneumonite de radiação. Dois meses depois de radioterapia para carcinoma da traqueia, consolidação localizada de espaços aéreos desenvolveu-se no lobo inferior direito. Há também doença intersticial que produz septos intralobulares espessados centralmente. Tomografias feitas mais tarde mostraram o desenvolvimento de cicatriz densa.[94]

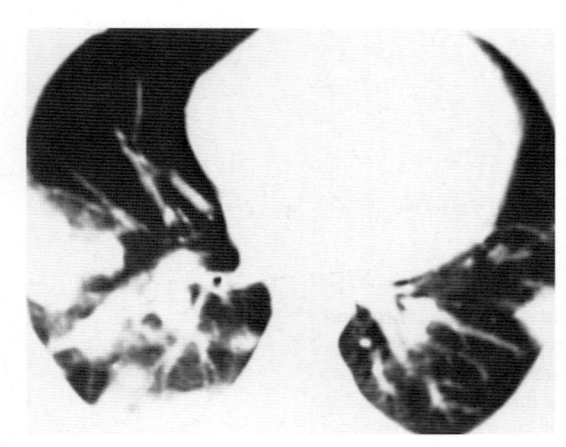

Fig. 1.49-7
Tromboembolismo pulmonar. Há múltiplas opacidades subpleurais arredondadas, algumas das quais possuem vasos pulmonares que levam a elas. (Cortesia de Robert D. Tarver, MD.)[94]

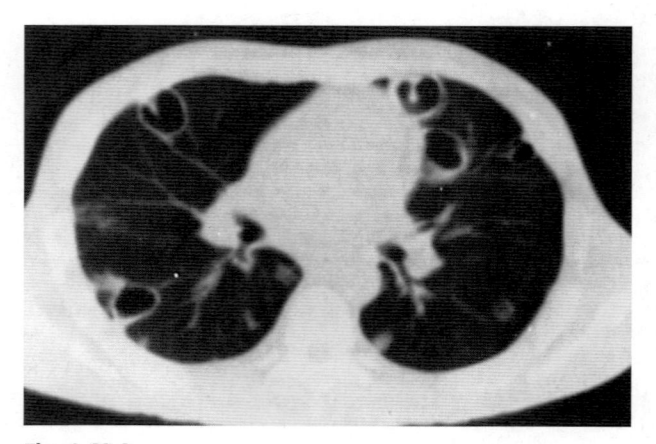

Fig. 1.49-8
Êmbolos sépticos. Múltiplas opacidades periféricas com cavitação. As conexões vasculares, particularmente no lobo médio direito indicam sua origem hematogênica.[96]

Condição	Achados de Imagem	Comentários
Pneumonia eosinofílica crônica (Fig. 1.49-9)	Distribuição periférica bilateral de consolidações focais.	Tipicamente apresenta-se com sintomas subagudos sistêmicos e respiratórios, e eosinofilia sanguínea.
Síndrome de Löffler	Distribuição periférica bilateral de consolidação em focos.	Também associada à eosinofilia sanguínea, embora difira da pneumonia eosinofílica crônica, porque as anormalidades dos espaços aéreos são transitórias, resolvendo-se em algumas áreas e reaparecendo em outras no decurso de dias.
Proteinose alveolar (Fig. 1.49-10)	Doença de espaços aéreos bilateral, em focos irregulares, mas, em geral simétrica. Aerobroncogramas são surpreendentemente incomuns.	Radiografias simples podem ser notavelmente anormais apesar do grau brando de comprometimento respiratório. Pode haver espessamento intersticial superposto que se resolve após lavado broncopulmonar, e assim provavelmente representa edema e detritos celulares, em vez de fibrose.

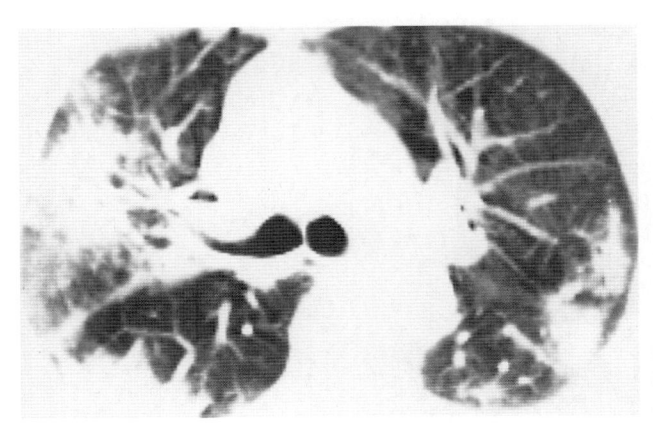

Fig. 1.49-9
Pneumonia eosinofílica. Infiltrados focais irregulares bilaterais com uma distribuição periférica.[94]

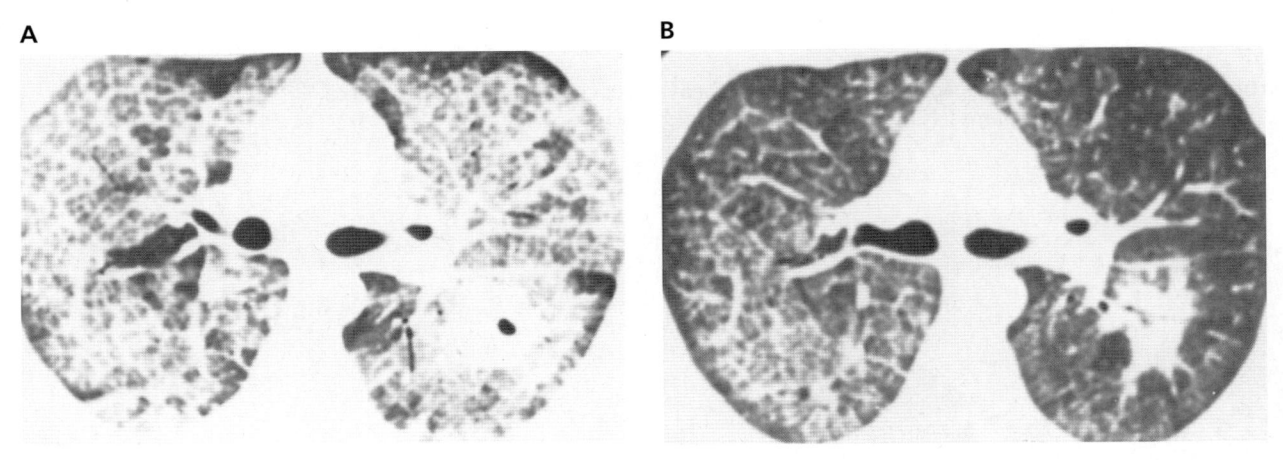

Fig. 1.49-10
Proteinose alveolar. (A) Doença de espaços aéreos disseminada e espessamento intersticial reticular superposto. Observar o abscesso nocardial no lobo inferior esquerdo. (B) Depois de lavagem broncoalveolar, os componentes dos espaços aéreos e intersticiais diminuíram.[97]

Condição	Achados de Imagem	Comentários
Carcinoma bronquioloalveolar (células alveolares) (Fig. 1.49-11)	Doença dos espaços aéreos que muitas vezes é associada a proeminentes aerobroncogramas. Atenuação de TC no lobo afetado é tipicamente menor do que a causada por pneumonia, refletindo o conteúdo de mucina das células malignas e espaços aéreos.	Resulta da disseminação de tumor através da árvore bronquioalveolar. Pode comprometer um segmento ou lobo inteiro e mesmo disseminar-se ao pulmão contralateral. Após injeção de material de contraste, os vasos dentro do lobo afetado se salientam contra o fundo de baixa atenuação, produzindo o "sinal do angiograma" (não específico, uma vez que também pode ser visto em edema pulmonar, infarto pulmonar e pneumonia lipoide).
Pneumonia lipoide (Fig. 1.49-12)	Opacificações posteriores ou em lobos inferiores que podem ter baixa atenuação (refletindo aspiração de material lipídico).	Resulta da aspiração ou inalação crônica de compostos à base de petróleo ou óleos animais ou vegetais (p. ex., em pacientes que usam óleo mineral como laxativo ou que aplicam um composto oleoso nos lábios ou nariz antes de se deitar).

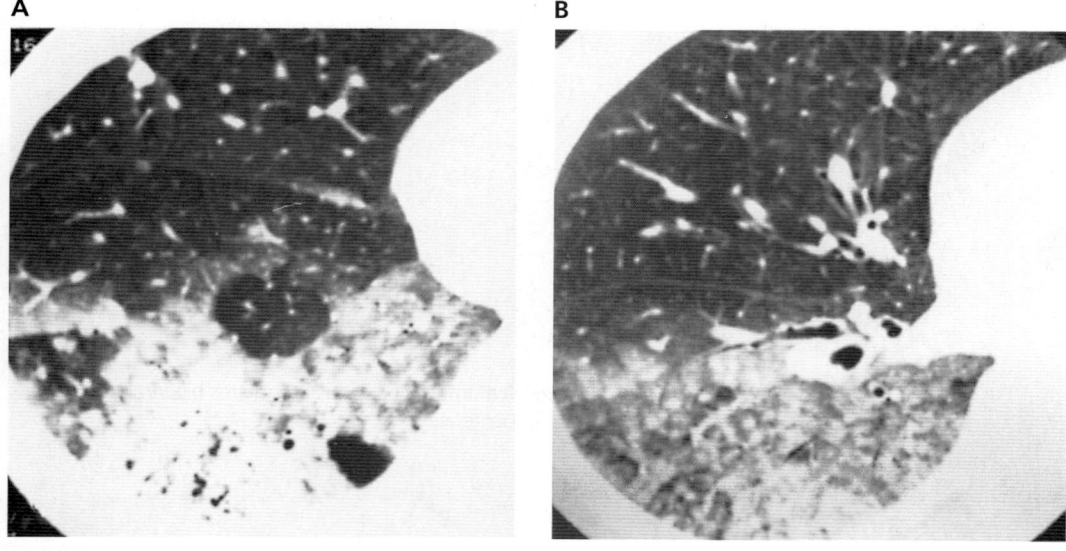

Fig. 1.49-11
Carcinoma bronquioloalveolar. (A) Ocupação disseminada de espaços aéreos com marginação geográfica. (B) Notar a presença de aerobroncogramas. (Cortesia de David P. Naidich, MD.)[94]

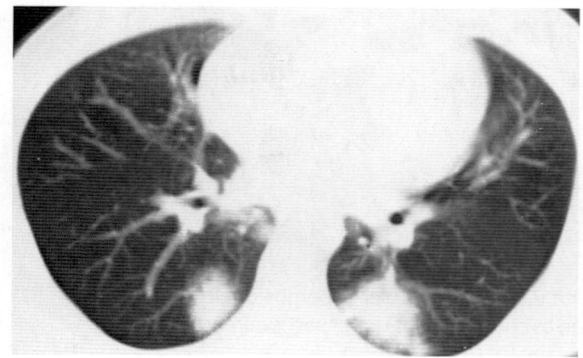

Fig. 1.49-12
Pneumonia lipoide. Localização pendente característica da consolidação.[94]

1.49 ■ DOENÇA PULMONAR ALVEOLAR EM TOMOGRAFIA COMPUTADORIZADA

Condição	Achados de Imagem	Comentários
Sarcoidose alveolar (Fig. 1.49-13)	Opacificações mal definidas que podem ser individualizadas ou formar áreas maiores de consolidação segmentar. O padrão parece um processo inflamatório agudo e pode conter um aerobroncograma.	Coalescência de pequenos granulomas que resulta em invasão dos espaços alveolares o que simula doença dos espaços aéreos. Mais comumente um padrão reticulonodular difuso e aumento bilateral típico dos linfonodos hilares e paratraqueais (ver Figs. 1.13-6 e 1.14-8).
Contusão pulmonar (Fig. 1.49-14)	Consolidação de espaços aéreos que pode ser associada a fraturas de costelas ou coluna vertebral, hematoma mediastinal ou da parede torácica, e pneumotórax ou hemotórax.	A mais comum lesão torácica que resulta de trauma torácico fechado. A ação de cisalhamento sobre as paredes alveolares e capilares resulta em coleções focais de hemorragia e edema.
Edema pulmonar (Fig. 1.49-15)	Opacificação pulmonar de baixo grau, em vidro fosco, ou consolidação definida de espaços aéreos.	Tanto edemas cardiogênicos quanto não cardiogênicos são descritos como tendo predominantemente uma distribuição central.

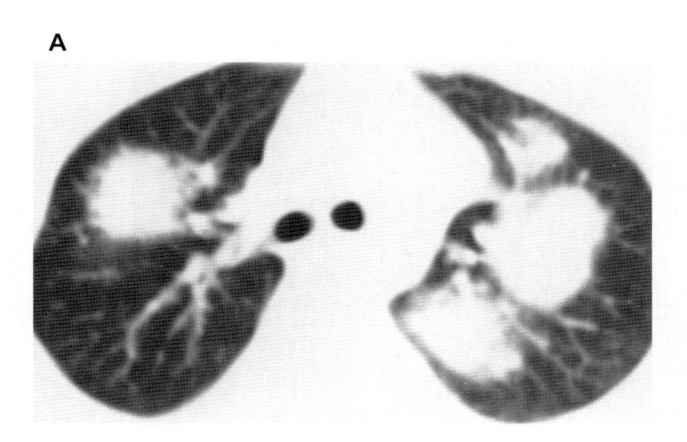

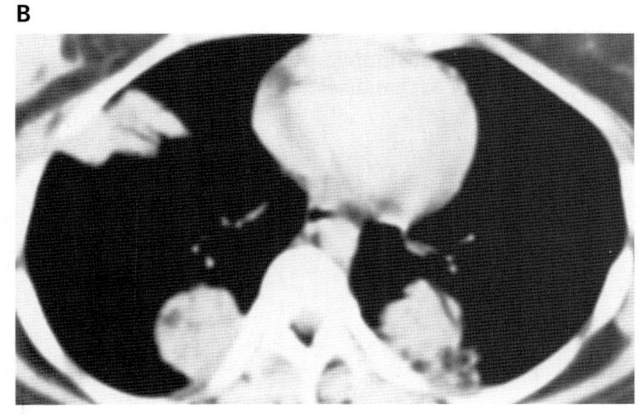

Fig. 1.49-13
Sarcoidose alveolar. (A) Grandes massas centrais com margens parcialmente bem definidas e mal definidas. (B) Lesões mais periféricas com aerobroncogramas.[94]

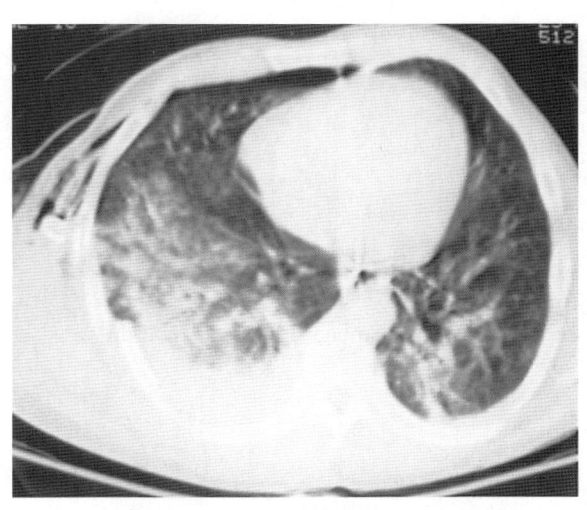

Fig. 1.49-14
Contusão pulmonar. Há hemotórax, fraturas de costelas, enfisema subcutâneo e dreno pleural associados.[94]

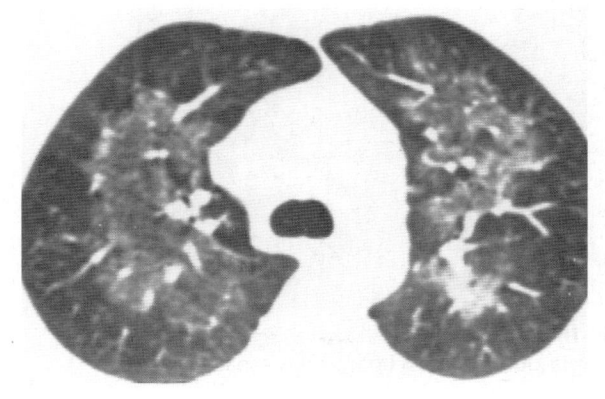

Fig. 1.49-15
Edema pulmonar. Opacificação pulmonar de baixo grau, central, em vidro fosco, persiste 3 semanas após infarto do miocárdio.[94]

Condição	Achados de Imagem	Comentários
Abuso de cocaína/pulmão de *crack* (Figs. 1.49-16 e 1.49-17)	Grau variável de cardiomegalia, doença dos espaços aéreos e consolidação, espessamento septal interlobular e edema peribroncovascular.	Edema pulmonar cardíaco agudo, edema não cardiogênico causado por permeabilidade aumentada do endotélio capilar pulmonar danificado e eosinofilia pulmonar.
Hemorragia pulmonar não traumática (Fig. 1.49-18)	Consolidação de espaços aéreos bilaterais muito disseminada.	Pode ocorrer em pacientes com diáteses hemorrágicas, hemossiderose pulmonar idiopática, síndrome de Goodpasture, poliarterite nodosa ou granulomatose de Wegener. Geralmente há desaparecimento 2 a 3 dias após um único episódio de sangramento, embora alterações reticulares possam persistir muito mais tempo.

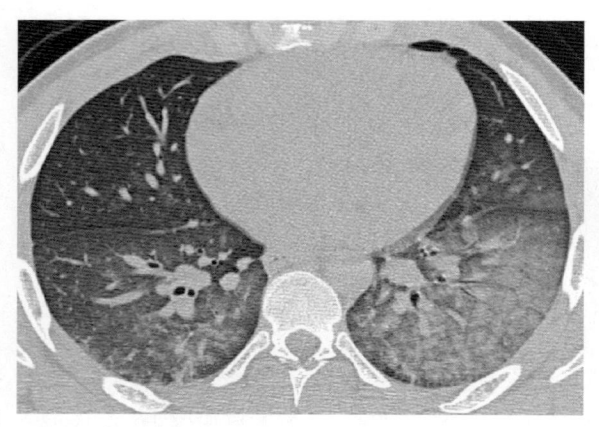

Fig. 1.49-16
Abuso de cocaína. Edema pulmonar agudo com opacidades heterogêneas bilaterais.[11]

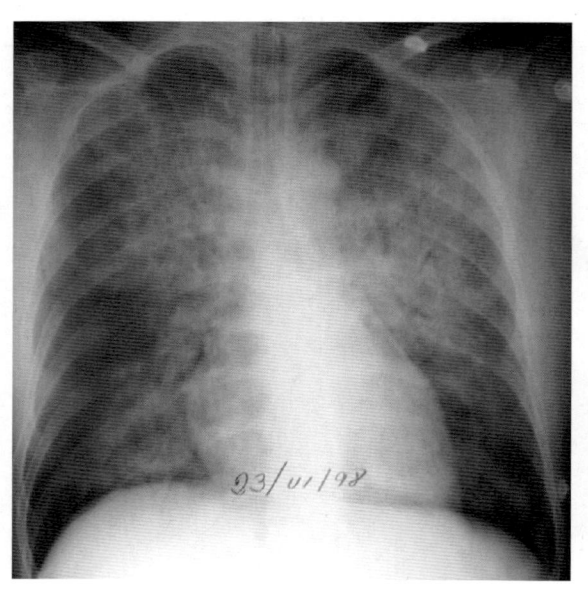

Fig. 1.49-17
Pulmão de *crack* com eosinofilia pulmonar. Extensas opacidades heterogêneas centrais e periféricas bilaterais.

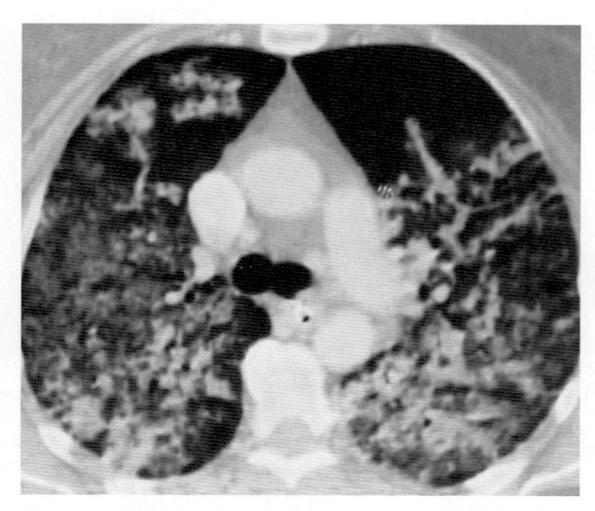

Fig. 1.49-18
Hemorragia pulmonar. Ocupação dos espaços aéreos disseminada, em focos irregulares, e geográfica neste paciente com vasculite necrosante.[94]

Condição	Achados de Imagem	Comentários
Metástases (Fig. 1.49-19)	Múltiplas massas tipicamente subpleurais que são esféricas ou ovoides.	Identificação de uma conexão vascular pulmonar ao nódulo ajuda a confirmar sua origem hematogênica. Em TC, efeitos de volume parcial (criando a aparência de uma conexão com um vaso adjacente) podem fazer um granuloma simular uma lesão metastática, se cortes finos não forem obtidos.
Linfoma (Fig. 1.49-20)	Doença nodular ou focal dos espaços aéreos que, às vezes, contêm aerobroncogramas.	Semeadura do pulmão pode resultar em um padrão indistinguível daquele de infecção fúngica. Linfoma também pode invadir o pulmão diretamente a partir de linfonodos mediastinais ou hilares.

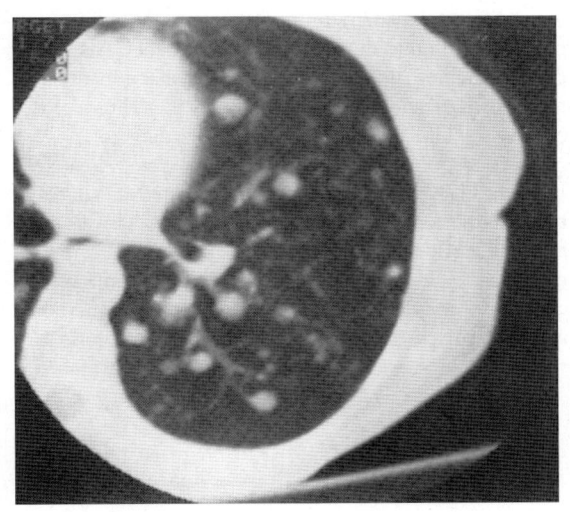

Fig. 1.49-19
Metástases. Múltiplos nódulos pulmonares com conexões vasculares indicando sua origem hematogênica.[96]

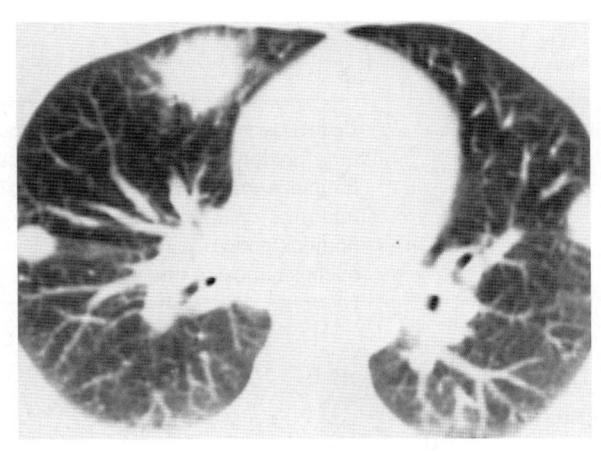

Fig. 1.49-20
Linfoma. Múltiplas opacidades nodulares, algumas com margens bem definidas e algumas com margens mal definidas. A principal consideração diagnóstica diferencial é infecção fúngica neste paciente com doença de Hodgkin.[94]

1.50 ■ Opacidades Nodulares/Reticulonodulares em Tomografia Computadorizada de Alta Resolução

Condição	Achados de Imagem	Comentários
Carcinomatose linfangítica pulmonar (Fig. 1.50-1)	Espessamento liso ou nodular do interstício peribroncovascular e dos septos interlobulares, com preservação da arquitetura pulmonar normal no nível lobular. Linfadenopatia hilar em aproximadamente 50% dos casos.	Crescimento tumoral no sistema linfático dos pulmões ocorre mais comumente em pacientes com carcinomas de mama, pulmão, estômago, pâncreas, próstata, colo do útero ou tireoide. Embora usualmente resultando de disseminação hematogênica ao pulmão, com subsequente invasão intersticial e linfática, ele pode ocorrer em virtude da disseminação linfática direta de tumor a partir dos linfonodos mediastinais e hilares. Achados característicos em TCAR podem ser vistos em pacientes com radiografias normais de tórax (as quais não visualizam claramente as regiões pulmonares periféricas onde comprometimento tende a ocorrer). Em um paciente com um tumor conhecido e sintomas de dispneia, achados de TCAR típicos de carcinomatose linfangítica pulmonar são usualmente considerados diagnósticos, e na prática clínica uma biópsia de pulmão, em geral, não é realizada.
Metástases hematogênicas (Fig. 1.50-2)	Pequenos nódulos individualizados que têm uma predominância periférica e basal quando limitados em número, mas uma distribuição uniforme quando há inúmeras lesões. Alguns nódulos podem parecer relacionados com pequenos ramos de vasos pulmonares.	Embora TCAR possa ser usada para caracterizar a distribuição e morfologia dos nódulos pulmonares visíveis em radiografias de tórax em pacientes com metástases pulmonares hematogênicas, TC convencional com cortes contíguos é mais valiosa para detectar metástases pulmonares em pacientes com radiografias normais de tórax.

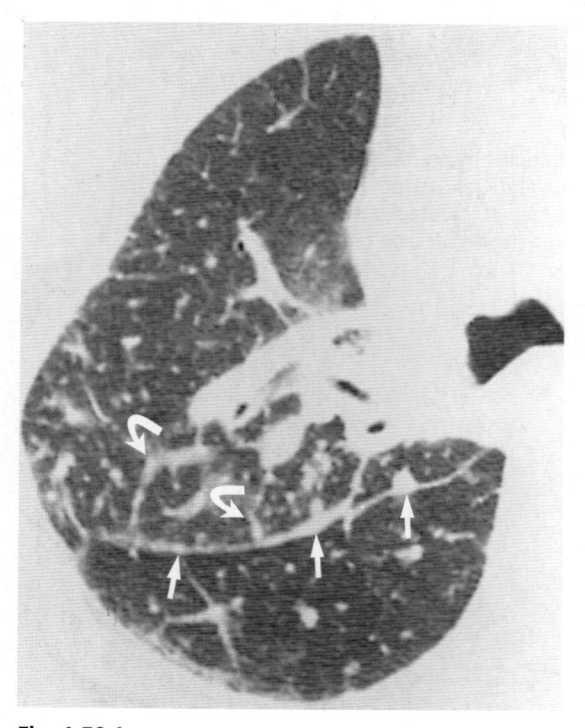

Fig. 1.50-1
Carcinomatose linfangítica pulmonar. Espessamento nodular dos septos interlobulares (setas curvas) e da fissura interlobar (setas retas).[88]

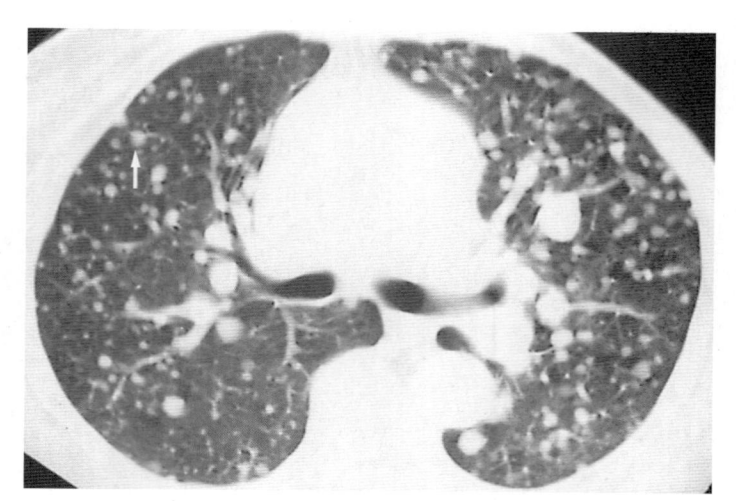

Fig. 1.50-2
Metástases hematogênicas. Nódulos nitidamente definidos. Embora alguns nódulos (seta) pareçam ser relacionados com pequenos ramos vasculares, a maioria dos nódulos não apresenta uma relação específica a estruturas lobulares e parece ser de distribuição aleatória. Notar os nódulos subpleurais e ausência de espessamento septal.[88]

1.50 ■ OPACIDADES NODULARES/RETICULONODULARES EM TOMOGRAFIA COMPUTADORIZADA DE ALTA RESOLUÇÃO

Condição	Achados de Imagem	Comentários
Carcinoma bronquioloalveolar (Fig. 1.50-3A, B)	Áreas difusas, focais ou multifocais de consolidação que são peribroncovasculares e contêm aerobroncogramas ou espaços císticos cheios de ar. Pode haver extensivos nódulos em espaços aéreos centrolobulares ou pequenos nódulos difusos, simulando a aparência de metástases hematogênicas.	Uma vez que líquido e muco produzidos pelo tumor sejam de baixa atenuação, carcinoma bronquioloalveolar pode demonstrar o "sinal do angiograma em TC" (vasos pulmonares intensificados com contraste aparecendo mais densos do que o pulmão opacificado circundante). TC desempenha um papel crucial na avaliação inicial dos pacientes, uma vez que é capaz de detectar doença difusa (indicando inoperabilidade) naqueles que parecem ter lesões limitadas e potencialmente ressecáveis tendo como base radiografias simples.
Sarcoma de Kaposi (Fig. 1.50-4)	Nódulos irregulares ("em forma de chama") e nódulos peribroncovasculares combinados com espessamento peribroncovascular e septal interlobular, derrames pleurais e linfadenopatia.	Aproximadamente 15 a 20% dos pacientes com AIDS (quase todos ocorrendo em homens homossexuais ou bissexuais) desenvolvem sarcoma de Kaposi. Destes, comprometimento pulmonar ocorre em cerca de 20%. Na maioria dos pacientes, a presença de nódulos típicos em TC e uma distribuição para-hilar de anormalidades permitem que sarcoma de Kaposi seja distinguido de outras complicações torácicas da AIDS.

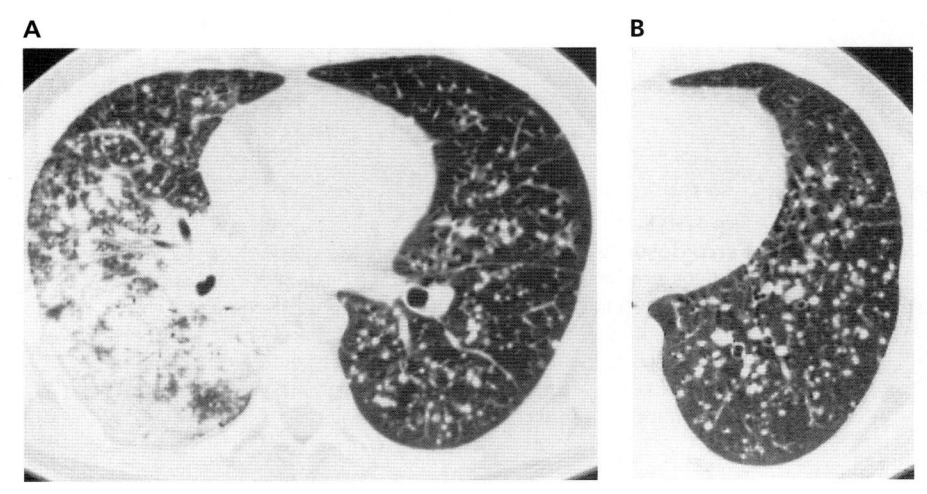

Fig. 1.50-3
Carcinoma bronquioloalveolar. (A) Áreas de consolidação nos lobos inferiores direitos, nódulos mal definidos (alguns dos quais parecem ser centrolobulares), e múltiplos nódulos bem definidos pequenos. (B) Vista direcionada do pulmão esquerdo mostra numerosos pequenos nódulos, pelo menos alguns dos quais mostram uma distribuição aleatória similar a metástases hematogênicas. Notar a presença de nódulos subpleurais.[88]

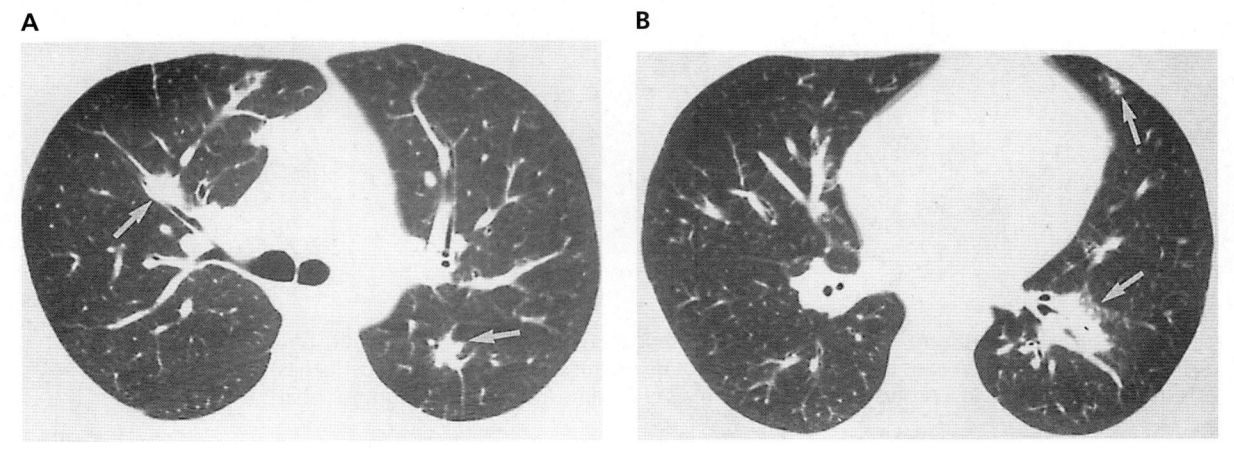

Fig. 1.50-4
Sarcoma de Kaposi. (A e B) Nódulos bem definidos (setas) nas regiões para-hilar e peribroncovascular.[88]

Condição	Achados de Imagem	Comentários
Sarcoidose (Fig. 1.50-5)	Pequenos nódulos nitidamente definidos que podem ser encontrados nas regiões peribroncovasculares (adjacentes a vasos e brônquios para-hilares), adjacentes às fissuras maiores, nas regiões subpleurais costais, dentro dos septos interlobulares e nas regiões centrolobulares.	Nódulos geralmente representam grupos coalescentes de granulomas microscópicos, embora possam refletir áreas nodulares de fibrose. Eles podem ser numerosos e distribuídos pelos dois pulmões ou ser mais localizados em pequenas áreas em um ou ambos os pulmões (frequentemente com uma predominância pelos lobos superiores).
Distúrbios de inalação (Fig. 1.50-6)	Múltiplos pequenos nódulos em uma localização centrolobular e subpleural que são difusamente espalhados pelos dois pulmões inteiros. Em doença branda, podem ser vistos apenas nos lobos superiores e ter uma predominância posterior.	Silicose primária e pneumoconiose dos mineiros de carvão. Nódulos ocorrem raramente em relação a septos interlobulares espessados (como em carcinoma linfangítico pulmonar ou sarcoidose). O desenvolvimento de massas conglomeradas irregulares (fibrose maciça progressiva), indicando a presença de doença complicada, está sempre associado a um fundo de pequenos nódulos visíveis em TCAR.

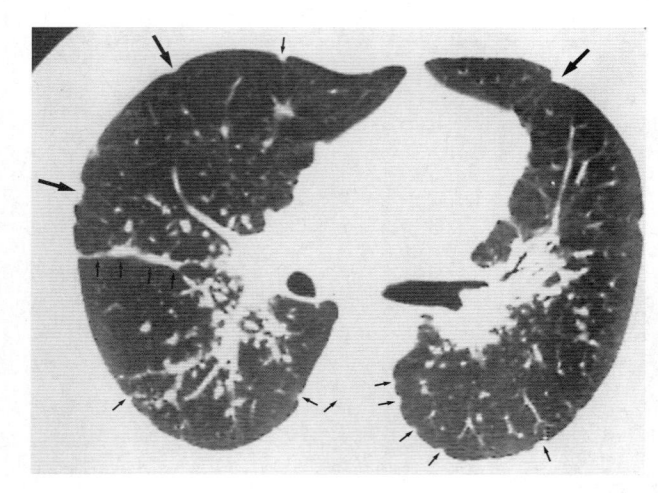

Fig. 1.50-5
Sarcoidose. Distribuição "perilinfática" de numerosos pequenos nódulos em relação ao interstício para-hilar, broncovascular. As paredes brônquicas aparecem irregularmente espessadas. Nódulos subpleurais (setas pequenas) são vistos marginando as superfícies pleurais e fissura maior direita. Este aspecto é virtualmente diagnóstico de sarcoidose. Coleções de granulomas subpleurais (setas grandes) foram chamadas pseudoplacas.[88]

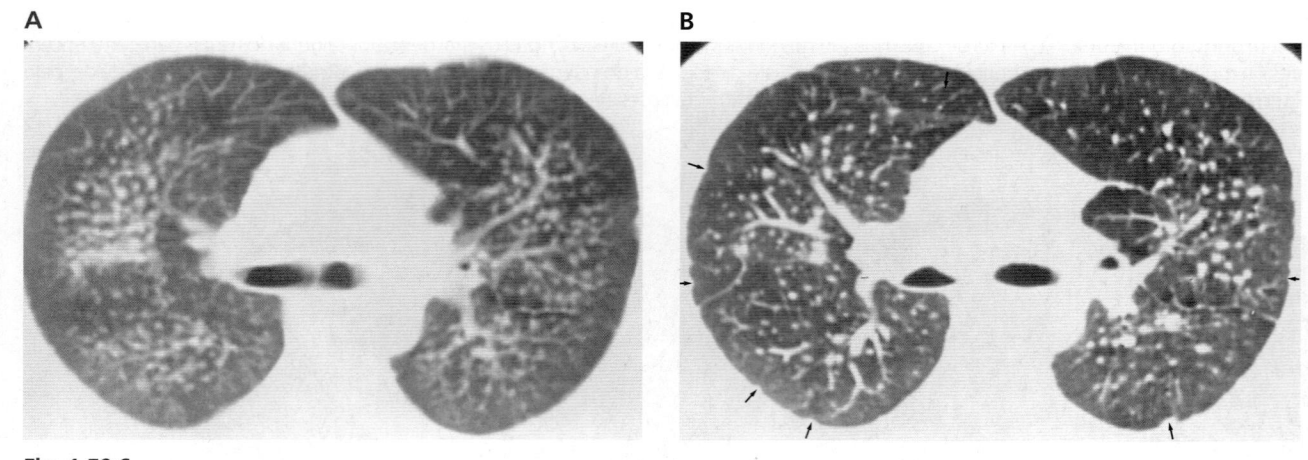

Fig. 1.50-6
Silicose. (A) Imagem de TC convencional mostra numerosos nódulos pulmonares bilateralmente, com relativa poupança da periferia pulmonar. (B) TCAR do mesmo nível define mais claramente a presença de nódulos subpleurais (setas pequenas). Os nódulos têm margens lisas e são nitidamente definidos. A profusão de nódulos é mais facilmente avaliada na TC convencional.[88]

Condição	Achados de Imagem	Comentários
Tuberculose (Figs. 1.50-7 e 1.50-8)	Nódulos mal definidos de espaços aéreos (refletindo disseminação endobrônquica de infecção) ou pequenos nódulos bem definidos, resultando de disseminação miliar ou hematogênica da doença.	Aumento linfonodal hilar e mediastinal é visto comumente em pacientes com tuberculose ativa. TCAR pode detectar a presença de comprometimento pulmonar difuso, quando radiografias de tórax correspondentes são normais ou mostram apenas doença mínima ou limitada.
Infecções por micobactérias atípicas (não tuberculosas) (Fig. 1.50-9)	Pequenos ou grandes nódulos com áreas de bronquiectasia, ou consolidação focal unilateral ou bilateral de espaços aéreos.	A presença de pequenos nódulos em áreas de pulmão distantes do foco dominante de infecção provavelmente representa disseminação endobrônquica da infecção.

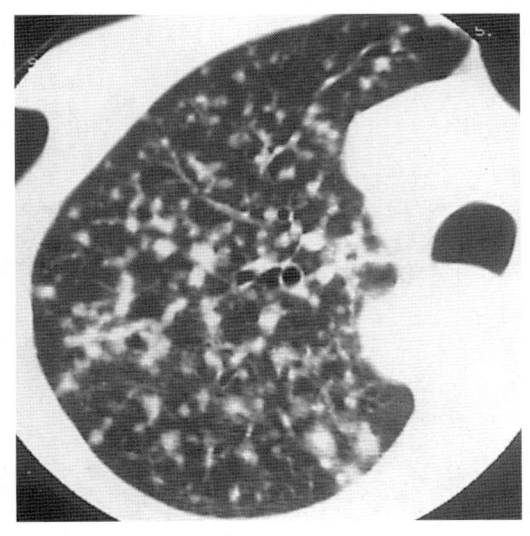

Fig. 1.50-7
Tuberculose (disseminação endobrônquica em doença de reativação). Aparência típica de numerosos nódulos pouco definidos difusos, alguns dos quais são perivasculares e centrolobulares.[88]

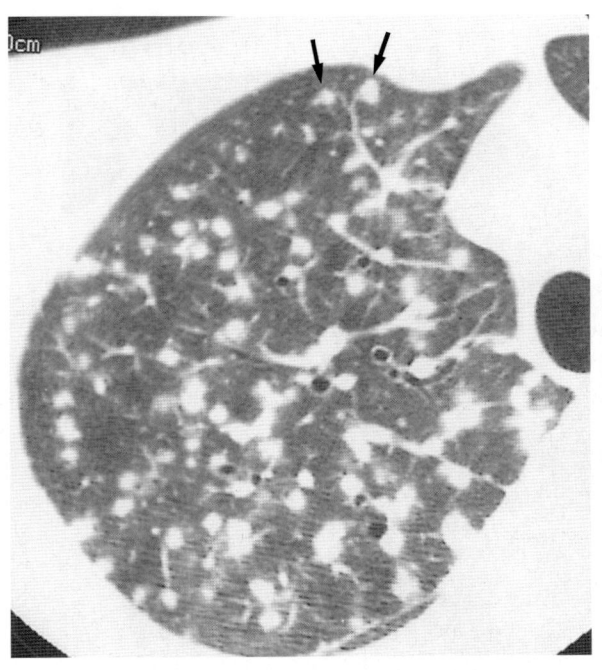

Fig. 1.50-8
Tuberculose (miliar). Numerosos nódulos bem definidos de 1–2 mm difusamente distribuídos pelo lobo inferior direito. Alguns nódulos aparecem septais (setas) ou subpleurais, enquanto outros parecem ser associados a pequenos vasos alimentadores sugerindo uma origem hematogênica.[88]

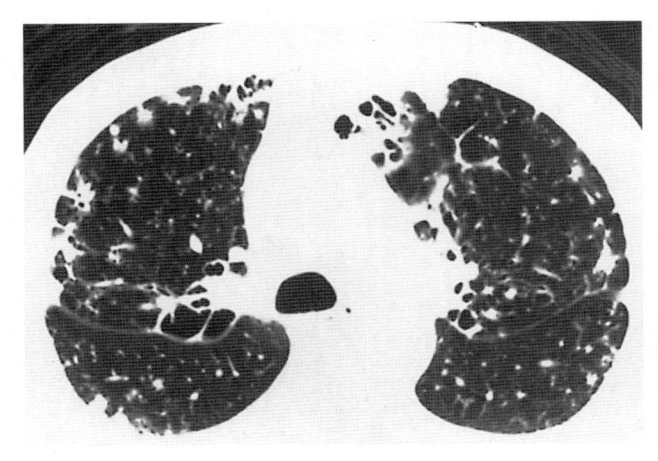

Fig. 1.50-9
Infecção pelo complexo *Mycobacterium avium-intracellulare* (MAC). Achados característicos de bronquiectasia e pequenos nódulos e aglomerações de nódulos no pulmão periférico.[54]

Condição	Achados de Imagem	Comentários
Aspergilose pulmonar invasiva (Fig. 1.50-10)	Opacidade "em halo" ou vidro fosco rodeando nódulos parenquimatosos densos focais.	O halo e o nódulo central são descritos como refletindo, respectivamente, uma orla de necrose de coagulação ou hemorragia rodeando um nódulo fúngico ou infarto central.
Embolia séptica (Fig. 1.50-11)	Nódulos periféricos bilaterais em vários estádios de cavitação.	Nódulos pulmonares cavitários presumivelmente resultam da oclusão séptica de pequenos ramos arteriais periféricos, resultando no desenvolvimento de abscessos pulmonares metastáticos. Uma aparência característica é o achado de vasos alimentadores em associação aos nódulos periféricos.

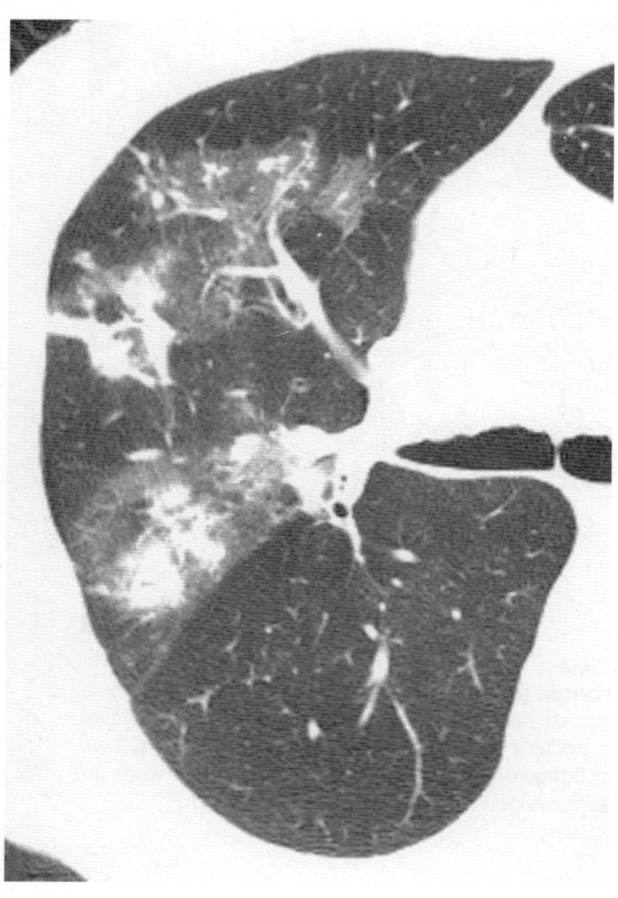

Fig. 1.50-10
Aspergilose pulmonar invasiva. Múltiplos nódulos pulmonares são associados ao sinal do halo.[88]

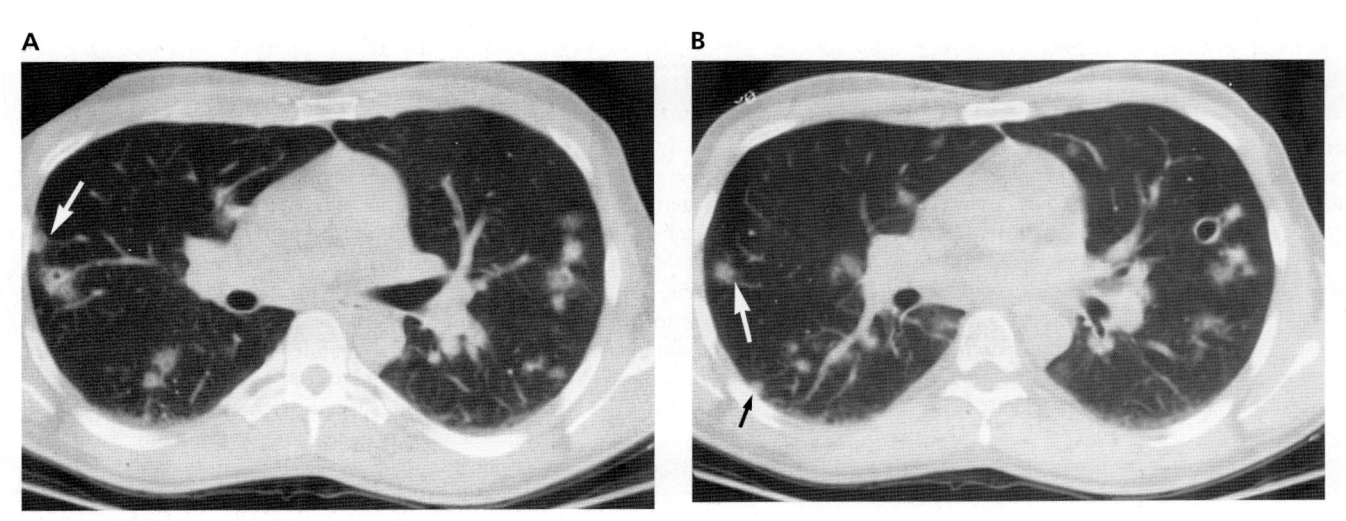

1.50 ■ OPACIDADES NODULARES/RETICULONODULARES EM TOMOGRAFIA COMPUTADORIZADA DE ALTA RESOLUÇÃO

Fig. 1.50-11
Êmbolos pulmonares sépticos. (A e B) Focos esparsos, predominantemente periféricos, pouco definidos, de consolidação de espaços aéreos, muitos dos quais contêm graus variados de cavitação. Observar que vários destes parecem ser associados a vasos "alimentadores" (setas) sugerindo uma origem hematogênica.[88]

1.51 ■ Doença Pulmonar Cística em Tomografia Computadorizada

Condição	Achados de Imagem	Comentários
Enfisema (Figs. 1.51-1 e 1.51-2)	Inicialmente, áreas esparsas de baixa atenuação no interior do pulmão, facilmente separáveis do parênquima normal circundante apesar da ausência de paredes claramente definíveis. Com progressão, zonas inteiras do pulmão se tornam transparentes, e há muitas vezes uma diminuição no número e calibre de vasos sanguíneos associados.	Achados secundários que frequentemente estão presentes incluem pequenas e grandes bolhas subpleurais e pulmões hiperinflados. Bolhas grandes podem comprimir e deformar o parênquima subjacente, às vezes em configurações bizarras. TC é de especial valor para detectar pequenas e grandes bolhas insuspeitadas de outra forma, em populações de alto risco selecionadas, como aquelas com suspeita de deficiência de α_1-antitripsina ou aquelas que se apresentam com pneumotóraces recorrentes.
Bronquiectasia (Fig. 1.51-3)	Vias aéreas dilatadas, de paredes espessas, estendendo-se para a periferia do pulmão. Com gravidade crescente, os brônquios podem ficar com dilatações como contas e assemelhar-se a um "colar de pérolas". Na sua forma mais grave, pode haver cistos pulmonares individualizados e o agrupamento de brônquios dilatados produzindo um padrão de "cacho de uvas".	A aparência em TC varia dependendo de se os brônquios correm em um plano predominantemente horizontal ou vertical. Quando horizontais, os brônquios dilatados são vistos ao longo do seu comprimento e produzem linhas paralelas ou "trilhos de bonde". Quando verticais, os brônquios dilatados aparecem como transparências circulares de paredes espessas, quase sempre acompanhados por ramos das artérias pulmonares adjacentes, que se combinam para produzir um padrão característico de "anel de sinete".

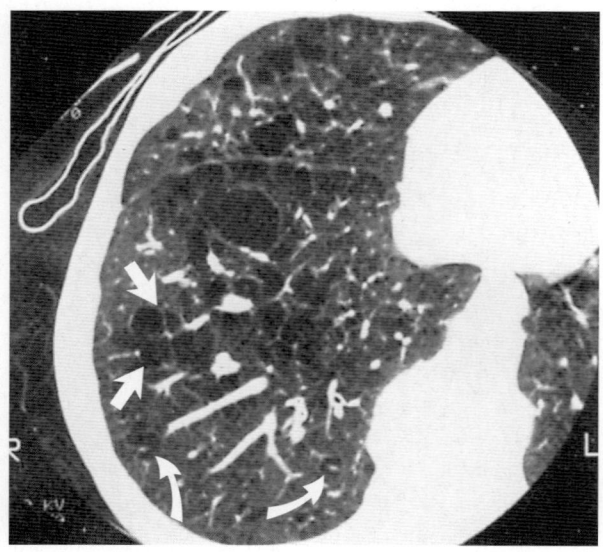

Fig. 1.51-1
Enfisema. Há cistos de baixa densidade dispersos sem paredes claramente definíveis. Muitos parecem ser alinhados adjacentes a vasos periféricos correspondendo à anatomia lobular (setas retas). Notar que vasos lobulares residuais ainda podem ser identificados dentro do centro de alguns destes cistos (setas curvas).[98]

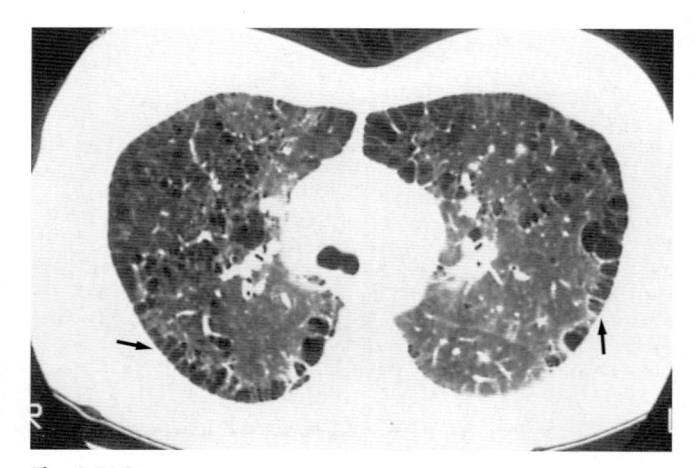

Fig. 1.51-2
Enfisema. Inúmeras pequenas e grandes bolhas periféricas comprometem difusamente ambos os pulmões. Septos separam bolhas individuais, assemelhando-se a uma aparência de pilha de moedas. Estes septos presumivelmente correspondem à observação de opacificações lineares proeminentes dentro dos pulmões ("pulmão sujo"). Além das bolhas periféricas, áreas individualizadas de atenuação tecidual marcadamente baixa sem paredes claramente definíveis também podem ser identificadas dentro do parênquima pulmonar. Notar que o parênquima pulmonar interveniente é normal e que os vasos intrapulmonares são bem definidos e possuem contornos lisos.[98]

Condição	Achados de Imagem	Comentários
Pneumonia intersticial usual (UIP) (Fig. 1.51-4)	Na doença grave, espaços císticos (medindo 2-4 mm) se desenvolvem. Nas fases finais da doença, o volume pulmonar diminui marcadamente, e pode ser definido um padrão característico de formação de favos de mel.	Mais comumente relacionado com fibrose pulmonar idiopática, um padrão semelhante pode ser visto em doenças colagenovasculares (especialmente esclerodermia e artrite reumatoide), infecções pulmonares e exposição a inalantes industriais (principalmente asbesto).
Síndrome de Swyer-James (Fig. 1.51-5)	Enfisema difuso (diminuições importantes na densidade dos segmentos pulmonares comprometidos atelectásicos), bronquiectasia, porém brônquios centrais patentes.	Presumivelmente causada por uma bronquiolite aguda, possivelmente viral, adquirida na lactância ou infância que danifica os bronquíolos terminais e respiratórios, de modo que o desenvolvimento normal subsequente do pulmão é prejudicado.

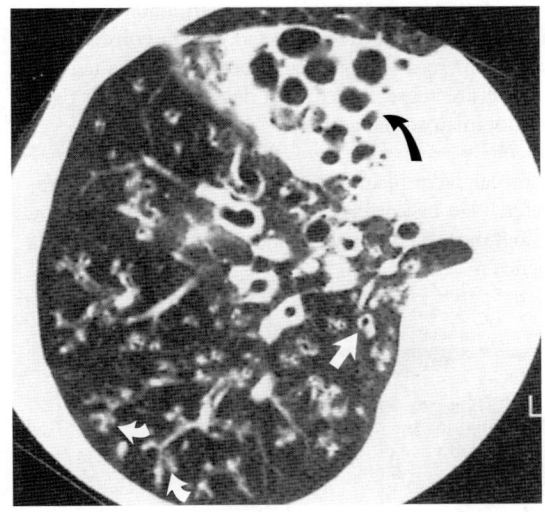

Fig. 1.51-3
Bronquiectasia cística. Brônquios dilatados de paredes espessas estão situados adjacentes a ramos periféricos das artérias pulmonares, produzindo um aspecto de anel de sinete (setas). Brônquios dilatados dentro do lobo médio atelectásico assemelham-se a um cacho de uvas (seta curva). Pequenas opacidades centrolobulares mal definidas vistas perifericamente representam vias aéreas distais cheias de líquido (setas curvas).[98]

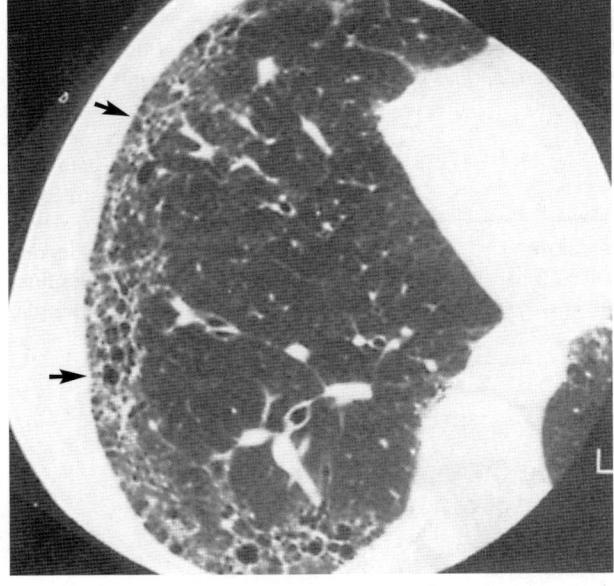

Fig. 1.51-4
Fibrose pulmonar idiopática. Reticulação grosseira com cistos de tamanho variável produzindo uma aparência de favo de mel.[98]

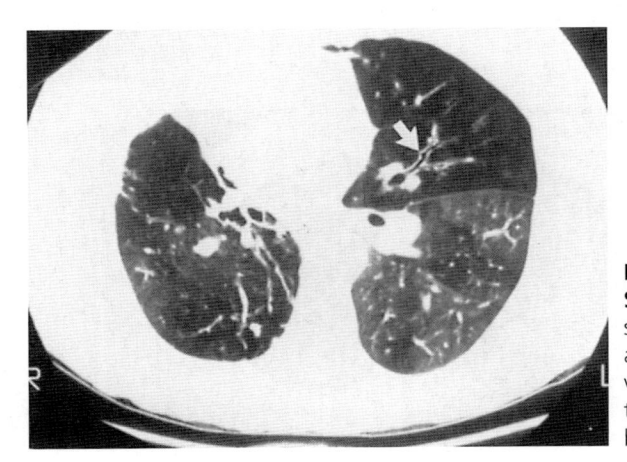

Fig. 1.51-5
Síndrome de Swyer-James. Alterações enfisematosas difusas em toda extensão de ambos os pulmões associadas a brônquios dilatados (seta). Cortes através das vias aéreas centrais (não apresentados) mostraram ausência de evidência de uma lesão endobrônquica central.[98]

Condição	Achados de Imagem	Comentários
Histiocitose de células de Langerhans pulmonar (Fig. 1.51-6)	Espaços císticos irregulares de paredes finas e espessas. Com gravidade crescente, estes cistos podem desenvolver configurações bizarras, ramificadas, imitando bronquiectasia.	Um estudo descreveu um padrão previsível de progressão a partir de pequenos nódulos, os quais cavitaram paracistos de paredes grossas, e a seguir paracistos de paredes finas com eventual confluência.
Linfangioleiomiomatose (Fig. 1.51-7)	Múltiplos cistos de paredes finas, variando em tamanho de alguns milímetros a 5 cm, que progridem para se tornar quase uniformemente distribuídos por toda a extensão dos pulmões.	Doença rara de mulheres em idade reprodutiva que é caracterizada por proliferação desordenada, dentro do interstício pulmonar, de músculo liso de aparência benigna. As pacientes tipicamente apresentam dispneia progressiva ou hemoptise (ou ambas), com pneumotóraces recorrentes (causados pela ruptura de espaços aéreos periféricos dilatados secundariamente a retenção de ar por obstrução das vias aéreas) ou derrame quiloso (secundário a linfáticos dilatados e obstruídos).
Pneumonia por *Pneumocystis carinii* (Fig. 1.51-8)	Evolução previsível de um padrão de TC que começa como pequenos cistos de paredes finas localizados em áreas focais de consolidação pulmonar. Os cistos podem coalescer dando cistos bizarros multisseptados, com paredes grossas, que frequentemente chegam ao espaço pleural.	Mesmo depois que a infecção subjacente foi adequadamente tratada, cistos residuais podem ainda ser vistos muito tempo depois que toda evidência de consolidação parenquimatosa desapareceu. Com o tempo, a maioria destes cistos regredirá, embora possa permanecer dano parenquimatoso subjacente.
Tuberculose (Fig. 1.51-9)	Predominantemente cavidades de paredes grossas, embora lesões de paredes finas sejam vistas frequentemente em pacientes fazendo tratamento.	Anormalidades pleurais extensas usualmente estão presentes. Não há correlação entre o aspecto em TC (ou radiográfico) das cavidades tuberculosas e a atividade da doença.

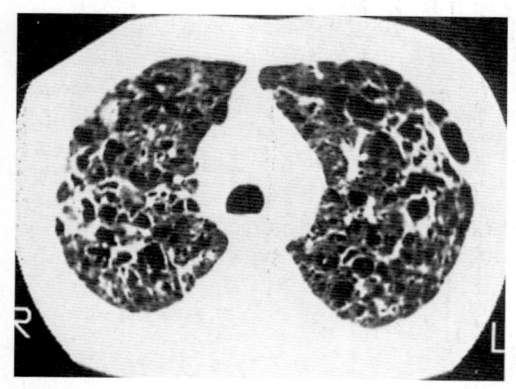

Fig. 1.51-6
Histiocitose pulmonar de células de Langerhans. Inúmeros cistos de paredes grossas de vários tamanhos, muitos com configurações bizarras, ramificadas.[98]

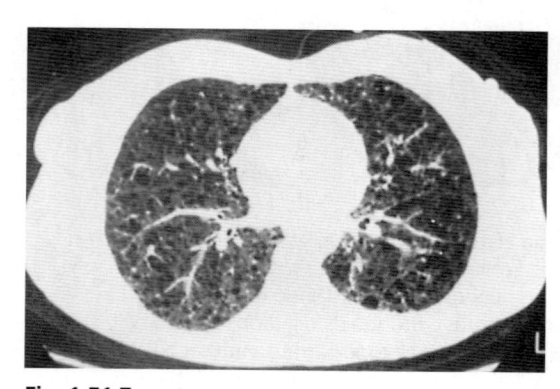

Fig. 1.51-7
Linfangioleiomiomatose. Inúmeros cistos de paredes finas de tamanho aproximadamente igual que são uniformemente distribuídos por toda a extensão de ambos os pulmões.[98]

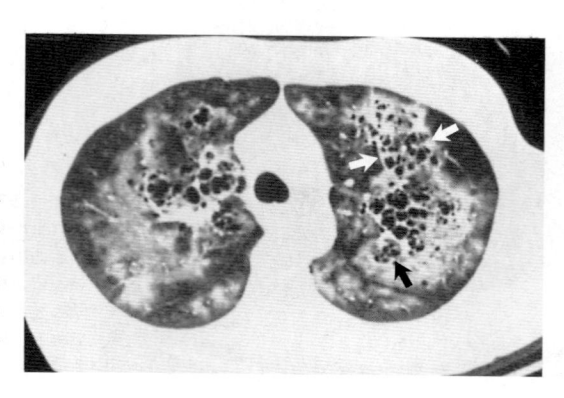

Fig. 1.51-8
Pneumonia por *Pneumocystis carinii*. Cistos individualizados de paredes finas e paredes grossas ocorrendo em associação a pulmão consolidado. Coalescência de cistos resulta na formação de alguns cistos de forma bizarra (setas). Notar que o parênquima interveniente se mostra macroscopicamente normal.[98]

Condição	Achados de Imagem	Comentários
Êmbolos sépticos (Fig. 1.51-10)	Nódulos periféricos em várias fases de cavitação, presumivelmente causados por "chuviscos" de material infectado atingindo os pulmões em diferentes momentos.	Quando vistos em corte transversal, um vaso "alimentador" característico pode muitas vezes ser identificado.
Metástases (Fig. 1.51-11)	Lesões cavitárias isoladas ou múltiplas que frequentemente são associadas a uma artéria pulmonar alimentadora adjacente.	Metástases cavitárias são raras, ocorrendo em menos de 5% dos casos. Elas resultam mais frequentemente de carcinomas de células escamosas (especialmente da cabeça e pescoço, colo do útero e bexiga). Causas menos frequentes são adenocarcinomas primários, especialmente aqueles originados no trato gastrointestinal, e sarcomas extratorácicos primários.
Sarcoidose (Fig. 1.51-12)	Alterações císticas em uma distribuição típica subpleural e especialmente peribroncovascular.	Alterações císticas na sarcoidose são usualmente atribuídas à fibrose intersticial, levando à formação de favos de mel, bronquiectasia e enfisema com resultantes vesículas e bolhas. Estas "pseudocavidades" são revestidas com tecido fibroso denso, não granulomas. De fato, cavitação verdadeira de nódulos sarcoides decorrente de necrose é extremamente rara.

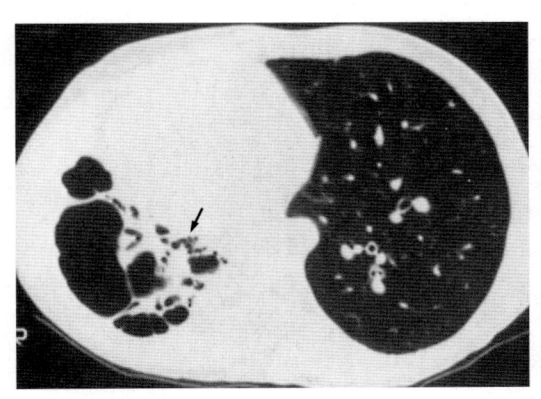

Fig. 1.51-9
Tuberculose. Substituição essencialmente completa do lobo inferior direito por cavidades e bronquiectasia (seta). Observar que brônquios dilatados parecem estender-se adentro de algumas destas cavidades.[98]

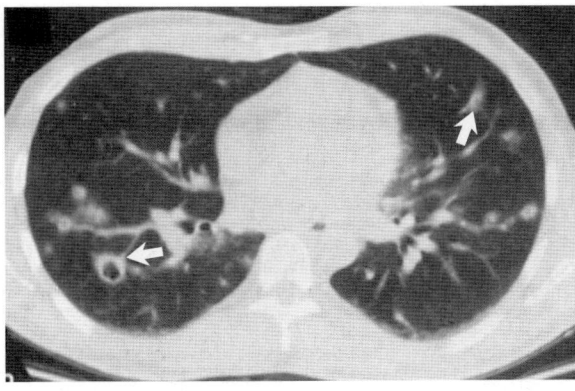

Fig. 1.51-10
Êmbolos sépticos. Nódulos dispersos em variados estádios de cavitação em um paciente com endocardite estafilocócica. Muitas das cavidades são claramente relacionadas com vasos adjacentes (setas).[98]

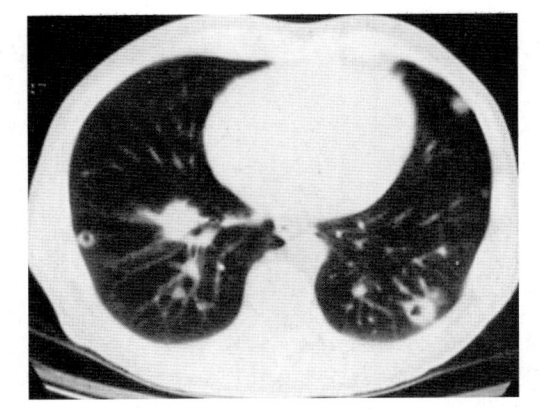

Fig. 1.51-11
Metástases. Neste paciente com câncer de cólon, há nódulos cavitários espalhados bilateralmente. Tal como na Figura 1.43-10, muitas das cavidades são claramente relacionadas com vasos adjacentes.[98]

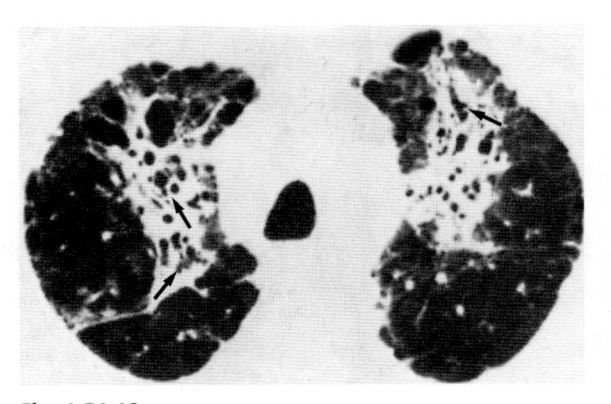

Fig. 1.51-12
Sarcoidose. Padrão característico de bolhas associadas à cicatrização central e bronquiectasia. Notar os nódulos dispersos, precariamente marginados, alguns dos quais parecem ter uma distribuição perivascular.[98]

1.52 ■ Padrão de Mosaico em Tomografia Computadorizada de Tórax*

Condição	Achados de Imagem	Comentários
Doença primária das pequenas vias aéreas (Fig. 1.52-1)	Tamanho e número diminuídos dos vasos no pulmão transparente em comparação ao pulmão com atenuação mais alta. Aprisionamento de ar conforme evidenciado por ausência de aumento na atenuação ou diminuição em volume do pulmão transparente em escaneamentos expiratórios.	Doenças das pequenas vias aéreas que resultam em ventilação focal ou pouca ventilação do parênquima pulmonar são as causas mais comuns do padrão em mosaico. Áreas de pulmão pouco ventilado são pouco perfundidas por causa da vasoconstrição reflexa ou em virtude de uma redução permanente no leito capilar pulmonar. Os processos patológicos incitadores podem ser permanentes (p. ex., bronquiolite obliterativa) ou reversíveis (p. ex., asma).
Doença vascular pulmonar (Fig. 1.52-2)	Tamanho e número diminuídos dos vasos no pulmão transparente, em comparação ao pulmão com atenuação mais alta. Ausência de aprisionamento de ar em escaneamentos expiratórios.	Pode refletir doença tromboembólica pulmonar ou hipertensão arterial pulmonar. Regiões de pulmão hiperêmico (atenuação mais alta) simulam infiltrados em vidro fosco quando vistos adjacentes a regiões oligoêmicas (atenuação mais alta) do pulmão.

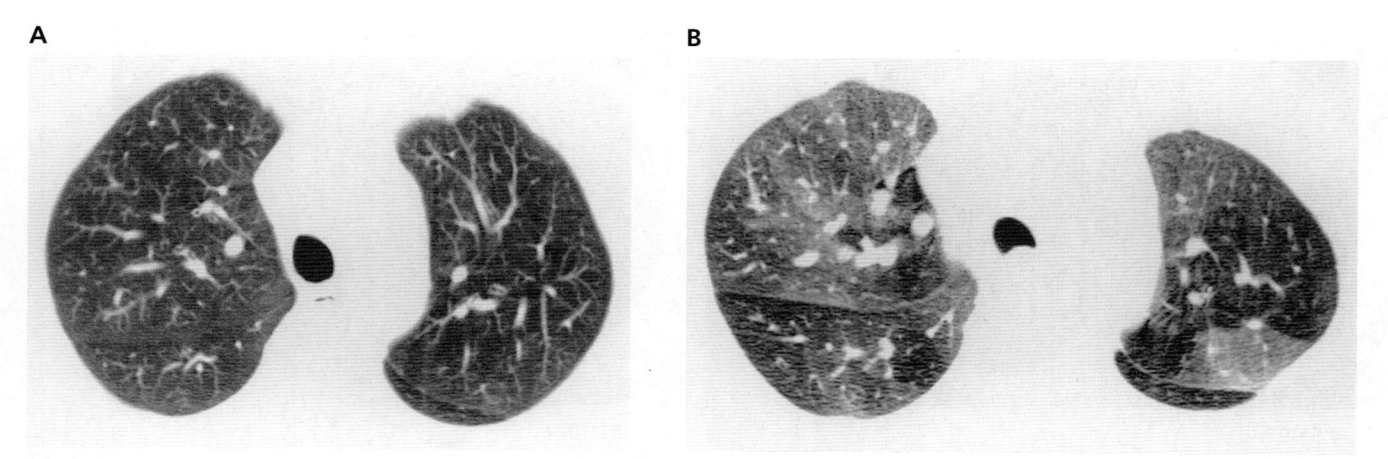

Fig. 1.52-1
Asma. (A) Imagem de TC obtida em inspiração completa suspensa mostra achados normais, incluindo um gradiente normal de atenuação. (B) Estudo repetido obtido em expiração completa suspensa mostra retenção de ar difusa focal com padrão em mosaico de atenuação pulmonar.[99]

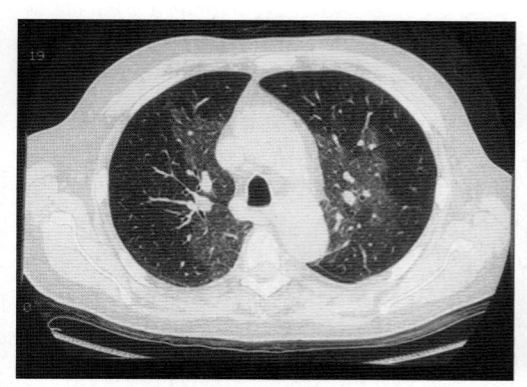

Fig. 1.52-2
Êmbolos pulmonares crônicos e resultante hipertensão na artéria pulmonar. Padrão de mosaico de atenuação pulmonar com atenuação em vidro fosco peri-hilar e pulmão periférico oligoêmico. Observar que o calibre dos vasos nas regiões de mais alta atenuação é maior que aquele no pulmão oligoêmico com mais baixa atenuação.[99]

*Diferenças regionais em perfusão pulmonar que resultam em atenuação pulmonar variável em uma distribuição lobular ou multilobular. Vasos nas regiões transparentes do pulmão tipicamente parecem menores do que aqueles nas áreas mais densas.

Condição	Achados de Imagem	Comentários
Doença parenquimatosa primária (Fig. 1.52-3)	Tamanho e número semelhantes dos vasos em ambas as regiões do pulmão. Ausência de aprisionamento de ar em escaneamentos expiratórios.	Processos infiltrativos com o interstício do pulmão ou enchimento parcial dos espaços aéreos por líquido, células ou fibrose resultam em aumento na atenuação em TC do pulmão afetado, em comparação àquela do parênquima normal. Diminuições que podem produzir o padrão em mosaico incluem pneumonia por *Pneumocystis carinii*, pneumonia eosinofílica crônica, pneumonia de hipersensibilidade, pneumonia em organização de bronquiolite obliterante e pneumonia piogênica.

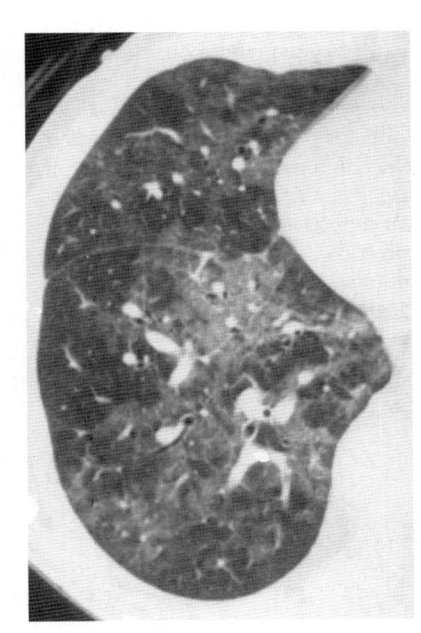

Fig. 1.52-3
Pneumonia por *Pneumocystis carinii* na AIDS. Padrão de mosaico é produzido por infiltrado em vidro fosco que poupa regiões lobulares e multilobulares isoladas.[99]

1.53 ■ Padrão de Pavimentação Maluca em Tomografia Computadorizada*

Condição	Comentários
Pneumonia por Pneumocystis carinii (Fig. 1.53-1)	Infecção pulmonar comum no paciente gravemente imunocomprometido. Os sintomas incluem tosse seca, dispneia e febre baixa. Radiografias simples mostram opacificações reticulares peri-hilares bilaterais que muitas vezes progridem para consolidação alveolar dentro de alguns dias.
Carcinoma bronquioloalveolar (células alveolares) (Fig. 1.53-2)	O tumor tipicamente se alastra pelas vias aéreas e espaços aéreos com preservação da arquitetura pulmonar. Um aspecto característico, embora infrequente, é broncorreia, expectoração de grandes quantidades de escarro.
Proteinose alveolar (Fig. 1.53-3)	Enchimento dos alvéolos por um material proteináceo que é positivo à coloração com ácido periódico de Schiff, associado a uma resposta inflamatória no interstício adjacente. Mais comum entre as idades de 20–50 anos, tipicamente produz consolidação alveolar bilateral simétrica, particularmente em uma distribuição peri-hilar ou hilar, assemelhando-se a edema pulmonar.

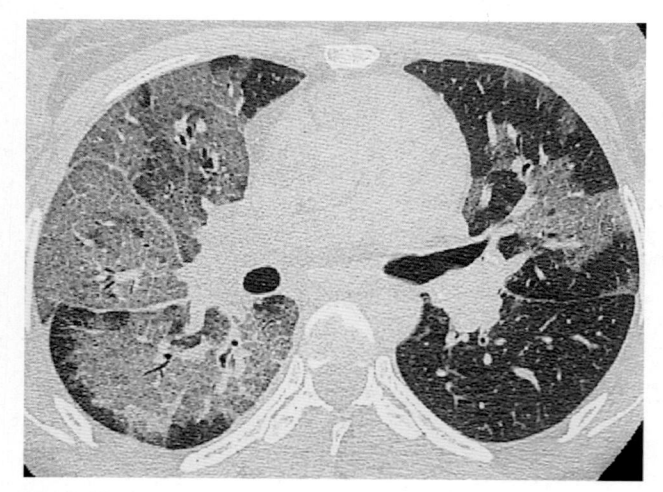

Fig. 1.53-1
Pneumonia por *Pneumocystis carinii*. Atenuação em vidro fosco com linhas intralobulares em um jovem com síndrome de imunodeficiência adquirida.[100]

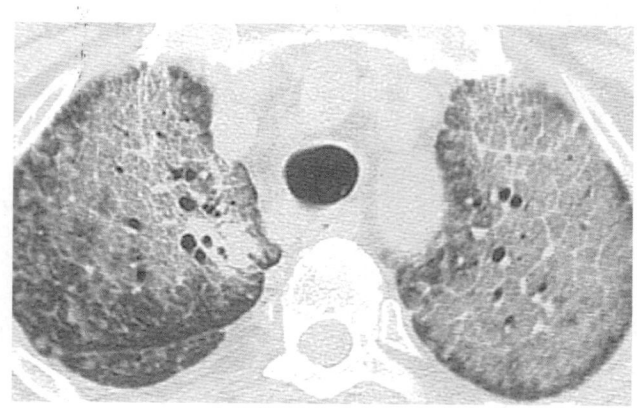

Fig. 1.53-2
Carcinoma bronquioloalveolar. Padrão em pavimentação maluca bilateral e nódulos centrolobulares.[100]

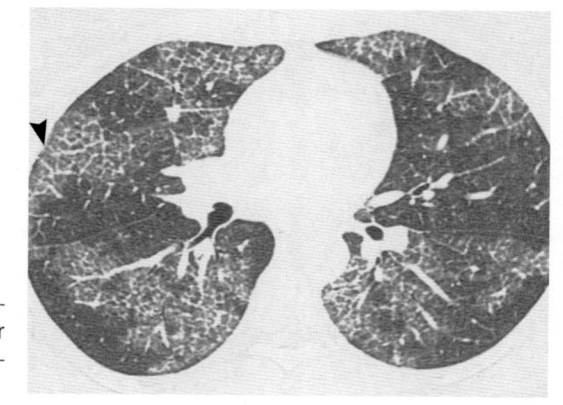

Fig. 1.53-3
Proteinose alveolar. Atenuação em vidro fosco geográfica difusa com espessamento septal intra e interlobular superposto (ponta de seta). Observar a aparência poligonal, que representa o lóbulo pulmonar secundário.[100]

*Atenuação em vidro (despolido) fosco esparsa ou difusa com espessamento septal interlobular e linhas interlobulares superpostos.

Condição	Comentários
Sarcoidose (Fig. 1.53-4)	Distúrbio sistêmico caracterizado pelo desenvolvimento de inflamação granulomatosa não caseosa. Achados mais comuns incluem espessamento irregular dos feixes broncovasculares e pequenos nódulos ao longo dos vasos, bem como a linfadenopatia hilar e mediastinal bilateral típica.
Pneumonia intersticial inespecífica (Fig. 1.53-5)	Apresentação clínica semelhante à fibrose pulmonar intersticial, mas associada a um prognóstico muito melhor. Comprometimento usualmente é bilateral e simétrico, afetando predominantemente as regiões basais e subpleurais
Pneumonia em organização	Também conhecida como pneumonia em organização criptogênica, este processo inflamatório crônico é caracterizado por tampões focais de tecido de granulação nas pequenas vias aéreas distais e responde bem à esteroidoterapia. Embora a maioria dos casos seja idiopática, há uma associação à doença colagenovascular, toxicidade de droga e infecção.
Pneumonia lipoide (Fig. 1.53-6)	Distúrbio pulmonar que resulta da aspiração ou inalação crônica de óleos ou gorduras animais, vegetais ou à base de petróleo. Os achados de imagem incluem consolidação de espaços aéreos dos lobos inferiores bilateralmente, opacidades mistas alveolares e intersticiais e mesmo lesões de massa pouco definidas, simulando neoplasmas pulmonares. Em TC, a lesão tipicamente tem baixa atenuação, indicando a presença de deposição de gordura.

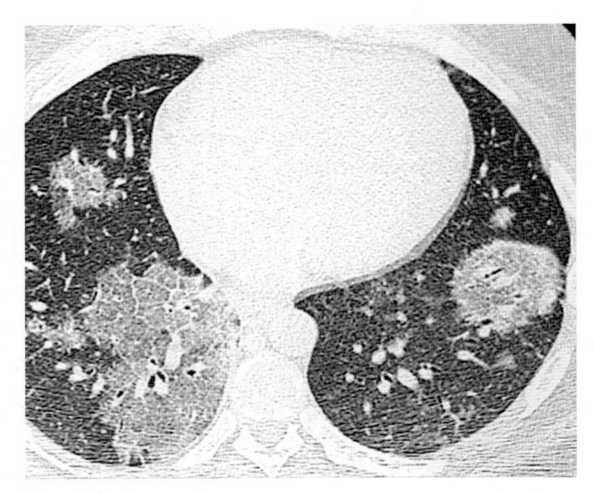

Fig. 1.53-4
Sarcoidose. Áreas bilaterais esparsas de atenuação em vidro fosco associadas a linhas inter e intralobulares em um jovem assintomático.[101]

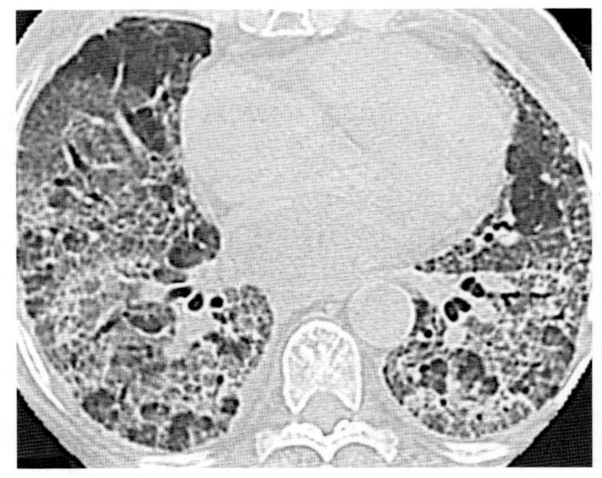

Fig. 1.53-5
Pneumonia intersticial inespecífica. Atenuação em vidro fosco difusa bilateral e linhas inter e intralobulares em um paciente sob terapia com amiodarona. Observar a bronquiectasia de tração.[100]

Condição	Comentários
Síndrome de angústia respiratória adulta (SARA) (Figs. 1.53-7 e 1.53-8)	Forma de edema pulmonar caracterizado por hipoxemia refratária e angústia respiratória. Causas subjacentes incluem choque, contusão, infecção, sepse, aspiração, abuso de droga e a inalação de substâncias nocivas. Radiografias de tórax tipicamente mostram opacidades pulmonares homogêneas bilaterais.
Hemorragia pulmonar (Fig. 1.53-9)	As causas incluem hemossiderose pulmonar idiopática, síndrome de Goodpasture, doença colagenovascular, coagulopatia induzida por droga e hemorragia associada à malignidade.

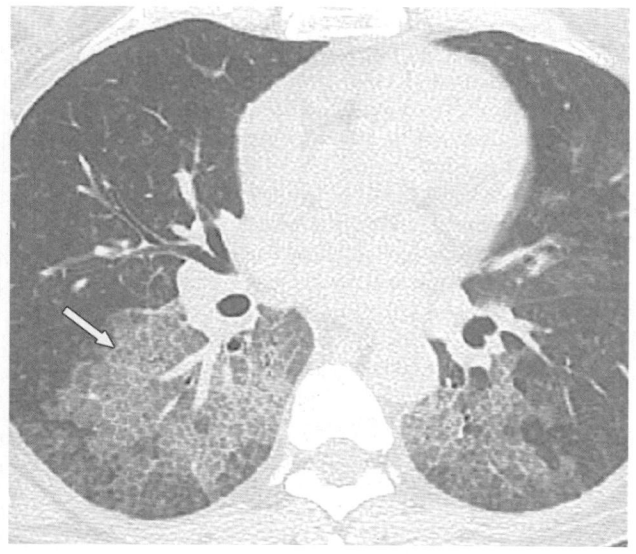

Fig. 1.53-6
Pneumonia lipoide. Atenuação geográfica em vidro fosco associada com espessamento interlobular e linhas intralobulares (seta).[100]

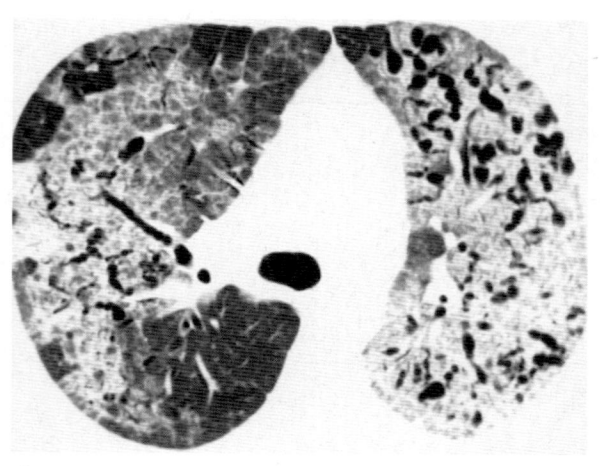

Fig. 1.53-7
Síndrome de angústia respiratória adulta. Atenuação em vidro fosco esparsa e espessamento dos septos intra e interlobulares. Neste jovem que desenvolveu barotraumas, observar o ar dentro das áreas de espessamento interlobular, um achado indicador de enfisema intersticial pulmonar.[102]

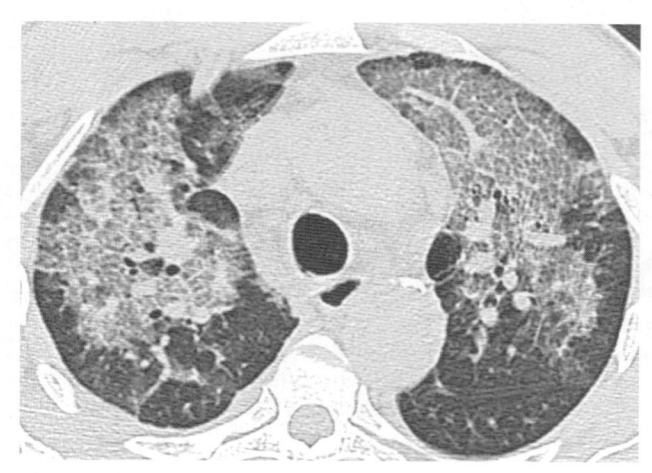

Fig. 1.53-8
Abuso de cocaína. Opacidades reticulares bilaterais difusas com espessamento superposto do interstício inter e intralobular.[11]

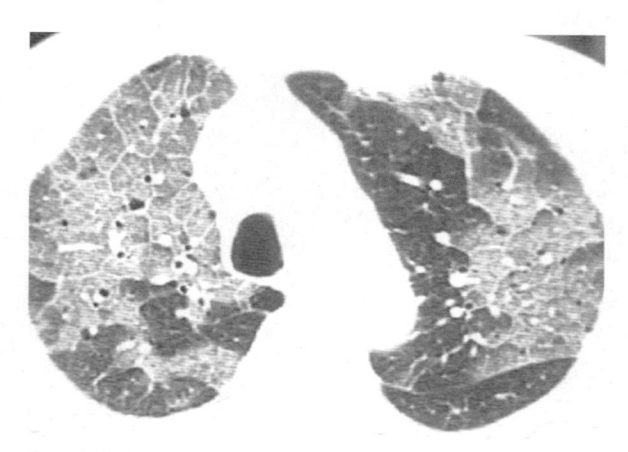

Fig. 1.53-9
Hemorragia pulmonar difusa. Neste paciente com lúpus eritematoso sistêmico e hemoptise maciça, há áreas geográficas de atenuação em vidro fosco com espessamento septal interlobular.[101]

Condição	Comentários
Síndrome respiratória aguda grave (SRAG) (Fig. 1.53-10)	Pneumonia atípica de etiologia desconhecida, possivelmente decorrente de um coronavírus. Começando em Hong Kong, onde inicialmente afetou principalmente pessoal médico, a doença rapidamente se disseminou aos países próximos, Europa, América do Norte e Austrália.

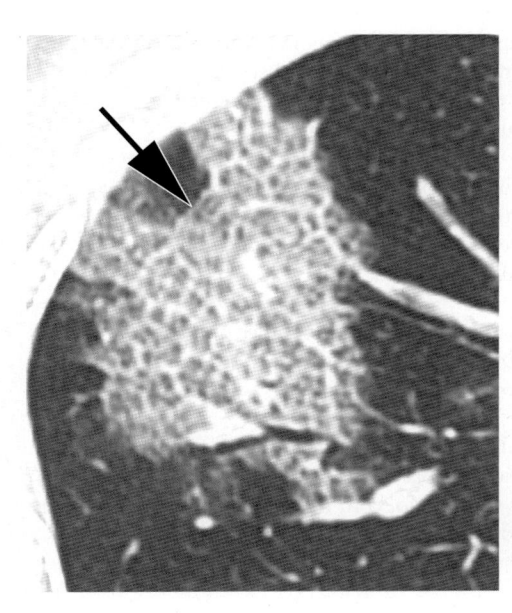

Fig. 1.53-10
SRAG. Opacificação em vidro fosco e septos interlobulares, e interstício intralobular espessados (seta) produzem o padrão de pavimentação maluca.[103]

1.54 ■ Doença Predominante nas Zonas Superiores

Condição	Comentários
Tuberculose pós-primária (Fig. 1.54-1)	Doença cavitária com áreas focais de consolidação e espessamento de paredes brônquicas que compromete principalmente os segmentos apical e posterior dos lobos superiores.
Sarcoidose (Fig. 1.54-2)	Anormalidade predominantemente intersticial que tem uma distribuição broncovascular em TC. Adenopatia é comum, embora ela usualmente regrida, à medida que a pneumopatia intersticial piora.
Histiocitose pulmonar de células de Langerhans (Fig. 1.54-3)	Nódulos evoluindo para cistos de forma bizarra que são vistos quase exclusivamente em fumantes jovens e provavelmente representam uma reação alérgica, a algum componente da fumaça do cigarro.
Silicose/pneumoconiose dos mineiros de carvão (Fig. 1.54-4)	Espessamento intersticial nodular que pode progredir para fibrose maciça pulmonar (FMP) resultante da exposição a longo prazo a poeiras ocupacionais.
Enfisema centrolobular (Fig. 1.54-5)	Destruição do parênquima pulmonar, classicamente perto da arteríola e bronquíolo centrais do lóbulo pulmonar secundário, com margens bem definidas entre pulmão normal e o anormal.

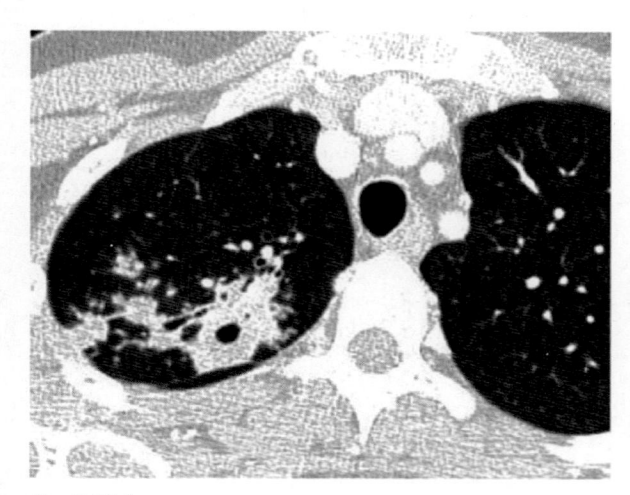

Fig. 1.54-1
Tuberculose pós-primária. Grande lesão cavitária com consolidação circundante compromete os segmentos apical e posterior do lobo superior direito. (Cortesia de Diana Litmanovich, M.D., Boston.)

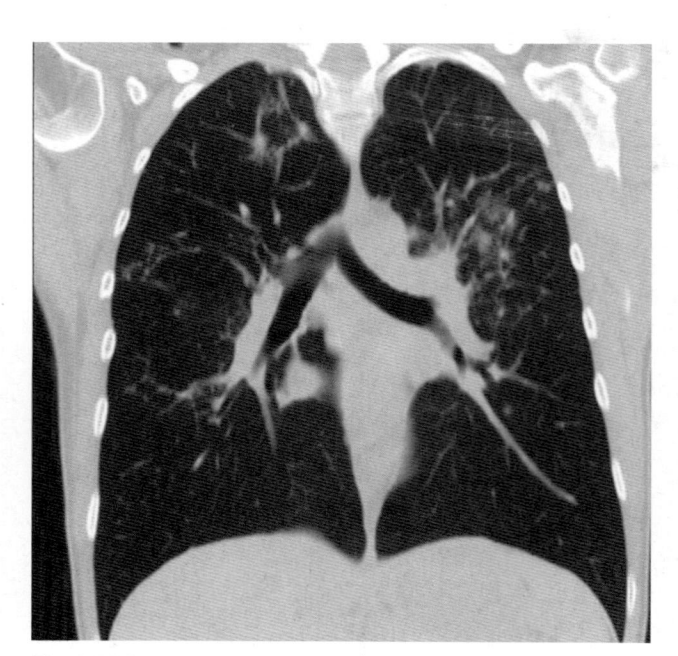

Fig. 1.54-2
Sarcoidose. Projeção coronal mostra que as anormalidades intersticiais em uma distribuição broncovascular comprometem principalmente as zonas pulmonares superiores. (Cortesia de Diana Litmanovich, M.D., Boston.)

1.54 ■ DOENÇA PREDOMINANTE NAS ZONAS SUPERIORES

Condição	Comentários
Pneumonia eosinofílica crônica (Fig. 1.54-6)	Consolidação pulmonar periférica que produz o "negativo fotográfico" do padrão central de "asas de morcego" do edema pulmonar cardiogênico. Resposta rápida à esteroidoterapia.
Pneumonite crônica de hipersensibilidade	Grupo de pneumopatias alérgicas com vários padrões causadas pela inalação de uma variedade de antígenos orgânicos e químicos. Os tipos mais comuns são pulmão de fazendeiro e pulmão de criador de aves.

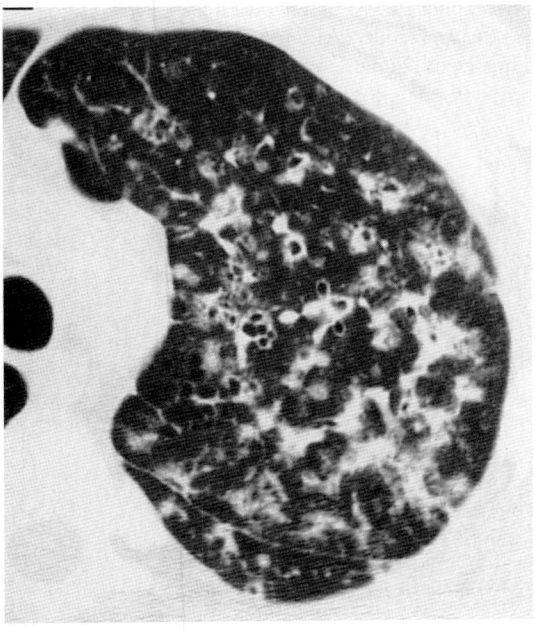

Fig. 1.54-3
Histiocitose pulmonar de células de Langerhans. Nódulos e cistos de paredes grossas irregulares no pulmão superior. Cortes mais baixos (não apresentados) mostraram relativa preservação das bases pulmonares.[104]

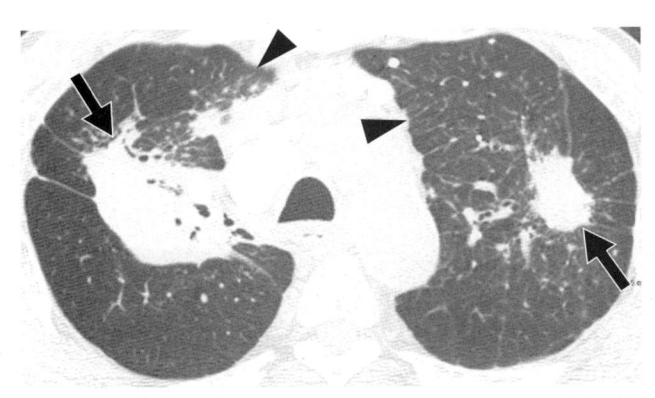

Fig. 1.54-4
Silicose. Corte tomográfico no nível do arco aórtico mostra grandes opacidades bilaterais simétricas com margens irregulares (setas) indicadoras de fibrose maciça progressiva, bem como numerosos pequenos nódulos e espessamento septal (pontas de seta).[105]

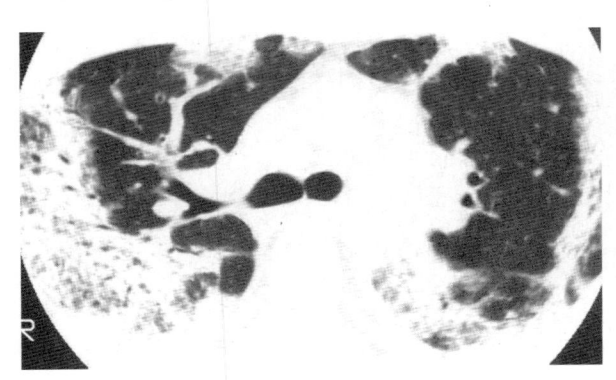

Fig. 1.54-6
Pneumonia eosinofílica crônica. A consolidação de espaços aéreos compromete principalmente o pulmão periférico.[106]

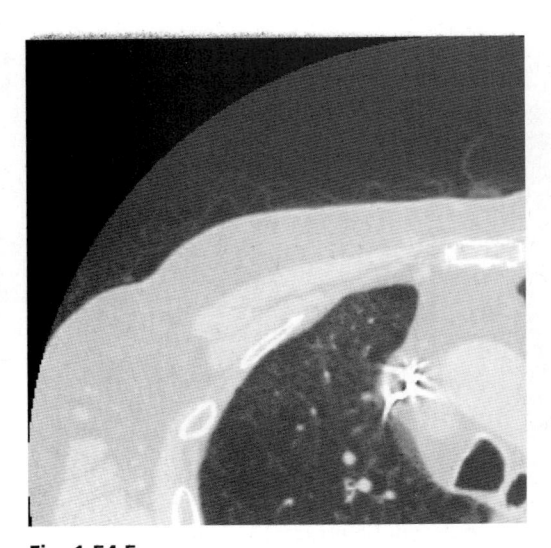

Fig. 1.54-5
Enfisema centrolobular. Corte através dos lobos superiores mostra áreas sutis de destruição pulmonar limitadas a lóbulos pulmonares secundários individuais. A estrutura destes lóbulos, incluindo as estruturas axiais centrais, está intacta. Esse enfisema sutil frequentemente permanecerá não detectado em radiografia de tórax. (Cortesia de Diana Litmanovich, M.D., Boston.)

Condição	Comentários
Fibrose cística (Fig. 1.54-7)	Bronquiectasia que é mais grave nos lobos superiores, especialmente o direito. Doença por gene recessivo autossômico que produz secreções viscosas espessas.
Aspergilose broncopulmonar alérgica (Fig. 1.54-8)	Bronquiectasia central com periferia poupada, tipicamente se desenvolvendo como uma reação de hipersensibilidade em pacientes com uma história de asma. A condição também ocorre como uma complicação de fibrose cística.
Edema pulmonar neurogênico (Fig. 1.54-9)	Edema causada por alterações hidrostáticas e vazamento capilar que se desenvolve dentro de minutos a horas de um insulto qualquer ao sistema nervoso central que eleva agudamente a pressão intracraniana.

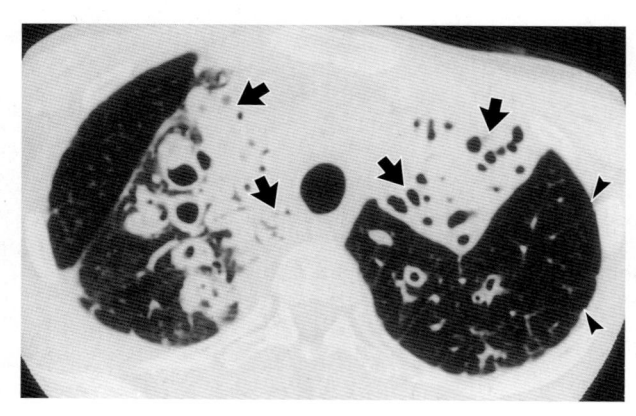

Fig. 1.54-7
Fibrose cística. Imagem obtida no nível dos lobos superiores demonstra sinais graves de bronquiectasia parcialmente cheia de muco, sinais moderados de espessamento das paredes brônquicas, múltiplas áreas de consolidação (setas) com aerobroncogramas e enfisema (pontas de seta).[107]

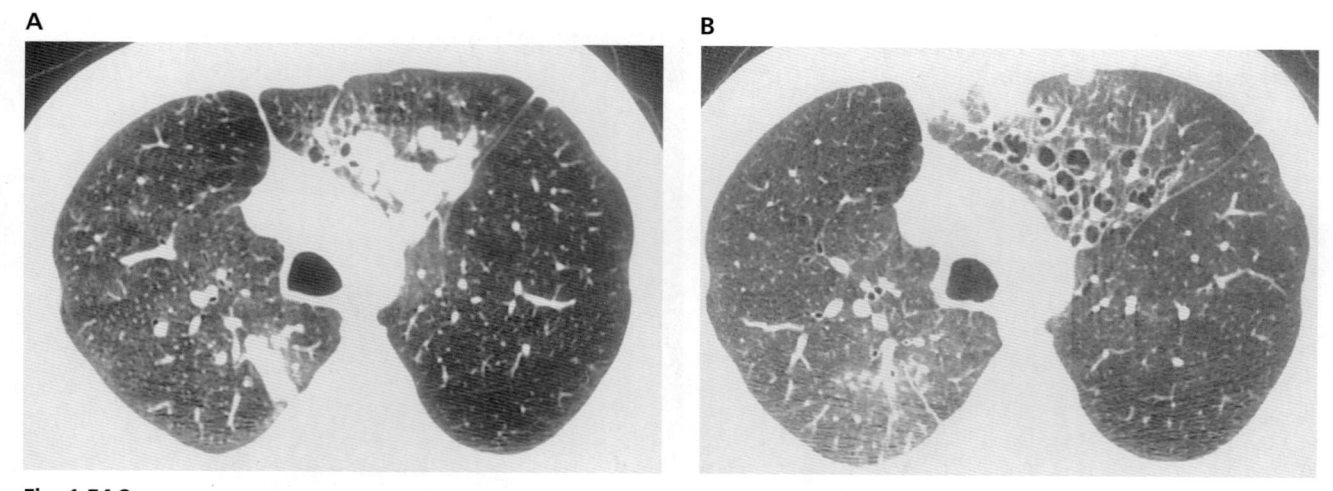

Fig. 1.54-8
Aspergilose broncopulmonar alérgica. (A) Tomografia inicial mostra múltiplas áreas tubulares de atenuação aumentada no lobo superior esquerdo. (B) Estudo repetido 2 meses mais tarde mostra bronquiectasia cística na região.[46]

1.54 ■ DOENÇA PREDOMINANTE NAS ZONAS SUPERIORES

Condição	Comentários
Inalação de fumaça	Gases nocivos são concentrados nas zonas pulmonares superiores, que têm uma proporção mais alta de ventilação/perfusão.
Calcificação pulmonar metastática	As zonas pulmonares superiores têm um pH alto, e o cálcio é menos solúvel neste ambiente alcalino. Pode resultar da deposição de cálcio em tecido normal sob os demais aspectos, ou em pacientes com estados hipercalcêmicos, especialmente insuficiência renal.
Espondilite anquilosante (Fig. 1.54-10)	Alterações fibrocísticas nos lobos superiores. Manifestação inusual, vista em menos de 2% dos pacientes com esta doença.

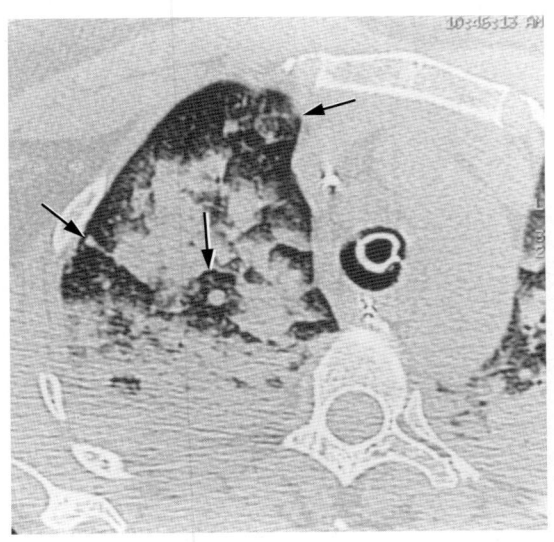

Fig. 1.54-9
Edema pulmonar neurogênico. Consolidações alveolares confluentes nas porções centrais dos pulmões superiores. Também são vistos alguns septos interlobulares espessados (setas).[108]

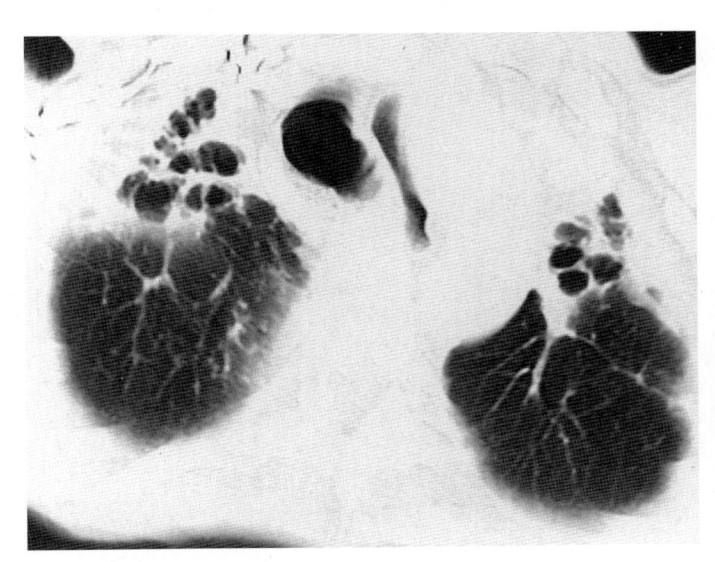

Fig. 1.54-10
Espondilite anquilosante. Perda grave de volume dos ápices pulmonares com bronquiectasia cística de tração.[109]

1.55 ■ Doença Predominante nas Bases

Condição	Comentários
Pneumonia intersticial usual (UIP) (Fig. 1.55-1)	Opacidades reticulares finas ou grosseiras nas regiões subpleurais da base pulmonar. Vista mais comumente em pacientes com fibrose pulmonar idiopática.
Asbestose (Fig. 1.55-2)	Anormalidades intersticiais que tipicamente têm uma distribuição subpleural, muitas vezes com calcificação subpleural característica.
Esclerodermia (Fig. 1.55-3)	Padrão reticulonodular basilar difuso, muitas vezes associado a um esôfago dilatado, cheio de ar.
Artrite reumatoide (Fig. 1.55-4)	Espessamento intersticial difuso, às vezes com consolidação e nódulos superpostos. Pode haver erosões associadas das clavículas distais e alterações características nas mãos, punhos e outras articulações.
Síndrome de Sjögren (Fig. 1.55-5)	Padrão reticulonodular que compromete principalmente as zonas pulmonares inferiores. Pode haver atenuação em vidro fosco com cistos de paredes finas dispersos. Tríade clínica de olhos secos (*keratoconjunctivitis sicca*), boca seca (xerostomia) e artrite afeta cerca de 0,1% da população em geral e 3% dos adulto mais velhos.

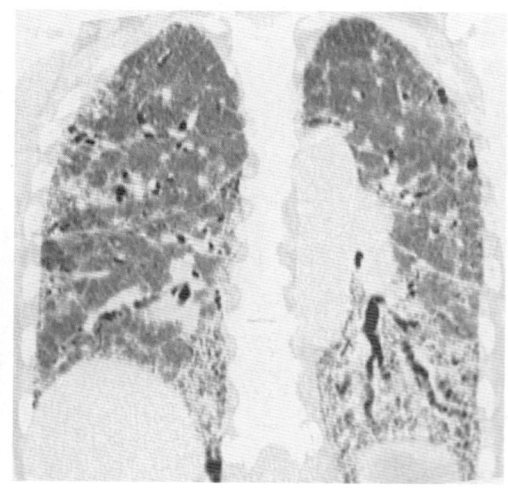

Fig. 1.55-1
Fibrose pulmonar idiopática. TC coronal mostra claramente um gradiente apicobasal de comprometimento fibrótico com áreas de formação de favos e bronquiectasia de tração.[110]

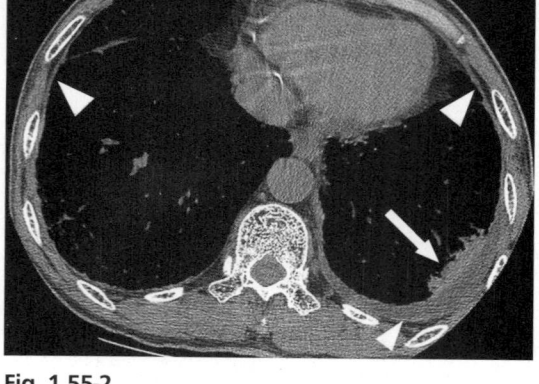

Fig. 1.55-2
Asbestose. Imagem obtida com ajustes de janela mediastinal mostra consolidação subpleural (seta), espessamento pleural (pontas de seta) e derrame.[105]

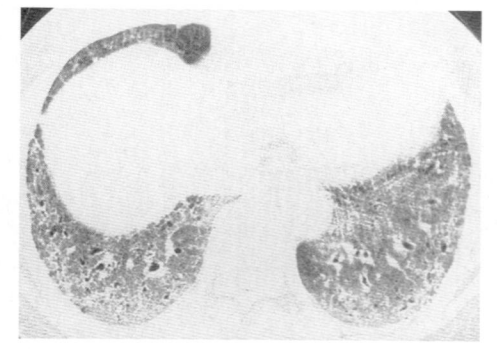

Fig. 1.55-3
Esclerodermia. Corte tomográfico obtido no nível da cúpula do fígado mostra áreas focais de atenuação em vidro fosco, áreas hiperatenuadas lineares irregulares, e bronquiectasia de tração.[111]

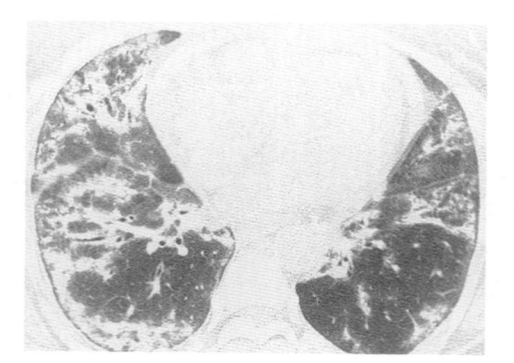

Fig. 1.55-4
Artrite reumatoide. Imagem obtida no nível da veia pulmonar inferior mostra áreas focais de atenuação em vidro fosco e consolidação com uma distribuição subpleural ou peribroncovascular em ambos os pulmões.[111]

1.55 ■ DOENÇA PREDOMINANTE NAS BASES

Condição	Comentários
Pneumonia criptogênica em organização (COP) (Fig. 1.55-6)	Áreas focais de consolidação, muitas vezes com nódulos e padrão reticular, que podem ser idiopáticas ou uma reação a gases tóxicos inalados.
Toxicidade de droga bleomicina (Fig. 1.55-7)	Frequentemente padrão nodular que pode simular metástases hematogênicas.
Metástases hematogênicas (Fig. 1.55-8)	Múltiplos nódulos pulmonares nitidamente definidos de tamanho variado que ocorrem principalmente dentro de 2 cm de uma superfície pleural.
Síndrome de angústia respiratória adulta (SARA)	Padrão que varia desde opacidades em vidro fosco difusas à consolidação densa no pulmão inferior, relacionado com uma ampla gama de condições clínicas e cirúrgicas.

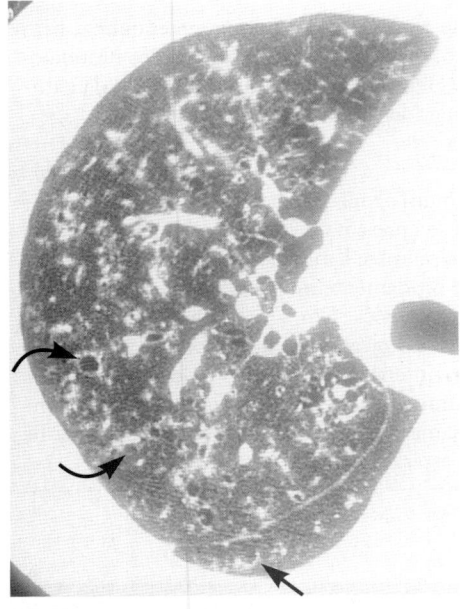

Fig. 1.55-5
Síndrome de Sjögren. Nódulos centrolobulares e estruturas lineares ramificadas (seta reta) com muitos cistos de paredes finas (setas curvas).[111]

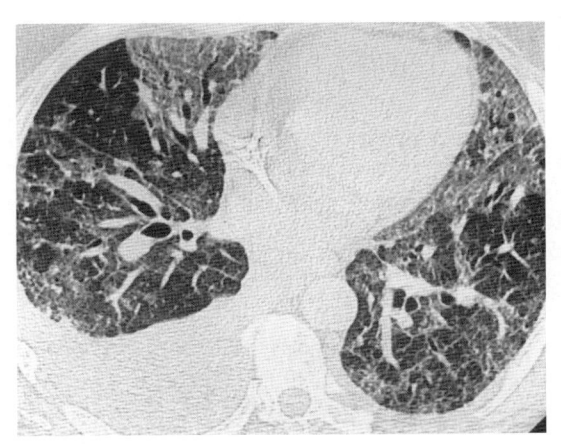

Fig. 1.55-6
Pneumonia criptogênica em organização. Consolidação perifericamente localizada com aerobroncogramas. Neste paciente, há preservação do espaço subpleural.[110]

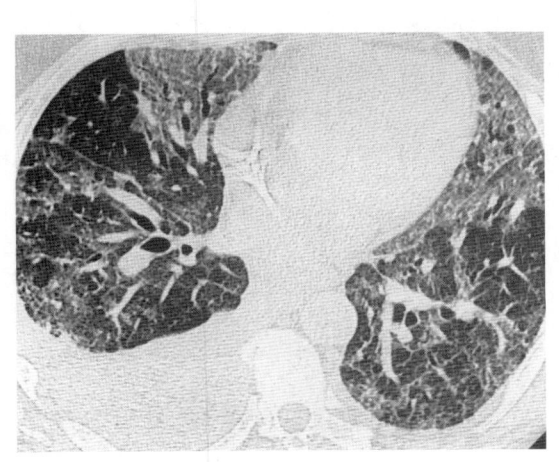

Fig. 1.55-7
Toxicidade por bleomicina. Áreas esparsas de opacidade em vidro fosco e espessamento de septos interlobulares nos pulmões inferiores com derrame pleural direito. Há distorção arquitetural e bronquiectasia de tração secundária à fibrose.[112]

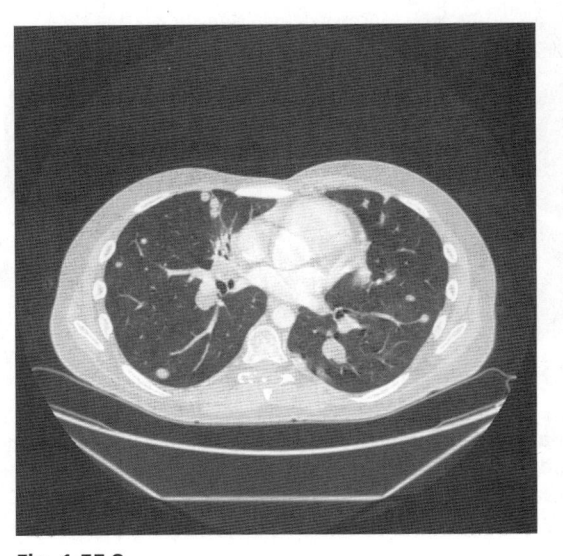

Fig. 1.55-8
Metástases. Múltiplos nódulos de diferentes tamanhos comprometem ambos os pulmões.

1.56 ■ Lesões do Tórax Que Contêm Gordura

Condição	Comentários
Lesões endobrônquicas	As radiografias de tórax usualmente são normais ou demonstram alterações pós-obstrutivas, como atelectasia ou pneumonia. TC pode demonstrar uma lesão com baixa atenuação dentro da árvore brônquica. Sintomas comuns incluem uma tosse persistente, febre e pneumonia recorrentes, e sibilância.
Hamartoma (Fig. 1.56-1)	Cerca de 10 a 20% dos hamartomas pulmonares originam-se em uma localização endobrônquica. Inflamação frequente da lesão pode resultar em achados broncoscópicos similares àqueles do carcinoma broncogênico.
Lipoma	Localização rara para este tumor mesenquimal bem circunscrito, que tem uma predileção pelos brônquios principais. Hemoptise é incomum, em razão da natureza avascular dos lipomas.
Lesões parenquimatosas Hamartoma (Fig. 1.56-2)	O mais comum neoplasma pulmonar benigno, que tipicamente se apresenta como um nódulo solitário na periferia do pulmão. Em radiografias simples de tórax, o nódulo é nitidamente marginado e pode conter calcificações em pipoca. Em TC, gordura é identificada em até metade dos casos e pode ser localizada ou generalizada no interior do nódulo. A demonstração de gordura intranodular é considerada um indicador confiável de hamartoma e pode excluir a necessidade de biópsia de aspiração com agulha.

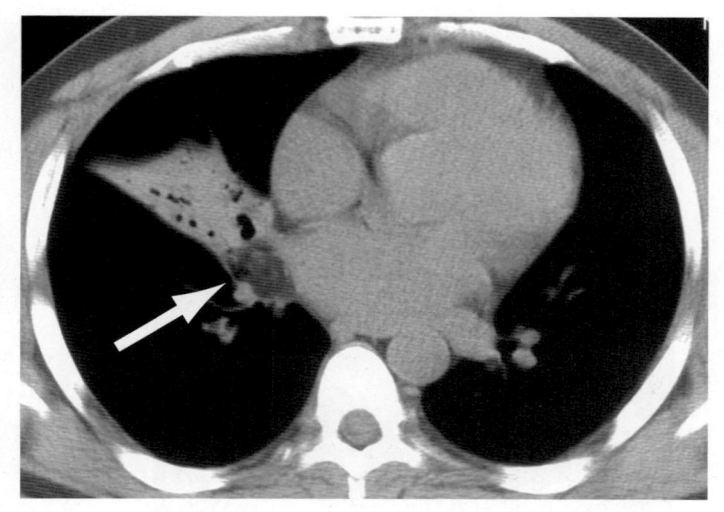

Fig. 1.56-1
Hamartoma endobrônquico. Tomografia mostra uma lesão que contém gordura no brônquio do lobo médio direito com atelectasia pós-obstrutiva. (Caso cortesia de H. Page McAdams, M.D., Duke University Medical Center, Durham, N.C.).[59]

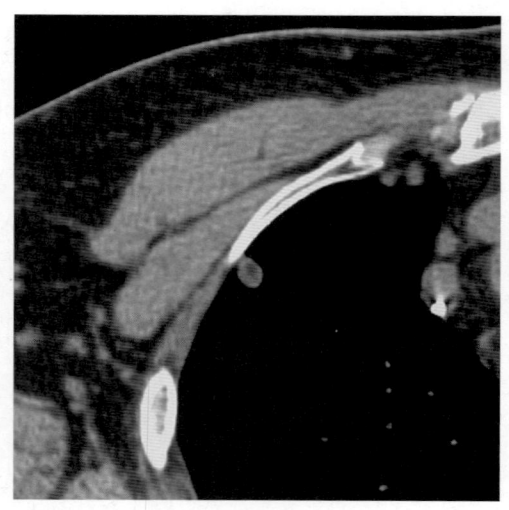

Fig. 1.56-2
Hamartoma parenquimatoso. Imagem de TC demonstra um nódulo pulmonar solitário contendo um foco de baixa atenuação.[59]

Condição	Comentários
Lipoma (Fig. 1.56-3)	Embora o mais comum neoplasma benigno, comprometimento do parênquima pulmonar é raro. Lipoma é tipicamente detectado como um achado incidental em radiografias simples de tórax sob a forma de um nódulo pulmonar solitário na periferia, rodeado por tecido pulmonar normal. TC mostra atenuação homogênea de gordura.
Pneumonia lipoide (Fig. 1.56-4)	Condição incomum que resulta da aspiração crônica de óleo animal, vegetal ou mineral para dentro do pulmão. Radiografias simples de tórax podem mostrar consolidação de espaços aéreos, uma lesão semelhante à massa irregular, ou um padrão reticulonodular que mais frequentemente compromete as porções inferiores do pulmão. O achado característico em TC é consolidação pulmonar com atenuação de gordura.
Lesões mediastinais Lipoma/lipomatose (Fig. 1.56-5)	Lipomas são tumores mesenquimais bem circunscritos que crescem lentamente e tipicamente são detectados incidentalmente em radiografias de tórax de rotina. Eles podem produzir sintomas graças à compressão pela massa dos brônquios principais, esôfago, veias, ou nervos frênico ou vago. TC e RM podem mostrar a extensão e natureza gordurosa da lesão. Lipomatose mediastinal é a deposição difusa, infiltrativa, não encapsulada, de gordura que comumente é associada à obesidade ou terapia esteroide.
Timolipoma	Raro tumor benigno de crescimento lento do mediastino anterossuperior que contém uma mistura de parênquima tímico e tecido adiposo maturo. A demonstração de uma conexão entre o tumor e o mediastino superior sugere fortemente este diagnóstico.

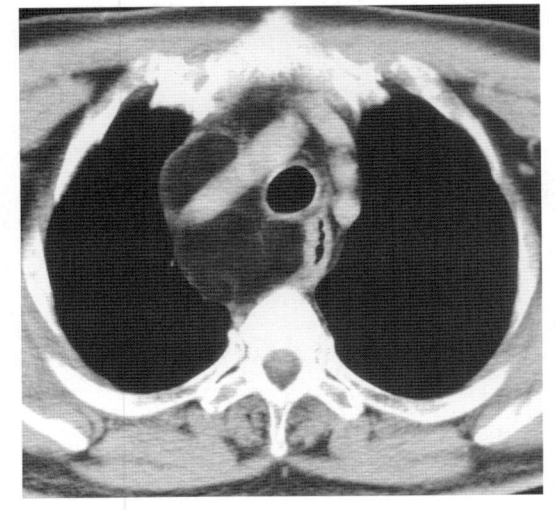

Fig. 1.56-3
Lipoma. Imagem de TC mostra massa adiposa bem demarcada circundando a artéria braquiocefálica direita.[59]

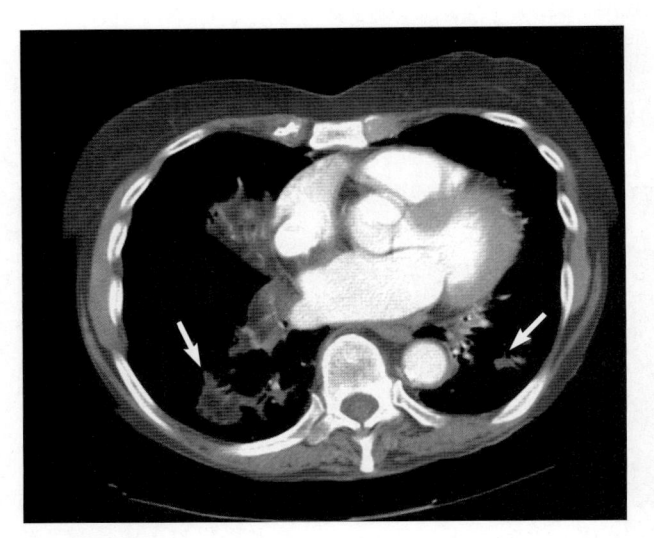

Fig. 1.56-4
Pneumonia lipoide. Imagem de TC mostra consolidação bilateral com baixa atenuação (setas).[59]

Condição	Comentários
Teratoma/ teratocarcinoma (Fig. 1.56-6)	Teratomas são neoplasmas de células germinais que tipicamente ocorrem em pacientes jovens e aparecem como massas multicísticas lobuladas, encapsuladas, que comprometem predominantemente o mediastino anterior. Em TC, a lesão aparece como uma massa heterogênea contendo quantidades variáveis de tecido mole, líquido, gordura e calcificação. Sequências de imagem com RM com supressão de gordura podem confirmar o conteúdo de gordura da massa. Os teratomas malignos são usualmente mais nodulares ou pouco definidos, contêm gordura menos frequentemente e podem ter uma cápsula espessa que demonstra intensificação de contraste.
Lesões cardíacas Lipoma (Fig. 1.56-7)	Representando cerca de 10% de todos os tumores primários do coração e pericárdio, um lipoma tipicamente aparece em TC como uma massa oval não pedunculada com atenuação de gordura.

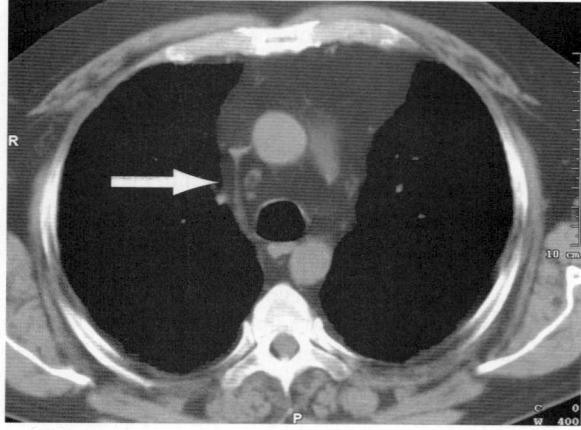

Fig. 1.56-5
Lipomatose. TC demonstra uma lesão gordurosa com efeito de massa sobre a veia cava superior e a veia ázigo. Radiografias iniciais de tórax demonstraram alargamento mediastinal superior com opacidade de tecido mole ao nível da janela aortopulmonar.[54]

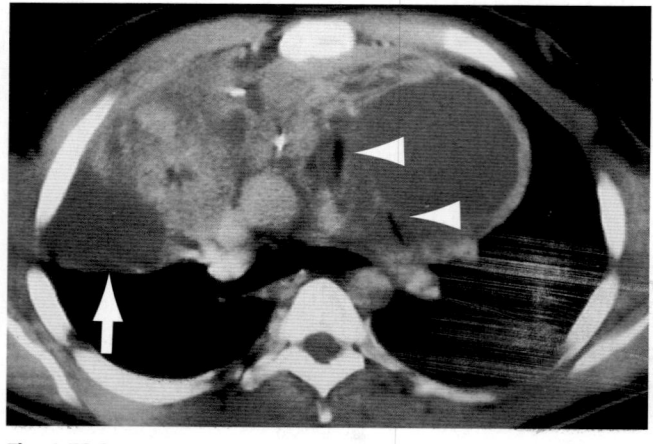

Fig. 1.56-6
Teratoma. Imagem de TC mostra uma massa cística com atenuação de tecido mole, líquido (seta), gordura (pontas de seta) e cálcio.[54]

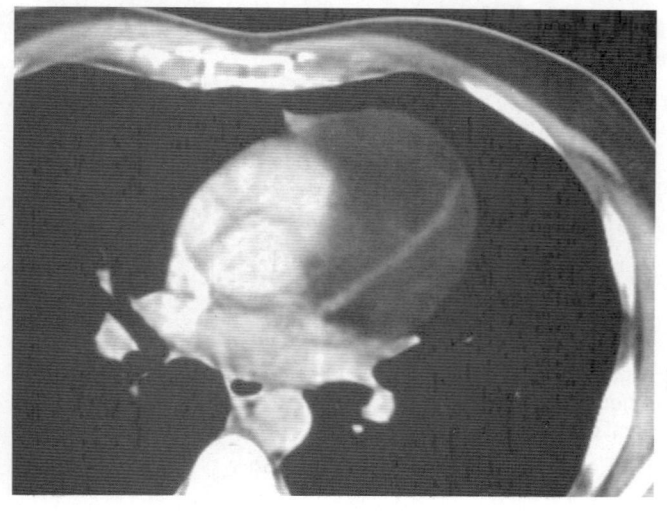

Fig. 1.56-7
Lipoma. Grande lesão com atenuação de gordura que circunda e eleva a artéria descendente anterior esquerda, um achado compatível com um lipoma subpericárdico.[54]

Condição	Comentários
Lipossarcoma (Fig. 1.56-8)	Lipossarcomas cardíacos primários, que usualmente se originam do lado direito do coração, são muito raros. Eles podem invadir localmente, infiltrar o coração, ou metastatizar aos pulmões. RM é que melhor pode demonstrar a extensão e natureza gordurosa da lesão.
Hipertrofia lipomatosa do septo interatrial (Fig. 1.56-9)	Acumulação benigna de gordura ligada à idade e obesidade crescentes do paciente. Em TC, este processo aparece como uma lesão lisa, não realçando com contraste, bem marginada, contendo gordura no septo interatrial, caracteristicamente tendo forma de haltere com relativa poupança da fossa oval.
Lesões pleurais e extrapleurais Lipoma (Fig. 1.56-10)	Tumor adiposo mole, encapsulado, que demonstra crescimento lento e pode tornar-se extremamente grande. Em TC, aparece como uma massa homogênea com atenuação de gordura. Gordura extrapleural pode produzir uma sombra de tecido mole que pode ser confundida com espessamento pleural em radiografias simples de tórax. Diferente de placas pleurais, a gordura extrapleural é tipicamente bilateral e simétrica e não se calcifica. A demonstração de baixa atenuação em TC confirma o diagnóstico.
Hérnias diafragmáticas (Figs. 1.56-11 a 1.56-13)	Gordura dentro de conteúdo abdominal herniado pode ser encontrada em hérnias hiatais e paraesofágicas, bem como hérnias através dos forames de Morgagni (anterior) e Bochdalek (posterior).

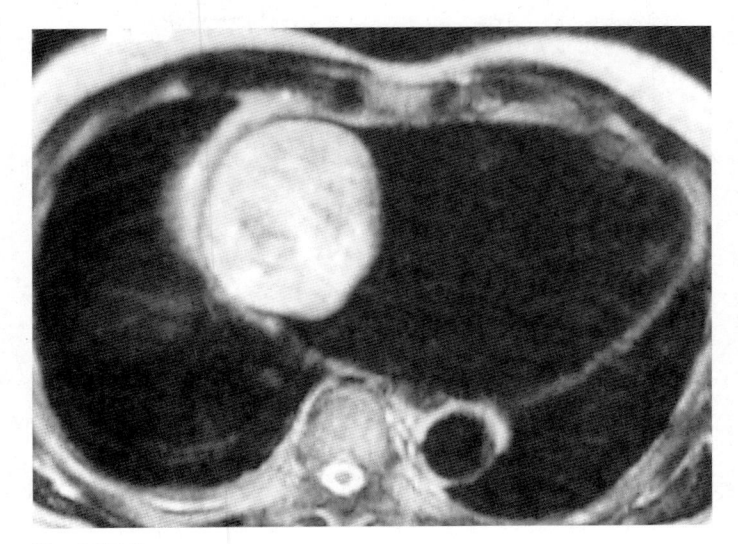

Fig. 1.56-8
Lipossarcoma. Imagem de RM ponderada em T1 axial mostra uma massa de alta intensidade de sinal lobulada ao longo da borda direita do coração. (Caso cortesia de Mark J. Kransdorf, MD, Mayo Clinic, Jacksonville, Fla.).[59]

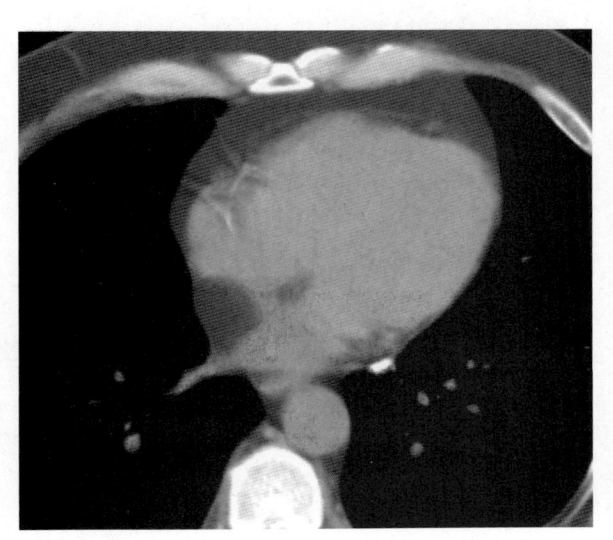

Fig. 1.56-9
Hipertrofia lipomatosa do septo interatrial. Tomografia computadorizada mostra lesão que contém gordura, lisa e bem marginada.[59]

1 ▪ PADRÕES TORÁCICOS

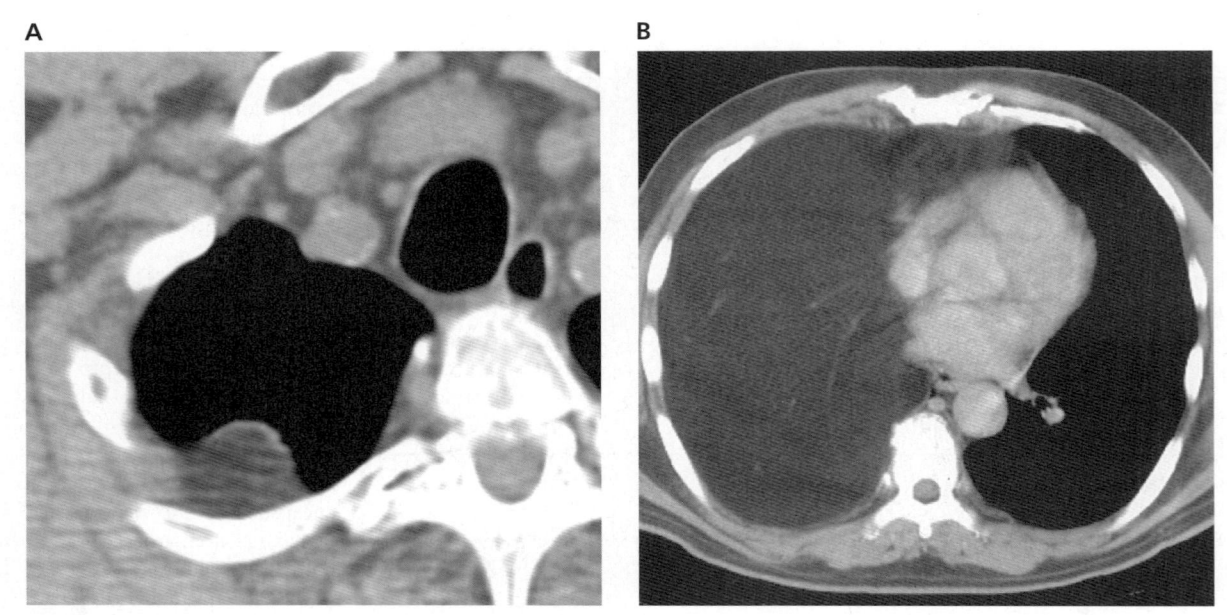

Fig. 1.56-10
Lipoma pleural. (A) Tomografia computadorizada com janela mediastinal mostra uma massa de margem lisa com atenuação de gordura no ápice do pulmão direito. (B) Em outro paciente, há uma massa extensa de baixa atenuação no pulmão direito. (B, cortesia de James Pike, MD, Methodist Hospital, Indianapolis, IN).[59]

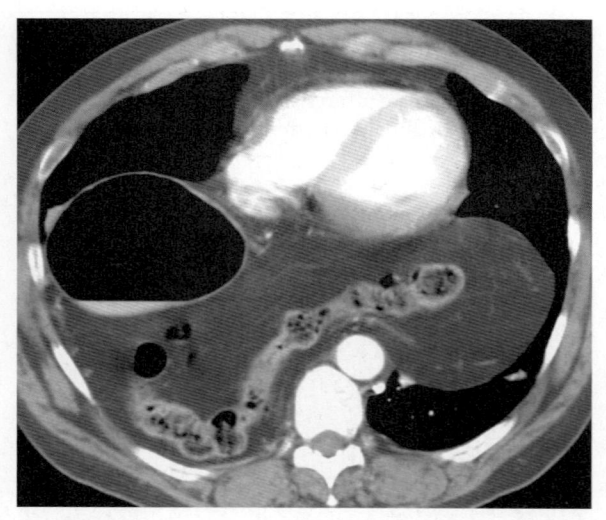

Fig. 1.56-11
Hérnia hiatal. Imagem de TC mostra herniação do estômago e intestino posteriormente ao coração.[59]

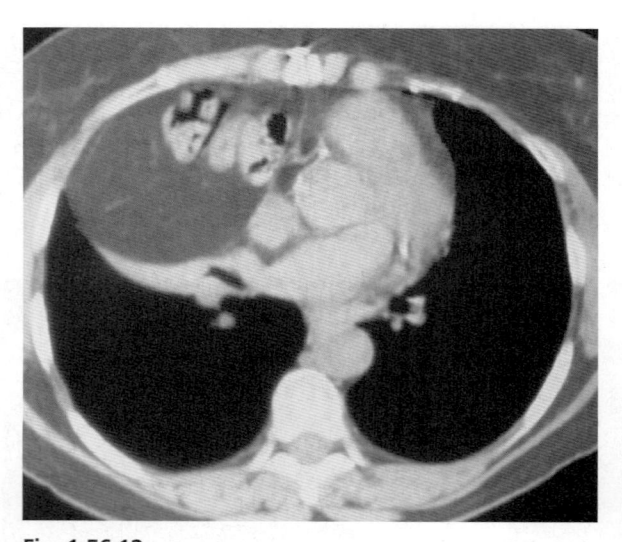

Fig. 1.56-12
Hérnia de Morgagni. Corte tomográfico evidencia uma hérnia retroesternal que inclui o omento e cólon.[59]

Condição	Comentários
Gordura justacaval (Fig. 1.56-14)	Uma coleção focal de gordura pode muitas vezes ser observada medialmente, adjacente à luz da veia cava inferior (VCI) próximo da confluência venosa hepática. É essencial diferenciar gordura justacaval de um trombo ou tumor intracaval. Imagens reformatadas de TC sagital ou coronal podem ser necessárias para mostrar a verdadeira relação entre a coleção adiposa e a luz da VCI.

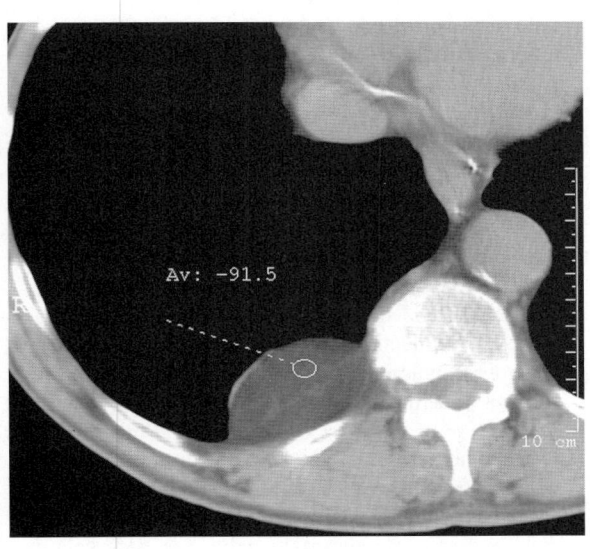

Fig. 1.56-13
Hérnia de Bochdalek. Imagem de TC mostra uma lesão paraespinhal posterior, contendo gordura.[59]

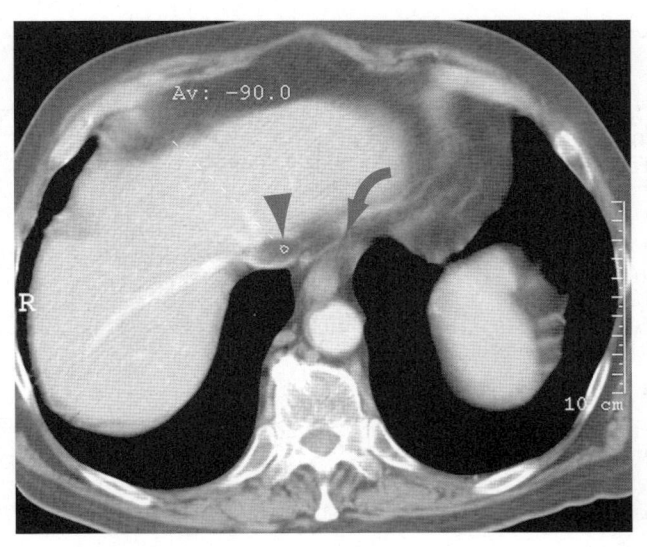

Fig. 1.56-14
Gordura justacaval. Tomografia computadorizada mostra uma lesão contendo gordura que parece estar dentro da luz da VCI próximo da confluência da veia hepática. Continuidade entre a gordura justacaval (ponta de seta) e a gordura paraesofágica (seta) pode frequentemente ser observada.[59]

1.57 ■ Defeito de Enchimento na Artéria Pulmonar em Tomografia Computadorizada

Condição	Comentários
Embolia pulmonar aguda (Fig. 1.57-1)	Coágulo intraluminal relacionado com uma embolia aguda é de longe a causa mais comum de um defeito de enchimento dentro de uma artéria pulmonar opacificada em TC. Defeitos de enchimento periféricos decorrentes de embolia pulmonar aguda tipicamente formam ângulos agudos com a parede arterial. Um grande êmbolo oclusivo impede qualquer realce por contraste da luz da artéria, que pode estar aumentada quando comparada a vasos pérvios adjacentes.
Embolia pulmonar crônica (Figs. 1.57-2 e 1.57-3)	Uma manifestação é um defeito intraluminal periférico em forma de crescente que forma ângulos obtusos com a parede vascular. Outros sinais incluem oclusão completa de um vaso que é menor do que vasos pérvios adjacentes, uma membrana ou retalho no interior de uma artéria cheia de contraste e extensos vasos brônquicos ou outros colaterais sistêmicos. A artéria pulmonar principal tipicamente está aumentada, refletindo a presença de hipertensão arterial pulmonar associada. Êmbolos pulmonares crônicos podem realçar por contraste.
Artefato de técnica ou relacionado com o paciente (Fig. 1.57-4)	Entre os numerosos artefatos em TC que podem ser erradamente interpretados como êmbolo pulmonar estão artefatos de movimento respiratório, relacionados com o fluxo, estrias, de algoritmo pulmonar, e de volume parcial, ruído da imagem em pacientes grandes, bifurcações vasculares e má identificação de veias pulmonares.

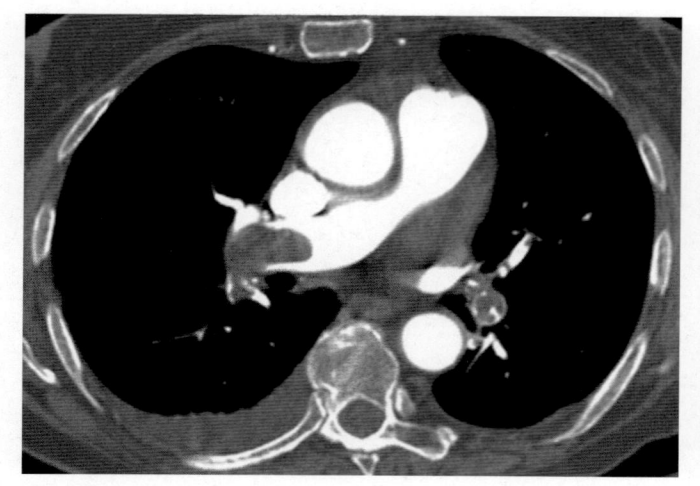

Fig. 1.57-1
Êmbolo pulmonar agudo. Angiotomografia pulmonar demonstra um grande defeito de enchimento dentro das artérias pulmonares principal direita e interlobar esquerda.[113]

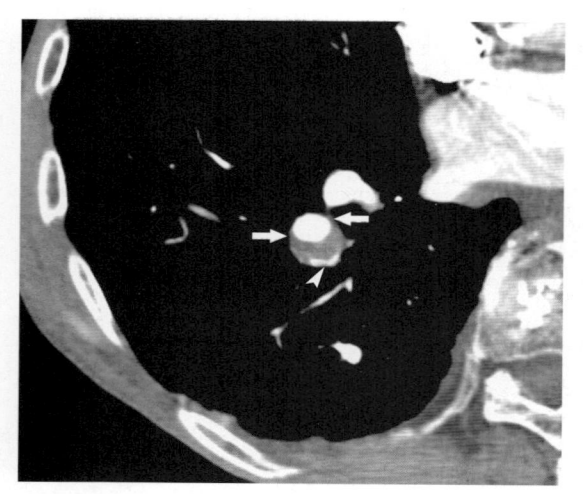

Fig. 1.57-2
Êmbolo pulmonar crônico. Um trombo excentricamente localizado forma ângulos obtusos com a parede vascular (setas). Observar a artéria brônquica colateral dilatada (ponta de seta).[113]

Condição	Comentários
Artefato de tampão mucoso (Fig. 1.57-5)	Um tampão mucoso dentro de um brônquio, que pode também demonstrar contraste periférico da parede relacionado com inflamação, pode simular embolia pulmonar aguda. Detecção de uma artéria pulmonar acompanhante que mostra enchimento normal com material de contraste deve fornecer um indício da presença deste artefato. Sua verdadeira natureza também pode ser compreendida, vendo-se o brônquio em imagens contíguas.

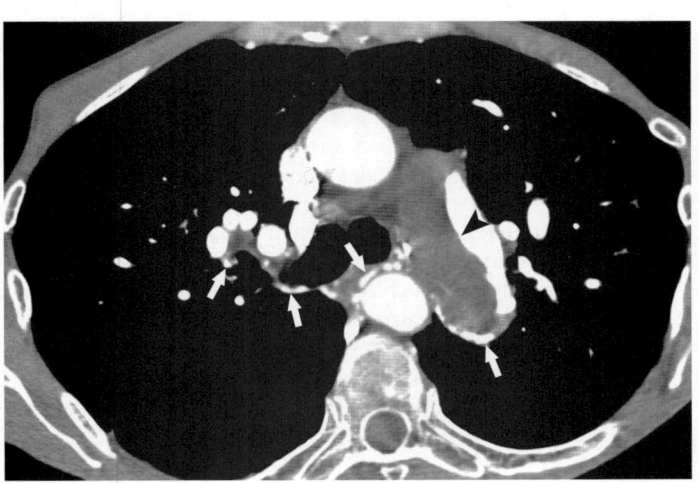

Fig. 1.57-3
Êmbolo pulmonar crônico. Artérias brônquicas colaterais extensas (setas) associadas ao grande êmbolo na artéria pulmonar principal e esquerda (ponta de seta).[113]

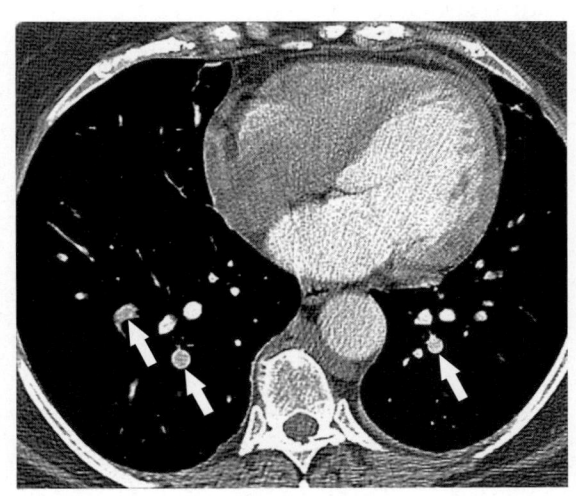

Fig. 1.57-4
Artefato de algoritmo pulmonar simulando êmbolo pulmonar. Anéis brilhantes em torno de artérias pulmonares normais (setas) produzem uma aparência que simula múltiplos êmbolos pulmonares.[113]

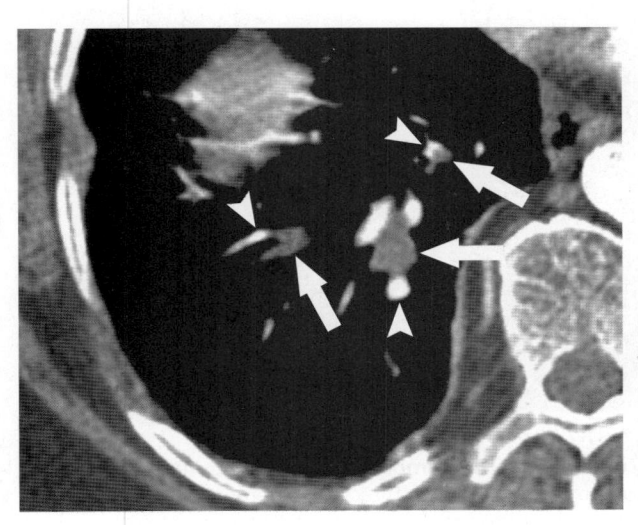

Fig. 1.57-5
Tampões mucosos. Defeitos de enchimento (setas) que simulam êmbolos pulmonares agudos. O segmento posterobasal do brônquio do lobo inferior direito está dilatado bem como cheio de muco. Identificação das artérias pulmonares acompanhantes normais (pontas de seta) permite a interpretação correta deste achado.[113]

Condição	Comentários
Trombose *in situ* em coto de artéria pulmonar (Fig. 1.57-6)	Formação de trombo pode ser secundária à lesão vascular, perturbação do fluxo sanguíneo e hipercoagulabilidade, todos os quais estão presentes nos pacientes que foram submetidos à ressecção de câncer de pulmão. Trombose intraluminal pode ocasionalmente ser identificada em um coto de artéria pulmonar. O diagnóstico adequado pode ser feito se trombo for visto apenas no local cirúrgico e todos os outros vasos pulmonares distantes estiverem limpos.
Sarcoma primário da artéria pulmonar (Figs. 1.57-7 e 1.57-8)	Causa rara, que aparece em TC como uma massa unilateral, lobulada, contrastada heterogeneamente. Diferente da embolia pulmonar aguda, sarcoma de artéria pulmonar mostra intensificação pelo contraste. Embolia pulmonar crônica também pode contrastar, mas ela forma ângulos obtusos com a parede vascular, diversamente do sarcoma de artéria pulmonar, que é lobulado e forma ângulos agudos com a parede da artéria.
Êmbolos tumorais (Fig. 1.57-9)	Grandes êmbolos nas artérias pulmonares principais, lobares e segmentares podem causar defeitos de enchimento intravasculares que simulam embolia pulmonar aguda. Uma causa rara deste aspecto, estes êmbolos tumorais resultam da invasão direta da veia cava inferior ou seus ramos principais por vários neoplasmas.

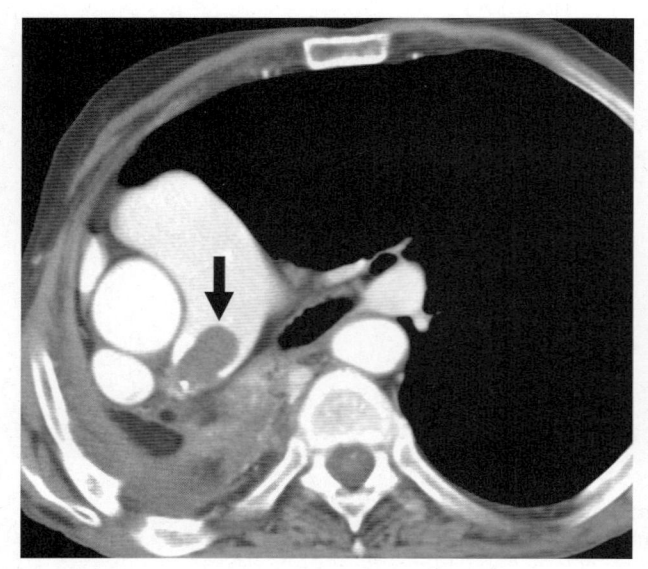

Fig. 1.57-6
Coto de artéria pulmonar. Trombose *in situ* no coto da artéria pulmonar direita de um homem idoso que se submetera a uma pneumectomia prévia para câncer pulmonar.[113]

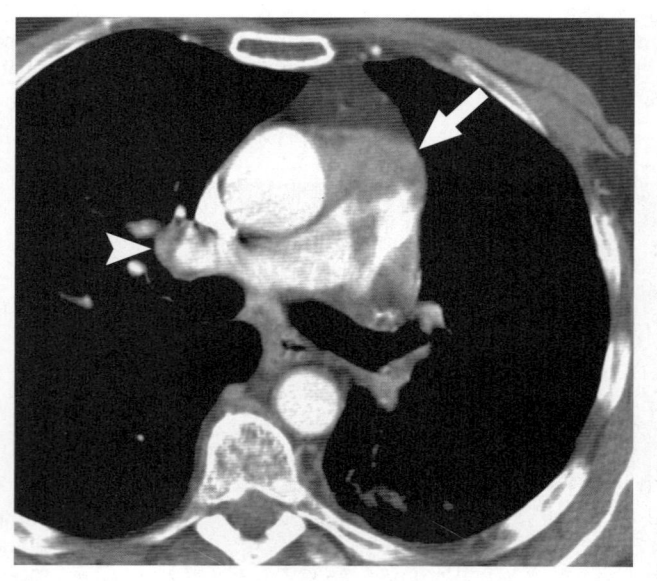

Fig. 1.57-7
Sarcoma de artéria pulmonar. Tomografia contrastada mostra uma massa lobulada, contrastada heterogeneamente, dentro da artéria pulmonar principal (seta). Um depósito metastático é observado dentro da artéria pulmonar direita (ponta de seta).[113]

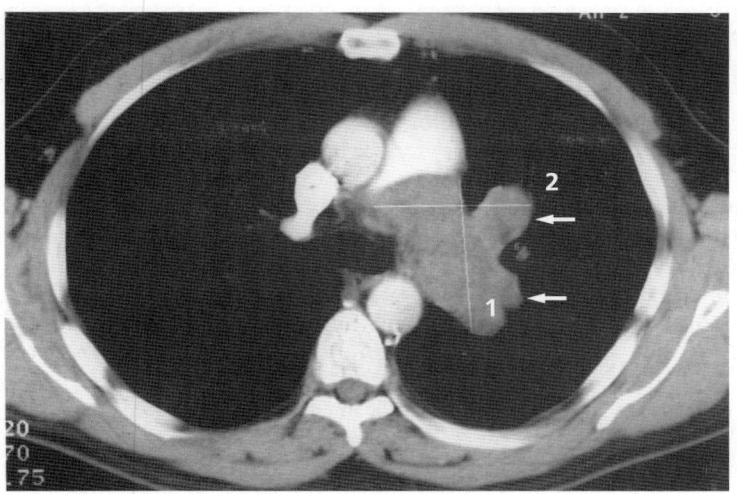

Fig. 1.57-8
Leiomiossarcoma de artéria pulmonar. Tomografia com contraste mostra uma massa homogênea que enche a artéria pulmonar principal esquerda e se estende para dentro das artérias pulmonares dos lobos superior e inferior esquerdos (setas).[114]

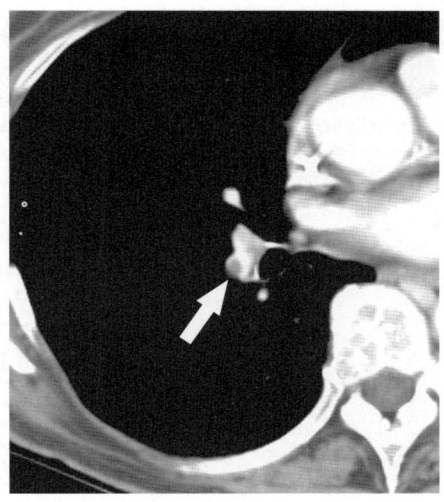

Fig. 1.57-9
Êmbolo tumoral. Grande êmbolo tumoral no interior da artéria pulmonar do lobo inferior direito (artéria) a partir de um sarcoma estromal endometrial primário que tinha invadido a veia cava inferior.[113]

1.58 ■ Tomografia Computadorizada dos Traumatismos Torácicos Fechados

Condição	Achados de Imagem	Comentários
Lesão aórtica 　Lesão aguda da aorta 　(Fig. 1.58-1)	Sangue no interior do mediastino, deformidade do contorno aórtico, retalho intimal, trombose de detritos, salientando-se dentro da luz aórtica, ou afilamento abrupto do diâmetro da aorta descendente em comparação à aorta ascendente ("pseudocoarctação").	Uma radiografia de tórax normal tem um valor preditivo negativo de 98% para lesão aórtica, mas um filme anormal tem um baixo valor preditivo positivo. Só 10 a 15% dos aortogramas obtidos para avaliar pacientes com achados radiográficos anormais demonstram uma laceração aórtica. Aproximadamente 90% de todas as lesões visíveis em TC ocorrem no nível ou imediatamente acima do ligamento arterial. TC pode demonstrar que o alargamento mediastinal visto na radiografia de tórax resulta não de uma lesão aórtica, mas em vez disso de um hematoma secundário à fratura esternal ou de corpo vertebral ou causas, como lipomatose mediastinal, vasos tortuosos, anomalias vasculares, linfadenopatia ou líquido pleural.
Pseudoaneurisma 　crônico 　(Fig. 1.58-2)	Massa frequentemente calcificada, tipicamente localizada no ligamento arterial.	Só 2% dos pacientes com lesão aórtica traumática não tratada sobrevivem o suficiente para desenvolver um pseudoaneurisma crônico.
Lesão pulmonar e brônquica 　Pneumotórax 　(ver Fig. 1.58-6)	Coleção de ar intratorácica, extrapulmonar, que tipicamente se coleta na porção superior do tórax.	Pneumotórax ocorre em 30 a 40% dos casos de traumatismo torácico fechado. TC é muito mais sensível que radiografia simples de tórax para detectar pneumotórax, especialmente no paciente de trauma supino.

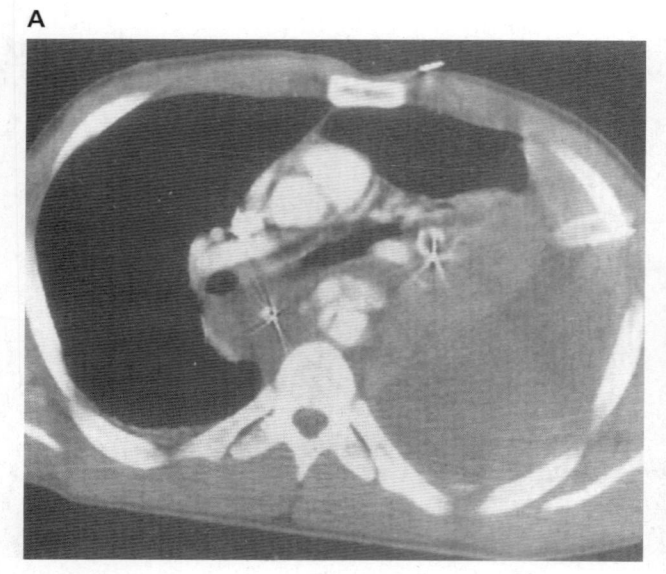

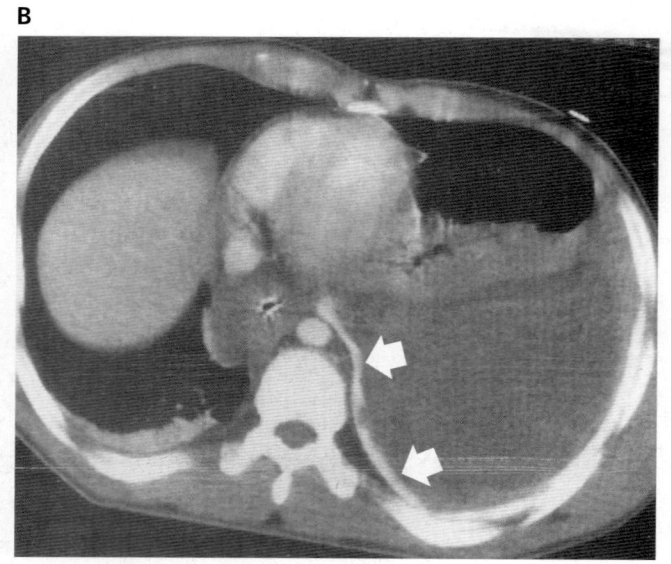

Fig. 1.58-1
Ruptura aórtica com hemorragia ativa. (A) Ruptura macroscópica da aorta descendente proximal com hematoma periaórtico. Notar o grande hemotórax. (B) Imagem obtida 7 cm caudalmente demonstra sangramento ativo com extravasamento de material de contraste para dentro do espaço pleural esquerdo (setas).[115]

Condição	Achados de Imagem	Comentários
Lesão parenquimatosa pulmonar		
Contusão (ver Fig. 1.58-3)	Área local de consolidação pouco definida, usualmente na periferia do pulmão adjacente à área de trauma.	Lesão parenquimatosa focal consistindo em edema e hemorragia intersticial e alveolar, vistos em aproximadamente 30 a 70% dos pacientes com traumatismo torácico fechado.
Laceração (Fig. 1.58-3)	Coleção localizada de ar em uma área de consolidação. Pode ser única ou múltipla, unilateral ou bilateral.	Ruptura traumática de espaços alveolares com formação de uma cavidade cheia com sangue ou ar. Pequenas lacerações são visíveis em TC na maioria dos pacientes em que apenas contusão é evidente na radiografia de tórax.

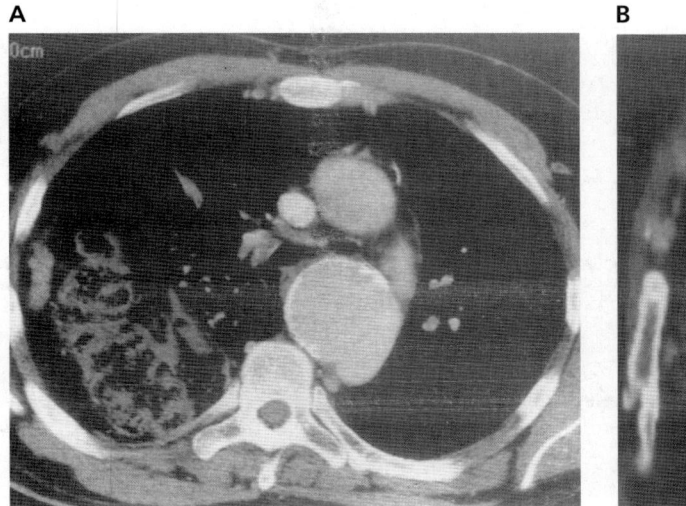

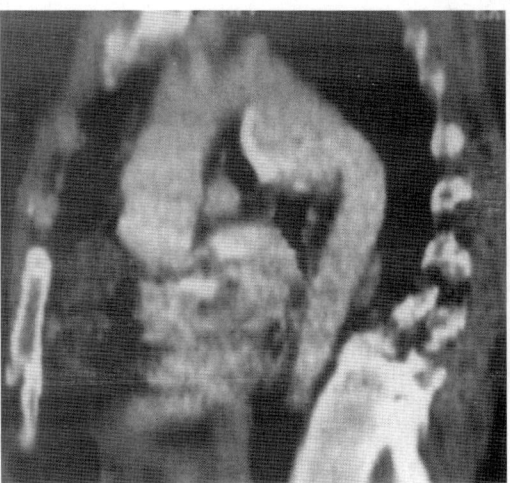

Fig. 1.58-2
Pseudoaneurisma crônico. O paciente esteve envolvido em um acidente de veículo a motor 32 anos antes. (A) Imagem axial mostra um grande pseudoaneurisma calcificado da aorta descendente proximal. Notar também o hemidiafragma direito roto com herniação de intestino grosso para dentro do tórax. (B) Imagem reformatada sagital mostra o pseudoaneurisma calcificado na localização característica imediatamente distal à artéria subclávia esquerda.[115]

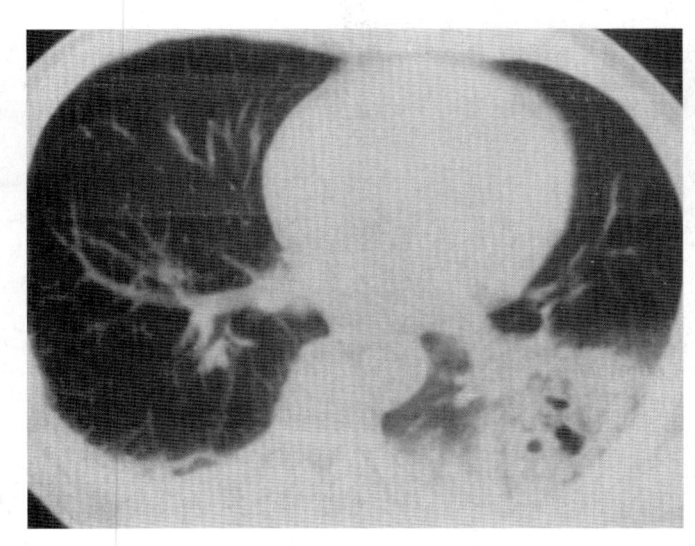

Fig. 1.58-3
Laceração pulmonar. Múltiplas pequenas cavidades dentro de uma área de contusão pulmonar.[115]

Condição	Achados de Imagem	Comentários
Hematoma (Fig. 1.58-4)	Área redonda bem circunscrita de atenuação aumentada.	Cisto pulmonar traumático cheio de sangue. Pode persistir e resultar em uma pneumatocele traumática à medida que a hemorragia se resolve.
Laceração traqueal (Fig. 1.58-5)	Transecções traqueais na região cervical produzem ar subcutâneo extenso, e elevação do osso hioide (acima do nível do corpo vertebral C3) ou do corno maior (< 2 cm do ângulo da mandíbula).	Um indício importante de lacerações traqueais em radiografias e TC é anormalidade na aparência ou posição do tubo endotraqueal. Isto inclui distensão excessiva do manguito do tubo, protrusão do tubo além das margens previstas da luz traqueal, e posição extraluminar da extremidade do tubo.

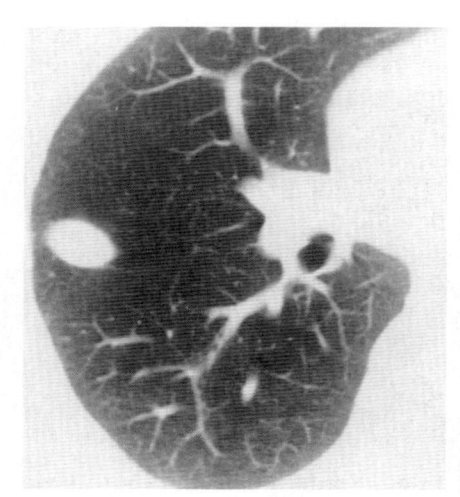

Fig. 1.58-4
Hematoma pulmonar. Opacidade nodular focal bem circunscrita no lobo superior direito.[115]

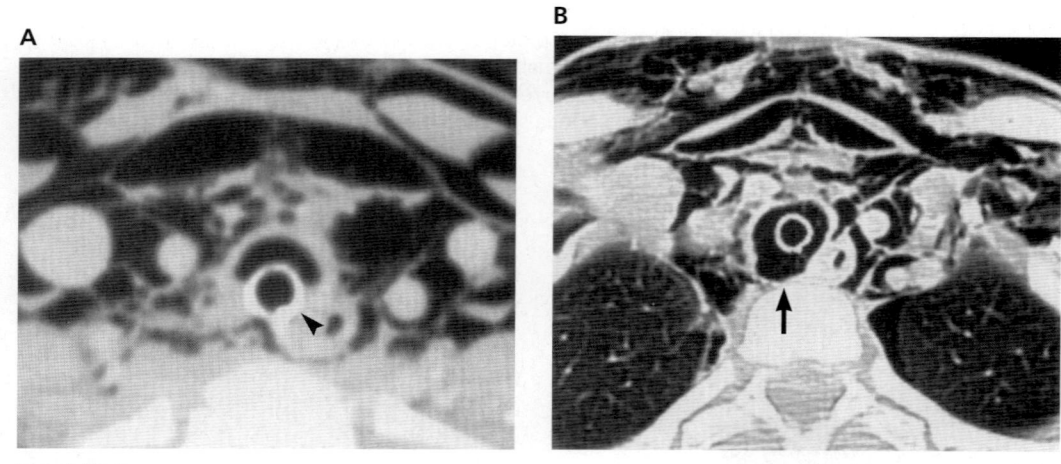

Fig. 1.58-5
Laceração traqueal. (A e B) Colocação excêntrica de um tubo endotraqueal em relação ao anel traqueal (ponta de seta em A) e ruptura da parede posterior da traqueia (seta em B). Há extenso ar subcutâneo em A, e um pequeno pneumotórax esquerdo em B. Na cirurgia, havia três anéis cartilaginosos rotos e uma laceração longa na parede traqueal posterior.[116]

Condição	Achados de Imagem	Comentários
Laceração brônquica (Fig. 1.58-6)	Pneumotórax persistente apesar da colocação adequada de um ou mais tubos de tórax, enfisema subcutâneo maciço e aumentando o pneumomediastino, coleções peribrônquicas focais de ar, descontinuidade da parede brônquica e o sinal do "pulmão caído" (pulmão ou lobo colapsado caindo afastado do hilo).	Lesão incomum que tende a ocorrer dentro de 2,5 cm da carina, mais frequentemente à direita. Fraturas associadas do tórax superior, incluindo as primeiras três costelas, clavícula, esterno e escápula são vistas em cerca de 40% dos pacientes com lesões traqueobrônquicas. Sinal do pulmão caído é considerado causado pela ruptura das inserções hilares normais do pulmão, o que leva o pulmão atelectasiado a pender perifericamente em vez de centralmente adjacente à coluna.
Laceração diafragmática (Figs. 1.58-7 a 1.58-9)	Descontinuidade focal do diafragma (geralmente posterolateral, com 75–90% à esquerda); herniação de gordura peritoneal, intestino ou órgãos abdominais para o tórax; constrição focal do intestino ou estômago quando eles se projetam pelo diafragma ("sinal do colarinho"); incapacidade de visualizar o diafragma ("sinal do diafragma ausente").	Ruptura do diafragma ocorre em 1 a 8% dos pacientes que sobrevivem a grande trauma fechado do tórax ou abdome. Os achados radiográficos são anormais em mais de 75%, mas são tão inespecíficos que o diagnóstico é errado inicialmente na maioria dos casos. A taxa de mortalidade nos casos não reconhecidos é de 30%, com morte ocorrendo por herniação retardada de vísceras abdominais e estrangulamento intestinal. Imagens reformatadas sagitais e coronais são superiores a cortes axiais para detectar uma laceração diafragmática e herniação de conteúdo abdominal para dentro do tórax.

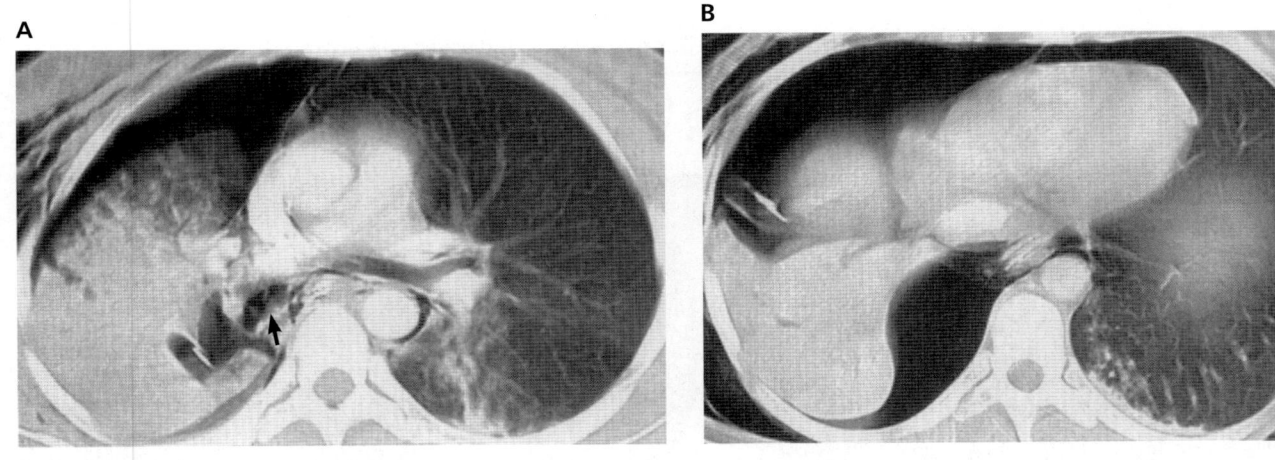

Fig. 1.58-6
Laceração brônquica. (A) Extensa contusão pulmonar direita e um grande pneumotórax apesar de múltiplos tubos de tórax. A ponta do tubo de tórax direito está intraparenquimatosa. Coleções de ar focais anormais são notadas em torno do brônquio intermédio, e a parede do brônquio está rota (seta). (B) Imagem obtida em um nível mais baixo demonstra o sinal do pulmão caído. O grande pneumotórax direito e pequeno pneumotórax esquerdo são vistos.[116]

Condição	Achados de Imagem	Comentários
Ruptura do esôfago	Ar extraluminal focal no local da laceração e hematoma no mediastino ou na parede esofágica.	Mais de 80% ocorrem no esôfago cervical e torácico superior, mais provavelmente secundárias à compressão do esôfago entre o esterno e a coluna espinhal. Lacerações esofágicas distais geralmente ocorrem imediatamente acima da junção gastroesofágica ao longo da parede posterolateral à esquerda, com um mecanismo provavelmente semelhante àquele na ruptura espontânea (síndrome de Boerhaave) quando a pressão esofágica se eleva contra uma glote fechada. Alta taxa de mortalidade devida à mediastinite que se desenvolve rapidamente, a menos que a lesão esofágica seja reconhecida e tratada dentro de 24 horas. Também achados em radiografia simples de tórax de pneumotórax com grande fenda, pneumomediastino, enfisema subcutâneo, grande derrame pleural e atelectasia de lobo inferior esquerdo, e o sinal do "V" de Naclerio (ar extrapleural dentro do mediastino inferior e entre a pleura parietal e o diafragma, o que forma uma forma de V, geralmente à esquerda).
Fratura Costela (Fig. 1.58-10)	Mais bem-vista com ajustes de janela óssea e reformatação de imagens com algoritmo de contraste de margens. Muitas vezes, associado a hemotórax, pneumotórax, enfisema subcutâneo, contusão pulmonar e hematomas de tecidos moles (indicando a lesão costal subjacente).	Ocorre em aproximadamente 60% das vítimas de trauma torácico fechado embora apenas cerca de 20% sejam detectadas em radiografias de tórax de aparelho portátil. Uma fratura da primeira costela indica um trauma fechado grave do tórax e pode ser associado a uma laceração aórtica ou brônquica e lesão dos vasos subclávios. Fraturas de cinco ou mais costelas em uma fileira ou três ou mais fraturas costais segmentares (i. e., duas fraturas em uma costela) são definidas como um tórax instável, o que precisa ser reconhecido prontamente, uma vez que insuficiência respiratória pode desenvolver-se em virtude do movimento paradoxal do segmento instável.

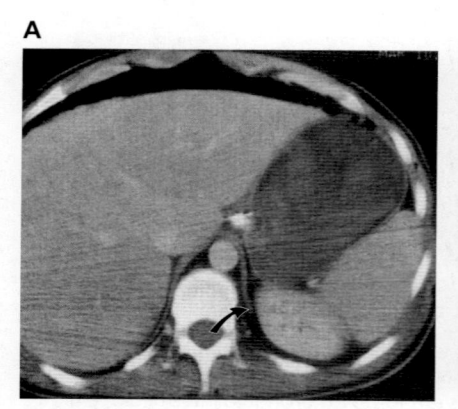

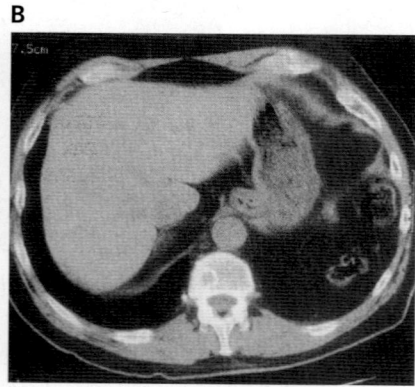

Fig. 1.58-7
Laceração diafragmática. (A) Descontinuidade abrupta do hemidiafragma esquerdo (seta). (B) Ausência do hemidiafragma esquerdo.[115]

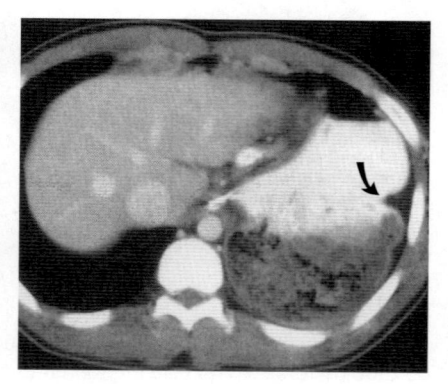

Fig. 1.58-8
Laceração diafragmática (sinal do colarinho). Indentação focal da curvatura maior do estômago (seta).[115]

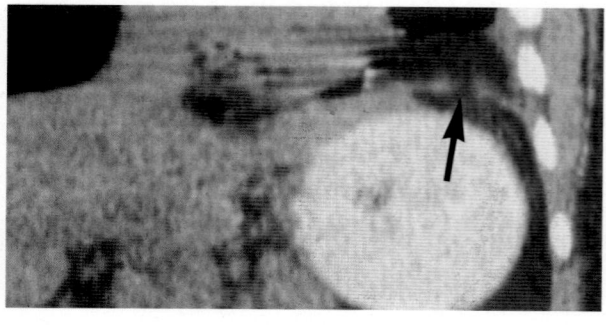

Fig. 1.58-9
Laceração diafragmática. Imagem reformatada coronal demonstra gordura omental herniada através de um defeito diafragmático (seta).[115]

Condição	Achados de Imagem	Comentários
Esterno (Fig. 1.58-11)	Fratura é muitas vezes associada a um hematoma retroesternal com preservação do plano de gordura entre o hematoma e a aorta (significando que ele não é de origem aórtica).	A maioria das fraturas ocorre dentro de 2 cm da junção manubrioesternal. A fratura usualmente não é evidente em radiografias em AP de aparelho portátil, mas é óbvia em TC.
Coluna torácica (Fig. 1.58-12)	Hematoma paraespinhal associado à ruptura ou fratura do corpo vertebral, pedículo ou processo espinhoso. Hematoma mediastinal limitado ao mediastino posterior constitui um indício valioso.	A parte mais vulnerável é na junção toracoabdominal (corpos vertebrais T9-T11). Uma compressão em cunha anterior usualmente é estável, enquanto uma fratura explosiva não é. Uma alta porcentagem de pacientes com fraturas da coluna torácica tem lesões da medula espinal, e muitos têm fraturas esternais associadas. Apenas metade das fraturas da coluna torácica são identificada nas radiografias de tórax iniciais. Fraturas de compressão podem facilmente ser despercebidas em cortes axiais de TC a não ser que sejam exibidas com janelas ósseas; imagens sagitais e reformatadas podem confirmar uma compressão simples.

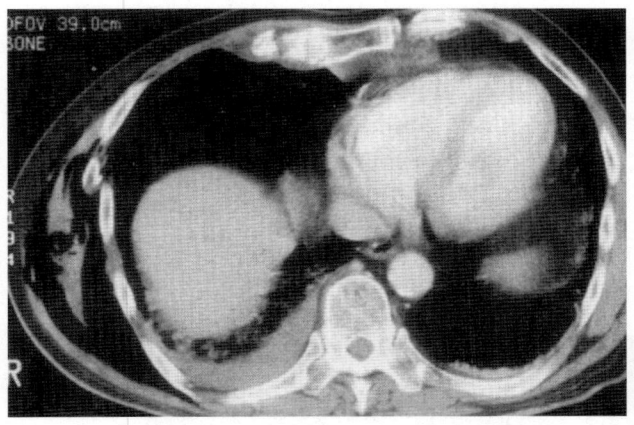

Fig. 1.58-10
Fratura de costela. Fratura com desvio com extenso enfisema subcutâneo. Há também uma fratura esternal com associado hematoma retroesternal.[115]

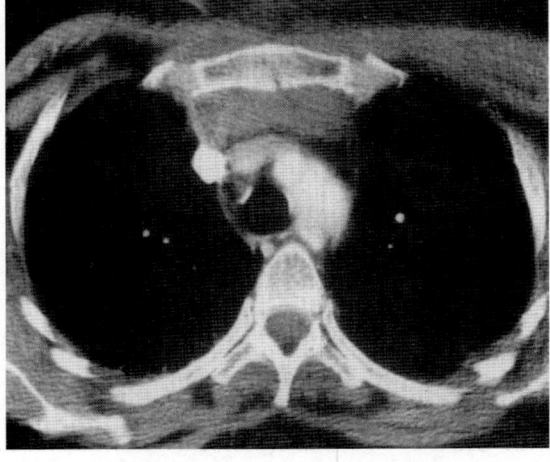

Fig. 1.58-11
Fratura do esterno. Fratura esternal mediana com um hematoma mediastinal anterior adjacente. Notar o plano de gordura preservado entre o hematoma e os grandes vasos.[115]

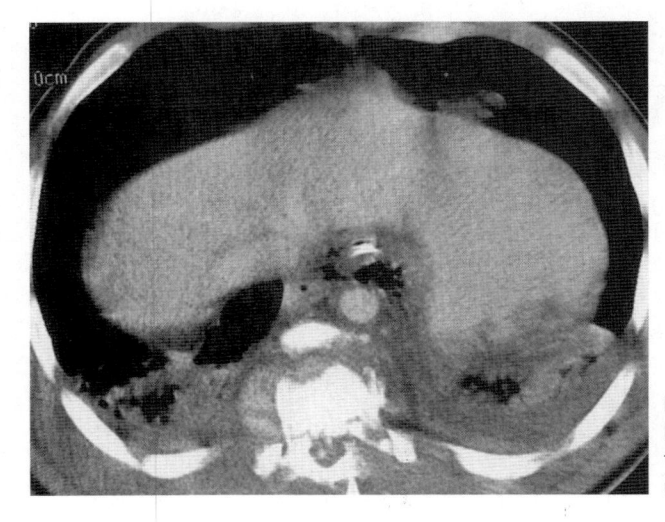

Fig. 1.58-12
Fratura da coluna torácica. Fratura explosiva de T10 com obliteração do canal vertebral por fragmentos ósseos. Notar o pneumomediastino e derrames pleurais bilaterais associados.[116]

1.59 ■ Anormalidade do Espaço Cardiofrênico em Tomografia Computadorizada ou Imagem de Ressonância Magnética

Condição	Comentários

Variedade normal
  Corpo adiposo cardíaco
  (Fig. 1.59-1)
	Grande coleção de gordura pericárdica pode simular uma massa neoplásica. Estudos recentes relacionaram o volume de gordura pericárdica com um possível aumento no risco de doença cardiovascular. A ausência de componentes de tecidos moles ajuda a diferenciar gordura proeminente de tumores benigno ou maligno contendo gordura.

Ausência congênita do pericárdio	Condição infrequente, assintomática, que pode ser associada com cardiopatia congênita. Quando há agenesia associada do ligamento esternopericárdico, o espaço entre o coração e a parede torácica pode ser maior do que o normal.

Lesões contendo gordura
  Hérnia diafragmática
  (Fig. 1.59-2)
	Relacionada com uma origem traumática, pós-operatória ou congênita (a mais comum), gordura e outras estruturas abdominais herniadas podem simular um tumor no espaço cardiofrênico. A presença de ar dentro de alças intestinais herniadas é patognomônica. Se apenas gordura omental se herniar, ela pode ser difícil diferenciar de lipoma ou lipossarcoma. A detecção de opacidades lineares correspondendo a vasos omentais favorece o diagnóstico de hérnia diafragmática.

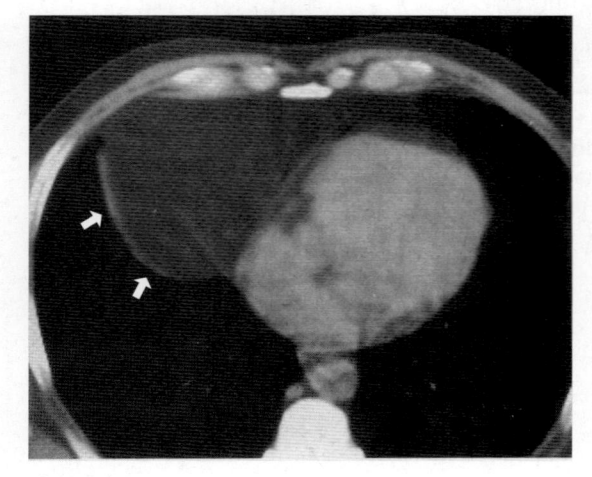

Fig. 1.59-1
Corpo adiposo pericárdico. TC mostra um grande corpo adiposo pericárdico (setas) que simulava uma massa cardiofrênica em radiografias simples.[117]

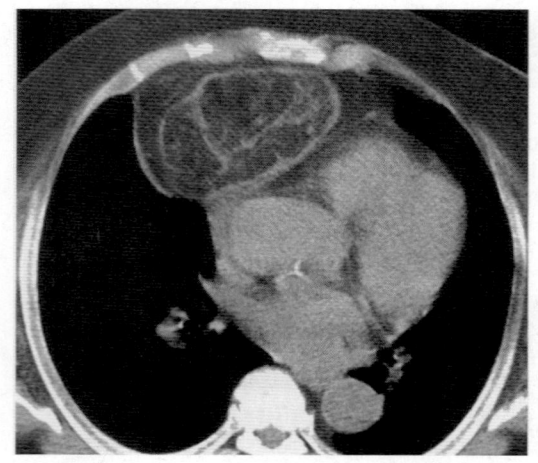

Fig. 1.59-2
Hérnia de Morgagni. TC mostra uma massa gordurosa bem definida com numerosos vasos omentais e infiltração gordurosa.[117]

Condição	Comentários
Necrose de gordura pericárdica (Fig. 1.59-3)	Condição benigna incomum que se manifesta como dor torácica pleurítica aguda em uma pessoa previamente saudável. Em TC, aparece como uma lesão gordurosa encapsulada com alterações inflamatórias, como filamentos densos e espessamento do pericárdio adjacente. Estudos de acompanhamento mostram melhora ou resolução espontânea dos achados. Tal como na histopatologicamente semelhante necrose de gordura na apendagite epiploica, tratamento conservador é indicado para este processo benigno autolimitado.
Tumor (Fig. 1.59-4)	Lipoma e lipossarcoma são tumores incomuns nesta região e tendem a simular hérnia de Morgagni. Às vezes, estas entidades só podem ser diferenciadas pela demonstração do defeito diafragmático associado à hérnia. Timolipoma pode ocasionalmente descer ao longo do mediastino e ocupar o espaço cardiofrênico. A demonstração de uma conexão anatômica com o leito típico pode ser necessária para diferenciar isto de um teratoma.
Lesões císticas Cisto pericárdico (Fig. 1.59-5)	Lesão cheia de líquido com limites bem definidos, paredes lisas e sem intensificação de contraste. Esta condição assintomática e benigna geralmente é detectada como um achado incidental em radiografias simples de tórax.
Tumor tímico	Embora geralmente uma lesão sólida, ele raramente possui conteúdo predominantemente cístico.
Cisto hidático (Fig. 1.59-6)	Um cisto equinocócico do fígado pode raramente herniar através do forame de Morgagni.

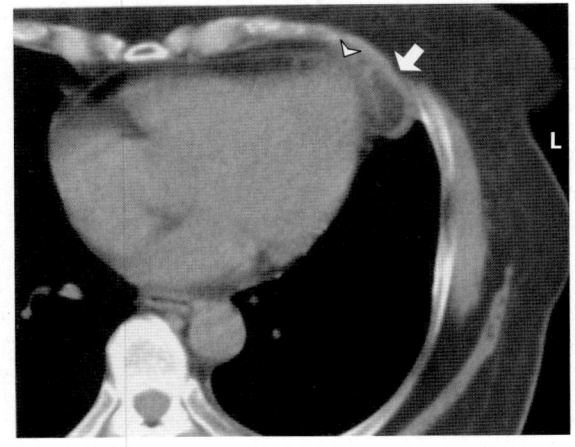

Fig. 1.59-3
Necrose de gordura pericárdica. TC mostra uma lesão gordurosa encapsulada com branda formação filamentar no espaço cardiofrênico esquerdo (seta). Ponta de seta, espessamento pericárdico local associado.[117]

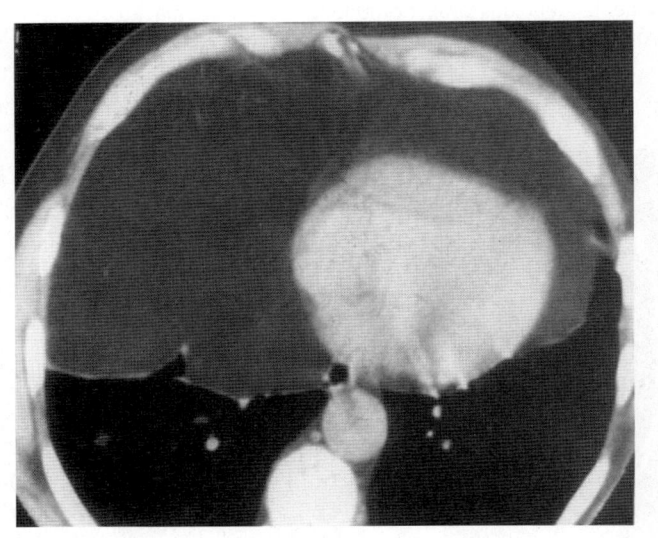

Fig. 1.59-4
Timolipoma. TC mostra uma grande massa gordurosa que envolve o coração.[117]

Condição	Comentários

Lesões sólidas
  Linfoma
  (Fig. 1.59-7)
	A causa mais frequente de linfadenopatia nesta localização, que muitas vezes passa despercebida em radiografias de tórax. A região peridiafragmática possui um rico sistema de drenagem linfática, e linfonodos fisiológicos pequenos (< 8 mm) podem normalmente ser visualizados no espaço cardiofrênico.

Metástases linfáticas (Figs. 1.59-8 e 1.59-9)	Na maioria dos casos, linfadenopatia é um sinal de disseminação distante de tumores primários localizados acima ou abaixo do diafragma. Comprometimento de linfonodos na cadeia mamária interna sugere uma origem metastática independentemente do tamanho. Câncer de pulmão e mesotelioma pleural são os tumores torácicos que mais comumente afetam o espaço cardiofrênico por disseminação linfática.

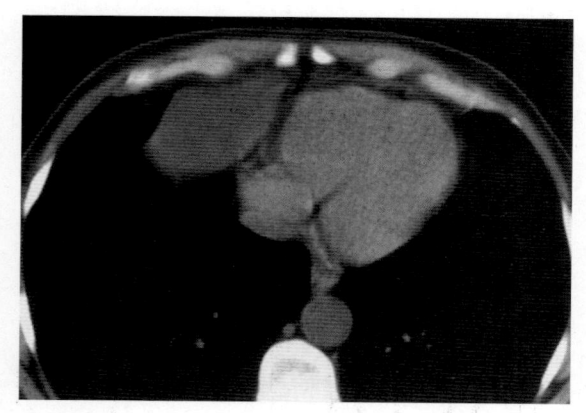

Fig. 1.59-5
Cisto pleuropericárdico. Massa de paredes finas, nitidamente definida, oval, homogênea, com atenuação próxima daquela da água.[117]

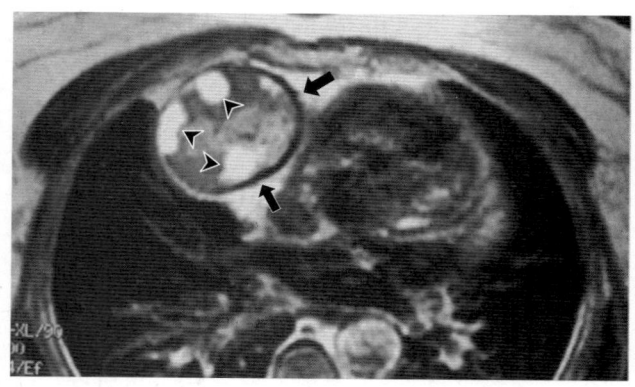

Fig. 1.59-6
Cisto hidático herniado. Imagem de RM ponderada em T2 mostra uma lesão bem definida com uma parede parcialmente calcificada (setas) e lesões císticas pequenas dentro dela (pontas de seta).[117]

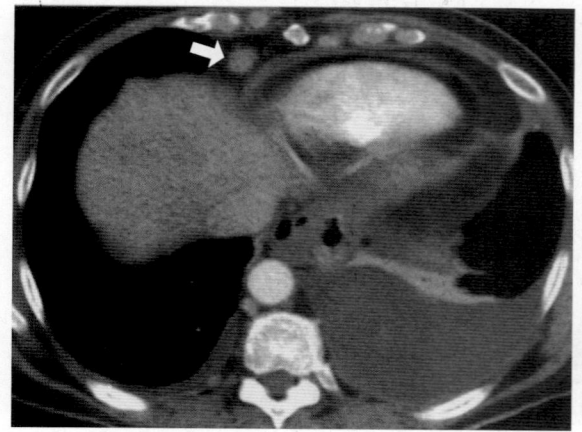

Fig. 1.59-7
Linfoma. Linfonodo (seta) no espaço cardiofrênico direito. Observar os derrames pericárdico e pleurais associados.[117]

Condição	Comentários
Timoma (Fig. 1.59-10)	Tumores tímicos tanto benignos quanto malignos podem ser localizados na base do coração e aparecer como lesões sólidas ou mistas no espaço cardiofrênico. A demonstração de uma conexão entre a lesão e o mediastino superior sugere fortemente este diagnóstico.
Lesões diversas Abscesso	Adicionalmente a alças intestinais herniadas, a presença de gás dentro de uma lesão no espaço cardiofrênico pode ser uma manifestação de um abscesso causado por um microrganismo produtor de gás.
Cirurgia do esôfago (Fig. 1.59-11)	Interposição de cólon em casos de câncer do esôfago pode aparecer como uma estrutura contendo gás na base do mediastino anterior.

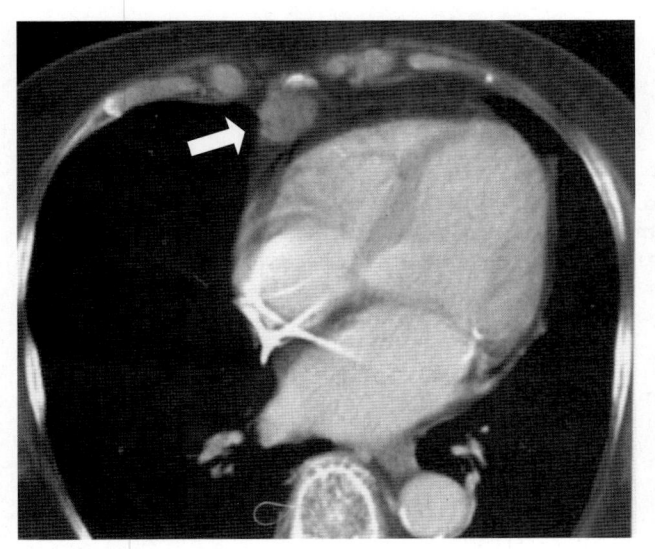

Fig. 1.59-8
Metástases linfáticas. Linfonodo no espaço cardiofrênico direito a partir de um carcinoma de ovário primário.[117]

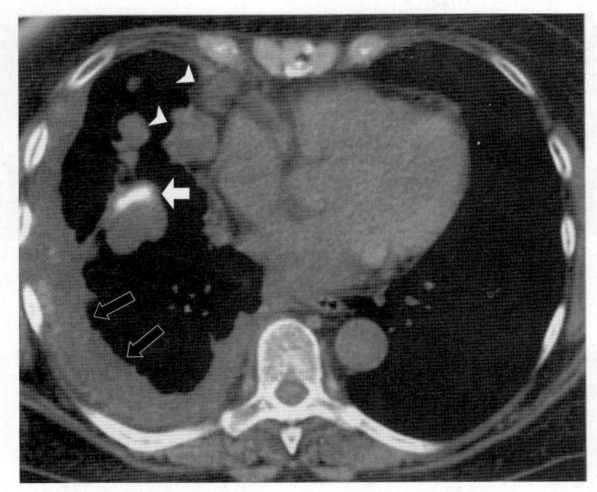

Fig. 1.59-9
Metástases linfáticas. Múltiplos linfonodos no espaço cardiofrênico (pontas de seta) secundários a metástases de mesotelioma pleural. Notar o espessamento pleural (setas abertas). As calcificações pleurais na fissura maior direita (seta sólida) são ocasionadas por exposição prévia a asbesto.[117]

Condição	Comentários
Doença vascular (Fig. 1.59-12)	Em pacientes com hipertensão porta, a circulação colateral pode resultar em varizes no espaço cardiofrênico que aparecem como estruturas tubulares tortuosas. Vasos normais nesta região também podem tornar-se substancialmente dilatados secundariamente à oclusão da veia cava superior e veia ázigo.

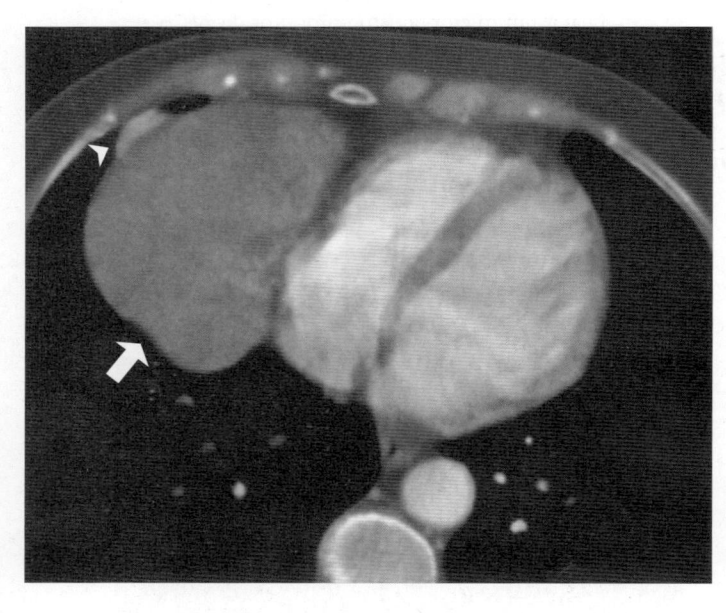

Fig. 1.59-10
Timoma. Massa bem definida com atenuação de tecido mole (seta) no mediastino anterior. Notar o pulmão comprimido adjacente (ponta de seta).[117]

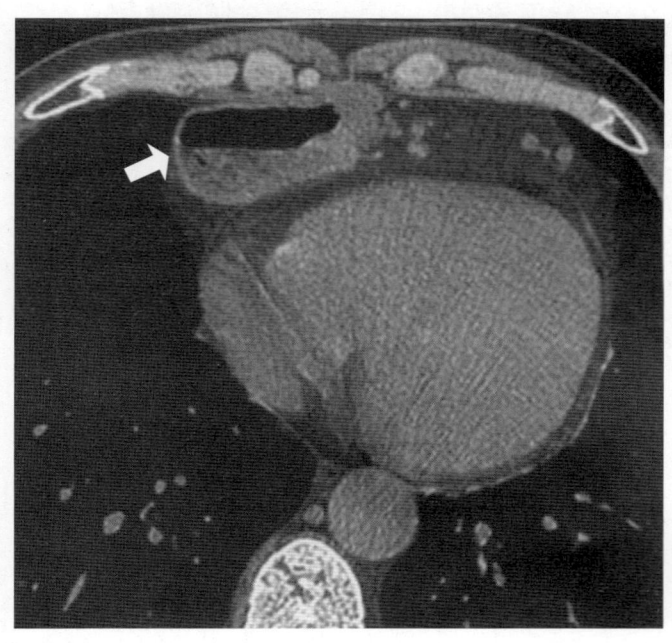

Fig. 1.59-11
Interposição de cólon. O cólon interposto (seta) no espaço cardiofrênico direito representa uma aparência pós-operatória subsequente à cirurgia para câncer do esôfago.[117]

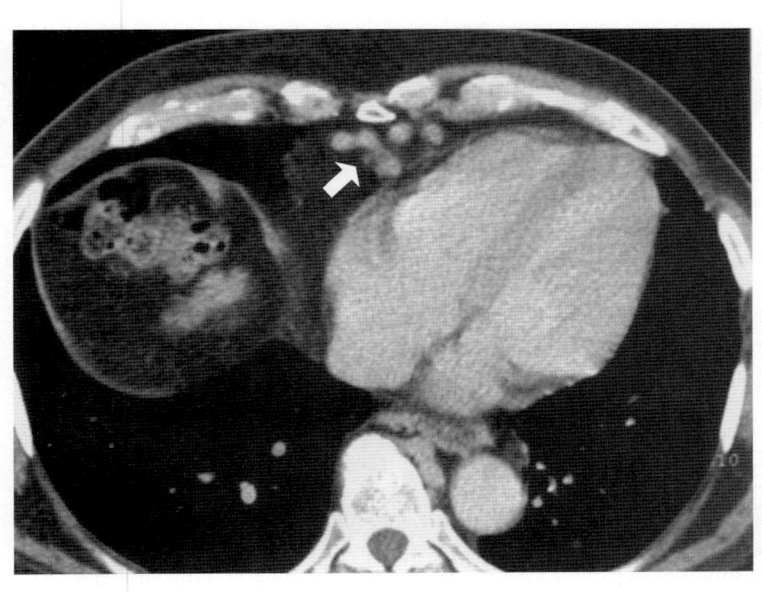

Fig. 1.59-12
Varizes. Neste paciente com cirrose e hipertensão porta, varizes (seta) no espaço cardiofrênico direito simulam linfonodos.[117]

1.60 ■ Massas Axilares em Tomografia Computadorizada

Condição	Comentários
Câncer de mama (Fig. 1.60-1)	Quase metade das mulheres com câncer de mama tem metástases axilares quando vistas pela primeira vez. Depois da terapia primária, até 20% têm recorrência local comprometendo a parede torácica; cerca de 5% desenvolvem recorrências axilares.
Linfoma (Fig. 1.60-2)	Comprometimento de linfonodos axilares foi descrito em quase metade dos pacientes com linfoma não Hodgkin e um quarto daqueles com doença de Hodgkin. Mesmo após remissão clínica aparentemente completa, a TC pode mostrar doença residual, especialmente no ápice da axila.
Metástases (Fig. 1.60-3)	Tumores primários da cabeça e pescoço, pulmão e rim podem metastatizar-se aos linfonodos e simular tumores primários ou linfoma.
Malignidade primária (Fig. 1.60-4)	Embora raros, neoplasmas malignos primários do tecido fibroso, músculo ou gordura ocorrem na axila. Estes tumores caracteristicamente não respeitam planos de tecidos moles ou músculo e podem estender-se até o ápice (produzindo sintomas de comprometimento do plexo braquial) ou disseminar-se ao longo da parede torácica.
Sarcoidose (Fig. 1.60-5)	Manifestação rara que, quando combinada com adenopatia hilar e mediastinal, pode simular linfoma.

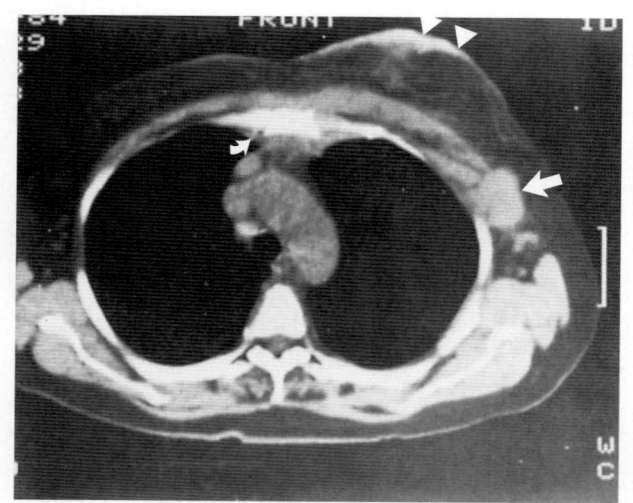

Fig. 1.60-1
Câncer de mama. Linfonodos axilares esquerdos (seta) e gânglios mamários internos bilaterais (setas curvas) são vistos nesta mulher com uma malignidade extensa da mama esquerda e comprometimento da superfície da pele (pontas de seta).[118]

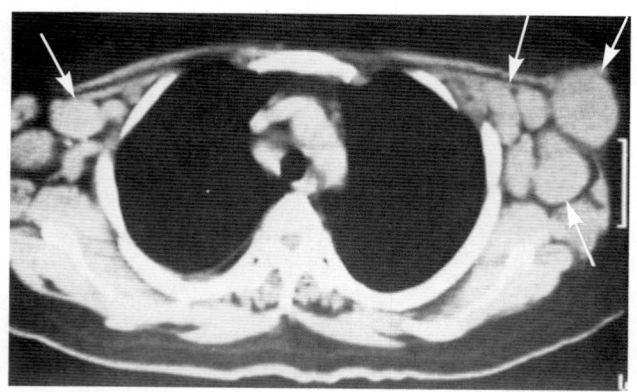

Fig. 1.60-2
Linfoma. Adenopatia axilar bilateral extensa com gânglios aumentados (setas) rodeando os feixes neurovasculares, mas não os invadindo.[118]

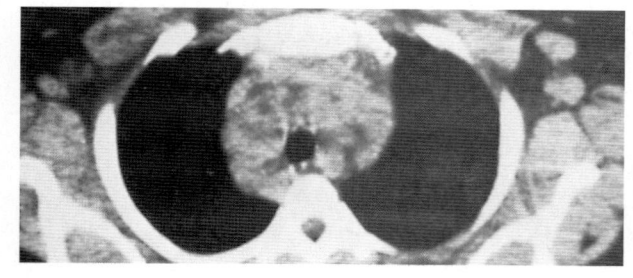

Fig. 1.60-3
Metástases. Comprometimento extenso dos linfonodos axilares esquerdos em um homem jovem com neuroblastoma. Notar a extensão da adenopatia alta no ápice da axila embaixo do músculo peitoral menor medialmente.[118]

Condição	Comentários
Toxoplasmose (Fig. 1.60-6)	Linfadenopatia é a manifestação clínica mais comum em doença adquirida aguda. Embora usualmente afetando gânglios cervicais, linfonodos axilares também podem ser comprometidos.
Higroma cístico (linfangioma cístico) (Fig. 1.60-7)	Anomalia congênita que mais provavelmente resulta da sequestração de sacos linfáticos embrionários primitivos que não estabelecem comunicação normal com o sistema linfático. Embora mais comum no pescoço, um higroma pode aparecer como uma massa axilar lisa, homogênea, que desvia, mas não invade estruturas musculares adjacentes. Ele tipicamente tem um baixo valor de atenuação (10–30 H) que é menor que o de tecido mole, porém muito mais alto que o de gordura.
Lipoma (Fig. 1.60-8)	Tumor gorduroso bem definido, homogêneo, benigno, com característico baixo valor de atenuação (290–2120 H) que geralmente é menor que o da gordura subcutânea normal. TC pode permitir diferenciação de um lipoma em relação a lipossarcoma, o qual é uma lesão infiltrativa heterogênea com margens pouco definidas que mostra intensificação de contraste.
Tumor desmoide (Fig. 1.60-9)	Massa de tecido fibroso benigno, porém invasivo (considerado por alguns como um fibrossarcoma de baixo grau) que pode ser difusamente infiltrativo ou relativamente bem definido com uma pseudocápsula. Depois de cirurgia, recorrência local é comum.

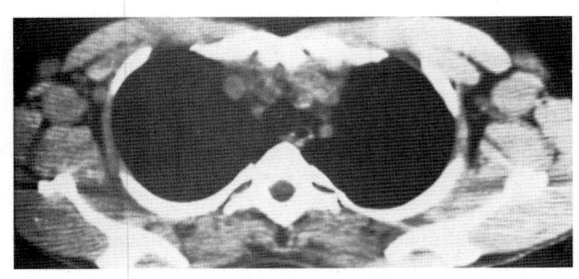

Fig. 1.60-4
Carcinoma anaplásico primário da axila. Massa contrastada perifericamente na axila direita que infiltrou o feixe neurovascular resultando em atrofia dos músculos do ombro direito.[118]

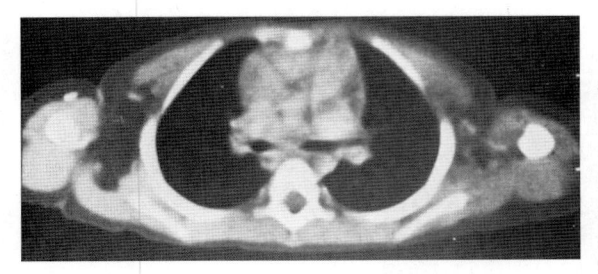

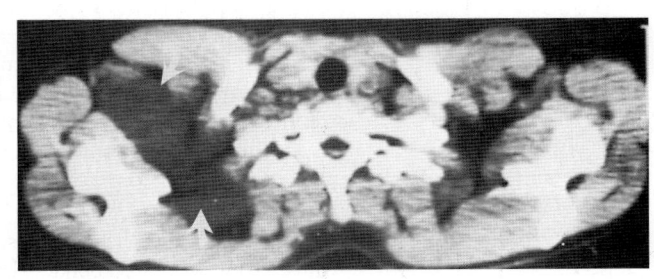

Fig. 1.60-5
Sarcoidose. Adenopatia axilar bilateral e mediastinal em uma mulher jovem que apresentava um padrão indistinguível daquele de um linfoma.[118]

Fig. 1.60-6
Toxoplasmose. Adenopatia hilar bilateral em um homem homossexual.[118]

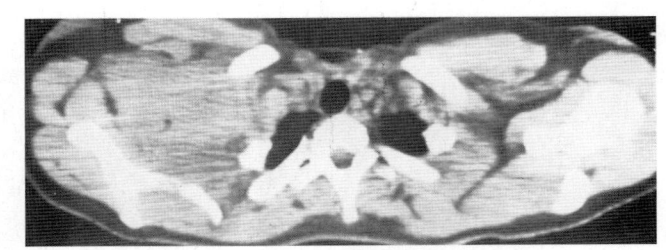

Fig. 1.60-7
Higroma cístico. Massa difusa com baixo valor de atenuação que é homogênea e desloca em vez de invadir os planos musculares.[118]

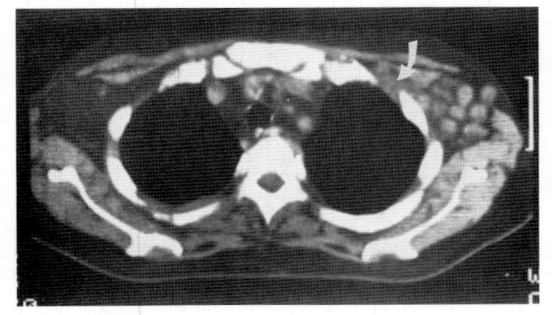

Fig. 1.60-8
Lipoma. Massa difusa infiltrando a axila direita que tem um valor de atenuação característico de gordura.[118]

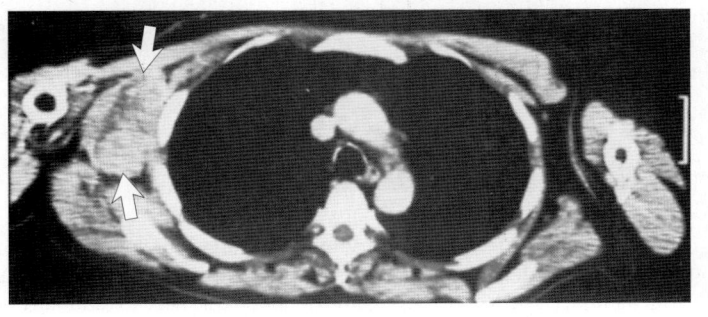

Fig. 1.60-9
Tumor desmoide. Grande massa infiltrando extensamente a axila direita (setas), especialmente em torno do nível do feixe neurovascular.[118]

1.61 ■ Lesões da Parede Torácica em Tomografia Computadorizada e Imagem de Ressonância Magnética

Condição	Achados de Imagem	Comentários
Lesões benignas *Vasculares* Hemangioma (Fig. 1.61-1)	Em TC, uma massa de tecido mole com níveis baixos heterogêneos de atenuação decorrentes dos elementos de tecidos gorduroso, fibroso e vascular da massa. Flebólitos característicos vistos em cerca de 30% dos casos. Em RM, intensidade heterogênea de sinal com áreas de alta intensidade de sinal em ambas as imagens ponderadas para T1 e T2. Vazios de sinal podem resultar do sangue fluindo rapidamente.	Massa cutânea de vasos de paredes finas, dilatados, tortuosos, que tendem a ser grandes, pouco circunscritos e podem ser localmente destrutivos. Tipicamente ocorrendo na lactância ou começo da idade adulta, raramente eles produzem erosão por pressão sobre osso adjacente.
Tumor de glomo	Tomografias (e radiografias de tórax) podem mostrar uma massa de tecido mole com erosão do osso adjacente. Em RM, o tumor bem definido desvia vasos importantes e é rodeado por vasos tortuosos ramificados de um pedículo vascular. A massa usualmente tem uma intensidade heterogênea de sinal e demonstra marcada intensificação de contraste.	Lesão rara da idade adulta que consiste em células neoplásticas que se assemelham estreitamente às células musculares lisas do corpo glômico normal. A maioria das lesões são solitárias e dolorosas; tumores múltiplos são incomuns e usualmente assintomáticos.
Nervo periférico Schwannoma	Massa homogênea bem circunscrita similar a músculo em TC e RM ponderada para T1. Alta intensidade de sinal em imagens ponderadas para T2. Depois da administração de contraste, há forte contraste nas lesões pequenas e, muitas vezes, áreas centrais não contrastadas de alteração cística ou necrótica nas lesões grandes.	Lesão comum encapsulada, tipicamente de crescimento lento, em um adulto, originada na bainha nervosa. Tumores da parede torácica originam-se de raízes nervosas espinais e nervos intercostais. O achado característico de erosão óssea sem destruição, mais frequentemente uma costela, indica a natureza benigna e crescimento lento da massa.

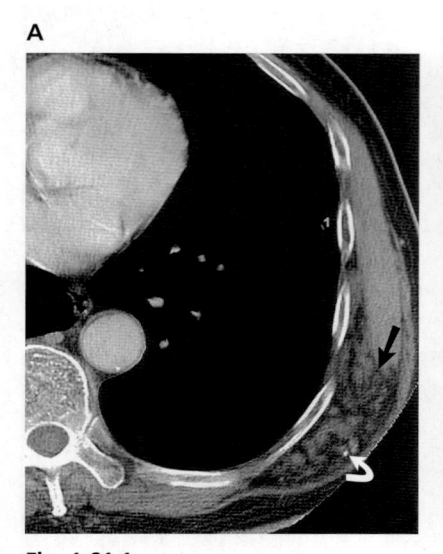

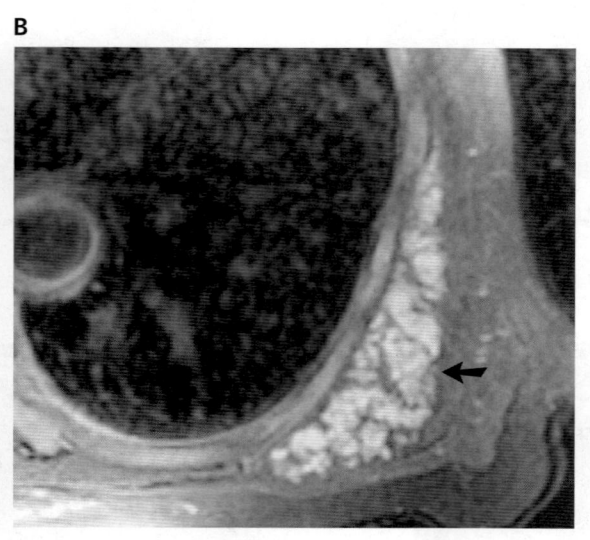

Fig. 1.61-1
Hemangioma. (A) Tomografia computadorizada com contraste demonstra uma massa (seta) profunda aos músculos serráteis e superficial aos músculos intercostais. A lesão tem predominantemente a atenuação de gordura e contém múltiplas áreas nodulares individualizadas com atenuação de tecido mole e uma pequena calcificação redonda (seta curva) que representa um pequeno flebólito. A ausência de impregnação da massa é relacionada com a cronologia da infusão do bolo de contraste. (B) Imagem de RM ponderada em T2 axial com frequência seletiva de saturação de gordura mostra uma massa lobulada predominantemente hiperintensa (seta) com áreas entremeadas de baixa intensidade de sinal que representam septos fibrogordurosos.[119]

Condição	Achados de Imagem	Comentários
Neurofibroma (Fig. 1.61-2)	TC pode mostrar erosão costal, calcificação e intensificação heterogênea de contraste. Em RM, uma massa bem definida com baixa intensidade de sinal em imagens ponderadas para T1 e alta intensidade de sinal em sequências de T2. T2 frequentemente mostra um aspecto de alvo, com uma orla de sinal aumentado rodeando a parte central com sinal mais baixo do tumor. Em estudos com contraste, a parte central da lesão contrasta marcadamente.	Neoplasma de crescimento lento que usualmente se desenvolve no começo da idade adulta. Cerca de 60 a 90% dos pacientes afetados têm neurofibromatose tipo 1 ou múltiplos neurofibromas plexiformes. A aparência em alvo reflete a característica histológica em muitos neurofibromas de uma zona central composta por material altamente celular e uma zona periférica contendo elementos estromais abundantes.
Ósseas e cartilaginosas Osteocondroma (Fig. 1.61-3)	Protuberância óssea pedunculada originada da superfície do osso de origem com uma capa cartilaginosa que muitas vezes é calcificada em TC e tem alta intensidade de sinal em imagens de RM ponderadas para T2.	Nas costelas, este tumor esquelético comum afeta especialmente a junção costocondral. Complicações incluem deformidade e fratura patológica. Dor, erosão óssea e calcificação irregular oferecem a possibilidade de transformação maligna.
Encondroma (Fig. 1.61-4)	Massa expansiva com matriz cartilaginosa calcificada.	Cerca de 3% dos encondromas ocorrem em costela e esterno, e eles podem predispor o paciente a fratura patológica.

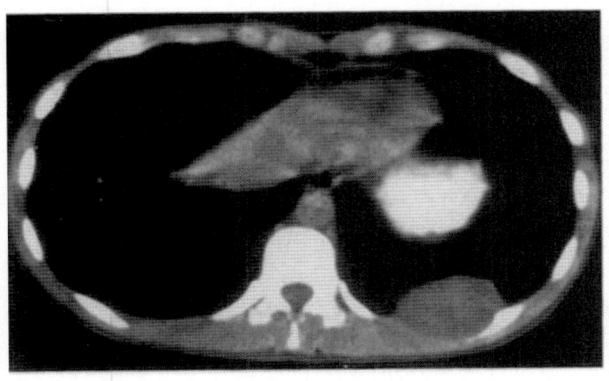

Fig. 1.61-2
Neurofibroma intercostal. Tomografia computadorizada axial mostra erosão de costela causada pela pressão da grande massa posterior.[120]

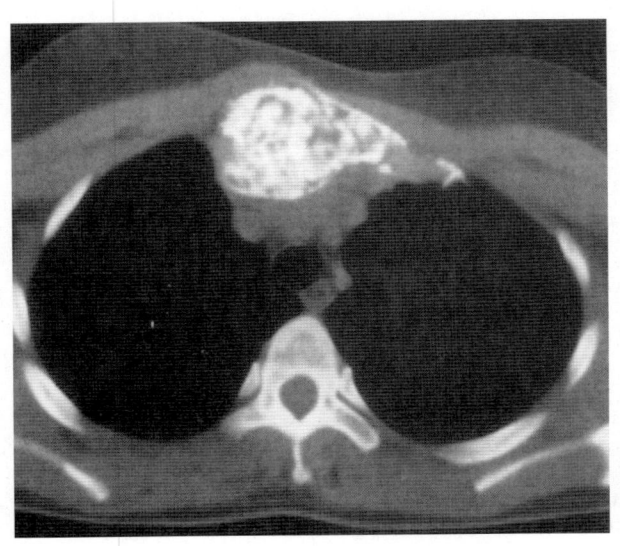

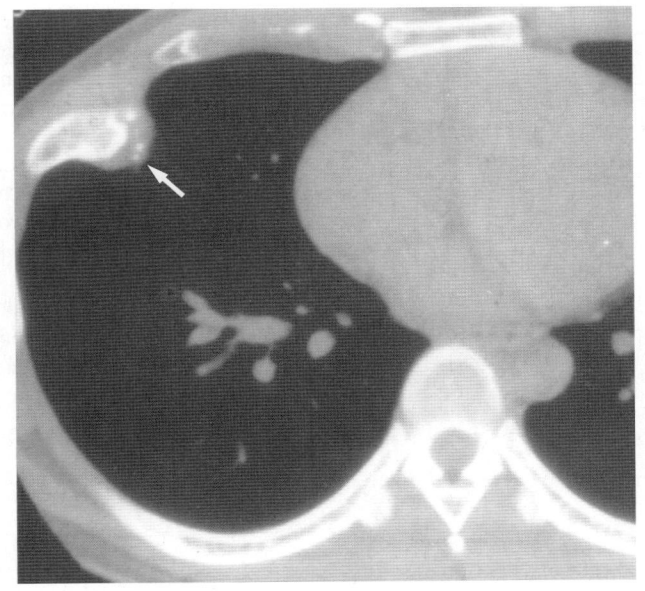

Fig. 1.61-3
Osteocondroma. Imagem de TC mostra uma massa séssil com continuidade cortical e medular, projetando-se para dentro do pulmão. Observar que a calcificação é na capa cartilaginosa da massa.[121]

Fig. 1.61-4
Encondroma. Imagem de TC demonstra uma lesão expansiva central no manúbrio superior com calcificação característica da matriz cartilaginosa.[16]

Condição	Achados de Imagem	Comentários
Tumor de células gigantes	Lesão osteolítica excêntrica que produz adelgaçamento e expansão corticais. Tanto TC quanto RM são valiosas para mostrar a extensão do tumor e sua relação com as estruturas circunvizinhas.	Tumores torácicos muitas vezes se originam em regiões subcondrais dos ossos chatos e tubulares da parede torácica, incluindo o esterno, clavícula e costelas. Esta lesão benigna relativamente comum usualmente se torna evidente do começo ao meio da idade adulta, depois do fechamento das epífises, e pode mostrar um nível líquido-líquido em RM (menos comum que no cisto ósseo aneurismático).
Cisto ósseo aneurismático	Lesão expansiva com adelgaçamento cortical. Em RM, uma massa lobulada ou separada com uma orla bem definida de sinal de baixa intensidade. Nível líquido-líquido dentro do tumor sugere a natureza hemorrágica do conteúdo do cisto, mas não é patognomônico.	Rede de múltiplos cistos cheios de sangue. Extensão aos tecidos moles pode tornar difícil distinguir este processo de sarcoma. Na parede torácica, a lesão mais comumente compromete os elementos posteriores da coluna (processo articular, lâmina e processo espinhoso).
Displasia fibrosa (Fig. 1.61-5)	Aumento e deformidade fusiforme de uma ou mais costelas que frequentemente são associados à calcificação amorfa ou irregular em TC. RM tem valor para definir acuradamente a extensão completa da lesão.	Anomalia do desenvolvimento que é monostótica em cerca de 70 a 80% dos casos. Complicações incluem fratura patológica e deformidade.
Gordurosas Lipoma (Fig. 1.61-6)	Massa bem circunscrita, internamente homogênea, com atenuação/sinal de gordura que não apresenta intensificação de contraste.	Lesão comum em adultos, especialmente aqueles que são obesos. Septos dentro da lesão podem mostrar leve contraste.
Processos não neoplásicos Costocondrite (Fig. 1.61-7)	TC pode mostrar destruição óssea e fragmentação de cartilagem com edema de tecidos moles. Focos de baixa atenuação dentro da cartilagem podem ser vistos em casos de infecção.	Costocondrite infecciosa, relacionada com vários organismos bacterianos e fúngicos, ocorre com prevalência aumentada em usuários de drogas intravenosas.
Infecção (Figs. 1.61-8 e 1.61-9)	Destruição de costela é mais acuradamente detectada por TC. Comprometimento de tecido mole e inflamação da parede torácica são mais bem visualizados com imagem por RM.	Infecções da parede torácica são incomuns, porém potencialmente ameaçadoras à vida. Os organismos causadores incluem bactérias piogênicas, tuberculose e fungos. Imunocomprometimento, diabetes melito e trauma ou cirurgia prévios aumentam o risco de infecção da parede do tórax.

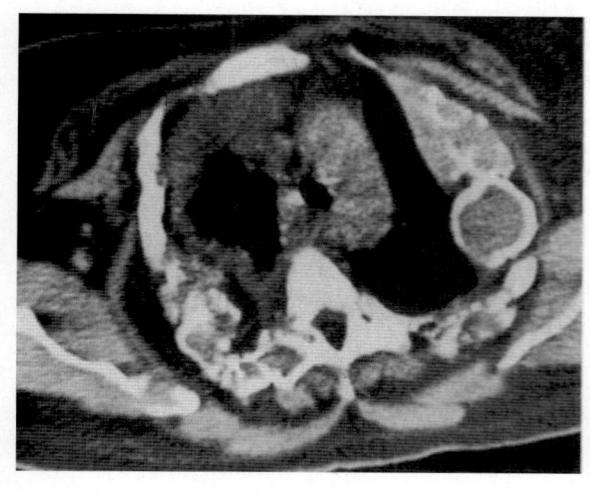

Fig. 1.61-5
Displasia fibrosa. Tomografia computadorizada mostra expansão fusiforme de múltiplas costelas.[120]

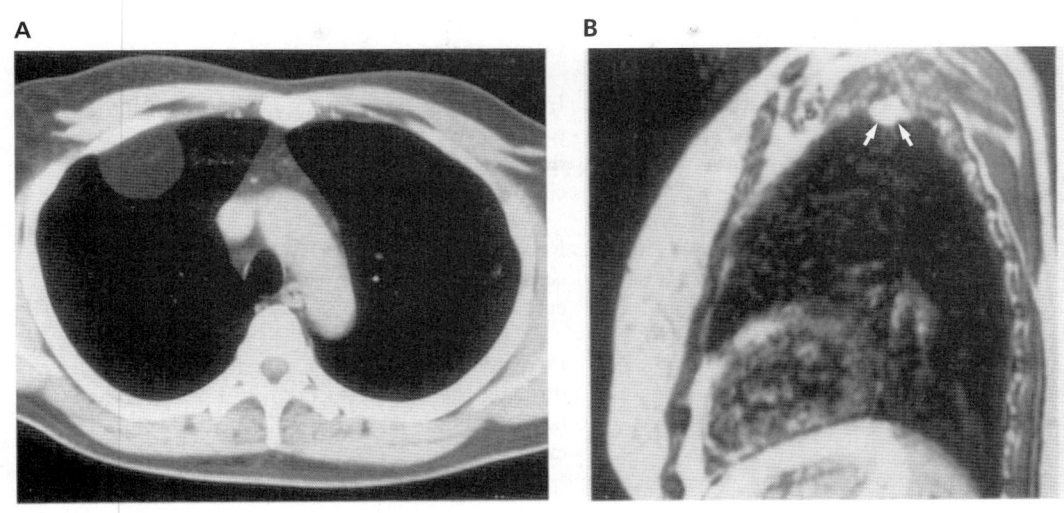

Fig. 1.61-6
Lipoma. (A) Imagem de TC demonstra extensão de um lipoma da parede torácica para dentro do espaço extrapleural intratorácico. (B) Imagem de RM sagital ponderada em T1 em outro paciente mostra um pequeno lipoma extrapleural apical (setas).[120]

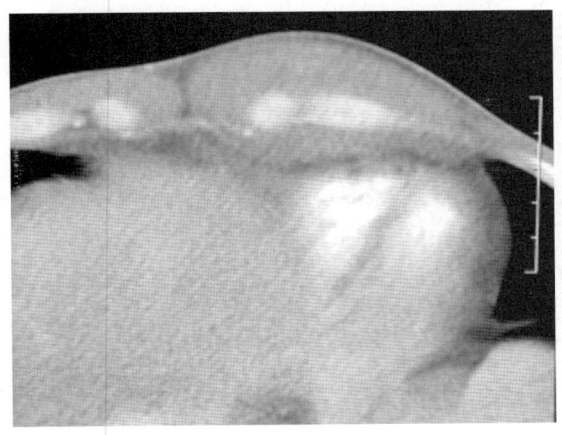

Fig. 1.61-7
Costocondrite. Massa de tecido mole centrada em torno de uma das junções costocondrais esquerdas inferiores (setas) em um usuário de drogas intravenosas.[10]

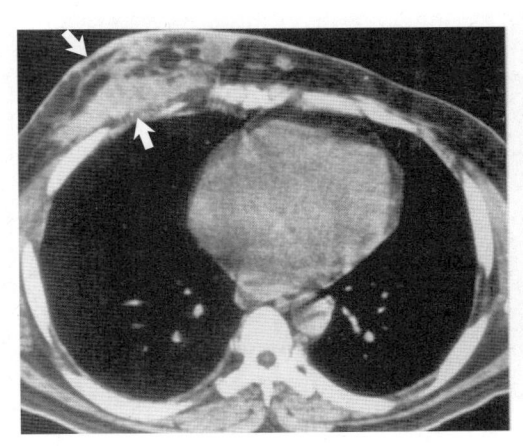

Fig. 1.61-8
Actinomicose. Imagem de TC mostra infecção extensa da parede torácica.[119]

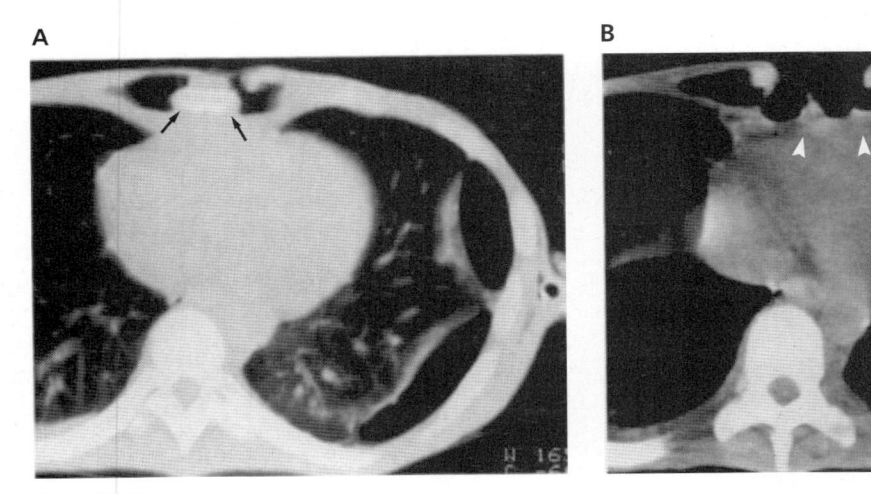

Fig. 1.61-9
Infecção necrosante na AIDS. Tomografia computadorizada obtida com janelas pulmonar (A) e mediastinal (B) mostram que a infecção corroeu através da parede torácica e se estendeu em torno do esterno (setas em A) e até o pericárdio (pontas de seta em B). Um pneumotórax e tubo de tórax estão presentes à esquerda.[120]

Condição	Achados de Imagem	Comentários
Artrite séptica esternoclavicular (Fig. 1.61-10)	TC e RM mostram alterações destrutivas, bem como formação de abscesso, que é uma complicação em cerca de 20% dos casos.	Inserção de agulhas contaminadas para dentro e em torno da veia jugular interna pode ser responsável pela frequência aumentada de artrite séptica esternoclavicular em usuários de drogas intravenosas.
Doença de Paget (Fig. 1.61-11)	Espessamento cortical e aumento ósseo são características típicas, como em outros ossos.	Relativamente incomum nas costelas e usualmente um achado incidental observado durante a fase esclerótica crônica da doença.
Hematoma (Fig. 1.61-12)	Massa extrapleural com uma atenuação em TC maior que a de tecido mole, compatível com a presença de sangue.	Hematomas perivasculares podem desenvolver-se em torno da artéria ou veia subclávia. Trauma pode resultar em hematomas da parede torácica de considerável tamanho.

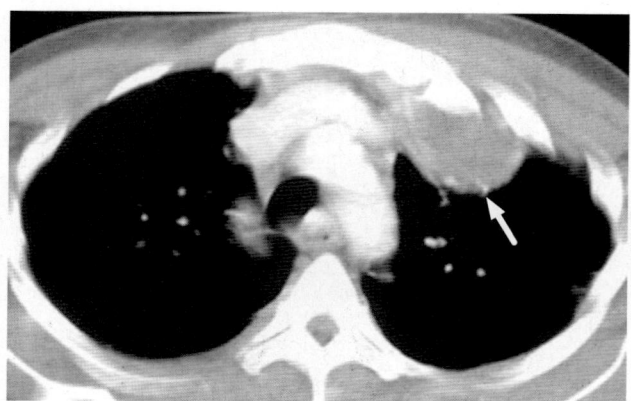

Fig. 1.61-10
Artrite séptica esternoclavicular. TC mostra uma coleção de baixa atenuação profunda à articulação esternoclavicular esquerda (seta), que representa um abscesso se estendendo a partir da infecção da articulação em um usuário de droga intravenosa.[10]

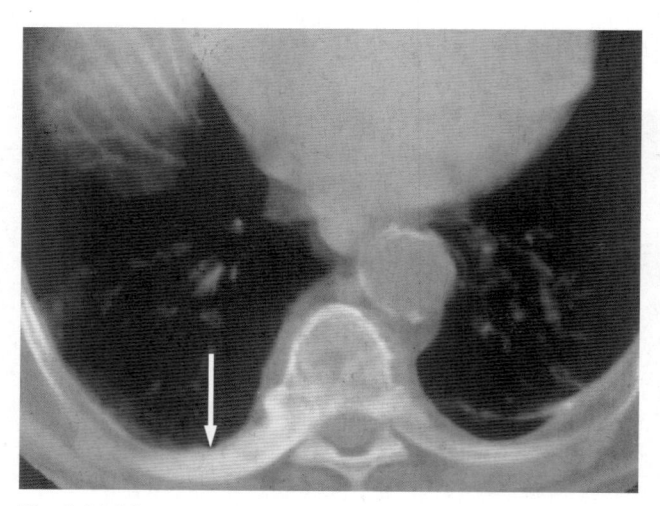

Fig. 1.61-11
Doença de Paget. Aumento ósseo com espessamento cortical (seta) comprometendo a oitava costela direita posterior.[121]

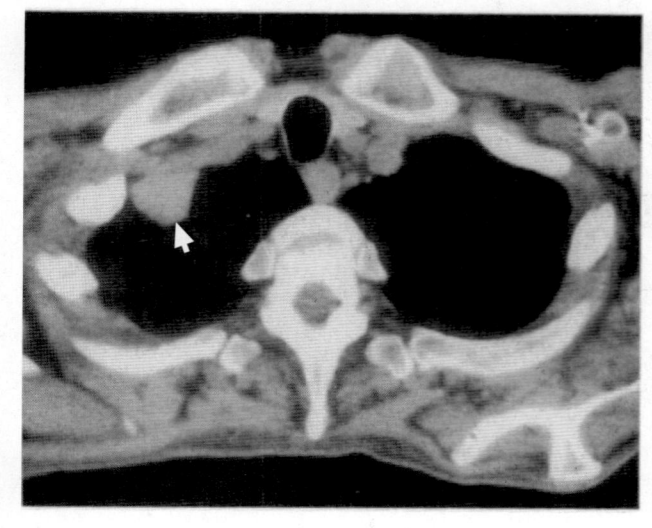

Fig. 1.61-12
Hematoma. Massa extrapleural (seta) com atenuação maior do que tecido mole, um achado compatível com a presença de sangue.[120]

Condição	Achados de Imagem	Comentários
Linfangioma (Fig. 1.61-13)	Em TC, uma massa cística bem definida de atenuação homogênea próxima à da água. O conteúdo líquido aparece com baixa intensidade de sinal em imagens de RM ponderadas para T1 e alta intensidade de sinal em estudos ponderados para T2.	Malformação congênita representando sacos linfáticos sequestrados que estão isolados do resto do sistema de drenagem linfática. Mais frequentemente visto sob forma de massas no pescoço, elas podem estender-se para comprometer o mediastino, parede torácica e axila.
Malignas *Musculares*		
Leiomiossarcoma	Grande massa fusiforme que frequentemente contém áreas de necrose ou alteração cística causando um padrão de intensificação de contraste periférico. Frequentemente desvia ou deforma vasos adjacentes.	Frequentemente doloroso e tipicamente ocorrendo na idade adulta, usualmente é uma lesão solitária (multiplicidade sugere metástases a partir de um outro local).
Rabdomiossarcoma	Em RM, áreas de necrose com baixa intensidade de sinal que mostram intensificação de contraste alternada com áreas anulares de alta intensidade de sinal e forte intensificação de contraste.	Malignidade de alto grau que geralmente afeta pacientes com menos de 45 anos de idade. Esta lesão de crescimento rápido causa invasão óssea em mais de 20% dos casos.
Vascular		
Angiossarcoma	Em RM, uma grande massa heterogênea mal definida com forte intensificação de contraste. Vasos alimentadores muitas vezes são vistos na periferia do tumor.	Na parede torácica, angiossarcomas ocorrem principalmente na mama, mais frequentemente em associação a linfedema ou radioterapia de câncer de mama.
Fibrosas		
Fibromatose agressiva	Massa mal definida com intensidade de sinal similar a músculo ou mais baixa em imagens ponderadas para T1 e contraste heterogêneo.	Afetando mais comumente adolescentes e adultos jovens, uma doença neoplásica comum que se responsabiliza por mais da metade dos sarcomas de baixo grau da parede torácica. Comprometimento do ombro é a complicação mais comum.
Histiocitoma fibroso maligno (Fig. 1.61-14)	Grande massa extraparenquimatosa que usualmente se origina da musculatura da parede torácica. Em RM, intensidade de sinal heterogênea e contraste acentuado são aspectos característicos.	O mais comum sarcoma de tecido mole em adultos, embora uma origem torácica seja infrequente. O tumor pode ser associado a lesões ósseas prévias, incluindo doença de Paget e infartos ósseos, e é o sarcoma mais comum a se desenvolver após irradiação. Sua origem dentro da musculatura ajuda a distinguir este tumor de osteossarcoma ou condrossarcoma.

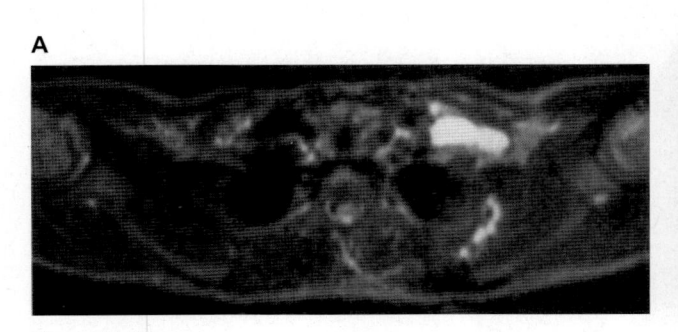

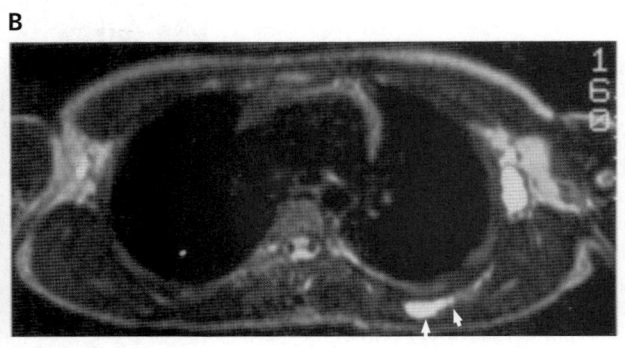

Fig. 1.61-13
Linfangioma. Imagens axiais de RM ponderadas em T1, com (A) obtida em um nível mais alto do que (B), mostram uma massa que tem alta intensidade de sinal em virtude do seu alto conteúdo de água. A massa pode ser rastreada desde o pescoço até a axila, onde ela se insinua entre os músculos da parede torácica posterior (setas em B).[120]

Condição	Achados de Imagem	Comentários
Nervos periféricos (Fig. 1.61-15)	Massa heterogênea com contornos mal definidos e intensificação heterogênea de contraste relacionada com áreas de necrose. Tumores neuroectodérmicos primitivos podem ser associados á destruição de costela adjacente, espessamento ou derrame pleural e invasão focal do pulmão.	Neuroblastoma, ganglioneuroblastoma, tumor maligno de bainha de nervo periférico. Eles geralmente se originam de neurofibromas preexistentes dos nervos intercostais ou raízes nervosas espinhais ou no plexo braquial.

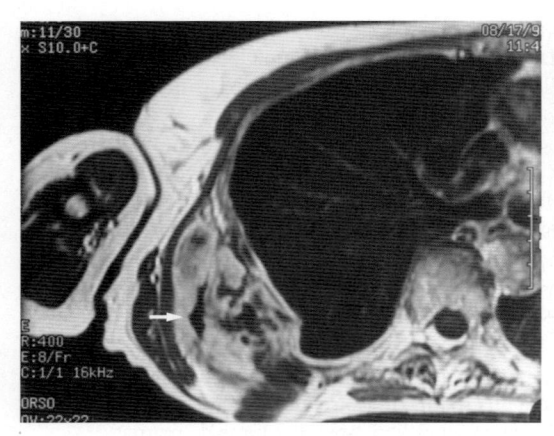

Fig. 1.61-14
Histiocitoma fibroso maligno. Imagem axial com contraste ponderada em T1 mostra uma grande massa extraparenquimatosa no hemitórax superior direito com marcado contraste. Áreas focais de baixa intensidade de sinal (seta) são compatíveis com necrose e líquido. A origem da lesão dentro da musculatura da parede torácica ajuda a distinguir este tumor de osteossarcoma ou condrossarcoma.[134]

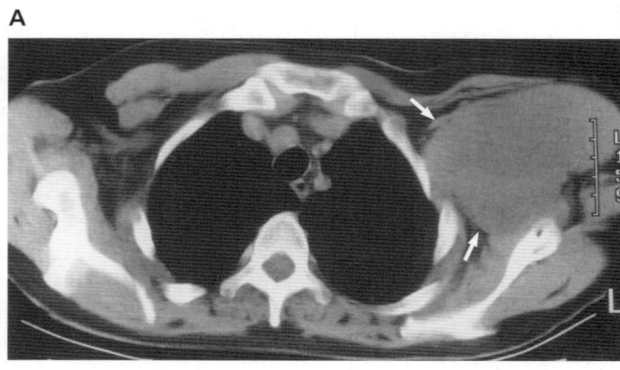

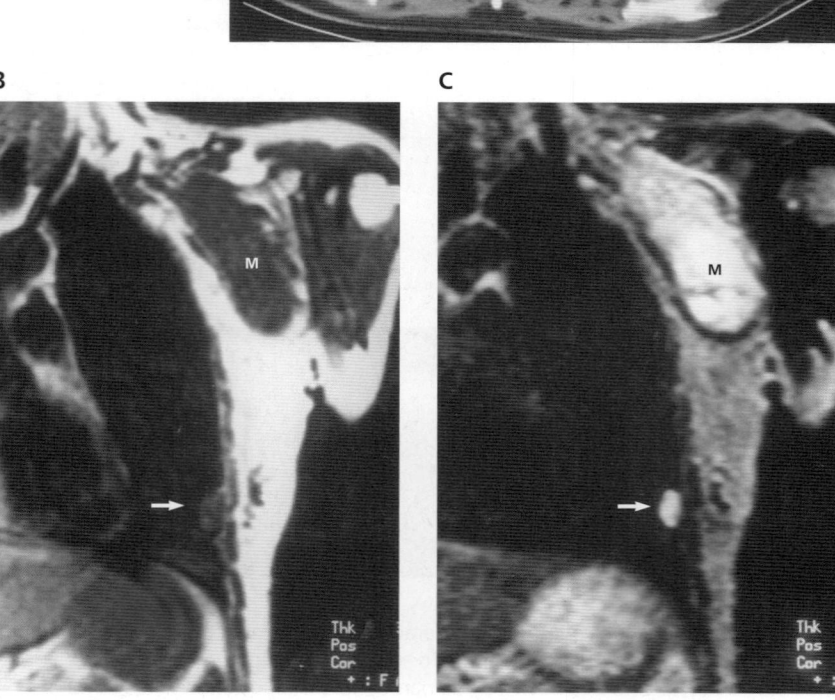

Fig. 1.61-15
Neurofibrossarcoma. (A) Imagem de TC não contrastada mostra uma grande massa homogênea na axila esquerda (setas). Observar a ausência de destruição de costela. Em imagens de RM coronais, a massa (M) é bem circunscrita e demonstra uma baixa intensidade de sinal em uma imagem ponderada para T1 (B) e alta intensidade de sinal em uma sequência ponderada para T2 (C). Notar o pequeno neurofibroma com intensidade semelhante de sinal no aspecto lateral inferior do hemitórax esquerdo (seta).[134]

Condição	Achados de Imagem	Comentários
Ósseas e cartilaginosas Condrossarcoma (Figs. 1.61-16 e 1.61-17)	Grande massa bem definida ou irregular que muitas vezes demonstra calcificação em anel, arco, pontilhada ou densa na matriz condroide em TC. Intensidade variável de sinal em RM com contraste heterogêneo.	O mais comum tumor primário maligno da parede torácica, usualmente originando-se anteriormente em uma costela superior adjacente à cartilagem costal ou no esterno.

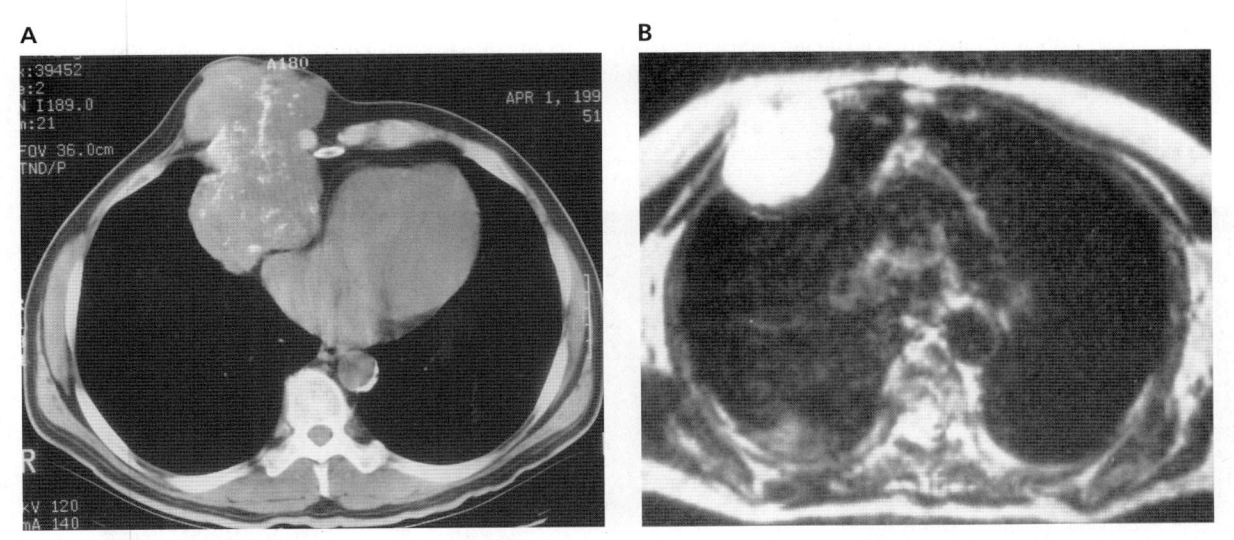

Fig. 1.61-16
Condrossarcoma. (A) Imagem de TC não contrastada mostra uma grande massa que se origina da junção costocondral. A massa se estende para o tecido subcutâneo e comprime e desvia o coração. Observar as calcificações focais pontilhadas e lineares. A localização anterior, origem a partir dos arcos costocondrais, e calcificação condroide são características de condrossarcoma da parede torácica.[6] (B) Em outro paciente, uma imagem de RM ponderada em T2 mostra áreas inespecíficas de alta intensidade de sinal com uma massa extrapleural bem definida na junção costocondral da segunda costela.[16]

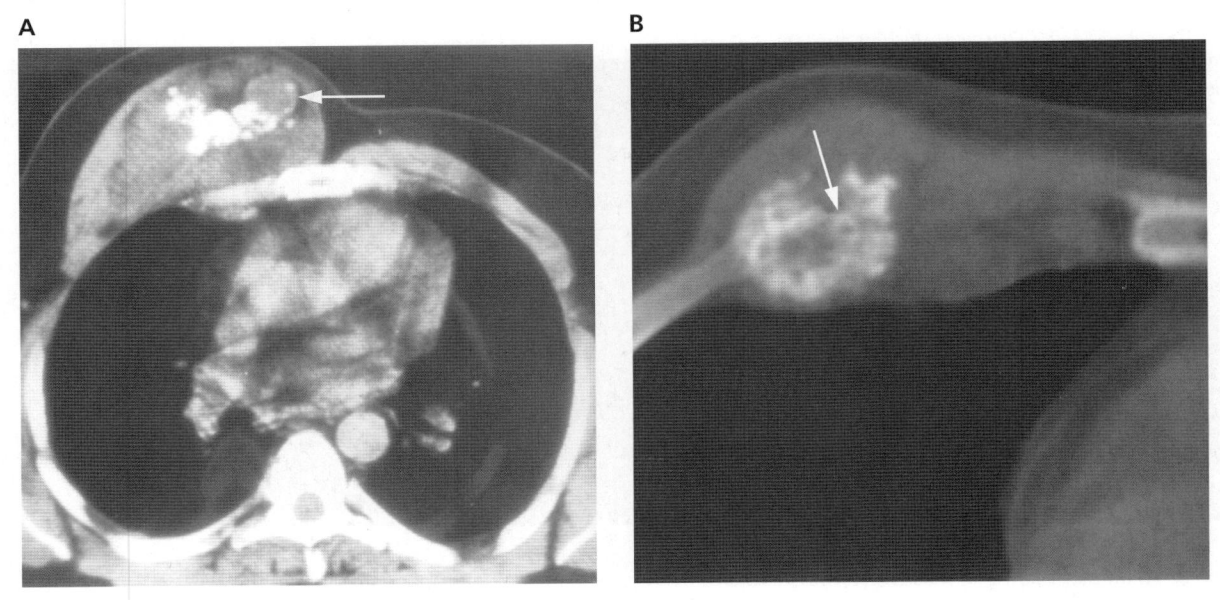

Fig. 1.61-17
Condrossarcoma. (A) Imagem de TC mostra uma grande massa da parede torácica contendo calcificações nodulares e anulares típicas de matriz condroide (seta). (B) Em outro paciente, uma incidência focalizada de um condrossarcoma menor originado na junção costocondral mostra as calcificações nodulares e anulares características (seta).[121]

Condição	Achados de Imagem	Comentários
Osteossarcoma (Figs. 1.61-18 e 1.61-19)	Grande massa mal definida que é tipicamente heterogênea em razão de necrose, hemorragia e ossificação da matriz do tumor.	Raro comprometimento das costelas, escápula ou clavícula. É visto tipicamente em um adulto jovem e associado a uma massa extrapleural. As lesões da parede torácica têm uma incidência mais alta de recorrência local e disseminação metastática aos pulmões e gânglios linfáticos do que os tumores das extremidades.
Sarcoma de Ewing (Fig. 1.61-20)	Em TC, geralmente uma massa homogênea quando pequena e heterogênea quando grande. Em RM, áreas focais de alta intensidade de sinal e intensificação heterogênea pelo contraste são compatíveis com necrose e hemorragia. Destruição óssea extensa é comum.	Cerca de 15% dos sarcomas de Ewing originam-se primariamente na parede torácica, usualmente de uma costela ou, menos frequentemente, da escápula. Eles tipicamente ocorrem em crianças e adultos jovens, e a maioria dos pacientes se apresenta com uma massa dolorosa na parede torácica. Febre e mal-estar são manifestações sistêmicas associadas comuns.

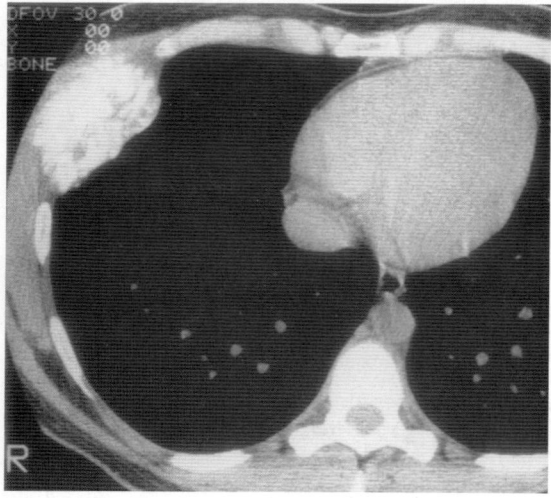

Fig. 1.61-18
Osteossarcoma. Imagem de TC não contrastada mostra uma massa densamente calcificada destruindo a sexta costela direita anterior. Embora a localização da massa seja típica dos mais comuns tumores condroides, está presente calcificação em nuvem da matriz osteoide.[120]

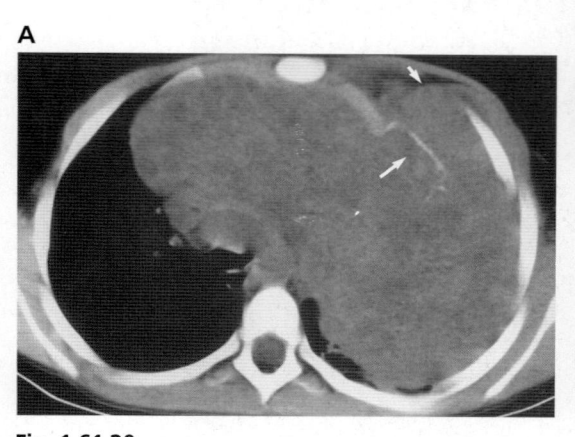

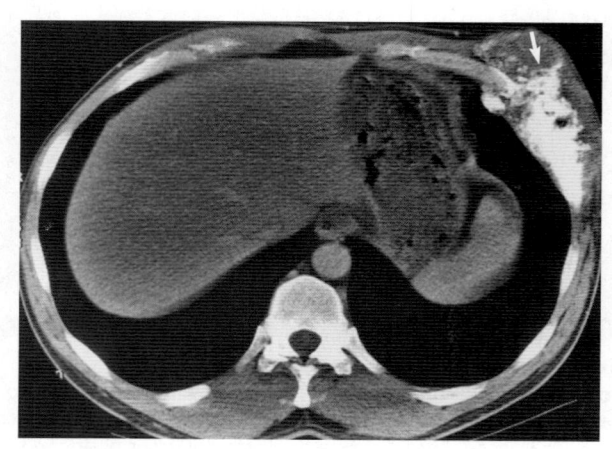

Fig. 1.61-19
Osteossarcoma. Imagem de TC com contraste mostra uma massa na parede torácica esquerda com uma matriz osteoide característica.[134]

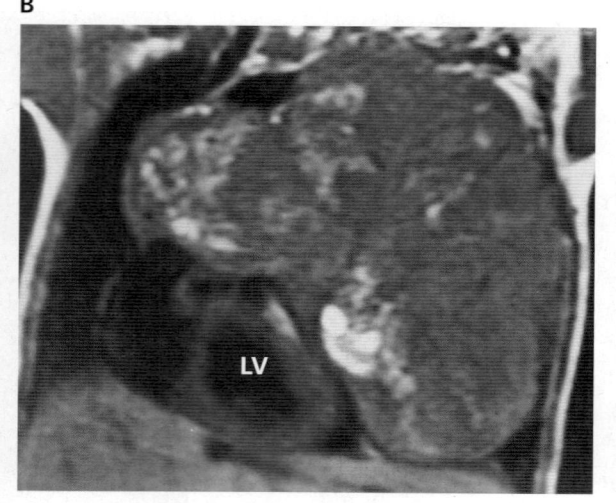

Fig. 1.61-20
Sarcoma de Ewing. (A) Imagem de TC sem uso de contraste mostra uma imensa massa heterogênea no interior do hemitórax esquerdo. Há destruição e desvio para dentro de uma costela esquerda (seta longa). Observar a invasão local para dentro dos tecidos subcutâneos (seta curta). (B) Imagem coronal de RM contrastada ponderada em T1 mostra intensificação heterogênea de contraste compatível com necrose e hemorragia. Observar o marcado desvio de estruturas mediastinais para dentro do hemitórax direito. LV, ventrículo esquerdo.[134]

Condição	Achados de Imagem	Comentários
Lipossarcoma (Fig. 1.61-21)	Em TC, a atenuação é levemente mais alta que a da gordura normal porque o tumor contém gordura e tecido mole. Áreas de calcificação e ossificação podem ser vistas dentro da massa. Vários padrões em RM dependendo da histologia.	Cerca de 10% destes tumores malignos se originam em relação à parede torácica.
Hematológicas Linfoma (Figs. 1.61-22 e 1.61-23)	Massa infiltrante (especialmente ao longo dos feixes neurovasculares) com contraste variável.	Comprometimento primário da parede torácica é infrequente. Há uma incidência aumentada em pacientes com AIDS e naqueles sob terapia imunossupressora, bem como em pacientes que têm implantes ortopédicos metálicos.

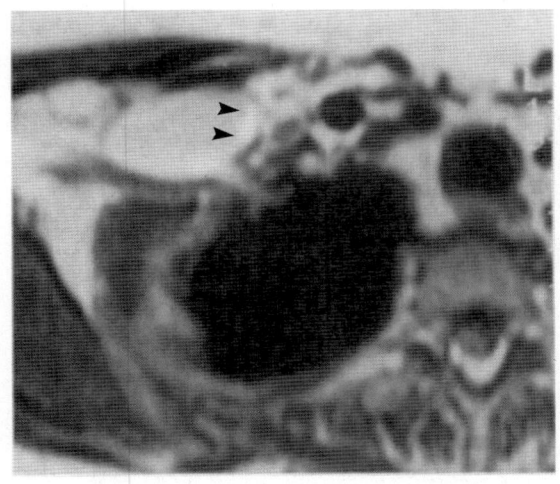

Fig. 1.61-21
Lipossarcoma. Imagem axial de RM ponderada em T1 mostra uma massa com sinal de alta intensidade igual à da gordura subcutânea. As pontas de seta apontam um artefato de desvio químico. Os vasos subclávios estão patentes, mas desviados posteriormente.[120]

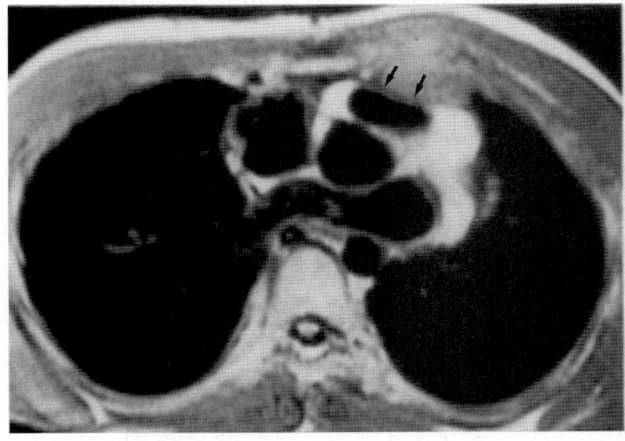

Fig. 1.61-22
Linfoma. Imagem de RM ponderada para T1 axial mostra uma massa paraesternal comprometendo a parede torácica e linfonodo mamário interno esquerdo. A linha preta pericárdica (setas) está comprimida e, a seguir, obliterada, indicando invasão desta estrutura.[119]

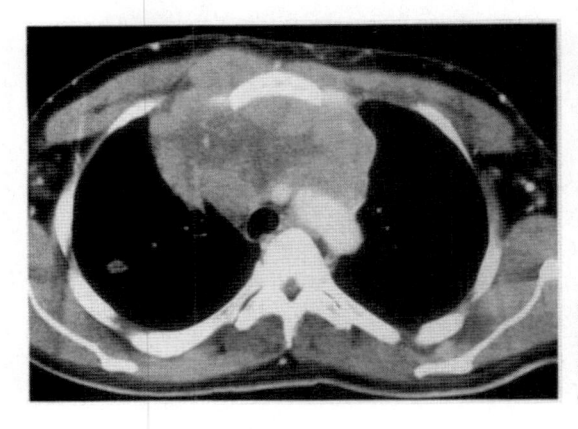

Fig. 1.61-23
Linfoma relacionado com AIDS. Imagem de TC mostra uma grande massa mediastinal crescendo através da parede torácica anterior em uma localização paraesternal.[120]

Condição	Achados de Imagem	Comentários
Mieloma	Lesões osteolíticas isoladas ou múltiplas com margens bem definidas na coluna vertebral, costelas ou clavículas.	Esclerose pode desenvolver-se em uma lesão osteolítica após fratura patológica, irradiação ou quimioterapia. RM intensificada com contraste pode monitorar a resposta à terapia.
Metástases (Figs. 1.61-24 a 1.61-26)	Vários padrões de lesões destrutivas líticas e escleróticas.	Disseminação hematogênica ou extensão direta de uma malignidade primária adjacente.
Bolsa sinovial e bainha tendínea		
Sarcoma sinovial (Fig. 1.61-27)	Massa heterogênea, refletindo hemorragia e necrose, que ocasionalmente contém cálcio.	Uma vez que eles se originam de bolsas e bainhas tendíneas, aparecem mais comumente como massas nos tecidos moles em uma localização justa-articular. Embora lesões torácicas primárias tipicamente ocorram como massas na parede torácica, elas raramente podem originar-se no pulmão e pleura.

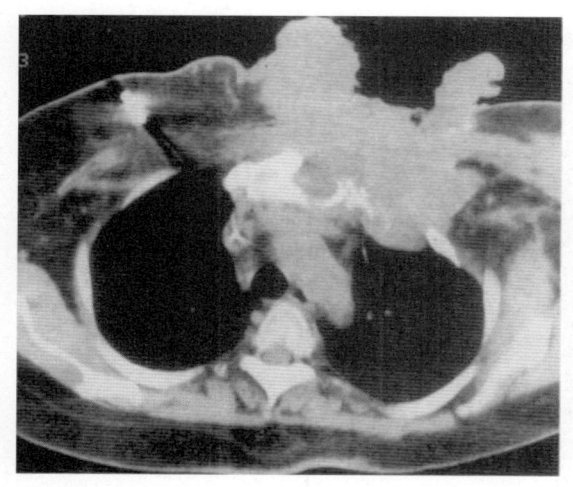

Fig. 1.61-24
Metástase (câncer de mama). Imagem de TC mostra uma grande massa ulcerada invadindo a parede torácica superior. O esterno está erodido, e o tumor cresceu adentro da incisura supraesternal.[120]

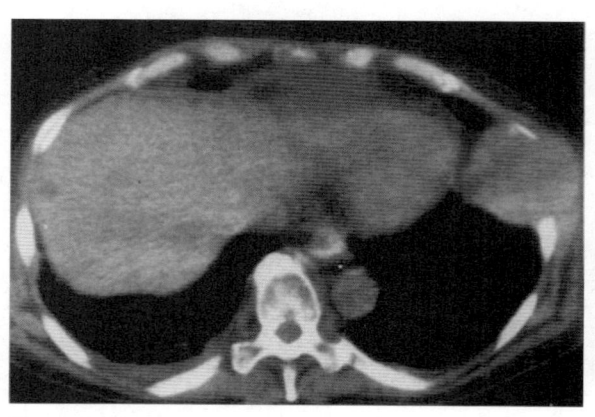

Fig. 1.61-25
Metástase (hepatoma). Imagem de TC mostra uma lesão lítica de costela com grande componente de tecido mole.[120]

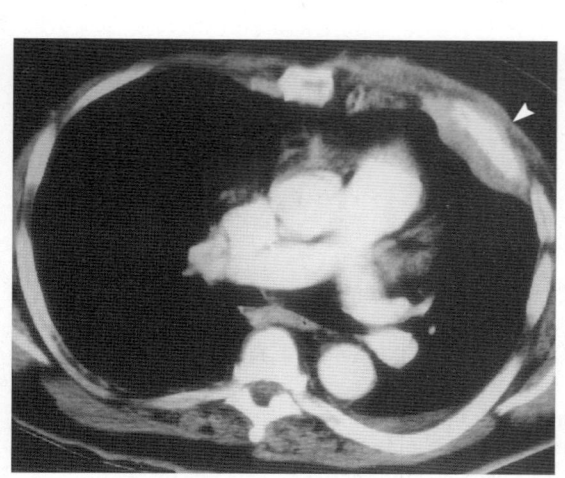

Fig. 1.61-26
Metástase (câncer de próstata). Imagem de TC demonstra uma massa que se origina da quarta costela anterior e tem extensa esclerose óssea subjacente.[121]

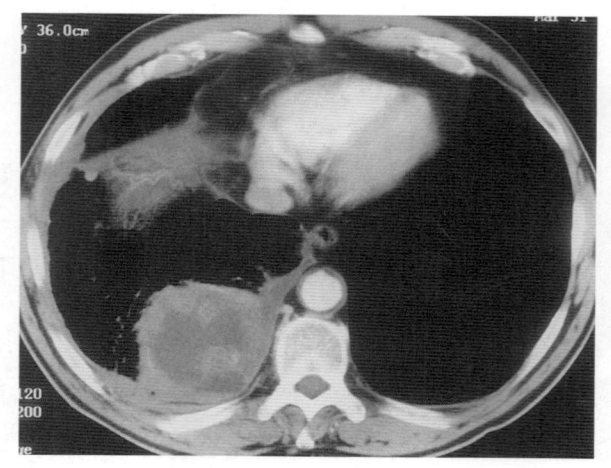

Fig. 1.61-27
Sarcoma sinovial. Imagem de TC com contraste mostra uma massa heterogênea na parede torácica posterior contendo áreas de baixa atenuação compatível com necrose extensa. Há um pequeno derrame pleural direito associado.[134]

Condição	Achados de Imagem	Comentários
Ápice pulmonar e pleura		
Tumor de Pancoast (Fig. 1.61-28)	Imagem coronal e sagital de RM é mais precisa que TC para demonstrar invasão da parede torácica e comprometimento do plexo braquial e vasos sanguíneos adjacentes.	Tumor do sulco superior, mais comumente um câncer primário do pulmão, que invade através da gordura apical, comprometendo o plexo braquial e o gânglio estrelado simpático do mediastino superior e pescoço inferior. A síndrome de Pancoast consiste na tríade clínica de dor no braço ipsolateral, atrofia dos músculos da mão e síndrome de Horner.
Mesotelioma (Fig. 1.61-29)	Imagem coronal e sagital de RM é capaz de avaliar diretamente a extensão longitudinal do tumor, bem como o grau de invasão da parede torácica e comprometimento do diafragma.	Tipicamente relacionado com exposição ao asbesto e frequentemente associado a um grande derrame pleural que pode obscurecer o neoplasma subjacente em radiografias de tórax.

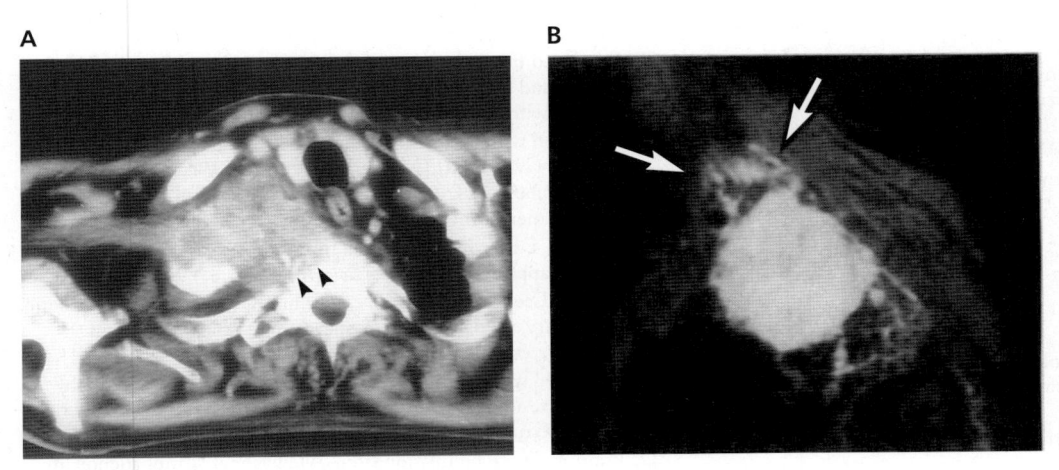

Fig. 1.61-28
Tumor de Pancoast. (A) Imagem de TC mostra uma massa no ápice do pulmão direito que destrói a primeira costela e invade o corpo vertebral T2 adjacente (pontas de seta).[2] (B) Em outro paciente, uma imagem de RM sagital ponderada em T2 mostra uma grande massa originada no ápice do pulmão direito que tem intensidade de sinal alta anormal e infiltra a fossa supraclavicular e o plexo braquial circundante (setas retas).[120]

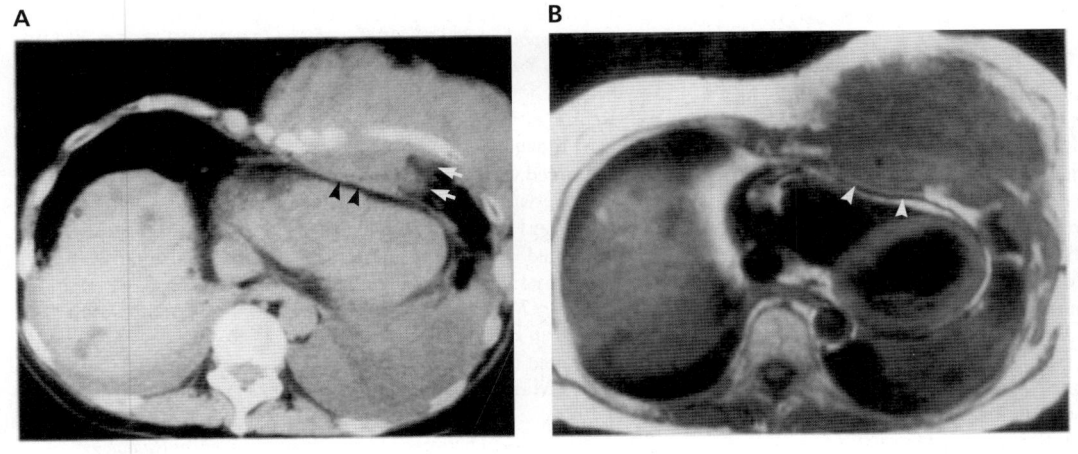

Fig. 1.61-29
Mesotelioma. (A) Tomografia computadorizada mostra uma enorme massa comprometendo as paredes torácica e abdominal anterior com crescimento de tumor (setas) embaixo do processo xifoide e costelas inferiores. O tumor parece ser contíguo ao pericárdio (pontas de seta), e é difícil determinar se esta estrutura foi invadida. (B) Imagem de RM axial ponderada em T1 correspondente mostra a linha negra intacta do pericárdio (pontas de seta), indicando ausência de invasão.[120]

Fontes

1. Reprinted with permission from "Spherical Pneumonias in Children Simulating Pulmonary and Mediastinal Masses" by RW Rose and BH Ward, *Radiology* (1973;106:179–182), Copyright ©1973, Radiological Society of North America Inc.
2. Reprinted with permission from "Gram-negative Pneumonia" by JD Unger, HD Rose, and GF Unger, *Radiology* (1973;107:283–291), Copyright ©1973, Radiological Society of North America Inc.
3. Reprinted with permission from "Experience with *Hemophilus influenzae* Pneumonia" by M Vinick, DH Altman, and RE Parks, *Radiology* (1966;86:701–706), Copyright ©1966, Radiological Society of North America Inc.
4. Reprinted with permission from "Pulmonary Blastomycosis" by RA Halvorson *et al.*, *Radiology* (1984;150:1–5), Copyright ©1984, Radiological Society of North America Inc.
5. Reprinted with permission from "The Melting Sign in Resolving Transient Pulmonary Infarction" by ME Woesner, I Sanders, and GW White, *American Journal of Roentgenology* (1971;111:782–790), Copyright ©1971, American Roentgen Ray Society.
6. Restrepo CS, Martinez S, Lemos JA. Imaging Manifestations of Kaposi Sarcoma. *RadioGraphics* 2006;26:1169–1185.
7. Reprinted from *Diagnosis of Diseases of the Chest* by RG Fraser and JAP Pare with permission of WB Saunders Company, ©1979.
8. Reprinted with permission from "The FBI Sign" by WW Wenzel, *Colorado Medicine*, formerly *Rocky Mountain Medical Journal* (1972;69:71–72), Copyright ©1979.
9. Reprinted with permission from "Amniotic Pulmonary Embolism" by HR Arnold, JE Gardner, and PH Goodman, *Radiology* (1961;77:629–634), Copyright ©1961, Radiological Society of North America Inc.
10. Gotway MB, Marder SR, Hanks DK *et al.* Thoracic complications of illicit drug use: an organ system approach. *RadioGraphics* 2002;22: S119–S135.
11. Restrepo CS, Carrillo JA, Martinez S *et al.* Pulmonary complications from cocaine and cocaine-based substances: imaging manifestations. *RadioGraphics* 2007;27:941–956.
12. Reprinted with permission from "An Exercise in Radiologic-Pathologic Correlation" by EG Theros, MM Reeder, and JF Eckert, *Radiology* (1968;90:784–791), Copyright ©1968, Radiological Society of North America Inc.
13. Reprinted with permission from "Unilateral Pulmonary Edema" by L Calenoff, GD Kruglik, and A Woodruff, *Radiology* (1978;126:19–24), Copyright ©1978, Radiological Society of North America Inc.
14. Reprinted with permission from "Pulmonary Complications of Drug Therapy" by A Brettner, RE Heitzman, and WG Woodin, *Radiology* (1970;96:31–38), Copyright ©1970, Radiological Society of North America Inc.
15. Leatherwood DL, Heitkamp DE, Emerson RE. Pulmonary langerhans cell histiocytosis. *RadioGraphics* 2007;27:265–268.
16. Meyer CA, White CS. Cartilaginous disorders of the chest. *RadioGraphics* 1998;18:1109–1125.
17. Chong S, Lee KS, Chung MJ *et al.* Neuroendocrine tumors of the lung: clinical, pathologic, and imaging findings. *RadioGraphics* 2006;26:21–58.
18. Reprinted with permission from "Bilateral Pulmonary Sequestration: CT Appearance" by KJ Wimbish, FP Agha, and TM Brady, *American Journal of Roentgenology* (1983;140:689–690), Copyright ©1983, American Roentgen Ray Society.
19. Cole TJ, Henry DA, Jolles H *et al.* Normal and abnormal vascular structures that simulate neoplasms on chest radiographs: clues to the diagnosis. *RadioGraphics* 1995;15:867–891.
20. Wagner AL, Szabunio M, Hazlett KS, Wagner SG. Radiologic manifestations of round pneumonia in adults. *AJR Am J Roentgenol* 1998;170:723.
21. Seo JB, Im J-G, Goo JM *et al.* Atypical pulmonary metastases: spectrum of radiologic findings. *RadioGraphics* 2001;21:403–417.
22. Erasmus JJ, Connolly JE, McAdams HP, Roggli VL. Solitary pulmonary nodules: Part 1. Morphologic evaluation for differentiation of benign and malignant lesions. *RadioGraphics* 2000;20:43–58.
23. Fang W, Washington L, Kumar. Imaging manifestations of blastomycosis: a pulmonary infection with potential dissemination. *RadioGraphics* 2007;27:641–655.
24. Jeung M-Y, Gasser B, Gangi A *et al.* Bronchial carcinoid tumor of the thorax: spectrum of radiologic findings. *RadioGraphics* 2002;22:351–365.
25. Gimenez A, Franquet T, Prats R *et al.* Unusual primary lung tumors: a radiologic-pathologic overview. *RadioGraphics* 2002;22:601–619.
26. Oh YW, Effman EL, Godwin JD. Pulmonary infections in immunocompromised hosts: the importance of correlating the conventional radiologic appearance with the clinical setting. *Radiology* 2000;217:647–658.
27. Reprinted from *Radiology of the Heart and Great Vessels* by RN Cooley and MH Schreiber, Williams & Wilkins Company, ©1978, with permission of JH Harris Jr.
28. Reprinted with permission from "The Ruptured Pulmonary Hydatid Cyst" by RFC Kagel and A Fatemi, *Radiology* (1961;76:60–64), Copyright ©1961, Radiological Society of North America Inc.
29. Klein JS, Carter JM. Abnormal intrathoracic gas collections: atypical appearances. *The Radiologist* 1994;1:85–94.
30. Han D, Lee KS, Franquet T *et al.* Thrombotic and nonthrombotic pulmonary arterial embolism: spectrum of imaging findings. *RadioGraphics* 2003;23:1521–1539.
31. Reprinted with permission from "Eisenmenger's Syndrome" by HB Spitz, *Seminars in Roentgenology* (1968;3:373–376), Copyright ©1968, Grune & Stratton Inc.
32. Reprinted with permission from "Mediastinal Lymphadenopathy in Bubonic Plague" by VR Sites and JD Poland, *American Journal of Roentgenology* (1970;116:567–570), Copyright ©1970, American Roentgen Ray Society.
33. Reprinted with permission from "Antenatal Ultrasound Findings in Cystic Adenomatoid Malformation" by SM Donn, JN Martin, and SJ White, *Pediatric Radiology* (1981;10:180–182), Copyright ©1981, Springer-Verlag.
34. Reprinted with permission from "Bulging (Sagging) Fissure Sign in *Hemophilus influenzae* Lobar Pneumonia" by JB Francis and PB Francis, *Southern Medical Journal* (1978;71:1452–1453), Copyright ©1978, Southern Medical Association.
35. Reprinted from *Chest Roentgenology* by B Felson with permission of WB Saunders Company, ©1973.
36. Reprinted with permission from "Calcified Pulmonary Lesions: An Overview" by HT Winer-Muram and JI Sebes, *Postgraduate Radiology* (1991;11:3–21), Copyright ©1991.
37. Reprinted with permission from "Diagnosis of Chemotherapy of Lung" by HD Sostman, CE Putnam, and G Gamsu, *American Journal of Roentgenology* (1981;136:33–41), Copyright ©1981, American Roentgen Ray Society.
38. Reprinted from *Clinical Radiology in the Tropics* by WP Cockshott and H Middlemiss with permission of Churchill Livingstone Inc, ©1979.
39. Reprinted with permission from *British Journal of Radiology* (1963;36:889–901), Copyright ©1963, British Institute of Radiology.
40. Reprinted with permission from "Creeping Eruption with Transient Pulmonary Infiltration" by EH Kalmon, *Radiology* (1954;62:222–226), Copyright ©1954, Radiological Society of North America Inc.

41. Franquet T, Muller NL, Gimenez A et al. Spectrum of pulmonary aspergillosis: histologic, clinical, and radiologic findings. *Radio Graphics* 2001;21:825.
42. Courtesy of the Armed Forces Institute of Pathology.
43. Reprinted with permission from "Computed Tomography in the Evaluation of Mediastinal Widening" by RL Baron *et al.*, *Radiology* (1981;138:107–114), Copyright ©1981, Radiological Society of North America Inc.
44. Glazer HS, Wick MR, Anderson DJ et al. CT of fatty thoracic masses. *AJR Am J Roentgenol* 1992;159:1181–1187.
45. Nishino M, Ashiku SK, Kocher ON et al. The Thymus: A Comprehensive Review. *RadioGraphics* 2006;26:335–348.
46. Reprinted from *Computed Body Tomography* by JKT Lee, SS Sagel, and RJ Stanley (Eds) with permission of Raven Press, New York, ©1983.
47. Whitten CR, Khan S, Munneke GJ, Grubnic S. A diagnostic approach to mediastinal abnormalities. *RadioGraphics* 2007;27:657–671.
48. Reprinted with permission from "Parathyroid Scanning by Computed Tomography" by DD Stark *et al.*, *Radiology* (1983;148:297–303), Copyright ©1983, Radiological Society of North America Inc.
49. Ueno T, Tanaka YO, Nagata M et al. Spectrum of germ cell tumors: From Head to Toe. *RadioGraphics* 2004;24:387–404.
50. Rossi SE, McAdams HP, Rosado-de-Christenson ML et al. Fibrosing Mediastinits. *RadioGraphics* 2001;21:737–757.
51. Reprinted with permission from "Laceration of the Thoracic Aorta and Brachiocephalic Arteries by Blunt Trauma" by RG Fisher, FP Hadlock, and Y Ben-Menachem, *Radiologic Clinics of North America* (1981;19:91–112), Copyright ©1981, WB Saunders Company.
52. Reprinted with permission from "The 'V' Sign in the Diagnosis of Spontaneous Rupture of the Esophagus" by NA Naclerio, *American Journal of Surgery* (1957;93:291–298), Copyright ©1957, Yorke Medical Group.
53. Reprinted with permission from "The Multiple Roentgen Manifestations of Sclerosing Mediastinitis" by DS Feigin, JC Eggleston, and FS Siegelman, *Johns Hopkins Medical Journal* (1979;144:1–8), Copyright ©1979, Johns Hopkins University Press.
54. Gaerte SC, Meyer CA, Winer-Muram et al. Fat-containing lesions of the chest. *RadioGraphics* 2002;22:S62–S78.
55. Jeung M-Y, Gasser B, Gangi A et al. Imaging of cystic masses of the mediastinum. *RadioGraphics* 2002;22:S79–S93.
56. Reprinted from *Computed Tomography of the Body* by AA Moss, G Gamsu, and HK Genant (Eds) with permission of WB Saunders Company, ©1983.
57. Gibbs JM, Chandrasekhar CA, Ferguson EC, Oldham SAA. Lines and Stripes: Where Did They Go? – From Conventional Radiography to CT. *RadioGraphics* 2007;27:33–48.
58. Koyama T, Ueda H, Togashi et al. Radiologic manifestations of sarcoidosis in various organs. *RadioGraphics* 2004;24:87–104.
59. Reprinted with permission from "CT of Posterior Mediastinal Masses" by A Kawashima, EK Fishman *et al.*, *RadioGraphics* (1991;11:1045–1067), Copyright ©1991, Radiological Society of America Inc.
60. Reprinted with permission from "Abnormalities of the Azygoesophageal Recess at Computed Tomography" by G Lund and HH Lien, *Acta Radiologica: Diagnosis* (1983;24:3–10), Copyright ©1983, Acta Radiologica.
61. Reprinted with permission from "The Lateral Decubitus Film: An Aid in Determining Air-Trapping in Children" by MA Capitanio and JA Kirkpatrick, *Radiology* (1972;103:460–461), Copyright ©1972, Radiological Society of North America Inc.
62. Reprinted with permission from "The Continuous Diaphragm Sign: A Newly Recognized Sign of Pneumomediastinum" by B Levin, *Clinical Radiology* (1973;24:337–338), Copyright ©1973, Royal College of Radiologists.
63. Reprinted with permission from "Mesotheliomas and Secondary Tumors of the Pleura" by K Ellis and M Wolff, *Seminars in Roentgenology* (1977;12:303–311), Copyright ©1977, Grune & Stratton Inc.
64. Dynes MC, White EM, Fry WA et al. Imaging manifestations of pleural tumors. *RadioGraphics* 1992;12:1191–1201.
65. Reprinted with permission from "Roentgen Manifestations of Pleural Disease" by VA Vix, *Seminars in Roentgenology* (1977;12:277–286), Copyright ©1977, Grune & Stratton Inc.
66. Reprinted with permission from "Pleural Plaques: A Signpost of Asbestos Dust Inhalation" by EN Sargent, G Jacobson, and JS Gordonson, *Seminars in Roentgenology* (1977;12:287–297), Copyright ©1977, Grune & Stratton Inc.
67. Reprinted with permission from "Radiologic Appearance of Compromised Thoracic Catheters, Tubes, and Wires" by RD Dunbar, *Radiologic Clinics of North America* (1984;22:699–722), Copyright ©1984, WB Saunders Company.
68. Reprinted with permission from "Pneumothorax as a Complication of Feeding Tube Placement" by GL Balogh *et al.*, *American Journal of Roentgenology* (1983;141:1275–1277), Copyright ©1983, American Roentgen Ray Society.
69. Reprinted with permission from "Distribution of Pneumothorax in the Supine and Semirecumbent Critically Ill Adult" by IM Tocino, MH Miller, and WR Fairfax, *American Journal of Roentgenology* (1985;144:901–905), Copyright ©1985, American Roentgen Ray Society.
70. Reprinted with permission from "Plasmacytoma of the Head and Neck" by RC Gromer and AJ Duvall, *Journal of Laryngology and Otology* (1973;87:861–872), Copyright ©1973, Headley Brothers, Ltd.
71. Marom EM, Goodman PC, McAdams HP. Focal abnormalities of the trachea and main bronchi. *AJR* 2001;176:707–711.
72. Prince JS, Duhamel DR, Levin DL et al. Nonneoplastic lesions of the Tracheobronchial Wall: Radiologic Findings with Bronchoscopic Correlation. *RadioGraphics* 2002;22:S215–S230.
73. Reprinted with permission from "Tracheal Stenosis: An Analysis of 151 Cases" by AL Weber and HC Grillo, *Radiologic Clinics of North America* (1978;16:291–308), Copyright ©1978, WB Saunders Company.
74. Reprinted with permission from "Diffuse Lesions of the Trachea" by RH Choplin, WD Wehunt, and EG Theros, *Seminars in Roentgeno- logy* (1983;18:38–50), Copyright ©1983, Grune & Stratton Inc.
75. Reprinted with permission from "'Saber Sheath' Trachea: A Clinical and Functional Study of Marked Coronal Narrowing of Intrathoracic Trachea" by R Greene and GL Lechner, *Radiology* (1975;15:255–268), Copyright ©1975, Radiological Society of North America Inc.
76. Marom EM, Goodman PC, McAdams HP. Focal abnormalities of the trachea and main bronchi. *AJR* 2001;176:707–711.
77. Marom EM, Goodman PC, McAdams HP. Diffuse abnormalities of the trachea and main bronchi. *AJR* 2001;176:713–717.
78. Chong S, Lee KS, Chung MJ et al. Neuroendocrine tumors of the lung: Clinical, pathologic, and imaging findings. *RadioGraphics* 2006;26:41–58.
79. Seo JB, Song K-S, Lee JS et al. Broncholithiasis: Review of the causes with radiologic-pathologic correlation. *RadioGraphics* 2002;22:S199–S213.
80. Seo JB, Lee JW, Ha SY et al. Primary endobronchial actinomycosis associated with broncholithiasis. *Respiration* 2003;70:110–113.
81. Kim HY, Im JG, Song KS et al. Localized amyloidosis of the respiratory system: CT features. *J Comput Assist Tomogr* 1999;23:627–631.
82. Song JW, Im JG, Shim YS et al. Hypertrophied bronchial artery at thin-section CT in patients with bronchiectasis: correlation with CT angiographic findings. *Radiology* 1998;208:187–191.
83. Franquet T, Erasmus JJ, Gimenez A, etal. The retrotracheal space: normal anatomic and pathologic appearances. *RadioGraphics* 2002;22:S231–S246.
84. Reprinted with permission from "The 'Thumb Sign' and 'Little Finger Sign' in Acute Epiglottitis" by JK Podgore and JW Bass,

85. John SD, Swischuk LE. Stridor and upper airway obstruction in infants and children. *RadioGraphics* 1992;12:625–643.
86. Reprinted with permission from "The Right Paratracheal Stripe in Blunt Chest Trauma" by JH Woodring, CM Pulmano, and RK Stevens, *Radiology* (1982;143:605–608), Copyright ©1982, Radiological Society of North America Inc.
87. Reprinted with permission from "Differential Diagnosis of Chronic Diffuse Infiltrative Lung Disease on High-Resolution Computed Tomography" by NL Müller, *Seminars in Roentgenology* (1991;26:132–142), Copyright ©1991, WB Saunders Company.
88. Reprinted with permission from Webb WR, Muller NL, Naidich DP: *High-Resolution CT of the Lung* (3rd ed.). Philadelphia, Lippincott Williams & Wilkins, 2001 (pages 259–353).
89. Reprinted with permission from "High-Resolution Computed Tomography of Asbestos-Related Diseases" by DR Aberle, *Seminars in Roentgenology* (1991;26:118–131), Copyright ©1991, WB Saunders Company.
90. Swensen SJ, Aughenbaugh GL, Douglas WW et al. High-resolution CT of the lungs: findings in various pulmonary diseases. *AJR Am J Roentgenol* 1992;158:971–979.
91. Rossi SE, Franquet T, Valpacchio M et al. Tree-in-Bud Pattern at Thin-Section CT of the Lungs: Radiologic-Pathologic Overview. *RadioGraphics* 2005;25:789–801.
92. Collins J, Stern EJ. Normal anatomy of the chest. In: Collins J, Stern EJ, eds. *Chest Radiology: The Essentials*. Philadelphia: Lippincott Williams & Wilkins, 1999.
93. Collins J, Blankenbaker D, Stern EJ. CT patterns of bronchiolar disease: what is "tree-in-bud"? *AJR Am J Roentgenol* 1998;171:365.
94. Reprinted with permission from "Computed Tomography of Air-Space Diseases" by SH Hommeyer et al., *Radiologic Clinics of North America* (1991;29:1065–1083), Copyright ©1991, WB Saunders Company.
95. Gervais DA, Whitman GJ, Chew FS. Pneumocystis carinii pneumonia. *AJR Am J Roentgenol* 1995;164:1098.
96. Reprinted with permission from "High-Resolution Computed Tomography of Focal Lung Disease" by PA Templeton and EA Zerhouni, *Seminars in Roentgenology* (1991;26:143–150), Copyright ©1991, WB Saunders Company.
97. Reprinted with permission from "Pulmonary Alveolar Proteinosis: CT Findings" by JD Godwin et al., *Radiology* (1988;169:609–613), Copyright ©1988, Radiological Society of North America.
98. Reprinted with permission from "High-Resolution Computed Tomography of Cystic Lung Disease" by DP Naidich, *Seminars in Roentgenology* (1991;26:151–174), Copyright ©1991, WB Saunders Company.
99. Reprinted from Stern EJ, Swensen SJ, Hartman TE, Frank MS. CT mosaic pattern of lung attenuation: distinguishing different causes. *AJR Am J Roentgenol* 1995;165:813.
100. Rossi SE, Erasmus JJ, Volpacchio M et al. "Crazy-Paving" Pattern at Thin-Section CT of the Lungs: Radiologic-Pathologic Overview. *RadioGraphics* 2003;23:1509–1519.
101. Collins J, Stern EJ. Ground-glass opacity at CT: the ABCs. *AJR* 1997;169:355–367.
102. Stern EJ, Swensen SJ, Collins J et al. *High-Resolution CT of the Chest*, 2nd ed. Philadelphia: Lippincott Williams & Wilkins, 2000, p. 33.
103. Wong KT, Antonio GE, Hui DSC et al. Thin-section CT of severe acute respiratory syndrome: evaluation of 73 patients exposed to or with the disease. *Radiology* 2003;228:395–400.
104. Abbott GF, Rosado-de-Christenson ML, Franks TJ et al. Pulmonary Langerhans cell histiocytosis. *RadioGraphics* 2004;24:821–841.
105. Chong S, Lee KS, Chung MJ et al. Pneumoconiosis: comparison of imaging and pathologic findings. *RadioGraphics* 2006;26:59–77.
106. Jeong YJ, Kim K-I, Seo IJ et al. Eosinophilic lung diseases: a clinical, radiological, and pathological overview. *RadioGraphics* 2007;27:617–637.
107. Helbich TH, Heinz-Peer G, Eichler I et al. Cystic fibrosis: CT assessment of lung involvement in children and adults. *Radiology* 1999;213:537.
108. Gluecker T, Capasso P, Schnyder P et al. Clinical and radiological features of pulmonary edema. *RadioGraphics* 1999;19:1507–1531.
109. Mayberry JP, Primack SL, Müller NL. Thoracic manifestations of systemic autoimmune diseases: radiographic and high-resolution CT findings. *RadioGraphics* 2000;20:1623–1635.
110. Mueller-Mang C, Grosse C, Schmid K et al. What every radiologist should know about idiopathic interstitial pneumonias. *RadioGraphics* 2007;27:595–615.
111. Kim EA, Lee KS, Johkoh T et al. Interstitial lung diseases associated with collagen vascular diseases: radiologic and histopathologic findings. *RadioGraphics* 2002;22:S151–S165.
112. Rossi SE, Erasmus JJ, McAdams HP et al. Pulmonary drug toxicity: radiologic and pathologic manifestations. *Radiographics* 2000;20:1245–1259.
113. Wittram C, Maher MM, Yoo AJ. CT angiography of pulmonary embolism: diagnostic criteria and causes of misdiagnosis. *RadioGraphics* 2004;24:1219–1238.
114. Gladdish GW, Sabloff BM, Munden RF et al. Primary thoracic sarcomas. *RadioGraphics* 2002;22:621–637.
115. Reprinted from Van Hise ML, Primack SL, Israel RS, Muller NL. CT in blunt chest trauma: indications and limitations. *RadioGraphics* 1998;18:1071.
116. Reprinted from Kuhlman JE, Pozniak MA, Collins J, Knisely BL. Radiographic and CT findings of blunt chest trauma: aortic injuries and looking beyond them. *RadioGraphics* 1998;18:1085.
117. Pineda V, Andreu J, Caceres J et al. Lesions of the cardiophrenic space: findings at cross-sectional imaging. *RadioGraphics* 207; 27:19–32.
118. Reprinted with permission from "CT of the Axilla: Normal Anatomy and Pathology" by EK Fishman et al., *RadioGraphics* (1986;6:475–502), Copyright ©1986, Radiological Society of North America Inc.
119. Ly JQ, Sanders TG. Case 65: Hemangioma of the Chest Wall. *Radiology* 2003;229:726–729.
120. Kuhlman JE, Bouchandy L, Fishman EK, Zerhouni EA. CT and MR imaging evaluation of chest wall disorders. *RadioGraphics* 1994;14:571–595.
121. Guttentag AR, Salwen JK. Keep your eyes on the ribs: the spectrum of normal variants and diseases that involve the ribs. *Radio Graphics* 1999;19:1125–1142.
122. Weisbrod GL, Towers MJ, Chamberlain DW et al. Thin-walled cystic lesions in bronchioalveolar carcinoma. *Radiology* 1992;185:401.
123. Haramati LB, Schulman LL, Austin JH. Lung nodules and masses after cardiac transplantation. *Radiology* 1993;188:491.
124. Remy-Jardin M, Remy J, Cortet B et al. Lung changes in rheumatoid arthritis: CT findings. *Radiology* 1994;193:375–382.
125. Nishimura K, Itoh H, Kitaichi M et al. Pulmonary sarcoidosis: correlation of CT and histopatholige findings. *Radiology* 1993; 189:105–109.
126. Kim KI, Kim CW, Lee MK et al. Imaging of occupational lung disease. *RadioGraphics* 2001;21:1371–1391.

2 Padrões Cardiovasculares

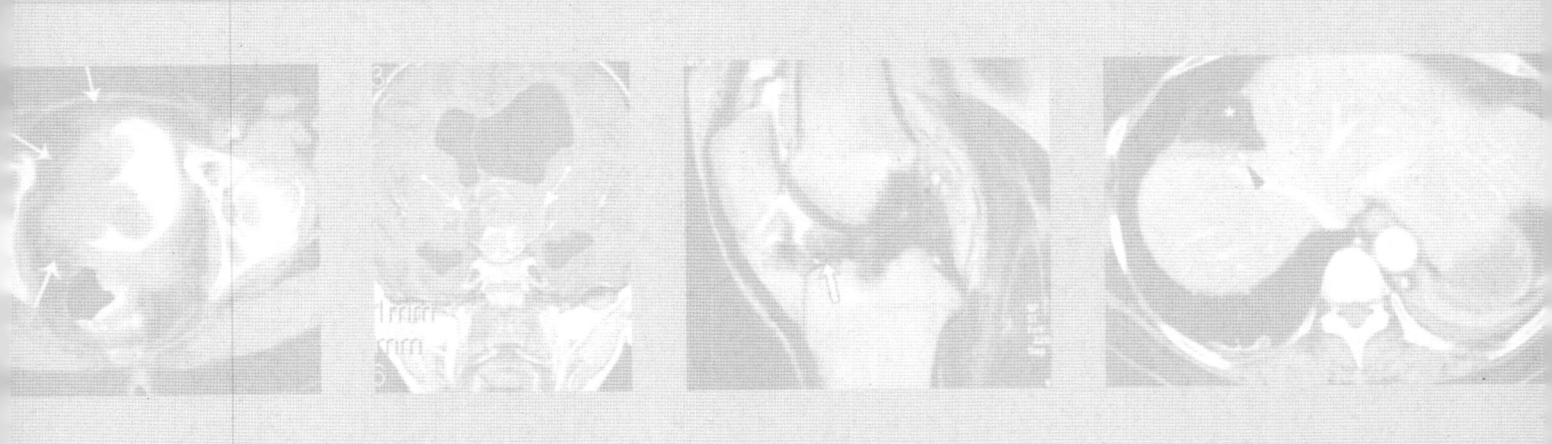

2.1	Aumento Atrial Direito	324
2.2	Aumento Ventricular Direito	326
2.3	Aumento Atrial Esquerdo	330
2.4	Aumento Ventricular Esquerdo	332
2.5	Cardiopatia Congênita Cianótica com Vascularização Pulmonar Aumentada	336
2.6	Cardiopatia Congênita Cianótica com Vascularização Pulmonar Diminuída	340
2.7	Cardiopatia Congênita Acianótica com Fluxo Sanguíneo Pulmonar Aumentado	342
2.8	Cardiopatia Congênita Acianótica com Fluxo Sanguíneo Pulmonar Normal	346
2.9	Aorta Ascendente ou Arco Aórtico Proeminentes	348
2.10	Aorta Ascendente ou Arco Aórtico Pequenos	354
2.11	Grandes Anomalias do Arco Aórtico e Artéria Pulmonar	356
2.12	Cardiopatia Congênita Associada a Arco Aórtico Direito (Ramificação em Imagem de Espelho)	358
2.13	Dilatação da Artéria Pulmonar Principal	359
2.14	Dilatação da Veia Cava Superior	364
2.15	Dilatação da Veia Ázigo	366
2.16	Insuficiência Cardíaca Congestiva em Recém-Nascidos com menos de 4 Semanas de Idade	367
2.17	Cardiopatia de Alto Débito	370
2.18	Doença Cardiovascular Hipertensiva	372
2.19	Calcificação Cardiovascular	375
2.20	Derrame Pericárdico	380
2.21	Pericardite Constritiva	383
2.22	Doença Pericárdica em Tomografia Computadorizada e Imagem de Ressonância Magnética	384
Fontes		391

2.1 ■ Aumento Atrial Direito

Condição	Achados de Imagem	Comentários
Shunt da esquerda para a direita	Átrio direito aumentado se esta câmara for o ponto final de um *shunt*.	Defeito septal atrial; defeito de coxim endocárdico; retorno venoso pulmonar anômalo; aneurisma roto do seio de Valsalva para dentro do átrio direito; *shunt* ventricular esquerdo–atrial direito.
Aumento/insuficiência ventricular direita	Vários padrões, dependendo da causa subjacente.	*Cor pulmonale*; insuficiência cardíaca esquerda crônica; estenose mitral; tetralogia de Fallot.
Doença da valva tricúspide (Fig. 2.1-1)	Aumento atrial direito (pode ser extremo); frequentemente dilatação da veia cava superior; aumento ventricular direito na insuficiência tricúspide.	Mais comumente resultado de cardiopatia reumática. Raramente uma lesão isolada, e geralmente associada à valvopatia mitral ou aórtica. Insuficiência tricúspide usualmente é funcional e secundária à dilatação acentuada do ventrículo direito insuficiente. Causas raras de doença isolada da valva tricúspide incluem síndrome carcinoide, fibrose endomiocárdica e mixoma atrial direito.
Estenose ou atresia pulmonar (Fig. 2.1-2)	Aumento do átrio direito e ventrículo direito; vascularização pulmonar diminuída.	Aumento atrial direito secundário a aumento do ventrículo direito.
Síndrome de coração esquerdo hipoplásico (Fig. 2.1-3)	Aumento do átrio direito e ventrículo direito produz cardiomegalia globular progressiva. Grave congestão venosa pulmonar.	Consiste em várias condições em que subdesenvolvimento do lado esquerdo do coração é relacionado com uma lesão obstrutiva (estenose ou atresia da valva mitral, valva aórtica ou arco aórtico). Causa insuficiência cardíaca na primeira semana de vida.

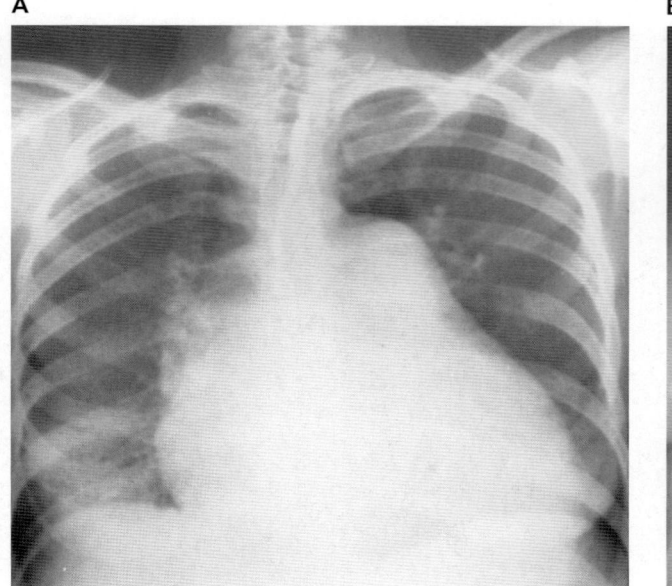

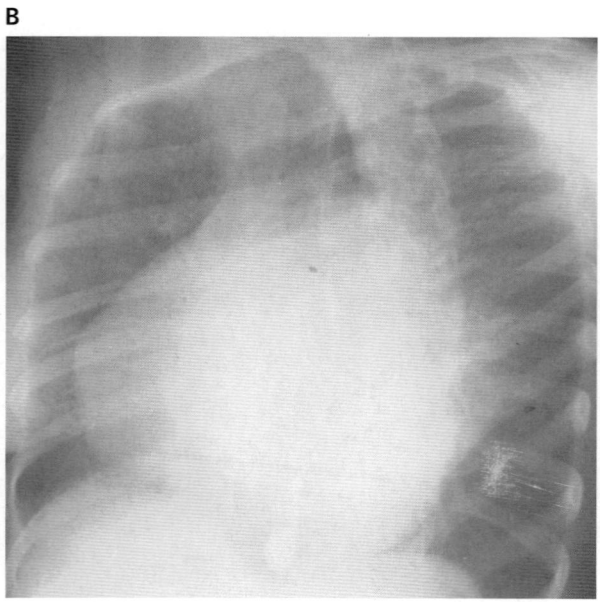

Fig. 2.1-1
Insuficiência tricúspide. (A) Projeções frontal e (B) oblíqua anterior esquerda mostram notável aumento atrial direito.[1]

Condição	Achados de Imagem	Comentários
Atresia tricúspide	Aumento do átrio direito e ventrículo esquerdo; ventrículo direito pequeno; vascularização pulmonar diminuída (usualmente algum grau de estenose pulmonar).	*Shunt* da direita para a esquerda ao nível atrial (forame oval patente ou defeito septal atrial verdadeiro). Geralmente um defeito septal ventricular ou canal arterial patente. Hipoplasia do ventrículo direito e do trato de ejeção pulmonar. Quanto menor o *shunt*, mais marcada a elevação da pressão atrial direita e mais notável o aumento desta câmara.
Anomalia de Ebstein (ver Fig. 2.6-5)	Aumento do átrio direito causa uma aparência característica quadrada ou em caixa do coração. Vascularização pulmonar diminuída; trato de ejeção pulmonar plano ou côncavo; pedículo vascular estreito e arco aórtico pequeno.	Desvio de uma valva tricúspide incompetente para baixo e para dentro do ventrículo direito de tal modo que a porção superior do ventrículo direito é efetivamente incorporada ao átrio direito. Obstrução funcional ao esvaziamento atrial produz pressão aumentada e um *shunt* atrial da direita para a esquerda (usualmente através de um forame oval patente).
Doença de Uhl	Padrão radiográfico idêntico àquele na anomalia de Ebstein.	Ausência focal ou completa do miocárdio ventricular direito (o ventrículo direito se torna uma bolsa fibroelástica adelgaçada que se contrai precariamente e não é capaz de esvaziar sangue efetivamente do lado direito do coração).

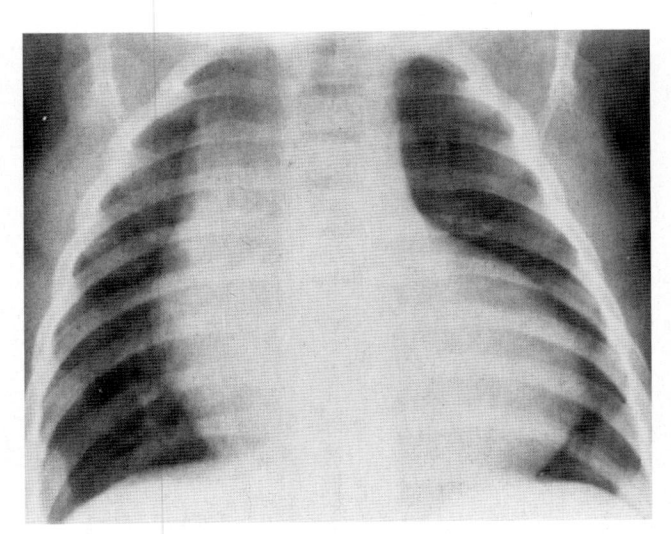

Fig. 2.1-2
Atresia pulmonar. Acentuado aumento atrial direito associado à vascularização pulmonar diminuída.

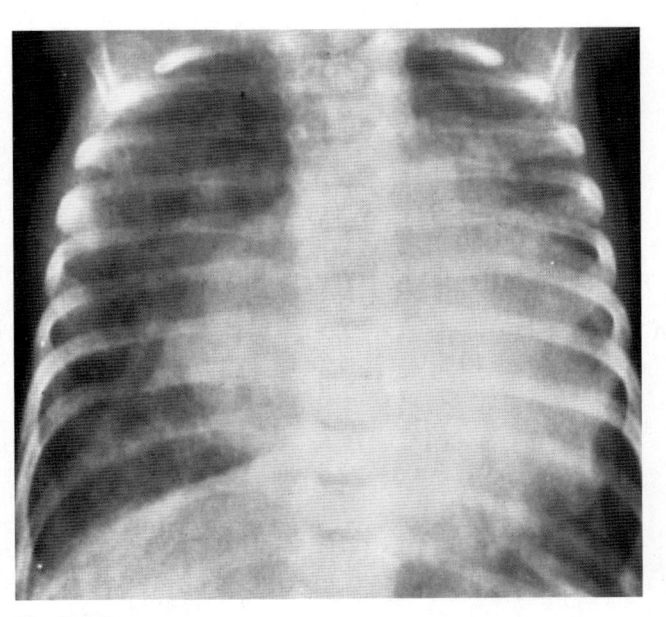

Fig. 2.1-3
Síndrome de coração esquerdo hipoplásico. Cardiomegalia globular com congestão venosa pulmonar grave.

2.2 ■ Aumento Ventricular Direito

Condição	Achados de Imagem	Comentários
Tetralogia de Fallot (Fig. 2.2-1)	Aumento do ventrículo direito (embora o tamanho cardíaco global seja frequentemente normal); vascularização pulmonar diminuída; trato de ejeção pulmonar plano ou côncavo; arco aórtico direito em aproximadamente 25% dos pacientes.	Consiste em (1) defeito septal ventricular alto, (2) obstrução à ejeção ventricular direita (usualmente estenose pulmonar infundibular), (3) sobreposição do orifício aórtico acima do defeito ventricular e (4) hipertrofia ventricular direita. Causa mais comum de cardiopatia congênita cianótica depois do período neonatal imediato. Se houver estenose pulmonar grave, o fluxo sanguíneo de ambos os ventrículos é efetivamente forçado para dentro da aorta, causando saliência pronunciada da aorta ascendente e proeminência do botão aórtico.
Estenose pulmonar (Fig. 2.2-2)	Tamanho inicialmente normal do coração; aumento ventricular direito se estenose grave causar sobrecarga sistólica desta câmara; dilatação pós-estenótica da artéria pulmonar.	Anomalia comum encontrada em forma isolada ou em combinação com outras anormalidades. A estenose é mais comum no nível da valva pulmonar (estenose supravalvar ou infundibular pode ocorrer).
Estenose mitral (Fig. 2.2-3)	Aumento do ventrículo direito (também do trato de ejeção pulmonar e artérias pulmonares centrais) reflete hipertensão arterial pulmonar a partir da pressão aumentada transmitida no átrio esquerdo e veias pulmonares.	A mais comum lesão valvar reumática (resulta do espessamento difuso da valva por tecido fibroso ou depósitos calcificados). Débito ventricular esquerdo diminuído causa um botão aórtico pequeno. Calcificação da valva mitral (mais bem demonstrada por fluoroscopia) e hemossiderose pulmonar podem desenvolver-se.

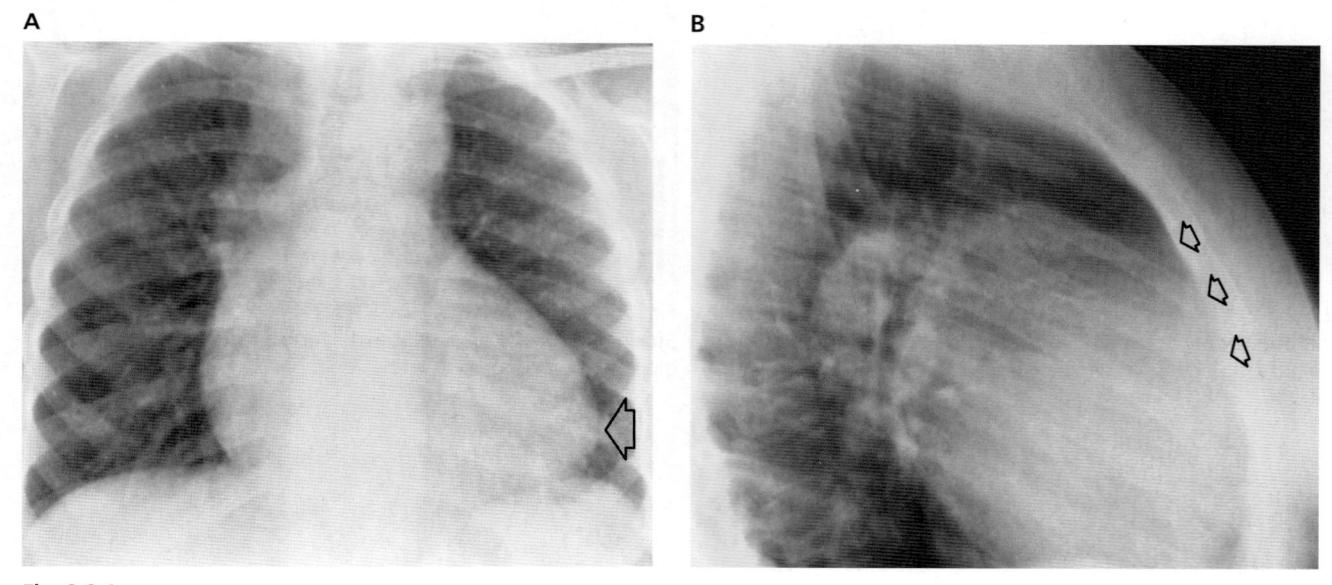

Fig. 2.2-1
Tetralogia de Fallot. (A) Vista frontal mostra aumento ventricular direito como um desvio, lateral e para cima, do ápice cardíaco radiográfico (seta). (B) Na vista lateral, o ventrículo direito aumentado enche a maior parte do espaço retroesternal (setas).

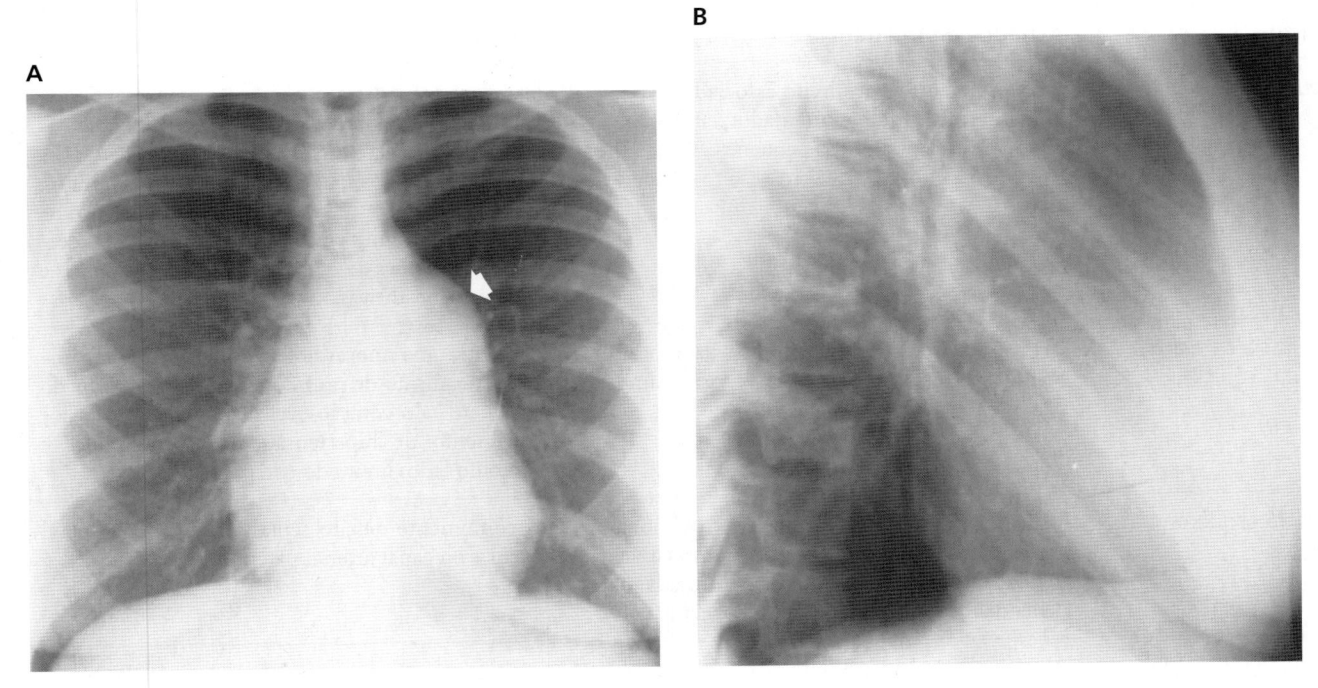

Fig. 2.2-2
Estenose pulmonar. Vistas (A) frontal e (B) lateral mostram notável dilatação pós-estenótica da artéria pulmonar (seta) em adição ao enchimento do espaço aéreo retroesternal indicando aumento ventricular direito.

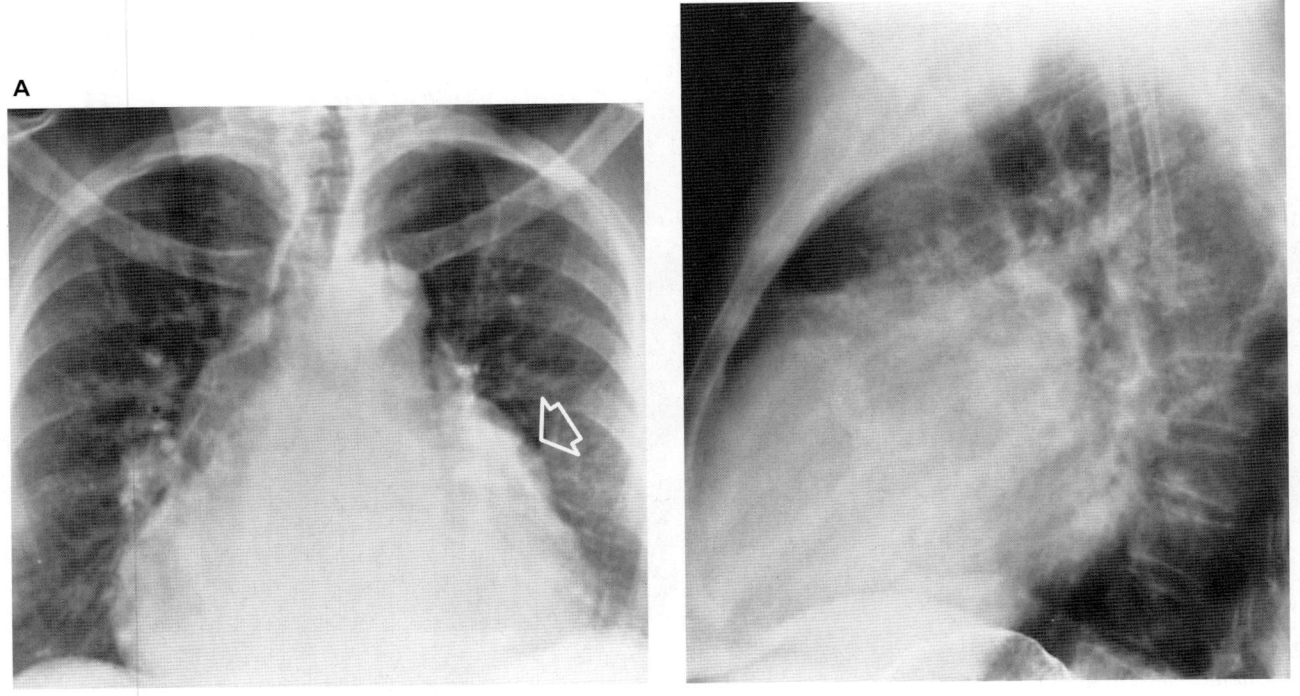

Fig. 2.2-3
Estenose mitral. Vistas (A) frontal e (B) lateral do tórax demonstram cardiomegalia com aumento do ventrículo direito e átrio esquerdo. O aumento ventricular direito causa obliteração do espaço aéreo retroesternal, enquanto aumento atrial esquerdo produz uma convexidade da borda esquerda superior do coração (seta, A).

Condição	Achados de Imagem	Comentários
Cor pulmonale (Fig. 2.2-4)	Aumento ventricular direito associado a vasos pulmonares centrais aumentados, afilamento rápido e vasos periféricos pequenos.	Primário ou secundário a condições, como enfisema obstrutivo crônico, fibrose intersticial difusa, êmbolos pulmonares periféricos disseminados e fisiologia de Eisenmenger (*shunt* da esquerda para a direita invertido). Causas raras incluem metástases de neoplasmas trofoblásticos, doença imunológica, esquistossomose, estenoses ou coarctações de múltiplas artérias pulmonares e doenças vasoconstritivas.
Insuficiência cardíaca esquerda crônica	Ventrículo direito aumentado associado a aumento ventricular e congestão venosa pulmonar.	Pode refletir uma miocardiopatia ou insuficiência mitral. A transmissão de pressão aumentada a partir do lado esquerdo do coração eventualmente leva ao desenvolvimento de hipertensão arterial pulmonar e aumento do lado direito do coração.
Shunts da esquerda para a direita (ver Fig. 2.7-1)	Ventrículo direito e trato de ejeção pulmonar aumentados com vascularização pulmonar aumentada. O tamanho de outras estruturas varia dependendo da lesão subjacente específica.	Mais comumente defeito septal atrial, defeito septal ventricular ou canal arterial patente.
Insuficiência tricúspide	Aumento ventricular direito que pode ser obscurecido pelo aumento frequentemente extremo do átrio direito.	Geralmente funcional e secundária à marcada dilatação do ventrículo direito insuficiente.

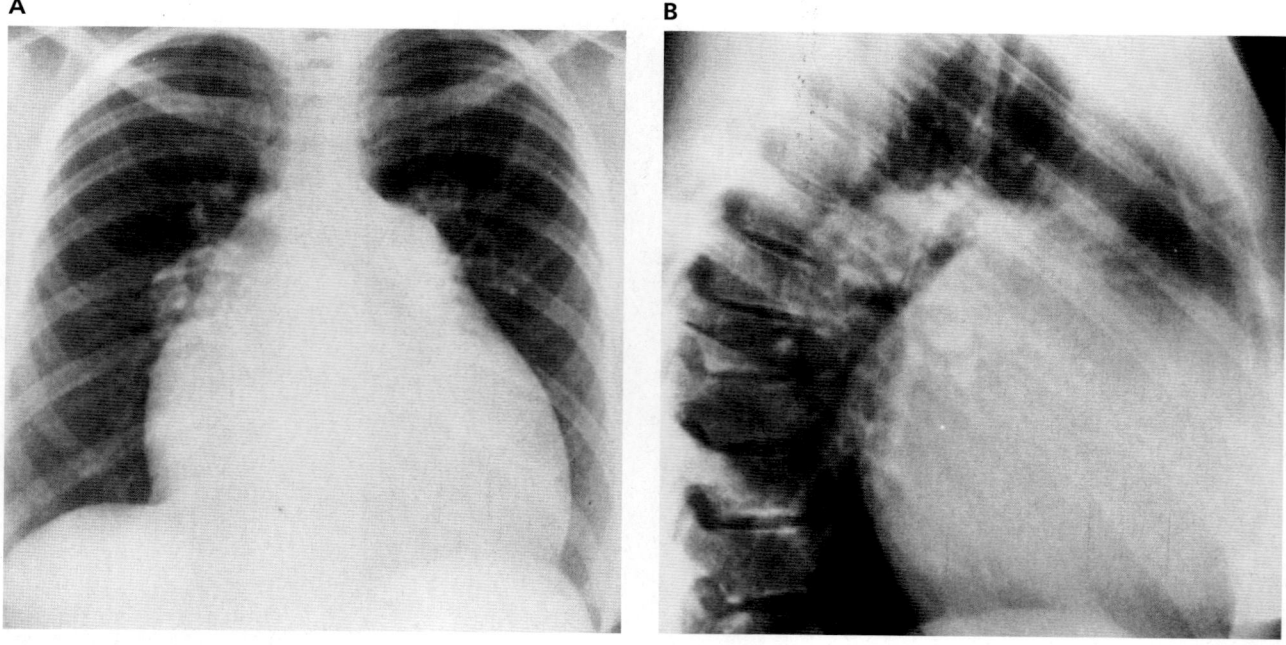

Fig. 2.2-4
Cor pulmonale. Vistas (A) frontal e (B) lateral do tórax em um paciente com hipertensão pulmonar primária mostram pronunciada cardiomegalia globular com proeminência do tronco pulmonar e artérias pulmonares centrais. A vascularização pulmonar periférica está notavelmente reduzida. Aumento ventricular direito obliterou o espaço aéreo retroesternal na vista lateral.

Condição	Achados de Imagem	Comentários
Shunts da direita para a esquerda e lesões de mistura	Vários padrões, dependendo da anomalia cardíaca subjacente.	Transposição dos grandes vasos, trilogia de Fallot, anomalia de Ebstein, anomalia de Uhl, *truncus arteriosus persistente*.
Pseudotruncus arteriosus	Aumento do ventrículo direito; vascularização pulmonar diminuída; trato de ejeção pulmonar plano ou côncavo; arco aórtico direito em aproximadamente 40% dos pacientes.	Vaso único originado do coração que é acompanhado por um remanescente da artéria pulmonar atrésica (essencialmente o mesmo que tetralogia de Fallot com atresia pulmonar).
Síndrome de coração esquerdo hipoplásico	Aumento ventricular direito e atrial direito causa cardiomegalia globular progressiva. Congestão venosa pulmonar grave.	Consiste em várias condições em que o desenvolvimento insuficiente do lado esquerdo do coração é relacionado com uma lesão obstrutiva (estenose ou atresia da valva mitral, valva aórtica ou arco aórtico). Causa insuficiência cardíaca na primeira semana de vida.
Malformações que obstruem o fluxo venoso pulmonar	Aumento ventricular direito associado à congestão pulmonar grave (pressão aumentada transmitida ao lado direito do coração).	Estenose mitral congênita; *cor triatriatum* (diafragma fibromuscular incompleto dividindo o átrio esquerdo); estenose ou atresia congênita de veias pulmonares.
Atresia pulmonar (com insuficiência tricúspide)	Aumento ventricular direito associado à vascularização pulmonar diminuída e um segmento de artéria pulmonar raso ou côncavo.	Pode ser uma anomalia isolada ou associada à transposição, defeito septal atrial ou ventrículo comum.

2.3 ■ Aumento Atrial Esquerdo

Condição	Achados de Imagem	Comentários
Estenose mitral (Figs. 2.3-1 e 2.3-2)	Aumento atrial esquerdo; congestão venosa pulmonar; aumento do ventrículo direito, trato de ejeção pulmonar e artérias pulmonares centrais; ventrículo esquerdo de tamanho normal; botão aórtico pequeno (débito ventricular esquerdo diminuído).	A mais comum lesão valvar reumática (resulta do espessamento difuso da valva por tecido fibroso ou depósitos calcificados). Obstrução do fluxo sanguíneo do átrio esquerdo para dentro do ventrículo esquerdo durante a diástole causa pressão aumentada atrial esquerda que é transmitida para as veias pulmonares e o lado direito do coração. Calcificação da valva mitral (mais bem demonstrada por fluoroscopia) e hemossiderose pulmonar podem desenvolver-se.

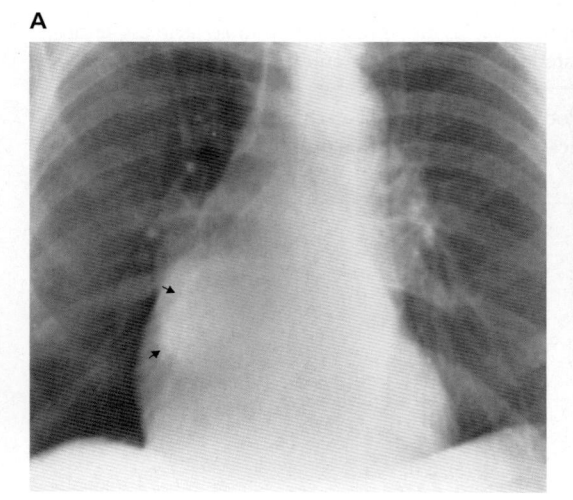

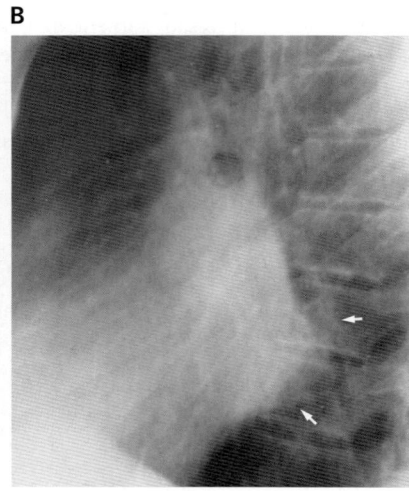

Fig. 2.3-1
Estenose mitral. (A) Radiografia frontal de tórax demonstra um duplo contorno (setas), representando a densidade aumentada do átrio esquerdo aumentado. (B) Vista lateral confirma o aumento atrial esquerdo (setas) neste paciente com cardiopatia reumática.

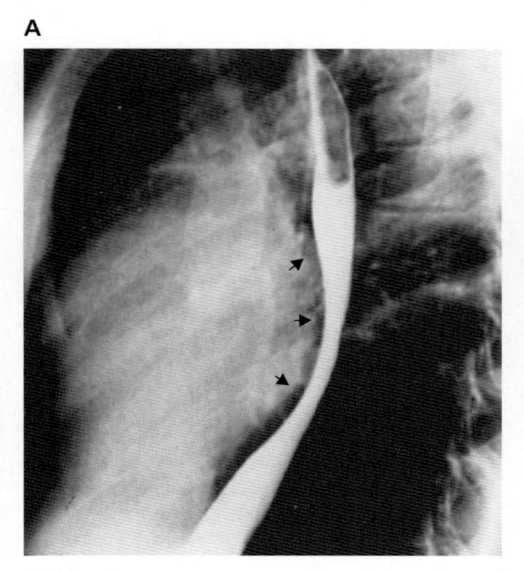

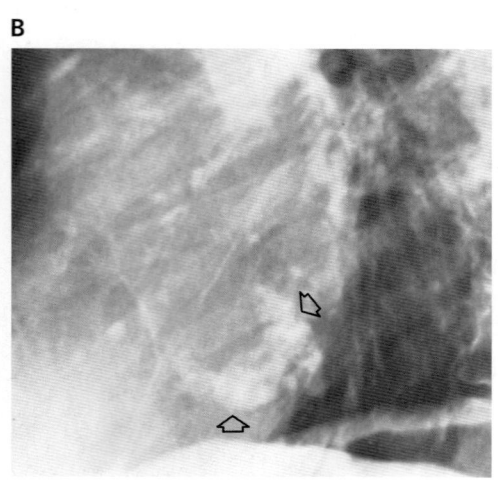

Fig. 2.3-2
Estenose mitral. (A) Em uma vista lateral, a câmara aumentada produz uma indentação posterior individualizada (setas) no esôfago cheio de bário. (B) Em outro paciente, há calcificação associada do anel da valva mitral (setas).

Condição	Achados de Imagem	Comentários
Insuficiência mitral (Fig. 2.3-3)	Aumento atrial esquerdo (às vezes enorme); aumento do ventrículo esquerdo; botão aórtico de tamanho normal.	Mais frequentemente causada por cardiopatia reumática. Também ruptura de cordas tendíneas, disfunção de músculos papilares, ou dilatação grave ventricular esquerda que deforma o anel mitral (insuficiência cardíaca congestiva, valvopatia aórtica, coarctação da aorta). Na insuficiência mitral, o átrio esquerdo usualmente é consideravelmente maior do que na estenose mitral, e congestão venosa pulmonar é menos frequente e menos proeminente.
Shunts da esquerda para a direita (ver Fig. 2.7-3)	Aumento atrial esquerdo, aumento da vascularização pulmonar e trato de ejeção pulmonar. A aparência do átrio direito, ventrículo direito e aorta depende da lesão específica.	Defeito septal ventricular, canal arterial patente, e janela aortopulmonar são as causas mais comuns. Também fístula de artéria coronária, tronco arterial persistente, e defeito septal atrial com inversão do shunt.
Mixoma do átrio esquerdo	Tamanho do coração e vascularização pulmonar normais até que o tumor cause disfunção da valva mitral (padrão radiográfico de estenose mitral). Calcificação patognomônica é vista na fluoroscopia em aproximadamente 10% dos casos.	O mais comum tumor cardíaco primário. Quase todos se originam em um átrio (particularmente o esquerdo). O tumor geralmente é pedunculado e causa obstrução intermitente ou lesão traumática da valva mitral (ou tricúspide). Um mecanismo semelhante de válvula de bola pode ser produzido por um trombo atrial esquerdo. Fragmentação do tumor pode produzir chuvas de êmbolos sistêmicos ou pulmonares.
Shunts da direita para a esquerda e lesões de mistura	Vários padrões, dependendo da anomalia intracardíaca precisa. Aumento atrial esquerdo pode desenvolver-se, embora outras alterações radiográficas sejam mais diagnósticas.	Atresia tricúspide, trilogia de Fallot, transposição dos grandes vasos.
Fibroelastose endocárdica	Aumento globular notável do coração. Pode haver dramático aumento atrial esquerdo em razão da insuficiência mitral frequentemente associada. Botão aórtico pequeno (débito ventricular esquerdo diminuído). Vascularização pulmonar normal até sobrevir insuficiência congestiva.	Causa comum de insuficiência cardíaca durante o primeiro ano de vida. Caracterizada por espessamento difuso do endocárdio ventricular esquerdo com colágeno e tecido elástico.

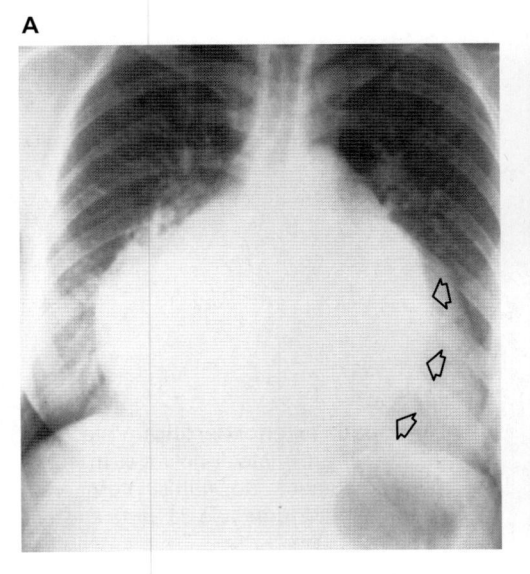

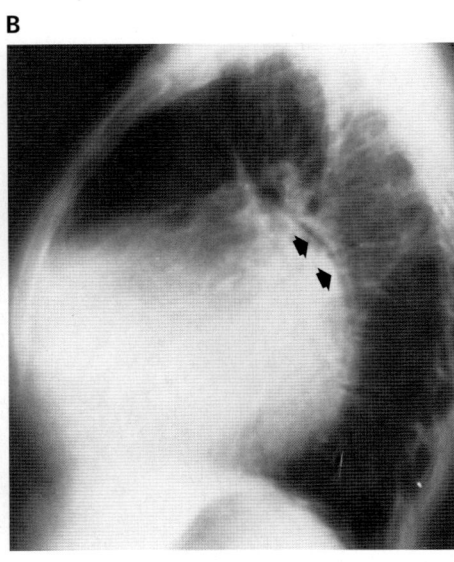

Fig. 2.3-3
Insuficiência mitral. Vistas (A) frontal e (B) lateral do tórax demonstram cardiomegalia macroscópica com aumento do átrio esquerdo e ventrículo esquerdo. Observar a notável configuração com duplo contorno (setas abertas, A) e elevação do brônquio principal esquerdo (setas fechadas, B), sinais característicos de aumento atrial esquerdo. O botão aórtico é normal em tamanho, e não há evidência de congestão venosa pulmonar.

2.4 ■ Aumento Ventricular Esquerdo

Condição	Achados de Imagem	Comentários
Insuficiência cardíaca congestiva	Aumento ventricular esquerdo com congestão pulmonar. Derrame pleural é comum (bilateral ou direito); derrame unilateral esquerdo é raro e sugere outra causa).	Tipo e grau precisos de aumento cardíaco dependem da doença cardíaca subjacente.
Cardiopatia de alto débito (ver Figuras na Seção 2.17)	Aumento ventricular esquerdo associado à vascularização pulmonar proeminente (tanto artérias quanto veias) e dilatação da artéria pulmonar principal.	Causas incluem anemia, tireotoxicose, beribéri, hipervolemia, fístulas arteriovenosas, doença de Paget, obesidade pickwickiana, policitemia vera e gravidez.
Cardiopatia arteriosclerótica (isquemia miocárdica) (Fig. 2.4-1)	Radiografia simples de tórax frequentemente é normal. Aumento ventricular esquerdo é um achado inespecífico que usualmente reflete a presença de uma grande quantidade de miocárdio infartado.	Calcificação de artéria coronária (ver Fig. 2.19-5) sugere fortemente doença hemodinamicamente importante. A calcificação compromete principalmente os ramos circunflexo e descendente anterior da artéria coronária esquerda. Mais bem vista com fluoroscopia (infrequentemente visualizada em radiografias de tórax de rotina).
Infarto agudo do miocárdio (Fig. 2.4-2)	Aparência geralmente normal. Dilatação ventricular esquerda é usualmente relacionada com congestão venosa pulmonar superposta.	Enfraquecimento da parede miocárdica no local de um infarto pode permitir o desenvolvimento de um aneurisma ventricular, que causa saliência focal ou proeminência difusa ao longo da borda esquerda inferior do coração próximo do ápice (localizado anteriormente na vista lateral). Calcificação curvilínea característica na parede do aneurisma e pulsação paradoxal ou extremamente limitada na fluoroscopia.
Hipertensão (ver Figuras na Seção 2.18)	Inicialmente, carga aumentada de trabalho causa hipertrofia ventricular esquerda que não produz alteração radiográfica ou apenas arredondamento da borda cardíaca esquerda. Eventualmente, sobrecarga continuada leva à dilatação e aumento do ventrículo esquerdo. Ocorre tortuosidade aórtica com proeminência da porção ascendente.	Mediastino superior alargado (deposição aumentada de gordura) e compressão vertebral sugerem síndrome de Cushing; sinal do "3" e entalhamento de costelas indicam coarctação; massa paravertebral sugere feocromocitoma; erosão da clavícula distal sugere hiperparatireoidismo secundário (doença renal).

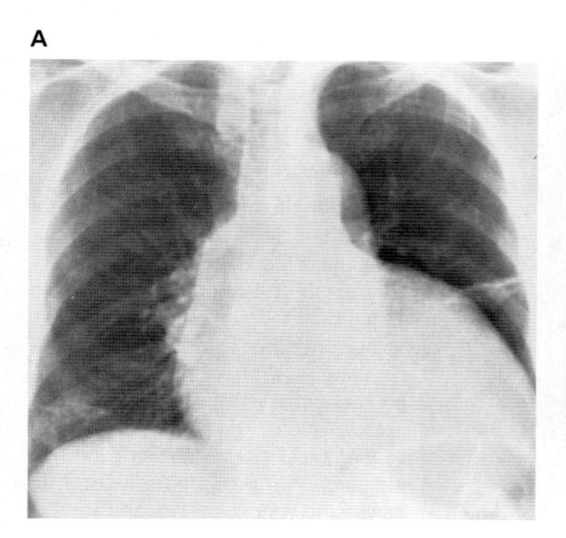

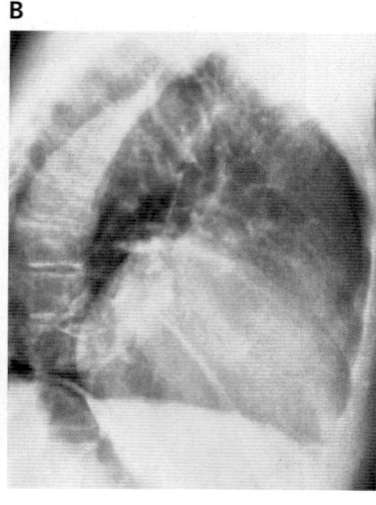

**Fig. 2.4-1
Cardiopatia arteriosclerótica.** Vistas (A) frontal e (B) lateral do tórax mostram marcado aumento do ventrículo esquerdo. Há também tortuosidade da aorta e estrias de fibrose bilaterais.

2.4 ■ AUMENTO VENTRICULAR ESQUERDO

Condição	Achados de Imagem	Comentários
Insuficiência aórtica (Fig. 2.4-3)	Aumento ventricular esquerdo (dilatação e hipertrofia). Dilatação da aorta ascendente e botão aórtico. À medida que o ventrículo esquerdo entra em insuficiência, desenvolve-se congestão pulmonar juntamente com aumento atrial esquerdo (em virtude de insuficiência mitral relativa).	Causada mais comumente por cardiopatia reumática; também causada por endocardite infecciosa, sífilis, aneurisma dissecante e síndrome de Marfan. Insuficiência aórtica congênita usualmente é decorrente de uma valva bicúspide.
Estenose aórtica (Fig. 2.4-4)	Inicialmente, hipertrofia ventricular esquerda concêntrica produz somente algum arredondamento do ápice cardíaco (tamanho cardíaco global é normal). Insuficiência ventricular esquerda e dilatação desenvolvem-se tardiamente e são muitas vezes acompanhadas por aumento atrial esquerdo, congestão venosa pulmonar e proeminência do ventrículo direito e artéria pulmonar. Dilatação pós-estenótica da aorta ascendente ocorre com estenose valvar.	Pode ser ocasionada por cardiopatia reumática ou uma deformidade valvar congênita (especialmente uma valva bicúspide), ou pode representar um processo degenerativo de envelhecimento (estenose calcificada idiopática). Um distúrbio da valva aórtica graças à cardiopatia reumática raramente é isolado e é mais comumente associado a uma lesão importante da valva mitral. Calcificação da valva mitral (mais em vista com fluoroscopia) é comum e indica estenose aórtica grave.

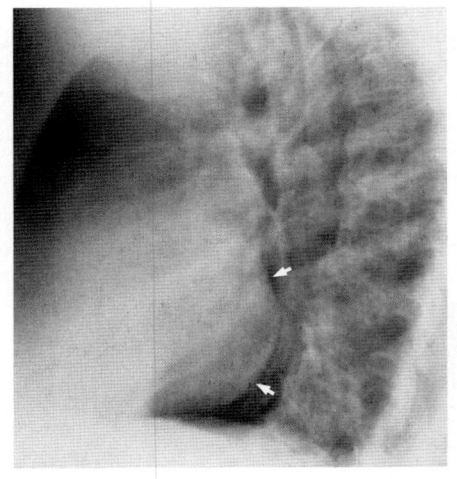

Fig. 2.4-2
Infarto agudo do miocárdio. Vista lateral do tórax mostra proeminência acentuada do ventrículo esquerdo (setas).

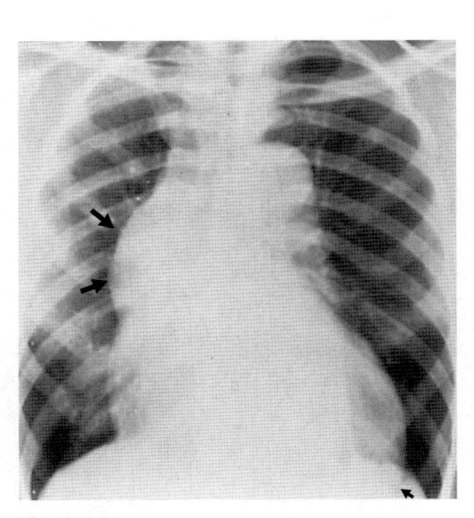

Fig. 2.4-3
Insuficiência aórtica. Radiografia frontal do tórax mostra aumento ventricular esquerdo com desvio do ápice cardíaco para baixo e lateral. Notar que a sombra cardíaca se estende abaixo da cúpula do hemidiafragma esquerdo. A aorta ascendente é notavelmente dilatada (setas), sugerindo alguma estenose aórtica subjacente.

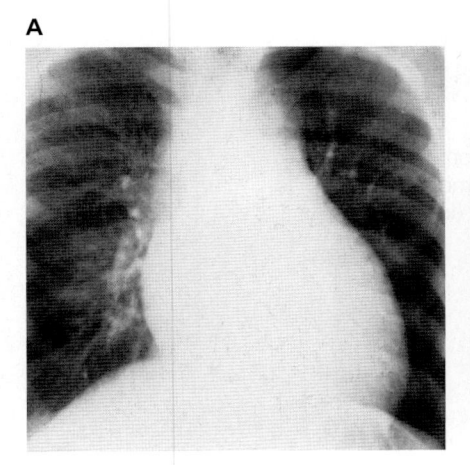

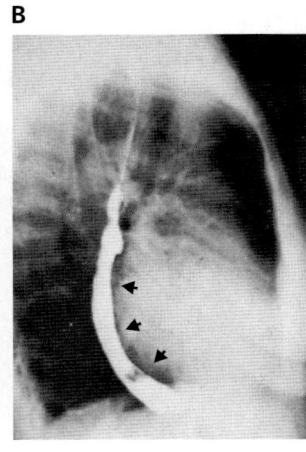

Fig. 2.4-4
Estenose aórtica. (A) Vista frontal mostra desvio do ápice cardíaco para baixo. (B) Em uma vista lateral, a saliência da metade inferior da silhueta cardíaca posterior causa uma indentação larga no esôfago cheio de bário (setas).

Condição	Achados de Imagem	Comentários
Coarctação da aorta (ver Fig. 2.8-1)	Aumento do ventrículo esquerdo com uma característica dupla saliência na região do botão aórtico (sinal do "3" em radiografias simples de tórax e sinal do "3 invertido", ou do "E" no esôfago cheio de bário). Pode haver entalhamento de costelas (usualmente afetando a quarta à oitava costelas posteriores), mas raramente desenvolvendo-se antes da idade de 6 anos.	No mais comum tipo "adulto", estreitamento aórtico ocorre ao nível ou imediatamente distal ao nível do canal arterial (dupla saliência representa dilatação pré-estenótica e pós-estenótica). Na variedade "do lactente" há um segmento longo de estreitamento situado proximal ao canal (*shunt* obrigatório da direita para a esquerda e insuficiência cardíaca congestiva precoce). Há uma incidência relativamente alta de coarctação em mulheres com síndrome de Turner.
Insuficiência mitral (Fig. 2.4-5)	Aumento (algumas vezes enorme) do ventrículo esquerdo e átrio esquerdo. Botão aórtico pequeno ou normal. Geralmente vascularização pulmonar normal (pode haver congestão venosa pulmonar, mas é menos frequente e menos proeminente do que na estenose mitral).	Mais frequentemente causada por cardiopatia reumática; também pode ser decorrente de ruptura de cordas tendíneas, disfunção de músculo papilar ou dilatação ventricular esquerda grave (valvopatia aórtica, insuficiência cardíaca congestiva), distorcendo o anel mitral. Estenose mitral coexistente pode produzir um padrão bizarro.
Miocardiopatia (Figs. 2.4-6 e 2.4-7)	Aumento cardíaco generalizado, muitas vezes com predominância ventricular esquerda. Pode simular derrame pericárdico. O desenvolvimento de insuficiência ventricular esquerda produz congestão venosa pulmonar.	As causas incluem inflamação (reumática, séptica, viral, toxoplasmática); infiltração (amiloidose, doença de armazenamento de glicogênio, leucemia); desequilíbrio endócrino (tireotoxicose, mixedema, acromegalia); isquemia; deficiência nutricional (beribéri, alcoolismo, depleção de potássio ou magnésio); toxicidade (drogas, substâncias químicas, cobalto); doença do colágeno e cardiopatia pós-parto.

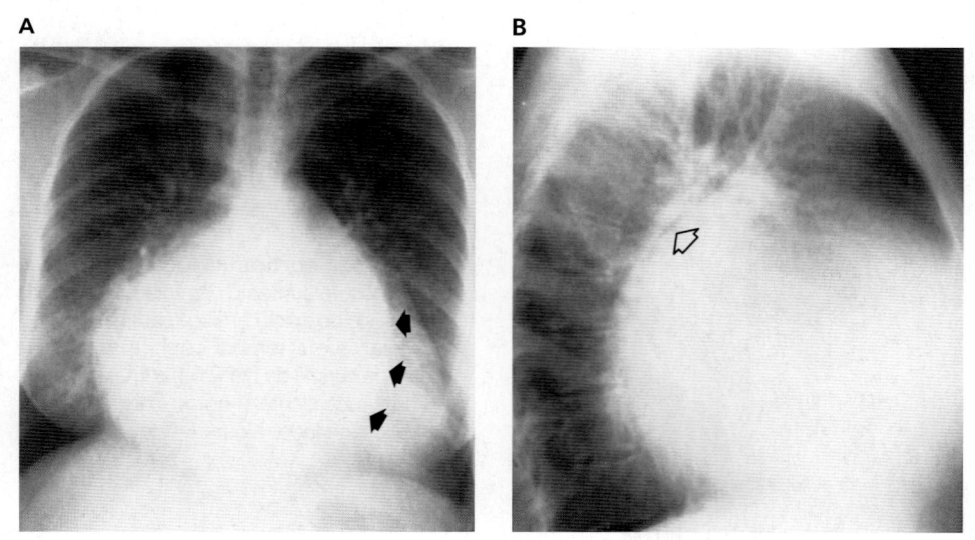

Fig. 2.4-5
Insuficiência mitral. Vistas (A) frontal e (B) lateral do tórax demonstram cardiomegalia com aumento do ventrículo esquerdo e átrio esquerdo. Observar a configuração com duplo contorno (setas sólidas) e a elevação do brônquio principal esquerdo (seta aberta), sinais característicos de aumento atrial esquerdo.

2.4 ■ AUMENTO VENTRICULAR ESQUERDO

Condição	Achados de Imagem	Comentários
Shunt da esquerda para a direita (ver Figs. 2.7-3 e 2.7-5)	Vários padrões de tamanho cardíaco anormal com vascularização pulmonar aumentada.	Defeito septal ventricular (não defeito septal atrial), canal arterial patente, defeito de coxim endocárdico, janela aortopulmonar e, infrequentemente, *truncus arteriosus* persistente.
Shunt da direita para a esquerda ou lesão de mistura	Vários padrões de tamanho cardíaco anormal e vascularização pulmonar.	Transposição dos grandes vasos; atresia tricúspide; estenose pulmonar com septo ventricular intacto.
Fibroelastose endocárdica (Fig. 2.4-8)	Aumento cardíaco generalizado com hipertrofia e dilatação do ventrículo esquerdo e frequentemente dramático aumento atrial esquerdo (em razão da insuficiência mitral associada).	Espessamento difuso do endocárdio ventricular esquerdo com colágeno e tecido elástico. Uma causa comum de insuficiência cardíaca no primeiro ano de vida.

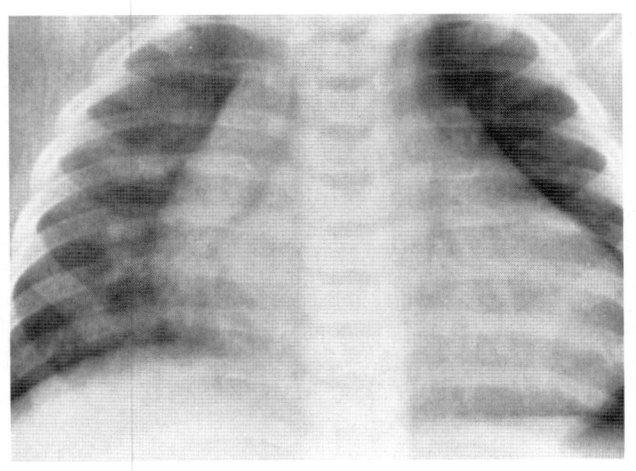

Fig. 2.4-6
Doença de armazenamento de glicogênio. Aumento cardíaco globular generalizado com proeminência ventricular esquerda.

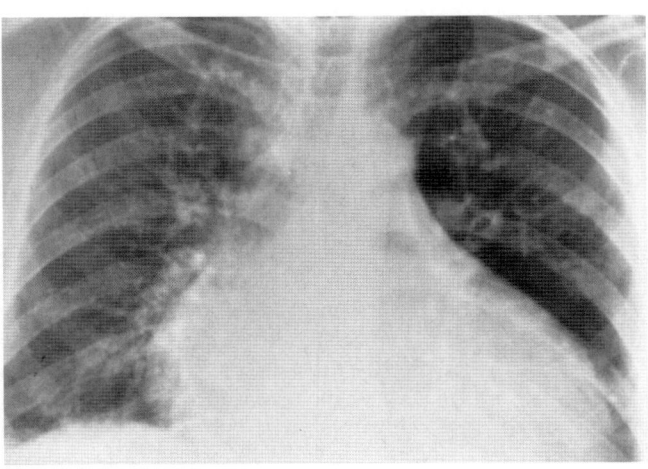

Fig. 2.4-7
Miocardiopatia alcoólica. Aumento cardíaco generalizado que compromete todas as câmaras mas tem uma predominância ventricular esquerda. Há congestão vascular pulmonar e um derrame pleural direito.

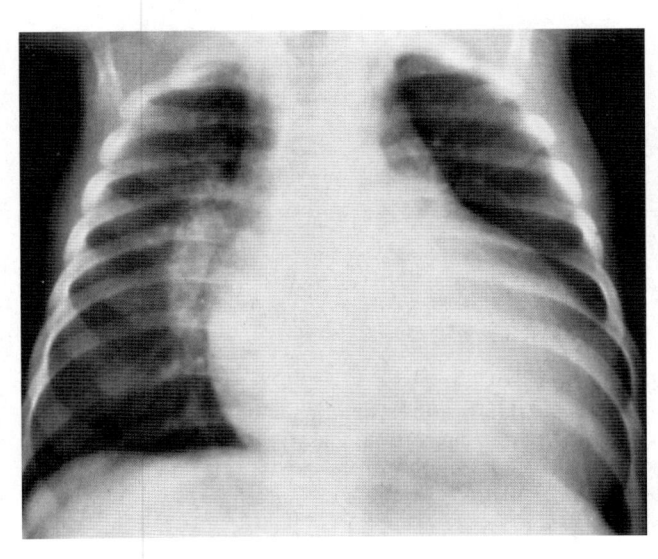

Fig. 2.4-8
Fibroelastose endocárdica. Cardiomegalia generalizada com proeminência do ventrículo esquerdo.

2.5 ■ Cardiopatia Congênita Cianótica com Vascularização Pulmonar Aumentada

Condição	Achados de Imagem	Comentários
Truncus arteriosus persistente (tipos I, II e III) (Fig. 2.5-1)	Vascularização pulmonar aumentada; trato de ejeção pulmonar côncavo; aumento notável do ventrículo direito e eventual aumento do átrio esquerdo e ventrículo esquerdo.	Falha do *truncus arteriosus* comum em se dividir normalmente na aorta e a artéria pulmonar. Resulta em um único grande tronco arterial que recebe a ejeção de sangue de ambos os ventrículos. Grau variável de cianose (cianose mais profunda se baixo fluxo sanguíneo pulmonar).
Transposição das grandes artérias (Figs. 2.5-2 e 2.5-3)	Vascularização pulmonar aumentada (a não ser com estenose pulmonar proeminente). Vários padrões dependendo das anomalias intracardíacas precisas (geralmente aumento biventricular com uma configuração oval).	Inversão da relação normal da aorta e a artéria pulmonar (a aorta origina-se anteriormente do ventrículo direito, enquanto a artéria pulmonar se origina posteriormente do ventrículo esquerdo). Um *shunt* intracardíaco ou extracardíaco (defeitos septais atrial e ventricular, canal arterial patente) tem que estar presente para conectar as duas circulações separadas. Os *shunts* são bidirecionais e permitem mistura de sangue oxigenado e não oxigenado (levando à cianose).
Anomalia de Taussig-Bing (Fig. 2.5-4)	Vascularização pulmonar aumentada; cardiomegalia generalizada.	A aorta se origina do ventrículo direito, enquanto a artéria pulmonar se sobrepõe ao septo ventricular e recebe sangue de ambos os ventrículos. A artéria pulmonar se situa à esquerda e ligeiramente posterior à aorta. Também um defeito septal ventricular alto.
Dupla via de saída do ventrículo direito (Figs. 2.5-5 e 2.5-6)	Vascularização pulmonar aumentada; cardiomegalia generalizada; cintura do coração mais larga do que em outros tipos de transposições (a aorta e a artéria pulmonar têm uma configuração mais lado a lado).	Ambas a aorta e a artéria pulmonar se originam do ventrículo direito. Um defeito septal ventricular da esquerda para a direita permite que o sangue oxigenado do ventrículo esquerdo passe para o ventrículo direito e a seguir para a circulação sistêmica.

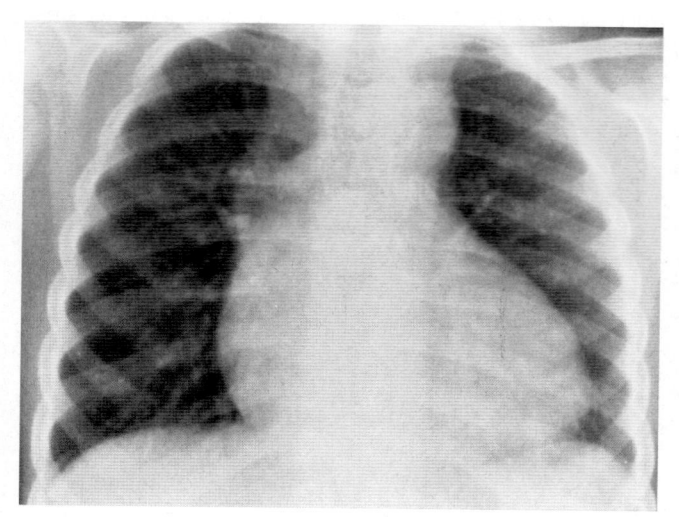

Fig. 2.5-1
***Truncus arteriosus* persistente.** Vascularização pulmonar aumentada e aparência côncava típica do trato de ejeção pulmonar.

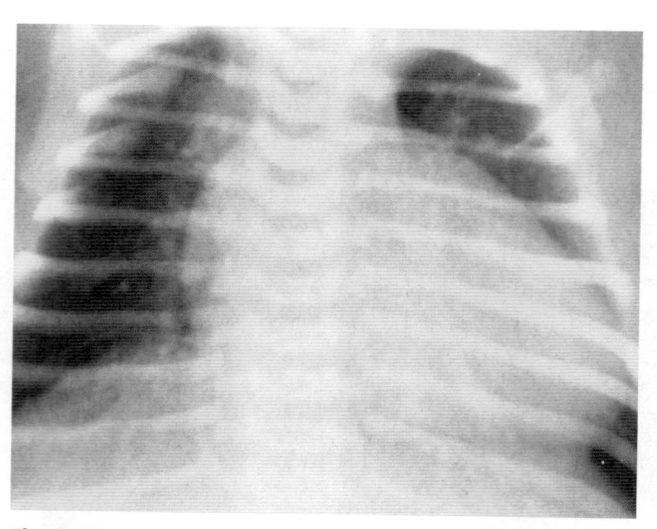

Fig. 2.5-2
Transposição das grandes artérias. Aumento biventricular produz um coração típico oval. Observar o estreitamento do pedículo vascular graças à superposição da aorta anormalmente posicionada e da artéria pulmonar.

2.5 ■ CARDIOPATIA CONGÊNITA CIANÓTICA COM VASCULARIZAÇÃO PULMONAR AUMENTADA

Condição	Achados de Imagem	Comentários
Ventrículo comum (Fig. 2.5-7)	Vascularização pulmonar aumentada ou diminuída (dependendo da presença e grau de estenose pulmonar associada); aumento globular inespecífico acentuado do coração.	Defeito septal extremamente grande produz um "ventrículo único" funcional. Se houver estenose pulmonar grave associada, o fluxo sanguíneo através dos pulmões é escasso, e o paciente desenvolve cianose profunda.
Defeito completo de coxim endocárdico (Fig. 2.5-8)	Vascularização pulmonar aumentada; aumento globular inespecífico do coração (aumento de todas as câmaras cardíacas)	Defeito septal atrial baixo combinado com um grande defeito septal ventricular mais uma fenda contígua em ambas as valvas mitral e tricúspide (canal atrioventricular comum). *Shuntagem* bidirecional com componentes da direita para a esquerda é responsável pela produção da cianose.

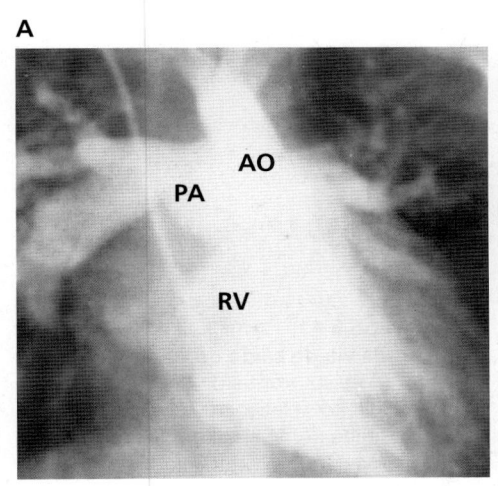

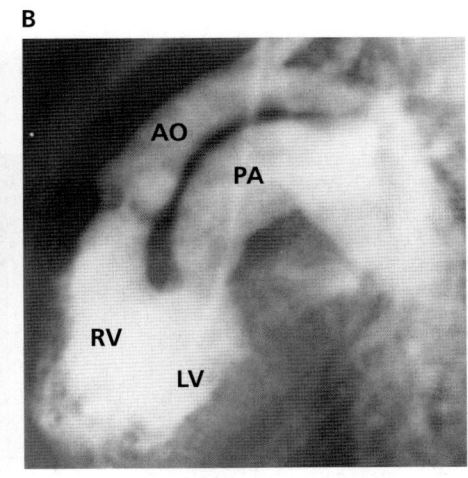

Fig. 2.5-3
Transposição das grandes artérias. Vistas (A) frontal e (B) lateral de um angiocardiograma demonstram material de contraste no ventrículo direito (RV), que é situado anteriormente e à direita. Ele se comunica através de um grande defeito septal ventricular com o ventrículo esquerdo (LV), que é localizado posteriormente e à esquerda. A aorta transposta (AO) se origina do infundíbulo ventricular direito diretamente na frente da artéria pulmonar (PA), que se origina do ventrículo esquerdo.[2]

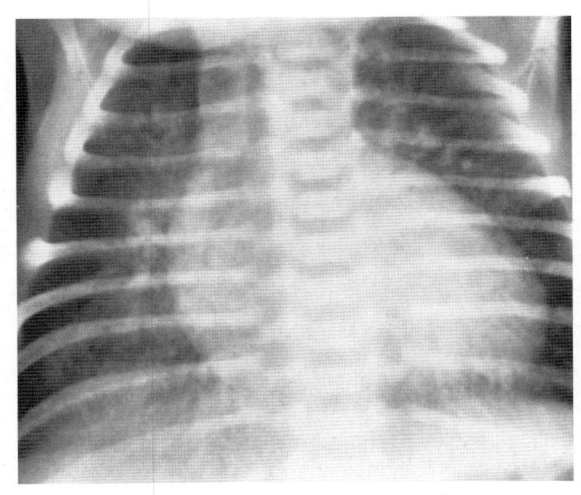

Fig. 2.5-4
Anomalia de Taussig-Bing. Vasculatura pulmonar ingurgitada, cardiomegalia oval e um ápice apontando lateralmente.

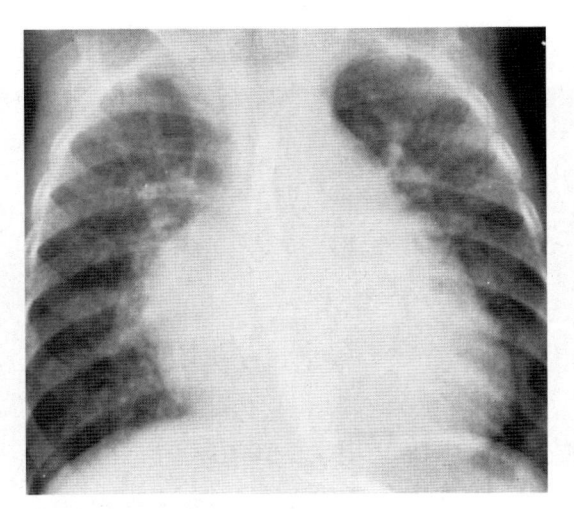

Fig. 2.5-5
Dupla via de saída do ventrículo direito. Cardiomegalia generalizada com vascularização pulmonar aumentada. Como a aorta e a artéria pulmonar possuem uma configuração mais lado a lado, a cintura cardíaca é relativamente mais larga que em outros tipos de transposições.

Condição	Achados de Imagem	Comentários
Retorno venoso pulmonar anômalo total (Fig. 2.5-9)	Vascularização pulmonar aumentada; configuração de "boneco de neve" ou em forma de 8 nos tipos I e II; indentação característica no esôfago inferior pela veia anômala quando ela desce através do diafragma no tipo III.	Veias pulmonares conectam-se ao átrio direito diretamente ou às veias sistêmicas ou suas tributárias. Uma vez que todo o sangue venoso pulmonar retorna ao átrio direito, um *shunt* da direita para a esquerda através de uma comunicação interatrial é necessário para o sangue atingir o lado esquerdo do coração e a circulação sistêmica (produzindo cianose).
Reversão de *shunt* da esquerda para a direita (Fisiologia de Eisenmenger) (Fig. 2.5-10)	Enchimento aumentado das artérias pulmonares centrais com estreitamento abrupto e poda dos vasos periféricos.	Desenvolvimento de hipertensão pulmonar causa reversão do *shunt*, levando a entrada de sangue não oxigenado na circulação sistêmica (cianose). Mais comumente desenvolve-se com defeitos septais atriais e ventriculares e canal arterial patente.

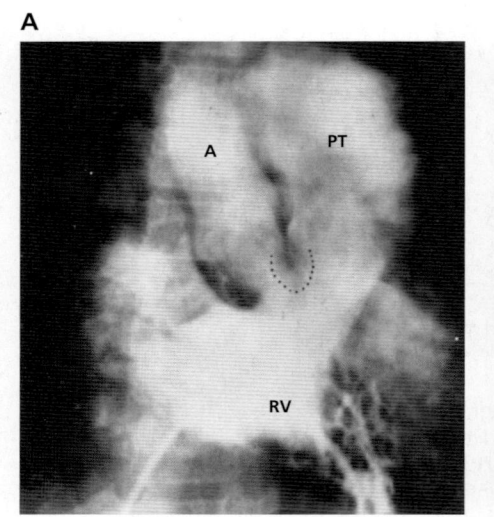

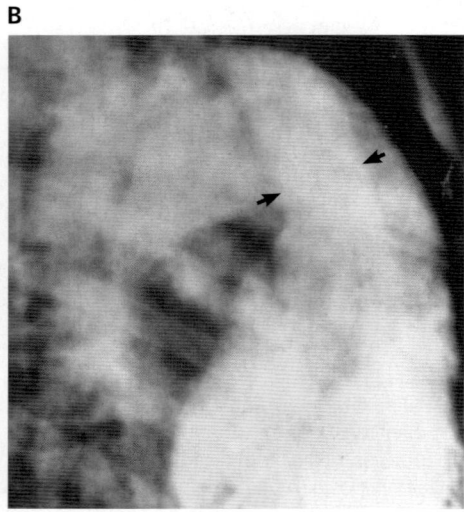

Fig. 2.5-6
Dupla via de saída do ventrículo direito. (A) Vista frontal de um ventriculograma direito seletivo mostra opacificação simultânea e igual de ambos os grandes vasos a partir do ventrículo direito (RV). O defeito septal ventricular era imediatamente embaixo da crista supraventricularis (linha tracejada). (B) Uma vista lateral mostra a aorta (setas) superposta aos dois terços posteriores do tronco pulmonar. (A, aorta; PT, tronco pulmonar.)[3]

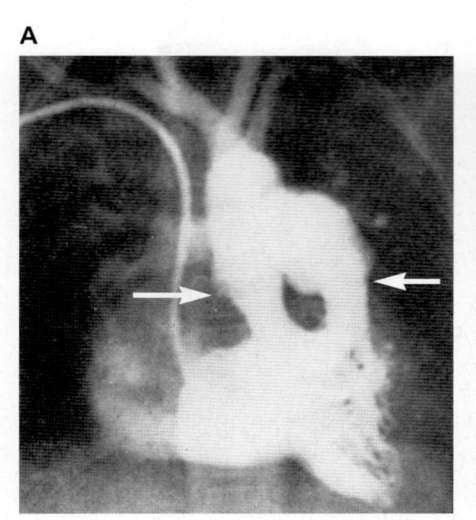

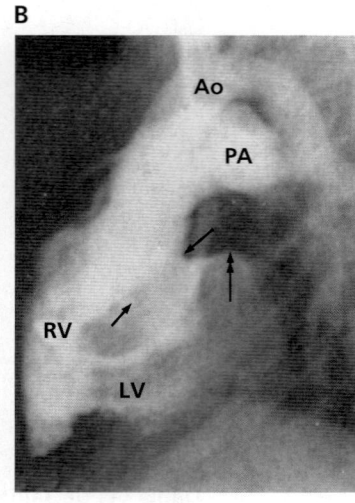

Fig. 2.5-7
Ventrículo único. (A) Vista frontal de um ventriculograma direito mostra tratos musculares levando do ventrículo direito para ambas as grandes artérias, cujas valvas (setas) estão ao mesmo nível horizontal. (B) Uma vista lateral mostra o ventrículo direito anteriormente situado (RV) comunicando-se com o ventrículo esquerdo (LV) por intermédio de um defeito septal ventricular (setas isoladas). (PA, artéria pulmonar; Ao, aorta.)[4]

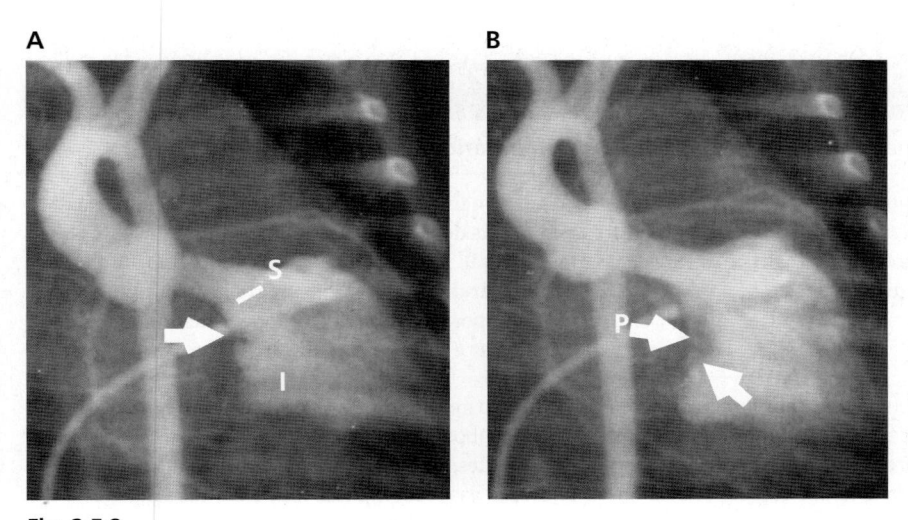

2.5 ■ CARDIOPATIA CONGÊNITA CIANÓTICA COM VASCULARIZAÇÃO PULMONAR AUMENTADA

Fig. 2.5-8
Canal atrioventricular comum. (A) Angiograma ventricular esquerdo (vista frontal) no começo da sístole mostra a fenda (seta) entre os segmentos superior (S) e inferior (I) do folheto anterior da valva mitral localizada ao longo do contorno direito do ventrículo. Não há evidência de insuficiência mitral ou um *shunt* interventricular. (B) Na diástole, o trato de ejeção ventricular é estreitado e situa-se em uma posição mais horizontal do que o normal. A borda direita do ventrículo pode ser seguido diretamente adentro da margem escavada (setas) do septo interventricular. A fixação do folheto posterior da valva mitral (P) também é visível em virtude de uma fina camada de material de contraste aprisionada entre a válvula e a parede ventricular posterior.[5]

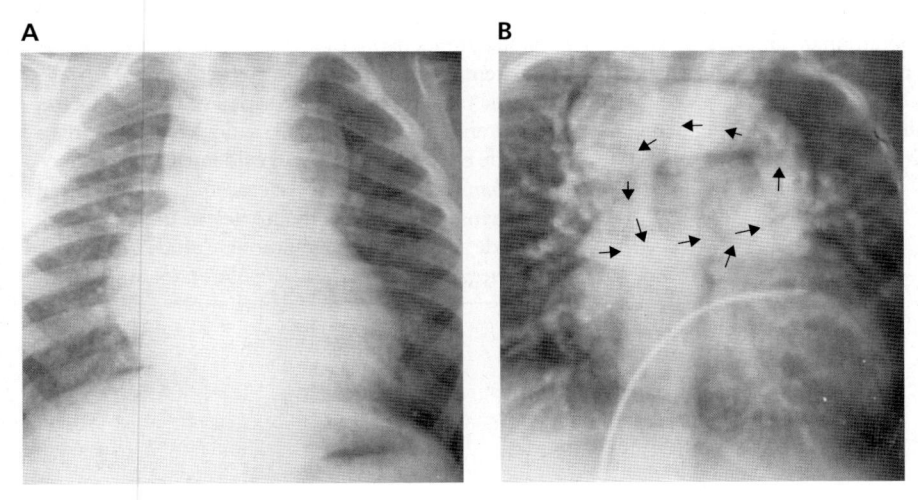

Fig. 2.5-9
Retorno venoso pulmonar anômalo total (tipo I). (A) Radiografia frontal de tórax demonstra um coração em boneco de neve, ou em forma de 8, com aumentos atrial e ventricular direitos. O alargamento do mediastino superior é causado por grande veia anômala em forma de U invertido. A vascularização pulmonar está grandemente aumentada. A grande artéria pulmonar está oculta na silhueta mediastinal superior. (B) Angiocardiograma demonstra que todas as veias pulmonares drenam para dentro do vaso em forma de U invertido que afinal se esvazia para dentro da veia cava superior (setas). O alargamento do mediastino produzido por este vaso causa o coração em forma de boneco de neve.[6]

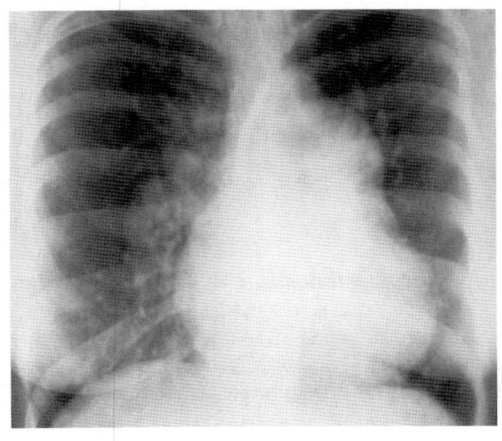

Fig. 2.5-10
Fisiologia de Eisenmenger no canal arterial patente. Há uma repleção aumentada das artérias pulmonares centrais com um estreitamento abrupto e escassez de vasos periféricos.

2.6 ■ Cardiopatia Congênita Cianótica com Vascularização Pulmonar Diminuída

Condição	Achados de Imagem	Comentários
Tetralogia de Fallot (Fig. 2.6-1)	Vascularização pulmonar diminuída; trato de ejeção pulmonar plano ou côncavo; aumento do ventrículo direito; arco aórtico direito em aproximadamente 25% dos casos.	A causa mais comum de cardiopatia congênita cianótica depois do período neonatal imediato inclui (1) defeito septal ventricular alto, (2) obstrução da ejeção ventricular direita (usualmente estenose infundibular), (3) sobreposição do orifício aórtico acima do defeito ventricular e (4) hipertrofia ventricular direita.
Pseudotruncus arteriosus (*truncus arteriosus* tipo IV) (Fig. 2.6-2)	Vascularização pulmonar diminuída; trato de ejeção pulmonar plano ou côncavo; aumento do ventrículo direito; arco aórtico direito em aproximadamente 40% dos casos.	Um único grande tronco arterial recebe a ejeção de sangue de ambos os ventrículos. As artérias pulmonares estão ausentes, de modo que a circulação pulmonar é suprida por vasos brônquicos ou outros colaterais.
Trilogia de Fallot (Fig. 2.6-3)	Vascularização pulmonar diminuída; dilatação pós-estenótica da artéria pulmonar; tamanho cardíaco frequentemente normal (geralmente alguma evidência de hipertrofia ventricular direita).	Combinação de estenose valvar pulmonar com um septo ventricular intacto e um *shunt* interatrial (forame oval patente ou defeito septal atrial verdadeiro). A pressão aumentada no lado direito do coração em razão da estenose pulmonar faz com que o *shunt* interatrial seja da direita para a esquerda.
Atresia/estenose tricúspide (Fig. 2.6-4)	Vascularização pulmonar diminuída (usualmente algum grau de estenose pulmonar); aumento notável do átrio direito se *shunt* atrial pequeno; grande ventrículo esquerdo; pequeno ventrículo direito.	*Shunt* da direita para a esquerda no nível atrial (forame oval patente ou defeito septal atrial verdadeiro). Usualmente há também um defeito septal ventricular ou um canal arterial patente. Hipoplasia do ventrículo direito e trato de ejeção pulmonar são evidentes. Quanto menor o *shunt*, mais marcada a elevação da pressão atrial direita e mais notável o aumento desta câmara. Atresia tricúspide sem estenose pulmonar produz marcada cardiomegalia e vascularização pulmonar aumentada.

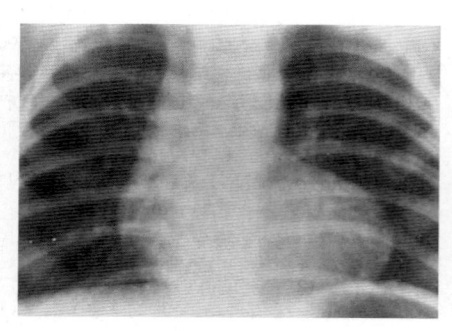

Fig. 2.6-1
Tetralogia de Fallot. Radiografia simples de tórax demonstra vascularização pulmonar diminuída e um trato de ejeção pulmonar plano. Observar o característico desvio lateral e inclinação para cima do ápice cardíaco esquerdo proeminente (aparência de *coeur en sabot* [calçado-tamanco de madeira]).

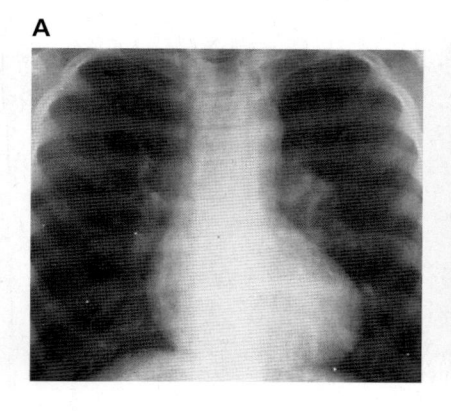

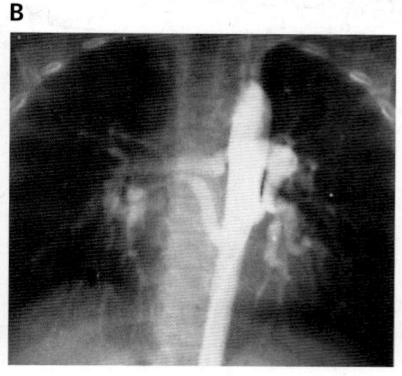

Fig. 2.6-2
Pseudotruncus arteriosus. (A) Radiografia simples de tórax mostra que a vascularização pulmonar está notavelmente diminuída. (B) Angiograma mostra que a maior parte do suprimento sanguíneo para os pulmões origina-se de duas grandes artérias procedentes da aorta descendente.[1]

Condição	Achados de Imagem	Comentários
Anomalia de Ebstein (Fig. 2.6-5)	Vascularização pulmonar diminuída; trato de ejeção pulmonar plano ou côncavo; aparência característica quadrada ou em caixa do coração (saliência da borda cardíaca direita pelo átrio direito aumentado); pedículo vascular estreito e arco aórtico pequeno.	Desvio de uma valva tricúspide incompetente para baixo e para dentro do ventrículo direito de tal modo que a porção superior do ventrículo direito é efetivamente incorporada ao átrio direito. A obstrução funcional ao esvaziamento atrial direito produz pressão aumentada e um *shunt* atrial da direita para a esquerda (usualmente através de um forame oval patente).
Doença de Uhl	Padrão radiográfico idêntico àquele na anomalia de Ebstein.	Ausência focal ou completa do miocárdio ventricular direito (o ventrículo direito se torna uma bolsa fibroelástica de paredes finas que se contrai mal e não é capaz de esvaziar efetivamente o sangue do lado direito do coração).
Atresia pulmonar ou estenose pulmonar grave (Fig. 2.6-6)	Vascularização pulmonar diminuída; segmento raso ou côncavo da artéria pulmonar; cardiomegalia variável.	Pode ser uma anomalia isolada ou associada à transposição, defeito septal atrial ou ventrículo comum.

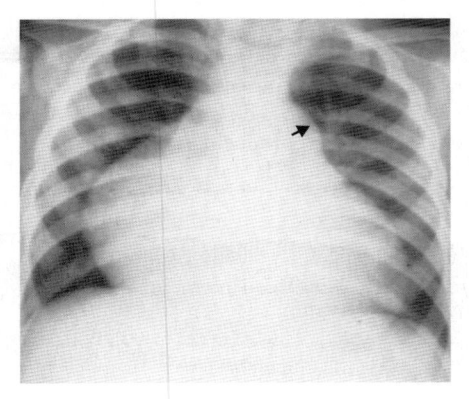

Fig. 2.6-3
Trilogia de Fallot. Vascularização pulmonar diminuída com proeminente dilatação pós-estenótica (seta) da artéria pulmonar. Há um enorme aumento atrial direito e moderado aumento ventricular direito.[6]

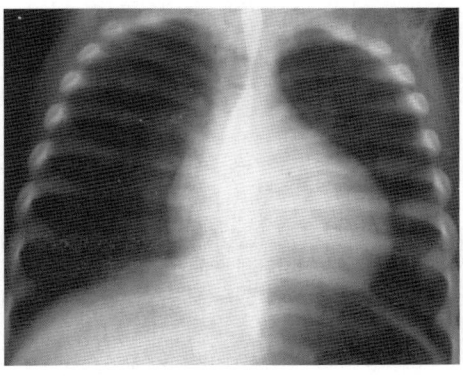

Fig. 2.6-4
Atresia tricúspide. Vascularização pulmonar diminuída com alongamento e arredondamento da borda esquerda do coração.

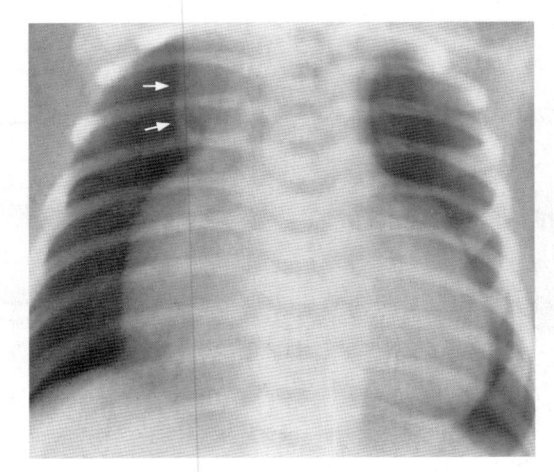

Fig. 2.6-5
Anomalia de Ebstein. Além de vascularização pulmonar diminuída, há aumento do átrio direito, causando saliência para cima e para fora da borda direita do coração (aparência quadrada). Alargamento do lado direito da porção superior do mediastino (setas) reflete dilatação acentuada da veia cava superior em razão da insuficiência ventricular direita.

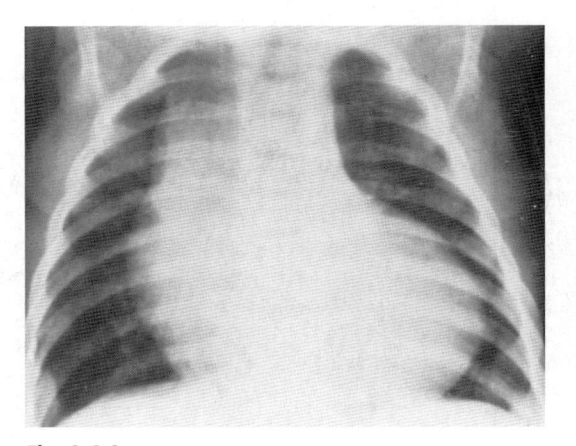

Fig. 2.6-6
Atresia pulmonar. Vascularização pulmonar diminuída com um trato de ejeção côncavo e cardiomegalia moderada.

2.7 ■ Cardiopatia Congênita Acianótica com Fluxo Sanguíneo Pulmonar Aumentado

Condição	Achados de Imagem	Comentários
Defeito septal atrial (Fig. 2.7-1)	Vascularização pulmonar aumentada átrio direito, ventrículo direito e trato de ejeção pulmonar aumentados; átrio esquerdo e ventrículo esquerdo normais; aorta pequena.	A mais comum lesão cardíaca congênita. A magnitude do *shunt* depende do tamanho do defeito, a complacência relativa dos ventrículos e a diferença em pressão atrial. Pode ser combinada com estenose mitral (síndrome de Lutembacher) e causar um aumento substancial na carga de trabalho do ventrículo direito.
Defeito septal ventricular (Fig. 2.7-2)	Vascularização pulmonar aumentada; aumento do ventrículo direito, trato de ejeção pulmonar, átrio esquerdo e às vezes do ventrículo esquerdo (pode ser normal); átrio direito normal; aorta normal ou pequena.	Anomalia cardíaca congênita comum. A magnitude do *shunt* depende do tamanho do defeito e da diferença em pressão ventricular. Também pode haver um *shunt* do ventrículo esquerdo para o átrio direito.
Canal arterial patente (Fig. 2.7-3)	Vascularização pulmonar aumentada; aumento do átrio esquerdo, ventrículo esquerdo, aorta e trato de ejeção pulmonar; átrio direito normal; ventrículo direito aumentado ou normal.	O canal arterial se estende da bifurcação da artéria pulmonar para unir-se à aorta imediatamente distal à artéria subclávia esquerda (desvia sangue da artéria pulmonar para a circulação sistêmica durante a vida intrauterina). A extremidade aórtica do canal (infundíbulo) frequentemente é dilatada, produzindo uma saliência convexa na borda esquerda da aorta imediatamente abaixo do botão.
Defeito de coxim endocárdico (Fig. 2.7-4)	Vascularização pulmonar aumentada; aumento globular inespecífico do coração (aumento de todas as câmaras cardíacas).	Defeito septal atrial baixo combinado com um defeito septal ventricular alto. Mais frequentemente ocorre em crianças com síndrome de Down.

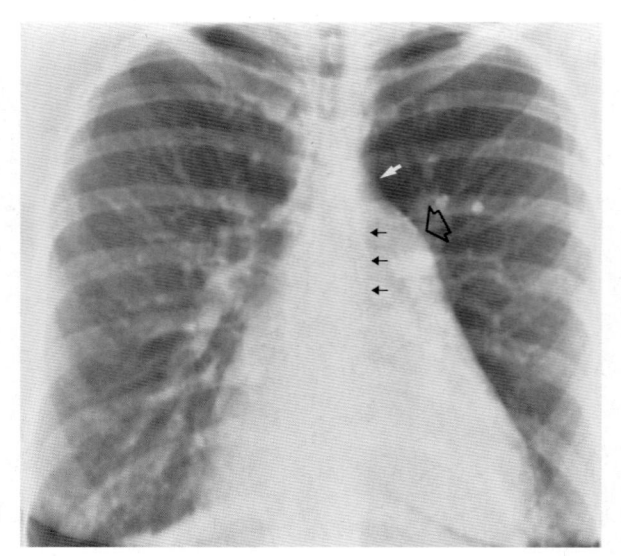

Fig. 2.7-1
Defeito septal atrial. Vista frontal do tórax demonstra cardiomegalia juntamente com um aumento na vascularização pulmonar, refletindo o *shunt* da esquerda para a direita. O enchimento do espaço retroesternal indica aumento do ventrículo direito. Os pequenos botão aórtico (seta branca) e aorta descendente (setas pretas pequenas) são tornados extremamente pequenos pelo trato de ejeção pulmonar aumentado (grande seta aberta).

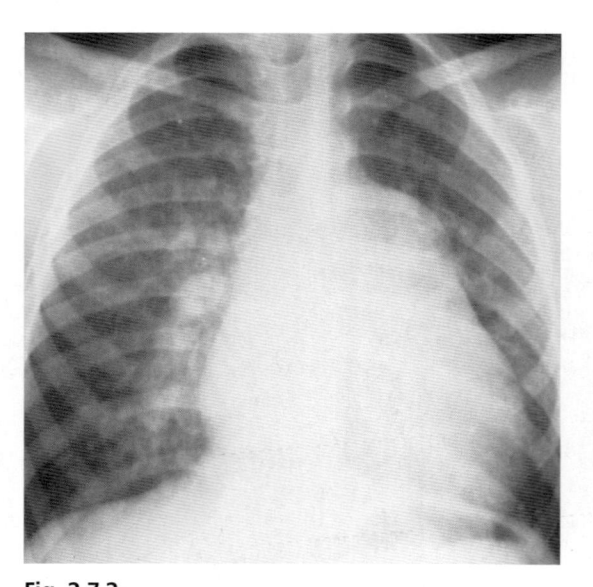

Fig. 2.7-2
Defeito septal ventricular. O coração é aumentado e um pouco triangular e há um aumento no volume vascular pulmonar. O tronco pulmonar é muito grande e obscurece a aorta de tamanho normal, a qual parece pequena em comparação.[1]

Condição	Achados de Imagem	Comentários
Janela aortopulmonar (Fig. 2.7-5)	Vascularização pulmonar aumentada; aumento do ventrículo esquerdo, átrio esquerdo e trato de ejeção pulmonar (similar ao canal arterial patente, mas usualmente um botão aórtico menos proeminente).	Anomalia incomum em que uma comunicação entre a artéria pulmonar e a aorta (imediatamente acima das suas valvas) é causada por uma falha do *truncus arteriosus* (tronco arterial) primitivo em se separar completamente.
Aneurisma roto de seio de Valsalva (Fig. 2.7-6)	Aumento rápido na vascularização pulmonar e aumento do ventrículo direito e do trato de ejeção pulmonar.	Ruptura usualmente ocorre para dentro do ventrículo direito (ocasionalmente o átrio direito). Causa um grande *shunt* da esquerda para a direita com o início agudo de dor torácica, falta de ar e um sopro cardíaco.
Fístula de artéria coronária (Fig. 2.7-7)	Vascularização pulmonar aumentada; aumento do trato de ejeção pulmonar; aumento do ventrículo direito ou ambos o átrio direito e o ventrículo direito (dependendo do local da fístula).	Anomalia incomum em que há uma comunicação entre uma artéria coronária e uma câmara cardíaca ou a artéria pulmonar. A artéria coronária direita mais frequentemente se comunica em ordem de frequência com o ventrículo direito, átrio direito, seio coronário ou artéria pulmonar.

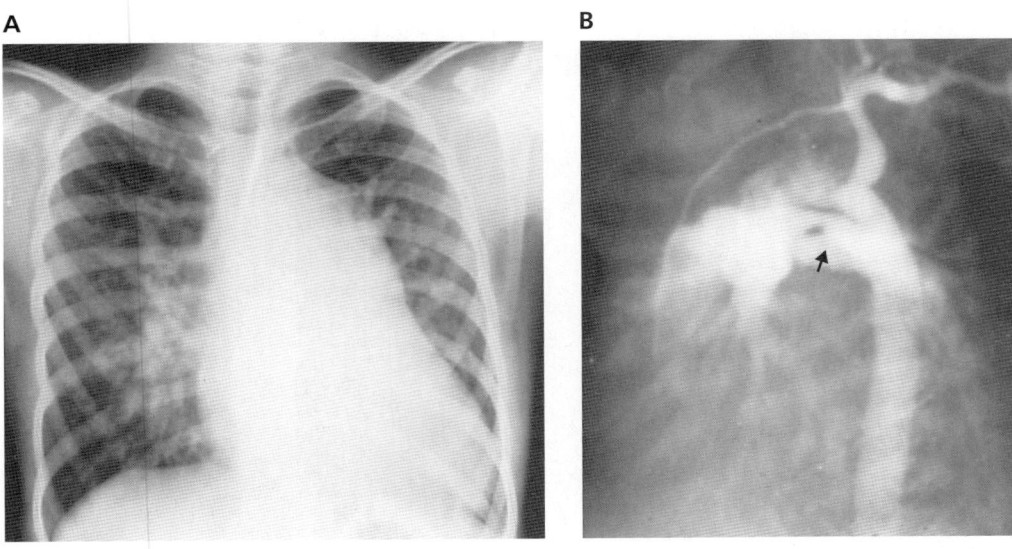

Fig. 2.7-3
Canal arterial patente. (A) Radiografia de tórax frontal pré-operatória demonstra cardiomegalia com aumento do átrio esquerdo, ventrículo esquerdo e artérias pulmonares centrais. Há um aumento difuso na vascularização pulmonar. (B) Em outro paciente, um aortograma mostra perviedade persistente do canal arterial (seta).[1]

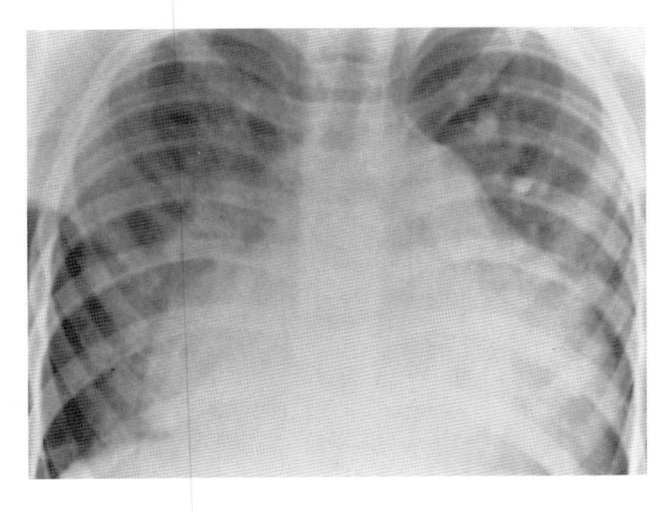

Fig. 2.7-4
Defeito de coxim endocárdico. Aumento globular do coração com vascularização pulmonar aumentada.

2 ■ PADRÕES CARDIOVASCULARES

Condição	Achados de Imagem	Comentários
Retorno venoso pulmonar anômalo parcial (Fig. 2.7-8)	Vascularização pulmonar aumentada; átrio direito, ventrículo direito e trato de ejeção pulmonar aumentados; átrio esquerdo e ventrículo esquerdo normais; aorta pequena.	Uma (ou mais) das veias pulmonares é conectada ao átrio direito ou suas tributárias. Virtualmente indistinguível de um defeito septal atrial radiograficamente. Um "sinal da cimitarra" (canal venoso anômalo em forma de crescente) à direita se associado à hipoplasia do pulmão direito.

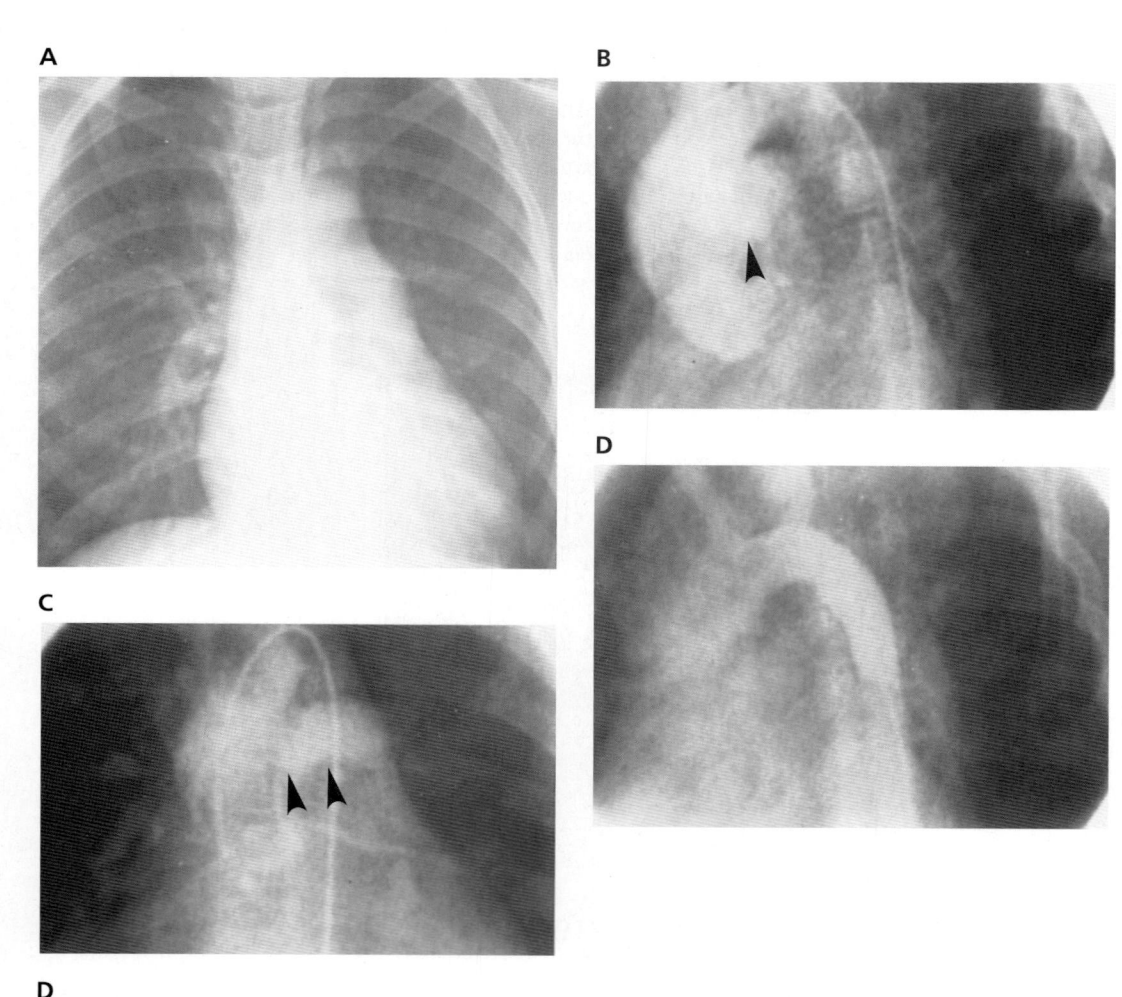

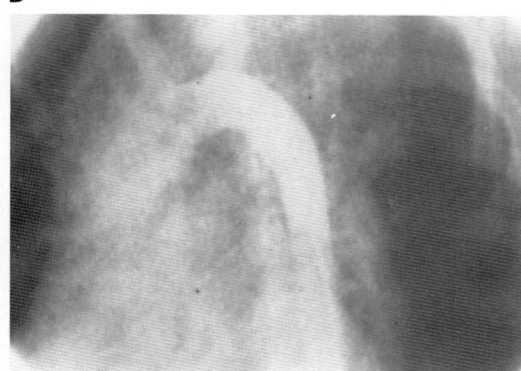

Fig. 2.7-5
Janela aortopulmonar. (A) Radiografia simples de tórax demonstra aumento do ventrículo esquerdo, uma posição baixa do ápice, e um aumento na vascularização pulmonar. (B e C) Material de contraste injetado na aorta ascendente mostra *shuntagem* rápida para dentro das artérias pulmonares (setas). (D e E) Material de contraste injetado na aorta descendente não mostra um *shunt,* confirmando que o *shunt* é na aorta ascendente.[1]

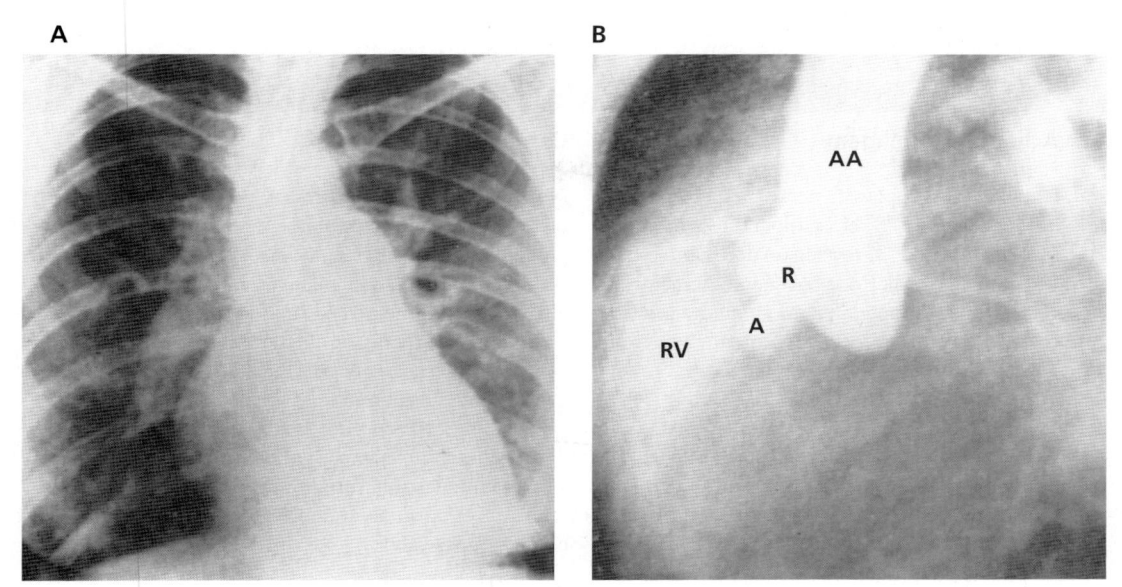

Fig. 2.7-6
Aneurisma roto de seio de Valsalva. (A) Radiografia frontal de tórax demonstra cardiomegalia e vascularização pulmonar aumentada. (B) Projeção lateral de um aortograma torácico seletivo mostra um aneurisma (A) do seio aórtico direito (R) projetando-se para dentro do trato de ejeção do ventrículo direito (RV). O material de contraste opacificou o ventrículo direito através do aneurisma. (AA, aorta ascendente.)[7]

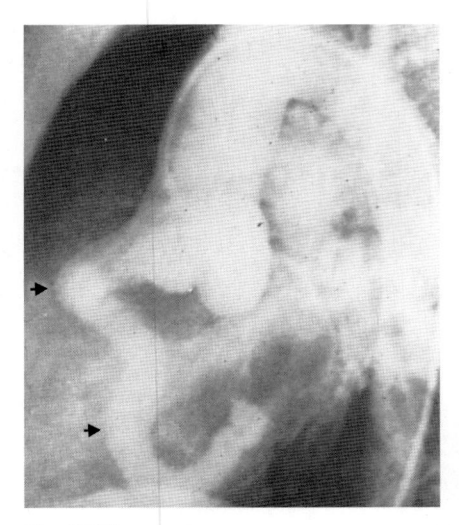

Fig. 2.7-7
Fístula de artéria coronária. Vista lateral de um angiocardiograma mostra uma imensa artéria coronária direita (setas) drenando para o ventrículo direito.[8]

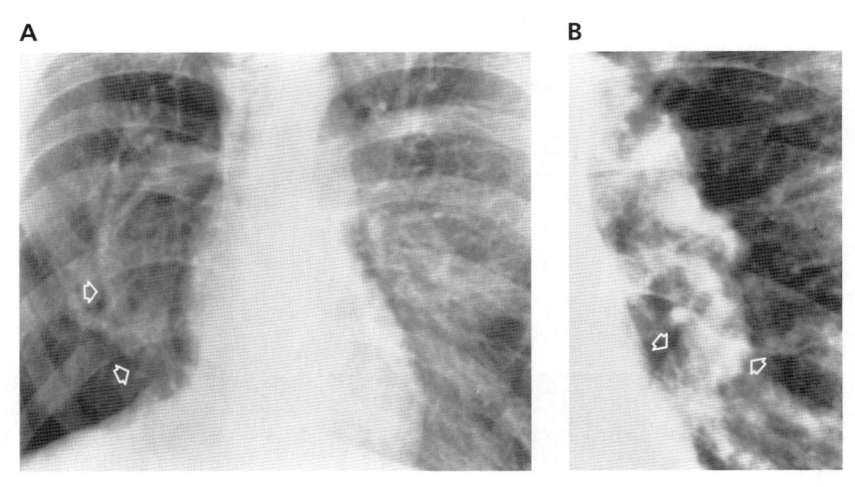

Fig. 2.7-8
Retorno venoso pulmonar anômalo parcial. Dois exemplos de vias venosas curvilíneas (setas) assemelhando-se a uma cimitarra turca.

2.8 ■ Cardiopatia Congênita Acianótica com Fluxo Sanguíneo Pulmonar Normal

Condição	Achados de Imagem	Comentários
Coarctação da aorta (Fig. 2.8-1)	Característica dupla saliência na região do botão aórtico (sinal do "3" em radiografias simples de tórax ou sinal do "3" reverso ou do "E" no esôfago cheio de bário). Pode haver entalhamento de costelas (usualmente afetando a quarta à oitava costelas posteriores), mas raramente se desenvolvendo antes da idade de 6 anos.	No tipo "adulto" mais comum, o estreitamento aórtico ocorre no nível ou imediatamente distal ao canal arterial (dupla saliência representa dilatação pré-estenótica e pós-estenótica). Na variedade "infantil", há um segmento longo de estreitamento proximal ao ductus (*shunt* obrigatório da direita para a esquerda e insuficiência cardíaca congestiva precoce). Há uma incidência relativamente alta de coarctação em mulheres com síndrome de Turner.
Estenose aórtica (Fig. 2.8-2)	Convexidade aumentada ou proeminência da borda cardíaca esquerda (tamanho cardíaco global frequentemente normal). Cardiomegalia substancial reflete insuficiência e dilatação ventricular esquerda.	Tipos valvar, subvalvar e supravalvar. Proeminência da silhueta mediastinal superior direita (dilatação pós-estenótica da aorta ascendente) é vista frequentemente com estenose valvar.

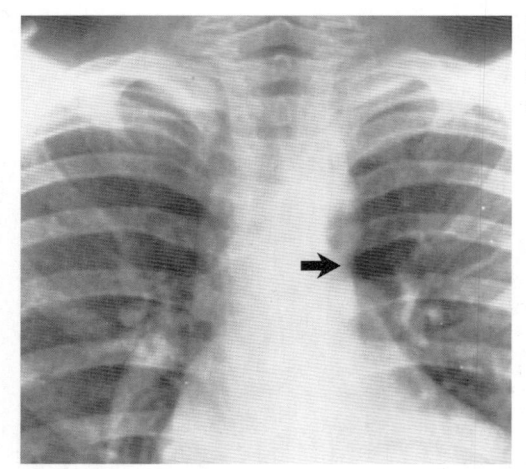

Fig. 2.8-1
Coarctação da aorta. Radiografia simples de tórax demonstra o sinal do "3" (a seta aponta o centro do "3").

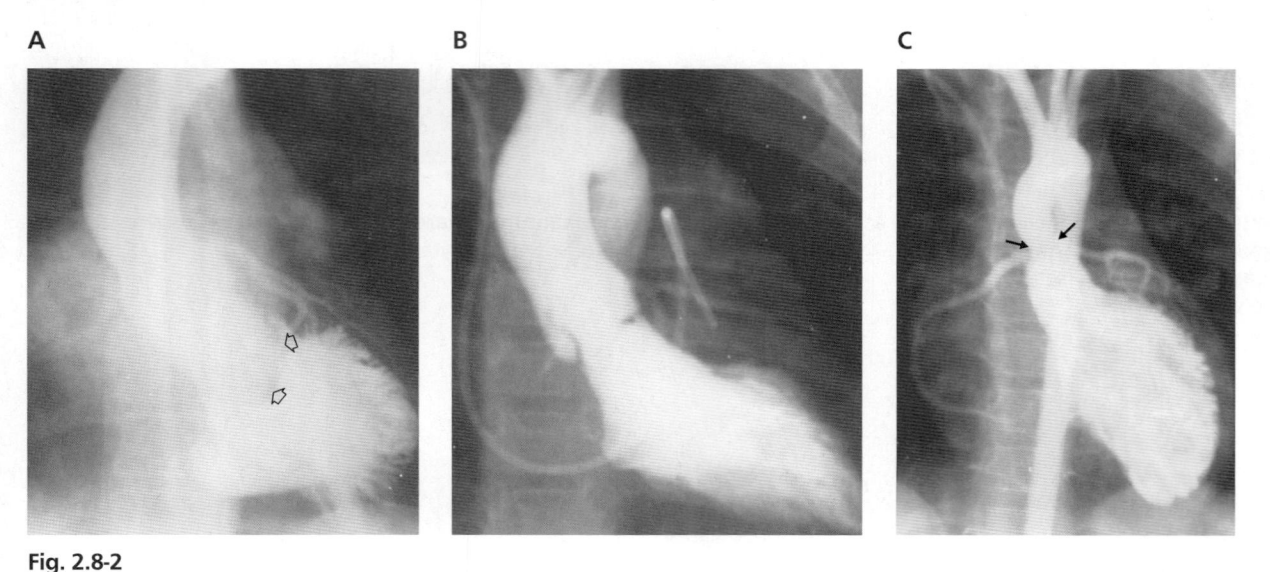

Fig. 2.8-2
(A) **Estenose aórtica subvalvar.** Observar a crista muscular salientando-se da porção superior do septo ventricular (setas). A crista é situada cerca de 2 cm abaixo da valva aórtica e avança sobre o trato de ejeção do ventrículo esquerdo. (B) Estenose aórtica valvar. Espessamento irregular das válvulas da valva aórtica e relativa rigidez da válvula coronariana esquerda. (C) Estenose aórtica supravalvar. Segmento estreitado (setas) localizado acima dos óstios coronarianos.[9]

2.8 ■ CARDIOPATIA CONGÊNITA ACIANÓTICA COM FLUXO SANGUÍNEO PULMONAR NORMAL

Condição	Achados de Imagem	Comentários
Estenose valvar pulmonar (ver Fig. 2.13-6)	Dilatação pós-estenótica da artéria pulmonar, muitas vezes associada à dilatação da artéria pulmonar principal esquerda. O tamanho do coração inicialmente é normal (hipertrofia ventricular direita e dilatação, se estenose pulmonar grave causar sobrecarga sistólica do ventrículo direito).	Anomalia comum encontrada em forma isolada ou em combinação com outras anormalidades. A estenose é mais comum no nível da valva pulmonar (pode ocorrer estenose supravalvar ou infundibular). Deve ser diferenciada da dilatação pós-estenótica idiopática normal da artéria pulmonar em adolescentes e adultos jovens, especialmente mulheres.
Fibroelastose endocárdica (Fig. 2.8-3)	Notável aumento cardíaco globular (muitas vezes com proeminência esquerda); botão aórtico pequeno.	Espessamento difuso do endocárdio ventricular esquerdo com tecidos colágeno e elástico. Causa comum de insuficiência cardíaca durante o primeiro ano de vida. A vascularização pulmonar permanece normal até sobrevir insuficiência cardíaca congestiva.
Lesões diversas com vascularização normal (até se desenvolver insuficiência esquerda no lactente) (Fig. 2.8-4)	Vários padrões.	Incluem síndrome de coração esquerdo hipoplásico, estenose e insuficiência mitral, insuficiência aórtica, *cor triatriatum*, origem pulmonar aberrante da artéria coronária esquerda e miocardiopatia.

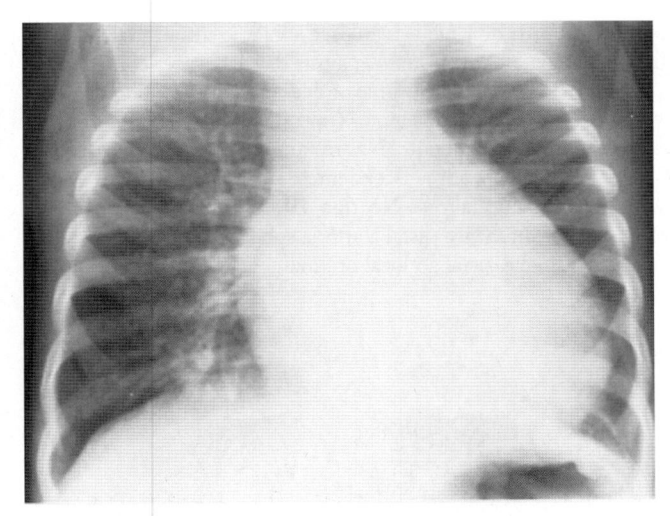

Fig. 2.8-3
Fibroelastose endocárdica. Aumento globular do coração.

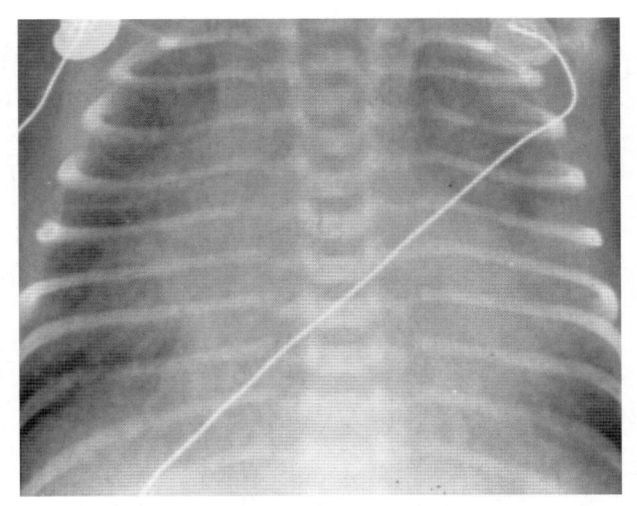

Fig. 2.8-4
Síndrome de coração esquerdo hipoplásico. Cardiomegalia globular com insuficiência congestiva pronunciada.

2.9 ■ Aorta Ascendente ou Arco Aórtico Proeminentes

Condição	Achados de Imagem	Comentários
Cardiopatia hipertensiva (ver Figs. 2.9-1 e 2.18-1)	Tortuosidade aórtica com proeminência da porção ascendente.	Carga de trabalho aumentada do ventrículo esquerdo causa hipertrofia concêntrica (arredondamento da borda cardíaca esquerda). Sobrecarga continuada leva afinal à dilatação e aumento do ventrículo esquerdo.
Aterosclerose (Fig. 2.9-2)	Tortuosidade generalizada, alongamento e dilatação moderada da aorta. Frequentemente placas lineares de calcificação da íntima (especialmente no botão aórtico e no arco transverso).	Geralmente considerada uma condição degenerativa da idade avançada. Entretanto, espessamento intimal, formação de placa e estreitamento vascular podem desenvolver-se em pacientes mais jovens, especialmente aqueles com diabetes melito, hipertensão ou distúrbios familiais do metabolismo lipídico.
Aneurisma aórtico (ver Fig. 2.19-2)	Massa nitidamente marginada, sacular ou fusiforme de densidade homogênea (pode haver dilatação aórtica generalizada). Calcificação curvilínea pode ocorrer na parede externa.	As causas incluem aterosclerose, necrose cística da média (pode haver síndrome de Marfan associada), sífilis, infecção micótica e trauma.
Aneurisma dissecante	Alargamento progressivo da sombra aórtica, que pode ter uma margem externa irregular ou ondulada. Separação (mais de 4 mm) entre a calcificação intimal e o bordo externo da sombra aórtica indica alargamento da parede aórtica.	Fatores predisponentes incluem aterosclerose, hipertensão, necrose cística da média (na síndrome de Marfan), trauma, estenose aórtica, coarctação da aorta, síndrome de Ehlers-Danlos, e a injeção intramural de material de contraste. A maioria das dissecções começa como lacerações intimais imediatamente acima da valva aórtica. Em dois terços (tipo I), a dissecção continua na aorta descendente. Nas restantes (tipo II), a dissecção é limitada à aorta ascendente e para na origem dos vasos braquiocefálicos. No tipo III, a dissecção começa na aorta torácica distal à artéria subclávia e se estende proximal e distal ao local original.

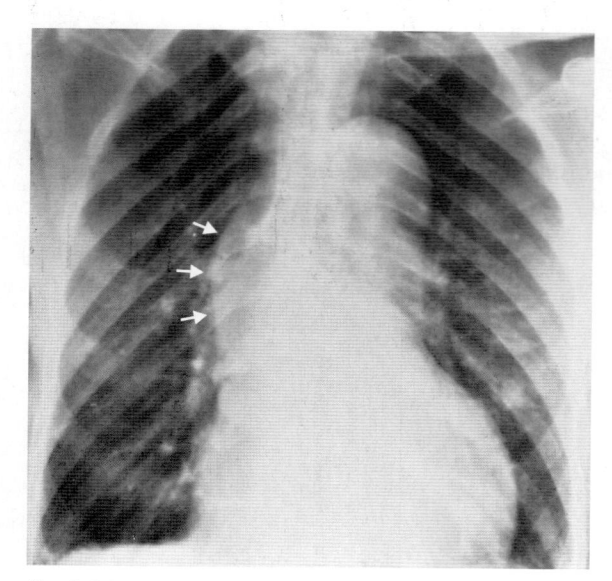

Fig. 2.9-1
Cardiopatia hipertensiva. Dilatação acentuada (setas) da aorta ascendente causada por pressão aórtica aumentada.

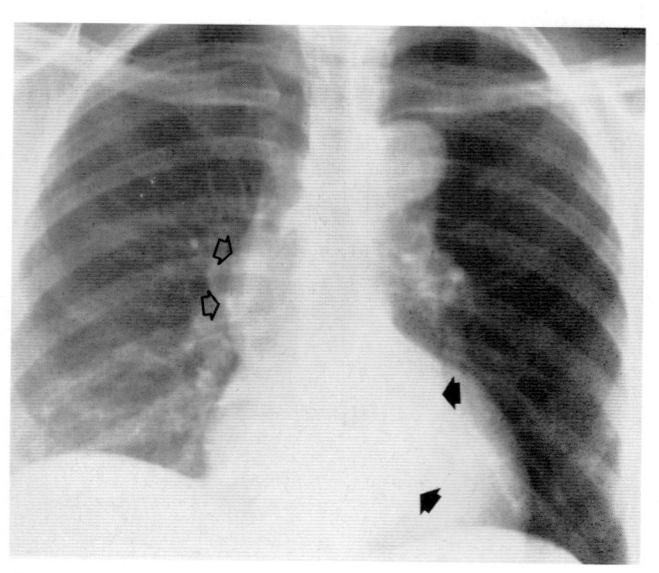

Fig. 2.9-2
Aterosclerose. Tortuosidade generalizada e alongamento da aorta ascendente (setas abertas) e aorta descendente (setas fechadas).

2.9 ■ AORTA ASCENDENTE OU ARCO AÓRTICO PROEMINENTES

Condição	Achados de Imagem	Comentários
Estenose valvar aórtica (Fig. 2.9-3)	Saliência da aorta ascendente (dilatação pós-estenótica). Calcificação da valva aórtica (mais bem vista em fluoroscopia) é comum e indica estenose grave.	Pode ser congênita (geralmente valva bicúspide) ou adquirida (geralmente com base reumática). Proeminência aumentada da borda cardíaca esquerda (tamanho global do coração frequentemente é normal). Cardiomegalia substancial reflete insuficiência e dilatação ventriculares esquerdas.
Insuficiência aórtica (Fig. 2.9-4)	Dilatação moderada da aorta ascendente e botão aórtico (dilatação acentuada, especialmente da aorta ascendente, sugere estenose aórtica subjacente). Aumento do ventrículo esquerdo.	Mais comumente ocasionada por cardiopatia reumática. Outras causas incluem sífilis, endocardite infecciosa, aneurisma dissecante e síndrome de Marfan. Insuficiência ventricular esquerda leva à congestão venosa pulmonar e aumento atrial esquerdo (insuficiência mitral relativa).
Aortite sifilítica (Fig. 2.9-5)	Dilatação da aorta ascendente, frequentemente com calcificação mural.	Pode causar inflamação do anel valvar aórtico que resulta em insuficiência aórtica. Aproximadamente um terço dos pacientes desenvolve estreitamento dos óstios coronarianos que pode levar a sintomas de cardiopatia isquêmica.
Doença de Takayasu (doença "sem pulso")	Alargamento e irregularidade de contorno da aorta (especialmente o arco). Também pode afetar grandes ramos aórticos. Calcificações lineares ocorrem frequentemente.	Arterite obstrutiva inespecífica, afetando principalmente mulheres jovens, em que tecido de granulação destrói a média de grandes vasos. A cicatrização mural resultante causa estreitamento e oclusão luminais. Usualmente há febre e sintomas constitucionais. Estreitamento arterial liso e afilado característico em angiografia.

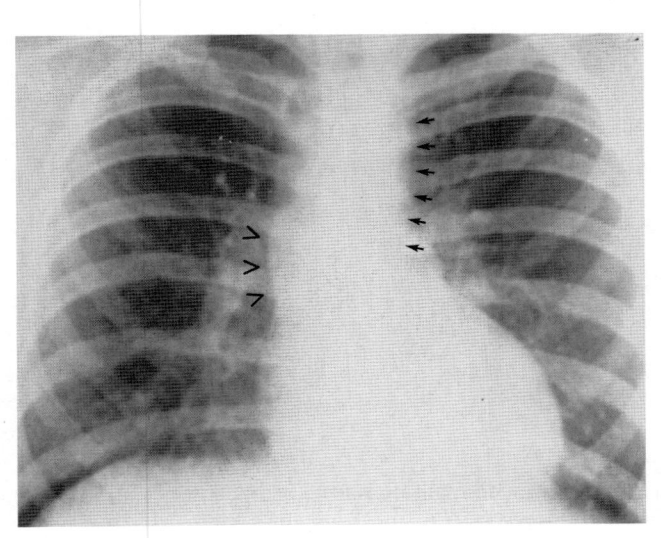

Fig. 2.9-3
Estenose valvar aórtica. Há proeminência do ventrículo esquerdo com dilatação pós-estenótica da aorta ascendente (pontas de seta). O botão aórtico e aorta descendente (setas) são normais.[10]

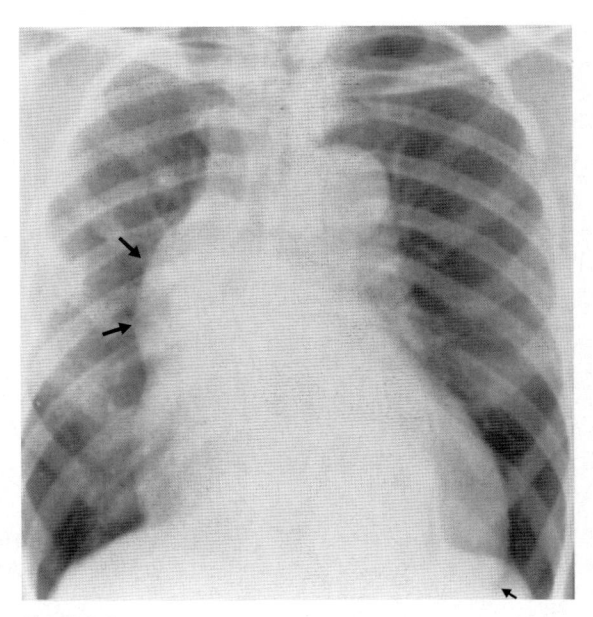

Fig. 2.9-4
Insuficiência aórtica. Dilatação acentuada da aorta ascendente (setas), sugerindo alguma estenose aórtica subjacente. O ventrículo esquerdo está aumentado com desvio do ápice cardíaco para baixo e lateral. Observar que a sombra cardíaca se estende abaixo da cúpula do hemidiafragma esquerdo (seta pequena).

Condição	Achados de Imagem	Comentários
Coarctação da aorta (ver Fig. 2.8-1)	Proeminência da aorta ascendente. Característica dupla saliência na região do botão aórtico (sinal do "3" em radiografias simples de tórax, ou sinal do "3 invertido", ou do "E", no esôfago cheio de bário). Pode haver entalhamento costal (usualmente comprometendo da quarta à oitava costelas posteriores, mas raramente se desenvolvendo antes da idade de 6 anos) e artérias mamárias internas dilatadas (densidade de tecido mole em filmes laterais).	No mais comum tipo "adulto", o estreitamento aórtico ocorre ao nível ou imediatamente distal ao canal arterial. A dupla saliência representa dilatação pré-estenótica e pós-estenótica.
Pseudocoarctação da aorta (Fig. 2.9-6)	Duas saliências na região do botão aórtico simulam coarctação verdadeira. Ausência de entalhe em costela ou colaterais mamárias internas (uma vez que não há obstrução ou anormalidade hemodinâmica).	Encurvamento ou dobra do botão aórtico na região do ligamento arterial. As saliências representam porções dilatadas da aorta imediatamente proximal e distal à dobra. A saliência superior usualmente é mais alta que o botão aórtico normal e pode simular um tumor mediastinal superior esquerdo.
Canal arterial patente (Fig. 2.9-7)	Botão aórtico proeminente; vascularização pulmonar aumentada; aumento do átrio esquerdo, ventrículo esquerdo e trato de ejeção pulmonar. A extremidade aórtica do canal (infundíbulo) muitas vezes é dilatada, produzindo uma saliência convexa na borda esquerda da aorta imediatamente abaixo do botão.	O canal arterial (*ductus*) estende-se desde a bifurcação da artéria pulmonar para se unir à aorta imediatamente distal à artéria subclávia esquerda (desvia sangue da artéria pulmonar para dentro da circulação sistêmica durante a vida intrauterina). Proeminência aórtica é um ponto diferencial de outros *shunts* importantes da direita para a esquerda (defeitos septais atriais e ventriculares).

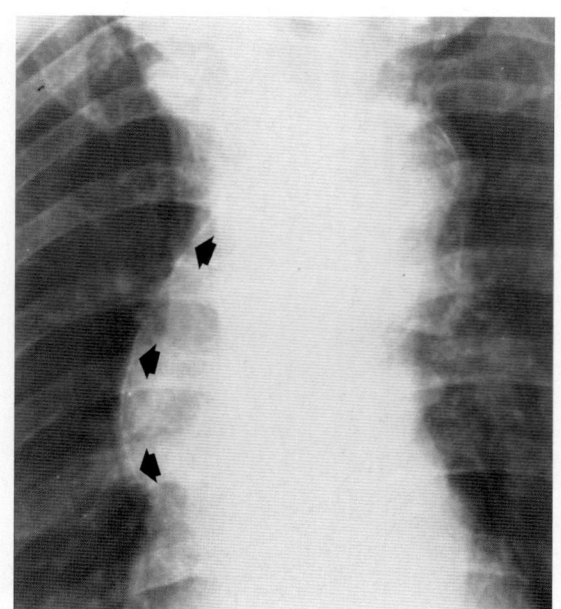

Fig. 2.9-5
Aortite sifilítica. Dilatação aneurismática da aorta ascendente com calcificação linear extensa da parede (setas). Alguma calcificação também é vista no arco aórtico distal.

Condição	Achados de Imagem	Comentários
Tetralogia de Fallot com estenose pulmonar grave	Saliência pronunciada da aorta ascendente e proeminência do botão aórtico.	Estenose pulmonar grave força efetivamente a aorta a drenar ambos os ventrículos. Uma aparência semelhante ocorre no pseudotronco arterial (essencialmente tetralogia de Fallot com atresia pulmonar).
Aneurisma de seio de Valsalva (ver Fig. 2.7-6)	Grande aneurisma produz uma proeminência local lisa no contorno cardíaco anterolateral direito (um aneurisma pequeno não é detectável). Calcificação curvilínea muitas vezes ocorre na parede do aneurisma.	Compromete principalmente o seio acima da válvula direita da valva aórtica. Uma ruptura aguda (usualmente para dentro do ventrículo direito) causa um *shunt* súbito da esquerda para a direita.
Transposição corrigida (Fig. 2.9-8)	Proeminência lisa da borda esquerda superior do coração substitui a dupla saliência normal do botão aórtico e o segmento da artéria pulmonar.	Combinação de transposição das origens da aorta e artéria pulmonar e inversão dos ventrículos e suas valvas atrioventriculares acompanhantes. Uma saliência única representa a aorta ascendente e o trato de ejeção ventricular direito deslocados.

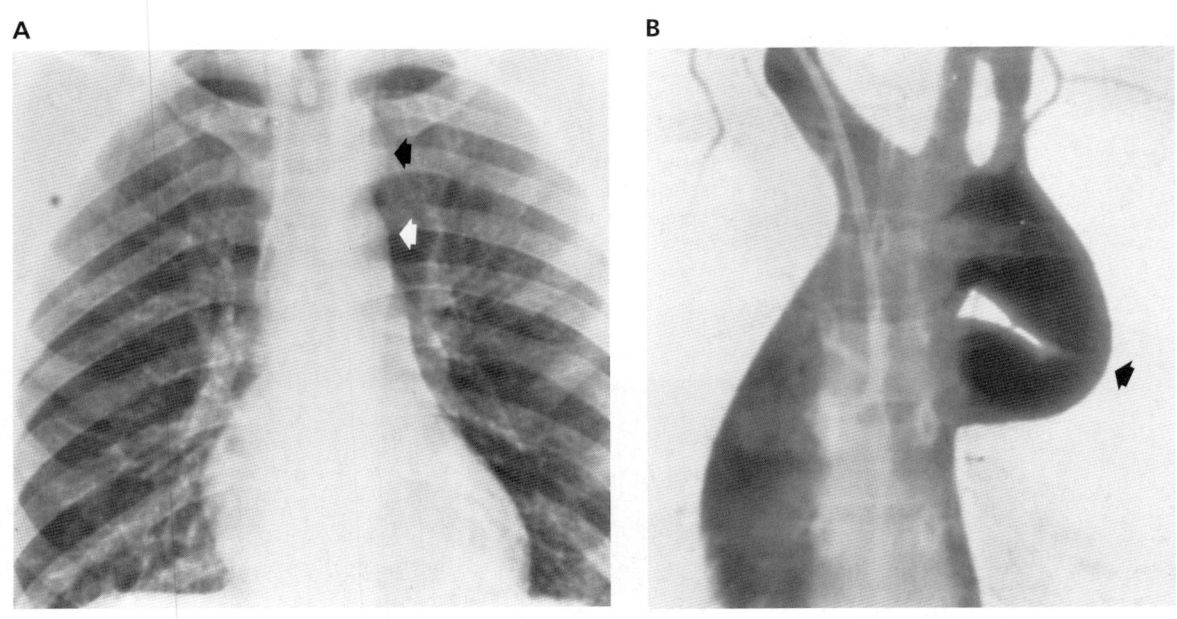

Fig. 2.9-6
Pseudocoarctação da aorta. (A) Vista frontal do tórax demonstra duas saliências (setas) produzindo um bem demarcado sinal do "3" na região do botão aórtico. A saliência superior (seta preta) é mais alta que o botão aórtico normal e simula uma massa mediastinal. Como não há anormalidade hemodinâmica, o coração é normal em tamanho, e não há entalhe em costela. (B) Em outro paciente, um aortograma demonstra dobra extrema da aorta descendente (seta) sem uma área de coarctação verdadeira.

Condição	Achados de Imagem	Comentários
Tronco arterial persistente	Saliência na região da aorta ascendente (representa o grande tronco único arterial).	Falha do tronco arterial comum em se dividir normalmente na aorta e na artéria pulmonar, resultando em um único grande tronco arterial que recebe a ejeção de sangue de ambos os ventrículos.
Doenças do tecido conectivo (Fig. 2.9-9)	Dilatação generalizada da aorta. Incidência aumentada de aneurisma e dissecção.	Condições incluem síndrome de Ehlers-Danlos, síndrome de Marfan, *osteogenesis imperfecta* e pseudoxantoma elástico.

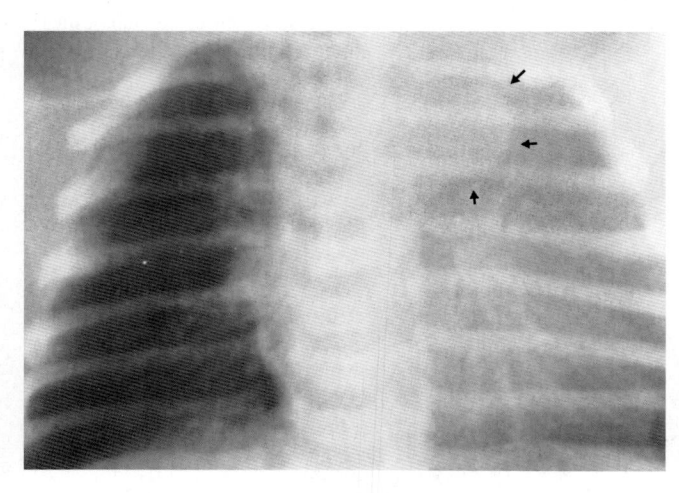

Fig. 2.9-7
Canal arterial patente. Uma saliência convexa (setas) no lado esquerdo do mediastino superior representa dilatação da extremidade aórtica do canal ("giba do ducto").

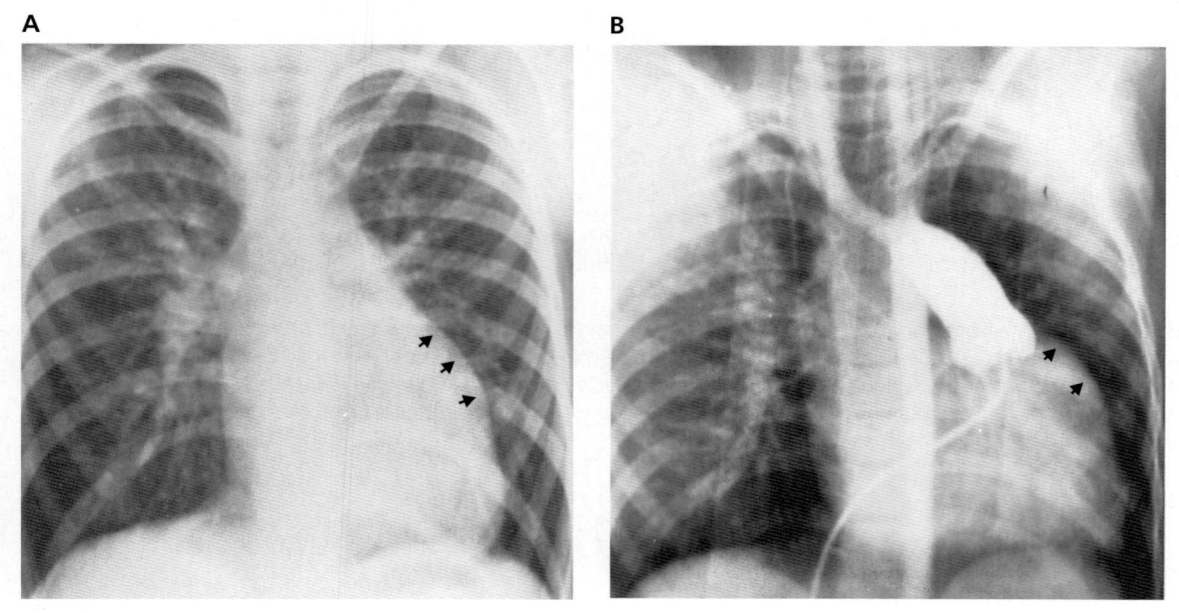

Fig. 2.9-8
Transposição corrigida com defeito septal ventricular. (A) Há enchimeno da borda esquerda superior do coração (setas). Em virtude do *shunt* ventricular esquerdo para direito, a vasculatura pulmonar é ingurgitada. (B) Um filme de um angiocardiograma demonstra a aorta e trato de ejeção ventricular direito invertidos (setas).[6]

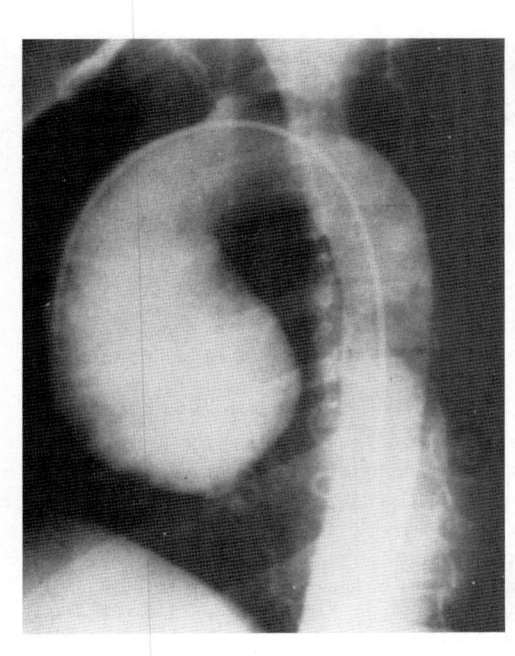

Fig. 2.9-9
Síndrome de Marfan. Arteriograma mostra enorme dilatação da aorta ascendente aneurismática.

2.10 ■ Aorta Ascendente ou Arco Aórtico Pequenos

Condição	Achados de Imagem	Comentários
Defeito septal atrial (ver Fig. 2.7-1)	Aorta pequena; vascularização pulmonar aumentada; átrio direito, ventrículo direito e trato de ejeção pulmonar aumentados.	Desvio de sangue do lado esquerdo do coração para dentro da circulação pulmonar causa fluxo diminuído através da aorta.
Defeito septal ventricular (ver Fig. 2.7-2)	Aorta pequena (ou normal); vascularização pulmonar aumentada; ventrículo direito, trato de ejeção pulmonar e átrio esquerdo aumentados.	Desvio de sangue do lado esquerdo do coração para dentro da circulação pulmonar causa fluxo diminuído através da aorta.
Tipo infantil de coarctação da aorta	Aorta pequena (ou normal); congestão venosa pulmonar; cardiomegalia (biventricular, porém mais proeminente à direita).	Estreitamento de um segmento longo de aorta proximal ao canal arterial. Sempre um canal arterial patente e muitas vezes um defeito septal ventricular para fornecer sangue da artéria pulmonar para a aorta descendente e a circulação sistêmica. Não há entalhe em costela, colaterais mamárias internas ou sinais do "3" ou do "E".
Estenose mitral	Aorta pequena; átrio esquerdo aumentado e congestão venosa pulmonar aumentada; eventual aumento do ventrículo direito, trato de ejeção pulmonar e artérias pulmonares centrais.	Débito ventricular esquerdo diminuído causa fluxo sanguíneo aórtico diminuído.
Débito cardíaco diminuído	Aorta pequena; vários padrões de tamanho do coração; geralmente congestão venosa pulmonar, derrame pleural e proeminência da veia cava superior.	Cardiomegalia grosseira na fibroelastose endocárdica e nas miocardiopatias. Coração de tamanho normal ou pequeno com calcificação característica na pericardite constritiva crônica.
Defeito de coxim endocárdico	Aumento globular inespecífico do coração com vascularização pulmonar aumentada.	Defeitos septais atriais e ventriculares causam desvio de sangue do lado esquerdo do coração para dentro da circulação pulmonar, e assim fluxo diminuído através da aorta.
Síndrome de coração esquerdo hipoplásico	Aorta pequena; cardiomegalia globular com grave congestão venosa pulmonar.	Desenvolvimento insuficiente do lado esquerdo do coração é relacionado com uma lesão obstrutiva que causa fluxo sanguíneo aórtico diminuído.
Estenose aórtica supravalvar (Fig. 2.10-1)	Botão aórtico frequentemente é pequeno.	Subdesenvolvimento e estenose da porção supravalvar da aorta. Diferente da dilatação aórtica pós-estenótica que ocorre com estenose aórtica valvar.
Transposição de grandes vasos (Fig. 2.10-2)	Estreitamento do pedículo vascular em projeção frontal.	Causada pela superposição da aorta e artéria pulmonar anormalmente posicionadas combinada com ausência do tecido tímico normal por causa da atrofia de estresse. Alargamento do pedículo vascular em projeção lateral (em razão da posição anterior da aorta em relação à artéria pulmonar).

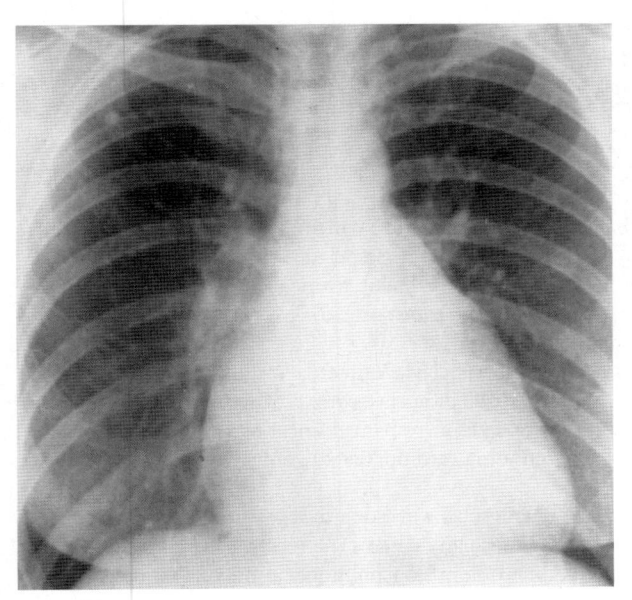

Fig. 2.10-1
Estenose aórtica congênita. Arco aórtico pequeno com aumento moderado do ventrículo esquerdo.[9]

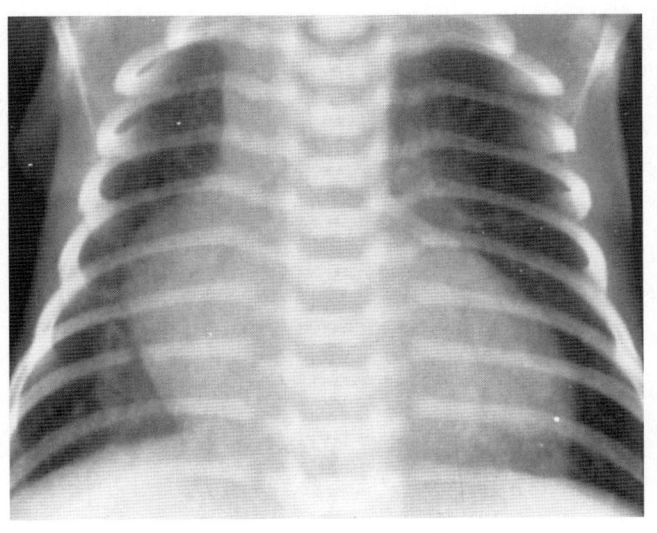

Fig. 2.10-2
Transposição de grandes vasos. Coração com a forma oval típica com um arco aórtico pequeno causado por estreitamento do pedículo vascular resultante da superposição da aorta e artéria pulmonar anormalmente posicionados.

2.11 ■ Grandes Anomalias do Arco Aórtico e Artéria Pulmonar

Condição	Achados de Imagem	Comentários
Arco aórtico direito Padrão de imagem em espelho (ver Fig. 2.12-1)	Nenhuma indentação no esôfago cheio de bário em projeção lateral.	Nenhum vaso cruza o mediastino posterior ao esôfago. Frequentemente associado à cardiopatia congênita (tetralogia de Fallot, tronco e pseudotronco, atresia tricúspide e transposição).
Artéria subclávia esquerda aberrante (Fig. 2.11-1)	Indentação posterior oblíqua característica no esôfago cheio de bário.	Artéria subclávia esquerda origina-se como o ramo mais distal da aorta e corre cruzando o mediastino posterior ao esôfago para alcançar a extremidade superior. Nenhuma cardiopatia congênita associada.
Artéria subclávia esquerda isolada	Ausência de impressão esofágica.	Artéria subclávia esquerda é atrésica na sua base (totalmente isolada da aorta) e recebe seu suprimento sanguíneo da artéria pulmonar esquerda ou pela artéria vertebral ipsolateral (síndrome de roubo subclávio congênito).
Arco aórtico direito com aorta descendente esquerda	Indentação proeminente na parede posterior do esôfago cheio de bário.	Porção transversa da aorta tem que cruzar o mediastino (posterior ao esôfago) para que a aorta desça à esquerda.
Arco aórtico cervical (Fig. 2.11-2)	Impressão posterior no esôfago (causada pelo arco distal da aorta descendente proximal).	Aorta ascendente se estende mais alto que o usual de modo que o arco aórtico é no pescoço. Massa pulsátil acima da clavícula simula um aneurisma. Ausência de cardiopatia congênita associada.

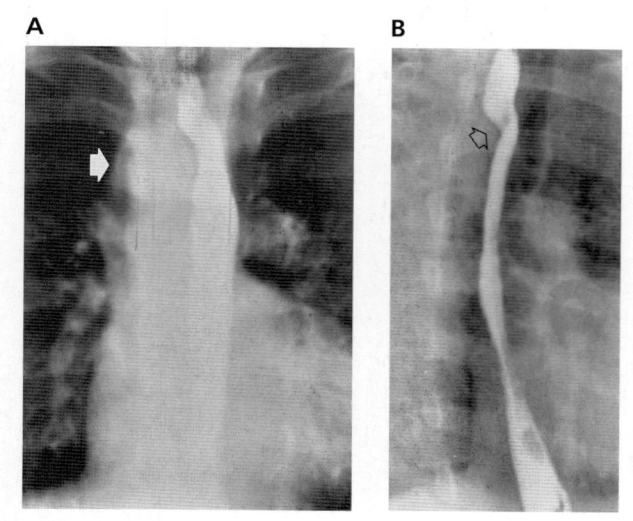

Fig. 2.11-1
Arco aórtico direito com artéria subclávia esquerda aberrante. (A) Vista frontal de um esofagograma demonstra o arco aórtico direito (seta). (B) Impressão posterior oblíqua no esôfago (seta) representa a artéria subclávia aberrante quando ela corre para chegar à extremidade superior esquerda.

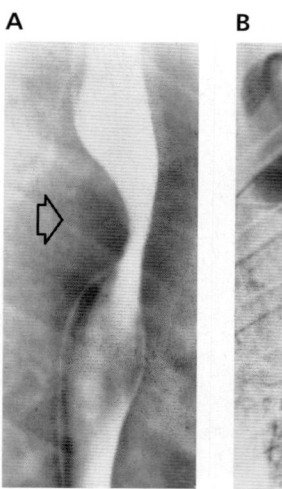

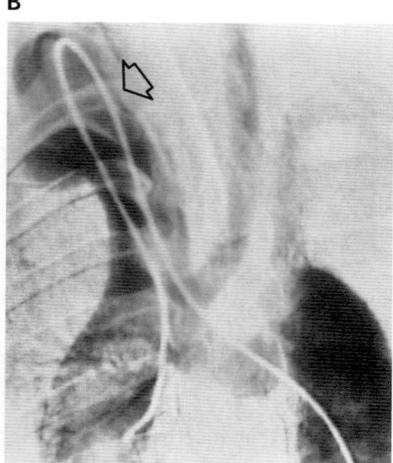

Fig. 2.11-2
Arco aórtico cervical. (A) Impressão esofágica posterior (seta) é causada pelo trajeto retroesofágico do arco distal ou a aorta descendente proximal. (B) Filme de subtração de um aortograma demonstra o arco aórtico, estendendo-se ao pescoço (seta).

2.11 ■ GRANDES ANOMALIAS DO ARCO AÓRTICO E ARTÉRIA PULMONAR

Condição	Achados de Imagem	Comentários
Duplo arco aórtico (Fig. 2.11-3)	Salienta-se em ambos os lados do mediastino superior (o direito usualmente é maior e mais alto que o esquerdo). Indentação em forma de S invertido no esôfago cheio de bário.	Na maioria dos pacientes, a aorta ascende pela direita, ramifica-se e, finalmente, une-se de novo à esquerda. Os dois ramos da aorta circundam completamente a traqueia e o esôfago, formando um anel.
Artéria subclávia direita aberrante (Fig. 2.11-4)	Indentação esofágica posterior em vistas laterais. Em vistas frontais, impressão característica correndo obliquamente para cima e para a direita.	Origina-se como o último grande vaso do arco aórtico (imediatamente distal à artéria subclávia) e tem que correr cruzando o mediastino atrás do esôfago para alcançar a extremidade superior direita. Nenhuma cardiopatia congênita associada.
Artéria pulmonar esquerda aberrante (anel pulmonar) (Fig. 2.11-5)	Impressão típica na face posterior da traqueia imediatamente acima da carina e uma indentação correspondente na parede anterior do esôfago cheio de bário.	Artéria pulmonar esquerda aberrante origina-se da artéria pulmonar direita e tem que cruzar o mediastino (entre a traqueia e o esôfago) para alcançar o pulmão esquerdo.

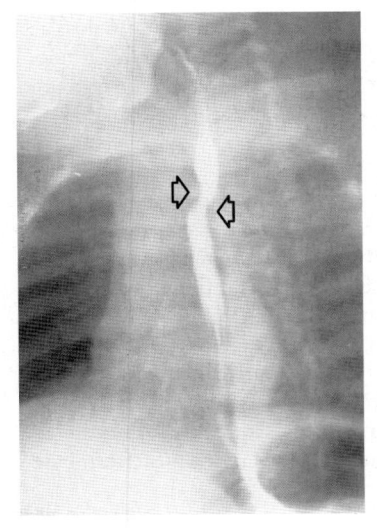

Fig. 2.11-3
Duplo arco aórtico. Indentação característica em forma de S invertido no esôfago (setas). Conforme usual, o arco direito (posterior) é mais alto e maior que o arco esquerdo (anterior).[6]

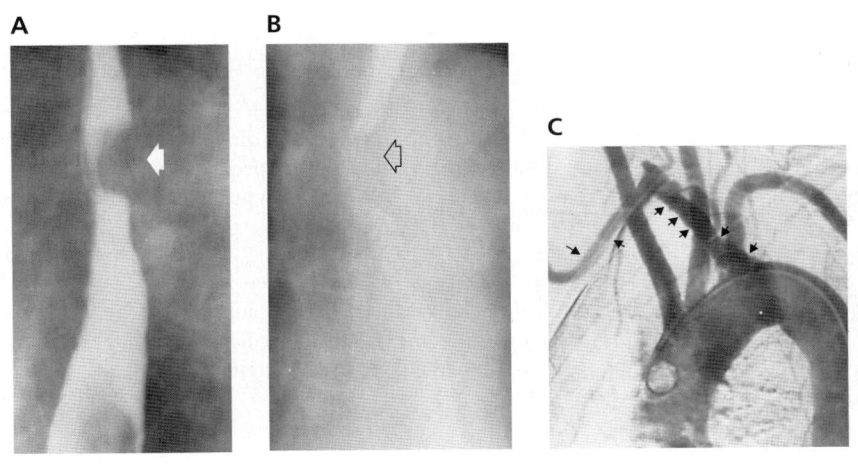

Fig. 2.11-4
Artéria subclávia direita aberrante. (A) Vista lateral de um esofagograma demonstra uma impressão esofágica posterior (seta). (B) Em uma vista frontal, a impressão esofágica (seta) corre obliquamente para cima e para a direita. (C) Filme de subtração de um arteriograma mostra o vaso aberrante (setas), originando-se distal à artéria subclávia esquerda.

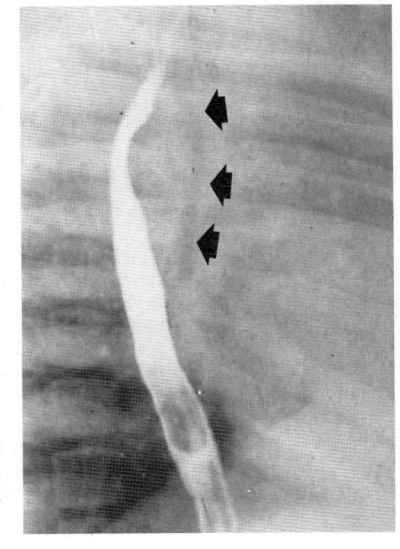

Fig. 2.11-5
Artéria pulmoar esquerda aberrante. Esofagrama lateral demonstra a indentação característica da parede anterior do esôfago. Notar a impressão posterior e desvio anterior da traqueia (setas) causada pela artéria aberrante.[11]

2.12 ■ Cardiopatia Congênita Associada a Arco Aórtico Direito (Ramificação em Imagem de Espelho)

Condição	Achados de Imagem	Comentários
Pseudotronco arterial	Vascularização pulmonar diminuída; trato de ejeção pulmonar plano ou côncavo; aumento do ventrículo direito.	Arco aórtico direito em aproximadamente 40% dos casos. Vaso único originado do coração é acompanhado por um remanescente da artéria pulmonar atrésica (essencialmente o mesmo que a tetralogia de Fallot com atresia pulmonar).
Tetralogia de Fallot	Vascularização pulmonar diminuída; trato de ejeção pulmonar plano ou côncavo; aumento do ventrículo direito.	Arco aórtico direito em aproximadamente 25% dos casos. Consiste em (1) defeito septal ventricular alto, (2) obstrução da ejeção ventricular direita (usualmente estenose pulmonar infundibular), (3) sobreposição do orifício aórtico acima do defeito ventricular e (4) hipertrofia ventricular direita.
Truncus arteriosus (tronco arterial) persistente (Fig. 2.12-1)	Vascularização pulmonar aumentada; trato de ejeção pulmonar côncavo; notável aumento do ventrículo direito e eventual aumento do átrio esquerdo e ventrículo esquerdo.	Arco aórtico direito em aproximadamente 25% dos casos. Falha do tronco arterial comum em se dividir normalmente na aorta e na artéria pulmonar resulta em um único grande tronco arterial que recebe a ejeção de ambos os ventrículos.
Atresia tricúspide	Vascularização pulmonar diminuída; notável aumento do átrio direito se pequeno *shunt* atrial; grande ventrículo esquerdo; pequeno ventrículo direito.	Arco aórtico direito em aproximadamente 5% dos casos. Um *shunt* obrigatório da direita para a esquerda ao nível atrial (pode haver também um defeito septal ventricular ou canal arterial patente). Hipoplasia do ventrículo direito e do trato de ejeção pulmonar.
Transposição dos grandes vasos	Vascularização pulmonar aumentada; geralmente aumento biventricular (configuração oval); pedículo vascular estreitado.	Arco aórtico direito em aproximadamente 5% dos casos. Inverso da relação normal da aorta e a artéria pulmonar (a aorta se origina anteriormente do ventrículo direito, e a artéria pulmonar se origina posteriormente do ventrículo esquerdo).

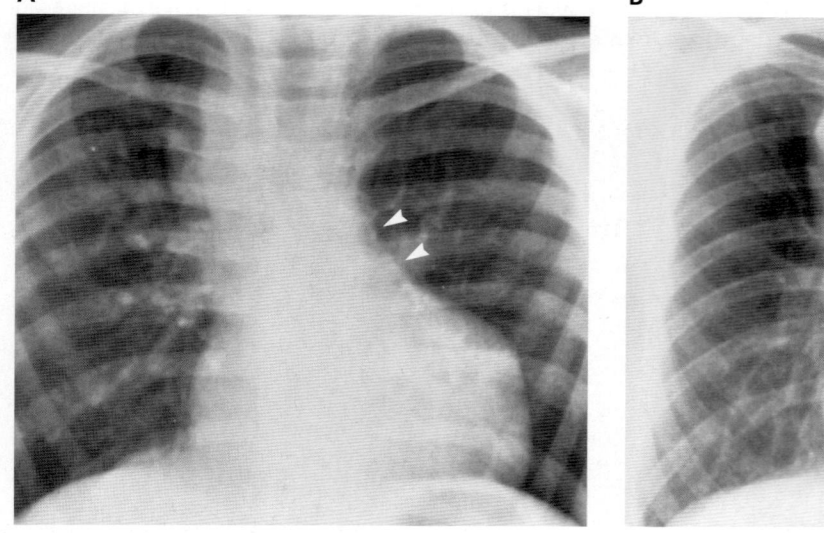

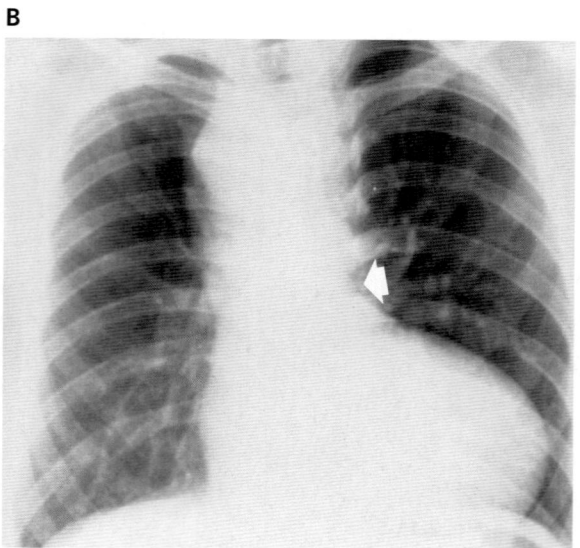

Fig. 2.12-1
Tronco arterial persistente. Dois pacientes com a característica aparência côncava do trato de ejeção pulmonar (pontas de seta, seta) associada a um arco aórtico direito.

2.13 ■ Dilatação da Artéria Pulmonar Principal

Condição	Achados de Imagem	Comentários
Variante normal (Fig. 2.13-1)	Proeminência isolada do segmento da artéria pulmonar; vascularização normal; ausência de anormalidade cardíaca.	Aspecto comum em adolescentes e adultos com menos de 30 anos de idade (especialmente mulheres).
Insuficiência cardíaca congestiva	Cardiomegalia com evidência de congestão venosa pulmonar. Muitas vezes derrame pleural e linhas de Kerley.	Insuficiência do lado esquerdo do coração leva a volume sanguíneo aumentado na circulação pulmonar.
Cardiopatia de alto débito (Fig. 2.13-2)	Cardiomegalia com vascularização pulmonar proeminente (tanto artérias quanto veias).	Anemia; tireotoxicose; beribéri; hipovolemia (sobrecarga hídrica, hipertransfusão); fístulas arteriovenosas periféricas; doença de Paget; obesidade pickwickiana; policitemia vera; gravidez.
Cor pulmonale (Figs. 2.13-3 e 2.13-4)	Aumento das artérias pulmonares principais e hilares com afilamento rápido e vasos periféricos pequenos. Inicialmente tamanho cardíaco normal, a seguir aumento ventricular direito e, eventualmente, distensão da veia cava superior.	Causado por pneumopatia difusa (enfisema obstrutivo, fibrose intersticial); doença arterial pulmonar difusa (tromboembolismo, arterite, hipertensão pulmonar primária); doença cardíaca crônica (*shunt* da esquerda para a direita invertido, insuficiência ventricular esquerda, valvopatia mitral) e hipóxia crônica (deformidade torácica, doença neuromuscular, obesidade pickwickiana, habitação em elevada altitude).

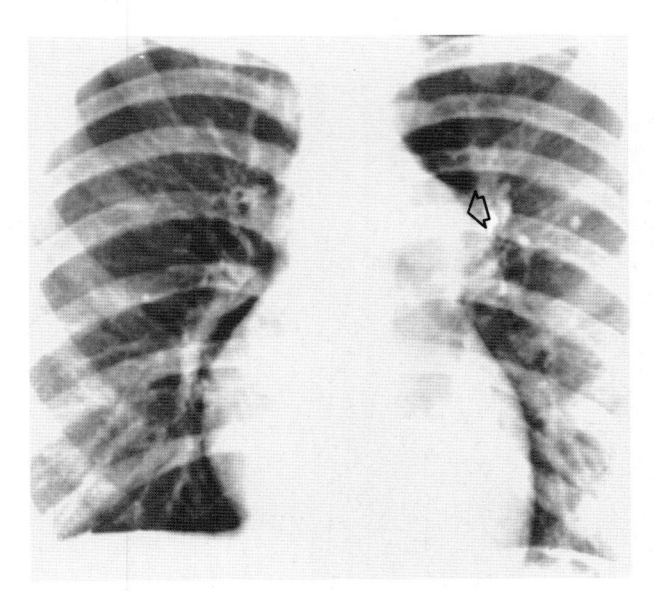

Fig. 2.13-1
Dilatação idiopática da artéria pulmonar. Radiografia simples de tórax em uma mulher jovem demonstra proeminência da artéria pulmonar (seta) que simula a dilatação pós-estenótica associada à estenose valvar pulmonar.

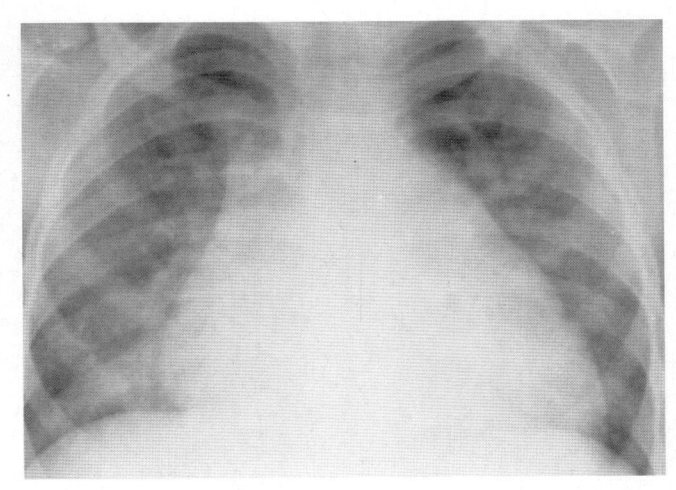

Fig. 2.13-2
Tireotoxicose. Cardiomegalia generalizada com vascularização pulmonar aumentada.

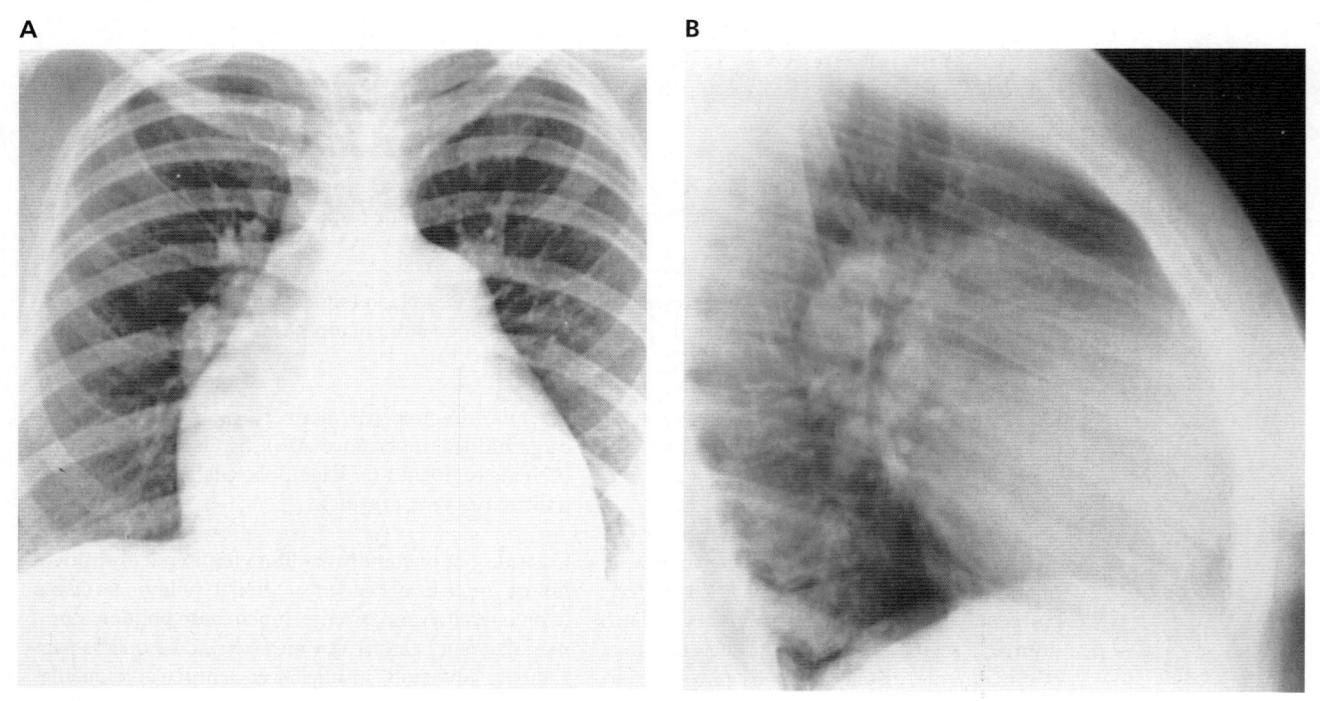

Fig. 2.13-3
Cor pulmonale (hipertensão pulmonar primária). Vistas (A) frontal e (B) lateral do tórax mostram proeminência do trato de ejeção pulmonar e vasos pulmonares centrais marcadamente dilatados. O desvio lateral do ápice cardíaco e enchimento do espaço aéreo retroesternal indicam aumento ventricular direito.

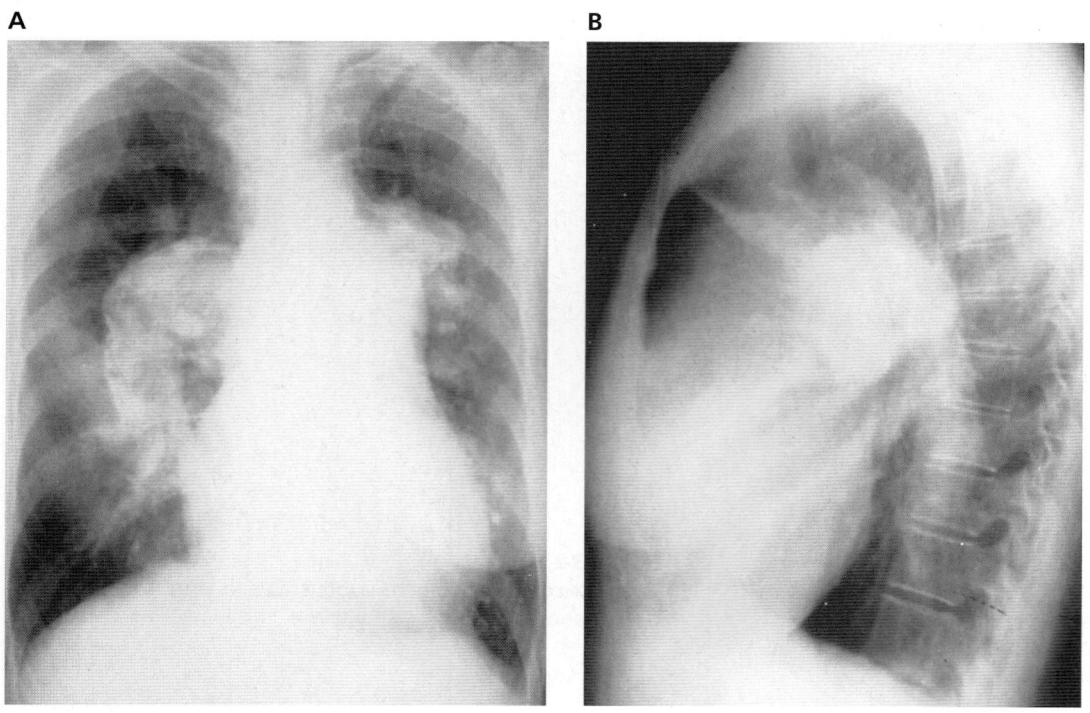

Fig. 2.13-4
Síndrome de Eisenmenger no defeito septal atrial. Filmes (A) frontal e (B) lateral demonstram leve mas definida cardiomegalia e um grande aumento no tronco pulmonar. Os ramos arteriais pulmonares direito e esquerdo são imensos, mas a vasculatura pulmonar periférica é relativamente escassa. Hipertensão pulmonar de longa duração produziu alterações degenerativas intimais nas artérias pulmonares, que se tornaram calcificadas.[1]

Condição	Achados de Imagem	Comentários
Shunt da esquerda para a direita (Fig. 2.13-5)	Vários padrões, dependendo do nível e extensão do *shunt*.	Mais comumente defeito septal atrial, defeito septal ventricular ou canal arterial patente.
Doença tromboembólica pulmonar (ver Fig. 2.10-4)	Aumento do segmento da artéria pulmonar principal.	Causado por hipertensão pulmonar ou distensão do vaso pela massa do trombo. Este sinal é principalmente de valor, quando radiografias seriadas demonstram aumento progressivo.
Estenose valvar pulmonar (Fig. 2.13-6)	Proeminência do segmento da artéria pulmonar principal.	Anomalia comum com dilatação pós-estenótica da artéria pulmonar esquerda (dilatação central da artéria pulmonar direita, mas o segmento dilatado está oculto no mediastino).
Estenose ou insuficiência mitral	Aumento do átrio esquerdo e ventrículo direito; ventrículo esquerdo de tamanho normal e arco aórtico pequeno; congestão vascular pulmonar.	Obstrução ao fluxo do átrio esquerdo para o ventrículo esquerdo durante a diástole resulta em pressão aumentada e aumento do átrio esquerdo. A pressão aumentada é transmitida às veias pulmonares e eventualmente às artérias pulmonares e o lado direito do coração. Geralmente causada por lesão valvar reumática; também por estenose mitral congênita e a deformidade de paraquedas (todas as cordas tendíneas originando-se de um único músculo papilar). Há um mecanismo semelhante na síndrome de coração esquerdo hipoplásico e com um grande mixoma atrial esquerdo.

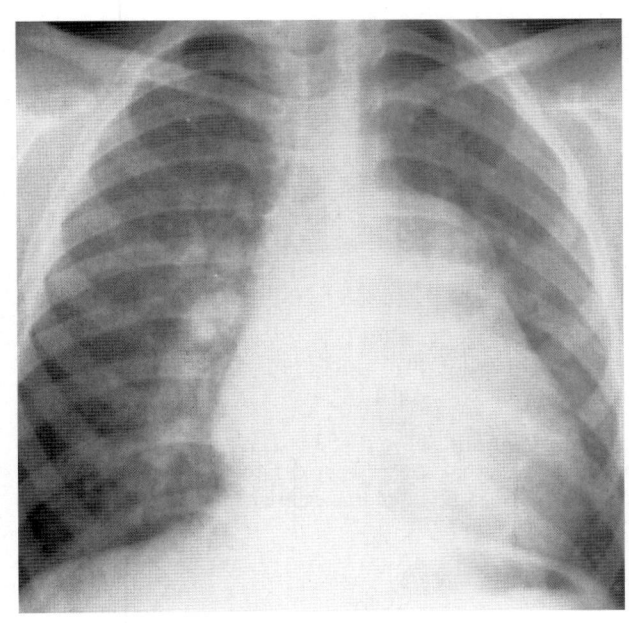

Fig. 2.13-5
Defeito septal ventricular. O tronco pulmonar é muito grande e obscurece a aorta de tamanho normal, a qual parece pequena em comparação. Os ramos da artéria pulmonar no hilo e na periferia do pulmão estão aumentados, e o volume vascular pulmonar está aumentado. O coração é aumentado e um pouco triangular.[1]

Condição	Achados de Imagem	Comentários
Retorno venoso pulmonar anômalo parcial (ver Fig. 2.7-8)	Vascularização pulmonar aumentada; átrio direito, ventrículo direito e segmento da artéria pulmonar principal aumentados; átrio esquerdo e ventrículo esquerdo normais; aorta pequena.	Uma ou mais veias pulmonares conectadas ao átrio direito ou suas tributárias. Virtualmente indistinguível de um defeito septal atrial radiograficamente. Sinal da cimitarra (canal venoso anômalo em forma de crescente) à direita se associado à hipoplasia do pulmão direito.
Trilogia de Fallot (Fig. 2.13-7)	Dilatação pós-estenótica da artéria pulmonar; vascularização pulmonar diminuída; tamanho do coração muitas vezes normal (usualmente alguma evidência de hipertrofia ventricular direita).	Combinação de estenose valvar pulmonar com um septo ventricular intacto e um *shunt* interatrial (forame oval patente ou defeito septal atrial verdadeiro). Pressão aumentada no lado direito do coração causada por estenose pulmonar faz com que o *shunt* interatrial seja da direita para a esquerda (o paciente é cianótico).
Atresia tricúspide sem estenose pulmonar	Acentuada cardiomegalia e vascularização pulmonar aumentada.	Pode ser associada à transposição dos grandes vasos.
Retorno venoso pulmonar anômalo total (ver Fig. 2.5-9)	Vascularização pulmonar aumentada e segmento aumentado da artéria pulmonar principal; vários padrões e característico "boneco de neve" ou sinal do 8.	Todas as veias pulmonares se conectam ao átrio direito diretamente ou às veias sistêmicas ou suas tributárias. Uma vez que todo o sangue venoso pulmonar retorna ao átrio direito, um *shunt* da direita para a esquerda por meio de uma comunicação interatrial é necessário para o sangue atingir o lado esquerdo do coração e a circulação sistêmica.

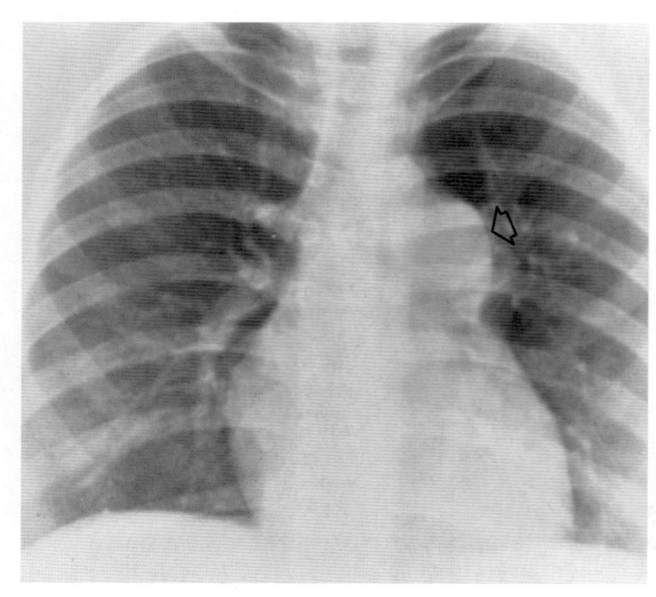

Fig 2.13-6
Estenose valvar pulmonar. Grave dilatação pós-estenótica do trato de ejeção pulmonar (seta). O tamanho do coração e a vascularização pulmonar permanecem dentro de limites normais.

2.13 ■ DILATAÇÃO DA ARTÉRIA PULMONAR PRINCIPAL

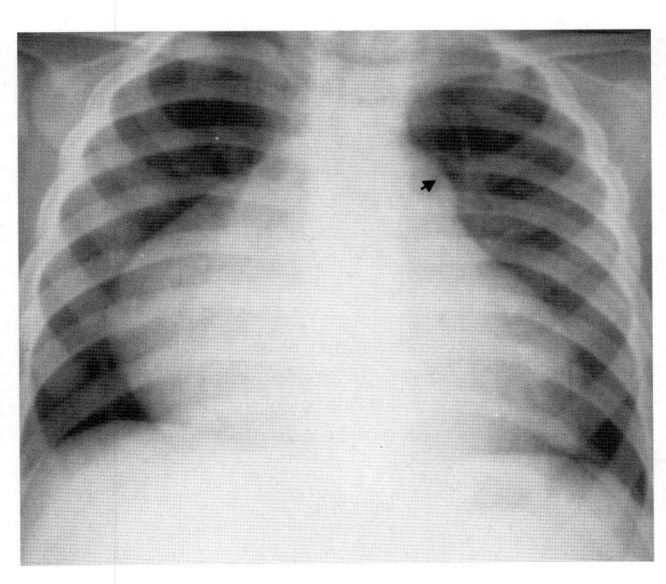

Fig. 2.13-7
Trilogia de Fallot. Acentuada dilatação pós-estenótica (seta) da artéria pulmonar com diminuição na vascularização pulmonar global. Há enorme aumento atrial direito e moderado aumento ventricular direito.[6]

2.14 ■ Dilatação da Veia Cava Superior*

Condição	Comentários
Pressão venosa central aumentada (Fig. 2.14-1)	Na grande maioria dos casos, este padrão é causado por insuficiência cardíaca congestiva ou por tamponamento cardíaco em razão de derrame pericárdico ou pericardite constritiva.
Neoplasma intratorácico (Figs. 2.14-2 a 2.14-4)	Há frequentemente uma massa de tecido mole associada. Principalmente carcinoma broncogênico (especialmente carcinoma de pequenas células), mas também tumores do esôfago e do mediastino.

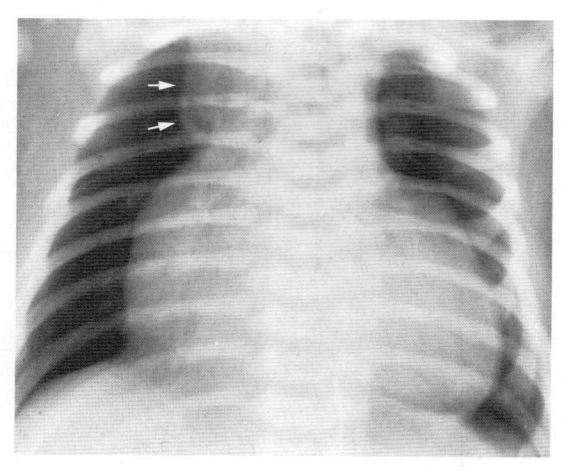

Fig. 2.14-1
Insuficiência ventricular direita. Radiografia simples de tórax em um paciente com anomalia de Ebstein mostra alargamento do lado direito da porção superior do mediastino (setas), refletindo a dilatação acentuada da veia cava superior. Há aumento do átrio direito, causando saliência para cima e para fora da borda direita do coração (aparência quadrada).

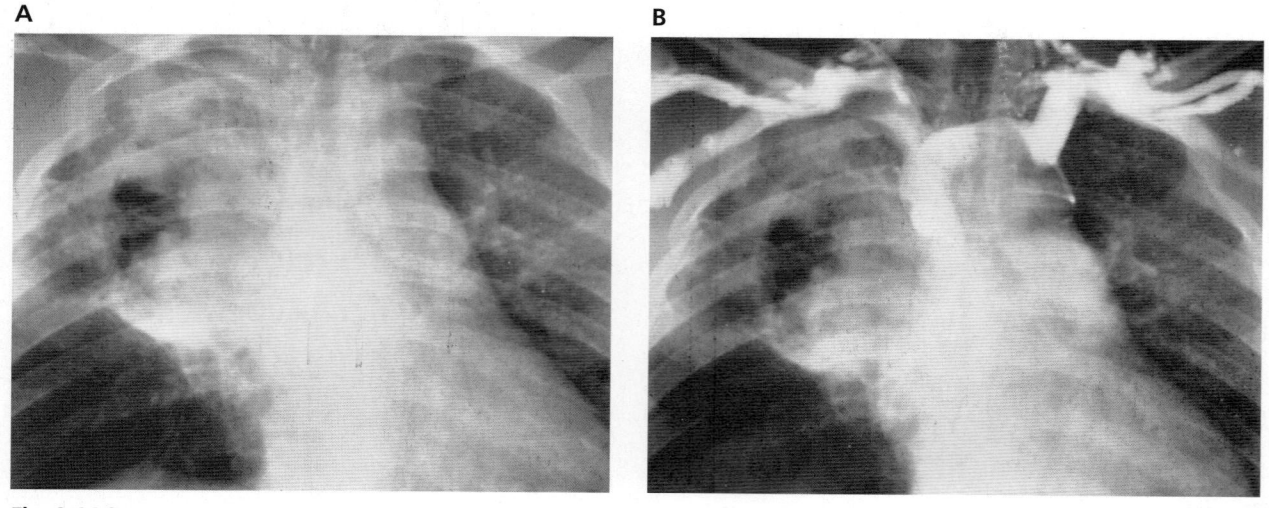

Fig. 2.14-2
Carcinoma broncogênico. (A) Vista frontal do tórax mostra uma massa volumosa, irregular, enchendo grande parte do lobo superior direito. (B) Venogramas de extremidades superiores mostram oclusão quase completa da veia cava superior pelo grande neoplasma maligno.

*Padrão: Alargamento liso, bem definido, do lado direito da metade superior do mediastino.

2.14 ■ DILATAÇÃO DA VEIA CAVA SUPERIOR

Condição	Comentários
Fibrose mediastinal	Idiopática ou secundária à histoplasmose crônica, irradiação ou ingestão de metisergida.
Linfadenopatia	Mais comumente histoplasmose ou carcinoma broncogênico.
Aneurisma da aorta ou grandes vasos	Associado a uma grande massa de tecido mole representando o aneurisma. Usualmente em razão de aneurismas ateroscleróticos ou dissecantes (aneurismas sifilíticos eram mais comuns antigamente, mas agora são raros).
Enfisema mediastinal grave	Aumento notável na pressão mediastinal causa compressão venosa.
Trombose da veia cava superior	Descrita depois de cirurgia para reparo de tetralogia de Fallot e em pacientes com *shunts* ventriculoatriais para hidrocefalia.

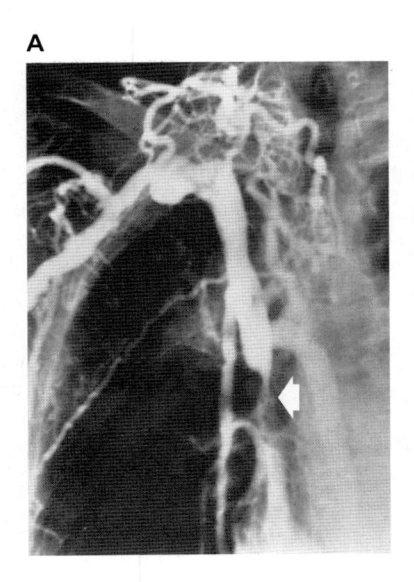

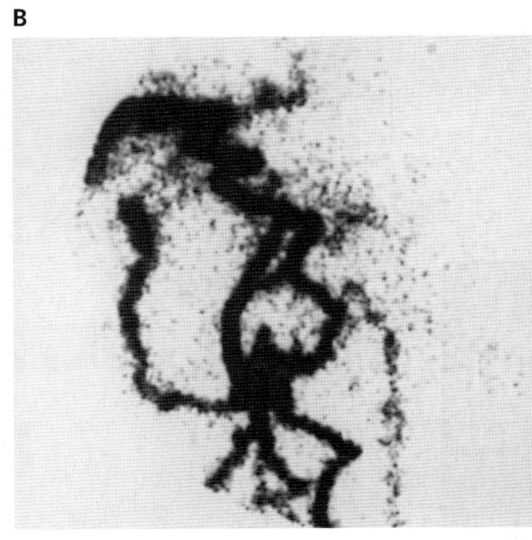

Fig. 2.14-3
Carcinoma broncogênico. (A) Venograma da extremidade superior direita mostra extensivos colaterais venosos desviando-se de uma obstrução da veia cava superior (seta). (B) Cintigrafia radionuclídica em outro paciente mostra colaterais venosos extensos contornando uma obstrução da veia cava superior.

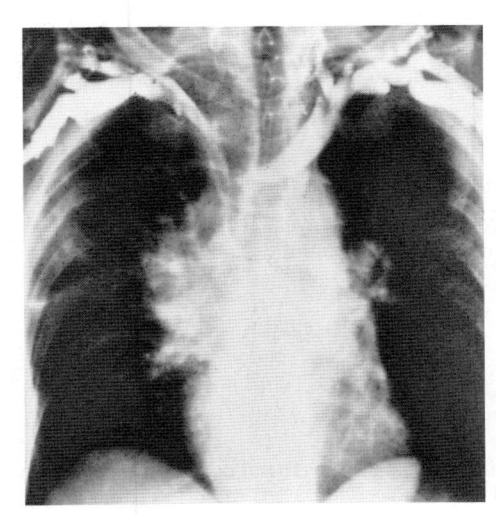

Fig. 2.14-4
Carcinoma broncogênico. Venograma bilateral de extremidades superiores mostra oclusão virtual da veia cava superior por um grande tumor de pequenas células na região hilar e peri-hilar direita.

2.15 ■ Dilatação da Veia Ázigo*

Condição	Comentários
Pressão venosa central aumentada (Fig. 2.15-1)	Causas subjacentes incluem insuficiência cardíaca congestiva, tamponamento pericárdico causado por derrame pericárdico, pericardite constritiva e lesões valvares tricúspides. Dilatação da veia ázigo pode ser obscurecida por uma veia cava superior dilatada. Uma veia ázigo dilatada pode ser diferenciada de um linfonodo ázigo aumentado pela demonstração de um aumento pronunciado no diâmetro da sombra na posição supina.
Hipertensão porta	Obstrução venosa portal intra-hepática ou extra-hepática (trombo tumoral). Veias ázigos e hemiázigos aumentadas podem produzir alargamento e irregularidade das linhas paraespinhais direita e esquerda, respectivamente (este aspecto também ocorre com obstrução da veia cava superior e interrupção infra-hepática congênita da veia cava superior).
Oclusão da veia cava superior	Alargamento liso, bem definido, do lado direito da metade superior do mediastino pode obscurecer ou obliterar a sombra da veia ázigo aumentada.
Continuação ázigo da veia cava inferior	Interrupção infra-hepática congênita da veia cava inferior. Muitas vezes associada a uma malformação cardíaca, erro no *situs* abdominal, asplenia ou poliesplenia. Ausência característica da sombra da veia cava inferior na borda posterior do coração em uma radiografia lateral de tórax.
Gravidez	Dilatação da veia ázigo é provavelmente secundária à hipervolemia generalizada e desaparece depois do parto.
Aneurisma/fístula arteriovenosa traumática	Ocorrência extremamente rara.

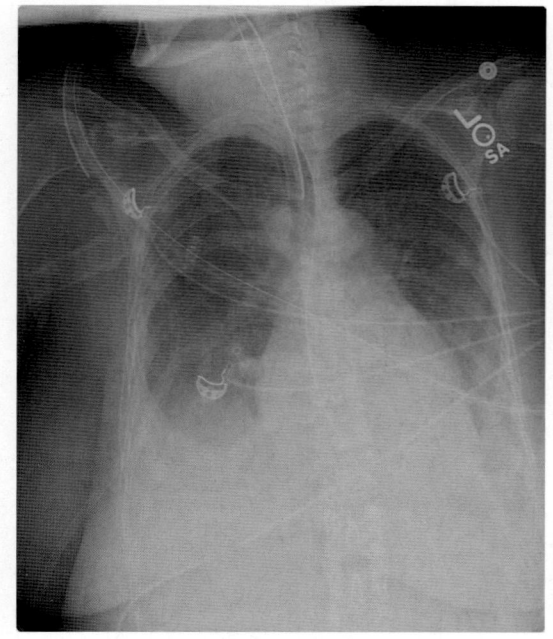

Fig. 2.15-1
Pressão venosa central aumentada. Dilatação da veia ázigo é associada à evidência de insuficiência congestiva e derrames pleurais bilaterais.

*Padrão: Sombra redonda ou oval no ângulo traqueobrônquico direito que mede mais de 10 mm de diâmetro em radiografias em pé padrão. A veia ázigo diminui em tamanho com a inspiração, posição ereta e a manobra de Valsalva.

2.16 ■ Insuficiência Cardíaca Congestiva em Recém-Nascidos com menos de 4 Semanas de Idade

Condição	Achados de Imagem	Comentários
Síndrome de coração esquerdo hipoplásico (Fig. 2.16-1)	Congestão venosa pulmonar grave. Cardiomegalia progressiva com coração globular ou oval (combinação de aumento atrial direito e ventricular direito).	Consiste em diversas condições em que hipodesenvolvimento do lado esquerdo do coração é relacionado com uma lesão obstrutiva (estenose ou atresia de valva mitral, valva aórtica ou arco aórtico). Causa insuficiência cardíaca na primeira semana de vida.
Coarctação da aorta (Fig. 2.16-2)	Congestão venosa pulmonar. Cardiomegalia (biventricular porém mais proeminente à direita).	Tipo "infantil" em que há estreitamento de um longo segmento da aorta proximal ao *ductus*. Sempre um canal arterial patente e muitas vezes um defeito septal ventricular para fornecer sangue da artéria pulmonar à aorta descendente e à circulação sistêmica. Uma vez que o sangue é não oxigenado, a metade inferior do corpo é cianótica.
Tetralogia de Fallot	Vascularização pulmonar diminuída; trato de ejeção pulmonar plano ou côncavo; aumento do ventrículo direito; arco aórtico direito em aproximadamente 25% dos casos.	Consiste em (1) defeito septal ventricular alto, (2) obstrução à ejeção ventricular direita (usualmente estenose pulmonar infundibular), (3) sobreposição do orifício aórtico sobre o defeito ventricular e (4) hipertrofia ventricular direita.
Transposição dos grandes vasos	Vascularização pulmonar e tamanho cardíaco são normais no recém-nascido. Aumento cardíaco progressivo e ingurgitamento vascular ocorrem dentro de alguns dias.	O inverso da relação normal da aorta e a artéria pulmonar. Um *shunt* da esquerda para a direita é necessário para conectar as duas circulações separadas. Os *shunts* são bidirecionais e permitem a mistura de sangue oxigenado e não oxigenado.
Pseudotronco arterial	Vascularização pulmonar diminuída; trato de ejeção pulmonar plano ou côncavo; aumento do ventrículo direito; arco aórtico em aproximadamente 40% dos casos.	Vaso único originado do coração que é acompanhado por um remanescente da artéria pulmonar atrésica (essencialmente o mesmo que tetralogia de Fallot com atresia pulmonar).
Grande *shunt* da esquerda para a direita (Fig. 2.16-3)	Vascularização pulmonar aumentada; sobrecarga diastólica e aumento do átrio esquerdo e do ventrículo esquerdo.	Insuficiência cardíaca congestiva pode desenvolver-se cedo no defeito septal ventricular grave, canal arterial patente ou canal atrioventricular comum.

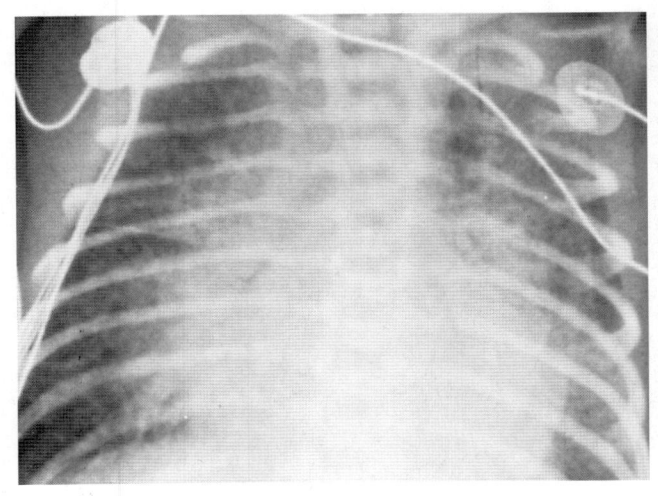

Fig. 2.16-1
Síndrome de coração esquerdo hipoplásico.

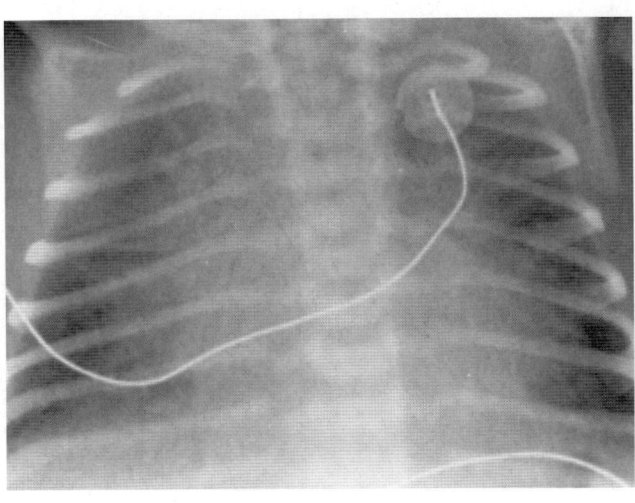

Fig. 2.16-2
Coarctação da aorta.

Condição	Achados de Imagem	Comentários
Tronco arterial persistente	Vascularização pulmonar aumentada; trato de ejeção pulmonar côncavo.	Insuficiência cardíaca congestiva precoce se houver um *shunt* grave da esquerda para a direita. O desenvolvimento de hipertensão pulmonar é um fator protetor (reduz o fluxo pulmonar e a sobrecarga diastólica do coração).
Atresia tricúspide com transposição e ausência de estenose pulmonar	Vascularização pulmonar aumentada; cardiomegalia marcada.	Uma vez que o fluxo sanguíneo pulmonar seja exuberante, há menos cianose, mas a sobrecarga diastólica no lado esquerdo do coração conduz à insuficiência cardíaca congestiva precoce.
Atresia pulmonar	Vascularização pulmonar diminuída; segmento côncavo da artéria pulmonar.	Se o septo ventricular estiver intacto, o sangue entra na circulação pulmonar por meio do canal arterial. Uma vez o canal se feche, a condição do lactente deteriora rapidamente.
Anomalia de Ebstein	Vascularização pulmonar diminuída; aparência chata ou em caixa do coração.	Desvio de uma valva tricúspide incompetente para baixo para dentro do ventrículo direito de tal modo que a porção superior do ventrículo direito é efetivamente incorporada ao átrio direito. Um *shunt* atrial da direita para a esquerda causa cianose.
Doença de Uhl	Padrão radiográfico idêntico àquele da anomalia de Ebstein.	Ausência focal ou completa do miocárdio ventricular direito (o ventrículo direito se torna uma bolsa fibroelástica de paredes finas que se contrai pouco e não é capaz de esvaziar sangue eficazmente do lado direito do coração).
Ventrículo comum	Vascularização pulmonar aumentada; acentuado aumento globular inespecífico do coração.	Defeito septal extremamente grande produz um "ventrículo único" funcional. Se não houver estenose pulmonar, há marcada sobrecarga diastólica da câmara ventricular e insuficiência cardíaca congestiva precoce.
Fechamento prematuro (pré-natal) do forame oval (Fig. 2.16-4)	Aspecto idêntico ao da síndrome de coração esquerdo hipoplásico.	Fechamento prematuro do forame oval no feto leva à hipoplasia esquerda grave com elevação marcada da pressão venosa pulmonar (nenhuma possibilidade de *shuntagem* da esquerda para a direita).

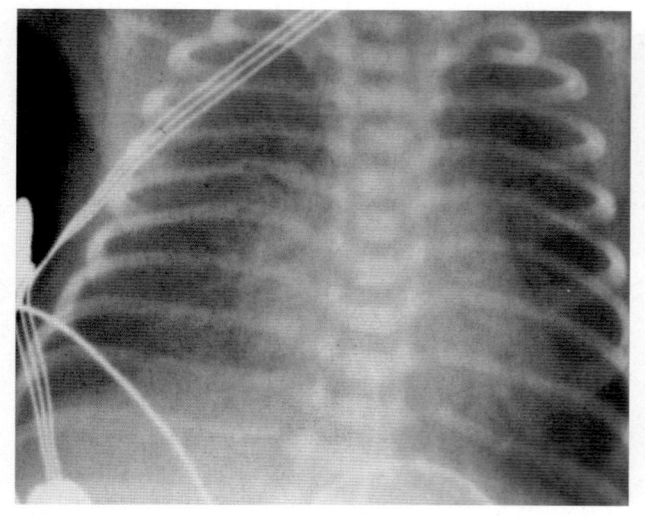

Fig. 2.16-3
Canal arterial patente.

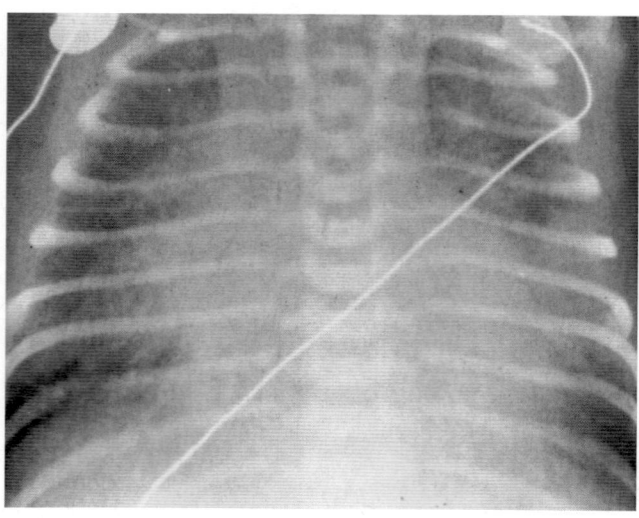

Fig. 2.16-4
Fechamento prematuro do forame oval.

2.16 ■ INSUFICIÊNCIA CARDÍACA CONGESTIVA EM RECÉM-NASCIDOS COM MENOS DE 4 SEMANAS DE IDADE

Condição	Achados de Imagem	Comentários
Malformações que obstruem o fluxo venoso pulmonar	Congestão venosa pulmonar severa; aumento atrial esquerdo em algumas condições.	Estenose mitral congênita; *cor triatriatum* (diafragma fibromuscular incompleto, dividindo o átrio esquerdo); estenose ou atresia congênita venosa pulmonar; retorno venoso pulmonar anômalo total com obstrução venosa pulmonar de alto grau.
Miocardiopatia	Congestão venosa pulmonar com cardiomegalia notável.	Fibroelastose endocárdica; doença de armazenamento de glicogênio (de Pompe); miocardite (toxoplasmose, rubéola, coxsackievírus); isquemia miocárdica (hipóxia neonatal; arteriosclerose coronariana infantil); artéria coronária anômala originada da artéria pulmonar.
Fístula arteriovenosa ou hemangioma	Insuficiência congestiva de alto débito.	Aneurisma da veia de Galeno; fístula arteriovenosa periférica ou pulmonar; hemangioma cavernoso cutâneo ou hepático.
Doença intracraniana com pressão intracraniana aumentada	Congestão venosa pulmonar.	Tocotraumatismo.
Anormalidades da condução e do ritmo	Congestão vascular pulmonar.	Taquicardia (> 200 batimentos por minutos); bloqueio cardíaco completo; arritmia.
Iatrogênica	Congestão venosa pulmonar.	Sobrecarga de líquido; envenenamento por cloreto de sódio.
Policitemia	Congestão venosa pulmonar.	Hemorragia materno-fetal; transfusão placentária intergemelar.
Diabetes materno/hipoglicemia neonatal	Congestão venosa pulmonar.	
Estados de alto débito	Insuficiência congestiva de alto débito.	Anemia grave (p. ex., eritroblastose); hipertireoidismo neonatal.
Asplenia ou síndrome de poliesplenia	Congestão venosa pulmonar. Pode haver um fígado mediano simétrico ou um pequeno estômago mediano.	Alta incidência de anomalias cardíacas congênitas complexas que podem produzir uma configuração bizarra do coração. O baço pode ser ausente ou pode haver múltiplos baços acessórios em estudos radionuclídicos.

2.17 ■ Cardiopatia de Alto Débito

Condição	Comentários
Anemia (Fig. 2.17-1)	Anemia hemolítica (p. ex., anemia falciforme, talassemia) com hiperplasia característica da medula óssea (alargamento dos espaços medulares com afinamento dos córtices e padrão trabecular mais grosseiro). Também pode ocorrer em anemia grave de perda sanguínea crônica. Pode interferir com a função miocárdica, produzindo anoxia miocárdica.
Tireotoxicose (Fig. 2.17-2)	Comprometimento direto do metabolismo miocárdico em um paciente com as características clínicas típicas de hipertireoidismo.
Beribéri (Fig. 2.17-3)	Deficiência de tiamina (vitamina B_1) causa comprometimento direto do metabolismo miocárdico. O diagnóstico exige uma boa história da dieta e observação da resposta ao tratamento.

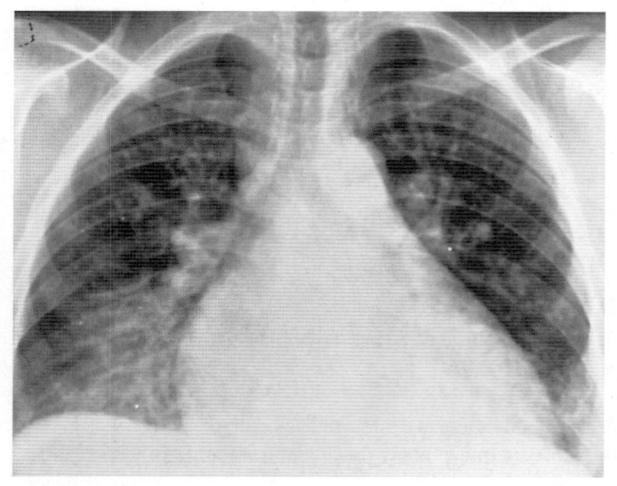

Fig. 2.17-1
Anemia falciforme. Cardiomegalia acentuada com um aumento generalizado nas marcas vasculares pulmonares.

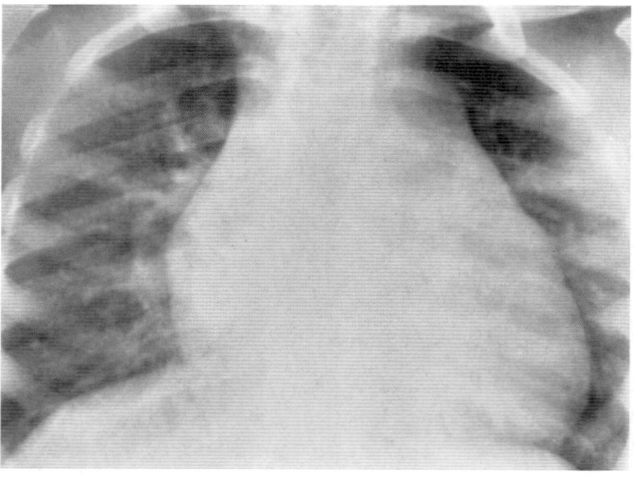

Fig. 2.17-2
Tireotoxicose. Aumento generalizado do coração e vascularização pulmonar ingurgitada.

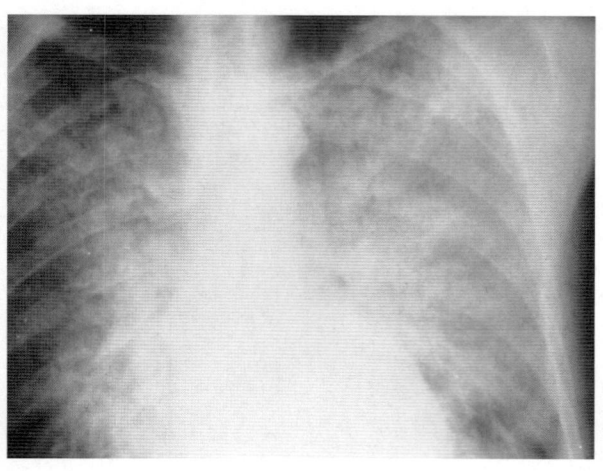

Fig. 2.17-3
Beribéri. Edema pulmonar difuso em razão da insuficiência de alto débito grave.

Condição	Comentários
Hipervolemia	Sobrecarga hídrica; hipertransfusão.
Fístulas arteriovenosas	*Shuntagem* rápida de sangue do sistema arterial para o venoso. As fístulas podem ser periféricas, abdominais ou cerebrais.
Doença de Paget	Causada por múltiplas malformações arteriovenosas microscópicas no osso pagetoide. Alterações destrutivas características são seguidas por uma fase reparadora extensa.
Policitemia vera	Doença hematológica caracterizada por hiperplasia da medula óssea resultando em uma produção aumentada de eritrócitos, granulócitos e plaquetas. O volume e viscosidade sanguíneos aumentados causam proeminência da vascularização pulmonar, simulando cardiopatia congênita. Geralmente há esplenomegalia maciça e uma incidência aumentada de doença ulcerosa péptica e cálculos de uratos (gota secundária).
Obesidade pickwickiana (Fig. 2.17-4)	Obesidade extrema causa hipoventilação profunda (elevação difusa do diafragma e alterações atelectásicas bibasilares) que resulta em hipóxia e policitemia secundária.
Gravidez	Volume e fluxo sanguíneos aumentados.

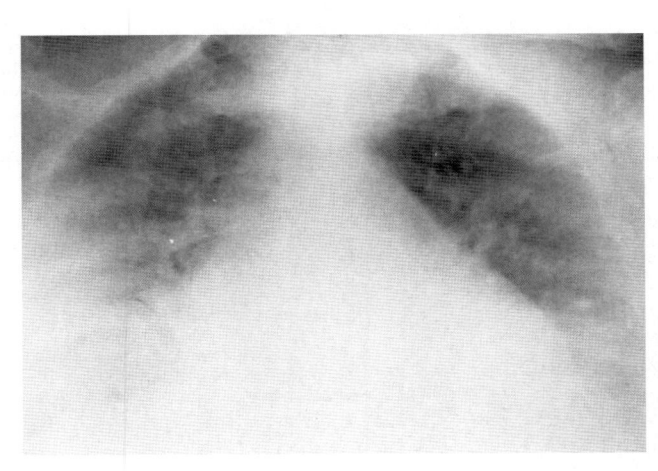

Fig. 2.17-4
Síndrome pickwickiana. Obesidade profunda conduziu à grave hipoventilação e policitemia secundária, causando cardiomegalia acentuada e ingurgitamento dos vasos pulmonares.

2.18 ■ Doença Cardiovascular Hipertensiva*

Condição	Comentários
Hipertensão essencial (idiopática) (Fig. 2.18-1)	Representa a vasta maioria dos pacientes com pressão arterial elevada.
Doença renovascular	Achados sugestivos em urografia excretora em sequência rápida incluem (1) aparecimento e excreção retardados unilaterais de material de contraste, (2) diferença no tamanho renal de mais de 1,5 cm, (3) contorno irregular da silhueta renal (sugerindo infarto ou atrofia segmentar), (4) indentações no ureter ou pelve renal causadas por colaterais arteriais ureterais tortuosos e (5) hiperconcentração de material de contraste no sistema coletor do rim menor em filmes tardios. Aproximadamente 25% dos pacientes com hipertensão renovascular têm um urograma excretor em sequência rápida normal (embora esta modalidade também seja de valor para detectar outras causas de hipertensão, como tumor, pielonefrite, rins policísticos ou infarto renal).

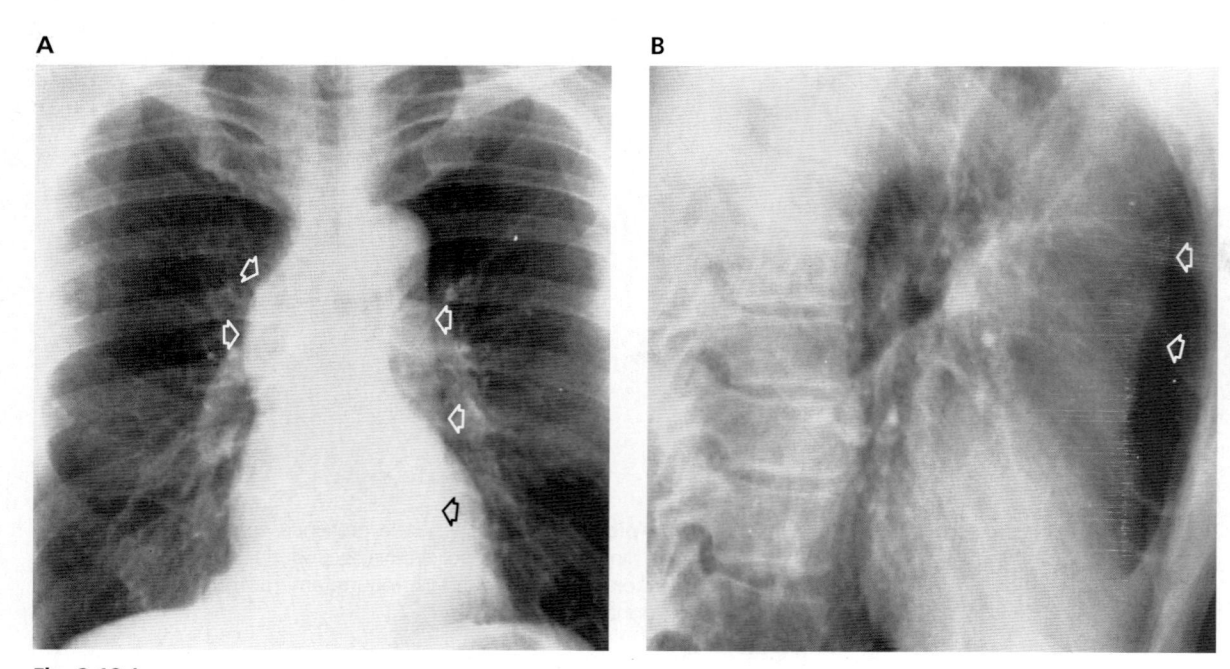

Fig. 2.18-1
Hipertensão essencial (idiopática). Vistas (A) frontal e (B) lateral do tórax demonstram a tortuosidade característica da aorta (setas), especialmente a porção ascendente. Como a pressão arterial elevada causou hipertrofia ventricular esquerda sem dilatação, o aspecto radiográfico da silhueta cardíaca permanece normal.

*Padrão: A carga de trabalho aumentada do ventrículo esquerdo causada por hipertensão crônica inicialmente causa hipertrofia concêntrica, que produz pouca, se alguma, alteração na aparência da silhueta cardíaca. Eventualmente, a sobrecarga continuada leva à dilatação e aumento do ventrículo esquerdo juntamente com desvio para baixo do ápice cardíaco, que muitas vezes se projeta abaixo do hemidiafragma esquerdo. Tortuosidade aórtica com proeminência da porção ascendente ocorre comumente.

Condição	Comentários
Estenose de artéria renal (Fig. 2.18-2)	Mais comumente caracterizada por estreitamento arteriosclerótico que tende a ocorrer na porção proximal do vaso próximo da sua origem na aorta. Dilatação pós-estenótica é comum. Estenoses bilaterais de artérias renais são notadas em até um terço dos pacientes. Às vezes, estenose de artéria renal pode ser detectada somente em projeções oblíquas que demonstram as origens dos vasos em perfil.
Hiperplasia fibromuscular (Fig. 2.18-3)	Padrão característico de "colar de contas", em que há áreas alternadas de estreitamento e dilatação (representando microaneurismas). Estenoses lisas, concêntricas, ocorrem menos frequentemente. Mais comumente afeta mulheres jovens e frequentemente é bilateral.
Hematoma perirrenal (rim de Page)	Encarceramento fibroso denso do rim após a cura de um hematoma subcapsular ou perirrenal comprime o parênquima renal e causa uma alteração na hemodinâmica intrarrenal que produz isquemia e hipertensão. O rim muitas vezes está aumentado e demonstra um efeito de massa com deformação do sistema coletor. Arteriografia revela espalhamento e estiramento das artérias intrarrenais e muitas vezes coloração irregular na porção em cura do hematoma. Remoção do rim ou evacuação da massa ofensora pode resultar em desaparecimento da hipertensão.
Doença parenquimatosa renal	Causas incluem glomerulonefrite, pielonefrite crônica, rim policístico, tumor renal e agenesia ou hipoplasia renais.

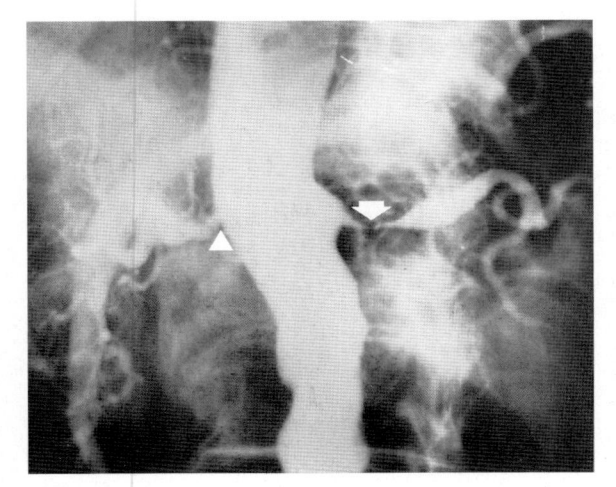

Fig. 2.18-2
Hipertensão renovascular. Estenoses arterioscleróticas das artérias renais bilaterais (ponta de seta, seta).

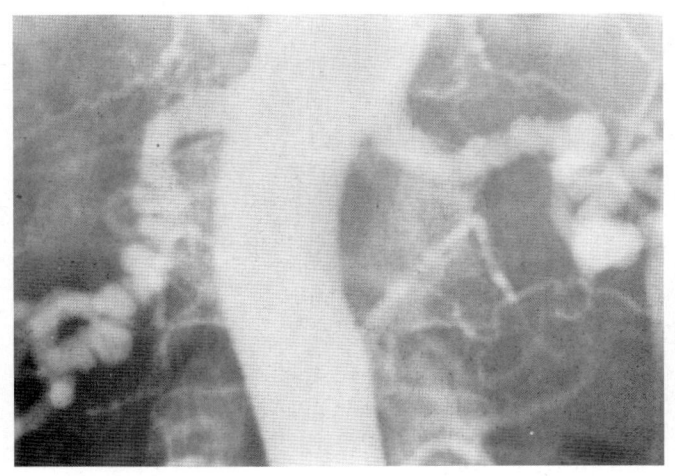

Fig. 2.18-3
Hipertensão renovascular. Padrão de colar de contas de displasia fibromuscular bilateralmente.

Condição	Comentários
Coarctação da aorta (Ver Fig. 2.8-1)	Achados radiográficos sugestivos incluem dilatação excessiva da aorta ascendente, alargamento do mediastino superior esquerdo, o sinal do "E" ou o sinal do "3", e entalhamento de costelas.
Doença suprarrenal	Causa síndrome de Cushing (sugerida pelo alargamento do mediastino superior graças à deposição aumentada de gordura, associada à osteoporose e alterações de compressão nas vértebras dorsais), feocromocitoma (pode produzir uma massa paravertebral), adenoma ou carcinoma adrenocortical, aldosteronismo primário e a síndrome adrenogenital.
Outros distúrbios endócrinos	Hipertireoidismo, acromegalia e o uso de anticoncepcionais orais contendo estrogênio (esta pode ser a forma mais comum de hipertensão secundária).
Doença do colágeno	Lúpus eritematoso sistêmico; poliarterite nodosa.
Neurogênica	Disautonomia (disfunção autonômica familial; síndrome de Riley-Day); psicogênica.

2.19 ■ Calcificação Cardiovascular

Condição	Comentários

Parede aórtica
  Arteriosclerose
  (Fig. 2.19-1)
	Alongamento e tortuosidade da aorta com placas lineares de calcificação que mais comumente ocorrem no botão aórtico e arco transverso. Em doença grave, a aorta inteira pode ser delineada por calcificação extensa na sua parede.

Aneurisma	Um diâmetro aumentado da aorta indica um aneurisma, enquanto uma distância aumentada entre calcificação intimal e a parede externa da aorta sugere uma dissecção.
Aortite (Fig. 2.19-2)	Dilatação e proeminência da aorta ascendente com finas estrias curvilíneas de calcificação (muitas vezes extensa) são característicos de aortite sifilítica; calcificação linear também ocorre frequentemente em pacientes com doença de Takayasu (doença "sem pulso"), uma arterite obstrutiva inespecífica que afeta principalmente mulheres jovens.

Anel valvar
  Anel ou valva aórtica
  (Fig. 2.19-3)
	Calcificação do anel tende a ser densa e distinta, diferentemente de calcificação valvar, que usualmente é pontilhada e muitas vezes não detectada em radiografias simples (mais bem demonstrada em exame fluoroscópico). As causas incluem arteriosclerose, valvopatia aórtica reumática, endocardite infecciosa e um defeito congênito da valva aórtica.

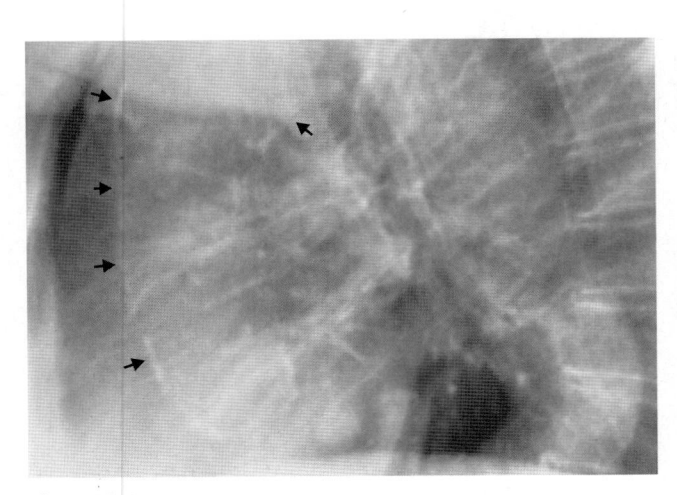

Fig. 2.19-1
Arteriosclerose. Vista lateral do tórax demonstra calcificação das paredes anterior e posterior da aorta ascendente (setas). A aorta torácica descendente é tortuosa.

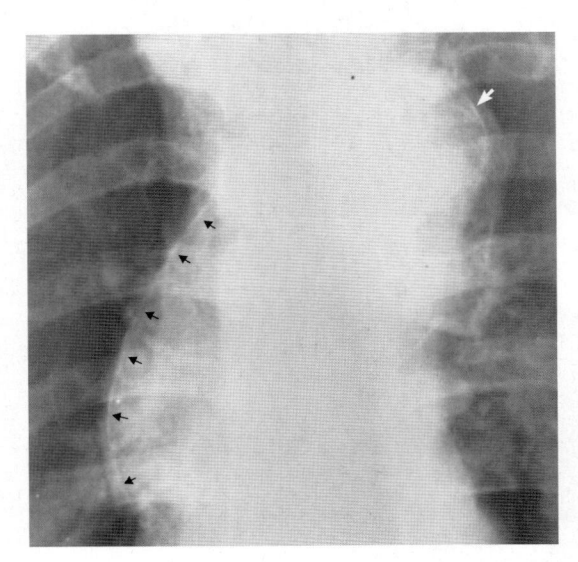

Fig. 2.19-2
Aortite sifilítica. Dilatação aneurismática da aorta ascendente com calcificação linear extensa da parede (setas pretas). Alguma calcificação também é vista no arco aórtico distal (seta branca).

Condição	Comentários
Valva mitral	Desenvolve-se em pacientes com estenose mitral grave de longa duração e frequentemente é indistinta e facilmente despercebida em radiografias simples (mais bem demonstrada por fluoroscopia). A quantidade de calcificação não reflete o grau de perturbação funcional. Múltiplos depósitos cálcicos ou nódulos ossificados em todas as porções inferiores dos pulmões podem desenvolver-se nas áreas de edema intersticial crônico.
Anel mitral (Fig. 2.19-4)	Banda calcificada densa curva ou anular em torno da valva mitral que usualmente reflete arteriosclerose subjacente. Embora usualmente insignificante, um anel rígido pode causar insuficiência funcional da valva mitral.

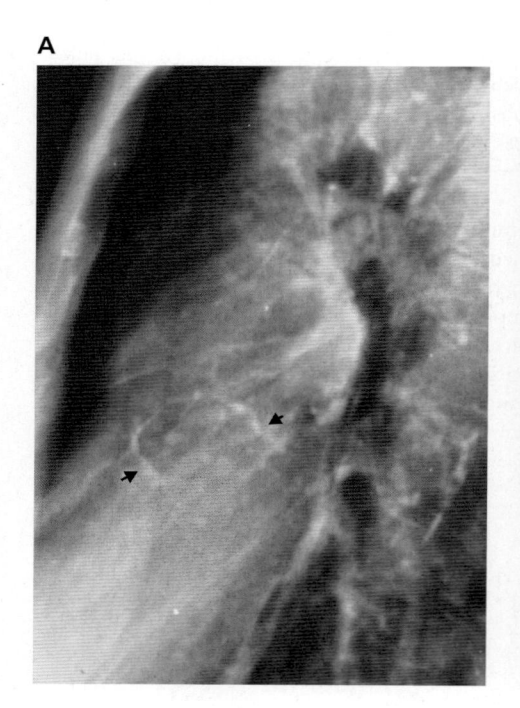

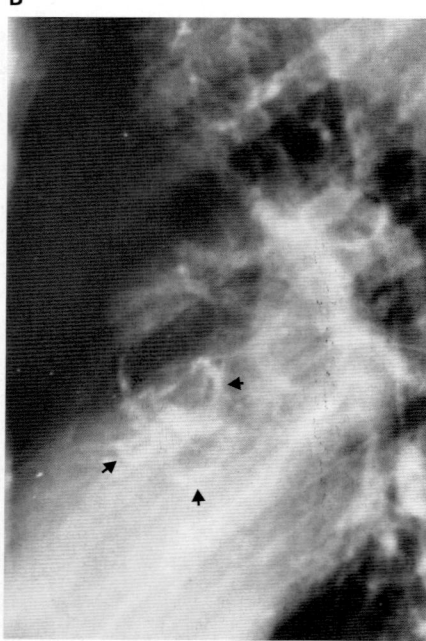

Fig. 2.19-3
Estenose aórtica. Calcificação (A) do anel aórtico (setas) e (B) dos três folhetos da valvula aórtica (setas).

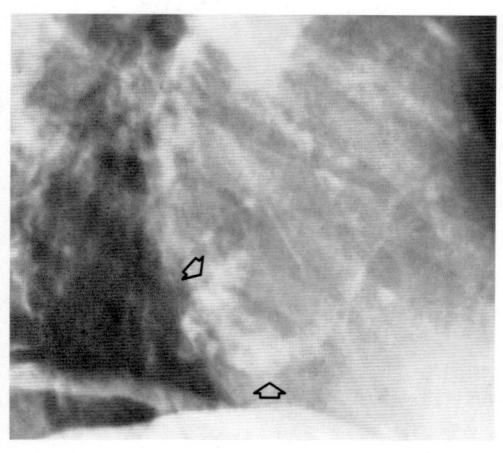

Fig. 2.19-4
Calcificação do anel mitral (setas) na estenose mitral.

Condição	Comentários
Artéria coronária (Fig. 2.19-5)	Densidades puntiformes, focais ou tubulares que comprometem principalmente os ramos circunflexo e descendente anterior da artéria coronária esquerda e são os mais comumente vistos ao longo da margem esquerda do coração abaixo do segmento da artéria pulmonar. Embora infrequentemente visualizada em radiografias de tórax de rotina, calcificação de uma artéria coronária sugere fortemente a presença de doença arteriosclerótica hemodinamicamente importante de artéria coronária. Fluoroscopia cardíaca é muito mais sensível do que radiografia simples de tórax para demonstrar calcificação de artéria coronária, embora haja controvérsia sobre o significado prognóstico da calcificação de artéria coronária fluoroscopicamente identificada em pacientes com cardiopatia isquêmica. Em pacientes com menos de 50 anos de idade, calcificação de artéria coronária é um preditor forte de estreitamento importante em mulheres e um preditor moderado em homens. Em pacientes mais velhos, calcificação tem menos valor preditivo.
Seio de Valsalva	Calcificação afeta principalmente a parede de um aneurisma de seio aórtico e é usualmente mais bem visto na incidência lateral.
Átrio esquerdo (Figs. 2.19-6 e 2.19-7)	Calcificação da parede atrial esquerda geralmente reflete estenose mitral grave de longa duração e aparece como uma fina orla curvilínea. Mixomas atriais calcificam em aproximadamente 10% dos casos e são mais bem vistos por fluoroscopia (podem apresentar o aspecto patognomônico de uma massa calcificada prolapsando para dentro do ventrículo durante a sístole). Calcificação na aurícula esquerda representa um trombo calcificado.
Aneurisma ventricular (Fig. 2.19-8)	Complicação de infarto do miocárdio em que o enfraquecimento da parede miocárdica permite o desenvolvimento de uma proeminência local no lugar do infarto. Calcificação curvilínea na parede de um aneurisma constitui um achado infrequente mas importante.

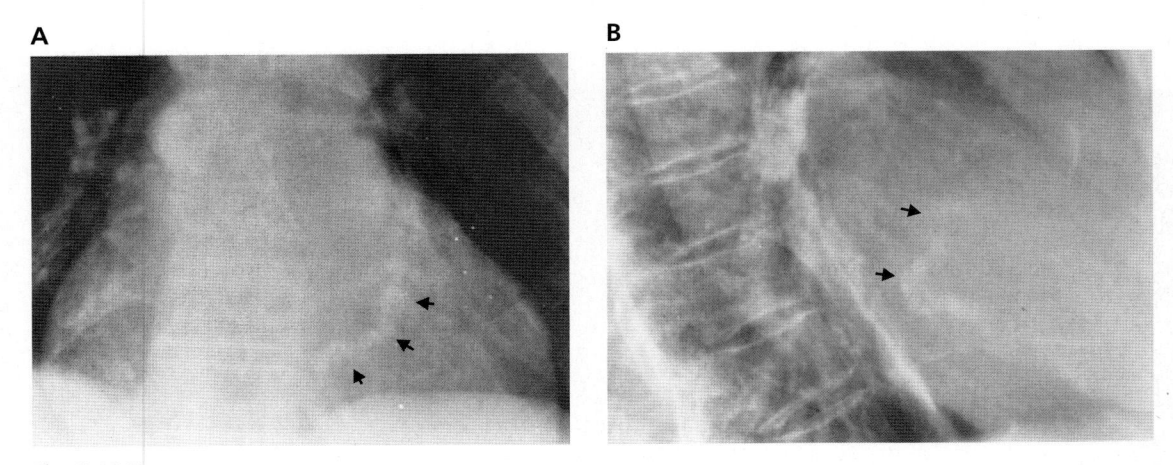

Fig. 2.19-5
Calcificação de artéria coronária (setas) na cardiopatia isquêmica. Vistas (A) frontal e (B) lateral do tórax.

Condição	Comentários
Miocárdio	Mais comumente uma manifestação de um infarto miocárdico antigo. Causas raras incluem dano miocárdico (trauma, miocardite e febre reumática), hiperparatireoidismo e toxicidade por vitamina D.
Pericárdio (Fig. 2.19-9)	Placas calcificadas em um pericárdio espessado estão presentes em aproximadamente metade dos pacientes com pericardite constritiva. Embora os depósitos mais densos de cálcio sejam localizados anteriormente, calcificação posterior e calcificação do pericárdio adjacente ao diafragma podem frequentemente ser vistas. Às vezes, o coração parece estar encerrado em uma casca calcificada virtualmente patognomônica.
Canal arterial (Fig. 2.19-10)	Calcificação imitando comprometimento da parede aórtica pode raramente ocorrer em pacientes com um canal arterial fechado.

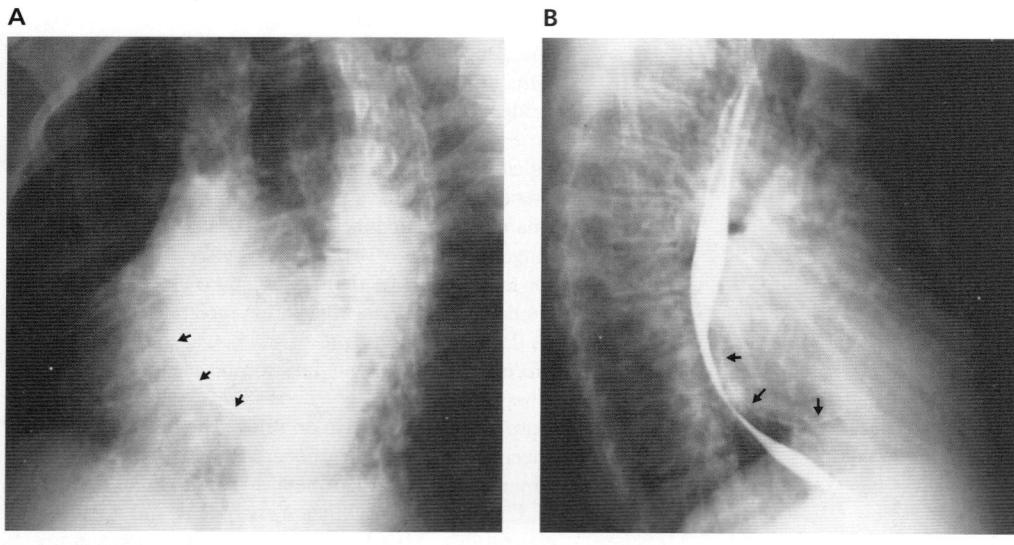

Fig. 2.19-6
Calcificação atrial esquerda. (A) Filme superpenetrado na posição oblíqua anterior esquerda e (B) vista lateral com bário no esôfago mostram aumento do átrio esquerdo e calcificação da parede desta câmara (setas) em um paciente com estenose mitral.[12]

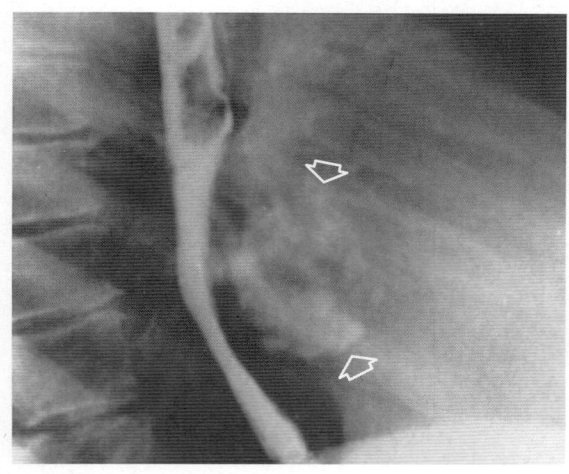

Fig. 2.19-7
Mixoma atrial esquerdo. A seta aponta calcificação no tumor. O mixoma conduziu à destruição da valva mitral com resultante aumento atrial esquerdo que causa uma impressão no esôfago cheio de bário.

2.19 ■ CALCIFICAÇÃO CARDIOVASCULAR

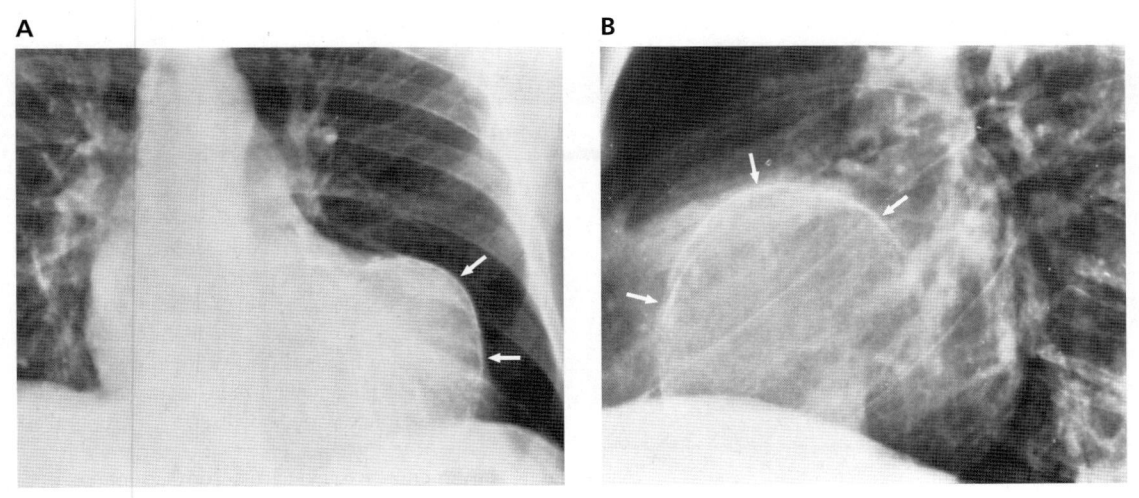

Fig. 2.19-8
Aneurisma ventricular. Vistas (A) frontal e (B) lateral do tórax demonstram proeminência e calcificação periférica curvilínea (setas) ao longo da borda esquerda inferior próxima do ápice. Observar a posição relativamente anterior do aneurisma na vista lateral.

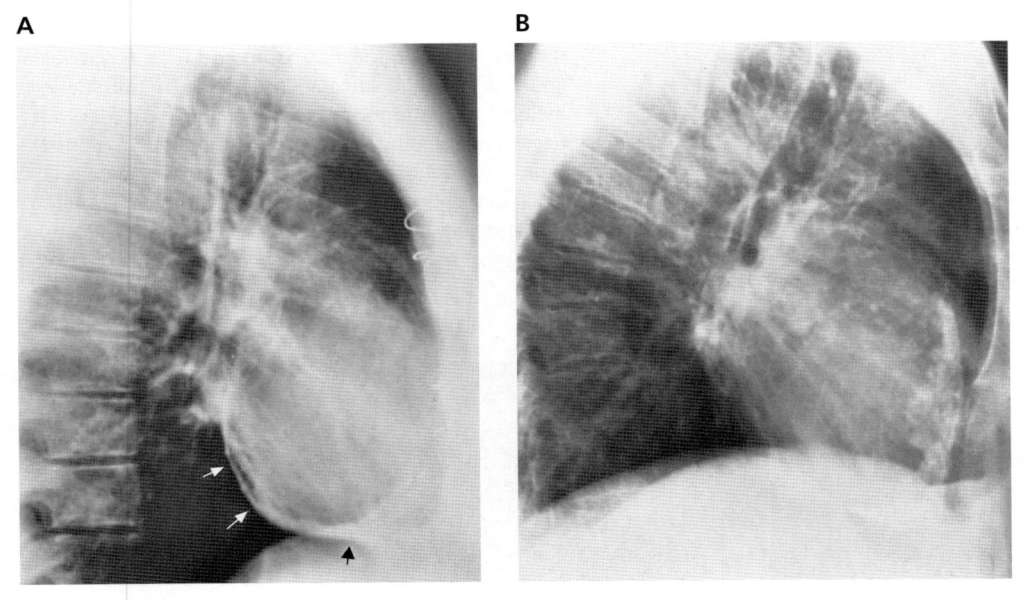

Fig. 2.19-9
Calcificação pericárdica (A e B). Vistas laterais do tórax demonstram placas densas de calcificação pericárdica (setas) em dois pacientes com pericardite constritiva crônica causada por tuberculose.

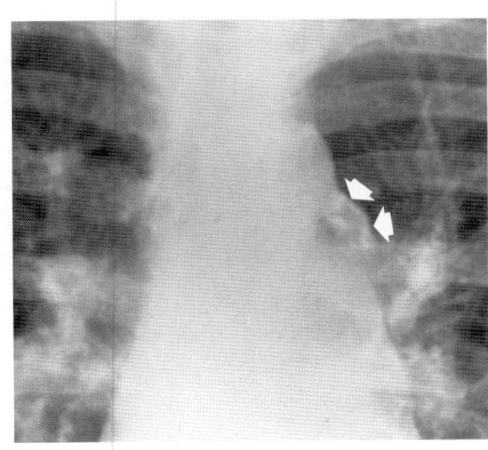

Fig. 2.19-10
Calcificação do canal arterial (setas).

2.20 ■ Derrame Pericárdico

Condição	Comentários
Insuficiência cardíaca congestiva	Evidência de congestão venosa pulmonar. Um derrame pleural associado é comum (frequentemente unilateral à direita, raramente à esquerda; pode ser bilateral).
Doença do colágeno (Fig. 2.34-9)	Lúpus eritematoso sistêmico; esclerodermia; poliarterite nodosa; doença reumatoide. Pode haver derrame pleural unilateral ou bilateral (especialmente no lúpus). Doença reticulonodular generalizada (mais proeminente nas bases pulmonares) pode ocorrer.
Pericardite infecciosa (Fig. 2.20-1)	Mais comumente coxsackievírus. Também outras infecções (p. ex., bacterianas, tuberculosa, histoplasmática, amebiana, toxoplasmática).
Pós-cirurgia cardíaca	Acumulação de líquido após pericardiotomia. Evidência de clipes e suturas cirúrgicas.
Síndrome pós-infarto do miocárdio (síndrome de Dressler) (Fig. 2.20-2)	Fenômeno autoimune caracterizado por febre e dor torácica pleuropericárdica começando 1 a 6 semanas após infarto miocárdico agudo. Outras manifestações incluem derrame pleural que é bilateral em 50% dos pacientes (usualmente maior à esquerda) e uma pneumonia mal definida (muitas vezes com estrias atelectásicas) que pode ser bilateral ou comprometer somente a base esquerda.

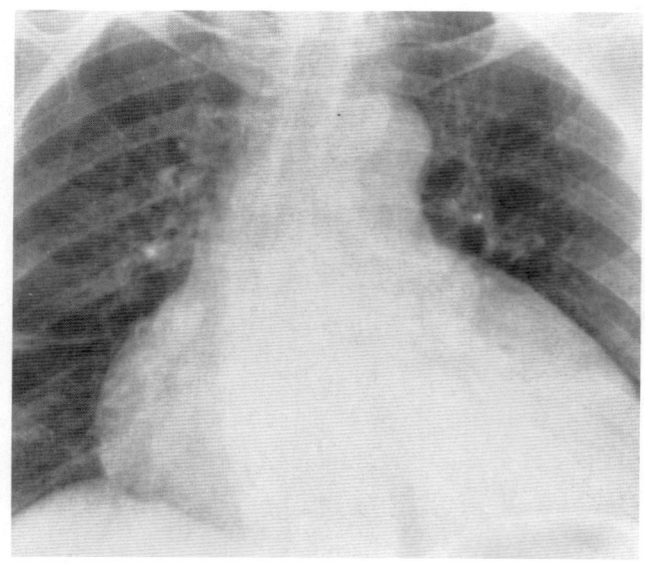

Fig. 2.20-1
Pericardite infecciosa. Aumento globular da silhueta cardíaca reflete uma combinação de pericardite e derrame pericárdico em um paciente com infecção por coxsackievírus. Há pequenos derrames pleurais bilateralmente.

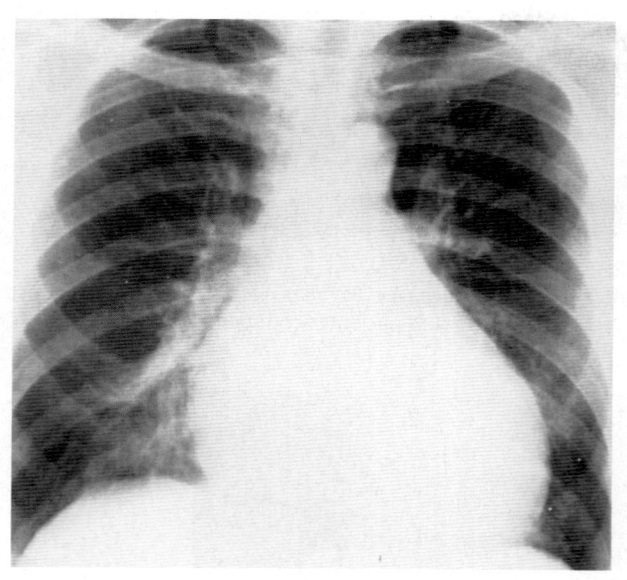

Fig. 2.20-2
Síndrome de Dressler. Radiografia de tórax obtida 3 semanas após um infarto agudo do miocárdio demonstra um grande derrame pericárdico aparecendo como um aumento rápido no tamanho cardíaco em comparação a um coração de tamanho essencialmente normal 1 semana antes.

Condição	Comentários
Trauma	Desenvolvimento rápido de um derrame pericárdico pode produzir alteração grave da função cardíaca com alteração mínima na silhueta cardíaca radiográfica.
Tumor do pericárdio ou do coração	Invasão direta por carcinoma do pulmão ou linfoma mediastinal, ou metástases de melanoma ou tumores do pulmão ou mama. Radioterapia pode produzir resolução completa (mas usualmente temporária) do líquido.
Uremia (Fig. 2.20-3)	Desenvolve-se em aproximadamente 15% dos pacientes sob hemodiálise prolongada. Pode coletar-se rapidamente e constituir ameaça à vida.

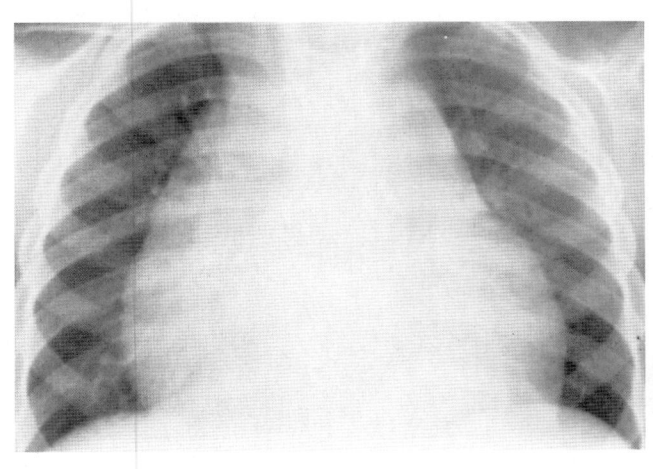

Fig. 2.20-3
Uremia. Aumento globular da silhueta cardíaca em uma criança sob hemodiálise prolongada.

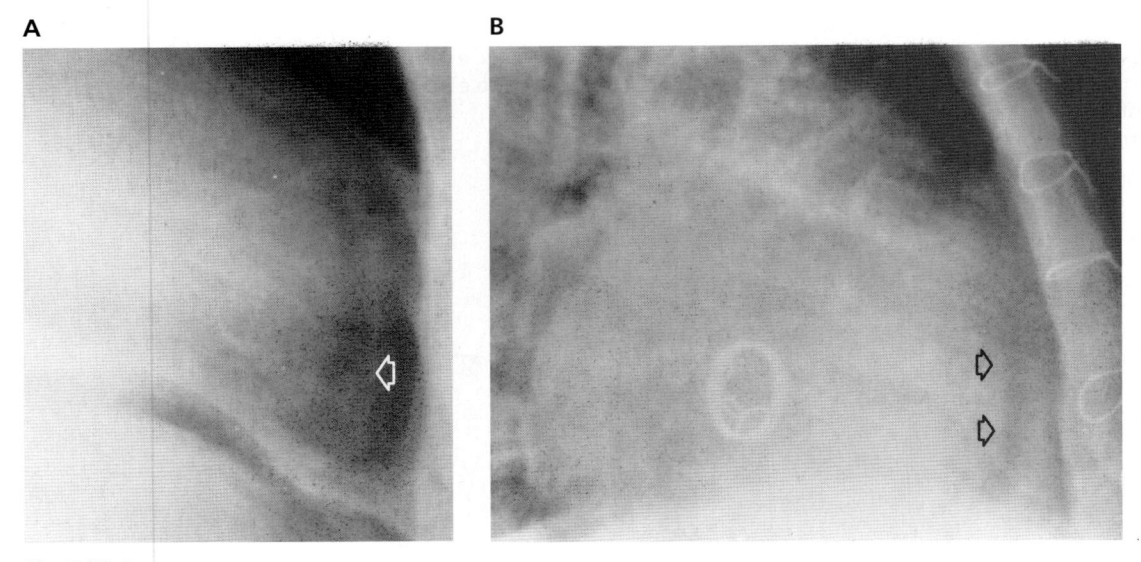

Fig. 2.20-4
Sinal do corpo gorduroso epicárdico no derrame pericárdico. (A) Em uma pessoa normal, uma linha fina, relativamente densa (seta), representando o pericárdio normal, está situada entre a gordura mediastinal anterior e a subepicárdica. (B) Radiografia lateral do tórax demonstra uma larga densidade de tecido mole, separando a faixa adiposa subepicárdica (setas) da gordura mediastinal anterior. Este é um sinal virtualmente patognomônico de derrame pericárdico ou espessamento.

Condição	Comentários
Radioterapia	Pode seguir-se ao uso de doses moderadamente altas (4.000 rads em 4 a 5 semanas, como no tratamento de doença de Hodgkin ou carcinoma de mama).
Mixedema	Pode causar derrame pericárdico crônico maciço (raramente tamponamento).
Diátese hemorrágica	Anemia crônica grave; eritroblastose fetal; excessiva terapia anticoagulante.
Idiopática	Diagnóstico de exclusão para derrame pericárdico agudo.

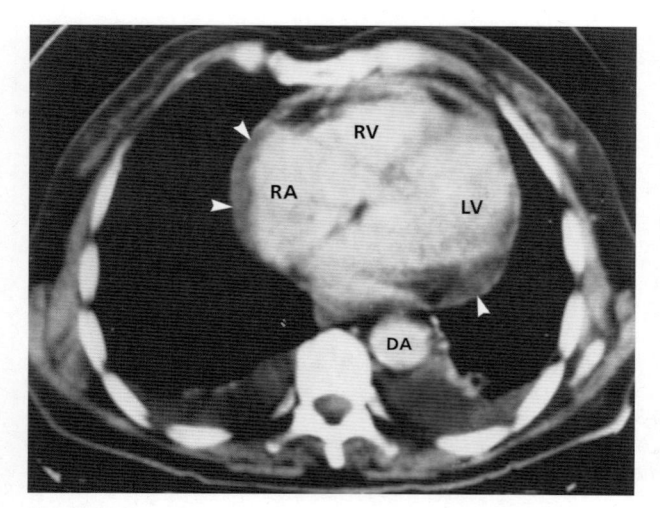

Fig. 2.20-5
Derrame pericárdico. TC efetuada após a injeção de material de contraste intravenoso mostra o derrame pericárdico como uma área de baixa densidade (pontas de seta) que é claramente demarcada do sangue com contraste intensificado dentro das câmaras cardíacas e aorta descendente. Observar os derrames pleurais bilaterais posteriormente. (DA, aorta descendente; LV, ventrículo esquerdo; RA, átrio direito; RV, ventrículo direito.)[13]

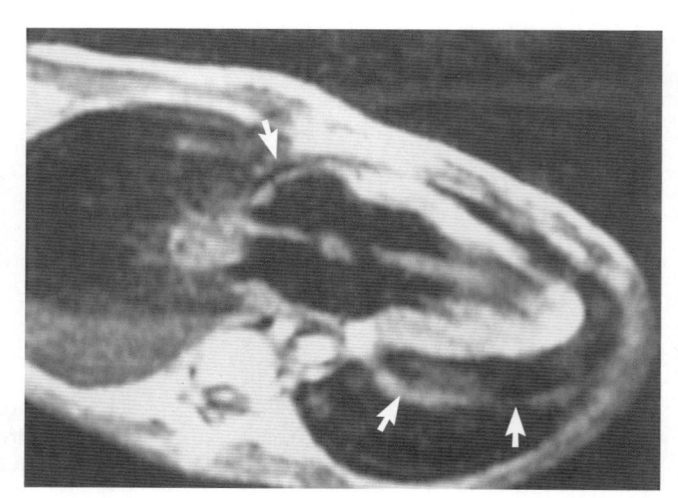

Fig. 2.20-6
Derrame pericárdico. Escaneamento de RM mostra que o pericárdio (setas) está afastado para longe do coração por um imenso derrame pericárdico que tem muito pequena intensidade de sinal. O efeito da gravidade é visto na localização posterior de ambos os derrames pericárdico e pleural direito.[14]

2.21 ■ Pericardite Constritiva

Condição	Comentários
Tuberculose (Figs. 2.21-1 e 2.21-2)	Agente etiológico em até um terço das séries antigas. Agora uma causa infrequente.
Outras infecções	Piogênicas (especialmente estafilocócicas ou pneumocócicas); histoplasmose; virais (especialmente coxsackie B).
Radioterapia	Pode seguir-se ao uso de doses moderadamente altas (4.000 rads em 4 a 5 semanas, como para o tratamento de doença de Hodgkin ou carcinoma de mama).
Uremia	Incidência relativamente alta em pacientes sob hemodiálise prolongada.
Trauma	Hemopericárdio, levando à fibrose densa.
Idiopática	Causa subjacente da doença pericárdica muitas vezes fica indeterminada. Provavelmente representa um ataque assintomático ou esquecido de pericardite aguda.

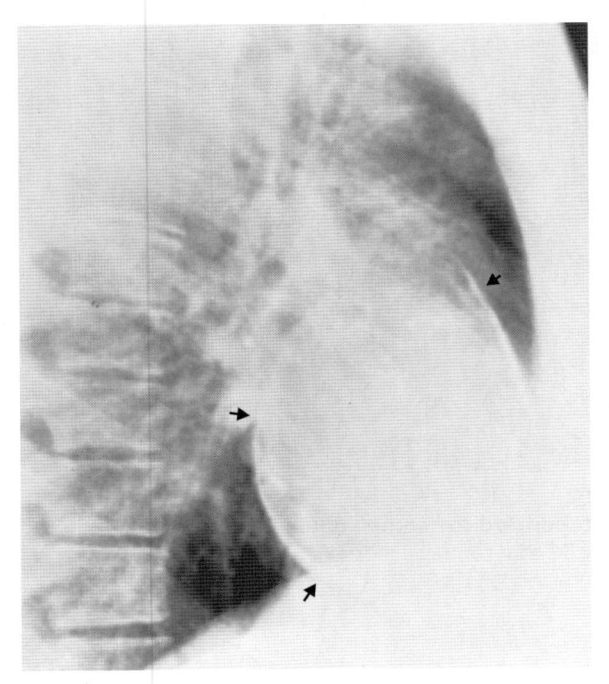

Fig. 2.21-1
Pericardite constritiva crônica. Calcificação densa no pericárdio (setas) rodeando completamente um coração de tamanho normal.

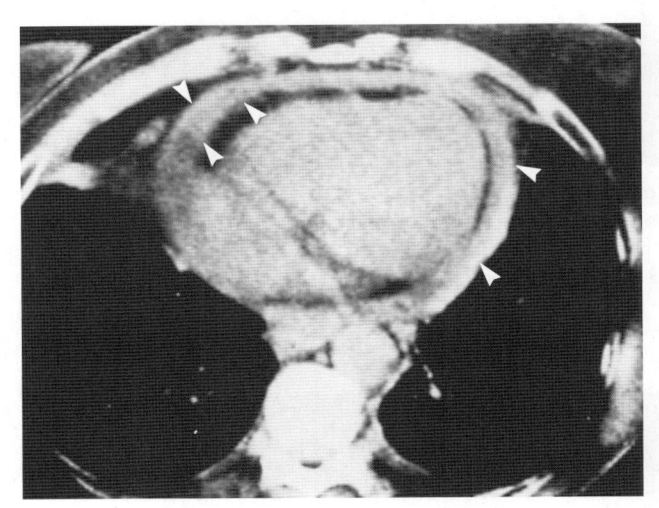

Fig. 2.21-2
Pericardite constritiva crônica. Escaneamento com TC efetuado durante uma infusão de material de contraste mostra intensificação de contraste no pericárdio de densidade de tecido mole (pontas de seta), que tem até 6 mm de espessura.[13]

2.22 ■ Doença Pericárdica em Tomografia Computadorizada e Imagem de Ressonância Magnética

Condição	Achados de Imagem	Comentários
Derrame pericárdico (Figs. 2.22-1 a 2.22-4)	Em TC, um derrame pericárdico simples tem atenuação próxima daquela da água. Uma atenuação mais alta sugere malignidade, hemopericárdio, exsudatos purulentos ou um derrame associado a hipotireoidismo. Derrames com baixa atenuação foram descritos com quilopericárdio. Em RM, a intensidade do derrame pericárdico não hemorrágico é baixa em imagens ponderadas para T1 e alta em imagens de GRE (eco gradiente). O aspecto é invertido com derrames pericárdicos hemorrágicos, que têm alta intensidade de sinal em imagens ponderadas para T1 e baixa intensidade em imagens de GRE. Derrames malignos podem ser associados a pericárdio irregularmente espessado de nodularidade pericárdica.	Desenvolve-se a partir de obstrução da drenagem venosa ou linfática do coração secundária à insuficiência cardíaca, insuficiência renal, infecção (bacteriana, viral ou tuberculose), neoplasma (carcinoma de pulmão ou mama, ou linfoma), ou lesão (trauma ou infarto do miocárdio). Embora ecocardiografia seja considerada a principal modalidade de imagem, TC e RM podem ajudar a caracterizar a anormalidade subjacente bem como prover um campo de vista mais amplo que possibilite a detecção de anormalidades associadas no mediastino e pulmões.

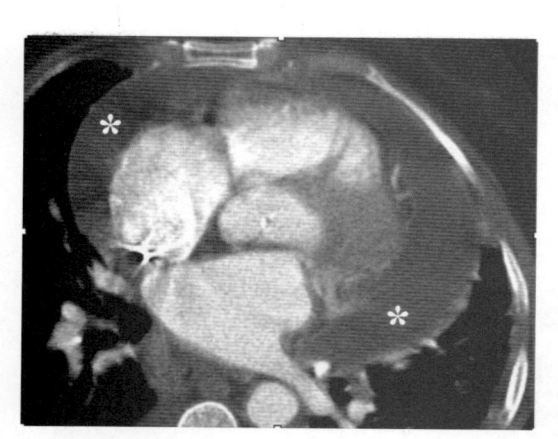

Fig. 2.22-1
Derrame pericárdico (simples). Imagem de TC com contraste mostra um derrame (*) com a mesma atenuação que a água.[15]

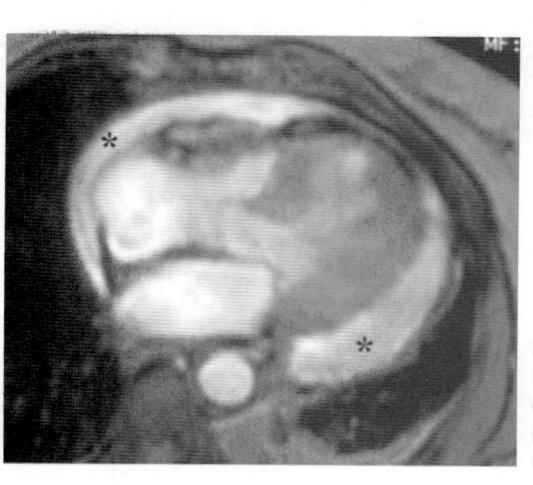

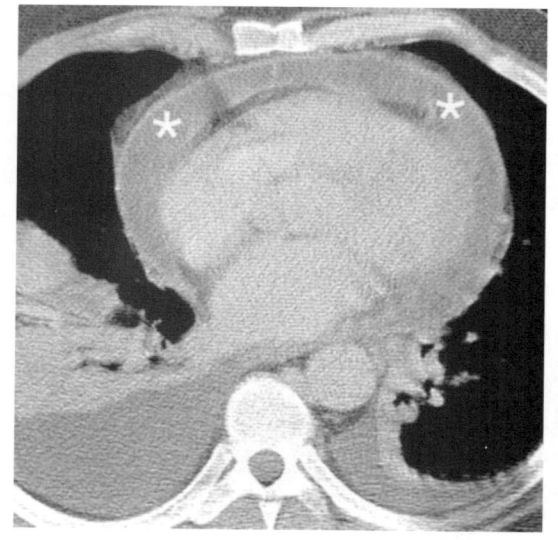

Fig. 2.22-2
Derrame pericárdico (serossanguíneo). Escaneamento de TC com contraste mostra realce de derrame de tamanho moderado (*).[15]

Fig. 2.22-3
Derrame pericárdico (não hemorrágico). Imagem de cine-GRE mostra um derrame de alta intensidade de sinal (*), compatível com líquido não hemorrágico.[15]

2.22 ■ DOENÇA PERICÁRDICA EM TOMOGRAFIA COMPUTADORIZADA E IMAGEM DE RESSONÂNCIA MAGNÉTICA

Condição	Achados de Imagem	Comentários
Pericardite constritiva (Figs. 2.22-5 a 2.22-7)	Espessura pericárdica de 4 mm ou mais é anormal e, quando acompanhada por achados clínicos de insuficiência cardíaca, é altamente sugestiva de pericardite constritiva. TC é extraordinariamente sensível para detectar calcificação pericárdica, que também é associada à pericardite constritiva.	As causas mais frequentes são cirurgia cardíaca e radioterapia. Etiologias menos comuns incluem infecção (viral ou tuberculosa), doença do tecido conectivo, uremia e neoplasma. A demonstração de espessamento pericárdico em TC e RM pode ajudar a fazer a distinção crítica entre pericardite constritiva e cardiomiopatia restritiva, que têm semelhantes manifestações clínicas e achados em cateterismo cardíaco e ecocardiografia.

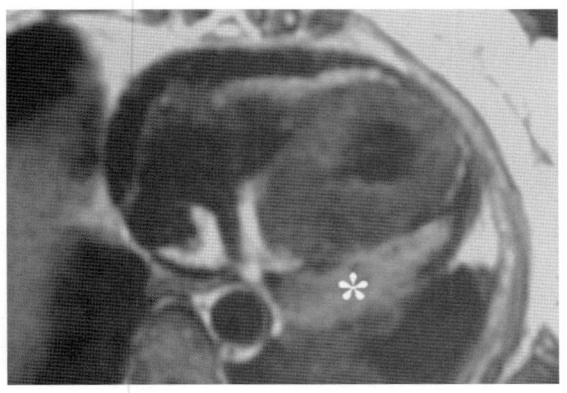

Fig. 2.22-4
Derrame pericárdico (hemorrágico). Imagem de RM ponderada para T1 axial mostra um derrame com alta intensidade de sinal (*), sugestivo de hemorragia.[15]

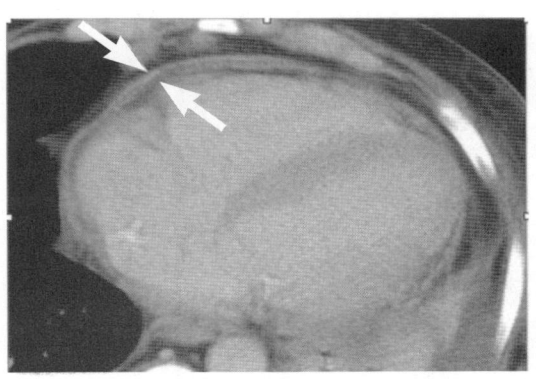

Fig. 2.22-5
Pericardite constritiva. Imagem de TC com uso de contraste mostra espessamento pericárdico (setas) neste paciente, que se apresentou com sintomas de insuficiência cardíaca depois de irradiação mediastinal para linfoma de Hodgkin.[15]

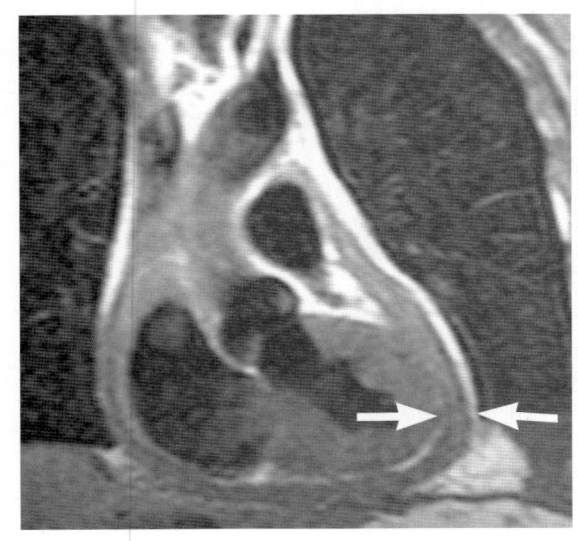

Fig. 2.22-6
Pericardite constritiva. Imagem coronal de RM ponderada para T1 mostra pericárdio anormalmente espessado (setas) delineado por gordura epicárdica e mediastinal.[15]

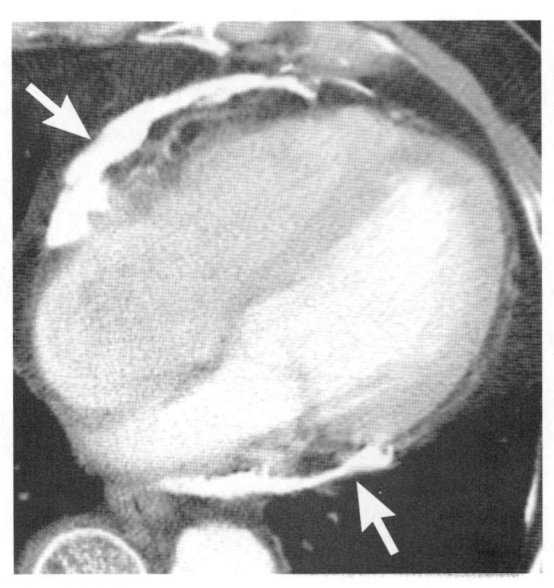

Fig. 2.22-7
Pericardite constritiva. TC com contraste mostra calcificação pericárdica densa (setas) em um paciente com uma história de hemopericárdio.[15]

Condição	Achados de Imagem	Comentários
Pericardite sem constrição (Figs. 2.22-8 e 2.22-9)	Intensificação de contraste do pericárdio espessado em TC indica inflamação. Em RM, o pericárdio normal (composto principalmente de tecido fibroso), bem como o pericárdio puramente fibroso ou calcificado na doença pericárdica crônica, tem uma baixa intensidade de sinal em imagens ponderadas tanto para T1 quanto para T2. Pericárdio espessado com sinal moderado a alto é visto na pericardite subaguda, e intensificação de contraste também é um sinal de inflamação pericárdica.	Espessamento pericárdico sem sinais clínicos de pericardite constritiva pode ser causado por inflamação secundária à pericardite aguda, uremia, cardiopatia reumática, artrite reumatoide, sarcoidose e irradiação mediastinal.

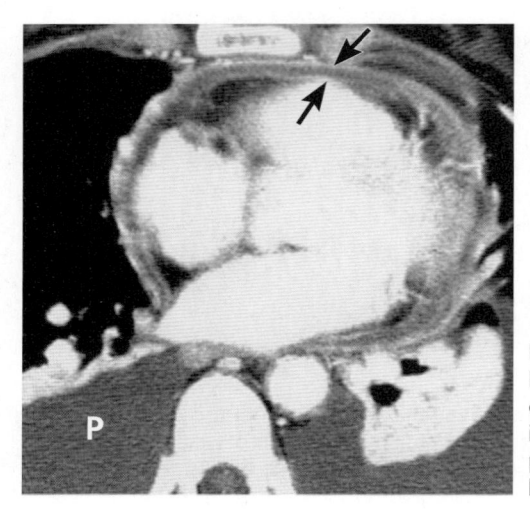

Fig. 2.22-8
Pericardite infecciosa. Escaneamento de TC com contraste mostra intensificação do pericárdio (setas), indicando inflamação. Observar o pequeno derrame pericárdico associado e grandes derrames pleurais bilaterais (P).[15]

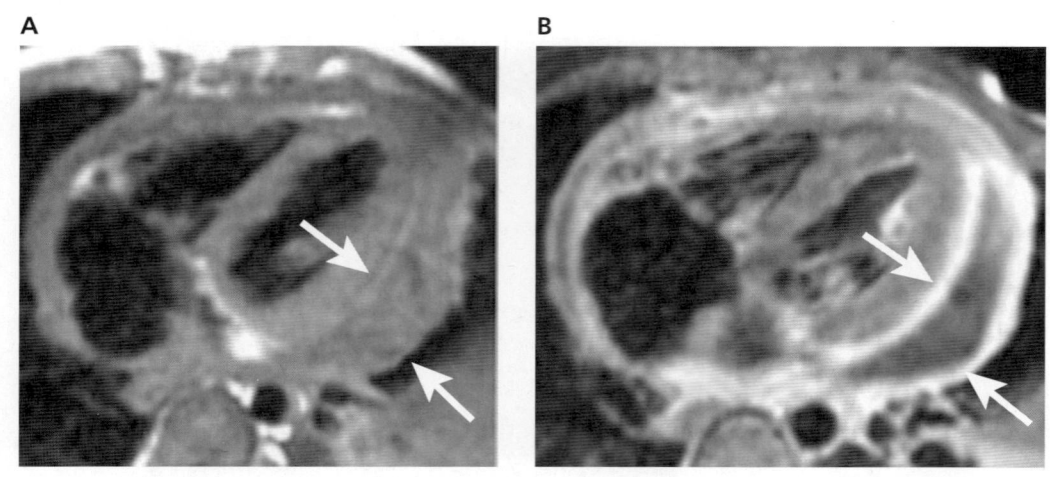

Fig. 2.22-9
Pericardite infecciosa. (A) Imagem de RM ponderada para T1 mostra uma área em forma de crescente de intensidade intermediária de sinal (setas) circundando os ventrículos, o que indica ou espessamento ou derrame pericárdico. (B) Imagem ponderada para T1 com contraste com saturação da gordura mostra acentuado espessamento e contraste do pericárdio (setas), achados compatíveis com inflamação. Há também um derrame pericárdico de tamanho moderado.[15]

Condição	Achados de Imagem	Comentários
Massas pericárdicas		Embora massas pericárdicas sejam muitas vezes detectadas inicialmente com ecocardiografia, as características de atenuação em TC ou a intensidade de sinal de RM, o grau de intensificação de contraste e a presença ou ausência de fluxo sanguíneo em imagens de cine-RM podem ajudar a diferenciá-las.
Cistos (Figs. 2.22-10 e 2.22-11)	Estrutura de paredes finas sem septos internos que tipicamente tem a atenuação e intensidade de sinal da água pura. Ocasionalmente, um cisto pode conter líquido altamente proteináceo que produz alta intensidade de sinal em imagens de RM ponderadas para T1.	Cistos pericárdicos congênitos são formados quando uma porção do pericárdio é pinçada e destacada durante o desenvolvimento inicial. Geralmente encontrados no ângulo cardiofrênico direito, eles podem ocorrer em qualquer localização no mediastino. Em locais incomuns, podem ser indistinguíveis de cistos broncogênicos ou tímicos.

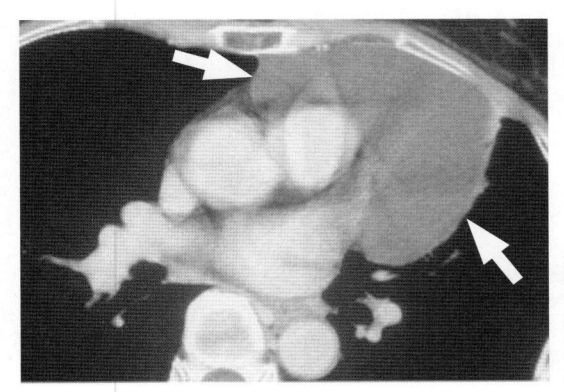

Fig. 2.22-10
Cisto pericárdico. Imagem de TC com contraste mostra uma massa homogênea que não contrasta (setas) com a atenuação de água, localizada adjacente à artéria pulmonar.[15]

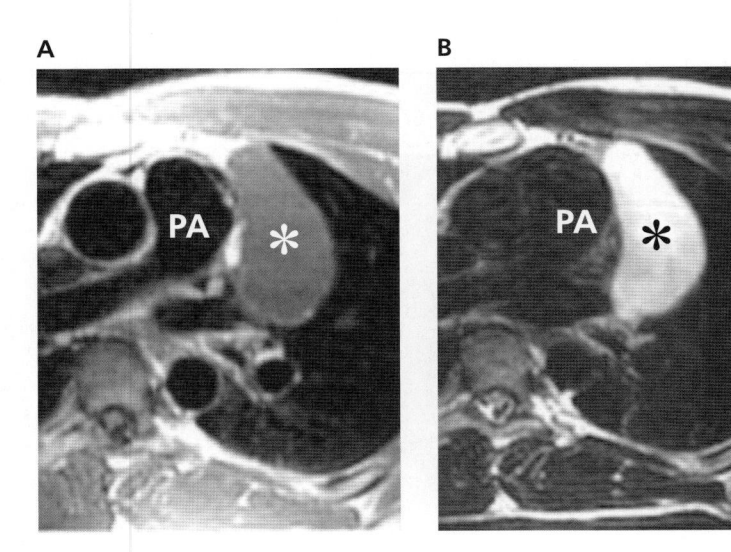

Fig. 2.22-11
Cisto pericárdico. (A) Imagem de RM com uso de contraste, ponderada para T1, mostra uma massa não contrastada (*) de intensidade intermediária de sinal adjacente à artéria pulmonar principal. (B) Em uma imagem ponderada para T2, a massa (*) tem intensidade alta homogênea de sinal.[15]

Condição	Achados de Imagem	Comentários
Hematomas (Figs. 2.22-12 e 2.22-13)	Os hematomas agudos possuem alta intensidade de sinal homogêneo em imagens de T1 e T2. Os hematomas subagudos (1 a 4 semanas de idade) tipicamente mostram sinal heterogêneo, com áreas de hiperintensidade em ambas as sequências. Em imagens ponderadas para T1 e de eco gradiente, os hematomas organizados crônicos podem mostrar uma orla periférica escura e focos internos de baixa intensidade de sinal que podem representar calcificação, fibrose ou deposição de hemossiderina. As áreas de sinal alto em imagens ponderadas para T1 e T2 frequentemente correspondem a líquido hemorrágico.	Pseudoaneurismas coronarianos ou ventriculares ou neoplasmas podem assemelhar-se a hematomas em imagens de RM. Entretanto, estas entidades demonstram intensificação de contraste, o que não é visto com hematomas. A detecção de fluxo interno em um pseudoaneurisma em imagem por cine-RM codificada para velocidade também é capaz de diferenciar esta condição de um hematoma.

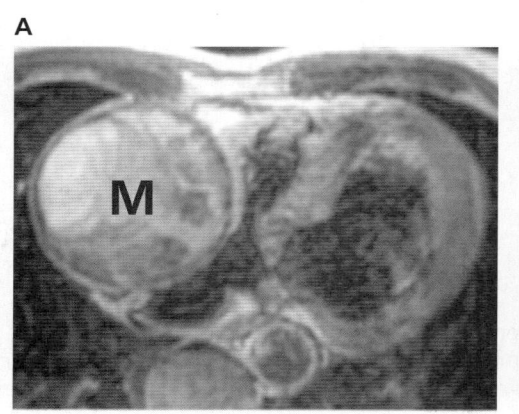

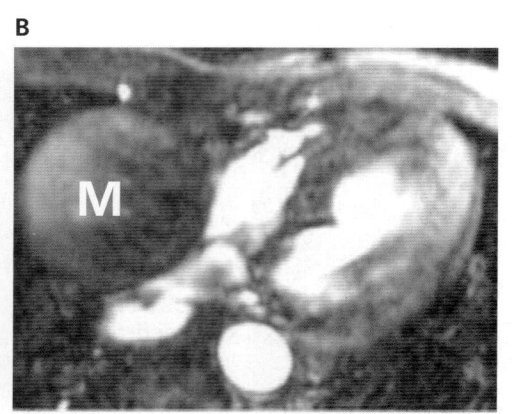

Fig. 2.22-12
Hematoma pericárdico. (A) Imagem com contraste ponderada para T1 mostra uma massa não contrastada de intensidade heterogênea de sinal (M) no sulco atrioventricular direito. (B) Cineimagem codificada para velocidade de fase mostra ausência de golpe sanguíneo na massa (M), um achado indicador de hematoma em vez de pseudoaneurisma.[15]

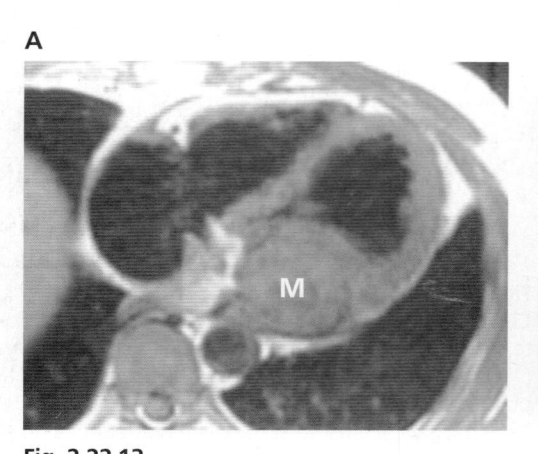

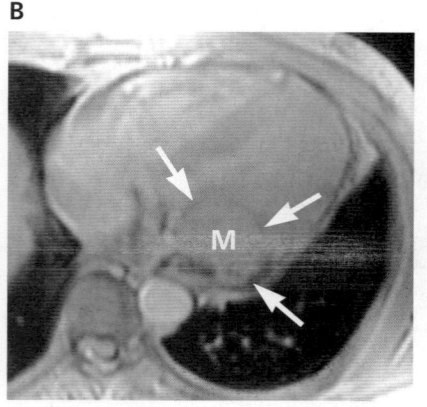

Fig. 2.22-13
Hematoma pericárdico (crônico, organizado). (A) Imagem de RM ponderada para T1 em um paciente que sofrera trauma torácico fechado há 8 anos mostra uma massa bem circunscrita (M) com intensidade intermediária de sinal no sulco atrioventricular esquerdo que comprime o átrio e o ventrículo. (B) Imagem de cine-GRE mostra uma massa (M) com focos de baixa intensidade de sinal e uma orla de baixa intensidade de sinal (setas), que são indicadores de calcificações centrais e periféricas.[15]

Condição	Achados de Imagem	Comentários
Neoplasmas Metástases (Fig. 2.22-14)	Em TC, comprometimento metastático é sugerido por um pericárdio irregularmente espessado ou massa pericárdica associada a um derrame. Em RM, invasão tumoral do pericárdio causa obliteração focal da linha pericárdica, que permanece intacta, se um tumor adjacente estender-se apenas até ele. Derrames pericárdicos hemorrágicos secundários a metástases usualmente têm alta intensidade de sinal em todas as imagens de SE. A intensidade de sinal da maioria dos neoplasmas é baixa em T1 e alta em T2. Uma exceção é melanoma metastático, que pode ter alta intensidade de sinal em imagens ponderadas para T1 por causa dos metais paramagnéticos ligados pela melanina. A maioria das metástases mostra importante intensificação por contraste.	Metástases pericárdicas são muito mais comuns do que tumores pericárdicos primários. Elas podem semear o pericárdio pela corrente sanguínea ou pelos linfáticos, ou invadir diretamente a partir do pulmão ou mediastino. Cânceres de mama e pulmão são as fontes mais comuns de metástases ao pericárdio, seguidos por linfoma e melanoma.
Neoplasmas primários (Figs. 2.22-15 e 2.22-16)	Lipoma tipicamente tem baixa atenuação em imagens de TC e alta intensidade de sinal em imagens de RM ponderadas para T1. A demonstração de cálcio ou gordura em uma massa pericárdica sugere um teratoma. Fibroma geralmente tem baixa intensidade de sinal em imagens ponderadas para T2 e mostra pouco ou nenhum contraste em razão de pouca vascularização. Mesoteliomas ocasionalmente demonstram nódulos ou placas pericárdicas além de um derrame pericárdico. Linfoma, sarcoma e lipossarcoma tipicamente aparecem como grandes massas heterogêneas, frequentemente associadas a um derrame serossanguíneo.	Neoplasmas pericárdicos primários são raros. Tumores benignos incluem lipoma, teratoma, fibroma e hemangioma; tumores primários malignos incluem mesotelioma, linfoma, sarcoma e lipossarcoma.

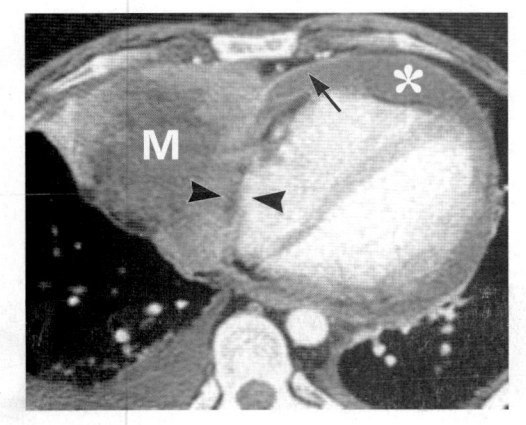

Fig. 2.22-14
Linfoma metastático. Imagem de TC com contraste mostra uma grande massa mediastinal anterior (M) heterogênea com necrose central, que invadiu o pericárdio (pontas de seta). Observar o moderado derrame pericárdico (*) e realce associado do pericárdio.[15]

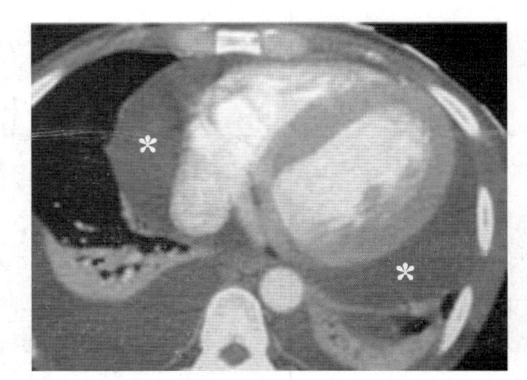

Fig. 2.22-15
Mesotelioma pericárdico primário. TC com contraste mostra um grande derrame pericárdico (*) e ausência de nódulos pericárdicos (que ocorrem nesta doença, mas são raros).[15]

Condição	Achados de Imagem	Comentários
Ausência congênita do pericárdio (Fig. 2.22-17)	Interposição de tecido pulmonar entre a aorta e o segmento principal da artéria pulmonar com rotação do coração para a esquerda (normalmente, a janela aortopulmonar é coberta por pericárdio e contém alguma gordura). Às vezes, a aurícula do átrio esquerdo se salienta pelo defeito.	Ausência congênita do pericárdio é rara. A maioria dos defeitos pericárdicos é parcial e ocorre no lado esquerdo.

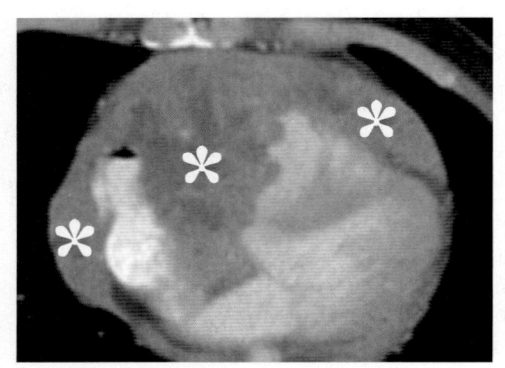

Fig. 2.22-16
Linfoma pericárdico primário. Imagem de TC com contraste mostra uma massa de tecido mole com intensificação por contraste irregular (*), que infiltrou o pericárdio inteiro.[15]

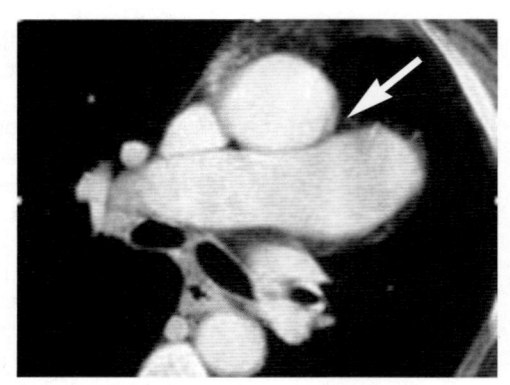

Fig. 2.22-17
Ausência congênita do pericárdio. TC com contraste mostra interposição de tecido pulmonar entre a aorta e o segmento principal da artéria pulmonar (seta), indicando a ausência de pericárdio nesta área. Observar a rotação do coração para a esquerda.[15]

Fontes

1. Reprinted from *Radiology of the Heart and Great Vessels* by RN Cooley and MH Schreiber, Williams & Wilkins Company, ©1978, with permission of JH Harris Jr.
2. Reprinted with permission from "Transposition of the Great Arteries" by A Barcia *et al.*, *American Journal of Roentgenology* (1967;100:249–261), Copyright ©1967, American Roentgen Ray Society.
3. Reprinted with permission from "Roentgenographic Features in a Case with Origin of Both Great Vessels from the Right Ventricle without Pulmonary Stenosis" by LS Carey and JE Edwards, *American Journal of Roentgenology* (1965;93:268–287), Copyright ©1965, American Roentgen Ray Society.
4. Reprinted with permission from "Angiocardiographic and Anatomic Findings in Origin of Both Great Arteries from the Right Ventricle" by FJ Hallerman *et al.*, *American Journal of Roentgenology* (1970;109:51–66), Copyright ©1970, American Roentgen Ray Society.
5. Reprinted with permission from "Endocardial Cushion Defects" by MG Baron, *Radiologic Clinics of North America* (1968;6:43–52), Copyright ©1968, WB Saunders Company.
6. Reprinted from *Plain Film Interpretation in Congenital Heart Disease* by LE Swischuk with permission of Williams & Wilkins Company, ©1979.
7. Reprinted with permission from "Other Forms of Left-to-Right Shunt" by LP Elliott, *Seminars in Roentgenology* (1966;1:120–136); Copyright ©1966, Grune & Stratton Inc.
8. Reprinted with permission from "Coronary Arteriovenous Fistula" by I Steinberg and GR Holswade, *American Journal of Roentgenology* (1972;116:82–90), Copyright ©1972, American Roentgen Ray Society.
9. Reprinted with permission from "Congenital Aortic Stenosis" by FB Takekawa *et al.*, *American Journal of Roentgenology* (1966;98:800–821), Copyright ©1966, American Roentgen Ray Society.
10. Reprinted from *Diagnostic Imaging in Internal Medicine* by RL Eisenberg with permission of McGraw-Hill Book Company, ©1985. Courtesy of Marvin Belasco, MD.
11. Reprinted with permission from "Anomalous Origin of the Left Pulmonary Artery from the Right Pulmonary Artery" by KL Jue *et al.*, *American Journal of Roentgenology* (1965;95:598–610), Copyright ©1965, American Roentgen Ray Society.
12. Reprinted with permission from "Left Atrial Calcification" by SCW Vickers *et al.*, *Radiology* (1959;72:569–575), Copyright ©1959, Radiological Society of North America Inc.
13. Reprinted from *Computed Body Tomography* by JKT Lee, SS Sagel, and RJ Stanley (Eds) with permission of Raven Press, New York, ©1989.
14. Reprinted with permission from "Cardiac Magnetic Resonance Imaging" by SW Miller *et al.*, *Radiological Clinics of North America* (1985;23:745–764), Copyright ©1985, WB Saunders Company.
15. Wang ZJ, Reddy GP, Gotway MB *et al.* CT and MR Imaging of Pericardial Disease. *RadioGraphics* 2003;23:S167–S180.

3 Padrões Gastrointestinais

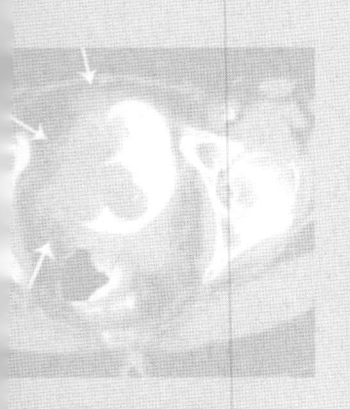

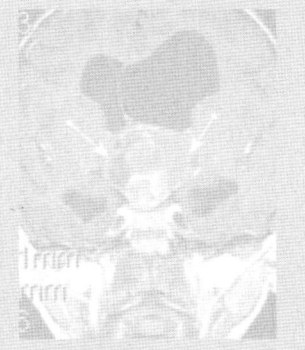

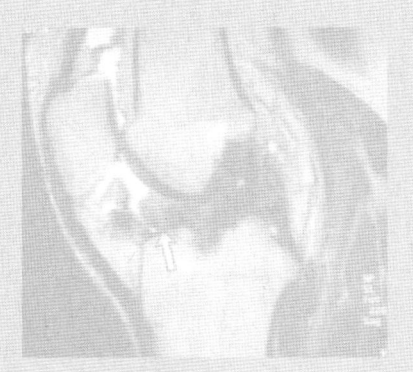

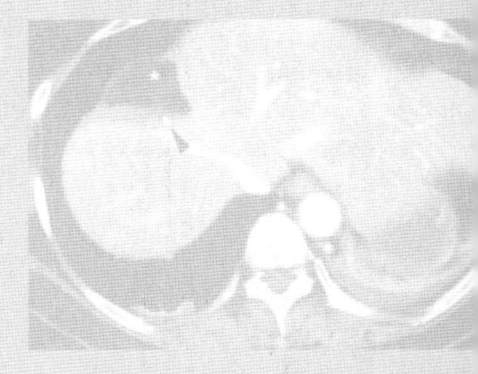

3.1	Distúrbios da Motilidade do Esôfago	396	3.48 Lesões em Olho de Boi do Trato Gastrointestinal	550
3.2	Impressões Extrínsecas sobre o Esôfago Cervical	400	3.49 Hérnias Abdominais	552
3.3	Impressões Extrínsecas sobre o Esôfago Torácico	402	3.50 Calcificação do Fígado	562
3.4	Ulceração do Esôfago	406	3.51 Calcificação do Baço	566
3.5	Estenose do Esôfago	412	3.52 Calcificação do Trato Digestório	568
3.6	Defeitos de Enchimento do Esôfago	418	3.53 Calcificação Pancreática	570
3.7	Divertículos do Esôfago	422	3.54 Calcificação da Vesícula Biliar e dos Ductos Biliares	572
3.8	Ulceração Gástrica	424	3.55 Calcificação Suprarrenal	574
3.9	Estreitamento do Estômago	426	3.56 Calcificação Renal	576
3.10	Defeitos de Enchimento no Estômago	430	3.57 Calcificação Ureteral	580
3.11	Espessamento de Pregas Gástricas	436	3.58 Calcificação da Bexiga	582
3.12	Obstrução da Saída Gástrica	440	3.59 Calcificação do Trato Genital Feminino	584
3.13	Dilatação Gástrica sem Obstrução da Via de Saída	444	3.60 Calcificação do Trato Genital Masculino	586
3.14	Alargamento do Espaço Retrogástrico	446	3.61 Calcificação Abdominal Disseminada	588
3.15	Defeitos de Enchimento no Coto Gástrico	447	3.62 Doenças Gástricas em Tomografia Computadorizada	590
3.16	Comprometimento Simultâneo do Antro Gástrico e Bulbo Duodenal	450	3.63 Doenças Duodenais em Tomografia Computadorizada	598
3.17	Defeitos de Enchimento do Duodeno	452	3.64 Padrões de Atenuação na Parede Intestinal Anormal	602
3.18	Aumento da Papila de Vater (> 1,5 centímetro)	456	3.65 Doenças Ileocecais em Tomografia Computadorizada	606
3.19	Estreitamento ou Obstrução Duodenal	458	3.66 Aumento de Linfonodos Mesentéricos	613
3.20	Espessamento de Pregas Duodenais	462	3.67 Parede Espessada da Vesícula Biliar (> 3 milímetros)	618
3.21	Alargamento do Arco Duodenal	464	3.68 Massas Anecoicas (Císticas) Focais do Fígado	622
3.22	Íleo Adinâmico	466	3.69 Massas Complexas ou Sólidas do Fígado	626
3.23	Obstrução do Intestino Delgado	469	3.70 Ecogenicidade Aumentada Generalizada do Fígado	634
3.24	Dilatação do Intestino Delgado	472	3.71 Ecogenicidade Diminuída Generalizada do Fígado	636
3.25	Espessamento Regular do Pregueado do Intestino Delgado	475	3.72 Lesões Hepáticas com Sombreamento	638
3.26	Pregas Deformadas, Irregulares, Generalizadas do Intestino Delgado	476	3.73 Massas com Atenuação Diminuída Focal no Fígado	640
3.27	Defeitos de Enchimento no Jejuno e Ileo	480	3.74 Lesões Hepáticas Focais Que Hipercontrastam	656
3.28	Transparências Arenosas no Intestino Delgado	486	3.75 Lesões Císticas Focais do Fígado	660
3.29	Separação de Alças do Intestino Delgado	488	3.76 Lesões Gordurosas do Fígado	668
3.30	Divertículos e Pseudodivertículos do Intestino Delgado	490	3.77 Atenuação Aumentada Generalizada do Fígado	672
3.31	Espessamento Simultâneo do Pregueado do Estômago e Intestino Delgado	493	3.78 Atenuação Diminuída Generalizada do Fígado	674
3.32	Ceco em Forma de Cone	494	3.79 Imagem de Ressonância Magnética do Fígado	677
3.33	Defeitos de Enchimento no Ceco	498	3.80 Espaço Peri-Hepático em Tomografia Computadorizada	696
3.34	Lesões Ulcerativas do Cólon	502	3.81 Massas Pancreáticas em Ultrassonografia	704
3.35	Estreitamento do Cólon	508	3.82 Massas Pancreáticas Císticas em TC e IRM	708
3.36	Defeitos de Enchimento no Cólon	514	3.83 Massas Pancreáticas Sólidas em Tomografia Computadorizada	714
3.37	"Impressões Digitais" do Cólon	522	3.84 Colangiografia por Ressonância Magnética (Colangiorressonância)	722
3.38	Duplo Trajeto no Cólon	524	3.85 Ressonância Magnética Pancreatográfica	728
3.39	Aumento do Espaço Retrorretal	526	3.86 Massas com Atenuação Diminuída no Baço	732
3.40	Alterações no Tamanho da Vesícula Biliar	528	3.87 Lesões Esplênicas em Imagem de Ressonância Magnética	740
3.41	Defeitos de Enchimento em uma Vesícula Opacificada	529	3.88 Anormalidades Peritoneais e Omentais	746
3.42	Defeitos de Enchimento nos Ductos Biliares	532	3.89 Hemoperitônio	753
3.43	Estreitamento ou Obstrução de Ductos Biliares	536	3.90 Lesões Gordurosas no Abdome e Pelve em Tomografia Computadorizada	756
3.44	Dilatação Cística dos Ductos Biliares	540	3.91 Defeitos de Enchimento da Veia Cava Inferior (IVC)	764
3.45	Pneumoperitônio	542	Fontes	767
3.46	Gás na Parede Intestinal (*Pneumatosis intestinalis*)	544		
3.47	Gás Extraluminal nos Quadrantes Superiores	546		

3.1 ■ Distúrbios da Motilidade do Esôfago

Condição	Achados de Imagem	Comentários
Acalasia cricofaríngea (Fig. 3.1-1)	Protrusão hemisférica ou horizontal, semelhante a uma prateleira, no aspecto posterior do esôfago em cerca do nível de C5-C6.	Falha do esfíncter superior do esôfago em se relaxar. Pode resultar em disfagia ao obstruir a passagem de um bolo deglutido. Em doença grave, pode causar aspiração e pneumonia.
Laringectomia total (pseudodefeito)	Aspecto idêntico ao da acalasia cricofaríngea.	Clinicamente, o paciente se queixa de disfagia à descida e disfonia com fala esofágica à subida.
Esclerodermia (Fig. 3.1-2)	Esôfago dilatado, atônico, comprometendo apenas a porção de músculo liso (do arco aórtico para baixo). Onda de esvaziamento normal no terço superior do esôfago (que é composto principalmente por músculo estriado). Esfíncter inferior do esôfago dilatado com refluxo gastroesofágico. Na posição ereta, bário flui rapidamente para dentro do estômago.	Atrofia do músculo liso com substituição por fibrose. Frequentemente assintomática, embora possa ser necessário o paciente comer ou beber em uma posição sentada ou ereta. Alta incidência de refluxo gastroesofágico, levando à esofagite péptica e formação de estenose.

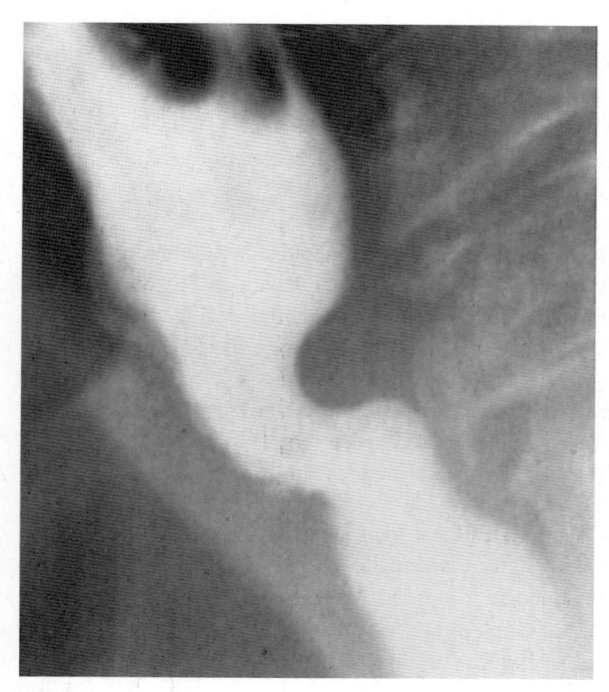

Fig. 3.1-1
Acalasia cricofaríngea.

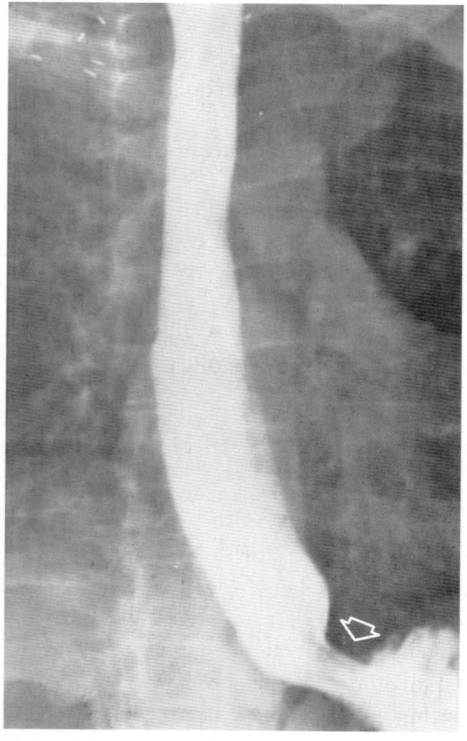

Fig. 3.1-2
Esclerodermia. Notar a junção esofagogástrica dilatada (seta).

Condição	Achados de Imagem	Comentários
Acalasia (Figs. 3.1-3 a 3.1-5)	Dilatação e tortuosidade do esôfago que podem produzir um mediastino alargado (muitas vezes com um nível hidroaéreo) principalmente, no lado direito, adjacente à sombra cardíaca. Múltiplas contrações terciárias descoordenadas. Estreitamento cônico suavemente afilado do esôfago distal (sinal do bico). Na posição ereta, pequenos esguichos de bário entram no estômago (efeito de jato). Extensão do segmento estreitado (< 3,5 cm) e grau de dilatação proximal (> 4 cm) sugerem acalasia primária.	Relaxamento incompleto do esfíncter inferior do esôfago relacionado com uma escassez ou ausência de células ganglionares nos plexos mioentéricos (de Auerbach) da parede do esôfago distal. Resposta de hipersensibilidade de denervação ao Mecholyl (acetilcolina sintética). Uma aparência semelhante pode ser produzida por qualquer interrupção generalizada ou localizada do arco reflexo que controla a motilidade esofágica normal (p. ex., doenças dos núcleos bulbares, anormalidade do nervo vago, destruição das células ganglionares mioentéricas por doença inflamatória, ou carcinoma do esôfago distal ou da cárdia gástrica).

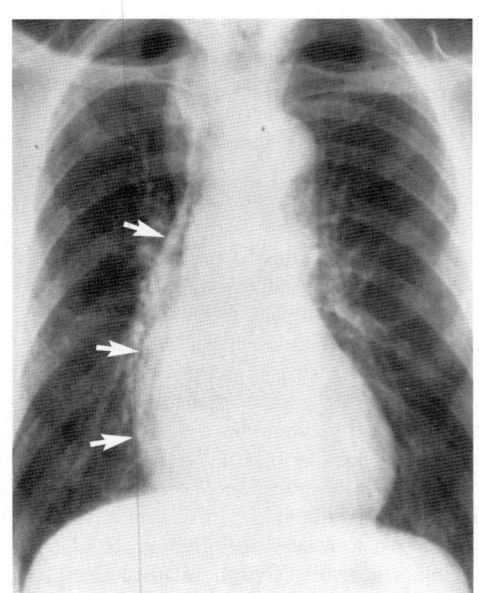

Fig. 3.1-3
Acalasia. A margem do esôfago dilatado, tortuoso (setas), corre paralela à borda direita do coração.

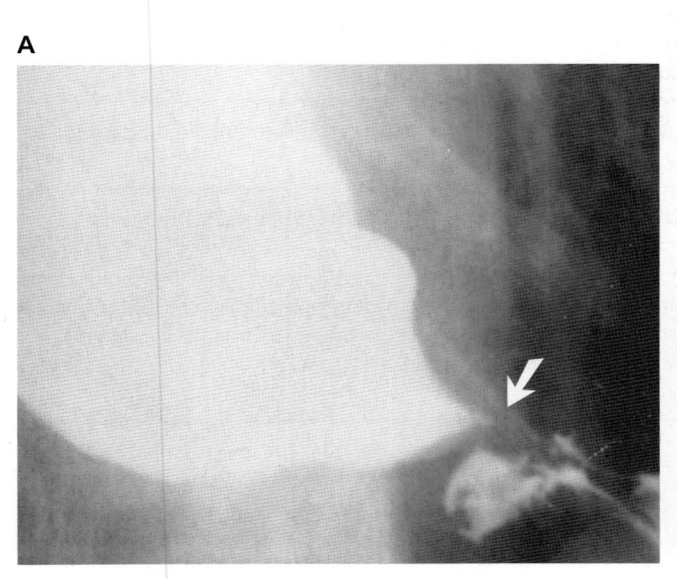

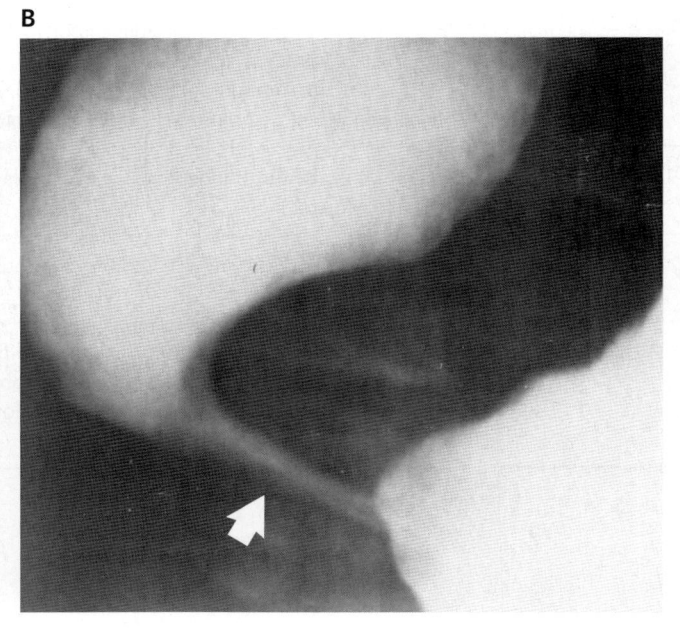

Fig. 3.1-4
Acalasia. (A) Sinal do bico. (B) Efeito de jato (seta).

Condição	Achados de Imagem	Comentários
Doença de Chagas	Padrão idêntico ao da acalasia.	Destruição dos plexos mioentéricos pelo protozoário *Trypanosoma cruzi*, que também causa megacólon com constipação crônica, dilatação ureteral e miocardite.
Espasmo esofágico difuso (Fig. 3.1-6)	Contrações terciárias de amplitude anormalmente alta que podem obliterar a luz. Padrão em saca-rolhas de saculações transitórias ou pseudiverticular (esôfago em contas de rosário).	Tríade clínica clássica de contrações esofágicas descoordenadas maciças, dor torácica e pressão intramural aumentada. Sintomas são frequentemente causados ou agravados ao comer, mas podem ocorrer espontaneamente ou mesmo acordar o paciente à noite.
Presbiesôfago	Contrações terciárias não propulsivas que são geralmente ocasionais e brandas, mas podem tornar-se frequentes e fortes.	Condição do envelhecimento que pode ser resultado de um pequeno acidente vascular encefálico, afetando os núcleos centrais. Geralmente assintomático, mas pode causar disfagia moderada.
Esofagite (Fig. 3.1-7)	Inicialmente, contrações terciárias não peristálticas repetitivas que ocorrem distais ao ponto de interrupção da onda primária. Se graves, podem resultar em aperistalse completa.	Motilidade esofágica desordenada é a mais inicial e mais frequente anormalidade radiográfica na inflamação esofágica, seja secundária a refluxo, agentes corrosivos, infecção, amiloidose, seja lesão de irradiação.
Distúrbios musculares primários (Fig. 3.1-8)	Peristalse desordenada, comprometendo o terço superior do esôfago (que contém músculo estriado). Na miastenia grave, a deglutição inicial muitas vezes é normal, mas a peristalse enfraquece com deglutições repetidas. Na distrofia miotônica, há refluxo através do músculo cricofaríngeo (coluna contínua de bário, estendendo-se da hipofaringe ao esôfago cervical, mesmo quando o paciente não está deglutindo).	Paciente incapaz de desenvolver uma boa onda peristáltica faríngea. Na miastenia grave, fadiga muscular resulta da insuficiência da transmissão neural entre a placa motora e a fibra muscular. Na distrofia miotônica, uma anormalidade anatômica da placa motora leva à atrofia e uma incapacidade do músculo contraído de se relaxar. Outros distúrbios musculares primários incluem polimiosite, dermatomiosite, esclerose lateral amiotrófica, miopatias secundárias a esteroides e função tireóidea anormal e miopatia oculofaríngea.
Distúrbios neurais primários	Vários padrões de motilidade anormal, incluindo profunda incoordenação motora da faringe e o esfíncter superior do esôfago, contrações terciárias difusas e um padrão de acalasia.	Causas incluem paralisia periférica ou central de nervos cranianos, doença oclusiva vascular cerebral, afetando o tronco cerebral, vagotomia cervical unilateral alta, poliomielite bulbar, siringomielia, esclerose múltipla e disautonomia familial (síndrome de Riley-Day).
Diabetes melito	Vários padrões de motilidade anormal, incluindo contrações terciárias e dilatação esofágica com um retardo substancial no esvaziamento esofágico, quando o paciente está deitado.	Amplitude acentuadamente diminuída das contrações faríngeas e peristálticas. Afeta, principalmente, diabéticos com uma neuropatia de longa duração.
Alcoolismo	Peristalse diminuída, mais pronunciada na porção distal.	Provavelmente, reflete uma combinação de miopatia e neuropatia alcoólicas.
Drogas	Aperistalse e dilatação do esôfago (simula esclerodermia).	Agentes anticolinérgicos (atropina, Pró-Banthine).
Lesões obstrutivas	Inicialmente, contrações terciárias são produzidas, em uma tentativa de vencer a obstrução. Afinal, pode haver um esôfago dilatado e virtualmente aperistáltico.	Lesões que podem causar obstrução esofágica incluem tumores, corpos estranhos, membranas, estenoses e anéis de Schatzki.

3.1 ■ DISTÚRBIOS DA MOTILIDADE DO ESÔFAGO

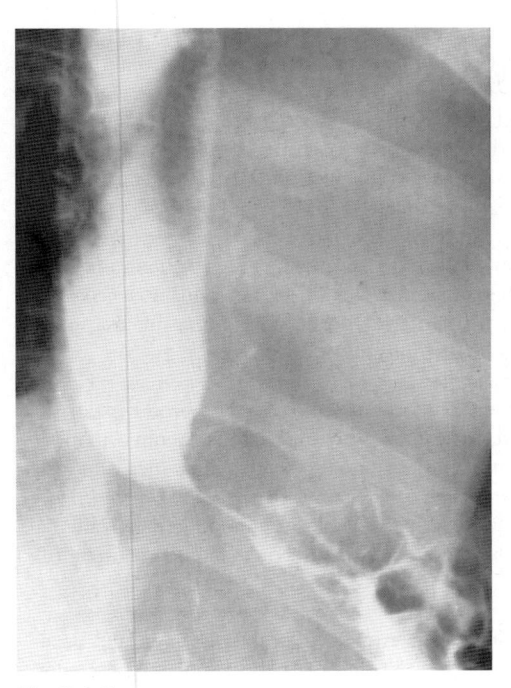

Fig. 3.1-5
Padrão de acalasia causado pela extensão proximal de carcinoma do fundo do estômago.

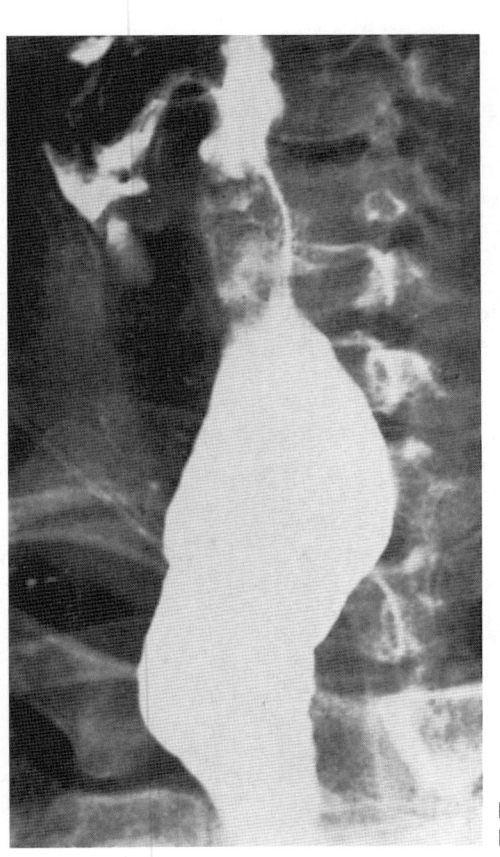

Fig. 3.1-6
Espasmo esofágico difuso.

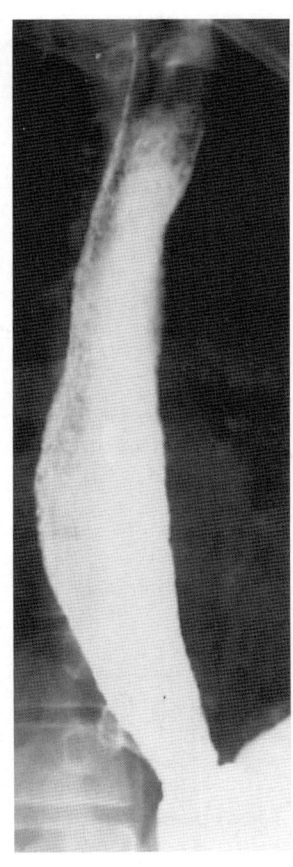

Fig. 3.1-7
Candidíase. Aperistalse e dilatação do esôfago são associadas à ulceração difusa.

Fig. 3.1-8
Distrofia miotônica.

3.2 ■ Impressões Extrínsecas sobre o Esôfago Cervical

Condição	Achados de Imagem	Comentários
Músculo cricofaríngeo (Fig. 3.2-1)	Impressão posterior relativamente constante sobre o esôfago aproximadamente no nível de C5-C6.	Causada pela falta de relaxamento do músculo cricofaríngeo. Uma impressão posterior semelhante pode muitas vezes ser observada após laringectomia total.
Plexo venoso faríngeo (Fig. 3.2-1)	Impressão anterior no esôfago cerca do nível C6. Aparência varia de deglutição para deglutição.	Causada pelo prolapso de pregas frouxas da mucosa sobre o rico plexo venoso faríngeo, submucoso central. Ocorre em 70 a 90% dos adultos e é assim considerado um achado normal.
Membrana esofágica (Figs. 3.2-1 a 3.2-3)	Banda transparente lisa, fina (ocasionalmente múltipla), originada da parede anterior do esôfago próximo da junção faringoesofágica.	Geralmente um achado incidental sem nenhuma importância clínica, mas pode ser associada à *epidemolysis bullosa*, pênfigo benigno de membrana mucosa, ou a "síndrome de Plummer-Vinson".
Osteófito marginal anterior (Fig. 3.2-4)	Endentação lisa, regular, na parede posterior do esôfago ao nível de um espaço discal intervertebral.	Usualmente assintomático, mas pode produzir dor ou dificuldade de deglutição (especialmente com osteofitose profusa e hiperostose esquelética idiopática difusa).
Aumento ou massa tireóidea (Fig. 3.2-5)	Impressão lisa sobre a parede lateral do esôfago, e desvio deste, geralmente com desvio paralelo da traqueia.	Causado por hipertrofia localizada ou generalizada da glândula, doença inflamatória ou malignidade tireóidea.
Massa paratireóidea	Impressão sobre a parede lateral do esôfago, e desvio deste.	Pode ajudar a determinar o local da lesão em um paciente com sintomas de hiperparatireoidismo, causados por um tumor funcionante paratireóideo.
Linfadenopatia	Impressão lisa e desvio do esôfago.	Pode ser calcificada.
Abscesso ou hematoma em tecido mole	Impressão sobre o esôfago e desvio deste.	Abscesso pode conter gás.
Neoplasma ou inflamação espinal	Impressão posterior sobre o esôfago (pode ser irregular).	Sugerido se houver destruição de um corpo vertebral.
Resto de mucosa gástrica ectópica (Fig. 3.2-6)	Estreitamento persistente semelhante a um anel do esôfago superior.	Condição congênita que é quase sempre assintomática, mas raramente pode produzir disfagia.
Entrada torácica estreita	Compressão extrínseca do esôfago na junção cervicodorsal.	Variante anatômica rara. TC é necessária para excluir uma massa e permitir medição da entrada torácica.

3.2 ■ IMPRESSÕES EXTRÍNSECAS SOBRE O ESÔFAGO CERVICAL

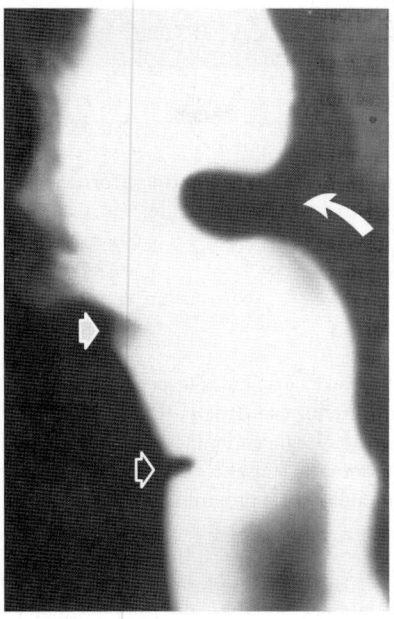

Fig. 3.2-1
Três impressões sobre o esôfago torácico: **impressão cricofaríngea** (seta curva), **plexo venoso faríngeo** (seta sólida curta) e **membrana esofágica** (seta aberta curta).[2]

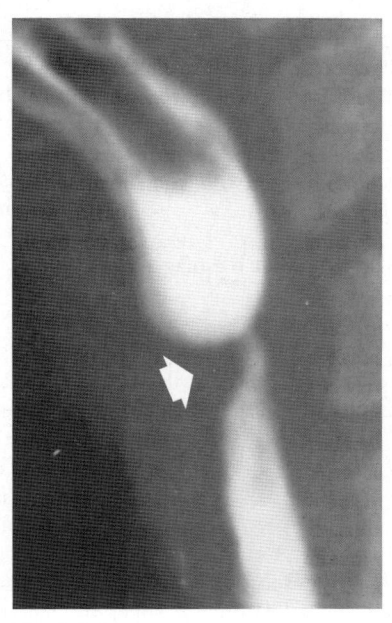

Fig. 3.2-2
Epidermólise bolhosa. Uma membrana estenótica (seta) resulta da cura de vesículas subepidérmicas, comprometendo as membranas mucosas.

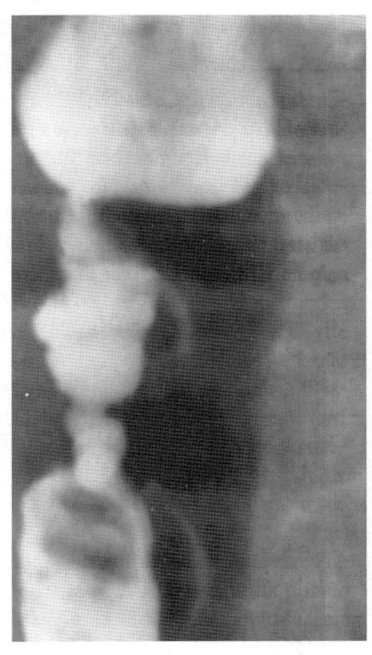

Fig. 3.2-3
Pênfigo benigno de membrana mucosa. Retração cicatricial pós-inflamatória causa uma área longa, irregular, de estreitamento sugestivo de um processo maligno.

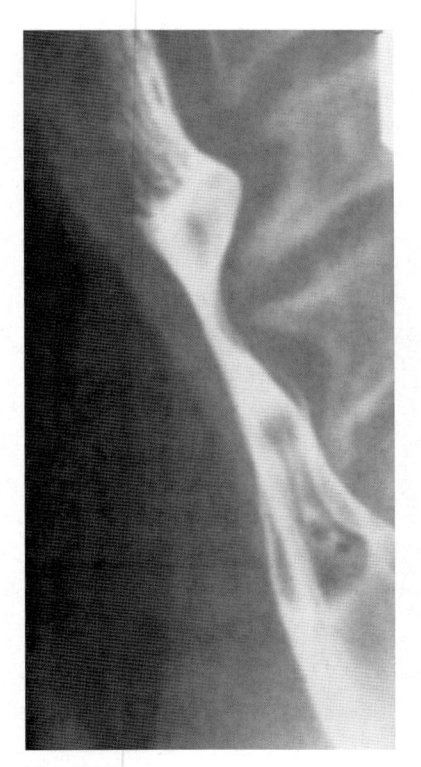

Fig. 3.2-4
Osteófitos marginais anteriores.

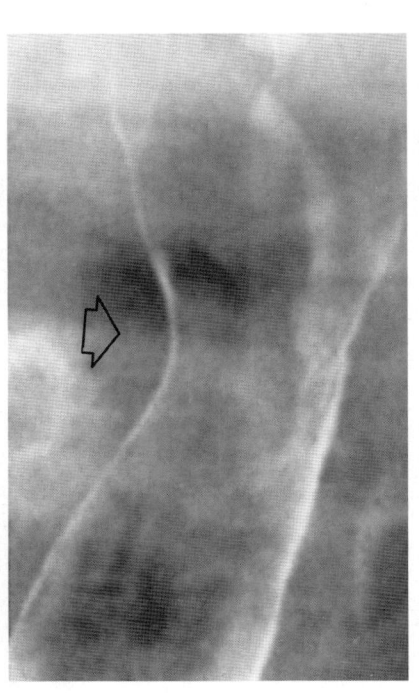

Fig. 3.2-5
Aumento da glândula tireoide. Impressão lisa no esôfago cervical (seta).

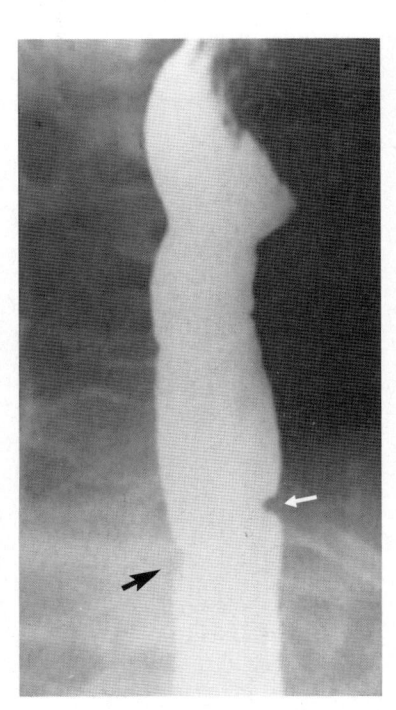

Fig. 3.2-6
Mucosa gástrica ectópica. Estreitamento persistente em forma de anel (setas) no esôfago superior no nível da entrada torácica.[3]

3.3 ■ Impressões Extrínsecas sobre o Esôfago Torácico

Condição	Achados de Imagem	Comentários
Estruturas normais Botão aórtico (Fig. 3.3-1)	Impressão larga sobre o esôfago no nível do arco transverso.	Mais proeminente à medida que a aorta se torna cada vez mais dilatada e tortuosa com a idade.
Brônquio principal esquerdo (Fig. 3.3-1)	Impressão mais estreita sobre o esôfago no nível da carina.	
Veia pulmonar inferior esquerda/confluência das veias pulmonares esquerdas	Impressão sobre o aspecto anterior da parede esquerda do esôfago 4 a 5 cm abaixo da carina.	Vista em cerca de 10% dos pacientes (especialmente em projeção oblíqua posterior esquerda [OPE] bem inclinada). A natureza vascular da endentação pode ser confirmada pelas manobras de Valsalva e de Mueller (a impressão se torna menos e mais proeminente, respectivamente).
Recesso supra-ázigo inferior direito	Impressão extrínseca lisa sobre a parede posterolateral direita do esôfago torácico superior entre a entrada torácica e o arco aórtico.	Vista em cerca de 10% dos indivíduos, esta impressão não deve ser erradamente tomada por linfadenopatia ou outra massa mediastinal.
Anormalidades vasculares Arco aórtico direito (Fig. 3.3-2)	Impressão sobre a parede lateral direita do esôfago em um nível ligeiramente mais alto que o botão aórtico esquerdo normal. Desvio da traqueia para a esquerda.	Se nenhuma impressão posterior no esôfago (padrão de imagem em espelho), cardiopatia congênita (especialmente tetralogia de Fallot) está frequentemente associada. Se houver uma endentação posterior oblíqua sobre o esôfago (artéria subclávia esquerda aberrante), cardiopatia congênita raramente está associada.
Arco aórtico cervical (ver Fig. 2.11-2)	Massa pulsátil causando uma impressão posterior sobre o esôfago acima da clavícula.	Causada pelo trajeto retroesofágico do arco aórtico ou a aorta descendente proximal. Ausência de cardiopatia congênita intracardíaca coexistente.

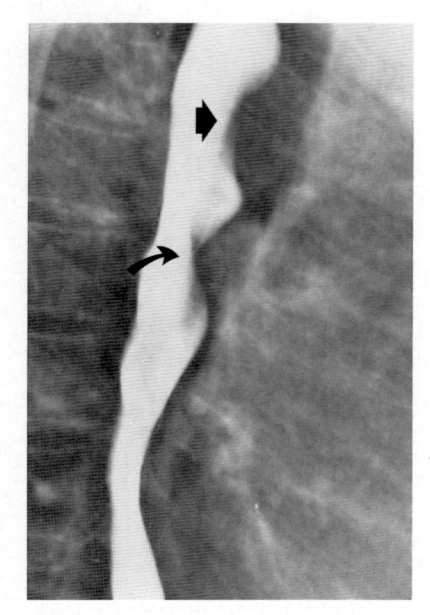

Fig. 3.3-1
Impressões normais sobre o esôfago causadas pela aorta (seta curta) e brônquio principal esquerdo (seta longa).

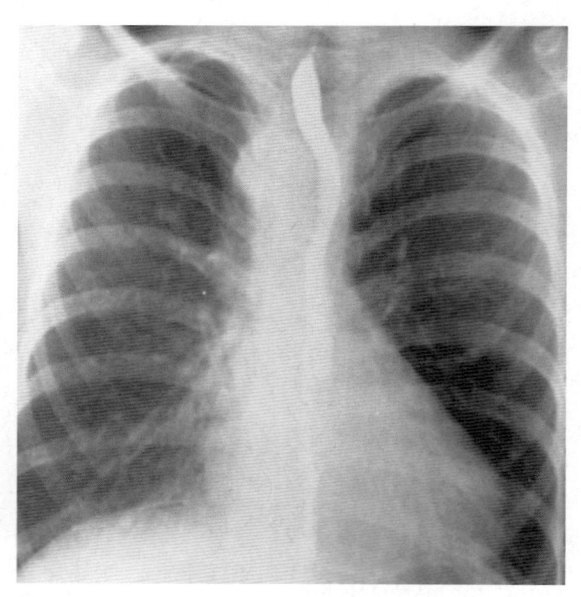

Fig. 3.3-2
Arco aórtico direito.

Condição	Achados de Imagem	Comentários
Duplo arco aórtico (ver Fig. 2.11-3)	Impressão em forma de S invertido sobre o esôfago. Arco direito (posterior) é geralmente mais alto e maior que o arco esquerdo (anterior). Infrequentemente, as duas impressões esofágicas são diretamente opostas uma à outra.	Aorta geralmente ascende pela direita, ramifica-se e, finalmente une-se novamente à esquerda. Os dois ramos da aorta circundam a traqueia e esôfago, formando um anel.
Coarctação da aorta (ver Fig. 2.8-1)	Sinal do "3" característico em radiografias simples de tórax. Impressão do "3" invertido, ou do "E", no esôfago cheio de bário.	Geralmente ocorre ao nível ou imediatamente distal ao canal arterial. Muito menos frequentemente, a área de estreitamento é mais proximal. A saliência mais cefálica representa dilatação pré-estenótica, enquanto a saliência inferior reflete dilatação pós-estenótica. Obstrução relativa ao fluxo sanguíneo aórtico leva à hipertrofia ventricular esquerda e entalhamento de costelas (circulação colateral).
Aneurisma aórtico ou tortuosidade (Fig. 3.3-3)	Deformidade em forma de foice que tipicamente desvia o esôfago anteriormente e para a esquerda.	Pode causar sintomas esofágicos ("disfagia aórtica").
Artéria subclávia direita aberrante (ver Fig. 2.11-4)	Impressão posterior sobre o esôfago que corre obliquamente para cima e para a direita na vista frontal.	Geralmente assintomática e não associada à cardiopatia congênita. A artéria aberrante se origina como o último grande vaso do arco aórtico e corre cruzando o mediastino atrás do esôfago.
Artéria pulmonar esquerda aberrante (Fig. 3.3-4)	Característico sinal do "3" em radiografias simples de tórax. Impressão de "3" invertido, ou de "E", no esôfago cheio de bário.	Artéria aberrante cruza o mediastino entre a traqueia e o esôfago.
Retorno venoso pulmonar anômalo (tipo III)	Impressão anterior sobre a porção inferior do esôfago, imediatamente acima do diafragma mas ligeiramente abaixo do local esperado da endentação atrial.	Veia pulmonar anômala viaja com o esôfago através do diafragma para se inserir na veia porta ou em uma veia sistêmica.
Truncus arteriosus (tronco arterial) persistente	Impressão única (frequentemente múltipla) sobre a parede posterior do esôfago que é localizada um pouco mais baixo do que a posição usual de uma artéria subclávia esquerda aberrante.	Causada por colaterais dilatadas de artérias brônquicas que se desenvolvem por causa da ausência da artéria pulmonar.

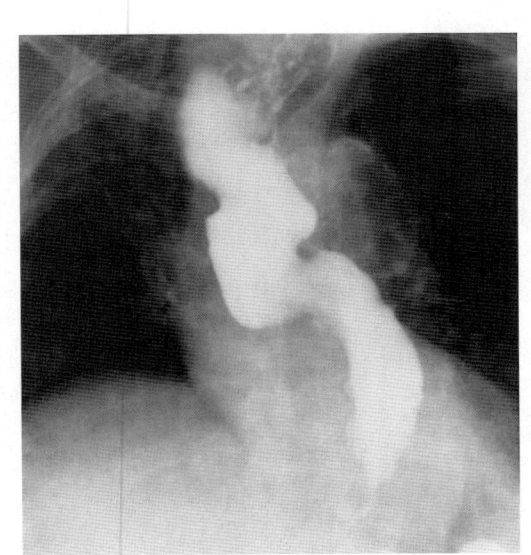

Fig. 3.3-3
Disfagia aórtica. Tortuosidade da aorta torácica descendente produz desvio característico do esôfago para a esquerda. Observar a retração do esôfago superior para a direita, causada por doença inflamatória crônica, que simula uma massa extrínseca originada do lado oposto.

Condição	Achados de Imagem	Comentários
Aumento atrial esquerdo (ver Figuras na Seção 2.3)	Impressão anterior sobre o esôfago, e desvio posterior deste, começando aproximadamente 2 cm abaixo da carina.	Sinais associados incluem desvio posterior do brônquio principal esquerdo, alargamento da carina, proeminência do apêndice do átrio esquerdo, e um sinal de "dupla densidade em vista frontal.
Aumento ventricular esquerdo (ver Figuras na Seção 2.4)	Impressão anterior sobre o esôfago, e seu desvio posterior, em um nível pouco inferior a um átrio esquerdo aumentado.	Mais frequentemente causada por valvopatia aórtica ou insuficiência cardíaca.
Massas mediastinais ou pulmonares (Figs. 3.3-5 a 3.3-7)	Impressão focal ou larga sobre o esôfago, e seu desvio. A aparência depende do tamanho e posição da massa.	Causas mais comuns são lesões inflamatórias e metastáticas, comprometendo linfonodos nas regiões carinal e subcarinal. Também tumores e cistos do mediastino, pulmão e traqueia.
Osteófito torácico (Fig. 3.3-8)	Impressão posterior sobre o esôfago torácico.	Causa infrequente de disfagia que geralmente ocorre em associação à hiperostose esquelética idiopática difusa (DISH). Osteófitos marginais anteriores causam muito mais comumente compressão posterior do esôfago na região cervical.
Hérnia paraesofágica (Fig. 3.3-9)	Geralmente desvia o esôfago distal posteriormente e para a direita.	A extensão da impressão depende da quantidade de estômago herniado. A junção esofagogástrica permanece na sua posição normal abaixo do diafragma.
Lesões pericárdicas	Impressão localizada ou larga sobre a parede anterior do esôfago.	Tumores e cistos geralmente causam impressões localizadas, enquanto derrames geralmente são mais largos.
Fibrose pleuropulmonar apical (pseudoimpressão)	Retração do esôfago torácico superior para o lado da lesão pulmonar.	Simula o aspecto de uma massa extrínseca originada do lado oposto. Geralmente uma complicação de doença inflamatória crônica, especialmente tuberculose.

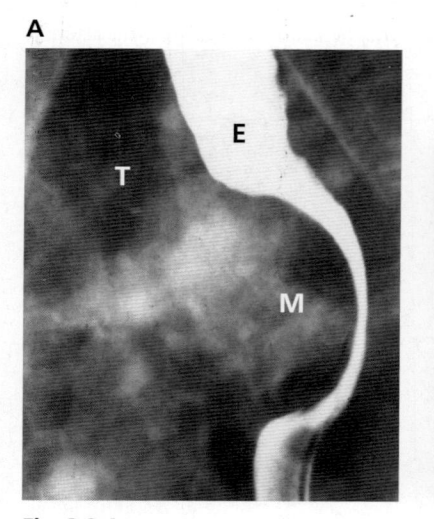

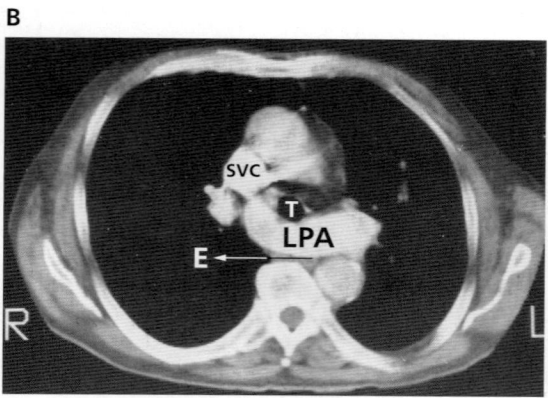

Fig. 3.3-4
Artéria pulmonar esquerda aberrante. (A) Esofagograma lateral mostra uma massa de tecido mole ovoide, lisa (M), situada entre a traqueia distal (T) e o esôfago médio (E) e causando marcado estreitamento esofágico. (B) Escaneamento de TC dinâmica do tórax mostra que a massa é na realidade a porção proximal de uma artéria pulmonar esquerda dilatada (LPA), que tem uma origem anômala a partir da artéria pulmonar direita e corre entre a traqueia (T) e o esôfago (E) na direção do hilo esquerdo. (SVC, veia cava superior.)[4]

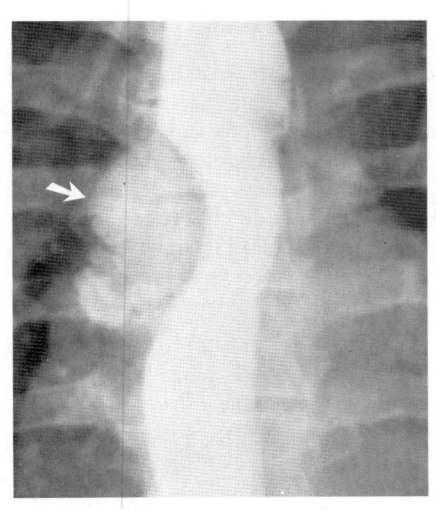

3.3 ■ IMPRESSÕES EXTRÍNSECAS SOBRE O ESÔFAGO TORÁCICO

Fig. 3.3-5
Linfonodos mediastinais calcificados no nível da carina (seta) causam uma impressão focal sobre o esôfago e seu desvio.

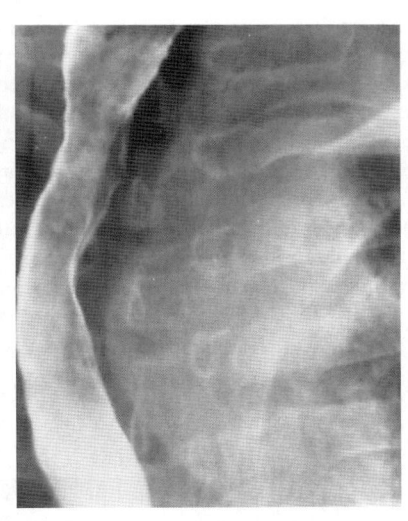

Fig. 3.3-6
Carcinoma de células escamosas do pulmão produz uma impressão larga sobre o esôfago torácico superior.

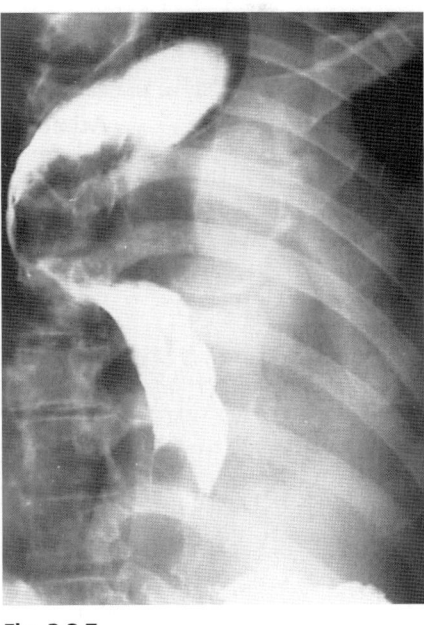

Fig. 3.3-7
Carcinoma de células escamosas do pulmão, causando impressão e invadindo o esôfago torácico intermediário.

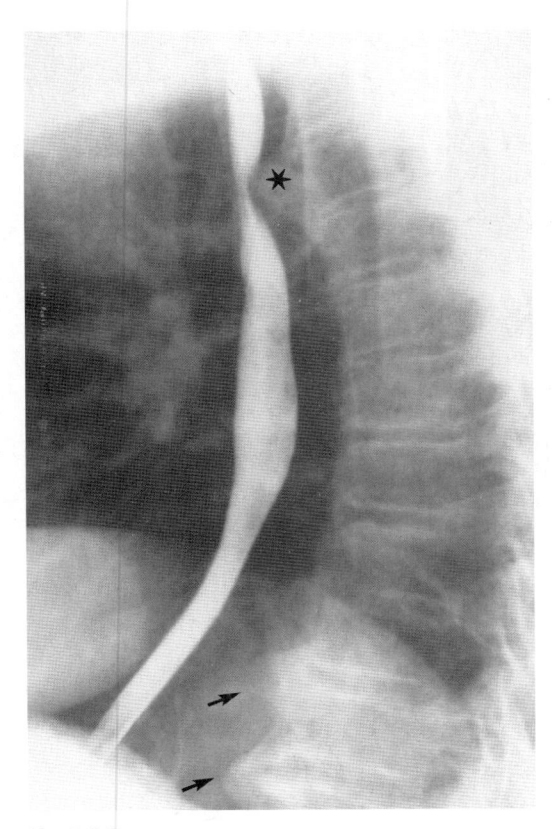

Fig. 3.3-8
Osteófito torácico. Defeito extrínseco posterior sobre o esôfago anterior ao corpo vertebral T4. O osteófito (✶) foi mais bem mostrado em TC. Notar os osteófitos e a ossificação repleta anterior aos corpos vertebrais torácicos inferiores (setas) com preservação dos espaços discais.[5]

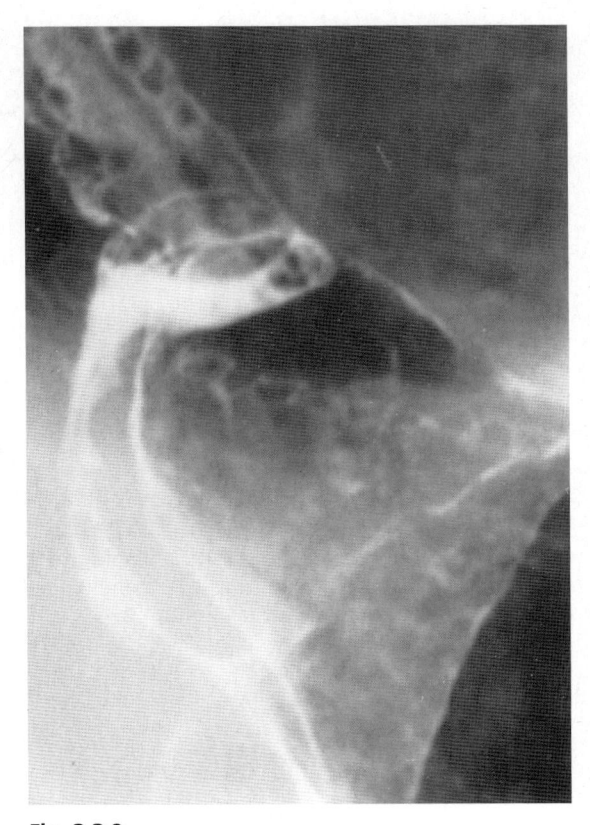

Fig. 3.3-9
Hérnia paraesofágica exercendo impressão sobre o esôfago distal.

3.4 ■ Ulceração do Esôfago

Condição	Achados de Imagem	Comentários
Esofagite de refluxo (Figs. 3.4-1 a 3.4-3)	Inicialmente, ulcerações superficiais ou erosões aparecem como estrias ou pontos de bário superpostos à mucosa plana do esôfago distal. As úlceras podem ser lineares e associadas a pregas radiadas e ligeira retração da parede esofágica. Na doença avançada, pode haver erosões profundas ou úlceras penetrantes com espessamento nodular das pregas.	Incidência aumentada com hérnia hiatal, vômito repetido, entubação nasogástrica prolongada, esclerodermia e gravidez adiantada. Também ocorre após procedimentos cirúrgicos na região da junção gastroesofágica que prejudicam a função normal do esfíncter inferior do esôfago (p. ex., procedimento de Heller para acalasia). Pode ser associada a um distúrbio da motilidade do esôfago e pregas transversais finas (esôfago felino).

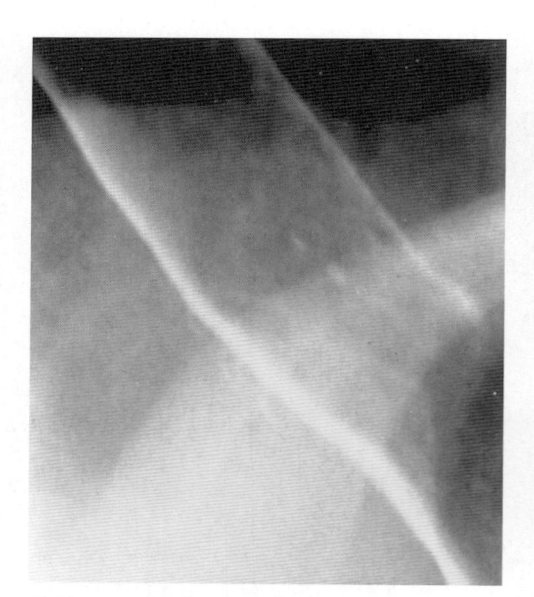

Fig. 3.4-1
Esofagite de refluxo. Ulcerações superficiais aparecem como estrias de material de contraste superpostas à mucosa plana do esôfago distal.

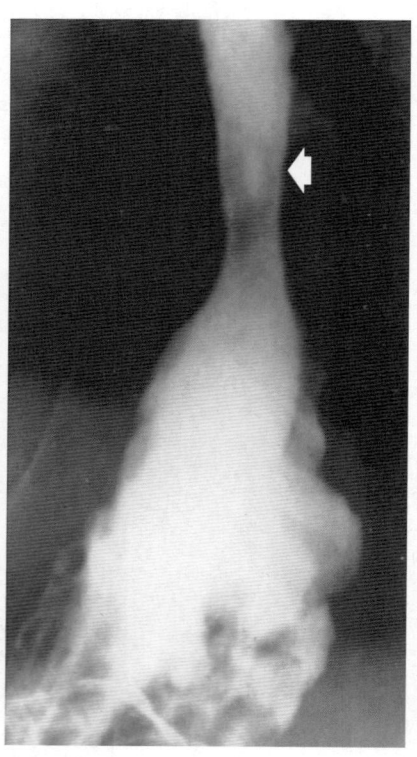

Fig. 3.4-2
Esofagite de refluxo. Grande úlcera penetrante (seta).

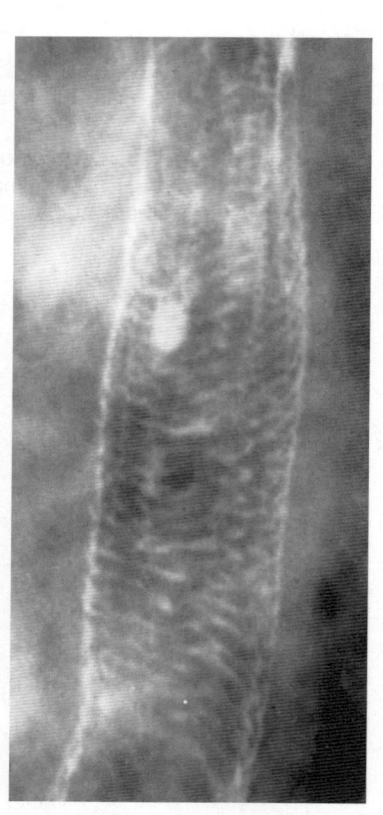

Fig. 3.4-3
Esôfago felino.[6]

Condição	Achados de Imagem	Comentários
Esôfago de Barrett (Fig. 3.4-4)	Ulceração pode ocorrer em qualquer local ao longo do epitélio colunar e tende a ser profunda e penetrante como úlceras pépticas gástricas. Estenose pós-inflamatória do esôfago desenvolve-se muitas vezes.	Frequentemente associado à hérnia hiatal e refluxo, embora a úlcera seja geralmente separada da hérnia por uma extensão variável de esôfago com aparência normal. Alta propensão ao desenvolvimento de adenocarcinoma na porção do esôfago que tem revestimento colunar.
Esofagite infecciosa *Candida* (Fig. 3.4-5)	Múltiplas ulcerações de vários tamanhos que podem comprometer o esôfago torácico inteiro. Padrão mucoso nodular irregular com serreado marginal. Pode ser uma única grande úlcera em pacientes com AIDS.	Mais frequentemente desenvolve-se em pacientes com doenças debilitantes crônicas ou recebendo terapia imunossupressora. Motilidade esofágica desordenada (esôfago dilatado, atônico) constitui muitas vezes um achado precoce.
Herpética (Fig. 3.4-6)	Similar à candidíase, embora a mucosa de fundo seja frequentemente normal sob outros aspectos.	Inflamação viral autolimitada que afeta predominantemente pacientes com malignidade disseminada ou sistemas imunes anormais.

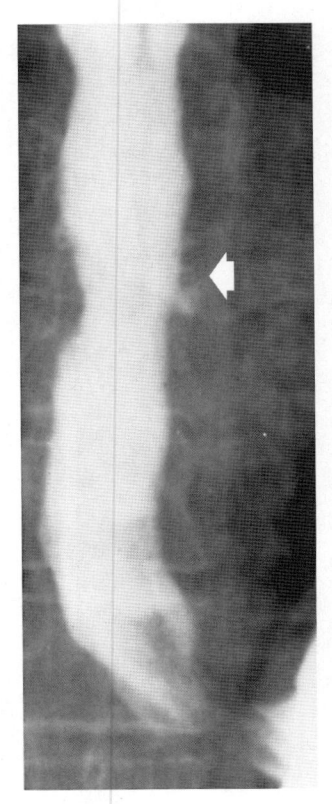

Fig. 3.4-4
Esôfago de Barrett. Ulcerações (seta) desenvolveram-se a certa distância da junção esofagogástrica.

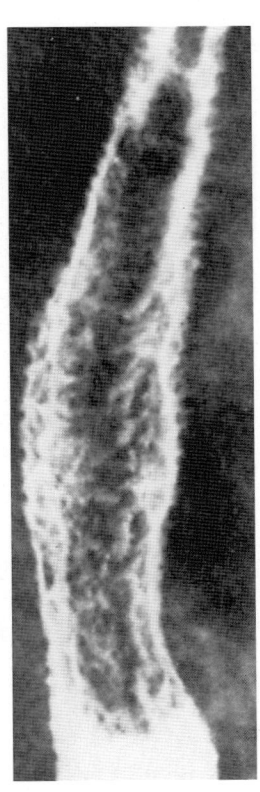

Fig. 3.4-5
Esofagite por *Candida*. Múltiplas úlceras e placas nodulares produzem o contorno grosseiramente irregular de um esôfago desgrenhado. Esta manifestação de candidíase muito avançada é agora infrequente em virtude do mais precoce e melhor tratamento da doença.[7]

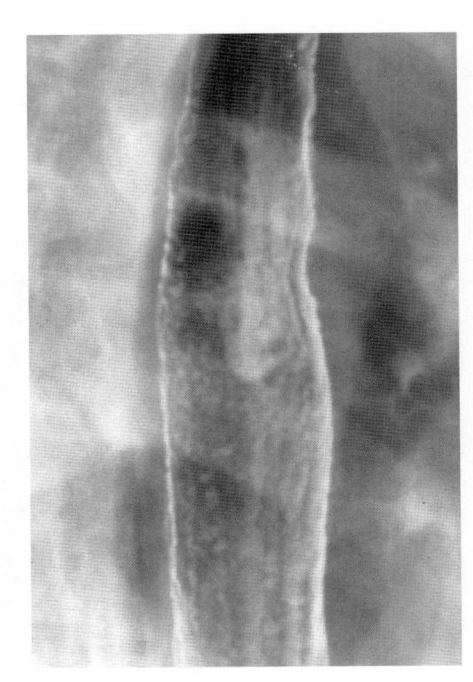

Fig. 3.4-6
Esofagite por herpes simplex. Inúmeras áreas puntiformes e lineares de ulceração.[8]

Condição	Achados de Imagem	Comentários
Citomegalovírus (Fig. 3.4-7)	Colite ulcerosa difusa ou segmentar, afetando principalmente a metade distal do esôfago com extensão para o fundo gástrico. Muitas vezes úlcera solitária, grande, relativamente plana.	Mais frequentemente desenvolve-se em pacientes com AIDS ou outra causa de sistema imune comprometido. Organismo amplamente distribuído que geralmente causa apenas uma infecção subclínica em um hospedeiro adulto normal.
Tuberculose (Fig. 3.4-8)	Úlceras isoladas ou múltiplas que podem imitar malignidade. Fístulas e tratos fistulosos são comuns.	Resposta fibrótica intensa muitas vezes estreita a luz do esôfago. Numerosos granulomas miliares podem produzir múltiplos nódulos.
Vírus de imunodeficiência humana (Fig. 3.4-9)	Lesões gigantes, relativamente planas, ovoides ou irregulares que tipicamente comprometem o terço médio do esôfago.	Causa odinofagia em pacientes com infecção HIV aguda ou crônica que não têm nenhuma evidência dos organismos fúngicos ou virais oportunistas usuais. As úlceras se curam espontaneamente ou respondem a esteroides orais (assim devem ser distinguidas das úlceras gigantes de citomegalovírus, que exigem tratamento com agentes antivirais potencialmente tóxicos).

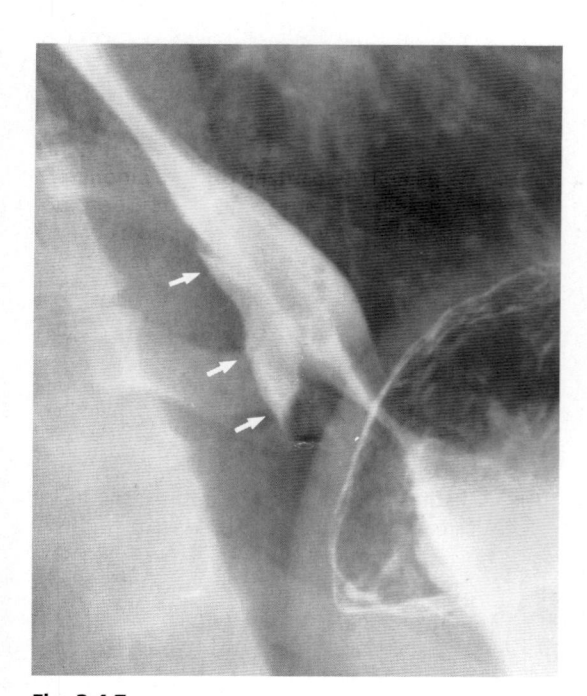

Fig. 3.4-7
Citomegalovírus. Úlcera focal profunda no esôfago distal (setas).[9]

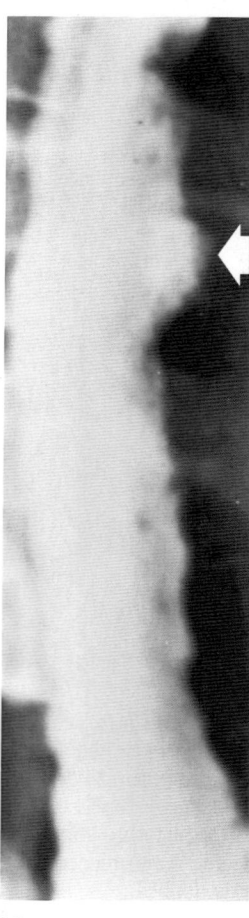

Fig. 3.4-8
Tuberculose. Irregularidade mucosa difusa do esôfago associada a tratos fistulosos, estendendo-se anteriormente para o mediastino (seta).[10]

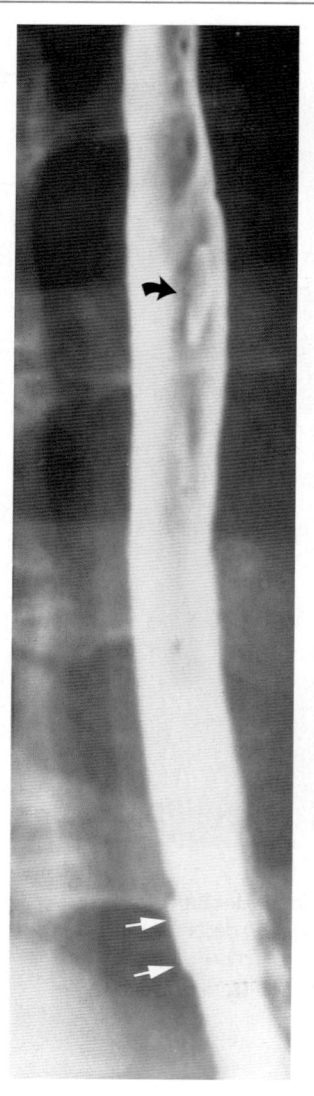

Fig. 3.4-9
Vírus de imunodeficiência humana. Longa lesão ovoide vista de face no esôfago superior (seta preta). Notar a lesão mais distal (setas brancas) vista em perfil.

Condição	Achados de Imagem	Comentários
Outros organismos	Vários padrões de ulceração, nodularidade e tratos fistulosos.	Manifestação rara de sífilis e histoplasmose.
Carcinoma do esôfago (Figs. 3.4-10 e 3.4-11)	Cratera ulcerosa (muitas vezes irregular) rodeada por uma massa saliente que não se altera, projetando-se para a luz do esôfago.	No relativamente incomum carcinoma esofágico ulcerativo primário, quase tudo de uma massa excêntrica, chata, é ulcerado. Ulceração é uma manifestação infrequente de linfoma esofágico.
Esofagite por corrosivo (Fig. 3.4-12)	Ulceração superficial difusa ou profunda compromete uma longa porção do esôfago.	As mais graves lesões de corrosão são causadas por álcali. A cura fibrosa resulta em estreitamento esofágico gradual.
Lesão de irradiação	Múltiplas ulcerações de vários tamanhos que podem comprometer o esôfago torácico inteiro. Padrão mucoso nodular irregular com margens serreadas.	Aspecto indistinguível daquele da esofagite por *Candida* (que é muito mais comum em pacientes submetendo-se à quimioterapia ou radioterapia para doença maligna). Desenvolve-se após doses relativamente baixas de radiação em pacientes que simultânea ou sequencialmente recebem adriamicina ou actinomicina D.
Doença de Crohn/esofagite eosinofílica (Fig. 3.4-13)	Vários padrões de ulceração, nodularidade e tratos fistulosos.	Comprometimento esofágico infrequente.

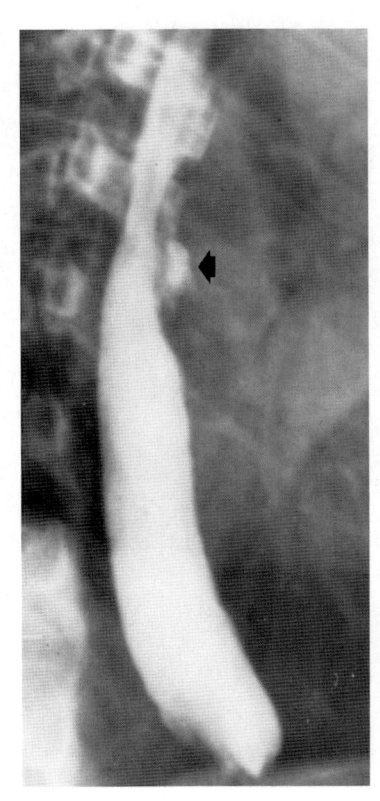

Fig. 3.4-10
Carcinoma escamoso do esôfago. Em uma vista de perfil, a lesão aparece como uma cratera de úlcera (seta), rodeada por uma massa saliente que se projeta para a luz do esôfago.

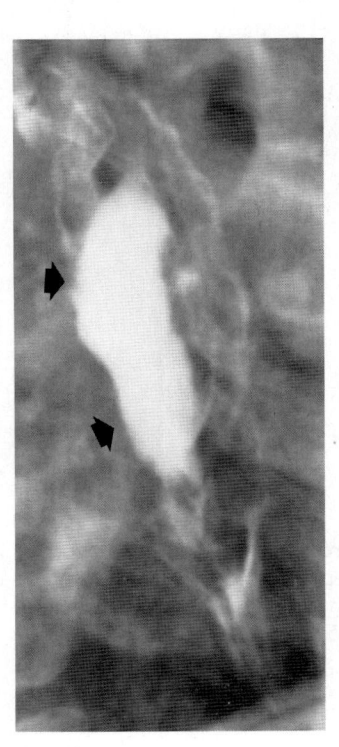

Fig. 3.4-11
Carcinoma ulcerativo primário. Lesão meniscoide característica (setas), rodeada por uma massa tumoral.

Condição	Achados de Imagem	Comentários
Esofagite induzida por droga (Fig. 3.4-14)	Vários padrões de ulcerações superficiais ou profundas do esôfago.	Ocorre principalmente em pacientes que têm tempo retardado de trânsito esofágico (peristalse anormal, hérnia hiatal com refluxo, ou obstrução relativa). Mais comumente associada a comprimidos de cloreto de potássio; outras causas incluem tetraciclina, brometo de emperônio, quinidina e ácido ascórbico.
Escleroterapia de varizes do esôfago (Fig. 3.4-15)	Ulceração focal ou difusa que varia em tamanho, forma e profundidade.	Causa mais frequente de ressangramento. O grau de ulceração é diretamente relacionado com a quantidade de solução esclerosante usada, o número de injeções e o número de colunas de varizes injetado.
Pseudodiverticulose esofágica intramural (Fig. 3.4-16)	Múltiplas, pequenas (1–3 mm) projeções semelhantes a úlceras, originando-se da parede esofágica. Há frequentemente uma estenose lisa associada ao esôfago superior.	Distúrbio raro em que os pseudodivertículos representam os ductos dilatados de glândulas submucosas. *Candida albicans* pode ser cultivada em aproximadamente metade dos pacientes, embora não haja nenhuma evidência sugerindo o fungo como um agente causal.

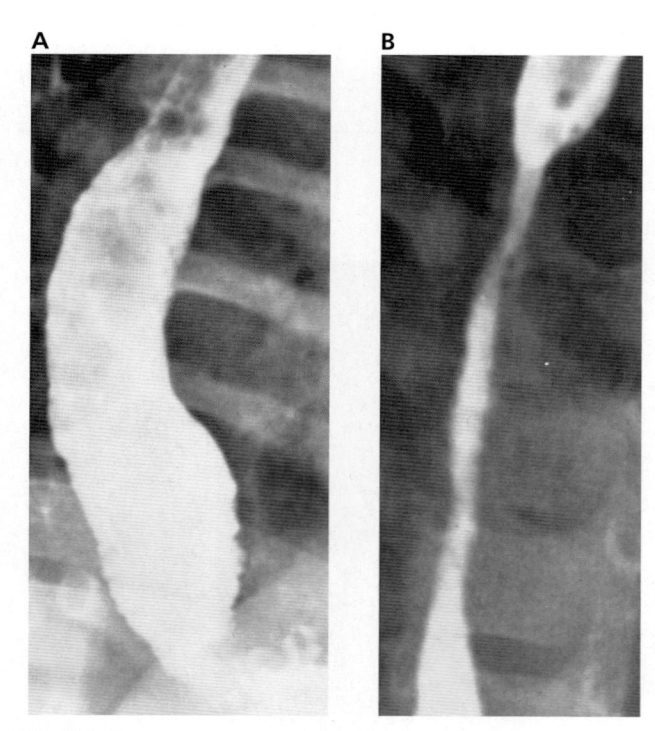

Fig. 3.4-12
Esofagite por corrosivo. (A) Esôfago dilatado, amolecido, com ulceração 8 dias depois da ingestão de um agente cáustico.
(B) Formação de estreitamento é evidente em um esofagograma obtido 3 meses após a lesão cáustica.

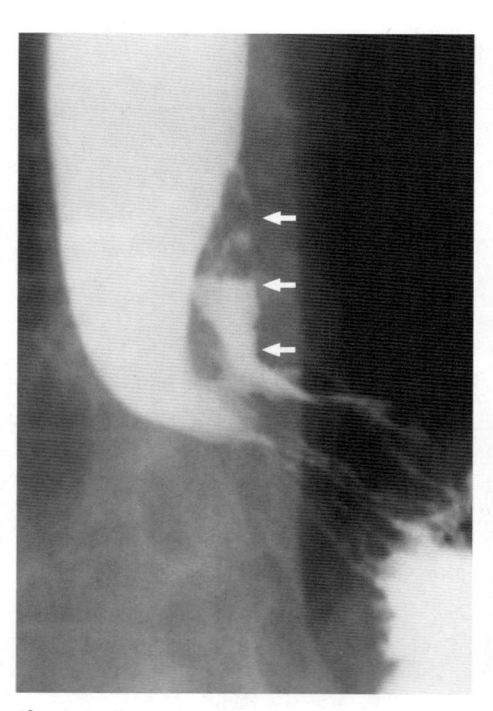

Fig. 3.4-13
Esofagite de Crohn. Longo trato fistuloso intramural (setas).[11]

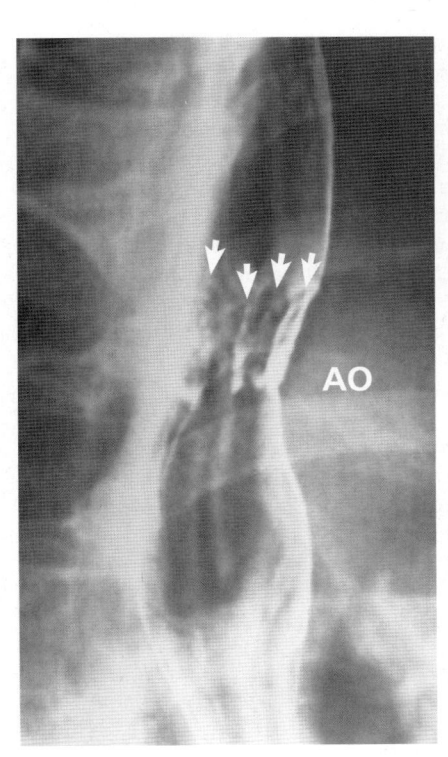

Fig. 3.4-14
Esofagite induzida por droga. Várias úlceras focais e lineares (setas) coalescendo no esôfago torácico proximal no nível do arco aórtico (AO), relacionadas com a ingestão de comprimidos de penicilina para faringite.[12]

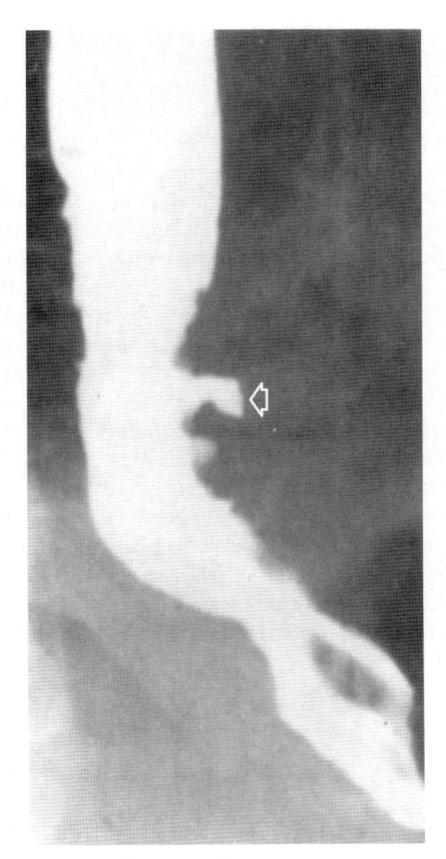

Fig. 3.4-15
Escleroterapia de varizes. Esofagograma com bário realizado 2 semanas depois de duas séries de escleroterapia por injeções endoscópicas mostra ulceração difusa no terço distal do esôfago e um trato fistuloso intramural (seta).[13]

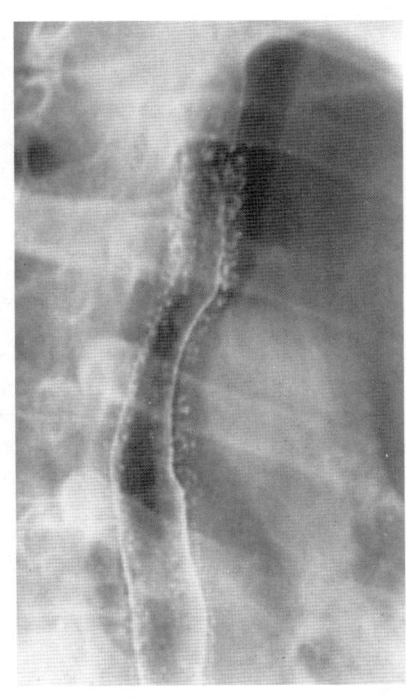

Fig. 3.4-16
Pseudodiverticulose intramural.

3.5 ▪ Estenose do Esôfago

Condição	Achados de Imagem	Comentários
Membrana esofágica (Fig. 3.5-1)	Banda lisa, fina, transparente, originando-se da parede anterior do esôfago perto da junção faringoesofágica. Raramente distal ou múltipla.	Geralmente um achado incidental sem nenhuma importância clínica, mas pode ser associada à epidermólise bolhosa, pênfigo benigno de membrana mucosa, doença enxerto-*versus*-hospedeiro crônica ou a síndrome de Plummer-Vinson. Dilatação com balão guiado fluoroscopicamente foi descrita como uma técnica fácil e altamente efetiva para tratar membranas sintomáticas.
Anel esofágico inferior (anel de Schatzki) (Fig. 3.5-2)	Estreitamento liso, concêntrico do esôfago, originando-se vários centímetros acima do diafragma.	Pode causar disfagia, se a largura da luz for menor que 12 mm.
Carcinoma do esôfago (Fig. 3.5-3)	Inicialmente, uma lesão semelhante a uma placa plana em uma parede do esôfago. Mais tarde, uma massa circundante com estreitamento luminal irregular e margens projetadas e pendentes.	Causa importante de disfagia em pacientes com mais de 40. Associação estreita a álcool e fumo e a carcinomas de cabeça e pescoço. Dissemina-se raramente e muitas vezes ulcera.
Malignidade do fundo do estômago (Fig. 3.5-4)	Estreitamento e nodularidade irregulares do esôfago distal.	Desenvolve-se em 10 a 15% dos adenocarcinomas e em 2 a 10% dos linfomas originados na cárdia.

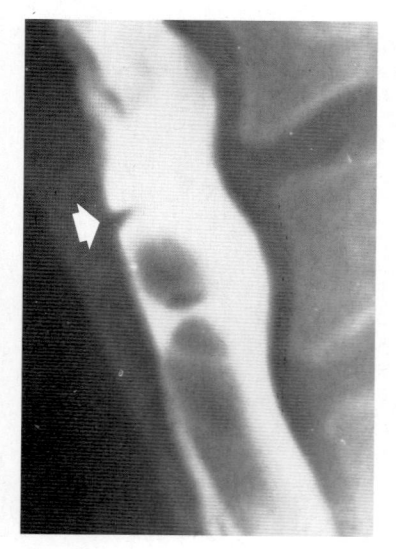

Fig. 3.5-1
Membrana esofágica (seta).

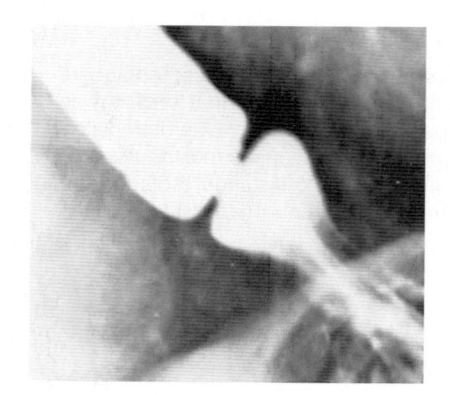

Fig. 3.5-2
Anel esofágico inferior.

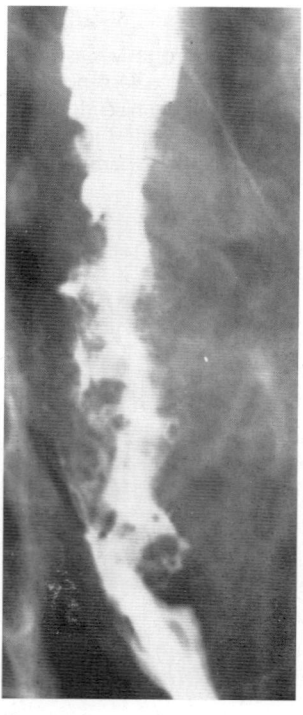

Fig. 3.5-3
Carcinoma do esôfago. Estreitamento irregular de um segmento extenso da porção torácica do esôfago.

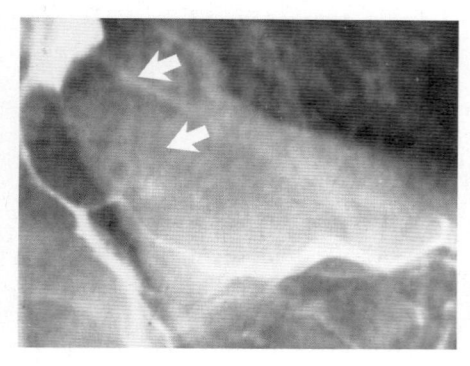

Fig. 3.5-4
Adenocarcinoma do fundo do estômago comprometendo o esôfago. Um tumor irregular do aspecto superior do fundo se estende proximalmente como uma grande massa (setas) que quase obstrui o esôfago distal.

3.5 ■ ESTENOSE DO ESÔFAGO

Condição	Achados de Imagem	Comentários
Esofagite de refluxo (Figs. 3.5-5 e 3.5-6)	Assimétrica, muitas vezes irregular, do esôfago que geralmente se estende à junção cardioesofágica.	Muitas vezes, mas nem sempre, associada a uma hérnia hiatal.
Esôfago de Barrett (Fig. 3.5-7)	Estenose lisa que geralmente compromete a porção intermediária do esôfago torácico.	Geralmente uma extensão variável de esôfago de aparência normal separa a estenose da junção cardioesofágica. Uma cintigrafia com tecnécio pode demonstrar o tecido colunar no esôfago inferior.

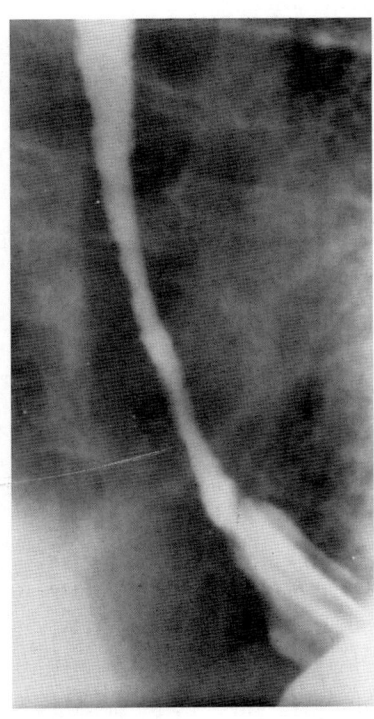

Fig. 3.5-5
Esofagite de refluxo. A longa estenose esofágica é associada a uma hérnia hiatal.

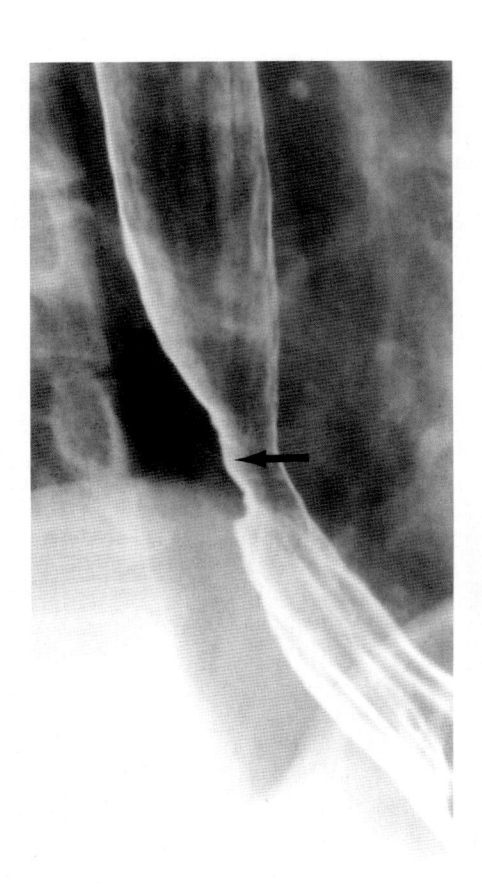

Fig. 3.5-6
Esofagite de refluxo. Área excêntrica de estreitamento do esôfago distal (seta), que resultou de uma cicatrização assimétrica.[14]

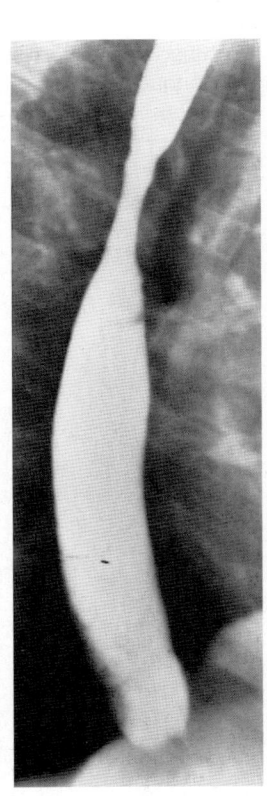

Fig. 3.5-7
Esôfago de Barrett. Estenose lisa no esôfago torácico superior.

Condição	Achados de Imagem	Comentários
Esofagite por corrosivo (Fig. 3.5-8)	Estenose longa que compromete uma grande parte do esôfago baixo até a junção cardioesofágica.	Lesões mais graves são causadas pela ingestão de álcali.
Ingestão de droga (Fig. 3.5-9)	Área segmentar de estreitamento concêntrico.	Drogas como quinidina, cloreto de potássio, alendronato e aspirina ou outros agentes anti-inflamatórios não esteroidais, podem causar esofagite grave com grandes áreas de ulceração e o desenvolvimento de estenoses. A esofagite tipicamente resulta da irritação prolongada daquela mucosa causada por comprimidos que se alojam no esôfago em locais de compressão extrínseca por estruturas adjacentes, como o arco aórtico, brônquio principal esquerdo ou câmaras esquerdas aumentadas do coração.
Entubação nasogástrica prolongada (Fig. 3.5-10)	Estreitamento liso do esôfago distal.	Causada por esofagite de refluxo (o tubo impede o fechamento do hiato) ou isquemia da mucosa (efeito de compressão pelo tubo).

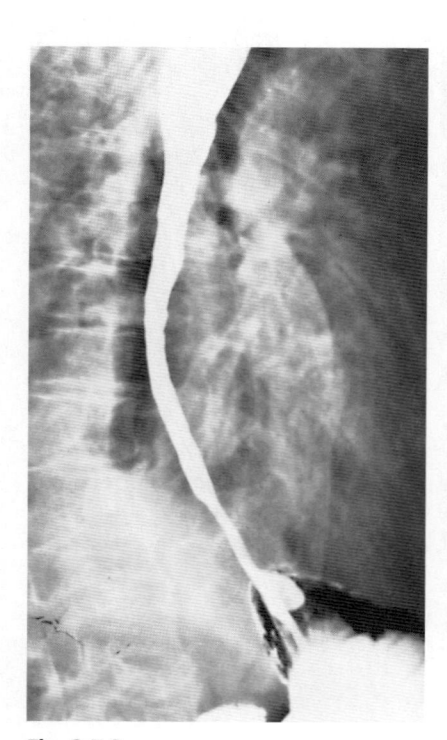

Fig. 3.5-8
Estenose cáustica extensa causada por ingestão de soda cáustica que compromete quase o esôfago torácico inteiro.

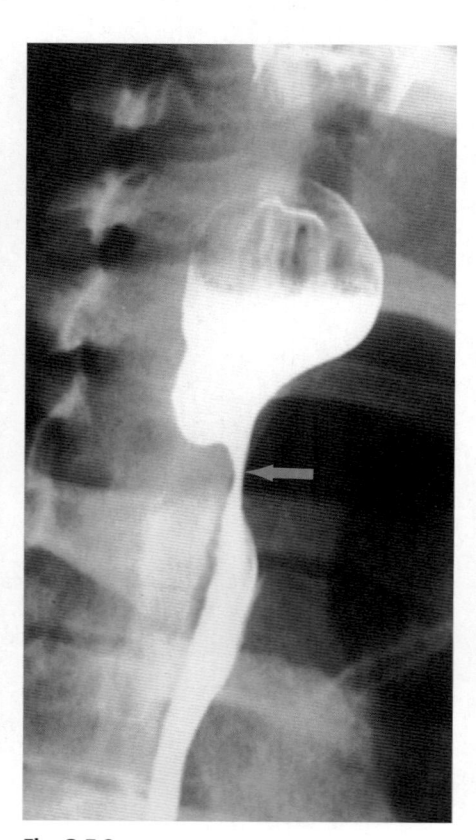

Fig. 3.5-9
Estreitamento induzido por droga. Área focal, levemente assimétrica de estreitamento no esôfago torácico superior (seta) acima do nível do arco aórtico em um paciente que desenvolveu disfagia 6 meses depois de estar tomando cloreto de potássio para hipopotassemia.[14]

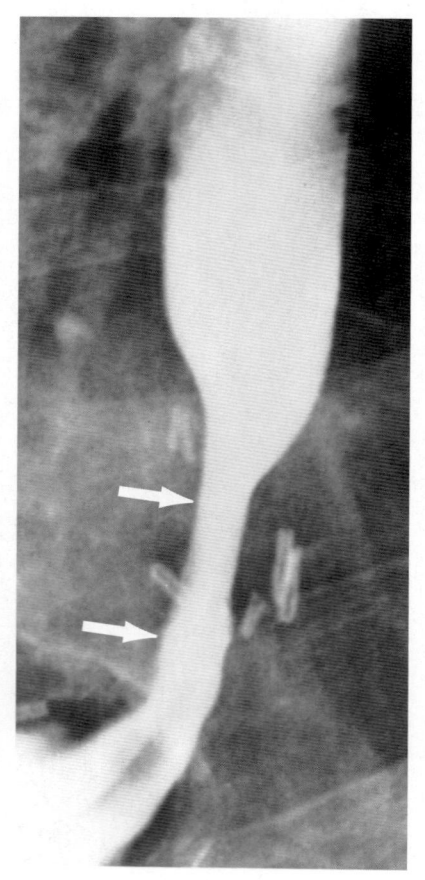

Fig. 3.5-10
Estenose por entubação nasogástrica. Segmento relativamente longo de estreitamento no esôfago distal (setas), que se desenvolveu 5 meses após entubação nasogástrica prolongada.[14]

Condição	Achados de Imagem	Comentários
Irradiação (Fig. 3.5-11)	Segmento relativamente longo de estreitamento liso, concêntrico, afilando-se dentro de um sítio de irradiação preexistente.	Este aspecto pode usualmente ser distinguido do estreitamento mais irregular, efeito assimétrico de massa, e ulceração associada a tumor recorrente no mediastino.
Distúrbios infecciosos ou granulomatosos (Fig. 3.5-12)	Vários padrões de estreitamento esofágico.	Tuberculose; histoplasmose; sífilis; herpes simples; doença de Crohn; esofagite eosinofílica.
Distúrbios da motilidade (ver Fig. 3.1-4)	Vários padrões de estreitamento esofágico.	Acalasia (falta de relaxamento do esfíncter inferior do esôfago, sinal do bico); espasmo esofágico difuso (contrações fortes prolongadas).

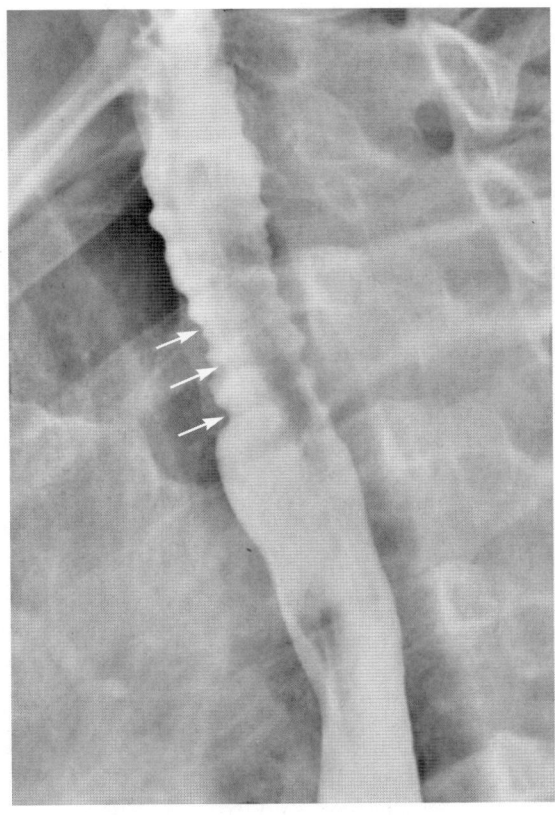

Fig. 3.5-11
Estenose induzida por radiação. Segmento longo de estreitamento afilado liso (setas) no esôfago superior em um paciente que recebeu irradiação mediastinal.[15]

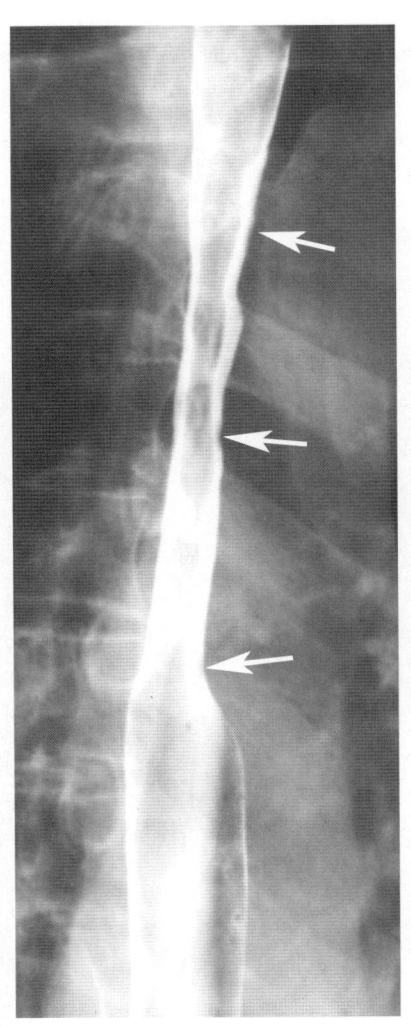

Fig. 3.5-12
Esofagite eosinofílica. Estenose moderadamente longa no esôfago torácico superior. Observar as múltiplas endentações características (setas) na região da estenose que são frequentemente vistas nesta condição.[16]

Condição	Achados de Imagem	Comentários
Pseudodiverticulose esofágica intramural (Fig. 3.5-13)	Estenose lisa no terço superior do esôfago associada a múltiplas projeções semelhantes a úlceras, originando-se da parede esofágica.	Dilatação da estenose geralmente melhora os sintomas de disfagia.
Doença de pele (Fig. 3.5-14)	Estreitamento concêntrico ou assimétrico no esôfago superior ou médio, às vezes com membranas associadas.	Epidermólise bolhosa distrófica e penfigoide benigno de membrana mucosa.
Estenose esofágica congênita (Fig. 3.5-15)	Estenose focal contendo endentações anulares no esôfago intermediário.	Uma forma grave que ocorre em recém-nascidos ou lactentes e usualmente exige cirurgia. Entretanto, uma forma mais branda ocasionalmente é vista em adultos jovens ou mesmo de meia-idade com uma história de toda a vida de disfagia "compensada" e impacções alimentares recorrentes.
Causas diversas (Figs. 3.5-16 e 3.5-17)	Vários padrões de estreitamento esofágico.	Escleroterapia endoscópica de varizes esofágicas, contaminação com glutaraldeído em endoscopia, doença enxerto-*versus*-hospedeiro e doença de Behçet.

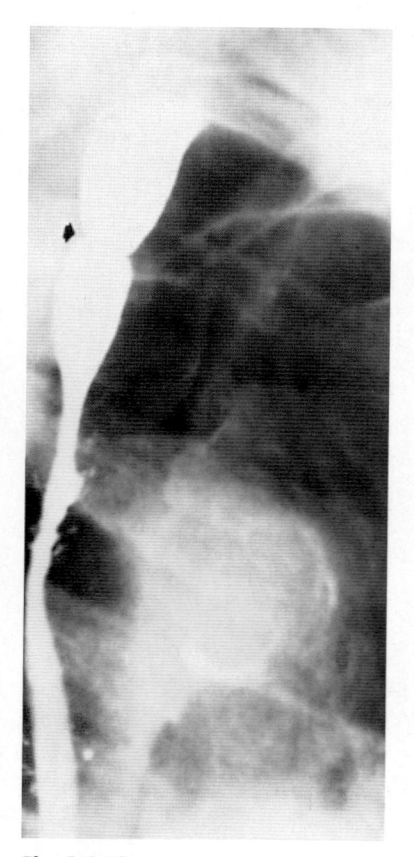

Fig. 3.5-13
Pseudodiverticulose esofágica intramural. A seta aponta a estenose no esôfago superior.

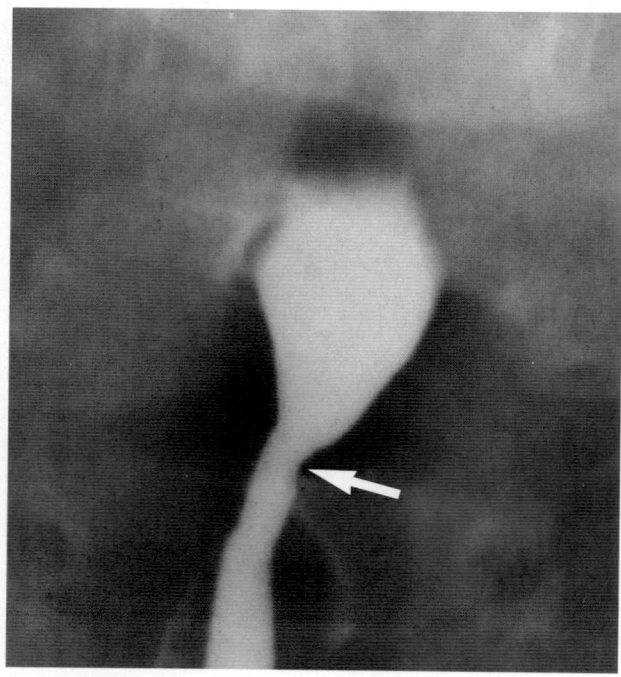

Fig. 3.5-14
Penfigoide benigno de membrana mucosa. Estenose focal no esôfago superior (seta) próximo à entrada torácica.[14]

3.5 ■ ESTENOSE DO ESÔFAGO

Fig. 3.5-15
Estenose congênita do esôfago. Estreitamento brando do esôfago médio com endentações semelhantes a anéis (setas) na região da estenose.[14]

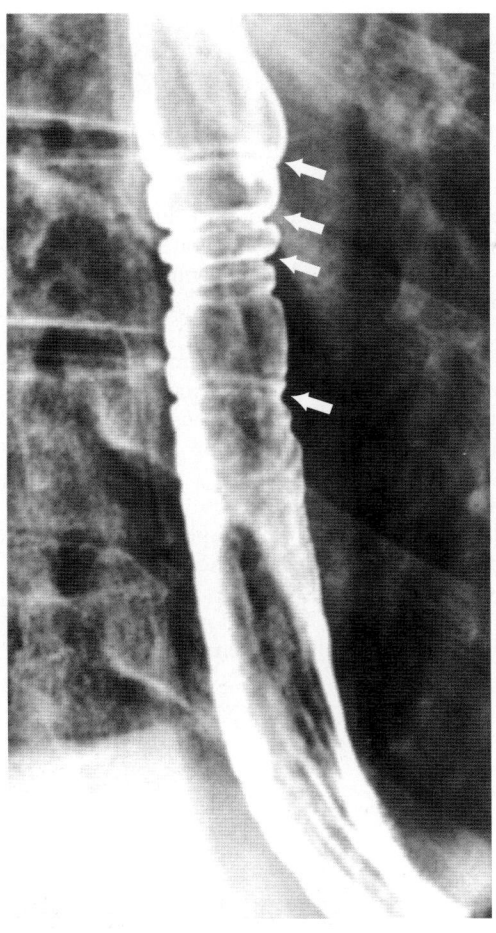

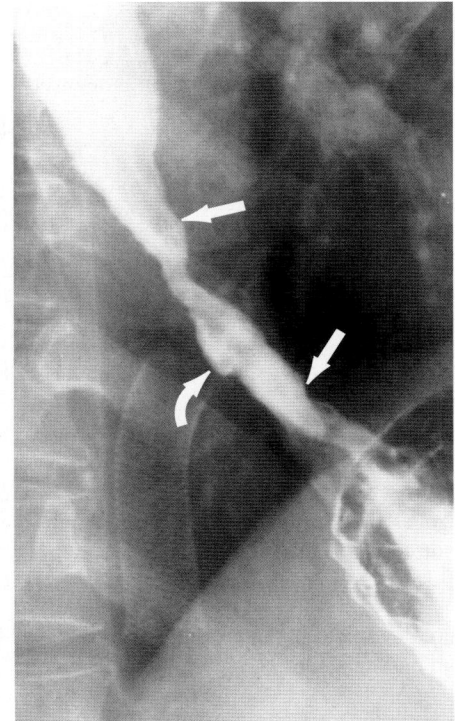

Fig. 3.5-16
Escleroterapia endoscópica. Estenose longa, irregular no esôfago distal (setas brancas retas) que resultaram da cicatrização causada por escleroterapia endoscópica prévia de varizes do esôfago. Observar também a úlcera plana na região da estenose (seta curva).[14]

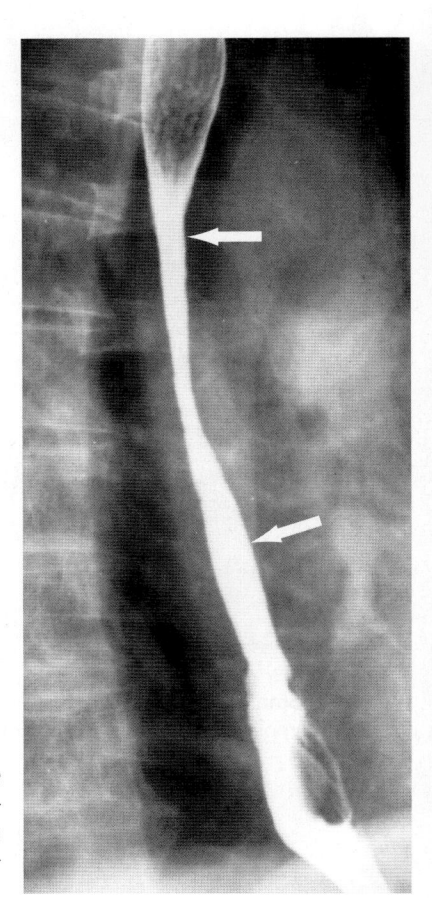

Fig. 3.5-17
Estenose induzida por glutaraldeído. Longa estenose comprometendo o esôfago médio e distal (setas). Na ausência de quaisquer outros fatores predisponentes, esta estenose foi presumida, causada por toxicidade de contaminação por glutaraldeído residual na endoscopia.[14]

3.6 ■ Defeitos de Enchimento do Esôfago

Condição	Achados de Imagem	Comentários
Tumores benignos		
Tumor de células fusiformes (Fig. 3.6-1)	Defeito intramural liso, arredondado, que é nitidamente demarcado da parede esofágica adjacente. Nenhuma infiltração, ulceração ou margens pendentes.	Mais comumente leiomioma, que usualmente é assintomático e raramente ulcera, sangra ou sofre transformação maligna. Ocasionalmente contém calcificação amorfa patognomônica.
Pólipo fibrovascular (Fig. 3.6-2)	Grande massa intraluminal, oval ou alongada, em forma de salsicha.	Embora raro, é o segundo mais comum tipo de tumor benigno esofágico. Pólipos grandes podem alargar localmente o esôfago, mas não causam obstrução completa ou rigidez da parede, como no caso do carcinoma.
Pólipo esofagogástrico inflamatório (Fig. 3.6-3)	Defeito de enchimento na região da junção esofagogástrica que usualmente está em continuidade com uma prega gástrica marcadamente espessada.	Provavelmente representa uma fase na evolução de esofagite crônica (o pólipo reflete espessamento do aspecto proximal de uma prega gástrica inflamada).
Adenoma viloso	Defeito de enchimento com típico enchimento com bário nos interstícios frondosos.	Tumor de potencial maligno intermediário.

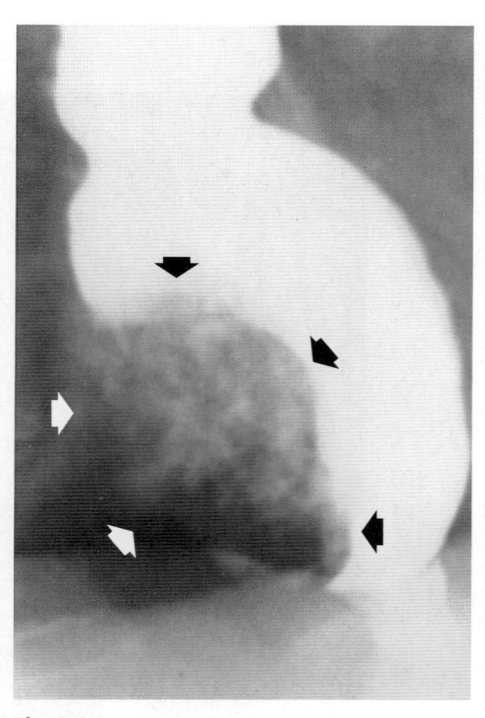

Fig. 3.6-1
Leiomioma. Notar as calcificações amorfas neste tumor intramural suavemente lobulado (setas).[17]

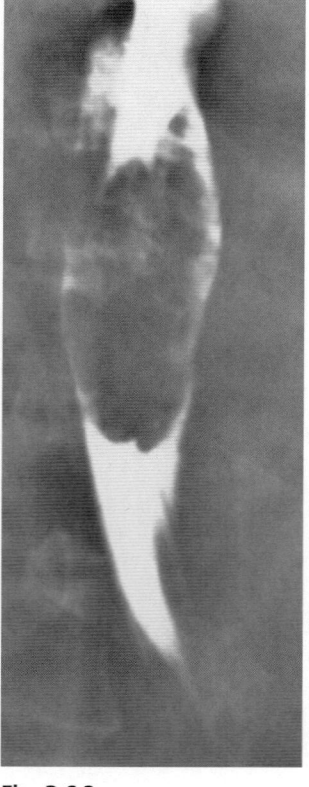

Fig. 3.6-2
Pólipo fibrovascular.

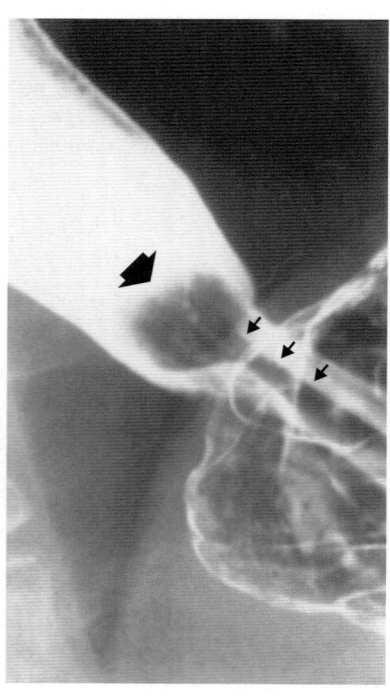

Fig. 3.6-3
Pólipo inflamatório esofagogástrico. Defeito de enchimento esofágico distal (seta grande) em continuidade com uma prega gástrica espessada (setas pequenas).

Condição	Achados de Imagem	Comentários
Tumores malignos Carcinoma do esôfago (Fig. 3.6-4)	Lesão circunferencial irregular com destruição de pregas mucosas, margens sobrepostas e transição abrupta para tecido adjacente normal.	Menos frequentemente, carcinoma pode apresentar-se como uma massa polipoide localizada, muitas vezes com ulceração profunda e um aspecto vegetante.
Carcinoma ou linfoma do fundo do estômago (ver Fig. 3.5-4)	Defeito de enchimento irregular do esôfago inferior.	Contínuo com malignidade da cárdia gástrica.
Sarcoma (Fig. 3.6-5)	Massa grande que pode ulcerar.	Raras lesões. Leiomiossarcoma; carcinossarcoma (ninhos de epitélio escamoso rodeados por feixes entrelaçados de células fusiformes com numerosas mitoses); pseudossarcoma (malignidade não escamosa de baixo grau muitas vezes associada a carcinoma de células escamosas adjacentes).
Outras malignidades (Fig. 3.6-6)	Aspecto variável.	Raros casos de melanoma, linfoma, metástases, ou carcinoma verrucoso (exofítico, papilífero ou tumor verrucoso que raramente metastatiza e tem muito melhor prognóstico do que carcinoma de células escamosas típico).

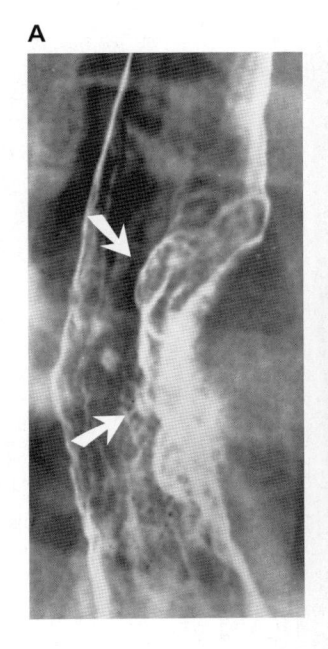

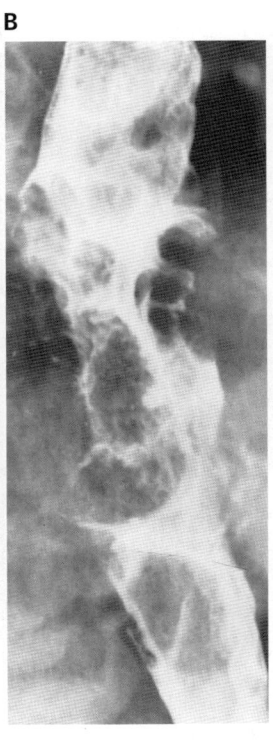

Fig. 3.6-4
Carcinoma do esôfago. (A) Massa polipoide localizada com ulceração (setas). (B) Defeito de enchimento irregular volumoso com destruição de pregas mucosas.

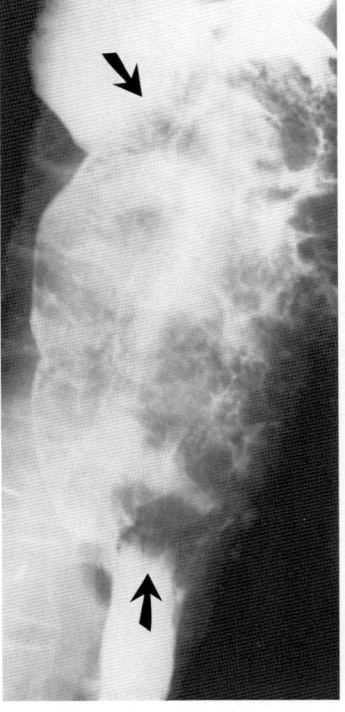

Fig. 3.6-5
Carcinossarcoma. Massa polipoide volumosa intraluminal (setas).

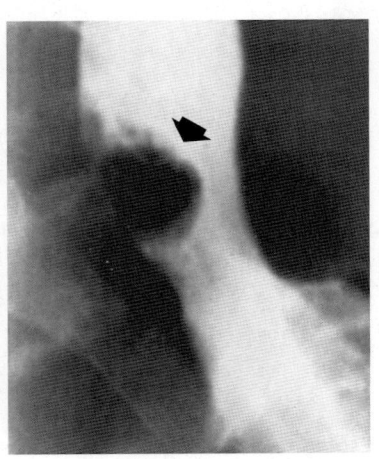

Fig. 3.6-6
Carcinoma verrucoso de células escamosas. O defeito de enchimento de superfície lisa no esôfago distal (seta) tem uma aparência benigna.

Condição	Achados de Imagem	Comentários
Aumento de linfonodos (ver Fig. 3.3-5)	Impressão extrínseca, simulando uma lesão esofágica.	Usualmente causada por metástases ou um processo granulomatoso (especialmente tuberculose). Ocasionalmente em decorrência de sífilis, sarcoidose, histoplasmose ou doença de Crohn.
Esofagite infecciosa (Fig. 3.6-7)	Padrão difuso de múltiplos defeitos nodulares redondos e ovais.	Mais comumente candidíase, que usualmente é associada à ulceração e um contorno desgrenhado da parede esofágica. Raramente, esofagite herpética.
Varizes esofágicas (Fig. 3.6-8)	Defeitos de enchimento difusos redondos ou ovais, refletindo espessamento serpiginoso das pregas.	Estruturas venosas dilatadas de varizes mudam de tamanho e aparência com variações na pressão intratorácica. Esôfago distal comprometido em hipertensão porta. Varizes "correndo para baixo" no esôfago superior são decorrentes de obstrução da veia cava superior.
Cisto de duplicação (Fig. 3.6-9)	Impressão excêntrica, simulando uma massa intramural.	Duplicações do trato alimentar ocorrem menos comumente no esôfago. Elas raramente se comunicam com a luz esofágica.

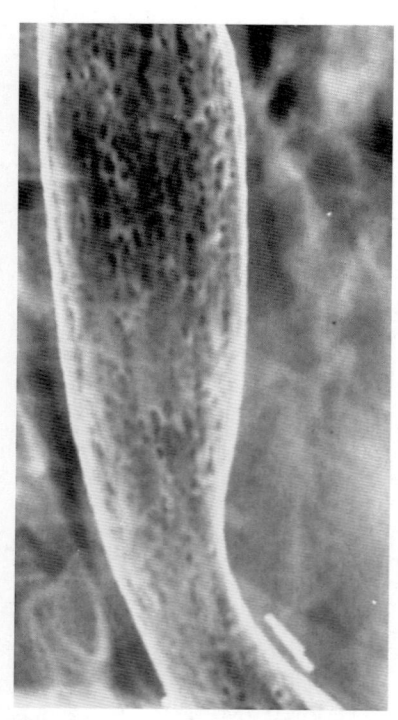

Fig. 3.6-7
Esofagite por *Candida*. Numerosos defeitos semelhantes a placas no esôfago médio e distal. Notar que as placas possuem margens nítidas e uma orientação predominantemente longitudinal.

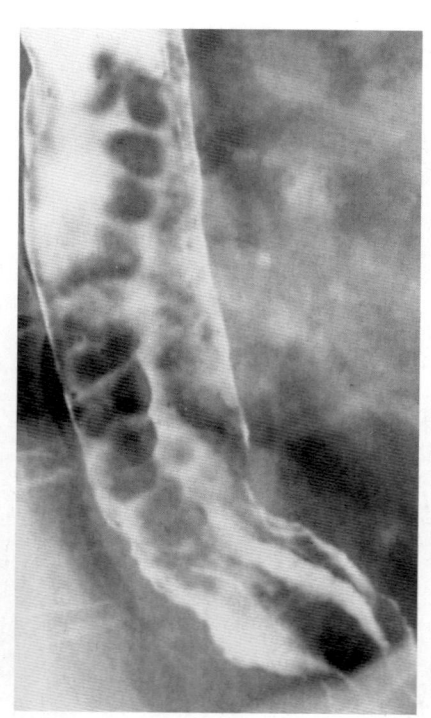

Fig. 3.6-8
Varizes do esôfago.

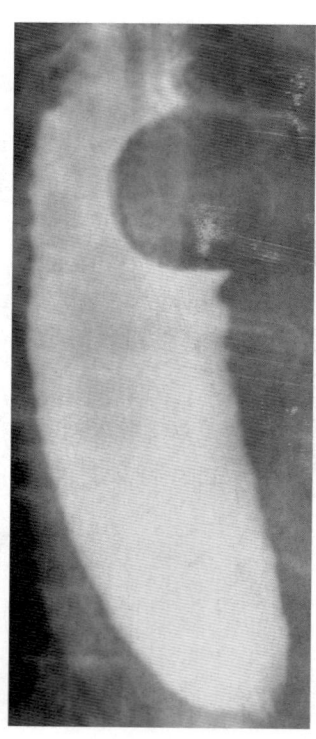

Fig. 3.6-9
Cisto de duplicação. Impressão excêntrica sobre o esôfago cheio de bário simula uma massa intramural.

Condição	Achados de Imagem	Comentários
Corpos estranhos (Fig. 3.6-10)	Vários padrões dependendo do material deglutido.	Usualmente impactados no esôfago distal imediatamente acima do nível do diafragma, especialmente se a impacção for na porção cervical do esôfago. Margens irregulares podem simular um carcinoma obstrutivo.
Hematoma intramural	Defeito de enchimento mole, alongado, com bordas lisas.	Sangramento submucoso com dissecção intramural da parede esofágica foi descrito como resultado de eméticos, após instrumentação endoscópica, e em pacientes que têm hemostasia prejudicada (hemofilia, trombocitopenia) ou estão recebendo terapia anticoagulante.
Esôfago hirsuto	Defeitos de enchimento isolados ou múltiplos representando uma massa de pelos ou múltiplos folículos pilosos, respectivamente.	Complicação de cirurgia reconstrutora da faringe e esôfago em que retalhos de pele são mobilizados e rodados para reconstruir um "esôfago de tubo de pele" para restaurar a continuidade anatômica do trato gastrointestinal.
Pregas gástricas prolapsadas	Defeito de enchimento irregular no esôfago distal.	Radiografias seriadas demonstram redução do prolapso, retorno das pregas gástricas abaixo do diafragma e um esôfago distal normal.

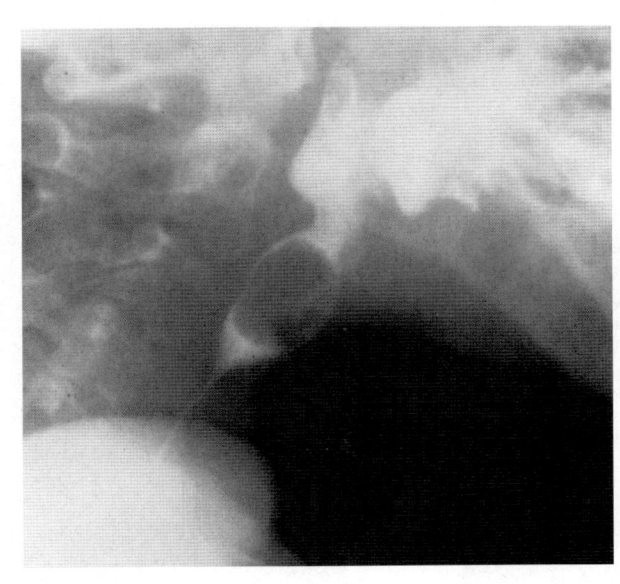

Fig. 3.6-10
Corpo estranho. Caroço de cereja impactado no esôfago cervical proximal a uma estenose cáustica.

3.7 ■ Divertículos do Esôfago

Condição	Achados de Imagem	Comentários
Divertículo de Zenker (Figs. 3.7-1 e 3.7-2)	Origina-se do esôfago superior com seu colo situado na linha mediana da parede posterior na junção faringoesofágica (aproximadamente o nível de C5-C6).	Divertículo de pulsão que é aparentemente relacionado com a contração prematura ou outra incoordenação motora do músculo cricofaríngeo. Pode causar disfagia ou mesmo obstrução esofágica.
Divertículo de tração do esôfago (Fig. 3.7-3)	Aparência variável. Origina-se de qualquer porção da parede esofágica.	Condição rara resultante da cura fibrosa de um processo inflamatório no pescoço ou secundário a alterações pós-cirúrgicas (p. ex., laringectomia).
Divertículo lateral	Origina-se em uma direção lateral ou anterolateral ao nível da junção faringoesofágica (imediatamente abaixo da porção transversa do músculo cricofaríngeo).	Também conhecidos como divertículos de Killian-Jamieson, eles são consideravelmente menores do que os divertículos de Zenker e são muito propensos a se associar à aspiração de transbordamento e consequente pneumonia (porque o divertículo é situado abaixo do cricofaríngeo e possibilita que o músculo se feche acima dele).
Divertículo torácico (Fig. 3.7-4)	Origina-se no terço médio do esôfago torácico oposto à bifurcação da traqueia na região do hilo do pulmão.	Divertículo de tração que se desenvolve em resposta à tração de aderências fibrosas após infecção de linfonodos mediastinais. Muitas vezes há linfonodos mediastinais calcificados adjacentes a partir de doença granulomatosa curada.

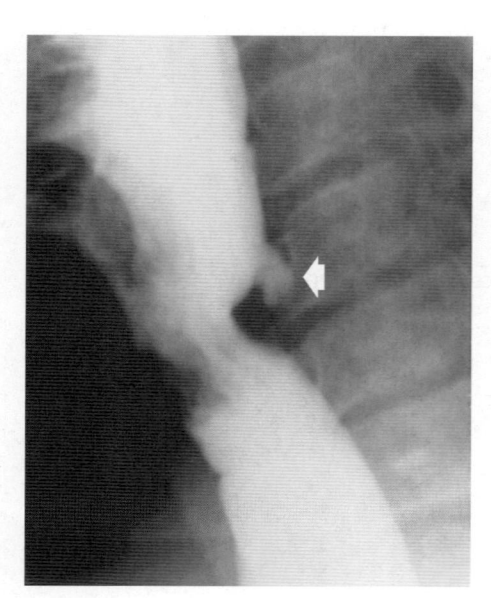

Fig. 3.7-1
Pequeno divertículo de Zenker (seta).

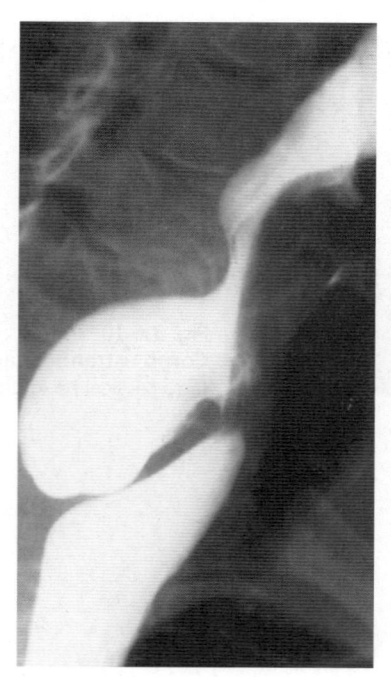

Fig. 3.7-2
Grande divertículo de Zenker quase ocluindo a luz esofágica.

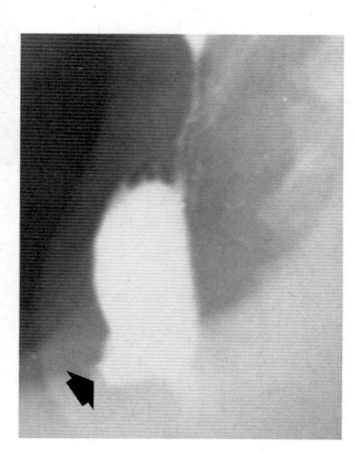

Fig. 3.7-3
Divertículo de tração cervical (seta) causado por cicatrização pós-operatória após laringectomia total.

Condição	Achados de Imagem	Comentários
Divertículo epifrênico (Fig. 3.7-5)	Ocorre nos 10 cm distais do esôfago e tende ter um colo largo, curto.	Divertículo de pulsão que provavelmente é relacionado com a incoordenação da peristalse esofágica e relaxamento do esfíncter inferior. Se pequeno, pode simular uma úlcera esofágica (embora o padrão da mucosa do esôfago adjacente seja normal).
Pseudodiverticulose esofágica intramural (Fig. 3.7-6)	Múltiplas pequenas (1–3 mm) projeções semelhantes a úlceras originadas da parede esofágica. Frequentemente há uma estenose lisa associada no esôfago superior. Aproximadamente metade dos pacientes têm doença difusa, enquanto os restantes têm doença segmentar (tipicamente com evidência de esofagite crônica ou estenoses esofágicas distais).	Transtorno raro com pseudodivertículos (simulando seios de Rokitansky-Aschoff da vesícula biliar), representando ductos dilatados de glândulas submucosas. *Candida albicans* pode ser cultivada de aproximadamente a metade dos pacientes, embora não haja evidência sugerindo que o fungo seja um agente causador. Tratos intramurais unindo dois ou mais pseudodivertículos e correndo paralelos à luz podem simular ulceração ou perfuração franca.
Divertículo intraluminal (Fig. 3.7-7)	Delgada linha radiotransparente separa a bolsa cheia de bário da membrana que é aberta proximalmente e fechada distalmente.	Entidade rara que geralmente é relacionada com o dano mucoso secundário à pressão intraluminal aumentada em um esôfago que foi constringido por um processo inflamatório.

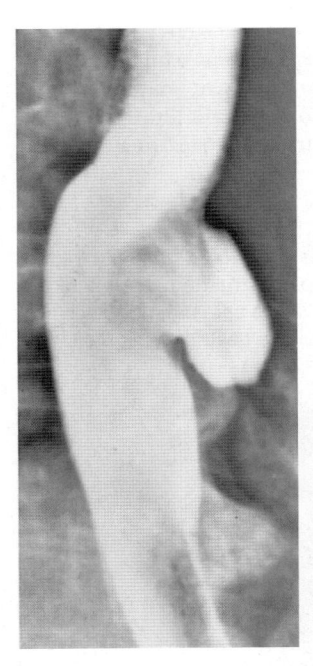

Fig. 3.7-4
Divertículo torácico.

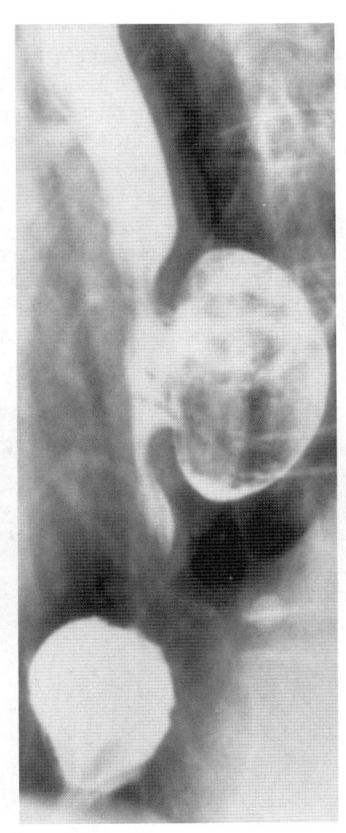

Fig. 3.7-5
Divertículo epifrênico.

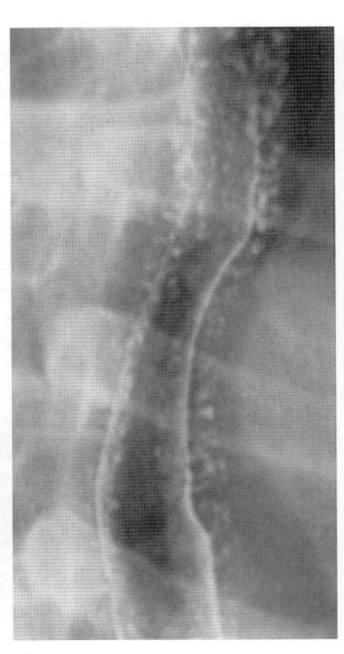

Fig. 3.7-6
Pseudodiverticulose esofágica intramural.

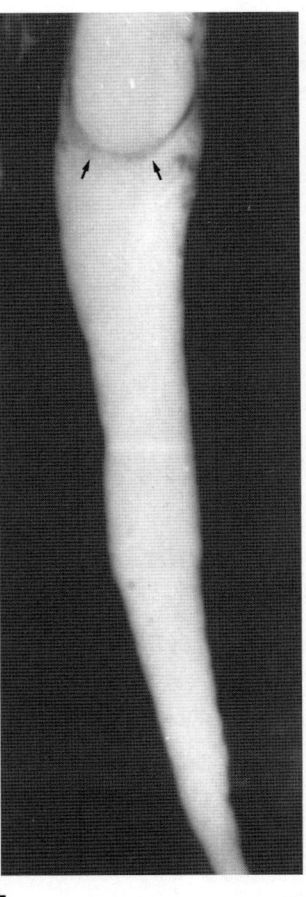

Fig. 3.7-7
Divertículo esofágico intraluminal. A parede do divertículo aparece como uma fina linha radiotransparente (setas). Observar a estenose irregular moderada do esôfago distal secundária à ingestão de ácido, que resultou na formação do divertículo intraluminal.[18]

3.8 ■ Ulceração Gástrica

Condição	Achados de Imagem	Comentários
Doença ulcerosa péptica (Fig. 3.8-1)	Sinais clássicos de benignidade incluem penetração, linha de Hampton, colarinho da úlcera, montículo da úlcera e radiação de pregas mucosas lisas, finas, para a margem da cratera.	Se a cratera da úlcera for muito rasa, uma camada fina de revestimento de bário resulta em uma sombra em anel. Pregas irregulares fundindo-se em um montículo de tecido polipoide em torno da úlcera sugerem uma malignidade. Úlceras fúndicas acima do nível da cárdia são usualmente malignas.
Gastrite (Fig. 3.8-2)	Úlceras variam de erosões superficiais a nichos profundos.	Erosões superficiais ocorrem com gastrite decorrente de álcool, agentes anti-inflamatórios, ou doença de Crohn. Ulcerações francas desenvolvem-se em pacientes com gastrite de corrosivo ou infiltração granulomatosa.
Tumor benigno	Ulceração central em uma massa.	Predominantemente tumores de células fusiformes, especialmente leiomioma.
Lesão por radiação	Ulcerações individualizadas idênticas à doença péptica.	A dor é incessante e não tem relação com refeições. Alta incidência de perfuração e hemorragia. Cura é mínima mesmo com terapia clínica intensiva.
Linfoma MALT (Fig. 3.8-3)	Úlcera isolada rodeada por uma massa e associada a aumento regional ou generalizado das pregas rugosas.	Previamente chamado *pseudolinfoma*, o linfoma de tecido linfoide associado à mucosa tem um prognóstico muito mais favorável que o linfoma de alto grau; diagnóstico precoce e pronto tratamento levam à cura.

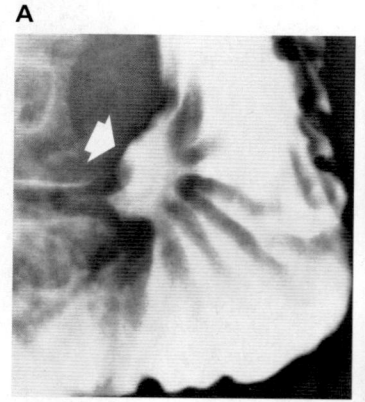

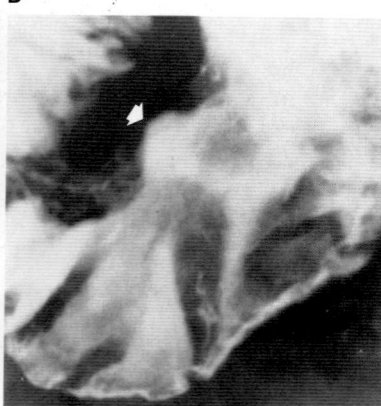

Fig. 3.8-1
Padrões de pregas em úlceras gástricas (seta). (A) Pequenas pregas delgadas irradiando para a margem de uma úlcera benigna. (B) Pregas grossas irradiando para um montículo irregular de tecido rodeando uma úlcera gástrica maligna (seta).

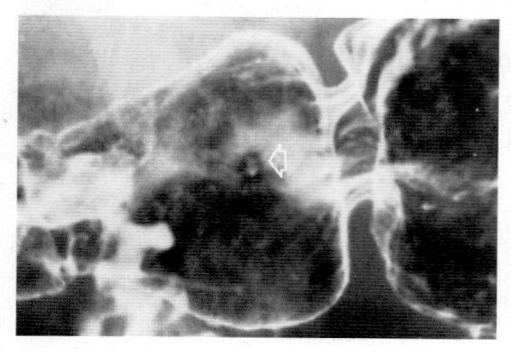

Fig. 3.8-2
Gastrite. Erosões gástricas superficiais (seta). Diminutos flocos de bário, representando erosões, são rodeados por halos radiotransparentes, representando montículos de mucosa edematosa.

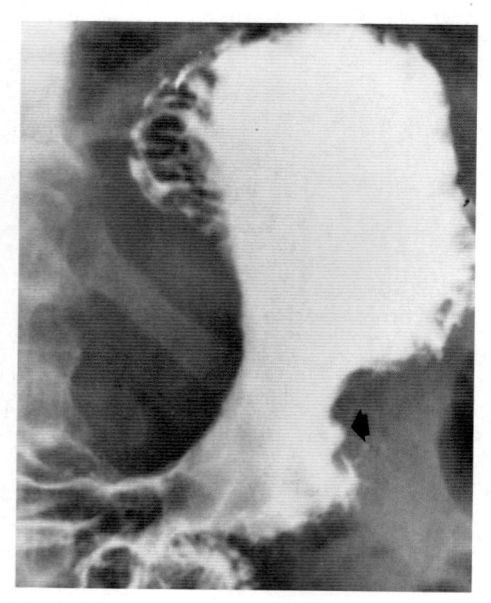

Fig. 3.8-3
Linfoma MALT. Úlcera na curvatura maior (seta) rodeada por uma massa de tecido mole e associada a aumento regional das pregas rugosas.

Condição	Achados de Imagem	Comentários
Carcinoma (Fig. 3.8-4)	As úlceras variam de erosões rasas nas lesões mucosas superficiais a enormes escavações em massas polipoides vegetantes.	Sinais de úlcera maligna incluem sinal do menisco de Carman (e complexo de Kirklin) e transição abrupta entre mucosas normal e anormal, usualmente nodular, circundando a úlcera. A úlcera não penetra além da luz gástrica normal.
Linfoma (Fig. 3.8-5)	Úlcera irregular que muitas vezes é maior do que a luz gástrica adjacente. Combinação de uma úlcera grande e uma massa extraluminal pode sugerir extravasamento de bário.	Pode ser indistinguível de carcinoma. Achados sugestivos de linfoma incluem esplenomegalia e impressões extrínsecas sobre o estômago cheio de bário (em razão de gânglios linfáticos retrogástricos e outros regionais).
Sarcoma (Fig. 3.8-6)	Ulceração central grande em uma massa que com frequência tem um proeminente componente exofítico.	Principalmente leiomiossarcoma, que muitas vezes é radiograficamente indistinguível da sua contraparte benigna com células fusiformes.
Metástases (Fig. 3.8-7)	Lesões isoladas ou múltiplas em forma de olho de boi.	Mais comumente causadas por melanoma maligno. Uma aparência idêntica pode ser causada por metástases de carcinoma da mama ou do pulmão.

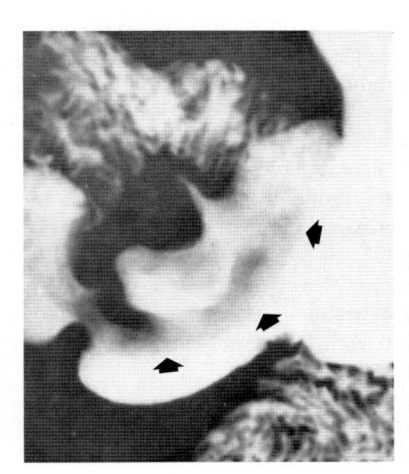

Fig. 3.8-4
Carcinoma do estômago. Sinal do menisco de Carman na úlcera gástrica maligna. A úlcera imensa tem uma configuração semicircular com sua margem interna convexa na direção da luz. A úlcera é rodeada pela sombra radiotransparente de uma crista elevada de tecido neoplásico (setas).

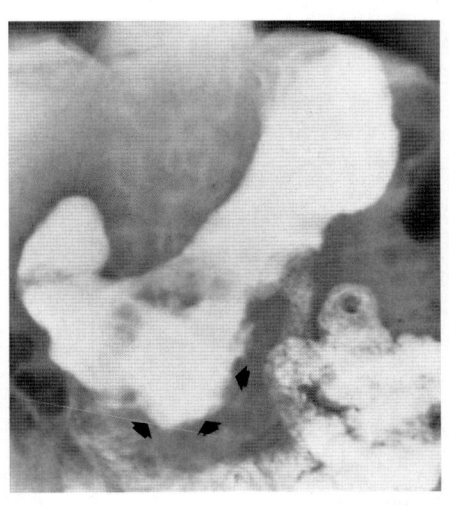

Fig. 3.8-5
Linfoma gástrico. Imensa úlcera irregular (setas) em uma massa gástrica neoplásica.

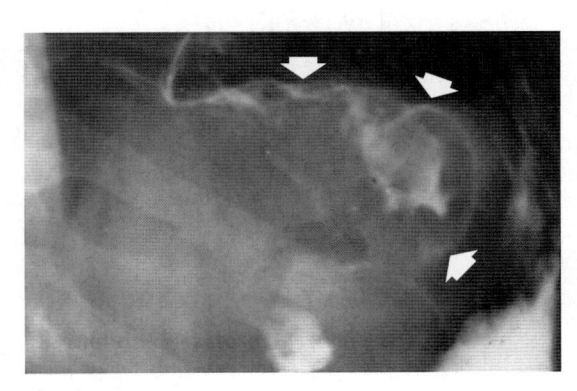

Fig. 3.8-6
Leiomiossarcoma do estômago. A grande massa fúndica (setas) mostra extensão exofítica e ulceração.

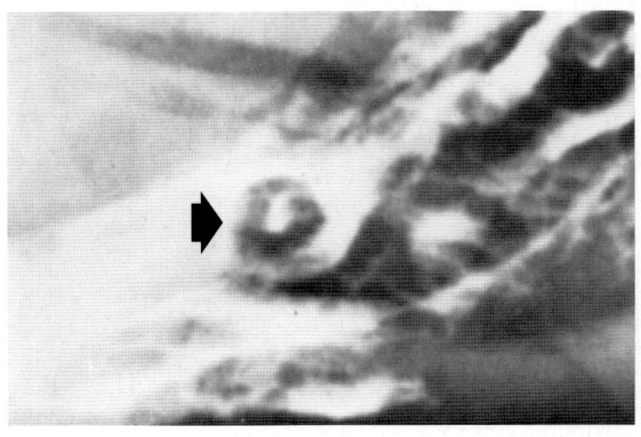

Fig. 3.8-7
Metástases gástricas de melanoma (seta).

3.9 ▪ Estreitamento do Estômago

Condição	Achados de Imagem	Comentários
Carcinoma (Figs. 3.9-1 e 3.9-2)	Espessamento e fixação da parede do estômago, usualmente começando próximo do piloro e progredindo para cima.	De longe a causa mais comum do padrão de linite plástica. Invasão tumoral da parede gástrica estimula uma forte resposta desmoplásica. Carcinoma gástrico também pode causar estreitamento segmentar.
Linfoma	Estreitamento luminal que compromete principalmente a região antral, simulando carcinoma cirroso.	Diferentemente da rigidez e fixação do carcinoma cirroso, peristalse residual e flexibilidade da parede do estômago são frequentemente preservadas na doença de Hodgkin.
Metástases (Fig. 3.9-3)	Estreitamento circunferencial do estômago, usualmente com comprometimento mais segmentar do que em uma malignidade gástrica primária.	Extensão direta de carcinoma do pâncreas ou cólon transverso ou metástases hematogênicas desmoplásicas (p. ex., carcinoma da mama).
Doença ulcerosa péptica (Fig. 3.9-4)	Estreitamento e rigidez antrais em razão de espasmo intenso.	Úlcera aguda pode não ser vista por causa da falta de distensibilidade antral. Rigidez induzida por úlcera péptica usualmente se cura com terapia antiácida adequada. Úlcera mediogástrica em um paciente idoso pode curar-se com uma deformidade em ampulheta.
Doença de Crohn (Fig. 3.9-5)	Antro liso, tubular, dilatando-se para um corpo gástrico e fundo normais (sinal do chifre de carneiro).	Frequentemente padrão em "pedra de calçamento" de pregas antrais com fissuras e ulceração. Comprometimento concomitante do bulbo duodenal adjacente e do arco duodenal proximal produz o padrão de pseudo-Billroth I.
Outros distúrbios infiltrativos (Fig. 3.9-6)	Espessamento mural e estreitamento luminal predominantemente comprometem o antro.	Sarcoidose; sífilis; tuberculose; estrongiloidíase, citomegalovírus; gastrite eofinofílica; poliarterite nodosa.

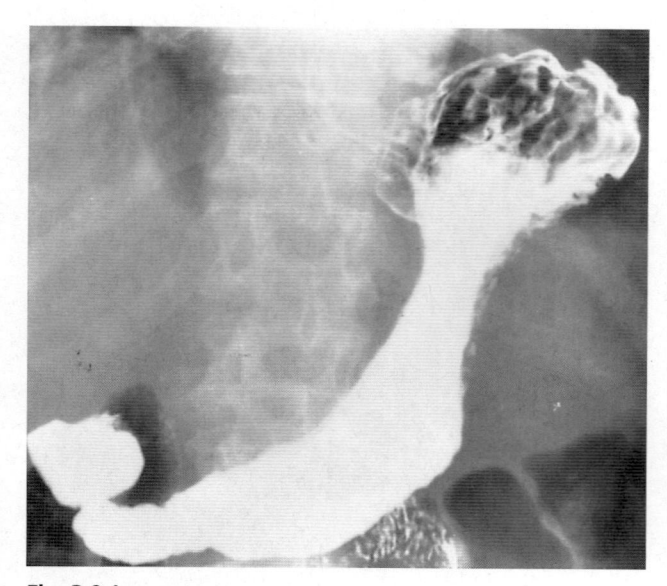

Fig. 3.9-1
Carcinoma cirroso do estômago produzindo um padrão de linite plástica.

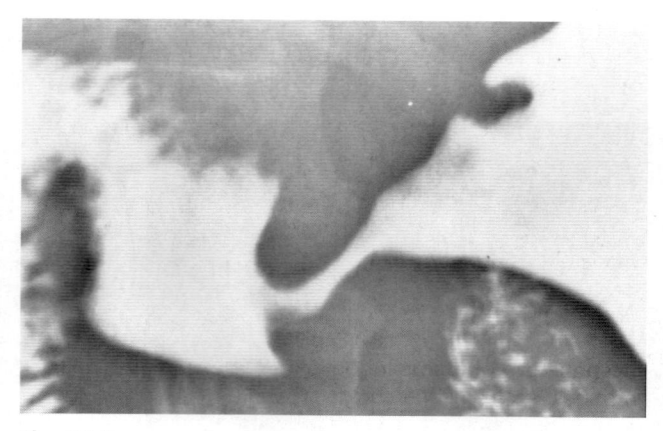

Fig. 3.9-2
Adenocarcinoma do estômago causando constrição segmentar do antro.

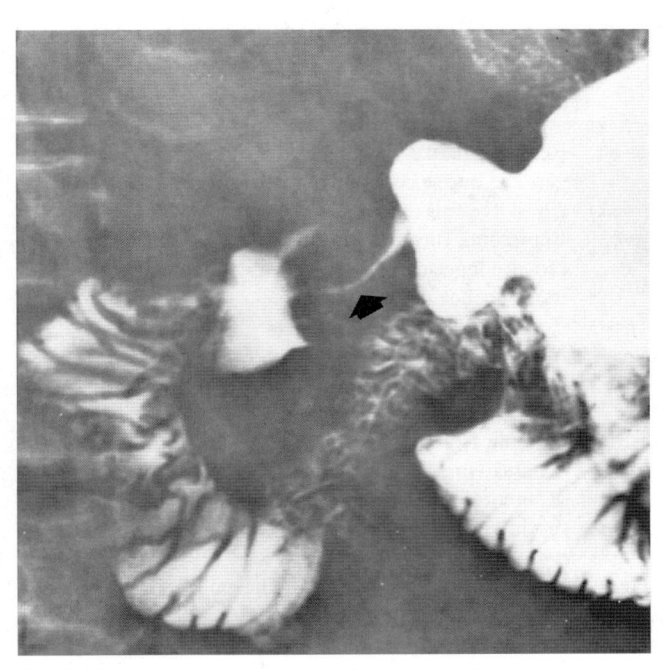

Fig. 3.9-3
Carcinoma pancreático metastático. Estreitamento circunferencial do estômago distal (seta) secundário a linfonodos perigástricos aumentados.

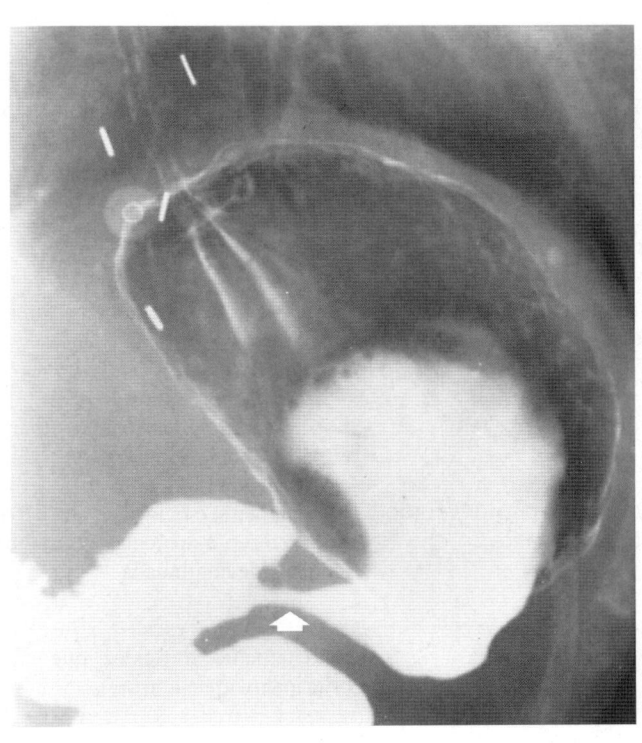

Fig. 3.9-4
Doença ulcerosa péptica causando estreitamento e rigidez antrais (seta). Observar os clipes metálicos de uma vagotomia prévia.

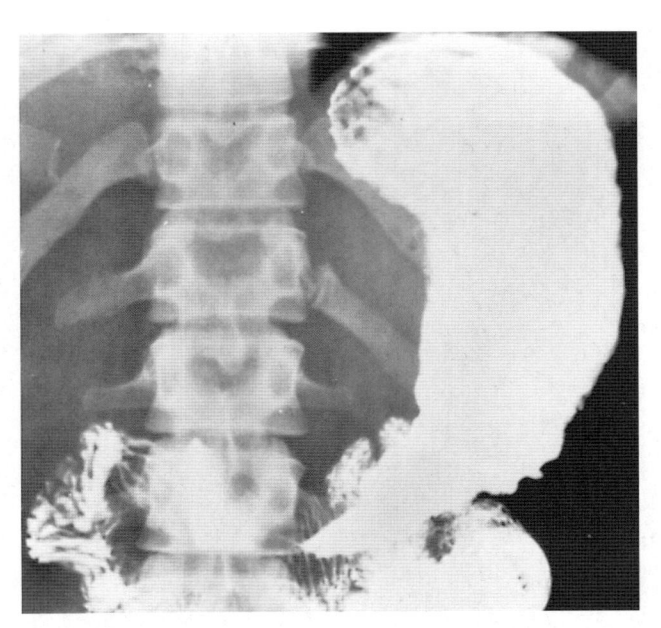

Fig. 3.9-5
Doença de Crohn do estômago (sinal do chifre de carneiro).[19]

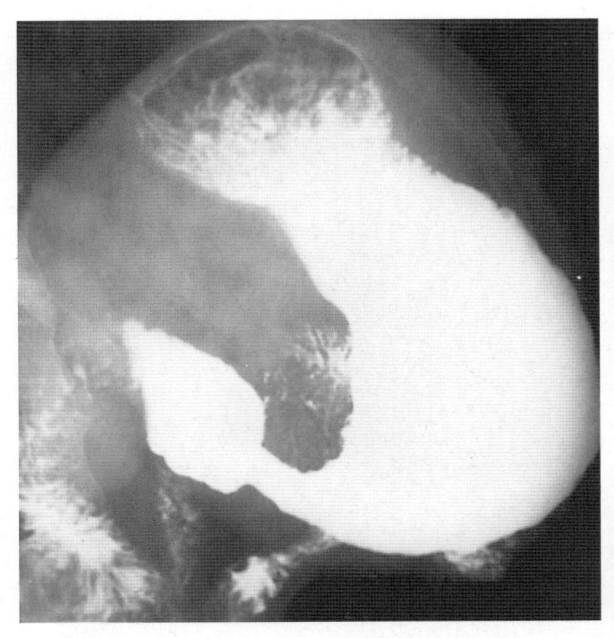

Fig. 3.9-6
Tuberculose do estômago. A cura fibrótica estreita e enrijece o antro distal.

Condição	Achados de Imagem	Comentários
Gastrite fleimonosa (Fig. 3.9-7)	Estreitamento irregular simulando carcinoma infiltrante.	Extremamente rara. Invasão bacteriana espessa a parede gástrica. O desenvolvimento de bolhas de gás intramurais constitui um achado nefasto.
Gastrite por corrosivo (Fig. 3.9-8)	Estenose do antro (dentro de várias semanas da lesão).	Reação inflamatória aguda (mais grave com ácidos ingeridos) que se cura por fibrose e cicatriz.
Irradiação ou congelamento gástrico (Fig. 3.9-9)	Vários graus de estreitamento luminal fixo e rigidez mural.	Representa cura fibrótica de uma lesão aguda. Irradiação e congelamento foram antigamente usados para tratar doença ulcerosa péptica.
Intoxicação por ferro	Estenose antral (dentro de 6 semanas da ingestão).	Ingestão de sulfato ferroso causa corrosão intensa, que frequentemente é fatal.
Quimioterapia por infusão arterial hepática	Estreitamento e rigidez do antro e corpo gástricos. Retorno à aparência normal depois que a terapia é descontinuada.	Complicações de ulceração e estreitamento gastroduodenal são provavelmente relacionados com o vazamento de agente quimioterápico diretamente para dentro do suprimento sanguíneo de órgãos não hepáticos.
Amiloidose	Estreitamento e rigidez que comprometem principalmente o antro.	Deposição de complexo proteína-polissacarídeo extracelular na parede gástrica.
Linfoma MALT	Estreitamento que usualmente compromete um grande segmento do corpo ou antro do estômago.	Quase invariavelmente associado a uma grande cratera ulcerosa gástrica. Condição benigna simulando linfoma clínica e histologicamente.
Massa exogástrica (Fig. 3.9-10)	Estreitamento luminal em decorrência da pressão extrínseca sobre o estômago.	Mais comumente causada por hepatomegalia grave. Também ocorre com pseudocistos pancreáticos ou aumento de outros órgãos abdominais superiores.

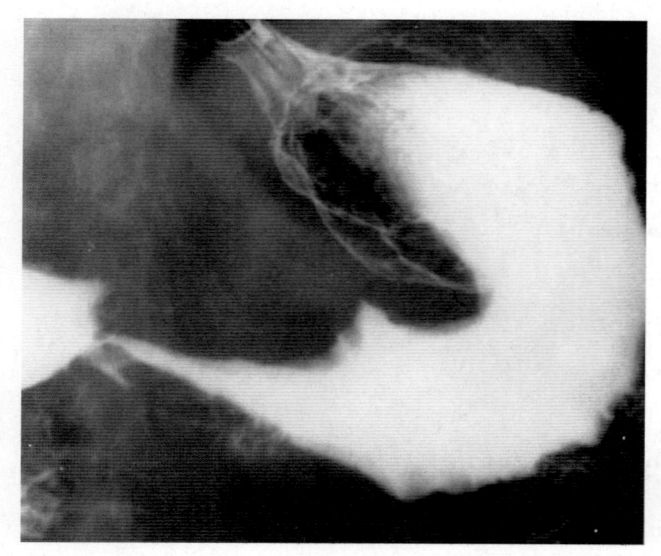

Fig. 3.9-7
Gastrite fleimonosa. Estreitamento irregular do antro e corpo distal do estômago com apagamento de pregas mucosas ao longo da curvatura menor e espessamento acentuado das pregas ao longo da curvatura maior.[20]

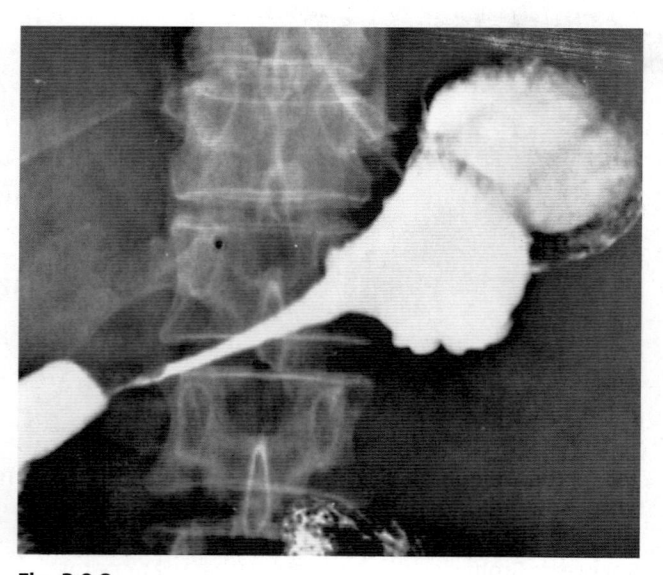

Fig. 3.9-8
Estenose corrosiva do antro depois da ingestão de ácido clorídrico.

Condição	Achados de Imagem	Comentários
Gastroplastia	Estreitamento no local operatório.	História clínica de cirurgia de redução de peso e evidência de material de sutura metálico.
Estenose hipertrófica do piloro (ver Fig. 3.12-9)	Alongamento e estreitamento do canal pilórico. Endentação simétrica côncava, crescêntica, na base do bulbo duodenal (invaginação parcial da massa muscular hipertrofiada para dentro do bulbo).	Anormalidades histológicas, anatômicas e radiográficas na estenose pilórica hipertrófica adulta são indistinguíveis daquelas na forma infantil (pode ser a mesma entidade, porém mais branda e mais tardia no seu aparecimento clínico).

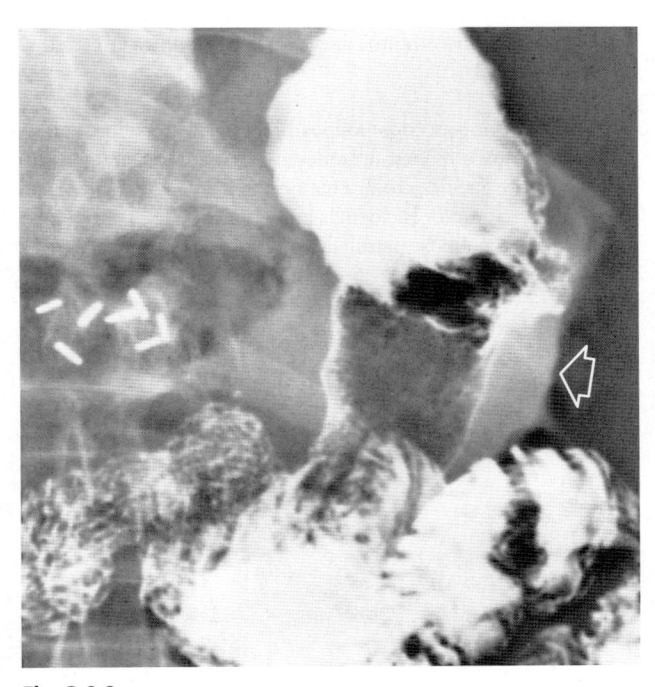

Fig. 3.9-9
Radioterapia. Estreitamento luminal e espessamento grave da parede do estômago (seta).

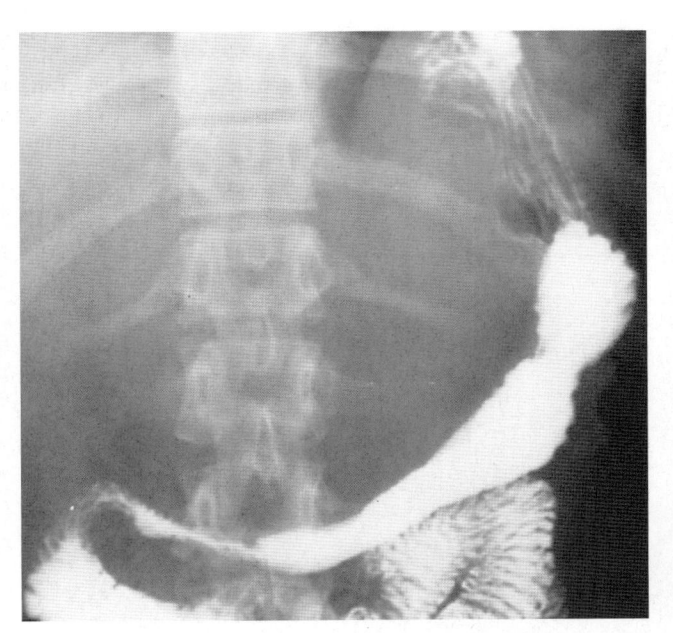

Fig. 3.9-10
Doença cística equinocócica. Estreitamento da luz do estômago secundária à impressão extrínseca por um fígado imenso.

3.10 ■ Defeitos de Enchimento no Estômago

Condição	Achados de Imagem	Comentários
Areae gastricae	Padrão reticular fino rodeado por sulcos cheios de bário, simulando múltiplos defeitos de enchimento.	Representa uma característica anatômica normal vista em estudos com duplo contraste. Mais comumente identificada no antro. *Areae gastricae (état mamelonné)* pode representar inflamação inespecífica.
Tumores/condições tumorais benignas		
Pólipo hiperplásico (Fig. 3.10-1)	Pequena massa (1 cm), muitas vezes múltipla, nitidamente definida.	Causa mais comum de um defeito de enchimento gástrico individualizado. Representa hiperplasia regenerativa excessiva em uma área de gastrite crônica em vez de um neoplasma.
Pólipo adenomatoso (Fig. 3.10-2)	Lesão grande (2 cm ou mais), usualmente única e séssil com uma superfície irregular.	Como no caso dos pólipos hiperplásicos, pólipos adenomatosos tendem a se desenvolver em pacientes com gastrite atrófica crônica (associada a uma alta incidência de carcinoma). Incidência aumentada de pólipos gástricos na polipose familial do cólon e na síndrome de Cronkhite-Canada.

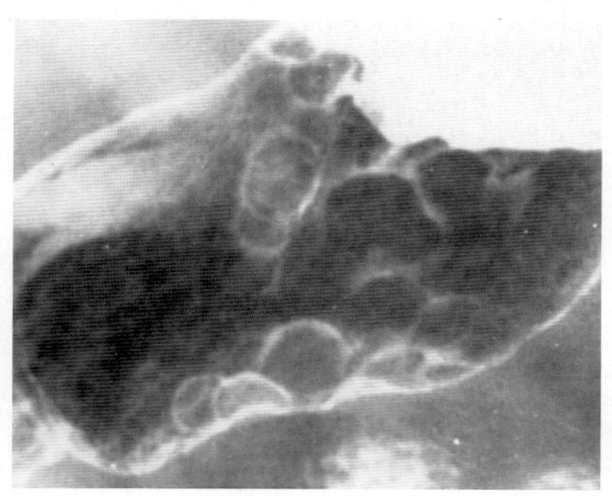

Fig. 3.10-1
Pólipos hiperplásicos. Múltiplos defeitos de enchimento lisos de tamanhos semelhantes.

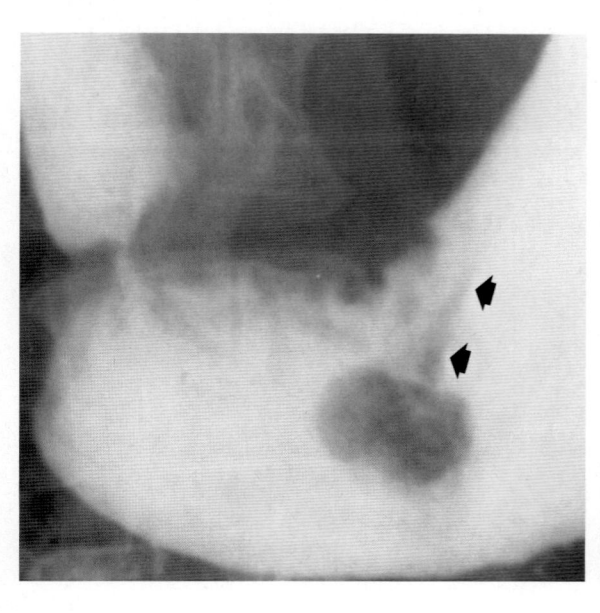

Fig. 3.10-2
Pólipo adenomatoso. Um pedículo fino, longo (setas), estende-se desde a cabeça do pólipo até a parede do estômago.

3.10 ■ DEFEITOS DE ENCHIMENTO NO ESTÔMAGO

Condição	Achados de Imagem	Comentários
Hamartoma	Múltiplos defeitos de enchimento.	Nenhum potencial maligno. Ocorre na síndrome de Peutz-Jeghers e na doença de Cowden.
Tumor de células fusiformes (Fig. 3.10-3)	Massa intramural isolada, muitas vezes com ulceração central.	Mais comumente, leiomioma. Uma lesão grande pode ter um componente intraluminal ou produzir uma massa exogástrica extensa, simulando compressão extrínseca.
Tumores malignos Carcinoma polipoide (Fig. 3.10-4)	Massa séssil que em geral é relativamente grande, irregular e ulcerada.	Incidência aumentada em pacientes com gastrite atrófica e anemia perniciosa. Pode ser difícil distinguir de um pólipo gástrico benigno.
Linfoma (Fig. 3.10-5)	Grande lesão polipoide volumosa que usualmente é irregular e ulcerada.	Fatores que favorecem linfoma em vez de carcinoma incluem tumores polipoides ulcerados múltiplos e espessamento adjacente de pregas (em vez do padrão de mucosa atrófica observado no carcinoma).

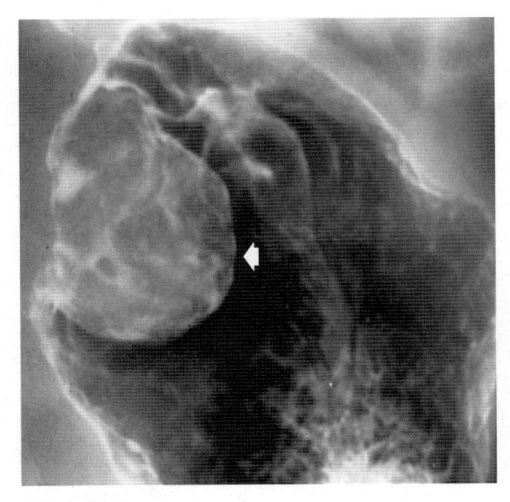

Fig. 3.10-3
Leiomioma do fundo (seta).

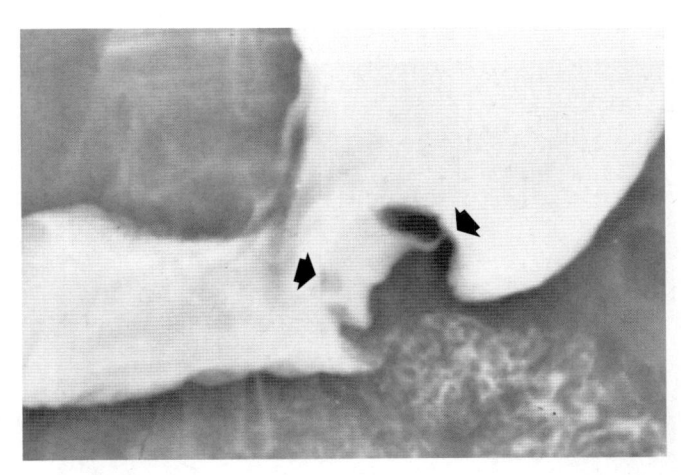

Fig. 3.10-4
Carcinoma do estômago. Uma úlcera enorme é evidente na massa polipoide lisa, vegetante (setas).

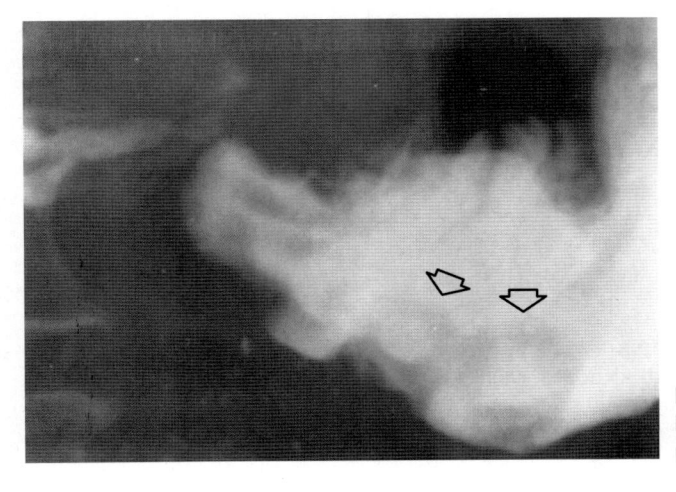

Fig. 3.10-5
Linfoma. Múltiplas massas gástricas polipoides ulceradas (setas).

Condição	Achados de Imagem	Comentários
Metástases (ver Fig. 3.8-7)	Geralmente múltiplas, frequentemente ulceradas (aparência de olho de boi).	Mais comumente causadas por melanoma maligno. Também por carcinomas da mama e pulmão.
Sarcoma (Fig. 3.10-6)	Grande massa volumosa que muitas vezes é ulcerada.	A maioria é de leiomiossarcomas, que são difíceis de diferenciar das suas contrapartes benignas de células fusiformes (grande massa exogástrica sugere malignidade).
Adenoma viloso	Enchimento característico com bário dos interstícios do tumor. Muitas vezes múltiplo.	Lesão rara com uma incidência substancial de malignidade.
Carcinoide	Massa de base larga que frequentemente é ulcerada.	Lesão de crescimento lento com sobrevidas longas (mesmo na presença de disseminação regional ou hepática).
Pâncreas ectópico (Fig. 3.10-7)	Massa submucosa lisa com umbilicação central.	Mais comumente encontrada na curvatura maior do antro distal próximo ao piloro. Umbilicação central representa o orifício de um ducto pancreático aberrante, em vez de ulceração.
Pregas gástricas aumentadas (Fig. 3.10-8)	Múltiplos defeitos de enchimento nodulares (se vistos pela extremidade).	Doença de Ménétrier; varizes gástricas; doença de Crohn; sarcoidose; tuberculose; gastrite eosinofílica.

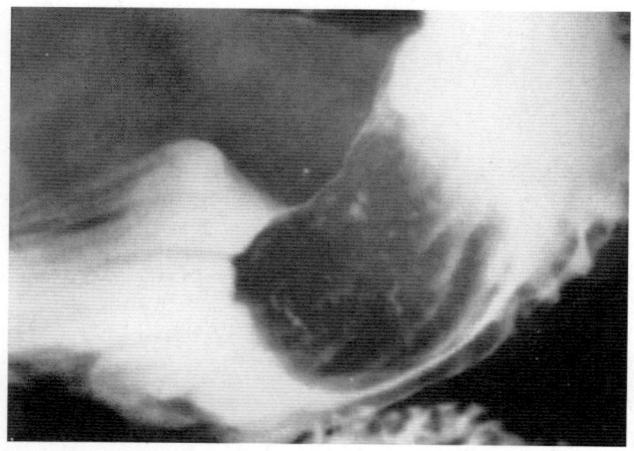

Fig. 3.10-6
Leiomiossarcoma. Há ulceração esparsa neste tumor volumoso.

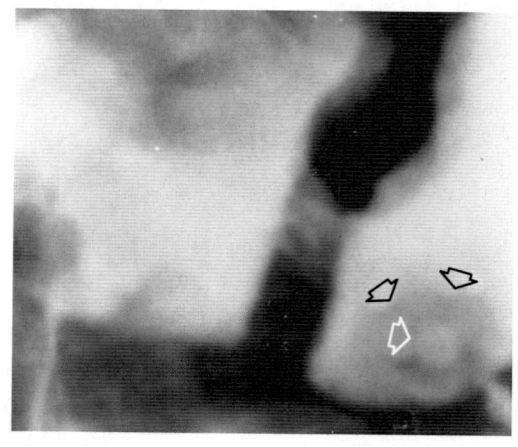

Fig. 3.10-7
Pâncreas ectópico. Opacificação central (seta branca) de um ducto pancreático rudimentar em uma massa de tecido mole (setas pretas) no antro distal.

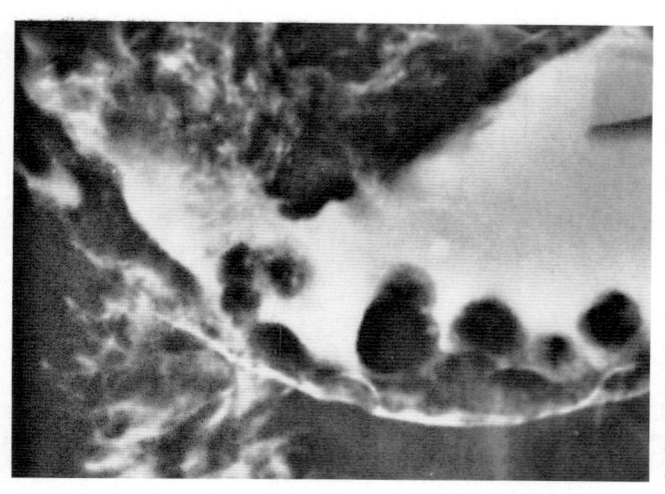

Fig. 3.10-8
Gastrite alcoólica. Múltiplos defeitos nodulares (sugerindo pólipos) são decorrentes de pregas gástricas aumentadas vistas pela extremidade.

Condição	Achados de Imagem	Comentários
Bezoar (Fig. 3.10-9)	Grande massa que pode encher o estômago inteiro. Ocasionalmente completamente lisa (simulando uma enorme bolha de gás).	Material de contraste revestindo a massa e infiltrando os interstícios pode produzir uma aparência mosqueada ou estriada característica. Fitobezoares (material vegetal não digerido) e tricobezoares (bolas de pelos).
Corpo estranho/coágulo sanguíneo	Defeitos de enchimento isolados ou múltiplos.	Variedade de substâncias ingeridas e qualquer causa de sangramento esofágico ou gástrico.
Doença ulcerosa péptica (Figs. 3.10-10 e 3.10-11)	Vários aspectos (com ou sem ulceração).	Pode representar um grande monte de edema rodeando uma úlcera aguda, uma incisura na parede oposta a uma cratera de úlcera, ou um piloro duplo.
Histiocitose de células de Langerhans (pólipo fibroide inflamatório)	Massa nitidamente definida, lisa, redonda ou oval (usualmente no antro).	Infiltrado inflamatório inespecífico que usualmente é assintomático (ausência de alergia alimentar ou eosinofilia periférica como na gastrite eosinofílica).
Cisto de duplicação	Defeito de enchimento ou impressão de massa extrínseca.	Muito raro. Tende a ser assintomático, a comprometer a curvatura maior, e a não se comunicar com a luz gástrica.
Fundoplicatura (Fig. 3.10-12)	Defeito de enchimento proeminente na junção esofagogástrica. A massa em geral é suavemente marginada e simétrica em ambos os lados do esôfago distal.	Pseudotumor fúndico secundário a um procedimento cirúrgico para reparo de hérnia hiatal. Em uma fundoplicatura de Nissen, o fundo gástrico é enrolado em volta do esôfago inferior para criar um segmento esofágico intra-abdominal com um mecanismo natural de válvula na junção esofagogástrica.

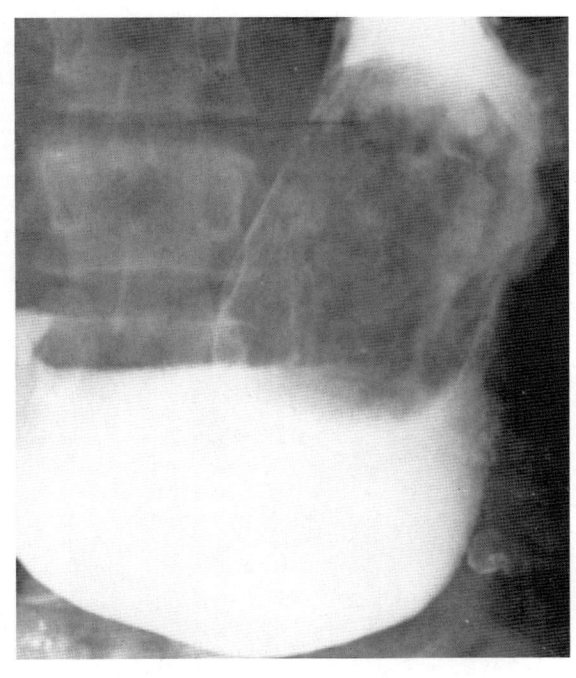

Fig. 3.10-9
Bezoar de cola em um jovem construtor de aeromodelos. A massa lisa simula uma enorme bolha de ar.

Condição	Achados de Imagem	Comentários
Linfoma MALT	Múltiplos nódulos arredondados frequentemente confluentes de tamanho variado (< 1 cm) que comprometem principalmente o corpo e antro do estômago.	Aparência pode simular *areae gastricae* aumentadas. Massas isoladas maiores muitas vezes são ulceradas.

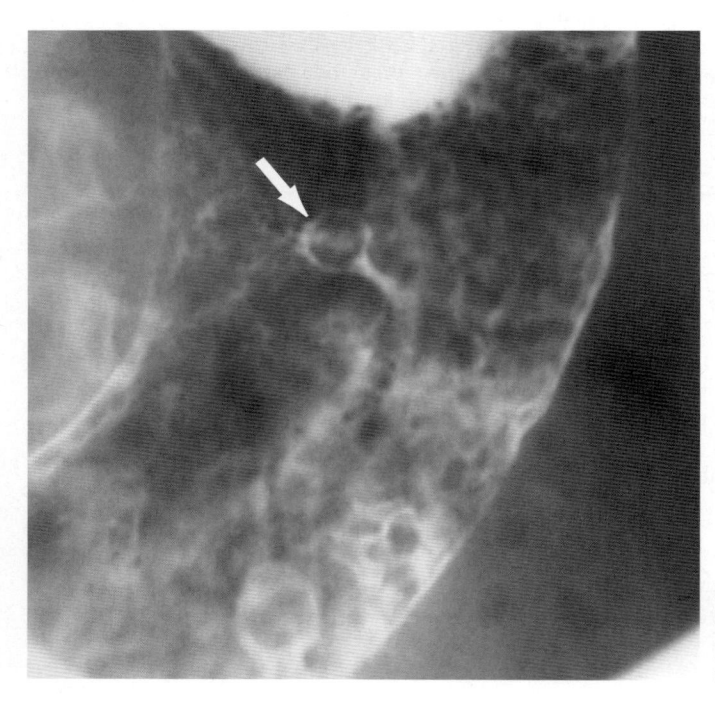

Fig. 3.10-10
Doença ulcerosa péptica. Há inúmeras pequenas massas polipoides mucosas e submucosas, diversas das quais contêm crateras de úlceras (seta).[21]

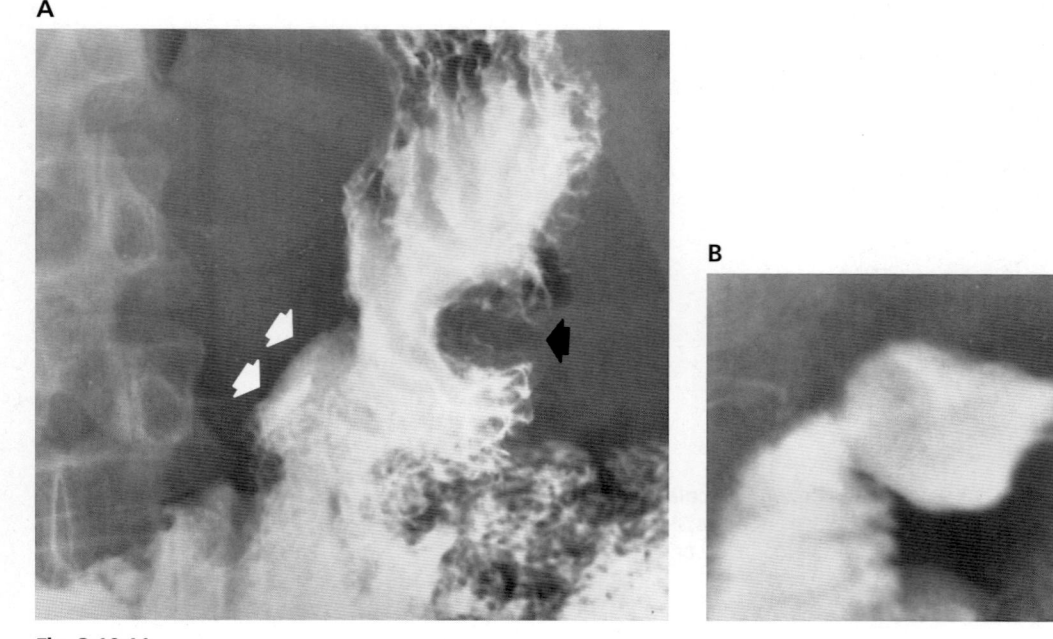

Fig. 3.10-11
Doença ulcerosa péptica. (A) Grande incisura (seta preta) simulando um defeito de enchimento na curvatura maior. A incisura é provocada por uma úlcera longa (setas brancas) na curvatura menor. (B) Piloro duplo. O piloro verdadeiro e o canal acessório ao longo da curvatura menor são separados por uma ponte, ou septo, que produz a aparência de um defeito de enchimento transparente individualizado (seta).

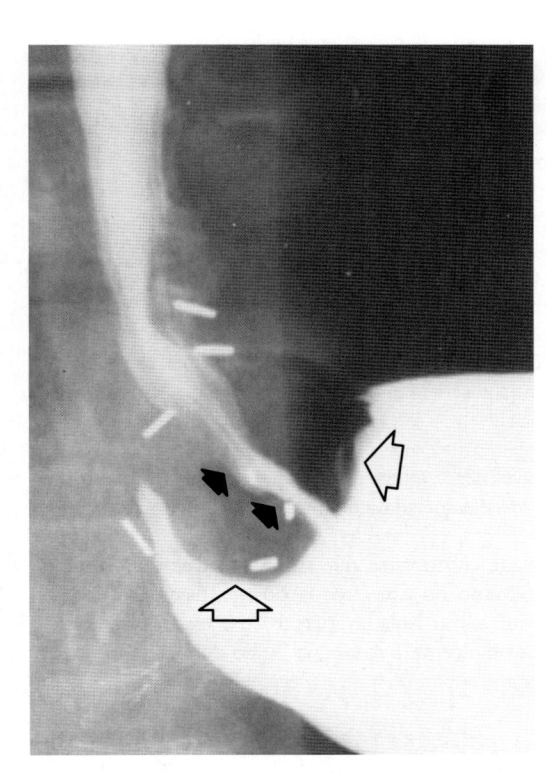

Fig. 3.10-12
Fundoplicatura de Nissen normal. O esôfago distal com padrão mucoso normal (setas sólidas) passa através do pseudotumor fúndico (setas abertas).[22]

3.11 ■ Espessamento de Pregas Gástricas

Condição	Achados de Imagem	Comentários
Variedade normal	Aparente espessamento de pregas no fundo e ao longo da curvatura maior.	Pregas no fundo e corpo proximal tendem a ser mais espessas e mais tortuosas do que aquelas no estômago distal, especialmente se o estômago estiver parcialmente vazio ou contraído.
Gastrite alcoólica (Fig. 3.11-1)	Espessamento generalizado de pregas que usualmente regride após supressão do álcool.	Espessamento bizarro pode simular doença maligna. Há uma ausência relativa de pregas na gastrite alcoólica crônica.
Gastrite hipertrófica (Fig. 3.11-2)	Espessamento generalizado das pregas, mais proeminente proximalmente.	Provavelmente reflete um estado hipersecretório e muitas vezes é associada à doença ulcerosa péptica.
Gastrite antral (Fig. 3.11-3)	Espessamento de pregas localizado no antro.	Entidade controversa que mais provavelmente reflete um extremo do espectro da doença ulcerosa péptica. Gastrite antral isolada aparece sem espessamento de pregas ou ulceração aguda no bulbo duodenal.

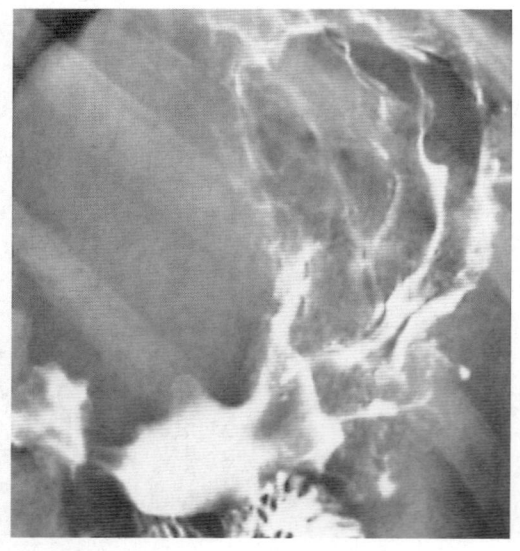

Fig. 3.11-1
Gastrite alcoólica com pregas bizarras, grandes, simulando um processo maligno.

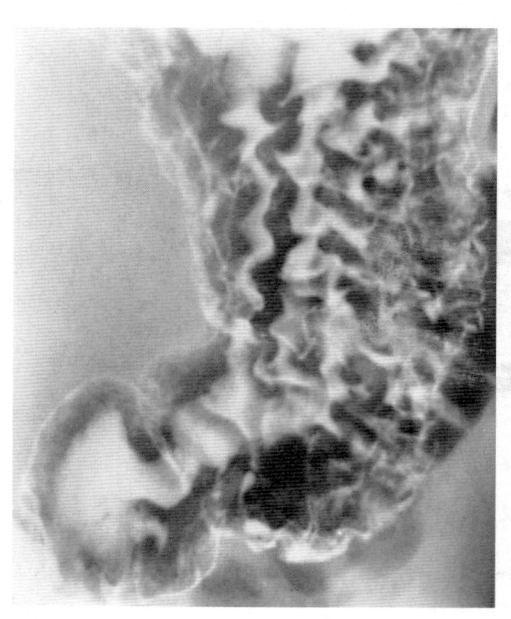

Fig. 3.11-2
Gastrite hipertrófica em um paciente com alto débito de ácido e doença ulcerosa péptica.

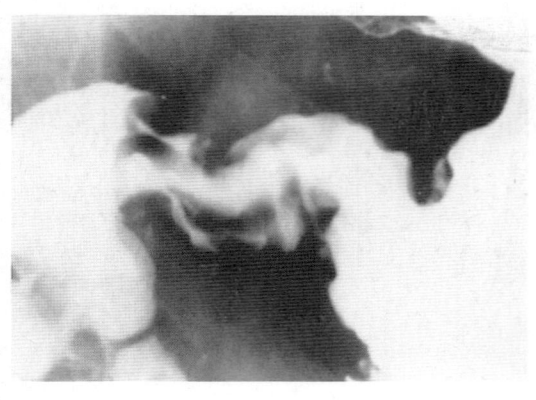

Fig. 3.11-3
Gastrite antral. Espessamento das pregas rugosas gástricas é limitado ao antro.

Condição	Achados de Imagem	Comentários
Gastrite corrosiva	Comprometimento distal predominante com úlceras, atonia e rigidez associadas.	Ácidos ingeridos causam a lesão mais grave. O piloro usualmente é fixado e aberto. Gás na parede do estômago constitui um sinal ameaçador.
Gastrite infecciosa	Espessamento das pregas pode ser localizado ou difuso.	Causada por invasão bacteriana da parede do estômago ou por toxinas bacterianas (p. ex., botulismo, difteria, disenteria, febre tifoide). Organismos formadores de gás podem produzir gás na parede do estômago.
Irradiação ou congelamento gástrico	Espessamento generalizado das pregas.	Terapia antiga para doença ulcerosa gástrica intratável.
Doença ulcerosa péptica (Fig. 3.11-4)	Espessamento de pregas compromete difusamente o corpo e o fundo.	Representa hipersecreção de ácido e pode ser associada a grandes quantidades de líquido gástrico retido. Espessamento localizado de pregas com radiação de pregas na direção da cratera constitui um sinal tradicional de úlcera gástrica.
Doença de Ménétrier (Fig. 3.11-5)	Aumento maciço das pregas rugosas. Descrita classicamente como uma lesão do fundo e corpo, mas pode comprometer o estômago inteiro.	Usualmente hipossecreção de ácido, secreção excessiva de muco gástrico e perda de proteína para dentro da luz gástrica. A curvatura menor do corpo do estômago é comprometida infrequentemente (diferentemente do linfoma).

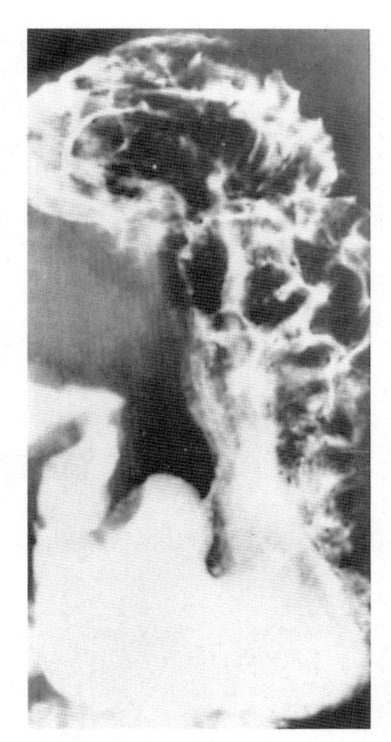

Fig. 3.11-4
Síndrome de Zollinger-Ellison. Espessamento difuso das pregas gástricas é associado à hipersecreção de ácido e doença ulcerosa péptica.

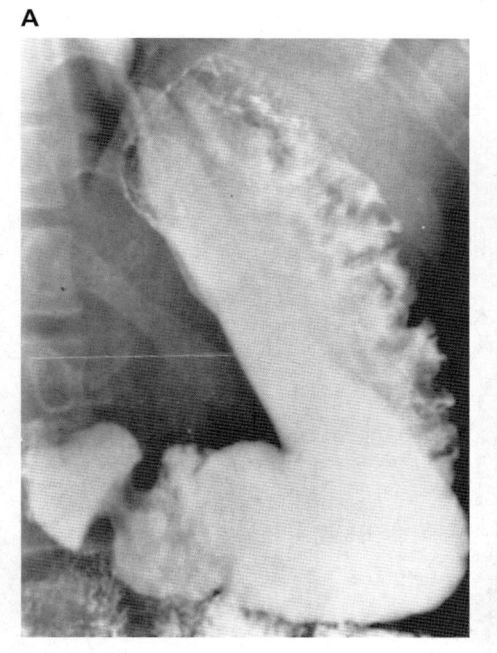

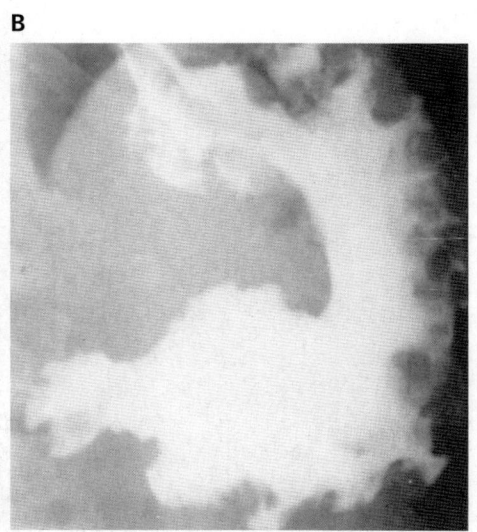

Fig. 3.11-5
Doença de Ménétrier. (A) Espessamento das pregas compromete a curvatura maior do fundo e corpo e poupa a curvatura menor e antro. (B) Espessamento generalizado das pregas rugosas compromete o estômago inteiro.

Condição	Achados de Imagem	Comentários
Linfoma (Fig. 3.11-6)	Espessamento generalizado ou localizado, distorção e nodularidade das pregas.	Pode simular doença de Ménétrier, todavia mais comumente também compromete o estômago distal e a curvatura menor. Esplenomegalia ou uma impressão extrínseca por gânglios aumentados sugere linfoma; ausência de ulceração e rigidez ou a presença de excesso de muco sugere doença de Ménétrier.
Linfoma MALT	Pregas espessadas, lobuladas, muitas vezes associadas a uma grande úlcera gástrica.	Anteriormente chamada *pseudolinfoma*, esta condição tem um prognóstico muito mais favorável do que linfoma de alto grau; diagnóstico precoce e pronto tratamento podem levar à cura.
Carcinoma (Fig. 3.11-7)	Pregas gástricas aumentadas, tortuosas, grosseiras.	Carcinoma raramente produz este padrão (simulando linfoma). Calcificação pontilhada associada é virtualmente diagnóstica de carcinoma coloide ou adenocarcinoma mucinoso do estômago.
Varizes gástricas (Figs. 3.11-8 e 3.11-9)	Varizes fúndicas aparecem como múltiplos defeitos de enchimento lobulados. Ocasionalmente uma única variz. Varizes gástricas não fúndicas ocorrem ocasionalmente.	Usualmente associadas a varizes do esôfago. Varizes gástricas isoladas sugerem oclusão da veia esplênica. Diversamente de uma malignidade, as varizes são mutáveis em tamanho e forma.
Processos infiltrativos (Fig. 3.11-10)	Espessamento difuso de pregas rugosas, especialmente na metade distal do estômago.	As causas incluem gastrite eosinofílica, doença de Crohn, sarcoidose, tuberculose, sífilis e amiloidose.

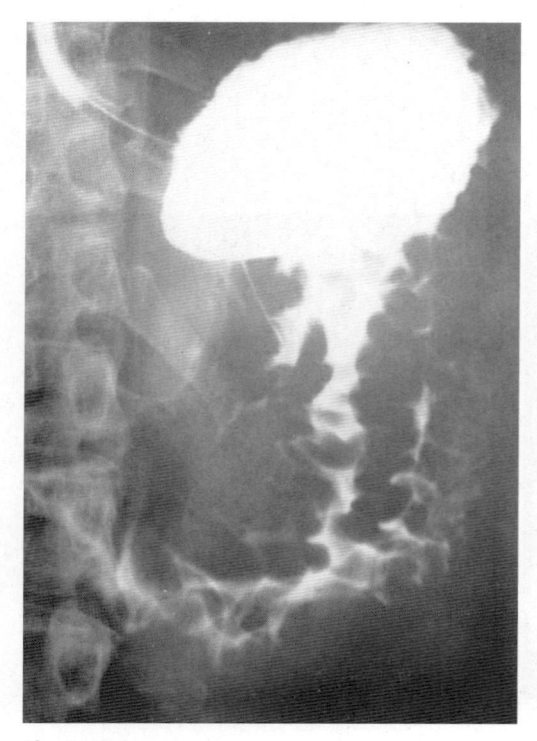

Fig. 3.11-6
Linfoma. Espessamento, distorção e nodularidade difusos das pregas gástricas.

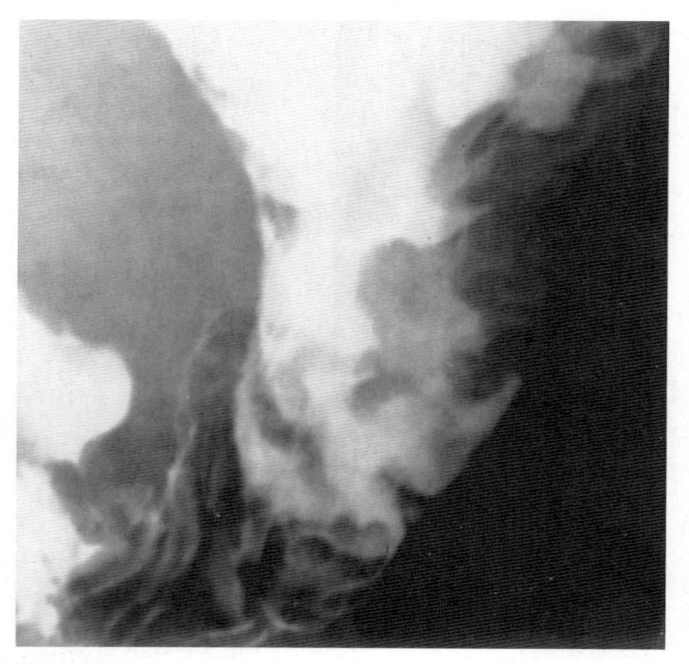

Fig. 3.11-7
Carcinoma do estômago. Pregas rugosas aumentadas, tortuosas, grosseiras simulam linfoma.

3.11 ■ ESPESSAMENTO DE PREGAS GÁSTRICAS

Condição	Achados de Imagem	Comentários
Doença pancreática adjacente (Fig. 3.11-11)	Espessamento das pregas afeta principalmente a parede posterior e a curvatura menor.	Mais comumente reflete pancreatite aguda grave.

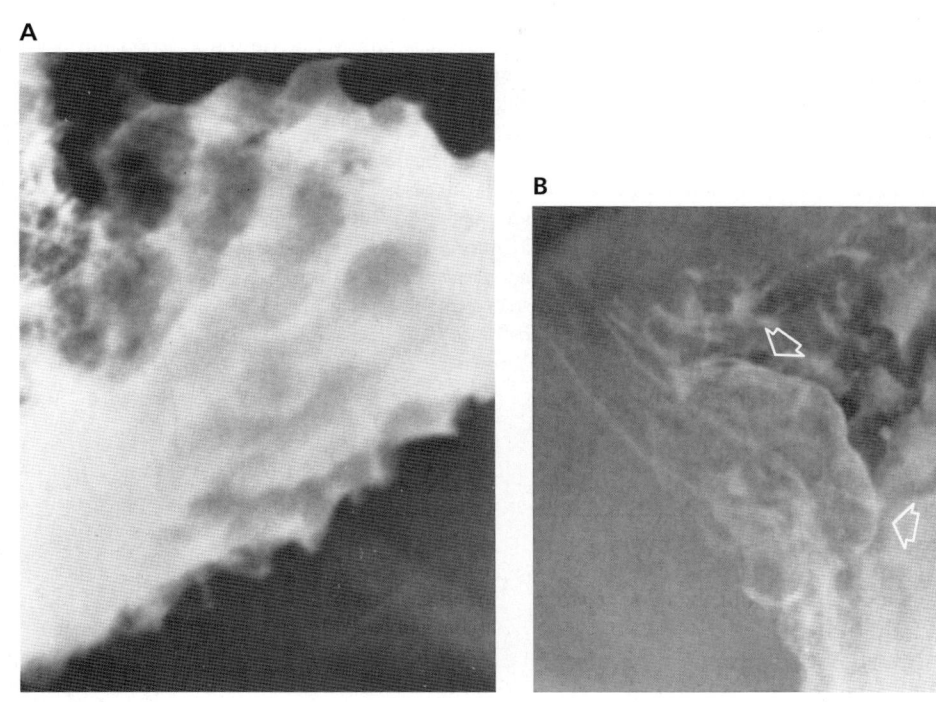

Fig. 3.11-8
Varizes gástricas fúndicas. (A) Múltiplos defeitos de enchimento lisos, lobulados, representando as estruturas venosas dilatadas. (B) Grande variz gástrica única (setas).

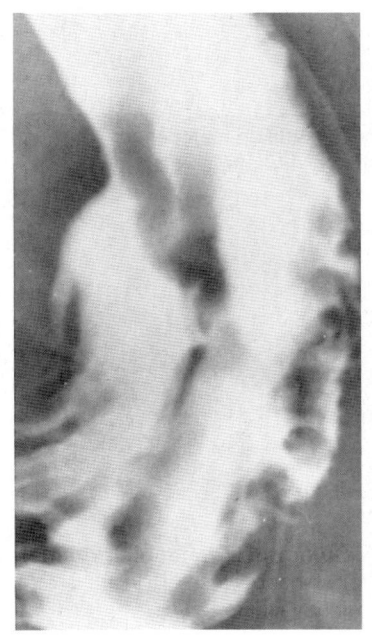

Fig. 3.11-9
Varizes gástricas não fúndicas.[23]

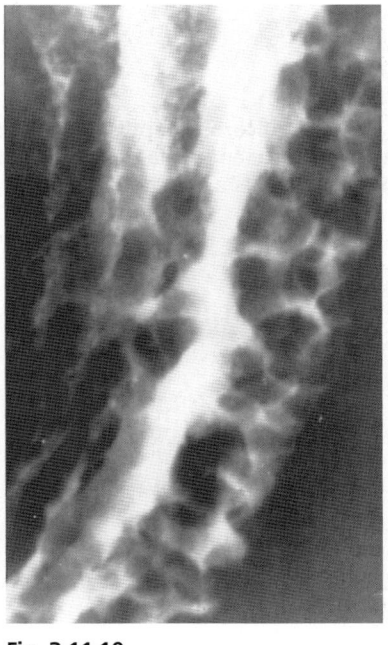

Fig. 3.11-10
Amiloidose. Imensas pregas nodulares causadas por infiltração difusa do estômago por amiloide.

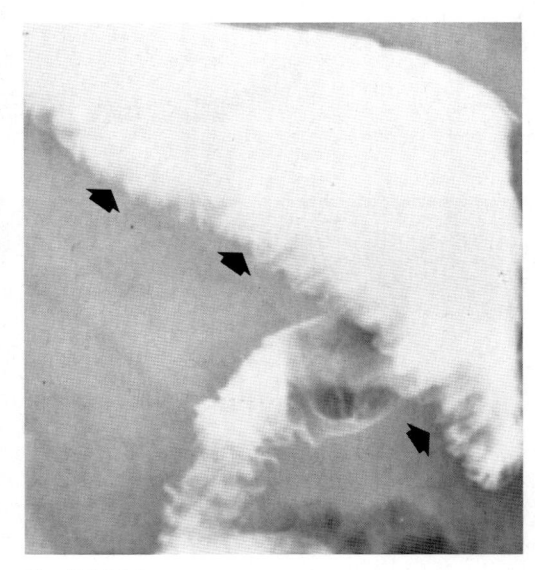

Fig. 3.11-11
Pancreatite aguda. Proeminência de pregas mucosas na parede posterior do estômago (setas) e uma grande massa retrogástrica.

3.12 ■ Obstrução da Saída Gástrica

Condição	Achados de Imagem	Comentários
Doença ulcerosa péptica (Fig. 3.12-1)	Grave estreitamento luminal resultante de espasmo, inflamação aguda e edema, hipertrofia muscular, ou contração de tecido cicatricial. A lesão obstrutiva é usualmente no duodeno, ocasionalmente no canal pilórico ou antro gástrico pré-pilórico e, raramente, no corpo do estômago.	De longe a causa mais comum de obstrução da saída gástrica em adultos (60 a 65% dos casos). Distorção e cicatrização do bulbo duodenal tornam a doença ulcerosa péptica a causa mais provável de obstrução, enquanto um bulbo radiograficamente normal aumenta a probabilidade de doença maligna subjacente.
Tumor maligno (Fig. 3.12-2)	Estreitamento luminal causado por uma lesão constritiva anular ou infiltração mural difusa por tumor.	Segunda principal causa de obstrução da saída gástrica (30 a 35% dos casos). Diferentemente dos pacientes com doença péptica subjacente, que tipicamente têm uma longa história de dor de úlcera, aproximadamente um terço dos pacientes com obstrução causada por malignidade não tem dor, e a maioria dos outros tem uma história de dor de menos de 1 ano de duração.

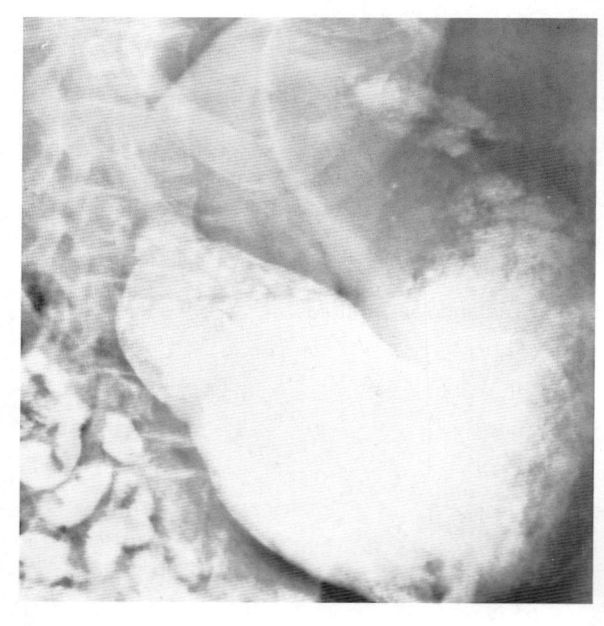

Fig. 3.12-1
Doença ulcerosa péptica. A densidade mosqueada de material não opaco representa excessivo resíduo gástrico durante a noite de um dia para o outro.

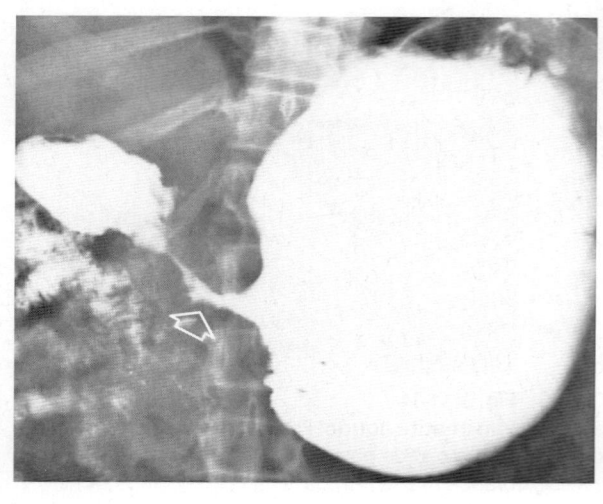

Fig. 3.12-2
Carcinoma constritivo anular do estômago (seta).

3.12 ■ OBSTRUÇÃO DA SAÍDA GÁSTRICA

Condição	Achados de Imagem	Comentários
Distúrbio inflamatório (Figs. 3.12-3 a 3.12-5)	Espasmo, infiltração mural, ou formação de estenose causando grave estreitamento da luz.	As causas incluem doença de Crohn, pancreatite, colecistite, estenose por corrosivo, sarcoidose, sífilis, tuberculose e amiloidose.

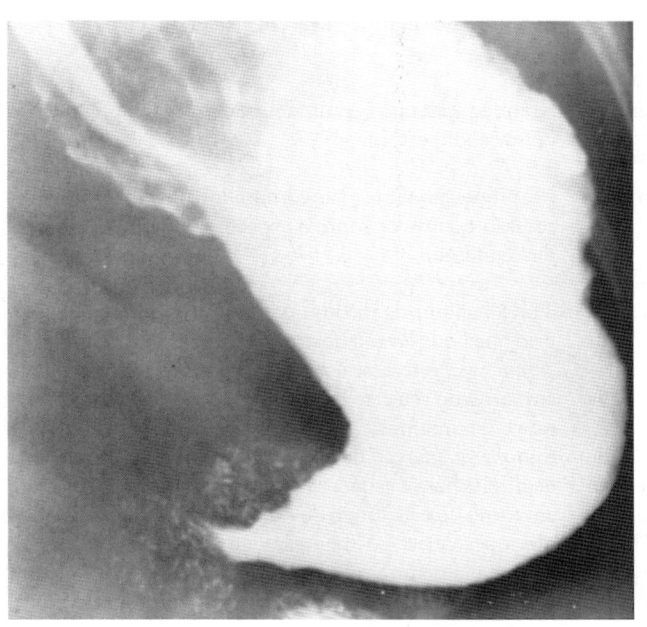

Fig. 3.12-3
Doença de Crohn.

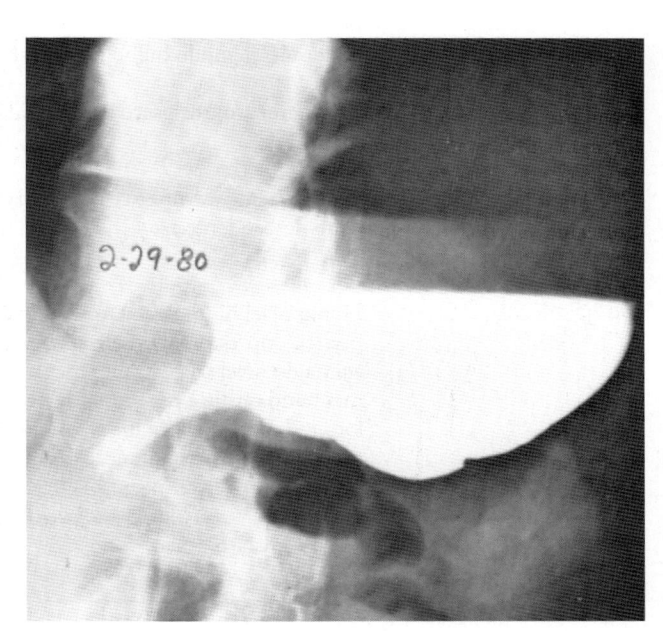

Fig. 3.12-4
Gastrite corrosiva.

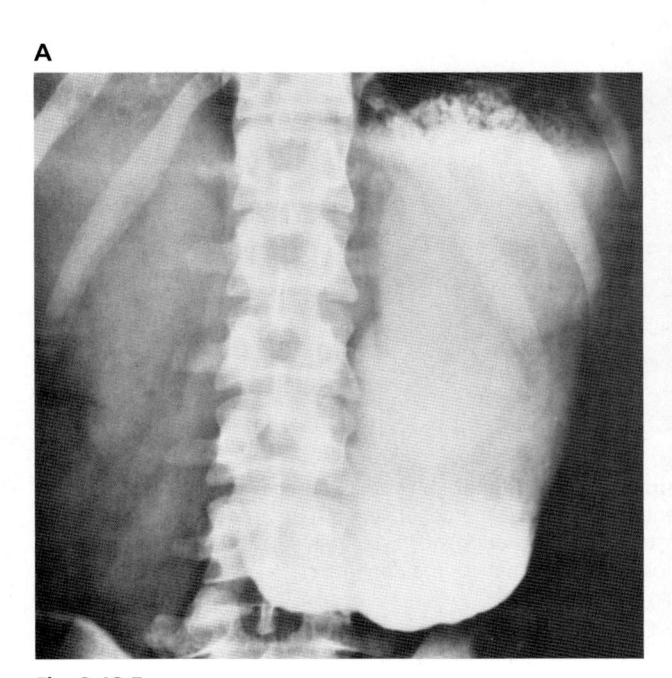

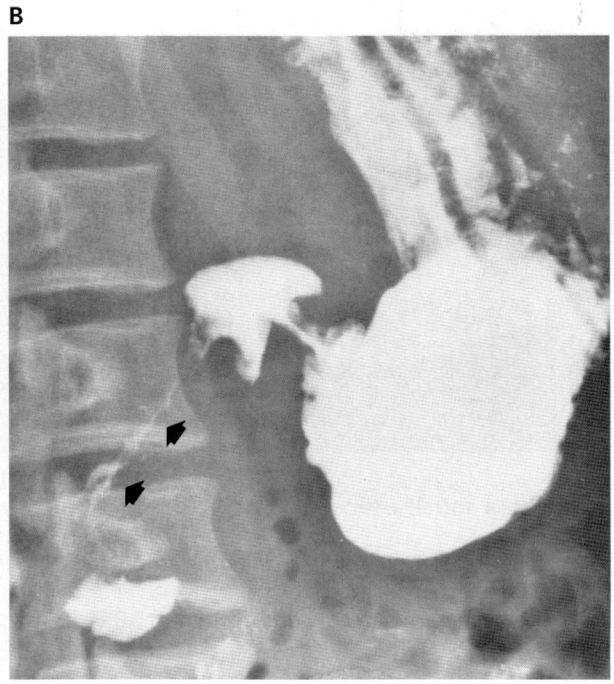

Fig. 3.12-5
Pancreatite aguda. (A) Obstrução completa da saída gástrica. (B) À medida que o processo inflamatório agudo regride, algum bário passa através da segunda porção do duodeno gravemente espástica e estreitada (setas).

Condição	Achados de Imagem	Comentários
Distúrbios congênitos Diafragma de mucosa antral (Fig. 3.12-6)	Defeito persistente, nitidamente definido, semelhante a uma banda, com 2 a 3 cm de largura, na coluna de bário que se origina em ângulo reto com a parede gástrica. Mais bem visto quando o estômago proximal e distal ao defeito está distendido. A porção do antro proximal ao piloro e distal ao diafragma mucoso pode simular um segundo bulbo duodenal.	Septo membranoso fino está usualmente situado dentro de 3 cm do canal pilórico e corre perpendicularmente ao eixo longo do estômago. Provavelmente uma anomalia congênita resultante de uma falha do tubo digestório anterior embrionário em se recanalizar. Sintomas de obstrução da saída gástrica não ocorrem se o diâmetro do diafragma exceder 1 cm.
Duplicação gástrica (Fig. 3.12-7)	Estreitamento extrínseco e deformidade do antro.	Manifestação rara (geralmente causa somente uma endentação no estômago).
Pâncreas anular	Estreitamento extrínseco e deformidade do duodeno descendente.	Manifestação rara (mais comumente produz uma impressão extrínseca sobre o aspecto lateral do duodeno descendente).
Volvo gástrico (Fig. 3.12-8)	Duplo nível hidroaéreo em radiografias eretas, inversão do estômago com a curvatura maior acima do nível da curvatura menor, posicionamento do cárdia e piloro no mesmo nível, e piloro e duodeno apontando para baixo. Usualmente ocorre em conjunção com uma grande hérnia esofágica ou paraesofágica que permite que uma parte ou todo o estômago assuma uma posição intratorácica.	Torção adquirida incomum do estômago sobre si próprio que pode levar à obstrução da saída gástrica. *Volvo organoaxial* refere-se à rotação do estômago para cima em torno do seu eixo longo, de tal modo que o antro se move de uma posição inferior para uma superior. No tipo *mesenteroaxial* de volvo gástrico, o estômago roda da direita para a esquerda ou da esquerda para a direita em torno do eixo longo do omento gastro-hepático (linha que conecta o meio da curvatura menor com o meio da curvatura maior).

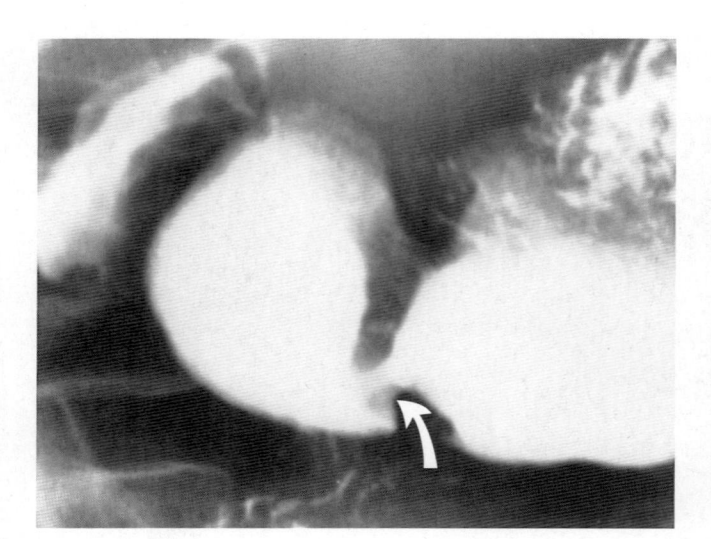

Fig. 3.12-6
Diafragma de mucosa antral (seta).

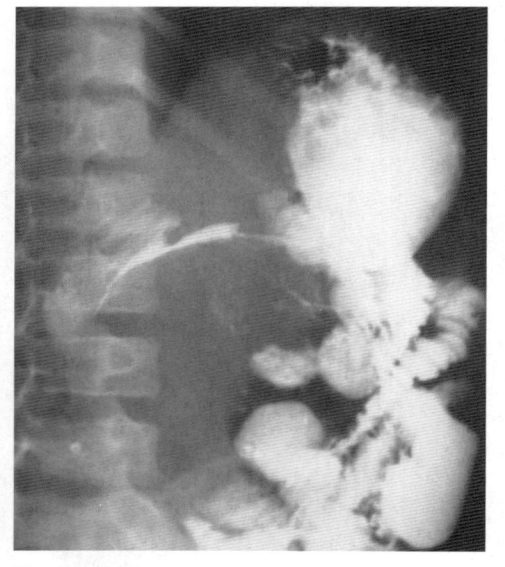

Fig. 3.12-7
Duplicação duodenal. Massa extrínseca endentando e parcialmente obstruindo o antro gástrico, piloro e duodeno. Este menino de 5 anos era assintomático, mas tinha uma massa epigástrica palpável.[24]

3.12 ■ OBSTRUÇÃO DA SAÍDA GÁSTRICA

Condição	Achados de Imagem	Comentários
Estenose hipertrófica do piloro (Fig. 3.12-9)	Alongamento e estreitamento do canal pilórico com uma característica endentação simétrica, côncava, crescêntica, na base do bulbo duodenal (presumivelmente causada por invaginação parcial da massa de músculo hipertrofiado para dentro do bulbo).	As anormalidades histológicas, anatômicas e radiográficas na estenose hipertrófica pilórica adulta são indistinguíveis daquelas na forma infantil (a doença em adulto pode ser a mesma entidade observada em lactentes e crianças, porém mais branda e mais tardia em aparecimento clínico).
Bezoar	Obstrução da saída gástrica.	Massas de material estranho no estômago raramente são de tamanho suficiente para causar obstrução.
Mucosa antral/pólipo antral prolapsados	Obstrução pilórica intermitente.	Causas raras de obstrução intermitente da saída gástrica. Mucosa prolapsada pode sofrer erosões ou ulceração, levando ao sangramento gastrointestinal e anemia ferropriva.

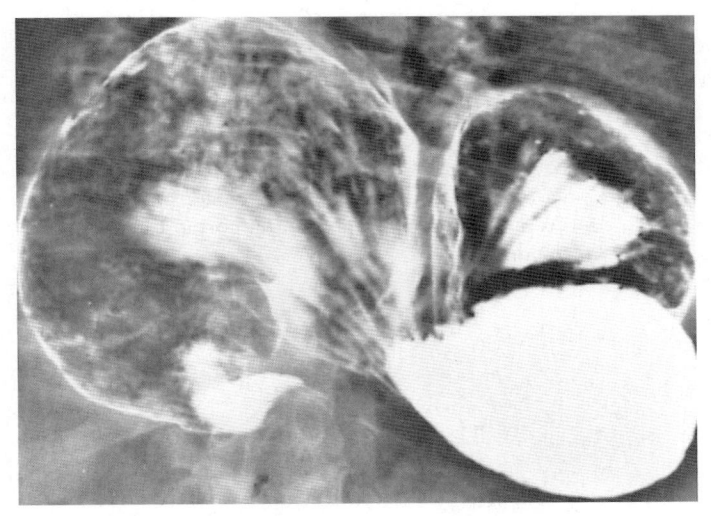

Fig. 3.12-8
Volvo organoaxial.

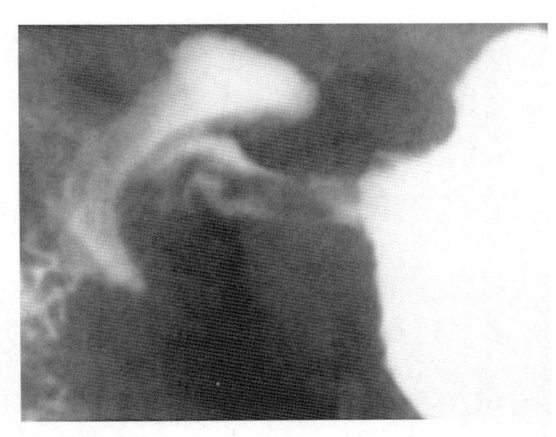

Fig. 3.12-9
Estenose pilórica hipertrófica adulta.

3.13 ■ Dilatação Gástrica sem Obstrução da Via de Saída

Condição	Comentários
Dilatação gástrica aguda Cirurgia abdominal (Fig. 3.13-1)	A incidência desta complicação pós-operatória diminuiu dramaticamente com o advento da aspiração nasogástrica, anestesia aperfeiçoada, monitoramento estreito do equilíbrio acidobásico e eletrolítico e cuidado meticuloso na manipulação dos tecidos na cirurgia.
Trauma abdominal (especialmente comprometendo o dorso) (Fig. 3.13-2)	Provavelmente causada por uma paralisia reflexa do mecanismo motor gástrico que permite ao estômago distender-se anormalmente, à medida que líquido e ar se acumulam nele.
Dor/inflamação abdominal grave	Via neurológica reflexa causa dilatação aguda do estômago em pacientes com grave cólica renal, cólica biliar, enxaqueca e condições infecciosas e inflamatórias (peritonite, pancreatite, apendicite, abscesso subfrênico e septicemia).
Imobilização	Pacientes que estão imobilizados (aparelho gessado corporal, paraplegia) podem desenvolver dilatação gástrica aguda por causa de dificuldade para eructação ou por causa de compressão da porção transversa do duodeno.

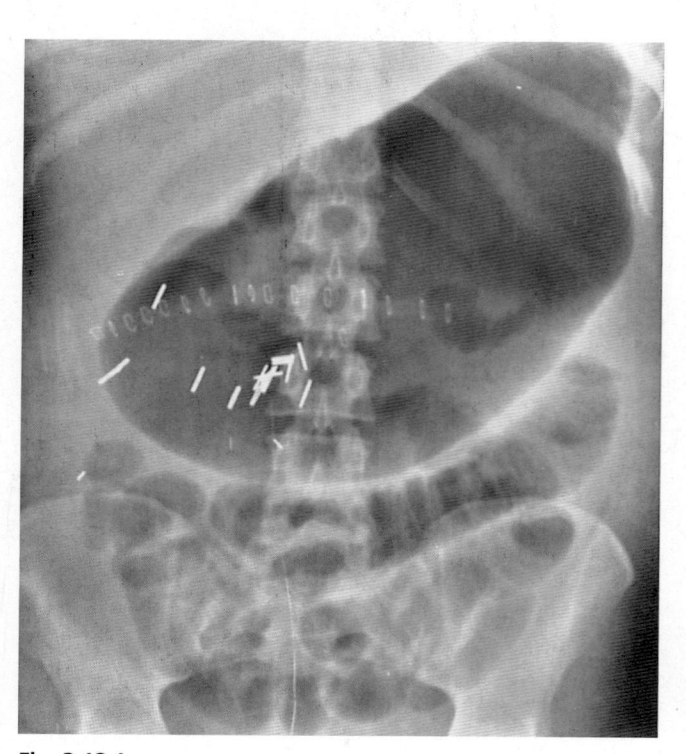

Fig. 3.13-1
Dilatação aguda do estômago após cirurgia abdominal.

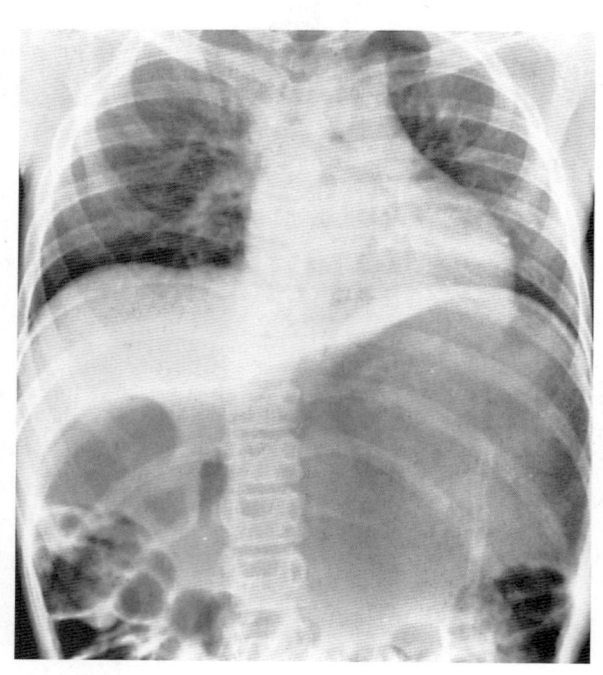

Fig. 3.13-2
Dilatação gástrica aguda após trauma abdominal.

Condição	Comentários
Dilatação gástrica crônica 　Diabetes melito 　(gastroparesia) 　(Fig. 3.13-3)	Anormalidades motoras gástricas ocorrem em até 30% dos diabéticos, principalmente aqueles que têm doença de longa duração sob controle relativamente inadequado e evidência de neuropatia periférica ou outras complicações.
Anormalidades 　neuromusculares 　(Fig. 3.13-4)	Peristalse diminuída e dilatação visceral (mais comumente afetando o esôfago) podem desenvolver-se em pacientes com tumor cerebral, poliomielite bulbar, tabes dorsalis, esclerodermia ou distrofia muscular.
Vagotomia	Cirúrgica ou química (atropina ou drogas com uma ação semelhante à da atropina).
Desequilíbrio 　eletrolítico ou 　acidobásico	Dilatação de vísceras abdominais (mais provavelmente o cólon) presumivelmente se desenvolve em virtude de alteração no tônus muscular em pacientes com cetoacidose diabética, hipercalcemia, hipocalcemia, hipopotassemia, coma hepático, uremia ou mixedema.
Envenenamento por 　chumbo/porfiria	Distensão gástrica reflete uma alteração no tônus muscular.
Sofrimento emocional	Dilatação gástrica pode ser causada por uma anormalidade neurológica reflexa ou por hiperventilação associada à deglutição excessiva de ar.

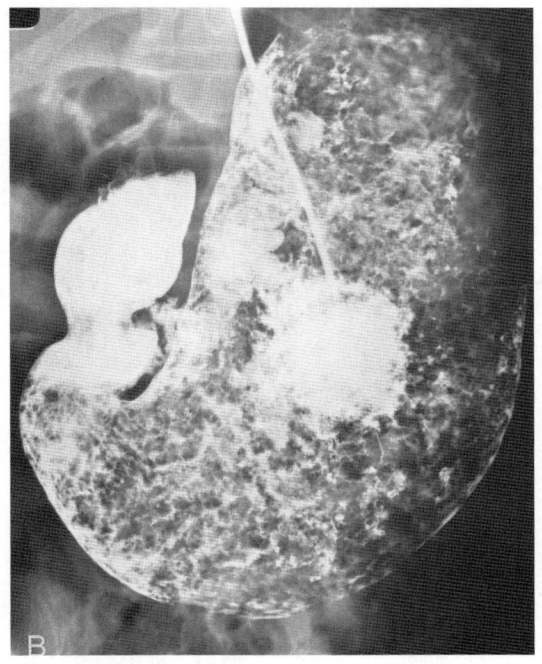

Fig. 3.13-3
Dilatação gástrica causada por neuropatia diabética crônica. Tremenda quantidade de material particulado no estômago maciçamente distendido.

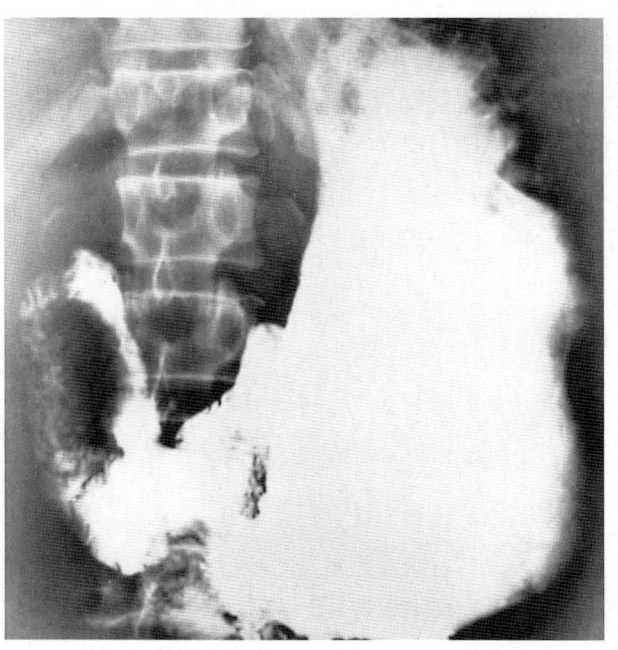

Fig. 3.13-4
Dilatação gástrica sem obstrução em um paciente com esclerodermia.

3.14 ■ Alargamento do Espaço Retrogástrico

Condição	Achados de Imagem	Comentários
Obesidade/ascite/cirurgia prévia/hepatomegalia grosseira (especialmente do lobo caudado)	Alargamento generalizado sem uma massa individualizada.	Desvio anterior do estômago sem nenhuma impressão posterior individualizada.
Massa pancreática (Fig. 3.14-1)	Impressão extrínseca sobre o antro (cabeça do pâncreas) ou o corpo e fundo (corpo e cauda do pâncreas).	Causa mais comum de um alargamento por lesão individual do espaço retrogástrico. Causas incluem pancreatite, pseudocisto, cistadenoma e carcinoma. Achados sugerem carcinoma, incluindo fixação da parede gástrica, destruição ou ulceração da mucosa e uma obstrução de alto grau da saída gástrica.
Massa retroperitoneal (Fig. 3.14-2)	Impressão única ou lobulada sobre a parede posterior do estômago.	Causas incluem neoplasmas benignos e malignos, aumento de linfonodos retroperitoneais (linfoma, tuberculose), cistos, abscessos e hematomas.
Tumor originado da parede posterior do estômago	Usualmente um componente intraluminal em adição à impressão posterior e o espaço retrogástrico alargado.	Mais comumente ocorre em tumores gástricos com grandes componentes exogástricos (leiomioma, leiomiossarcoma).
Aneurisma aórtico/cisto do colédoco	Massa retrogástrica individualizada.	Diagnóstico pode ser feito por ultrassonografia ou TC.

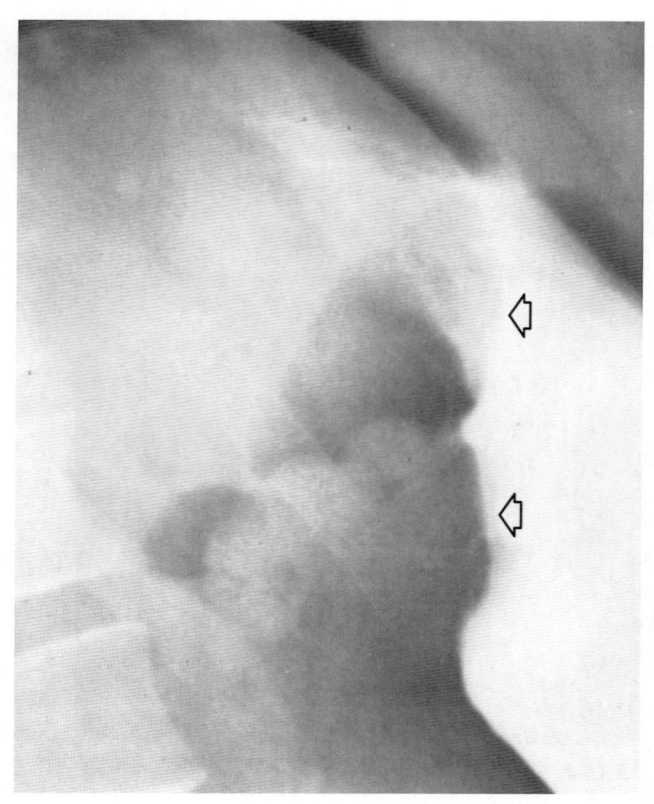

Fig. 3.14-1
Pseudocisto pancreático. Alargamento do espaço retrogástrico com uma impressão lobulada (setas) sobre a parede posterior do estômago.

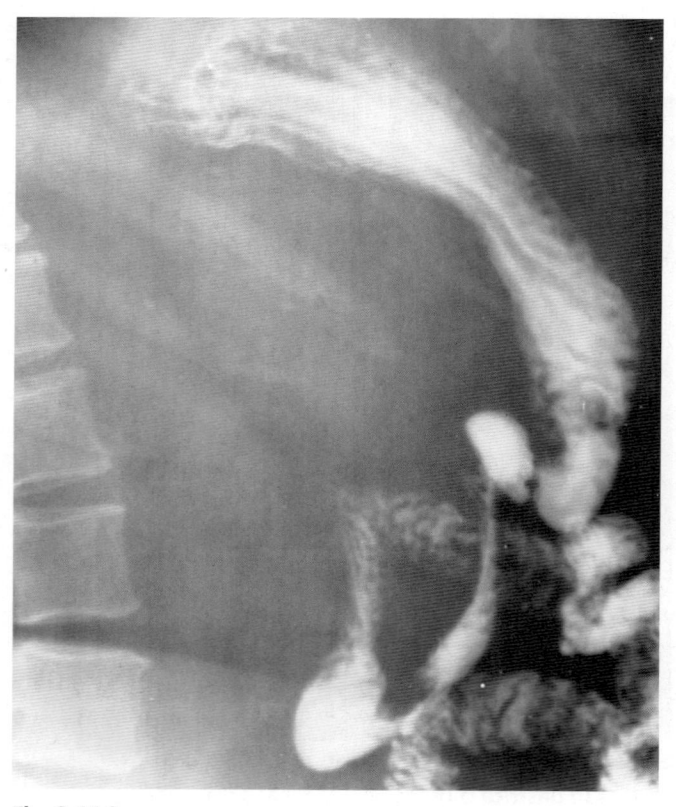

Fig. 3.14-2
Sarcoma retroperitoneal. Desvio anterior pronunciado do estômago e duodeno.

3.15 ■ Defeitos de Enchimento no Coto Gástrico

Condição	Achados de Imagem	Comentários
Deformidade cirúrgica	Vários padrões dependendo do tipo de procedimento cirúrgico.	Uma vez que o aspecto possa simular estritamente um processo neoplásico, uma série gastrointestinal superior de base muitas vezes é tirada logo depois da ressecção gástrica parcial.
Granuloma de sutura (Fig. 3.15-1)	Massa bem definida, arredondada no nível da anastomose cirúrgica.	Pode simular um neoplasma gástrico e levar a uma reoperação desnecessária. Ocorre somente com material de sutura inabsorvível.
Bezoar (Fig. 3.15-2)	Defeito de enchimento mosqueado, simulando uma massa de alimento retido.	Geralmente consiste no componente fibroso, bagaço de frutos (especialmente cítricos) e vegetais. Pode causar obstrução da saída gástrica ou passar para dentro e obstruir o intestino delgado.

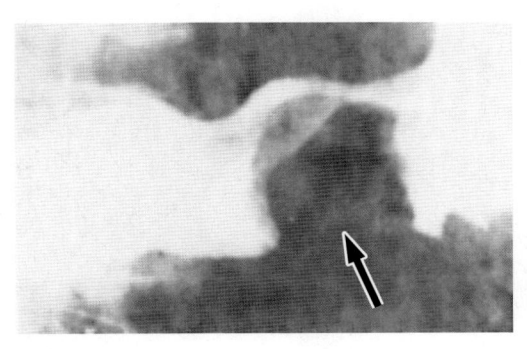

Fig. 3.15-1
Granuloma de sutura. Grande massa no lado da curvatura maior do antro (seta) se projeta como um tumor liso para dentro da luz gástrica.[21]

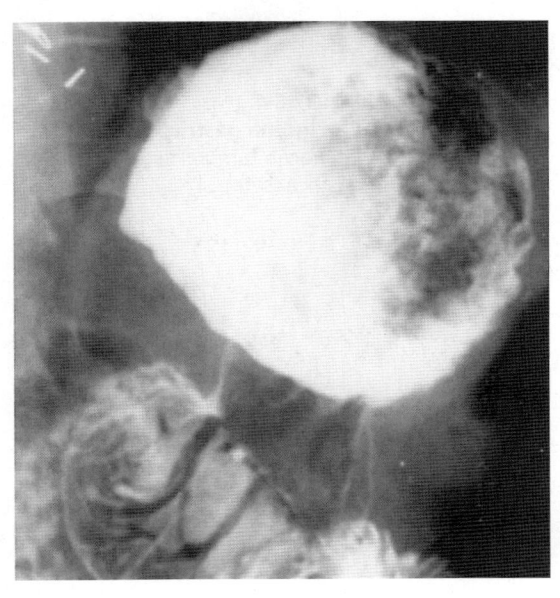

Fig. 3.15-2
Bezoar. A massa de partículas alimentares retidas produz uma aparência mosqueada.

Condição	Achados de Imagem	Comentários
Carcinoma do coto gástrico (Fig. 3.15-3)	Massa polipoide irregular que pode ser ulcerada. Infiltração uniforme pelo tumor pode estreitar o remanescente gástrico.	Refere-se a uma malignidade ocorrendo no remanescente gástrico após ressecção para úlcera péptica ou outra doença benigna. Tende a ocorrer 10 a 20 anos depois da cirurgia inicial (depois de um longo período de saúde relativamente boa). Deve ser diferenciado de ulceração marginal benigna, que ocorre no lado jejunal da anastomose dentro de 2 anos da cirurgia (úlcera no lado gástrico deve ser considerada maligna).
Carcinoma recorrente (Fig. 3.15-4)	Estreitamento do estoma com destruição da mucosa local ou um defeito de enchimento individualizado.	Pode ser difícil distinguir de um segundo primário se ocorrer menos de 10 anos depois da ressecção inicial para doença maligna.
Gastrite de refluxo de bile (alcalina) (Fig. 3.15-5)	Pregas espessadas, frequentemente com ulceração, no lado gástrico da anastomose.	Resposta reativa do estômago ao refluxo de bile e sucos pancreáticos do jejuno (normalmente impedido pelo piloro intacto).

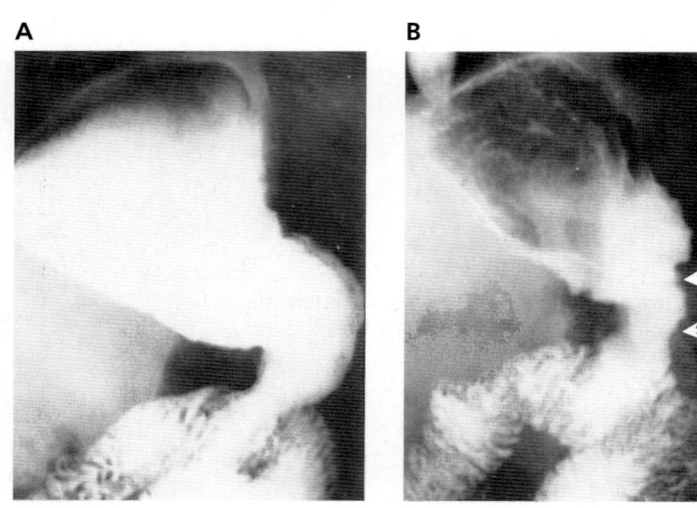

Fig. 3.15-3
Carcinoma do coto gástrico. (A) Remanescente gástrico normal e anastomose à Billroth II após cirurgia de doença péptica. (B) Estreitamento irregular da região perianastomótica (setas) vários anos mais tarde representa um carcinoma do coto gástrico.

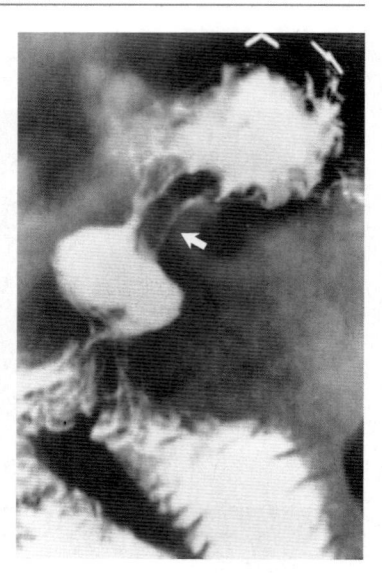

Fig. 3.15-4
Carcinoma gástrico recorrente. Infiltração tumoral estreita a luz gástrica (seta).

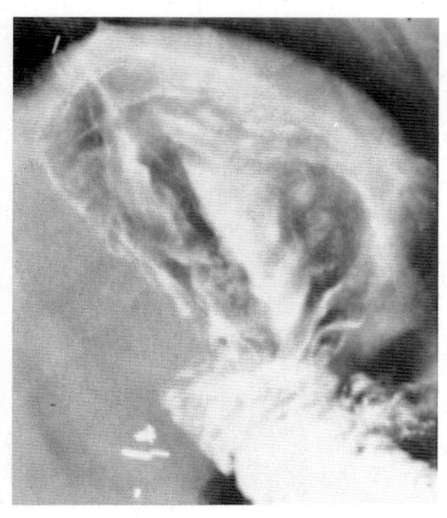

Fig. 3.15-5
Gastrite por refluxo de bile.

Condição	Achados de Imagem	Comentários
Pólipos hiperplásticos	Massas polipoides individualizadas.	Massas se desenvolvendo dentro de alguns anos da cirurgia são mais tendentes a ser pólipos hiperplásticos do que carcinoma (mas endoscopia e biópsia são essenciais para confirmação).
Intussuscepção jejunogástrica (Fig. 3.15-6)	Defeito de enchimento intraluminal esférico ou ovoide. Material de contraste pode delinear as pregas jejunais esticadas.	Complicação rara, mas potencialmente letal, da gastrectomia parcial com anastomose à Billroth II. A alça eferente, sozinha, é incluída em 75% dos casos; a alça aferente ou a aferente em combinação com a eferente faz intussuscepção nos casos restantes. Intussuscepção aguda é uma emergência cirúrgica.
Prolapso de mucosa gastrojejunal (Fig. 3.15-7)	Massa intraluminal lisa, nitidamente marginada na alça eferente ou aferente.	Prolapso anterógrado ocorre muito mais frequentemente do que intussuscepção jejunogástrica retrógrada. Pode causar obstrução parcial se o estoma anastomótico for pequeno.

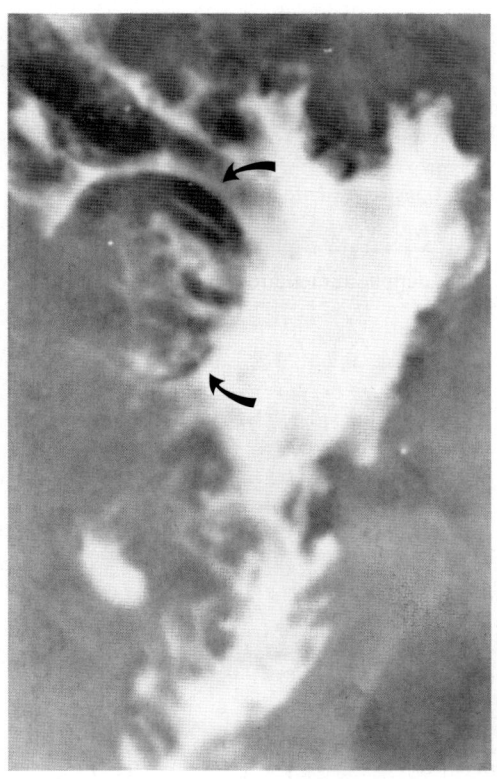

Fig. 3.15-6
Intussuscepção jejunogástrica (alça aferente) produzindo um grande defeito de enchimento nitidamente definido (setas).

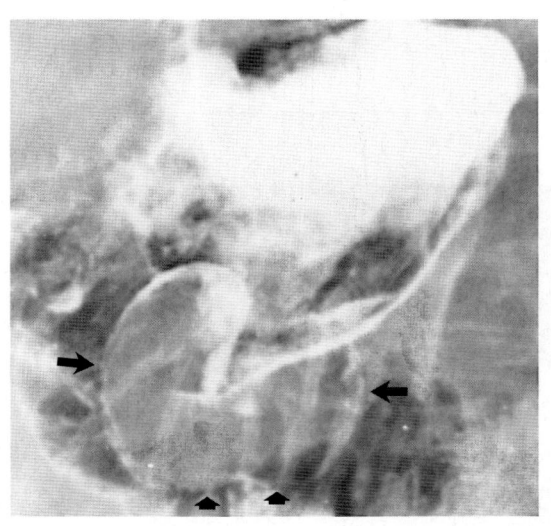

Fig. 3.15-7
Prolapso de mucosa gastrojejunal produzindo uma grande massa parcialmente obstrutiva na alça eferente (setas).

3.16 ■ Comprometimento Simultâneo do Antro Gástrico e Bulbo Duodenal

Condição	Achados de Imagem	Comentários
Linfoma (Fig. 3.16-1)	Deformidades de contorno, defeitos de enchimento polipoides e ulceração.	Extensão transpilórica do tumor vista em até 33% dos pacientes.
Carcinoma (Fig. 3.16-2)	Estreitamento e irregularidade, defeitos de enchimento polipoides e ulceração.	Invasão radiograficamente detectável do duodeno em 5% dos pacientes com carcinoma antral. Uma vez que carcinoma do estômago é umas 50 vezes mais frequente que linfoma gástrico, a extensão transpilórica do tumor em um paciente individual torna mais provável o diagnóstico de carcinoma.
Doença ulcerosa péptica	Espessamento mucoso ou ulceração de ambas as áreas.	Cura fibrótica pode produzir estreitamento e deformidade, comprometendo ambos o antro e o bulbo.
Doença de Crohn (Fig. 3.16-3)	Fusão do antro, piloro e bulbo duodenal em uma única estrutura tubular ou com forma de funil.	Piloro e bulbo duodenal perdem sua identidade como características anatômicas entre o antro e a segunda porção do duodeno. Simula a aparência radiográfica após uma anastomose à Billroth I.
Tuberculose	Nodularidade e ulceração murais da área piloroduodenal.	Rara. Comprometimento duodenal ocorre em 10% dos pacientes com tuberculose gástrica e em metade daqueles em que o piloro é comprometido.
Estrongiloidíase	Defeitos nodulares intramurais, ulceração e estreitamento da luz.	Aspecto raro visto somente em casos avançados.
Gastroenterite eosinofílica (Fig. 3.16-4)	Estreitamento mural e espessamento das pregas mucosas.	Associada a alergias alimentares específicas e eosinofilia periférica.

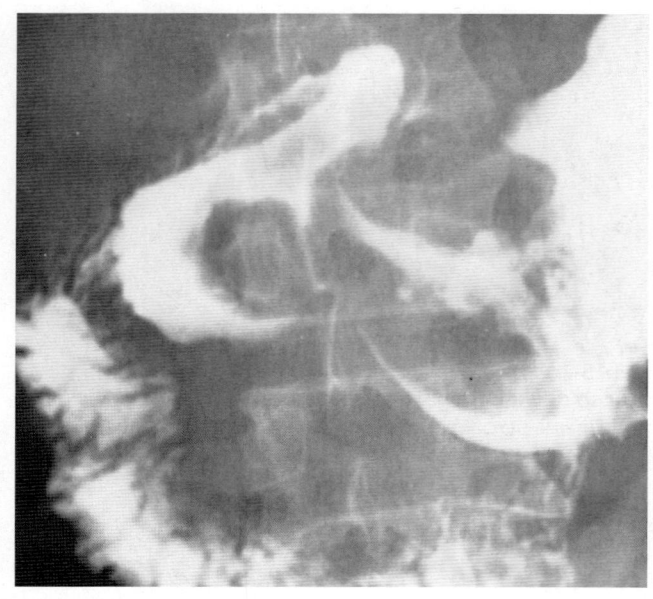

Fig. 3.16-1
Linfoma gástrico. Há grandes massas linfomatosas no estômago distal e bulbo duodenal com ulceração irregular.

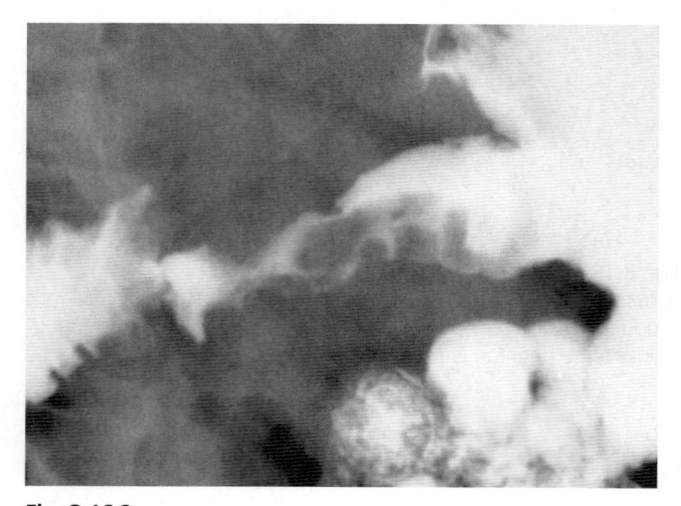

Fig. 3.16-2
Carcinoma gástrico. Pregas rígidas, anormais, no estômago distal se estendem para comprometer a base do bulbo duodenal.

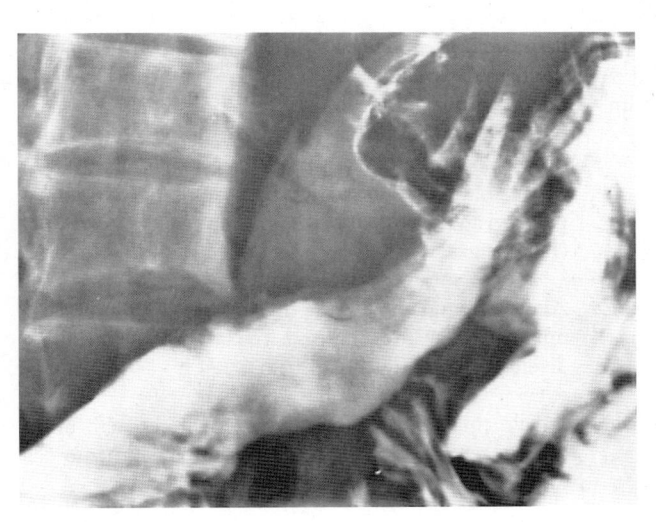

Fig. 3.16-3
Doença de Crohn (padrão pseudo-Billroth I). Não há marcos anatômicos identificáveis entre o antro e a segunda porção do duodeno.

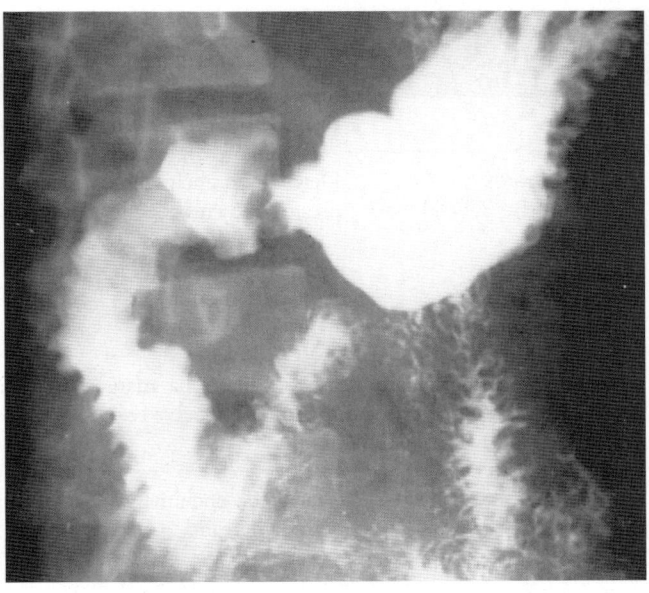

Fig. 3.16-4
Gastroenterite eosinofílica. Espessamento irregular das pregas compromete o antro e o duodeno proximal.

3.17 ■ Defeitos de Enchimento do Duodeno

Condição	Achados de Imagem	Comentários
Pseudotumores (Figs. 3.17-1 e 3.17-2)	Defeitos de enchimento intraluminais ou impressões extrínsecas.	Vesícula biliar proeminente; edema grave rodeando uma pequena cratera de úlcera; coágulo sanguíneo retido; corpos estranhos ingeridos; cálculo biliar; tubo de gastrostomia prolapsado; abscesso de ponto de sutura; piloro visto pelo eixo longitudinal; divertículo duodenal cheio de gás.
Defeito de flexura	Pseudodefeito na margem interna da junção entre a primeira e a segunda porções.	Alteração aguda no eixo do duodeno neste ponto causa uma acumulação de mucosa frouxa redundante e um defeito aparente de enchimento.
Pâncreas ectópico (ver Fig. 3.10-7)	Defeito de enchimento liso, redondo ou oval, bem demarcado.	Usualmente assintomático. Tipicamente contém uma coleção central de bário, representando enchimento de estruturas ductais (simula uma massa ulcerada).
Mucosa antral prolapsada	Massa em forma de cogumelo, guarda-chuva ou couve-flor na base do bulbo duodenal.	Peristalse ativa causa prolapso de pregas antrais redundantes através do piloro. Quando a onda se relaxa, as pregas mucosas tendem a retornar para o antro, e o defeito na base do bulbo diminui ou desaparece.
Hiperplasia de glândulas de Brunner (Fig. 3.17-3)	Múltiplos defeitos de enchimento nodulares, principalmente no bulbo e na metade proximal da segunda porção.	Provavelmente representa uma resposta da mucosa duodenal à doença ulcerosa péptica. Pode apresentar-se como um grande defeito de enchimento individualizado ("adenoma" de glândulas de Brunner).
Hiperplasia linfoide benigna (Fig. 3.17-4)	Inúmeros diminutos defeitos nodulares uniformemente distribuídos por todo o duodeno.	Nenhum significado clínico. Diferentemente da hiperplasia de glândulas de Brunner associada à doença péptica, há distensibilidade normal do bulbo duodenal.
Mucosa gástrica heterotópica (Fig. 3.17-5)	Múltiplos defeitos de enchimento angulares abruptamente marginados espalhados pela superfície do bulbo duodenal.	Menores e menos uniformes do que a hiperplasia de glândulas de Brunner. Diferentemente da hiperplasia linfoide benigna, mucosa gástrica heterotópica é mais irregular e afeta somente o bulbo duodenal.

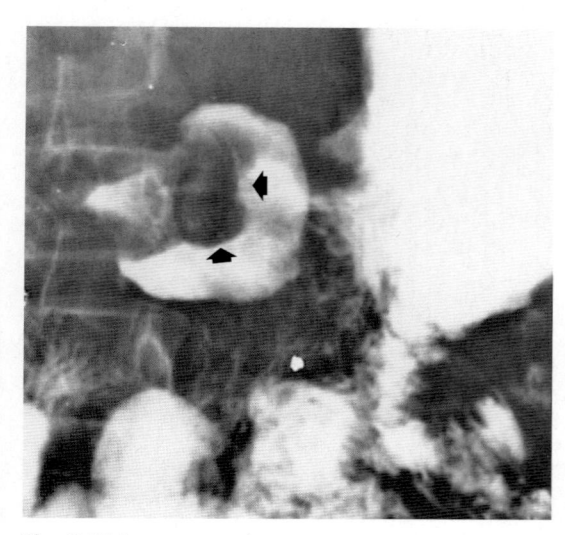

Fig. 3.17-1
Grande coágulo sanguíneo (setas) em uma úlcera gigante do bulbo duodenal.

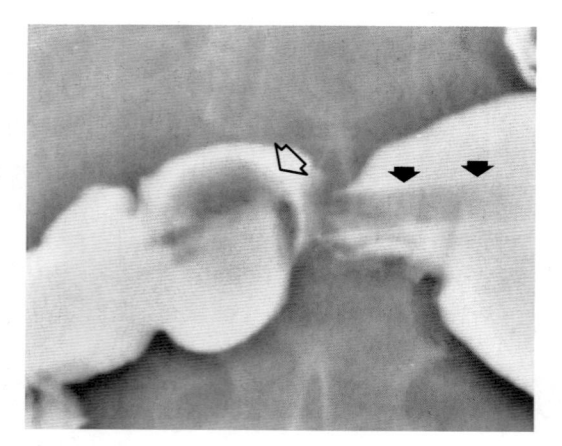

Fig. 3.17-2
Tubo de gastrostomia de alimentação (seta aberta) prolapsado para dentro do bulbo duodenal. O tubo poderia ser erradamente tomado por um pólipo com um pedículo grande (setas sólidas).

Condição	Achados de Imagem	Comentários
Duodenite não erosiva	Padrão nodular ou pregas espessadas.	Maioria dos casos não é acompanhada por ulceração.
Papila de Vater (Fig. 3.17-6)	"Defeito de enchimento" normal na parede medial da porção intermediária do duodeno descendente.	Situada sobre ou imediatamente abaixo do promontório, imediatamente acima do segmento reto. Para o diagnóstico diferencial de aumento da papila (> 1,5 cm), ver 3.18.
Coledococele (Fig. 3.17-7)	Defeito de enchimento bem definido, liso, na parede medial do duodeno descendente.	Dilatação cística da porção intraduodenal do ducto colédoco na região da ampola de Vater. Esta porção terminal bulbosa do ducto colédoco se enche na colangiografia.

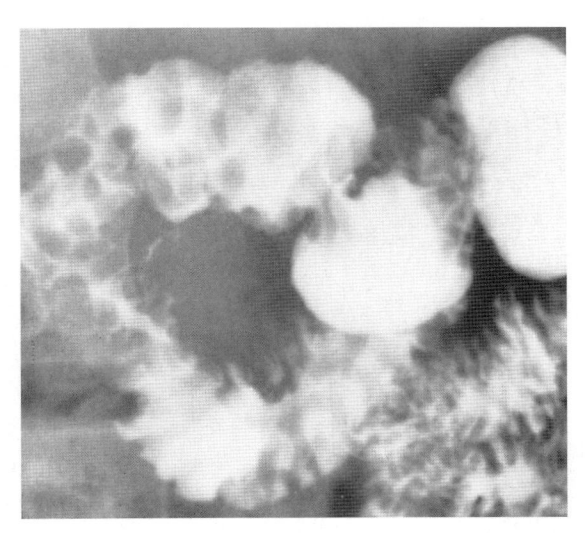

Fig. 3.17-3
Hiperplasia de glândulas de Brunner.

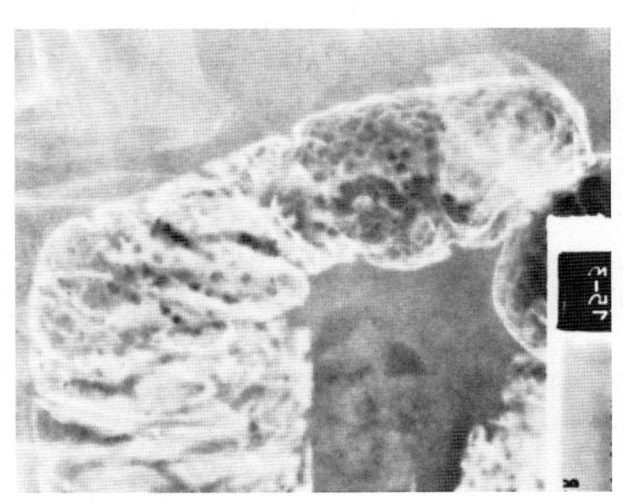

Fig. 3.17-4
Hiperplasia linfoide benigna.[25]

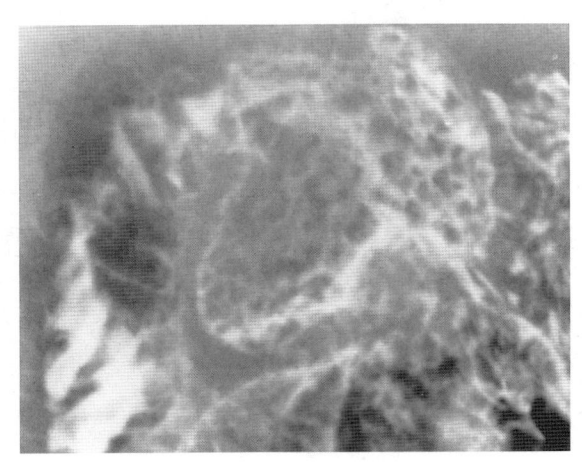

Fig. 3.17-5
Mucosa gástrica heterotópica.

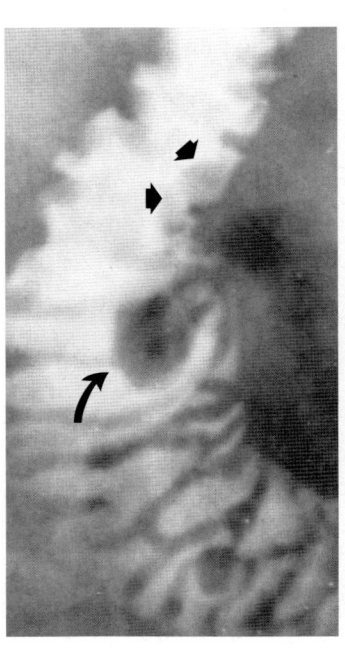

Fig. 3.17-6
Papila de Vater (setas retas). Observar o grande pólipo benigno (seta curva) que é claramente separado da papila.

Condição	Achados de Imagem	Comentários
Cisto de duplicação	Defeito intramural nitidamente definido (usualmente na concavidade da primeira e segunda porções do duodeno).	Uma vez que o cisto seja cheio de líquido, ele pode mudar de forma com compressão em filmes seriados. Comunica-se com a luz duodenal em 10 a 20% dos casos.
Pseudocisto pancreático (Fig. 3.17-8)	Defeito de enchimento duodenal intramural.	Pseudocisto pode raramente estender-se adentro da parede duodenal e mesmo causar vários graus de obstrução duodenal.
Varizes duodenais ou colaterais arteriais mesentéricos (Fig. 3.17-9)	Espessamento solitário ou, mais comumente, serpiginoso difuso de pregas duodenais.	Varizes duodenais são quase sempre associadas a varizes do esôfago e são frequentemente complicadas por sangramento gastrointestinal. Colaterais arteriais mesentéricos aumentados desenvolvem-se secundariamente à oclusão do tronco celíaco ou da artéria mesentérica superior.

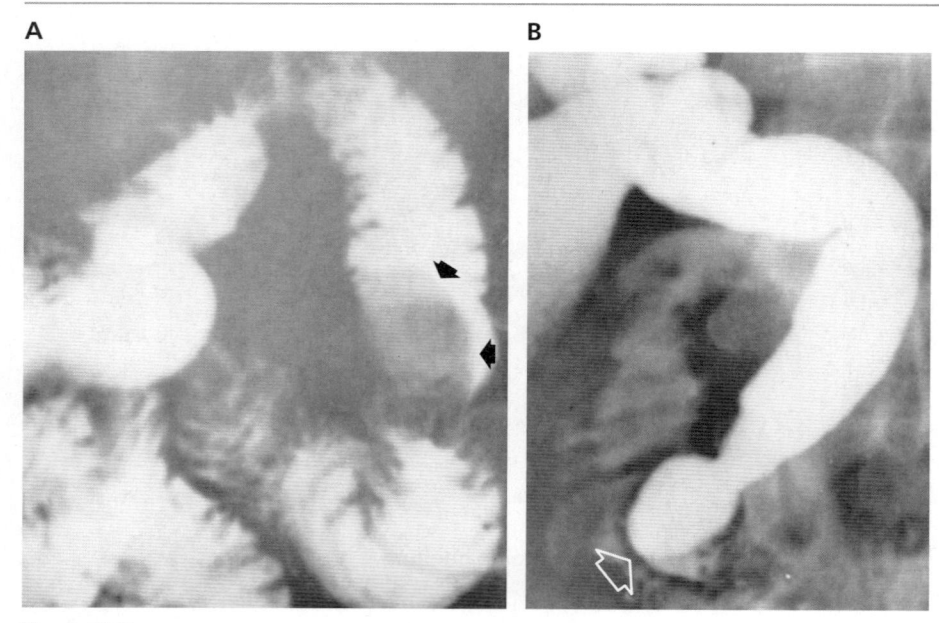

Fig. 3.17-7
Coledococele (setas). (A) Estudo com bário. (B) Colangiograma.

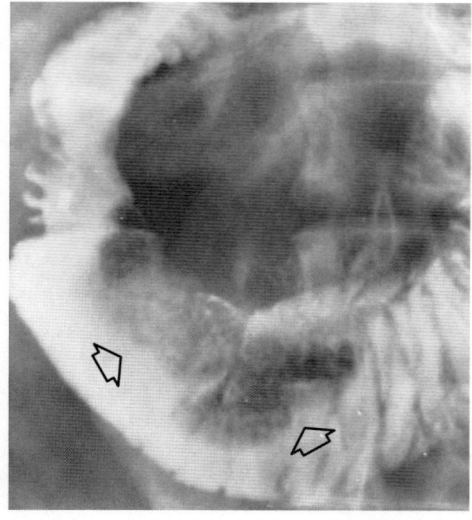

Fig. 3.17-8
Pseudocisto pancreático estendendo-se adentro da parede do duodeno e produzindo um grande defeito de enchimento intramural (setas).

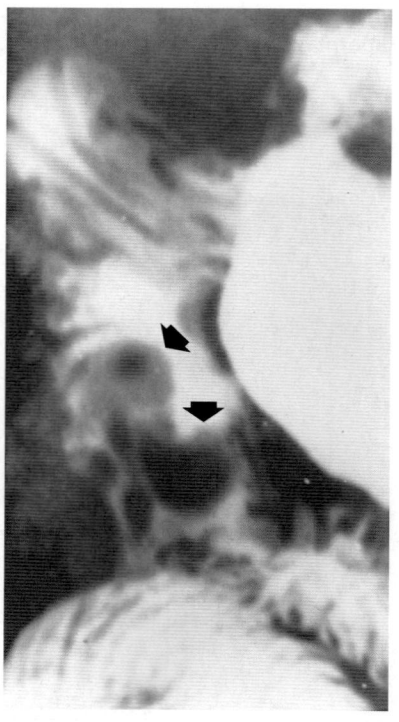

Fig. 3.17-9
Varizes duodenais (setas).

3.17 ■ DEFEITOS DE ENCHIMENTO DO DUODENO

Condição	Achados de Imagem	Comentários
Hematoma intramural (Fig. 3.17-10)	Massa intramural nitidamente definida que usualmente causa estenose ou mesmo obstrução completa do duodeno.	Desenvolve-se em pacientes que recebem terapia anticoagulante ou com diáteses hemorrágicas congênitas, ou após trauma abdominal fechado (a parte retroperitoneal do duodeno é a parte mais fixa do intestino delgado).
Tumores benignos	Defeitos de enchimento isolados ou múltiplos que podem ulcerar.	Adenoma; leiomioma; lipoma; hamartoma; linfangioma cavernoso; pólipo antral prolapsado. Aproximadamente 90% dos tumores do bulbo são benignos, enquanto a maioria dos tumores na quarta porção do duodeno é maligna. Igual frequência de tumores benignos e malignos na segunda e terceira porções.
Adenoma viloso (Fig. 3.17-11)	Defeito de enchimento frequentemente irregular com bário revestindo os interstícios entre as projeções frondosas do tumor.	Potencial maligno variável. Não há critérios radiográficos definidos para diferenciar lesões benignas de malignas iniciais.
Tumor carcinoide	Defeito de enchimento submucoso solitário (ocasionalmente múltiplo), geralmente se originando proximal à papila.	Alta atividade endócrina (serotonina, insulina, gastrina). Pode ser associado à adenomatose endócrina múltipla. Usualmente há ulceração péptica progressiva e intratável ou diarreia grave. Malignidade de baixo grau que pode eventualmente metastatizar a estruturas adjacentes ou ao fígado.
Tumores malignos	Vários aspectos (lesão constritiva anular com destruição da mucosa; massa polipoide intraluminal ulcerada).	Aproximadamente 80 a 90% são adenocarcinomas, a maioria dos quais ocorre na papila ou distalmente a ela. Sarcomas (principalmente leiomiossarcomas) e linfoma primário são raros. Metástases comprometem o duodeno por invasão direta (carcinoma ou linfoma gástrico; carcinoma do pâncreas, vesícula biliar, cólon ou rim). Metástases hematogênicas (principalmente melanoma) são raras.

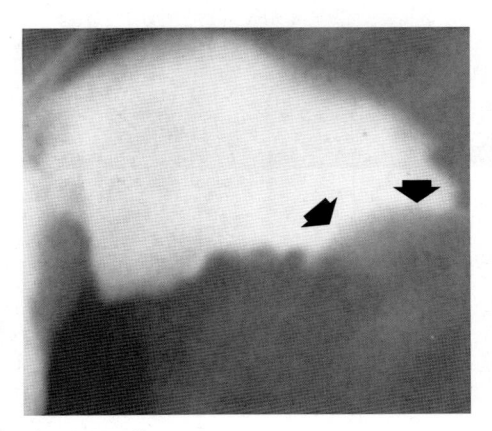

Fig. 3.17-10
Hematoma duodenal intramural. A massa intramural nitidamente definida (setas) obstrui a luz na área pós-bulbar imediata.

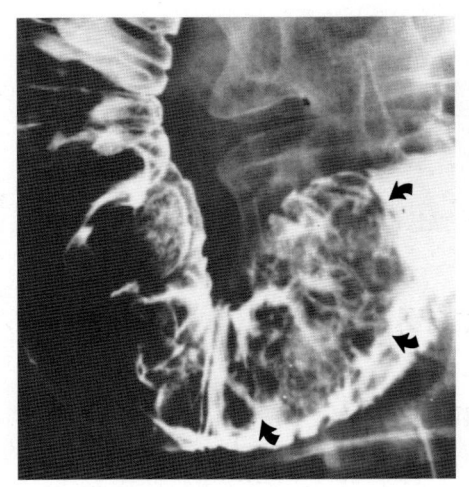

Fig. 3.17-11
Adenoma viloso. Grande massa na junção da segunda e terceira porções do duodeno. A superfície irregular da massa (setas), com suas fendas cheias de bário, é característica de um tumor viloso.[26]

3.18 ■ Aumento da Papila de Vater (> 1,5 centímetro)

Condição	Achados de Imagem	Comentários
Variante normal (Fig. 3.18-1)	Aumento liso.	Encontrada em 1% dos exames normais e é um diagnóstico de exclusão (se todas as outras causas forem excluídas).
Cálculo impactado no ducto colédoco distal	Edema da papila (aumento liso).	Sintomas típicos de cólica biliar aguda. A papila pode raramente ser irregular e simular um neoplasma perivateriano.
Pancreatite aguda (Fig. 3.18-2)	Edema da papila (aumento liso).	Sinal muito precoce (de Poppel) que geralmente está presente antes que aumento pancreático possa ser detectado. Pode haver calcificação pancreática, se o processo agudo representar uma exacerbação subaguda da doença.

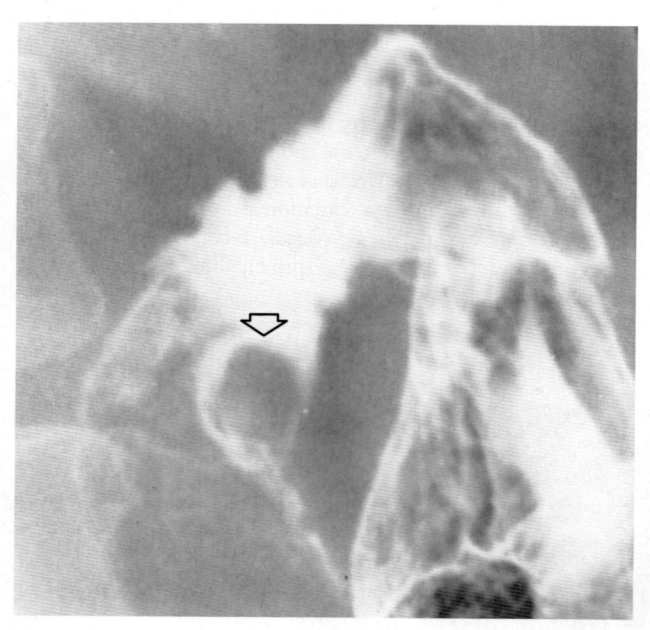

Fig. 3.18-1
Variante normal.

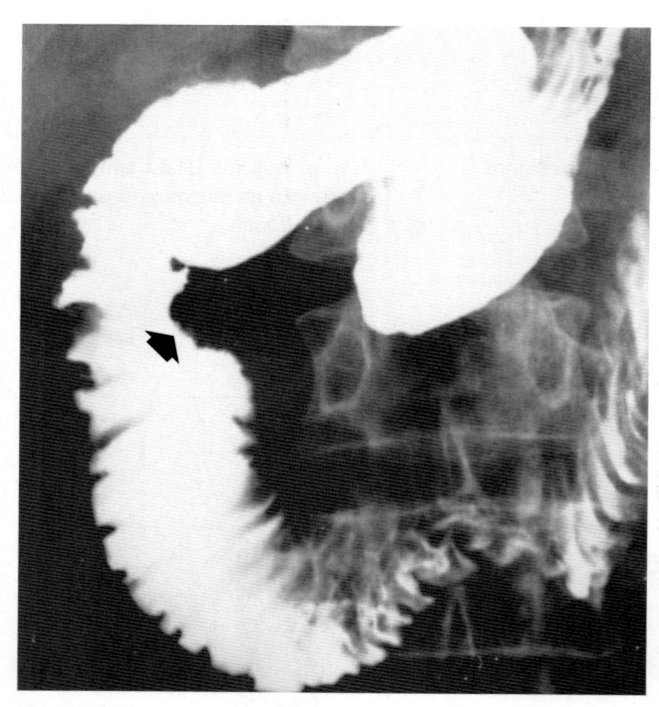

Fig. 3.18-2
Pancreatite aguda.

3.18 ■ AUMENTO DA PAPILA DE VATER (> 1,5 CENTÍMETRO)

Condição	Achados de Imagem	Comentários
Doença ulcerosa duodenal aguda (Fig. 3.18-3)	Edema da papila (aumento liso).	Prega papilar toma parte no edema duodenal generalizado. Há quase invariavelmente aumento difuso de pregas e uma cratera ulcerosa aguda no bulbo duodenal.
Neoplasma periampular (Fig. 3.18-4)	Aumento irregular, frequentemente com ulceração.	Termo coletivo para malignidades originadas no duodeno, cabeça do pâncreas, ducto colédoco distal e ampola de Vater. Usualmente há uma história de icterícia progressiva e nenhum espessamento das pregas duodenais circundantes.
Papilite	Aumento polipoide.	Reação inflamatória periductal em vez de um neoplasma verdadeiro. Fibrose exuberante pode eventualmente produzir estenose do esfíncter.
Iatrogênica	Edema da papila.	Após cirurgia ou instrumentação da árvore biliar distal.
Lesões que simulam papila aumentada	Aparência variável.	Tumor benigno de células fusiformes ou tecido pancreático ectópico no aspecto interno da segunda porção do duodeno pode simular aumento papilar a não ser que a própria papila seja claramente demonstrada. Coleção central de bário (úlcera ou ducto rudimentar) em uma papila aparentemente aumentada sugere um tumor de células fusiformes (especialmente leiomioma) ou pâncreas ectópico.

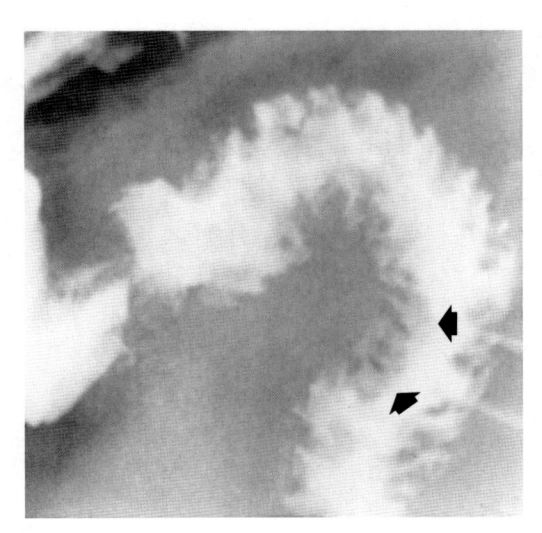

Fig. 3.18-3
Doença ulcerosa péptica difusa.

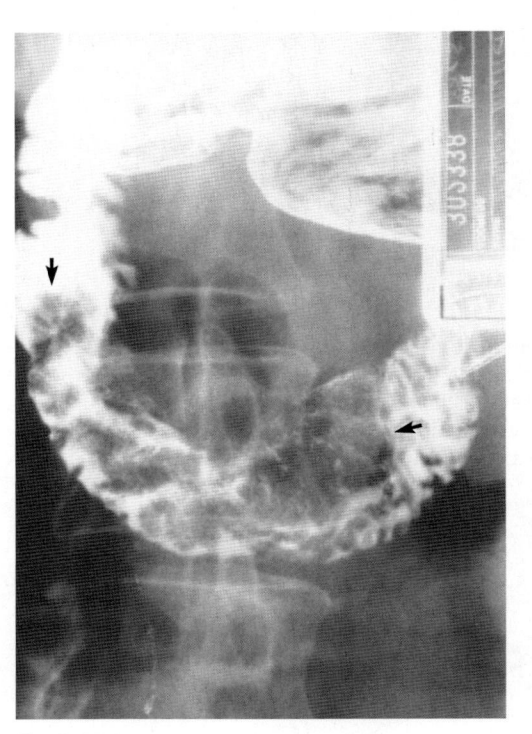

Fig. 3.18-4
Carcinoma ampular. Grande defeito liso de enchimento (setas) na porção medial do duodeno representando um neoplasma maligno bem diferenciado.[26]

3.19 ■ Estreitamento ou Obstrução Duodenal

Condição	Achados de Imagem	Comentários
Anomalias congênitas Atresia duodenal (Fig. 3.19-1)	Sinal da dupla bolha. Ausência de gás no intestino delgado e grosso.	Obliteração completa da luz duodenal é a causa mais comum de obstrução duodenal congênita. Incidência relativamente alta em lactentes com síndrome de Down.
Estenose duodenal (Fig. 3.19-2)	Sinal da dupla bolha. Algum gás no intestino distal à obstrução.	Estenose congênita de alto grau, mas incompleta do duodeno.
Pâncreas anular	Em lactentes, sinal da dupla bolha com algum gás no intestino distal. Em adultos, um defeito semelhante a uma incisura na parede lateral do duodeno, causando estreitamento excêntrico da luz.	Obstrução incompleta com gás no intestino distal no nível da estenose duodenal de alto grau. Incidência relativamente alta em lactentes com síndrome de Down.
Diafragma (membrana) duodenal (Fig. 3.19-3)	Fina linha transparente através da luz, muitas vezes com dilatação duodenal proximal.	Geralmente afeta a segunda parte do duodeno. Pode abaular-se para fora distalmente, produzindo um saco arredondado, cheio de bário, em forma de vírgula (divertículo intraluminal).

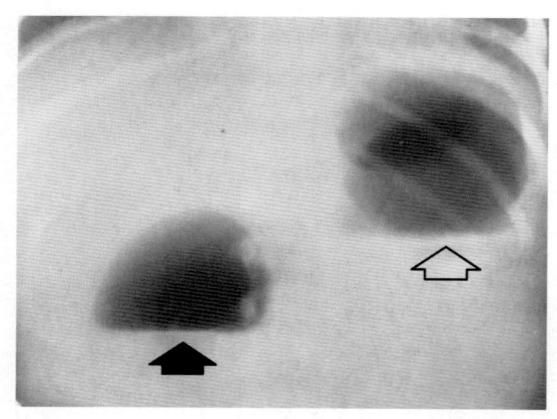

Fig. 3.19-1
Atresia duodenal com sinal da dupla bolha. A bolha esquerda (seta aberta) representa ar no estômago; a bolha direita (seta sólida) reflete gás duodenal. Não há gás no intestino delgado ou grosso distal no nível da obstrução completa.

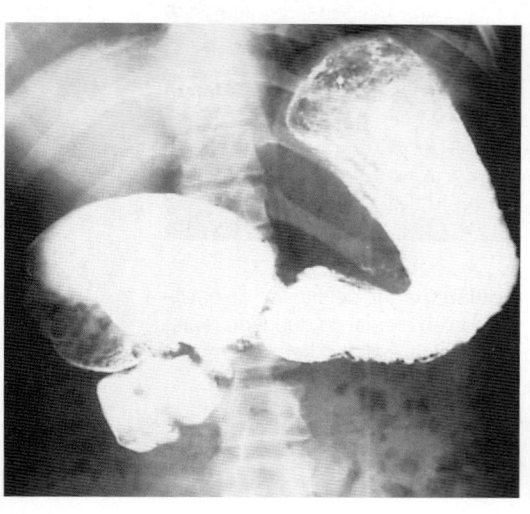

Fig. 3.19-2
Estenose duodenal congênita. A presença de pequenas quantidades de gás distais à obstrução indica que a estenose é incompleta.

Fig. 3.19-3
Diafragma duodenal. A presença de gás no intestino distal ao diafragma indica que a obstrução de alto grau não é completa.

Condição	Achados de Imagem	Comentários
Volvo do tubo digestório intermediário	Obstrução duodenal de alto grau. Trajeto em espiral de alças intestinais no lado direito do abdome.	Ocorre com rotação incompleta do intestino. A junção duodenojejunal (ligamento de Treitz) está localizada inferiormente e para a direita da sua posição esperada.
Bandas peritoneais congênitas (de Ladd) (Fig. 3.19-4)	Obstrução duodenal parcial intermitente. Sintomas muitas vezes aumentam com posição ereta (bandas são esticadas) e diminuem com a posição deitada (bandas relaxam).	Bandas fibrosas densas estendendo-se desde um ceco ou flexura hepática anormalmente colocados, mal rodados, sobre a superfície anterior da segunda ou terceira porção do duodeno para a goteira direita e a superfície inferior do fígado.
Cisto de duplicação duodenal	Massa duodenal intramural ou extrínseca.	Geralmente assintomático. Raramente causa estenose de alto grau ou obstrução completa.
Úlcera pós-bulbar (Fig. 3.19-5)	Estreitamento duodenal excêntrico (espasmo ou fibrose) ou uma estenose em anel.	Incisura representa impressão para dentro da parede lateral do duodeno. Muitas vezes parece semelhante ao pâncreas anular, embora mucosa granular no segmento estreitado sugira ulceração curada.
Doença de Crohn (Fig. 3.19-6)	Estreitamento fusiforme e concêntrico do duodeno.	Geralmente evidência de doença de Crohn em outro local. Doença de Crohn do bulbo duodenal e antro produz estreitamento tubular (aparência de pseudo Billroth I).

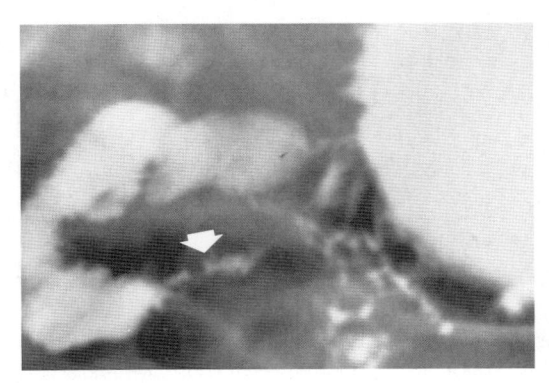

Fig. 3.19-4
Bandas de Ladd. Obstrução da terceira porção do duodeno (seta) em um recém-nascido, causada por bandas fibrosas densas.

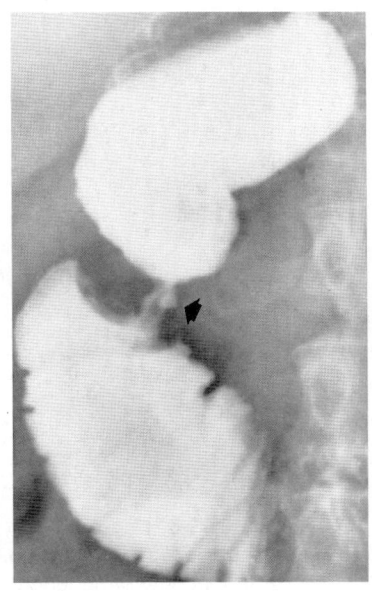

Fig. 3.19-5
Úlcera pós-bulbar. A incisura profunda associada à úlcera pós-bulbar medial (seta) causa estreitamento grave da segunda porção do duodeno.

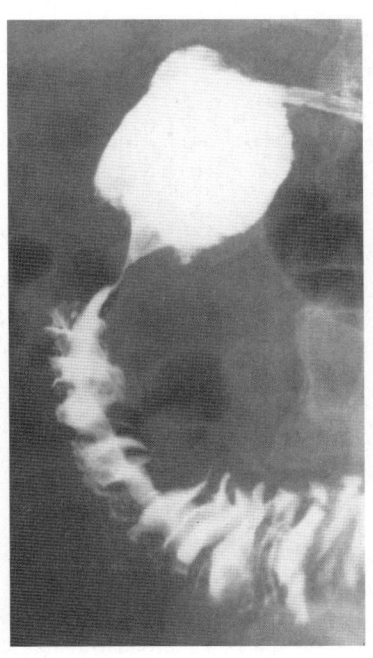

Fig. 3.19-6
Doença de Crohn. Grave estreitamento pós-bulbar com espessamento das pregas distais.

Condição	Achados de Imagem	Comentários
Tuberculose	Aparência indistinguível daquela da doença de Crohn.	Extremamente rara. Quase sempre associada à doença antropilórica. Pode haver fístulas e tratos fistulosos.
Estrongiloidíase/espru	Áreas isoladas ou múltiplas de estenose do duodeno.	Estrongiloidíase é indistinguível de doença de Crohn. No espru não tropical de longa duração, estreitamento representa cura de ulceração.
Pancreatite/colecistite (Fig. 3.19-7)	Estreitamento e deformidade do duodeno com espessamento e espiculação de pregas.	Pode representar irritabilidade e espasmo causados por inflamação aguda grave ou cura fibrótica pós-inflamatória.
Pseudocisto pancreático (Fig. 3.19-8)	Compressão extrínseca do arco duodenal.	Pregas mucosas do duodeno podem estar espessadas, achatadas, e distorcidas, mas não são destruídas como no câncer pancreático.
Carcinoma pancreático (Fig. 3.19-9)	Impressão extrínseca e efeito de duplo contorno. Muitas vezes associado à ulceração e destruição da mucosa.	Pode ser difícil distinguir de pancreatite. Destruição da mucosa duodenal sugere malignidade, embora alguns tumores pancreáticos possam infiltrar a submucosa e produzir estenose sem destruição da mucosa.
Carcinoma duodenal	Lesão constritiva anular com margens projetadas pendentes, destruição nodular da mucosa e ulceração.	Aproximadamente 90% são adenocarcinomas, que usualmente se originam na ampola de Vater ou distais a ela. Pode ser impossível diferenciar de invasão neoplásica secundária do duodeno causada por extensão de tumores do pâncreas, vesícula biliar ou cólon.

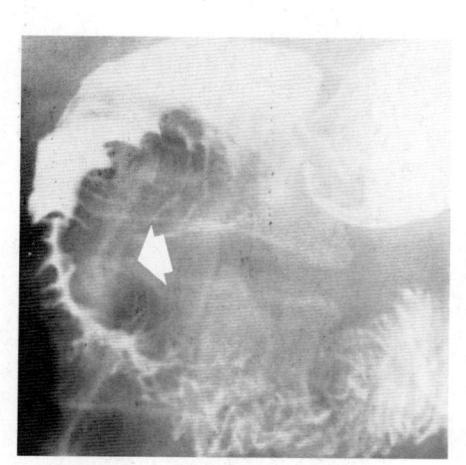

Fig. 3.19-7
Pancreatite crônica com exacerbação aguda. A massa inflamatória estreita a segunda porção do duodeno e causa acentuado edema e espiculação da mucosa (seta).

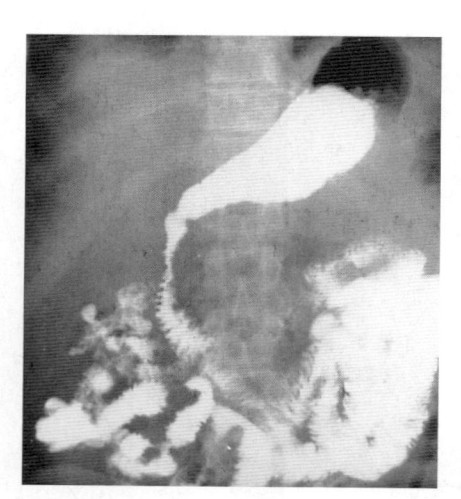

Fig. 3.19-8
Pseudocisto pancreático. Embora haja estreitamento da segunda porção do duodeno com alargamento do arco duodenal, as pregas mucosas estão intactas.

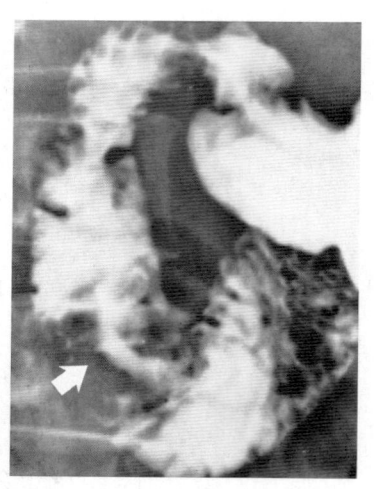

Fig. 3.19-9
Carcinoma do pâncreas produzindo uma lesão constritiva anular (seta). O aspecto radiográfico é indistinguível daquele do carcinoma duodenal primário.

Condição	Achados de Imagem	Comentários
Malignidade metastática	Estreitamento irregular do duodeno associado a efeito de massa e ulceração.	Principalmente metástases aos linfonodos (peripancreáticos, celíacos, paraórticos) ao longo da segunda e terceira porções do duodeno.
Hematoma duodenal intramural (Fig. 3.19-10)	Massa intramural semelhante a tumor causando estreitamento da luz duodenal.	Secundário à terapia anticoagulante, diátese hemorrágica anormal, ou trauma fechado (o duodeno é a porção mais fixa do intestino delgado).
Fístula aortoduodenal	Massa extrínseca comprimindo e desviando a terceira porção do duodeno.	Complicação frequentemente fatal de um aneurisma aórtico abdominal ou da colocação de um enxerto protético.
Lesão de irradiação	Estenose lisa, comprometendo principalmente a segunda porção do duodeno.	Complicação infrequente após radioterapia no abdome superior.
Síndrome da artéria mesentérica superior (Fig. 3.19-11)	Estreitamento ou obstrução da terceira porção do duodeno com dilatação proximal.	Entidade controvertida que se refere à compressão do duodeno transverso entre a aorta e a artéria mesentérica superior causada por qualquer processo que diminua a peristalse duodenal ou espesse a parede intestinal ou a raiz do mesentério.

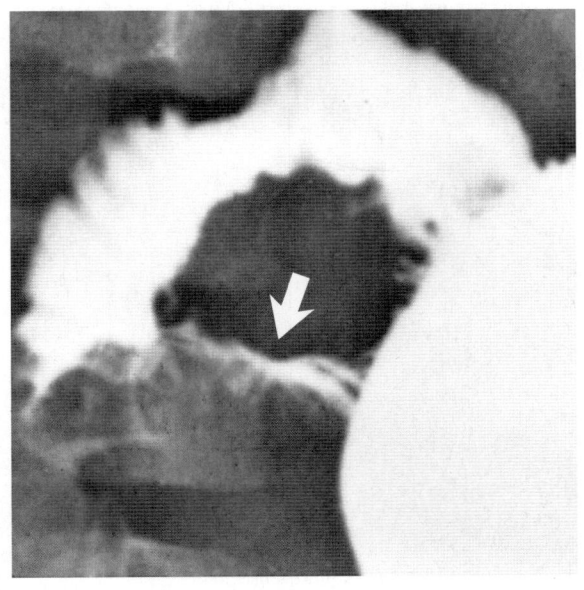

Fig. 3.19-10
Hematoma duodenal intramural. Lesão estenótica de alto grau (seta) que se desenvolveu em uma criança pequena que levou um chute no abdome.

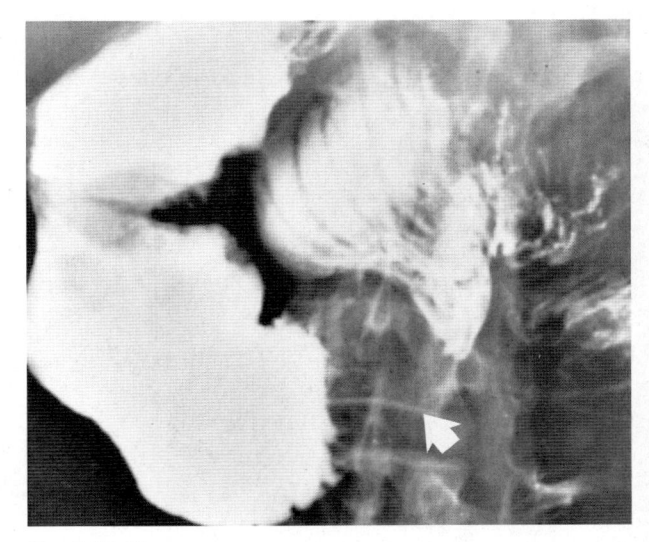

Fig. 3.19-11
Síndrome da artéria mesentérica superior na esclerodermia. Há grave atonia e dilatação do duodeno proximal ao ângulo aortomesentérico (seta).

3.20 ■ Espessamento de Pregas Duodenais

Condição	Achados de Imagem	Comentários
Doença ulcerosa péptica (ver Fig. 3.17-3)	Espessamento difuso do pregueado, comprometendo principalmente o bulbo e o arco proximal.	Causa mais comum. Aparência nodular, de pedras de calçamento, sugere hiperplasia de glândulas de Brunner (resposta da mucosa duodenal a uma diátese ulcerosa).
Síndrome de Zollinger-Ellison (Fig. 3.20-1)	Espessamento difuso das pregas.	Achados associados incluem ulceração em posições atípicas (terceira e quarta porções do duodeno, jejuno proximal) e enterite química do jejuno proximal.
Pancreatite (Fig. 3.20-2)	Pregas espessadas na segunda porção.	Achados associados incluem impressão de massa e amilase sérica elevada.
Uremia (diálise crônica)	Espessamento nodular do pregueado, comprometendo principalmente o bulbo e a segunda porção.	Simula a aparência de pancreatite, que frequentemente complica a uremia e pode ser responsável pela produção do padrão radiográfico.
Doença de Crohn/tuberculose (Fig. 3.20-3)	Espessamento difuso do pregueado, muitas vezes com ulceração e estreitamento luminal.	Na doença de Crohn, usualmente comprometimento do íleo terminal. Na tuberculose, o antro e o piloro geralmente são afetados.
Distúrbios infecciosos (ver Fig. 3.26-6)	Espessamento nodular do pregueado.	Giardíase (secreções aumentadas causando uma aparência borrada), estrongiloidíase (ulcerações e estenose luminal) e criptosporidiose, citomegalovírus, e *Mycobacterium avium-intracellulare* (em pacientes com AIDS).

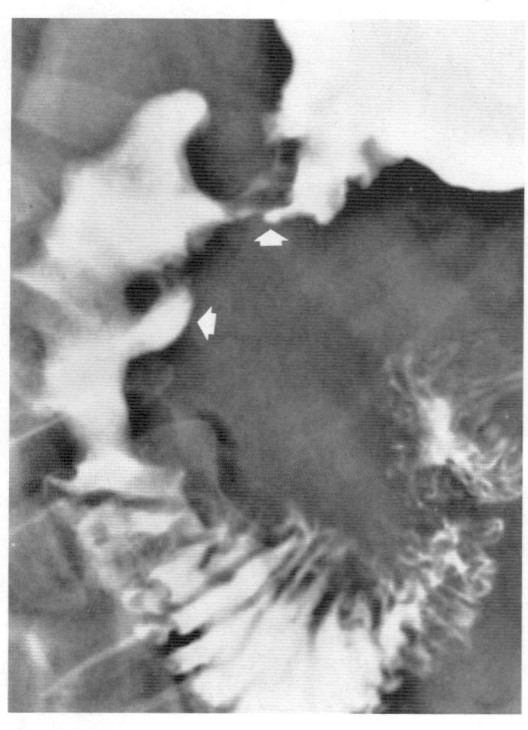

Fig. 3.20-1
Síndrome de Zollinger-Ellison. Espessamento difuso de pregas no arco duodenal proximal é associado à ulceração bulbar e pós-bulbar (setas).

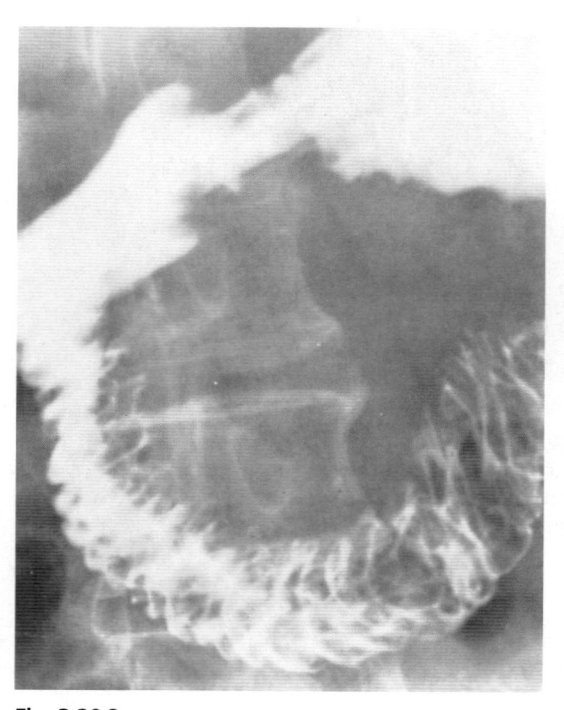

Fig. 3.20-2
Pancreatite aguda. Notar o alargamento do arco duodenal, efeito de duplo contorno, e espiculações agudas.

3.20 ■ ESPESSAMENTO DE PREGAS DUODENAIS

Condição	Achados de Imagem	Comentários
Espru não tropical	Espessamento nodular bizarro das pregas.	Manifestação precoce da doença.
Doenças neoplásicas (Fig. 3.20-4)	Vários padrões de espessamento das pregas.	Linfoma (pregas grosseiras, nodulares, irregulares) e metástases aos linfonodos peripancreáticos (impressões duodenais localizadas, simulando pregas espessadas).
Doenças infiltrativas	Espessamento difuso do pregueado (usualmente comprometimento generalizado do intestino delgado).	Doença de Whipple; amiloidose; mastocitose; enterite eosinofílica; linfangiectasia intestinal.
Varizes duodenais (Fig. 3.20-5)	Espessamento nodular ou serpiginoso do pregueado.	Varizes esofágicas quase sempre também estão presentes.
Colaterais arteriais mesentéricos	Defeitos de enchimento serpiginosos, nodulares, simulando pregas espessadas.	Vasos colaterais da arcada pancreaticoduodenal causados pela oclusão do eixo celíaco ou artéria mesentérica superior.
Fibrose cística (Fig. 3.20-6)	Espessamento grosseiro do pregueado.	Provavelmente relacionado com a falta de bicarbonato pancreático, o que resulta em tamponamento inadequado das quantidades normais de ácido gástrico.

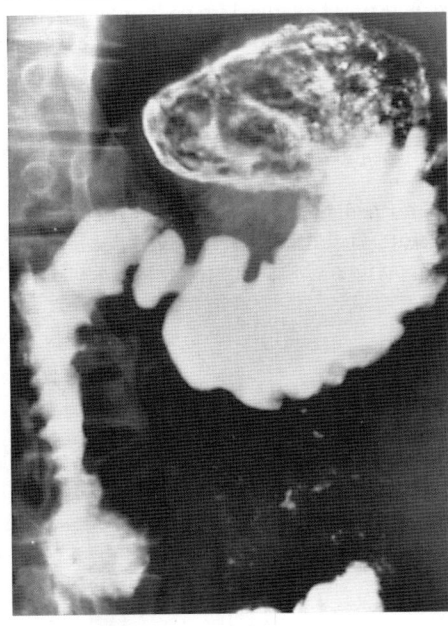

Fig. 3.20-3
Tuberculose. Espessamento difuso das pregas, espasmo e ulceração do duodeno proximal.

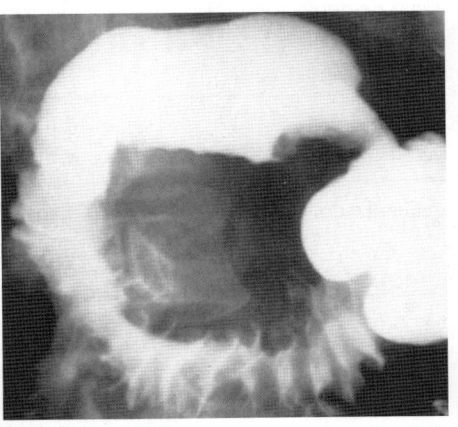

Fig. 3.20-4
Metástases aos linfonodos peripancreáticos causam impressões localizadas sobre o duodeno, simulando pregas espessadas.

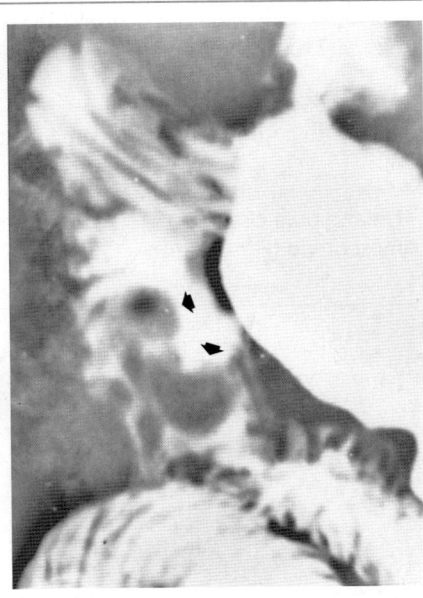

Fig. 3.20-5
Varizes duodenais (setas).

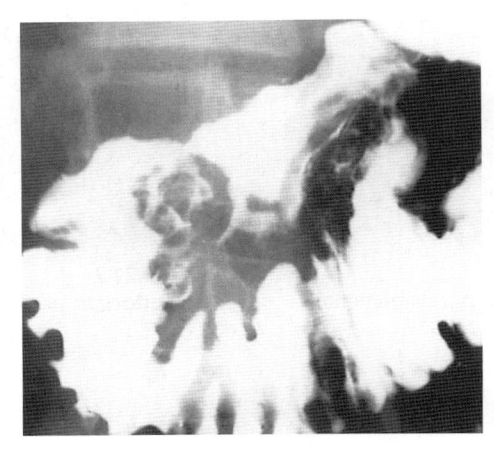

Fig. 3.20-6
Fibrose cística.

3.21 ■ Alargamento do Arco Duodenal

Condição	Achados de Imagem	Comentários
Variedade normal	Ilusão de alargamento generalizado.	Especialmente em um paciente obeso com um estômago transverso alto e um trajeto vertical longo do duodeno descendente.
Pancreatite aguda (Fig. 3.21-1)	Alargamento generalizado com ulcerações mucosas, espessamento de pregas e efeito de massa.	Achados radiográficos associados incluem elevação de um hemidiafragma, atelectasia basilar, derrame pleural (lado esquerdo), sinal do corte do cólon e alça sentinela.
Pancreatite crônica	Alargamento generalizado com apagamento de pregas e espiculação. Calcificação pancreática frequentemente é visível radiograficamente.	História de alcoolismo em mais da metade dos pacientes. Doença das vias biliares (usualmente com cálculos) em aproximadamente um terço.
Pseudocisto pancreático (Fig. 3.21-2)	Alargamento e compressão generalizados do arco duodenal.	Complicação comum da pancreatite. Também pode desenvolver-se após lesão pancreática.
Malignidade pancreática (Fig. 3.21-3)	Alargamento difuso com impressão de massa, espiculação e efeito de duplo contorno.	Muitas vezes, difícil de distinguir radiograficamente de doença pancreática benigna. Um padrão semelhante pode ser produzido por cistadenocarcinoma e lesões metastáticas.
Aumento linfonodal	Alargamento generalizado.	Linfadenopatia causada por linfoma, metástases aos gânglios linfáticos, ou doença inflamatória.
Linfangioma cístico do mesentério (Fig. 3.21-4)	Alargamento generalizado.	Estrutura cística benigna contendo líquido seroso ou quiloso resultante da obliteração congênita dos linfáticos drenantes, ou uma obstrução linfática adquirida.

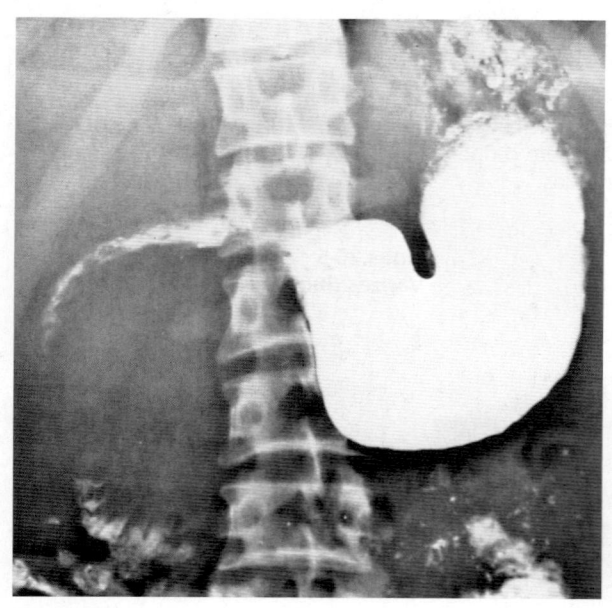

Fig. 3.21-1
Pancreatite aguda. Inflamação grave causa alargamento do arco e uma obstrução duodenal de alto grau.

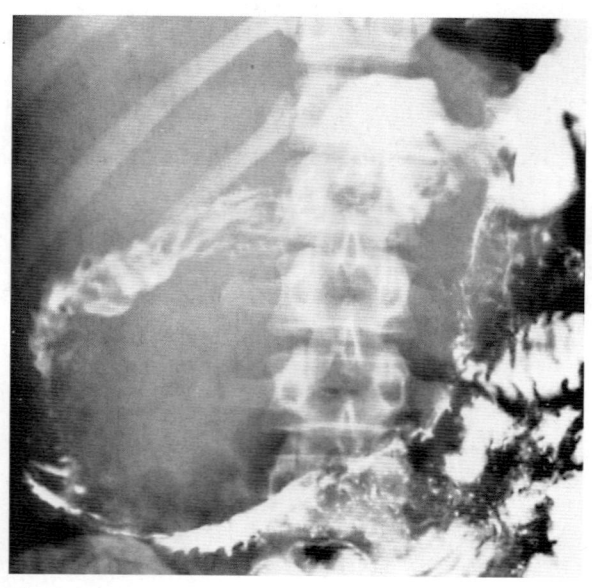

Fig. 3.21-2
Pseudocisto pancreático.

Condição	Achados de Imagem	Comentários
Massa retroperitoneal	Alargamento generalizado.	Neoplasma primário ou metastático; cisto.
Aneurisma da aorta	Desvio da terceira porção do duodeno para baixo.	Diagnóstico definitivo feito em ultrassonografia ou TC.
Cisto coledociano	Alargamento generalizado do arco duodenal ou uma impressão localizada próximo da papila.	Diagnóstico definitivo feito em ultrassonografia ou TC.

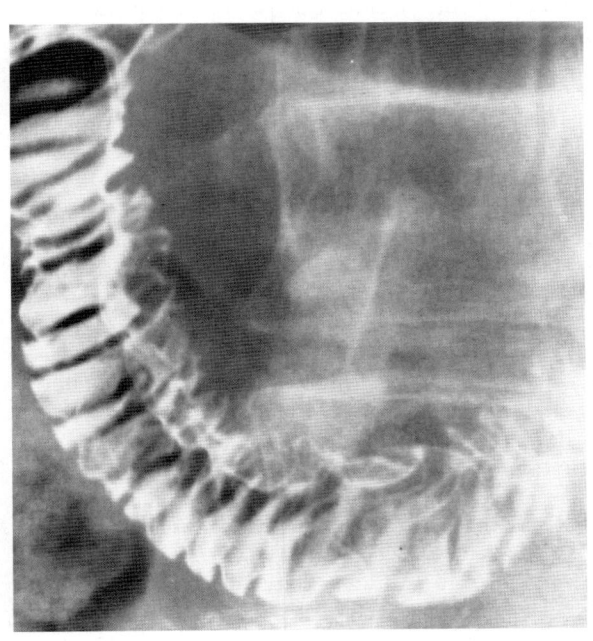

Fig. 3.21-3
Carcinoma do pâncreas. Observar o efeito de duplo contorno ao longo do aspecto medial do arco duodenal.

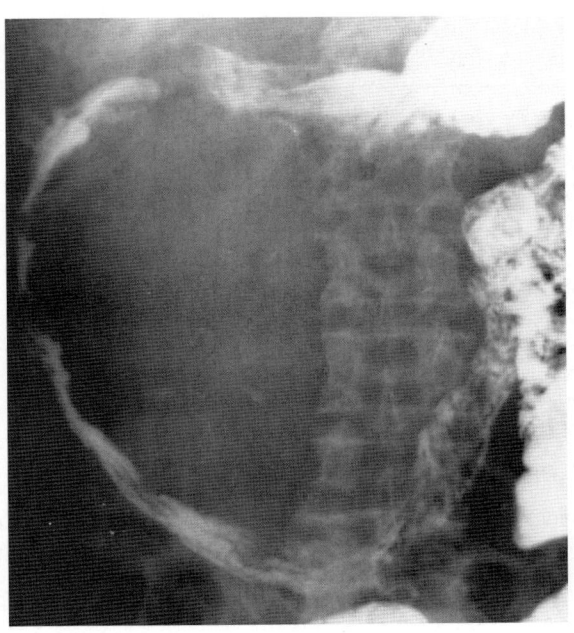

Fig. 3.21-4
Linfangioma cístico do mesentério. Grumos esparsos de calcificação estão presentes na lesão.

3.22 ■ Íleo Adinâmico*

Condição	Achados de Imagem	Comentários
Procedimento cirúrgico	Íleo generalizado.	Geralmente se resolve espontaneamente ou desaparece com a ajuda de entubação e aspiração. Se progressivo, pode causar ruptura intestinal e pneumoperitônio.
Peritonite	Íleo generalizado, muitas vezes com turvação do padrão mucoso e edema intestinal.	Achados sugestivos incluem líquido peritoneal livre, movimento diafragmático restrito e derrame pleural. Gastroenterite ou enterocolite sem peritonite também podem apresentar-se como íleo adinâmico generalizado.
Medicação	Íleo generalizado.	Drogas com efeitos semelhantes à atropina (morfina, Lomotil, L-dopa, barbitúricos e outros agentes simpaticomiméticos).
Desequilíbrio eletrolítico/distúrbio metabólico	Íleo generalizado.	Mais comumente hipopotassemia, mas também ocorre com hipocloremia, anormalidades do cálcio ou magnésio e déficits hormonais (hipotireoidismo, hipoparatireoidismo).
Outras condições abdominais ou torácicas	Íleo generalizado.	Trauma abdominal; hemorragia retroperitoneal; fraturas da coluna ou pelve; sepse Gram-negativa generalizada; choque; doença pulmonar aguda; oclusão vascular mesentérica.
Alça sentinela (Fig. 3.22-2)	Alça distendida localizada de intestino delgado ou grosso (associada a um processo inflamatório agudo adjacente).	Porção comprometida de intestino pode sugerir a doença subjacente (jejuno ou cólon transverso na pancreatite aguda, flexura hepática na colecistite aguda, íleo terminal na apendicite aguda, cólon descendente na diverticulite aguda).
Íleo colônico (Fig. 3.22-3)	Distensão gasosa desproporcional do intestino grosso sem obstrução orgânica. Distensão volumosa do ceco (muitas vezes orientado horizontalmente).	Usualmente relacionado com cirurgia abdominal ou inflamação aguda. A apresentação clínica simula obstrução mecânica.
Pseudo-obstrução intestinal idiopática crônica (Fig. 3.22-4)	Distensão do intestino delgado simulando obstrução intestinal, porém sem qualquer lesão obstrutiva demonstrável.	Sintomas episódicos de obstrução intestinal. Reconhecimento da verdadeira natureza desta condição não obstrutiva é essencial para evitar que o paciente seja submetido a laparotomias desnecessárias.
Cirurgia pélvica	Imita obstrução do intestino delgado.	Desenvolve-se entre o segundo e quinto dias pós-operatórios, especialmente se tiver havido manipulação do intestino delgado. Autolimitada e raramente exige cirurgia.
Retenção urinária	Imita obstrução do intestino delgado.	Sintomas frequentemente desaparecem por completo depois do esvaziamento da bexiga distendida.

*Padrão: O intestino delgado e o grosso inteiros aparecem uniformemente dilatados sem nenhum ponto demonstrável de obstrução (Fig. 3.22-1).

3.22 ■ ÍLEO ADINÂMICO

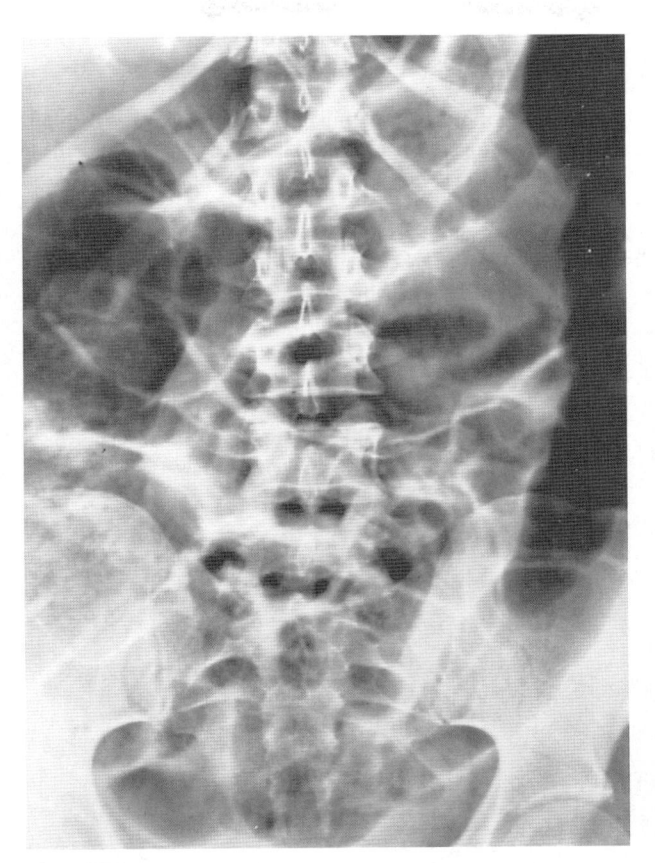

Fig. 3.22-1
Padrão de íleo adinâmico.

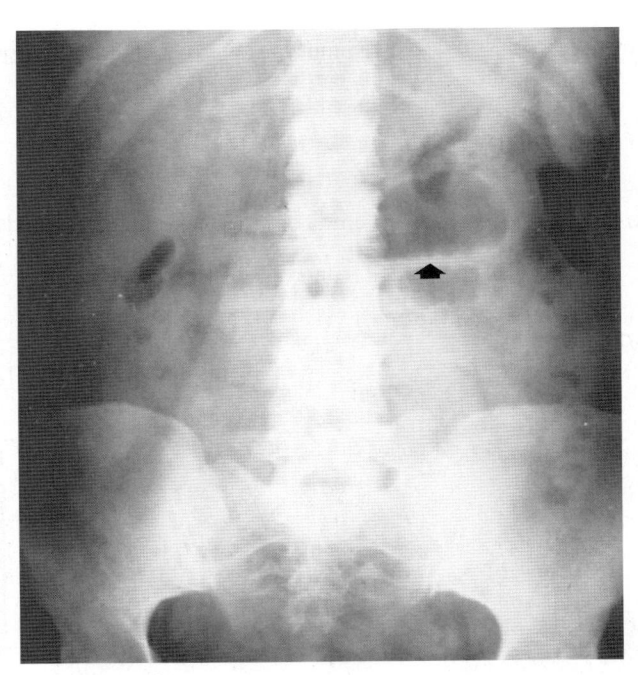

Fig. 3.22-2
Alça sentinela (seta) em um paciente com pancreatite aguda.

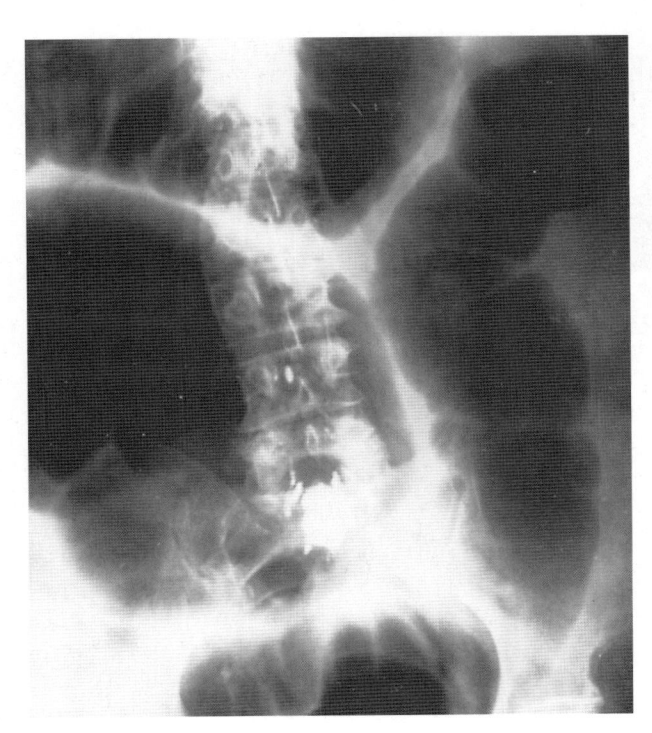

Fig. 3.22-3
Íleo colônico em um paciente com diabetes grave e hipopotassemia.

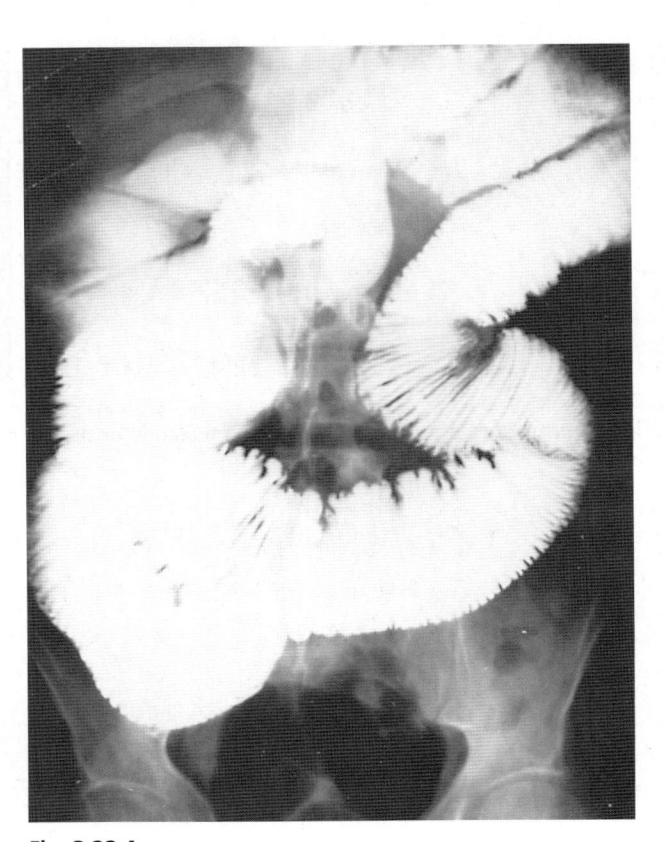

Fig. 3.22-4
Pseudo-obstrução intestinal idiopática crônica. A dilatação difusa do intestino delgado simula obstrução mecânica.[27]

Condição	Achados de Imagem	Comentários
Porfiria intermitente aguda (Fig. 3.22-5)	Simula obstrução do intestino delgado.	Doença metabólica familial. O diagnóstico é sugerido pelos sintomas neurológicos característicos ou a urina que se torna escura com exposição à luz.
Ceroidose	Simula obstrução do intestino delgado.	Acumulação difusa de um pigmento castanho lipofuscina na muscular causada pela má-absorção de longa duração e depleção prolongada de vitamina E. Pode levar à ressecção intestinal desnecessária para obstrução inexistente.
Íleo adinâmico neonatal	Imita obstrução do intestino delgado.	Causas incluem septicemia, déficits hormonais ou químicos, vasculite induzida por hipóxia, síndrome de angústia respiratória, infecção intestinal, peritonite e trombose mesentérica.

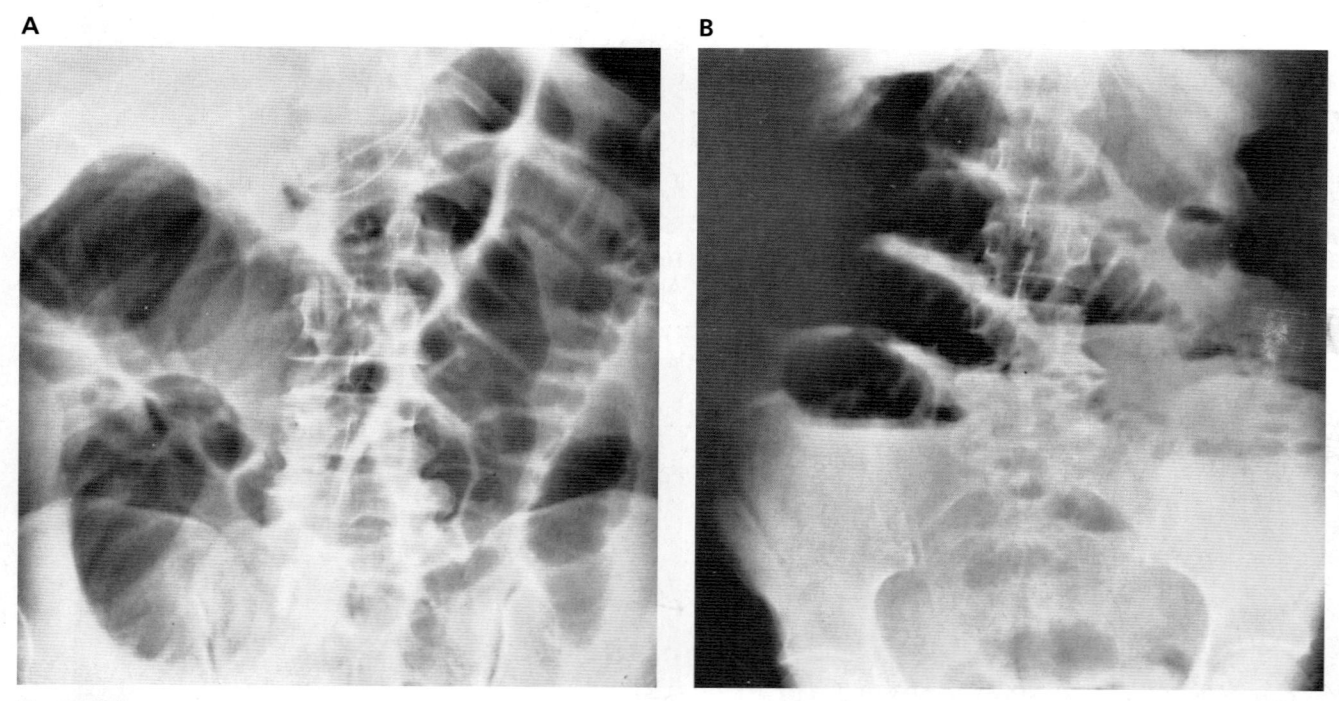

Fig. 3.22-5
Porfiria intermitente aguda. Íleo adinâmico simulando obstrução mecânica em vistas (A) supina e (B) ereta.

3.23 ■ Obstrução do Intestino Delgado

Condição	Achados de Imagem	Comentários
Aderências fibrosas (Fig. 3.23-1)	Mais frequentemente comprometem o íleo (local da maioria dos processos inflamatórios abdominais e procedimentos operatórios).	Aderências fibrosas causadas por cirurgia prévia ou peritonite responsabilizam-se por quase 75% de todas as obstruções do intestino delgado.
Hérnias externas	Pode haver gás ou excessiva densidade de tecido mole no lado afetado.	Hérnias externas (inguinais, femorais, umbilicais e incisionais) são a segunda causa mais frequente de obstrução do intestino delgado.
Hérnias internas	Vários padrões.	Resultam de anormalidades congênitas ou defeitos cirúrgicos no mesentério. Mais da metade são paraduodenais (predominantemente à esquerda).
Volvo/bandas congênitas	Obstrução duodenal.	Geralmente associadas a anomalias de má-rotação.
Neoplasmas (Fig. 3.23-2)	Oclusão luminal ou impressão extrínseca.	Pode ser causada por neoplasmas benignos ou malignos e comprometer qualquer nível do intestino delgado.
Íleo de cálculo biliar (Fig. 3.23-3)	Tríade clássica de defeito de enchimento jejunal ou ileal, gás ou bário na árvore biliar e obstrução do intestino delgado.	Causado por um grande cálculo que entra no intestino delgado através de uma fístula da vesícula biliar ou do ducto colédoco com o duodeno. Geralmente ocorre em mulheres idosas.
Bezoar (Fig. 3.23-4)	Defeito de enchimento em estudos com bário.	Visto principalmente em pacientes retardados mentais ou desdentados ou que foram submetidos à ressecção gástrica parcial.

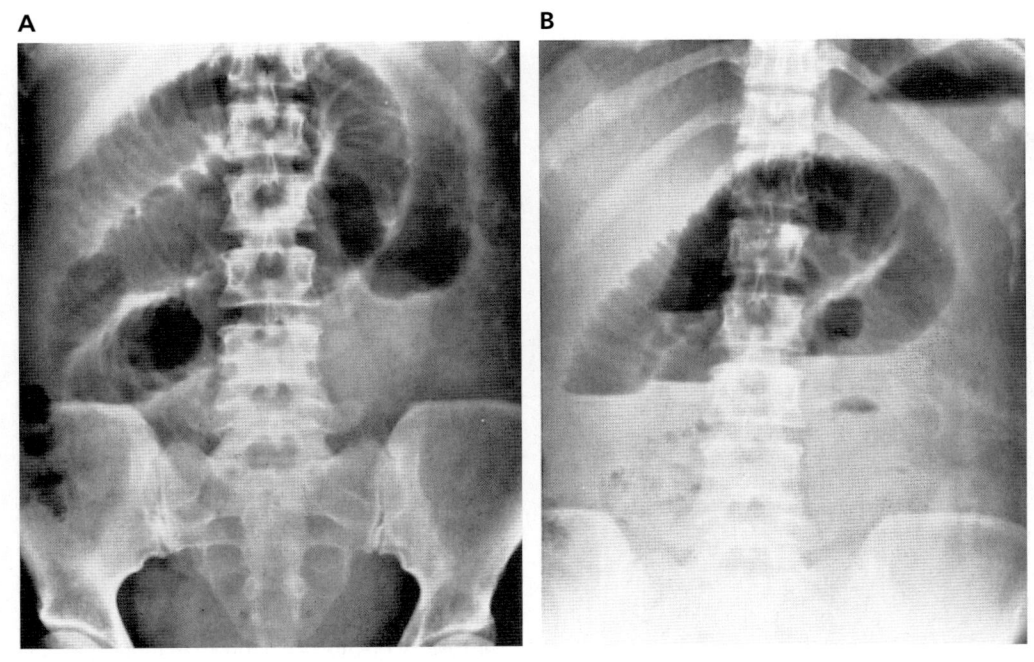

Fig. 3.23-1
Obstrução do intestino delgado típica em projeções (A) supina e (B) ereta.

Condição	Achados de Imagem	Comentários
Intussuscepção (Fig. 3.23-5)	Pode produzir a aparência clássica de mola enrolada (bário retido entre o *intussusceptum* e as porções circundantes do intestino).	Uma causa principal de obstrução do intestino delgado em crianças (muito menos comum em adultos). A margem de avanço de uma intussuscepção (usualmente um tumor polipoide pedunculado) pode ser demonstrada em 80% dos adultos. Em crianças, infrequentemente há alguma etiologia anatômica aparente.

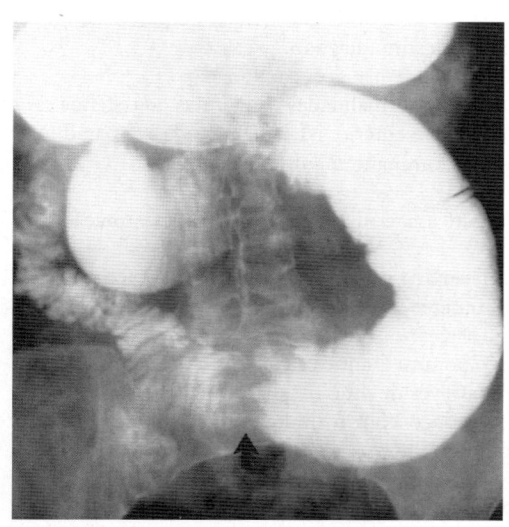

Fig. 3.23-2
Carcinoma do jejuno causando obstrução do intestino delgado. Há dilatação pronunciada do duodeno e jejuno proximal até o nível do tumor constritivo anular (seta).

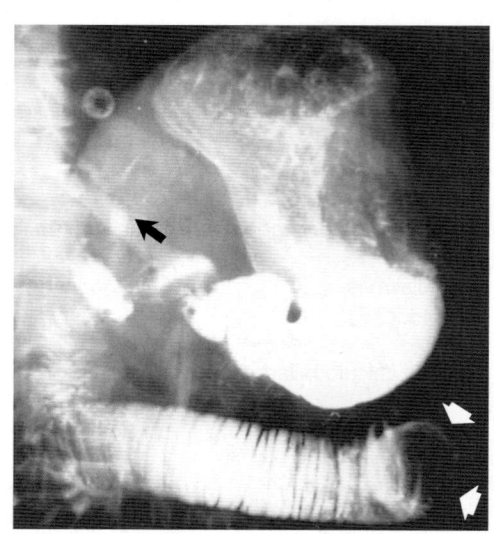

Fig. 3.23-3
Íleo de cálculo biliar. Série gastrointestinal superior demonstra o cálculo obstrutivo (setas brancas) e bário na árvore biliar (seta preta).

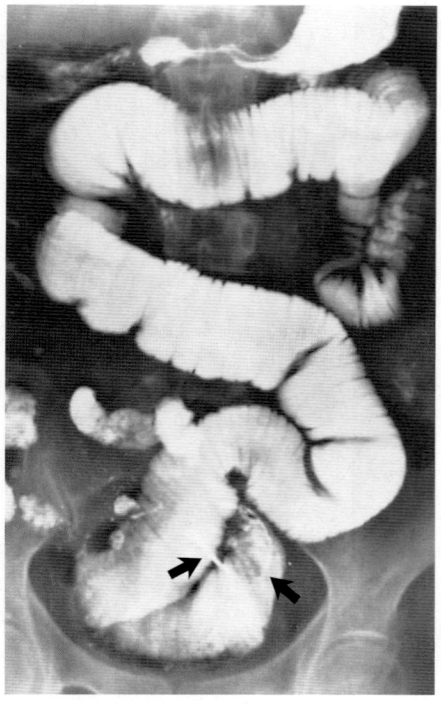

Fig. 3.23-4
Bezoar impactado (setas) causando obstrução do intestino delgado.

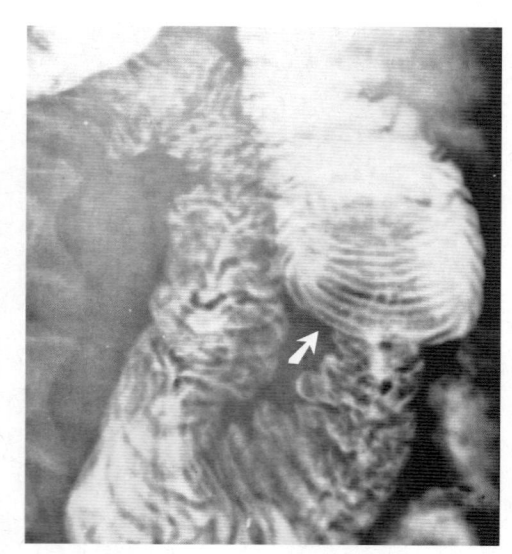

Fig. 3.23-5
Intussuscepção. Aparência de mola enrolada (seta) na intussuscepção jejunojejunal.

Condição	Achados de Imagem	Comentários
Íleo meconial (Fig. 3.23-6)	Lactente com um padrão de bolhas ou espuma superposto a alças dilatadas de intestino delgado.	Causado por mecônio espesso e viscoso em virtude da ausência de secreções normais das glândulas pancreáticas e intestinais durante a vida fetal. Frequentemente ocorre com fibrose cística. Um microcólon é visto no exame com clister opaco.
Atresia ou estenose intestinal congênita (Fig. 3.23-7)	Sinais de dupla bolha (atresia duodenal) ou tripla bolha (atresia jejunal proximal), ou um padrão obstrutivo típico.	Clister opaco pode ser necessário para distinguir intestino delgado de grosso em uma obstrução ileal baixa. Microcólon na atresia ileal; cólon de calibre normal na atresia duodenal. Peritonite de mecônio (muitas vezes calcificada) é uma complicação da atresia do intestino delgado.
Estenose de parede intestinal	Pode comprometer qualquer nível do intestino delgado.	Causas incluem neoplasma, inflamação (doença de Crohn, tuberculose e infecções parasitárias), irritação química (medicamentos como comprimidos de cloreto de potássio com revestimento entérico), radioterapia, deposição maciça de amiloide e isquemia intestinal (oclusão arterial ou venosa).

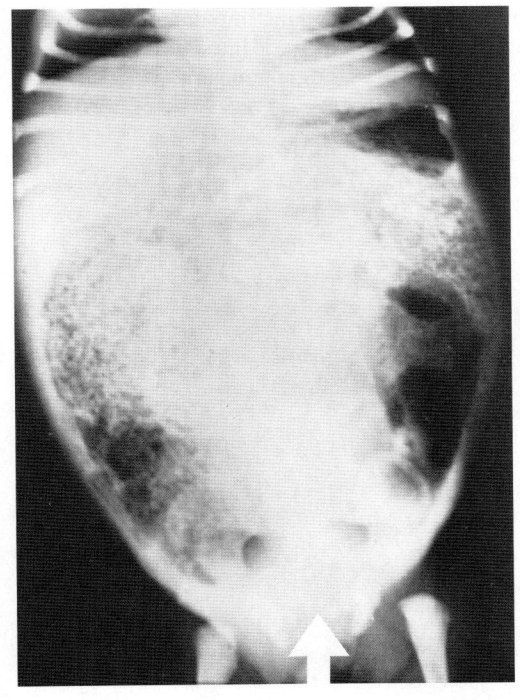

Fig. 3.23-6
Íleo meconial. Distensão volumosa do intestino delgado com um profundo efeito de bolhas de sabão do gás misturado com mecônio.[28]

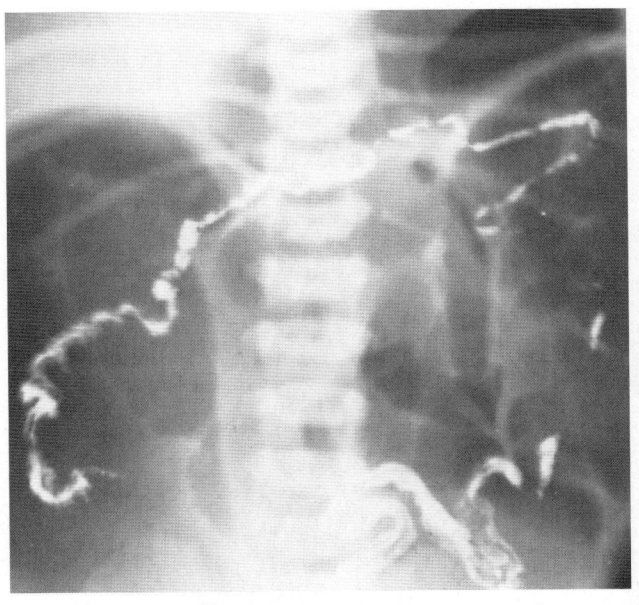

Fig. 3.23-7
Atresia ileal com microcólon. Exame com clister opaco mostra que o cólon é fino e semelhante a uma fita. Notar as alças marcadamente distendidas de intestino delgado estendendo-se até o ponto de obstrução no íleo inferior.

3.24 ■ Dilatação do Intestino Delgado

Condição	Achados de Imagem	Comentários
Obstrução mecânica (ver Figuras na Seção 3.23)	Dilatação proximal no nível da obstrução.	Diferença nítida em calibre entre alças proximais e distais ao ponto de obstrução. Geralmente uma escassez de gás no cólon.
Íleo adinâmico (ver Figuras na Seção 3.22)	Dilatação generalizada do intestino delgado (e grosso).	Nenhum ponto em que o calibre do intestino se altere dramaticamente.
Vagotomia (cirúrgica ou química) (Fig. 3.24-1)	Dilatação generalizada do intestino delgado.	Clipes de vagotomia ou uma história de cirurgia prévia de úlcera; medicações semelhantes à atropina (morfina, L-dopa, Lomotil, barbitúricos).
Espru (Fig. 3.24-2)	Dilatação generalizada, porém frequentemente mais marcada no jejuno intermediário e distal. Quantidade excessiva de líquido na luz intestinal (aparência grosseira, granulosa do bário). Sinal da moldagem e frequente intussuscepção transitória.	Doença clássica de má-absorção que inclui espru idiopático (não tropical), espru tropical e doença celíaca de crianças. Diagnóstico é feito por biópsia jejunal (aplanamento ou atrofia dos vilos intestinais). Espru não tropical é tratado com uma dieta isenta de glúten, espru tropical com antibióticos ou ácido fólico.
Linfoma	Ocasionalmente tem uma aparência indistinguível daquela do espru.	Manifestação rara de linfoma intestinal. Mais comumente, espessamento da parede intestinal, desvio de alças intestinais, e massas extraluminais.

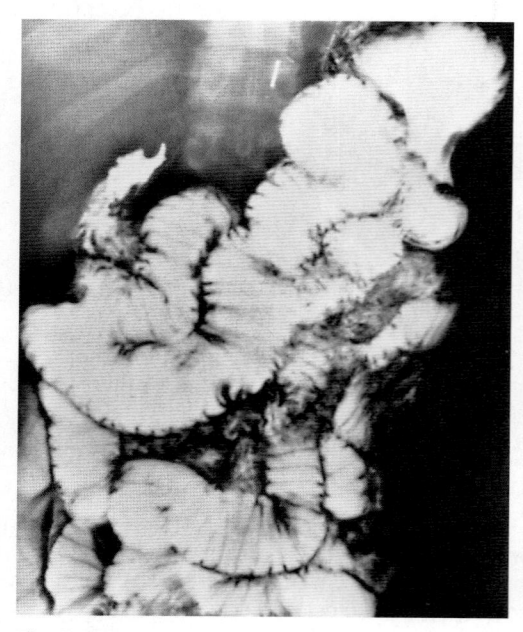

Fig. 3.24-1
Vagotomia cirúrgica com gastrectomia parcial e anastomose a Billroth II.

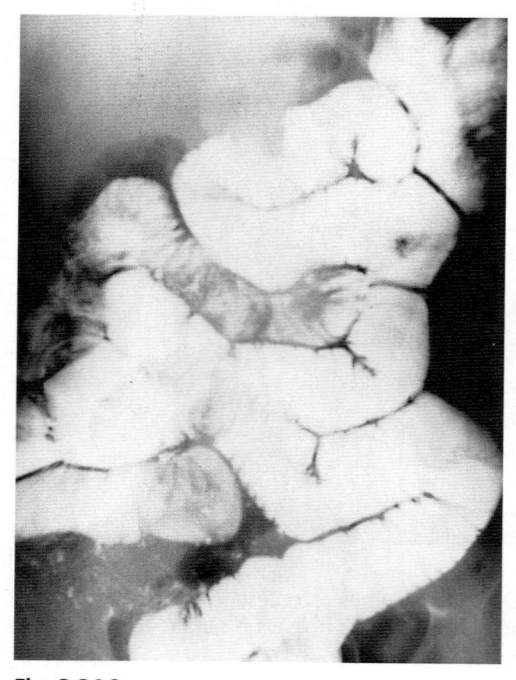

Fig. 3.24-2
Espru idiopático (não tropical). Observar a pronunciada hipersecreção.

3.24 ■ DILATAÇÃO DO INTESTINO DELGADO

Condição	Achados de Imagem	Comentários
Esclerodermia (Fig. 3.24-3)	Dilatação que usualmente é mais marcada no duodeno proximal ao ângulo aortomesentérico. O intestino delgado inteiro pode ser difusamente comprometido.	Sinal "como pele aderente aos ossos" de pregas anormalmente agregadas apesar da dilatação do intestino. Hipomotilidade do intestino delgado com tempo de trânsito extremamente prolongado. Pode haver pseudossaculações simulando pequenos divertículos intestinais. Achados semelhantes ocasionalmente ocorrem com dermatomiosite.
Deficiência de lactase (Fig. 3.24-4)	Dilatação generalizada com diluição de bário, tempo rápido de trânsito e reprodução de sintomas depois da administração de lactose.	A mais comum das síndromes de deficiência de dissacaridase; especialmente frequente em negros norte-americanos, mexicanos e chineses. Os pacientes sentem desconforto abdominal, cãibras e diarreia aquosa 30 minutos a várias horas após ingerirem leite ou produtos de leite.

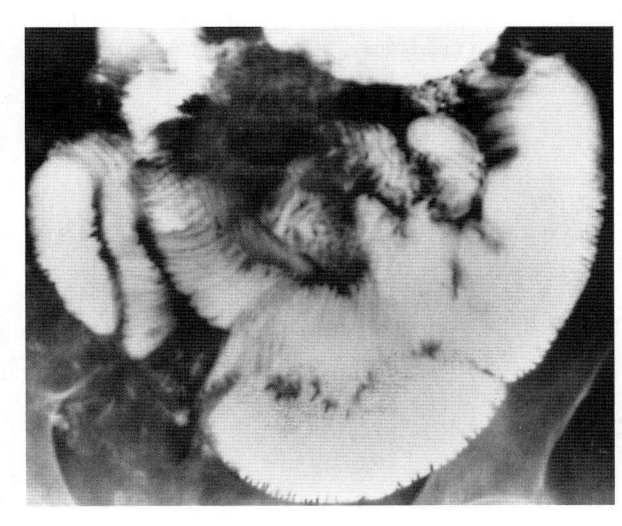

Fig. 3.24-3
Esclerodermia. Para o grau de dilatação, as pregas do intestino delgado estão notavelmente próximas entre si (padrão "de pele presa aos ossos").

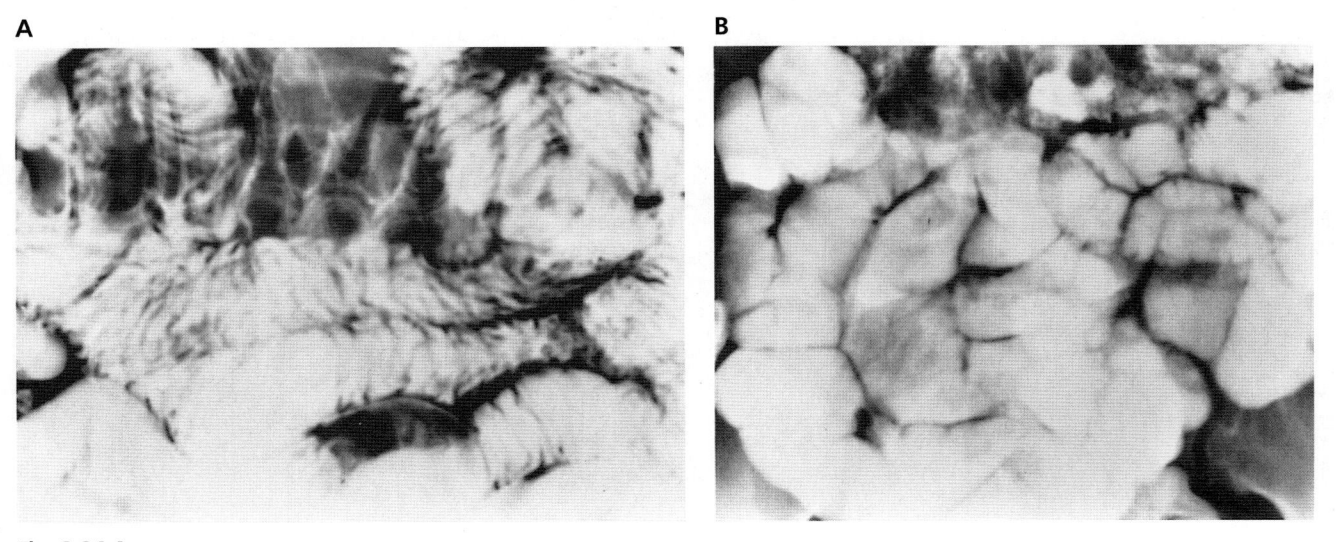

Fig. 3.24-4
Deficiência de lactase. (A) Exame convencional normal do intestino delgado. (B) Depois da adição de 50 g de lactose à mistura de bário, há acentuada dilatação do intestino delgado com diluição do bário, trânsito rápido e reprodução dos sintomas.

Condição	Achados de Imagem	Comentários
Diabetes com hipopotassemia	Dilatação generalizada do intestino delgado.	Intestino delgado é usualmente normal em pacientes com diabetes melito a não ser que complicada por hipopotassemia (provavelmente representa uma neuropatia visceral).
Insuficiência vascular/vasculite (Figs. 3.24-5 e 3.24-6)	Dilatação generalizada do intestino delgado.	Manifestação ocasional de isquemia mesentérica (se uma perturbação da motilidade intestinal, em vez de sangramento, for a principal anormalidade). Também ocorre com a vasculite causada por lúpus eritematoso sistêmico ou deposição maciça de amiloide.
Pseudo-obstrução intestinal idiopática crônica (ver Fig. 3.22-4)	Padrão de obstrução do intestino delgado.	Sinais e sintomas episódicos de obstrução mecânica sem qualquer lesão orgânica. Reconhecimento desta condição pode evitar laparotomias desnecessárias.
Doença de Chagas	Dilatação generalizada do intestino delgado.	Tripanossomos invadem extensamente o músculo liso e destroem neurônios intrínsecos e células ganglionares na parede intestinal.

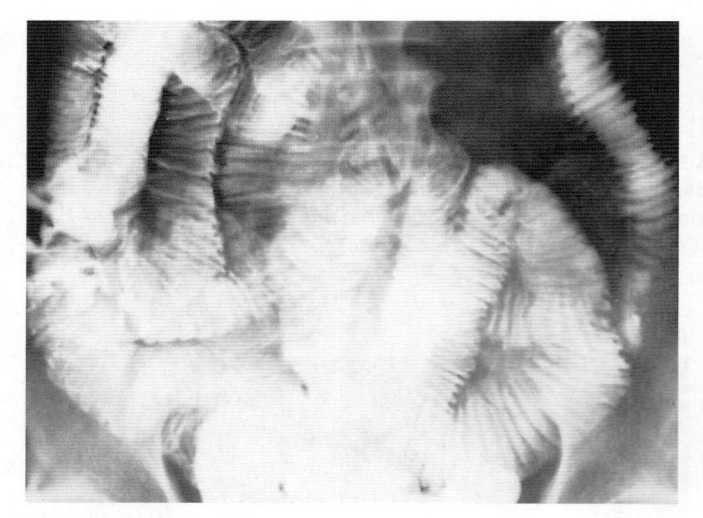

Fig. 3.24-5
Lúpus eritematoso sistêmico.

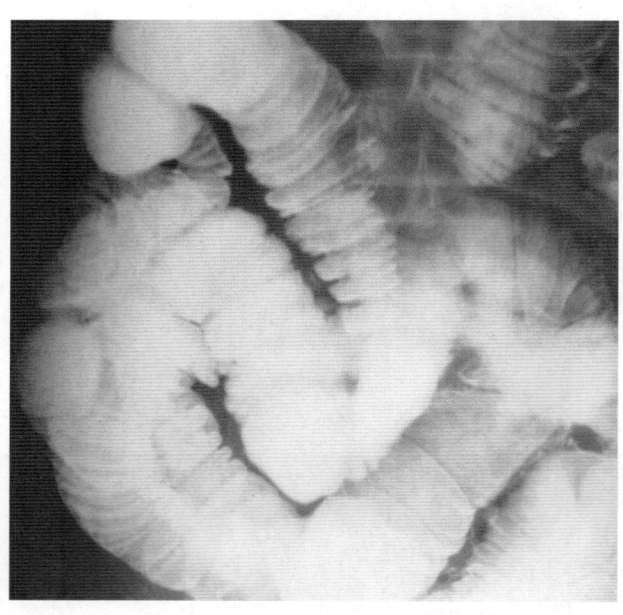

Fig. 3.24-6
Amiloidose.

3.25 ■ Espessamento Regular do Pregueado do Intestino Delgado

Condição	Comentários
Hemorragia dentro da parede intestinal (Fig. 3.25-1)	Geralmente comprometimento segmentar do intestino delgado (especialmente o jejuno) com ondulação e "impressões digitais". Sangramento concomitante para dentro do mesentério resulta muitas vezes na separação de alças intestinais e mesmo uma massa excêntrica, simulando malignidade. As causas incluem terapia anticoagulante, doença intestinal isquêmica, vasculite (doenças do tecido conectivo, doença de Buerger, púrpura de Henoch-Schönlein), hemofilia, púrpura trombocitopênica idiopática, trauma e defeitos de coagulação secundários a outras doenças (hipoprotrombinemia, leucemia, mieloma múltiplo, linfoma, carcinoma metastático, distúrbios do sistema do fibrinogênio).
Edema intestinal (Fig. 3.25-2)	Comprometimento generalizado do intestino delgado. As causas incluem hipoproteinemia (cirrose, síndrome nefrótica, enteropatias perdedoras de proteína), bloqueio linfático (especialmente infiltração tumoral) e edema angioneurótico (tende a ser episódico e mais localizado).
Linfangiectasia intestinal	Comprometimento generalizado do intestino delgado. Ocorre em formas primária e secundária. Espessamento regular representa uma combinação de edema intestinal (obstrução linfática ou perda grave de proteína) e dilatação linfática.
Abetalipoproteinemia	Comprometimento generalizado do intestino delgado. Doença extremamente rara, manifestada clinicamente por malbsorção de gordura, deterioração neurológica progressiva e retinite pigmentar. Acantocitose (aparência espinhosa dos eritrócitos) é um achado característico. As pregas do intestino delgado também podem ser irregulares ou nodulares.
Enterite eosinofílica/ amiloidose	Espessamento regular generalizado do pregueado do intestino delgado pode ocorrer em uma fase inicial antes do desenvolvimento do espessamento irregular das pregas mais característico.

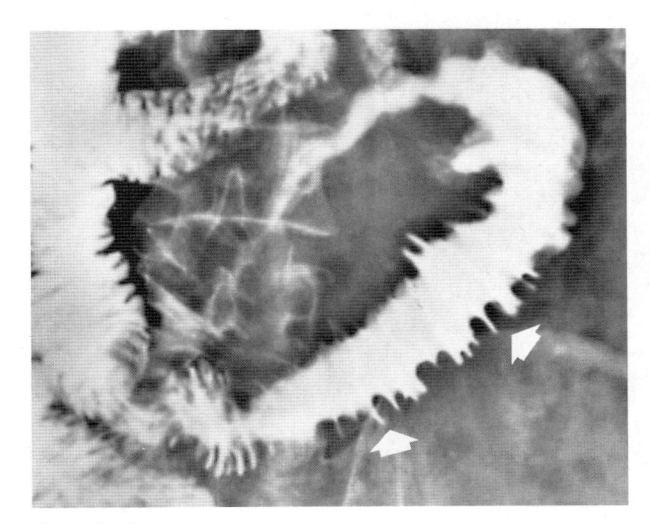

Fig. 3.25-1
Isquemia do intestino delgado produzindo um padrão de cerca de estacas segmentar com espessamento regular das pregas do intestino delgado (setas).

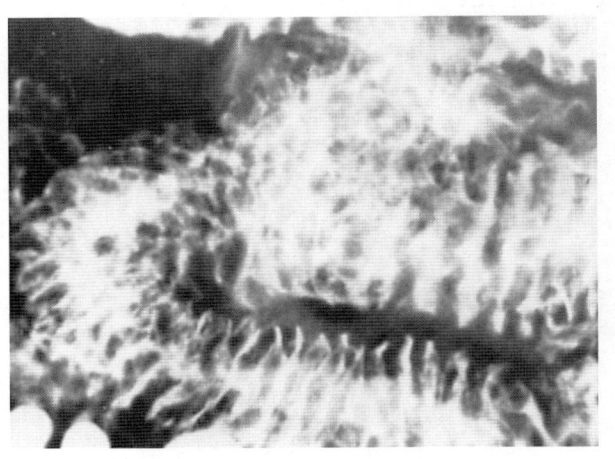

Fig. 3.25-2
Hipoproteinemia causando espessamento regular das pregas intestinais em um paciente com cirrose.

3.26 ■ Pregas Deformadas, Irregulares, Generalizadas do Intestino Delgado

Condição	Achados de Imagem	Comentários
Doença de Whipple (Fig. 3.26-1)	Mais frequentemente compromete o duodeno e jejuno proximal. O aspecto do intestino delgado pode reverter ao normal após antibioticoterapia.	Infiltração da lâmina própria por grandes macrófagos, contendo múltiplos grânulos de glicoproteína que reagem positivamente com a coloração pelo ácido-Schiff periódico (PAS). Clinicamente, síndrome de má-absorção e muitas vezes sintomas extraintestinais (artrite, febre, linfadenopatia). Característicos linfonodos com baixa atenuação em TC.
Giardíase (Fig. 3.26-2)	Compromete principalmente o duodeno e jejuno. O padrão do intestino delgado retorna ao normal após tratamento com mepracrina ou metronidazol.	Geralmente uma história de viagem a áreas onde o parasita é endêmico (p. ex., Leningrado, Índia ou as Montanhas Rochosas do Colorado). Pode complicar um estado de imunodeficiência (especialmente hiperplasia linfoide nodular).
Linfoma (Fig. 3.26-3)	Localizado, multifocal ou difuso. Mais comumente compromete o íleo (local de maior quantidade de tecido linfoide).	Pode ser primário ou secundário (25% dos pacientes com linfoma disseminado têm comprometimento do intestino delgado na necropsia). Hoje, uma proporção substancial dos linfomas do intestino delgado ocorre em pacientes com AIDS ou outra causa de imunocomprometimento.

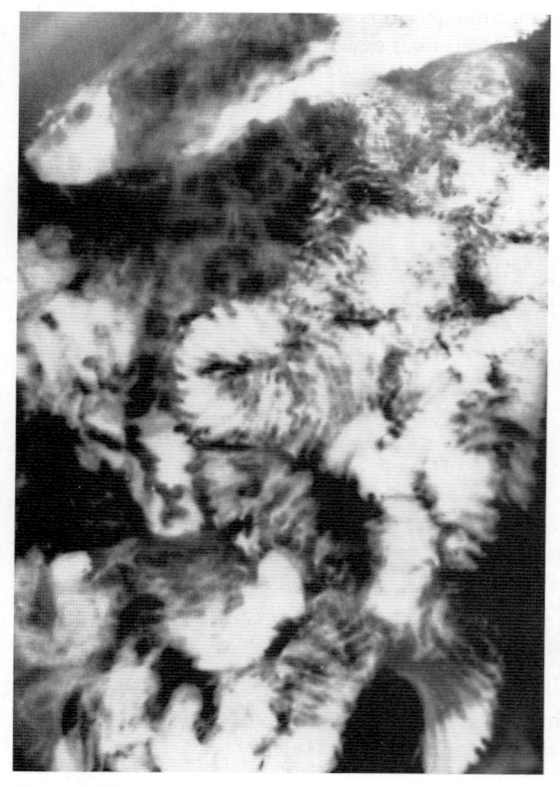

Fig. 3.26-1
Doença de Whipple.

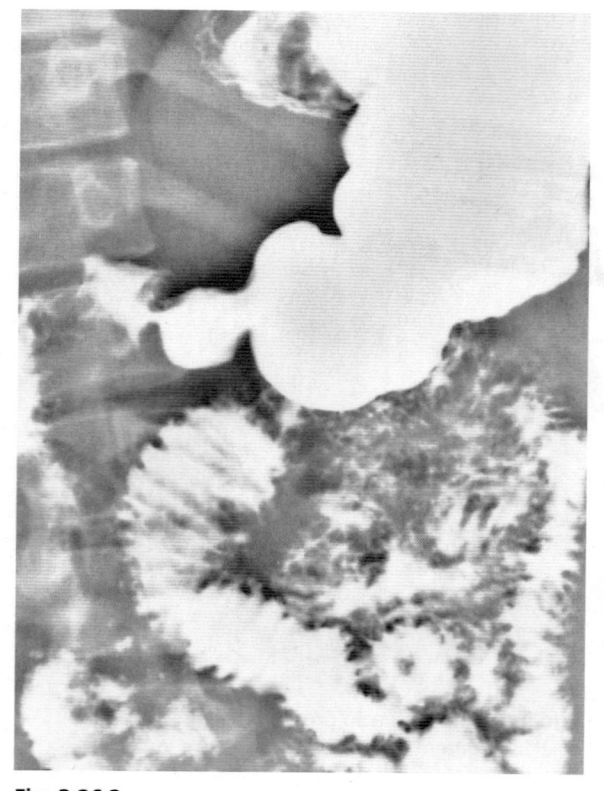

Fig. 3.26-2
Giardíase. Espessamento irregular do pregueado é mais proeminente no intestino delgado proximal.

Condição	Achados de Imagem	Comentários
Amiloidose (Fig. 3.26-4)	Comprometimento generalizado do intestino delgado.	Comprometimento do intestino delgado ocorre em pelo menos 70% dos casos de amiloidose generalizada. Pode ser primária ou secundária a um processo inflamatório ou necrosante crônico (p. ex., tuberculose, osteomielite, colite ulcerativa, artrite reumatoide e neoplasma maligno), mieloma múltiplo, ou febre mediterrânea familial.
Enterite eosinofílica (Fig. 3.26-5)	Compromete principalmente o jejuno, embora o intestino delgado inteiro seja algumas vezes afetado.	Frequentemente há infiltração eosinofílica concomitante do estômago. Alergias alimentares e eosinofilia periférica típicas.
Doença de Crohn	Mais frequentemente compromete o íleo terminal, mas pode afetar qualquer parte do intestino delgado.	Achados característicos incluem lesões salteadas, sinal do cordão, estreitamento grave, separação de alças intestinais e formação de fístula.
Tuberculose	Padrão radiográfico indistinguível daquele da doença de Crohn.	Tende a ser mais localizada do que doença de Crohn e afeta predominantemente a região ileocecal.
Histoplasmose	Comprometimento generalizado do intestino delgado.	Doença fúngica que raramente afeta o trato gastrointestinal. As pregas vistas axialmente podem aparecer como inúmeros pequenos defeitos de enchimento. Lesões estenóticas focais podem imitar doença neoplásica

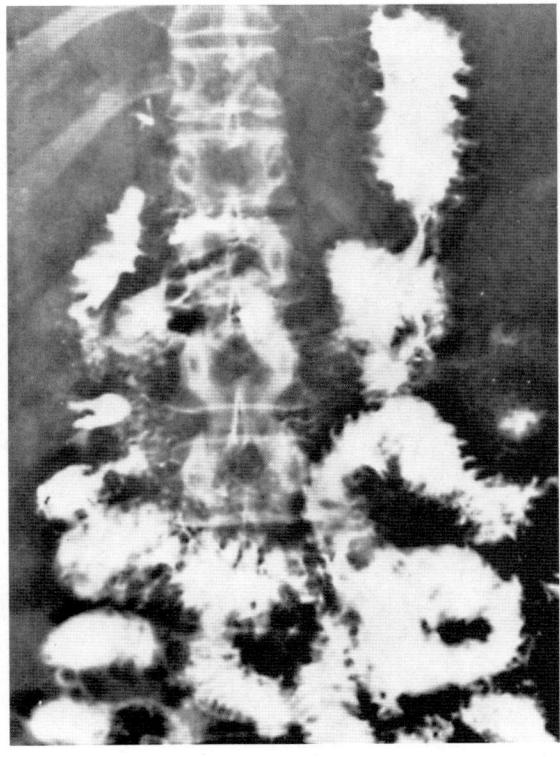

Fig. 3.26-3
Linfoma. Em adição ao espessamento difuso, irregular do pregueado do intestino delgado, há comprometimento mesentérico, causando separação das alças intestinais.

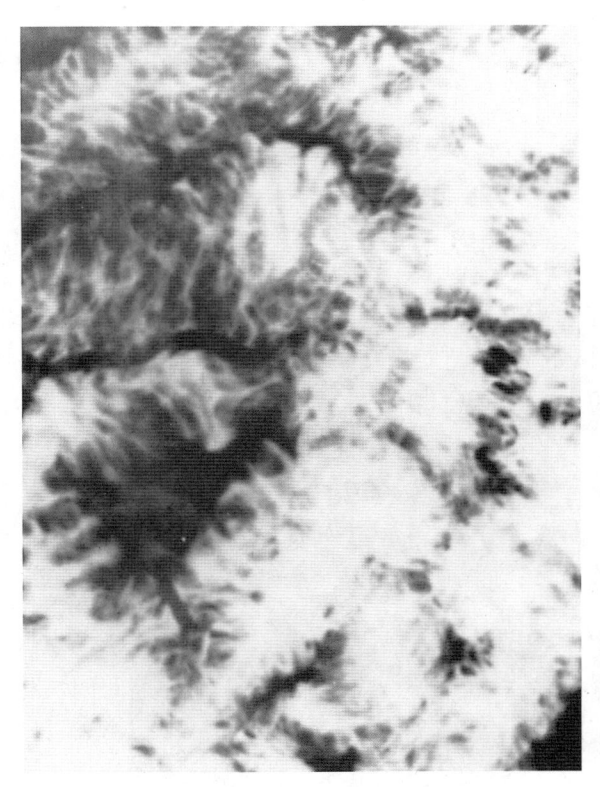

Fig. 3.26-4
Amiloidose.

Condição	Achados de Imagem	Comentários
Mastocitose	Comprometimento generalizado do intestino delgado.	Proliferação sistêmica de mastócitos no sistema reticuloendotelial e na pele. Muitas vezes linfadenopatia e hepatoesplenomegalia e ocasionalmente lesões ósseas escleróticas. Alta incidência de úlceras pépticas e episódios de prurido, ruborização, taquicardia, asma e cefaleias.
Estrongiloidíase (Fig. 3.26-6)	Compromete predominantemente o intestino delgado proximal (uma infestação grave pode afetar o trato alimentar inteiro).	Nematoide que vive em climas quentes, úmidos, onde há frequente contaminação fecal do solo.
Enterocolite por *Yersinia* (Fig. 3.26-7)	Predominantemente uma doença focal comprometendo curtos segmentos do íleo terminal. Infrequentemente afeta o cólon e reto.	Bastão Gram-negativo que causa enterite aguda com febre e diarreia em crianças e uma ileíte terminal aguda ou adenite mesentérica (simulando apendicite) em adolescentes e adultos.
Febre tifoide	Comprometimento limitado ao íleo terminal.	Causada por *Salmonella typhosa*. Imita doença de Crohn, embora na febre tifoide o comprometimento ileal seja simétrico, não ocorram áreas salteadas e fístulas, e usualmente haja evidência de esplenomegalia.
Outras infecções (Fig. 3.26-8)	Vários padrões.	*Campylobacter*, *Shigella*, *Escherichia coli*, anisakíase. Em pacientes com AIDS e outros imunocomprometidos, *Cryptosporidium*, *Mycobacterium avium-intracellulare* e *Candida*.

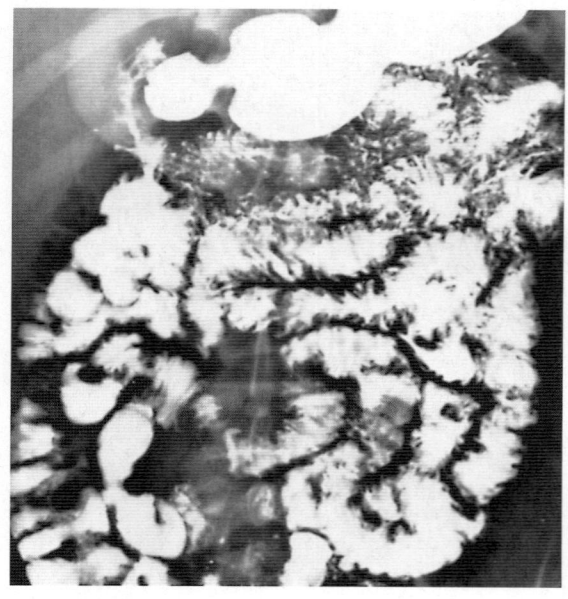

Fig. 3.26-5
Enterite eosinofílica. O espessamento irregular das pregas compromete principalmente o jejuno. Não há comprometimento concomitante do estômago.

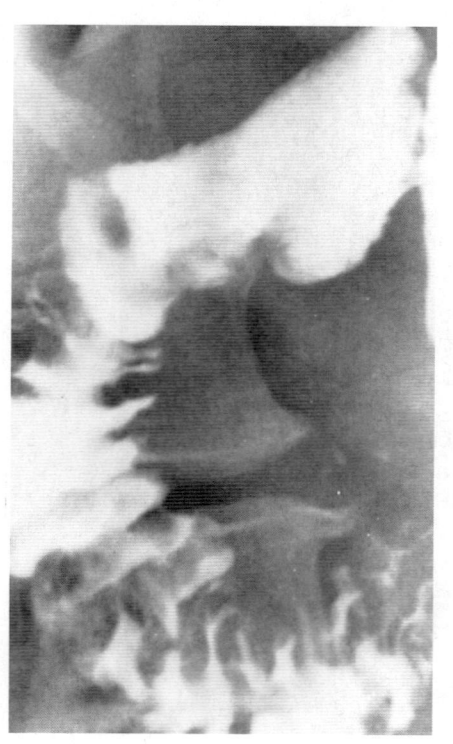

Fig. 3.26-6
Estrongiloidíase. Comprometimento predominante do arco duodenal.

3.26 ■ PREGAS DEFORMADAS, IRREGULARES, GENERALIZADAS DO INTESTINO DELGADO

Condição	Achados de Imagem	Comentários
Doença de cadeias alfa	Comprometimento generalizado do intestino delgado.	Distúrbio da síntese de peptídeo de imunoglobulina que provavelmente permite excessivo crescimento bacteriano.
Abetalipoproteinemia	Comprometimento generalizado do intestino delgado.	Rara doença hereditária manifestada clinicamente por má-absorção de gordura, deterioração neurológica progressiva e retinite pigmentar. O pregueado pode estar regularmente espessado.

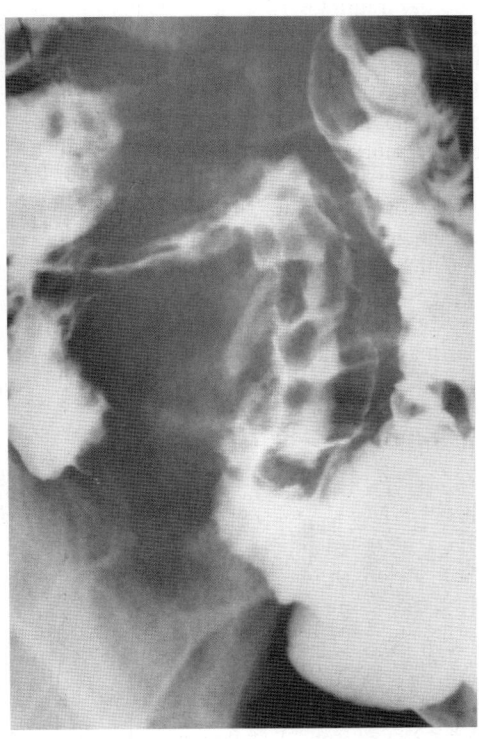

Fig. 3.26-7
Enterocolite por *Yersinia*. Padrão nodular de pregas espessadas no íleo terminal.[29]

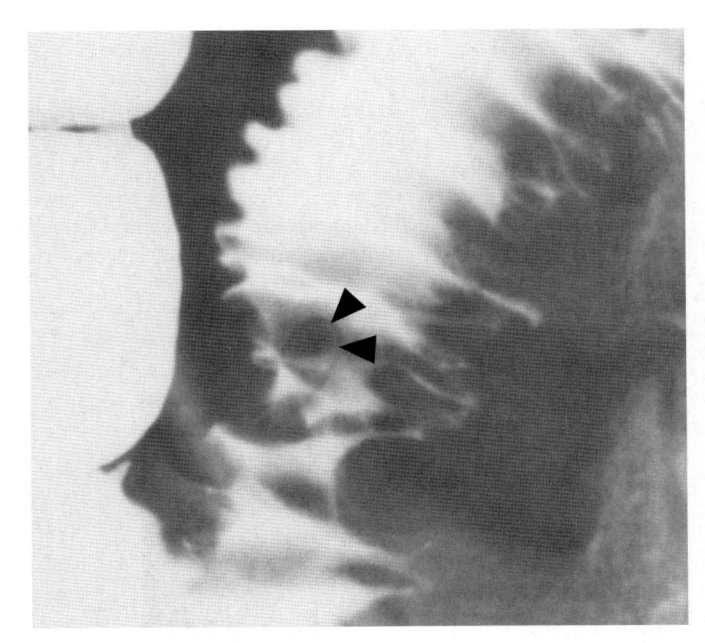

Fig. 3.26-8
Anisakíase. Vista com aplicação de cone mostra um defeito de enchimento filiforme (pontas de seta), representando o verme, rodeado por espessamento irregular das pregas.[30]

3.27 ■ Defeitos de Enchimento no Jejuno e Íleo

Condição	Achados de Imagem	Comentários
Tumor benigno de células fusiformes (Fig. 3.27-1)	Geralmente um defeito único de enchimento, bem circunscrito, que pode ulcerar. Tumor pedunculado pode causar intussuscepção.	Leiomiomas são mais comuns no jejuno; adenomas comprometem mais frequentemente o íleo; lipomas afetam principalmente o íleo distal e a área da válvula ileocecal.
Hemangioma (Fig. 3.27-2)	Geralmente múltiplo, porém muitas vezes pequeno e despercebido em estudos com bário.	Combinação de flebólitos e múltiplos defeitos de enchimento no intestino delgado é patognomônica de hemangiomas múltiplos.
Síndrome de polipose (Fig. 3.27-3)	Múltiplos defeitos de enchimento, frequentemente associados a tumores do cólon e mesmo gástricos.	Na síndrome de Peutz-Jeghers, hamartomas são associados à pigmentação mucocutânea. Na síndrome de Gardner, pólipos adenomatosos são associados a osteomas e tumores de tecidos moles.
Adenocarcinoma do intestino delgado (Fig. 3.27-4)	Geralmente uma única massa intraluminal de base larga. Pólipo pedunculado é extremamente raro.	O mais comum tumor maligno do intestino delgado. O tumor em geral é agressivamente invasivo e causa estreitamento da luz que logo produz obstrução.
Linfoma (Figs. 3.27-5 e 3.27-6)	Massa polipoide individualizada que muitas vezes é grande e volumosa com ulcerações irregulares.	Manifestação relativamente infrequente de linfoma. Múltiplas massas pequenas ou grandes podem ocorrer.

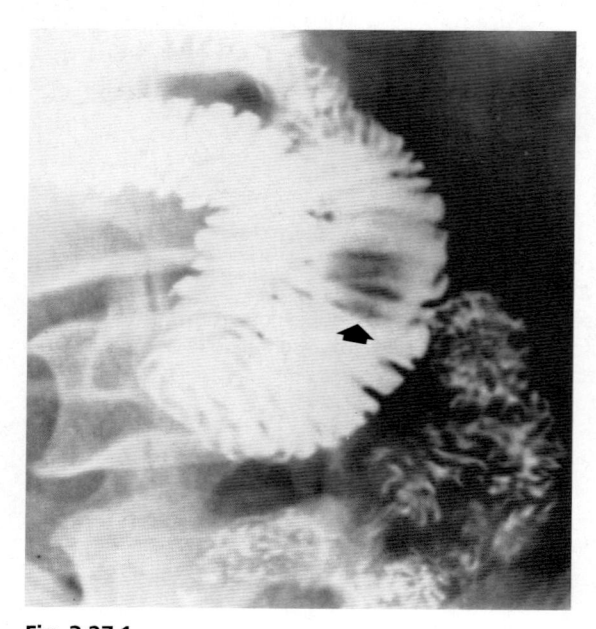

Fig. 3.27-1
Liomioma do jejuno (seta).[31]

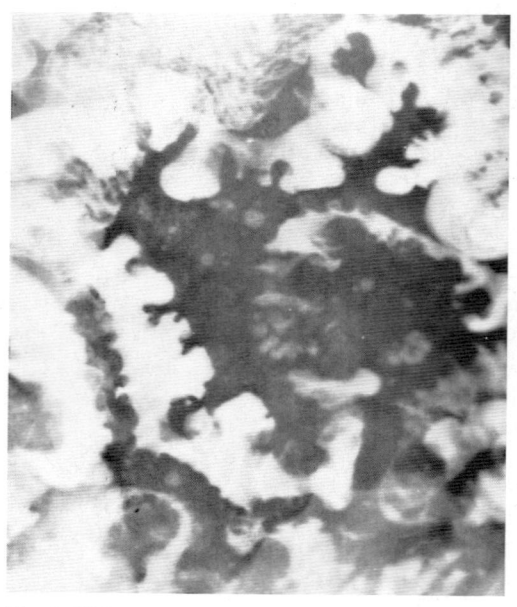

Fig. 3.27-2
Hemangiomatose do intestino delgado e mesentério. Flebólitos característicos são associados a múltiplos defeitos de enchimento no intestino delgado.

3.27 ■ DEFEITOS DE ENCHIMENTO NO JEJUNO E ÍLEO

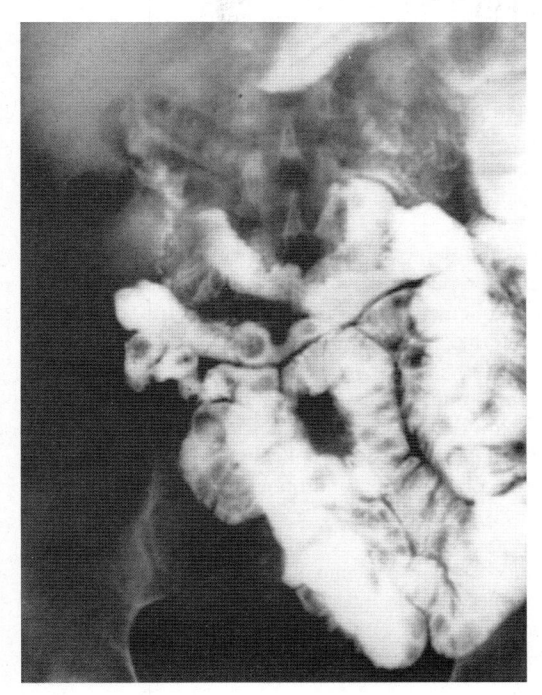

Fig. 3.27-3
Síndrome de Peutz-Jeghers. Múltiplos hamartomas do intestino delgado estão presentes em um paciente com pigmentação mucocutânea.[32]

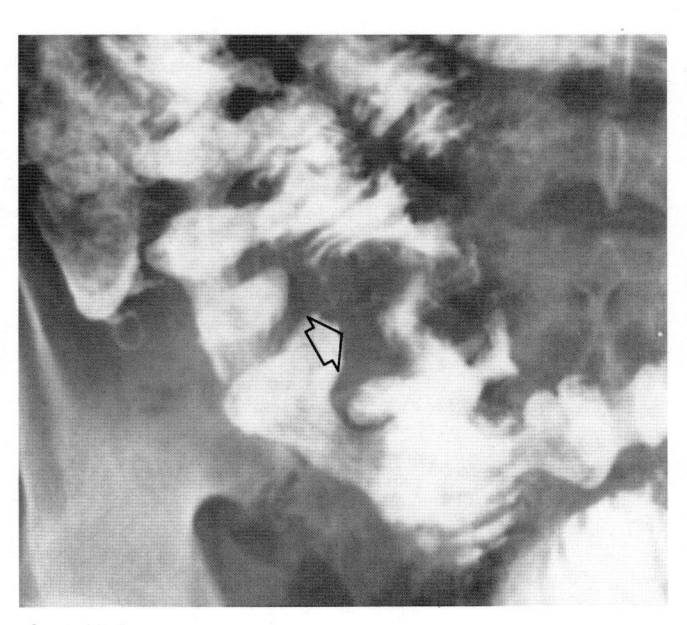

Fig. 3.27-4
Adenocarcinoma primário do íleo (seta) aparecendo como uma lesão constritiva anular.

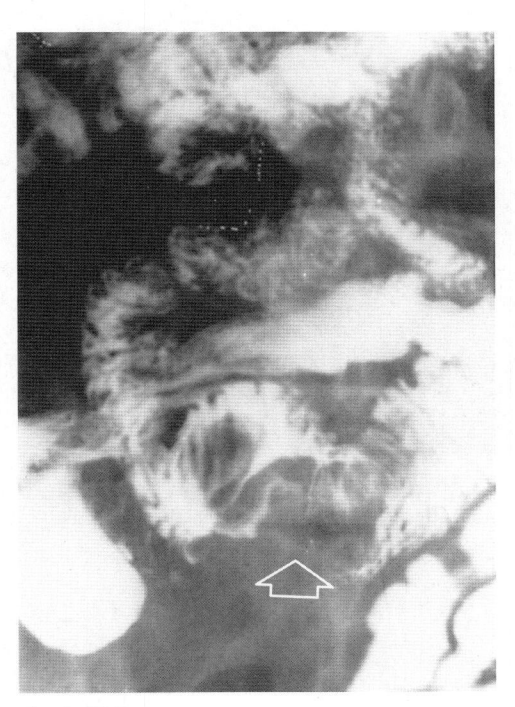

Fig. 3.27-5
Linfoma. Notar a grande lesão volumosa, irregular (seta).

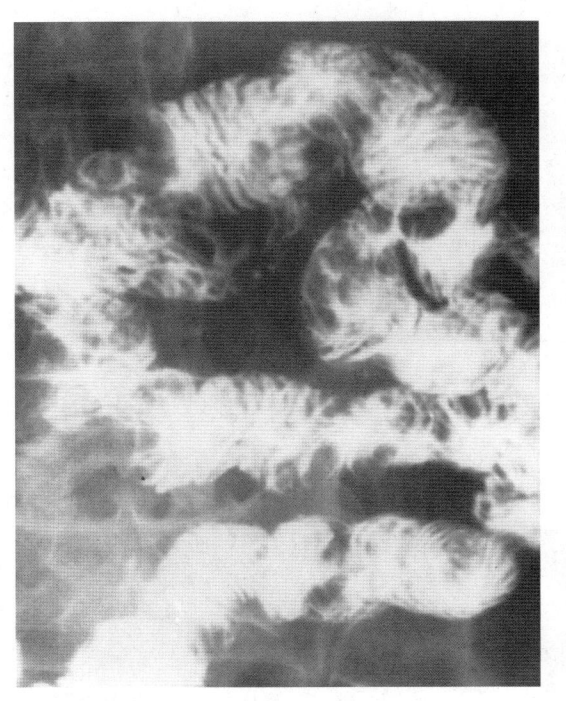

Fig. 3.27-6
Linfoma. Múltiplas massas grandes irregulares.

Condição	Achados de Imagem	Comentários
Sarcoma (Fig. 3.27-7)	Geralmente uma única lesão, grande, maciça, irregular, muitas vezes com ulceração central.	A maioria dos tumores se projeta principalmente para dentro da cavidade peritoneal, de modo que sua principal manifestação é desvio de alças de intestino delgado adjacentes, cheias de bário, não comprometidas.
Metástases (Fig. 3.27-8)	Geralmente múltiplos defeitos de enchimento, frequentemente com ulceração central (aspecto de olho de boi).	Mais comumente causadas por melanoma e carcinomas de mama e pulmão. Outros tumores incluem sarcoma de Kaposi e neoplasmas primários do ovário, pâncreas, rim, estômago e útero.
Tumor carcinoide (Fig. 3.27-9)	Inicialmente um defeito de enchimento pequeno, nitidamente definido (frequentemente despercebido radiograficamente).	O mais comum neoplasma primário do intestino delgado. Regra de um terço (frequência de metástases, segunda malignidade e multiplicidade). Mais frequentemente ocorre no íleo. Síndrome carcinoide (metástases hepáticas) é infrequente.
Íleo por cálculo biliar (Fig. 3.27-10)	Defeito de enchimento único (transparente ou opaco).	Tríade clássica de pequeno defeito de enchimento, obstrução mecânica do intestino delgado e gás ou bário na árvore biliar.

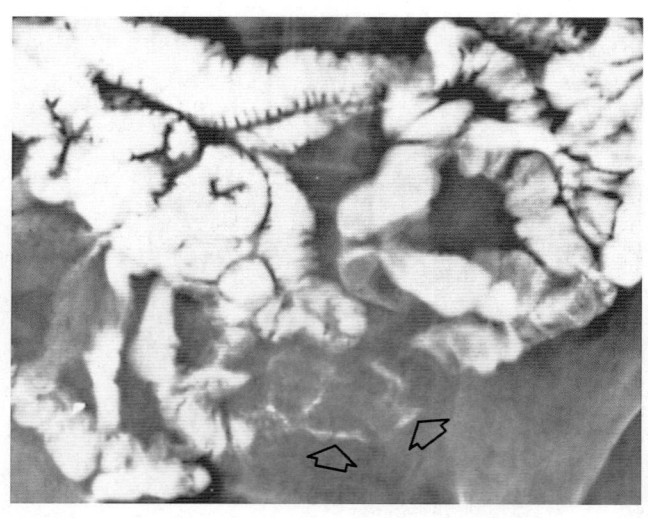

Fig. 3.27-7
Leiomiossarcoma. Grande lesão volumosa irregular (setas).

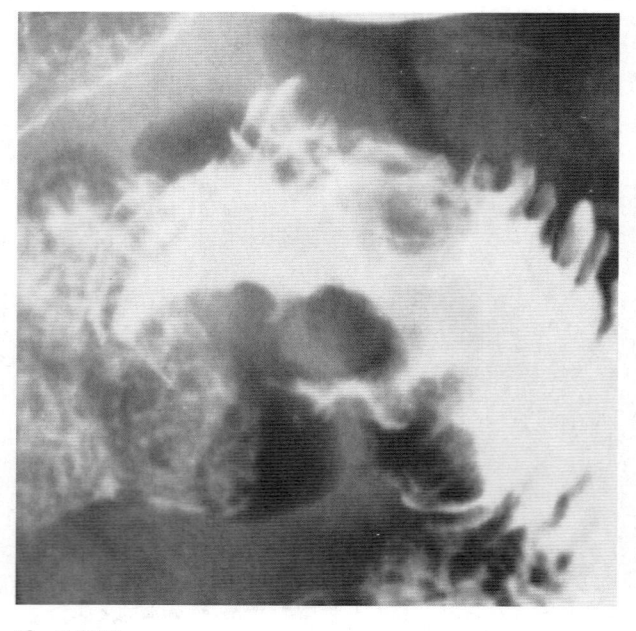

Fig. 3.27-8
Hipernefroma metastático. Massa nodular multilobulada no jejuno proximal.

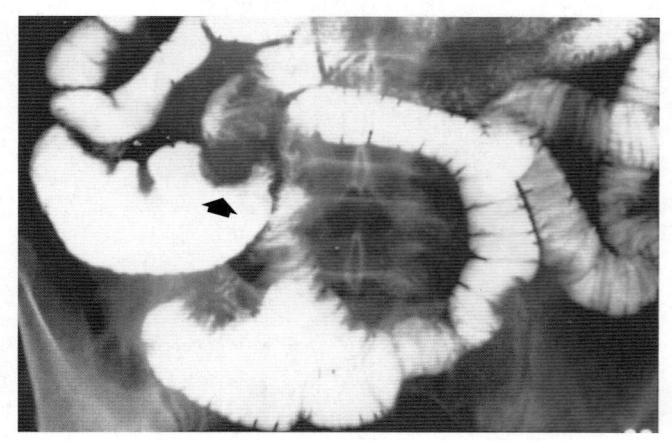

Fig. 3.27-9
Tumor carcinoide (seta).

3.27 ■ DEFEITOS DE ENCHIMENTO NO JEJUNO E ÍLEO

Condição	Achados de Imagem	Comentários
Parasitas (Fig. 3.27-11)	Geralmente múltiplos defeitos intraluminais lineares. Um aglomerado de vermes enrolados pode produzir um defeito único de enchimento.	Mais comumente *Ascaris lumbricoides* (bário pode encher o trato intestinal do verme). Outros parasitas incluem *Strongyloides stercoralis*, *Ancylostoma duodenale* (ancilóstomo) e *Taenia solium* (cestoide).
Endometrioma	Defeito único de enchimento.	Em mulheres pré-menopáusicas com endometriose pélvica associada.
Cisto de duplicação	Defeito de enchimento isolado.	Tipicamente, muda de contorno com pressão externa e raramente se comunica com a luz do intestino delgado.
Hiperplasia linfoide nodular (Fig. 3.27-12)	Defeito isolado de enchimento ou múltiplos defeitos espalhados difusamente pelo intestino delgado.	Defeitos de enchimento maiores podem simular massas polipoides.
Material ingerido (Fig. 3.27-13)	Defeitos de enchimento isolados ou múltiplos.	Partículas de alimento, caroços de frutas, corpos estranhos, bezoares e comprimidos.
Doença de Crohn (Fig. 3.27-14)	Defeitos de enchimento isolados ou múltiplos.	Manifestação rara da doença.
Amiloidose (Fig. 3.27-15)	Múltiplos defeitos de enchimento.	Mais comumente espessamento difuso de pregas.
Varizes	Múltiplos defeitos de enchimento polipoides ou serpiginosos.	Dilatação de veias jejunais pode ocorrer como parte de uma síndrome (com flebectasia múltipla comprometendo a mucosa oral, língua e escroto) e deve ser suspeitada como uma causa possível de sangramento gastrointestinal, quando manifestações mucocutâneas estão presentes.

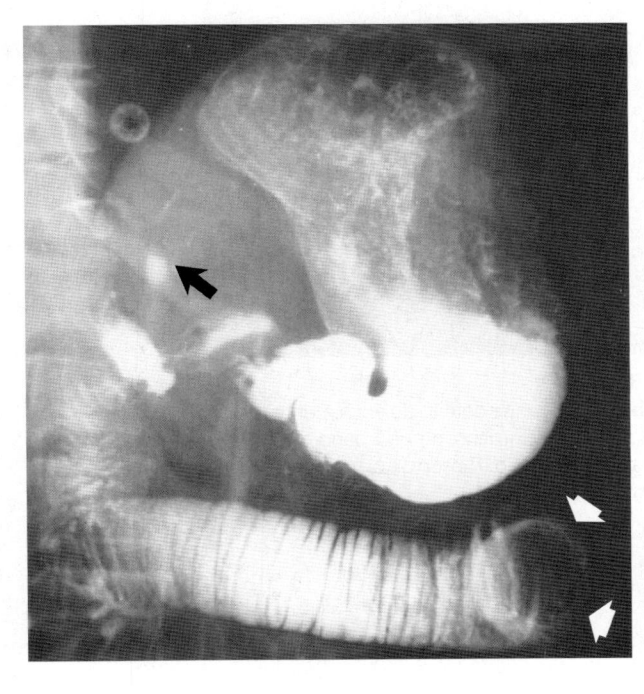

Fig. 3.27-10
Íleo por cálculo biliar. O cálculo obstrutivo (setas brancas) no jejuno é associado à evidência de bário na árvore biliar (seta preta).

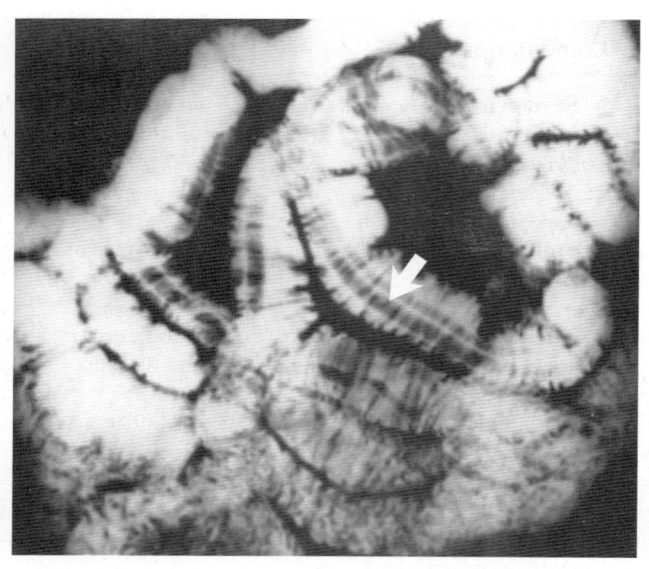

Fig. 3.27-11
Ascaris. O trato intestinal linear do nematoide está cheio de bário (seta).[32]

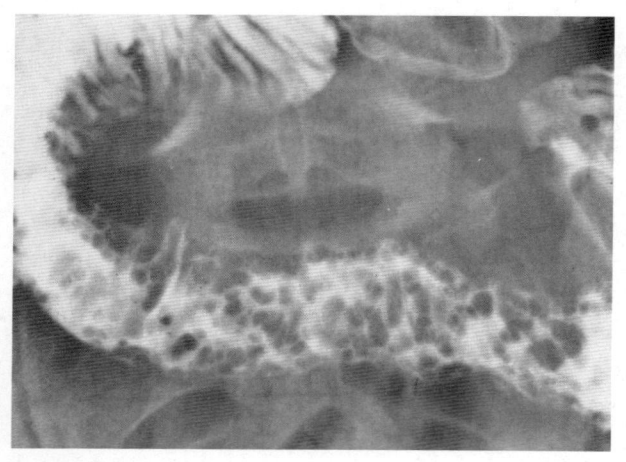

Fig. 3.27-12
Hiperplasia linfoide nodular. Grandes defeitos de enchimento sugerem múltiplas massas polipoides.

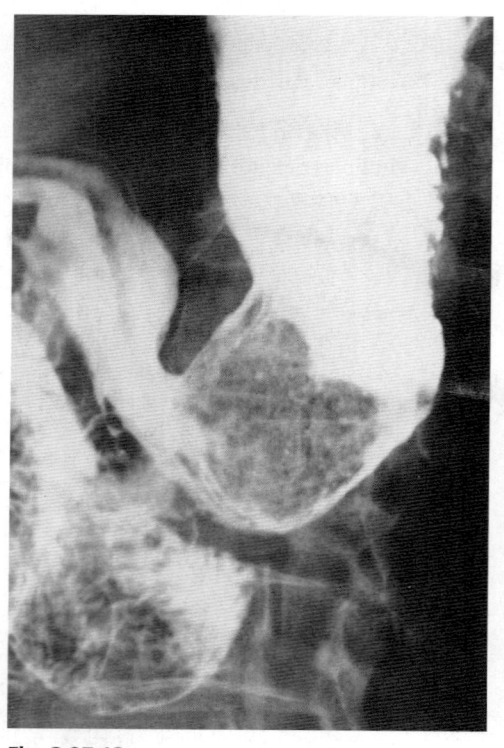

Fig. 3.27-13
Fitobezoar. Grande defeito de enchimento irregular no jejuno proximal contendo bário dentro dos interstícios da lesão. Observar o segundo bezoar no estômago.[33]

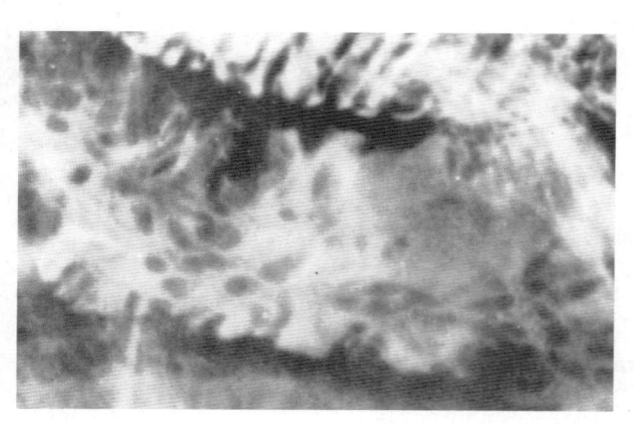

Fig. 3.27-14
Doença de Crohn. Múltiplas lesões polipoides no jejuno distal e íleo proximal apresentam contornos lisos e lobulados.[34]

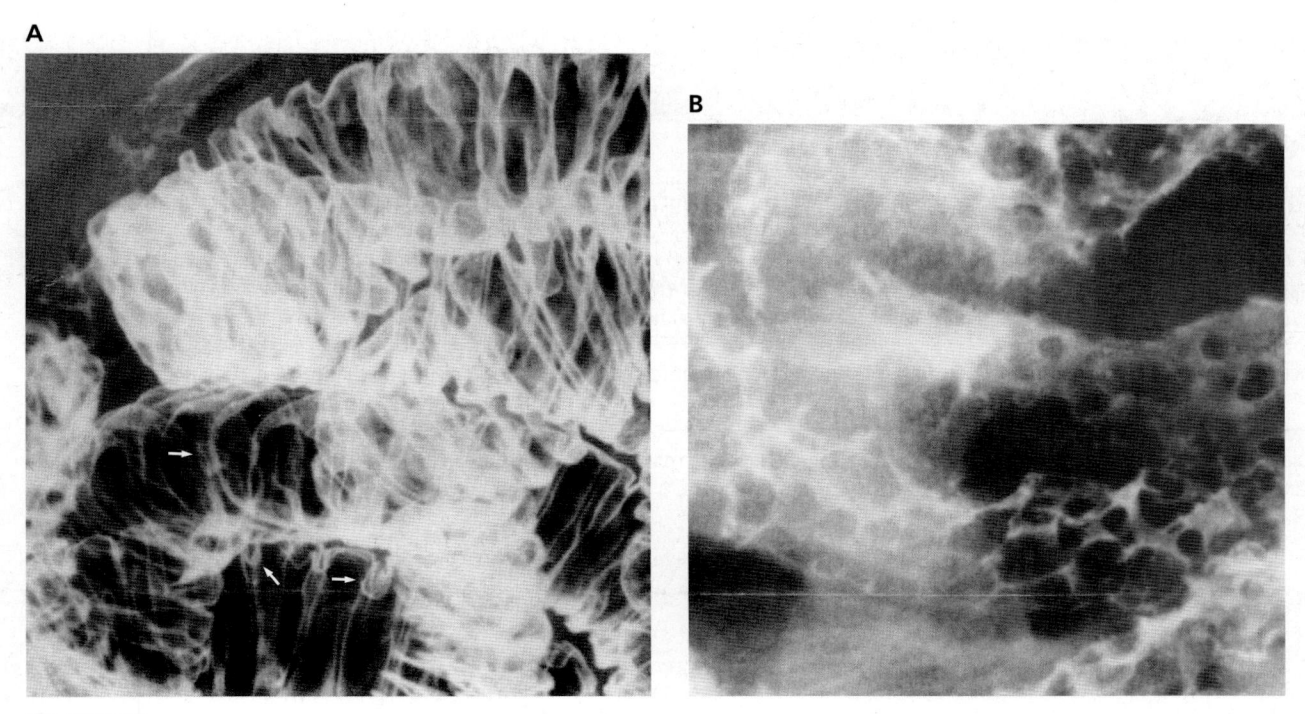

Fig. 3.27-15
Amiloidose. (A) Múltiplas protrusões polipoides (setas) associadas a pregas jejunais difusamente espessadas. (B) Múltiplos defeitos de enchimento nodulares no jejuno de outro paciente.[35]

3.28 ■ Transparências Arenosas no Intestino Delgado

Condição	Achados de Imagem	Comentários
Macroglobulinemia (doença de Waldenström) (Fig. 3.28-1)	Comprometimento generalizado do intestino delgado.	Discrasia de células plasmáticas com um nível altamente elevado de imunoglobulina M (IgM) no soro. Início insidioso na vida adulta avançada. Caracterizada por anemia, sangramento, linfadenopatia e hepatoesplenomegalia.
Mastocitose	Comprometimento generalizado do intestino delgado.	Transparências semelhantes à areia superpostas a um padrão de pregueado geralmente irregular, espessado.
Hiperplasia linfoide nodular (Figs. 3.28-2 a 3.28-4)	Compromete principalmente o jejuno, mas pode ocorrer em todo o intestino delgado.	Em adultos, quase invariavelmente associada à deficiência de imunoglobulina de início tardio. Frequentemente associada à infecção por *Giardia lamblia* e espessamento irregular de pregas. Em crianças, um padrão de múltiplos pequenos nódulos simétricos no íleo terminal constitui um achado normal, e usualmente não há deficiência imune.
Linfangiectasia intestinal (Fig. 3.28-5)	Comprometimento generalizado do intestino delgado.	Usualmente início precoce de edema volumoso, hipoproteinemia e linfocitopenia.
Doença de Whipple	Compromete principalmente o duodeno e o jejuno proximal.	Infiltração extensa da lâmina própria por grandes macrófagos com uma reação positiva ao ácido-Schiff periódico (PAS).
Enterocolite por *Yersinia*	Compromete principalmente o íleo.	Fase de cura da doença (ileíte folicular) que pode persistir por muitos meses.

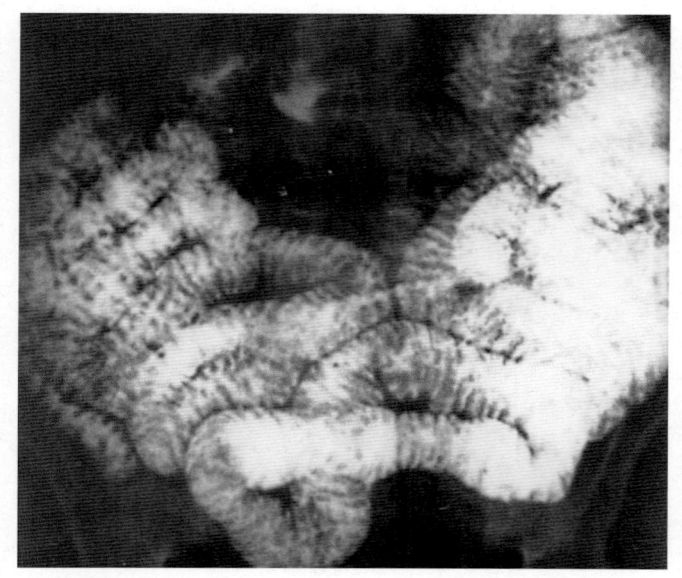

Fig. 3.28-1
Macroglobulinemia de Waldenström.

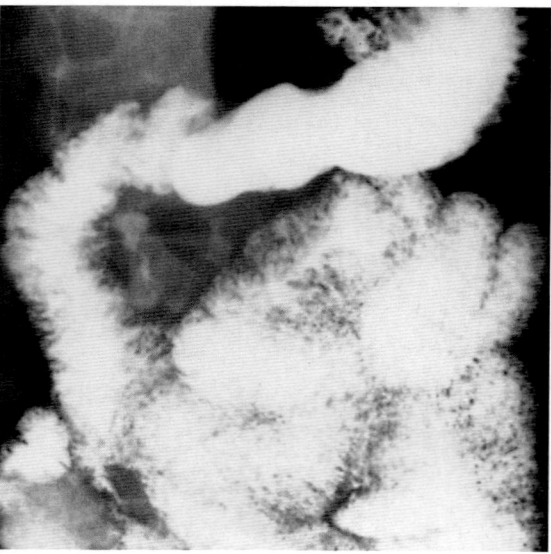

Fig. 3.28-2
Hiperplasia linfoide nodular. Inúmeras massas polipoides diminutas estão uniformemente distribuídas por todos os segmentos comprometidos de intestino delgado. O padrão do pregueado subjacente é normal. O paciente não mostrava evidência de doença associada.

Condição	Achados de Imagem	Comentários
Histoplasmose (Fig. 3.28-6)	Comprometimento generalizado do intestino delgado.	Raramente compromete o trato gastrointestinal. Pode ser superposta a pregas irregulares, distorcidas.
Causas diversas	Comprometimento generalizado do intestino delgado.	Padrão arenoso descrito na enterite eosinofílica (muitas vezes com comprometimento gástrico), síndrome de Cronkhite-Canada (associada à polipose do cólon), fibrose cística, amiloidose, enterite de irradiação, glucagonoma pancreático, enteropatia perdedora de proteína e isquemia do intestino delgado.

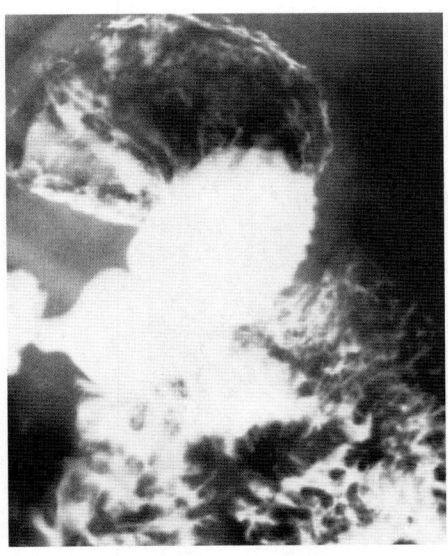

Fig. 3.28-3
Hiperplasia linfoide nodular em um paciente com uma imunodeficiência e infecção por *Giardia lamblia*. Os nódulos relativamente maiores são superpostos a um padrão de pregueado subjacente irregularmente espessado e grosseiramente distorcido.

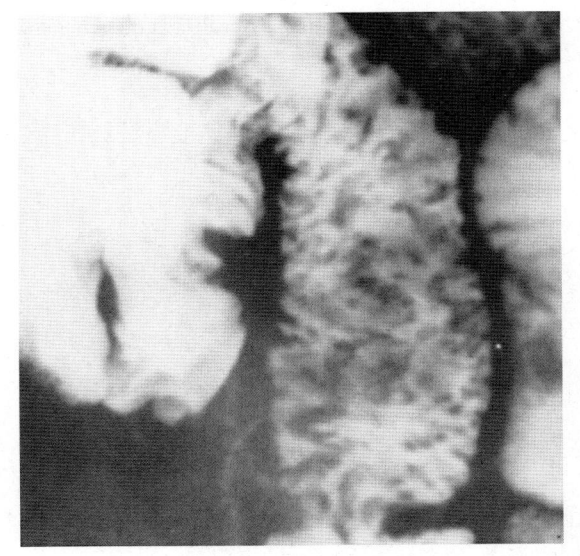

Fig. 3.28-4
Íleo terminal normal em um adolescente. Os múltiplos pequenos nódulos representam proeminência normal de folículos linfoides.

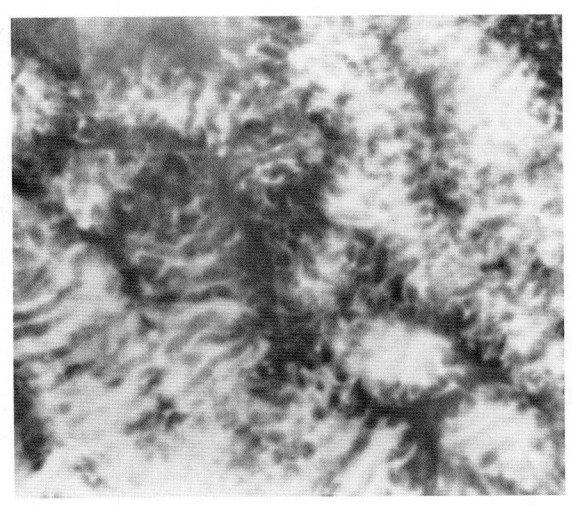

Fig. 3.28-5
Linfangiectasia intestinal.

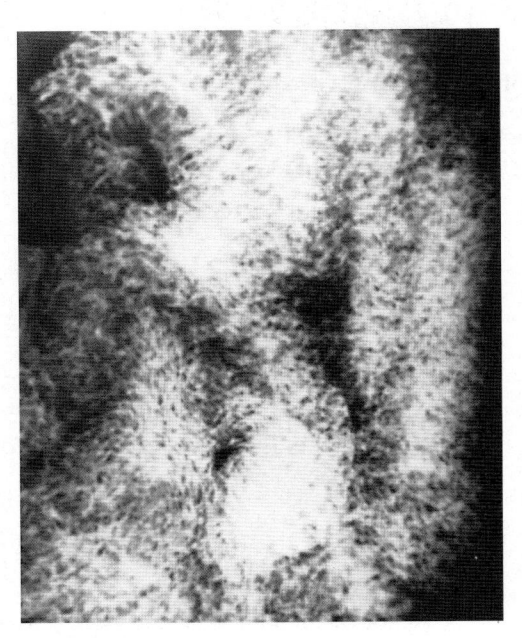

Fig. 3.28-6
Histoplasmose.

3.29 ■ Separação de Alças do Intestino Delgado

Condição	Achados de Imagem	Comentários
Espessamento ou infiltração da parede intestinal ou mesentério (Figs. 3.29-1 e 3.29-2)	Pode ser associado a massas extrínsecas, estreitamento da luz e espessamento regular ou irregular do pregueado.	Causas incluem doença de Crohn, tuberculose, hemorragia intestinal ou oclusão vascular mesentérica, doença de Whipple, amiloidose, doença enxerto-*versus*-hospedeiro e linfoma.
Lesão de radiação	Pode ser associada à ulceração mucosa superficial, espessamento irregular do pregueado e defeitos de enchimento nodulares.	Provavelmente secundária a uma endarterite com oclusão vascular e isquemia intestinal.
Tumor carcinoide (Figs. 3.29-3 e 3.29-4)	Separação localizada ou generalizada de alças.	Resposta desmoplásica grave produz tipicamente um ou vários nódulos intramurais, coexistindo com um padrão bizarro de grave acotovelamento e angulação intestinais.

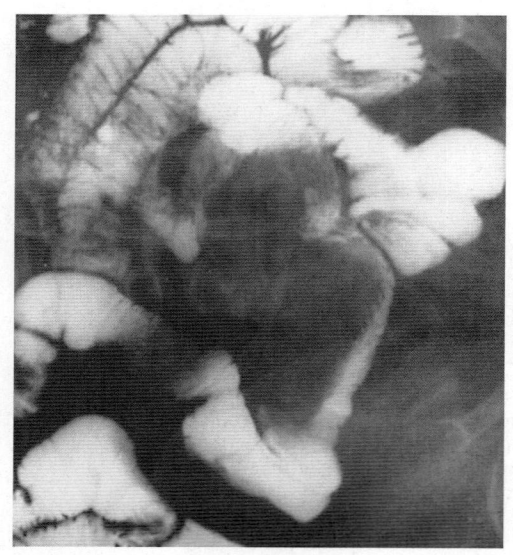

Fig. 3.29-1
Doença de Crohn. Espessamento acentuado do mesentério e dos gânglios linfáticos mesentéricos produz uma massa lobulada que separa largamente as alças do intestino delgado.

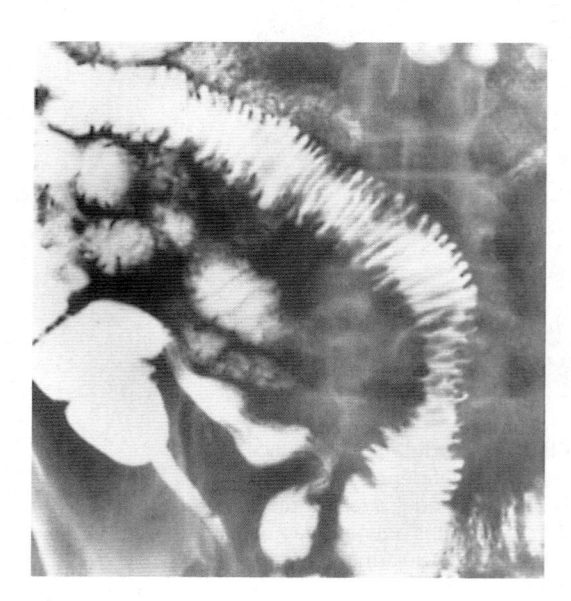

Fig. 3.29-2
Hemorragia intestinal com sangramento dentro da parede intestinal e mesentério.

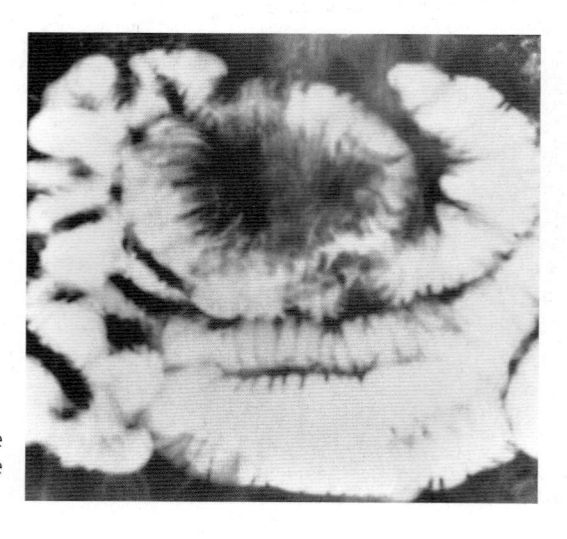

Fig. 3.29-3
Tumor carcinoide. Separação localizada de alças intestinais com estreitamento da luz e fixação fibrótica do pregueado mucoso.

3.29 ■ SEPARAÇÃO DE ALÇAS DO INTESTINO DELGADO

Condição	Achados de Imagem	Comentários
Ascite	Turvação abdominal geral (aparência de vidro despolido).	Causas incluem cirrose hepática, peritonite, insuficiência congestiva, pericardite constritiva, carcinomatose peritoneal e doença primária ou metastática do sistema linfático.
Neoplasmas	Frequentemente impressões de massas isoladas ou múltiplas ou segmentos angulados de intestino delgado.	Causas incluem metástases (carcinomatose peritoneal) e tumores primários do peritônio e mesentério. Estiramento e fixação de pregas mucosas transversalmente ao eixo longo da luz intestinal constituem um sinal importante.
Abscesso intraperitoneal	Massa de tecido mole muitas vezes associada a gás intestinal extraluminal (múltiplas transparências pequenas ["bolhas de sabão"] ou transparências lineares acompanhando planos fasciais).	Coleção localizada de pus após peritonite generalizada ou um processo de doença ou lesão intra-abdominal mais localizada. Pode ter íleo localizado adjacente (alça sentinela).
Mesenterite retrátil (Fig. 3.29-5)	Padrão bizarro de separação difusa de alças.	Espessamento fibroadiposo e esclerose do mesentério. Se houver fibrose proeminente, o intestino tende a ser puxado para uma massa central com dobras, angulação e conglomeração de alças aderentes.
Hérnia retroperitoneal (Fig. 3.29-6)	Separação entre alças normais e alças de intestino estritamente agregadas no saco de hérnia.	Ocorre em fossas formadas por pregas peritoneais em localizações paraduodenais, paracecais ou infrassigmóideas. O intestino delgado normal permanece livre na cavidade peritoneal.

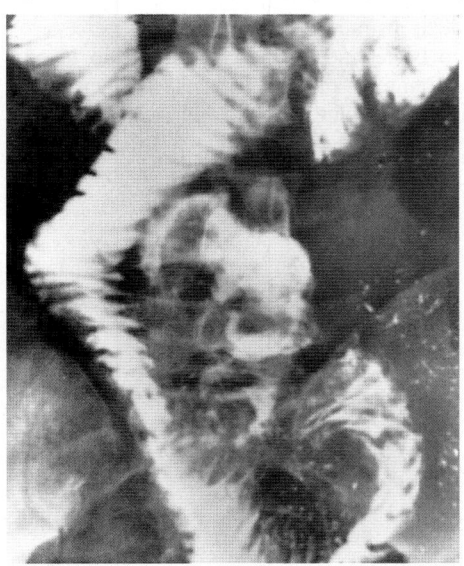

Fig. 3.29-4
Tumor carcinoide. Uma reação desmoplásica intensa provocada pelo tumor causa dobramento e angulação do intestino e separação de alças do intestino delgado no meio do abdome.

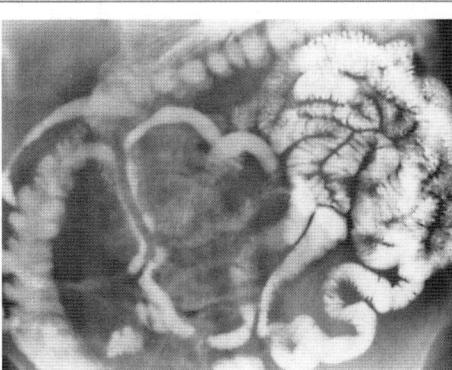

Fig. 3.29-5
Mesenterite retrátil.[36]

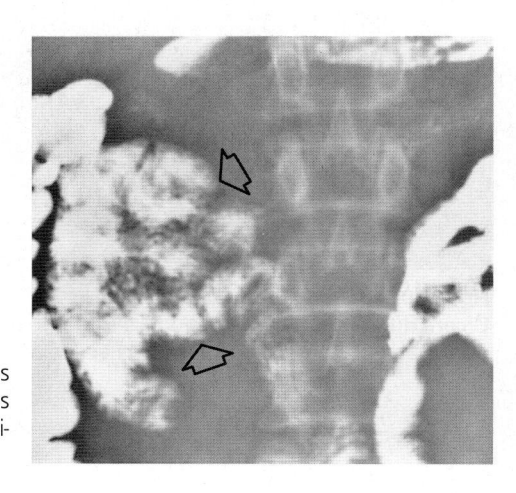

Fig. 3.29-6
Hérnia paraduodenal direita. As alças de intestino atulhadas no saco da hérnia (setas) estão amplamente separadas de outros segmentos de intestino delgado que permanecem livres na cavidade peritoneal.

3.30 ■ Divertículos e Pseudodivertículos do Intestino Delgado

Condição	Achados de Imagem	Comentários
Divertículo duodenal	Forma lisa, arredondada, com pregueado mucoso normal. Geralmente muda de configuração durante o estudo. Frequentemente múltiplo.	Achado incidental em 1 a 5% dos exames com bário. Mais comumente encontrado ao longo da borda medial do duodeno descendente na região periampular; 30 a 40% originam-se na terceira e quarta porções. Inserção anômala do ducto colédoco e ducto pancreático em um divertículo duodenal pode promover inflamação retrógrada.
Úlcera duodenal gigante (Fig. 3.30-1)	Cavidade de paredes rígidas que não tem um padrão mucoso normal e permanece constante em tamanho e forma durante todo o estudo.	Geralmente há estreitamento do piloro proximal à úlcera gigante e do duodeno distal à úlcera (pode ser suficientemente grave para produzir obstrução da saída gástrica). Grande propensão à perfuração e hemorragia maciça (alta taxa de mortalidade) a não ser que haja pronto diagnóstico e instituição de terapia apropriada.
Pseudodivertículo do bulbo duodenal	Deformidade que representa espasmo ou fibrose.	Saliências exageradas dos recessos inferior e superior na base do bulbo relacionadas com doença ulcerosa duodenal.
Divertículo duodenal intraluminal (Fig. 3.30-2)	Saco digitiforme separado do material contrastado na luz duodenal por uma banda transparente, representando a parede diverticular (sinal do halo).	Relacionado com a pressão para frente pelo alimento e forte atividade peristáltica sobre uma membrana duodenal congênita originada próximo da papila de Vater.
Divertículo jejunal (Fig. 3.30-3)	Geralmente múltiplo e com um colo mais largo do que um divertículo do cólon.	Pode produzir a síndrome de alça cega com excessivo crescimento bacteriano e deficiência de ácido fólico. Causa importante de pneumoperitônio sem peritonite ou cirurgia. Diverticulite é uma complicação rara.

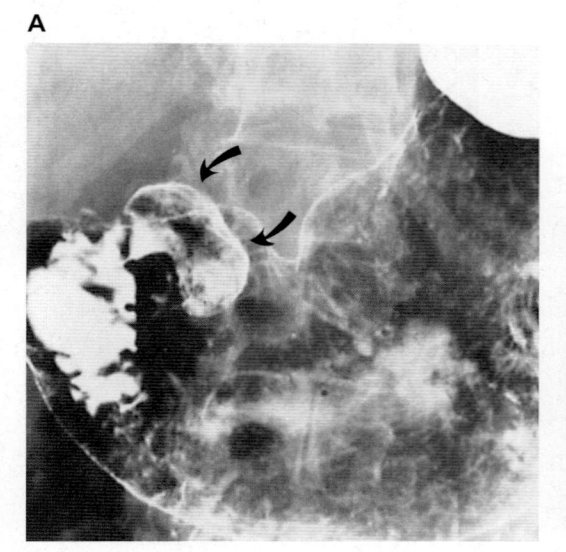

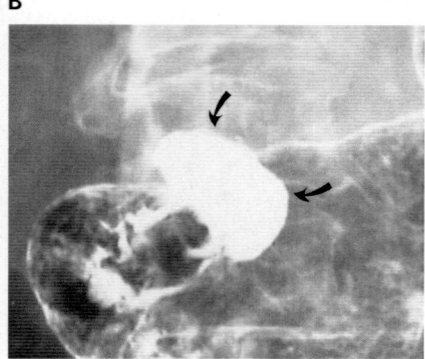

Fig. 3.30-1
Úlcera duodenal gigante. Há pouca alteração na aparência da cavidade de paredes rígidas (setas) nas vistas com contraste de ar (A) e cheia de bário (B).[37]

Condição	Achados de Imagem	Comentários
Pseudodivertículos do jejuno ou íleo (Fig. 3.30-4)	Simulam divertículos intestinais.	Ocorrem na esclerodermia (saculações resultantes de atrofia e fibrose do músculo liso), doença de Crohn (estenoses e alterações mucosas características) e linfoma (dilatação aneurismática fusiforme do intestino).
Divertículo de Meckel (Fig. 3.30-5)	Origina-se no lado antimesentérico do íleo dentro de 100 cm da válvula ileocecal.	A mais frequente anomalia congênita do trato intestinal. Uma projeção saliente do ducto onfalomesentérico rudimentar (comunicação embrionária entre o tubo digestório e o saco vitelino que normalmente é obliterada *in utero*). Pode inflamar-se e simular apendicite aguda ou pode conter mucosa gástrica heterotópica (visível em uma cintigrafia com tecnécio).

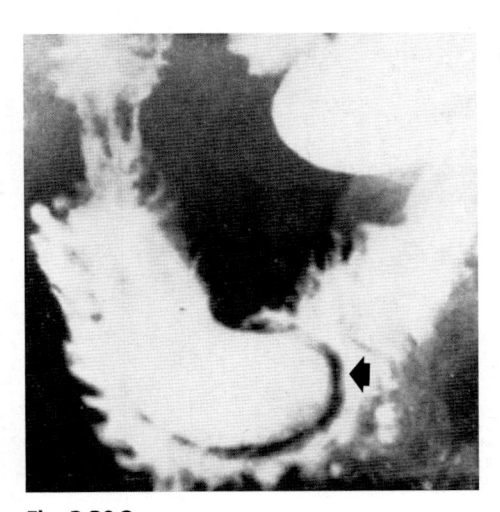

Fig. 3.30-2
Sinal do halo (seta) de um divertículo duodenal intraluminal.[38]

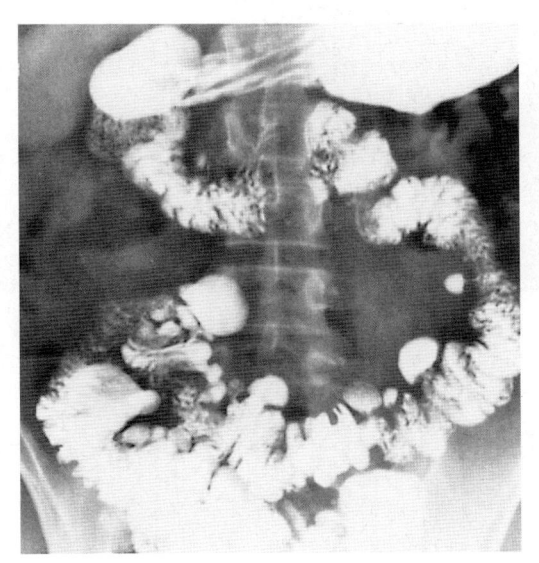

Fig. 3.30-3
Diverticulose jejunal.

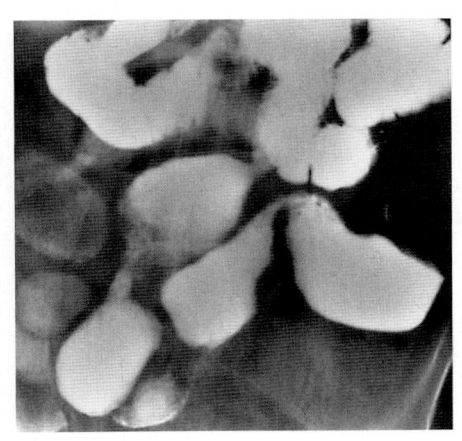

Fig. 3.30-4
Pseudodivertículos na doença de Crohn.

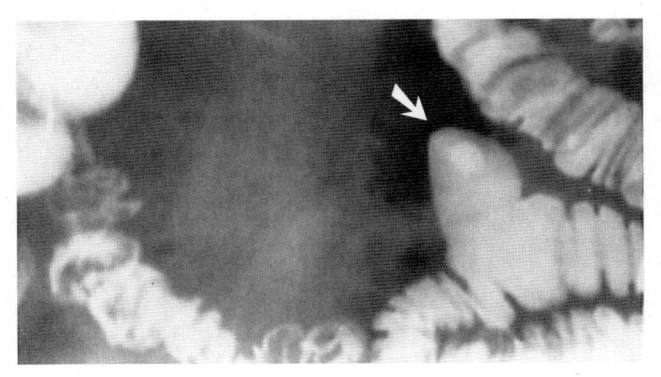

Fig. 3.30-5
Divertículo de Meckel (seta) com um pequeno divertículo (área de densidade aumentada) originando-se dele.

Condição	Achados de Imagem	Comentários
Divertículo ileal (Fig. 3.30-6)	Pequeno, muitas vezes múltiplo, e situado na porção terminal próximo da válvula ileocecal.	O menos comum dos divertículos do intestino delgado. Diverticulite ileal simula apendicite aguda.

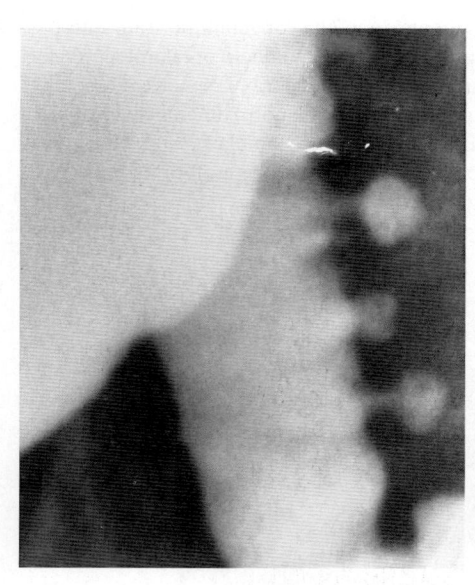

Fig. 3.30-6
Divertículos ileais. Notar que estes divertículos são próximos à válvula ileocecal, diferentemente dos divertículos de Meckel, que são situados mais proximalmente.

3.31 ■ Espessamento Simultâneo do Pregueado do Estômago e Intestino Delgado

Condição	Achados de Imagem	Comentários
Linfoma (ver Figs. 3.16-1 e 3.26-3)	Espessamento generalizado irregular do pregueado.	Também pode ser uma massa individualizada ou ulceração maligna no estômago e um defeito de enchimento ulcerado, impressões extrínsecas, ou separação de alças no intestino delgado.
Doença de Crohn (ver Figs. 3.16-3 e 3.29-1)	Espessamento generalizado irregular do pregueado.	Estreitamento e deformidade pseudoBillroth I no estômago; estenoses, ulceração, pedras redondas, fístulas e tratos fistulosos no intestino delgado.
Gastroenterite eosinofílica (ver Fig. 3.26-5)	Espessamento generalizado irregular do pregueado.	Padrão clínico característico de alergias alimentares e eosinofilia periférica.
Síndrome de Zollinger-Ellison (Fig. 3.31-1)	Proeminência extrema de rugas gástricas, espessamento irregular de pregas no intestino delgado proximal, e muitas vezes ulcerações em localizações inusuais no duodeno distal ou no jejuno.	Hiper-rugosidade reflete um estado hipersecretório em resposta a um tumor de células das ilhotas pancreáticas secretor de gastrina. Um volume excessivo de secreções gástricas ácidas inunda o intestino delgado e produz enterite química.
Doença de Ménétrier (ver Fig. 3.11-5)	Hipertrofia gigante de rugas gástricas e espessamento regular difuso do pregueado do intestino delgado.	Enteropatia perdedora de proteína associada a pregas gástricas gigantes. Hipoproteinemia resulta em espessamento regular do pregueado do intestino delgado.
Varizes gástricas com hipoproteinemia (ver Figs. 3.11-8 e 3.11-9)	Varizes gástricas com espessamento regular difuso do pregueado do intestino delgado.	Varizes gástricas (rugas proeminentes ou massas fúndicas nodulares) refletem doença hepática grave, que causa hipoproteinemia que resulta em espessamento regular das pregas do intestino delgado.
Amiloidose/doença de Whipple (Fig. 3.31-2)	Espessamento generalizado irregular do pregueado.	Ambas as condições também podem infiltrar a parede do estômago distal e estreitar o antro.

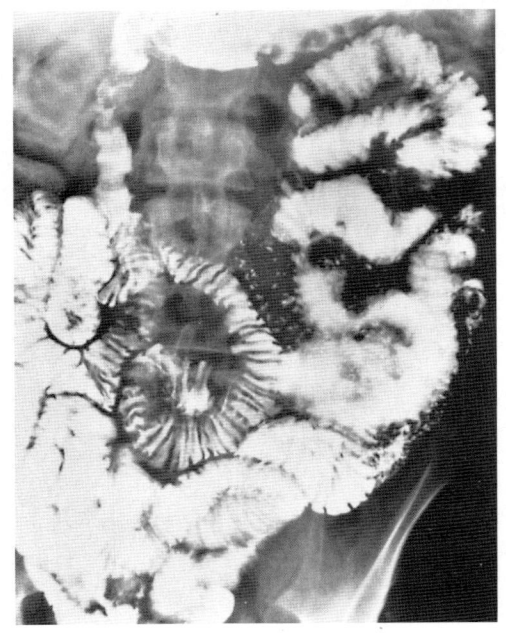

Fig. 3.31-1
Síndrome de Zollinger-Ellison. Além de espessamento proeminente das pregas gástricas e duodenais, há dilatação do intestino delgado com secreções excessivas fazendo com que o bário tenha uma qualidade granular, indistinta.

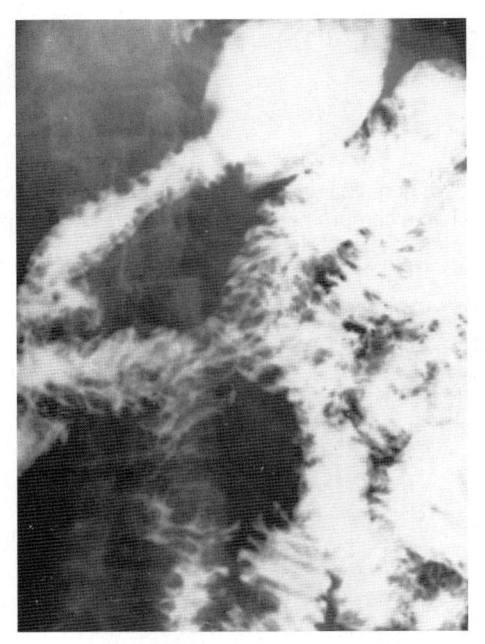

Fig. 3.31-2
Amiloidose. Espessamento difuso das pregas mucosas comprometendo o estômago, duodeno, e o intestino delgado visualizado. Infiltração de amiloide para dentro da parede do estômago distal estreita o antro.

3.32 ■ Ceco em Forma de Cone

Condição	Achados de Imagem	Comentários
Amebíase (Fig. 3.32-1)	Inicialmente, pequenas úlceras superficiais produzem uma mucosa finamente granulosa e uma margem intestinal irregular. Eventualmente, a válvula ileocecal fica espessada, rígida e fixada em uma posição aberta.	Forma de cone representa estreitamento fibrótico do ceco, que é comprometido em aproximadamente 90% dos casos de amebíase crônica. Íleo terminal não é comprometido (diferentemente de doença de Crohn ou tuberculose). Retorno rápido ao aspecto normal após terapia antiamebiana.
Doença de Crohn (Fig. 3.32-2)	Estreitamento e rigidez do ceco.	Íleo terminal quase invariavelmente comprometido, muitas vezes com uma fina coleção linear de bário (sinal do cordão) que representa enchimento incompleto em razão da irritabilidade e espasmo que acompanham a ulceração grave. TC pode demonstrar uma aparência de alvo da parede cecal espessada.

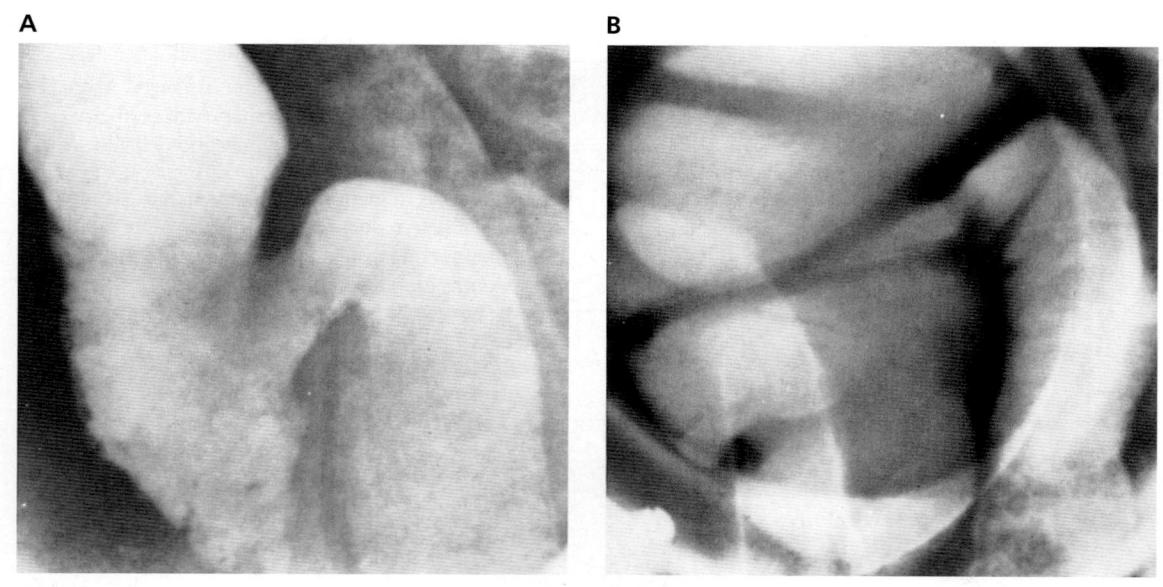

Fig. 3.32-1
Amebíase. (A) As úlceras pequenas, superficiais, produzem uma margem intestinal irregular e mucosa finamente granular. O íleo terminal não é comprometido. (B) Depois de uma série de terapia antiamebiana, o ceco retorna a uma aparência normal.

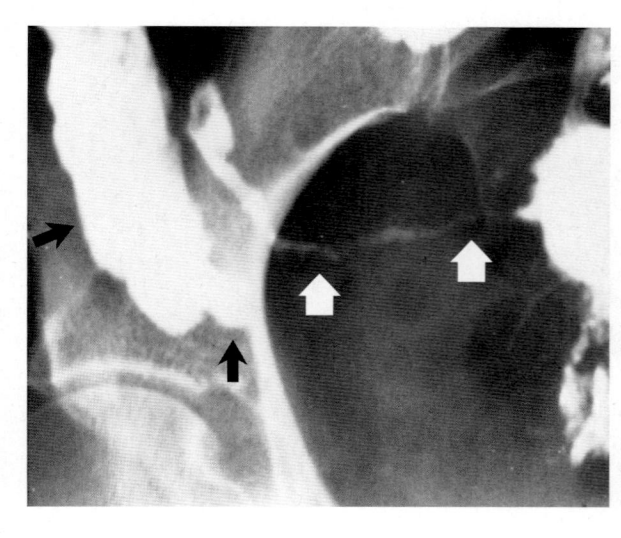

Fig. 3.32-2
Doença de Crohn. Em adição ao estreitamento rígido do ceco (setas pretas), há enchimento incompleto do íleo terminal (sinal do cordão; setas brancas).

Condição	Achados de Imagem	Comentários
Tuberculose (Fig. 3.32-3)	Encurtamento e estreitamento do ceco e forma de bolsa.	Geralmente há comprometimento do íleo terminal, que pode parecer esvaziar-se diretamente para dentro do cólon ascendente estenótico com ausência de opacificação do ceco fibrótico, contraído (sinal de Stierlin).
Colite ulcerativa (Fig. 3.32-4)	Estreitamento cecal usualmente limitado a um segmento curto.	Comprometimento do íleo terminal (ileíte de marola) em 10 a 25% dos casos. Válvula ileocecal largamente aberta.
Apendicite (ver Fig. 3.33-1)	Defeito excêntrico na base do ceco, mais comumente no seu aspecto medial.	Abscesso apendicular pode pressionar o ceco e produzir uma aparência em forma de cone.
Carcinoma do ceco (Fig. 3.32-5)	Dureza e rigidez da parede cecal.	O ceco pode ser estreitado por causa do próprio tumor ou uma reação inflamatória a partir da necrose e perfuração do tumor. Carcinoma cecal perfurado deve ser incluído no diagnóstico diferencial de dor no quadrante inferior direito em pacientes com mais de 50 anos de idade. Um diagnóstico confiante de TC pode ser feito na presença de invasão de órgão contíguo, implantes peritoneais malignos e metástases distantes.

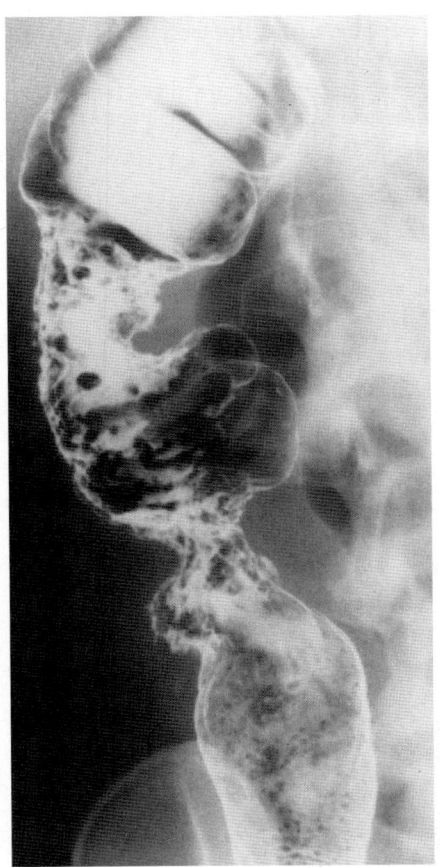

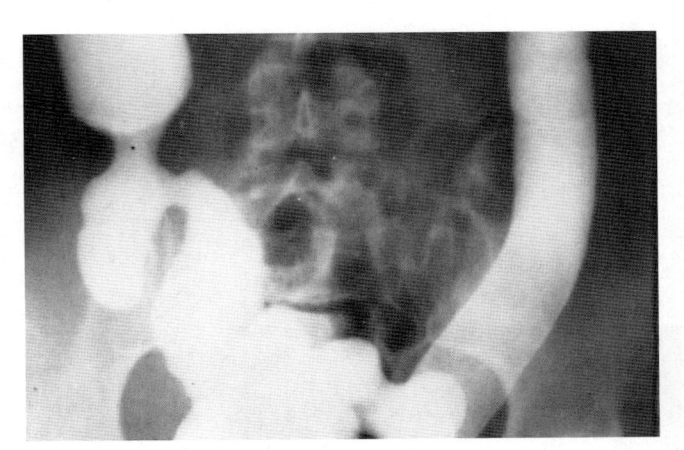

Fig. 3.32-4
Colite ulcerativa. Estreitamento concêntrico do ceco com uma válvula ileocecal largamente aberta.

Fig. 3.32-3
Tuberculose. O ceco está fibrótico e contraído, a válvula ileocecal é irregular, largamente aberta e incompetente, e o íleo terminal parece se esvaziar diretamente para dentro do cólon ascendente (sinal de Stierlin). Observar as ulcerações difusas no cólon ascendente e os folículos linfoides no íleo terminal.[39]

Condição	Achados de Imagem	Comentários
Divertículo cecal perfurado (Fig. 3.32-6)	Impressão extrínseca estreitando o ceco.	Abscesso pericecal bloqueado (imitando apendicite aguda) a partir de um divertículo cecal perfurado (que é incomum, frequentemente solitário, e usualmente situado dentro de 2 cm da válvula ileocecal). TC demonstra brando espessamento assimétrico da parede cecal e inflamação pericólica focal; a presença de divertículos suporta o diagnóstico. Diferenciação de diverticulite cecal em relação à apendicite ou carcinoma perfurado pode ser difícil, se o apêndice normal não for visto ou se um componente proeminente de massa de tecido mole estiver presente, respectivamente.
Actinomicose	Estreitamento inflamatório do ceco.	Infecção incomum. A combinação de uma massa abdominal palpável e um trato fistuloso indolente drenando através da parede abdominal é altamente sugestiva desta condição.
Blastomicose sul-americana	Estreitamento e rigidez do ceco.	Doença fúngica granulomatosa causada por *Paracoccidioides brasiliensis* que também usualmente afeta o íleo terminal (simula doença de Crohn).
Anisakíase (Fig. 3.32-7)	Estreitamento e rigidez do ceco.	Causada por um nematoide semelhante ao áscaris em pacientes que comem peixe cru (especialmente no Japão, Holanda e Escandinávia). Íleo terminal frequentemente comprometido.
Febre tifoide/enterocolite por *Yersinia* (Figs. 3.32-8 e 3.32-9)	Estreitamento e irregularidade do ceco.	Alterações inflamatórias mais graves usualmente afetam o íleo terminal.

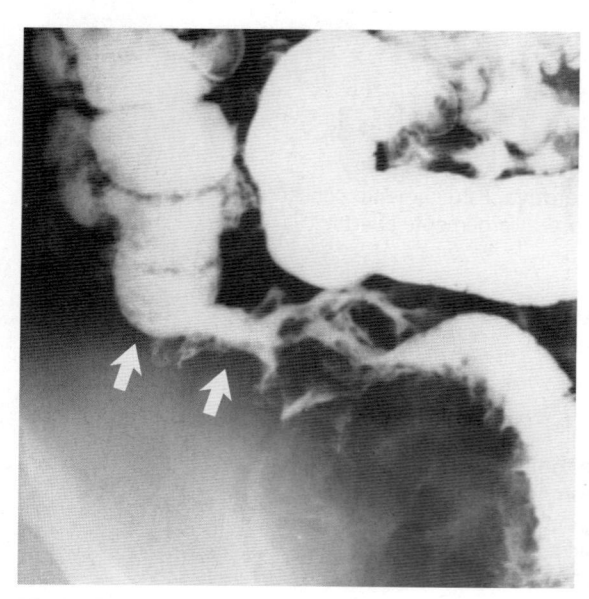

Fig. 3.32-5
Carcinoma do ceco. Estreitamento e rigidez graves (setas) dão o aspecto radiográfico de um ceco em forma de cone. Notar a extensão do processo acometendo o íleo terminal.

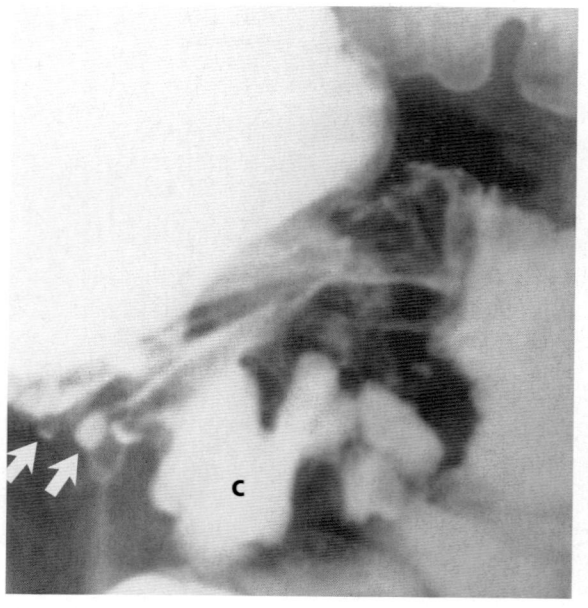

Fig. 3.32-6
Diverticulite cecal. Deformidade e contração do ceco em um exame de clister opaco efetuado aproximadamente 3 semanas depois da instalação dos sintomas em um homem de 27 anos de idade. Vários divertículos (setas) são vistos ao longo da parede lateral do ceco (C).[40]

Condição	Achados de Imagem	Comentários
Citomegalovírus	Estreitamento e rigidez do ceco.	Infecções oportunistas em pacientes com AIDS ou outros distúrbios que comprometem o sistema imune.
Leucemia/linfoma tratados	Irritabilidade e deformação do ceco.	Complicação rara, mas bem reconhecida (especialmente em crianças). A maioria dos casos provavelmente é relacionada com ulceração progressiva e infecção por organismos entéricos após terapia com antimetabólitos potentes.

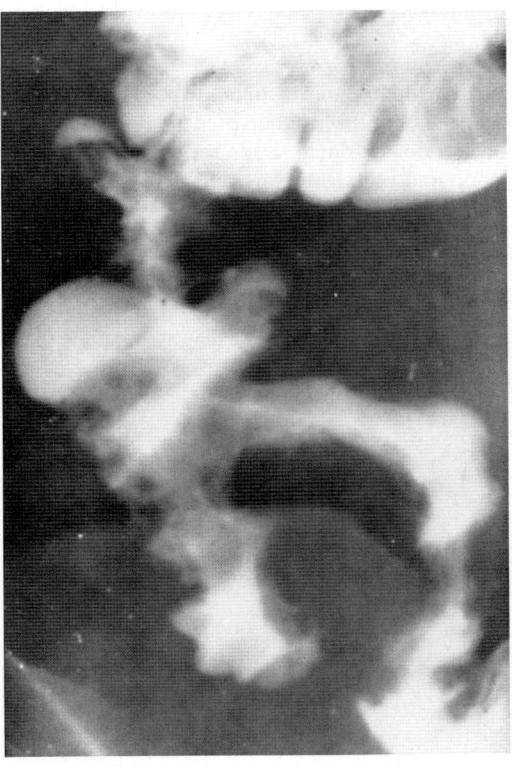

Fig. 3.32-7
Anisakíase. Alterações inflamatórias graves no ceco, cólon ascendente e válvula ileocecal em um paciente que desenvolveu dor abdominal grave após comer peixe cru.

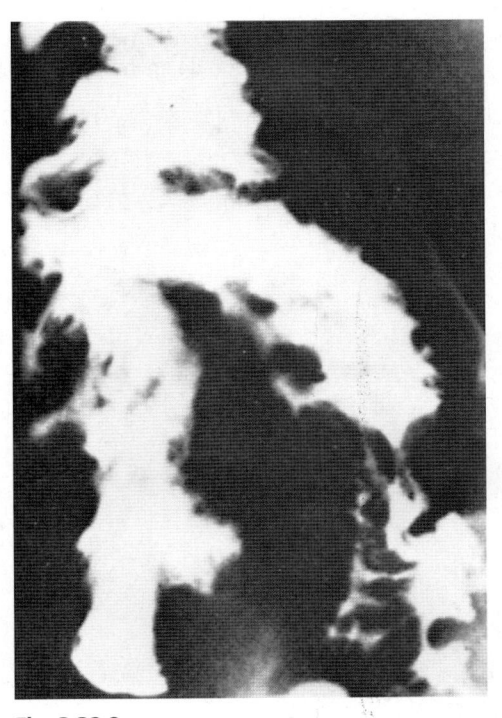

Fig. 3.32-8
Febre tifoide. Nodularidade e irregularidade do íleo terminal com deformidade do ceco. Houve um retorno rápido a um aspecto normal após terapia apropriada.[41]

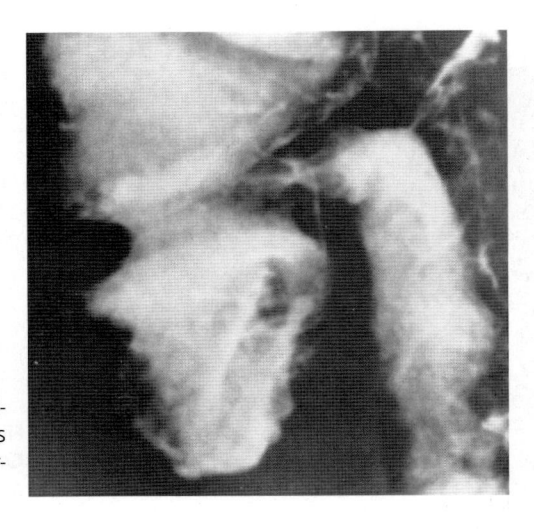

Fig. 3.32-9
Enterocolite por *Yersinia*. Estreitamento cônico e margens irregulares do ceco estão presentes com alterações inflamatórias brandas no íleo terminal.

3.33 ■ Defeitos de Enchimento no Ceco

Condição	Achados de Imagem	Comentários
Apendicite/abscesso apendicular (Figs. 3.33-1 e 3.33-2)	Impressão extrínseca irregular na base do ceco associada à incapacidade do bário de entrar no apêndice. Se o apêndice for retrocecal, a impressão cecal é mais proximal e é usualmente no seu aspecto lateral.	Apendicólito é virtualmente diagnóstico e é associado a uma alta incidência de complicações (especialmente perfuração e formação de abscesso). Falta de enchimento do apêndice com bário não é um sinal confiável de apendicite (ocorre em 20% dos pacientes normais).
Doença de Crohn	Grande massa extrínseca colidindo com a extremidade cecal e a parede cecal medial.	Doença de Crohn raramente é limitada ao apêndice sem nenhuma evidência de comprometimento ileal terminal.
Coto apendicular invertido (Fig. 3.33-3)	Defeito liso de enchimento na base do ceco no local esperado do apêndice.	Frequentemente muito proeminente por várias semanas depois da cirurgia até que o edema e inflamação pós-operatórios regridam. Pode ser indistinguível de um neoplasma, especialmente se lobulado ou irregular.

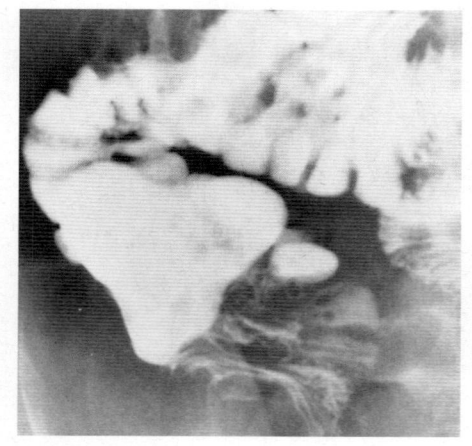

Fig. 3.33-1
Abscesso periapendicular. Há fixação e um efeito de massa na base do ceco sem nenhum enchimento do apêndice.

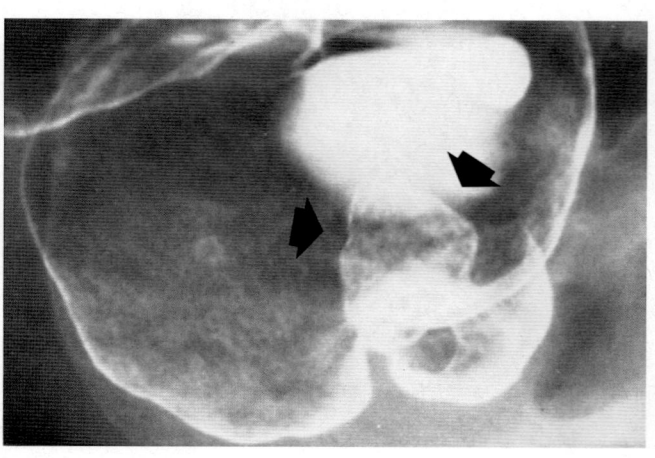

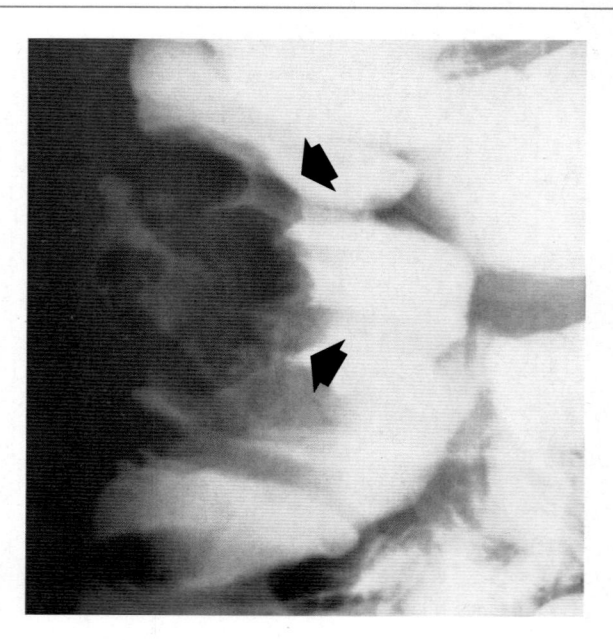

Fig. 3.33-2
Abscesso periapendicular. Alterações mucosas inflamatórias graves e um efeito de massa sobre o aspecto lateral do cólon ascendente (setas) em um paciente com apêndice retrocecal roto.

Fig. 3.33-3
Coto apendicular invertido. Neste exemplo, a massa (setas) é grande e irregular, simulando um neoplasma na base do ceco.

Condição	Achados de Imagem	Comentários
Mucocele do apêndice (Fig. 3.33-4)	Defeito de enchimento com base larga, nitidamente delineado, de paredes lisas, endentando a parte inferior do ceco. Usualmente no lado medial e associado a não enchimento do apêndice.	Pode resultar de obstrução luminal proximal ou representar um cistadenoma mucinoso. Pode ter uma calcificação mosqueada ou semelhante a uma orla em torno da periferia. Ruptura de uma mucocele do apêndice (ou do ovário) pode levar ao desenvolvimento de *pseudomyxoma peritonei*.
Mixoglobulose	Massa extramucosa lisa que causa impressão sobre o ceco e que é associada com a falha do bário em entrar no apêndice.	Tipo raro de mucocele composto por múltiplos glóbulos transparentes redondos ou ovais misturados com muco. Achado característico é uma orla calcificada em torno da periferia de glóbulos individuais.
Intussuscepção do apêndice (Fig. 3.33-5)	Defeito de enchimento oval, redondo ou em forma de dedo, projetando-se para dentro da parede medial do ceco. Apêndice não é visível.	Invaginação do apêndice para dentro do ceco e que simula um tumor cecal. Pode apresentar-se como uma emergência cirúrgica ou como uma condição recorrente subaguda.
Neoplasma benigno do apêndice	Pequeno defeito de enchimento (raramente diagnosticado radiograficamente).	Aproximadamente 90% são carcinoides (quase sempre benignos; raramente metastatizam ou causam a síndrome carcinoide). Outros são tumores de células fusiformes.
Neoplasma maligno do apêndice (Fig. 3.33-6)	Massa extrínseca que deforma e desvia o ceco.	A maioria das malignidades apendiculares são adenocarcinomas. Tumor extenso pode formar um ângulo agudo entre a massa e a parede cecal adjacente e simular uma massa cecal intramural ou mesmo intraluminal.
Metástases (Fig. 3.33-7)	Defeito localizado no aspecto medial do ceco abaixo da válvula ileocecal.	Carcinoma pancreático primário tipicamente se dissemina ao longo do mesentério para esta região. Disseminação intraperitoneal de carcinoma do ovário, cólon ou estômago pode causar uma impressão extrínseca na região da junção ileocecal ou nos aspectos lateral e posterior do ceco.

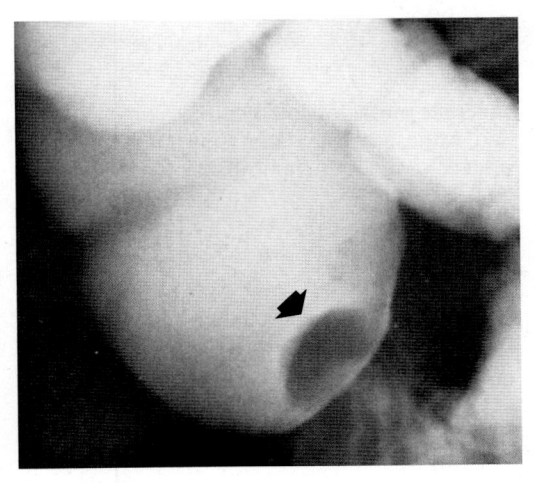

Fig. 3.33-4
Mucocele do apêndice. Defeito de enchimento liso, de base larga (seta) endenta a parte medial inferior do ceco. Não há enchimento do apêndice com bário.

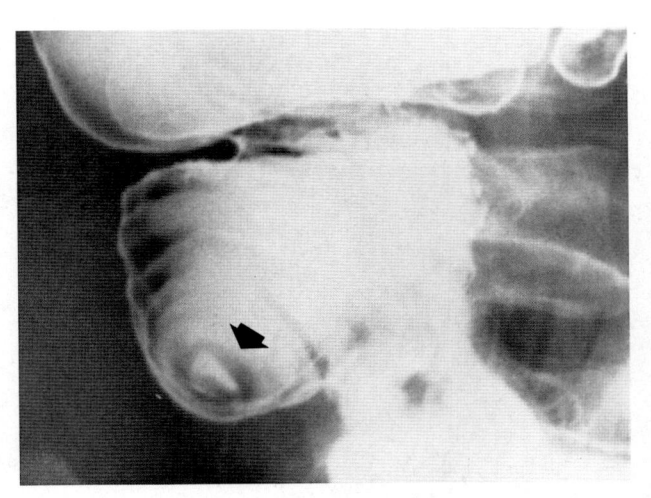

Fig. 3.33-5
Intussuscepção do apêndice (seta). Após redução, o ceco e o apêndice pareceram normais em outro exame com enema de bário.

Condição	Achados de Imagem	Comentários
Lesões colônicas em geral	Vários padrões de defeitos de enchimento.	Massas inflamatórias (especialmente ameboma), neoplasmas cecais primários benignos e malignos, e intussuscepção ileocecal.
Diverticulite ileocecal (ver Fig. 3.32-4)	Massas excêntricas lisas que são nitidamente demarcadas da parede colônica adjacente.	Abscesso mural localizado na parede do cólon que frequentemente ocorre em pacientes jovens (diversamente da diverticulite do cólon) e simula apendicite aguda. Pode haver bário extraluminal em uma fístula ou cavidade de abscesso.
Úlcera cecal benigna solitária (Fig. 3.33-8)	Defeito de enchimento simulando uma massa tumoral individualizada.	Massa representa tecido de granulação causado pela cura de uma úlcera benigna solitária do ceco (a própria úlcera é detectada infrequentemente).

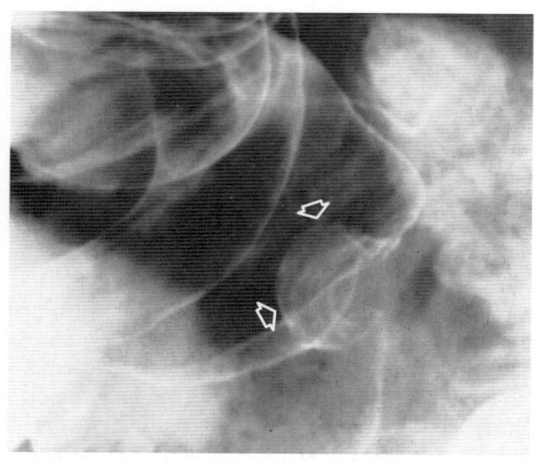

Fig. 3.33-6
Adenocarcinoma do apêndice. O tumor extenso produz uma grande massa (setas) que imita um neoplasma cecal intraluminal.

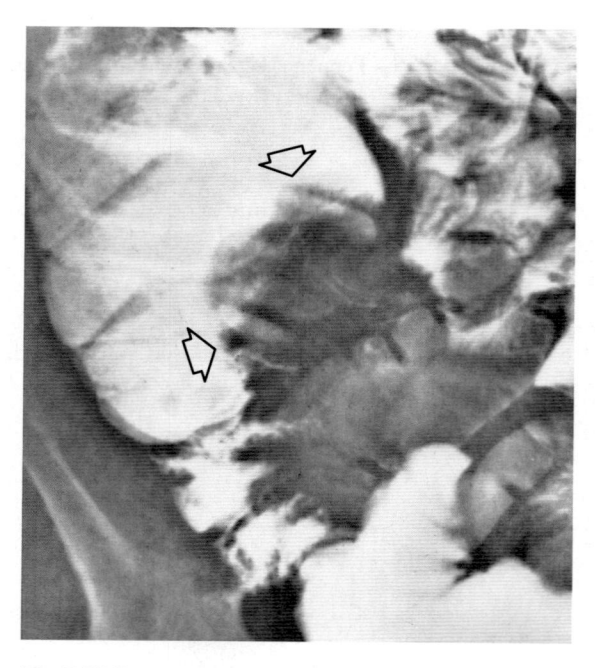

Fig. 3.33-7
Carcinoma do pâncreas metastático ao ceco. Há um defeito de pressão extrínseco localizado (setas) nos aspectos medial e inferior do ceco e nenhum enchimento do apêndice.

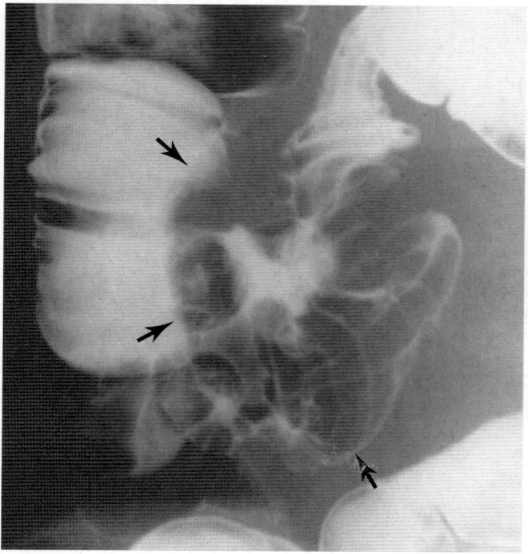

Fig. 3.33-8
Úlcera benigna solitária do ceco. Massa lobular de tecido mole centrada na válvula ileocecal (setas) com uma coleção de bário irregular central representando ulceração.[42]

Condição	Achados de Imagem	Comentários
Coprólito (fecalito) aderente (Fig. 3.33-9)	Massa semelhante a tumor persistente no ceco.	Material fecal viscoso que é mais comumente encontrado em pacientes com fibrose cística e simula um neoplasma do cólon.
Endometriose	Lesão intramural, extramucosa, com superfície lisa e margens nítidas.	Raramente associada à compressão fibrótica e dobramento do cólon que são característicos da doença no cólon sigmoide.
Linfoma de Burkitt (Fig. 3.33-10)	Grande massa na área ileocecal.	Tumor do sistema reticuloendotelial na infância que pode causar intussuscepção ou obstrução (descrito principalmente na variedade norte-americana).

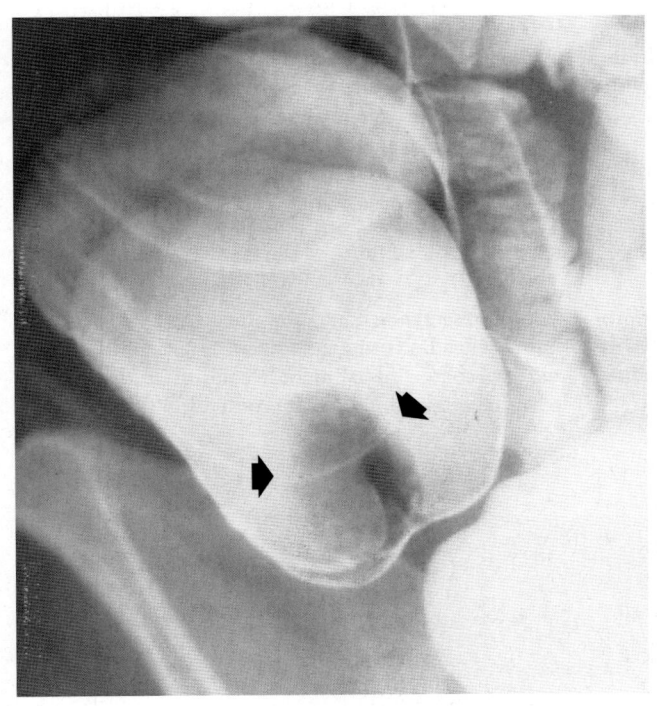

Fig. 3.33-9
Coprólito (fecalito) aderente (setas) na fibrose cística.

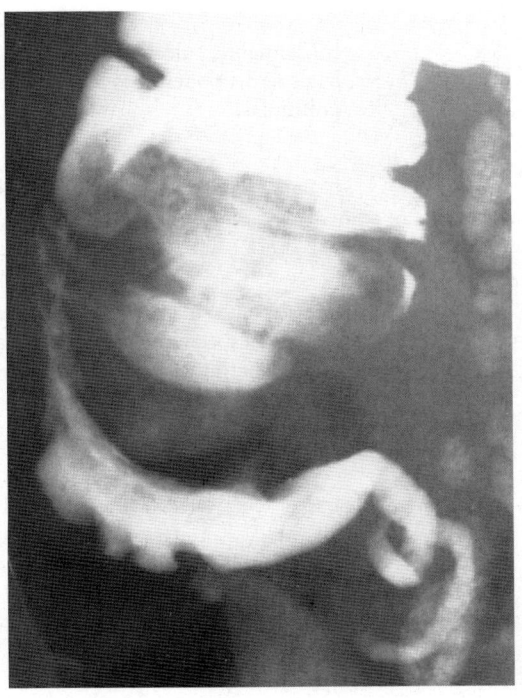

Fig. 3.33-10
Linfoma de Burkitt. Uma massa enorme enche essencialmente o ceco inteiro.[10]

3.34 ■ Lesões Ulcerativas do Cólon

Condição	Achados de Imagem	Comentários
Colite ulcerativa (Fig. 3.34-1)	Inicialmente, granularidade fina da mucosa. Mais tarde, úlceras individualizadas de vários tamanhos distribuídas simetricamente em torno da parede intestinal.	Compromete principalmente o retossigmoide, embora possa ocorrer pancolite. Comprometimento brando do íleo terminal (ileíte de marola) em 10 a 25% dos casos. Complicações incluem carcinoma do cólon, formação de estenose, perfuração e megacólon tóxico.
Colite de Crohn (Fig. 3.34-2)	Inicialmente, úlceras aftosas sobre um fundo de mucosa normal. Mais tarde, distribuição aleatória e assimétrica de úlceras profundas, irregulares.	Afeta principalmente o cólon proximal. Comprometimento ileal terminal em aproximadamente 80% dos casos. Lesões salteadas descontínuas são comuns (nunca ocorrem na colite ulcerativa), e fístulas e tratos fistulosos são característicos.
Colite isquêmica (Fig. 3.34-3)	Inicialmente, ulceração superficial delicada. Mais tarde, podem ocorrer úlceras penetrantes profundas.	Apresentação clínica característica (instalação abrupta de dor abdominal inferior e sangramento retal). Maioria dos pacientes tem mais de 50 anos (exceto mulheres tomando pílulas anticoncepcionais). Em geral compromete um segmento relativamente curto (pancolite pode ocorrer) e retorna a uma aparência normal (estenoses pós-isquêmicas podem desenvolver-se).
Colites infecciosas Amebíase (Fig. 3.34-4)	Inicialmente, ulcerações superficiais comprometendo especialmente o ceco. Mais tarde, úlceras penetrantes profundas podem produzir um aspecto bizarro.	Pode apresentar-se como um processo segmentar com lesões salteadas (simulando doença de Crohn) ou como uma colite difusa, imitando colite ulcerativa. O íleo terminal quase nunca é comprometido.

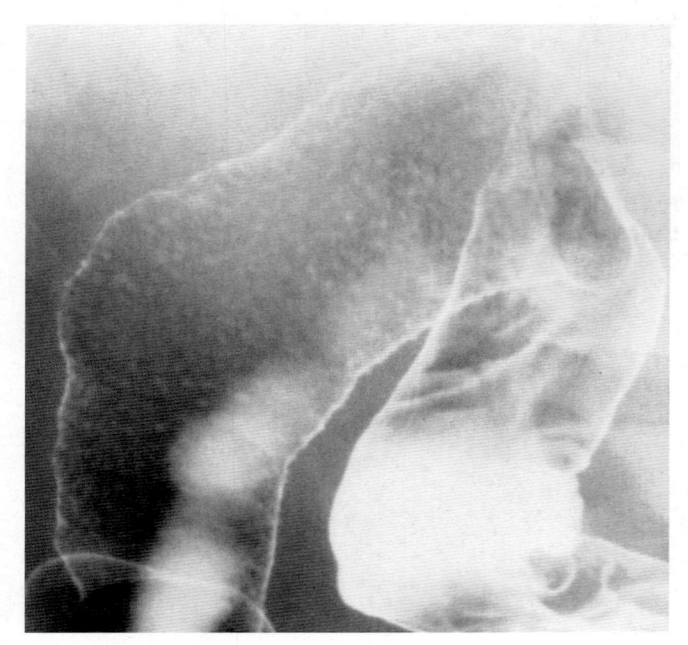

Fig. 3.34-1
Colite ulcerativa inicial. Granularidade fina da mucosa reflete a hiperemia e edema que são vistos endoscopicamente.

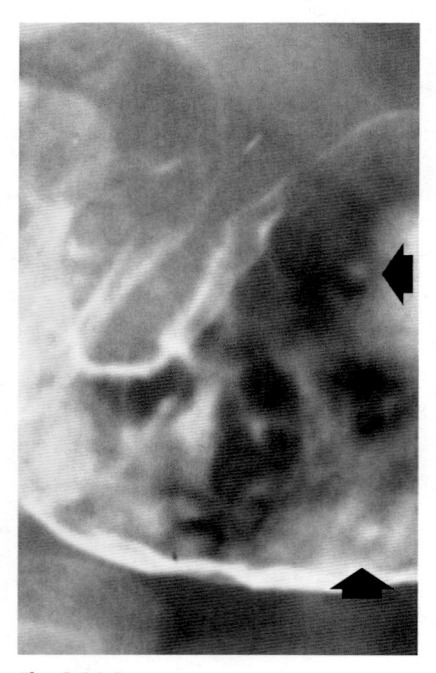

Fig. 3.34-2
Úlceras aftoides da colite de Crohn inicial. Coleções puntiformes de bário são rodeadas por halos transparentes de edema (setas).

Condição	Achados de Imagem	Comentários
Esquistossomose	Padrão granular difuso de diminutas ulcerações, simulando colite ulcerativa.	Compromete principalmente o cólon descendente e sigmoide (vermes adultos têm uma predileção por invadir a veia mesentérica inferior). Múltiplos pequenos defeitos de enchimento constituem uma aparência mais característica.
Shigelose/salmonelose (Fig. 3.34-5)	Inicialmente, ulcerações finas difusas. Mais tarde, ulceração profunda.	Frequentemente, é impossível distinguir o comprometimento colônico da shigelose (disenteria bacilar) daquele da salmonelose (envenenamento alimentar, febre tifoide). Comprometimento do íleo terminal sugere fortemente salmonelose.

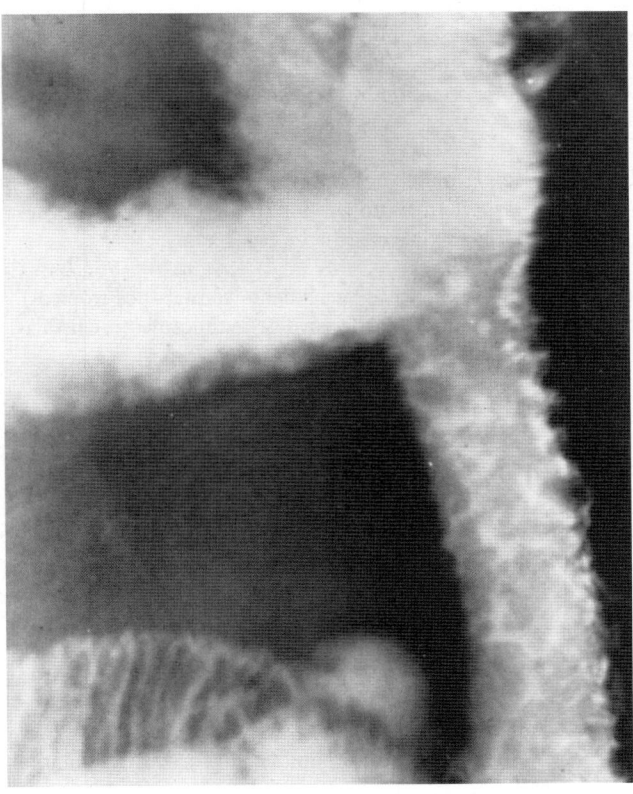

Fig. 3.34-3
Colite isquêmica. Úlceras superficiais e edema inflamatório produzem uma margem externa serrilhada do cólon cheio de bário, simulando colite ulcerativa.

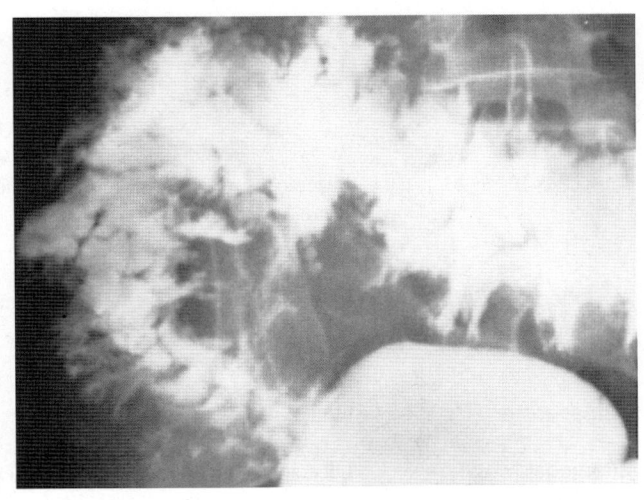

Fig. 3.34-4
Colite amebiana. Úlceras profundas penetrantes produzem uma aparência bizarra.

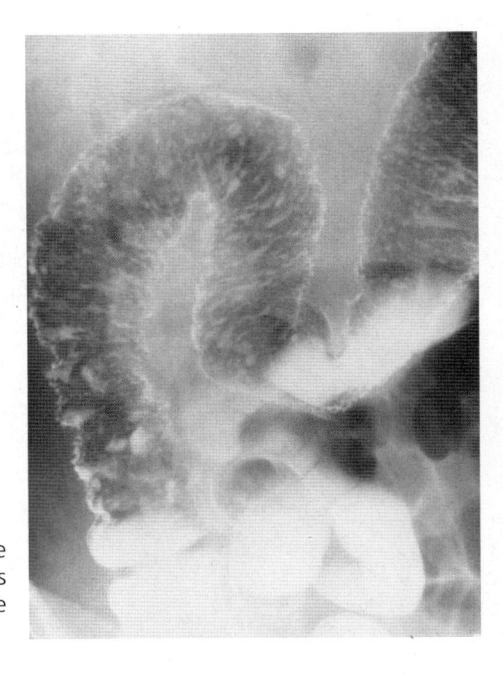

Fig. 3.34-5
Colite por *Salmonella*. Múltiplas pequenas úlceras e um aspecto pontilhado representando ulcerações finas ou erosões são visíveis difusamente no cólon ascendente e transverso.[43]

Condição	Achados de Imagem	Comentários
Colite tuberculosa	Aspecto virtualmente indistinguível daquele da doença de Crohn.	Predominantemente compromete o ceco com doença concomitante no íleo distal. Pode estender-se para afetar o cólon ascendente e transverso. Raramente há comprometimento segmentar na região sigmóidea.
Proctite gonocócica	Ulceração e edema da mucosa retal.	Exame com clister opaco usualmente é normal.
Colite estafilocócica	Colite ulcerada generalizada.	Causa de diarreia pós-antibiótico após antibióticos de largo espectro administrados oralmente (usualmente tetraciclina).
Colite por *Yersinia* (ver Fig. 3.32-7)	Múltiplas pequenas ulcerações colônicas.	Compromete principalmente o íleo terminal e o ceco (muitas vezes indistinguível da colite de Crohn).
Colite por *Campylobacter fetus*	Padrão de colite ulcerativa.	Causa mais comum de colite infecciosa específica. Usualmente autolimitada e provavelmente responsável pela maioria dos episódios isolados de alegada colite ulcerativa.
Infecções fúngicas	Ulcerações mucosas são ocasionalmente identificadas.	Histoplasmose, mucormicose, actinomicose e candidíase. Aspecto mais típico é intestino irritável com pregueado mucoso irregularmente espessado.
Lymphogranuloma venereum	Múltiplas úlceras desgrenhadas comprometendo principalmente o reto.	Doença venérea (especialmente comum nos trópicos). Uma estenose retal desenvolve-se tipicamente, e fístulas e tratos fistulosos frequentemente ocorrem.
Herpes-zóster	Colite ulcerada segmentar.	História clínica e lesões cutâneas típicas.
Citomegalovírus	Ulceração compromete principalmente o ceco.	Principal causa de sangramento gastrointestinal inferior grave em pacientes com AIDS e em receptores de transplante renal recebendo terapia imunossupressora.
Estrongiloidíase	Colite ulcerada difusa.	Manifestação incomum causada por invasão larval da parede do cólon.
Colite pseudomembranosa (Fig. 3.34-6)	Ulceração irregular difusa associada a múltiplas lesões achatadas elevadas.	Segue-se à administração de droga (tetraciclina, penicilina, ampicilina, clindamicina e lincomicina). Pode refletir infecção por uma raça resistente de *Clostridium difficile*. A marca clínica típica é uma diarreia debilitante grave.
Lesão por irradiação (ver Fig. 3.35-6)	Ulceração superficial fina (ocasionalmente profunda), comprometendo principalmente a região retossigmóidea.	Usualmente se segue à irradiação pélvica para carcinoma do colo, endométrio, ovário, bexiga ou próstata. Estenoses e fístulas desenvolvem-se frequentemente.
Colite cáustica (ver Fig. 3.35-8)	Processo ulcerado grave após um clister irritante (água de sabão, detergentes).	Enema irritante tende a produzir espasmo do retossigmoide, resultando na expulsão rápida da solução deste segmento. Uma vez que o líquido retido no cólon proximal não seja prontamente expelido, o dano pelo corrosivo é mais grave nesta região.
Pancreatite (Fig. 3.34-7)	Padrão de colite ulcerada comprometendo a margem superior do cólon transverso e a flexura esplênica.	Relação anatômica estreita entre o pâncreas e o cólon transverso oferece um caminho para a disseminação de produtos inflamatórios pancreáticos.

Condição	Achados de Imagem	Comentários
Adenocarcinoma do cólon (Fig. 3.34-8)	Vários padrões de ulceração.	Pode apresentar-se como uma escavação em uma grande massa vegetante ou como destruição da mucosa em um tumor anular em forma de centro de maçã.

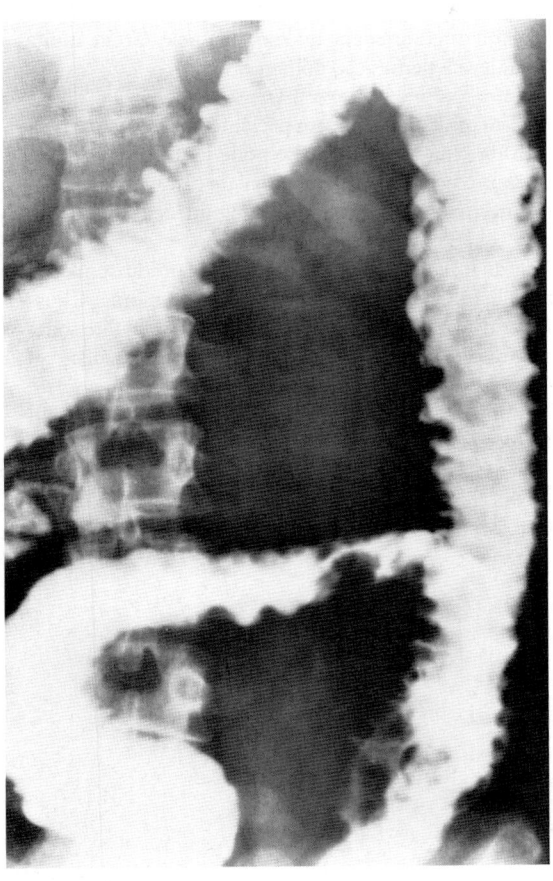

Fig. 3.34-6
Colite pseudomembranosa. As margens esfarrapadas e irregulares refletem a pseudomembrana e necrose superficial com ulceração da mucosa.

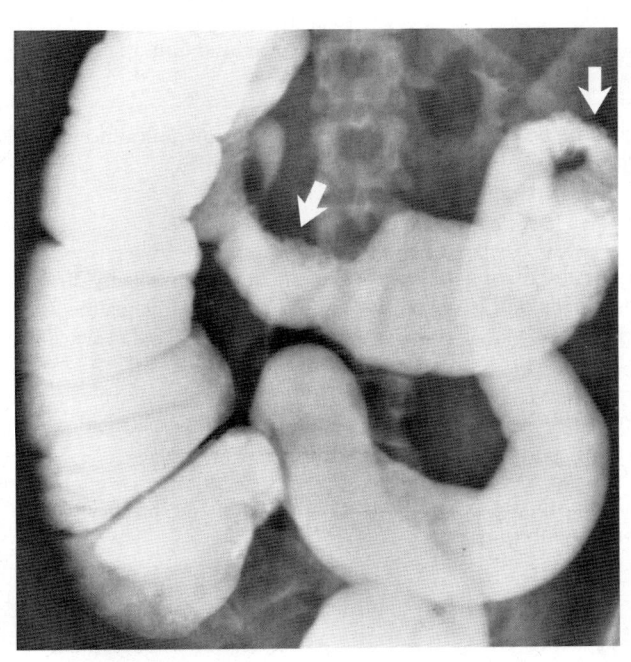

Fig. 3.34-7
Pancreatite. Espiculação do cólon transverso proximal e da flexura esplênica (setas) simula uma colite ulcerada.

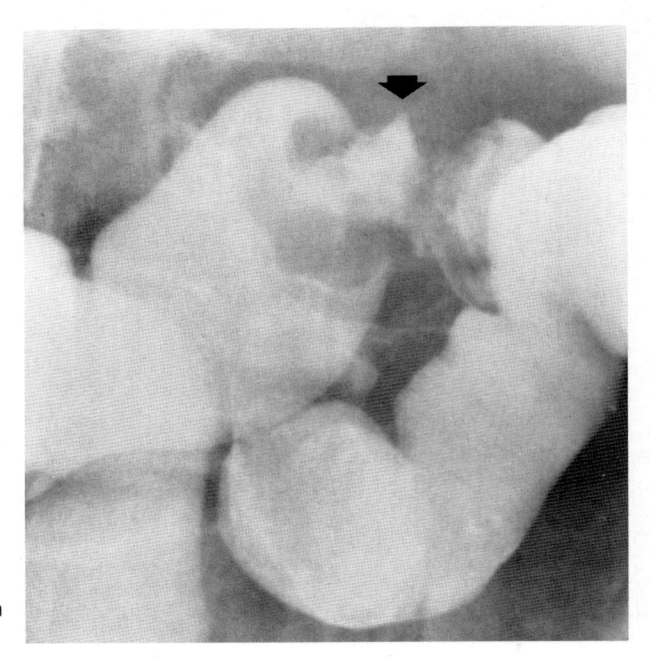

Fig. 3.34-8
Carcinoma primário ulcerado do cólon sigmoide (seta).

Condição	Achados de Imagem	Comentários
Metástases (Figs. 3.34-9 e 3.34-10)	Vários padrões de ulceração.	Podem produzir ulcerações marginais e profundas associadas a massas nodulares e múltiplas estenoses excêntricas.
Síndrome de Behçet	Vários padrões de ulceração (comprometimento segmentar por múltiplas úlceras individualizadas; ulceração difusa).	Doença incomum de múltiplos sistemas caracterizada por ulceração da mucosa bucal e genital, inflamação ocular e uma variedade de lesões da pele. Colite muitas vezes leva à perfuração ou hemorragia.
Síndrome de úlcera retal solitária	Geralmente uma única ulceração dentro de 15 cm da margem anal.	Ocorre principalmente em pacientes jovens que se queixam de sangramento retal e pode levar à formação de estenose. Frequentemente difícil de distinguir de doença intestinal inflamatória ou malignidade.
Ulceração benigna inespecífica do cólon (Fig. 3.34-11)	Geralmente úlcera isolada (20% são múltiplas), comprometendo principalmente o ceco e cólon ascendente na região da válvula ileocecal.	Reação inflamatória intensa associada produz um efeito semelhante ao de massa simulando carcinoma. Causas sugeridas incluem ulceração péptica, diverticulite solitária, trauma da mucosa, infecção e doença vascular.
Amiloidose	Colite ulcerada inespecífica.	Material histológico e colorações especiais para amiloide (vermelho Congo) necessários para diagnóstico.
Envenenamento por mercúrio inorgânico	Colite ulcerada inespecífica.	História clínica e comprometimento renal concomitante são geralmente diagnósticos.

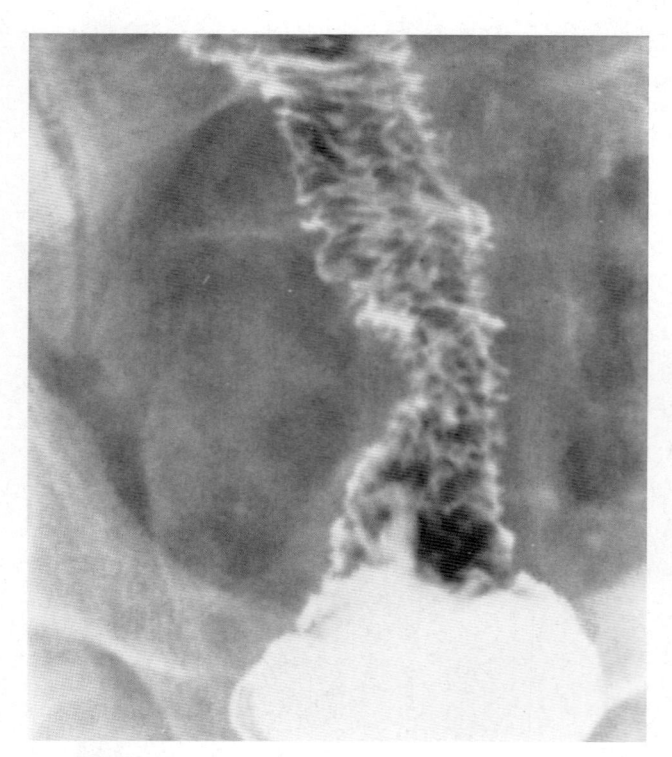

Fig. 3.34-9
Carcinoma da próstata metastático ao reto e retossigmoide. A ulceração circunferencial difusa imita colite ulcerativa.

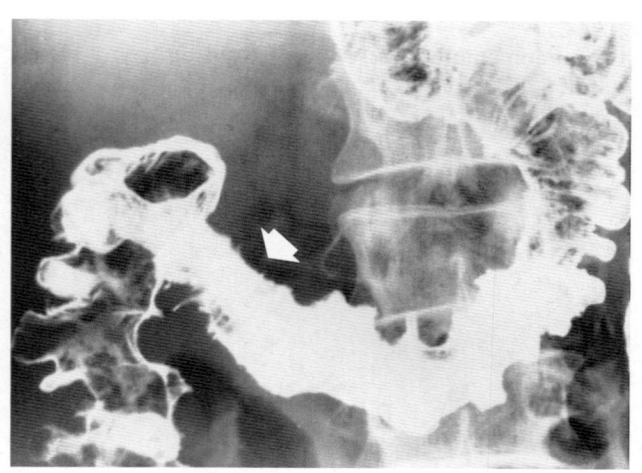

Fig. 3.34-10
Carcinoma do estômago metastático ao cólon transverso. Ulceração localizada no lado direito e estreitamento (seta) simulam colite de Crohn.

Condição	Achados de Imagem	Comentários
Colite induzida por droga	Colite ulcerada inespecífica.	Agentes de quimioterapia de câncer, metildopa, agentes anti-inflamatórios não esteroidais, cimetidina, o agente antifúngico flucitosina e ouro elementar.
Colite colagenosa	Granularidade fina da mucosa que compromete predominantemente a região retossigmoide.	Diarreia aquosa crônica ou intermitente, muitas vezes com dor abdominal tipo cólica, que usualmente ocorre em mulheres de meia-idade ou mais velhas.
Colite de desvio	Colite ulcerada inespecífica.	Inflamação em um segmento de cólon que foi isolado cirurgicamente da corrente fecal pela colocação de uma colostomia ou ileostomia proximal.
Pós-biópsia retal	Úlcera superficial semelhante a um anel rodeada por uma elevação radiotransparente.	Pode ser vista em exames de enema de bário efetuados dentro de vários dias subsequentemente à biópsia retal ou polipectomia.

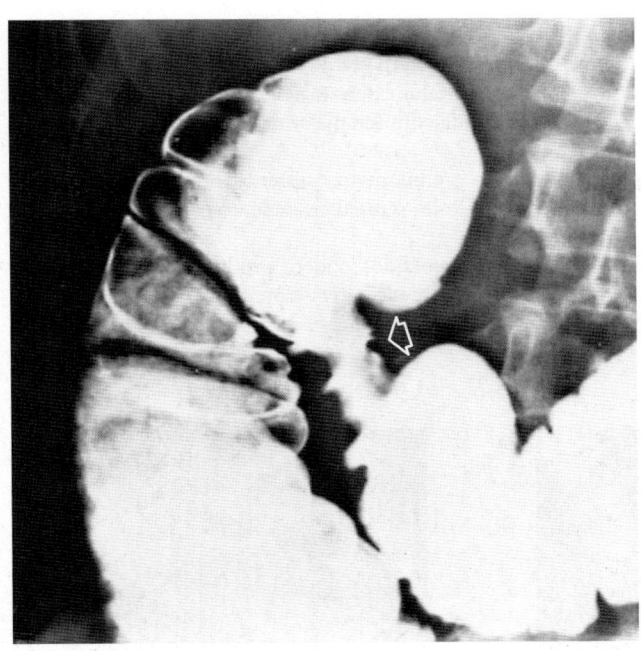

Fig. 3.34-11
Úlcera benigna inespecífica do cólon. Área de estreitamento no cólon transverso proximal com ulceração ao longo do seu aspecto inferior e espiculação marginal (seta).[44]

3.35 ■ Estreitamento do Cólon

Condição	Achados de Imagem	Comentários
Colite ulcerativa (Figs. 3.35-1 e 3.35-2)	Rigidez e estreitamento da luz intestinal ("cólon em cano de chumbo") com encurtamento.	Estenoses colônicas com contornos lisos e margens flexíveis afiladas ocorrem em até 10% dos pacientes. Carcinoma nestes pacientes pode ter um aspecto indistinguível.
Colite de Crohn (Fig. 3.35-3)	Estreitamento e formação de estenose.	Pode parecer idêntica à colite ulcerativa, embora haja usualmente aspectos característicos de doença de Crohn em outro local (ulcerações profundas, pseudopolipose, lesões salteadas, tratos fistulosos, fístulas).
Colites infecciosas Colite isquêmica (Fig. 3.35-4)	Curto segmento de estreitamento tubular.	Reto raramente é comprometido em virtude do seu excelente suprimento sanguíneo colateral. Pode produzir uma lesão constritiva anular, simulando malignidade.
Amebíase (Fig. 3.35-5)	Constrição anular (ameboma), simulando malignidade.	Massa granulomatosa localizada. Fatores que favorecem ameboma em vez de malignidade incluem multiplicidade, maior extensão e flexibilidade da lesão e melhora rápida com terapia antiamebiana.
Esquistossomose	Estreitamento segmentar, comprometendo principalmente o cólon sigmoide.	Processo granulomatoso estenosante, simulando doença de Crohn ou malignidade do cólon.
Disenteria bacilar	Rigidez segmentar e estreitamento tubular.	Episódios repetidos podem produzir um padrão, simulando colite ulcerativa crônica.

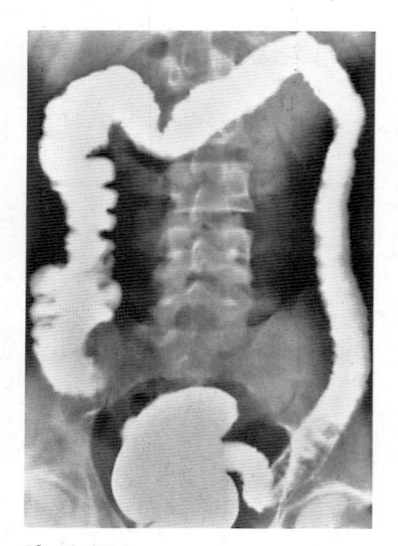

Fig. 3.35-1 Colite ulcerativa crônica. Fibrose e espasmo muscular causam encurtamento e rigidez do cólon e perda das marcas das haustrações.

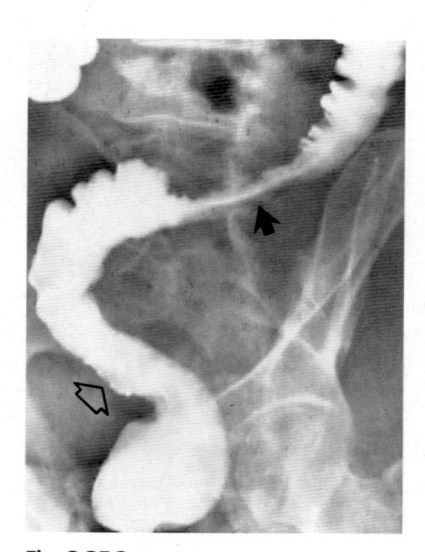

Fig. 3.35-2 Estenose benigna na colite ulcerativa crônica. Adicionalmente ao estreitamento grave no cólon sigmoide (seta sólida), há alterações ulcerativas no reto superior e cólon sigmoide proximal (seta aberta).

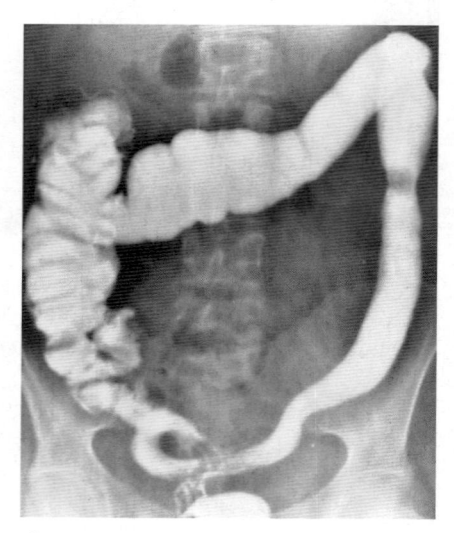

Fig. 3.35-3 Colite de Crohn crônica. Encurtamento e perda das haustrações, comprometendo o cólon distal à flexura hepática, simulam a aparência de colite ulcerativa crônica.

Condição	Achados de Imagem	Comentários
Tuberculose	Estreitamento e rigidez segmentares.	Pode produzir uma lesão ulcerada anular que imita carcinoma.
Lymphogranuloma venereum (ver Fig. 3.39-2)	Estenose retal começando imediatamente acima do ânus.	Varia de um curto estreitamento isolado a um longo segmento estenótico com múltiplas úlceras profundas. Há frequentemente fístulas e tratos fistulosos associados.
Outras causas infecciosas	Vários padrões de estreitamento.	Herpes-zóster; citomegalovírus (em pacientes de transplante renal, submetendo-se à terapia imunossupressora ou naqueles com AIDS); estrongiloidíase; infestações fúngicas.
Lesão por radiação (Fig. 3.35-6)	Longa estenose lisa do reto e cólon sigmoide.	Desenvolve-se 6 a 24 meses depois da irradiação. Provavelmente relacionada com a isquemia crônica causada por uma arterite obliterante na parede intestinal. Uma estenose curta, irregular, induzida por radiação pode simular malignidade.

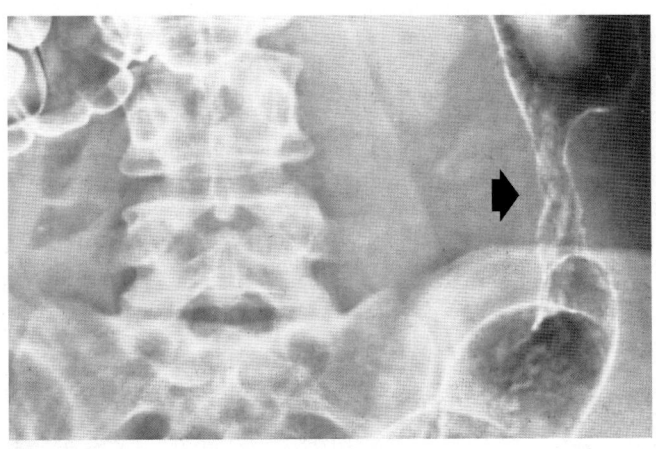

Fig. 3.35-4
Colite isquêmica. Um estreitamento no cólon descendente (seta) seguiu-se à cura do episódio isquêmico.[45]

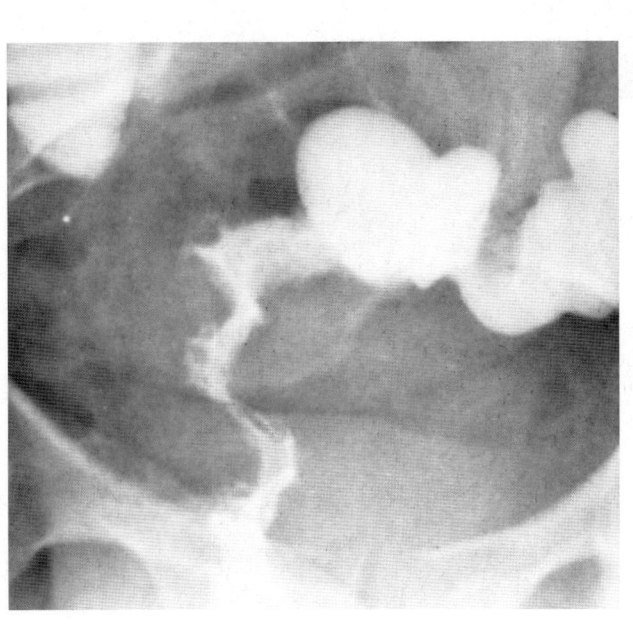

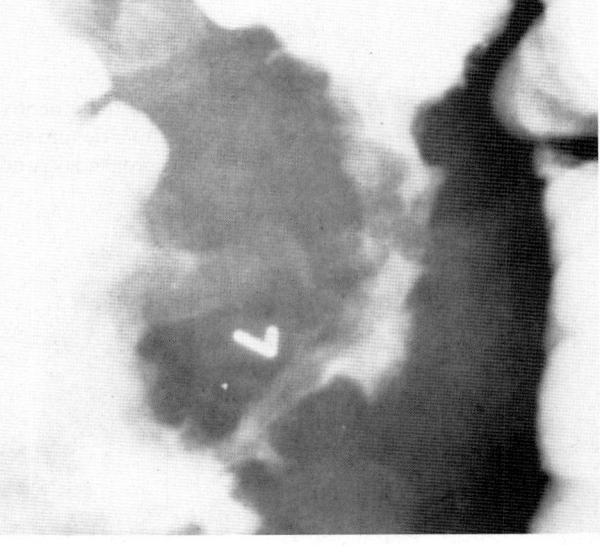

Fig. 3.35-5
Amebíase. Lesão constritiva irregular no cólon transverso. A área relativamente longa de comprometimento tende a favorecer uma etiologia inflamatória.

Fig. 3.35-6
Lesão de irradiação. Estreitamento liso do retossigmoide desenvolveu-se 18 meses após irradiação.

Condição	Achados de Imagem	Comentários
Cólon de catártico (Fig. 3.35-7)	Contrações bizarras e áreas inconstantes de estreitamento, comprometendo principalmente o cólon direito.	Em razão do uso prolongado de catárticos estimulantes e irritantes, especialmente em mulheres de meia-idade. Pode simular colite ulcerativa crônica "apagada".
Colite cáustica (Fig. 3.35-8)	Formação de estenose, comprometendo principalmente o cólon transverso e descendente.	Fibrose com estreitamento luminal é uma complicação tardia.
Síndrome de úlcera retal solitária	Estenose retal.	Sem evidência prévia de nodularidade ou ulceração da mucosa, pode ser impossível diferenciar esta condição da doença intestinal inflamatória, *lymphogranuloma venereum* ou malignidade retal.
Úlcera benigna inespecífica do cólon (ver Fig. 3.34-10)	Área lisa ou irregular de estreitamento, mais frequentemente comprometendo o ceco.	Pode ser radiograficamente indistinguível de carcinoma. Perfuração e hemorragia são complicações.
"Esfíncteres" colônicos	Áreas transitórias de estreitamento, principalmente nas porções transversa, descendente e sigmoide.	Áreas de espasmo que provavelmente refletem desequilíbrio nervoso e muscular localizado. Diferentemente do carcinoma anular, os esfíncteres colônicos se alteram em filmes sequenciais, têm margens afiladas e mucosa intacta, e usualmente podem ser aliviados por glucagon intravenoso.
Carcinoma anular do cólon (Fig. 3.35-9)	Segmento curto de estreitamento luminal com uma alteração abrupta de tumor para intestino normal (margens projetadas pendentes).	Inicialmente produz uma placa chata de tumor (lesão em sela), envolvendo apenas uma parte da circunferência da parede do cólon. No sigmoide, uma lesão em centro de maçã pode ser difícil de distinguir de diverticulite (carcinoma anular tende a ser mais curto com margens mais nitidamente definidas e destruição da mucosa).

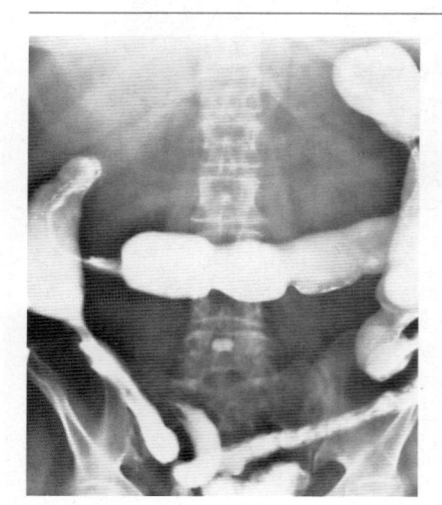

Fig. 3.35-7
Cólon catártico. Contrações bizarras com áreas irregulares de estreitamento comprometem principalmente o cólon direito. Embora a válvula ileocecal seja amplamente aberta, simulando colite ulcerativa, não são identificadas ulcerações.

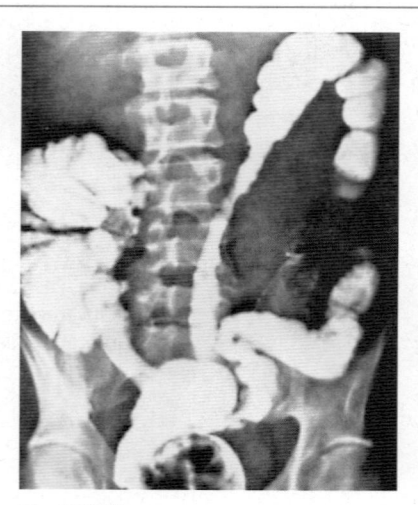

Fig. 3.35-8
Colite cáustica. Estreitamento do cólon transverso intermediário 2 meses depois de um enema com detergente.[46]

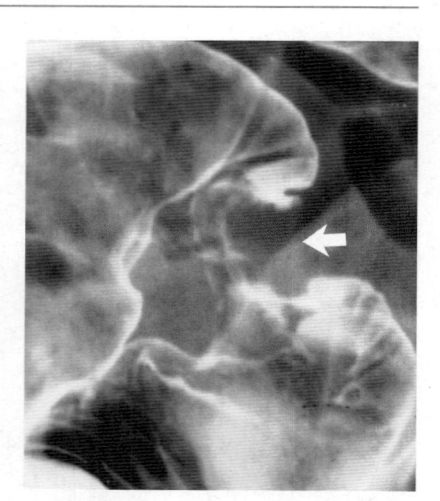

Fig. 3.35-9
Carcinoma anular do cólon sigmoide. A lesão relativamente curta (seta) tem margens proximal e distal nitidamente definidas.

Condição	Achados de Imagem	Comentários
Carcinoma cirroso do cólon (Fig. 3.35-10)	Segmento longo (até 12 cm) de estreitamento luminal em razão da reação desmoplásica intensa infiltrando a parede intestinal.	Variante rara de carcinoma anular com um prognóstico muito ruim. Diferentemente da mais comum forma anular, a mucosa no carcinoma cirroso está frequentemente preservada, e as margens da lesão tendem a se afilar.
Metástases (Figs. 3.35-11 e 3.35-12)	Vários padrões de estreitamento. Pode ser associado à ulceração, massas extrínsecas e um "cólon listrado" (pregas transversais que não atravessam completamente a luz do cólon).	Metástases ao cólon podem originar-se da invasão direta (próstata, ovário, útero; estômago e pâncreas por meio de reflexões mesentéricas), disseminação intraperitoneal (especialmente comprometendo o fundo de saco de Douglas, borda inferomedial do ceco, goteira paracólica direita e mesocólon sigmoide), disseminação hematogênica (especialmente carcinoma de mama; infrequentemente de pulmão e melanoma), ou disseminação linfangítica.

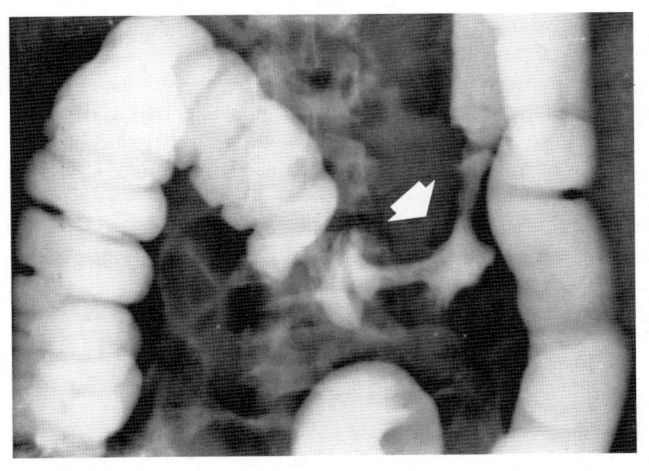

Fig. 3.35-10
Carcinoma cirroso do cólon. A longa área estreitada circunferencial (seta) simula encerramento segmentar do cólon graças à doença metastática.

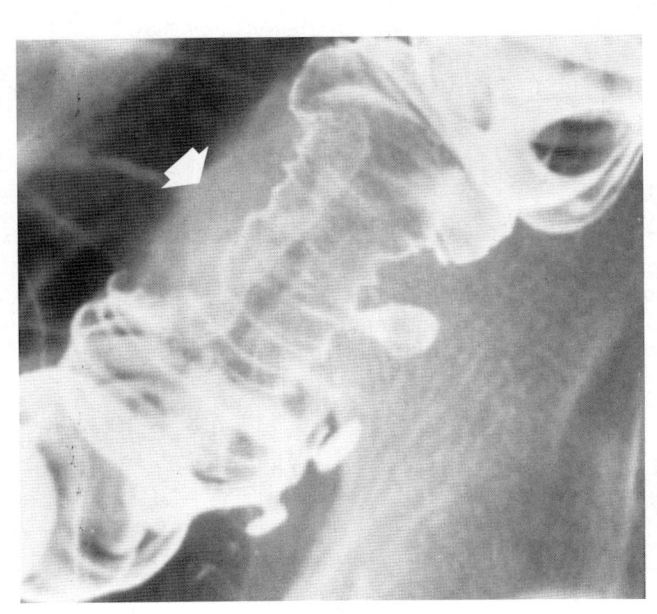

Fig. 3.35-11
Metástases intraperitoneais de carcinoma do pâncreas. A massa nodular na região do fundo de saco de Douglas (setas) era palpável clinicamente (prateleira de Blumer).

Fig. 3.35-12
Disseminação intraperitoneal de carcinoma indiferenciado comprometendo o mesocólon sigmoide. Há um efeito de massa e fixação localizada na borda superior do cólon sigmoide (seta).

Condição	Achados de Imagem	Comentários
Carcinoma complicando outras condições (Fig. 3.35-13)	Vários padrões de estreitamento.	Colite ulcerativa (estenose filiforme); colite de Crohn (massa vegetante); ureterossigmoidostomia (adjacente ao estoma de desvio da urina).
Tumor carcinoide	Lesão infiltrante, constritiva.	Apresentação infrequente (usualmente produz uma massa polipoide).
Linfoma	Estreitamento anular localizado.	Apresentação rara (mais comumente uma massa polipoide ou infiltração difusa).
Diverticulite (Fig. 3.35-14)	Estreitamento ou espasmo grave excêntricos. Diagnóstico definitivo exige evidência de perfuração diverticular (extravasamento ou uma massa pericólica causada por um abscesso localizado).	Pode ser indistinguível de carcinoma (diverticulite usualmente é mais longa com mucosa intacta, embora frequentemente distorcida, e margens afiladas).
Pancreatite	Estreitamento comprometendo principalmente o cólon transverso distal e a flexura esplênica.	Reflete o espalhamento de enzimas digestivas liberadas ao longo das fixações mesentéricas que unem o pâncreas e o cólon transverso. Pode simular carcinoma pancreático ou do cólon.
Amiloidose	Estreitamento e rigidez, principalmente no reto e sigmoide.	Espessamento da parede intestinal em razão da deposição mural direta de amiloide ou secundário à colite isquêmica. Pode imitar colite ulcerativa crônica.
Endometriose	Constrição lisa, usualmente afetando o retossigmoide.	Ocorre em mulheres em idade reprodutiva. Pode simular malignidade, mas usualmente é mais longa com margens mais afiladas e uma mucosa intacta.

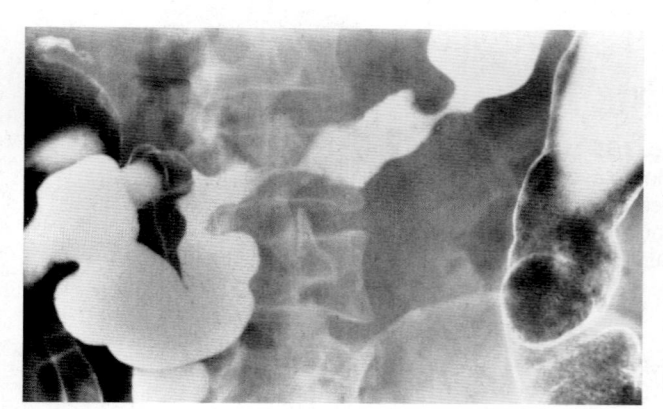

Fig. 3.35-13
Carcinoma do cólon desenvolvendo-se em um paciente com colite ulcerativa crônica de longa duração. Há uma lesão longa, irregular, com um padrão bizarro no cólon transverso. Observar os pseudopólipos na porção visualizada do cólon descendente.

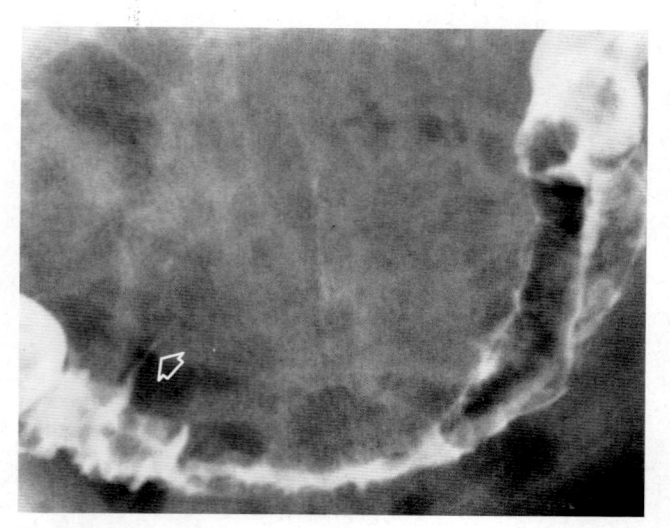

Fig. 3.35-14
Diverticulite sigmóidea aguda. Espasmo grave do cólon sigmoide graças à inflamação intensa adjacente. Notar a fina projeção de material de contraste (seta) representando extravasamento da luz colônica.

Condição	Achados de Imagem	Comentários
Lipomatose pélvica	Alongamento vertical do cólon sigmoide com estreitamento do retossigmoide. Transparência pélvica aumentada em radiografias simples.	Deposição aumentada benigna de tecido adiposo normal maduro na pelve. Quase todos os casos ocorrem em homens. Bexiga em forma de lágrima. A principal complicação é obstrução do trato urinário.
Mesenterite retrátil (ver Fig. 3.29-5)	Estreitamento do retossigmoide simulando carcinomatose pélvica.	Condição rara em que proliferação fibroadiposa causa espessamento e retração do mesentério. Usualmente compromete o intestino delgado em vez do cólon.
Bandas aderenciais	Curtas áreas lisas de estreitamento circunferencial com contornos mucosos normais.	A maioria das bandas é causada por cirurgia prévia abdominal ou pélvica, embora algumas sejam secundárias ao desenvolvimento do mesentério ou à doença inflamatória dos apêndices epiploicos.
Local de anastomose cirúrgica	Estreitamento segmentar liso.	Distensibilidade da área estreitada e uma história de cirurgia prévia permitem distinção em relação a um processo maligno.
Supositório retal (Fig. 3.35-15)	Estreitamento retal liso ou irregular.	Pode desenvolver-se após uso prolongado de supositórios contendo vários analgésicos.

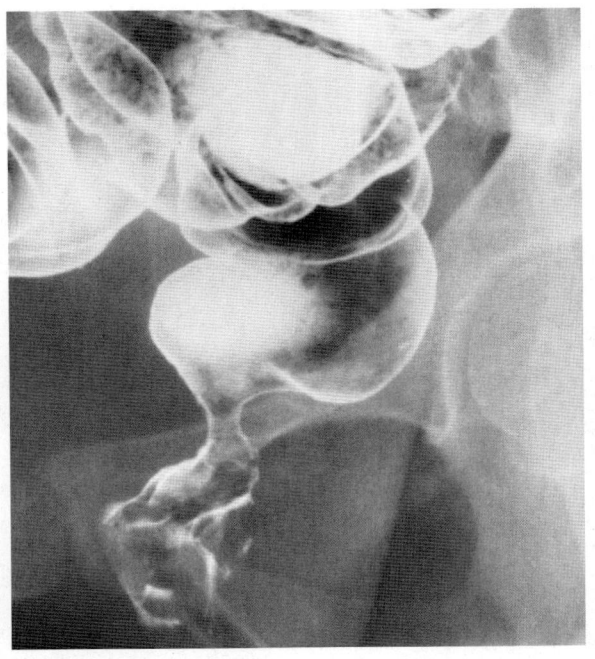

Fig. 3.35-15
Estenose retal causada por supositórios de Veganine.[47]

3.36 ■ Defeitos de Enchimento no Cólon

Condição	Achados de Imagem	Comentários
Pólipo hiperplásico	Elevação mucosa lisa séssil com menos de 5 mm de tamanho.	Constitui mais de 90% de todos os pólipos colônicos. Nenhum potencial maligno.
Pólipo adenomatoso (Fig. 3.36-1)	Aspecto séssil, protuberante ou pedunculado; muitas vezes múltiplo. Uma incidência que aumenta com o avanço da idade.	Condição pré-maligna. Adenomas medindo 5 a 9 mm têm uma probabilidade de 1% de conter malignidade invasiva. Pólipos medindo 1 a 2 cm têm uma incidência de 4 a 10% de malignidade. Pólipos com mais de 2 cm de diâmetro têm uma incidência de 20 a 40% de malignidade.
Carcinoma (Fig. 3.36-2)	Diversas aparências (lesão em sela, pólipo intraluminal individualizado, constrição anular). Frequentemente ulcerado. Há um risco de 1% de cânceres de cólon síncronos múltiplos e um risco de 3% de cânceres metacronosos.	Sinais de malignidade incluem tamanho grande; superfície irregular ou lobulada; retração (franzimento) da parede do cólon em vista de perfil; crescimento ou mudança de forma em um intervalo; e pedículo curto, grosso, irregular (se pedunculado).
Adenoma viloso (Fig. 3.36-3)	Massa volumosa com bário enchendo os interstícios do tumor. Usualmente solitário.	Uns 40% têm carcinoma infiltrante (usualmente na base). Pode haver diarreia mucosa causando depleção grave de líquido, proteína e eletrólitos (especialmente potássio).
Lipoma (Fig. 3.36-4)	Defeito de enchimento submucoso liso que usualmente é único e mais frequentemente compromete o cólon direito.	O segundo mais comum tumor benigno do cólon. Consistência gordurosa torna o tumor mutável em tamanho e forma com palpação. Outros tumores de células fusiformes são raros.

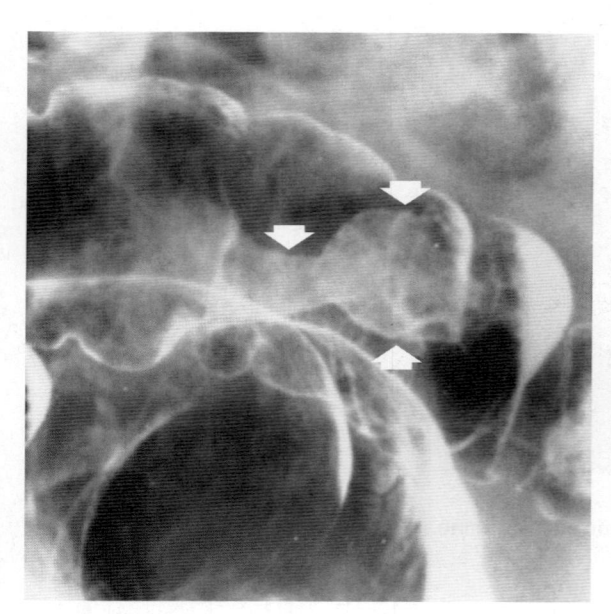

Fig. 3.36-1
Pólipo pedunculado do cólon (setas).

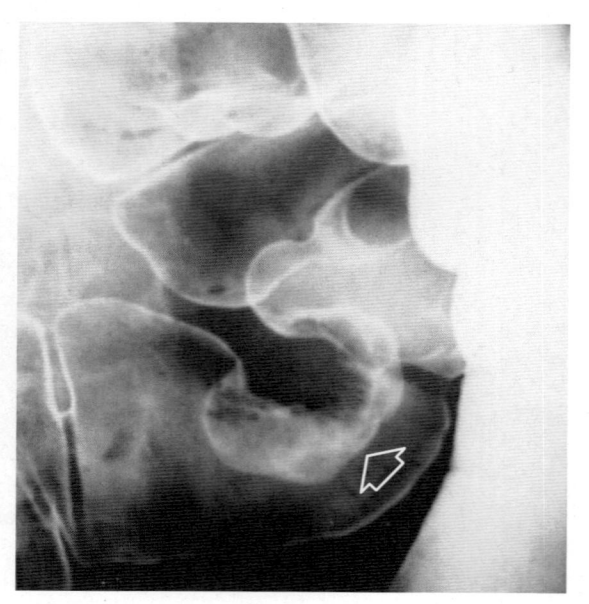

Fig. 3.36-2
Câncer em sela do cólon. O tumor (seta) parece assentar sobre a margem superior do cólon transverso distal como uma sela sobre um cavalo.

Condição	Achados de Imagem	Comentários
Tumor carcinoide (Fig. 3.36-5)	Pequeno (< 1 cm) defeito de enchimento polipoide solitário no reto.	Metástases desenvolvem-se em aproximadamente 10% dos pacientes (principalmente quando as lesões são maiores que 2 cm). A maioria é assintomática e encontrada incidentalmente (raramente causam a síndrome carcinoide).

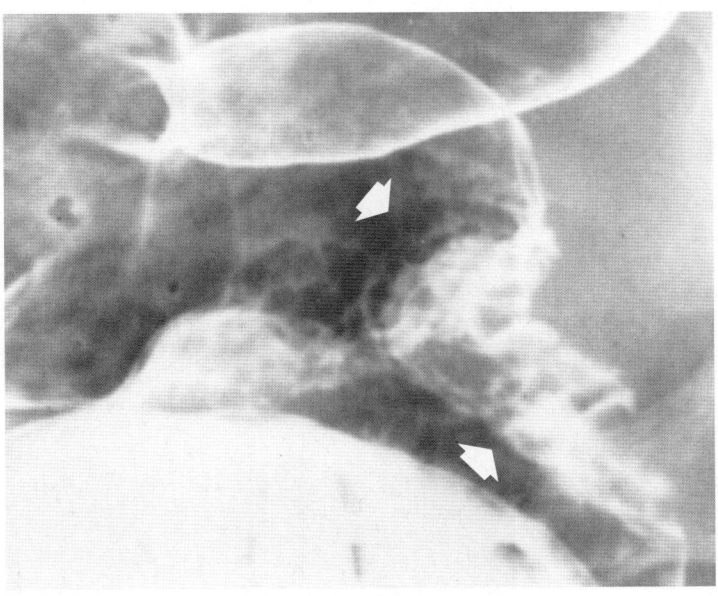

Fig. 3.36-3
Adenoma viloso benigno do reto (setas). Bário é visto enchendo as fendas profundas entre as múltiplas frondes.

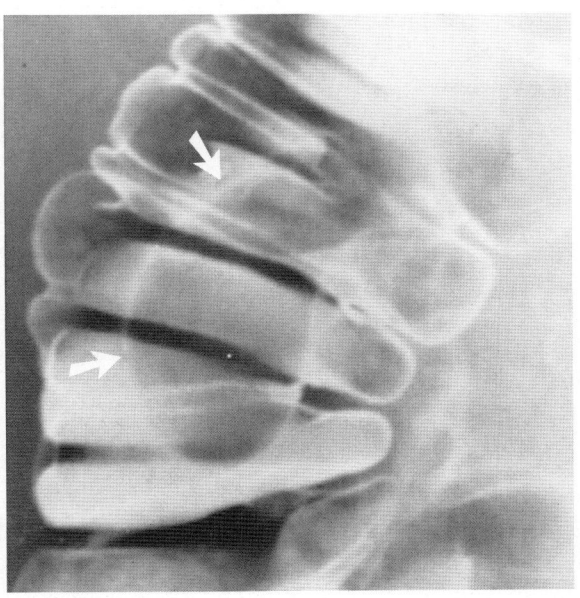

Fig. 3.36-4
Lipoma. Massa no cólon ascendente que é extremamente transparente e possui margens lisas e uma forma de lágrima (setas).

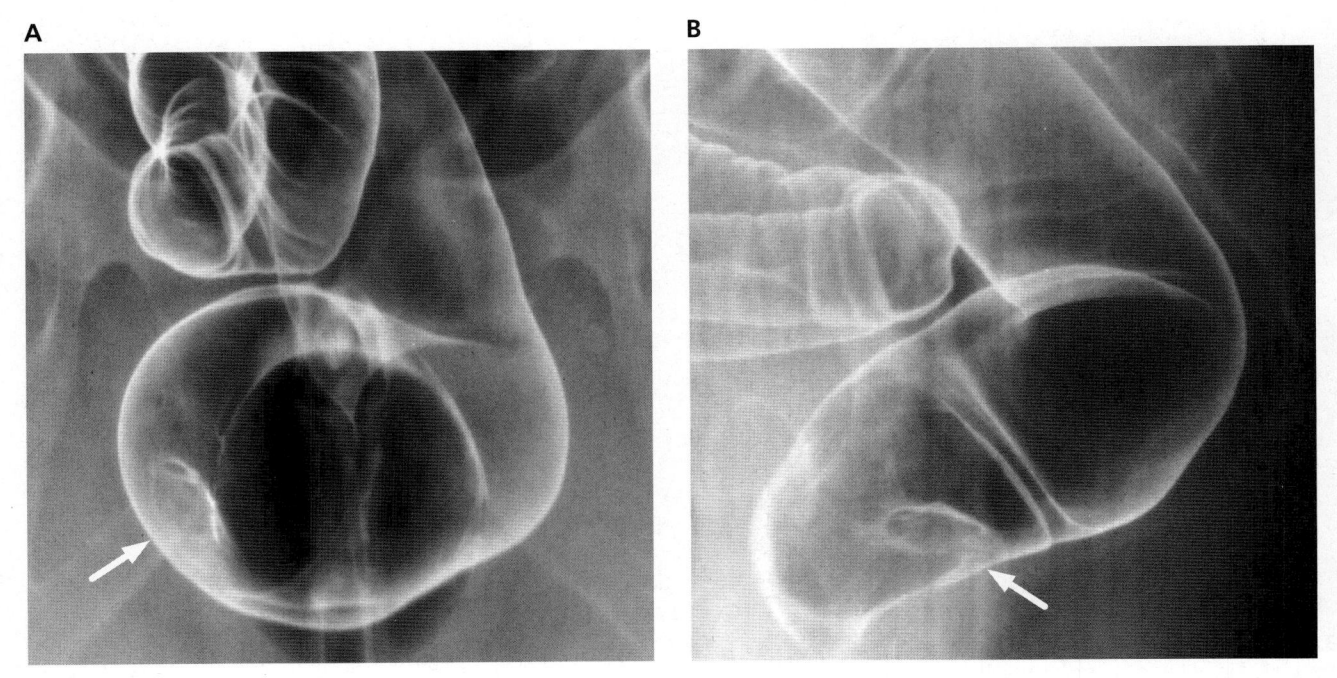

Fig. 3.36-5
Carcinoide retal. Radiografias localizadas (A) anteroposterior e (B) lateral mostram um pólipo séssil lisamente marginado (setas) na parede lateral direita do reto.[48]

Condição	Achados de Imagem	Comentários
Metástases (Figs. 3.36-6 e 3.36-7)	Defeitos de enchimento que são mais comumente múltiplos.	Principais locais primários incluem a mama, pulmão, estômago, ovário, pâncreas e útero. Também melanoma.
Linfoma (Fig. 3.36-8)	Única (raramente múltipla) massa polipoide volumosa.	Diversamente do carcinoma, linfoma muitas vezes produz uma grande massa ou infiltra extensamente um segmento mais longo do cólon.

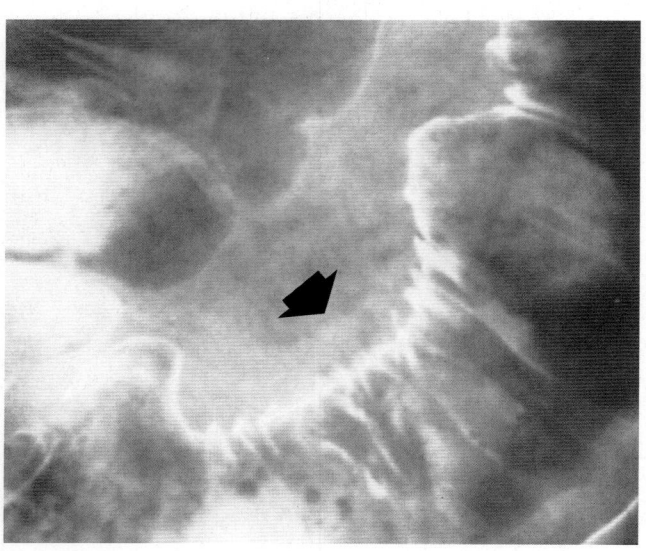

Fig. 3.36-6
Carcinoma do pâncreas metastático ao cólon transverso. Defeito de pressão extrínseco raso com múltiplas espiculações (seta).

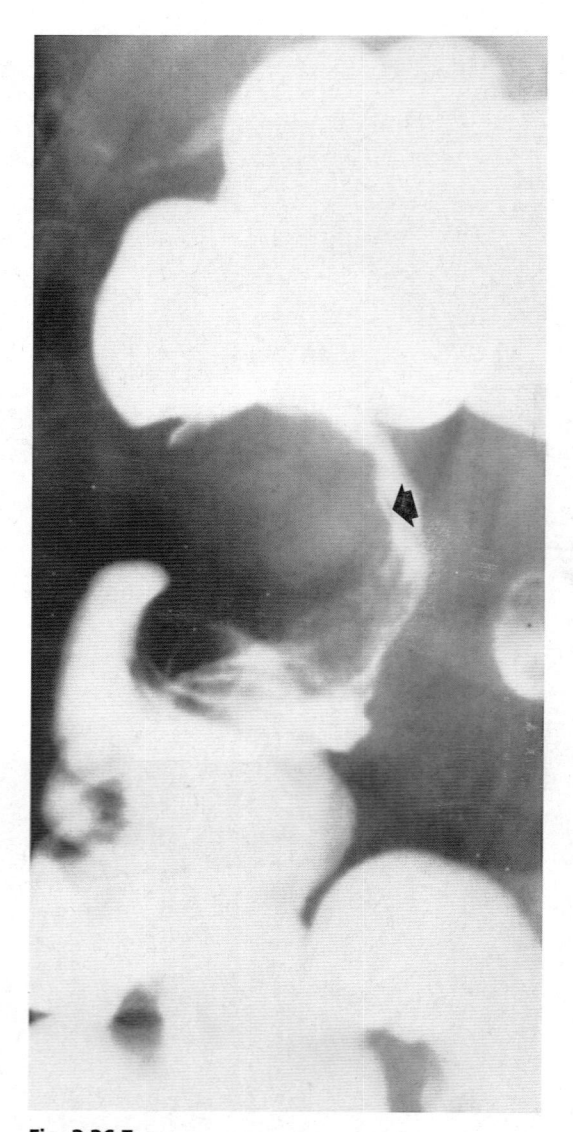

Fig. 3.36-7
Carcinoma do ovário metastático ao cólon ascendente (seta). Grande massa simulando um tumor intramural, extramucoso.

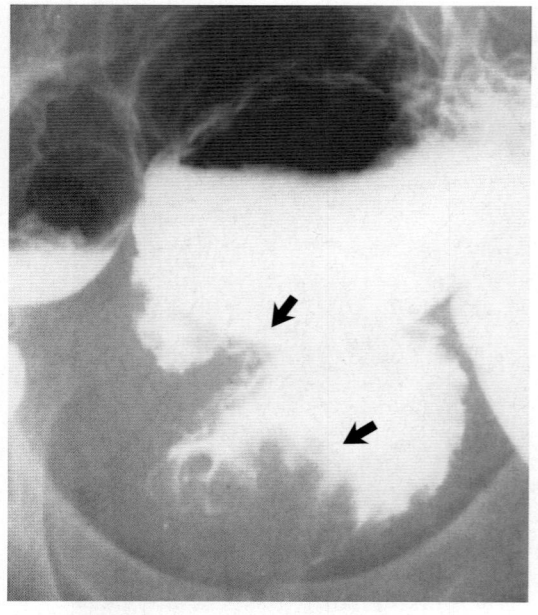

Fig. 3.36-8
Linfoma. Massa volumosa, irregular, ulcerada, comprometendo grande parte do reto (setas).

Condição	Achados de Imagem	Comentários
Tumor carcinoide (Fig. 3.36-5)	Pequeno (< 1 cm) defeito de enchimento polipoide solitário no reto.	Metástases desenvolvem-se em aproximadamente 10% dos pacientes (principalmente quando as lesões são maiores que 2 cm). A maioria é assintomática e encontrada incidentalmente (raramente causam a síndrome carcinoide).

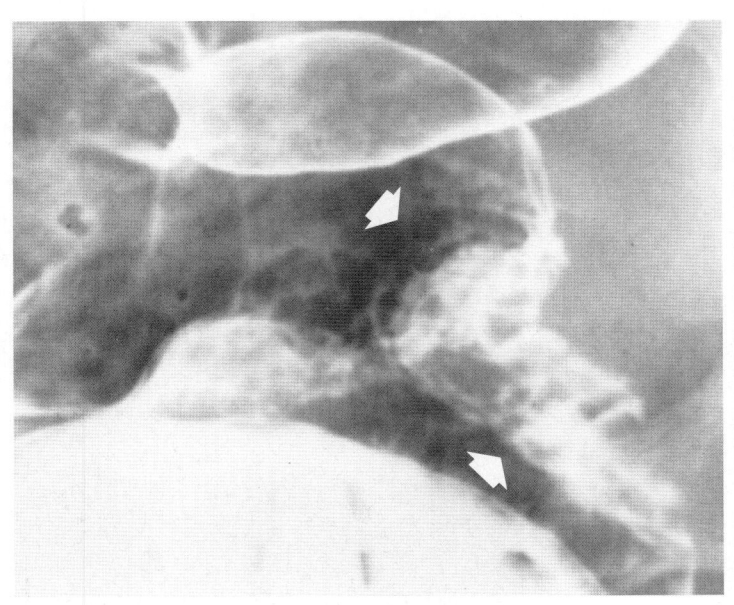

Fig. 3.36-3
Adenoma viloso benigno do reto (setas). Bário é visto enchendo as fendas profundas entre as múltiplas frondes.

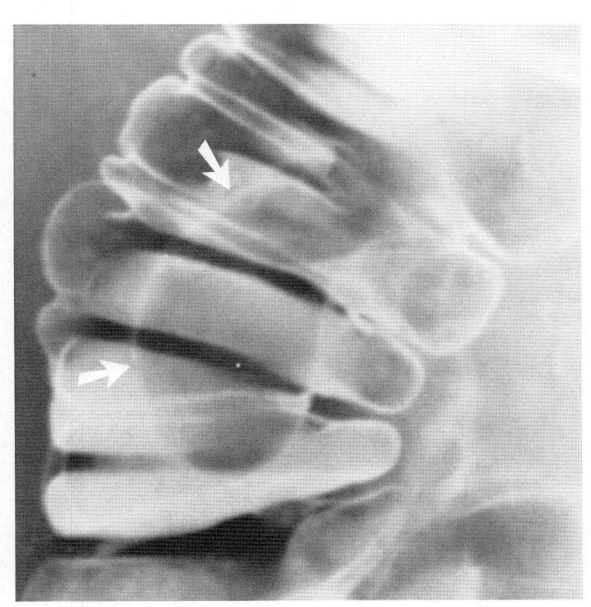

Fig. 3.36-4
Lipoma. Massa no cólon ascendente que é extremamente transparente e possui margens lisas e uma forma de lágrima (setas).

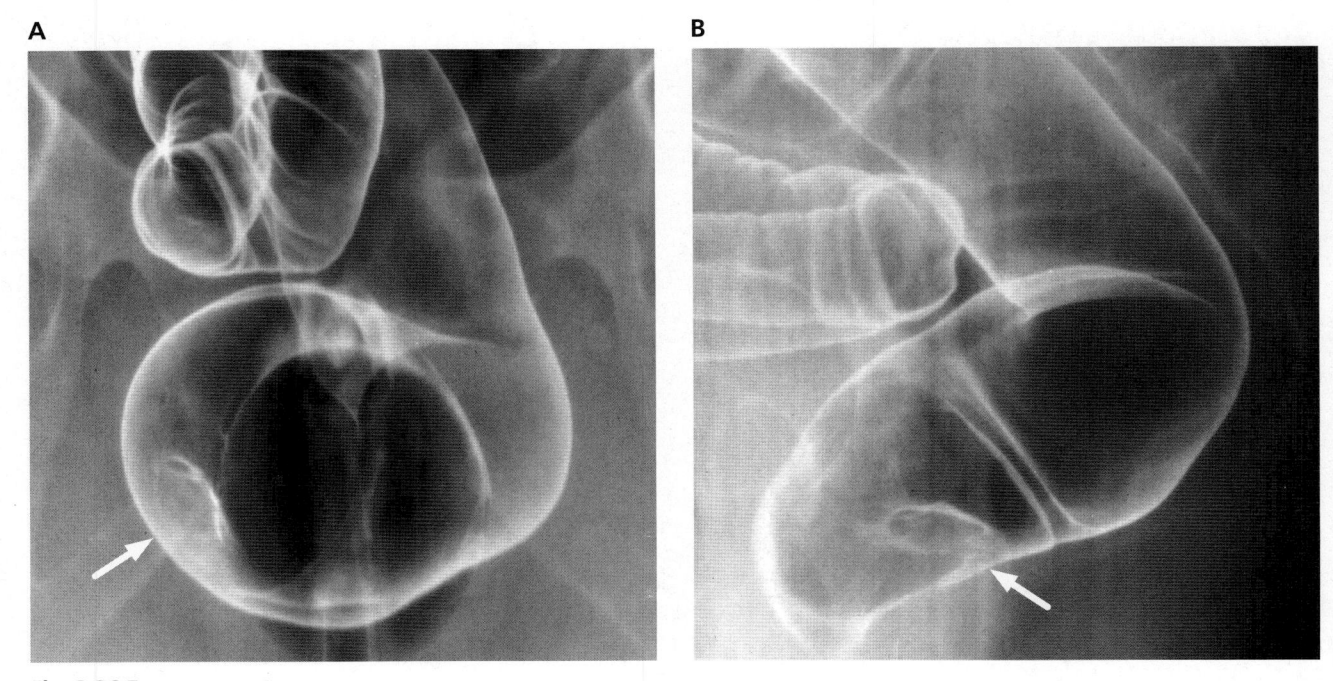

Fig. 3.36-5
Carcinoide retal. Radiografias localizadas (A) anteroposterior e (B) lateral mostram um pólipo séssil lisamente marginado (setas) na parede lateral direita do reto.[48]

Condição	Achados de Imagem	Comentários
Metástases (Figs. 3.36-6 e 3.36-7)	Defeitos de enchimento que são mais comumente múltiplos.	Principais locais primários incluem a mama, pulmão, estômago, ovário, pâncreas e útero. Também melanoma.
Linfoma (Fig. 3.36-8)	Única (raramente múltipla) massa polipoide volumosa.	Diversamente do carcinoma, linfoma muitas vezes produz uma grande massa ou infiltra extensamente um segmento mais longo do cólon.

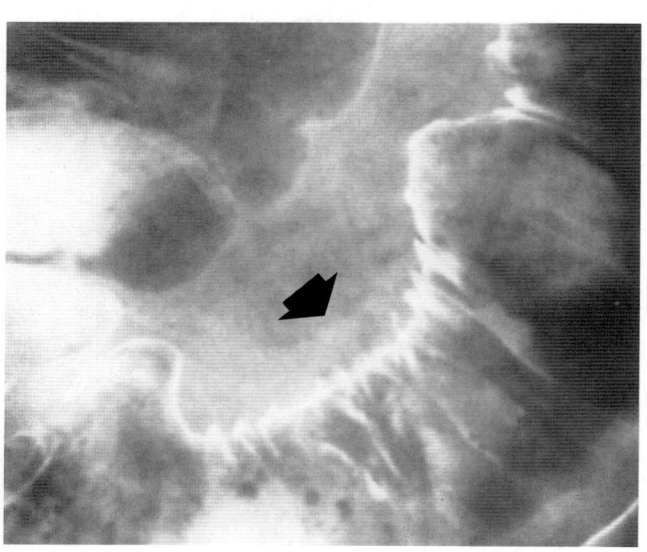

Fig. 3.36-6
Carcinoma do pâncreas metastático ao cólon transverso. Defeito de pressão extrínseco raso com múltiplas espiculações (seta).

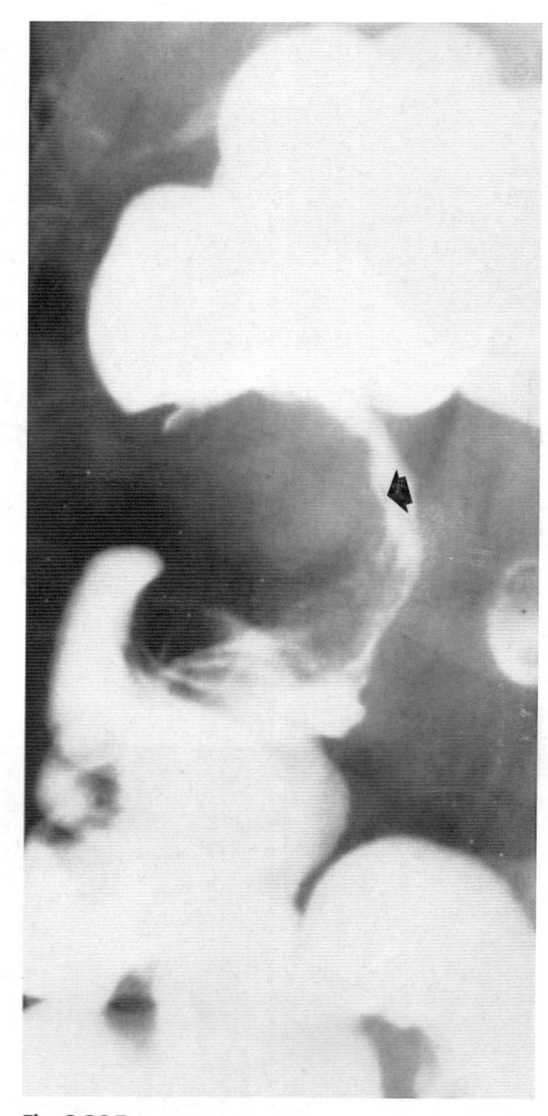

Fig. 3.36-7
Carcinoma do ovário metastático ao cólon ascendente (seta). Grande massa simulando um tumor intramural, extramucoso.

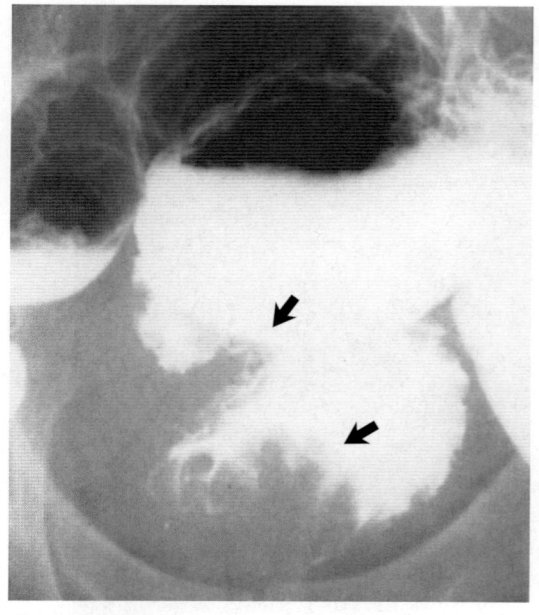

Fig. 3.36-8
Linfoma. Massa volumosa, irregular, ulcerada, comprometendo grande parte do reto (setas).

3.36 ■ DEFEITOS DE ENCHIMENTO NO CÓLON

Condição	Achados de Imagem	Comentários
Síndromes de polipose Polipose familial (Figs. 3.36-9 e 3.36-10)	Múltiplos pólipos adenomatosos.	Distúrbio hereditário (dominante autossômico) com um risco de 100% de desenvolvimento de câncer colorretal.
Síndrome de Gardner (Fig. 3.36-11)	Múltiplos pólipos adenomatosos.	Distúrbio hereditário (dominante autossômico) com um risco de 100% de desenvolvimento de câncer colorretal. Há frequentemente osteomas sinusais e tumores de tecidos moles.
Síndrome de Peutz-Jeghers	Múltiplos pólipos hamartomatosos (afetando principalmente o intestino delgado).	Distúrbio hereditário (dominante autossômico) sem nenhum potencial maligno (2% dos pacientes desenvolvem carcinoma gastrointestinal em outro local; 5% das mulheres têm cistos ou tumores ovarianos). Pigmentação mucocutânea anormal característica (especialmente afetando os lábios e a mucosa bucal).
Síndrome de Turcot	Múltiplos pólipos adenomatosos.	Extremamente rara. Pólipos são associados a tumores cerebrais (usualmente glioblastoma supratentorial).

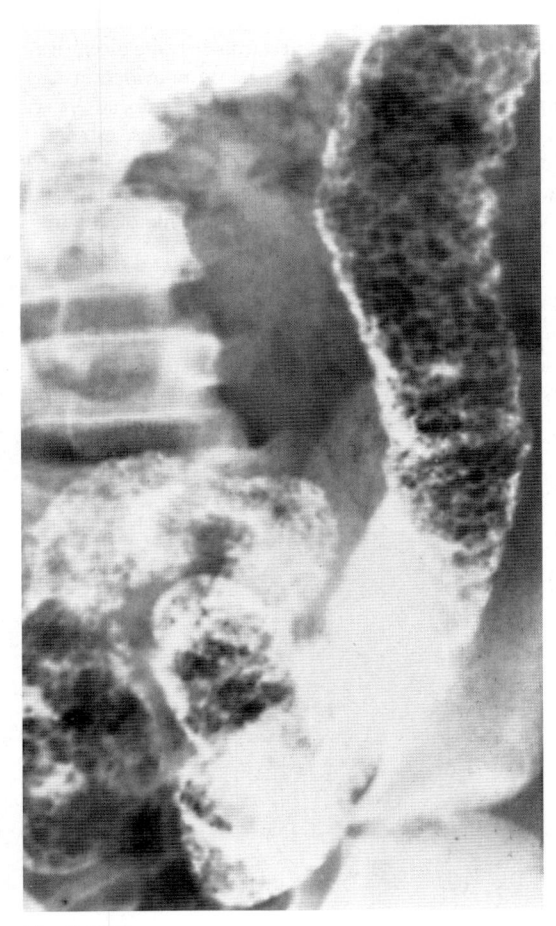

Fig. 3.36-9
Polipose familial.

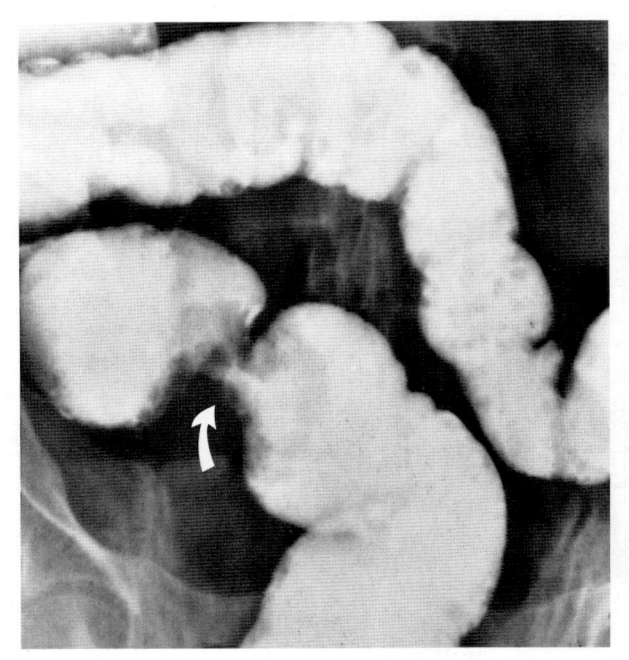

Fig. 3.36-10
Carcinoma do sigmoide (seta) desenvolvendo-se em um paciente com polipose familial de longa duração.

Condição	Achados de Imagem	Comentários
Síndrome de Cronkhite-Canada	Múltiplos pólipos hamartomatosos juvenis.	Nenhum potencial maligno. Apresenta-se mais tarde na vida com má-absorção e diarreia grave. Associada à hiperpigmentação, alopecia e atrofia das unhas das mãos e pés.
Pólipos juvenis múltiplos	Múltiplos pólipos hamartomatosos.	Doença da infância sem potencial maligno (pólipos tendem a se autoamputar ou a regredir). Cirurgia está indicada apenas se houver episódios importantes ou repetidos de sangramento retal ou intussuscepção.
Doença de Cowden	Múltiplos pólipos hamartomatosos.	Rara doença hereditária associada a múltiplas malformações e tumores de vários órgãos. Tipicamente, há papilomatose circum-oral e hiperplasia gengival nodular.
Tumores da crista neural e cólon	Múltiplos pólipos adenomatosos.	Associados a tumores malignos com origem na crista neural (feocromocitoma; carcinoide; síndrome de neoplasia endócrina múltipla tipo II B com carcinoma medular maligno da tireoide).
Síndrome de Ruvalcaba-Myhre-Smith	Múltiplos pólipos hamartomatosos.	Raro distúrbios hereditário (dominante autossômico) com macrocefalia e lesões genitais pigmentadas.
Pseudopolipose inflamatória (Fig. 3.36-12)	Ilhas de mucosa hiperplásica, inflamada (entre áreas de ulceração), simulando múltiplos defeitos de enchimento. Ocasionalmente um único grande pseudopólipo inflamatório.	Mais comumente uma manifestação de colite ulcerativa e colite de Crohn. Geralmente há outra evidência radiográfica do processo inflamatório (ulceração, ausência ou irregularidade de pregas das haustrações, estreitamento da luz) e uma história de diarreia crônica. Um padrão semelhante pode desenvolver-se na colite infecciosa (amebíase, esquistossomose, estrongiloidíase e tricuríase).
Ameboma	Defeitos de enchimento polipoides isolados ou múltiplos.	Granuloma hiperplásico focal (infecção bacteriana secundária de um abscesso amebiano na parede intestinal). Usualmente produz uma lesão anular não distensível com mucosa irregular, simulando carcinoma do cólon.

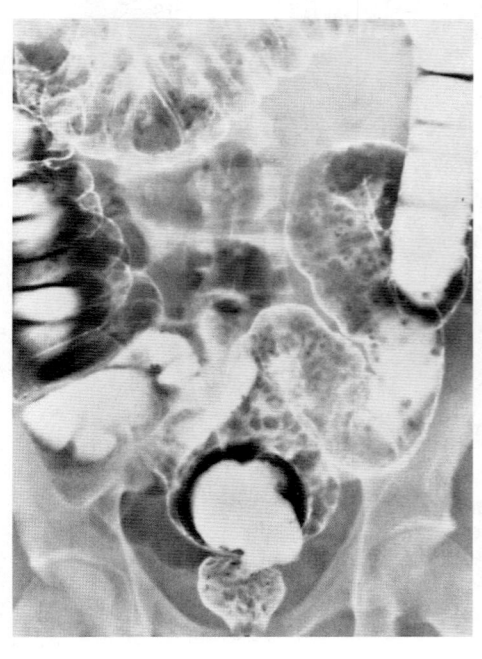

Fig. 3.36-11
Síndrome de Gardner. Inúmeros pólipos adenomatosos em todo o cólon apresentam um aspecto radiográfico indistinguível daquele da polipose familial.

3.36 ■ DEFEITOS DE ENCHIMENTO NO CÓLON

Condição	Achados de Imagem	Comentários
Material fecal (Fig. 3.36-13)	Inúmeros defeitos de enchimento ou uma única massa intraluminal irregular (impacção).	Em geral livremente móvel (ocasionalmente aderente de modo firme e assemelhando-se a um pólipo). Radiografias simples são usualmente diagnósticas de impacção fecal (densidade de tecido mole no reto, contendo múltiplas pequenas áreas radiotransparentes irregulares, refletindo bolsas de gás na massa fecal).
Outros artefatos; corpos estranhos	Variedade bizarra de múltiplos defeitos de enchimento.	Bolhas de ar; fios de muco (longos e finos); corpos estranhos ingeridos.
Endometriose (Fig. 3.36-14)	Defeitos intramurais isolados ou múltiplos, comprometendo o cólon sigmoide.	Focos extrauterinos de endométrio em mulheres em idade reprodutiva. Podem causar pregueamento da mucosa adjacente (fibrose secundária) ou apresentar-se como uma lesão constritiva simulando carcinoma anular.
Intussuscepção (Fig. 3.36-15)	Massa causando obstrução ao fluxo retrógrado de bário. Muitas vezes a aparência de mola comprimida.	Maioria ocorre em crianças (abaixo de 2 anos de idade) e são ileocólicas sem um ponto de avanço específico. Frequentemente podem ser reduzidas pela pressão hidrostática aumentada de um exame de enema de bário cuidadosamente realizado.
Cálculo biliar (ver Fig. 3.53-2)	Defeito de enchimento no reto ou sigmoide distal. Pode conter calcificação laminada.	Raro. O cálculo entra no intestino por meio de uma fístula colecistoduodenal (passando através do íleo terminal) ou de uma fístula colecistocólica direta.
Hemorroidas internas (Fig. 3.36-16)	Múltiplos defeitos de enchimento retais, simulando pólipos.	Geralmente associados a sombras lineares das veias das quais elas se originam.

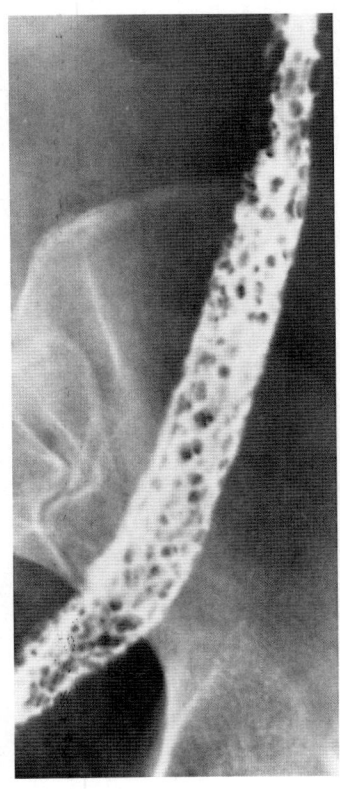

Fig. 3.36-12
Pseudopolipose inflamatória na colite de Crohn.

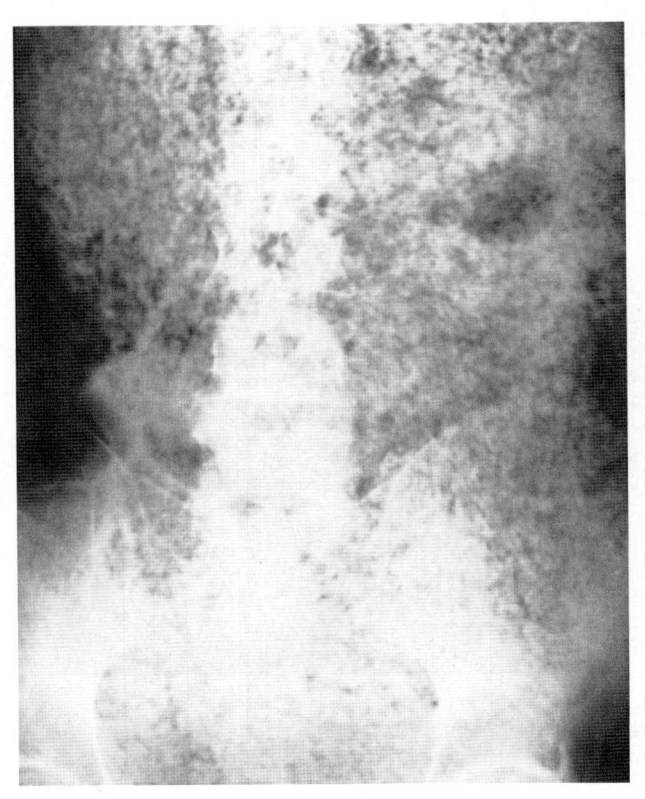

Fig. 3.36-13
Impacção fecal.

Condição	Achados de Imagem	Comentários
Divertículo	Divertículo revestido com bário, cheio de ar, pode imitar um defeito de enchimento.	Anel de bário revestindo um divertículo tem uma margem externa lisa, bem definida e uma margem interna borrada, irregular (oposto de um pólipo). "Defeitos de enchimento" podem ser projetados claros, separados da luz do cólon em vistas oblíquas.
Pneumatosis intestinalis (ver Fig. 3.37-4)	Coleção intramural de gás, simulando múltiplos pólipos do cólon.	"Defeitos de enchimento" são extremamente transparentes e mudam de forma, quando o abdome é palpado.
Colitis cystica profunda	Múltiplos defeitos de enchimento irregulares no retossigmoide. Massa retal única pode simular um pólipo séssil.	Grandes cistos submucosos, revestidos por epitélio mucoso, afetando um curto segmento do intestino. Condição benigna sem nenhum potencial maligno.
Hiperplasia linfoide nodular (Fig. 3.36-17)	Múltiplos diminutos defeitos de enchimento nodulares uniformemente distribuídos por todo o intestino comprometido.	Agregados de tecido linfoide que podem simular polipose familial, pseudopolipose de doença intestinal inflamatória, ou linfoma nodular. Floco característico de bário no centro de cada "pólipo" (umbilicação nos ápices dos nódulos linfoides).
Padrão folicular linfoide (Fig. 3.36-18)	Múltiplos diminutos defeitos de enchimento nodulares uniformemente distribuídos por todo o intestino comprometido.	Achado normal em crianças. Também ocorre em 10 a 15% dos adultos em exame com duplo contraste. Ausência de flocos de bário nos centros dos "pólipos".
Fibrose cística	Múltiplos defeitos de enchimento pouco definidos, simulando polipose.	Coleções aderentes de muco viscoso que raramente podem ser adequadamente removidas antes de um exame de enema de bário.
Padrão de edema submucoso (Fig. 3.36-19)	Grandes placas, redondas ou poligonais, elevadas em intestino grosseiramente dilatado.	Inicialmente descrito como "urticária colônica" (reação de hipersensibilidade, comprometendo predominantemente o cólon direito). Também pode ocorrer secundariamente a carcinoma obstrutivo, volvo cecal, isquemia, íleo do cólon, obstrução colônia benigna e infecção herpes-zóster.

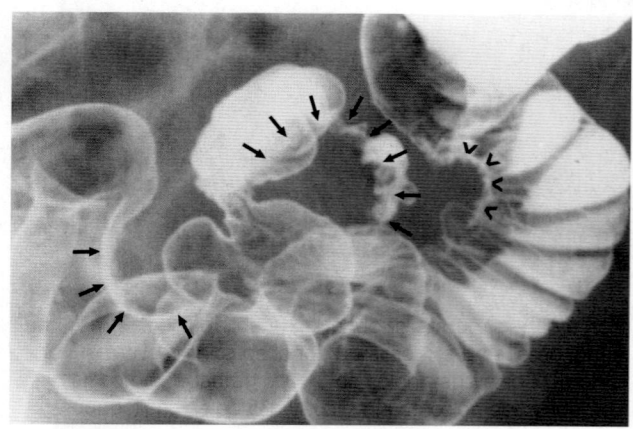

Fig. 3.36-14
Endometriose. Três implantes endometriais separados (setas e pontas de seta) no cólon sigmoide. A lesão mais distal tem uma interface lisa com a parede intestinal, indicando ausência de invasão intramural. As duas lesões mais proximais demonstram crenulações que indicam invasão intramural ou submucosa.[49]

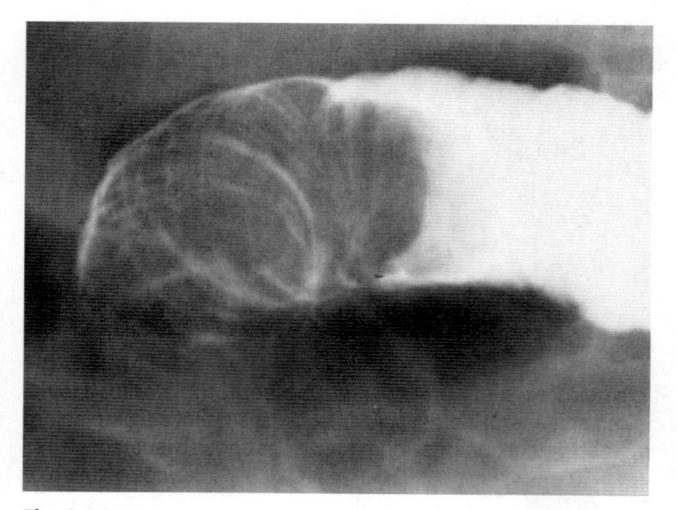

Fig. 3.36-15
Intussuscepção. Obstrução do cólon na flexura hepática. Observar a aparência característica de mola enrolada.

3.36 ■ DEFEITOS DE ENCHIMENTO NO CÓLON

Condição	Achados de Imagem	Comentários
Pseudopólipos ulcerativos proximais a uma obstrução	Nodularidade proeminente com formação de pseudopólipo (simula colite ulcerada).	Provavelmente causados por isquemia (devido à distensão do intestino com fluxo intestinal diminuído). Intestino distal ao ponto de obstrução parece normal.
Amiloidose	Defeitos de enchimento individualizados isolados ou múltiplos.	Coleção isolada de amiloide usualmente compromete o reto e simula um neoplasma.
Outras condições	Vários padrões.	Varizes colônicas, papila anal hipertrofiada e plasmocitoma extramedular.

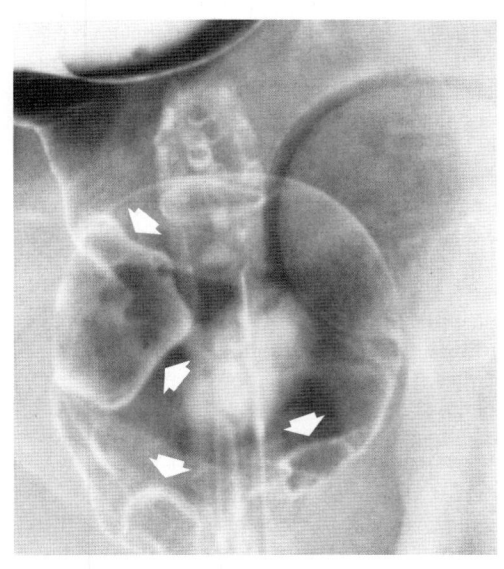

Fig. 3.36-16
Hemorroidas internas. Múltiplos defeitos de enchimento retais (setas) simulam pólipos.

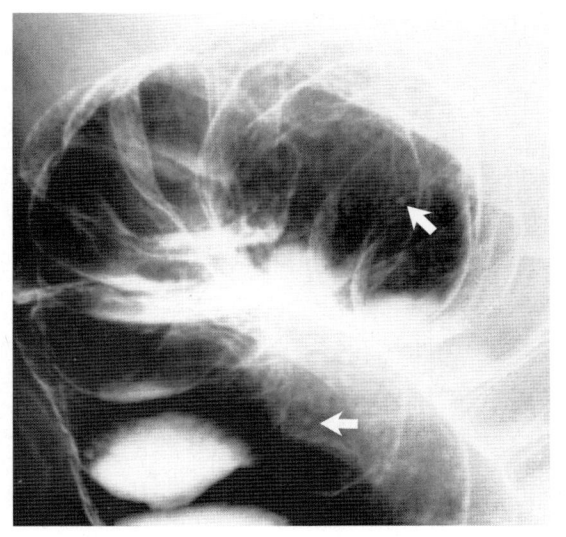

Fig. 3.36-17
Hiperplasia linfoide nodular. As setas apontam flocos característicos de bário nos centros de várias das massas linfoides.

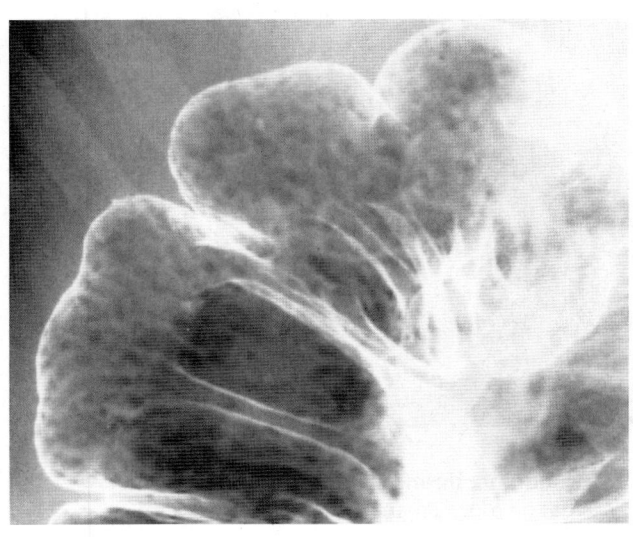

Fig. 3.36-18
Padrão folicular linfoide em um adulto.[50]

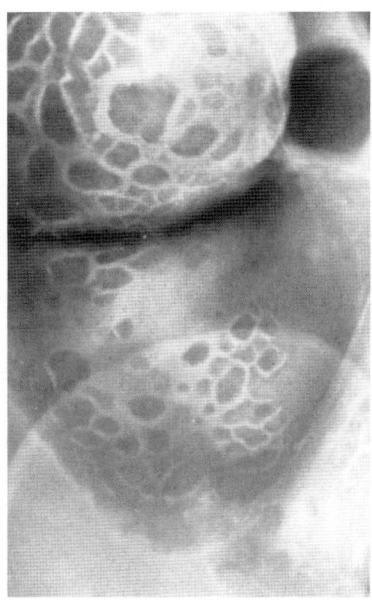

Fig. 3.36-19
Urticária colônia. Grandes placas elevadas poligonais em um ceco e cólon ascendente dilatados.

3.37 ■ "Impressões Digitais" do Cólon*

Condição	Comentários
Colite isquêmica (Fig. 3.37-1)	Comprometimento segmentar resultante de doença vascular oclusiva ou hemorragia intramural (superdose de anticoagulante, diátese hemorrágica). Usualmente reverte a um aspecto radiográfico normal se boa circulação colateral for estabelecida. Pode curar-se por formação de estenose.
Colite ulcerativa e colite de Crohn	Múltiplos defeitos de contorno simétricos simulando impressões digitais. Geralmente comprometem o reto na colite ulcerativa (comprometimento retal é infrequente na colite isquêmica). Úlceras lineares transversais, áreas salteadas e doença ileal terminal sugerem colite de Crohn.
Colite infecciosa	Manifestação rara de amebíase, esquistossomose, estrongiloidíase, salmonelose, anisakíase e citomegalovírus.
Colite pseudomembranosa (Fig. 3.37-2)	Impressões digitais generalizadas acometendo o cólon inteiro, diferentemente do padrão segmentar na doença isquêmica. Desenvolve-se após uma série de antibioticoterapia, com as impressões digitais refletindo espessamento marcado da parede intestinal.
Lesão maligna (Fig. 3.37-3)	Muitas vezes, padrão assimétrico ou irregular de impressões digitais que é causado por infiltrado celular na submucosa em linfoma e metástases hematogênicas. Início insidioso, diferentemente da apresentação aguda da colite isquêmica.

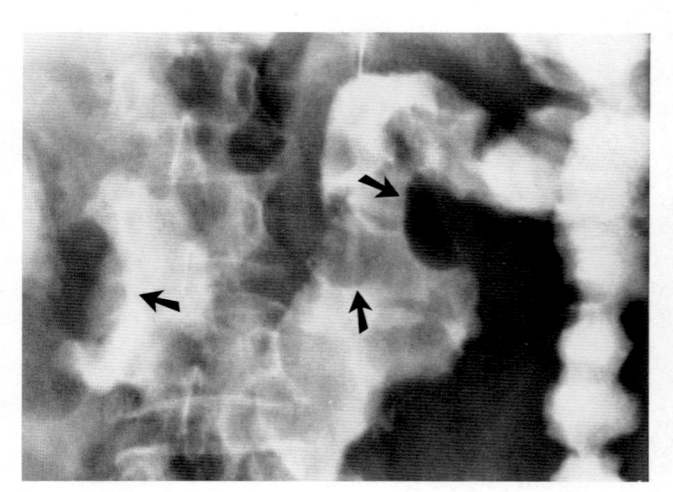

Fig. 3.37-1
Colite isquêmica. Múltiplos defeitos de enchimento (setas) causam endentações nas margens das porções transversa e descendente do cólon.

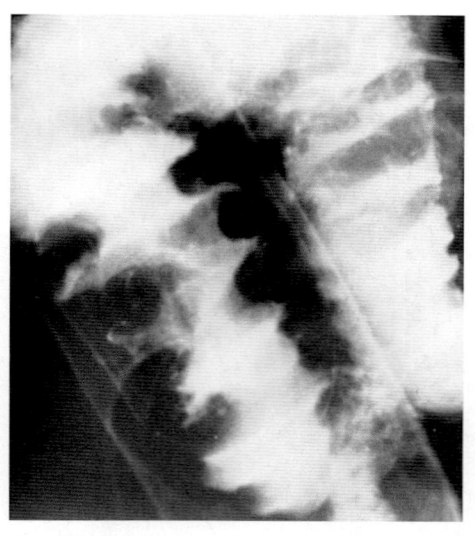

Fig. 3.37-2
Colite pseudomembranosa. Bandas transversas largas de espessamento mural.[51]

*Padrão: Endentações marginais semelhantes a impressões digitais, nitidamente definidas, ao longo da parede do cólon.

Condição	Comentários
Endometriose	Múltiplos defeitos de enchimento intramurais, simulando impressões digitais que se desenvolvem em mulheres em idade reprodutiva.
Amiloidose	Deposição de amiloide na camada submucosa do cólon.
Pneumatosis intestinalis (Fig. 3.37-4)	As massas polipoides endentando a coluna de bário são compostas por densidade de ar em vez de densidade de tecido mole.
Diverticulose	Efeito de acordeão, simulando impressões digitais que refletem marcas de haustrações acentuadas graças à hipertrofia muscular extensa da parede intestinal. Usualmente há múltiplos divertículos e evidência de espessamento e espasmo musculares.
Edema angioneurótico hereditário	Padrão de impressões digitais desenvolve-se durante ataques agudos e reverte a um aspecto radiográfico normal, uma vez o episódio agudo regrida.

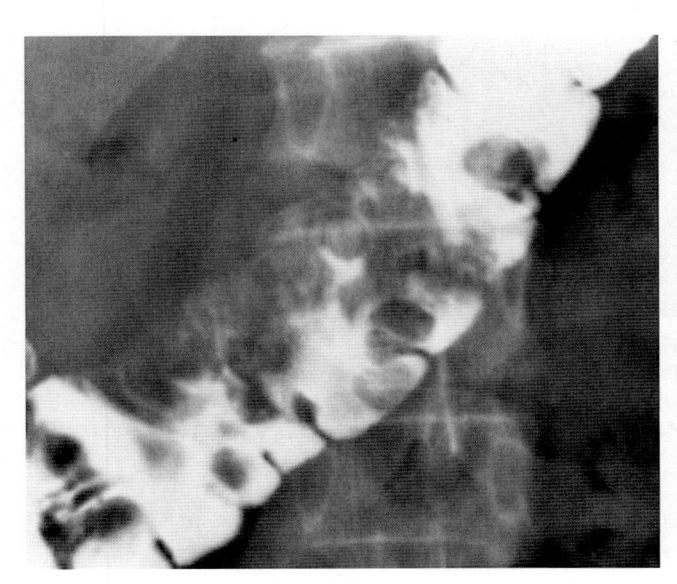

Fig. 3.37-3
Linfoma. Infiltrado celular submucoso produz o padrão radiográfico de impressões digitais.

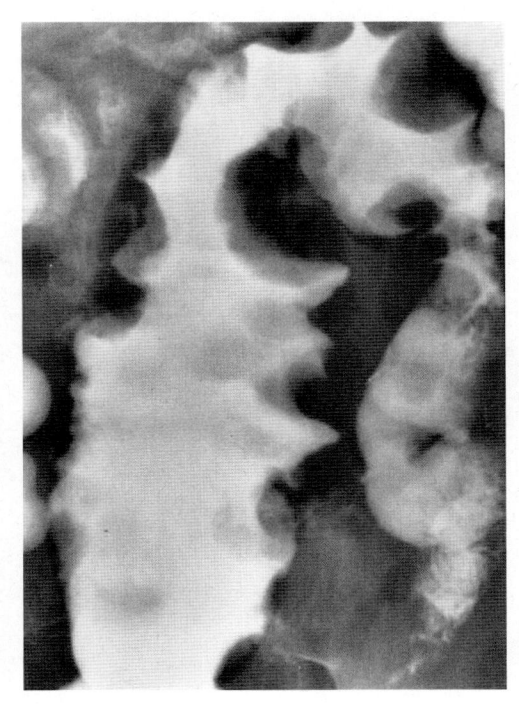

Fig. 3.37-4
Pneumatosis intestinalis. Massas polipoides endentando a coluna de bário são compostas por densidade de ar em vez de densidade de tecido mole.

3.38 ■ Duplo Trajeto no Cólon

Condição	Comentários
Diverticulite (Figs. 3.38-1 e 3.38-2)	Compromete principalmente a região sigmóidea. Representa um trato fistuloso dissecando que provavelmente resultou de múltiplas comunicações fistulosas com um abscesso diverticular paracólico.
Doença de Crohn (Fig. 3.38-3)	Longo trato fistuloso extraluminal que pode ser indistinguível de diverticulite clínica e radiograficamente. Ulceração, pregas edematosas e distorcidas, e outros locais de comprometimento do cólon sugerem doença de Crohn.
Carcinoma do cólon (Fig. 3.38-4)	Compromete principalmente o cólon sigmoide. Causado por ulceração transmural, levando à perfuração com formação de abscesso na gordura pericólica. Difícil de distinguir de diverticulite, a não ser que haja clara evidência radiográfica de inflamação intestinal.

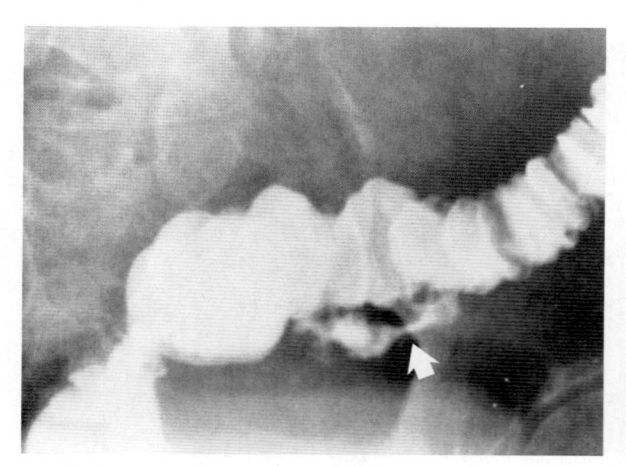

Fig. 3.38-1
Peridiverticulite dissecante. Há um trato extraluminal curto (seta) ao longo da borda antimesocólica do cólon sigmoide. Notar a ausência aparente de outros divertículos demonstráveis.

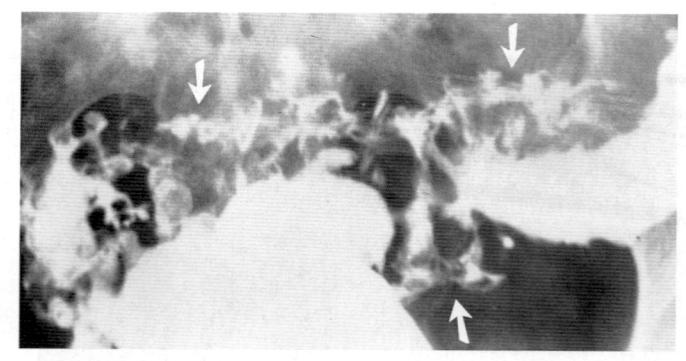

Fig. 3.38-2
Peridiverticulite dissecante. Há comprometimento sigmóideo difuso com tratos extraluminais estendendo-se ao longo de ambos as bordas mesocólica (setas superiores) e antimesocólica (seta inferior).

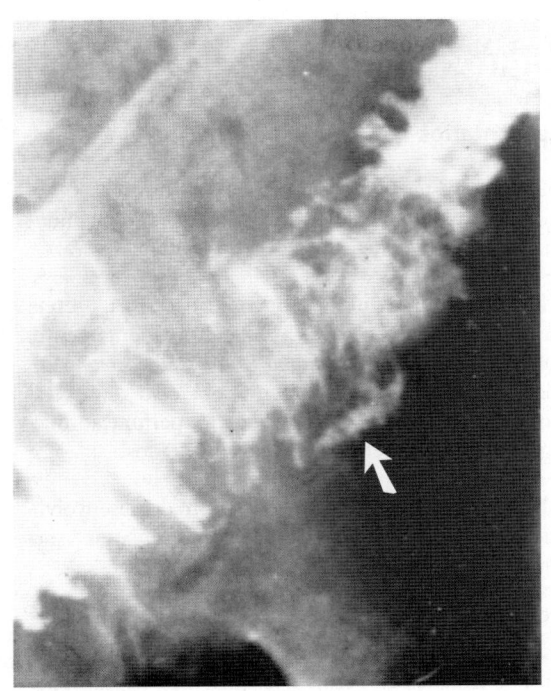

Fig. 3.38-3
Colite de Crohn enxertada sobre diverticulose. Um trato de 1,5 cm de bário (seta) é visível ao longo da borda antimesocólica do sigmoide. O padrão do pregueado mucoso aparece granuloso e ulcerado, e múltiplos divertículos são evidentes.[52]

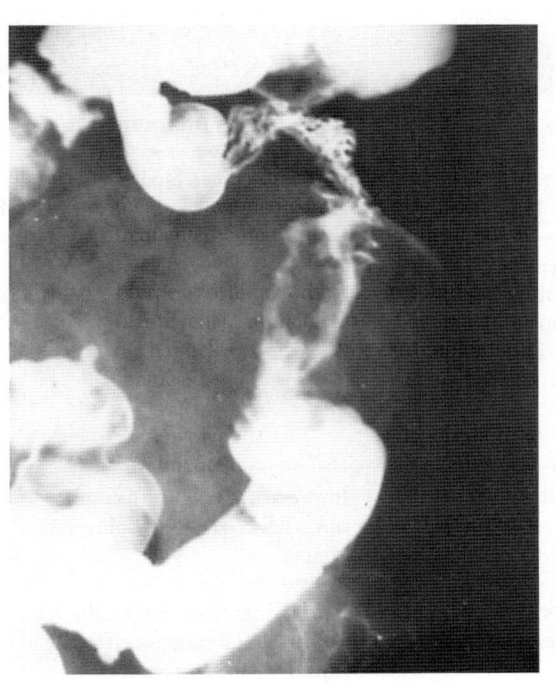

Fig. 3.38-4
Carcinoma primário do cólon descendente distal produzindo uma aparência de duplo trajeto em razão da perfuração transmural.[52]

3.39 ■ Aumento do Espaço Retrorretal

Condição	Achados de Imagem	Comentários
Variante normal (Fig. 3.39-1)	Alargamento do espaço retrorretal sem nenhuma evidência de uma anormalidade do reto, sacro ou tecidos moles pré-sacrais.	Mais de um terço dos indivíduos têm um espaço retrorretal "aumentado" (> 1,5 cm) sem nenhuma anormalidade subjacente. A maioria é grande ou obesa.
Doença intestinal inflamatória (Fig. 3.39-2)	Comprometimento retal (ulceração, estreitamento).	Mais comumente causada por colite ulcerativa. Outras causas incluem doença de Crohn e, infrequentemente, tuberculose, amebíase, *lymphogranuloma venereum*, radiação ou isquemia. Raramente, abscesso retrorretal por diverticulite, apêndice perfurado, perfuração maligna ou cistos desenvolvimentais infectados.
Tumor retrorretal benigno	Impressão extrínseca lisa sobre a parede posterior. Mucosa retal sobrejacente permanece intacta.	Mais comumente em razão de um cisto do desenvolvimento (especialmente cisto dermoide). Causas raras incluem lipoma e hemangioendotelioma.
Malignidade primária ou metastática (Fig. 3.39-3)	Estreitamento irregular do reto. Pode haver destruição da mucosa e formação de prateleira (mesmo com metástases).	Quase todos os tumores primários são adenocarcinomas (raros linfomas, sarcomas, carcinomas cloacogênicos). Metástases incluem carcinomas da próstata, bexiga, colo e ovário. Pode ser difícil distinguir um espaço retrorretal alargado causado por efeitos de radiação daquele em decorrência de tumor recorrente.
Tumor neurogênico	Desvio anterior do reto sem invasão da parede intestinal.	Cordomas frequentemente causam expansão e destruição do sacro (50% mostram calcificações amorfas). Um neurofibroma originando-se em um forame sacral pode aumentá-lo e deformá-lo.

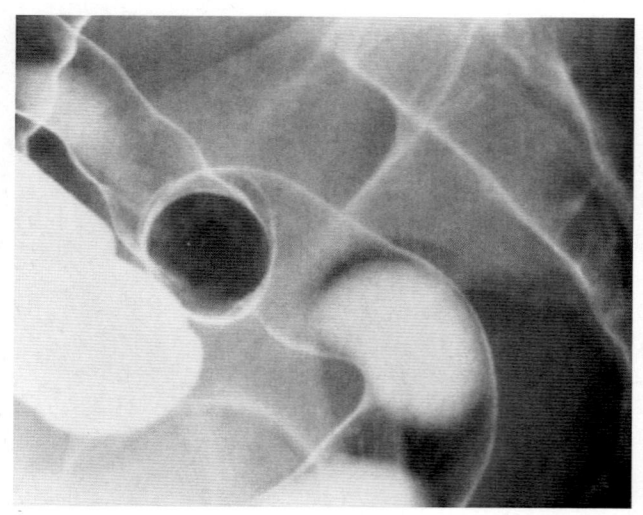

Fig. 3.39-1
Variante normal. Embora o espaço retrorretal medisse 2 cm, o paciente não tinha nenhuma anormalidade pela história clínica, exame retal digital ou proctoscopia.

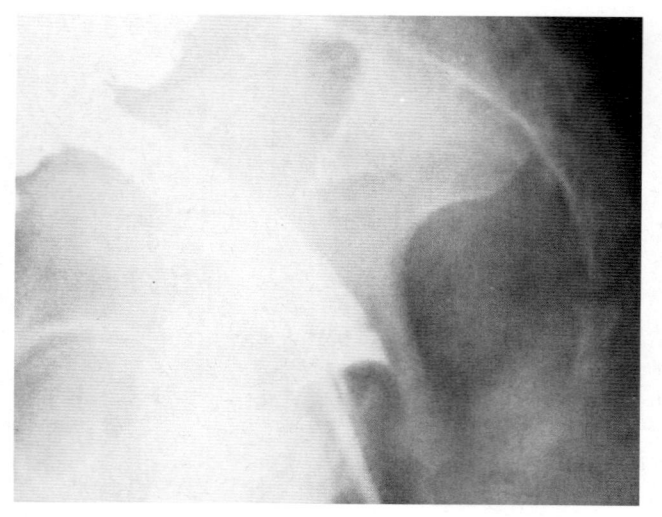

Fig. 3.39-2
Lymphogranuloma venereum. Estreitamento liso característico do reto com alargamento do espaço retrorretal.

Condição	Achados de Imagem	Comentários
Tumor sacral	Várias anormalidades comprometendo o sacro.	Malignidades primárias e secundárias causam destruição óssea; uma meningocele sacral anterior é associada a um sacro anômalo; e teratomas sacrococcígeos frequentemente contêm calcificação.
Lipomatose pélvica/doença de Cushing	Reto estreitado com um espaço retrorretal excessivamente transparente.	Deposição maciça de gordura na pelve.
Fratura sacral prévia	Evidência de uma fratura sacral antiga.	Sangramento dentro dos tecidos moles pré-sacrais causa um espaço retrorretal alargado.
Colitis cystica profunda	Múltiplos defeitos de enchimento intraluminais no reto.	Defeitos de enchimento representam dilatação cística de glândulas mucosas do cólon.
Ressecção parcial do sigmoide (Fig. 3.39-4)	Encurtamento do cólon retossigmoide.	Trauma operatório altera as relações anatômicas normais na pelve.

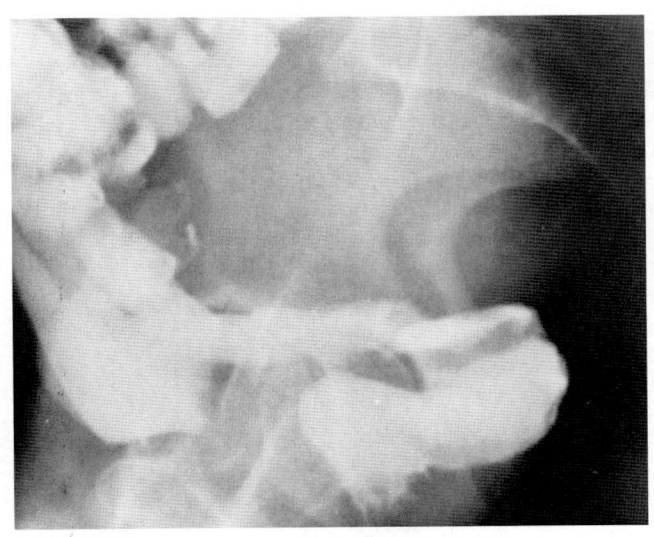

Fig. 3.39-3
Linfoma. Alargamento acentuado do espaço retrorretal com estreitamento de um segmento longo do retossigmoide.

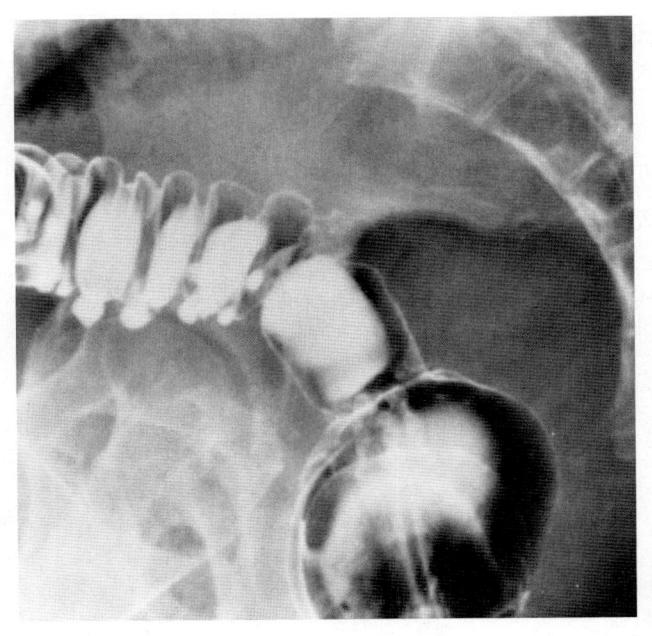

Fig. 3.39-4
Ressecção do retossigmoide para carcinoma. Alargamento do espaço retrorretal é em razão de trauma operatório alterando as relações anatômicas normais na pelve.

3.40 ■ Alterações no Tamanho da Vesícula Biliar

Condição	Achados de Imagem	Comentários
Fenômeno de Courvoisier (Fig. 3.40-1)	Vesícula biliar aumentada.	Causado por doença neoplásica extra-hepática (originada na cabeça do pâncreas, papila duodenal, ampola de Vater ou ducto colédoco inferior). Usualmente produz icterícia e uma vesícula biliar não dolorosa palpável.
Hidropisia/empiema	Vesícula biliar aumentada.	Complicações de colecistite aguda. Ausência de icterícia.
Vagotomia	Vesícula biliar aumentada.	Ausência de evidência de obstrução das vias biliares. Tamanho da vesícula biliar no estado de repouso é aproximadamente o dobro do normal após uma vagotomia troncular.
Diabetes melito	Vesícula biliar aumentada.	Vista em 20% dos pacientes com diabetes e provavelmente reflete uma neuropatia autonômica. Incidência aumentada de cálculos biliares.
Colecistite crônica (Fig. 3.40-2)	Vesícula biliar pequena, retraída.	Espessamento e contração fibrosa da parede da vesícula biliar.
Fibrose cística	Vesícula biliar pequena, retraída.	Em 30 a 50% dos pacientes com fibrose cística, a vesícula biliar tem múltiplas trabeculações semelhantes a membranas, e está cheia de bile grossa, viscosa, incolor e muco. Incidência aumentada de cálculos biliares.
Vesícula biliar multisseptada congênita	Vesícula biliar pequena com padrão de favo de mel.	Múltiplos septos intercomunicantes dividem a luz da vesícula biliar. Incidência aumentada de infecção e formação de cálculos biliares.
Hipoplasia da vesícula biliar	Vesícula biliar muito pequena.	Vesícula biliar é meramente uma bolsa pequena, rudimentar, na extremidade do ducto cístico.

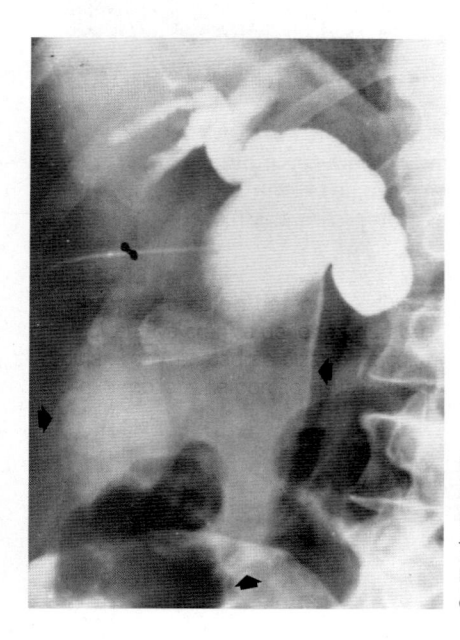

Fig. 3.40-1
Fenômeno de Courvoisier. Enorme vesícula biliar (setas) injetada por erro em colangiografia hepática percutânea. O paciente tinha carcinoma do pâncreas e se apresentava com icterícia indolor.

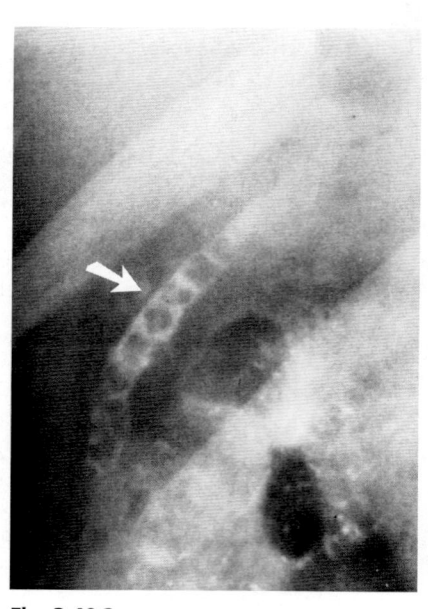

Fig. 3.40-2
Colecistite crônica. Múltiplos cálculos radiotransparentes (seta) enchem a pequena vesícula biliar retraída.

3.41 ■ Defeitos de Enchimento em uma Vesícula Opacificada

Condição	Achados de Imagem	Comentários
Cálculos biliares (Figs. 3.41-1 a 3.41-3)	Variável tamanho, forma, número e grau de calcificações. Elas são geralmente livremente móveis e se depositam na porção inferior da vesícula biliar (o nível depende da relação entre a densidade do cálculo e a da bile circundante).	Aproximadamente 80% são cálculos transparentes de colesterol, enquanto 20% contêm cálcio suficiente para serem radiograficamente detectáveis. A incidência de cálculos biliares aumenta em vários estados de doença (anemias hemolíticas, cirrose, diabetes, doença de Crohn, hiperparatireoidismo, doença pancreática) e vários distúrbios metabólicos. Infrequentemente, um cálculo biliar revestido por muco viscoso adere à parede da vesícula biliar.

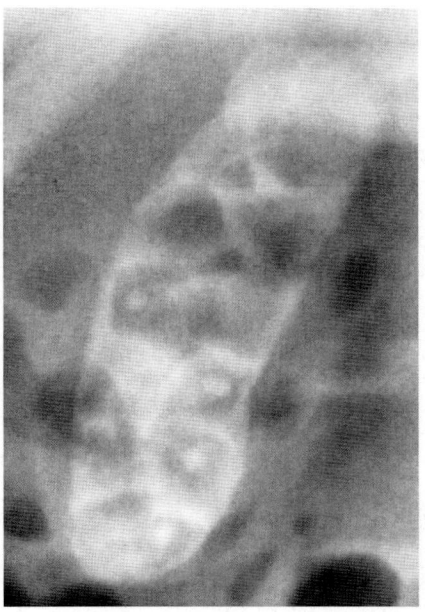

Fig. 3.41-1
Cálculos biliares radiotransparentes múltiplos, muitos dos quais contêm um ninho de calcificação.

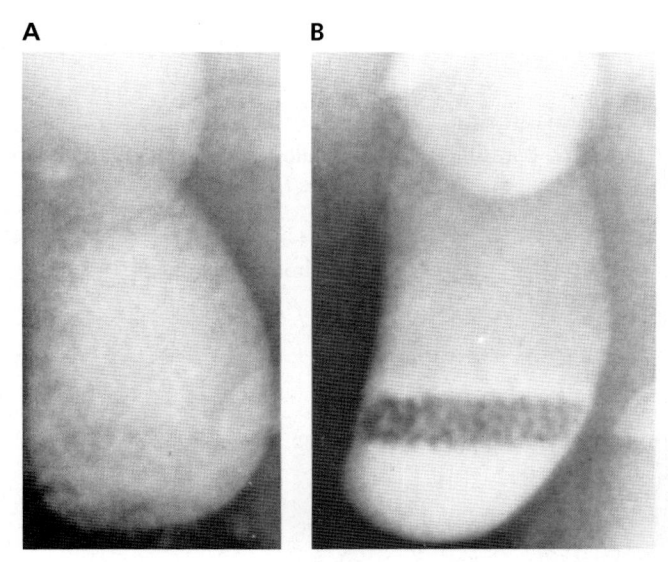

Fig. 3.41-2
Sedimentação dos cálculos biliares. (A) Com o paciente supino, os cálculos estão pouco definidos e têm uma consistência semelhante a pedrisco. (B) Em um filme ereto tirado com um feixe horizontal, os inúmeros cálculos biliares sedimentam e são vistos facilmente.

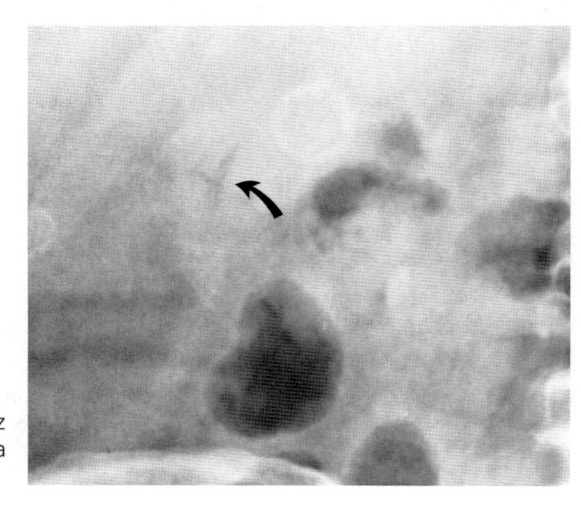

Fig. 3.41-3
Fissuração de um cálculo biliar. Sinal da Mercedes-Benz (seta). Observar o cálculo biliar adjacente com uma orla radiopaca.

Condição	Achados de Imagem	Comentários
Colesterolose (vesícula biliar em morango) (Fig. 3.41-4)	Pequenos defeitos de enchimento polipoides, isolados ou múltiplos (mais bem vistos após uma refeição gordurosa).	Depósitos anormais de ésteres de colesterol em macrófagos carregados de gordura na lâmina própria da parede da vesícula biliar. Nenhum potencial maligno.
Adenomioma (Figs. 3.41-5 e 3.41-6)	Defeito de enchimento isolado situado na extremidade do fundo.	Na adenomiomatose, coleções ovais isoladas ou múltiplas de material de contraste (seios de Rokitansky-Aschoff) são projetadas imediatamente fora da luz da vesícula biliar.
Tumor benigno	Defeito de enchimento fixo.	Raro. Principalmente pólipos adenomatosos e adenomas papilíferos (papiloma, adenoma viloso).
Carcinoma da vesícula biliar (Fig. 3.41-7)	Pólipo fixo solitário ou defeito de enchimento mural irregular.	Manifestação rara (a vesícula biliar usualmente não é visualizada na presença de um carcinoma). Afeta principalmente mulheres idosas e geralmente é associado à colelitíase.
Metástases	Defeitos de enchimento fixos isolados ou múltiplos.	Mais comumente, melanoma (ocorre em aproximadamente 15% dos pacientes com a doença, mas raramente é detectável radiograficamente).
Granuloma parasitário	Nódulos fixos isolados ou múltiplos.	Ovos de *Ascaris lumbricoides* ou *Paragonimus westermani* depositados na vesícula biliar provocam uma infiltração intensa de células inflamatórias.
Leucodistrofia metacromática	Defeitos de enchimento isolados ou múltiplos.	Condição muito rara na qual há deposição de sulfatídeos metacromáticos em razão de uma deficiência enzimática.

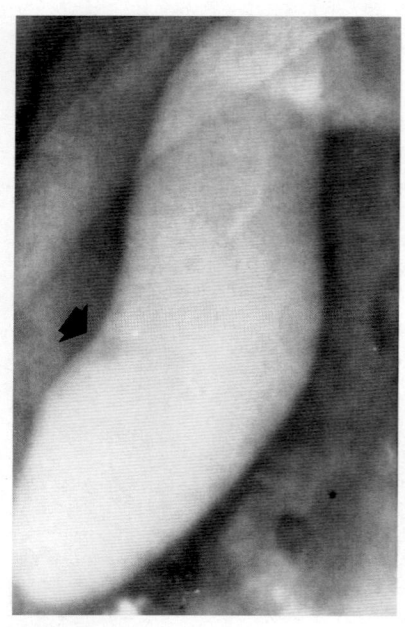

Fig. 3.41-4
Pólipo de colesterol (seta).

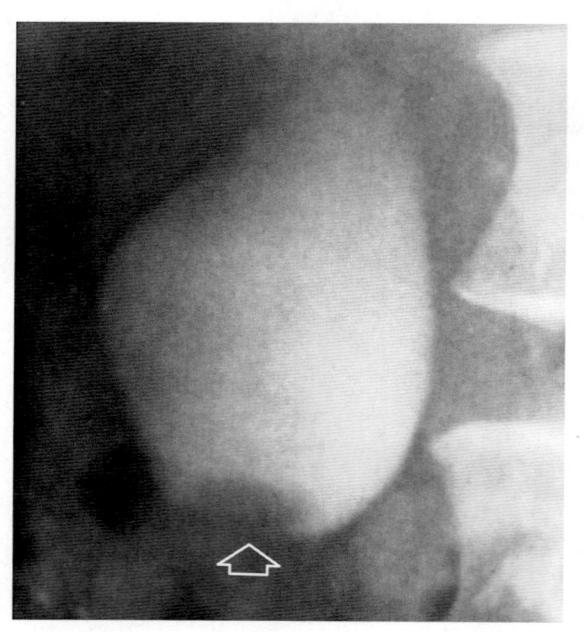

Fig. 3.41-5
Adenomioma solitário. Uma massa larga (seta) é evidente na extremidade do fundo da vesícula biliar.

3.41 ■ DEFEITOS DE ENCHIMENTO EM UMA VESÍCULA OPACIFICADA

Condição	Achados de Imagem	Comentários
Pseudopólipo	Defeito de enchimento fixo que pode simular um tumor verdadeiro.	Prega ou septo congênito (p. ex., barrete frígio); tecido gástrico ou pancreático heterotópico; artefatos de projeção (dobramento ou enrolamento da junção enre o colo da vesícula biliar e o ducto cístico ou um ducto cístico transparente superposto ao colo opaco da vesícula biliar).

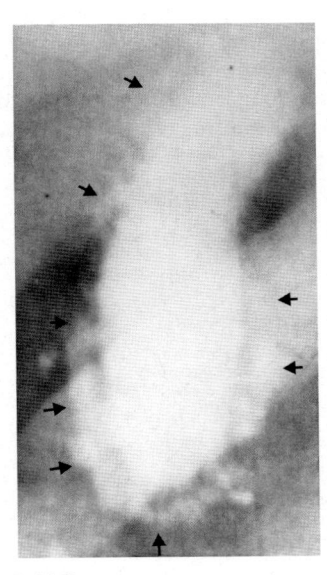

Fig. 3.41-6
Adenomiomatose. Seios de Rokitansky-Aschoff estão espalhados difusamente por toda a vesícula biliar. As coleções de material de contraste intramural parecem ser paralelas à luz da vesícula biliar opacificada (setas), da qual elas são separadas por um espaço radiotransparente que representa a espessura da mucosa e muscular.

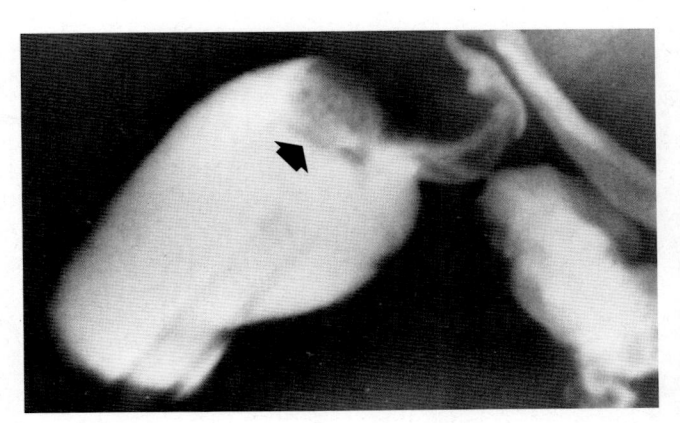

Fig. 3.41-7
Carcinoma da vesícula biliar. Massa mural irregular (seta) com tumor se estendendo para o ducto cístico.

3.42 ■ Defeitos de Enchimento nos Ductos Biliares

Condição	Achados de Imagem	Comentários
Cálculos biliares (Figs. 3.42-1 e 3.42-2)	Defeitos de enchimento isolados ou múltiplos que se movem livremente e mudam de localização com alterações na posição do paciente.	Geralmente originam-se na vesícula biliar e alcançam o ducto colédoco por passagem através do ducto cístico ou por erosão fistulosa através da parede da vesícula biliar. Podem encravar no ducto colédoco distal e causar obstrução (menisco liso nitidamente definido).
Pseudocálculo (Fig. 3.42-3)	Defeito de enchimento liso, arqueado, simulando um cálculo impactado. Radiografias seriadas mostram o pseudocálculo desaparecendo à medida que o esfíncter relaxa.	Contração cíclica do esfíncter de Oddi que ocorre após manipulação cirúrgica ou instrumentação do ducto colédoco. Nunca obstrui completamente o ducto colédoco (algum material de contraste flui para o duodeno).

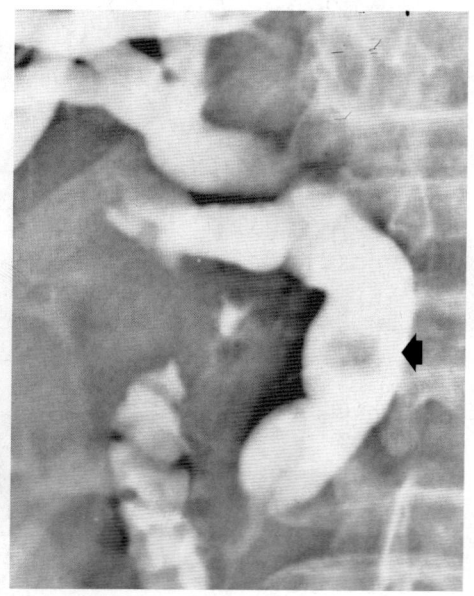

Fig. 3.42-1
Cálculo no ducto colédoco (seta).

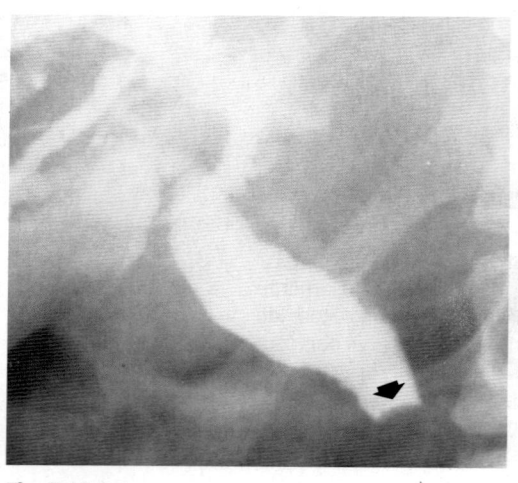

Fig. 3.42-2
Cálculo impactado no ducto colédoco (seta). Defeito de enchimento intraluminal, liso, côncavo, característico.

A

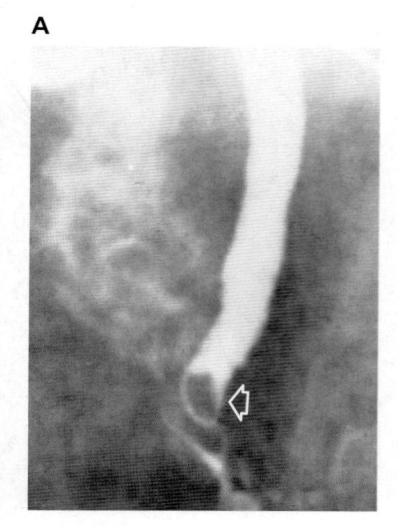

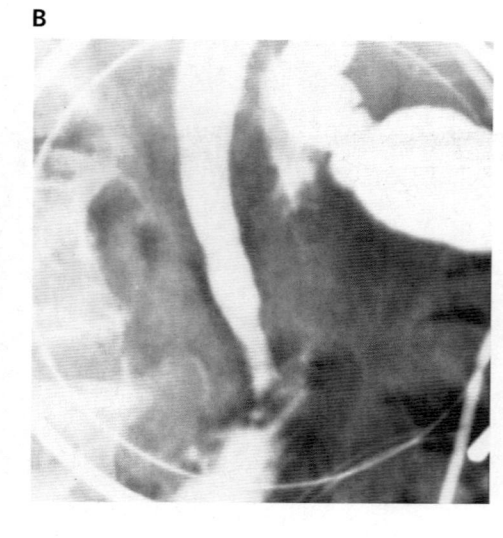

B

Fig. 3.42-3
Pseudocálculo. (A) Material de contraste circunda o defeito de enchimento semelhante a um cálculo (seta). (B) Depois do relaxamento do esfíncter de Oddi, o ducto colédoco distal aparece normal, e material de contraste flui livremente para dentro do duodeno.

3.42 ■ DEFEITOS DE ENCHIMENTO NOS DUCTOS BILIARES

Condição	Achados de Imagem	Comentários
Bolhas de ar	Defeitos de enchimento lisos, redondos, geralmente múltiplos.	Artefatos irritantes em colangiografia por tubo em T. Se o paciente for elevado para a posição ereta, as bolas de ar sobem (mais leves do que a bile carregada de contraste), enquanto cálculos verdadeiros permanecem em uma posição estacionária ou caem com a gravidade.
Tumores malignos (Fig. 3.42-4)	Defeitos de enchimento isolados ou múltiplos.	Manifestação rara de colangiocarcinoma, carcinoma ampular, hepatoma ou tumor viloso.
Tumores benignos (Figs. 3.42-5 e 3.42-6)	Pequenos defeitos de enchimento polipoides.	Muito raros. Predominantemente adenomas e papilomas.

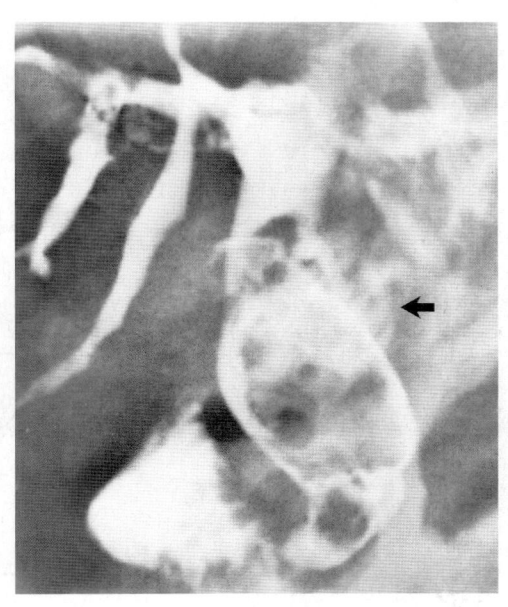

Fig. 3.42-4
Colangiocarcinoma apresentando-se como um grande defeito de enchimento (seta) no ducto colédoco.

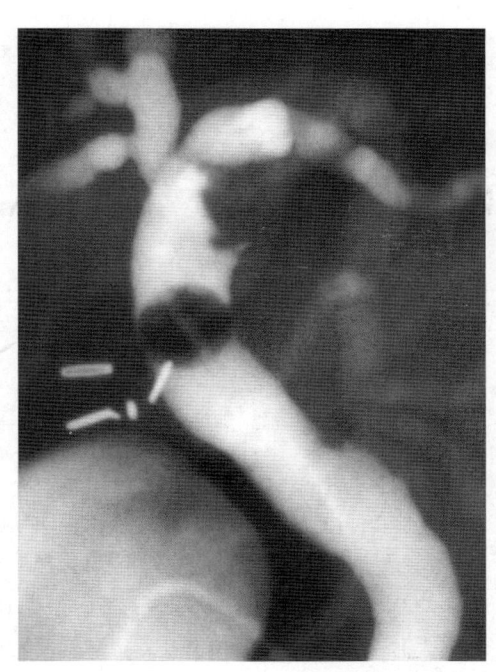

Fig. 3.42-5
Adenoma. Massa séssil lobulada no ducto hepático comum.[53]

Condição	Achados de Imagem	Comentários
Ascaris lumbricoides	Longos defeitos de enchimento lineares.	Vermes enovelados podem raramente produzir uma massa individualizada.
Trematódeos hepáticos (Fig. 3.42-7)	Defeitos de enchimento lisos, simulando cálculos (quando vistos de face). Defeitos de enchimento lineares típicos, quando os vermes são vistos de perfil.	*Clonorchis sinensis* (em peixe cru ou parcialmente cozido e *Fasciola hepatica* (em corpos d'água ou em agrião em áreas de criação de ovinos).
Cisto hidático (*Echinococcus*) (Fig. 3.42-8)	Defeito de enchimento redondo ou irregular em um ducto biliar ou uma cavidade cística.	Se um cisto hepático se comunicar com a árvore biliar, a descarga periódica de membranas de cisto, cistos-filhos ou escóleces causa episódios recorrentes de cólica biliar.
Outras causas	Vários padrões.	Coágulo sanguíneo; artéria hepática direita (impressão extrínseca); varizes de ductos biliares após obstrução extra-hepática da veia porta.

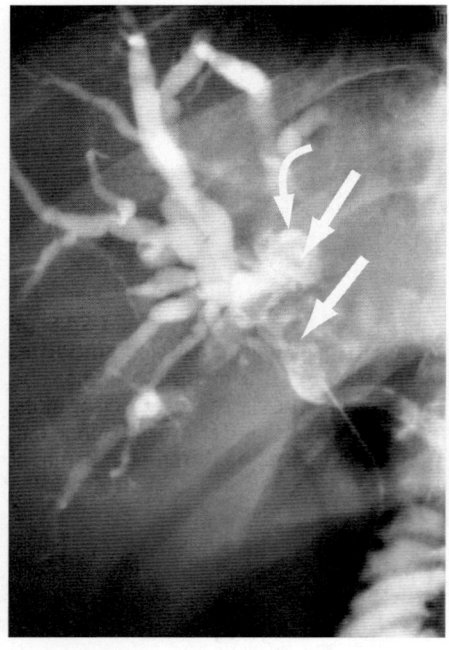

Fig. 3.42-6
Papilomatose biliar. Múltiplos defeitos de enchimento polipoides em ductos biliares intra e extra-hepáticos (setas retas). O defeito de enchimento no ducto hepático esquerdo (seta curva) impede enchimento com material de contraste dos ductos intra-hepáticos esquerdos.[53]

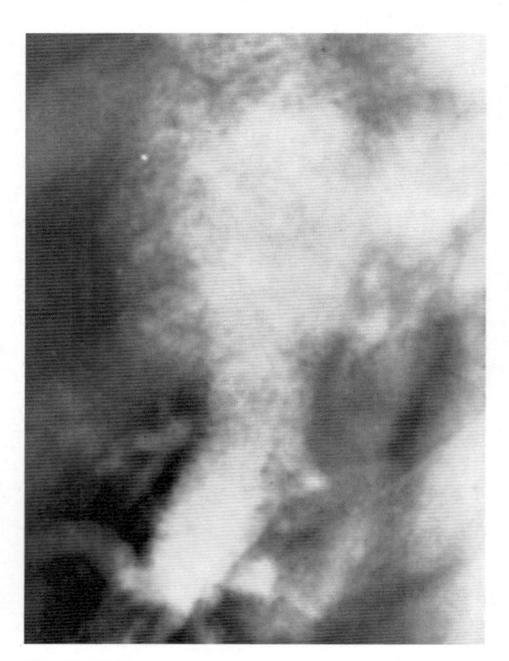

Fig. 3.42-7
Trematódeos hepáticos (*Clonorchis sinensis*) causando múltiplos defeitos de enchimento no sistema biliar. Muitos dos defeitos de enchimento representam cálculos coexistentes, que frequentemente são vistos nesta condição.

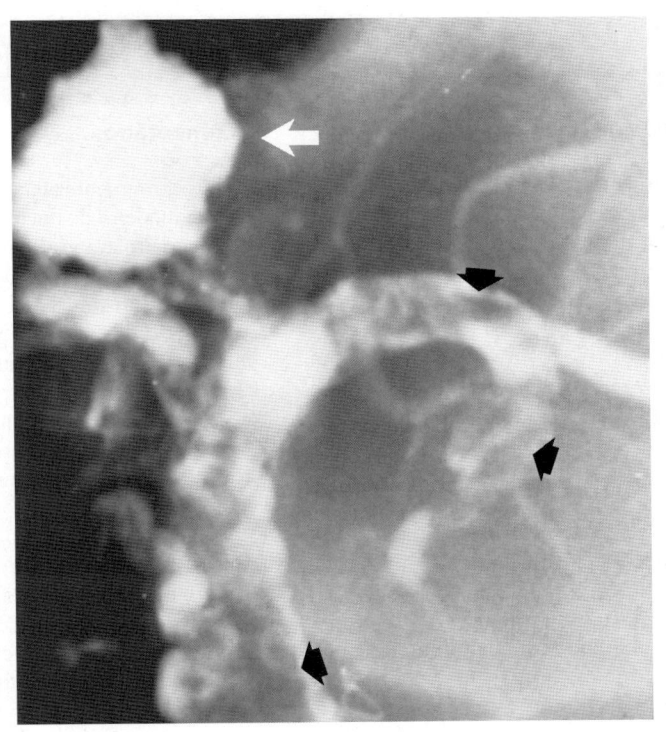

Fig. 3.42-8
Doença hidática do fígado e árvore biliar. Múltiplos cistos se apresentam como defeitos de enchimento nos ductos biliares (setas pretas). Observar material de contraste enchendo uma grande cavidade cística comunicante no parênquima hepático (seta branca).

3.43 ■ Estreitamento ou Obstrução de Ductos Biliares

Condição	Achados de Imagem	Comentários
Colangiocarcinoma (Figs. 3.43-1 e 3.43-2)	Estreitamento segmentar curto, bem demarcado, do ducto colédoco. Pode haver estreitamento ductal difuso (resposta desmoplásica extensa). Raramente multicêntrico (simulando colangite esclerosante).	Mais comumente afeta os segmentos retroduodenal ou supraduodenal do ducto colédoco. As lesões usualmente estão muito avançadas na época do diagnóstico (estendem-se ao longo do ducto biliar e se disseminam aos linfonodos regionais). Tumores de Klatskin originados na junção dos ductos hepáticos direito e esquerdo tendem a crescer lentamente e metastatizar tarde.
Carcinoma ampular (Fig. 3.43-3)	Obstrução da extremidade distal do ducto colédoco.	Neoplasma pequeno que pode aparecer como uma massa polipoide ou meramente obstruir o ducto colédoco sem uma massa tumoral demonstrável.
Malignidade adjacente (Figs. 3.43-4 e 3.43-5)	Estreitamento ou obstrução assimétrica do ducto colédoco.	Carcinoma primário do pâncreas ou duodeno; metástases (usualmente de um primário do trato gastrointestinal); linfoma (gânglios na porta hepatis).
Tumor benigno (Fig. 3.43-6)	Defeito polipoide com algum grau de obstrução.	Extremamente raro. Geralmente ocorre no ducto colédoco distal e simula um cálculo biliar.

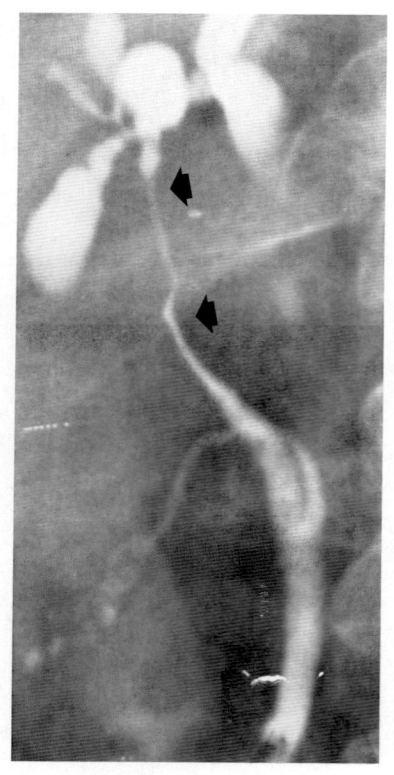

Fig. 3.43-1
Colangiocarcinoma causando estreitamento grave de um segmento longo do ducto hepático comum (setas).

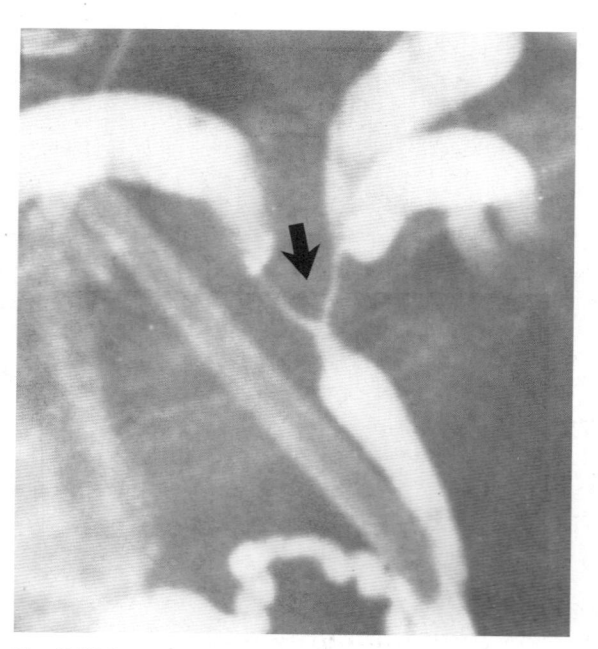

Fig. 3.43-2
Tumor de Klatskin. Colangiocarcinomas esclerosantes originados na junção dos ductos hepáticos direito e esquerdo (seta).

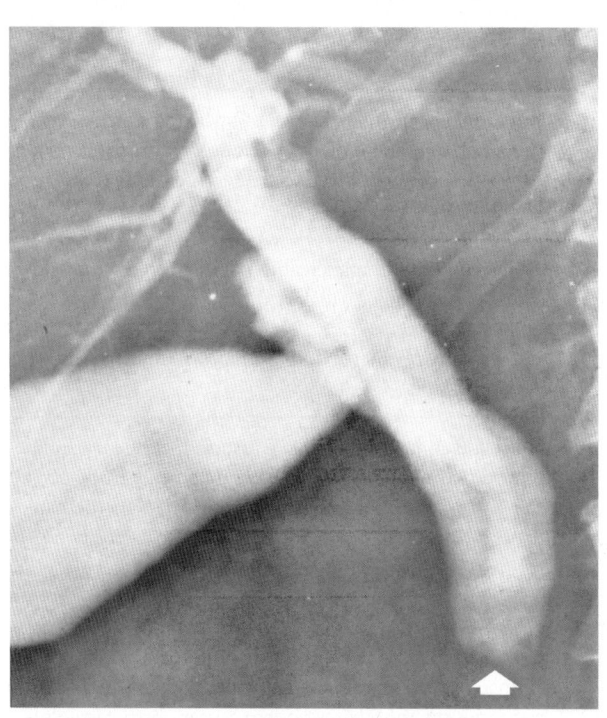

Fig. 3.43-3
Carcinoma ampular. Oclusão abrupta (seta) do ducto colédoco distal.

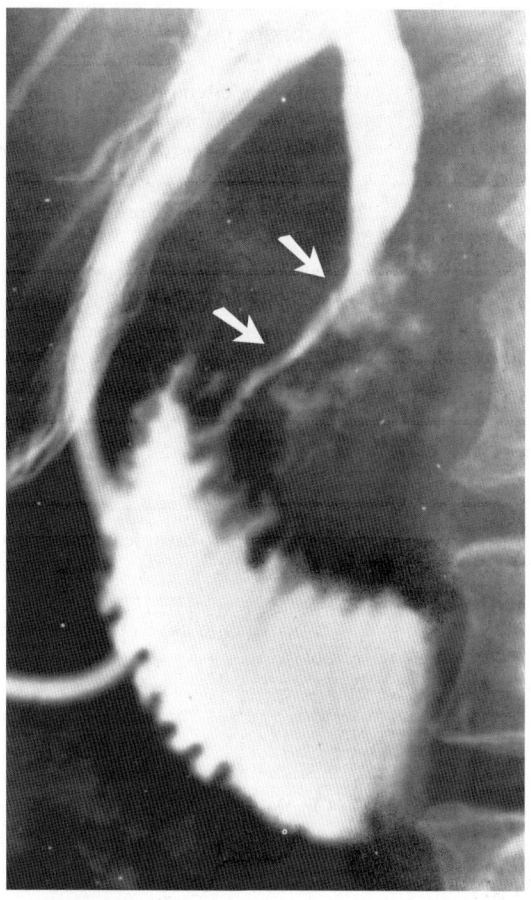

Fig. 3.43-4
Carcinoma da cabeça do pâncreas. Estreitamento irregular do ducto colédoco (setas). As calcificações refletem pancreatite crônica subjacente.

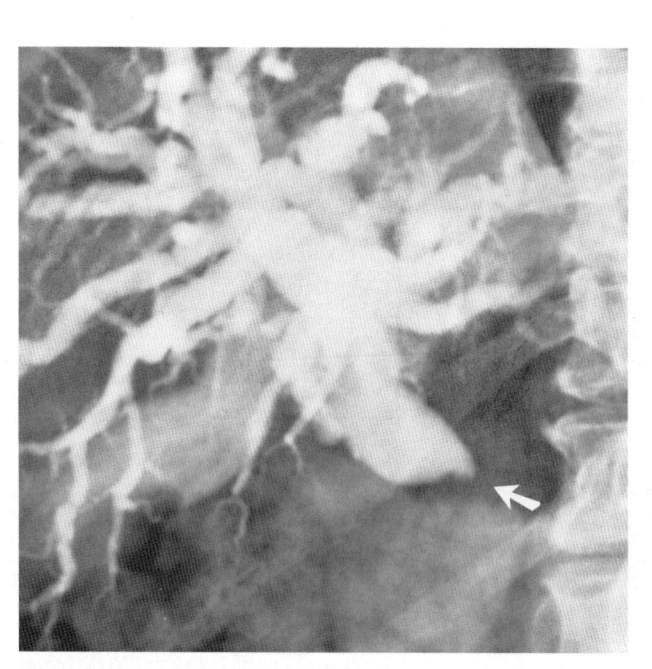

Fig. 3.43-5
Obstrução extrínseca do ducto colédoco (seta) causada por metástases nodais de carcinoma do cólon.

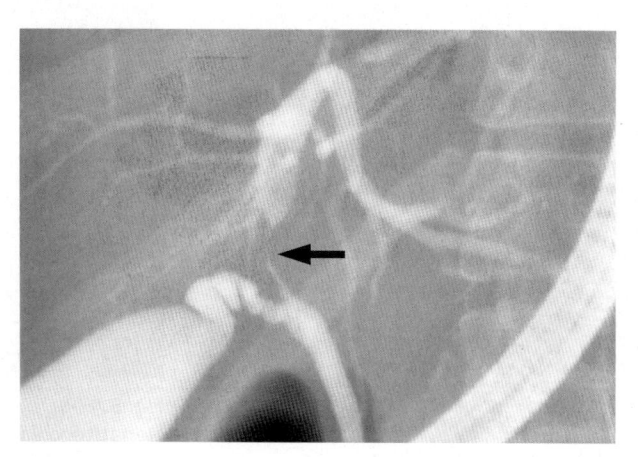

Fig. 3.43-6
Tumor de células granulares. Estenose focal do ducto hepático comum distal (seta).[53]

Condição	Achados de Imagem	Comentários
Colangite (Fig. 3.43-7)	Múltiplas estenoses biliares de vários comprimentos com formação de contas do ducto entre os segmentos estreitados. Quase sempre compromete os ductos extra-hepáticos; pode haver comprometimento progressivo dos ductos intra-hepáticos.	Mais comumente um distúrbio inflamatório secundário à obstrução parcial de longa duração. Colangite esclerosante primária é uma condição rara que tende a ocorrer em pacientes com doença intestinal inflamatória.
Hepatite colangiolítica (Fig. 3.43-8)	Estreitamento ductal difuso ou focal com ramificação diminuída do sistema ductal intra-hepático	Rara doença intra-hepática crônica lentamente progressiva de etiologia desconhecida. Ductos extra-hepáticos não são comprometidos (diferentemente da colangite esclerosante).
Pancreatite crônica (Fig. 3.43-9)	Estenose inflamatória lisa, concêntrica com afilamento gradual.	Afeta a porção intrapancreática do ducto colédoco. Muitas vezes associada a calcificações pancreáticas.
Pancreatite aguda	Estreitamento circunferencial do ducto colédoco.	Geralmente reversível quando o processo inflamatório agudo regride.
Estenose da papila	Estreitamento liso da porção terminal do ducto colédoco.	Entidade controvertida que é associada à doença inflamatória crônica do trato biliar e pâncreas. Pode ser a causa de sintomas pós-colecistectomia assemelhando-se à cólica biliar. Tratada com sucesso pelo alívio cirúrgico da obstrução na junção coledocoduodenal.
Infestação parasitária	Obstrução relativa usualmente causada por uma estenose inflamatória e formação de cálculo.	*Clonorchis sinensis, Fasciola hepatica, Ascaris lumbricoides.* Conglomeração de vermes pode causar uma massa obstrutiva. Na infestação por *Echinococcus*, cistos-filhos lançados nos ductos biliares podem causar obstrução ao nível da ampola.

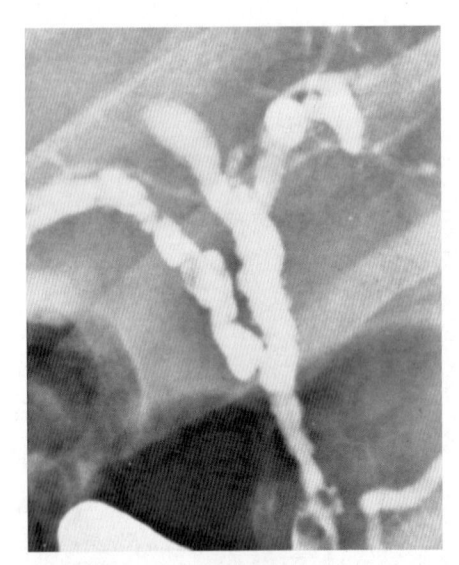

Fig. 3.43-7
Colangite esclerosante primária em um paciente com colite ulcerativa crônica.

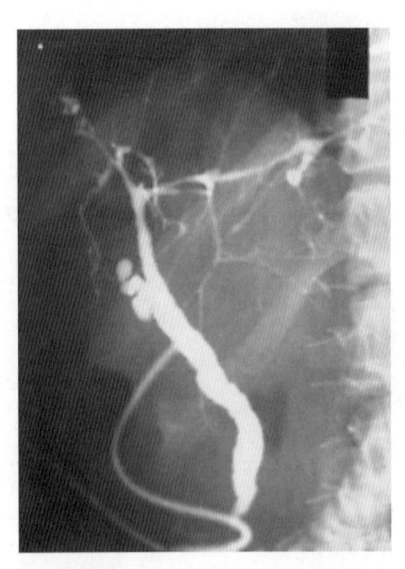

Fig. 3.43-8
Hepatite colangiolítica. Ramificação diminuída dos ductos intra-hepáticos com associado estreitamento difuso e focal. Os ductos biliares extra-hepáticos são normais.[54]

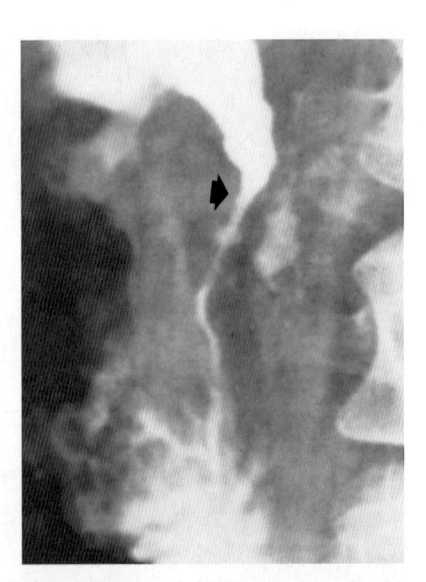

Fig. 3.43-9
Pancreatite crônica. Observar a transição abrupta entre o segmento de "cano encerrado" e a porção suprapancreática dilatada do ducto colédoco (seta). Calcificação sugestiva de pancreatite crônica também pode ser vista.

3.43 ■ ESTREITAMENTO OU OBSTRUÇÃO DE DUCTOS BILIARES

Condição	Achados de Imagem	Comentários
Doença granulomatosa	Compressão e estreitamento do ducto biliar, principalmente na região da *porta hepatis*.	Comprometimento linfonodal periductal na tuberculose, sarcoidose e outras doenças granulomatosas crônicas.
Cálculo biliar impactado (ver Fig. 3.42-2)	Defeito de enchimento intraluminal liso, côncavo.	Cálculo ampular impactado e edema da papila secundário a um cálculo eliminado recentemente são causas comuns de obstrução do ducto colédoco. Cálculos entram no ducto colédoco pelo ducto cístico ou por erosão.
Estenose cirúrgica ou traumática (Fig. 3.43-10)	Estreitamento liso, concêntrico do ducto biliar. Se o ducto colédoco estiver obstruído, ele aparece convexo (diferente da margem côncava de um cálculo obstrutivo).	A maioria é relacionada com cirurgia prévia das vias biliares. Infrequentemente, trauma abdominal fechado causa lesão de torção do ducto colédoco. Diferentemente de lesões malignas, as estenoses benignas usualmente afetam segmentos longos e têm uma transição gradual sem obstrução completa.
Atresia biliar	Obliteração da luz ductal (muitas vezes segmentar e irregular em distribuição).	Causa mais comum de icterícia neonatal persistente. Em vez de um defeito congênito, provavelmente se desenvolve pós-parto como uma complicação de um processo inflamatório crônico.
Diafragma membranoso (Fig. 3.43-11)	Membrana na luz no ducto colédoco.	Extremamente raro. Obstrução biliar parcial crônica resulta em estase biliar, formação de cálculo e colangite recorrente.
Divertículo duodenal	Obstrução distal do ducto colédoco.	Ducto colédoco que se esvazia diretamente em um divertículo duodenal pode ser obstruído por distorção anatômica, diverticulite ou um enterólito no saco.
Cirrose	Aparência irregular, tortuosa ou em saca-rolha dos ductos biliares intra-hepáticos.	Distorção do parênquima hepático por infiltração gordurosa e subsequentes nódulos em regeneração e fibrose.

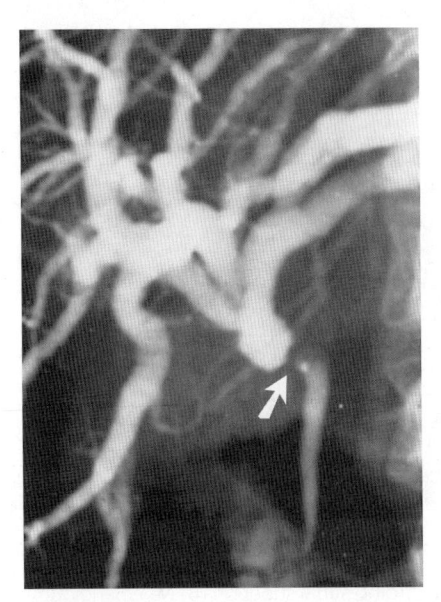

Fig. 3.43-10
Estenose benigna do ducto colédoco (seta) relacionada com cirurgia prévia do trato biliar.

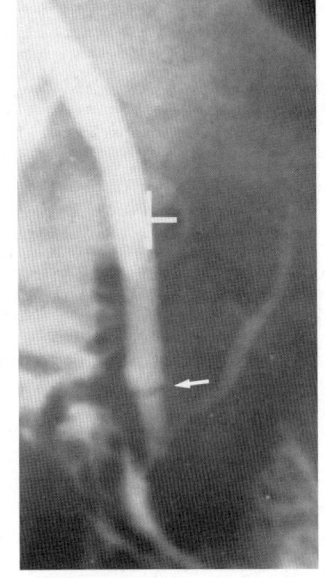

Fig. 3.43-11
Diafragma membranoso congênito (membrana) do ducto colédoco (seta).

3.44 ■ Dilatação Cística dos Ductos Biliares

Condição	Achados de Imagem	Comentários
Cisto coledociano (Fig. 3.44-1)	Dilatação cística ou fusiforme que afeta principalmente o ducto colédoco e porções adjacentes dos ductos hepático comum e cístico.	Tipicamente associado a uma constrição localizada do ducto colédoco distal. Tríade clínica clássica de dor abdominal superior, massa e icterícia.
Coledococele (Fig. 3.44-2)	Dilatação cística da porção intraduodenal do ducto colédoco.	Defeito de enchimento duodenal liso bem definido em uma série gastrointestinal superior. Na colangiografia, simula o aspecto urográfico de ureterocele.
Doença de Caroli (Fig. 3.44-3)	Dilatação sacular segmentar dos ductos intra-hepáticos em todo o fígado.	Condição rara em que os segmentos císticos dilatados contêm bile e se comunicam livremente com a árvore biliar e uns com os outros. Aproximadamente 80% dos pacientes têm rim em esponja medular associado.
Fibrose hepática congênita (Fig. 3.44-4)	Grandes ou pequenos espaços císticos comunicam-se com ductos biliares extra-hepáticos (aparência de árvore de pirulitos).	Condição rara que radiograficamente simula doença de Caroli, mas é muito mais séria. Fibrose periportal maciça leva à insuficiência hepática fatal e hipertensão porta em uma idade precoce.
Papilomatose dos ductos biliares intra-hepáticos.	Dilatação dos ductos biliares intra-hepáticos ou extra-hepáticos proximal a múltiplos defeitos de enchimento.	Condição rara em que obstrução biliar é causada por material mucoso espesso produzido pelos tumores vilosos, fragmentação das frondes papilares, a amputação de pólipos inteiros para dentro do trato biliar. Alta incidência de carcinoma.

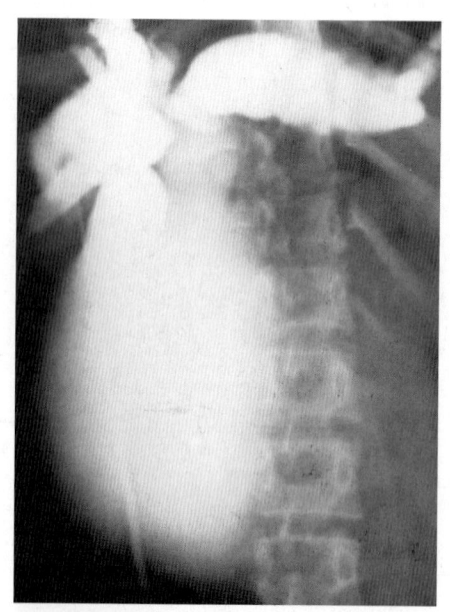

Fig. 3.44-1
Cisto do colédoco. Material de contraste colangiográfico enche a imensa dilatação do ducto colédoco e os ductos intra-hepáticos marcadamente dilatados.

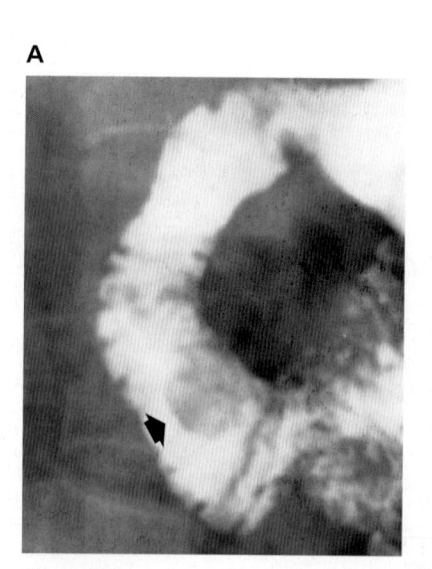

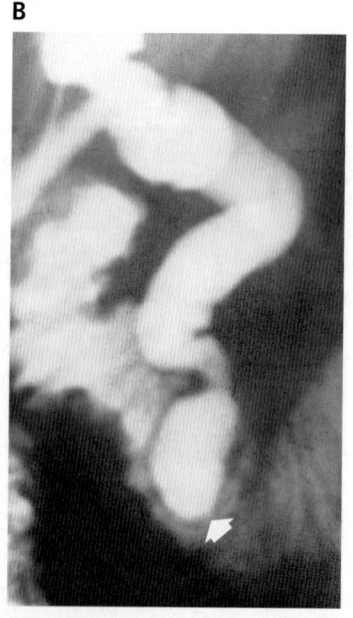

Fig. 3.44-2
Coledococele. (A) Um defeito de enchimento bem definido, liso (seta) se projeta dentro da luz duodenal em uma série gastrointestinal superior. (B) Na colangiografia, a porção terminal bulbosa do ducto colédoco se enche com material de contraste e se projeta para dentro da luz duodenal (seta). Ela é separada do material de contraste no duodeno por uma membrana radiotransparente.

3.44 ■ DILATAÇÃO CÍSTICA DOS DUCTOS BILIARES

Condição	Achados de Imagem	Comentários
Coledocolitíase (oriental)	Dilatação ductal proximal a cálculo ou massa de vermes obstrutivos.	Nos países asiáticos, litíase intra-hepática e dilatação cística dos ductos biliares são complicações frequentes de infestação parasitária (*Ascaris lumbricoides, Clonorchis sinensis*).
Colangite (Fig. 3.44-5)	Áreas de dilatação cística combinadas com estenoses de várias extensões.	Causada por fibrose inflamatória periductal difusa. Dilatação cística também pode ser causada por abscessos hepáticos comunicantes.
Colangioepatite (hepatite piogênica recorrente) (Fig. 3.44-6)	Dilatação segmentar dos ductos biliares com áreas de afilamento periférico rápido (sinal da ponta de seta).	Causa importante de abdome agudo no Extremo Oriente. Frequentemente leva à formação de cálculo, obstrução biliar e septicemia portal.

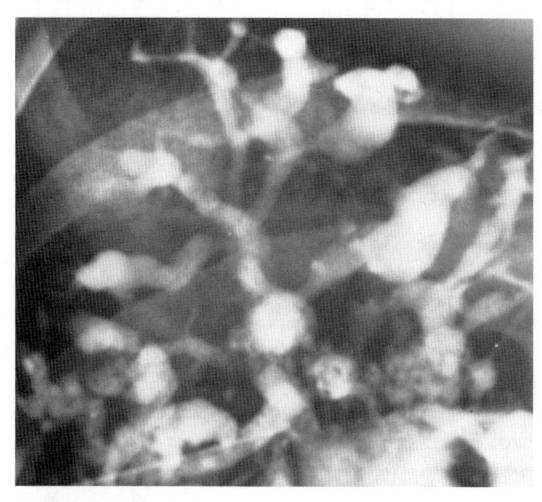

Fig. 3.44-3
Doença de Caroli.

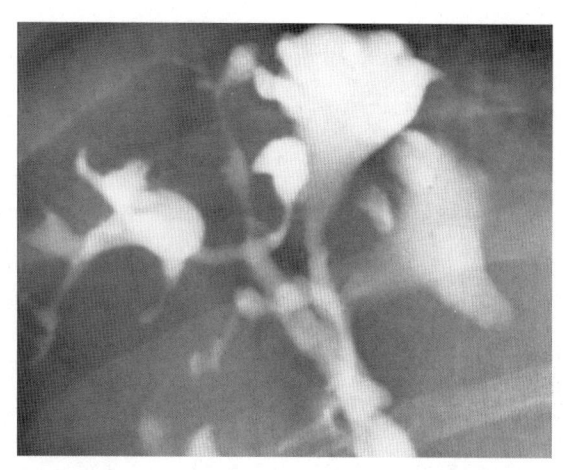

Fig. 3.44-4
Fibrose hepática congênita.[55]

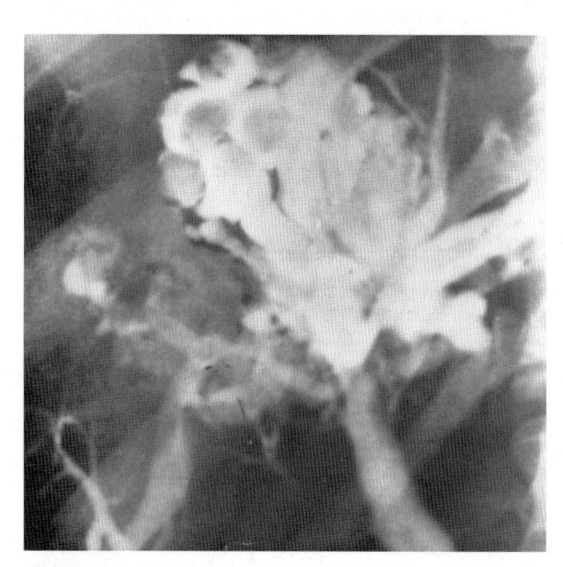

Fig. 3.44-5
Colangite. Abscesso hepático comunicante, simulando dilatação cística localizada de um ducto biliar intra-hepático.

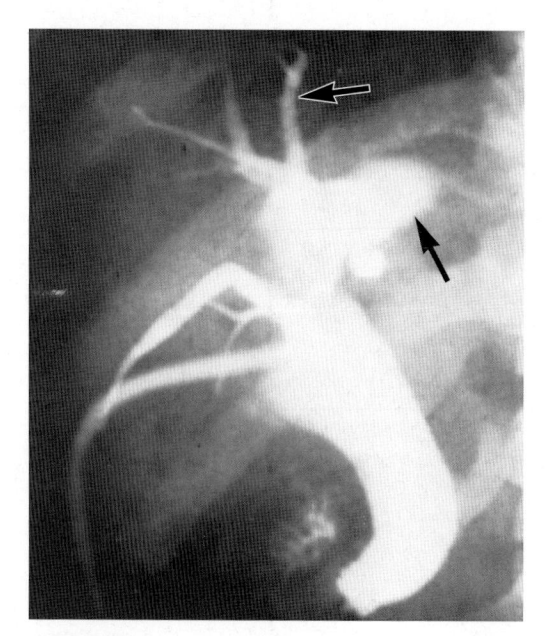

Fig. 3.44-6
Colangioepatite. Um colangiograma pelo tubo em T demonstra que o ducto colédoco e o ducto intra-hepático (seta inferior) estão dilatados. A seta superior mostra um ducto biliar moderadamente dilatado com ramos curtos originados em ângulo reto com o ducto.[56]

3.45 ■ Pneumoperitônio

Condição	Comentários

Pneumoperitônio com peritonite
  Víscera perfurada
  (Figs. 3.45-1 e 3.45-2)
	A causa mais frequente é úlcera perfurada (gástrica ou duodenal). Em 30% das úlceras pépticas perfuradas, nenhum gás intraperitoneal livre pode ser detectado. A ausência de gás no estômago com gás presente distalmente sugere perfuração gástrica, enquanto a ausência de gás colônico na presença de um nível hidroaéreo e distensão do intestino delgado sugere perfuração colônica. Perfuração do cólon pode ser causada por malignidade obstruindo, colite ulcerada grave (megacólon tóxico), e, raramente, diverticulite ou apendicite. Um diagnóstico preciso do local da perfuração frequentemente exige um estudo com bário.

Doença intestinal inflamatória	Tuberculose; febre tifoide; divertículo de Meckel ulcerado; colite ulcerativa (megacólon tóxico); *lymphogranuloma venereum*. Há muitas vezes evidência de inflamação intestinal na radiografia simples de abdome.
Infecção/trauma	Infecção da cavidade peritoneal por um organismo formador de gás; trauma fechado ou penetrante causando ruptura de uma víscera oca.
Complicação retardada de transplante renal	Perfuração espontânea do cólon pode desenvolver-se em um paciente sob terapia imunossupressora a longo prazo. Alta taxa de mortalidade.
Pneumoperitônio sem peritonite Causas iatrogênicas	Cirurgia abdominal; endoscopia; pneumoperitônio diagnóstico.
Causas abdominais	*Pneumatosis intestinalis* (ruptura de cistos murais cheios de gás); forma frustrada de perfuração; diverticulose jejunal.
Causas ginecológicas	Teste de Rubin para desimpedimento tubário; ducha vaginal; exercícios ou exame pós-parto; intercurso orogenital (ascensão de ar através do trato genital feminino normal para dentro da cavidade peritoneal).
Causas intratorácicas	Pneumomediastino; bolha enfisematosa rota (dissecção do gás para baixo para os tecidos extraperitoneais seguida por perfuração para a cavidade peritoneal).

3.45 ■ PNEUMOPERITÔNIO

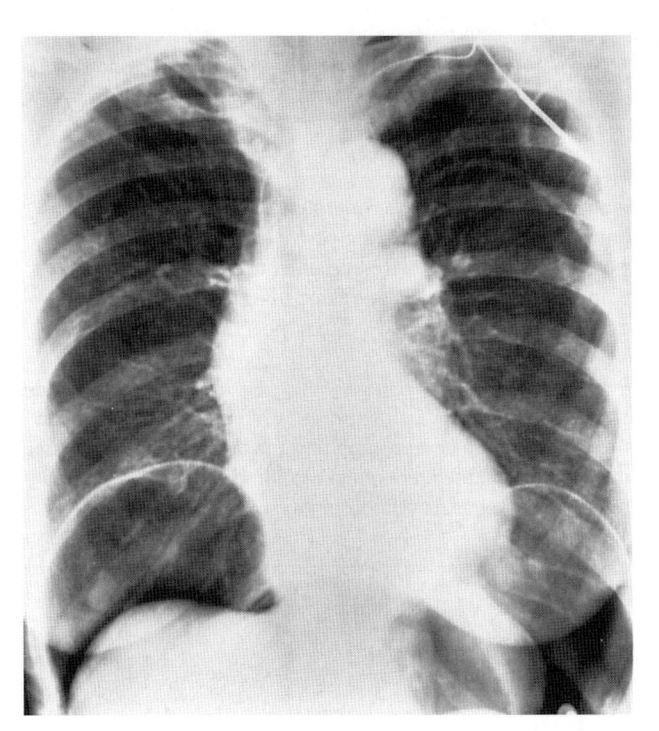

Fig. 3.45-1
Pneumoperitônio extenso após perfuração do cólon.

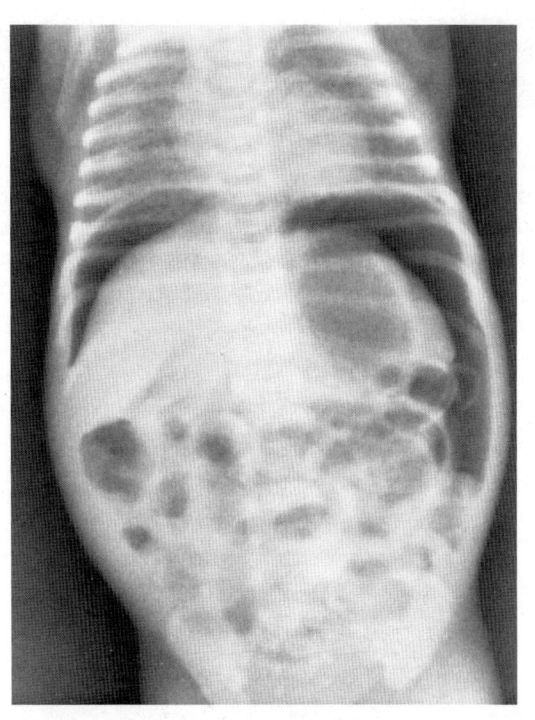

Fig. 3.45-2
Pneumoperitônio após perfuração de um divertículo de Meckel ulcerado em uma criança.

3.46 ■ Gás na Parede Intestinal (Pneumatosis intestinalis)

Condição	Achados de Imagem	Comentários
Pneumatosis intestinalis primária (idiopática) (Fig. 3.46-1)	Aglomerações radiotransparentes de cistos ao longo dos contornos do intestino que são compressíveis à palpação e podem simular pólipos, impressões digitais ou mesmo uma constrição anular.	Condição benigna com múltiplos cistos de parede finas, não comunicantes, na parede intestinal. Afeta principalmente o cólon (especialmente o lado esquerdo). Nenhuma anormalidade associada gastrointestinal ou respiratória, mas pode causar pneumoperitônio assintomático.
Enterocolite necrosante (Fig. 3.46-2)	Aparecimento espumoso ou bolhoso de gás na parede de alças intestinais enfermas. Muitas vezes assemelha-se a material fecal no cólon direito (normal em adultos, mas anormal em lactentes prematuros).	Ocorre principalmente em lactentes prematuros ou debilitados e tem uma baixa taxa de sobrevida. Mais comumente afeta o íleo e cólon direito. Pneumoperitônio e gás na veia porta são sinais ominosos.

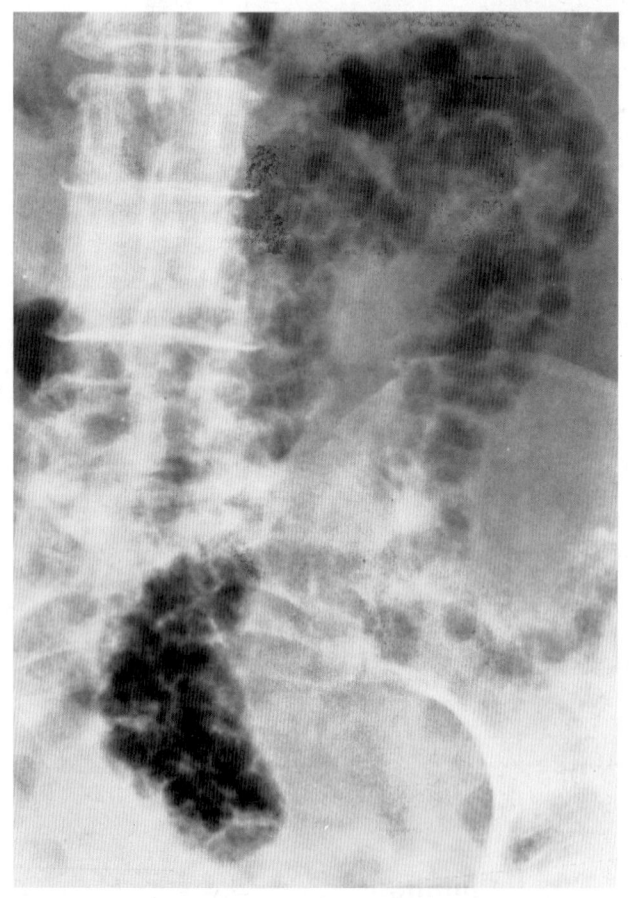

Fig. 3.46-1
Pneumatosis intestinalis **primária** em um homem assintomático.

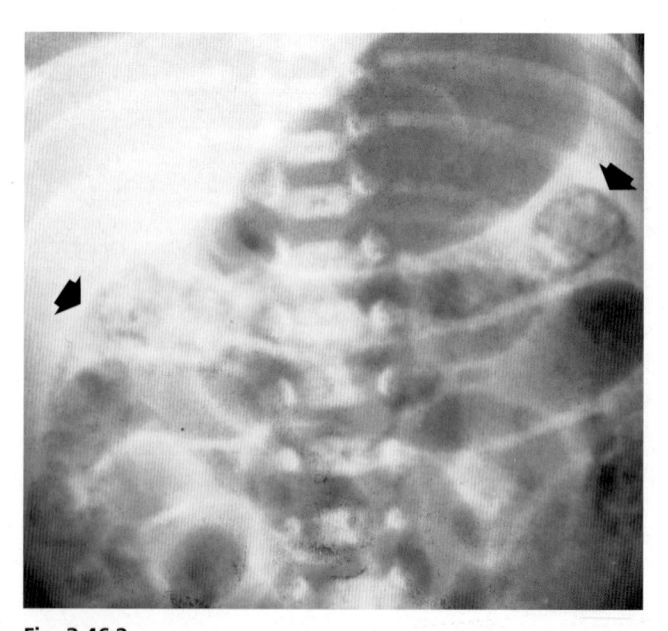

Fig. 3.46-2
Pneumatosis intestinalis em um lactente prematuro com enterocolite necrosante. A aparência bolhosa de gás na parede do cólon doente representa material fecal (setas).

3.46 ■ GÁS NA PAREDE INTESTINAL (PNEUMATOSIS INTESTINALIS)

Condição	Achados de Imagem	Comentários
Doença vascular mesentérica (Fig. 46-3)	Coleções de gás lineares crescênticas nas paredes de alças intestinais isquêmicas.	Em virtude da perda de integridade da mucosa ou pressão intraluminal aumentada no intestino (necrose isquêmica; obstrução intestinal, especialmente se estrangulação; ingestão de corrosivo; infecção primária da parede intestinal). Gás na veia porta indica necrose intestinal irreversível.
Lesão do trato gastrointestinal sem necrose da parede intestinal (Fig. 3.46-4)	Coleções de gás intramurais nitidamente definidas paralelas à parede intestinal.	Pode desenvolver-se em condições que resultam em ulceração da mucosa ou obstrução intestinal (doença ulcerosa péptica piloroduodenal obstrutiva, doença intestinal inflamatória, doença do tecido conectivo, cirurgia de *bypass* jejunoileal, lesões colônicas obstrutivas em crianças, esteroidoterapia e complicações de endoscopia gastrointestinal ou colonoscopia).
Doença pulmonar obstrutiva	Coleções de gás intramurais paralelas à parede intestinal.	Obstrução brônquica parcial e tosse presumivelmente causam ruptura alveolar com gás dissecando ao longo dos planos peribrônquicos e perivasculares para dentro do mediastino e passando através de várias aberturas diafragmáticas para alcançar o arco retroperitoneal. O gás, então, disseca entre as folhas do mesentérico para alcançar a parede intestinal.

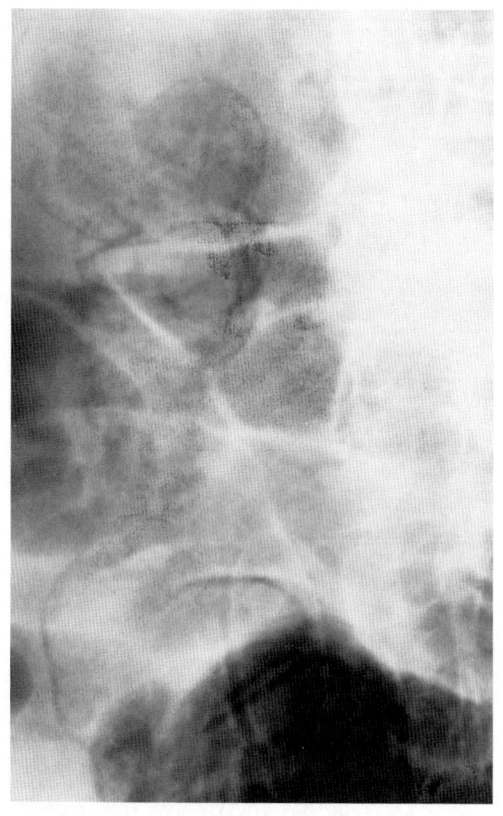

Fig. 3.46-3
Pneumatosis intestinalis causada por trombose arterial mesentérica.

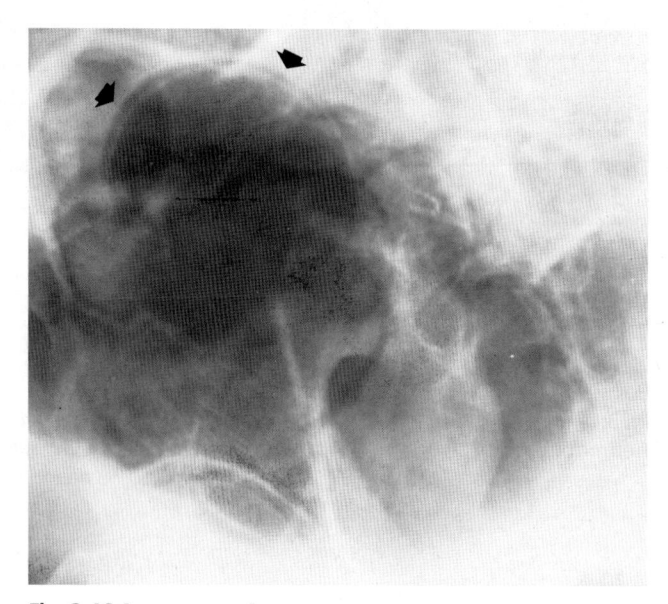

Fig. 3.46-4
Pneumatosis intestinalis comprometendo o cólon (setas) em um paciente com estenose pilórica grave.

3.47 ■ Gás Extraluminal nos Quadrantes Superiores

Condição	Achados de Imagem	Comentários
Pneumoperitônio (Fig. 3.47-1)	Mais bem visto em vistas eretas ou em decúbito com um feixe horizontal. Sinais de dupla parede, V invertido e do úraco em vistas supinas. Sinais do ligamento falciforme e de futebol em crianças.	Secundário à perfuração visceral, cirurgia, ou uma variedade de causas não emergenciais abdominais, ginecológicas e intratorácicas.
Gás retroperitoneal (Fig. 3.47-2)	Delineia o rim e, à direita, a superfície inferior do fígado. Não se move livremente quando o paciente muda de posição (diferentemente do gás intraperitoneal).	Causa mais comum é perfuração do duodeno ou reto causada por trauma, diverticulite ou doença ulcerosa. Pode ser uma complicação de um procedimento endoscópico.
Gás sub-hepático	Coleção de gás triangular ou em forma de crescente sobrejacente ao rim direito inferior à margem do fígado. Abscesso sub-hepático tem uma configuração redonda ou oval e muitas vezes contém um nível hidroaéreo.	Causa mais comum é perfuração de uma úlcera duodenal. Menos frequentemente, perfuração do apêndice ou um divertículo sigmóideo ou vazamento de uma anastomose gastroentérica ou ileotransversa. Abscesso sub-hepático pode complicar perfuração ou inflamação pélvica.
Abscesso subfrênico (Fig. 3.47-3)	Aparência mosqueada, muitas vezes com um nível hidroaéreo. Diferentemente de gás intestinal, gás em um abscesso é constante em múltiplas projeções e em filmes seriados.	Principalmente uma complicação de cirurgia intra-abdominal e associada a uma alta taxa de mortalidade. Usualmente há elevação e movimento restringido do hemidiafragma ipsolateral e muitas vezes um derrame pleural não purulento (simpático).

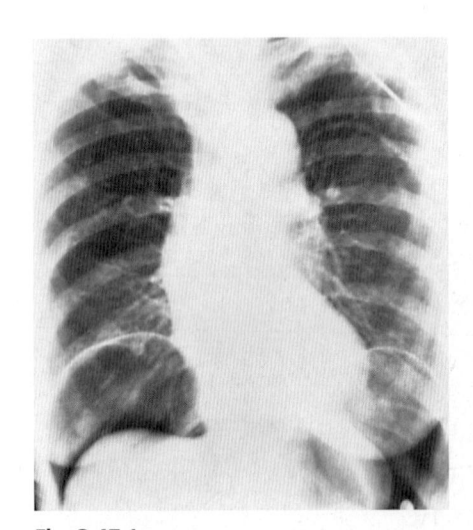

Fig. 3.47-1
Pneumoperitônio.

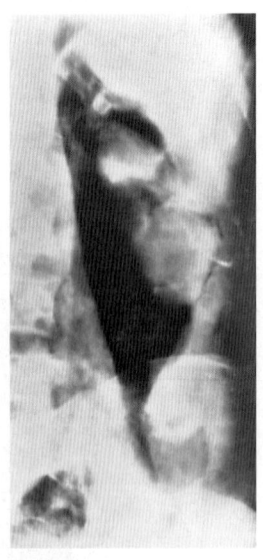

Fig. 3.47-2
Gás retroperitoneal rodeando o rim esquerdo após colonoscopia.

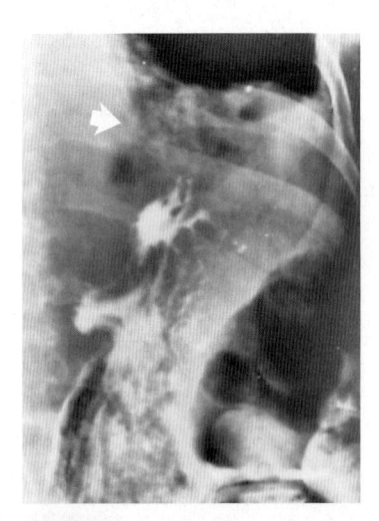

Fig. 3.47-3
Abscesso subfrênico esquerdo. Aspecto radiotransparente mosqueado característico do abscesso (seta), que está localizado acima do fundo do estômago, é causado por bolhas de gás entremeadas com material necrótico e pus.

Condição	Achados de Imagem	Comentários
Abscesso renal ou perirrenal (Fig. 3.47-4)	Gás dentro no interior e circundando o rim.	Causado por uma doença antecedente do trato urinário (infecção, obstrução, trauma, instrumentação) ou disseminação direta ou hematogênica de uma infecção extraurinária.
Abscesso hepático	Coleção bolhosa de gás sobrejacente ao fígado.	Causado por organismos piogênicos (especialmente *Klebsiella*) ou infestação amebiana.
Abscesso pancreático (Fig. 3.47-5)	Padrão radiotransparente mosqueado no meio do abdome.	Complicação de pancreatite aguda que é associada a uma alta taxa de mortalidade.
Abscesso do saco menor (Fig. 3.47-6)	Coleção mosqueada no abdome superior esquerdo, muitas vezes com um nível hidroaéreo.	Desloca o estômago anteriormente e o cólon inferiormente. Pode estender-se ligeiramente acima da linha mediana, mas não alcança o diafragma.
Gás na parede intestinal (Pneumatosis intestinalis) (Fig. 3.47-7)	Múltiplos cistos murais cheios de gás (primários) ou coleções gasosas lineares crescênticas (secundárias).	Condição primária benigna ou secundária à enterocolite necrosante, doença vascular mesentérica e uma variedade de condições gastrointestinais e obstrutivas.

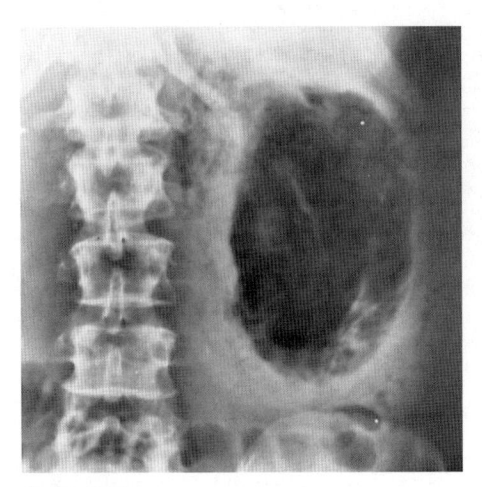

Fig. 3.47-4
Abscesso renal e perirrenal.

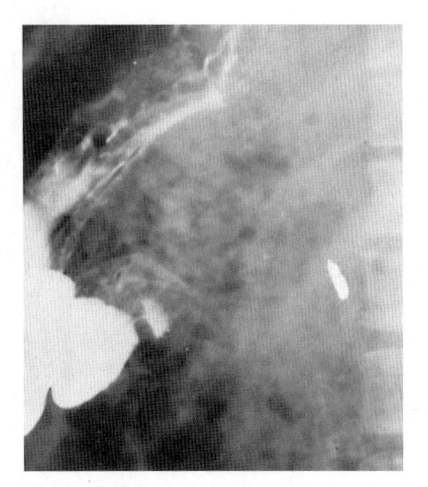

Fig. 3.47-5
Abscesso pancreático.

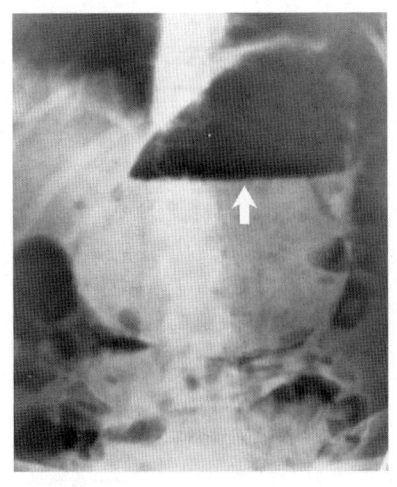

Fig. 3.47-6
Abscesso do saco menor com um nível hidroaéreo proeminente (seta).

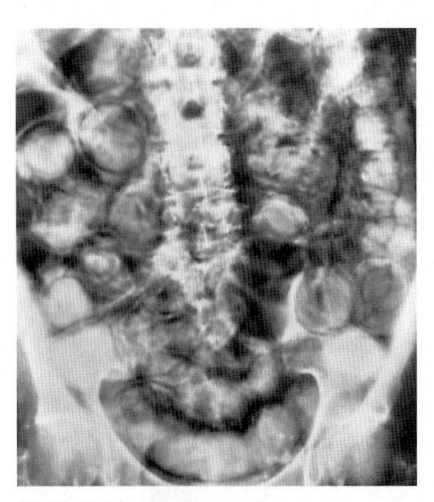

Fig. 3.47-7
Pneumatosis intestinalis secundária à amiloidose primária do intestino delgado.

Condição	Achados de Imagem	Comentários
Gás no sistema biliar (Fig. 3.47-8)	Gás nos ductos biliares maiores, mais centralmente situados.	Causada por fistulização inflamatória entre a vesícula biliar ou ducto biliar e o estômago ou duodeno, ou em razão da cirurgia prévia (esfincterotomia), colecistite, doença ulcerosa péptica grave, trauma ou um tumor.
Colecistite enfisematosa (Fig. 3.47-9)	Gás na luz ou parede da vesícula biliar ou nos tecidos pericolecísticos.	Causado por organismos formadores de gás e usualmente ocorre em pacientes com diabetes melito mal controlado, a maioria dos quais tem obstrução do ducto cístico por cálculos.
Gás no sistema venoso portal (Fig. 3.47-10)	Transparências tubulares radiando da *porta hepatis* para a periferia do fígado.	Geralmente um sinal prognóstico nefasto em crianças com enterocolite necrosante ou adultos com isquemia mesentérica e necrose intestinal. Uma forma benigna em crianças é relacionada com a colocação de um cateter na veia umbilical.

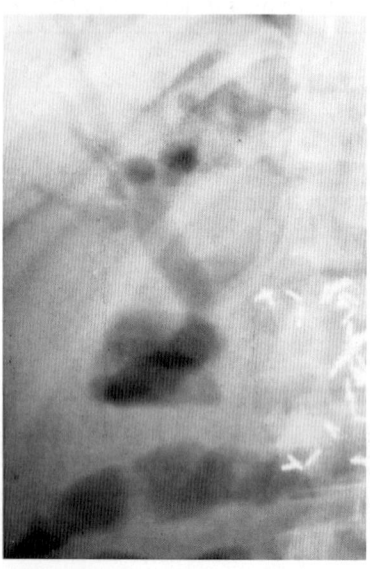

Fig. 3.47-8
Gás na árvore biliar em um paciente que se submeteu a um procedimento cirúrgico para aliviar uma obstrução biliar.

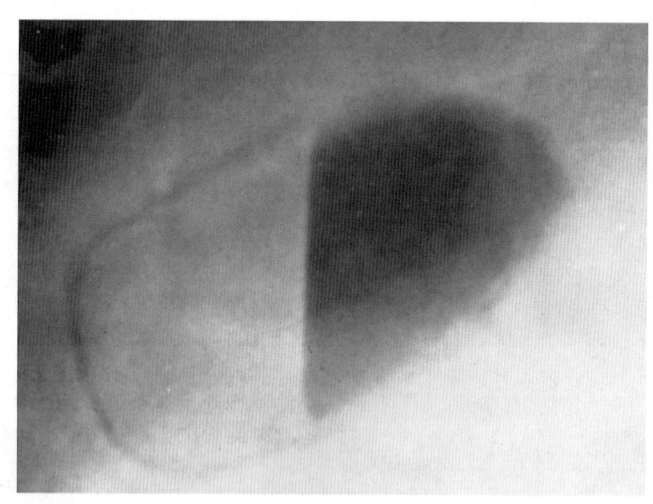

Fig. 3.47-9
Colecistite enfisematosa. Há gás na vesícula biliar e parede.

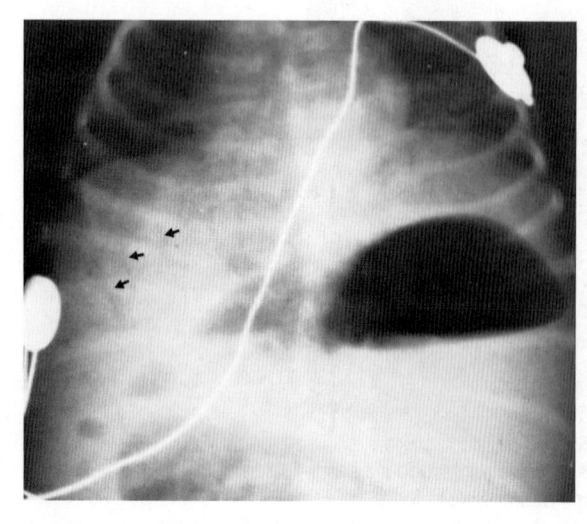

Fig. 3.47-10
Gás na veia porta (setas) em um lactente com enterocolite necrosante.

Condição	Achados de Imagem	Comentários
Síndrome de Chilaiditi (Fig. 3.47-11)	Gás na flexura hepática do cólon interposto entre o fígado e o diafragma.	Nenhum significado clínico. Visto principalmente em pacientes mentalmente retardados ou psicóticos com aumento colônico crônico. Não deve ser confundido com pneumoperitônio.
Perfuração causada por corpo estranho	Corpo estranho ofensor visto se opaco.	Maioria dos corpos estranhos ingeridos passa através do trato gastrointestinal sem incidente. Corpos estranhos afiados ou alongados podem causar perfuração e formação de abscesso localizado (que pode ser associada a sinais de peritonite, obstrução intestinal mecânica ou pneumoperitônio).
Gás na parede abdominal/abscesso (Fig. 3.47-12)	Gás na região da musculatura da parede abdominal.	Pode ser um achado normal após cirurgia ou refletir infecção da ferida pós-operatória ou formação de abscesso localizado.

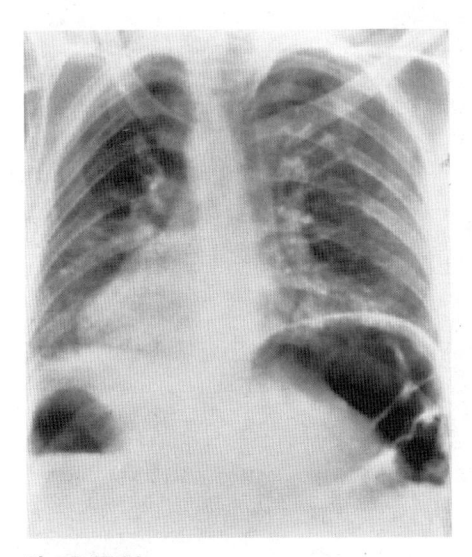

Fig. 3.47-11
Síndrome de Chilaiditi.

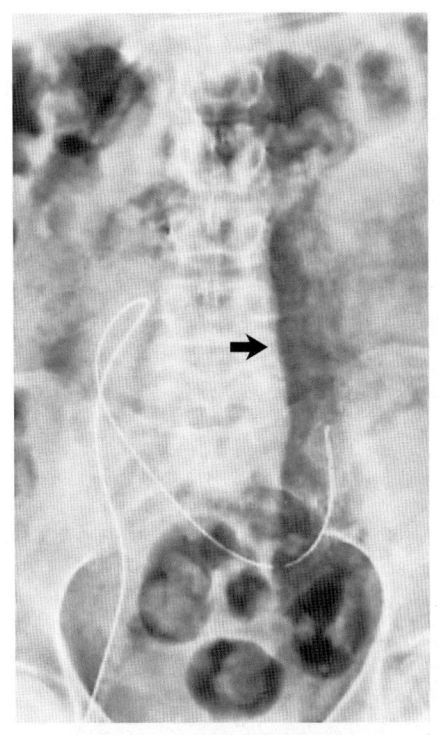

Fig. 3.47-12
Gás em uma infecção de ferida na bainha do reto (seta) após cirurgia abdominal.

3.48 ■ Lesões em Olho de Boi do Trato Gastrointestinal

Condição	Comentários
Melanoma (Fig. 3.48-1)	Múltiplas lesões ulceradas frequentemente comprometem o intestino delgado e o estômago.
Neoplasmas primários (Fig. 3.48-2)	Lesão ulcerada única que é mais comumente causada por um tumor de células fusiformes (especialmente leiomioma). Manifestação infrequente de linfoma, carcinoma ou carcinoide.
Metástases hematogênicas (Fig. 3.48-3)	Múltiplas lesões ulceradas causadas mais comumente por carcinomas da mama ou pulmão (especialmente no estômago ou duodeno).

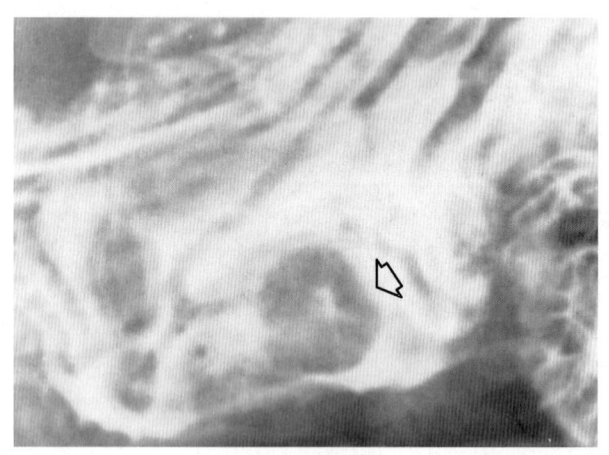

Fig. 3.48-1
Melanoma metastático. Grande defeito de enchimento ulcerado (seta) no estômago.

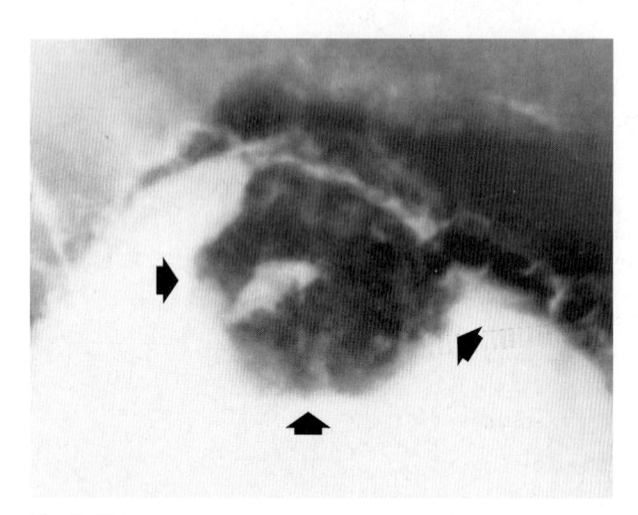

Fig. 3.48-2
Leiomioma ulcerado do fundo do estômago (setas).

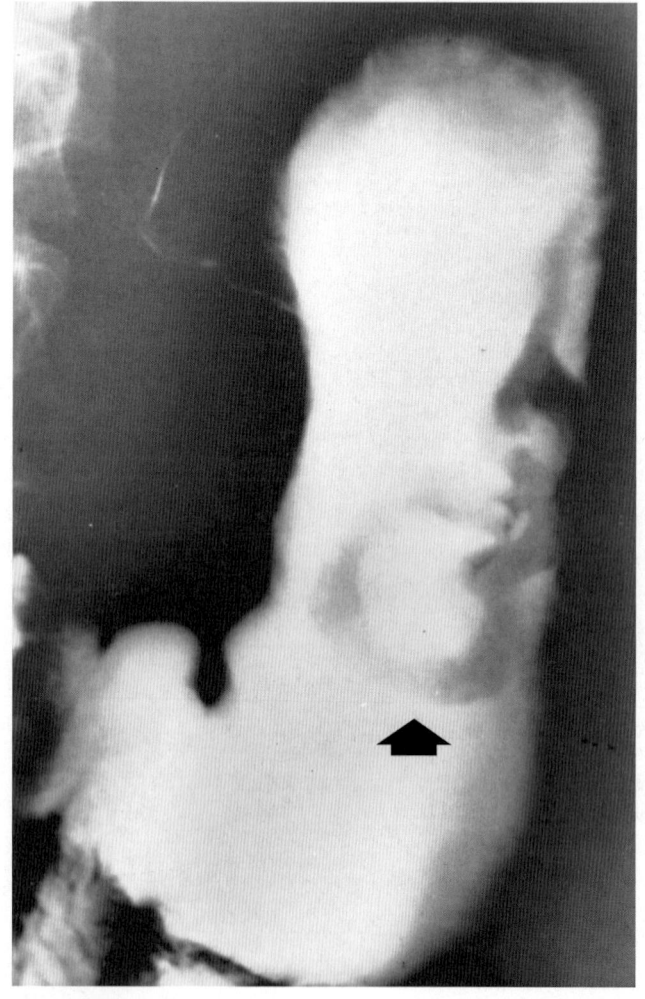

Fig. 3.48-3
Carcinoma da mama metastático ao estômago. Há uma imensa lesão centralmente ulcerada (seta).

Condição	Comentários
Sarcoma de Kaposi	Múltiplas lesões ulceradas que comprometem principalmente o intestino delgado. Associado à dermatite hemorrágica ulcerada em pacientes com AIDS e outros distúrbios de imunodeficiência.
Histiocitose de células de Langherhans	Massa polipoide ulcerada isolada que mais frequentemente compromete o estômago, mas pode ocorrer no intestino delgado, cólon ou reto. Diferentemente da gastroenterite eosinofílica, a massa inflamatória da histiocitose de células de Langerhans não é associada à intolerância alimentar específica ou eosinofilia no sangue periférico.
Pâncreas ectópico (Fig. 3.48-4)	Massa polipoide "ulcerada" isolada no estômago ou duodeno. A coleção central de bário representa umbilicação de um ducto pancreático rudimentar em vez de ulceração necrótica.
Mastocitose	Múltiplos nódulos com coleções centrais de bário foram descritos neste distúrbio raro, caracterizado por proliferação de mastócitos na pele, ossos, linfonodos e órgãos parenquimatosos.
Síndrome de Behçet	Coleções anulares centrais de bário em múltiplas lesões nodulares grandes, individualizadas no íleo terminal foram descritas como uma manifestação gastrointestinal específica.

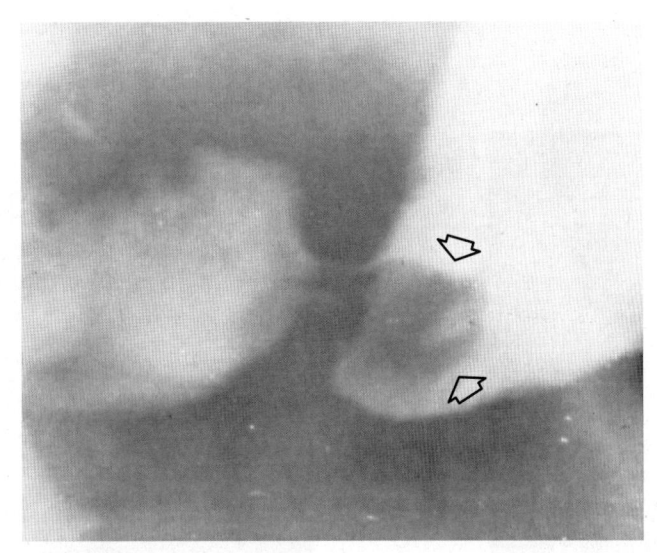

Fig. 3.48-4
Pâncreas ectópico. Coleção central de bário em um ducto rudimentar em um defeito de enchimento no antro gástrico (setas).

3.49 ■ Hérnias Abdominais

Condição	Comentários
Paraduodenal (flexura duodenojejunal) (Figs. 3.49-1 a 3.49-4)	Resultado da falta de fusão do mesentério com o peritônio parietal no ligamento de Treitz. Pode ser à esquerda (75 a 80%) ou à direita, dependendo da posição do duodeno e da orientação da abertura da fossa paraduodenal.

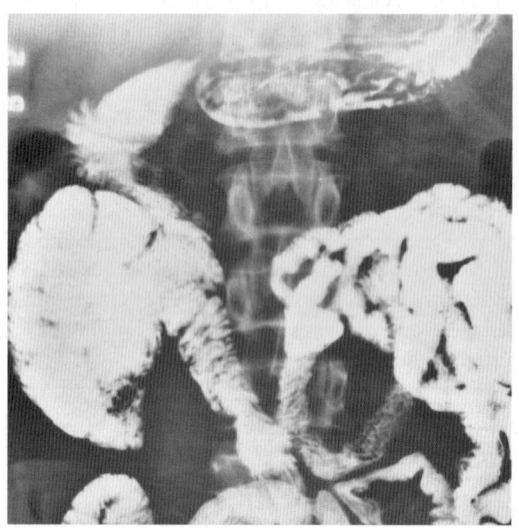

Fig. 3.49-1
Hérnia paraduodenal direita. As alças jejunais estão enfeixadas juntas no lado direito do abdome, e a junção do duodeno e jejuno tem uma posição paramediana direita baixa.

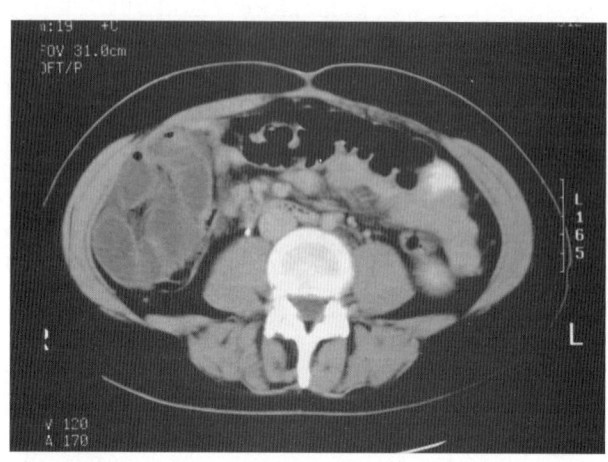

Fig. 3.49-2
Hérnia paraduodenal direita. Imagem de TC com contraste mostra uma massa semelhante a um saco de alças intestinais cheias de líquido, a maioria das quais eram alças jejunais e ileais proximais.[57]

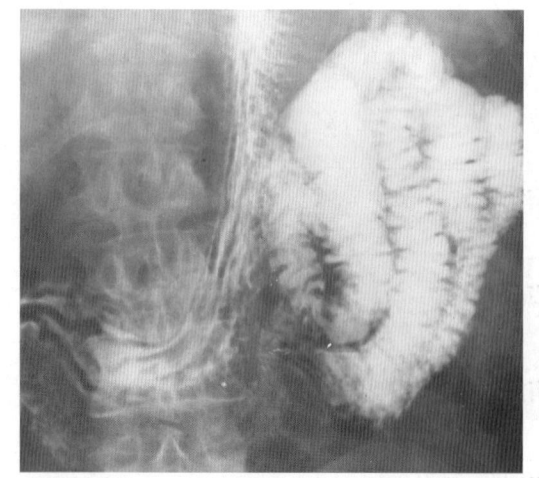

Fig. 3.49-3
Hérnia paraduodenal esquerda. Alças de intestino delgado estão aglomeradas no quadrante superior esquerdo lateral à quarta porção do duodeno e estômago.

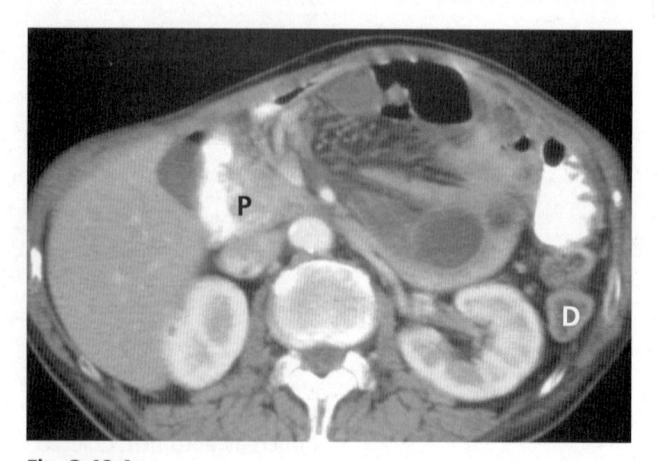

Fig. 3.49-4
Hérnia paraduodenal esquerda. TC com contraste mostra uma massa semelhante a um saco de alças jejunais dilatadas entre a cabeça pancreática (P) e o estômago. O mesocólon descendente (D) e o estômago estão desviados lateralmente. A veia mesentérica inferior dilatada está localizada na borda anterior das alças encapsuladas.[57]

Condição	Comentários
Saco menor (Figs. 3.49-5 a 3.49-7)	Herniação para dentro do saco peritoneal menor através do forame de Winslow é uma condição rara que tipicamente se apresenta como uma emergência abdominal aguda que pode levar ao estrangulamento intestinal e à morte, se não for prontamente aliviada por cirurgia. Pode conter intestino delgado, cólon, vesícula biliar ou meramente omento.
Inguinal (Fig. 3.49-8)	Classificada como indireta ou direta, dependendo da sua relação aos vasos epigástricos inferiores.
Indireta (Fig. 3.49-9)	Ocorre predominantemente em homens, em que o saco peritoneal passa para baixo pelo trajeto do canal inguinal, anterior ao cordão espermático, e lateral aos vasos epigástricos inferiores. Nas mulheres, o saco de hérnia segue o trajeto do ligamento redondo para o lábio. Hérnias inguinais indiretas responsabilizam-se por 15% das obstruções intestinais (apenas neoplasmas e aderências são causas mais comuns).

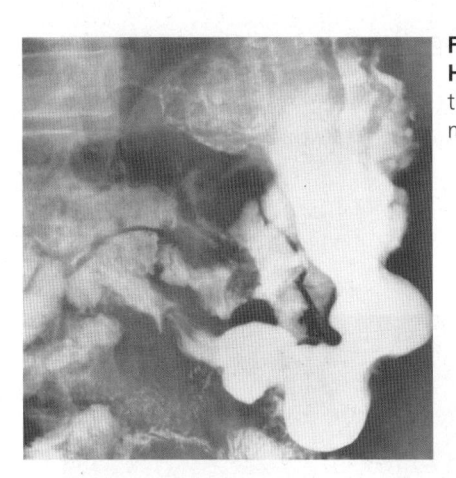

Fig. 3.49-5
Herniação cecal através do forame de Winslow. Alças de intestino são vistas em uma posição anormal ao longo da curvatura menor, mediais e posteriores ao estômago.

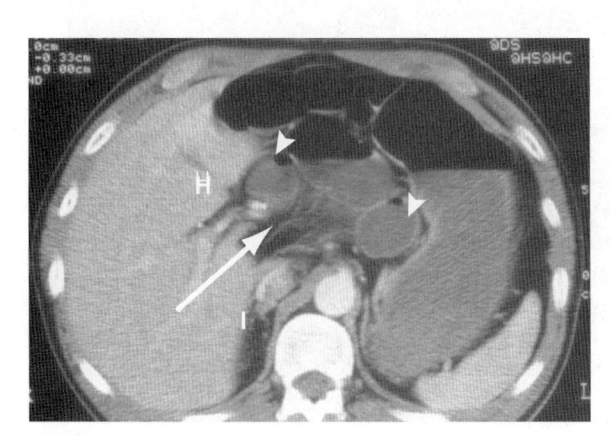

Fig. 3.49-7
Hérnia do saco menor. TC mostra uma coleção de alças do intestino delgado dilatadas (pontas de seta) no saco menor. Há vasos mesentéricos esticados e convergindo (seta) entre a veia porta no ligamento hepatoduodenal (H) e a veia cava inferior (I).[57]

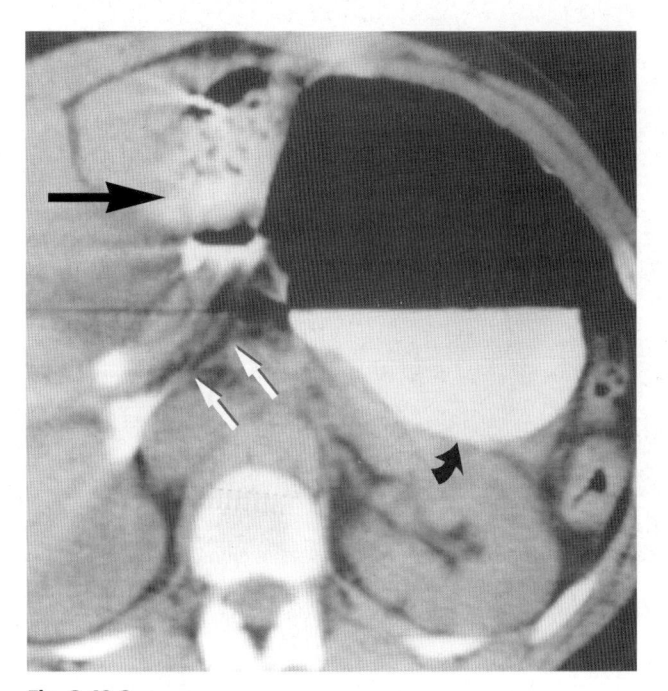

Fig. 3.49-6
Herniação cecal para dentro do saco menor. Imagem de TC mostra ar e material de contraste em um ceco dilatado (seta curva) posterior ao estômago (seta preta grande). Observar o contorno semelhante a um bico do intestino herniado e vasos mesentéricos estirados (setas brancas pequenas) no forame de Winslow.[58]

Condição	Comentários
Direta (Figs. 3.49-10 e 3.49-11)	Protrusão visceral diretamente através da parede abdominal inferior em uma área fraca medial aos vasos epigástricos inferiores (também ocorre primariamente em homens). Ela geralmente não atravessa o canal inguinal. Em virtude da sua abertura curta e romba, uma hérnia direta raramente torna-se encarcerada.

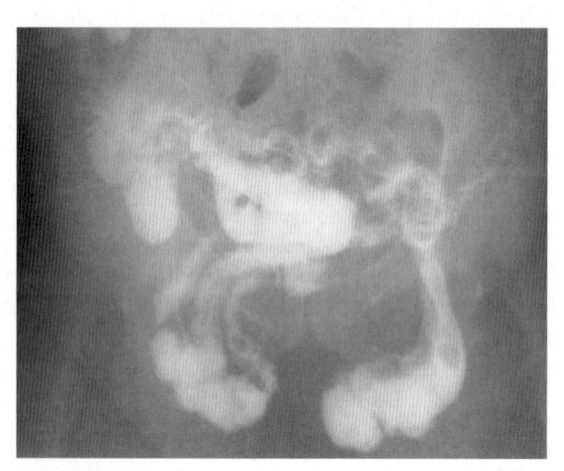

Fig. 3.49-8
Hérnia inguinal. Alças cheias de bário de intestino delgado em hérnias bilaterais.

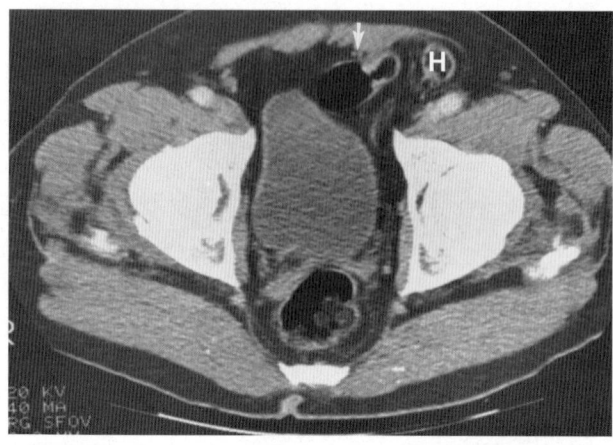

Fig. 3.49-9
Hérnia inguinal indireta. O colo da hérnia (H) é situado imediatamente lateral aos vasos epigástricos inferiores (seta).[59]

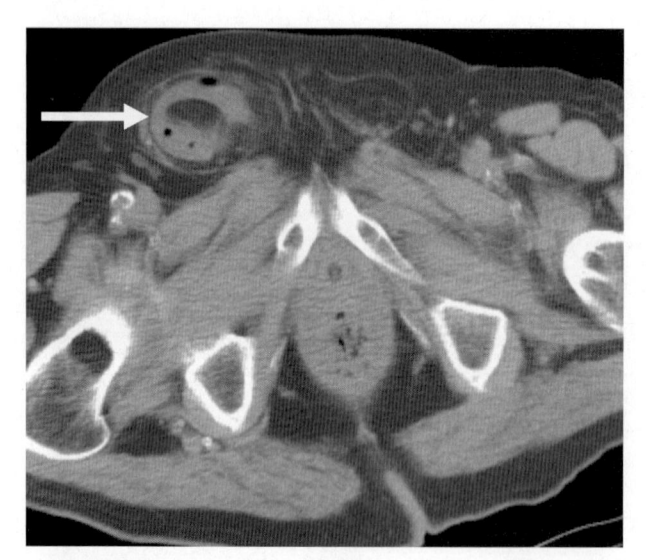

Fig. 3.49-10
Hérnia inguinal direta. A hérnia (seta) é situada medial aos vasos epigástricos inferiores do lado direito da virilha. Observar a presença de alças intestinais no saco da hérnia.[2]

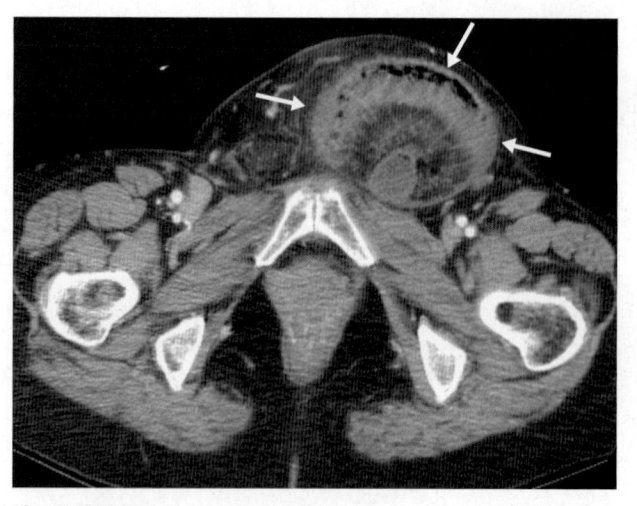

Fig. 3.49-11
Hérnia inguinal estrangulada. Configuração em forma de C (setas) de espessamento da parede intestinal, estiramento grave da gordura, ingurgitamento mesentérico e líquido extraluminal que é limitado ao saco da hérnia. Estes achados sugerem estrangulação.[2]

Condição	Comentários
Femoral (Figs. 3.49-12 e 3.49-13)	Mais comum em mulheres, a hérnia salienta-se através do anel femoral e aparece na abertura safena. Ela pode desviar ou estreitar a veia femoral e descer ao longo da veia safena. Embora menos frequentes do que hérnias inguinais, as hérnias femorais são mais tendentes a encarceramento e estrangulação em virtude das margens firmes e resistentes do anel femoral. Em TC, hérnia emergindo do canal femoral reside abaixo e lateral ao tubérculo púbico, em contraste com uma hérnia inguinal que é situada acima e medial ao tubérculo.
Obturadora (Fig. 3.49-14)	Lesão rara que é mais frequente em mulheres magras, mais velhas, e tipicamente ocorre no lado direito. Pode conter qualquer um ou todos os órgãos genitais internos femininos, bexiga urinária, segmentos variáveis de intestino delgado e grosso, apêndice e omento. Uma indicação altamente sugestiva (embora nem sempre presente) de hérnia obturadora é o sinal de Howship-Romberg, que consiste em dor ao longo do aspecto interno da coxa até o joelho ou abaixo, que é causada por compressão do nervo obturador pelo conteúdo herniário.

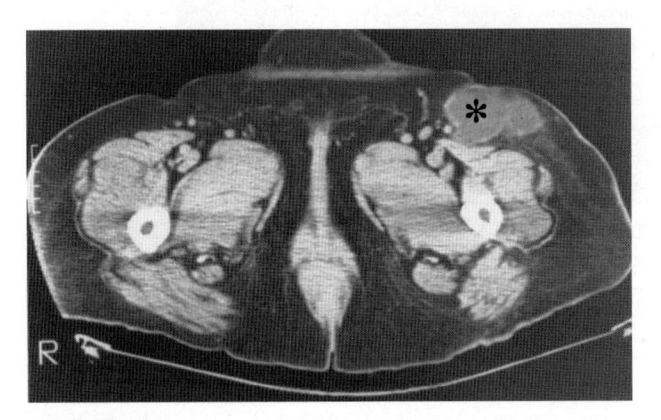

Fig. 3.49-12
Hérnia femoral. Alças de intestino cheias de líquido (asterisco) residem ao longo do curso da veia safena.[54]

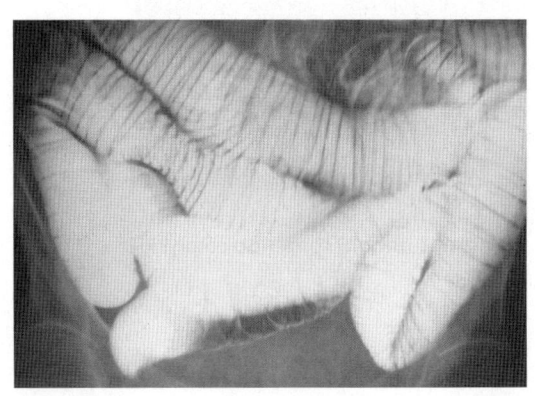

Fig. 3.49-13
Hérnia femoral causando obstrução estranguladora. Alças dilatadas de intestino delgado cheias de bário são vistas proximais ao ponto de obstrução.

Condição	Comentários
Ciática (Fig. 3.49-15)	Lesão rara que passa da pelve através do forame ciático para dentro das nádegas. Pode comprometer o ureter, intestino, bexiga ou ovário.
Perineal (Fig. 3.49-16)	Protrusão rara através de um defeito na musculatura do assoalho pélvico. Alças herniadas de intestino podem ser vistas adjacentes ao reto distal e canal anal ou estendendo para uma das nádegas.

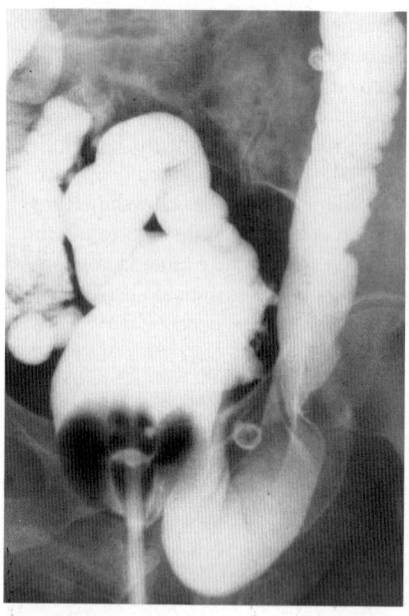

Fig. 3.49-14
Hérnia obturadora contendo cólon sigmoide.

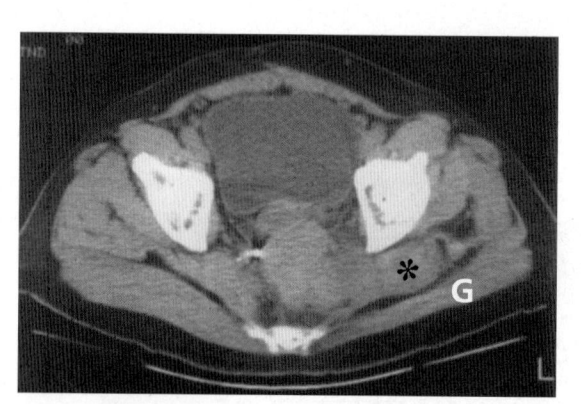

Fig. 3.49-15
Hérnia ciática. Carcinoma retal recorrente (asterisco) herniando-se através do forame ciático situa-se atrás da espinha isquiática profunda ao músculo glúteo máximo (G).[54]

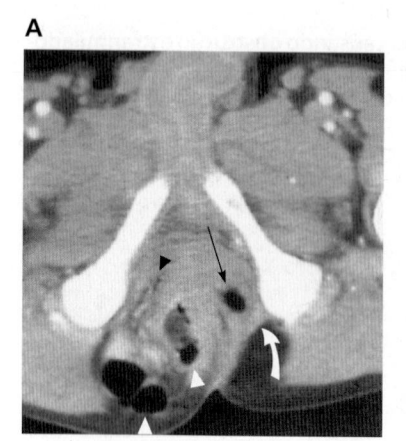

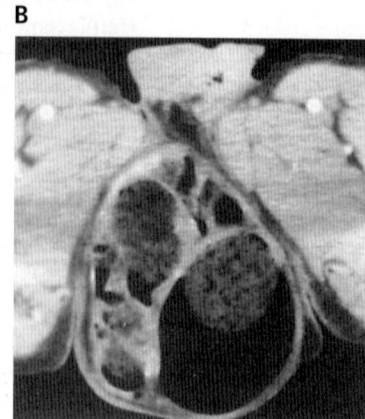

Fig. 3.49-16
Hérnia perineal. (A) Alças herniadas de cólon sigmoide (pontas de seta brancas) estão situadas na fossa isquiorretal direita. Observar os vasos correndo no mesocólon sigmoide (ponta de seta preta). O reto (seta preta) está desviado para a esquerda. O músculo levantador do ânus (seta branca) é visto à esquerda, mas não à direita. (B) Escaneamento 2 cm inferior mostra múltiplas alças de cólon sigmoide enchendo a massa clinicamente evidente inteira.[55]

Condição	Comentários
Umbilical (Figs. 3.49-17 a 3.49-19)	Muito mais comum em mulheres. Fatores de risco incluem múltiplas gravidezes, insuficiência hepática, ascite, obesidade e grandes massas intra-abdominais. Uma vez que alças intestinais são superpostas a alças intraperitoneais normais em uma vista anteroposterior, radiografias oblíquas ou laterais são necessárias para avaliação ideal.
Epigástrica (Fig. 3.49-20)	Tipo de hérnia ventral que se origina na linha alva acima do umbigo.

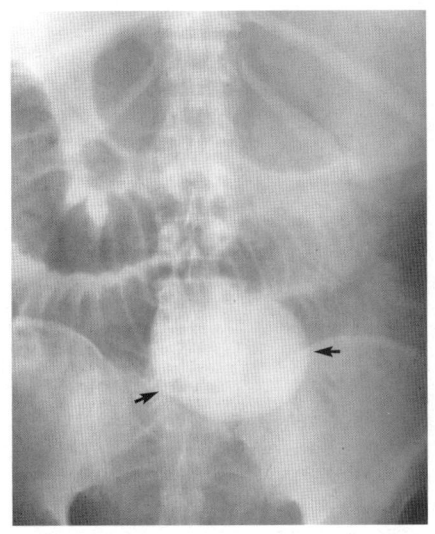

Fig. 3.49-17
Hérnia umbilical estrangulada. Grande massa de tecido mole (setas) no meio do abdome e pelve inferior. As alças do intestino delgado proximais ao ponto de obstrução estão dilatadas.

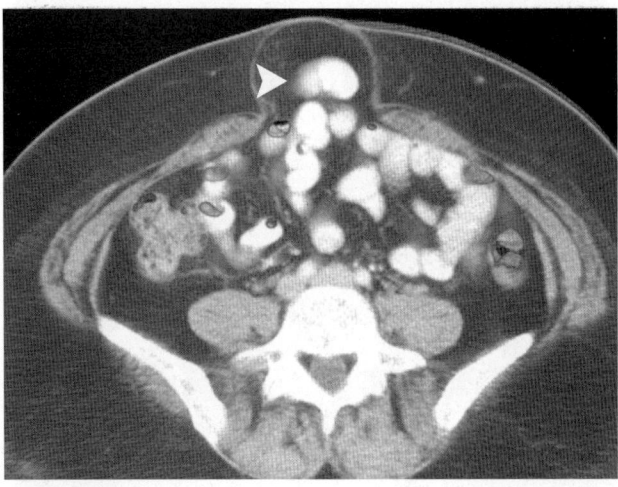

Fig. 3.49-18
Hérnia umbilical. Escaneamento de TC com contraste obtido durante uma manobra de Valsalva mostra alças do intestino delgado (setas) dentro da hérnia. O estudo inicial demonstrara herniação apenas de gordura omental.[60]

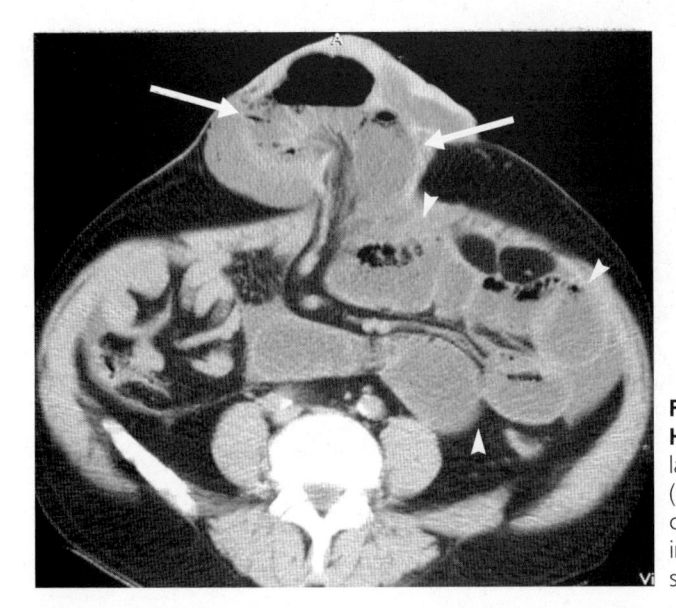

Fig. 3.49-19
Hérnia umbilical estrangulada. A hérnia estrangulada (setas) causa obstrução do intestino delgado (pontas de seta). A alça intestinal herniada tem uma configuração em C e há ingurgitamento mesentérico individualizado, bem como líquido ascítico com o saco da hérnia.[60]

Condição	Comentários
Incisional (Fig. 3.49-21)	Complicação comum de cirurgia abdominal. Mais bem apreciada em TC, uma vez que elas podem ser impossíveis de palpar em razão da obesidade do paciente ou dor abdominal ou distensão e ser indetectáveis em virtude de sua intermitência e fácil redutibilidade.
Onfalocele (Fig. 3.49-22)	Protrusão das vísceras abdominais para dentro da base do cordão umbilical (com um defeito associado na parede abdominal). Ela representa a persistência da herniação fetal normal com falha da retirada completa do tubo digestório intermediário do cordão umbilical durante a 10ª semana fetal.

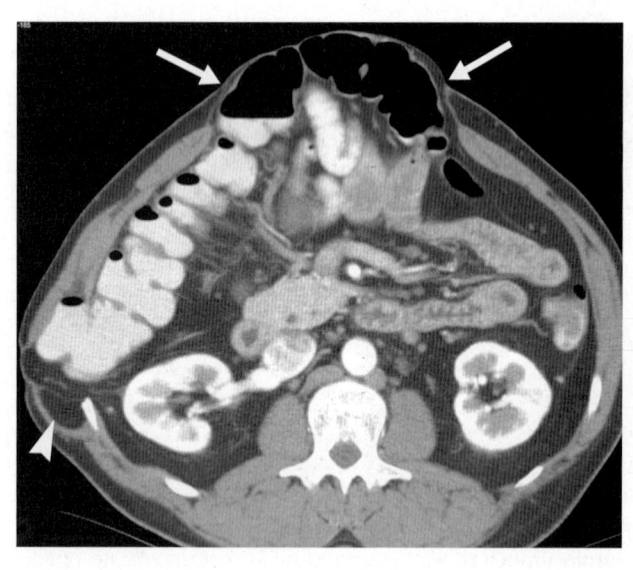

Fig. 3.49-20
Hérnia epigástrica. A hérnia (setas) contém o cólon transverso e alças de intestino delgado. Observar também a hérnia interparietal através do aspecto lateral direito da parede abdominal (ponta de seta), contendo a flexura hepática do cólon.[60]

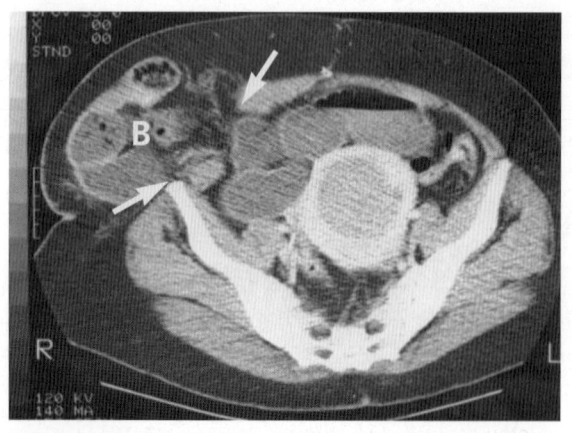

Fig. 3.49-21
Hérnia incisional obstruída. Alças dilatadas de intestino (B) estendem-se adentro da parede abdominal através de um defeito na região da linha semilunar (setas). Este foi o lugar de uma incisão cirúrgica prévia.[59]

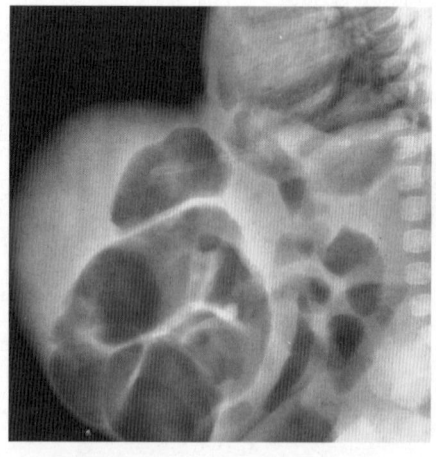

Fig. 3.49-22
Onfalocele. Alças de intestino delgado cheias de gás podem ser vistas dentro da lesão.

Condição	Comentários
Spigeliana (Figs. 3.49-23 e 3.49-24)	Herniação lateral através de um defeito espontâneo da parede abdominal que surge ao longo da linha semilunar (onde as bainhas dos músculos abdominais laterais se fundem para formar a bainha lateral do reto). Quase sempre encontrada imediatamente acima do ponto onde os vasos epigástricos inferiores perfuram a parede posterior da bainha do reto. Embora raras, as hérnias spigelianas frequentemente se encarceram.
Lombar (Figs. 3.49-25 a 3.49-27)	Ocorrem através de duas áreas de fraqueza relativa no flanco: o triângulo lombar superior, que é limitado pela 12ª costela superiormente, o músculo oblíquo interno anteriormente, e o músculo eretor da espinha posteriormente; e o triângulo lombar inferior, que é limitado inferiormente pela crista ilíaca, anteriormente pelo músculo oblíquo externo, e posteriormente pelo músculo latíssimo do dorso. Ela ocorrem mais comumente no lado esquerdo e em homens de meia-idade.
Transmesentérica (Figs. 3.49-28 e 3.49-29)	Cerca de um terço ocorre durante o período pediátrico e provavelmente é causada por um mecanismo congênito. Em adultos, a maioria dos defeitos mesentéricos provavelmente resulta de cirurgia, trauma ou inflamação.
Transomental (Fig. 3.49-30)	Herniação pode ocorrer através de um omento maior livre sem um saco (mais comum) ou para dentro do saco menor através do ligamento gastrocólico (rara).

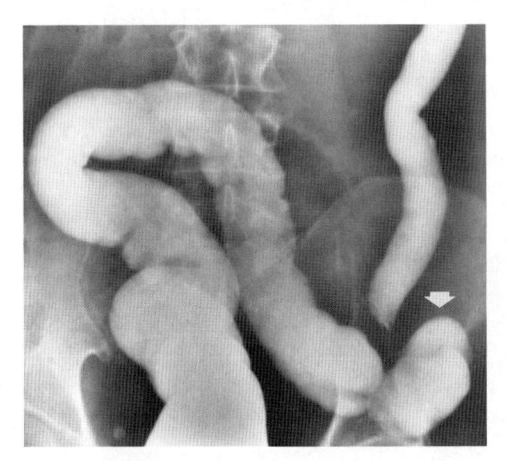

Fig. 3.49-23
Hérnia spigeliana. Intestino delgado é aprisionado no saco herniário (seta), que se origina ao longo da linha semilunar esquerda.

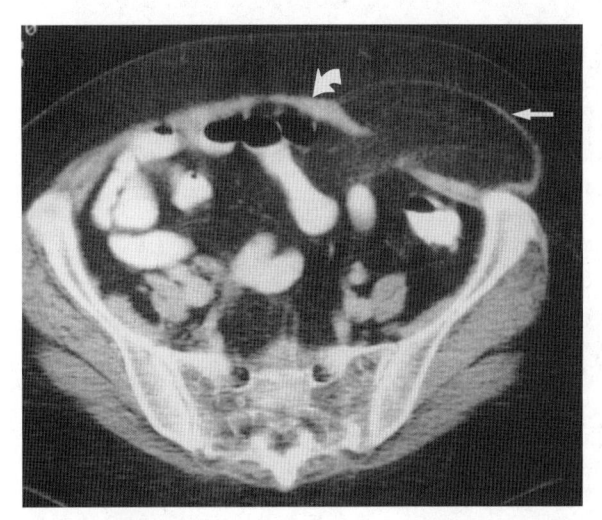

Fig. 3.49-24
Hérnia spigeliana. Herniação de gordura através de um defeito na aponeurose entre o reto do abdome esquerdo (seta curva) e a aponeurose dos músculos transverso do abdome e oblíquo interno esquerdos. A margem lateral do saco da hérnia é o músculo e fáscia oblíquos externos (seta reta).[61]

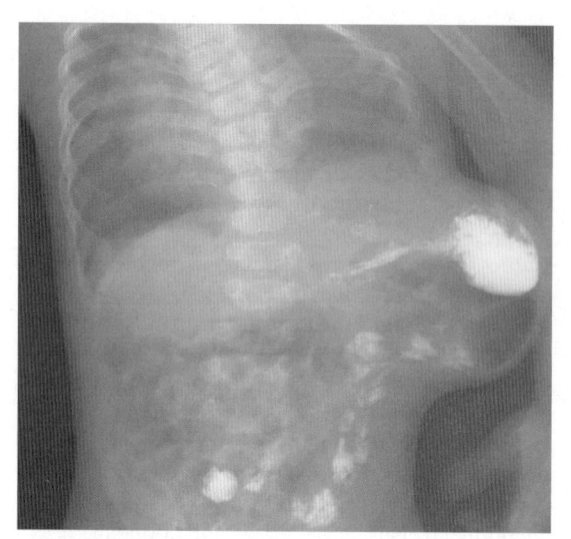

Fig. 3.49-25
Hérnia lombar através do triângulo superior. Observar as múltiplas anomalias ósseas.

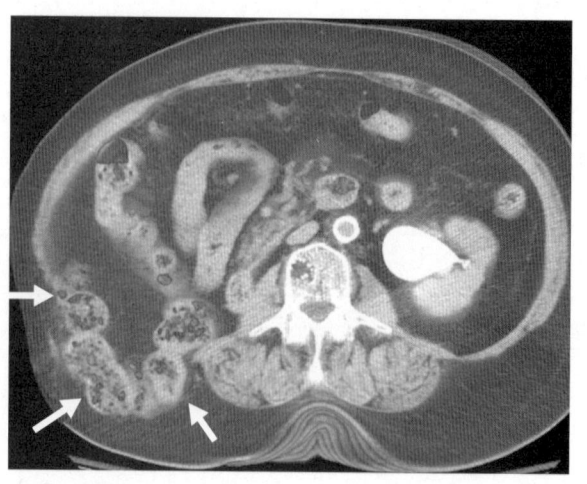

Fig. 3.49-26
Hérnia lombar superior. O tipo incisional de hérnia (setas) se desenvolveu após nefrectomia direita para carcinoma de células renais. Observar a protrusão do cólon ascendente no tecido subcutâneo. A pelve extrarrenal à esquerda foi um achado incidental.[60]

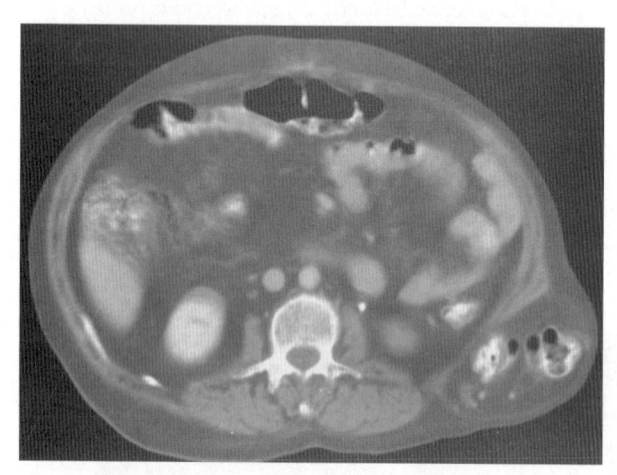

Fig. 3.49-27
Hérnia lombar através do triângulo inferior.

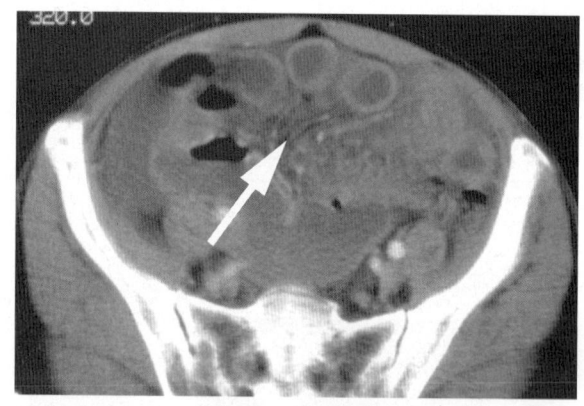

Fig. 3.49-28
Hérnia transmesentérica. Apinhamento de alças intestinais e vasos convergindo (seta) são vistos no orifício da hérnia.[57]

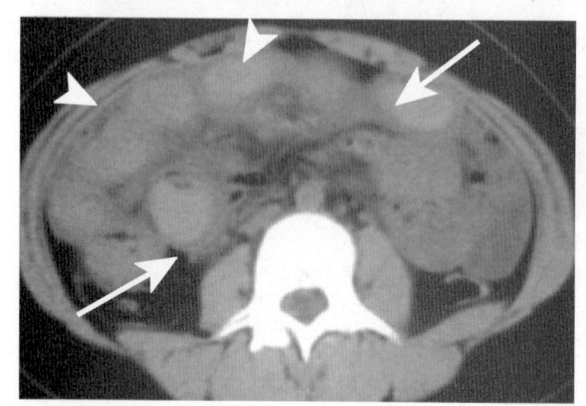

Fig. 3.49-29
Hérnia transmesentérica com gangrena. Imagem de TC sem contraste em uma menina mostra líquido mesentérico difuso e turvação (setas) e alças de intestino delgado brandamente dilatadas. A atenuação do líquido intraluminal está aumentada (pontas de seta), porque eritrócitos podem ter sido liberados na luz.[57]

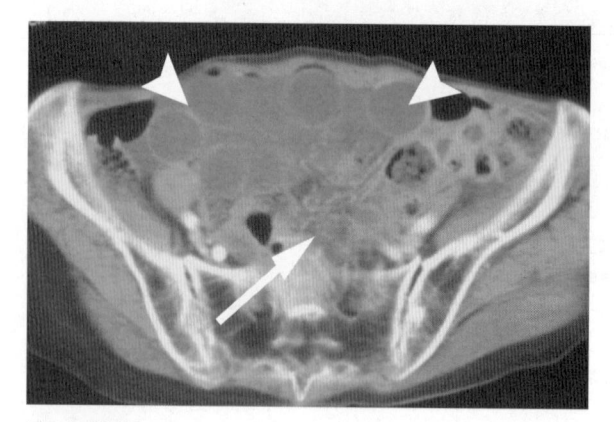

Fig. 3.49-30
Hérnia transomental. TC contrastada da pelve mostra uma aglomeração de alças de intestino delgado cheias de líquido (pontas de seta) com contraste precário ou ausente das paredes intestinais adjacentes à parede do meio do abdome. O pedículo vascular mesentérico (seta), que está apinhado e ingurgitado com vasos, é visto no orifício da hérnia.[57]

Condição	Comentários
Pericecal (Fig. 3.49-31)	Herniação através de qualquer um dos quatro recessos pericecais diferentes formados por pregas do peritônio.
Mesocólon sigmoide (Fig. 3.49-32)	Herniação através da prega peritoneal que fixa o cólon sigmoide à parede pélvica.
Ligamento largo (Fig. 3.49-33)	Este tipo de herniação ocorre tipicamente em mulheres de meia-idade que estiveram grávidas e não têm história de cirurgia abdominal.
Fossa perirretal (Fig. 3.49-34)	Tipo extremamente raro de hérnia.

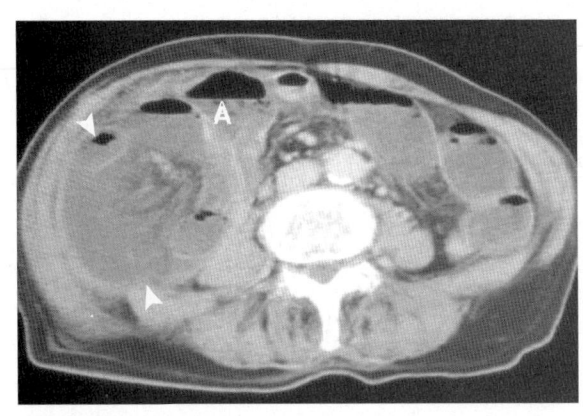

Fig. 3.49-31
Hérnia pericecal. Escaneamento de TC com contraste mostra um agregado de alças de intestino delgado encapsuladas (pontas de seta) no aspecto lateral da goteira paracólica direita e atrás do cólon ascendente (A). Vasos mesentéricos dilatados e estirados são vistos dentro do agregado.[57]

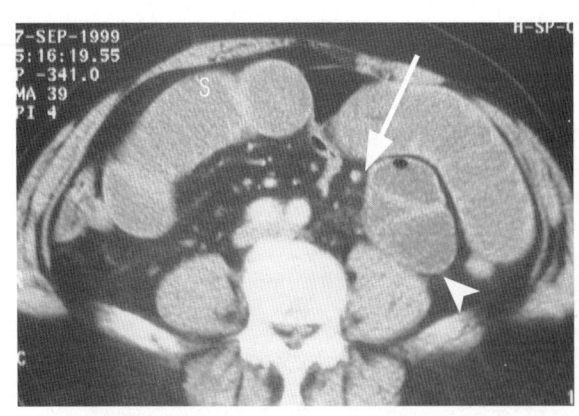

Fig. 3.49-32
Hérnia do mesocólon sigmoide. TC com contraste mostra múltiplas alças de intestino delgado (S) dilatadas. Uma veia mesentérica inferior dilatada (seta) aparece como um marco na margem do mesentério inferior. Uma massa semelhante a um saco de alças jejunais encarceradas (ponta de seta) está localizada anterior ao músculo psoas esquerdo.[57]

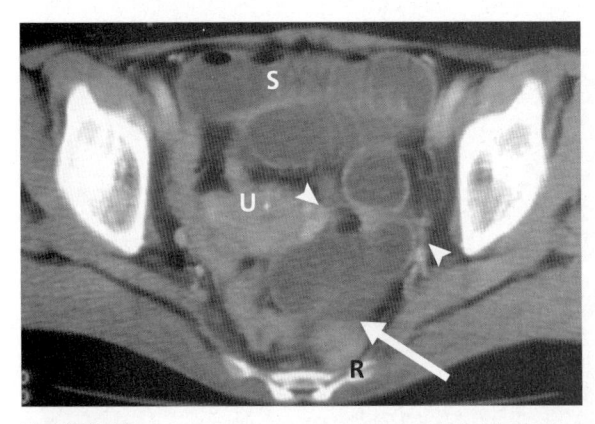

Fig. 3.49-33
Hérnia do ligamento largo. TC com contraste mostra alças dilatadas de intestino delgado (S) e uma aglomeração de alças de intestino delgado com níveis hidroaéreos (seta) entre o útero (U) e o reto (R). Este de uma alça intestinal encarcerada (pontas de seta) pode ser visto por causa da camada de gordura em torno do útero. A configuração em forma de C da alça intestinal sugere uma obstrução de alça fechada.[57]

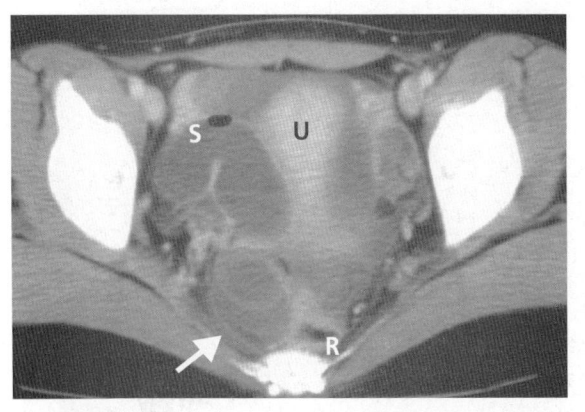

Fig. 3.49-34
Hérnia perirretal. Escaneamento de TC com contraste mostra alças de intestino delgado (S) dilatadas e cheias de líquido. Um aglomerado de alças intestinais dilatadas (seta) está localizado à direita do reto (R) e atrás do colo do útero (U).[57]

3.50 ■ Calcificação do Fígado

Condição	Achados de Imagem	Comentários
Tuberculose/ histoplasmose (Fig. 3.50-1)	Pequenas (1–3 cm), múltiplas, densas calcificações individualizadas espalhadas por todo o fígado.	Focos curados de doença granulomatosa são as mais comuns calcificações intra-hepáticas. Usualmente há também calcificações no pulmão e baço.
Echinococcus granulosus (Fig. 3.50-2)	Calcificação completa oval ou circular na periferia de um cisto-mãe. Pode haver múltiplos cistos-filhos com calcificações em forma de arco.	Calcificação de cisto hidático geralmente se desenvolve 5 a 10 anos após infecção do fígado. Calcificações densas extensas sugerem um cisto inativo, enquanto calcificações segmentares sugerem atividade cística e são frequentemente consideradas uma indicação para cirurgia.
Echinococcus multilocularis (Fig. 3.50-3)	Múltiplas pequenas transparências rodeadas por anéis de calcificação que, por sua vez, situam-se dentro de grandes áreas de calcificação amorfa.	Calcificação ocorre em aproximadamente 70% dos pacientes com esta forma mais rara e mais maligna ("tipo alveolar") de doença hidática.

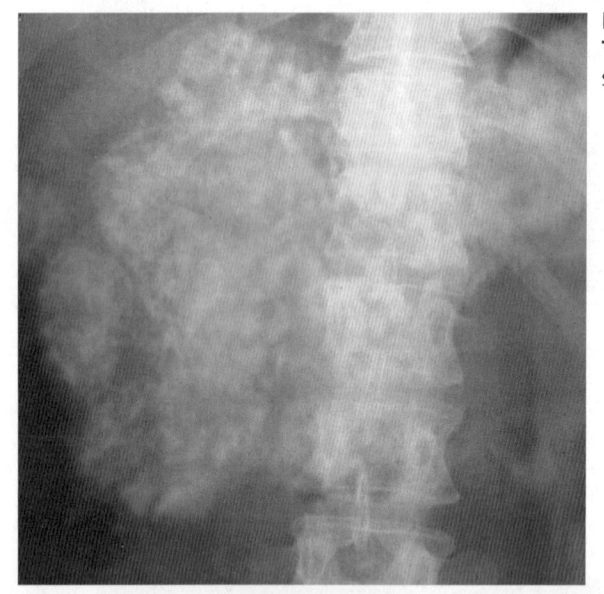

Fig. 3.50-1
Tuberculose hepatobiliar. Calcificações grosseiras múltiplas ou semelhantes a giz.[62]

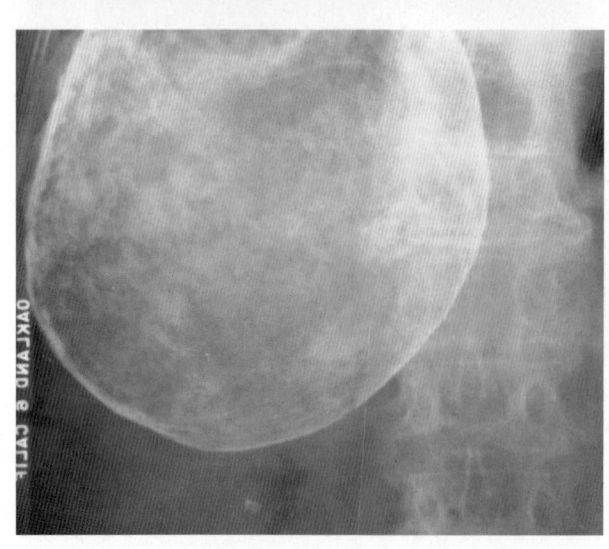

Fig. 3.50-2
Cisto hidático do fígado. Calcificação extensa de uma imensa massa no quadrante superior direito.

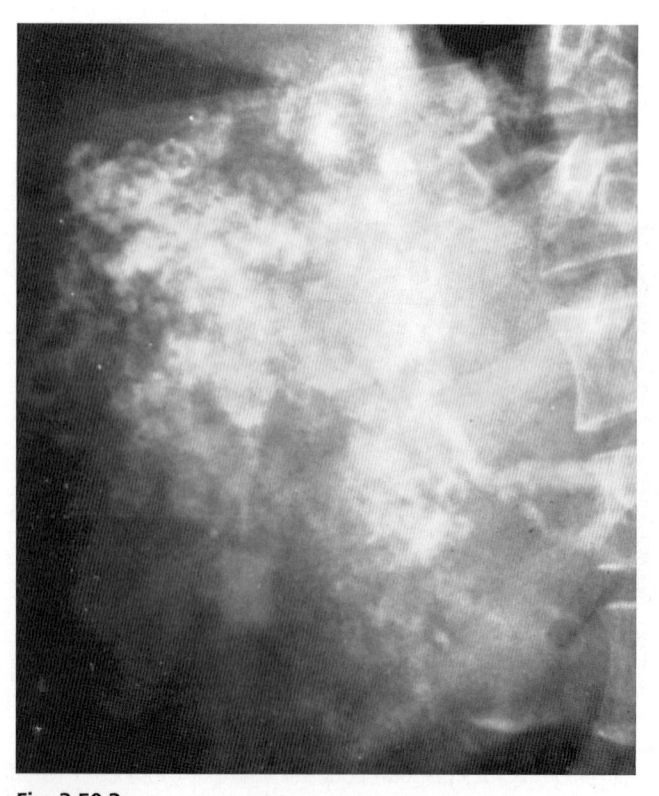

Fig. 3.50-3
Doença hidática alveolar (*Echinococcus granulosus*).[63]

3.50 ■ CALCIFICAÇÃO DO FÍGADO

Condição	Achados de Imagem	Comentários
Abscesso amébico ou piogênico (Fig. 3.50-4)	Calcificações densas, mosqueadas, que usualmente são solitárias, mas ocasionalmente são múltiplas.	Paciente é usualmente assintomático, quando a calcificação é detectada.
Brucelose (ver Fig. 3.51-1)	Aspecto de flocos de neve de calcificações penugentas.	Usualmente há calcificações semelhantes no baço.
Outras infestações parasitárias (Fig. 3.50-5)	Vários padrões de calcificação.	*Armillifer armillatus* (verme da língua); verme da Guiné; filaríase; toxoplasmose; cisticercose; esquistossomose.
Hemangioma cavernoso	Padrão em explosão solar de espículas de calcificação (radiando da área central para a periferia da lesão).	Aspecto semelhante ao de hemangiomas em ossos chatos (p. ex., crânio e esterno). Maioria dos hemangiomas não são calcificados. Raramente associado a flebólitos calcificados (diferentemente de hemangiomas em outras localizações).
Carcinoma primário do fígado	Vários padrões de calcificação (pequenos flocos irregulares a cálculos esféricos individualizados).	Tumores mais frequentemente calcificam em crianças como resultado de calcificação distrófica de tecido necrótico.
Metástases ao fígado (Fig. 3.50-6)	Calcificações difusas finamente granulares.	Calcificação mais comumente ocorre no carcinoma coloide metastático do cólon ou reto. Menos frequentemente, carcinomas da mama, estômago e ovário. Metástases de outros tumores primários usualmente são maiores e mais densos. Calcificação dentro de metástases hepáticas também pode desenvolver-se como resultado de tratamento com radiação ou quimioterapia sistêmica.
Trombo na veia porta (Fig. 3.50-7)	Opacidade linear cruzando a coluna vertebral.	Usualmente associada à cirrose e hipertensão porta.
Aneurisma de artéria hepática	Padrão circular em casca de ovo quebrada.	Maioria dos aneurismas de artéria hepática não calcifica.
Calcificação da cápsula do fígado (Fig. 3.50-8)	Casca opaca em torno de parte ou todo o fígado.	Pode refletir cirrose alcoólica, infecção piogênica, peritonite meconial, *pseudomyxoma peritonei*, ou granulomatose lipoide depois da instilação intraperitoneal de óleo mineral. Um padrão semelhante pode seguir-se à introdução inadvertida de bário na cavidade peritoneal através de uma perfuração do cólon.

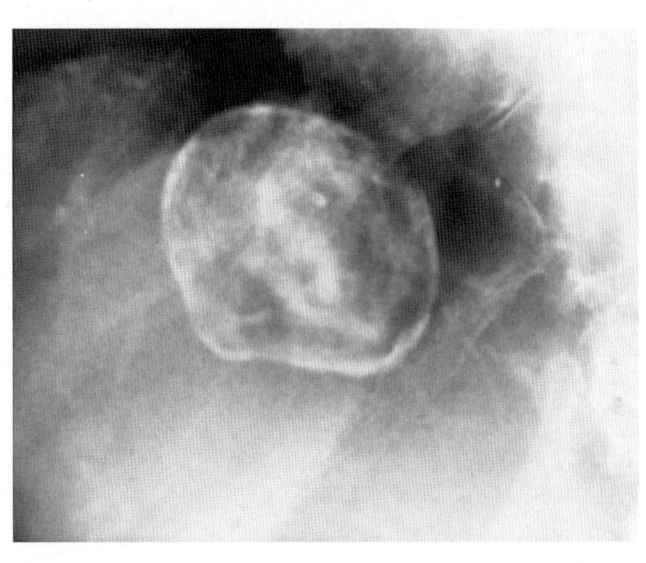

Fig. 3.50-4
Abscesso hepático piogênico calcificado.

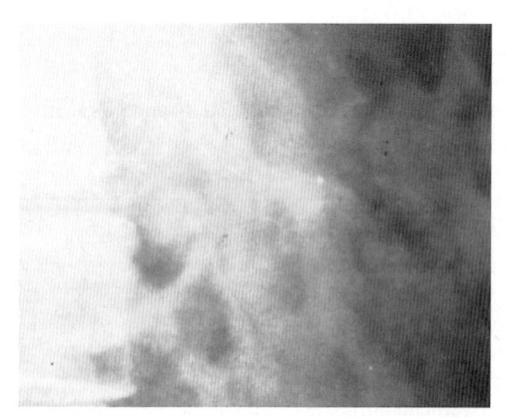

Fig. 3.50-5
Verme da guiné calcificado no lobo direito do fígado.[64]

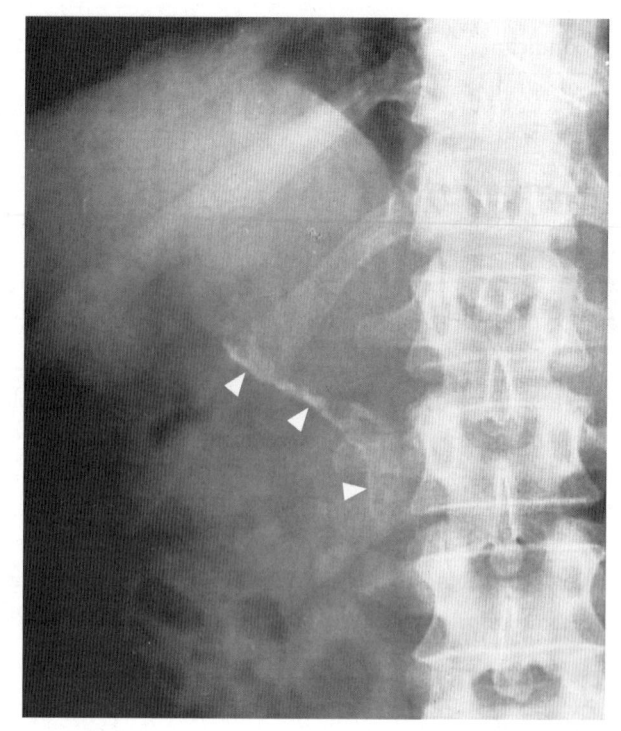

Fig. 3.50-7
Veia porta. Calcificação semelhante a um trato com margens irregulares dirigidas ao longo do curso da veia porta (pontas de seta).[65]

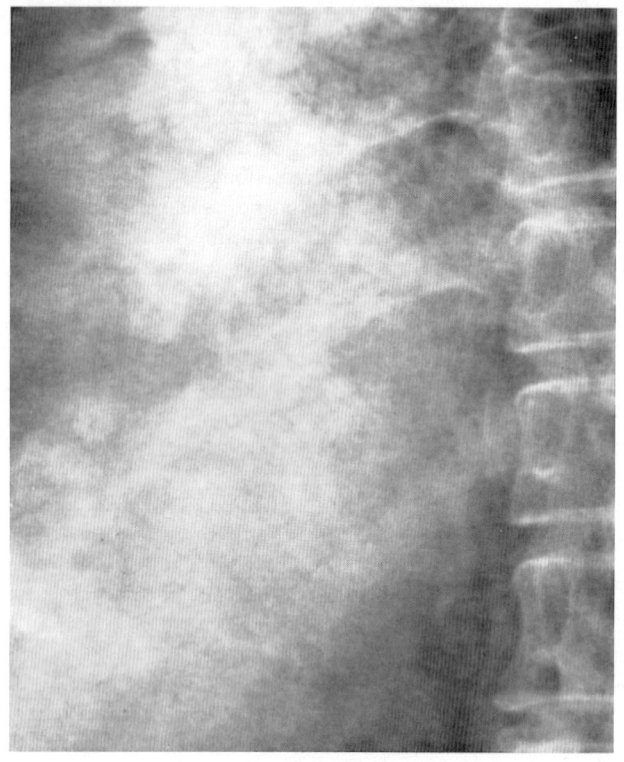

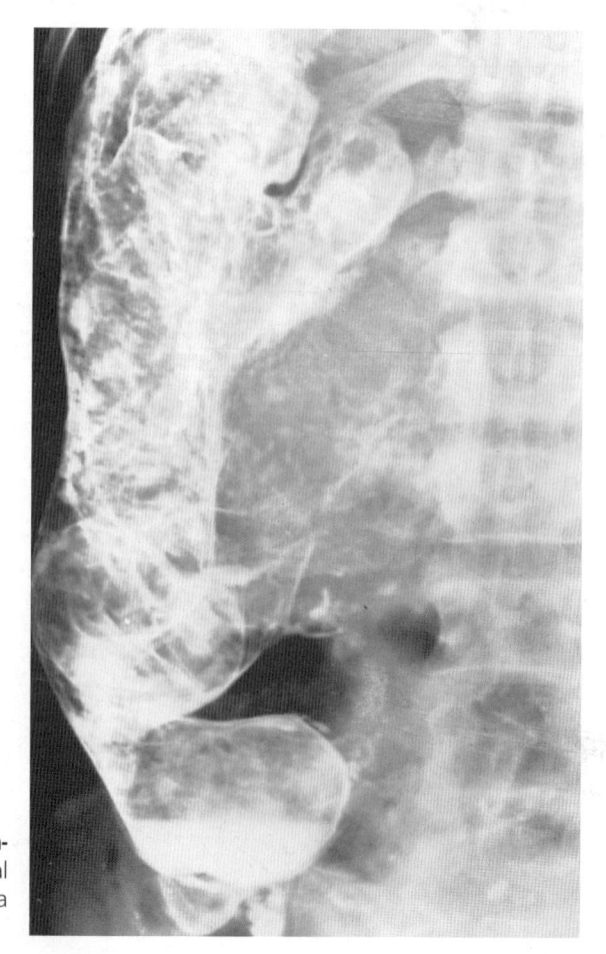

Fig. 3.50-6
Metástases hepáticas calcificadas de carcinoma coloide do cólon produzindo um padrão difuso, finalmente granular.

Fig. 3.50-8
Aparência simulando calcificação hepática intrínseca causada por extravasamento intraperitoneal inadvertido de bário, que produziu uma casca opaca em torno do fígado.

3.50 ■ CALCIFICAÇÃO DO FÍGADO

Condição	Achados de Imagem	Comentários
Densidade aumentada generalizada do fígado (sem calcificação demonstrável específica) (Figs. 3.50-9 e 3.50-10)	Densidade aumentada uniforme ou focal.	Causas incluem hemocromatose, siderose, cirrose (fígado contraído) e uma injeção prévia de Thorotrast.

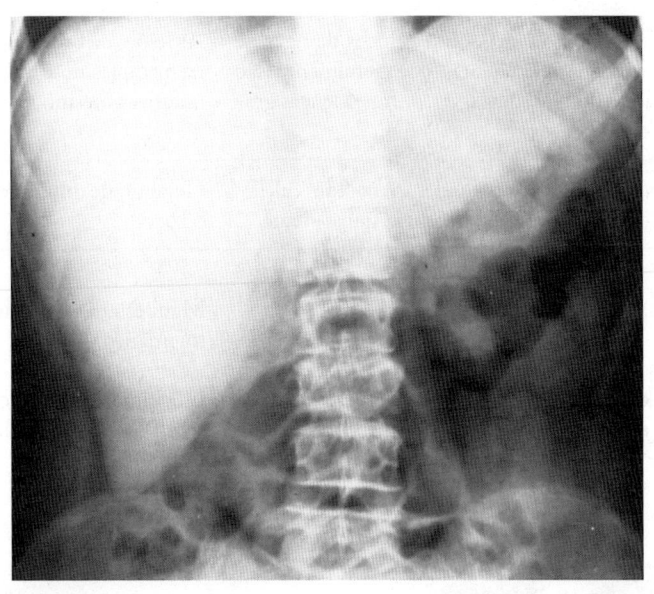

Fig. 3.50-9
Hemocromatose. Sombra hepática extremamente densa no quadrante superior direito e causada pela deposição parenquimatosa de ferro.[66]

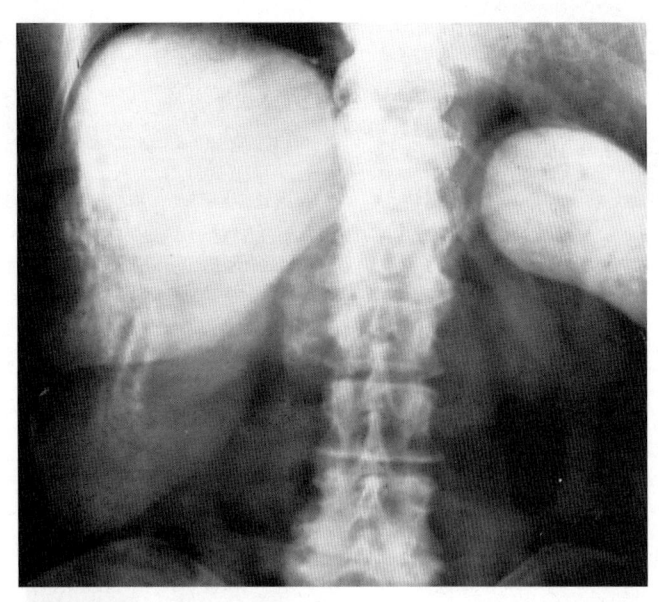

Fig. 3.50-10
Injeção prévia de Thorotrast causando densidade aumentada generalizada do fígado e baço.

3.51 ■ Calcificação do Baço

Condição	Achados de Imagem	Comentários
Histoplasmose/ tuberculose (Fig. 3.51-1)	Múltiplos, pequenos, nódulos redondos ou ovoides calcificados distribuídos por todo o baço.	Focos curados de doença granulomatosa são as calcificações intraesplênicas mais comuns. Há usualmente também calcificações no pulmão e ocasionalmente no fígado.
Brucelose (Fig. 3.51-2)	Aparecimento semelhante a flocos de neve de calcificações penugentas que geralmente são maiores do que aquelas em outras doenças granulomatosas.	As lesões na brucelose crônica, diferentemente daquelas na histoplasmose e tuberculose, tendem a ser ativas e supurativas mesmo na presença de calcificação.
Flebólitos	Pequenos nódulos redondos ou ovoides calcificados, muitas vezes com centro transparente.	Geralmente difusamente distribuídos nas veias em todo o baço.
Cistos Não parasitários (Fig. 3.51-3)	Fina calcificação periférica.	Manifestação infrequente de cisto congênito ou pós-traumático.
Equinocócico (hidático) (Fig. 3.51-4)	Calcificação periférica que muitas vezes é múltipla e tende a ser mais espessa e mais grosseira do que calcificação cística não parasitária.	Calcificação equinocócica pode refletir um cisto hidático no baço ou extensão de cistos se originando de órgãos vizinhos.

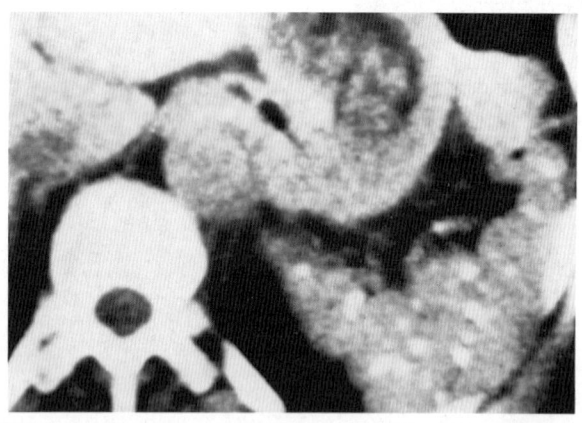

Fig. 3.51-1
Histoplasmose. Imagem de escaneamento com TC mostra múltiplas pequenas calcificações no baço.

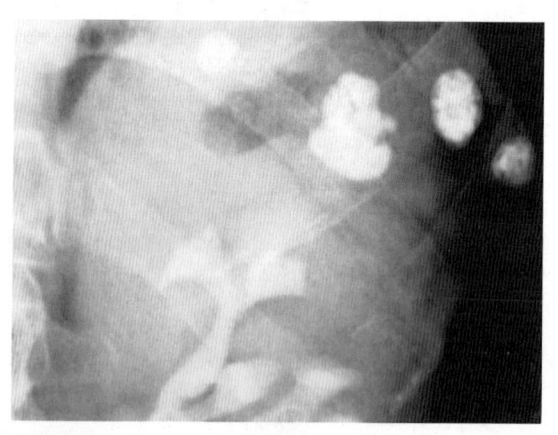

Fig. 3.51-2
Brucelose. Grandes granulomas esplênicos calcificados.

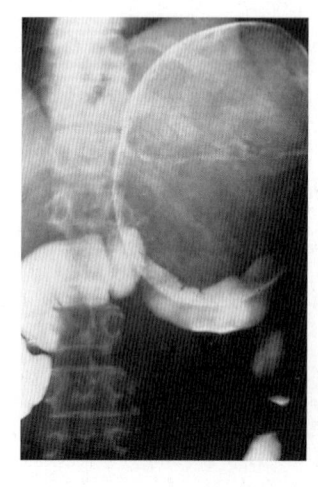

Fig. 3.51-3
Imenso cisto esplênico não parasítico calcificado.

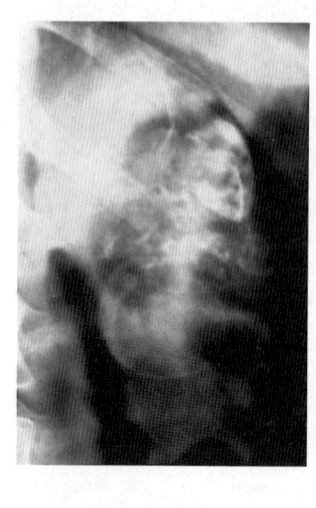

Fig. 3.51-4
Cisto hidático calcificado do baço (doença equinocócica).

3.51 ■ CALCIFICAÇÃO DO BAÇO

Condição	Achados de Imagem	Comentários
Calcificação da cápsula esplênica (Fig. 3.51-5)	Casca opaca em torno de uma parte ou todo o baço.	Pode ser secundária a um abscesso piogênico ou tuberculoso, infarto ou hematoma. Embora eles infrequentemente calcifiquem, os infartos esplênicos podem ter uma aparência característica triangular ou em forma de cunha, com o ápice da calcificação parecendo apontar para o centro do órgão.
Artéria esplênica (Fig. 3.51-6)	Aparência característica tortuosa em saca-rolha.	Achado extremamente comum. Quando vista pelo seu eixo, a calcificação da artéria esplênica aparece como um anel de paredes finas.
Aneurisma da artéria esplênica (Fig. 3.51-7)	Padrão circular ou configuração bizarra de calcificação.	
Densidade esplênica aumentada generalizada (sem calcificação demonstrável) (Fig. 3.51-8)	Densidade aumentada uniforme ou focal.	As causas incluem anemia falciforme, hemocromatose, anemia de Fanconi, múltiplas transfusões e uma injeção prévia de Thorotrast.

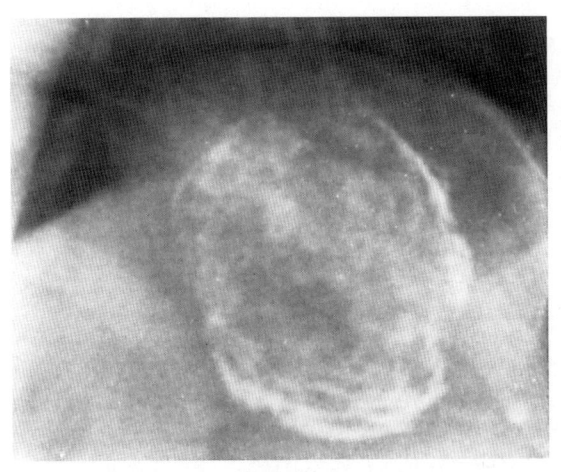

Fig. 3.51-5
Hematoma esplênico calcificado.

Fig. 3.51-6
Calcificação da artéria esplênica.

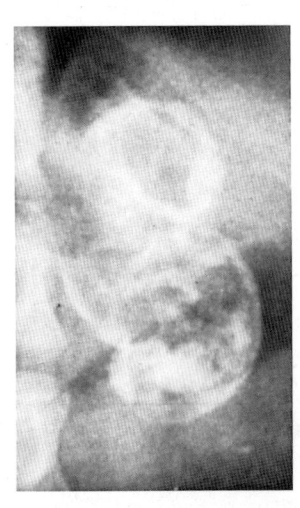

Fig. 3.51-7
Aneurisma da artéria esplênica produzindo calcificação lobulada bizarra.

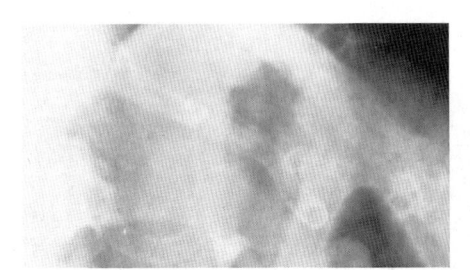

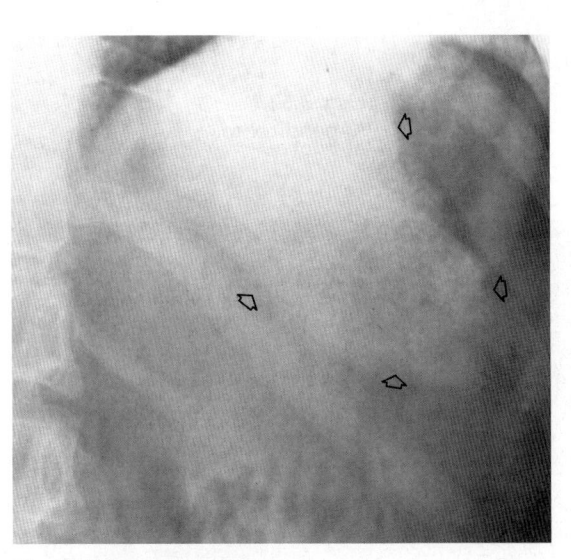

Fig. 3.51-8
Anemia falciforme causando aumento generalizado na densidade esplênica (setas).

3.52 ■ Calcificação do Trato Digestório

Condição	Achados de Imagem	Comentários
Apendicólito (Fig. 3.52-1)	Cálculos laminados redondos ou ovais de vários tamanhos.	Encontrado em 10 a 15% dos casos de apendicite aguda. Sugere um apêndice gangrenado que tende a perfurar e usualmente é uma indicação de cirurgia. Pode ser retrocecal (simulando um cálculo biliar) ou pélvico (simulando um cálculo ureteral).
Outro enterólito (Fig. 3.52-2)	Cálculo laminado facetado em um divertículo de Meckel, um divertículo do cólon ou reto.	Provavelmente resulta de estase e é usualmente encontrado proximal a uma área de estenose ou dentro de um divertículo. Pode causar ulceração da mucosa e dor abdominal inferior.
Mucocele do apêndice calcificada	Grande calcificação em forma de crescente ou circular.	Mucocele representa uma dilatação do apêndice contendo muco distal a uma obstrução fibrótica da luz.
Apêndices epiploicos calcificados (Fig. 3.52-3)	Calcificações semelhantes a cistos adjacentes ao cólon cheio de gás (especialmente a porção ascendente).	Podem tornar-se destacadas do cólon e aparecer como pequenas calcificações em forma de anel jazendo livres na cavidade peritoneal (mudam de posição em filmes seriados).

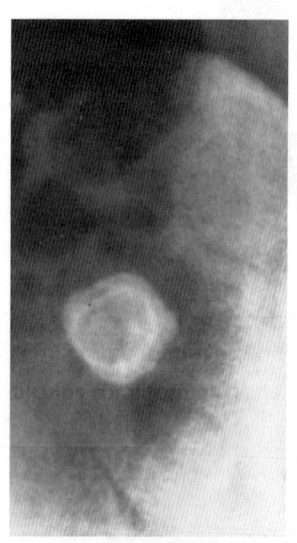

Fig. 3.52-1
Apendicólito.

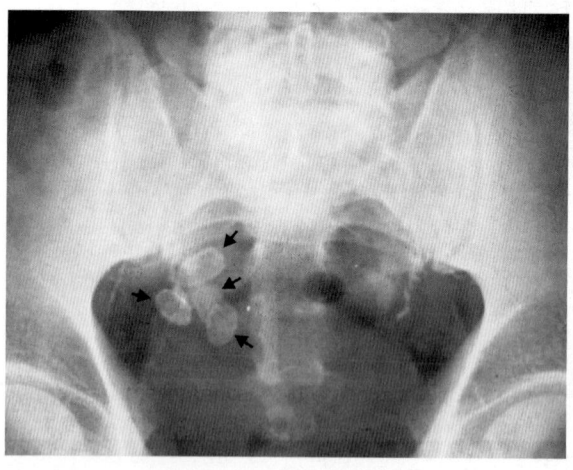

Fig. 3.52-2
Cálculos facetados em um divertículo de Meckel. Quatro cálculos radiopacos (setas) são vistos no lado direito da pelve.[67]

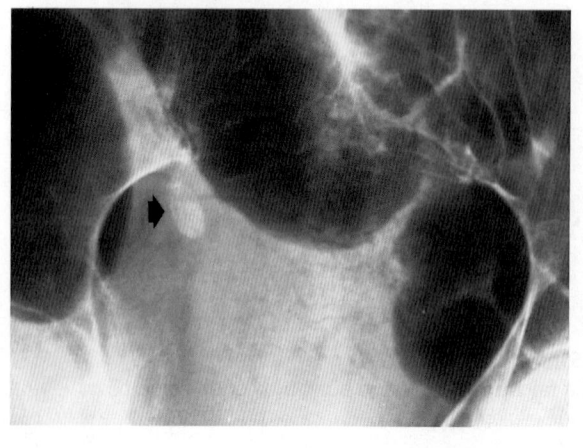

Fig. 3.52-3
Apêndice epiploico calcificado (seta). A densidade calcificada semelhante a um cisto era destacada do cólon e mudava de posição em filmes seriados.

Condição	Achados de Imagem	Comentários
Corpos estranhos ingeridos (Fig. 3.52-4)	Várias densidades calcificadas e metálicas.	Chumbo de tiro (metálico) ingerido pode ser aprisionado no apêndice ou divertículos colônicos. Sementes e caroços retidos podem desenvolver depósitos de cálcio semelhantes a anéis em torno deles.
Carcinoma mucinoso do estômago ou cólon (Fig. 3.52-5)	Pequenos depósitos mosqueados ou pontilhados de cálcio no tumor.	Calcificação pode ser limitada à massa tumoral ou comprometer linfonodos regionais, omento adjacente ou focos metastáticos no fígado.
Leiomioma do estômago ou esôfago (ver Fig. 3.16-1)	Calcificação pontilhada ou salpicada dispersa através de toda a massa.	Simula o padrão de calcificação nos leiomiomas uterinos (fibromas).
Calcificação mesentérica (Fig. 3.52-6)	Vários padrões de calcificação.	Depósitos de gordura calcificada no omento; calcificação periférica em cistos mesentéricos; raramente, lipomas mesentéricos ou cistos hidáticos calcificados na cavidade peritoneal.

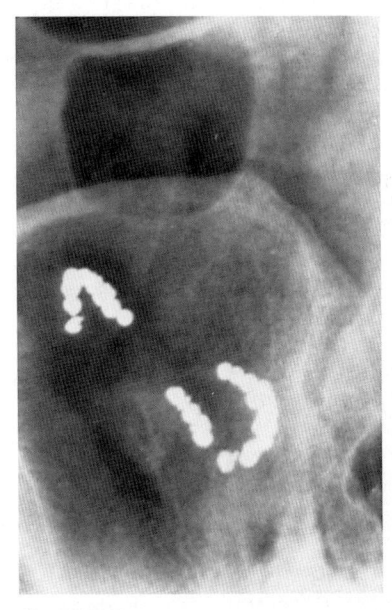

Fig. 3.52-4
Corpos estranhos metálicos no apêndice representando chumbo de caça ingerido.

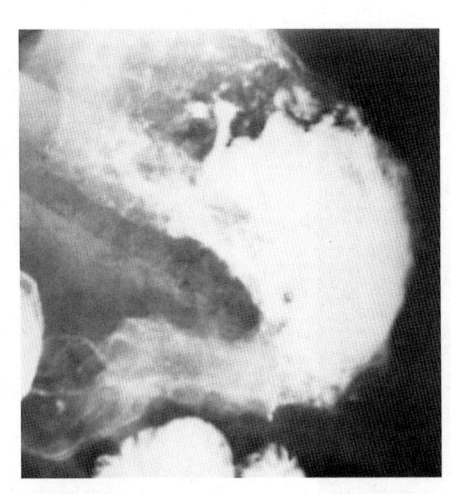

Fig. 3.52-5
Adenocarcinoma mucinoso calcificado do estômago causando estreitamento irregular do antro e corpo.

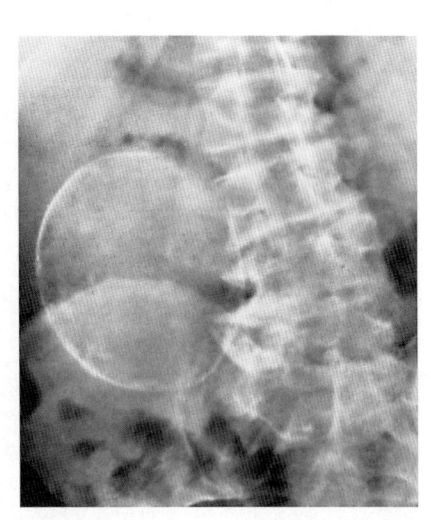

Fig. 3.52-6
Cisto mesentérico calcificado.

3.53 ■ Calcificação Pancreática

Condição	Achados de Imagem	Comentários
Pancreatite crônica (Fig. 3.53-1)	Múltiplas pequenas concreções irregulares amplamente espalhadas por toda a glândula (limitadas à cabeça ou cauda em aproximadamente 25% dos casos). Cálculos pancreáticos solitários são raros.	Principalmente pancreatite alcoólica (calcificação em 20 a 40% dos pacientes com pancreatite alcoólica crônica; 90% dos pacientes com calcificação pancreática têm alta ingestão de álcool). Calcificação é muito menos comum (2% dos casos) em pancreatite secundária à doença das vias biliares.
Pseudocisto pancreático (Fig. 3.53-2)	Calcificações típicas de pancreatite crônica, ocasionalmente com uma orla de calcificação delineando a parede do pseudocisto.	Calcificação pode ser detectada em aproximadamente 20% dos pacientes que desenvolvem um pseudocisto como uma complicação de pancreatite crônica.
Hiperparatireoidismo	Padrão de calcificação de pancreatite crônica.	Pancreatite ocorre em até 20% dos pacientes com hiperparatireoidismo. Há frequentemente calcificação renal associada (nefrocalcinose ou nefrolitíase).
Cistadenoma/ cistadenocarcinoma (Fig. 3.53-3)	Padrão de calcificação em explosão estelar.	Calcificação tumoral (muitas vezes inespecífica) em aproximadamente 10% dos casos. Nenhuma calcificação no adenocarcinoma do pâncreas (embora possa haver calcificação por pancreatite crônica associada). Calcificação em explosão estelar sugere um insulinoma.

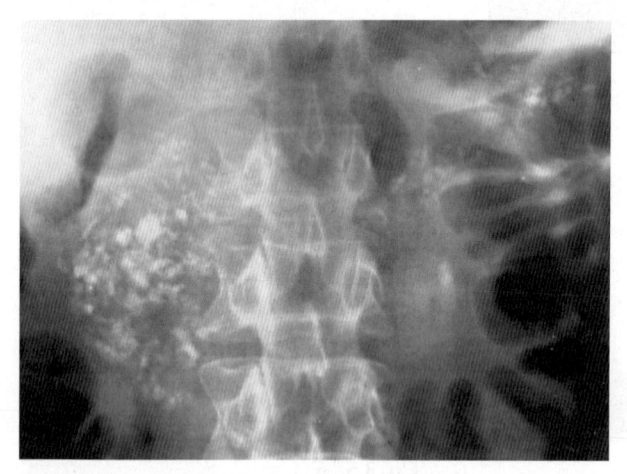

Fig. 3.53-1
Pancreatite alcoólica crônica.

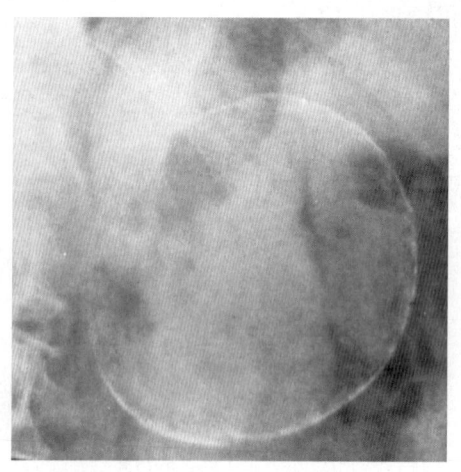

Fig. 3.53-2
Pseudocisto pancreático. Uma orla de calcificação delineia a parede do pseudocisto.

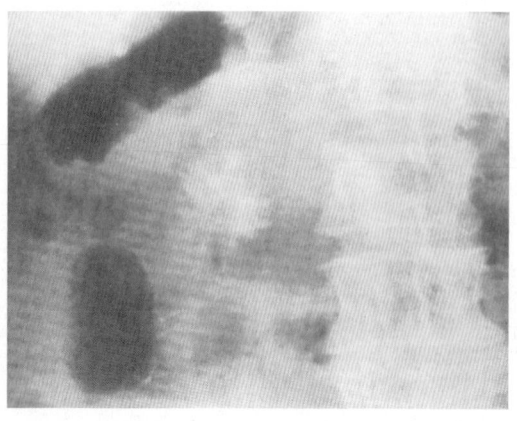

Fig. 3.53-3
Insulinoma pancreático. Padrão em explosão estelar de calcificação.[68]

3.53 ■ CALCIFICAÇÃO PANCREÁTICA

Condição	Achados de Imagem	Comentários
Linfangioma cavernoso (Fig. 3.53-4)	Múltiplos flebólitos dentro e adjacentes ao pâncreas.	Muito raro tumor pancreático.
Pancreatite hereditária (Fig. 3.53-5)	Grande calcificação arredondada (maior que na fibrose cística).	Mais de 50% das crianças com esta condição hereditária (dominante autossômica) têm calcificação pancreática. Umas 20% morrem de câncer pancreático.
Fibrose cística (Fig. 3.53-6)	Finas calcificações granulares (menos que na pancreatite hereditária).	Em crianças e adultos jovens, calcificação pancreática usualmente significa fibrose acentuada com diabetes melito.
Kwashiorkor (desnutrição de proteína)	Vários padrões de calcificação.	Ocorre em países subdesenvolvidos e é muitas vezes associada a diabetes e esteatorreia.
Hemorragia intraparenquimatosa	Massa pancreática calcificada.	Hematoma calcificado causado por trauma, infarto ou um aneurisma intrapancreático sangrando.
Pancreatite idiopática	Vários padrões de calcificação.	Hematoma calcificado causado por trauma, infarto, ou um aneurisma intrapancreático sangrando.

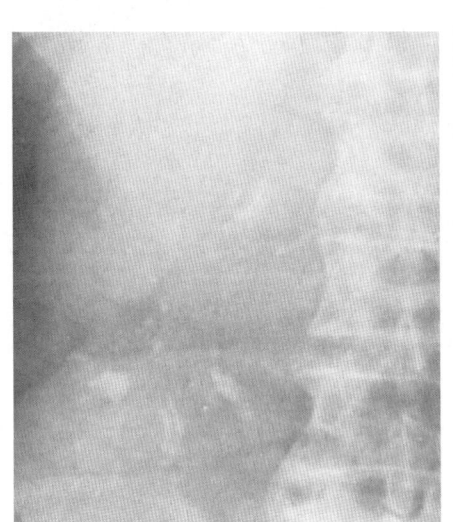

Fig. 3.53-4
Linfangioma cavernoso.

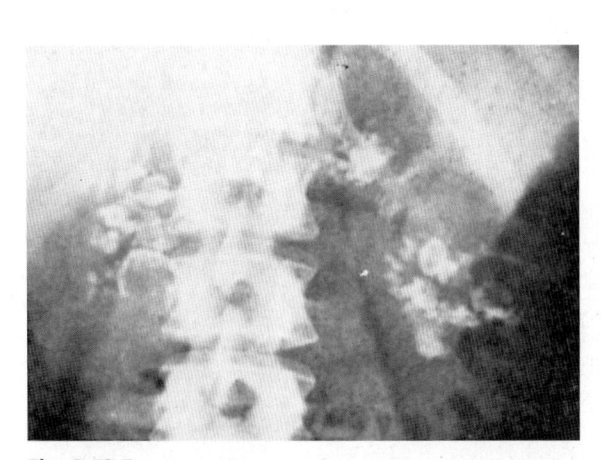

Fig. 3.53-5
Pancreatite hereditária. As calcificações são mais redondas e maiores do que aquelas encontradas usualmente em outras doenças pancreáticas.[69]

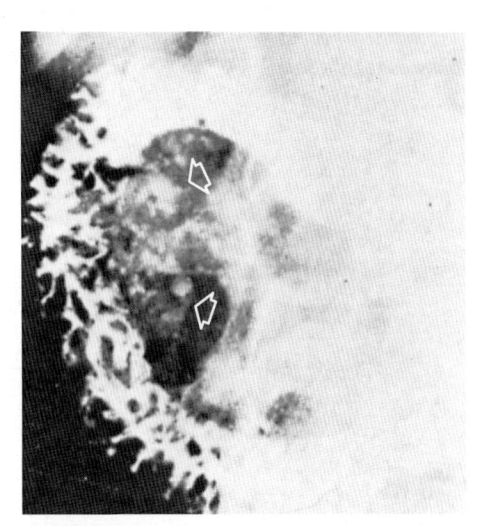

Fig. 3.53-6
Fibrose cística. Calcificação finamente granular (setas) encontrada principalmente na cabeça do pâncreas.[38]

3.54 ■ Calcificação da Vesícula Biliar e dos Ductos Biliares

Condição	Achados de Imagem	Comentários
Cálculo biliar (Figs. 3.54-1 e 3.54-2)	Isolados ou múltiplos, lisos ou facetados, e muitas vezes laminados (alternando anéis opacos e transparentes).	Aproximadamente 20% dos cálculos contêm cálcio suficiente para serem radiopacos. Se houver uma fístula entre a via biliar e o trato alimentar, um cálculo pode ser demonstrado em qualquer ponto no duodeno, intestino delgado ou cólon.
Vesícula de porcelana (Fig. 3.54-3)	Calcificação mural extensa em torno do perímetro da vesícula biliar.	Alta incidência de carcinoma (até 60% dos casos). Portanto, uma colecistectomia profilática usualmente é efetuada, mesmo se o paciente for assintomático.

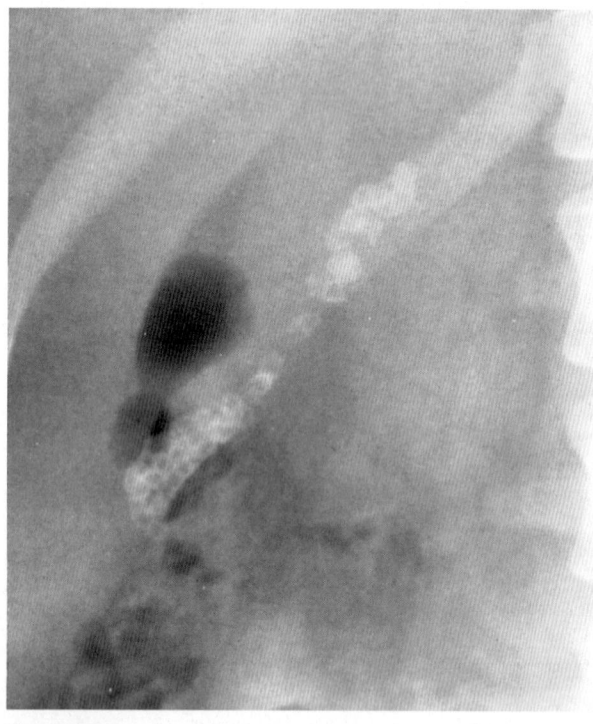

Fig. 3.54-1
Múltiplos cálculos biliares facetados.

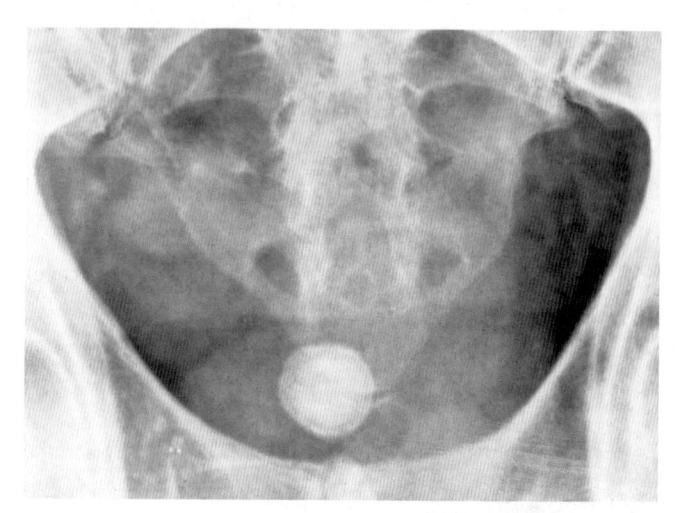

Fig. 3.54-2
Cálculo biliar calcificado no reto.

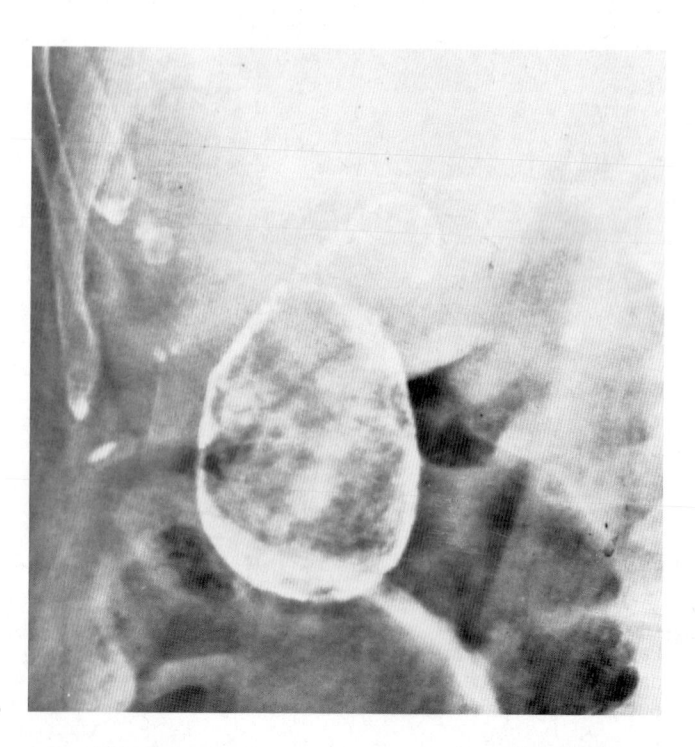

Fig. 3.54-3
Vesícula biliar de porcelana.

3.54 ■ CALCIFICAÇÃO DA VESÍCULA BILIAR E DOS DUCTOS BILIARES

Condição	Achados de Imagem	Comentários
Bile de leite de cálcio (Fig. 3.54-4)	Opacificação de vesícula biliar inteira (simula uma vesícula normal com material de contraste).	Vesícula biliar é enchida com bile que aparece opaca por causa da alta concentração de carbonato de cálcio. Secundária à colecistite crônica com uma vesícula biliar espessada e um ducto cístico obstruído.
Cálculo no ducto colédoco	Cálculo isolado ou múltiplos cálculos calcificados.	Frequentemente difícil de diagnosticar (o cálculo é situado junto à coluna e muitas vezes sobrejaz a um processo transverso).
Adenocarcinoma mucinoso da vesícula biliar	Flocos de calcificação finos, granulares, puntiformes.	Manifestação rara. Similar a tumores do mesmo tipo celular no estômago e cólon.

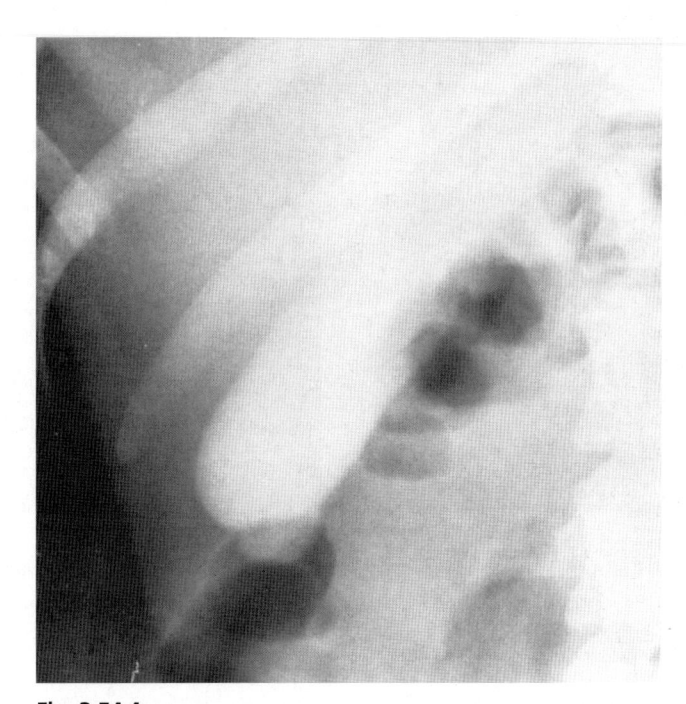

Fig. 3.54-4
Bile com leite de cálcio em uma radiografia simples de abdome. O paciente não recebera qualquer agente colecistográfico.

3.55 ▪ Calcificação Suprarrenal

Condição	Achados de Imagem	Comentários
Hemorragia suprarrenal neonatal (Fig. 3.55-1)	Calcificação triangular ou circular em torno da periferia da glândula.	Causa mais comum de calcificação suprarrenal. Usualmente ocorre em lactentes nascidos de mães diabéticas ou aqueles com uma história obstétrica anormal (prematuridade, uso de fórceps, parto de nádegas).
Tuberculose (Fig. 3.55-2)	Densidades individualizadas pontilhadas que frequentemente delineiam a glândula inteira.	Vista em aproximadamente um quarto dos pacientes com tuberculose suprarrenal. Infrequentemente produz massas calcificadas confluentes e densas.

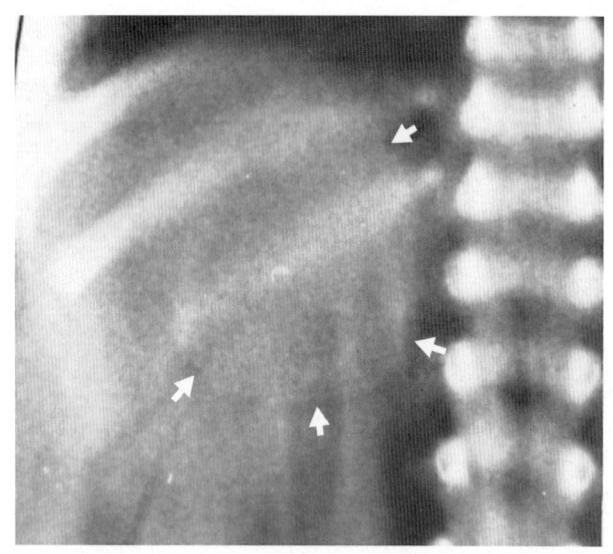

Fig. 3.55-1
Hemorragia suprarrenal neonatal. Calcificação circular em torno da periferia da glândula (setas).[70]

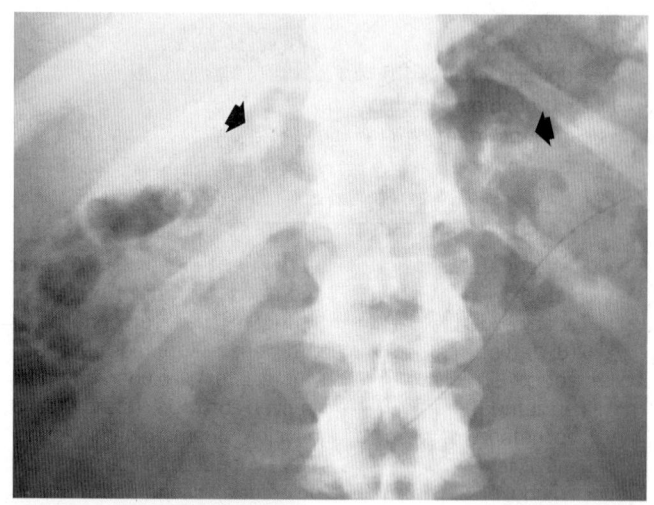

Fig. 3.55-2
Insuficiência corticossuprarrenal (doença de Addison). Há calcificações suprarrenais bilaterais (setas) neste paciente com doença suprarrenal tuberculosa.

Condição	Achados de Imagem	Comentários
Neuroblastoma (Fig. 3.55-3)	Múltiplas calcificações finamente pontilhadas, puntiformes ou flocosas. Pode ser denso e confluente ou estender-se pela linha mediana.	Calcificação com áreas de hemorragia e necrose ocorre em aproximadamente 50% dos casos. Pode haver calcificação em focos metastáticos em linfonodos regionais e no fígado.
Cisto suprarrenal	Delgada orla de calcificação curvilínea delineando a parede do cisto.	Pode representar cisto seroso, pseudocisto (necrose e resolução de hemorragia antiga), cisto parasitário (usualmente equinocócico), ou adenoma cístico.
Carcinoma cortical suprarrenal	Calcificações esparsas em uma massa.	Calcificação é bastante comum nestes tumores.
Feocromocitoma	Diminutos flocos de calcificação dispersos por todo o tumor.	Aproximadamente 10% são múltiplos, e 10% originam-se em uma localização extrarrenal (principalmente nos gânglios retroperitoneais).
Doença de Wolman (Fig. 3.55-4)	Calcificações pontilhadas difusas em toda a extensão de ambas as glândulas.	Rara xantomatose familial que causa morte cedo na lactância. Glândulas suprarrenais estão aumentadas, mas têm uma forma normal.

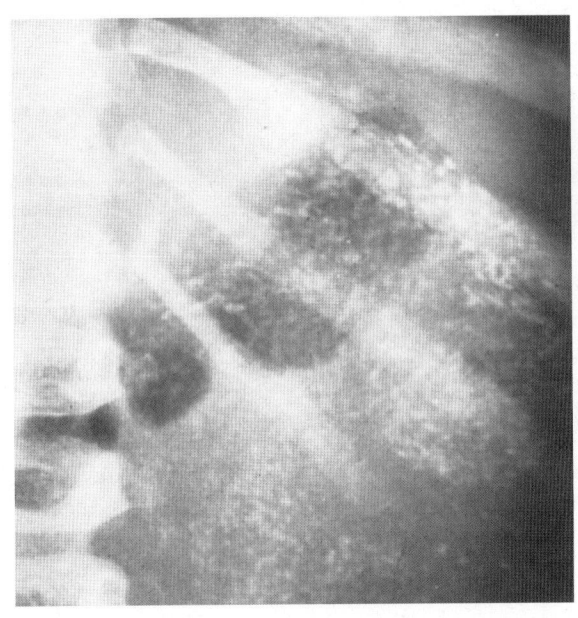

Fig. 3.55-3
Neuroblastoma. Calcificação granular difusa na grande massa no quadrante superior esquerdo.

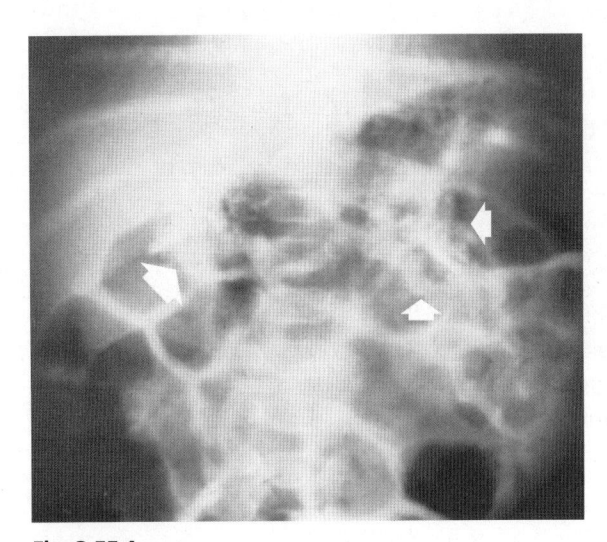

Fig. 3.55-4
Doença de Wolman. Calcificações pontilhadas difusas em glândulas suprarrenais aumentadas bilateralmente (setas).

3.56 ▪ Calcificação Renal

Condição	Achados de Imagem	Comentários
Cálculo (Fig. 3.56-1)	Cálculos isolados ou múltiplos nos cálices e pelve renais.	Aproximadamente 80% dos cálculos renais são opacos. Estase urinária e infecção são fatores predisponentes importantes.
Nefrocalcinose (Fig. 3.56-2)	Deposição difusa de cálcio no parênquima renal (especialmente nas pirâmides medulares). Varia desde algumas densidades pontilhadas esparsas até calcificações muito densas e extensas em toda a extensão de ambos os rins.	As causas incluem desossificação esquelética (hiperparatireoidismo, malignidade óssea primária e secundária, osteoporose grave, síndrome de Cushing e terapia esteroide), absorção intestinal aumentada de cálcio (sarcoidose, síndrome leite-álcali, hipervitaminose D), acidose tubular renal e hiperoxalúria.
Rim em esponja medular (Fig. 3.56-3)	Pequenos cálculos redondos aglomerando-se em torno dos ápices das pirâmides renais.	Dilatações císticas dos ductos coletores distais.

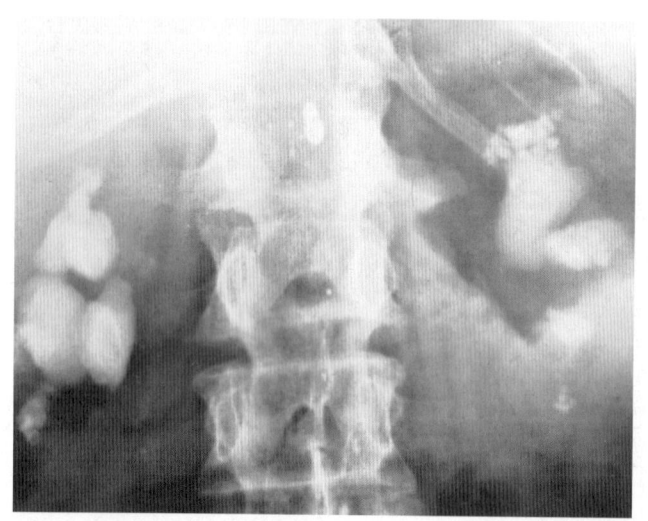

Fig. 3.56-1
Cálculos coraliformes bilaterais.

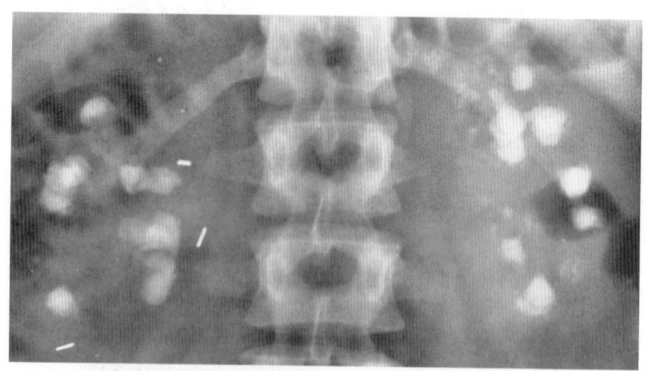

Fig. 3.56-2
Síndrome leite-álcali causando nefrocalcinose.

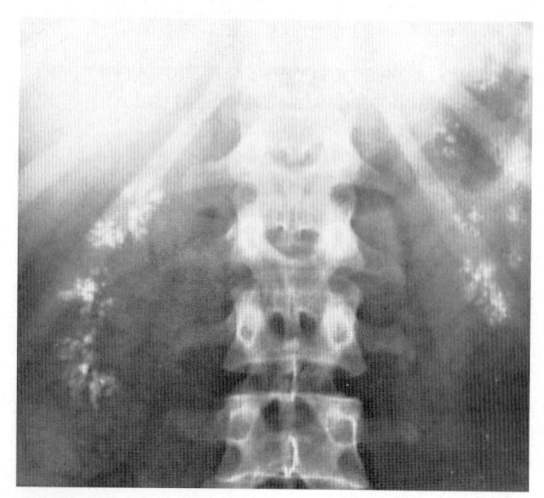

Fig. 3.56-3
Rim em esponja medular.

Condição	Achados de Imagem	Comentários
Necrose papilar (Fig. 3.56-4)	Transparência triangular rodeada por uma banda opaca densa (sombra em anel) representando calcificação de uma papila necrosada.	Infarto de papilas renais resultando em necrose com esfacelo do tecido comprometido. As causas incluem abuso de analgésico (fenacetina), diabetes melito, anemia falciforme, pielonefrite e obstrução do trato urinário.
Tuberculose	Vários padrões de calcificação.	Flocos de calcificação em múltiplos granulomas tuberculosos. Calcificação amorfa maciça em parênquima renal não funcionante (autonefrectomia).
Doença cística (Fig. 3.56-5)	Fina calcificação curvilínea em torno da periferia de um cisto renal.	Aproximadamente 3% dos cistos renais simples têm este padrão (mas até 20% dos carcinomas renais têm um aspecto semelhante). Calcificação periférica também ocorre em doença policística ou multicística e em mais da metade dos cistos equinocócicos.
Hematoma/abscesso perirrenal	Grande calcificação semelhante a um cisto.	Calcificação tende a ser mais espessa do que em um cisto renal simples.
Carcinoma de células renais (Fig. 3.56-6)	Tipicamente calcificação não periférica, mosqueada ou pontilhada em uma massa. Pode haver calcificação periférica semelhante a cisto da pseudocápsula fibrosa.	Cerca de 10% contêm calcificação (principalmente em zonas fibrosas reativas perto de áreas de necrose de tecido). Aproximadamente 90% das massas contendo cálcio em uma localização não periférica são malignas.
Tumor de Wilms	Calcificação cística periférica em aproximadamente 10% dos casos.	Difere da calcificação fina, granular ou pontilhada que ocorre em 50% dos neuroblastomas.
Outros neoplasmas	Vários padrões de calcificação.	Causas infrequentemente descritas incluem adenoma cortical, angiomiolipoma, dermoide, fibroma, osteossarcoma, oncocitoma, sarcomas de células fusiformes, carcinoma de células transicionais e metástases (tireoide, doença de Hodgkin).

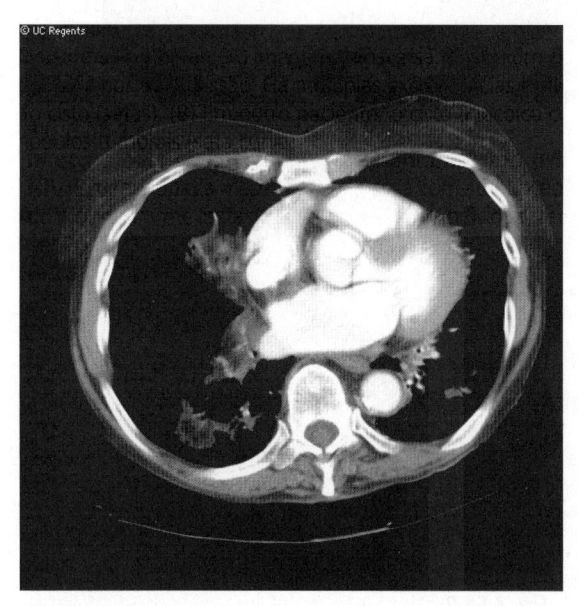

Fig. 3.56-4
Pneumonia lipoide. Áreas multifocais de consolidação no pulmão direito contendo áreas de atenuação de gordura. (Cortesia de Michael B. Gotway, MD, Scottsdale, AZ.)

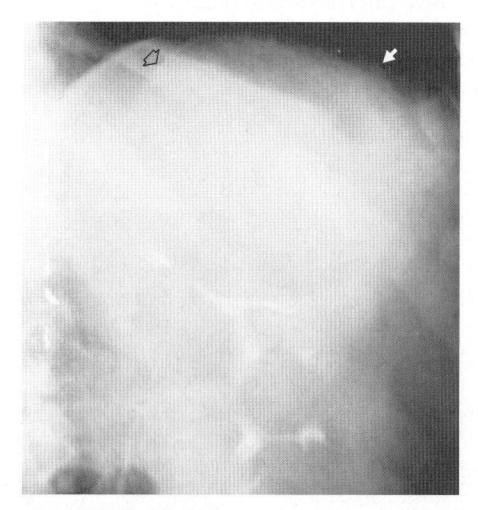

Fig. 3.56-5
Cisto renal simples. Calcificação periférica curvilínea delineia parte da parede do cisto (setas). Espalhamento liso dos cálices do polo superior é demonstrado neste filme de um urograma excretor.[71]

Condição	Achados de Imagem	Comentários
Pielonefrite xantogranulomatosa (Fig. 3.56-7)	Calcificação parenquimatosa difusa, muitas vezes com um cálculo pelvicalicial obstrutivo.	Doença inflamatória crônica que ocorre predominantemente em mulheres com uma longa história de infecção renal e é caracterizada por múltiplas massas inflamatórias que muitas vezes simulam carcinoma renal.
Calcificação cortical	Calcificação pontilhada ou linear (trilhos de bonde) em torno da margem renal.	Ocorre na necrose cortical aguda (forma rara de insuficiência renal aguda com poupança da medula), glomerulonefrite crônica, e nefrite hereditária, e também ocorre em pacientes de diálise.
Aneurisma de artéria renal (Fig. 3.56-8)	Calcificação circular com uma aparência de casca de ovo quebrada.	Calcificação desenvolve-se em um terço destas estruturas saculares situadas no hilo renal.

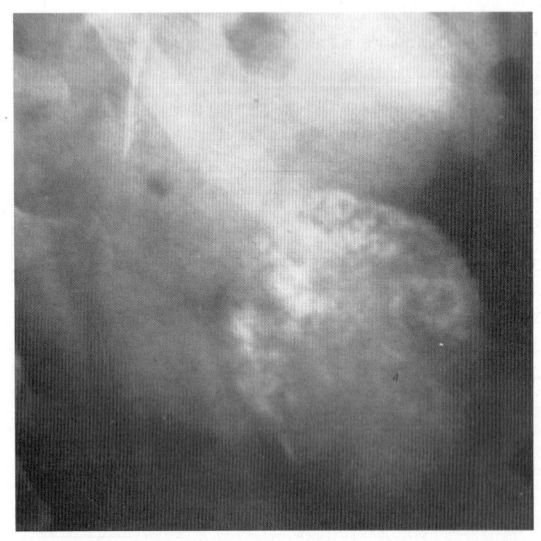

Fig. 3.56-6
Calcificação em um carcinoma de células renais. Se não houver calcificação periférica, cálcio mosqueado ou pontilhado que aparece dentro de uma massa é altamente indicador de uma lesão maligna.[72]

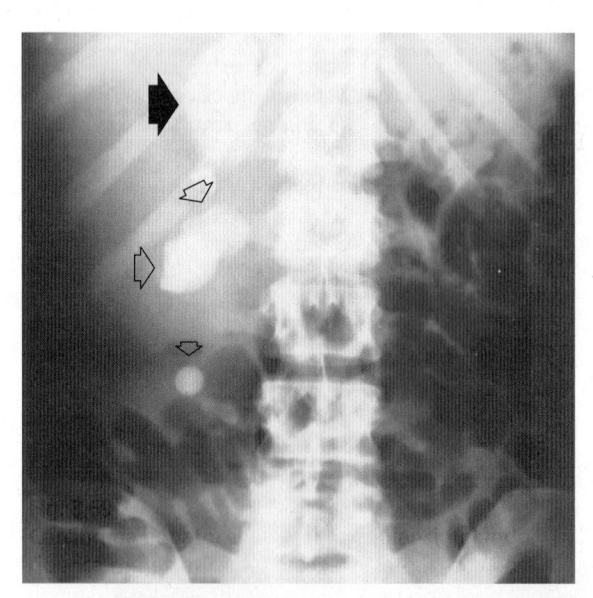

Fig. 3.56-7
Pielonefrite xantogranulomatosa. Vários cálculos radiopacos grandes na junção ureteropélvica e no ureter proximal à direita (setas abertas). A seta fechada aponta uma vesícula opacificada. Na urografia excretora, o rim direito mostrou ausência de função.

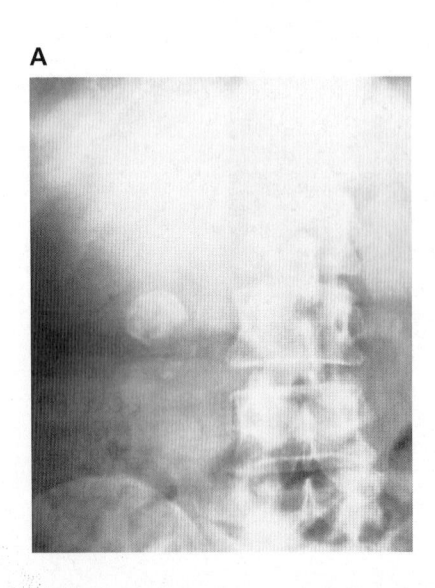

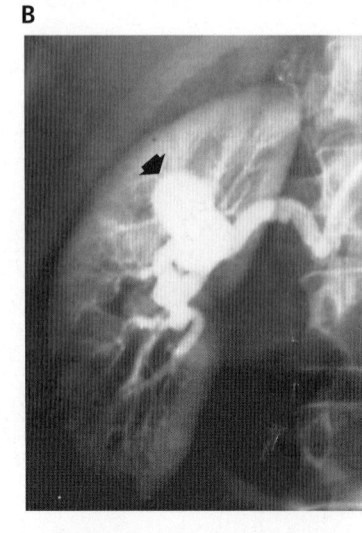

Fig. 3.56-8
Calcificação em um aneurisma de artéria renal.
(A) Radiografia simples de abdome demonstra a calcificação circular com uma aparência de casca de ovo quebrada no hilo renal. (B) Arteriograma direito seletivo mostra material de contraste enchendo o aneurisma sacular (seta).

Condição	Achados de Imagem	Comentários
Malformação arteriovenosa	Calcificação curvilínea.	Malformação congênita que usualmente se apresenta com hematúria e frequentemente um sopro abdominal.
Leite de cálcio renal (Fig. 3.56-9)	Simula um cálculo sólido típico redondo ou oval em vistas supinas. Contorno característico em meia-lua com o paciente em uma posição ereta ou sentada (o material calcificado gravita para o fundo do cisto).	Suspensão de fino sedimento contendo cálcio que é mais comumente encontrado em um cisto ou divertículo calicial. Geralmente assintomático e um achado incidental. Pode ser relacionado com estase e infecção.
Displásico (Fig. 3.56-10)	Fina calcificação curvilínea delineando paredes de cisto.	Displasia congênita não hereditária, usualmente unilateral e assintomática, em que o rim é composto quase inteiramente de grandes cistos de paredes finas com apenas um pouco de tecido renal sólido. Artéria renal ausente ou gravemente atrésica e um ureter atrésico com extremidade proximal cega.
Pantopaque residual em cisto renal	Densidade de metal pesado simulando uma moeda engolida.	Pantopaque instilado após punção de cisto renal leva vários anos para ser absorvido (diferentemente de material de contraste hidrossolúvel).

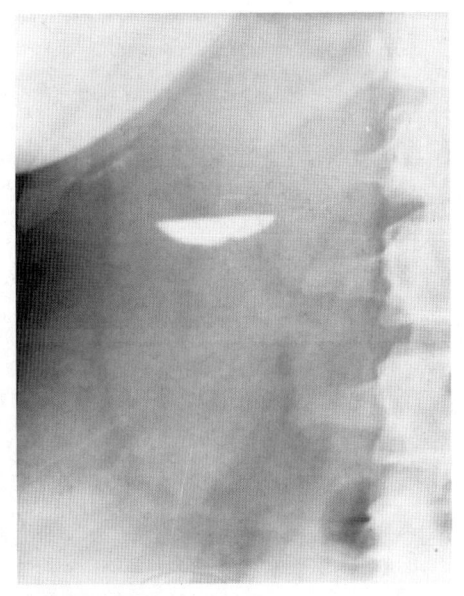

Fig. 3.56-9
Leite de cálcio renal. Em uma vista ereta, o sedimento contendo cálcio gravita para o fundo do cisto renal, resultando no contorno de meia-lua característico.

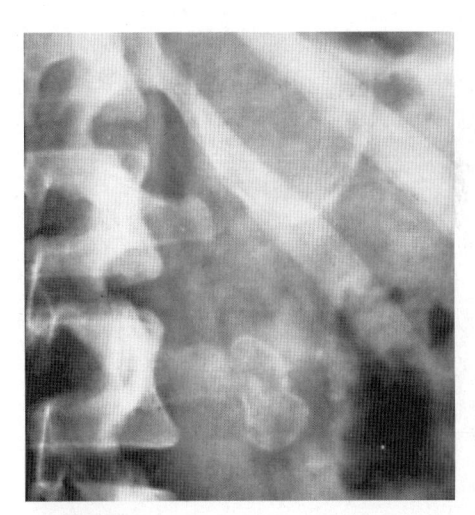

Fig. 3.56-10
Rim multicístico unilateral congênito. Há três massas calcificadas periféricas, sem nenhuma excreção de material de contraste na urografia excretora.[72]

3.57 ■ Calcificação Ureteral

Condição	Achados de Imagem	Comentários
Cálculo (Figs. 3.57-1 e 3.57-2)	Pequeno, irregular e pouco calcificado. Frequentemente oval com seu eixo longo paralelo ao curso do ureter.	Mais comumente se aloja na porção inferior do ureter (especialmente na junção ureterovesical e no rebordo pélvico). Situado medialmente acima da linha interespinhosa (diferentemente dos muito mais comuns flebólitos, que são esféricos e localizados na porção lateral da pelve abaixo de uma linha unindo as espinhas isquiáticas).
Esquistossomose (ver Fig. 3.58-1)	Duas linhas densas aproximadamente paralelas separadas pelo calibre do ureter.	Calcificação ureteral ocorre em aproximadamente 15% dos pacientes. Ela é mais pesada na porção pélvica e diminui gradualmente proximalmente. Calcificação difusa da bexiga está presente quase invariavelmente.
Tuberculose (Fig. 3.57-3)	Calcificação linear da parede ureteral.	Muito menos frequente do que calcificação renal na tuberculose. Calcificação da bexiga é relativamente rara.

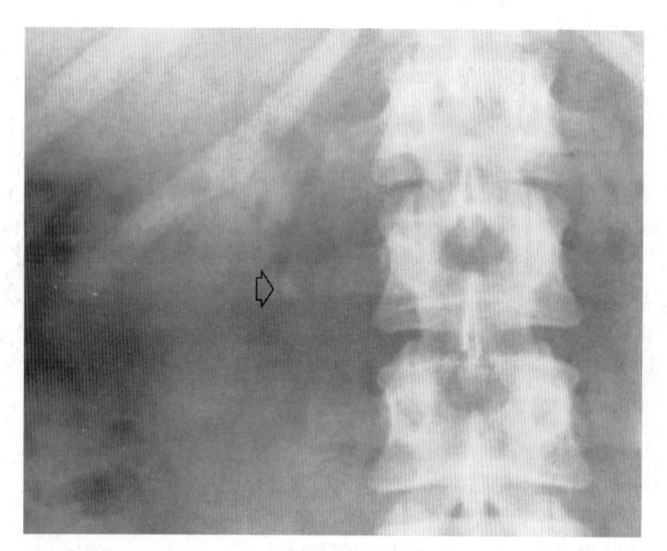

Fig. 3.57-1
Cálculo ureteral (seta).

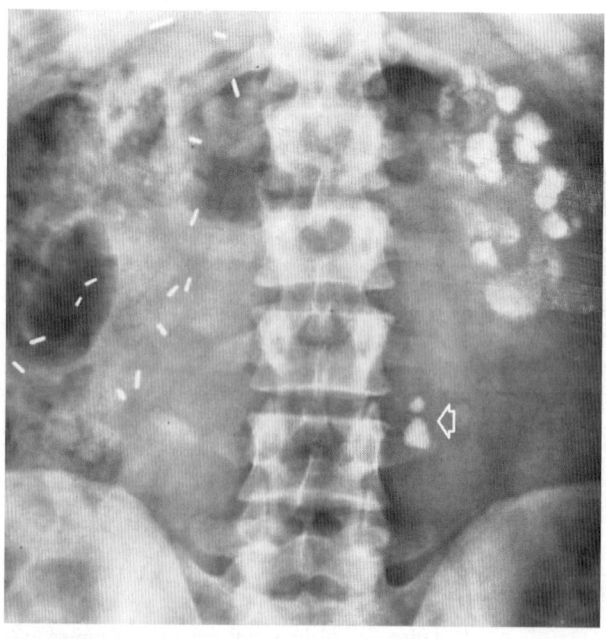

Fig. 3.57-2
Cálculos ureterais. Dois cálculos (um dos quais está causando obstrução) na porção média do ureter esquerdo (seta) em um paciente com acidose tubular renal causando nefrocalcinose.

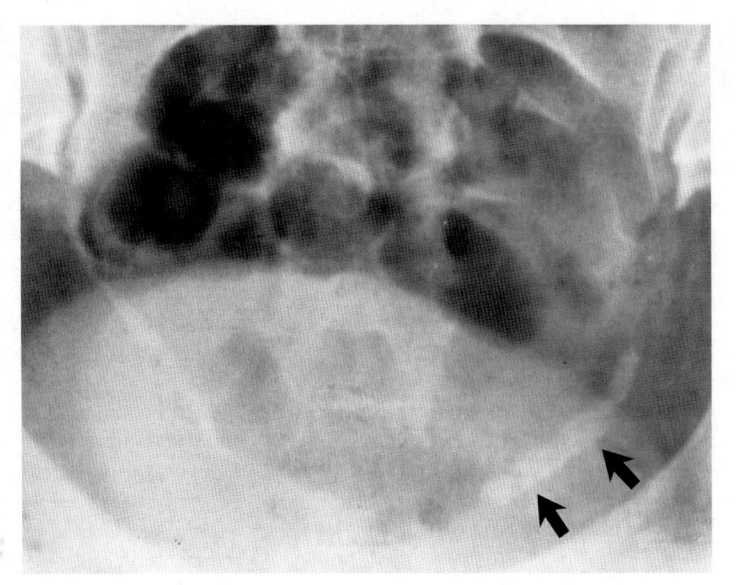

Fig. 3.57-3
Tuberculose. Calcificação linear do ureter distal (setas).

3.58 ■ Calcificação da Bexiga

Condição	Achados de Imagem	Comentários
Esquistossomose (Fig. 3.58-1)	Sombra opaca linear que inicialmente compromete a base da bexiga e eventualmente circunda a bexiga inteira.	Em todo o mundo, a causa mais comum de calcificação da parede da bexiga. A bexiga frequentemente retém capacidade e distensibilidade relativamente normais (diferentemente de outras causas inflamatórias de calcificação). Interrupção na continuidade da linha de calcificação sugere carcinoma vesical superposto.
Tuberculose	Orla apagada, irregular, de cálcio delineando a parede de uma bexiga marcadamente contraída.	Quando calcificação da parede da bexiga é detectável, alterações tuberculosas extensas usualmente são evidentes nos rins e ureteres.
Outros tipos de cistite	Vários padrões de calcificação amorfa.	Manifestação rara de cistite pós-irradiação, cistite bacteriana e infecções inespecíficas (cistite crostosa) com cálcio depositado sobre erosões da mucosa.
Cálculo vesical (Figs. 3.58-2 e 3.58-3)	Isolado ou múltiplo e variando em tamanho desde diminutas concreções a um enorme cálculo isolado ocupando a luz inteira da bexiga.	Pode representar um cálculo em migração desde o trato urinário superior ou um cálculo vesical *de novo* (predominantemente em homens idosos com obstrução ou infecção do trato urinário inferior). A calcificação usualmente é circular ou oval, mas pode ser amorfa, laminada ou espiculada.
Neoplasma da bexiga (Fig. 3.58-4)	Calcificação pontilhada, grosseira ou linear que é usualmente encrostada sobre a superfície tumoral.	Mais comum em lesões epiteliais (carcinomas de células transicionais e de células escamosas). Ocasionalmente ocorre em tumores mesenquimais (leiomiossarcoma, hemangioma, neuroblastoma, sarcoma osteogênico).

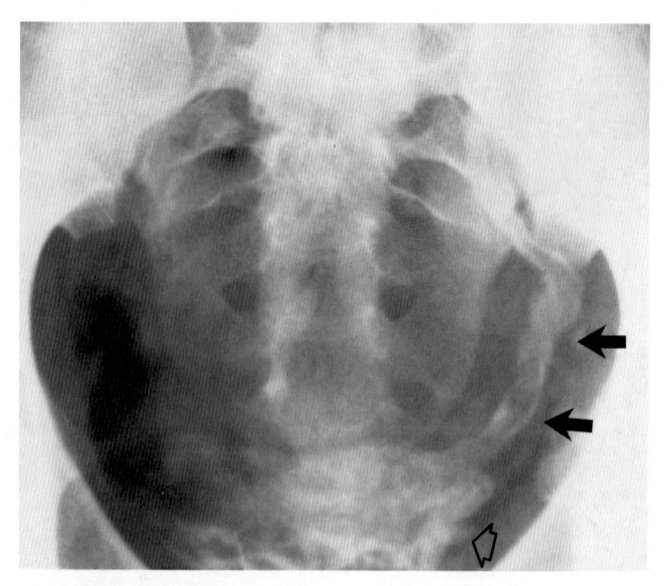

Fig. 3.58-1
Esquistossomose. Calcificação da bexiga (seta aberta) e ureter distal (setas sólidas).

3.58 ■ CALCIFICAÇÃO DA BEXIGA

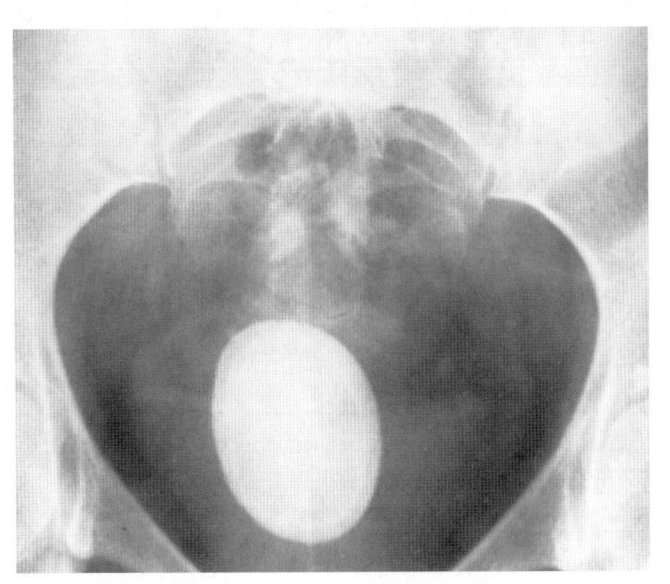

Fig. 3.58-2
Cálculo vesical. Cálculo calcificado isolado, imenso, laminado.

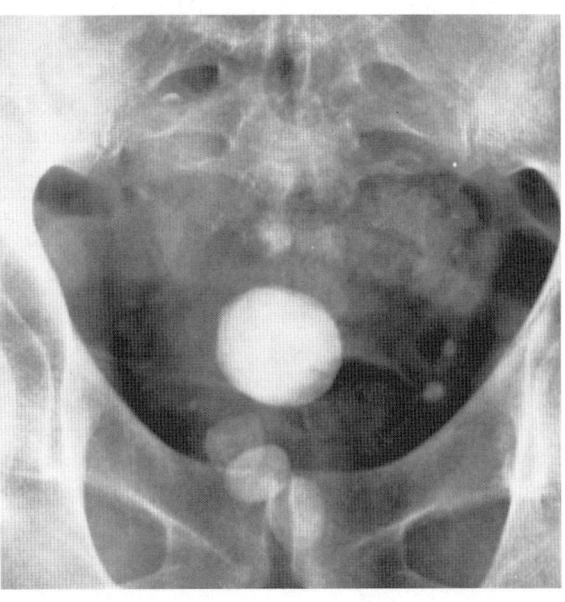

Fig. 3.58-3
Múltiplos cálculos vesicais de vários tamanhos.

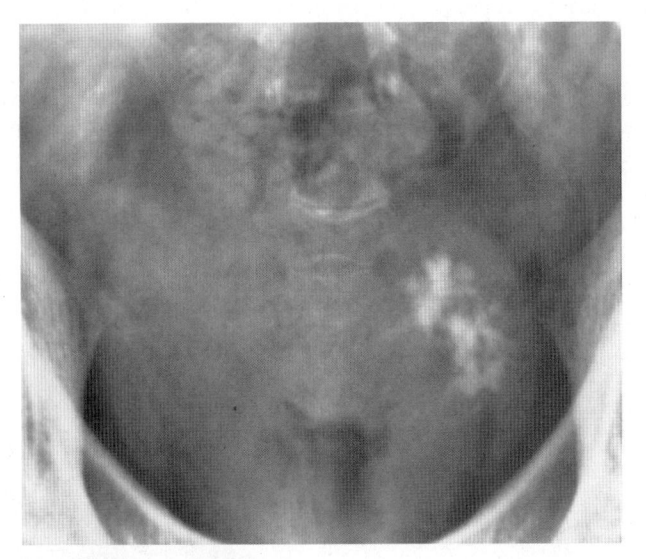

Fig. 3.58-4
Carcinoma de células transicionais calcificado da bexiga. Calcificação tumoral grosseira foi associada a uma massa intravesical.

3.59 ■ Calcificação do Trato Genital Feminino

Condição	Achados de Imagem	Comentários
Fibroma (leiomioma) uterino (Fig. 3.59-1)	Calcificação pontilhada, mosqueada ou em redemoinho.	A mais comum lesão calcificada do trato genital feminino. Um fibroma imenso pode ocupar a pelve inteira ou mesmo estender-se além dela.
Cisto dermoide (Fig. 3.59-2)	Pode conter dentes parcial ou completamente formados. Menos frequentemente, a parede do cisto é parcialmente calcificada.	Aproximadamente metade dos cistos dermoides contém alguma calcificação. Demonstração do material orduroso relativamente radiotransparente na lesão é diagnóstica.
Cistadenoma/cistadenocarcinoma do ovário (Fig. 3.59-3)	Finas sombras amorfas dispersas (corpos psamomatosos), que são apenas dificilmente mais densas do que tecido mole normal.	Calcificação é frequentemente encontrada em implantes serosos e omentais em todo o abdome.
Gonadoblastoma do ovário (Fig. 3.59-4)	Calcificações mosqueadas circunscritas unilaterais ou bilaterais.	Raro neoplasma gonadal potencialmente maligno que usualmente é hormonalmente ativo e é composto por células germinais, células com origem em cordão sexual, e elementos mesenquimais.
Amputação espontânea do ovário	Pequena massa calcificada, pontilhada grosseiramente, que se move em filmes seriados ou com mudanças na posição da paciente.	Provavelmente resultado da torção dos anexos com subsequente infarto isquêmico. Ultrassonografia ou TC mostra evidência da falta de um ovário em um lado.
Pseudomyxoma peritonei (Fig. 3.59-5)	Calcificação curvilínea na periferia das massas semelhantes à geleia.	Complicação da ruptura espontânea ou cirúrgica de carcinoma pseudomucinoso do ovário ou mucocele do apêndice.
Salpingite tuberculosa	Calcificação bilateral em "colar de pérolas".	Tubas uterinas possuem contorno irregular, luz pequena e múltiplas estenoses.

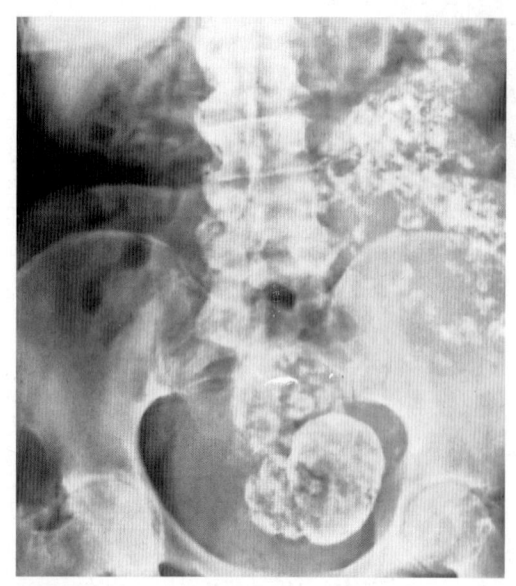

Fig. 3.59-1
Fibroma (liomioma) uterino calcificado. A massa calcificada se estende bem além dos limites da pelve.

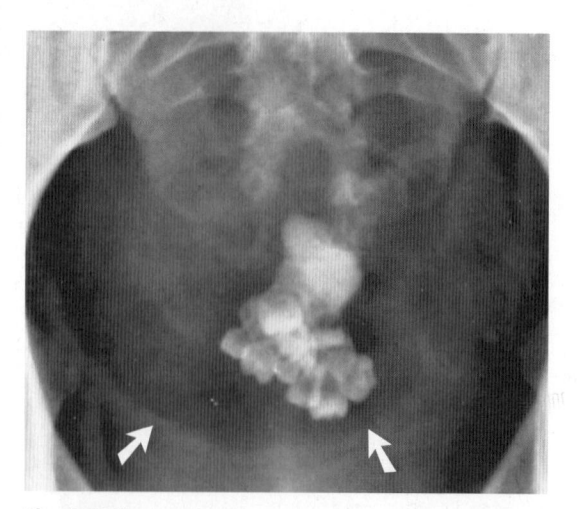

Fig. 3.59-2
Cisto dermoide contendo múltiplos dentes bem formados. Observar a transparência relativa da massa (setas), que é composta na maior parte por tecido gorduroso.

3.59 ■ CALCIFICAÇÃO DO TRATO GENITAL FEMININO

Condição	Achados de Imagem	Comentários
Calcificação placentária	Padrão de rendilhado delicado delineando a forma em crescente da placenta.	Fenômeno fisiológico associado à involução da placenta (usualmente ocorre depois da 32ª semana de vida fetal).
Litopédio (Fig. 3.59-6)	Calcificação ou ossificação de partes esqueléticas fetais.	Raro. Pode ser intrauterino (aborto retido antigo) ou extrauterino (gravidez ectópica prévia).
Complicação de terapia com ouro parametrial	Calcificação laminada bilateral aproximando-se da parede pélvica lateral.	Complicação de injeções parametriais de [198]Au (terapia prévia para carcinoma do colo). Implantes de agulhas de ouro para malignidade pélvica podem aparecer como múltiplas curtas densidades metálicas finas.

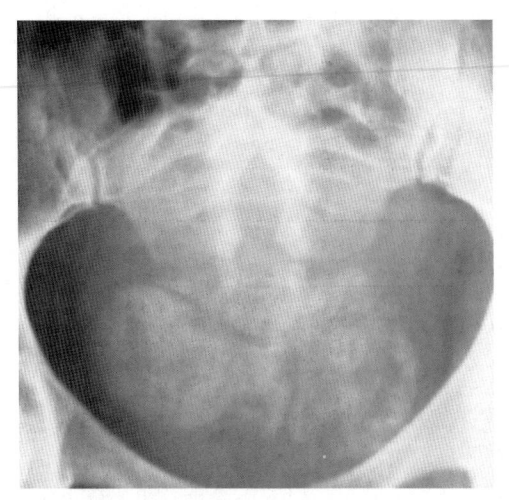

Fig. 3.59-3
Cistadenocarcinoma calcificado do ovário. Coleções difusas, mal definidas, de calcificação amorfa granulosa.

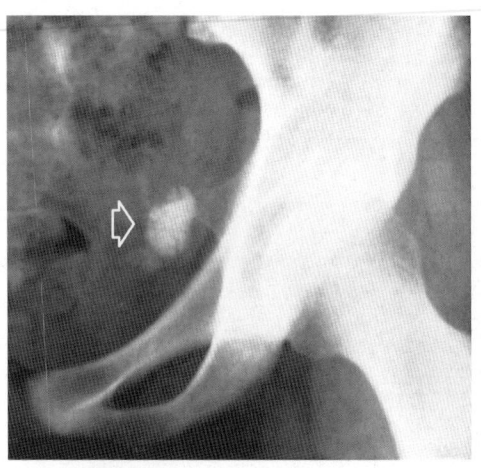

Fig. 3.59-4
Gonadoblastoma calcificado do ovário (seta).[73]

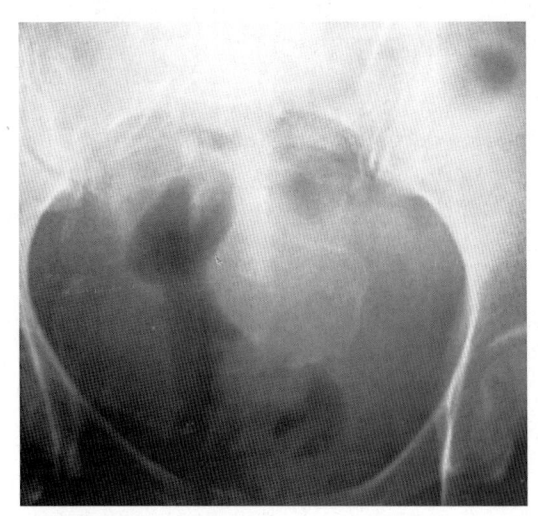

Fig. 3.59-5
Pseudomyxoma peritonei. Complicação da ruptura espontânea do carcinoma pseudomucinoso do ovário.

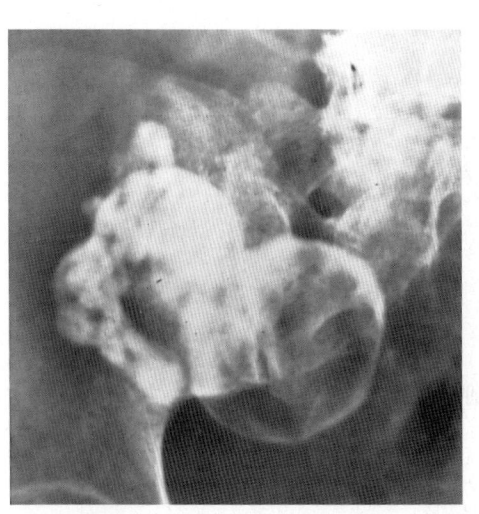

Fig. 3.59-6
Litopédio em uma mulher de 78 anos.

3.60 ■ Calcificação do Trato Genital Masculino

Condição	Achados de Imagem	Comentários
Ducto deferente (Fig. 3.60-1)	Em diabéticos, tipicamente densidades tubulares bilateralmente simétricas que correm medial e caudalmente para entrar no aspecto medial das vesículas seminais na base da próstata (simula calcificação arteriosclerótica).	Vista mais comumente em homens diabéticos, mas também ocorre como um fenômeno degenerativo. Em pacientes com doenças inflamatórias crônicas (tuberculose, sífilis, infecção inespecífica do trato urinário), calcificação do ducto deferente é em grande parte intraluminal e produz um padrão irregular de calcificação.
Vesícula seminal (Fig. 3.60-2)	Múltiplas pequenas concreções próximo da extremidade proximal do ducto deferente.	Geralmente associadas à vesiculite seminal (principalmente causada por infecções neisseriais, tuberculose ou bilharzíase) e podem ser tomadas erradamete, clínica e radiograficamente, por cálculos ureterais.
Próstata (Fig. 3.60-3)	Múltiplas pequenas calcificações estendendo-se para cada lado da linha mediana sobrejacente ou diretamente acima do nível da sínfise púbica.	Geralmente representam cálculos em homens mais velhos. Ocasionalmente, calcificação tuberculosa da próstata pode produzir uma aparência radiograficamente indistinguível.

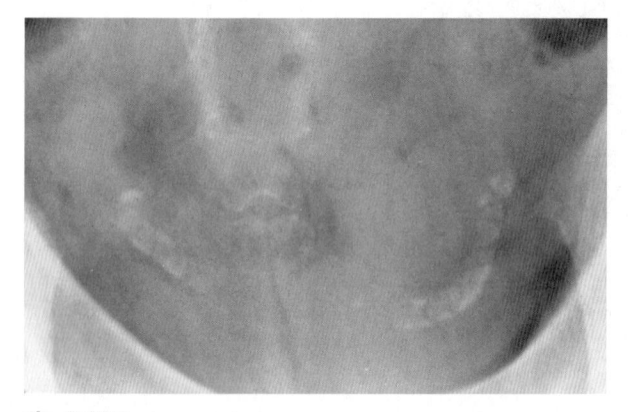

Fig. 3.60-1
Ducto deferente. Calcificação semelhante à vascular em um homem com diabetes melito.

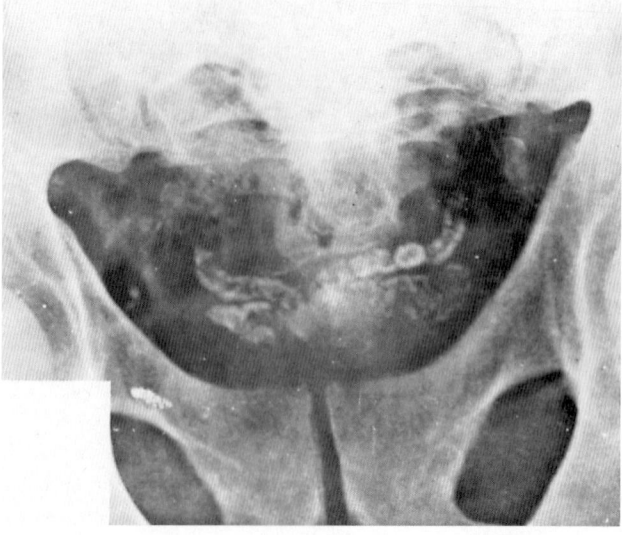

Fig. 3.60-2
Vesículas seminais e ducto deferente (não diabético).[74]

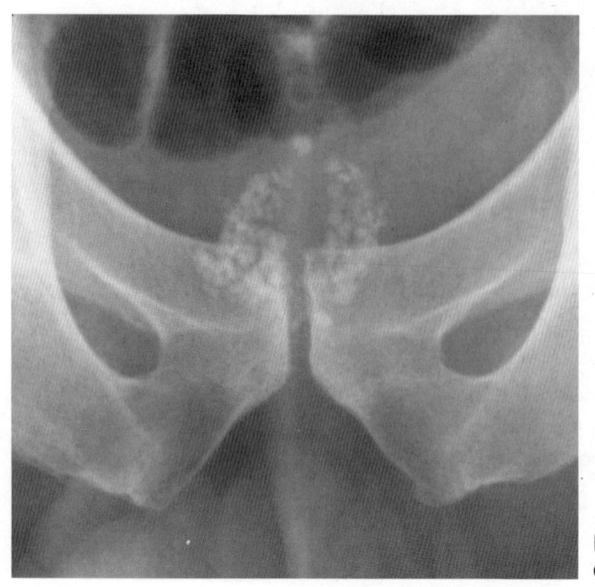

Fig. 3.60-3
Cálculos prostáticos.

3.60 ■ CALCIFICAÇÃO DO TRATO GENITAL MASCULINO

Condição	Achados de Imagem	Comentários
Escroto (Fig. 3.60-4)	Vários padrões.	Calcificação pode ocorrer no ducto deferente, hidroceles, espermatoceles e tumores testiculares. Uma coleção oval densa de calcificação pode ser causada por infecção do testículo ou infarto testicular secundário a uma torção.
Implante peniano (Fig. 3.60-5)	Grande opacificação pélvica.	

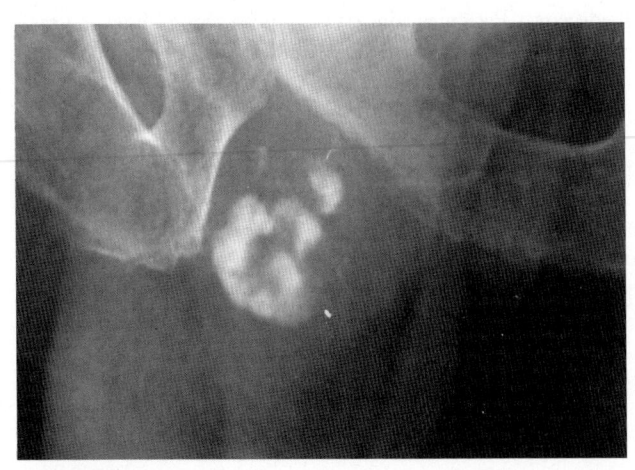

Fig. 3.60-4
Calcificação testicular. Os agregados de calcificação amorfa presumivelmente se desenvolveram após infarto secundário à torção do testículo.[75]

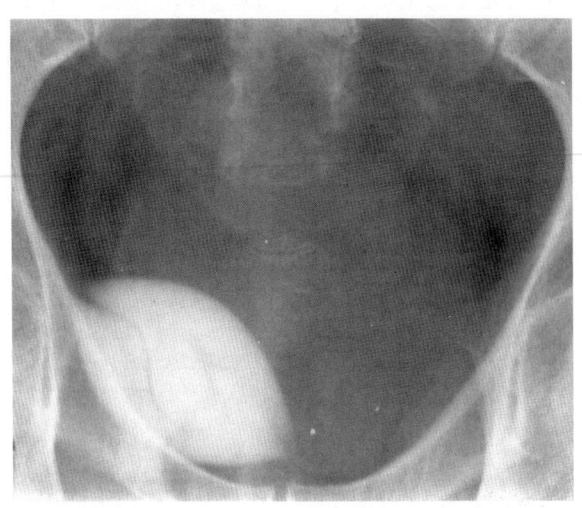

Fig. 3.60-5
Implante peniano.

3.61 ■ Calcificação Abdominal Disseminada

Condição	Achados de Imagem	Comentários
Calcificação psamomatosa (cistadenocarcinoma de ovário) (Fig. 3.61-1)	Sombras granulares ou arenosas esparsas que são muitas vezes escassamente mais densas do que tecido mole normal.	Pode ser limitada ao tumor primário ou envolver difusamente metástases por todo o abdome.
Pseudomyxoma peritonei (ver Fig. 3.59-5)	Calcificações abdominais disseminadas que são anulares e tendem a ser mais numerosas na pelve.	Causado pela ruptura de um cistadenoma pseudomucinoso do ovário ou uma mucocele do apêndice.
Malignidade abdominal indiferenciada (Fig. 3.61-2)	Massas bizarras de calcificação que não obedecem a qualquer órgão.	Pacientes com esta condição têm grandes massas de tecido mole com múltiplas densidades calcificadas lineares ou nodulares que podem coalescer para formar massas conglomeradas distintas.
Peritonite tuberculosa	Calcificações abdominais mosqueadas disseminadas.	Pode simular bário residual no trato gastrointestinal.
Peritonite meconial	Múltiplos pequenos depósitos calcificados amplamente espalhados por todo o abdome em um recém-nascido.	Inflamação química do peritônio causada pelo escape de mecônio estéril para dentro da cavidade peritoneal. Peritonite de mecônio usualmente resulta da perfuração *in utero* secundária a uma estenose ou atresia congênita do tubo digestório ou a íleo meconial.

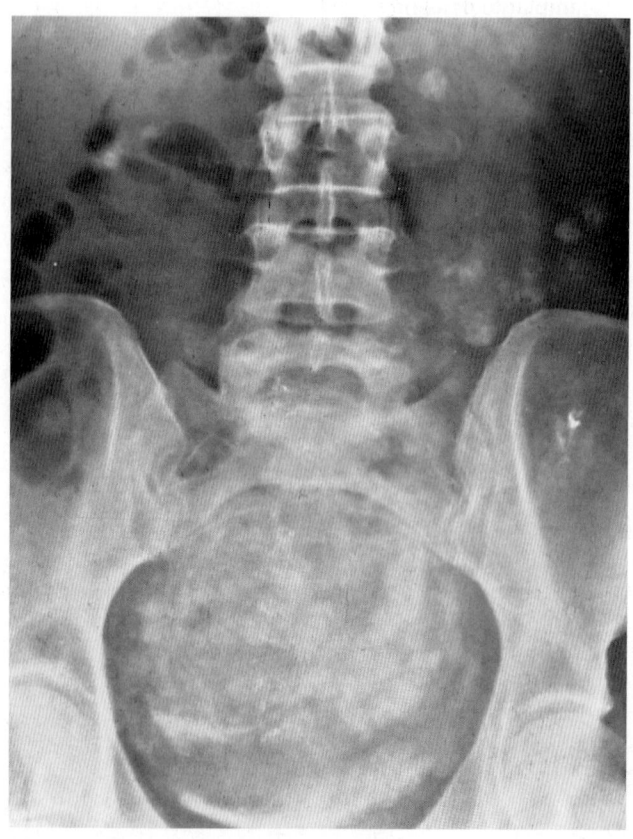

Fig. 3.61-1
Calcificação psamomatosa de cistadenocarcinoma de ovário. As calcificações granulosas, semelhantes à areia, representam disseminação metastática por todo o abdome.

3.61 ▪ CALCIFICAÇÃO ABDOMINAL DISSEMINADA

Condição	Achados de Imagem	Comentários
Granulomas de óleo (Fig. 3.61-3)	Depósitos disseminados anulares ou semelhantes a placas simulando *pseudomyxoma peritonei*.	Efeito tardio da instilação de vaselina líquida na cavidade peritoneal para prevenir aderências. As calcificações são localizadas em massas de tecido fibroso rodeando as gotículas de óleo. Clinicamente, os granulomas de óleo podem produzir massas palpáveis duras que simulam carcinomatose ou causam obstrução intestinal.

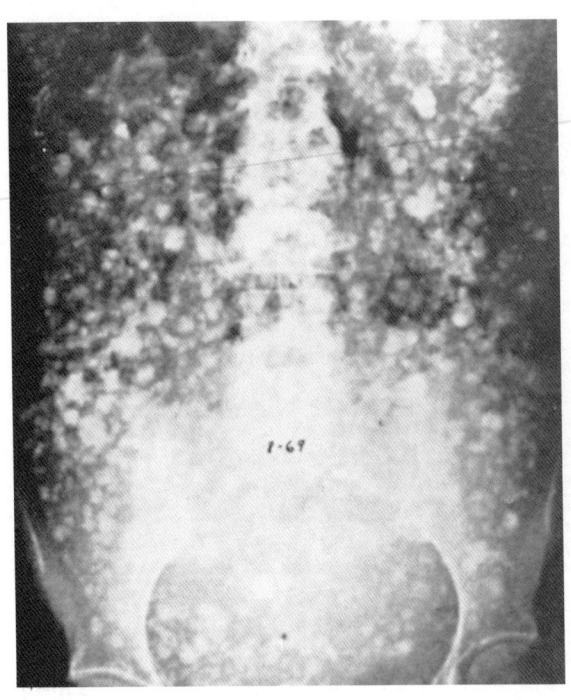

Fig. 3.61-2
Malignidade abdominal indiferenciada.[76]

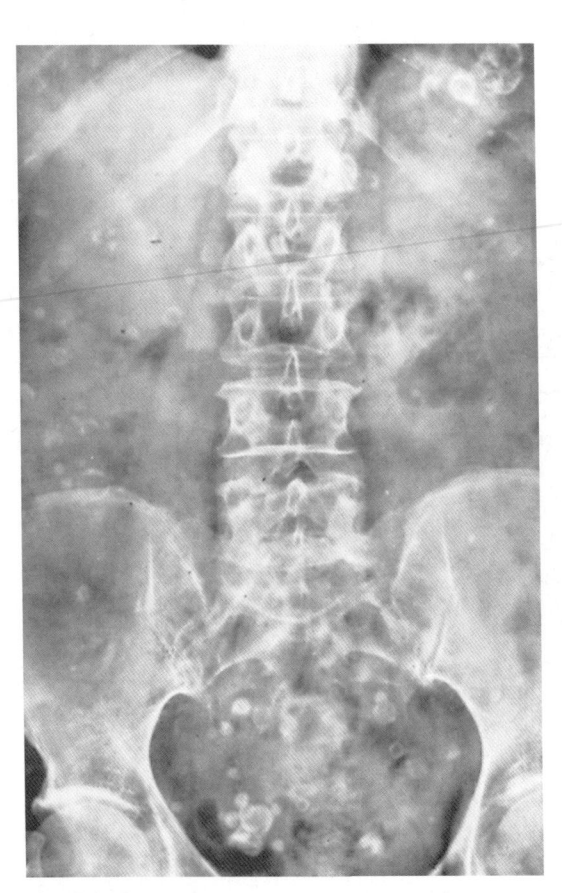

Fig. 3.61-3
Granulomatose intraperitoneal.

3.62 ■ Doenças Gástricas em Tomografia Computadorizada

Condição	Achados de Imagem	Comentários
Neoplasmas Adenocarcinoma (Figs. 3.62-1 a 3.62-5)	Aspectos variáveis incluindo uma área focal de espessamento mural, infiltração difusa e estreitamento *(linitis plastica)*, e uma massa volumosa que muitas vezes está ulcerada. Tumores mucinosos podem mostrar calcificação.	Ocorrendo duas vezes mais frequentemente em homens do que em mulheres, adenocarcinoma é o tumor gástrico mais comum, responsabilizando-se por aproximadamente 95% dos neoplasmas primários do estômago. Permanece sendo uma doença mortífera, com uma taxa de sobrevida de 5 anos de apenas 20%, embora quando detectado em uma fase precoce haja um prognóstico muito melhor. Condições predisponentes incluem gastrite atrófica, anemia perniciosa, pólipos gástricos, gastrectomia parcial e doença de Ménétrier.

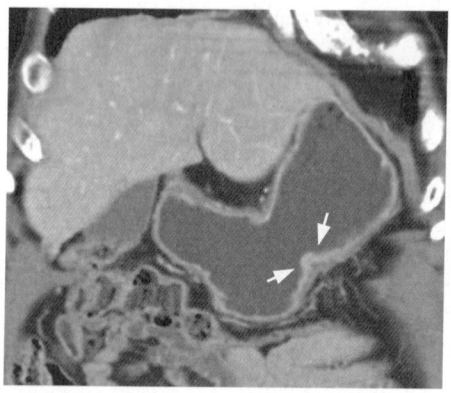

Fig. 3.62-1
Carcinoma gástrico inicial. Imagem reformatada coronal mostra uma lesão elevada na curvatura maior que se salienta menos de 5 mm para dentro da luz. Há marcado contraste focal da camada interna da parede gástrica (setas).[77]

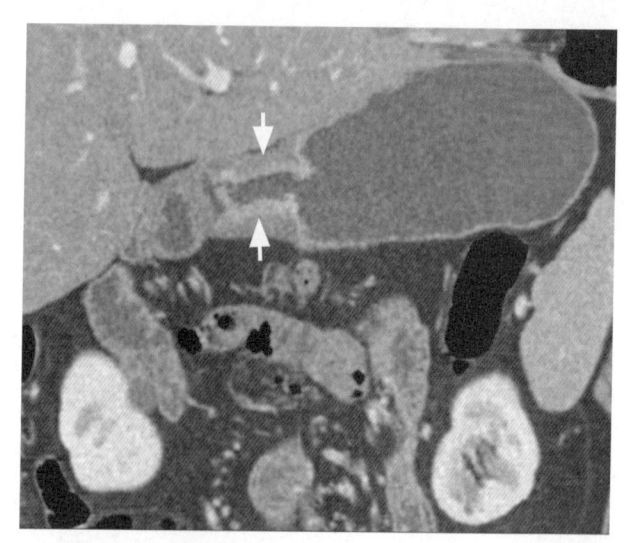

Fig. 3.62-2
Carcinoma antral. Imagem reformatada coronal mostra espessamento parietal focal do antro com contraste marcado da camada mucosa (setas). As sutis irregularidades da superfície mucosa corresponderam a úlceras na histologia. Observar o plano de gordura claro em torno do tumor.[77]

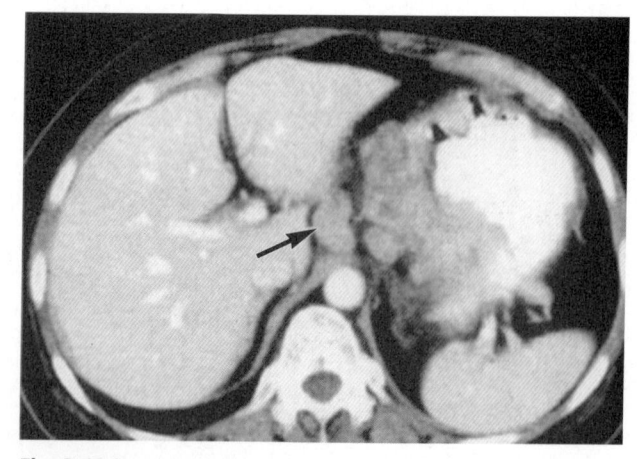

Fig. 3.62-3
Carcinoma gástrico avançado. Grande massa ulcerada com disseminação de tumor além da parede gástrica. Há evidência de adenopatia na cadeia ganglionar celíaca (seta).[78]

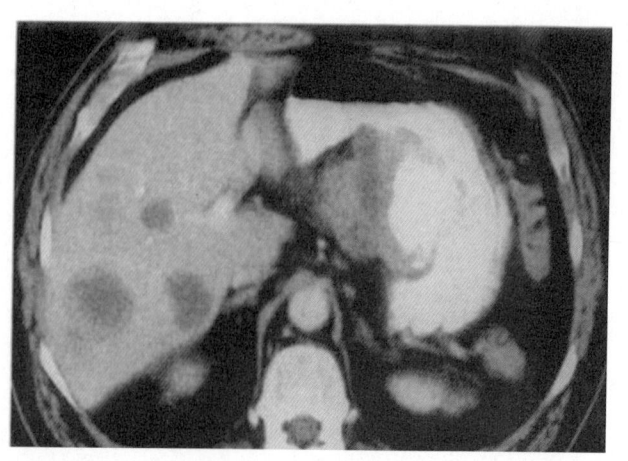

Fig. 3.62-4
Carcinoma gástrico avançado. Grande massa exofítica ulcerada com metástases hepáticas. O tumor parece comprometer o pâncreas.[78]

Condição	Achados de Imagem	Comentários
Linfoma (Figs. 3.62-6 e 3.62-7)	Lesões infiltrativas manifestam-se como aumento focal ou difuso de pregas gástricas em razão do alastramento submucoso do tumor. Tumores polipoides localizados frequentemente ulceram.	O estômago é o local mais frequente de comprometimento linfomatoso do trato gastrointestinal. Cerca de 80% das lesões são do tipo não de Hodgkin. Os achados de Imagem podem ser indistinguíveis de adenocarcinoma. Entretanto, a maioria dos pacientes com linfoma tem adenopatia, e os gânglios usualmente são mais volumosos que com carcinoma e se estendem por baixo do hilo renal. Além disso, o grau de espessamento da parede gástrica tende a ser muito mais proeminente que no carcinoma.
Metástase (Figs. 3.62-8 e 3.62-9)	Padrão variável que vai desde lesões em olho de boi no melanoma a *linitis plastica* no câncer de mama. Ocasionalmente, o aspecto do câncer gástrico primário e da doença metastática pode ser idêntico.	Metástases ao estômago são infrequentes, encontradas em menos de 2% dos pacientes que morrem de câncer. Disseminação ao estômago pode ser por via hematogênica (câncer de mama ou pulmão, melanoma maligno) ou por via linfática (câncer do esôfago ou do cólon), ou por extensão direta de malignidades originadas em estruturas vizinhas (pâncreas, fígado, vesícula biliar, cólon, rim).

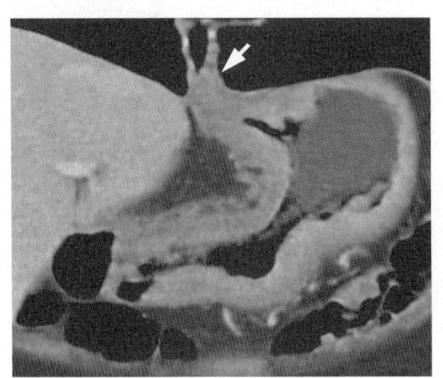

Fig. 3.62-5
Linite plástica. Imagem reformatada coronal oblíqua mostra espessamento circunferencial da parede do estômago com perda de pregueado gástrico. O tumor se estende para o esôfago distal (seta).[77]

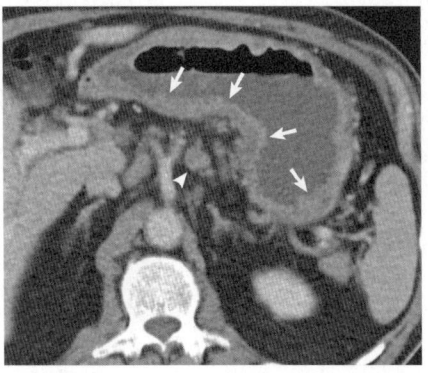

Fig. 3.62-6
Linfoma. Grandes áreas de espessamento de parede gástrica (setas) com linfonodos aumentados (ponta de seta).[77]

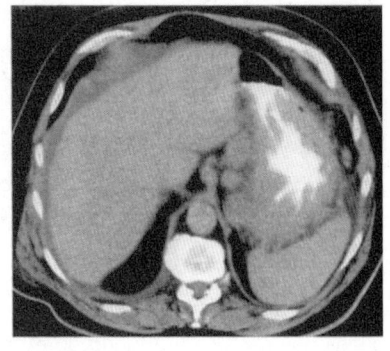

Fig. 3.62-7
Linfoma. Espessamento marcado das pregas gástricas com extensa adenopatia e ascite.[78]

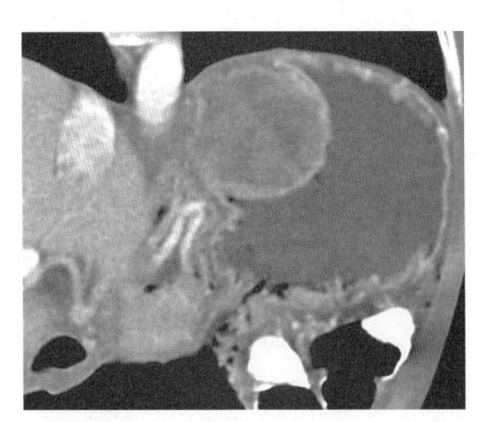

Fig. 3.62-8
Metástase. Massas gástricas submucosas a partir de um carcinoma esofágico primário.[77]

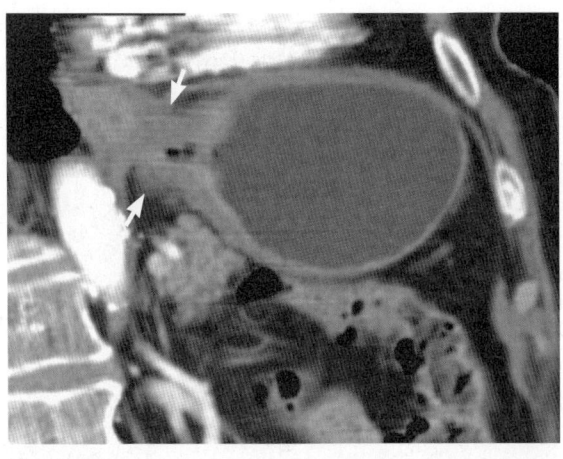

Fig. 3.62-9
Metástase. Infiltração direta do estômago por um carcinoma do esôfago (setas).[77]

3 ▪ PADRÕES GASTROINTESTINAIS

Condição	Achados de Imagem	Comentários
Tumores estromais gastrointestinais (GIST) (Figs. 3.62-10 a 3.62-13)	Massa submucosa. Tumores grandes têm um componente exogástrico proeminente e muitas vezes mostram necrose intratumoral e ulceração.	Agora reconhecido como o mais comum neoplasma mesenquimal do trato gastrointestinal. Muitos, mas não todos, os tumores mesenquimais previamente diagnosticados, como leiomiomas, leiomioblastomas, leiomiossarcomas e outras lesões estão colocados nesta categoria. Cerca de 60 a 70% dos GISTs são encontrados no estômago. Até 30% são malignos, e o risco aumenta com localização extragástrica, maior diâmetro (> 5 cm), e extensão adentro de órgãos adjacentes.
Lipoma	Massa lisa de variável atenuação de gordura.	Tumor raro que geralmente é detectado como um achado incidental.

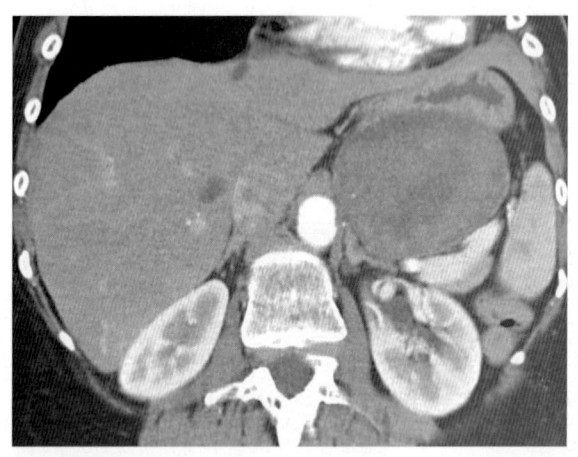

Fig. 3.62-10
Tumor estromal gastrointestinal. Imagem reformatada coronal oblíqua mostra uma grande massa redonda inomogênea que comprime o fundo do estômago. Observar o ângulo obtuso no lado medial e o ângulo arredondado no lado lateral, que são compatíveis com a localização subserosa vista na histologia.[77]

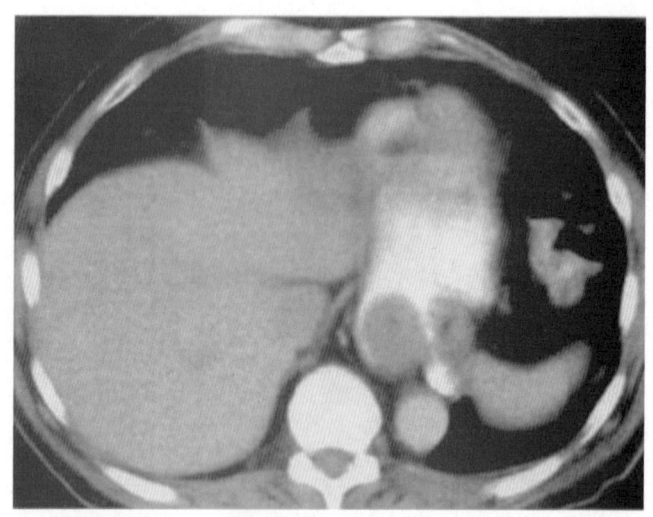

Fig. 3.62-11
Leiomioma. Massa ulcerada lisa no fundo do estômago.[78]

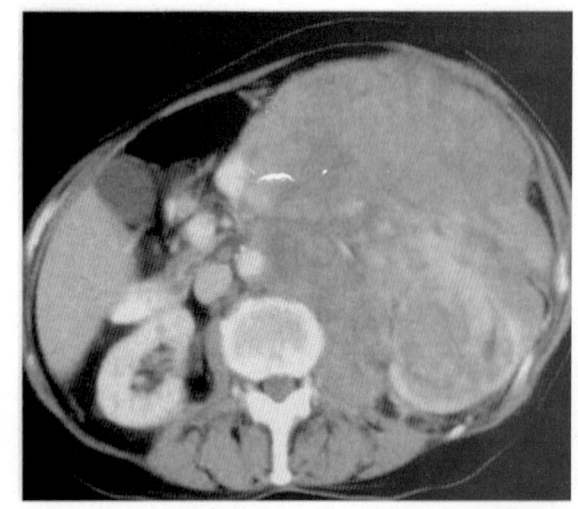

Fig. 3.62-12
Leiomiossarcoma. Enorme massa gástrica que invade o baço e o rim esquerdo. O tumor se estende para baixo para invadir também o músculo psoas esquerdo.[78]

Condição	Achados de Imagem	Comentários
Pólipos gástricos Hiperplásico (Fig. 3.62-14a)	Defeitos de enchimento lisos, sésseis, redondos ou ovais, tipicamente com 5–10 mm de diâmetro, que usualmente ocorrem como lesões múltiplas de tamanho semelhante, agregadas no corpo ou fundo do estômago sobre a parede gástrica posterior.	Responsabilizando-se por pelo menos 75% dos pólipos gástricos, eles são frequentemente vistos no contexto de gastrite crônica, gastrite atrófica ou gastrite de refluxo de bile. Embora não tenham nenhum potencial maligno, os pacientes com pólipos hiperplásicos estão em risco aumentado de abrigar carcinomas gástricos separados coexistentes.
Adenomatoso (Fig. 3.62-14b)	Maiores (aproximadamente 2 cm de diâmetro) e mais comumente pedunculados e lobulados do que os pólipos hiperplásicos. Eles geralmente são solitários e ocorrem adjacentes ao antro.	Pólipos maiores contêm focos carcinomatosos em aproximadamente 40% dos casos.
Doença inflamatória Gastrite	Pregas gástricas espessadas ou espessamento da parede. A atenuação é geralmente similar àquela do tecido mole, embora possa haver baixa atenuação em razão do edema.	Doença comum com fatores predisponentes, como abuso de álcool, aspirina, drogas anti-inflamatórias não esteroidais. Pregas polipoides e lobuladas podem ser difíceis de distinguir de câncer gástrico e linfoma, e biópsia é necessária nos casos duvidosos.

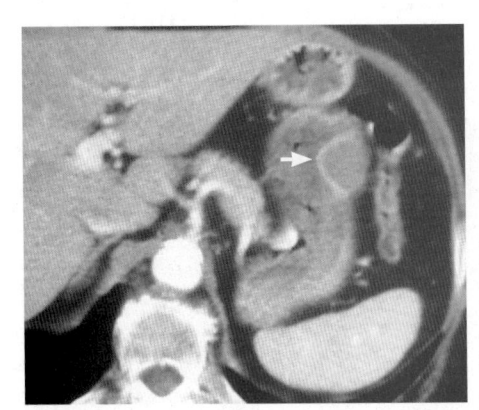

Fig. 3.62-13
Schwannoma. Uma massa submucosa de tecido mole com apenas pequeno contraste, mas com mucosa intacta intensamente realçada pelo contraste (seta). Notar que o plano de gordura perigástrico em torno do tumor é claro.[77]

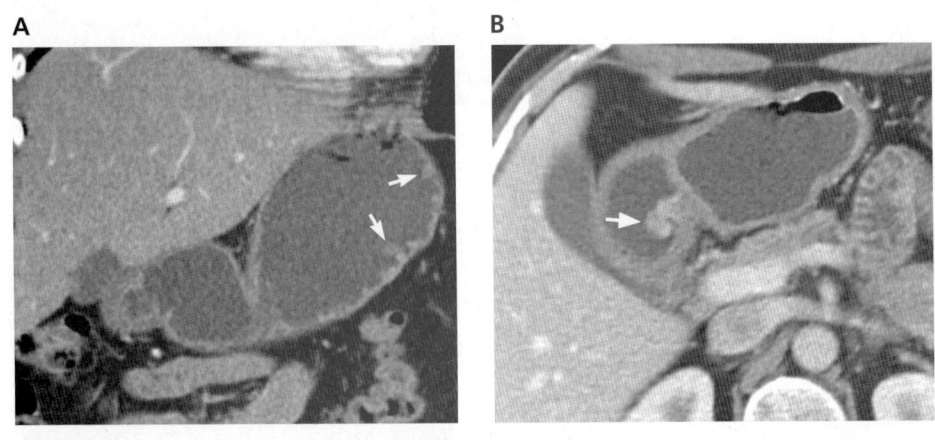

Fig. 3.62-14
Pólipos gástricos. (A) Pólipos hipertróficos aparecem como múltiplas massas nodulares originadas da parede gástrica (setas). (B) Pólipo adenomatoso aparece como uma lesão maior única no antro gástrico (seta).[77]

Condição	Achados de Imagem	Comentários
Infecção por *Helicobacter pylori* (Fig. 3.62-15)	Pregas gástricas espessadas e espessamento da parede. Infrequentemente, pode estimular um carcinoma infiltrante ou massa gástrica focal.	Bacilo *H. pylori* é identificado em aproximadamente 80% dos pacientes com úlceras gástricas e quase 100% daqueles com gastrite crônica. Entretanto, até 60% dos adultos acima da idade de 60 anos são infectados com este organismo, mas são usualmente assintomáticos. O papel do *H. pylori* no câncer gástrico é mais controverso, embora aproximadamente 80 a 90% dos pacientes com esta malignidade que se origina fora da cárdia do estômago possuam anticorpos a este organismo.
Doença ulcerosa gástrica (Fig. 3.62-16)	Achados variáveis incluindo úlcera perfurada ou penetrante, gastrite com espessamento da parede, pneumoperitônio e extravasamento de material de contraste.	A maioria das úlceras gástricas se desenvolve ao longo da curvatura menor ou da parede posterior do antro ou corpo do estômago. Menos de 5% comprometem a parede anterior.
Gastrite de radiação (Fig. 3.62-17)	Espessamento simétrico da parede gástrica, muitas vezes com pequenas ulcerações e uma aparência "desgrenhada" da mucosa.	Embora frequentemente confundida com tumor recorrente ou residual, gastrite de radiação tipicamente tem margens nítidas que correspondem às portas de terapia.
Gastrite eosinofílica (Fig. 3.62-18)	Espessamento da parede gástrica, especialmente afetando o antro. Comprometimento concomitante do intestino delgado é comum.	Doença incomum de origem desconhecida em que há infiltração eosinofílica da parede do estômago ou intestino delgado.

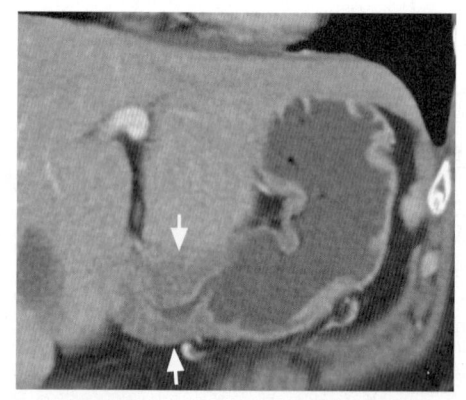

Fig. 3.62-15
Gastrite induzida por *Helicobacter pylori*. Espessamento focal e contraste da parede gástrica (setas). Observar o revestimento mucoso preservado.[77]

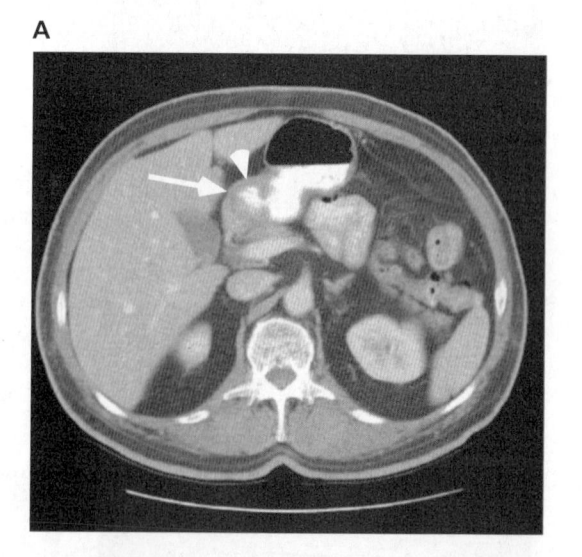

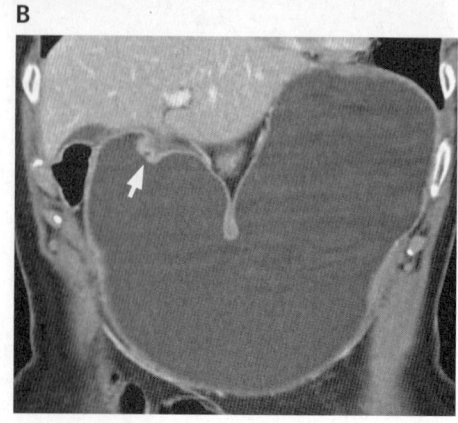

Fig. 3.62-16
Úlcera gástrica. (A) Imagem axial mostra espessamento assimétrico focal (seta) da parede do antro gástrico com bário retido na cavidade da úlcera (ponta de seta).[79] (B) Imagem reformatada coronal em outro paciente mostra hiperemia da mucosa e espessamento da parede no antro com uma úlcera central (seta).[77]

3.62 ■ DOENÇAS GÁSTRICAS EM TOMOGRAFIA COMPUTADORIZADA

595

Condição	Achados de Imagem	Comentários

Doenças diversas
  Doença de Ménétrier
  (Fig. 3.62-19)
	Pregas grosseiramente espessadas, lobuladas, que comprometem principalmente o fundo.	Raro distúrbio gástrico crônico de origem desconhecida que resulta em hipertrofia de pregas gástricas. O aumento ocorre mais comumente no fundo gástrico, mas qualquer parte do estômago pode ser comprometida. O aspecto pode simular um processo infiltrativo, como linfoma.

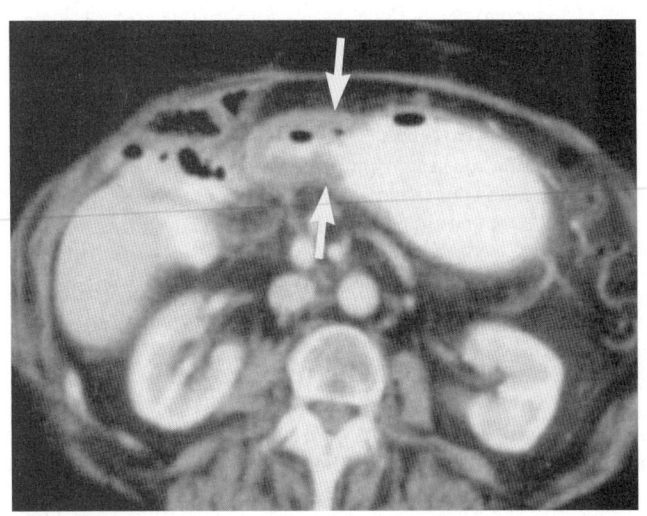

Fig. 3.62-17
Gastrite de radiação. Espessamento e estreitamento do antro gástrico (setas), que correspondem às regiões de irradiação pós-operatória em uma mulher que tinha se submetido a um procedimento de Whipple para câncer pancreático.[78]

Fig. 3.62-18
Gastrite eosinofílica. (A e B) Espessamento do antro gástrico e alças dilatadas de intestino delgado proximal. Observar a aparência "molhada" do pregueado do intestino delgado e mínimo líquido no mesentério.[78]

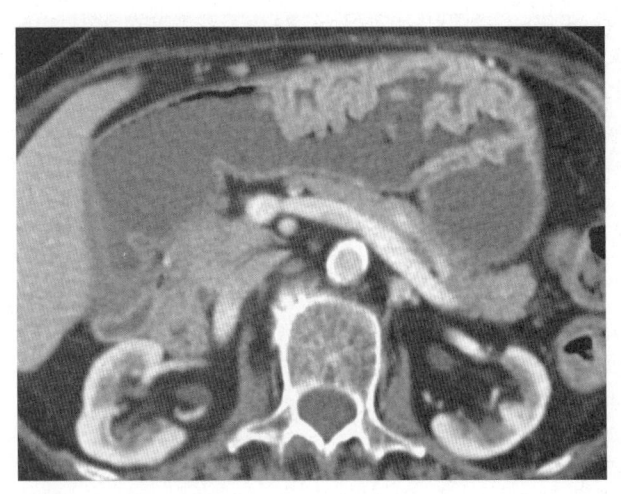

Fig. 3.62-19
Doença de Ménétrier. Grandes pregas lobuladas com mucosa gástrica preservada que comprometem principalmente o fundo.[77]

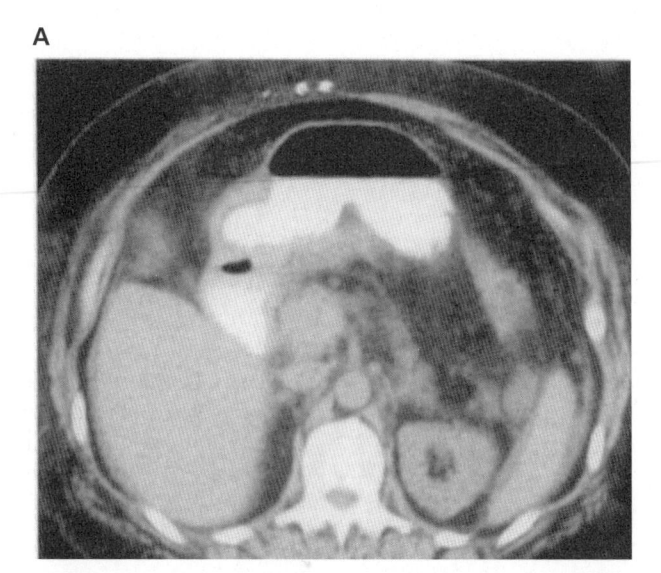

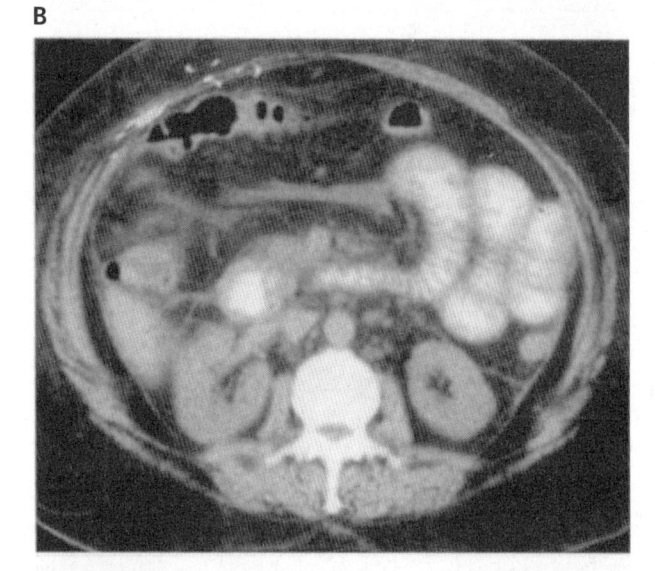

Condição	Achados de Imagem	Comentários
Gastrite enfisematosa (Fig. 3.62-20)	Gás mosqueado na parede do estômago com espessamento associado de pregas gástricas.	Condição que ameaça a vida com uma alta taxa de mortalidade causada por invasão bacteriana da parede gástrica com produção de gás. Gastrite enfisematosa pode ser causada pela ingestão de substâncias tóxicas ou cáusticas, abuso de álcool, trauma, infarto gástrico e gastroduodenite. O organismo ofensor mais frequentemente é *E. coli*.
Enfisema gástrico (Fig. 3.62-21)	Finas estrias lineares de gás na parede gástrica, que não está espessada.	Condição benigna, tipicamente em um paciente assintomático, que se resolve espontaneamente sem sequelas a longo prazo. Pode ser relacionada com a colocação de um tubo nasogástrico.
Obstrução da saída gástrica (Fig. 3.62-22)	Estreitamento grave do estômago distal.	Em adultos, geralmente causada por doença ulcerosa péptica em cerca de dois terços dos casos e por um carcinoma constritivo anular do antro distal ou do piloro na maioria dos restantes. Ocasionalmente, este aspecto pode resultar de outros tumores infiltrantes primários ou metastáticos, doença inflamatória grave, ou cicatriz fibrosa extensa depois da ingestão de substâncias corrosivas.
Varizes gástricas (Fig. 3.62-23)	Estruturas tubulares contrastadas que são vistas mais comumente no fundo do estômago. Vasos colaterais são frequentemente aparentes na região do ligamento gastro-hepático, próximo do omento menor, e ao longo do curso da veia coronária.	Comumente associadas à obstrução esplâncnica ou hipertensão porta. A presença de varizes gástricas sem varizes esofágicas é um sinal clássico de oclusão isolada da veia esplênica, mais comumente secundária à pancreatite ou carcinoma pancreático. Em escaneamentos sem uso de contraste, varizes gástricas podem ser confundidas com pregas gástricas espessadas.

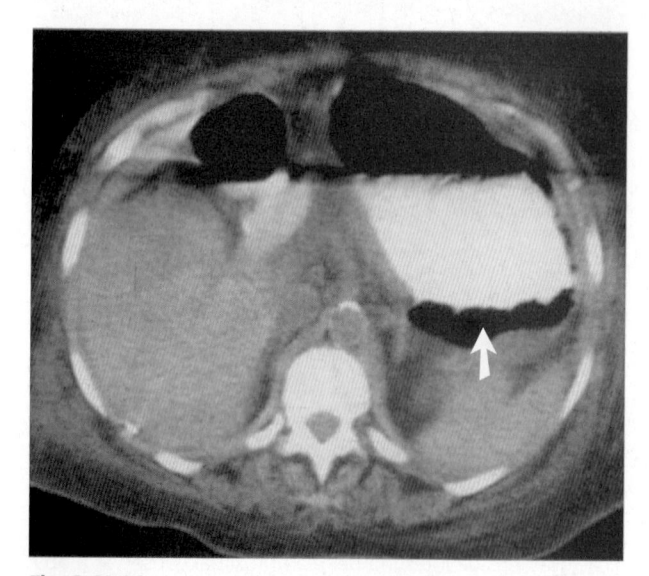

Fig. 3.62-20
Gastrite enfisematosa. Gás na parede gástrica (seta) que é mais bem visto posteriormente. Endoscopia demonstrou infarto maciço de toda a parede posterior do estômago.[78]

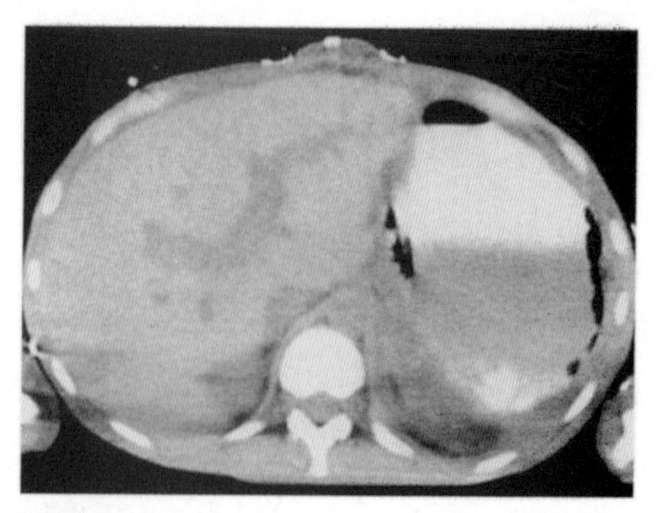

Fig. 3.62-21
Enfisema gástrico. Gás na parede gástrica sem evidência de perfuração ou extravasamento de material de contraste. As alterações foram consideradas causadas por colocação de um tubo de gastrostomia, e o paciente se recuperou com tratamento conservador.[78]

3.62 ■ DOENÇAS GÁSTRICAS EM TOMOGRAFIA COMPUTADORIZADA

Condição	Achados de Imagem	Comentários
Hérnia hiatal (Fig. 3.62-24)	Espessamento focal da parede ou defeito de enchimento na parede posteromedial sem nenhuma evidência de intensificação de contraste.	O aspecto é causado pela distensão incompleta da hérnia hiatal, com prolapso da hérnia para dentro do fundo.
Processos infiltrativos inusuais (Fig. 3.62-25)	Estreitamento focal ou difuso do estômago simulando um neoplasma gástrico.	Especialmente em pacientes imunocomprometidos, este padrão pode ser produzido por uma variedade de infecções, como tuberculose, sífilis e citomegalovírus. Sarcoidose pode causar uma aparência semelhante.

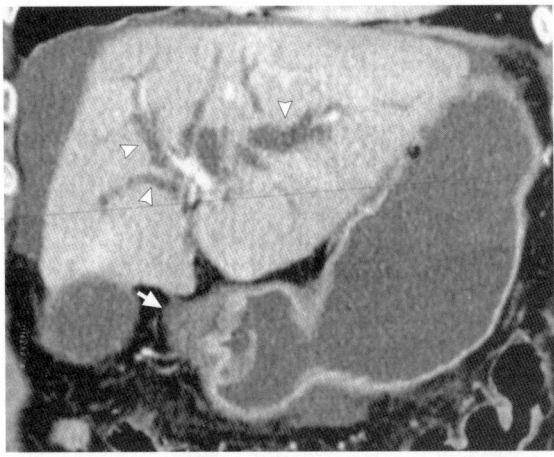

Fig. 3.62-22
Obstrução da saída gástrica. Imagem reformatada coronal mostra obstrução do estômago distal causada por infiltração por um colangiocarcinoma (seta). Observar os ductos intra-hepáticos dilatados (pontas de seta).[77]

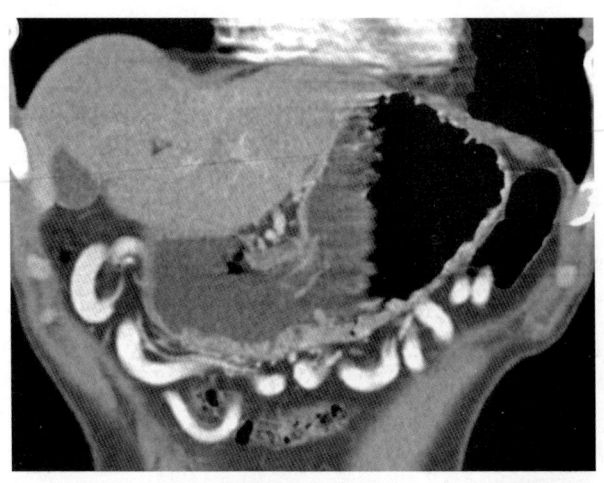

Fig. 3.62-23
Varizes gástricas. Imagem reformatada coronal mostra varizes das veias gástricas pequenas em um paciente com pancreatite crônica e obstrução da veia esplênica.

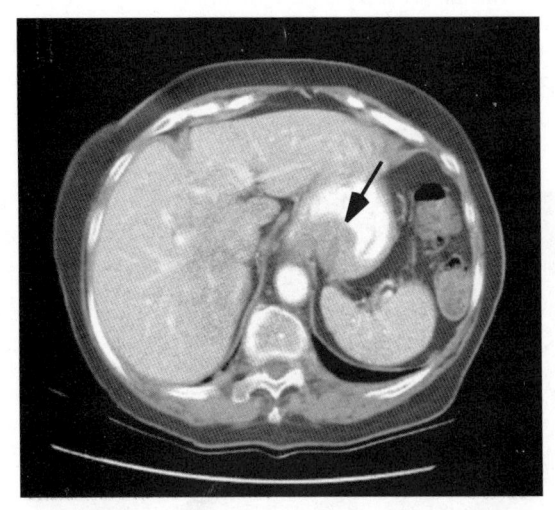

Fig. 3.62-24
Hérnia hiatal. Espessamento assimétrico focal (seta) da parede posteromedial do fundo gástrico na região do cárdia sem nenhuma evidência de contraste.[79]

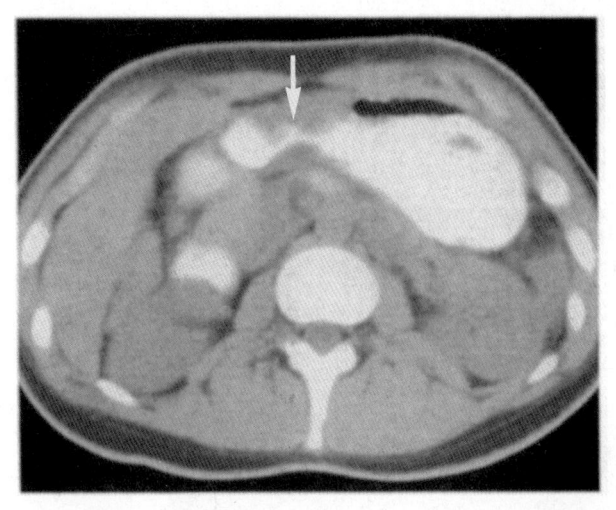

Fig. 3.62-25
Infecção por citomegalovírus (síndrome de imunodeficiência adquirida). Ulceração no antro gástrico com pregas espessadas suspeita de neoplasma (seta).[78]

3.63 ■ Doenças Duodenais em Tomografia Computadorizada

Condição	Comentários
Anomalia do desenvolvimento	
Divertículo (Fig. 3.63-2)	Mais frequentemente desenvolve-se na parede medial da segunda e terceira porções do duodeno, usualmente dentro de 2 cm da ampola de Vater.
Duplicação (Fig. 3.63-3)	Massa cística bem circunscrita com atenuação de líquido que mais frequentemente compromete a parede medial da segunda e terceira porções do duodeno e não se comunica com a luz.
Pâncreas anular (Fig. 3.63-4)	Muitas vezes se apresentando com estenose duodenal e vômito na primeira década de vida, em cerca da metade dos casos o diagnóstico não é feito até a idade adulta. Demonstração por TC muitas vezes é difícil em crianças em razão da escassez de gordura intra-abdominal e a largura estreita da banda pancreática.

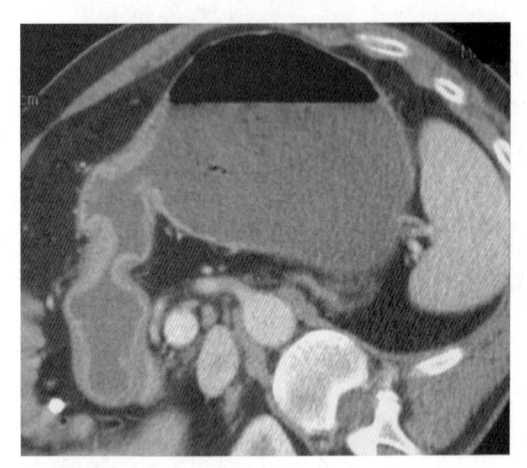

Fig. 3.63-1
Duodeno normal. Escaneamento com contraste obtido com administração oral de leite integral, e o paciente na posição oblíqua posterior direita mostra a luz, contraste mural e a artéria gastroduodenal.[80]

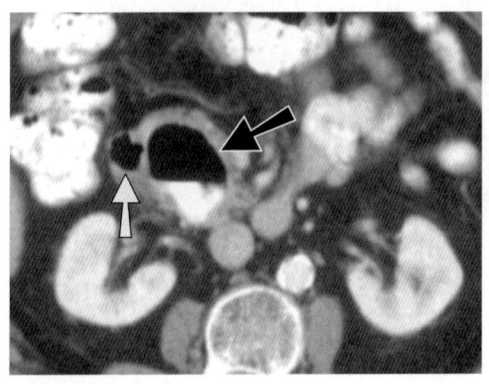

Fig. 3.63-2
Divertículo. Escaneamento com contraste mostra duas "luzes duodenais", com a luz verdadeira lateral ao divertículo (seta branca). O divertículo contém um líquido hidroaéreo e causa desvio medial da cabeça pancreática (seta preta).[80]

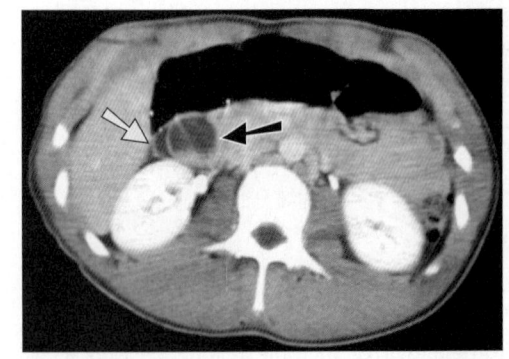

Fig. 3.63-3
Duplicação. Escaneamento sem contraste oral mostra duas estruturas com atenuação de líquido na segunda porção do duodeno. O segmento duplicado (seta preta) é medial à luz verdadeira e contém detritos. A luz verdadeira é estreitada (seta branca).[80]

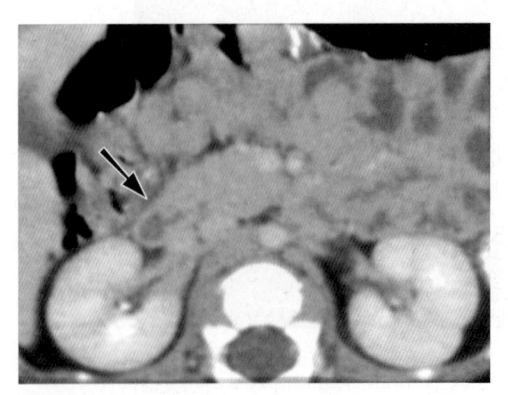

Fig. 3.63-4
Pâncreas anular. Uma banda de tecido pancreático ectópico é vista posterior à segunda porção do duodeno (seta).[80]

3.63 ■ DOENÇAS DUODENAIS EM TOMOGRAFIA COMPUTADORIZADA

Condição	Comentários
Trauma (Figs. 3.63-5 e 3.63-6)	Traumatismo penetrante ou fechado pode causar contusão ou transecção. Achados sugerindo lesão duodenal incluem gás ou contraste oral extravasado adjacente ao duodeno no retroperitônio, líquido retroperitoneal, edema na parede duodenal, desfiamento da gordura peripancreática e transecção pancreática. Perfuração duodenal iatrogênica é uma complicação rara de endoscopia.
Processo inflamatório Pancreatite (Fig. 3.63-7)	Liberação de enzimas exócrinas causa edema duodenal brando a grave e pode produzir obstrução da saída gástrica. Em doença grave, a ruptura enzimática da vasculatura intramural pode causar um hematoma duodenal intramural.
Úlcera perfurada (Fig. 3.63-8)	Achados sugestivos incluem espessamento da parede, líquido periduodenal, gás retroperitoneal, gás intraperitoneal livre e o extravasamento intraperitoneal de material de contraste.

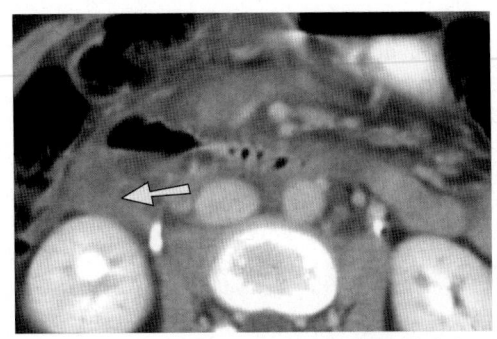

Fig. 3.63-5
Duodeno roto (acidente de veículo a motor). Há líquido no duodeno e vazamento de líquido para dentro do espaço pararrenal anterior direito (seta).[80]

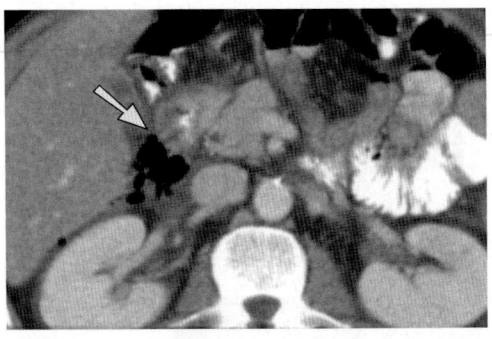

Fig. 3.63-6
Perfuração duodenal (endoscopia). Duodeno contraído, com paredes espessas, com gás no retroperitônio adjacente (seta).[80]

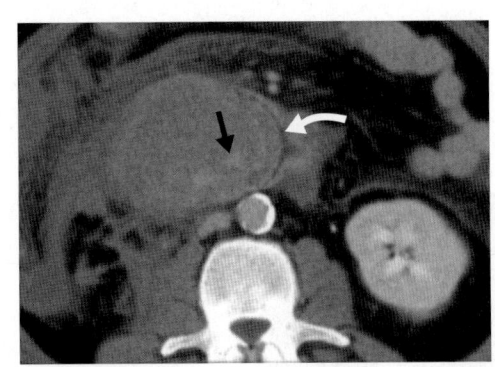

Fig. 3.63-7
Pancreatite. Extenso desfiamento da gordura peripancreática indica pancreatite. Hemorragia intramural causou aumento maciço da parede duodenal lateral, acompanhado por uma área focal de atenuação aumentada no local do sangramento (seta preta). A luz duodenal, que contém líquido de baixa atenuação, está estreitada e desviada medialmente (seta branca).[80]

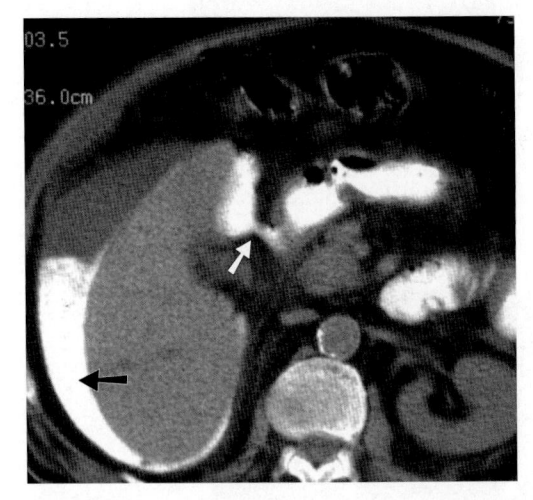

Fig. 3.63-8
Úlcera perfurada. Extravasamento intraperitoneal de material de contraste oral da porção lateral do duodeno (seta branca) e vazamento de contraste em torno do fígado (seta preta).

Condição	Comentários
Obstrução da saída gástrica (Fig. 3.63-9)	Grave doença ulcerosa duodenal pode resultar em estenoses graves e obstrução da saída gástrica.
Outros processos inflamatórios (Fig. 3.63-10)	Doença de Crohn, duodenite, inflamação da papila duodenal em pacientes com síndrome de imunodeficiência adquirida ou radioterapia, e colecistite adjacente que pode causar erosão de um cálculo através da parede da vesícula biliar para dentro do duodeno e resultar em íleo de cálculo biliar.
Púrpura de Henoch-Schönlein (Fig. 3.63-11)	Doença de hipersensibilidade sistêmica de etiologia desconhecida em que a deposição de complexos imunes dentro das paredes dos pequenos vasos por todo o corpo resulta em permeabilidade anormal dos pequenos vasos sanguíneos. Isto pode resultar em uma erupção purpúrica, glomerulonefrite e hemorragia no trato gastrointestinal. TC mostra áreas multifocais de espessamento da parede intestinal e edema mesentérico.
Processos neoplásicos	Duodeno é o local mais comum para tumores do intestino delgado.
Benignos (Figs. 3.63-12 a 3.63-14)	Leiomioma é o mais comum neoplasma benigno sintomático do duodeno. Em TC, aparece como uma massa heterogênea com contraste moderado e um estreitamento anular da luz com margens abruptas concêntricas ou irregulares. Lipomas tipicamente são lesões assintomáticas, com margens lisas de característica atenuação de gordura. Adenomas tubulares e de glândulas de Brunner são benignos; adenomas vilosos possuem algum potencial maligno e são ressecados cirurgicamente. Os pólipos hamartomatosos múltiplos da síndrome de Peutz-Jeghers podem afetar o duodeno.

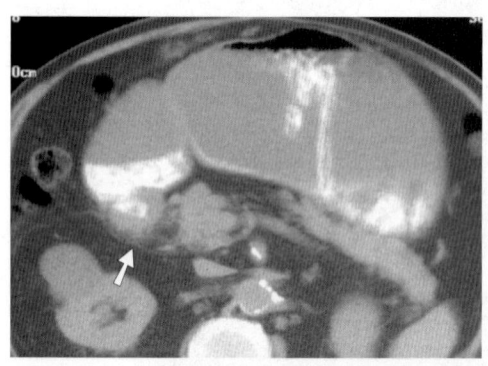

Fig. 3.63-9
Obstrução da saída gástrica (úlcera duodenal). Estômago dilatado e parede espessada do bulbo duodenal, associados a desfiamento da gordura periduodenal (seta).[80]

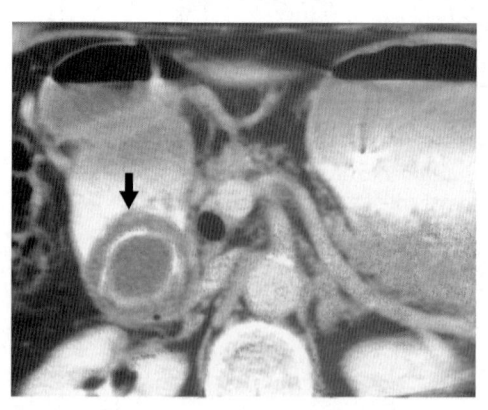

Fig. 3.63-10
Íleo de cálculo biliar. Cálculo biliar dentro do duodeno (seta) com dilatação duodenal proximal e gástrica.[80]

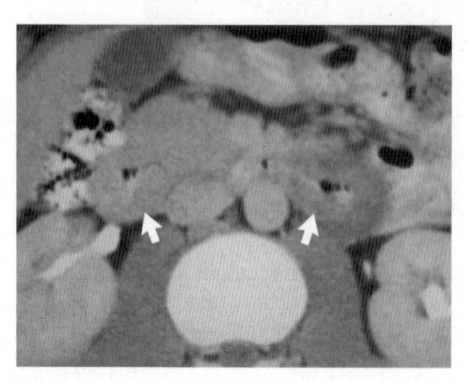

Fig. 3.63-11
Púrpura de Henoch-Schölein. Espessamento marcado da segunda e quarta porções da parede duodenal (setas). A luz estava estreitada, mas não havia obstrução da saída gástrica.[80]

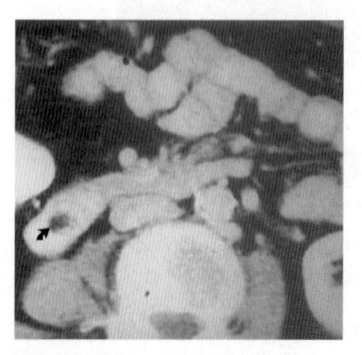

Fig. 3.63-12
Lipoma. Lesão com baixa atenuação com margens bem circunscritas (seta).[80]

3.63 ■ DOENÇAS DUODENAIS EM TOMOGRAFIA COMPUTADORIZADA

Condição	Comentários
Maligna (Figs. 3.63-15 a 3.63-17)	Adenocarcinoma é o mais comum dos neoplasmas primários malignos do duodeno. A maioria dos pacientes está em fase avançada, com sinais de sangramento, icterícia ou obstrução. Paragangliomas e linfoma também ocorrem. Metástases ao duodeno podem ser por extensão local ou a partir de locais distantes.

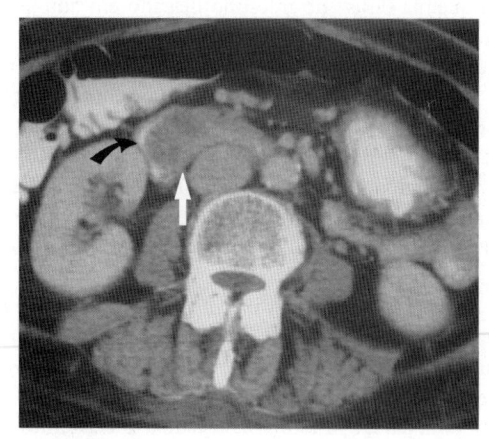

Fig. 3.63-13
Adenoma viloso. Massa de tecido mole (seta branca) originada da parede medial do duodeno. A luz duodenal está estreitada (seta preta).[80]

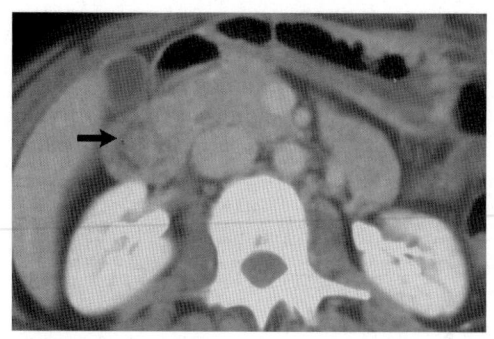

Fig. 3.63-14
Síndrome de Peutz-Jeghers. Defeito de enchimento de tecido mole na luz duodenal (seta), delineado por água. Ha vários pólipos no intestino delgado proximal.[80]

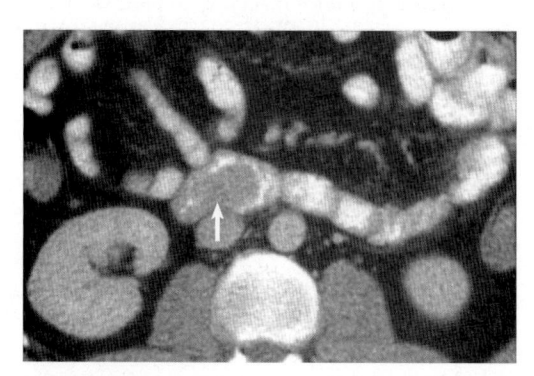

Fig. 3.63-15
Adenocarcinoma. Uma massa de tecido mole intraluminal sólida (seta) sem invasão transmural ou adenopatia retroperitoneal.[80]

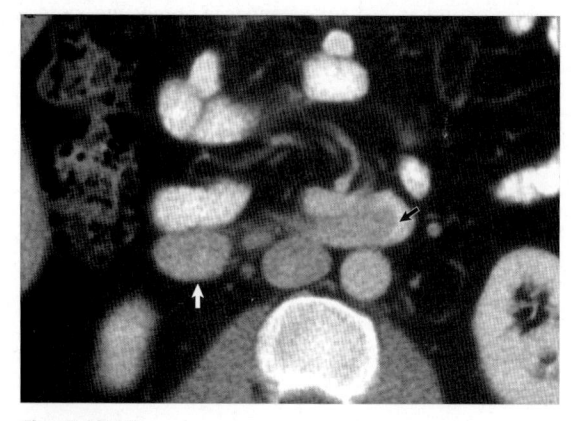

Fig. 3.63-16
Paraganglioma. Massa de tecido mole sutil, lisamente marginada (setas) na segunda e terceira porções do duodeno.[80]

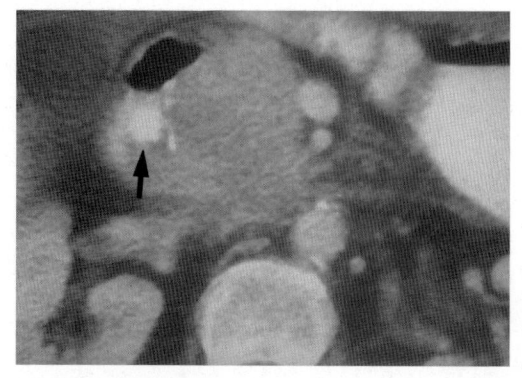

Fig. 3.63-17
Metástase (câncer do cólon). Massa com atenuação de tecido mole que causa desvio lateral do duodeno (seta). A lesão simula uma massa originando-se no duodeno ou na cabeça pancreática.[80]

3.64 ■ Padrões de Atenuação na Parede Intestinal Anormal

Condição	Achados de Imagem	Comentários
Atenuação branca (Figs. 3.64-1 e 3.64-2)	Ávida intensificação de contraste que afeta uniformemente a maior parte de uma parede intestinal espessada.	Um mecanismo é lesão dos vasos intramurais com acompanhante vazamento intersticial, exemplificado pela isquemia difusa do intestino delgado em adultos hipotensos que sofreram trauma fechado ("intestino de choque"). Hipoperfusão resulta em permeabilidade vascular aumentada a macromoléculas e albumina, o que leva a espessamento difuso da parede intestinal e contraste aumentado em TC por causa da perfusão retardada e vazamento intersticial de moléculas de material de contraste. Embora contraste diminuído ou ausente possa ser o sinal mais específico de isquemia intestinal, às vezes o segmento isquêmico também pode ter contraste aumentado em razão da permeabilidade vascular alterada e problemas de perfusão (*i. e.*, retorno retardado do sangue venoso com subsequente retardamento do suprimento arterial ou arteriospasmo). O contraste aumentado da parede intestinal associado à doença intestinal inflamatória reflete o estado hiperêmico e hipervascular de inflamação aguda, em que também há dilatação e tortuosidade dos vasos mesentéricos.
Atenuação cinzenta (Figs. 3.64-3 e 3.64-4)	Parede intestinal espessada que mostra intensificação pouco definida de contraste e tem uma atenuação homogênea comparável àquela do músculo contrastado.	O menos específico dos padrões, ele é comum tanto em condições benignas quanto malignas, e critérios morfológicos adicionais precisam ser usados. Em geral, quando comparados a distúrbios malignos, os processos benignos possuem margens afiladas em vez de elevadas; espessura uniforme, simétrica e mais fina da parede intestinal; e a presença de válvulas coniventes ou haustrações.

3.64 ■ PADRÕES DE ATENUAÇÃO NA PAREDE INTESTINAL ANORMAL

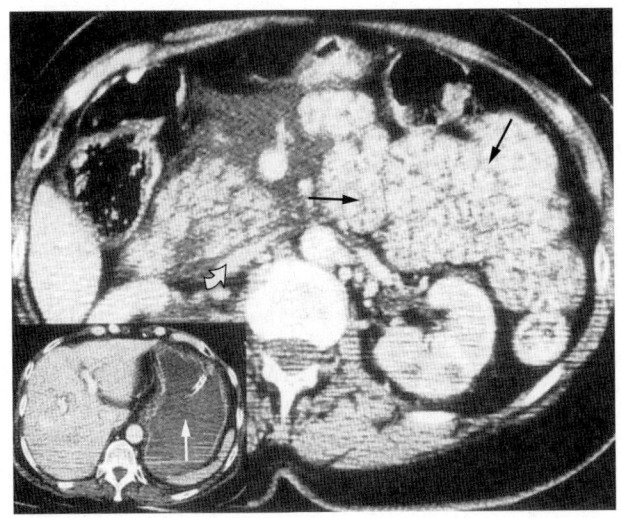

Fig. 3.64-1
Atenuação branca em intestino de choque. Contraste aumentado no jejuno (setas pretas). Observar que a atenuação é maior que a da veia cava inferior (seta curva). As qualidades de contraste poderiam ser erradamente tomadas por material de contraste na luz, mas nenhum foi dado. (Seta branca reta) líquido no estômago.)[81]

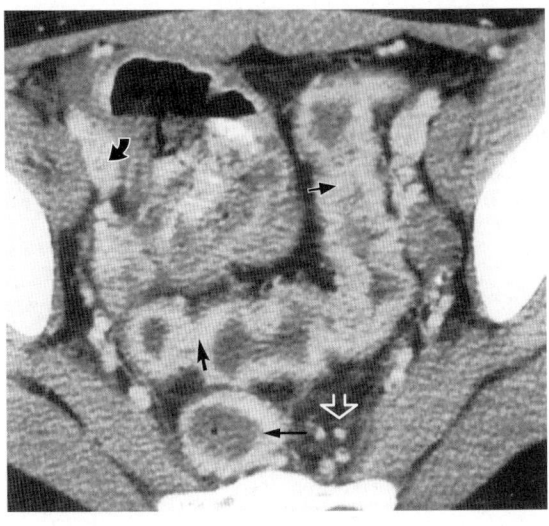

Fig. 3.64-2
Atenuação branca na colite ulcerativa aguda. Contraste uniforme aumentado (seta preta reta) na parede espessada do retossigmoide. A atenuação deste segmento do cólon é semelhante àquela da veia ilíaca externa (seta curva). Os vasos pericolônicos estão dilatados (seta branca).[81]

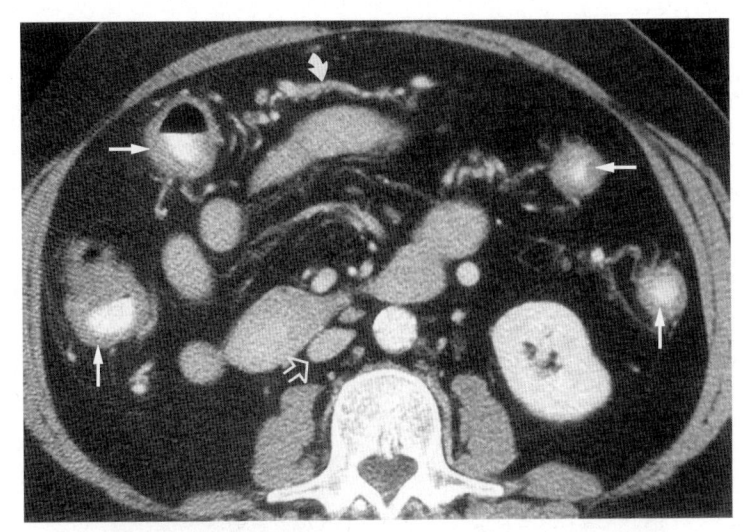

Fig. 3.64-3
Atenuação cinzenta na colite isquêmica. A atenuação das paredes contrastadas do cólon (setas retas sólidas) é menor que a do ramo venoso mesentérico superior (seta curva) e veia cava inferior (seta aberta). Portanto, a interpretação neste caso deve ser atribuída ao padrão de atenuação cinzento.[81]

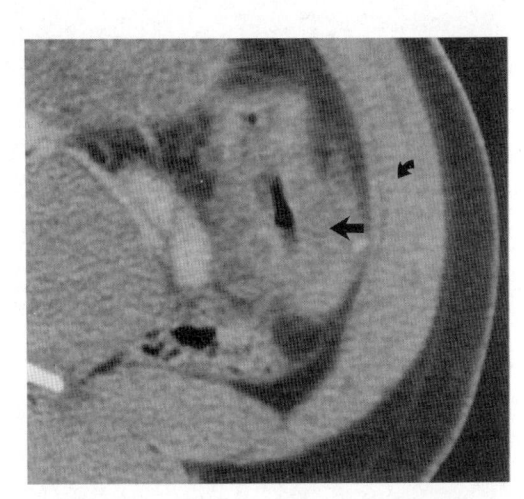

Fig. 3.64-4
Atenuação cinzenta no carcinoma do cólon. A parede espessada do meio do cólon descendente (seta reta) tem uma atenuação semelhante à do músculo adjacente (seta curva).[81]

Condição	Comentários
Sinal do halo d'água (Figs. 3.64-5 e 3.64-6)	Estratificação com uma parede intestinal espessada que consiste em duas ou três camadas contínuas simetricamente espessadas. Quando há duas camadas (sinal do duplo halo), ou um anel externo de mais alta atenuação *(muscularis propria)* circunda um segundo anel luminalmente orientado de atenuação cinzenta (edema da submucosa) ou há uma camada interna de atenuação mais alta e um anel externo de atenuação cinzenta. No "sinal do alvo" com três camadas, há uma *muscularis propria* externa de alta atenuação, um anel médio de atenuação cinzenta e um anel luminalmente orientado de alta atenuação. Numerosos distúrbios do intestino grosso e delgado podem causar o sinal do halo d'água. Os mais comuns são doença intestinal inflamatória idiopática, distúrbios vasculares, doença infecciosa e lesão por radiação. O valor do sinal do halo d'água é que ele constitui uma indicação inequívoca de lesão da parede intestinal, usualmente de uma natureza aguda. Além disso, malignidade raramente produz o sinal clássico de halo d'água.

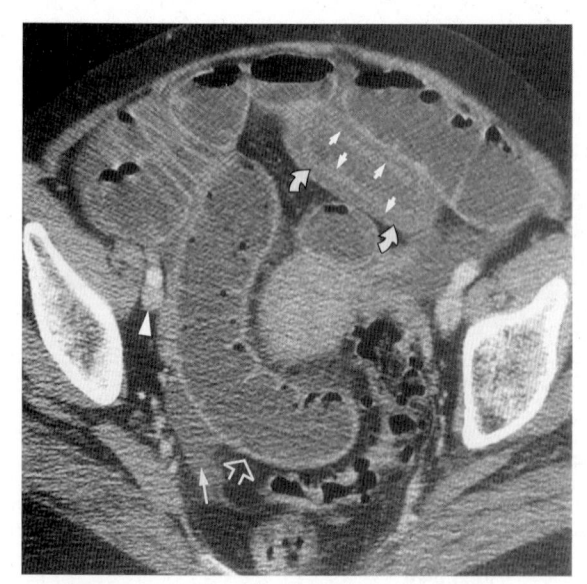

Fig. 3.64-5
Sinal do halo d'água na obstrução intestinal. Camada interna de um segmento estrangulado, isquêmico, de intestino delgado (pequenas setas sólidas retas) é rodeada por uma camada de mais baixa atenuação (setas curvas). Notar o brilho da parede do intestino delgado proximal obstruído (seta aberta), que se aproxima da atenuação da veia ilíaca externa (ponta de seta). Entretanto, uma vez que a parede do intestino dilatado não esteja espessada, ela não seria considerada anormal (seta reta grande indica ascite).[81]

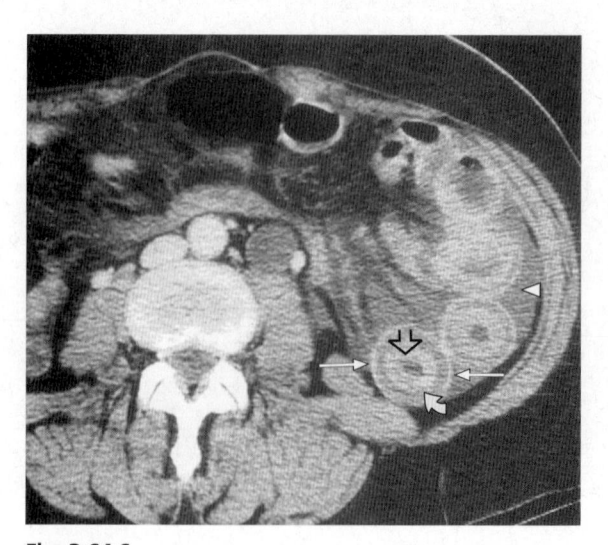

Fig. 3.64-6
Sinal do alvo no angioedema. Diversos segmentos de intestino delgado demonstram três camadas uniformemente espessas. As camadas correspondem aproximadamente à *muscularis propria* (setas sólidas retas), submucosa (seta curva) e mucosa (seta aberta). Ponta de seta indica ascite.[81]

3.64 ■ PADRÕES DE ATENUAÇÃO NA PAREDE INTESTINAL ANORMAL

Condição	Achados de Imagem	Comentários
Sinal do halo de gordura (Figs. 3.64-7 e 3.64-8)	Sinal de alvo com três camadas de intestino espessado em que a camada média ("submucosa") tem uma atenuação de gordura. A atenuação mais escura da gordura intramural usualmente pode ser distinguida visualmente do tom mais cinzento do sinal do halo d'água.	No intestino delgado, o sinal do halo de gordura é virtualmente diagnóstico de doença de Crohn. No cólon, o diagnóstico diferencial inclui colite ulcerativa. Um caso incomum é enterite de radiação crônica.
Atenuação preta (Fig. 3.64-9)	Equivalente de pneumatose.	Exceto as raras grandes coleções císticas, pneumatose deve ser considerada como uma parte na lesão aguda ao intestino que causa uma descontinuidade na mucosa (isquemia, infecção ou trauma). Embora geralmente considerada ameaçadora à vida, pode ser um achado incidental após cirurgia com anastomose intestinal.

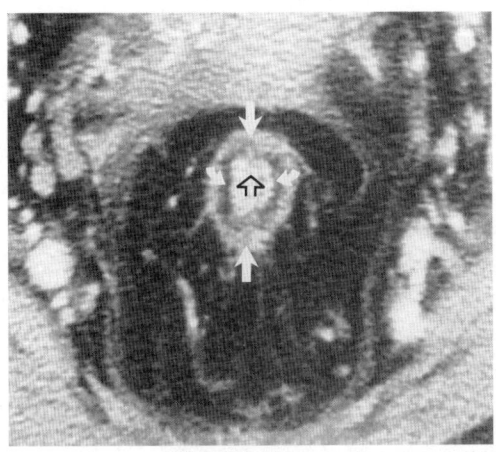

Fig. 3.64-7
Sinal do halo de gordura na colite ulcerativa. Uma camada contrastada externa (setas sólidas retas) circunda uma camada de atenuação de gordura (setas curvas). Material de contraste é visto dentro da luz do cólon (seta aberta).[81]

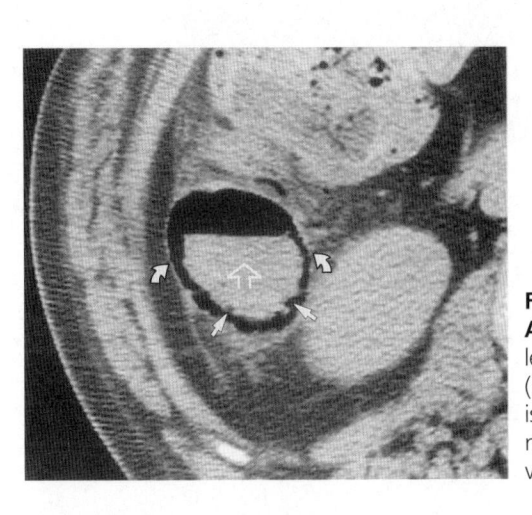

Fig. 3.64-8
Sinal do halo de gordura na enterite de radiação crônica. Vários segmentos de intestino delgado possuem paredes espessadas por uma banda central de atenuação mais baixa compatível com gordura (pontas de seta). A configuração em alvo é evidente em um segmento que não possui material de contraste oral na luz (seta sólida). Outros segmentos com uma camada gordurosa têm intensificação de contraste, o que concebivelmente poderia estar obscurecendo uma camada "mucosa" de mais alta atenuação (setas abertas).[81]

Fig. 3.64-9
Atenuação negra na pneumatose cecal. Há coleções arredondadas de atenuação de gás mural (setas sólidas retas) neste paciente com colite isquêmica. Atenuação mural de gás também é vista na margem externa da parede colônica (setas curvas) e na luz (seta aberta).[81]

3.65 ■ Doenças Ileocecais em Tomografia Computadorizada

Condição	Achados de Imagem	Comentários

Tumores malignos
Adenocarcinoma
  Ceco
  (Fig. 3.65-1)
	Grande massa polipoide e volumosa que pode ocupar uma grande proporção da luz do cólon, mas raramente causa obstrução (frequentemente assintomático por um longo período).	Lesões cecais responsabilizam-se por cerca de um quarto de todos os carcinomas do cólon. O íleo distal pode estar anormalmente espessado em até 10% dos pacientes com câncer do cólon direito em razão da extensão tumoral ou, menos comumente, congestão e edema.

Íleo terminal (Fig. 3.65-2)	Lesão anular e constritiva causando espessamento da parede excêntrico ou circunferencial que compromete um curto segmento de íleo e mostra intensificação de contraste.	Pode ser difícil de distinguir de doença de Crohn, embora este processo inflamatório tende a comprometer segmentos mais longos ou múltiplos segmentos.
Apêndice	Mais frequentemente detectado sob a forma de uma mucocele refletindo seu alto conteúdo de mucina.	Embora menos comum do que carcinoides do apêndice, eles tendem mais a ser detectados em razão de seu tamanho maior e taxa mais alta de complicação. Espessamento de tecido mole e irregularidade da parede de uma mucocele e da gordura circundante devem sugerir a possibilidade de uma malignidade, embora esta aparência inespecífica também possa refletir inflamação secundária.

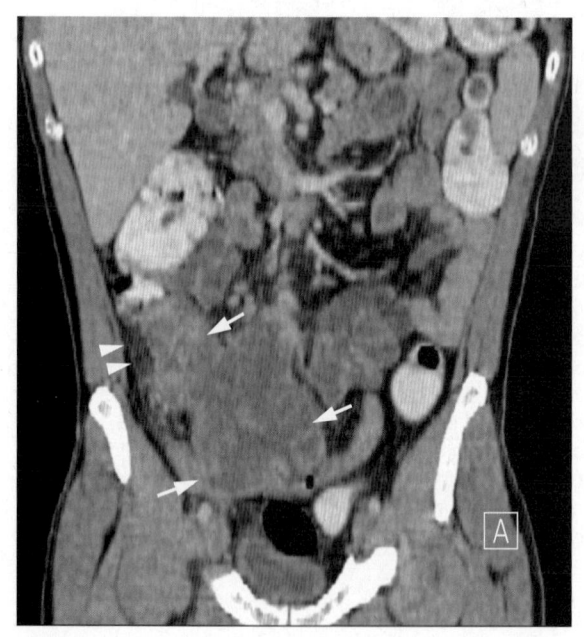

Fig. 3.65-1
Adenocarcinoma (cólon). Imagem reformatada oblíqua coronal mostra uma volumosa massa heterogênea irregular (setas) comprometendo o ceco e o íleo terminal com transição abrupta no cólon direito, brando esfiapamento da gordura (pontas de seta) e pequeno linfonodo mesentérico.[82]

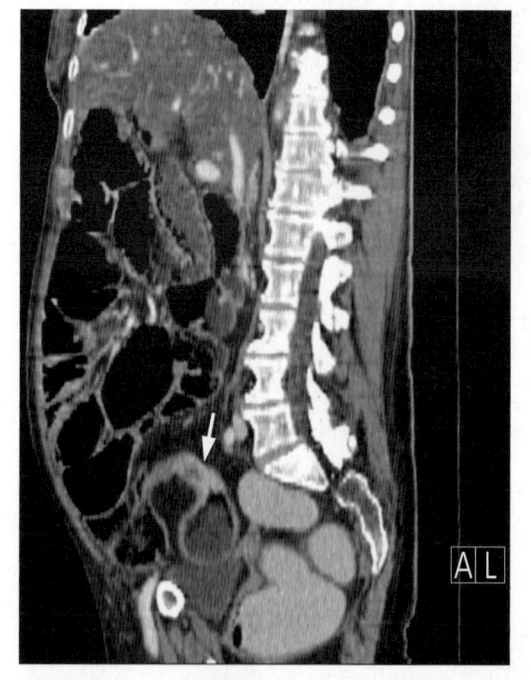

Fig. 3.65-2
Adenocarcinoma (íleo terminal). Reformatação sagital oblíqua obtida pela junção ileocecal mostra estenose obstrutiva do íleo terminal (seta) em uma mulher com doença de Crohn que se apresentou com uma síndrome oclusiva súbita. Cirurgia revelou um pequeno adenocarcinoma localizado a 2 cm da válvula ileocecal.[82]

Condição	Achados de Imagem	Comentários
Carcinoide Íleo terminal (Fig. 3.65-3)	Espessamento parietal nodular hipervascular ou uma massa submucosa pequena, lisa.	Lesões maiores raramente causam estreitamento da luz em razão da constrição anular ou dobramento da parede intestinal. Reação desmoplásica mesentérica pode produzir uma massa mal definida (muitas vezes calcificada) com um padrão estrelado de desfiamento mesentérico estendendo-se para as alças intestinais circunvizinhas.
Apêndice	Tumores na base do apêndice geralmente aparecem como apendicite, embora possa haver espessamento mural difuso.	Usualmente menos de 1 cm encontrado no terço distal do apêndice. A maioria é assintomática e apenas descoberta incidentalmente na cirurgia ou exame patológico.
Linfoma (Fig. 3.65-4)	Áreas isoladas ou múltiplas de acentuado espessamento circunferencial com atenuação homogênea e pouco contraste. Pode produzir uma lesão polipoide de tamanho variável que pode atuar como o ponto condutor de uma intussuscepção.	O íleo e o ceco são os locais mais comuns de comprometimento por linfoma primário no intestino delgado e grosso, respectivamente. Aspectos característicos incluem massas escavadas e o desenvolvimento de tratos fistulosos ao intestino adjacente.

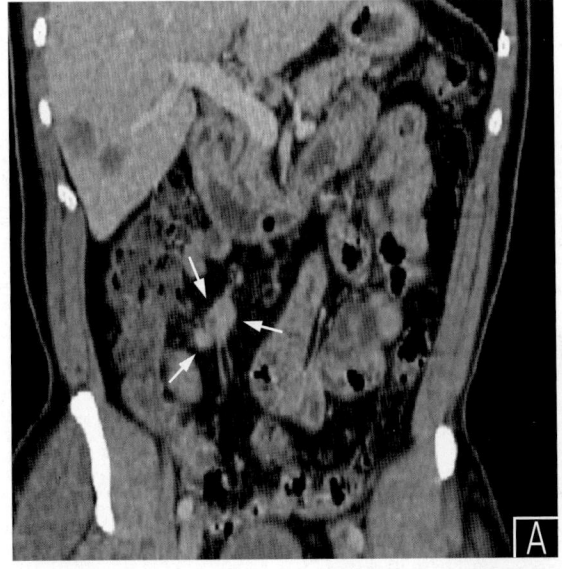

Fig. 3.65-3
Tumor carcinoide (íleo terminal). Imagem reformatada oblíqua coronal mostra uma massa mesentérica mal definida, espiculada (setas).[82]

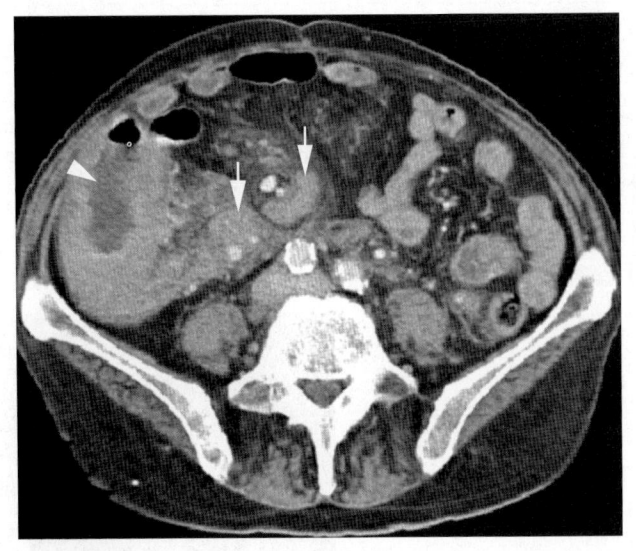

Fig. 3.65-4
Linfoma Não Hodgkin. Acentuado espessamento simétrico homogêneo da parede cecal sem qualquer estenose da luz (ponta de seta). Há grande linfadenopatia regional e mesentérica (setas). Notar a presença de esfiapamento de gordura, embora seja menos severo do que o espessamento da parede.[82]

Condição	Achados de Imagem	Comentários
Metástase (Fig. 3.65-5)	Padrão variável incluindo espessamento da parede intestinal, estenose anular com grave estreitamento luminal e angulação, e uma massa polipoide que pode raramente cavitar.	Lesões neoplásicas podem disseminar-se ao intestino hematogenicamente, por invasão direta, e por semeadura intraperitoneal (a terminação do mesentério do intestino delgado no quadrante inferior direito é um local predominante de implantação).
Tumores benignos Lipoma (Fig. 3.65-6)	Massa intramural com baixa atenuação que é redonda ou oval e bem definida.	O íleo e o ceco são locais comuns desta lesão gordurosa. Um lipoma verdadeiro deve ser diferenciado de lipomatose, que aparece como aumento simétrico da válvula ileocecal.
Adenoma apendicular (Fig. 3.65-7)	Massa paracecal redonda nitidamente definida.	Maioria são lesões mucinosas que se manifestam como mucoceles com conteúdo homogêneo com atenuação quase de água ou de tecido mole, dependendo da quantidade de mucina que contenham.
Intussuscepção (Fig. 3.65-8)	Aparência patognomônica de "intestino dentro do intestino" que pode conter gordura e vasos mesentéricos; obstrução do intestino delgado e, às vezes, uma massa correspondendo ao ponto de avanço.	O ponto condutor de uma intussuscepção ileocólica pode ser uma massa benigna (lipoma, pólipo ileal, mucocele apendicular, cisto de duplicação), um tumor maligno polipoide (linfoma, carcinoma), ou um divertículo de Meckel.
Condição inflamatória *Não infecciosa* Apendicite (Fig. 3.65-9)	Aumento do apêndice (> 6 mm) com parede contrastando-se espessada, esfiapamento gorduroso periapendicular e, às vezes, espessamento focal do íleo terminal ou cólon.	Pacientes com dilatação apendicular isolada branda (< 9 mm) improvavelmente têm apendicite. Menos de um terço dos pacientes com um apêndice normal identificável rodeado por filamentos inflamatórios tem apendicite.

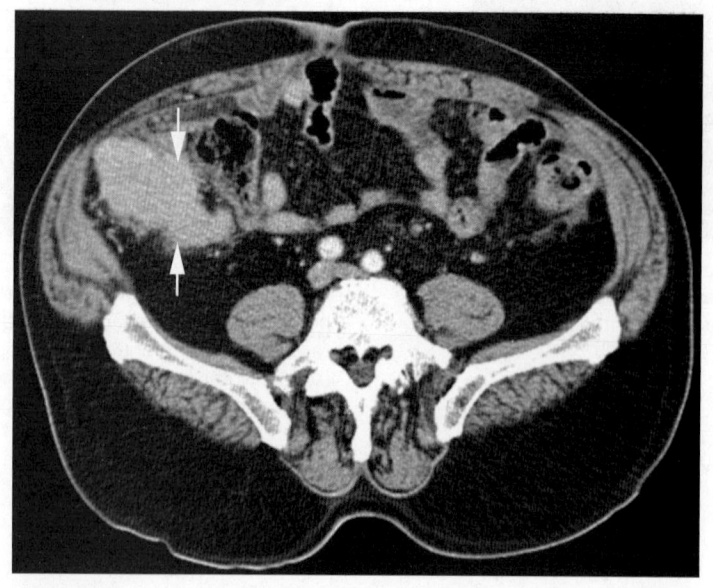

Fig. 3.65-5
Metástase. Grande massa cecal subserosa hiperatenuada (setas) representando metástase de carcinoma hepatocelular.[82]

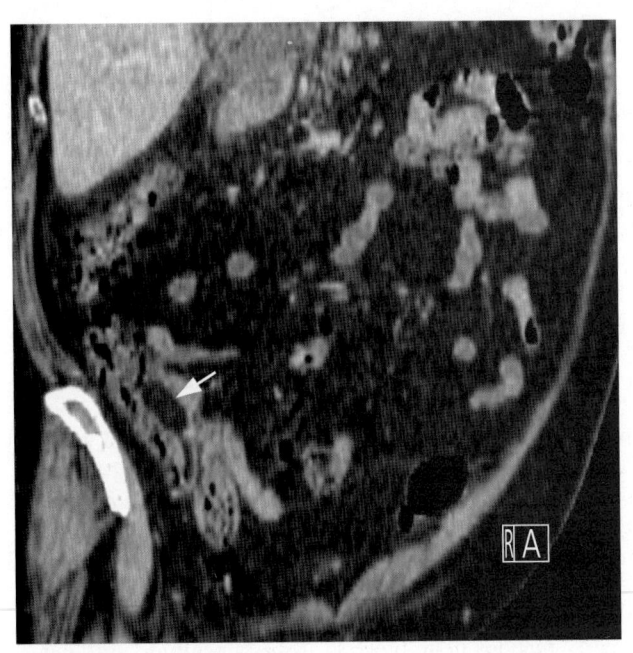

Fig. 3.65-6
Lipoma da válvula ileocecal. Imagem reformatada oblíqua sagital mostra uma pequena massa gordurosa bem definida (seta) no nível da válvula ileocecal.[82]

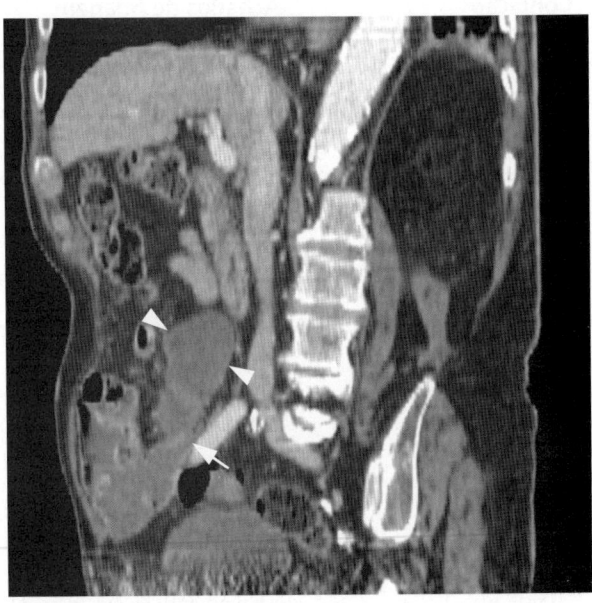

Fig. 3.65-7
Mucocele (adenoma apendicular mucinoso). Imagem reformatada oblíqua coronal mostra uma longa massa cística (pontas de seta) situada junto à base do ceco (seta).[82]

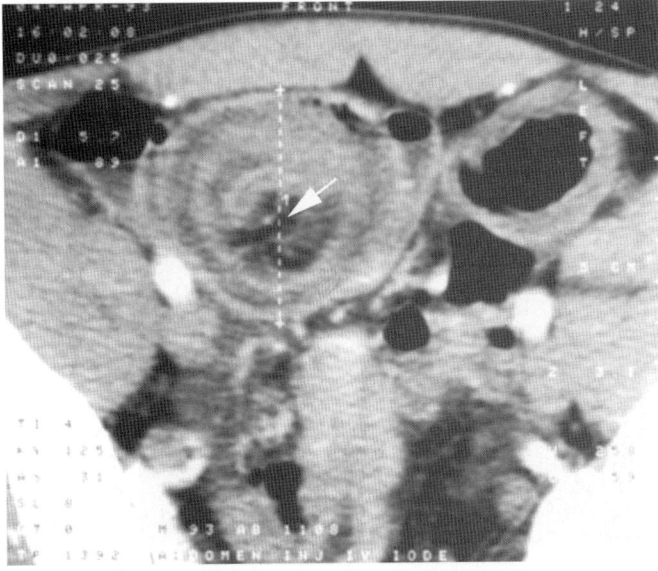

Fig. 3.65-8
Intussuscepção ileal (ponto condutor um divertículo de Meckel invertido). Escaneamento com contraste demonstra um foco central de atenuação de gordura com anéis concêntricos de atenuação alternada de gordura e tecido mole (seta). Estes achados representam um cerne de gordura mesentérica rodeado pela parede do divertículo e a parede intestinal.[82]

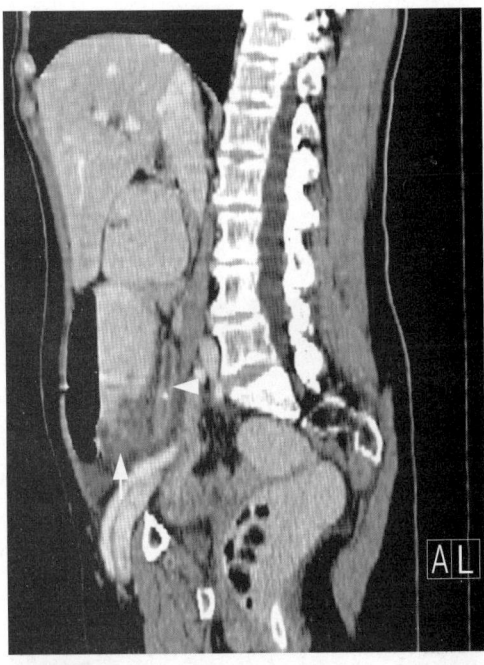

Fig. 3.65-9
Apendicite. Imagem reformatada oblíqua sagital mostra o comprimento inteiro de um apêndice inflamado (ponta de seta) e espessamento brando da base do ceco (seta).[82]

Condição	Achados de Imagem	Comentários
Diverticulite cecal (Fig. 3.65-10)	Espessamento assimétrico ou circunferencial da parede cecal com inflamação pericólica focal e demonstração de divertículos.	Muitas vezes erradamente tomada clinicamente por apendicite, visualização de um apêndice normal ou alterações inflamatórias comprometendo o cólon ascendente a um nível acima da válvula ileocecal favorece o diagnóstico de diverticulite.
Diverticulite de Meckel	Processo inflamatório ocorrendo a alguma distância (60–100 cm) da válvula ileocecal.	O diagnóstico exige identificação de uma estrutura que termina cegamente, tubular, redonda ou oval no quadrante inferior direito com inflamação circundante. Pode haver um enterólito dentro do divertículo inflamado.
Apendicite epiploica (Fig. 3.65-11)	Massa paracecal oval (representando a parte afetada ou apêndice epiploico inflamado) com uma orla hiperatenuada bem circunscrita e às vezes um ponto central de alta atenuação. Pode haver espessamento reativo na parede cecal.	Pacientes apresentam-se com dor abdominal aguda, que pode simular apendicite que é secundária à torção espontânea, isquemia ou inflamação de um apêndice epiploico do cólon.
Doença de Crohn (Fig. 3.65-12)	Espessamento segmentar da parede intestinal, estreitamento da luz, filamentos de gordura mesentérica, gordura migrando, aumento de linfonodos mesentéricos e lesões salteadas. Intensificação de contraste em camadas no intestino pode ser vista em doença aguda.	O íleo terminal e o ceco frequentemente são comprometidos neste processo. Espessamento de um longo segmento do íleo terminal, espessamento circunferencial do ceco e inflamação centrada afastada do apêndice, fístulas, tratos fistulosos e abscessos tornam o diagnóstico de doença de Crohn muito mais provável do que apendicite.
Infecciosas Tuberculose	Espessamento assimétrico da válvula ileocecal e parede medial do ceco, extensão exofítica engolfando o íleo terminal e linfonodos maciços com áreas de atenuação central.	A área ileocecal é a porção do trato gastrointestinal que é mais comumente afetada por tuberculose.

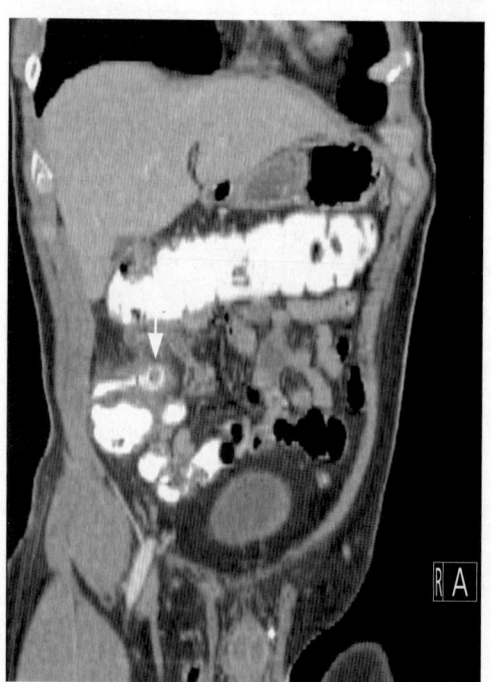

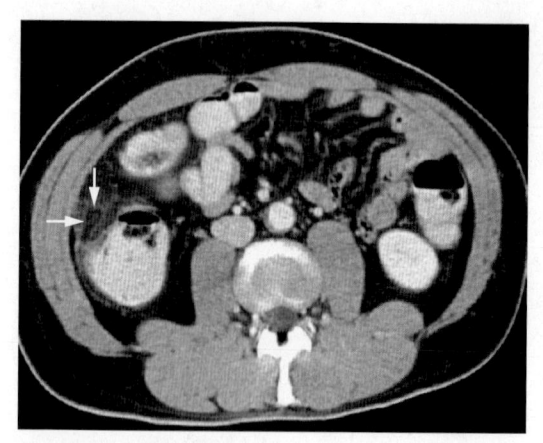

Fig. 3.65-11
Apendicite epiploica. Massa gordurosa oval, paracecal (setas) com filamentos de gordura circundantes.[82]

Fig. 3.65-10
Diverticulite cecal. Imagem reformatada oblíqua coronal mostra espessamento leve da parede cecal, um divertículo contrastado inflamado com uma parede espessada (seta), e filamentos brandos de gordura peridiverticular e pericecal. O paciente tinha previamente se submetido a uma apendicectomia.[82]

Condição	Achados de Imagem	Comentários
Ileíte terminal infecciosa (Fig. 3.65-13)	Espessamento circunferencial da parede do íleo terminal (e muitas vezes do ceco) com aumento dos linfonodos mesentéricos no quadrante inferior direito.	Os organismos causais mais frequentes são *Yersinia*, *Campylobacter* e *Salmonella*. O diagnóstico clínico é evidente, quando o paciente se apresenta com sintomas de diarreia aguda, e coproculturas são confirmadoras.
Tiflite (colite neutropênica) (Figs. 3.65-14 e 3.65-15)	Espessamento segmentar da parede intestinal com coleção de fluido pericólica ou espessamento da gordura. Áreas de baixa atenuação intramurais indicam edema ou necrose, e pode haver gás na parede intestinal.	Condição inflamatória vista em pacientes imunocomprometidos que afeta principalmente o ceco e cólon ascendente, mas também pode afetar o íleo terminal e apêndice. Diagnóstico precoce e tratamento agressivo são necessários para evitar necrose transmural e perfuração.

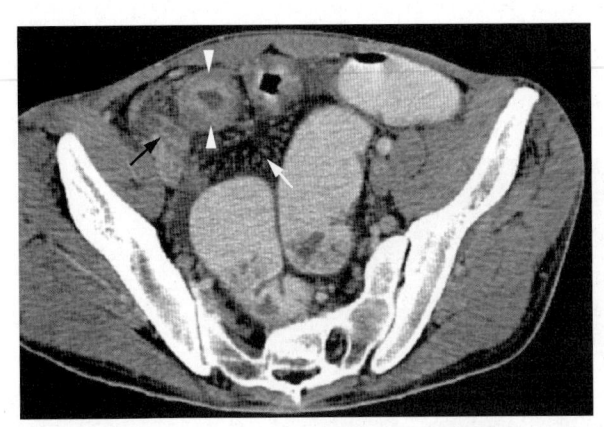

Fig. 3.65-12
Doença de Crohn. Apêndice aumentado (seta preta), espessamento simétrico estratificado do íleo terminal (pontas de seta), e gordura "se arrastando" adjacente (seta branca).[82]

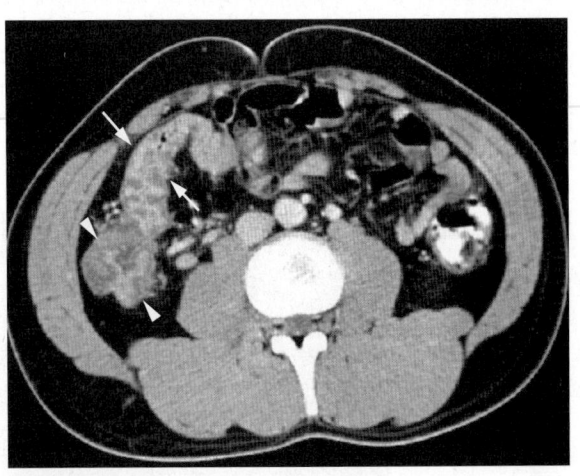

Fig. 3.65-13
Ileíte terminal. Em um adulto jovem com infecção *Campylobacter*, há acentuado espessamento do ceco (pontas de seta) e íleo terminal (setas) com preservação de um padrão de contraste em camadas. Notar os pequenos linfonodos regionais e a ausência de filamentos de gordura.[82]

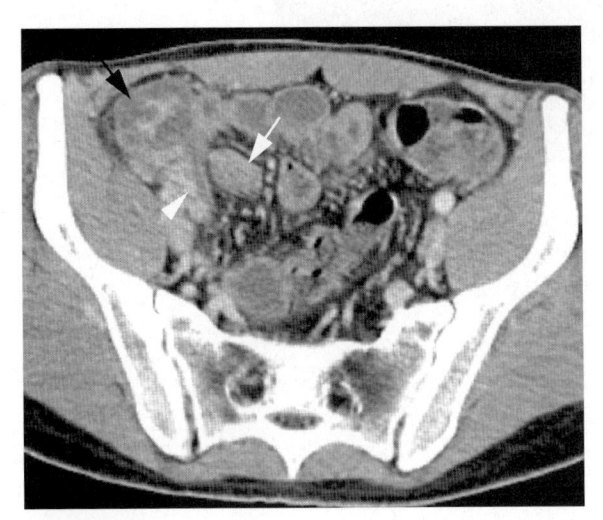

Fig. 3.65-14
Tiflite. Ceco (seta preta), apêndice (ponta de seta) e íleo terminal (seta branca) espessados, associados a marcado edema da submucosa, em um homem jovem com leucemia mieloblástica aguda e sepse que se apresentou com dor violenta súbita no quadrante inferior direito e febre.[82]

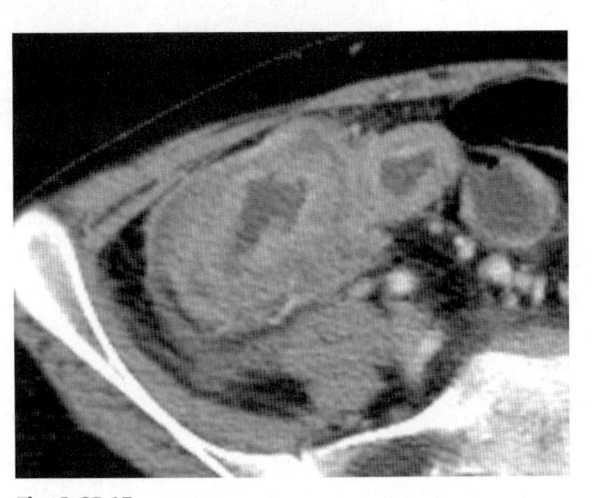

Fig. 3.65-15
Tiflite. Pronunciado espessamento e contraste aumentado do ceco e íleo terminal cheios de líquido em uma jovem vários meses após transplante de medula óssea em linfoma.[83]

3 ▪ PADRÕES GASTROINTESTINAIS

Condição	Achados de Imagem	Comentários
Isquemia do ceco (Fig. 3.65-16)	Espessamento circunferencial da parede cecal, padrão de estratificação mural em razão de edema submucoso, e branda formação de filamentos pericólicos. Sinais mais específicos são gás isolado na parede intestinal, gás em veia mesentérica ou porta, e pneumoperitônio.	Condição rara, potencialmente ameaçadora à vida que pode ocorrer espontaneamente ou ser relacionada com cardiopatia crônica, cirurgia de *bypass* cardiopulmonar, embolização de colesterol ou aortite. Um apêndice normal e ausência de divertículos deve sugerir este diagnóstico se o paciente for idoso ou tiver fatores de risco predisponentes.
Volvo cecal	Padrão enovelado em virtude da torção das alças aferentes e eferentes em torno do mesentério fixo e torcido.	O ceco distendido usualmente está localizado no quadrante superior esquerdo.
Cisto de duplicação entérica ileocecal	Cisto ou estrutura tubular cheio de fluido liso com paredes finas contrastadas, localizado na parede intestinal ou adjacente a ela.	Anomalia congênita incomum que mais frequentemente compromete o íleo. Um cisto perto da válvula ileocecal pode ocasionalmente servir como ponto condutor para uma intussuscepção.

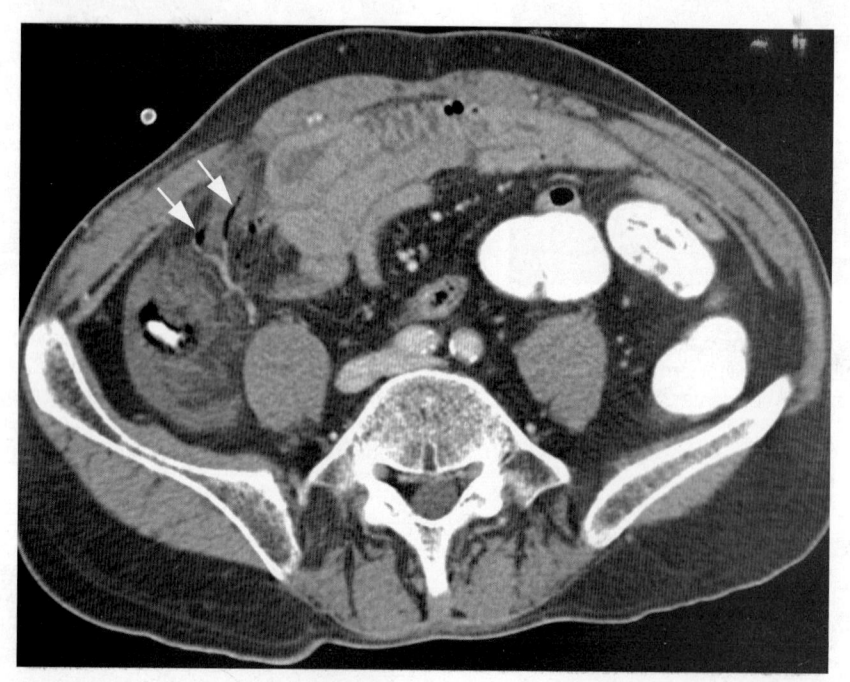

Fig. 3.65-16
Necrose isquêmica do ceco. Espessamento proeminente da parede cecal associado a gás (setas) nas veias que drenam o ceco. O paciente tinha uma história de insuficiência cardíaca com arritmia. Na cirurgia, havia mucosa cecal necrótica sem perfuração.[82]

3.66 ■ Aumento de Linfonodos Mesentéricos

Condição	Comentários
Malignidade Linfoma (Figs. 3.66-1 e 3.66-2)	A malignidade mais comum que resulta em linfadenopatia mesentérica. Gânglios aumentados podem ser vistos na raiz mesentérica, dispersos por todo o mesentério periférico, ou em um padrão misto de raiz e periférico. No início, durante o curso da doença, os linfonodos podem ser pequenos e individualizados. Quando há comprometimento extenso, a maciez do neoplasma pode resultar na aparência característica de tumor crescendo em torno e desviando estruturas anatômicas normais na área da massa ganglionar, como vasos sanguíneos ou intestino. Embora rara antes de tratamento, a calcificação pode ocorrer nos linfonodos mesentéricos comprometidos, subsequentemente à terapia. Nodos mesentéricos linfomatosos usualmente têm atenuação de tecido mole e demonstram intensificação homogênea de contraste. Uma vez que linfadenopatia mesentérica em pacientes com linfoma não indica necessariamente doença ativa, pode ser necessário realizar escaneamentos seriados para demonstrar crescimento no intervalo em linfonodos específicos.
Metástase (Figs. 3.66-3 a 3.66-5)	Malignidades primárias que mais comumente causam linfadenopatia mesentérica metastática incluem carcinomas da mama, pulmão, pâncreas e trato gastrointestinal. Tumor carcinoide também pode resultar em linfadenopatia mesentérica. Um pouco menos frequentes são melanoma, carcinoma da bexiga, leucemia e sarcomas, originando-se do mesentério, trato gastrointestinal ou peritônio. Linfonodos metastáticos podem sofrer necrose central, o que produz uma área de atenuação mais baixa, e mostrar intensificação de contraste periférica.
Sarcoma de Kaposi (Fig. 3.66-6)	Em pacientes com AIDS, comprometimento extenso de gânglios na raiz mesentérica e por toda a periferia do mesentério deve sugerir este diagnóstico. A presença concomitante de pequenos nódulos intestinais pode ajudar a diferenciar sarcoma de Kaposi de outras causas de linfadenopatia mesentérica conglomerada.
Inflamação (Figs. 3.66-7 a 3.66-11)	Linfadenopatia mesentérica pode ser relacionada com um processo inflamatório localizado (apendicite, diverticulite, colecistite, pancreatite ou a resposta inflamatória subsequente à perfuração de uma víscera abdominal), doença intestinal inflamatória (especialmente doença de Crohn), doença do tecido conectivo, sarcoidose, amiloidose ou paniculite mesentérica (processo inflamatório e fibrótico inespecífico afetando o tecido adiposo do mesentério).

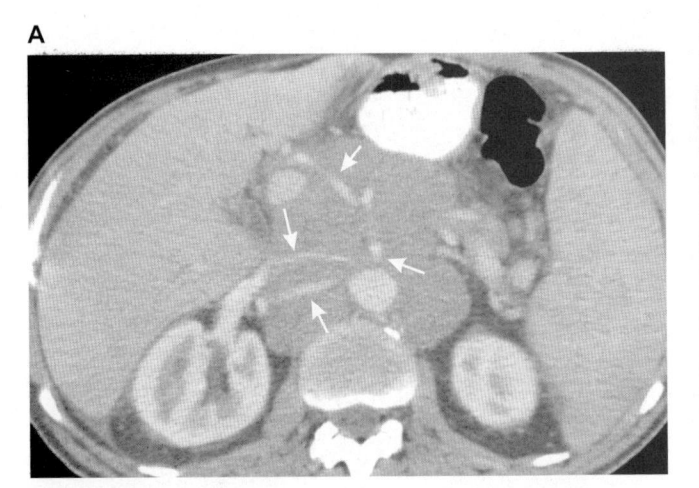

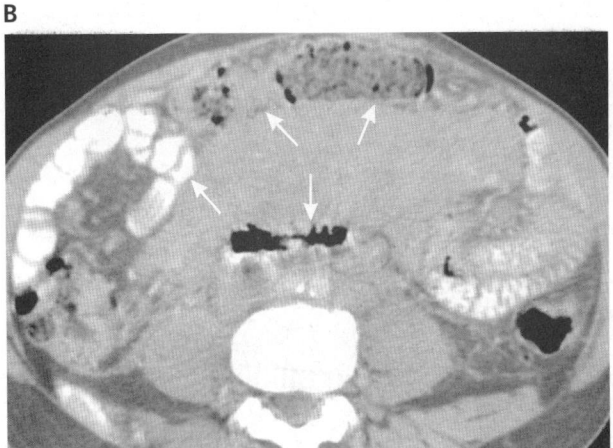

Fig. 3.66-1
Linfoma. (A) Massa conglomerada homogênea formada por adenopatia coalescente mesentérica e retroperitoneal. A massa rodeia, mas não oclui os vasos mesentéricos (setas). (B) Nesta imagem, a massa desvia alças intestinais, mas não as oclui (setas).[84]

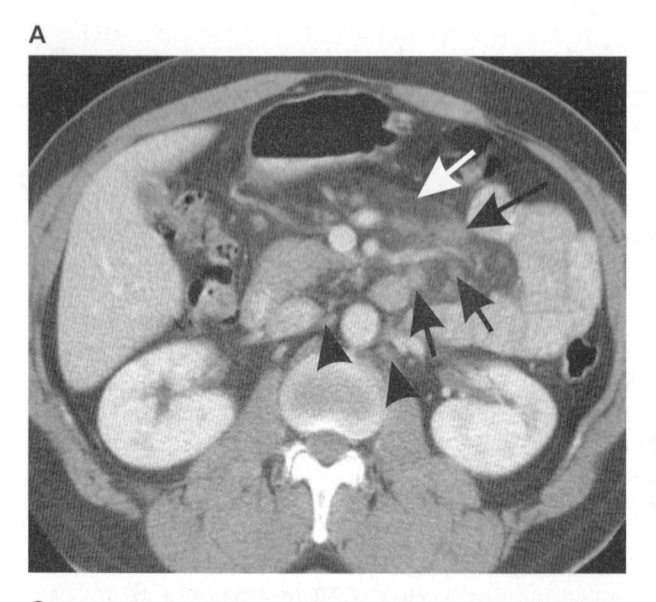

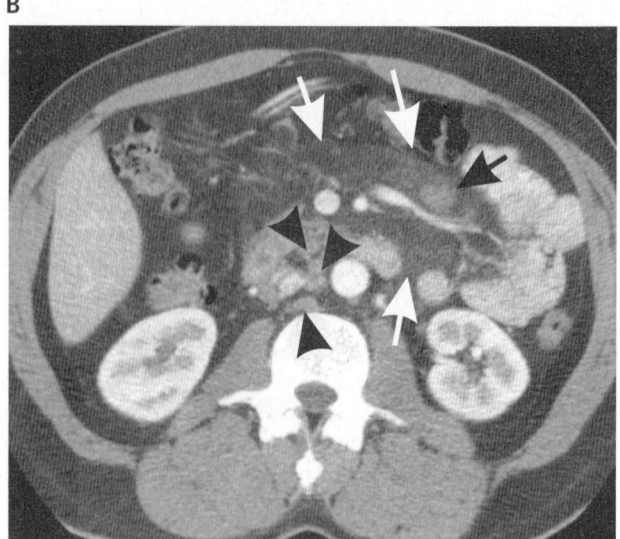

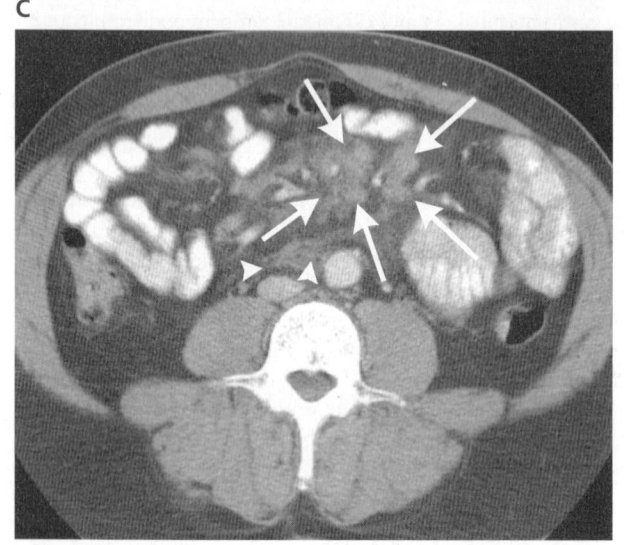

Fig. 3.66-2
Linfoma. (A) Há atenuação aumentada do mesentério ("mesentério nebuloso"; seta branca) e nódulos de tecido moles (setas pretas) ao longo dos vasos mesentéricos superiores. Observar os linfonodos retroperitoneais subcentímetros (pontas de seta). (B) O mesentério nebuloso (setas brancas) e os nódulos de tecidos moles (seta preta) são vistos novamente. A gordura (pontas de seta pretas) imediatamente adjacente aos vasos mesentéricos ao longo dos seus eixos longos está preservada. Observar os linfonodos retroperitoneais (pontas de seta pretas). (C) Nódulos proeminentes (setas) circundam os vasos mesentéricos. Há fios de tecidos moles (pontas de seta) anteriores à veia cava inferior e aorta.[85]

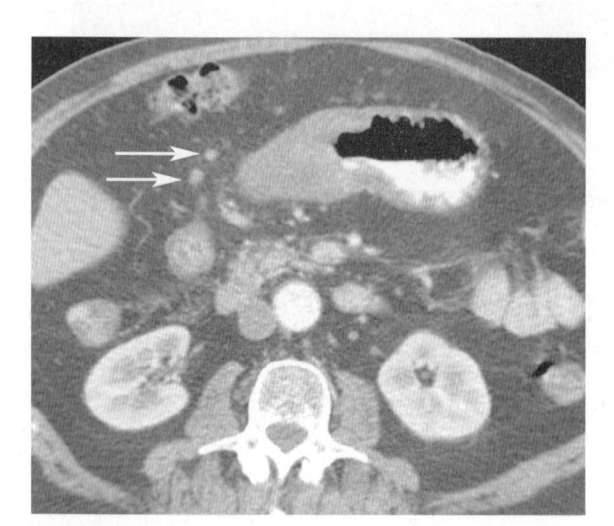

Fig. 3.66-3
Metástases (de carcinoma gástrico). Pequenos linfonodos mesentéricos (setas) associados a um antro gástrico espessado concentricamente.[84]

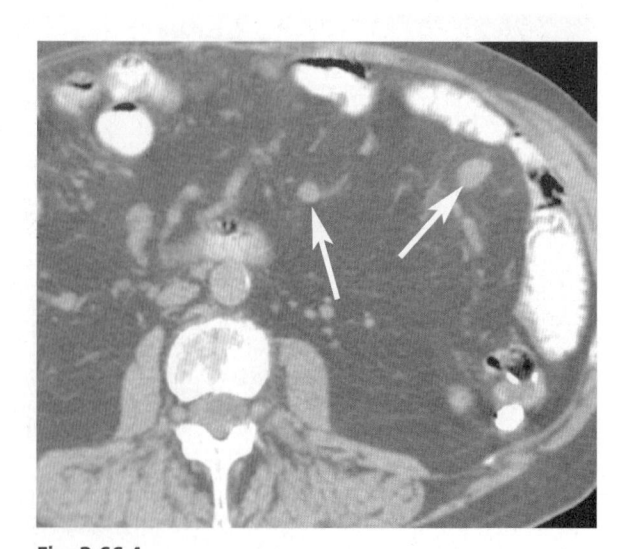

Fig. 3.66-4
Metástases (de carcinoma do cólon). Linfadenopatia mesentérica (setas), que é vista facilmente contra a gordura intra-abdominal.[84]

3.66 ■ AUMENTO DE LINFONODOS MESENTÉRICOS

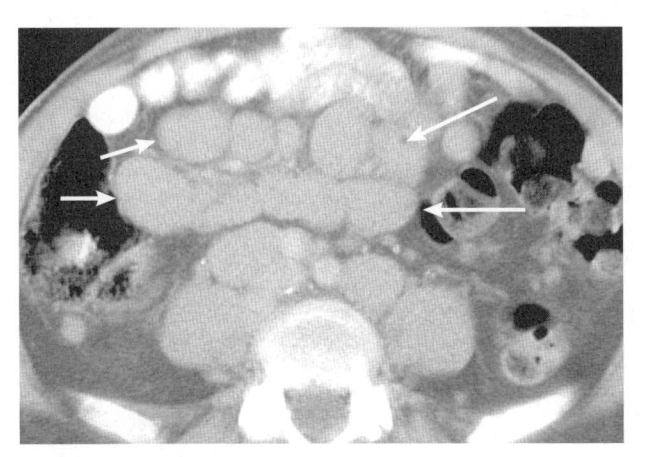

Fig. 3.66-5
Leucemia. Linfadenopatia volumosa extensa na raiz mesentérica e por toda a periferia do mesentério (setas).[84]

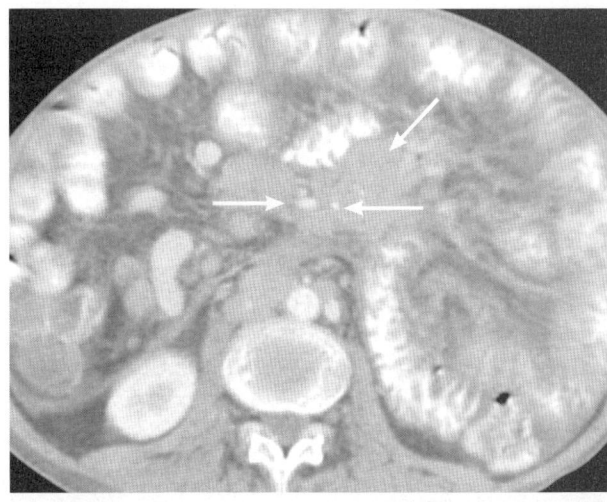

Fig. 3.66-6
Sarcoma de Kaposi. Massa de tecido mole homogênea formada por linfadenopatia mesentérica (seta de cima). A massa circunda os vasos mesentéricos (setas de baixo), mas não os oclui.[84]

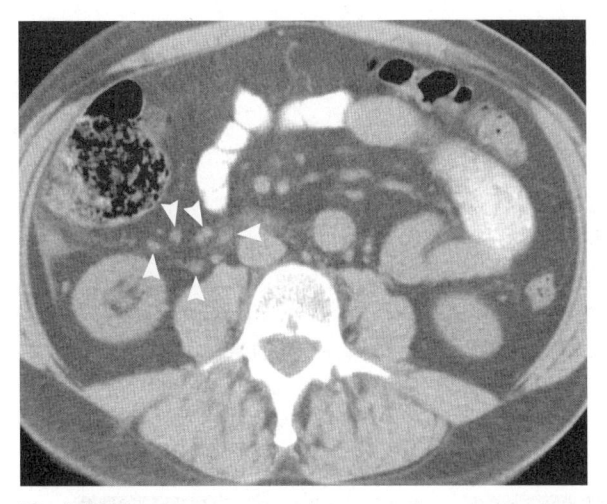

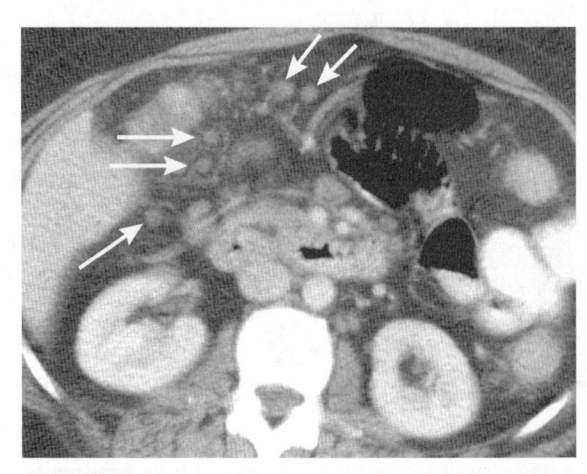

Fig. 3.66-7
Apendicite. Múltiplos linfonodos no mesentério do quadrante inferior direito (pontas de seta).[84]

Fig. 3.66-8
Doença de Crohn. Linfadenopatia em toda parte na periferia do mesentério (setas) e no mesentério do quadrante inferior direito.[84]

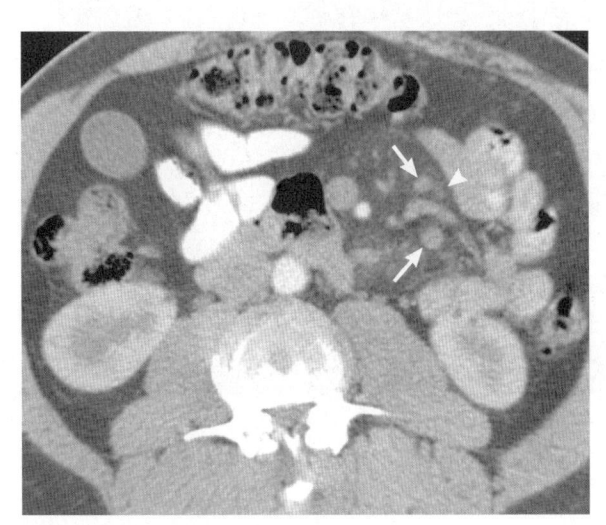

Fig. 3.66-9
Paniculite mesentérica. Múltiplos gânglios aumentados no mesentério (setas). Notar as alterações inflamatórias no mesentério circundante (ponta de seta).[84]

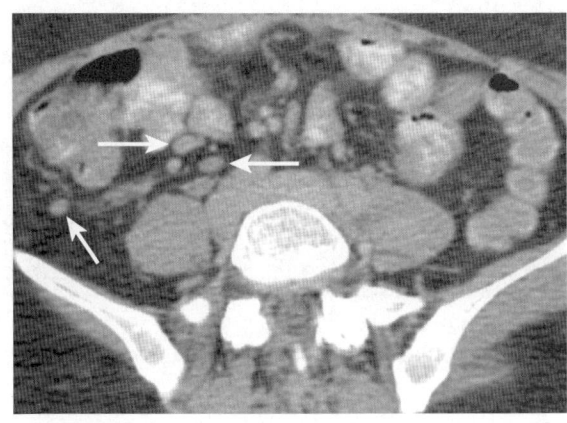

Fig. 3.66-10
Lúpus eritematoso sistêmico. Múltiplos linfonodos aumentados por todo o mesentério (setas).[84]

Condição	Comentários
Infecção Adenite mesentérica (Fig. 3.66-12)	Linfadenopatia mesentérica associada à dor abdominal, mal-estar, letargia e, às vezes, febre na ausência de uma causa subjacente.
Yersinia HIV (vírus de imunodeficiência humana) (Fig. 3.66-13)	Espessamento concomitante da parede intestinal no quadrante inferior direito, simulando doença de Crohn. Embora linfadenopatia mesentérica isolada possa resultar da infecção direta pelo vírus, este aspecto mais provavelmente é relacionado com uma infecção oportunista ou mesmo uma malignidade subjacente. Uma causa secundária importante é *Mycobacterium avium* complexo (MAC), que frequentemente é associado à linfadenopatia mesentérica maciça formando uma massa conglomerada. Cerca de 20% dos gânglios infectados com MAC têm baixa atenuação central.

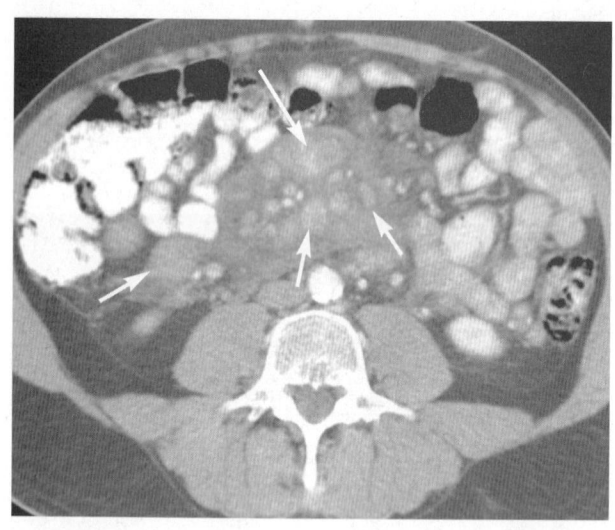

Fig. 3.66-11
Amiloidose. Linfadenopatia mesentérica difusa (setas).

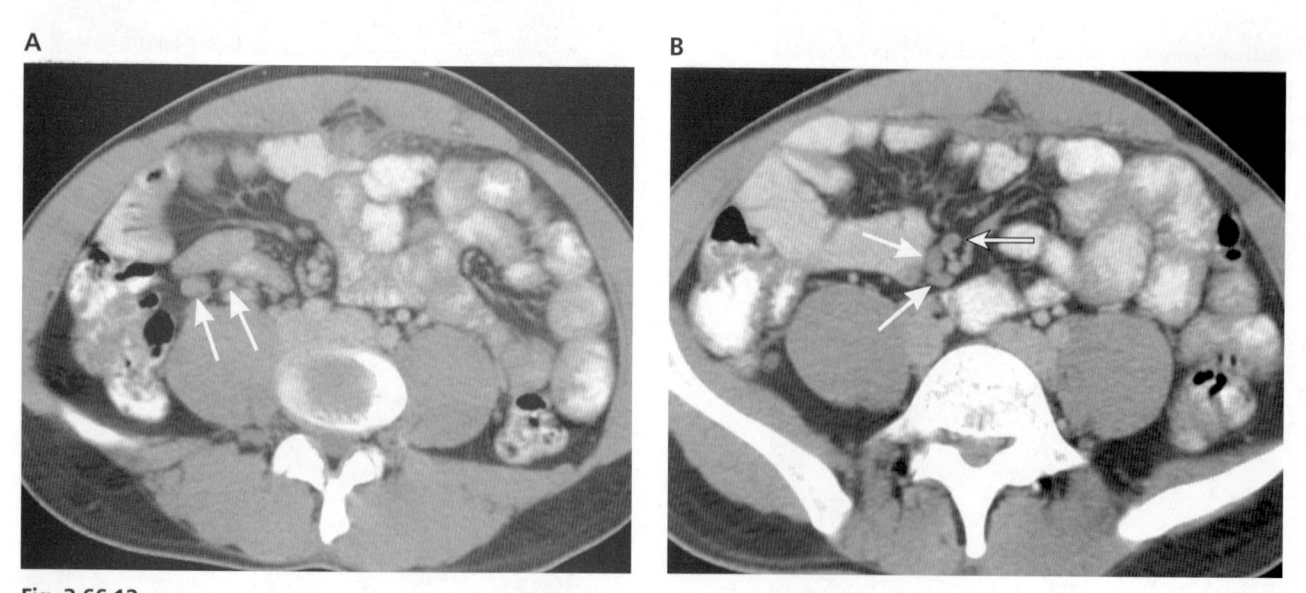

Fig. 3.66-12
Adenite mesentérica. Inúmeros linfonodos no mesentério do quadrante inferior direito (setas em A) e na raiz do mesentérico (setas em B).[84]

Condição	Comentários
Tuberculose	Gânglios infectados geralmente têm um valor mais baixo de atenuação (mais próximo daquele de líquido ou gordura) do que gânglios inflamatórios ou malignos. Intensificação de contraste é frequentemente periférica na tuberculose, em vez de homogênea, como em outras causas de linfadenopatia mesentérica.
Doença de Whipple	Linfonodos afetados têm um alto conteúdo de gordura responsável pelo baixo valor característico de atenuação. A linfadenopatia responde à antibioticoterapia.
Síndrome de linfonodos mesentéricos com cavitação (Fig. 3.66-14)	Uma manifestação de doença celíaca, a linfadenopatia mesentérica com baixa atenuação nesta condição representa na realidade gânglios cavitários. A presença de nível de gordura-líquido dentro dos gânglios permite um diagnóstico de imagem específico. Estes gânglios regridem quando a doença celíaca é tratada com uma dieta isenta de glúten. É importante distinguir este aspecto da linfadenopatia homogênea no linfoma, que ocorre em incidência mais alta em pacientes com doença celíaca.
Febre mediterrânea familial	Linfadenopatia mesentérica foi descrita em até um terço dos pacientes durante um ataque agudo.

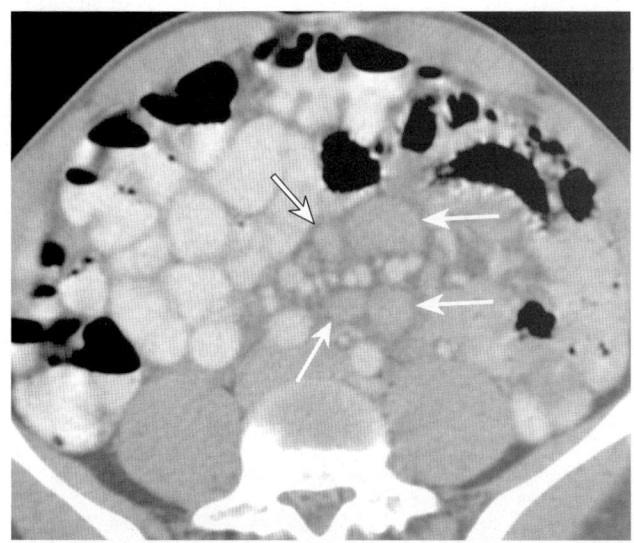

Fig. 3.66-13
Infecção pelo complexo *Mycobacterium avium* (MAC) no HIV. Linfadenopatia mesentérica extensa com atenuação de tecido mole uniforme (setas). Os linfonodos são individualizados sem nenhuma formação de uma massa conglomerada ou desvio de vasos ou dos intestinos.[84]

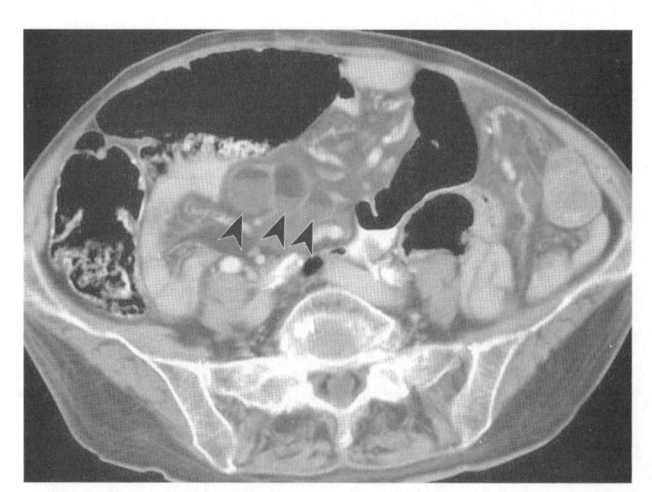

Fig. 3.66-14
Síndrome de linfonodos mesentéricos com cavitação. Linfonodos mesentéricos aumentados com níveis gordura-líquido característicos (pontas de seta). (Caso cortesia de Denise Reddy, Loyola University Medical Center, Maywood, IL).[86]

3.67 ■ Parede Espessada da Vesícula Biliar (> 3 milímetros)

Condição	Comentários
Colecistite (Figs. 3.67-1 e 3.67-2)	Espessamento da parede da vesícula biliar é frequentemente observado em sonogramas de pacientes com colecistite aguda, embora seja um achado inespecífico que pode ser visto em várias outras condições. Medições da espessura da parede da vesícula biliar devem ser feitas na superfície anterior da vesícula biliar onde ela faz contato com o fígado, uma vez que a parede posterior seja frequentemente mais difícil de definir por causa de intensificação acústica e intestino adjacente. Espessamento da parede da vesícula biliar pode ocorrer em pacientes com colecistite crônica (com ou sem cálculos) e também foi descrita em complicações de colecistite (p. ex., empiema da vesícula biliar, necrose gangrenosa e abscesso pericolecístico).
Colecistite xantogranulomatosa (Fig. 3.67-3)	Forma inusual de colecistite crônica que pode simular malignidade, radiológica e patologicamente. Ela é vista predominantemente em mulheres entre as idades de 60 e 70. Extravasamento de bile na parede da vesícula biliar é considerado como tendo um papel, e o processo infiltrativo pode estender-se para dentro dos tecidos moles adjacentes, fígado, cólon ou duodeno. Cálculos estão presentes na maioria dos pacientes.

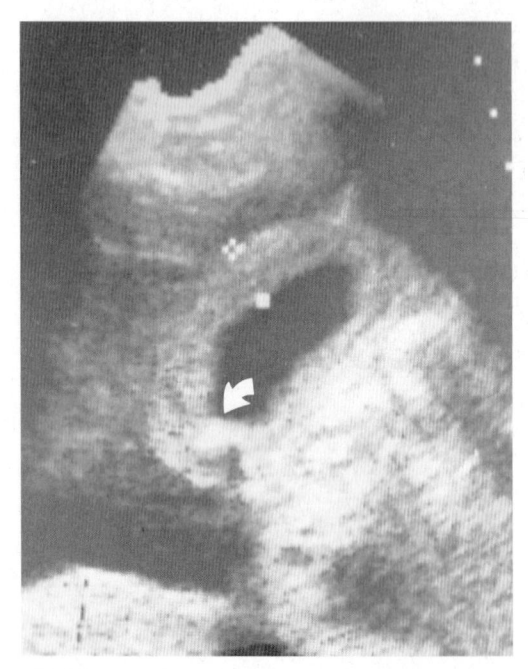

Fig. 3.67-1
Colecistite aguda. Acentuado espessamento do colo da vesícula biliar (1,1 cm entre os cursores). Há um cálculo densamente ecogênico (seta) com sombreamento acústico posterior no colo da vesícula biliar.

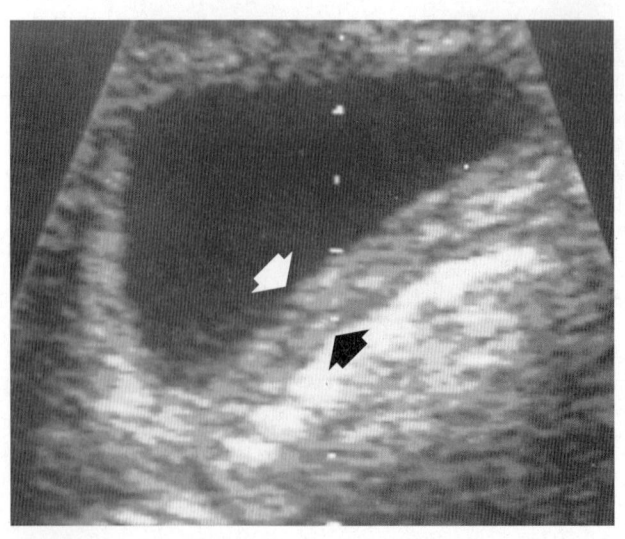

Fig. 3.67-2
Colecistite acalculosa. Vesícula biliar aumentada com uma parede espessada, edematosa (setas). Não há evidência de cálculos biliares ou sombreamento acústico posterior.

3.67 ■ PAREDE ESPESSADA DA VESÍCULA BILIAR (> 3 MILÍMETROS)

Condição	Comentários
Hipoalbuminemia (Fig. 3.67-4)	Espessamento da parede da vesícula biliar pode ser associado a níveis marcadamente deprimidos de albumina sérica na ausência de qualquer outro fator etiológico conhecido. O mecanismo postulado do espessamento da parede neste contexto é edema por líquido extravascular aumentado (em razão da baixa pressão oncótica plasmática). Hipoalbuminemia pode muito bem ser a causa subjacente do espessamento da parede da vesícula biliar visto em pacientes com ascite, doença renal e pressão venosa elevada secundária à insuficiência cardíaca congestiva.
Ascite (Fig. 3.67-5)	Pode refletir um estado hipoalbuminêmico subjacente. O espessamento aparente da parede da vesícula biliar nesta condição pode resultar da colocação ou angulação inadequada do transdutor.

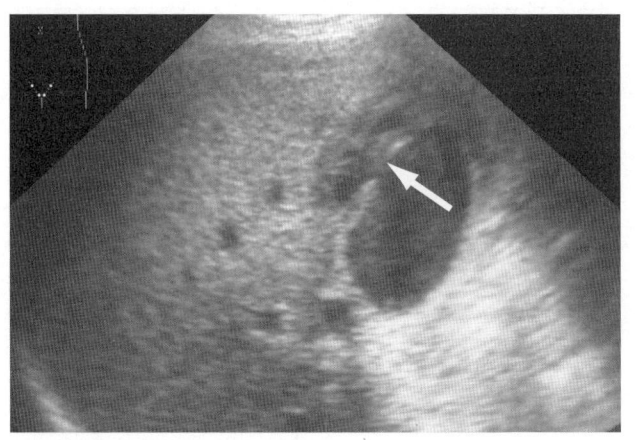

Fig. 3.67-3
Colecistite xantogranulomatosa. Sonograma longitudinal do quadrante superior direito mostra interrupção da linha da mucosa da vesícula biliar (seta), que contém material ecogênico. Há líquido pericolecístico, hipoatenuação focal no fígado adjacente, e perda do plano normal entre a vesícula biliar e o fígado.[87]

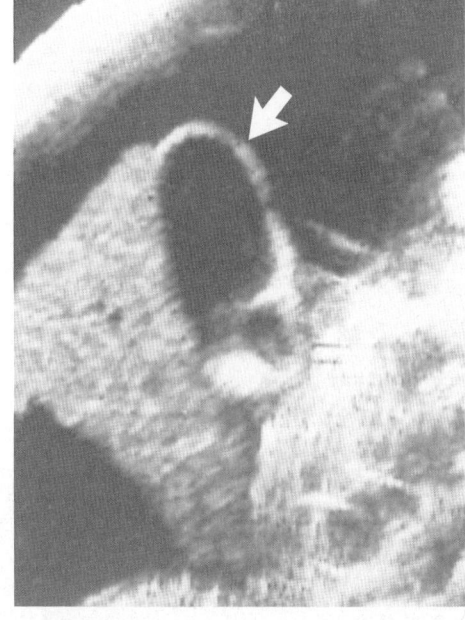

Fig. 3.67-4
Hipoalbuminemia com ascite acentuada. Espessamento da parede da vesícula biliar (seta).

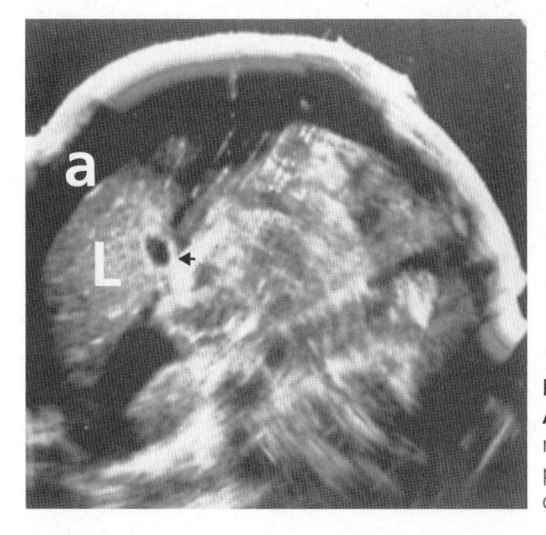

Fig. 3.67-5
Ascite. Uma grande quantidade de líquido ascítico sonotransparente (a) separa o fígado (L) e outras estruturas de tecidos moles da parede abdominal anterior. Observar a espessura relativa da parede da vesícula biliar (seta).

Condição	Comentários
Insuficiência cardíaca congestiva (Fig. 3.67-6)	Provavelmente reflete edema da parede da vesícula em virtude de ingurgitamento venoso sistêmico e portal.
Hepatite (Fig. 3.67-7)	Um mecanismo postulado é que os vírus excretados no sistema biliar podem produzir uma inflamação pericolecística branda que é apreciada como espessamento da parede na ultrassonografia.
Jejum incompleto	A razão mais comum para espessamento aparente da parede da vesícula biliar (não relacionado com qualquer anormalidade patológica). Pacientes normais que jejuaram incompletamente mostrarão muitas vezes uma vesícula biliar contraída com uma espessura parietal de mais de 3 mm, de modo que uma história precisa de ingestão alimentar antes do exame é essencial. Especialmente em lactentes, em que jejum prolongado antes do exame não é possível.
Obstrução da veia porta extra-hepática	Colaterais varicosos e edema causam espessamento da parede da vesícula biliar. Podem ser secundários à pancreatite, carcinoma do pâncreas ou estômago, ou onfalite neonatal.
Obstrução linfática	Aumento ganglionar na porta hepatis causa dilatação dos linfáticos na parede da vesícula biliar.
Carcinoma da vesícula biliar	Espessamento difuso ou focal da parede da vesícula biliar é uma manifestação relativamente incomum. Metástases podem muito raramente causar espessamento segmentar da parede.

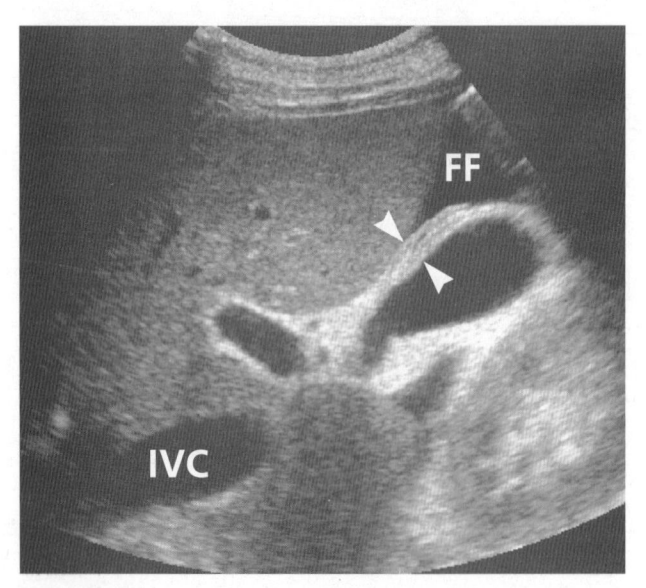

Fig. 3.67-6
Insuficiência cardíaca congestiva. Sonograma sagital mostra edema da parede da vesícula biliar (pontas de seta), líquido pericolecístico (FF) e distensão da veia cava inferior (IVC).[88]

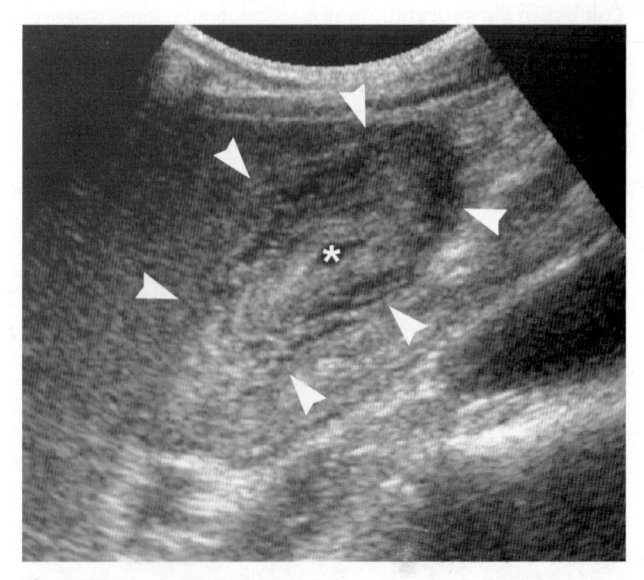

Fig. 3.67-7
Hepatite viral aguda. Sonograma sagital mostra uma diminuta luz da vesícula biliar semelhante a uma fenda (*) com edema maciço em "casca de cebola" da parede (pontas de seta).[88]

3.67 ■ PAREDE ESPESSADA DA VESÍCULA BILIAR (> 3 MILÍMETROS)

Condição	Comentários
Adenomiomatose	Espessamento difuso ou focal da camada muscular da vesícula biliar. Proeminências características semelhantes a glândulas, cheias de bário, projetando-se imediatamente fora da luz da vesícula biliar na colecistografia oral.
Cirrose (Fig. 3.67-8)	Espessamento secundário da parede da vesícula biliar em pacientes com cirrose hepática é presumivelmente em razão da pressão venosa portal elevada e pressão osmótica intravascular diminuída.

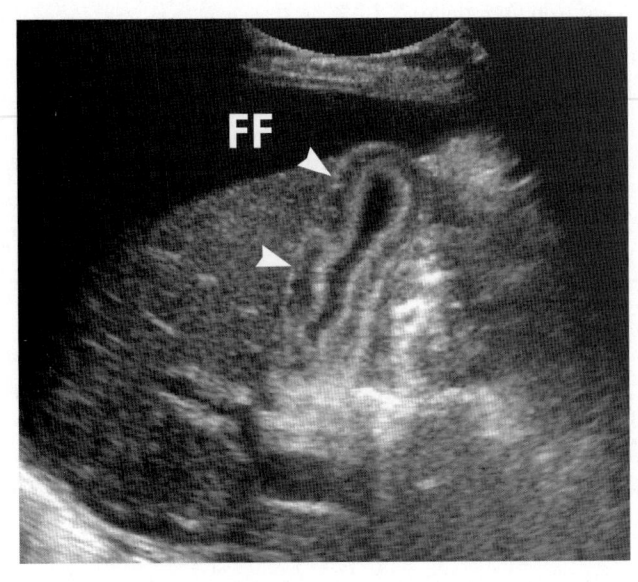

Fig. 3.67-8
Cirrose. Sonograma sagital mostra uma parede espessada da vesícula biliar (pontas de seta) e líquido livre (FF).[88]

3.68 ■ Massas Anecoicas (Císticas) Focais do Fígado

Condição	Comentários
Cisto congênito (Fig. 3.68-1)	A mais comum lesão cística benigna do fígado, que se desenvolve secundariamente a um excesso de dúctulos intra-hepáticos que deixam de involuir. Embora geralmente assintomáticos, os cistos hepáticos podem crescer até grande tamanho (causando mesmo icterícia obstrutiva), infectar-se ou sangrar.
Doença policística do fígado (Fig. 3.68-2)	Substituição mínima a quase completa do parênquima hepático por lesões císticas ocorre em aproximadamente um terço dos pacientes com doença de rins policísticos do tipo adulto.
Doença de Caroli (Fig. 3.68-3)	Múltiplas coleções císticas focais em todo o fígado representando ectasia cavernosa comunicante da árvore biliar. Embora o aspecto superficialmente seja aquele da doença policística, o escaneamento cuidadoso usualmente mostra que as coleções se comunicam com a árvore biliar (diferentemente dos cistos isolados da doença policística).

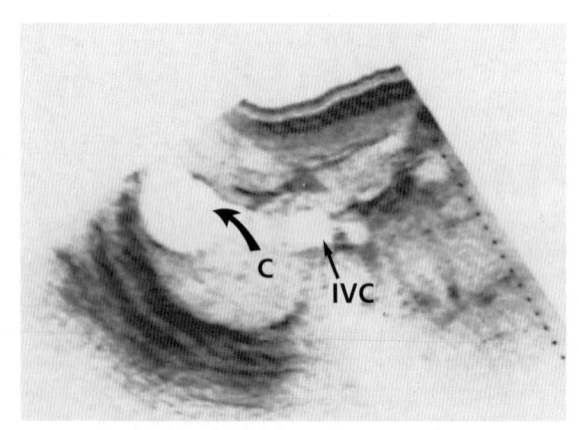

Fig. 3.68-1
Cisto hepático não parasitário simples. Sonograma transversal do abdome superior em um paciente com suspeita de doença metastática, e um defeito em uma cintigrafia radionuclídica mostra uma massa completamente sonotransparente (C) que satisfaz os critérios de um cisto não complicado simples. (IVC, veia cava inferior; R, direita).[89]

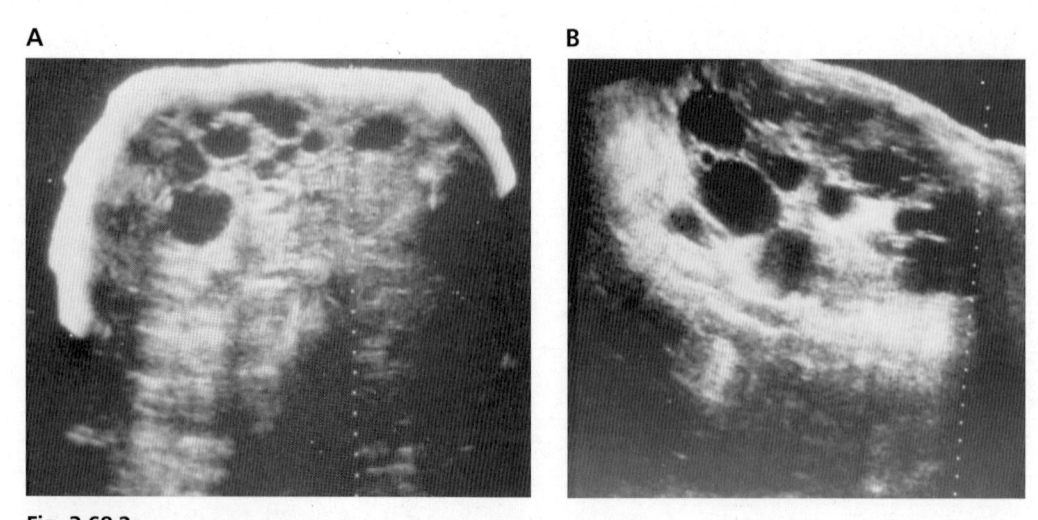

Fig. 3.68-2
Doença policística do fígado. (A) Múltiplos cistos anecoicos de vários tamanhos em todo o fígado na doença de rins policísticos tipo adulto extensa. (B) Sonograma longitudinal em pronação no mesmo paciente mostra múltiplos cistos renais.

Condição	Comentários
Cistos adquiridos	Ocasionalmente desenvolvem-se após um episódio de trauma ou um processo inflamatório localizado do fígado. Obstrução segmentar da árvore biliar (estenose a partir de cirurgia prévia, infecção ou neoplasma) pode produzir áreas anecoicas que simulam cistos verdadeiros, mas geralmente não são tão bem definidos.
Vesícula biliar intra-hepática	A mais comum anomalia de posição, que aparece como uma lesão intra-hepática cística situada na fissura interlobar principal entre os lobos direito e esquerdo. O diagnóstico pode usualmente ser feito por escaneamento cuidadoso e observação de que a vesícula biliar não está presente na sua localização normal. Se não claro em ultrassonografia, uma cintigrafia radionuclídica pode documentar a origem biliar da lesão.
Hematoma (Fig. 3.68-4)	Pode parecer cístico, mas geralmente não tão bem definido quanto um cisto simples. Hematomas subcapsulares tendem a ser elípticos e são localizados perifericamente.
Bilioma (Fig. 3.68-5)	Massa redonda ou elíptica, muitas vezes loculada. Cintigrafia radionuclídica pode mostrar comunicação persistente entre a lesão e a árvore biliar normal.
Abscesso	Embora um abscesso piogênico inicial tenda a ser ecogênico e pouco demarcado, à medida que evolui ele tende a tornar-se bem demarcado e quase anecoico.
Cisto equinocócico (Fig. 3.68-6)	Pode apresentar-se como uma coleção puramente líquida no fígado (1 a 20 cm de tamanho) e com espessamento localizado na parede do cisto. Há frequentemente uma aparência mais complexa com múltiplas septações e cistos-filhos ou escóleces.

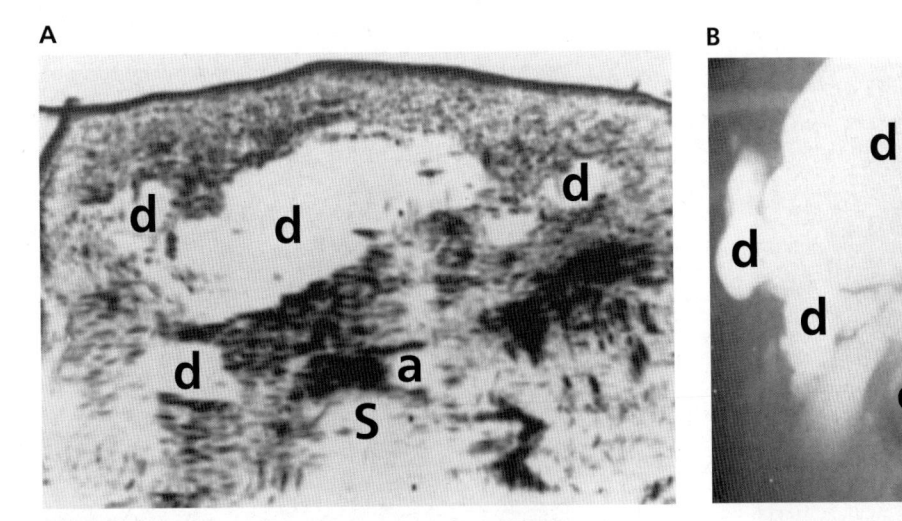

Fig. 3.68-3
Doença de Caroli. (A) Sonograma supino transverso demonstra múltiplos ductos biliares dilatados (d) sob a forma de espaços sonotransparentes no fígado. (S, coluna vertebral; a, aorta.) (B) Vista frontal de um colangiograma transepático em uma projeção que corresponde àquela em (A) mostra dilatação cística dos ductos intra-hepáticos distais (d) com um ducto colédoco (cb) de tamanho normal.[90]

Condição	Comentários
Metástases (Fig. 3.68-7)	Geralmente desenvolvem-se com neoplasmas primários que possuem um componente cístico. Também vistas em alguns melanomas, carcinoides e carcinomas broncogênicos, bem como em sarcomas metastáticos que sofreram extensa necrose central. Na maioria dos casos, os achados de uma borda grossa, margens irregulares, nódulos murais, ou um nível líquido-líquido devem sugerir o diagnóstico apropriado.

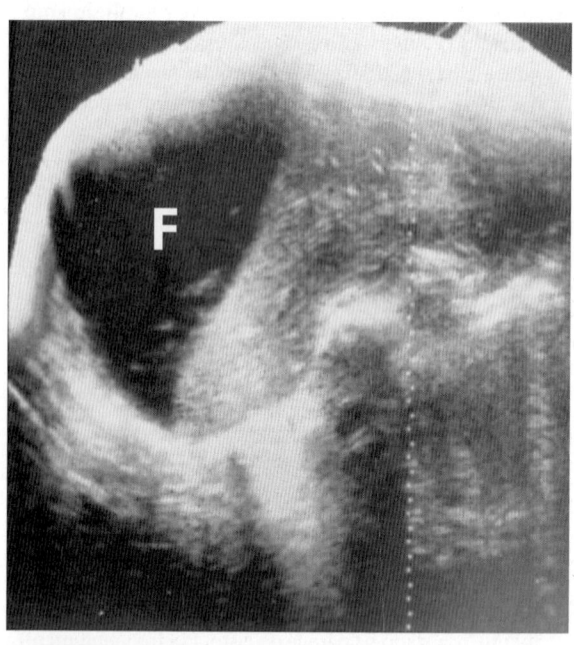

Fig. 3.68-4
Hematoma subcapsular traumático. Escaneamento transversal mostra uma coleção elíptica de fluido (F) que se desenvolveu após trauma fechado do abdome.

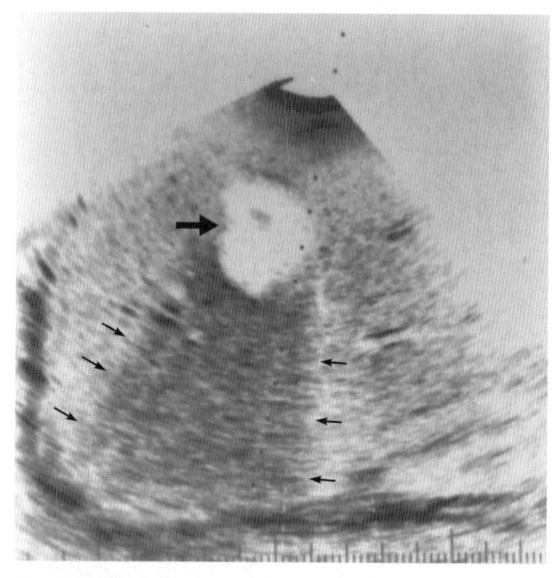

Fig. 3.68-5
Bilioma. Massa anecoica (seta grande) com alguns ecos internos e excelente contraste sônico distal (setas pequenas) que se desenvolveu após uma ferida a tiro no fígado.[91]

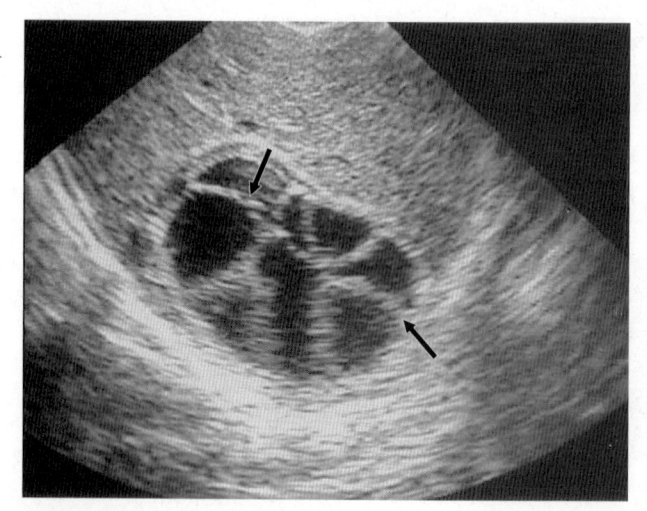

Fig. 3.68-6
Cisto equinocócico. Sonograma longitudinal do fígado mostra uma lesão hipoecoica multilocular bem definida (cursores) com septos internos ecogênicos (setas).[92]

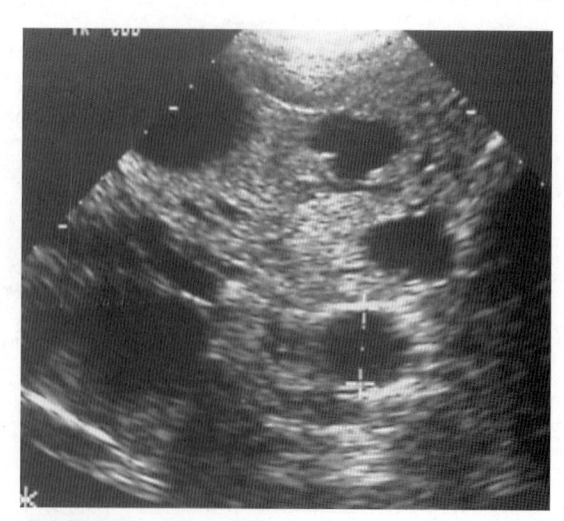

Fig. 3.68-7
Metástases. Múltiplos defeitos anecoicos no fígado. (Cortesia de Carol Krebs, Shreveport, LA.)

3.68 ■ MASSAS ANECOICAS (CÍSTICAS) FOCAIS DO FÍGADO

Condição	Comentários
Cistadenoma biliar (Fig. 3.68-8)	Grande massa multicística que tende a ocorrer em mulheres de meia-idade e é geralmente considerada uma lesão pré-maligna. A presença de nódulos murais e espessamento irregular da parede sugere malignidade (mas estes não são sinais confiáveis).
Cisto coledociano	Se houver dilatação dos ductos biliares intra-hepáticos.
Aneurisma de artéria hepática (Fig. 3.68-9)	O segundo mais comum aneurisma esplâncnico (após artéria esplênica). A maioria é secundária à aterosclerose, infecção (muitas vezes micótica) ou trauma. Em ultrassonografia de tempo real, um aneurisma de artéria hepática aparece como uma lesão anecoica focal, muitas vezes com dilatação proximal de ductos. Ultrassonografia dúplex e Doppler de fluxo em cores demonstram claramente as pulsações arteriais e o traçado característicos.

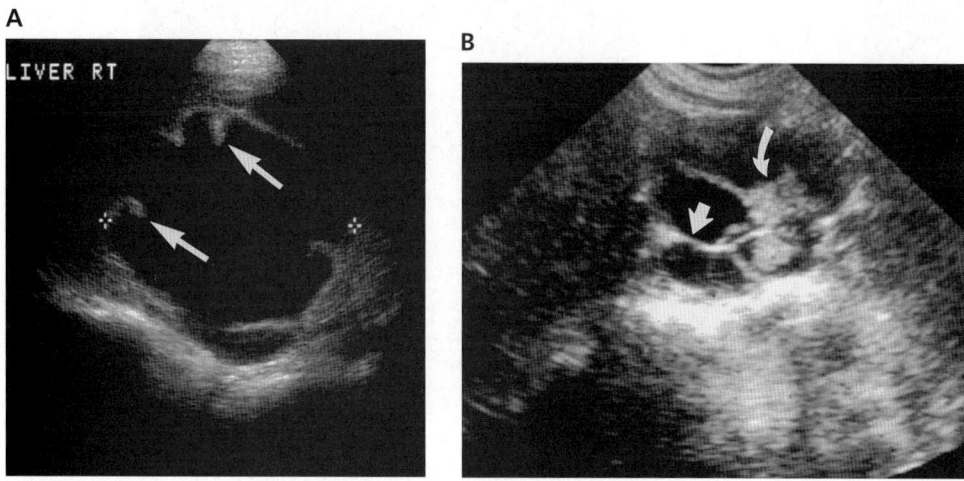

Fig. 3.68-8
Cistadenoma biliar. (A) Imagem transversa mostra um cisto anecoico bem definido com buraco contrastado por transmissão. Há múltiplas excrescências tumorais ecogênicas estendendo adentro da luz do cisto (setas). (B) Em outro paciente, o cisto anecoico complexo contém septos ecogênicos (seta) e nódulos tumorais (seta curva).[93]

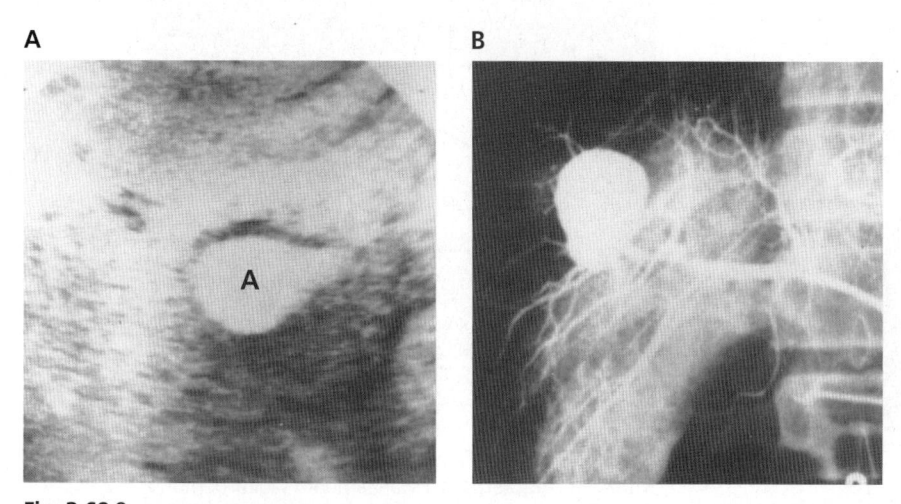

Fig. 3.68-9
Aneurisma de artéria hepática. (A) Sonograma sagital mostra o aneurisma anecoico bem circunscrito (A), que possui boa transmissão de som. (B) Arteriograma confirma o aneurisma, que se origina da artéria hepática direita.[94]

3.69 ■ Massas Complexas ou Sólidas do Fígado

Condição	Comentários
Carcinoma hepatocelular (hepatoma) (Figs. 3.69-1 e 3.69-2)	Uma vez que carcinoma hepático primário usualmente (mas nem sempre) se origina sobre um fundo de doença hepática subjacente, como cirrose ou infecção parasitária, as áreas de tumor tendem a aparecer hipoecoicas quando contrastadas com o resto do fígado. Quando um hepatoma se origina em um fígado normal sob os demais aspectos, ele pode ser ecogênico. Uma vez que o tumor seja frequentemente multifocal, a demonstração de lesões múltiplas não é capaz de diferenciar entre tumores primários e secundários. Diferentemente de metástases, um hepatoma comumente invade o sistema venoso portal e assim deve ser fortemente suspeitado, se trombo tumoral puder ser visualizado nas radículas venosas portais.
Metástases (Figs. 3.69-3 a 3.69-5)	Padrão variável (grande ou pequena, ecogênica ou ecotransparente, parcialmente cística, focal ou difusa). Nenhuma correlação entre a histologia de uma metástase e o seu aspecto ultrassonográfico.

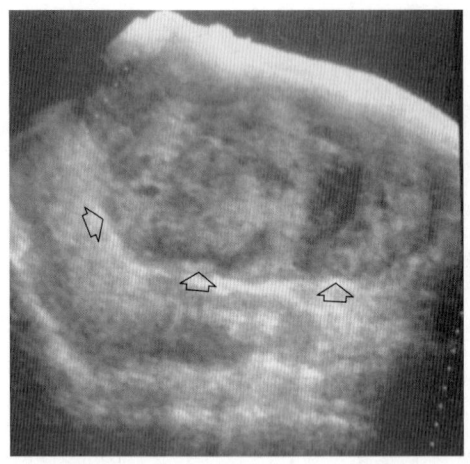

Fig. 3.69-1
Hepatoma. Massa complexa (setas) com um grande componente ecogênico.

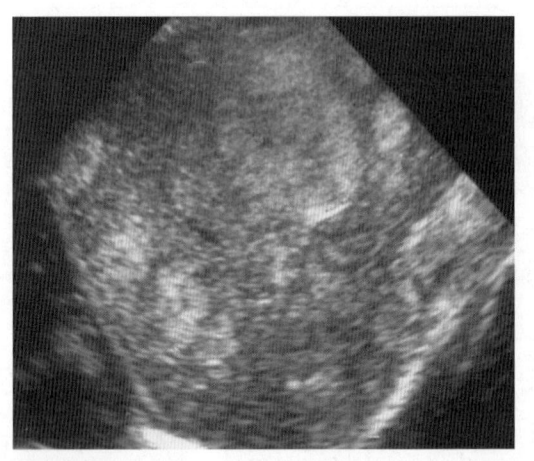

Fig. 3.69-2
Carcinoma hepatocelular multinodular simulando doença metastática. Escaneamento sagital demonstra múltiplas massas hiperecoicas.[95]

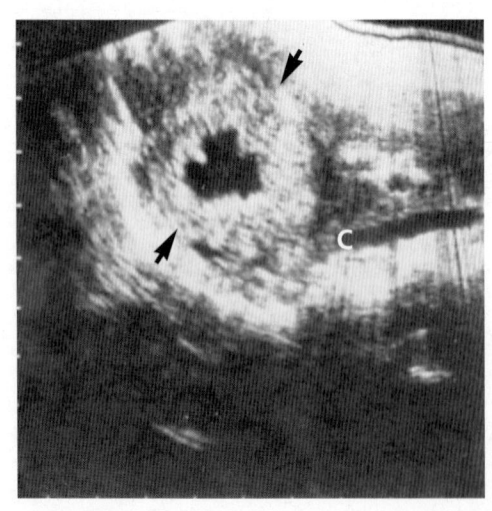

Fig. 3.69-3
Metástase. Escaneamento sagital mostra uma grande massa ecogênica (setas) com necrose central. (C, veia cava inferior).[96]

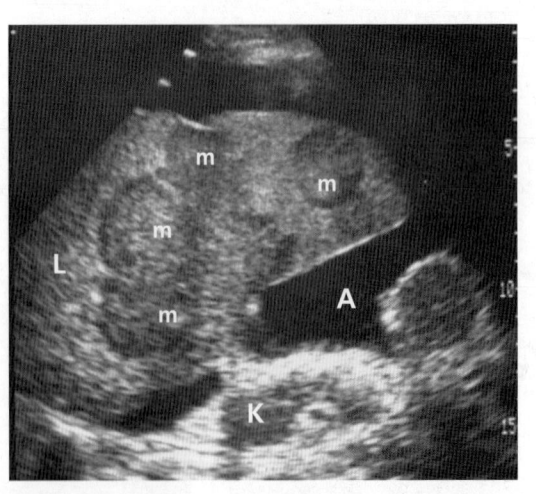

Fig. 3.69-4
Múltiplas metástases. Escaneamento sagital demonstra múltiplas massas hipoecoicas (m) no fígado (L). Notar o líquido ascítico proeminente (A). (K, rim.)[95]

3.69 ■ MASSAS COMPLEXAS OU SÓLIDAS DO FÍGADO

Condição	Comentários
Abscesso (Figs. 3.69-6 a 3.69-8)	Pode aparecer como áreas focais ou difusas de ecos parenquimatosos aumentados ou diminuídos. No estádio mais crônico, um abscesso tipicamente aparece como uma cavidade bem definida com vários graus de ecogenicidade interna e uma parede bem definida, espessada, irregular. Microabscessos podem aparecer como "alvos" com periferias sonotransparentes e centros ecogênicos. Escaneamentos seriados podem ser úteis, porque abscessos ecogênicos usualmente evoluem para uma aparência mais cística.

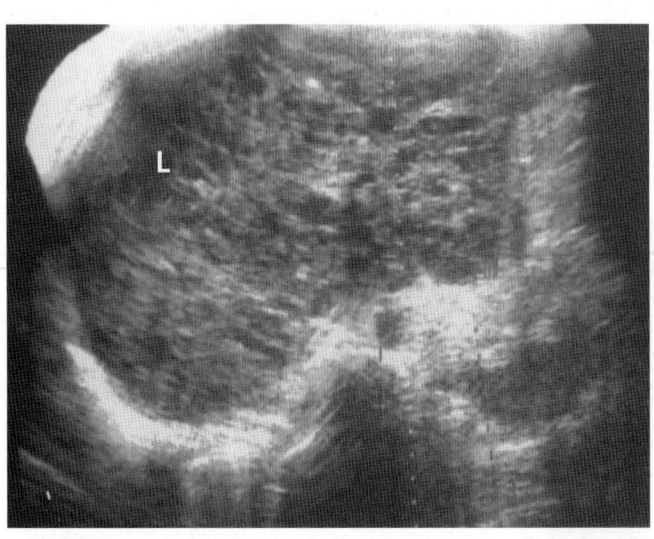

Fig. 3.69-5
Metástases difusas. Escaneamento transverso mostra um padrão de eco heterogêneo em que áreas de hipoecogenicidade estão misturadas com regiões hiperecogênicas. (L, fígado.)[95]

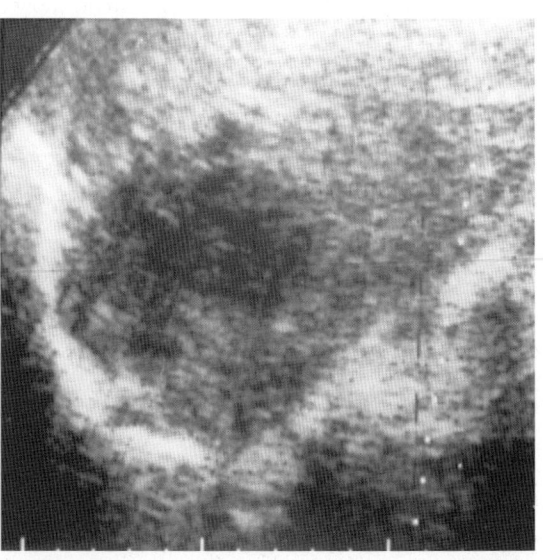

Fig. 3.69-6
Abscesso hepático piogênico. Massa complexa mal definida com margens irregulares.

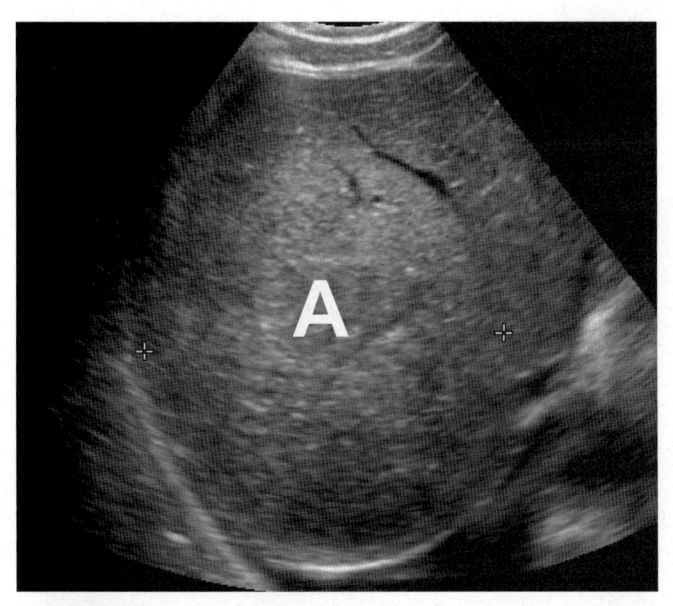

Fig. 3.69-7
Abscesso hepático. Grande massa de aspecto sólido (A) no lobo direito do fígado em um homem jovem com febre e dor no quadrante superior direito.[97]

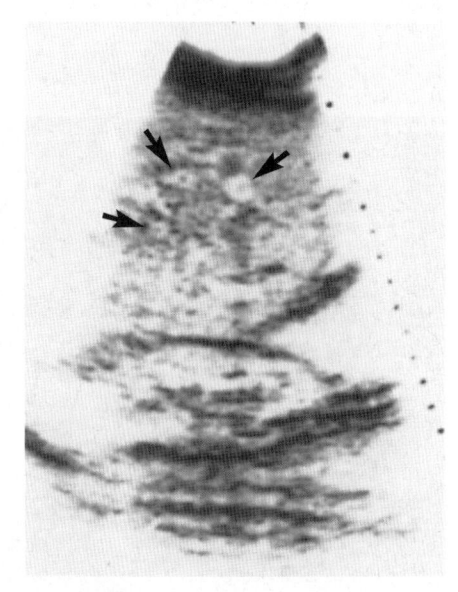

Fig. 3.69-8
Abscessos de *Candida albicans*. Numerosas lesões arredondadas, cheias de fluido (setas) com uma aparência de alvo.[98]

Condição	Comentários
Hemangioma cavernoso (Fig. 3.69-9)	Aspecto virtualmente patognomônico de um pequeno (1 a 3 cm) foco altamente ecogênico superposto sobre um fundo de parênquima hepático normal. A ecogenicidade aumentada é proveniente das interfaces causadas pelas paredes dos seios venosos cavernosos e o sangue nestes vasos. Um padrão ligeiramente mais irregular se desenvolve à medida que o hemangioma sofre degeneração e substituição fibrosa.
Doença hidática (Fig. 3.69-10)	Aspecto variável que vai desde puramente cístico a pseudotumores parecendo sólidos. Dentro do cisto pode haver bandas onduladas de endocisto desfeito em lâminas (sinal do nenúfar). Cistos-filhos são vistos frequentemente e podem ser rodeados por detritos ecogênicos. Calcificação periférica é comum, variando de diminuta à maciça. Esta doença parasitária grave e comum é endêmica da bacia do Mediterrâneo e outras áreas de criação de ovinos. Os humanos são infectados pela ingestão de ovos da tênia *E. granulosus*, seja ao comer alimento contaminado, seja pelo contato com cães. Embora o fígado filtre e retire a maioria dos embriões resultantes, aqueles que não são destruídos tornam-se cistos hidáticos hepáticos.

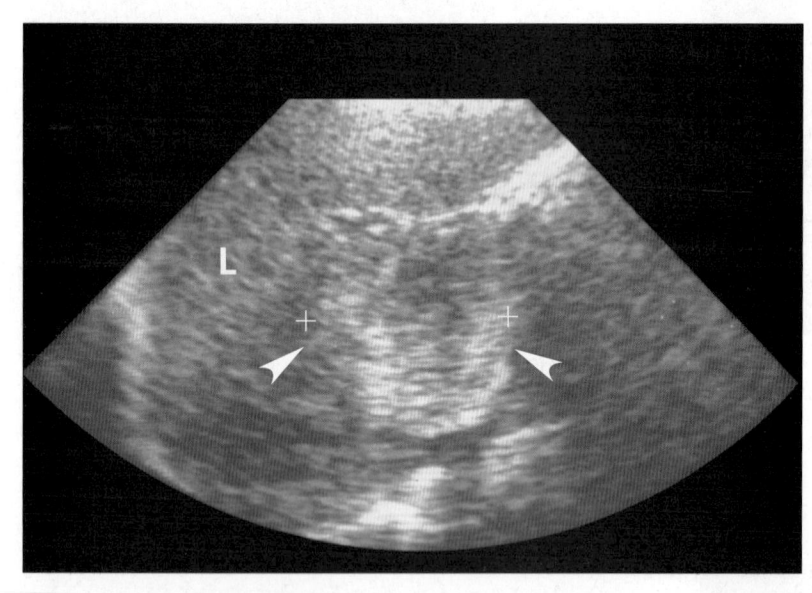

Fig. 3.69-9
Hemangioma. Sonograma transverso mostra uma massa hiperecoica característica, contendo ecos homogêneos. (L, fígado.)[95]

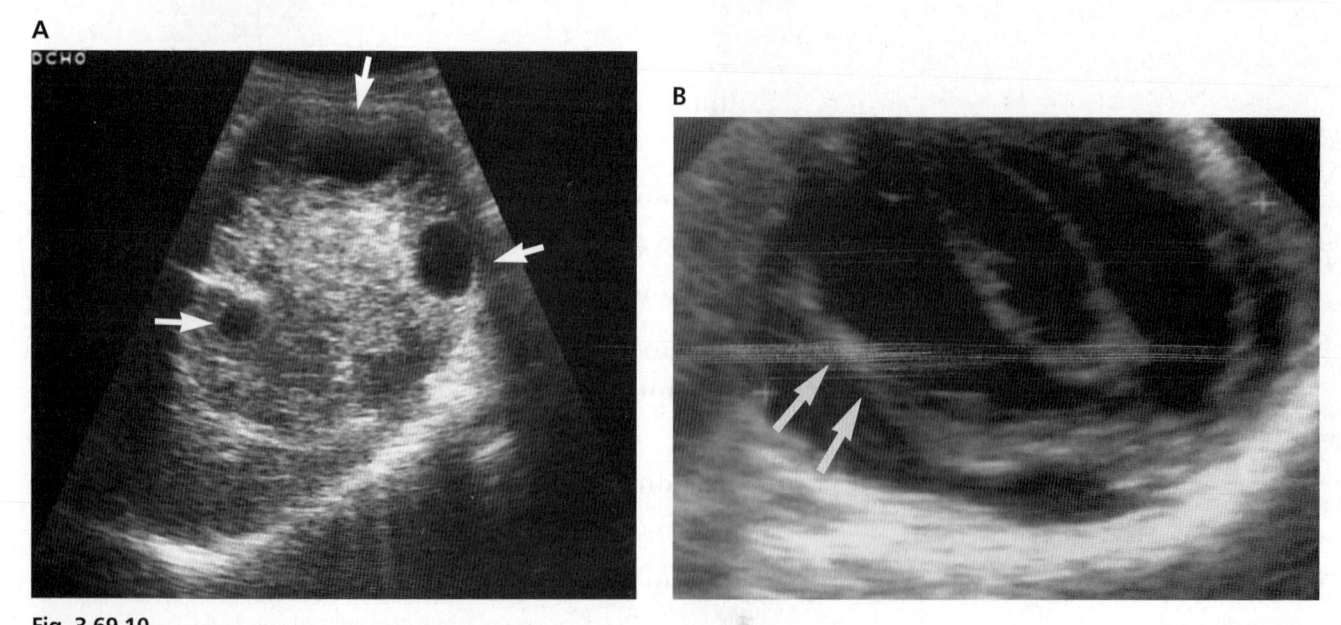

Fig. 3.69-10
Cisto equinocócico. (A) Três cistos-filhos distintos (setas) com a localização periférica típica dentro do cisto-mãe.[99] Matriz hidática com uma aparência sólida é vista enchendo o resto da cavidade. (B) Um cisto hidático no lobo direito do fígado contém bandas onduladas de endocisto desfeito em lâminas (sinal do nenúfar) (setas).[100]

3.69 ■ MASSAS COMPLEXAS OU SÓLIDAS DO FÍGADO

Condição	Comentários
Echinococcus multilocularis (Fig. 3.69-11)	Rara forma alveolar de infecção por equinococos, que produz cistos multiloculares que se assemelham a alvéolos e crescem por proliferações exógenas. Mais de 90% dos pacientes infectados têm comprometimento hepático. À ultrassonografia, estas lesões usualmente manifestam o "padrão de tempestade de granizo", que é caracterizado por múltiplos nódulos ecogênicos com margens irregulares e indistintas. Lesões com necrose liquefativa aparecem hipoecoicas com alguns ecos internos e margem hiperecoica irregular.
Esquistossomose (Fig. 3.69-12)	Os organismos infecciosos vivem na luz intestinal e depositam seus ovos nas veias mesentéricas. Os ovos podem a seguir embolizar-se para a veia porta, onde provocam uma reação inflamatória com uma resposta granulomatosa que eventualmente leva à fibrose e hipertensão pré-sinusoidal. Os próprios ovos não sobrevivem e podem subsequentemente calcificar. Infecção crônica resulta em cirrose e no risco de desenvolvimento de carcinoma hepatocelular. O aspecto ultrassonográfico típico é um padrão de mosaico irregular com septos ecogênicos, delineando áreas poligonais de parênquima relativamente normal que variam de 15 a 30 mm.

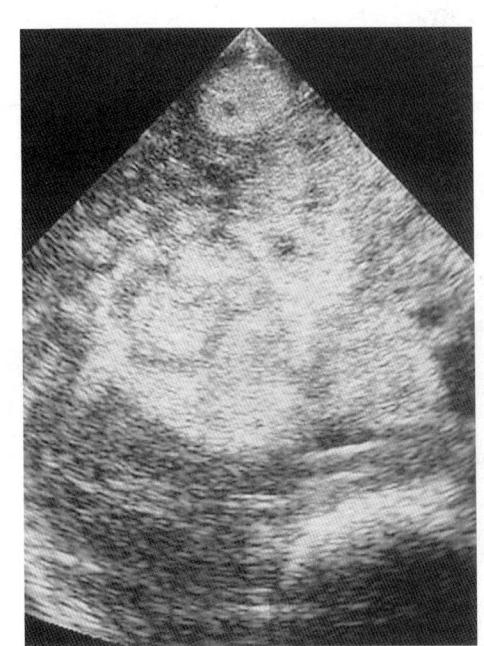

Fig. 3.69-11
Cisto de *Echinococcus multilocularis*. Sonograma transversal do fígado mostra um padrão típico de "tempestade de granizo", caracterizado por múltiplos nódulos ecogênicos com margens irregulares e indistintas.[100]

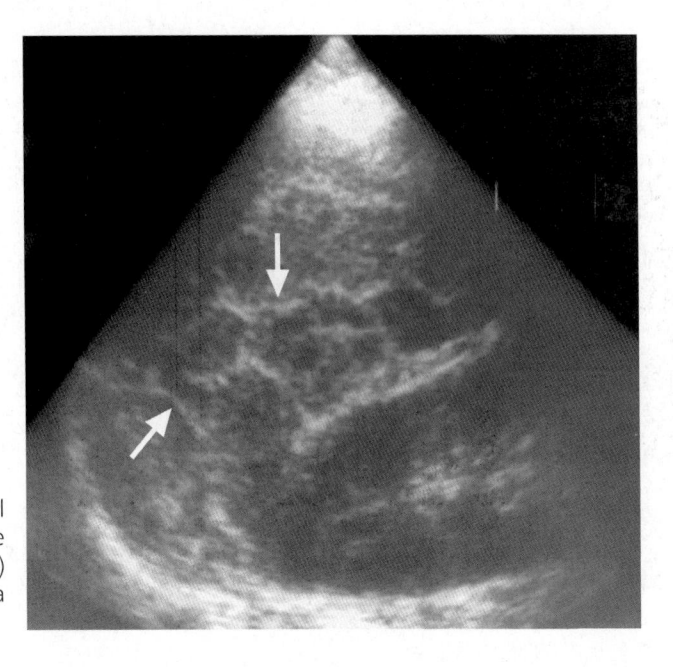

Fig. 3.69-12
Esquistossomose. Sonograma longitudinal através do fígado mostra o padrão de rede característico, com septos ecogênicos (setas) delineando áreas poligonais de parênquima hepático relativamente normal.[100]

Condição	Comentários
Ascaríase (Fig. 3.69-13)	Ascaríase infecta cerca de 1 bilhão de pessoas em todo o mundo e se dissemina por contaminação fecal. Depois que um ovo é engolido, larvas eclodem no intestino delgado e invadem sua mucosa, migram através do sistema circulatório para os pulmões, invadem os alvéolos, ascendem pela árvore traqueobrônquica, e a seguir são deglutidas para dentro do intestino delgado onde amadurecem para vermes adultos que podem atingir 40 cm de comprimento. Migração de vermes para dentro da árvore biliar pode resultar em cólica biliar, colecistite, colangite, abscessos intra-hepáticos ou pancreatite. O verme tipicamente aparece como uma estrutura ecogênica com um centro relativamente hipoecoico e uma parede mais ecogênica. Múltiplos vermes podem encher completamente a via biliar e simular um neoplasma.
Hiperplasia nodular focal/adenoma de células hepáticas (Figs. 3.69-14 e 3.69-15)	Lesões ultrassonograficamente indistinguíveis que aparecem como massas sólidas de ecogenicidade aumentada ou diminuída. Adenomas podem conter áreas sonotransparentes (em razão da necrose ou hemorragia) e são frequentemente vistas em mulheres que tomam anticoncepcionais orais e em pacientes com doença de armazenamento de glicogênio tipo 1 (von Gierke). Diferentemente de adenoma hepático, que é composto inteiramente por hepatócitos sem células de Kupffer, hiperplasia nodular focal contém estas células ávidas por tecnécio e, assim, frequentemente aparece normal em cintigrafias com [99]mTc-enxofre coloidal.

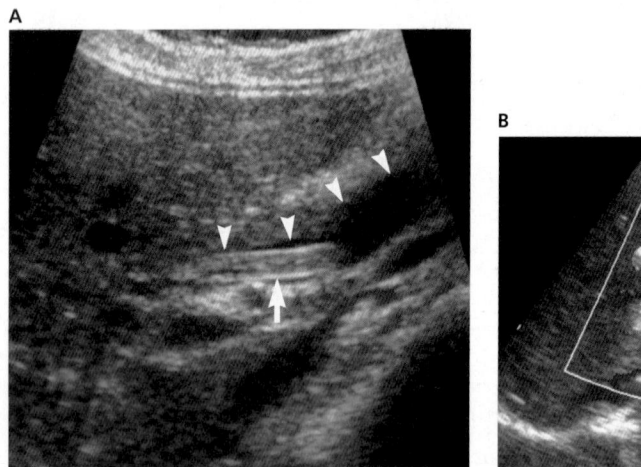

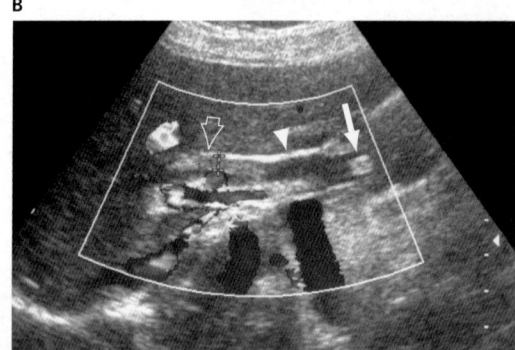

Fig. 3.69-13
Ascaríase. (A) Sonograma sagital da porta hepatis mostra uma região ecogênica tubular (seta) dentro do ducto colédoco ligeiramente dilatado (pontas de seta). (B) Sonograma oblíquo em um plano ligeiramente diferente mostra a região ecogênica em corte segundo o comprimento (seta aberta) nos ductos hepático comum e colédoco e em corte transversal (seta sólida) mais distalmente no ducto colédoco. A anormalidade intraluminal mediu aproximadamente 5 mm. A ponta de seta denota o ducto colédoco.[101]

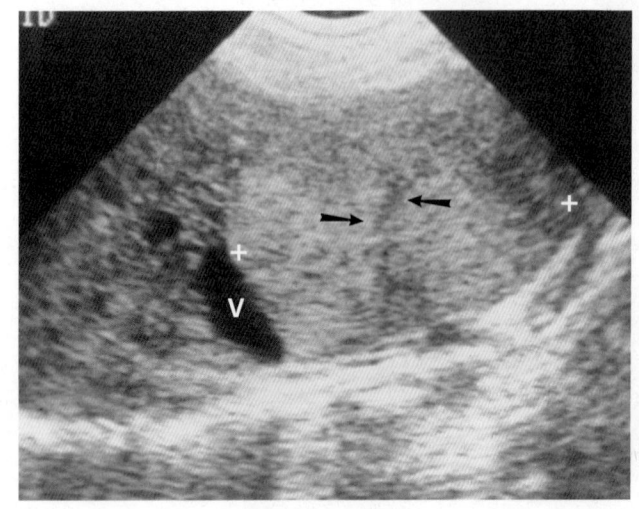

Fig. 3.69-14
Hiperplasia nodular focal. A massa hiperecoica (entre as marcas de cursor) possui uma cicatriz central (setas) e foi encontrada em um fígado normal sob todos os demais aspectos. A veia hepática média (v) está desviada.[102]

3.69 ■ MASSAS COMPLEXAS OU SÓLIDAS DO FÍGADO

Condição	Comentários
Hemangioendotelioma (Fig. 3.69-16)	A mais comum lesão hepática que produz sintomas no lactente (a vasta maioria destes tumores se apresenta antes dos 6 meses de idade). Embora geralmente considerados benignos, houve raros relatos de metástases distantes. *Shuntagem* arteriovenosa extensa na lesão pode levar à insuficiência cardíaca congestiva de alto débito. O tumor tem um padrão ultrassonográfico inespecífico e pode aparecer como uma lesão hipoecoica, complexa ou hiperecoica.
Hepatoblastoma (Fig. 3.69-17)	O mais comum neoplasma hepático primário na infância. Geralmente desenvolve-se com os primeiros 3 anos de vida e é muito agressivo (muitas vezes já metastatizado ao pulmão no momento do diagnóstico). Pode mostrar sombreamento acústico secundário à calcificação intratumoral. Neovascularidade intensa do tumor é associada a altos desvios de frequência Doppler.

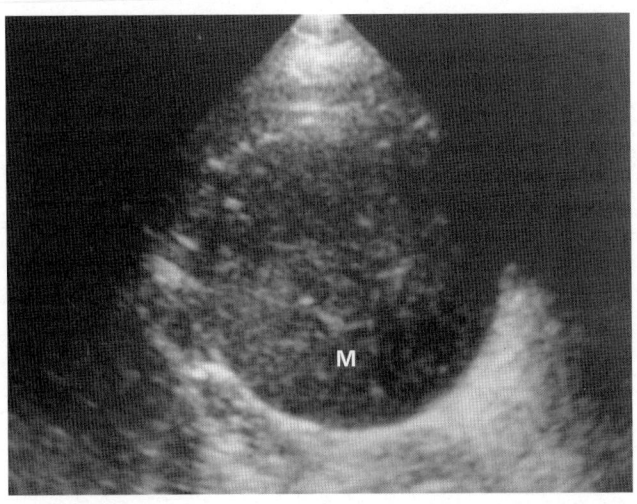

Fig. 3.69-15
Adenoma hepático. Massa exofítica bem definida no lobo direito (M) contendo ecos internos heterogêneos em uma mulher jovem que tomava pílulas anticoncepcionais.[102]

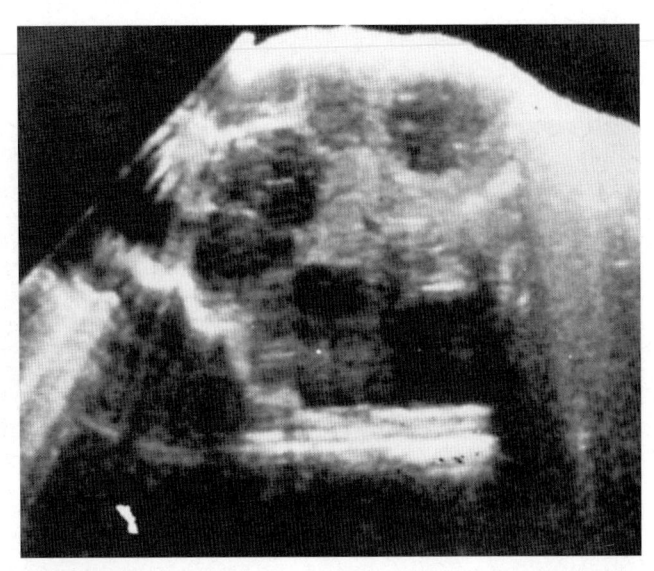

Fig. 3.69-16
Hemangioendotelioma. Sonograma sagital mostra múltiplas massas sólidas individualizadas hipoecoicas.[103]

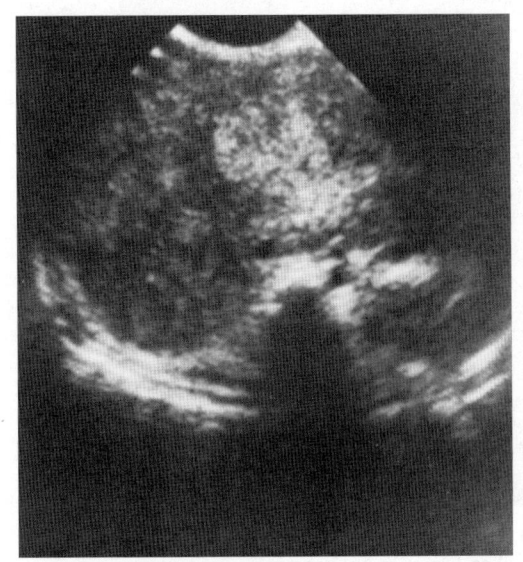

Fig. 3.69-17
Hepatoblastoma. Escaneamento transversal demonstra a massa ecogênica.[32]

Condição	Comentários
Carcinoma fibrolamelar (Fig. 3.69-18)	Neoplasma de crescimento lento que tipicamente se origina em adolescentes e adultos com menos de 40 anos que não têm cirrose ou qualquer outro fator de risco predisponente. Sobrevida média de 4 a 5 anos (em comparação a apenas 6 meses no carcinoma hepatocelular). Tipicamente aparece como uma grande massa hiperecoica, homogênea, muitas vezes contendo calcificação dando sombreamento.
Sarcoma indiferenciado (embrionário)	Malignidade hepática incomum encontrada em crianças e adultos jovens. O aspecto ultrassonográfico varia desde uma massa cística multisseptada a uma lesão sólida inomogênea, predominantemente ecogênica.
Colangiocarcinoma (Fig. 3.69-19)	Aproximadamente 10 a 20% são massas exofíticas intra-hepáticas indistinguíveis de outras malignidades hepáticas.
Cistadenoma/cistadenocarcinoma biliar (Fig. 3.69-20)	Tipicamente produz grande massa septada multicística que pode ter nódulos murais.

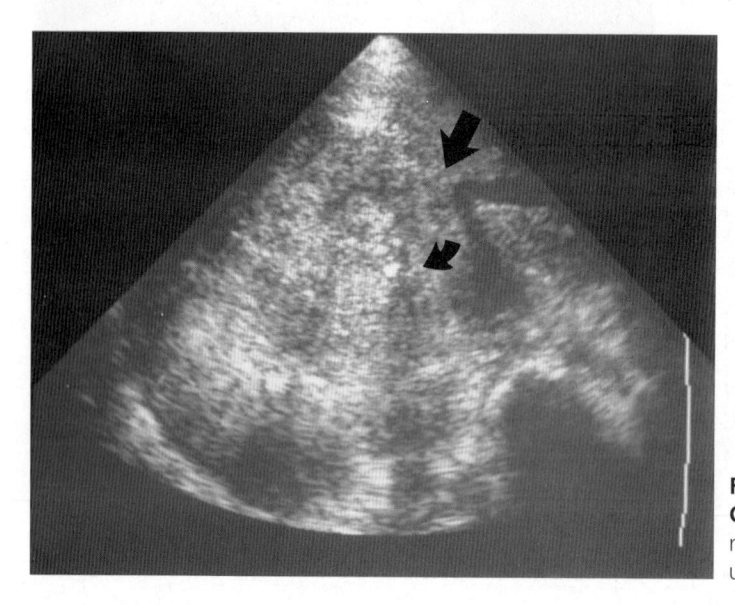

Fig. 3.69-18
Carcinoma fibrolamelar. Sonograma mostra ecogenicidade mista e calcificação (seta curva) dentro de uma massa (seta reta).[104]

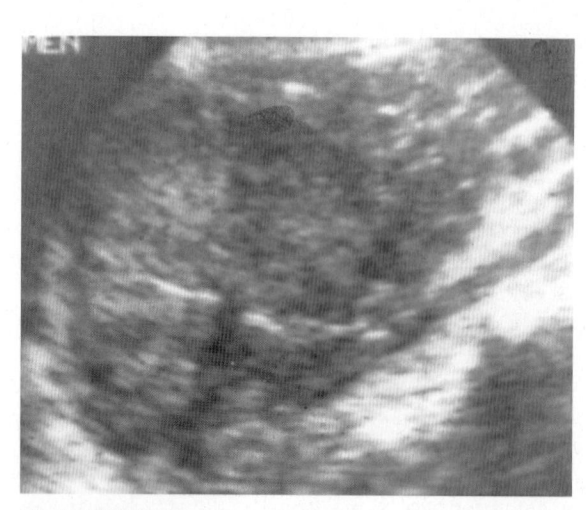

Fig. 3.69-19
Colangiocarcinoma intra-hepático. Escaneamento sagital mostra uma grande massa hiperecoica no lobo direito do fígado.[105]

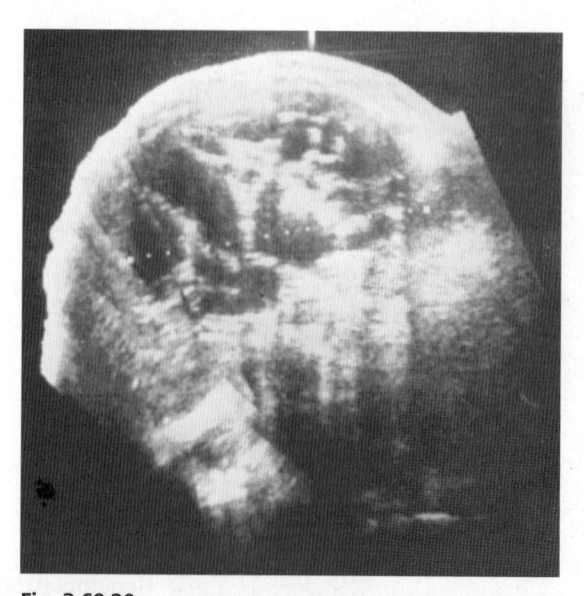

Fig. 3.69-20
Cistadenoma biliar. Massa hepática multiloculada. Notar que os septos internos mostram espessamento nodular e excrescências papilíferas.[106]

3.69 ■ MASSAS COMPLEXAS OU SÓLIDAS DO FÍGADO

Condição	Comentários
Infiltração gordurosa focal (Figs. 3.69-21 e 3.69-22)	Embora esta condição tipicamente produza um aumento difuso na ecogenicidade do fígado, às vezes depósitos focais de gordura podem aparecer como áreas individualizadas de ecogenicidade aumentada contra um fundo de parênquima hepático normal sob todos os demais aspectos. Características sugestivas de infiltração gordurosa incluem a ausência de efeito de massa ou desvio de vasos hepáticos e a modificação rápida com o tempo.
Lipoma (Fig. 3.69-23)	Lesão extremamente incomum que consiste em tecido adiposo maduro. Em ultrassonografia, tem o aspecto característico de uma lesão bem circunscrita, uniformemente hiperecoica.

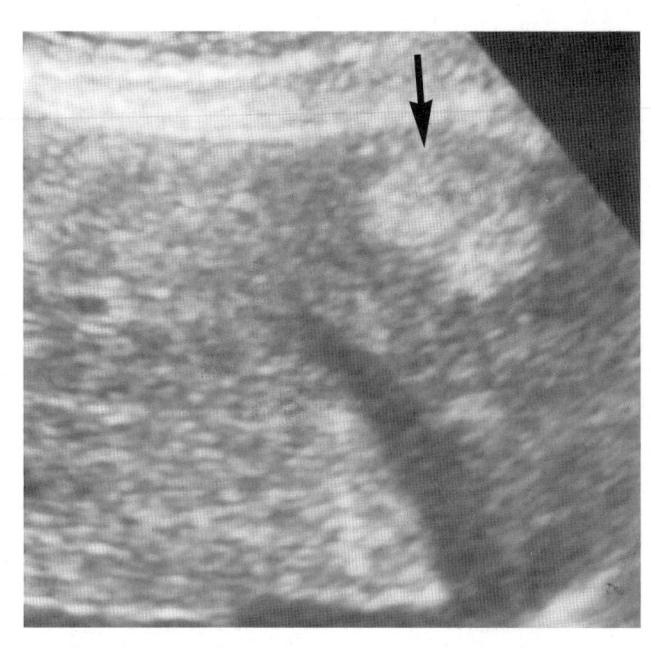

Fig. 3.69-21
Infiltração gordurosa focal. Sonograma axial do fígado mostra um foco ovoide, uniformemente hiperecoico (seta) compatível com uma coleção localizada de gordura.[107]

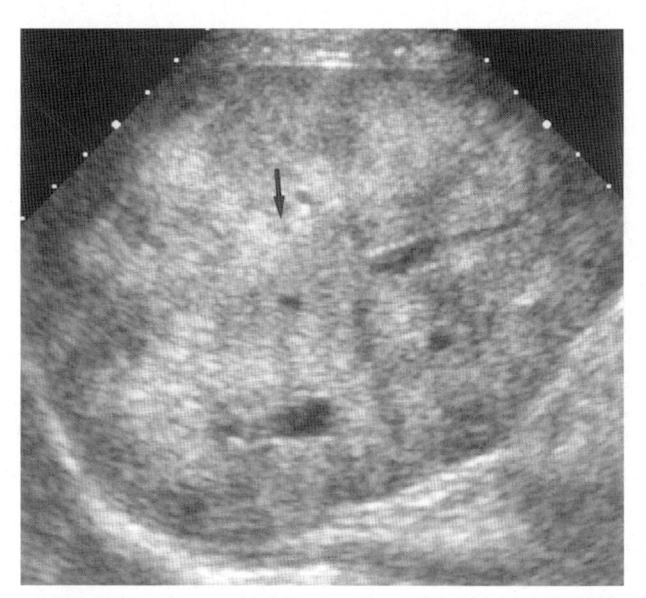

Fig. 3.69-22
Infiltração gordurosa nodular multifocal. Sonograma axial mostra um padrão difuso de focos hiperecoicos focais (seta) simulando um tumor infiltrativo. A combinação de imageamento de RM em fase e em fase oposta permite que este aspecto seja confiavelmente diferenciado de doença metastática.[107]

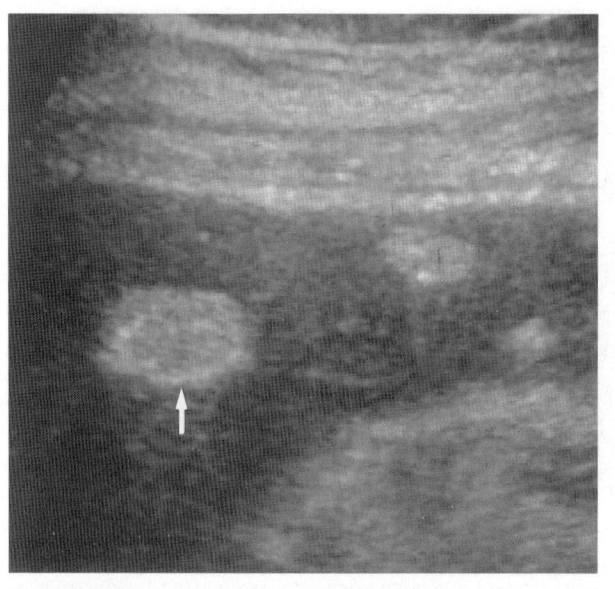

Fig. 3.69-23
Lipoma. Sonograma axial mostra lesões uniformemente hiperecoicas (seta).[107]

3.70 ■ Ecogenicidade Aumentada Generalizada do Fígado

Condição	Comentários
Infiltração gordurosa (Figs. 3.70-1 e 3.70-2)	Abuso de álcool é de longe a causa mais comum de fígado gorduroso. Outras causas subjacentes incluem obesidade, diabetes, quimioterapia, nutrição parenteral, desnutrição de proteína, operações de *bypass* intestinal, esteroidoterapia, doença intestinal inflamatória, hepatite grave, toxicidade de tetracloreto de carbono, hiperlipidemia e insuficiência cardíaca congestiva. Às vezes, infiltração gordurosa pode envolver somente partes do fígado, produzindo áreas individualizadas de ecogenicidade aumentada, alternando com parênquima normal (pode ser confundido com doença metastática). Embora o padrão ultrassonográfico seja indistinguível da fibrose hepática generalizada, as duas entidades podem ser claramente separadas pelos diferentes valores de atenuação em TC da gordura e do tecido fibroso.
Fibrose (Figs. 3.70-3 a 3.70-5)	Mais comumente resultado de cirrose. Usualmente causada por abuso de álcool, embora possa ser secundária à hepatite viral crônica, esquistossomose, outras doenças parasitárias, ou doença de armazenamento de glicogênio. Cirrose deve ser suspeitada, se o tamanho hepático estiver diminuído e quando houver nodularidade da superfície do fígado, acentuação de fissuras, arquitetura hepática mais grosseira, aumento do lobo caudado, nódulos de regeneração, ascite ou sinais de hipertensão porta. Escaneamentos sagitais cuidadosos do lobo esquerdo devem ser realizados para detectar a veia umbilical recanalizada, um indicador de hipertensão porta.

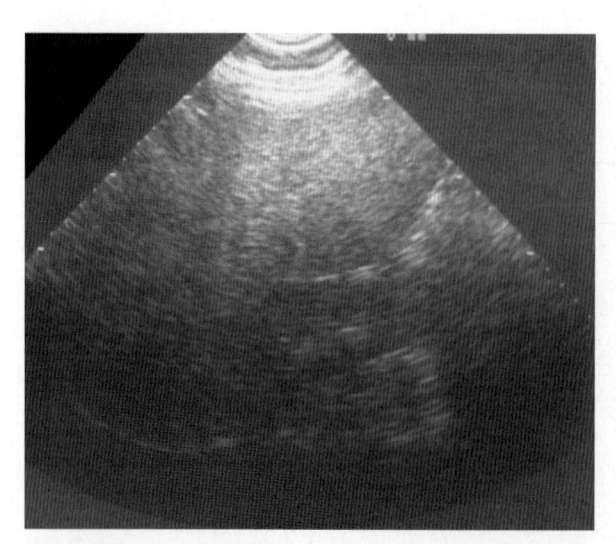

Fig. 3.70-1
Infiltração gordurosa. Escaneamento sagital demonstra um aumento difuso na ecogenicidade do parênquima hepático com marcada atenuação do feixe ultrassonográfico.[95]

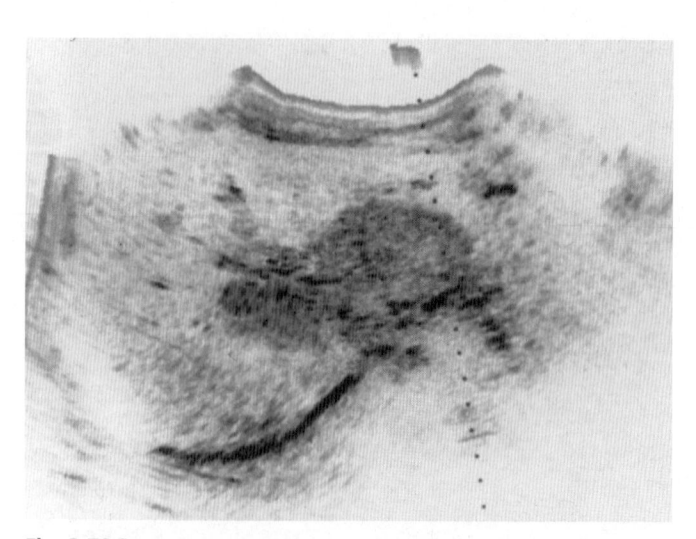

Fig. 3.70-2
Infiltração gordurosa focal. Escaneamento longitudinal mostra um foco densamente ecogênico bem definido dentro do fígado.[108]

3.70 ▪ ECOGENICIDADE AUMENTADA GENERALIZADA DO FÍGADO

Condição	Comentários
Malignidade difusa	Infiltração generalizada permeando o fígado, por carcinoma hepatocelular primário, metástases ou linfoma.
Artefato de técnica (Fig. 3.70-6)	Ocorre se o escaneamento for executado com ganho global demasiado do sistema. Na maioria dos pacientes normais, o parênquima hepático e renal são muito semelhantes na sua textura em escala de cinza (a ecogenicidade do fígado pode ser ligeiramente mais alta). Uma descombinação definida dos dois tecidos constitui forte evidência de doença parenquimatosa do órgão que está mostrando a maior ecogenicidade.

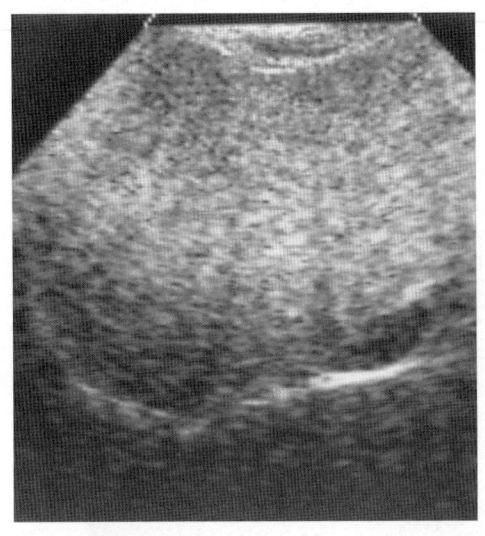

Fig. 3.70-3
Fibrose. Ecogenicidade aumentada difusa do fígado secundária à hepatite crônica.

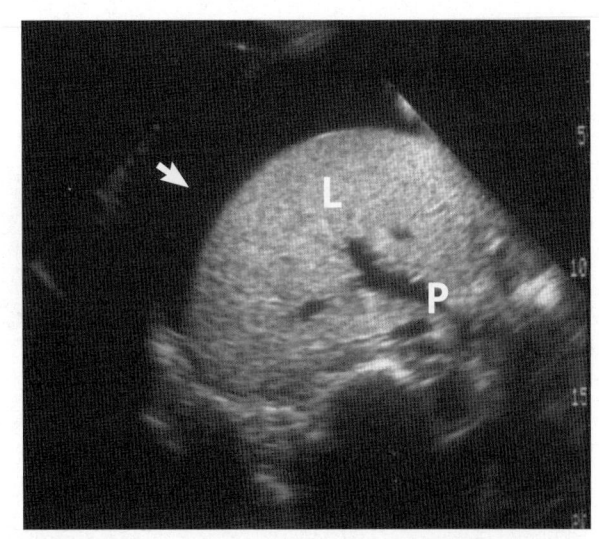

Fig. 3.70-4
Cirrose. Escaneamento transverso mostra um fígado pequeno, contraído (L), com ecogenicidade aumentada, rodeado por líquido ascítico (seta). (P, veia porta.)[95]

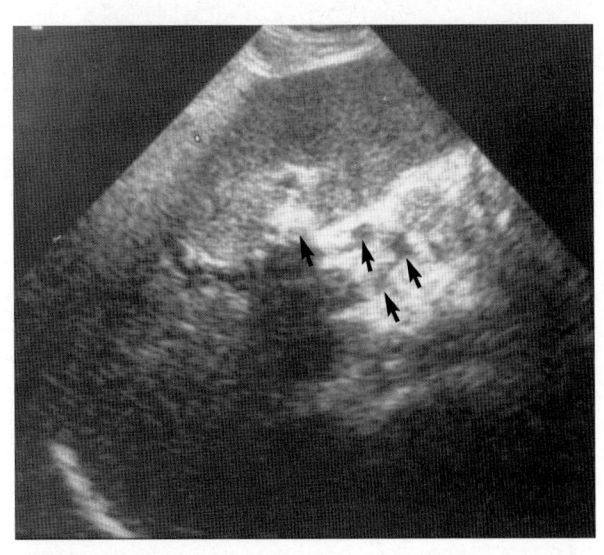

Fig. 3.70-5
Cirrose com hipertensão porta. Escaneamento transversal mostra múltiplas colaterais venosas (ponta de seta).[95]

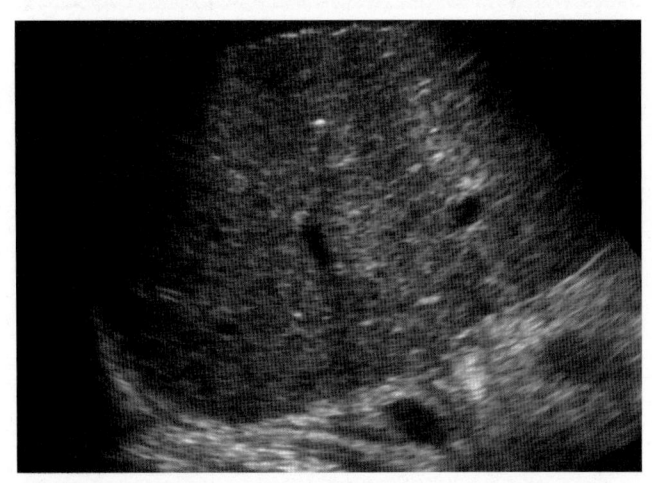

Fig. 3.70-6
Sarcoma de Kaposi. Sonograma sagital através do quadrante superior direito mostra aumento heterogêneo anormal na ecogenicidade do fígado, com múltiplas lesões hiperecoicas por todo o parênquima hepático.[109]

3.71 ■ Ecogenicidade Diminuída Generalizada do Fígado

Condição	Comentários
Infiltração celular	Mais comumente causada por linfoma, que também pode produzir lesões focais hipoecoicas ou ecogênicas. Outras causas incluem leucemia e amiloidose.
Hepatite (Figs. 3.71-1 e 3.71-2)	Embora o parênquima hepático pareça normal em muitos casos de hepatite viral aguda, o edema das células hepáticas pode produzir uma ecogenicidade diminuída global do fígado associada à brilhância acentuada das paredes venosas portais. Na hepatite crônica, o padrão de eco parenquimatoso é tornado mais grosseiro por causa da fibrose periportal e células inflamatórias.

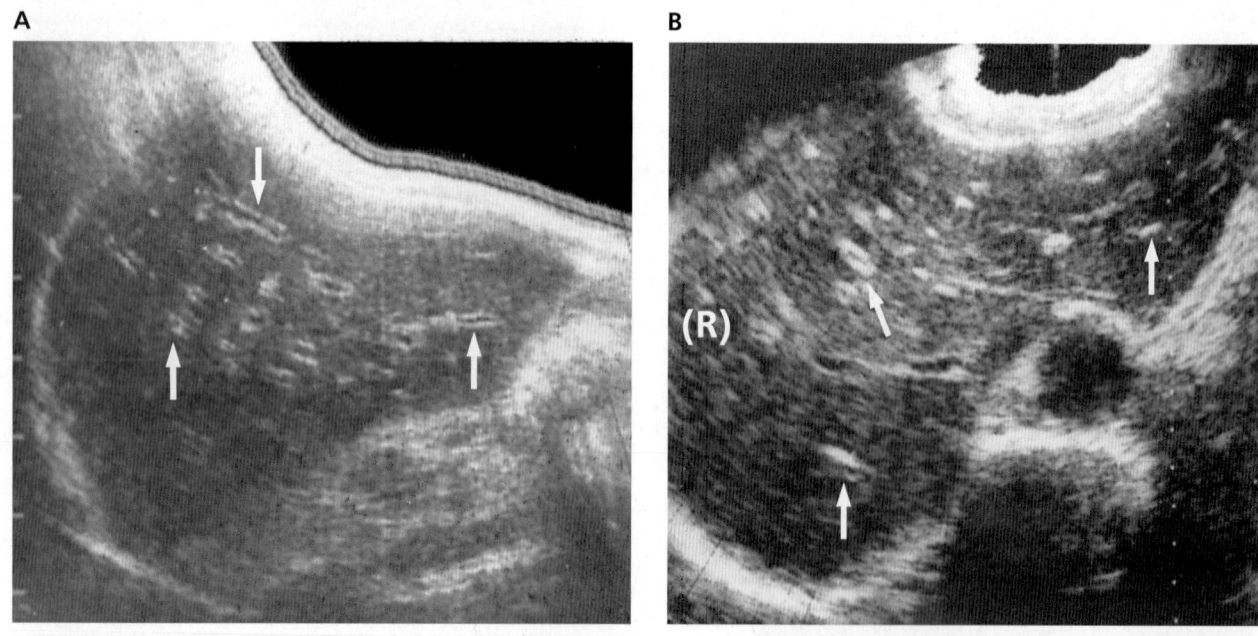

Fig. 3.71-1
Hepatite aguda. Escaneamentos (A) longitudinal e (B) transverso do lobo direito em dois pacientes diferentes mostram uma diminuição global no padrão de eco. Observar que as paredes das radículas venosas portais (setas) são mais brilhantes que o usual.[110]

3.71 ■ ECOGENICIDADE DIMINUÍDA GENERALIZADA DO FÍGADO

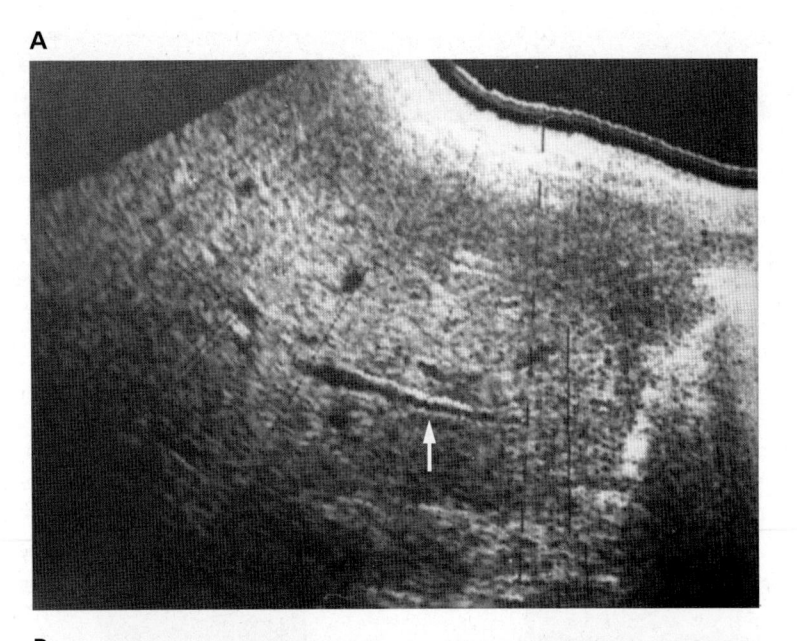

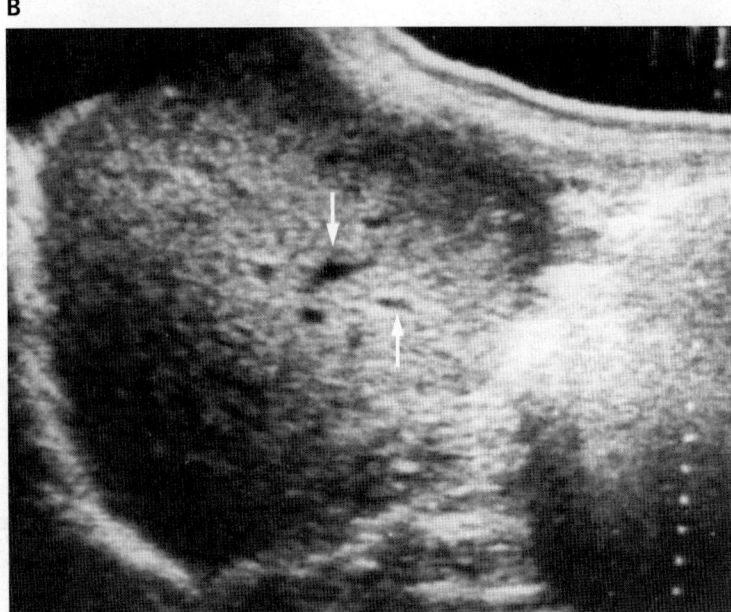

Fig. 3.71-2
Hepatite crônica. (A) Escaneamento longitudinal do lobo direito mostra ecos hepáticos mais grosseiros. Observar a diminuição na brilhância e número das paredes das radículas das veias porta (seta). (B) Em outro paciente, o padrão do fígado é ainda mais grosseiro. Notar a brilhância aumentada da banda pela porção média do fígado, correspondendo à zona de máxima sensibilidade. As paredes de radículas de veias porta vistas dentro desta zona brilhante não possuem ecos internos (setas).[110]

3.72 ■ Lesões Hepáticas com Sombreamento

Condição	Comentários
Calcificação (Figs. 3.72-1 a 3.72-3)	Geralmente reflete doença inflamatória precedente (granulomatosa ou parasitária). Também pode ocorrer com metástases hepáticas (tumores mucinosos do trato gastrointestinal em adultos, neuroblastoma em crianças).
Gás Árvore biliar (Figs. 3.72-4 e 3.72-5)	Em virtude mais comumente de uma conexão cirúrgica entre a árvore biliar e trato alimentar. Se não houver história de cirurgia prévia, as causas mais comuns são íleo de cálculo biliar e doença ulcerosa duodenal penetrante.

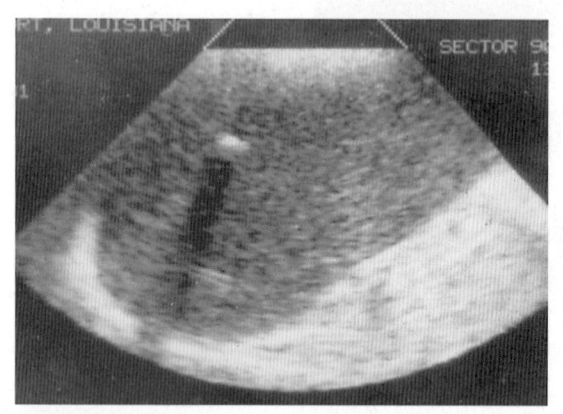

Fig. 3.72-1
Granuloma calcificado no fígado. Observar o sombreamento posterior.[111]

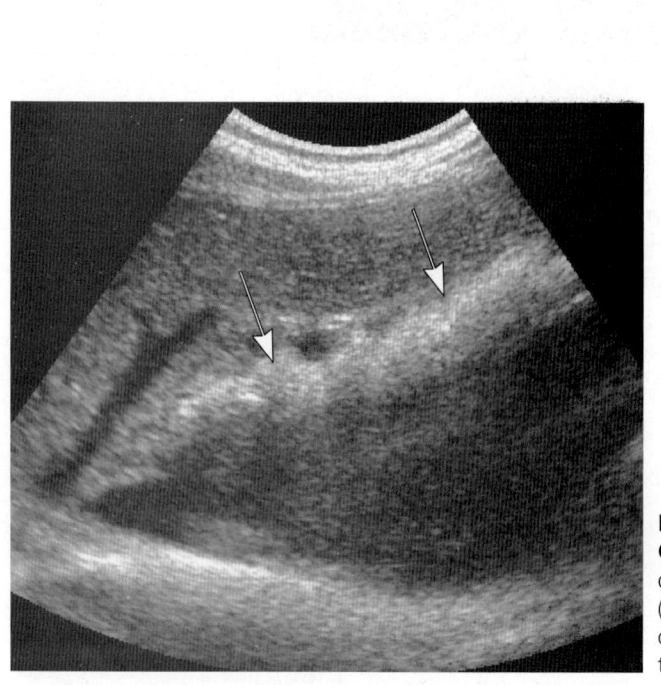

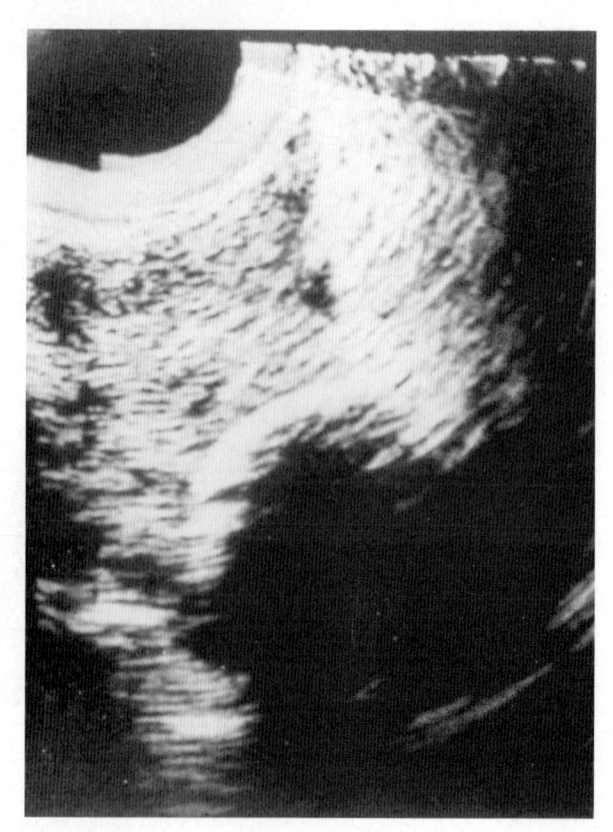

Fig. 3.72-2
Cisto hidático calcificado. A parede calcificada está nitidamente delineada e há sombreamento acústico posterior.[112]

Fig. 3.72-3
Colangioepatite piogênica recorrente. Sonograma sagital do lobo direito do fígado mostra uma banda linear de cálculos fazendo sobra (setas) nos ductos biliares. Os ductos biliares são próximos da margem do fígado, um aspecto que reflete marcada atrofia do segmento hepático comprometido.[113]

Condição	Comentários
Veia porta	Muito menos comum do que gás biliar e geralmente relacionada com enterocolite necrosante, oclusão arterial mesentérica e infarto intestinal, ou um abscesso erosivo. Lesões que produzem sombreamento causadas por gás em veia porta aparecem na periferia do fígado, diferentemente da localização mais central, quando o sombreamento é secundário a gás na árvore biliar.
Sombreamento normal	Em escaneamentos sagitais perto do colo da vesícula biliar em pacientes normais, há muitas vezes uma sombra individualizada projetada no aspecto posterior do fígado. Isto pode ser secundário a um efeito de refração causado pela incidência do feixe de ultrassom tangencial à interface entre o fígado e a vesícula biliar ou a tecido fibroso espesso rodeando a veia porta direita ou às válvulas espirais de Heister na vesícula biliar. Escaneamentos em decúbito são necessários para pesquisar diminutos cálculos que possam estar alojados no ducto cístico e produzir uma aparência semelhante.

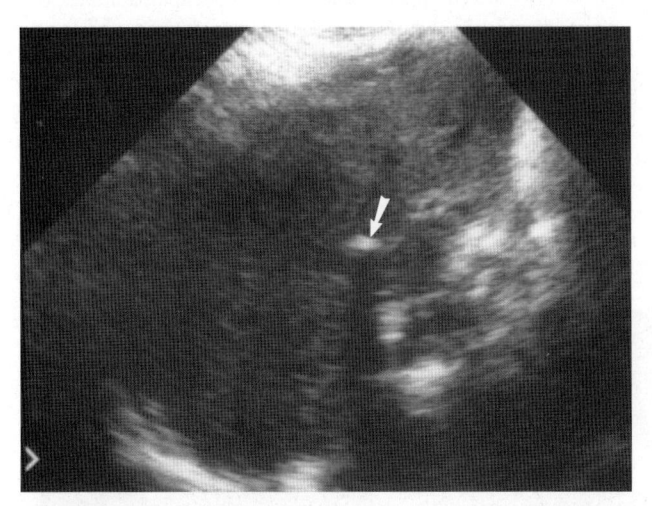

Fig. 3.72-4
Gás na árvore biliar. Estrutura hiperecoica focal com sombreamento (seta).[95]

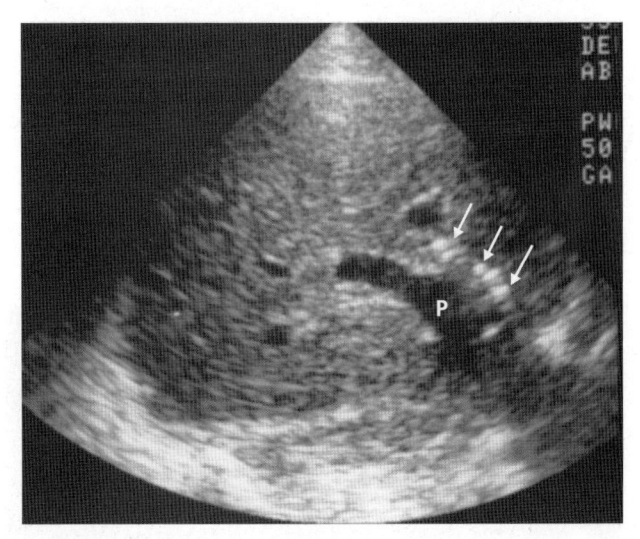

Fig. 3.72-5
Gás na árvore biliar. Múltiplos focos hiperecoicos (setas) anteriores à veia porta (P).[95]

3.73 ■ Massas com Atenuação Diminuída Focal no Fígado

Condição	Achados de Imagem	Comentários
Cisto		
Cisto não parasitário (Fig. 3.73-1)	Lesão nitidamente definida, redonda ou oval, com atenuação aproximada da água, com uma parede muito fina, sem septações internas, e que não se intensifica com contraste.	Mais comumente congênito, mas pode ser secundário à inflamação ou trauma. Embora mais frequentemente único, cistos hepáticos podem ser múltiplos (inúmeros cistos multifocais ocorrem na doença policística do fígado). Pode ocasionalmente ser difícil diferenciar de um neoplasma cístico ou um hematoma antigo (em ultrassonografia, os tumores císticos podem ter septações internas e margens internas irregulares, enquanto os cistos hepáticos não neoplásicos não têm septações internas e têm paredes completamente lisas).
Cisto equinocócico (Fig. 3.73-2)	Massa nitidamente definida, arredondada, com atenuação quase de água com uma parede fina. Pode aparecer multilocular com septações internas representando as paredes de cistos-filhos.	Infecção tecidual de humanos causada pela fase larvária de uma tênia pequena, da qual o cão, carneiro, boi e camelo são os principais hospedeiros intermediários. A parede do cisto pode mostrar calcificação densa, e gás pode formar-se no cisto por causa de infecção superposta ou comunicação com a luz intestinal através da via biliar. O raro achado de um nível de gordura-líquido em um cisto equinocócico foi descrito como uma indicação de ruptura comunicante para dentro da árvore biliar.
Doença policística (Fig. 3.73-3)	Múltiplos cistos de baixa atenuação de vários tamanhos.	Aproximadamente um terço dos pacientes com doença de rins policísticos adulta tem cistos associados do fígado, que não interferem com a função hepática.

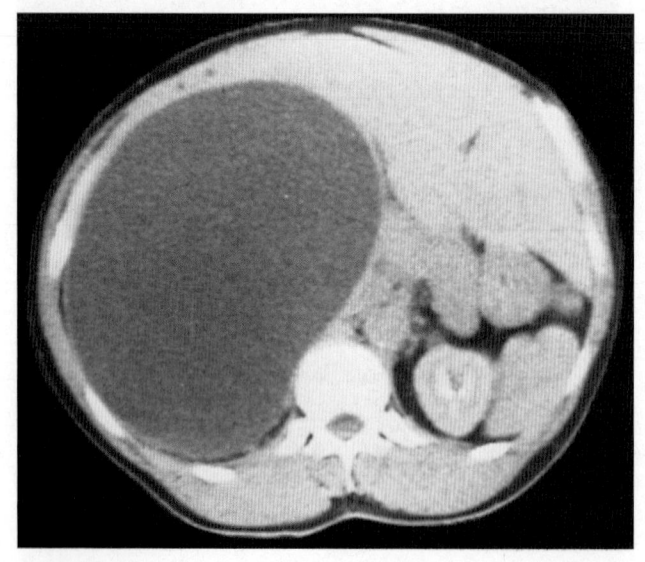

Fig. 3.73-1
Cisto hepático simples. Uma massa de 20 cm cheia de líquido no lobo direito desvia o conteúdo abdominal e comprime a veia cava inferior. Após aspiração e a instilação de álcool, houve virtual ablação do cisto.[114]

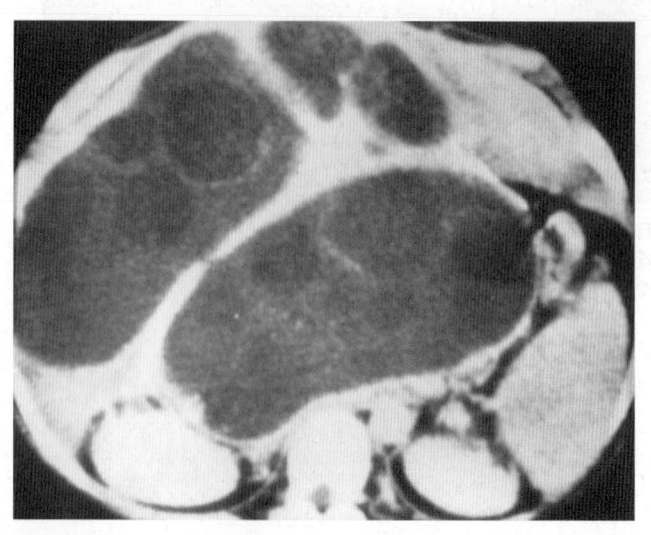

Fig. 3.73-2
Cisto equinocócico. Múltiplos cistos grandes enchendo um fígado maciçamente aumentado.

Condição	Achados de Imagem	Comentários
Doença de Caroli (Fig. 3.73-4)	Múltiplas massas císticas de baixa atenuação no fígado.	Distúrbio raro caracterizado por dilatação sacular segmentar dos ductos biliares intra-hepáticos em todo o fígado. Os segmentos císticos dilatados contêm bile e se comunicam livremente com a árvore biliar e uns com os outros, em contraste com a doença policística do fígado em que os cistos contêm um líquido seroso claro e não se comunicam com a árvore biliar ou outros cistos. Cerca de 80% dos pacientes têm rim em esponja medular associado.

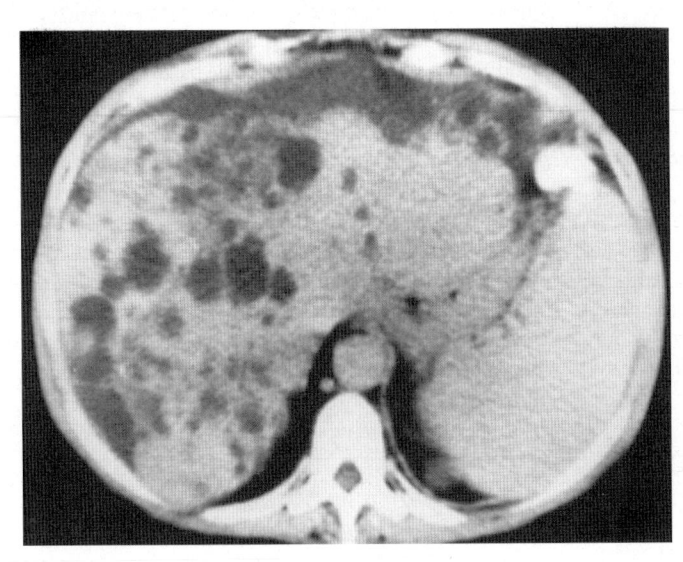

Fig. 3.73-3
Doença de fígado policístico. Inúmeras lesões transparentes de vários tamanhos em um fígado marcadamente aumentado. O paciente também tinha doença de rins policísticos grave.

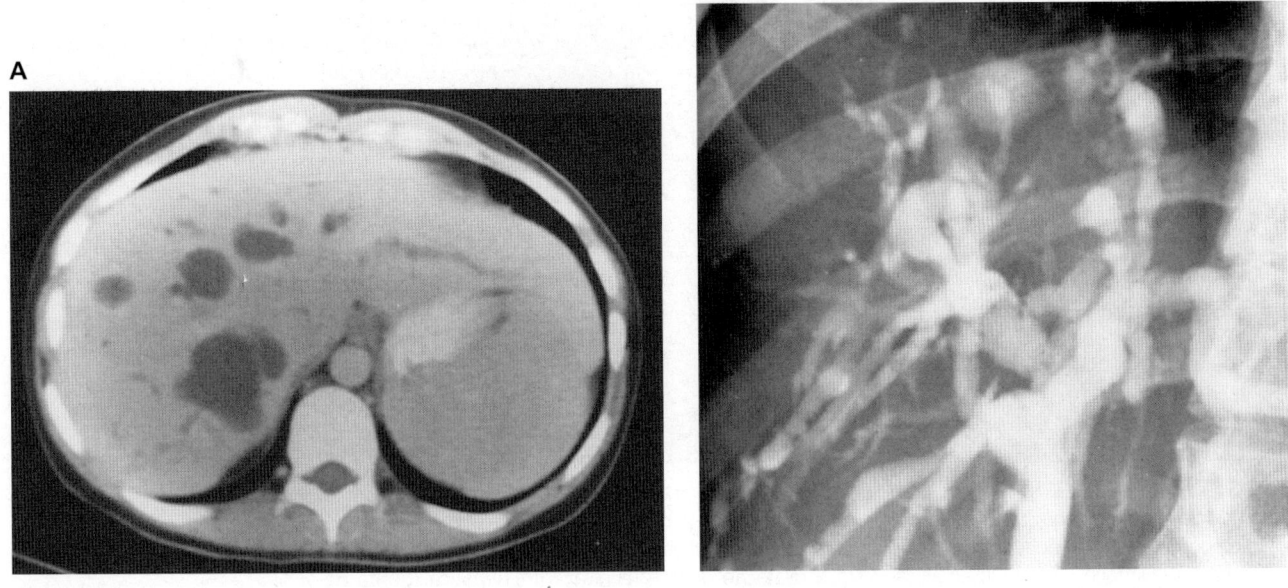

Fig. 3.73-4
Doença de Caroli. (A) Escaneamento de TC mostra massas císticas cheias de fluido no fígado. (B) Colangiograma mostra a dilatação característica dos ductos intra-hepáticos.

Condição	Achados de Imagem	Comentários
Cisto coledociano (Fig. 3.73-5)	Dilatação cística ou fusiforme do ducto colédoco.	Tríade clínica clássica de dor abdominal superior, massa e icterícia.
Abscesso		
Abscesso piogênico (Figs. 3.73-6 e 3.73-7)	Área homogênea nitidamente definida com uma atenuação usualmente maior que a de um cisto benigno, porém mais baixa que a de um neoplasma sólido. Nenhuma intensificação após injeção intravenosa de material de contraste, embora uma orla de tecido em torno da cavidade possa tornar-se mais densa que o fígado normal (também visto com um neoplasma necrótico).	Resulta de causas tão diversas como infecção ascendente pelo trato biliar (especialmente secundária a cálculos ou carcinoma no sistema ductal biliar extra-hepático), disseminação hematogênica pelo sistema venoso portal, septicemia generalizada com comprometimento do fígado por meio da circulação arterial hepática, extensão direta de infecção intraperitoneal e trauma hepático. Pode ser solitário ou multilocular (um abscesso único é usualmente localizado no lobo direito). A demonstração de gás em uma massa hepática de baixa densidade é altamente sugestiva de um abscesso.
Abscesso amebiano (Fig. 3.73-8)	Área homogênea nitidamente definida com uma atenuação usualmente maior que a de um cisto benigno, porém mais baixa que a de um neoplasma sólido. Nenhuma intensificação após injeção intravenosa de material de contraste, embora uma orla de tecido em torno da cavidade possa tornar-se mais densa que o fígado normal (também visto com um neoplasma necrótico).	Mais frequente complicação extracolônica da amebíase, ocorrendo em aproximadamente um terço dos pacientes com disenteria amebiana. Cerca de dois terços são solitários, com os restantes sendo múltiplos e muitas vezes coalescendo em um único grande abscesso hepático. Mais frequentemente localizado na porção posterior do lobo direito do fígado, uma vez que esta região recebe a maior parte do sangue que drena o cólon direito (onde as amebas tendem a se estabelecer) em virtude do efeito de formação de corrente no fluxo sanguíneo portal.

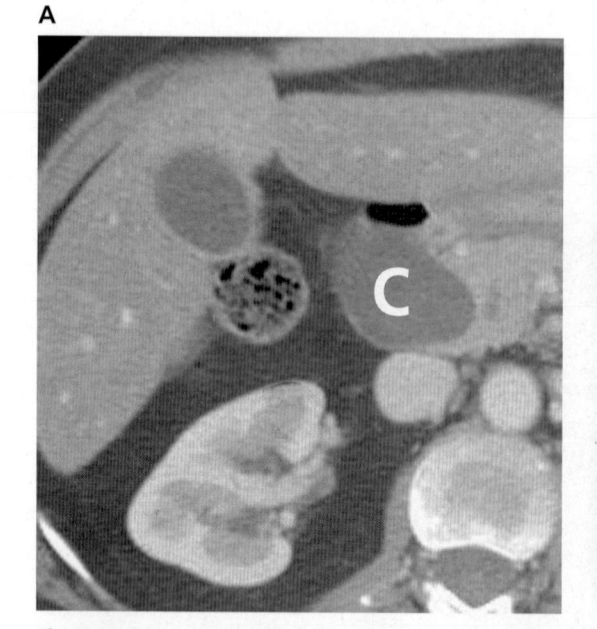

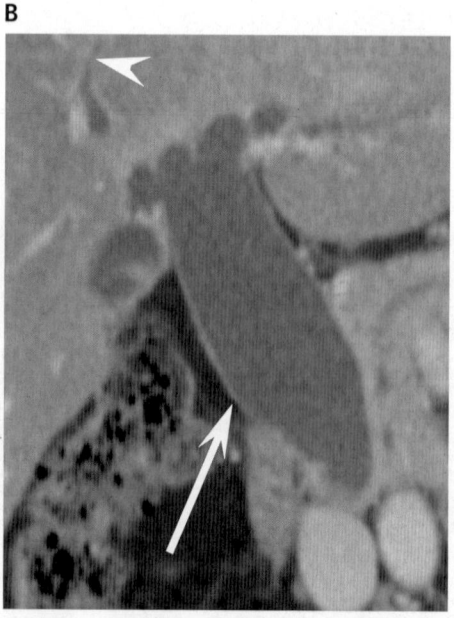

Fig. 3.73-5
Cisto coledociano. (A) TC com contraste mostra uma massa cística (C) que é bem demarcada em razão da dilatação da porção distal do ducto colédoco. (B) Imagem reformatada oblíqua coronal mostra dilatação fusiforme do ducto colédoco (seta). Observar também a dilatação da árvore biliar intra-hepática (ponta de seta).[115]

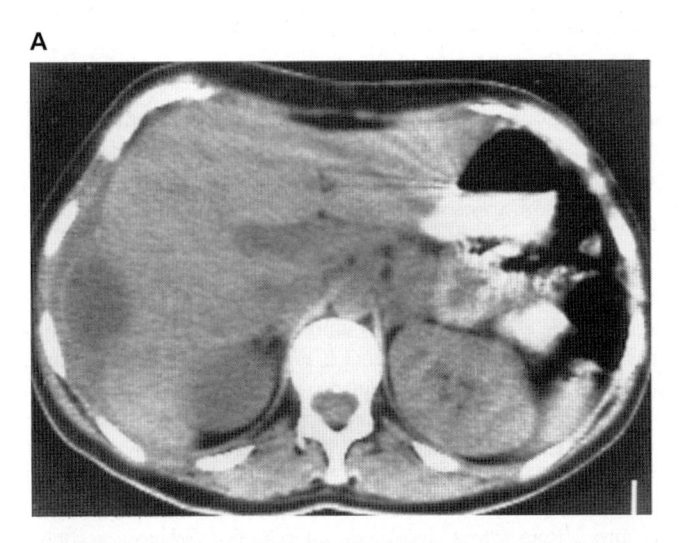

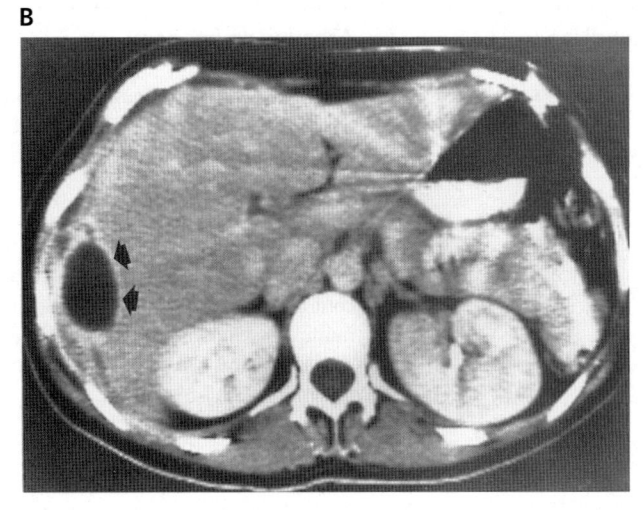

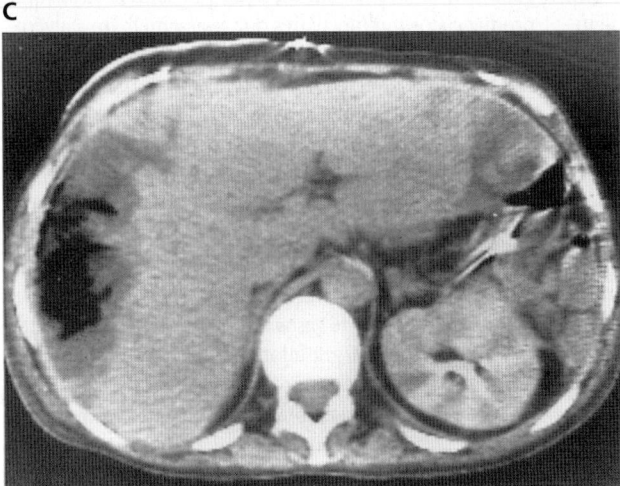

3.73 ■ MASSAS COM ATENUAÇÃO DIMINUÍDA FOCAL NO FÍGADO

Fig. 3.73-6
Abscesso hepático. (A) Escaneamento sem contraste mostra uma lesão única de baixa densidade com margens pouco definidas na periferia do fígado. (B) Depois da infusão de material de contraste, há intensificação de contraste em uma orla com as margens do abscesso vistas como uma linha branca (setas) de densidade mais alta que o fígado normal circundante. (C) Escaneamento de TC em outro paciente mostra uma grande coleção de gás em um abscesso piogênico no aspecto lateral do lobo direito do fígado.[116]

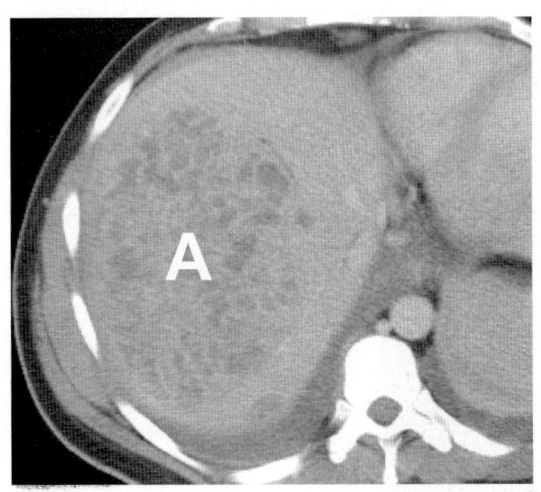

Fig. 3.73-7
Abscesso piogênico. Grande massa (A) no lobo direito do fígado que contém áreas de baixa atenuação refletindo liquefação incipiente.[117]

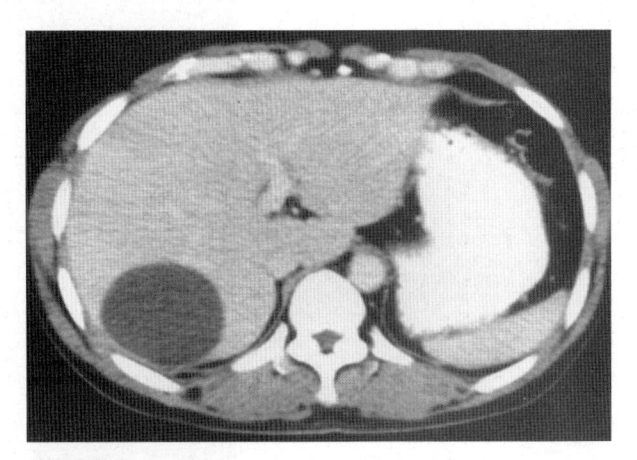

Fig. 3.73-8
Abscesso amebiano. Massa bem circunscrita com atenuação de líquido (compatível com um cisto simples) na porção posterior do lobo direito do fígado.[102]

Condição	Achados de Imagem	Comentários
Abscesso fúngico (Fig. 3.73-9)	Múltiplas lesões pequenas, arredondadas, de baixa atenuação, algumas das quais têm um foco central de mais alta densidade produzindo uma aparência de alvo.	Condição incomum que usualmente ocorre em pacientes com sistema imune comprometido (especialmente leucemia mielógena e linfocítica agudas). Os abscessos são usualmente dispersos bastante uniformemente por todo o fígado, baço e mesmo os rins.
Doença hidática (Fig. 3.73-10)	Grande massa bem definida de baixa atenuação com uma parede distinguível, usualmente com múltiplos septos internos. Calcificações periféricas grosseiras são comuns, do mesmo modo que múltiplos cistos-filhos.	Doença equinocócica é comum em regiões de criação de carneiros, onde os humanos são infectados pela ingestão de ovos da tênia *E. granulosus*, seja pela ingestão de alimento contaminado, seja pelo contato com cães. Embora o fígado filtre a maioria dos embriões resultantes, aqueles que não são destruídos se tornam cistos hidáticos hepáticos.
Echinococcus multilocularis (Fig. 3.73-11)	Múltiplas lesões irregulares mal definidas com baixa atenuação espalhadas pelo fígado. Calcificações irregulares e necrose central podem ser observadas.	Rara forma alveolar de infecção por *Echinococcus*, que produz cistos multiloculares que se assemelham a alvéolos e crescem por proliferações exógenas. Mais de 90% dos pacientes infectados têm comprometimento hepático. A aparência pode simular metástases ou abscessos piogênicos, embora diferentemente destas condições na infestação por *E. multilocularis* há pouca ou nenhuma intensificação de contraste (refletindo a pouca vascularização da lesão parasitária).
Esquistossomose (Fig. 3.73-12)	Um padrão patognomônico é a presença de septos calcificados, usualmente alinhados perpendicularmente à cápsula do fígado (aspecto de "casco de tartaruga" ou "dorso de tartaruga"). Outros achados comuns são calcificação capsular, incisuras ou depressões juncionais, um contorno hepático irregular e extensão de veias periportais para dentro do fígado resultando da fibrose e retração parenquimatosa.	Uma reação inflamatória aos ovos deste parasita, que se embolizam a partir de vasos intestinais para a veia porta, causa uma resposta granulomatosa que eventualmente leva à fibrose e hipertensão pré-sinusoidal. Os próprios ovos não sobrevivem e podem subsequentemente calcificar. Infecção crônica resulta em cirrose e um risco aumentado de desenvolvimento de carcinoma hepatocelular.

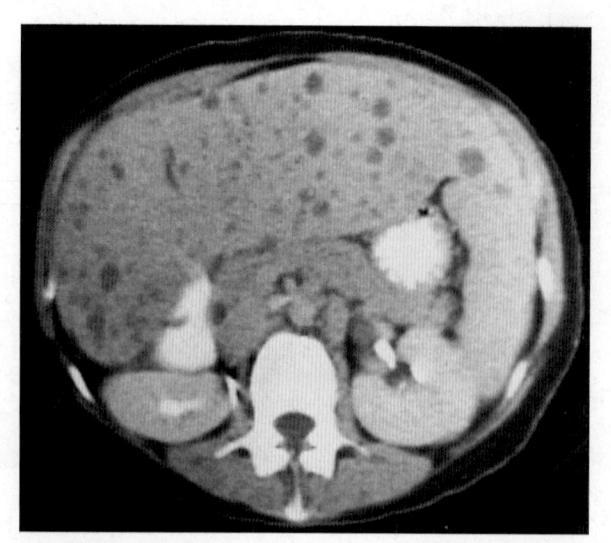

Fig. 3.73-9
Abscessos fúngicos. Numerosas lesões de baixa densidade em um fígado maciçamente aumentado representando abscessos múltiplos contendo *Candida albicans*.[98]

Fig. 3.73-10
Doença hidática. (A) Cisto unilocular com atenuação de água com um padrão anular de calcificação. (B) Múltiplos cistos-filhos na sua localização periférica típica dentro do cisto-mãe (setas). Há calcificação parcial do pericisto. (C) Área circular densa de atenuação aumentada dentro do cisto representa membranas parasitárias destacadas e colapsadas (setas).[118]

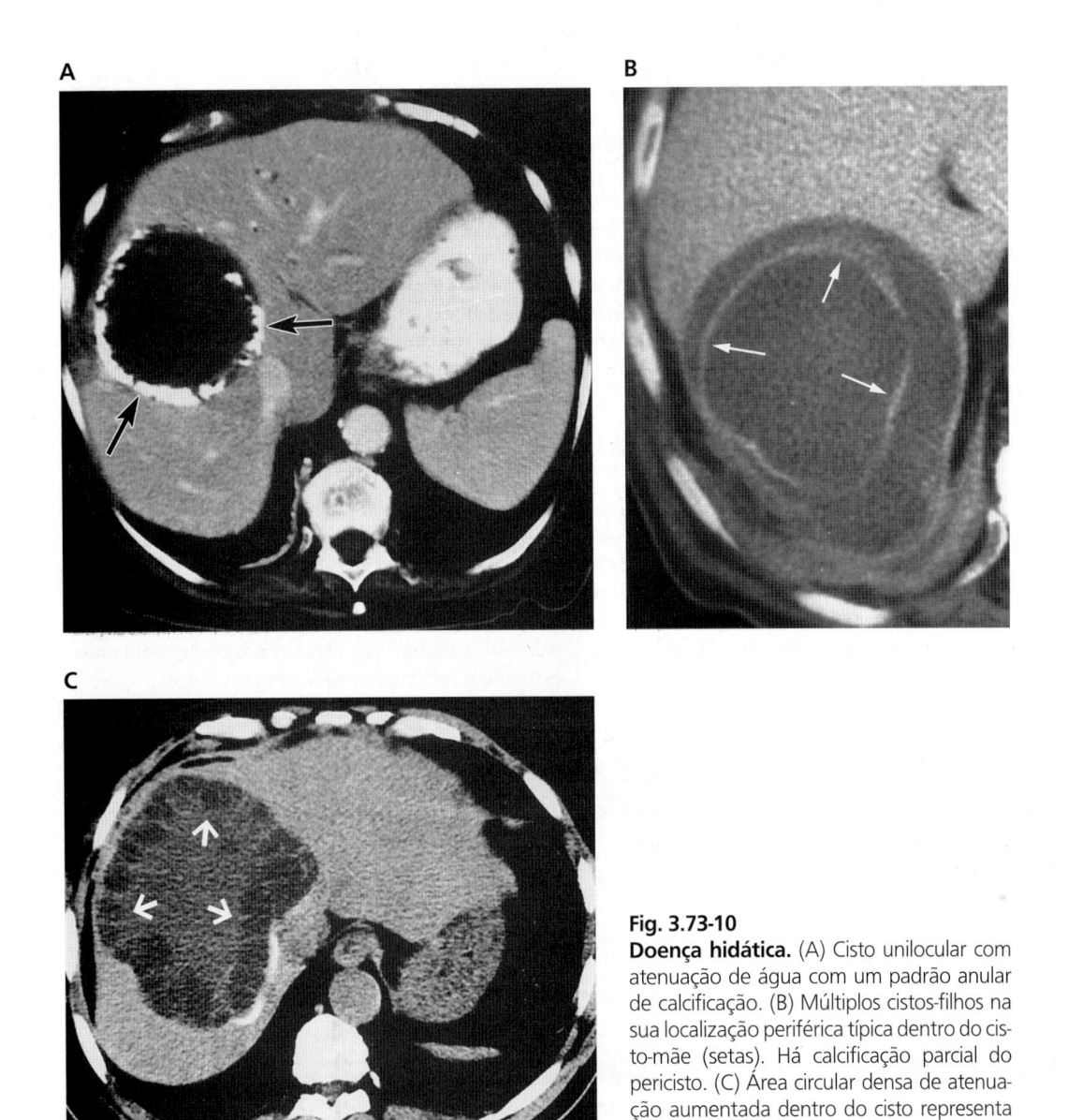

Fig. 3.73-11
Echinococcus multilocularis. Escaneamentos (A) sem intensificação de contraste e (B) com contraste intensificado demonstram uma grande lesão hipoatenuada irregular com calcificações pontilhadas densas, que são vistas mais claramente na imagem não contrastada. Notar o pouco contraste da lesão.[119]

Condição	Achados de Imagem	Comentários
Tuberculose (Fig. 3.73-13)	Múltiplas lesões de baixa atenuação em escaneamentos com e sem material de contraste.	Há frequentemente massas semelhantes no baço. Tuberculose miliar do fígado é comum, mas usualmente não é detectada no Imagem.
Fasciolíase (Fig. 3.73-14)	Coleções de microabscessos dispostos de uma maneira característica semelhante a um trato, usualmente na região subcapsular. Uma grande lesão necrótica semelhante a um cisto também pode ocorrer.	Infestação pelo tremátodeo hepático que infecta bovinos e ovinos e compromete humanos, como hospedeiros acidentais, quando eles ingerem água ou plantas aquáticas contaminadas com metacercárias, que mais tarde penetram a parede intestinal e migram através da cavidade peritoneal para o fígado depois de penetrarem a cápsula de Glisson.
Neoplasma Hemangioma cavernoso (Fig. 3.73-15)	Área bem circunscrita de baixa atenuação. Depois da injeção de um bolo de material de contraste, a periferia da lesão se tona hiperdensa; escaneamentos seriados mostram um bordo de contraste avançando centripetamente à medida que a área central de baixa densidade se torna progressivamente menor.	O tumor benigno mais comum do fígado. Usualmente único, pequeno e assintomático e encontrado incidentalmente na cirurgia ou necropsia ou durante um procedimento radiográfico não relacionado. Grandes hemangiomas sintomáticos podem apresentar-se como massas palpáveis, e ruptura espontânea infrequentemente causa hemorragia intraperitoneal de grande volume.

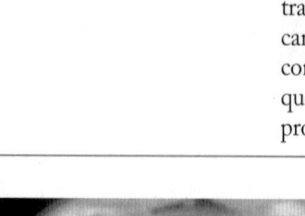

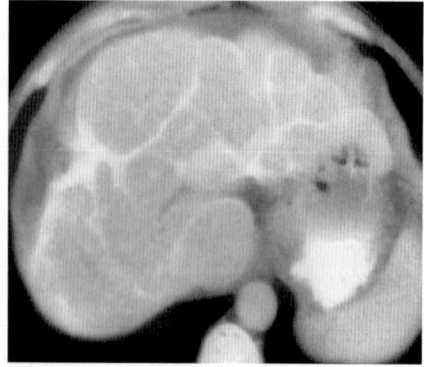

Fig. 3.73-12
Esquistossomose. Calcificações pericapsulares e periportais características, que conferem ao fígado uma aparência de casco de tartaruga.[119]

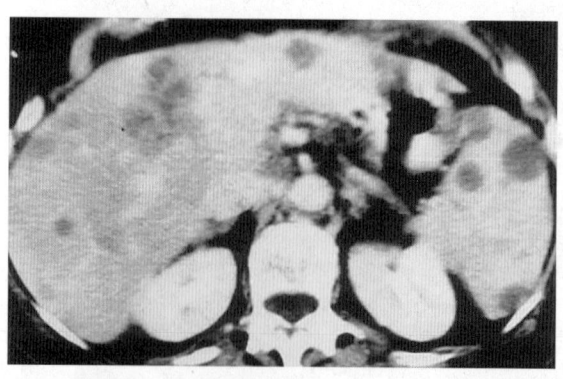

Fig. 3.73-13
Tuberculose. Múltiplas áreas de baixa atenuação de variável tamanho no fígado e baço. Os achados de imageamento não são específicos, e assim biópsia é necessária sempre que esta doença for suspeitada.[119]

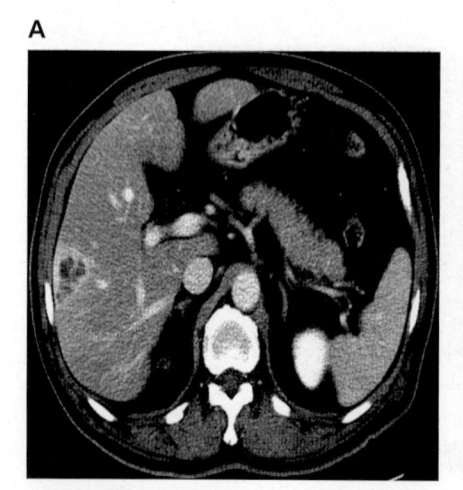

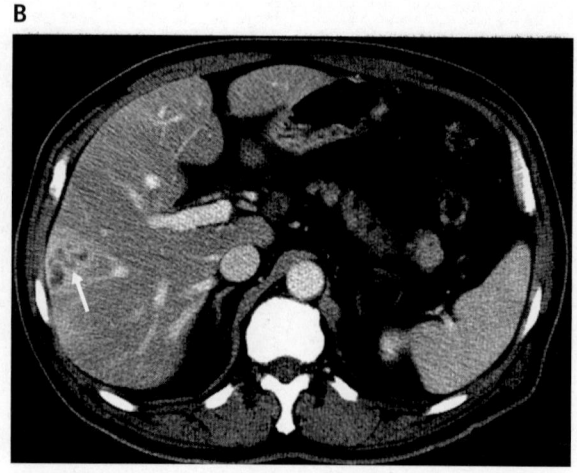

Fig. 3.73-14
Fasciolíase. (A, B) Escaneamentos com contraste mostram lesões de baixa atenuação agregadas com contraste periférico na área subcapsular do lobo hepático direito. Notar a lesão característica semelhante a um trato disforme (trato escavado) em B (setas).[120]

3.73 ■ MASSAS COM ATENUAÇÃO DIMINUÍDA FOCAL NO FÍGADO

Condição	Achados de Imagem	Comentários
Adenoma (Fig. 3.73-16)	Massa de baixa densidade ou quase isodensa que demonstra um grau variável de intensificação de contraste. Hemorragia recente aparece como uma área central de atenuação aumentada, enquanto um episódio remoto de sangramento pode produzir uma área central de baixa atenuação, refletindo um hematoma em evolução ou necrose celular central.	Lesão benigna que é geralmente solitária e composta inteiramente por hepatócitos sem células de Kupffer. O tumor tem uma forte associação hormonal e mais frequentemente se desenvolve em mulheres que tomam anticoncepcionais orais. Quando o tumor ocorre em homens, pode ser associado à terapia hormonal de carcinoma da próstata. Hemorragia espontânea, às vezes de proporções ameaçando a vida, é relativamente comum.

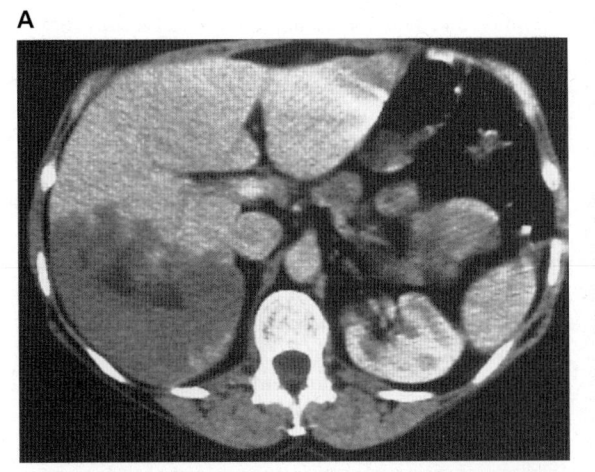

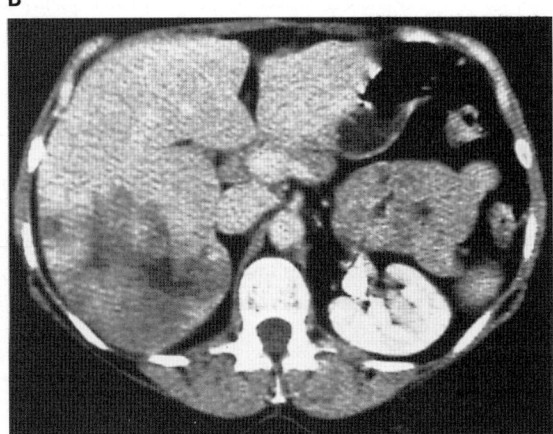

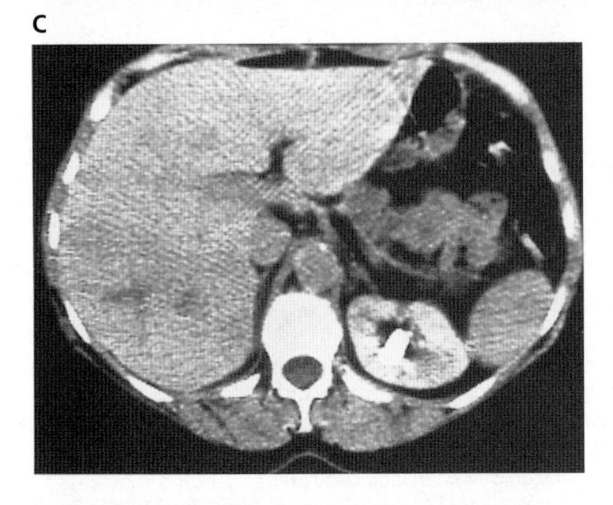

Fig. 3.73-15
Hemangioma cavernoso. (A) Escaneamento inicial após uma injeção de um bolo de material de contraste demonstra uma grande lesão de baixa densidade no segmento posterior do lobo direito do fígado.[121] (B e C) Escaneamentos retardados mostram intensificação progressiva da lesão até que ela se torna aproximadamente isodensa com parênquima hepático normal.

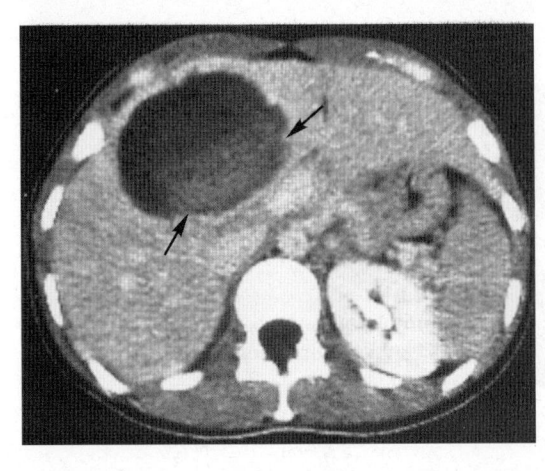

Fig. 3.73-16
Adenoma. Grande massa de baixa densidade no fígado. Observar a área de mais alta densidade (setas), que representa um coágulo sanguíneo, ao longo do aspecto posterior da lesão.

3 ▪ PADRÕES GASTROINTESTINAIS

Condição	Achados de Imagem	Comentários
Hiperplasia nodular focal (Fig. 3.73-17)	Massa com baixa atenuação não específica que muitas vezes demonstra intensificação de contraste substancial após injeção intravenosa de material de contraste. Cicatriz central pode ocasionalmente ser suficientemente grande para aparecer como uma área estrelada de densidade relativamente baixa em uma massa geralmente contrastada.	Entidade controversa que provavelmente representa um tumor benigno incomum do fígado composto por hepatócitos e células de Kupffer normais. O aspecto morfológico característico é uma cicatriz fibrosa estrelada central com septos radiados perifericamente, que dividem a massa em lóbulos. Frequentemente em uma localização subcapsular, ou pedunculado ao longo da margem inferior do fígado (infrequentemente situado na profundidade do parênquima hepático). A captação normal de ^{99m}Tc-enxofre coloidal virtualmente exclui outros neoplasmas que não contêm células de Kupffer.
Angiomiolipoma (Fig. 3.73-18)	Aparência variável dependendo da quantidade de gordura intratumoral.	Tumor mesenquimal benigno não encapsulado composto por variáveis proporções de células musculares lisas, vasos sanguíneos de paredes espessas e tecido adiposo maduro. Ocorrendo mais comumente nos rins, angiomiolipoma é raro no fígado.
Hemangioendotelioma (Fig. 3.73-19)	Múltiplas massas bem demarcadas de atenuação diminuída. Depois de uma injeção de um bolo de material de contraste, há contraste precoce das lesões, que podem ser isodensas com fígado normal em imagens retardadas.	A mais comum lesão hepática que produz sintomas durante a lactância (a vasta maioria destes tumores se apresenta antes de 6 meses de idade). Embora geralmente considerado benigno, houve raros relatos de metástases distantes. Extensa *shuntagem* arteriovenosa na lesão pode levar à insuficiência cardíaca congestiva de alto débito. Pode raramente ocorrer em adultos com exposição de longa duração a cloreto de vinila ou que receberam Thorotrast.

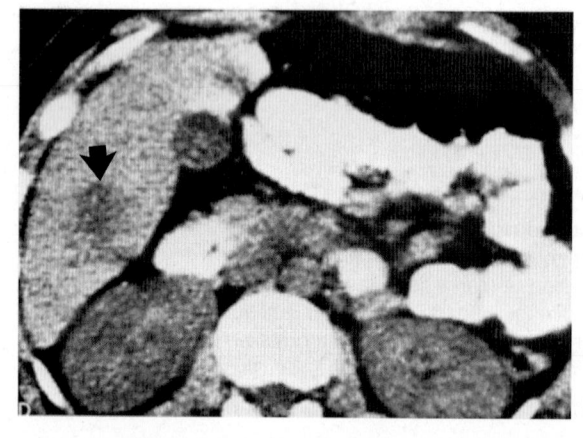

Fig. 3.73-17
Hiperplasia nodular focal. Escaneamento não contrastado mostra uma área de baixa atenuação (seta) que é indistinguível de um neoplasma hepático primário ou secundário. A lesão se tornou isodensa após a administração de material de contraste.[122]

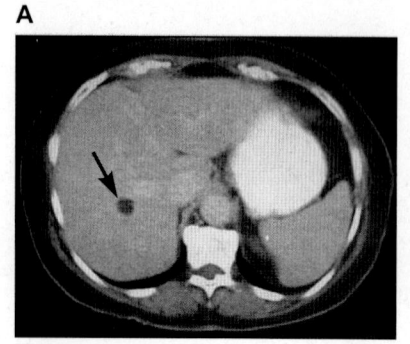

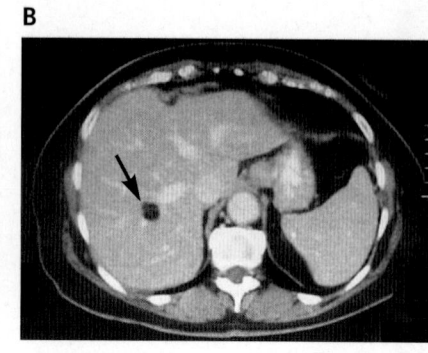

Fig. 3.73-18
Angiomiolipoma. Massa hepática bem definida (setas) com a atenuação de gordura.[123]

Condição	Achados de Imagem	Comentários
Hamartoma	Aspecto variável, que vai desde uma única massa grande hipoatenuante com septos internos até múltiplas pequenas lesões simulando metástases.	Malformação hepática benigna consistindo em coleções desordenadas focais de ductos biliares rodeados por abundante estroma fibroso.
Carcinoma hepatocelular primário (Figs. 3.73-20 e 3.73-21)	Massas sólidas isoladas ou múltiplas com baixa atenuação. Intensificação de contraste denso, difuso, não uniforme.	Nos Estados Unidos, carcinoma hepatocelular primário ocorre mais comumente em pacientes com doença hepatocelular difusa subjacente, especialmente cirrose alcoólica ou pós-necrótica. Extremamente comum na África e Ásia, onde este tumor pode responsabilizar-se por até um terço de todos os tipos de malignidades. Diferentemente de metástases, o carcinoma hepatocelular primário tende a ser solitário ou produzir um pequeno número de lesões. A demonstração de uma ou algumas grandes lesões focais em associação a um padrão de cirrose generalizada sugere fortemente este diagnóstico. O pulmão, linfonodos abdominais e osso são os mais comuns locais extra-hepáticos de carcinoma hepatocelular metastático. Lesões extra-hepáticas incidentais detectadas em TC em locais menos comuns (cérebro, trato gastrointestinal) em pacientes sem metástases conhecidas improvavelmente representarão doença metastática.
Outros neoplasmas primários (Figs. 3.73-22 a 3.73-25)	Vários padrões.	Carcinoma fibrolamelar (cicatriz central característica); colangiocarcinoma (frequentemente áreas densas de calcificação); cistadenoma/cistadenocarcinoma biliar; angiossarcoma (história de exposição a Thorotrast; sarcoma indiferenciado (embrionário).
Metástases (Figs. 3.73-26 e 3.73-27)	Massas isoladas ou, mais comumente, múltiplas massas de baixa densidade adjacentes a parênquima hepático contrastando normalmente depois da administração de material de contraste. Metástases podem raramente ter um valor de atenuação mais alto que o do parênquima hepático (em razão da calcificação difusa, hemorragia recente ou infiltração gordurosa do tecido hepático circundante).	De longe o tumor maligno mais comum que compromete o parênquima hepático. Metástases císticas (sarcoma, melanoma, carcinoma do ovário e do cólon) podem simular estritamente cistos benignos, embora ele frequentemente tenham paredes um pouco desgrenhadas e irregulares. Depósitos pontilhados amorfos de calcificação em uma área de densidade diminuída podem ser vistos em metástases de tumores produtores de mucina (carcinomas do trato gastrointestinal).

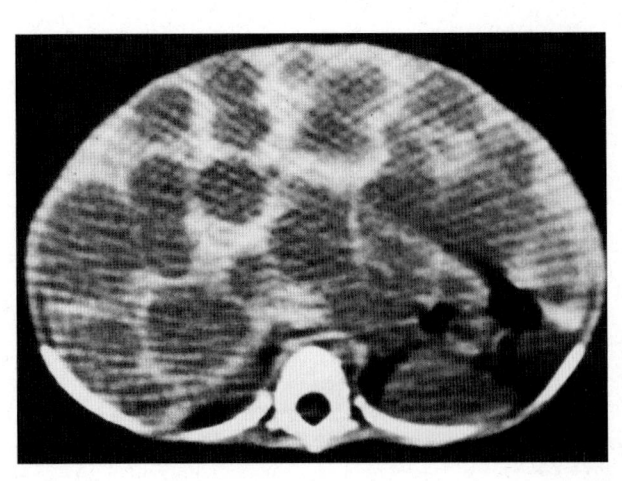

Fig. 3.73-19
Hemangioendotelioma hepático infantil. Múltiplas massas arredondadas hipotensas em todo o fígado. Em um escaneamento retardado pós-contraste, todas as lesões se tornaram isodensas ao fígado circunvizinho.[124]

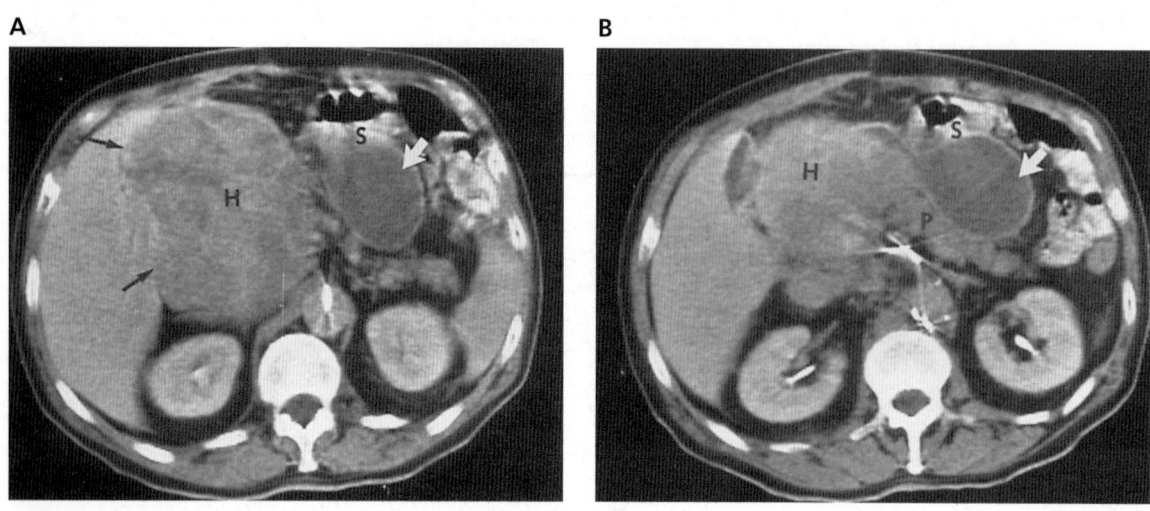

Fig. 3.73-20
Carcinoma hepatocelular primário. (A) Enorme massa com um valor de atenuação ligeiramente menor que o do fígado normal. As setas pretas apontam a interface hepatoma (H) – fígado normal. Incidental digno de nota é um pseudocisto pancreático (seta branca) no saco menor entre o estômago (S) e o pâncreas. (B) Em um corte ligeiramente mais baixo, há ausência do plano de gordura rodeando a cabeça do pâncreas (P), indicando invasão do pâncreas pelo tumor.

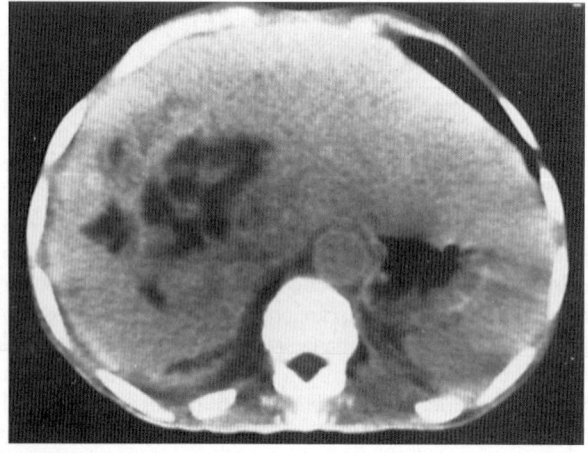

Fig. 3.73-21
Carcinoma hepatocelular primário. Múltiplas massas com baixa atenuação no fígado.

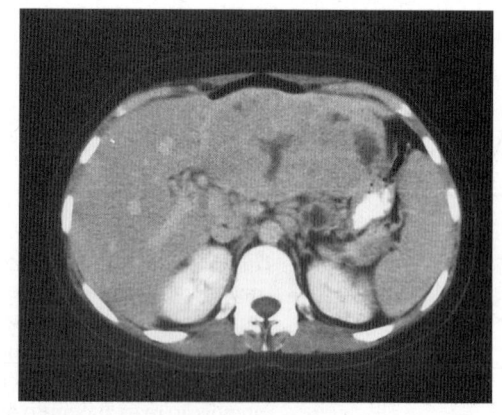

Fig. 3.73-22
Carcinoma fibrolamelar. Escaneamento com uso de contraste mostra uma massa lobulada, solitária, com baixa atenuação, no segmento lateral do lobo esquerdo com calcificação pontilhada e cicatriz estrelada central. Notar a metástase retroperitoneal.[104]

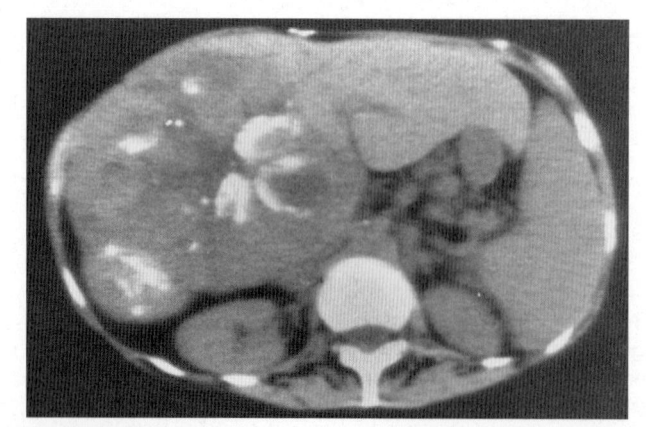

Fig. 3.73-23
Colangiocarcinoma. Grande massa lobulada contendo múltiplas grandes áreas densas, volumosas, de calcificação. Observar as áreas centrais de atenuação diminuída correspondendo à fibrose.[105]

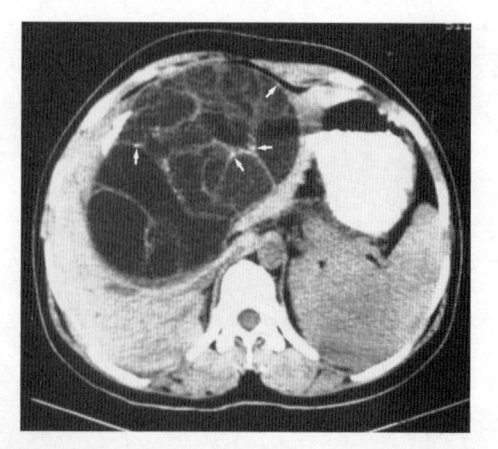

Fig. 3.73-24
Cistadenoma biliar. Escaneamento não contrastado mostra uma massa hepática bem definida, ovoide, com baixa atenuação, com múltiplas septações internas. Múltiplas calcificações (setas) são vistas ao longo da parede e septos internos.[96]

3.73 ■ MASSAS COM ATENUAÇÃO DIMINUÍDA FOCAL NO FÍGADO

Condição	Achados de Imagem	Comentários
Sarcoma de Kaposi (Fig. 3.73-28)	Múltiplos nódulos com baixa atenuação com aumento irregular do hilo e ramos portais periféricos. A maioria dos nódulos demonstra intensificação de contraste em escaneamentos retardados. Achados semelhantes podem ser vistos no baço.	O mais comum neoplasma intra-hepático em pacientes com AIDS. As manifestações cutâneas do sarcoma de Kaposi são usualmente evidentes e ajudam a diferenciar a aparência do Imagem de metástases, microabscessos fúngicos ou hemangiomas múltiplos.
Linfoma (Fig. 3.73-29)	Múltiplas massas focais de atenuação diminuída, frequentemente associadas à linfadenopatia.	Comprometimento secundário do fígado é comum, embora TC seja relativamente insensível para detectar os focos geralmente pequenos. Infiltração linfomatosa difusa é geralmente isodensa.

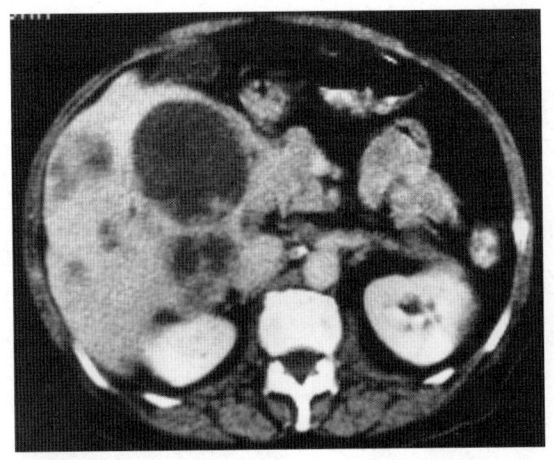

Fig. 3.73-25
Angiossarcoma. Escaneamento com contraste intensificado mostra múltiplas lesões com baixa atenuação em um paciente com exposição prévia a Thorotrast.[125]

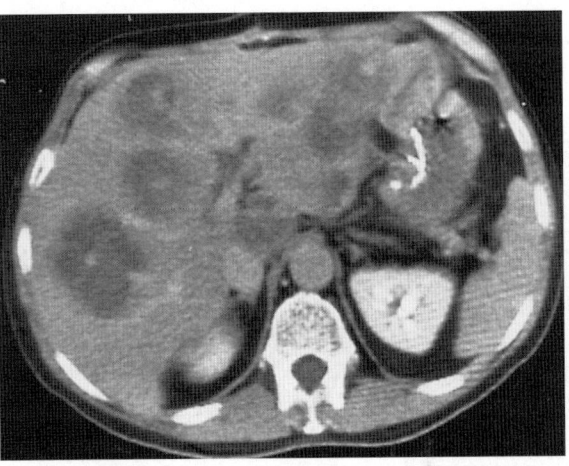

Fig. 3.73-26
Metástases. Múltiplas metástases de baixa densidade com centros de alta densidade.

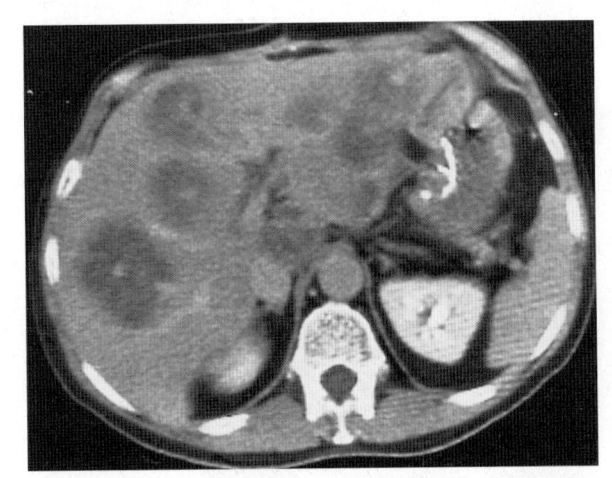

Fig. 3.73-27
Metástases. Várias lesões grandes, de baixa densidade, enchendo grande parte do fígado. Embora estas lesões simulem cistos benignos, suas paredes são um bocado irregulares e esfiapadas.

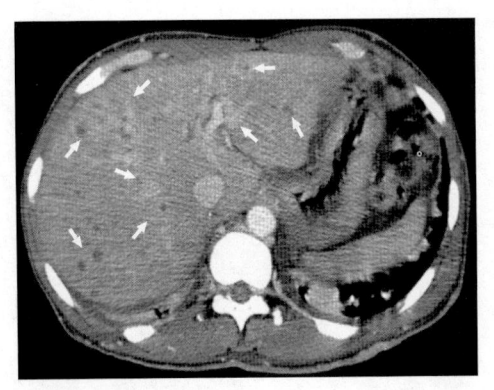

Fig. 3.73-28
Sarcoma de Kaposi. Múltiplos nódulos mal definidos hepáticos, portais, periféricos (setas), em um paciente com doença AIDS-relacionada disseminada. Alguns dos nódulos mostram hipoatenuação, enquanto outros mostram intensificação.[121]

Condição	Achados de Imagem	Comentários
Trauma		
Hematoma subcapsular (Fig. 3.73-30)	Coleção fluida bem marginada, crescêntica ou lenticular, localizada imediatamente abaixo da cápsula hepática. Atenuação variável dependendo da sua idade e composição.	Pode ser o resultado de trauma abdominal fechado ou penetrante ou uma complicação de cirurgia, colangiografia percutânea, biópsia, portografia ou procedimentos de drenagem biliar. Hematomas geralmente têm alta atenuação durante os primeiros dias, e a seguir diminuem gradualmente ao longo de várias semanas até se tornarem lesões de baixa densidade.
Hematoma intra-hepático (Fig. 3.73-31)	Massa redonda ou oval de atenuação variável dependendo da sua idade e composição.	Hematomas geralmente têm alta atenuação durante os primeiros dias, a seguir diminuem gradualmente durante várias semanas para se tornarem lesões de baixa densidade. Sedimentação gravitacional de detritos celulares pode produzir uma interface líquido-líquido na massa.

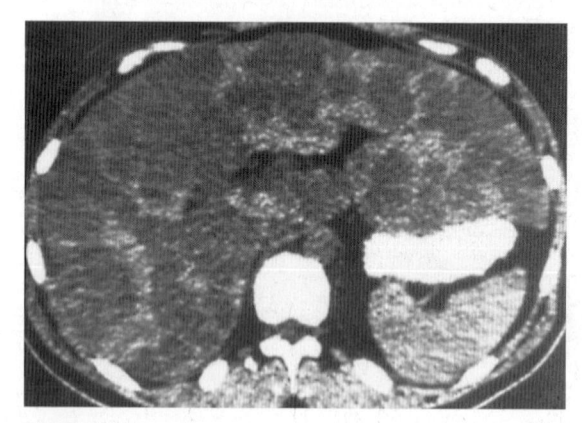

Fig. 3.73-29
Linfoma. Múltiplos nódulos estão dispersos por todo o fígado.[126]

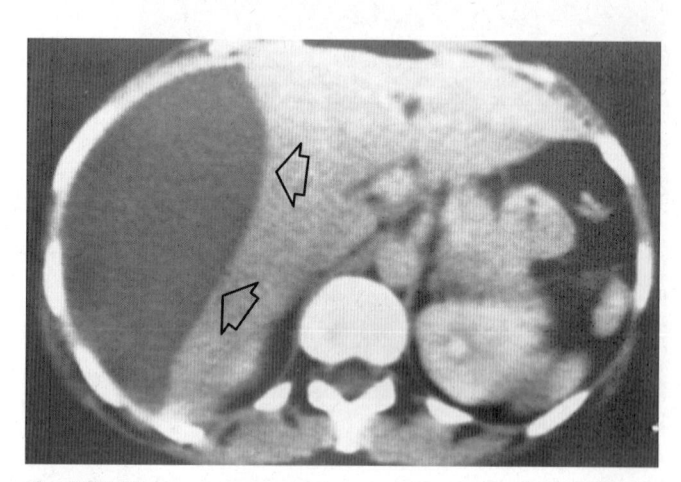

Fig. 3.73-30
Hematoma subcapsular. Área elíptica bem circunscrita com densidade de baixa atenuação (setas) na periferia do lobo direito do fígado. O paciente tinha sofrido trauma fechado do abdome superior 2 semanas antes.

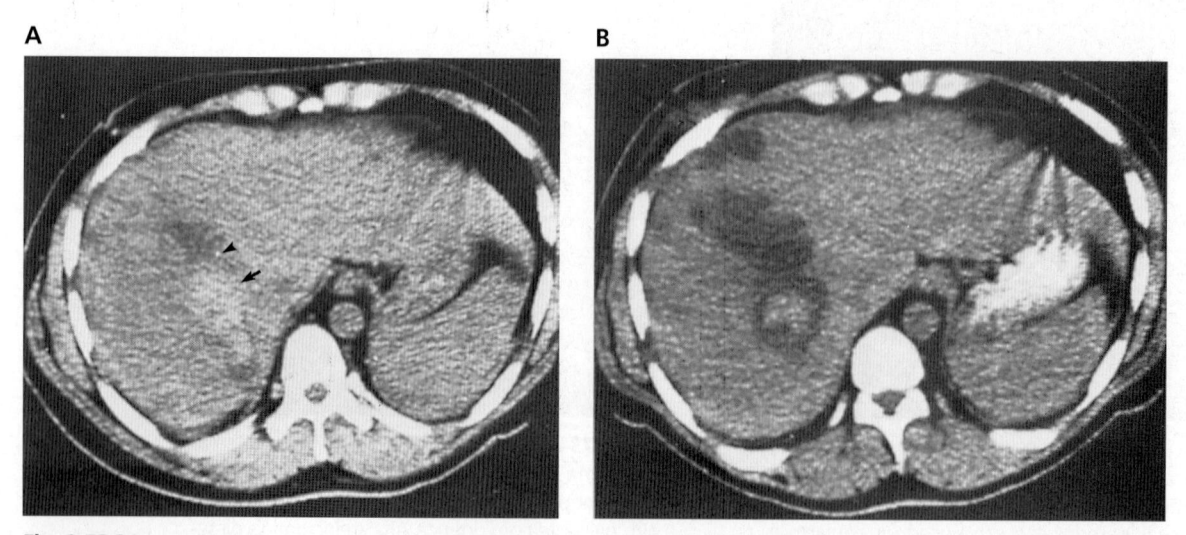

Fig. 3.73-31
Hematoma intra-hepático. O paciente tinha sofrido uma ferida a tiro do fígado que não foi apreciada no momento da laparotomia. (A) Escaneamento com TC mostra o fragmento de bala (ponta de seta) em uma coleção de densidade mista baixa e alta. A área de alta densidade (seta) representa sangue coagulado. (B) Uma semana mais tarde, o hematoma é maior e de mais baixa densidade.[89]

3.73 ■ MASSAS COM ATENUAÇÃO DIMINUÍDA FOCAL NO FÍGADO

Condição	Achados de Imagem	Comentários
Laceração do parênquima (Fig. 3.73-32)	Fenda irregularmente configurada ou massa de baixa atenuação que frequentemente se estende até a periferia do fígado e pode ter um padrão ramificado assemelhando-se superficialmente a ductos biliares dilatados.	Pequenos focos hiperdensos, representando sangue coagulado, são frequentemente detectados no local maior de baixa densidade de um coágulo lisado e parênquima danificado. Hemorragia e coágulo recentes têm densidade mais alta do que hematomas mais antigos que amadureceram.
Bilioma (Fig. 3.73-33)	Massa de baixa atenuação.	Coleção intra-hepática ou extra-hepática de bile proveniente da ruptura traumática da árvore biliar.
Afastamento intraoperatório	Lesão nitidamente marginada de hipoatenuação em forma de cunha no segmento lateral do lobo esquerdo do fígado.	A localização da lesão corresponde ao local da colocação do afastador durante cirurgia. O aspecto em TC mais provavelmente é secundário à contusão ou necrose hepática focal pela compressão pelo afastador cirúrgico.
Lesão de irradiação (Fig. 3.73-34)	Banda nitidamente definida de densidade diminuída no fígado correspondendo à porta de irradiação.	Baixa atenuação na área irradiada reflete a combinação histológica de congestão panlobular, hemorragia em evolução e transformação gordurosa. Pode, se tornar aparente dias a meses depois da radioterapia (> 3.500 rads). Geralmente um fenômeno transitório que não é observado em escaneamentos de acompanhamento até vários meses depois da descoberta inicial.
Extensão intra-hepática de pseudocisto pancreático (Fig. 3.73-35)	Massa cística intra-hepática redonda de baixa densidade ou transparências menores, circulares ou tubulares simulando ductos biliares dilatados (extensão de pseudocistos ao longo de tratos portais).	A parede do pseudocisto é inicialmente formada por qualquer estrutura de tecido que primeiro limite seu alastramento. Gradualmente, a reação inflamatória evocada encapsula o conteúdo do pseudocisto com tecido de granulação e a seguir com uma parede fibrosa (pseudocisto maduro).
Infiltração gordurosa focal (Fig. 3.73-36)	Massas isoladas ou múltiplas com baixa atenuação simulando metástases.	Diferentemente de metástases, depósitos gordurosos focais usualmente não causam anormalidades de contorno local, e os ramos das veias portais e hepáticas correm normalmente através deles.

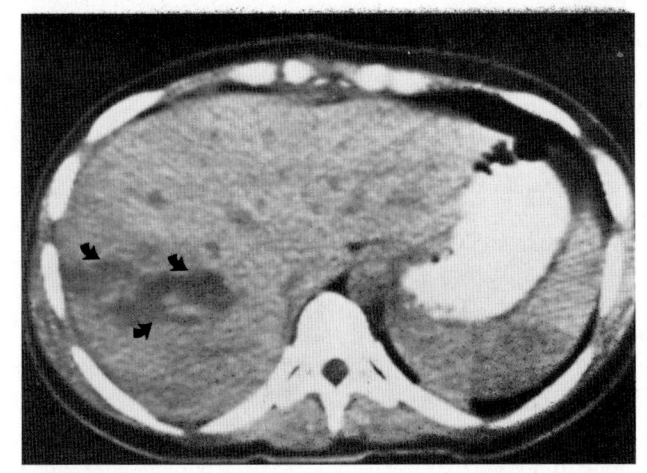

Fig. 3.73-32
Laceração hepática. Escaneamento com TC após trauma fechado mostra um plano de baixa densidade irregular (setas) passando através do lobo direito do fígado.[89]

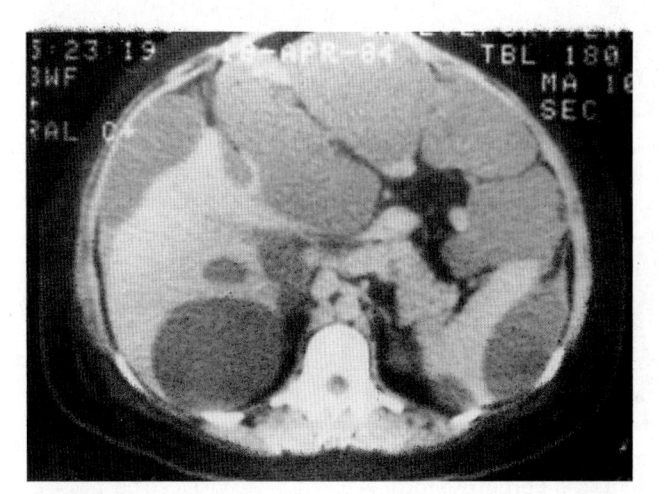

Fig. 3.73-33
Bilioma. Múltiplas lesões de baixa atenuação intra-hepáticas e extra-hepáticas após ruptura traumática da árvore biliar e peritonite biliar.

3 ■ PADRÕES GASTROINTESTINAIS

Condição	Achados de Imagem	Comentários
Infarto hepático (Fig. 3.73-37)	Área em forma de cunha, bem circunscrita, periférica, de baixa atenuação que é mais bem vista em escaneamentos intensificados com contraste.	Relativamente incomum por causa do duplo suprimento sanguíneo do fígado (artéria hepática, veia porta) e da tolerância dos hepatócitos a baixas concentrações de oxigênio.
Cisto coledociano (Fig. 3.73-38)	Massa(s) cística focal.	Embora eles principalmente envolvam a árvore biliar extra-hepática, dilatação dos ductos biliares intra-hepáticos pode ocorrer.

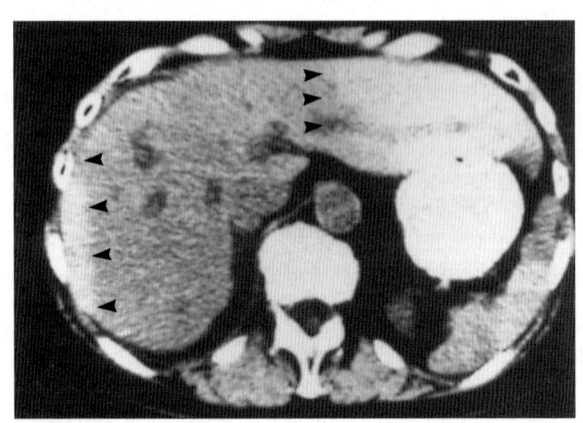

Fig. 3.73-34
Lesão de irradiação. Região bem demarcada de baixa atenuação correspondendo à porta de tratamento (pontas de seta).[127]

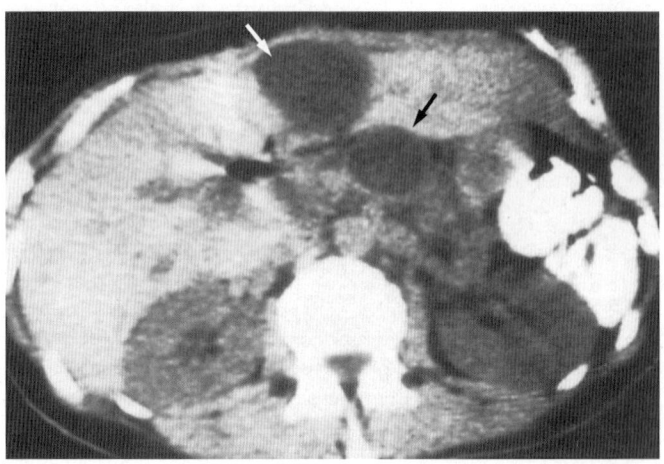

Fig. 3.73-35
Extensão intra-hepática de pseudocisto pancreático. A área de atenuação diminuída na região do ligamento falciforme (seta branca) é vista em associação a um pseudocisto no corpo do pâncreas (seta preta).[128]

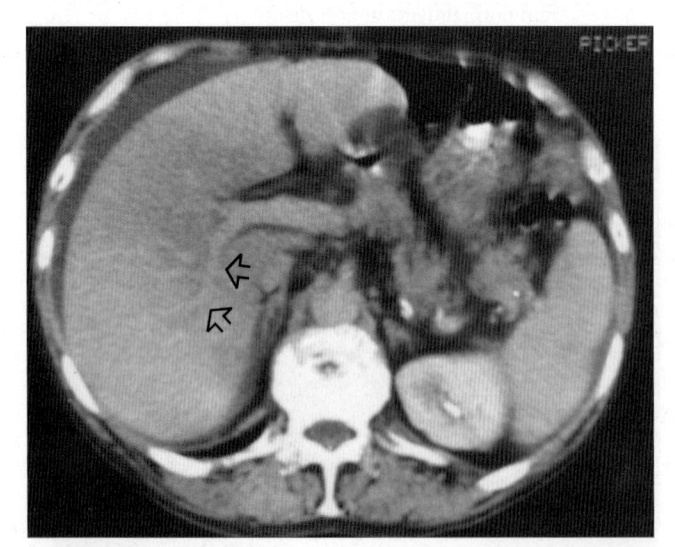

Fig. 3.73-36
Infiltração gordurosa focal. A ausência de um efeito de massa é vista pela ausência de anormalidade de contorno e pelo trajeto inafetado de um ramo da veia porta através da área de infiltração gordurosa focal (setas). Observar que as margens da lesão são pouco definidas neste paciente.[108]

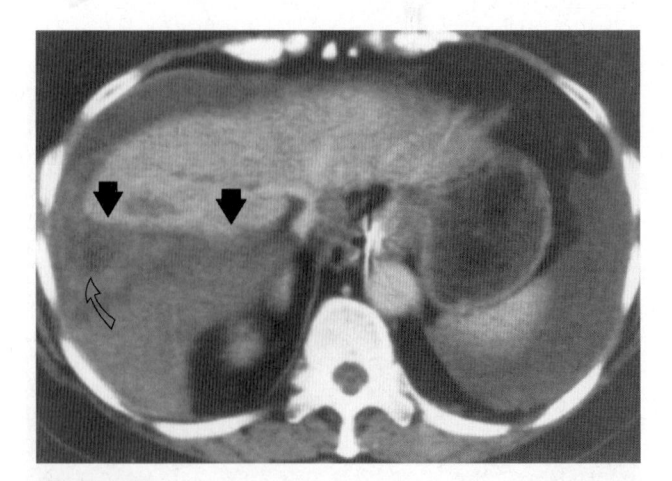

Fig. 3.73-37
Infarto hepático. Lesão bem demarcada, em forma de cunha não contrastando no lobo hepático direito posterior com componentes periféricos de baixa atenuação (setas retas). Regiões de baixa atenuação periféricas (seta curva) poderiam representar acumulações focais de bile e fígado necrótico. Notar a presença de ascite.[129]

Condição	Achados de Imagem	Comentários
Sarcoidose (Fig. 3.73-39)	Granulomas coalescentes podem aparecer como múltiplos nódulos de baixa atenuação.	Múltiplos nódulos hepáticos são facilmente tomados erradamente por doenças mais comuns, incluindo metástases e linfoma. Comprometimento simultâneo do baço é muitas vezes visto.
Amiloidose (Fig. 3.73-40)	Áreas inespecíficas de atenuação diminuída (muitas vezes comprometimento concomitante do baço).	Amiloide frequentemente causa infiltração e aumento hepáticos, mas raramente resulta em doença hepática importante.

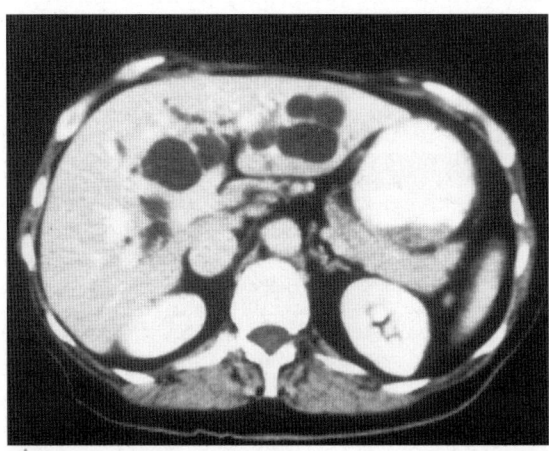

Fig. 3.73-38
Cisto coledociano. Escaneamento usando contraste mostra dilatação de ductos biliares intra-hepáticos simulando múltiplas massas císticas.[130]

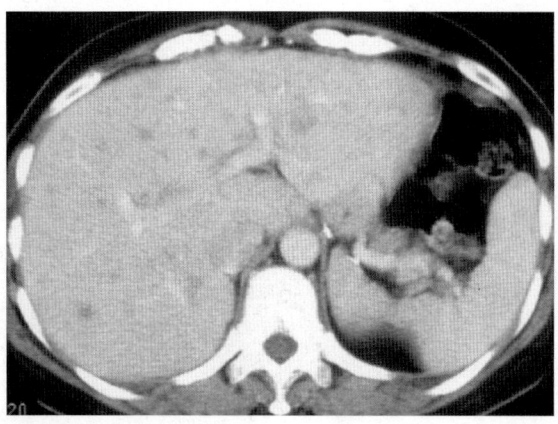

Fig. 3.73-39
Sarcoidose. Múltiplos nódulos irregulares de tamanho variável.[131]

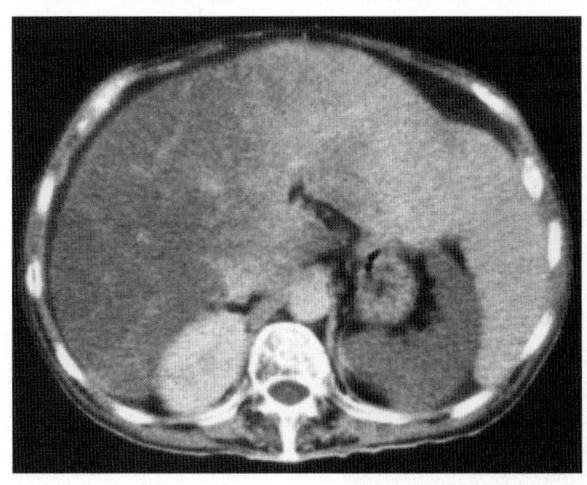

Fig. 3.73-40
Amiloidose. Escaneamento intensificado com contraste mostra área de baixa atenuação no lobo direito. Observar que vasos portais e hepáticos não desviados correm através da massa de baixa atenuação, sugerindo uma etiologia infiltrativa em vez de neoplásica.[132]

3.74 ■ Lesões Hepáticas Focais Que Hipercontrastam

Condição	Comentários
Fase arterial Carcinoma hepatocelular (Fig. 3.74-1)	Na fase arterial inicial, as áreas não necróticas de um carcinoma hepatocelular aparecem hiperdensas, do mesmo modo que qualquer cápsula que se contrasta. Isto é geralmente um fenômeno transitório, e a lesão rapidamente se torna isodensa ou hipodensa. Infrequentemente, estes tumores persistem como lesões hipercontrastantes durante a fase venosa portal.
Hemangioma (Fig. 3.74-2)	Aproximadamente 30% dos hemangiomas aparecem como lesões que se hipercontrastam homogeneamente na fase arterial. A maioria dos pequenos hemangiomas tende a ser progressivamente hiperdensa nas fases da veia porta e de equilíbrio.

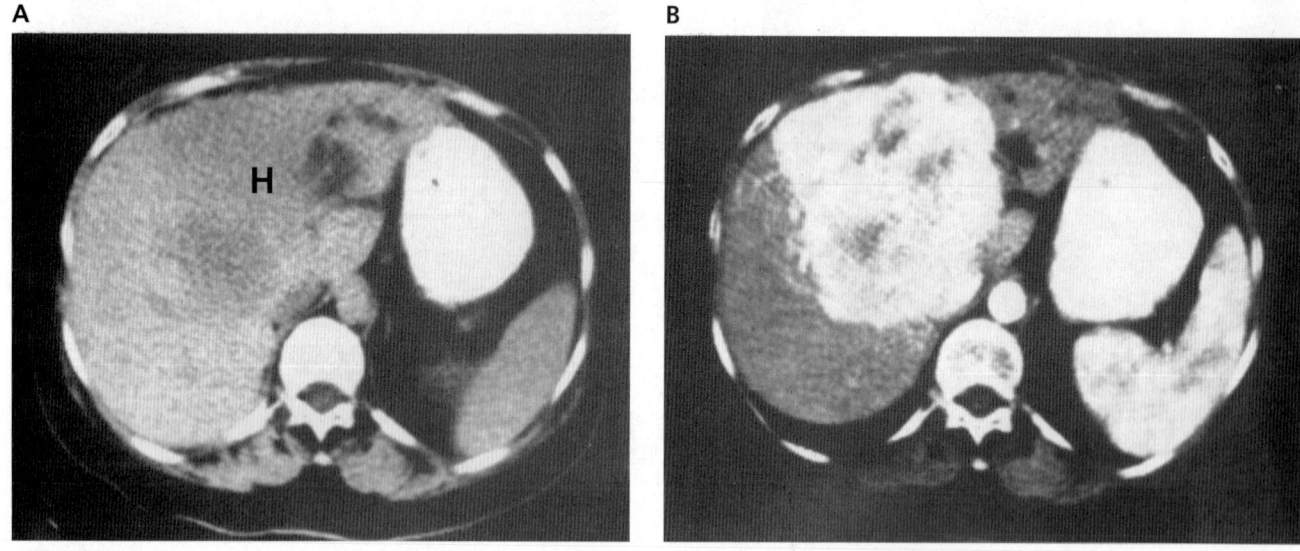

Fig. 3.74-1
Carcinoma hepatocelular. (A) Escaneamento sem contraste mostra a lesão (H) como uma massa pouco definida, de baixa atenuação. (B) Escaneamento durante contraste arterial máximo mostra notável intensificação em toda a massa.[133]

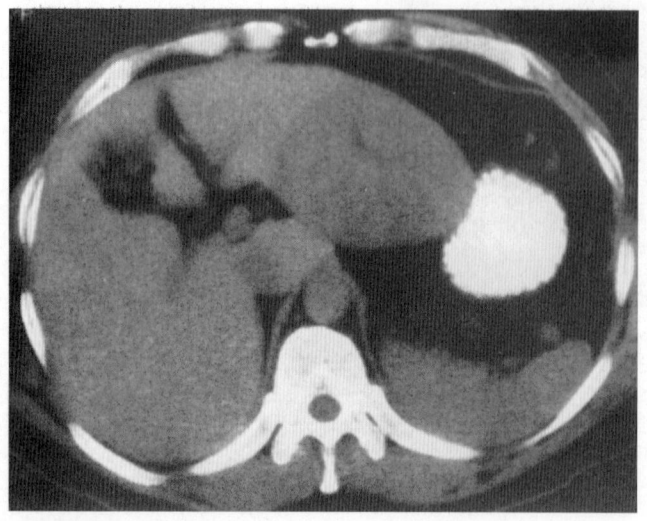

Fig. 3.74-2
Hemangioma. Escaneamento da fase arterial revela um pequeno nódulo homogêneo, hipervascular, que permaneceu homogeneamente hiperdenso durante a fase venosa portal (não apresentado).[134]

Condição	Comentários
Hiperplasia nodular focal (Fig. 3.74-3)	Em escaneamentos de TC iniciais, hiperplasia nodular focal pode tornar-se hiperdensa em relação ao fígado normal adjacente. Entretanto, a cicatriz central permanece como uma região hipodensa dentro da massa.
Adenoma hepatocelular (Fig. 3.74-4)	Adenomas hepatocelulares tipicamente demonstram notável contraste durante a fase arterial. A intensificação de contraste, que geralmente é mais heterogênea do que a associada à hiperplasia nodular focal, tende a diminuir em imagens mais retardadas, resultando em uma aparência isodensa ou mesmo hipodensa durante a fase portal.
Metástases hipervasculares (Fig. 3.74-5)	Metástases que são hiperdensas durante a fase arterial são lesões incomuns que usualmente refletem um tumor subjacente hipervascular. O diagnóstico diferencial de metástases hiperintensas inclui carcinoide, melanoma, tumor de células das ilhotas pancreáticas, hipernefroma, feocromocitoma, coriocarcinoma e carcinomas de mama e tireoide. Estas metástases hipervasculares geralmente se tornam isodensas com o fígado antes que comece a fase de equilíbrio. Por essa razão, os pacientes com estes neoplasmas primários devem sempre ser submetidos a estudos de TC contrastados multifásicos a fim de evitar deixar passar despercebida uma lesão hepática metastática.

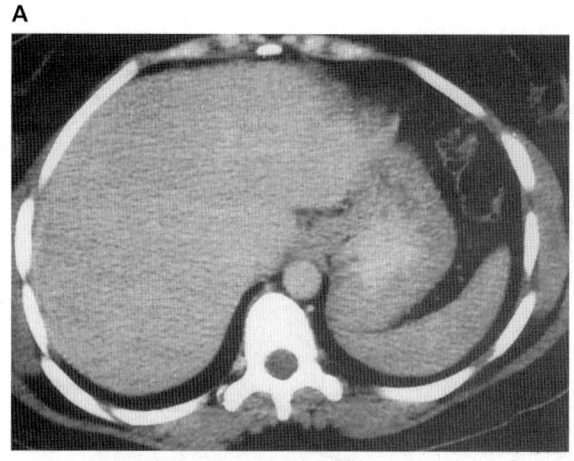

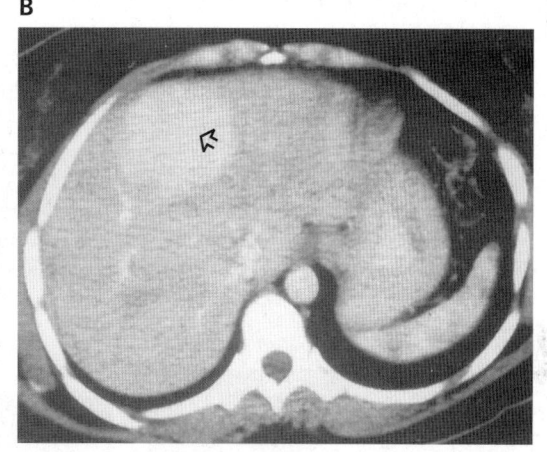

Fig. 3.74-3
Hiperplasia nodular focal. (A) No escaneamento sem intensificação, é muito difícil detectar a lesão no segmento medial do lobo hepático esquerdo. (B) No escaneamento de contraste inicial, a lesão é contrastada uniformemente e bem definida. Observar a pequena cicatriz estrelada central (seta aberta).[135]

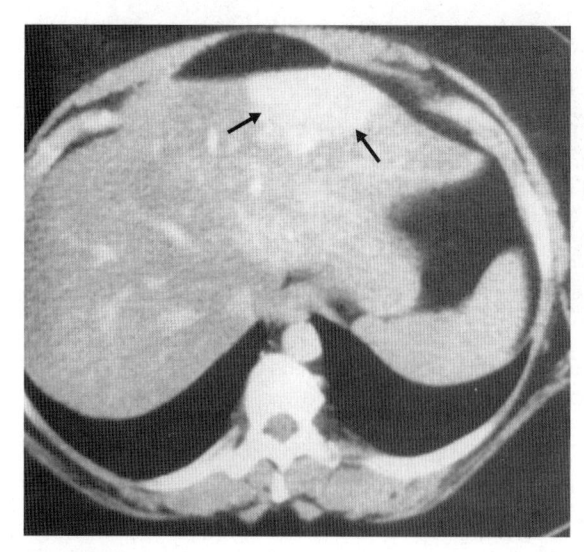

Fig. 3.74-4
Adenoma hepatocelular. Escaneamento de contraste inicial mostra contraste difuso acentuado da lesão (setas).[133]

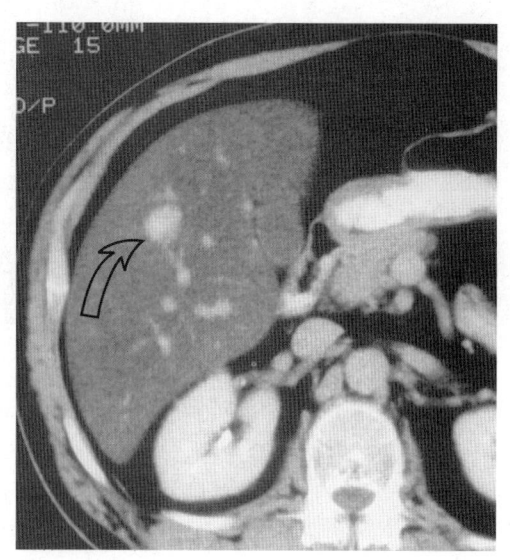

Fig. 3.74-5
Metástase. Massa contrastada (seta curva) no lobo hepático direito que é especialmente nítida contra o fundo de um fígado gorduroso difuso.[135]

Condição	Comentários
Fases venosa portal e/ou de equilíbrio	
Hemangioma (Fig. 3.74-6)	Embora tipicamente hipercontrastando durante a fase arterial, hemangioma pode mostrar intensificação aumentada de contraste em relação ao parênquima hepático circundante durante a fase venosa portal ou a de equilíbrio.
Carcinoma hepatocelular (Fig. 3.74-7)	Embora tipicamente hipercontrastando durante a fase arterial, carcinoma hepatocelular pode mostrar intensificação aumentada de contraste em relação ao parênquima hepático circunvizinho durante a fase venosa portal.
Hiperplasia nodular focal (Fig. 3.74-8)	Embora tipicamente hipercontrastada durante a fase arterial, hiperplasia nodular focal pode mostrar intensificação aumentada de contraste em relação ao parênquima hepático circundante durante a fase venosa portal.
Tumor fibroso solitário (Fig. 3.74-9)	Tumor fibroso solitário que é um neoplasma raro de origem mesenquimal que tipicamente afeta a pleura. Diversos casos foram descritos de comprometimento hepático, em que este tumor altamente vascular demonstrou intensificação de contraste heterogêneo e amorfo durante a fase venosa portal e notável hiperintensificação na fase de equilíbrio.
Angiomiolipoma	Angiomiolipoma é um raro tumor lipomatoso benigno que pode mostrar áreas globulares ou lineares com corte de intensificação dentro de uma massa hipodensa em escaneamentos obtidos durante a fase venosa portal.
Lesão de "ponto quente" (Fig. 3.74-10)	Em casos de obstrução da veia cava superior, colaterais venosos para a veia cava inferior podem ser detectados em *scans* de fase venosa portal como áreas geográficas de parênquima hepático com opacificação intensa (lesão de "ponto quente"), um padrão que imita uma lesão hipervascular, como um hemangioma.

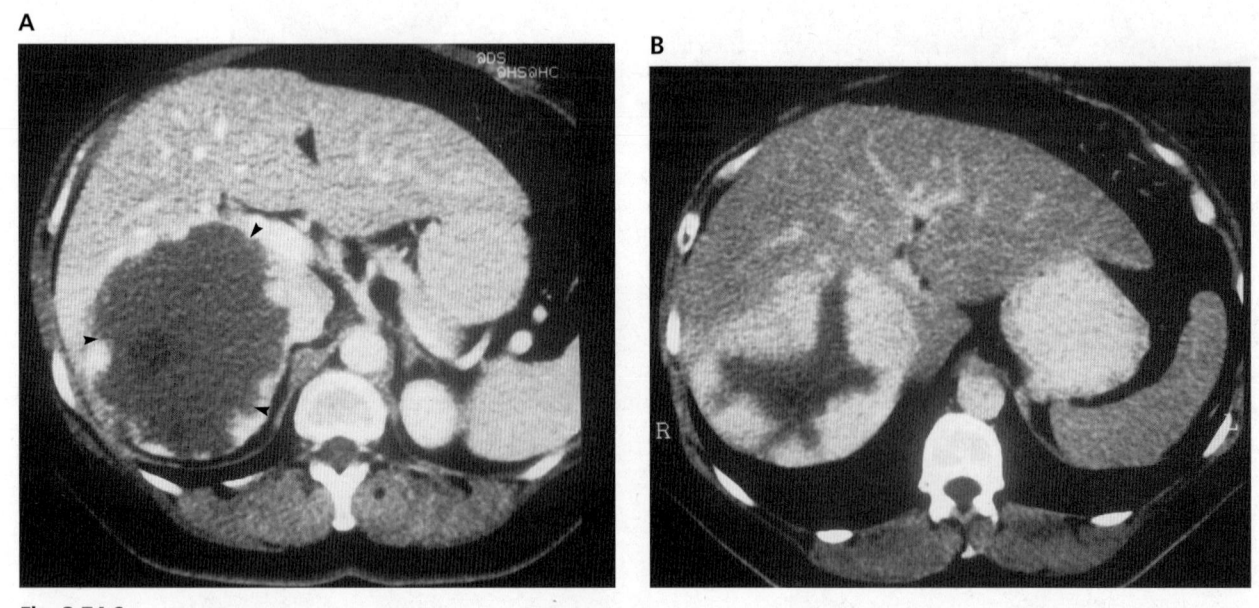

Fig. 3.74-6
Hemangioma. (A) Escaneamento de fase venosa portal mostra áreas hipercontrastadas globulares na periferia da grande lesão (pontas de seta). (B) Durante a fase de equilíbrio, há progressiva acumulação periférica de material de contraste.[134]

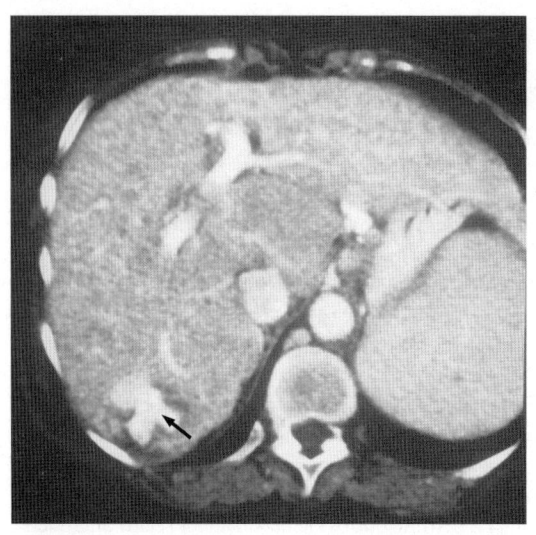

3.74 ■ LESÕES HEPÁTICAS FOCAIS QUE HIPERCONTRASTAM

659

Fig. 3.74-7
Carcinoma hepatocelular. Estudo de fase venosa portal mostra o tumor hipervascular com padrão de mosaico (seta).[134]

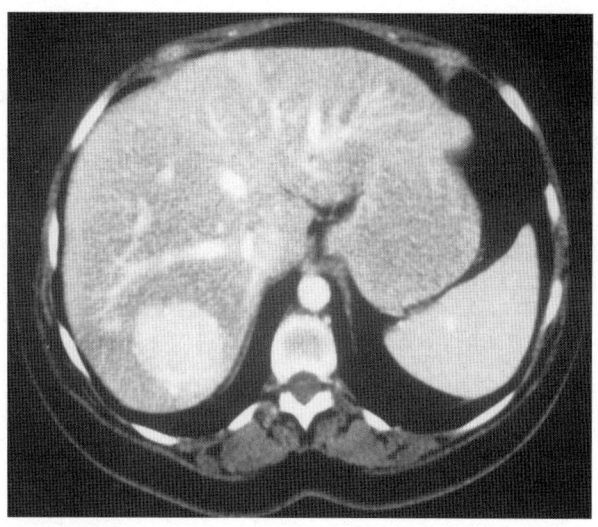

Fig. 3.74-8
Hiperplasia nodular focal. Intensificação homogênea durante a fase venosa portal. A lesão aparece hiperdensa em virtude do fundo de parênquima de fígado gorduroso.[134]

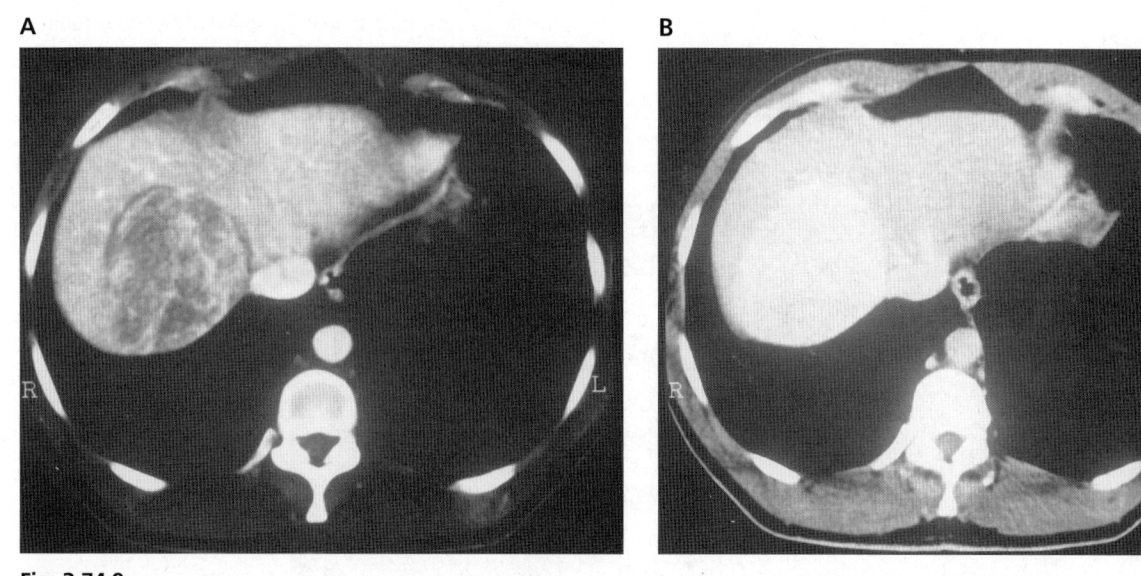

Fig. 3.74-9
Tumor fibroso solitário do fígado. (A) Escaneamento de fase venosa portal mostra áreas heterogêneas de intensificação. (B) Na fase de equilíbrio, há notável hipercontraste da lesão.[134]

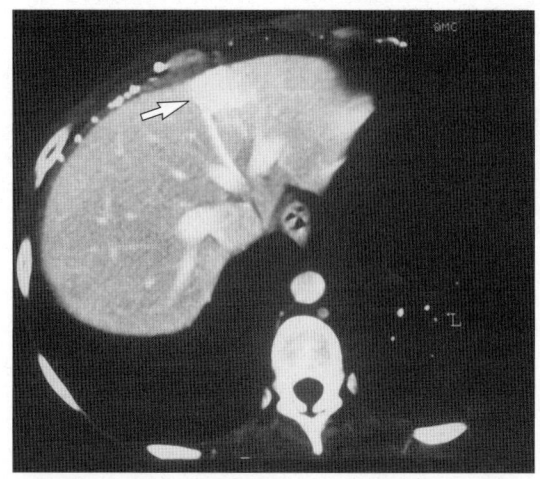

Fig. 3.74-10
Lesão de "ponto quente". Lesão hiper-realçada geográfica na cúpula do fígado (seta) neste paciente com linfoma de Hodgkin e trombose da veia cava superior.[134]

3.75 ■ Lesões Císticas Focais do Fígado

Condição	Comentários
Lesões desenvolvimentais Cisto hepático (de ducto biliar) (Figs. 3.75-1 e 3.75-2)	Lesão benigna comum que não se comunica com a árvore biliar. Cistos hepáticos solitários, ou mais frequentemente múltiplos, são encontrados mais frequentemente em mulheres e são quase sempre assintomáticos. Eles aparecem como lesões homogêneas que não intensificam contraste de baixa atenuação em TC. Em RM, cistos hepáticos têm intensidade de sinal homogênea e muito baixa em T1 e intensidade de sinal muito alta e homogênea nas imagens pesadas em T2. Sua extrema hiperintensidade em imagens pesadamente ponderadas para T2 permite que os cistos hepáticos sejam diferenciados de doença metastática, que aparece muito menos intensa nestas sequências.
Doença hepática policística (Fig. 3.75-3)	Cistos hepáticos são vistos em 40% dos pacientes com doença policística dominante autossômica comprometendo os rins. Eles aparecem tipicamente como múltiplas lesões císticas homogêneas de baixa atenuação em TC e com característica intensidade de líquido em imagens de RM. Heterogeneidade do cisto é compatível com hemorragia intracística.

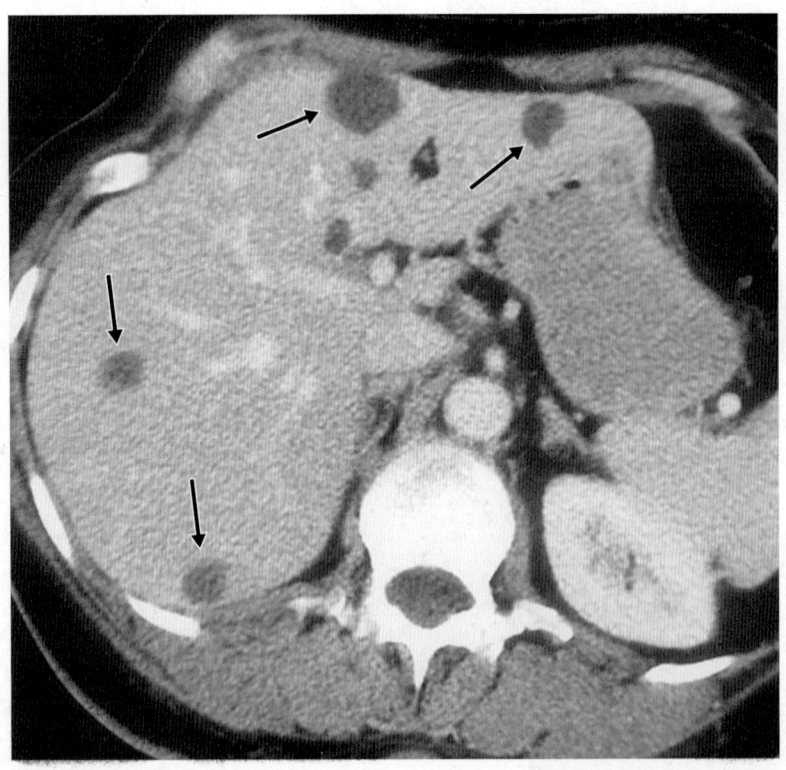

Fig. 3.75-1
Cistos hepáticos. Escaneamento de TC com contraste mostra múltiplas lesões císticas, homogêneas, arredondadas, bem definidas, que não intensificam (setas), as quais são compatíveis com cistos simples de ductos biliares.[136]

3.75 ■ LESÕES CÍSTICAS FOCAIS DO FÍGADO

Condição	Comentários
Hamartoma de ductos biliares (Fig. 3.75-4)	Originando-se de ductos biliares que deixam de involuir, estas lesões assintomáticas aparecem como múltiplos pequenos nódulos hepáticos semelhantes a cistos que frequentemente têm um contorno mais irregular do que cistos simples.

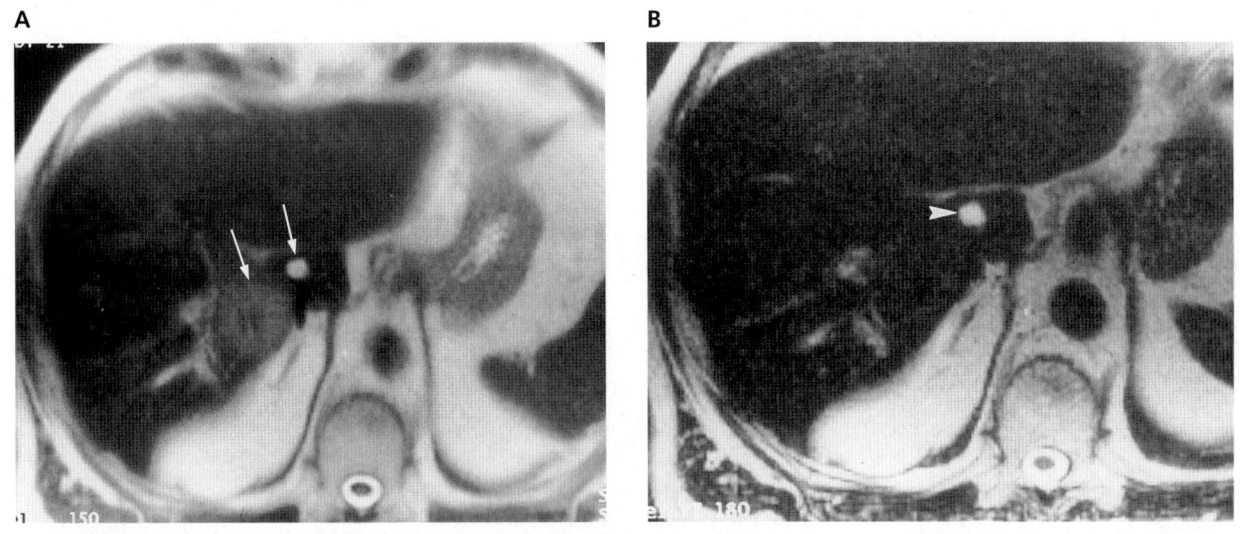

Fig. 3.75-2
Diferenciação entre cisto hepático e metástase. (A) Imagem de RM ponderada em T2 em um paciente com uma história de carcinoma do cólon mostra duas lesões de alta intensidade de sinal (setas) no segmento 1 do fígado. (B) Em uma imagem pesadamente ponderada em T2, apenas a lesão menor (ponta de seta) continua a ter a intensidade de sinal de líquido. Portanto, a lesão maior representa uma metástase, e a lesão menor representa um cisto simples de ducto biliar.[136]

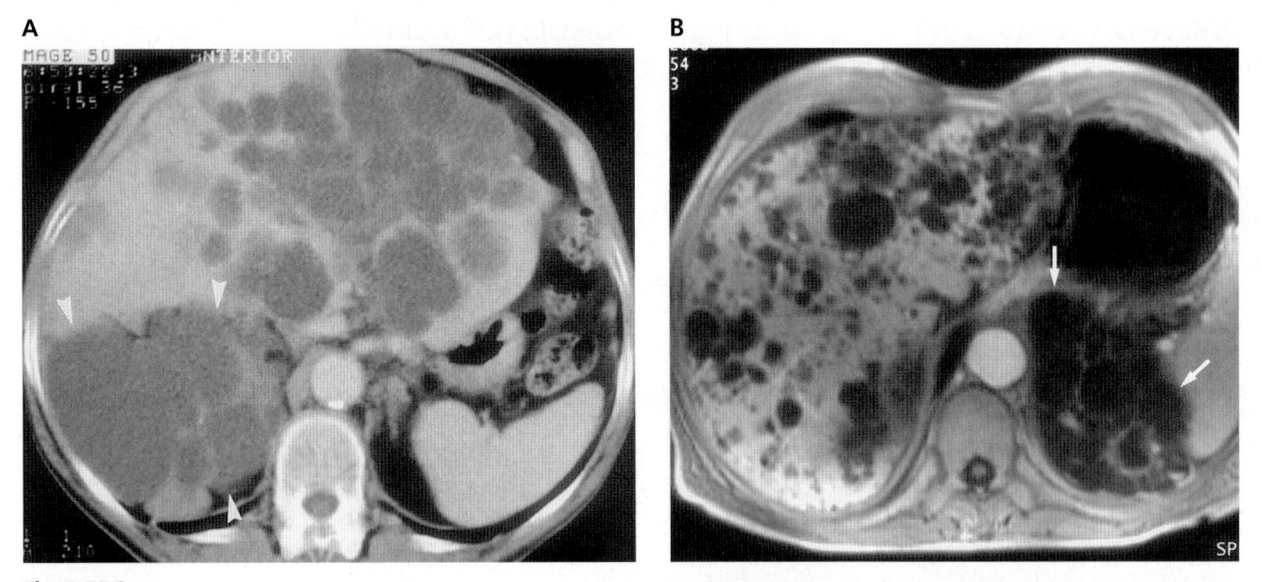

Fig. 3.75-3
Doença policística. (A) Escaneamento de TC com contraste mostra múltiplos cistos hepáticos e renais não intensificando (pontas de seta). (B) Em outro paciente, uma imagem de RM ponderada em T1 com contraste mostra cistos renais (setas) e a aparência típica de imageamento de RM de cistos hepáticos como massas homogêneas com margens bem definidas e ausência de contraste de paredes ou conteúdos.[136]

Condição	Comentários
Doença de Caroli (Fig. 3.75-5)	Dilatação sacular dos ductos biliares intra-hepáticos, que frequentemente contêm cálculos. TC mostra estruturas císticas hipoatenuadas de tamanho variável que se comunicam com a árvore biliar. Um achado altamente sugestivo é o sinal do "ponto central", a presença de pontos diminutos com forte intensificação de contraste dentro dos ductos biliares intra-hepáticos dilatados. RM colangiográfica pode demonstrar o aspecto patognomônico de ductos biliares intra-hepáticos saculares dilatados e desobstruídos que se comunicam com a árvore biliar.

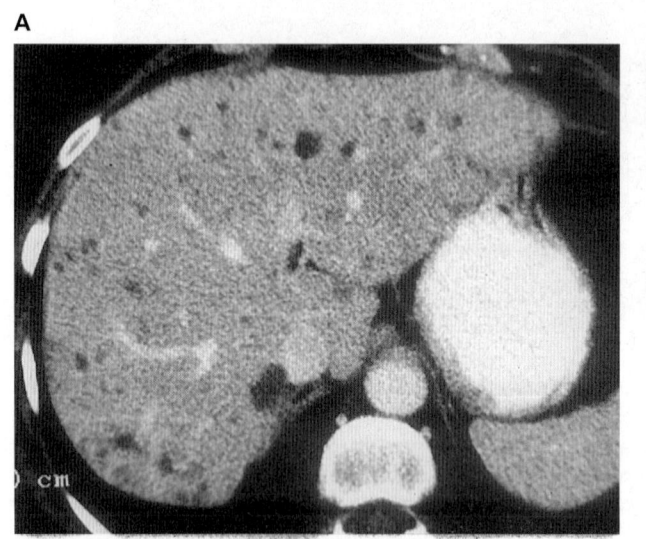

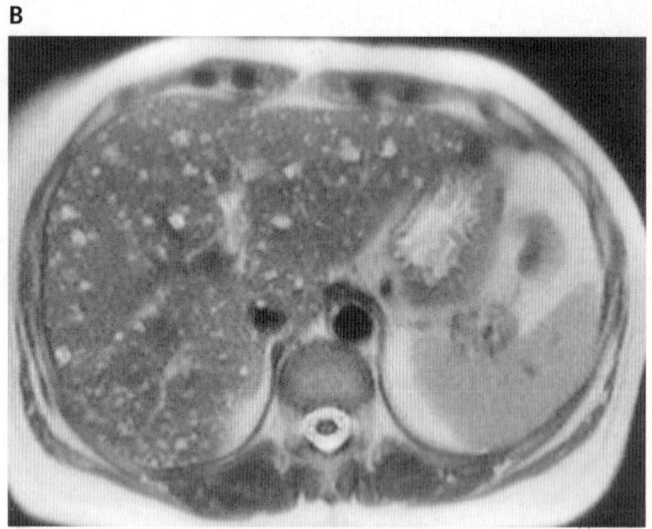

Fig. 3.75-4
Hamartoma de ductos biliares. (A) *Scan* de TC com contraste mostra numerosas lesões císticas não realçadas espalhadas por todo o fígado desta mulher assintomática. (B) Em outro paciente, uma imagem de RM ponderada em T2 mostra múltiplos pequenos (< 1,5 cm diâmetro) nódulos hiperintensos compatíveis com hamartomas biliares.[136]

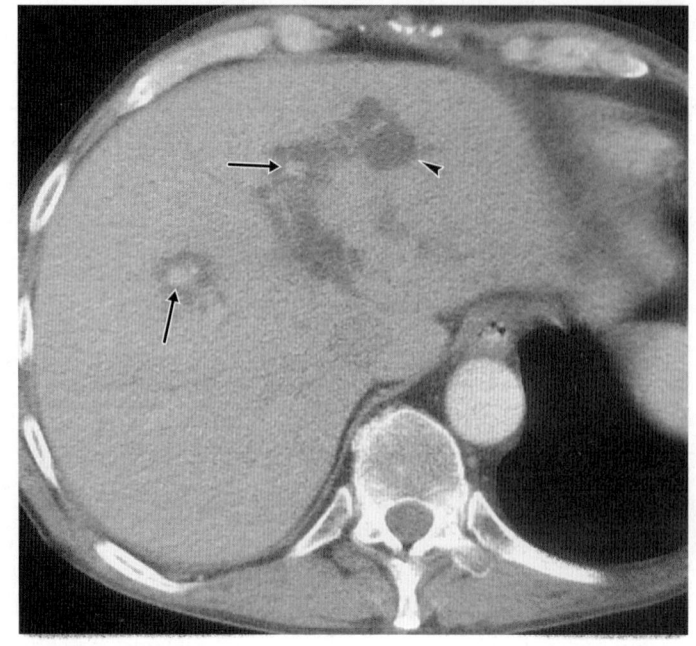

Fig. 3.75-5
Doença de Caroli. Escaneamento de TC com contraste mostra dilatação sacular da árvore biliar (ponta de seta) com intensificação de radículas da veia porta (setas), produzindo o sinal do ponto central.[136]

Condição	Comentários
Lesões neoplásicas	
Sarcoma embrionário indiferenciado (Fig. 3.75-6)	Raro tumor maligno de crianças mais velhas e adolescentes que aparece com uma massa sólida, predominantemente cística com margens bem definidas e ocasionalmente uma pseudocápsula separando-o do tecido hepático normal. Pode haver calcificações internas dentro da massa. Em RM, áreas estriadas de alta intensidade de sinal em imagens ponderadas para T1 representam hemorragia intratumoral. O tumor geralmente mostra intensificação heterogênea de contraste nas porções sólidas, usualmente periféricas, da massa, especialmente em imagens retardadas.
Cistadenoma/cistadenocarcinoma biliar (Fig. 3.75-7)	Cistadenomas são raros tumores císticos multiloculares, de crescimento lento, que são considerados lesões pré-malignas. Eles aparecem em TC como massas císticas solitárias com bem definida cápsula espessa, nódulos murais, septos internos e raramente calcificação capsular. Em RM, intensidade variável de sinal em todas as imagens depende da presença de componentes sólidos, hemorragia e conteúdo de proteína.
Neoplasma cístico primário (Fig. 3.75-8)	Carcinoma hepatocelular e hemangioma cavernoso gigante são os dos mais comuns neoplasmas primários do fígado que podem raramente manifestar-se como uma massa inteira ou parcialmente cística, usualmente refletindo degeneração cística central.

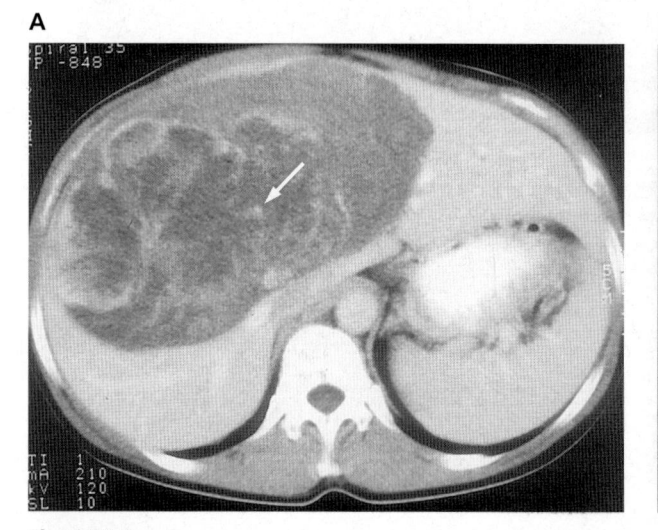

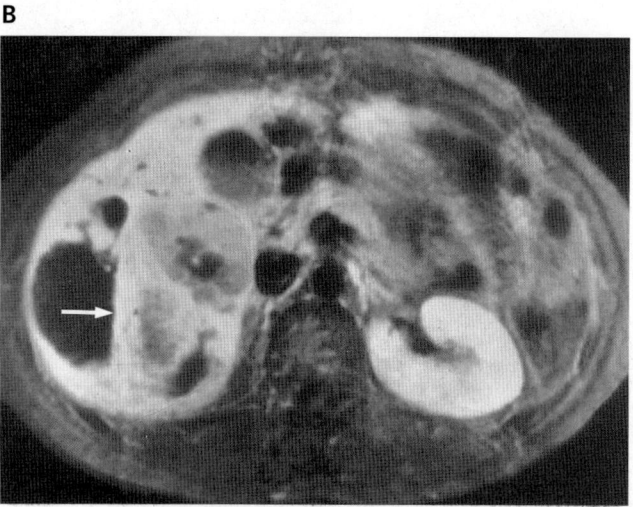

Fig. 3.75-6
Sarcoma embrionário indiferenciado. (A) Escaneamento de TC com contraste mostra uma lesão cística de 10 cm no lobo direito do fígado. Observar os septos e calcificações (seta) no interior da massa. (B) Em um paciente diferente, uma imagem de RM ponderada em T1 com contraste retardado de fase mostra intensificação heterogênea das porções sólidas da lesão (seta), que foram hiperintensas em relação ao fígado normal em imagens ponderadas em T2.[136]

Condição	Comentários
Metástases císticas (Fig. 3.75-9)	Metástases hepáticas podem aparecer císticas em razão da necrose e degeneração cística de tumores hipervasculares com crescimento rápido (tumores neuroendócrinos, sarcoma, melanoma, alguns tipos de carcinoma de pulmão e mama) ou como uma manifestação de adenocarcinomas mucinosos do cólon ou ovário. Elas geralmente são lesões múltiplas com forte intensificação do tecido periférico viável e irregularmente definido. Uma vez que as metástases ovarianas comumente se disseminam por semeadura peritoneal em vez de hematogenicamente, elas aparecem como implantes serosos císticos em ambas a superfície peritoneal visceral do fígado e o peritônio parietal do diafragma, em vez de como massas intraparenquimatosas.

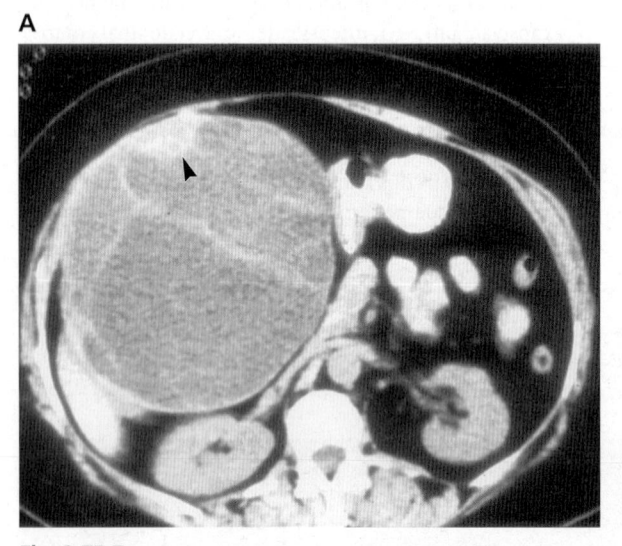

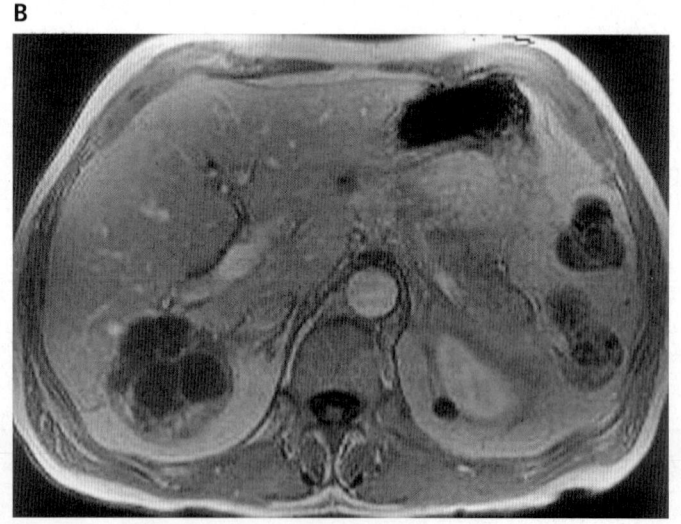

Fig. 3.75-7
Cistadenoma biliar. (A) Escaneamento de TC com contraste mostra uma lesão cística de 12 cm multisseptada no lobo direito do fígado. Observar a excrescência papilífera focal (ponta de seta). (B) Em um paciente diferente, uma imagem de RM ponderada em T1 com contraste mostra uma massa multiloculada com intensificação da cápsula e septos.[136]

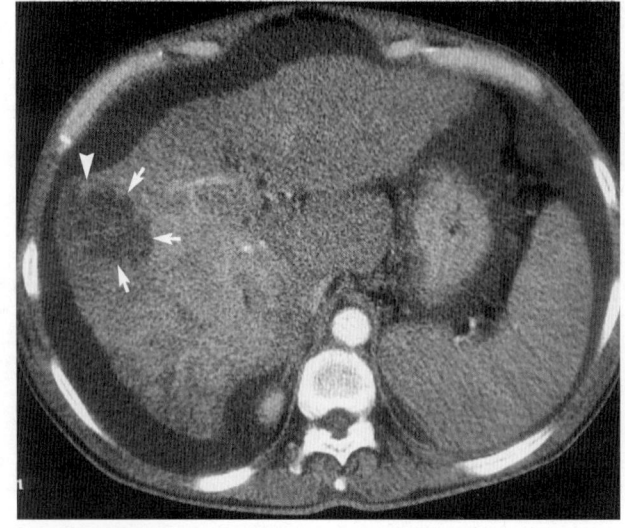

Fig. 3.75-8
Carcinoma hepatocelular cístico. Escaneamento de TC com contraste mostra uma massa cística mal definida no lobo direito do fígado. Nesta imagem da fase arterial, um pequeno nódulo hipervascular é visto na periferia da massa (ponta de seta). Observar os sinais indiretos de cirrose hepática: atrofia do lobo hepático direito, hipertrofia do lobo caudado, irregularidades de contorno e ascite.[136]

3.75 ■ LESÕES CÍSTICAS FOCAIS DO FÍGADO

Condição	Comentários

Lesões inflamatórias
  Abscesso
  (Figs. 3.75-10 e
  3.75-11)
	Abscessos piogênicos, amebianos ou fúngicos podem ter uma aparência cística unilocular em fases subagudas, quando predominam necrose e liquefação. Processos mais agudos podem manifestar-se como uma aglomeração de pequenas lesões de baixa atenuação ou alta intensidade de sinal. A presença de uma parede contrastando e edema perilesional pode diferenciar um abscesso hepático de um lesão cística benigna do fígado.

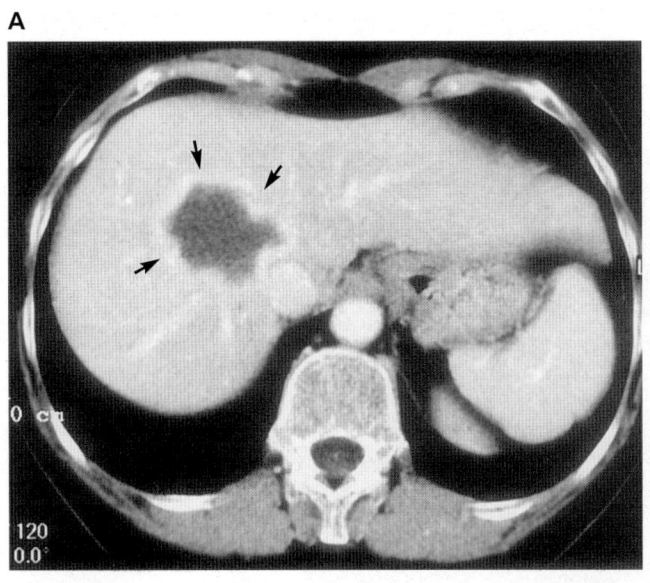

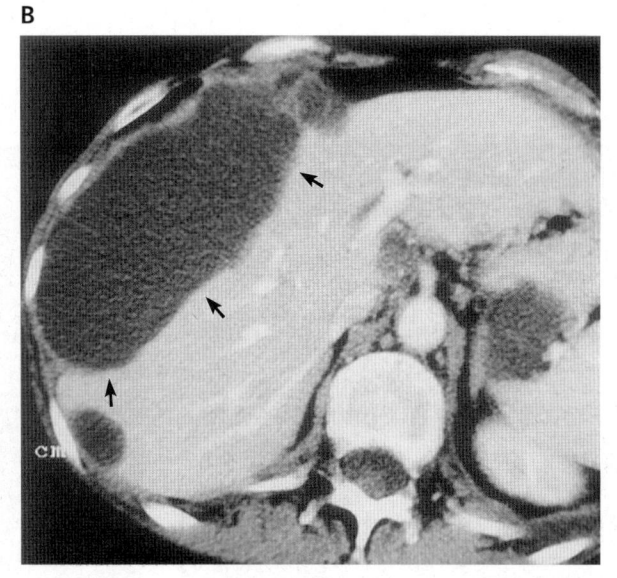

Fig. 3.75-9
Metástases císticas. (A) Imagem de TC com contraste em uma paciente com câncer de mama metastático mostra uma lesão cística com intensificação de contraste periférica (setas). (B) Em outra paciente que tinha câncer ovariano, há uma lesão elíptica de 7 cm (seta) na superfície do fígado.[136]

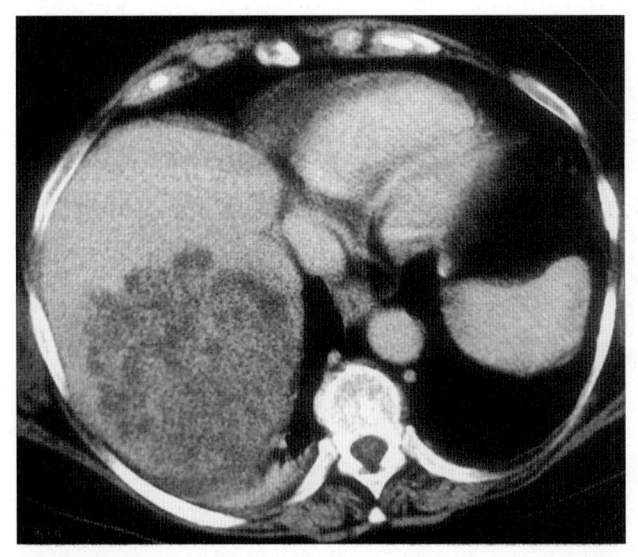

Fig. 3.75-10
Abscessos piogênicos. Imagem de TC com contraste mostra uma grande massa hepática cística consistindo em uma agregação confluente de numerosos diminutos abscessos hepáticos.[136]

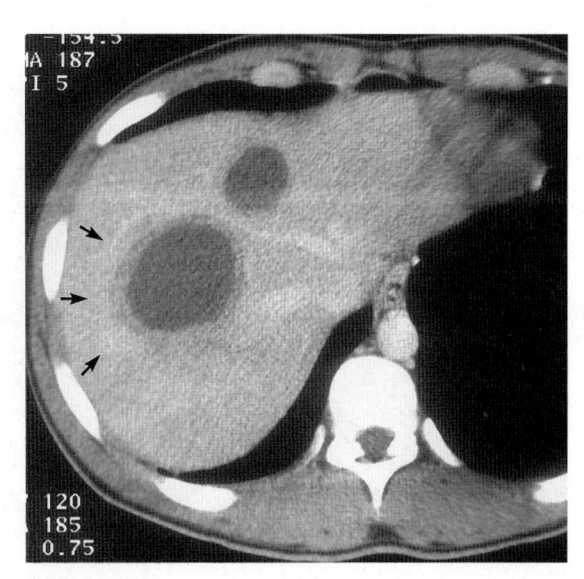

Fig. 3.75-11
Abscesso amebiano. Escaneamento de TC contrastado mostra uma lesão cística com alta atenuação do parênquima hepático normal circundante (setas) causada por hiperemia (sinal do duplo alvo).[136]

Condição	Comentários
Cisto hidático (Fig. 3.75-12)	Massa cística que frequentemente demonstra calcificação mural grosseira e cistos-filhos. Em RM, o pericisto externo aparece como uma orla hipointensa em todas as imagens em virtude da sua composição fibrosa e a presença de calcificações.
Lesões diversas Hematoma (Fig. 3.75-13)	Usualmente secundário à cirurgia, trauma ou hemorragia dentro de um neoplasma hepático sólido (especialmente adenoma hepatocelular). Em TC, embora sangramento agudo ou subagudo tenha uma atenuação mais alta, na fase crônica a atenuação é idêntica à de líquido puro.

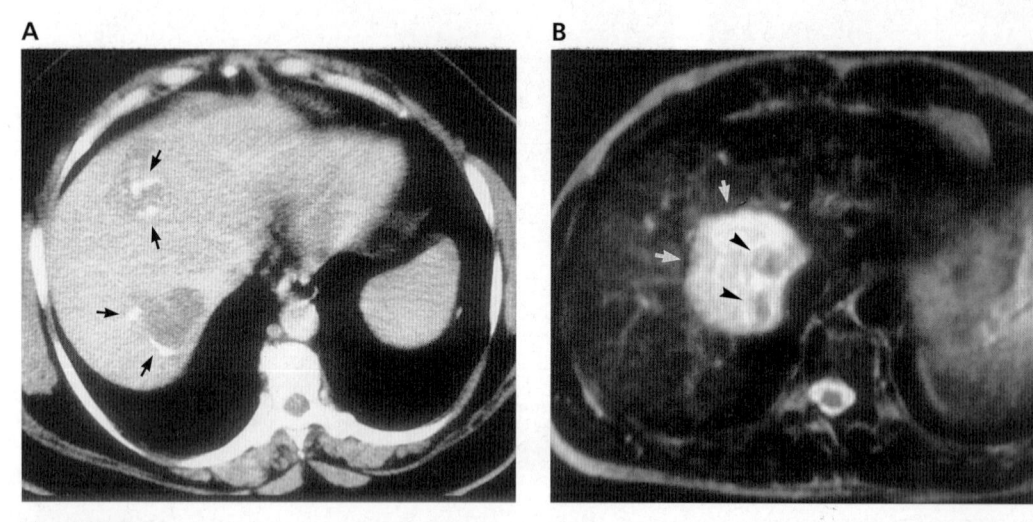

Fig. 3.75-12
Cisto hidático. (A) Imagem de TC com contraste mostra duas lesões císticas com paredes subtotalmente calcificadas (setas) no fígado de um criador de ovelhas. (B) Imagem ponderada em T2 em um paciente diferente mostra uma lesão hiperintensa solitária no lobo direito do fígado. Observar as calcificações internas (pontas de seta) e a pseudocápsula hipointensa (setas).[136]

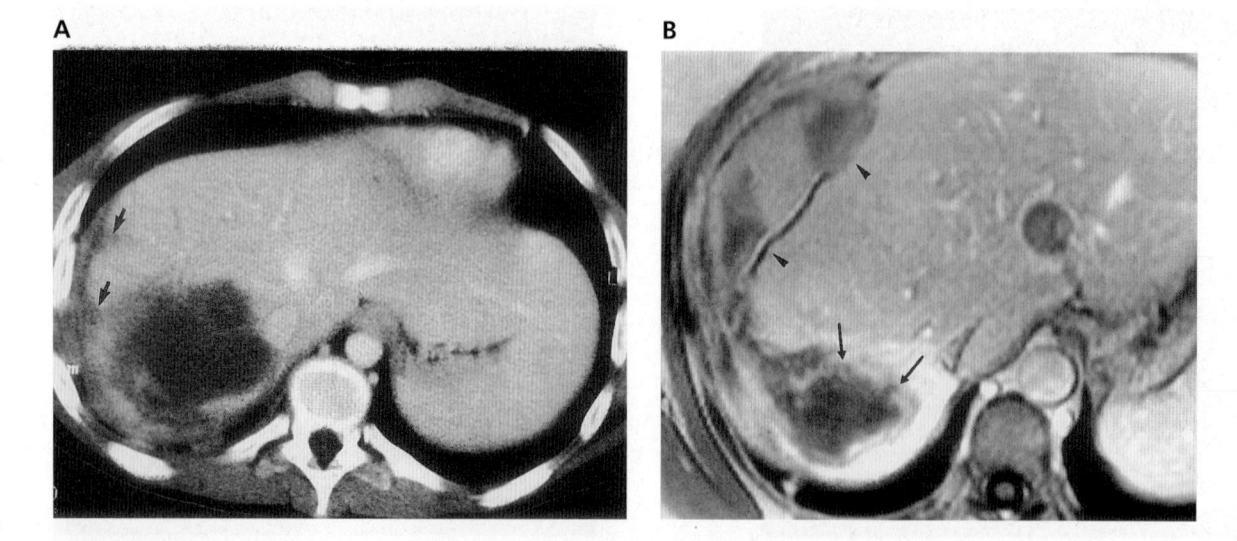

Fig. 3.75-13
Hematoma. (A) Imagem de TC com contraste em vítima de agressão mostra um hematoma parenquimatoso com baixa atenuação no segmento posterior do lobo direito do fígado, com pequenas lacerações hepáticas coexistentes (setas). (B) Imagem de RM ponderada em T1 com contraste em uma mulher jovem mostra uma massa "cística" (setas) no lobo hepático direito com hemorragia subcapsular aguda coexistente (pontas de seta), que comprovou ser um adenoma hepatocelular sangrante.[136]

Condição	Comentários
Bilioma (Fig. 3.75-14)	Secundário à ruptura do sistema biliar, que pode ser espontânea, traumática ou iatrogênica, seguindo-se a cirurgia ou procedimentos intervencionistas. Ele aparece como uma massa cística bem definida ou levemente irregular sem septos ou calcificações.
Pseudocisto pancreático intra-hepático (Fig. 3.75-15)	Massa bem definida cheia de líquido homogêneo na região subcapsular. Hemorragia ou detritos necróticos dentro do pseudocisto causam alterações em TC ou na intensidade de sinal em RM.

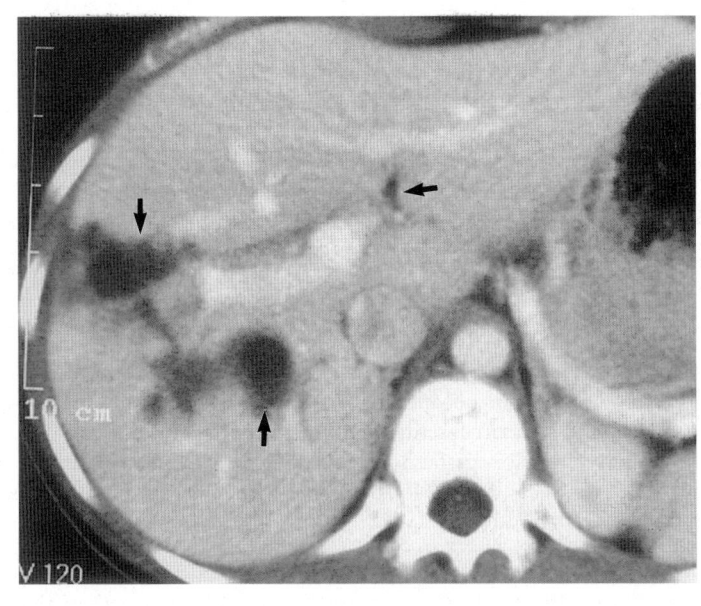

Fig. 3.75-14
Bilioma. Escaneamento de TC com contraste mostra três coleções intra-hepáticas (setas) sem evidência de septos, cápsulas ou calcificações. Esta aparência é compatível com biliomas neste jovem que sofreu vazamento biliar após um grave acidente de veículo a motor.[136]

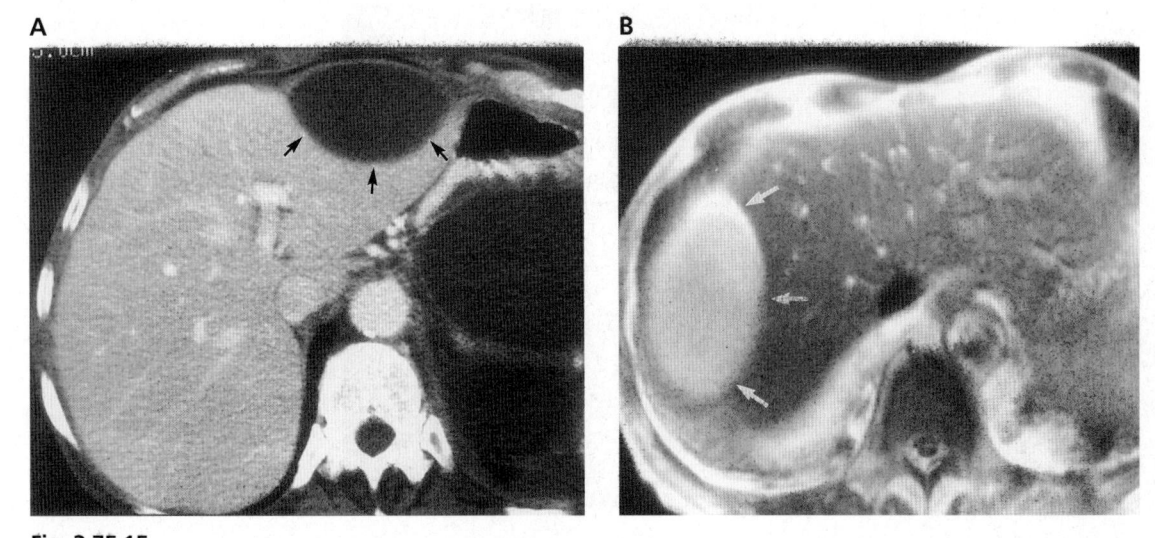

Fig. 3.75-15
Pseudocisto pancreático intra-hepático. (A) *Scan* de TC contrastado obtido 3 semanas após um episódio de pancreatite aguda mostra múltiplos pseudocistos intraperitoneais e uma lesão cística de 5 cm no lobo esquerdo do fígado (setas). A lesão está bem definida em razão da presença de uma cápsula e possui atenuação de líquido homogênea, achados que neste contexto clínico são patognomônicos de um pseudocisto intrapancreático. (B) Imagem de RM ponderada em T2 em outro paciente após um episódio de pancreatite necrosante mostra um pseudocisto hiperintenso homogêneo (setas) junto ao lobo direito do fígado.[136]

3.76 ■ Lesões Gordurosas do Fígado

Condição	Comentários
Benignas Esteatose hepática (Fig. 3.76-1)	Depósitos difusos ou focais de gordura, tipicamente em uma localização periligamentar ou periportal. O diagnóstico é suportado pela presença de vasos sanguíneos não distorcidos atravessando a área. Às vezes, no entanto, deposição focal de gordura ou a sua poupança pode ser erradamente tomada por um neoplasma infiltrativo. O uso de imagem com RM dentro de fase e em oposição de fase pode diferenciar confiavelmente esteatose nodular múltipla de doença metastática.
Tamponamento omental (Fig. 3.76-2)	Aspecto pós-operatório comum subsequente à cirurgia hepatobiliar.
Adenoma (Figs. 3.76-3 e 3.76-4)	Neoplasma benigno, encapsulado, que mais comumente ocorre em mulheres jovens tomando anticoncepcionais e muitas vezes contém quantidades substanciais de tecido adiposo. Embora isto possa ser difícil de apreciar em TC, o conteúdo lipídico nos adenomas hepáticos é mais bem demonstrado em Imagem por RM de desvio químico.
Lipoma	Tumor hepático raro que aparece como uma massa bem circunscrita, uniformemente hiperecoica em ultrassonografia e possui as características patognomônicas de uma lesão gordurosa em Imagem por TC e RM.

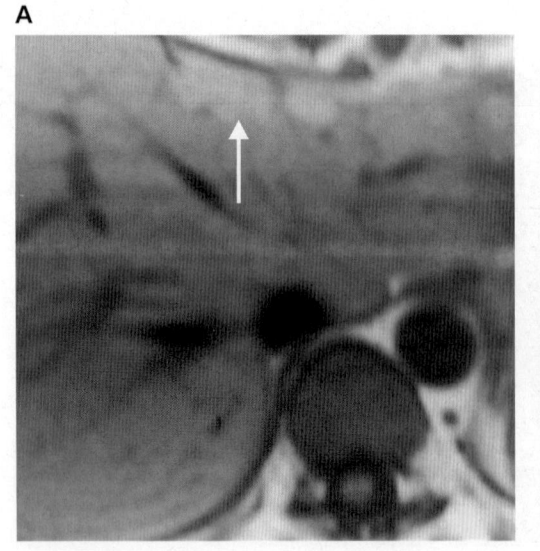

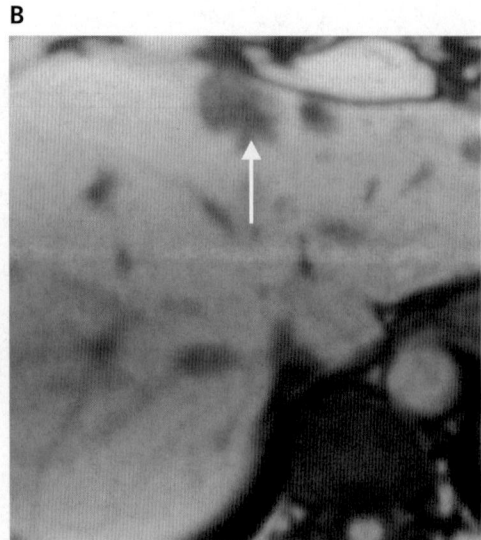

Fig. 3.76-1
Esteatose hepática focal. (A) Imagem de RM ponderada em T1 em fase mostra focos de alta densidade periféricos (seta). (B) Na imagem em fase oposta, há uma diminuição uniforme na intensidade de sinal dos focos (seta).[137]

3.76 ■ LESÕES GORDUROSAS DO FÍGADO

Condição	Comentários
Angiomiolipoma (Fig. 3.76-5)	Tumor mesenquimal benigno não encapsulado composto por proporções variáveis de células musculares lisas, vasos sanguíneos de paredes espessas e tecido adiposo maduro. Ocorrendo mais comumente nos rins, o angiomiolipoma é raro no fígado. Altamente ecogênico à ultrassonografia, a aparência em imagem de TC e RM depende da quantidade de gordura intratumoral.

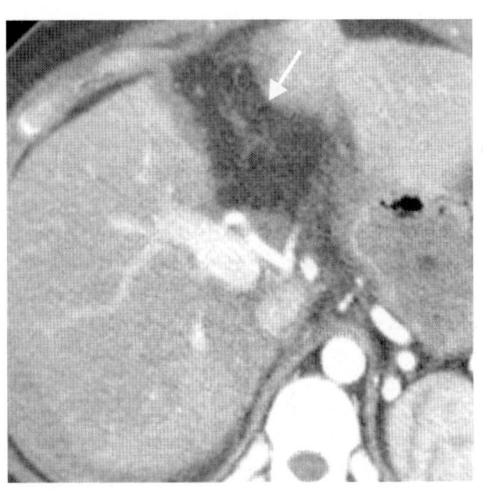

Fig. 3.76-2
Tamponamento omental. Imagem de TC contrastada mostra uma pseudomassa hepática (seta), um achado pós-operatório comum.[137]

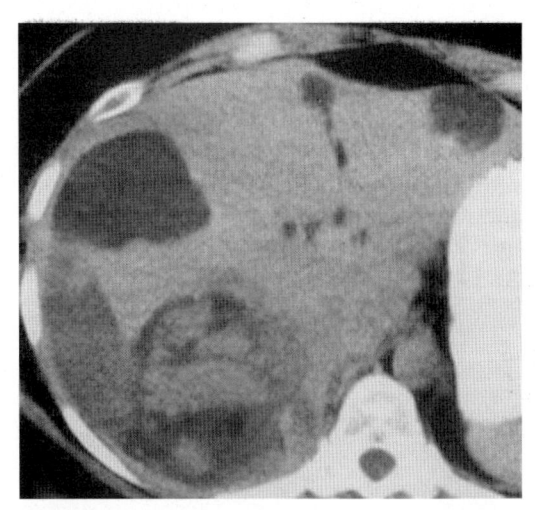

Fig. 3.76-3
Adenoma hepático. Imagem de TC sem intensificação mostra múltiplas lesões com atenuação de gordura no interior do fígado.[137]

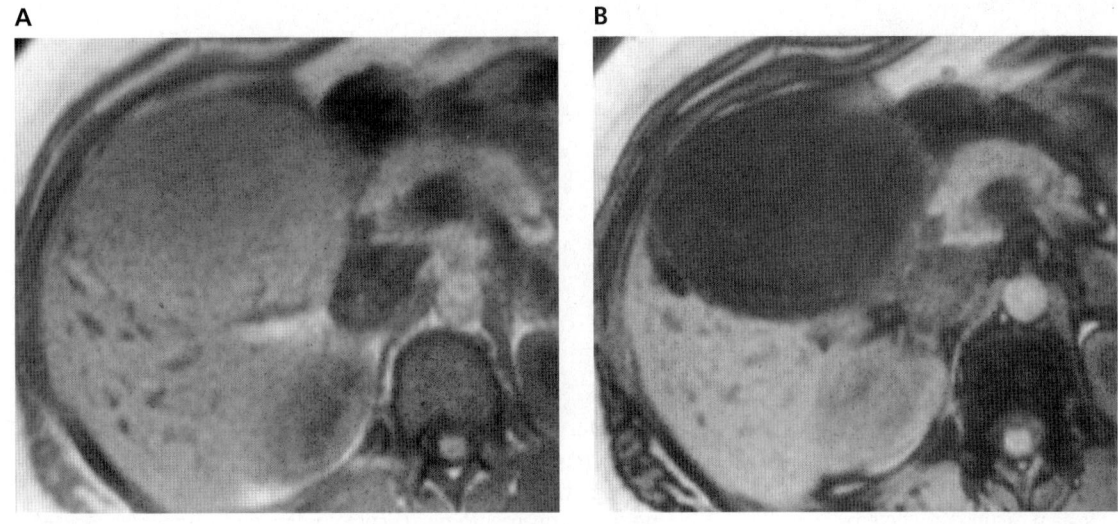

Fig. 3.76-4
Adenoma hepático. (A) Imagem de RM ponderada em T1 em fase mostra uma grande massa hipointensa no lobo direito do fígado (seta). Na imagem fora de fase, há uma diminuição homogênea na intensidade de sinal da lesão que contém gordura.[137]

Condição	Comentários
Teratoma cístico (Fig. 3.76-6)	Embora teratomas císticos hepáticos verdadeiros sejam extremamente raros, teratomas intraperitoneais ou retroperitoneais invadindo o fígado são mais comuns. O tumor frequentemente contém componentes derivados de todas as três camadas germinais (ectoderma, endoderma e mesoderma). O aspecto característico é uma massa heterogênea que contém gordura, fluido e calcificação; pelos e detritos proteináceos podem ser vistos dentro da lesão.
Tumor de resto suprarrenal (Fig. 3.76-7)	Coleção ectópica de células corticossuprarrenais em um local extrassuprarrenal. Tumores hepáticos geralmente são massas subcapsulares hipervasculares contendo coleções macroscópicas de gordura.
Malignas Carcinoma hepatocelular (Fig. 3.76-8)	O mais comum neoplasma maligno primário frequentemente se desenvolve em um fígado cirrótico. Pequenas (< 1,5 cm) lesões bem diferenciadas demonstram frequentemente transformação gordurosa, enquanto tumores maiores exibem áreas mais focais de deposição de gordura.
Metástases	Embora metástases no fígado geralmente não contenham gordura, uma exceção é lipossarcoma (principalmente do retroperitônio ou extremidade), que compromete o fígado em cerca de 10% dos casos.

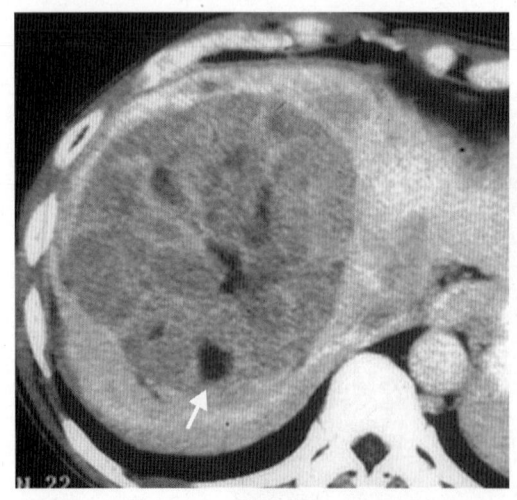

Fig. 3.76-5
Angiomiolipoma. Escaneamento com TC contrastada demonstra um tumor bem circunscrito, heterogêneo do lobo direito do fígado que contém focos de gordura (seta).[137]

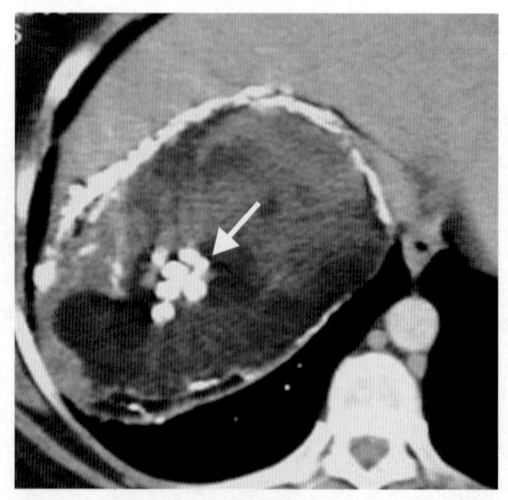

Fig. 3.76-6
Invasão hepática por um teratoma retroperitoneal. Escaneamento de TC com contraste mostra uma massa predominantemente gordurosa com uma orla periférica e calcificação volumosa central (seta).[137]

3.76 ■ LESÕES GORDUROSAS DO FÍGADO

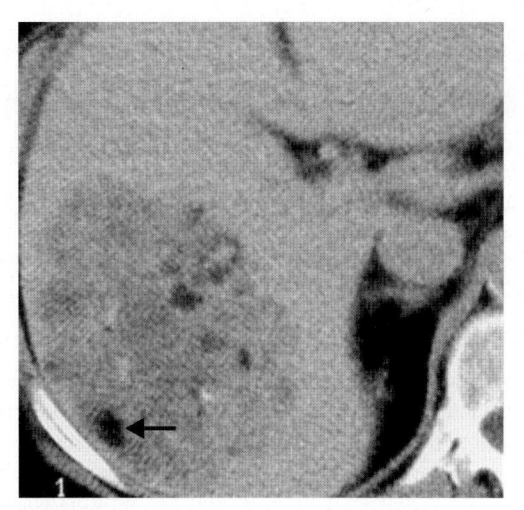

Fig. 3.76-7
Tumor de resto suprarrenal. Escaneamento com TC mostra uma lesão heterogênea no lobo direito que contém gordura macroscópica (seta).[137]

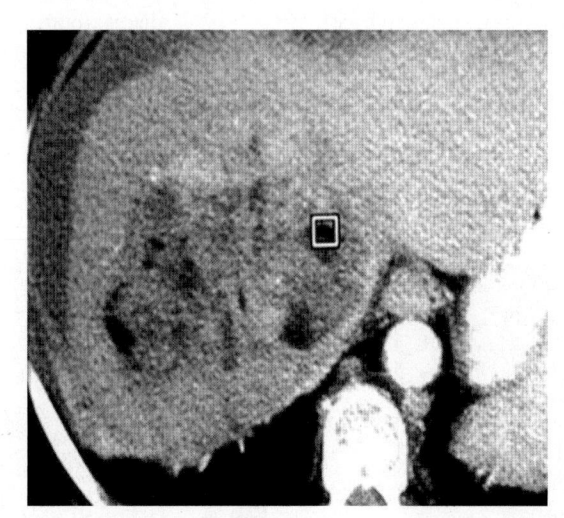

Fig. 3.76-8
Carcinoma hepatocelular. Escaneamento de TC com contraste mostra deposição macroscópica focal de gordura (☐) em um grande hepatoma que contrasta heterogeneamente.[137]

3.77 ▪ Atenuação Aumentada Generalizada do Fígado

Condição	Achados de Imagem	Comentários
Hemocromatose (Fig. 3.77-1)	Aumento generalizado na densidade do parênquima hepático que contrasta nitidamente com a densidade muito mais baixa dos vasos sanguíneos intra-hepáticos normais.	Deposição excessiva de ferro nos tecidos do corpo com eventual fibrose e disfunção dos órgãos gravemente afetados. Pode ser um distúrbio herdado primário (absorção intestinal excessiva de ferro) ou secundário a certas anemias crônicas ou repetidas transfusões de sangue.
Doença de armazenamento de glicogênio (Fig. 3.77-2)	Aumento generalizado na densidade hepática ou, menos comumente, um fígado de densidade geralmente baixa.	Distúrbios genéticos do metabolismo dos carboidratos com vários defeitos enzimáticos. As áreas de baixa atenuação nesta condição são muitas vezes não homogêneas e resultam da infiltração gordurosa que ocorre na doença de armazenamento de glicogênio de longa duração.
Deposição de Thorotrast (Fig. 3.77-3)	Densidade aumentada generalizada (muitas vezes inomogênea) do fígado (e baço e linfonodos).	Agente de contraste radiográfico antigamente usado que é retido nas células endoteliais do fígado, beço e linfonodos adjacentes. O radionuclídeo alfaemissor foi associado ao desenvolvimento de carcinoma hepatobiliar, leucemia e anemia aplásica até 30 anos depois da injeção inicial.
Terapia com droga (Fig. 3.77-4)	Aumento generalizado na densidade hepática (algumas também afetam o baço).	Amiodarona (usada para controlar taquiarritmias cardíacas); ouro (para tratamento de artrite reumatoide); cisplatina (agente anticâncer).

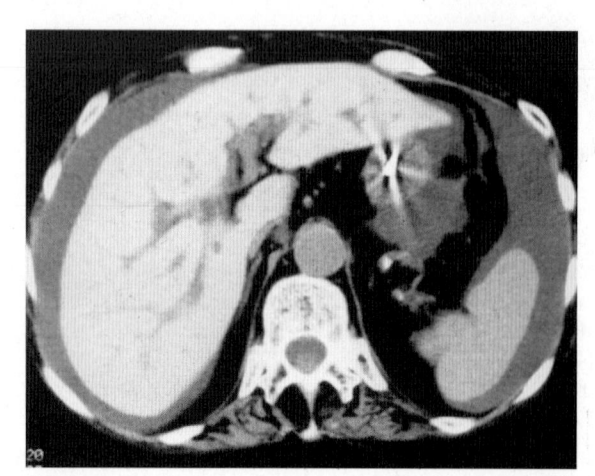

Fig. 3.77-1
Hemocromatose. Aumento homogêneo difuso na atenuação do fígado (e baço) quando comparada à de outros órgãos de tecidos moles. Notar as veias hepáticas e portais, que sobressaem em saliente relevo como estruturas de baixa atenuação contra a atenuação anormalmente alta do parênquima hepático.[129]

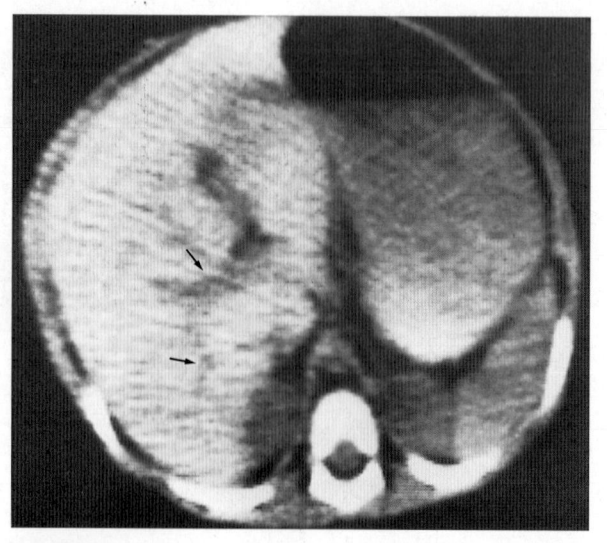

Fig. 3.77-2
Doença de armazenamento de glicogênio. Aumento difuso na atenuação do fígado aumentado com proeminentes estruturas venosas hepáticas e portais (setas).[122]

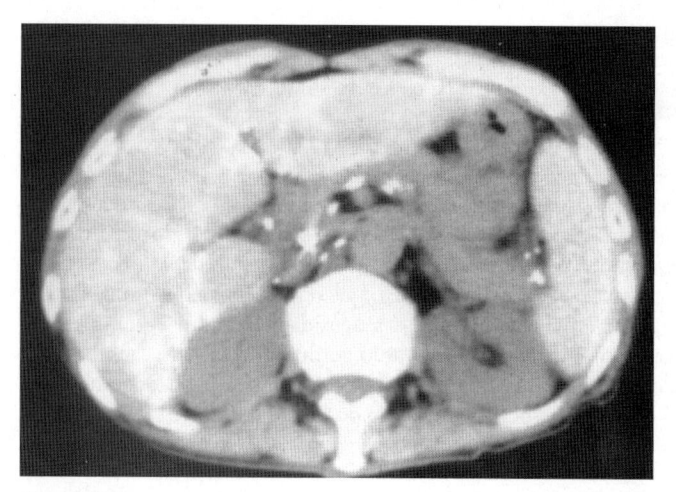

3.77 ATENUAÇÃO AUMENTADA GENERALIZADA DO FÍGADO

Fig. 3.77-3
Deposição de Thorotrast. Aumento generalizado na atenuação do fígado (e baço).

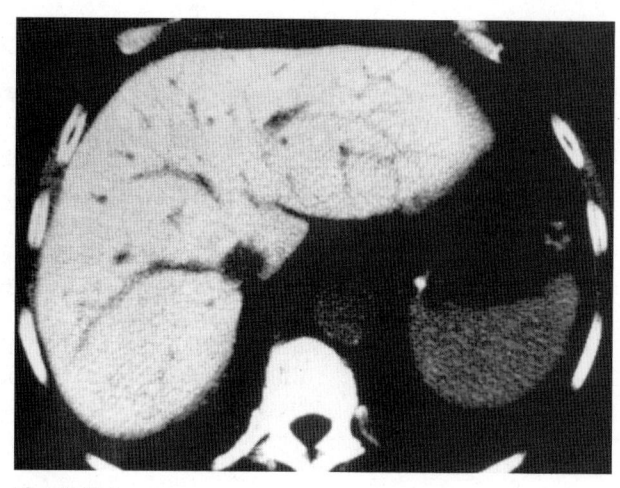

Fig. 3.77-4
Fígado de amiodarona.[138]

3.78 ■ Atenuação Diminuída Generalizada do Fígado

Condição	Achados de Imagem	Comentários
Infiltração gordurosa (Figs. 3.78-1 a 3.78-3)	Diminuição generalizada no valor de atenuação do fígado. As veias portas comumente aparecem como estruturas de alta densidade circundadas por um fundo de baixa densidade causado pela gordura hepática (o oposto do padrão normal das veias portas como canais de baixa densidade em escaneamentos não contrastados).	Resultado da deposição excessiva de triglicerídeos, que ocorre na cirrose e outros distúrbios hepáticos. Em indivíduos normais, o número médio de TC do fígado nunca é mais baixo que o do baço, enquanto na infiltração gordurosa a densidade hepática é muito mais baixa. Na infiltração gordurosa do fígado causada por cirrose, há muitas vezes proeminência do lobo caudado associada à retração do lobo direito.

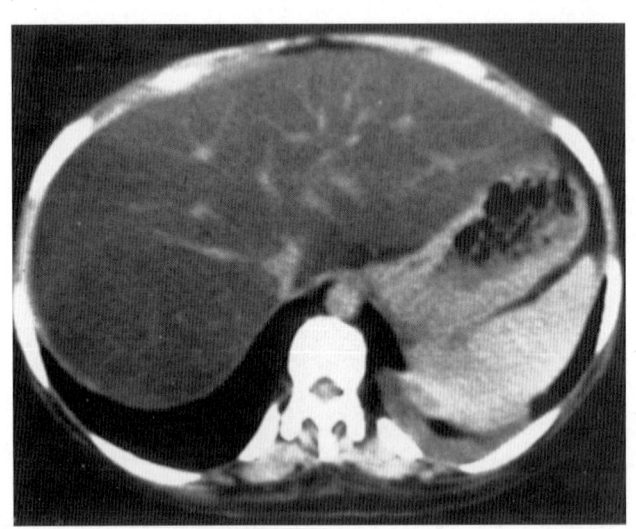

Fig. 3.78-1
Infiltração gordurosa na cirrose. Diminuição generalizada no valor de atenuação do fígado (muito menor que o do baço). As veias portas aparecem como estruturas de alta densidade rodeadas por um fundo de gordura hepática de baixa densidade.

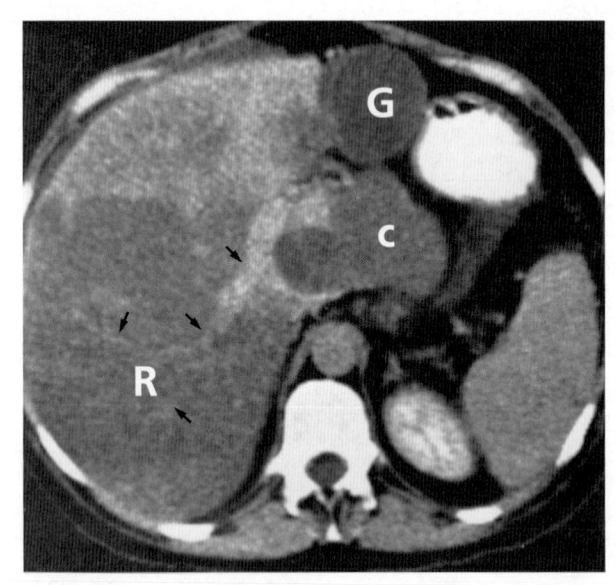

Fig. 3.78-2
Infiltração gordurosa em focos na cirrose. Os lobos direito (R) e caudado (c) do fígado estão substituídos por gordura a um grau que torna a densidade quase igual à da vesícula biliar (G). O segmento medial do lobo hepático esquerdo tem uma densidade em TC mais alta, mas contém focos de baixa atenuação. O baço é grande, e o lobo caudado é proeminente. A veia porta (setas) corre normalmente através do centro do lobo hepático direito, distinguindo infiltração gordurosa de um tumor de baixa densidade.[122]

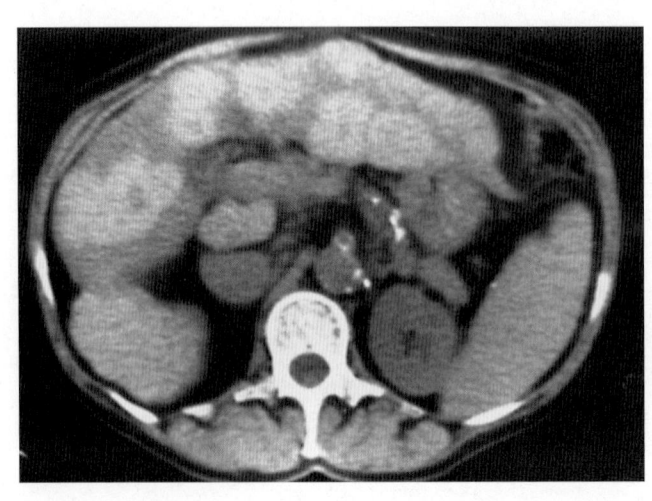

Fig. 3.78-3
Nódulos de regeneração na cirrose. Múltiplos nódulos de atenuação igual à do fígado normal são vistos superpostos a um fungo de infiltração gordurosa de baixa atenuação. Observar a calcificação no pâncreas causada por pancreatite crônica neste paciente, um alcoólico crônico.

3.78 ATENUAÇÃO DIMINUÍDA GENERALIZADA DO FÍGADO

Condição	Achados de Imagem	Comentários
Síndrome de Budd-Chiari (Figs. 3.78-4 e 3.78-5)	Fígado aumentado com atenuação difusamente diminuída (presumivelmente em razão da congestão do parênquima hepático).	Obstrução da saída venosa hepática ao nível das vênulas intra-hepáticas, veias hepáticas ou segmento supra-hepático da veia cava inferior. Condição rara associada a estados de hipercoagulabilidade, anticoncepcionais orais, gravidez, tumores invasivos e membranas congênitas. Padrão *flip-flop* de intensificação de contraste (ver Fig. 3.78-5).

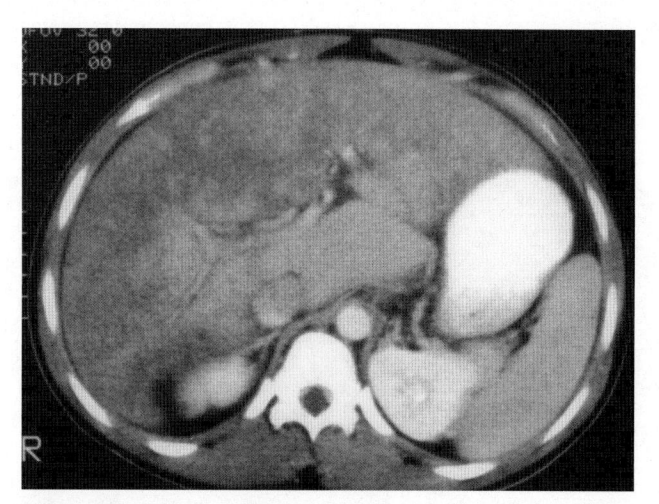

Fig. 3.78-4
Síndrome de Budd-Chiari. Escaneamento com contraste de uma mulher com um distúrbio da coagulação e trombose da veia hepática mostra o padrão de mosaico característico de baixa atenuação periférica em ambos os lobos hepáticos direito e esquerdo. O fígado está aumentado com hipertrofia relativamente acentuada do lobo caudado, que tem uma atenuação uniforme.[129]

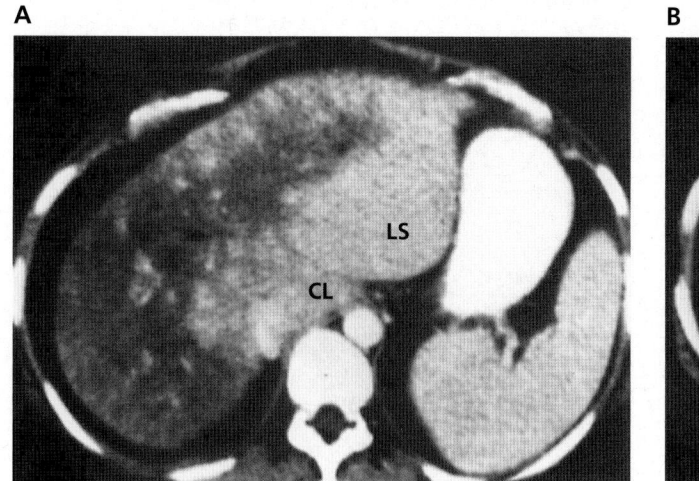

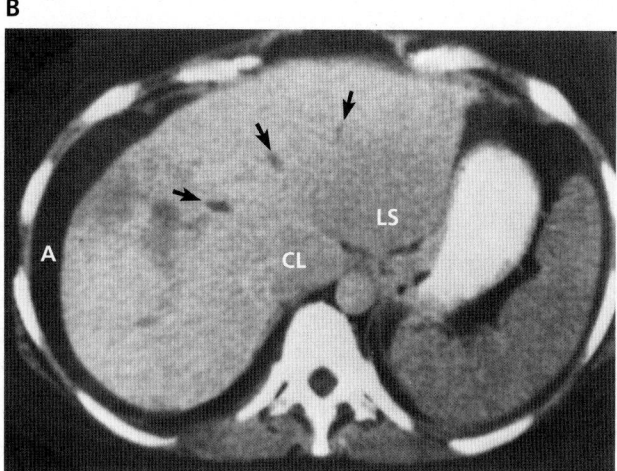

Fig. 3.78-5
Síndrome de Budd-Chiari. Padrão *flip-flop* clássico de intensificação de contraste hepático. (A) Inicialmente, a parte central contrastando normalmente do fígado, incluindo o lobo caudado (CL) e parte do segmento lateral do lobo esquerdo (LS), aparece hiperdensa em relação à periferia do fígado, que se contrasta mais lentamente. (B) Mais tarde, à medida que o material de contraste é removido centralmente e se acumula perifericamente, a região central aparece relativamente hipodensa. Notar o trombo nas veias hepáticas (setas). (A, ascite.)[139]

3 ■ PADRÕES GASTROINTESTINAIS

Condição	Achados de Imagem	Comentários
Congestão hepática (Fig. 3.78-6)	Fígado aumentado com atenuação difusamente diminuída.	Insuficiência cardíaca congestiva ou pericardite constritiva. Padrão de contraste similar à síndrome de Budd-Chiari, embora nestas condições haja aumento acentuado da veia cava inferior e veias hepáticas em virtude da transmissão retrógrada da pressão central elevada (diferentemente das não visualizadas veias hepáticas e pequena veia cava inferior observadas na síndrome de Budd-Chiari).
Amiloidose (Fig. 3.78-7)	Densidade diminuída generalizada em todo o fígado.	Mais comumente, áreas individualizadas de baixa atenuação dentro de um fígado aumentado.

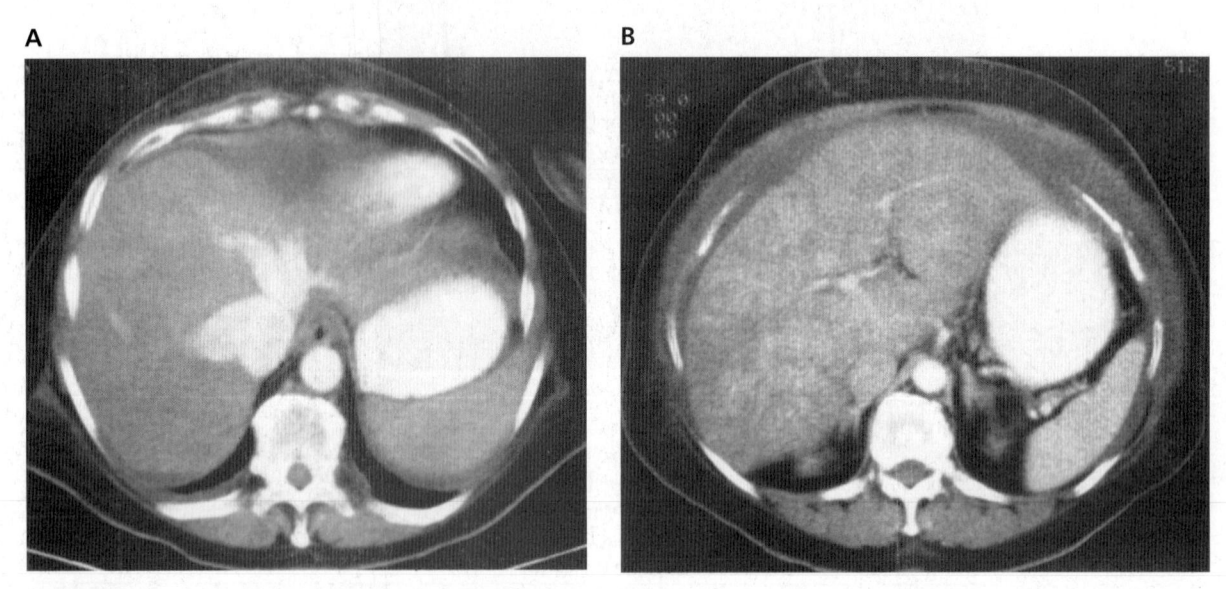

Fig. 3.78-6
Insuficiência cardíaca congestiva. (A) Escaneamento inicial contrastado com um bolo mostra opacificação venosa hepática retrógrada densa. (B) Escaneamento obtido durante a fase vascular mostra contraste hepático difusamente mosqueado.[140]

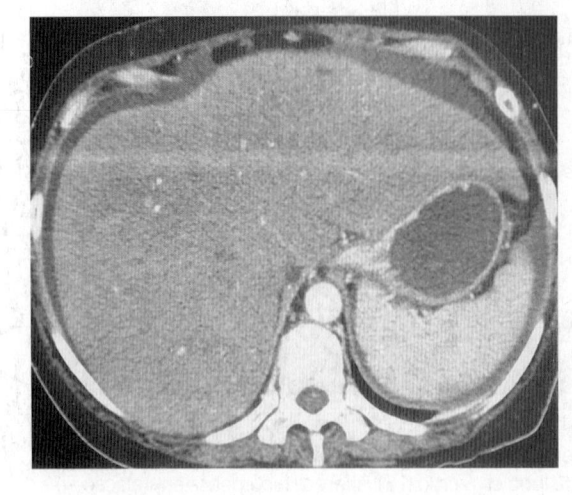

Fig. 3.78-7
Amiloidose. Fígado difusamente aumentado com atenuação diminuída generalizada.[141]

3.79 ■ Imagem de Ressonância Magnética do Fígado

Condição	Achados de Imagem	Comentários
Cisto Simples (Fig. 3.79-1)	Extremamente hipointenso em imagens ponderadas para T1 e hiperintenso em escaneamentos ponderados para T2 (intensidade de sinal da água). Nenhuma intensificação após administração de contraste.	Hemorragia intracística produz sinal alto em imagens ponderadas para T1.
Doença policística do fígado (Fig. 3.79-2)	Numerosos cistos com intensidade de sinal da água.	Aproximadamente um terço dos pacientes com doença de rins policísticos adulta tem cistos associados do fígado, que não interferem com a função hepática.
Doença de Caroli (Fig. 3.79-3)	Dilatação segmentar multifocal dos grandes ductos intra-hepáticos, que retêm sua comunicação com a árvore biliar.	Em contraste, na doença policística do fígado os cistos não se comunicam com a árvore biliar ou outros cistos.

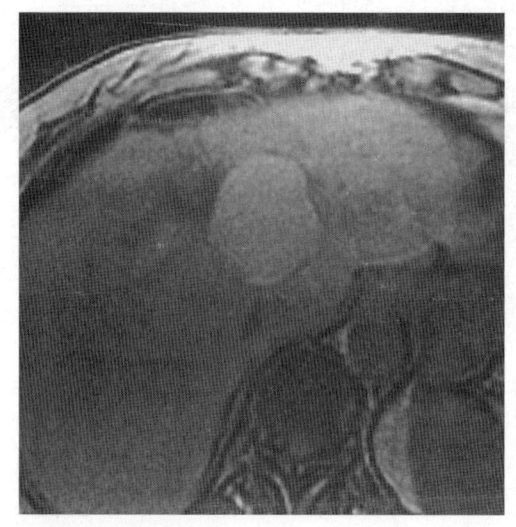

Fig. 3.79-1
Hemorragia em um cisto hepático simples. Imagem ponderada em T1 demonstra uma lesão homogeneamente hiperintensa, refletindo sangramento dentro do cisto.[142]

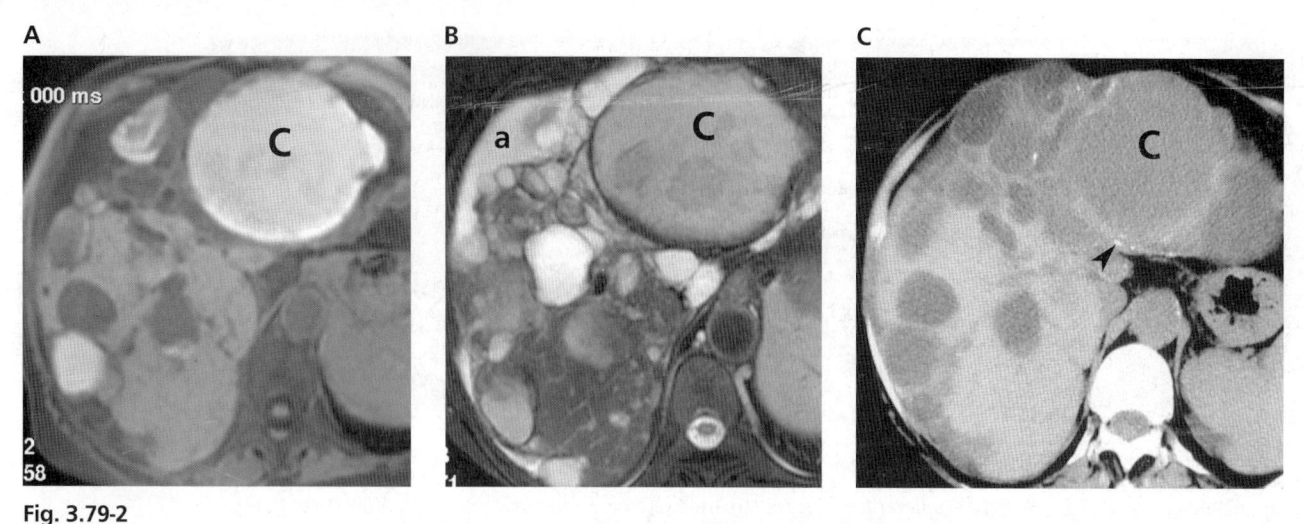

Fig. 3.79-2
Doença policística do fígado. (A) Escaneamento ponderado para T1 mostra múltiplos cistos (C), alguns dos quais são hiperintensos graças à presença de sangue. (B) Imagem ponderada em T2 mostra cistos hemorrágicos e cistos não complicados, com os primeiros sendo menos hiperintensos do que os últimos, como tipicamente é o caso. O maior cisto hemorrágico (C) é rodeado por uma orla hipointensa de hemossiderina. Observar também a presença de ascite. (C) O escaneamento de TC sem contraste correspondente mostra os múltiplos cistos hepáticos. Observar as calcificações na parede do maior cisto (C).[143]

Condição	Achados de Imagem	Comentários
Abscesso Piogênico (Figs. 3.79-4 e 3.79-5)	Baixa intensidade de sinal em imagens ponderadas para T1 e alta intensidade de sinal em *scans* ponderados para T2.	Tipicamente mostra intensificação de orla em relação ao centro necrótico, embora lesões pequenas (< 1 cm) possam intensificar homogeneamente, imitando hemangioma. Em muitos casos, esta distinção pode ser feita demonstrando-se a presença de uma orla de sinal alto em torno de um abscesso em imagens ponderadas para T2 (edema perilesional). Resolução do edema perilesional pode indicar uma resposta à terapia.

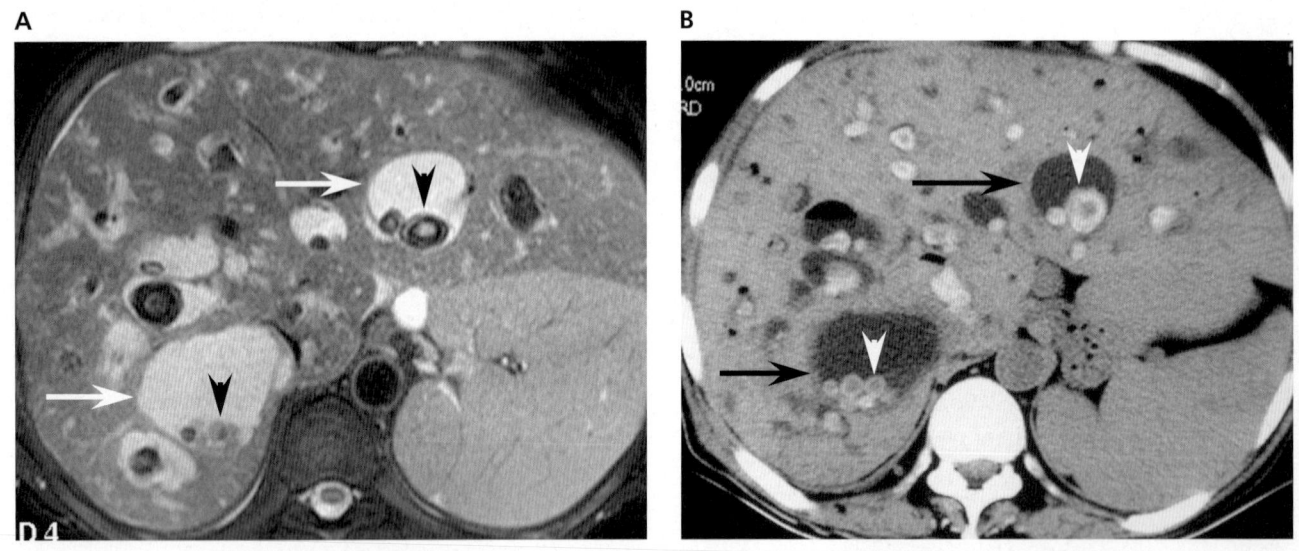

Fig. 3.79-3
Doença de Caroli. (A) Imagem ponderada em T2 axial mostra múltiplas ectasias císticas hiperintensas (setas) e cálculos (pontas de seta). (B) Escaneamento de TC correspondente sem contraste mostra múltiplos cálculos (pontas de seta) dentro de ductos biliares dilatados (setas).[143]

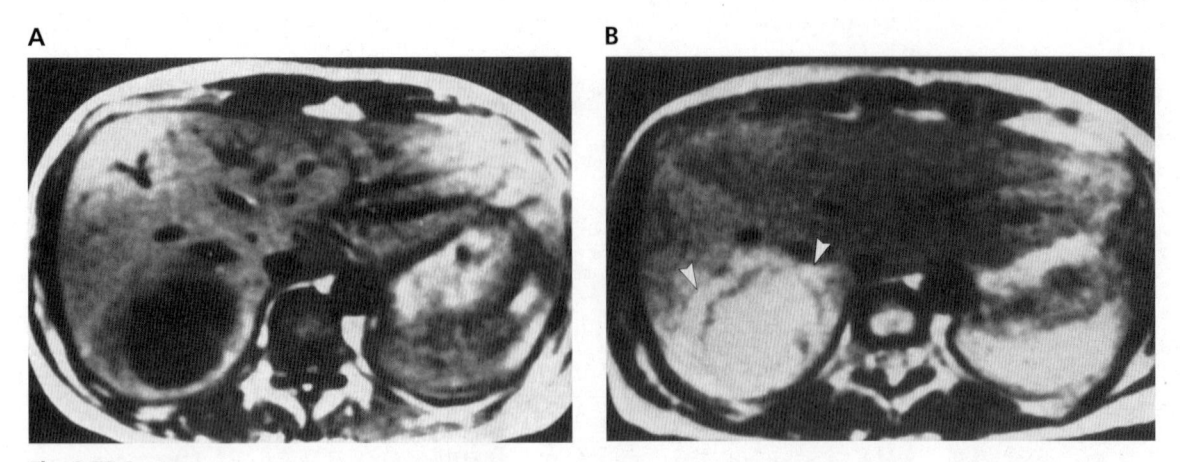

Fig. 3.79-4
Abscesso piogênico com edema perilesional. (A) Imagem ponderada em T1 mostra uma massa com intensidade de sinal semelhante a líquido. (B) Imagem ponderada em T2 mostra uma orla hiperintensa espessa (pontas de seta), representando edema, circundando a margem da massa.[144]

Condição	Achados de Imagem	Comentários
Amebiano (Fig. 3.79-6)	Áreas nitidamente definidas, bem marginadas de baixa intensidade de sinal em imagens ponderadas para T1 e alta intensidade de sinal em imagens ponderadas para T2.	Inomogeneidade central difusa e edema perilesional são muitas vezes vistas em sequências ponderadas para T2. Tratamento bem-sucedido pode resultar no aparecimento de anéis concêntricos de várias intensidades de sinal, rodeando a lesão.

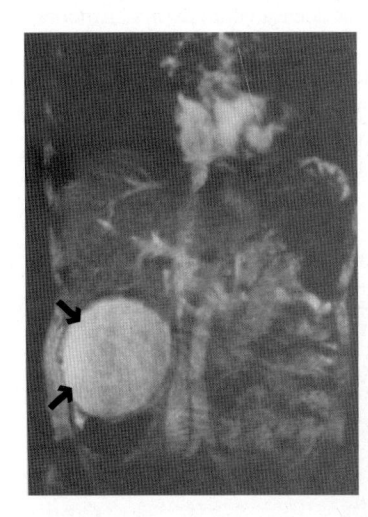

Fig. 3.79-5
Abscesso piogênico. Imagem ponderada em T2 coronal mostra a massa predominantemente com alta intensidade de sinal (setas) pendendo do aspecto inferior do lobo hepático direito. Observar o importante efeito de massa sobre o intestino e tecidos moles adjacentes.[145]

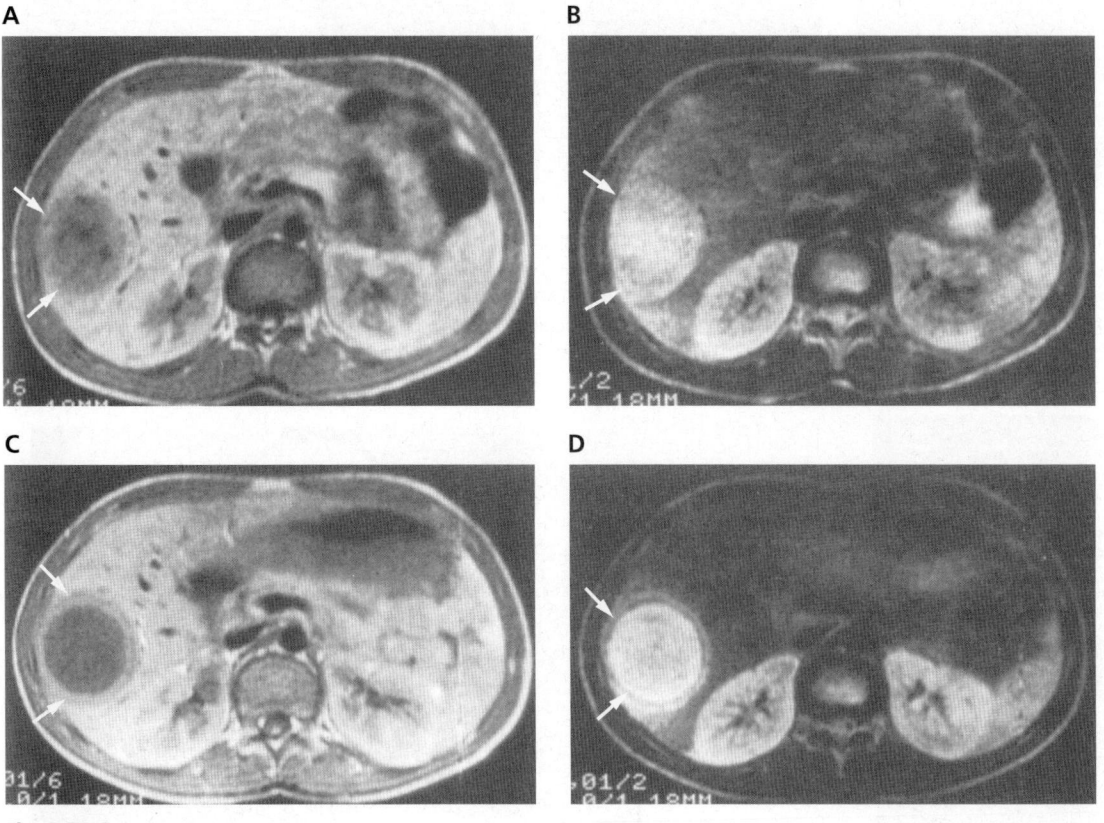

Fig. 3.79-6
Abscesso amebiano. (A) Imagem ponderada em T1 mostra uma massa heterogeneamente hipointensa e isointensa no lobo direito do fígado. Notar o desvio da vasculatura hepática. Um anel incompleto é visto dentro da parede do abscesso (setas). (B) No escaneamento ponderado para T2, a massa aparece heterogeneamente hiperintensa e tem um anel hiperintenso incompleto (setas). O abscesso é rodeado por zonas mal definidas de densidade intermediária. (C) Após 10 dias de tratamento clínico, uma imagem ponderada em T1 mostra que a cavidade do abscesso é agora homogeneamente hipointensa em relação ao fígado e é marginada por um anel hiperintenso circundando por um anel hipointenso (setas). (D) Imagem ponderada em T2 tirada na mesma época mostra o mesmo anel hipointenso em torno da lesão (setas). Este é marginado por um anel hiperintenso periférico que não era evidente na imagem ponderada em T1. Observar que o tamanho da anormalidade é agora o mesmo em ambas as imagens, indicando que o edema perifocal em grande parte se resolveu.[146]

Condição	Achados de Imagem	Comentários
Fúngico (Fig. 3.79-7)	Múltiplas pequenas lesões arredondadas que têm intensidade aumentada de sinal em imagens ponderadas para T2 e suprimidas de gordura (curta recuperação de inversão de T1).	Mais frequentemente em razão da candidíase em hospedeiros imunocomprometidos. Abscessos fúngicos possuem intensidade variável de sinal em *scans* de *spin-echo* ponderados para T1 convencionais.
Cisto equinocócico (hidático) (Figs. 3.79-8 a 3.79-10).	Sinal baixo em imagens ponderadas para T1 e sinal alto em escaneamentos ponderados para T2. A orla circundando o cisto (pericisto) tem baixo sinal em imagens ponderadas para T1 e T2 em virtude do seu componente fibroso. Membranas flutuando dentro da lesão têm baixo sinal em todas as sequências.	A aparência característica multiloculada ou multicística é um aspecto típico da doença equinocócica. Embora calcificações possam ser vistas como baixo sinal em RM, elas são identificadas muito mais efetivamente em TC. A presença de um nível gordura-líquido dentro de um cisto equinocócico indica ruptura comunicante para dentro da árvore biliar.

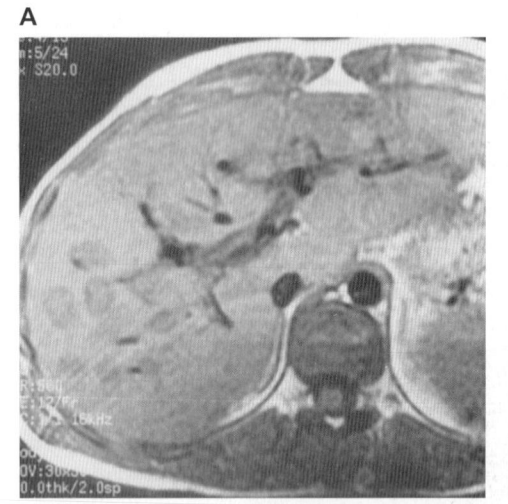

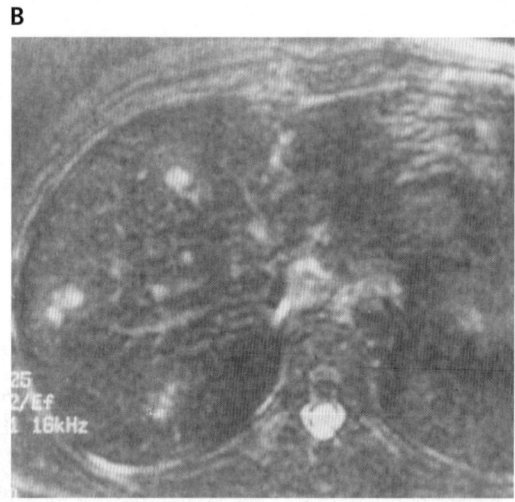

Fig. 3.79-7
Infecção fúngica. (A) Imagem ponderada em T1 mostra múltiplas lesões pequenas, nodulares, hipointensas com um aspecto de "alvo" e intensidade de sinal central relativamente aumentada. (B) Escaneamento ponderado para T2 com saturação da gordura mostra lesões nodulares, que correspondem às áreas de hipointensidade vistas na imagem precedente. Este paciente com leucemia mielocítica aguda mostrou uma diminuição acentuada no número de lesões no fígado em *scans* de acompanhamento.[147]

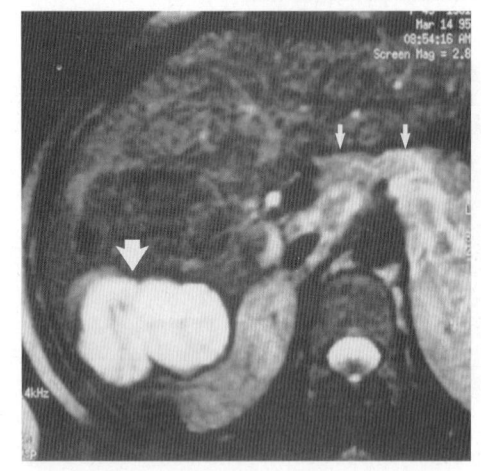

Fig. 3.79-8
Cisto equinocócico. Imagem ponderada em T2 mostra uma massa hiperintensa com uma cápsula de intensidade mais baixa de sinal no lobo direito do fígado (seta grande). A linfadenopatia paraórtica hiperintensa (setas pequenas) era causada por infecção tuberculosa.[147]

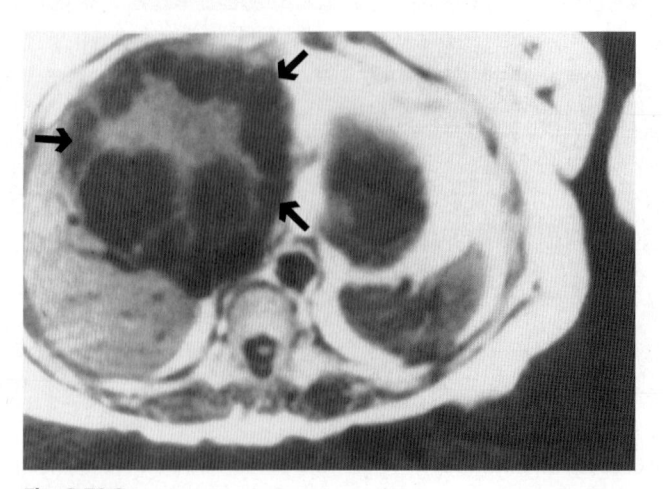

Fig. 3.79-9
Cisto equinocócico. Imagem ponderada em T1 mostra um cisto hidático muito grande com múltiplos pequenos cistos-filhos (setas). A presença de cistos-filhos pode indicar início de alteração degenerativa do cisto-mãe. O pericisto externo foi mais bem visto como uma banda hipointensa em escaneamentos ponderados para T2.[145]

Condição	Achados de Imagem	Comentários
Hemangioma (Figs. 3.79-11 a 3.79-13)	Lesão hipointensa bem definida em escaneamentos ponderados para T1 que demonstra marcada hiperintensidade em imagens ponderadas para T2, em que eles podem conter áreas de baixa intensidade que se correlacionam com regiões de fibrose.	Hemangiomas manifestam três padrões de intensificação de contraste, dependendo do tamanho da lesão. A maioria dos hemangiomas pequenos (< 1,5 cm) mostra intensificação precoce uniforme, ou intensificação nodular periférica que progride centripetamente para intensificação uniforme. Este segundo padrão é visto comumente em lesões de tamanho médio (1,5 a 5,0 cm) e algumas grandes (> 5 cm). Entretanto, a maioria dos grandes hemangiomas demonstra intensificação nodular periférica, enquanto o centro da lesão permanece hipointenso. Esta intensificação nodular periférica constitui um sinal útil para discriminar hemangiomas de metástases. Entretanto, lesões pequenas podem representar um dilema diagnóstico, porque um padrão uniforme de intensificação é visto tanto em hemangiomas quanto em metástases vasculares.
Adenoma hepatocelular (Figs. 3.79-14 e 3.79-15)	Aparência heterogênea. Áreas de sinal aumentado em imagens ponderadas para T1 resultam da presença de gordura ou hemorragia; áreas de baixo sinal correspondem à necrose.	Aproximadamente um terço dos adenomas hepatocelulares possui uma orla periférica, correspondendo a uma cápsula fibrosa, que tipicamente é de baixa intensidade de sinal tanto em escaneamentos ponderados para T1, quanto para T2.

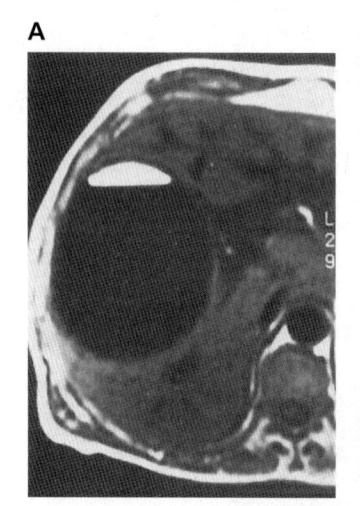

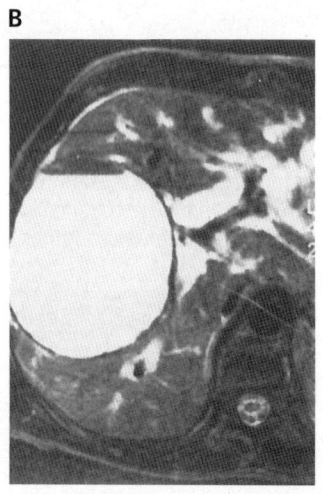

Fig. 3.79-10
Cisto equinocócico. Imagens (A) ponderada em T1 e (B) ponderada em T2 com supressão de gordura mostram um nível gordura-líquido dentro do cisto.[148]

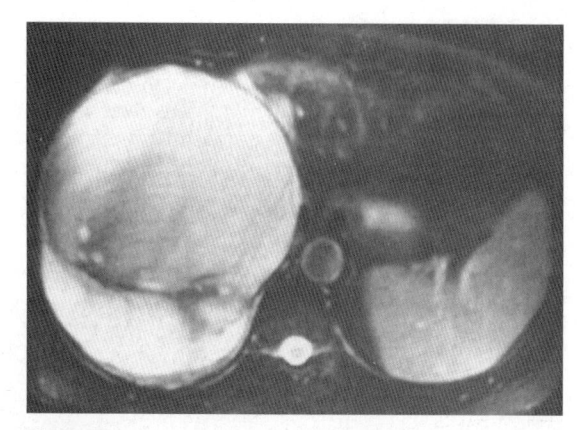

Fig. 3.79-11
Hemangioma gigante. Imagem ponderada em T2 mostra uma grande massa no lobo direito do fígado que tem intensidade de sinal alta, homogênea, similar à do líquido cerebroespinal. Observar a banda de baixa intensidade de sinal, representando fibrose, correndo horizontalmente através da massa.[149]

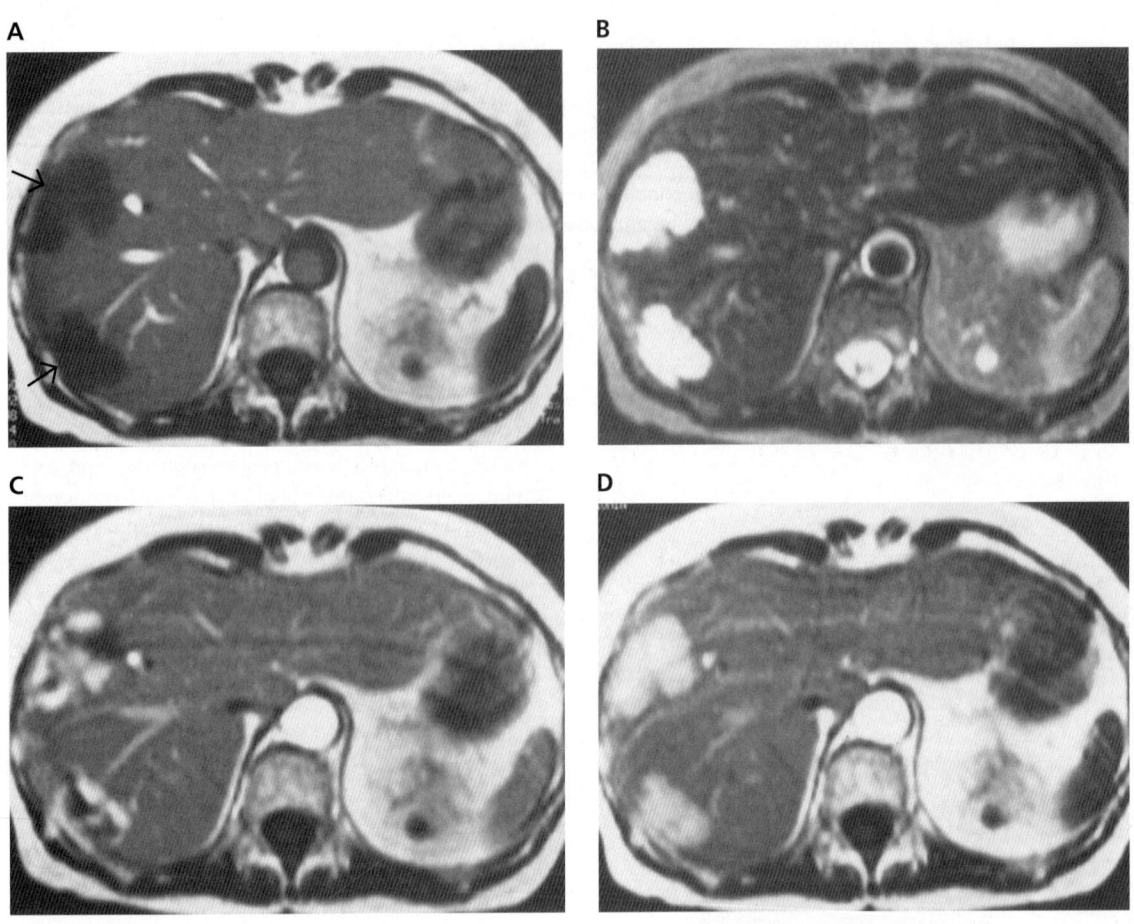

Fig. 3.79-12
Hemangiomas. (A) Imagem ponderada em T1 mostra duas lesões periféricas hipointensas, bem definidas, lobuladas (setas), no lobo direito do fígado. (B) Em uma imagem pesadamente ponderada em T2, as lesões exibem sinal aumentado à medida que o fígado diminui em intensidade de sinal. (C) Imagem ponderada em T1 obtida dentro de 2 minutos depois da administração de contraste mostra intensificação periférica das lesões. (D) Dentro de 10 minutos após o contraste, uma imagem repetida ponderada em T1 demonstra intensificação uniforme persistente das lesões.[150]

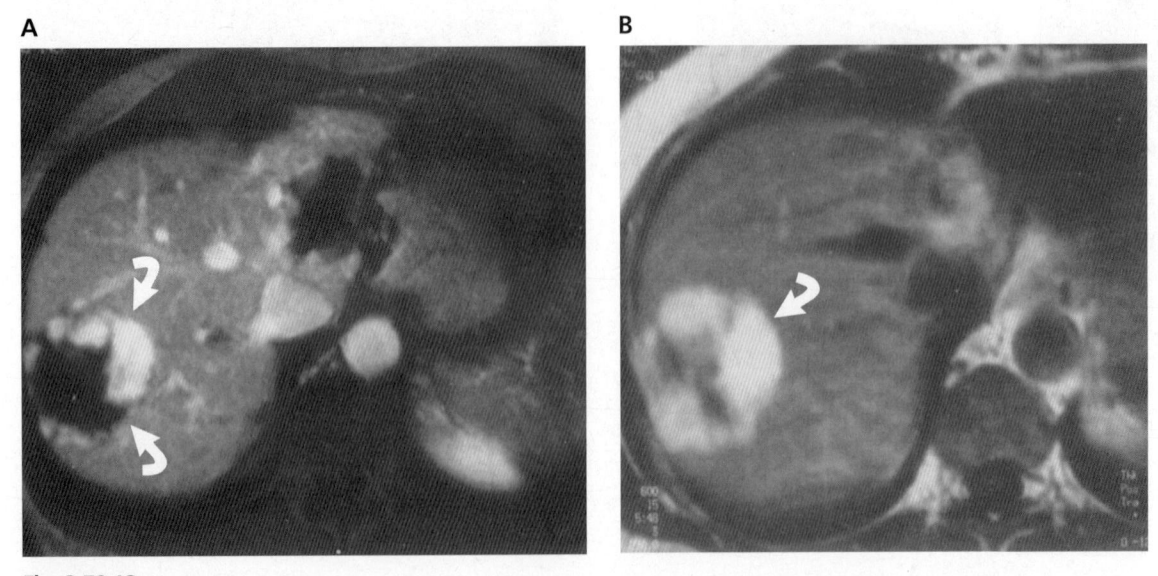

Fig. 3.79-13
Hemangioma. (A) Imagem inicial ponderada em T1 de um estudo de contraste dinâmico demonstra intensificação nodular periférica da lesão (setas). (B) Houve enchimento progressivo da massa, embora a cicatriz central não contrastasse.[151]

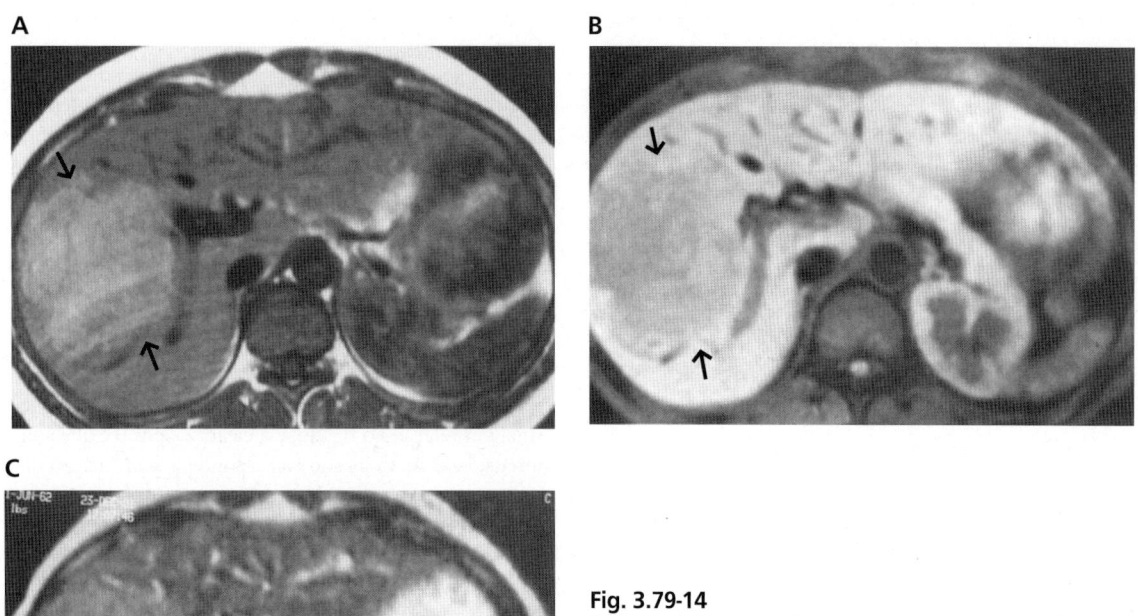

Fig. 3.79-14
Adenoma hepatocelular. (A) Imagem ponderada em T1 mostra uma massa (setas) no lobo hepático direito que tem intensidade de sinal ligeiramente aumentada em relação ao fígado. (B) Escaneamento ponderado para T1 com gordura suprimida demonstra que a lesão (setas) é hipointensa em relação ao fígado, indicando a natureza gordurosa da massa. (C) Imagem ponderada em T2 mostra que a massa é ligeiramente mais intensa do que o fígado circundante.[150]

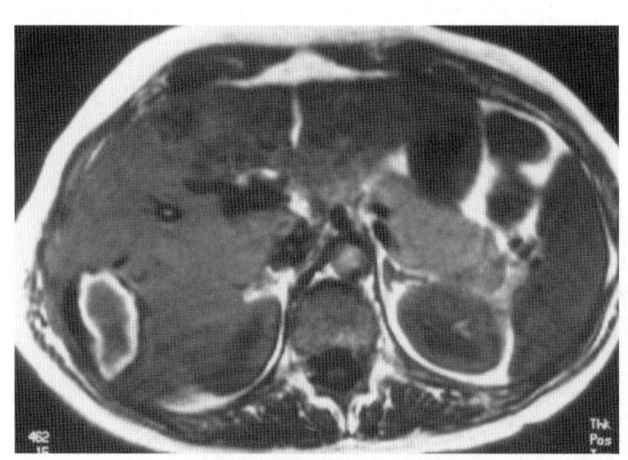

Fig. 3.79-15
Adenoma hepatocelular. Imagem ponderada em T1 mostra uma orla concêntrica central de alta intensidade de sinal (hemorragia subaguda) rodeando uma área de baixa intensidade de sinal (sangramento agudo). Há também uma segunda área de baixa intensidade de sinal no lobo esquerdo do fígado.[152]

Condição	Achados de Imagem	Comentários
Hiperplasia nodular focal (Fig. 3.79-16)	Usualmente isointenso ou hipointenso em relação ao fígado circundante em imagens ponderadas para T1 e torna-se ligeiramente hiperintenso ou isointenso em imagens ponderadas para T2.	A cicatriz central, que é hipointensa em escaneamentos ponderados para T1, aparece hiperintensa em imagens ponderadas para T2 por causa dos seus canais vasculares, dúctulos biliares e edema aumentado no tecido mixomatoso. Depois da administração de contraste, o perfil de intensificação é idêntico ao visto em escaneamentos de TC intensificados com contraste. Há notável intensificação da lesão durante a fase arterial, seguida por isointensidade da lesão em relação ao parênquima hepático durante a fase venosa portal. Em imagem de fase retardada, a lesão demonstra intensidade aumentada de sinal em relação ao fígado, e a cicatriz central exibe alta intensidade de sinal que corresponde à acumulação de material de contraste. Entretanto, este padrão de intensificação também pode ser visto em um carcinoma hepatocelular bem diferenciado ou um adenoma.
Hemangioendotelioma infantil (Fig. 3.79-17)	Predominantemente hipointenso em imagens ponderadas para T1 e hiperintenso em sequências ponderadas para T2.	Focos de sinal hiperintenso ou hipointenso em escaneamentos ponderados para T1 correspondem a áreas de hemorragia e fibrose, respectivamente.
Tumores lipomatosos (Fig. 3.79-18)	Os lipomas demonstram a intensidade de sinal de gordura em todas as sequências e não mostram intensificação de contraste. Angiolipomas usualmente contêm uma combinação de intensidades de gordura e tecidos moles.	Angiolipomas podem ser indistinguíveis de carcinomas hepatocelulares que contêm depósitos de gordura. A fase inicial da imagem de contraste dinâmico pode permitir diferenciação entre estas duas lesões. As áreas gordurosas dos angiolipomas são bem vascularizadas e se intensificam precocemente, enquanto as regiões de transformação gordurosa no carcinoma hepatocelular são relativamente avasculares, e a intensificação é menos aparente. Imagem de RM com técnicas de supressão de gordura também é útil para identificar um angiomiolipoma. Embora estas lesões tenham alta intensidade de sinal tanto em sequências ponderadas para T1, quanto para T2, elas aparecem hipointensas em relação ao fígado em imagens obtidas com supressão de gordura.

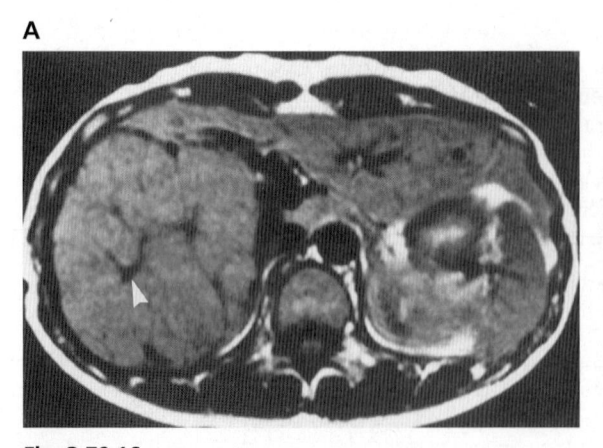

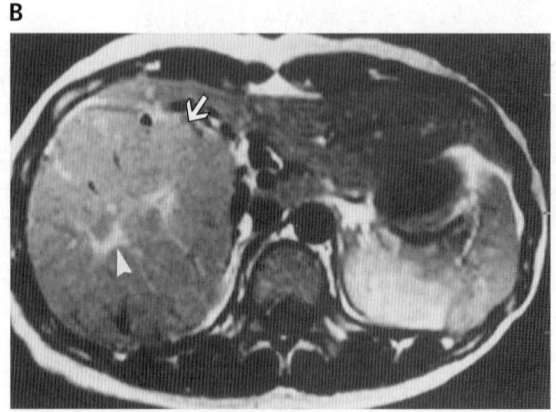

Fig. 3.79-16
Hiperplasia nodular focal. (A) Imagem ponderada em T1 demonstra uma grande massa no lobo hepático direito com uma cicatriz central hipointensa (ponta de seta). (B) No escaneamento de contraste de fase retardada, o tumor é ligeiramente hiperintenso (seta) em relação ao parênquima hepático circundante (intensificação prolongada), com uma cicatriz central hiperintensa (ponta de seta).[144]

Condição	Achados de Imagem	Comentários
Micro-hamartomas (Fig. 3.79-19)	Múltiplas lesões focais redondas ou irregulares de tamanho aproximadamente uniforme dispersas por todo o fígado.	Frequentemente descobertos incidentalmente, este aspecto pode simular doença metastática em um paciente com um neoplasma primário (embora metástases sejam geralmente mais heterogêneas em tamanho e intensidade de sinal).
Carcinoma hepatocelular (Figs. 3.79-20 e 3.79-21)	Aparência variável dependendo do grau de alteração gordurosa, presença de fibrose interna e padrão histológico dominante da lesão. Qualquer cápsula circundante aparece como uma orla hipointensa em imagens ponderadas para T1. Hemorragia infrequente dentro do tumor aparece hiperintensa em imagens ponderadas para T1 e T2.	Depois da administração de contraste, carcinomas hepatocelulares geralmente demonstram intensificação em razão da sua hipervascularidade. Entretanto, esta intensificação é inespecífica e pode manifestar-se como padrões central, periférico, homogêneo ou em orla.

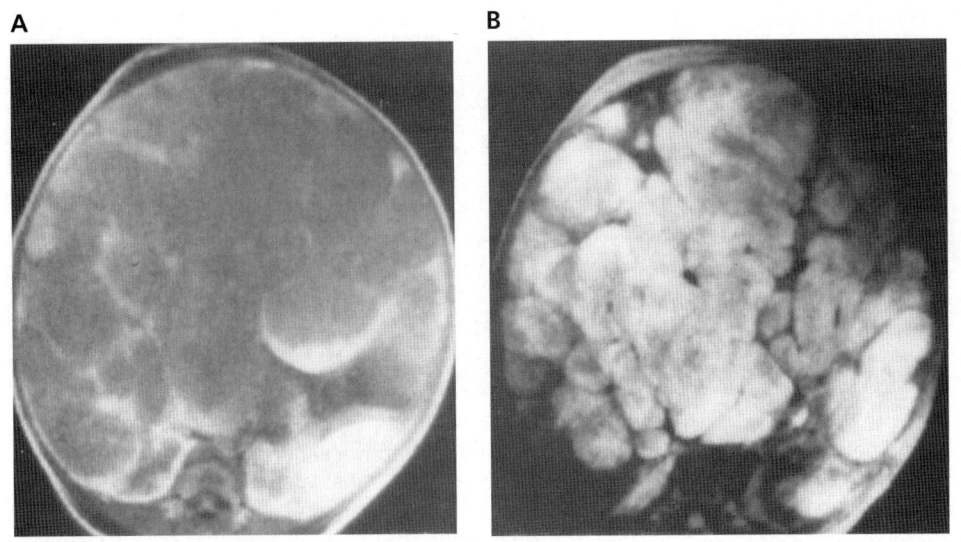

Fig. 3.79-17
Hemangioendotelioma infantil. (A) Imagem ponderada em T1 obtida com o paciente em posição de decúbito demonstra uma grande lesão hepática multinodular com intensidade heterogênea de sinal que enche o abdome. (B) Imagem ponderada em T2 mostra que a lesão é predominantemente de alta intensidade de sinal em virtude de sua natureza vascular.[150]

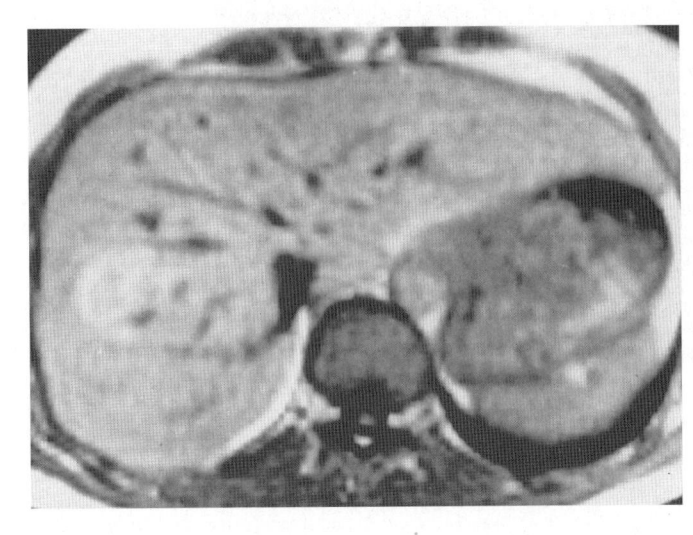

Fig. 3.79-18
Lipoma. Imagem ponderada em T1 demonstra a lesão gordurosa hiperintensa.[142]

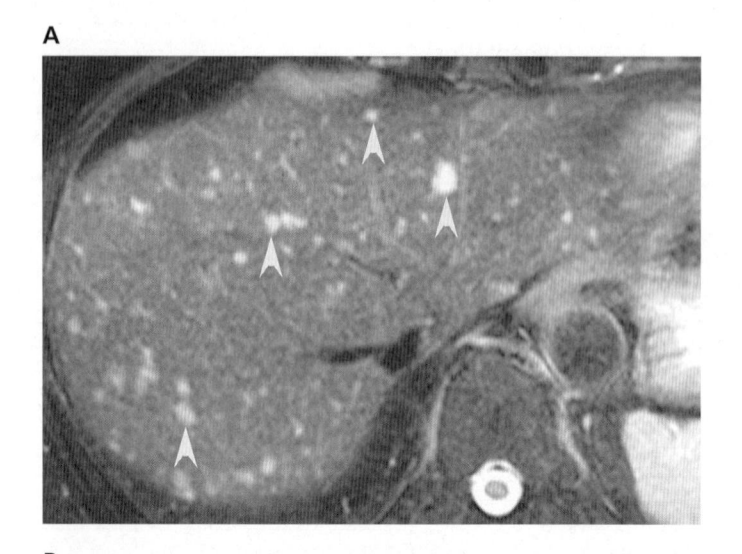

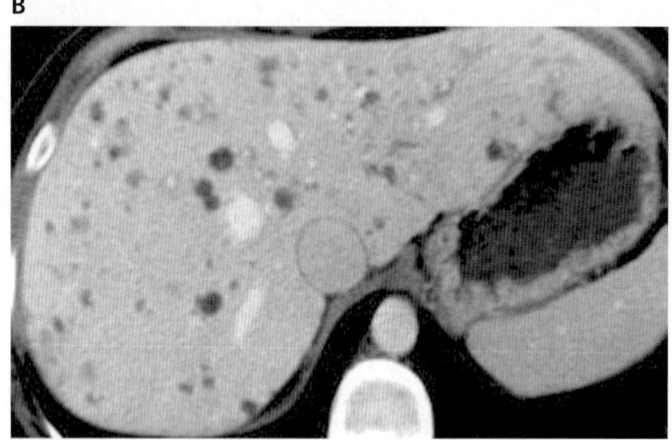

Fig. 3.79-19
Micro-hamartomas biliares. (A) Imagem ponderada em T2 mostra inúmeras lesões hepáticas com alta intensidade de sinal (pontas de seta). (B) Escaneamento de TC correspondente mostra múltiplas lesões císticas hipoatenuadas em ambos os lobos do fígado.[143]

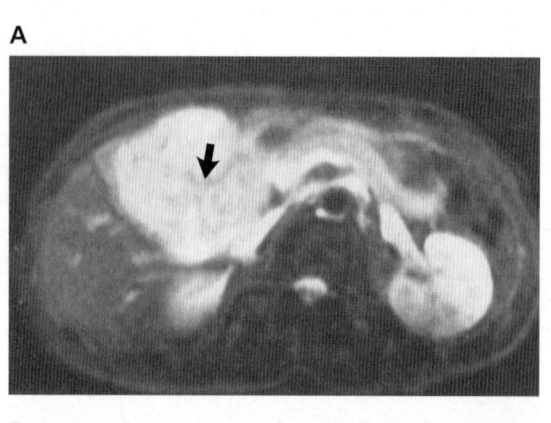

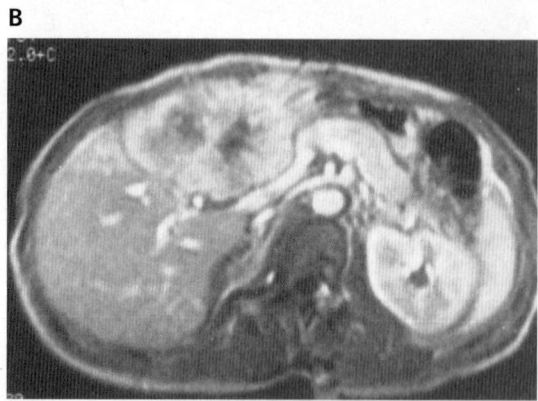

Fig. 3.79-20
Carcinoma hepatocelular. (A) Em uma imagem ponderada em T2, a massa tem uma alta intensidade de sinal, mas a cicatriz central tem baixa intensidade de sinal (seta). (B) Imagem ponderada em T1 depois de contraste mostra que a massa intensificando perifericamente tem uma área central de baixa intensidade de necrose e cicatriz.[149]

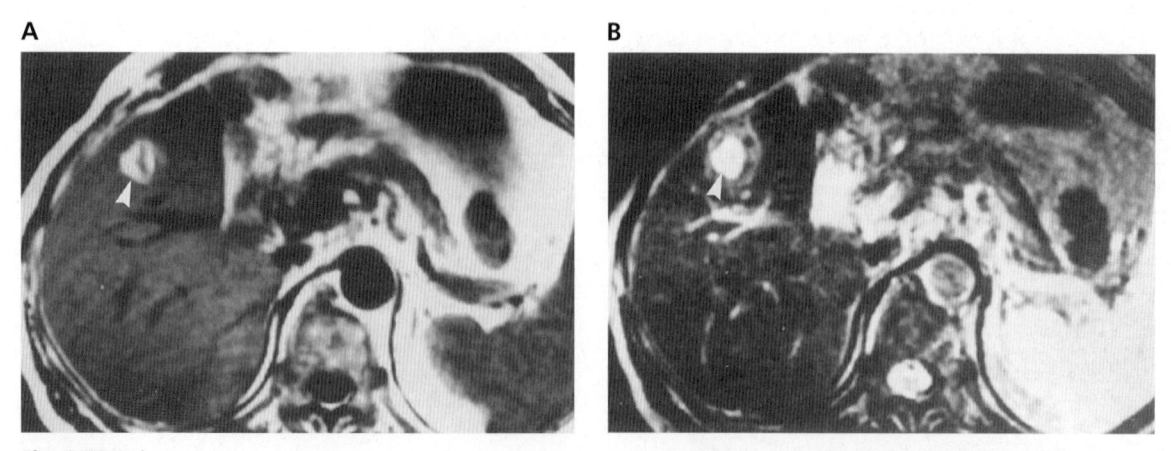

Fig. 3.79-21
Carcinoma hepatocelular. Hemorragia dentro do tumor (pontas de seta) é hiperintensa tanto em imagens ponderadas em T1 (A), quanto ponderadas em T2 (B).[145]

Condição	Achados de Imagem	Comentários
Carcinoma fibrolamelar (Fig. 3.79-22)	Massa homogênea que é hipointensa ou isointensa ao fígado normal em imagens ponderadas para T1 e heterogênea e isointensa ou levemente hiperintensa em sequências ponderadas para T2. Qualquer cicatriz central é geralmente hipointensa em todas as imagens em virtude da sua natureza puramente fibrosa.	O padrão de contraste do tumor corre paralelo àquele na TC, com intensificação heterogênea densa nas fases arterial e portal que se torna progressivamente mais homogênea em imagens retardadas. A cicatriz usualmente não contrasta e é mais bem visualizada em imagens retardadas à medida que a intensificação do resto do tumor se torna mais homogênea. Ocasionalmente, a cicatriz pode demonstrar contraste retardado e tornar-se hiperintenso ou isointenso em relação ao tumor ou ao fígado.
Hepatoblastoma (Fig. 3.79-23)	Hipointenso em imagens ponderadas para T1 e hiperintenso em sequências ponderadas para T2. Focos de sinal alto podem ser vistos dentro da lesão em escaneamentos ponderados para T1 em razão da hemorragia interna. Em sequências ponderadas para T2, septos internos correspondendo à fibrose dentro do tumor aparecem como bandas hipointensas.	RM é capaz de demonstrar invasão tumoral de vasos peri-hepáticos e pode tornar-se mais acurada que TC tanto para avaliar a extensão pré-operatória da lesão quanto detectar recorrência tumoral após cirurgia.

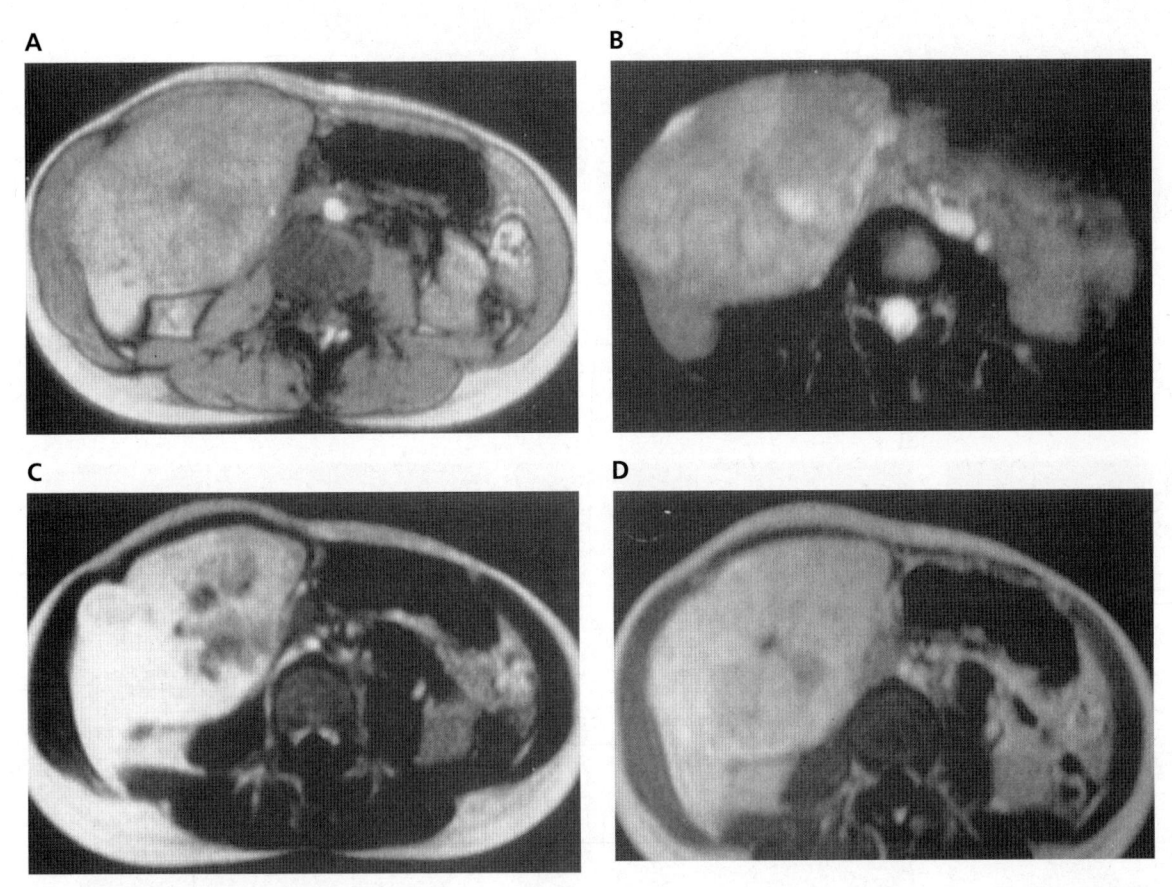

Fig. 3.79-22
Carcinoma fibrolamelar. (A) Imagem de ecogradiente ponderada em T1 demonstra uma massa ligeiramente hipointensa com uma cicatriz hipointensa central. (B) Em uma imagem ponderada em T2, a massa é hiperintensa, e a cicatriz permanece hipointensa. (C) Imagens de contraste precoce e (D) retardada mostram que a massa inicialmente se contraste heterogeneamente e, a seguir, se torna cada vez mais homogênea na fase tardia.[153]

Condição	Achados de Imagem	Comentários
Colangiocarcinoma intra-hepático (Fig. 3.79-24)	Intensidade diminuída de sinal em imagens ponderadas para T1 e sinal aumentado em *scans* ponderados para T2. A cicatriz pode aparecer como uma área central de hipointensidade em sequências ponderadas para T2.	O padrão de intensificação de contraste depende do tamanho da lesão. Tumores maiores (> 4 cm) mostram intensificação periférica que progride centripetamente e poupa a cicatriz central, um padrão que simula hemangioma (embora o grau de contraste usualmente seja maior neste último). Além disso, colangiocarcinomas intra-hepáticos podem ter outros aspectos que não são associados a hemangiomas, como nódulos satélites, invasão da veia porta e dilatação de ductos biliares intra-hepáticos. Colangiocarcinomas intra-hepáticos menores geralmente exibem contraste mais homogêneo.

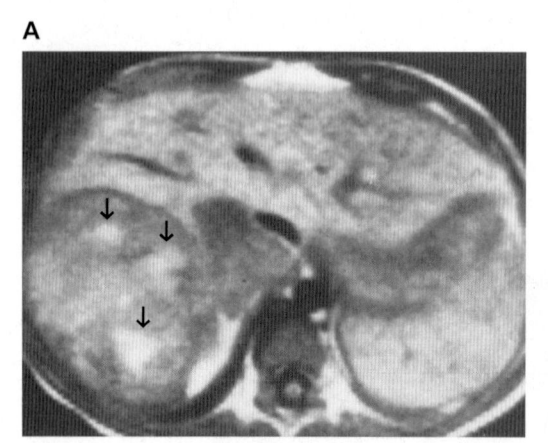

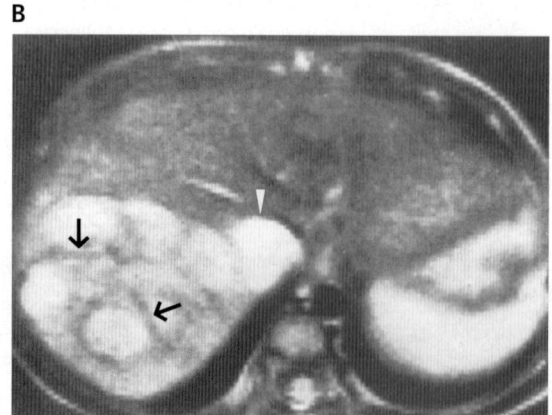

Fig. 3.79-23
Hepatoblastoma. (A) Imagem ponderada em T1 mostra que a massa hepática direita é predominantemente de baixa intensidade de sinal. Áreas de intensidade aumentada de sinal (setas) representam hemorragia. (B) Imagem ponderada em T2 revela que a lesão tem intensidade aumentada de sinal, com bandas hipointensas (setas), representando septações fibróticas. Observar a área necrótica hiperintensa (ponta de seta) comprimindo a veia cava inferior.[150]

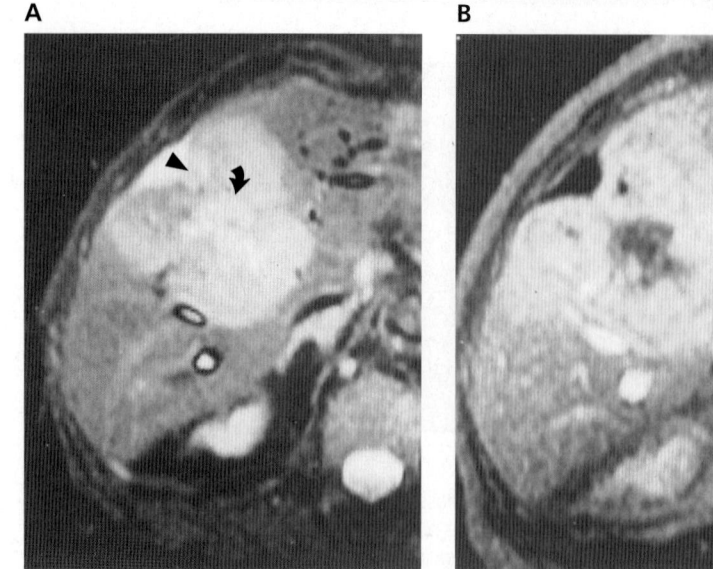

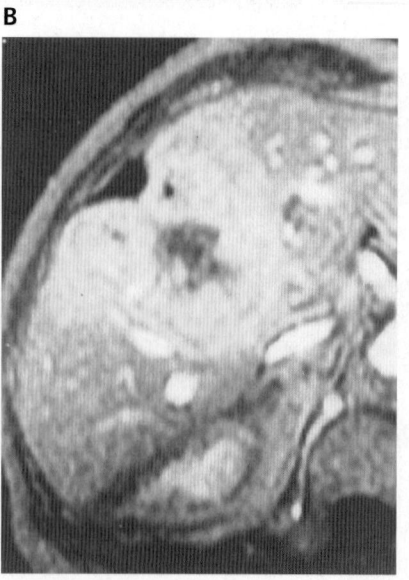

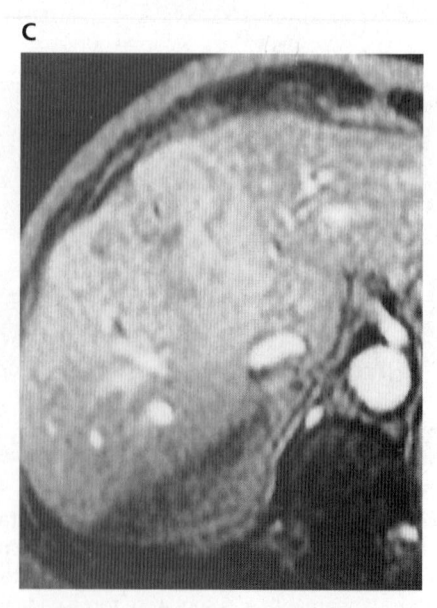

Fig. 3.79-24
Colangiocarcinoma intra-hepático. (A) Uma imagem STIR mostra um tumor bem definido hiperintenso. A cicatriz central é mais hiperintensa (seta), e há retração da cápsula hepática adjacente ao tumor (ponta de seta). (B) Após administração de contraste, um escaneamento de fase aguda mostra intensificação na periferia do tumor, poupando a cicatriz central. (C) No escaneamento de fase retardada, há intensificação completa, mas heterogênea, do tumor.[154]

Condição	Achados de Imagem	Comentários
Cistadenoma/ cistadenocarcinoma biliar (Fig. 3.79-25)	Geralmente sinal misto ou baixo em imagens ponderadas para T1 e predominantemente sinal alto em sequências ponderadas para T2. Áreas de sinal alto em escaneamentos ponderados para T1 representam componentes fluidos hemorrágicos, enquanto uma orla de sinal baixo em *scans* ponderados para T2 pode ser causada por hemorragia na parede da lesão.	O aspecto variável depende do conteúdo de proteína do líquido e da presença de um componente de tecido mole intracístico. De fato, intensidade variável de sinal dentro dos lóculos em todas as sequências constitui um sinal em RM importante destas lesões hepáticas multisseptadas. Como em outras modalidades de imagem, RM não é capaz de distinguir confiavelmente cistadenoma de cistadenocarcinoma. Inobstante, a presença de nodularidade sugere cistadenocarcinoma (como evidência de adenopatia ou metástases distantes).
Angiossarcoma (Fig. 3.79-26)	Baixa intensidade de sinal em imagens ponderadas para T1 e predominantemente sinal alto (com áreas centrais de baixo sinal) em sequências ponderadas para T2.	Durante escaneamento de contraste dinâmico, há intensificação nodular periférica que progride centripetamente. Em imagens retardadas, o contraste periférico persiste, enquanto o centro da lesão permanece não intensificado. Esta aparência pode refletir a presença de tecido fibroso ou desoxiemoglobina. Embora este padrão possa simular o do hemangioma, a inomogeneidade dos angiossarcomas em imagens ponderadas para T2 não é vista em hemangiomas.

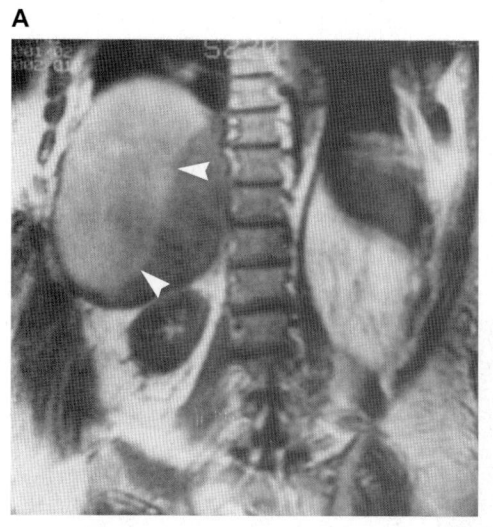

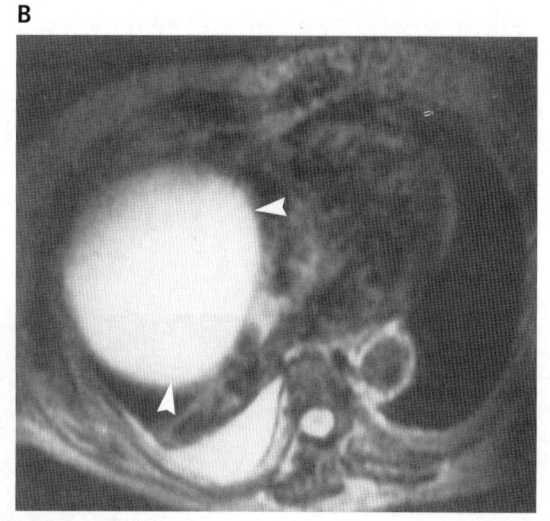

Fig. 3.79-25
Cistadenoma biliar. Imagens (A) ponderada em T1 coronal e (B) ponderada em T2 axial demonstram uma grande massa cística (pontas de seta), comprimindo o tecido hepático normal adjacente.[120]

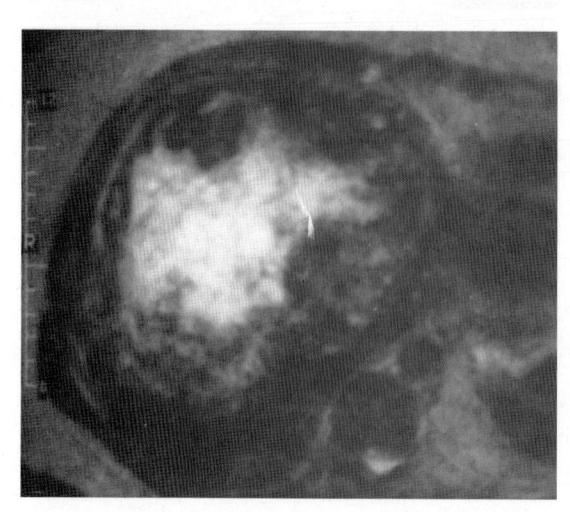

Fig. 3.79-26
Angiossarcoma. Imagem ponderada em T2 demonstra alta intensidade de sinal heterogênea da porção central de uma grande massa no lobo direito do fígado. As áreas periféricas da lesão mostram apenas intensidade de sinal ligeiramente aumentada.[155]

Condição	Achados de Imagem	Comentários
Sarcoma indiferenciado (embrionário) (Fig. 3.79-27)	Baixa intensidade de sinal em imagens ponderadas para T1 e alta intensidade de sinal em sequências ponderadas para T2.	Características de sinal são semelhantes às do líquido cerebroespinal. Em alguns casos, focos de sinal alto correspondendo a hemorragia podem ser vistos em escaneamentos ponderados para T1.
Metástases (Figs. 3.79-28 a 3.79-31)	Aparência variável dependendo do tumor primário e do grau de necrose, hemorragia e vascularidade. Geralmente, baixa intensidade em imagens ponderadas para T1 e alta intensidade de sinal em sequências ponderadas para T2. Metástases com necrose central têm uma região central distinta, que tem intensidade ainda mais baixa de sinal em escaneamentos ponderados para T1 (sinal da rosca), intensidade mais alta de sinal em imagens ponderadas para T2 (sinal do alvo), e é rodeada por uma casca menos intensa de tumor viável. Metástases que contêm quantidades consideráveis de substâncias paramagnéticas (mucina, gordura, hemorragia subaguda, melanina, proteína) podem ter uma intensidade relativamente alta de sinal em imagens ponderadas para T1. Aproximadamente 25% das metástases, especialmente aquelas de carcinoma colorretal, demonstram uma orla ou halo hiperintenso (tumor viável), circundando uma hipointensidade central (necrose coagulativa, fibrina e mucina).	Os padrões de intensificação das metástases são semelhantes aos visto em TC. Metástases hipervasculares mostram contraste acentuado precoce, seja uniformemente seja como um anel contínuo que se enche centralmente em imagens subsequentes. Durante a fase venosa portal, metástases hipervasculares podem tornar-se iso ou hipointensas. Metástases hipovasculares são vistas como massas hipointensas que podem ter uma orla periférica de intensificação, que é mais bem visualizada durante a fase arterial. Enchimento centrípeto progressivo da lesão pode ocorrer em *scans* retardados. Às vezes, a orla periférica se torna hipointensa em relação ao centro da lesão em imagens contrastadas retardadas (sinal da remoção periférica), um achado descrito como altamente específico de metástases.

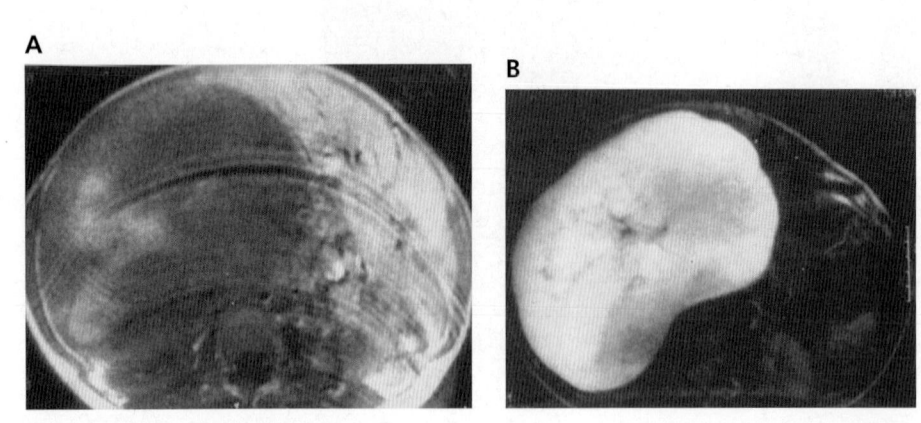

Fig. 3.79-27
Sarcoma indiferenciado (embrionário). (A) Imagem ponderada em T1 mostra uma massa de intensidade predominantemente baixa de sinal contendo áreas lobuladas de intensidade aumentada de sinal que correspondem a regiões de hemorragia. (B) Imagem ponderada em T2 mostra que a massa é heterogênea, mas predominantemente de alta intensidade de sinal igual ou excedendo o do líquido cerebroespinal. As áreas lobuladas centrais de intensidade acentuadamente aumentada de sinal correspondem a regiões de degeneração hemorrágica gelatinosa.[156]

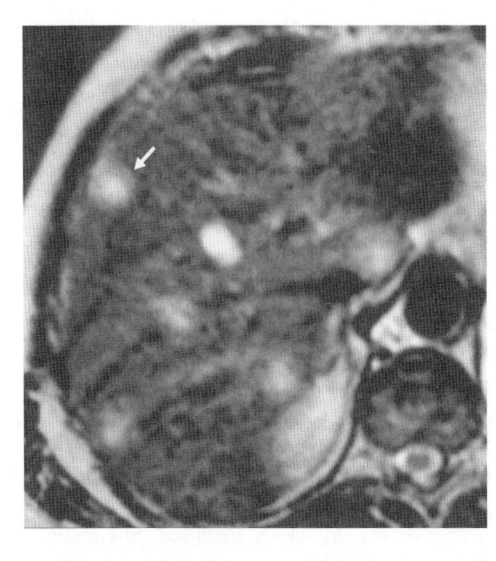

Fig. 3.79-28
Metástases de carcinoma do cólon. Imagem ponderada em T2 mostra várias lesões com o sinal do alvo (seta). A periferia das lesões (tumor viável) é relativamente hipointensa em comparação ao centro (necrose liquefativa).[157]

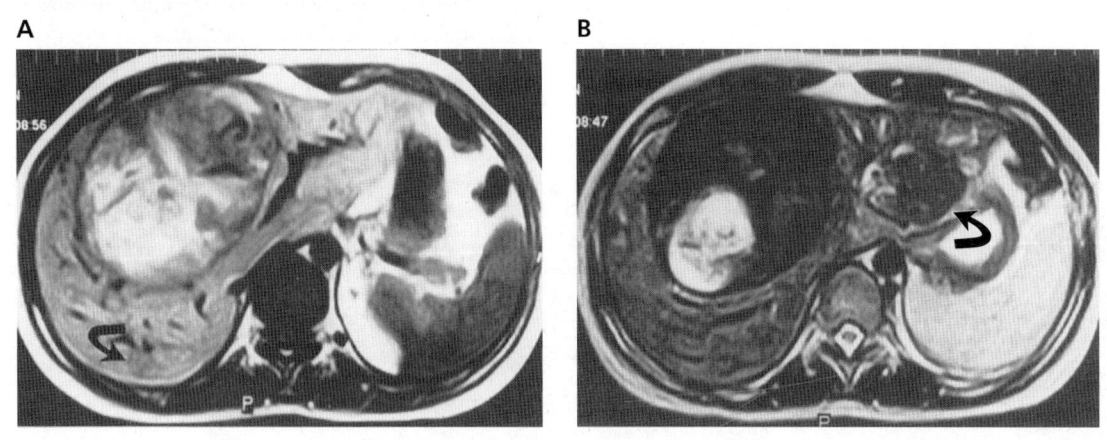

Fig. 3.79-29
Metástases hemorrágicas de melanoma maligno. (A) Imagem ponderada em T1 mostra uma massa bem circunscrita contendo áreas de alta e baixa intensidade de sinal. Uma lesão mal definida está presente no aspecto posterior do lobo hepático direito (seta). (B) Imagem ponderada em T2 mostra uma área persistente de alta intensidade de sinal no aspecto posterior da massa. Além disso, uma massa de intensidade intermediária de sinal é identificada no lobo hepático esquerdo (seta). Na cirurgia, múltiplas lesões foram encontradas no fígado. A lesão dominante no lobo direito continha múltiplas áreas de hemorragia. Entretanto, melanina poderia também produzir sinal alto em imagens ponderadas em T1 graças às suas características paramagnéticas.[151]

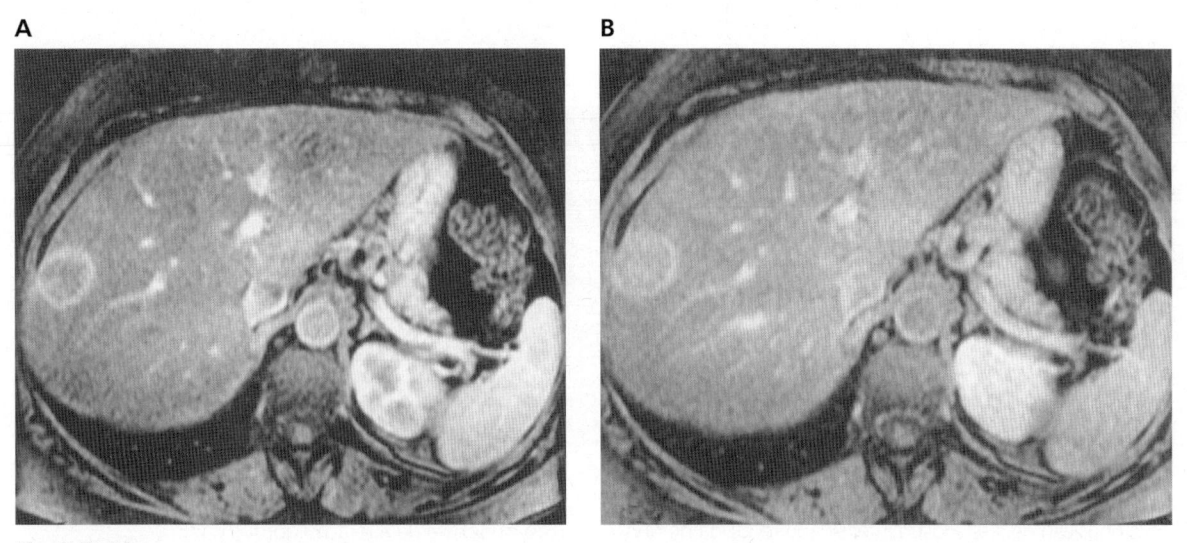

Fig. 3.79-30
Leiomiossarcoma uterino metastático. (A) Durante a fase arterial, a lesão tem uma orla fina de intensificação. (B) Durante a fase portal, a orla periférica é menos conspícua, e a porção central do tumor se tornou progressivamente mais realçada.[157]

Condição	Achados de Imagem	Comentários
Infiltração gordurosa (Fig. 3.79-32)	Imagem de RM de *spin-echo* convencional é relativamente insensível para detectar infiltração gordurosa do fígado (mas outras técnicas de RM são altamente específicas para documentar a presença de gordura).	Imagem de desvio químico protônico, também conhecido como imagem de ecogradiente em oposição de fase, aproveita diferenças na frequência de ressonância dos prótons na água e gordura. Em imagens em fases opostas *(out of phase)*, o sinal de gordura é subtraído daquele da água; em contraposição, os sinais de gordura e água são aditivos em imagens dentro de fase *(in-phase)*. Por essas razões, as lesões que contêm gordura e água mostram uma perda de sinal nas imagens em oposição de fase, quando comparadas às imagens em fase, claramente identificando-as como contendo ambas estas substâncias. Embora esta técnica possa documentar a presença de gordura dentro de uma lesão e muitas vezes evitar a necessidade de biópsia, alguns neoplasmas hepáticos primários e secundários (inclusive carcinoma hepatocelular) também podem conter gordura macroscópica e apresentar alterações semelhantes.

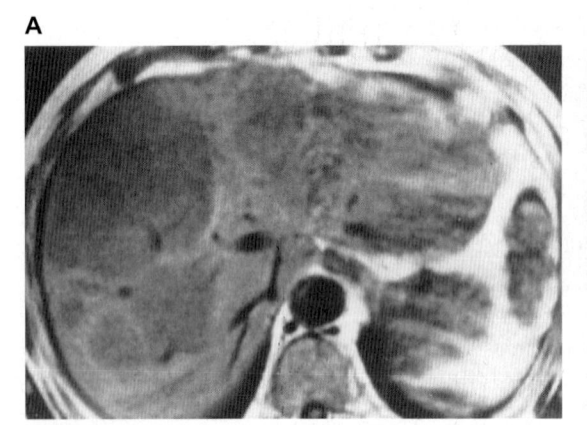

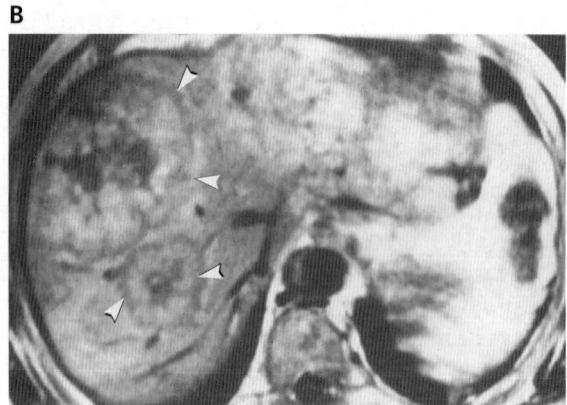

Fig. 3.79-31
Metástases de carcinoma do cólon. (A) Imagem ponderada em T1 mostra múltiplas massas hepáticas hipointensas. (B) Em um *scan* com contraste e retardo de fase, as massas demonstram intensificação central e remoção periférica (pontas de seta).[144]

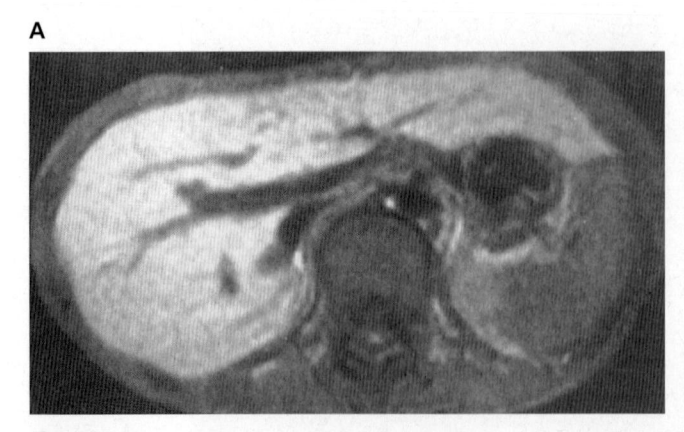

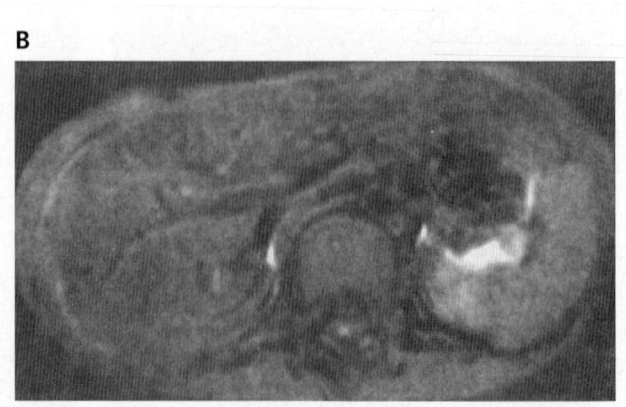

Fig. 3.79-32
Infiltração gordurosa. (A) Imagem ponderada em fase T1 mostra aumento homogêneo da intensidade de sinal do fígado. (B) Imagem ponderada em T1 em oposição de fase mostra intensidade reduzida de sinal do fígado, sugestiva de alteração gordurosa.[158]

Condição	Achados de Imagem	Comentários
Hepatite (Fig. 3.79-33)	Intensidade diminuída de sinal em imagens ponderadas e intensidade aumentada em sequências ponderadas para T2.	Atrofia segmentar também pode produzir intensidade anormal de sinal, com intensificação de contraste em áreas de fibrose confluente focal.
Doença hepática induzida por radiação	Áreas geográficas de baixa intensidade de sinal em imagens ponderadas em T1 e alta intensidade de sinal em sequências ponderadas em T2.	Reflete o conteúdo aumentado de água dos tecidos hepáticos secundário à lesão de irradiação.
Doença de armazenamento de glicogênio (Fig. 3.79-34)	Intensidade aumentada de sinal em relação à medula óssea em imagens de RM ponderadas em T1.	Reflete a acumulação de glicocerebrosídeos nos hepatócitos.

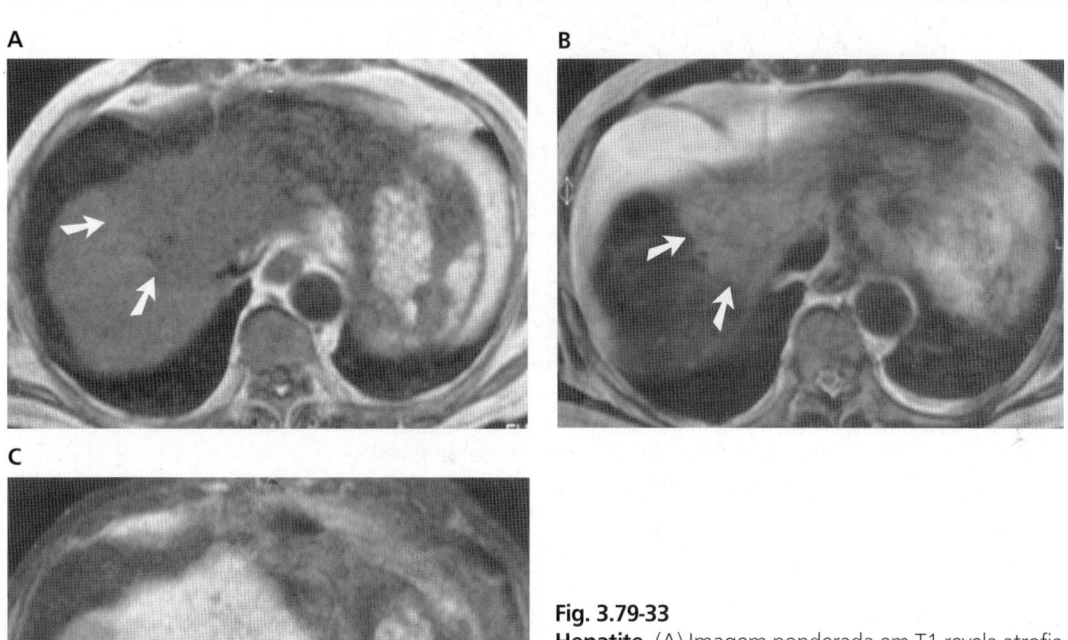

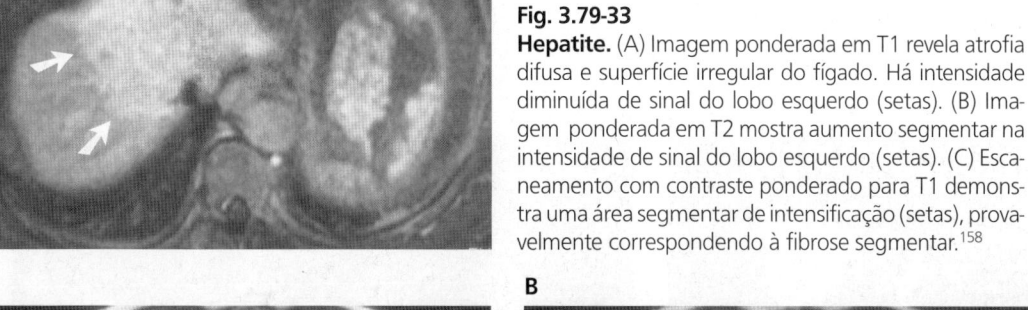

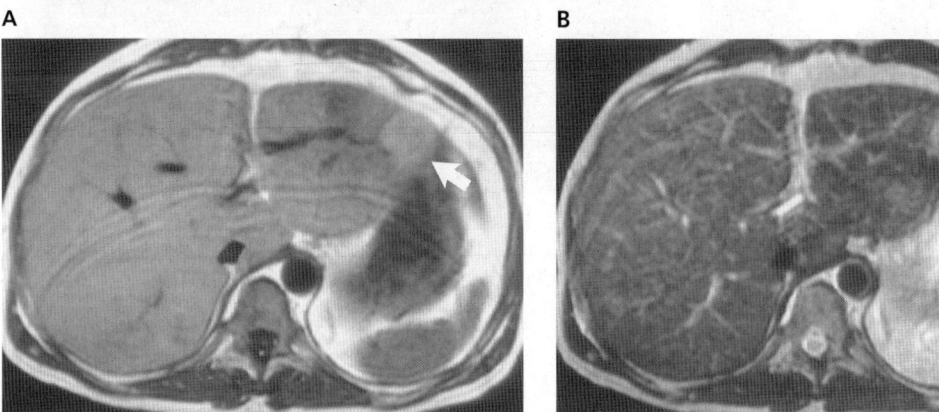

Fig. 3.79-33
Hepatite. (A) Imagem ponderada em T1 revela atrofia difusa e superfície irregular do fígado. Há intensidade diminuída de sinal do lobo esquerdo (setas). (B) Imagem ponderada em T2 mostra aumento segmentar na intensidade de sinal do lobo esquerdo (setas). (C) Escaneamento com contraste ponderado para T1 demonstra uma área segmentar de intensificação (setas), provavelmente correspondendo à fibrose segmentar.[158]

Fig. 3.79-34
Doença de armazenamento de glicogênio. (A) Imagem ponderada em T1 mostra intensidade de sinal homogeneamente aumentada do parênquima hepático em comparação àquela da medula óssea. Observar o tumor redondo de alta intensidade de sinal (seta) no segmento lateral. (B) Imagem ponderada em T2 mostra o sinal de alta intensidade do tumor (seta).[158]

Condição	Achados de Imagem	Comentários
Hemocromatose/ hemossiderose (Fig. 3.79-35 e 3.79-36)	Notável redução em intensidade de sinal tanto nas sequências ponderadas em T1 quanto em T2.	Aspecto causado por deposição de ferro dentro do fígado na hemocromatose primária (ou dentro do fígado, baço, pâncreas e medula óssea na hemossiderose secundária). Na doença primária complicada por cirrose, o pâncreas também pode demonstrar intensidade diminuída de sinal.

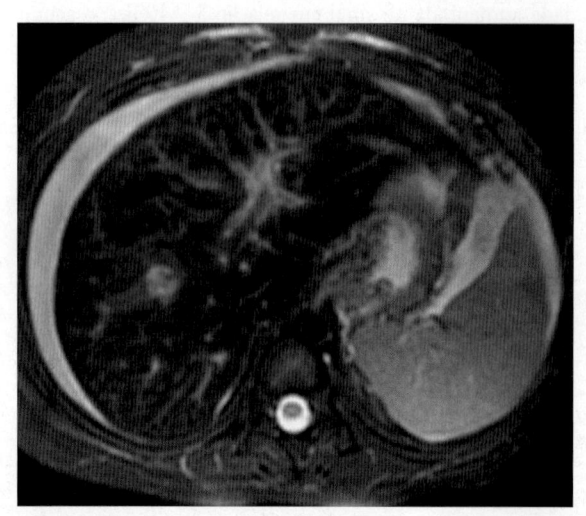

Fig. 3.79-35
Hemossiderose. Imagem ponderada em T2 com saturação da gordura mostra marcada hipointensidade de sinal no fígado em comparação aos músculos e baço em uma criança que recebera transplante de medula óssea para leucemia linfoblástica aguda. Há também evidência de ascite.[159]

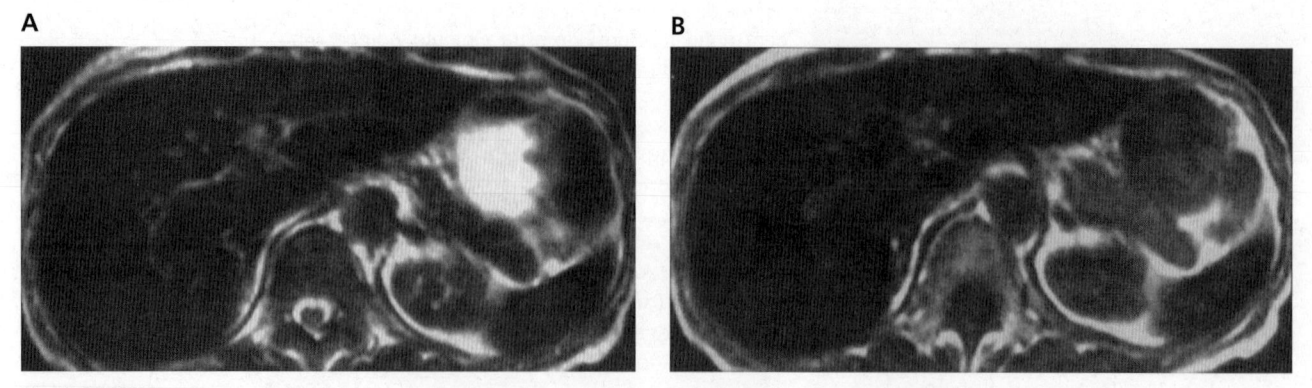

Fig. 3.79-36
Hemocromatose. (A) Imagem ponderada em T2 mostra intensidade diminuída de sinal do fígado, pâncreas e baço quando comparada à do músculo paraespinhal. (B) Imagem ponderada em T1 mostra intensidade diminuída de sinal do fígado resultando do efeito de encurtamento de T2.[158]

Condição	Achados de Imagem	Comentários
Sarcoidose (Fig. 3.79-37)	Granulomas coalescentes podem aparecer como múltiplos nódulos hipointensos. Depois de um agente de contraste que torna o parênquima hepático muito hipointenso, nódulos de sarcoidese aparecem como lesões de alta intensidade de sinal.	Múltiplos nódulos hepáticos são facilmente tomados erradamente por doenças mais comuns, incluindo metástases e linfoma. Comprometimento simultâneo do baço é visto frequentemente.

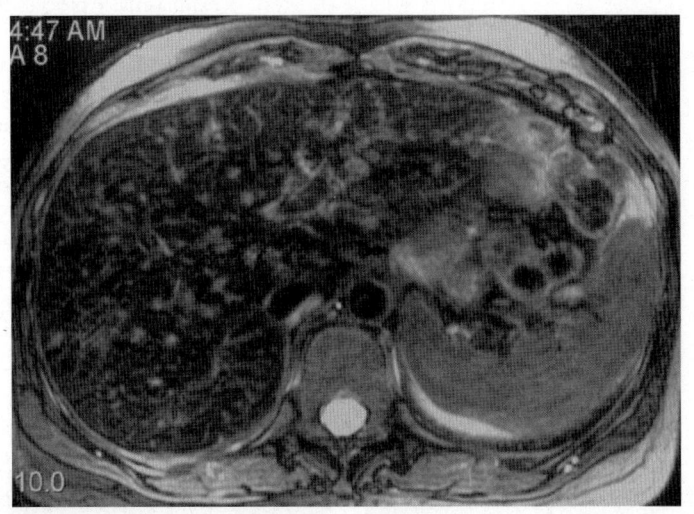

Fig. 3.79-37
Sarcoidose. Imagem ponderada em T2 obtida depois da administração de ferumoxidex demonstra múltiplos nódulos pequenos com alta intensidade de sinal por todo o fígado.[160]

3.80 ■ Espaço Peri-Hepático* em Tomografia Computadorizada

Condição	Comentários
Atenuação de ar Pneumoperitônio (Fig. 3.80-1)	Pneumoperitônio espontâneo é muitas vezes um resultado de perfuração de uma víscera oca intraperitoneal que exige intervenção cirúrgica urgente. As causas incluem doença ulcerosa péptica, doença inflamatória, neoplasmas e procedimentos iatrogênicos. Gás livre intraperitoneal é encontrado muitas vezes anterior ao fígado. Além de detectar pneumoperitônio, TC muitas vezes pode demonstrar alterações murais ou extraluminais, como espessamento da parede intestinal ou formação de fios de gordura que ajuda na determinação da origem do gás intraperitoneal livre.
Síndrome de Chilaiditi	Anomalia congênita em que há interposição de uma parte do cólon (menos frequentemente, do intestino delgado) entre o fígado e o hemidiafragma direito.

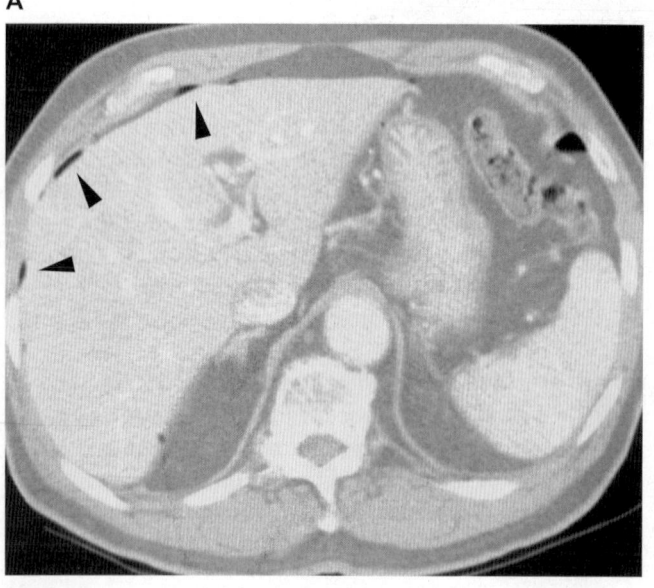

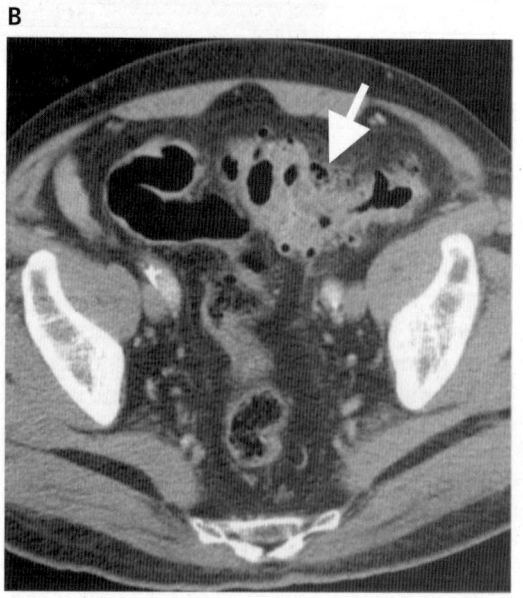

Fig. 3.80-1
Pneumoperitônio por diverticulite perfurada. (A) Escaneamento com contraste (janela pulmonar) mostra gás intraperitoneal livre (pontas de seta) no espaço peri-hepático. Gás intraperitoneal livre é mais facilmente identificado usando-se ajustes de janela pulmonar. (B) Escaneamento da pelve mostra a parede espessada do cólon sigmoide (seta) e branda filamentação de gordura inflamatória pericolônica, achados que representam diverticulite.

---

*A disseminação de inflamação e doença metastática por intermédio do líquido peritoneal para a região peri-hepática é determinada pelas reflexões mesentéricas, os recessos peritoneais, a ação da gravidade e a pressão hidrostática. Os ligamentos peri-hepáticos podem ser afetados por invasão direta, extensão subperitoneal ou extensão ao longo dos linfáticos.

3.80 ■ ESPAÇO PERI-HEPÁTICO EM TOMOGRAFIA COMPUTADORIZADA

Condição	Comentários

Atenuação de gordura
  Teratoma roto
  (Fig. 3.80-2)
	Ruptura espontânea de um teratoma ovariano cístico é rara, porque a lesão é usualmente rodeada por uma cápsula espessa. Ruptura súbita do conteúdo do cisto causa uma peritonite aguda e tipicamente aparece como descontinuidade da parede do tumor. Um teratoma vazando cronicamente causa peritonite granulomatosa crônica, o que produz um padrão de ascite, infiltração omental nebulosa, e uma massa omental inflamatória que simula peritonite carcinomatosa ou tuberculosa. A demonstração de implantes de gordura dentro da cavidade peritoneal sugere fortemente este diagnóstico.

Lipoma/lipossarcoma	Lipossarcoma é um dos mais comuns tumores malignos no retroperitônio, e uma massa gordurosa nesta região pode ser confundida com uma massa peri-hepática. A diferenciação entre lipoma e lipossarcoma pode ser extremamente difícil em estudos de imagem.
Pseudolipoma (Fig. 3.80-3)	Nódulo bem circunscrito na superfície do fígado com um centro de gordura ou atenuação de tecido mole. Admite-se que se origine de um pedaço destacado de gordura do cólon (um apêndice epiploico) que degenera e se torna coberto por uma cápsula fibrosa antes de alojar-se entre o diafragma e o aspecto superior do fígado.
Gordura justacaval (Fig. 3.80-4)	Coleção focal de gordura situada medialmente, adjacente à luz da veia cava inferior próximo da confluência venosa hepática, o que simular uma massa gordurosa.

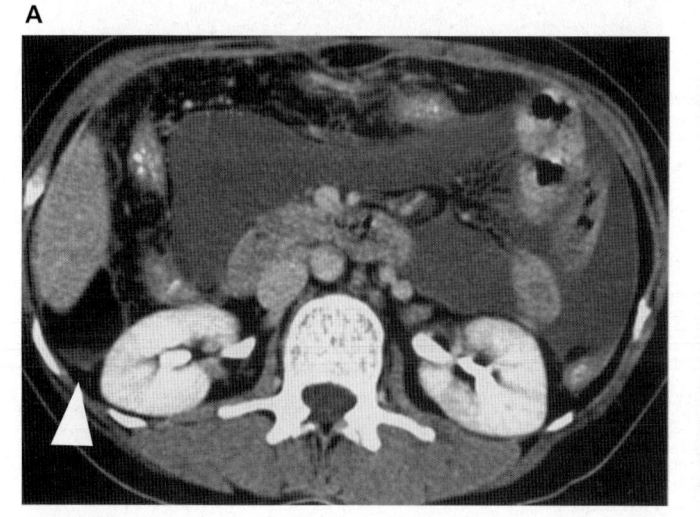

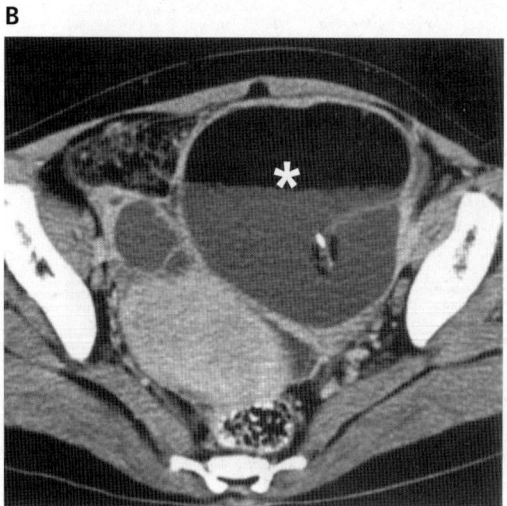

Fig. 3.80-2
Teratoma ovariano roto. (A) Escaneamento com contraste mostra uma gota de gordura flutuando (ponta de seta) com um nível gordura-líquido no espaço peri-hepático e ascite no espaço peritoneal. A infiltração omental nebulosa é sugestiva de peritonite granulomatosa crônica. (B) Escaneamento da pelve mostra um teratoma ovariano (∗) com atenuação de gordura e focos de calcificação. (Cortesia de Y.W. Kim, M.D., Pusan Baik Hospital, Busan, Korea.)[161]

Condição	Comentários
Infarto omental (Fig. 3.80-5)	Condição relativamente infrequente que simula emergências cirúrgicas comuns, como colecistite, apendicite ou diverticulite. Geralmente ocorrendo à direita, as etiologias propostas incluem um suprimento arterial anômalo ao omento, dobra de veias secundária à pressão intra-abdominal aumentada, e congestão vascular pósprandial. Em TC, aparece como uma massa omental gordurosa heterogênea que contém filamentos de atenuação de tecido mole.
Tamponamento omental intra-hepático (Fig. 3.80-6)	Este diagnóstico deve ser sugerido se houver uma grande massa gordurosa em um paciente que se submeteu à cirurgia hepatobiliar, uma vez que o omento é frequentemente usado como material de tamponamento.
Atenuação de líquido Ascite (Fig. 3.80-7)	Uma quantidade anormal de líquido intraperitoneal pode ser causada por cirrose (75% dos casos), carcinomatose peritoneal e insuficiência cardíaca. Usualmente de baixa atenuação, uma coleção líquida peri-hepática de mais de 20 UH sugere hemoperitônio. A alta atenuação inicial do sangue intraperitoneal agudo diminui dentro de vários dias em razão da lise do coágulo. Outras causas de ascite com alta atenuação incluem tuberculose (alto conteúdo de proteína e celular) e material de contraste extravasado do trato gastrointestinal ou urinário.

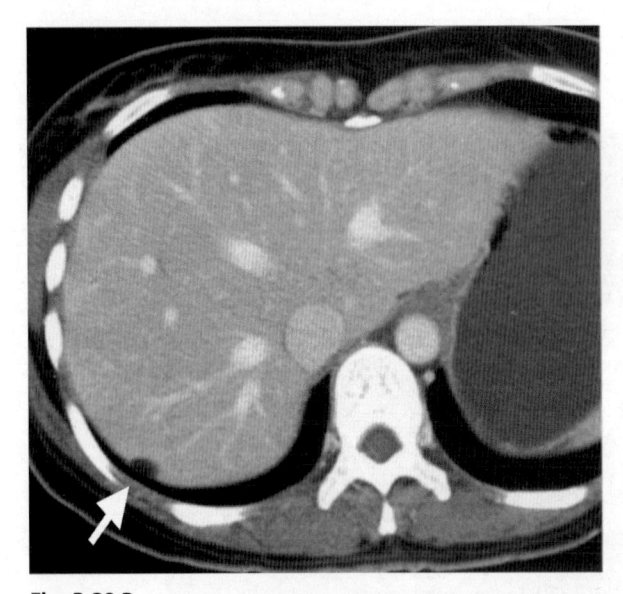

Fig. 3.80-3
Pseudolipoma. Escaneamento com contraste mostra uma pequena massa gordurosa (seta) na região subcapsular do lobo hepático direito.[161]

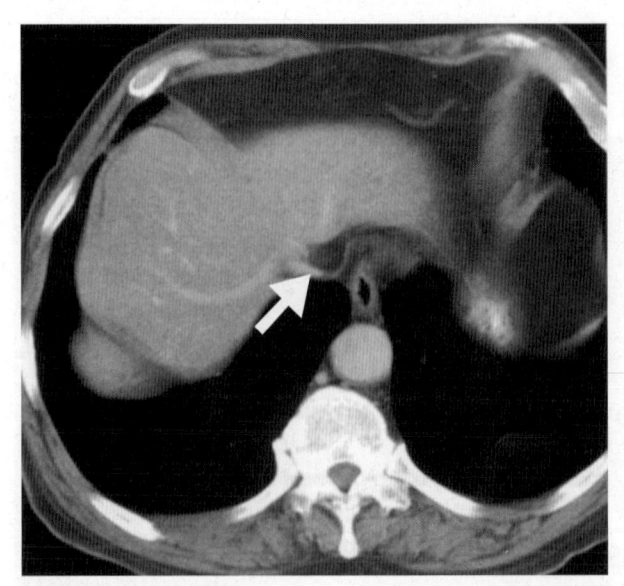

Fig. 3.80-4
Gordura justacaval. Escaneamento contrastado mostra uma lesão gordurosa (seta) adjacente à veia cava intra-hepática.[161]

Condição	Comentários
Infecção peri-hepática	Um abscesso peri-hepático é uma coleção de fluido infectado que está encapsulada por exsudatos fibrinosos, omento ou órgãos viscerais adjacentes. Peritonite é uma inflamação da membrana serosa que reveste a cavidade peritoneal e os órgãos dentro dela, enquanto peri-hepatite é o termo usado para designar inflamação localizada da cápsula do fígado.
Abscesso peri-hepático (Figs. 3.80-8 e 3.80-9)	Abscessos sub-hepático e subfrênico são 2 a 3 vezes maiores à direita que à esquerda. Isto é uma manifestação do fato de que a principal via do fluxo de líquido peritoneal a partir da pelve é através da goteira paracólica direita, uma vez que a goteira paracólica esquerda é rasa e a disseminação para a esquerda é limitada em razão da ligamento frenocólico. A bolsa de Morison é o local mais comum de abscesso peri-hepático, porque é o recesso mais inferior. Material infectado pode estender-se em torno da borda inferior do fígado ou lateralmente a partir da bolsa de Morison para o espaço subfrênico direito. Tuberculose, actinomicose e equinococose são causas importantes de abscesso peri-hepático.

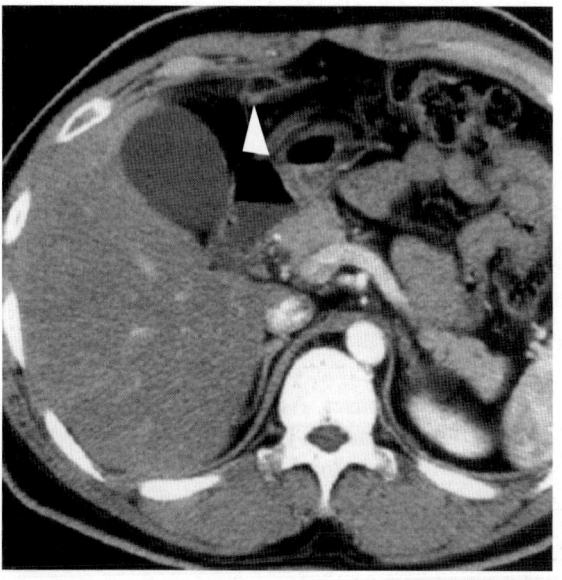

Fig. 3.80-5
Infarto omental. Escaneamento contrastado mostra uma pequena massa gordurosa ovoide (ponta de seta) rodeada por gordura formando filamentos em torno do ligamento falciforme.[161]

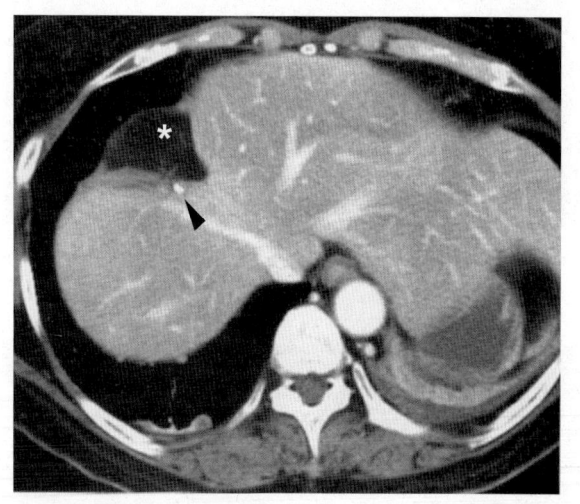

Fig. 3.80-6
Tamponamento omental. Escaneamento com contraste mostra uma área semelhante a uma massa triangular de atenuação de gordura (*) com um clipe cirúrgico metálico (ponta de seta), compatível com omentopexia proveniente de cirurgia de carcinoma hepatocelular.[161]

Condição	Comentários
Peri-hepatite (Fig. 3.80-10)	Intensificação de contraste da cápsula hepática é classicamente descrita em associação à doença inflamatória pélvica (síndrome de Fitz-Hugh-Curtis). Os sintomas típicos de instalação súbita de dor aguda no quadrante superior direito podem ser confundidos com colecistite aguda ou pleurisia. Contraste intenso ao longo da superfície anterior do fígado pode ser demonstrado em imagens de fase inicial (fluxo sanguíneo aumentado relacionado com inflamação) ou em escaneamentos retardados (fibrose capsular inicial). Contraste da cápsula do fígado também pode ser uma manifestação de outras condições inflamatórias (peritonite tuberculosa, abscesso hepático perfurado ou colecistite), lúpus eritematoso sistêmico, irradiação e carcinomatose peritoneal.

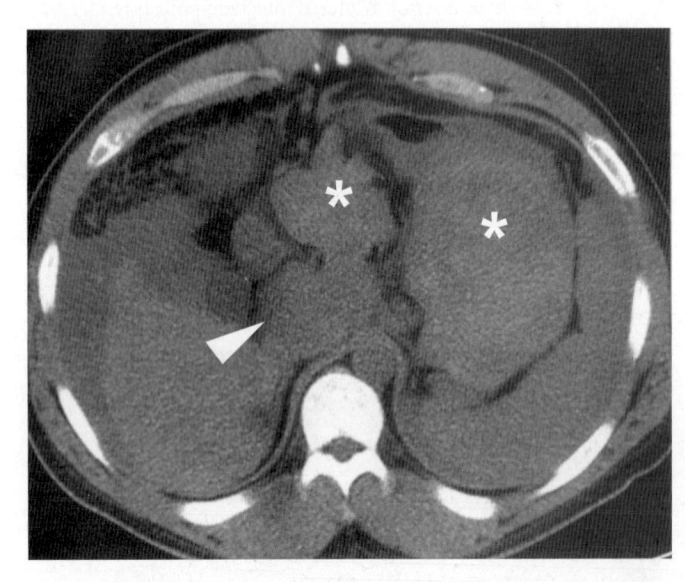

Fig. 3.80-7
Hemoperitônio. Escaneamento não contrastado mostra uma massa exofítica no lobo caudado (ponta de seta). Observar o líquido com alta atenuação (*) em torno do fígado e baço.[161]

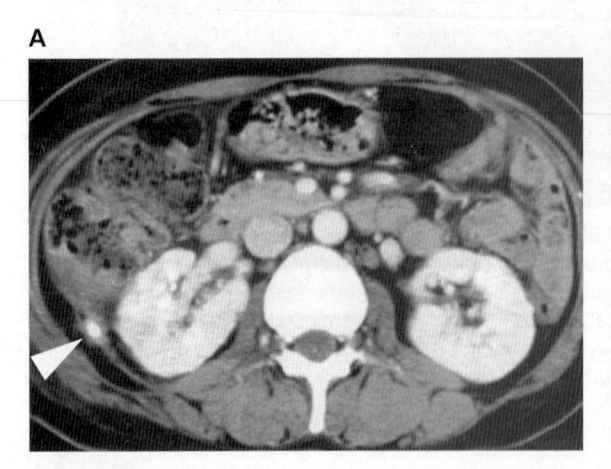

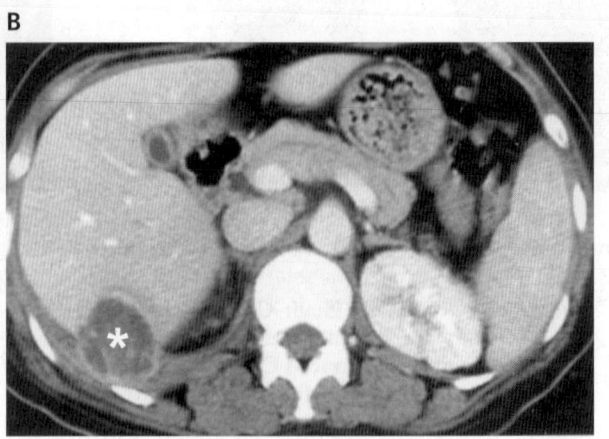

Fig. 3.80-8
Abscesso apendicular. (A) Imagem com contraste mostra calcificação (ponta de seta) na bolsa de Morison, um achado que representa "apendicólitos perdidos" em um paciente que se submeteu à apendicectomia laparoscópica 2 meses antes. (B) Escaneamento mais cefálico mostra uma massa cística com contraste da parede (*). Este aspecto é compatível com um abscesso no espaço sub-hepático direito posterior.[161]

Condição	Comentários
Carcinomatose peritoneal (Fig. 3.80-11)	Disseminação maligna no peritônio origina-se mais comumente de tumores primários do ovário, cólon, estômago e pâncreas. Ela produz grandes quantidades de ascite, que frequentemente é loculada, e característico espessamento e contraste peritoneal nodular. Implantes no fígado e baço muitas vezes causam ondulação da superfície pelas massas. O tachonamento irregular do peritônio diferencia esta condição do espessamento peritoneal difusamente liso relacionado com a peritonite tuberculosa. Carcinomatose peritoneal calcificada pode ocorrer no câncer de ovário, cólon e estômago.
Pseudomyxoma peritonei (Fig. 3.80-12)	Acumulação gradual de grandes volumes de ascite gelatinosa na cavidade peritoneal relacionada com a ruptura de um tumor produtor de mucina do ovário ou apêndice. O achado de TC característico é implantes peritoneais hipoatenuados que causam ondulação de superfícies viscerais e pressão extrínseca sobre as alças intestinais.

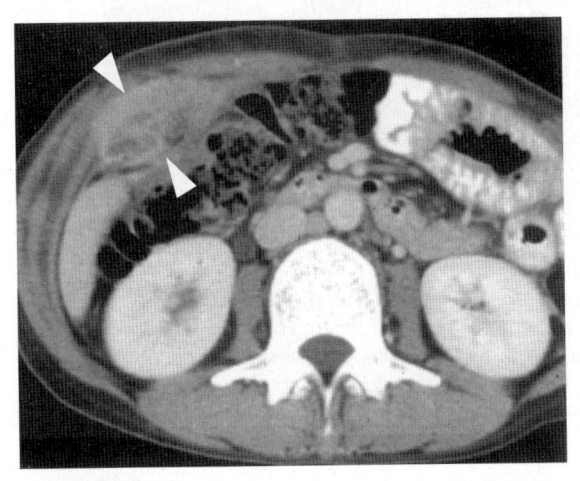

Fig. 3.80-9
Actinomicose. Escaneamento contrastado mostra uma massa que intensifica contraste inomogênea e avidamente (pontas de seta) com áreas focais de baixa atenuação no espaço sub-hepático direito anterior, achados sugestivos de um pequeno abscesso.[161]

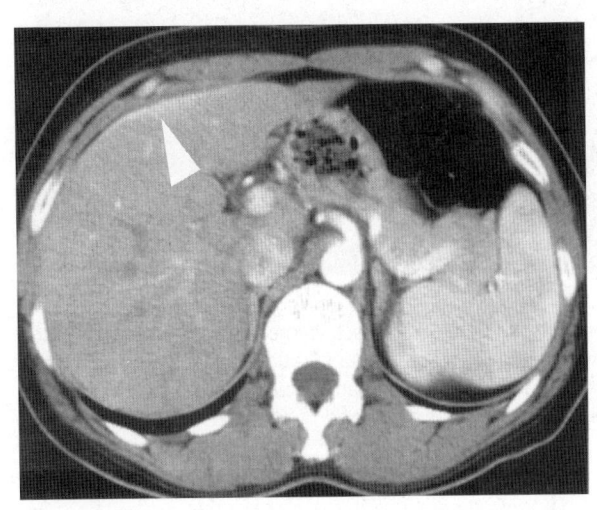

Fig. 3.80-10
Síndrome de Fitz-Hugh-Curtis. Escaneamento com contraste (fase arterial) mostra intensificação da cápsula do lobo hepático esquerdo (ponta de seta). Este contraste capsular desapareceu durante a fase de equilíbrio. Esta jovem tinha um abscesso tubovárico na região anexial esquerda.[161]

Condição	Comentários
Extensão subperitoneal (Figs. 3.80-13 e 3.80-14)	A bainha de Glisson, que circunda a porção intra-hepática do sistema portal hepático, continua para o espaço subperitoneal dos ligamentos gastro-hepático e hepatoduodenal. Isto permite a disseminação de doença não apenas entre as estruturas intraperitoneais, mas também entre locais extraperitoneais e intraperitoneais. Gás, inflamação, tumor ou doença proliferativa podem estender-se ao longo do subperitônio.

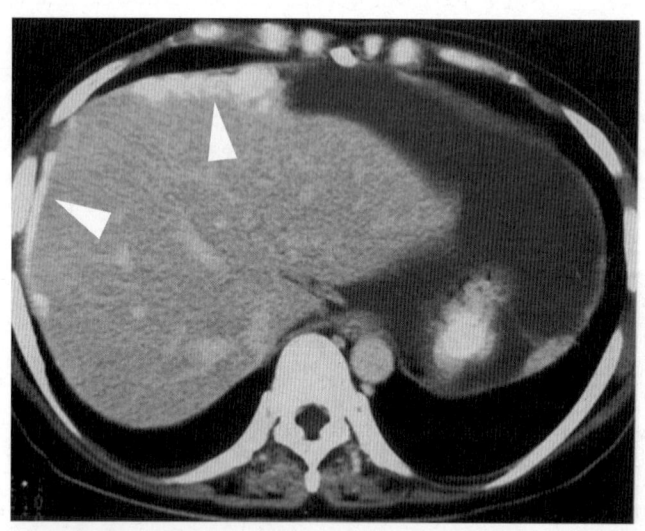

Fig. 3.80-11
Carcinomatose peritoneal. Escaneamento com contraste mostra placa tumoral calcificada semelhante a uma lâmina (pontas de seta) ao longo do lobo direito do fígado secundária a cistadenocarcinoma seroso de ambos os ovários.[161]

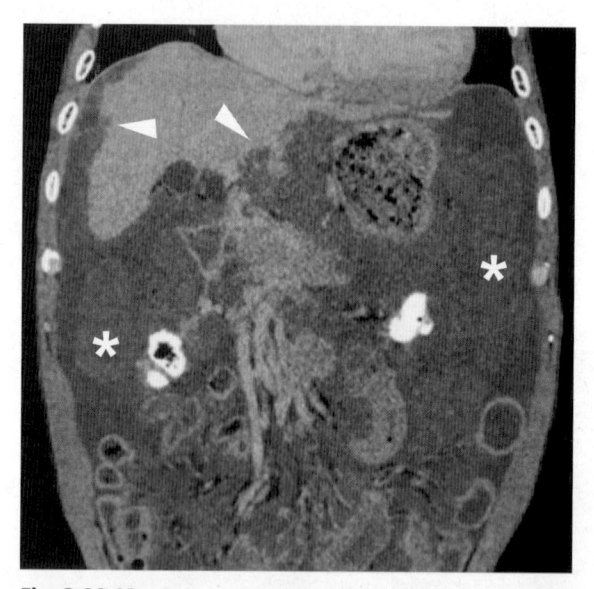

Fig. 3.80-12
Pseudomyxoma peritonei. Imagem com contraste reformatada coronal em um homem com uma mucocele apendicular rota mostra múltiplas massas septadas com baixa atenuação (*) em todo o espaço retroperitoneal. Pequenas massas semelhantes a cistos criam impressões na superfície hepática (pontas de seta).[161]

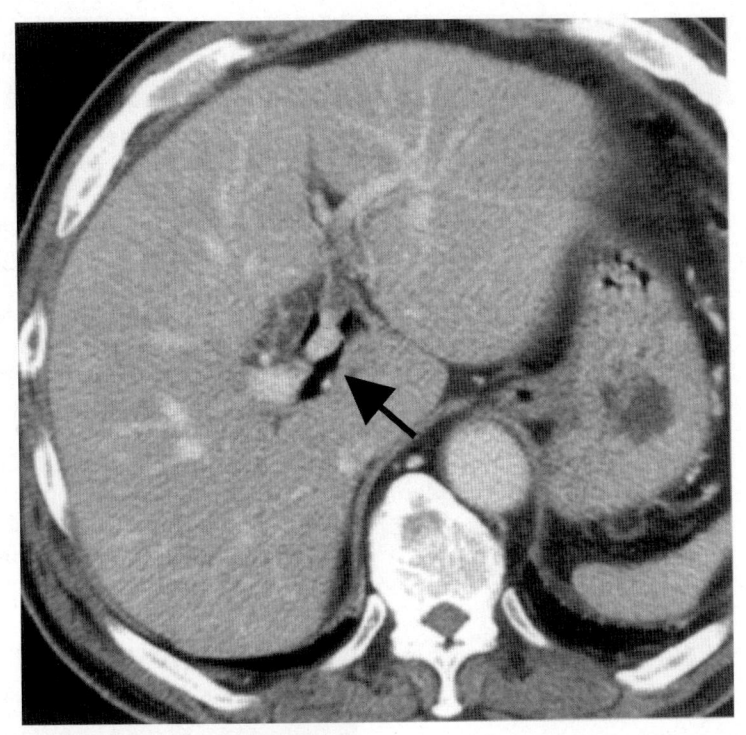

Fig. 3.80-13
Colecistite enfisematosa. Imagem com contraste mostra que gás originado de uma perfuração da vesícula biliar se difundiu ao longo do ligamento hepatoduodenal para a bainha de Glisson (seta).[161]

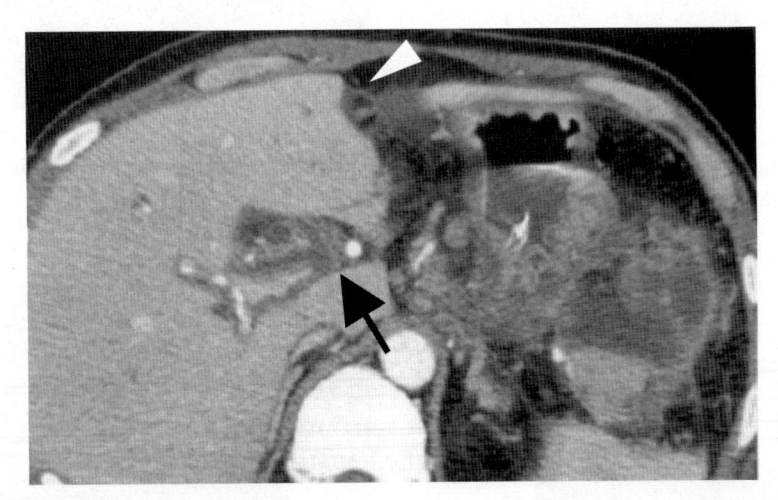

Fig. 3.80-14
Pancreatite. *Scan* com contraste mostra as alterações inflamatórias da pancreatite estendendo-se para cima ao longo da veia porta (seta) para o ligamento redondo (ponta de seta). Há também uma coleção líquida peripancreática.[161]

3.81 ■ Massas Pancreáticas em Ultrassonografia

Condição	Achados de Imagem	Comentários
Carcinoma do pâncreas (Figs. 3.81-1 a 3.81-3)	Massa lobulada sólida, focalmente aumentada com ecos de baixo nível e absorção aumentada de som. Há muitas vezes dilatação do ducto pancreático (e ducto colédoco) nas lesões da cabeça do pâncreas.	Massa pancreática hipoecoica pode ser difícil de separar de uma pseudomassa produzida por gás intestinal sobrejacente e sua reverberação distal, o que cria uma falsa parede na frente e atrás. Infrequentemente, carcinoma pancreático primário pode aparecer densamente hiperecoico. Outros achados ultrassonográficos sugestivos de malignidade incluem metástases hepáticas e ganglionares, compressão ou obstrução venosa e ascite.
Tumor de células das ilhotas (Fig. 3.81-4)	Massa bem circunscrita que usualmente é indistinguível de carcinoma pancreático, mas pode ocasionalmente conter áreas císticas internas.	Tumor raro, em geral endocrinologicamente silencioso, e mais comum no corpo e cauda pancreáticos onde é localizada a maior concentração de ilhotas de Langerhans (diferentemente do carcinoma, que mais comumente afeta a cabeça do pâncreas).

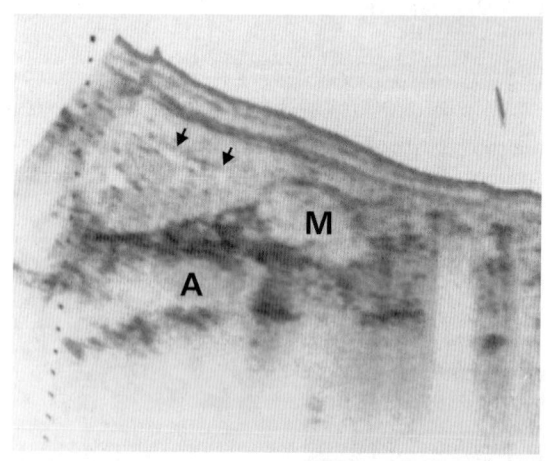

Fig. 3.81-1
Carcinoma do pâncreas. Sonograma longitudinal demonstra uma massa irregular (M) com um padrão semissólido de ecos intrínsecos. Há dilatação associada dos ductos biliares intra-hepáticos (setas). (A, aorta.)[162]

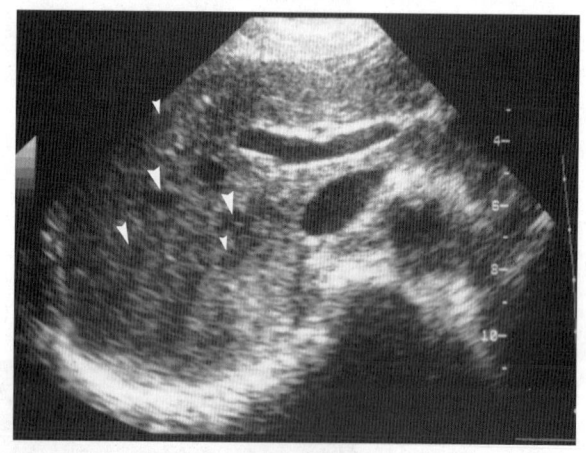

Fig. 3.81-2
Carcinoma pancreático com metástases hepáticas. Sonograma transverso mostra um fígado aumentado contendo múltiplas lesões metastáticas (pontas de seta).[95]

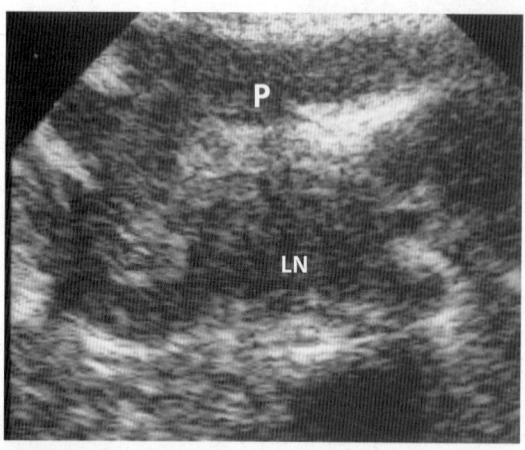

Fig. 3.81-3
Carcinoma pancreático com metástases linfonodais. Aumento difuso do pâncreas (P) com linfonodos (LN) paravasculares hipoecoicos aumentados que obscurecem a aorta e veia cava inferior.[95]

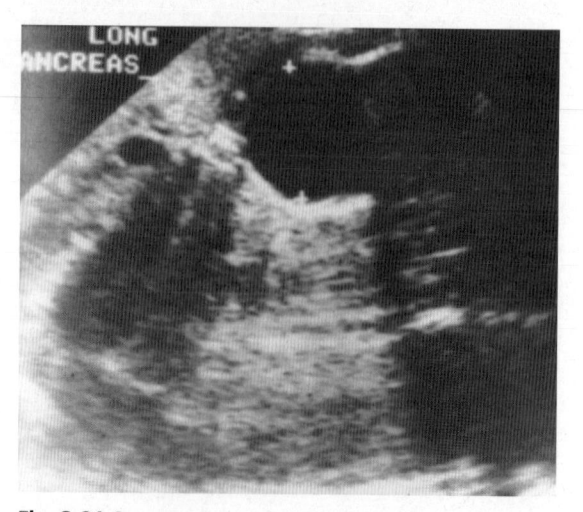

Fig. 3.81-4
Tumor de células das ilhotas. Esta massa cística na cabeça do pâncreas mostra contraste acústico sem evidência de detritos.[163]

Condição	Achados de Imagem	Comentários
Metástases	Massa sólida com padrão variável de eco e absorção aumentada de som que pode ser indistinguível de carcinoma pancreático primário.	Metástases ao leito pancreático comprometem principalmente a região da cabeça e corpo (onde estão localizadas as principais cadeias linfáticas). Grandes massas podem comprimir ou desviar o pâncreas. Em comparação a carcinoma primário, metástases tendem a ser mais nodulosas e mais difusas. Elas frequentemente têm localização posterior e causam desvio anterior das veias esplênica e porta (carcinoma primário tende a ser localizado mais anteriormente e a causar desvio posterior destes vasos).
Linfoma	Massa sólida que é relativamente anecoica e, quando redonda, pode inicialmente parecer que é cística, até que ecos internos sejam demonstrados com altos aumentos ou ajustes de ganho.	Compromete principalmente a região da cabeça e corpo (onde estão localizadas as principais cadeias linfáticas). Grandes massas podem comprimir ou desviar o pâncreas. Em comparação a carcinoma primário, linfoma tende a ser mais noduloso e mais difuso. Ele frequentemente tem localização posterior e causa desvio anterior das veias esplênica e porta (carcinoma primário tende a ser localizado mais anteriormente e causa desvio posterior destes vasos).
Neoplasma cístico mucinoso (Fig. 3.81-5)	Lesão multilocular ou, menos comumente, unilocular, com boa transmissão através dela e intensificação da parede posterior.	Septações internas são usualmente visualizadas e demonstradas mais conspicuamente em ultrassonografia do que com TC. Nodularidade e projeções papilares podem ser demonstradas ao longo da parede interna dos cistos.
Cistadenoma/ cistadenocarcinoma (Fig. 3.81-6)	Massa predominantemente cística com septações e paredes irregulares espessas. Padrão relativamente hipoecoico com absorção diminuída de som.	Tumores incomuns, que usualmente ocorrem em mulheres entre as idades de 30 e 60 anos. A maioria é localizada no corpo e cauda pancreáticos, e frequentemente silenciosa, e pode portanto atingir tamanhos maiores que 10 cm antes de se tornarem palpáveis. Não há critérios específicos para separar tumores benignos de malignos.

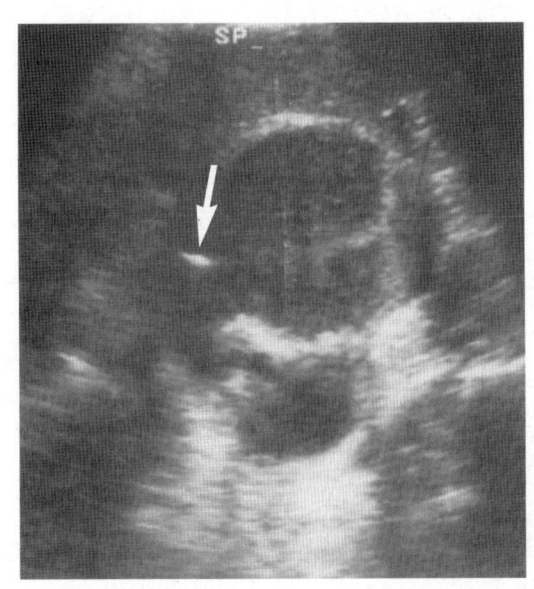

Fig. 3.81-5
Neoplasma cístico mucinoso. Massa cística multiloculada com septos internos ecogênicos dentro da cauda do pâncreas. Focos ecogênicos com sombreamento que correspondem a calcificações são observados ao longo dos septos (seta). Notar os ecos internos de baixo nível.[164]

Condição	Achados de Imagem	Comentários
Pseudocisto (Figs. 3.81-7 e 3.81-8)	Pseudocistos não complicados são geralmente anecoicos com paredes lisas e boa transmissão de som distalmente. Eles podem infrequentemente ter paredes grossas, ser multiloculados e conter detritos internos e ser difíceis de diferenciar de cistadenoma, cistadenocarcinoma ou abscesso.	Complicação frequente de pancreatite aguda ou crônica. A presença de ar ou calcificação pode causar ecos inusitadamente brilhantes. Embora mais comumente localizados na região peripancreática, pseudocistos podem desenvolver-se separadamente do pâncreas (no saco menor, ou em qualquer lugar desde o mediastino até a virilha).

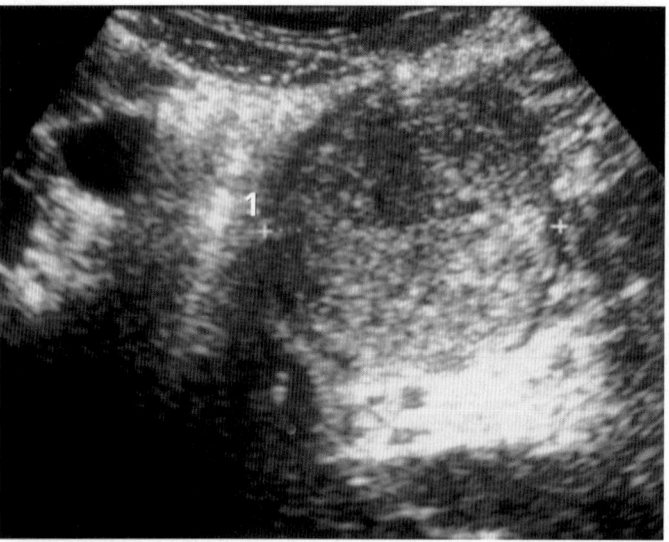

Fig. 3.81-6
Cistadenoma seroso. Sonograma mostra uma massa de baixa ecogenicidade em razão da interfaces entre os cistos diminutos. Notar a transmissão aumentada de um lado a outro posteriormente à massa.[165]

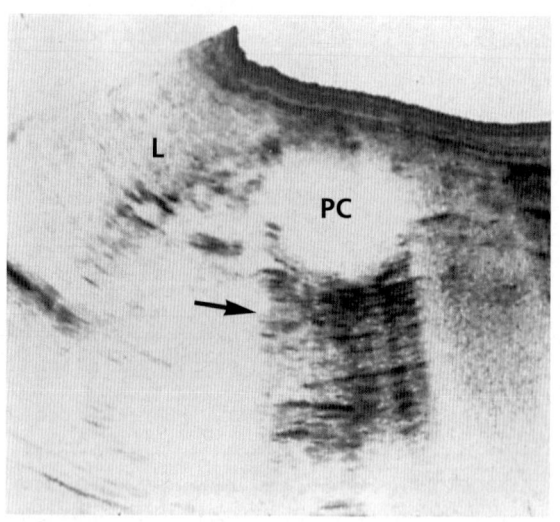

Fig. 3.81-7
Pseudocisto pancreático. Sonograma longitudinal do quadrante superior direito demonstra um pseudocisto irregularmente marginado (PC) com sombreamento acústico (seta). (L, fígado.)

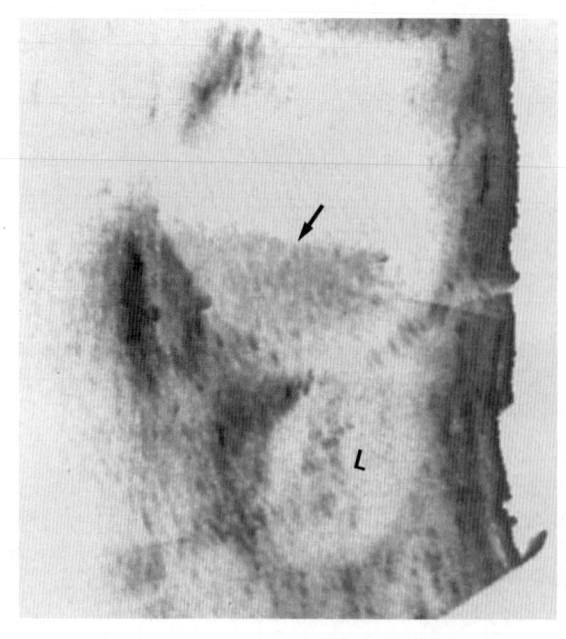

Fig. 3.81-8
Pseudocisto pancreático. Um sonograma ereto demonstra um nível de líquido-detritos (seta) no pseudocisto. (L, rim esquerdo).

Condição	Achados de Imagem	Comentários
Abscesso pancreático (Fig. 3.81-9)	Massa complexa, predominantemente cística, muitas vezes com paredes irregulares e detritos internos. Ecos brilhantes na massa (representando gás) confirmam o diagnóstico de um abscesso.	Complicação séria e muitas vezes fatal na pancreatite aguda grave. Embora a presença de gás no leito pancreático sugira fortemente um abscesso pancreático, este aspecto também pode ser demonstrado em pacientes com um pseudocisto pancreático que erode o trato gastrointestinal sem formar um abscesso.
Fibrose cística (Fig. 3.81-10)	Substituição parcial ou completa do pâncreas por tecido fibrogorduroso. Atrofia do pâncreas sem substituição fibrogordurosa pode ocorrer. Raramente, cistos de diferentes tamanhos se desenvolvem e não resta nenhum tecido pancreático normal.	Fibrose cística afeta o pâncreas em quase todos os pacientes, embora mais de 90% da função exócrina do pâncreas tenha que ser perdida antes do aparecimento de sintomas clínicos, como esteatorreia, intolerância a gordura, dor abdominal e insuficiência de desenvolvimento.

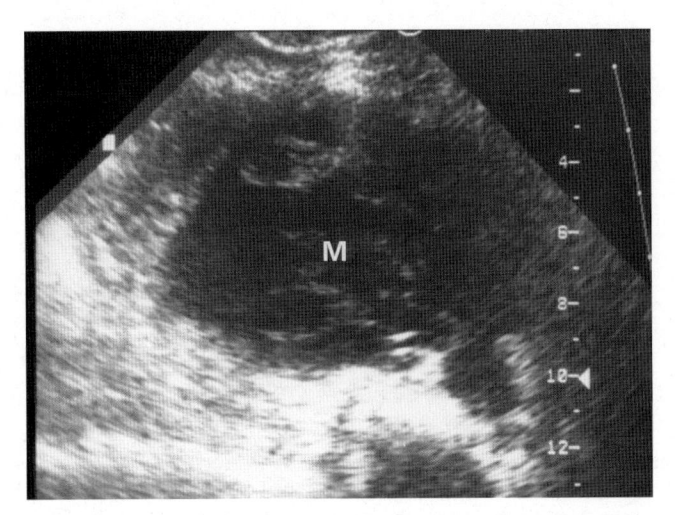

Fig. 3.81-9
Fleimão pancreático. Sonograma transverso mostra uma massa hipoecoica (M) na região peripancreática.[95]

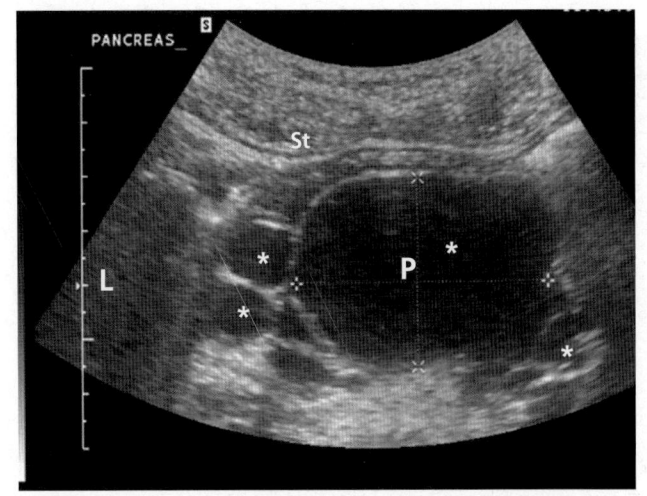

Fig. 3.81-10
Fibrose cística. Sonograma transverso no nível da cabeça pancreática (P) mostra completa substituição fibrogordurosa da glândula com ausência de tecido normal. Notar os múltiplos cistos (*) de diferentes tamanhos adjacentes ao fígado (L) e estômago (St).[166]

3.82 ■ Massas Pancreáticas Císticas em TC e IRM

Condição	Achados de Imagem	Comentários
Cisto epitelial verdadeiro (Fig. 3.82-1)	Pequena estrutura isolada, cheia de fluido, com uma parede imperceptível e sem septos internos ou intensificação de contraste.	Múltiplos cistos pancreáticos podem ser vistos na doença de von Hippel-Lindau.
Pseudocisto (Figs. 3.82-2 a 3.82-5)	Massa nitidamente marginada, unilocular ou multilocular, com densidade de líquido que muitas vezes é mais bem delineada após administração de material de contraste. Os cistos mais antigos tendem a ter paredes mais espessas que podem conter cálcio.	Coleção líquida lobulada originada de inflamação, necrose ou hemorragia associada à pancreatite aguda ou trauma. Em virtude da sua capacidade de imagear o corpo inteiro, TC pode demonstrar pseudocistos que dissecaram superiormente adentro do mediastino ou para outras localizações ectópicas, como a região lombar ou inguinal ou dentro do fígado, baço ou rim.

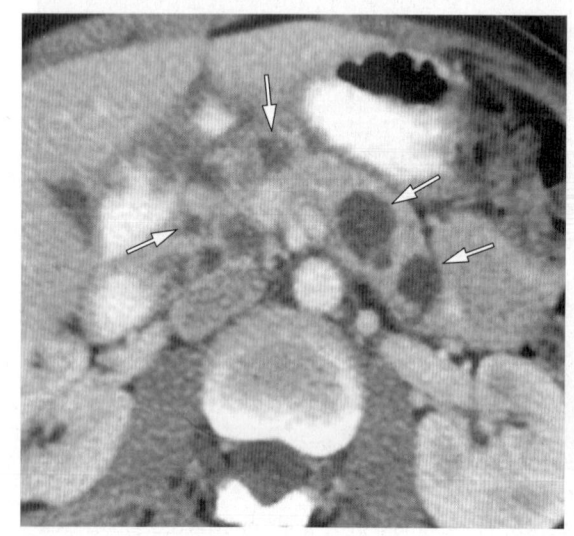

Fig. 3.82-1
Cistos epiteliais verdadeiros. Escaneamento de TC com contraste mostra múltiplos cistos uniloculares (setas) espalhados por todo o pâncreas que tem uma aparência sadia sob os demais aspectos neste paciente com doença de von Hippel-Lindau.[167]

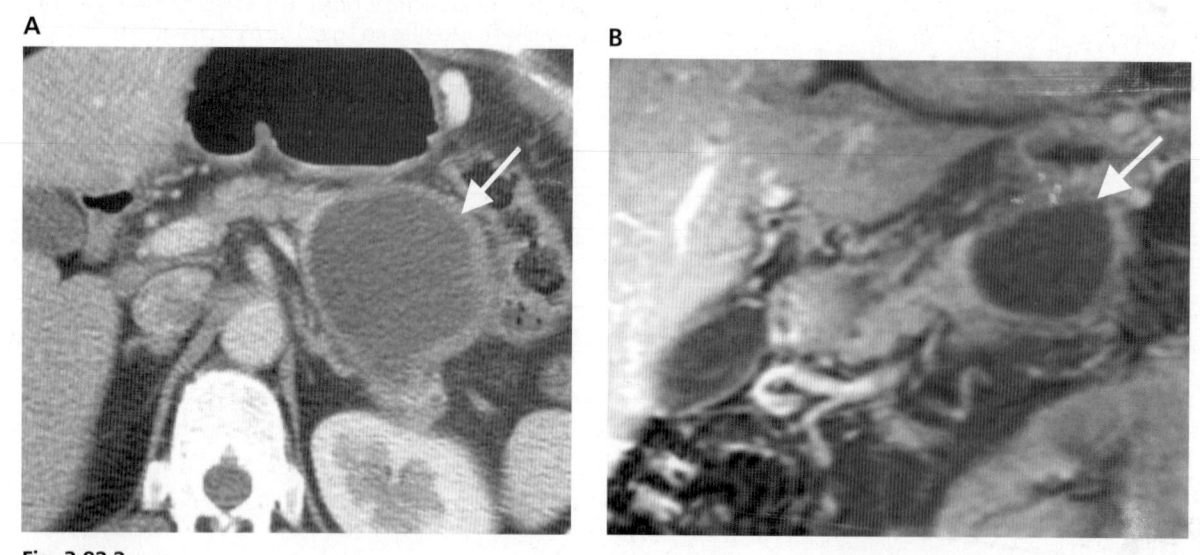

Fig. 3.82-2
Pseudocisto. (A) TC contrastada axial demonstra um cisto unilocular bem definido (seta) na cauda do pâncreas. (B) Imagem de RM ponderada em T2 mostra o cisto (seta) com intensidade de sinal homogeneamente brilhante, um achado que confirma que a lesão é de um estrutura unilocular cheia de líquido.[167]

Condição	Achados de Imagem	Comentários
Cistadenoma seroso (Fig. 3.82-6)	Padrão policístico ou microcístico consistindo em uma coleção de cistos (usualmente mais de seis) variando de alguns mm a 2 cm. Lobulações delicadas são comuns, e pode ser observada intensificação dos septos e das paredes císticas. Em RM, os microcistos podem aparecer como numerosos focos individualizados com intensidade brilhante de sinal em imagens ponderadas em T2.	A presença de uma cicatriz central fibrosa, que pode ter um padrão estrelado característico de calcificação, é considerada quase patognomônica de cistadenoma seroso.
Neoplasma cístico mucinoso (Fig. 3.82-7)	Massa composta por números variáveis de cistos de diferentes tamanhos com atenuação de líquido. Aparência multiloculada com septações e, às vezes, calcificação esparsa por toda a massa.	Tumores incomuns, que usualmente ocorrem em mulheres entre as idades de 30 e 60 anos. A maioria é localizada no corpo e cauda pancreáticos, são frequentemente silenciosos clinicamente, e são capazes, por essa razão, de atingir tamanhos acima de 10 cm antes de se tornarem palpáveis. Embora não vistas frequentemente, calcificações periféricas e septais são altamente específicas de neoplasma cístico mucinoso e fortemente sugestivas de malignidade.

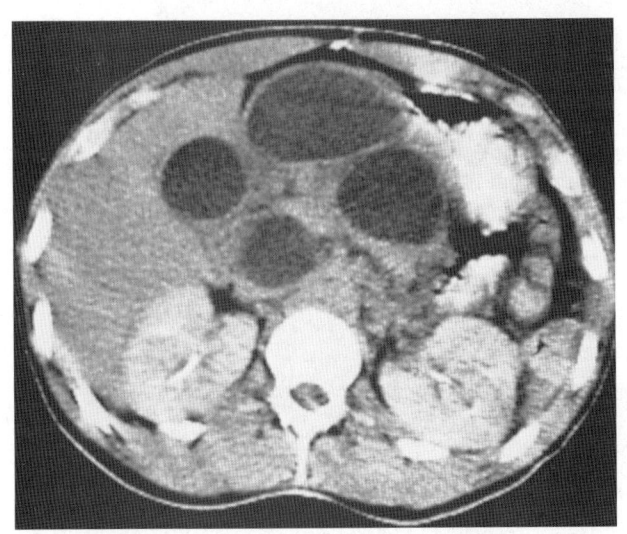

Fig. 3.82-3
Pseudocistos pancreáticos múltiplos. Escaneamento de TC após a administração de material de contraste demonstra quatro coleções nitidamente marginadas cheias de líquido.

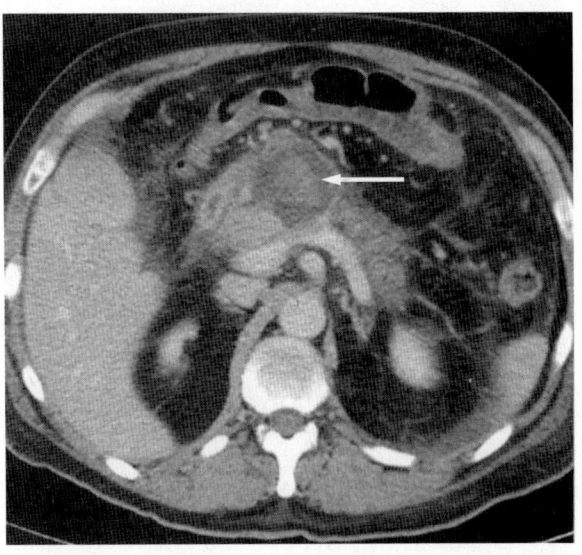

Fig. 3.82-4
Pseudocisto hemorrágico. Escaneamento de TC com contraste mostra uma massa cística contendo uma área de alta atenuação (seta), um achado compatível com hemorragia recente.[168]

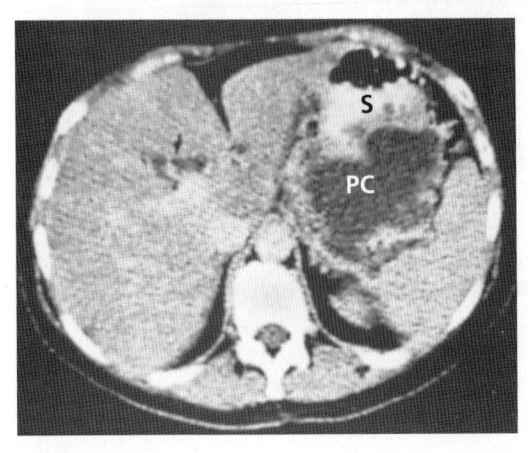

Fig. 3.82-5
Pseudocisto pancreático ectópico. O pseudocisto de baixa atenuação (PC) situa-se no recesso superior do saco menor posterior ao estômago (S). Notar os ductos biliares intra-hepáticos dilatados (seta).

Condição	Achados de Imagem	Comentários
Neoplasma mucinoso papilífero intraductal (NMPI) (Fig. 3.82-8)	Dilatação cística de um ducto pancreático principal ou de um ramo lateral.	Tipicamente ocorre em pacientes idosos e é mais comum em homens. Comunicação entre o ducto e a estrutura cística anormal pode ser mostrada em TC de cortes finos, IRM e RMCP.

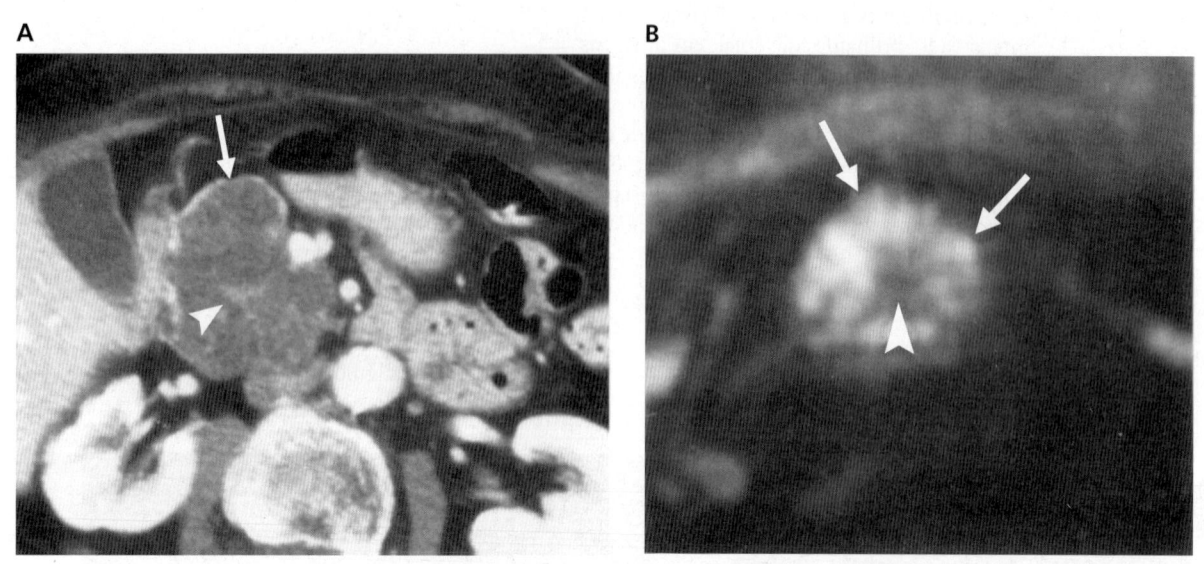

Fig. 3.82-6
Cistadenoma seroso. (A) Escaneamento de TC mostra uma massa lobulada (seta) da cabeça pancreática com cicatriz central típica (ponta de seta) e ausência de envoltório vascular. (B) Imagem de RM ponderada em T2 mostra as características morfológicas internas do cisto, com microcistos de alta intensidade de sinal (setas) que são claramente distinguidos da cicatriz central escura (ponta de seta).[167]

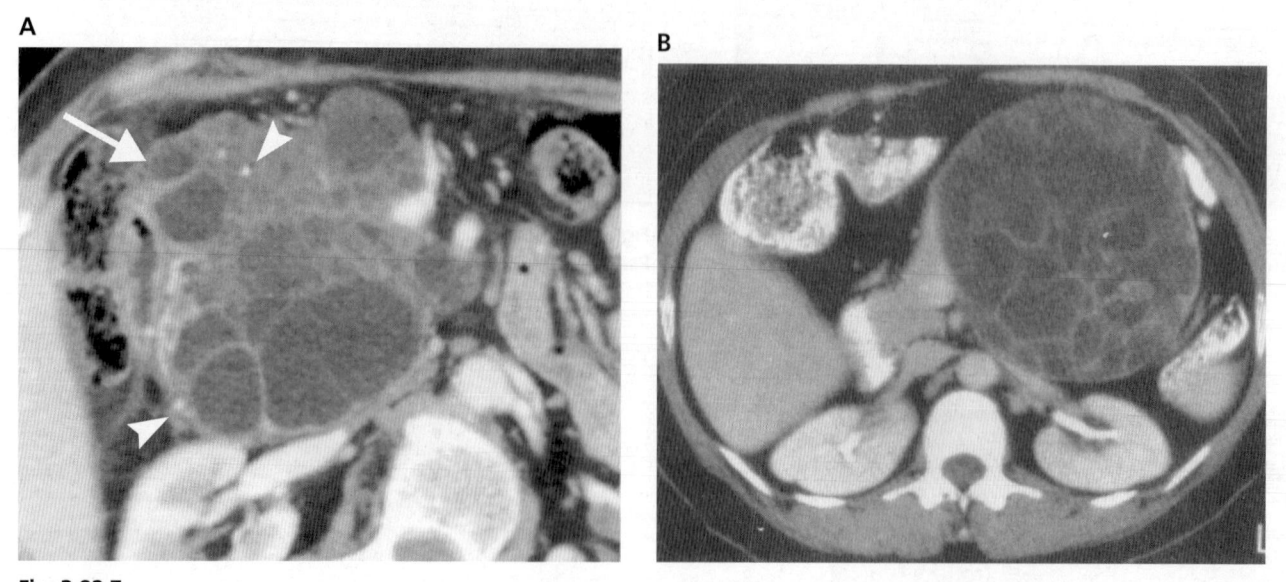

Fig. 3.82-7
Neoplasma cístico mucinoso. (A) Um escaneamento de TC com contraste mostra uma grande massa cística (seta) com septos internos na cabeça do pâncreas. A calcificação periférica e a septal (pontas de seta) indicam a natureza maligna da lesão. (B) Em outro paciente, um *scan* com contraste demonstra uma massa bem circunscrita palpável de 18 cm dentro da cauda do pâncreas. Há intensificação nos septos externos finos e na parede periférica.[164]

Condição	Achados de Imagem	Comentários
Outros neoplasmas pancreáticos (Figs. 3.82-9 a 3.82-12)	Podem manifestar-se como um cisto contendo um componente sólido, ou como um tumor sólido associado a um componente cístico ou degeneração cística.	Adenocarcinoma do pâncreas, tumor de células das ilhotas, metástase, teratoma cístico, sarcoma, tumor pseudopapilar sólido, hemangioma, linfangioma e paraganglioma.

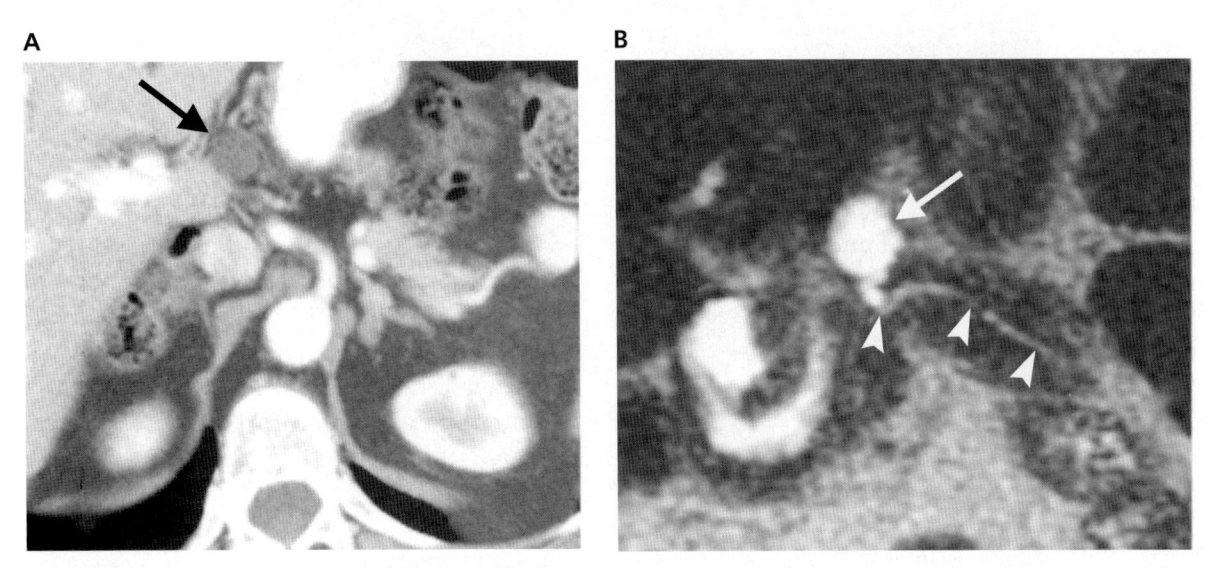

Fig. 3.82-8
NMPI intraductal. (A) Escaneamento de TC com contraste mostra um cisto pequeno (seta) na cabeça do pâncreas. (B) RMCP oblíqua coronal mostra comunicação entre o cisto (seta) e o ducto pancreático principal (pontas de seta), um achado que ajudou a estabelecer o diagnóstico.[167]

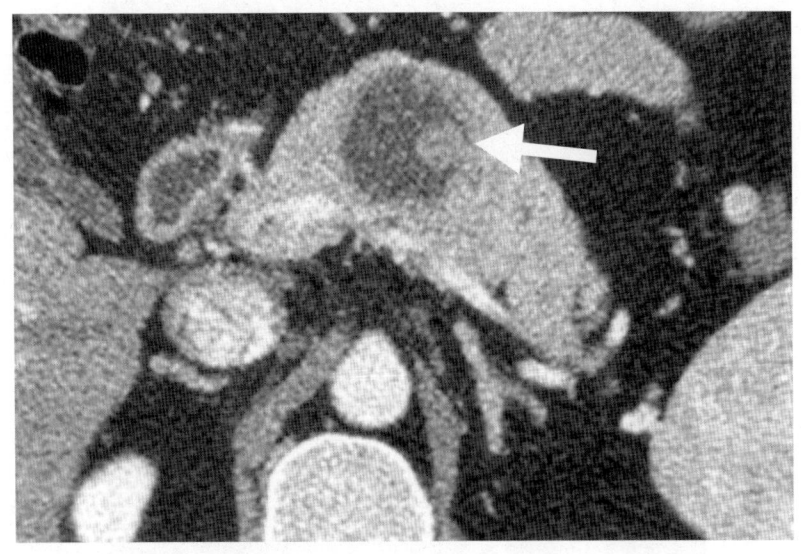

Fig. 3.82-9
Tumor de células das ilhotas. Escaneamento de TC em um paciente com um tumor neuroendócrino primário maligno do pâncreas demonstra uma lesão cística no corpo pancreático com nódulos murais periféricos (seta).[167]

Condição	Achados de Imagem	Comentários
Abscesso (Fig. 3.82-13)	Estrutura cística contendo detritos com alta atenuação.	Infecção secundária de um pseudocisto tem uma alta taxa de morbidade e mortalidade e exige descompressão radiológica, endoscópica ou cirúrgica.

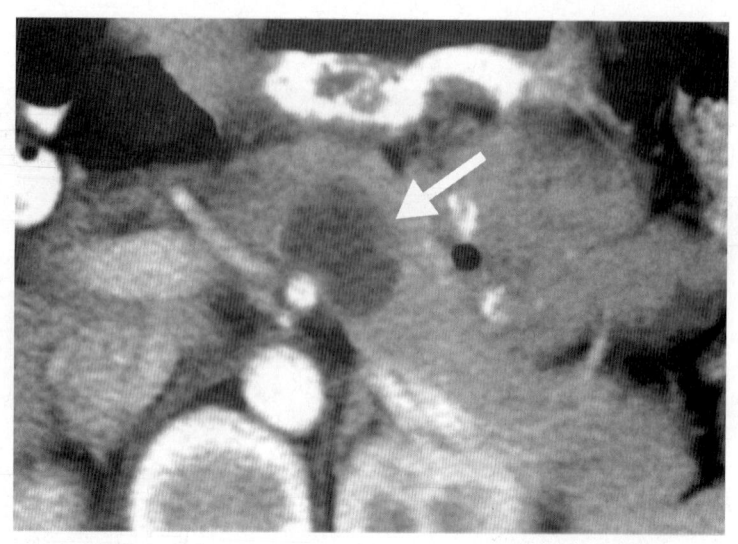

Fig. 3.82-10
Tumor pseudopapilífero. Escaneamento com TC contrastada mostra uma lesão do pâncreas com áreas císticas e um componente sólido ou nódulo mural (seta).[167]

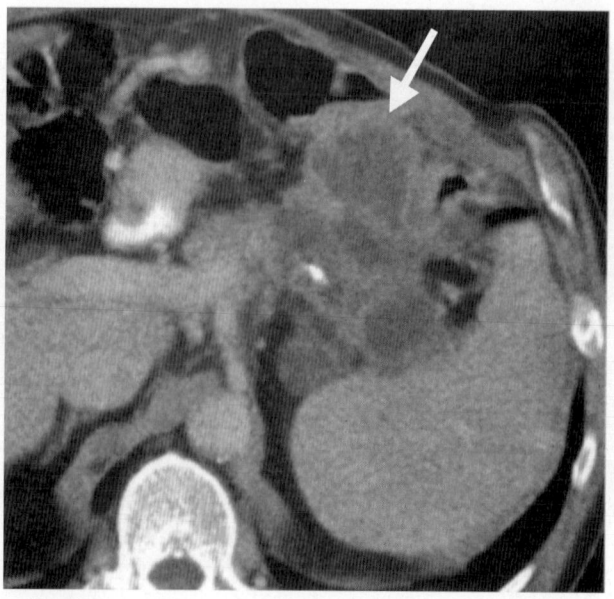

Fig. 3.82-11
Carcinoma do pâncreas. Escaneamento com TC mostra um tumor sólido com degeneração cística (seta).[167]

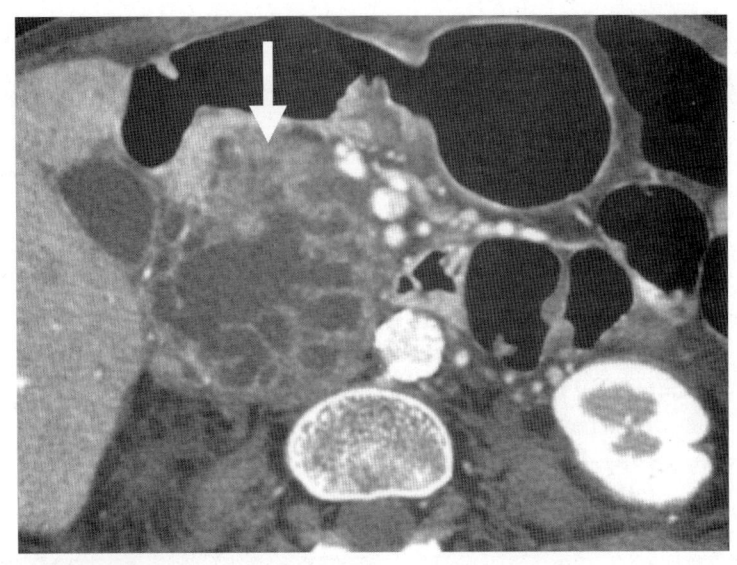

Fig. 3.82-12
NMPI maligno. Escaneamento com TC demonstra um cisto multisseptado com componentes sólidos (seta).[167]

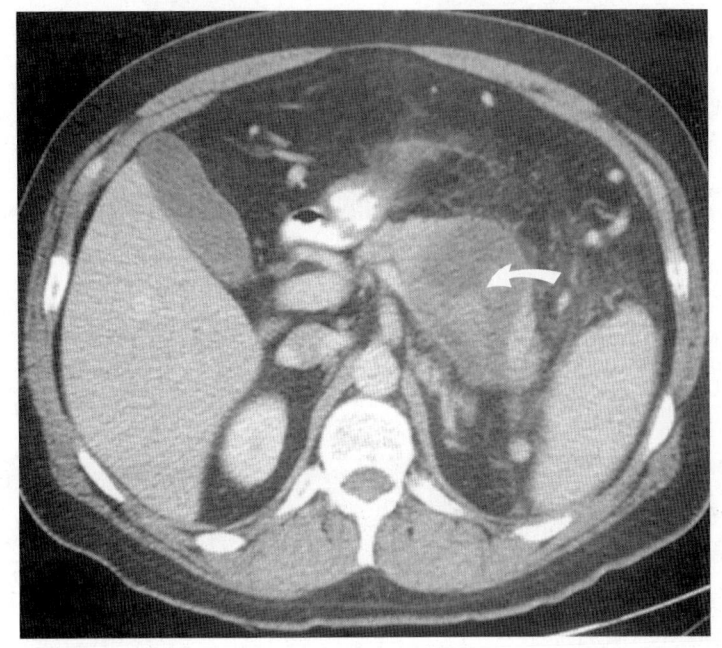

Fig. 3.82-13
Abscesso pancreático. Escaneamento com TC mostra uma coleção líquida heterogênea com baixa atenuação e margens irregulares no corpo e cauda do pâncreas. Observar os detritos de alta atenuação (seta) no interior da lesão.[168]

3.83 ■ Massas Pancreáticas Sólidas em Tomografia Computadorizada

Condição	Achados de Imagem	Comentários
Carcinoma pancreático (Figs. 3.83-1 e 3.83-2)	Em estudos sem contraste, o tumor usualmente tem um valor de atenuação semelhante ao do tecido normal e deve alterar o contorno do pâncreas para ser detectado. Em estudos com contraste, o tumor relativamente avascular aparece como uma área de atenuação diminuída, quando comparado ao pâncreas normal.	Alguns tumores necróticos possuem margens bem definidas e uma baixa densidade uniforme, simulando um pseudocisto. Uma vez que uma massa focal também possa ser vista na pancreatite aguda ou crônica, um diagnóstico de carcinoma exige evidência de sinais secundários de malignidade, como obliteração de planos gordurosos peripancreáticos (especialmente posteriormente em torno de estruturas vasculares), aumento de linfonodos e metástases hepáticas.

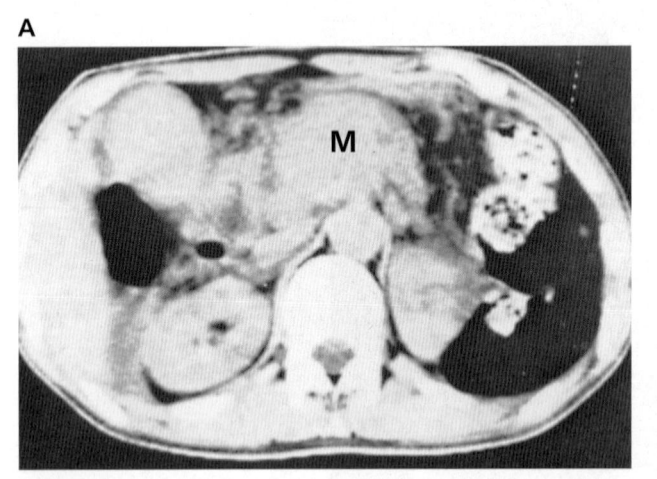

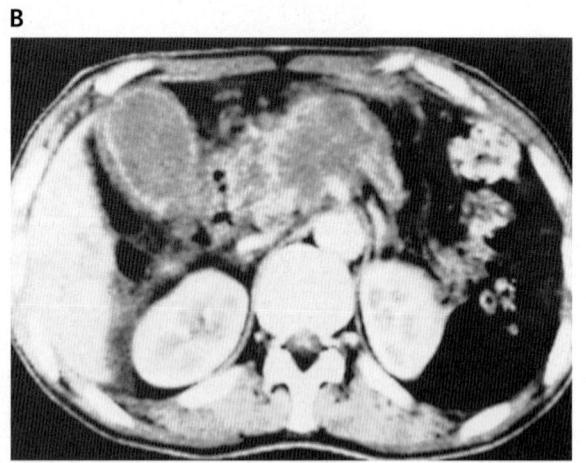

Fig. 3.83-1
Carcinoma pancreático. (A) Escaneamento sem contraste demonstra uma massa homogênea (M) no corpo do pâncreas. (B) Escaneamento intensificado com contraste no momento do contraste aórtico máximo mostra intensificação das estruturas vasculares circundantes e parênquima pancreático normal, enquanto o carcinoma pancreático permanece inalterado e assim aparece como uma massa de baixa densidade.[162]

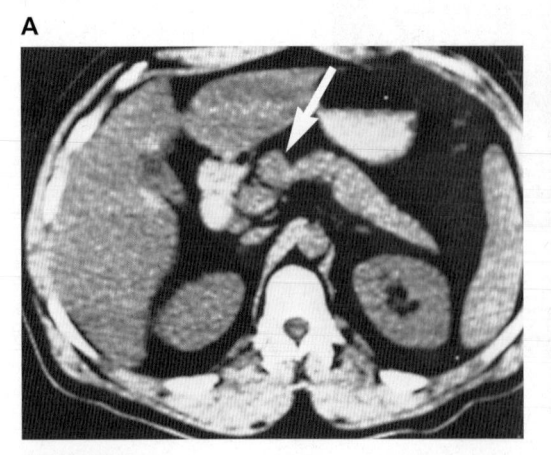

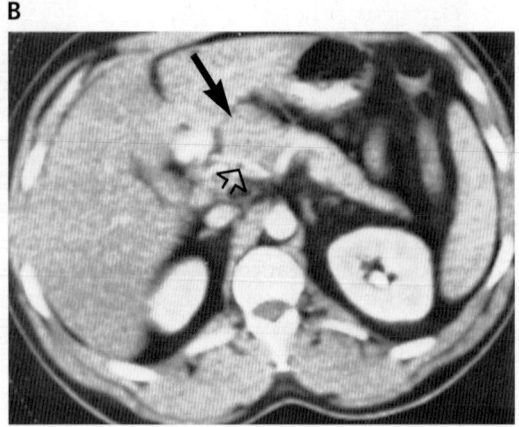

Fig. 3.83-2
Carcinoma pancreático (rápido crescimento e envolvimento arterial). (A) Escaneamento inicial demonstra uma alteração focal na forma do contorno ventral do pâncreas na junção do corpo e cabeça (seta). Não há aumento do tecido pancreático. Isto foi inicialmente interpretado como representando uma variedade anatômica. (B) Três meses mais tarde, uma repetição do escaneamento mostra uma massa tumoral focal (seta sólida) na localização da anormalidade de contorno focal vista em (A). Um escaneamento dinâmico com TC depois da injeção do bolo intravenoso de material de contraste demonstra as artérias esplênica e hepática na base do tumor. Observar que a artéria hepática (seta aberta) tem um contorno irregular. Arteriografia mostrou envolvimento por este tumor inoperável.[162]

Condição	Achados de Imagem	Comentários
Tumor de células das ilhotas (Figs. 3.83-3 a 3.83-5)	Escaneamento sequencial rápido após uma injeção de um bolo de material de contraste pode demonstrar o aumento transitório na intensificação de contraste (clarão tumoral) que é característico de muitos destes tumores (frequentemente é impossível diferenciá-los do tecido pancreático circunvizinho em *scans* sem contraste).	A maioria dos tumores são pequenos e isodensos com o pâncreas não comprometido. Tumores maiores podem conter áreas de baixa densidade em razão de focos de necrose tumoral. Muitos tumores de células das ilhotas pancreáticas são malignos, e metástases hepáticas podem ser vistas no exame com TC. Tumores de células das ilhotas associados a síndromes clínicas específicas incluem insulinoma (hipoglicemia, concentrações plasmáticas inapropriadamente elevadas de insulina); gastrinoma (sinais e sintomas de doença ulcerosa péptica e níveis séricos elevados de gastrina); glucagonoma (diabetes melito, dermatite, glossite dolorosa); somatostatinoma (diabetes melito, doença da vesícula biliar, esteatorreia) e vipoma (diarreia volumosa maciça).

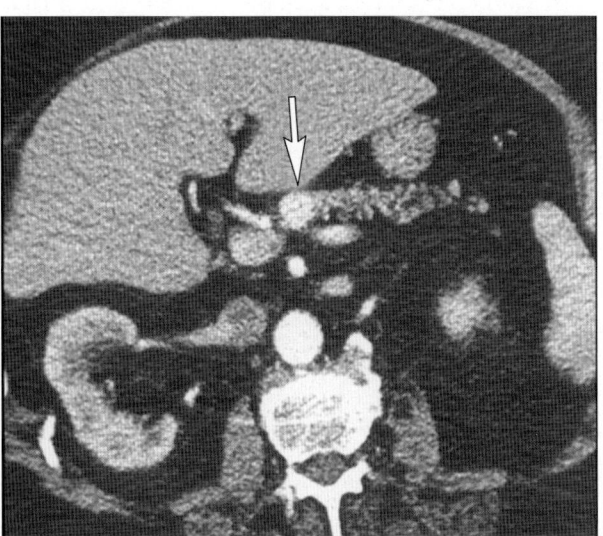

Fig. 3.83-3
Insulinoma. Escaneamento com contraste demonstra uma massa intensificando homogeneamente (seta) no colo do pâncreas em um homem idoso que se apresentou com hiperglicemia ameaçando a vida.[170]

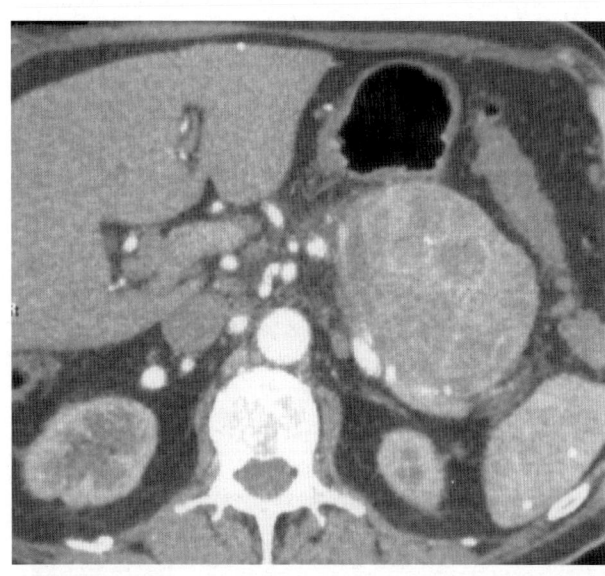

Fig. 3.83-4
Vipoma. Escaneamento com contraste em um homem idoso com diarreia aquosa mostra uma massa enorme com septos internos e calcificação no corpo e cauda do pâncreas.[170]

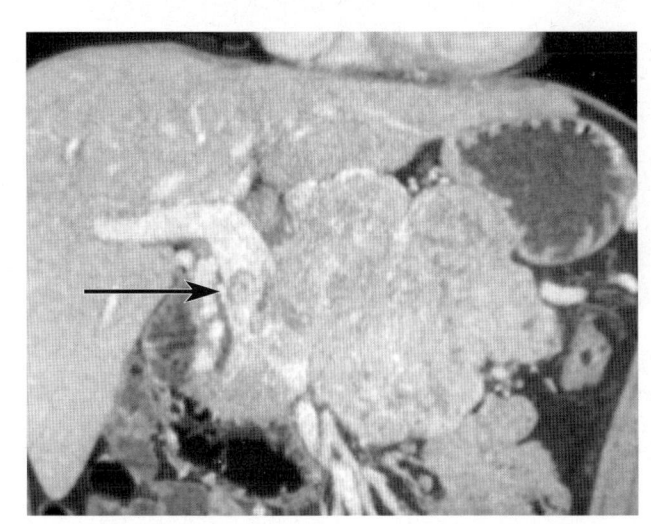

Fig. 3.83-5
Tumor de células das ilhotas (não funcionante). Imagem de TC coronal mostra uma grande massa (seta) no quadrante superior esquerdo substituindo o pâncreas e invadindo a veia porta.[170]

Condição	Achados de Imagem	Comentários
Neoplasma epitelial sólido e papilífero (NESP; *SPEN*) (Fig. 3.83-6)	Massa grande, bem circunscrita e de crescimento lento. Variedade de aparências internas desde puramente cístico até completamente sólido, dependendo do grau de hemorragia e necrose do tumor. A massa usualmente é rodeada por uma orla grossa bem definida.	Neoplasma histologicamente típico de baixo potencial maligno com um prognóstico favorável. NESP tipicamente é encontrado em mulheres jovens e tem uma predileção por pacientes asiáticos e negros.
Metástases Invasão local	Obliteração dos planos de gordura que normalmente separam o pâncreas dos órgãos adjacentes.	Hepatomas e carcinoma do estômago ou vesícula biliar podem estender-se diretamente para dentro do pâncreas. Lesões da suprarrenal e rim esquerdos podem desviar a cauda do pâncreas, destruir a gordura circundante e ocluir a veia esplênica.
Disseminação hematogênica (Fig. 3.83-7)	Predominantemente massas hiperatenuadas redondas ou ovoides com bordas lisas e margens individualizadas.	Tumores primários são mais comumente carcinoma de células renais ou broncogênico. Metástases pancreáticas são frequentemente múltiplas e geralmente mostram forte intensificação de contraste em razão da hipervascularidade (diferentemente dos carcinomas pancreáticos primários).
Comprometimento dos linfonodos peripancreáticos (Fig. 3.83-8)	Massa ou massas lobuladas avançando sobre o pâncreas.	Aumento de gânglios peripancreáticos (tumor metastático, linfoma, infecção) pode simular tumor pancreático. A fronteira de gordura entre o pâncreas e a massa nodal é muitas vezes preservada (pode ser impossível diferenciar tumor pancreático primário de linfadenopatia peripancreática, se os planos de gordura forem obliterados).

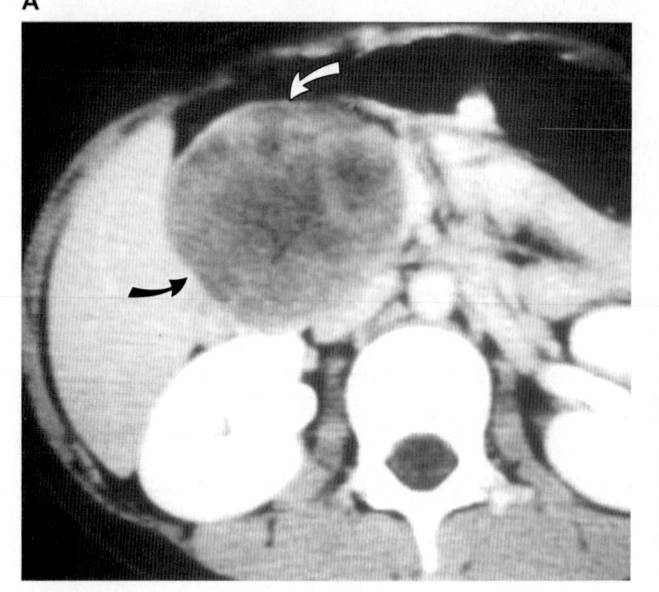

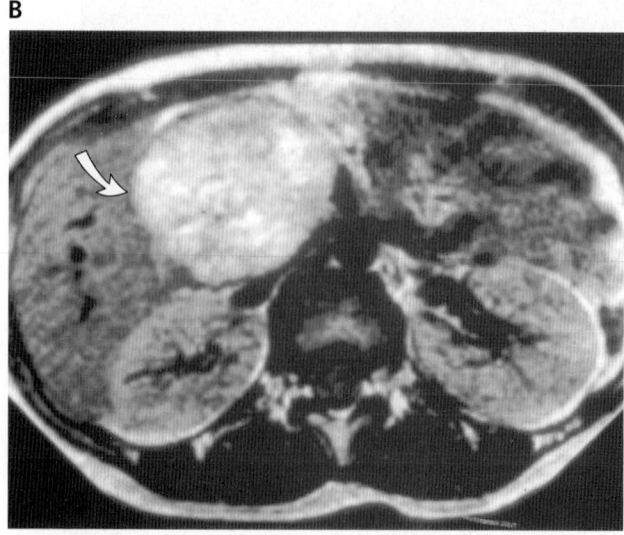

Fig. 3.83-6
Neoplasma epitelial sólido e papilífero. (A) Escaneamento de TC com contraste mostra uma massa mista sólida e cística na cabeça pancreática (setas). (B) Imagem de RM ponderada em T1 axial mostra áreas de alta intensidade de sinal causada por hemorragia dentro da massa (seta).[171]

3.83 ■ MASSAS PANCREÁTICAS SÓLIDAS EM TOMOGRAFIA COMPUTADORIZADA

Condição	Achados de Imagem	Comentários
Linfoma (Fig. 3.83-9)	Massa ou massas lobuladas avançando sobre o pâncreas ou aumento difuso da glândula em razão da infiltração direta por tecido linfomatoso.	Comprometimento linfomatoso do pâncreas ou gânglios peripancreáticos em geral faz parte de uma doença sistêmica em que há também linfadenopatia retroperitoneal e mesentérica.

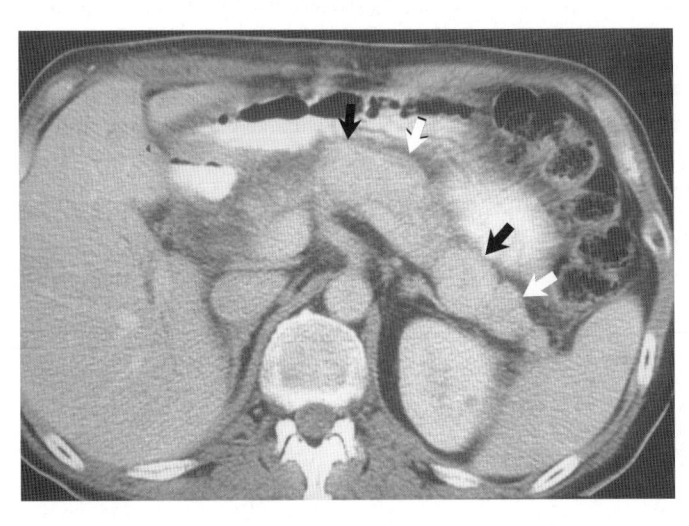

Fig. 3.83-7
Carcinoma de células renais metastático. Múltiplas massas nodulares intensificando (setas) no corpo e cauda pancreáticos.[172]

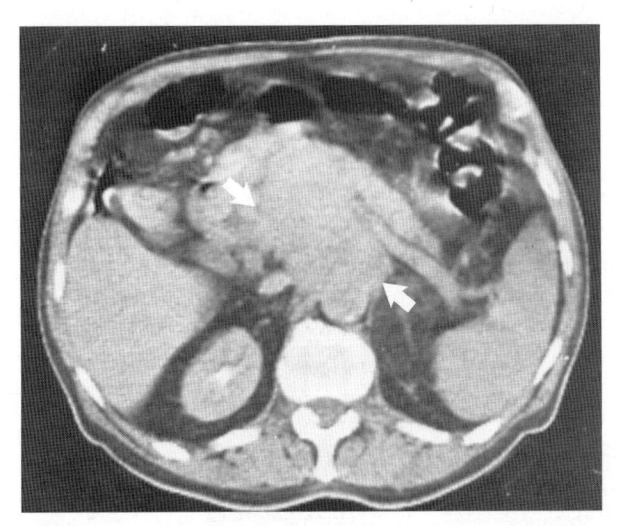

Fig. 3.83-8
Metástases linfonodais peripancreáticas. Aumento nodal maciço (setas) com obliteração dos planos de gordura entre a massa e a cabeça do pâncreas.

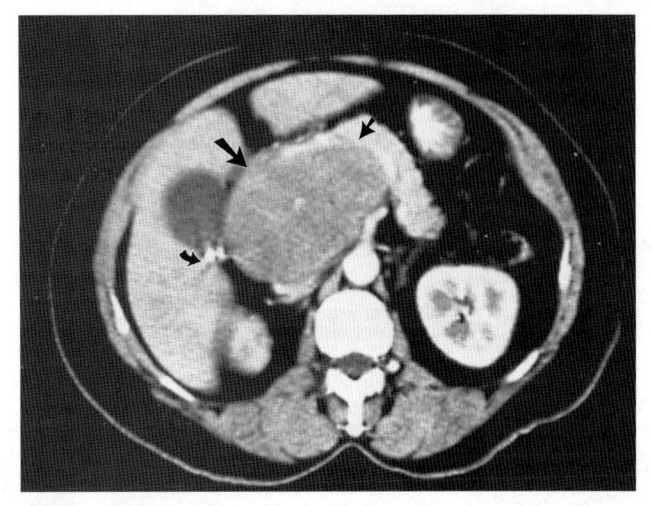

Fig. 3.83-9
Linfoma. Massa imensa infiltrando a cabeça do pâncreas (setas retas). A seta curva aponta cálculos na vesícula biliar.

Condição	Achados de Imagem	Comentários
Pancreatite focal (aguda ou crônica) (Figs. 3.83-10 a 3.83-12)	Aumento focal da cabeça do pâncreas que pode ser indistinguível de um neoplasma. A presença de calcificações uniformemente distribuídas em uma massa focal sugere fortemente pancreatite crônica, embora um carcinoma possa se originar em um pâncreas que já contém calcificações por doença inflamatória crônica.	Na pancreatite aguda não complicada, mais comumente aumento difuso da glândula (muitas vezes com um valor de atenuação diminuído secundário a edema) ou um contorno irregular com margens indistintas da glândula e uma densidade aumentada dos planos de gordura peripancreáticos. Na pancreatite crônica, aumento pancreático focal ou difuso representa frequentemente edema em associação a uma exacerbação aguda ou fibrose.
Abscesso pancreático (Figs. 3.83-13 e 3.83-14)	Massa inomogênea mal definida que muitas vezes desvia estruturas adjacentes e geralmente tem um valor de atenuação mais alto que o de uma coleção estéril de fluido ou um pseudocisto.	O sinal mais confiável de um abscesso é gás na massa, embora isto seja encontrado em menos de 50% dos abscessos provados e também possa ocorrer em um paciente com um pseudocisto pancreático que erode para dentro do trato gastrointestinal sem formação de abscesso. Como um abscesso pancreático frequentemente tem um aspecto inespecífico em TC, aspiração diagnóstica com agulha constitui um adjunto extremamente útil para diagnóstico precoce.

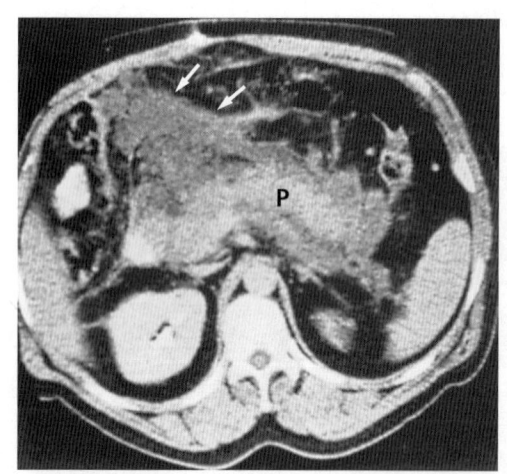

Fig. 3.83-10
Pancreatite aguda. Aumento difuso do pâncreas (P) com obliteração de planos de gordura peripancreáticos pelo processo inflamatório. Notar a extensão da reação inflamatória para o mesocólon transverso (setas).[173]

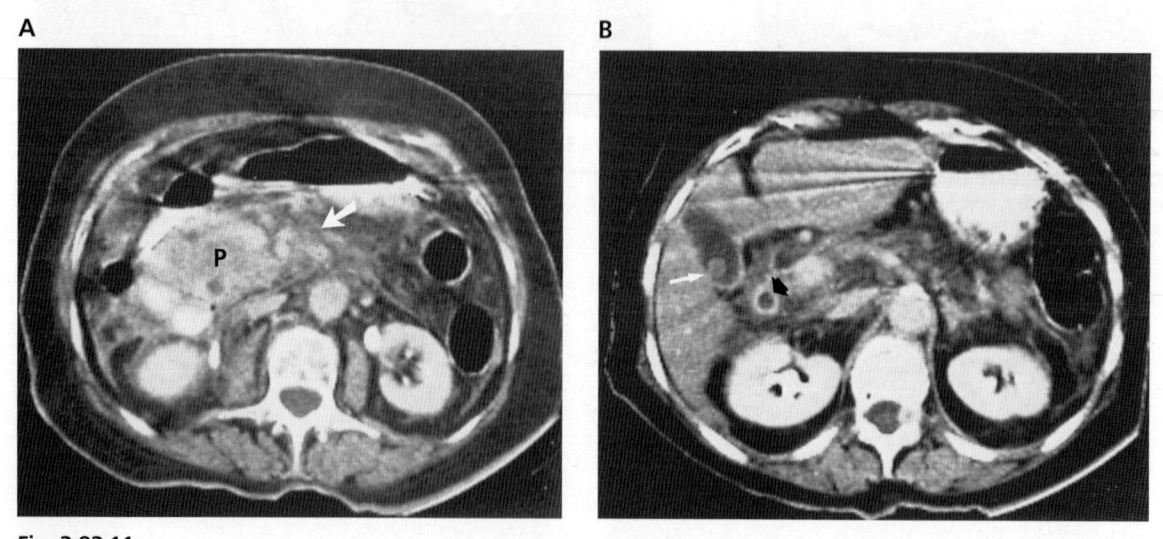

Fig. 3.83-11
Pancreatite aguda por cálculo biliar. (A) Há aumento da cabeça do pâncreas (P) com reação inflamatória rodeando os planos de gordura peripancreáticos (seta). (B) Um caçulo (seta branca) é visto na vesícula biliar, e o ducto colédoco está aumentado (seta preta).

Condição	Achados de Imagem	Comentários
Fibrose cística (Figs. 3.83-15 e 3.83-16)	Substituição parcial ou completa do pâncreas por tecido fibrogorduroso. Atrofia do pâncreas sem substituição fibrogordurosa pode ocorrer. Raramente, cistos de diferente tamanho se desenvolvem, e não resta nenhum tecido pancreático normal.	Fibrose cística afeta o pâncreas em quase todos os pacientes, embora mais de 90% da função exócrina do pâncreas tenham que ser perdidos antes do aparecimento de sintomas clínicos, como esteatorreia, intolerância à gordura, dor abdominal e incapacidade de crescimento.

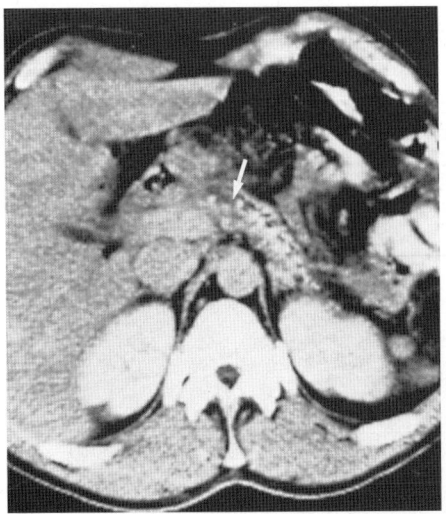

Fig. 3.83-12
Pancreatite crônica. Há atrofia pancreática juntamente com múltiplos cálculos intraductais e dilatação do ducto pancreático (seta). As calcificações não foram vistas em radiografias simples do abdome.[122]

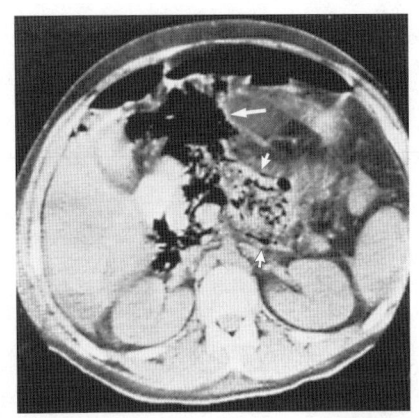

Fig. 3.83-13
Abscesso pancreático. Há um abscesso contendo gás (setas pequenas) no leito pancreático, com marcada extensão anterior (seta grande) do processo inflamatório.

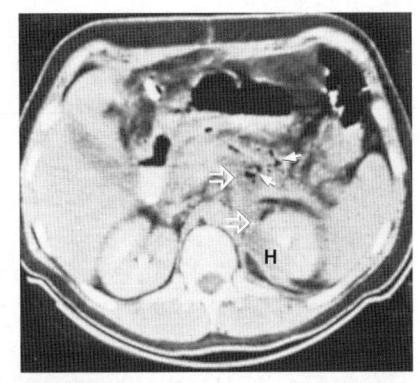

Fig. 3.83-14
Abscesso pancreático depois de uma ferida a tiro. Há múltiplas bolhas de gás intrapancreáticas e peripancreáticas (setas sólidas), fragmentos de projéteis (setas abertas), uma pequena laceração renal e um hematoma extrarrenal (H).[89]

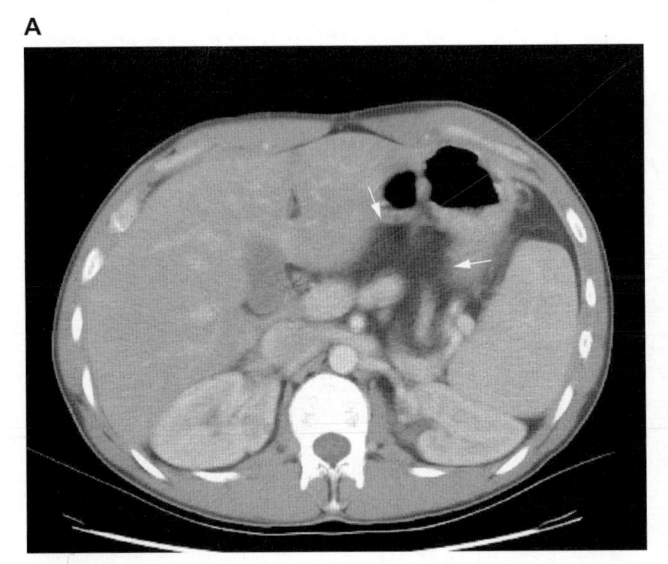

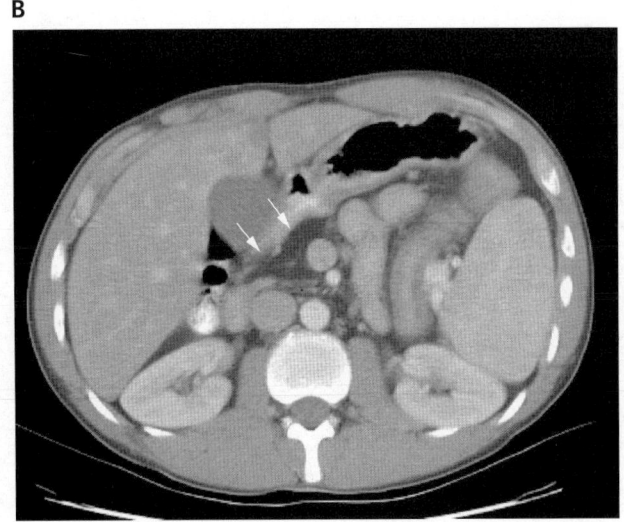

Fig. 3.83-15
Fibrose cística. Escaneamentos contrastados ao nível da cauda (A) e cabeça (B) do pâncreas mostram substituição completa do parênquima pancreático por gordura (setas). Há também aumento do baço.[174]

3 ■ PADRÕES GASTROINTESTINAIS

Condição	Achados de Imagem	Comentários
Doença pancreática e peripancreática simulando uma massa (Figs. 3.83-17 a 83-21)	Vários aspectos.	Intestino normal não opacificado, variantes anatômicas (pâncreas anular, duplicação ou divertículo duodenal, resto esplênico intrapancreático, cisto coledociano), lesões vasculares (aneurisma de artéria mesentérica superior, trombo oclusivo da veia porta), neoplasma originado em um órgão adjacente.

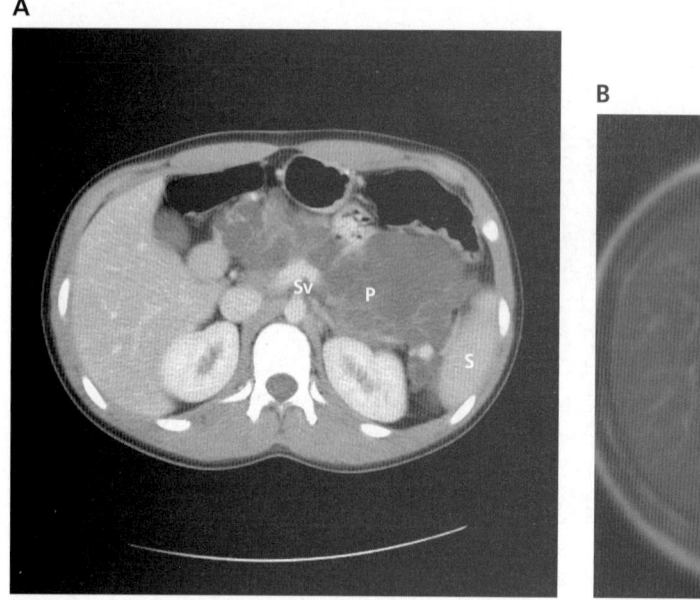

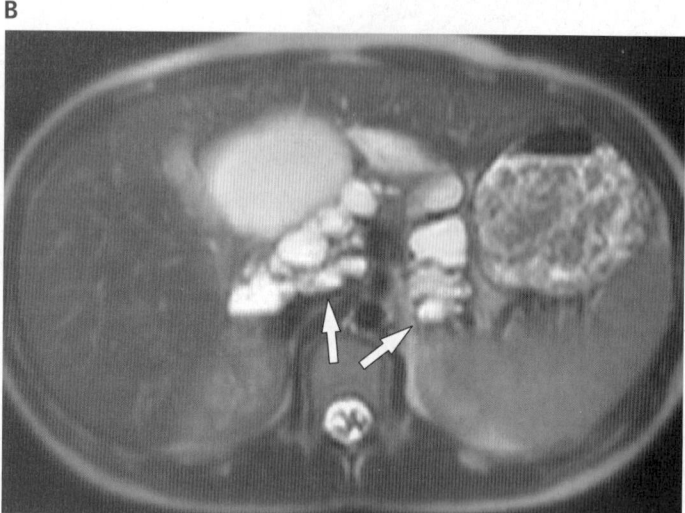

Fig. 3.83-16
Cistose pancreática. (A) Escaneamento de TC com contraste mostra múltiplos cistos (*) na região do pâncreas (P), que está completamente substituído por tecido fibrogorduroso. As paredes dos cistos têm uma atenuação um pouco mais alta do que a musculatura. A lesão é localizada ao longo da veia esplênica (Sv), e sua parte mais lateral é situada entre o rim esquerdo (K) e o baço (S).[175] (B) Imagem de RM ponderada em T2 em outro paciente mostra inúmeros cistos (setas) substituindo o parênquima pancreático.[174]

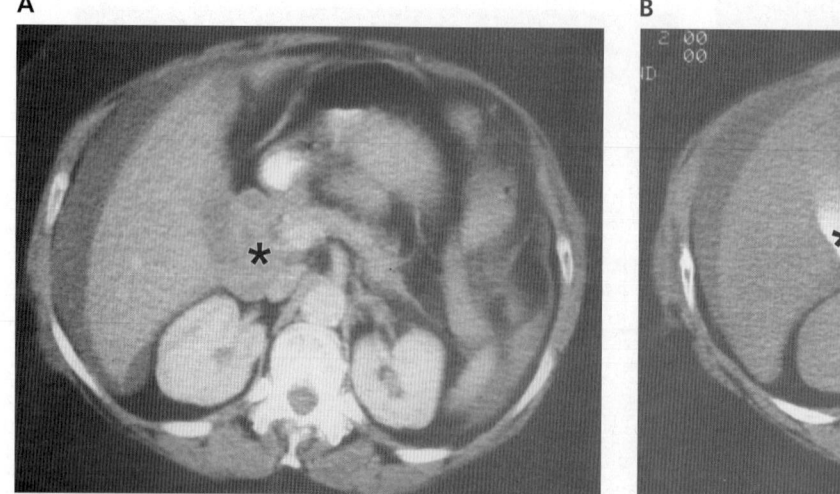

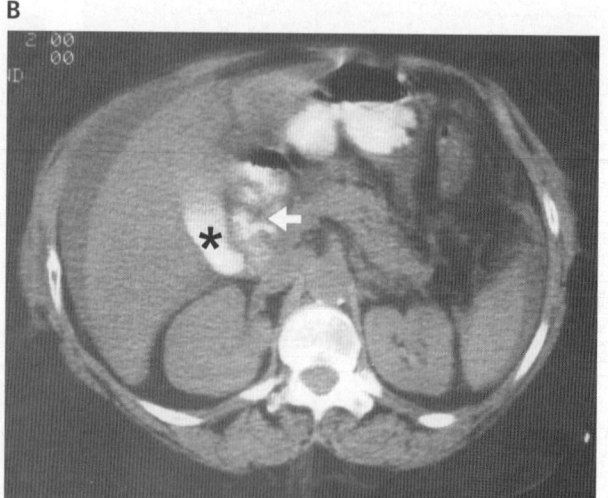

Fig. 3.83-17
Duodeno contrastado normal. (A) Escaneamento de TC inicial mostra achados que sugerem aumento da cabeça do pâncreas (*). (B) Escaneamento repetido feito com material de contraste adicional mostra uma cabeça pancreática normal, com material de contraste no duodeno (seta) e vesícula biliar (*).[174]

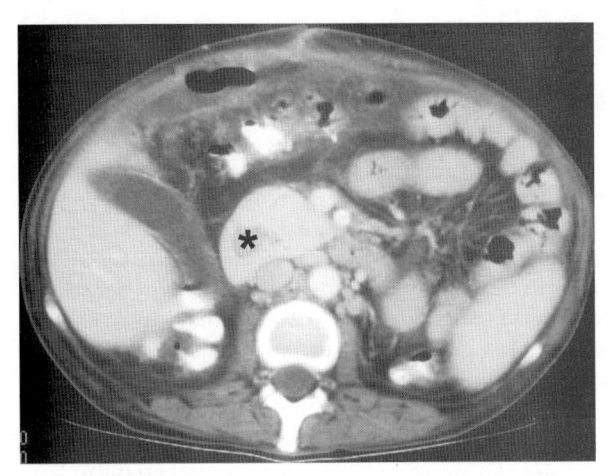

3.83 ■ MASSAS PANCREÁTICAS SÓLIDAS EM TOMOGRAFIA COMPUTADORIZADA

Fig. 3.83-18
Pâncreas anular. Tecido pancreático circunda o duodeno (∗).[174]

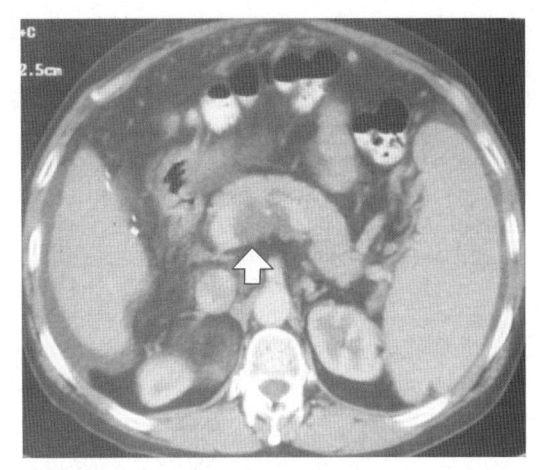

Fig. 3.83-19
Lesão vascular venosa. Trombo oclusivo na veia porta (seta). Quando isto é extenso, este achado pode ser erradamente tomado por uma massa.[174]

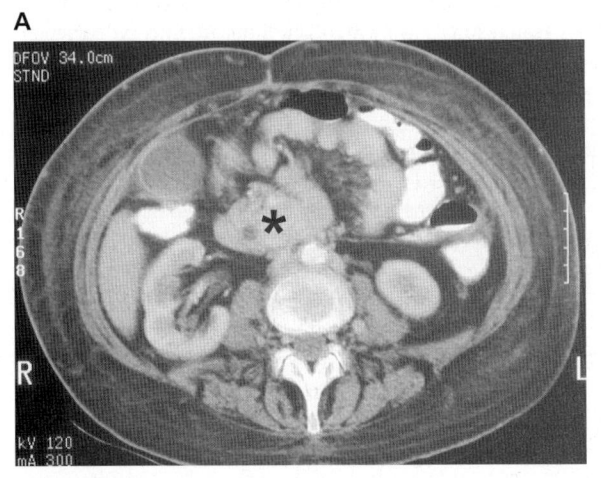

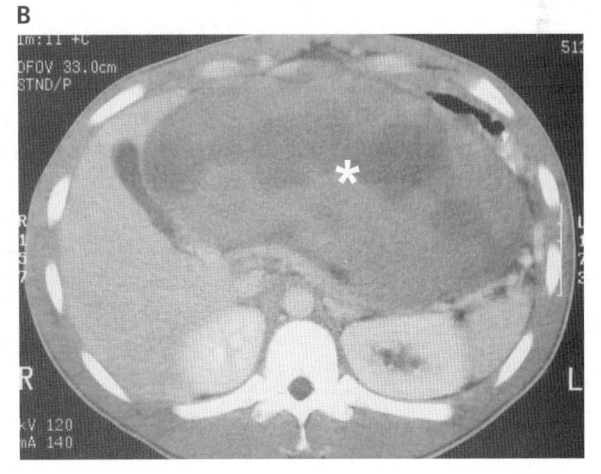

Fig. 3.83-20
Doença mesentérica semelhante a tumor. (A) Tumor carcinoide aparece como uma massa atenuando heterogeneamente com calcificações (∗) adjacente à cabeça do pâncreas na raiz do mesentério. (B) Tumor desmoide se apresenta como uma grande massa ovoide comprimindo o pâncreas dorsalmente (∗). Ambos estes tumores simulam lesões de origem pancreática.[174]

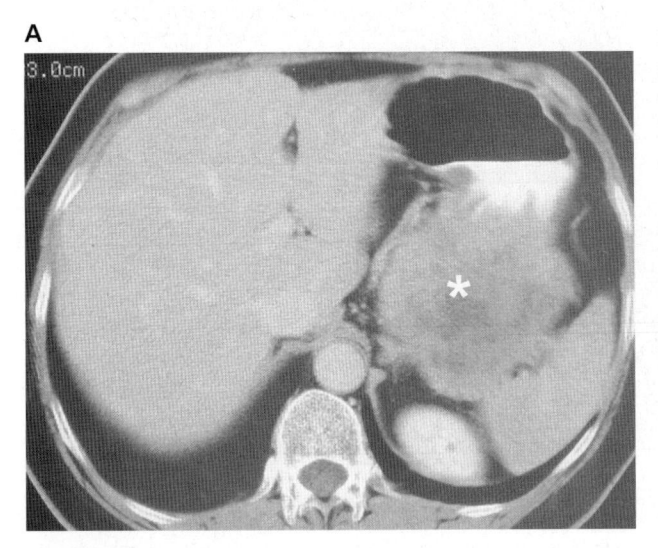

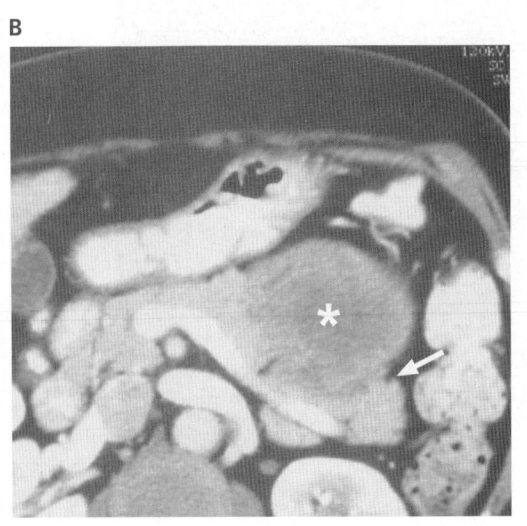

Fig. 3.83-21
GIST gástrico. (A) Escaneamento inicial mostra uma grande massa aparente (∗) fazendo contato com a cauda do pâncreas. (B) Escaneamento focalizado pancreático mostra um sulco entre a massa (∗) e a cauda pancreática (seta), sugerindo uma origem extrapancreática para a massa.[174]

3.84 ■ Colangiografia por Ressonância Magnética (Colangiorressonância)

Condição	Achados de Imagem	Comentários
Coledocolitíase (Figs. 3.84-1 e 3.84-2)	Em sequências pesadamente ponderadas em T2 que demonstram ductos biliares contendo líquido como estruturas com alta intensidade de sinal, cálculos biliares aparecem como focos de baixa intensidade de sinal dentro do sistema ductal. Cálculos tão pequenos como 2 mm podem ser detectados.	A principal utilidade desta técnica não invasiva em pacientes com suspeita de coledocolitíase pode não residir na detecção de cálculos de ducto colédoco, mas em vez disso na sua exclusão como uma fonte de dor abdominal, assim poupando o paciente do risco de desnecessária colangiografia retrógrada endoscópica.
Síndrome de Mirizzi (Fig. 3.84-3)	Cálculo impactado no ducto cístico comprimindo o ducto biliar extra-hepático.	Capacidade de colangiorressonância multiplanar permite identificação de ambos o cálculo obstrutivo e o ducto cístico longo, que corre paralelo ao ducto colédoco e predispõe ao desenvolvimento desta síndrome.
Colelitíase (Figs. 3.84-4 e 3.84-5)	Defeitos de enchimento de baixa intensidade de sinal dentro da bile com alta intensidade de sinal (ver Figs. 3.40-2 e 3.41-1). Cálculos tão pequenos quanto 2 mm podem ser identificados usando esta técnica.	Embora usualmente empregada para avaliar as vias biliares, a colangiorressonância pode imagear a vesícula biliar (intencional ou incidentalmente), mesmo no paciente sem jejum.
Obstrução maligna (Fig. 3.84-6)	Estreitamento do ducto biliar com dilatação proximal.	Embora o diagnóstico seja usualmente estabelecido com ultrassom ou TC, RM colangiorressonância pode ser útil no estabelecimento da operabilidade de uma lesão (p. ex., colangiocarcinoma hilar) ao determinar a extensão proximal da doença (possibilitando cirurgia imediata sem a necessidade de CPRE e colocação de *stent*). Esta técnica também é de valor para delinear o trato biliar em obstruções proximais (nas quais CPRE pode não ter êxito) e em obstruções distais (nas quais a colangiografia transepática percutânea pode ser de valor limitado).

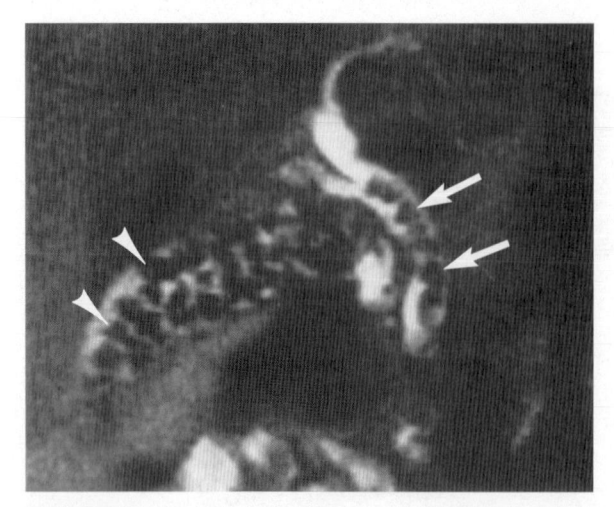

Fig. 3.84-1
Cálculos biliares e na vesícula biliar. Múltiplos cálculos em ambos o ducto biliar extra-hepático dilatado (setas) e a vesícula biliar (pontas de seta).[176]

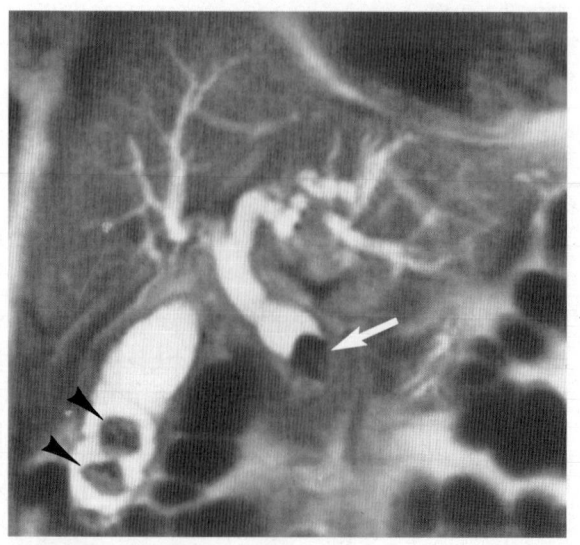

Fig. 3.84-2
Cálculo impactado na ampola. Grande cálculo obstrutivo (seta branca) resulta em dilatação do colédoco proximal. Também há vários cálculos na vesícula biliar (pontas de seta pretas).[176]

Condição	Achados de Imagem	Comentários
Colangite (Fig. 3.84-7)	Padrão variável de estenoses, oclusões e irregularidades ductais.	Colangite esclerosante primária e colangiopatia de AIDS.

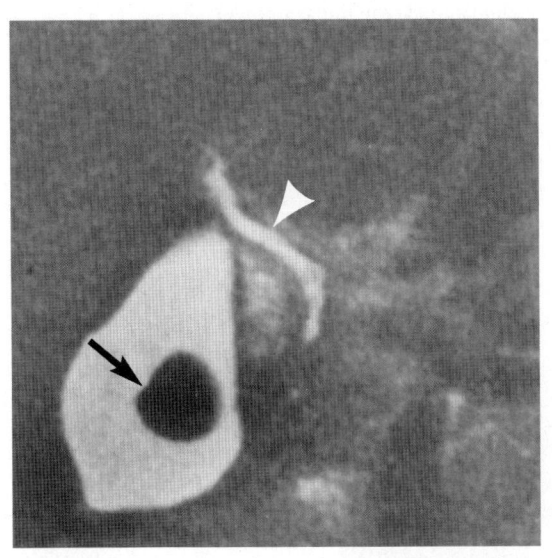

Fig. 3.84-3
Cálculo biliar. Grande cálculo na vesícula biliar (seta preta) em um jovem com anemia falciforme. Observar o ducto colédoco de calibre normal (ponta de seta branca).[176]

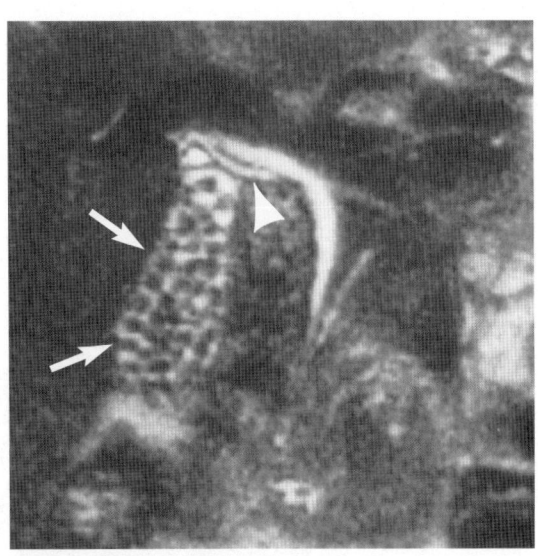

Fig. 3.84-4
Múltiplos cálculos biliares. Inúmeros pequenos cálculos enchem a vesícula biliar (setas retas). O ducto cístico (ponta de seta) não contém nenhum cálculo.[176]

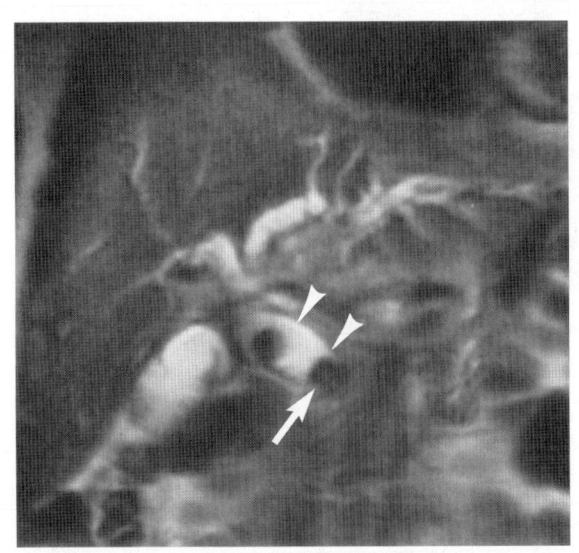

Fig. 3.84-5
Síndrome de Mirizzi. Dois cálculos no ducto cístico dilatado (pontas de seta), que corre paralelo ao ducto biliar extra-hepático. O cálculo inferior (seta) erodiu através da parede do ducto cístico para dentro do ducto biliar extra-hepático, unindo as duas estruturas e resultando em obstrução do colédoco.[176]

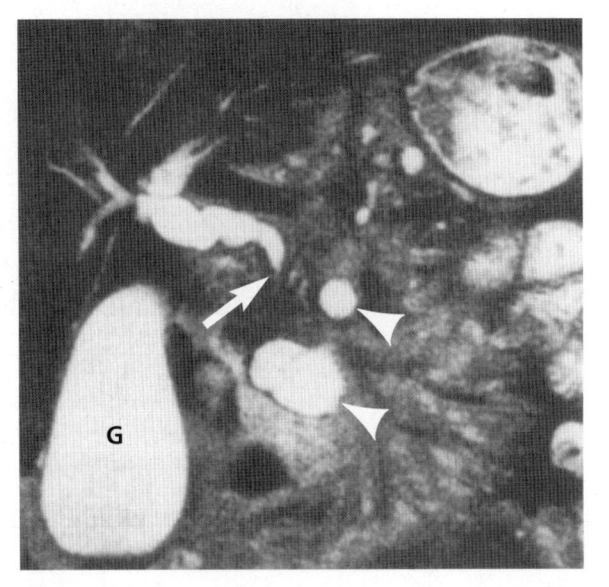

Fig. 3.84-6
Metástase pancreática de carcinoma mucinoso do cólon. Obstrução do segmento intrapancreático do colédoco (seta). Observar a vesícula biliar dilatada (G). Os linfonodos aumentados com alta intensidade de sinal (pontas de seta) representam metástases.[176]

Condição	Achados de Imagem	Comentários
Trematódeos hepáticos (*Clonorchis sinensis*) (Fig. 3.84-8)	Dilatação difusa, uniforme, dos pequenos ductos intra-hepáticos com mínima ou nenhuma dilatação dos grandes ductos biliares e ausência de lesões obstrutivas focais.	Os trematódeos usualmente não são visíveis em imagens porque são muito finos. Entretanto, na infestação pesada, conglomeração de organismos pode resultar em muitos defeitos de enchimento de baixa intensidade dentro da árvore biliar intra-hepática.
Cirurgia biliar prévia (Figs. 3.84-9 e 3.84-10)	Demonstra alterações pós-cirúrgicas do trato biliar.	Valiosa para delinear a anatômica de anastomoses bilio-entéricas e complicações, como estenoses anastomóticas, cálculos intraductais e dilatação de ducto biliar. Em pacientes com transplante de fígado, RM colangiografia é capaz de visualizar o trato biliar não invasivamente depois que os cateteres biliares foram removidos.

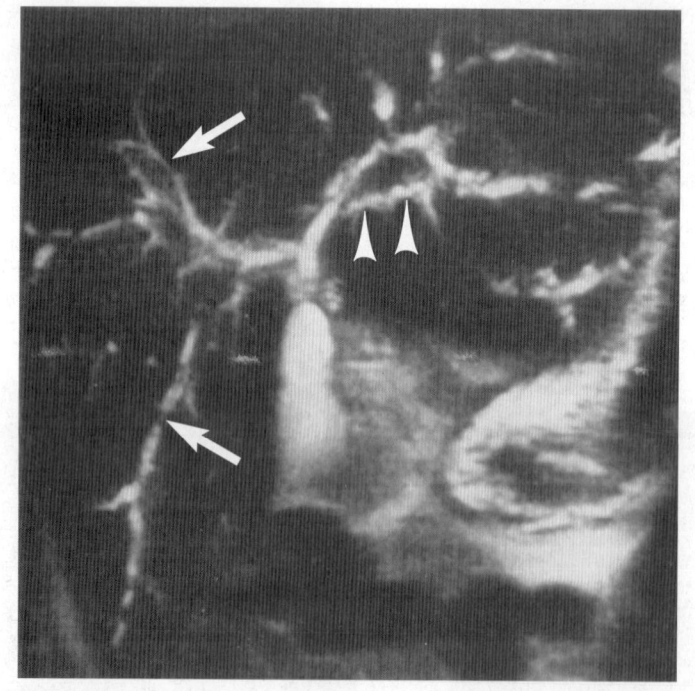

Fig. 3.84-7
Colangiopatia de AIDS. Múltiplas estenoses ductais e irregularidades dos ductos hepáticos direitos (setas) e aparência em conta dos ductos hepáticos esquerdos (pontas de seta).[176]

3.84 ■ COLANGIOGRAFIA POR RESSONÂNCIA MAGNÉTICA (COLANGIORRESSONÂNCIA)

Condição	Achados de Imagem	Comentários
Anomalias congênitas (Figs. 3.84-11 e 3.84-12)	Vários aspectos.	Ducto hepático aberrante, variantes anatômicas de ducto cístico, cisto coledociano e *pancreas divisum*.

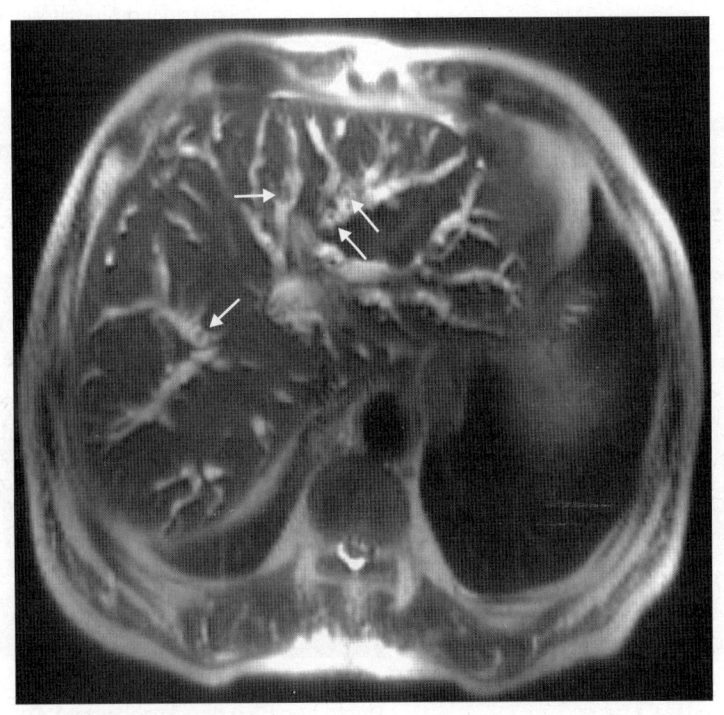

Fig. 3.84-8
Trematódeos hepáticos. Dilatação difusa do sistema ductal biliar intra-hepático inteiro. Observar os defeitos de enchimento (setas) nos ductos biliares em razão dos trematódeos adultos de *Clonorchis sinensis*.[177]

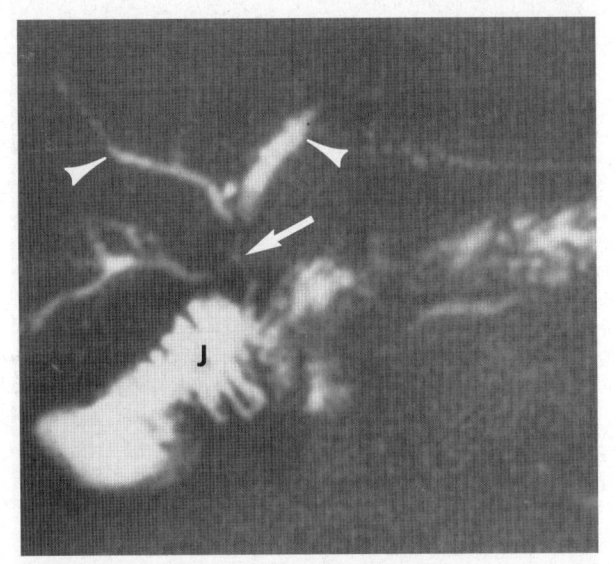

Fig. 3.84-9
Estenose resultante de coledocojejunostomia após procedimento de Whipple para carcinoma pancreático. Estenose do ducto hepático comum (seta) estendendo-se à anastomose entre o ducto e o jejuno (J). Os ductos biliares intra-hepáticos estão dilatados (pontas de seta).[176]

Condição	Achados de Imagem	Comentários
Doença da vesícula biliar (Figs. 3.84-13 e 3.84-14)	Vários aspectos.	RM colangiografia pode ajudar a determinar a presença e extensão de doença neoplásica. Ela pode detectar como um achado incidental os seios de Rokitansky-Aschoff dentro da parede da vesícula biliar em pacientes com adenomiomatose.

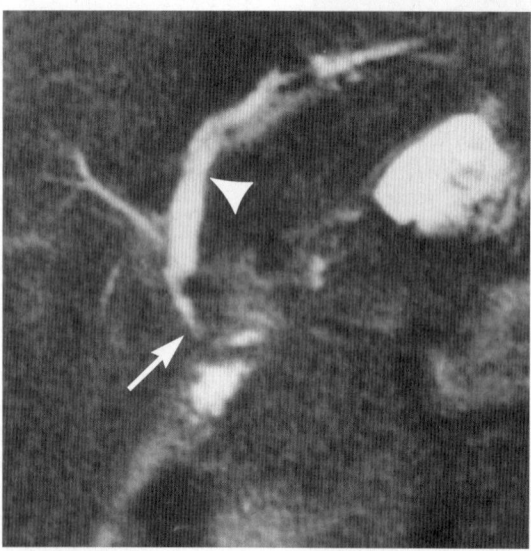

Fig. 3.84-10
Obstrução de ducto biliar secundária à transecção durante **colecistectomia**. Estenose (seta) do ducto hepático esquerdo com dilatação proximal (ponta de seta).[176]

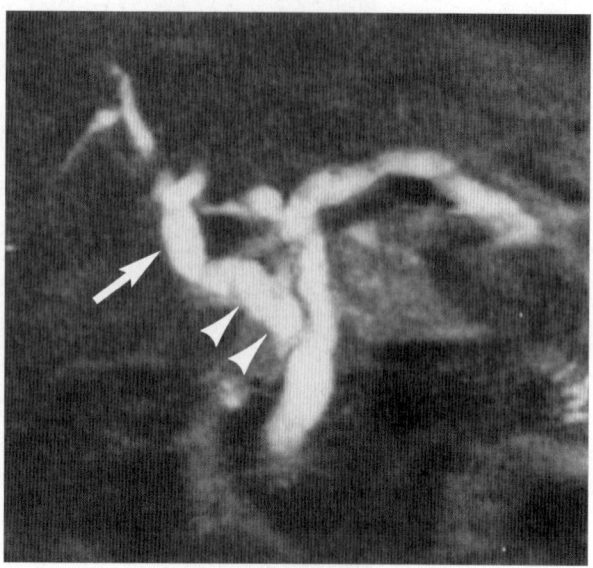

Fig. 3.84-11
Ducto hepático direito aberrante. O vaso anômalo (seta) drena para o remanescente do ducto cístico (pontas de seta).[176]

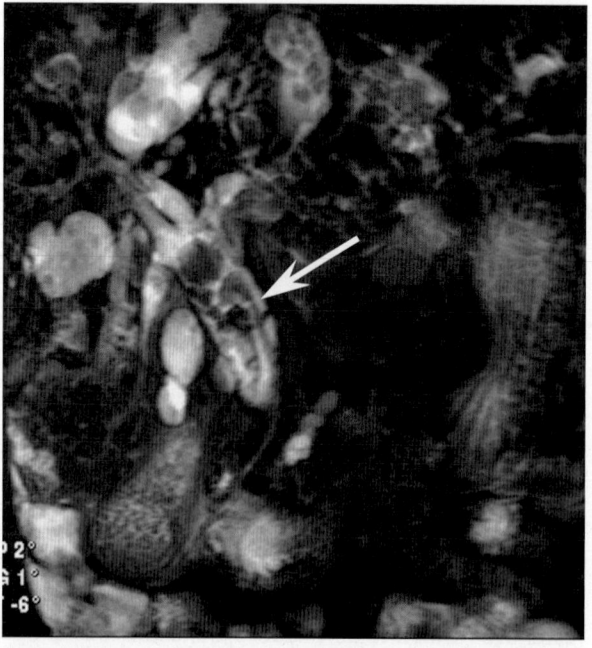

Fig. 3.84-12
Cisto coledociano. Imagem coronal mostra múltiplos ductos biliares dilatados com cálculos. Múltiplos cálculos são vistos dentro do ducto colédoco dilatado (seta). As dilatações císticas se comunicam com a árvore biliar principal.[178]

3.84 ■ COLANGIOGRAFIA POR RESSONÂNCIA MAGNÉTICA (COLANGIORRESSONÂNCIA)

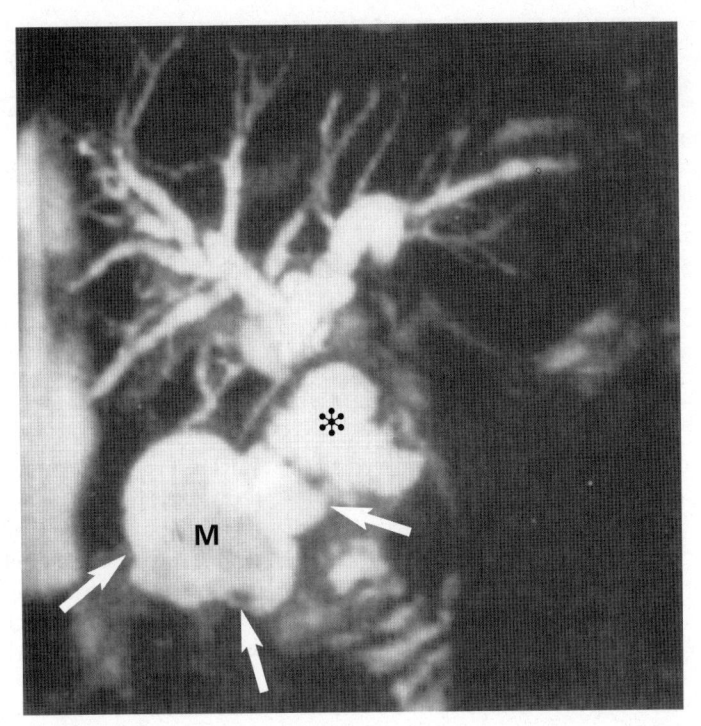

Fig. 3.84-13
Carcinoma da vesícula biliar com metástases ganglionares. Grande massa (M) no interior da vesícula biliar (setas) associada a uma metástase nodal necrótica (✱), o que resultou em obstrução do ducto biliar proximal.[176]

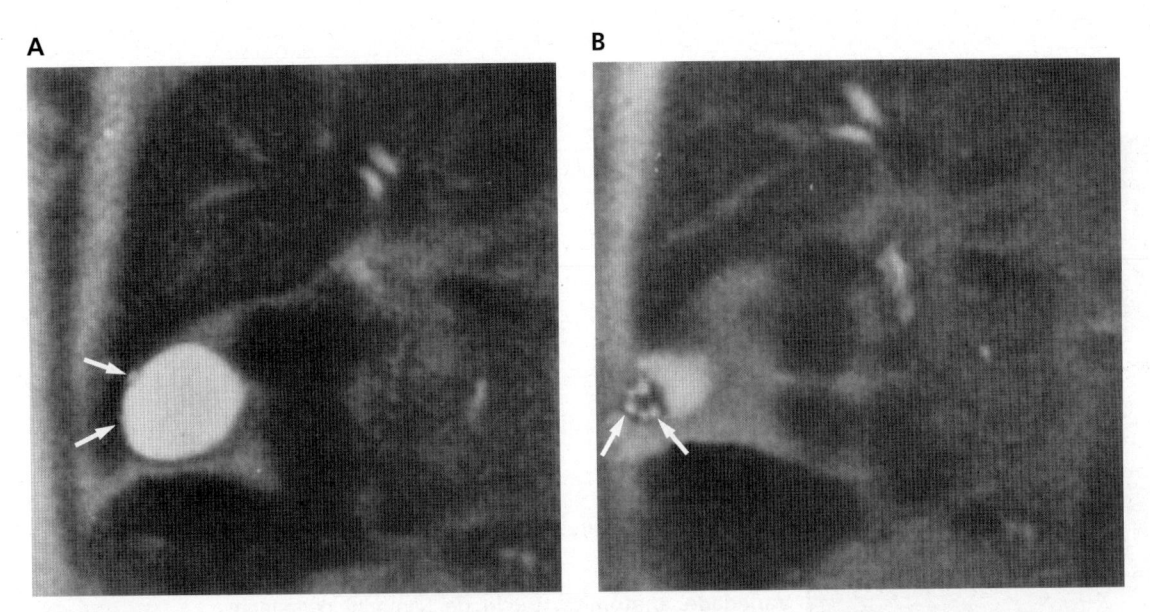

Fig. 3.84-14
Adenomiomatose. (A) Pequenas projeções saculares cheias de fluido (setas) originam-se da vesícula biliar, representando seios de Rokitansky-Aschoff. (B) No fundo da vesícula biliar, há seios adicionais cheios de líquido (setas), vistos de face.[176]

3.85 ▪ Ressonância Magnética Pancreatográfica

Condição	Achados de Imagem	Comentários
Variantes anatômicas dos ductos pancreáticos (Fig. 3.85-1)	Vários padrões de drenagem ductal.	RM pancreatográfica permite visualização não invasiva do ducto pancreático de calibre normal inteiro na cabeça e corpo em mais de 95% dos casos e da cauda em quase 85%. Visualização completa de um ducto pancreático dilatado é possível em quase todos os casos. Demonstra os ductos de Wirsung e Santorini bem como união anômala dos ductos pancreático e biliar.
Anomalias congênitas *Pancreas divisum* (Fig. 3.85-2)	Ductos pancreáticos ventral e dorsal separados.	Falta de fusão do primórdio ventral (que se torna a cabeça pancreática inferior e processo uncinado) e o primórdio dorsal (que se torna a cabeça pancreática superior e o corpo e cauda da glândula). Embora esta variedade possa ser detectada incidentalmente em pacientes assintomáticos, ela ocorre mais frequentemente naqueles que se apresentam com pancreatite idiopática aguda.
Pâncreas anular (Fig. 3.85-3)	Ducto no interior do anel pancreático rodeando todo ou parte do duodeno (usualmente a porção descendente).	Pâncreas anular completo tipicamente apresenta-se no período neonatal. Entretanto, pacientes com pâncreas anular incompleto ou parcial podem não se apresentar até a idade adulta (ocasionalmente, a condição é detectada incidentalmente). Embora esta anomalia possa ser reconhecida por outras modalidades, no passado somente a colangiopancreatografia retrógrada endoscópica invasiva tinha permitido diagnóstico definitivo.

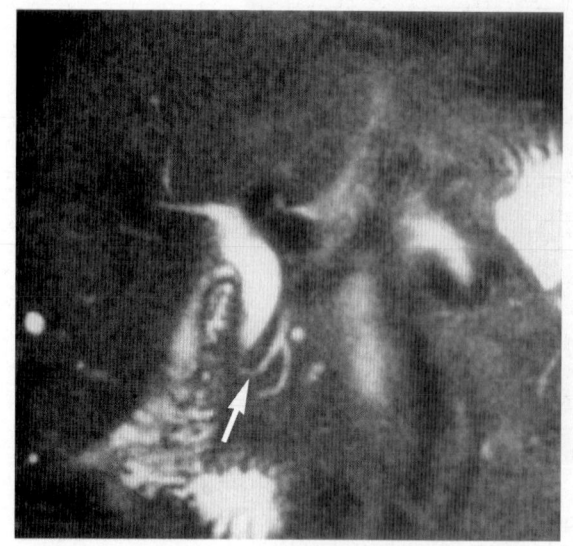

Fig. 3.85-1
Variedade anatômica. Ducto de Santorini persistente (seta) entra na ampola menor e é situado cefalicamente ao ducto de Wirsung.[179]

Condição	Achados de Imagem	Comentários
União anômala dos ductos pancreático e colédoco (Fig. 3.85-4)	Canal inusitadamente longo (15 mm), comum aos dois ductos, que é situado proximal ao esfíncter duodenal.	Ocorre em associação a cistos coledocianos em 33 a 83% dos casos. O mecanismo postulado é que a união anômala permite refluxo de enzimas pancreáticas para dentro do ducto colédoco, assim enfraquecendo o colédoco e predispondo o paciente ao desenvolvimento de um cisto coledociano. Também uma incidência mais alta de carcinoma da vesícula biliar em pacientes com esta anomalia.

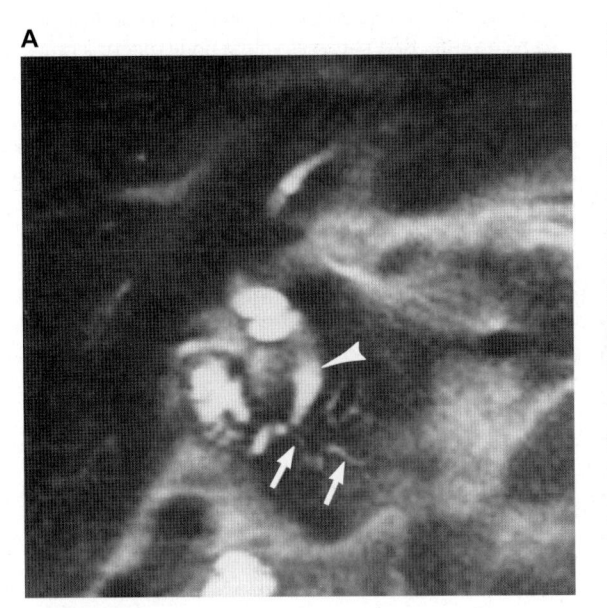

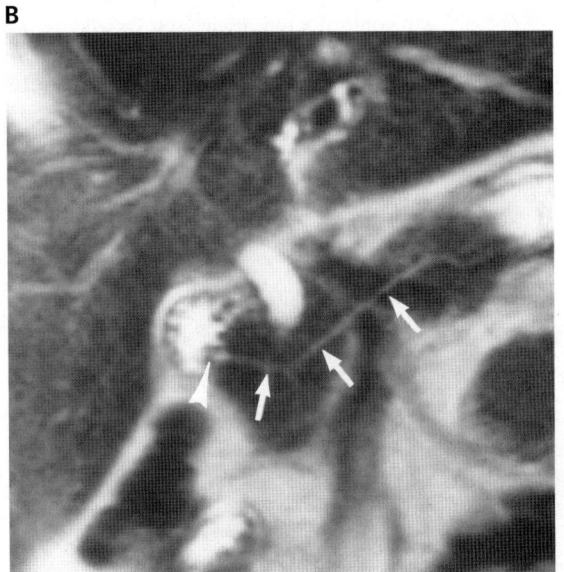

Fig. 3.85-2
Pancreas divisum. (A) O ducto biliar distal (ponta de seta) une-se ao ducto pancreático ventral (setas) para entrar na ampola principal. (B) O ducto pancreático dorsal (setas) entra na ampola menor (ponta de seta) cefalicamente à ampola principal. Imagens subsequentes ajudaram a confirmar a ausência de comunicação entre os ductos pancreáticos ventral e dorsal.[180]

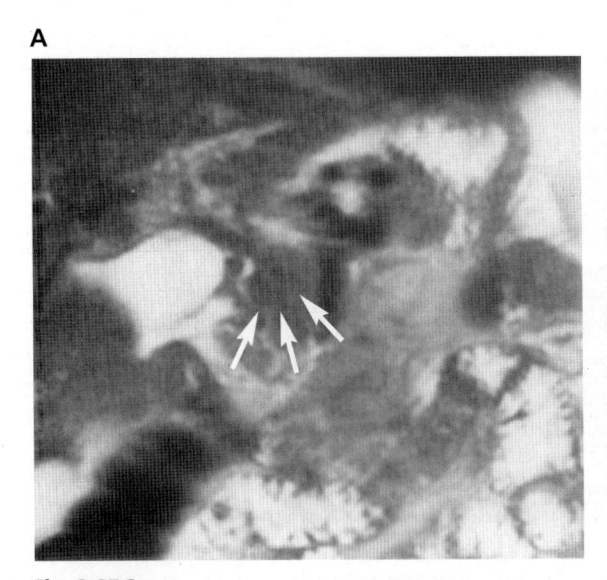

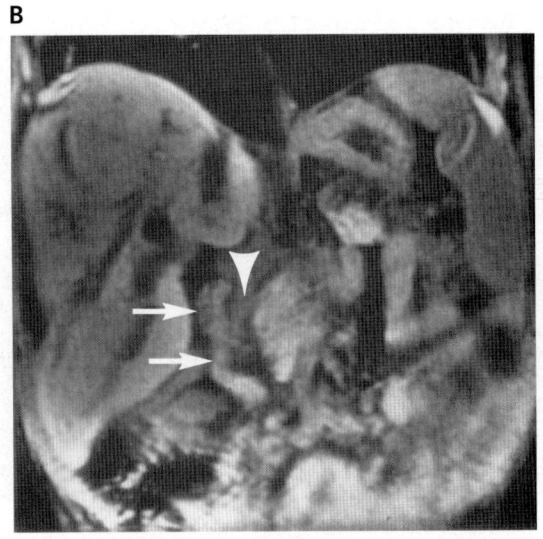

Fig. 3.85-3
Pâncreas anular. A lesão foi detectada incidentalmente em um homem de 61 anos de idade, em que a canulização do ducto colédoco não foi possível durante CPRE. (A) Ducto curvilíneo (setas) no pâncreas anular. (B) Imagem abdominal ponderada em T1 coronal demonstra o pâncreas anular (setas) jazendo lateral ao duodeno cheio de líquido (ponta de seta).[179]

Condição	Achados de Imagem	Comentários
Sequelas de trauma pancreático (Fig. 3.85-5)	Ducto rompido e coleções fluidas associadas.	Lesão de ducto pancreático pode resultar de trauma penetrante ou fechado, ou ser relacionada com cirurgia (especialmente esplenectomia). Trauma fechado agudo usualmente compromete o ducto na porção anterior do corpo do pâncreas, que é relativamente fixo e comprimido contra o corpo vertebral. Se ruptura do ducto e vazamento de líquido não forem reconhecidos no contexto agudo, pode haver o desenvolvimento de uma estenose ductal com dilatação proximal.
Pancreatite (Figs. 3.85-6 e 3.85-7)	Na doença aguda, o ducto pancreático é liso em contorno, mas pode estar levemente comprimido pela glândula edematosa. Na pancreatite crônica, há dilatação do ducto pancreático principal e seus ramos laterais (aparência de "cadeia de lagos", se grave), bem como irregularidades de contorno, formação de estenose e cálculos intraductais.	Em pacientes que se apresentam com pancreatite aguda recorrente, RM pancreatografia pode sugerir a causa da doença (p. ex., *pancreas divisum*). Naqueles com inflamação crônica, esta técnica é útil para representar a anatomia ductal, detectar estenoses ou cálculos intraductais antes da cirurgia e demonstrar complicações, como pseudocistos e fístulas. Fibrose pode produzir uma estenose lisa, afilada no colédoco ao atravessar a cabeça pancreática.

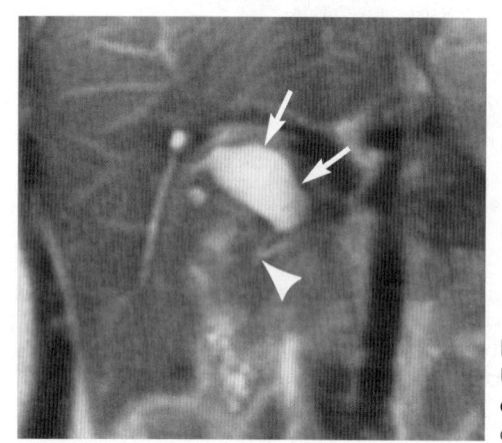

Fig. 3.85-4
União anômala dos ductos pancreático e colédoco. A união anômala (ponta de seta) é associada a um cisto coledociano (setas).[179]

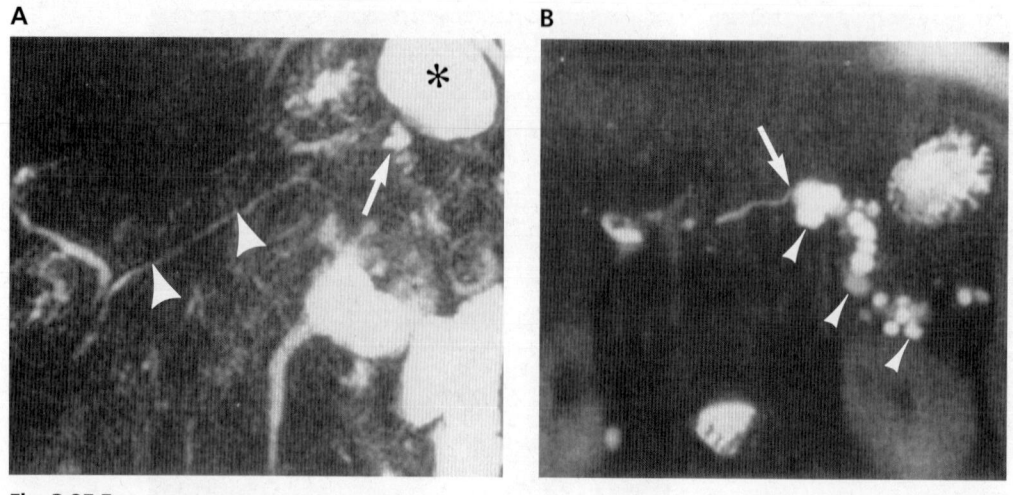

Fig. 3.85-5
Trauma pancreático. (A) Ruptura aguda do ducto pancreático (pontas de seta), que termina em uma coleção de 8 mm de fluido (seta) na cauda pancreática. Observar o grande pseudocisto adjacente (✲). (B) Em outro paciente 17 anos depois de trauma abdominal fechado, há um ponto abrupto de transição entre o ducto pancreático normal (seta) e o ducto dilatado (pontas de seta) no corpo e cauda da glândula.[179]

Condição	Achados de Imagem	Comentários
Pseudocisto pancreático (Fig. 3.85-8)	Pode demonstrar a comunicação ductal com a massa cística.	Menos de 50% dos pseudocistos se enchem com material de contraste quando ele é injetado no ducto pancreático durante CPRE. Por essa razão, RM pancreatografia e outras técnicas de corte transversal têm uma sensibilidade maior para a detecção de pseudocistos não comunicantes. Esta técnica também é capaz de demonstrar comunicação do pseudocisto com órgãos adjacentes (duodeno, estômago, baço).
Neoplasma pancreático (Fig. 3.85-9)	Envolvimento e obstrução do ducto pancreático (ou colédoco), que podem se demonstrados terminando em um massa.	Aproximadamente 90% dos neoplasmas pancreáticos malignos são de origem ductal. Dilatação de ambos os ductos pancreático e colédoco ("sinal do duplo ducto") é altamente sugestiva de malignidade. RM pancreatográfica pode ajudar a estabelecer a operabilidade da lesão e evitar colocação desnecessária de *stent* pré-operatório. Ela também é capaz de representar partes afetadas do trato biliar e ducto pancreático antes de intervenção percutânea e radioterapia.

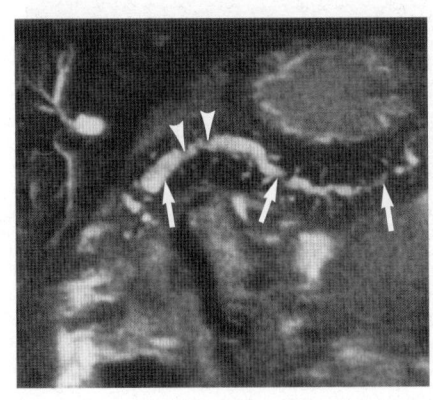

Fig. 3.85-6
Pancreatite crônica. Dilatação do ducto pancreático (setas), cálculos intraductais (pontas de seta) e estenose do ducto colédoco.[179]

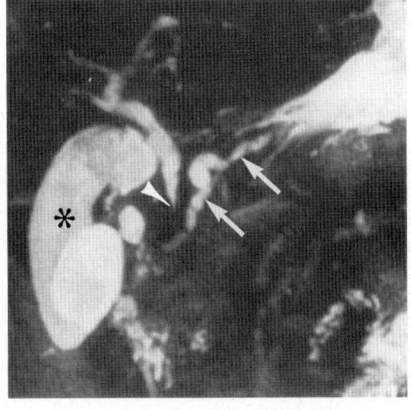

Fig. 3.85-7
Pancreatite crônica. Estenose lisa, afilada, do ducto colédoco intrapancreático (ponta de seta), o que é característico desta condição. O ducto pancreático (setas) está dilatado e tortuoso. A vesícula biliar (✱) está distendida.[179]

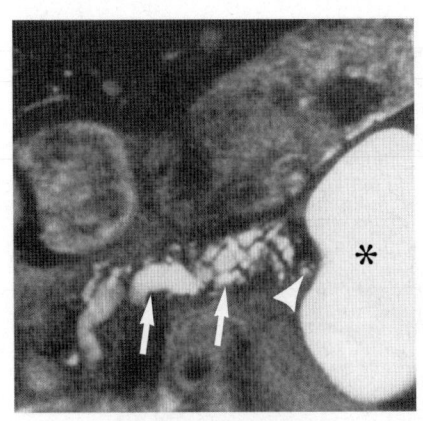

Fig. 3.85-8
Pseudocisto. Dilatação do ducto pancreático e seus ramos laterais (setas), que terminam em um grande pseudocisto (✱) que é inseparável da cauda pancreática (ponta de seta). RM pancreatografia foi realizada para delinear a anatomia ductal antes de pancreatitojejunostomia.[179]

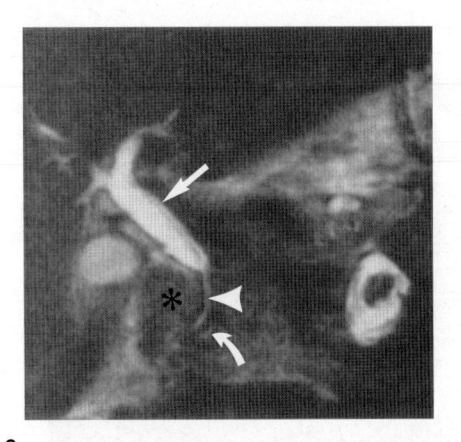

Fig. 3.85-9
Carcinoma do pâncreas. O ducto colédoco dilatado (seta reta) termina em uma massa da cabeça pancreática (✱). Um *stent* biliar, que aparece como um defeito de enchimento linear no colédoco dilatado, é visto contendo líquido (ponta de seta) quando ele atravessa a massa na cabeça pancreática. Observar o estreitamento do ducto pancreático (seta curva) secundário à massa.[179]

3.86 ■ Massas com Atenuação Diminuída no Baço

Condição	Achados de Imagem	Comentários
Cisto		
Não parasitário (Fig. 3.86-1)	Lesão unilocular, homogênea, com densidade de água com margens como fio de lápis que não intensificam após administração de material de contraste.	Geralmente congênito ou traumático em origem. Raramente secundário à pancreatite, em que a dissecção de enzimas para dentro do baço resulta em um pseudocisto intraesplênico.
Equinocócico (Fig. 3.86-2)	Massa redonda ou oval com margens nítidas e densidade próxima da água. As porções não calcificadas da parede do cisto intensificam após administração de material de contraste.	Pode haver calcificação mural extensa que tende a ser espessa e irregular, diversamente da calcificação infrequente dos cistos congênitos que tende a ser fina e lisa. Cistos-filhos brotando da parede externa do cisto produzem muitas vezes uma aparência multiloculada.
Infarto (Figs. 3.86-3 e 3.86-4)	Área em forma de cunha de atenuação diminuída que se estende à cápsula do baço e não mostra intensificação de contraste.	Infarto esplênico crônico, como na anemia falciforme, produz um baço retraído que muitas vezes contém áreas de calcificação.

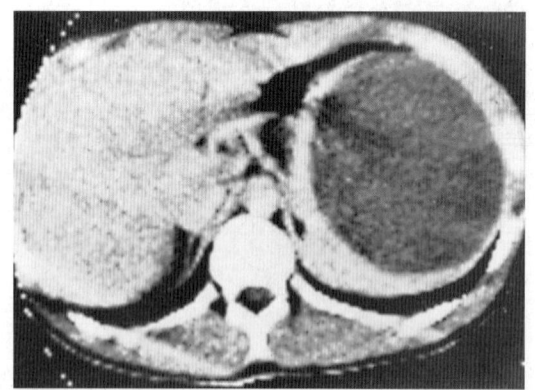

Fig. 3.86-1
Cisto esplênico congênito. Grande massa de baixa densidade com margens finas como fio de lápis enchendo quase todo o baço.[181]

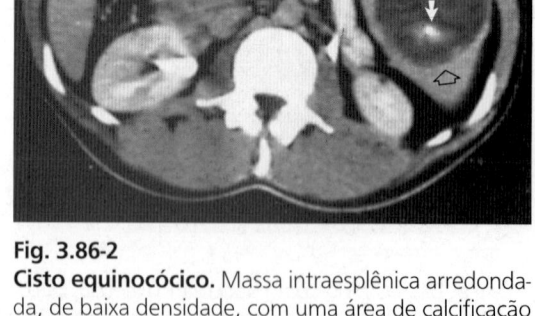

Fig. 3.86-2
Cisto equinocócico. Massa intraesplênica arredondada, de baixa densidade, com uma área de calcificação intracística (seta sólida). O cisto tem margens finas como fio de lápis e uma orla (setas abertas) que é contrastada depois da injeção de material de contraste.[181]

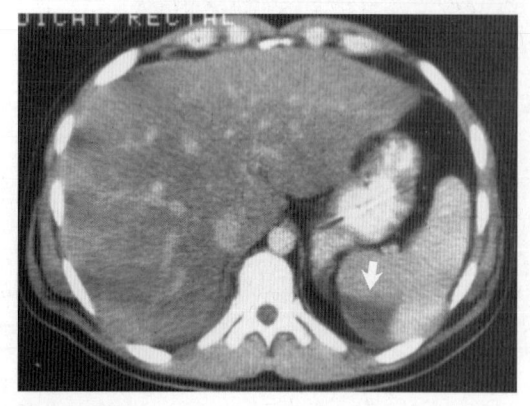

Fig. 3.86-3
Infarto. Lesão de baixa atenuação em forma de cunha (seta) na periferia do baço. (S, estômago; L, fígado.)[95]

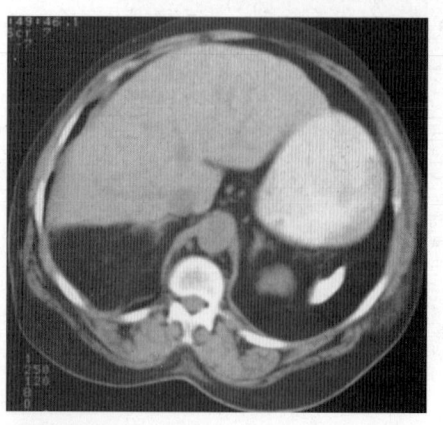

Fig. 3.86-4
Autoinfarto do baço. Em uma mulher de 56 anos com anemia falciforme. Escaneamento sem contraste do abdome superior revela um baço pequeno, densamente calcificado.[182]

Condição	Achados de Imagem	Comentários
Hematoma (Fig. 3.86-5)	Inicialmente, um hematoma pode aparecer isodenso ou mesmo ligeiramente hiperdenso em escaneamentos sem contraste quando compara a baço normal (pode parecer ter atenuação mais baixa após injeção de material de contraste uma vez que o baço normal aumenta em densidade). À medida que um hematoma envelhece (1 a 2 semanas), há uma diminuição gradual na atenuação e na aparência inomogênea até que o hematoma se torna homogêneo e de baixa atenuação.	Hematomas subcapsulares aparecem como coleções crescênticas de fluido que achatam ou endentam a margem lateral do baço. Hematomas intraesplênicos menos comuns produzem massas focais. A atenuação de hematoma diminuindo à medida que ele envelhece é o resultado de uma diminuição na hemoglobina e um aumento no conteúdo de água do hematoma.
Abscesso (Figs. 3.86-6 a 3.86-8)	Lesões hipodensas ou císticas, isoladas ou, mais comumente, múltiplas, arredondadas que não têm uma parede bem definida e não mostram contraste.	Condição que potencialmente ameaça a vida, se terapia apropriada for adiada em virtude de diagnóstico retardado. Aproximadamente 75% são associados à disseminação hematogênica de infecção, 15% a trauma e 10% a infarto esplênico. Um abscesso pode conter gás ou mostrar deposição de camadas de material de diferentes densidades na cavidade. Em pacientes com AIDS, *Pneumocystis carinii* pode ocasionalmente disseminar-se dos pulmões pela corrente sanguínea para locais distantes e produzir múltiplas lesões esplênicas de baixa atenuação de tamanhos variados.
Linfoma (Figs. 3.86-9 e 3.86-10)	Massas isoladas ou múltiplas com baixa atenuação.	O baço está comprometido em aproximadamente 40% dos pacientes no momento da apresentação inicial e constitui frequentemente o único local de comprometimento em pacientes com doença de Hodgkin. O aspecto mais comum em TC é aumento generalizado de um baço de densidade normal (infiltração linfomatosa homogênea).

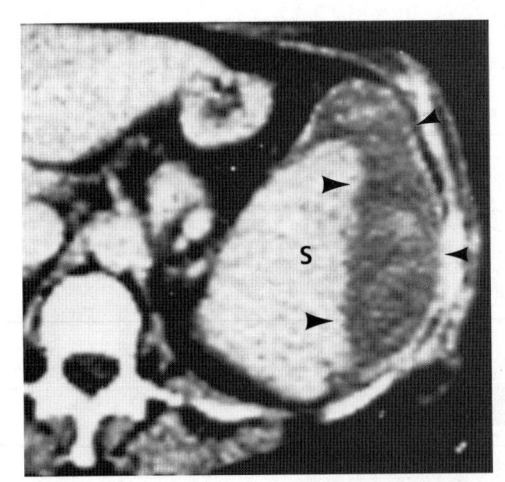

Fig. 3.86-5
Hematoma subcapsular traumático. Escaneamento intensificado com contraste mostra o hematoma como uma grande zona de atenuação diminuída (pontas de seta) que rodeia e achata as bordas lateral e anteromedial do baço adjacente (S).[183]

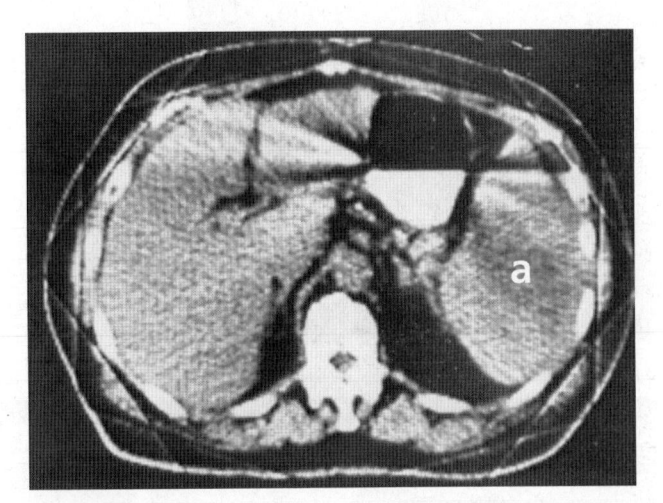

Fig. 3.86-6
Abscesso esplênico subcapsular traumático. O abscesso (a) aparece como uma área de atenuação diminuída no centro do baço.[184]

Condição	Achados de Imagem	Comentários
Metástases (Figs. 3.86-11 e 3.86-12)	Lesões de baixa atenuação isoladas ou múltiplas que podem aparecer como áreas hipodensas mal definidas ou como massas císticas bem delineadas.	Podem originar-se de uma variedade de neoplasmas, mais comumente melanoma e carcinomas do pulmão e mama. Nódulos metastáticos com áreas de necrose e liquefação podem conter regiões irregularmente configuradas que se aproximam da densidade da água.
Angiossarcoma primário (Figs. 3.86-13 a 3.86-15)	Massa complexa inomogênea de componentes císticos e sólidos.	O baço é um local raro de malignidade primária. Há um grau variável de intensificação tumoral após administração de material de contraste.

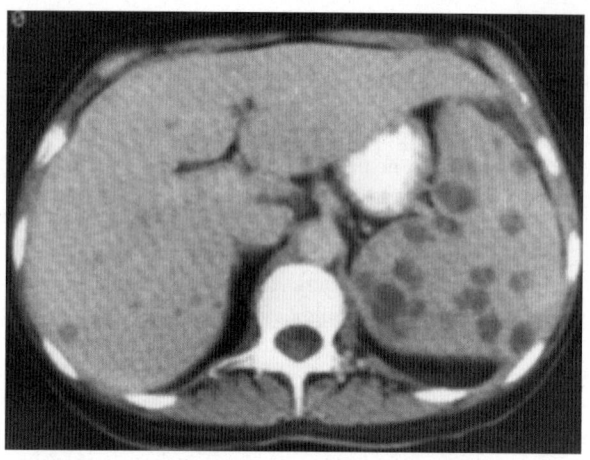

Fig. 3.86-7
Abscessos fúngicos. Múltiplas lesões de baixa atenuação dentro do baço em um paciente imunocomprometido.

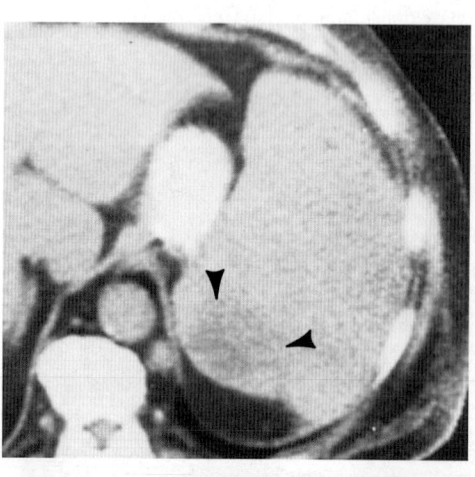

Fig. 3.86-8
Abscesso piogênico. Baço aumentado contendo uma quantidade maciça de ar. A presença de ar e líquido periesplênicos indica ruptura do baço (seta sólida reta). A inflamação estende-se à gordura periesplênica adjacente (seta aberta). Notar o ar retroperitoneal adjacente à glândula suprarrenal direita (seta sólida curva).[182]

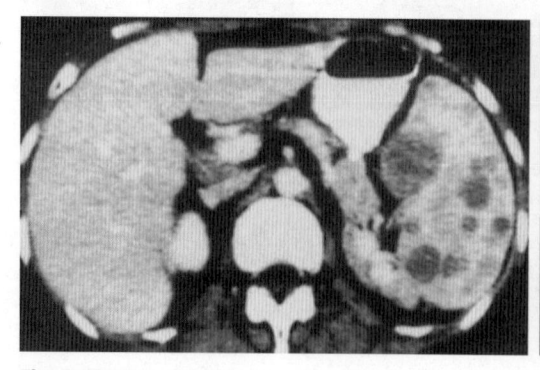

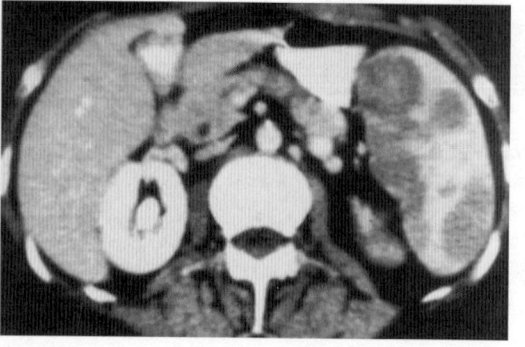

Fig. 3.86-9
Linfoma. Lesão de baixa atenuação focal (pontas de seta) posteriormente em um baço acentuadamente aumentado.[183]

Fig. 3.86-10
Linfoma. Múltiplas lesões individualizadas de baixa atenuação em um baço aumentado.[126]

3.86 ■ MASSAS COM ATENUAÇÃO DIMINUÍDA NO BAÇO

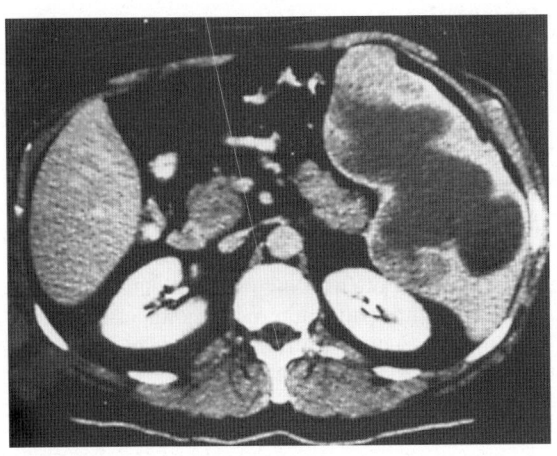

Fig. 3.86-11
Metástases de melanoma. Múltiplas lesões confluentes, com áreas centrais necróticas mostrando um aspecto cístico. O fígado não está comprometido.[89]

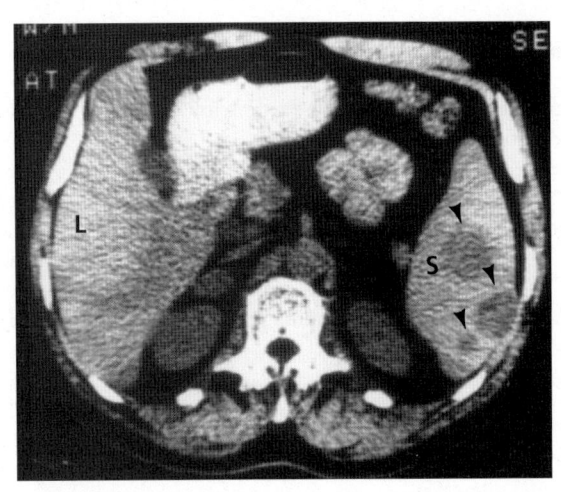

Fig. 3.86-12
Metástases. Três lesões de baixa atenuação individualizadas (pontas de seta) no baço (S). (L, fígado.)[95]

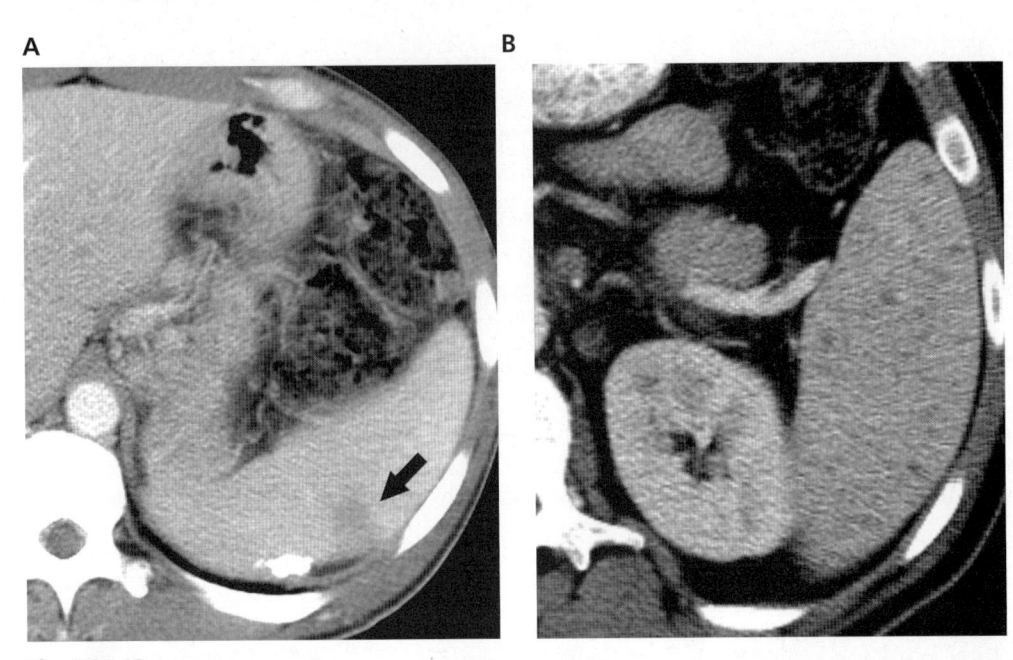

Fig. 3.86-13
Sarcoma de Kaposi. (A) TC com contraste mostra uma lesão hipoatenuada, em forma de cunha, pouco definida (seta) no baço. Observar também os gânglios aumentados contrastando na curvatura menor do estômago. (B) Em outro paciente, há múltiplos nódulos diminutos no baço. (Cortesia de Diego Aguirre, M.D., Department of Radiology, Fundación Santa Fe de Bogotá, Bogotá, Colômbia.)[185]

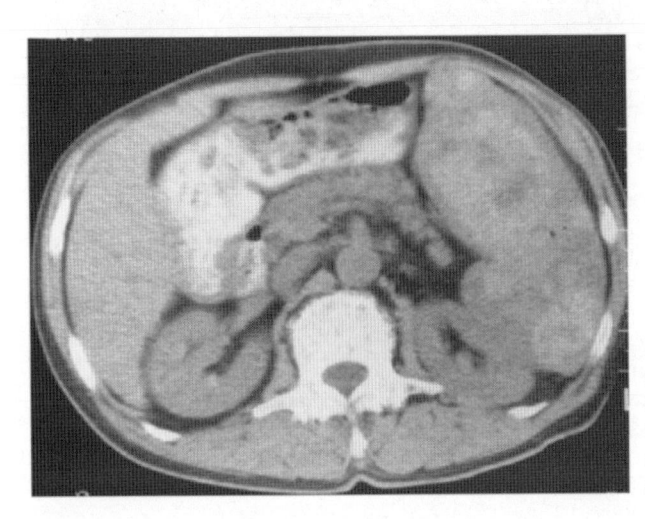

Fig. 3.86-14
Angiossarcoma. Escaneamento não contrastado mostra múltiplas massas esplênicas que têm atenuação aumentada refletindo hemorragia precedente.[182]

Condição	Achados de Imagem	Comentários
Tumores benignos (Figs. 3.86-16 a 3.86-20)	Massas de baixa atenuação isoladas ou múltiplas.	Hemangioma, hamartoma, linfangioma, pseudotumor inflamatório.
Pseudocisto intraesplênico (Fig. 3.86-21)	Lesões de baixa atenuação isoladas ou múltiplas tipicamente associadas a outros achados de TC de pancreatite (aumento do pâncreas com margens mal definidas, obliteração de planos de gordura peripancreáticos, calcificação).	Desenvolve-se em 1 a 5% dos pacientes com pancreatite em razão da extensão direta de um pseudocisto pancreático ou dos efeitos digestivos de enzimas pancreáticas sobre vasos ou parênquima esplênicos ao longo do ligamento esplenorrenal. Na ausência de outros critérios de TC indicando pancreatite, pode ser impossível diferenciar um pseudocisto intraesplênico de outros cistos não parasitários do baço.

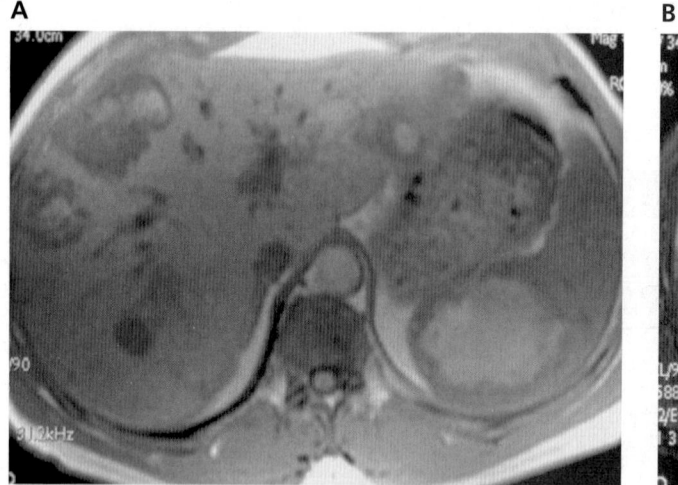

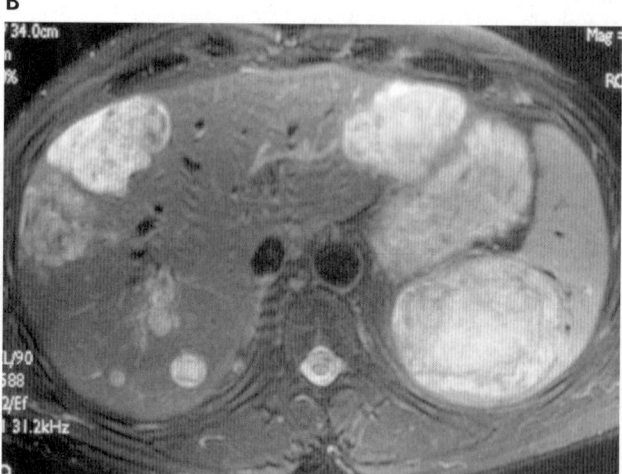

Fig. 3.86-15
Angiossarcoma com metástases hepáticas. (A) Imagem de RM ponderada em T1 axial mostra uma massa esplênica dominante com uma área central de alta intensidade de sinal, um achado compatível com hemorragia. As metástases hepáticas também demonstram hemorragia com alta intensidade de sinal. (B) Imagem de RM ponderada em T2 mostra alta intensidade de sinal misto na massa esplênica e metástases hepáticas.[186]

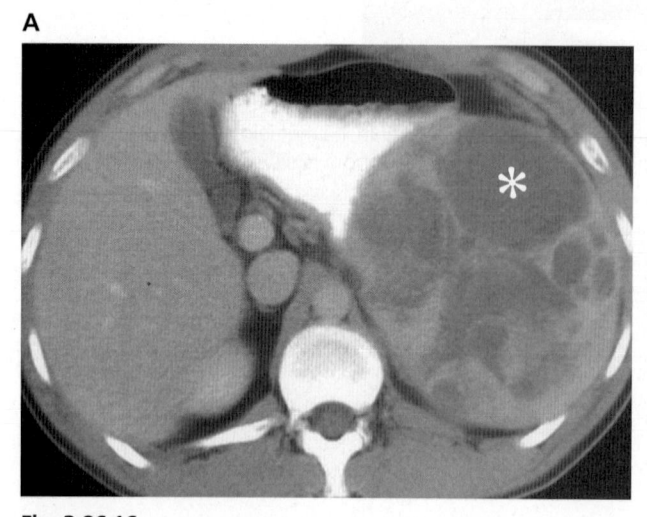

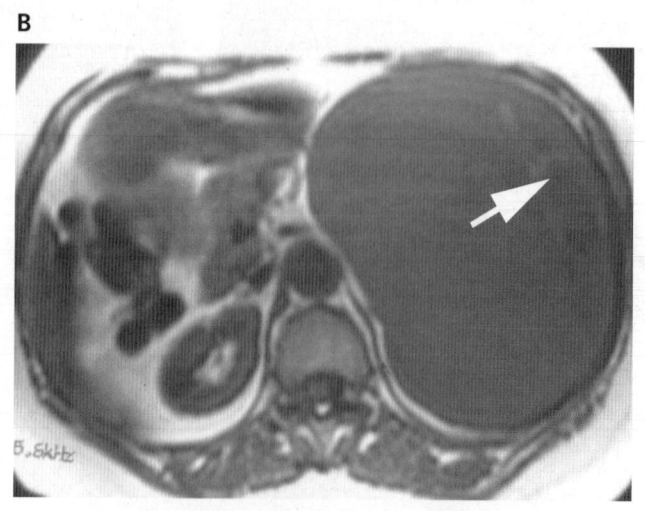

Fig. 3.86-16
Hemangioma cavernoso. (A) Escaneamento com contraste mostra uma massa intraesplênica bem definida com intensificação periférica circundando áreas de ausência de intensificação (✱). (B) Em outro paciente, uma imagem de RM ponderada em T1 axial mostra uma grande massa hipointensa substituindo completamente o baço. Vários focos de alta intensidade de sinal (seta) dentro da massa provavelmente representam hemorragia.[187]

3.86 ■ MASSAS COM ATENUAÇÃO DIMINUÍDA NO BAÇO

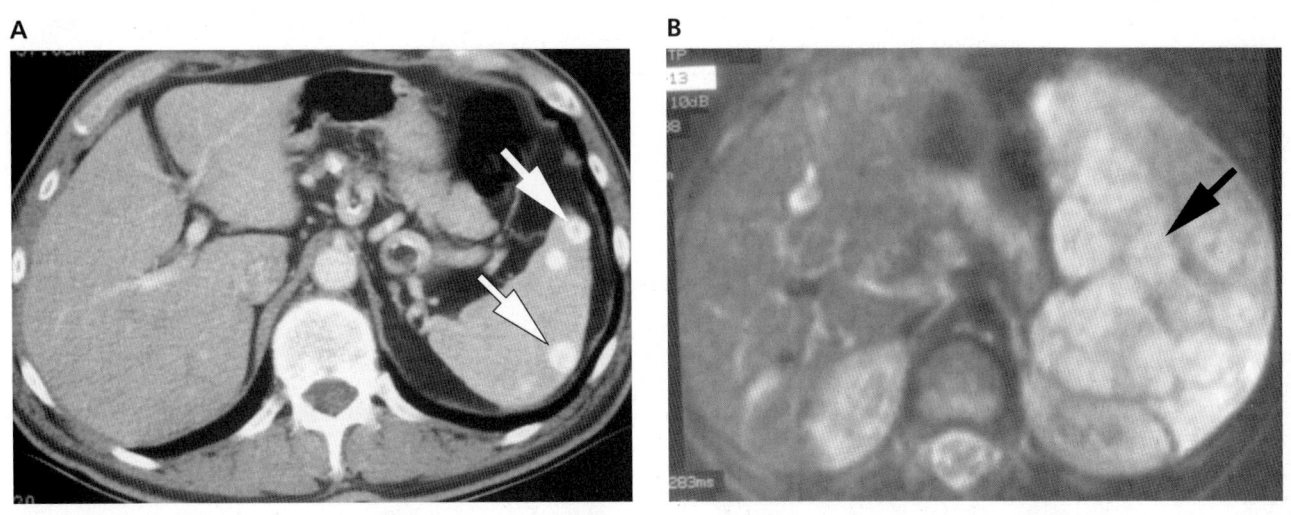

Fig. 3.86-17
Hemangiomas múltiplos. (A) Escaneamento contrastado mostra múltiplas massas intensificando densamente (setas). (B) Em um jovem com síndrome de Klippel-Trenaunay e dor piorando no quadrante superior esquerdo, uma imagem de RM ponderada em T2 axial mostra várias massas de alta intensidade (seta).[187]

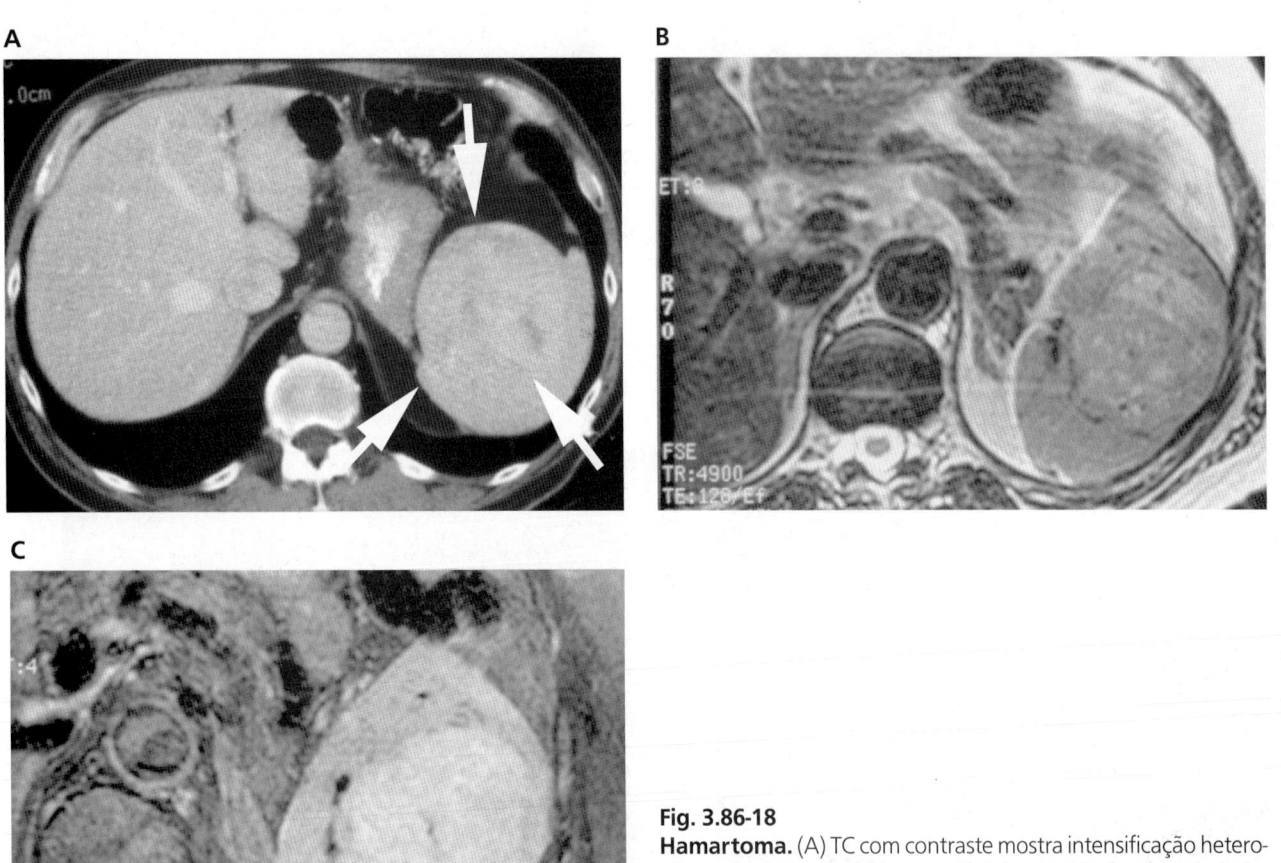

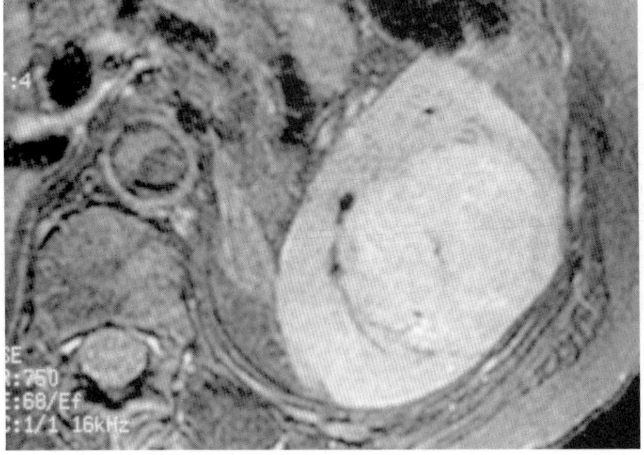

Fig. 3.86-18
Hamartoma. (A) TC com contraste mostra intensificação heterogênea da massa (setas), o que foi descoberto incidentalmente. (B) Em outro paciente, uma imagem de RM ponderada em T2 mostra uma massa que é ligeiramente hiperintensa em relação ao parênquima esplênico normal. (C) Uma imagem ponderada em T1 depois da administração de contraste mostra intensificação homogênea da massa.[187]

Condição	Achados de Imagem	Comentários
Sarcoidose (Fig. 3.86-22)	Múltiplos nódulos de baixa atenuação.	Este padrão se desenvolve em até 15% dos casos. Adenopatia abdominal e torácica frequentemente acompanha nódulos hepatosplênicos em pacientes com sarcoidose, embora cerca de 25% dos pacientes tenham radiografias normais de tórax e nenhuma evidência de linfonodos abdominais aumentados.

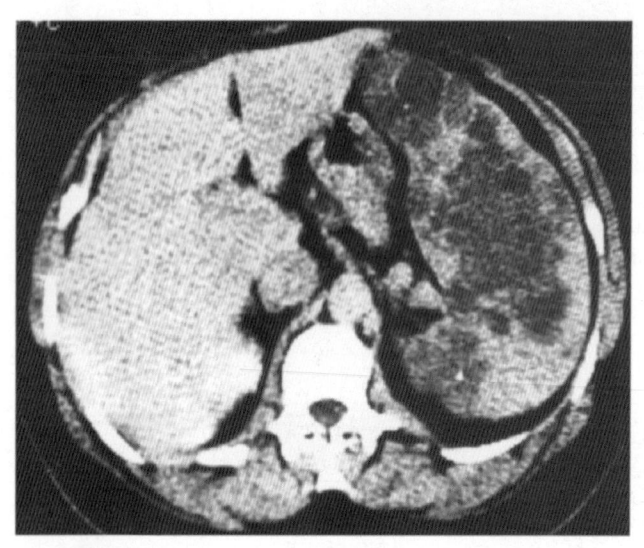

Fig. 3.86-19
Linfangiomatose. Áreas císticas de baixa densidade, não contrastando, dentro de um baço aumentado. Observar a calcificação no aspecto posterior do baço.[188]

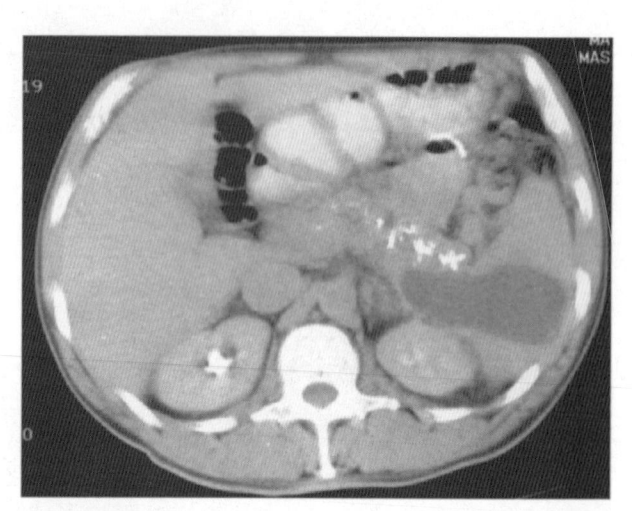

Fig. 3.86-21
Pseudocisto intraesplênico. Escaneamento contrastado demonstra extensão de um pseudocisto da cauda pancreática para dentro do baço. Observar a inflamação peripancreática branda e calcificação pancreática extensa.[182]

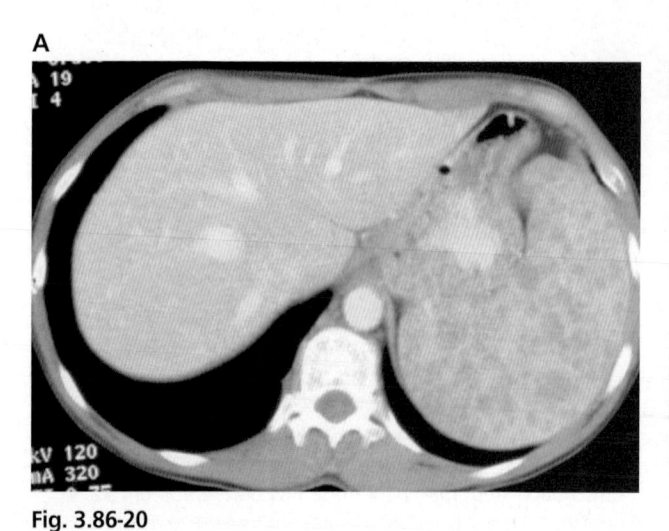

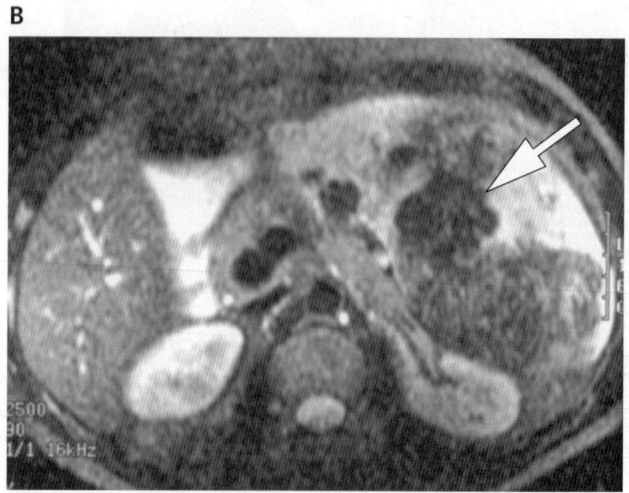

Fig. 3.86-20
Angioma de células litorâneas. (A) Escaneamento de TC contrastado mostra um baço aumentado contendo inúmeras massas hipoatenuadas. (B) Em um paciente diferente, uma imagem de RM ponderada em T2 mostra múltiplas massas hipointensas (seta) adjacentes ao parênquima esplênico normalmente brilhante.

Condição	Achados de Imagem	Comentários
Doença de Gaucher (Fig. 3.86-23)	Múltiplos nódulos de baixa atenuação.	Deficiência enzimática que resulta em uma acumulação anormal de glicocerebrosídeos no tecido reticuloendotelial da medula óssea, fígado e baço.
Peliose (Fig. 3.86-24)		Entidade rara caracterizada pela presença de espaços císticos cheios de sangue disseminados dentro do parênquima esplênico. Embora a etiologia desta condição geralmente assintomática seja desconhecida, ela pode ser associada a doenças hematológicas malignas (doença de Hodgkin, mieloma), malignidade disseminada, tuberculose, o uso de esteroides anabólicos e contraceptivos, injeção prévia de Thorotrast e certas infecções virais.

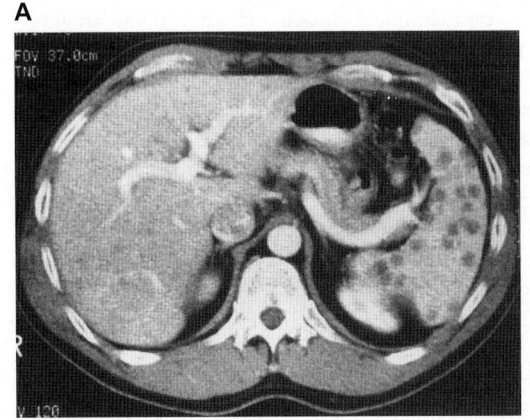

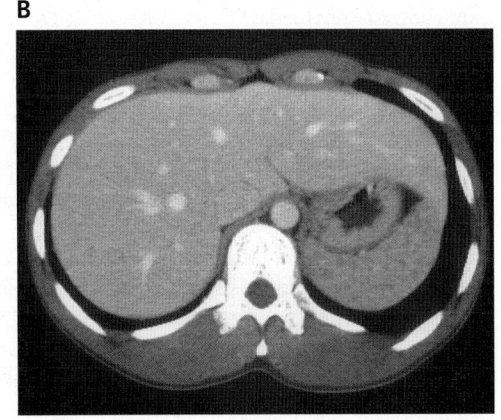

Fig. 3.86-22
(A) **Sarcoidose.** Escaneamento intensificado com contraste em um homem assintomático obtido durante a fase parenquimatosa hepática mostra múltiplos nódulos individualizados em todo o baço. Os nódulos no fígado são fracamente visualizados.[113] (B) Neste paciente, há inúmeros pequenos nódulos hipoatenuados.[189]

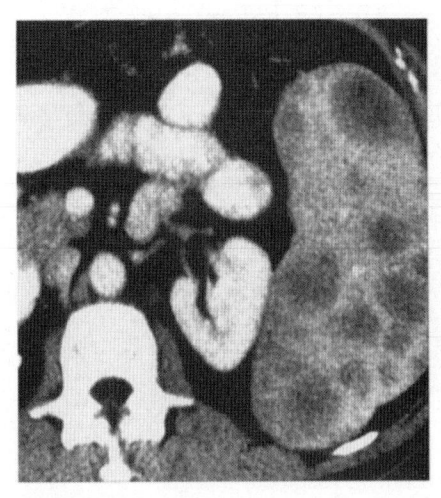

Fig. 3.86-23
Doença de Gaucher. Múltiplos nódulos individualizados de intensificação diminuída correspondendo a depósitos locais de glicocerebrosídeos nas células reticuloendoteliais.[190]

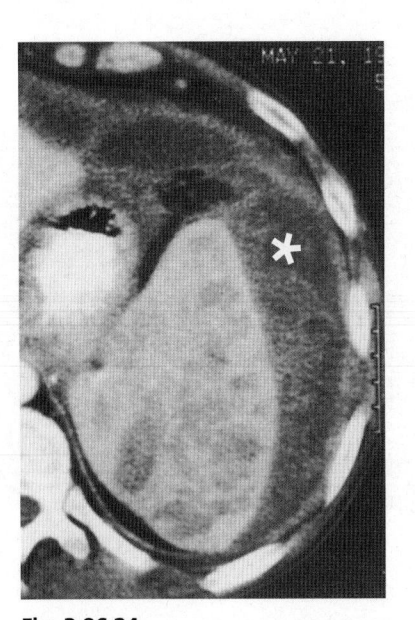

Fig. 3.86-24
Peliose. Múltiplas lesões arredondadas de baixa atenuação de diferentes tamanhos em todo o parênquima esplênico. Pré-operatoriamente, estas lesões foram consideradas hematomas intraesplênicos. O hemoperitônio (*) ocorreu secundariamente a trauma e não foi relacionado com a peliose esplênica.[191]

3.87 ■ Lesões Esplênicas em Imagem de Ressonância Magnética

Condição	Achados de Imagem	Comentários
Cisto		
Não parasitário (Fig. 3.87-1)	Lesão unilocular, homogênea, que tem a intensidade de sinal da água em todas as sequências de pulsos, margens como se de fio de lápis, e ausência de intensificação de contraste.	A mais comum massa esplênica focal benigna. Usualmente de origem congênita ou traumática.
Equinocócico (Fig. 3.87-2)	Massas isoladas ou múltiplas com intensidade aproximada da água. Porções não calcificadas da parede do cisto podem mostrar intensificação de contraste.	Cistos-filhos podem ser vistos brotando da parede cística externa. TC é superior à IRM para demonstrar a calcificação mural característica.
Infarto	Defeito de perfusão em imagens intensificadas com contraste retardadas.	Uma característica típica é o sinal da orla de intensificação capsular que é causado pelo suprimento sanguíneo a partir de vasos capsulares.
Hematoma (Fig. 3.87-3)	Alta intensidade de sinal em imagens ponderadas em T1 durante a fase aguda.	Hematomas antigos, curados, comumente são hipointensos tanto em imagens ponderadas em T1 quanto para T2.
Abscesso		
Bacteriano (Fig. 3.87-4)	Massas isoladas ou múltiplas semelhantes a cistos que tipicamente mostram intensificação e contrastes periférico e perilesional.	Geralmente maiores que os abscessos fúngicos, eles frequentemente são associados à endocardite.
Fúngico (Fig. 3.87-5)	Múltiplas lesões pequenas que aparecem hiperintensas em imagens para T2 com saturação da gordura.	Visto mais frequentemente em pacientes imunocomprometidos. Usualmente não mostram intensificação periférica na fase aguda por causa do estado imunocomprometido destes pacientes, ou na fase crônica por causa de alterações fibróticas.

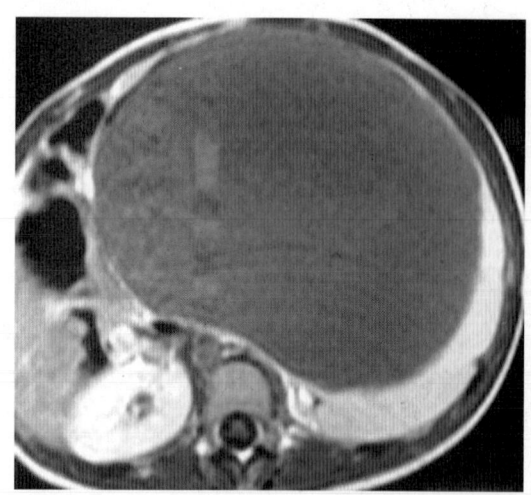

Fig. 3.87-1
Cisto epitelial. Imagem ponderada em T1 com contraste mostra uma imensa massa homogênea, não contrastando, que causa desvio lateral do parênquima esplênico normal.[192]

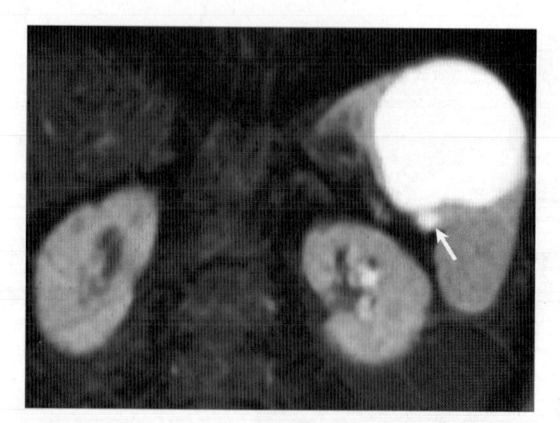

Fig. 3.87-2
Cisto equinocócico. Imagem coronal ponderada em T2 mostra uma lesão hiperintensa septada. O pequeno cisto periférico representa um cisto-filho (seta).[192]

Condição	Achados de Imagem	Comentários
Hemangioma (Fig. 3.87-6)	Pequena lesão bem definida, homogênea, que é hipo ou isointensa ao parênquima esplênico em imagens ponderadas em T1 e geralmente hiperintensa em imagens ponderadas em T2. Intensificação periférica característica com progressão retardada centrípeta.	A segunda mais comum lesão focal e o mais comum tumor benigno do baço. Hemangiomas menores podem mostrar intensificação homogênea em imagens pós-contraste imediatas, permanecendo contrastadas em estudos retardados. Hemangiomas grandes são heterogêneos com áreas de hemorragia e trombose.

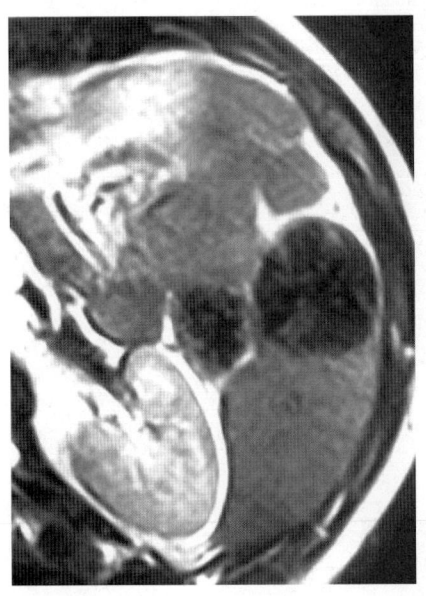

Fig. 3.87-3
Hematoma. Imagem ponderada em T2 axial mostra uma massa redonda, hipointensa, na porção anterior do baço, representando um hematoma curado antigo.[192]

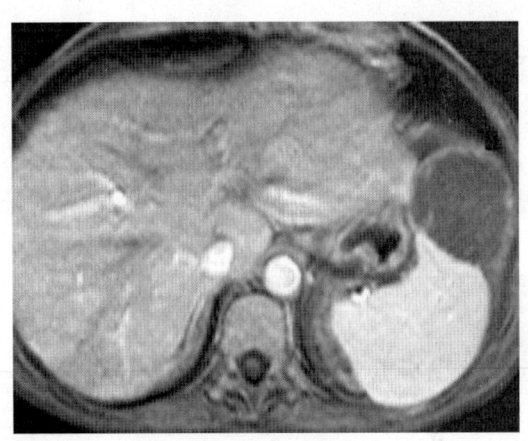

Fig. 3.87-4
Abscesso bacteriano. Imagem ponderada em T1 com contraste, saturada para gordura, mostra intensificação periférica de uma imensa lesão parecendo um cisto em um homem com endocardite.[192]

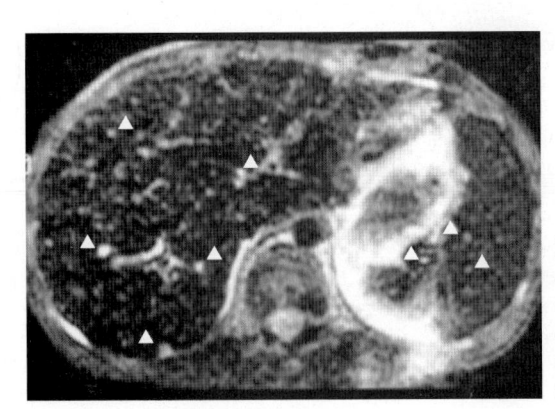

Fig. 3.87-5
Abscesso fúngico. Imagem ponderada em T2 com saturação de gordura mostra múltiplas lesões redondas hiperintensas no fígado e baço (pontas de seta) representando microabscessos por *Candida*.[192]

Condição	Achados de Imagem	Comentários
Linfangioma (Fig. 3.87-7)	Lesão multicística, embora alguns dos cistos possam ser hiperintensos em imagens ponderadas em T1 em virtude do conteúdo proteináceo ou hemorrágico.	Embora degeneração maligna de linfangioma seja rara, IRM pode mostrar componentes sólidos intracísticos.

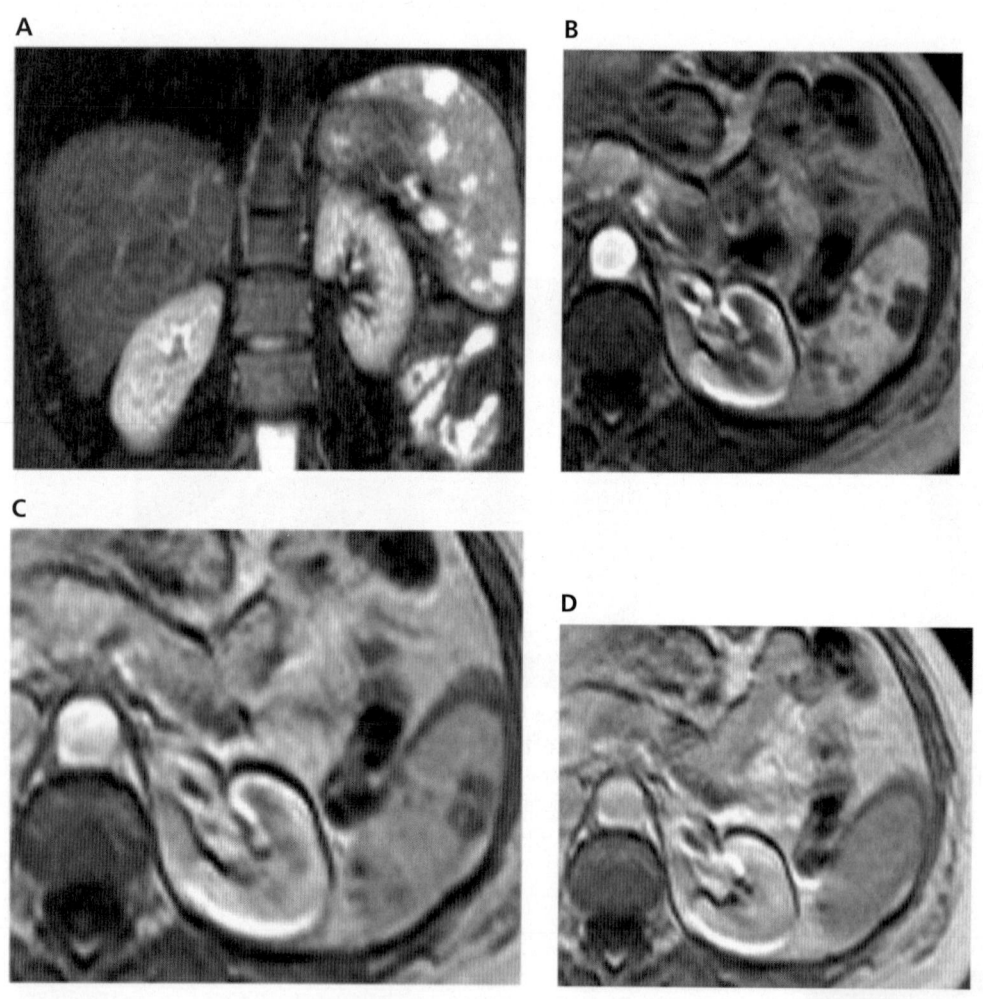

Fig. 87-6
Hemangioma. (A) Imagem coronal ponderada em T2 saturada da gordura mostra múltiplos nódulos esplênicos hiperintensos. Imagens (B) imediata, (C) de um minuto e (D) retardada, após administração de contraste, ponderadas em T1, mostram o padrão de intensificação centrípeta progressiva que é típica de hemangioma. Pela imagem final, os nódulos se tornaram quase completamente isointensos ao parênquima esplênico.

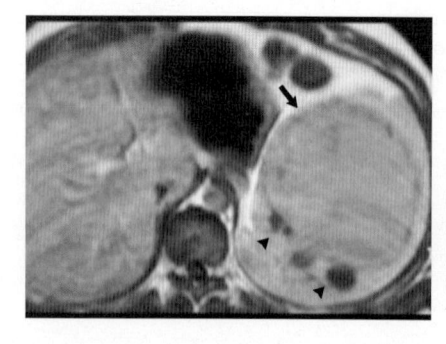

Fig. 3.87-7
Linfangioma. Imagem ponderada em T com contraste mostra uma massa multilocular subcapsular com áreas hipointensas (pontas de seta) e hiperintensas (seta) não realçadas, revelando sua natureza cística. As áreas hiperintensas eram secundárias a material proteináceo.

Condição	Achados de Imagem	Comentários
Hamartoma (Fig. 3.87-8)	Lesão nitidamente definida, sólida, arredondada com hiperintensidade heterogênea em imagens ponderadas em T2.	Em imagens retardadas pós-contraste, um hamartoma tipicamente mostra intensificação relativamente uniforme e intensa com áreas hipovasculares centrais.
Linfoma (Fig. 3.87-9)	Múltiplas lesões focais, comprometimento esplênico difuso ou, infrequentemente, uma massa única. Geralmente isointensas ao parênquima esplênico em imagens ponderadas em T1 e T2. Imagens imediatas pós-contraste mostram nódulos hipovasculares, que em geral se tornam rapidamente isointensos ao baço.	A mais comum malignidade esplênica. Linfoma pode ser hipointenso em imagens ponderadas em T2, diferentemente de metástases, que raramente exibem este aspecto.

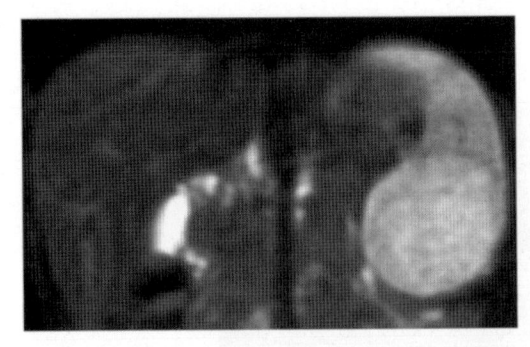

Fig. 3.87-8
Hamartoma. Imagem ponderada em T2 coronal com supressão da gordura mostra uma massa hiperintensa heterogênea no polo inferior do baço.

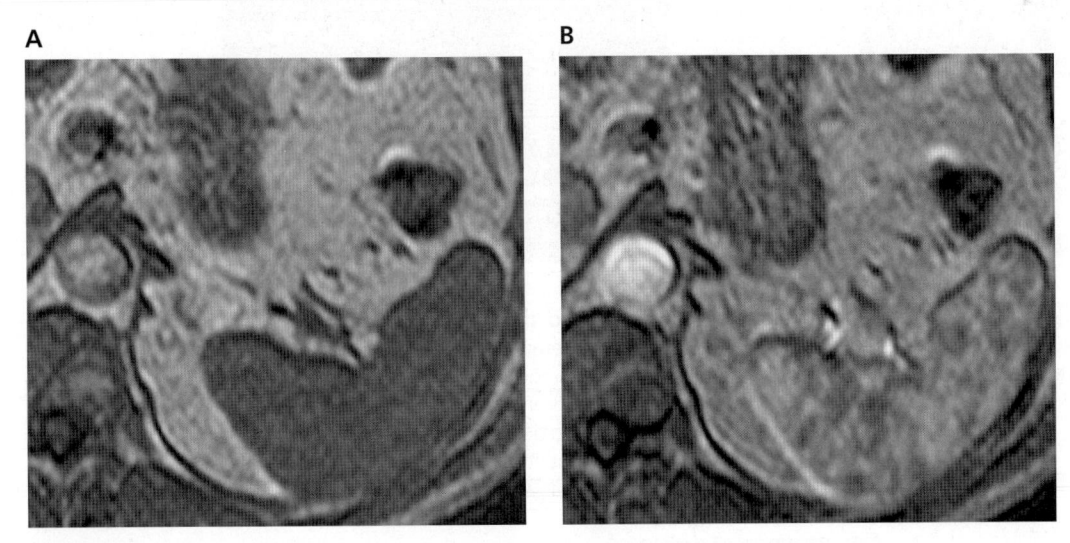

Fig. 3.87-9
Linfoma. Imagem ponderada em T1 pós-contraste imediata (A) mostra pequenos nódulos hipovasculares que não são detectáveis em um escaneamento retardado (B). A imagem pré-contraste (não apresentada) pareceu normal.

Condição	Achados de Imagem	Comentários
Metástases (Fig. 3.87-10)	Geralmente isointensas em sequências não contrastadas. Podem ser hiperintensas em imagens ponderadas em T2 quando necrose ou alterações císticas estão presentes. Metástases hemorrágicas ou de melanoma podem ter sinal alto em imagens ponderadas em T1.	A T2-hiperintensidade e sinal alto em imagens ponderadas em T1 podem ajudar a distinguir metástases de linfoma, que raramente mostra necrose ou hemorragia.
Angiossarcoma	Múltiplas massas heterogêneas nodulares com contraste intenso e heterogêneo.	Rara malignidade primária do baço.
Pseudocisto intra-hepático (Fig. 3.87-11)	Lesões isoladas ou múltiplas que usualmente têm uma aparência mais heterogênea do que cistos verdadeiros.	Desenvolve-se por extensão direta a partir de um pseudocisto pancreático ou dos efeitos digestivos de enzimas pancreáticas sobre vasos ou parênquima esplênicos ao longo do ligamento esplenorrenal.

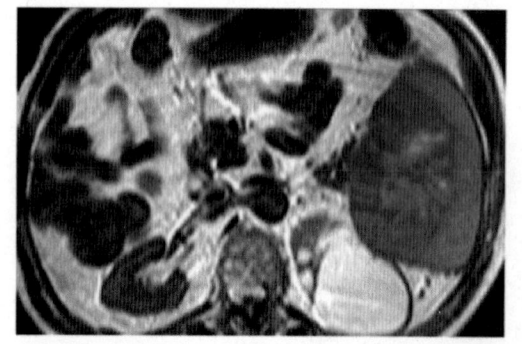

Fig. 3.87-10
Metástase (câncer do cólon). Imagem ponderada em T2 mostra uma massa heterogênea com áreas hiperintensas representando regiões de necrose.

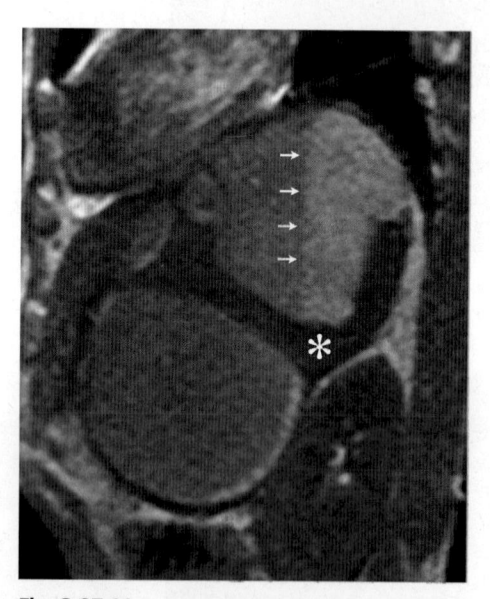

Fig. 3.87-11
Pseudocisto intraesplênico. Imagem sagital ponderada em T1 não contrastada mostra massa bilobada rodeando e estendendo-se até o baço (*). Observar a presença de um nível hidro-aéreo dentro do componente superior da massa com sinal hiperintenso do compartimento inferior, indicando seu conteúdo hemorrágico.

Condição	Achados de Imagem	Comentários
Condições diversas (Fig. 3.87-12)	Múltiplos nódulos	Doenças de armazenamento (Gaucher, Niemann-Pick), peliose, sarcoidose.

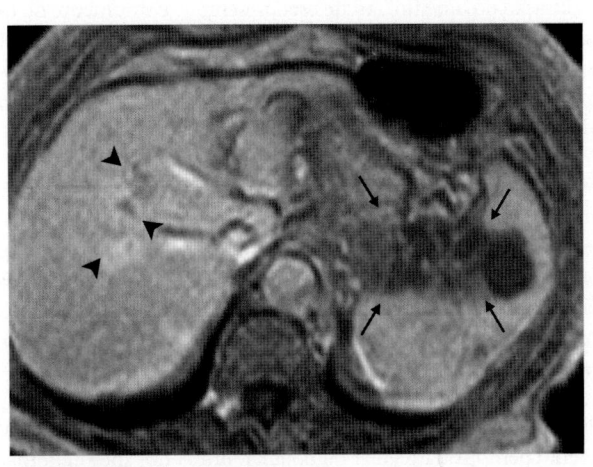

Fig. 3.87-12
Peliose. Imagem ponderada em T1 imediata pós-contraste em um paciente com tuberculose disseminada mostra uma massa multicística (setas) com intensificação septal e periférica. Observar as diversas lesões do fígado com intensificação periférica (pontas de seta), que não foram detectáveis na imagem sem intensificação (não apresentada).

3.88 ■ Anormalidades Peritoneais e Omentais

Condição	Achados de Imagem	Comentários
Lesões infiltrativas difusas Carcinomatose peritoneal (Fig. 3.88-1)	Espessamento peritoneal, semeadura de nódulos e infiltração no omento. Ascite está presente em mais de 70% dos casos. Estes achados não são específicos de carcinomatose peritoneal e podem ser vistos em outras lesões infiltrativas difusas.	Tumores peritoneais metastáticos originam-se mais comumente do ovário, estômago, pâncreas, cólon, útero e bexiga. Metástases hematogênicas frequentemente desenvolvem-se de melanoma maligno, bem como de carcinoma primário de mama e pulmão.
Peritonite tuberculosa (Fig. 3.88-2)	Peritônio relativamente liso com mínimo espessamento e pronunciado contraste, comprometimento mesentérico com macronódulos (5 mm), uma linha omental fina (parede fibrosa cobrindo o omento infiltrado), linfadenopatia mesentérica com centros de baixa atenuação e calcificações.	Causada pela disseminação hematogênica de tuberculose pulmonar ou ruptura de um gânglio mesentérico comprometido, geralmente em um paciente imunocomprometido. O tipo fibrótico incomum de peritonite tuberculosa é caracterizado por ascite loculada, grandes massas omentais e separação ou fixação de alças intestinais.
Mesotelioma peritoneal maligno (Fig. 3.88-3)	Aparência variável que pode incluir ascite, espessamento peritoneal irregular ou nodular, um padrão estrelado do mesentério, espessamento da parede intestinal e ondulação ou efeito de massa sobre órgãos abdominais adjacentes.	Condição inusual que se responsabiliza por 12 a 30% dos mesoteliomas. A condição é associada à exposição pesada ao asbesto, e tem um período latente longo. Calcificações ou placas pleurais estão presentes em mais de 50% dos casos, mas placas peritoneais calcificadas são incomuns.

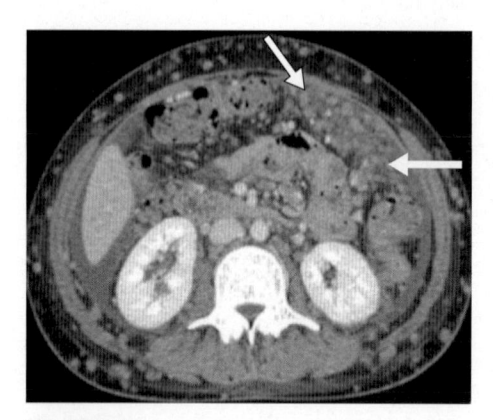

Fig. 3.88-1
Carcinomatose peritoneal. Disseminação hematogênica de melanoma maligno causa múltiplos nódulos no espaço peritoneal, incluindo o omento (setas), espaços retroperitoneais, e a camada de gordura subcutânea do abdome.[193]

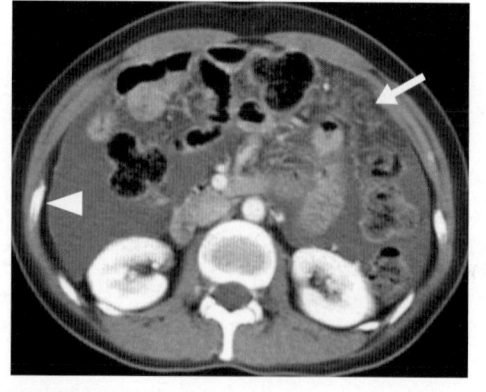

Fig. 3.88-2
Peritonite tuberculosa. Grande quantidade de ascite com espessamento peritoneal uniforme (ponta de seta) e infiltração omental difusa (seta) sem linfadenopatia associada. A impressão clínica inicial foi carcinomatose.[193]

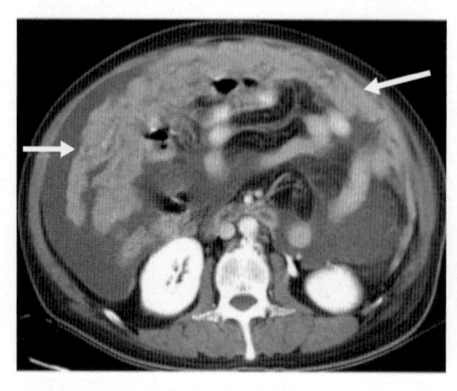

Fig. 3.88-3
Mesotelioma peritoneal maligno. Massa semelhante a uma placa difusa no omento maior (setas), ascite volumosa e espessamento peritoneal.[193]

Condição	Achados de Imagem	Comentários
Pseudomyxoma peritonei (Fig. 3.88-4)	Extenso material de baixa atenuação por toda a cavidade peritoneal, omento e mesentério, que frequentemente se mostra loculado e tem septações irregulares. Ondulação de superfícies viscerais, especialmente o fígado, é diagnóstica. Calcificação do material mucinoso pode ocorrer com doença crônica.	Acumulação intraperitoneal de material mucinoso gelatinoso que se origina de um tumor mucoprodutor benigno ou maligno do apêndice, ovário, pâncreas, estômago, cólon ou úraco.
Linfomatose (Fig. 3.88-5)	Massa com atenuação de tecido mole que muitas vezes rodeia os vasos mesentéricos. Um achado característico é linfadenopatia associada retroperitoneal e mesentérica. Comprometimento omental causa um aspecto sujo e compacto (semelhante à lama) em vez de um padrão nodular individualizado.	Diferentemente de outras doenças malignas peritoneais, comprometimento linfomatoso é curável sem cirurgia. Entretanto, o diagnóstico é difícil em TC, porque a aparência imita estritamente a carcinomatose peritoneal e a peritonite tuberculosa.

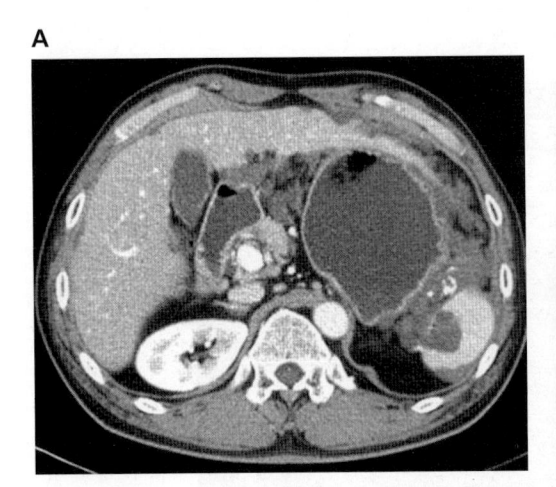

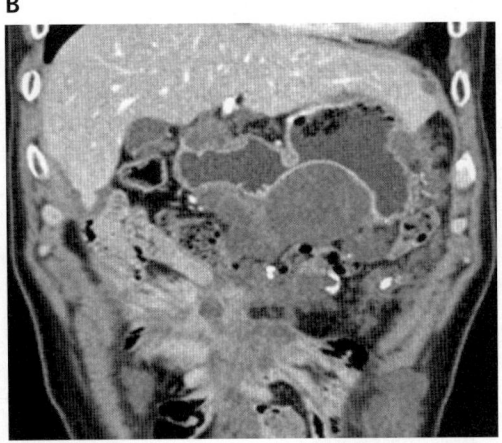

Fig. 3.88-4
Pseudomyxoma peritonei. Imagens de escaneamento (A) axial e (B) coronal mostram múltiplas massas com baixa atenuação no omento e cavidade peritoneal. Há calcificações curvilíneas ou pontilhadas dos nódulos de disseminação; ondulação do fígado, baço e estômago; e aderências do intestino delgado a partir da infiltração do mesentério.[193]

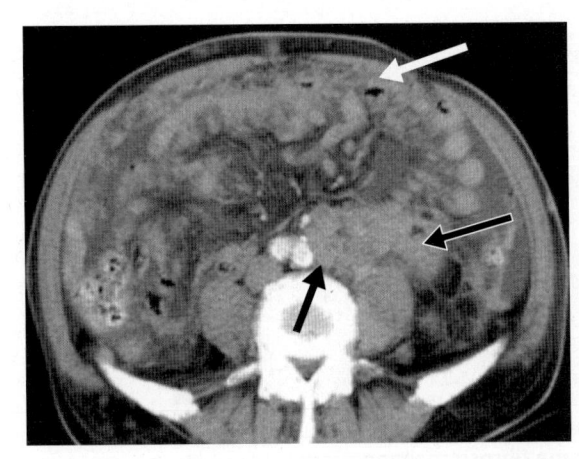

Fig. 3.88-5
Linfomatose. Inúmeros nódulos de semeadura na cavidade peritoneal e omento (seta branca) com evidência de ascite. Múltiplos linfonodos aumentados com conglomeração (setas pretas) são vistos nos espaços retroperitoneais.[193]

Condição	Achados de Imagem	Comentários
Cirrose/hipertensão porta	Edema do mesentério, omento ou retroperitônio.	Uma das causas mais comuns de lesões infiltrativas omentais difusas. A aparência varia desde uma branda nebulosidade infiltrativa até a presença de lesões semelhantes a massas com margens individualizadas.
Distúrbios sistêmicos (Figs. 3.88-6 e 3.88-7)	Aspecto inespecífico de infiltração nos tecidos moles que pode ser associado à ascite.	Amiloidose, gastroenterite eosinofílica, hematopoiese extramedular e sarcoidose.
Lesões de massa sólidas/císticas		
Neoplasma primário (Figs. 3.88-8 a 3.88-10)	Tumores benignos usualmente são bem circunscritos, enquanto lesões malignas tipicamente têm margens indistintas e invadem adentro de estruturas circundantes. Ambos os tipos podem mostrar-se complexos, com elementos císticos e sólidos.	Muito menos comum do que processos secundários. Inclui lipoma, leiomioma, fibroma, neurofibroma, GIST, mesotelioma cístico, histiocitoma fibroso maligno, hemangiopericitomas, leiomiossarcoma, lipossarcoma fibrossarcoma, tumor desmoplásico de pequenas células redondas e carcinoma seroso papilífero primário.

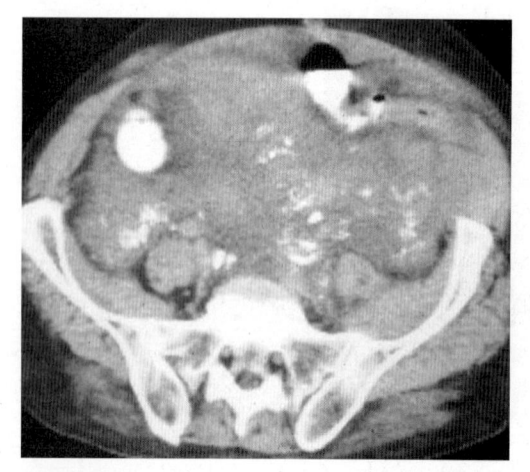

Fig. 3.88-6
Amiloidose. Infiltração extensa no tecido mole peritoneal e calcificações grosseiras multifocais.[194]

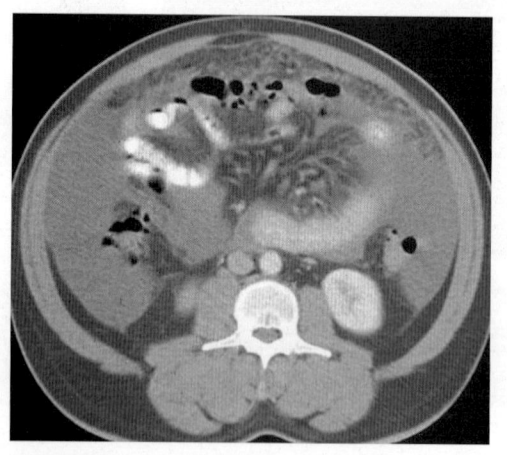

Fig. 3.88-7
Sarcoidose. Espessamento difuso dos tecidos moles comprometendo o mesentério, omento e peritônio parietal.[194]

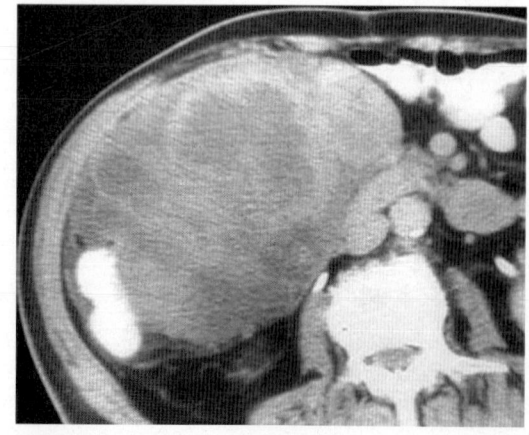

Fig. 3.88-8
GIST. Grande massa heterogênea com base no omento.[195] (N. do T.: GIST = gastrointestinal stromal tumor.)

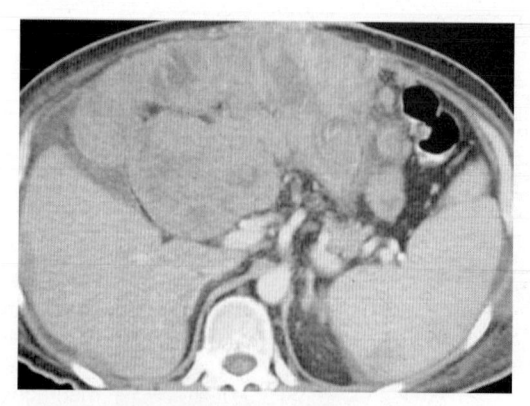

Fig. 3.88-9
Histiocitoma fibroso maligno. Grande massa heterogênea com base em tecidos moles.[195]

Condição	Achados de Imagem	Comentários
Neoplasma secundário (Figs. 3.88-11 e 3.88-12)	Grande massa heterogênea associada a peritônio espessado.	Muito mais comum do que tumores primários, eles podem ser metastatizados por disseminação direta, semeadura peritoneal ou disseminação hematogênica.
Lesões predominantemente císticas/ desenvolvimentais (Fig. 3.88-13)	Massa isolada ou multiloculada cheia de fluido com uma parede delgada e septos ocasionais.	Linfangioma cístico, cisto de duplicação entérica, cisto mesotelial e pseudocisto extrapancreático. Vasos são vistos muitas vezes correndo entre os cistos multiloculados de um linfangioma.

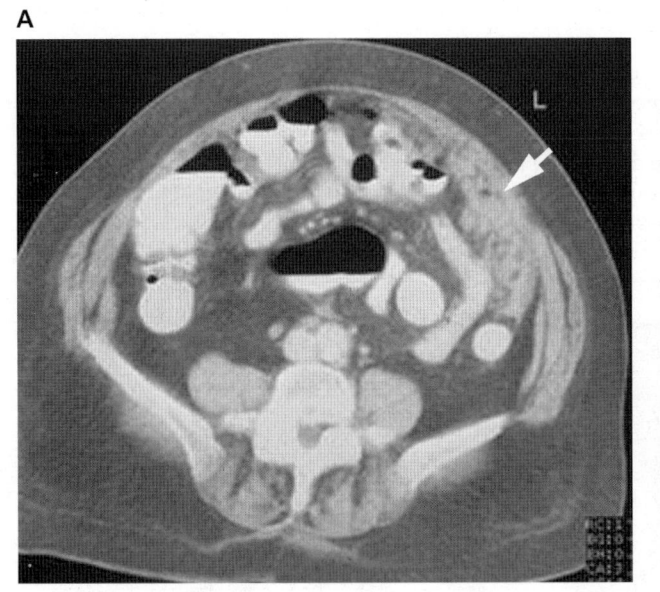

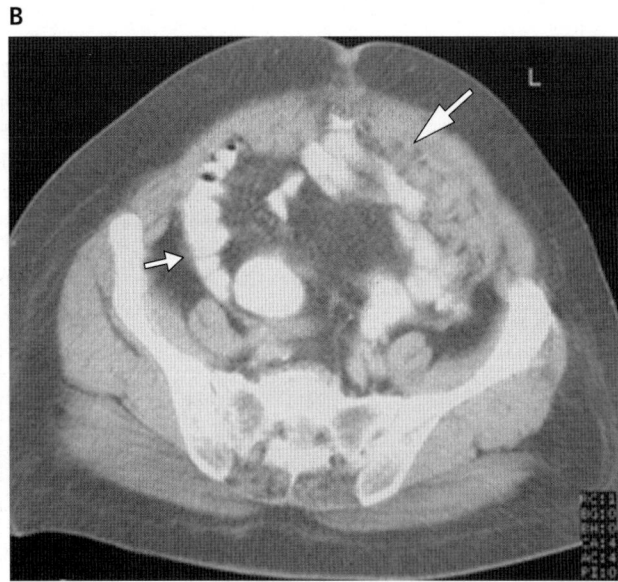

Fig. 3.88-10
Carcinoma papilífero seroso primário. (A) "Bolo" omental no quadrante inferior esquerdo desvia alças adjacentes de intestino grosso e delgado. (B) Nesta imagem mais inferior, há infiltração omental semelhante a uma renda (seta grande) com espessamento nodular irregular do peritônio (seta pequena). A gordura mesentérica é normal e não há linfadenopatia ou ascite.[196]

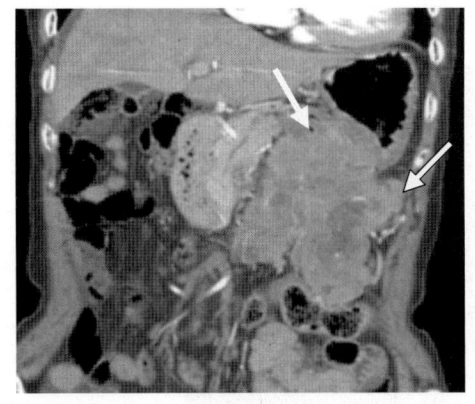

Fig. 3.88-11
Metástase. Grande massa lobulada (setas) no quadrante superior esquerdo do abdome, representando um carcinoma exofítico, estendendo-se direta a partir da curvatura maior do estômago.[193]

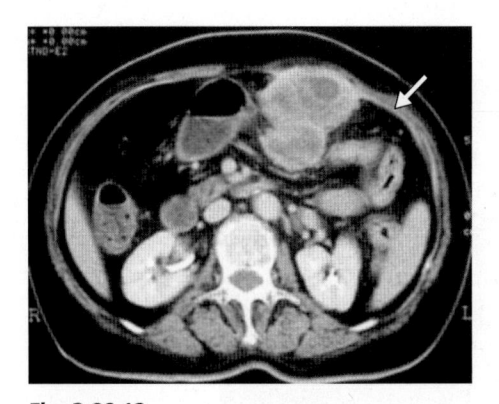

Fig. 3.88-12
Metástase. Grande massa lobulada heterogênea no meio do abdome, inferior ao estômago. O peritônio espessado (seta) adjacente à massa é sugestivo de uma lesão maligna, que neste caso era um carcinoma do ovário.[193]

Condição	Achados de Imagem	Comentários
Processos infecciosos (Fig. 3.88-14)	Inicialmente podem aparecer como uma coleção líquida loculada de baixa atenuação. À medida que um abscesso amadurece, a membrana peritoneal se espessa e mostra acentuada intensificação de contraste. Bolhas de gás são patognomônicas, mas vistas em menos de um terço dos casos. Um nível líquido-gás indica fistulização para a luz intestinal. Paragonomíase pode produzir múltiplos pequenos nódulos, muitas vezes densamente calcificados, esparsos na cavidade peritoneal.	Podem desenvolver-se a partir de perfuração (úlcera, diverticulite) ou secundariamente a uma inflamação adjacente (pancreatite, pericolecistite) ou cirurgia. Localizações comuns incluem o espaço subfrênico direito, o espaço sub-hepático e o fundo de saco de Douglas. Contraste oral muitas vezes é necessário para diferenciar uma alça intestinal contendo fluido de um abscesso.
Lesões diversas Infarto omental (Fig. 3.88-15)	Aparência variável desde sutil infiltração como nebulosidade focal no tecido mole do omento a uma repleção mais extensa semelhante a uma massa que pode se assemelhar à infiltração de causas mais nefastas. Um padrão de redemoinho de tecido gorduroso em torno de uma estrutura vascular pode ser um achado específico.	Mais comumente relacionado com torção secundária a uma hérnia, um foco de inflamação, laparotomia prévia, ou um tumor. Frequentemente ocorrendo à direita, a aparência clínica inespecífica pode ser difícil de distinguir de apendicite ou colecistite aguda.

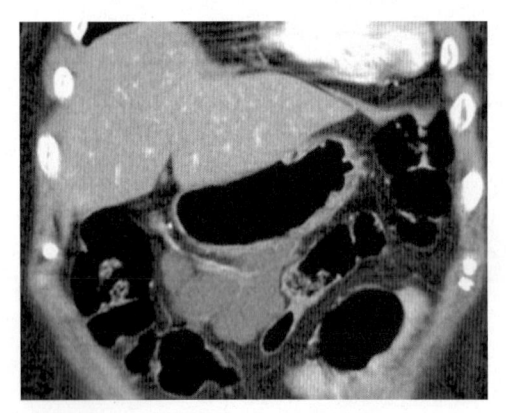

Fig. 3.88-13
Linfangioma. Imagem contrastada coronal mostra uma massa cística lobulada no omento maior inferior ao antro gástrico.[193]

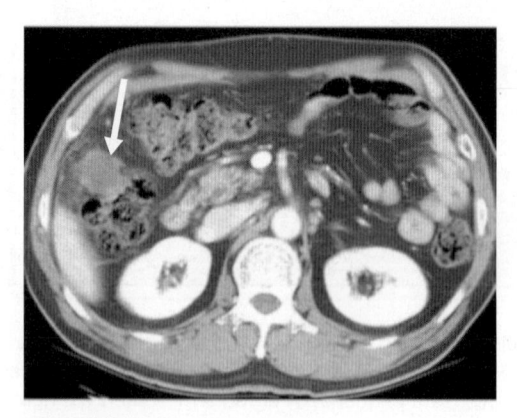

Fig. 3.88-14
Paragonimíase. Lesões císticas mal definidas multifocais e diversos nódulos (seta) no omento no lado direito do abdome.[193]

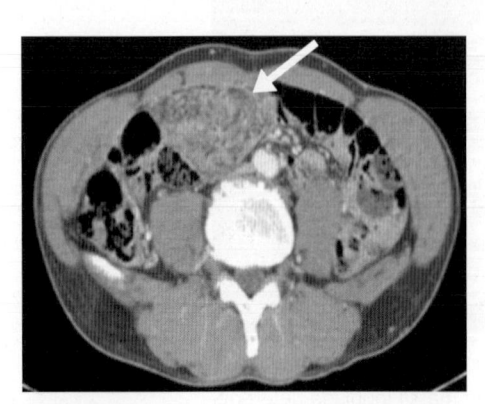

Fig. 3.88-15
Infarto omental. Infiltração gordurosa localizada e congestão com uma massa secundária (seta) no aspecto inferior direito do abdome anterior.[193]

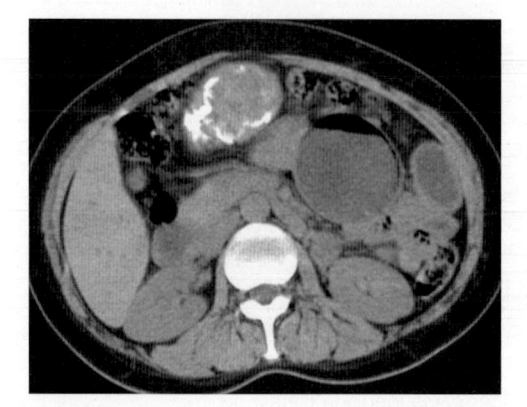

Fig. 3.88-16
Granuloma de corpo estranho. Grande massa bem circunscrita com calcificação densa no meio do abdome anterior, um aspecto sugestivo de um granuloma de corpo estranho ou hematoma em organização. Depois de injeção de contraste, a massa não mostrou intensificação. A paciente teve uma massa palpável durante 10 anos, que se desenvolveu depois de uma cesariana.[193]

Condição	Achados de Imagem	Comentários
Granuloma de corpo estranho (Fig. 3.88-16)	Massa bem circunscrita que pode ter calcificação densa e um padrão espongiforme característico com bolhas de gás.	Aderências e uma cápsula espessa que se desenvolve em torno de uma compressa retida de laparotomia e pode manifestar-se como sintomas inespecíficos agudos ou retardados. Uma resposta exsudativa pode levar a complicações de formação de fístula ou abscesso.
Hematoma	Hemorragia intraperitoneal aguda tem alta atenuação (> 30-80 UH). Na fase crônica (1-2 semanas), a coleção tem atenuação diminuída (0-20 UH).	As causas mais comuns são trauma fechado (especialmente do baço ou fígado), perfuração intestinal com erosão vascular, ruptura espontânea de um tumor vascular (adenoma hepático, hemangioma cavernoso, hepatoma, angiossarcoma), gravidez extrauterina e distúrbio de coagulação excessiva ou hemorrágico.
Hérnia (Fig. 3.88-17)	Pode conter quantidades variadas de gordura, tecido mole e alças de intestino cheias de gás.	Reformatações sagitais e coronais são de valor para demonstrar orifícios de hérnia, órgãos retidos e complicações.
Peritonite encapsulada esclerosante (Fig. 3.88-18)	Intestino delgado dilatado no centro do abdome, encerrado dentro de uma membrana fibrocolágena espessa (como em um casulo).	Causa benigna rara de obstrução intestinal subaguda.
Condições semelhantes a tumor (Fig. 3.88-19)	Massas focais de tecidos moles que simulam malignidade peritoneal.	Fibromatose agressiva (desmoide intra-abdominal), pseudotumor inflamatório, mesenterite retrátil, doença de Castleman.

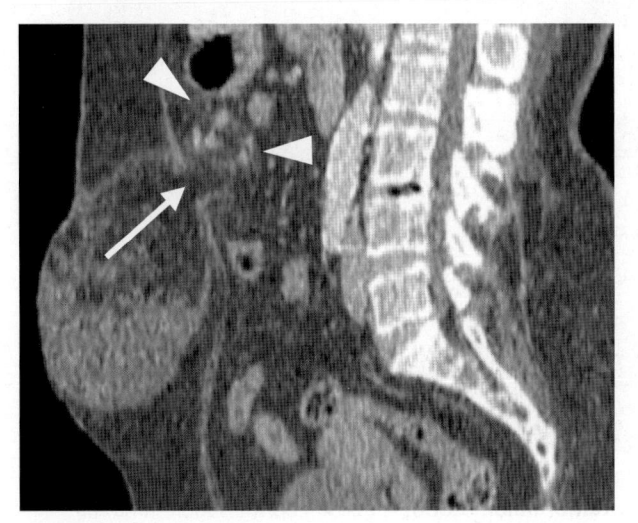

Fig. 3.88-17
Hérnia ventral. Escaneamento sagital mostra herniação de gordura omental através de um defeito (seta) na parede abdominal anterior. Lesões mal definidas focais com atenuação aumentada (pontas de seta) na gordura omental adjacente ao defeito na parede abdominal são sugestivas de infarto de gordura omental secundário a comprometimento vascular.[193]

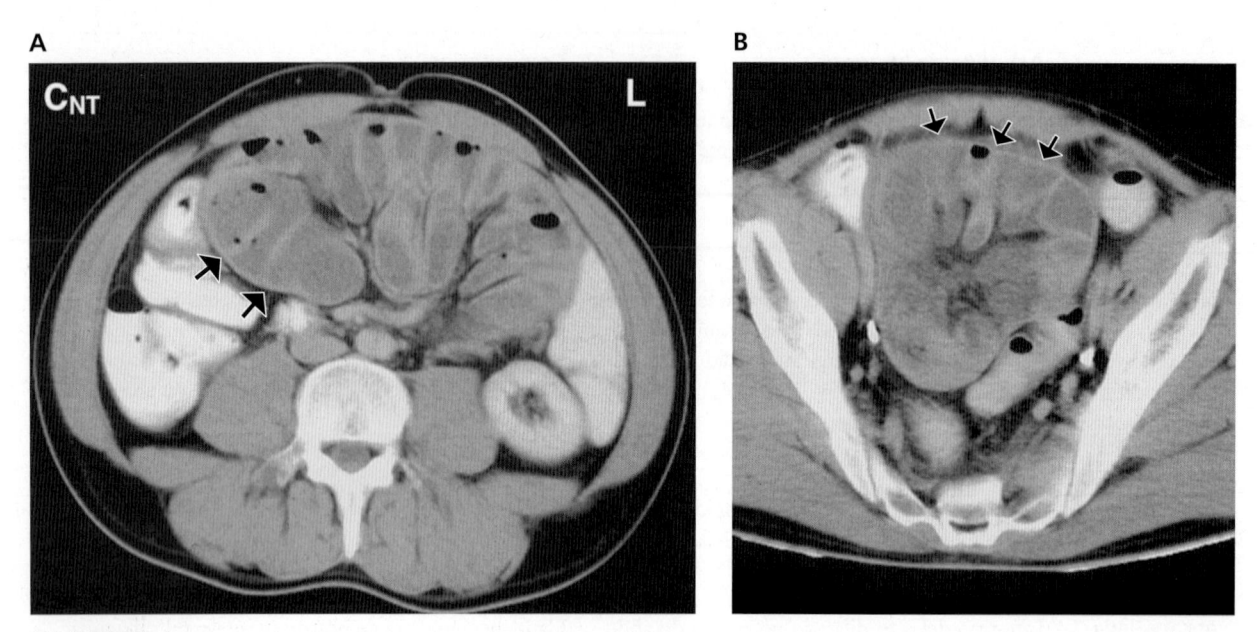

Fig. 3.88-18
Peritonite encapsulada esclerosante. (A, B) Imagens sequenciais mostram alças dilatadas de intestino delgado no centro do abdome encapsuladas dentro de membranas fibrosas espessas (setas).[197]

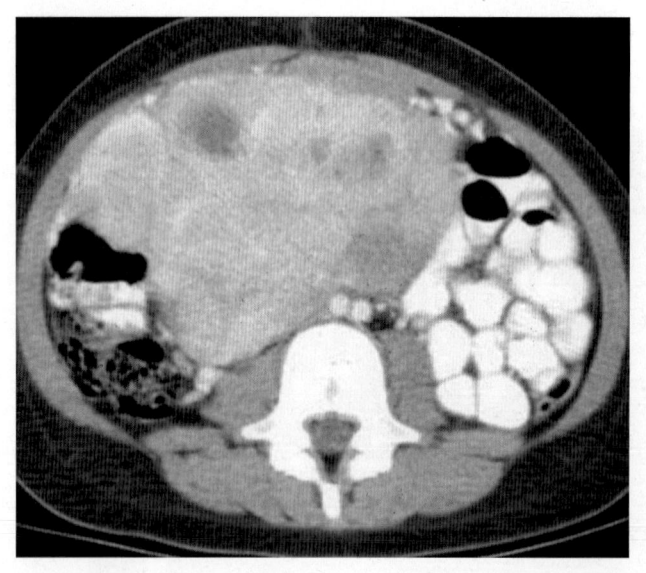

Fig. 3.88-19
Pseudotumor inflamatório. A massa enorme sugere uma malignidade peritoneal.[194]

3.89 ■ Hemoperitônio

Sangue geralmente tem uma atenuação mais alta que outros líquidos do corpo, embora sua aparência em TC possa variar dependendo da idade, extensão e localização da hemorragia. Em virtude do seu alto conteúdo de proteína, sangue extravasado não coagulado geralmente mede 30 a 45 UH. Entretanto, isto pode estar reduzido em um paciente com anemia (nível diminuído de hematócrito sérico) ou em uma hemorragia que tem mais de 48 horas de duração. Sangue coagulado tem uma atenuação de 45 a 70 UH. Por essas razões, em imagens de TC, o hematoma com mais alta atenuação (coágulo sentinela) é aquele mais próximo do local do sangramento, enquanto o sangue não coagulado com mais baixa atenuação é localizado mais longe da fonte. O sinal do coágulo sentinela é valioso para identificar a fonte dominante de hemoperitônio em pacientes politraumatizados. Extravasamento arterial ativo de material de contraste tem um valor de atenuação mais alto que o do sangue livre ou coagulado.

Condição	Comentários
Trauma	
Lesão de órgão sólido (Figs. 3.89-1 e 3.89-2)	O baço é o órgão mais frequentemente lesado (40%) em trauma abdominal fechado. Lesões do fígado responsabilizam-se por 20%, embora o fígado seja o órgão isolado mais comumente lesado, quanto trauma fechado e penetrante são combinados. As lesões viscerais são convenientemente divididas em contusão ou hematoma intraparenquimatoso, hematoma subcapsular, laceração, fratura e lesão do pedículo vascular.
Lesão intestinal e mesentérica (Fig. 3.89-3)	Encontradas em cerca de 5% daqueles que se submetem à cirurgia de trauma fechado do abdome, estas lesões podem ser difíceis de detectar clinicamente uma vez que rigidez abdominal, dor e sons intestinais diminuídos são aparentes em apenas um terço dos pacientes à apresentação inicial. Extravasamento ativo de contraste pode ser observado, se houver lesão de vaso mesentérico.
Iatrogênico (Fig. 3.89-4)	Qualquer procedimento cirúrgico efetuado dentro da cavidade peritoneal pode ser complicado por hemoperitônio.
Diátese hemorrágica (Fig. 3.89-5)	Terapia anticoagulante, discrasia sanguínea.
Hemorragia associada a tumor (Figs. 3.89-6 e 3.89-7)	Embora incomum, qualquer tumor primário ou metastático pode romper-se e sangrar dentro da cavidade peritoneal. A causa mais comum de hemorragia hepática não traumática é um neoplasma hipervascular como carcinoma hepatocelular ou adenoma. Embora comuns, hemangiomas não são associados a hemoperitônio não traumático. Carcinoma do pulmão, carcinoma de células renais e melanoma são as lesões metastáticas que mais frequentemente causam hemoperitônio.

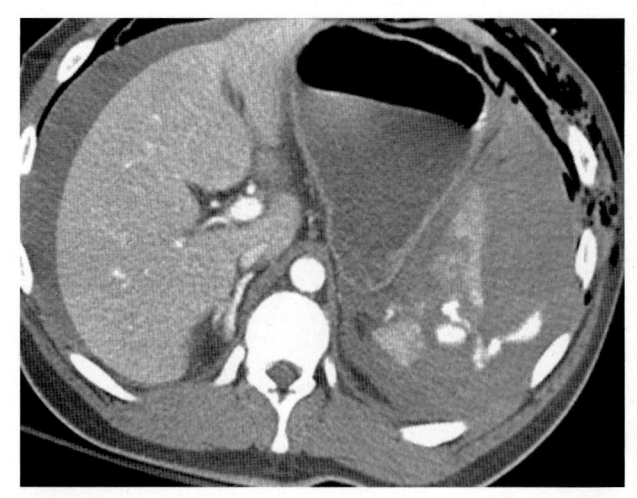

Fig. 3.89-1
Extravasamento arterial agudo. Escaneamento de TC com contraste mostra sangramento ativo de uma ruptura esplênica causada por trauma fechado.[198] Observar o sinal do coágulo sentinela produzido por áreas serpiginosas de alta atenuação rodeadas por áreas de mais baixa atenuação do hematoma.

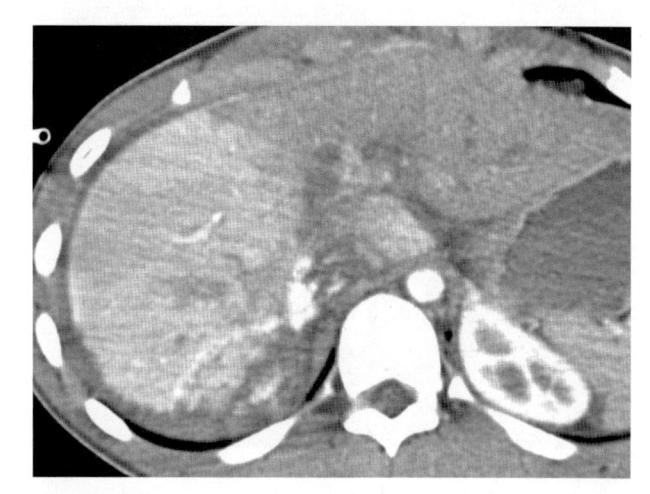

Fig. 3.89-2
Avulsão do fígado. Grande laceração do fígado com extravasamento ativo e hemoperitônio após acidente de veículo a motor. Na cirurgia, o fígado estava totalmente avulsionado da veia cava, deixando esta última aberta no nível do diafragma.[198]

Condição	Comentários
Condições ginecológicas (Figs. 3.89-8 e 3.89-9)	O trato reprodutor é a fonte mais comum de hemoperitônio em mulheres em idade reprodutiva. As causas mais frequentes são gravidez ectópica e cisto ovariano roto. Endometriose e ruptura uterina causando sangramento peritoneal são ocorrências muito menos comuns.
Fonte vascular (Fig. 3.89-10)	Um aneurisma aórtico roto tende a causar hemorragia retroperitoneal, embora vazamentos extremamente grandes ocasionalmente resultem em sangramento para dentro da cavidade peritoneal. Aneurismas de artéria esplênica, que se responsabilizam por 60% dos aneurismas arteriais viscerais, são quatro vezes mais comuns em mulheres, e a taxa de ruptura é especialmente aumentada durante a gravidez. Outras fontes vasculares de hemoperitônio incluem aneurismas e pseudoaneurismas das artérias hepática, esplênica e gastroduodenal, complicando pancreatite.

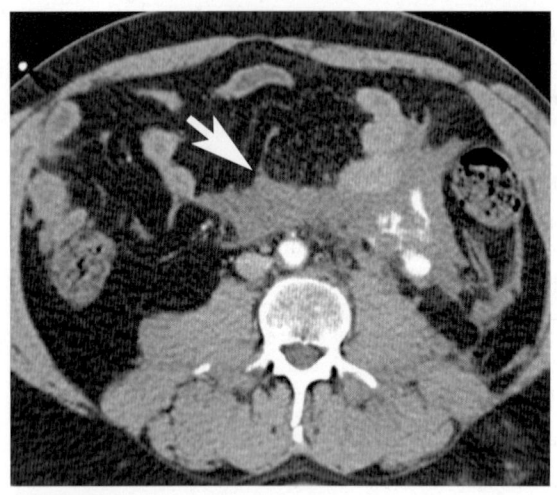

Fig. 3.89-3
Laceração mesentérica. Extravasamento ativo de vasos mesentéricos jejunais com associada lesão jejunal e hemorragia mesentérica indicadas por uma região triangular de hemoperitônio (seta).[198]

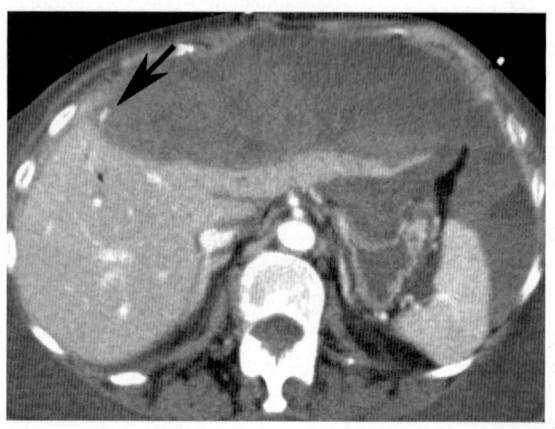

Fig. 3.89-4
Hematoma após uma pancreatoduodenectomia (operação de Whipple). Grande hematoma abdominal que compromete o espaço peri-hepático esquerdo e periesplênico, com evidência de extravasamento ativo (seta).[198]

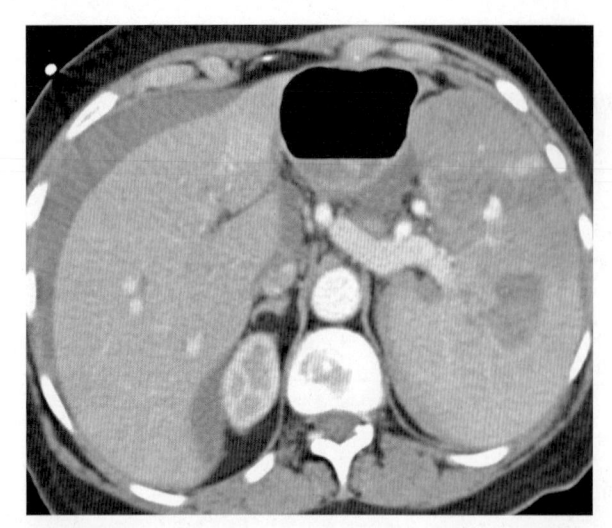

Fig. 3.89-5
Ruptura esplênica na policitemia vera. Acumulação de material de contraste em um baço imenso. Múltiplos pseudoaneurismas esplênicos foram subsequentemente tratados com embolização.[198]

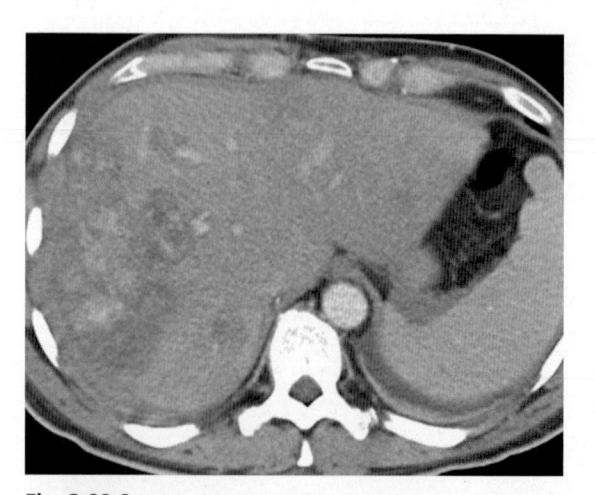

Fig. 3.89-6
Angiossarcoma hepático roto. Lesão de baixa atenuação heterogênea no lobo hepático direito, com evidência de vascularidade aumentada, extravasamento ativo e hemoperitônio. O material de alta atenuação adjacente à lesão representa sangue peri-hepático secundário à ruptura da cápsula.[198]

3.89 ■ HEMOPERITÔNIO

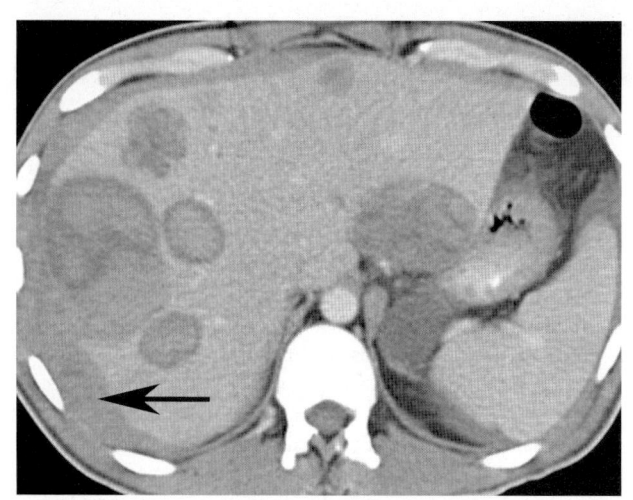

Fig. 3.89-7
Metástases hepáticas hemorrágicas (coriocarcinoma de testículo). Há múltiplas massas hepáticas hemorrágicas com alta atenuação central. Hemoperitônio (seta) é visto adjacente à maior lesão.[198]

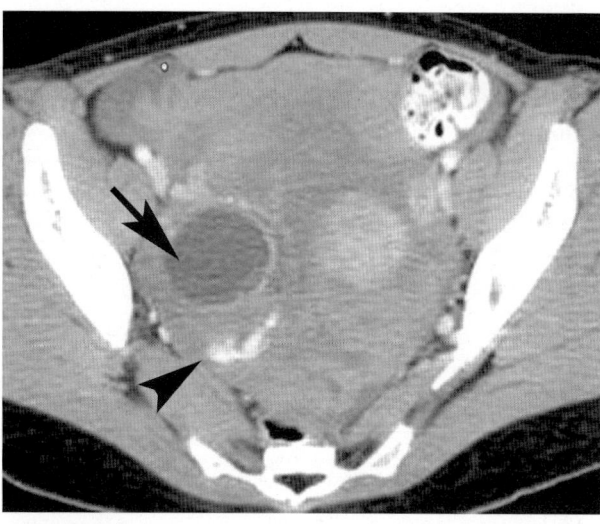

Fig. 3.89-8
Cisto ovariano hemorrágico roto. Cisto anexial com um nível hematócrito interno (seta), rodeado por uma hemorragia pélvica. Um foco curvilíneo de extravasamento (ponta de seta) que é visível posterior ao cisto foi encontrado na cirurgia representando sangramento agudo de um ramo da artéria ilíaca interna.[198]

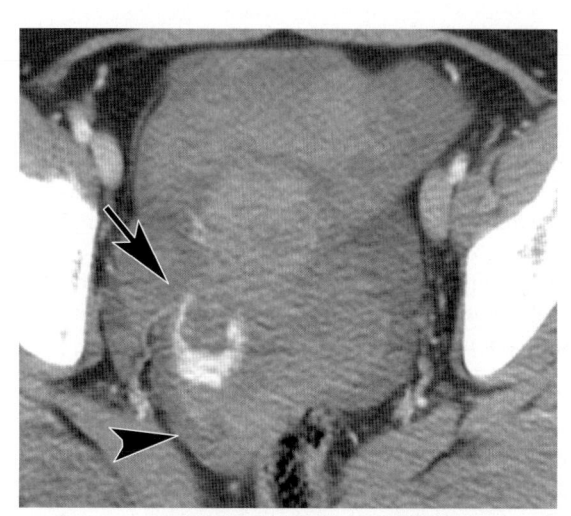

Fig. 3.89-9
Gravidez ectópica. Massa anexial direita hemorrágica corresponde a um saco gestacional ectópico com extravasamento ativo associado (seta) e sangue no fundo de saco (ponta de seta) (Cortesia de Alvaro Huete, M.D., Santiago, Chile.)[198]

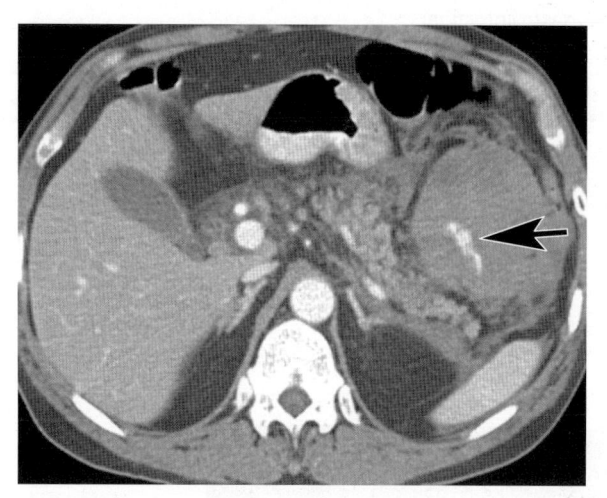

Fig. 3.89-10
Pancreatite hemorrágica. Hematoma no ligamento gastrocólico com um foco de extravasamento ativo (seta). O vaso sangrante, um ramo pancreático da artéria esplênica, foi embolizado com sucesso.[198]

3.90 ■ Lesões Gordurosas no Abdome e Pelve em Tomografia Computadorizada

Condição	Comentários
Fígado (Fig. 3.90-1)	Angiolipomas consistem em gordura e vasos sanguíneos e aparecem como massas hepáticas de baixa atenuação bem definidas. Áreas intratumorais de tecido angiomuscular mais denso podem mostrar intensificação forte. Lipomas são tumores encapsulados compostos por tecido adiposo que são nitidamente marginados e não intensificam. Infiltração gordurosa produz áreas focais ou generalizadas de baixa atenuação dentro do fígado.
Pâncreas (Figs. 3.90-2 a 3.90-5)	Lipomatose pancreática é o termo para depósitos gordurosos no parênquima, que podem ocorrer em pacientes obesos e diabéticos com graus variados de insuficiência pancreática. Em estudos com contraste, uma deposição focal de gordura interposta entre parênquima pancreático normal pode imitar um neoplasma hipoatenuado cístico ou sólido. Em doença avançada, especialmente em pacientes com fibrose cística, o parênquima pancreático inteiro é substituído por gordura, e o ducto pancreático cheio de líquido pode mesmo aparecer como uma densidade linear.
Trato gastrointestinal (Figs. 3.90-6 a 3.90-8)	Lipomas são massas gordurosas submucosas que podem ocorrer em qualquer lugar no intestino. A presença de áreas de mais alta atenuação levanta a possibilidade de lipossarcoma, embora este raramente seja visto no trato gastrointestinal. Na inflamação de apêndice adiposo, há uma massa gordurosa oval paracolônica (o apêndice adiposo infartado ou inflamado) rodeada por uma orla hiperatenuada bem circunscrita (revestimento peritoneal visceral inflamado). Intussuscepções tipicamente contêm algum mesentério afixado aos segmentos comprometidos do intestino e podem ser tracionadas por uma massa gordurosa (lipoma).

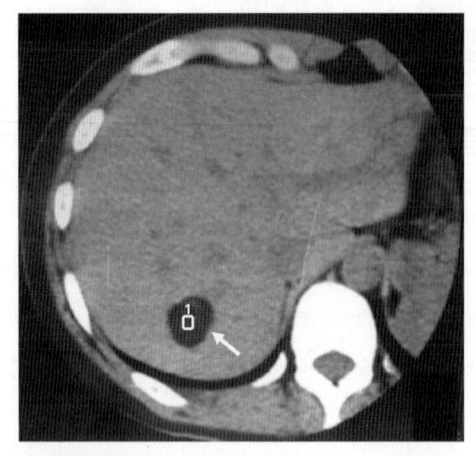

Fig. 3.90-1
Angiomiolipoma hepático. Massa oval bem definida (seta) com um valor de atenuação de tecido gorduroso (–57 H) em uma mulher com um nódulo ecogênico sugestivo de hemangioma detectado em ultrassonografia.[199]

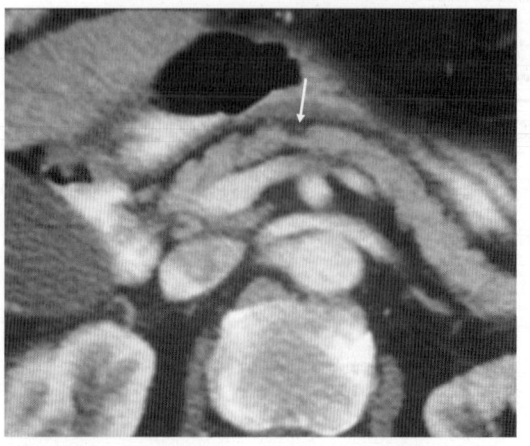

Fig. 3.90-2
Infiltração gordurosa focal do pâncreas. Massa pancreática hipoatenuada (seta) que não deforma o limite e tem densidade típica de gordura.[199]

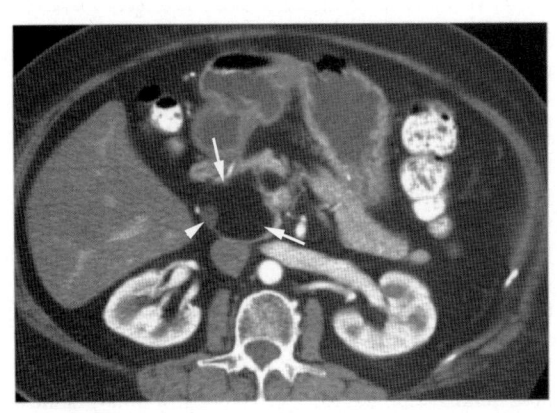

3.90 ■ LESÕES GORDUROSAS NO ABDOME E PELVE EM TOMOGRAFIA COMPUTADORIZADA

Fig. 3.90-3
Lipoma do pâncreas. Grande massa homogênea com atenuação de gordura dentro da cabeça pancreática (setas) com desvio lateral do ducto colédoco (ponta de seta).[200]

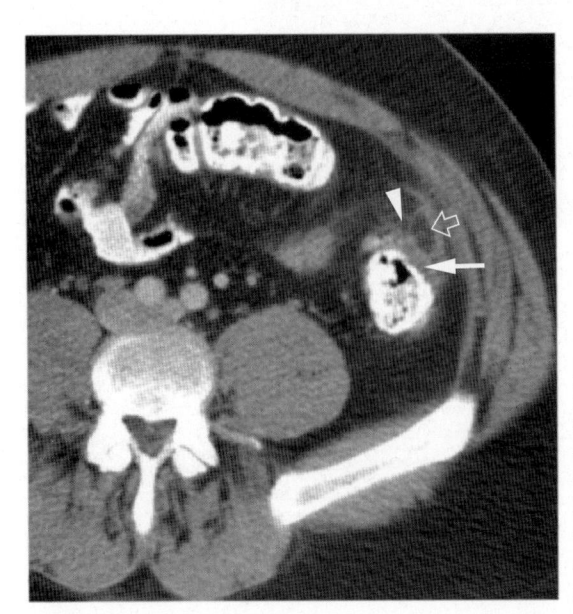

Fig. 3.90-4
Lipomatose pancreática. Substituição completa do parênquima por tecido gorduroso com pronunciada atrofia glandular. Observar os ácinos densos (setas) separados por tecido gorduroso aumentado.[199]

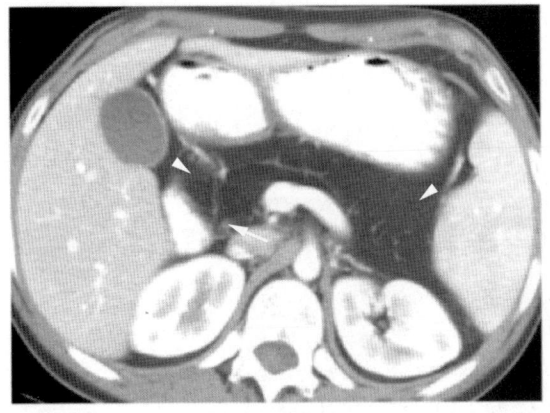

Fig. 3.90-5
Substituição gordurosa do pâncreas. Em um paciente com fibrose cística, o tecido pancreático está virtualmente substituído completamente por tecido com atenuação de gordura (pontas de seta). Observar a densidade linear fina do ducto pancreático principal.[200]

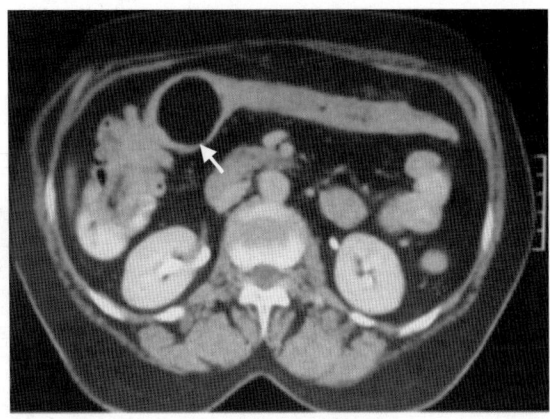

Fig. 3.90-6
Lipoma do cólon. Massa com característica atenuação de gordura (seta) na parte proximal do cólon transverso.[199]

Fig. 3.90-7
Inflamação de apêndice adiposo. Massa ovoide com atenuação de gordura (seta aberta) anterior ao cólon descendente. A massa é rodeada por uma orla hiperatenuada. Um ponto central de alta atenuação foi visto em imagens obtidas superiormente (não mostrado). Notar a moderada formação de filamentos gordurosos (ponta de seta) e o espessamento focal leve da parede colônica adjacente (seta sólida).[200]

Condição	Comentários
Mesentério (Figs. 3.90-9 e 3.90-10)	Paniculite mesentérica é um raro processo inflamatório e fibrótico em que os vasos mesentéricos são rodeados e separados por uma massa gordurosa, e pequenos nódulos bem diferenciados são vistos no mesentério. Este aspecto de "mesentério nebuloso" também pode ser produzido por qualquer processo que infiltre o mesentério, como hemorragia, edema ou tumor (linfoma). Síndrome de linfonodos mesentéricos com cavitação é uma complicação de doença celíaca em que atenuação muito baixa nas massas cavitárias pode simular gordura.
Omento (Fig. 3.90-11)	Infecção pode desenvolver-se graças torção ou trombose venosa espontânea. TC demonstra uma grande massa semelhante a um bolo centrada no omento.
Hérnia de gordura abdominal e pélvica (Fig. 3.90-12)	Hérnias inguinais são as mais comuns. Hérnias indiretas originam-se laterais aos vasos epigástricos inferiores, enquanto hérnias diretas originam-se medialmente. Hérnias femorais são mais comuns em mulheres. Hérnias menos comuns incluem a de Spigel (através da linha semilunar), lombar e perineal.

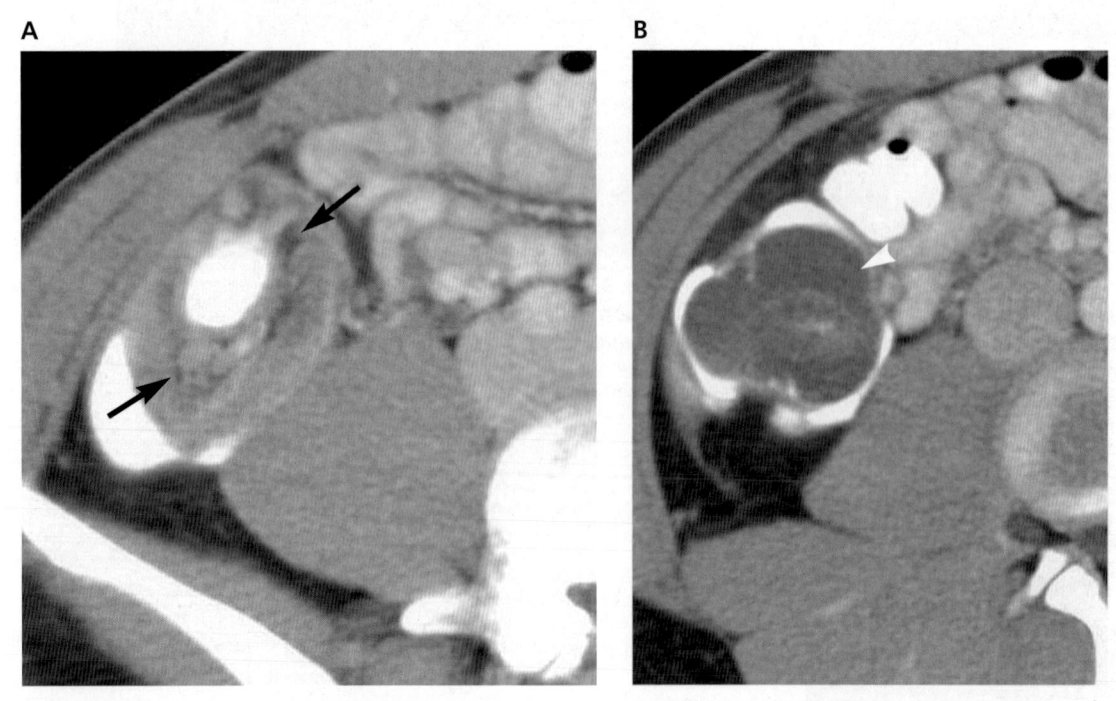

Fig. 3.90-8
Intussuscepção conduzida por um lipoma. (A) Pequena quantidade de gordura mesentérica entre as paredes do *intussusceptum* e o *intussuscipiens* (setas). (B) Imagem mais superior mostra um lipoma condutor (ponta de seta).[200]

Condição	Comentários
Suprarrenal (Figs. 3.90-13 a 3.90-15)	Mielolipomas são compostos por células adiposas maduras associadas a células hematopoiéticas em proliferação, que produzem atenuação heterogênea dentro da massa predominantemente gordurosa. Regiões de alta atenuação podem refletir hemorragia ou calcificações. Adenomas são tumores comuns que usualmente são pequenos e não funcionantes e detectados como achados incidentais. Adenomas hiperfuncionais podem produzir síndromes de Cushing e de Conn.

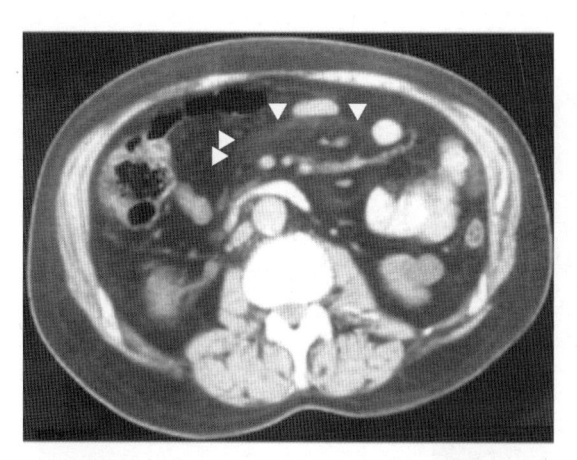

Fig. 3.90-9
Paniculite mesentérica. Aumento individualizado (pontas de seta) na densidade do tecido gorduroso circundando vasos mesentéricos sem evidência de desvio vascular. Observar o delgado halo de tecido adiposo normal rodeando os vasos mesentéricos.[199]

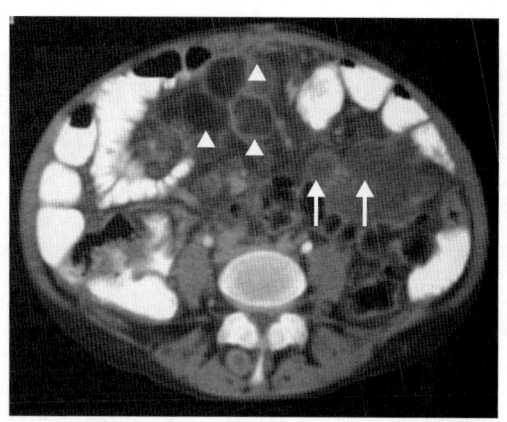

Fig. 3.90-10
Síndrome de linfonodos mesentéricos em cavitação. Múltiplas massas redondas com atenuação de fluido com paredes finas (setas) no mesentério. Algumas das massas têm valores mais baixos de atenuação (pontas de seta), indicando a presença de material gorduroso.[199]

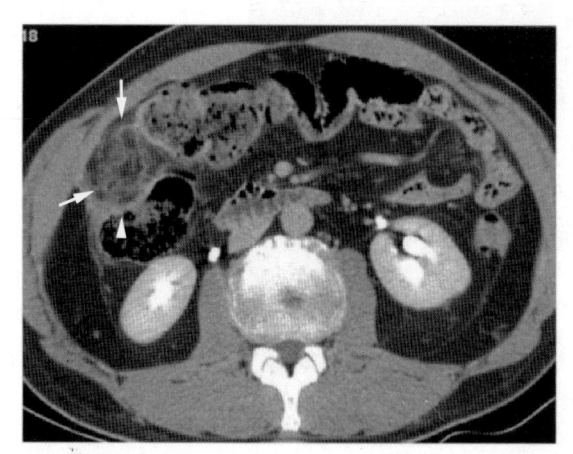

Fig. 3.90-11
Infarto omental. Massa gordurosa de alta atenuação, inomogênea, redonda, no omento maior (setas). A massa é anterior ao cólon ascendente e exerce efeito de massa sobre ele. Há leve espessamento da parede adjacente (ponta de seta).[200]

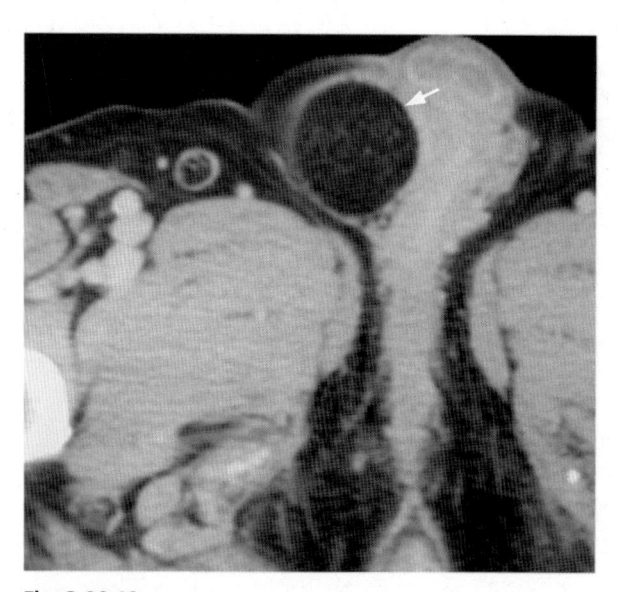

Fig. 3.90-12
Hérnia inguinal. Massa adiposa bem definida dentro do aspecto inferior do canal inguinal direito (seta), representando herniação de gordura intra-abdominal.[200]

3 ■ PADRÕES GASTROINTESTINAIS

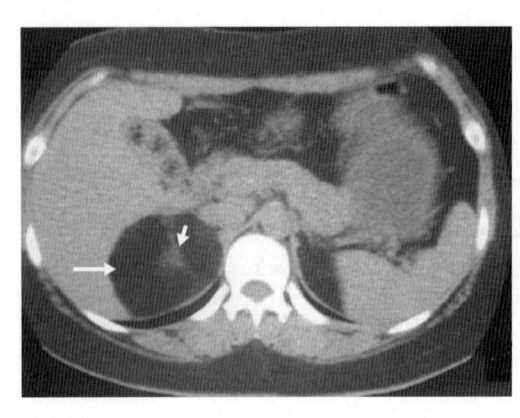

Fig. 3.90-13
Mielolipoma suprarrenal. Grande massa suprarrenal direita, heterogênea (seta longa) com uma área mais densa no centro (seta curta) e atenuação de gordura (−102 H) na periferia.[199]

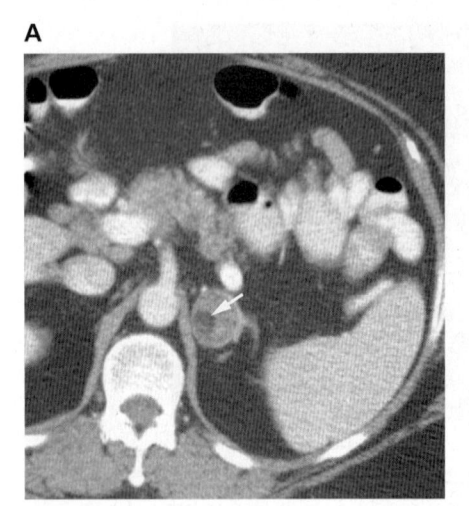

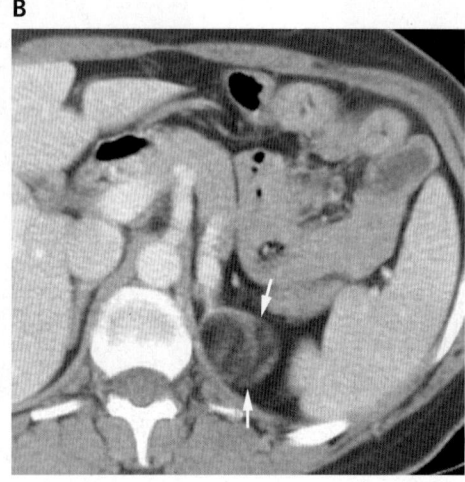

Fig. 3.90-14
Mielolipoma suprarrenal. (A) Massa bem definida com atenuação predominantemente de tecido mole na glândula suprarrenal esquerda. Notar o nódulo de atenuação de gordura (seta). (B) Em outro paciente, um escaneamento com contraste mostra uma massa heterogênea (setas) com componentes gordurosos e contrastando como tecido mole. A presença de gordura permite um diagnóstico confiável de um mielolipoma benigno apesar dos elementos de tecidos moles.[200]

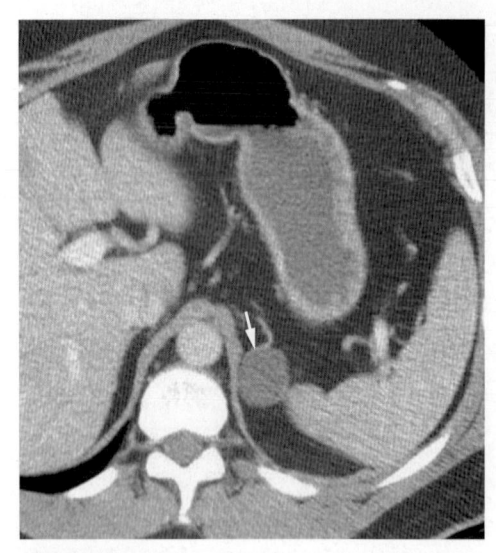

Fig. 3.90-15
Adenoma suprarrenal. Massa de baixa atenuação na glândula suprarrenal esquerda (seta).[200]

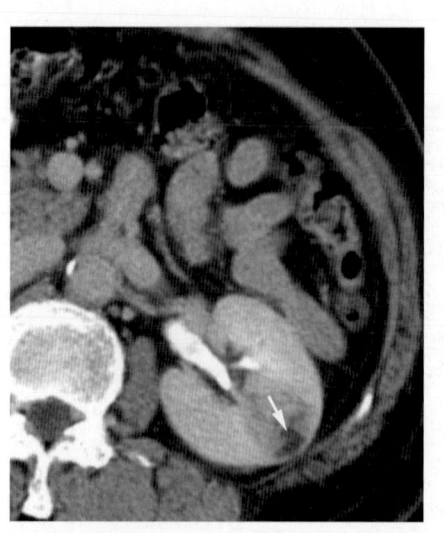

Fig. 3.90-16
Angiomiolipoma renal. Massa heterogênea na porção lateral do rim esquerdo. A massa é predominantemente de atenuação de tecido mole e assemelha-se a um carcinoma de células renais. Entretanto, a presença de áreas focais de atenuação de gordura (seta) permite diagnóstico confiante de um angiomiolipoma.[200]

3.90 ■ LESÕES GORDUROSAS NO ABDOME E PELVE EM TOMOGRAFIA COMPUTADORIZADA

Condição	Comentários
Rim (Figs. 3.90-16 a 3.90-20)	Angiolipomas são compostos por vasos sanguíneos anormais, gordura madura e músculo liso que se apresentam como uma massa adiposa heterogênea. Um achado característico é de estruturas vasculares lineares ou serpenteantes atravessando a lesão. Hemorragia dentro do tumor pode obscurecer sua natureza gordurosa. Lipomas renais incomuns são compostos exclusivamente por tecido adiposo e assim aparecem como massa de baixa atenuação nitidamente definidas sem componentes internos ou intensificação de contraste. Lipomatose sinusal renal é uma acumulação excessiva de gordura que produz baixa atenuação característica em torno da pelve renal. Lipomatose de substituição, relacionada com atrofia parenquimatosa secundária à obstrução ureteral crônica ou a um cálculo coraliforme, é essencialmente um tipo avançado de lipomatose sinusal renal.

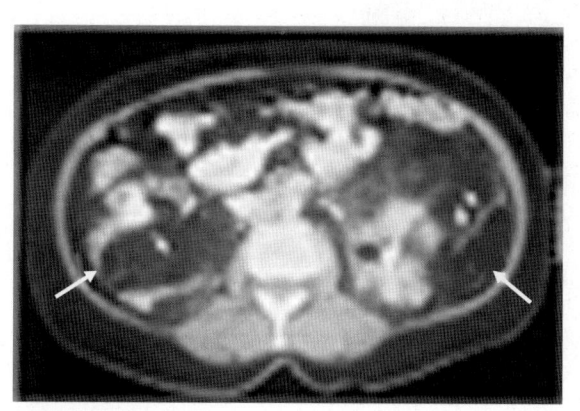

Fig. 3.90-17
Angiolipomas renais bilaterais. Massas de baixa atenuação bilaterais (setas longas) projetando-se para o espaço perinéfrico neste paciente com esclerose tuberosa. Observar as estruturas vasculares serpenteantes (setas curtas) localizadas no interior das lesões.[199]

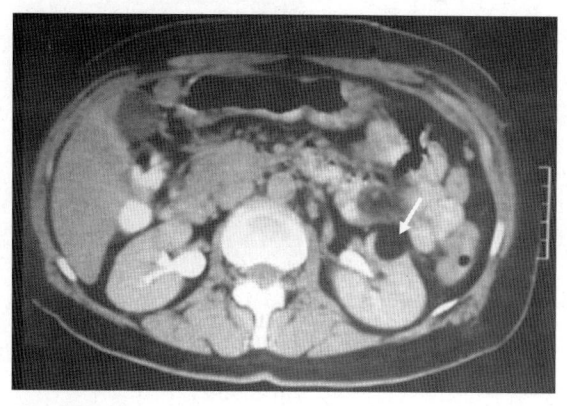

Fig. 3.90-18
Lipoma renal. Massa de densidade gordurosa completamente homogênea nesta imagem com contraste. Observar a ausência de vasos e tecido dentro da lesão, o que diferencia este aspecto de angiomiolipoma.[199]

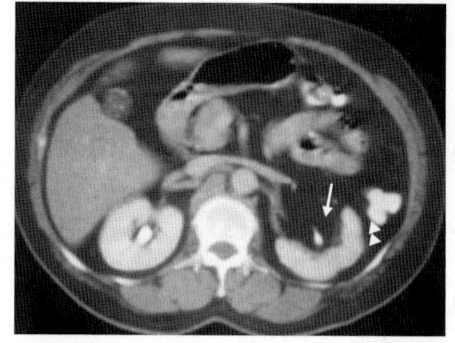

Fig. 3.90-19
Lipomatose sinusal renal. Deposição gordurosa extensa no seio renal esquerdo (seta) que rodeia e comprime o sistema coletor. A espessura do parênquima renal está ligeiramente reduzida (pontas de seta). Incidentalmente a notar são calcificações finas na vesícula biliar.[199]

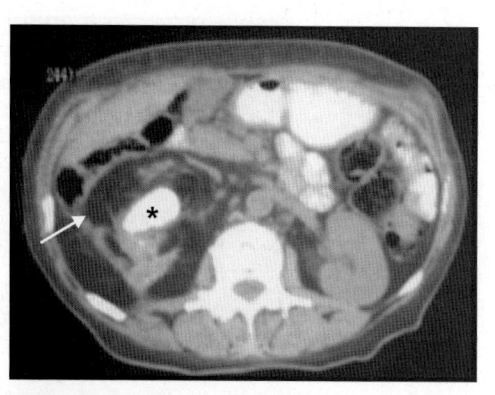

Fig. 3.90-20
Lipomatose de substituição. Generosa infiltração adiposa (seta) em ambos o parênquima renal direito e o espaço perinéfrico. Notar o cálculo coraliforme calcificado (*) na pelve renal.[199]

Condição	Comentários
Ovário (Figs. 3.90-21 e 3.90-22)	Atenuação de gordura dentro de uma massa ovariana, com ou sem calcificação, é compatível com um teratoma cístico maduro. Pode haver uma interface gordura-água, e o tumor pode conter dentes ou uma massa de pelos. Lipomas e leiomiossarcomas são extremamente raros.
Retroperitônio (Figs. 3.90-23 e 3.90-24)	Lipossarcoma é o mais comum neoplasma retroperitoneal em um adulto. Tumores diferenciados contêm uma quantidade substancial de gordura e aparecem como massas de baixa atenuação.

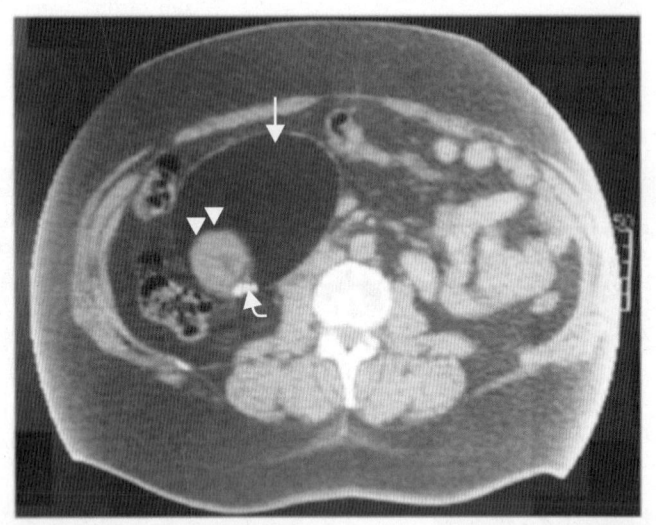

Fig. 3.90-21
Teratoma ovariano. Grande massa contendo componentes das três camadas germinais. Ele consiste em tecido gorduroso com baixa atenuação (seta reta), dentes (seta curva), e estruturas com atenuação similar àquela da musculatura abdominal (pontas de seta).[199]

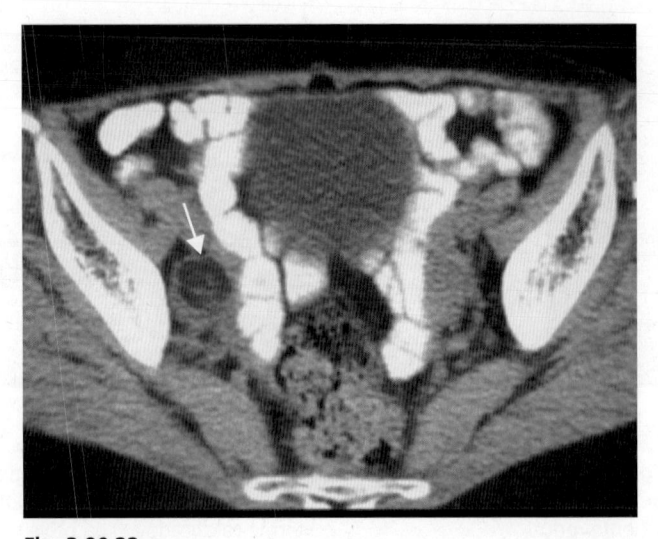

Fig. 3.90-22
Lipoma ovariano. Tumor bem definido na região anexial direita que possui margens lisas (seta) e a atenuação de gordura.[199]

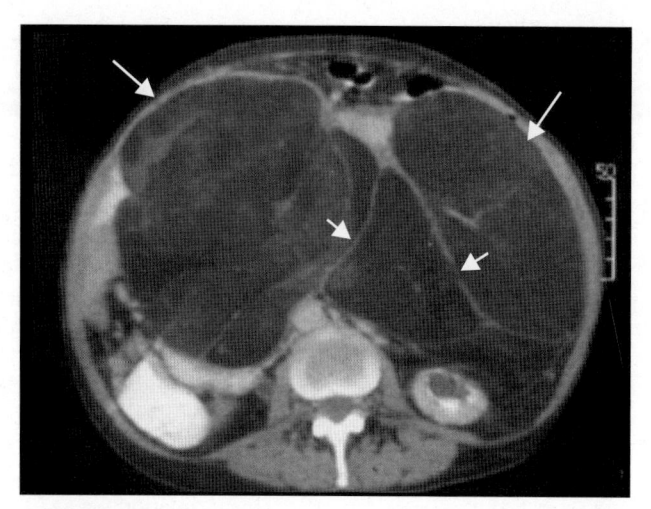

3.90 ■ LESÕES GORDUROSAS NO ABDOME E PELVE EM TOMOGRAFIA COMPUTADORIZADA

Fig. 3.90-23
Lipossarcoma retroperitoneal. Há uma imensa massa tumoral (setas longas) com atenuação gordurosa heterogênea que possui septos (setas curtas) e contornos lobulares bem definidos. Há efeito de massa sobre estruturas adjacentes, como o rim esquerdo, mas nenhuma evidência de infiltração.[199]

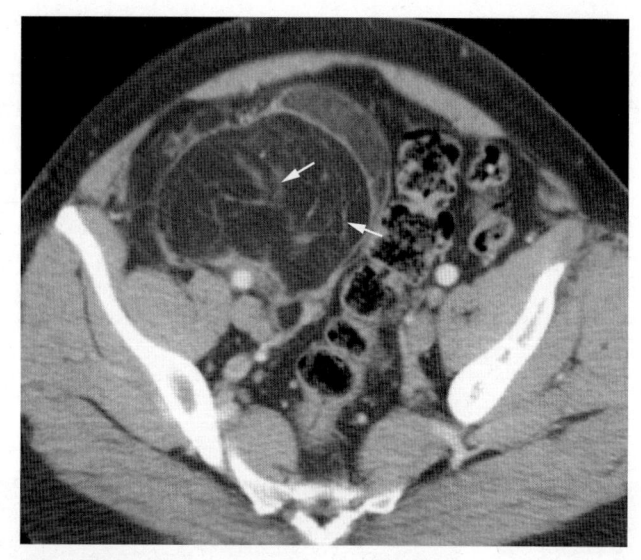

Fig. 3.90-24
Lipossarcoma retroperitoneal. Os septos grosseiros, espessados (seta) nesta massa heterogênea com atenuação de gordura, são sugestivos de um tumor bem diferenciado.[200]

3.91 ■ Defeitos de Enchimento da Veia Cava Inferior (IVC)

Condição	Comentários
Artefato	Imagens retardadas mostrando resolução do defeito de enchimento são usualmente suficientes para confirmar a natureza artefatual destas pseudolesões. Às vezes, pode ser necessário efetuar sequências de IRM sensíveis ao fluxo ou intensificadas com contraste retardado.
Pseudotrombose (Fig. 3.91-1)	Este defeito de enchimento da IVC mais comum visto em TC é causado por fluxo laminar de sangue intensificado a partir das veias renais correndo paralelo à coluna de sangue não opacificado retornando do corpo inferior.
Outras (Fig. 3.91-2)	Defeitos de enchimento artefatuais também podem resultar de sangue pouco contrastado, como a partir de uma veia hepática acessória, fluir para dentro de uma IVC opacificada, ou do refluxo laminar de sangue opacificado a partir do coração para a IVC (geralmente relacionado com cardiopatia direita ou com uma alta velocidade de injeção de contraste). O raro "pseudolipoma", que designa um artefato de volume parcial de gordura justacaval acima do lobo caudado em vez de uma lesão intraluminal verdadeira, é comum em pacientes com doença hepática crônica.
Defeito de enchimento benigno (Figs. 3.91-3 e 3.91-4)	De longe o mais comum defeito de enchimento verdadeiro da IVC. Pode ser idiopático ou refletir um estado hipercoagulável (uso de anticoncepcional oral, síndrome antifosfolipídica, lesão vascular, síndrome paraneoplásica, coagulopatia), estase venosa (imobilidade, insuficiência cardíaca, compressão externa), ou um corpo estranho (filtro ou cateter de IVC).

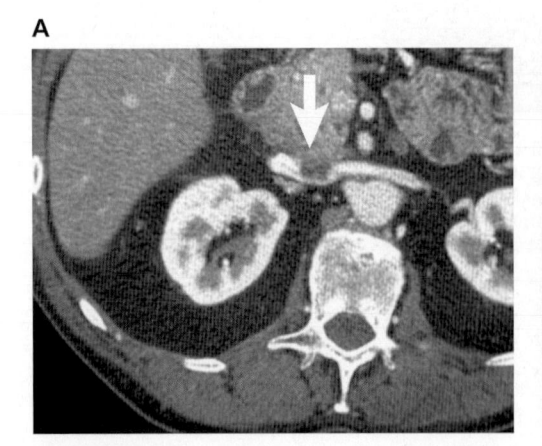

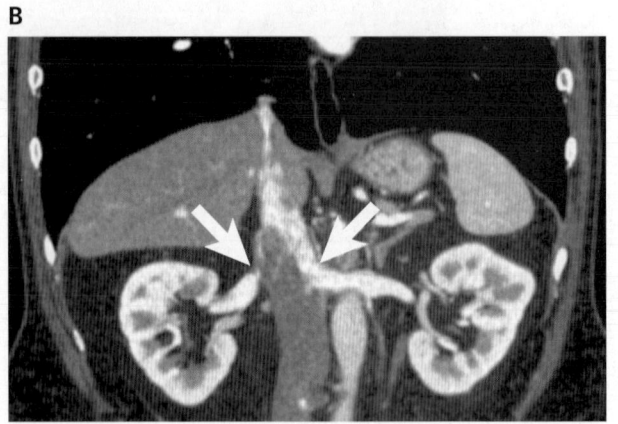

Fig. 3.91-1
Artefato de fluxo laminar. (A) Imagem de TC contrastada axial mostra um defeito de enchimento (seta) causado pelo influxo de sangue opacificado a partir das veias renais se misturando com sangue pouco opacificado na IVC. (B) Imagem multiplanar curva revela sangue opacificado a partir das veias renais fazendo corrente para dentro da IVC (setas), ilustrando como a imagem axial pode mostrar um defeito aparente de enchimento da IVC.[201]

Condição	Comentários
Defeito de enchimento maligno (Figs. 3.91-5 a 3.91-6)	Cânceres podem estender-se diretamente para a IVC a partir de órgãos adjacentes ou ocasionalmente surgir como malignidades primárias da IVC. Neoplasmas que comumente se estendem diretamente para a IVC incluem carcinoma de células renais, hepatocelular e corticossuprarrenal. Às vezes, invasão pode ser secundária a metástases ao pulmão e rim e linfonodos retroperitoneais ou a partir de carcinoma pancreático ou tumor de Wilms. Sarcomas intraluminais primários são raros. Fatores que distinguem trombo maligno mole incluem a presença de uma massa adjacente contígua e contraste do defeito de enchimento. Entretanto, malignidade predispõe a trombose em razão da hipercoagulabilidade, e um trombo mole corrente abaixo pode coexistir com um trombo maligno mais superiormente na IVC.

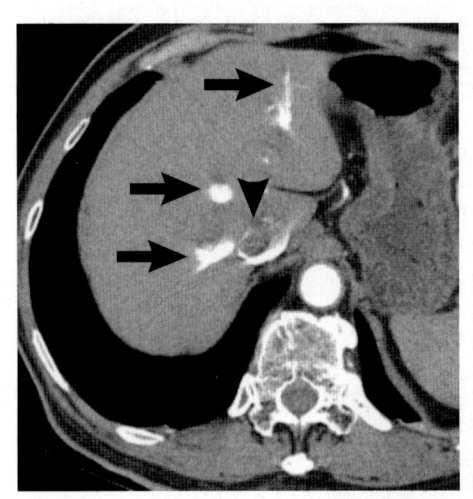

Fig. 3.91-2
Artefato proveniente de a alta velocidade de injeção. Imagem de TC de fase arterial inicial mostra um defeito de enchimento da IVC (ponta de seta) em razão de fluxo laminar de contraste refluido das veias hepáticas. Intensificação brilhante nas veias hepáticas (setas) é observada por causa do refluxo de contraste a partir do coração.[201]

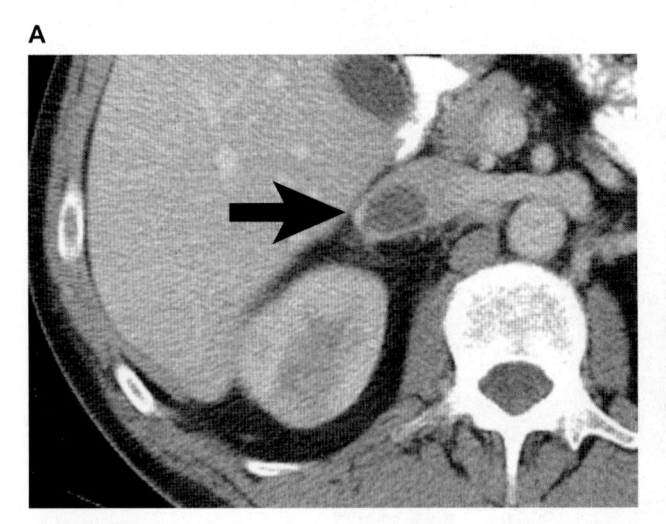

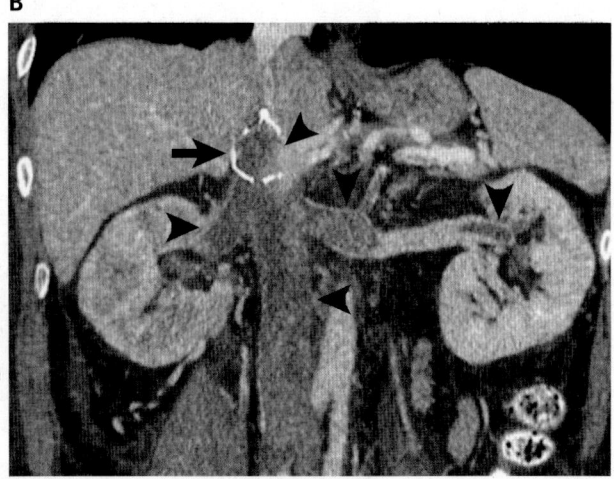

Fig. 3.91-3
Trombo mole. (A) Imagem de TC contrastada axial antes da colocação de filtro na IVC mostra trombo mole (seta) na IVC. (B) Imagem multiplanar reconstruída de dados de TC depois da colocação de filtro na IVC mostra extensão de trombo mole para dentro de ambas as veias renais (pontas de seta) e a porção infra-hepática da VCI. Observar o filtro de IVC (seta) e contraste diminuído no rim direito em razão da hipoperfusão.[201]

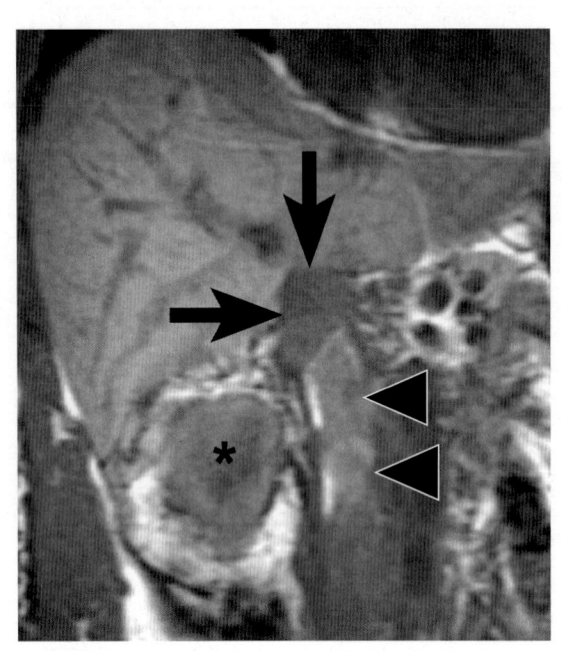

Fig. 3.91-4
Trombo mole e trombo tumoral. Imagem de RM ponderada em T1 coronal revela trombo mole (pontas de seta) que se formaram inferiormente em relação ao trombo tumoral (setas) na porção infra-hepática da IVC. A lesão de baixa intensidade de sinal no rim direito (*) representava carcinoma de células renais.[201]

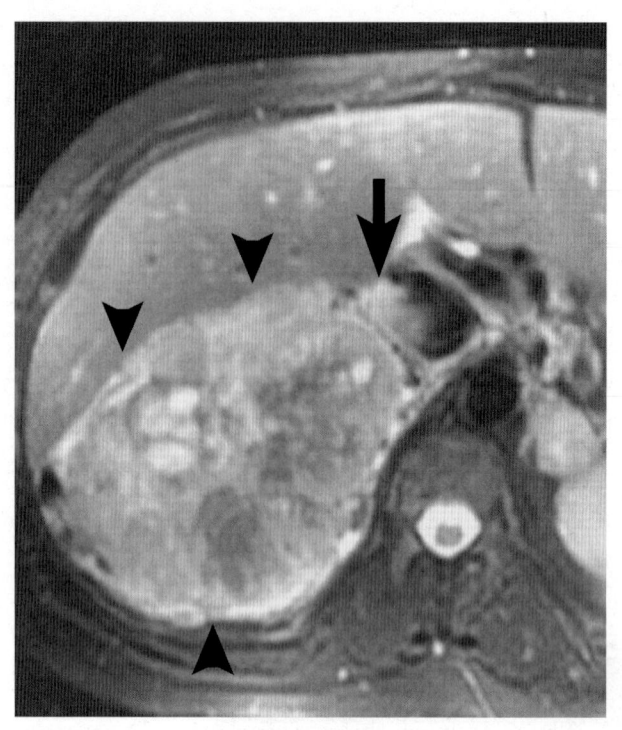

Fig. 3.91-5
Carcinoma de células renais. Imagem ponderada em T2 axial com saturação de gordura mostra uma grande massa renal direita (pontas de seta) com alta intensidade de sinal heterogênea. Notar o trombo tumoral na porção adjacente da IVC (seta).[201]

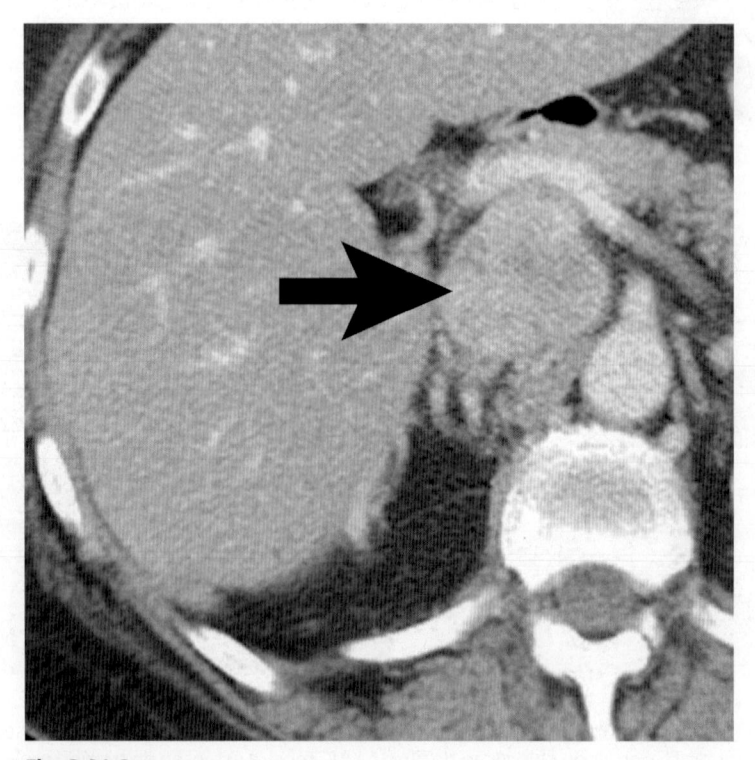

Fig. 3.91-6
Leiomiossarcoma. Escaneamento de TC com contraste demonstra uma massa que se intensifica heterogeneamente (seta) e que se originou na IVC.[201]

Fontes

1. Reprinted with permission from "Functional Disorders of the Pharyngoesophageal Junction" by WB Seaman, *Radiologic Clinics of North America* (1967;7:113–119), Copyright ©1967, WB Saunders Company.
2. Reprinted with permission from "A Roentgen-Anatomic Correlation" by JL Clements et al., *American Journal of Roentgenology* (1974;121:221–231), Copyright ©1974, American Roentgen Ray Society.
3. Reprinted with permission from "Symptomatic Congenital Ectopic Gastric Mucosa in the Upper Esophagus" by SM Williams et al., *American Journal of Roentgenology* (1987;148:147–148), Copyright ©1987, American Roentgen Ray Society.
4. Nyugen KT, Kosiuk J, Place C et al. Two unusual causes of dysphagia: a pictorial essay. *J Can Assoc Radiol* 1987;38:42.
5. Willing S, El Gammal T. Thoracic osteophyte producing dysphagia in a case of diffuse idiopathic skeletal hypertrophy. *Am J Gastroenterol* 1983;78:381.
6. Reprinted with permission from "Transverse Folds in the Human Esophagus" by VK Gohel et al., *Radiology* (1978;128:303–308), Copyright ©1978, Radiological Society of North America Inc.
7. Reprinted with permission from "Candida Esophagitis: Accuracy of Radiographic Diagnosis" by MS Levine, AJ Macones, and I Laufer, *Radiology* (1985;154:581–587), Copyright ©1985, Radiological Society of North America Inc.
8. Shortsleeve MJ, Levine MS. Herpes esophagitis in otherwise healthy patients: clinical and radiographic findings. *Radiology* 1992;182:859.
9. Balthazar EJ, Megibow AJ, Hulnick DH. Cytomegalovirus esophagitis and gastritis in AIDS. *AJR Am J Roentgenol* 1985;144:1201.
10. Goodman P, Pinero SS, Rance RM et al. Mycobacterial esophagitis in AIDS. *Gastrointest Radiol* 1989;14:103.
11. Ghahremani GG, Gore RM, Breuer RI et al. Esophageal manifestations of Crohn's disease. *Gastrointest Radiol* 1982;7:199.
12. Bova JG, Dutton NE, Goldstein HM et al. Medication-induced esophagitis: diagnosis by double-contrast esophagography. *AJR Am J Roentgenol* 1987;148:731.
13. Agha FP. The esophagus after endoscopic injection sclerotherapy. Acute and chronic changes. *Radiology* 1984;153:37.
14. Luedtke P, Levine MS, Rubesin S et al. Radiologic Diagnosis of Benign Esophageal Strictures: A Pattern Approach. *RadioGraphics* 2003;23:897–909.
15. Levine MS, Rubesin SE. Diseases of the Esophagus: Diagnosis with Esophagography. *Radiology* 2005;237:414–427.
16. Zimmerman SL, Levine MS, Rubesin SE et al. Idiopathic Eosinophilic Esophagitis in Adults. The Ringed Esophagus. *Radiology* 2005;236:159–165.
17. Reprinted with permission from "Calcified Primary Tumors of the Gastrointestinal Tract" by GG Ghahremani, MA Meyers, and RB Port, *Gastrointestinal Radiology* (1978;2:331–339), Copyright ©1978, Springer-Verlag.
18. Plavsic BM, Robinson AE. Intraluminal esophageal diverticulum caused by ingestion of acid. *AJR Am J Roentgenol* 1992;159:765–766.
19. Reprinted with permission from "Crohn's Disease of the Stomach: The 'Ram's Horn' Sign" by J Farman et al., *American Journal of Roentgenology* (1975;123:242–251), Copyright ©1975, American Roentgen Ray Society.
20. Reprinted with permission from "Phlegmonous Gastritis" by MA Turner, MC Beachley, and B Stanley, *American Journal of Roentgenology* (1979;133:527–528), Copyright ©1979, American Roentgen Ray Society.
21. Levy AD, Sobin LH. Gastrointestinal Carcinoids: Imaging Features with Clinicopathologic Comparison. *RadioGraphics* 2007;27:237–257.
22. Reprinted with permission from "An Evaluation of Nissen Fundoplication" by J Skucas et al., *Radiology* (1976;118:539–543), Copyright ©1976, Radiological Society of North America Inc.
23. Reprinted with permission from "Nonfundic Gastric Varices" by T Sos, MA Meyers, and HA Baltaxe, *Radiology* (1972;105:579–580), Copyright ©1972, Radiological Society of North America Inc.
24. Macpherson RI. Gastrointestinal tract duplications: clinical, pathologic, etiologic, and radiologic considerations. *RadioGraphics* 1993;13:1063–1080.
25. Reprinted with permission from "Elevated Lesions in the Duodenal Bulb Caused by Heterotopic Gastric Mucosa" by R Langkamper et al., *Radiology* (1980;137:621–624), Copyright ©1980, Radiological Society of North America Inc.
26. Buck JL, Elsayed AM. Ampullary tumors: radiologic–pathologic correlation. *RadioGraphics* 1993;13:193–212.
27. Reprinted with permission from "Chronic Idiopathic Intestinal Pseudo-Obstruction" by JE Maldonado et al., *American Journal of Medicine* (1970;49:203–212), Copyright ©1970, Technical Publishing Company.
28. Reprinted from *Radiology of the Newborn and Young Infant* by LE Swischuk with permission of Williams & Wilkins Company, ©1980.
29. Ekberg O, Sjostrom B, Brahme F. Radiological findings in *Yersinia ileitis*. *Radiology* 1977;15:123.
30. Matsui T, Iida M, Murakami M et al. Intestinal anisakiasis: clinical and radiologic features. *Radiology* 1985;157:299.
31. Reprinted with permission from "Tumors of the Small Intestine" by CA Good, *American Journal of Roentgenology* (1963;89:685–705), Copyright ©1963, American Roentgen Ray Society.
32. Gedgaudas-McClees RK. *Handbook of Gastrointestinal Imaging*. New York: Churchill-Livingstone, 1987.
33. Ko YT, Lim JH, Lee DH et al. Small intestinal bezoar: sonographic detection. *Abdom Imaging* 1993;18:271–272.
34. Zalev AH, Gardiner GW. Crohn's disease of the small intestine with polypoid configuration. *Gastrointest Radiol* 1991;16:18–20.
35. Tada S, Iida M, Matsui T et al. Amyloidosis of the small intestine: findings on double-contrast radiographs. *AJR Am J Roentgenol* 1991;156:741–744.
36. Reprinted with permission from "The Roentgen Diagnosis of Retractile Mesenteritis" by AR Clemett and DG Tracht, *American Journal of Roentgenology* (1969;107:787), Copyright ©1969, American Roentgen Ray Society.
37. Reprinted with permission from "Giant Duodenal Ulcers" by RL Eisenberg, AR Margulis, and AA Moss, *Gastrointestinal Radiology* (1978;2:347–353), Copyright ©1978, Springer-Verlag.
38. Reprinted with permission from "Intraluminal Duodenal Diverticulum" by JCH Laudan and GI Norton, *American Journal of Roentgenology* (1963;90:756–760), Copyright ©1963, American Roentgen Ray Society.
39. Nakano H, Jaramillo E, Watanabe M et al. Intestinal tuberculosis: findings on double-contrast barium enema. *Gastrointest Radiol* 1992;17:108–114.
40. Reprinted with permission from "Cecal Diverticulitis in Young Patients" by JF Norfray et al., *Gastrointestinal Radiology* (1980;5:379–382), Copyright ©1980, Springer-Verlag.

41. Reprinted with permission from "Typhoid Fever" by RS Francis and RN Berk, *Radiology* (1974;112:583–585), Copyright ©1974, Radiological Society of North America Inc.
42. Marn CS, Yu BFB, Nostrant TT et al. Idiopathic cecal ulcer: CT findings. *AJR Am J Roentgenol* 1989;153:761–763.
43. Nakamura S, Iida M, Tominaga M et al. *Salmonella colitis*: assessment with double-contrast barium enema examination in seven patients. *Radiology* 1992;184:537–540.
44. Reprinted with permission from "Nonspecific Ulcers of the Colon Resembling Annular Carcinoma" by GA Gardiner and CR Bird, *Radiology* (1980;137:331–334), Copyright ©1980, Radiological Society of North America Inc.
45. Reprinted with permission from "Colitis in the Elderly: Ischemic Colitis Mimicking Ulcerative and Granulomatous Colitis" by RL Eisenberg, CK Montgomery, and AR Margulis, *American Journal of Roentgenology* (1979;133:1113–1118), Copyright ©1979, American Roentgen Ray Society.
46. Reprinted with permission from "Caustic Colitis Due to Detergent Enema" by SK Kim, C Cho, and EM Levinsohn, *American Journal of Roentgenology* (1980;134:397–398), Copyright ©1980, American Roentgen Ray Society.
47. Puy-Montbrun T, Delechenault P, Ganansia R et al. Rectal stenosis due to Veganine suppositories. *Gastrointest Radiol* 1990;15:169–170.
48. Levy AD, Sobin LH. Gastrointestinal carcinoids: imaging features with clinicopathologic comparison. *RadioGraphics* 2007;27:237–257.
49. Reprinted with permission from "Value of the Pre-Operative Barium Enema Examination in the Assessment of Pelvic Masses" by RK Gedgaudas et al., *Radiology* (1983;146:609–616), Copyright ©1983, Radiological Society of North America Inc.
50. Reprinted with permission from "Lymphoid Follicular Pattern of the Colon in Adults" by FM Kelvin et al., *American Journal of Roentgenology* (1979;133:821–825), Copyright ©1979, American Roentgen Ray Society.
51. Reprinted with permission from "Plain Film Findings in Severe Pseudomembranous Colitis" by RJ Stanley et al., *Radiology* (1976;118:7–11), Copyright ©1976, Radiological Society of North America Inc.
52. Reprinted with permission from "Double Tracking in the Sigmoid Colon" by JT Ferrucci et al., *Radiology* (1976;120:307–312), Copyright ©1976, Radiological Society of North America Inc.
53. Levy A, Murakata L, Abbott RM, Rohrmann CA. Benign Tumors and Tumorlike Lesions of the Gallbladder and Extrahepatic Bile Ducts: Radiologic-Pathologic Correlation. *RadioGraphics* 2002;22:387–413.
54. Reprinted with permission from "Cholangiographic Findings in Cholangiolitic Hepatitis" by DA Legge et al., *American Journal of Roentgenology* (1971;113:16–20), Copyright ©1971, American Roentgen Ray Society.
55. Reprinted with permission from "Congenital Hepatic Fibrosis Associated with Renal Tubular Ectasia" by I Unite et al., *Radiology* (1973;109:565–570), Copyright ©1973, Radiological Society of North America Inc.
56. Reprinted with permission from "Recurrent Pyogenic Cholangitis in Chinese Immigrants" by CS Ho and DE Wesson, *American Journal of Roentgenology* (1974;122:368–374), Copyright ©1974, American Roentgen Ray Society.
57. Takeyama N, Gokan T, Ohgiya Y et al. CT of Internal Hernias. *RadioGraphics* 2005;25:997–1015.
58. Wojtasek DA, Codner MA, Nowak EJ. CT diagnosis of cecal herniation through the foramen of Winslow. *Gastrointest Radiol* 1991;16:77–79.
59. Wechsler RJ, Kurtz AB, Needleman L et al. Cross-sectional imaging of abdominal wall hernias. *AJR Am J Roentgenol* 1989;153:517–521.
60. Aguirre DA, Santosa AC, Casola G, Sirlin CB. Abdominal Wall Hernias: Imaging Features, Complications, and Diagnostic Pitfalls at Multi-Detector Row CT. *RadioGraphics* 2005;25:1501–1520.
61. Lee GHL, Cohen AJ. CT imaging of abdominal hernias. *AJR AmJ Roentgenol* 1993;161:1209–1213.
62. Maglinte DDT, Alvarez SZ, Ng AC et al. Patterns of calcifications and cholangiographic findings in hepatobiliary tuberculosis. *Gastrointest Radiol* 1988;13:331–335.
63. Reprinted with permission from "Plain Film Roentgenographic Findings in Alveolar Hydatid Disease: *Echinococcus multilocularis*" by WM Thompson, DP Chisholm, and R Tank, *American Journal of Roentgenology* (1972;116:345–358), Copyright ©1972, American Roentgen Ray Society.
64. Reprinted with permission from "Calcifications in the Liver" by JJ Dariak, M Moskowitz, and KR Kattan, *Radiologic Clinics of North America* (1980;18:209–219), Copyright ©1980, WB Saunders Company.
65. Baker SR, Broker MH, Charnsangavej C et al. Calcification in the portal vein wall. *Radiology* 1984;152:18.
66. Reprinted with permission from "Radiodense Liver in Transfusion Hemochromatosis" by WL Smith and F Quattromani, *American Journal of Roentgenology* (1977;128:316–317), Copyright ©1977, American Roentgen Ray Society.
67. Paige ML, Ghahremani GG, Brosnan JJ. Laminated radiopaque enteroliths: diagnostic clues to intestinal pathology. *Am J Gastroenterol* 1987;82:432.
68. Reprinted with permission from "Calcification in an Insulinoma of the Pancreas" by EL Wolf et al., *American Journal of Gastroenterology* (1984;79:559–561), Copyright ©1976, Williams & Wilkins.
69. Reprinted with permission from "Differential Diagnosis of Pancreatic Calcification" by EJ Ring et al., *American Journal of Roentgenology* (1973;117:446–452), Copyright ©1973, American Roentgen Ray Society.
70. Reprinted with permission from "An Early Rim Sign in Neonatal Adrenal Hemorrhage" by PW Brill, IH Krasna, and H Aaron, *American Journal of Roentgenology* (1976;127:289–291), Copyright ©1976, American Roentgen Ray Society.
71. Reprinted from *Radiology of the Kidney* by AJ Davidson with permission of WB Saunders Company, ©1985.
72. Reprinted with permission from "Calcified Renal Masses: A Review of Ten Years' Experience at the Mayo Clinic" by WW Daniel et al., *Radiology* (1972;103:503–508), Copyright ©1972, Radiological Society of North America Inc.
73. Reprinted with permission from "Gonadoblastoma: An Ovarian Tumor with Characteristic Pelvic Calcifications" by EQ Seymour et al., *American Journal of Roentgenology* (1976;127:1001–1002), Copyright ©1976, American Roentgen Ray Society.
74. Ney C, Friedenberg RM. *Radiographic Atlas of the Genitourinary System*. Philadelphia: Lippincott, 1981.
75. Baker SR, Elkin M. *Plain Film Approach to Abdominal Calcifications*. Philadelphia: WB Saunders, 1983.
76. Reprinted with permission from "Calcification in Undifferentiated Abdominal Malignancies" by MK Dalinka et al., *Clinical Radiology* (1975;26:115–119), Copyright ©1975, Royal College of Radiologists.
77. Ba-Ssalamah A, Prokop M, Uffmann M et al. Dedicated Multi-detector CT of the Stomach: Spectrum of diseases. *RadioGraphics* 2005;23:625–644.
78. Fishman EK, Urban BA, Hruban RH. CT of the stomach: spectrum f disease. *RadioGraphics* 1996;16:1035–1054.
79. Insko EK, Levine MS, Birnbaum BA, Jacobs JE. Benign and malignant lesions of the stomach: evaluation of CT criteria for differentiation. *Radiology* 2003;228:166–171.

80. Jayaraman MV, Mayo-Smith WW, Movson JE et al. CT of the duodenum: an overlooked segment gets its due. *RadioGraphics* 2001;21:S147–S160.
81. Wittenberg J, Harisinghani MG, Jhaveri K et al. Algorithmic approach to CT diagnosis of the abnormal bowel wall. *RadioGraphics* 2002;22:1093–1109.
82. Hoeffel C, Crema MD, Belkacem A. Multi-detector row CT: spectrum of disease involving the ileocecal area. *RadioGraphics* 2006;26:1373–1390.
83. Levine DS, Navarro OM, Chaudry et al. Imaging the complications of bone marrow transplantation in children. *RadioGraphics* 2007;27:307–324.
84. Lucey BC, Stuhlfaut JW, Soto JA. Mesenteric lymph nodes seen at imaging: causes and significance. *RadioGraphics* 2005;25:351–365.
85. Yenarkarn P, Thoeni RF, Hanks D. Case 107: Lymphoma of the Mesentery. *Radiology* 2007;242:628–631.
86. Pickhardt PJ, Bhalla S. Unusual nonneoplastic peritoneal and subperitoneal conditions: CT findings. *RadioGraphics* 2005;25:719–730.
87. Levy A, Murakata L, Abbott RM, Rohrmann CA. Benign tumors and tumorlike lesions of the gallbladder and extrahepatic bile ducts: radiologic-pathologic correlation. *RadioGraphics* 2002;22:387–413.
88. Hanbidge AE, Buckler PM, O'Malley ME, Wilson SR. Imaging evaluation for acute pain in the right upper quadrant. *RadioGraphics* 2004;24:1117–1133.
89. Reprinted from *Alimentary Tract Radiology*, ed 3, by AR Margulis and HJ Burhenne (Eds) with permission of The CV Mosby Company, St Louis, ©1983.
90. Reprinted with permission of "Caroli's Disease: Sonographic Findings" by CA Mittelstaedt et al., *American Journal of Roentgenology* (1980;134:585–587), Copyright ©1980, American Roentgen Ray Society.
91. Esensten M, Ralls PW, Colletti P et al. Posttraumatic intrahepatic biloma: sonographic diagnosis. *AJR Am J Roentgenol* 1983;140:303–305.
92. Mortele KJ, Segatto E, Ros P. The infected liver: Radiologic-pathologic correlation. *RadioGraphics* 2004;24:937–955.
93. Levy A, Murakata L, Abbott RM, Rohrmann CA. Benign tumors and tumorlike lesions of the gallbladder and extrahepatic bile ducts: radiologic-pathologic correlation. *RadioGraphics* 2002;22:387–413.
94. Athey PA, Sax SL, Lamki N et al. Sonography in the diagnosis of hepatic artery aneurysms. *AJR Am J Roentgenol* 1986;147:725–727.
95. Krebs CA, Giyanani VL, Eisenberg RL. *Ultrasound Atlas of Disease Processes*. Norwalk: Appleton & Lange, 1993.
96. Reprinted from *Ultrasonography of Digestive Diseases* by FS Weill, The CV Mosby Company, St Louis, with permission of the author, ©1982.
97. Hanbidge AE, Buckler PM, O'Malley ME, Wilson SR. Imaging evaluation for acute pain in the right upper quadrant. *RadioGraphics* 2004;24:1117–1133.
98. Reprinted with permission from "Ultrasonography and Computed Tomography in the Evaluation of Hepatic Microabscesses in the Immunosuppressed Patient" by PW Callen, RA Filly, and FS Marcus, *Radiology* (1980;136:433–434), Copyright ©1980, Radiological Society of North America Inc.
99. Pedrosa I, Saiz A, Arrazola J et al. Hydatid disease: radiologic and pathologic features and complications. *RadioGraphics* 2000;20:793–817.
100. Mortele KJ, Segatto E, Ros P. The infected liver: radiologic-pathologic correlation. *RadioGraphics* 2004;24:937–955.
101. Bude RO, Bowerman RA. Case 20: Biliary ascariasis. *Radiology* 2000;214:844–947.
102. Marn CS, Bree RL, Silver TM. Ultrasonography of the liver: technique and focal and diffuse disease. *Radiol Clin North Am* 1991;29:1151–1168.
103. Reprinted with permission from "Infantile Hemangioendothelioma of the Liver" by AH Dachman et al., *American Journal of Roentgenology* (1983;140:1091–1096), Copyright ©1983, American Roentgen Ray Society.
104. Brandt DJ, Johnson CD, Stephens DH et al. Imaging of fibrolamellar hepatocellular carcinoma. *AJR Am J Roentgenol* 1988;151:295–299.
105. Ros PR, Buck JL, Goodman ZD et al. Intrahepatic cholangiocarcinoma: radiologic-pathologic correlation. *Radiology* 1988;167:689–693.
106. Choi BI, Lim JH, Han MC. Biliary cystadenoma and cystadenocarcinoma: CT and sonographic findings. *Radiology* 1989;171:57–61.
107. Prasad SR, Hanlin W, Rosas H et al. Fat-containing lesions of the liver: radiologic-pathologic correlation. *RadioGraphics* 2005;25:321–331.
108. Baker MK, Wenker JC, Cockerill EM et al. Focal fatty infiltration of the liver: diagnostic imaging. *RadioGraphics* 1985;5:923–939.
109. Courtesy of Diego Aguirre, M.D., Fundacion Santa Fe de Bogota, Bogota, Columbia in Restrepo CS, Martinez S, Lemos JA et al. Imaging Manifestations of Kaposi Sarcoma. *RadioGraphics* 2006;26:1169–1185.
110. Kurtz AB, Rubin CS, Cooper HS et al. Ultrasound findings in hepatitis. *Radiology* 1980;136:717–723
111. Eisenberg RL. *Clinical Imaging: An Atlas of Differential Diagnosis*. Gaithersburg: Aspen, 1992.
112. Weill FS. *Ultrasonography of Digestive Diseases*. St Louis: CV Mosby, 1982.
113. Hanbidge AE, Buckler PM, O'Malley ME, Wilson SR. Imaging evaluation for acute pain in the right upper quadrant. *RadioGraphics* 2004;24:1117–1133.
114. Reprinted with permission from "Hepatic Cysts: Treatment with Alcohol" by WJ Bean and BA Rodan, *American Journal of Roentgenology* (1985;144:237–241), Copyright ©1985, American Roentgen Ray Society.
115. Brancatelli G, Federle MP, Vilgrain V et al. Fibropolycystic liver disease: CT and MR imaging findings. *RadioGraphics* 2005;25:659–670.
116. Reprinted with permission from "Variable CT Appearance of Hepatic Abscesses" by RA Halvorsen et al., *American Journal of Roentgenology* (1984;142:941–947), Copyright ©1984, American Roentgen Ray Society.
117. Hanbidge AE, Buckler PM, O'Malley ME, Wilson SR. Imaging evaluation for acute pain in the right upper quadrant. *RadioGraphics* 2004;24:1117–1133.
118. Pedrosa I, Saiz A, Arrazola J et al. Hydatid disease: radiologic and pathologic features and complications. *RadioGraphics* 2000;20:793–817.
119. Mortele KJ, Segatto E, Ros P. The Infected liver: radiologic-pathologic correlation. *RadioGraphics* 2004;24:937–955.
120. Lim JH, Kim SY, Park CM. Parasitic diseases of the biliary tract. *AJR Am J Roentgenol* 2007;188:1596–1603.
121. Restrepo CS, Martinez S, Lemos JA et al. Imaging Manifestations of Kaposi Sarcoma. *RadioGraphics* 2006;26:1169–1183.
122. Reprinted from *Computed Tomography of the Body* by AA Moss, G Gamsu, and HK Genant (Eds) with permission of WB Saunders Company, ©1983.
123. Mendez-Uriburu L, Ahualli J, Mendez-Uriburu J et al. CT Appearances of intraabdominal and intrapelvic fatty lesions. *AJR AmJ Roentgenol* 2004;183:933–943.

124. Lucaya J, Enriquez G, Amat L et al. Computed tomography of infantile hepatic hemangioendothelioma. *AJR Am J Roentgenol* 1985;144:821–826.
125. Buetow PC, Buck JL, Ros PR et al. Malignant vascular tumors of the liver: radiologic-pathologic correlation. *RadioGraphics* 1994;14:153–166.
126. Fishman EK, Kuhlman JE, Jones RJ. CT of lymphoma: spectrum of disease. *RadioGraphics* 1991;11:647–669.
127. Unger EC, Lee JKT, Weyman PJ. CT and MR imaging of radiation hepatitis. *J Comput Assist Tomogr* 1987;11:264–268.
128. Murphy BJ, Casillas J, Ros PR et al. The CT appearance of cystic masses in the liver. *RadioGraphics* 1989;9:307–322.
129. Foley WD, Jochem RJ. Computed tomography: focal and diffuse liver disease. *Radiol Clin North Am* 1991;29:1213–1234.
130. Savader SJ, Benenati JF, Venbrux AC et al. Choledochal cysts: classification and cholangiographic appearance. *AJR Am J Roentgenol* 1991;156:327–331.
131. Koyama T, Ueda H, Togashi K et al. Radiologic manifestations of sarcoidosis in various organs. *RadioGraphics* 2004;24:87–104.
132. Suzuki S, Takizawa K, Nakajima Y et al. CT findings in hepatic and splenic amyloidosis. *J Comput Assist Tomogr* 1986;10:332–334.
133. Moss AA, Gamsu G, Genant HK, eds. *Computed Tomography of the Body with Magnetic Resonance Imaging*. Philadelphia: WB Saunders, 1992.
134. Valls C, Andia E, Sanchez A et al. Hyperenhancing focal liver lesions: Differential diagnosis with helical CT. *AJR Am J Roentgenol* 1999;173:605.
135. Foley WD, Jochem RJ. Computed tomography: focal and diffuse liver disease. *Radiol Clin North Am* 1991;29:1213.
136. Mortele KJ, Ros P. Cystic focal liver lesions in the adult: differential CT and MR imaging features. *RadioGraphics* 2001;21:895–910.
137. Prasad SR, Hanlin W, Rosas H et al. Fat-containing lesions of the liver: radiologic-pathologic correlation. *RadioGraphics* 2005;25:321–331.
138. Keenan WB. The diagnosis: amiodarone toxicity. *Radiology Today* 1994 (January);17.
139. Gore RM, Levine MS, Lauger I, eds. *Textbook of Gastrointestinal Radiology*. Philadelphia: WB Saunders, 1994.
140. Moulton JS, Miller BL, Dodd GD et al. Passive hepatic congestion in heart failure: CT abnormalities. *AJR Am J Roentgenol* 1988;151:932–939.
141. Georgiades CS, Neyman EG, Barish MA, Fishman EK. Amyloidosis: Review and CT Manifestations. *RadioGraphics* 2004;24:405–416.
142. Mathieu D, Vilgrain V, Mahfouz AE et al. Benign liver tumors. *Magn Reson Imaging Clin N Am* 1997;5:255.
143. Brancatelli G, Federle MP, Vilgrain V et al. Fibropolycystic liver disease: CT and MR imaging findings. *RadioGraphics* 2005;25:659–670.
144. Ito K, Honjo K, Fujita et al. Liver neoplasms: diagnostic pitfalls in cross-sectional imaging. *RadioGraphics* 1996;16:273.
145. Mergo PJ, Ros PR. MR imaging of inflammatory disease of the liver. *Magn Reson Imaging Clin N Am* 1997;5:367.
146. Elizondo G, Weissleder R, Stark DD et al. Amebic liver abscess: diagnosis and treatment evaluation with MR imaging. *Radiology* 1987;165:795.
147. Kawamoto S, Soyer PA, Fishman EK, Bluemke DA. Nonneoplastic liver disease: Evaluation with CT and MR imaging. *RadioGraphics* 1998;18:827.
148. Montero JBM, Garcia A, Lafuente JL et al. Fat-fluid level in hepatic hydatid cyst: A new sign of rupture into the biliary tree? *AJR Am J Roentgenol* 1996;167:91.
149. Buetow PC, Pantongrag-Brown L, Buck JL. Focal nodular hyperplasia of the liver: radiologic-pathologic correlation. *RadioGraphics* 1996;16:369.
150. Powers C, Ros PR, Stoupis C et al. Primary liver neoplasms: MR imaging with pathologic correlation. *RadioGraphics* 1994;14:459.
151. Horton KM, Bluemke DA, Hruben RH et al. CT and MR imaging of benign hepatic and biliary tumors. *RadioGraphics* 1999;19:431.
152. Casillas VJ, Amendola MA, Gascue A et al. Imaging of nontraumatic hemorrhagic hepatic lesions. *RadioGraphics* 2000;20:363.
153. McLarney JK, Rucker PT, Bender GN et al. Fibrolamellar carcinoma of the liver: Radiologic-pathologic correlation. *RadioGraphics* 1999;19:453.
154. Soyer P, Bluemke DA, Reichle R et al. Imaging of intrahepatic cholangiocarcinoma. 1. Peripheral cholangiocarcinoma. *AJR AmJ Roentgenol* 1995;165:1427.
155. Buetow PC, Midkiff RB. Primary malignant neoplasms in the adult. *Mag Reson Imaging Clin N Am* 1997;5:289.
156. Buetow PC, Buck JL, Pantongrag-Brown et al. Undifferentiated (embryonal) sarcoma of the liver. Pathologic basis of imaging findings in 28 cases. *Radiology* 1997;203:779.
157. Sica GT, Ji H, Ros PR. CT and MR imaging of hepatic metastases. *AJR Am J Roentgenol* 2000;174:691.
158. Tani I, Kurihara Y, Kawaguchi A et al. MR imaging of diffuse liver disease. *AJR Am J Roentgenol* 2000;174:965.
159. Levine DS, Navarro OM, Chaudry et al. Imaging the complications of bone marrow transplantation in children. *RadioGraphics* 2007;27:307–324.
160. Koyama T, Ueda H, Togashi K et al. Radiologic manifestations of sarcoidosis in various organs. *RadioGraphics* 2004;24:87–104.
161. Kim S, Kim TU, Lee JW et al. The perihepatic space: comprehensive anatomy and CT features of pathologic conditions. *RadioGraphics* 2007;27:129–143.
162. Reprinted from *Diagnostic Imaging in Internal Medicine* by RL Eisenberg with permission of McGraw-Hill Book Company, ©1985. Courtesy of Gretchen AW Gooding, MD.
163. Ros PR, Hamrick-Turner JE, Chiecho MV et al. Cystic masses of the pancreas. *RadioGraphics* 1992;12:673–686.
164. Buetow PC, Rao P, Thompson LDR. Mucinous cystic neoplasms of the pancreas: Radiologic-pathologic correlation. *RadioGraphics* 1998;18:433–439.
165. Kim YH, Saini S, Sahani D et al. Imaging diagnosis of cystic pancreatic lesions: Pseudocyst versus Nonpseudocyst. *RadioGraphics* 2005;25:671–685.
166. Van Rijn RR, Schilte PPM, Wiarda BM et al. Case 113: Pancreatic cystosis. *RadioGraphics* 2007;243:598–602.
167. Sahani DV, Kadavigere R, Saokar A et al. Cystic pancreatic lesions: a simple imaging-based classification system for guiding management. *RadioGraphics* 2005;25:1471–1484.
168. Kim YH, Saini S, Sahani D et al. Imaging diagnosis of cystic pancreatic lesions: Pseudocyst versus Nonpseudocyst. *RadioGraphics* 2005;25:671–685.
169. Buetow PC, Rao P, Thompson LDR. Mucinous cystic neoplasms of the pancreas: Radiologic-pathologic correlation. *RadioGraphics* 1998;18:433–439.
170. Horton KM, Hriban RH, Yeo C, Fishman EH. Multi-detector row CT of pancreatic islet cell tumors. *RadioGraphics* 2006;26:453–464.
171. Kim YH, Saini S, Sahani D et al. Imaging diagnosis of cystic pancreatic lesions: Pseudocyst versus Nonpseudocyst. *RadioGraphics* 2005;25:671–685.
172. Klein KA, Stephens DH, Welch TJ. CT characteristics of metastatic disease of the pancreas. *RadioGraphics* 1998;18:369–378.

173. Reprinted with permission from "Computed Tomography of Mesenteric Involvement in Fulminant Pancreatitis" by RB Jeffrey, MD Federle, and FC Laing, *Radiology* (1983;147:185–192), Copyright ©1983, Radiological Society of North America Inc.
174. Robertson MB, Choe KA, Joseph PM. Review of the abdominal manifestations of cystic fibrosis in the adult patient. *RadioGraphics* 2006;26:679–690.
175. Van Rijn RR, Schilte PPM, Wiarda BM et al. Case 113: Pancreatic cystosis. *Radiology* 2007;243:598–602.
176. Fulcher AS, Turner MA, Capps GW. MR cholangiography: Technical advances and clinical applications. *RadioGraphics* 1999;19:25.
177. Lim JH, Kim SY, Park CM. Parasitic diseases of the biliary tract. *AJR Am J Roentgenol* 2007;188:1596–1603.
178. Brancatelli G, Federle MP, Vilgrain V et al. Fibropolycystic liver disease: CT and MR imaging findings. *RadioGraphics* 2005;25:659–670.
179. Fulcher AS, Turner MA. MR pancreatography: A useful tool for evaluating pancreatic disorders. *RadioGraphics* 1999;19:5.
180. Fulcher AS, Turner MA. MR cholangiography: Technical advances and clinical applications. *RadioGraphics* 1999;19:25.
181. Reprinted with permission from "Computed Tomography of the Spleen" by J Piekarski et al., *Radiology* (1980;135:683–689), Copyright ©1980, Radiological Society of North America Inc.
182. Rabushka LS, Kawashima A, Fishman EK. Imaging of the spleen: CT with supplemental MR examination. *RadioGraphics* 1994;14:307–332.
183. Reprinted from *Computed Body Tomography* by JKT Lee, SS Sagel, and RJ Stanley (Eds) with permission of Raven Press, New York, ©1988.
184. Reprinted with permission from "Sonography of Splenic Abscess" by S Pawar et al., *American Journal of Roentgenology* (1982;138:259–262), Copyright ©1982, American Roentgen Ray Society.
185. Restropo CS, Martinez S, Lemos JA et al. Imaging Manifestations of Kaposi's sarcoma. *RadioGraphics* 2006;26:1169–1185.
186. Abbott RM, Levy A, Aguilera NS et al. Primary vascular neoplasms of the spleen: radiologic-patholigc correlation. *RadioGraphics* 2004;24:1137–1163.
187. Abbott RM, Levy A, Aguilera NS et al. Primary vascular neoplasms of the spleen: radiologic-patholigc correlation. *RadioGraphics* 2004;24:1137–1163.
188. Pistoia F, Markowitz SK. Splenic lymphangiomatosis: CT diagnosis. *AJR Am J Roentgenol* 1988;150:121–122.
189. Koyama T, Ueda H, Togashi K et al. Radiologic manifestations of sarcoidosis in various organs. *RadioGraphics* 2004;24:87–104.
190. Urban BA, Fishman EK. Helical CT of the spleen. *AJR Am J Roentgenol* 1998;170:997.
191. Urrutia M, Mergo PJ, Ros LH et al. Cystic masses of the spleen: Radiologic-pathologic correlation. *RadioGraphics* 1196;16:107.
192. Luna A, Ribes R, Caro P et al. MRI of focal splenic lesions without and with dynamic gadolinium enhancement. *AJR Am J Roentgenol* 2006;186:1533–1547.
193. Yoo EY, Kim JH, Kim M-J et al. Greater and lesser omentum: normal anatomy and pathologic processes. *RadioGraphics* 2007;27:707–720.
194. Pickhardt PJ, Bhalla S. Unusual nonneoplastic peritoneal and subperitoneal conditions: CT findings. *RadioGraphics* 2005;25:719–730.
195. Pickhardt PJ, Bhalla S. Primary neoplasms of peritoneal and subperitoneal origin: CT findings. *RadioGraphics* 2005;25:983–995.
196. Demir MK, Aker FV, Koskal N. Case 98: Primary Serous Papillary Carcinoma of the Peritoneum. *Radiology* 2006;240:905–909.
197. Demir MK, Akinci O, Onur E, Koskal N. Case 108: Sclerosing Encapsulating Peritonitis. *Radiology* 2007;242:939–939.
198. Lubner M, Menias C, Rucker C et al. Blood in the Belly: CT Findings of Hemoperitoneum. *RadioGraphics* 2007;27:109–125.
199. Mendez-Uriburu L, Ahualli J, Mendez-Uriburu J et al. CT Appearances of Intraabdominal and Intrapelvic Fatty Lesions. *AJR Am J Roentgenol* 2004;183:933–943.
200. Pereira JM, Sirlin CB, Pinto PS, Casola G. CT and MR imaging of extrahepatic fatty masses of the abdomen and pelvis: techniques, diagnosis, differential diagnosis, and pitfalls. *RadioGraphics* 2005;25:69–85.
201. Kaufman LB, Yeh BM, Breiman et al. Inferior vena cava filling defects on CT and MRI. *AJR Am J Roentgenol* 2005;185:717–726.

4 Padrões Geniturinários

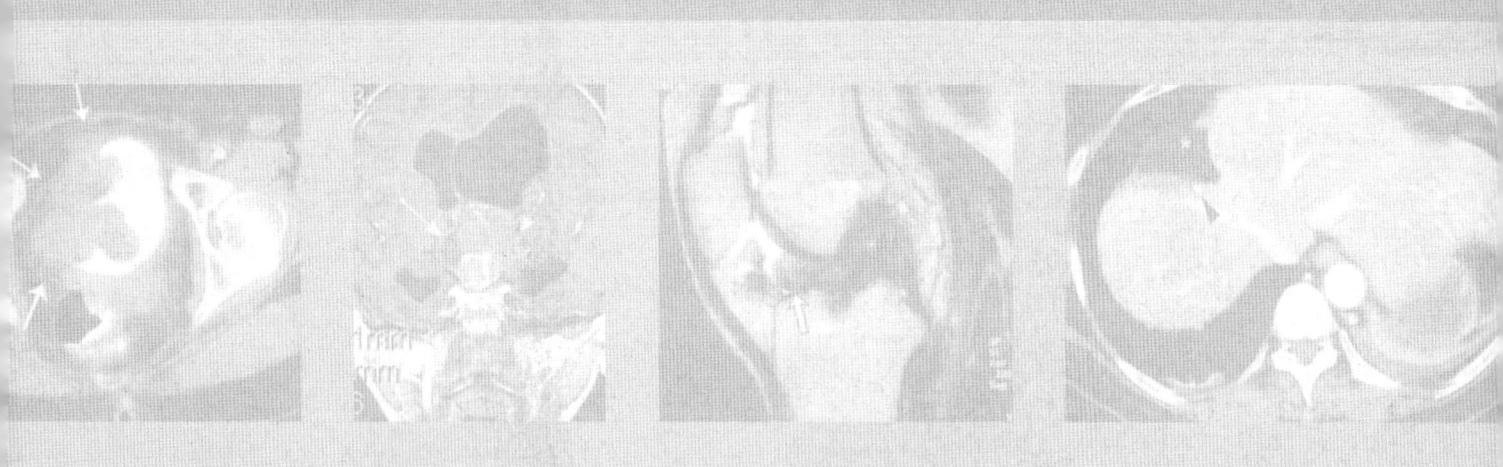

4.1	Rim Mal Situado, Desviado ou Ausente	776
4.2	Rim Pequeno, Liso, Unilateral	780
4.3	Rim Pequeno, Retraído, Unilateral	782
4.4	Rim Grande, Liso, Unilateral	784
4.5	Rim Grande, Multilobulado, Unilateral	786
4.6	Rins Pequenos, Lisos, Bilaterais	788
4.7	Rins Grandes, Lisos, Bilaterais	790
4.8	Rins Grandes, Multifocais, Bilaterais	796
4.9	Massa Renal Focal	797
4.10	Doenças Císticas dos Rins	802
4.11	Depressão ou Cicatriz na Margem Renal	806
4.12	Pseudotumores Renais (Estruturas Normais)	807
4.13	Nefrograma Persistente ou com Densidade Crescente	810
4.14	Concentração Diminuída de Material de Contraste no Sistema Pielocalicial	812
4.15	Defeitos de Enchimento Solitários ou Múltiplos no Sistema Pielocalicial	814
4.16	Baqueteamento ou Destruição de Cálices Renais	818
4.17	Sistema Pielocalicial Apagado	820
4.18	Defeitos de Enchimento no Ureter	822
4.19	Obstrução do Ureter	826
4.20	Ureterectasia	834
4.21	Desvio do Ureter	837
4.22	Bexiga Urinária Pequena	842
4.23	Bexiga Urinária Grande	844
4.24	Defeitos de Enchimento Isolados ou Múltiplos na Bexiga Urinária	846
4.25	Gás na Luz ou na Parede da Bexiga	852
4.26	Obstrução do Trato Urinário abaixo da Bexiga em Crianças	854
4.27	Calcificação do Ducto Deferente	856
4.28	Massas Renais Anecoicas (Císticas)	857
4.29	Massas Renais Complexas	860
4.30	Massas Renais Sólidas	864
4.31	Massas Renais Císticas em Tomografia Computadorizada	868
4.32	Massas Renais Sólidas Focais em Tomografia Computadorizada	871
4.33	Anormalidades do Seio Renal	878
4.34	Massa Perinéfrica em Tomografia Computadorizada e Ressonância Magnética	884
4.35	Ecogenicidade Cortical Renal Aumentada com Preservação da Sonotransparência Medular	888
4.36	Distorção Focal ou Difusa da Anatomia Renal Normal e Eliminação da Definição Corticomedular	889
4.37	Coleções Líquidas em Torno do Rim Transplantado	892
4.38	Massas Suprarrenais em Tomografia Computadorizada	894
4.39	Massas Suprarrenais em Imagem de Ressonância Magnética	902
4.40	Massas Vesicais em Tomografia Computadorizada e Ressonância Magnética	908
4.41	Doença Uretral	916
4.42	Massa Retroperitoneal Cística	920
4.43	Massas Pélvicas de Aparência Cística	925
4.44	Massas Pélvicas Complexas	928
4.45	Massas Pélvicas Sólidas	932
4.46	Imagem de Ressonância Magnética da Pelve Feminina	936
4.47	Útero Difusamente Aumentado em Imagem de Ressonância Magnética	946
4.48	Endométrio	952
4.49	Complicações da Gravidez	957
4.50	Coleção Líquida no Escroto	962
Fontes		964

4.1 ■ Rim Mal Situado, Desviado ou Ausente

Condição	Achados de Imagem	Comentários
Agenesia renal unilateral (rim solitário) (Fig. 4.1-1)	Enchimento da fossa renal com alças intestinais (gás ou material fecal nitidamente delineado no plano da fossa renal em nefrotomografia). O rim contralateral geralmente mostra hipertrofia compensadora.	Anomalia rara que é associada a uma variedade de outras malformações congênitas. É essencial excluir um rim doente malfuncionante por ultrassonografia ou TC. Após nefrectomia, o contorno renal geralmente é preservado em radiografias simples, se a gordura perinéfrica for deixada *in situ*.
Ectopia renal (Figs. 4.1-2 e 4.1-3)	Rim anormalmente posicionado pode ser encontrado em várias localizações. O rim ectópico geralmente funciona, embora o nefrograma e o sistema pielocalicial possam ser obscurecidos por osso e conteúdo fecal sobrejacentes.	Inclui rim pélvico, rim intratorácico e ectopia cruzada (rim ectópico reside no mesmo lado que o rim normal e usualmente é fundido com ele). Toda vez que apenas um rim for visto em urografia excretora, uma vista completa do abdome é essencial para procurar um rim ectópico.
Nefroptose	Excessivo movimento caudal de um rim móvel (especialmente o direito) quando o paciente passa da posição supina para a ereta. Pode haver alterações associadas no ureter (angulação na junção ureteropélvica, alças, dobras e tortuosidade).	Mais comumente ocorre em mulheres magras. Se um rim ptótico tornar-se fixado no seu estado caído, dobra ureteral permanente causa drenagem prejudicada, hidronefrose aumentada e uma probabilidade maior de infecção.
Má rotação (Fig. 4.1-4)	Aparência frequentemente bizarra do parênquima, cálices e pelve renais que pode sugerir uma condição patológica em um rim que é normal sob todos os demais aspectos.	Anomalia unilateral ou bilateral. Quando a pelve renal está situada em uma posição anterior ou lateral, a parte superior do ureter muitas vezes parece estar desviada lateralmente, sugerindo uma massa extrínseca. A pelve alongada de um rim malrodado pode simular dilatação obstrutiva.

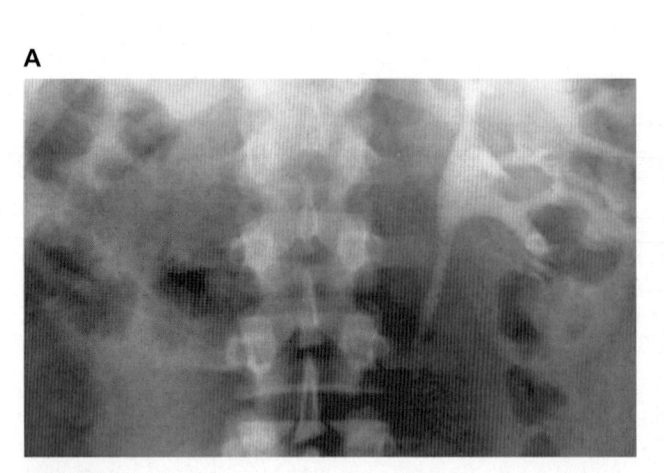

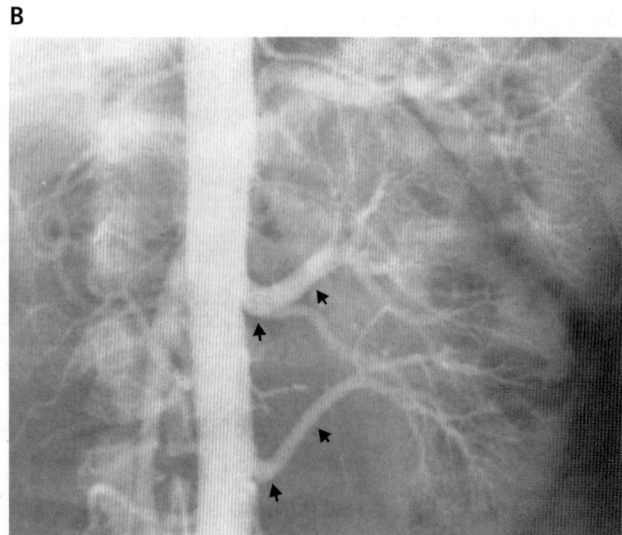

Fig. 4.1-1
Rim solitário. (A) Urograma excretório demonstra um rim esquerdo normal sem nenhuma evidência de tecido renal direito. (B) Aortograma mostra duas artérias renais para o rim esquerdo (setas) e nenhuma evidência de uma artéria renal direita, assim confirmando o diagnóstico de agenesia renal unilateral.

4.1 ■ RIM MAL SITUADO, DESVIADO OU AUSENTE

Condição	Achados de Imagem	Comentários
Rim em ferradura (Fig. 4.1-5)	Os aspectos urográficos característicos incluem eixos verticais ou longitudinais invertidos dos rins (polos superiores inclinados afastando-se da coluna), demonstração na fase de nefrograma de um istmo parenquimatoso (se presente) conectando os polos inferiores e projeção dos cálices inferiores medial aos cálices superiores nas vistas frontais. As pelves grandes e flácidas podem simular uma obstrução.	O tipo mais comum de anomalia de fusão. Ambos os rins são malrotados, e seus polos inferiores são unidos por uma banda de parênquima renal normal (um istmo) ou de tecido conectivo. Obstrução verdadeira da junção ureteropélvica pode desenvolver-se por causa do trajeto incomum do ureter, que se origina alto na pelve renal, passa sobre o istmo e pode se dobrar na junção ureteropélvica.

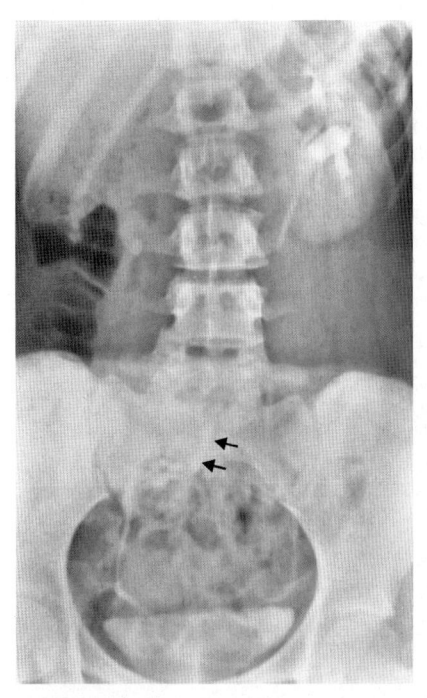

Fig. 4.1-2
Rim pélvico. As setas apontam o sistema coletor.

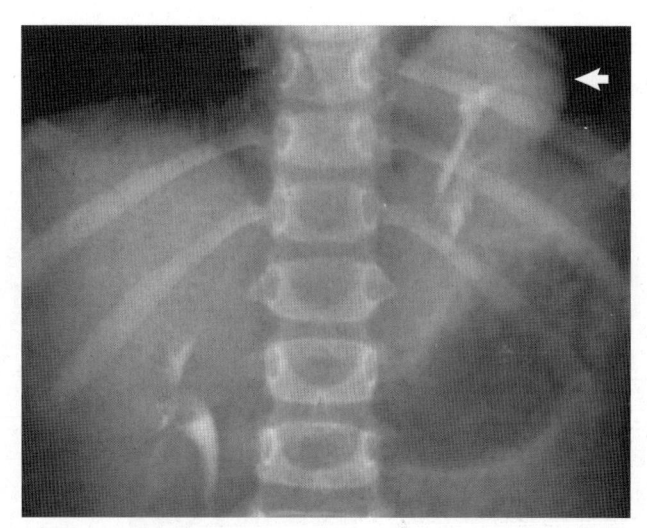

Fig. 4.1-3
Rim intratorácico (seta).

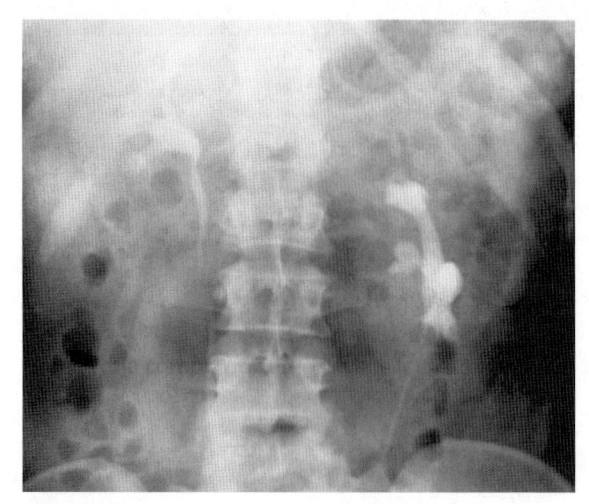

Fig. 4.1-4
Má-rotação do rim esquerdo. Observar o desvio lateral aparente do ureter superior e o alongamento da pelve.

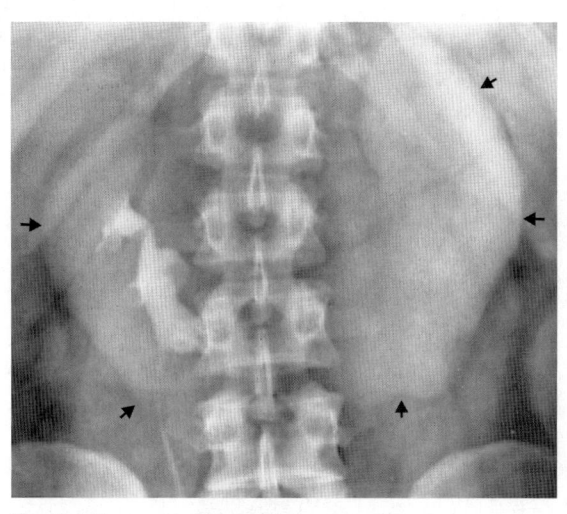

Fig. 4.1-5
Rim em ferradura (setas). O nefrograma prolongado e enchimento calicial tardio à esquerda são causados por um cálculo obstrutivo na junção ureteropélvica nesse lado.

4 ■ PADRÕES GENITURINÁRIOS

Condição	Achados de Imagem	Comentários
Hepatomegalia/ esplenomegalia (Fig. 4.1-6)	Desvio de um rim para baixo.	Aumento do fígado quase sempre causa desvio do rim direito para baixo.
Massas intra ou extrarrenais		
Desvio para baixo (Fig. 4.1-7)	Direção de desvio do rim depende do tipo de massa subjacente.	Tumor suprarrenal ou hemorragia; grande massa intrarrenal no polo superior. Esplenomegalia infrequentemente causa desvio para baixo e medial do rim esquerdo.
Desvio para cima (Fig. 4.1-8)		Fígado pequeno (rim direito alto na cirrose avançada com um rim retraído); hérnia de Bochdalek (rim intratorácico); massa intrarrenal do polo inferior.
Desvio medial (Fig. 4.1-9)		Esplenomegalia; grande massa renal extracapsular ou subcapsular (hematoma, lipoma).
Desvio lateral		Linfoma, metástases nos gânglios linfáticos; sarcoma retroperitoneal; expansão de uma massa peripélvica (cisto, tumor, abscesso, hidronefrose); aneurisma aórtico; tumor suprarrenal; tumor ou pseudocisto pancreático.

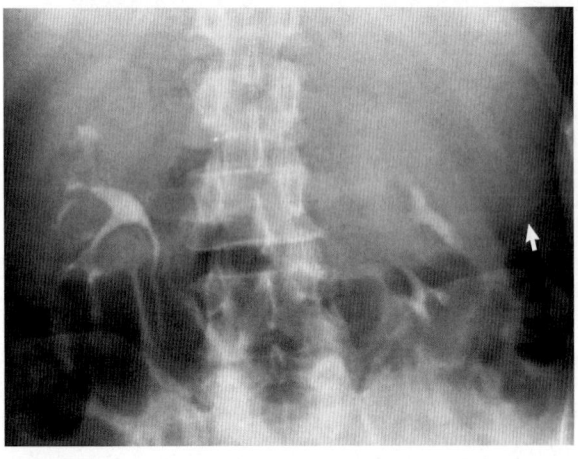

Fig. 4.1-6
Esplenomegalia. Desvio do rim esquerdo para baixo. A seta aponta a margem inferior do baço.

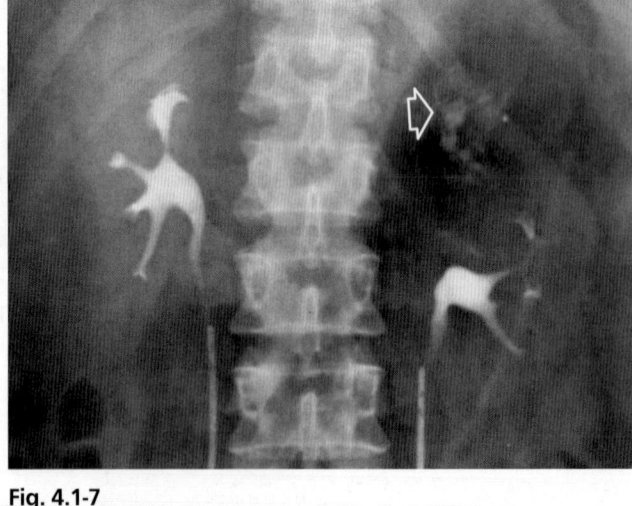

Fig. 4.1-7
Teratoma suprarrenal calcificado (seta). Desvio do rim esquerdo para baixo.

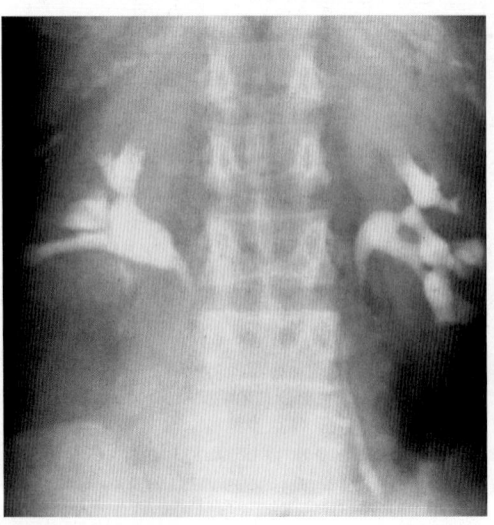

Fig. 4.1-8
Carcinoma de células renais. Desvio do rim direito para cima e distorção do sistema coletor pela grande massa do polo inferior.

Condição	Achados de Imagem	Comentários
Rim transplantado (Fig. 4.1-10)	Rim sobrejacente ao íleo.	Evidência de clipes ou marcadores cirúrgicos.

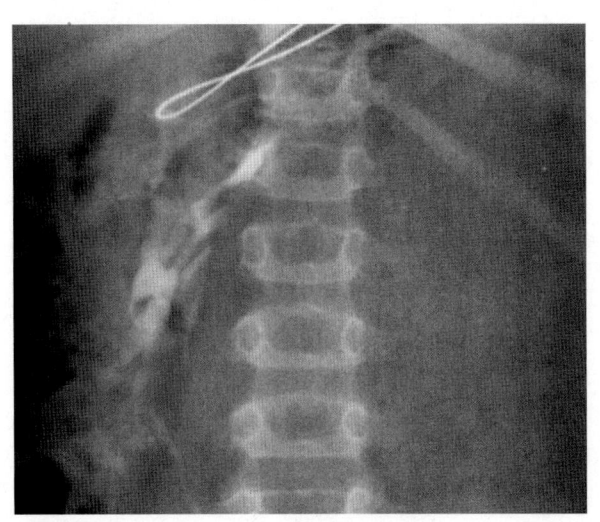

Fig. 4.1-9
Tumor de Wilms. Desvio maciço do rim esquerdo atravessando a linha mediana por uma imensa massa que enche grande parte do lado esquerdo do abdome.

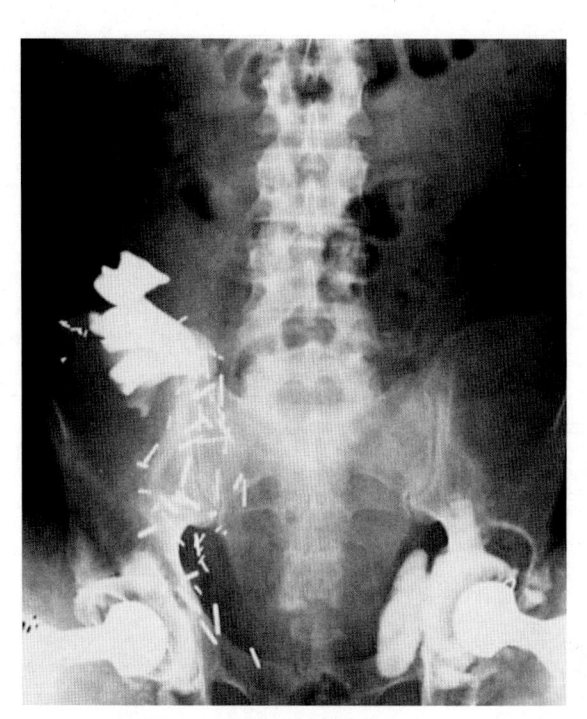

Fig. 4.1-10
Transplante de rim.

4.2 ▪ Rim Pequeno, Liso, Unilateral

Condição	Achados de Imagem	Comentários
Isquemia renal (Fig. 4.2-1)	Rim pequeno, liso. Aparecimento e excreção retardada unilateral de material de contraste com subsequente hiperconcentração. Pode haver incisura ureteral (causada por artérias colaterais) e calcificação vascular.	Isquemia crônica (geralmente arteriosclerose ou hiperplasia fibromuscular) causa atrofia tubular e retração de glomérulos. Frequentemente associada à hipertensão, que é provável se o rim direito for pelo menos 2 cm mais curto que o esquerdo, ou se o rim esquerdo for pelo menos 1,5 cm mais curto que o direito. Pode ser bilateral, se houver arteriosclerose renal generalizada.
Infarto renal crônico (total) (Fig. 4.2-2)	Retração global do rim com opacificação ausente. Pode haver uma orla periférica de córtex opacificado durante a fase de nefrograma (provavelmente reflete córtex renal viável perfundido por vasos colaterais perfurantes a partir da cápsula renal).	Oclusão renal é mais comumente secundária a uma embolia a partir do coração. Uma diminuição no tamanho renal é detectável dentro de 2 semanas e atinge sua extensão máxima pelas 5 semanas. Aumento compensatório do rim contralateral (em indivíduos suficientemente jovens para proverem esta reserva).
Nefrite de irradiação (Fig. 4.2-3)	Atrofia isquêmica progressiva e função diminuída produzem um rim pequeno, liso, unilateral, com alguma diminuição na função.	Isquemia e vasculite renais difusas são provenientes da inclusão do rim no campo de irradiação. Tende a se tornar aparente depois de um período latente de 6 a 12 meses. A dose limiar é de, aproximadamente, 2.300 rads ao longo de um período de 5 semanas.

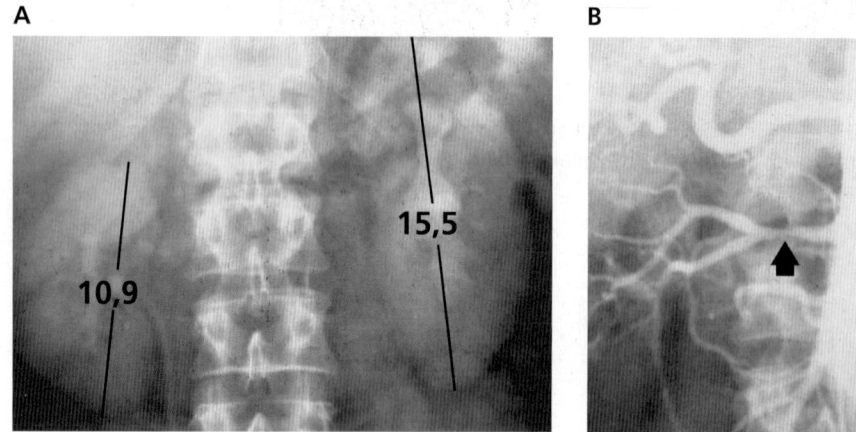

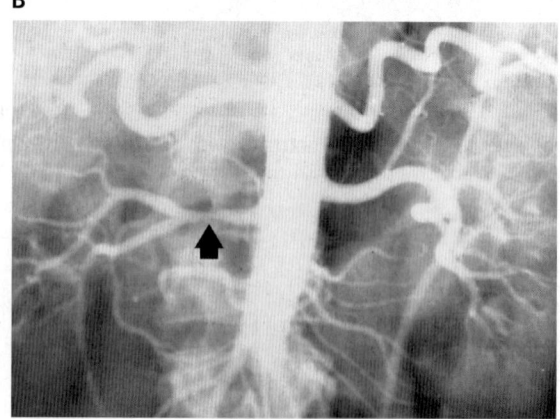

Fig. 4.2-1
Isquemia renal associada à hipertensão. Tamanho diminuído do rim direito (A) em razão da estenose da artéria renal (B) (seta).

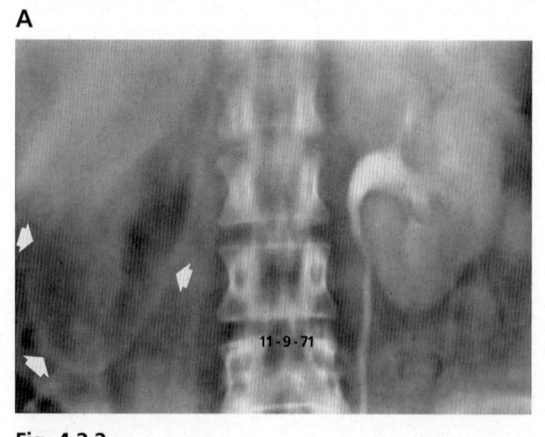

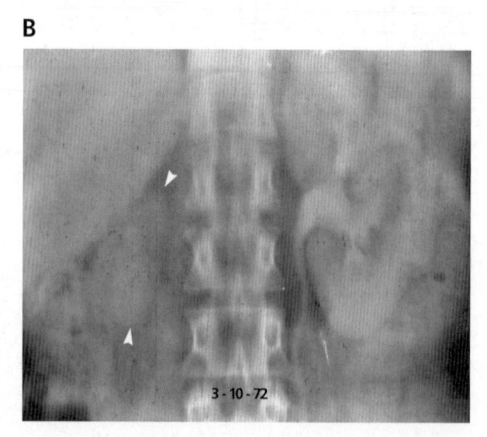

Fig. 4.2-2
Infarto renal causada por oclusão aguda de artéria renal. (A) Um nefrotomograma inicial demonstra uma orla cortical fina rodeando o rim direito (setas), refletindo córtex renal viável perfundido por vasos colaterais perfurantes a partir da cápsula renal. (B) Quatro meses mais tarde, um nefrotomograma de repetição mostra uma diminuição pronunciada no tamanho do rim direito atrófico (pontas de seta).[1]

4.2 ■ RIM PEQUENO, LISO, UNILATERAL

Condição	Achados de Imagem	Comentários
Hipoplasia congênita (Fig. 4.2-4)	Rim pequeno, liso, com cinco ou menos cálices e um rim contralateral aumentado (hipertrofia compensadora). Geralmente boa função com uma relação normal entre a quantidade de parênquima e o tamanho do sistema coletor.	Réplica em miniatura de um rim normal. Deve ser diferenciada de um rim atrófico adquirido em razão da doença vascular ou inflamatória (pode necessitar demonstração angiográfica do orifício aórtico da artéria renal, que é pequeno em um rim hipoplásico mas de tamanho normal em um rim atrófico).
Atrofia pós-obstrutiva	Rim liso, pequeno, com cálices dilatados, um córtex fino e geralmente papilas apagadas. Hipertrofia compensatória do rim contralateral dependendo da idade do paciente, duração do processo e gravidade do comprometimento funcional.	Geralmente aparece após correção cirúrgica de obstrução do trato urinário. A atrofia provavelmente resulta de uma combinação de pressão hidrostática aumentada sobre o tecido renal e isquemia pela compressão das artérias e veias intrarrenais.
Atrofia pós-inflamatória (nefrite bacteriana aguda)	Diminuição uniforme no tamanho renal com contorno liso ou minimamente irregular.	Forma incomum de infecção bacteriana Gram-negativa em pacientes adultos com resistência alterada de hospedeiro (especialmente diabetes melito). O rim se torna aumentado, com contorno liso, com função diminuída na fase aguda e a seguir mostra um retorno rápido de função e perda global de tecido ao longo de algumas semanas depois da iniciação de terapia antibiótica apropriada.
Atrofia de refluxo	Rim liso, pequeno, com cálices dilatados, um córtex fino e papilas apagadas.	Dano renal estrutural causado por refluxo vesicoureteral com resultante pressão hidrostática aumentada e isquemia tecidual. Diferentemente da nefropatia de refluxo, não há infecção ou cicatrização focal. A aparência persiste após resolução espontânea ou cirúrgica do refluxo vesicoureteral.

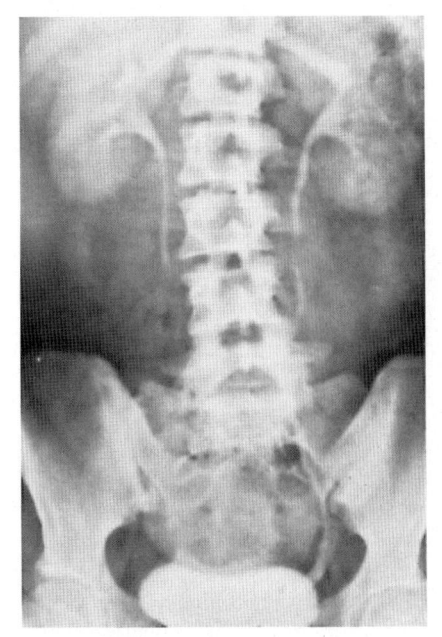

Fig. 4.2-3
Nefrite de radiação. Urograma excretório 5 anos depois de radioterapia de linfoma abdominal mostra que o rim esquerdo se retraiu marcadamente. Filme tardio mostrou ausência de material de contraste no sistema coletor. Embora uma grande massa paraespinal desvie o eixo do rim esquerdo, ultrassonografia revelou ausência de obstrução; a intensidade do nefrograma exclui atrofia obstrutiva de longa duração.[2]

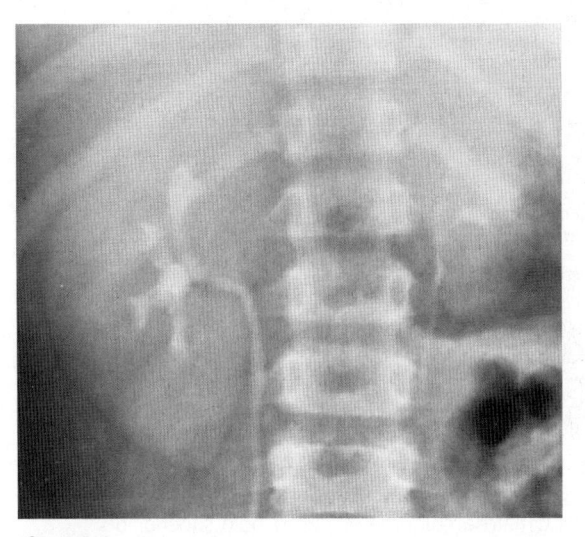

Fig. 4.2-4
Hipoplasia congênita. O pequeno rim esquerdo, uma réplica em miniatura de um rim normal, tem boa função e uma relação normal entre a quantidade de parênquima e o tamanho do sistema coletor. Observar a hipertrofia compensadora do rim direito.

4.3 ■ Rim Pequeno, Retraído, Unilateral

Condição	Achados de Imagem	Comentários
Nefropatia de refluxo (pielonefrite atrófica crônica) (Fig. 4.3-1)	Redução unifocal ou multifocal na espessura do parênquima (mais frequentemente no polo superior). Depressão cortical sobrejacente à papila retraída, cujo cálice está lisamente dilatado secundariamente. Pode ser bilateral (mas geralmente assimétrica).	Relacionada com pielonefrite crônica e refluxo vesicoureteral. Na idade da adolescência, as lesões estão completamente desenvolvidas e não são mais progressivas a não ser que haja fatores complicadores (formação de cálculo, obstrução, bexiga neurogênica). Depressões corticais devem ser diferenciadas de lobulação fetal (que ocorre entre os cálices, em vez de diretamente sobre eles). Em crianças, nefropatia de refluxo pode inibir crescimento de toda ou de uma parte do rim afetado.
Infarto lobar (Fig. 4.3-2)	Inicialmente, falha local do enchimento calicial, com um defeito nefrográfico cuja base é na região subcapsular. Depois de aproximadamente 4 semanas, desenvolve-se uma depressão cortical de base larga com uma papila e cálice subjacente normal. Pode ser multifocal ou bilateral.	Geralmente causado por embolia cardíaca (estenose mitral e fibrilação atrial, endocardite infecciosa ou trombo mural sobreposto a um infarto miocárdico). No menos comum infarto total (oclusão de uma artéria renal principal), o rim não funciona, frequentemente tem uma orla periférica de córtex opacificado e se retrai progressivamente após 2 a 3 semanas.

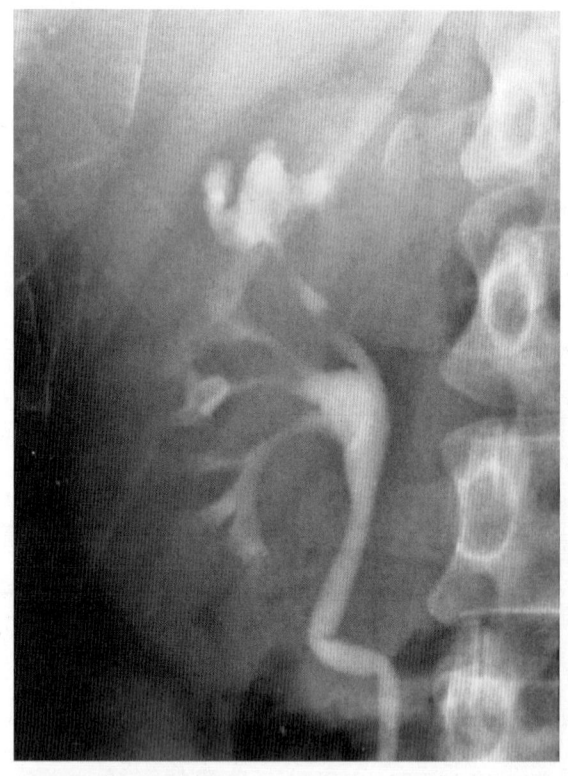

Fig. 4.3-1
Pielonefrite atrófica crônica. Redução focal na espessura parenquimatosa comprometendo o polo superior do rim direito.

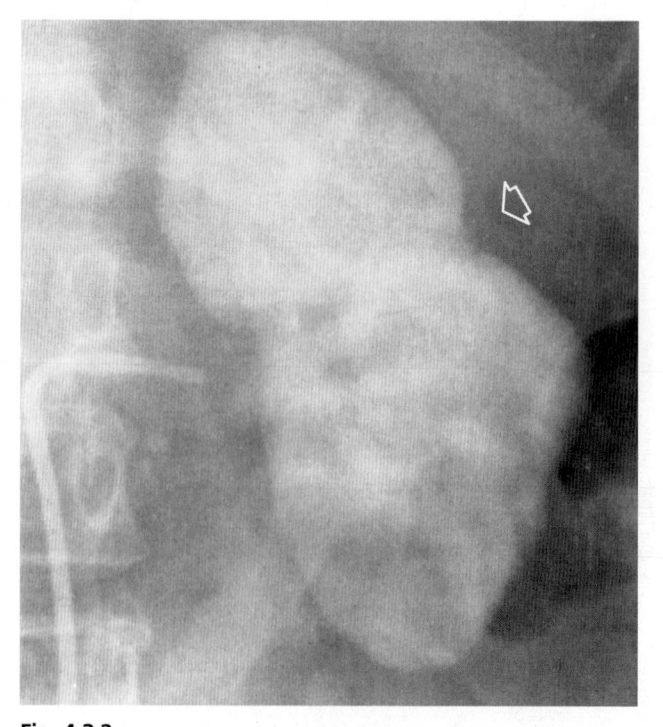

Fig. 4.3-2
Infarto renal segmentar. Filme da fase nefrográfica de um arteriograma seletivo demonstra um defeito triangular periférico típico com sua base na região subcapsular (seta).

Condição	Achados de Imagem	Comentários
Tuberculose renal (Fig. 4.3-3)	Cicatrização com retração da papila subjacente (indistinguível de nefropatia de refluxo) ou um rim pequeno, calcificado, não funcionante (autonefrectomia).	Arranjo bizarro de deformidades caliciais com destruição papilar, formação de estenose (sistema pielocalicial e ureter), e muitas vezes massas calcificadas. Bilateral em aproximadamente 25% dos casos.

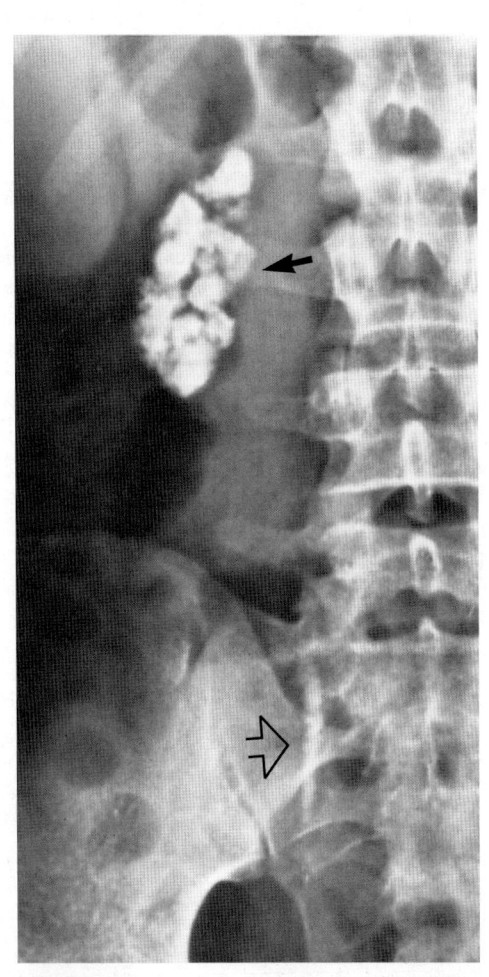

Fig. 4.3-3
Autonefrectomia tuberculosa. Radiografia simples mostra calcificação irregular grosseira que retém uma forma reniforme (seta preta). Observar também a calcificação tuberculosa do ureter direito distal (seta aberta).[3]

4.4 ■ Rim Grande, Liso, Unilateral

Condição	Achados de Imagem	Comentários
Uropatia obstrutiva (Fig. 4.4-1)	Rim grande, liso, unilateral (ou bilateral), com um sistema pielocalicial dilatado e excreção retardada de material de contraste. Hidronefrose prolongada causa estreitamento difuso do parênquima renal.	Obstrução urinária aguda é mais comumente associada à passagem de um cálculo ou coágulo sanguíneo. Causas de obstrução crônica incluem tumores benignos e malignos do ureter e órgãos adjacentes, estenoses inflamatórias e massas, e tumor ou fibrose retroperitoneal.
Trombose de veia renal (ver Fig. 4.13-4)	Rim grande, liso, unilateral. Pouca ou nenhuma opacificação na trombose aguda. Alguma excreção de material de contraste se a oclusão venosa for parcial ou for acompanhada por adequada formação de colaterais. O sistema coletor está atenuado pelo edema intersticial circundante.	Pode ser um evento primário em lactentes e crianças gravemente desidratados. Em adultos, mais frequentemente uma complicação de outra doença renal (amiloidose, glomerulonefrite membranosa, pielonefrite), trauma, ou extensão de trombo ou tumor a partir da veia cava inferior. Se não resolvida, pode produzir infarto renal e um rim pequeno, liso, não funcionante. Aumento de vias colaterais para fluxo venoso renal causa endentações extrínsecas na pelve e ureter.
Infarto arterial agudo	Rim grande, liso, não opacificado unilateral. Um pielograma retrógrado mostra um sistema pielocalicial normal que é apagado pelo edema intersticial circundante. Orla cortical característica de contraste (córtex periférico que continua a ser perfundido por artérias colaterais capsulares).	Segue-se à oclusão embólica, trombótica ou traumática de uma artéria renal. Depois de 2 a 3 semanas, o rim começa a se retrair e eventualmente se torna pequeno no estádio tardio.

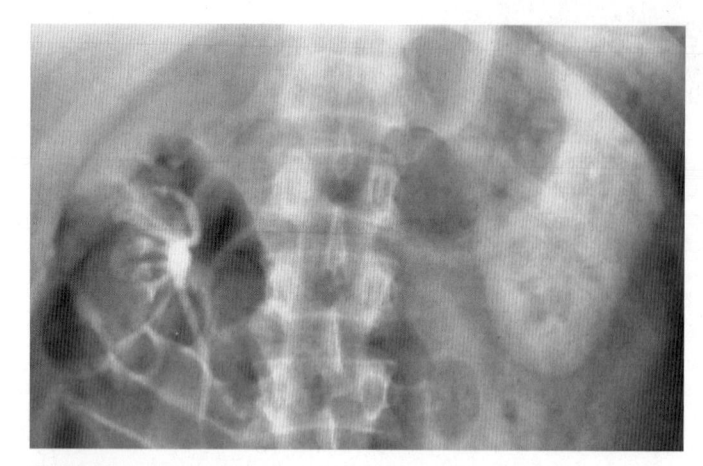

Fig. 4.4-1
Uropatia obstrutiva. Obstrução urinária aguda causa um grande rim esquerdo liso com excreção retardada de contraste e nefrograma prolongado.

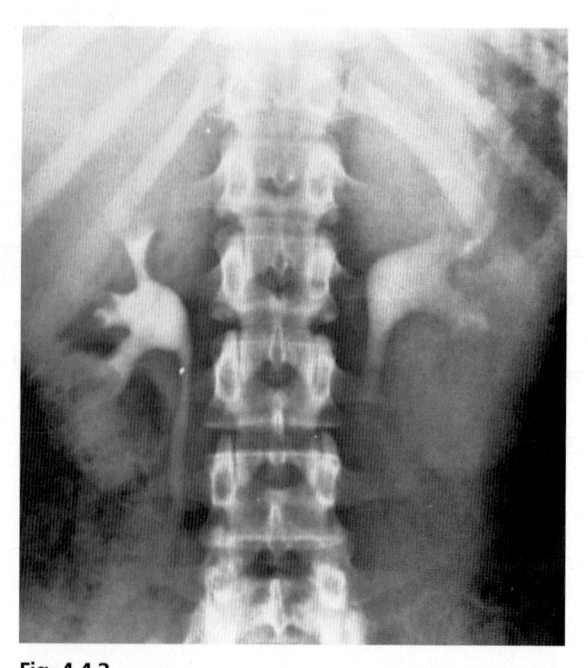

Fig. 4.4-2
Pielonefrite aguda. Aumento generalizado do rim esquerdo com densidade diminuída de material de contraste no sistema coletor.

4.4 ■ RIM GRANDE, LISO, UNILATERAL

Condição	Achados de Imagem	Comentários
Pielonefrite aguda (Fig. 4.4-2)	Aumento global unilateral do rim com excreção diminuída e retardada de material de contraste e dilatação branda do sistema coletor. Há muitas vezes edema polar focal e compressão calicial. Zonas características em forma de cunha de intensificação diminuída radiando do sistema coletor para a superfície renal em TC.	Afeta principalmente mulheres de 15 a 40 anos de idade e é mais comumente causada por *Escherichia coli*. A forma mais grave (nefrite bacteriana aguda) ocorre em pacientes com resistência alterada do hospedeiro (diabetes melito, terapia imunossupressora). Na pielonefrite aguda não complicada, as anormalidades radiográficas revertem ao normal após terapia apropriada. Em doença grave, pode haver acentuada atrofia parenquimatosa e um rim pequeno, liso.
Hipertrofia compensadora (Fig. 4.4-3)	Rim grande, liso, unilateral que é normal sob todos os aspectos, exceto pelo seu tamanho e a espessura do parênquima renal. O sistema pielocalicial e o ureter podem parecer distendidos (alta taxa de fluxo urinário).	Resposta à ausência congênita, remoção cirúrgica ou doença no rim contralateral. A capacidade do rim de sofrer hipertrofia compensadora diminui com a idade (afirmam alguns que ela não ocorre depois dos 30 anos de idade). Após remoção cirúrgica do rim oposto, o rim contralateral atinge seu tamanho máximo em aproximadamente 6 meses.
Sistema pielocalicial duplicado (Fig. 4.4-4)	Rim grande, liso, unilateral. Função e aspecto normais do duplo sistema pielocalicial.	Representa ramificação mais precoce do que a dicotomia normal do broto ureteral. Os dois ramos encontram uma massa maior de blastema metanéfrico do que de outro modo teria ocorrido (causando uma quantidade maior do que o normal de parênquima renal associada ao duplo sistema coletor).

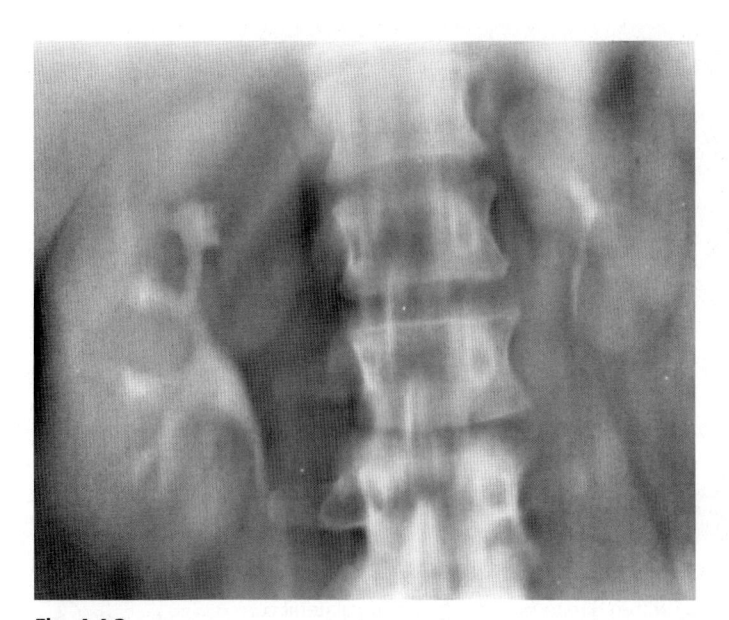

Fig. 4.4-3
Hipertrofia compensadora. Rim direito marcadamente aumentado em um paciente com um rim esquerdo hipoplásico.

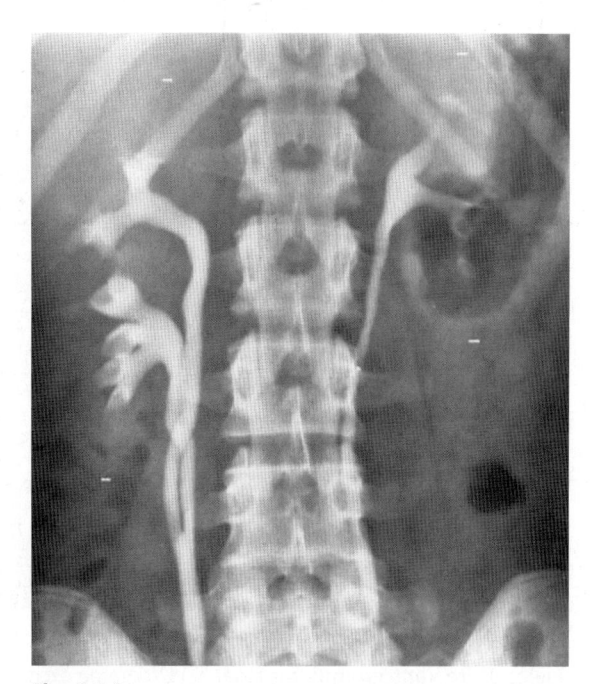

Fig. 4.4-4
Sistema pielocalicial direito duplicado.

4.5 ■ Rim Grande, Multilobulado, Unilateral

Condição	Achados de Imagem	Comentários
Pielonefrite xantogranulomatosa (Fig. 4.5-1)	Rim não funcionante unilateral com aumento multifocal e um cálculo radiopaco obstrutivo na junção ureteropélvica. Há dilatação obstrutiva do sistema coletor na pielografia retrógrada Na forma tumefativa, massas inflamatórias irregulares isoladas ou múltiplas distorcem o sistema coletor opacificado ou as margens renais (simula abscesso ou neoplasma renal).	Substituição nodulosa do parênquima renal por grandes macrófagos cheios de lipídio (células espumosas) que se desenvolvem em rins cronicamente infectados. Pode causar coalescência de múltiplos pequenos nódulos para formar diversas grandes massas, uma única massa granulomatosa, ou substituição difusa do parênquima renal. TC mostra a densidade gordurosa característica da massa xantogranulomatosa.
Rim displásico multicístico (Fig. 4.5-2)	Massa unilateral, multilobulada, não funcionante, na área normalmente ocupada pelo rim. Calcificação curvilínea fina pode delinear as paredes císticas. As paredes vascularizadas dos cistos individuais podem tornar-se ligeiramente opacas durante urografia (sinal do cacho de uvas). Usualmente há hipertrofia compensadora do rim contralateral.	Displasia congênita não hereditária, usualmente assintomática, em que o rim é composto quase inteiramente por grandes cistos de paredes finas com apenas pouco tecido renal sólido. Causa mais comum de uma massa abdominal no recém-nascido. Outras manifestações incluem um ureter atrésico com uma extremidade cega proximal (na pielografia retrógrada) e uma artéria renal ausente ou gravemente atrésica. Ultrassonografia pode diferenciar o padrão desorganizado de cistos e a ausência de parênquima renal e contorno reniforme na doença renal multicística da organização precisa de espaços cheios de líquido simetricamente posicionados na hidronefrose.

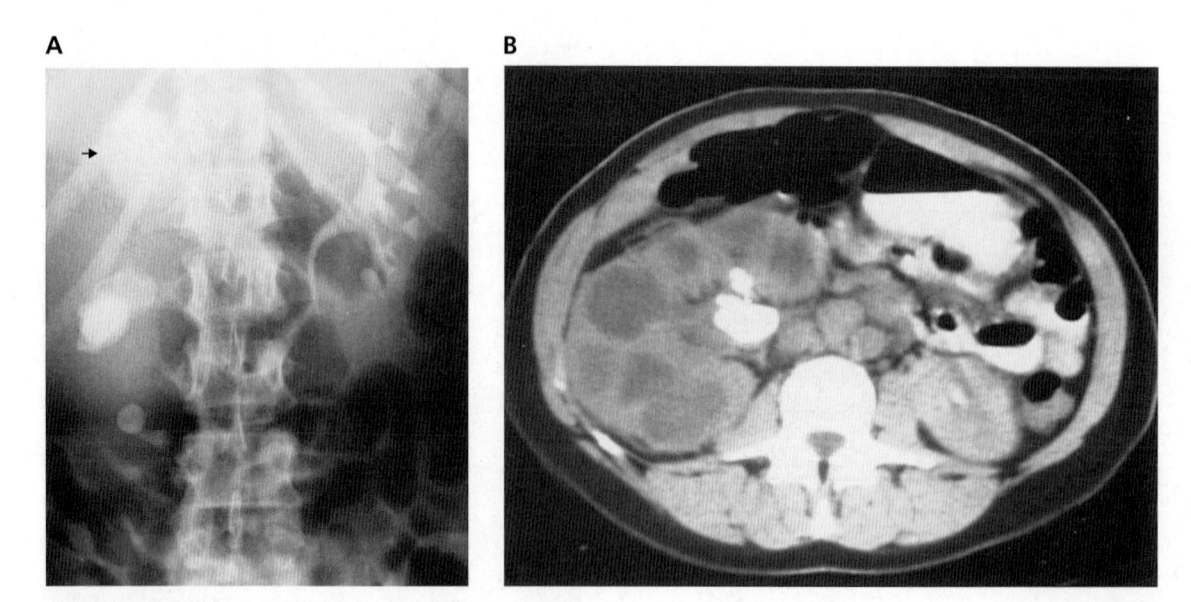

Fig. 4.5-1
Pielonefrite xantogranulomatosa. (A) Urograma excretório mostra um rim direito não funcionante unilateral com vários grandes cálculos radiopacos na junção ureteropélvica e no ureter proximal. A seta aponta uma vesícula biliar opacificada. (B) Escaneamento com TC mostra a característica densidade gordurosa das múltiplas massas xantogranulomatosas. Observar a zona densa na junção ureteropélvica.

4.5 ■ RIM GRANDE, MULTILOBULADO, UNILATERAL

Condição	Achados de Imagem	Comentários
Malacoplaquia	Aumento renal multifocal unilateral com excreção diminuída ou ausente do material de contraste. Múltiplos granulomas produzem um efeito de massa sobre o sistema pielocalicial. Ausência de calcificação.	Inflamação rara do parênquima renal caracterizada por massas granulomatosas corticais e medulares contendo grandes células mononucleares com citoplasma abundante. Usualmente associada à infecção por *Escherichia coli*. Aproximadamente 75% dos casos são multifocais, e 50% são bilaterais. Malacoplaquia do trato urinário afeta mais comumente a bexiga.

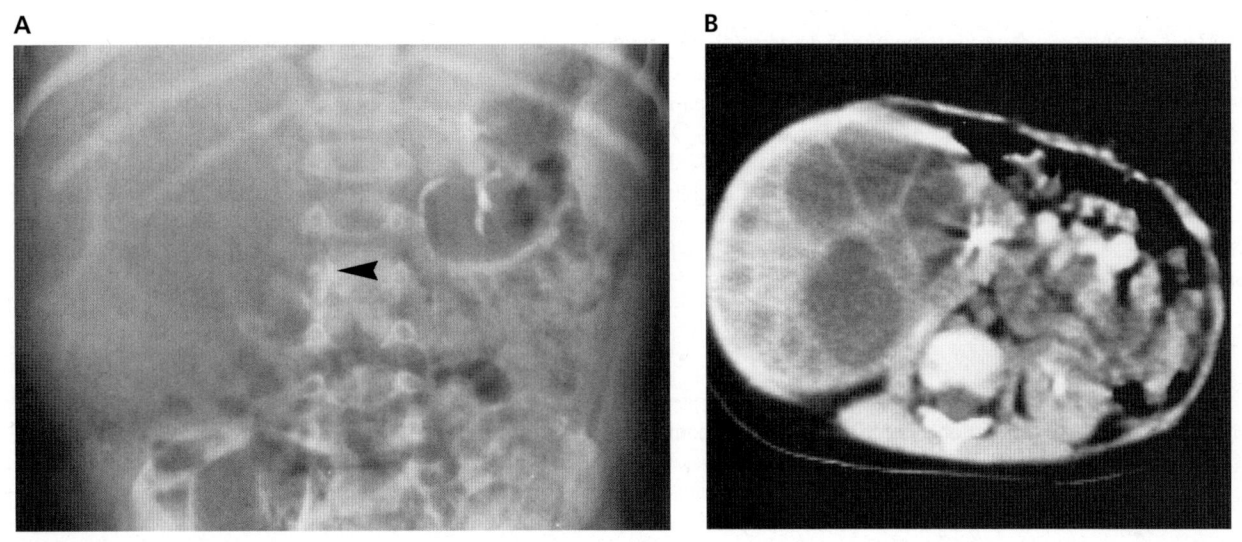

Fig. 4.5-2
Rim multicístico displásico segmentar comprometendo apenas a porção medial do rim direito. (A) Urograma excretor mostra uma grande massa renal multiloculada desviando o sistema coletor opacificado (ponta de seta) sobre a coluna vertebral. (B) Escaneamento de TC contrastado confirma a massa multiloculada intrarrenal.[4]

4.6 ■ Rins Pequenos, Lisos, Bilaterais

Condição	Achados de Imagem	Comentários
Arteriosclerose generalizada (Fig. 4.6-1)	Rins bilateralmente pequenos que podem ser lisos ou mostrar depressões (cicatrizes) representando infartos. Perda uniforme de espessura cortical porém nefrograma, papilas e sistema pielocalicial normais. Radiotransparência aumentada na pelve renal é causada por proliferação de gordura no seio renal.	Arteriosclerose generalizada, comprometendo a maior parte das artérias interlobares e arqueadas, causa retração uniforme de ambos os rins. Uma aparência semelhante pode desenvolver-se na esclerodermia, gota tofácea crônica e poliarterite (em razão das lesões ateroscleróticas aceleradas ou arteriais necróticas associadas a estas doenças). Geralmente não detectada antes de 50 anos.
Nefrosclerose (benigna e maligna) (Fig. 4.6-2) (ver Fig. 4.14-2)	Aspecto radiográfico da nefrosclerose benigna é similar ao da nefropatia arteriosclerótica. Na nefrosclerose maligna, invariavelmente há opacificação diminuída dos rins. Ocasionalmente pode haver sangramento subcapsular (desvio côncavo para dentro do parênquima).	Nefrosclerose benigna consiste em espessamento e hialinização subendotelial das arteríolas aferentes associados a hipertensão. Na nefrosclerose maligna, há hipertensão acelerada ou maligna com endarterite proliferativa. É controverso se a pressão arterial elevada é a causa ou o resultado da lesão arteriolar aferente.
Doença renal ateroembólica	Aspecto radiográfico similar ao da nefrosclerose maligna.	Causada pelo desprendimento da aorta de múltiplos êmbolos ateromatosos que ocluem artérias intrarrenais. Pode ser espontânea ou resultar de trauma externo ou de um insulto direto à aorta durante cirurgia ou manipulação com cateter.
Glomerulonefrite crônica (Figs. 4.6-3 e 4.6-4)	Rins globalmente pequenos com contornos lisos, cálices e papilas normais, e ocasional proliferação gordurosa peripélvica. A densidade do nefrograma e do sistema pielocalicial varia com a gravidade da doença. Pode haver calcificação cortical (mais bem vista em TC).	Desenvolve-se semanas ou meses depois de um episódio de glomerulonefrite aguda (nem sempre pós-estreptocócica). Associada à hipertensão e insuficiência renal progressivas. Aproximadamente 50% dos pacientes eventualmente desenvolvem a síndrome nefrótica.
Necrose papilar (ver Figs. 4.16-1 e 4.16-2)	Rins globalmente retraídos bilaterais com função prejudicada ocorrem algumas vezes na doença grave (a maioria dos pacientes tem rins de tamanho normal). Sinais mais iniciais incluem aumento papilar seguido por ruptura (formação de tratos, cavitação, esfacelamento papilar). Papilas necrosadas, eventualmente calcificadas, podem causar obstrução do trato urinário e predispor a infecção.	Rins pequenos, lisos, bilaterais ocorrem principalmente na necrose papilar associada a abuso de analgésico. Rins pequenos não são descritos na necrose papilar devida a diabetes melito ou anemia falciforme. Geralmente unilateral se a necrose papilar for secundária a obstrução não infectada do trato urinário, trombose de veia renal ou trauma.

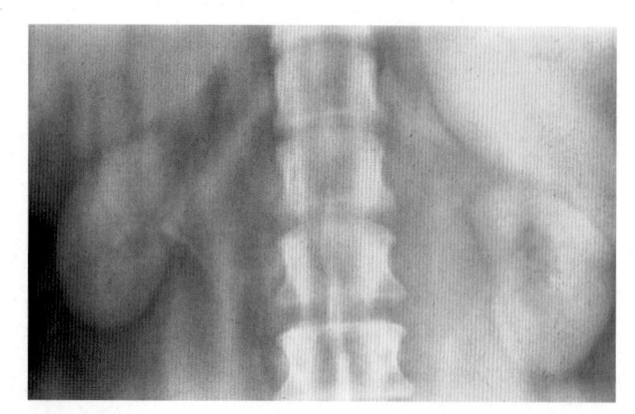

Fig. 4.6-1
Arteriosclerose generalizada.

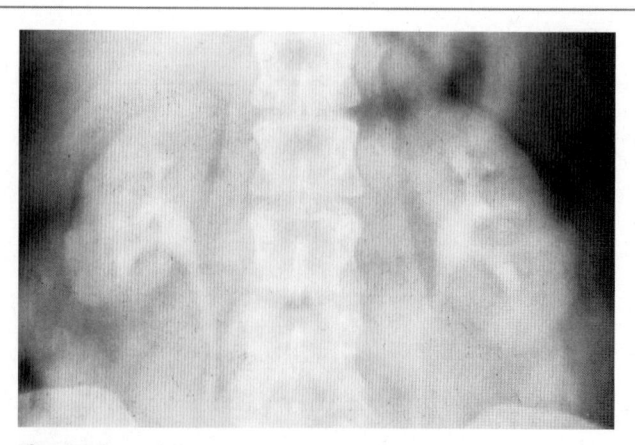

Fig. 4.6-2
Nefrosclerose benigna. Rins bilateralmente pequenos com diversas cicatrizes de infartos superficiais. Os sistemas pielocaliciais e a opacificação renal estão normais.[5]

Condição	Achados de Imagem	Comentários
Nefropatia hereditária Nefrite crônica hereditária (Síndrome de Alport)	Rins pequenos, lisos, com excreção prejudicada de material de contraste.	Característica histológica típica de macrófagos cheios de gordura (células espumosas), especialmente na junção corticomedular. Homens são afetados por uma forma mais grave de doença renal e geralmente morrem antes da idade de 50 anos. Sem hipertensão. A maioria dos pacientes tem também surdez nervosa e anormalidades oculares.
Doença cística medular (ver Fig. 4.10-5)	Rins normais ou pequenos com contorno liso e excreção prejudicada de material de contraste. Grandes cistos medulares podem produzir defeitos radiotransparentes nitidamente definidos na nefrotomografia (mais bem vistos em TC). Os cistos usualmente são demasiado pequenos para causar desvio pielocalicial ou lobulação do contorno renal.	Número variável de cistos muito pequenos na junção corticomedular e na medula. Mais frequentemente compromete mulheres. Achados clínicos incluem anemia, poliúria, hipostenúria e perda de sal. Não há hipertensão.
Amiloidose (avançada)	Tipicamente causa aumento liso de ambos os rins. Na doença de longa duração, os rins amiloides se tornam pequenos com preservação dos seus contornos normais e relações pielocaliciais.	Retração dos rins presumivelmente ocorre como resultado de atrofia isquêmica dos néfrons induzida pelo comprometimento dos vasos sanguíneos renais por depósitos amiloides.
Hipotensão arterial	Rins pequenos, lisos, bilateralmente, com seus nefrogramas se tornando progressivamente mais densos com a passagem do tempo ou permanecendo inalterados.	Pode ser secundária a choque ou uma reação ao material de contraste. Uma vez revertida a hipotensão, o urograma usualmente volta ao normal.

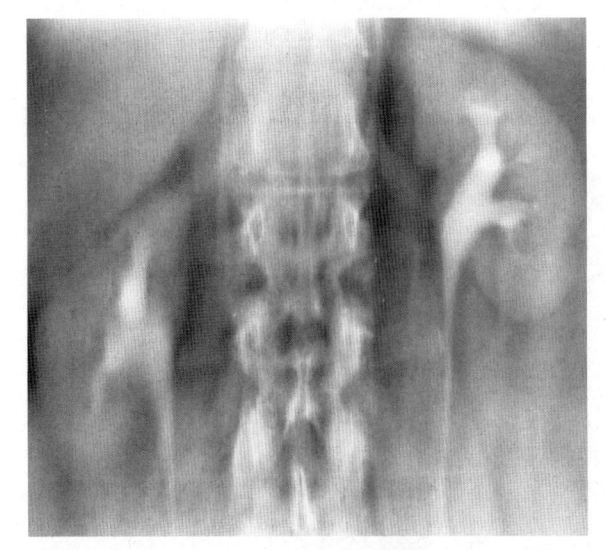

Fig. 4.6-3
Glomerulonefrite crônica. Nefrotomograma mostra rins pequenos, lisos, bilaterais. A redução uniforme na espessura parenquimatosa é particularmente evidente no rim direito. Observar que o sistema pielocalicial é bem opacificado e sem os contornos irregulares e cálices embotados vistos na pielonefrite crônica.

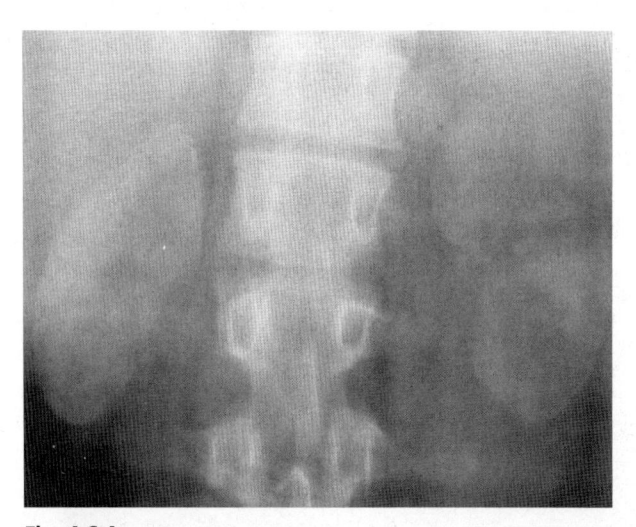

Fig. 4.6-4
Glomerulonefrite crônica. Tomograma em filme simples mostra rins pequenos, lisos, bilateralmente, com calcificação fina difusa no parênquima renal.

4.7 ■ Rins Grandes, Lisos, Bilaterais

Condição	Achados de Imagem	Comentários
Doenças proliferativas ou necrosantes		
Glomerulonefrites agudas (Fig. 4.7-1)	Rins grandes bilaterais (podem ser de tamanho normal) com espessamento parenquimatoso e contornos lisos globais. O nefrograma é homogeneamente fraco ou normal. O sistema pielocalicial é normal, embora a opacificação frequentemente seja fraca (ultrassonografia é o teste mais eficaz para mostrar que os cálices não estão dilatados e assim não obstruídos).	Rins podem permanecer aumentados ou normais durante todo o curso da doença. Se a doença progredir para um estádio crônico (especialmente no tipo pós-estreptocócico), os rins se tornam bilateralmente pequenos com contornos lisos. (Observação: Um paciente com insuficiência renal deve ser bem hidratado antes que seja feito um exame com contraste.)
Anormalidade glomerular em doenças multissistêmicas	Achados inespecíficos de doença glomerular aguda (rins grandes, lisos, inobstruídos, com ou sem excreção prejudicada de material de contraste).	Achados extrarrenais específicos dependendo da doença subjacente (ver a seguir).
Poliarterite nodosa (Fig. 4.7-2)	Múltiplos pequenos aneurismas que mais frequentemente se originam em bifurcações arteriais e predominantemente comprometem pequenas artérias dos rins, mesentério, fígado, pâncreas, coração, músculos e nervos.	Inflamação necrosante que compromete todas as camadas das paredes das arteríolas e pequenas artérias. Hipertensão e hematúria são comuns. Ruptura de um aneurisma intrarrenal pode causar infarto renal ou hematoma perinéfrico ou parenquimatoso.
Lúpus eritematoso sistêmico (ver Figs. 1.33-4 e 1.34-9)	Subluxação e desalinhamento de articulações sem erosões (p. ex., deformidades em botoeira e pescoço de cisne). Derrames pleurais e pericárdicos. Infiltrados focais nas bases pulmonares.	Doença do tecido conectivo que compromete principalmente mulheres jovens ou de meia-idade. Provavelmente uma doença de complexos imunes. Erupção característica em borboleta.
Granulomatose de Wegener (ver Fig. 1.9-14)	Lesões granulomatosas nos rins, trato respiratório superior (especialmente os seios paranasais) e pulmões (nódulos pulmonares múltiplos que muitas vezes sofrem cavitação).	Vasculite necrosante e inflamação granulomatosa. Comprometimento renal em mais de 90% dos pacientes (principalmente glomerulonefrite focal ou aguda).

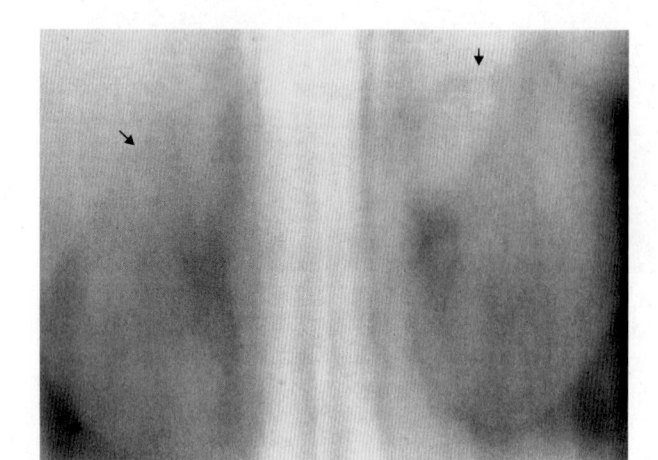

Fig. 4.7-1
Glomerulonefrite aguda. Nefrotomograma demonstra rins grandes bilaterais com contornos lisos (setas). A densidade nefrográfica, embora apagada, era máxima nesse momento. Os cálices nunca foram visualizados.[5]

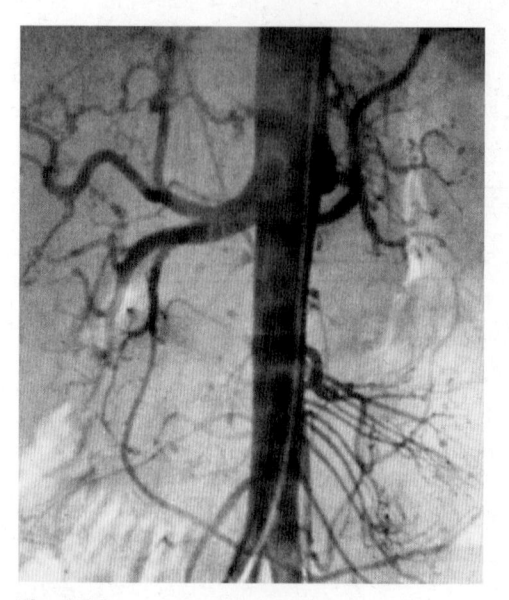

Fig. 4.7-2
Poliarterite nodosa. Um aortograma demonstra inúmeros pequenos aneurismas originados de vasos por todo o abdome. A aorta e seus principais ramos estão poupados.

Condição	Achados de Imagem	Comentários
Angeíte alérgica	Consolidações pulmonares transitórias, focais, com distribuição não segmentar. Densidades confluentes podem cavitar.	Vasculite necrosante separada de poliarterite nodosa em virtude da eosinofilia proeminente, presença de granulomas perivasculares, comprometimento pulmonar e associação clínica à asma brônquica (exceto pelas manifestações pulmonares, o comprometimento de órgãos é similar àquele da poliarterite nodosa.)
Síndrome de Goodpasture (ver Fig. 1.2-11)	Hemorragia pulmonar causando consolidação focal de espaços aéreos (especialmente na região peri-hilar, simulando edema pulmonar) seguidas por um padrão reticular que inicialmente regridem. Ataques repetidos causam deposição intersticial de hemossiderina e fibrose intersticial progressiva.	Mais provavelmente uma doença autoimune com anticorpos circulantes contra membranas basais glomerular e alveolar. Geralmente ocorre em homens jovens.
Púrpura de Henoch-Schönlein (Fig. 4.7-3)	Sangramento para dentro de articulações e do trato gastrointestinal (espessamento regular de pregas do intestino delgado com separação das alças).	Vasculite aguda caracterizada por púrpura, nefrite, dor abdominal e dor articular. Mais comumente ocorre nas primeiras duas décadas e frequentemente se desenvolve várias semanas depois de uma infecção estreptocócica. Geralmente autolimitada.
Púrpura trombocitopênica trombótica	Rins grandes, lisos, bilaterais.	Anemia hemolítica, hemorragia, insuficiência renal oligúrica ou anúrica ocorrem como resultado de trombose arterial e lesões proliferativas do epitélio glomerular.
Glomerulosclerose diabética (Fig. 4.7-4)	Amplo espectro de alterações radiográficas no diabetes melito.	Esclerose nodular dos glomérulos e arteríolas renais (síndrome de Kimmelstiel-Wilson) podem ocorrer em diabéticos crônicos e levar ao desenvolvimento da síndrome nefrótica ou insuficiência renal crônica.

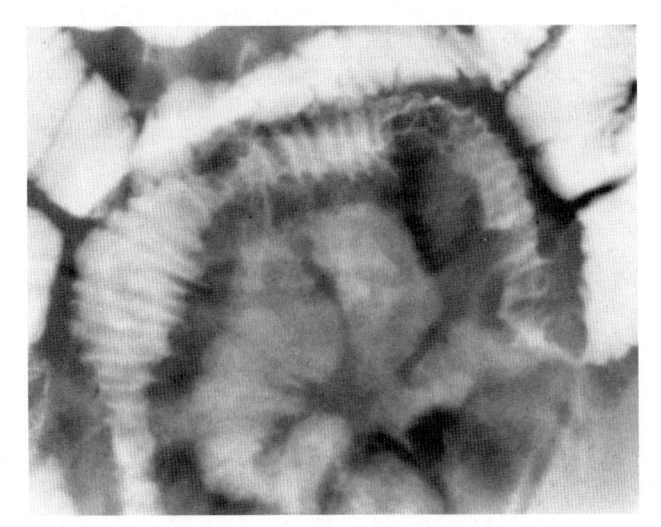

Fig. 4.7-3
Púrpura de Henoch-Schönlein. Hemorragia e edema na parede intestinal causam espessamento regular de pregas do intestino delgado.

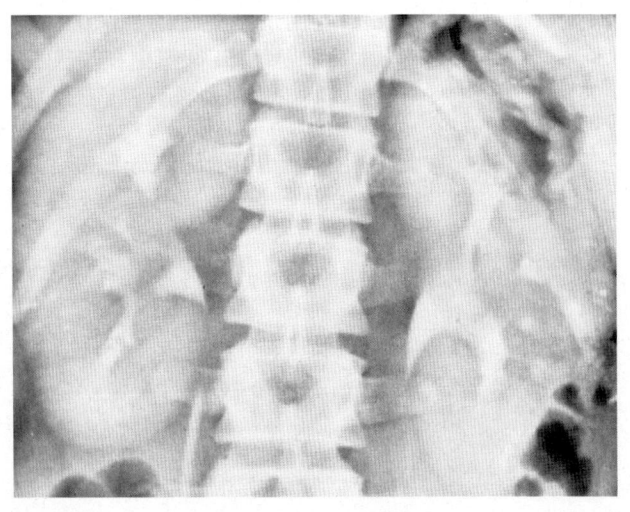

Fig. 4.7-4
Glomerulosclerose diabética com síndrome nefrótica e insuficiência renal crônica. Um urograma excretório demonstra rins grandes, lisos, bilaterais, com grandes cálices.[2]

Condição	Achados de Imagem	Comentários
Endocardite infecciosa subaguda	Glomerulonefrite focal ou difusa.	Glomerulonefrite difusa que é indistinguível de outros tipos de doenças de complexos imunes. Pequenos êmbolos podem produzir uma glomerulonefrite focal, enquanto grandes êmbolos para os rins podem causar infarto. O baço é frequentemente comprometido, e lesões petequiais da pele são comuns.
Deposição de proteínas anormais		
Amiloidose (Fig. 4.7-5)	Rins grandes, lisos, bilaterais, com opacificação normal ou prejudicada e sistemas pielocaliciais normais. Com o tempo, os rins diminuem em tamanho e eventualmente se tornam pequenos.	Rins afetados em mais de 80% dos pacientes com amiloidose secundária à doença supurativa crônica ou inflamatória. Comprometimento renal em aproximadamente 35% dos pacientes com amiloidose primária. Pode ser complicada por trombose de veia renal (produz opacificação renal diminuída).
Mieloma múltiplo	Rins grandes, lisos, bilaterais, com opacificação reduzida. O sistema pielocalicial é normal, mas muitas vezes difusamente atenuado em pacientes com comprometimento renal grave. Nas fases avançadas, os rins podem eventualmente se retrair.	Proteínas anormais precipitadas nos túbulos causam insuficiência renal em até 50% dos casos. Infiltração renal difusa de células plasmáticas é rara. A função renal também pode ser comprometida por fluxo sanguíneo renal prejudicado (viscosidade sanguínea aumentada) e nefrocalcinose causada por hipercalcemia. (Observação: Um paciente com insuficiência renal deve ser bem hidratado antes que um exame com contraste seja realizado.)
Acumulação anormal de líquido		
Necrose tubular aguda	Rins grandes, lisos, bilaterais, com nefrograma característico precoce e prolongado (nefrograma crescentemente mais denso em 25% dos casos) que pode persistir por mais de 1 dia. O sistema pielocalicial é opacificado fracamente ou não é opacificado, e é usualmente globalmente atenuado por causa da espessura aumentada do parênquima.	Insuficiência renal reversível, com ou sem oligúria, que se segue à exposição do rim a certos agentes tóxicos (mercúrio, etilenoglicol, tetracloreto de carbono, bismuto, arsênico, material de contraste urográfico) ou a um período de isquemia grave prolongada (choque, esmagamento, queimaduras, reação transfusional, desidratação grave, transplante renal, ressecção aórtica). Geralmente reversível, mas pode exigir diálise temporária. Os túbulos convolutos proximais podem raramente calcificar após recuperação.

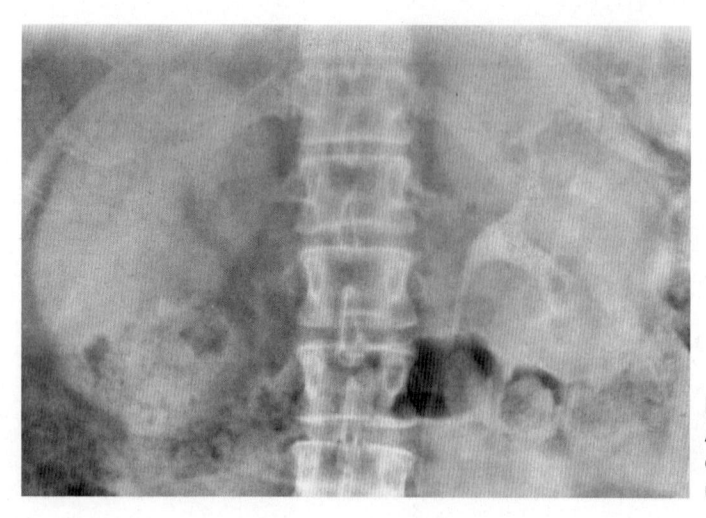

Fig. 4.7-5
Amiloidose. Grandes rins lisos bilaterais. Opacificação diminuída e nefrograma prolongado à direita são secundários à obstrução ureteral superposta.

Condição	Achados de Imagem	Comentários
Necrose cortical aguda (Fig. 4.7-6)	Rins grandes, lisos, bilaterais, com pouca opacificação. Sistemas pielocaliciais normais em estudos retrógrados. Aspecto clássico de calcificação pontilhada ou linear (trilhos de trem) limitada ao córtex renal desenvolve-se com aproximadamente 1 mês.	Forma muito incomum de insuficiência renal aguda em que há necrose focal ou universal do córtex renal com preservação da medula. Pode ser associada a queimaduras graves, fraturas múltiplas, hemorragia interna, transfusões de sangue incompatível e especialmente complicações da gravidez (descolamento da placenta, aborto séptico ou placenta prévia).
Outras condições Leucemia (Fig. 4.7-7)	Rins grandes, lisos, bilaterais com densidade nefrográfica e pielocalicial variando de normal a marcadamente reduzida. Os sistemas coletores podem ser atenuados por infiltração de células neoplásicas.	A mais comum causa maligna de aumento renal global. Mais frequente em crianças com leucemia aguda, especialmente o tipo linfocítico. Hemorragia superposta pode produzir uma massa parenquimatosa focal, uma coleção subcapsular de sangue, ou coágulos obstrutivos ou não obstrutivos na pelve renal ou nos ureteres.
Nefrite intersticial aguda	Rins grandes, lisos, bilaterais com opacificação normal à diminuída. Há um retorno à aparência normal depois da retirada da droga ofensora.	Infiltração de células inflamatórias representando uma complicação da exposição a certas drogas (mais comumente meticilina: também fenindiona, difenilidantoína, sulfas, ampicilina e cefalotina). Provavelmente representa uma reação alérgica ou idiossincrásica em vez de nefrotoxicidade direta de droga.

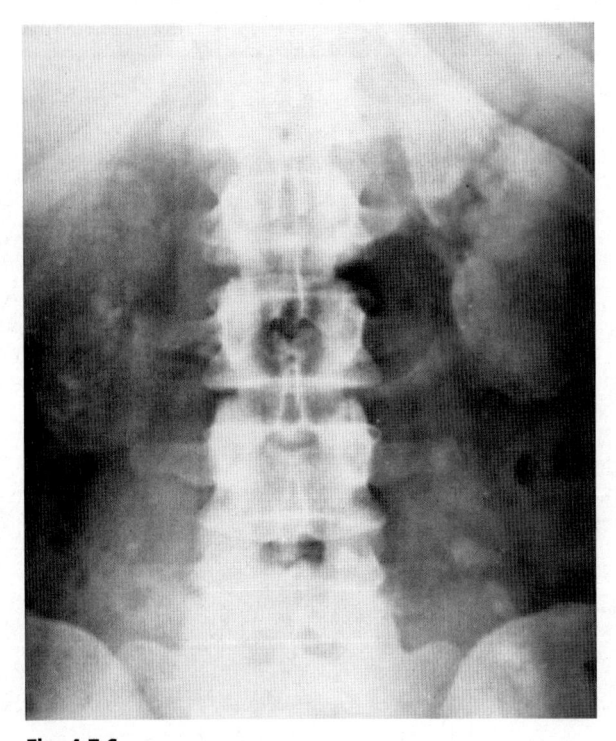

Fig. 4.7-6
Necrose cortical renal aguda bilateral. Há calcificação puntiforme no rim direito e uma orla periférica de calcificação rodeando o rim esquerdo.

Condição	Achados de Imagem	Comentários
Nefropatia de urato aguda	Rins grandes, lisos, com sistemas pielocaliciais não opacificados e densidade nefrográfica crescente.	Inundação dos néfrons com grandes quantidades de cristais de ácido úrico (que se depositam nos túbulos coletores e interstício). Mais comumente uma complicação de terapia de leucemia, linfoma, distúrbios mieloproliferativos ou policitemia vera (agentes citotóxicos liberam grandes quantidades de nucleoproteína que é metabolizada para ácido úrico). (Observação: Material de contraste pode ser perigoso nestes pacientes por causa do seu efeito uricosúrico.)
Acromegalia (Fig. 4.7-8)	Rins grandes, lisos, bilaterais, com estrutura e função normais.	Manifestação da organomegalia generalizada.
Nefromegalia associada a outras doenças	Rins grandes, lisos, bilaterais, com estrutura e função normais.	Cirrose hepática (especialmente em pacientes com alterações gordurosas acentuadas no fígado); hiperalimentação (aumento nos compartimentos líquidos do rim relacionado com a hiperosmolalidade das soluções administradas); diabetes melito (mesmo na ausência de glomerulosclerose diabética); hemofilia; doença de Fabry (deposição de lipídio no parênquima renal).
Anemia falciforme (homozigota)	Rins grandes, lisos, bilaterais. Eventualmente há concentração prejudicada do material de contraste e sistemas pielocaliciais e ureteres dilatados.	Reflete dilatação vascular, ingurgitamento dos vasos, aumento glomerular, edema intersticial e fluxo sanguíneo renal aumentado. Infarto lobar pode desenvolver-se. Necrose papilar é mais comum em pacientes com doença heterozigota.

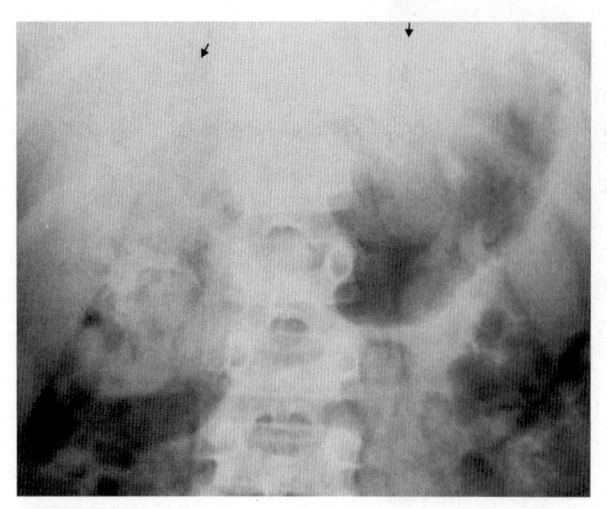

Fig. 4.7-7
Leucemia crônica. Infiltração difusa de células leucêmicas causou aumento bilateral dos rins (setas).

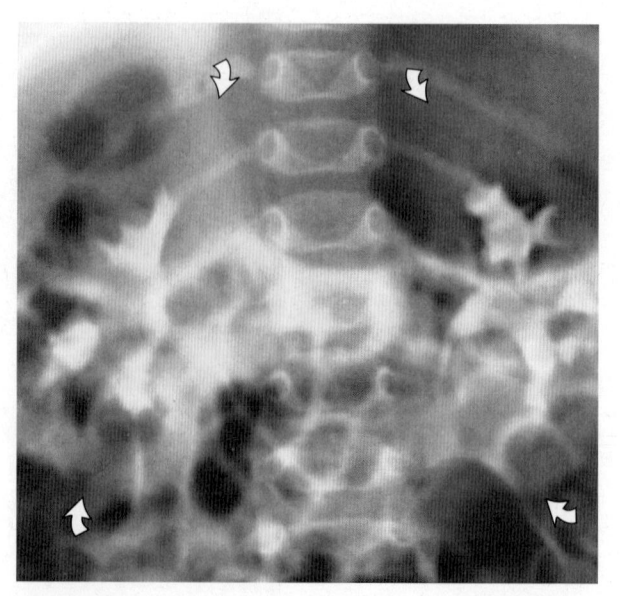

Fig. 4.7-8
Acromegalia. Aumento bilateral de rins com boa função. As setas apontam as margens superior e inferior dos rins, ambos os quais têm aproximadamente cinco corpos vertebrais de comprimento.

Condição	Achados de Imagem	Comentários
Duplicação bilateral	Rins longos, lisos (largura normal), bilaterais. Dois sistemas pielocaliciais em ambos os lados.	Pode simular um neoplasma se um dos sistemas coletores estiver obstruído ou não funcionante.
Resposta fisiológica a material de contraste e diuréticos	Rins grandes, lisos, bilaterais, com estrutura e função normais.	Vasodilatação ou diurese pode aumentar o tamanho renal, presumivelmente em virtude da expansão da árvore vascular, luzes tubulares ou espaço líquido intersticial. Área renal pode aumentar até 35% (aumento médio, apenas 5%).
Hidronefrose bilateral	Rins grandes, lisos, bilaterais, com sistemas pielocaliciais dilatados e excreção retardada. Hidronefrose prolongada causa estreitamento parenquimatoso difuso e rins pequenos, lisos.	Pode ser congênita ou adquirida (obstrução da saída da bexiga ou uma massa inflamatória obstruindo ambos os ureteres.)

4.8 ■ Rins Grandes, Multifocais, Bilaterais

Condição	Achados de Imagem	Comentários
Doença renal policística adulta (Figs. 4.8-1 e 4.8-2)	Rins grandes bilaterais com contornos multilobulados. As estruturas pélvicas e infundibulares são alongadas, apagadas e muitas vezes desviadas em torno de cistos maiores produzindo um contorno em crescente. Nefrograma mosqueado característico (padrão de queijo suíço) em razão da presença de inúmeros cistos transparentes de vários tamanhos por toda parte nos rins. Placas de calcificação ocasionalmente ocorrem nas paredes dos cistos.	Distúrbio hereditário em que muitos cistos crescendo progressivamente causam aumento lobulado dos rins e comprometimento renal progressivo (presumivelmente graças à compressão cística dos néfrons que causa obstrução intrarrenal localizada). Aproximadamente 35% dos pacientes têm cistos associados do fígado (eles não interferem com a função hepática). Cerca de 10% têm um ou mais aneurismas saculares das artérias cerebrais (podem romper-se e produzir hemorragia subaracnóidea fatal). Hipertensão é comum. Pacientes tendem a ser assintomáticos durante as primeiras três décadas de vida (diagnóstico precoce é feito por acaso ou como resultado de uma procura específica provocada por uma história familiar positiva).
Doença cística renal adquirida	Rins grandes bilaterais com contornos multilobulados e ausência de função renal. Necessita ultrassonografia ou TC para detecção.	Formação de múltiplos cistos ocorre em rins cronicamente insuficientes de pacientes submetendo-se à hemodiálise a longo prazo. O grau de aumento pode-se aproximar daquele da doença renal policística adulta. O processo pode reverter após transplante renal bem-sucedido.
Linfoma	Rins aumentados bilateralmente com abaulamentos multifocais dos contornos renais e desvio dos sistemas pielocaliciais. Pode haver uma massa única em um rim ou um urograma normal (nódulos linfomatosos demasiado pequenos para desviar as estruturas coletoras ou deformar o contorno renal). Opacificação dos rins diminui progressivamente à medida que as massas linfomatosas crescem, coalescem e substituem os néfrons.	Comprometimento renal ocorre muito mais frequentemente no linfoma não de Hodgkin do que na doença de Hodgkin. Geralmente assintomático a menos que haja uma massa palpável, hipertensão (massa comprimindo artéria renal ou causando oclusão e veia renal), ou uropatia obstrutiva (enclausuramento ureteral por tecido linfomatoso no retroperitônio). Irradiação ou quimioterapia podem produzir nefropatia de ácido úrico ou nefrite de radiação.

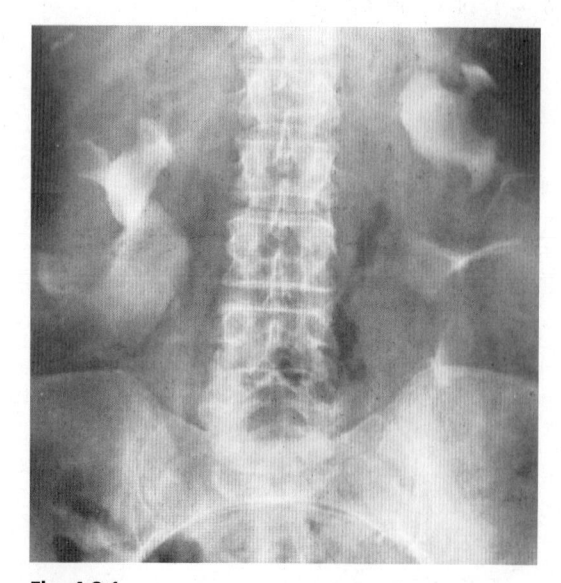

Fig. 4.8-1
Doença renal policística adulta. Urograma excretor mostra pronunciado aumento multifocal de ambos os rins, desvio focal das estruturas coletoras e opacificação normal.[5]

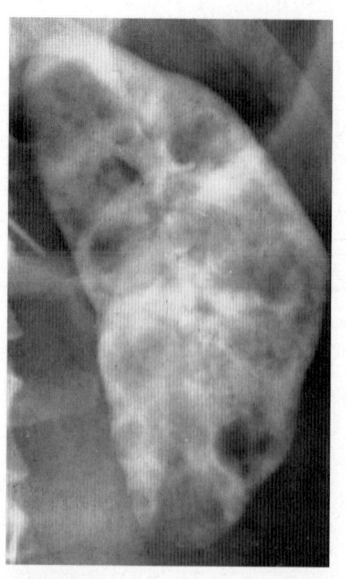

Fig. 4.8-2
Doença renal policística adulta. Fase de nefrograma da arteriografia seletiva do rim esquerdo demonstra inúmeros cistos variando desde tamanho de cabeça de alfinete a 2 cm. O rim oposto tinha um aspecto idêntico.[6]

4.9 ■ Massa Renal Focal

Condição	Achados de Imagem	Comentários
Variante normal	"Massa" focal na superfície de um rim que pode ser confundida com um neoplasma.	Lobulação fetal (proeminência do córtex centrolobar onde dois lobos adjacentes se encontram); giba de dromedário; saliência hilar (proeminência da região supra-hilar do rim esquerdo que pode causar desvio do sistema coletor do polo superior).
Coluna de Bertin (Fig. 4.9-1)	"Massa" focal aparentemente originada da superfície do rim com compressão e espalhamento do sistema pielocalicial. Pode simular um neoplasma verdadeiro.	Massa de tecido cortical normal no parênquima renal. Mais comumente se desenvolve na junção dos terços médio e superior de um rim duplo. O diagnóstico correto pode ser feito por cintigrafia radionuclídica, que revela captação normal ou mesmo aumentada de isótopo no pseudotumor em contraste com captação diminuída em outras massas renais.

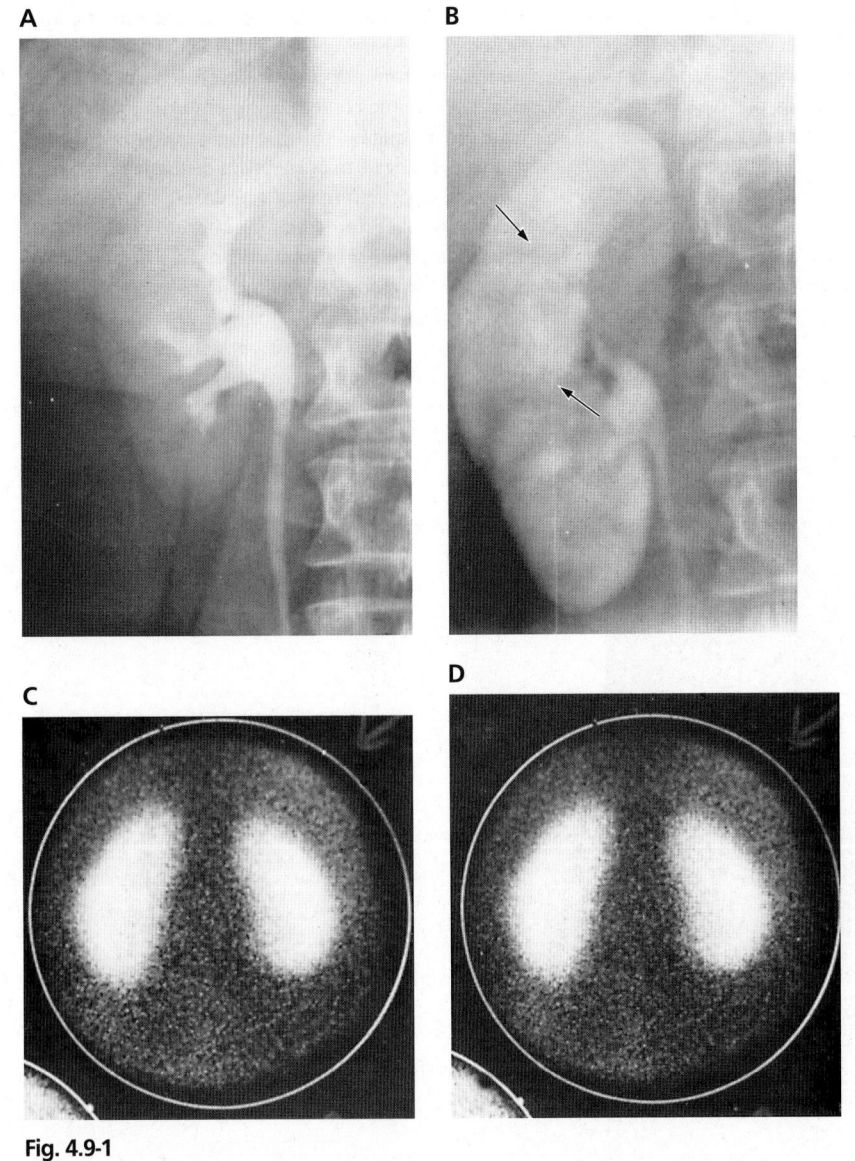

Fig. 4.9-1
Coluna de Bertin. (A) Urograma excretório mostra desvio do sistema calicial superior do rim direito. (B) Filme da fase de nefrotomograma de um arteriograma renal direito seletivo mostra a grande coluna (setas) que parece mais densa que a substância medular. Exames renais em Medicina Nuclear (C, D) mostram parênquimas funcionando normalmente.[7]

Condição	Achados de Imagem	Comentários
Cisto renal simples (Figs. 4.9-2 e 4.9-3)	Expansão focal do contorno do rim no nefrograma. A margem cortical aparece como uma orla muito fina, lisa, radiopaca, em torno do cisto transparente saliente (sinal do bico). Uma parede espessada sugere sangramento dentro de um cisto, infecção de cisto, ou uma lesão maligna. Quando um cisto simples é completamente incluso no parênquima renal, a orla fina e o bico estão ausentes, e o tamanho e contorno renais são normais. Um cisto renal causa desvio focal de porções adjacentes do sistema pielocalicial, com as estruturas coletoras permanecendo lisas e atenuadas em vez de irregulares e obliteradas como com um neoplasma maligno.	Massa focal cheia de líquido que usualmente é unilocular, embora septos às vezes dividam o cisto em câmaras que podem ou não se comunicar umas com outras. Cistos variam em tamanho e podem ocorrer em local único ou múltiplos em um ou ambos os rins. Calcificação curvilínea fina ocorre em aproximadamente 3% dos cistos simples (não patognomônico de um processo benigno, uma vez que 20% das massas com esta aparência são malignas). Ultrassonografia ou TC podem demonstrar inequivocamente um cisto renal simples. Punção do cisto é necessária se houver uma aparência atípica ou uma forte suspeita clínica de abscesso, ou se o paciente tiver hematúria ou hipertensão.
Neoplasma maligno (Figs. 4.9-4 a 4.9-6)	Massa focal com contornos indistintos e uma densidade similar à do parênquima normal (diferentemente da massa radiotransparente clássica com margens nítidas e uma parede fina representando um cisto benigno). Neoplasmas necróticos podem parecer císticos, embora eles usualmente sejam rodeados por paredes espessas, irregulares. Inicialmente, há alongamento de cálices adjacentes, seguido por distorção, estreitamento ou obliteração de parte ou todo o sistema coletor em razão de aumento progressivo e infiltração tumorais. Tumores grandes podem obstruir parcialmente a pelve ou ureter superior e causar dilatação proximal ou mesmo um rim não funcionante.	Carcinoma de células renais (hipernefroma) é o neoplasma renal maligno mais comum, predominantemente ocorrendo em pacientes acima da idade de 40 anos. Aproximadamente 10% dos hipernefromas contêm calcificação (usualmente localizada em zonas fibrosas reativas em torno de áreas de necrose tumoral). De todas as massas que contêm cálcio em uma localização não periférica, quase 90% são malignas (calcificação curvilínea periférica é mais sugestiva de um cisto benigno, mas um hipernefroma pode ter uma pseudocápsula fibrosa calcificada e apresentar um aspecto radiográfico idêntico). Carcinomas bilaterais ocorrem em aproximadamente 2% dos casos (especialmente na doença de von Hippel-Lindau). Nefroblastoma (tumor de Wilms) é comum em crianças. Sarcomas, metástases e carcinoma invasivo de células transicionais são raros.

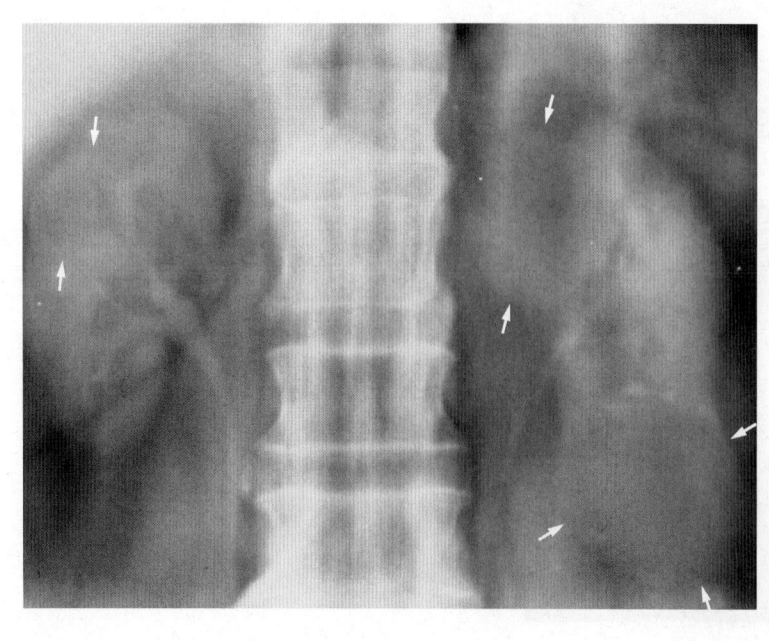

Fig. 4.9-2
Cistos renais. Nefrotomograma demonstra cistos renais bilaterais (setas).

Condição	Achados de Imagem	Comentários
Neoplasma benigno (Figs. 4.9-7 a 4.9-9)	Massa renal unifocal que aumenta o rim e causa deformação e desvio da porção adjacente do sistema pielocalicial. Nenhuma calcificação tumoral ou obliteração irregular do sistema pielocalicial como em doença maligna. Gordura em um angiomiolipoma pode produzir uma área bem definida de radiotransparência mosqueada em radiografias simples.	O mais comum tumor benigno do rim é o hamartoma (angiomiolipoma), que se desenvolve em uma grande porcentagem de pacientes com esclerose tuberosa em que o comprometimento é geralmente multifocal e bilateral. Angiomiolipomas tipicamente aparecem como massas intensamente ecogênicas em ultrassonografia e têm um alto conteúdo de gordura em TC. Outros tumores benignos incluem adenoma (geralmente pequeno, assintomático e descoberto incidentalmente), reninoma (tumor benigno incomum da células justaglomerulares associado à secreção aumentada de renina e hipertensão) e tumores mesenquimais (fibroma, lipoma, leiomioma e angioma).

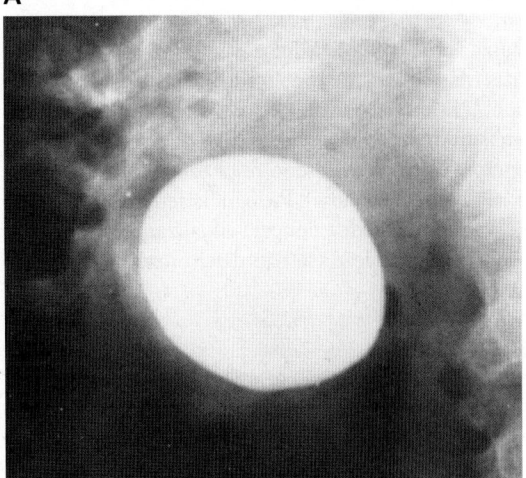

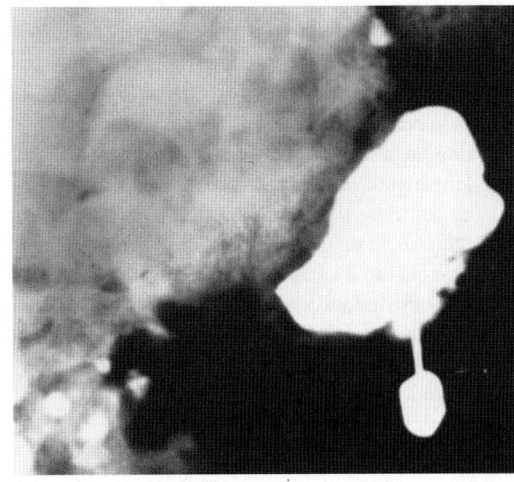

Fig. 4.9-3
Punção de cisto renal. (A) A instilação de material de contraste mostra a característica parede interna lisa de um cisto benigno. (B) Em outro paciente, a introdução de material de contraste revela o limite interno irregular de um carcinoma de células renais necrótico.

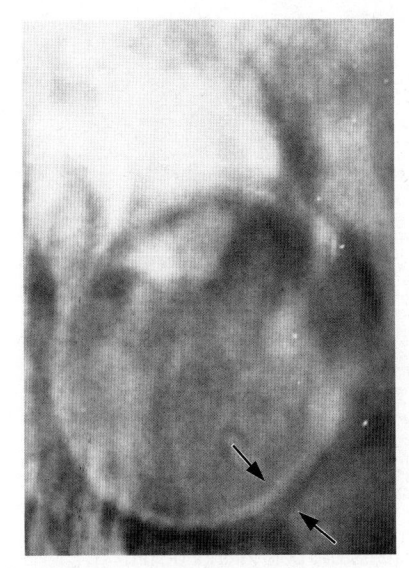

Fig. 4.9-4
Carcinoma de células renais. Nefrotomograma demonstra uma massa renal transparente, bem demarcada, com uma parede espessa (setas).[8]

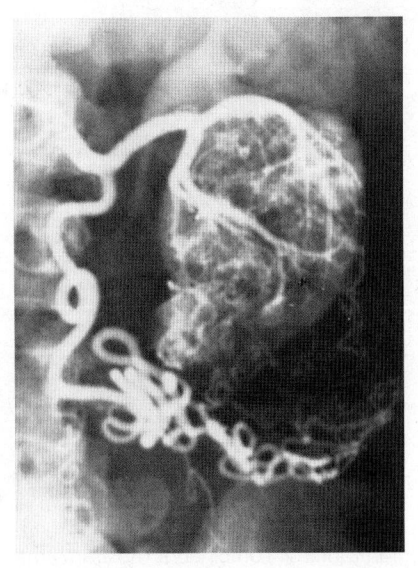

Fig. 4.9-5
Carcinoma de células renais. Arteriograma renal esquerdo demonstra uma grande massa hipervascular com notável aumento dos vasos capsulares.

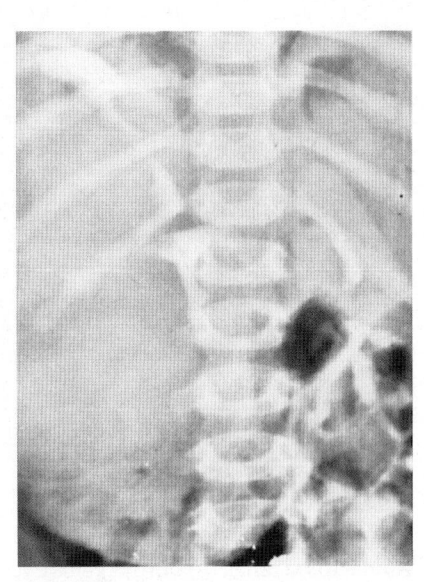

Fig. 4.9-6
Tumor de Wilms. Imensa massa no rim direito distorce e desvia o sistema pielocalicial.[2]

Condição	Achados de Imagem	Comentários
Abscesso renal/perirrenal (Fig. 4.9-10)	Massa renal focal, usualmente polar, que pode desviar ou apagar porções adjacentes do sistema pielocalicial. Em um abscesso crônico, um defeito radiotransparente nefrográfico na massa bem definida corresponde a uma coleção central de tecido necrótico (cavidade de parede grossa com uma margem interna irregular). Infecção perirrenal causa obscurecimento parcial ou completo do contorno renal, perda da margem do psoas, imobilidade do rim com respiração e escoliose lombar côncava para o lado de comprometimento. A demonstração de gás extraluminal em torno ou no interior do rim é virtualmente patognomônica de abscesso renal ou perirrenal.	A maioria dos abscessos renais e perirrenais ocorre por extensão direta a partir de infecção pélvica renal, especialmente se houver um cálculo obstruindo o ureter ou a pelve. Desde a introdução dos antibióticos, abscesso renal raramente é causado por disseminação direta ou hematogênica de uma infecção extraurinária. Um abscesso renal usualmente não se dissemina para o lado contralateral, porque a fáscia medial que rodeia o rim é fechada e a coluna e grandes vasos atuam como obstáculos naturais. Um processo inflamatório pode estender-se em torno do rim inteiro, embora ele seja usualmente mais pronunciado nos aspectos dorsal e superior, onde a fáscia renal é aberta, e os tecidos circundantes oferecem pouca resistência. O aspecto radiográfico pode ser indistinguível daquele de um neoplasma renal.
Hidronefrose focal	Comprimento renal aumentado e uma saliência localizada no contorno. Transparência nitidamente marginada corresponde aos cálices dilatados cheios com urina não opacificada vistos durante a fase de nefrograma. A área obstruída lentamente se opacifica à medida que material de contraste passa para dentro do sistema dilatado, cheio de urina (pode exigir filmes tão tardios quanto 24 a 36 horas após injeção). Cálices não obstruídos drenando o resto do rim se opacificam normalmente, embora possam ser desviados pelo efeito de massa do segmento hidronefrótico.	Causada por obstrução à drenagem de uma parte do rim (mais frequentemente o polo superior de um rim com duplicação parcial ou completa do sistema coletor). Pode refletir duplicação ureteropélvica congênita com uma ureterocele ectópica ou ser o resultado de infecção (especialmente tuberculose). Pielografia retrógrada ou anterógrada pode ser de valor para visualizar precisamente o ponto de obstrução (se não determinado em filmes tardios).

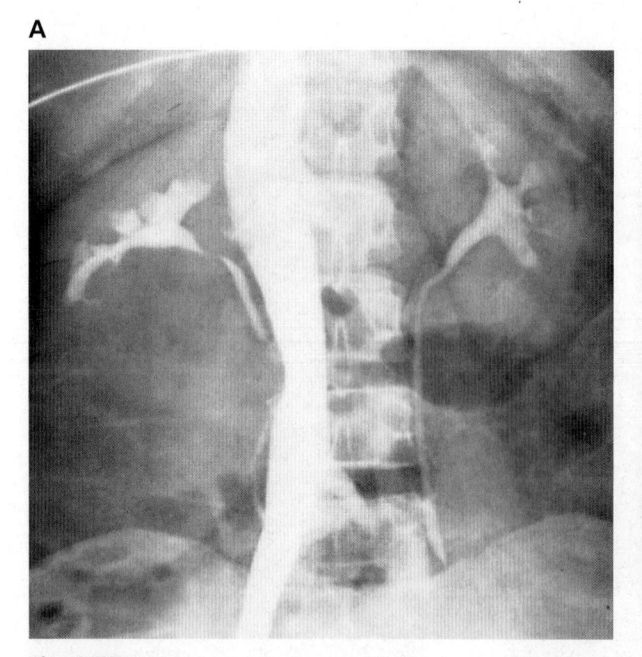

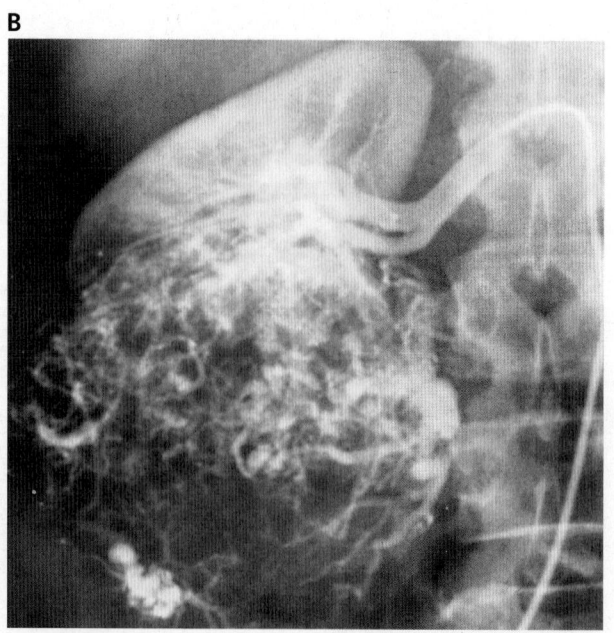

Fig. 4.9-7
Hamartoma renal. (A) Um urograma e venocavograma inferior combinados mostram uma grande massa no polo inferior do rim direito com desvio, mas não invasão do sistema pielocalicial e veia cava inferior. (B) Arteriografia mostra que a massa é hipervascular. A aparência radiográfica global é indistinguível daquela do carcinoma de células renais.

4.9 ■ MASSA RENAL FOCAL

Condição	Achados de Imagem	Comentários
Cisto multilocular	Massa unifocal, usualmente em uma localização polar, que produz um defeito nefrográfico transparente nitidamente definido e muitas vezes desvia o sistema pielocalicial. Calcificação e septos tênues podem ser detectados.	Massa unilateral incomum composta por múltiplos cistos de vários tamanhos e elementos celulares primitivos adjuntos. Pode ser detectada como uma massa palpável em lactentes. Pode representar uma forma de displasia cística congênita ou um neoplasma renal benigno. Difere de rins multicísticos (disgenético) porque é unilateral, compromete apenas um segmento de um rim normal sob todos os demais aspectos e não tem anormalidades associadas do ureter ou da artéria renal.
Malformação arteriovenosa congênita	Massa unifocal, mais comumente em uma localização parapélvica ou medular, que faz impressão sobre o sistema pielocalicial. Canais vasculares enovelados ocasionalmente produzem impressões multinodulares sobre o sistema pielocalicial. Calcificação curvilínea pode formar-se nas paredes da massa.	Mais comumente enovelada (múltiplos canais vasculares enrolados agrupados em uma aglomeração). A muito mais rara forma cavernosa é composta por uma única artéria bem definida alimentando uma única veia. Geralmente apresenta-se com hematúria e pode produzir um sopro abdominal.
Pielonefrite xantogranulomatosa (ver Fig. 4.5-1)	Massas unifocais ou multifocais com desvio de cálices não dilatados e opacificação normal ou diminuída. Calcificação é comum.	Substituição nodular do parênquima renal por grandes macrófagos cheios de lipídio (células espumosas) que se desenvolve em rins cronicamente infectados. Aparece mais comumente como um rim não funcionante unilateral com aumento multifocal e um cálculo radiopaco obstrutivo na junção ureteropélvica. Pode simular um neoplasma renal (TC mostra a densidade gordurosa característica da massa xantogranulomatosa).
Hematoma subcapsular	Massa não opacificada entre parênquima renal opacificado e a cápsula renal que achata e comprime o parênquima renal subjacente. Pode comprimir extrinsecamente o sistema pielocalicial e mesmo resultar em um rim não funcionante.	Pós-traumático ou espontâneo (muitas vezes associado a neoplasma, arteriosclerose ou poliarterite nodosa). Um grande hematoma subcapsular pode produzir hipertensão (rim de Page).

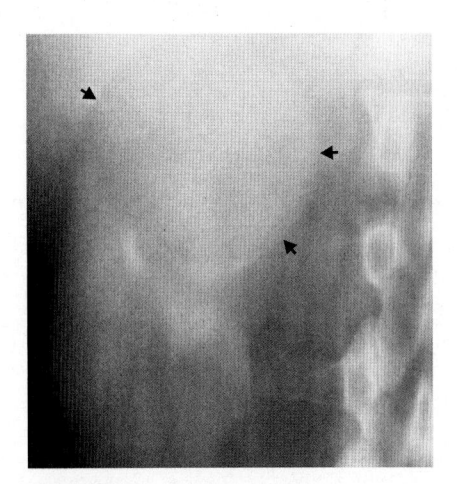

Fig. 4.9-8
Adenoma renal. Um nefrotomograma mostra que o tumor é uma massa lisa, relativamente transparente (setas) que é indistinguível de um cisto.

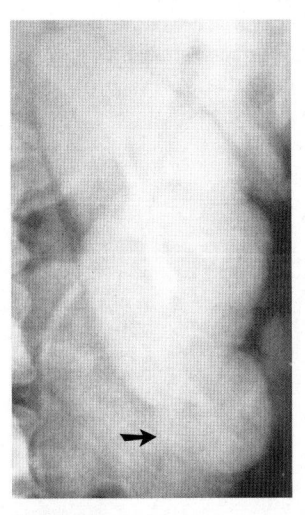

Fig. 4.9-9
Reninoma. Pequena massa (seta) originada do polo inferior do rim esquerdo.[9]

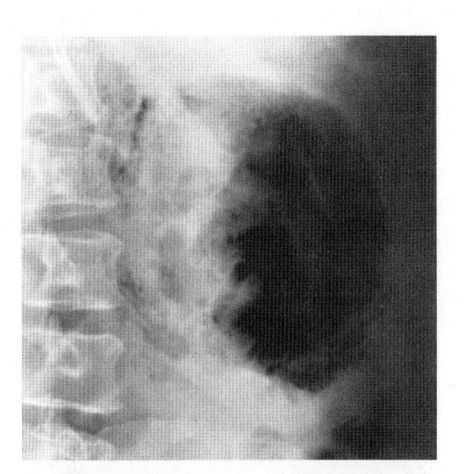

Fig. 4.9-10
Abscesso renal. Grandes quantidades de gás extraluminal dentro e em torno do rim esquerdo.

4.10 ■ Doenças Císticas dos Rins

Condição	Achados de Imagem	Comentários
Cisto renal simples (Fig. 4.10-1)	Expansão de contorno focal do contorno renal na fase de nefrograma. A margem cortical aparece como uma orla radiopaca muito fina, lisa, em redor dos cistos transparentes salientes (sinal do bico). Uma parede espessa sugere sangramento para dentro do cisto, infecção do cisto ou uma lesão maligna. Calcificação curvilínea fina é vista em aproximadamente 3% dos casos (não patognomônica de um processo benigno, uma vez que 20% das massas com este aspecto são malignas).	Massa unifocal cheia de líquido. Usualmente unilocular, embora septos às vezes dividam o cisto em câmaras que podem ou não se comunicar umas com as outras. Os cistos variam em tamanho e podem ocorrer em locais isolados ou múltiplos em um ou ambos os rins. Escaneamentos com ultrassonografia ou TC demonstram inequivocamente os cistos renais simples. Punção do cisto é necessária se houver uma aparência atípica ou uma suspeita forte de um abscesso ou se o paciente tiver hematúria ou hipertensão.
Cisto parapélvico	Massa hilar que desvia o rim lateralmente e o gira sobre o seu eixo anteroposterior. Ocasionalmente comprime a gordura hilar produzindo uma fina linha transparente que separa o cisto do parênquima renal adjacente.	Cisto extraparenquimatoso que ocorre na região do hilo renal. A maioria dos cistos parapélvicos situa-se lateralmente à pelve renal e eles podem se alargar, alongar e comprimir cálices adjacentes (podem mesmo causar obstrução).
Doença policística renal adulta	Rins grandes bilaterais com um contorno multilobulado. As estruturas pélvicas e infundibulares são alongadas, apagadas, e muitas vezes desviadas em torno de cistos maiores produzindo um contorno em crescente. O nefrograma mosqueado característico "em queijo suíço" é causado pela presença de inúmeros cistos transparentes de vários tamanhos em toda parte nos rins. Placas de calcificação ocasionalmente ocorrem nas paredes dos cistos.	Distúrbio hereditário em que muitos cistos crescendo progressivamente causam aumento lobulado dos rins e comprometimento renal progressivo. Aproximadamente 35% dos pacientes têm cistos associados do fígado (eles não interferem com as funções hepáticas). Cerca de 10% têm um ou mais aneurismas saculares das artérias cerebrais (podem romper-se e produzir hemorragia subaracnoide fatal). Hipertensão é comum.
Doença policística renal infantil (Fig. 4.10-2)	Os rins aparecem como grandes massas de tecido mole ocupando grande parte do abdome e desviando o estômago e intestino. Margens corticais lisas (diferentemente da forma adulta). Se houver suficiente função renal, a urografia resulta em um nefrograma com um padrão com estrias de bandas alternadas densas e transparentes, refletindo acumulação de poças de material de contraste em espaços císticos alongados que se irradiam perpendicularmente para a superfície cortical.	Distúrbio recessivo autossômico raro, usualmente fatal, que se manifesta ao nascimento por rins difusamente aumentados, insuficiência renal e mau desenvolvimento dos ductos biliares intra-hepáticos. Na forma infantil, a anormalidade renal usualmente é mais branda, mas é associada à fibrose hepática congênita grave e hipertensão porta.

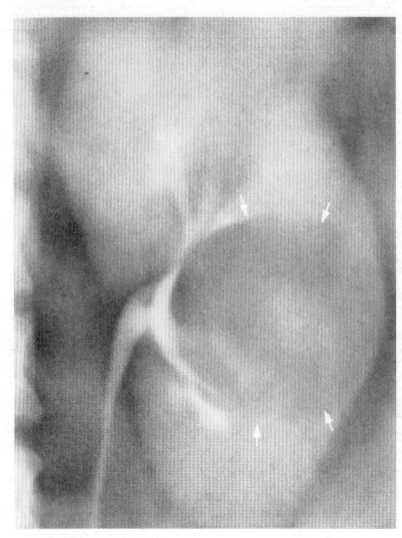

Fig. 4.10-1
Cisto renal simples. Nefrotomograma mostra a massa cheia de fluido e paredes lisas (setas).

Condição	Achados de Imagem	Comentários
Rim em esponja medular (ectasia tubular renal) (Fig. 4.10-3)	Túbulos ectásicos aparecem como finas estriações lineares de contraste produzindo um padrão de bordo em escova ou como dilatação mais cística simulando um cacho de uvas. Radiografias simples muitas vezes demonstram pequenos cálculos lisos, arredondados, ocorrendo em aglomerados ou em uma disposição semelhante a um leque na extremidade papilar de uma ou mais pirâmides renais.	Dilatação cística de túbulos coletores distais nas pirâmides renais. As alterações ectásicas podem ser limitadas a uma única pirâmide, mas usualmente são mais extensas e bilaterais (frequentemente assimétricas). Função renal é preservada, embora a estase tubular predisponha à formação de cálculo e pielonefrite. Geralmente assintomático, exceto quando cálculos medulares são deslocados e produzem cólica renal ou hematúria.
Rim multicístico displásico (Fig. 4.10-4)	Massa unilateral, multilobulada, não funcionante, na área normalmente ocupada pelo rim. Pode haver fina calcificação curvilínea delineando as paredes dos cistos. As paredes vascularizadas dos cistos individuais podem-se tornar ligeiramente opacas durante urografia produzindo o sinal do cacho de uvas (cistos transparentes redondos separados uns dos outros por septos levemente opacificados). Geralmente há hipertrofia compensadora do rim contralateral.	Displasia congênita não hereditária (usualmente assintomática) em que o rim é composto quase inteiramente por cistos de paredes finas com pouco tecido renal sólido. Causa mais comum de uma massa abdominal no recém-nascido. Outras manifestações incluem um ureter atrésico com uma extremidade proximal cega (em pielografia retrógrada) e uma artéria renal ausente ou gravemente atrésica. Ultrassonografia é capaz de diferenciar o padrão desorganizado de cistos e falta de parênquima renal e contorno reniforme na doença policística do rim da organização precisa dos espaços cheios de líquido simetricamente posicionados na hidronefrose.

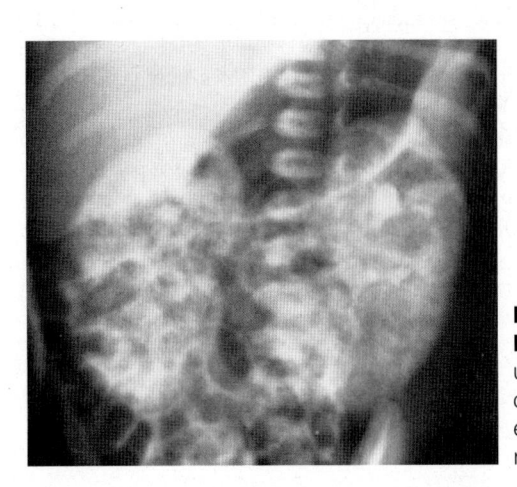

Fig. 4.10-2
Doença policística renal infantil. Urograma excretor em um menino com grandes massas abdominais palpáveis demonstra aumento renal com características densidades estriadas, conduzindo às extremidades caliciais. Há apenas mínima distorção dos cálices.

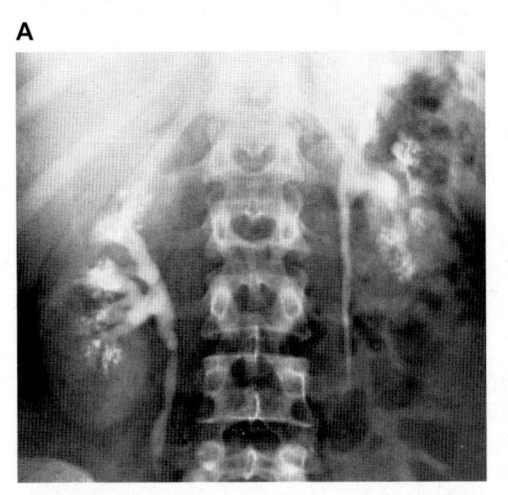

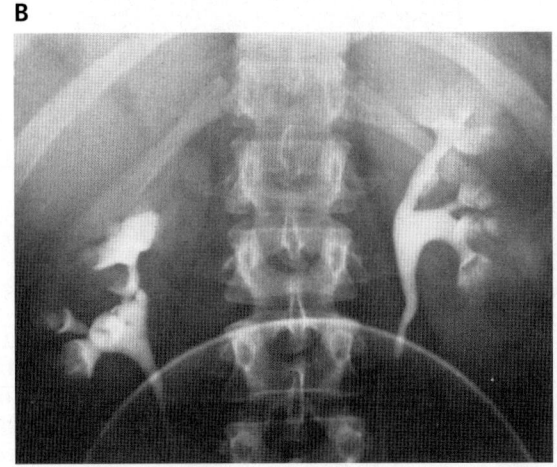

Fig. 4.10-3
Rim em esponja medular. (A) Urograma excretório demonstra múltiplos pequenos cálculos arredondados ocorrendo em coleções nas extremidades papilares de múltiplas pirâmides renais. (B) Em outro paciente, os túbulos ectasiados se mostram como finas estriações lineares de contraste produzindo o padrão característico de bordo em escova.

Condição	Achados de Imagem	Comentários
Cisto ou divertículo calicial (cisto pielogênico)	Espaço cístico nitidamente definido, muitas vezes esférico. Opacificação urográfica retardada ocorre por enchimento retrógrado através de um canal estreito que tipicamente se origina de um fórnix calicial.	Possíveis causas incluem um cisto parenquimatoso drenando para um cálice, um abscesso cortical roto e dilatação de um túbulo renal ou a extremidade cega de um ducto de Wolff ramificado.
Doença cística medular (Fig. 4.10-5)	Rins normais ou pequenos com contornos lisos e excreção prejudicada de material de contraste. Um grande cisto medular pode produzir um defeito radiotransparente nitidamente definido em um nefrotomograma (mais bem visto em TC). Os cistos são usualmente demasiado pequenos para causar desvio pielocalicial ou lobulação dos contornos renais.	Nefropatia hereditária que consiste em um número variável de cistos (frequentemente muito pequenos) na junção corticomedular e na medula. Mais frequentemente afeta mulheres. Achados clínicos incluem anemia, poliúria, hipostenúria e perda de sal. Ausência de hipertensão.
Cisto multilocular	Massa unifocal que usualmente está em uma localização polar. Defeito nefrográfico transparente nitidamente definido. Calcificação e septos tênues podem ser detectados. Muitas vezes, desvio do sistema pielocalicial.	Massa unilateral incomum composta por múltiplos cistos de vários tamanhos e elementos celulares primitivos adjuntos. Pode ser detectado como uma massa palpável em lactentes. Representa uma forma de displasia cística congênita ou um neoplasma renal benigno. Difere do rim multicístico (disgenético) porque um cisto multilocular é unilateral, compromete apenas um segmento de um rim normal sob os demais aspectos e não tem nenhuma anormalidade associada do ureter ou artéria renal.
Cisto perinéfrico (pseudocisto pararrenal, urinoma)	Massa de tecido mole elíptica no flanco com desvio para cima e lateral do polo inferior do rim, desvio medial do ureter e frequentemente hidronefrose obstrutiva. Geralmente excreção reduzida ou ausente de material de contraste. Infrequentemente, evidência de extravasamento para dentro da massa.	Maioria dos casos resulta de acidentes, trauma operatório ou transplante renal. Em lactentes e crianças, obstrução congênita do trato urinário pode ser um fator. O mais comum achado clínico é uma massa palpável no flanco (geralmente exame de urina normal e ausência de febre).

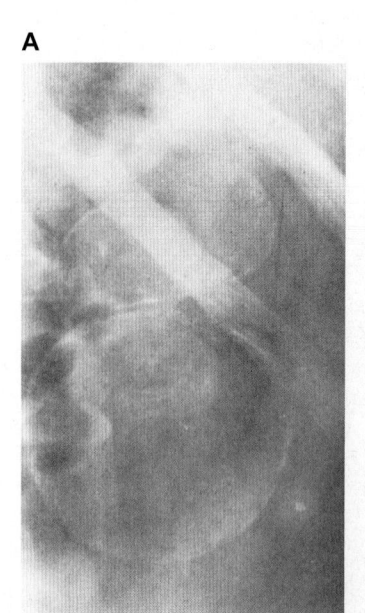

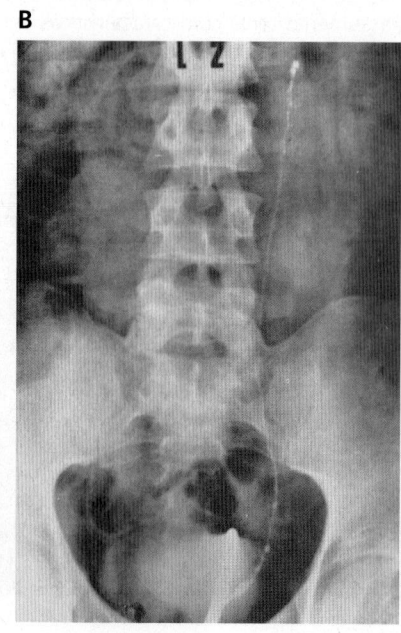

Fig. 4.10-4
Rim multicístico displásico. (A) Radiografia simples do abdome demonstra múltiplas calcificações curvilíneas finas delineando os cistos. (B) Pielograma retrógrado mostra atresia do ureter proximal.[10]

Condição	Achados de Imagem	Comentários
Doença cística renal adquirida	Rins grandes bilaterais com contornos multilobulados e ausência de função renal. Requer ultrassonografia ou TC para detecção.	O desenvolvimento de múltiplos cistos ocorre nos rins cronicamente insuficientes de pacientes submetendo-se à hemodiálise a longo prazo. O grau de aumento pode-se aproximar daquele da doença policística renal adulta. O processo pode reverter após transplante renal bem-sucedido.
Cisto equinocócico	Cisto de parede grossa com transparência heterogênea. Frequentemente produz estreitamento ou mesmo obstrução de um cálice adjacente. Pode haver uma comunicação permanente ou intermitente entre o cisto e o sistema calicial.	Usualmente um cisto solitário, predominantemente na região polar, que pode ter uma parede calcificada. Comunicação com o sistema coletor quase sempre pode ocorrer através do cálice em vez de diretamente com a pelve.
Doença cística cortical congênita	Rins usualmente parecem normais. Um grande cisto cortical pode causar uma saliência focal do contorno ou deformação calicial.	Em lactentes jovens com cardiopatia congênita e as síndromes de trissomia, numerosos pequenos cistos podem ocorrer ao longo da superfície capsular e delinear fissuras fetais (sem anormalidade funcional ou clínica). Na esclerose tuberosa, os cistos são de origem tubular, e comprometimento grave pode levar à hipertensão e insuficiência renal.
Displasia cística (associada à obstrução do trato urinário inferior)	Raramente detectada em urografia excretória (hidronefrose acompanhante obscurece evidência de cistos corticais múltiplos)	Raramente reconhecida como uma entidade clínica, mas relativamente comum em exame histopatológico dos rins em crianças com obstrução do trato urinário inferior na vida fetal (especialmente meninos com válvulas uretrais congênitas). A pressão aumentada presumivelmente resulta em malformação do parênquima renal e desenvolvimento de numerosos cistos corticais, especialmente embaixo da cápsula. Comprometimento brando aparentemente é compatível com uma duração normal de vida.

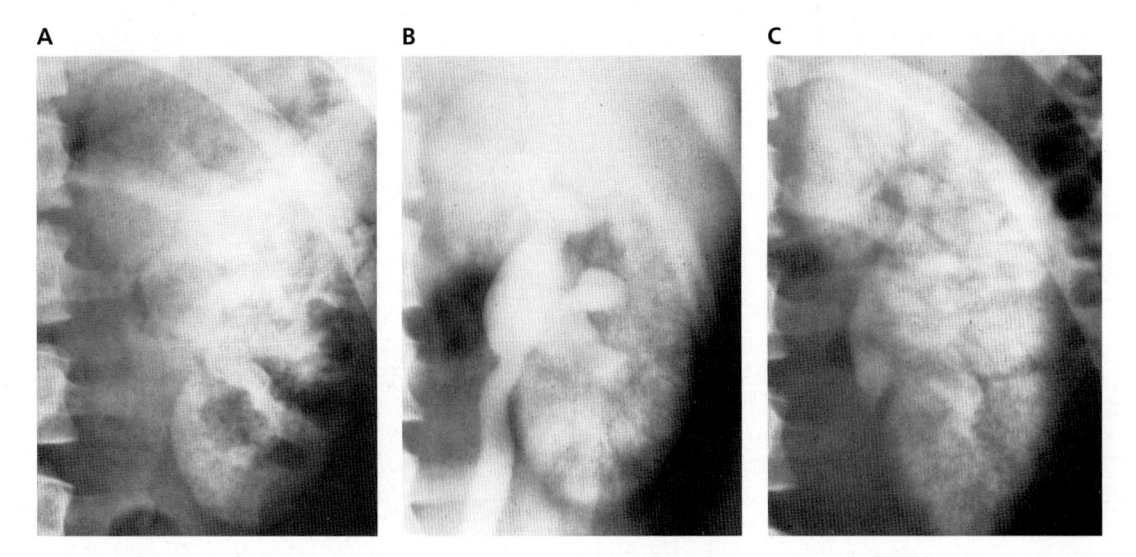

Fig. 4.10-5
Doença cística medular. (A) Uma radiografia de 4 minutos de um urograma excretor mostra um rim de tamanho normal com margem lisa, excreção retardada de contraste, e nefrograma fraco, mas homogêneo no rim inteiro. (B) Tomograma tirado com 10 minutos mostra opacificação do sistema coletor com brando abaulamento dos cálices. O nefrograma é composto por muitas coleções estriadas de material de contraste desde os cálices até a periferia. (C) Radiografia tirada aos 120 minutos mostra um nefrograma de alta densidade limitado à medula. Isto provavelmente é causado pela acumulação de material de contraste nos túbulos dilatados. O córtex e as colunas de Bertin são reconhecíveis como áreas radiotransparentes.[11]

4.11 ▪ Depressão ou Cicatriz na Margem Renal

Condição	Achados de Imagem	Comentários
Lobulação fetal	Leve entalhe do contorno renal que é localizado entre cálices normais. Pode ser multifocal ou bilateral.	Variante normal comum. As incisuras representam pontos em que o córtex centrolobar de um lobo se encontra com o de um lobo adjacente.
Impressão esplênica	Achatamento da margem lateral superior do rim esquerdo.	A impressão no contorno renal provavelmente é feita pelo baço durante o desenvolvimento do rim esquerdo. Há frequentemente uma saliência associada mais embaixo na margem lateral do rim (giba de dromedário).
Infarto renal (Fig. 4.11-1; ver Fig. 4.3-2)	Depressão cortical de base larga com papila e cálice normais subjacentes. Pode ser multifocal ou bilateral.	Usualmente causado por embolia cardíaca (estenose mitral e fibrilação atrial, endocardite infecciosa, ou trombo mural sobrejacente a um infarto miocárdico).
Pielonefrite atrófica crônica (Fig. 4.11-2; ver Fig. 4.3-1)	Depressão cortical sobrejacente a uma papila retraída, cujo cálice é secundariamente dilatado lisamente. Pode ser bilateral (mas geralmente é assimétrica).	Relacionada com pielonefrite e refluxo vesicoureteral crônicos. Depressões corticais devem ser diferenciadas de lobulação fetal (que ocorre entre os cálices em vez de diretamente sobrejacente a eles)
Tuberculose (ver Fig. 4.3-3)	Depressões corticais isoladas ou múltiplas que podem dar à superfície renal uma aparência irregular.	Pode produzir um padrão indistinguível daquele da pielonefrite atrófica crônica.

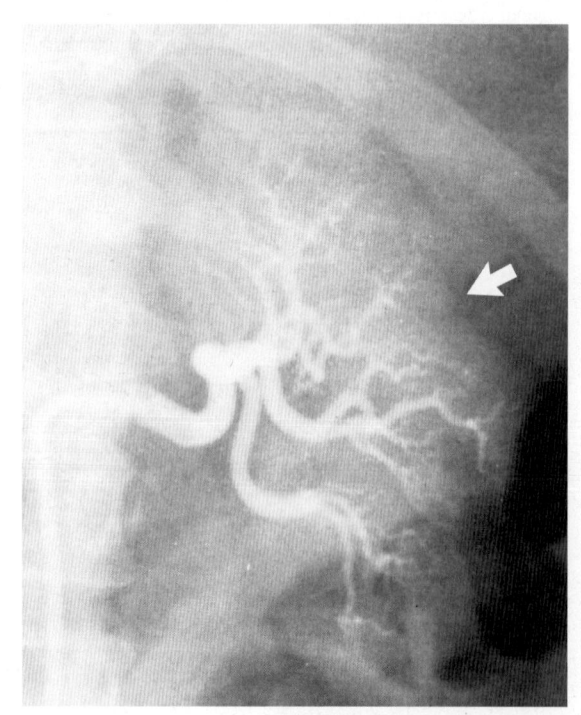

Fig. 4.11-1
Infarto renal. Arteriograma renal esquerdo seletivo mostra uma depressão cortical de base larga (seta) refletindo uma cicatriz de infarto. Notar a tortuosidade e o afilamento rápido das artérias interlobares e seus ramos que são característicos de nefrosclerose arteriolar.

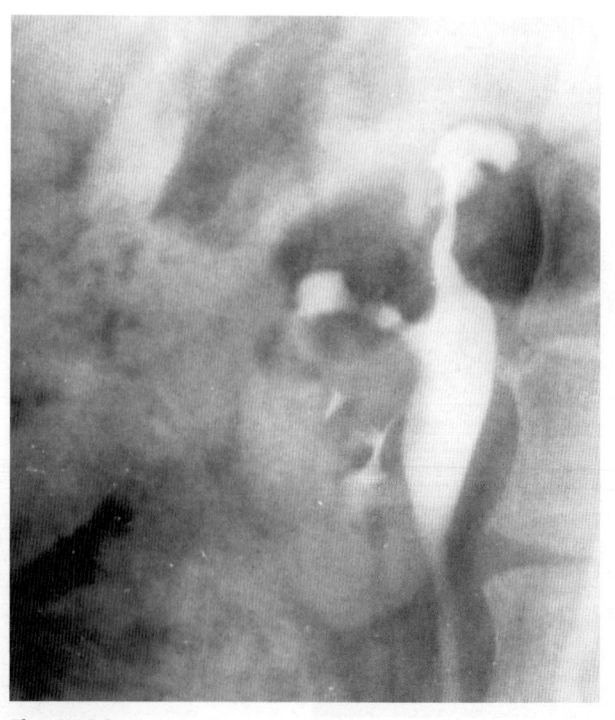

Fig. 4.11-2
Pielonefrite crônica. Áreas focais de perda de parênquima e baqueteamento calicial no polo superior do rim direito.[12]

4.12 ■ Pseudotumores Renais (Estruturas Normais)

Condição	Achados de Imagem	Comentários
Giba de dromedário (Fig. 4.12-1)	Saliência na borda lateral do rim esquerdo imediatamente abaixo da sua interface com o baço.	Postulado como resultando do achatamento do rim esquerdo em desenvolvimento pelo baço fetal, uma vez que a entidade raramente ocorre no rim direito. Usualmente uma espessura normal de parênquima renal entre o cálice subjacente e a cápsula renal sobrejacente.
Lobulação fetal (ver Fig. 4.12-1)	Contorno cortical nodular com múltiplas endentações corticais agudas que tipicamente ocorre entre cálices subjacentes.	Proeminência do córtex centrolobar onde dois lobos adjacentes se encontram. Lobulação é normal ao nascimento, mas usualmente desaparece depois de 5 anos.
Coluna de Bertin (ver Fig. 4.9-1)	"Massa" focal aparentemente originada da superfície do rim com compressão e espalhamento do sistema pielocalicial.	Massa de tecido cortical normal localizada dentro do parênquima renal que pode simular um neoplasma verdadeiro. Mais comumente se desenvolve na junção dos terços médio e superior de um rim duplo.
Lábio hilar (Figs. 4.12-2 e 4.12-3)	Saliência localizada no aspecto medial do contorno renal imediatamente acima ou abaixo do hilo.	Pregueamento extra, para dentro, de parênquima normalmente mais espesso em qualquer dos polos resulta em uma redundância de córtex renal que produz um pseudotumor. Este fenômeno é mais comum na região supra-hilar do rim esquerdo.

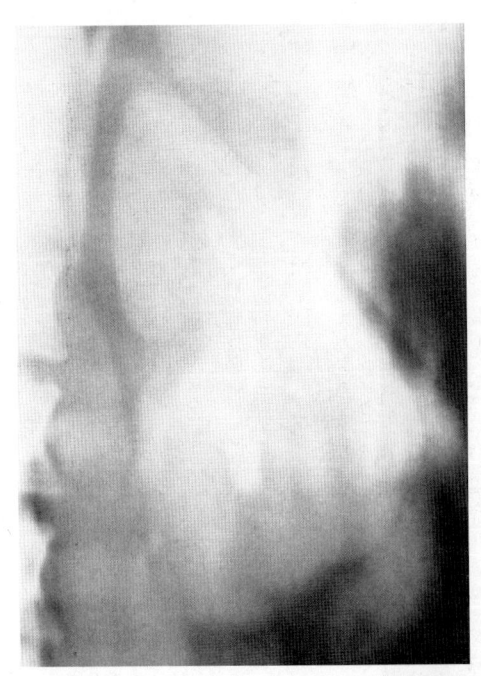

Fig. 4.12-1
Giba de dromedário. Há achatamento dos dois terços superiores da margem lateral do rim esquerdo, mais provavelmente por pressão esplênica. Observar também as múltiplas lobulações fetais no terço inferior do contorno renal lateral.[4]

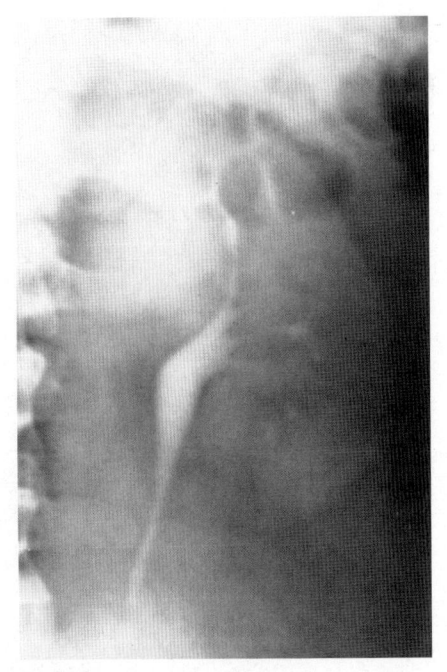

Fig. 4.12-2
Pseudotumor supra-hilar. Excessivo crescimento do parênquima renal na área supra-hilar faz uma impressão infundibular superior lateralmente. A densidade desta área é semelhante à do resto do nefrograma cortical.[4]

Condição	Achados de Imagem	Comentários
Lipomatose do seio renal (Fig. 4.12-4)	Grandes depósitos de material com densidade de gordura que podem ser associados a estiramento e alongamento do sistema pielocalicial.	A deposição aumentada de gordura pode ser relacionada com o processo normal de envelhecimento, no qual perda gradual de parênquima renal é acompanhada por retração do rim afastando-se das estruturas hilares e a estimulação de deposição de gordura. Quantidades anormais de gordura sinusal podem se desenvolver em resposta à perda de tecido renal, resultando de infecção, trauma e infarto. Gordura sinusal proeminente também pode ser vista em pacientes com obesidade grave.
Má rotação (ver Fig. 4.1-4)	Aspecto frequentemente bizarro do parênquima, cálices e pelve renais que pode sugerir uma condição patológica em um rim normal sob todos os demais aspectos.	Anomalia unilateral ou bilateral. Quando a pelve renal está situada em uma posição anterior ou lateral, a parte superior do ureter parece estar desviada lateralmente, sugerindo uma massa extrínseca. A pelve alongada de um rim mal rodado pode simular dilatação obstrutiva.
Impressão vascular	Ocasionalmente presente como uma massa hilar individualizada sem produzir um defeito extrínseco característico na pelve renal.	Artérias e veias normais ou anômalas e seus ramos principais ou periféricos. A imagem de massa hilar (parapélvica) pode ser criada quando um vaso faz uma volta abrupta, de tal modo que o seu eixo longo vem a ficar em um plano anteroposterior durante uma parte do seu trajeto. Tomografia com o paciente em uma posição oblíqua geralmente mostra que a massa desapareceu; em casos duvidosos, pode ser necessária arteriografia renal.

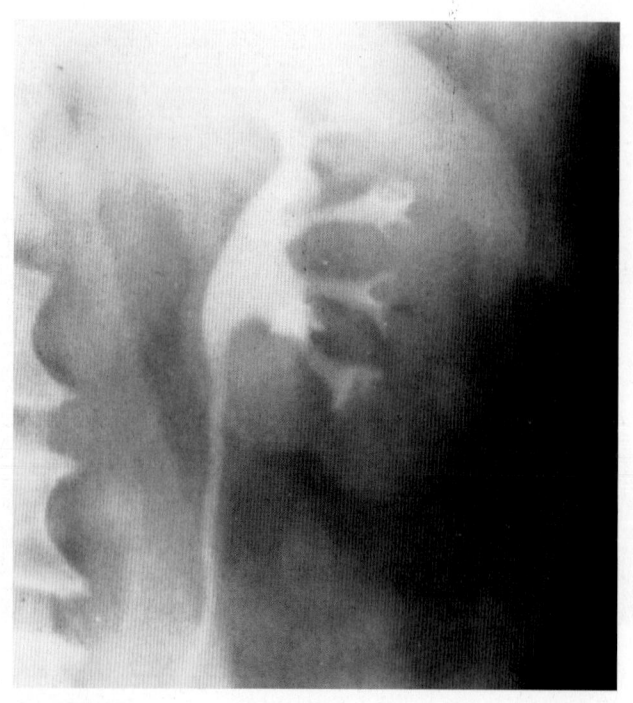

Fig. 4.12-3
Pseudotumor infra-hilar. Massa lobular projetando-se do rim na região da área infra-hilar representa um pseudotumor cortical.[4]

4.12 ■ PSEUDOTUMORES RENAIS (ESTRUTURAS NORMAIS)

Condição	Achados de Imagem	Comentários
Sombras abdominais superpostas	Pseudotumor renal.	Baço com uma forma inusitada, baço acessório, vesícula biliar, bulbo duodenal cheio de líquido, ou fundo gástrico.
Hipertrofia focal (nódulo regenerado)	Pseudotumor renal.	Condição adquirida em que tentativas de hipertrofia compensatória em rins doentes são limitadas a ilhas de tecido renal ainda sadio interpostas entre grandes segmentos de rim cicatricial. Afecções subjacentes incluem pielonefrite crônica, glomerulonefrite, trauma e isquemia.

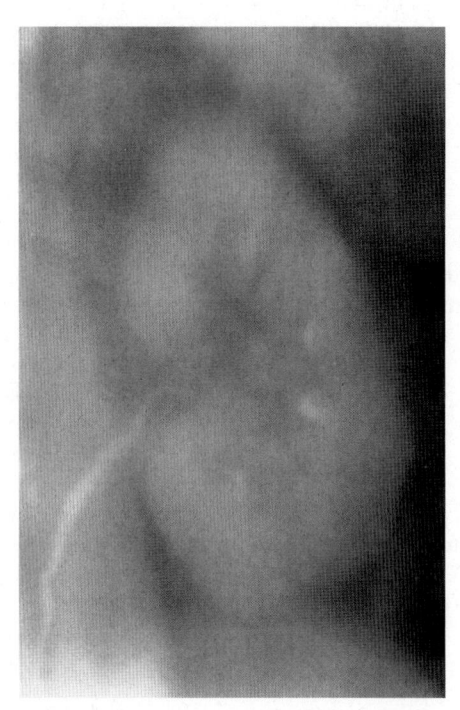

Fig. 4.12-4
Lipomatose do seio renal. Nefrotomografia demonstra a extensa gordura sinusal em torno da pelve renal. A gordura infiltra em torno dos infundíbulos e cálices periféricos.[4]

4.13 ■ Nefrograma Persistente ou com Densidade Crescente

Condição	Achados de Imagem	Comentários
Obstrução extrarrenal aguda (Fig. 4.13-1)	Nefrograma unilateral (raramente bilateral) com densidade crescente que pode ter estriações. Excreção retardada e diminuída de material de contraste para dentro de um sistema coletor dilatado (hidronefrótico).	Causa mais comum de um nefrograma com densidade crescente. Geralmente causadas por um cálculo ureteral ou coágulo sanguíneo e associada a sintomas de cólica ureteral.
Isquemia renal (ver Fig. 4.14-3)	Nefrograma com densidade crescente unilateral. Excreção retardada e diminuída de material de contraste, tamanho renal diminuído e muitas vezes entalhe no ureter proximal ipsolateral.	Estenose grave da artéria renal principal causa pressão diminuída de perfusão renal e o desenvolvimento de colaterais arteriais.
Hipotensão/choque	Nefrogramas com densidade crescente bilaterais. Excreção diminuída ou ausente de material de contraste.	Pressão diminuída de perfusão de ambos os rins. Uma vez restaurada pressão arterial normal, há rápida opacificação pielocalicial e um retorno à densidade nefrográfica normal. Mais comumente uma reação adversa ao material de contraste durante urografia (tamanho renal diminuído em comparação a filme pré-contraste).
Necrose tubular aguda	Nefrogramas densos imediatos e persistentes bilaterais (podem ser com densidade crescente). Excreção diminuída ou ausente de material de contraste.	Causas incluem isquemia grave (choque, esmagamento, queimadura, reação transfusional) e exposição a agentes tóxicos (tetracloreto de carbono, etilenoglicol, mercúrio, bismuto, arsênico). Uma causa incomum é nefrotoxicidade pelo material de contraste (relacionada com a dose e potencializada por preexistente desidratação, estados de baixo fluxo e nefropatia crônica, especialmente nefropatia diabética).
Bloqueamento tubular agudo	Nefrogramas com densidade crescente ou densos persistentes bilaterais. Excreção diminuída de material de contraste para dentro de sistemas coletores não dilatados.	Causas incluem mieloma múltiplo, nefropatia de urato, amiloidose, hemo ou mioglobinúria, terapia com sulfa e precipitação maciça de proteína de Tamm-Horsfall (pode ser uma complicação de material de contraste dado a lactentes e crianças gravemente desidratados).

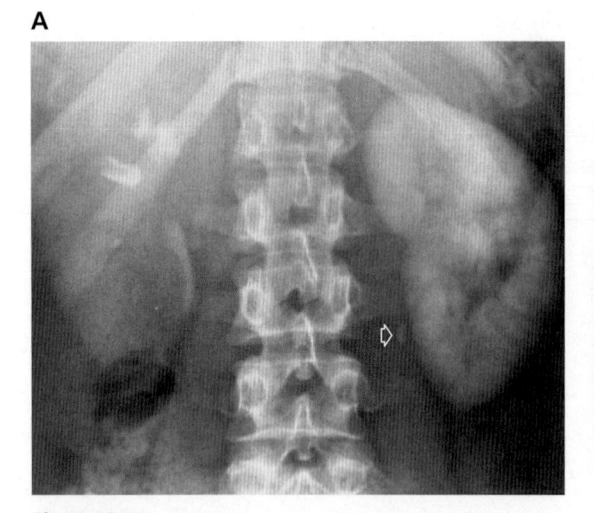

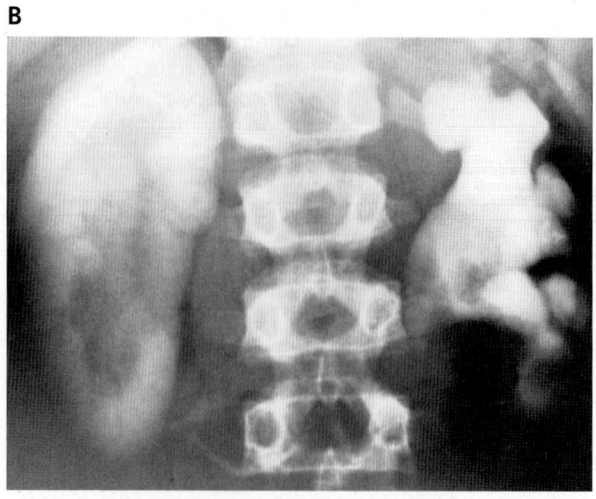

Fig. 4.13-1
Obstrução aguda do trato urinário. (A) Urograma excretório demonstra um nefrograma prolongado à esquerda com estriações corticais finas (linhas radiotransparentes e radiopacas alternadas) e ausência de enchimento calicial. Uma seta aponta o cálculo obstrutivo no ureter esquerdo proximal. (B) Em outro paciente, há um nefrograma obstrutivo prolongado e intensificado do rim direito. No esquerdo, há dilatação acentuada do sistema pielocalicial, mas não nefrograma persistente, refletindo uma obstrução crônica neste lado.

4.13 ■ NEFROGRAMA PERSISTENTE OU COM DENSIDADE CRESCENTE

Condição	Achados de Imagem	Comentários
Nefrite bacteriana aguda (pielonefrite grave) (Fig. 4.13-2)	Nefrograma denso imediato e persistente unilateral. Excreção mínima ou ausente de material de contraste.	Mais frequentemente visto com pielonefrite supurativa aguda, especialmente em pacientes com diabetes melito.
Glomerulonefrite aguda (Fig. 4.13-3)	Nefrogramas com densidade crescente bilaterais.	Provavelmente reflete perfusão glomerular reduzida causada por alterações obliterativas na microvasculatura renal.
Trombose de veia renal (Fig. 4.13-4)	Nefrograma com densidade crescente unilateral. Excreção diminuída ou ausente de material de contraste.	Mais frequentemente ocorre em crianças que estão gravemente desidratadas. Em adultos, geralmente uma complicação de outra doença renal (glomerulonefrite crônica, amiloidose, pielonefrite), trauma, extensão de trombo da veia cava inferior e invasão direta ou pressão extrínseca secundária a um tumor renal.
Necrose papilar aguda (ver Fig. 4.16-1)	Nefrograma com densidade crescente. Cavitação característica central ou excêntrica de papilas ou esfacelamento completo de extremidades de papilas (podem calcificar).	Apresentação incomum em razão da obstrução tubular por extremidades papilares necróticas. Causas subjacentes incluem abuso de analgésico (especialmente fenacetina), anemia falciforme, diabetes e pielonefrite.

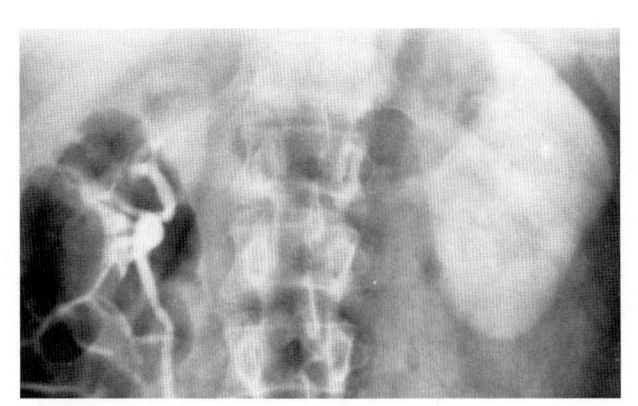

Fig. 4.13-2
Nefrite bacteriana aguda. Nefrograma denso persistente à esquerda com opacificação mínima do sistema coletor.

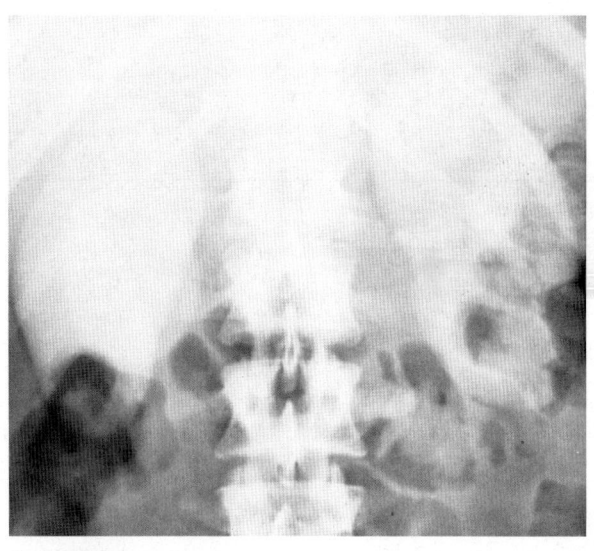

Fig. 4.13-3
Insuficiência renal aguda. Filme de uma urografia excretora 20 minutos depois da injeção de material de contraste mostra nefrogramas persistentes bilaterais de material de contraste sem nenhum enchimento calicial.

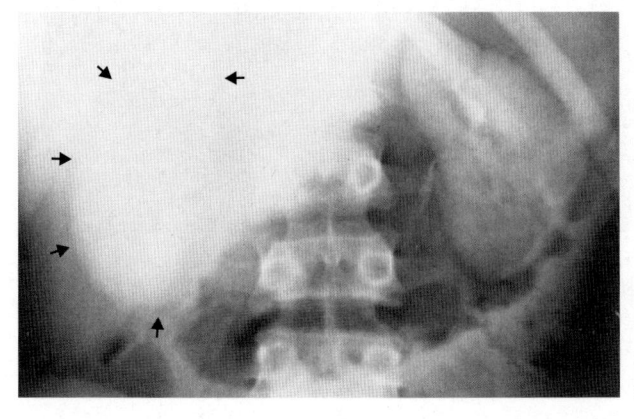

Fig. 4.13-4
Trombose aguda de veia renal. Filme do rim direito tirado 5 minutos depois da injeção de material de contraste mostra um nefrograma denso (setas) e a ausência de enchimento calicial.

4.14 ■ Concentração Diminuída de Material de Contraste no Sistema Pielocalicial

Condição	Comentários
Bilateral	
Hidratação excessiva/desidratação inadequada	Causa diluição do material de contraste (os rins podem ser inteiramente normais).
Poliúria	Excreção de grandes volumes de urina hipotônica em razão da terapia diurética, diabetes insipidus (falta de hormônio antidiurético secretado pelo lobo posterior da hipófise), diabetes melito e doenças renais intrínsecas.
Insuficiência renal (uremia) (Fig. 4.14-1)	Função renal gravemente diminuída em virtude de uma variedade de causas subjacentes.
Nefrosclerose (Fig. 4.14-2)	Hipertensão de longa duração causa estreitamento de artérias extra e intrarrenais com tempo de circulação intrarrenal prolongado e excreção diminuída de material de contraste.
Técnica	Injeção de uma dose inadequada de material de contraste.
Unilateral	
Obstrução do trato urinário	Pressão elevada no sistema coletor dilatado causa filtração diminuída de material de contraste. Opacificação parenquimatosa retardada em comparação ao rim não obstruído, ao nefrograma eventualmente se tornando mais denso que o normal em virtude de uma velocidade diminuída de fluxo através dos túbulos (reabsorção aumentada de água pelos néfrons e maior concentração do material de contraste).

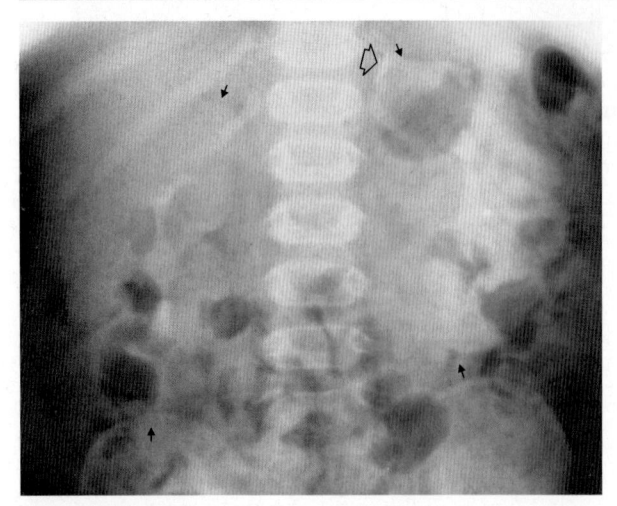

Fig. 4.14-1
Síndrome nefrótica causando insuficiência renal. Urograma excretor demonstra notável aumento de ambos os rins. (Setas sólidas apontam as extremidades dos polos superior e inferior dos rins.) Há opacificação diminuída de ambos os sistemas coletores. Digna de nota incidental é a calcificação na glândula suprarrenal esquerda (seta aberta).

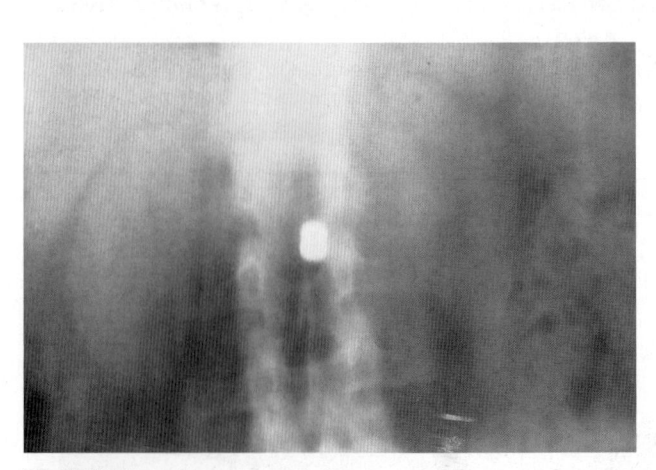

Fig. 4.14-2
Nefrosclerose maligna. Nefrotomograma obtido 5 minutos após a injeção de material de contraste mostra opacificação mínima de rins pequenos, lisos.[5]

4.14 ■ CONCENTRAÇÃO DIMINUÍDA DE MATERIAL DE CONTRASTE NO SISTEMA PIELOCALICIAL

Condição	Comentários
Infecção parenquimatosa renal	Mais comumente causada por tuberculose (obstrução do sistema pielocalicial ou do ureter, autonefrectomia, ou estreitamento grave da artéria renal).
Trauma	Espasmo do sistema pielocalicial. Função renal diminuída pode resultar em incapacidade de detectar extravasamento de urina precariamente opacificada.
Estenose de artéria renal comprometendo rim oposto (Fig. 4.14-3)	Em estudos em sequência rápida, o rim afetado demonstra aparecimento e excreção tardios de material de contraste. Eventualmente, reabsorção aumentada de água produz uma concentração aumentada de material de contraste no lado afetado, fazendo o lado normal parecer ter concentração diminuída.

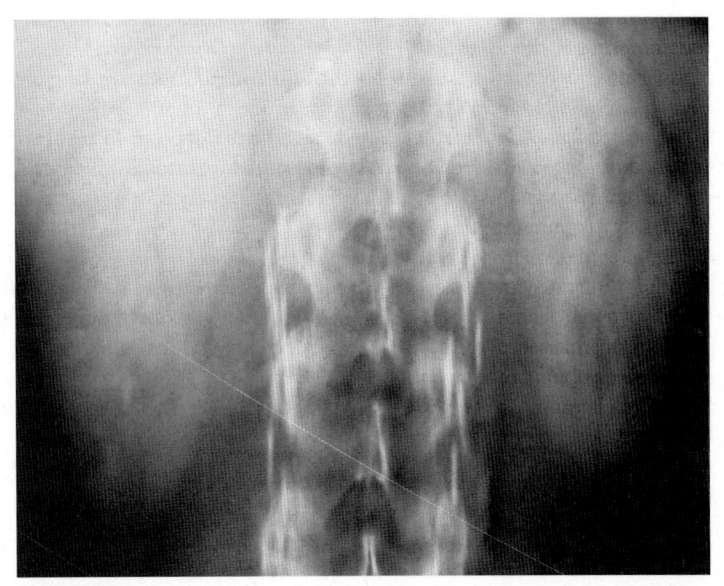

Fig. 4.14-3
Hipertensão renovascular. Um filme de um urograma em sequência rápida obtido 3 minutos depois da injeção de material de contraste mostra ausência de opacificação calicial à esquerda em um paciente com estenose de artéria renal esquerda.

4.15 ■ Defeitos de Enchimento Solitários ou Múltiplos no Sistema Pielocalicial

Condição	Achados de Imagem	Comentários
Cálculo (Figs. 4.15-1 e 4.15-2)	Defeito de enchimento redondo ou oval, frequentemente móvel. Muitas vezes múltiplo e bilateral. Um cálculo grande pode formar um molde do sistema pielocalicial (cálculo coraliforme). Se a obstrução for aguda, a pressão intrapélvica aumentada pode permitir pouca ou nenhuma filtração e produzir o aspecto radiográfico de um nefrograma tardio, mas prolongado, e a ausência de enchimento calicial no lado afetado.	Mais de 80% dos cálculos renais são radiopacos e detectáveis em radiografias abdominais simples. Estes tipicamente se desenvolvem secundariamente a hiperparatireoidismo, acidose tubular renal, hiperoxalúria, ou qualquer causa de excreção aumentada de cálcio na urina (20% são idiopáticos). Cálculos de cálcio radiodensos são frequentemente invisíveis no meio da urina opacificada. Cálculos completamente transparentes são compostos por ácido úrico ou uratos, xantina, ou concentrações de matriz. Cálculos de estruvita (fosfato de amônio e magnésio) são moderadamente radiopacos com variável densidade interna (encontrados principalmente em mulheres com infecção crônica do trato urinário). Cálculos de cistina são brandamente opacos.
Coágulo sanguíneo (Fig. 4.15-3)	Defeitos de enchimento não opacos isolados ou múltiplos. Assintomático a não ser que cause obstrução pielocalicial. Geralmente torna-se significativamente menor ou desaparece dentro de 2 semanas (apesar de uma massa residual de fibrina que pode eventualmente calcificar).	Causas de sangramento do trato urinário incluem trauma, tumor, instrumentação, nefrite e vasculite, ruptura de aneurisma arterial, malformação vascular, distúrbios hemorrágico e terapia anticoagulante.
Ar	Defeitos de enchimento isolados ou múltiplos, redondos, livremente móveis, que não são associados a quaisquer sinais de obstrução. Devem ser diferenciados de gás intestinal superposto que se projeta pelo menos parcialmente fora do trato urinário em diferentes posições ou em filmes subsequentes.	Causas incluem instrumentação (pielograma retrógrado), trauma, cirurgia, anastomose ureterointestinal e fístula vesicovaginal. Raramente uma manifestação de pielonefrite enfisematosa em diabéticos (também gás no parênquima renal e tecidos moles perirrenais).

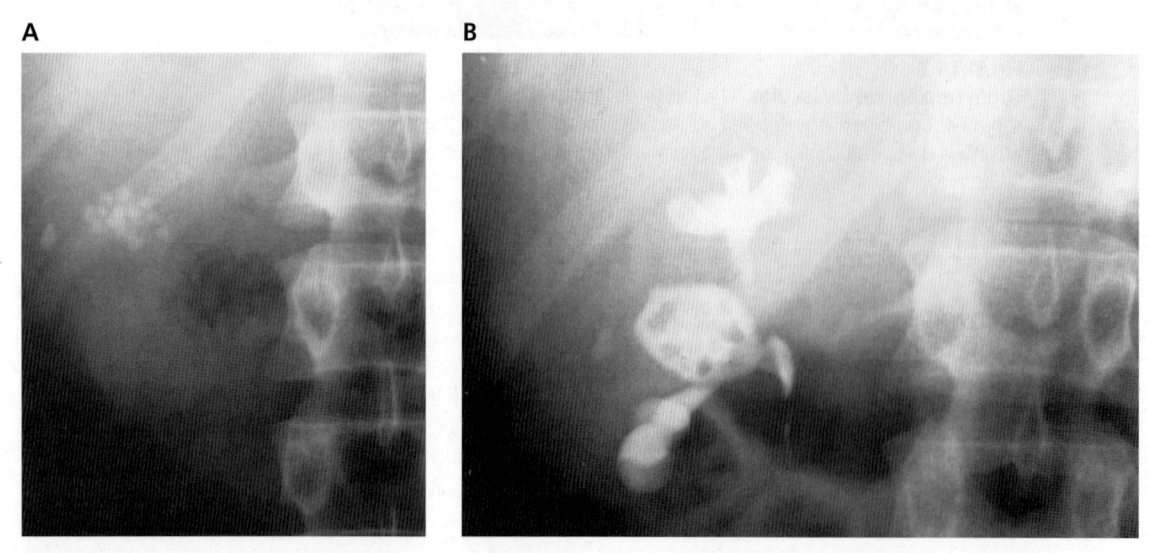

Fig. 4.15-1
Cálculos de cistina. (A) Radiografia simples mostra múltiplos cálculos radiopacos. (B) Urograma excretório demonstra os cálculos como defeitos de enchimento transparentes na pelve renal opacificada.

4.15 ■ DEFEITOS DE ENCHIMENTO SOLITÁRIOS OU MÚLTIPLOS NO SISTEMA PIELOCALICIAL

Condição	Achados de Imagem	Comentários
Carcinoma de células transicionais (Figs. 4.15-4 e 4.15-5)	Defeito de enchimento isolado ou múltiplo, liso ou irregular. Padrão pontilhado característico reflete retenção de pequenas quantidades de material de contraste nos interstícios das bordas do tumor papilífero. Pode desenvolver depósitos calcificados visíveis em TC. Uma larga área de alastramento superficial ocasionalmente causa um padrão irregular da mucosa e espessamento da parede pielocalicial.	Usualmente ocorre em pacientes de 50 a 70 anos de idade e se apresenta com hematúria e dor. O tumor é infrequentemente palpável (a menos que cause obstrução crônica e hidronefrose pronunciada). Carcinoma de células escamosas primário e sarcomas raramente causam defeitos de enchimento pielocaliciais.
Tumor benigno	Defeitos de enchimento isolados ou múltiplos.	Tumor mesenquimal; papiloma; hemangioma; pólipo ureteral fibroso.

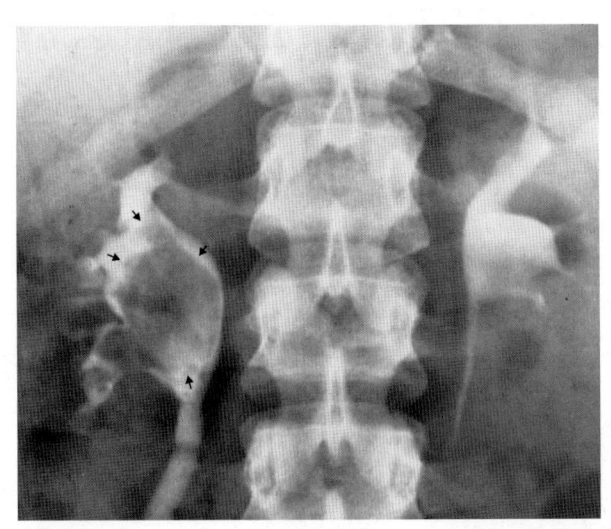

Fig. 4.15-2
Xantinúria. Um grande cálculo transparente (setas) quase enche o sistema pielocalicial direito.

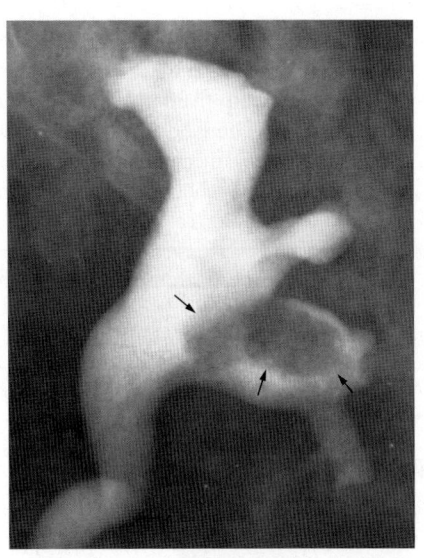

Fig. 4.15-3
Coágulo sanguíneo. Grande defeito de enchimento com um contorno liso (setas). Um escaneamento com TC mostrou que o valor de atenuação do coágulo sanguíneo era de 62 H, uma densidade mais alta que a do carcinoma de células transicionais, porém mais baixa que a de um cálculo não opaco.[13]

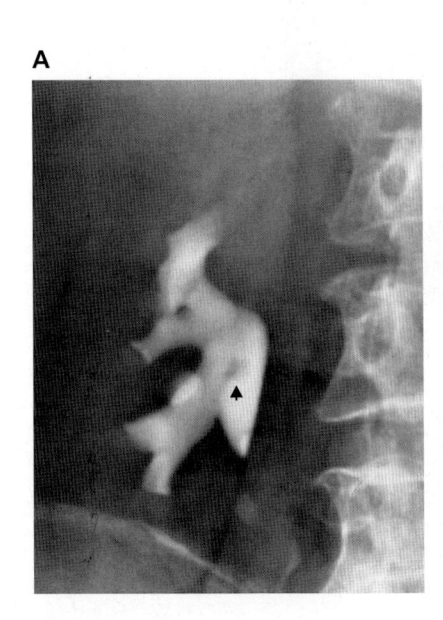

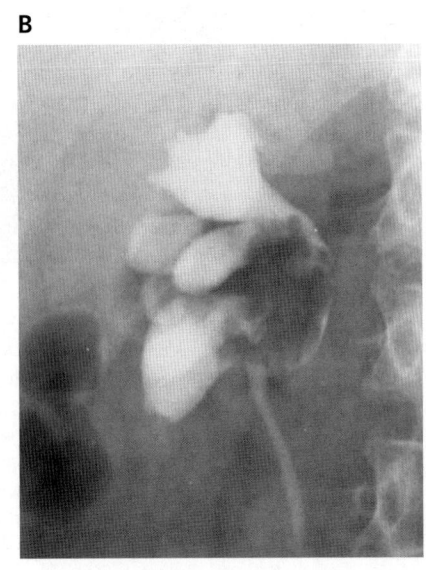

Fig. 4.15-4
Carcinoma de células transicionais da pelve renal em dois pacientes. (A) Um defeito de enchimento pequeno (seta) na pelve renal simula um coágulo sanguíneo, cálculo, bola de fungo ou papila necrosada. (B) Uma massa enorme virtualmente enche toda a pelve renal.

Condição	Achados de Imagem	Comentários
Papila esfacelada (Fig. 4.15-6)	Defeito de enchimento transparente triangular com o cálice restante tendo uma configuração redonda, sacular ou em forma de clava. Uma papila necrosada pode permanecer no lugar e calcificar (tipicamente em forma de anel com um centro transparente) ou ser eliminada pelo ureter (simulando um cálculo e mesmo causando obstrução).	Geralmente se desenvolve em um paciente com necrose papilar causada por abuso de analgésico (menos frequentemente é secundária à infecção grave do trato urinário, obstrução ou nefrite bacteriana aguda).
Bola de fungo (micetoma) (Fig. 4.15-7)	Massa não opaca grande, isolada ou múltipla, que muitas vezes enche a pelve renal e pode causar obstrução. Material de contraste pode encher os interstícios produzindo um padrão radiodenso rendilhado.	A maioria dos micetomas são causados por *Candidas albicans*. *Aspergillus* é o segundo organismo mais comum. Geralmente há comprometimento do parênquima renal (disseminação hematogênica), com a bola de fungo se formando a partir de micélio que é lançado dentro da pelve.
Colesteatoma	Massa redonda única ou múltiplos defeitos de enchimento filamentosos com margens indistintas. Material de contraste se estende em laminações concêntricas produzindo um padrão de casca de cebola de densidade e transparência alternadas.	Forma rara de necrose de tecido resultando de metaplasia escamosa ceratinizada do uroepitélio. Geralmente associada à infecção crônica e drenagem urinária prejudicada. Aproximadamente metade dos pacientes têm cálculos.
Papila aberrante	Defeito de enchimento oval ou redondo em um infundíbulo principal sem quaisquer sinais de obstrução.	Papila sem um cálice. Deve ser diferenciada de um cálice normal visto pela sua extremidade (que aparece normal quando visto de perfil em outras projeções).

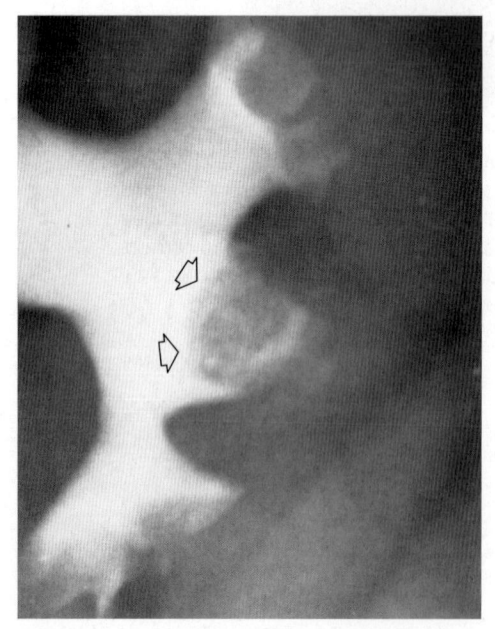

Fig. 4.15-5
Carcinoma de células transicionais da pelve renal. Um defeito de enchimento pequeno ocupa um cálice interpolar (setas). Embora o defeito possa a princípio ser erradamente tomado por uma papila grande, porém normal sob os demais aspectos, os muitos pontilhados pequenos de contraste e a margem sugestivamente irregular tornam evidente sua natureza neoplásica.[14]

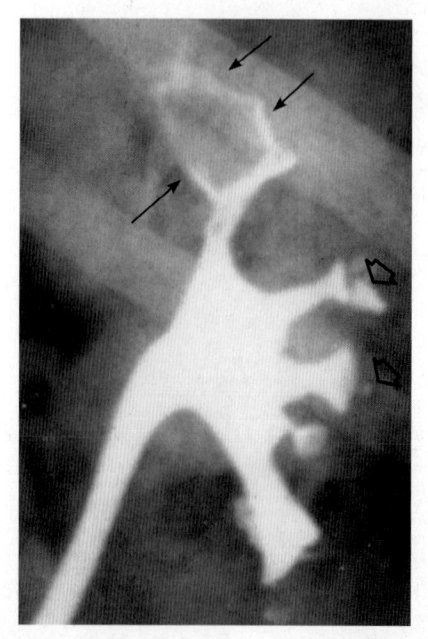

Fig. 4.15-6
Papilas esfaceladas na necrose papilar. Um anel de material de contraste (setas longas) circunda um defeito de enchimento transparente triangular, o que representa uma papila quase completa que foi separada do resto do parênquima renal. As setas curtas apontam a extensão menos grave de material de contraste a partir dos cálices para dentro das papilas.[7]

4.15 ■ DEFEITOS DE ENCHIMENTO SOLITÁRIOS OU MÚLTIPLOS NO SISTEMA PIELOCALICIAL

Condição	Achados de Imagem	Comentários
Pus espessado/detritos necróticos	Defeito de enchimento irregular.	Pielonefrite de origem supurativa, xantogranulomatosa ou tuberculosa. Também pode haver ulceração da mucosa, irregularidade e formação cicatricial a partir do processo infeccioso.
Pielite cística (ver Fig. 4.18-6)	Múltiplos pequenos defeitos de enchimento, nitidamente definidos, inalteráveis, no sistema pielocalicial.	Múltiplos pequenos cistos na parede pélvica que tipicamente se desenvolvem em mulheres mais velhas com infecção crônica do trato urinário.
Pielonefrite aguda (Fig. 4.15-8)	Estriações lineares na pelve renal (e ureter proximal).	Provavelmente reflete edema agudo da mucosa.
Leucoplasia	Irregularidade localizada ou generalizada da parede pielocalicial.	Metaplasia escamosa de células transicionais que se desenvolve em pacientes com uma história de infecção crônica. Diferente do colesteatoma, leucoplasia é menor e é frequentemente associada a carcinoma. Cálculos coexistentes ocorrem em aproximadamente 50% dos pacientes.
Vasos sanguíneos/malformação vascular	Padrão variado de defeitos de enchimento isolados ou múltiplos, intraluminais ou extrínsecos.	Artéria renal ou ramo principal normal (defeito extrínseco solitário); colaterais arteriais (múltiplos pequenos defeitos marginais, especialmente no ureter proximal); aneurisma ou fístula arteriovenosa; trombose de veia renal; colaterais venosos.
Compressão extrínseca (ver Seção 4.17)	Estreitamento generalizado de parte ou todo o sistema pielocalicial.	Cisto peripélvico ou parenquimatoso avançando sobre a pelve renal; lipomatose de seio renal.

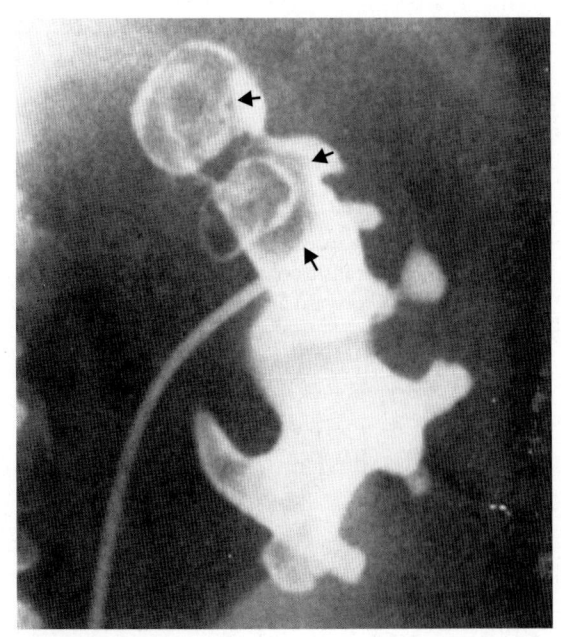

Fig. 4.15-7
Bola de fungo em candidíase renal. Pielograma retrógrado demonstra um grande defeito de enchimento (setas) na pelve renal esquerda.[15]

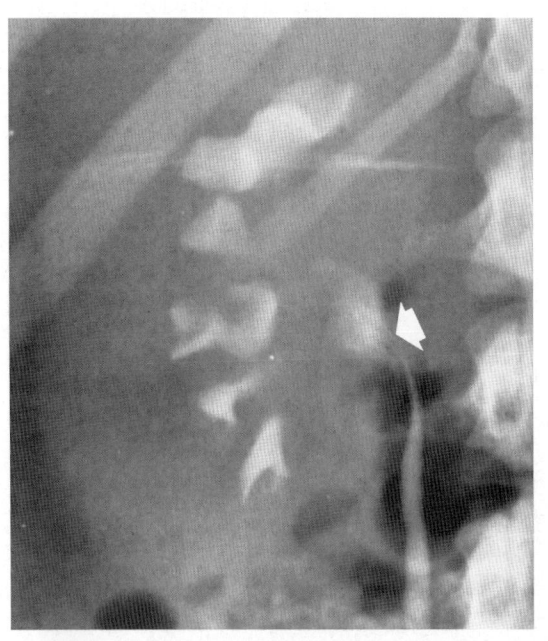

Fig. 4.15-8
Pielonefrite aguda. Estriações lineares (seta) na pelve renal direita.

4.16 ■ Baqueteamento ou Destruição de Cálices Renais

Condição	Achados de Imagem	Comentários
Necrose papilar (Fig. 4.16-1)	Cavitação da porção central da papila ou esfacelamento completo da extremidade papilar. A cavitação pode ser central ou excêntrica com seu eixo longo correndo paralelo ao da papila. A cavidade varia de longa e fina à curta e bulbosa, e as margens podem ser nítidas ou irregulares. Com esfacelamento, o cálice restante tem uma configuração redonda, sacular ou em forma de clava, e há um anel de material de contraste circundando o defeito transparente triangular que representa o tecido necrótico esfacelado (que pode calcificar ou ser eliminado pelo ureter abaixo).	Necrose coagulativa isquêmica envolvendo várias quantidades de papilas e pirâmides medulares. Mais frequentemente ocorre em pacientes com diabetes, pielonefrite, infecção ou obstrução do trato urinário, anemia falciforme ou abuso de fenacetina. O mais inicial sinal radiográfico (frequentemente despercebido em urografia excretora) é um plano de clivagem que se desenvolve em uma zona de isquemia e se comunica com o cálice, produzindo uma estria fraca de material de contraste orientada paralelamente ao eixo longo da papila e usualmente se estendendo a partir do fórnix (também pode originar-se na extremidade da papila).
Tuberculose (Fig. 4.16-2)	Inicialmente, irregularidade de uma ou várias papilas ou cálices (indistinguível de necrose papilar de outras causas). Destruição progressiva produz grandes cavidades irregulares. Fibrose e formação de estenose no sistema pielocalicial causam estreitamento ou obstrução do infundíbulo para o cálice afetado.	Outras manifestações radiográficas características no estádio avançado da tuberculose com disseminação hematogênica incluem cicatriz cortical e atrofia parenquimatosa (simulando pielonefrite bacteriana crônica); massas intrarrenais focais imitando neoplasmas (granulomas tuberculosos que não se comunicam com o sistema coletor); um rim retraído não funcionante densamente calcificado (autonefrectomia) e alterações ureterais (ureter em saca-rolha e em haste de cachimbo).
Pielonefrite crônica (Fig. 4.16-3)	Cálices baqueteados, dilatados, são causados por retração de papilas e mais frequentemente comprometem os polos. Cicatrizes corticais deprimidas tipicamente se desenvolvem sobre cálices comprometidos.	Pode ser unifocal ou multifocal, unilateral ou bilateral (mas usualmente assimétrica). Fase terminal de refluxo vesicoureteral e infecção recorrente do trato urinário na infância.
Hidronefrose (Fig. 4.16-4)	Dilatação do sistema pielocalicial inteiro. Os rins podem ser pequenos e lisos (atrofia renal pós-obstrutiva).	Mais comumente o resultado de um episódio prolongado ou vários intermitentes de obstrução. Hidronefrose não obstrutiva pode ser causada por refluxo, endotoxinas bacterianas, gravidez ou *diabetes insipidus* nefrogênico.
Calicectasia localizada	Dilatação calicial ocasionada pela obstrução de um infundíbulo.	As causas incluem neoplasma (carcinoma de células renais ou de células transicionais), tuberculose, estenose inflamatória, cálculo e vaso anômalo.

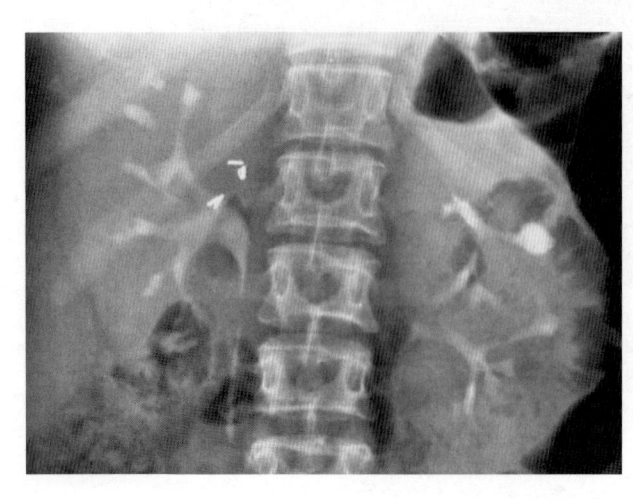

Fig. 4.16-1
Necrose papilar. Configuração sacular ou em forma de clava generalizada de ambos os cálices bilateralmente em um paciente com anemia falciforme.

Condição	Achados de Imagem	Comentários
Megacálices congênitos	Cálices dilatados que muitas vezes têm uma aparência poligonal ou facetada. O córtex renal e o tamanho do rim são normais. Bilaterais em aproximadamente 20% dos casos.	Aumento não obstrutivo congênito dos cálices causado por malformações das papilas renais que provavelmente são secundárias à obstrução intrauterina temporária.
Rim em esponja medular (ectasia tubular) (Fig. 4.16-5)	Alargamento, escavação aumentada e distorção de cálices. Os túbulos ectasiados aparecem como estriações lineares finas de contraste, produzindo um padrão de borda em escova. Com dilatação cada vez maior, os túbulos se tornam mais císticos e simulam um cacho de uvas. Radiografias simples frequentemente demonstram múltiplos pequenos cálculos, lisos, arredondados, em aglomerados ou em um arranjo em leque na extremidade papilar de uma ou mais pirâmides renais.	Dilatação cística dos túbulos coletores distais nas pirâmides renais. As alterações ectásicas podem ser limitadas a uma única pirâmide, mas são usualmente mais extensas e bilaterais (embora muitas vezes assimétricas). Embora a função renal seja preservada, a estase tubular predispõe à formação de cálculo e pielonefrite. Geralmente assintomática, exceto quando cálculos medulares são deslocados e produzem cólica renal ou hematúria.

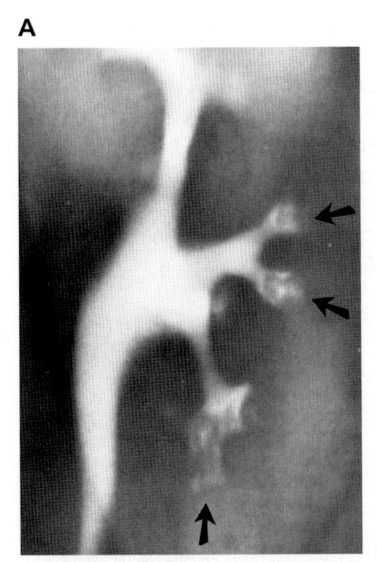

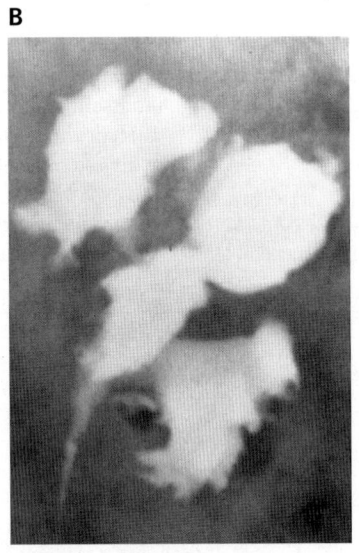

Fig. 4.16-2
Tuberculose ativa causando destruição papilar (setas). (A) Inicial. (B) Avançada.[3]

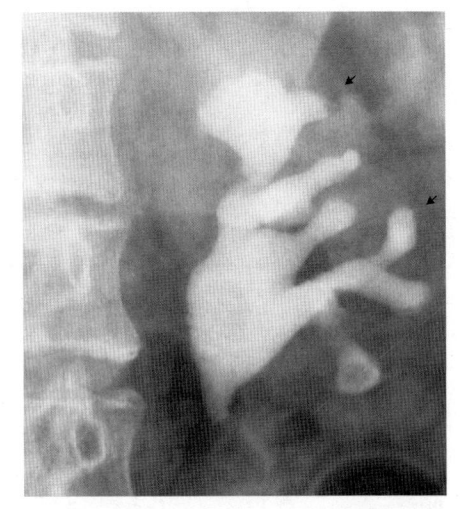

Fig. 4.16-3
Pielonefrite crônica. Baqueteamento arredondado difuso de múltiplos cálices com atrofia e adelgaçamento do parênquima renal sobrejacente. As setas indicam a margem externa do rim.

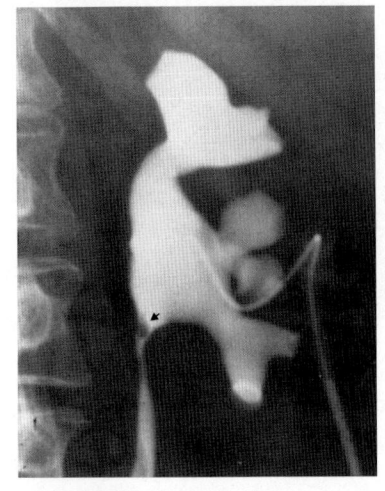

Fig. 4.16-4
Hidronefrose. Dilatação do sistema pielocalicial inteiro proximal a uma bola de fungo de criptococos (seta) na junção ureteropélvica.

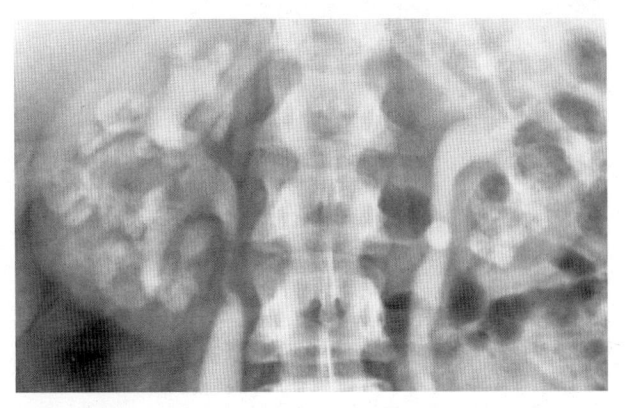

Fig. 4.16-5
Rim em esponja medular. Calicectasia com cálculos medulares espalhados em ambos os rins.

4.17 ▪ Sistema Pielocalicial Apagado

Condição	Achados de Imagem	Comentários
Compressão extrínseca Aumento global do parênquima renal	Rins grandes, lisos, bilaterais, com sistemas pielocaliciais apagados (ver Seção 4.7).	Massa renal excessiva ocorre com infiltração ou proliferação celular, deposição de proteínas anormais, ou acumulação de edema intersticial ou sangue.
Massa sinusal renal ou anormalidade semelhante à massa	Rim grande, liso, unilateral, com sistema pielocalicial apagado (ver Seção 4.4).	Oclusão de veia renal; infarto arterial agudo; nefrite bacteriana aguda.
Lipomatose do seio renal (Fig. 4.17-1)	Alongamento e atenuação do sistema pielocalicial causados pela acumulação de uma quantidade excessiva de material com densidade de gordura no seio renal (diagnóstico facilmente confirmado em TC).	Muitas vezes uma variante normal em uma pessoa obesa ou um reflexo da perda de parênquima renal causada por isquemia, infarto ou infecção. Pode simular massas peripélvicas isoladas ou múltiplas.
Cistos parapélvicos (Fig. 4.17-2)	Alongamento e atenuação do sistema pielocalicial por cistos com densidade de água múltiplos ou multiloculados.	Podem se diferenciados de lipomatose sinusal renal por ultrassonografia ou TC. Um único cisto parapélvico causa desvio focal e apagamento liso da porção adjacente do sistema pielocalicial.
Hemorragia dentro do seio renal	Atenuação do sistema pielocalicial com excreção prejudicada de material de contraste.	Hemorragia espontânea para dentro do seio renal pode ser uma complicação autolimitada da terapia anticoagulante.

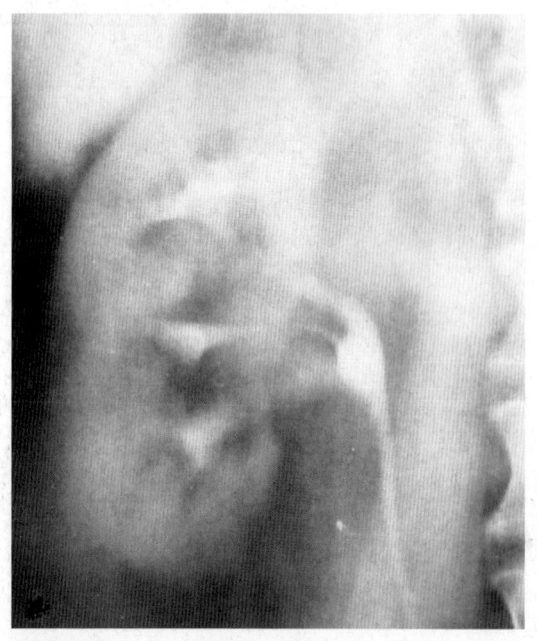

Fig. 4.17-1
Lipomatose do seio renal. Nefrotomograma mostra radiotransparência aumentada (gordura) em torno dos seios e cálices renais, causando estiramento e alongamento do sistema pielocalicial.[7]

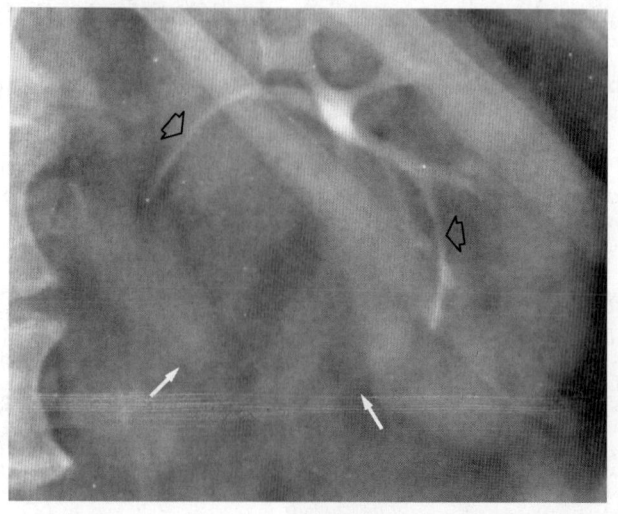

Fig. 4.17-2
Cisto renal. Desvio liso dos cálices do polo inferior atenuado (setas abertas). As setas sólidas indicam a extensão inferior do cisto.

4.17 ■ SISTEMA PIELOCALICIAL APAGADO

Condição	Achados de Imagem	Comentários
Espasmo/inflamação Infecção	Apagamento generalizado do sistema pielocalicial.	Pielonefrite aguda e nefrite bacteriana aguda (pode resultar de espasmo dos músculos lisos da parede do sistema coletor, edema do rim, ou paralisia do músculo liso graças a endotoxinas bacterianas). Tuberculose uroepitelial produz granulomas submucosos e ulcerações mucosas que tornam indistensível o sistema coletor.
Hematúria	Apagamento generalizado do sistema pielocalicial. O aspecto reverte ao normal à medida que o sangramento cessa.	Sangramento do trato urinário superior (a partir do rim ou diretamente de estruturas uroepiteliais) irrita os músculos lisos pielocaliciais.
Tumor uroepitelial maligno infiltrante (Figs. 4.17-3 e 4.17-4)	Apagamento generalizado do sistema pielocalicial associado a um padrão mucoso nodular.	Mais comumente um carcinoma de células transicionais que cresce superficialmente ou infiltra profundamente uma grande parte do sistema pielocalicial.
Oligúria	Colapso unilateral ou bilateral do sistema pielocalicial.	Estados de baixo fluxo, como privação de água, isquemia renal e insuficiência renal oligúrica.

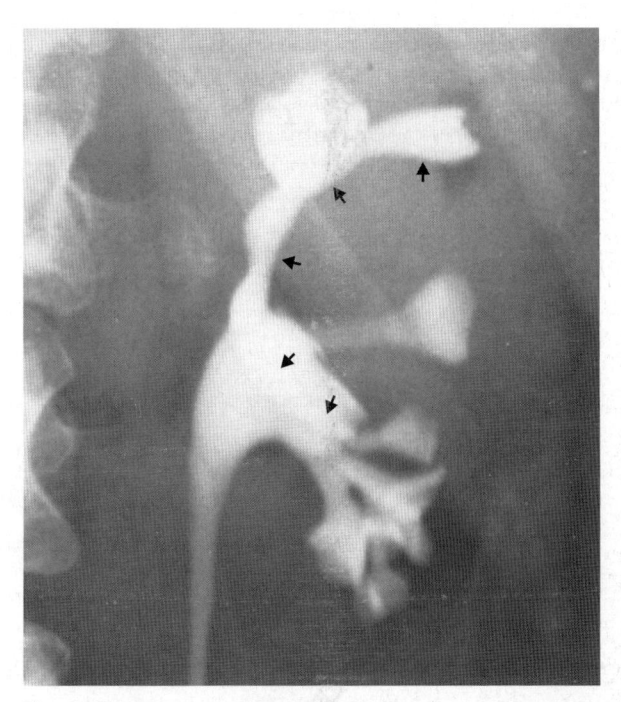

Fig. 4.17-3
Hamartoma renal. Grande massa deformando e desviando o sistema pielocalicial (setas).

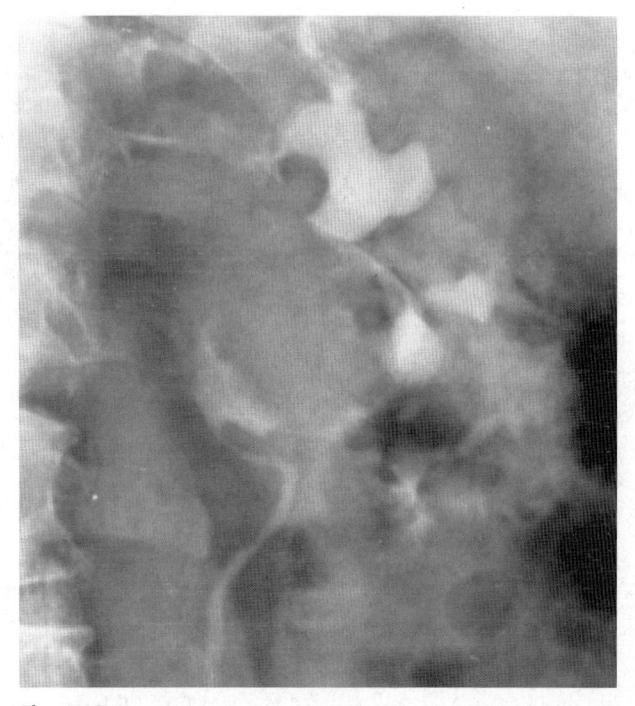

Fig. 4.17-4
Carcinoma de células transicionais da pelve renal. Uma grande massa distorce o sistema pielocalicial e causa desvio do ureter.

4.18 ■ Defeitos de Enchimento no Ureter

Condição	Achados de Imagem	Comentários
Cálculo (Fig. 4.18-1)	Defeito de enchimento redondo ou oval que tende a ficar impactado em áreas de estreitamento anatômico normal (junções ureteropélvica e ureterovesical e o local onde o ureter cruza o sacro e os vasos ilíacos).	Extremamente comum e clinicamente associado à hematúria e cólica ureteral. Aproximadamente 80% dos cálculos ureterais são radiopacos.
Coágulo sanguíneo (Fig. 4.18-2)	Defeitos de enchimento não opacos isolados ou múltiplos que podem causar obstrução ureteral temporária. Eles tipicamente se tornam muito menores ou desaparecem dentro de várias semanas.	Causas de sangramento do trato urinário incluem trauma, tumor, instrumentação, nefrite e vasculite, ruptura de um aneurisma arterial, malformação vascular, distúrbios hemorrágico e terapia anticoagulante.
Bolha de ar	Defeitos de enchimento isolados ou múltiplos, redondos, livremente móveis que não são associados a quaisquer sinais de obstrução.	Bolhas de ar são mais comumente introduzidas no ureter (e sistema pielocalicial) durante um estudo retrógrado. Outras causas incluem trauma, cirurgia, infecção e fístula. Devem ser distinguidas de gás intestinal superposto, que se projeta pelo menos em parte fora do ureter em diferentes posições ou em filmes subsequentes.
Vasos sanguíneos e malformações vasculares (Fig. 4.18-3)	Vários padrões de defeitos extrínsecos isolados ou múltiplos.	Artéria renal normal ou ramo importante (solitário); colaterais arteriais ou venosos (defeitos marginais múltiplos, pequenos, especialmente no ureter proximal, relacionados com estenose de artéria renal ou trombose de veia renal); síndrome da veia ovariana (compressão solitária do ureter direito no nível de S1 depois de várias gestações).

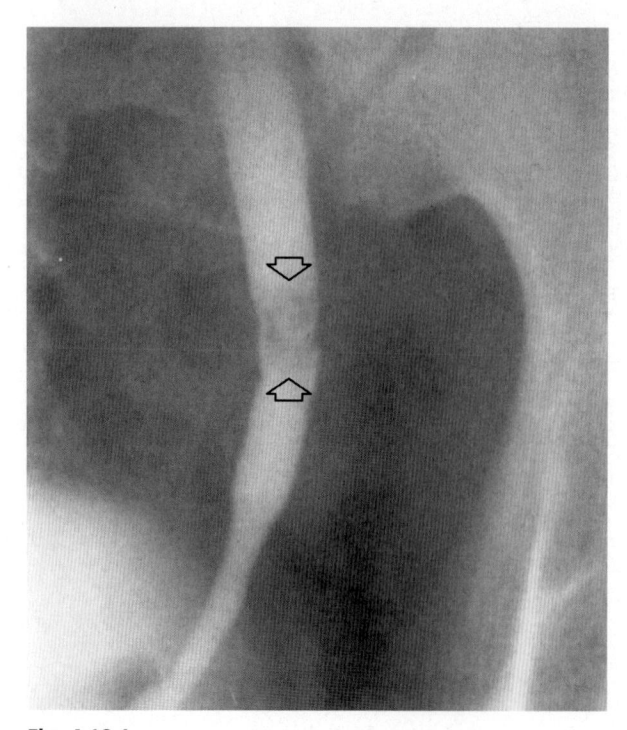

Fig. 4.18-1
Cálculo ureteral não opaco (setas).

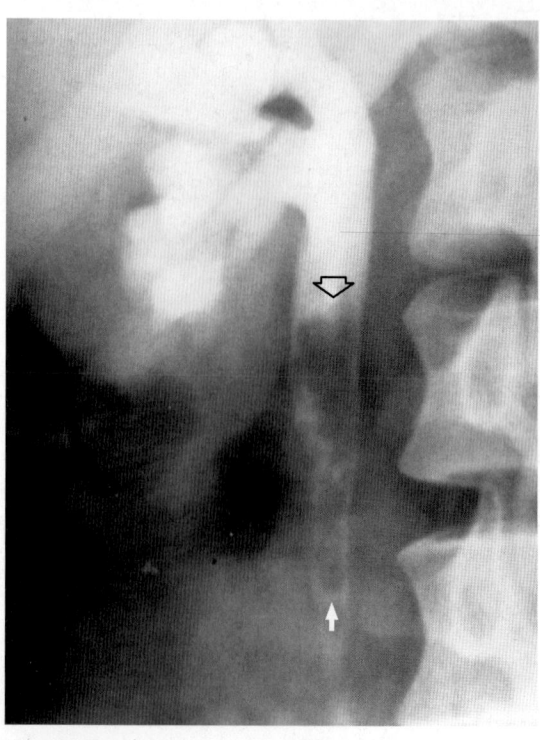

Fig. 4.18-2
Coágulo sanguíneo em um ureter proximal (setas).

Condição	Achados de Imagem	Comentários
Carcinoma de células transicionais (Figs. 4.18-4 e 4.18-5)	Defeito de enchimento liso ou espiculado irregular. Padrão salpicado característico representa a retenção de pequenas quantidades de material de contraste nos interstícios das bordas do tumor papilífero. Lesões que são predominantemente infiltrativas podem produzir estenoses curtas ou longas.	Geralmente ocorre em pacientes de 50–70 anos de idade e se apresenta com hematúria e dor. Pode refletir semeadura metastática a partir de uma lesão mais proximal do trato urogenital. Há muitas vezes dilatação localizada do ureter abaixo do nível do tumor intraluminal em expansão, em contraste com colapso ureteral distal a um cálculo obstrutivo.
Pólipo ureteral	Defeito de enchimento alongado, de margem lisa, que geralmente é localizado no ureter proximal.	Geralmente ocorre em pacientes de 20 a 40 anos de idade. Dor intermitente é comum, enquanto hematúria e obstrução ureteral são raras.
Papiloma	Defeitos de enchimento redondos, irregulares, frequentemente múltiplos, mais comumente localizados no ureter inferior. Frequentemente causa obstrução ureteral.	Embora histologicamente benignos, os papilomas muitas vezes recidivam e por essa razão podem ser considerados como malignidades de baixo grau. Tumores associados podem ocorrer na bexiga.
Tumor mesenquimal	Defeito de enchimento isolado, pequeno, liso.	Fibroma; lipoma; hamartoma; hemangioma (tendência a sangramento); pólipo fibroepitelial (muitas vezes múltiplos).
Metástases	Estreitamento irregular da luz ureteral. Extensão da lesão pode produzir uma massa intraluminal.	Metástases ao ureter a partir de origens distantes são raras e geralmente um evento tardio (outra evidência de metástases distantes usualmente está presente). Elas podem originar-se de quase qualquer órgão no corpo, mas foram descritas com frequência ligeiramente maior a partir de tumores da próstata, estômago, mama, pulmão e cólon. Metástases podem ocorrer em qualquer local ao longo do ureter e frequentemente são vistas em ambos os ureteres. Muitas lesões malignas, particularmente os linfomas, causam desvio dos ureteres (em virtude de metástases ganglionares retroperitoneais) sem invasão real.

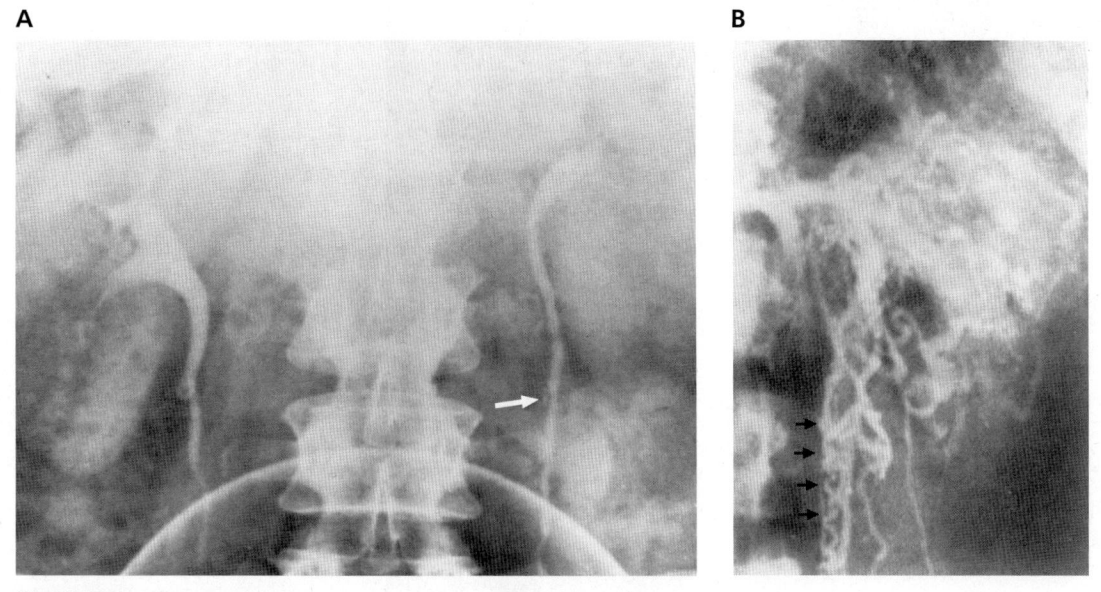

Fig. 4.18-3
Trombose de veia renal. (A) Urograma excretório mostra entalhamento característico do ureter superior. Há aumento do rim esquerdo com pouca função calicial graças à compressão pelo ingurgitamento parenquimal. (B) Em outro paciente com trombose de veia renal e entalhe ureteral, um venograma demonstra exuberantes colaterais periureterais (setas).[16]

Condição	Achados de Imagem	Comentários
Ureterite cística (Fig. 4.18-6)	Múltiplos pequenos defeitos de enchimento transparentes, lisos, arredondados, que principalmente comprometem um ou ambos os ureteres proximais. Também pode haver comprometimento do sistema pielocalicial e da bexiga.	Múltiplos cistos inflamatórios que tipicamente se desenvolvem em mulheres mais velhas, usualmente em associação à infecção crônica do trato urinário. Um cisto isolado pode simular um tumor de células transicionais (mas persiste inalterado durante muitos anos).
Tuberculose (Fig. 4.18-7)	Irregularidade difusa da parede ureteral simulando múltiplos defeitos de enchimento. À medida que a doença se cura, há usualmente múltiplas áreas em que estenoses ureterais se alternam com segmentos dilatados (aspecto de contas ou saca-rolha).	Quase sempre comprometimento tuberculoso do rim. Na doença avançada, o ureter se torna espessado, fixado e aperistáltico (ureter em haste de cachimbo). Muitas vezes, há calcificação irregular do canal deferente e vesículas seminais.
Esquistossomose (ver Fig. 3.58-1)	Múltiplos defeitos de enchimento no ureter distal, quase sempre associados a um processo similar na bexiga.	Geralmente causada por *Schistosoma haematobium*. Calcificação característica da parede vesical.
Malacoplaquia (Fig. 4.18-8)	Defeitos de enchimento lisos, isolados ou múltiplos, redondos ou ovais que ocorrem predominantemente no ureter distal. Podem produzir uma aparência ondulada e ocasionalmente uma estenose.	Doença inflamatória crônica incomum que afeta principalmente mulheres, a maioria das quais tem uma história de infecção recorrente ou crônica do trato urinário. Malacoplaquia mais frequentemente compromete a bexiga.
Papila esfacelada/ pus espessado/ detrito tecidual	Defeito irregular de enchimento que pode causar obstrução ureteral.	Necrose papilar; tumor necrosante; pielonefrite necrosante (especialmente em diabéticos); pionefrose.
Endometriose	Defeitos de enchimento isolados ou múltiplos no ureter distal abaixo do rebordo pélvico. Pode causar estenose ureteral ou compressão ureteral extrínseca.	Condição incomum que se apresenta com dor ou sintomas urinários cíclicos, incluindo hematúria em uma mulher nos seus anos reprodutivos. Muitas vezes uma história de cirurgia ginecológica ou abdominal precedente.

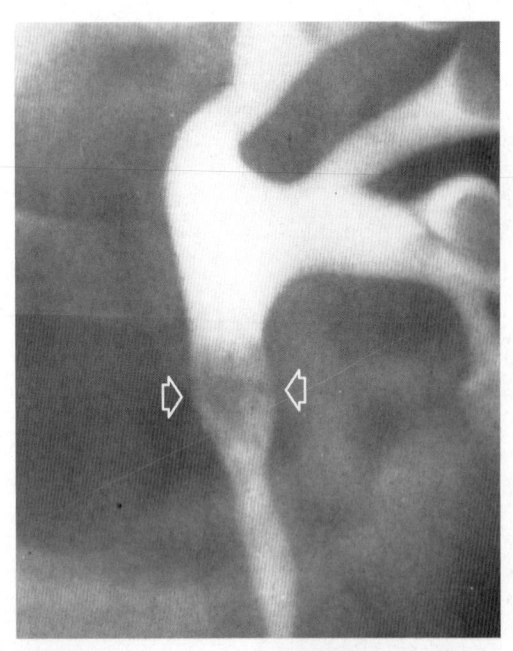

Fig. 4.18-4
Carcinoma de células transicionais do ureter. A presença de pontilhado em toda a extensão deste defeito de enchimento ureteral proximal (setas) e o contorno papilar sugestivo das suas margens proximal e distal permite que o diagnóstico correto seja feito pré-operatoriamente.[14]

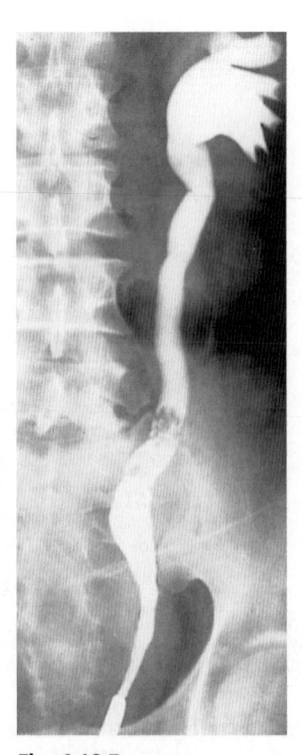

Fig. 4.18-5
Carcinoma de células transicionais do ureter médio. Estenose irregular com dilatação ureteral proximal e pielocalicial.

Condição	Achados de Imagem	Comentários
Estenose ureteral benigna	Geralmente um estreitamento liso, cônico. Se curto e excêntrico, pode ocasionalmente simular um defeito extrínseco.	Pode ser congênito ou secundário a trauma, cirurgia, instrumentação, eliminação de cálculo, inflamação ou radioterapia.
Compressão ou invasão a partir de malignidade ou gânglios adjacentes	Defeito extrínseco que pode ser liso ou irregular.	Expansão direta de malignidade retroperitoneal ou pélvica ou compressão extrínseca por linfonodos aumentados.
Divertículo ureteral	Compressão extrínseca localizada por uma lesão cística que causa opacificação ligeiramente retardada.	Muito rara projeção saliente solitária (ocasionalmente múltipla) ao longo do trajeto do ureter. Um divertículo aumentado em razão de infecção, formação de cálculo ou obstrução pode fazer uma impressão extrínseca sobre o ureter adjacente.
Espasmo e peristalse ureterais	Pode simular um defeito de enchimento localizado ou entalhe vascular.	Aspecto transitório, diferente de um defeito de enchimento ureteral verdadeiro.

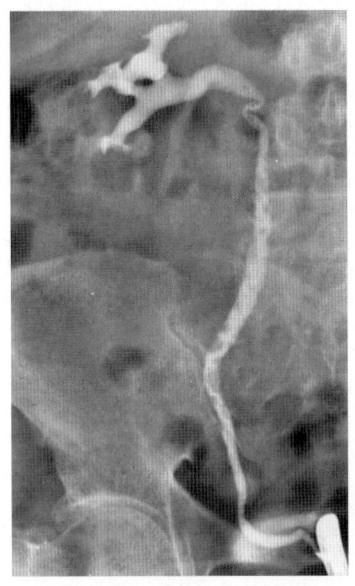

Fig. 4.18-6
Ureterite cistica. Múltiplos pequenos defeitos de enchimento transparentes lisos no ureter e pelve cheios de contraste em uma paciente com infecção crônica do trato urinário.

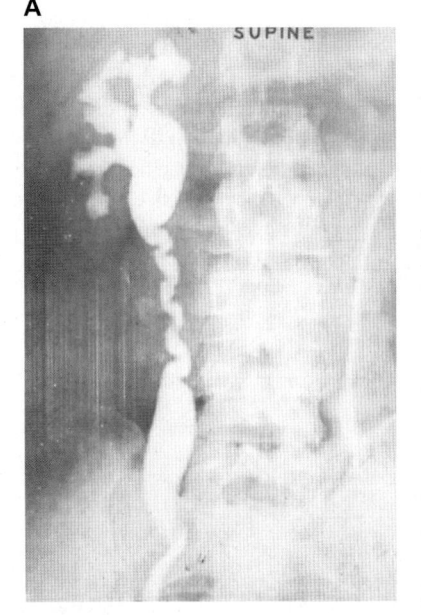

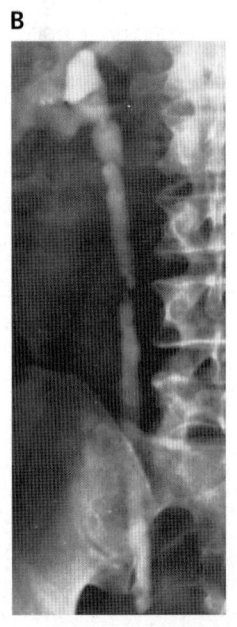

Fig. 4.18-7
Tuberculose ureteral. (A) Áreas segmentares de dilatação e constrição produzem um padrão de saca-rolha, ou de contas.[7] (B) Espessamento e fixação do ureter (ureter em haste de cachimbo).[17]

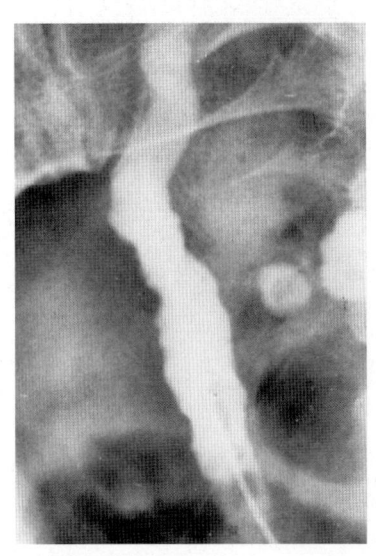

Fig. 4.18-8
Malacoplaquia do ureter. Vista amplificada do ureter direito distal mostra múltiplos defeitos de enchimento simulando ureterite cistica.[18]

4.19 ■ Obstrução do Ureter

Condição	Achados de Imagem	Comentários
Cálculo (Fig. 4.19-1)	Aproximadamente 80% são suficientemente radiopacos para serem vistos em radiografias simples. Frequentemente ovais com seu eixo longo jazendo paralelo ao trajeto do ureter. Um cálculo mais comumente se aloja na porção inferior do ureter, especialmente na junção ureterovesical e no rebordo pélvico. Um cálculo ureteral não opaco aparece como um defeito de enchimento transparente em urografia excretória (pielografia retrógrada pode ser necessária para demonstrar um cálculo ureteral, se a função renal for insuficiente).	Cálculos ureterais são extremamente comuns, e sua detecção é clinicamente importante. Um cálculo distal obstrutivo deve ser diferenciado dos muito mais comuns flebólitos, que são esféricos e localizados na porção lateral da pelve abaixo de uma linha unindo as espinhas isquiáticas (cálculos ureterais são situados medialmente acima da linha interespinhosa). Cálculos produzem sombreamento posterior em ultrassonografia e altos valores de atenuação em TC.
Estenose Obstrução congênita da junção ureteropélvica (JUP) (Fig. 4.19-2)	Estreitamento nitidamente definido da JUP com dilatação do sistema pielocalicial que persiste mesmo quando o paciente e posto em uma posição que favoreça drenagem gravitacional da pelve. Manifestações tardias de obstrução de longa duração da JUP incluem atrofia da substância do rim, opacificação diminuída parenquimal e pielocalicial, e o sinal da "orla" (nefrograma do rebordo remanescente do parênquima renal dos cálices dilatados).	Pode ser causada por uma estenose intrínseca do ureter ou por compressão extrínseca da JUP por um vaso sanguíneo ou banda fibrosa cruzando. A maioria dos pacientes não tem anormalidade anatômica demonstrável, e o fluxo urinário diminuído através da JUP é secundário a desenvolvimento muscular anormal, distensibilidade inadequada, ou uma deficiência de substância transmissora nas terminações nervosas. Obstrução da JUP é especialmente comum em pacientes com rins em ferradura e rins incompletamente rodados. Dobras características, angulações e "inserções altas" do ureter são mais provavelmente o resultado do que a causa da distensão pélvica.

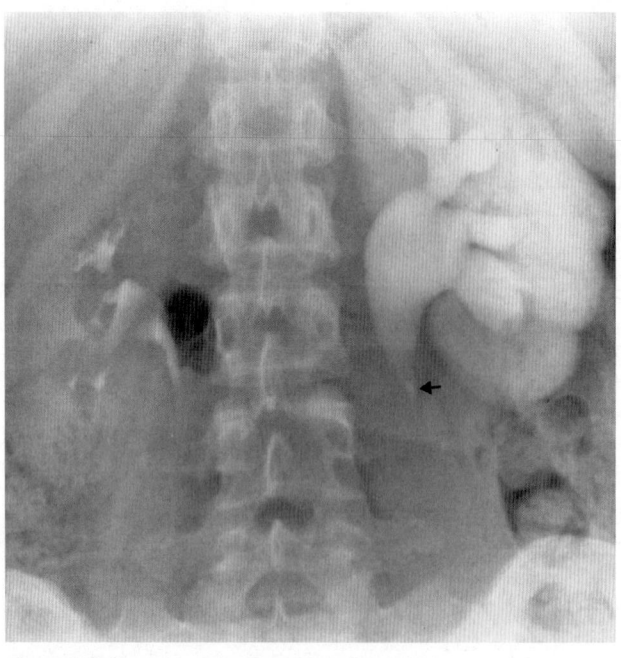

Fig. 4.19-1
Cálculo ureteral obstrutivo. Urograma excretor demonstra um nefrograma prolongado e dilatação acentuada do sistema coletor e pelve proximal ao cálculo obstrutivo (seta).

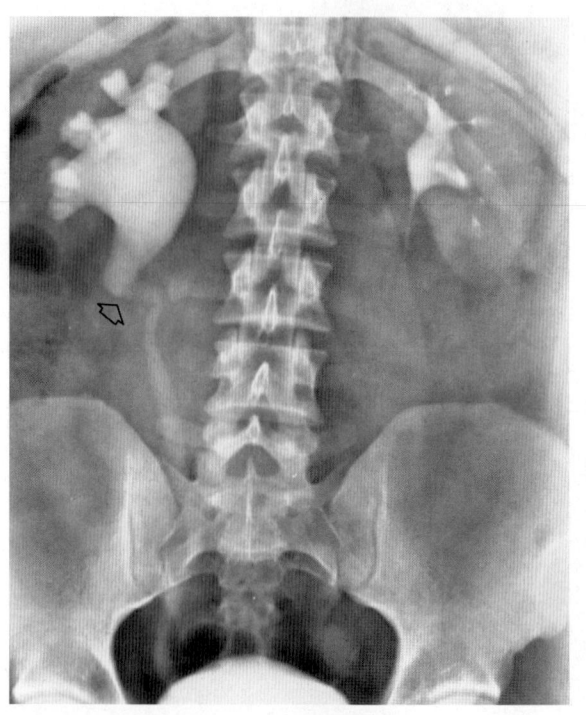

Fig. 4.19-2
Obstrução congênita da junção ureteropélvica (JUP).
Observar a dobra ou angulação característica na JUP (seta).

Condição	Achados de Imagem	Comentários
Tuberculose	A cura produz múltiplas áreas de estenose ureteral alternadas com segmentos dilatados produzindo uma aparência de contas ou saca-rolha. Em doença avançada, a parede do ureter se torna espessada e fixada sem nenhuma peristalse (ureter em haste de cachimbo) e um trajeto reto até a bexiga.	Obstrução ureteral é uma manifestação tardia, que é quase sempre associada à tuberculose renal. Frequentemente há uma bexiga contraída com uma parede espessada. Calcificação do ureter e bexiga é infrequente.
Esquistossomose (ver Fig. 3.58-1)	Estenose, aperistalse e calcificação (usualmente linear) do ureter distal.	Quase sempre associada à calcificação densa da parede vesical.
Pós-cirurgia/ instrumentação (Fig. 4.19-3)	Estreitamento localizado do ureter.	Causas incluem ligadura acidental do ureter, edema da parede ureteral e perfuração por instrumento (a maioria cura-se rapidamente e sem sequelas se menos de 50% da circunferência ureteral forem comprometidos e não houver obstrução distal). Abscesso pós-cirúrgico, hematoma ou urinoma podem causar estreitamento difuso e desvio do ureter por compressão extrínseca.
Radioterapia (Fig. 4.19-4)	Estreitamento ureteral que gradualmente se desenvolve vários meses a anos depois do tratamento. A maioria ocorre imediatamente acima da junção ureterovesical após irradiação pélvica (p. ex., em carcinoma uterino).	Mais comumente ocorre se o ureter estava originalmente comprometido com malignidade. Uma estenose induzida por radiação pode ser impossível de diferenciar de recorrência tumoral.

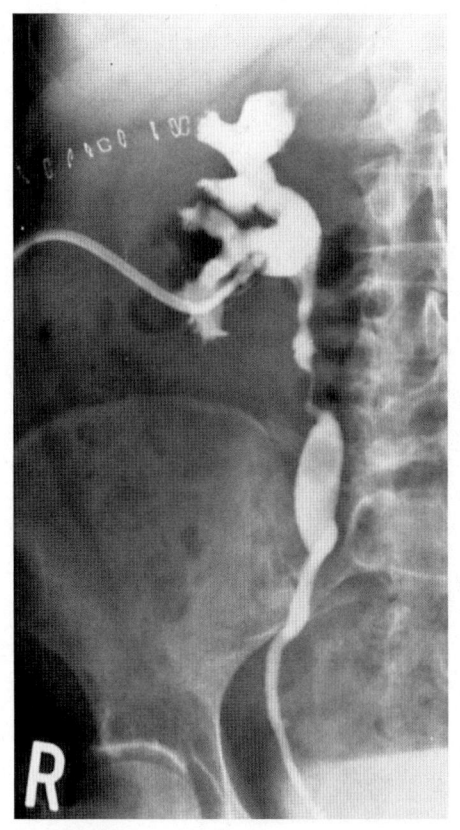

Fig. 4.19-3
Estenose pós-cirúrgica. Estreitamento fibrótico do ureter proximal secundário à remoção de cálculo.

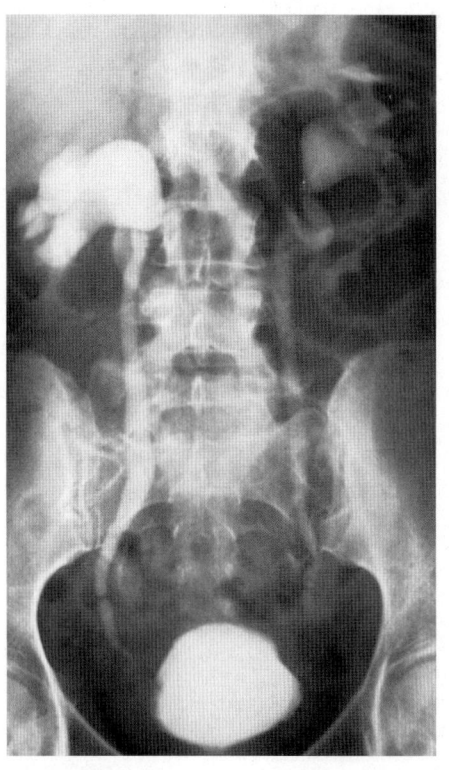

Fig. 4.19-4
Cistite de radiação causando obstrução ureteral. Depois de radioterapia externa e intracavitária para câncer do colo do útero, um urograma excretório mostra que a parede vesical está espessada, e a opacidade da bexiga está reduzida. Estreitamento dos ureteres distais causa hidronefrose bilateral.[4]

Condição	Achados de Imagem	Comentários
Pós-traumática	Durante cirurgia, um ou ambos os ureteres podem ser seccionados, causando disfunção do rim comprometido ou formação de um abscesso local.	Cortar ou ligar os ureteres usualmente produz sintomas imediatos, e a presença de anúria pode 8 a 10 horas após grande cirurgia pélvica deve sugerir a possibilidade de lesão ureteral bilateral. Dobra, esmagamento ou pinçamento do suprimento vascular aos ureteres pode não produzir evidência de lesão até várias semanas após cirurgia, quando necrose da parede ureteral pode ocorrer, levando à fistulização. Lesão unilateral que não produz anúria pode não ser reconhecida. Trauma externo raramente lesa os ureteres, uma vez que eles residem fundo na área retroperitoneal adjacentes à coluna lombar e são bem protegidos em todo seu trajeto.
Doença inflamatória adjacente	Estreitamento extrínseco e desvio de um ou ambos os ureteres (mais frequentemente a porção pélvica).	Causas incluem diverticulite, doença de Crohn, abscesso apendicular e abscesso pós-operatório.
Invasão ou compressão por malignidade extrínseca		
Tumor retroperitoneal	Compressão extrínseca, enclausuramento ou invasão causando frequentemente estreitamento irregular do ureter proximal. O ureter afetado usualmente é desviado lateralmente (raramente medialmente).	Mais frequentemente linfoma ou metástases (pâncreas, melanoma, cólon). Tumores retroperitoneais primários (p. ex., lipossarcoma) são muito menos comuns.
Tumor pélvico (Fig. 4.19-5)	Estreitamento extrínseco e muitas vezes irregularidade do ureter distal. O ureter tipicamente é retificado ou desviado medialmente.	Causas incluem carcinoma do colo ou outro órgão pélvico (extensão direta ou metástases linfonodais) e linfoma pélvico.

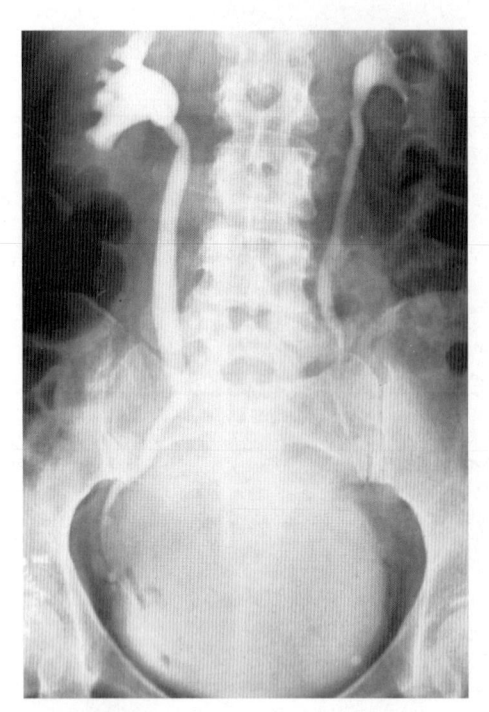

Fig. 4.19-5
Tumor pélvico. Dilatação do ureter e pelve direitos em razão da obstrução parcial por uma grande massa ovariana.

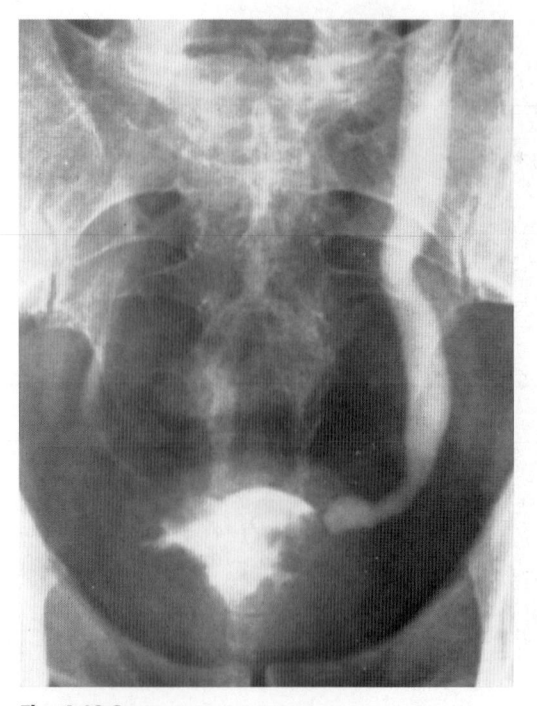

Fig. 4.19-6
Câncer da bexiga causando obstrução ureteral esquerda. Material de contraste opacifica o ureter distal até o ponto de obstrução. O tumor compromete o orifício ureteral e produz um aspecto de "pseudoureterocele".[4]

Condição	Achados de Imagem	Comentários
Carcinoma da bexiga (Fig. 4.19-6)	Obstrução unilateral ou bilateral dos ureteres distais.	Mais comum com tumores infiltrantes, especialmente aqueles originados no trígono. Os ureteres distais podem também ser obstruídos por metástases ganglionares linfáticas.
Cistite (Fig. 4.19-7)	Obstrução unilateral ou bilateral dos ureteres distais.	Na cistite aguda, há compressão da porção intramural dos ureteres por edema e inflamação. Na cistite crônica, a junção ureterovesical é obstruída por fibrose ou uma massa inflamatória.
Ureterocele Simples (Fig. 4.19-8)	Densidade unilateral ou bilateral, redonda ou oval, de urina opacificada (no segmento distal dilatado do ureter) separada da urina opacificada na bexiga por um fino (2 a 3 mm) halo radiotransparente que representa a parede do ureter prolapsado e a mucosa vesical (sinal da cabeça de cobra).	Dilatação cística do segmento intravesical distal do ureter com protrusão para dentro da luz da bexiga. Provavelmente causada por estenose congênita ou adquirida do orifício ureteral que predispõe à infecção e formação de cálculo, ambos os quais podem agravar o grau de obstrução.
Ectópica (Fig. 4.19-9)	Obstrução ureteral com hidronefrose ou falta de visualização do segmento superior de um sistema coletor duplicado.	Se o orifício ureteral ectópico for estenótico, distensão proximal do ureter embaixo da submucosa da bexiga produz um característico defeito de enchimento excêntrico na base da bexiga.

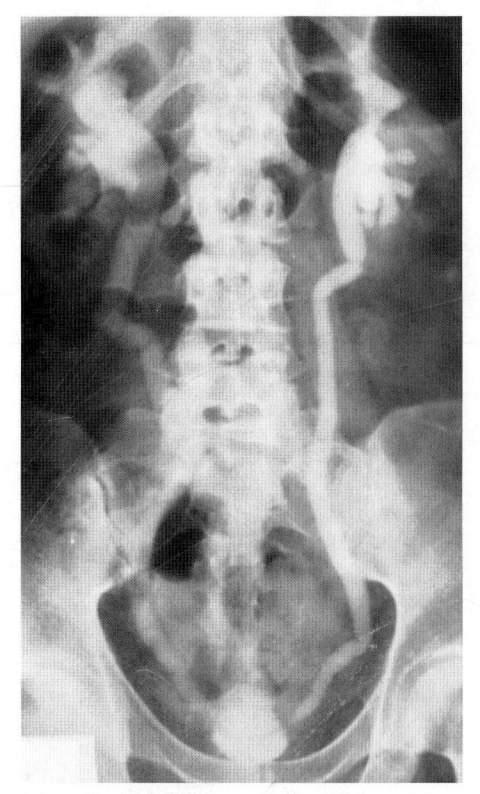

Fig. 4.19-7
Cistite intersticial grave. Obstrução ureteral bilateral e contração acentuada da bexiga, secundária a cistite intersticial grave causada por lúpus eritematoso sistêmico em uma mulher jovem sob esteroides. A capacidade da bexiga estava reduzida a aproximadamente 30 mL.[4]

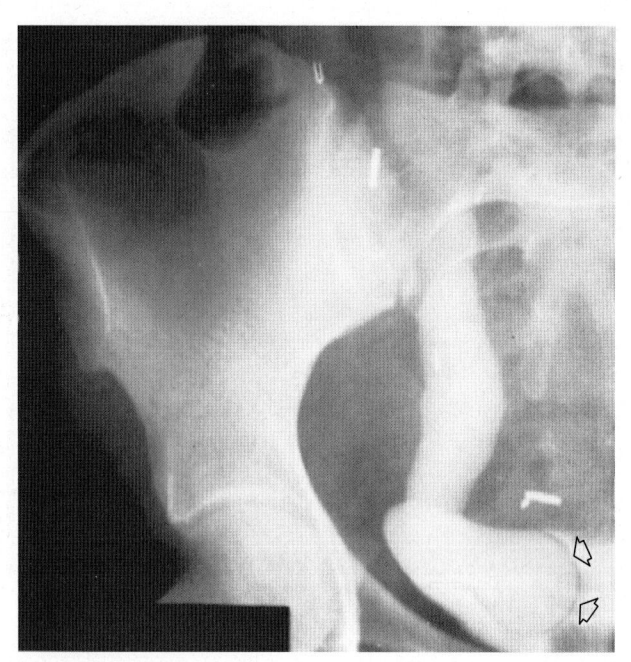

Fig. 4.19-8
Ureterocele simples (setas).

Condição	Achados de Imagem	Comentários
Coágulos sanguíneos	Defeitos de enchimento radiotransparentes irregulares que podem produzir obstrução temporária (geralmente incompleta).	Causas de sangramento incluem trauma, tumor, instrumentação, malformação vascular, inflamação hemorrágica, distúrbios hemorrágicos e terapia anticoagulante.
Compressão vascular Artéria renal	Compressão tubular extrínseca, usualmente com dilatação branda do ureter mais proximal, porém raramente obstrução significativa.	Artérias renais normais e aberrantes no ureter proximal; vasos ilíacos no ureter inferior (nível de L5-S1).
Síndrome da veia ovariana	Compressão extrínseca do ureter direito ao nível de S1 produzindo obstrução branda à moderada.	Causada por uma veia ovariana marcadamente dilatada ou possivelmente por fibrose periureteral localmente induzida que se desenvolve após várias gestações.
Aneurisma da aorta abdominal ou artéria ilíaca	Compressão extrínseca com desvio lateral localizado ou difuso do ureter acima do rebordo pélvico.	O aneurisma é mais comumente de origem arteriosclerótica e frequentemente é calcificado. Obstrução ureteral também pode ser causada por aneurismas dissecantes ou micóticos.
Ureter retrocaval (Fig. 4.19-10)	Virada medial abrupta do ureter direito, que usualmente reside sobre ou medial aos pedículos vertebrais ao nível de L4-L5.	Defeito de desenvolvimento da veia cava inferior. Compressão do ureter entre a veia cava inferior e a parede abdominal posterior muitas vezes causa estreitamento ou obstrução do ureter com hidronefrose progressiva.

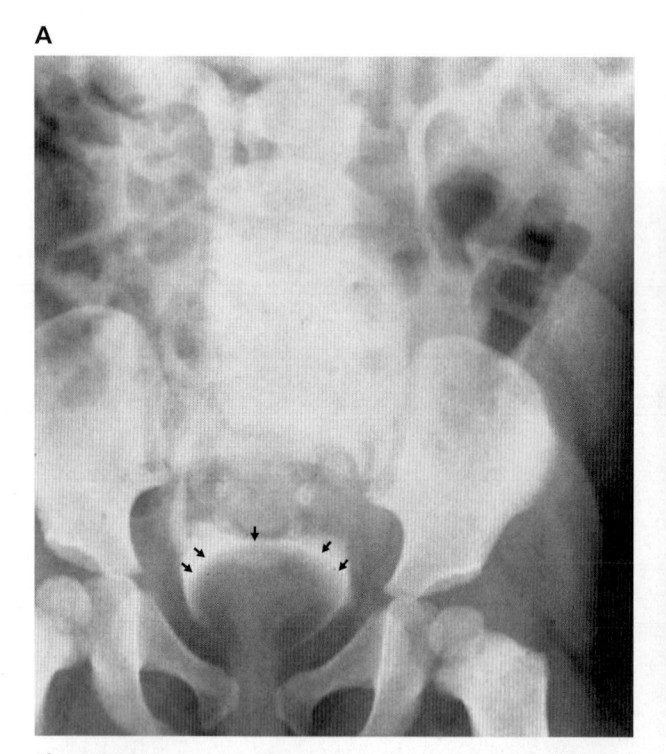

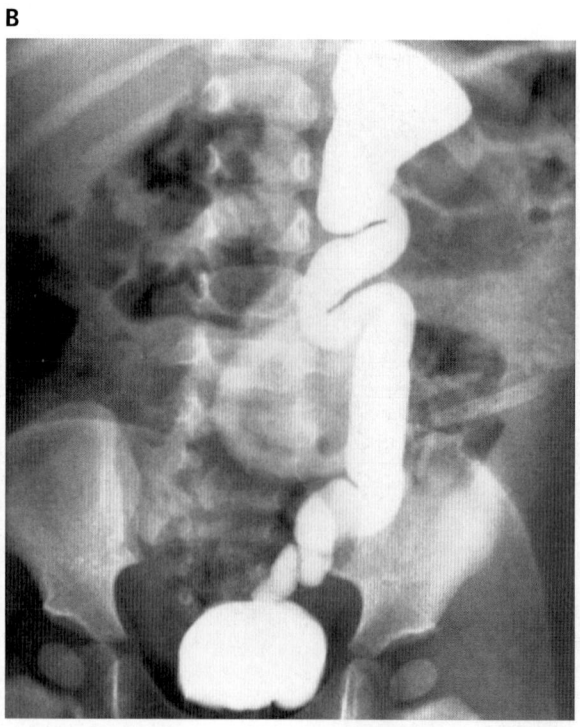

Fig. 4.19-9
Ureterocele ectópica. (A) Urografia excretora demonstra uma grande transparência (setas) enchendo grande parte da bexiga. Há ligeiro desvio para baixo e lateral do sistema coletor visualizado à esquerda. (B) Cistograma mostra material de contraste refluindo até encher o sistema coletor acentuadamente dilatado que drena o polo superior do rim esquerdo. Observar a dilatação e tortuosidade graves do ureter.

4.19 ■ OBSTRUÇÃO DO URETER

Condição	Achados de Imagem	Comentários
Carcinoma de células transicionais do ureter (Fig. 4.19-11)	Defeito de enchimento liso ou irregular. Carcinoma infiltrante usualmente aparece como uma estenose irregular com margens sobrependentes (ocasionalmente estreitamento liso concêntrico com margens afiladas que pode ser difícil de diferenciar de estreitamento ureteral em razão de um processo inflamatório, cálculo ou compressão extrínseca).	Manifestação rara. Pode haver dilatação localizada característica do ureter distal, em contraste com o colapso ureteral distal a um cálculo obstrutivo. Pielografia retrógrada pode demonstrar o aspecto de menisco típico da margem superior da coluna de contraste (sinal do copo de vinho delineando a margem inferior do tumor).
Tumor ureteral benigno	Defeito de enchimento liso ou irregular no ureter. Obstrução é rara, exceto com papiloma.	Papilomas ocorrem em pacientes mais velhos (50 a 70 anos de idade), muitas vezes comprometem o terço inferior do ureter e tendem a produzir defeitos mais curtos de enchimento com margens espiculadas e irregulares e ausência de pedículo. Pólipos geralmente afetam adultos jovens, comprometem principalmente o terço superior do ureter e aparecem como longos defeitos estreitos de enchimento que possuem margens lisas e são frequentemente pedunculados. Tumores mesenquimais submucosos também ocorrem.
Massa pélvica benigna (Fig. 4.19-12)	Estreitamento extrínseco e desvio lateral de um ou ambos os ureteres pélvicos.	Causas incluem fibroma uterino, cisto de ovário, útero aumentado (gravidez ou pós-parto) e, ocasionalmente um cólon retossigmoide acentuadamente distendido.

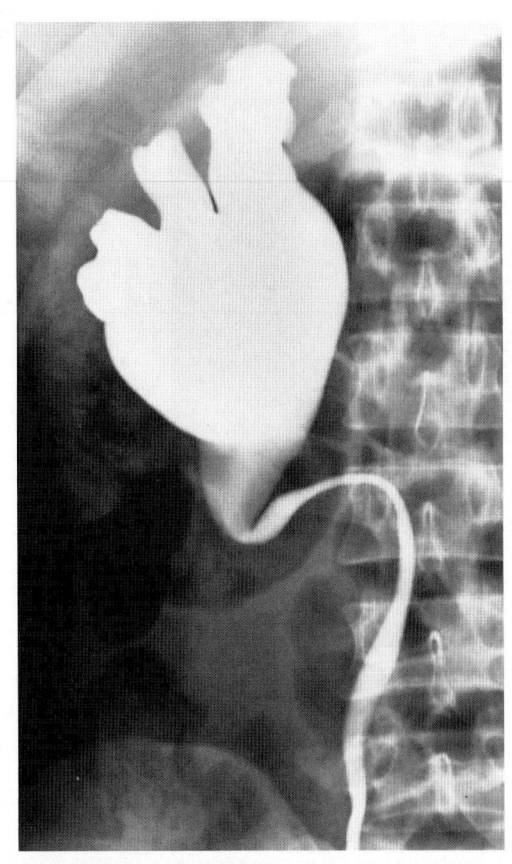

Fig. 4.19-10
Ureter retrocaval. Observar a virada medial do ureter direito distal à junção ureteropélvica.

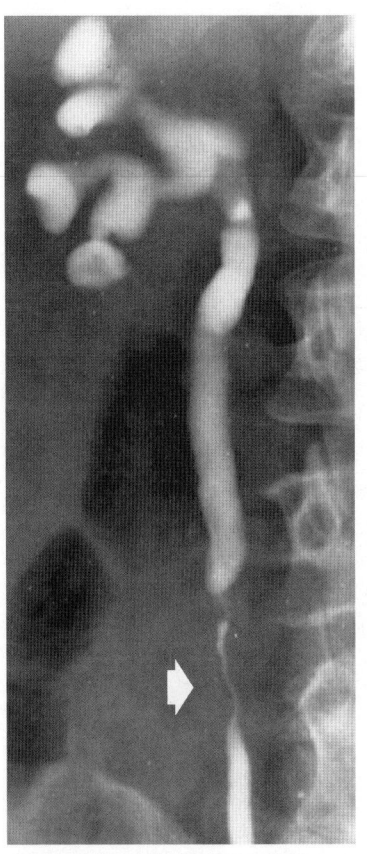

Fig. 4.19-11
Carcinoma de células transicionais do ureter. Estenose irregular (seta) causando dilatação ureteral e pielocalicial proximais.

Condição	Achados de Imagem	Comentários
Lipomatose pélvica (ver Fig. 4.22-4)	Desvio medial, bilateral, simétrico e compressão dos ureteres. Radiotransparência aumentada na pelve é causada pela deposição excessiva de gordura (facilmente confirmada em TC).	Condição benigna com deposição aumentada de tecido adiposo normal, maduro, nos tecidos moles pélvicos extraperitoneais em torno da bexiga urinária, reto e próstata. Quase todos os casos descritos foram em homens. Elevação, alongamento e compressão do cólon retossigmoide e da bexiga em forma de pera juntamente com alargamento do espaço retrorretal.
Fibrose retroperitoneal (Fig. 4.19-13)	Estreitamento liso e cônico e frequentemente desvio medial de ambos os ureteres entre L4 e S2 com dilatação ureteral proximal.	Processo inflamatório fibrosante que reveste, mas não invade estruturas retroperitoneais. Embora a etiologia seja desconhecida, muitos casos são associados à ingestão de droga (p. ex., metisergida, derivados do ergot, fenacetina e metildopa). Pode coexistir com processos fibróticos semelhantes em outros locais (mediastinite fibrosante, colangite esclerosante, pseudotumor retroorbitário, mesenterite retrátil, tireoidite de Riedel).
Abscesso/hematoma retroperitoneal	Compressão extrínseca e desvio lateral do ureter (e rim). Uma coleção de gás retroperitoneal é diagnóstica de um abscesso. Calcificação sugere um abscesso tuberculoso do psoas.	Um abscesso pode originar-se de espondilite (especialmente tuberculosa), abscesso perinéfrico, infecção do trato urinário, pancreatite ou um duodeno perfurado ou ser uma complicação de cirurgia retroperitoneal. Um hematoma pode ser causado por trauma, aneurisma aórtico roto, distúrbio hemorrágico ou terapia anticoagulante, ou ser uma complicação de cirurgia.

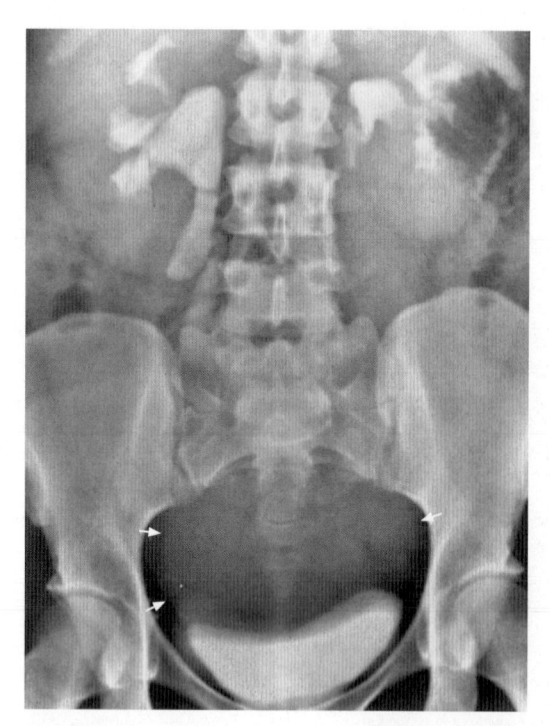

Fig. 4.19-12
Hidronefrose da gravidez. Urograma excretório efetuado 3 dias após o parto demonstra rins grandes bilaterais com dilatação dos ureteres e sistemas pielocaliciais, especialmente à direita. A grande massa pélvica (setas) endentando a superfície superior da bexiga representa o útero, que ainda está causando pressão extrínseca sobre os ureteres.

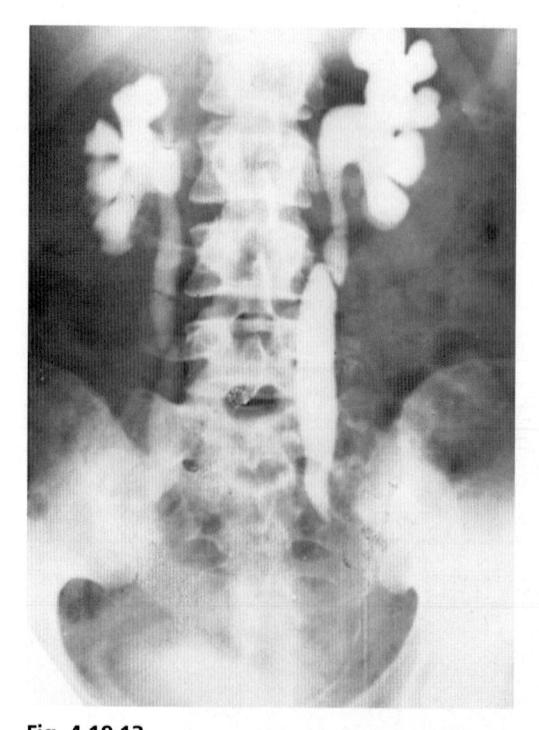

Fig. 4.19-13
Fibrose retroperitoneal. Acentuada hidronefrose bilateral com ureterectasia bilateral acima do nível do promontório sacral. Abaixo deste ponto, ambos os ureteres, quando visualizados, parecem ser normais em calibre. Nenhum desvio ureteral definido é observado. Um urograma excretório feito 1 ano antes foi inteiramente normal.[7]

Condição	Achados de Imagem	Comentários
Necrose papilar com papila esfacelada	Defeito de enchimento irregular simulando um cálculo ureteral obstrutivo.	Evidência de necrose papilar comprometendo outras papilas e cálices.
Pus espessado	Defeito de enchimento irregular simulando um cálculo ureteral obstrutivo.	Obstrução ureteral é causada por uma massa de pus a partir de um processo infeccioso proximal. Uma aparência semelhante pode ser causada por detritos teciduais de um tumor necrótico.
Divertículo da bexiga	Projeção saliente isolada (se congênito) ou múltiplas proeminências da bexiga que ocasionalmente são suficientemente grandes para obstruir o ureter distal por compressão extrínseca.	Divertículos congênitos são usualmente localizados perto do orifício ureteral e mais comumente causam infecção urinária e refluxo vesicoureteral. Divertículos adquiridos usualmente são múltiplos e resultam de obstrução da saída da bexiga, ou da uretra. Um divertículo de Hutch em um paraplégico ocorre acima e lateral ao orifício ureteral e frequentemente produz um ureter obstruído imediatamente acima da bexiga (sinal "de entalhe").
Hérnia do ureter	Trajeto anormal de um ureter redundante que pode levar à obstrução.	Pode ser congênita (em hérnia femoral, inguinal, ciática ou interna) ou secundária à cirurgia pélvica.
Endometriose	Obstrução extrínseca do ureter distal, usualmente abaixo do rebordo pélvico. Pode produzir uma massa intraluminal ou uma estenose e simular um tumor ureteral.	Condição incomum em que focos heterotópicos de endométrio ocorrem em localizações extrauterinas. Sintomas urinários cíclicos (incluindo hematúria) em mulheres em idade reprodutiva.
Amiloidose	Estreitamento, rigidez e obstrução parcial do ureter.	Causada por uma acumulação localizada de amiloide em doença primária ou secundária.
Válvula ureteral (Fig. 4.19-14)	Obstrução horizontal aguçada que usualmente compromete o ureter distal.	Pregas transversas ou mucosa ureteral redundante que podem ser congênitas ou secundárias à inflamação crônica.

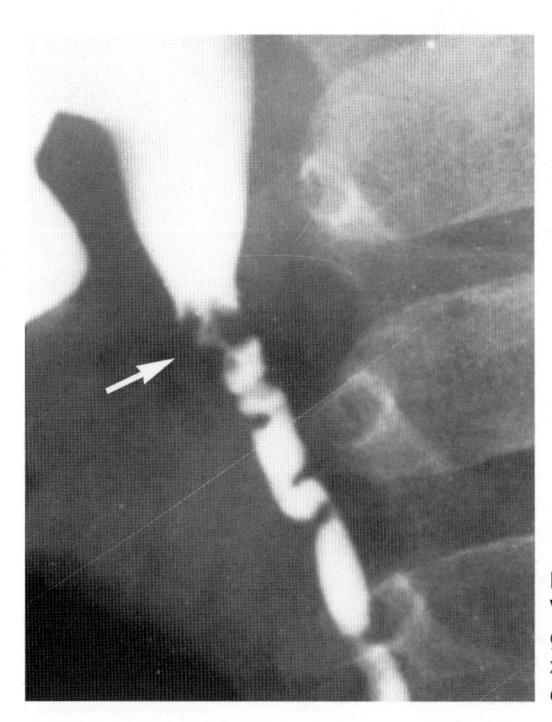

Fig. 4.19-14
Válvula obstrutiva (seta) na junção ureteropélvica. Estudo retrógrado mostra dobramentos lisos sobre si própria da mucosa abaixo da válvula, representando pregas fetais, que geralmente regridem à medida que a criança cresce.[19]

4.20 ▪ Ureterectasia

Condição	Achados de Imagem	Comentários
Obstrução ureteral (Figs. 4.20-1 e 4.20-2; ver Seção 4.19)	Dilatação ureteral proximal ao ponto de obstrução. Mais frequentemente unilateral, mas pode ser bilateral graças a uma lesão extrínseca.	Causas incluem cálculo, tumor, estenose (congênita, traumática, cirúrgica, radiação, inflamatória), ureterocele e compressão extrínseca (malignidade, inflamação, lipomatose pélvica, fibrose retroperitoneal, gravidez).
Refluxo vesicoureteral (Fig. 4.20-3)	Dilatação generalizada de um ou ambos os ureteres (e sistemas pielocaliciais), ocorrendo com refluxo grave.	Mais comum em crianças. A relação entre refluxo e infecção do trato urinário é controversa, embora a combinação das duas possa produzir retração cicatricial grave bem como ureteres dilatados e tortuosos que podem exigir reimplantação.
Obstrução da uretra ou da saída uretral (ver Figs. 4.19-9 e 4.26-1)	Dilatação bilateral dos ureteres e sistemas pielocaliciais. Se a obstrução for crônica, a bexiga usualmente é dilatada e tem trabeculação e divertículos.	Causas incluem válvulas uretrais posteriores, ureterocele ectópica, hipertrofia ou carcinoma prostático, estenose e divertículo.
Hidronefrose e hidroureter pós-obstrutivos	Dilatação unilateral ou bilateral do sistema pielocalicial e ureter sem evidência de obstrução.	Resulta de um episódio prolongado ou vários episódios intermitentes de obstrução.
Ureterectasia congênita	Dilatação difusa ou segmentar do ureter (mais comumente o terço inferior) com um sistema pielocalicial normal e nenhuma anormalidade ureteral demonstrável.	Malformação congênita não progressiva da parede ureteral.

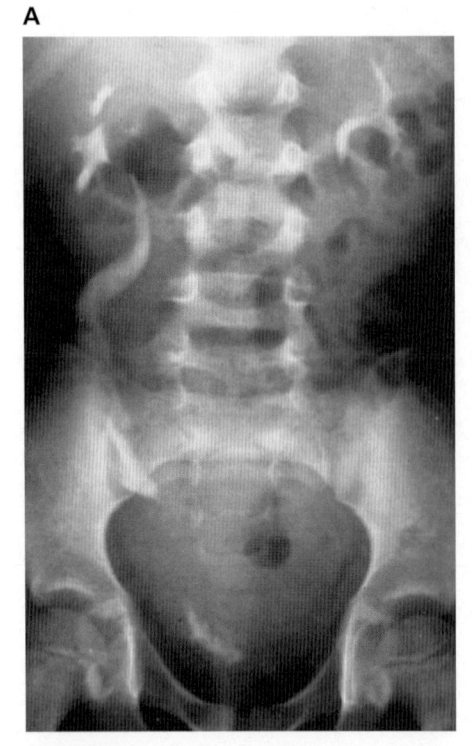

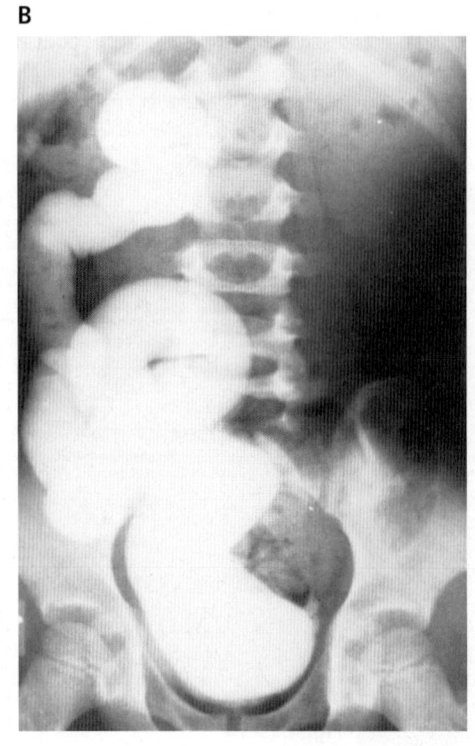

Fig. 4.20-1
Duplicação completa com obstrução ureteral. (A) Urograma excretor demonstra dilatação e desvio lateral do ureter direito. Duplicação ureteral não era suspeitada. (B) Um filme tardio depois de um cistograma miccional demonstra material de contraste enchendo um ureter dilatado e tortuoso para o segmento superior. Este ureter, que não era visto no urograma excretório, deslocou lateralmente o ureter para o segmento inferior.[20]

Condição	Achados de Imagem	Comentários
Megaureter congênito	Estreitamento funcional, suavemente afilado, do segmento justavesical com mínima à extensa dilatação (até 5 cm de diâmetro) do ureter pélvico. Ondas peristálticas vigorosas, não propulsivas no segmento dilatado, são semelhantes àquelas na acalasia esofágica. Bilateral em 20 a 40% dos casos.	Representa falha do segmento justavesical do ureter em transmitir ondas peristálticas (nenhuma obstrução ureteral demonstrável, e um orifício ureteral relaxado, aberto, não dando refluxo). Geralmente diagnosticado em adultos, seja como achado incidental, seja em um paciente com dor vaga em quadrante inferior. Pode permanecer inalterado durante anos, mas se ocorrer infecção ou descompensação, a condição pode progredir para produzir dilatação volumosa do ureter e sistema coletor inteiros.
Infecção	Dilatação do terço inferior do ureter é um resultado final relativamente comum da infecção do trato urinário (especialmente cistite recorrente).	Provavelmente relacionada com a paralisia do músculo liso no trato urinário causada por endotoxinas bacterianas. Dilatação branda a moderada do ureter e sistema pielocalicial pode ocorrer na pielonefrite aguda.
Bexiga neurogênica (ver Figs. 4.22-2 e 4.23-1)	Dilatação unilateral ou bilateral do ureter e sistema pielocalicial. A bexiga pode ser grande e flácida ou contraída com trabeculação mural e formação de divertículos.	Doença ou lesão comprometendo a medula espinal ou nervos periféricos suprindo a bexiga. Causas incluem anomalias congênitas (espinha bífida, mielomeningocele, agenesia sacral), trauma ou tumor da medula espinal, sífilis e diabetes melito.

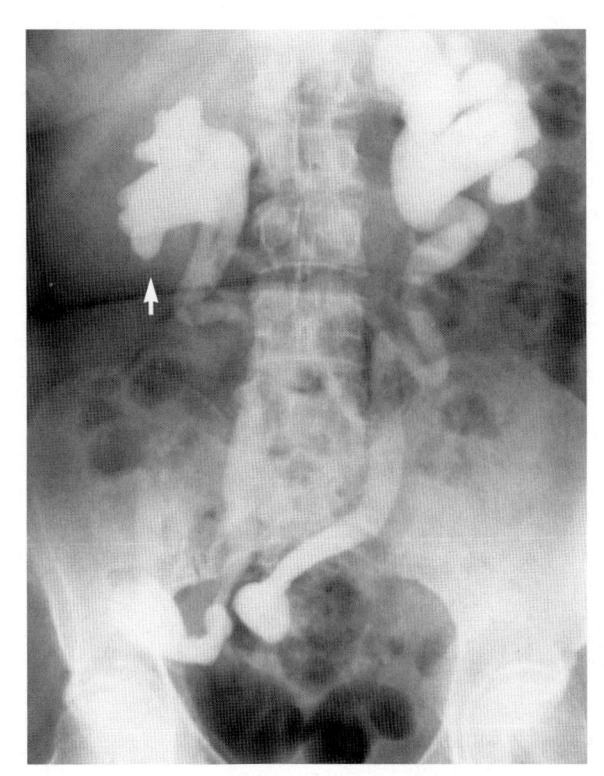

Fig. 4.20-2
Estenose de conduto ileal. Filme da drenagem de um alçograma mostra hidronefrose bilateral, retração cicatricial do polo inferior direito (seta) e falha do conduto em se esvaziar.[21]

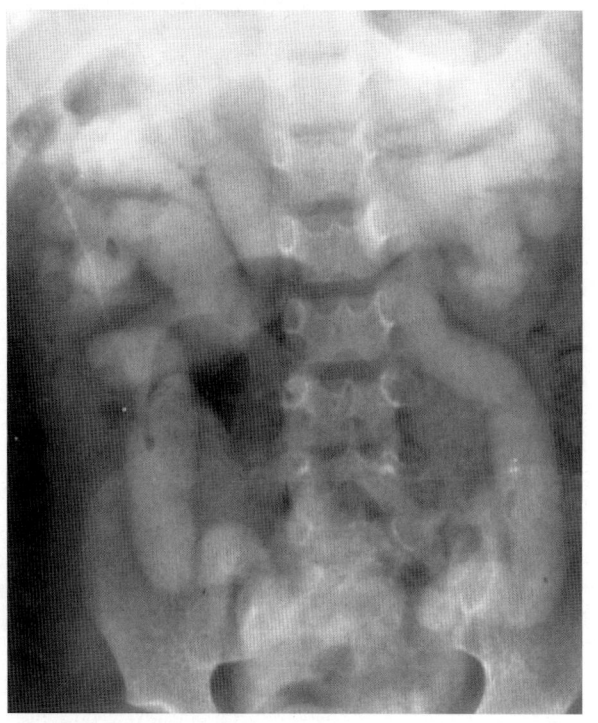

Fig. 4.20-3
Refluxo vesicoureteral. Cistograma miccional em uma menina mostra refluxo bilateral com dilatação grosseira dos tratos superiores.

Condição	Achados de Imagem	Comentários
Doença de Chagas	Dilatação ureteral bilateral, usualmente com dilatação da bexiga.	Destruição dos plexos mioentéricos causada por infecção pelo protozoário *Trypanosoma cruzi* (endêmico da América do Sul e América Central)
Diabetes insipidus	Dilatação bilateral dos ureteres e sistemas pielocaliciais. Há muitas vezes uma bexiga hiperdistendida.	Sobrecarga contínua do trato urinário no *diabetes insipidus* nefrogênico (ausência de resposta tubular ao hormônio antidiurético endógeno ou exógeno). Raro no *diabetes insipidus* hipofisário.
Musculatura abdominal ausente (síndrome de Eagle-Barrett ou ventre de ameixa seca) (Fig. 4.20-4)	Dilatação difusa dos ureteres, sistemas pielocaliciais e bexiga.	Condição congênita rara, que ocorre quase exclusivamente no sexo masculino. Saliência dos flancos (em razão de uma falta de suporte pelos músculos abdominais) é um achado característico em radiografias simples.

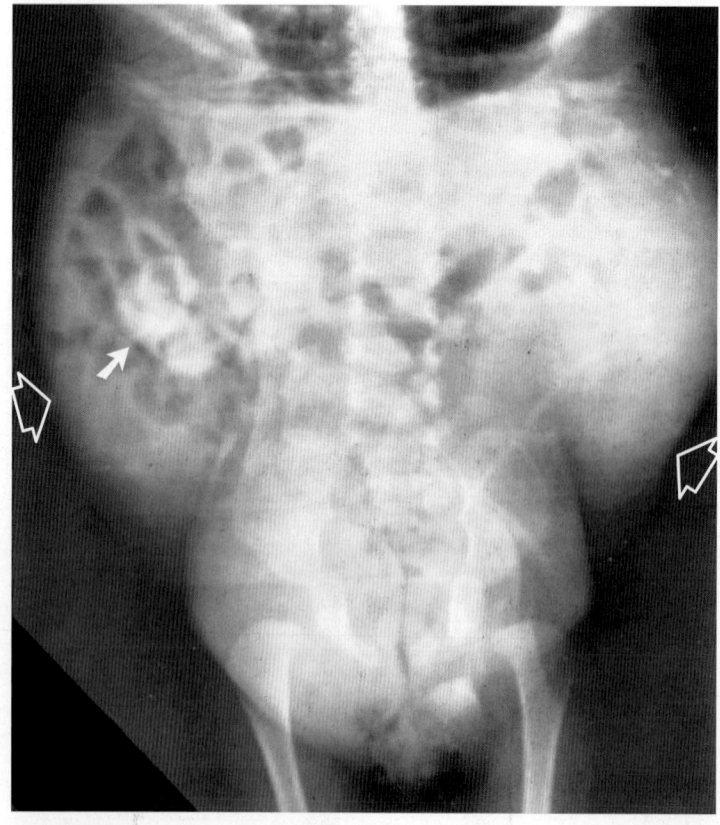

Fig. 4.20-4
Síndrome do ventre de ameixa seca. Proeminência pronunciada dos flancos (setas abertas). O paciente tinha múltiplas anomalias geniturinárias, incluindo hidronefrose do sistema coletor direito (seta pequena).

4.21 ■ Desvio do Ureter

Condição	Comentários
Desvio ureteral lateral	Posição do ureter 1 cm ou mais lateral à extremidade de um processo transverso adjacente.
Linfadenopatia retroperitoneal (Figs. 4.21-1 e 4.21-2)	Linfoma, metástases, ou, menos comumente, infecção. Desvio lateral de ambos os rins ou dos segmentos abdominais de ambos os ureteres sugere linfoma ou, em um homem, metástases de um neoplasma testicular.
Outras massas retroperitoneais	Neoplasma primário (neurofibroma, lipoma, fibrossarcoma, lipossarcoma); extensão de tumor primário da coluna; hematoma; massa inflamatória (p. ex., abscesso).
Aneurisma aórtico/tortuosidade (Fig. 4.21-3)	Muitas vezes contém cálcio intramural. Geralmente desvia o ureter esquerdo, embora um aneurisma que principalmente se projeta para a direita possa ocasionalmente causar desvio lateral do ureter direito. Em virtude de aderências entre a aorta e os ureteres, desvio lateral de um ureter é muitas vezes acompanhado por desvio medial do outro. Tortuosidade ou aneurisma da artéria ilíaca comum também pode desviar o ureter lateralmente.

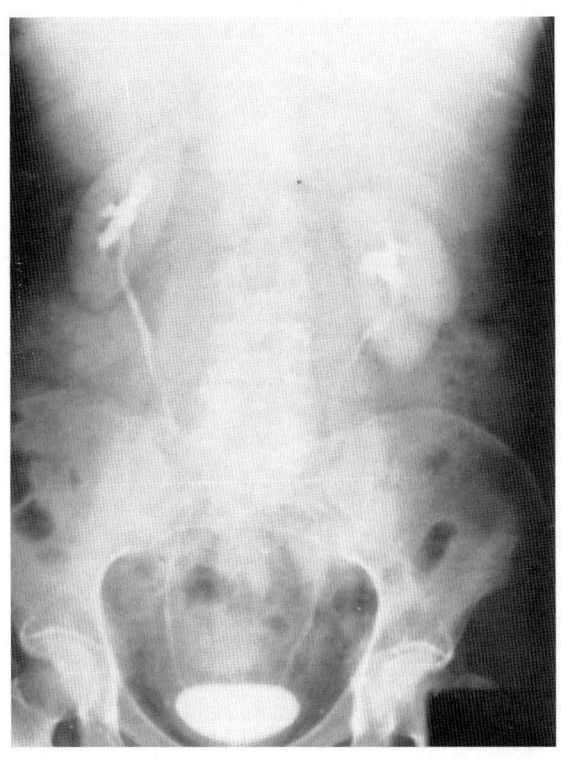

Fig. 4.21-1
Linfoma de Hodgkin. Desvio lateral de ambos os ureteres superiores, secundário a linfonodos paracavais e paraórticos aumentados. Observar também a esplenomegalia e desvio inferior do rim esquerdo.[4]

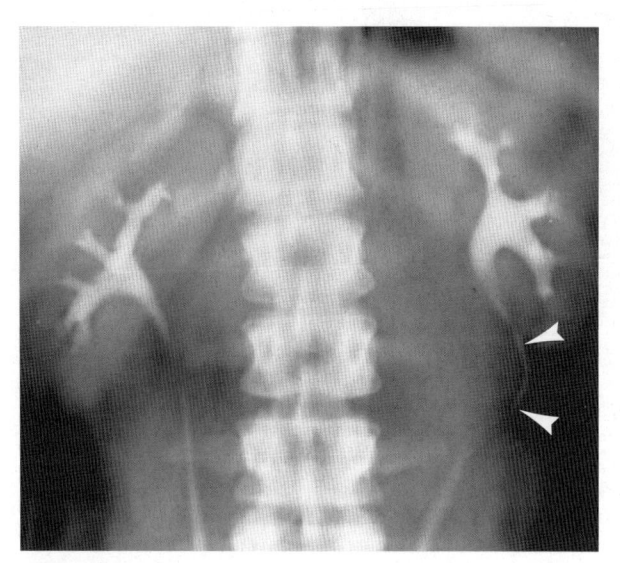

Fig. 4.21-2
Metástases retroperitoneais de seminoma testicular esquerdo. Nefrotomograma mostra desvio lateral do ureter esquerdo proximal (pontas de seta).[4]

Condição	Comentários
Rim mal rodado ou em ferradura (ver Fig. 4.1-4)	Quando a pelve renal é situada em uma posição anterior ou lateral, a parte superior do ureter frequentemente parece desviada lateralmente, sugerindo uma massa extrínseca. A pelve alongada do rim mal rodado pode simular dilatação obstrutiva; no rim em ferradura, obstrução verdadeira da junção ureteropélvica pode desenvolver-se em virtude do trajeto raro do ureter.
Músculo psoas proeminente	Tipicamente ocorre bilateralmente em homens jovens musculosos. O ureter prossegue caudalmente ao longo da margem do músculo se alargando por muitos centímetros antes de se desviar medialmente para passar ao longo da superfície anterior do músculo.
Massa pélvica benigna (ver Fig. 4.19-1)	Causas incluem fibroma uterino, cisto de ovário, útero aumentado (gravidez ou pós-parto), hematocolpo e ocasionalmente um cólon retossigmoide acentuadamente distendido.
Hérnia ureteral (Fig. 4.21-4)	Entidade incomum; 90% ocorrem em hérnias inguinais ou femorais.
Desvio ureteral medial	Ureter situado medial aos pedículos lombares adjacentes. Desvio medial é possível, se o ureter se sobrepuser ao pedículo, e provável, se houver 5 cm ou menos de distância entre os ureteres.

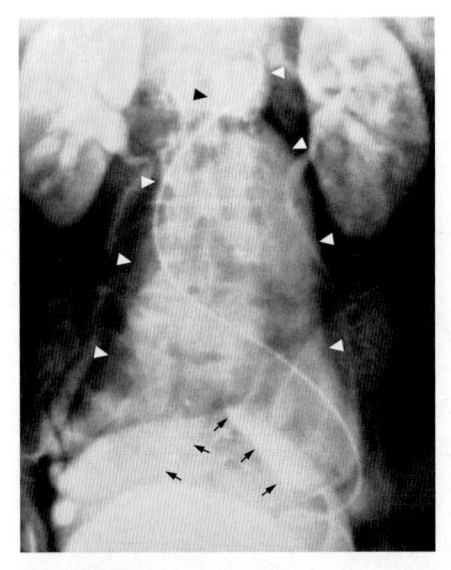

Fig. 4.21-3
Aneurismas aórtico e de ilíacas comuns. Aortografia opacifica fracamente vasos maciçamente dilatados (pontas de seta) por causa da diluição do contraste. Os ureteres desviados tipicamente seguem as margens laterais dos aneurismas de aorta e artérias ilíacas comuns. As margens mediais dos aneurismas ilíacos comuns estão indicadas (setas).[4]

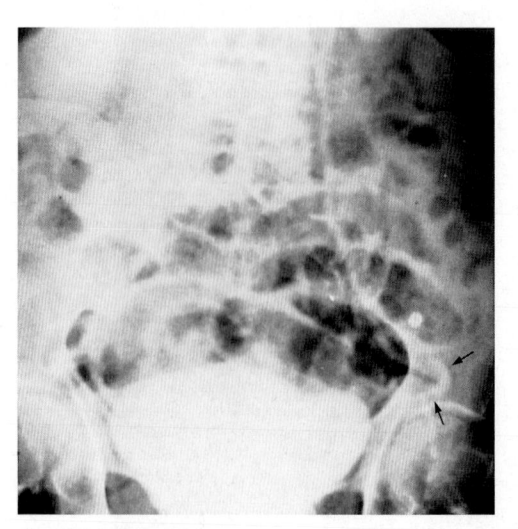

Fig. 4.21-4
Hérnia utererocíática. Urograma excretor demonstra um "arabesco" horizontal ou um floreio em alça do ureter esquerdo na região do forame ciático maior (setas).[22]

Condição	Comentários
Ureter proximal ou médio Massa renal ou retroperitoneal	Embora desvio ureteral seja mais comumente lateral, desvio medial pode resultar de um neoplasma benigno ou maligno, hematoma ou abscesso.
Ureter retrocaval (ver Fig. 4.18-7)	Desvio medial abrupto do ureter, que usualmente jaz sobre ou é medial aos pedículos vertebrais no nível de L4-L5. Este defeito desenvolvimental da veia cava, em vez do próprio ureter, ocorre quase exclusivamente à direita. Compressão do ureter entre a veia cava e a parede abdominal posterior muitas vezes causa estreitamento ou obstrução do ureter com hidronefrose progressiva.
Pielectasia grave	Dilatação acentuada da pelve renal (p. ex., obstrução da junção ureteropélvica) faz o rim rodar em torno do seu eixo longitudinal, com o ureter superior se tornando anterior e medial. Este aspecto pode simular um ureter retrocaval, embora isto possa ser excluído pela demonstração da localização anterior do ureter em uma radiografia obtida na projeção lateral.
Fibrose retroperitoneal (Fig. 4.21-5)	Dilatação do trato urinário proximal com estreitamento, retificação e frequentemente desvio medial de ambos os ureteres entre L4 e S2. Nesta afecção de etiologia desconhecida (muitos casos foram associados à ingestão de droga, principalmente metisergida para enxaqueca), o processo inflamatório fibrosante envolve as estruturas retroperitoneais, mas geralmente não as invade.

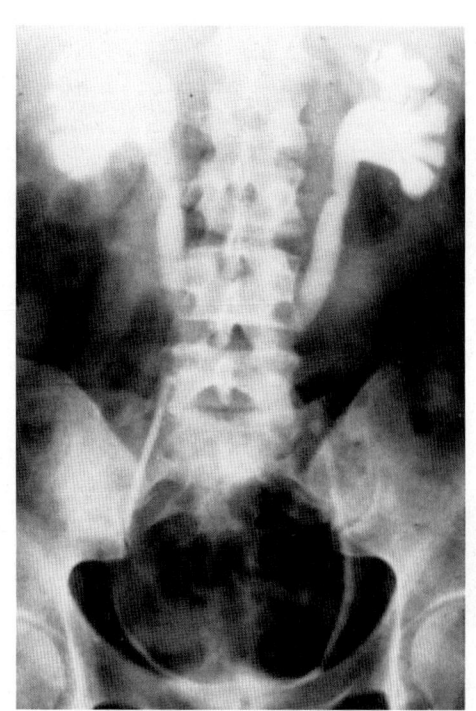

Fig. 4.21-5
Fibrose retroperitoneal. Pielograma retrógrado bilateral mostra dilatação dos sistemas coletores e ureteres até o nível do espaço discal L4-L5 com desvio medial dos ureteres.[4]

Condição	Comentários
Ureter distal (pélvico)	
Linfadenopatia pélvica	Principalmente linfoma ou metástases.
Hematoma pélvico	Geralmente associado a fraturas pélvicas.
Lipomatose pélvica (Fig. 4.21-6)	Desvio e compressão mediais, simétricos, bilaterais, dos ureteres. Característica radiotransparência aumentada na pelve é causada pela deposição excessiva de tecido adiposo normal, maduro em torno da bexiga urinária, reto e próstata. Quase todos os casos descritos foram em homens.
Divertículo vesical (Fig. 4.21-7)	Característico desvio medial suavemente arredondado do ureter inferior até sua entrada na bexiga. A razão para o desvio é óbvia, se o divertículo for opacificado durante urografia. Diferentemente de outras causas de desvio medial do segmento pélvico do ureter, no caso de divertículo da bexiga o segmento terminal do ureter é desviado de todo o trajeto até o trígono, em vez de ter uma posição normal à medida que se aproxima e entra na bexiga.
Causas vasculares	Aneurisma ou tortuosidade da artéria hipogástrica; veias colaterais acentuadamente aumentadas em pacientes com obstrução da veia cava inferior.

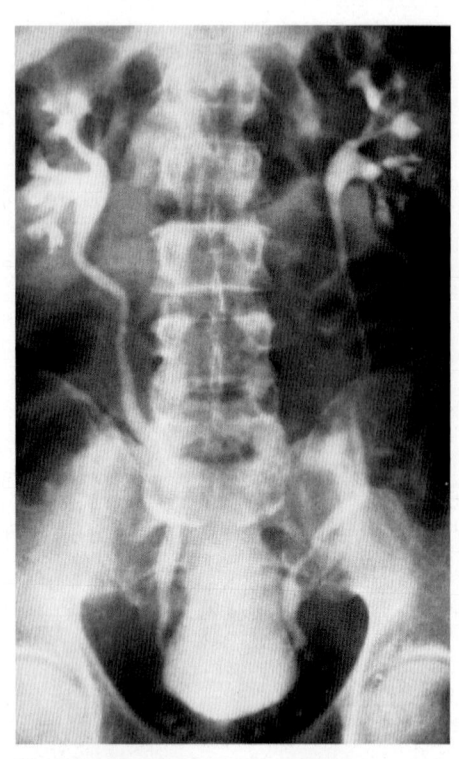

Fig. 4.21-6
Lipomatose pélvica. Desvio medial dos ureteres associado à obstrução branda ureteral distal. A bexiga característica em forma de pera é elevada pela gordura perivesical.[4]

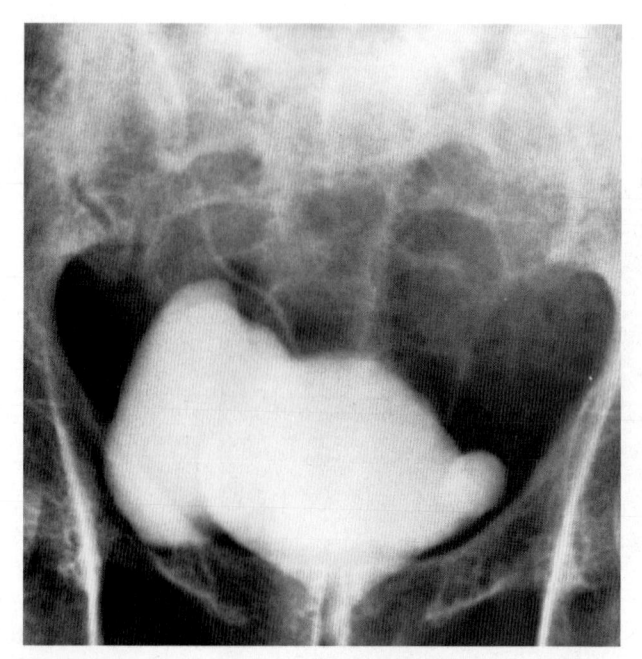

Fig. 4.21-7
Divertículo da bexiga. Desvio medial do ureter direito distal pelo grande divertículo. Notar o pequeno divertículo esquerdo.[4]

4.21 ■ DESVIO DO URETER

Condição	Comentários
Ressecção abdominoperineal	Depois deste procedimento e outros tipos de operações sobre o cólon descendente e o sigmoide, os segmentos inferiores do ureter desviam-se medialmente na região da entrada da pelve. Apesar do desvio medial proeminente, não há obstrução; desvio de um grau semelhante por massas extrínsecas, como linfonodos aumentados, tende a ser associado a certo grau de obstrução ureteral.
Cistocele ou prolapso do útero (Fig. 4.21-8)	Posição baixa da bexiga causa desvio medial simétrico dos ureteres pélvicos.
Massa anexial	Processo inflamatório ou neoplásico.
Neoplasma da pelve óssea	Lesão originada da parede óssea lateral (p. ex., condrossarcoma) com uma massa associada, estendendo-adentro da pelve, pode causar desvio medial do ureter.

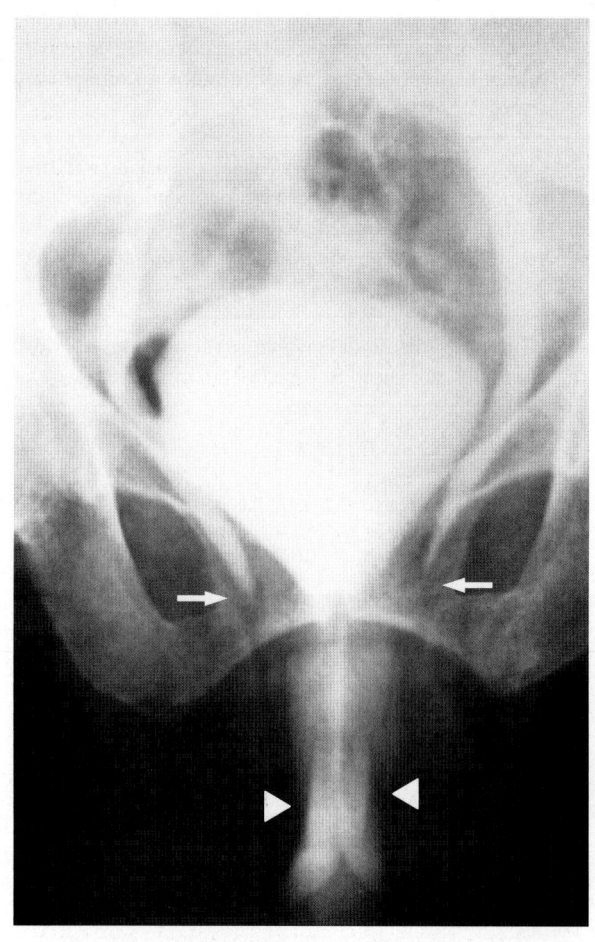

Fig. 4.21-8
Cistocele. Vista focalizada mostra os ureteres distais desviados medialmente comprimidos ao nível da alça dos elevadores (setas). As junções ureterovesicais são vários centímetros mais abaixo (pontas de seta).[4]

4.22 ■ Bexiga Urinária Pequena

Condição	Achados de Imagem	Comentários
Carcinoma de células transicionais (infiltrante)	Uma contração vesical assimétrica com uma parede espessada irregular e defeitos murais de enchimento. Infiltração tumoral localizada causa deformidade acentuada da bexiga. Há muitas vezes obstrução ureteral unilateral ou bilateral.	A parede da bexiga urinária é o local mais comum de câncer de células transicionais. Radiografias simples podem demonstrar calcificações pontilhadas, grosseiras ou lineares que geralmente estão incrustadas na superfície do tumor, mas ocasionalmente situam-se dentro dele (ver Fig. 3.58-4).
Cistite (Fig. 4.22-1)	Bexiga pequena com trabeculação e irregularidades murais na doença crônica ou cistite aguda grave. Pode haver defeitos de enchimento associados (bolas de fungo, coágulos sanguíneos). Característico gás mural e luminal na cistite enfisematosa.	Inflamação aguda da bexiga urinária geralmente não produz qualquer anormalidade radiograficamente detectável (a parede pode estar espessada e irregular por causa de grave edema mucoso e intramural com espasmo).
Bexiga neurogênica (Fig. 4.22-2)	Pequena bexiga densamente trabeculada, espástica, com uma parede espessada irregular e formação de divertículos. Pode ter uma cúpula em forma de ponta (bexiga em pinheiro).	Doença ou lesão comprometendo a medula espinal ou nervos periféricos que suprem a bexiga. As causas incluem neoplasma espinal ou trauma, sífilis, diabetes melito e anomalias congênitas (espinha bífida, mielomeningocele, agenesia sacral). Uma bexiga neurogênica também pode ser grande e atônica com pouca trabeculação.
Compressão extrínseca da bexiga (Figs. 4.22-3 e 4.22-4)	Estreitamento, elevação e alongamento bilateralmente simétricos da bexiga, frequentemente resultando em uma configuração em forma de lágrima ou forma de pera.	Causas incluem hematoma pélvico (associado a fraturas pélvicas), lipomatose pélvica (densidade de gordura comprimindo a bexiga), edema pélvico (oclusão da veia cava inferior) e doença neoplásica ou inflamatória pélvica.
Após cirurgia ou radioterapia	Bexiga pequena com uma superfície lisa ou irregular.	Cistite de radiação desenvolve-se vários meses a vários anos após irradiação (especialmente intracavitária).

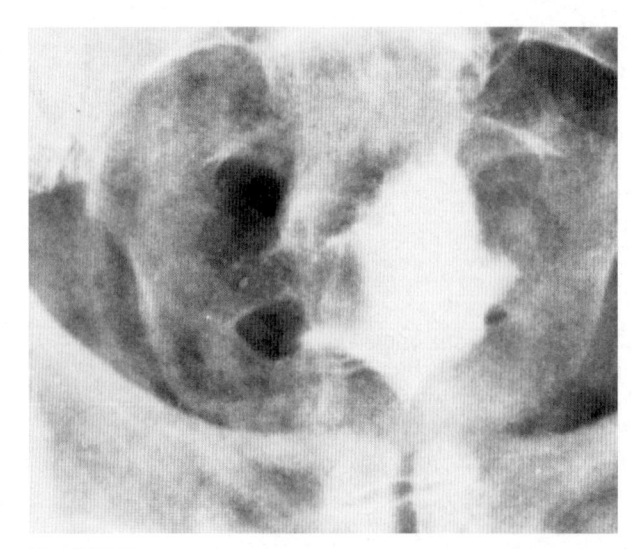

Fig. 4.22-1
Cistite de ciclofosfamida (Cytoxan). Seis meses depois de ciclos repetidos de terapia com ciclofosfamida, o volume da bexiga está grandemente reduzido, e a parede vesical aparece ulcerada e edematosa.[2]

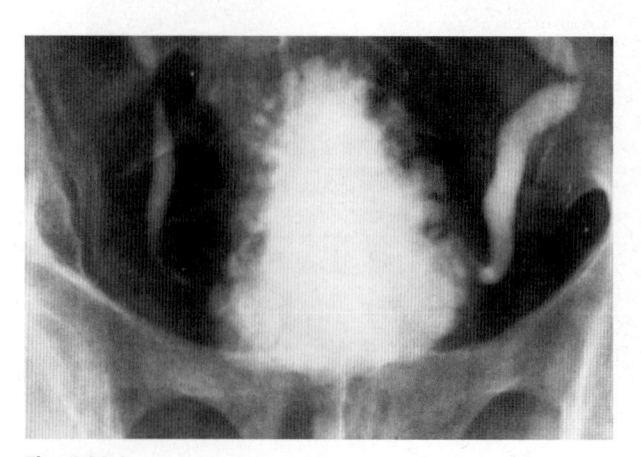

Fig. 4.22-2
Bexiga neurogênica. Pequena bexiga trabeculada, espástica, com uma cúpula em ponta.[23]

Condição	Achados de Imagem	Comentários
Esquistossomose (ver Fig. 3.58-1)	Bexiga fibrótica pequena com calcificação mural característica. A calcificação inicialmente é mais aparente e extensa na base da bexiga, mas pode circundar a bexiga completamente. Pode haver calcificação ureteral (linhas densas paralelas, especialmente na porção pélvica do ureter).	Trematódeo sanguíneo com um hospedeiro caramujo. O efeito irritativo dos ovos passando ou alojando-se na parede da bexiga estimula uma resposta inflamatória (formação de granuloma, vasculite obliterativa, fibrose progressiva). O desenvolvimento de carcinoma de células escamosas da bexiga é uma complicação frequente (especialmente no Egito).
Tuberculose	Inicialmente, espessamento e trabeculação da parede da bexiga. Mais tarde há uma diminuição progressiva na capacidade da bexiga e uma parede mais lisa. Eventualmente, a bexiga virtualmente desaparece, e os ureteres parecem entrar diretamente na uretra. Calcificação é infrequente na bexiga, mas comum no ducto deferente.	Quase invariavelmente associada a comprometimentos renal e ureteral. Pode haver refluxo e, ocasionalmente, dilatação de um ou ambos os ureteres e sistemas pielocaliciais secundariamente à hipertrofia muscular vesical que produz constrição ureteral.

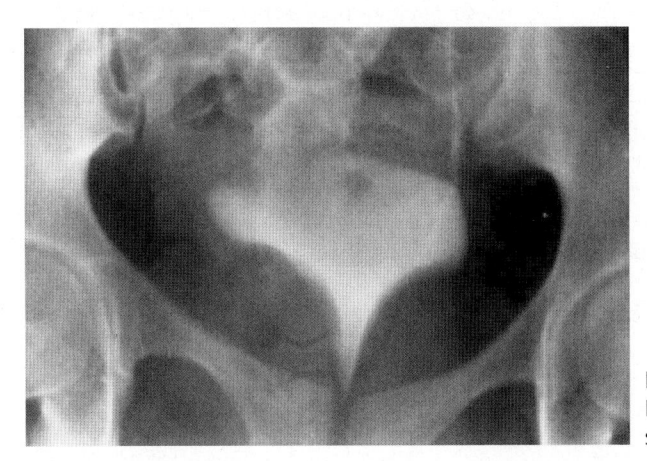

Fig. 4.22-3
Hematoma pélvico. Estreitamento simétrico da base da bexiga.

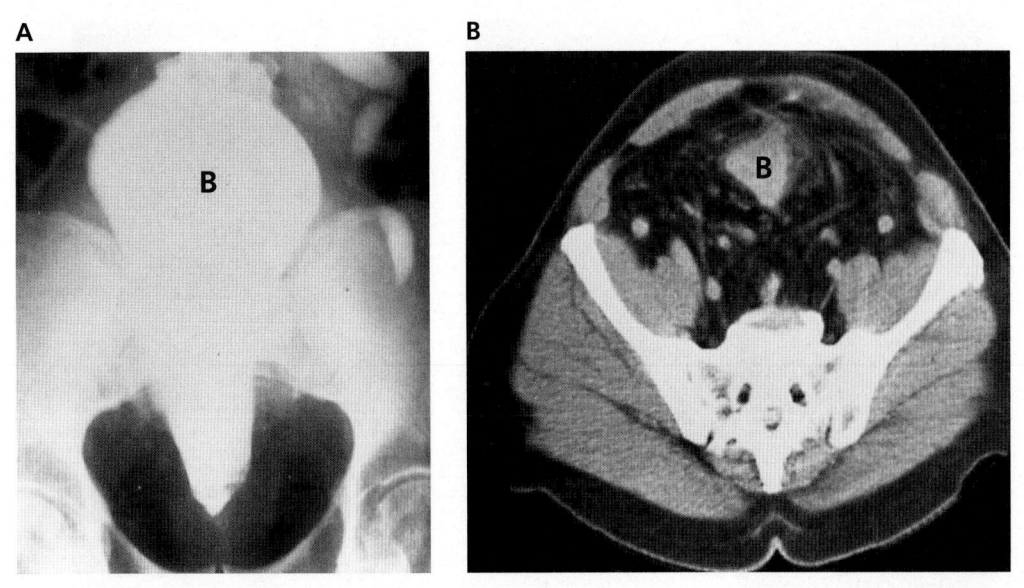

A **B**

Fig. 4.22-4
Lipomatose pélvica. (A) Urograma excretor demonstra hidronefrose bilateral, desvio do ureter esquerdo e uma bexiga urinária anormal em forma de pera (B). (B) Uma imagem de TC revela que a bexiga comprimida está rodada por gordura de baixa densidade, confirmando o diagnóstico de lipomatose pélvica.

4.23 ■ Bexiga Urinária Grande

Condição	Achados de Imagem	Comentários
Obstrução da saída da bexiga ou da uretra (ver Figs. 4.19-9 e 4.26-1)	Bexiga dilatada com trabeculação e formação de divertículos. Com obstrução prolongada, a bexiga pode tornar-se com paredes adelgaçadas e atônicas.	Causas incluem hipertrofia ou carcinoma de próstata, estenose, divertículo, válvula uretral posterior e ureterocele ectópica. Obstrução congênita do colo vesical é uma entidade controversa.
Bexiga neurogênica (Figs. 4.23-1 e 4.23-2)	Dilatação de uma bexiga lisa, de paredes finas, atônica, com pouca ou nenhuma trabeculação.	Sugere subjacente diabetes, *tabes dorsalis* ou siringomielia. Difere de uma bexiga neurogênica espástica, que é pequena e densamente trabeculada.
Prolapso da bexiga (Fig. 4.23-3)	Dilatação vesical causada por obstrução da saída. A base da bexiga se projeta abaixo da margem inferior da sínfise púbica (pode ser evidente apenas na posição ereta).	Depois do parto, a bexiga e parede vaginal anterior podem prolapsar-se para a cavidade vaginal (cistocele). Pode ser associada à incontinência.
Doença de Chagas	Dilatação da bexiga e ambos os ureteres.	Destruição de plexos mioentéricos em razão da infecção pelo protozoário *Trypanosoma cruzi* (endêmico na América do Sul e América Central).
Síndrome megacística	Grande bexiga de paredes lisas com refluxo ureteral bilateral ou unilateral ocorrendo à baixa pressão ou apenas durante a micção. O colo da bexiga e uretra proximal comumente deixam de se afunilar e distender normalmente durante a micção.	Mais comumente ocorre na infância, especialmente em meninas. O trígono vesical tem o dobro ou o triplo do tamanho normal, e os orifícios ureterais são abertos. Filmes pós-miccionais não mostram resíduo vesical importante.

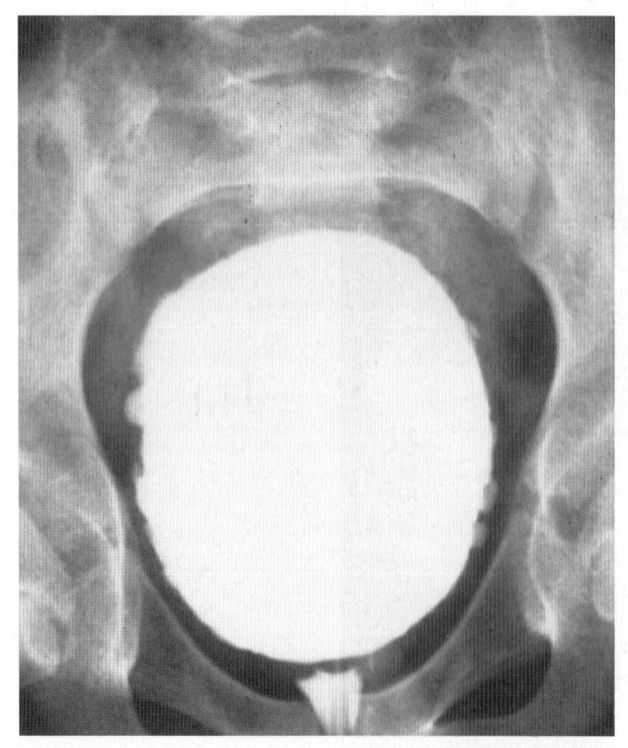

Fig. 4.23-1
Bexiga neurogênica. Grande bexiga atônica em uma criança com paralisia traumática das extremidades inferiores.

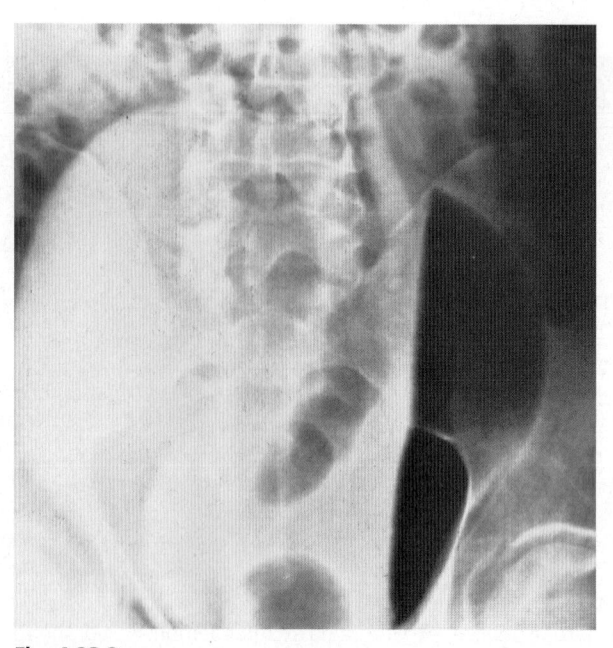

Fig. 4.23-2
Bexiga neurogênica no diabetes. Vista em decúbito lateral mostra a bexiga maciçamente aumentada, atônica, contendo um nível de ar-urina secundário à infecção vesical grave por um organismo formador de gás.

Condição	Achados de Imagem	Comentários
Diabetes insipidus	Dilatação da bexiga e ambos os ureteres.	Sobrecarga contínua do trato urinário no *diabetes insipidus* nefrogênico (ausência de resposta tubular ao hormônio antidiurético endógeno ou exógeno). Rara no *diabetes insipidus* hipofisário.
Musculatura abdominal ausente (síndrome de Eagle-Barrett ou de ventre de ameixa seca) (ver Fig. 4.20-4)	Dilatação difusa da bexiga, ureteres e sistemas pielocaliciais.	Condição congênita rara que ocorre quase exclusivamente em homens. Proeminência dos flancos (graças a uma falta de suporte pelos músculos abdominais) constitui um achado característico em filmes simples.
Psicogênica/induzida por droga	Bexiga de paredes lisas, acentuadamente distendida, com função normal.	Ausência de doença neurológica subjacente. Pode ser associada ao uso de tranquilizantes e relaxantes musculares.

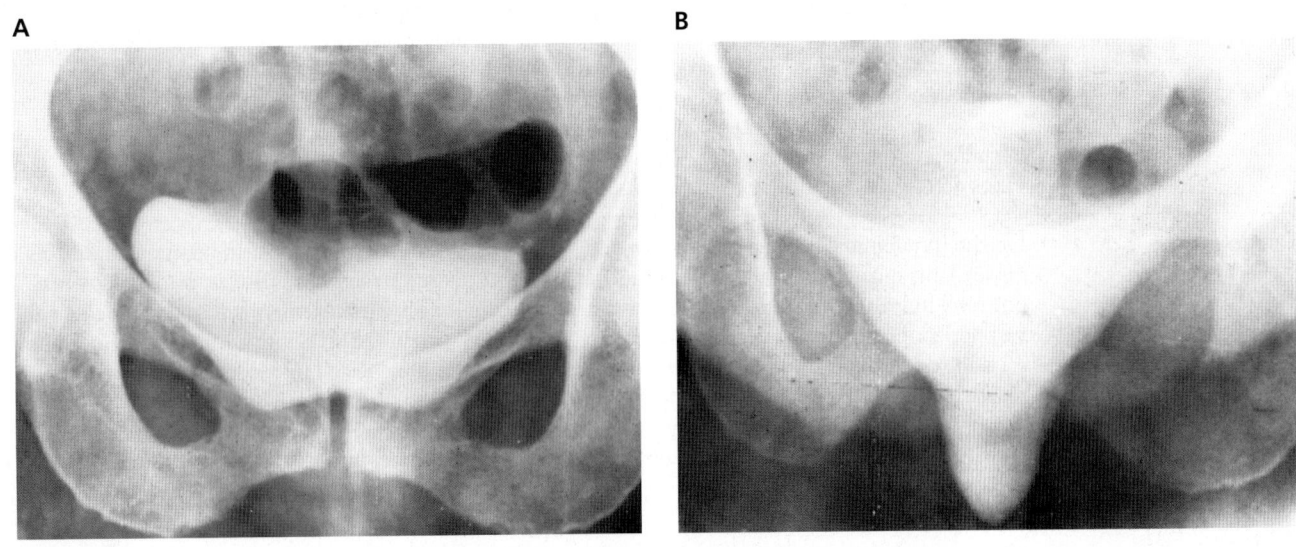

Fig. 4.23-3
Cistocele. (A) Vista em decúbito supino. A porção mais inferior da bexiga é visualizada ligeiramente abaixo da margem superior da sínfise púbica, um achado que é compatível com aquele em uma cistocele. (B) Posição ereta. Material de contraste está bem abaixo da sínfise púbica, indicando uma cistocele acentuada. Notar a uretrocele superposta.

4.24 ■ Defeitos de Enchimento Isolados ou Múltiplos na Bexiga Urinária

Condição	Achados de Imagem	Comentários
Cálculo (Fig. 4.24-1)	Defeitos de enchimento isolados ou múltiplos que variam em tamanho desde diminutas concreções, cada uma do tamanho de um grão de areia, a um enorme cálculo isolado ocupando a luz vesical inteira. A maioria é circular ou oval, mas eles podem ser amorfos, laminados ou mesmo espiculados. Cálculos frequentemente ocorrem em divertículos vesicais, situando-se em uma posição incomum junto da parede pélvica lateral ou tendo uma forma de haltere com uma extremidade alojada no divertículo, e a outra se projetando para dentro da bexiga.	Formação de cálculo na bexiga é principalmente uma afecção de homens idosos que têm obstrução ou infecção do trato urinário inferior. Lesões frequentemente associadas incluem obstrução da saída da bexiga, estenose uretral, bexiga neurogênica, divertículo vesical e cistocele. Cálculos do trato urinário superior que migram pelo ureter abaixo são ocasionalmente retidos na bexiga.
Coágulo sanguíneo	Defeitos de enchimento intraluminais irregulares de vários tamanhos. Coágulos grandes podem ocupar quase a luz inteira da bexiga, mas ainda são completamente rodeados por material de contraste (diferentemente de tumores). Coágulos sanguíneos frequentemente mudam de tamanho e forma ou desaparecem ao longo de vários dias.	Causas comuns de sangramento (originado dos rins ou da própria bexiga) incluem tumor, trauma, instrumentação, malformação vascular, inflamação hemorrágica, distúrbio hemorrágico e terapia anticoagulante.
Bolha de ar	Defeito intraluminal liso, redondo, livremente móvel. Uma quantidade grande pode produzir um nível hidroaéreo em um filme tirado com raio horizontal. Pode haver gás intramural associado (estrias lineares ou pequenas transparências redondas) na cistite enfisematosa.	As causas de ar na bexiga incluem instrumentação, cirurgia, trauma penetrante, fístulas com órgãos ocos que contêm gás e cistite enfisematosa (geralmente em pacientes diabéticos). Gás intraluminal e gás intramural deve ser diferenciado de gás intestinal superposto.
Instrumento	Defeito de enchimento intraluminal opaco ou não opaco.	Mais comumente, um balão inflado de um cateter de Foley.

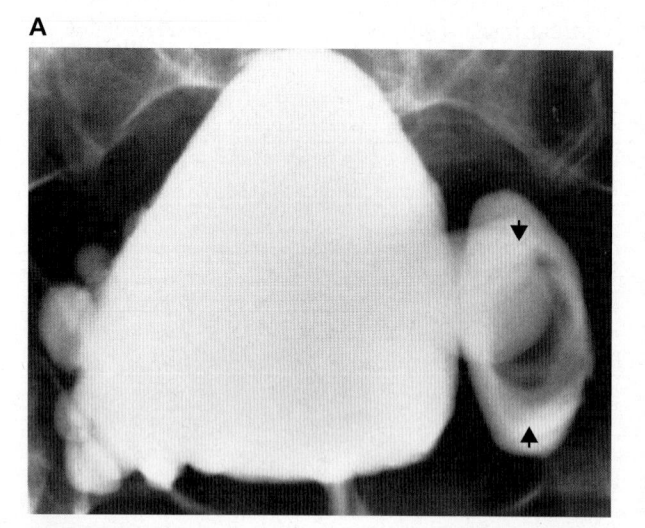

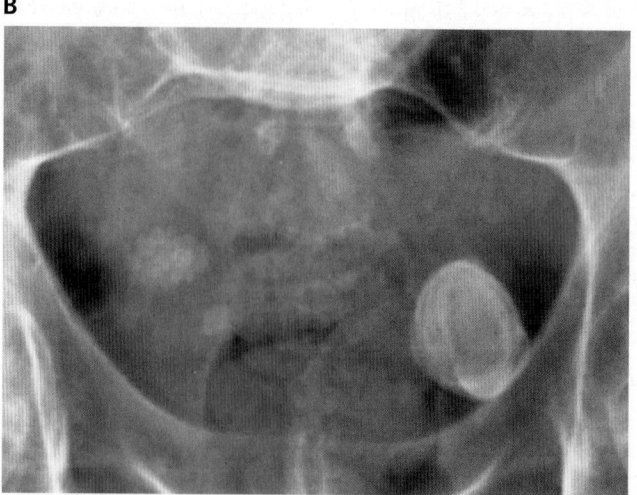

Fig. 4.24-1
Cálculos na bexiga. (A) Urograma excretório demonstra um cálculo grande (setas) em um divertículo vesical esquerdo. (B) Radiografia simples da pelve mostra o cálculo laminado e múltiplos cálculos menores que foram ocultados pelo material de contraste, nos divertículos vesicais direitos na vista cheia de contraste.

Condição	Achados de Imagem	Comentários
Neoplasma		
Carcinoma de células transicionais (Fig. 4.24-2)	Defeitos polipoides isolados ou múltiplos que se originam da parede da bexiga e são fixos em posição (diferentemente de um cálculo, coágulo sanguíneo ou ar). Podem produzir apenas espessamento focal e rigidez da parede vesical. Calcificação pontilhada, grosseira ou linear é ocasionalmente incrustada na superfície do tumor (raramente jazendo dentro dele).	Predominantemente compromete homens acima da idade de 50. Hematúria, frequência e disúria são os sintomas mais comuns de apresentação. Tumores originados perto dos orifícios ureterais podem causar obstrução ureteral precoce. Podem ser associados a outros tumores transicionais do sistema pielocalicial ou do ureter. Com a urografia só é capaz de detectar aproximadamente 60% dos carcinomas sintomáticos da bexiga, todos os pacientes com hematúria do trato urinário inferior devem ser submetidos à cistoscopia.
Pólipo	Defeitos de enchimento isolados ou múltiplos que podem ser pedunculados e móveis.	Tumor que consiste em um pedículo fibroso com uma cobertura de epitélio transicional normal.
Papiloma	Defeitos polipoides solitários ou múltiplos com margens lisas ou irregulares. Pode ser pedunculado. Nenhuma evidência de invasão da parede vesical.	Tumor benigno frondoso que geralmente se origina no trígono. Frequentemente recidiva e por essa razão pode ser considerado uma malignidade de baixo grau.
Metástases	Extensão direta de tumor causa um defeito extrínseco com margens irregulares. Metástases hematogênicas produzem defeitos de enchimento solitários ou múltiplos com margens lisas ou irregulares. Metástases linfonodais não invasivas causam uma impressão extrínseca lisa na parede vesical.	Extensão direta de carcinomas primários da próstata, útero, retossigmoide, colo ou ovário. Metástases hematogênicas (raras) de tumores do pulmão, mama e estômago e melanoma. Tumores vesicais também podem ser secundários a tumores papilares do rim ou ureter e adenoma de células claras do rim.
Linfoma	Invasão direta a partir de linfoma perivesical causa um defeito irregular. Aumento linfonodal sem invasão (mais comum) causa uma impressão extrínseca. Pode haver focos bem circunscritos isolados ou múltiplos limitados à parede da bexiga.	Linfoma primário da bexiga é extremamente raro. Comprometimento secundário não é incomum com linfoma avançado. Infiltração difusa ou massas localizadas na bexiga podem ocasionalmente ocorrer na leucemia.

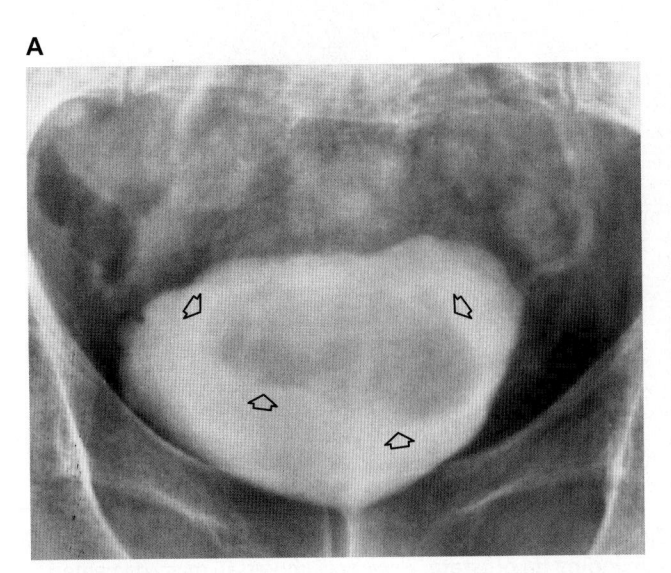

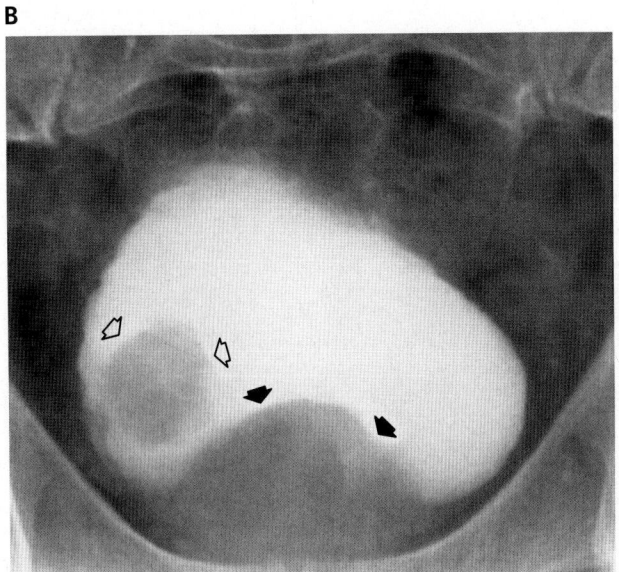

Fig. 4.24-2
Carcinoma de células transicionais. (A) Defeito de enchimento grande, irregular (setas), na bexiga. (B) Em outro paciente, o tumor irregular (setas abertas) é associado a um grande defeito de enchimento (setas sólidas), representando hipertrofia prostática benigna, na base da bexiga.

Condição	Achados de Imagem	Comentários
Tumor mesenquimal	Vários padrões (pequeno defeito de enchimento polipoide até grande massa, muitas vezes vegetante). Pode ser pedunculado.	Impossível diferenciar variedades benignas de malignas a não ser que haja evidência de invasão da parede. Tipos histológicos incluem leiomioma, neurofibroma, hemangioma, fibroma, feocromocitoma e rabdomiossarcoma (o mais comum tumor vesical em crianças é frequentemente chamado *Sarcoma botryoides*).
Aumento prostático (Figs. 4.24-3 e 4.24-4)	Defeito de enchimento extrínseco liso ou irregular de tamanho variado na base da bexiga. Se um processo crônico, há trabeculação da parede da bexiga e formação de divertículos. Obstrução da saída da bexiga causa dilatação do sistema pielocalicial e do ureter. Os ureteres distais muitas vezes têm uma deformidade em anzol (causada por elevação do trígono).	Causas mais comuns são hipertrofia prostática benigna e carcinoma da próstata. Embora o contorno do defeito de enchimento seja geralmente mais irregular no carcinoma, hipertrofia benigna e carcinoma usualmente não podem ser diferenciados a não ser que haja evidência de invasão tumoral para dentro de estruturas vizinhas ou metástases distais.
Ureterocele simples (Fig. 4.24-5)	Densidade redonda ou oval de urina opacificada (no segmento distal dilatado do ureter) separada da urina opacificada na bexiga por um fino (2-3 mm) halo radiotransparente, representando a parede do ureter prolapsada e a mucosa vesical (sinal da cabeça de cobra).	Dilatação cística do segmento intravesical distal do ureter com protrusão para dentro da luz da bexiga. Muitas vezes um achado incidental, mas pode predispor à obstrução, infecção e formação de cálculo. Pode ser unilateral ou bilateral.
Ureterocele ectópica (ver Fig. 4.19-9)	Defeito de enchimento liso ou lobulado, geralmente excêntrico, na base da bexiga. Associado a um sistema coletor duplicado (ureterocele origina-se do ureter que drena o segmento superior, que é não funcionante ou hidronefrótico).	Lesão congênita geralmente encontrada em crianças (especialmente mulheres). O ureter ectópico entra na parede da bexiga perto do seu lugar normal de inserção. Em vez de se comunicar com a luz, o ureter ectópico continua por uma distância variável antes de se abrir para dentro do colo da bexiga ou a uretra posterior. Se o orifício for estenótico, a distensão proximal do ureter embaixo da submucosa da bexiga produz um defeito de enchimento excêntrico.

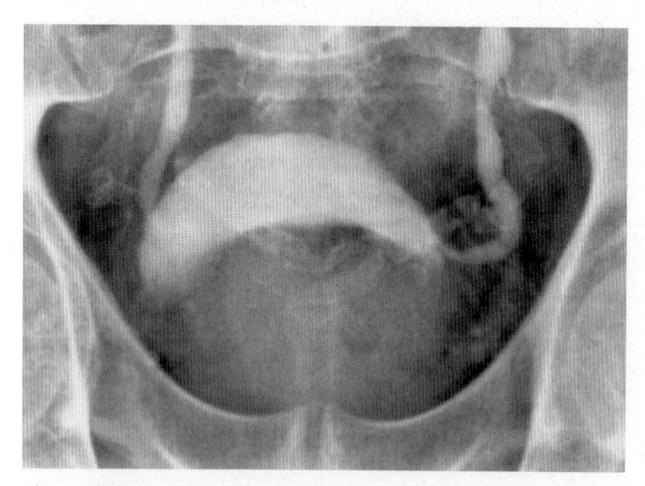

Fig. 4.24-3
Hipertrofia prostática benigna. Grande defeito de enchimento liso na base da bexiga. Observar a aparência de anzol dos ureteres distais e a calcificação no ducto deferente.

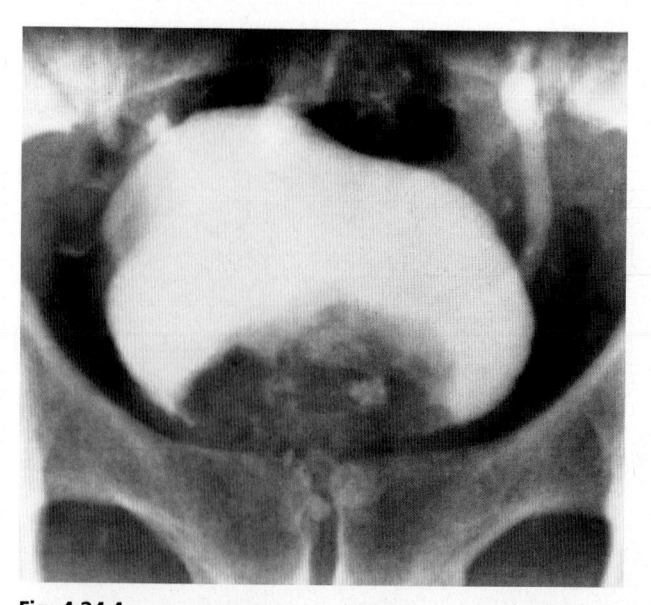

Fig. 4.24-4
Carcinoma da próstata. Elevação e impressão marcadamente irregular sobre o assoalho da bexiga cheia de contraste.

4.24 ■ DEFEITOS DE ENCHIMENTO ISOLADOS OU MÚLTIPLOS NA BEXIGA URINÁRIA

Condição	Achados de Imagem	Comentários
Endometriose (Fig. 4.24-6)	Defeito de enchimento extrínseco ou intrínseco, liso, redondo ou lobulado (geralmente localizado na parede posterior).	Condição incomum que se apresenta com dor ou sintomas urinários cíclicos, incluindo hematúria. Muitas vezes uma história de cirurgia ginecológica ou abdominal prévia.
Amiloidose	Efeito de enchimento irregular, lobulado.	Manifestação muito rara de doença primária ou secundária.
Esquistossomose (ver Fig. 3.58-1)	Defeitos de enchimento individualizados isolados ou múltiplos (podem produzir uma aparência de favo).	Geralmente causado por *Schistosoma haematobium*. Calcificação característica da parede vesical.
Bola de fungo	Defeitos de enchimento grandes isolados ou pequenos múltiplos que muitas vezes contêm gás que produz um aspecto mosqueado. Material de contraste ocasionalmente entra na bolha de fungo e acentua sua aparência laminada.	Mais frequentemente causada por *Candida albicans* em pacientes com doenças debilitantes, diabetes melito ou terapia prolongada com antibiótico ou esteroide.
Cistite (Figs. 4.24-7 e 4.24-8)	Vários padrões de espessamento irregular da parede e defeitos de enchimento murais ou mucosos. Gás intraluminal ou intramural na cistite enfisematosa. Múltiplos cistos se projetam na luz na cistite cística. Pode haver calcificação amorfa.	Múltiplas condições, incluindo cistite hemorrágica ("cistite de lua de mel"), cistite intersticial (inflamação crônica em mulheres), cistite granulomatosa (complicação da doença granulomatosa crônica da infância ou secundária à extensão de doença de Crohn ou prostatite granulomatosa), cistite de radiação, cistite tuberculose e cistite de ciclofosfamida (Cytoxan).
Cistite cística/cistite glandular (Fig. 4.24-9)	Contorno lobulado da bexiga que contém massas nodulares de variável tamanho e número.	Distúrbios inflamatórios reativos crônicos comuns em que metaplasia do urotélio é provocada por irritantes, como infecção, cálculos, obstrução da saída ou mesmo tumor.

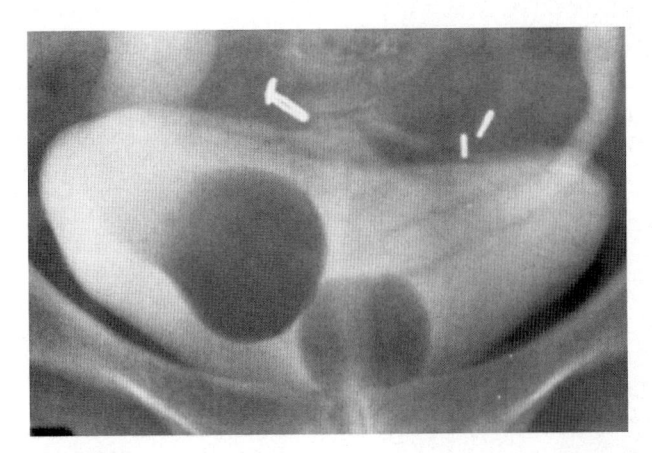

Fig. 4.24-5
Ureteroceles simples bilaterais.

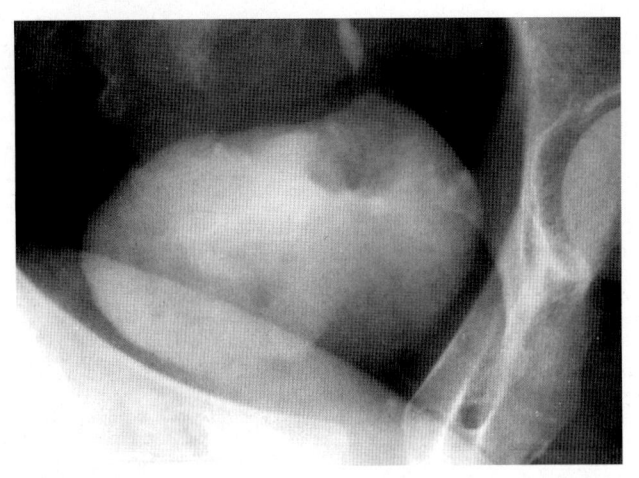

Fig. 4.24-6
Endometriose. Vista oblíqua posterior direita da bexiga mostra um defeito de enchimento irregular, arredondado, ao longo da cúpula posterior.[24]

Condição	Achados de Imagem	Comentários
Malacoplaquia (Fig. 4.24-10)	Defeitos de enchimento lisos, isolados ou múltiplos, redondos ou ovais que são mais comumente localizados no assoalho da bexiga. O padrão radiográfico pode sugerir um processo neoplásico ou cistite grave.	Doença inflamatória crônica incomum que afeta predominantemente mulheres, a maioria tem uma história de infecção recorrente ou crônica do trato urinário. Também pode haver comprometimento ureteral (dilatação generalizada com múltiplos defeitos de enchimento ou uma aparência ondulada e ocasionalmente uma estenose).
Hematoma intramural	Defeito mural liso ou irregular. Podem haver associados defeitos de enchimento intraluminais (coágulos sanguíneos).	Segue-se à cirurgia, trauma ou instrumentação.
Corpo estranho	Defeito de enchimento opaco ou não opaco.	Material estranho pode tornar-se um ninho para formação de cálculo.

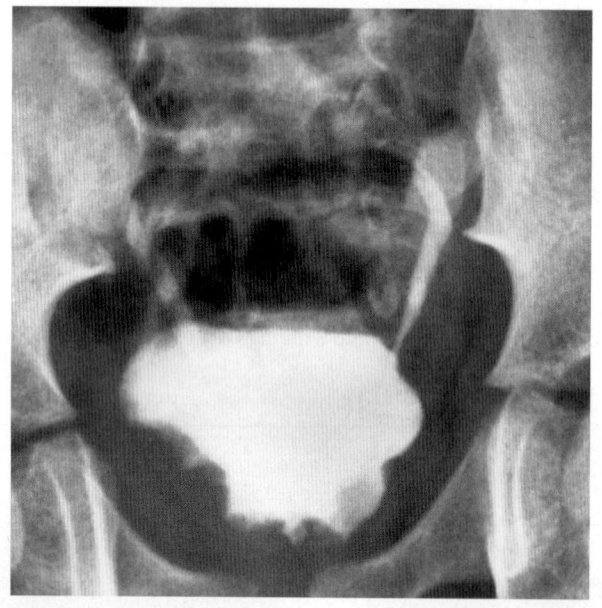

Fig. 4.24-7
Cistite. Defeitos de enchimento irregulares, lobulados (representando edema intenso da mucosa), na base da bexiga.

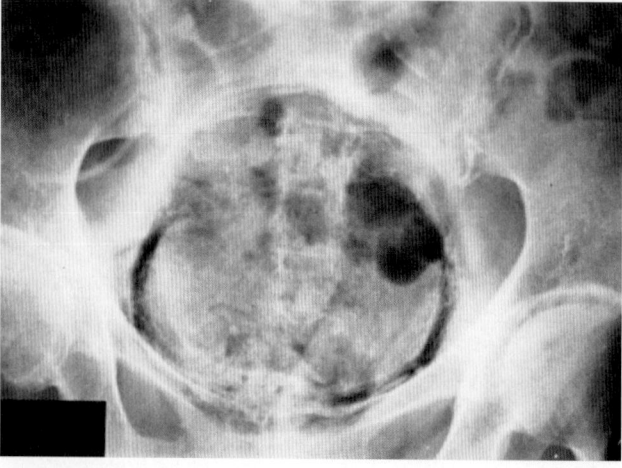

Fig. 4.24-8
Cistite enfisematosa. Radiografia simples da pelve mostra gás radiotransparente na parede da bexiga.[7]

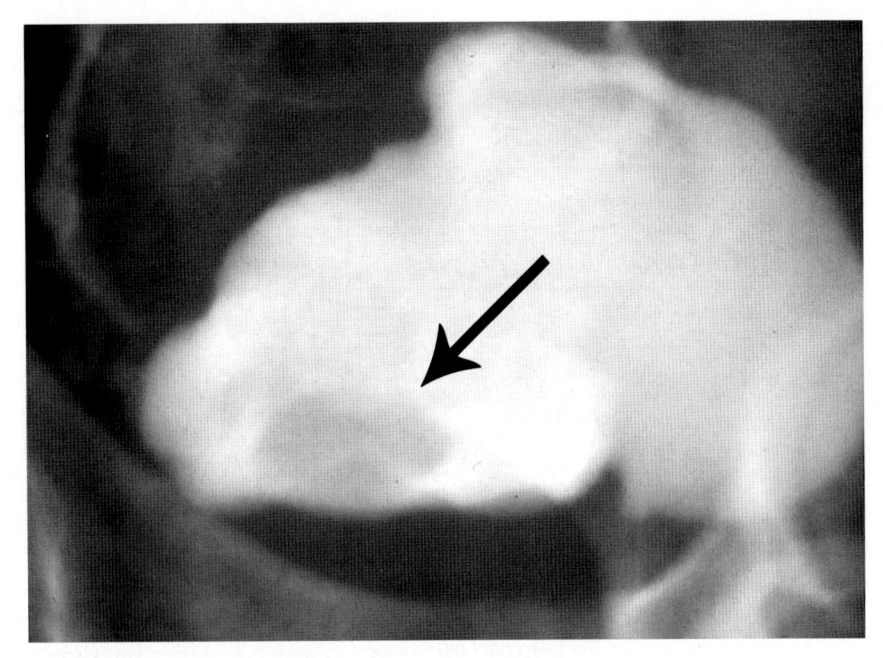

Fig. 4.24-9
Cistite cística e cistite glandular. Vista oblíqua mostra um defeito de enchimento nodular (seta) em uma bexiga lobulada.[24]

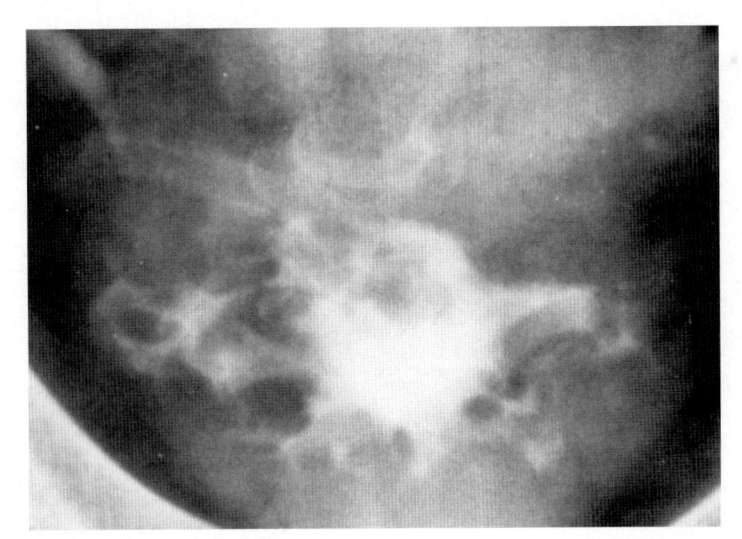

Fig. 4.24-10
Malacoplaquia. Urograma excretor pós-miccional mostra múltiplos defeitos de enchimentos lisos, nodulares.[18]

4.25 ■ Gás na Luz ou na Parede da Bexiga

Condição	Achados de Imagem	Comentários
Cistite enfisematosa (Fig. 4.25-1)	Gás intraluminal associado com um anel de gás transparente delineando toda ou parte da parede da bexiga.	Cistite inflamatória que mais frequentemente ocorre em pacientes diabéticos e é causada por bactérias formadoras de gás.
Iatrogênico	Gás intraluminal.	Segue-se à cistoscopia, cirurgia ou trauma.
Fístula vesical (Figs. 4.25-2 a 4.25-4)	Gás intraluminal.	Formação de fístula entre o trato intestinal ou genital (ou ambos) e o trato urinário. Principais causas subjacentes incluem diverticulite (aproximadamente 50%); carcinomas do cólon, reto, bexiga, colo e útero e doença de Crohn. Causas menos frequentes incluem trauma, radioterapia, corpos estranhos e abscessos.
Bola de fungo na bexiga	Massa de tecido mole contendo gás (material de contraste pode entrar na bola de fungo e acentuar ainda mais sua aparência laminada).	Composta por camadas de micélio separadas por ar e material proteináceo. Geralmente causada por infecção por *Candida albicans*, especialmente em pacientes gravemente debilitados submetidos à terapia prolongada com antibiótico ou esteroide. O gás resulta da ação química dos fungos sobre a glicose na urina (produzindo CO_2 e ácidos butírico e láctico).

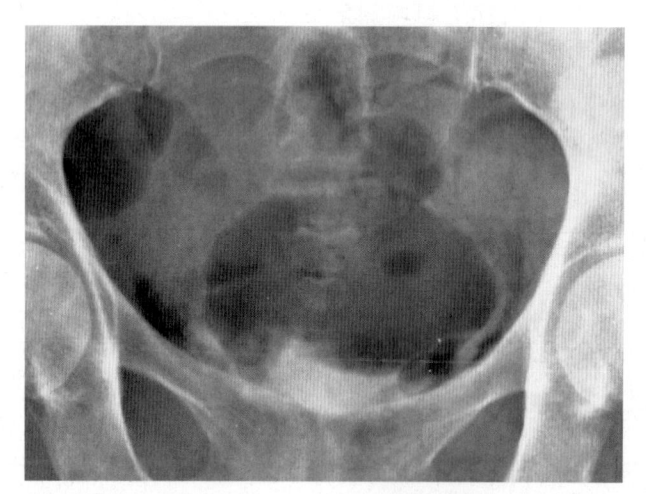

Fig. 4.25-1
Cistite enfisematosa. Grande quantidade de ar na bexiga. Observas as pequenas coleções de ar na parede nesta paciente com infecção grave complicando diabetes.

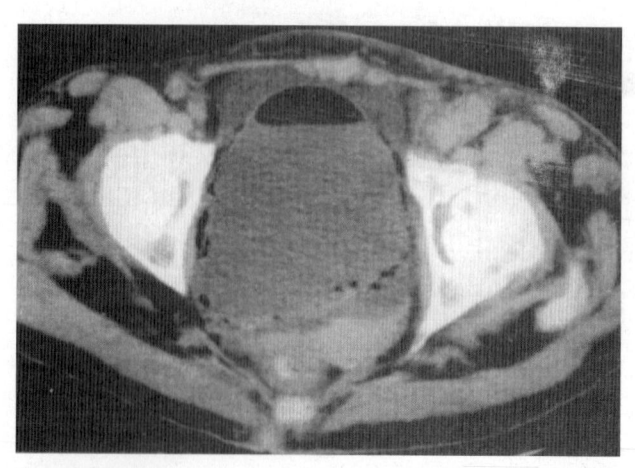

Fig. 4.25-2
Cistite enfisematosa. TC mostra gás na parede e luz da bexiga em paciente diabético com infecção por *Escherichia coli*.[25]

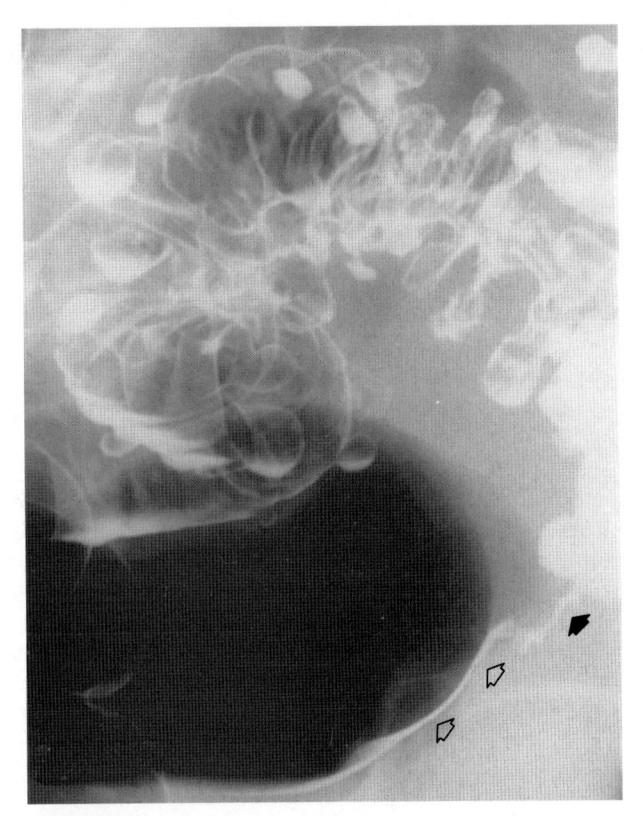

Fig. 4.25-3
Fístula colovesical na diverticulite. Exame com enema de bário demonstra material de contraste no trato fistuloso (seta sólida) entre o cólon sigmoide e a bexiga. Bário também pode ser visto revestindo a base da bexiga cheia de gás (setas abertas).

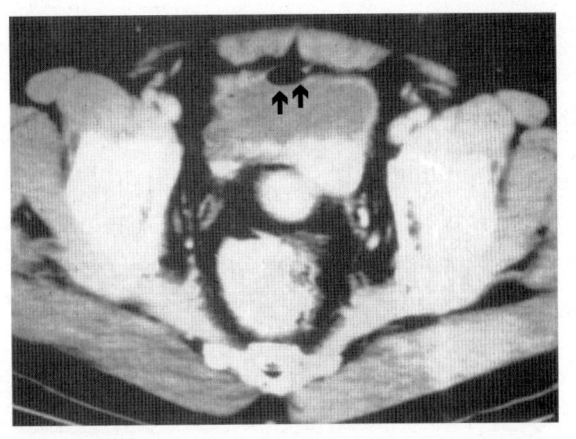

Fig. 4.25-4
Fístula colovesical secundária à diverticulite. TC mostra gás na bexiga (setas).[25]

4.26 ■ Obstrução do Trato Urinário abaixo da Bexiga em Crianças

Condição	Achados de Imagem	Comentários
Estenose meatal	Estreitamento uretral distal, muitas vezes com dilatação proximal grave.	Muito mais comum em homens. Pode ser congênita ou secundária à infecção ou trauma. Muitas vezes associada a aberturas hipospádicas.
Estenose uretral	Estreitamento liso da luz uretral de extensão variável (múltipla em aproximadamente 10% dos casos).	Quase todas as estenoses congênitas ocorrem em meninos e são localizadas na porção bulbomembranosa. Mais comumente iatrogênica (instrumentação ou reparo de hipospadia) ou causada por trauma (lesão a cavaleiro, ou de chute).
Válvula uretral posterior (Fig. 4.26-1)	Alongamento e dilatação da uretra posterior com um defeito transparente característico, semelhante a uma vela representando a válvula proeminente.	Membrana transversa fina, encontrada quase exclusivamente em homens, que causa obstrução da saída e pode levar à hidronefrose grave e lesão renal. O colo da bexiga frequentemente parece estreito (embora geralmente seja normal em largura) por causa da disparidade em tamanho entre ele e a uretra, salientando-se posteriormente embaixo dele. Válvulas uretrais anteriores são extremamente raras.

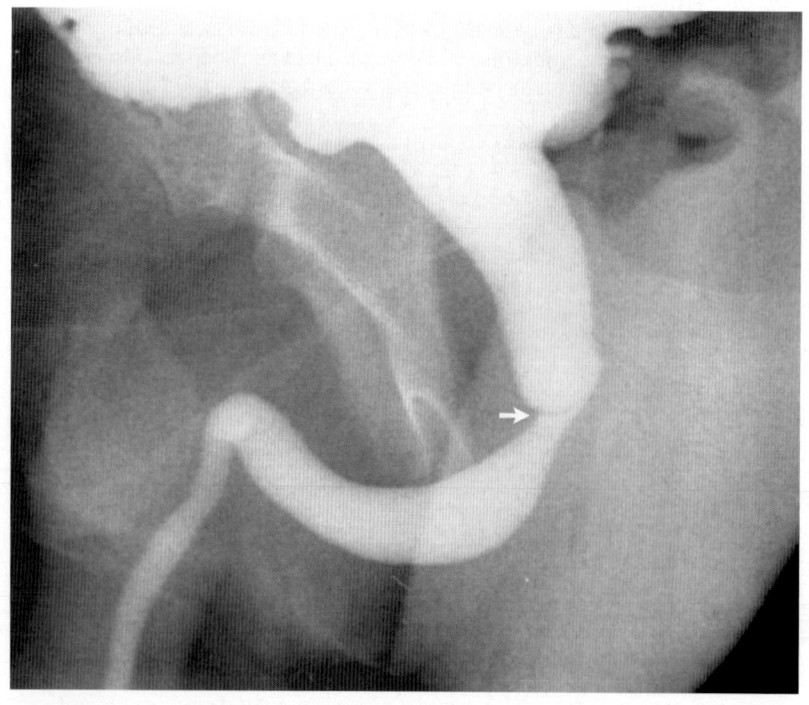

Fig. 4.26-1
Válvula uretral posterior. Uretrocistografia miccional mostra a forma de vela da válvula (seta). Distalmente, o calibre da uretra bulbosa é normal.[26]

Condição	Achados de Imagem	Comentários
Ureterocele ectópica (ver Fig. 4.19-9)	Defeito de enchimento liso ou lobulado, usualmente excêntrico, na base da bexiga, associado a um sistema coletor duplicado (a ureterocele se origina do ureter que drena o segmento superior, que é não funcionante ou hidronefrótico).	Lesão congênita em que o ureter ectópico entra na parede de bexiga perto do seu local normal de inserção. Em vez de comunicar-se com a luz, o ureter continua por uma distância variável antes de se abrir para o colo da bexiga ou a uretra posterior. Se o orifício for estenótico, a distensão proximal do ureter sob a submucosa da bexiga produz o defeito de enchimento excêntrico.
Corpo estranho	Defeitos de enchimento isolados ou, menos frequentemente, múltiplos que são usualmente radiopacos.	Além de causar obstrução do trato urinário, um corpo estranho pode ser um ninho para formação de cálculo.
Obstrução congênita do colo da bexiga	Colo vesical pequeno, estreitado. Pode ocasionalmente haver uma endentação anterior ou posterior, um diafragma ou um colarinho na abertura do colo vesical e falta de afunilamento durante a micção.	Entidade controvertida com causas postuladas, como hipertrofia muscular, anel fibroso e discinesia do colo da bexiga.
Divertículo uretral	Projeção lisa tubular, redonda ou oval, que é separada da uretra, mas se comunica com ela.	Divertículo da uretra distal ao esfíncter externo é uma causa incomum, mas importante de obstrução urinária em crianças masculinas.
Duplicação uretral congênita	Uretra acessória pode ser completamente duplicada, unir-se à uretra principal distalmente, ou terminar de modo cego.	Anomalia extremamente rara que quase sempre ocorre em homens.
Hipertrofia do verumontanum	Defeito de enchimento redondo ou oval na uretra prostática.	Causa rara de obstrução que provavelmente é transitória e pode ser resultado de estimulação estrogênico próximo do termo. Pode ser secundário a lesões inflamatórias da uretra e bexiga em meninos mais velhos e homens.
Hidrometrocolpo	Estreitamento por compressão extrínseca da uretra com dilatação proximal da bexiga e ureteres.	Anomalia congênita rara associada à obstrução da saída vaginal e dilatação secundária da vagina e útero por secreções não sanguíneas retidas.

4.27 ■ Calcificação do Ducto Deferente

Condição	Comentários
Diabetes melito (Fig. 4.27-1)	Causa mais comum. Geralmente há calcificação bilateralmente simétrica nos elementos musculares dos canais, com as luzes permanecendo amplamente desimpedidas.
Alteração degenerativa (envelhecimento) (Fig. 4.27-2)	Aparência idêntica à da calcificação do ducto deferente em um paciente diabético, mas se desenvolve em indivíduos sem nenhuma evidência de diabetes ou outro fator predisponente. Calcificação presumivelmente ocorre com maior frequência e em uma idade mais precoce em homens diabéticos, porque esta doença acelera o processo degenerativo.
Tuberculose	Inflamação causa trombose parcial ou completa da luz do canal deferente, resultando em calcificação intraluminal. A calcificação é mais frequentemente unilateral e irregular do que na forma não inflamatória (diabetes, forma degenerativa).
Outras infecções	Calcificação intraluminal inflamatória, frequentemente unilateral e irregular, como tuberculose, pode desenvolver-se na gonorreia, sífilis, esquistossomose e infecção inespecífica crônica do trato urinário.

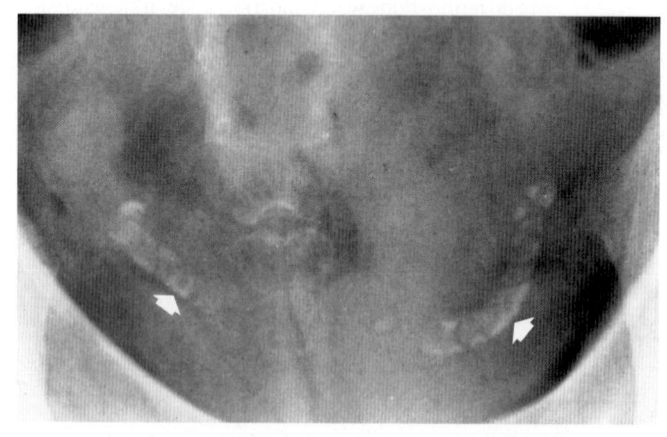

Fig. 4.27-1
Diabetes melito.

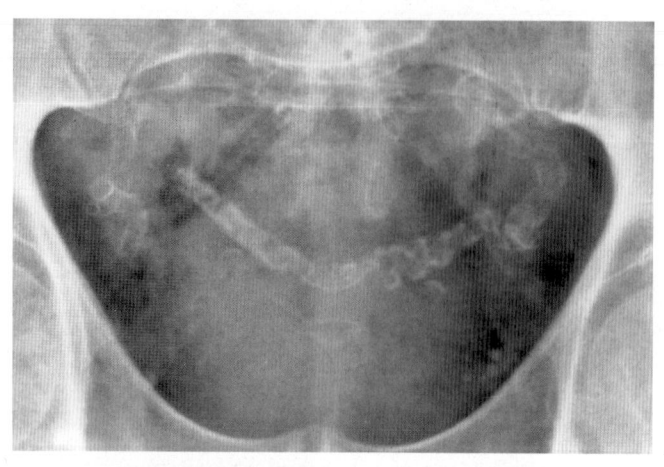

Fig. 4.27-2
Alteração degenerativa do envelhecimento.

4.28 ■ Massas Renais Anecoicas (Císticas)

Condição	Comentários
Cisto renal simples (Fig. 4.28-1)	Massa anecoica de paredes finas, cheia de líquido, com parede posterior intensificando fortemente.
Doença policística renal adulta (Fig. 4.28-2)	Rins aumentados contendo muitas áreas anecoicas de tamanho variável representando cistos múltiplos. Frequentemente associados cistos hepáticos e pancreáticos.
Cisto parapélvico (Fig. 4.28-3)	Massa anecoica cheia de líquido situada medialmente com uma parede ecogênica. O cisto desvia o complexo de ecos pielocaliciais, mas não o separa como seria esperado na hidronefrose. Diferentemente da hidronefrose, os cálices não são dilatados nem se comunicam com a massa.
Hidronefrose (Fig. 4.28-4)	Hidronefrose incipiente branda aparece como uma pequena área sonotransparente central (representando o sistema coletor dilatado cheio de líquido). À medida que a obstrução do sistema urinário progride, há separação do complexo de ecos normais do sistema coletor. Eventualmente, os cálices ficam completamente apagados, e o rim normal é completamente substituído por um saco hidronefrótico anecoico.

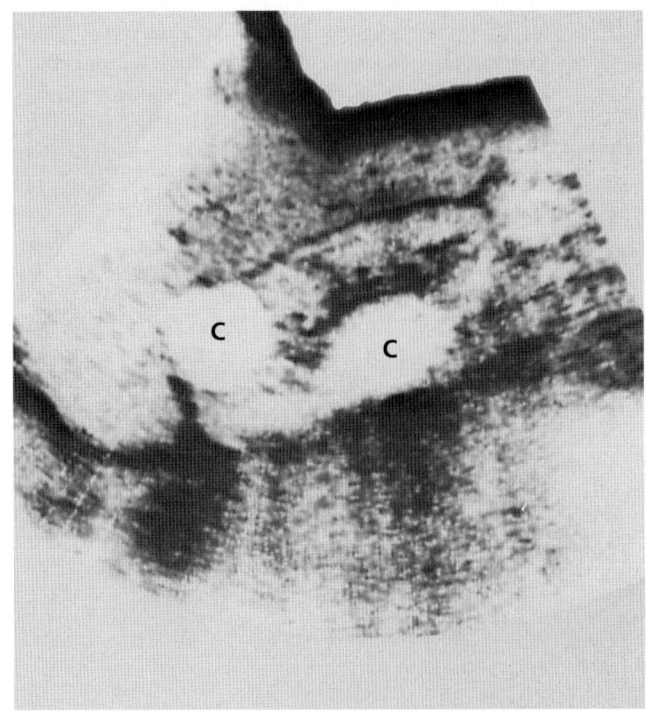

Fig. 4.28-1
Cistos renais simples. Massas cheias de fluido anecoicas (C) com paredes posteriores fortemente contrastadas.

Condição	Comentários
Rim multicístico displásico (Fig. 4.28-5)	Anomalia do desenvolvimento não hereditária, considerada resultante de uma obstrução precoce na vida embrionária, que tipicamente se apresenta no período neonatal como uma massa palpável abdominal. Ela geralmente é unilateral, mas pode ser bilateral ou segmentar e pode ser associada a uma artéria renal, veia renal, ureter e pelve renal hipoplásicos ou atrésicos. Patologicamente, o tecido renal é substituído por grandes cistos conectados por tecido fibroso. O aspecto ultrassonográfico característico é de rins normais ou aumentados com contornos lobulados, contendo numerosos cistos de vários tamanhos e formas.
Doença cística medular	Múltiplas estruturas císticas anecoicas (muitas vezes muito pequenas) na junção corticomedular e na medula. Achados clínicos incluem anemia, poliúria, hipostenúria, perda de sal e insuficiência renal.
Lesões que podem simular cisto renal (Fig. 4.28-6)	Um padrão cístico anecoico pode ser produzido não apenas por líquidos, mas também por quaisquer tecidos ou substâncias que acusticamente se comportem como um líquido. Por exemplo, coágulos gelatinosos uniformes, abscessos consistindo apenas em leucócitos sem detritos, e sangue não coagulado (como em hematomas e malformações vasculares intrarrenais e aneurismas), todos mostram padrões císticos. Algumas lesões sólidas também ocasionalmente produzem um padrão que simula tão estritamente um cisto que somente a técnica mais escrupulosa e meticulosa é capaz de os diferenciar. Em adição a anomalias vasculares, hematomas e abscessos, outras lesões que podem imitar cistos renais à ultrassonografia incluem coleções de urina (hidronefrose localizada, urinoma), cistos contendo pequenos tumores murais e tumores necróticos e hemorrágicos.

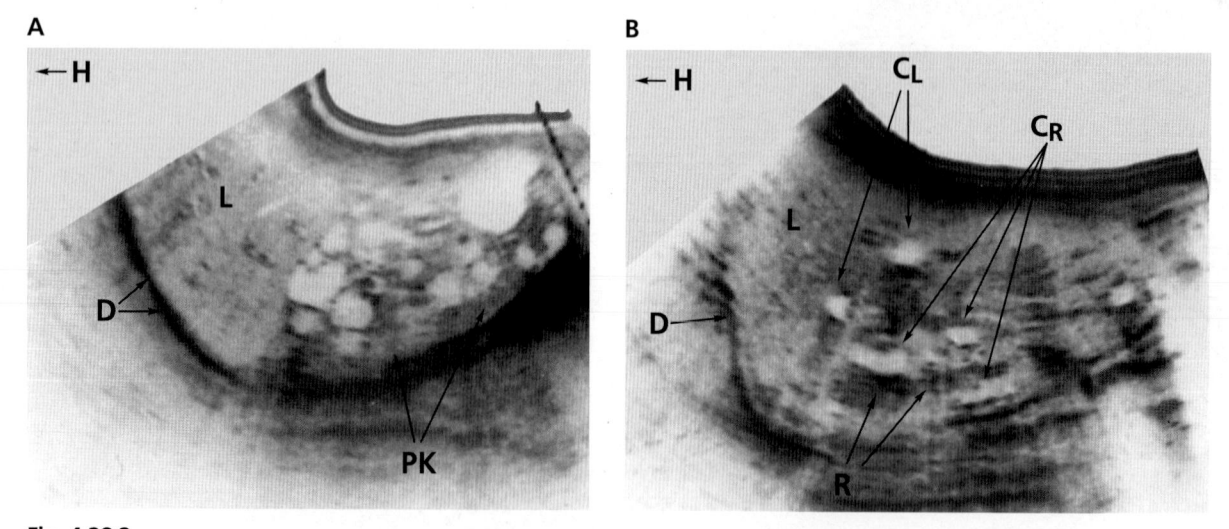

Fig. 4.28-2
Doença policística renal adulta. (A) Sonograma parassagital do rim direito (PK) mostra uma distribuição aleatória de múltiplos cistos que variam dramaticamente em tamanho. O contorno reniforme normal é mantido. (B) Sonograma parassagital em um membro jovem, assintomático, da família mostra múltiplos cistos (C_R, C_L) no rim direito (R) e no fígado (L). (D, diafragma; H, cabeça.)[2]

4.28 ■ MASSAS RENAIS ANECOICAS (CÍSTICAS)

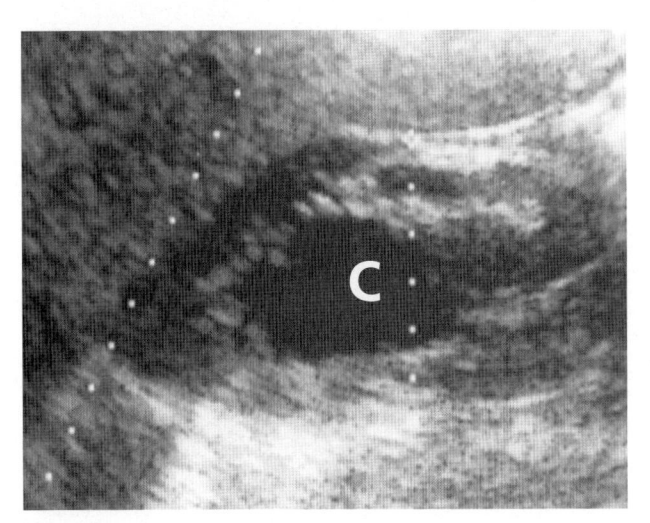

Fig. 4.28-3
Cisto parapélvico (C). Coleção cheia de líquido que desvia, mas não separa o complexo de eco pielocalicial.

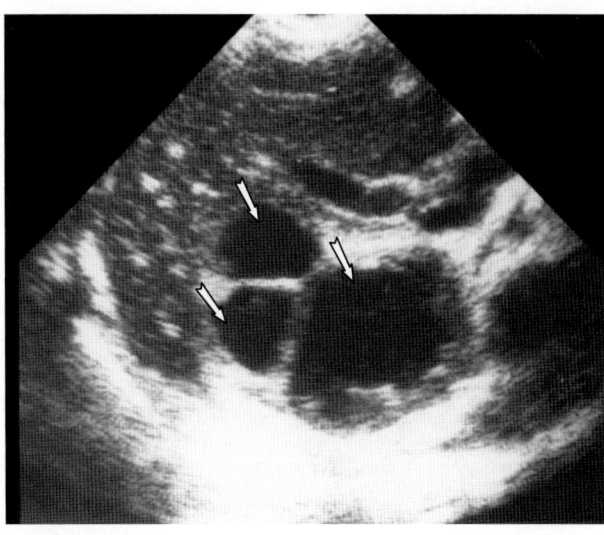

Fig. 4.28-4
Hidronefrose. Pelve renal e cálices obstruídos produzem o padrão ultrassonográfico de múltiplas estruturas císticas comunicantes (setas).[25]

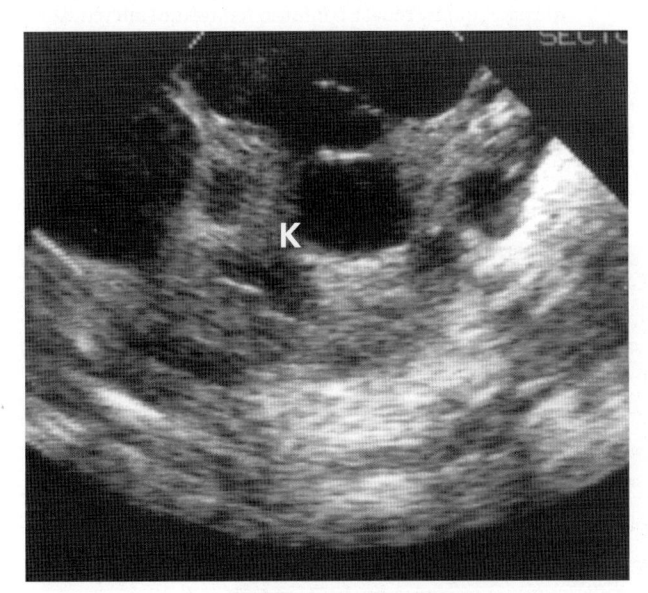

Fig. 4.28-5
Rim multicístico displásico. Sonograma sagital demonstra o rim cístico (K). Notar a ausência de comunicação entre as estruturas císticas.[27]

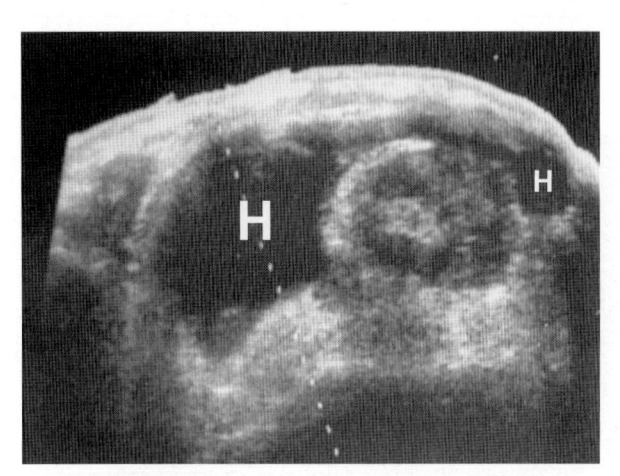

Fig. 4.28-6
Hematoma. Extensa coleção anecoica (H) em redor de um transplante renal.

4.29 ■ Massas Renais Complexas

Condição	Comentários
Neoplasma renal (Fig. 4.29-1)	Embora eles usualmente produzam um padrão sólido, os carcinomas de células renais que são parcialmente císticos ou aqueles associados a uma grande hemorragia podem obscurecer sua natureza basicamente sólida. Uma aparência similar é vista com um neoplasma que se tornou necrótico e contém detritos, que é semelhante a uma geleia e atua como um meio homogêneo transmissor de som. Com técnica meticulosa, ecos internos de baixo nível são quase sempre detectáveis. Em casos questionáveis, aspiração com agulha da massa pode ser necessária para confirmar o diagnóstico correto.
Cisto (Figs. 4.29-2 e 4.29-3)	Cistos multiloculares ou múltiplos situados muito próximos (p. ex., doença policística) podem produzir uma massa global complexa, embora cada espaço claro na realidade represente um cisto individual. Cistos contendo detritos (cistos infectados) ou coágulo (cistos hemorrágicos) também são complexos. Rim displásico (a causa mais comum de uma massa abdominal no recém-nascido) produz um padrão cístico desorganizado com falta de parênquima renal e contorno reniforme (diferente da organização precisa dos espaços líquidos simetricamente posicionados cheios de líquido na hidronefrose causada por obstrução congênita da junção ureteropélvica).

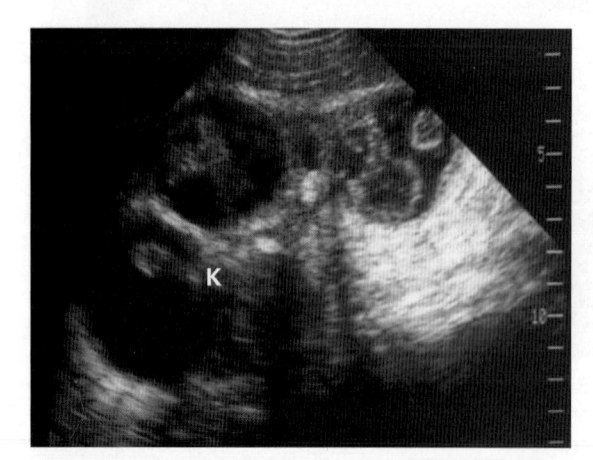

Fig. 4.29-1
Infiltração leucêmica. Sonograma sagital do rim (K) mostra múltiplas massas complexas com componentes císticos e sólidos.[27]

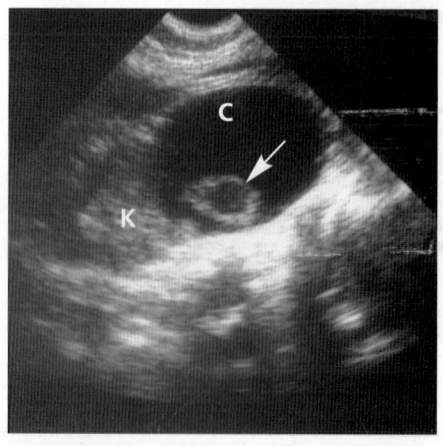

Fig. 4.29-2
Cisto renal com um coágulo sanguíneo. Sonograma sagital do rim (K) mostra que o cisto (C) contém um coágulo sanguíneo (seta).[27]

4.29 ■ MASSAS RENAIS COMPLEXAS

Condição	Comentários
Abscesso (Figs. 4.29-4 a 4.29-6)	Padrão variável que pode ser principalmente sólido ou cístico com uma parede bem definida ou mal definida que geralmente não é tão lisa quanto a de um cisto não complicado. Caracteristicamente contém ecos de baixo nível representando detritos inflamatórios. Um nível de líquido-detritos pode às vezes ser observado. A massa pode conter áreas altamente ecogênicas (geralmente localizadas perifericamente) em razão da formação de gás dentro do abscesso.

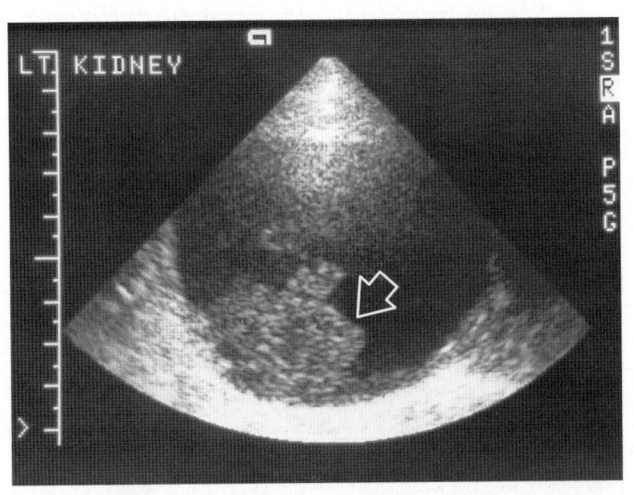

Fig. 4.29-3
Cisto renal com malignidade. Sonograma aumentado demonstra o tumor renal sólido (seta) dentro do cisto.[27]

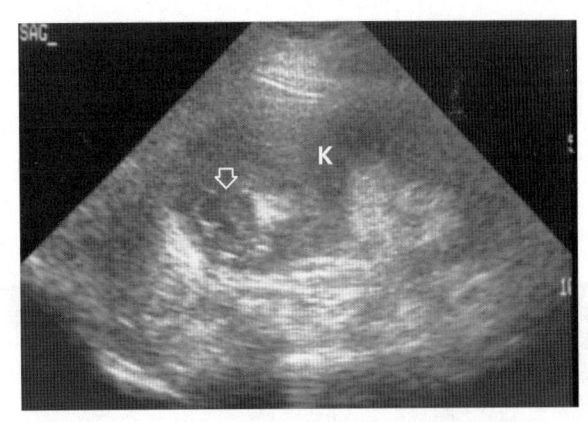

Fig. 4.29-4
Abscesso renal. Sonograma sagital do rim (K) revela uma massa complexa (seta) no polo superior.[27]

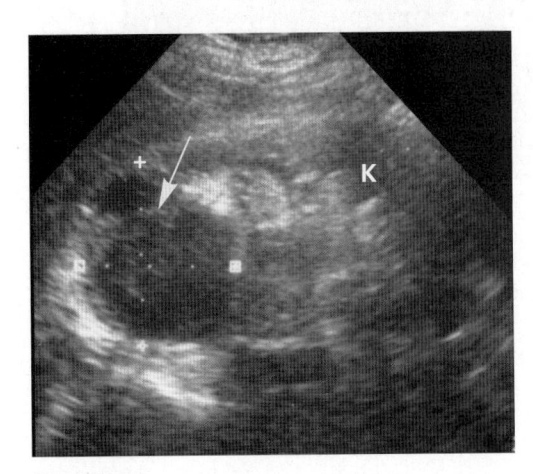

Fig. 4.29-5
Abscesso renal. Sonograma do rim (K) mostra uma massa irregular contendo ecos de baixo nível (seta).[27]

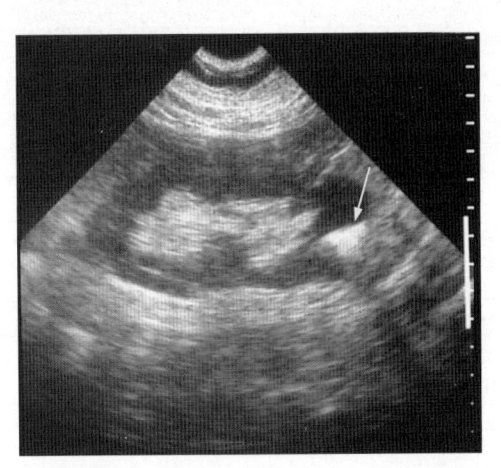

Fig. 4.29-6
Abscesso renal. Sonograma sagital do rim demonstra uma coleção periférica hiperecogênica (seta) representando formação de gás no abscesso.[27]

Condição	Comentários
Hematoma/infarto hemorrágico (ver Fig. 4.35-4)	Hematomas podem demonstrar fragmentos de coágulo e, embora predominantemente císticos, suas paredes tendem a ser menos lisas que as dos cistos renais não complicados. Infartos hemorrágicos (como na trombose de veia renal) produzem um padrão complexo (especialmente durante a fase aguda) que é causado por áreas de hemorragia e necrose. Um trombo pode ocasionalmente ser visto na veia renal. Em contraste, infartos isquêmicos secundários à estenose de artéria renal tendem a parecer normais à ultrassonografia.
Hidronefrose/pionefrose (Figs. 4.29-7 e 4.29-8)	Ecos internos podem ocorrer a partir das margens dos rebordos caliciais e fórnices dilatados, convertendo o padrão líquido da hidronefrose em um aparentemente complexo. Se a urina em um rim obstruído for intensamente infectada (pionefrose), o grau de ecogenicidade é aumentado.

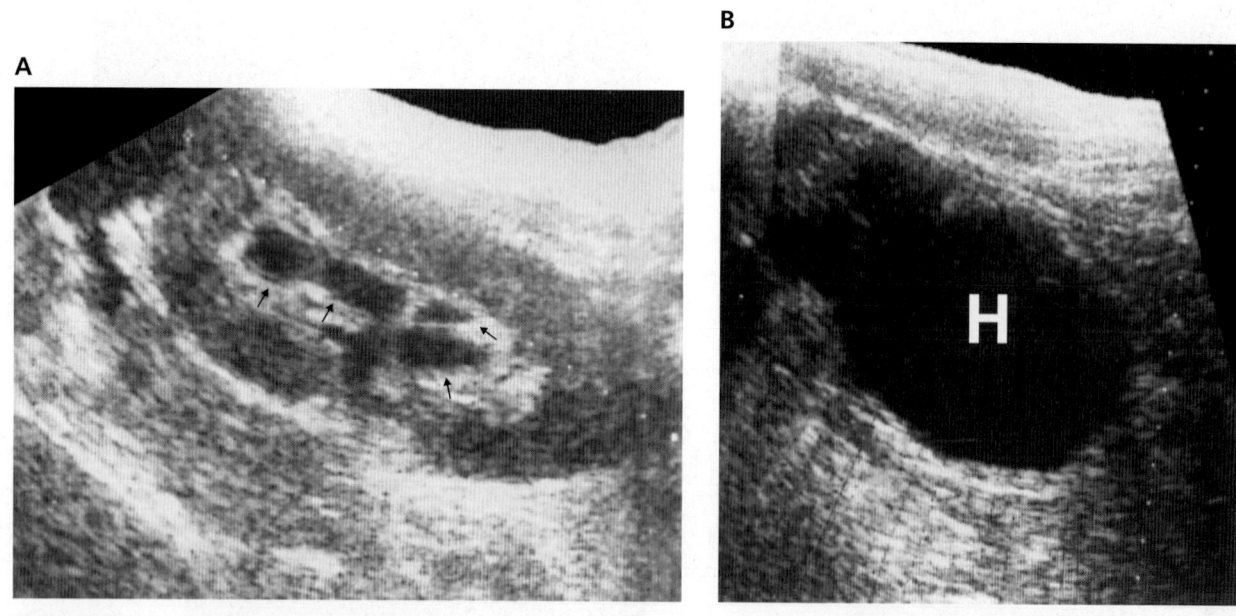

Fig. 4.29-7
Hidronefrose. (A) Em um paciente com doença moderada, os cálices e pelve dilatados aparecem como sacos isentos de eco (setas) separados por septos de tecido e vasos comprimidos. (B) Em um paciente com hidronefrose grave, os septos intervenientes desapareceram, deixando um grande saco cheio de líquido (H) sem nenhuma evidência de estrutura interna e nenhum parênquima normal aparente nas suas margens.

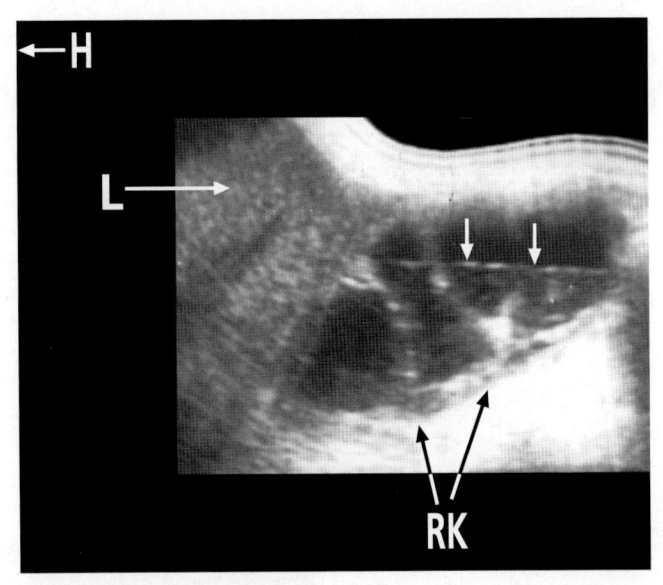

Fig. 4.29-8
Pionefrose. Sonograma parassagital do rim direito (RK) demonstra acentuada hidronefrose e um nível líquido característico (setas). O nível líquido indica sedimentos no sistema coletor renal e é um achado típico de pionefrose. (H, cabeça; L, fígado.)[2]

4.30 ■ Massas Renais Sólidas

Condição	Comentários
Carcinoma de células renais (Figs. 4.30-1 a 4.30-3)	Massa sólida com numerosos ecos internos sem evidência de reforço acústico. Há muitas vezes uma interface irregular ou mal definida com o parênquima normal restante. Pode conter áreas sonotransparentes representando hemorragia, necrose ou degeneração cística. Ecos brilhantes em torno ou no interior da massa podem representar calcificação circunferencial ou intratumoral. Extensão de tumor para dentro da veia renal ou veia cava inferior pode ser detectada facilmente.

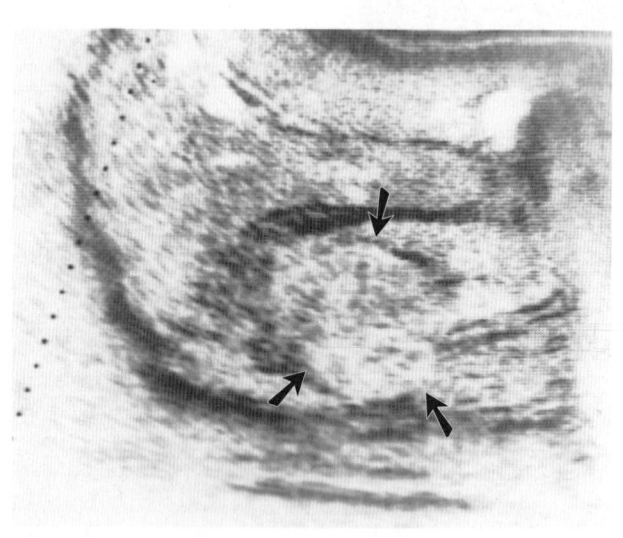

Fig. 4.30-1
Carcinoma de células renais. Massa sólida cheia de eco (setas) sem nenhum reforço acústico posterior.

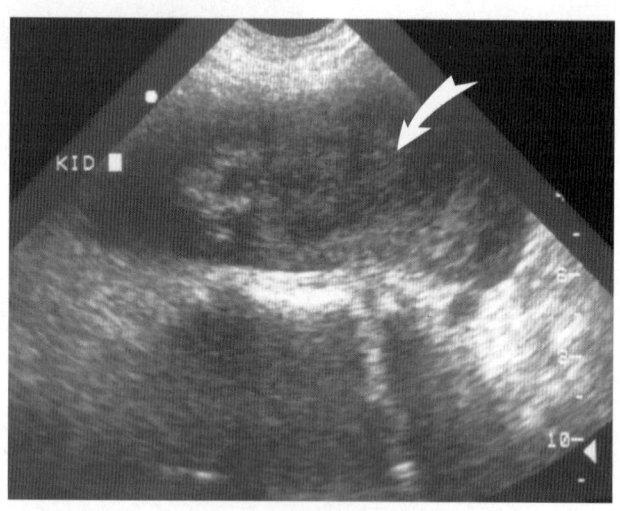

Fig. 4.30-2
Carcinoma de células renais. Massa hipoecoica sólida (seta) na metade inferior do rim (KID) que interrompe o sistema coletor e distorce o contorno renal.[27]

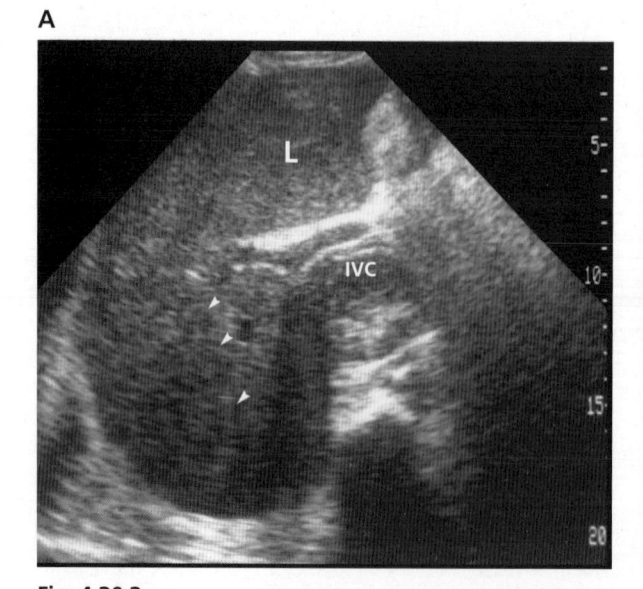

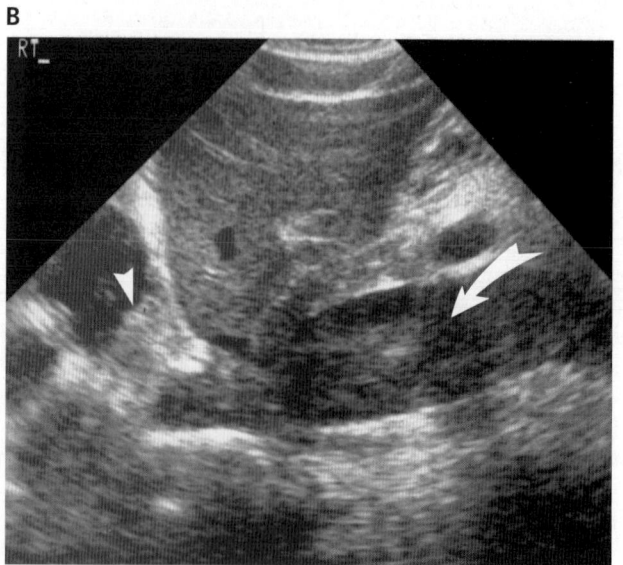

Fig. 4.30-3
Carcinoma de células renais com extensão venosa. (A) Sonograma transverso revela um trombo na veia cava inferior (IVC) e depósitos metastáticos (pontas de seta) no fígado (L). (B) Escaneamento sagital identifica a IVC distendida contendo trombo (seta grande) que se estende para dentro do átrio direito (ponta de seta).[27]

Condição	Comentários
Angiomiolipoma (Figs. 4.30-4 e 4.30-5)	Massas renais isoladas ou múltiplas que são extremamente ecogênicas (provavelmente por causa das numerosas interfaces gordurosas-fibrosas com a lesão). Embora a maioria ocorra como lesões renais unilaterais isoladas em pessoas normais sob todos os demais aspectos, estes tumores benignos também se desenvolvem em uma grande porcentagem de pacientes com esclerose tuberosa, em que o comprometimento é usualmente multifocal e bilateral. O alto conteúdo de gordura de um angiomiolipoma pode ser bem demonstrado por TC. Entretanto, ultrassonografia não é confiável para diagnosticar um angiomiolipoma, porque até um terço dos carcinomas de pequenas células renais possui uma aparência idêntica.
Outros tumores benignos (Fig. 4.30-6)	Tumores benignos tendem a ser pequenos e bem encapsulados e raramente produzem sintomas clínicos. Eles incluem adenoma, lipoma, fibroma, oncocitoma e hemangioma. As características teciduais dependem dos constituintes celulares do tumor.
Tumor de Wilms (Figs. 4.30-7 e 4.30-8)	Massa de ecogenicidade aumentada geralmente homogênea que pode conter áreas relativamente sonotransparentes causadas por necrose cística.

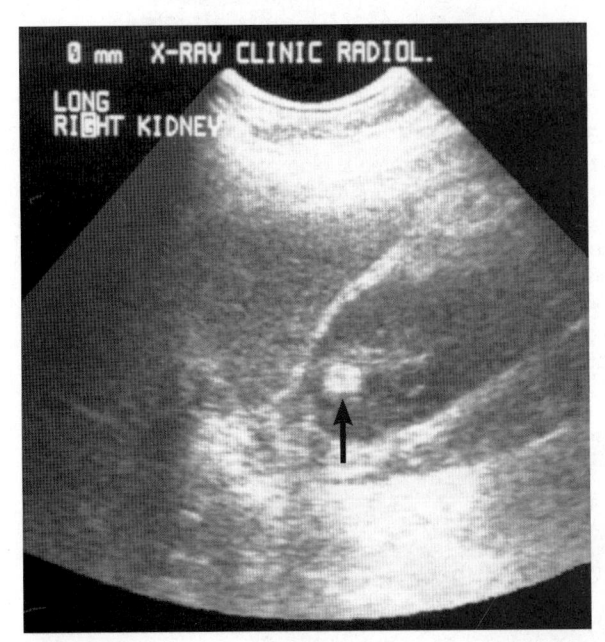

Fig. 4.30-4
Angiomiolipoma. Ultrassonografia do rim direito em uma mulher assintomática demonstra uma massa altamente ecogênica (seta).[28]

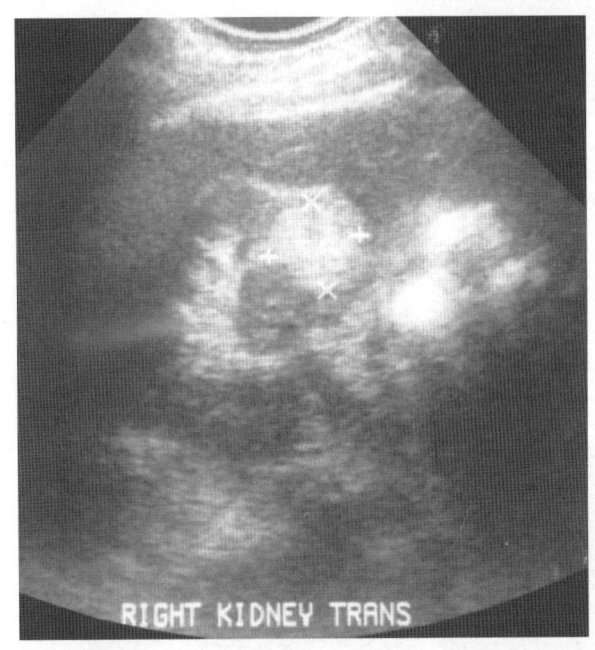

Fig. 4.30-5
Carcinoma de células renais imitando angiomiolipoma.
Ultrassonografia mostra uma pequena massa ecogênica.[28]

Condição	Comentários
Metástases (Fig. 4.30-8)	Lesões renais focais isoladas ou múltiplas ou infiltração difusa do rim podem ser causadas por metástases de carcinoma do pulmão, mama, estômago, rim contralateral e coriocarcinoma. Metástases aos rins usualmente ocorrem apenas em pacientes com malignidade amplamente disseminada. O paciente tipicamente é assintomático, embora possa haver aumento renal, dor, hematúria e função renal diminuída. A ecogenicidade das metástases varia largamente dependendo da lesão primária.
Leucemia (Fig. 4.30-9)	Rins difusamente aumentados com ecogenicidade aumentada. Perda da demarcação corticomedular, mas preservação do padrão de eco do seio renal.

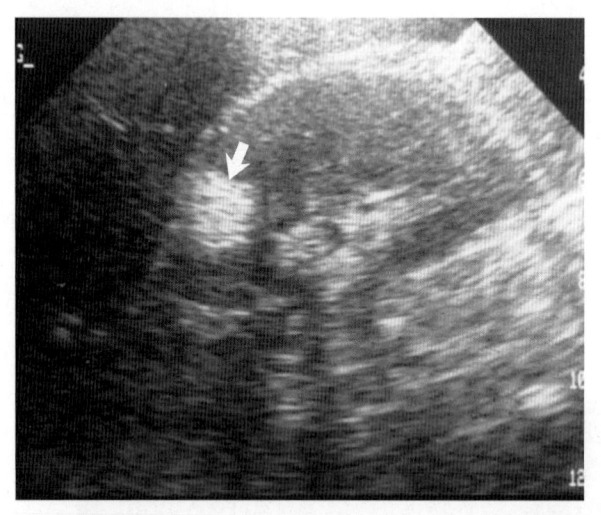

Fig. 4.30-6
Adenoma. Massa altamente ecogênica (seta) no polo superior do rim.[27]

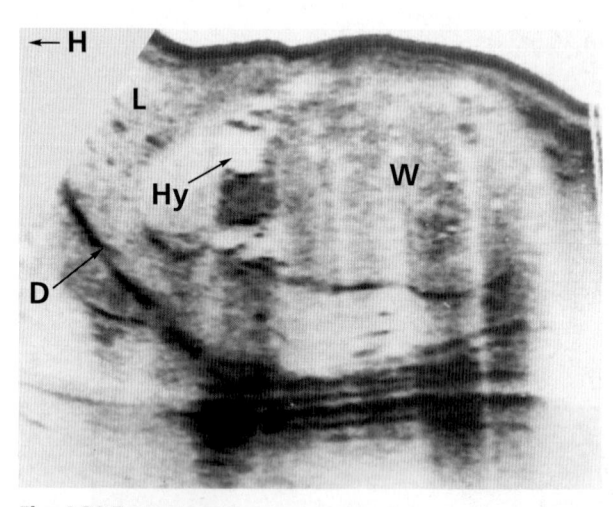

Fig. 4.30-7
Tumor de Wilms. Sonograma supino parassagital demonstra uma massa imensa (W) comprometendo o polo inferior do rim direito e resultando em hidronefrose do sistema coletor superior (Hy). Tumores de Wilms tendem a ter uma ecogenicidade interna moderadamente baixa e, como neste paciente, frequentemente contêm múltiplos espaços císticos diminutos. A grande massa desvia dramaticamente o fígado (L). (D, diafragma; H, cabeça.)[2]

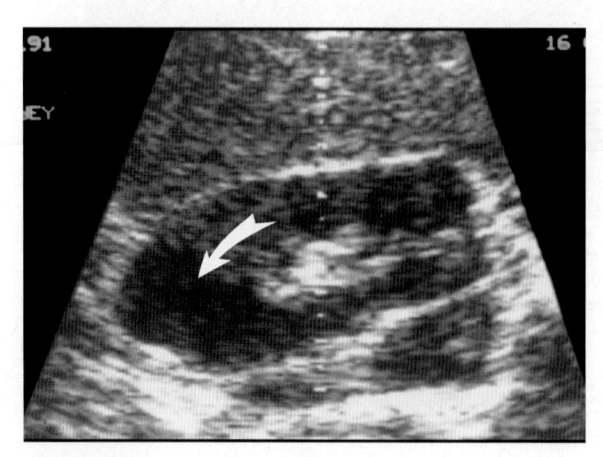

Fig. 4.30-8
Metástases. Infiltração do polo superior do rim (seta) por carcinoma de células fusiformes metastático.[27]

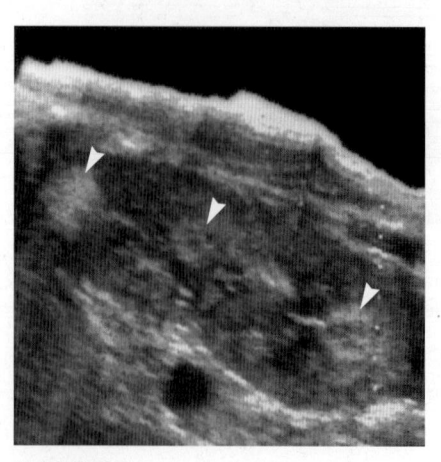

Fig. 4.30-9
Leucemia. Múltiplos depósitos ecogênicos representando infiltração (pontas de seta).[29]

Condição	Comentários
Linfoma (Fig. 4.30-10)	Caracteristicamente produz um efeito de massa com uma ou várias áreas de ecogenicidade diminuída, porque é composto por tecido de tipo bastante uniforme, de modo que há pouca diferença na impedância acústica específica entre as estruturas internas.
Doença policística renal infantil	Inúmeros túbulos renais ectasiados ("cistos") nos rins grandes são tão pequenos que suas luzes não são diferenciadas por ultrassonografia. Em vez disso, as interfaces produzidas pelas paredes destes túbulos causam ecogenicidade aumentada em todo o parênquima do rim. Ecos aumentados a partir de túbulos ectasiados no córtex bem como na medula causam uma perda da distinção nítida normal entre as áreas medular e cortical e sua substituição por um parênquima homogêneo de ecos aumentados.
Massa renal calcificada	Calcificação mural, geralmente na parede de um cisto, mas ocasionalmente na parede de um hematoma ou abscesso, pode causar acentuada reflexão de onda que impede a transmissão de som através da estrutura, suficiente para definir bem a parede. Correlação com radiografias simples é essencial para documentar a presença de calcificação usando este aspecto.

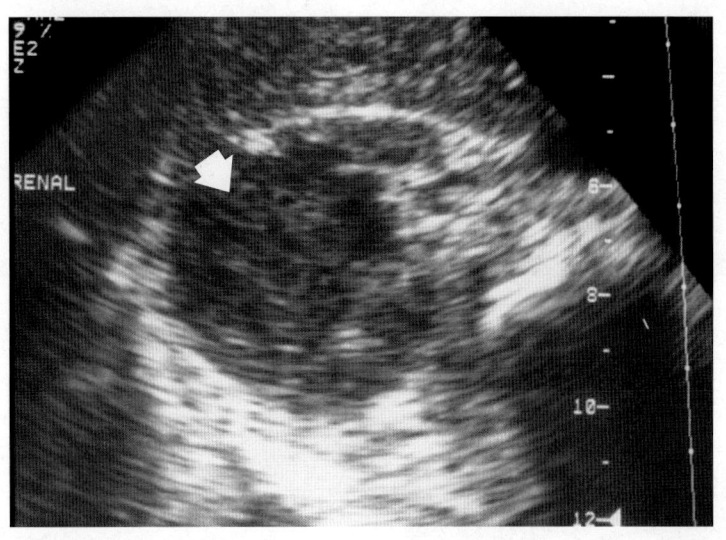

Fig. 4.30-10
Linfoma. Sonograma transverso demonstra uma massa hipoecoica (seta) no rim.[27]

4.31 ■ Massas Renais Císticas em Tomografia Computadorizada

Condição	Achados de Imagem	Comentários
Cisto renal benigno (Figs. 4.31-1 e 4.31-2)	Lesão nitidamente delineada, com atenuação próxima da água, com uma parede muito fina, sem septações internas e sem intensificação de contraste.	Mais comum massa focal do rim. Um cisto renal pode ter um alto valor de atenuação em razão da hemorragia dentro do cisto, calcificação da parede do cisto, infecção, vazamento de material de contraste para dentro do cisto por uma comunicação com o sistema coletor ou por difusão, ou degradação da imagem por artefatos em estrias de alta densidade.
Cisto parapélvico (Fig. 4.31-3)	Aparência idêntica à de um cisto parenquimatoso renal, simples, benigno, embora seja localizado adjacente ao seio renal.	Pode ser difícil de distinguir de uma pelve dilatada ou uma extrarrenal em escaneamentos sem contraste. Após administração de material de contraste, o cisto parapélvico não contrastado é facilmente detectado adjacente a estruturas coletoras hilares cheias de contraste.
Doença policística renal (Fig. 4.31-4)	Múltiplos cistos em rins lobulados e aumentados.	Espalhamento e distorção do sistema coletor renal. Doença cística hepática ou pancreática pode ser demonstrada em aproximadamente um terço dos pacientes.

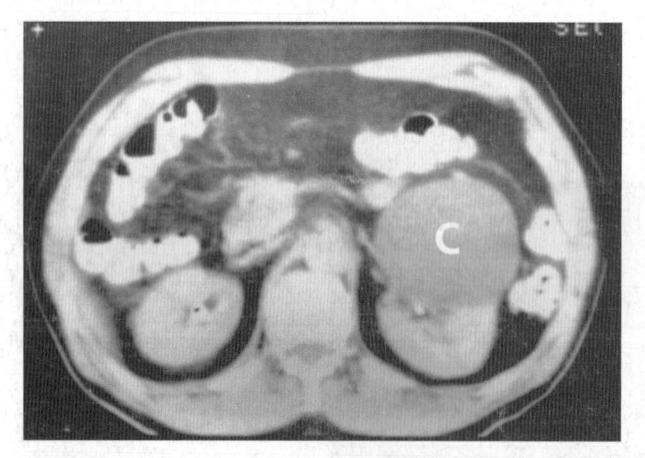

Fig. 4.31-1
Cisto renal benigno. Massa renal esquerda não contrastada (C) com uma borda nitidamente marginada e uma parede fina.

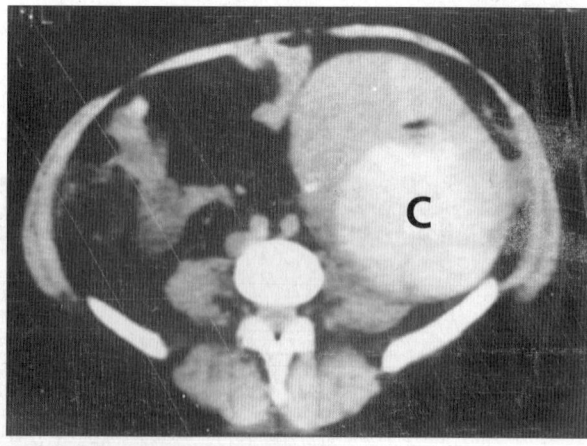

Fig. 4.31-2
Cisto renal benigno. Alta atenuação no cisto (C) representa hemorragia.

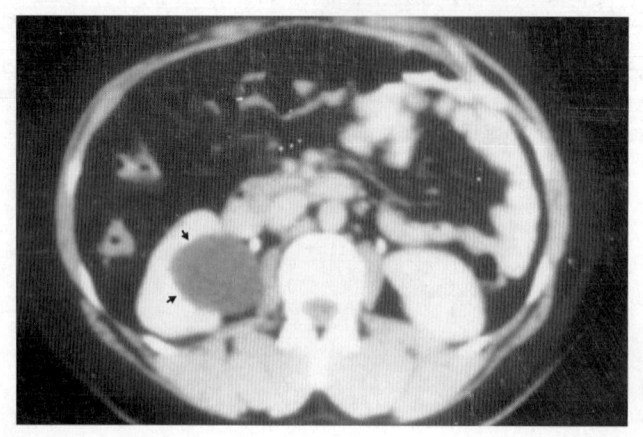

Fig. 4.31-3
Cisto parapélvico. Massa bem marginada com densidade de água (setas).

Condição	Achados de Imagem	Comentários
Rim multicístico displásico	O rim inteiro consiste em numerosas massas císticas que variam em tamanho.	Nenhum parênquima renal funcionante é detectável após administração de material de contraste (diferente de nefromas císticos multiloculares ou doença policística renal unilateral).
Cisto renal multilocular	Cistos múltiplos cheios de líquido separados por septos espessos e nitidamente demarcados do parênquima renal normal.	Condição rara. Pode conter calcificação periférica ou central com um padrão circular, estrelado, floculento ou granular.
Nefroma cístico multilocular (Fig. 4.31-5)	Massa cística multiloculada (indistinguível de carcinoma cístico de células renais).	Neoplasma benigno incomum, caracterizado por múltiplos cistos não comunicantes que não contêm material hemorrágico e são contidos dentro de uma cápsula bem definida. Geralmente encontrado em homens abaixo de 4 anos e em mulheres de meia-idade.

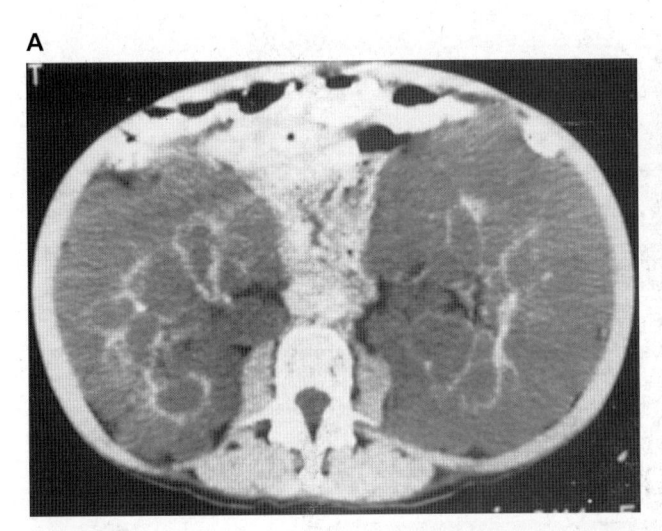

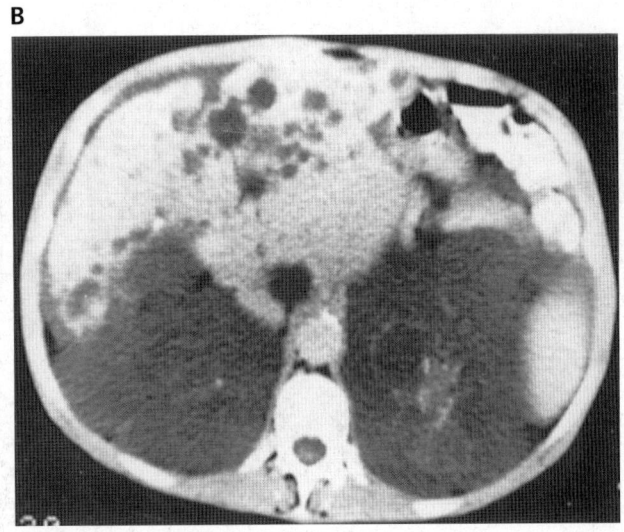

Fig. 4.31-4
Doença policística. (A) Orla de intensificação de contraste no parênquima renal gravemente adelgaçado em torno dos inúmeros grandes cistos renais. (B) Escaneamento em um nível mais alto também mostra comprometimento difuso do fígado.

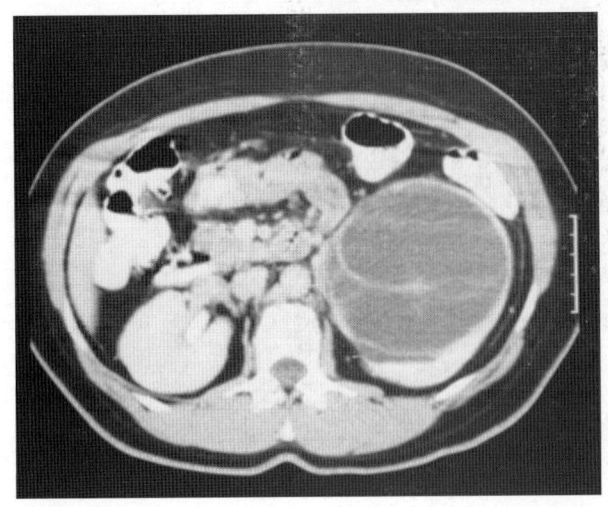

Fig. 4.31-5
Nefroma cístico multilocular. A massa renal esquerda de parede grossa, não contrastada, contém septações internas irregulares.[28]

Condição	Achados de Imagem	Comentários
Carcinoma cístico de celulares renais (Fig. 4.31-6)	Massa cística multiloculada.	Septações dentro da massa usualmente mostram alguma intensificação de contraste, diferente das margens geralmente sem contraste de um nefroma cístico multilocular.
Lesões que podem simular cisto renal (Figs. 4.31-7 e 4.31-8)	Massas de baixa atenuação que frequentemente têm margens um pouco mais irregulares do que um cisto simples.	Tumor necrótico; hematoma; abscesso; anomalia vascular; coleções de urina (hidronefrose localizada, urinoma).

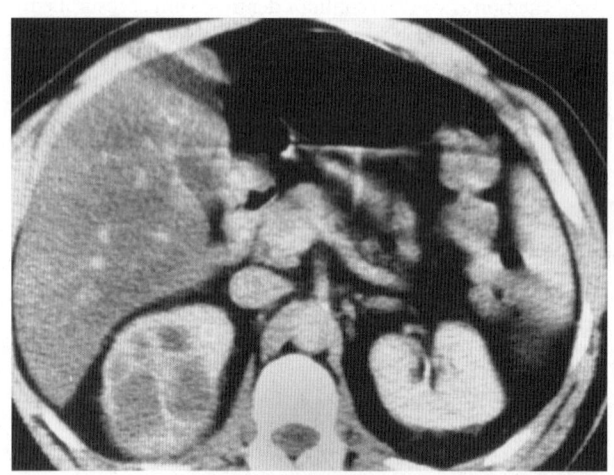

Fig. 4.31-6
Carcinoma renal de células claras cístico. Escaneamento com contraste mostra intensificação de porções desta massa cística multilocular, que contém septações grossas.[28]

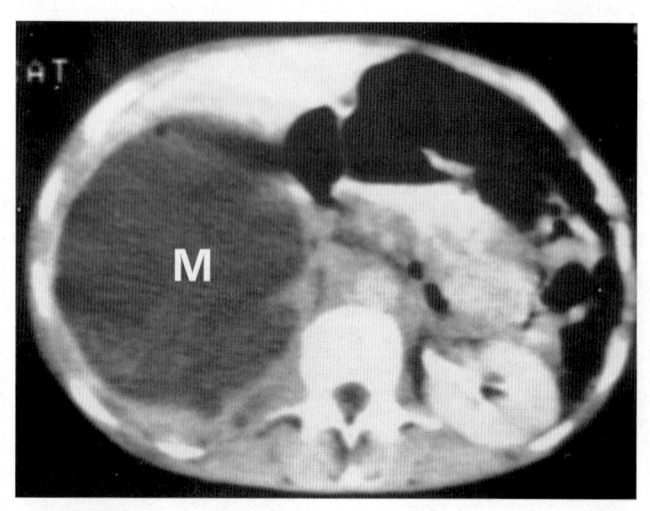

Fig. 4.31-7
Carcinoma de células renais necrótico. A enorme massa semelhante a um cisto, não contrastada (M), tem margens irregulares (especialmente nos seus aspectos medial e posterior).

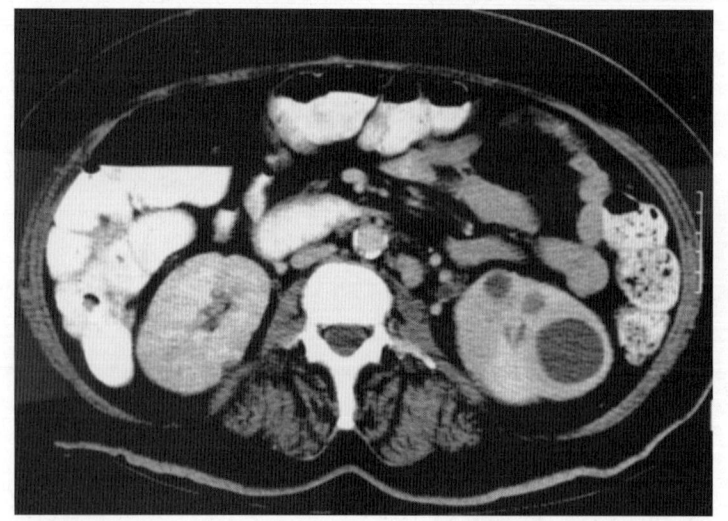

Fig. 4.31-8
Abscessos renais. Múltiplas lesões sem intensificação no rim esquerdo de uma mulher diabética insulinodependente com febre de origem desconhecida, leucocitose, piúria e culturas de urina positivas para *Escherichia coli*.[28]

4.32 ■ Massas Renais Sólidas Focais em Tomografia Computadorizada

Condição	Achados de Imagem	Comentários
Carcinoma de células renais (hipernefroma) (Fig. 4.32-1)	Anormalidade de contorno renal que frequentemente é de forma irregular, mal demarcada do parênquima normal, e tem um valor de atenuação próximo do tecido renal normal (diferentemente de um cisto simples que é liso, nitidamente demarcado, e tem um valor de atenuação uniforme próximo do da água).	Depois da injeção de material de contraste, um neoplasma renal sólido demonstra um aumento pequeno, porém definido na densidade que provavelmente é causado principalmente pela perfusão vascular (diferentemente de um cisto simples, que não mostra nenhuma alteração no valor de atenuação). Entretanto, esta densidade aumentada é muito menor que a do parênquima normal circunvizinho, que também tende a concentrar o material de contraste, e assim o neoplasma renal se torna mais evidente em exames intensificados com contraste.
Angiomiolipoma (hamartoma) (Figs. 4.32-2 e 4.32-3)	Massas renais isoladas ou múltiplas tendo zonas de diferentes densidades variando de −150 H (gordura) a +150 H (calcificação). Depois da injeção de contraste, partes do tumor podem ser contrastadas, embora tecido gorduroso em áreas de necrose não aumente em densidade.	Embora o diagnóstico em TC do angiomiolipoma seja altamente específico, lipoma renal, lipossarcoma ou lipossarcoma retroperitoneal invadindo o rim não podem ser excluídos de modo absoluto. Se o diagnóstico permanecer em dúvida, ultrassonografia pode demonstrar os focos altamente ecogênicos característicos da gordura em vez de líquido ou tecido sólido não gorduroso.
Oncocitoma renal (Fig. 4.32-4)	Massa homogênea que é apenas ligeiramente menos densa do que parênquima renal após injeção de material de contraste. O tumor é nitidamente separado do córtex normal e não invade o sistema calicial ou estruturas adjacentes.	Tumor renal benigno raro considerado originado das células epiteliais tubulares proximais. Pode ser impossível diferenciar de um adenoma renal ou carcinoma de células renais sem estudos diagnósticos adicionais (angiografia, cintigrafia por radionuclídeos).

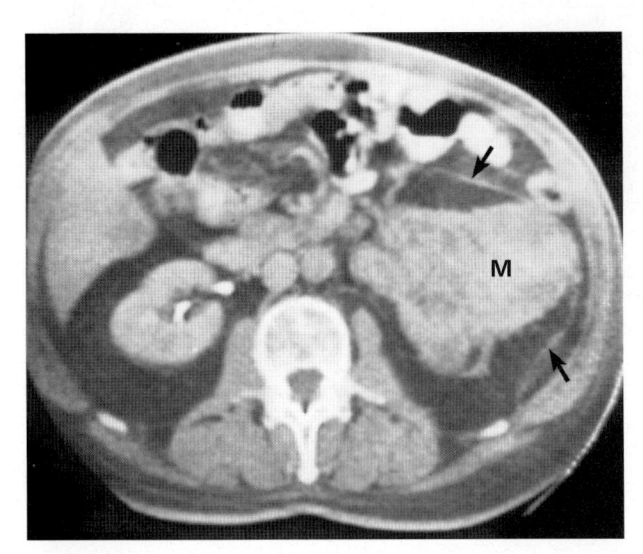

Fig. 4.32-1
Carcinoma de células renais. Grande massa (M) do rim esquerdo com espessamento da fáscia de Gerota (setas).[30]

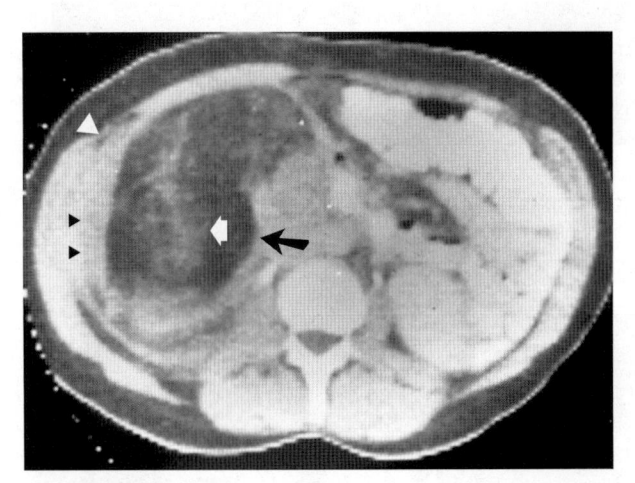

Fig. 4.32-2
Angiomiolipoma. Massa gordurosa (seta longa) entremeada com (seta curta) e rodeada por (pontas de seta) áreas de densidade de tecido, representando hemorragia intratumoral e perinéfrica, respectivamente.[31]

Condição	Achados de Imagem	Comentários
Linfoma (Figs. 4.32-5 e 4.32-6)	Vários padrões, incluindo rins bilateralmente aumentados sem massas demonstráveis; múltiplas massas sólidas focais, nodulares, que têm densidade diminuída em escaneamentos pós-contraste; massas intrarrenais sólidas, focais, irregulares, solitárias; dilatação de estruturas coletoras intrarrenais produzida por infiltração intersticial difusa dos rins e doença perirrenal estendendo-se adentro da pelve renal.	Comprometimento renal por linfoma é comumente encontrado na necropsia (30 a 50%), mas raramente é detectado por estudos urográficos convencionais. Múltiplos nódulos parenquimatosos são de longe a manifestação mais comum de linfoma renal. Comprometimento bilateral ocorre em aproximadamente 75% dos casos.
Metástases	Massa sólida indistinguível de uma malignidade renal primária.	Mais comumente a partir de tumores primários do pulmão, mama, estômago, cólon, colo do útero ou pâncreas. Infiltrações leucêmicas podem produzir aumento renal bilateral e massas intrarrenais.
Carcinoma de células transicionais (Figs. 4.32-7 e 4.32-8)	Depois da injeção intravenosa de material de contraste, o tumor aparece como um defeito de enchimento pélvico com uma margem lisa, lobulada ou irregular.	Pequenos tumores pélvicos que não produzem hidronefrose ou invadem a gordura peripélvica usualmente não são detectados em TC antes de contraste.

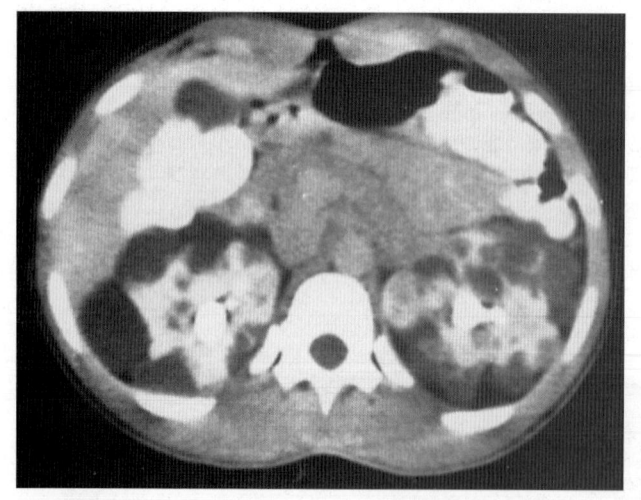

Fig. 4.32-3
Hamartomas renais múltiplos na esclerose tuberosa. Inúmeras massas com baixa atenuação em ambos os rins.

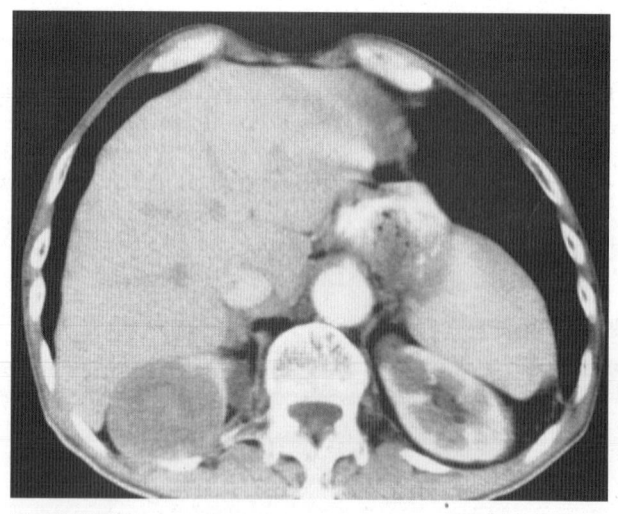

Fig. 4.32-4
Oncocitoma renal. Massa homogênea bem definida no polo superior do rim direito. (Pequenos cistos estão presentes bilateralmente.)[28]

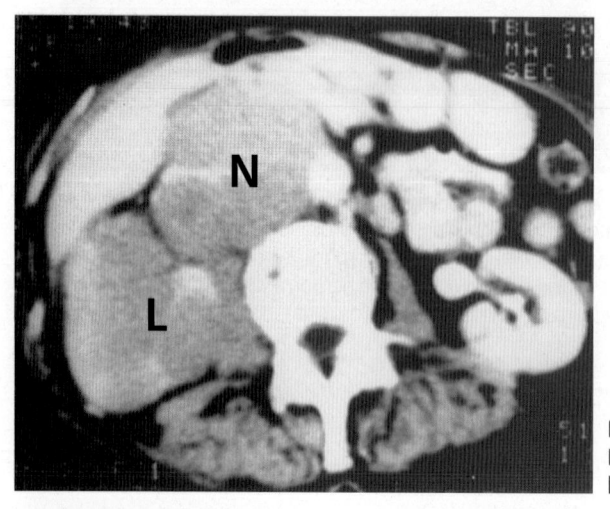

Fig. 4.32-5
Linfoma. O rim direito está completamente substituído por uma massa linfomatosa (L). Observar o comprometimento nodal extenso (N).

Condição	Achados de Imagem	Comentários
Tumor de Wilms (Figs. 4.32-9 e 4.32-10)	Grande massa pelo menos parcialmente intrarrenal que usualmente tem uma densidade central mais baixa que a do parênquima renal normal, enquanto a periferia do tumor é virtualmente isodensa.	O mais comum tumor renal maligno primário da infância. Trombose de veia renal ou extensão tumoral, que ocorre em até 10% dos casos, pode ser demonstrada como um defeito intraluminal de baixa densidade após injeção de material de contraste.
Infecção Pielonefrite aguda (nefrite bacteriana focal) (Fig. 4.32-11)	Massas isoladas ou múltiplas, precariamente marginadas, de densidade diminuída.	Após injeção de material de contraste, pode haver uma aparência estriada característica de zonas regularmente orientadas com densidade aumentada no rim afetado.

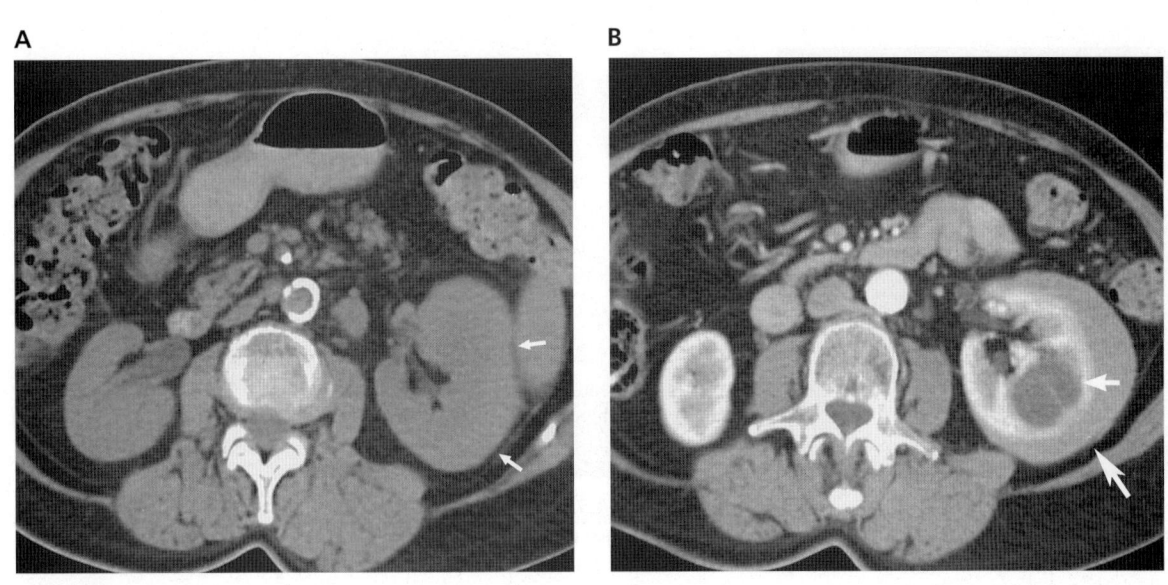

Fig. 4.32-6
Linfoma. (A) Escaneamento inicial sem contraste mostra um rim aumentado com atenuação de tecido mole subcapsular (setas) e uma lesão mal definida posteriormente. (B) Escaneamento com contraste confirma a presença de massas subcapsulares e parenquimatosas (setas).[32]

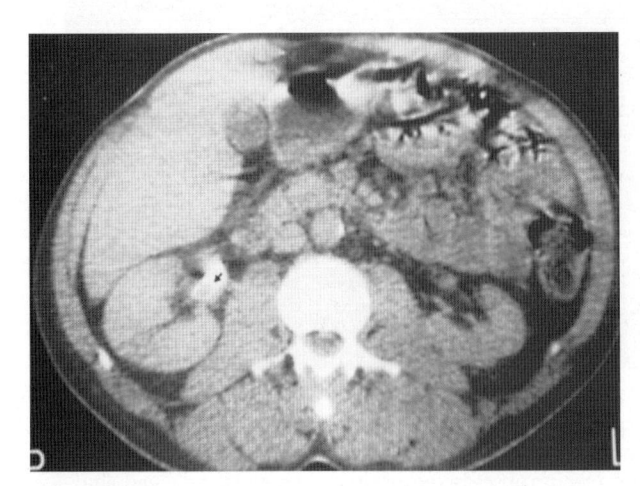

Fig. 4.32-7
Carcinoma de células transicionais. Defeito de enchimento (seta) na pelve renal opacificada.

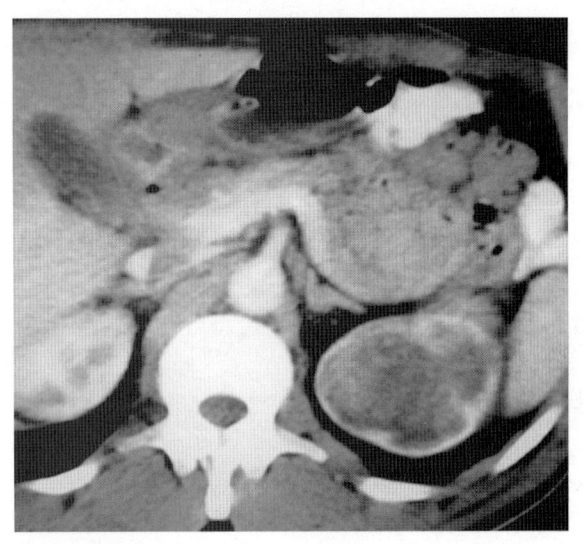

Fig. 4.32-8
Carcinoma de células transicionais. Infiltração tumoral difusa do rim esquerdo com preservação do seu contorno reniforme.[33]

Condição	Achados de Imagem	Comentários
Abscesso renal (Figs. 4.32-12 e 4.32-13)	Frequentemente massa bem definida de densidade diminuída que tipicamente tem uma parede espessa, irregular.	Depois da injeção de material de contraste, há um padrão variável de intensificação de contraste. Pode ser difícil distinguir de um carcinoma de células renais centralmente necrótico.
Pielonefrite xantogranulomatosa (Fig. 4.32-14)	Múltiplas áreas não contrastadas redondas de atenuação diminuída que podem ser de uma densidade gordurosa característica.	Substituição nodular rara do parênquima renal por grandes macrófagos carregados de lipídio (células espumosas) que podem se desenvolver em rins cronicamente infectados. Tipicamente um grande cálculo na pelve renal ou no sistema coletor e ausência de excreção de material de contraste no rim ou uma área de comprometimento focal.

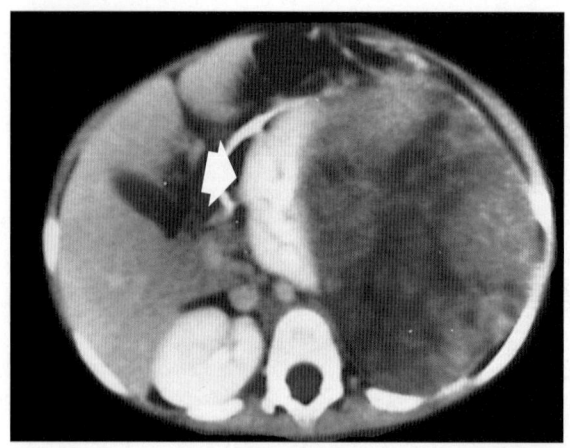

Fig. 4.32-9
Tumor de Wilms. Grande massa de baixa densidade empurrando a porção funcionante do rim esquerdo (seta), fazendo-o passar da linha mediana.

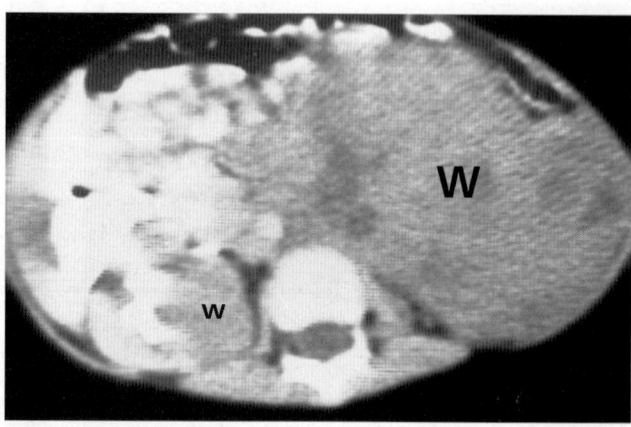

Fig. 4.32-10
Tumor de Wilms bilateral. Imensa massa renal esquerda (W) que atravessa a linha mediana. Também há uma massa pequena separada (w) no rim direito.[33]

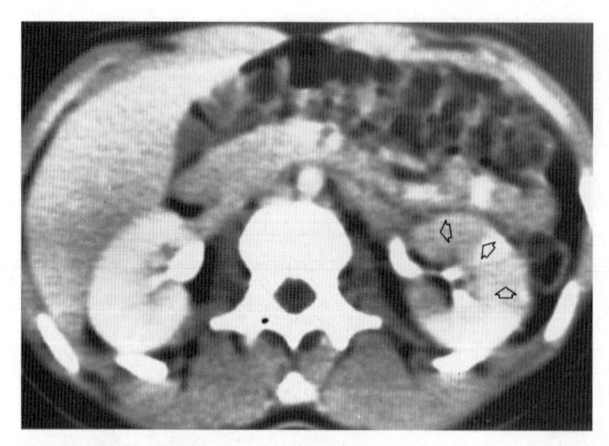

Fig. 4.32-11
Pielonefrite aguda. Escaneamento pós-contraste mostra estriações de baixa densidade características (setas) no rim esquerdo.

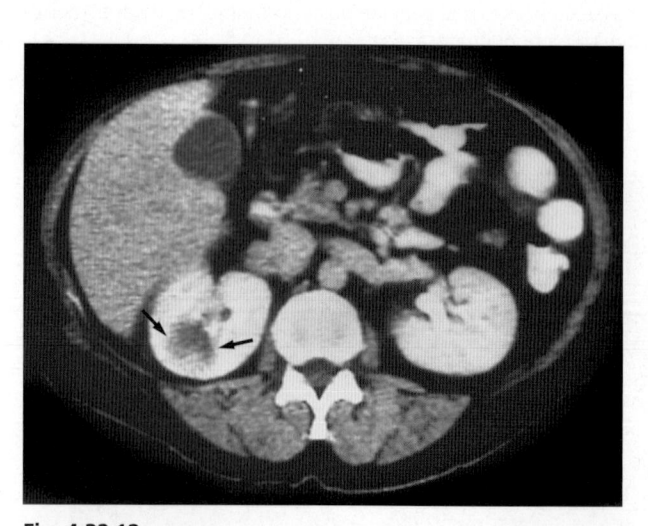

Fig. 4.32-12
Abscesso renal. TC com contraste de ambos os rins demonstra uma área individualizada de baixa densidade (setas), que comprovou ser um abscesso em aspiração diagnóstica com agulha.

Condição	Achados de Imagem	Comentários
Infarto (Fig. 4.32-15)	Massa de baixa atenuação frequente com forma de cunha.	Frequentemente, uma orla subcapsular de atenuação mais alta em escaneamentos intensificados com contraste.
Hematoma Intrarrenal (Fig. 4.32-16)	Área focal de atenuação diminuída no rim.	Depois da injeção de contraste, há contraste diminuído do hematoma em comparação ao parênquima renal normal.

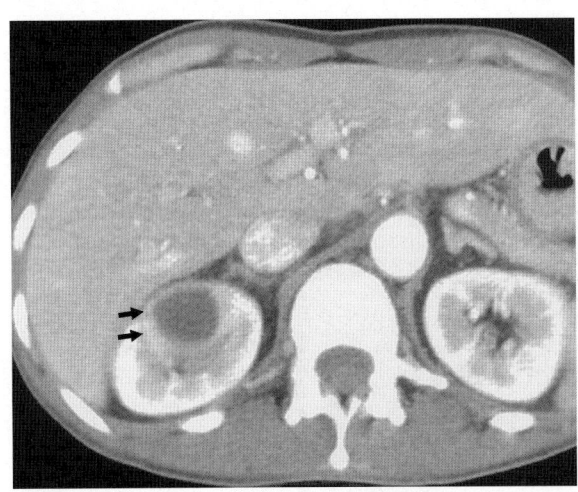

Fig. 4.32-13
Abscesso renal. Lesão cística com edema parenquimatoso renal adjacente (setas), representando um abscesso por *Staphylococcus aureus* em um paciente com síndrome de imunodeficiência adquirida.[32]

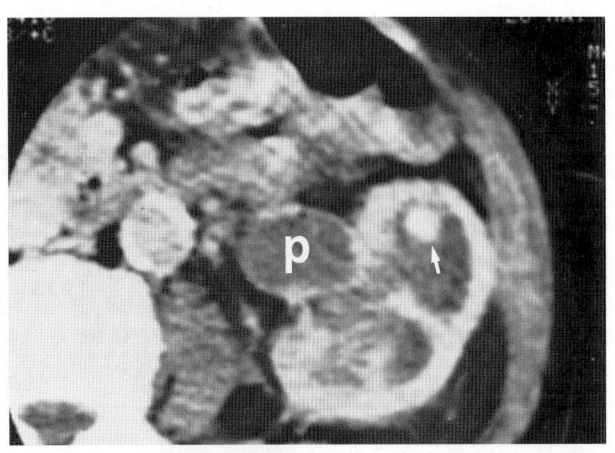

Fig. 4.32-14
Pielonefrite xantogranulomatosa. A pelve renal (p) e estruturas coletoras intrarrenais estão cheias com pus de baixa densidade. Notar a opacificação prolongada do córtex renal esquerdo e o foco de alta densidade (seta) representando um cálculo renal.[34]

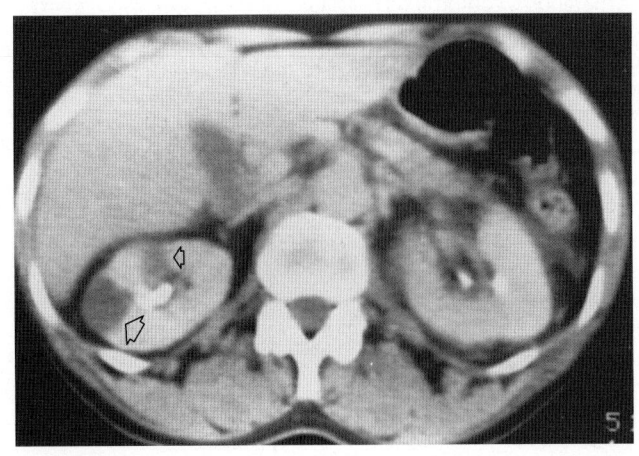

Fig. 4.32-15
Infarto. Duas áreas em forma de cunha de atenuação diminuída (setas) no rim direito.

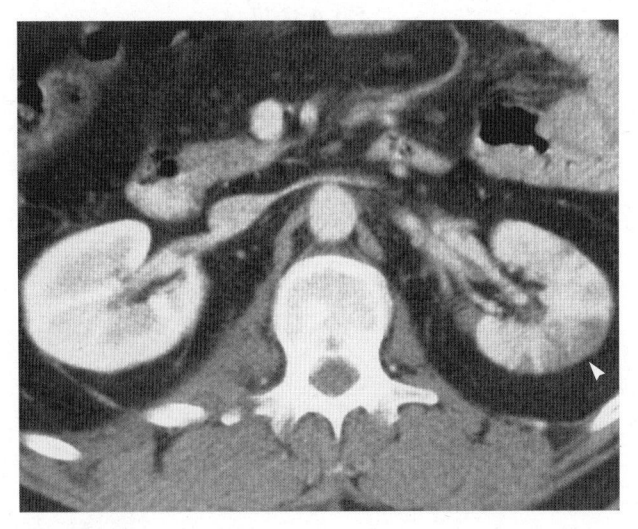

Fig. 4.32-16
Contusão renal. Escaneamento com contraste demonstra uma área focal de iimpregnação diminuída na região interpolar do rim esquerdo (ponta de seta).[35]

Condição	Achados de Imagem	Comentários
Subcapsular (Fig. 4.32-17)	Coleção líquida lenticular de baixa densidade com achatamento do parênquima renal.	Logo depois da lesão, um hematoma subcapsular tem uma densidade mais alta do que o rim circundante, por causa do extravasamento recente de sangue. Escaneamentos de acompanhamento mostram que o hematoma diminui em intensidade à medida que se liquefaz.
Múltiplas lacerações renais graves ("rim estilhaçado") (Figs. 4.32-18 e 4.32-19)	Fragmentos renais desvitalizados, comprometimento grave na excreção de contraste, hemorragia extensa e sangramento arterial ativo.	Lesão catastrófica que geralmente exige exploração cirúrgica e muitas vezes nefrectomia. Às vezes, embolização intra-arterial é capaz de salvar o rim.

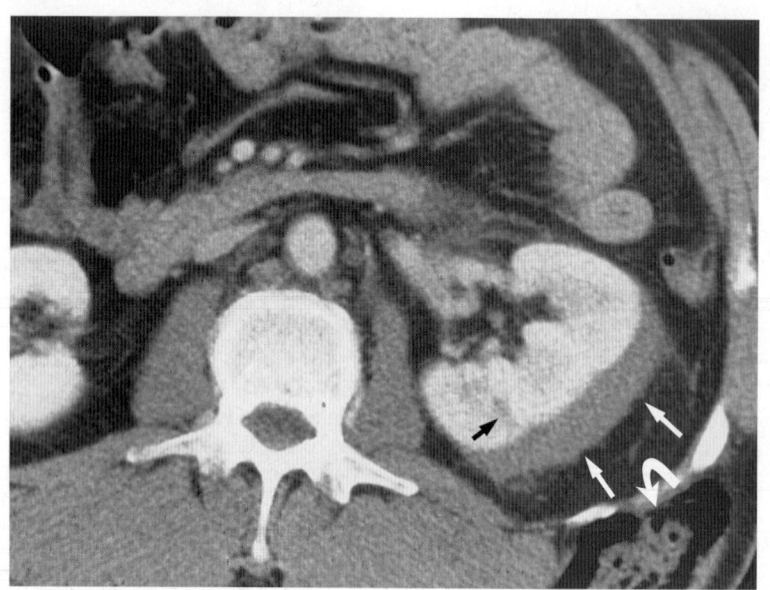

Fig. 4.32-17
Hematoma subcapsular. Escaneamento com contraste demonstra uma coleção líquida subcapsular (setas brancas retas) achatando o contorno posterolateral do rim esquerdo. Há mínima laceração cortical (seta preta). Notar também o enfisema subcutâneo no lado esquerdo do dorso (seta curva). Um dreno de tórax tinha sido inserido para um pneumotórax esquerdo (não apresentado.)[35]

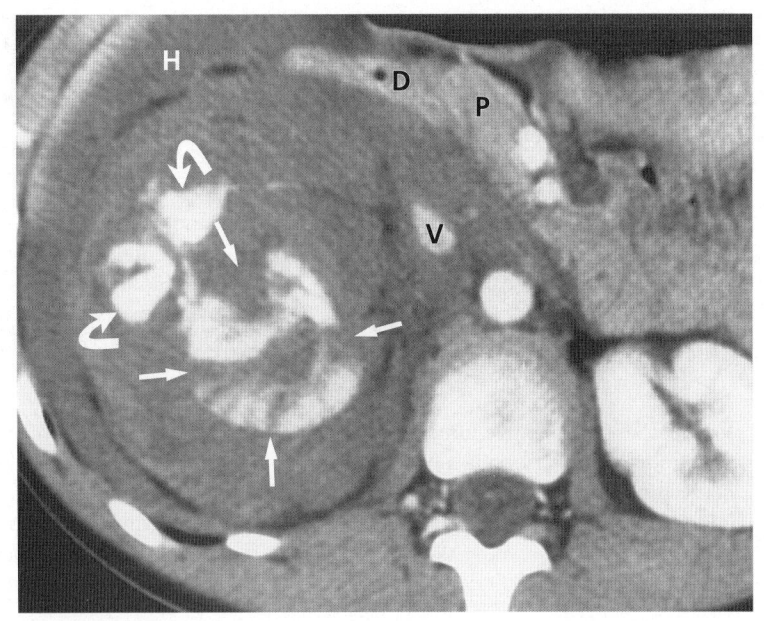

4.32 ■ MASSAS RENAIS SÓLIDAS FOCAIS EM TOMOGRAFIA COMPUTADORIZADA

Fig. 4.32-18
Múltiplas lacerações renais. Escaneamento com contraste mostra várias lacerações profundas na região interpolar do rim direito (setas retas) associadas com áreas de extravasamento arterial ativo (setas curvas). Observar o desvio anterior do duodeno (D), pâncreas (P), e veia cava inferior (V). Um hemoperitônio (H) é visto na bolsa de Morrison.[35]

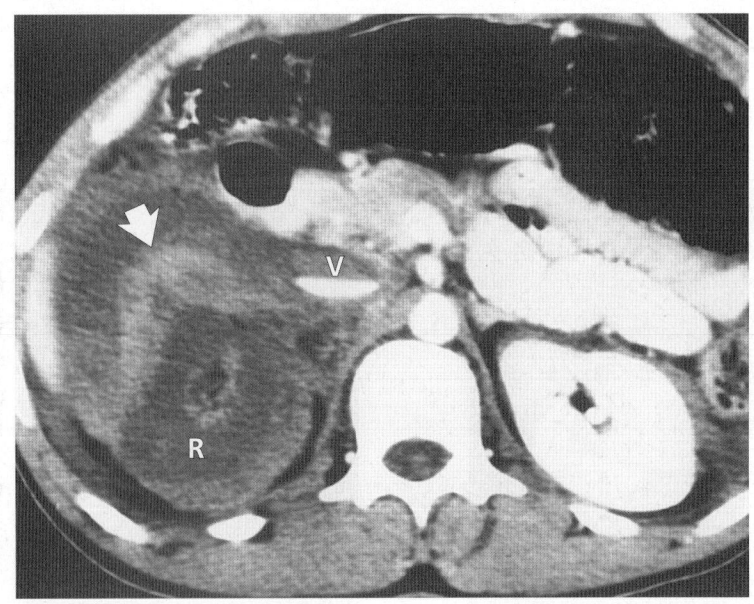

Fig. 4.32-19
Rim estilhaçado. Escaneamento contrastado demonstra um polo superior desvitalizado do rim direito em razão de infarto segmentar (R). Notar o coágulo sanguíneo hiperatenuado perinéfrico (seta). Achatamento da veia cava inferior (V) indica choque hipovolêmico.[35]

4.33 ■ Anormalidades do Seio Renal

Condição	Achados de Imagem	Comentários
Não neoplásicas Lipomatose (Fig. 4.33-1)	Aumento no invólucro de tecido gorduroso das estruturas vasculares no seio renal.	A quantidade de gordura renal na pelve renal normal e gradualmente aumenta com a idade e a obesidade. Proliferação de gordura sinusal também ocorre anormalmente em associação a processos que causam destruição ou atrofia de tecido renal, bem como com esteroides aumentados exógenos ou endógenos.
Lipomatose de reposição (Fig. 4.33-2)	Proliferação semelhante a uma massa de gordura no seio renal associada a parênquima renal acentuadamente atrofiado. Um cálculo coraliforme muitas vezes está presente.	Sequela de grave atrofia ou destruição renal, usualmente causada por doença calculosa com resultante hidronefrose e inflamação. Este processo pode imitar um neoplasma contendo gordura, originando-se no seio renal, mas não há evidência de efeito de massa focal no sistema coletor intrarrenal.
Cistos (Fig. 4.33-3)	Cistos peripélvicos podem simular hidronefrose em estudos sem contraste. Entretanto, após administração de contraste, os sistemas coletores contrastados estão desviados e comprimidos pelos cistos sinusais com atenuação de água. Um cisto parapélvico aparece como uma lesão isolada maior com atenuação de água.	Cistos peripélvicos extraparenquimatosos benignos isolados ou múltiplos limitados à pelve renal são comuns, frequentemente bilaterais, assintomáticos e considerados de origem linfática. Cistos parapélvicos isolados originam-se no tecido parenquimatoso renal medial e se salientam para dentro da pelve renal.
Lesões vasculares (Fig. 4.33-4)	Em escaneamentos com contraste, estruturas vasculares tortuosas, dilatadas dentro de uma lesão semelhante a uma massa. RM mostra vazios de sinal, e ultrassonografia Doppler demonstra um padrão de alto fluxo característico.	Aneurisma de artéria renal, malformação arteriovenosa, ou variz de veia renal podem comprometer o seio renal e aparecer como uma lesão parapélvica ou peripélvica.

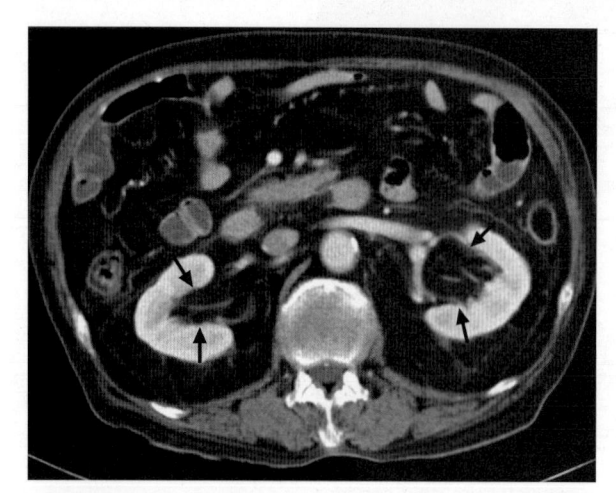

Fig. 4.33-1
Lipomatose do seio renal. TC com contraste mostra proliferação de gordura (setas) em ambos os seios renais em um homem de 76 anos, assintomático.[36]

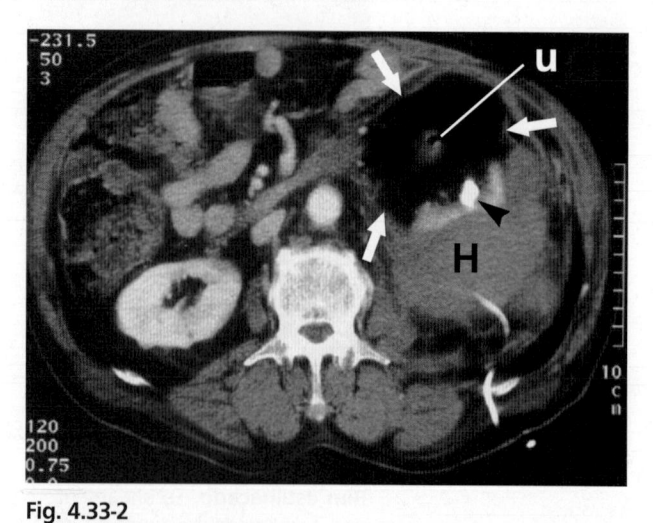

Fig. 4.33-2
Lipomatose de substituição. TC com contraste mostra uma massa de gordura semelhante a tumor (setas) ocupando o seio renal esquerdo e rodeando o ureter esquerdo (u). O parênquima renal esquerdo está acentuadamente atrofiado em associação a um grande cálculo (ponta de seta). A grande quantidade de hematoma subcapsular (H) reflete hemorragia complicando a inserção de um tubo de nefrostomia para extração de cálculo.[36]

4.33 ■ ANORMALIDADES DO SEIO RENAL

Condição	Achados de Imagem	Comentários
Lesões inflamatórias (Fig. 4.33-5)	Lesão semelhante a uma massa lobulada com áreas focais de alta atenuação representando hemorragia ou debris.	Lesões inflamatórias primárias comprometendo o seio renal são raras. Muito mais comum é a extensão de um processo inflamatório para dentro do seio renal e espaço perinéfrico.
Hemorragia	Hemorragia aguda tem uma atenuação mais alta do que líquido normal.	Geralmente uma complicação de terapia anticoagulante, embora possa ser secundária a trauma.
Urinoma (ver Fig. 4.37-2)	Extravasamento de material de contraste confirma o diagnóstico.	Geralmente associado à obstrução ureteral secundária à doença calculosa, o que resulta em ruptura do sistema coletor.

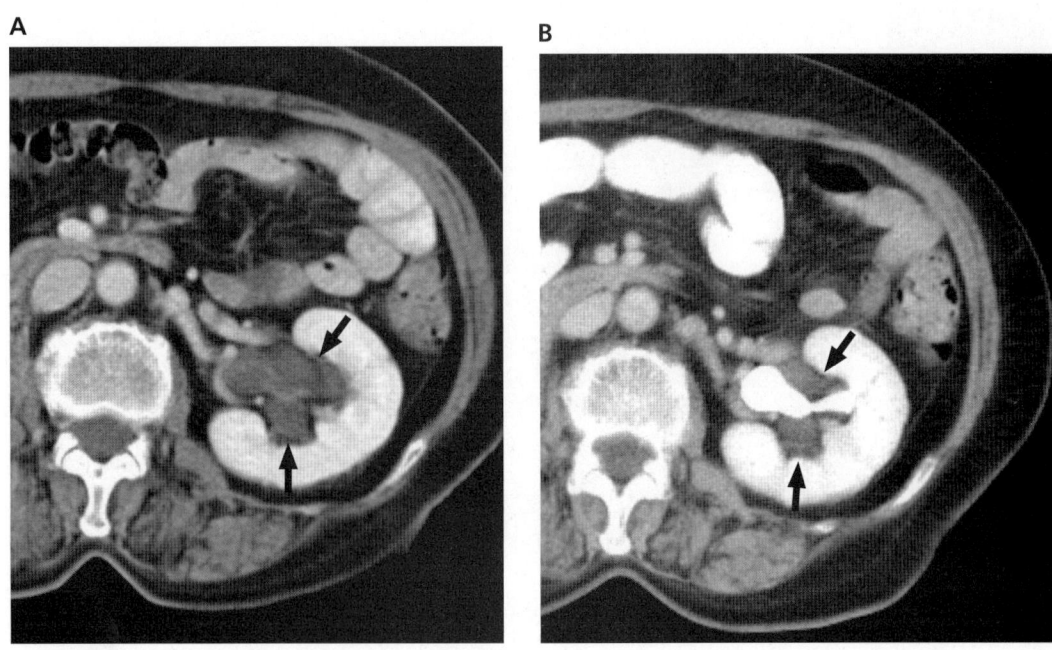

Fig. 4.33-3
Cisto de seio renal. (A) TC com contraste obtida durante a fase nefrográfica mostra lesões císticas de baixa atenuação (setas) no seio renal esquerdo. Este achado poderia ser erroneamente interpretado como hidronefrose. (B) Escaneamento tardio durante a fase excretória mostra os cistos (setas) no seio renal, uma aparência diferente daquela da hidronefrose. Os cálices contrastados estão estirados e atenuados, porém não obstruídos pelos cistos.[36]

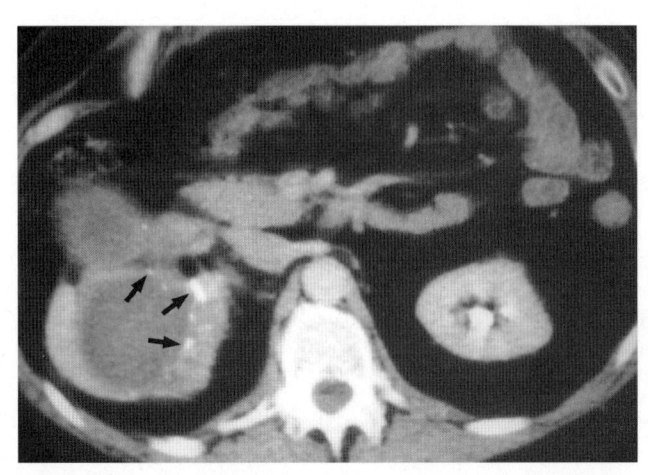

Fig. 4.33-4
Aneurisma de artéria renal. TC demonstra uma grande lesão semelhante a uma massa lobulada com atenuação de tecido mole e calcificações em orla (setas) no seio renal direito.[36]

Condição	Achados de Imagem	Comentários
Neoplásicas		
Tumor da pelve renal (Figs. 4.33-6 a 4.33-8)	Uma lesão pequena aparece como uma massa sólida central na pelve renal que expande e comprime a gordura sinusal renal. Massas maiores obliteram a gordura do seio renal e infiltram o parênquima circundante.	Tumores malignos originados da pelve renal constituem 5% dos neoplasmas do trato urinário. Cerca de 90% são carcinomas de células transicionais, com o restante tendo origem em células escamosas. Estes tumores são centrados na pelve renal e secundariamente invadem a gordura do seio renal e o parênquima renal. A presença de um cálculo renal com um grande tumor infiltrante é sugestiva de carcinoma de células escamosas.

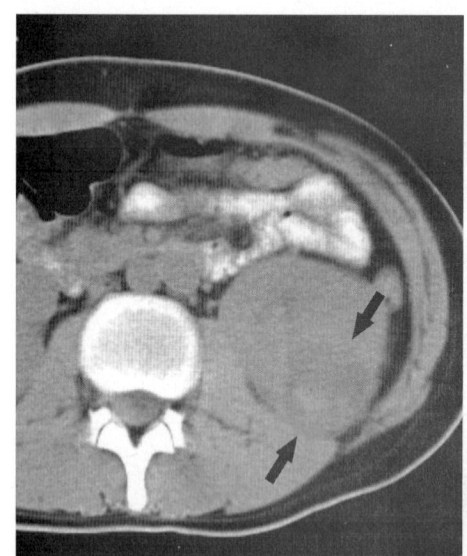

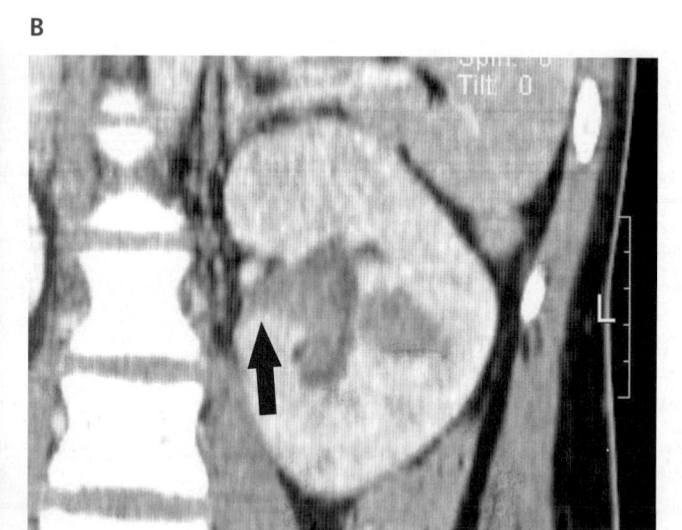

Fig. 4.33-5
Aspergilose. (A) Imagem de TC sem contraste mostra uma massa lobulada (setas) com alta atenuação interna focal que simula hemorragia dentro da lesão. (B) Imagem contrastada reformatada coronal demonstra a lesão parenquimatosa renal semelhante à massa pouco intensificada, com baixa atenuação, que se estende para o seio renal (seta). O espécime de nefrectomia mostrou uma massa hemorrágica causada por aspergilose invasiva focal, o que pode ser difícil de diferenciar de um tumor.[36]

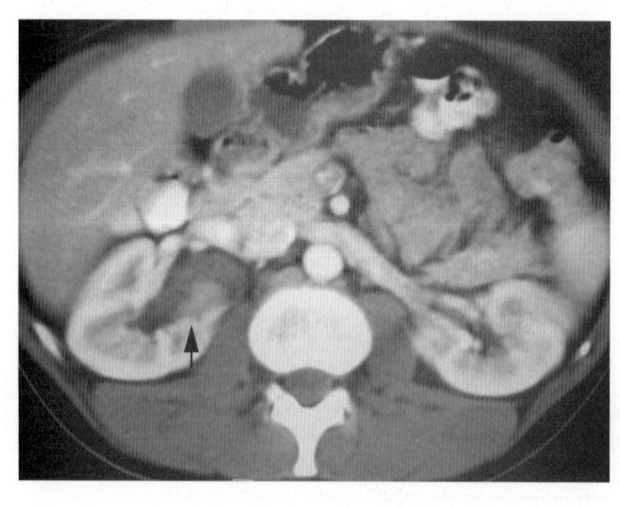

Fig. 4.33-6
Carcinoma de células transicionais. TC com contraste demonstra um defeito de enchimento séssil (seta) expandindo-se para a gordura sinusal renal.[37]

Condição	Achados de Imagem	Comentários
Tumor primário de origem mesenquimal (Fig. 4.33-9)	Em geral, uma massa relativamente bem circunscrita com seu epicentro no seio renal e rodeada por parênquima renal atenuado. A pelve renal é esticada sobre o tumor, e pode haver hidronefrose.	Tumores renais mesenquimais primários são raros, mas podem desenvolver-se no espaço do seio renal bem como na cápsula renal e parênquima renal. Os tumores benignos incluem hemangioma, fibroma, leiomioma, angiomiolipoma, tumor neurogênico e teratoma. Os neoplasmas renais malignos incluem leiomiossarcoma, fibrossarcoma, lipossarcoma, hemangiopericitoma e histiocitoma fibroso maligno.
Tumor do parênquima renal projetando-se para dentro do seio renal (Fig. 4.33-10)	Uma massa estendendo-se desde o parênquima renal para invadir o seio renal produz um defeito de enchimento e frequentemente resulta em hidronefrose ou desvio calicial.	Carcinomas de células renais comumente se estendem adentro do seio renal. TC tridimensional ou IRM ajudam a delinear a localização precisa da massa renal e sua relação com sistema coletor e vasos renais. Nefroma cístico multilocular benigno também muitas vezes faz hérnia para dentro do seio renal.
Tumor retroperitoneal estendendo-se adentro do seio renal (Fig. 4.33-11)	Massa retroperitoneal volumosa que envolve e rodeia os constituintes normais do seio renal, muitas vezes com alastramento contíguo para o espaço perinéfrico. Massas linfomatosas são tipicamente homogêneas com intensificação mínima, consideravelmente menor que o parênquima renal normal.	Uma vez que o seio renal é uma extensão medial do espaço perinéfrico, qualquer tumor retroperitoneal pode estender-se ao seio renal. O mais comum é linfoma. Um aspecto característico do linfoma é a perviedade mantida dos vasos renais apesar do enclausuramento pelo tumor.

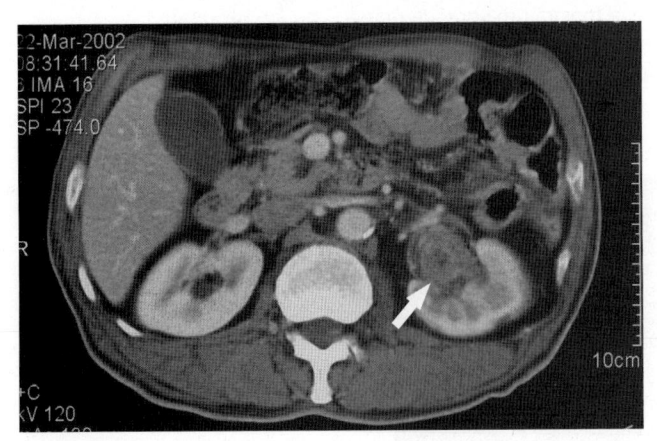

Fig. 4.33-7
Carcinoma de células transicionais. TC com contraste mostra uma massa mal definida de baixa atenuação (seta) obliterando a gordura do seio renal.[36]

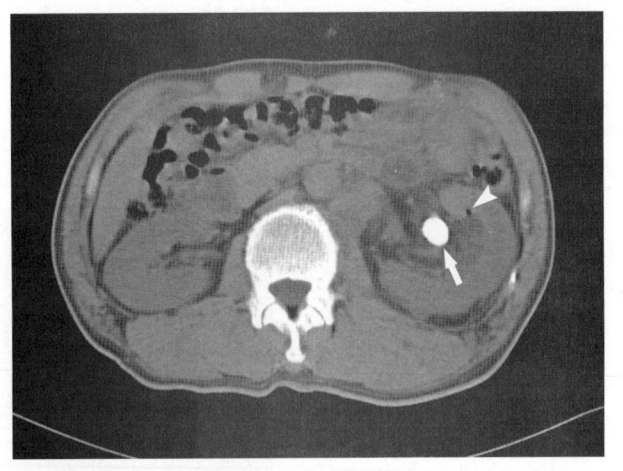

Fig. 4.33-8
Carcinoma de células escamosas. Imagem de TC demonstra um cálculo com alta atenuação na pelve renal esquerda. Uma diminuta quantidade de gás (ponta de seta), causada por uma nefrostomia percutânea efetuada previamente, é vista no seio renal.[36]

Condição	Achados de Imagem	Comentários
Metástase (Fig. 4.33-12)	Massa com atenuação de tecido mole no seio renal, frequentemente com hidronefrose obstrutiva.	Metástases aos linfonodos do seio renal podem refletir um processo retroperitoneal generalizado ou ser uma manifestação de comprometimento isolado, como por tumor gonadal primário.

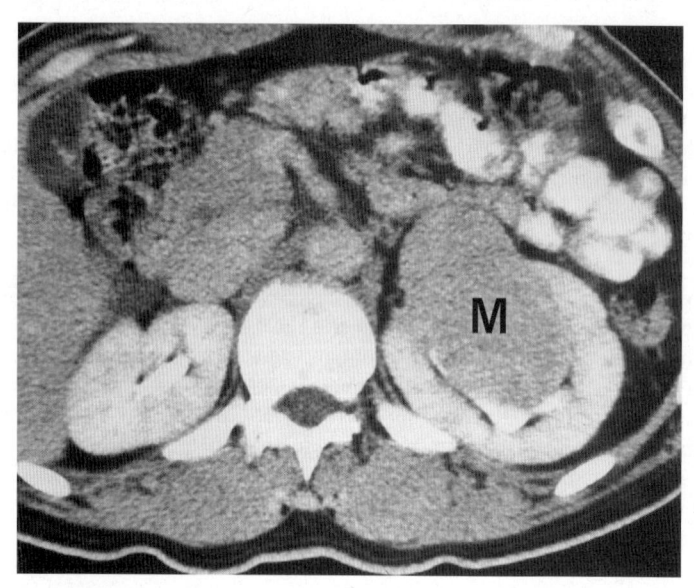

Fig. 4.33-9
Hemangiopericitoma. TC com contraste mostra uma grande massa bem definida (M) com atenuação de tecido mole ocupando a porção central do seio renal esquerdo e comprimindo o sistema pielocalicial contrastado.[38]

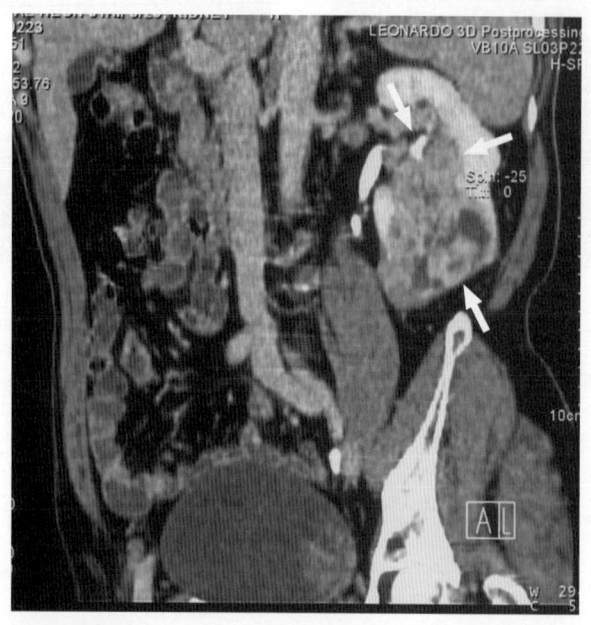

Fig. 4.33-10
Extensão de carcinoma de células renais. Escaneamento de TC reformatado coronal com contraste mostra comprometimento tumoral do seio renal e a extensão do carcinoma de células renais (seta).[36]

4.33 ■ ANORMALIDADES DO SEIO RENAL

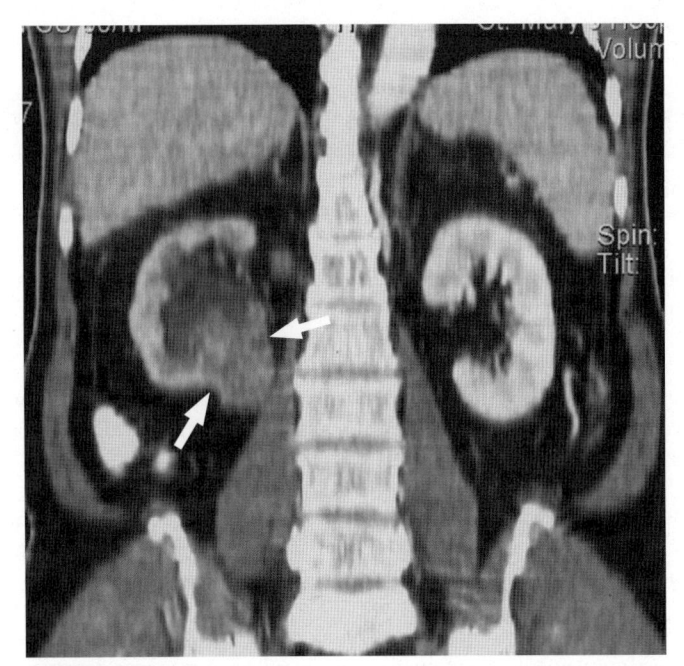

Fig. 4.33-11
Extensão de linfoma retroperitoneal. TC com contraste reformatada coronal demonstra uma grande massa retroperitoneal relativamente homogênea (setas) estendendo-se até o seio renal e causando hidronefrose branda do rim direito.[36]

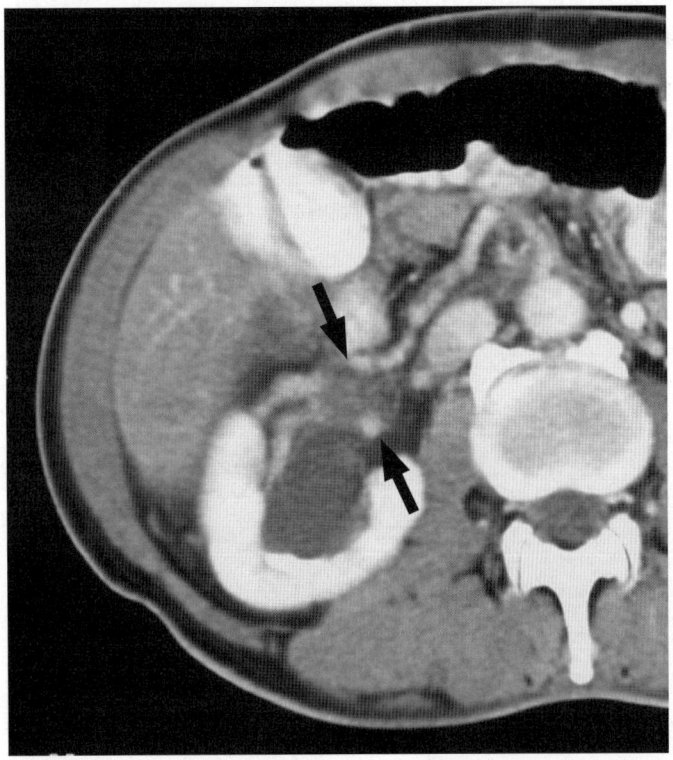

Fig. 4.33-12
Metástases. TC com contraste mostra uma massa com atenuação de tecido mole (setas), representando linfadenopatia metastática a partir de câncer de cólon, que se estende para o seio renal direito e causa hidronefrose obstrutiva.[36]

4.34 ■ Massa Perinéfrica em Tomografia Computadorizada e Ressonância Magnética

Condição	Comentários
Tumores	
Carcinoma de células renais (Fig. 4.34-1)	Embora um neoplasma comum, disseminação perinéfrica é rara e tipicamente observada em tumores volumosos.
Linfoma (Fig. 4.34-2)	Geralmente uma manifestação de doença disseminada (linfoma renal primário é raro). Geralmente aparece como uma lesão homogênea, hipervascular, intensificando pelo contraste brandamente, associada a enclausuramento obstrutivo dos vasos retroperitoneais.
Distúrbio linfoproliferativo pós-transplante	Associado à infecção pelo vírus de Eptein-Barr, é uma complicação em 2% dos receptores de órgão sólido. Em transplantes de rim, tipicamente ocorre no hilo renal como uma lesão hipointensa em imagens ponderadas em T1 e T2 e tem mínima intensificação de contraste.
Metástases	Embora metástases ao rim sejam muitas vezes encontradas em necropsia, geralmente em pacientes com doença amplamente disseminada, elas são infrequentemente detectadas em exame por imagem.
Tumores retroperitoneais (Fig. 4.34-3)	Comprometimento perinéfrico pode resultar da disseminação direta por extensão contígua, especialmente por sarcomas e tumores renais primários volumosos.
Líquidos	
Hematoma (Fig. 4.34-4)	Hematomas perinéfricos não traumáticos podem desenvolver-se secundariamente da diátese hemorrágica, aneurisma aórtico roto, doença policística, angiomiolipoma ou carcinoma de células renais.
Urinoma (Fig. 4.34-5)	Extravasamento de material de contraste pode ser detectado em pacientes com urinoma perinéfrico relacionado com trauma ou ruptura de um fórnix de uma pele renal obstruída.
Abscesso	Um abscesso na região perinéfrica pode resultar de uma infecção do trato urinário ou infecção de um hematoma perinéfrico ou urinoma preexistente. Fatores predisponentes incluem diabetes e terapia imunossupressora.
Linfangiomatose	Cistos perinéfricos de paredes finas uniloculares ou multiloculares representando uma rara malformação benigna do sistema linfático perinéfrico.

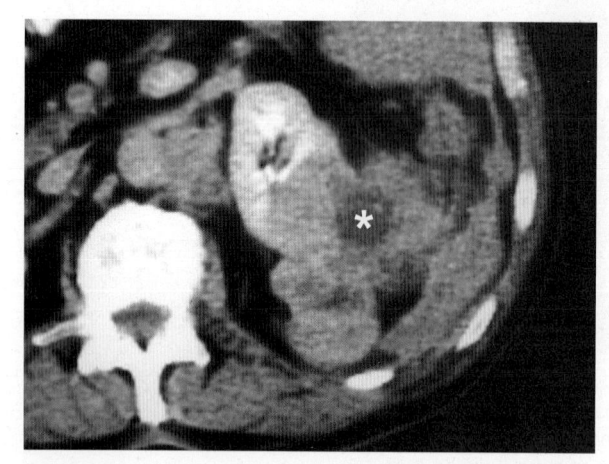

Fig. 4.34-1
Carcinoma de células renais. TC com contraste demonstra uma grande massa heterogênea e necrótica (*) invadindo o espaço perinéfrico. Espessamento importante da fáscia renal também é visto.[39]

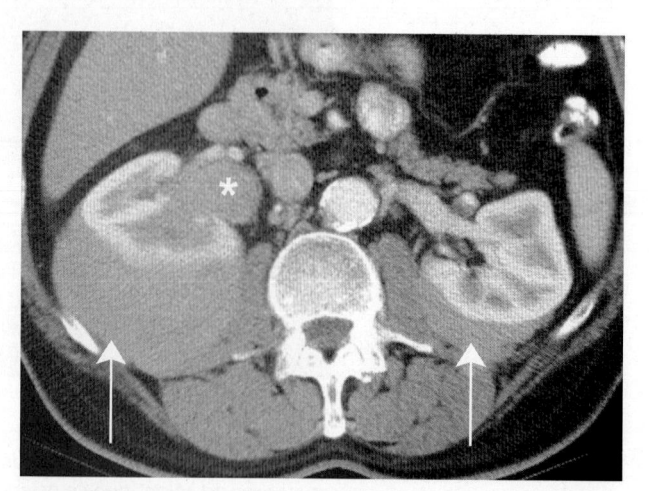

Fig. 4.34-2
Linfoma não Hodgkin. TC com contraste mostra massas perinéfricas bilaterais (setas) e peripélvica direita (*).[39]

Condição	Comentários

Inflamação
  Pielonefrite
  xantogranulomatosa
  (Fig. 4.34-6)
	Extensão perinéfrica de uma massa renal semelhante a tumor localmente agressivo, geralmente associada a cálculos renais, hidronefrose obstrutiva e infecção crônica.

Pancreatite	Líquido pode dissecar por entre planos fasciais até o espaço perinéfrico direito em inflamações da cabeça ou colo do pâncreas e para o espaço perinéfrico esquerdo, se houver comprometimento inflamatório da cauda pancreática.

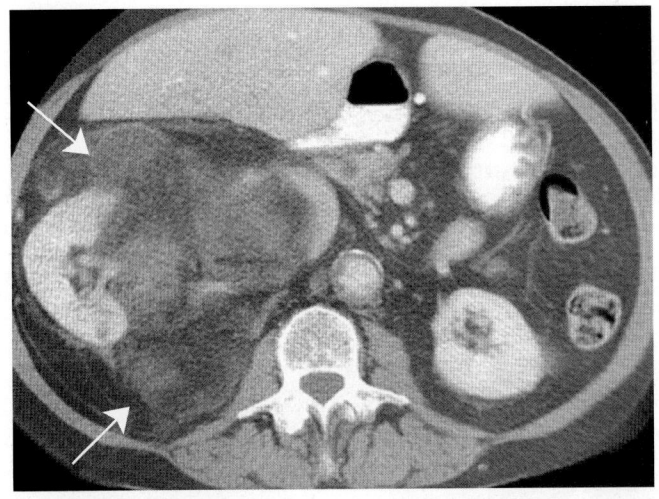

Fig. 4.34-3
Lipossarcoma retroperitoneal. TC com contraste mostra uma grande massa heterogênea, predominantemente contendo gordura (setas), no quadrante superior esquerdo que invade o espaço perinéfrico e o hilo renal.[39]

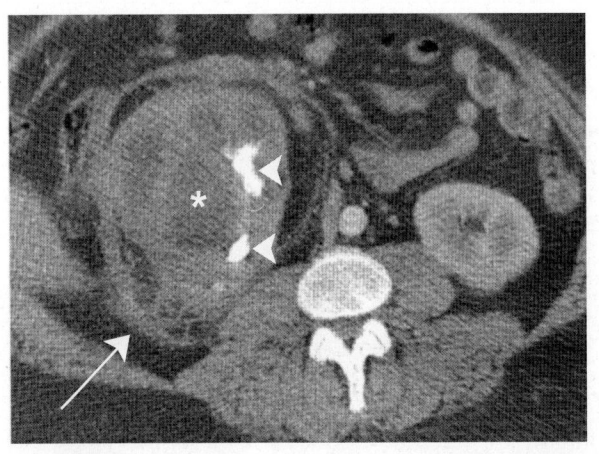

Fig. 4.34-4
Hematoma. TC em um paciente com dor aguda no flanco demonstra um hematoma perirrenal (seta) originando-se de um angiomiolipoma roto (*).[39]

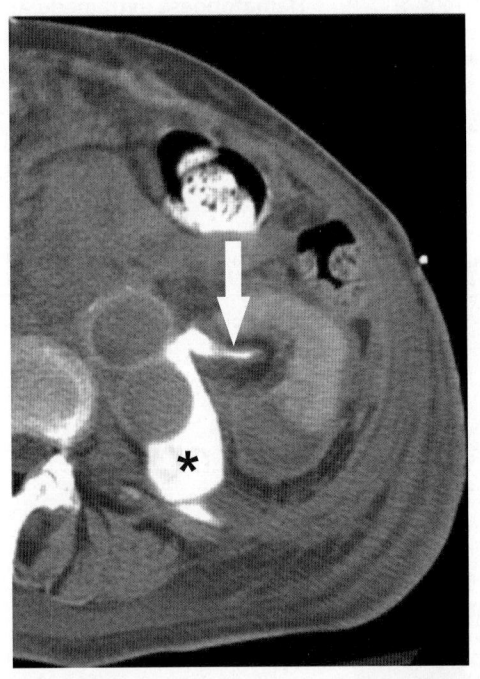

Fig. 4.34-5
Urinoma. TC contrastada tardia mostra material de contraste excretado passando da pelve renal esquerda (seta) para uma coleção líquida perinéfrica (*), confirmando o diagnóstico. O paciente desenvolveu dor no flanco após reparo de aneurisma aórtico.[39]

4 ■ PADRÕES GENITURINÁRIOS

Condição	Comentários
Doença proliferativa Hematopoese extramedular (Fig. 4.34-7)	Desenvolve-se em pacientes com anemia crônica, leucemia e outras discrasias sanguíneas, ou substituição da medula óssea por tumor ou excessivo crescimento de osso.
Fibrose retroperitoneal	Massa de baixa intensidade de sinal em ambas as imagens de RM ponderadas em T1 e T2 (baixa atenuação em TC), que infiltra o retroperitônio e enclausura os principais vasos. Comprometimento perinéfrico isolado raramente ocorre.
Outras (Fig. 4.34-8)	Doença de Rossi-Dorfman (proliferação histiocítica sistêmica benigna) e doença de Erdheim-Chester (granulomatose lipoide).

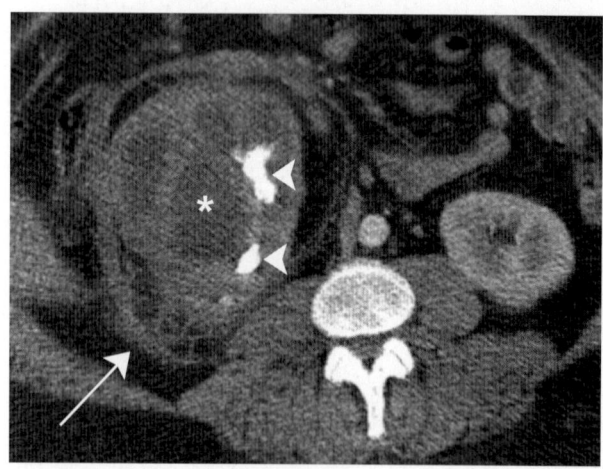

Fig. 4.34-6
Pielonefrite xantogranulomatosa. TC com contraste mostra um rim direito aumentado com uma cavidade de baixa atenuação semelhante a abscesso (*) no hilo direito. O cálculo coraliforme (pontas de seta) também foi visto em imagens sem contraste. O processo inflamatório se estende ao espaço perinéfrico (seta).[39]

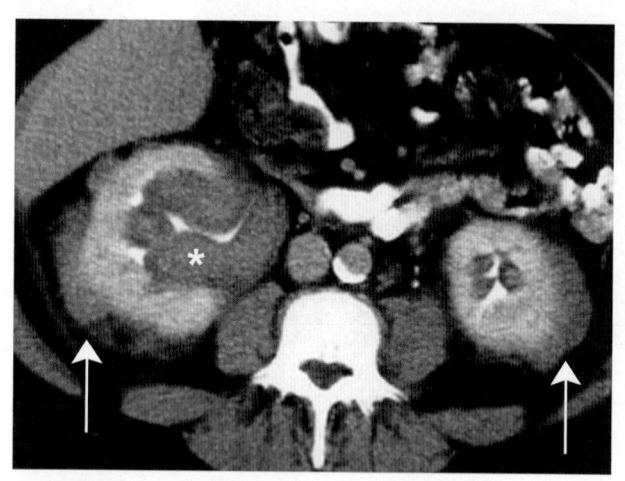

Fig. 4.34-7
Hematopoese extramedular. TC com contraste mostra uma grande massa hipervascular hipodensa abrangendo o hilo renal direito e deformando o sistema coletor (*). Há comprometimento do espaço perirrenal bilateralmente (setas). Observar a preservação dos contornos dos rins.[39]

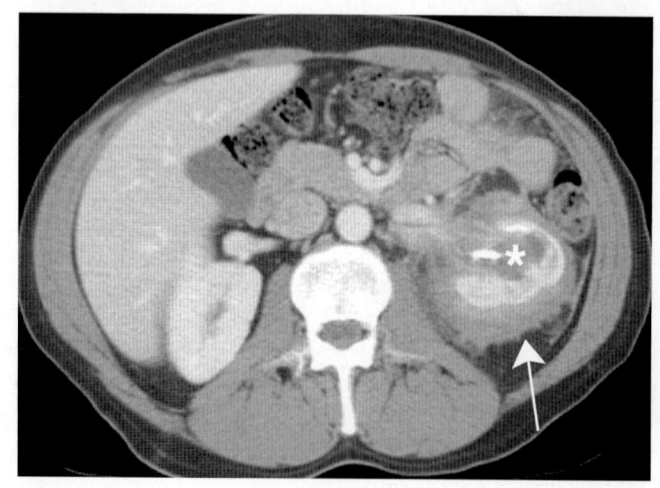

Fig. 4.34-8
Doença de Erdheim-Chester. TC com contraste mostra uma massa hipovascular perinéfrica esquerda (seta) associada com filamentação de gordura e moderada hidronefrose (*).[39]

Condição	Comentários

Doença subcapsular
  Necrose cortical renal
  (Fig. 4.34-9)
	Geralmente uma complicação de catástrofe obstétrica, há destruição do córtex do rim com preservação da medula renal. Na TC, há intensificação medular normal, mas nenhuma intensificação do córtex renal, exceto uma fina orla subcapsular.

Nefroblastomatose (Fig. 4.34-10)	Múltiplos ou difusos restos nefroblásticos embrionários, precursores de tumores de Wilms, que produzem focos redondos ou ovoides bem definidos na periferia do córtex renal.

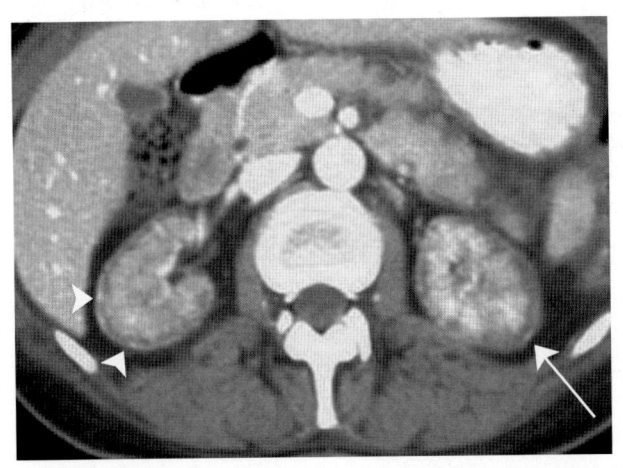

Fig. 4.34-9
Necrose cortical. Nesta paciente com insuficiência renal aguda após grave hemorragia pré-parto, uma TC com contraste demonstra ausência de intensificação do córtex renal (seta), mas intensificação normal da medula renal. Notar o leve contraste da cápsula renal (pontas de seta).[39]

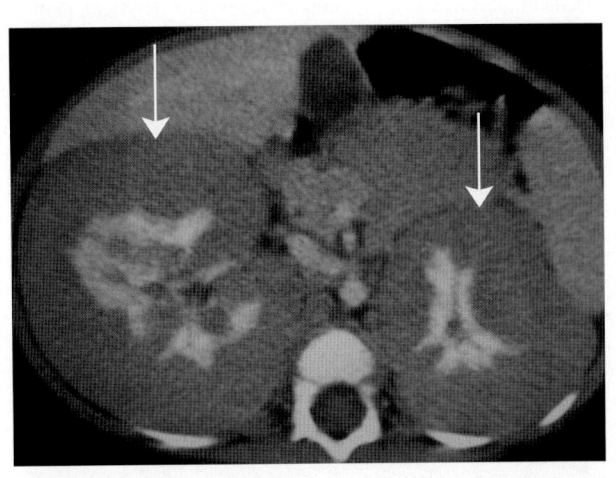

Fig. 4.34-10
Nefroblastomatose. TC com contraste mostra aumento bilateral dos rins causado por massas de tecidos moles corticais, hipodensas, não intensificando pelo contraste (setas). Notar a distorção do parênquima renal centralmente.[39]

4.35 ■ Ecogenicidade Cortical Renal Aumentada com Preservação da Sonotransparência Medular*

Condição	Comentários
Doença parenquimatosa renal (Figs. 4.35-1 e 4.35-2)	Glomerulonefrite aguda e crônica; lúpus eritematoso sistêmico; nefrosclerose; nefropatia diabética; necrose tubular aguda; necrose cortical renal; síndrome de Alport; rejeição de transplante renal.
Distúrbios de deposição	Amiloidose; infiltração leucêmica.
Nefrocalcinose difusa	Deposição de sais de cálcio, principalmente no córtex renal, causa alta ecogenicidade difusa desta região. Se a calcificação for predominantemente medular, há um padrão invertido com a medula aparecendo extremamente ecogênica.
Variante normal	Diferenciação corticomedular é exagerada em rins normais, quando há amplificação exagerada dos ecos em razão da passagem do feixe sonoro através de um meio de baixa atenuação entre o rim e o transdutor (p. ex., vesícula biliar cheia de líquido, ascite ou massa cística anterior ao fígado).

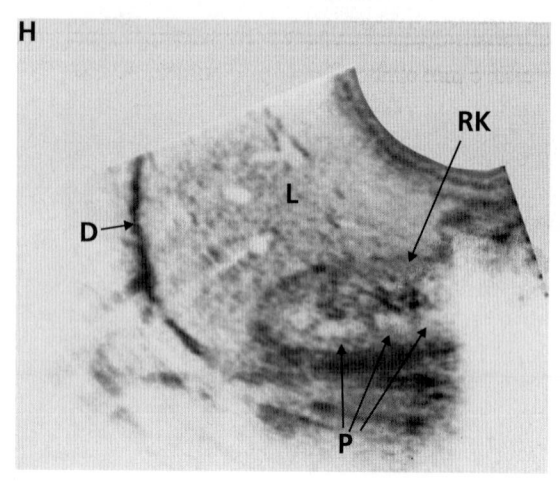

Fig. 4.35-1
Insuficiência renal crônica. Sonograma parassagital do rim direito (RK) mostra que a ecogenicidade do tecido cortical renal aumentou em tal extensão que agora ela é maior que a do parênquima hepático (L). As pirâmides medulares renais (P) são claramente visíveis no rim direito. (D, diafragma; H, cabeça.)[2]

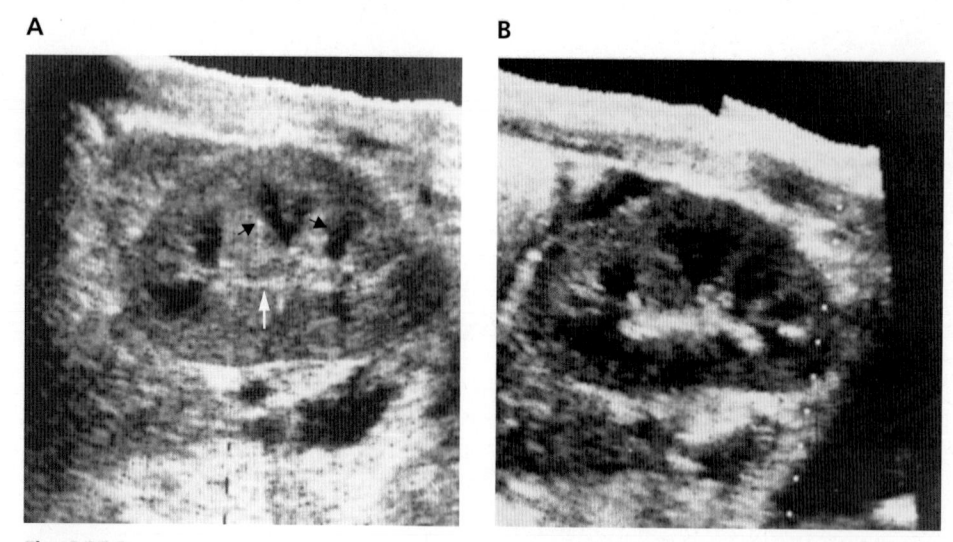

Fig. 4.35-2
Rejeição de transplante renal. (A) Sonograma supino sagital mostra aumento do rim transplantado com sonotransparência aumentada das pirâmides medulares (setas pretas) e adelgaçamento das estruturas hilares ecogênicas centrais (seta branca). (B) Outro paciente com pirâmides medulares acentuadamente dilatadas de um aloenxerto renal aumentado.[40]

*Padrão: Exagero da separação normal entre córtex e medula. Ecogenicidade parenquimatosa renal aumentada correlaciona-se com o grau de alteração intersticial (não glomerular) e a deposição de colágeno ou cálcio.

4.36 ■ Distorção Focal ou Difusa da Anatomia Renal Normal e Eliminação da Definição Corticomedular

Condição	Comentários
Nefrite bacteriana aguda focal (nefronia lobar) (Fig. 4.36-1)	Infiltrado inflamatório aparece como uma massa renal desviando cálices adjacentes. Ele é mais transparente que tecido cortical renal e pode ser difícil de diferenciar de um abscesso. Diferentemente de um abscesso, nefrite bacteriana aguda focal não tem acentuação da parede distante, não contém debris móveis, e não apresenta um contorno nítido ou arredondado. Depois de antibioticoterapia apropriada, há resolução rápida do processo (uma cavidade de abscesso tende a persistir).
Pielonefrite atrófica crônica (Fig. 4.36-2)	Aumento focal nos ecos (representando cicatrização parenquimatosa) na área comprometida do córtex e medula.
Infarto renal em cura	Aumento focal nos ecos (representando cicatrização parenquimatosa) na área comprometida do córtex e medula.
Doença policística renal infantil	Aumento generalizado nos ecos parenquimatosos com perda da definição corticomedular (pode mesmo ser diagnosticada *in utero* por meio destes critérios).

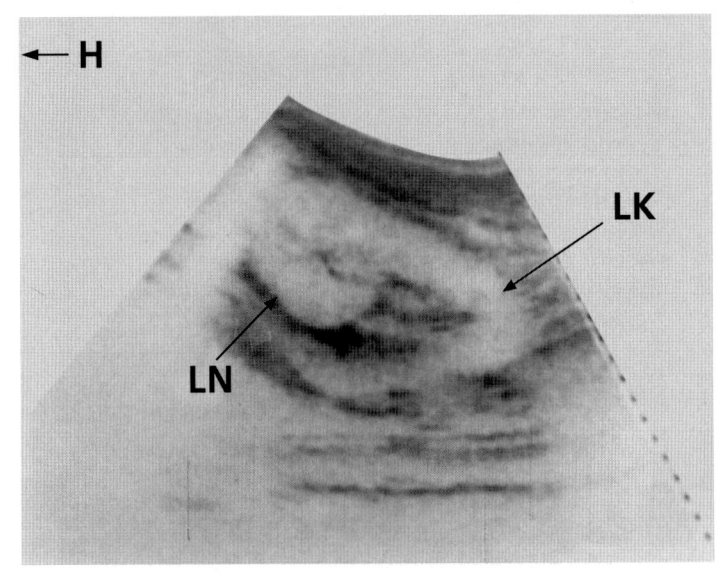

Fig. 4.36-1
Nefrite bacteriana aguda focal. Sonograma parassagital em pronação do rim esquerdo (LK) demonstra nefrite bacteriana (LN) como proeminência focal do parênquima renal com má definição das pirâmides medulares no polo superior. (H, cabeça.)[2]

4 ■ PADRÕES GENITURINÁRIOS

Condição	Comentários
Fibrose hepática congênita com ectasia tubular	Nefromegalia com aumento generalizado nos ecos parenquimatosos e perda de definição corticomedular. Geralmente associada a ecos de alto nível no fígado, representando fibrose hepática.
Doença renal terminal (Fig. 4.36-3 e 4.36-4)	Alguns distúrbios parenquimatosos renais originalmente classificados como tipo I podem ocorrer como anormalidades tipo II na evolução da doença, quando o rim é pequeno e demonstra ecos de alta intensidade através de toda sua substância (não tornando mais possível diferenciação entre córtex e medula).

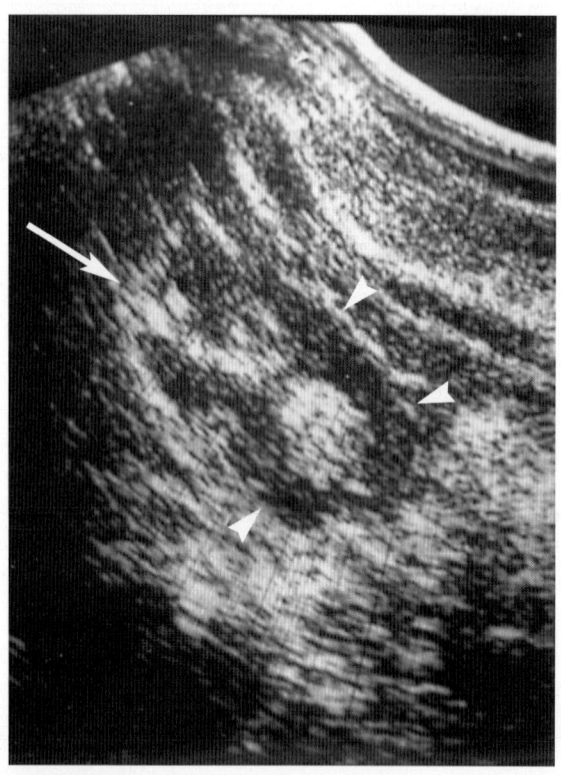

Fig. 4.36-2
Pielonefrite atrófica crônica. Sonograma em posição de pronação do rim (pontas de seta) mostra uma perda focal de parênquima renal e extensão dos cálices perifericamente desde o seio renal até a margem renal. Notar a área focal associada de ecogenicidade aumentada causada por fibrose (seta) no polo superior.[12]

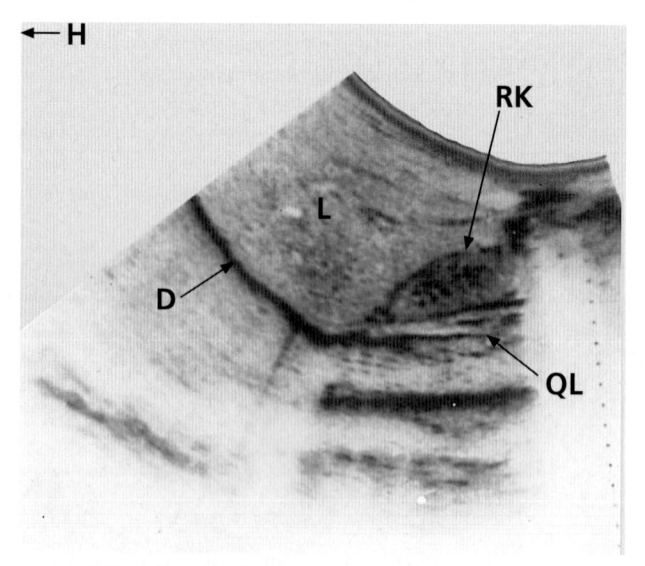

Fig. 4.36-3
Insuficiência renal causada por glomerulonefrite crônica. Sonograma parassagital demonstra um rim direito diminuto (RK) com adelgaçamento acentuado do parênquima renal. A ecogenicidade do tecido renal excede grandemente a do fígado adjacente (L). As pirâmides medulares não são mais distinguíveis. Escaneamentos do rim esquerdo mostraram achados semelhantes. (D, diafragma; H, cabeça; QL, músculo quadrado lombar.)[2]

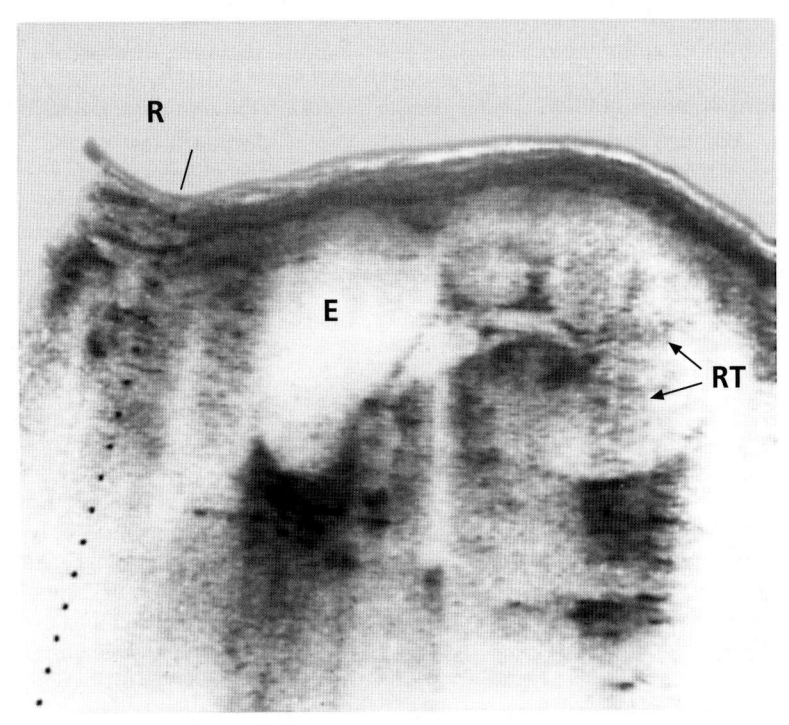

Fig. 4.36-4
Rejeição de transplante renal. Sonograma transversal mostra que o transplante renal (RT) se tornou imenso e perdeu sua definição corticomedular. O pedículo vascular renal está comprimido ao entrar no hilo renal. Um derrame (E), às vezes, observado com rejeição aguda de transplante, é observado medial ao rim (R, direito).[2]

4.37 ■ Coleções Líquidas em Torno do Rim Transplantado

Condição	Achados de Imagem	Comentários
Linfocele (Fig. 4.37-1)	Área cística bem definida que muitas vezes contém numerosas septações internas.	Acumulação localizada de linfa no espaço extraperitoneal que ocorre como resultado da interrupção dos linfáticos do receptor ou secundariamente a vazamento de linfa da superfície do rim transplantado. Linfocele é o tipo mais comum de coleção líquida extraurinária, vista em 1 a 15% dos pacientes de transplante renal. Geralmente uma complicação tardia em pacientes que tiveram um episódio prévio de rejeição do enxerto.
Urinoma (Fig. 4.37-2)	Coleção líquida extraurinária puramente cística. Muitas vezes acompanhada por hidronefrose secundária à compressão do ureter. Raramente contém septações internas.	Complicação pós-transplante inicial que se desenvolve por causa de extravasamento do sistema coletor. O vazamento urinário pode resultar de má técnica cirúrgica no local da ureteroneocistostomia ou de necrose ureteral causada por um suprimento sanguíneo comprometido, ou pode ser uma manifestação de rejeição de enxerto ureteral. Demonstração por radionuclídeo de um vazamento urinário confirma o diagnóstico.
Abscesso (Fig. 4.37-3)	Massa complexa que tipicamente contém numerosos ecos internos (causados por septos e detritos) e tem limites relativamente mal definidos (inflamação e edema em torno da lesão). Detritos em um abscesso podem mover-se com alterações na posição do paciente.	Complicação precoce que produz febre pós-operatória inexplicada. Captação aumentada de isótopo na cintigrafia com ^{67}Ga confirma a presença de um abscesso, embora uma imagem falso-positiva possa ser produzida pela cura da ferida ou por rejeição.

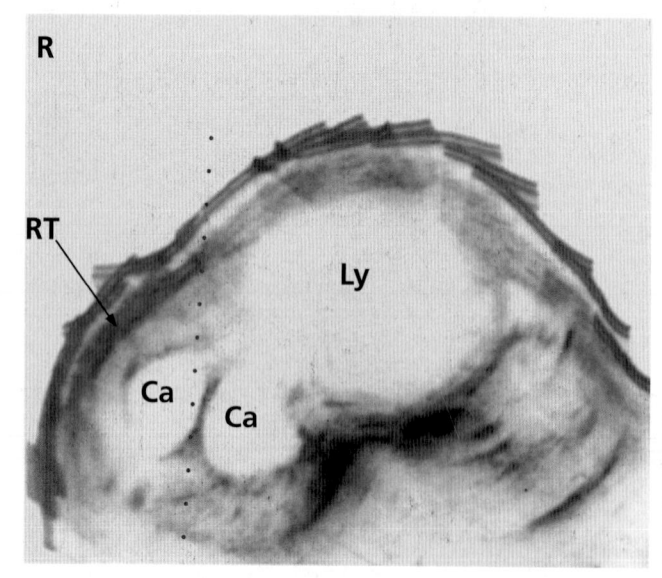

Fig. 4.37-1
Linfocele. Sonograma transverso da fossa ilíaca direita mostra uma grande linfocele (Ly) obstruindo o rim transplantado (RT) e causando dilatação grosseira dos cálices (Ca) e leve adelgaçamento do parênquima renal sobrejacente. Uma pequena ascite é vista adjacente à linfocele. (R, direita.)[2]

4.37 ■ COLEÇÕES LÍQUIDAS EM TORNO DO RIM TRANSPLANTADO

Condição	Achados de Imagem	Comentários
Hematoma (Fig. 4.37-4)	Hematoma agudo produz uma coleção líquida extraurinária hipoecoica ou anecoica. Um hematoma antigo aparece como uma massa complexa contendo componentes ecogênicos e císticos (pode ser difícil distinguir de um abscesso).	Pequenos hematomas clinicamente insignificantes são vistos frequentemente no período pós-operatório imediato. Um hematoma grande pode desenvolver-se por causa de ruptura do enxerto ou lesão do pedículo vascular do rim transplantado.

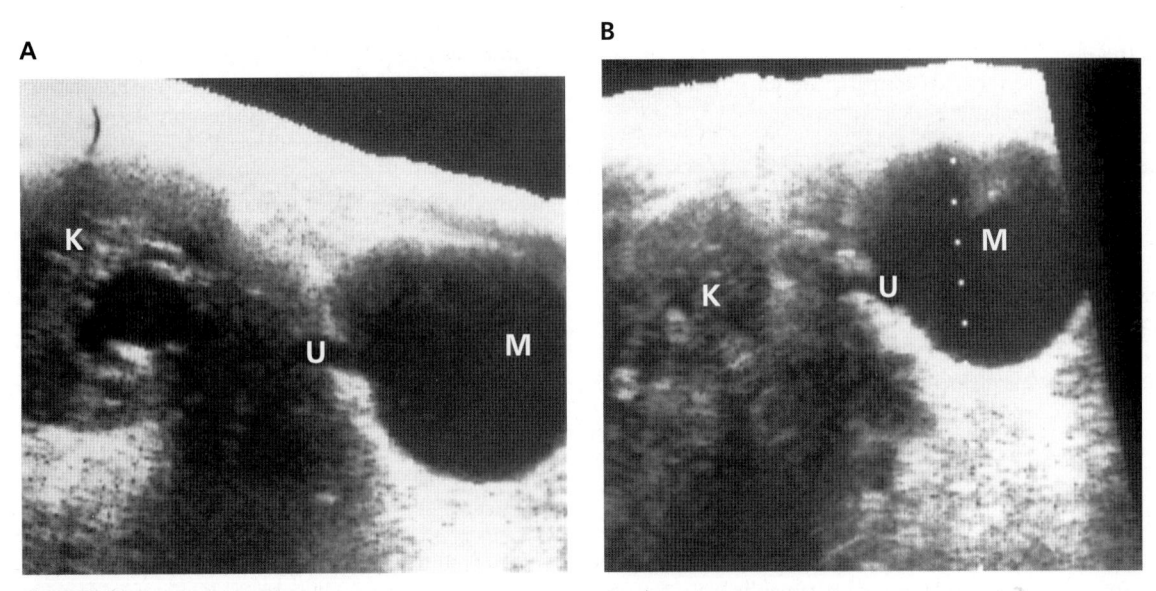

Fig. 4.37-2
Urinoma. Sonogramas (A) sagital e (B) transverso mostram a grande massa sonotransparente (M) conectada pelo ureter (U) ao transplante renal (K).[27]

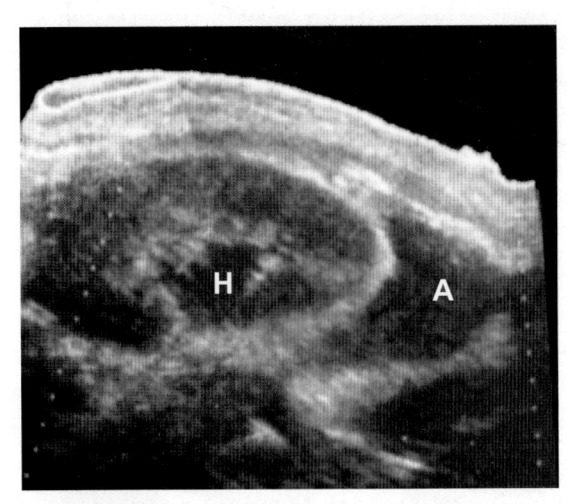

Fig. 4.37-3
Abscesso. Massa complexa com ecos internos (A) adjacente ao rim transplantado. Observar a hidronefrose (H).

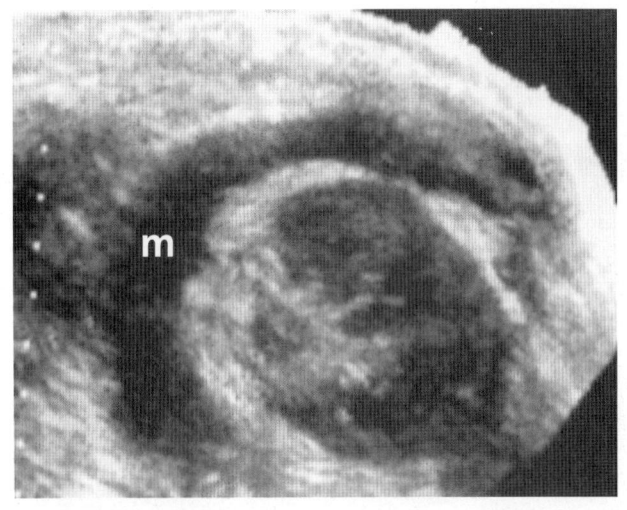

Fig. 4.37-4
Hematoma. Coleção líquida hipoecoica (m) em torno do rim transplantado.

4.38 ■ Massas Suprarrenais em Tomografia Computadorizada

Condição	Achados de Imagem	Comentários
Síndrome de Cushing Adenoma cortical funcionante (Fig. 4.38-1)	Massa sólida que pode ter um baixo valor de atenuação em razão de um alto conteúdo de lipídio.	Encontrado em 10 a 15% dos pacientes com síndrome de Cushing. Pode ser impossível de diferenciar de carcinoma suprarrenal (encontrado em aproximadamente 5% dos pacientes com síndrome de Cushing).
Hiperplasia suprarrenal (Figs. 4.38-2 e 4.38-3)	Aumento suprarrenal difuso, bilateral, com preservação da forma (pode ter um componente nodular).	Achados associados de TC em pacientes com síndrome de Cushing são valor anormalmente baixo de atenuação do fígado resultando da deposição hepática de gordura e aumento na gordura retroperitoneal e subcutânea.
Aldosteronoma (Fig. 4.38-4)	Anormalidade de contorno (frequentemente pequena). Muitas vezes contem grande quantidade de gordura que produz um baixo valor de atenuação.	Aldosteronomas tendem a ser muito menores do que os grandes adenomas corticais em pacientes com síndrome de Cushing. Tumores com baixa atenuação podem ser difíceis de distinguir da gordura retroperitoneal.
Carcinoma (Figs. 4.38-5 e 4.38-6)	Muitas vezes massas sólidas bilaterais que frequentemente contêm áreas de baixa densidade resultantes de necrose ou hemorragia prévia.	Geralmente cresce lentamente e pode tornar-se extremamente grande antes de produzir sintomas. Uma vez que metástases linfáticas e hepáticas sejam comuns no momento da apresentação inicial, TC em múltiplos níveis abdominais deve ser realizada antes que uma ressecção seja tentada.
Metástases (Figs. 4.38-7 a 4.38-9)	Massas de densidade de tecido mole que variam consideravelmente em tamanho e são frequentemente bilaterais.	Local comum de doença metastática (especialmente por tumores primários do pulmão, mama, tireoide, cólon e melanoma). Podem parecer heterogêneas ou mesmo císticas se tiver ocorrido necrose tumoral.

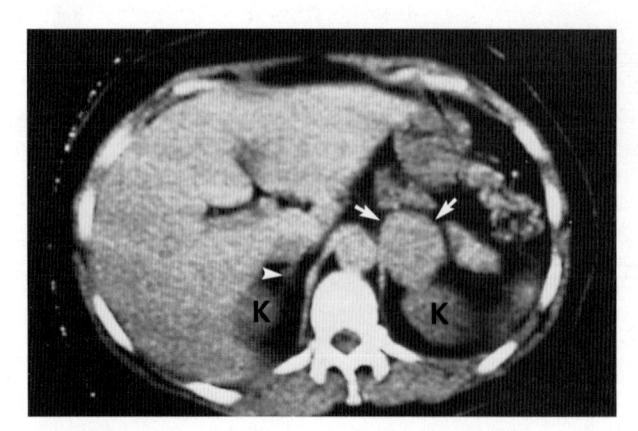

Fig. 4.38-1
Síndrome de Cushing causada por adenoma cortical funcionante. Massa de 4 cm na glândula suprarrenal esquerda (setas) é vista posterior à cauda do pâncreas e anterior ao rim (K). A ponta de seta aponta a glândula suprarrenal direita normal.[30]

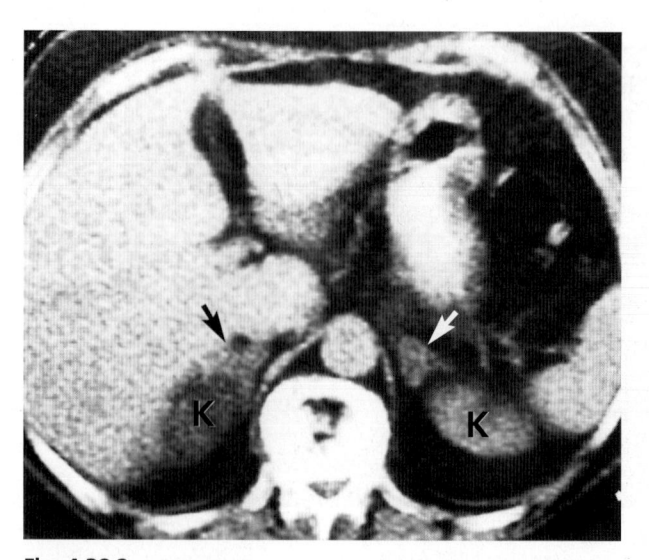

Fig. 4.38-2
Síndrome de Cushing causada por hiperplasia suprarrenal. Embora as glândulas suprarrenais estejam aumentadas (setas), sua configuração normal está mantida. (K, rins.)[30]

Condição	Achados de Imagem	Comentários
Adenoma não funcionante (Figs. 4.38-10 e 4.38-11)	Massa lisa, bem definida, com baixa atenuação refletindo seu conteúdo lipídico.	Cerca de 30% dos adenomas não contêm lipídio suficiente para ter baixa atenuação em TC. Para fazer a distinção crítica entre adenoma e metástase, escaneamentos tardios podem ser obtidos, a fim de avaliar a remoção do material de contraste. Perda de 50% do valor de atenuação da massa suprarrenal em TC tardia é específica de um adenoma; menos de 50% de remoção poderia refletir uma metástase ou um adenoma atípico.

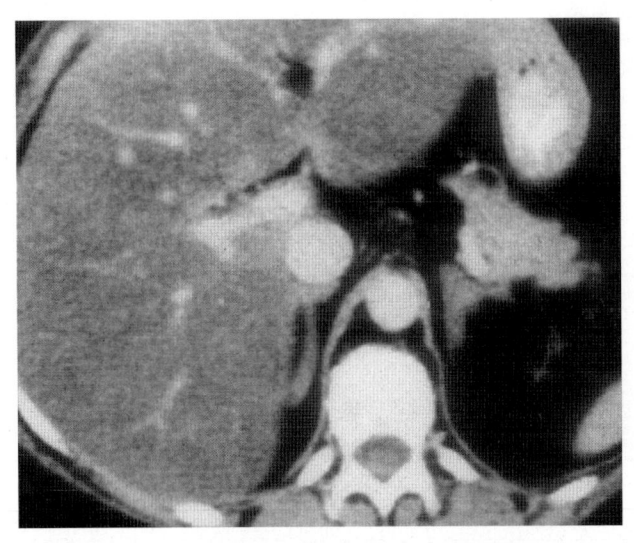

Fig. 4.38-3
Síndrome de Cushing causada por hiperplasia suprarrenal. Há espessamento dos ramos da glândula suprarrenal esquerda, mas uma glândula suprarrenal direita normal. A proeminente gordura intra-abdominal e esteatose hepática são achados típicos nesta doença.[41]

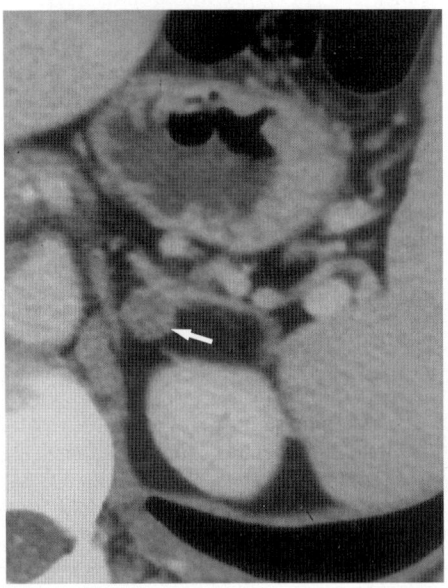

Fig. 4.38-4
Aldosteronoma. Há uma massa suprarrenal esquerda bem circunscrita (seta).[41]

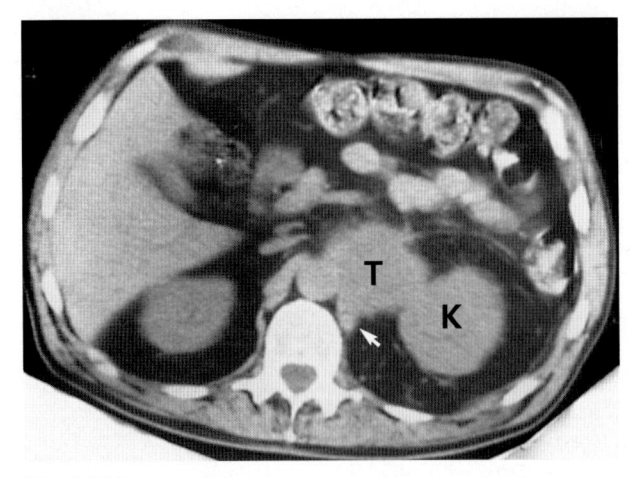

Fig. 4.38-5
Carcinoma suprarrenal. Grande tumor de tecido mole (T) invadindo o aspecto anteromedial do rim esquerdo (K) e o pilar esquerdo do diafragma (seta).[42]

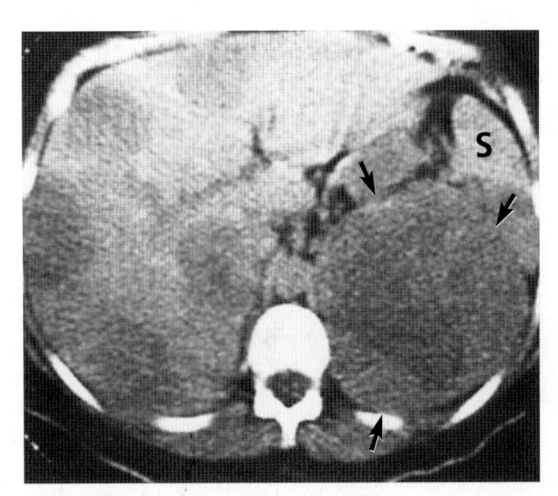

Fig. 4.38-6
Carcinoma suprarrenal causando síndrome adrenogenital. Grande massa no quadrante superior esquerdo (setas) desviando o baço (S) anteriormente. Múltiplas metástases redondas estão presentes no fígado.[43]

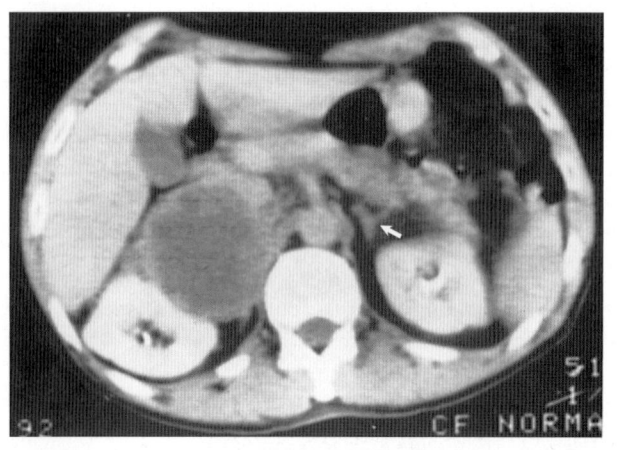

Fig. 4.38-7
Metástase. Imensa massa irregular com baixa atenuação representando uma metástase suprarrenal de carcinoma *oatcell* do pulmão. A glândula suprarrenal esquerda (seta) é normal.

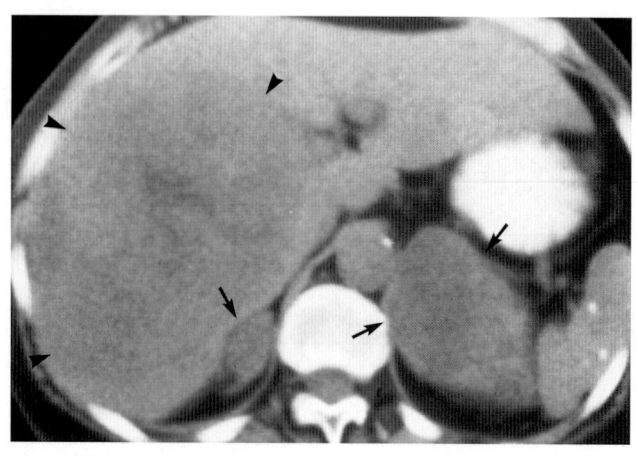

Fig. 4.38-8
Metástases. Metástases suprarrenais bilaterais (setas) em um paciente com carcinoma do cólon. Uma grande metástase hepática (pontas de seta) também está presente.[30]

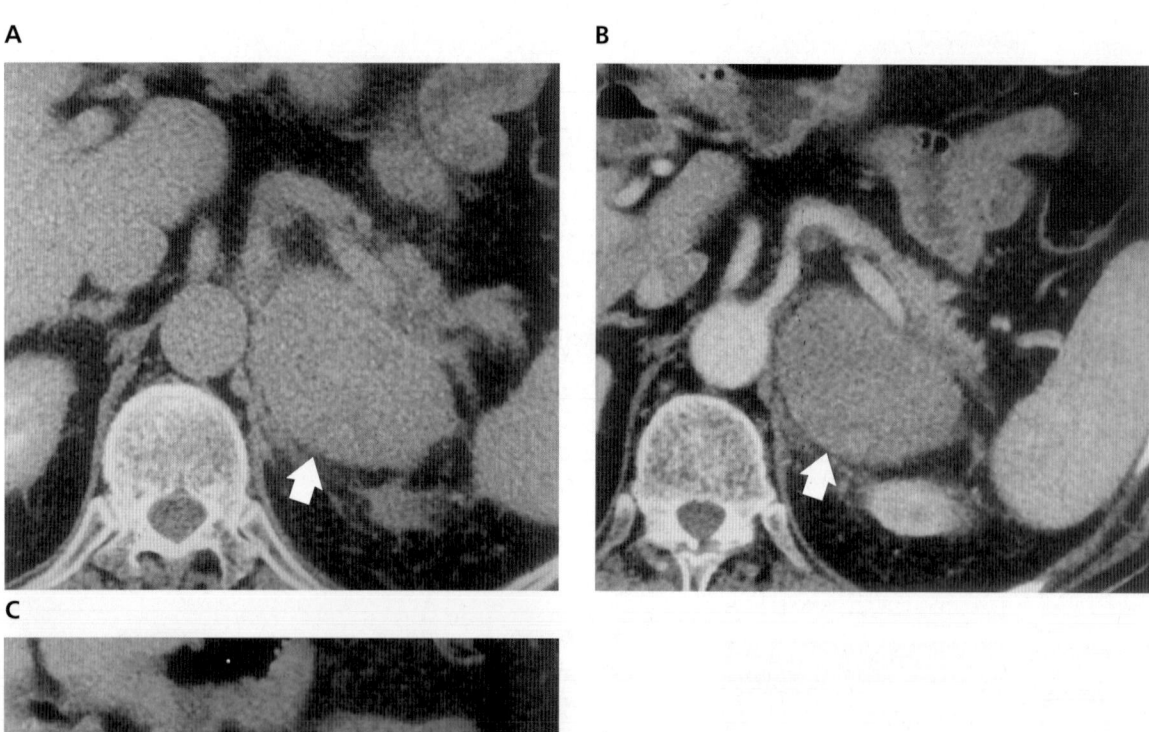

Fig. 4.38-9
Metástase. Padrão típico de atenuação e remoção de contraste da metástase. (A) Escaneamento sem contraste em um homem com câncer de pulmão mostra uma glândula suprarrenal esquerda aumentada (seta) com margens irregulares e atenuação de 40 UH. (B) Na imagem da fase contrastada dinâmica, há apenas um aumento mínimo na atenuação para 53 UH. (C) Na imagem retardada de 10 minutos da glândula suprarrenal esquerda (seta), há intensificação persistente (56 UH). A falta de remoção importante é compatível com uma metástase suprarrenal.[41]

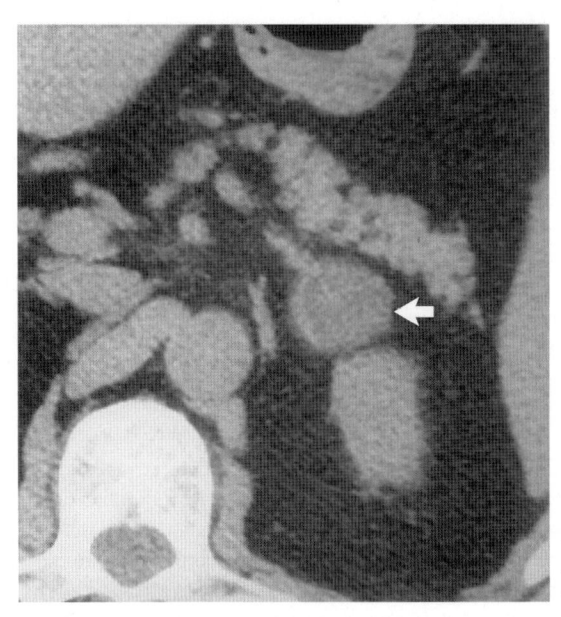

4.38 ■ MASSAS SUPRARRENAIS EM TOMOGRAFIA COMPUTADORIZADA

Fig. 4.38-10
Adenoma. Massa suprarrenal esquerda lisa, bem definida (seta) com típica atenuação baixa.[41]

A

B

C

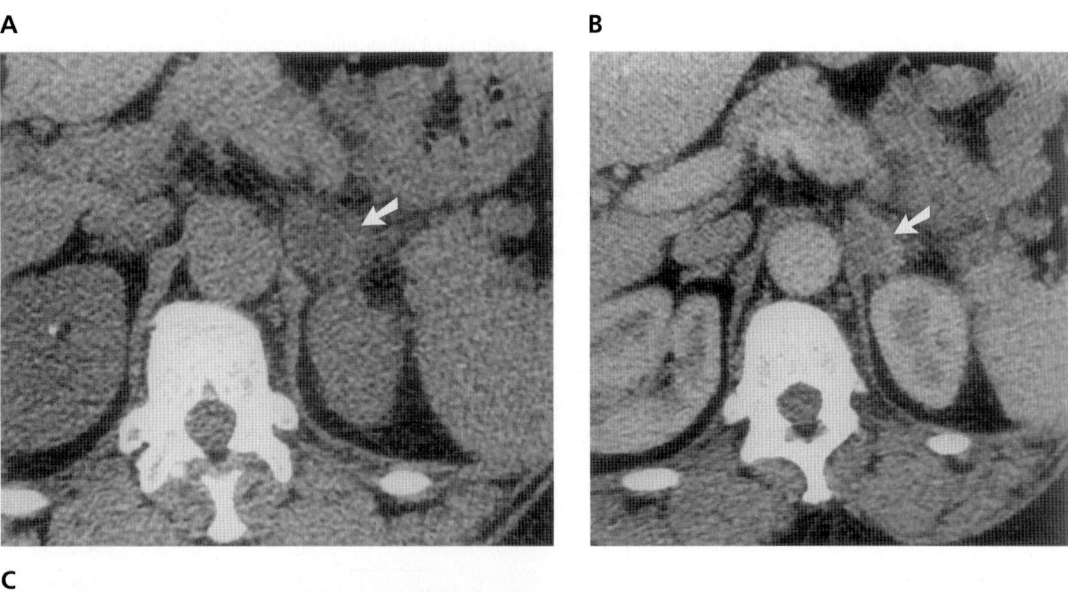

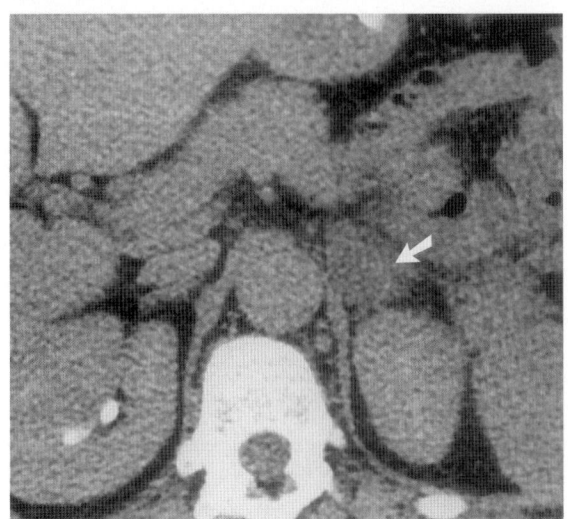

Fig. 4.38-11
Adenoma. Padrão típico de atenuação e remoção de contraste de adenoma. (A) Escaneamento sem intensificação em uma mulher com história de câncer de mama mostra uma massa suprarrenal esquerda (seta) com uma atenuação de 4 UH, compatível com um adenoma. (B) na imagem da fase intensificada dinâmica, a glândula suprarrenal (seta) contrasta vigorosamente a 54 UH. (C) Na imagem retardada de 10 minutos, a atenuação da glândula suprarrenal esquerda (seta) é de 23 UH (mais baixa que a da glândula suprarrenal direita, rins e fígado normais). A remoção de mais de 50% é diagnóstica de um adenoma e confirma o achado no escaneamento não intensificado inicial.[41]

Condição	Achados de Imagem	Comentários
Mielolipoma/adenolipoma (Fig. 4.38-12)	Massa bem circunscrita que tem valor de atenuação na faixa da gordura e frequentemente contém áreas de calcificação.	Tumores raros que podem ser indistinguíveis de adenomas corticais e aldosteronomas, que também podem ter baixos valores de atenuação como resultado do seu alto conteúdo de gordura.
Feocromocitoma (Figs. 4.38-13 e 4.38-14)	Usualmente uma massa suprarrenal unilateral (10% são bilaterais) de densidade de tecido mole. Pode ter um valor de atenuação menor que o do parênquima hepático ou renal e simular uma lesão cística de parede espessa.	Se as glândulas adrenais forem normais apesar de forte suspeita clínica de um feocromocitoma, o resto do abdome e pelve deve ser examinado para detectar os aproximadamente 10% de tumores que são ectópicos. O exame pode ser expandido para o pescoço e tórax, se o abdome e pelve forem normais.
Neuroblastoma	Massa de tecido mole ou gordurosa que muitas vezes contém calcificação e pode ter componentes císticos.	Tomografia computadorizada pode detectar calcificação que não é facilmente aparente em radiografia convencional. Também é capaz de demonstrar facilmente metástases hepáticas, esqueléticas e pulmonares para estadiamento acurado, bem como avaliar a resposta ao tratamento e detectar doença recorrente.
Linfoma (Fig. 4.38-15)	Frequentemente massas renais bilaterais.	Linfoma não Hodgkin é o subtipo mais comum. Bilateral em 50% dos casos, linfoma suprarrenal usualmente é associado à adenopatia retroperitoneal ou outros locais de metástases.
Hemorragia suprarrenal (Fig. 4.38-16)	Atenuação aumentada se a hemorragia for aguda.	Secundária a trauma (80%), terapia anticoagulante sistêmica, sepse, ou estresse como cirurgia.
Cisto suprarrenal	Massa arredondada de baixa densidade. Orla de calcificação ocorre em aproximadamente 15% dos casos.	Mais comumente um pseudocisto, que resulta da necrose degenerativa e hemorragia dentro de uma massa suprarrenal. Outros tipos de cistos incluem parasitário, epitelial e endotelial (linfangiectásico, angiomatoso e hamartomatoso).
Cisto hidático (Fig. 4.38-17)	Aparência variável desde lesão puramente cística ou sólida a uma massa cística complexa com septos e cistos-filhos intraluminais.	Manifestação rara de doença equinocócica disseminada. As características de imagem dependem da fase de evolução da doença.

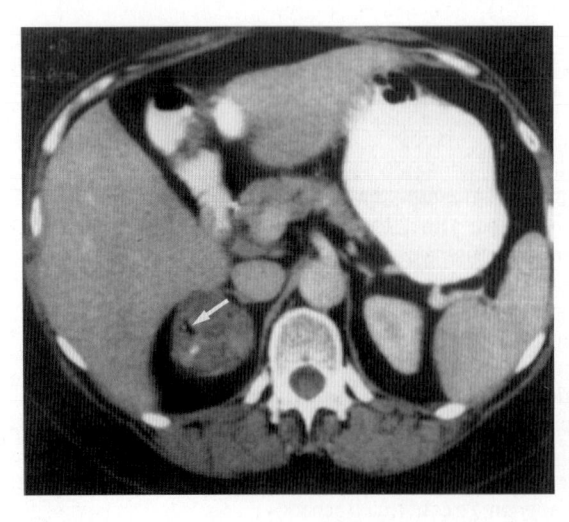

Fig. 4.38-12
Mielolipoma. Massa suprarrenal direita descoberta incidentalmente contendo uma pequena quantidade de gordura (seta). Observar a calcificação no interior da lesão.[44]

Condição	Achados de Imagem	Comentários
Linfangioma (Fig. 4.38-18)	Massa cística com septos internos.	Geralmente um achado incidental, embora sintomas (dor no flanco, náusea, vômito) possam resultar de compressão local.
Hemangioma (Fig. 4.38-19)	Massa hipoatenuada que pode conter áreas necróticas e flebólitos.	Raro e geralmente assintomático, embora uma grande massa possa causar sintomas.

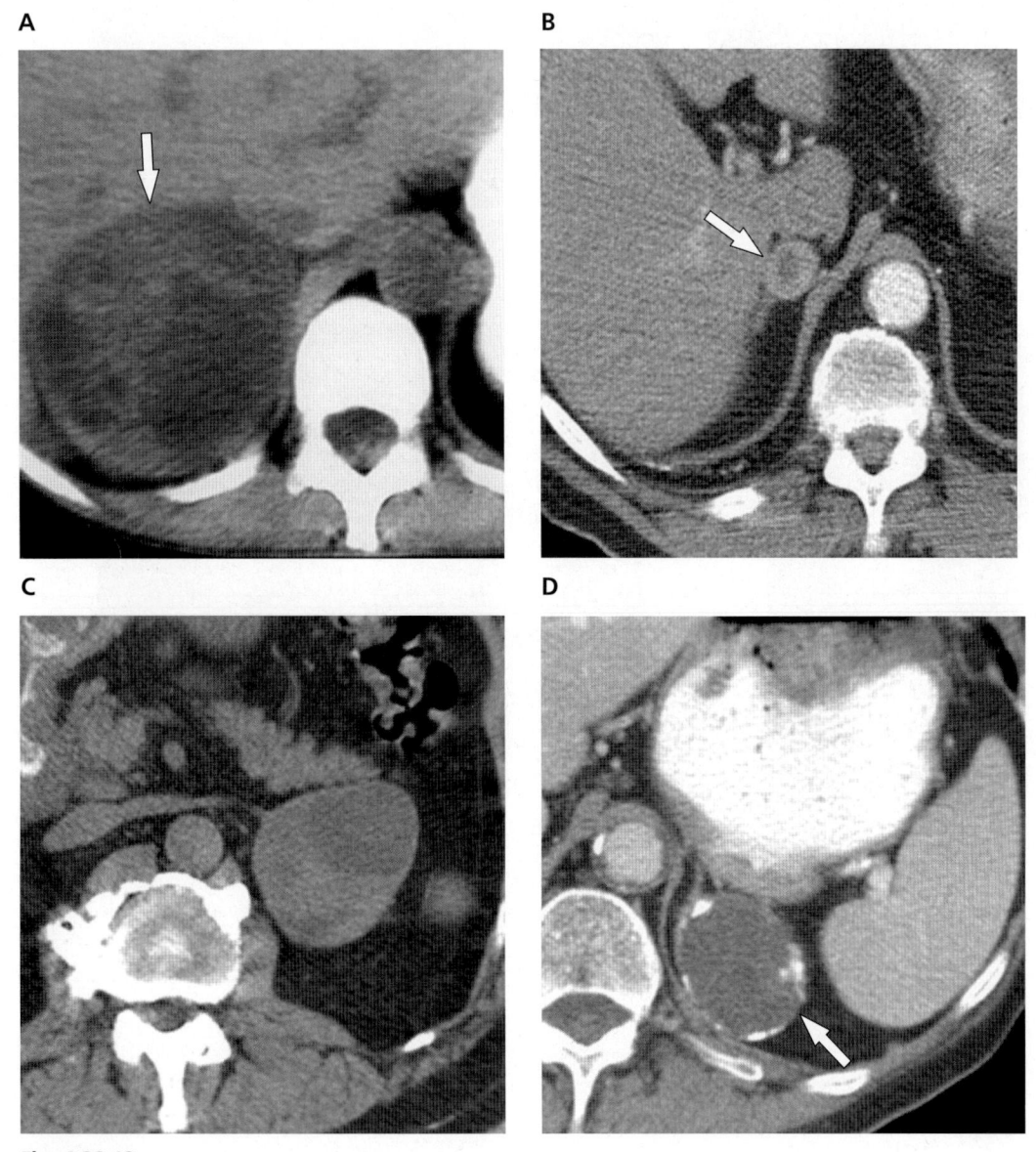

Fig. 4.38-13
Feocromocitoma (variedade de aspectos). (A) Escaneamento sem contraste mostra uma massa heterogeneamente atenuada na glândula suprarrenal direita (seta). (B) Escaneamento com contraste mostra uma massa na glândula suprarrenal direita (seta) com intensificação periférica e uma área central de baixa atenuação causada por necrose. (C) Escaneamento sem contraste mostra uma massa com componentes císticos e sólidos na glândula suprarrenal esquerda. (D) Escaneamento com contraste mostra uma lesão suprarrenal cística com uma orla calcificada (seta).[45]

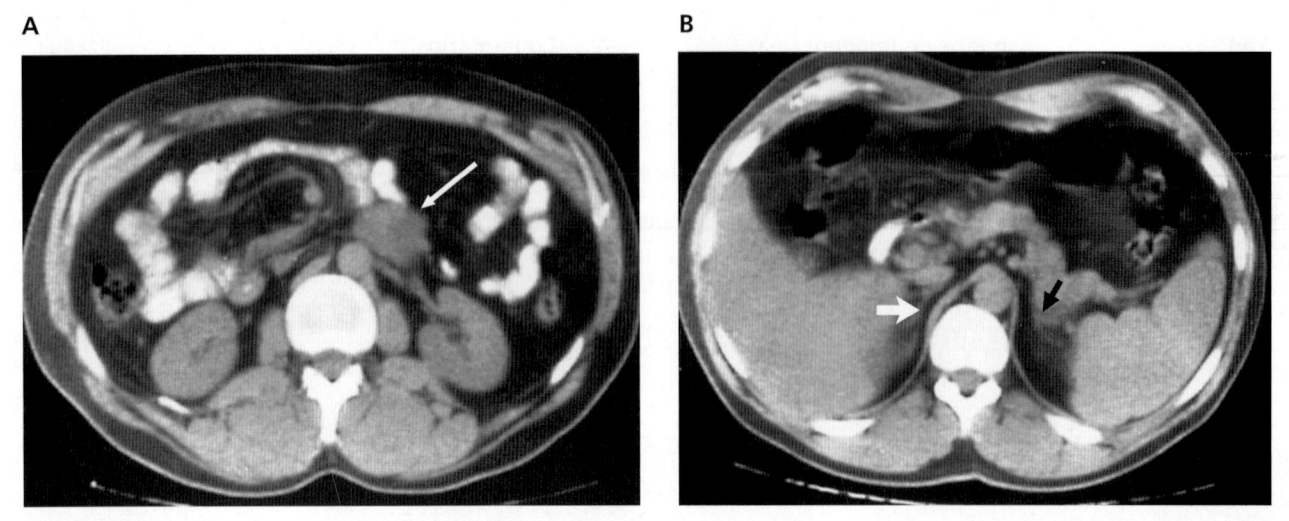

Fig. 4.38-14
Feocromocitoma ectópico. (A) Massa de tecido mole (seta) adjacente à aorta e na frente da veia renal esquerda. (B) Escaneamento tirado em um nível mais alto demonstra que ambas as glândulas suprarrenais direita e esquerda são normais (setas).[46]

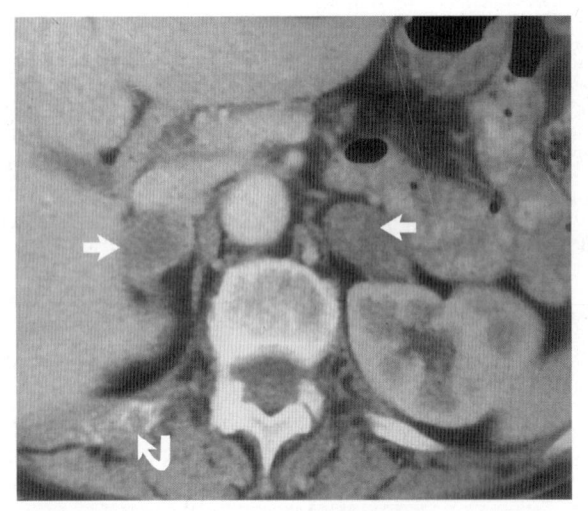

Fig. 4.38-15
Linfoma. Massas suprarrenais bilaterais (setas retas). Observar a lesão linfomatosa destrutiva comprometendo a costela direita (seta curva).[41]

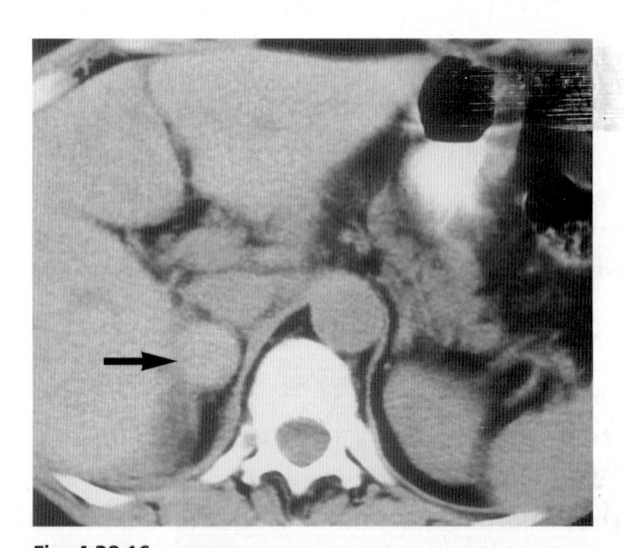

Fig. 4.38-16
Hemorragia. Imagem não intensificada obtida dois depois de acidente de veículo a motor mostra uma massa suprarrenal direita aumentada (seta) com um valor de atenuação de 53 UH. A massa não estava presente em TC feitas à admissão (não mostrado).[41]

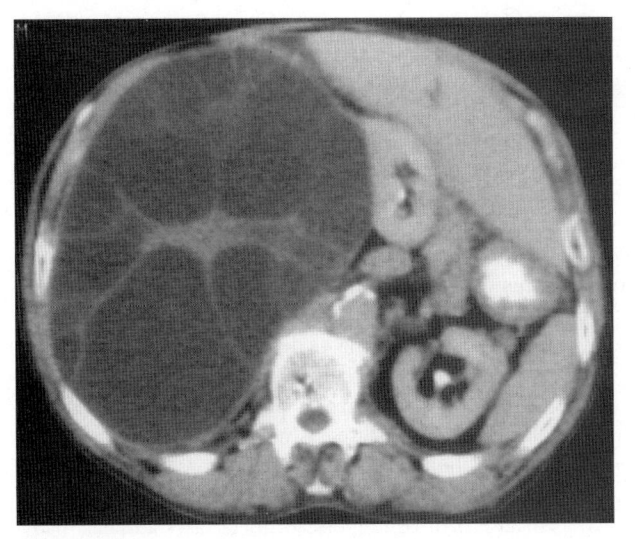

4.38 ■ MASSAS SUPRARRENAIS EM TOMOGRAFIA COMPUTADORIZADA

Fig. 4.38-17
Cisto hidático. Grande massa cheia de cistos-filhos que produzem uma aparência de favo.[47]

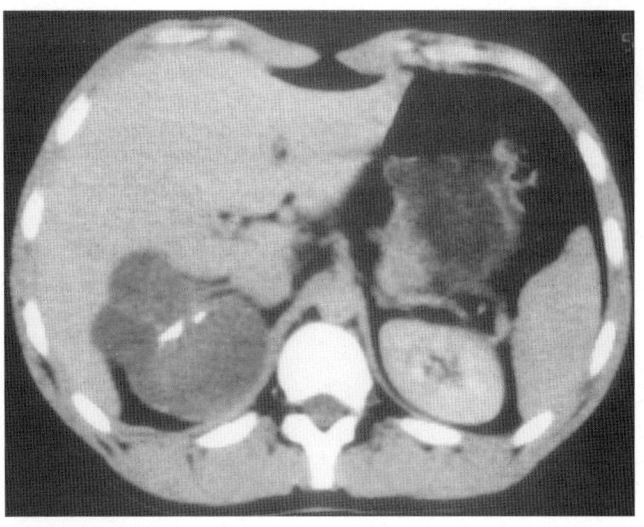

Fig. 4.38-18
Linfangioma. Massa cística lobulada com septos calcificados.[47]

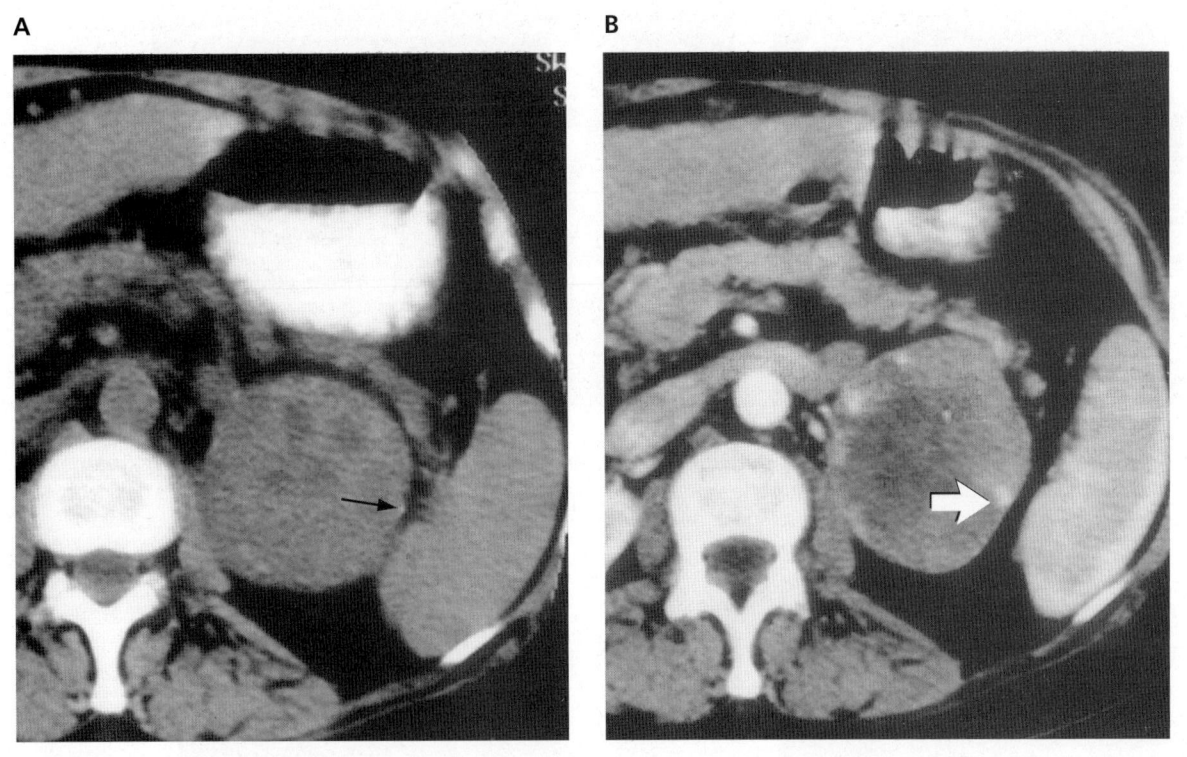

Fig. 4.38-19
Hemangioma. Escaneamentos (A) antes e (B) depois da injeção de contraste mostram uma massa de tecido mole bem circunscrita com calcificação pontilhada (seta em A) e contraste nodular periférico (seta em B).[47]

4.39 ■ Massas Suprarrenais em Imagem de Ressonância Magnética

Condição	Achados de Imagem	Comentários
Adenoma (Figs. 4.39-1 e 4.39-2)	Tipicamente ligeiramente hipointenso ou isointenso em relação ao fígado em imagens ponderadas em T1, e ligeiramente hiperintenso ou isointenso ao parênquima hepático em imagens ponderadas em T2.	Adenomas adrenais hiperfuncionantes podem causar síndrome de Cushing ou aldosteronismo (síndrome de Conn). Adenomas adrenais não funcionantes são usualmente detectados incidentalmente e podem simular metástases quando ocorrem em pacientes com câncer. Imagem em sequência de desvio químico, que é usado para detectar lipídio dentro de um órgão, é o método mais sensível para fazer a diferenciação crítica entre adenomas e metástases. Em imagens fora de fase, há uma diminuição de sinal nos adenomas que contêm lipídio, que aparecem mais escuros do que em imagens em fase. Em contraposição, metástases adrenais não contêm lipídio e não há perda importante de sinal em imagens fora de fase.

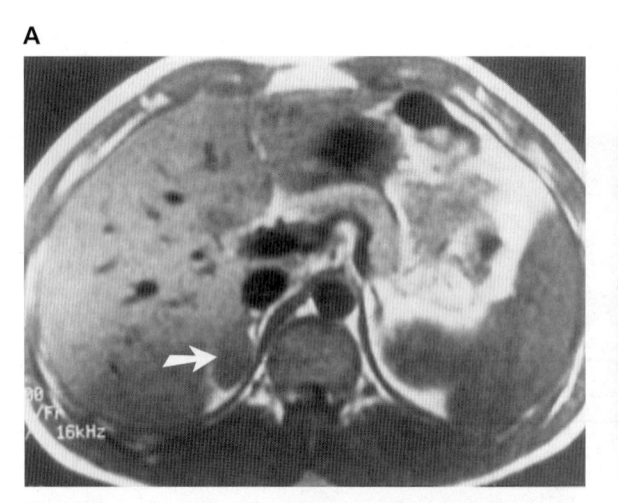

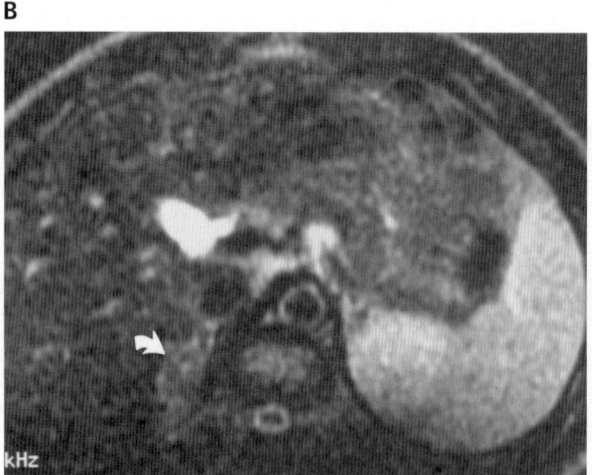

Fig. 4.39-1
Adenoma. (A) Imagem ponderada em T1 (sem saturação de gordura) mostra uma massa suprarrenal direita (seta) com uma intensidade de sinal similar àquela do fígado. (B) Imagem ponderada em T2 mostra que a intensidade de sinal da massa (seta) permanece semelhante à do fígado. Este padrão é típico dos adenomas suprarrenais, que tendem a ser iguais ao fígado em intensidade de sinal em todas as sequências de pulsos.[48]

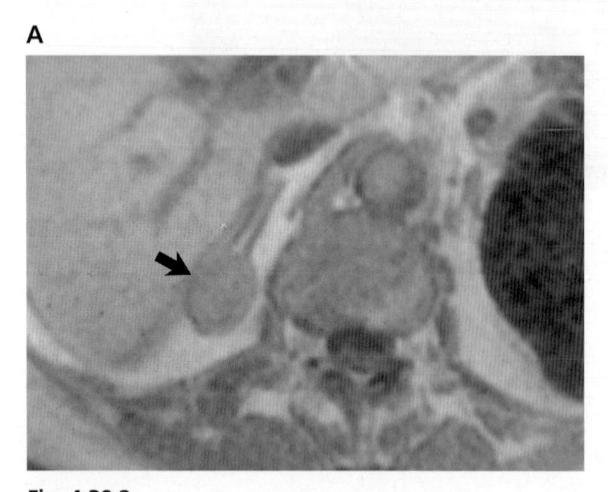

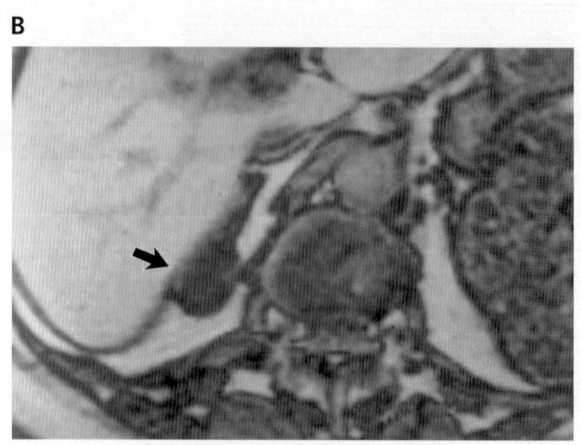

Fig. 4.39-2
Imagem de derivação química no adenoma. (A) Imagem ponderada em T1 dentro de fase demonstra uma massa suprarrenal direita (seta) que fora previamente detectada em uma mulher com câncer de mama. (B) Na imagem fora de fase, há uma queda de sinal na glândula suprarrenal (seta), o que é diagnóstico de um adenoma.[49]

4.39 ■ MASSAS SUPRARRENAIS EM IMAGEM DE RESSONÂNCIA MAGNÉTICA

Condição	Achados de Imagem	Comentários
Hiperplasia suprarrenal	Intensidade de sinal segue estritamente a da glândula suprarrenal normal.	TC é preferível para demonstrar o aumento suprarrenal bilateral difuso com preservação da forma que é característico desta afecção.
Carcinoma (Fig. 4.39-3)	Grande massa que é heterogênea em imagens ponderadas tanto em T1 quanto em T2 em razão da presença de hemorragia e necrose internas.	Raro tumor que usualmente é grande no momento do diagnóstico e pode manifestar-se como uma massa hiperfuncionante. Imagem em RM multiplanar (especialmente projeções sagitais e coronais) é valiosa para demonstrar invasão tumoral de órgãos adjacentes e extensão direta para a veia cava inferior.
Metástases (Figs. 4.39-4 e 4.39-5)	Geralmente bilaterais, metástases têm baixa intensidade de sinal em imagens ponderadas em T1, alta intensidade de sinal em imagens ponderadas em T2, e mostram progressiva intensificação de contraste.	As mais comuns lesões malignas que comprometem a glândula suprarrenal. O aspecto mais importante para diferenciar metástases de adenomas é a ausência de perda de sinal em imagens fora de fase.

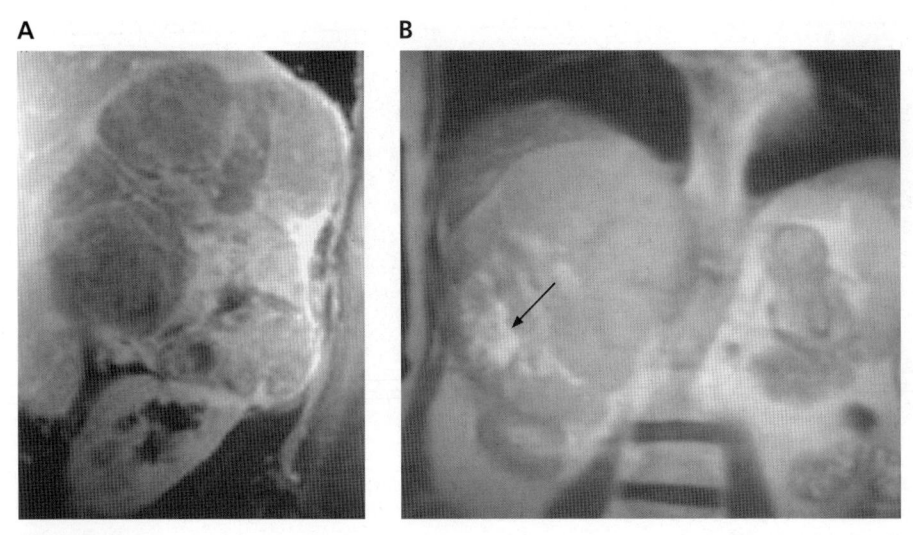

Fig. 4.39-3
Carcinoma. Imagens (A) sagital ponderada em T1 e (B) coronal ponderada em T2 com contraste mostram uma grande massa comprometendo a glândula suprarrenal direita. A massa exibe baixa intensidade heterogênea de sinal na imagem ponderada em T1 e alta intensidade de sinal com um padrão heterogêneo de intensificação e áreas de necrose (seta em B) na imagem ponderada em T2.[50]

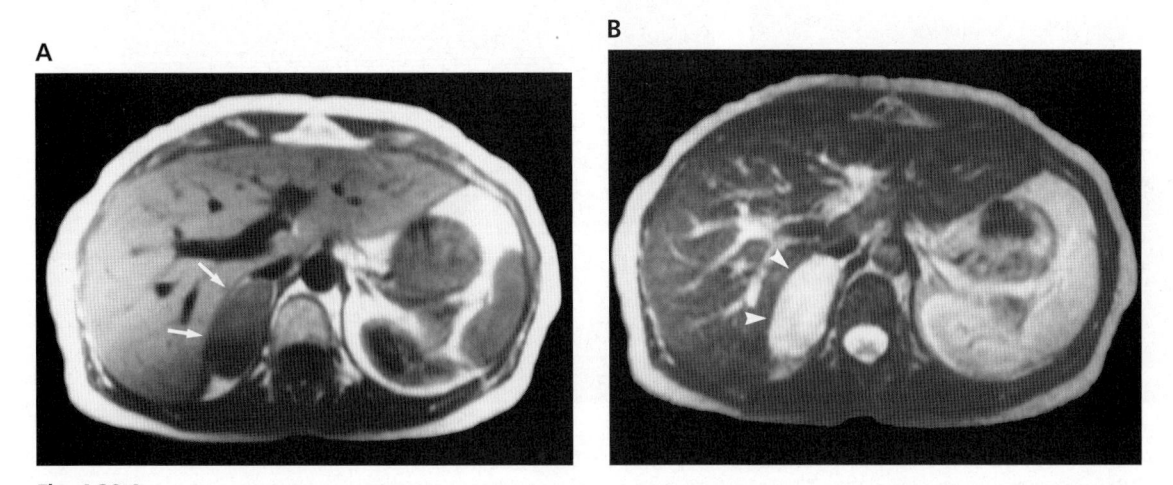

Fig. 4.39-4
Metástase (carcinoma de mama). (A) Imagem ponderada em T1 (sem saturação da gordura) mostra uma grande massa suprarrenal direita (setas) que é hipointensa de um modo inespecífico em relação ao fígado. (B) Imagem ponderada em T2 mostra que a lesão (pontas de seta) se tornou hiperintensa em relação ao fígado, obedecendo à aparência típica de uma metástase suprarrenal.[48]

Condição	Achados de Imagem	Comentários
Feocromocitoma (Fig. 4.39-6)	Caracteristicamente um aumento pronunciado na intensidade de sinal em relação ao fígado em imagens ponderadas em T2.	Capacidade de imagem multiplanar da RM é de valor para procurar feocromocitomas extrasuprarrenais, os quais podem jazer em qualquer local ao longo da cadeia simpática.
Mielolipoma (Fig. 4.39-7)	Regiões contendo gordura dentro do tumor têm uma intensidade de sinal idêntica à da gordura subcutânea e retroperitoneal em todas as sequências de pulsos.	A aparência de um mielolipoma depende da quantidade relativa de gordura contida dentro do tumor. Se necessário, técnicas de saturação da gordura podem ser efetuadas para provar a natureza gordurosa da lesão.
Hemorragia (Figs. 4.39-8 e 4.39-9)	Aparência variável que reflete as fases evolutivas da hemorragia em imagem por RM.	Pode ser espontânea, traumática, ou relacionada com anticoagulação. Hemorragia suprarrenal neonatal pode ser relacionada com o trauma do parto, septicemia, asfixia ou fatores da coagulação anormais.

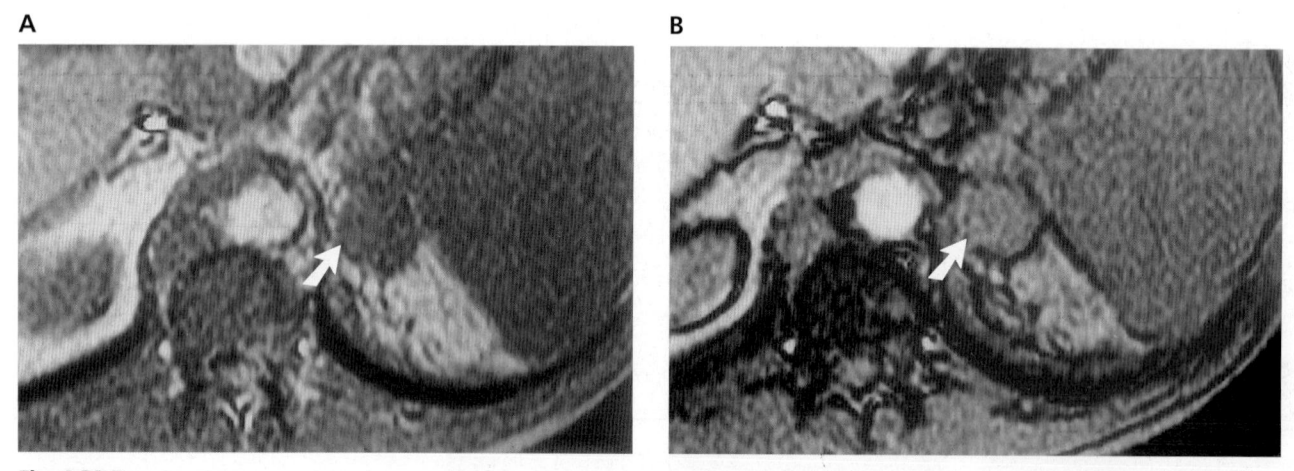

Fig. 4.39-5
Imagem de desvio químico em metástase. (A) Imagem dentro de fase ponderada em T1 demonstra uma massa suprarrenal esquerda (seta) em um homem com câncer de pulmão. (B) Na imagem fora de fase não há perda significativa de sinal na glândula suprarrenal em comparação à do baço, compativelmente com uma metástase.[49]

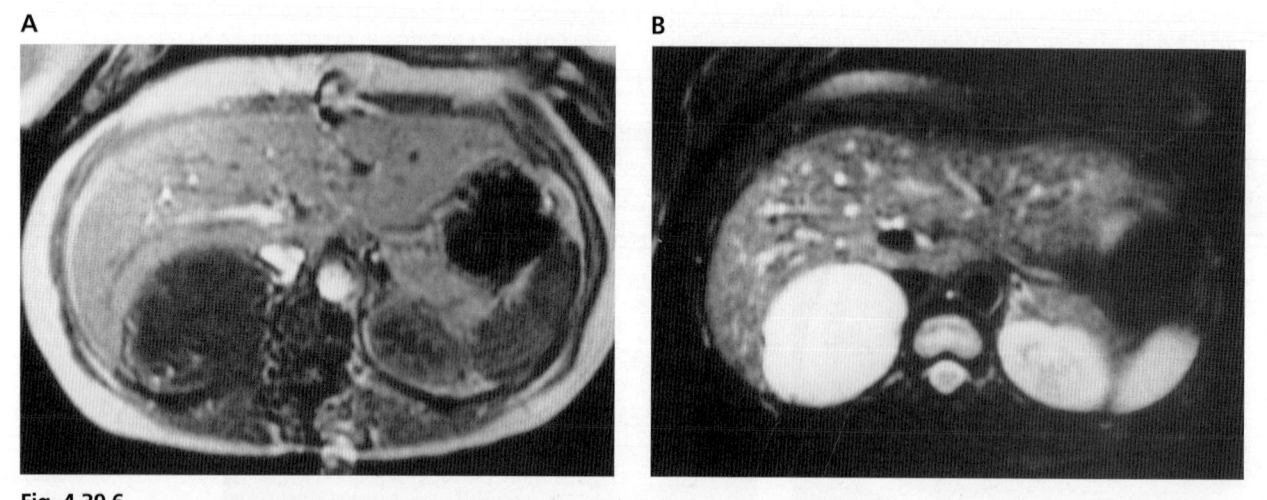

Fig. 4.39-6
Feocromocitoma. (A) Imagem de gradiente-eco ponderada em T1 mostra uma grande massa suprarrenal direita que é hipointensa em relação ao fígado. (B) Escaneamento ponderado em T2 com saturação da gordura mostra acentuada hiperintensidade da lesão suprarrenal causada pelo longo tempo de relaxamento de T2 classicamente descrito a respeito dos feocromocitomas.[48]

4.39 ■ MASSAS SUPRARRENAIS EM IMAGEM DE RESSONÂNCIA MAGNÉTICA

Condição	Achados de Imagem	Comentários
Cisto (Fig. 4.39-10)	Conteúdo tem o aspecto típico de líquido (hipointenso em imagens ponderadas em T1 e hiperintenso em imagens ponderadas em T2).	Cistos epitelizados são o tipo mais comum de lesões císticas suprarrenais.
Pseudocisto (Fig. 4.39-11)	Aparência complexa com septações, produtos de sangue, ou um componente de tecido mole secundário à hemorragia ou trombo hialinizado.	Representando cerca de 40% das lesões císticas da suprarrenal, os pseudocistos tipicamente se originam depois de um episódio de hemorragia suprarrenal e não têm um revestimento epitelial. Eles também podem resultar de necrose degenerativa e hemorragia dentro de uma massa suprarrenal.

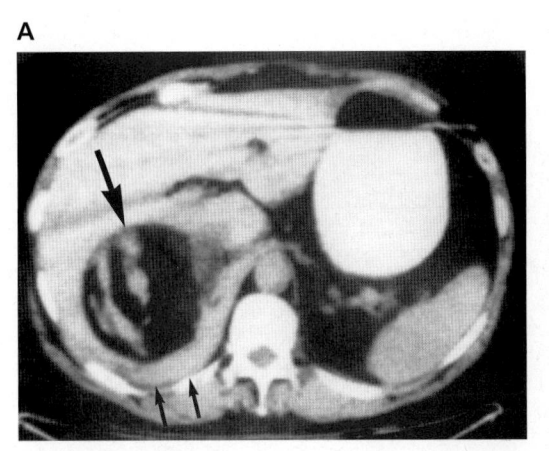

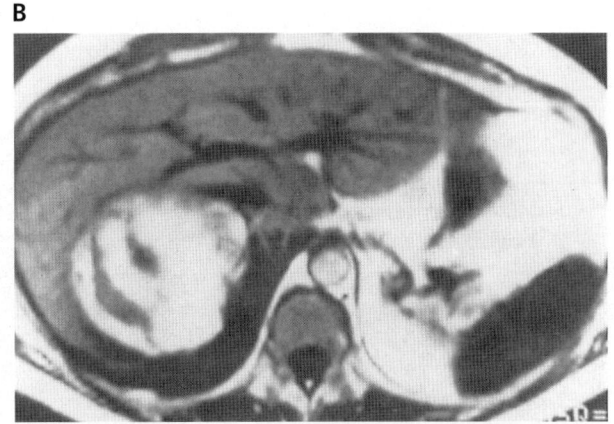

Fig. 4.39-7
Mielolipoma. (A) TC mostra uma massa na glândula suprarrenal direita (seta grande) com hemorragia circundando (setas pequenas) que foi mais predominante em cortes obtidos em níveis mais inferiores. (B) Imagem ponderada em T1 (sem saturação da gordura) em uma unidade idêntica mostra sinal hiperintenso correspondendo à gordura dentro da lesão. Áreas de hemorragia podem ser diferenciadas de gordura comparando-se os aspectos das imagens sem saturação da gordura e com saturação da gordura.[48]

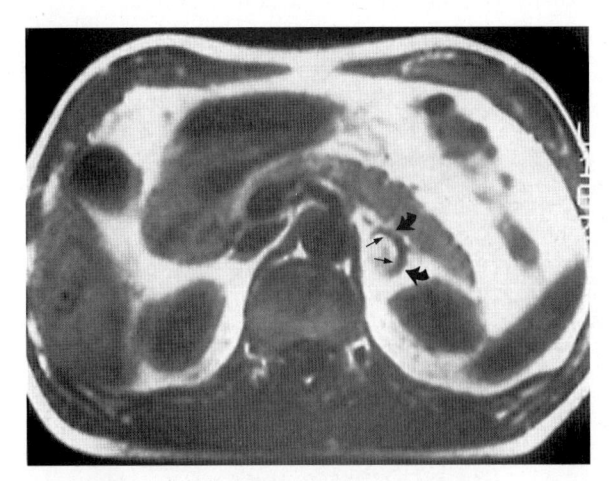

Fig. 4.39-8
Hematoma subagudo. Imagem ponderada em T1 (sem saturação da gordura) obtida 6 semanas após um acidente de veículo a motor mostra o sinal da orla concêntrica, sugestivo de um hematoma subagudo. A orla escura mais externa (setas grandes) é considerada causada pela deposição de hemossiderina; o anel brilhante interno (setas pequenas) é considerado como representando acumulação de metemoglobina. O centro da lesão suprarrenal hemorrágica é de intensidade intermediária de sinal. Este sinal data a hemorragia em pelo menos 3 semanas depois do incidente provocador.[48]

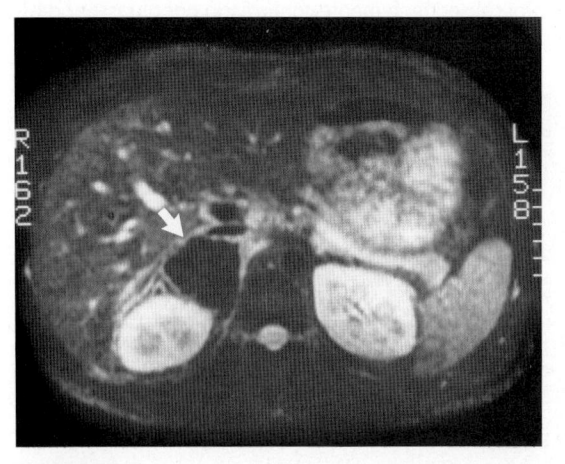

Fig. 4.39-9
Hematoma crônico. Imagem ponderada em T2 com saturação da gordura mostra uma massa suprarrenal direita uniformemente hipointensa (seta), compatível com deposição de hemossiderina.[48]

Condição	Achados de Imagem	Comentários
Linfangioma (Fig. 4.39-12)	Lesão cística de paredes finas com baixa intensidade de sinal em imagens ponderadas em T1 e alta intensidade de sinal em imagens ponderadas em T2. Nenhuma intensificação de contraste interna substancial.	Lesão rara, assintomática, similar a linfangiomas originando-se em outros locais.
Linfoma (Fig. 4.39-13)	Baixa intensidade de sinal em imagens ponderadas em T1 e alto sinal heterogêneo em imagens ponderadas em T2. Mínima intensificação progressiva de contraste.	Linfoma (especialmente não Hodgkin) ocasionalmente compromete a glândula suprarrenal e é bilateral em 50% dos pacientes.

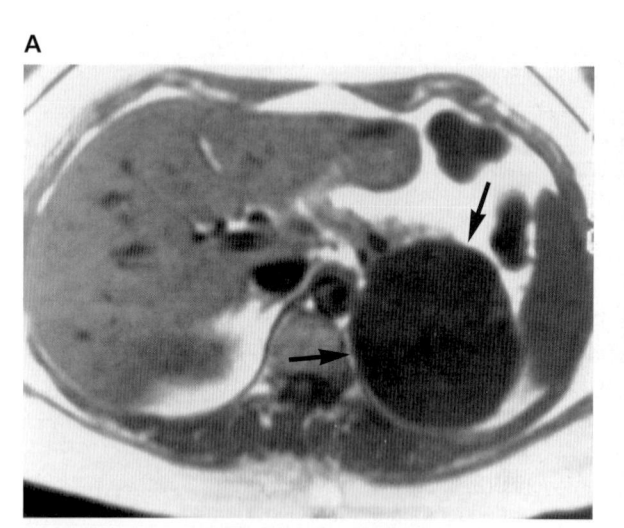

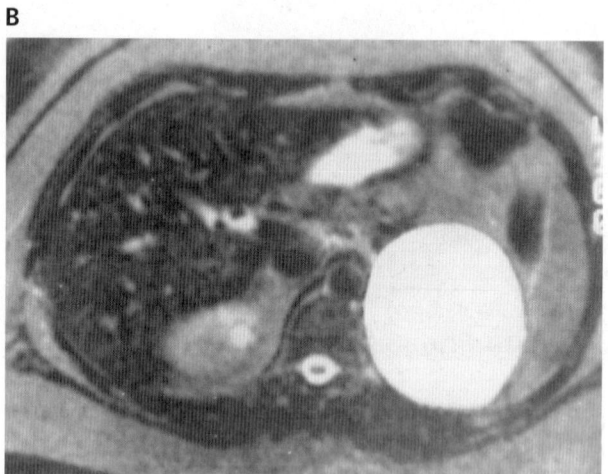

Fig. 4.39-10
Cisto. (A) Imagem ponderada em T1 mostra uma grande massa suprarrenal esquerda–direita (setas) que é hipointensa em relação ao fígado. (B) Imagem ponderada em T2 mostra que a lesão tem um T2 acentuadamente longo, característico de um cisto. O diagnóstico foi subsequentemente confirmado por ultrassonografia.[44]

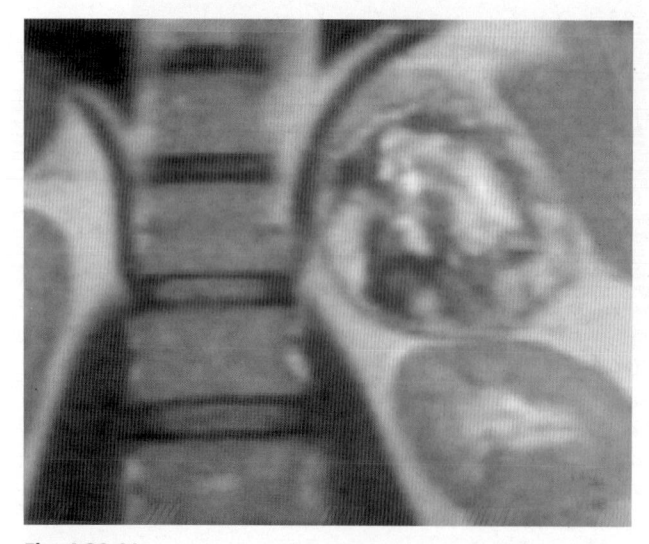

Fig. 4.39-11
Pseudocisto. Imagem ponderada em T2 coronal mostra uma massa suprarrenal esquerda com áreas de intensidade de sinal semelhante à de sangue.[50]

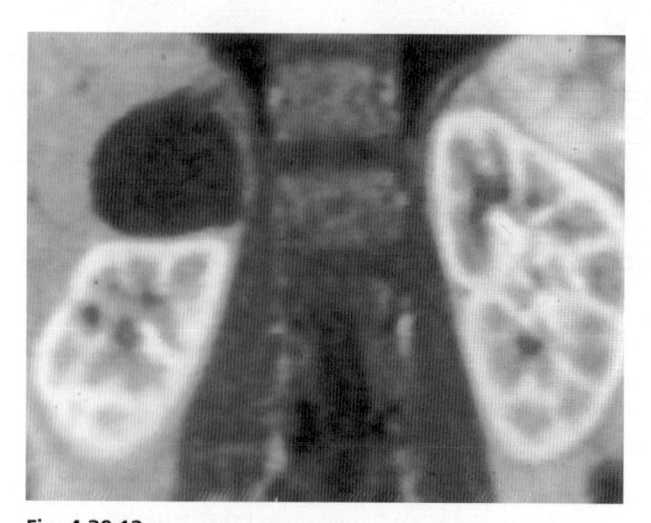

Fig. 4.39-12
Linfangioma. Imagem ponderada em T1 coronal mostra uma área bem circunscrita típica de baixa intensidade de sinal.[50]

4.39 ■ MASSAS SUPRARRENAIS EM IMAGEM DE RESSONÂNCIA MAGNÉTICA

Condição	Achados de Imagem	Comentários
Neuroblastoma (Fig. 4.39-14)	Baixa intensidade de sinal heterogêneo em imagens ponderadas em T1 e alto sinal em T2, com evidência de intensificação de contraste. Áreas de hemorragia intratumoral tipicamente tem alta intensidade de sinal em imagens ponderadas em T1.	Segunda mais comum massa abdominal pediátrica (após tumor de Wilms). Neuroblastomas originam-se da crista neural na medula suprarrenal ou ao longo da cadeia simpática.

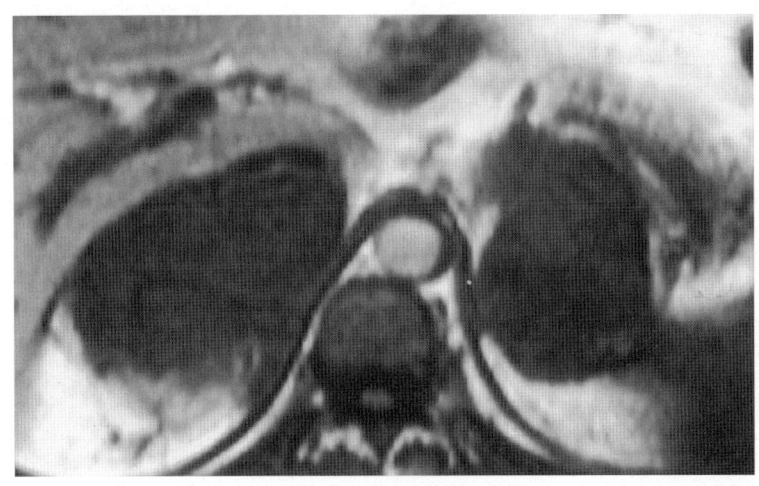

Fig. 4.39-13
Linfoma. Imagem ponderada em T1 axial mostra depósitos linfomatosos bilaterais como áreas de baixa intensidade de sinal.[50]

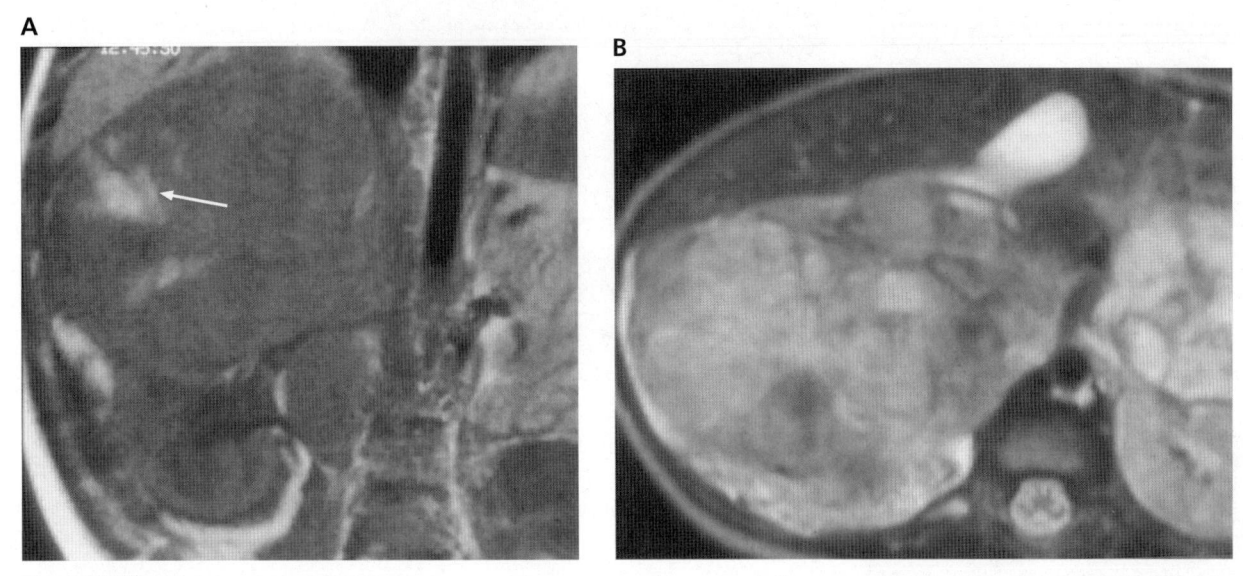

Fig. 4.39-14
Neuroblastoma. (A) Imagem ponderada em T1 coronal mostra um tumor suprarrenal direito que é predominantemente hipointenso e contém áreas de alta intensidade de sinal (seta). (B) Na imagem ponderada em T2, o tumor é hiperintenso. (Cortesia de Marilyn Siegel, M.D., Mallinckrodt Institute of Radiology, Washington University, St. Louis, MO.)[50]

4.40 ▪ Massas Vesicais em Tomografia Computadorizada e Ressonância Magnética

Condição	Achados de Imagem	Comentários
Neoplasmas Carcinoma de células transicionais (Figs. 4.40-1 e 4.40-2)	Massas polipoides isoladas ou múltiplas que mostram intensificação de contraste. Podem produzir apenas espessamento focal da parede da bexiga ou invadir os tecidos vizinhos. Calcificação pontilhada, grosseira ou linear (5%) tipicamente se incrusta na superfície da massa em vez de se depositar sobre ela. Em imagens de RM ponderadas em T1, a urina é escura, e a parede vesical e o tumor são de intensidade intermediária de sinal. Sequências ponderadas em T1 são ideais para detecção de infiltração extravesical em gordura de sinal alto. Em imagens ponderadas em T2, o tumor de sinal intermediário contrasta com a alta intensidade de sinal da urina e baixa intensidade de sinal do músculo. Estas sequências são melhores para avaliar profundidade tumoral, diferenciar tumor de fibrose e detectar invasão de órgãos circundantes e metástases medulares.	O mais comum câncer do trato urinário nos Estados Unidos e Europa, ele ocorre mais frequentemente em homens mais velhos. A causa subjacente é o contato prolongado direto do urotélio da bexiga com urina contendo carcinogênios, predominantemente de fumo de cigarro (incriminado em até metade dos casos). Há também uma ligação bem documentada com uma variedade de substâncias ocupacionais e ambientais. A maioria dos tumores uroteliais é localizada na base da bexiga (80%); 60% são isolados, e mais da metade mede menos de 2,5 cm. Eles muitas vezes são multicêntricos, com tumores síncronos e metácronos da bexiga e trato urinário superior.

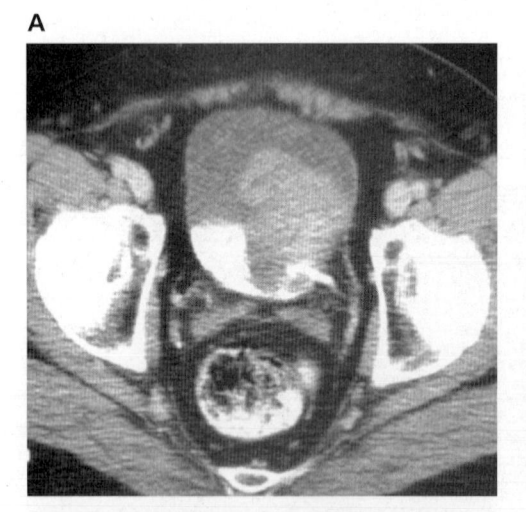

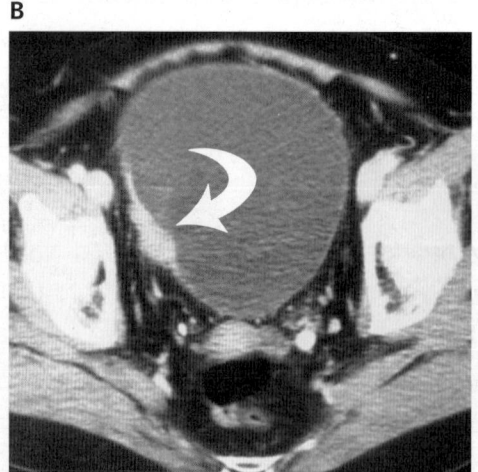

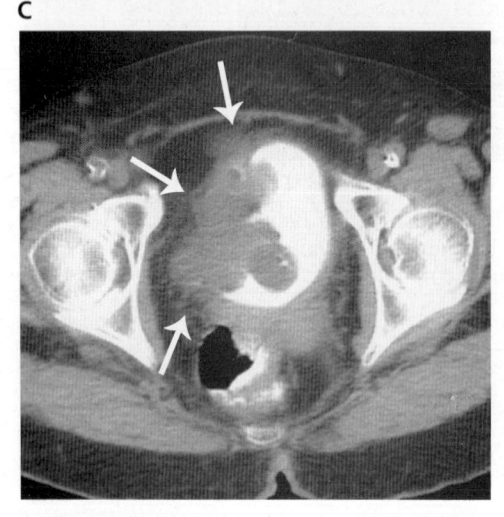

Fig. 4.40-1
Carcinoma de células transicionais. (A) TC mostra uma grande massa lobular dentro da bexiga. (B) Em outro paciente, o tumor aparece como uma área contrastada de espessamento focal da parede (seta). (C) Em um terceiro paciente, uma grande massa vesical é associada a filamentos irregulares de tecido mole (setas) pela invasão tumoral para dentro da gordura perivesical.[51]

4.40 ■ MASSAS VESICAIS EM TOMOGRAFIA COMPUTADORIZADA E RESSONÂNCIA MAGNÉTICA

Condição	Achados de Imagem	Comentários
Carcinoma de células escamosas (Figs. 4.40-3 e 4.40-4)	Achados inespecíficos de uma única massa vesical contrastada ou espessamento focal ou difuso da parede. Invasão muscular é comum, e o alastramento extravesical pode ser extenso, comprometendo órgãos circundantes e a parede abdominal.	Embora correspondendo a menos de 5% dos neoplasmas vesicais nos Estados Unidos, representa mais da metade do câncer de bexiga em partes do mundo, onde esquistossomose é endêmica. Outros fatores de risco incluem irritação crônica por cateteres de demora, cálculos vesicais e infecção crônica. Pacientes paraplégicos, que podem ter todos estes fatores de risco, estão em risco aumentado.

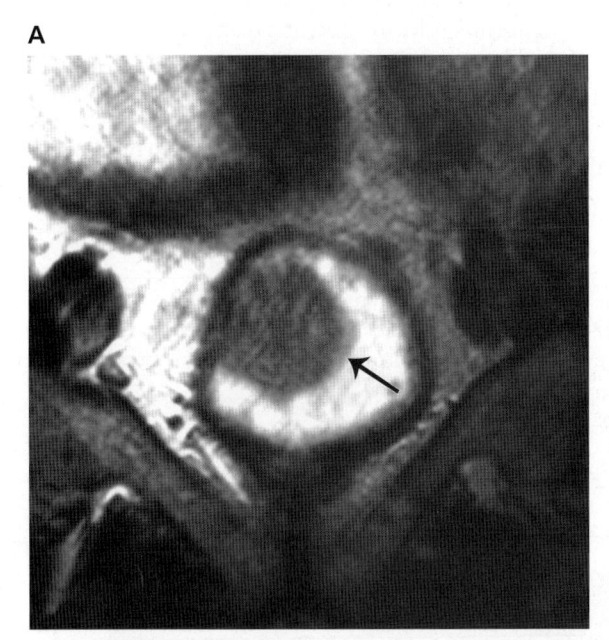

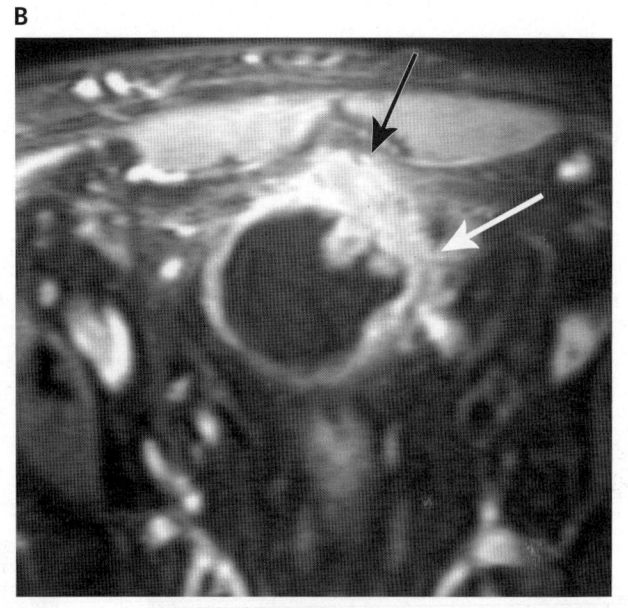

Fig. 4.40-2
Carcinoma de células transicionais. (A) Imagem de RM ponderada em T2 coronal mostra uma massa de intensidade intermediária de sinal (seta) dentro da bexiga cheia de urina brilhante. A parede vesical hipointensa está intacta. (B) Imagem ponderada em T1 intensificada com contraste axial em outro paciente mostra invasão tumoral para dentro da gordura perivesical (setas).[51]

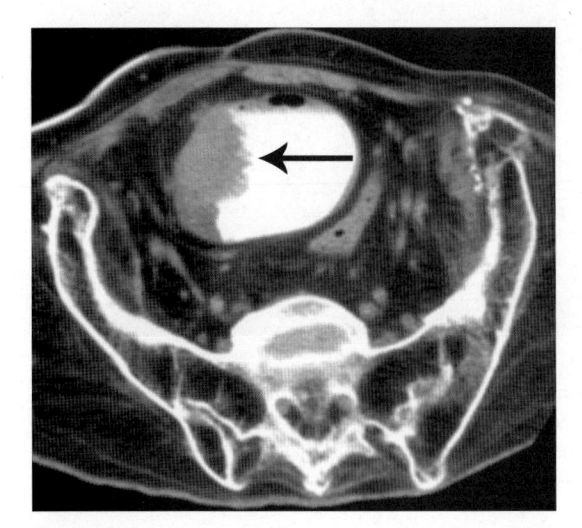

Fig. 4.40-3
Carcinoma de células escamosas. TC mostra uma massa irregular comprometendo a parede lateral da bexiga. Notar a perda de estrutura trabecular nos ossos e infiltração gordurosa dos músculos neste paciente paraplégico.[51]

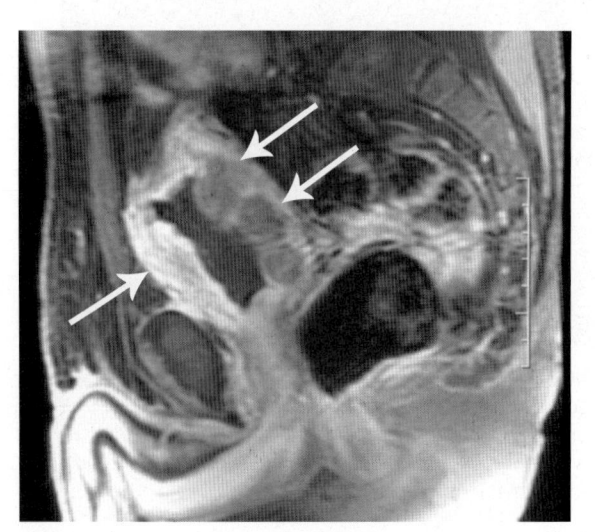

Fig. 4.40-4
Carcinoma de células escamosas. Imagem de RM ponderada em T1 com supressão de gordura, contrastada sagital, mostra espessamento das paredes anterior e posterior da bexiga (setas), o que representa alterações inflamatórias com malignidade invasiva difusa.[51]

Condição	Achados de Imagem	Comentários
Adenocarcinoma (Fig. 4.40-5)	Usualmente contém elementos sólidos e císticos (mucina). TC é mais sensível para detectar calcificação, que é comum e tende a ser periférica.	Neoplasma vesical incomum (< 2%) que é classicamente associado à extrofia da bexiga e úraco persistente. Outros fatores de risco incluem irritação crônica da mucosa e procedimentos de derivação urinária. Carcinomas uracais são usualmente localizados na cúpula da bexiga, na linha mediana ou levemente fora dela. A maioria dos adenocarcinomas são lesões agressivas que demonstram disseminação extravesical precoce.
Metástases	Vários padrões dependendo da fonte de disseminação.	Mais comumente resultado de invasão direta a partir de neoplasmas pélvicos adjacentes (cólon, próstata ou reto). Menos frequentemente, metástases vesicais podem desenvolver-se por disseminação hematogênica ou linfangítica de cânceres do estômago, mama ou pulmão. Uma manifestação tardia de câncer, quando metástases vesicais são detectadas geralmente há evidência de um neoplasma primário adjacente localmente invasivo ou outros sinais de um tumor primário distante.
Tumor de pequenas células/neuroendócrino (Fig. 4.40-6)	Lesão grande, polipoide ou nodular com intensificação de contraste em focos, que pode ter uma superfície ulcerada e mais frequentemente compromete as paredes laterais da bexiga. Necrose central e transformação cística podem ser vistas.	Tumores raros, altamente agressivos que frequentemente são associados a uma história de fumar cigarros. TC pode demonstrar invasão local, linfadenopatia e metástases peritoneais difusas.

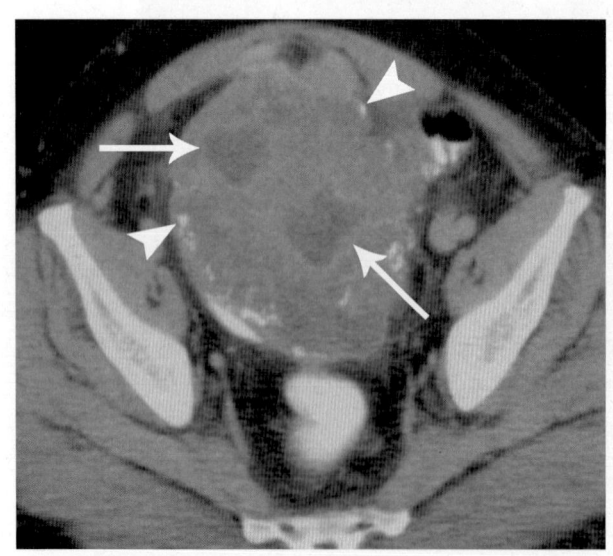

Fig. 4.40-5
Adenocarcinoma uracal. TC mostra uma grande massa mediana predominantemente sólida com calcificações periféricas (pontas de seta). Dentro da massa há áreas esparsas de baixa atenuação (setas), que representam mucina.[51]

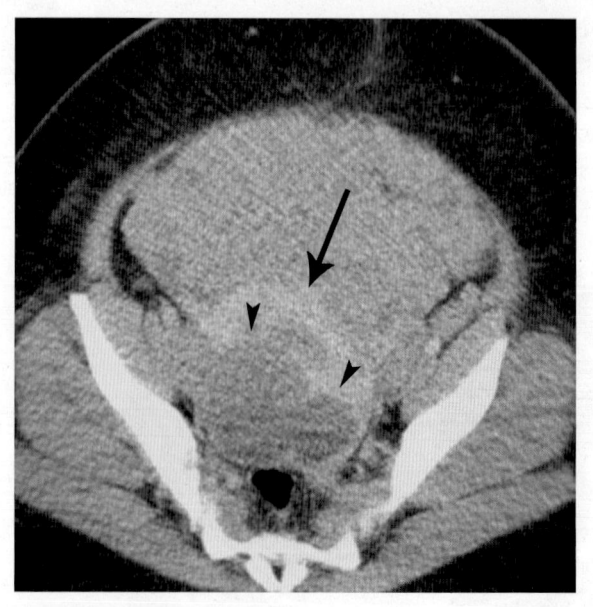

Fig. 4.40-6
Carcinoma de pequenas células. Imagem de TC mostra uma grande massa de tecido mole que enche a pelve e rodeia o útero (setas). Observar a ondulação da parede uterina posterior (pontas de seta).[51]

4.40 ■ MASSAS VESICAIS EM TOMOGRAFIA COMPUTADORIZADA E RESSONÂNCIA MAGNÉTICA

Condição	Achados de Imagem	Comentários
Outros tumores (Fig. 4.40-7)	Vários aspectos.	Leiomioma, leiomiossarcoma, carcinoide, rabdomiossarcoma, neurofibroma, paraganglioma e linfoma.
Lesões não neoplásicas Pseudotumor inflamatório (tumor fibromixoide pseudossarcomatoso) (Fig. 4.40-8)	Massa única que pode ser exofítica ou polipoide e ulcerada. Variantes intramurais sólida e cística também ocorrem. Em imagens de RM ponderadas em T2, a lesão pode ser heterogênea, com um componente hiperintenso central (tecido necrótico) rodeado por uma periferia com baixa intensidade de sinal. Contraste semelhante a um anel é frequentemente visto em TC e RM.	Proliferação não neoplásica de células fusiformes e inflamatórias com componentes mixoides que podem ser localmente agressivos e simular malignidade, clinicamente e em estudos de imagem.
Endometriose (Fig. 4.40-9)	Defeito de enchimento vesical inespecífico tipicamente localizado posteriormente. RM geralmente mostra focos hemorrágicos com alta intensidade de sinal (representando sangue) em imagens ponderadas em T1. Intensificação homogênea ou periférica.	Embora o trato urinário não seja usualmente comprometido com endometriose, a bexiga é o local mais comumente afetado. Hematúria cíclica é altamente sugestiva do diagnóstico, mas ocorre em apenas 20% dos casos.
Malacoplaquia (Fig. 4.40-10)	Vários padrões de lesões isoladas ou múltiplas (polipoide, vascular ou sólida) ou espessamento circunferencial da parede, associados a refluxo vesicoureteral e dilatação do trato urinário superior.	A bexiga é a parte do trato urinário mais frequentemente afetada por esta rara condição granulomatosa crônica. Ocorrendo principalmente em mulheres, ela é mais comum em indivíduos diabéticos ou imunocomprometidos. Por vezes, malacoplaquia pode ser extremamente agressiva, invadindo o espaço perivesical e causando mesmo destruição óssea.

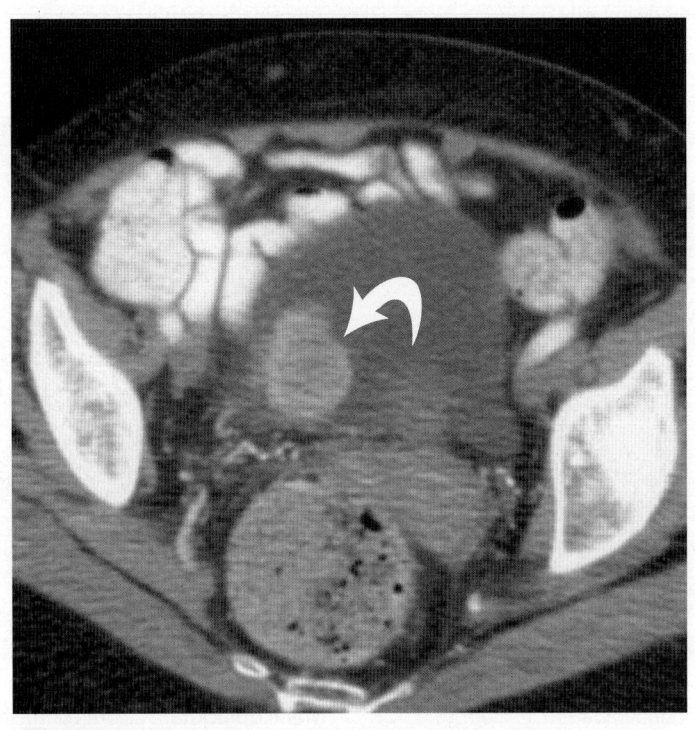

Fig. 4.40-7
Carcinoide. TC com contraste demonstra uma massa intensificada (seta) inespecífica, sólida, polipoide, na bexiga.[51]

Condição	Achados de Imagem	Comentários
Cistite cística/cistite glandular	Massa polipoide hipervascular. Em imagens de RM ponderadas em T2, a lesão tem intensidade de sinal predominantemente baixa com um padrão de ramificação central de sinal alto que mostra a maior intensificação de contraste.	Distúrbios inflamatórios reativos crônicos comuns que ocorrem no contexto de irritação crônica. Cistite glandular também se desenvolve em associação à lipomatose pélvica e extrofia da bexiga. Diferentemente do carcinoma de células transicionais, a camada muscular permanece intacta.

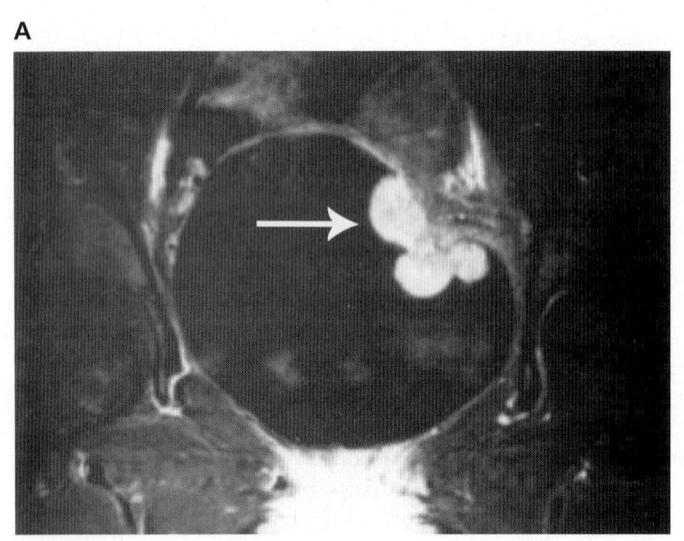

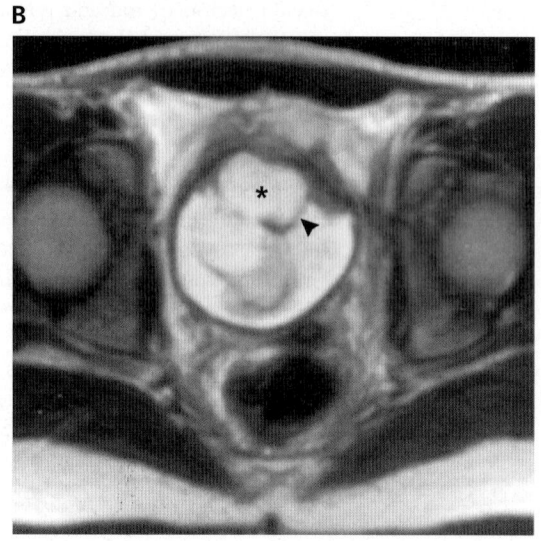

Fig. 4.40-8
Pseudotumor inflamatório. (A) Imagem de RM ponderada em T1, com supressão de gordura, coronal, mostra uma massa polipoide projetando-se para dentro da luz da bexiga (seta). Imagem ponderada em T2 axial em outro paciente mostra uma massa polipoide lobulada originada da parede anterior da bexiga. Notar a hiperintensidade central (*) e baixa intensidade de sinal periférica (ponta de seta).[52]

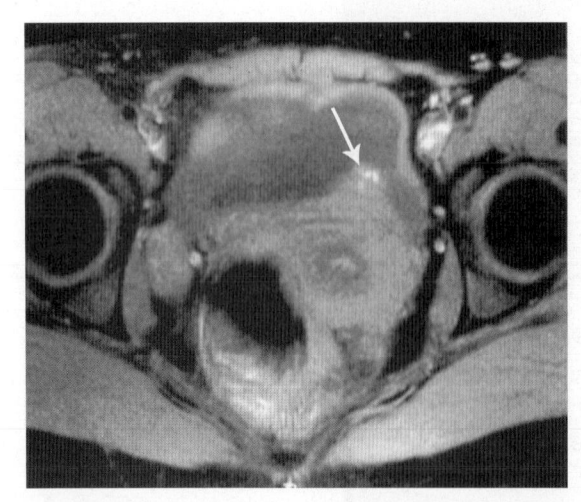

Fig. 4.40-9
Endometriose. Imagem de RM ponderada em T1 com supressão de gordura mostra focos de alta intensidade de sinal (seta) dentro de uma massa de tecido mole no espaço vesicouterino, projetando-se para a luz da bexiga posteriormente.[52]

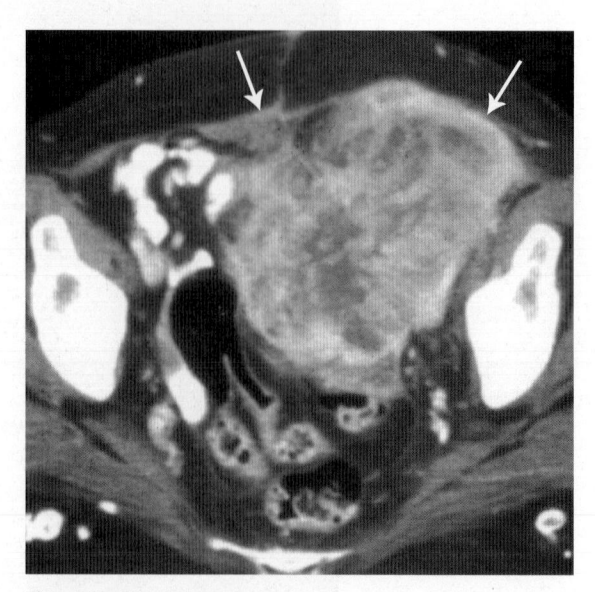

Fig. 4.40-10
Malacoplaquia. TC com contraste através da pelve superior mostra uma grande massa irregularmente intensificada (setas) que é contígua à bexiga.[52]

4.40 ■ MASSAS VESICAIS EM TOMOGRAFIA COMPUTADORIZADA E RESSONÂNCIA MAGNÉTICA

Condição	Achados de Imagem	Comentários
Esquistossomose (Fig. 4.40-11)	Bexiga fibrótica de paredes espessas com calcificações curvilíneas típicas.	Incomum nos Estados Unidos, a infestação com este parasita é um importante problema de saúde nas partes do mundo em desenvolvimento e pode ser vista em imigrantes, especialmente da África. A calcificação característica em doença crônica representa grande número de ovos calcificados dentro da parede vesical.
Doença de Crohn (Fig. 4.40-12)	TC mostra gás dentro da bexiga, irregularidade focal da parede (mais comumente à direita) e fixação de intestino adjacente espessado.	A causa mais frequente de fistulização entre intestino delgado e grosso inflamados e a bexiga. A presença de contraste oral na bexiga é diagnóstica de uma fístula entre o intestino e a bexiga. Outros sinais de doença de Crohn podem incluir proliferação fibrogordurosa, infiltração de gordura, fleimão e linfadenopatia.
Diverticulite (Fig. 4.40-13)	TC mostra espessamento da parede da bexiga com gás na luz vesical, bem como um cólon inflamado adjacente com divertículos e filamentação gordurosa pericolônica.	Cistite e fístulas colovesicais (tipicamente comprometendo a parede esquerda da bexiga) são complicações relativamente comuns da diverticulite.
Cistite de radioterapia e quimioterapia (Figs. 4.40-14 e 4.40-15)	Espessamento irregular focal ou difuso da parede da bexiga na cistite aguda. Na doença crônica, a bexiga fibrosada pequena tem parede espessa e usualmente há hidronefrose resultante.	Cistite hemorrágica grave pode desenvolver-se depois de quimioterapia ou irradiação da bexiga. Isto pode ser complicado pela formação de fístula, que pode aparecer clinicamente sob as formas de pneumatúria ou fecalúria e em estudos de imagem, como gás dentro da bexiga.

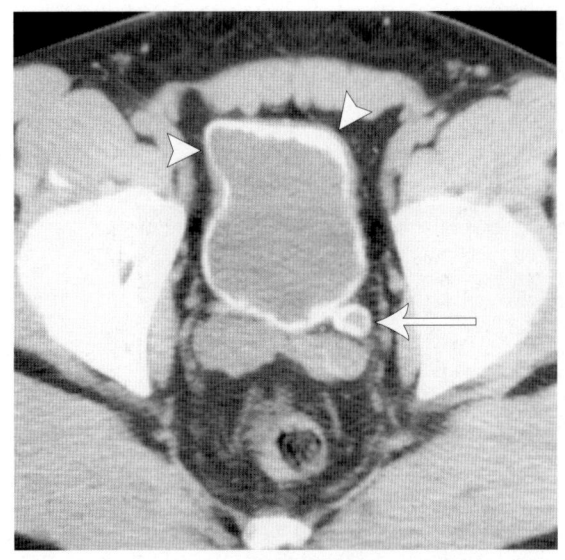

Fig. 4.40-11
Esquistossomose. TC demonstra calcificação curvilínea na parede vesical (pontas de seta), que também se estende ao ureter esquerdo distal (seta).[52]

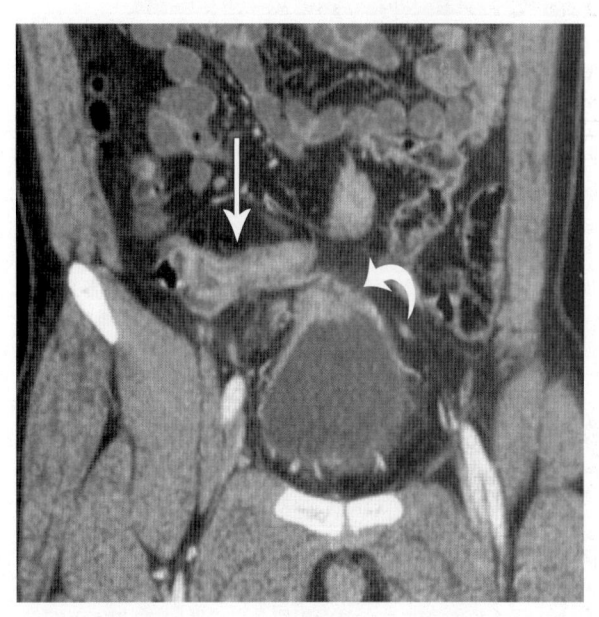

Fig. 4.40-12
Doença de Crohn. Reformatação coronal de TC contrastada mostra espessamento da parede do intestino delgado distal (seta reta) e da bexiga adjacente (seta curva). Uma série de intestino delgado (não apresentada) mostrou uma fístula conectando o segmento anormal de íleo à bexiga.[52]

Condição	Achados de Imagem	Comentários
Massas extrínsecas (Figs. 4.40-16 e 4.40-17)	Vários padrões dependendo da causa subjacente específica.	Massas extrínsecas salientando-se dentro da bexiga podem simular uma massa intravesical. Estas incluem massas de origem prostática, uterina ou ovariana, hematopoese extramedular; cisto ou tumor uracal, tecido paraganglionar, hamartoma, amiloidose e malformações vasculares.

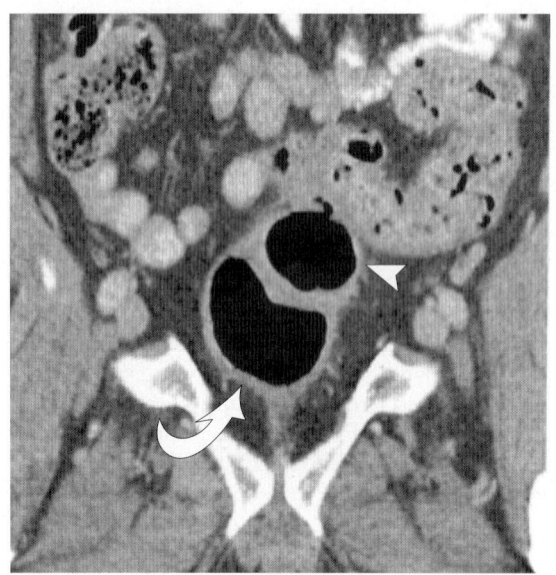

Fig. 4.40-13
Diverticulite. Reformatação coronal de TC mostra um abscesso de parede grossa, cheio de gás (ponta de seta) imediatamente adjacente à bexiga. Há espessamento difuso da parede da bexiga (seta).[52]

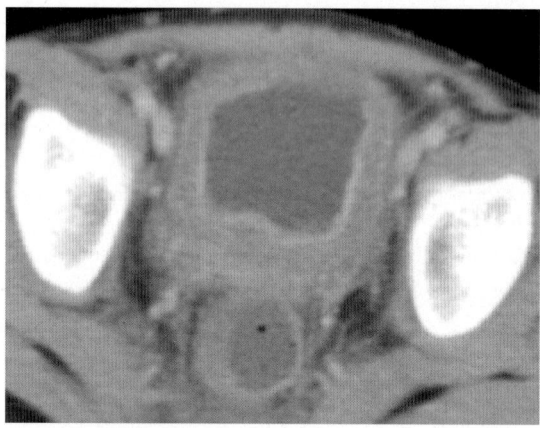

Fig. 4.40-14
Cistite de quimioterapia. TC mostra acentuado espessamento e contraste aumentado da mucosa da bexiga após terapia com ciclofosfamida subsequentemente ao transplante de medula óssea em uma criança com leucemia linfoblástica aguda.[53]

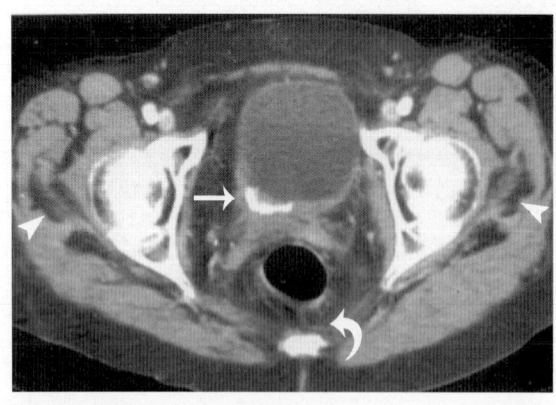

Fig. 4.40-15
Cistite (crônica) de irradiação. TC mostra espessamento focal e calcificação da parede direita da bexiga (seta reta). Há um alargamento sutil do espaço pré-sacral (seta curva) e infiltração gordurosa da musculatura pélvica (pontas de seta).[52]

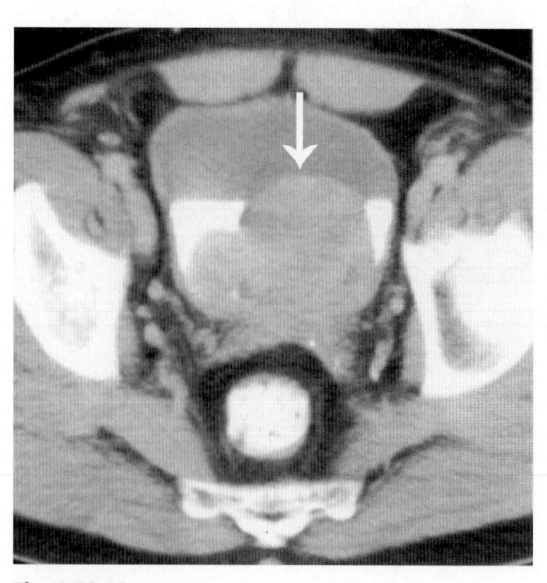

Fig. 4.40-16
Hipertrofia prostática benigna. TC mostra uma grande massa lisa, lobular, salientando-se na base da bexiga (seta). Apesar do seu grande tamanho, esta "massa" comprovou ser hipertrofia benigna da próstata.[52]

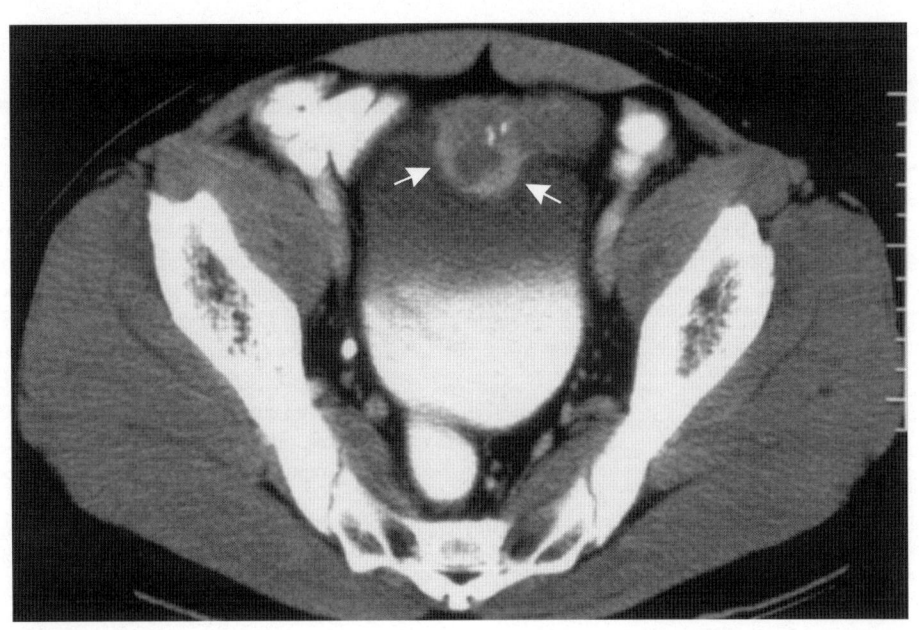

4.40 ■ MASSAS VESICAIS EM TOMOGRAFIA COMPUTADORIZADA E RESSONÂNCIA MAGNÉTICA

Fig. 4.40-17
Carcinoma do úraco. TC mostra uma massa cística (setas) na cúpula anterior da bexiga.[54]

4.41 ▪ Doença Uretral

Condição	Achados de Imagem	Comentários

Trauma
  Fechado
  (Figs. 4.41-1 e 4.41-2)
	Vários padrões de extravasamento de material de contraste. Na lesão tipo I, a uretra posterior é estirada, mas a continuidade da uretra é mantida.	Lesão uretral posterior é geralmente causada por uma forma de esmagamento da pelve (p. ex., acidente de automóvel de alta velocidade) e é associada a fraturas pélvicas. Lesão uretral anterior geralmente resulta de uma lesão pélvica do tipo a cavaleiro e mais frequentemente é isolada. Quando há sangue no meato, o que está presente em cerca da metade das lesões uretrais importantes, uretrografia retrógrada deve ser efetuada imediatamente a fim de avaliar quanto à lesão uretral.

Penetrante (Fig. 4.41-3)	Extravasamento de material de contraste no local da lesão.	Geralmente secundário à ferida por tiro ou faca, ou pela inserção de um corpo estranho para dentro do meato externo.
"Fratura do pênis" (Fig. 4.41-4)	Extravasamento de material de contraste na uretra peniana adjacente ao local de uma lesão de corpo cavernoso.	Ruptura de corpos cavernosos por trauma ao pênis em ereção. Lesão incomum, geralmente ocorre durante atividade sexual vigorosa. Observação fluoroscópica após injeção de contraste dentro dos corpos cavernosos pode mostrar o local exato de uma laceração de túnica albugínea, que pode não ser evidente em cirurgia.
Pós-irradiação	Estreitamento ou fistulização.	Uretrite, estenose uretral e fístula uretral podem desenvolver-se após radioterapia.

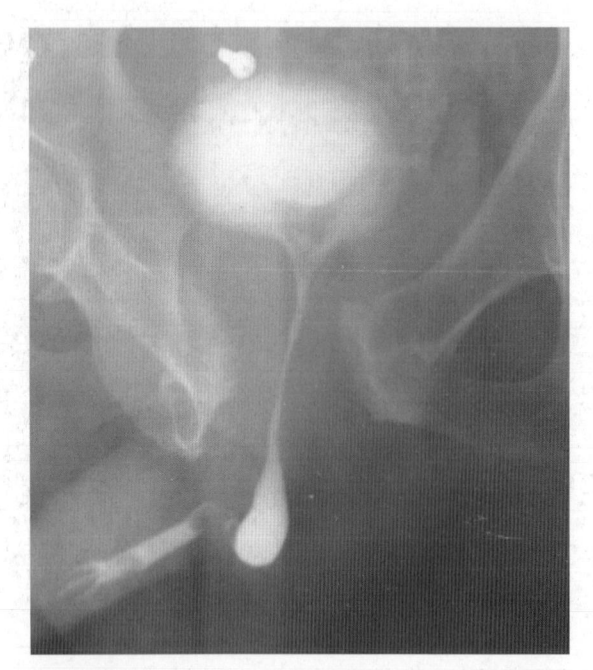

Fig. 4.41-1
Trauma fechado. Estiramento da uretra posterior com diástase da sínfise púbica.[55]

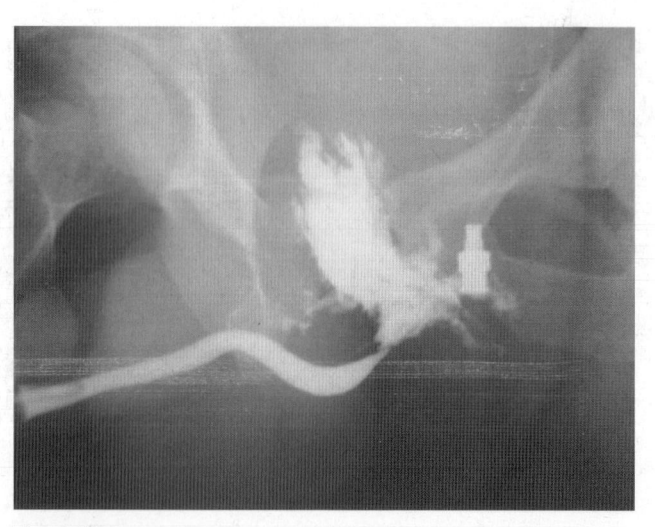

Fig. 4.41-2
Trauma fechado. Extravasamento extenso de material de contraste sem fluxo para dentro da uretra prostática ou bexiga em razão da ruptura completa da uretra posterior. Uma fratura do ramo púbico direito foi diagnosticada.[55]

Condição	Achados de Imagem	Comentários
Pós-cirurgia	Extravasamento de material de contraste na uretra bulbar e junção bulbomembranosa.	Lesão e interrupção uretral é uma complicação do transplante simultâneo de rim-pâncreas com drenagem vesical em pacientes homens. Admite-se que a causa subjacente seja ativação de enzimas exócrinas proteolíticas do pâncreas transplantado.
Doença inflamatória adquirida		
Uretrite gonocócica e outras (Figs. 4.41-5 e 4.41-6)	Estreitamento irregular (estenose) ou extravasamento extenso (fístula). Na suspeita de abscesso periuretral, ultrassonografia pode demonstrar sua presença, e TC ou IRM são de valor para avaliar sua extensão e complicações como fascite e gangrena de Fournier.	Infecção gonorreica permanece a principal doença sexualmente transmissível de notificação obrigatória em adultos nos Estados Unidos, embora uretrite não gonocócica (especialmente *Chlamydia*) esteja aumentando em frequência. O diagnóstico de infecção aguda usualmente é feito com base em achados clínicos e laboratoriais, e estudos de imagem não são necessários na uretrite não complicada. Complicações sérias que exigem estudos de imagem incluem estenose uretral, abscesso periuretral e fístula periuretral.
Condylomata acuminada (Fig. 4.41-7)	Múltiplos defeitos de enchimento papilíferos na uretra anterior.	Papilomas moles, sésseis, escamosos na glande e corpo do pênis causados por infecção viral. Também conhecidos como "verrugas venéreas", em até 5% dos pacientes homens, elas podem estender-se à uretra prostática e bexiga. O procedimento diagnóstico de escolha é cisturetrografia miccional, porque uretrografia retrógrada pode resultar em disseminação retrógrada.
Tuberculose	Estenose uretral anterior associada a fístulas múltiplas.	Rara manifestação da tuberculose no trato urinário. Doença genital é uma infecção descendente, e tuberculose renal geralmente é evidente. Ruptura de um abscesso prostático para dentro de estruturas vizinhas pode levar ao desenvolvimento de fístulas para a uretra.

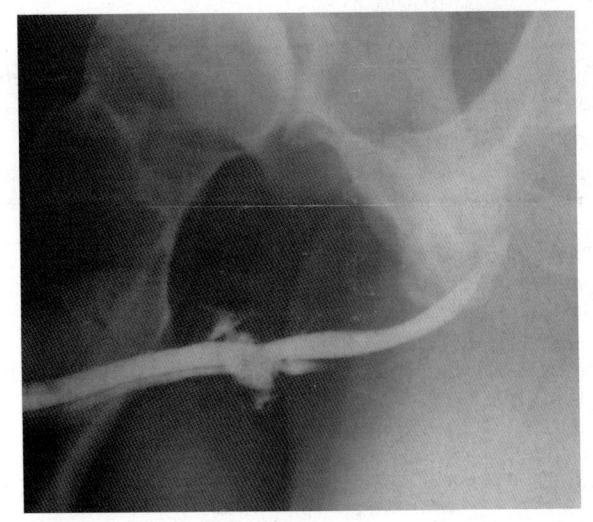

Fig. 4.41-3
Lesão penetrante. Extravasamento de material de contraste da uretra peniana subsequente a uma ferida a tiro.[55]

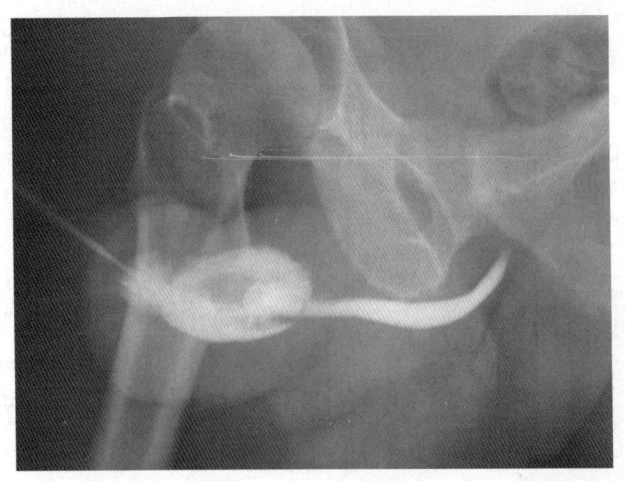

Fig. 4.41-4
Fratura peniana. Extravasamento de material de contraste na uretra peniana adjacente ao local de uma lesão do corpo cavernoso.[55]

Condição	Achados de Imagem	Comentários
Divertículos (Fig. 4.41-8)	Variedade de formas e configurações, um colo que pode ser largo ou estreito, e comunicante ou não comunicante com a uretra.	Ocorrendo em cerca de 1,5% das mulheres, eles são considerados adquiridos secundariamente à ruptura de glândulas periuretrais dilatadas e infectadas. Outra causa comum é interrupção da fáscia periuretral durante cirurgia de suspensão do colo vesical para incontinência de esforço, o que resulta em prolapso uretral posterior focal. RM é mais sensível do que cisturetrografia miccional para detectar divertículos uretrais.
Cálculos (Fig. 4.41-9)	Defeitos de enchimento arredondados na uretra. Cálculos calcificados podem ser detectáveis em um filme exploratório pré-procedimento do abdome inferior.	A maioria dos cálculos uretrais são cálculos pequenos expelidos da bexiga durante a micção. Um cálculo ocasionalmente pode ser suficientemente grande para se alojar em um ponto de estreitamento uretral, como a uretra membranosa. Formação de cálculo primário pode ocorrer raramente na presença de uma estenose ou divertículo uretral.
Tumores (Figs. 4.41-10 e 4.41-11)	Massa intraluminal ou estreitamento irregular. Formação de fístula pode complicar doença maligna.	Tumores uretrais benignos e malignos são infrequentes em mulheres e raros em homens.

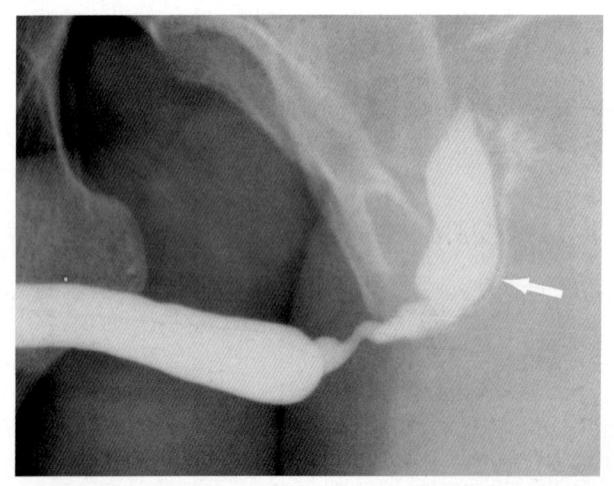

Fig. 4.41-5
Estenose uretral gonocócica. Estreitamento irregular, semelhante a contas, de um segmento da uretra bulbar distal com opacificação do ducto de Cowper esquerdo (seta).

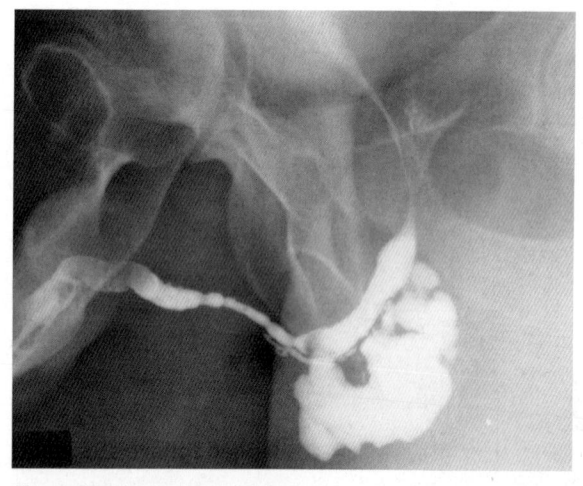

Fig. 4.41-6
Estenose uretral gonocócica com abscesso periuretral. Segmento longo de estreitamento irregular, semelhante a contas, na uretra bulbar, com opacificação das glândulas de Littré (seta). Notar a cavidade periuretral irregular originada do aspecto ventral da uretra bulbar.[55]

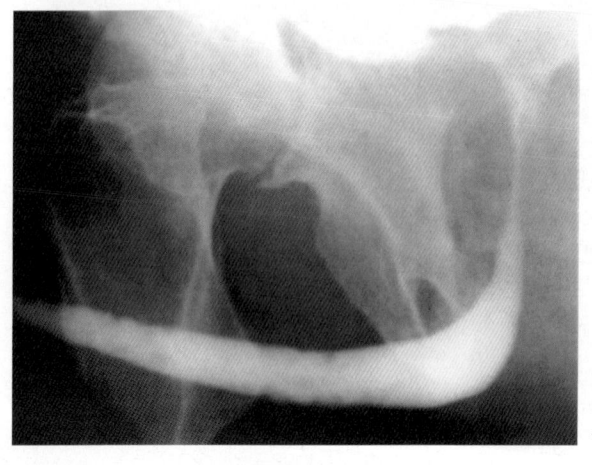

Fig. 4.41-7
Condylomata acuminata. Múltiplos pequenos defeitos de enchimento na uretra anterior.[55]

4.41 ■ DOENÇA URETRAL

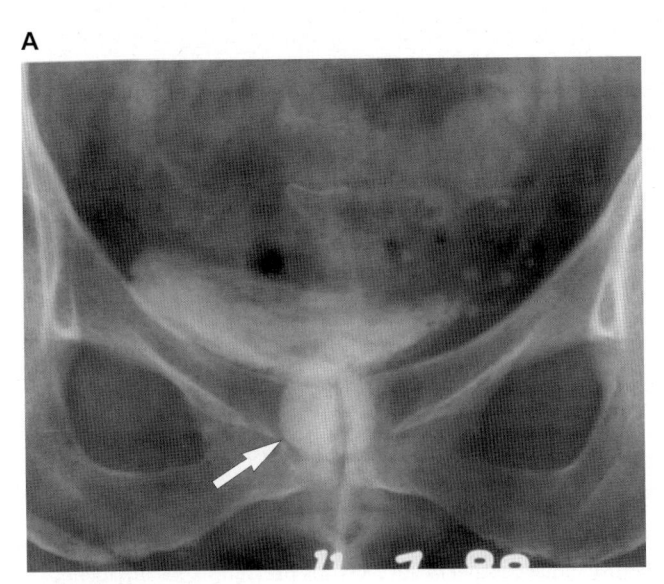

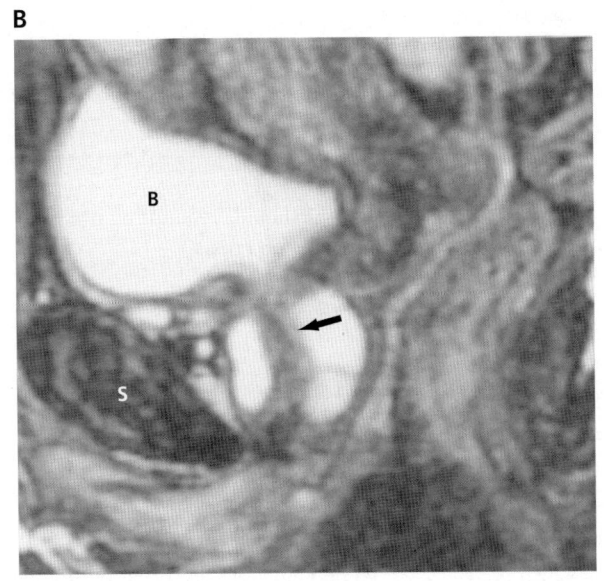

Fig. 4.41-8
Divertículo uretral. (A) Imagem pós-miccional obtida durante urografia excretora demonstra um divertículo uretral cheio de contraste (seta). (B) Imagem de RM ponderada em T2 mostra um grande divertículo circundando a uretra (seta), com um septo que resulta em uma impressão na base da bexiga (sinal da próstata na mulher). B, bexiga; S, sínfise púbica.[55]

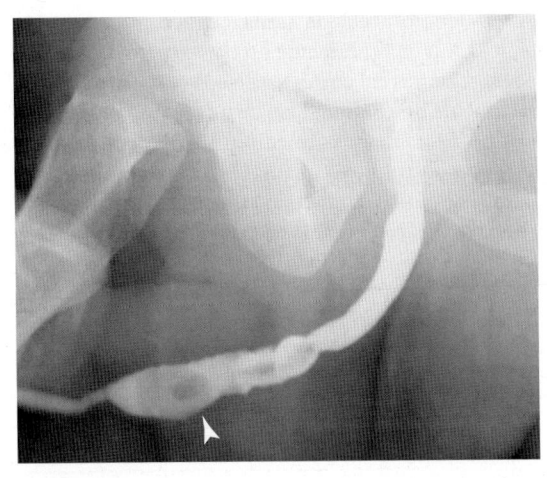

Fig. 4.41-9
Cálculos associados à estenose uretral. Os cálculos (ponta de seta) jazem em um segmento de uma estenose uretral anterior.[55]

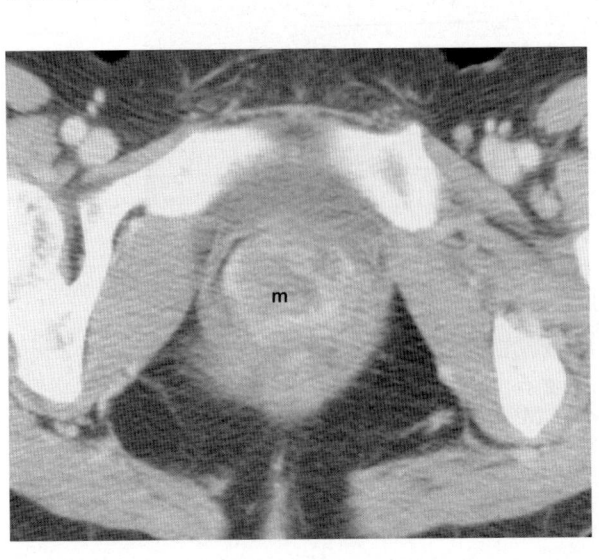

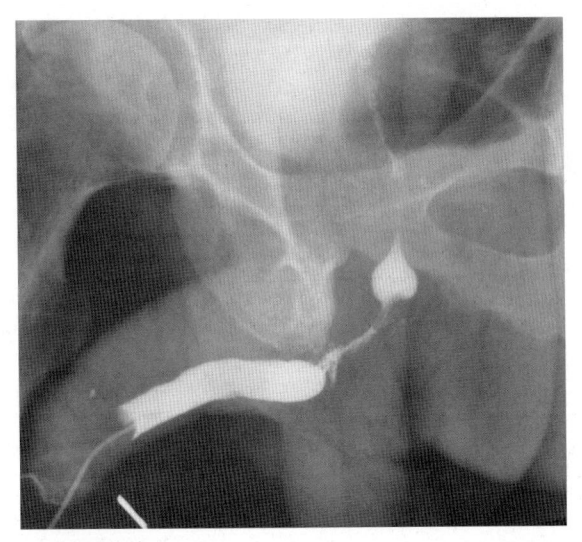

Fig. 4.41-10
Carcinoma de células escamosas. Estenose irregular da uretra bulbar.[55]

Fig. 4.41-11
Adenocarcinoma da uretra. TC com contraste em uma mulher com histerectomia prévia mostra uma massa de tecido mole heterogênea da uretra (m) representando um tumor de alto grau.[55]

4.42 ■ Massa Retroperitoneal Cística

Condição	Achados de Imagem	Comentários
Cistos não neoplásicos		
Pseudocisto pancreático (Fig. 4.42-1)	Coleção líquida redonda ou oval com uma parede fina ou grossa.	Embora mais frequentemente peripancreáticas, coleções encapsuladas de líquido pancreático podem ser vistas em localizações ectópicas no abdome, mediastino ou pelve. O diagnóstico é sugerido quando outros sinais de pancreatite aguda estão presentes.
Pseudocisto não pancreático	Massa unilocular ou multilocular cheia de líquido com uma parede grossa.	Lesão rara que tem uma parede fibrosa espessa e contém hemorragia, pus ou líquido seroso. Diversamente de um pseudocisto pancreático, ela não é associada a altas concentrações de amilase ou lipase no líquido do cisto.
Linfocele (Fig. 4.42-2)	Massa com baixa atenuação. Um valor negativo de atenuação em razão da gordura dentro do líquido é raro, mas fortemente sugestivo deste diagnóstico.	Cisto cheio de líquido sem um revestimento epitelial que ocorre em até 25% dos pacientes após linfadenectomia retroperitoneal radical. Também pode desenvolver-se após cirurgia de transplante renal. Linfoceles retroperitoneais podem causar obstrução venosa com subsequente edema e complicações tromboembólicas.
Urinoma (Fig. 4.42-3)	Coleção líquida com atenuação de água. Depois da administração de contraste, a atenuação pode aumentar progressivamente à medida que urina intensificada com contraste entra no urinoma.	Coleção encapsulada de urina extravasada cronicamente. Embora tipicamente no espaço perirrenal, elas podem ser vistas em outras localizações, possivelmente em razão da descontinuidade de uma parte mais inferior do ureter. Extravasamento urinário pode ser secundário a obstrução ou a causas não obstrutivas, como trauma abdominal e lesão do sistema coletor durante cirurgia ou instrumentação diagnóstica.
Hematoma (Fig. 4.42-4)	O aspecto depende do tempo que decorreu desde o evento traumático. Sangue agudo ou subagudo tem uma atenuação mais alta do que líquido puro decorrente da formação de coágulo. Um hematoma crônico tem atenuação diminuída em virtude da decomposição de produtos de sangue.	Hematomas retroperitoneais podem ser associados a trauma, aneurisma aórtico roto, terapia anticoagulante ou discrasia sanguínea.

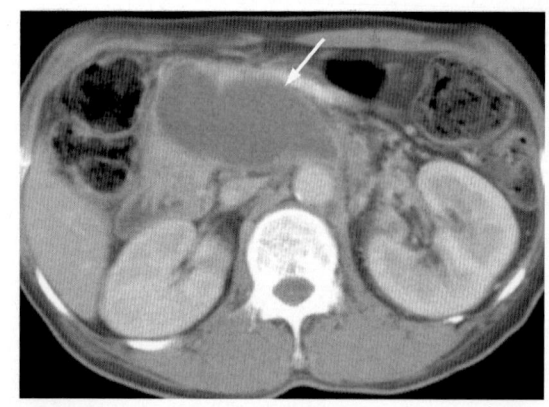

Fig. 4.42-1
Pseudocisto pancreático. Coleção líquida de paredes finas no espaço pararrenal anterior (seta).[56]

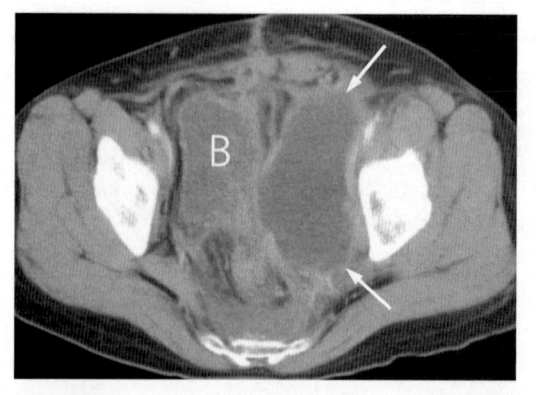

Fig. 4.42-2
Linfocele. Massa cística hipoatenuada localizada no espaço obturador (setas) e comprimindo a bexiga (B) nesta mulher que três meses antes tinha se submetido a uma histerectomia radical para câncer do colo do útero.[56]

4.42 ■ MASSA RETROPERITONEAL CÍSTICA

Condição	Achados de Imagem	Comentários
Neoplásicas		
Linfangioma cístico (Fig. 4.42-5)	Grande massa cística multisseptada de paredes finas. A atenuação varia de líquido à gordura.	Tumor benigno congênito em razão da falha do tecido linfático em desenvolvimento em estabelecer comunicação normal com o resto do sistema linfático. Eles são incomuns no retroperitônio, a maioria ocorrendo na cabeça ou pescoço.
Linfangioleiomioma (Fig. 4.42-6)	Grande massa cística multisseptada, com paredes finas ou grossas, contendo material com baixa atenuação.	Encontrado quase exclusivamente em mulheres pré-menopáusicas, resulta da proliferação de células musculares lisas nos vasos linfáticos que causa alterações obstrutivas e coleções císticas de material quiloso. A lesão é similar ao linfangioma cístico, embora este processo consista em espaços revestidos por endotélio sem células musculares.

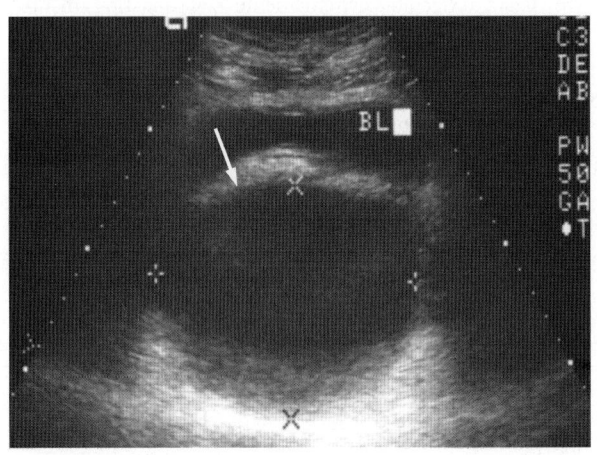

Fig. 4.42-3
Urinoma. Grande coleção líquida com intensificação em anel no espaço pré-sacral (seta) em uma mulher que se submeteu à histerectomia radical para câncer cervical.[56]

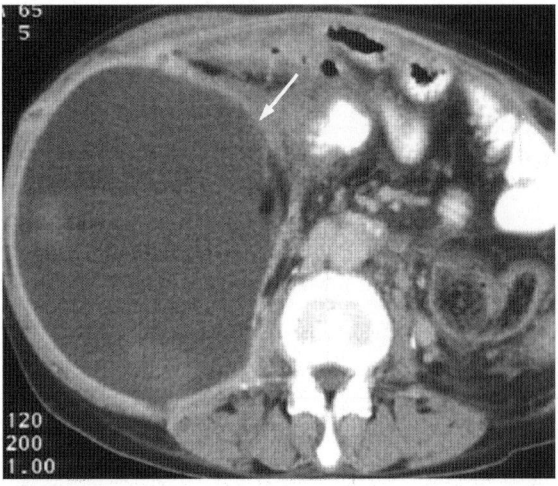

Fig. 4.42-4
Hematoma. Imensa massa cística com paredes finas no espaço retroperitoneal direito (seta).[56]

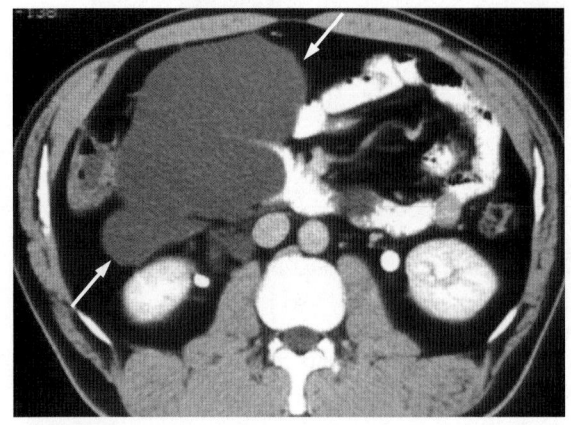

Fig. 4.42-5
Linfangioma cístico. Massa cística lobulada no espaço pararrenal anterior. A terceira porção do duodeno é comprimida pela massa.[56]

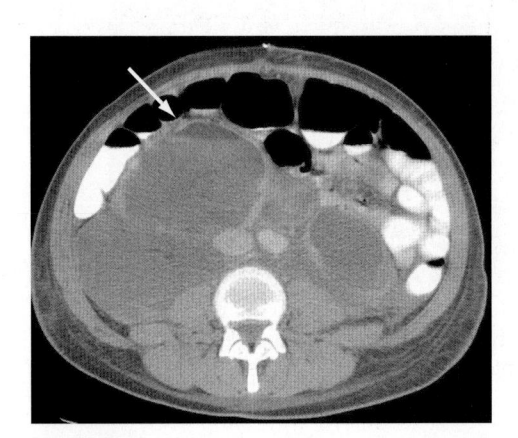

Fig. 4.42-6
Linfangioleiomioma. Grandes massas retroperitoneais císticas enchem o abdome inferior. Observar o nível gordura-líquido (seta).[57]

Condição	Achados de Imagem	Comentários
Cistadenoma mucinoso (Fig. 4.42-7)	Massa cística unilocular homogênea.	Diagnóstico precoce desta lesão rara é importante por causa do seu potencial maligno.
Teratoma cístico (Fig. 4.42-8)	Massa complexa que contém um componente líquido bem circunscrito, tecido adiposo e calcificação.	Mais comumente diagnosticados em meninas recém-nascidas ou pequenas, assintomáticas, estes tumores císticos são compostos por derivações bem diferenciadas de pelo menos duas das três camadas germinais (ectoderma, mesoderma, endoderma). Os teratomas císticos são provavelmente benignos; teratomas sólidos são mais frequentemente malignos.
Mesotelioma cístico	Lesão cística multilocular, inespecífica, de paredes finas.	Raro neoplasma benigno de origem mesotelial que usualmente ocorre no revestimento de superfície serosa das vísceras pélvicas, mas pode desenvolver-se no retroperitônio. Diferentemente do mesotelioma maligno, mesotelioma cístico não é relacionado com a exposição prévia ao asbesto.
Cisto mülleriano (Fig. 4.42-9)	Cisto de paredes finas, unilocular ou multilocular, contendo líquido claro.	Cisto urogenital extremamente raro que tipicamente ocorre em mulheres durante a época reprodutiva.
Cisto epidermoide (Fig. 4.42-10)	Massa cística unilocular, de paredes finas, com atenuação de líquido.	Rara lesão congênita, usualmente assintomática, originada na região pré-sacral, usualmente em mulheres de meia-idade.
Cisto de tubo digestório caudal (Fig. 4.42-11)	Lesão multicística com um valor de atenuação variando de água a tecido mole.	Rara lesão congênita que se origina de vestígios do tubo digestório posterior embrionário e ocorre entre o reto e o sacro. É mais comum em mulheres e usualmente aparece na meia-idade. Degeneração maligna pode causar perda de margens individualizadas e comprometimento de estruturas contíguas.

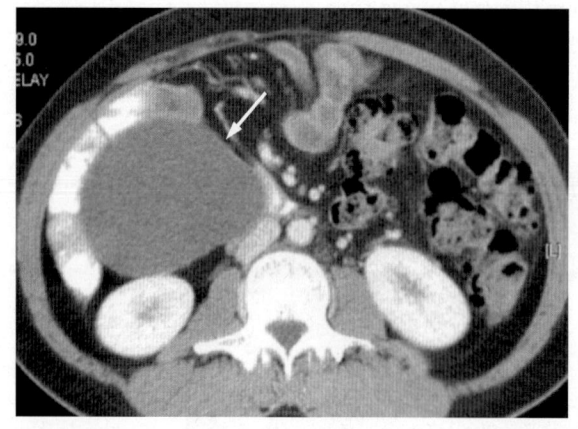

Fig. 4.42-7
Cistadenoma mucinoso. Grande massa de atenuação homogeneamente baixa no espaço pararrenal anterior direito (seta).[56]

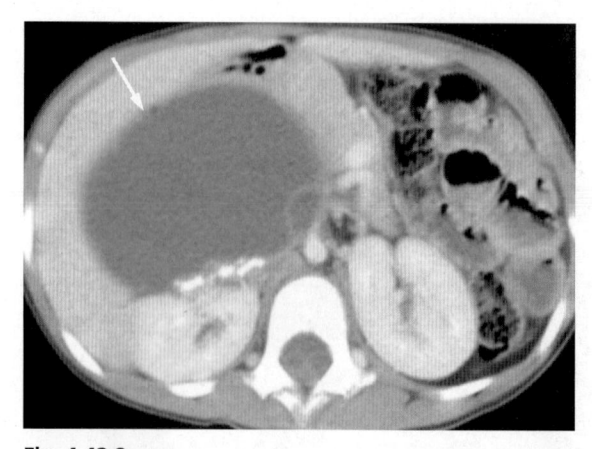

Fig. 4.42-8
Teratoma cístico. Massa hipoatenuada bem definida com septos internos e calcificações no espaço pararrenal anterior direito (seta).[56]

4.42 ■ MASSA RETROPERITONEAL CÍSTICA

Condição	Achados de Imagem	Comentários
Cisto broncogênico	Cisto arredondado, bem circunscrito, com baixa atenuação. Pode ser erradamente diagnosticado como uma massa sólida se aparecer hiperatenuado em razão do conteúdo de proteína da lesão.	Embora a maioria ocorra no mediastino, eles podem raramente ser encontrados em uma localização retroperitoneal.
Transformação cística em neoplasma sólido (Fig. 4.42-12)	Massa cística com uma parede irregular ou uma massa de tecido mole com uma área central de baixa atenuação. Raramente, pode haver hemorragia interna com subsequente liquefação e formação de uma cápsula fibrosa, apresentando uma aparência que imita uma massa cística.	Paraganglioma, tumor neurogênico.

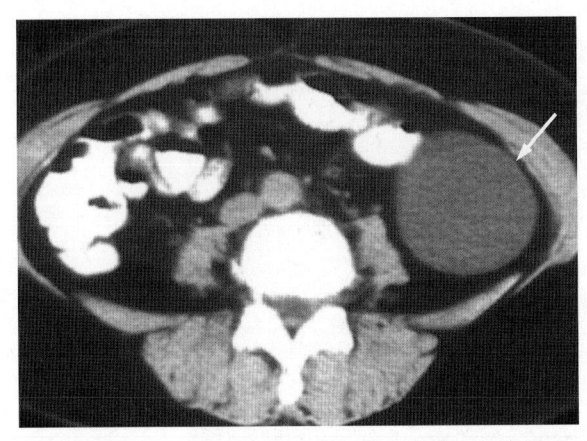

Fig. 4.42-9
Cisto mülleriano. Massa cística bem definida no espaço retroperitoneal esquerdo (seta).[56]

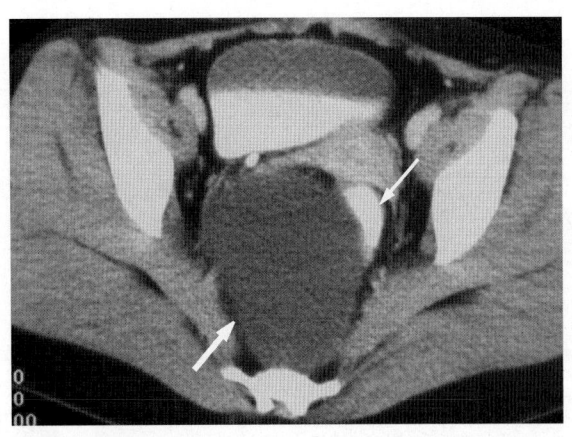

Fig. 4.42-10
Cisto epidermoide. Massa hipoatenuada bem definida no retroperitônio pélvico (seta grossa). Há desvio anterior do reto (seta fina).[56]

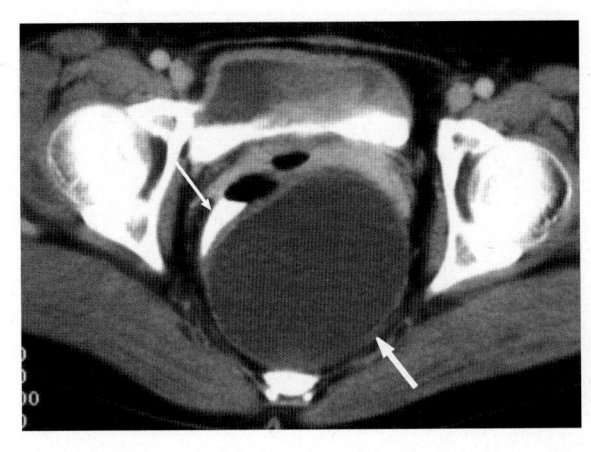

Fig. 4.42-11
Cisto de tubo digestório caudal. Massa multicística bem definida, de paredes finas, no espaço pré-sacral (seta grossa). O reto está comprimido e desviado anteriormente (seta fina).[56]

4 ■ PADRÕES GENITURINÁRIOS

Condição	Achados de Imagem	Comentários
Pseudomixoma retroperitoneal (Fig. 4.42-13)	Massas multicísticas com paredes grossas ou septos que desviam e deformam estruturas adjacentes. Podem ocorrer calcificações murais curvilíneas ou pontilhadas.	Acumulação rara de material gelatinoso secundária à ruptura de uma lesão mucinosa em um apêndice retrocecal e fixação da lesão à parede abdominal posterior. O processo é mais comumente visto na cavidade peritoneal, onde é relacionado com a ruptura de uma lesão mucinosa do apêndice ou ovário.
Carcinoma mucinoso perianal (Fig. 4.42-14)	Múltiplas massas císticas conglomeradas, que representam acumulações de muco, circundam o ânus e reto.	Malignidade rara que pode se originar de uma fístula anal, ducto anal ou ducto duplicado. Ela se alastra em torno do canal anal e se estende adentro do tecido mole perianal, enquanto a mucosa anorretal sobrejacente permanece intacta.

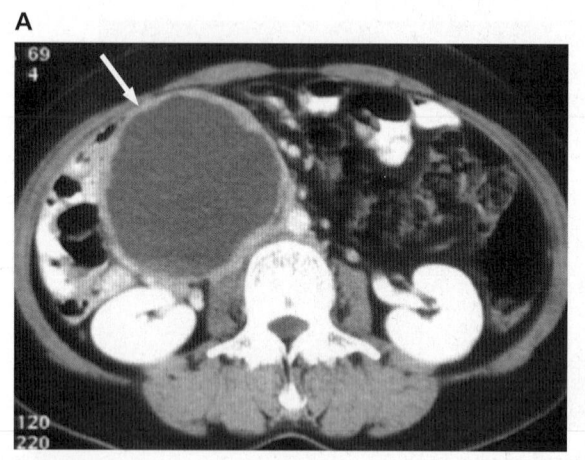

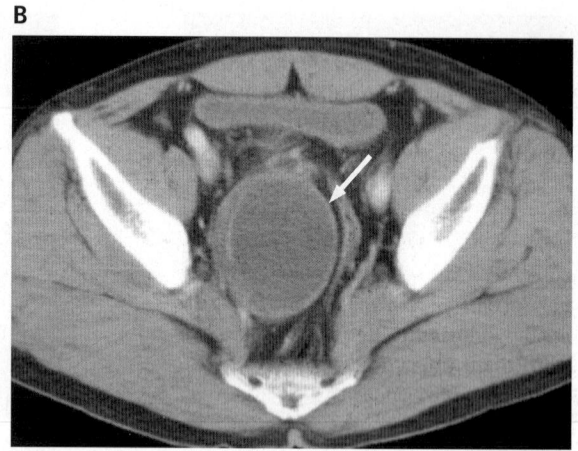

Fig. 4.42-12
Alteração cística em neoplasma sólido. (A) Paraganglioma aparece como uma massa cística com paredes irregulares no espaço pararrenal anterior direito (seta). (B) Neurilemoma aparece como uma massa cística no retroperitônio pélvico (seta).[56]

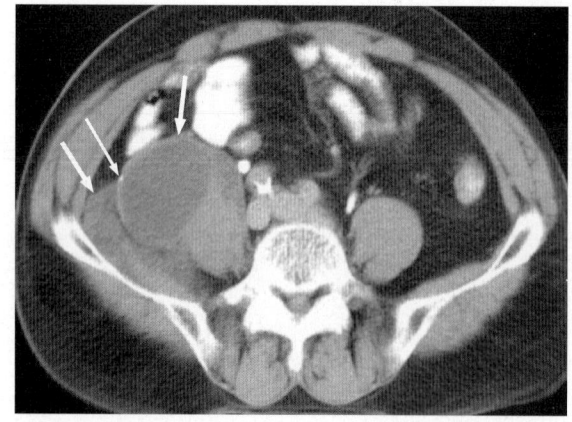

Fig. 4.42-13
Pseudomixoma retroperitoneal (pela ruptura de um cistadenocarcinoma mucinoso do apêndice). Massas lobuladas com baixa atenuação no quadrante inferior direito (setas grossas), efeito de massa sobre o músculo psoas e o ureter direitos, e uma calcificação parietal diminuta (seta fina).[56]

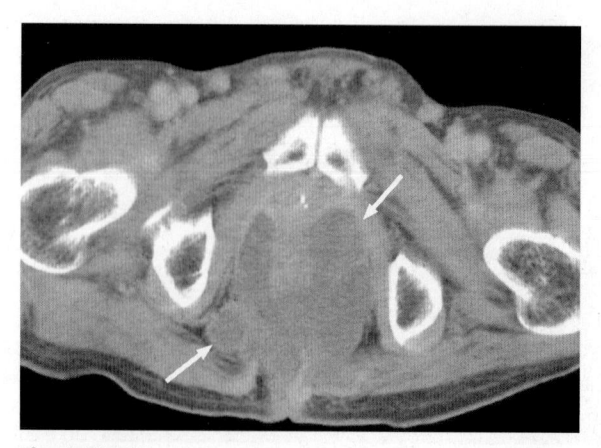

Fig. 4.42-14
Adenocarcinoma mucinoso perianal. TC contrastada mostra grandes massas lobuladas de baixa atenuação contendo mucina na região perianal (setas).[56]

4.43 ■ Massas Pélvicas de Aparência Cística

Condição	Comentários
Cisto folicular (Fig. 4.43-1)	Folículo de de Graaf aumentado, não roto, que muitas vezes é encontrado incidentalmente em pacientes assintomáticas em idade reprodutiva. Cistos maiores ocasionalmente podem tornar-se palpáveis e causar dor pélvica. Embora a maioria dos cistos foliculares regrida espontaneamente, hemorragia dentro de um cisto pode causar sintomas de abdome agudo e levar à cirurgia de emergência.
Cisto paraovárico (Fig. 4.43-2)	Origina-se de restos do sistema de ductos de Wolff, que correm dentro do mesovário. Similarmente aos tumores epiteliais ovarianos e endometriomas, os cistos paraováricos não demonstram a regressão e crescimento cíclicos associados aos cistos ovarianos fisiológicos.
Cisto de corpo lúteo (Fig. 4.43-3)	Tipicamente maiores e mais sintomáticos que os cistos foliculares, os cistos de corpo lúteo se desenvolvem após hemorragia continuada ou falta de resolução do corpo lúteo. Ecos de baixo nível podem desenvolver-se dentro dos cistos por causa de hemorragia aguda.
Cistos da teca luteínica (Fig. 4.43-4)	Os maiores dos cistos ovarianos fisiológicos que classicamente ocorrem quando os níveis de gonadotropina coriônica humana (HCG) são anormalmente aumentados (como na doença trofoblástica gestacional e na síndrome de hiperestimulação ovariana causada pelo tratamento com drogas para infertilidade). Geralmente bilaterais e multiloculares.
Doença de ovários policísticos (Fig. 4.43-5)	Distúrbio endocrinológico complexo associado à anovulação crônica em que há o desenvolvimento de numerosos pequenos cistos foliculares subcapsulares com uma cápsula espessada e fibrótica. Os cistos individuais podem ser facilmente vistos em ultrassonografia transvaginal, porém muitas vezes são demasiado pequenos para serem demonstrados em estudos transabdominais. A combinação de ovários policísticos aumentados e obesidade, oligomenorreia e hirsutismo é chamada síndrome de Stein-Leventhal, em que há um risco aumentado de desenvolvimento de carcinoma endometrial e possivelmente carcinoma de mama.
Hidrossalpinge (Fig. 4.43-6)	Dilatação unilateral ou bilateral das tubas uterinas que se desenvolve como consequência de aderências tubárias secundárias à doença inflamatória pélvica. Distensão tubária volumosa pode produzir um aspecto indistinguível daquele de outras massas anexiais císticas.
Cistadenoma seroso (Fig. 4.43-7)	Tumor ovariano benigno. Pode conter um septo ocasional.

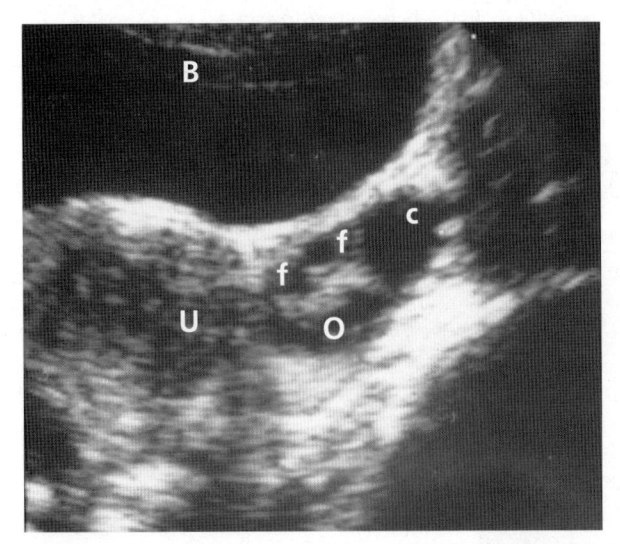

Fig. 4.43-1
Cistos foliculares. Sonograma endovaginal demonstra múltiplas massas anecoicas (f) dentro do ovário (O). (B, bexiga; c, cisto de corpo lúteo; U, útero.)[27]

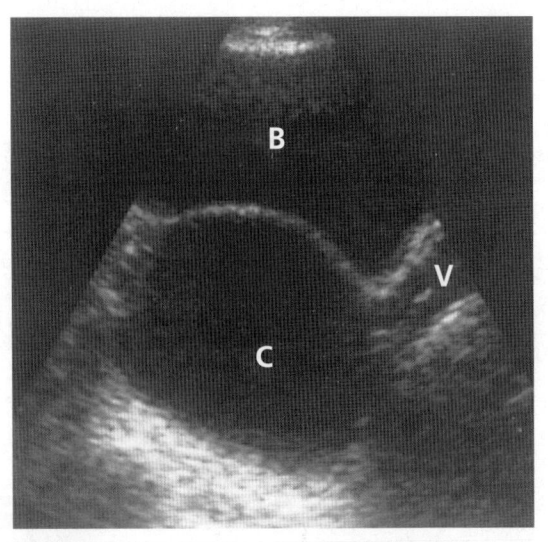

Fig. 4.43-2
Cisto paraovárico. Sonograma sagital demonstra o cisto (C) superior à vagina (V). O útero fora removido. (B, bexiga.)[27]

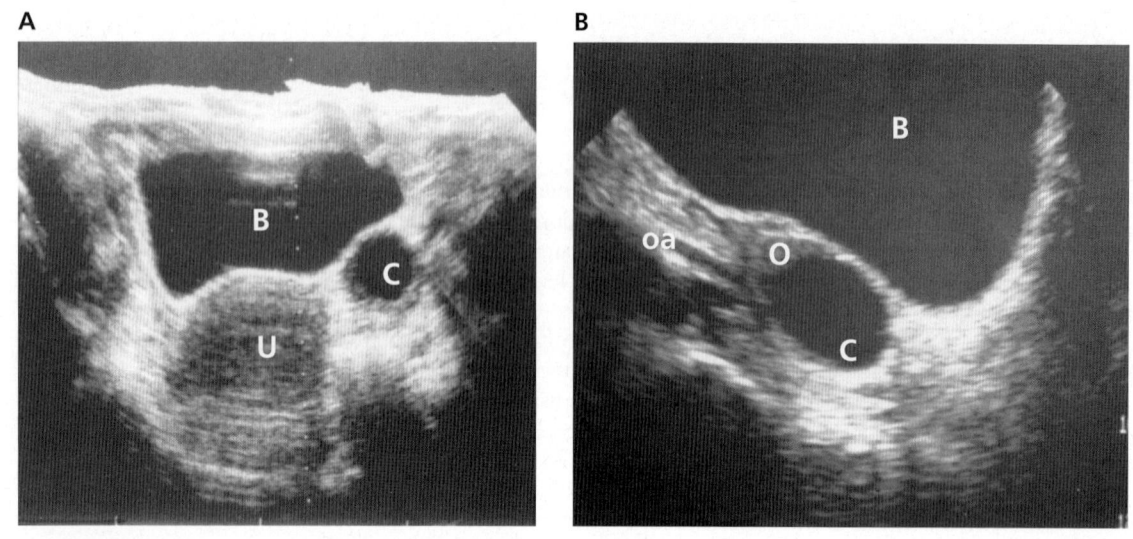

Fig. 4.43-3
Cisto de corpo lúteo. Sonogramas (A) transverso e (B) sagital mostram o cisto anecoico de paredes lisas (C) no ovário esquerdo (O). (B, bexiga; oa, artéria ovárica.)[27]

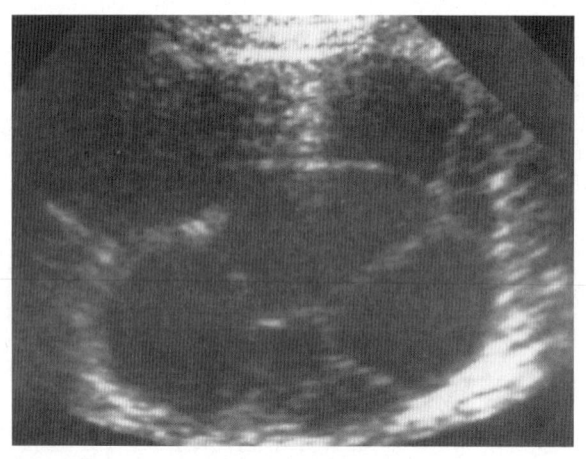

Fig. 4.43-4
Cisto da teca luteínica. Estrutura multisseptada na região anexial.[58]

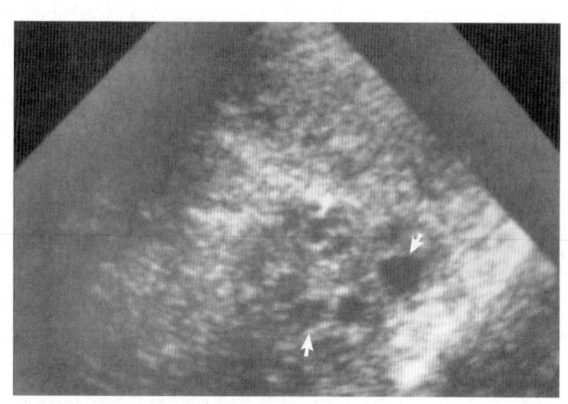

Fig. 4.43-5
Doença de ovários policísticos. Aparência típica de múltiplos cistos foliculares subcapsulares (setas).[58]

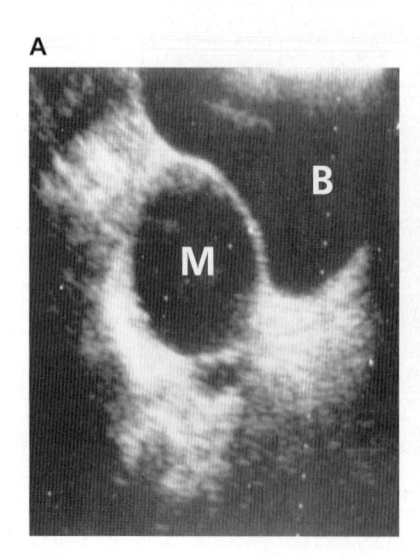

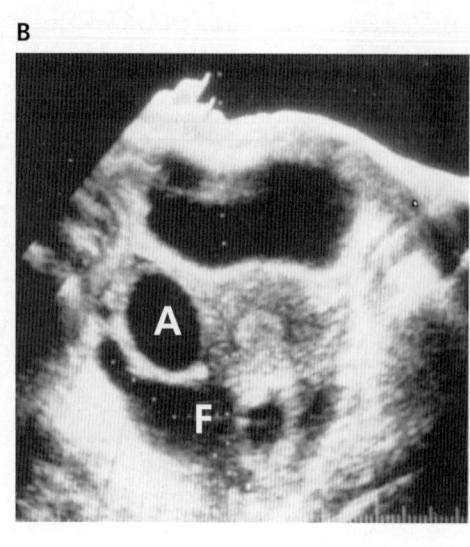

Fig. 4.43-6
Abscesso tubo-ovárico. (A) Grande massa sonotransparente (M) posterior à bexiga (B). (B) Em outra paciente, há líquido no fundo de saco (F) posterior ao abscesso cístico (A).

Condição	Comentários
Endometrioma (Fig. 4.43-8)	Endometriose pode produzir um largo espectro de aparências à ultrassonografia, um dos quais é uma massa quase completamente sonotransparente.
Hidrocolpos (Figs. 4.43-9 e 4.43-10)	Grande massa retrovesical, tubular, mediana, em uma recém-nascida com hímen imperfurado. Secreções retidas e detritos celulares podem produzir ecos internos. Se não for descoberta no período de recém-nascida, a obstrução do trato genital tende a passar despercebida até a menarca, quando se torna um hematometrocolpo.

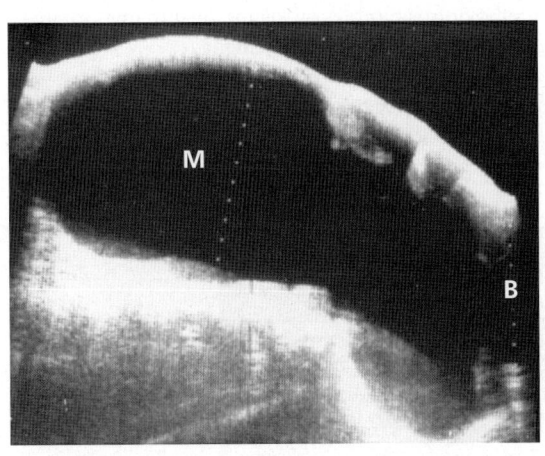

Fig. 4.43-7
Cistadenoma seroso. Sonograma sagital mostra uma grande massa cística pelvicoabdominal (M). (B, bexiga.)[27]

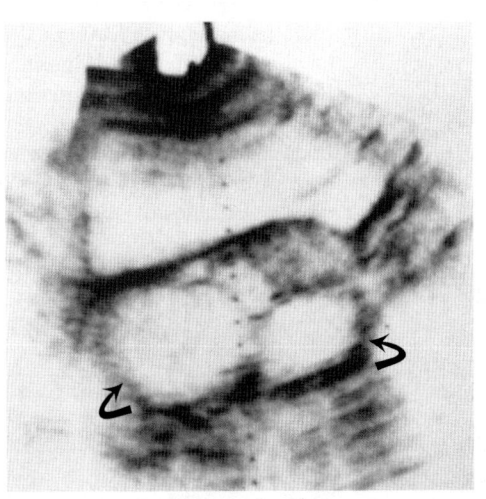

Fig. 4.43-8
Endometrioma. Diversas massas sonotransparentes (setas), simulando múltiplos cistos foliculares, originadas do ovário.[59]

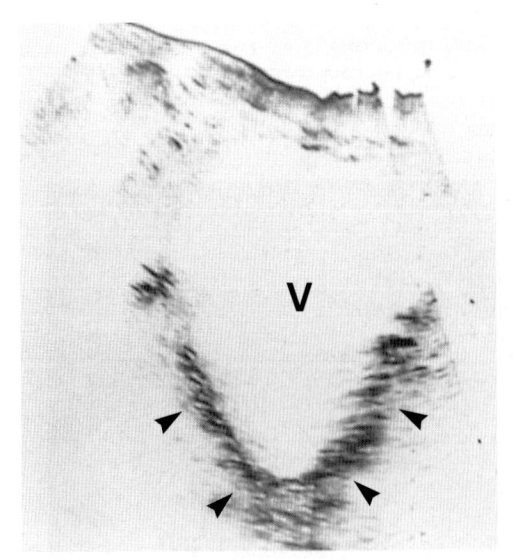

Fig. 4.43-9
Hidrocolpos. Sonograma mediossagital pós-miccional de uma menina recém-nascida mostra uma grande área cística (V) com boa transmissão de som da lado a lado (pontas de seta).[60]

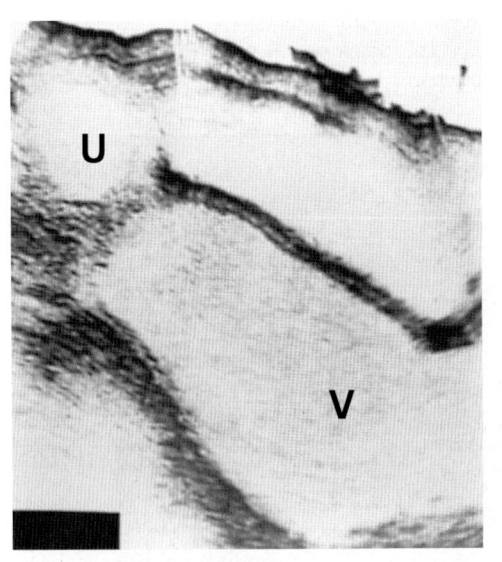

Fig. 4.43-10
Hematometrocolpos. Sonograma pélvico longitudinal em uma menina de 15 anos com amenorreia primária e dor demonstra distensão acentuada da vagina (V) e do útero (U).[60]

4.44 ■ Massas Pélvicas Complexas

Condição	Comentários
Cistadenocarcinoma/cistadenoma mucinoso (Figs. 4.44-1 e 4.44-2)	Tipicamente aparece como uma grande massa cística com septos internos bem definidos. O número e a disposição dos septos internos não parecem se correlacionar com benignidade ou malignidade. Em geral, no entanto, quanto mais sólidas e irregulares as áreas na massa, mais provável que ela represente um tumor maligno. Outros achados que sugerem malignidade incluem ascite, metástases hepáticas (usualmente massas relativamente hipoecoicas no fígado) e implantes peritoneais.
Cisto dermoide (Fig. 4.44-3)	Massa complexa, predominantemente sólida, contendo ecos de alto nível originados de pelos ou calcificação na massa. Esta natureza altamente ecogênica pode tornar difícil delinear a massa completamente ou distingui-la de alças de intestino contendo gás. Como outros tumores ovarianos, quanto mais irregulares e sólidos os componentes internos da massa, mais provável que ela seja maligna.
Endometrioma (Figs. 4.44-4 e 4.44-5)	Pode aparecer como uma massa predominantemente cística com alguma espessura ou irregularidade da parede e uma quantidade variável de componentes internos sólidos relacionados com formação e retração de coágulo, fibrose e liquefação.

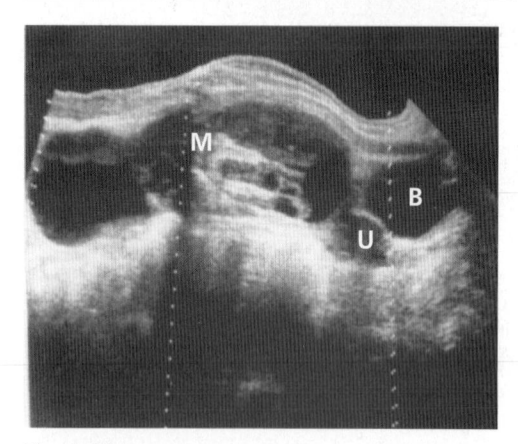

Fig. 4.44-1
Cistadenocarcinoma. Sonograma sagital mostra uma massa multilocular complexa (M) separada do útero (U). (B, bexiga.)[61]

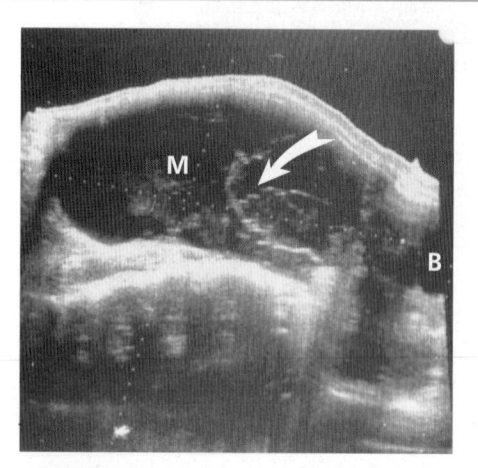

Fig. 4.44-2
Cistadenocarcinoma mucinoso. Sonograma sagital da pelve mostra uma massa predominantemente cística (M) que contém algumas septações (seta). (B, bexiga.)[27]

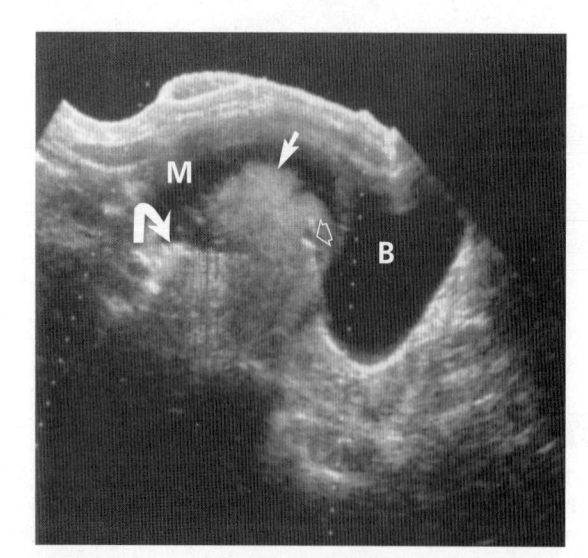

Fig. 4.44-3
Cisto dermoide. Sonograma sagital da pelve mostra uma massa (M) que exibe o sinal da "ponta do iceberg" (seta reta), um nível gordura-líquido (seta curva) e calcificações (seta aberta). (B, bexiga.)[61]

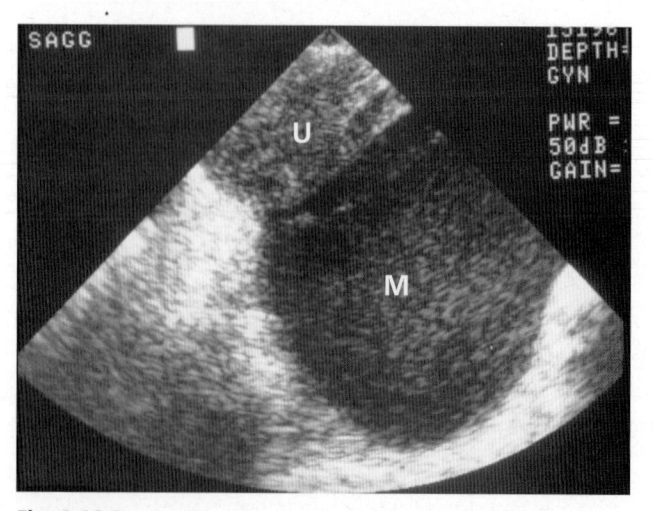

Fig. 4.44-4
Endometrioma. Sonograma endovaginal sagital mostra a massa predominantemente cística (M) contendo ecos de baixo nível representando hemorragia na porção inferior. (U, útero.)[27]

Condição	Comentários
Abscesso tubo-ovárico (Fig. 4.44-6)	Massa anexial complexa que frequentemente tem uma parede grossa e irregular ou contém ecos ou níveis líquidos representando a sedimentação de detritos purulentos. Líquido pélvico livre sugere peritonite superposta. O líquido livre pode-se tornar loculado em um abscesso peritoneal, especialmente no fundo de saco (a parte mais inferior do espaço peritoneal na paciente supina). Alguns abscessos têm um aspecto muito ecogênico em razão de pequenas bolhas de gás produzidas por organismos formadores de gás.

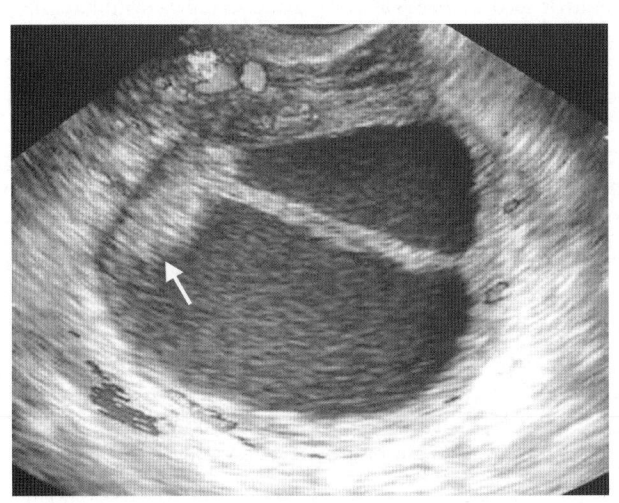

Fig. 4.44-5
Endometrioma. Além de ecos de baixo nível dentro dela, a lesão possui septações espessas e um componente de tecido mole causado pela formação de coágulo (seta).[62]

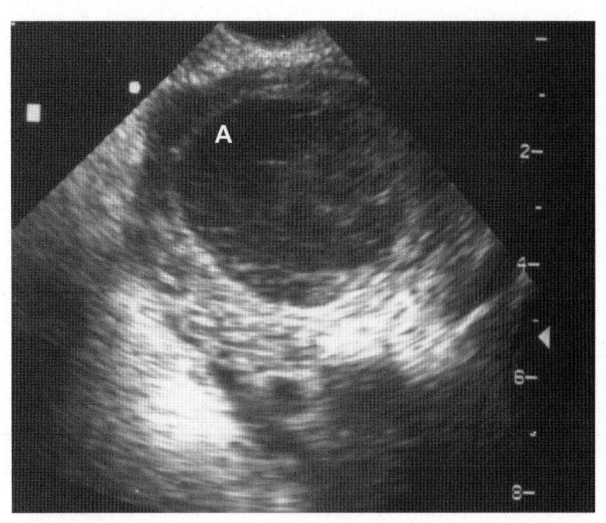

Fig. 4.44-6
Doença inflamatória pélvica. Sonograma endovaginal mostra um abscesso (A) que contém ecos de baixo nível e é rodeado por uma parede bem definida.[27]

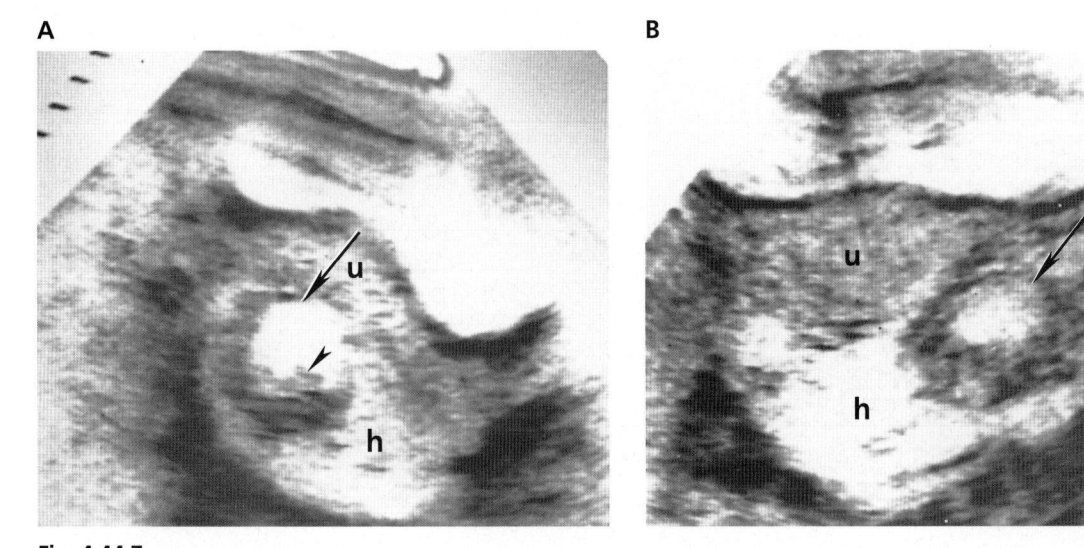

Fig. 4.44-7
Gravidez ectópica. Sonogramas (A) sagital e (B) transverso mostram um saco gestacional extrauterino (setas) à esquerda com um feto dentro dele (ponta de seta). Observar a massa cística complexa (h), que representa um hematoma, no fundo de saco. Nenhuma atividade cardiofetal foi observada. (u, útero.)[63]

Condição	Comentários
Gravidez ectópica (Figs. 4.44-7 a 4.44-9)	Massa anexial extrauterina, extraovariana. Mais de 95% das gestações ectópicas ocorrem nas tubas uterinas, especialmente nas porções ístmica e ampular. Mais da metade das pacientes com esta complicação da gravidez têm uma história ou evidência patológica de doença inflamatória pélvica, que parece proporcionar um ambiente receptivo para implantação tubária. Muitas vezes associada a níveis urinários ou plasmáticos de HCG que são substancialmente mais baixos para a data prevista da gestação do que aqueles em pacientes com gestações intrauterinas normais. O aspecto ultrassonográfico clássico consiste em um útero aumentado que não contém um saco gestacional e é associado a uma massa anexial irregular, uma "cabeça fetal ectópica" ou líquido no fundo de saco. A incidência de gravidez ectópica e intrauterina coexistentes é apenas 1 em 30.000.
Gravidez molar (Fig. 4.44-10)	Doença proliferativa do trofoblasto que pode se manifestar como uma mola hidatiforme completa ou parcial, mola invasiva ou coriocarcinoma. Uma mola hidatiforme, a forma mais comum de doença trofoblástica gestacional, não é invasiva e usualmente se manifesta no segundo e terceiro trimestres. Este tipo de mola distende e enche a cavidade endometrial sem invadir o miométrio. Ultrassonografia mostra um útero que é aumentado para a idade gestacional e está cheio de múltiplas pequenas áreas hiperecoicas com boa intensificação acústica posterior. Estes cistos representam vilos grosseiramente intumescidos por hiperplasia trofoblástica. Durante o primeiro trimestre, o tecido molar pode aparecer como uma massa endometrial homogeneamente ecogênica.
Cisto de corpo lúteo hemorrágico (Fig. 4.44-11)	Massa anexial complexa que pode ser associada a sangue intraperitoneal se ruptura tiver ocorrido. Pode ser extremamente difícil distinguir de gravidez ectópica, embora na maioria dos casos a massa complexa possa ser localizada dentro do ovário em vez de separada do útero e ovário, como em uma gravidez ectópica. Cistos de corpo lúteo podem ser associados à gravidez intrauterina inicial e níveis elevados de gonadotropina coriônica humana.
Torção ovariana (Fig. 4.44-12)	Usualmente ocorre secundariamente a uma anormalidade ovariana subjacente, como um cisto ou tumor de ovário, que faz o pedículo ovariano rodar completa ou parcialmente sobre o seu eixo. A interrupção resultante da circulação arterial e venosa produz ingurgitamento vascular no parênquima ovariano que pode eventualmente levar ao infarto hemorrágico.

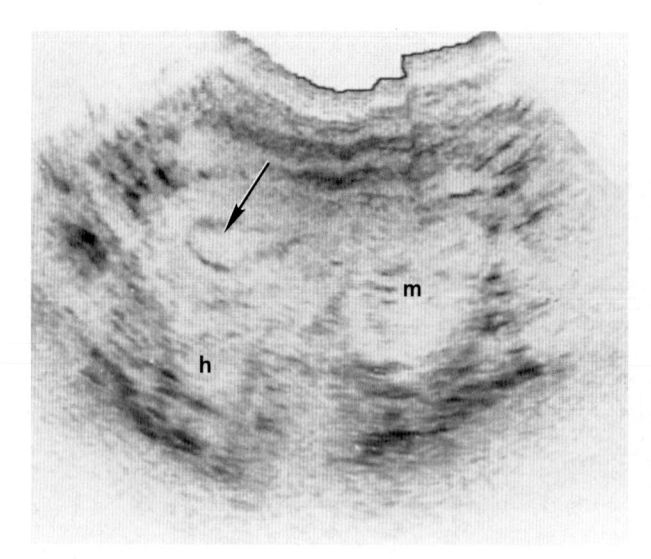

Fig. 4.44-8
Saco pseudogestacional na gravidez ectópica. Sonograma transverso mostra uma estrutura semelhante a um saco sem polo fetal (seta) no útero. Há também uma coleção sólida no fundo de saco (h) e uma massa anexial esquerda (m).[63]

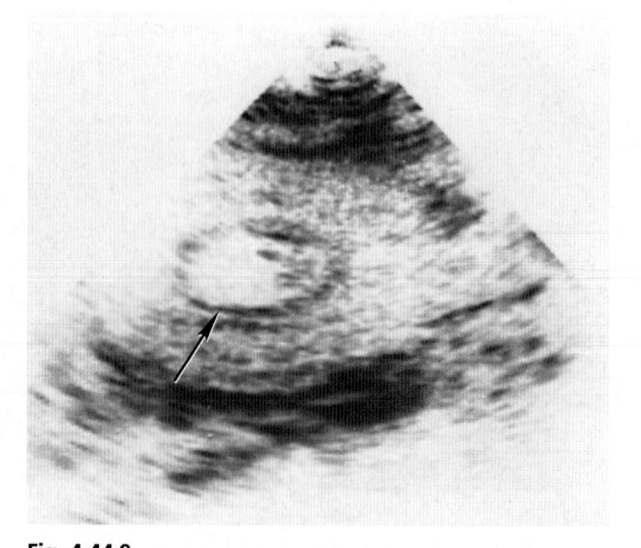

Fig. 4.44-9
Duplo saco decíduo na gravidez ectópica. Sonograma transverso mostra uma segunda linha (seta) paralela a uma parte do saco decíduo.[63]

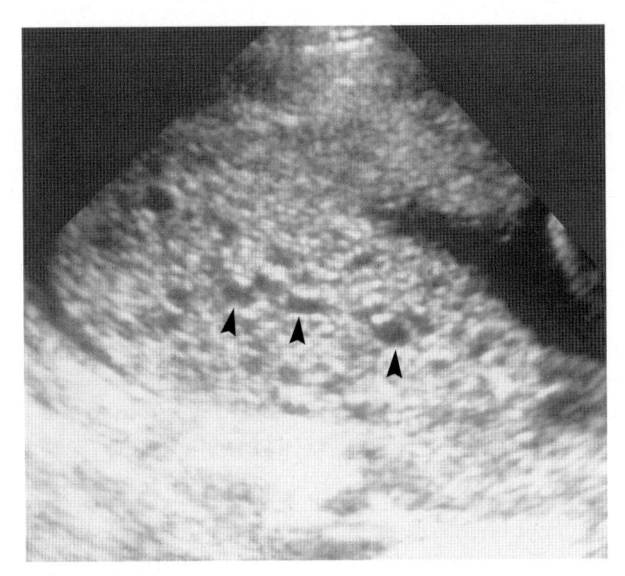

Fig. 4.44-10
Gravidez molar. Massa ecogênica na cavidade uterina com múltiplas pequenas áreas hipoecoicas (pontas de seta).[64]

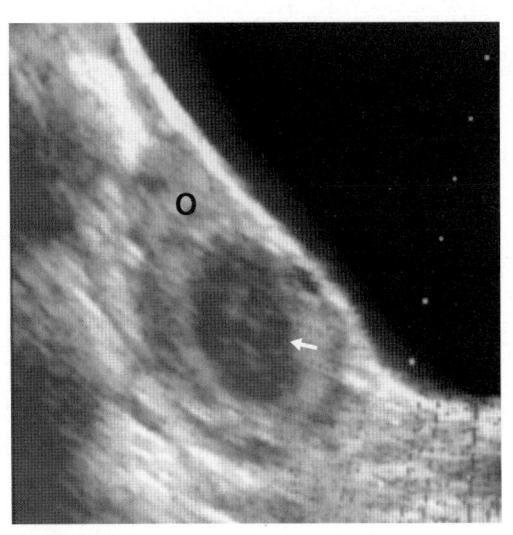

Fig. 4.44-11
Cisto de corpo lúteo hemorrágico. Sonograma sagital do ovário (O) mostra uma massa cística complexa contendo ecos de baixo nível (seta).[27]

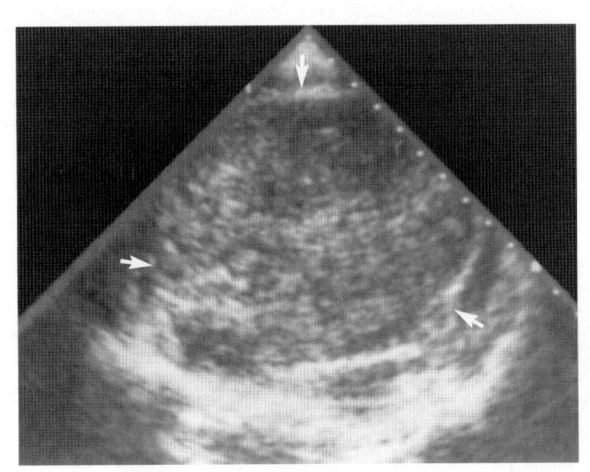

Fig. 4.44-12
Torção ovariana. Sonograma transverso mostra uma grande massa anexial complexa (setas) com uma aparência geralmente sólida.[58]

4.45 ■ Massas Pélvicas Sólidas

Condição	Comentários
Leiomioma (fibroma) do útero (Figs. 4.45-1 e 4.45-2)	Massa hipoecoica, sólida, que deforma o contorno em um útero aumentado, heterogêneo. Degeneração gordurosa e calcificação causam ecogenicidade aumentada focal (calcificação pode resultar em sombreamento acústico). Degeneração ou necrose pode resultar em ecogenicidade diminuída e transmissão aumentada de lado a lado do som, às vezes simulando uma massa semelhante a um cisto. Um leiomioma subseroso afixado ao útero por um pedículo grande pode ocasionalmente simular uma massa anexial ou tumor ovariano.
Leiomiossarcoma do útero (Figs. 4.45-3 e 4.45-4)	Pode originar-se de um leiomioma preexistente ou de músculo ou tecido conectivo no miométrio ou vasos sanguíneos. Embora menos de 2% de todos os leiomiomas sofram transformação sarcomatosa, leiomiossarcoma não é um tumor uterino incomum por causa da frequência dos leiomiomas. O tumor pode ser demasiado pequeno para ser visto em ultrassonografia ou pode ser indistinguível de um leiomioma benigno.
Carcinoma endometrial (Fig. 4.45-5)	Útero aumentado com áreas irregulares de ecos de baixo nível e coleções bizarras de ecos de alta intensidade. A menos que evidência de invasão local possa ser demonstrada, os achados de ultrassonografia são indistinguíveis daqueles dos fibromas do útero (que frequentemente ocorrem em pacientes com carcinoma endometrial).

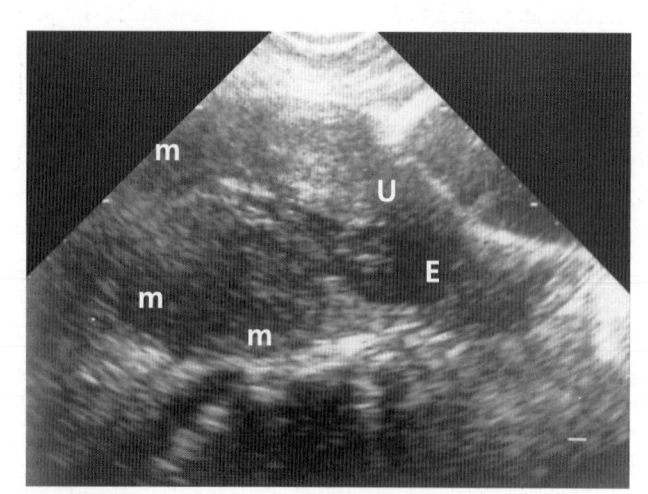

Fig. 4.45-1
Fibromas uterinos. Sonograma sagital do útero (U) mostra múltiplas massas hipoecoicas (m) dentro do útero. A cavidade endometrial dilatada (E) contém ecos de baixo nível representando sangue.[27]

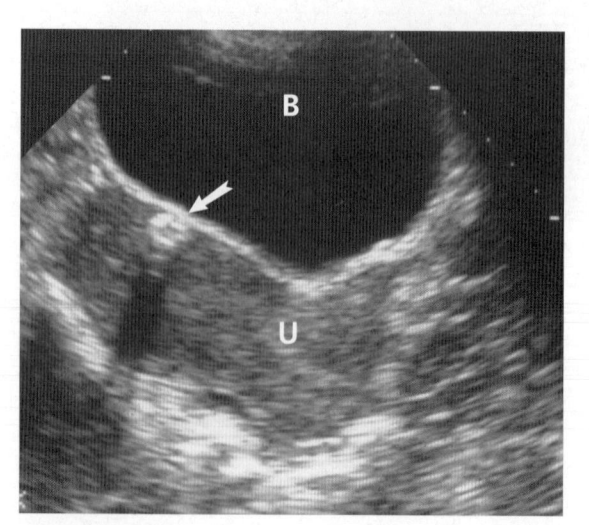

Fig. 4.45-2
Fibroma uterino calcificado. Sonograma sagital do útero (U) mostra um pequeno foco calcificado (seta) e sombreamento acústico em razão de um leiomioma degenerado. (B, bexiga.)[27]

Condição	Comentários
Carcinoma cervical (Fig. 4.45-6)	Massa retrovesical sólida que usualmente parece indistinguível de um mioma cervical benigno. Ultrassonografia é de valor para estadiar carcinoma cervical, uma vez que ele possa detectar espessamento de tecidos moles parametriais ou paracervicais, comprometimento das paredes laterais pélvicas, extensão para a bexiga e adenopatia pélvica.

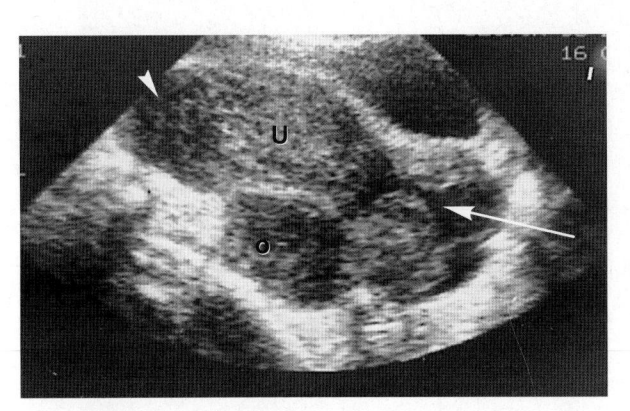

Fig. 4.45-3
Leiomiossarcoma. Sonograma sagital do útero (U) mostra uma massa complexa na região do colo (seta) e uma lesão hipoecoica no fundo uterino (ponta de seta). (o, ovário.)[27]

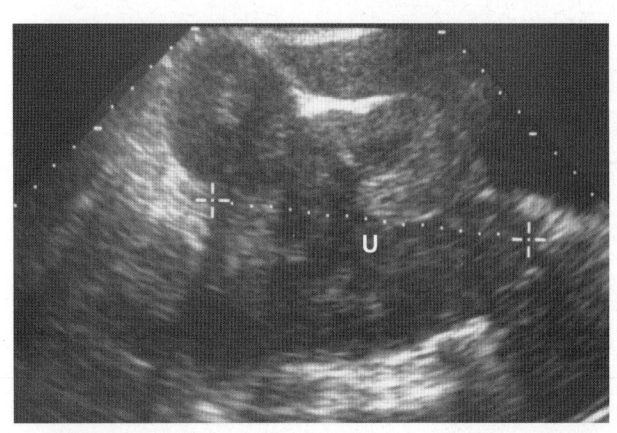

Fig. 4.45-4
Leiomiossarcoma. Sonograma sagital mostra um útero grosseiramente distorcido (U) com áreas hipoecoicas através dele.[27]

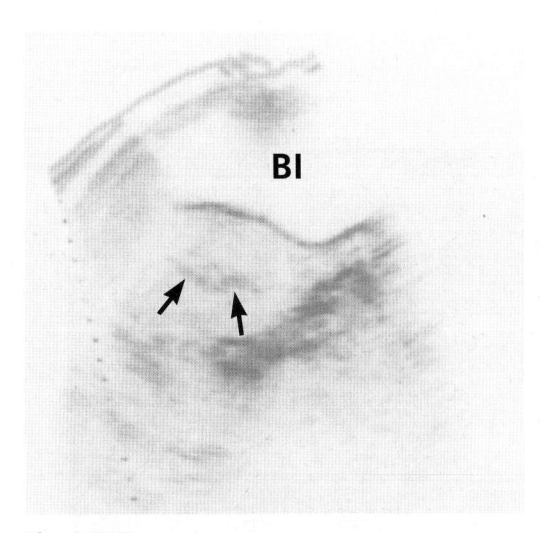

Fig. 4.45-5
Carcinoma endometrial. Sonograma longitudinal mostra que o útero está aumentado e bulboso. Há coleções de ecos de alta amplitude (setas) na região do eco da cavidade central. (Bl, bexiga.)[43]

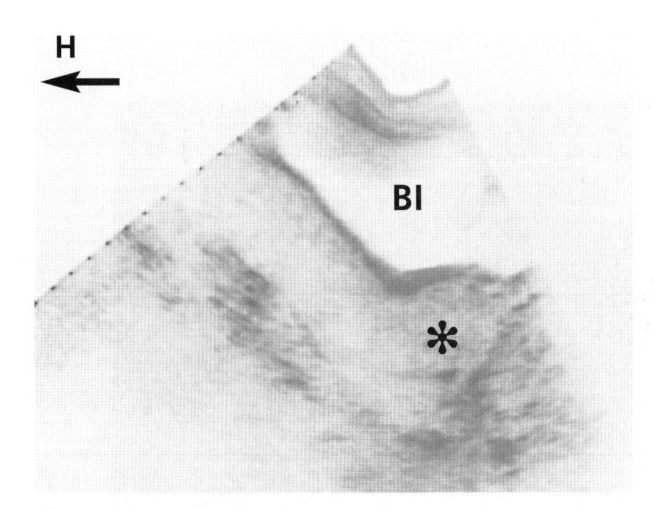

Fig. 4.45-6
Carcinoma do colo. Massa retrovesical sólida ecogênica (✱) que é indistinguível de um mioma cervical. (Bl, bexiga; H, cabeça.)[43]

Condição	Comentários
Tumores ovarianos (Figs. 4.45-7 a 4.45-9)	Carcinoma, disgerminoma, tumor de seio endodérmico (saco vitelino), tumores da granulosa e da teca, fibroma e metástases aparecem como massas pélvicas sólidas de vários tamanhos.

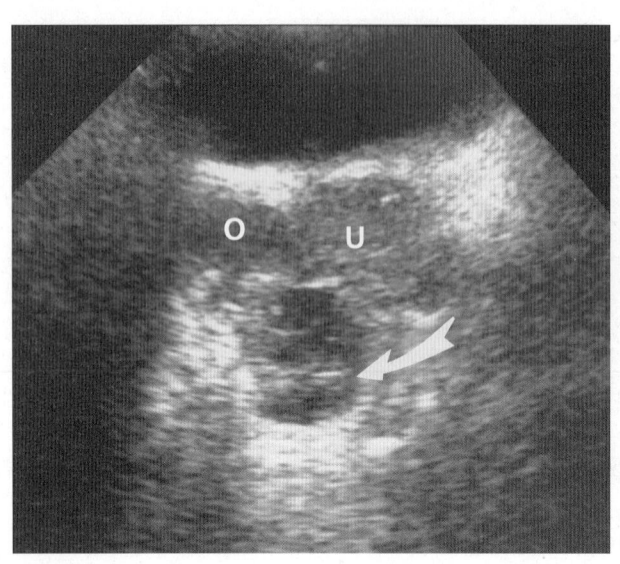

Fig. 4.45-7
Disgerminoma. Sonograma transverso demonstra uma massa predominantemente sólida no anexo direito (seta). (O, ovário; U, útero.)[27]

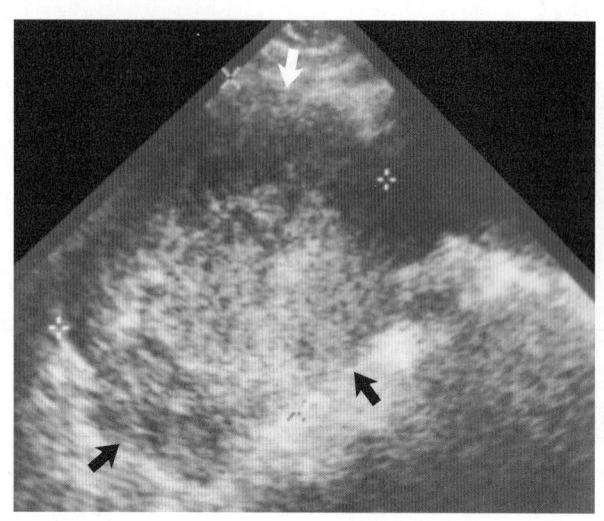

Fig. 4.45-8
Tumor de seio endodérmico. Sonograma longitudinal em uma menina de 9 anos mostra uma grande massa pélvica (setas) que se estendia até o nível do umbigo. Este diagnóstico deve sempre ser considerado em uma paciente jovem com dor abdominal e uma massa abdominopélvica.[58]

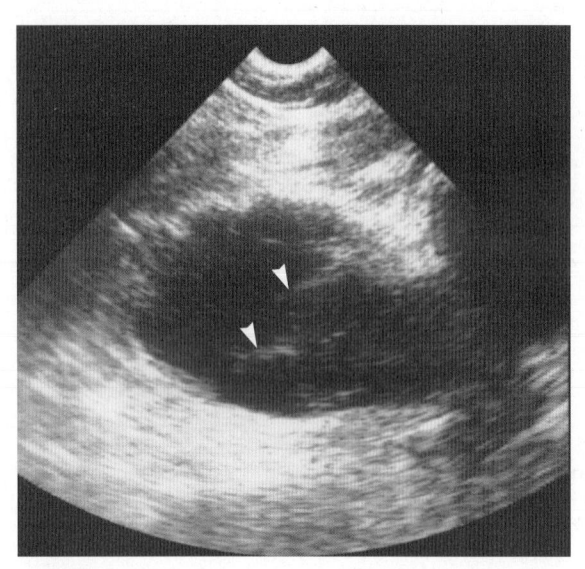

Fig. 4.45-9
Tumor de Krukenberg. Sonograma sagital mostra uma massa lobulada contendo ao mesmo tempo componentes císticos e sólidos (pontas de seta) que representavam uma metástase ao ovário de carcinoma do trato gastrointestinal.[27]

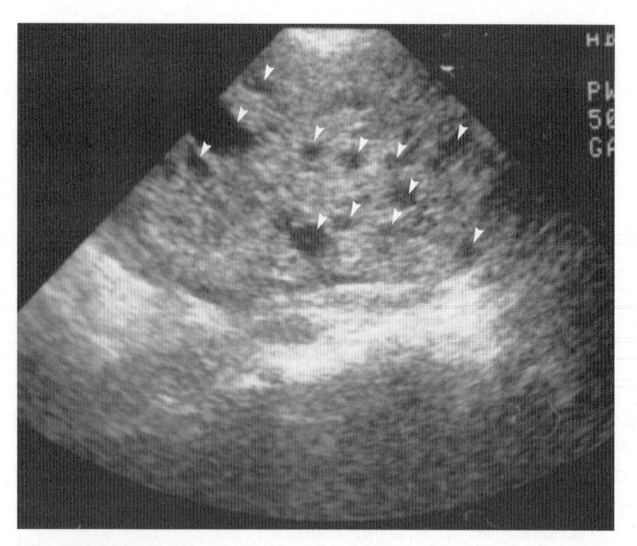

Fig. 4.45-10
Doença trofoblástica. Imagem em tempo real do útero revela uma massa de tecido mole com múltiplas áreas císticas de tamanhos variados (pontas de seta).[27]

Condição	Comentários
Doença trofoblástica (Figs. 4.45-10 e 4.45-11)	Espectro de distúrbios relacionados com a gravidez variando desde uma mola hidatiforme benigna até o mais maligno e frequentemente metastático coriocarcinoma. Tipicamente aparece como uma grande massa sólida de tecido mole de tecido placentário (trofoblástico) enchendo a cavidade uterina e contendo ecos de baixa à moderada amplitude. Numerosos espaços císticos pequenos contendo líquido estão espalhados por toda a lesão. Múltiplas áreas sonotransparentes maiores representam degeneração ou hemorragia interna no tecido molar.

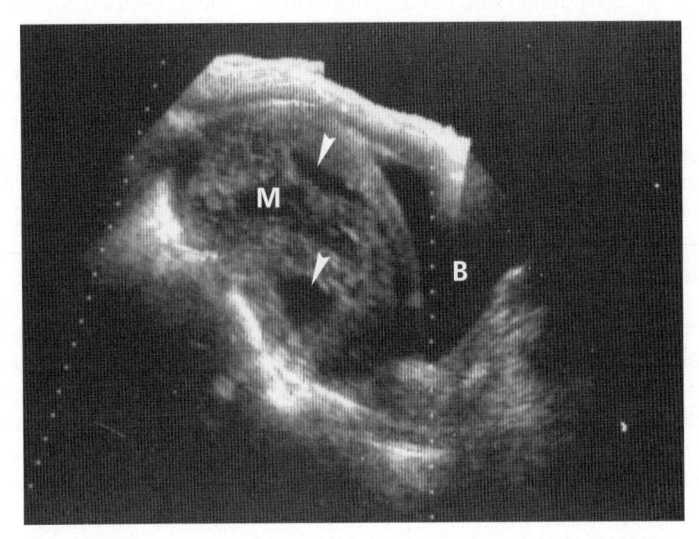

Fig. 4.45-11
Doença trofoblástica. Sonograma sagital mostra uma massa uterina (M) contendo áreas císticas irregulares (pontas de seta) representando degeneração ou hemorragia interna no tecido molar. (B, bexiga.)[27]

4.46 ■ Imagem de Ressonância Magnética da Pelve Feminina

Condição	Achados de Imagem	Comentários
Leiomioma (fibroma) do útero (Figs. 4.46-1 a 4.46-3)	Massa bem circunscrita que tem média à baixa intensidade de sinal em imagens ponderadas em T1 e é usualmente hipointensa em relação ao miométrio ou endométrio adjacentes em imagens ponderadas em T2. Áreas centrais ou difusas de intensidade aumentada de sinal em imagens ponderadas em T2 são vistas em caso de degeneração (hialina, mucinosa, hemorrágica ou mixomatosa).	Modalidade mais precisa para avaliar o número, localização e tamanho dos leiomiomas, especialmente em mulheres que planejam fazer miomectomias que preservam útero. RM pode ajudar a diferenciar entre um leiomioma uterino (que potencialmente é removível) e adenomiose (que requer histerectomia). Esta modalidade também é valiosa para distinguir leiomiomas subserosos de outras massas pélvicas sólidas, quando a ultrassonografia é indeterminada.
Adenomiose (Figs. 4.46-4 e 4.46-5)	Em imagens ponderadas em T2, tipicamente uma massa mal marginada de baixa intensidade de sinal que tem um limite irregular e indistinto com o miométrio adjacente. Geralmente há espessamento difuso da zona juncional. Em imagens ponderadas em T1, pode não ser aparente nenhuma anormalidade. Pequenos focos de alta intensidade de sinal em imagens ponderadas em T1 e T2 podem resultar de hemorragia dentro de ilhas endometriais na lesão.	Uma doença comum em mulheres acima da idade de 30 anos, adenomiose refere-se à presença de tecido endometrial dentro da parede miometrial. Adenomiose frequentemente coexiste com fibromas uterinos. Uma vez que ela compromete o miométrio difusamente, adenomiose é uma condição não ressecável que usualmente é tratada por histerectomia.
Anomalias uterinas congênitas (Figs. 4.46-6 e 46-7)	Em imagens ponderadas em T2, o septo de um útero septado aparece como uma fina banda fibrosa hipointensa separando as cavidades endometriais adjacentes (que têm alta intensidade de sinal). Em um útero bicorno, há um entalhe externo profundo no fundo do útero e uma banda de miométrio espessa ou dupla de média intensidade entre as duas cavidades endometriais.	RM frequentemente pode diferenciar entre útero septado e bicorno sem a necessidade de laparoscopia. Esta distinção é crítica, porque um útero septado pode ser corrigido facilmente em um contexto ambulatorial com ressecção transvaginal do septo. Um útero bicorno nem sempre é reparado (mas se o for, é necessária uma laparotomia).

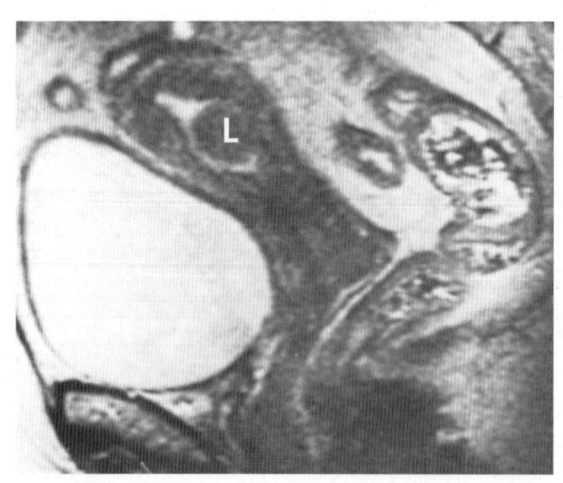

Fig. 4.46-1
Leiomioma submucoso do útero. Imagem ponderada em T2 sagital mostra um leiomioma hipointenso bem circunscrito (L) quase completamente rodeado por endométrio.[65]

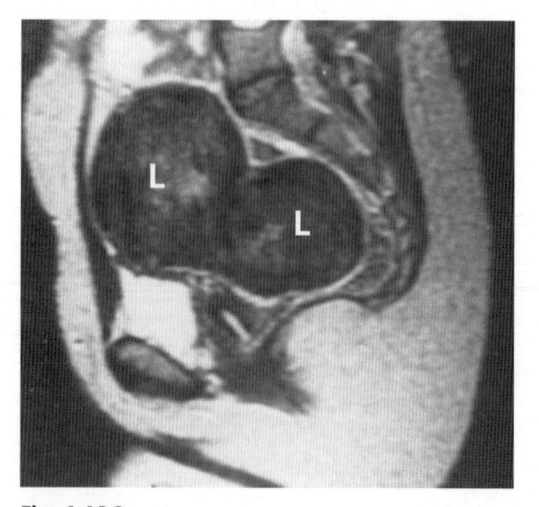

Fig. 4.46-2
Leiomiomas subserosos do útero. Imagem ponderada em T2 sagital mostra dois leiomiomas subserosos grandes (L), que aparecem como lesões hipointensas bem definidas ao longo da superfície superior do útero.[65]

Condição	Achados de Imagem	Comentários
Carcinoma do endométrio (Figs. 4.46-8 a 4.46-11)	Em imagens ponderadas em T2, uma zona juncional hipointensa intacta em torno da lesão de alta intensidade indica que o tumor é limitado ao endométrio. Medição da profundidade do tumor de alta intensidade dentro do miométrio hipointenso circundante pode determinar se a invasão é superficial ou profunda.	Gadolínio consegue aumentar substancialmente a sensibilidade da Imagem com RM para avaliação da profundidade da invasão tumoral. O tumor não se contrasta tanto quanto o miométrio circundante e assim tem baixa ou intermediária intensidade de sinal quando comparado ao miométrio bem intensificado e a cavidade endometrial hipointensa. Invasão do miométrio pode ser detectada como tumor de sinal intermediário dentro do miométrio de sinal alto.

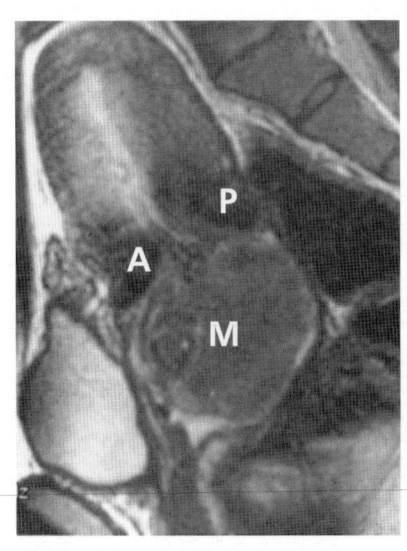

Fig. 4.46-3
Leiomioma prolapsado. Imagem ponderada em T2 sagital mostra um grande leiomioma submucoso (M) separando os lábios anterior (A) e posterior (P) do colo do útero e salientando-se através do orifício externo do colo. Antes do estudo de imagem, a suspeita clínica com base em exame físico era carcinoma do colo.[66]

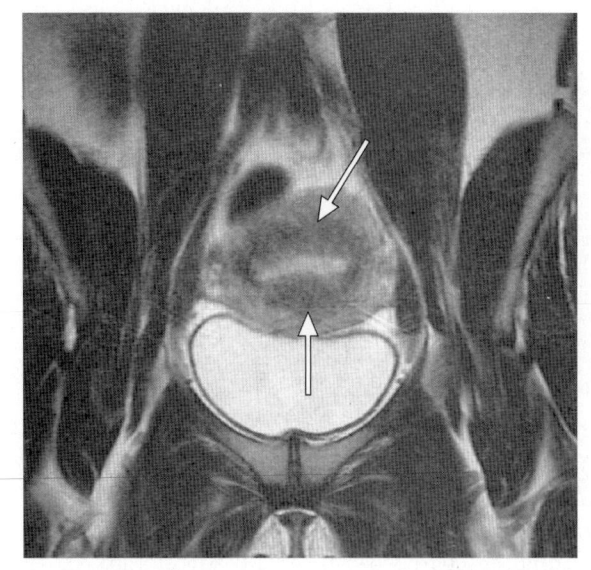

Fig. 4.46-4
Adenomiose difusa. Imagem ponderada em T2 coronal mostra aumento acentuadamente difuso da zona juncional (setas) substituindo miométrio normal.[67]

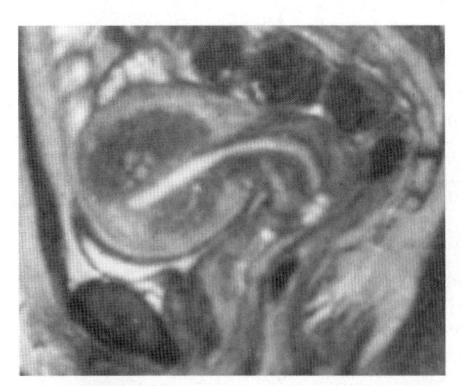

Fig. 4.46-5
Adenomiose. Imagem ponderada em T2 sagital demonstra áreas ovais de zona juncional espessada contendo alguns focos hiperintensos que são característicos desta condição.[66]

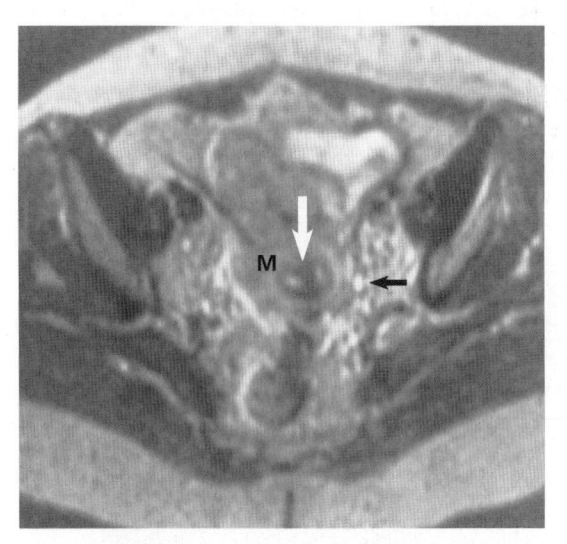

Fig. 4.46-6
Útero septado. Imagem ponderada em T2 axial no nível uterino médio (seta pequena) mostra um único corno uterino com dois canais endometriais divididos por um septo (seta grande). (M, miométrio.)[68]

Condição	Achados de Imagem	Comentários
Carcinoma do colo do útero (Figs. 4.46-12 e 4.46-13)	Massa de alta intensidade dentro do estroma cervical hipointenso em imagens ponderadas em T2. Um anel intacto de estroma hipointenso circundando a lesão indica que o tumor é limitado ao colo. Extensão pericervical ou parametrial é indicada se o tumor envolver completamente o estroma cervical hipointenso ou se alastrar fora dele.	Capacidade de imagem multiplanar da RM pode permitir uma taxa de acurácia para estadiamento tumoral mais alta que a da palpação clínica. Além de demonstrar extensão para o tecido pericervical e parametrial, RM é capaz de definir tamanho e localização tumorais bem como comprometimento do útero, parede lateral pélvica, bexiga e reto.

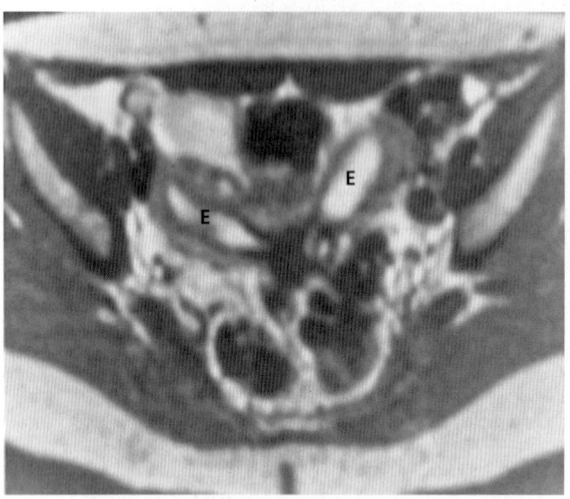

Fig. 4.46-7
Útero bicorno. Imagem ponderada em T2 axial mostra dois cornos uterinos de tamanho semelhante com endométrio funcionante (E).[68]

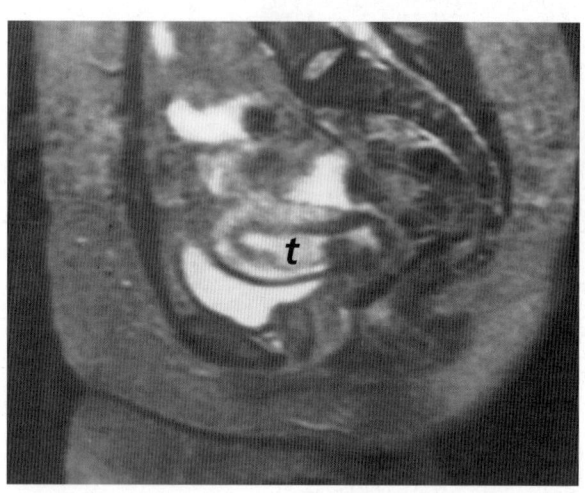

Fig. 4.46-8
Carcinoma endometrial (superficialmente invasivo). Imagem ponderada em T2 sagital mostra tumor (t) causando descontinuidade segmentar da zona juncional, com tumor limitado à metade interna do miométrio.[65]

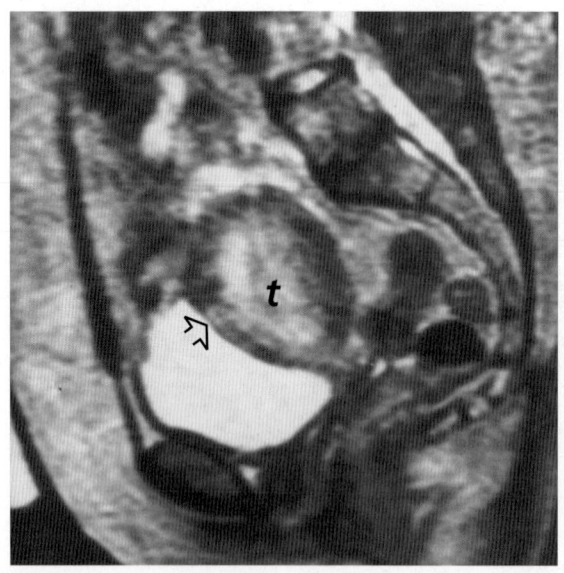

Fig. 4.46-9
Carcinoma do endométrio (profundamente invasivo). RM ponderada em T2 sagital mostra tumor (t) estendendo-se à metade externa do miométrio (seta).[65]

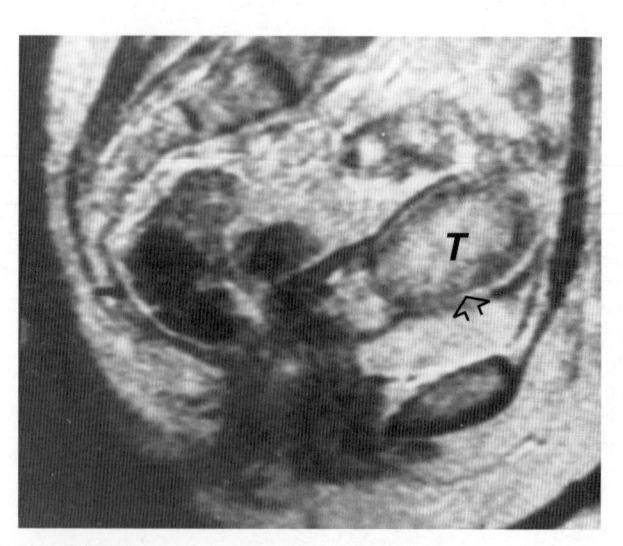

Fig. 4.46-10
Carcinoma endometrial (profundamente invasivo). Imagem ponderada em T2 sagital mostra tumor (T) estendendo-se à metade externa do miométrio (seta).[66]

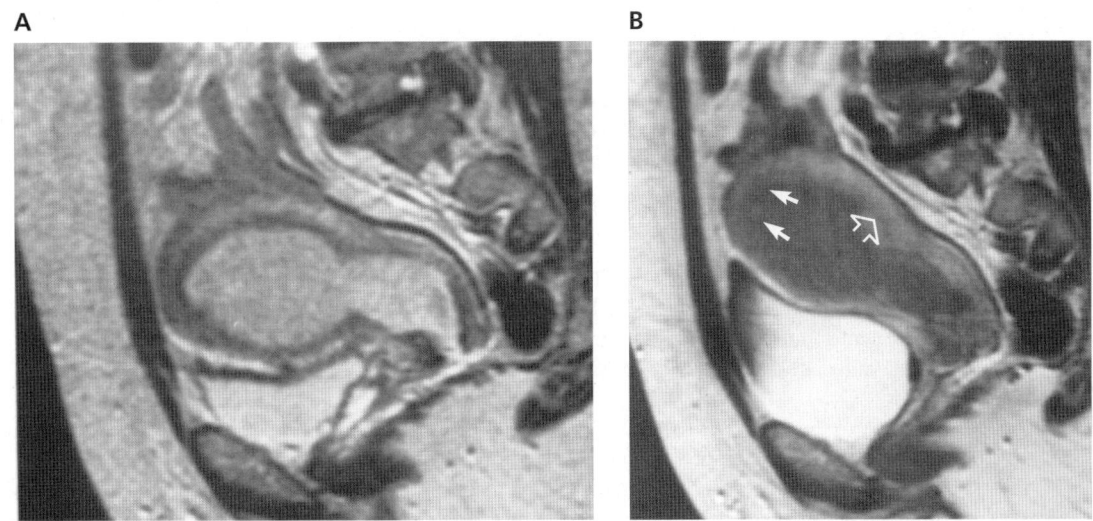

Fig. 4.46-11
Carcinoma endometrial (valor do gadolínio). (A) Imagem ponderada em T2 sagital mostra uma cavidade endometrial acentuadamente aumentada com zona juncional intacta (sugerindo um tumor estádio 1A limitado ao endométrio). (B) Escaneamento sagital ponderado em T1 intensificado com gadolínio ao mesmo nível (bexiga contém mais urina) mostra tumor de intensidade intermediária invadindo a zona juncional e o miométrio do fundo (setas sólidas), que foi provado na cirurgia representar tumor estádio 1C (invasão de mais de 50% do endométrio). Notar a intensificação de contraste de alta intensidade normal do miométrio posterior (seta aberta).[69]

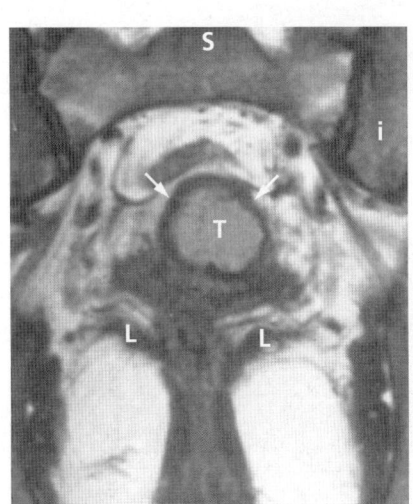

Fig. 4.46-12
Carcinoma do colo do útero sem invasão estromal em profundidade completa. Imagem ponderada em T2 coronal através do colo demonstra uma orla de baixa intensidade, fina, intacta (setas), representando estroma cervical residual rodeando o tumor de intensidade média de sinal (T), que expande o colo. A identificação desta orla intacta tem alto valor preditivo para excluir invasão adentro das áreas parametriais e paracervicais. O sacro (S), ossos ilíacos (i) e músculos levantadores do ânus (L) estão rotulados para orientação.[66]

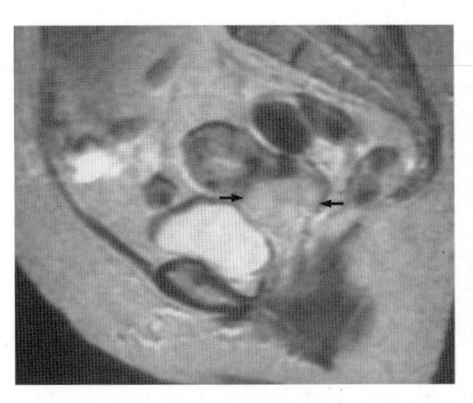

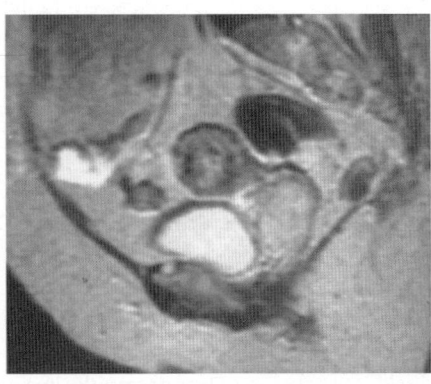

Fig. 4.46-13
Carcinoma cervical. Imagens ponderadas em T2 sagitais mostram o tumor de alta intensidade (setas) estendendo-se à vagina proximal, mas não invadindo a parede da bexiga.[69]

Condição	Achados de Imagem	Comentários
Cisto de ovário (Figs. 4.46-14 e 4-15)	Massa anexial bem circunscrita com sinal homogeneamente baixo em imagens ponderadas em T1 e sinal alto em imagens ponderadas em T2 (similarmente às características de urina em todas as sequências de pulsos).	Cistos hemorrágicos tendem a ter alta intensidade de sinal em imagens tanto ponderadas em T1 quanto em T2.
Cisto dermoide (teratoma cístico) (Fig. 4.46-16)	Componente gorduroso é isointenso em relação à gordura subcutânea em todas as sequências de pulsos. Componentes outros além da gordura têm uma ampla variedade de intensidades de sinal.	Imagem de desvio químico, supressão da gordura e a demonstração de níveis gordura-líquido intratumorais são úteis para diferenciar um cisto dermoide de lesões anexiais hemorrágicas.
Endometriose (Fig. 4.46-17)	Padrões variáveis de intensidade de sinal refletindo a idade do líquido hemorrágico. Alguns são hiperintensos em imagens ponderadas em T1 e hipointensos em estudos ponderados em T2. Outros são hiperintensos em ambas as sequências (metemoglobina). Em alguns casos, uma orla hipointensa de hemossiderina pode ser detectada em imagens ponderadas em T2.	Embora RM seja acurada para ajudar a caracterizar uma massa anexial como um endometrioma, esta modalidade não é capaz de identificar rotineiramente pequenos implantes e aderências. Por essas razões, a laparoscopia permanece o principal procedimento para o diagnóstico e estadiamento da endometriose.

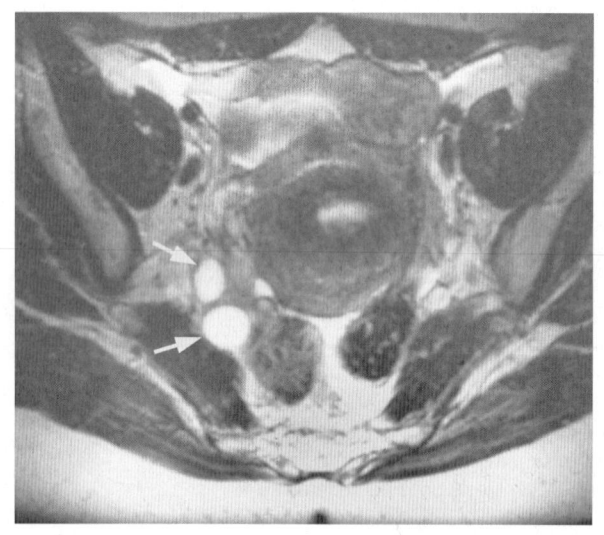

Fig. 4.46-14
Cistos ovarianos simples. Imagem ponderada em T2 axial mostra dois cistos de corpo lúteo de sinal alto, bem definidos, homogêneos (setas) no ovário direito.[70]

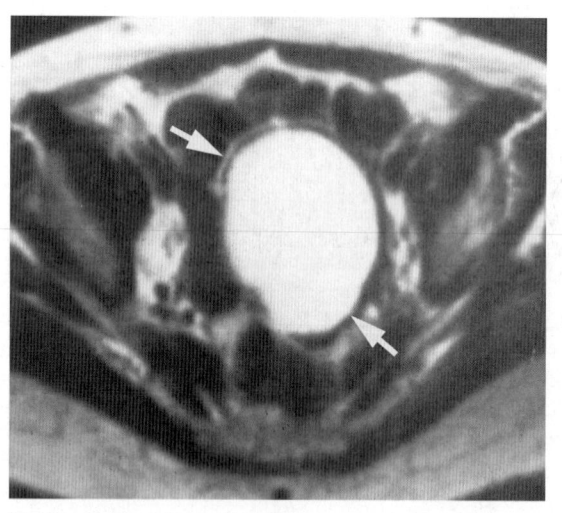

Fig. 4.46-15
Cisto ovariano hemorrágico. Imagem ponderada em T1 axial demonstra uma massa de alta intensidade de sinal homogênea bem definida (setas). Alta intensidade de sinal semelhante também foi vista em imagens ponderadas em T2. Resolução espontânea ocorreu, diferenciando-o de um endometrioma.[68]

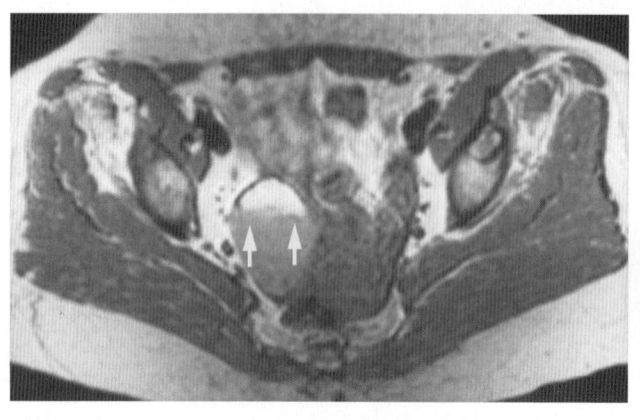

Fig. 4.46-16
Cisto dermoide. Imagem ponderada em T2 axial mostra uma massa oval ovariana direita contendo um nível gordura-líquido (setas).[69]

4.46 ■ IMAGEM DE RESSONÂNCIA MAGNÉTICA DA PELVE FEMININA

Condição	Achados de Imagem	Comentários
Ovário policístico (Fig. 4.46-18)	Em imagens ponderadas em T2, aparência característica de um anel hiperintenso de cistos de alta intensidade periféricos (similarmente a um colar de pérolas) rodeando estroma central com baixa intensidade de sinal.	Distúrbio endocrinológico complexo associado à anovulação crônica em que há desenvolvimento de numerosos pequenos cistos foliculares subcapsulares com uma cápsula ovariana espessada e fibrótica.
Carcinoma do ovário (Figs. 4.46-19 e 4.46-20)	Componentes sólidos frequentemente têm sinal baixo a intermediário em imagens ponderadas em T1 e sinal variável em imagens ponderadas em T2 (variando de intermediário a alto).	RM teve impacto relativamente pequeno sobre o estadiamento, uma vez que este tipo de câncer se alastre principalmente por disseminação peritoneal, e RM muitas vezes não é capaz de identificar pequenos implantes peritoneais. Um diagnóstico de malignidade pode ser feito se o estudo identificar comprometimento de órgãos pélvicos adjacentes, metástases intraperitoneais, linfadenopatia retroperitoneal ou metástases distantes.

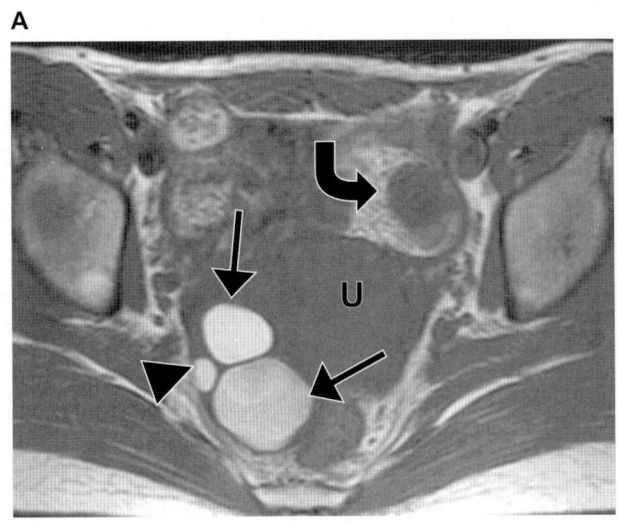

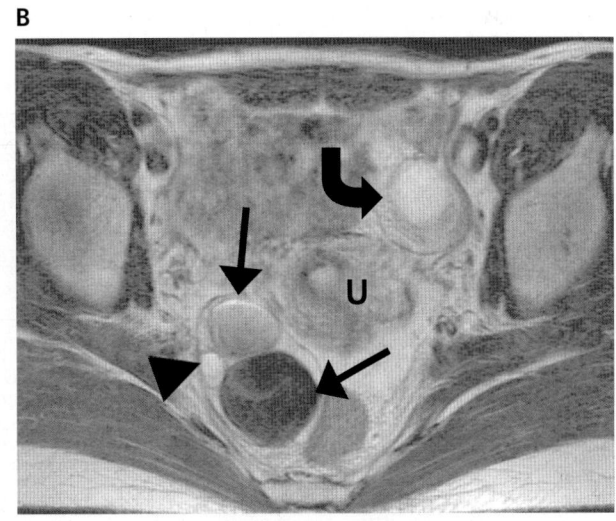

Fig. 4.46-17
Cistos endometriais (de chocolate). (A) Imagem ponderada em T1 axial mostra múltiplos cistos no ovário direito. Todos os três cistos são hiperintensos (setas retas, ponta de seta), indicando que a massa anexial não é causada por gordura como em um dermoide. (B) Na imagem ponderada em T2, um dos cistos é hiperintenso (ponta de seta), e os outros dois são hipointensos (setas retas). U, útero; seta curva, ovário esquerdo.[71]

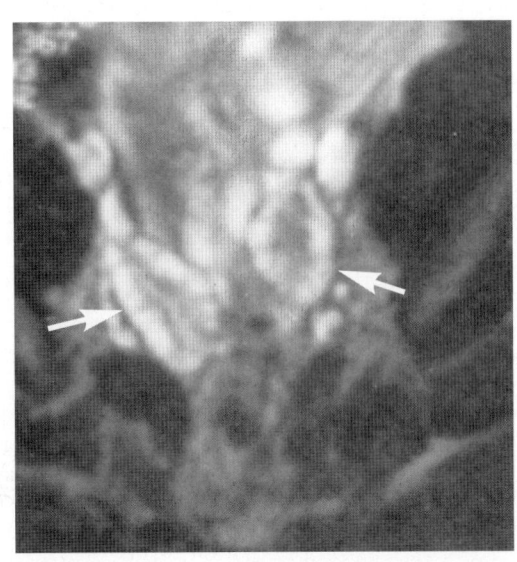

Fig. 4.46-18
Ovários policísticos. Imagem ponderada em T2 coronal demonstra aumento ovariano bilateral (setas) com bordas de múltiplos folículos subcapsulares de alta intensidade e abundante estroma central.[68]

Condição	Achados de Imagem	Comentários
Carcinoma seroso (Figs. 4.46-21 e 4.46-22)	Intensidade de sinal intermediária à alta em imagens ponderadas em T2.	Padrão característico de projeções intracísticas ou exofíticas na forma papilífera do tumor.
Metástases aos ovários (Fig. 4.46-23)	Vários padrões.	Os mais comuns neoplasmas extragenitais que metastatizam por disseminação hematogênica ou linfática aos ovários são tumores primários dos intestinos, estômago e mama.
Fibrotecoma (Fig. 4.46-24)	Aparência variável dependendo das quantidades relativas de células fusiformes, colágeno, edema e formação de cistos.	Mais comum tumor benigno sólido do ovário.
Tumor de Brenner (Fig. 4.46-25)	Sinal baixo extenso em imagens ponderadas em T2, refletindo abundante conteúdo fibroso.	Tumores nitidamente circunscritos, quase sempre benignos, caracterizados por um ninho de células transicionais dispersas pelo componente estromal. Tumores de Brenner são frequentemente associados a tumores císticos mucinosos no mesmo ovário.

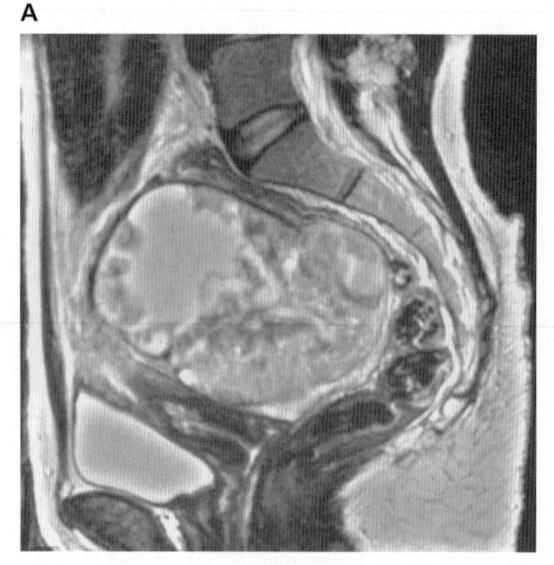

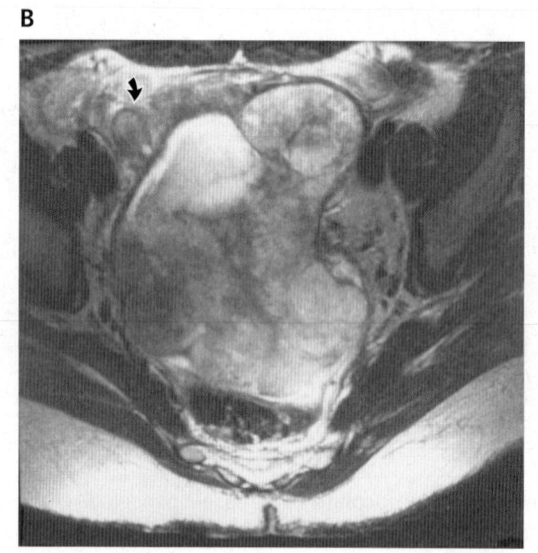

Fig. 4.46-19
Carcinoma do ovário. (A) Imagem ponderada em T2 sagital mostra uma grande massa cística e sólida acima do útero e anterior ao reto. Notar que a massa não parece estar se originando de qualquer destas estruturas. (B) Imagem axial ponderada em T2 demonstra os extensos componentes sólidos da massa. Novamente, a massa não parece originar-se do reto e oblitera o ovário esquerdo. Observar que o ovário direito não mostra evidência de tumor (seta).[70]

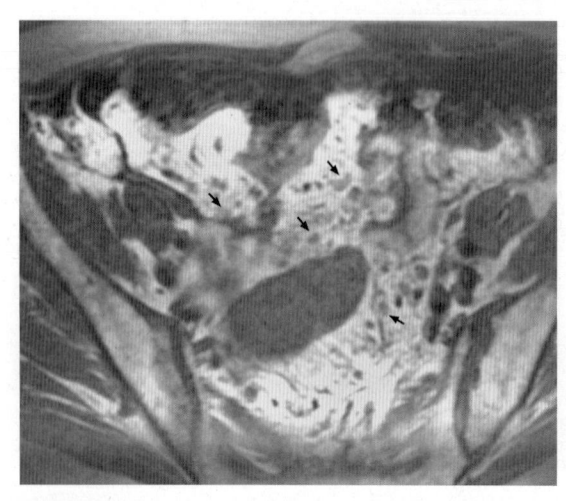

Fig. 4.46-20
Implantes peritoneais e mesentéricos de carcinomatose ovariana. Imagem ponderada em T1 mostra numerosos nódulos muito pequenos aplicados aos mesentérios do sigmoide e intestino delgado e o omento (setas).[70]

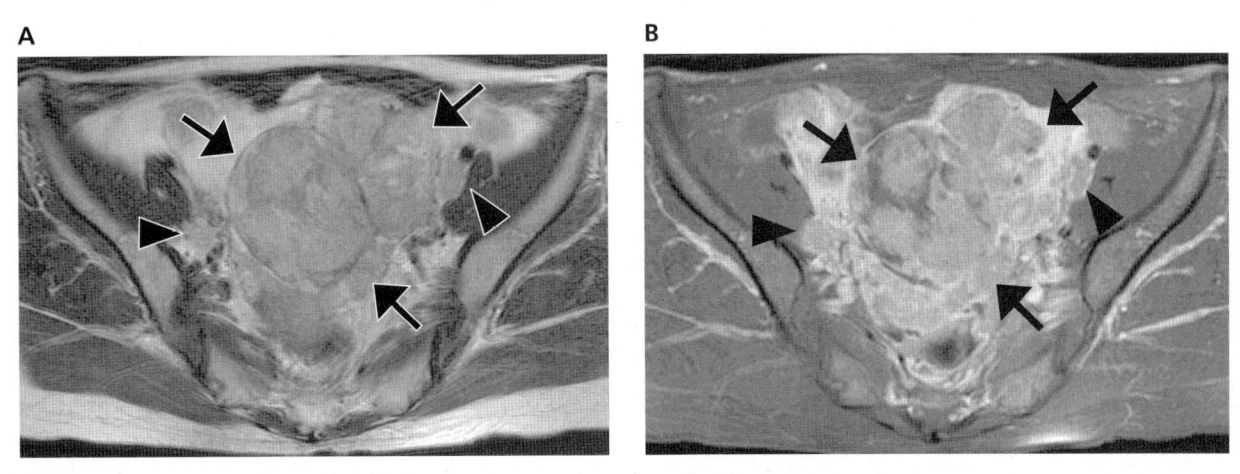

4.46 ■ IMAGEM DE RESSONÂNCIA MAGNÉTICA DA PELVE FEMININA

Fig. 4.46-21
Carcinoma seroso. Imagem com contraste ponderada em T1 com supressão de gordura mostra uma massa nodular sólida que intensifica (setas). Observar o aumento dos linfonodos ilíacos externos bilateralmente (pontas de seta), que constitui um forte indicador de malignidade.[71]

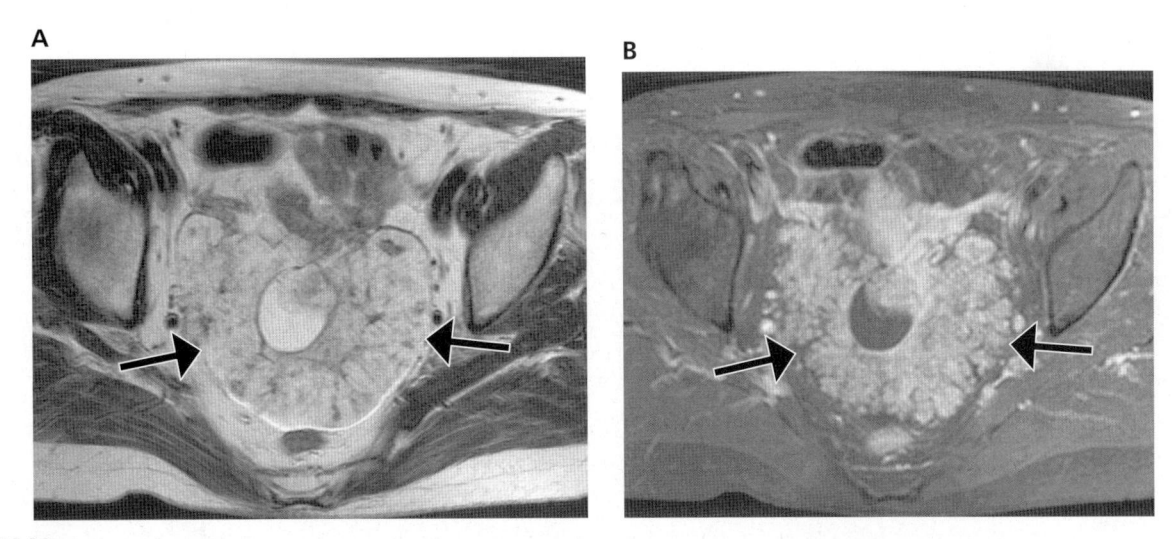

Fig. 4.46-22
Carcinoma papilífero seroso. (A) Imagens axiais ponderadas em T2 mostram uma massa cística e sólida (setas). (B) Imagem intensificada com contraste, ponderada em T1, com gordura suprimida mostra as características projeções exofíticas do tumor (setas).[71]

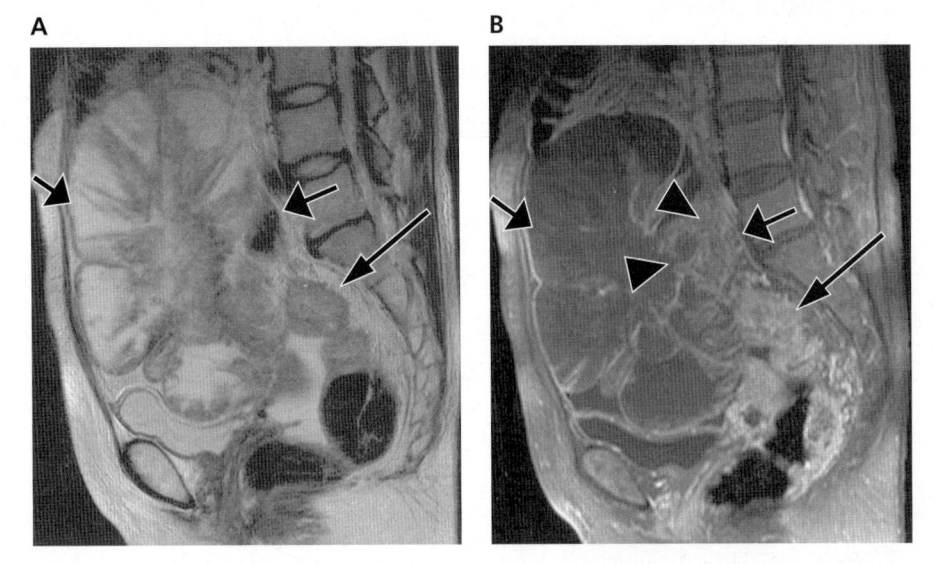

Fig. 4.46-23
Metástases aos ovários. Imagens (A) ponderada em T2 e (B) ponderada em T1 com intensificação de contraste e supressão de gordura mostram uma massa ovariana direita multicística (setas curtas) com um componente sólido. Os septos grossos irregulares e componente sólido se intensificam na imagem pós-contraste (pontas de seta). Um tumor retal (seta longa) é visto.[71]

Condição	Achados de Imagem	Comentários
Síndrome de congestão pélvica (Fig. 4.46-26)	Estruturas tubulares dilatadas, tortuosas, que contêm intensidade variável de sinal dependendo da velocidade de fluxo dentro delas.	Causa comum de dor pélvica que resulta de veias dilatadas, tortuosas e congestas produzidas por fluxo retrógrado através de válvulas incompetentes em veias ovarianas.
Cisto de Gartner (Fig. 4.46-27)	Frequentemente alta intensidade de sinal em imagens ponderadas em T1 em virtude da natureza proteinácea do líquido cístico. Baixa intensidade de sinal em imagens com gordura suprimida.	Remanescente do ducto mesonéfrico (de Wolff). Maioria dos cistos são pequenos e tipicamente paravaginais na posição anterolateral. Um cisto grande pode causar obstrução uretral ou mesmo ureteral.
Cisto periuretral (Fig. 4.46-28)	Massa cística que tem baixa intensidade de sinal em imagens ponderadas em T1 e alta intensidade de sinal em escaneamentos ponderados em T2.	Dilatação congênita de uma glândula periuretral, que muitas vezes é assintomática. Infecção sintomática pode resultar em divertículos uretrais. RM é superior à ultrassonografia transvaginal para demonstrar lesões na uretra e região periuretral.

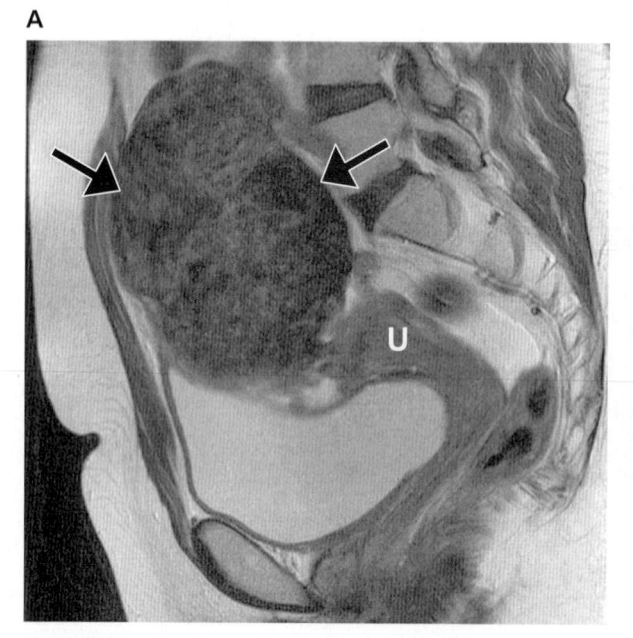

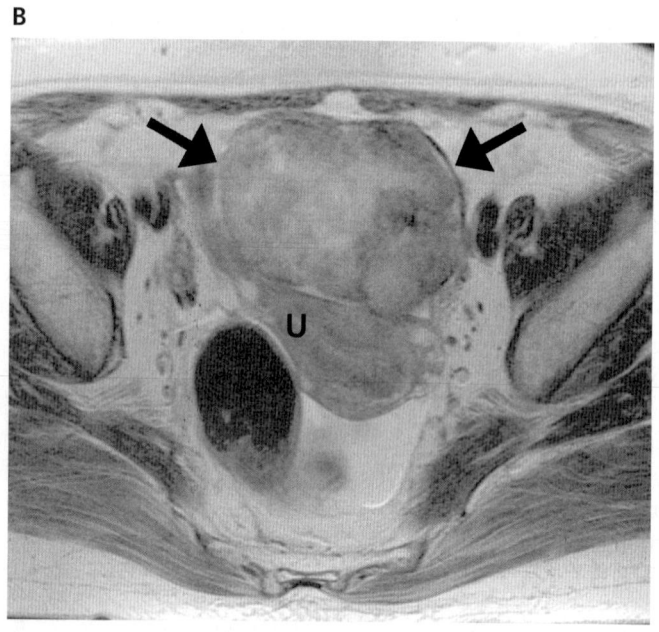

Fig. 4.46-24
Fibrotecoma. (A) Imagem ponderada em T2 sagital mostra uma massa sólida hipointensa (setas), refletindo a natureza fibrótica da lesão. U = útero. (B) Imagem ponderada em T2 axial em outra paciente mostra uma massa sólida heterogênea (setas) com intensidade intermediária à alta de sinal. Há ascite no fundo de saco. O útero está aumentado, um achado anormal nesta mulher pós-menopáusica.[71]

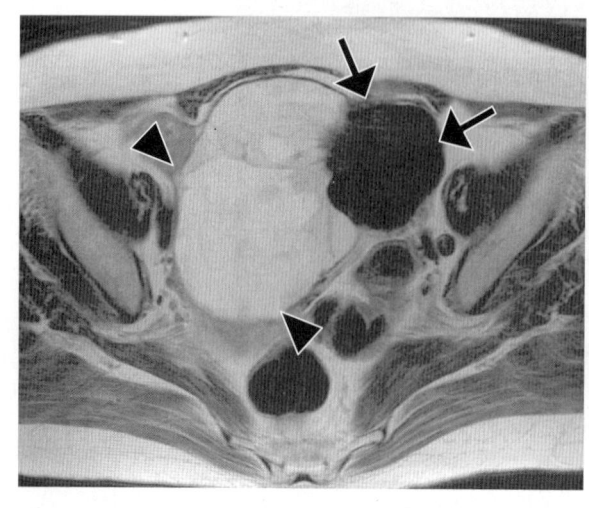

Fig. 4.46-25
Tumor de Brenner. Imagem axial ponderada em T2 mostra uma massa sólida (setas) que é nitidamente demarcada e tem baixa intensidade de sinal. Além disso, há uma massa multicística (pontas de seta) que representa um cistadenoma mucinoso.[71]

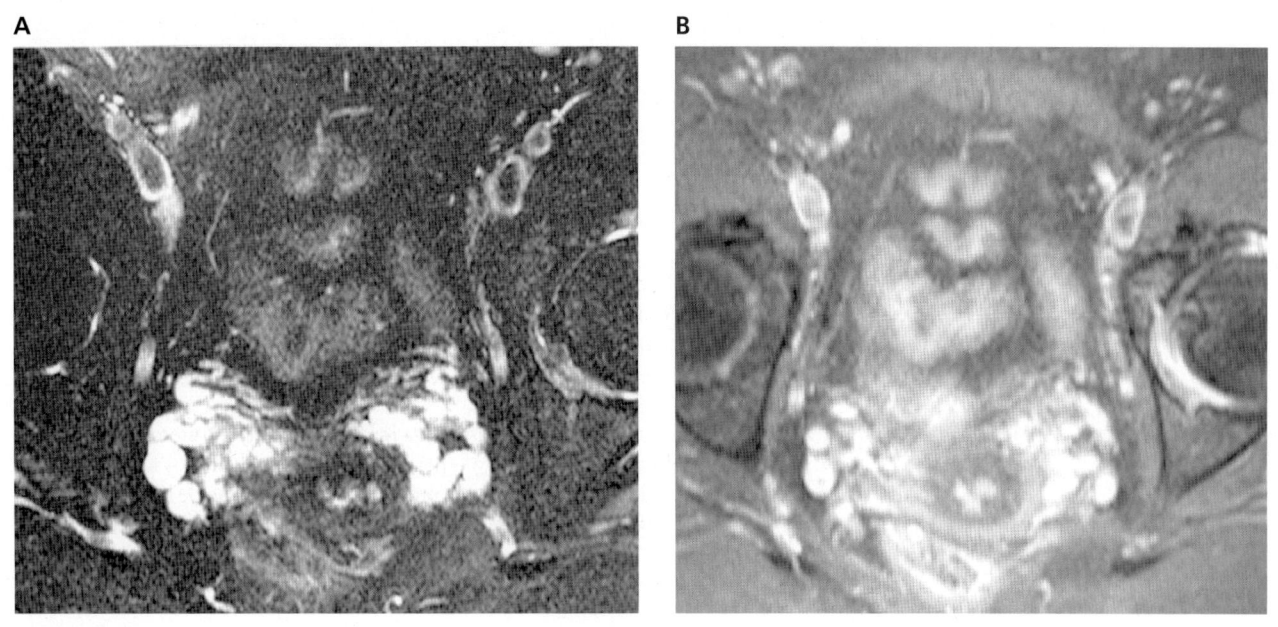

Fig. 4.46-26
Síndrome de congestão pélvica. (A) Imagem ponderada em T2 coronal e (B) imagem com contraste ponderada em T1 com supressão de gordura demonstram veias pélvicas gravemente congestas.[67]

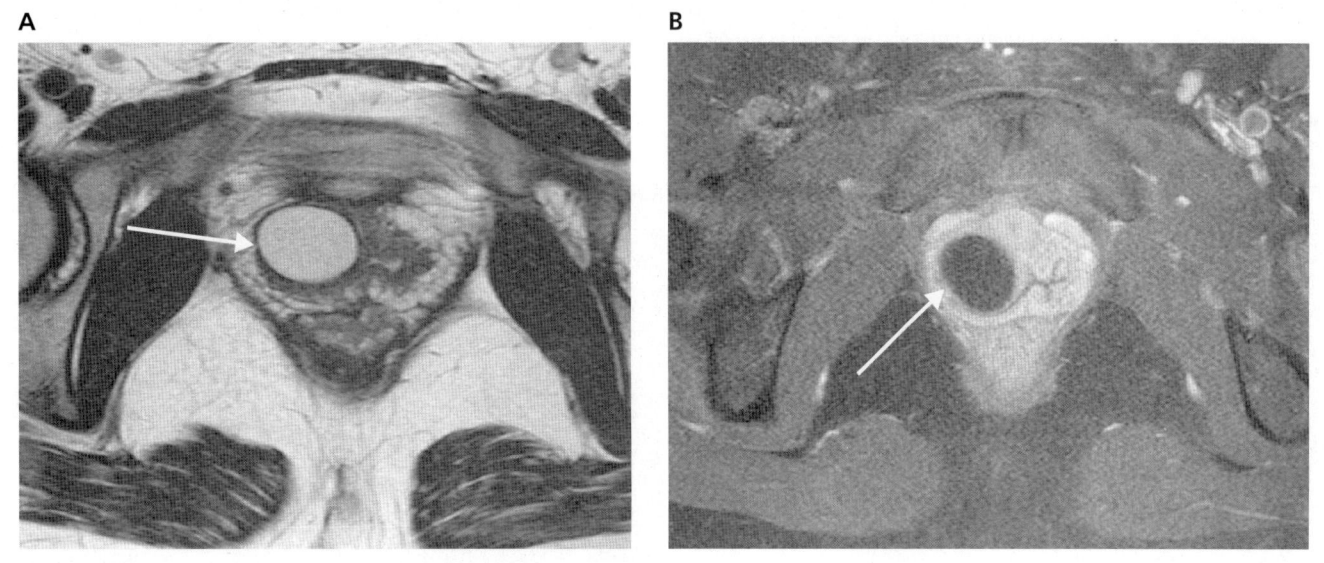

Fig. 4.46-27
Cisto de Gartner. (A) Imagem ponderada em T2 axial e (B) imagem axial com contraste ponderada em T1 com supressão da gordura mostram a massa cística.[67]

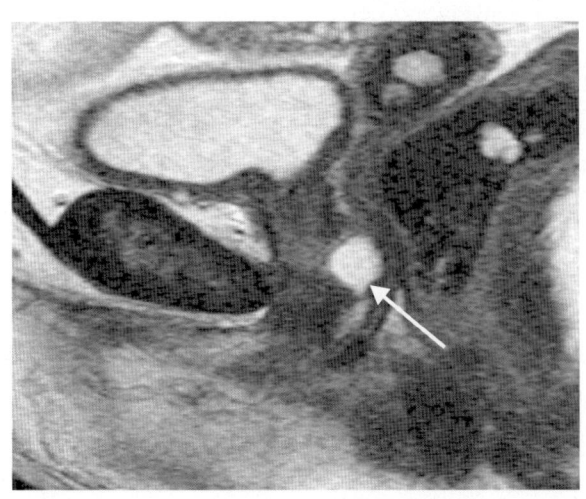

Fig. 4.46-28
Cisto periuretral. Imagem ponderada em T2 sagital mostra a massa cística (seta).[67]

4.47 ■ Útero Difusamente Aumentado em Imagem de Ressonância Magnética

Condição	Achados de Imagem	Comentários
Alterações relacionadas com a gravidez Útero pós-parto	Aumento uterino normal tende a persistir durante mais tempo após cesariana do que após parto vaginal, em razão do retardo na involução. Volume uterino diminui mais rapidamente nas mulheres que amamentam.	A anatomia zonal normal usualmente não é identificável por cerca de 6 semanas após parto vaginal e durante até 6 meses após operação cesariana.
Retardo da involução (Figs. 4.47-1 e 4.47-2)	Hematomas demonstram intensidade variável de sinal e ausência de intensificação. A presença de bolhas de ar na cavidade uterina e intensificação cervical homogênea sugere infecção intrauterina.	Uma das causas mais comuns de um útero que é maior do que o esperado após o parto. Entre os fatores subjacentes estão problemas fetais (excesso de líquido amniótico, gestações múltiplas), trabalho de parto prolongado, restos intrauterinos (coágulos, placenta, detritos), leiomiomas, anomalias uterinas e infecção intrauterina.
Fragmentos retidos da placenta e produtos retidos da concepção (Figs. 4.47-3 e 4.47-4)	Tecido placentário retido tem alta intensidade de sinal em imagens ponderadas em T2 e mostra intensificação proeminente de contraste. Hematoma associado exibe intensidade variável de sinal em todas as sequências e não intensifica.	A apresentação típica de placenta retida é um útero grande e mole, parto com sangramento prolongado após dilatação e curetagem e uma concentração elevada de gonadotropina coriônica humana.

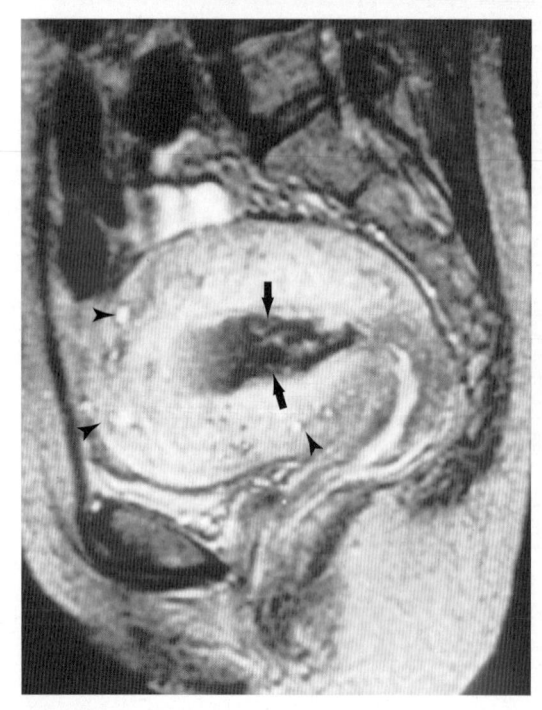

Fig. 4.47-1
Involução uterina retardada. Imagem de RM ponderada em T2 sagital 10 dias após parto vaginal mostra que o útero ainda está aumentado. O miométrio tem alta intensidade de sinal com vasos proeminentes (pontas de seta). Líquido com baixa intensidade de sinal é visto na cavidade endometrial (setas), um achado indicador de produtos de degradação de sangue.[73]

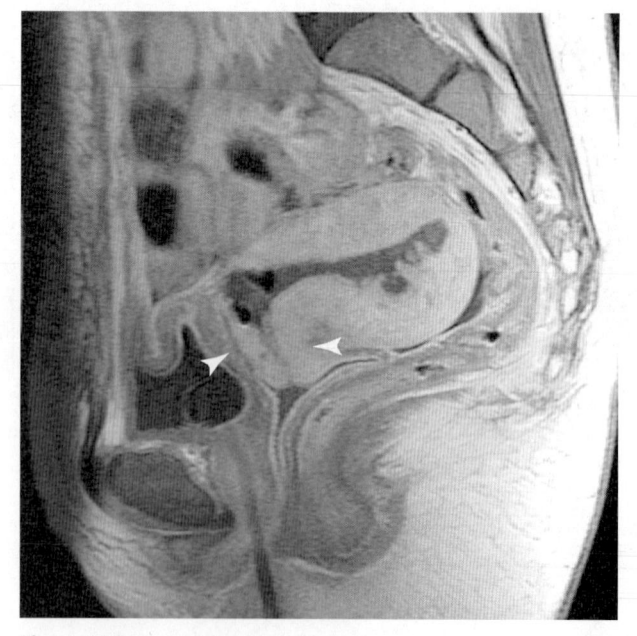

Fig. 4.47-2
Endometrite pós-gravidez. Imagem de RM ponderada em T1 com contraste, sagital, em uma mulher que sofreu choque séptico 3 semanas após cesariana mostra contraste intenso do útero com intensificação cervical particularmente proeminente (pontas de seta). O colo geralmente não intensifica tão intensamente a não ser que esteja significativamente inflamado. Foi identificado que o líquido visto na cavidade endometrial era pus relacionado com infecção por *Staphylococcus aureus* resistente à meticilina.[73]

Condição	Achados de Imagem	Comentários
Causas hormonais		Os fatores mais importantes que resultam em aumento uterino são níveis séricos aumentados de estrogênio, progesterona e gonadotropina. Exposição uterina a estes hormônios pode ser endógena (tumor produtor de hormônio) ou exógena.
Estroprogesterona exógena (Fig. 4.47-5)	O miométrio se mostra inchado e globular com alta intensidade de sinal, enquanto o endométrio pode ficar atróficos em razão da hipertrofia muscular, dilatação dos sinusoides e edema.	Estroprogesterona (pílula anticoncepcional oral) também é usada para o tratamento de dismenorreia. Os achados de imagem são mais pronunciados em mulheres que tomam concentrações mais altas do hormônio.
Tamoxifeno exógeno (Fig. 4.47-6)	Hiperplasia endometrial heterogênea. Pode haver múltiplos cistos ou intensificação de contraste semelhante a uma malha do endométrio em imagens pós-contraste.	Esse tratamento largamente usado para câncer de mama também pode ser associado a anormalidades endometriais, como hiperplasia, pólipos e carcinoma.
Hormônios endógenos (Fig. 4.47-7)	Achados semelhantes àqueles com uso de tamoxifeno.	A presença de um tumor produtor de hormônio deve ser considerada quando houver ao mesmo tempo um útero aumentado e uma massa anexial.

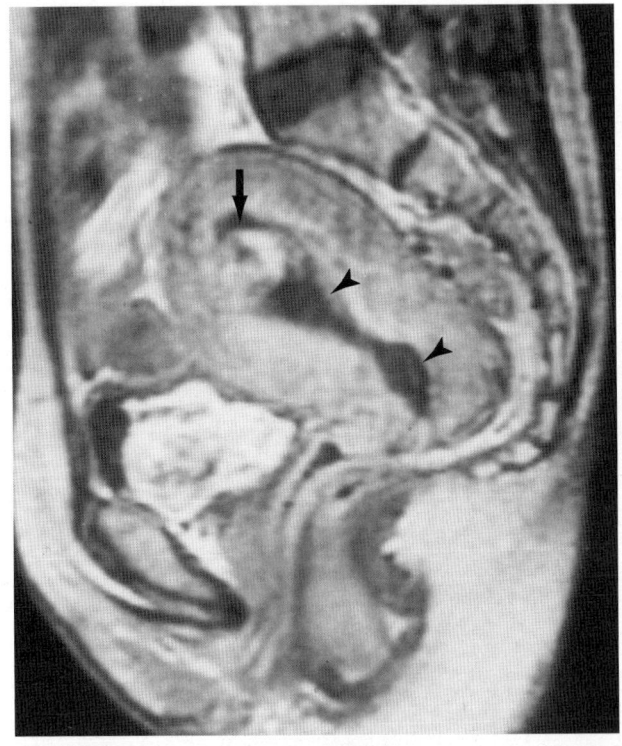

Fig. 4.47-3
Placenta retida. Imagem sagital de RM ponderada em T1 com contraste mostra marcada intensificação da lesão salientando-se dentro da cavidade uterina (seta). A área não intensificada na lesão corresponde a um coágulo. Ponta de seta, sangue na cavidade uterina.[73]

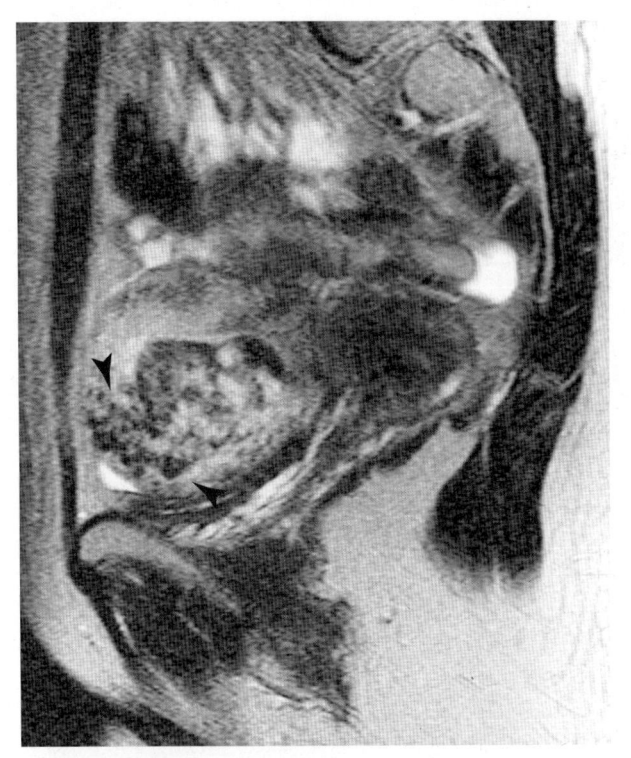

Fig. 4.47-4
Produtos retidos de concepção. Imagem de RM ponderada em T2 sagital mostra numerosos vazios de sinal com margens mal definidas (setas) na parede uterina anterior.[73]

Condição	Achados de Imagem	Comentários
Lesões vasculares		Aumento uterino pode resultar de vasos proeminentemente ingurgitados ou edema miometrial.
Malformações arteriovenosas	Agregado característico de imagens serpiginosas com vazios de sinal relacionados com o fluxo no interior de um miométrio espesso.	Emaranhado de vasos que possuem as características histológicas de artérias e veias sem uma rede capilar interveniente. Provavelmente adquiridas após trauma, elas podem ser associadas a condições, como gravidez uterina normal, aborto retido, aborto, gravidez ectópica, câncer endometrial e coriocarcinoma.
Síndrome de congestão pélvica (Fig. 4.47-8)	Além de aumento uterino e vasos arqueados ingurgitados no miométrio, tipicamente há veias varicosas em torno do útero e ovários com enchimento retrógado das veias ovarianas.	Sintomas vagos, incluindo dor pélvica crônica, associados a veias ovarianas e pélvicas dilatadas, resultantes de refluxo da veia renal esquerda.
Adenomiose (Figs. 4.47-9 e 4.47-10)	Alargamento difuso ou focal da zona juncional em um útero aumentado com baixo sinal difuso ou focal em imagens ponderadas em T2. Áreas brilhantes em imagens ponderadas em T1 ou T2 correspondem a tecido endometrial heterotópico, dilatação cística de glândulas endometriais, ou focos hemorrágicos.	Invasão benigna do endométrio para dentro do miométrio com excessivo crescimento reativo da musculatura. Estriações com alta intensidade de sinal radiando do endométrio indicam invasão endometrial benigna. Entretanto, a fusão destas estriações finas com o miométrio (pseudoalargamento do endométrio) pode assemelhar-se à invasão por malignidade uterina.

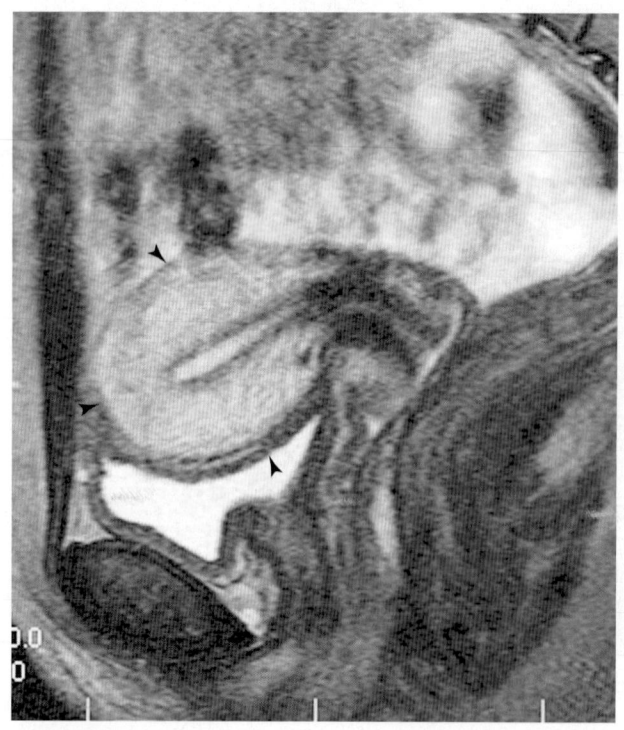

Fig. 4.47-5
Estroprogesterona. Imagem de RM ponderada em T2 sagital mostra um corpo uterino globular (pontas de seta), um miométrio com intensidade aumentada de sinal (mais alta que a de um útero normal em uma mulher em idade reprodutiva) e um endométrio atrófico.[73]

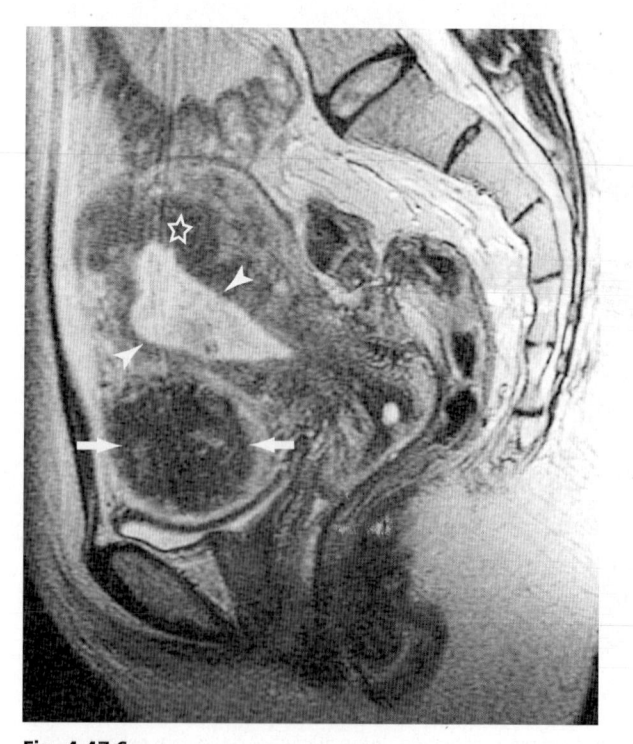

Fig. 4.47-6
Tamoxifeno. Imagem de RM ponderada em T2 sagital mostra endométrio (pontas de seta) e miométrio espessados. O espessamento endometrial heterogêneo é compatível com hiperplasia. A zona juncional espessada na parede posterior (estrela) é indicadora de adenomiose. Um leiomioma (seta) está presente na parede uterina anterior.[73]

4.47 ■ ÚTERO DIFUSAMENTE AUMENTADO EM IMAGEM DE RESSONÂNCIA MAGNÉTICA

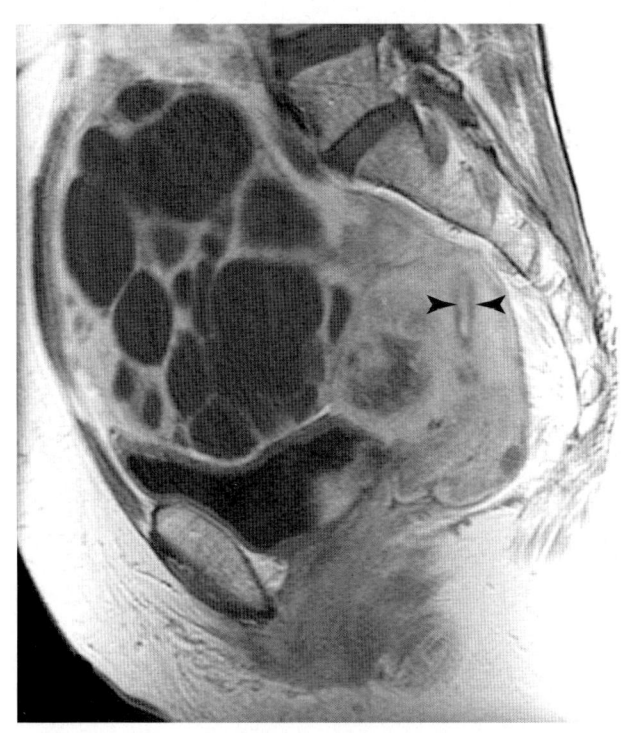

Fig. 4.47-7
Tumor de células da granulosa. Imagem de RM ponderada em T1 sagital com contraste mostra acentuada intensificação do endométrio (pontas de seta), o que é indicativo de hiperplasia cística. A parede e septos ovarianos também demonstram intensificação importante. Depois da cirurgia, a concentração de estradiol retornou ao normal.[73]

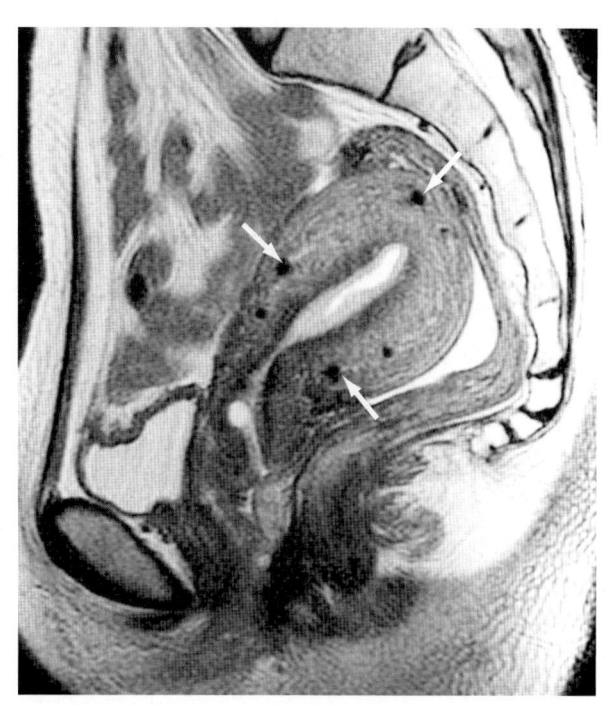

Fig. 4.47-8
Síndrome de congestão pélvica. Imagem de RM ponderada em T2 sagital mostra um miométrio espessado com numerosos espaços dilatados vazios de sinal (setas).[73]

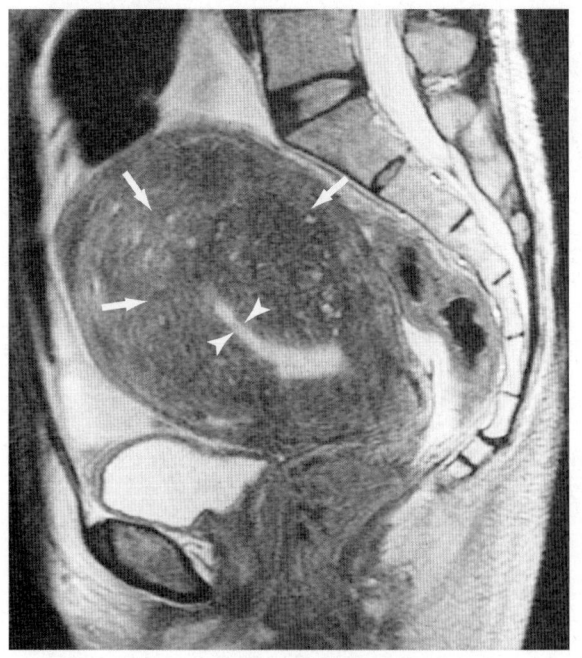

Fig. 4.47-9
Adenomiose. Imagem de RM ponderada em T2 sagital mostra anatomia zonal indistinta. Alargamento da zona juncional é visto claramente na região em torno do endométrio distorcido (pontas de seta). O miométrio tem sinal diminuído com focos diminutos de alta intensidade de sinal (setas).[73]

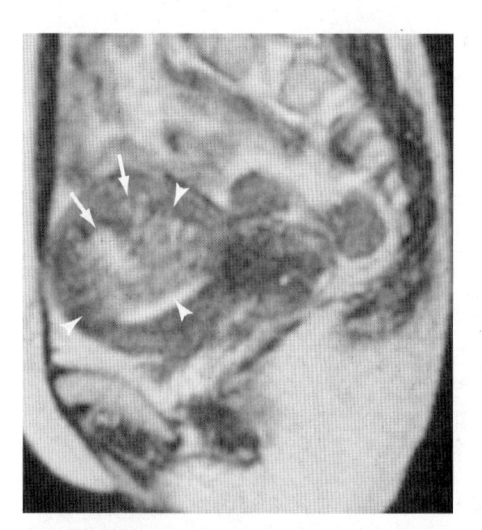

Fig. 4.47-10
Adenomiose (pseudoalargamento do endométrio). Imagem de RM ponderada em T2 sagital mostra uma área heterogênea de alta intensidade de sinal (pontas de seta) dentro do miométrio que se salienta para dentro da cavidade uterina. A interface entre a lesão e o miométrio é indistinta. Finas estriações hiperintensas (setas) se estendem adentro do miométrio, produzindo um aspecto que é um exemplo extremo de pseudoalargamento do endométrio.[73]

4 ■ PADRÕES GENITURINÁRIOS

Condição	Achados de Imagem	Comentários

Neoplasmas
  Padrão de múltiplos nódulos
  (Figs. 4.47-11 a 4.47-13)
	Leiomiomas tipicamente têm baixa intensidade de sinal com uma aparência pontilhada em imagens ponderadas em T2. Na leiomiomatose difusa, inúmeros nódulos de baixa à intermediária intensidade de sinal se fundem uns com os outros e virtualmente substituem o parênquima uterino. O raro leiomiossarcoma aparece como um útero proeminentemente aumentado com múltiplos nódulos sarcomatosos ou como invasão extensa.	Os leiomiomas são de longe os mais comuns tumores uterinos. Leiomiossarcomas são raros e podem aumentar de modo extremamente rápido depois da sua apresentação inicial. Áreas necróticas dentro desta lesão maligna aparecem com intensidade levemente alta de sinal em imagens ponderadas em T1 e como áreas heterogêneas em imagens ponderadas em T2.

Comprometimento miometrial difuso (Fig. 4.47-14)	Vários padrões. Uma banda de baixa intensidade de sinal dentro da área de invasão miometrial, que é nitidamente demarcada ou difusamente infiltrada em imagens ponderadas em T2, é altamente sugestiva de sarcoma estromal de baixo grau.	Sarcoma estromal endometrial, malignidades hematológicas, doença metastática.
Dispositivo intrauterino (Fig. 4.47-15)	Faixa de baixa intensidade de sinal	Um excesso crônico de prostaglandina, cuja liberação é estimulada por um dispositivo intrauterino, é considerado como levando à hipertrofia miometrial progressiva e à observação de que as mulheres com estes dispositivos geralmente têm um útero maior.

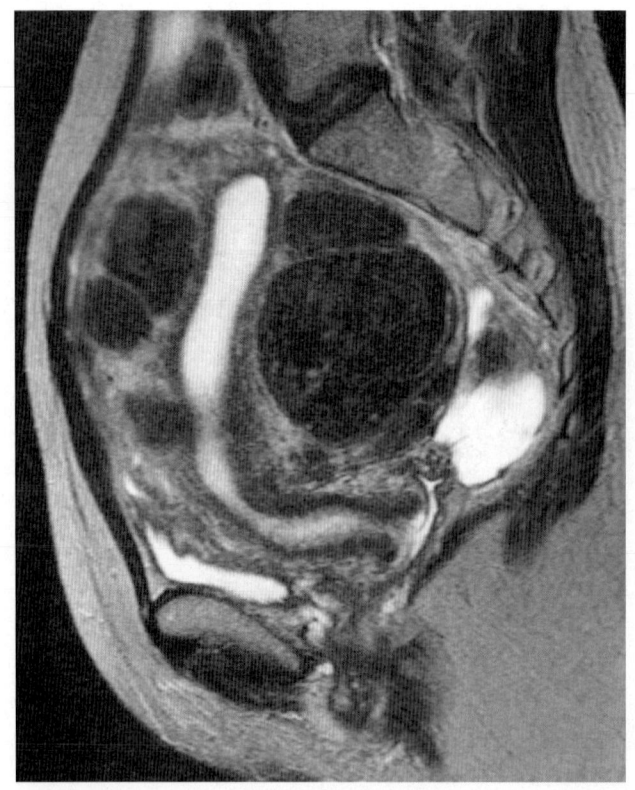

Fig. 4.47-11
Leiomiomas múltiplos. Imagem de RM ponderada em T2 sagital mostra um útero difusamente aumentado contendo várias lesões gordurosas com margens nítidas e típica baixa intensidade de sinal.[73]

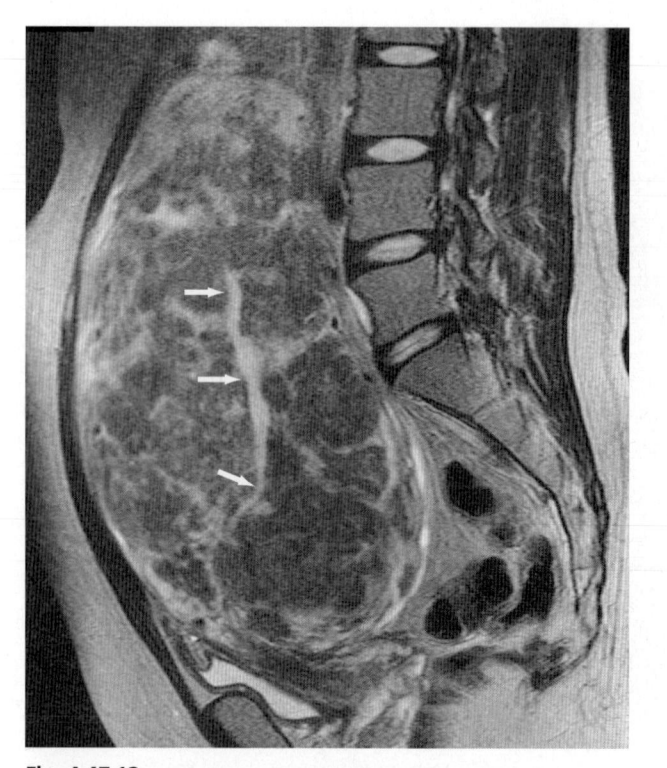

Fig. 4.47-12
Leiomiomatose difusa. Imagem de RM ponderada em T2 sagital demonstra um útero proeminentemente aumentado com inúmeros leiomiomas que parecem se fundir uns com os outros. O endométrio (setas) se encontra acentuadamente alongado e deformado pelos múltiplos nódulos submucosos.[73]

4.47 ■ ÚTERO DIFUSAMENTE AUMENTADO EM IMAGEM DE RESSONÂNCIA MAGNÉTICA

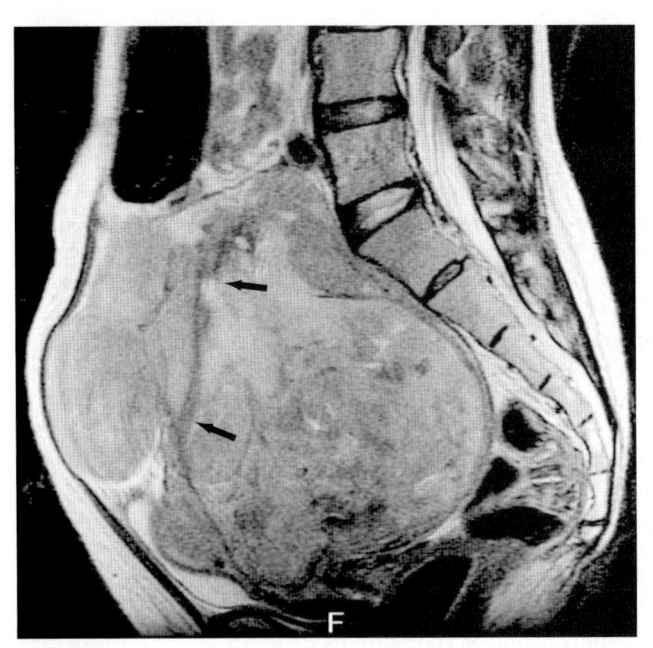

Fig. 4.47-13
Leiomiossarcoma. Imagem de RM ponderada em T2 sagital mostra um útero aumentado, de forma irregular. O tumor ocupa a cavidade endometrial (setas). Notar os nódulos proeminentes (m) na parede anterior.[73]

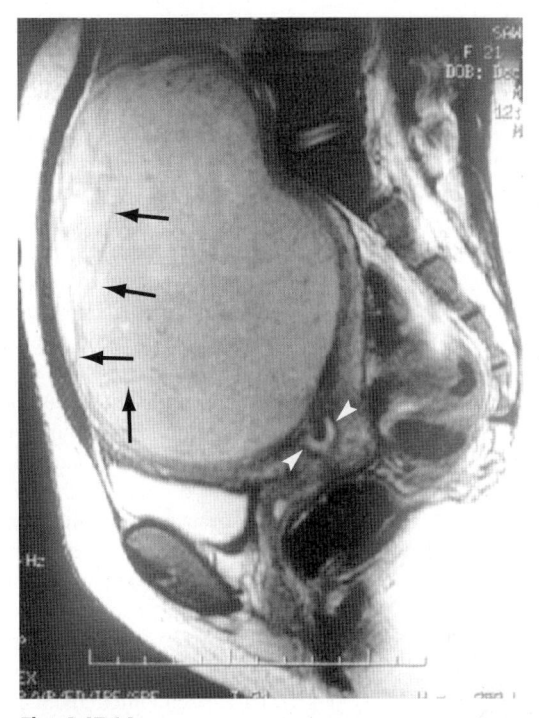

Fig. 4.47-14
Sarcoma estromal endometrial. Imagem ponderada em T2 sagital mostra um enorme tumor que substitui a cavidade endometrial (pontas de seta) e infiltra o miométrio. Bandas de baixa intensidade de sinal (setas) são vistas no miométrio infiltrado. Estas bandas corresponderam a feixes preservados de miométrio no exame histológico deste tumor de baixo grau.[73]

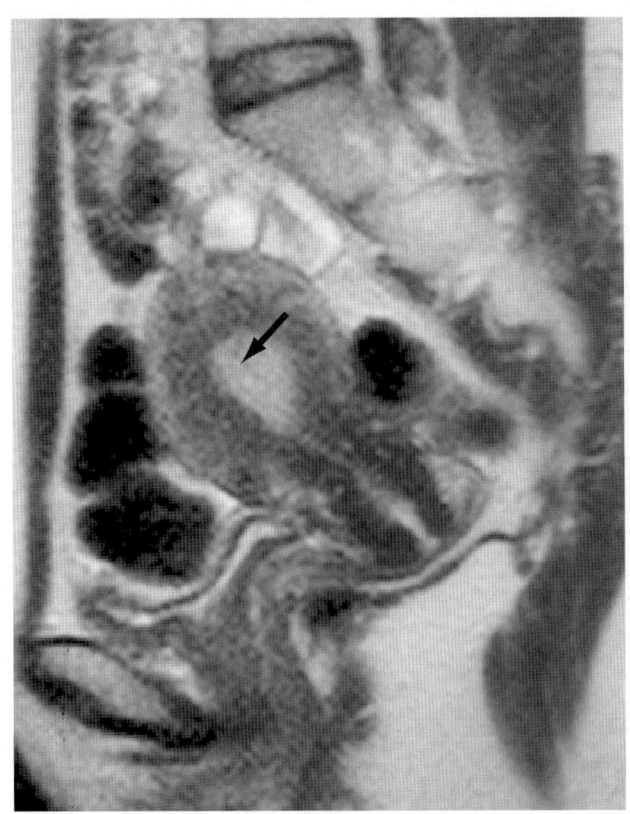

Fig. 4.47-15
Dispositivo intrauterino. O DIU (seta) aparece como uma faixa de baixa intensidade de sinal no endométrio de um útero globular.[73]

4.48 ■ Endométrio

Condição	Comentários
Alterações menstruais normais (Figs. 4.48-1 a 4.48-3)	Durante a menstruação, o endométrio aparece como uma fina linha ecogênica (1–4 mm de espessura). Sangue intraluminal ou lâminas de endométrio esfacelado podem ser identificados. Uma vez comece a fase proliferativa do ciclo menstrual (dias 6–14), o endométrio se torna mais espesso (5–7 mm) e mais ecogênico em relação ao miométrio, refletindo o desenvolvimento de glândulas, vasos sanguíneos e estroma. Na fase proliferativa avançada (periovulatória), o endométrio se espessa (até 11 mm) e desenvolve uma aparência com múltiplas camadas com uma camada basal ecogênica e camada funcional interna hipoecoica, separadas por uma fina camada intermediária ecogênica originada da interface central ou conteúdo luminal. A aparência em camadas usualmente desaparece 48 horas depois da ovulação. Durante a fase secretória, o endométrio se torna ainda mais grosso (7–16 mm) e mais ecogênico (provavelmente em razão de edema estromal e glândulas distendidas com muco e glicogênio).
Gravidez (Figs. 4.48-4 a 4.48-7)	O saco gestacional normal pode ser visto às 4,5 semanas de gestação e deve ser visualizado quando maior do que 5 mm de comprimento. O saco vitelino deve ser visualizado às 5–6 semanas de gestação, e um embrião pode ser visto antes de 6 semanas. Um sinal que indica uma gravidez intrauterina normal em uma fase inicial é o sinal intradecidual, que ocorre quando o saco é demasiado pequeno para deformar o eco endometrial central. Outro é o sinal do duplo saco decidual, que aparece como uma linha hipoecoica interposta entre dois anéis hiperecoicos em torno do saco (graças à aposição das paredes endometriais). Um achado intrauterino de gravidez ectópica (visto em 10–20% dos casos) é o pseudossaco gestacional. Isto pode variar em aparência desde líquido anecoico até material ecogênico (chamado molde decidual) na cavidade uterina. Um saco gestacional vazio pode representar um ovo cego, Atividade cardiofetal ausente quando o comprimento craniocaudal é maior que 5 mm é indicadora de morte do embrião.
Pós-parto Aparência normal	A cavidade endometrial mede menos de 2 cm em diâmetro anteroposterior. A parede da cavidade pode ter um aspecto variável, variando desde limites lisos, bem definidos, até revestimentos irregulares, heterogêneos. Pequenos focos ecogênicos dentro da cavidade endometrial podem meramente refletir membranas retidas e coágulos não completamente expelidos com a placenta. Diminutos ecos centrais representando gás intrauterino podem ser vistos em até 20% das mulheres sadias no período pós-parto; coágulo e detritos são observados em cerca de 25%. Entretanto, espessamento persistente da cavidade endometrial sugere produtos de concepção retidos (ver abaixo).

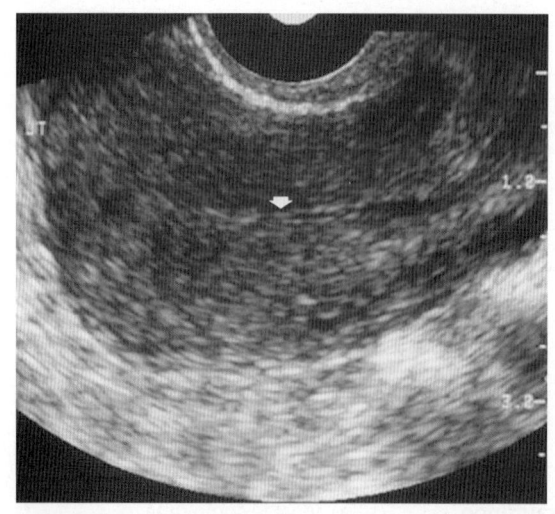

Fig. 4.48-1
Endométrio pré-menopausa normal. Uma imagem sagital do útero obtida durante menstruação mostra um revestimento endometrial fino (seta) com um vestígio de líquido.[72]

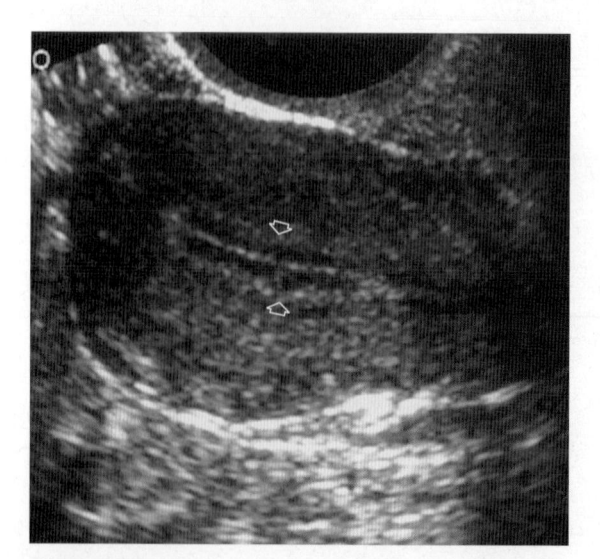

Fig. 4.48-2
Endométrio pré-menopausa normal. Imagem sagital do útero obtida durante a fase proliferativa avançada do ciclo menstrual demonstra o endométrio com um aspecto de multicamadas (setas).[72]

Condição	Comentários
Endometrite (Fig. 4.48-8)	A causa mais comum de febre no período pós-parto, ela complica 2 a 3% dos partos vaginais e até 85% dos cesáreos. Também é associada a trabalho de parto prolongado, ruptura prematura das membranas, coágulos retidos e produtos retidos da concepção. Ultrassonografia mostra um endométrio espessado, heterogêneo, com líquido intracavitário e múltiplos focos ecogênicos que representam gás intrauterino.

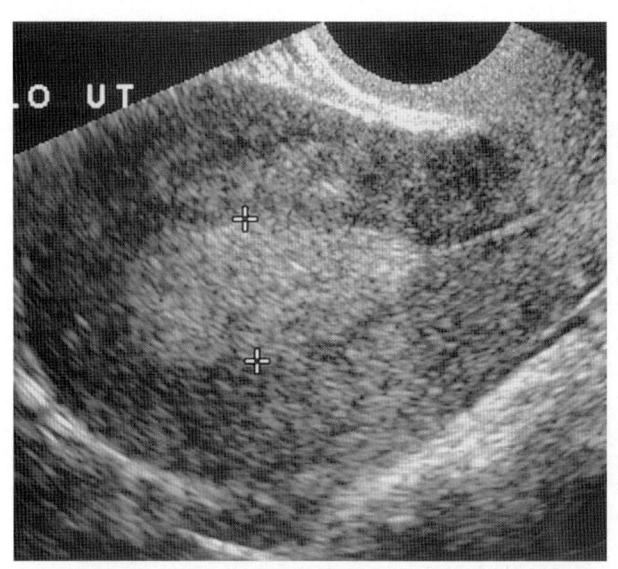

Fig. 4.48-3
Endométrio pré-menopausa normal. Imagem sagital do útero obtida durante a fase secretória do ciclo menstrual mostra um endométrio espessado, ecogênico (cursores).[72]

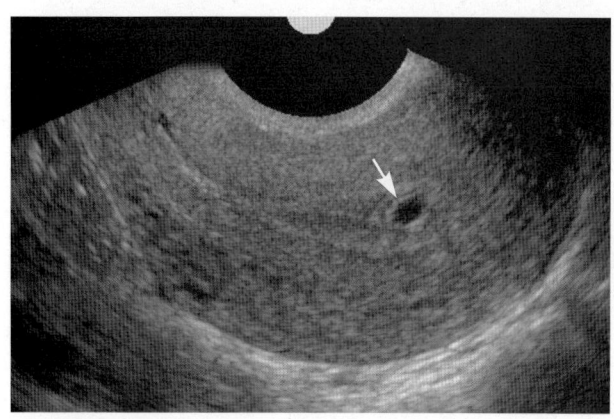

Fig. 4.48-4
Sinal intradecidual. Imagem transvaginal de um útero retrofletido. Observar o anel ecogênico (seta) localizado excentricamente no endométrio que faz contato com a interface entre o endométrio anterior e posterior. (Cortesia Deborah Levine, MD, Boston, MA.)

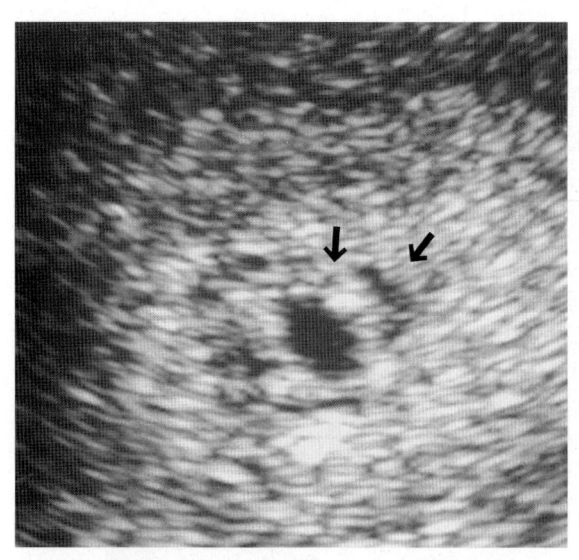

Fig. 4.48-5
Sinal do duplo saco decidual. Sonograma de uma gravidez intrauterina inicial demonstra dois anéis hiperecoicos (setas). O anel interno representa córion-decidua capsular combinados, e o anel externo representa a decidua parietal.[72]

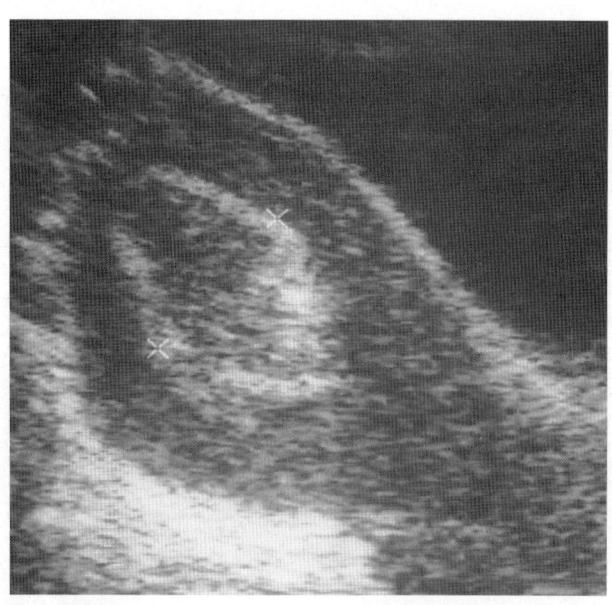

Fig. 4.48-6
Molde decidual. A imagem transabdominal revela material ecogênico dentro do endométrio (cursores).[72]

Condição	Comentários
Produtos de concepção retidos (Fig. 4.48-9)	Ultrassonografia mostra material ecogênico dentro do canal endometrial. Calcificações podem desenvolver-se em uma fase mais tardia. Atonia uterina e produtos retidos de concepção são as causas mais comuns de hemorragia pós-parto. Atonia uterina é vista no período pós-parto imediato, enquanto produtos retidos da concepção usualmente causam hemorragia ou infecção em uma data mais tardia. Um útero e cavidade endometrial de aspecto normal na presença de hemorragia pós-parto indicam atonia uterina, enquanto uma massa ecogênica intracavitária é sugestiva de produtos de concepção retidos.

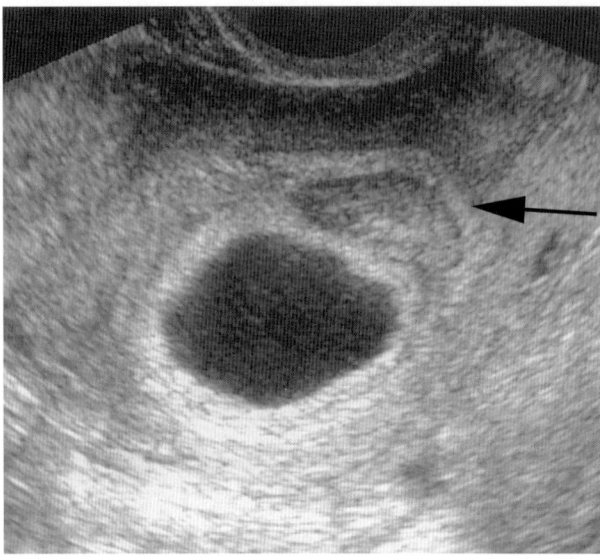

Fig. 4.48-7
Ovo cego (gravidez anembrionária). Sonograma mostra o saco gestacional sem nenhum embrião ou saco vitelino visível. Nota-se um pequeno hematoma subcoriônico (seta).[72]

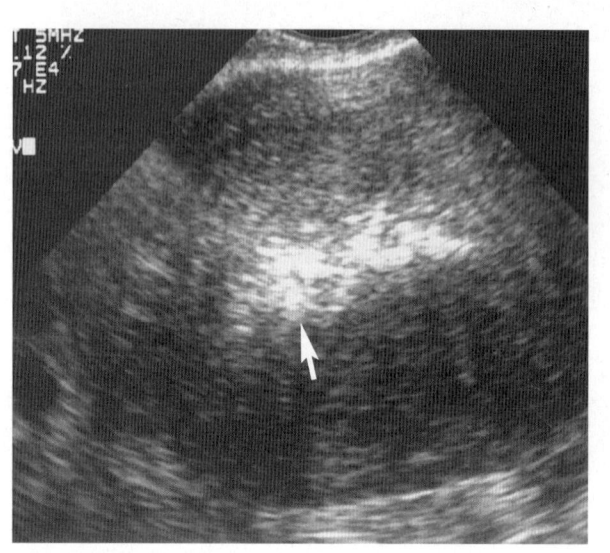

Fig. 4.48-8
Endometrite. Múltiplos focos ecogênicos dentro do endométrio (seta) representam gás.[72]

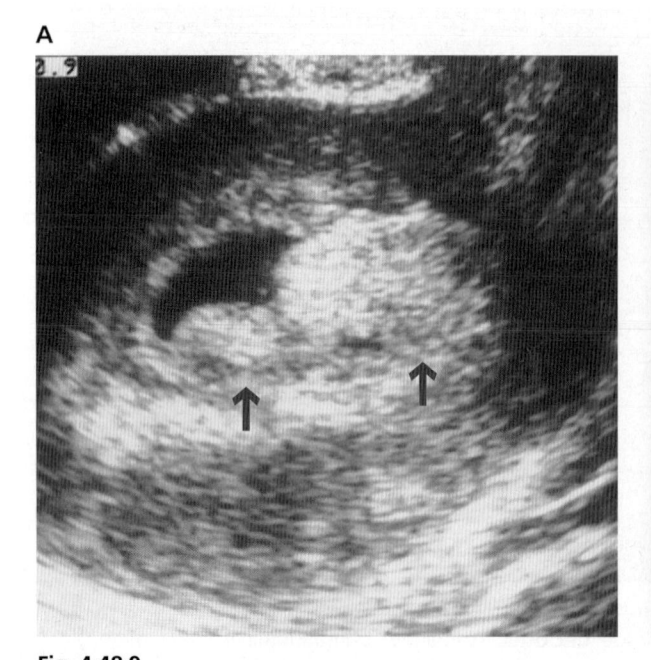

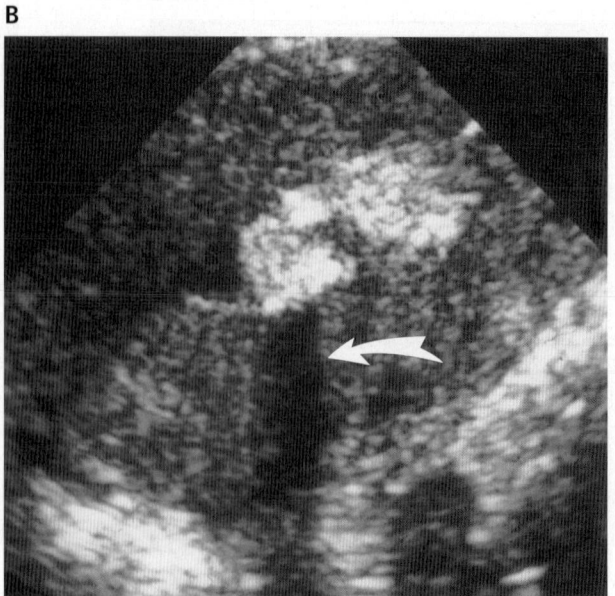

Fig. 4.48-9
Produtos retidos da concepção. (A) Material ecogênico dentro do canal endometrial (setas). (B) Material ecogênico com sombreamento acústico posterior (seta) é compatível com produtos de concepção calcificados retidos.[72]

Condição	Comentários
Pós-menopausa Aspecto normal (Fig. 4.48-10)	O endométrio é fino, homogêneo e ecogênico. Uma espessura de dupla camada (< 5 mm) sem espessamento focal geralmente exclui doença significativa e é compatível com atrofia.
Pólipos endometriais (Fig. 4.48-11)	Esta causa comum de sangramento pós-menopausa é vista mais frequentemente em mulheres que tomam tamoxifeno. Eles são mais bem vistos em sonoisterografia, onde aparecem como massas intracavitárias ecogênicas, lisas, delineadas por líquido. Embora frequentemente aparecendo como espessamento endometrial inespecífico, os pólipos muitas vezes são identificados como massas focais no interior do canal endometrial.
Fibromas submucosos (Fig. 4.48-12)	Uma causa de sangramento pós-menopausa, leiomiomas uterinos são tumores benignos de tecido mole que ocorrem em mulheres de todas as idades. Apesar de o seu tamanho e frequência diminuírem com a idade, eles podem crescer até a menopausa e, então, involuir. Fibromas tipicamente são massas sólidas hipoecoicas, que podem ser heterogêneas ou hiperecoicas, dependendo do grau de degeneração e calcificação. Fibromas submucosos podem deformar a cavidade uterina com graus variados de extensão intracavitária, o que é mais bem visualizado em sonoisterografia. Determinar a extensão intracavitária de um leiomioma é importante para o tratamento cirúrgico porque miomectomia histeroscópica pode ser efetuada se mais da metade do volume da massa estiver dentro do canal endometrial.
Hiperplasia endometrial (Fig. 4.48-13)	Proliferação anormal do estroma e glândulas endometriais, que representa um espectro de alterações endometriais que variam desde atipia glandular até neoplasia franca. Biópsia é necessária para um diagnóstico definitivo deste processo, que se admite preceder até um terço dos carcinomas endometriais. Ultrassonografia mostra espessamento endometrial difuso liso ou, menos comumente, hiperecoico focal. Espessamento assimétrico com irregularidade de superfície pode produzir uma aparência que é suspeita para câncer.

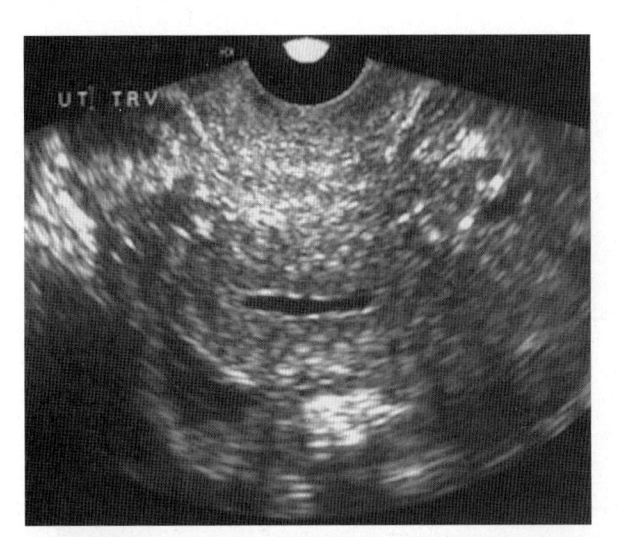

Fig. 4.48-10
Atrofia endometrial pós-menopausa. O endométrio possui paredes finas e é delineado por líquido.[72]

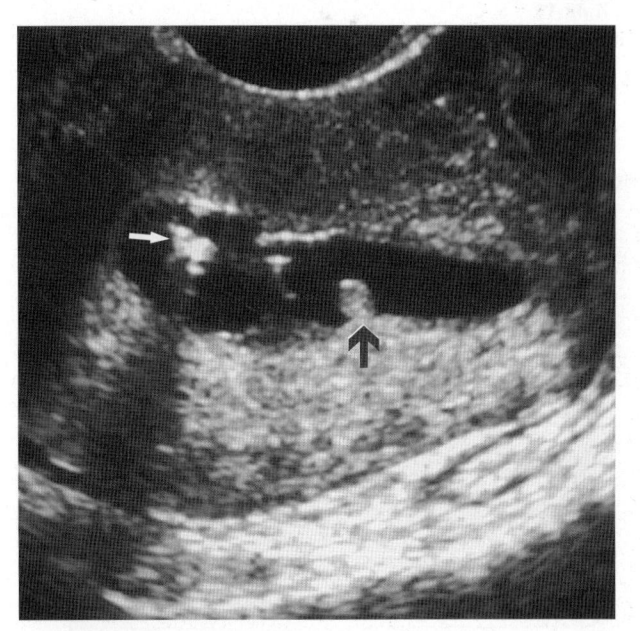

Fig. 4.48-11
Pólipo endometrial. Sonoisterograma revela um pequeno pólipo afixado por um pedículo ao endométrio (seta preta). Um foco ecogênico na cavidade endometrial (seta branca) representa ar injetado.[72]

Condição	Comentários
Adenocarcinoma do endométrio (Fig. 4.48-14)	Embora seja a mais comum malignidade ginecológica invasiva, em razão da detecção e tratamento precoces ele não constitui uma causa principal de mortes por câncer. Produz heterogeneidade inespecífica e espessamento endometrial irregular. Demonstração de irregularidade do limite endométrio–miométrio indica doença invasiva. A detecção de uma coleção líquida intrauterina em uma mulher pós-menopáusica, embora possivelmente relacionada com estenose cervical, deve levantar preocupação com carcinoma endometrial (ou cervical).

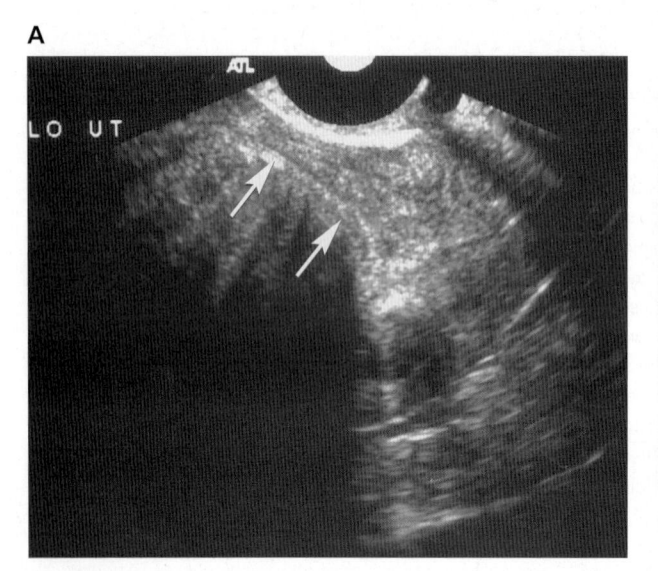

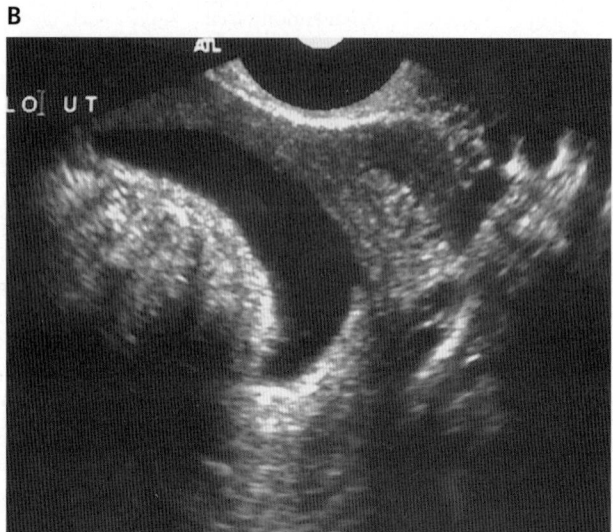

Fig. 4.48-12
Fibroma submucoso. (A) Sonograma transvaginal mostra uma massa uterina (setas) com sombreamento acústico posterior. (B) Sonoisterograma demonstra a localização submucosa da massa, um achado que é compatível com um fibroma ecogênico.[72]

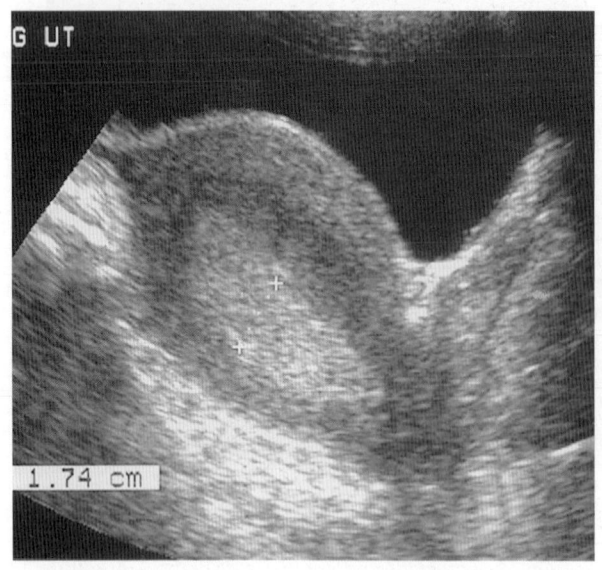

Fig. 4.48-13
Hiperplasia endometrial. Há espessamento difuso do endométrio.[72]

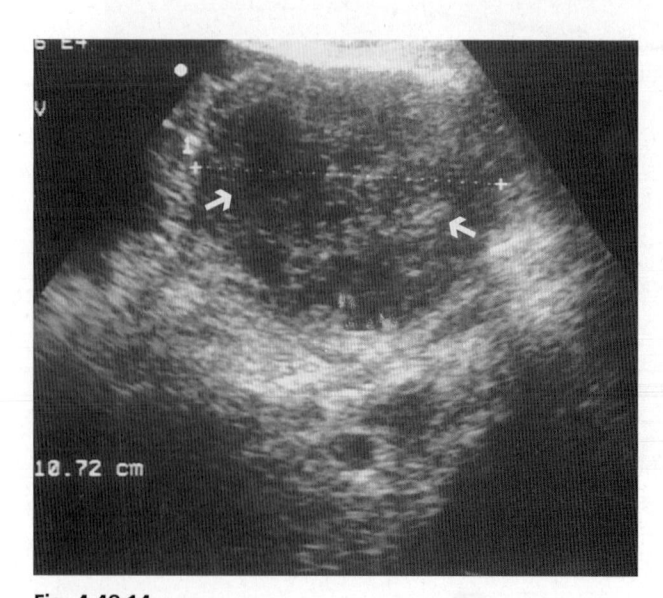

Fig. 4.48-14
Adenocarcinoma endometrial. Massa endometrial heterogênea (setas) que é difícil de distinguir do miométrio. Os cursores indicam a largura transversal inteira do útero.[72]

4.49 ■ Complicações da Gravidez

Condição	Achados de Imagem	Comentários
Ovo cego (Fig. 4.49-1)	Grande saco gestacional, muitas vezes com forma irregular, sem evidência de ecos fetais.	Ovo cego (gravidez anembriônica) é o termo para uma gravidez anormal em que o embrião se desenvolve anormalmente ou deixou de se desenvolver. O saco gestacional pode se desenvolver normalmente mesmo sem um embrião no útero, e um saco vitelino geralmente está presente. Embora de causa desconhecida, ovo cego geralmente é associado a um cariótipo anormal (principalmente trissomia autossômica, triploidia ou monossomia X).
Aborto Incompleto (Fig. 4.49-2)	Grande saco distorcido contendo produtos retidos da concepção e partes fetais ou nenhuma evidência de um embrião.	Terminação prematura da gravidez. Retenção de alguns produtos da concepção dentro do útero (partes de feto não viável e/ou placenta, membranas e coágulo sanguíneo).
Retido (Fig. 4.49-3)	Retenção de gravidez não viável no interior do útero durante pelo menos 2 meses.	Este tipo de aborto geralmente ocorre no fim do primeiro trimestre, quando o útero se apresenta menor do que o esperado para o estádio da gravidez.
Colo incompetente (Fig. 4.49-4)	Dilatação anormal de um canal endocervical encurtado com protrusão de tecido membranoso contendo líquido.	Dilatação prematura do canal endocervical antes do início do trabalho. Geralmente ocorre no segundo trimestre sem qualquer sangramento vaginal ou dor de trabalho de parto, e pode recidivar em gestações subsequentes. Fatores predisponentes incluem trauma cervical (dilatação e curetagem, biópsia de conização), aborto (com laceração e cauterização) e variações congênitas normais.

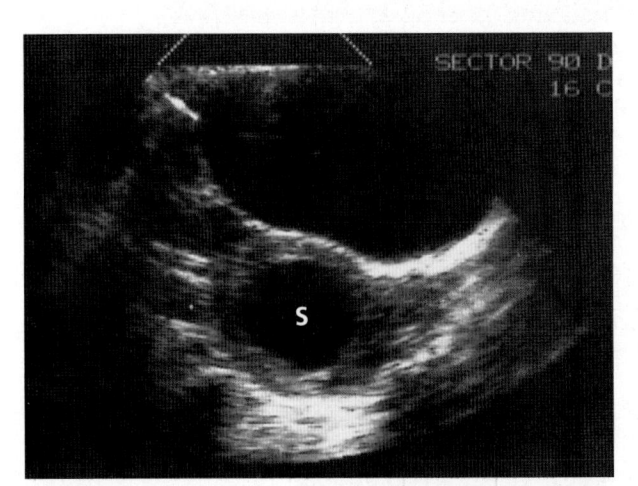

Fig. 4.49-1
Ovo cego (gravidez anembrionária). Escaneamento sagital identifica um saco gestacional aumentado (S) sem ecos fetais.[27]

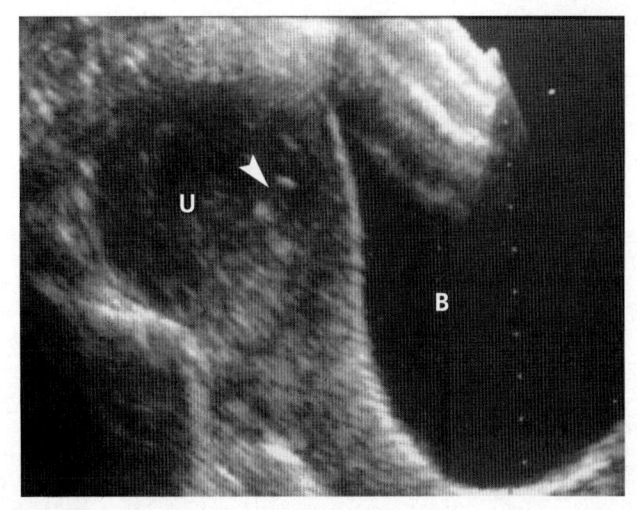

Fig. 4.49-2
Aborto incompleto. Sonograma aumentado do útero (U) mostra os produtos retidos de concepção e um feto inviável (ponta de seta). (B, bexiga.)[27]

Condição	Achados de Imagem	Comentários
Gravidez ectópica (Figs. 4.49-5 a 4.49-7)	Saco gestacional extrauterino contendo um embrião vivo é o sinal ultrassonográfico mais definitivo (mas está presente em menos de 5% dos casos). Uma massa anexial irregular e sangue no fundo de saco são outros achados importantes, do mesmo modo que o sinal do anel anexial (estrutura extrauterina semelhante a um saco que se desenvolve quando o revestimento da tuba uterina circunscrevendo o saco ectópico se expande e se torna mais ecogênico graças à reação trofoblástica). Pseudossaco gestacional (rodeado por uma única camada ecogênica de decídua) representando sangue na cavidade endometrial pode ser visto no útero na gravidez ectópica (em vez do "sinal de duplo saco decidual" de uma gravidez intrauterina).	Afecção potencialmente ameaçadora à vida que é uma causa principal de morte materna. Mais de 95% das gestações ectópicas ocorrem dentro das tubas uterinas, especialmente em pacientes com evidência de doença inflamatória pélvica precedente. A demonstração de uma gravidez intrauterina de aparência normal (embrião com atividade cardiofetal; saco vitelino; ou saco gestacional) virtualmente exclui uma gravidez ectópica, uma vez que gestações intrauterina e extrauterina coexistentes ocorrem em apenas 1 de 30.000 casos.

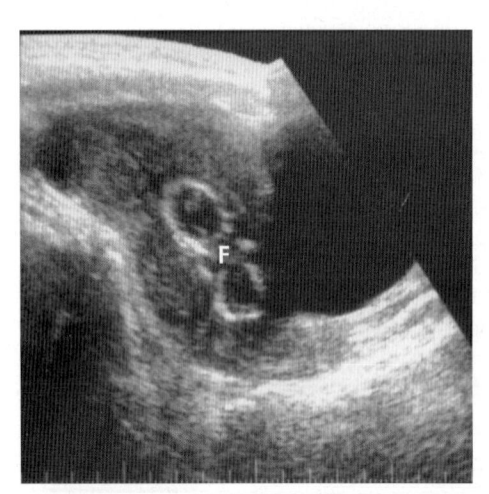

Fig. 4.49-3
Aborto retido. Escaneamento sagital do útero mostra um feto inviável (F) e ausência de placenta definível.[27]

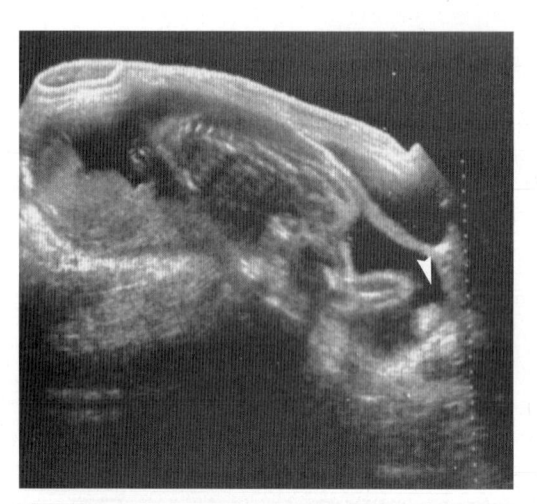

Fig. 4.49-4
Colo incompetente. Sonograma sagital mostra um canal endocervical encurtado (ponta de seta).[27]

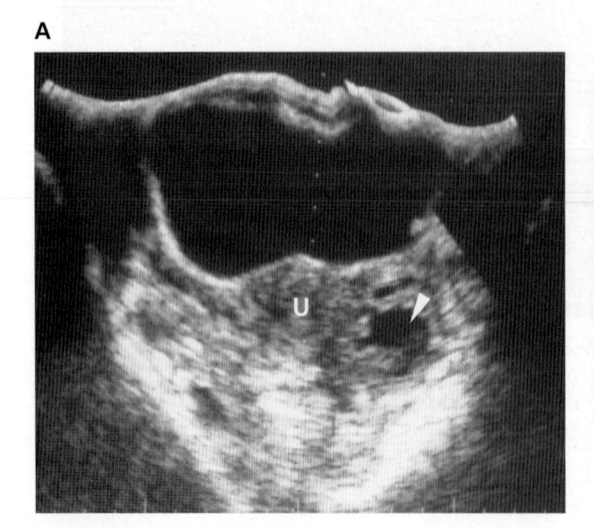

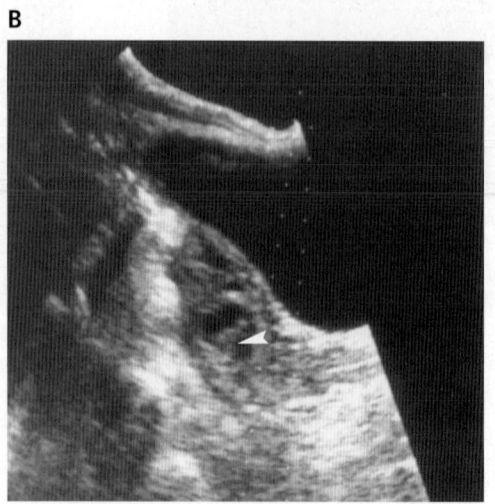

Fig. 4.49-5
Gravidez ectópica. (A) Sonograma transverso demonstra o saco gestacional ectópico no anexo esquerdo (ponta de seta), fora do útero (U). (B) Sonograma sagital do anexo esquerdo identifica o saco gestacional e o polo fetal (ponta de seta).[27]

4.49 ■ COMPLICAÇÕES DA GRAVIDEZ

Condição	Achados de Imagem	Comentários
Doença trofoblástica (Fig. 4.49-8)	Grande massa sólida de tecido placentário (trofoblástico) enchendo a cavidade uterina e contendo ecos de baixa à moderada amplitude. Tipicamente contém múltiplas diminutas áreas císticas esparsas por toda a lesão.	Espectro de doenças relacionadas com a gravidez variando desde uma mola hidatiforme benigna até o coriocarcinoma mais maligno e frequentemente metastático. O nível de β-HCG pode ser usado para diagnosticar, monitorar resposta ao tratamento e acompanhar a doença trofoblástica (embora possa levar até 4 meses para a concentração retornar ao normal depois que o tumor foi evacuado).
Placenta prévia (Figs. 4.49-9 e 4.49-10)	Posicionamento anormal da placenta ecogênica de tal modo que uma parte cobre parcial ou completamente o orifício interno do colo do útero.	Uma placenta inserida baixa é comum durante o segundo trimestre, mas a maioria se converte para uma posição normal pela época do parto. A apresentação clínica mais comum é sangramento vaginal indolor, principalmente no terceiro trimestre.

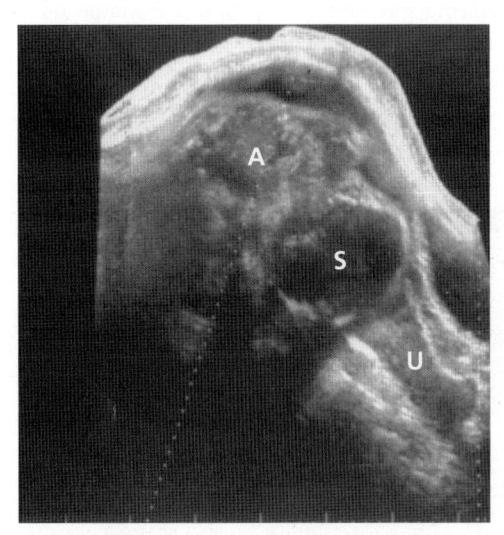

Fig. 4.49-6
Gravidez ectópica. Sonograma demonstra uma gravidez abdominal avançada com o crânio (S) e abdome (A) do feto fora do útero (U).[27]

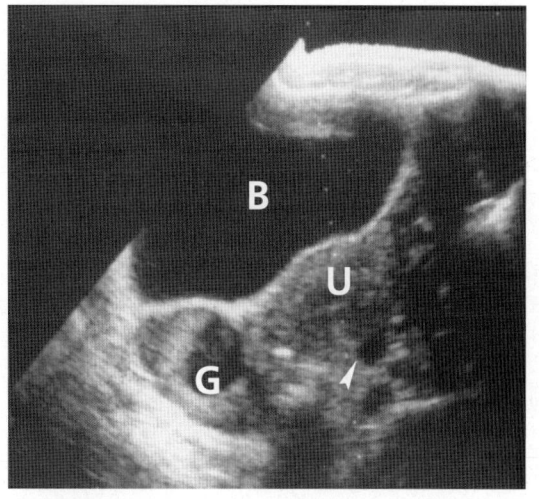

Fig. 4.49-7
Gravidez ectópica. Sonograma transverso da pelve mostra líquido no fundo de saco (ponta de seta) em adição ao útero (U) e o saco gestacional ectópico (G). (B, bexiga.)[27]

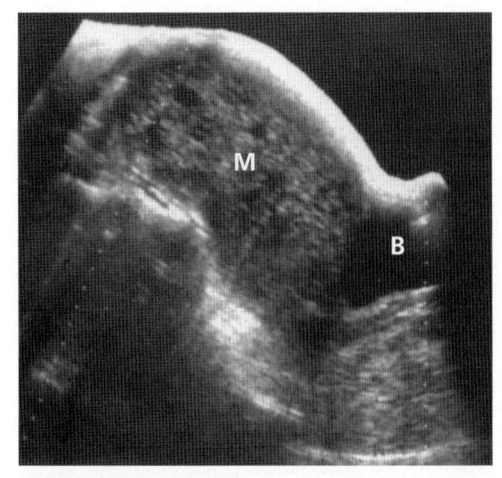

Fig. 4.49-8
Doença trofoblástica. Sonograma sagital da pelve mostra uma massa grande (M) com espaços císticos enchendo o útero. (B, bexiga.)[27]

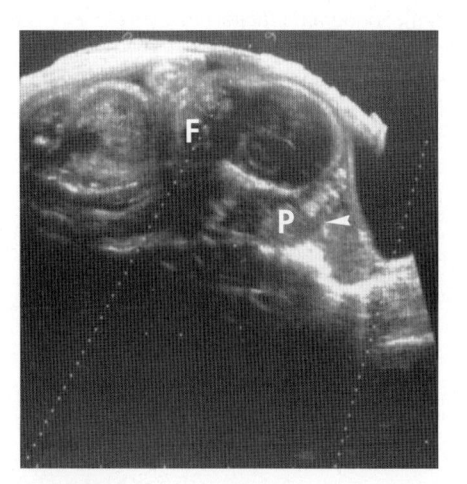

Fig. 4.49-9
Placenta prévia (total). Sonograma sagital mediano no último trimestre mostra a placenta (P) cobrindo completamente o orifício interno do colo (ponta de seta). (F, feto.)[27]

Condição	Achados de Imagem	Comentários
Descolamento da placenta (Fig. 4.49-11)	Hematoma com ecotextura variável (dependendo da sua idade) que ocorre mais comumente em uma localização subcoriônica em virtude de um descolamento na margem da placenta. Hemorragia retroplacentária ocorre com descolamento mais central.	Separação prematura de uma placenta normalmente posicionada do miométrio pode causar sangramento vaginal, dor pélvica ou abdominal, sofrimento fetal e distúrbios de coagulopatia. Pode variar de hemorragia clinicamente silenciosa à grave e ameaçadora à vida. Ocorre em 1% das gravidezes e é associada a trabalho de parto e parto prematuros e uma taxa de mortalidade perinatal de 15 a 25%. Fatores de risco incluem hipertensão materna, fumo e abuso de cocaína.
Massa pélvica coexistente (Figs. 4.49-12 e 4.49-13)	Combinação de um feto e uma massa no útero ou ovário.	Principalmente leiomioma ou cistadenoma. Leiomiomas situados no segmento inferior do útero predispõem a trabalho de parto obstruído; abortos são mais prevalentes em pacientes com múltiplos fibromas e aqueles situados no corpo do útero. Cistadenomas frequentemente mostram crescimento importante durante a gravidez; tumores pedunculados podem sofrer torção, e pode ocorrer ruptura.

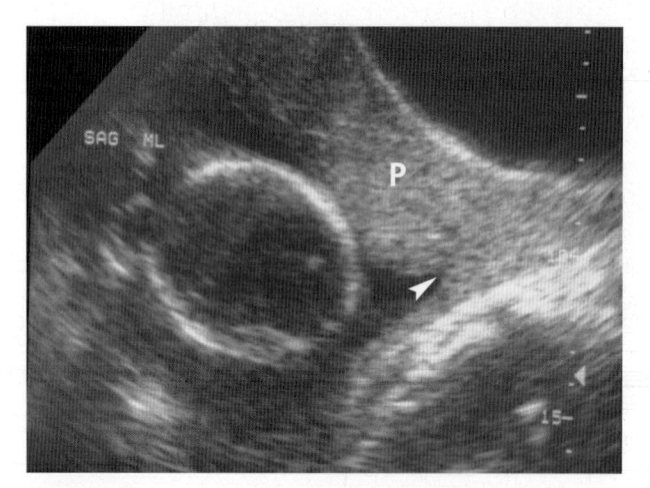

Fig. 4.49-10
Placenta prévia (parcial). Sonograma sagital mostra a placenta (P) cobrindo parcialmente o orifício interno do colo do útero (ponta de seta).[27]

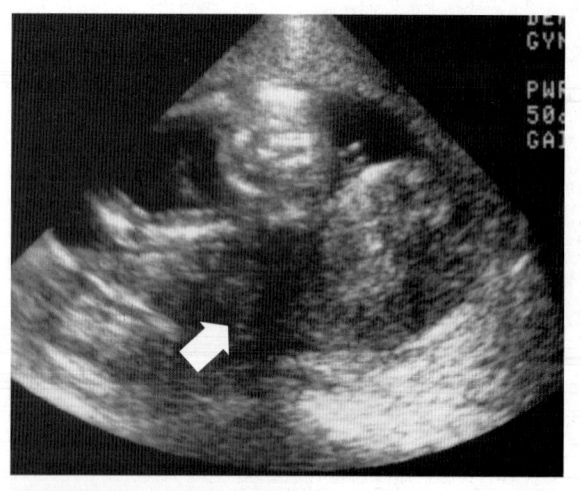

Fig. 4.49-11
Descolamento da placenta. Sonograma transverso mostra descolamento com formação de hematoma (seta).[27]

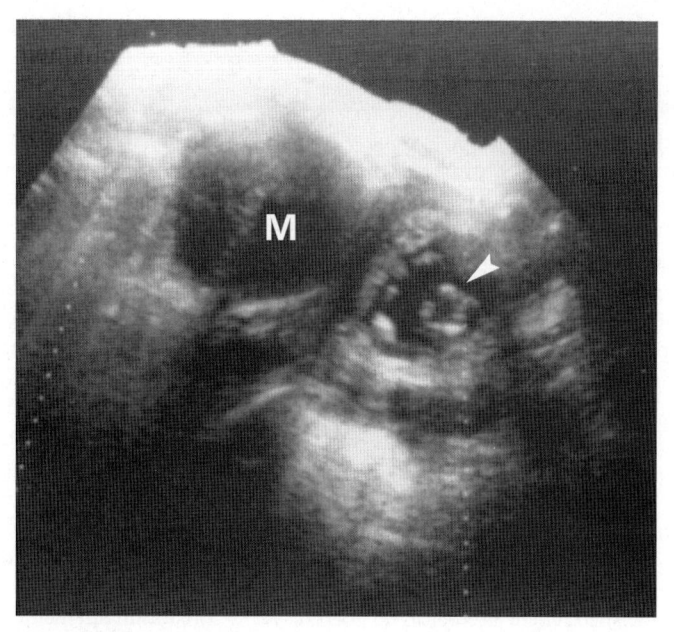

Fig. 4.49-12
Leiomioma coexistente. Sonograma sagital demonstra o útero grávido (ponta de seta) e a massa hipoecoica (M).[27]

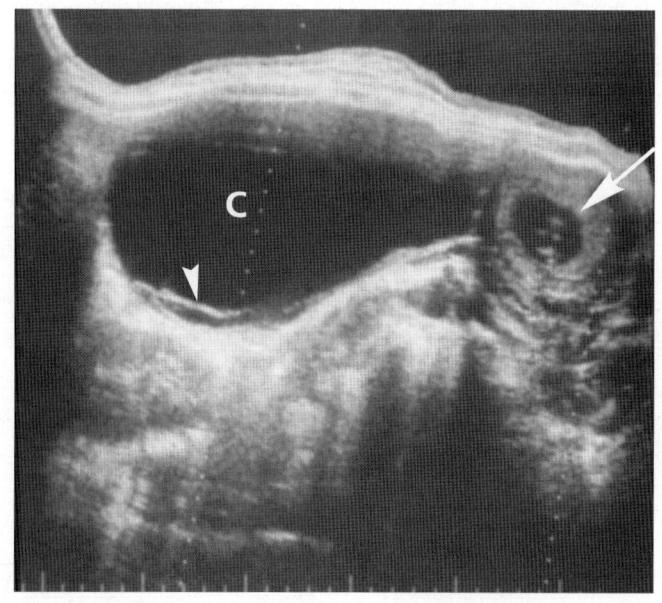

Fig. 4.49-13
Cistadenoma coexistente. Sonograma sagital mostra uma grande massa cística (C) com septação (ponta de seta) e uma gravidez viável.[27]

4.50 ■ Coleção Líquida no Escroto

Condição	Achados de Imagem	Comentários
Hidrocele (Figs. 4.50-1 e 4.50-2)	Zona livre de eco com forte transmissão posterior de som. A parede mostra vários graus de espessura e pode conter depósitos calcificados. O testículo subjacente é bem visualizado e é suavemente rodeado por líquido, exceto na sua superfície posterior, onde o testículo é fixado ao epidídimo.	Acumulação anormal de líquido seroso entre a túnica vaginal e o seu conteúdo. Pode ser congênita (em virtude de uma comunicação direta com a cavidade abdominal como resultado da falta de fechamento do processo vaginal) ou secundariamente a um processo de doença adjacente (epididimite, tuberculose, trauma, caxumba). Septações em uma hidrocele sugerem hemorragia ou infecção. Ecos internos representam corpos fibrosos que se originam de uma projeção vilosa destacada ou da túnica vaginal.
Varicocele (Fig. 4.50-3)	Coleção líquida tubular, serpiginosa, anecoica, na região do epidídimo imediatamente proximal ao polo superior do testículo. O padrão multicístico reflete a sensação de bolsa de vermes de uma varicocele ao exame físico.	Dilatação e tortuosidade das veias do plexo pampiniforme que são mais comumente observadas no lado esquerdo do escroto. Varicoceles primárias são vistas predominantemente em meninos jovens. Varicoceles secundárias usualmente resultam de obstrução da veia renal, veia espermática ou veia cava inferior.
Espermatocele (Fig. 4.50-4)	Coleção líquida isenta de eco que pode ser diferenciada de uma hidrocele em virtude da sua localização anatômica (uma espermatocele é localizada no epidídimo e desvia o testículo anteriormente, enquanto uma hidrocele usualmente rodeia o testículo anteriormente).	Cisto de retenção de pequenos túbulos que se origina na cabeça do epidídimo e é muitas vezes bilateral. Material ecogênico em uma espermatocele pode representar sedimento composto por detritos celulares, gordura ou espermatozoides.

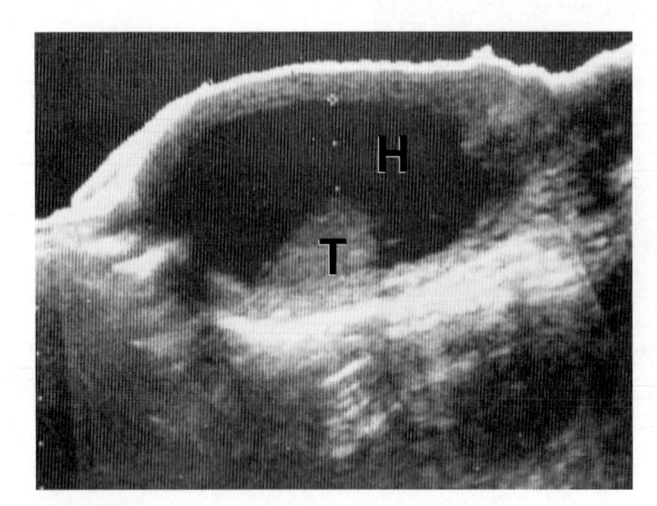

Fig. 4.50-1
Hidrocele. O testículo normal (T) se encontra rodeado por uma grande hidrocele anecoica (H).

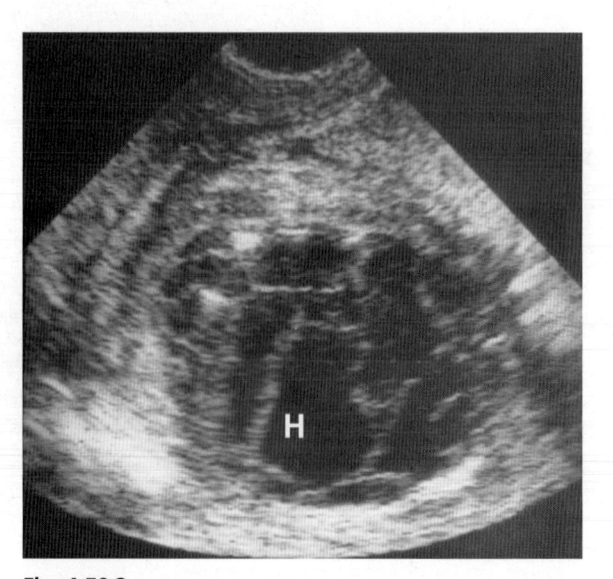

Fig. 4.50-2
Hidrocele multilocular. Escaneamento transverso mostra uma hidrocele complicada (H) com septações finas.[27]

4.50 ■ COLEÇÃO LÍQUIDA NO ESCROTO

Condição	Achados de Imagem	Comentários
Cisto (Fig. 4.50-5)	Estrutura anecoica bem definida com uma parede nítida e boa transmissão de som de lado a lado.	Cistos testiculares são mais comuns do que antes se acreditava e frequentemente são detectados como um achado incidental. Podem ser congênitos ou pós-traumáticos, embora a etiologia precisa esteja não esclarecida. Cistos epididimais são secundários à dilatação cística intrínseca dos túbulos epididimais e estão cheios de líquido seroso.

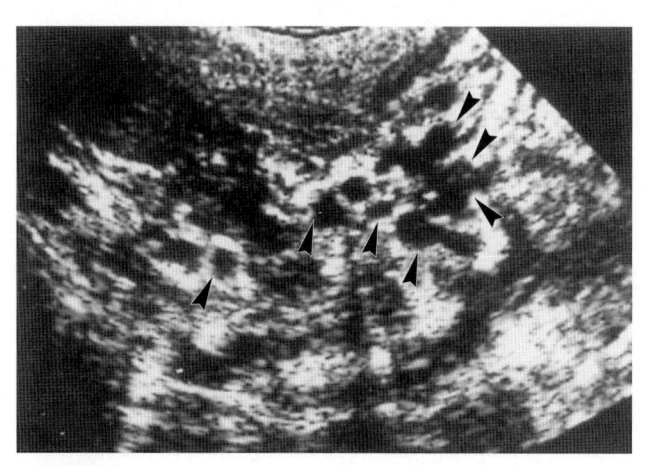

Fig. 4.50-3
Varicocele. Escaneamento em tempo real demonstra múltiplas estruturas tubulares transparentes (pontas de seta).[27]

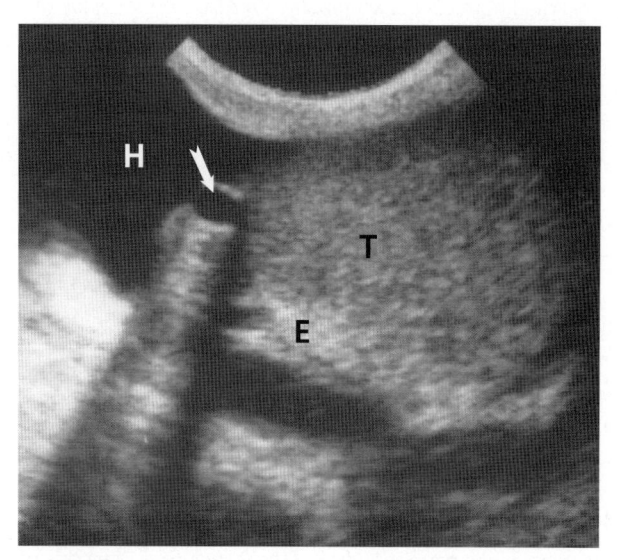

Fig. 4.50-4
Espermatocele. Escaneamento sagital do escroto mostra uma massa anecoica (seta) na cabeça do epidídimo. (E, corpo do epidídimo; H, hidrocele; T, testículo).[27]

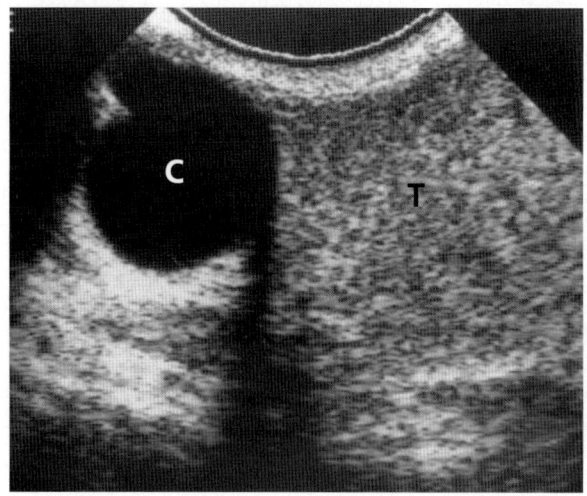

Fig. 4.50-5
Cisto do epidídimo. Escaneamento sagital mostra uma massa anecoica (C) na cabeça do epidídimo. (T, testículo).[27]

Fontes

1. Reprinted with permission from "The Cortical Rim Sign in Renal Infarction" by GJ Paul and TF Stephenson, Radiology (1977;122:338), Copyright ©1977, Radiological Society of North America Inc.
2. Reprinted from Uroradiology: An Integrated Approach by GW Friedland et al. (Eds) with permission of Churchill Livingstone Inc, © 1983.
3. Reprinted with permission from "Genitourinary Tuberculosis" by AK Tonkin and DM Witten, Seminars in Roentgenology (1979;14:305–318), Copyright ©1979, Grune & Stratton Inc.
4. Reprinted from Clinical Urography: An Atlas and Textbook of Urological Imaging by HM Pollack (Ed) with permission of WB Saunders Company, © 1990.
5. Reprinted from Radiologic Diagnosis of Renal Parenchymal Disease by AJ Davidson with permission of WB Saunders Company, © 1977.
6. Reprinted with permission from "Polycystic Kidney Disease" by MA Bosniak and MA Ambos, Seminars in Roentgenology (1975;10:133–143), Copyright © 1975, Grune & Stratton Inc.
7. Reprinted from Radiographic Atlas of the Genitourinary System by C Ney and RM Friedenberg with permission of JB Lippincott Company, © 1981.
8. Reprinted with permission from "The Thick-Wall Sign: An Important Finding in Nephrotomography" by MA Bosniak and D Faegenburg, Radiology (1965;84:692–698), Copyright © 1965, Radiological Society of North America Inc.
9. Reprinted with permission from "The Radiology of Juxtaglomerular Tumors" by NR Dunnick et al., Radiology (1983;147:321–326), Copyright © 1983, Radiological Society of North America Inc.
10. Reprinted with permission from "The Radiological Diagnosis of Congenital Multicystic Kidney: 'Radiological Triad'" by M Kyaw, Clinical Radiology (1974;25:45–62), Copyright © 1974, Royal College of Radiologists.
11. Reprinted with permission from "Early Medullary Cystic Disease" by FA Burgener and RF Spataro, Radiology (1979;130:321–322), Copyright © 1979, Radiological Society of North America Inc.
12. Reprinted with permission from "Ultrasonic Characteristic of Chronic Atrophic Pyelonephritis" by CJ Kay et al., American Journal of Roentgenology (1979;132:47–53), Copyright © 1979, American Roentgen Ray Society.
13. Reprinted with permission from "Diagnostic Value of CT Numbers in Pelvocalyceal Filling Defects" by RA Parienty et al., Radiology (1982;145:743–747), Copyright © 1982, Radiological Society of North America Inc.
14. Reprinted with permission from "The 'Stipple Sign': Urographic Harbinger of Transitional Cell Neoplasms" by GK McLean, HM Pollack, and MP Banner, Urologic Radiology (1979;1:77–83), Copyright © 1979, Springer-Verlag.
15. Reprinted with permission from "Fungus Balls in the Renal Pelvis" by RA Boldus, RC Brown, and DA Culp, Radiology (1972;102:555–557), Copyright © 1972, Radiological Society of North America Inc.
16. Reprinted with permission from "Renal Vein Thrombosis: Occurrence in Membranous Glomerulonephropathy and Lupus Nephritis" by WG Bradley et al., Radiology (1981;139:571–576), Copyright © 1981, Radiological Society of North America Inc.
17. Reprinted from Clinical Urography by DM Witten, GH Myers, and BC Utz with permission of WB Saunders Company, ©1977.
18. Reprinted with permission from "Malakoplakia of the Urinary Tract" by GB Elliott, PJ Maloney, and JG Clement, American Journal of Roentgenology (1972;116:830–837), Copyright © 1972, American Roentgen Ray Society.
19. Reprinted with permission from "Valves of the Ureter" by KW Albertson and LB Talner, Radiology (1972;103:91), Copyright ©1972, Radiological Society of North America Inc.
20. Reprinted with permission from "Lateral Ureteral Displacement: Sign of Nonvisualized Duplication" by AD Amar, Journal of Urology (1971;105:638–641), Copyright © 1971, Williams & Wilkins Company.
21. Reprinted with permission from "The Radiology of Urinary Diversions" by MP Banner et al., Radiographics (1984;4:885–913), Copyright © 1984, Radiological Society of North America Inc.
22. Reprinted with permission from "Hernias of the Ureters—An Anatomic-Roentgenographic Study" by HM Pollack, GL Popky, and ML Blumberg, Radiology (1975;117:275–281), Copyright © 1975, Radiological Society of North America Inc.
23. Reprinted from Radiology of the Urinary System by M Elkin with permission of Little, Brown & Company, © 1980.
24. Wong-You-Cheong JJ, Woodward PJ, Manning MA, Sesterhenn IA. Inflammatory and Nonneoplastic bladder masses: Radiologic-Pathologic Correlation. RadioGraphics 2006;26:1847–1868.
25. "Genitourinary Tract Gas: Imaging Evaluation" by RC Joseph et al., RadioGraphics (1996;16:295).
26. Reprinted with permission from "Posterior Urethral Valves" by GW Friedland et al., Clinical Radiology (1976;27:367–373), Copyright ©1976, Royal College of Radiologists.
27. Reprinted from Ultrasound Atlas of Disease Processes by CA Krebs, VL Giyanani, and RL Eisenberg, with permission of Appleton & Lange, © 1993.
28. "Imaging of Renal Masses" by NS Curry, Radiologist (1995;2:73–81).
29. Reprinted from Ultrasound Home Study Course by CA Krebs, with permission of the American Society of Radiologic Technologists, © 1990.
30. Reprinted from Computed Body Tomography by JKT Lee, SS Sagel, and RJ Stanley (Eds) with permission of Raven Press, New York, © 1983.
31. Reprinted with permission from "Angiomyolipoma: Ultrasonic-Pathologic Correlation" by DS Hartman et al., Radiology (1981;139:451–458), Copyright © 1981, Radiological Society of North America Inc.
32. Rucker CM, Menias CO, Bhalla S. Mimics of renal colic: alternative diagnoses at unenhanced helical CT. RadioGraphics 2004;24:S11–S33.
33. Browne RFJ, Meehan CP, Colville J et al. Transitional Cell carcinoma of the upper urinary tract: spectrum of imaging findings. RadioGraphics. 2005;25:1609–1627.
34. Reprinted from Computed Tomography of the Body by AA Moss, G Gamsu, and HK Genant (Eds) with permission of WB Saunders Company, © 1983.
35. Kawashima A, Sandler CM, Corl FM et al. Imaging of renal trauma: a comprehensive review. RadioGraphics 2001;21:557–574.
36. Rha SE, Byun JY, Jung SE et al. The renal sinus: pathologic spectrum and multimodality imaging approach. RadioGraphics 2004;24:S117–S131.
37. Browne RFJ, Meehan CP, Colville J et al. Transitional cell carcinoma of the upper urinary tract: spectrum of imaging findings. RadioGraphics 2005;25:1609–1626.
38. Choi YJ, Hwang TK, Kang SJ et al. Hemangiopericytoma of renal sinus expanding to the renal hilum: an unusual

presentation causes misinterpretation as transitional cell carcinoma. *J Korean Med Sci* 1996;11:351–355.
39. Westphalen A, Yeh B, Gayyum A *et al.* Differential diagnosis of perinephric masses on CT and MRI. *AJR* 2004;183:1697–1792.
40. Reprinted with permission from "Renal Ultrasound: Test Your Interpretation" by RL Eisenberg *et al.*, *Radiographics* (1982;2:153–178), Copyright © 1982, Radiological Society of North America Inc.
41. Mayo-Smith WW, Boland GW, Noto RB, Lee MJ. State-of-the-art suprarrenal imaging. *RadioGraphics* 2001;21:995–1012.
42. Reprinted from *Diagnostic Imaging in Internal Medicine* by RL Eisenberg with permission of McGraw-Hill Book Company, © 1985. Courtesy of Nolan Karstaedt, MD, and Neil Wolfman, MD.
43. Reprinted with permission from "Computed Tomography of the suprarrenal Gland" by N Karstaedt *et al.*, *Radiology* (1978;129:723–730), Copyright © 1978, Radiological Society of North America Inc.
44. "Magnetic Resonance Imaging of the suprarrenal Gland" by GW Boland and MJ Lee, *Critical Reviews in Diagnostic Imaging* (1995;36:115–174).
45. Blake MA, Kalra M, Maher MM *et al.* Pheochromocytoma: an imaging chameleon. *RadioGraphics* 2004;24:S87–S99.
46. Reprinted with permission from "Pheochromocytoma: Value of Computed Tomography" by TJ Welch *et al.*, *Radiology* (1983;148:501–503), Copyright © 1983, Radiological Society of North America Inc.
47. Otal P, Escourrou G, Mazerolles C *et al.* Imaging features of uncommon suprarrenal masses with histopathologic correlation. *RadioGraphics* 1999;19:569–581.
48. "State-of-the-Art MR Imaging of the suprarrenal Gland" by MJ Lee, WW Mayo-Smith, PF Hahn *et al.*, *Radiographics* (1994;14:1015–1029).
49. Mayo-Smith WW, Boland GW, Noto RB, Lee MJ. State-of-the-art suprarrenal imaging. *Radiographics* 2001;21:995–1012.
50. Elsayes KM, Mukundan G, Narra VR *et al.* suprarrenal masses: MR imaging features with pathologic correlation. *RadioGraphics* 2004;24:S73–S86.
51. Wong-You-Cheong JJ, Woodward PJ, Manning MA, Sesterhenn IA. Neoplasms of the urinary bladder: radiologic-pathologic correlation. *RadioGraphics*. 2006;26:553–580.
52. Wong-You-Cheong JJ, Woodward PJ, Manning MA, Sesterhenn IA. Inflammatory and nonneoplastic bladder masses: radiologic-pathologic correlation. *RadioGraphics* 2006;26:1847–1868.
53. Levine DS, Navarro OM, Chaudry *et al.* Imaging the complications of bone marrow transplantation in children. *RadioGraphics* 2007;27:307–324.
54. Mengiardi B, Wiesner W, Stoffel F *et al.* Case 44: adenocarcinoma of the urachus. *Radiology* 2002;222:744–747.
55. Kawashima A, Sandler CM, Wasserman NF *et al.* Imaging of urethral disease: a pictorial review. *RadioGraphics* 2004;24:S195–S216.
56. Yang DM, Jung DH, Kim H *et al.* Retroperitoneal cystic masses: CT, Clinical and pathologic findings and literature review. *RadioGraphics* 2004;24:1353–1365.
57. Attili AK, Kazerooni. Case 116: Lymphangioleiomyomatosis. *Radiology* 2007;244:303–308.
58. "Ovarian Masses Revisited: Radiologic and Pathologic Correlation" by CL Sutton, CD McKinney, JE Jones *et al.*, *Radiographics* (1992;12:853–877).
59. Reprinted from *Ultrasonography in Obstetrics and Gynecology* by PW Callen (Ed) with permission of WB Saunders Company, © 1983.
60. Reprinted with permission from "Pediatric Gynecologic Radiology" by CK Grimes, DM Rosenbaum, and JA Kirkpatrick, *Seminars in Roentgenology* (1982;17:284–301), Copyright © 1982, Grune & Stratton Inc.
61. Reprinted from *Gynecology Sonography Home Study Course* by CA Krebs, with permission of the American Society of Radiologic Technologists, © 1990.
62. Kuligowska E, Deeds L, Lu K. Pelvic pain: overlooked and under-diagnosed gynecologic conditions. *RadioGraphics* 2005;25:3–20.
63. Reprinted with permission from "Ectopic Pregnancy: Sonographic-Pathologic Correlations" by BA Spirt *et al.*, *Radiographics* (1984;4:821–848), Copyright © 1984, Radiological Society of North America Inc.
64. Nalaboff KM, Pellerito JS, Ben-Levi, E. Imaging the endometrium: disease and normal variants. *RadioGraphics* 2001;21:1409–1424.
65. "Magnetic Resonance Imaging of the Uterus" by R Kier, *MRI Clinics of North America* (1994;2:189–210).
66. "MRI of the Female Pelvis: An Overview" by MD Patel, *Applied Radiology* (1994;31–38).
67. -Kuligowska E, Deeds L, Lu K. Pelvic pain: overlooked and under-diagnosed gynecologic conditions. *RadioGraphics* 2005;25:3–20.
68. "MR Imaging of the Female Pelvic Region" by MC Olson, HV Posniak, CM Tempany, and CM Dudiak, *RadioGraphics* (1992;12:445–465).
69. "MRI of the Female Pelvis: When and How?" by MJ Lee and IC Yoder, *The Radiologist* (1994;1:201–207).
70. "Magnetic Resonance Imaging of the Ovary" by EK Outwater and ML Schiebler, *MRI Clinics of North America* (1994;2:245–274).
71. Imaoka I, Wada A, Kaji Y *et al.* Developing an MR imaging strategy for diagnosis of ovarian masses. *RadioGraphics* 2006;26:1431–1448.
72. Nalaboff KM, Pellerito JS, Ben-Levi E. Imaging the endometrium: disease and normal variants. *RadioGraphics* 2001;21:1409–1424.
73. Kido A, Togashi K, Koyama T *et al.* Diffusely enlarged uterus: evaluation with MR imaging. *RadioGraphics* 2003;23:1423–1439.

5 Padrões Esqueléticos

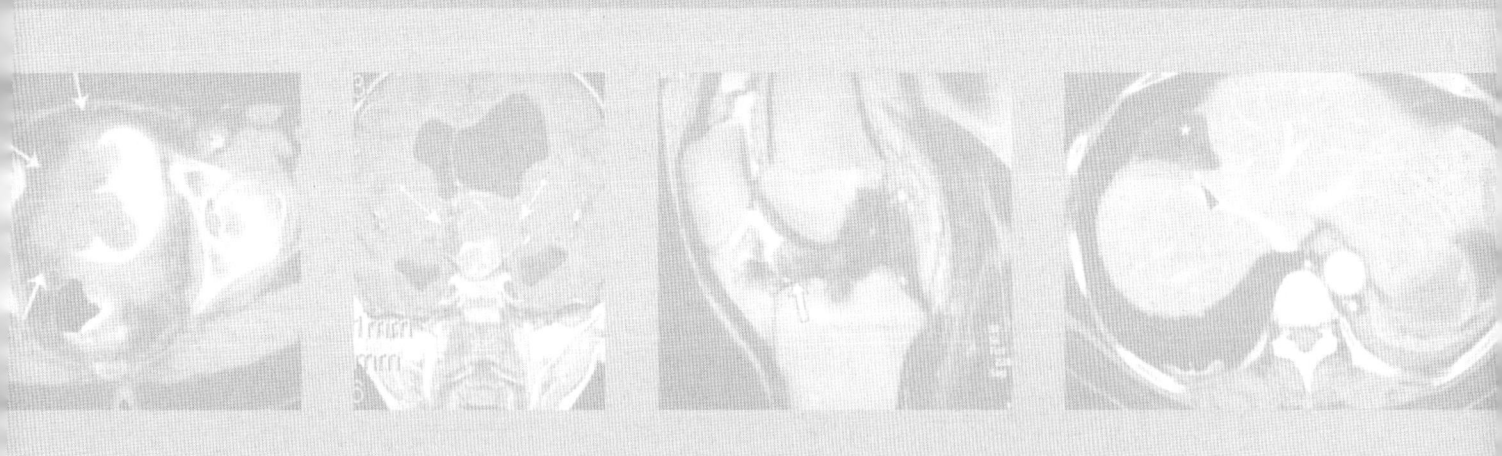

5.1	Osteoporose Localizada	970
5.2	Osteoporose Generalizada	974
5.3	Osteomalacia	980
5.4	Lesões Ósseas Osteoscleróticas Solitárias ou Múltiplas	984
5.5	Osteosclerose Generalizada	992
5.6	Lesões Bolhosas do Osso	1000
5.7	Lesões Destrutivas Osteolíticas Roídas de Traça ou em Saca-Bocados	1012
5.8	Reação Periosteal Localizada	1018
5.9	Reação Periosteal Disseminada ou Generalizada	1023
5.10	Artrites	1028
5.11	Erosão de Múltiplos Tufos Falângicos Terminais (Acro-Osteólise)	1044
5.12	Erosão, Destruição ou Defeito da Extremidade Lateral da Clavícula	1050
5.13	Neuroartropatia (Articulação de Charcot)	1053
5.14	Corpos Soltos Intra-Articulares	1056
5.15	Condrocalcinose	1058
5.16	Calcificação Periarticular	1060
5.17	Calcificação ou Ossificação Localizada em Músculos e Tecidos Subcutâneos	1066
5.18	Calcificação ou Ossificação Generalizadas em Músculos e Tecidos Subcutâneos	1070
5.19	Calcificação em Torno das Pontas dos Dedos das Mãos	1076
5.20	Zonas de Densidade Aumentada nas Metáfises	1078
5.21	Bandas Metafisárias Radiotransparentes	1080
5.22	Subconstrição ou Subtubulação (Diametáfise Larga)	1082
5.23	Superconstrição ou Supertubulação (Diametáfise Estreita)	1092
5.24	Necrose Avascular do Quadril ou Outras Articulações	1096
5.25	Entalhamento Costal	1100
5.26	Reabsorção ou Entalhamento de Margens Costais Superiores	1102
5.27	Aparência de um Osso dentro de um Osso	1104
5.28	Espessamento do Coxim do Calcanhar (> 22 Milímetros)	1106
5.29	Pseudartrose	1108
5.30	*Protrusio Acetabuli*	1110
5.31	Dactilite	1112
5.32	Rebarbas Ósseas (Proliferação de Novo Osso em Inserções de Tendões e Ligamentos)	1115
5.33	Epônimos de Fraturas	1116
5.34	Lesões de Avulsão	1128
5.35	Tumores Ósseos Benignos e Processos Tumoriformes em Tomografia Computadorizada	1135
5.36	Tumores Ósseos Benignos e Processos Tumoriformes em Imagem de Ressonância Magnética	1140
5.37	Tumores Ósseos Malignos em Imagem de Ressonância Magnética	1145
5.38	Massas de Tecido Mole Benignas em Imagem de Ressonância Magnética	1148
5.39	Massas de Tecido Mole Malignas em Imagem de Ressonância Magnética	1152
5.40	Massas Intra-Articulares em Imagem de Ressonância Magnética	1154
Fontes		1162

5.1 ■ Osteoporose Localizada

Condição	Comentários
Atrofia de desuso (imobilização) (Fig. 5.1-1)	Para manter atividade osteoblástica em níveis normais, os ossos precisam ser submetidos a uma quantidade normal de esforço e atividade muscular. Dentro de algumas semanas depois da fratura de um osso, osteoporose localizada se torna detectável, especialmente distal ao local de lesão. A margem cortical de um osso comprometido nunca desaparece completamente (diferentemente da destruição óssea causada pela doença). Atrofia de desuso semelhante proveniente da imobilização segue-se à paralisia neural ou muscular.
Atrofia de Sudeck (distrofia simpática reflexa) (Fig. 5.1-2)	Desenvolvimento rápido de osteoporose dolorosa após traumatismo relativamente banal. Provavelmente de origem neurovascular, a atrofia de Sudeck mais frequentemente compromete as mãos e pés com uma osteoporose mosqueada, irregular, que afeta principalmente a região periarticular. O córtex justarticular pode-se tornar extremamente fino, porém permanece intacto, diferentemente de um processo artrítico.
Doença inflamatória (Fig. 5.1-3)	Osteoporose localizada frequentemente é a primeira (embora inespecífica) manifestação radiográfica de doenças inflamatórias, como osteomielite, tuberculose e artrite reumatoide. Em infecções piogênicas, destruição óssea tipicamente precede osteoporose, enquanto na tuberculose o inverso é verdadeiro. Desmineralização periarticular é um sinal precoce clássico de artrite reumatoide.
Queimadura, geladura, choque elétrico (Fig. 5.1-4)	Desmineralização óssea, mais marcada onde o dano ao tecido mole foi maior, constitui um achado radiográfico precoce que pode persistir por um período prolongado.
Tumor (Figs. 5.1-5 e 5.1-6)	Mais comumente metástases e mieloma múltiplo. Também tumores ósseos primários benignos e malignos.
Síndrome do ombro-mão	Aparência radiográfica simula a da atrofia de Sudeck. Dor e rigidez do ombro combinadas com dor, edema e fenômenos vasomotores na mão após uma doença aguda (especialmente infarto do miocárdio, em que geralmente é comprometido o lado esquerdo).

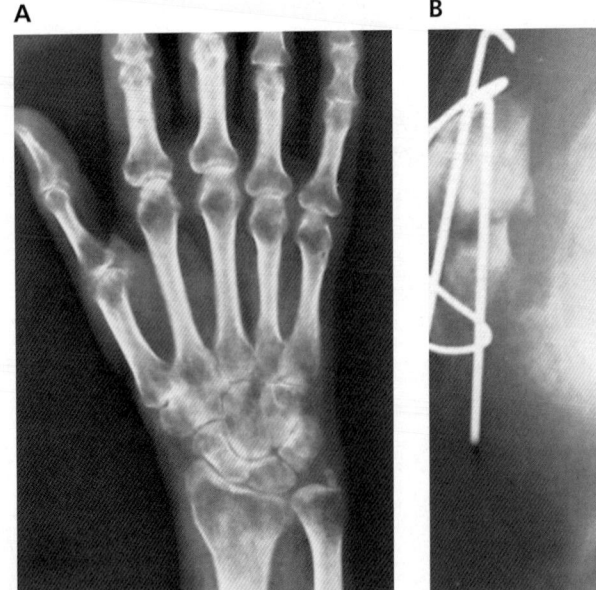

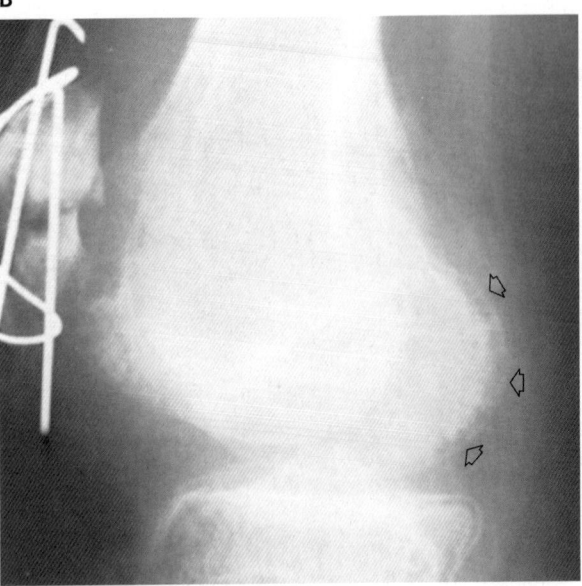

Fig. 5.1-1
Osteoporose de desuso. (A) Desmineralização periarticular grave segue-se à imobilização prolongada da extremidade. (B) Em um paciente com patela fraturada, há pronunciada desmineralização subcortical no fêmur distal. A margem cortical (setas) permanece intacta.

Condição	Comentários
Osteoporose migratória regional (osteoporose transitória)	Osteoporose depois do desenvolvimento de dor grave em torno de uma grande articulação (especialmente o quadril, joelho ou tornozelo) em um adulto de meia-idade ou idoso. Frequentemente chamada *desmineralização transitória da cabeça femoral*, uma vez que o quadril seja mais frequentemente comprometido. Afecção autolimitada, porém incapacitante que se cura completamente em 2 a 4 meses.

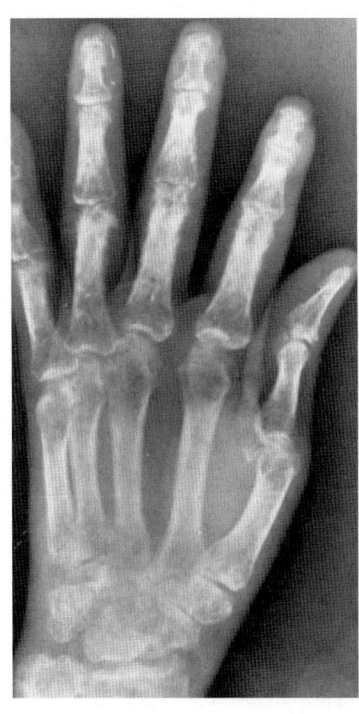

Fig. 5.1-2
Atrofia de Sudeck. Osteoporose em focos afetando predominantemente as regiões periarticulares. Ondulação endosteal e estriações intracorticais são evidentes mesmo sem filmes com amplificação.

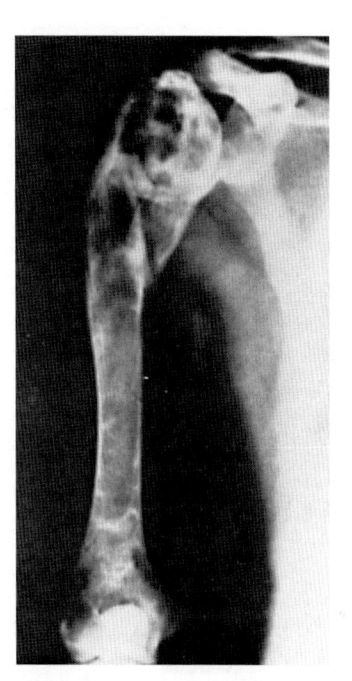

Fig. 5.1-4
Lesão elétrica. Fratura cominutiva da cabeça e diáfise do úmero associadas à descalcificação mosqueada da cabeça umeral. O córtex do úmero está fino, e a cavidade medular está alargada. Áreas individualizadas de rarefação podem ser vistas na diáfise e região metafisária distal.[1]

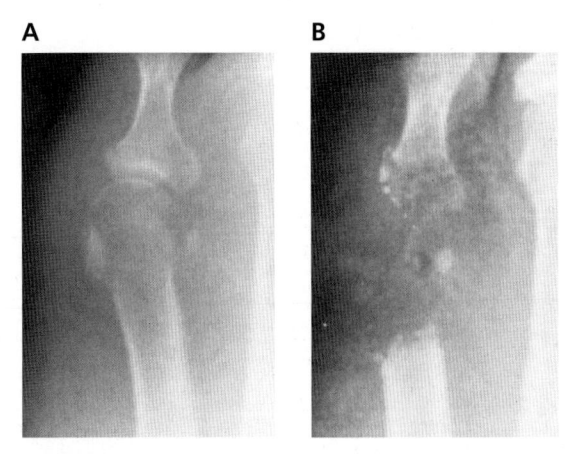

Fig. 5.1-3
Osteomielite estafilocócica. (A) Filme inicial da primeira articulação metatarsofalângica mostra edema dos tecidos moles e desmineralização periarticular causadas pela hiperemia. (B) Várias semanas mais tarde, há grave destruição óssea em torno da articulação metatarsofalângica.

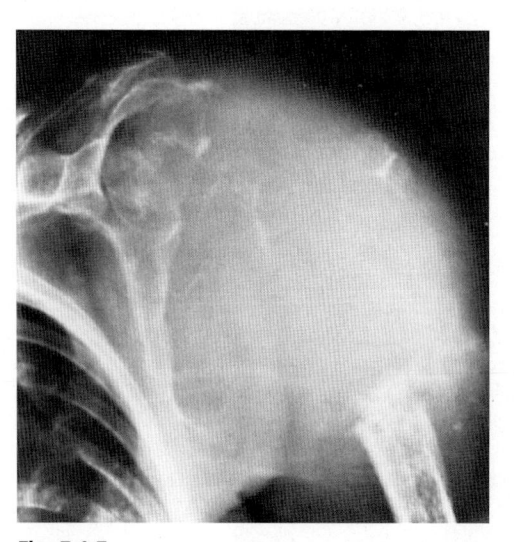

Fig. 5.1-5
Metástases ao osso. Metástase osteolítica (explosão) do úmero por carcinoma do rim.

Condição	Comentários
Osteoporosis circumscripta (doença de Paget) (Figs. 5.1-7 e 5.1-8)	Fase lítica inicial de doença de Paget do crânio, em que uma área de radiotransparência nitidamente demarcada representa a fase destrutiva que principalmente compromete a tábua externa e poupa a tábua interna. Desossificação começa nas áreas frontal e occipital e se alastra lentamente para abranger a maior parte da calvária. Ilhas irregulares de esclerose e espessamento da díploe durante o processo reparador resultam no aspecto característico mosqueado, semelhante a algodão. Nos ossos longos, a fase destrutiva tipicamente começa na margem do osso e se estende ao longo da diáfise por uma distância variável, produzindo uma área em forma de V nitidamente demarcada de desossificação (aparência de folha de gramínea).
Diabetes melito (Fig. 5.1-9)	Pode produzir osteoporose localizada grave simulando destruição óssea. Frequentemente há uma quantidade substancial de restituição do osso após terapia conservadora.

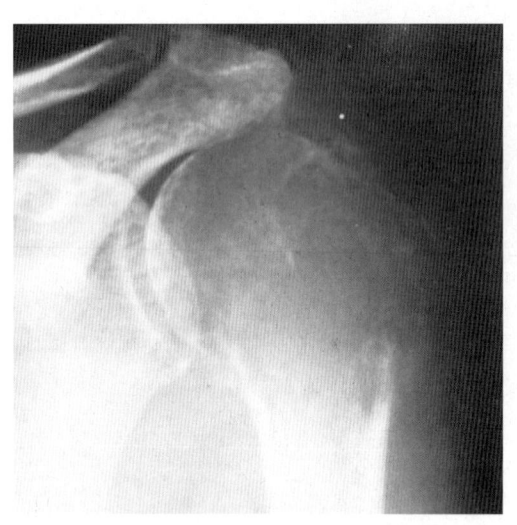

Fig. 5.1-6
Plasmocitoma solitário da cabeça umeral. A lesão altamente destrutiva expandiu o osso e irrompeu através do córtex.

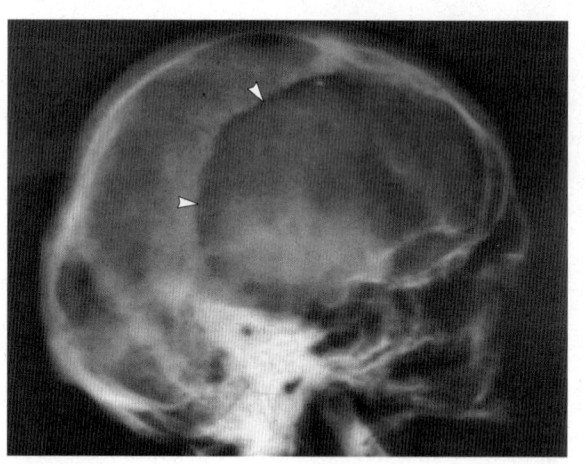

Fig. 5.1-7
Osteoporosis circumscripta. Área bem definida de osteólise nas regiões frontal e occipital do crânio (pontas de seta) na doença de Paget.[2]

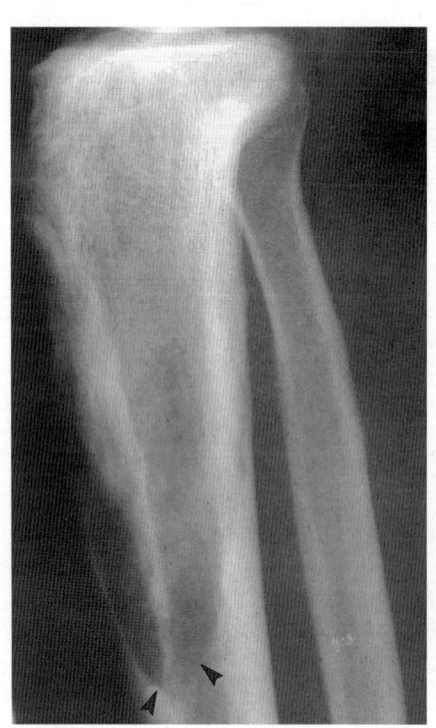

Fig. 5.1-8
Aspecto de folha de gramínea. Vista frontal do joelho em um paciente com doença de Paget mostra uma grande área osteolítica que começa na porção subcondral da tíbia proximal e tem uma margem inferior aguçada (pontas de seta).[2]

Condição	Comentários
Necrose avascular (Fig. 5.1-10)	Inicialmente, necrose avascular do osso esponjoso causa desmineralização localizada. Com a cura, o osso necrótico é substituído por novo osso que é irregular em arquitetura e de maior densidade. Quando necrose avascular compromete a superfície articular, a alteração radiográfica inicial é um crescente de transparência.
Hemofilia	Hemorragia articular inicialmente resulta em acentuada osteoporose periarticular causada por hiperemia local e por desuso. À medida que a cartilagem é destruída, ocorre esclerose do osso adjacente com alterações osteofíticas e outras degenerativas superpostas.

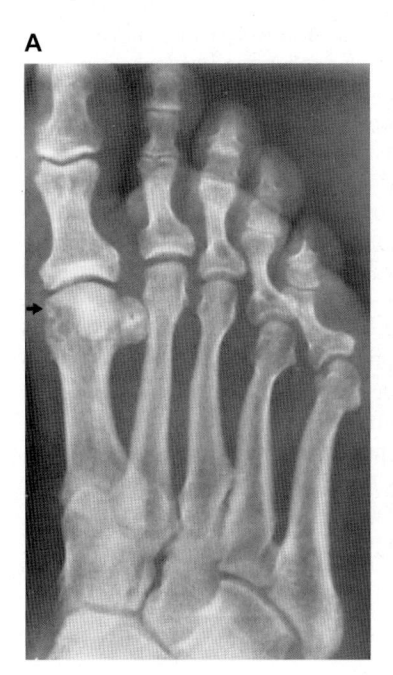

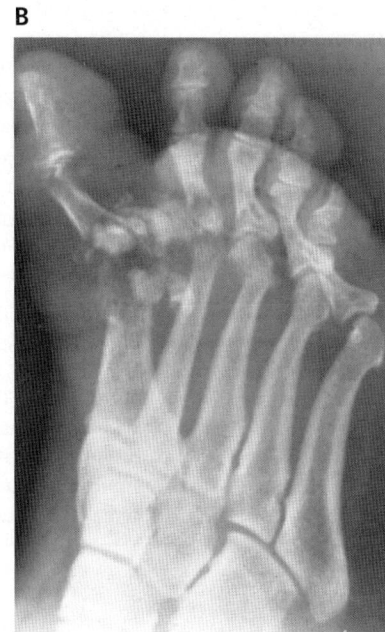

Fig. 5.1-9
Osteomielite aguda no diabetes. (A) Filme inicial do pé em paciente diabético com uma infecção do tecido mole mostra mínima osteoporose hiperêmica em torno da cabeça do primeiro metatarsal com alguma perda do contorno cortical nítido (seta). (B) Um mês mais tarde, há destruição óssea grave comprometendo não apenas a cabeça do primeiro metatarsal, mas também o resto do hálux e a segunda e terceira articulações metatarsofalângicas.

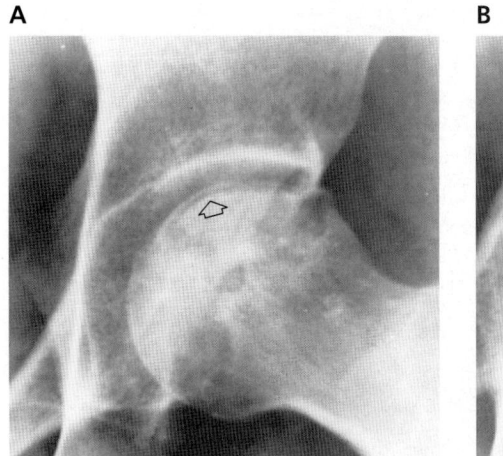

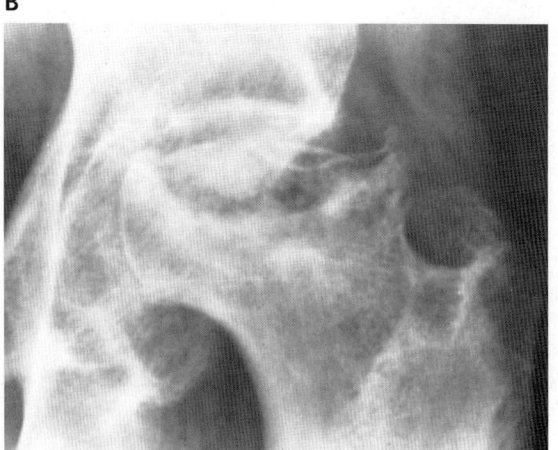

Fig. 5.1-10
Necrose avascular da cabeça femoral. (A) Uma faixa cortical radiotransparente em forma de arco (sinal do crescente) (seta) na cabeça femoral representa uma linha de fratura. (B) Finalmente, há uma combinação de áreas líticas e escleróticas com achatamento grave da cabeça femoral.

5.2 ■ Osteoporose Generalizada

Condição	Comentários
Osteoporose de envelhecimento (osteoporose senil ou pós-menopausa) (Fig. 5.2-1)	A forma mais comum de osteoporose generalizada. À medida que uma pessoa envelhece, os ossos perdem densidade e se tornam mais frágeis, fraturando-se mais facilmente e consolidando mais lentamente. Muitas pessoas idosas também são menos ativas e ingerem dietas precárias que são deficientes em proteína. Mulheres são afetadas mais gravemente que homens, uma vez que as mulheres na pós-menopausa têm níveis deficientes de hormônios gonadais e atividade osteoblástica diminuída.
Osteoporose induzida por droga (Fig. 5.2-2)	Pacientes que recebem grandes doses de esteroides durante vários meses muitas vezes desenvolvem osteoporose generalizada. Pacientes tratados com 15.000 a 30.000 U de heparina por 6 meses ou mais também podem desenvolver osteoporose generalizada (possivelmente causada por um efeito estimulador local direto da heparina sobre a reabsorção óssea).
Estados de deficiência Deficiência de proteína (ou metabolismo proteico anormal)	Incapacidade de produzir matriz óssea adequada em condições, como desnutrição, nefrose, diabetes melito, síndrome de Cushing e hiperparatireoidismo. Também pacientes com doença hepática grave (degeneração hepatocelular, cistos ou tumores hepáticos grandes ou múltiplos, atresia biliar). Deficiência dietética pura de proteína é rara em países desenvolvidos.

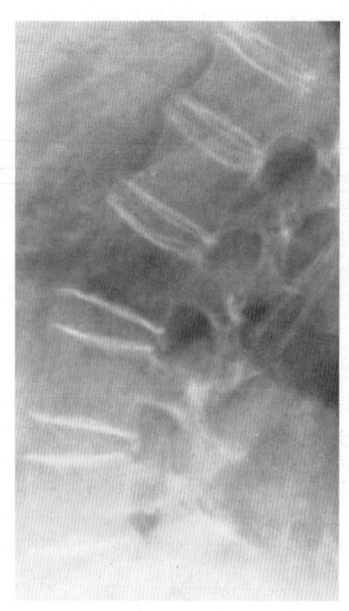

Fig. 5.2-1
Osteoporose de envelhecimento. Desmineralização generalizada da coluna em uma mulher pós-menopausa. O córtex aparece como uma linha fina que é relativamente densa e proeminente (padrão em moldura de quadro).

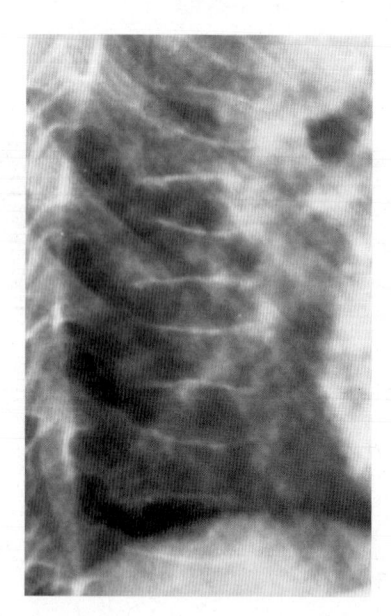

Fig. 5.2-2
Esteroidoterapia. Vista lateral da coluna torácica em paciente sob esteroidoterapia com altas doses para dermatomiosite demonstra osteoporose grave das margens corticais e deformidades bicôncavas dos corpos vertebrais.

Condição	Comentários
Deficiência de vitamina C (escorbuto) (Fig. 5.2-3)	Deficiência de ácido ascórbico causa função anormal dos osteoblastos e osteogênese defeituosa. Achados radiográficos característicos incluem alargamento e densidade aumentada da zona de calcificação provisória (a "linha branca" do escorbuto); formação de esporões marginais (esporão de Pelken); desmineralização dos centros de ossificação epifisária que são rodeados por um anel de calcificação denso, nitidamente demarcado (sinal de Wimberger); e hemorragia subperiosteal ao longo das diáfises dos ossos longos (calcificação do periósteo elevado e hematoma é um sinal radiográfico de cura).
Má-absorção intestinal	Mecanismo subjacente em condições como espru, esclerodermia, doença pancreática (insuficiência, pancreatite crônica, mucoviscidose), doença de Crohn, superfície absortiva diminuída do intestino delgado (ressecção, procedimento de derivação), distúrbios infiltrativos do intestino delgado (enterite eosinofílica, deficiência de lactase, linfoma, doença de Whipple) e esteatorreia idiopática.
Distúrbios endócrinos (Fig. 5.2-4)	Hipogonadismo (especialmente síndrome de Turner e menopausa); anormalidade corticossuprarrenal (síndrome de Cushing, doença de Addison); tumor não endócrino produtor de esteroide (p. ex., carcinoma *oat-cell*); diabetes melito; anormalidade hipofisária (acromegalia, hipopituitarismo); anormalidade tireóidea (hipertireoidismo e hipotireoidismo).

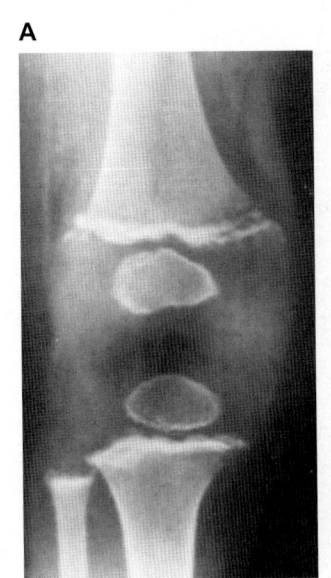

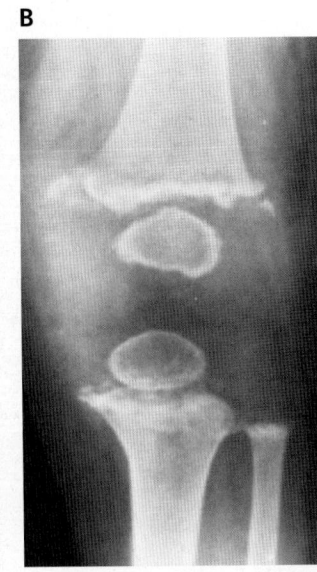

Fig. 5.2-3
Escorbuto. (A e B) Vistas frontais de ambos os joelhos demonstram alargamento e densidade aumentada da zona de calcificação provisória, produzindo a linha branca característica do escorbuto. Notar também a zona submetafisária de transparência e a característica formação de esporões marginais (esporão de Pelken). Os centros de ossificação epifisários se encontram rodeados por um anel denso de calcificação nitidamente demarcado (sinal de Wimberger).

Condição	Comentários
Doenças neoplásicas (Figs. 5.2-5 e 5.2-6)	Proliferação celular difusa na medula óssea sem tendência a formar massas tumorais individualizadas pode produzir desossificação esquelética generalizada simulando osteoporose pós-menopausa em adultos com mieloma múltiplo ou metástases esqueléticas difusas e em crianças com leucemia aguda. Atrofia de pressão produz adelgaçamento cortical e reabsorção trabecular.

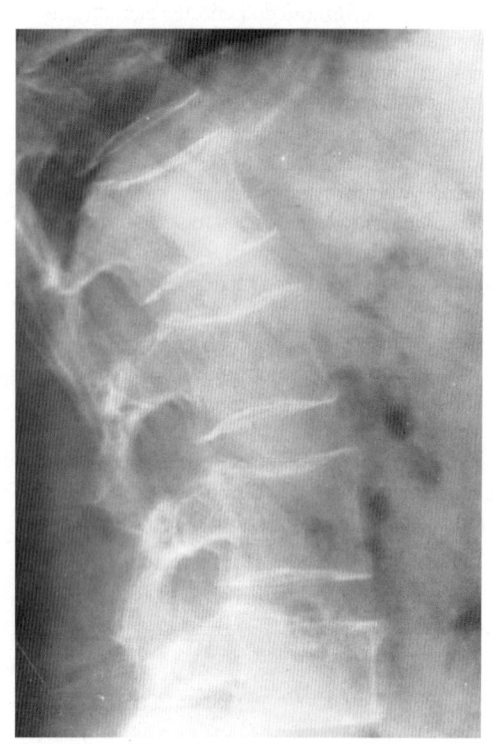

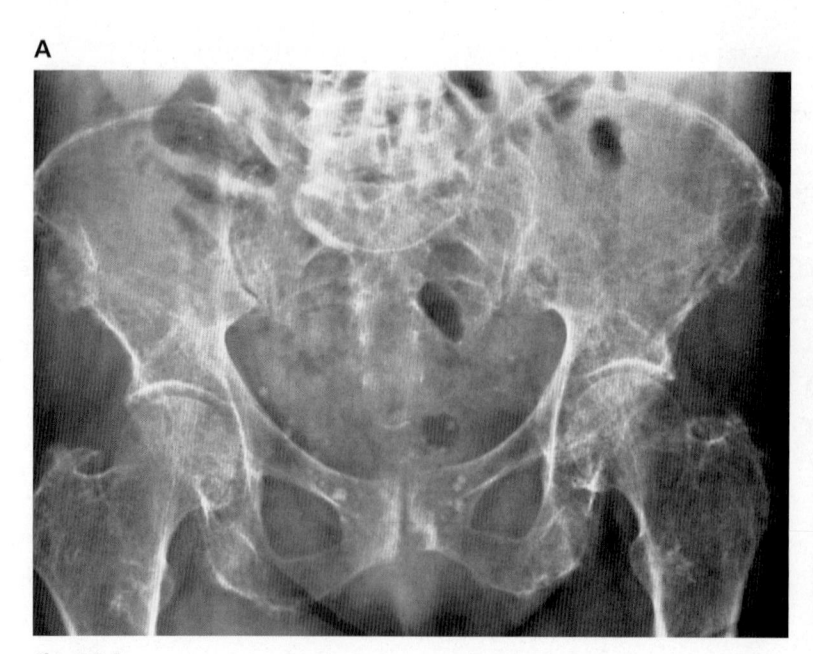

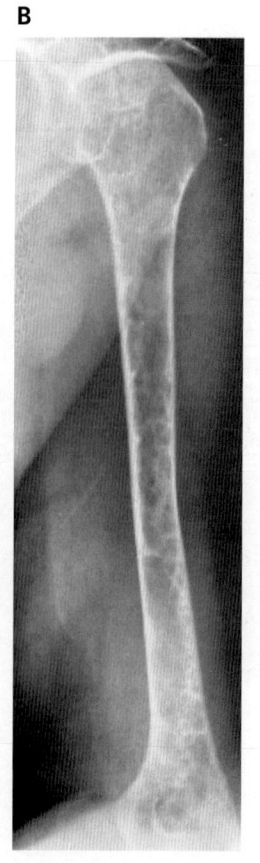

Fig. 5.2-4
Síndrome de Cushing causada por hiperplasia suprarrenal. Desmineralização acentuada e uma perda quase completa de trabéculas na coluna lombar. As faces intervertebrais são brandamente côncavas, e os espaços dos discos intervertebrais estão ligeiramente alargados. Notar a compressão da face intervertebral superior de L4.[3]

Fig. 5.2-5
Mieloma múltiplo. (A) Desossificação esquelética difusa comprometendo a pelve e fêmures proximais. (B) Desmineralização generalizada do úmero com adelgaçamento das corticais.

Condição	Comentários
Anemia (Fig. 5.2-7)	Hiperplasia extensa da medula alarga os espaços medulares e afina as corticais em condições, como talassemia e anemia falciforme. Deficiência grave de ferro pode produzir um aspecto semelhante.
Doença do colágeno (Fig. 5.2-8)	Artrite reumatoide; espondilite anquilosante; lúpus eritematoso sistêmico; esclerodermia; dermatomiosite. Usualmente associada a alterações articulares características.
Osteogenesis imperfecta (Fig. 5.2-9)	Distúrbio hereditário generalizado do tecido conectivo com fraturas múltiplas, hipermobilidade de articulações, escleras azuis, dentes deteriorados, surdez e distúrbios cardiovasculares, como prolapso de valva mitral ou regurgitação aórtica. Osteogenesis imperfecta congênita desenvolve-se *in utero* e aparece ao nascimento sob forma de arqueamento e deformidade das extremidades causados por fraturas múltiplas (morte *in utero* ou logo após o nascimento é geralmente causada por hemorragia intracraniana nestes lactentes com crânio fino como papel). Na menos grave forma tardia, o distúrbio é notado pela primeira vez durante a infância ou idade adulta jovem em virtude de uma tendência rara a fraturas, articulações frouxas e a presença de escleras azuis. Fraturas frequentemente consolidam com formação de calo exuberante que pode simular um tumor maligno e causar deformidades bizarras.

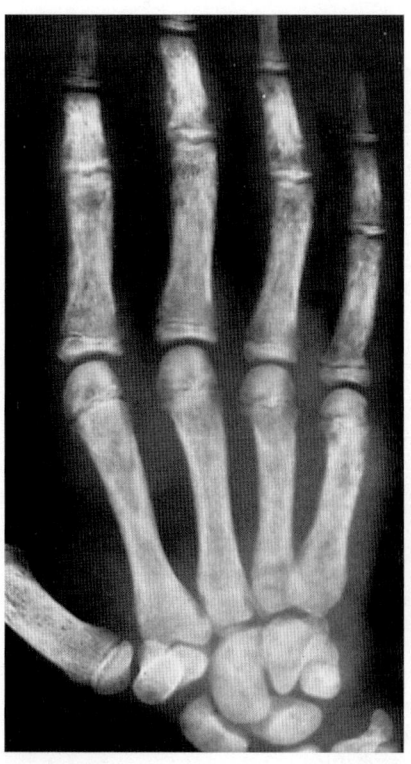

Fig. 5.2-6
Leucemia. Áreas focais de desossificação espalhadas por todos os metacarpos e falanges.

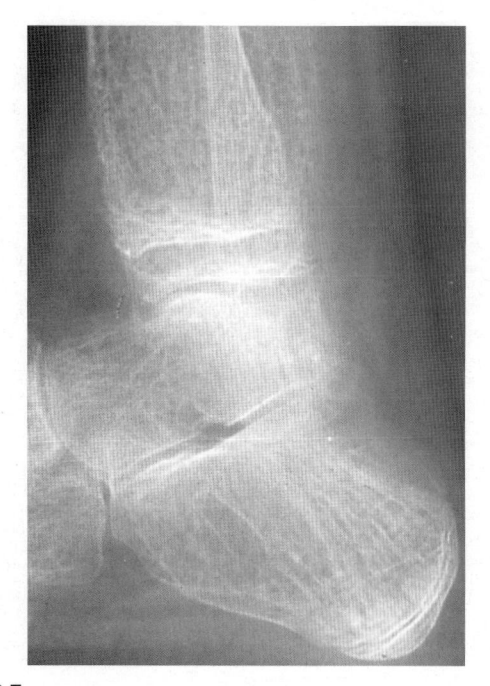

Fig. 5.2-7
Talassemia. Vista lateral do tornozelo demonstra alargamento pronunciado dos espaços medulares com adelgaçamento das corticais. Notar a ausência da modelagem normal em razão da pressão do espaço medular em expansão. Radiotransparências localizadas simulando múltiplas lesões osteolíticas representam coleções tumorais de medula hiperplásica.

Condição	Comentários
Doenças e distrofias neuromusculares (Fig. 5.2-10)	Tônus muscular diminuído, levando à osteoporose, atrofia óssea com afinamento cortical, escoliose e contraturas articulares ocorrem em distúrbios congênitos e condições adquiridas, como doença da medula espinal e imobilização de doença crônica ou grande fratura. Ausência do estímulo do esforço de sustentação de peso constitui a causa subjacente da atrofia de desuso generalizada, chamada *osteoporose de voo espacial*.
Homocistinúria	Erro inato do metabolismo da metionina que causa um defeito na estrutura do colágeno ou da elastina e uma aparência radiográfica similar à da síndrome de Marfan. Notável osteoporose da coluna e ossos longos (extremamente rara na síndrome de Marfan).
Doenças de armazenamento lipídico (Fig. 5.2-11)	Doença de Gaucher e doença de Niemann-Pick. Acumulação de quantidades anormais de lipídios complexos na medula óssea produz uma perda generalizada de densidade óssea e adelgaçamento cortical.
Hemocromatose	Distúrbio de armazenamento de ferro muitas vezes associado à osteoporose difusa da coluna e colapso vertebral. Aproximadamente metade dos pacientes tem uma artropatia característica que mais frequentemente compromete as pequenas articulações da mão. Hepatosplenomegalia e hipertensão porta são comuns.

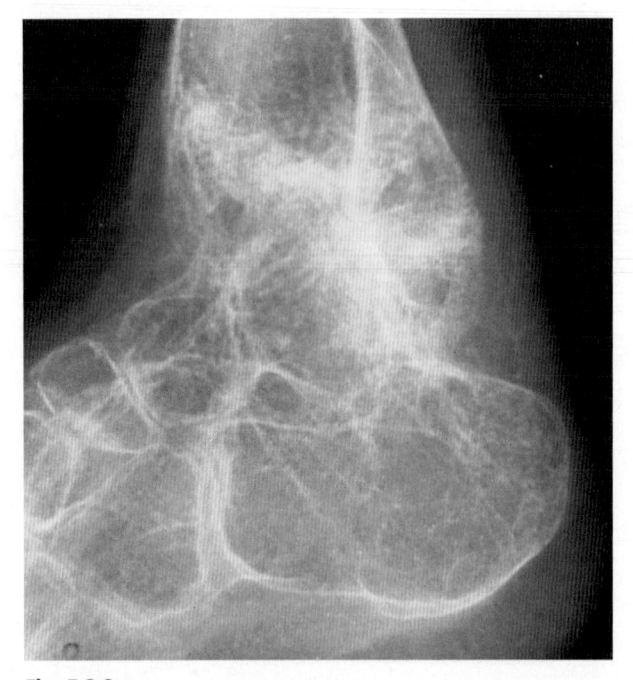

Fig. 5.2-8
Artrite reumatoide juvenil. Vista lateral do tornozelo demonstra desmineralização grave do osso. Observar o estreitamento pronunciado das articulações, comprometendo o tálus e outros ossos tarsais.

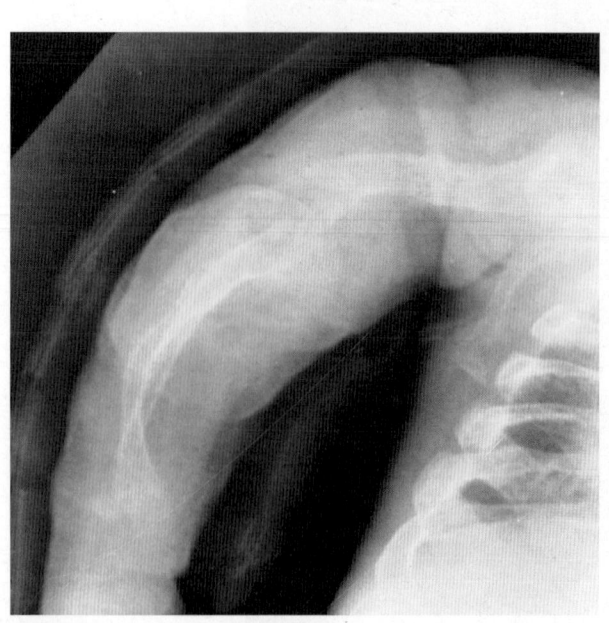

Fig. 5.2-9
Osteogenesis imperfecta. Osteoporose pronunciada e afinamento cortical de todos os ossos com evidência de fraturas prévias e deformidades resultantes.

Condição	Comentários
Hemofilia (ver Fig. 5.10-19)	Múltiplos episódios de hemartrose podem causar hiperemia combinada com atrofia de osso e músculo, resultando em osteoporose grave. Sinais radiográficos sugestivos de hemofilia incluem epífises anormalmente grandes ou prematuramente fundidas, alargamento e aprofundamento da incisura intercondilar do fêmur e retificação da margem inferior da patela.
Osteoporose juvenil idiopática	Condição rara caracterizada pela instalação abrupta de dor óssea generalizada ou focal em crianças de 8 a 12 anos de idade. A doença geralmente é autolimitada com melhora radiológica e clínica espontânea.

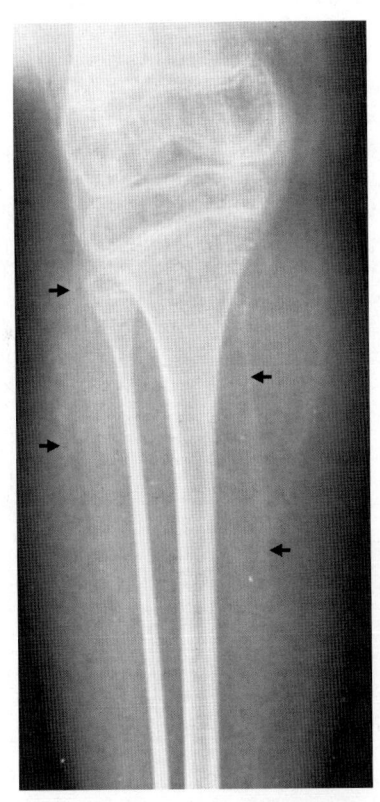

Fig. 5.2-10
Distrofia muscular. Ossos finos, desmineralizados, da perna. A transparência aumentada, representando infiltração gordurosa nos feixes musculares, faz as bainhas fasciais aparecerem como sombras finas de densidade aumentada (setas) rodeadas por gordura.

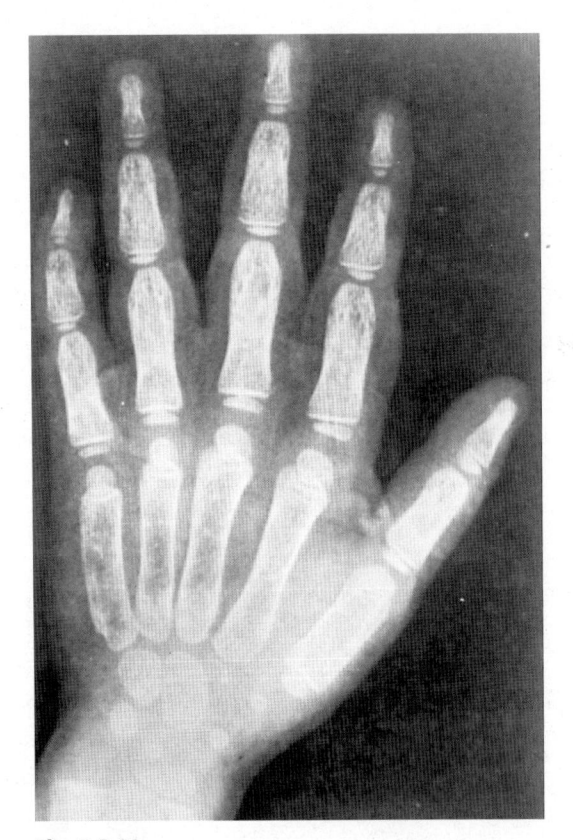

Fig. 5.2-11
Doença de Niemann-Pick. Alargamento difuso dos metacarpais e falanges com córtices finos e trabéculas grosseiras.[4]

5.3 ▪ Osteomalacia

Condição	Comentários
Absorção deficiente de cálcio ou fósforo Raquitismo (Fig. 5.3-1)	Doença sistêmica da lactância e infância em que a calcificação de elementos esqueléticos é defeituosa por falta de exposição à radiação ultravioleta (luz do sol). Mais comum em lactentes prematuros e usualmente se desenvolve entre 6 e 12 meses de idade. Sinais radiográficos clássicos incluem escavação e esfarrapamento das extremidades metafisárias do osso com desaparecimento de linhas metafisárias normalmente nítidas; aparecimento retardado de centros de ossificação epifisários, que têm margens borradas (diferentemente dos contornos nítidos no escorbuto); e tecido osteoide excessivo nas extremidades esternais das costelas produzindo aspecto de contas característico (rosário raquítico).
Estados de má-absorção	Doença intestinal primária do intestino delgado (espru, doença de Crohn, linfoma, fístula de intestino delgado, amiloidose); inflamação ou insuficiência (exócrina) pancreática; doença hepatobiliar (atresia biliar ou obstrução biliar crônica adquirida); pós-operatório de ressecção gástrica ou do intestino delgado; doença mesentérica; abuso de catártico.
Deficiência dietética de cálcio	Extremamente rara.

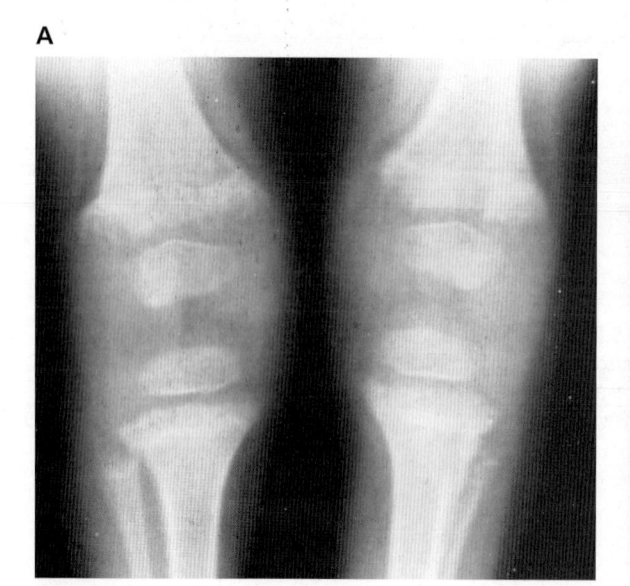

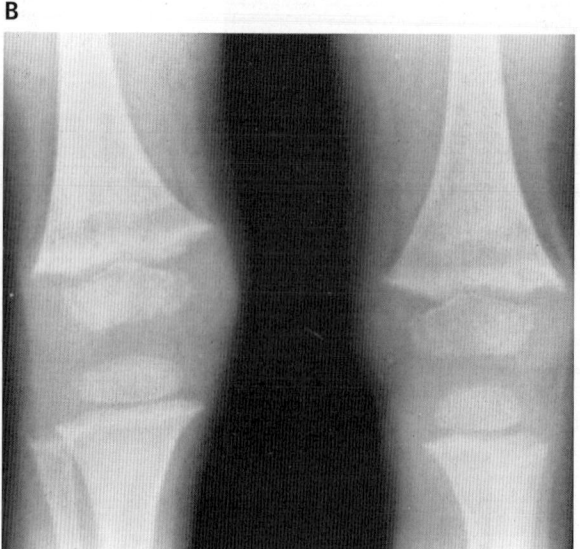

Fig. 5.3-1
Raquitismo. (A) Filme inicial mostra alterações metafisárias graves comprometendo os fêmures distais e tíbias e fíbulas proximais. Notar a pronunciada desmineralização dos centros de ossificação epifisários. (B) Depois de terapia com vitamina D, há remineralização das metáfises e um aspecto quase normal dos centros de ossificação epifisários.

Condição	Comentários
Excessiva excreção renal de cálcio ou fósforo	
Acidose tubular renal (Fig. 5.3-2)	O rim é incapaz de excretar uma urina ácida (pH abaixo de 5,4), porque o néfron distal não é capaz de secretar hidrogênio contra um gradiente de concentração. Isto pode levar à perda de cátion (cálcio e potássio) e ao chamado "raquitismo renal". Geralmente há calcificação parenquimatosa renal muito densa e extensa, frequentemente associada a cálculos coraliformes.
Raquitismo resistente à vitamina D	Doença hereditária (dominante ligada ao X) com reabsorção tubular proximal diminuída de fósforo. Também pode refletir uma resistência de órgão final à vitamina D.
Síndrome de Fanconi	Múltiplos defeitos de reabsorção tubular renal que podem ser hereditários (recessiva autossômica) ou adquiridos secundariamente a condições como doença de Wilson, mieloma múltiplo e intoxicação por chumbo ou cádmio. Caracterizada por hipofosfatemia e grandes quantidades de glicose, aminoácidos e proteína na urina.
Hiperparatireoidismo (Fig. 5.3-3)	Secreção excessiva de hormônio paratireóideo leva a um distúrbio generalizado do metabolismo do cálcio, fósforo e osso, resultando em elevados cálcio sérico e fosfato. Pode ser primário (adenoma, carcinoma ou hiperplasia generalizada de todas as glândulas; secreção semelhante ao paratormônio por tumor não paratireóideo) ou secundário (mais comum e mais frequente em razão da insuficiência renal crônica). Sinais radiográficos clássicos incluem reabsorção óssea subperiosteal, osteosclerose generalizada (incluindo coluna em camisa de rúgbi), tumores marrons, crânio em sal e pimenta e calcificação de tecidos moles. Incidência aumentada de nefrocalcinose, cálculos do trato urinário, pancreatite, úlcera péptica e cálculos biliares.

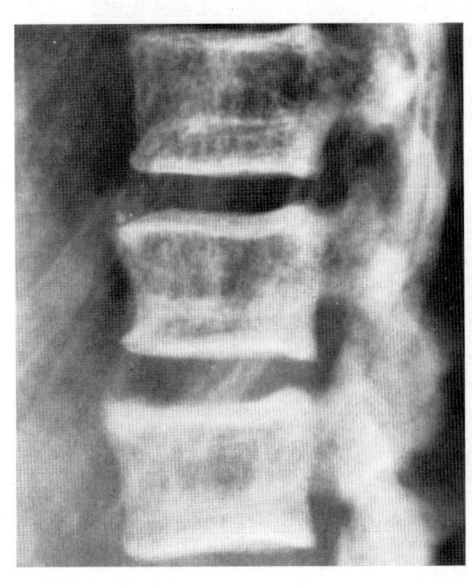

Fig. 5.3-2
Raquitismo causado por distúrbio tubular renal. Espessamento notável das corticais dos corpos vertebrais com trabeculação aumentada do osso esponjoso.

Condição	Comentários
Hipofosfatasia (Fig. 5.3-4)	Distúrbio metabólico hereditário (recessivo autossômico) em que um baixo nível de fosfatase alcalina leva à mineralização defeituosa do osso. Hipofosfatasia descoberta *in utero* ou durante os primeiros dias de vida geralmente é fatal, com a calvária e muitos ossos do esqueleto não calcificados. Se a condição se desenvolver mais tarde, o aspecto radiográfico se assemelha estreitamente ao do raquitismo com grandes áreas não ossificadas no crânio simulando alargamento grave das suturas. Alta incidência de fraturas e deformidades ósseas.
Doença de Wilson (Fig. 5.3-5)	Raro distúrbio familial no qual a excreção hepática prejudicada de cobre resulta em acumulação tóxica do metal no fígado, cérebro e outros órgãos. Pigmentação característica da córnea (anel de Kayser-Fleischer). Aproximadamente metade dos pacientes demonstra alterações esqueléticas.
Terapia com drogas anticonvulsivas	Uso prolongado de anticonvulsivos (p. ex., Dilantin) e muitos tranquilizantes estimula atividade enzimática hepática, resultando em degradação acelerada da vitamina D_3 biologicamente ativa para metabólitos inativos.
Fibrogenesis imperfecta e osteomalacia axial	Condições extremamente raras de indivíduos mais velhos em que a resistência adquirida à vitamina D leva à osteomalacia nos ossos axiais e apendiculares (fibrogenesis imperfecta) ou apenas do esqueleto axial (osteomalacia axial).

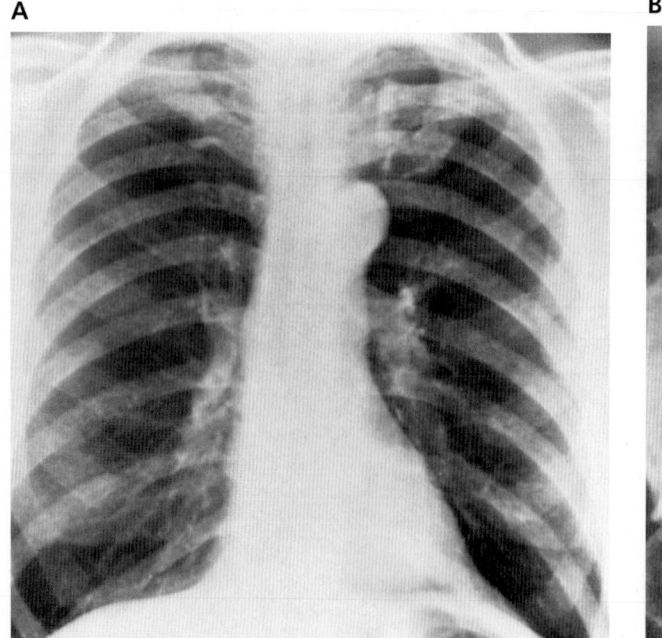

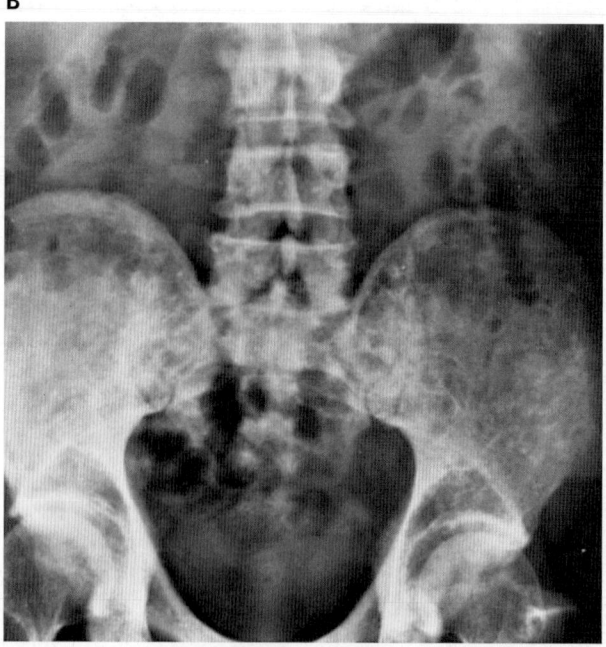

Fig. 5.3-3
Hiperparatireoidismo. Vistas (A) do tórax e (B) do abdome mostram desmineralização óssea generalizada com notável proeminência de trabéculas residuais (especialmente nas costelas).

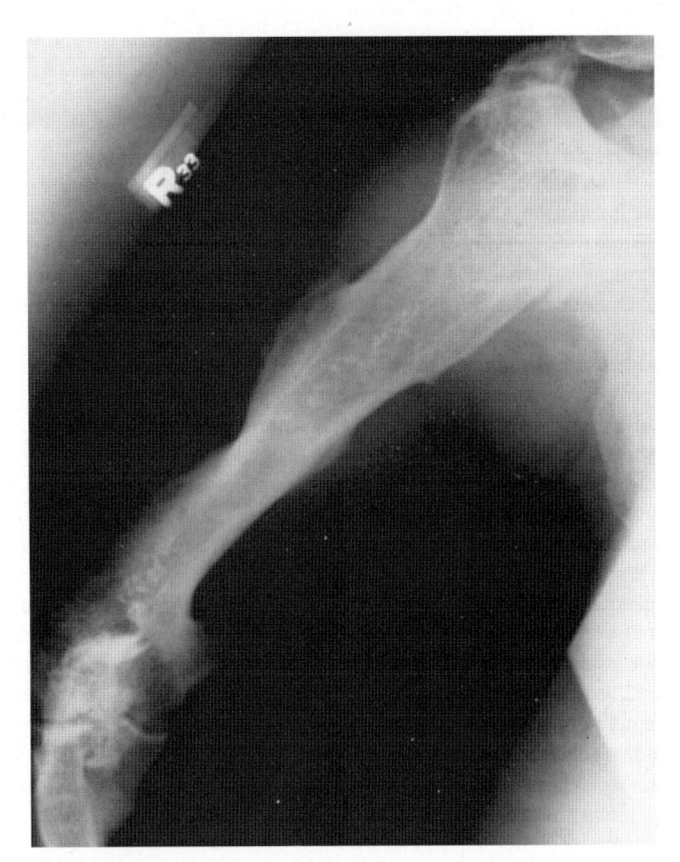

Fig. 5.3-4
Hipofosfatasia. Osteomalacia do braço com ossificação das inserções do deltoide e outros músculos. Manifestações graves da condição em um homem de 43 anos de idade e 1,45 m de altura.[5]

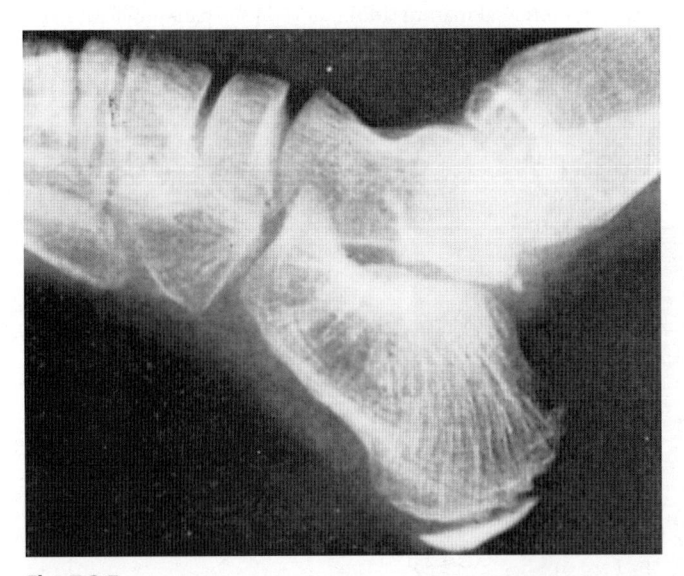

Fig. 5.3-5
Doença de Wilson. Vista lateral do tornozelo e pé demonstra pronunciada desmineralização, afinamento do córtex e padrão trabecular grosseiro, tudo mais bem visto no osso calcâneo.[6]

5.4 ■ Lesões Ósseas Osteoscleróticas Solitárias ou Múltiplas

Condição	Achados de Imagem	Comentários
Ilha de osso	Áreas isoladas ou múltiplas de osso compacto denso que mais comumente ocorrem na pelve e fêmures superiores. Lesão nitidamente demarcada, embora as margens frequentemente exibam radiação espiculada que dá uma aparência de borda em escova.	Assintomática e completamente benigna. Quase metade aumenta ao longo de um período de anos, e muitas mostram atividade em cintigrafias ósseas radionuclídicas (necessário distinguir de metástases osteoblásticas).
Osteoma	Lesão redonda, bem circunscrita, extremamente densa (raramente maior que 2 cm). Mais frequentemente origina-se na tábua externa do crânio, seios paranasais (especialmente frontal e etmoide) e mandíbula.	Lesão hamartomatosa benigna que consiste exclusivamente em tecido ósseo. Osteomas (muitas vezes múltiplos) são associados a tumores de tecidos moles e pólipos colônicos pré-malignos múltiplos na síndrome de Gartner.
Osteoma osteoide (Fig. 5.4-1)	Pequeno ninho transparente redondo ou oval (menos de 1 cm de diâmetro) rodeado por uma grande zona esclerótica densa de espessamento cortical. Embora usualmente localizado no córtex, o ninho pode estar em uma posição intramedular ou subperiosteal e ser difícil de detectar.	Tumor ósseo benigno que usualmente se desenvolve em homens jovens. Sintoma clínico clássico é dor local que é pior à noite e dramaticamente aliviada por aspirina. Às vezes, a reação esclerótica densa pode ocultar o ninho em radiografias convencionais e exigir tomografia (convencional ou computadorizada) para demonstração. Excisão cirúrgica do ninho é essencial para cura (não é necessário remover a calcificação reativa).
Metástases osteoblásticas (Figs. 5.4-2 e 5.4-3)	Áreas mal definidas isoladas ou múltiplas de densidade aumentada que podem progredir para perda completa da arquitetura óssea normal. Varia desde um pequeno foco redondo isolado de densidade esclerótica a uma esclerose difusa comprometendo a maior parte ou todo um osso (p. ex., corpo vertebral marfinizado).	Metástases osteoblásticas são mais comumente secundárias a linfoma e carcinomas da mama e próstata. Outros tumores primários incluem carcinomas do trato gastrointestinal, pulmão e bexiga urinária. Metástases osteoblásticas são geralmente consideradas evidência de crescimento lento em um neoplasma que teve tempo para proliferação óssea reativa.

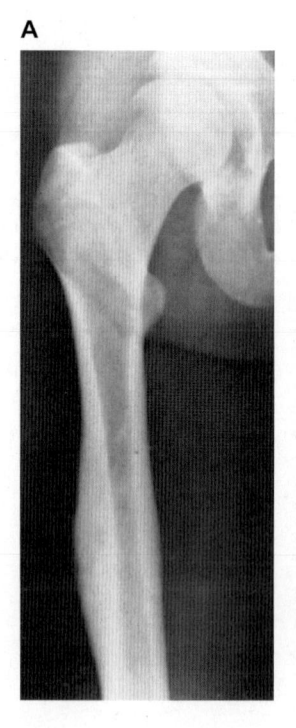

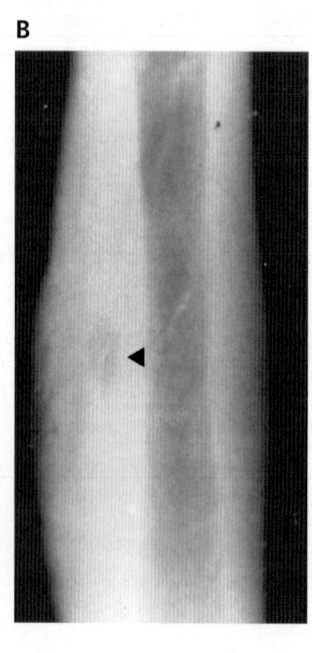

Fig. 5.4-1
Osteoma osteoide. Vistas (A) integral e (B) colimada do meio da diáfise do fêmur demonstram uma zona esclerótica densa de espessamento cortical lateral, que contém um pequeno ninho oval transparente (ponta de seta).

Condição	Achados de Imagem	Comentários
Osteocondroma (exostose) (Figs. 5.4-4 a 5.4-6)	Projeção de osso que inicialmente cresce para fora perpendicularmente ao osso hospedeiro. À medida que a lesão cresce, a tração dos músculos e tendões vizinhos orienta o tumor paralelamente ao eixo longitudinal do osso e apontando para longe da articulação mais próxima. Tipicamente há fusão do córtex de um osteocondroma com o do osso normal. Em ossos chatos, um osteocondroma aparece como uma área relativamente localizada de calcificação amorfa, focal.	Projeção benigna de osso com uma capa cartilaginosa que provavelmente representa uma displasia local de cartilagem na placa epifisária de crescimento. A lesão origina-se na infância ou adolescência e continua a crescer até a fusão da linha epifisária mais próxima. Mais comumente se desenvolve na região metafisária de um osso longo (p. ex., fêmur, tíbia ou úmero). Crescimento rápido ou o desenvolvimento de dor localizada sugere degeneração maligna para condrossarcoma. Há osteocondromas múltiplos e bilaterais nas exostoses múltiplas hereditárias (aclasia diafisária).

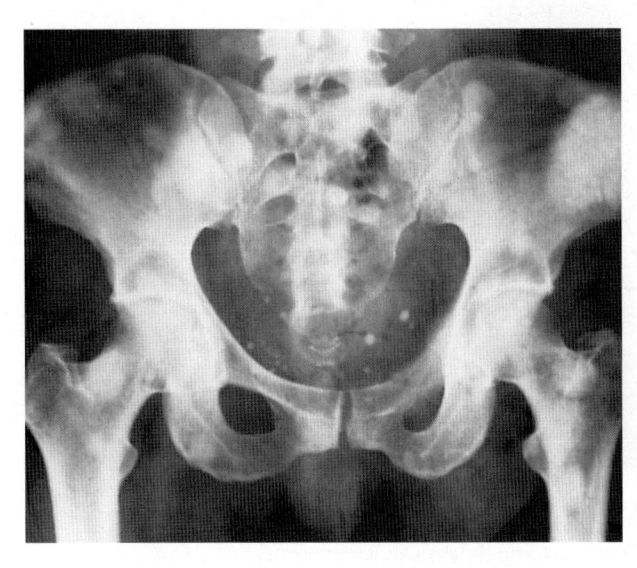

Fig. 5.4-2
Metástases osteoblásticas. Múltiplas áreas de densidade aumentada comprometendo a pelve e fêmures proximais, representando metástases de carcinoma da bexiga urinária.

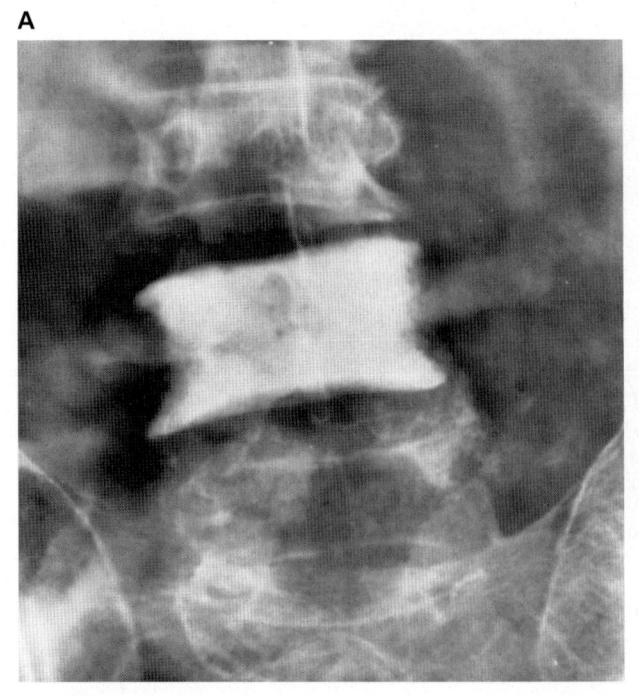

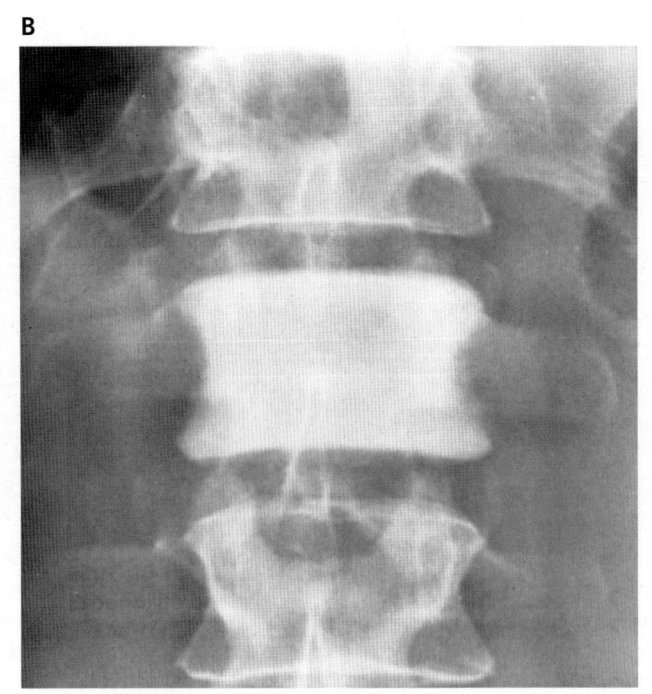

Fig. 5.4-3
Vértebras de marfim. (A) Carcinoma da próstata. (B) Linfoma.

Condição	Achados de Imagem	Comentários
Formação de calo	Aumento localizado na densidade óssea em torno de uma fratura consolidada ou em consolidação.	Formação de calo em torno de uma fratura de costela pode simular um nódulo pulmonar e exigir vistas oblíquas ou fluoroscopia do tórax para diferenciação.
Infarto ósseo na diáfise (Fig. 5.4-7)	Área densamente calcificada na cavidade medular. Pode ser nitidamente limitada por uma zona esclerótica densa ou ser associada a estrias densas serpiginosas, estendendo-se a partir da região central de calcificação.	Causas subjacentes incluem doença vascular oclusiva, anemia falciforme, doença do colágeno, pancreatite crônica, doença de Gaucher e radioterapia.

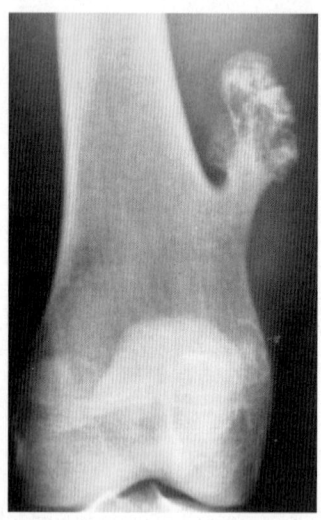

Fig. 5.4-4
Osteocondroma do fêmur distal. O eixo longo do tumor é paralelo ao do fêmur e aponta para longe da articulação do joelho.

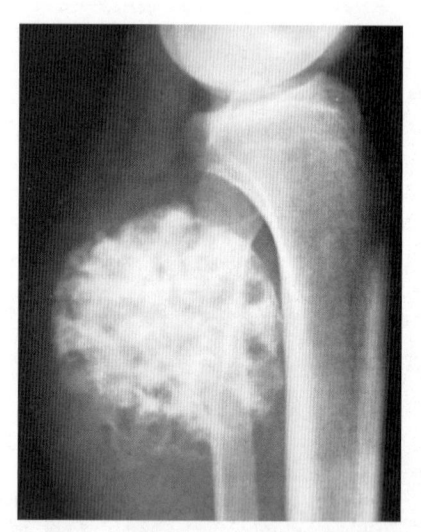

Fig. 5.4-5
Osteocondroma. Extensa calcificação cartilaginosa em torno da lesão fibular proximal.

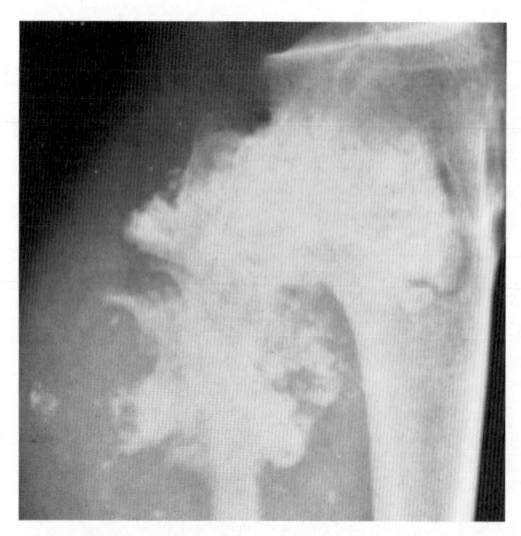

Fig. 5.4-6
Exostoses múltiplas com degeneração sarcomatosa. Um condrossarcoma de uma das muitas exostoses neste paciente aparece como uma grande massa de tecido mole com calcificação amorfa.

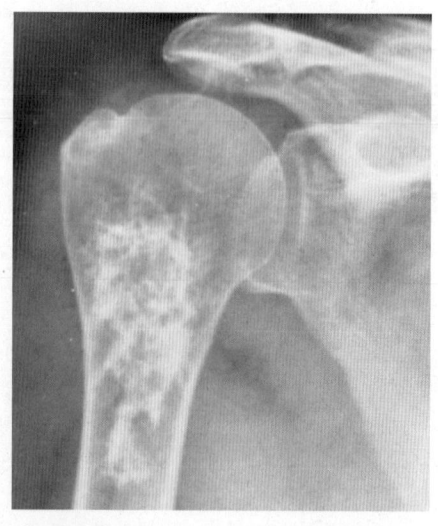

Fig. 5.4-7
Infarto ósseo. Área densamente calcificada na cavidade medular do úmero com estrias densas, estendendo-se a partir da lesão central.

Condição	Achados de Imagem	Comentários
Necrose avascular comprometendo extremidade articular do osso (Fig. 5.4-8)	Estádio avançado consistindo em áreas líticas e escleróticas com achatamento e irregularidade de superfícies articulares, levando a alterações degenerativas secundárias precoces (especialmente em articulações que sustentam peso).	Mais comumente compromete a cabeça femoral. Pode afetar a metade proximal do escafoide depois de uma fratura. Também pode ocorrer em qualquer distúrbio associado a infartos ósseos medulares ou ser secundária à esteroidoterapia ou doença de Cushing.
Lesão óssea benigna curada ou em processo de cura	Lesão óssea inicialmente lítica pode tornar-se esclerótica espontaneamente ou com terapia apropriada.	Defeitos corticais fibrosos, fibromas não ossificados e cistos ósseos podem regredir espontaneamente. Tumores marrons no hiperparatireoidismo primário tornam-se escleróticos após remoção do adenoma paratireóideo. Mesmo algumas metástases líticas podem tornarse osteoblásticas após irradiação, quimioterapia ou terapia hormonal.
Osteomielite		
Osteomielite crônica ou curada (Fig. 5.4-9)	Espessamento e esclerose do osso com margem externa irregular rodeando uma área central mal definida de transparência. O córtex pode se tornar tão denso que a cavidade medular é difícil de demonstrar.	Reativação de infecção pode aparecer sob a forma de recorrência de edema de tecido mole profundo, calcificação periosteal, ou o desenvolvimento de cavidades líticas de abscesso no osso.
Abscesso de Brodie (Fig. 5.4-10)	Área lítica bem circunscrita rodeada por uma zona irregular de esclerose densa.	Abscesso ósseo crônico de baixa virulência que nunca teve uma fase aguda. Lesão dolorosa que frequentemente simula um osteoma osteoide.
Osteomielite esclerosante de Garré (Fig. 5.4-11)	Reação esclerótica exuberante sem qualquer destruição óssea, sequestração ou resposta periosteal.	Rara infecção crônica não supurativa do osso causada por um organismo de baixa virulência.
Doença de Paget (Fig. 5.4-12)	Na fase de reparação, há um padrão misto lítico e esclerótico com espessamento cortical e aumento do osso afetado. Na fase esclerótica, pode haver áreas uniformes de densidade óssea aumentada (p. ex., vértebra de marfim na coluna e aparência de algodão no crânio).	Fase puramente esclerótica é menos comum do que os estádios combinados destrutivo e reparador. Vértebra de marfim pode simular metástases osteoblásticas ou doença de Hodgkin, embora na doença de Paget a vértebra também seja expandida em tamanho.

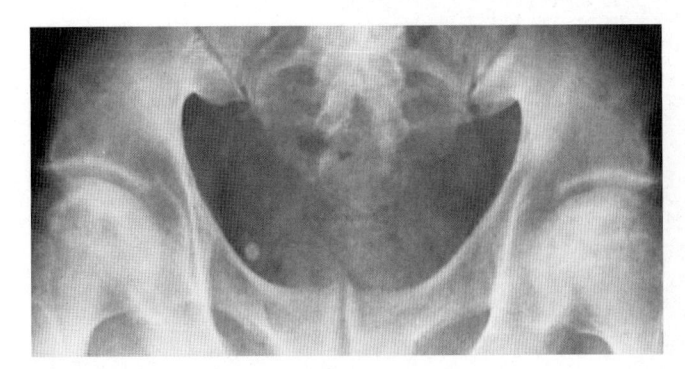

Fig. 5.4-8
Necrose avascular. Transformações escleróticas nas cabeças femorais bilateralmente.

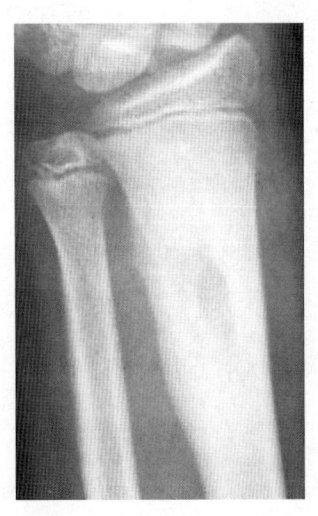

Fig. 5.4-9
Osteomielite crônica. Área mal definida de transparência na diáfise distal do rádio é quase ocultada pela neoformação esclerótica periosteal.

Condição	Achados de Imagem	Comentários
Mastocitose (Fig. 5.4-13)	Focos escleróticos esparsos bem definidos, simulando metástases blásticas. Também pode haver osteosclerose difusa, imitando mielofibrose.	Causada por depósitos difusos de mastócitos na medula óssea. Liberação episódica de histamina dos mastócitos causa prurido, rubor, taquicardia, asma e cefaleias, e uma incidência aumentada de úlceras pépticas. Há frequentemente hepatosplenomegalia, linfadenopatia e pancitopenia.

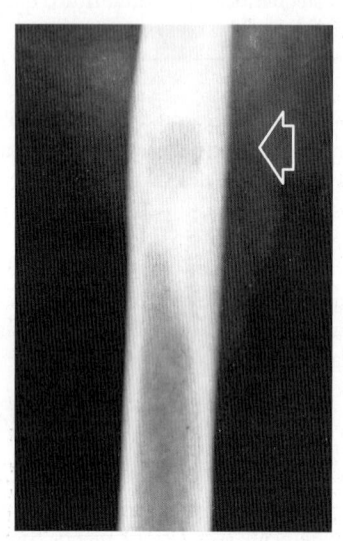

Fig. 5.4-10
Abscesso de Brodie. Lesão transparente bem circunscrita enche completamente o canal medular do fêmur e é rodeada por esclerose endosteal densa e espessamento cortical (seta).[7]

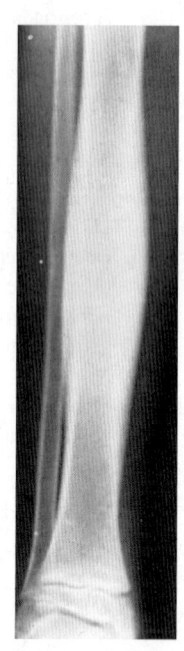

Fig. 5.4-11
Osteomielite esclerosante de Garré. Reação esclerótica exuberante no meio da diáfise da tíbia sem evidência de destruição óssea.

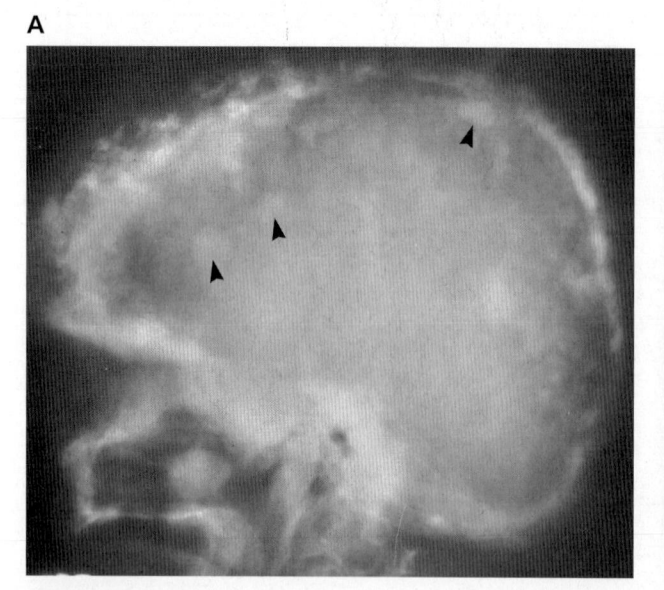

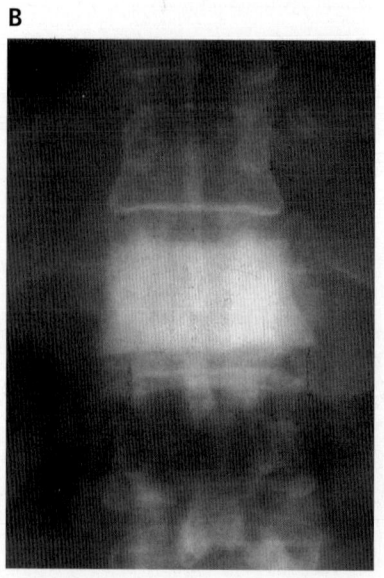

Fig. 5.4-12
Doença de Paget. (A) Crânio de algodão. Radiografia lateral mostra espessamento difuso da calvária com diversas áreas de esclerose focal (pontas de seta). (B) Vértebra de marfim. Radiografia frontal mostra esclerose difusa no corpo vertebral de T10.[2]

5.4 ■ LESÕES ÓSSEAS OSTEOSCLERÓTICAS SOLITÁRIAS OU MÚLTIPLAS

Condição	Achados de Imagem	Comentários
Displasia fibrosa	Calcificação densa, em focos ou linear simulando infarto ósseo medular.	Manifestação infrequente de doença de longa duração.
Sarcoma ósseo primário (Figs. 5.4-14 e 5.4-15)	Formas esclerosantes podem conter novo osso extremamente denso.	Sarcoma osteogênico; condrossarcoma; sarcoma de Ewing.
Osteopoiquilose (Fig. 5.4-16)	Múltiplos focos escleróticos (2 mm a 2 cm) produzindo um aspecto manchado típico.	Rara condição hereditária assintomática que afeta principalmente os pequenos ossos das mãos e pés, a pelve e as epífises e metáfises de ossos longos.

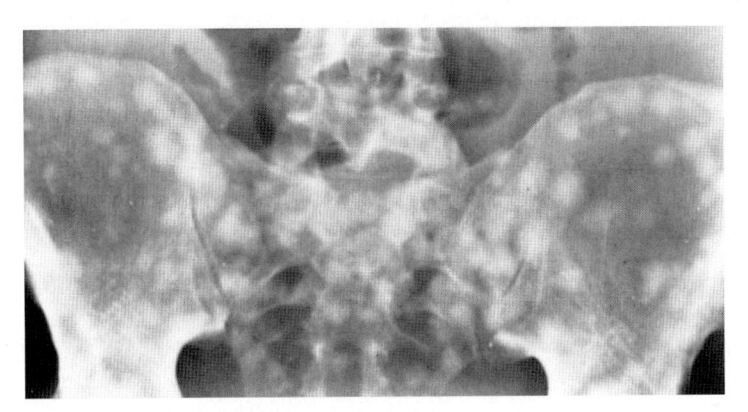

Fig. 5.4-13
Mastocitose. Múltiplos focos escleróticos esparsos, bem definidos, simulam metástases blásticas na pelve.

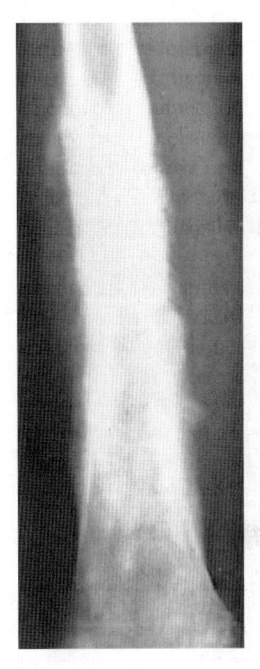

Fig. 5.4-14
Sarcoma de Ewing. Padrão de explosão solar de espículas horizontais de osso denso.

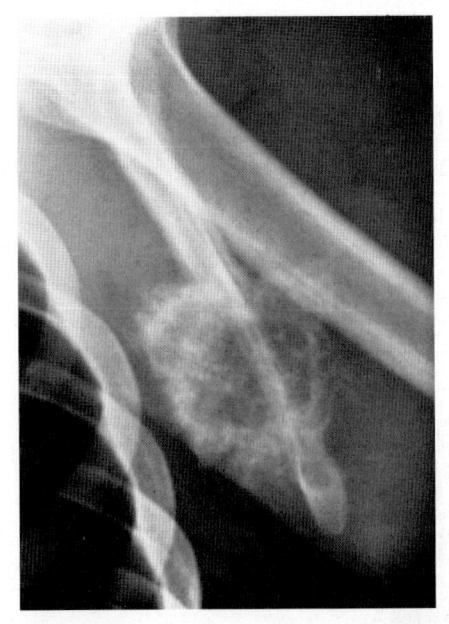

Fig. 5.4-15
Condrossarcoma. Massa mal definida contendo cálcio próximo do ângulo da escápula.

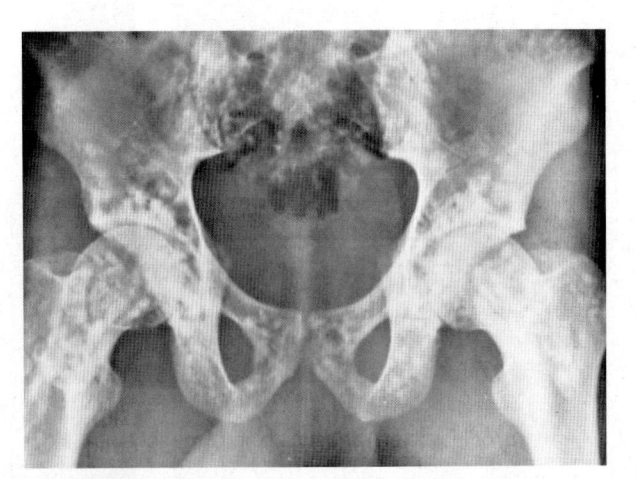

Fig. 5.4-16
Osteopoiquilose. Inúmeras pequenas áreas bem circunscritas de densidade aumentada em toda a pelve e fêmures proximais.

Condição	Achados de Imagem	Comentários
Osteopathia striata (Fig. 5.4-17)	Linhas longitudinais densas em ossos tubulares. Comprometimento dos ilíacos produz densidades lineares radiando a partir do acetábulo e se abrindo em leque para a crista ilíaca (padrão de explosão solar).	Raro distúrbio ósseo assintomático que reflete um erro na modelagem óssea interna.
Epífises pontilhadas congênitas *(condrodisplasia punctata)* (Fig. 5.4-18)	Múltiplas calcificações pontilhadas ocorrendo nas epífises antes da época normal para aparecimento de centros de ossificação. Mais comumente compromete os quadris, joelhos, ombros e punhos.	Condição rara. Ossos afetados podem ser encurtados, ou o processo pode regredir e não deixar nenhuma deformidade. As densidades podem desaparecer pela idade de 3 anos ou podem gradualmente aumentar em tamanho e coalescer para formar um centro de ossificação único de aspecto normal.

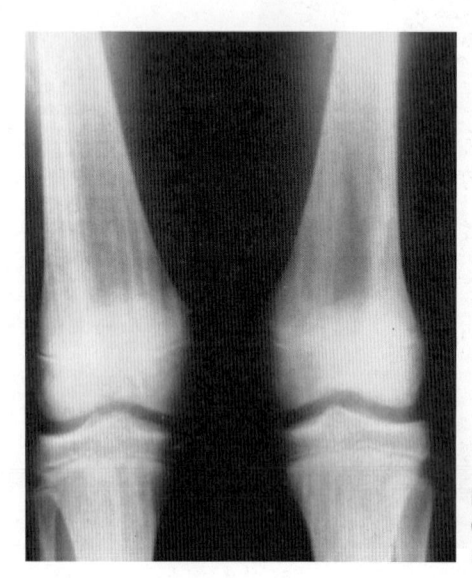

Fig. 5.4-17
Osteopathia striata. Estriações longitudinais densas no fêmur distal e tíbia proximal.

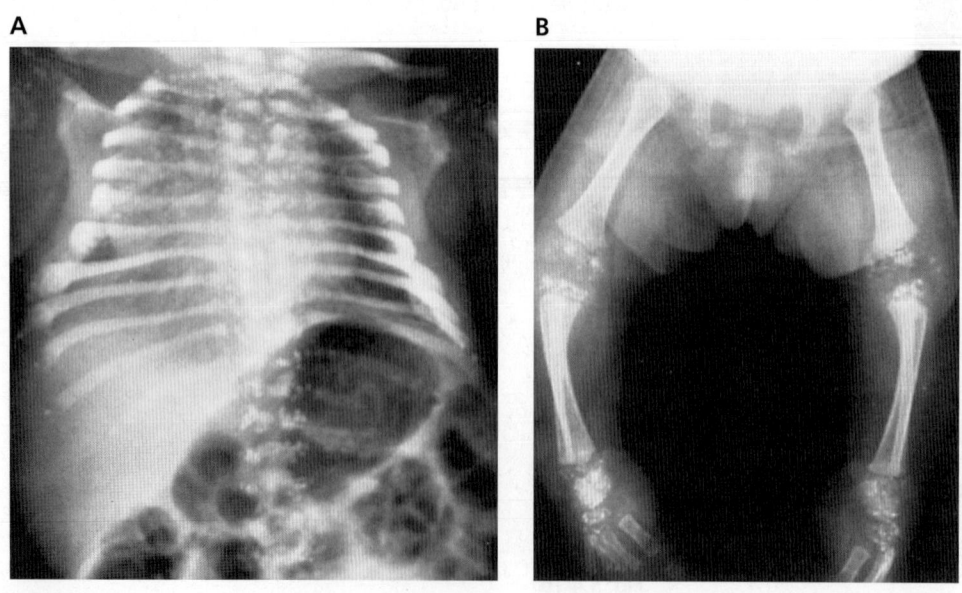

Fig. 5.4-18
Epífises pontilhadas congênitas. Múltiplas pequenas calcificações de vários tamanhos afetam virtualmente todas as epífises vistas (A) no tórax e abdome superior e (B) nas extremidades inferiores.

5.4 ■ LESÕES ÓSSEAS OSTEOSCLERÓTICAS SOLITÁRIAS OU MÚLTIPLAS

Condição	Achados de Imagem	Comentários
Mieloma múltiplo (ver Fig. 5.5-13)	Esclerose óssea generalizada em focos ou uniforme.	Manifestação muito rara. Lesões osteoblásticas esparsas, de crescimento lento, com infiltrados plasmocíticos densos e achados laboratoriais normais podem ser chamadas *granuloma de células plasmáticas*.
Esclerose tuberosa	Focos escleróticos densos que mais frequentemente afetam os ossos da abóbada craniana e os pedículos e porções posteriores dos corpos vertebrais	Distúrbio hereditário raro que se apresenta com tríade clínica de convulsões, deficiência mental e adenoma sebaceum. Associado a hamartomas renais e intracranianos e características calcificações intracerebrais esparsas.
Sífilis/bouba (Fig. 5.4-19)	Formação de goma causa uma área lítica pouco definida circundada por extensa proliferação óssea densa e neoformação exuberante de osso perióstico.	Osteomielite crônica causa por infecção por espiroqueta (*Treponema*).
Osteíte condensante do ilíaco	Zona de esclerose densa ao longo do lado ilíaco da articulação sacroilíaca. Usualmente bilateral e simétrica, embora possa haver alguma variação em densidade entre os dois lados. Diferentemente da espondilite anquilosante, na osteíte condensante do ilíaco o sacro é normal e o espaço articular sacroilíaco está preservado.	Ocorre quase exclusivamente em mulheres durante o período reprodutivo, usualmente após gravidez. Pode representar uma reação ao esforço aumentado ao qual a região sacroilíaca é submetida durante a gravidez e o parto, como um tipo similar de reação esclerótica (osteíte do púbis) pode ser visto no osso púbico adjacente à sínfise em mulheres que tiveram filhos. A condição é geralmente assintomática e autolimitada e raramente é detectável em mulheres com mais de 50 anos de idade.

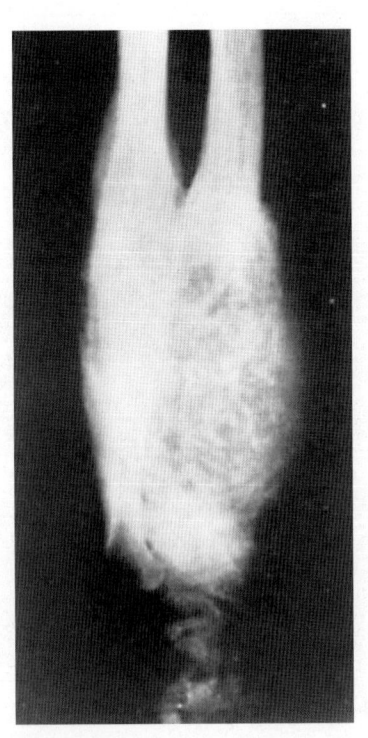

Fig. 5.4-19
Bouba. Processo inflamatório expansivo com esclerose circundante afetando o antebraço direito.[8]

5.5 ■ Osteosclerose Generalizada

Condição	Achados de Imagem	Comentários
Mielosclerose (mielofibrose, metaplasia mieloide) (Fig. 5.5-1)	Aproximadamente metade dos pacientes tem um aumento disseminado, difuso, na densidade óssea (aspecto de vidro fosco) que afeta principalmente a coluna, costelas e pelve, mas também pode comprometer os ossos longos e o crânio. Obliteração uniforme das finas margens trabeculares das costelas resulta em esclerose simulando barras de cadeia cruzando o tórax.	Distúrbio hematológico em que substituição gradual da medula por fibrose produz um grau variável de anemia e um quadro hematológico leucemoide. Mais comumente idiopático, embora uma grande porcentagem dos pacientes tenha policitemia vera antecedente. Hematopoese extramedular causa esplenomegalia maciça, muitas vezes hepatomegalia, e às vezes massas semelhantes a tumores no mediastino posterior. Osteosclerose em focos nos ossos longos pode produzir uma aparência mosqueada, sugerindo uma malignidade destrutiva.
Metástases osteoblásticas (Fig. 5.5-2)	Osteosclerose difusa generalizada.	Principalmente linfoma e carcinomas de próstata e mama.
Doença de Paget (Fig. 5.5-3)	Osteosclerose difusa pode desenvolver-se na fase avançada de doença poliostótica.	Embora o aspecto radiográfico possa simular o de metástases osteoblásticas, espessamento cortical e trabeculação grosseira característicos devem sugerir doença de Paget.
Anemia falciforme (Fig. 5.5-4)	Esclerose difusa com padrão trabecular grosseiro pode constituir uma manifestação tardia.	Mais comumente osteoporose generalizada causada por hiperplasia da medula. Também características "vértebras de peixe" e uma alta incidência de osteomielite aguda (muitas vezes causada por infecção por *Salmonella*). Esplenomegalia e hematopoese extramedular são comuns.

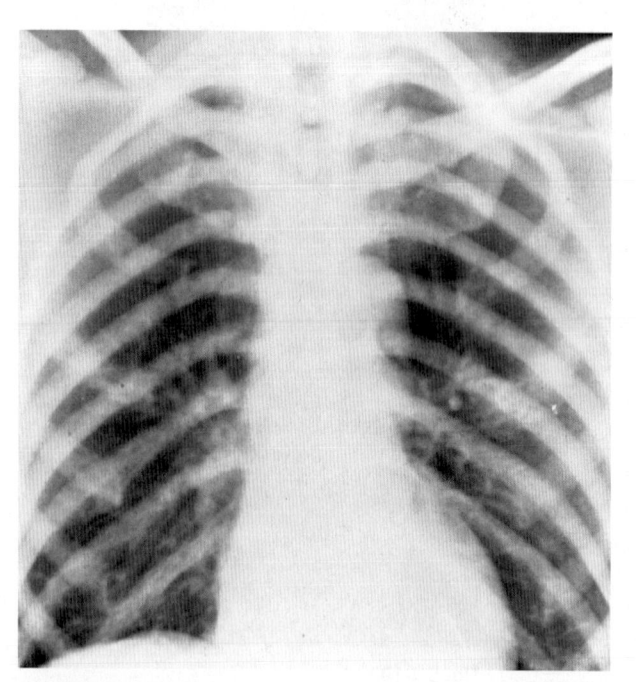

Fig. 5.5-1
Mielosclerose. Esclerose uniforme difusa dos ossos do tórax produz uma aparência de barras de prisão.

Condição	Achados de Imagem	Comentários
Osteopetrosis (doença de Albers-Schönberg, ossos marmóreos) (Fig. 5.5-5)	Aumento simétrico generalizado na densidade óssea comprometendo todos os ossos. Ausência de modelagem causa alargamento das extremidades metafisárias dos ossos tubulares. Na coluna, aspecto característico de "osso dentro de osso" (uma imagem de inserção em miniatura do osso em cada corpo vertebral) e "vértebras sanduíche" (densidade aumentada nas faces intervertebrais).	Rara displasia óssea hereditária em que falta do mecanismo reabsortivo da cartilagem calcificada interfere com a sua substituição normal por osso maduro. Varia em gravidade e idade de apresentação clínica desde uma condição fulminante, muitas vezes fatal ao nascimento, até uma forma essencialmente assintomática que é um achado radiográfico incidental. Embora radiograficamente densos, os ossos comprometidos são frágeis, e fraturas são comuns mesmo com trauma leve. Hematopoese extramedular extensa (hepatosplenomegalia e linfadenopatia).
Picnodisostose (Fig. 5.5-6)	Ossos escleróticos, densos, difusos. Diferentemente da osteopetrose, a cavidade medular é preservada, e não há alargamento metafisário. Caracteristicamente, há hipoplasia mandibular com perda do ângulo mandibular normal e desproporção craniofacial.	Rara displasia óssea hereditária. Pacientes têm baixa estatura, mas hepatosplenomegalia é infrequente. Numerosos ossos wormianos podem simular disostose cleidocraniana.

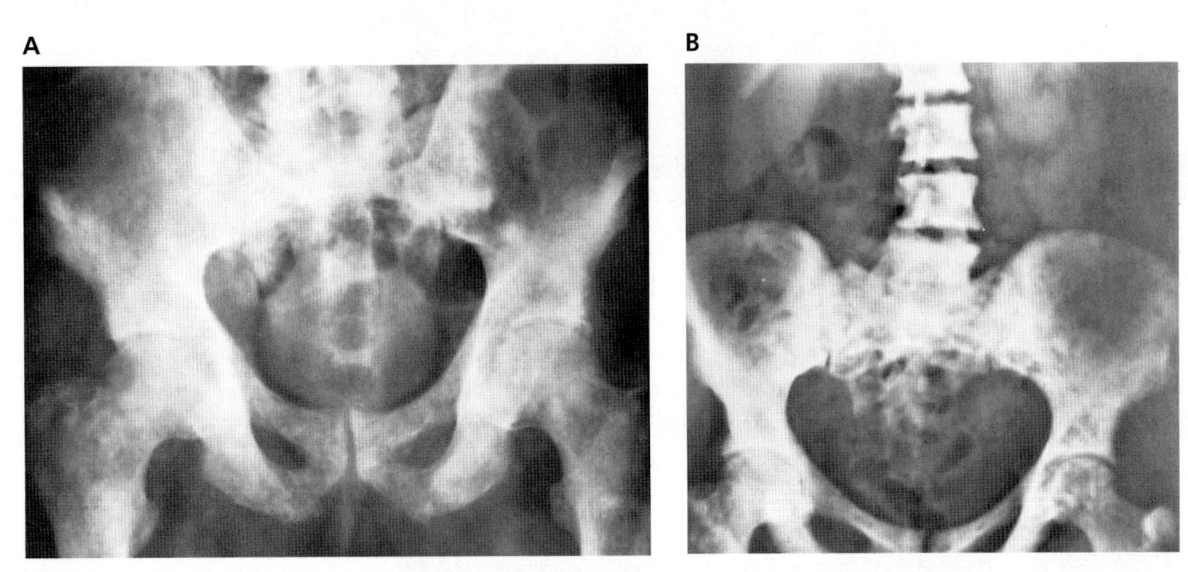

Fig. 5.5-2
Metástases osteoblásticas. (A) Carcinoma de próstata. (B) Carcinoma de mama.

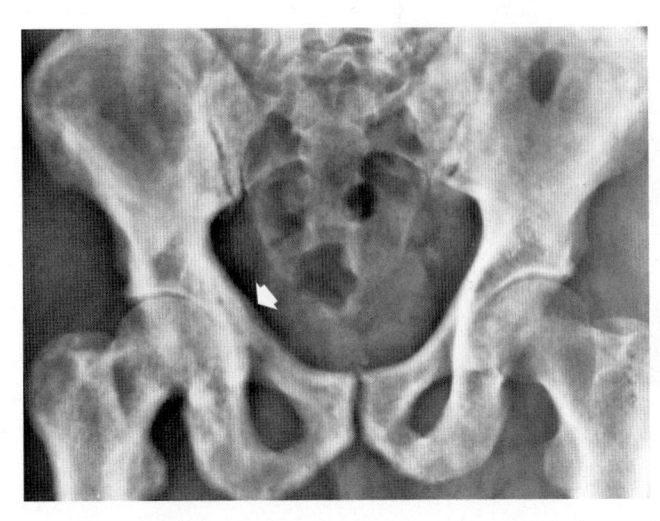

Fig. 5.5-3
Doença de Paget. Esclerose difusa com espessamento cortical comprometendo o fêmur direito e ambos os ossos ilíacos. Observar o característico espessamento engrossamento da linha iliopectínea (seta) no lado direito comprometido.

Condição	Achados de Imagem	Comentários
Melorreostose (Fig. 5.5-7)	Espessamento esclerótico irregular do córtex, usualmente limitado a um lado de um único osso ou a múltiplos ossos de uma extremidade. A esclerose começa na extremidade proximal do osso e se estende distalmente, assemelhando-se à cera escorrendo de uma vela que se derrete.	Afecção rara, usualmente ocorrendo na infância, que tipicamente se apresenta com dor grave algumas vezes associada à limitação de movimento, contraturas, ou fusão de articulação adjacente. Comprometimento das mãos e punhos pode produzir múltiplas pequenas ilhas escleróticas de osso denso, simulando osteopoiquilose.

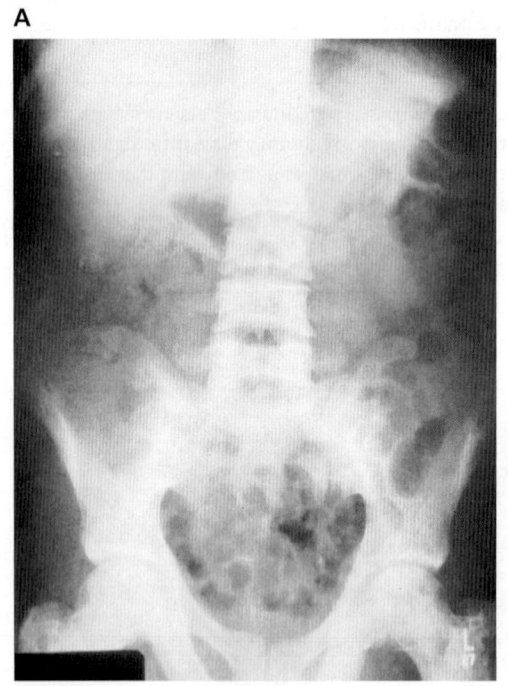

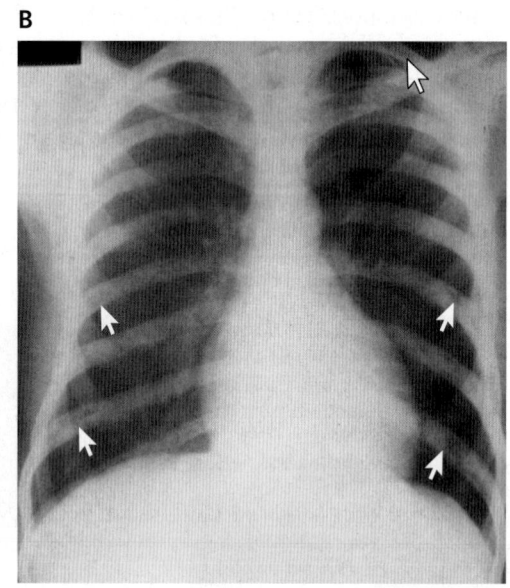

Fig. 5. 5-4
Anemia falciforme. (A) Esclerose focal do osso pélvico e vértebras, causada por infarto medular e calcificação distrófica. (B) Em outro paciente jovem, há esclerose densa da caixa costal com algumas áreas de transparência (setas).[9]

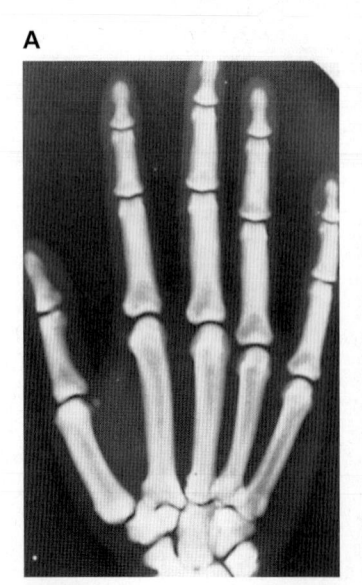

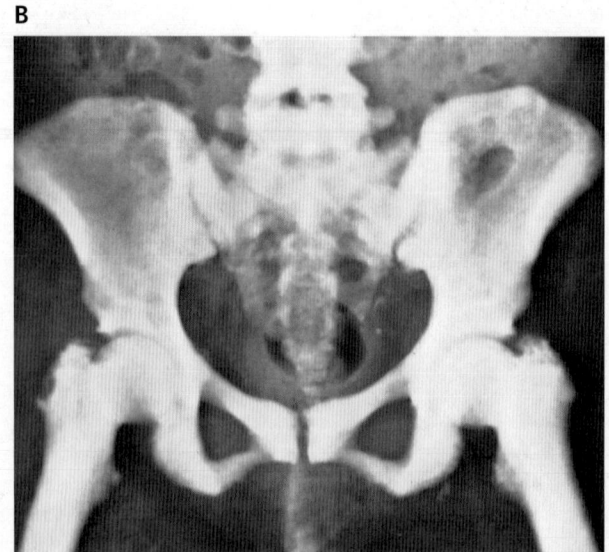

Fig. 5.5-5
Osteopetrose. (A) Esclerose notável dos ossos da mão e punho. (B) Densidade aumentada generalizada da coluna inferior, pelve e quadris em uma mulher de 74 anos com a forma tardia da condição.

Condição	Achados de Imagem	Comentários
Hiperostose cortical generalizada (síndrome de van Buchem)	Esclerose simétrica difusa do crânio, mandíbula, clavículas, costelas e diáfises dos ossos longos.	Rara displasia em que esclerose diafisária é acompanhada por espessamento da superfície endosteal do córtex, o que causa alargamento do córtex, mas não aumenta o diâmetro do osso.
Fluorose (Fig. 5.5-8)	Esclerose esquelética densa mais proeminente nas vértebras e pelve. Obliteração de trabéculas individuais pode fazer os ossos afetados parecerem branco-giz. Há muitas vezes calcificação de membranas interósseas e ligamentos (iliolombares, sacrotuberais e sacroespinhais).	Envenenamento por flúor pode resultar da ingestão de água com um alto conteúdo de fluoretos, exposição industrial (mineração, fundição) ou ingestão excessiva de fluoreto (tratamento de mieloma ou doença de Paget). Há geralmente também aspereza periosteal e depósitos ósseos articulares em ossos longos em locais de inserções musculares e ligamentares.
Doença de Engelmann-Camurati (displasia diafisária progressiva) (Fig. 5.5-9)	Espessamento endosteal e periósteo cortical causam aumento fusiforme e esclerose de ossos longos. Compromete principalmente as diáfises, poupando as epífises e metáfises.	Rara doença óssea associada a uma distrofia neuromuscular que causa um marcha peculiar de base larga bamboleante. Avanço sobre o canal medular pode causar anemia e hepatosplenomegalia secundária.
Mastocitose (ver Fig. 5.4-12)	Pode-se apresentar com osteosclerose difusa que frequentemente não é nitidamente demarcada do osso normal e se entremeia com áreas osteolíticas. Outro aspecto são focos escleróticos bem definidos, dispersos, simulando metástases osteoblásticas.	Causada por depósitos difusos de mastócitos na medula óssea. Liberação episódica de histamina dos mastócitos causa prurido, rubor, taquicardia, asma, cefaleias e uma incidência aumentada de úlceras pépticas. Muitas vezes hepatosplenomegalia, linfadenopatia e pancitopenia.

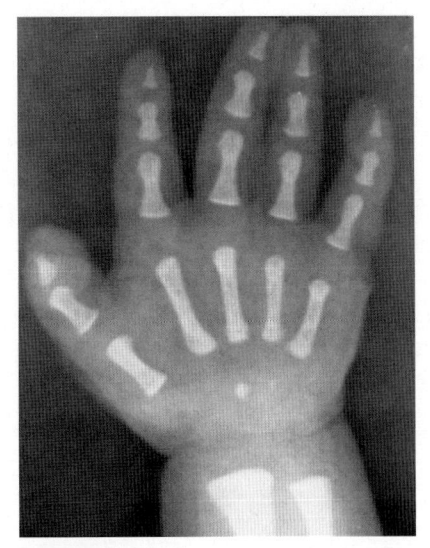

Fig. 5.5-6
Picnodisostose. Aumento generalizado na densidade com espessamento cortical dos ossos da mão. As falanges distais são hipoplásticas, e os tufos terminais são ausentes.

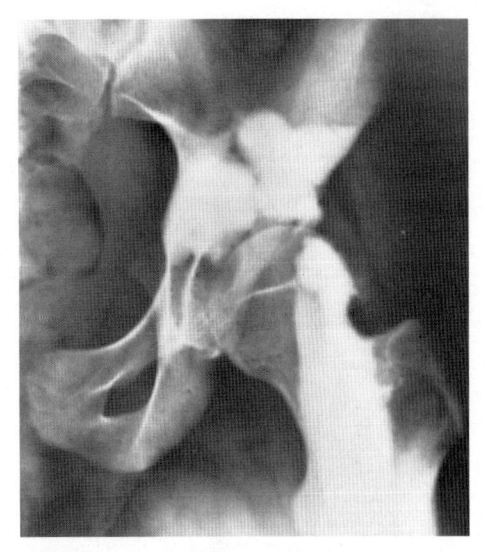

Fig. 5.5-7
Melorreostose. Esclerose cortical densa compromete o fêmur proximal e a porção inferior do ilíaco.

5 ▪ PADRÕES ESQUELÉTICOS

Condição	Achados de Imagem	Comentários
Hipervitaminose D/ hipercalcemia idiopática	Esclerose generalizada e espessamento cortical. Tipicamente há bandas metafisárias transversas densas (aumento na profundidade das zonas provisórias de calcificação).	Hipervitaminose D resulta da ingestão excessiva durante alguns dias a vários anos Hipercalcemia idiopática é o resultado da ingestão excessiva de vitamina D, ou um erro inato do metabolismo do colesterol produzindo intermediários esteróis com propriedades semelhantes à vitamina D. Causa calcificação e insuficiência renais.

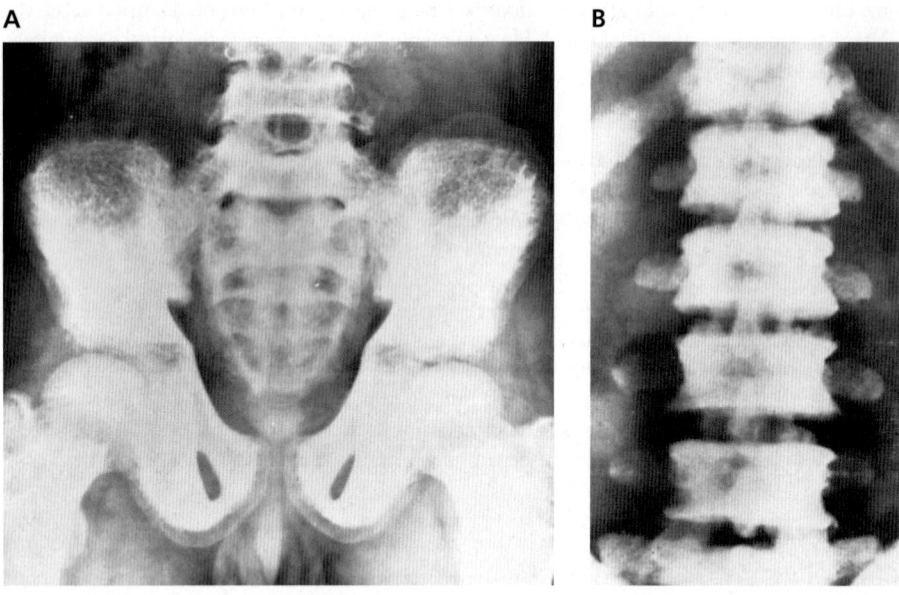

Fig. 5.5-8
Fluorose. (A) Esclerose esquelética densa com obliteração das trabéculas individuais faz a pele e fêmures proximais aparecerem branco-giz. (B) Esclerose vertebral difusa em outro paciente.[10]

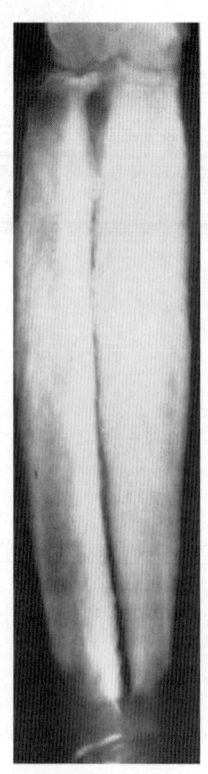

Fig. 5.5-9
Displasia diafisária progressiva. Espessamento endóstico e perióstico cortical causa aumento fusiforme e densidade aumentada das mesodiáfises do rádio e ulna.

Condição	Achados de Imagem	Comentários
Displasia fibrosa poliostótica (Fig. 5.5-10)	Densidade de vidro fosco homogênea difusa comprometendo múltiplos ossos. Pode causar acentuada esclerose e espessamento de ossos faciais, muitas vezes com obliteração de seios e órbitas, produzindo uma aparência leonina (leontíase óssea).	Proliferação de tecido fibroso na cavidade medular. Muitas vezes há pigmentações localizadas (manchas café com leite) que tendem a ter um contorno irregular ("costa do Maine"), diferentemente das lesões suavemente marginadas na neurofibromatose. Aproximadamente um terço das mulheres também demonstra puberdade precoce (síndrome de Albright).
Osteodistrofia renal (Fig. 5.5-11)	Osteosclerose generalizada, muitas vezes combinada com calcificação dos tecidos moles, é uma manifestação.	Representa uma resposta esquelética a doença renal crônica de qualquer origem. No hiperparatireoidismo primário, esclerose é geralmente associada à cura.
Displasia craniometafisária	Esclerose diafisária generalizada (mas transparência metafisária) que afinal progride para mineralização mais normal. Ausência de modelagem de ossos tubulares e muitas vezes esclerose da base do crânio e da mandíbula.	Raro distúrbio hereditário em que a falta de tubulação normal do osso é combinada com hipertelorismo, nariz chato largo e dentição defeituosa.
Sífilis congênita (Fig. 5.5-12)	Espessamento cortical difuso e densidade aumentada das diáfises de ossos longos.	Aspecto radiográfico mais comum da doença em fase avançada que reflete reação periosteal a gomas subjacentes.

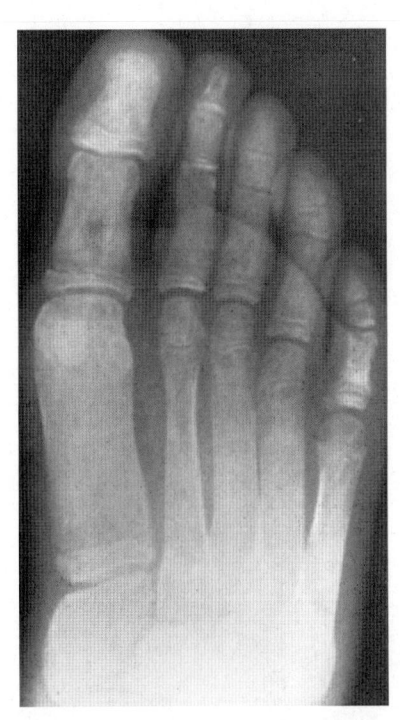

Fig. 5.5-10
Displasia fibrosa poliostótica. Os ossos dos pés apresentam uma aparência borrada, em vidro fosco, das cavidades medulares com ausência da modelagem normal.

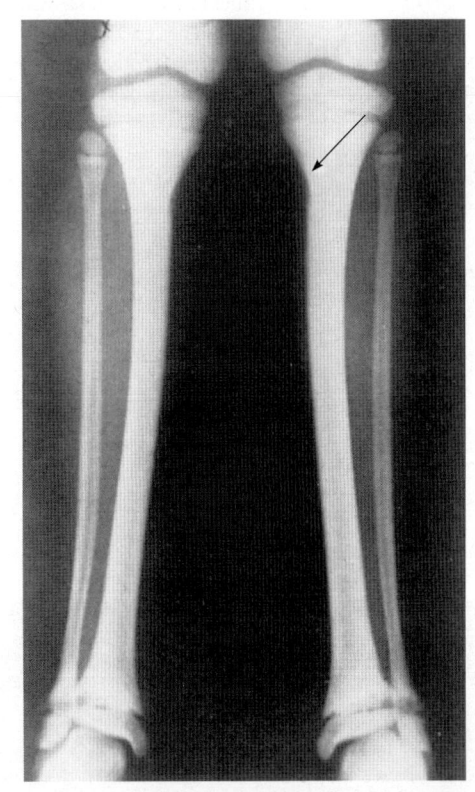

Fig. 5.5-11
Osteodistrofia renal. Esclerose dos ossos longos em um menino com glomerulonefrite crônica, raquitismo renal e hiperparatireoidismo secundário. Em adição à densidade esquelética aumentada, observar a zona alargada de calcificação provisória nos tornozelos e a reabsorção subperiosteal ao longo das margens mediais das diáfises tibiais superiores (seta).

Condição	Achados de Imagem	Comentários
Anormalidades metafisárias (ver Seção 5.21)	Bandas metafisárias transversais densas.	Mais comumente uma manifestação de intoxicação por chumbo. Também causada por envenenamento por fósforo ou bismuto, cretinismo, leucemia tratada e raquitismo ou escorbuto curados.
Hipoparatireoidismo/ pseudo-hipoparatireoidismo	Aumento em densidade nos ossos longos semelhante a uma faixa, usualmente localizado na área metafisária (provavelmente reflete uma anormalidade na formação de osso endocondral).	Manifestações radiográficas mais frequentes são calcificação cerebral (especialmente afetando os núcleos basais, os núcleos denteados do cerebelo e o plexo coróideo) no hipoparatireoidismo e encurtamento dos quarto e quinto metacarpais mais depósitos calcificados ou ósseos na pele ou tecidos subcutâneos no pseudo-hipoparatireoidismo.
Doença de Gaucher	Osteosclerose difusa pode desenvolver-se no estádio de reparação. Manifestações mais comuns incluem deformidade em frasco de Erlenmeyer com padrão de vidro fosco e necrose asséptica da cabeça do fêmur.	Erro inato do metabolismo caracterizado pela acumulação de quantidades anormais de lipídios complexos nas células reticuloendoteliais do baço, fígado e medula óssea.
Mieloma múltiplo (Fig. 5.5-13)	Esclerose uniforme do osso.	Manifestação muito rara.
Hiperfosfatasia hereditária (Fig. 5.5-14)	Alargamento e densidade aumentada generalizados do osso são uma manifestação (especialmente em adultos). Em crianças, há mais comumente encurvamento e espessamento de ossos longos com um padrão variado de densidade e espessura das corticais.	Rara doença hereditária associada à fosfatase alcalina sérica elevada. Espessamento da calvária com esclerose em focos pode simular o aspecto de algodão da doença de Paget.

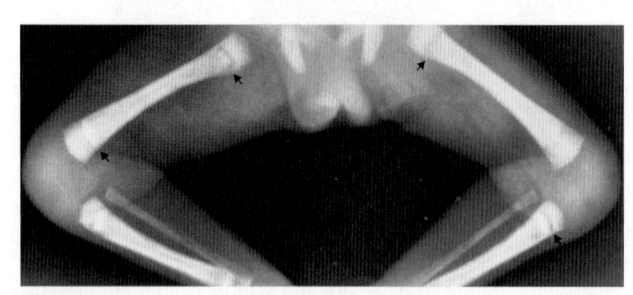

Fig. 5.5-12
Sífilis congênita. Esclerose difusa com bandas transversais de transparência (setas) nas diáfises dos fêmures e tíbias.

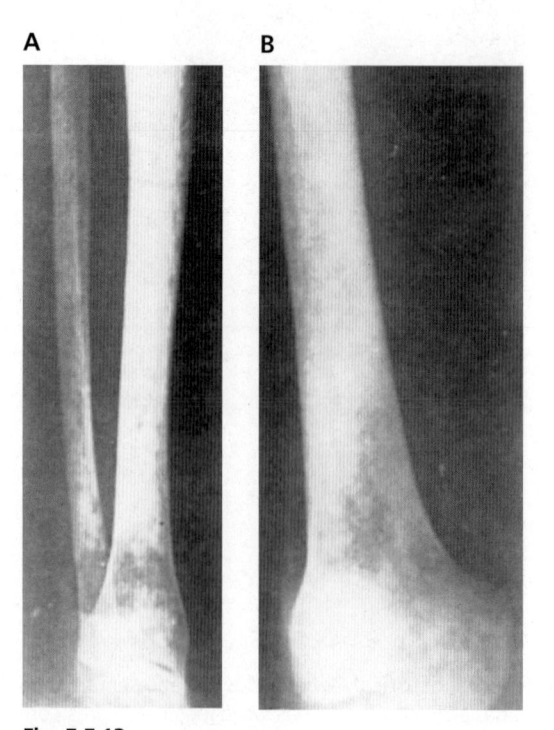

Fig. 5.5-13
Mieloma esclerótico. Vistas (A) da perna e (B) do fêmur demonstram esclerose difusa e nodular. Espessamento cortical da tíbia avança sobre o canal medular. Alterações semelhantes foram evidentes na pelve.[11]

Condição	Achados de Imagem	Comentários
Hiperostose cortical infantil (doença de Caffey) (ver Fig. 5.8-8)	Espessamento, alargamento e esclerose corticais maciças do osso com reação periosteal laminada na fase de cura. Compromete principalmente a mandíbula, escápula, clavícula, ulna e costelas.	Doença atualmente incomum caracterizada por hiperirritabilidade, edema de tecidos moles, neoformação de osso perióstico e espessamento cortical dos ossos subjacentes. O início é sempre antes da idade de 5 meses. Lesão escapular (usualmente unilateral) pode ser erradamente tomada por um tumor maligno.
Osteosclerose fisiológica dos recém-nascidos	Esqueleto extremamente denso e esclerótico (pode simular osteopetrose).	Variedade normal (especialmente em prematuros). Geralmente desaparece dentro de poucas semanas.

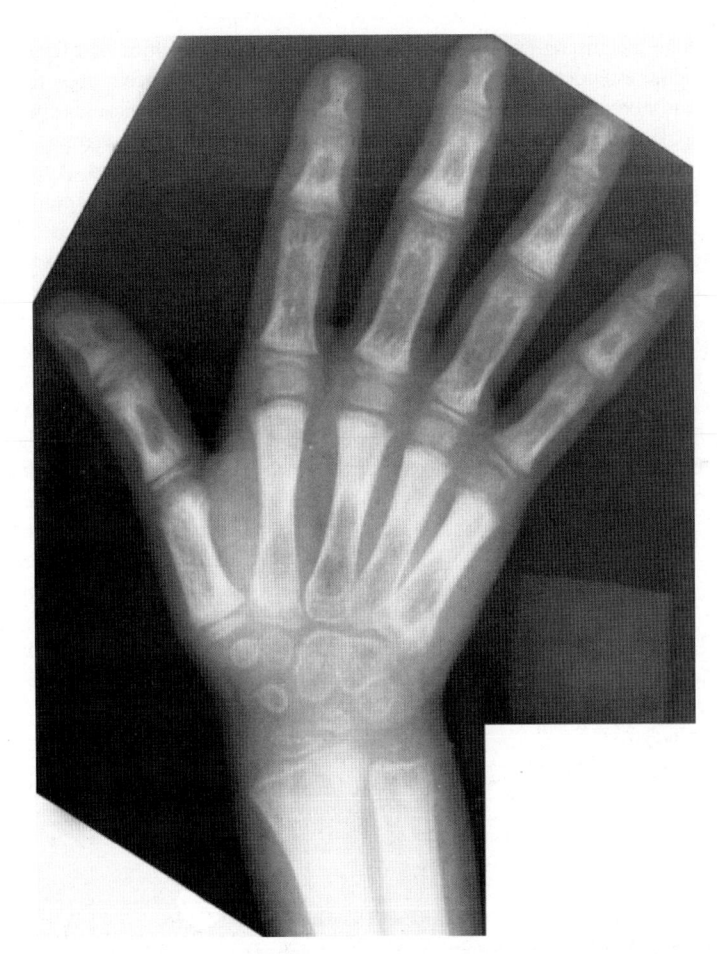

Fig. 5.5-14
Hiperfosfatasia hereditária. Áreas de esclerose em torno dos metacarpos e falanges médias associadas a adelgaçamento das corticais. As falanges proximais mostram desossificação difusa.

5.6 ▪ Lesões Bolhosas do Osso

Condição	Achados de Imagem	Comentários
Displasia fibrosa (monostótica) (Fig. 5.6-1)	Área transparente bem definida (varia desde completamente radiotransparente à densidade homogênea de vidro fosco, dependendo da quantidade de tecido ósseo ou fibroso depositado na cavidade medular). Compromete principalmente ossos longos (especialmente o fêmur e a tíbia), costelas e ossos faciais. Muitas vezes há expansão local do osso com erosão endosteal do córtex (predispões a fraturas patológicas).	Proliferação de tecidos fibrosos na cavidade medular, usualmente começando durante a infância. A causa mais comum de uma lesão costal focal expansiva. Em doença grave e de longa duração, os ossos afetados podem ser recurvados ou deformados (deformidade "em cajado de pastor" do fêmur). Degeneração maligna é extremamente rara na displasia fibrosa.
Tumor de células gigantes (Figs. 5.6-2 e 5.6-3)	Lesão metafisária excêntrica, transparente, que pode se estender ao córtex subarticular imediato de um osso, mas não comprometer a articulação. Expansão na direção da diáfise produz uma transparência bem demarcada, muitas vezes com expansão cortical, mas sem uma casca ou limite esclerótico. Tipicamente compromete o fêmur distal, tíbia proximal, rádio distal ou ulna.	Lesão lítica na extremidade de um osso longo de um adulto jovem após fechamento epifisário. Usualmente assintomática, mas pode ser associada à dor surda intermitente e uma massa sensível palpável e predispor à fratura patológica. Aproximadamente 20% são malignas (mais bem vistas como extensão tumoral através do córtex e uma massa associada de tecido mole na TC). Há muita superposição no aspecto radiográfico das lesões benignas e malignas.
Defeito cortical fibroso (Fig. 5.6-4)	Pequena transparência excêntrica, muitas vezes multilocular, que causa adelgaçamento e expansão corticais e é nitidamente demarcada por uma orla ondulada de esclerose. Inicialmente redondo, o defeito logo se torna oval com eixo longo paralelo ao do osso hospedeiro.	Não um neoplasma verdadeiro, mas em vez disso um pequeno foco benigno e assintomático de tecido fibroso celular, causando uma lesão osteolítica no córtex metafisário de um osso longo (mais frequentemente o fêmur distal). Um ou mais defeitos corticais fibrosos se desenvolvem em até 40% de todas as crianças sadias. A maioria regride espontaneamente e desaparece pela época do fechamento das epífises. Uma lesão persistente e crescente é chamada *fibroma não ossificante* (ver abaixo).
Fibroma não ossificante (Fig. 5.6-5)	Transparência excêntrica multilocular que causa adelgaçamento e expansão corticais e é nitidamente demarcada por uma orla fina, ondulada, de esclerose.	Resulta da atividade proliferativa continuada de um defeito cortical fibroso e é visto em crianças mais velhas e adultos jovens.

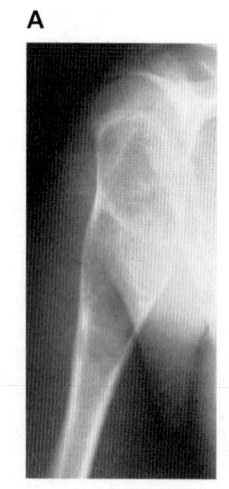

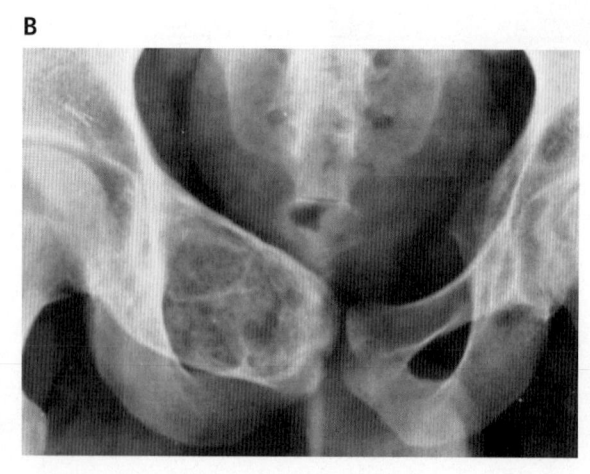

Fig. 5.6-1
Displasia fibrosa. Vistas (A) do úmero e (B) do ísquio em dois pacientes diferentes mostram lesões expansivas contendo bandas irregulares de esclerose, conferindo-lhes uma aparência multilocular.

Condição	Achados de Imagem	Comentários
Cisto ósseo simples (Figs. 5.6-6 e 5.6-7)	Lesão transparente expansiva que é nitidamente demarcada do osso normal adjacente. Pode conter septos finos (escavação do córtex subjacente) que produzem um aspecto multiloculado. Tende a ter uma configuração oval com seu eixo longo paralelo ao do osso hospedeiro.	Cisto verdadeiro cheio de fluido com uma parede de tecido fibroso Começa adjacente à placa epifisária e parece migrar pela diáfise abaixo (na realidade, a epífise migrou para longe do cisto). Cistos ósseos surgem em crianças e adolescentes e mais comumente comprometem o úmero e fêmur proximais. Frequentemente apresenta-se como uma fratura patológica que pode mostrar o sinal do fragmento caído (fragmentos de osso cortical são livres para cair na parte inferior do cisto cheio de líquido, diferentemente de um tumor ósseo que tem uma consistência tecidual firme).

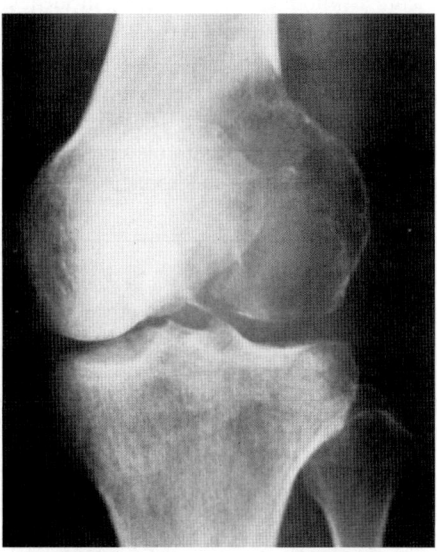

Fig. 5.6-2
Tumor de células gigantes do fêmur distal. Lesão transparente excêntrica típica na metáfise estende-se ao córtex subarticular imediato. O córtex circundante, apesar de adelgaçado, permanece intacto.

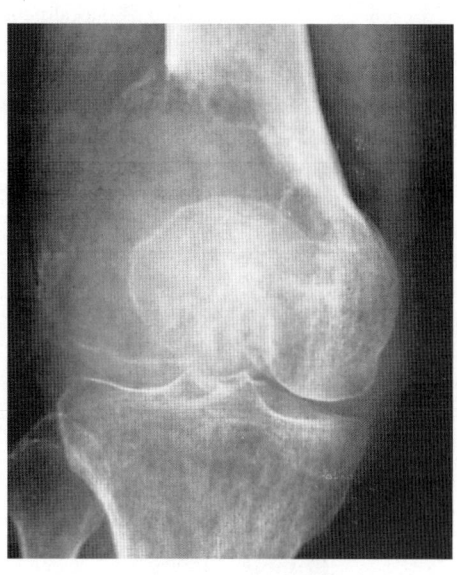

Fig. 5.6-3
Tumor de células gigantes maligno. O tumor causou descontinuidade cortical, estende-se para fora do osso hospedeiro e tem margem mal definida.

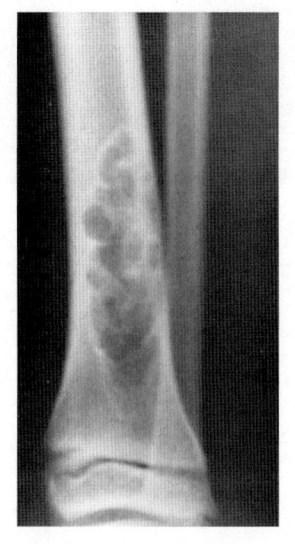

Fig. 5.6-4
Defeito cortical fibroso. Transparência excêntrica multilocular na tíbia distal. Notar a fina orla ondulada de esclerose.

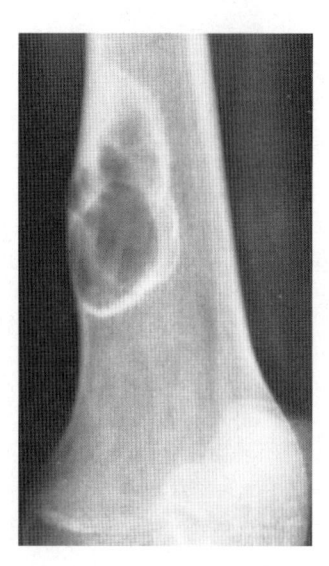

Fig. 5.6-5
Fibroma não ossificante. Transparência excêntrica multilocular com uma orla esclerótica no fêmur distal.

Condição	Achados de Imagem	Comentários
Cisto ósseo aneurismático (Fig. 5.6-8)	Lesão semelhante a um cisto, expansiva, excêntrica, causando acentuada dilatação do córtex adelgaçado. Trabeculação e septação leves na lesão podem produzir uma aparência multiloculada. Reação periosteal pode desenvolver-se. Compromete principalmente as metáfises de ossos longos (especialmente fêmur e tíbia) e elementos posteriores de vértebras.	Não um neoplasma ou cisto verdadeiro, mas em vez disso numerosas comunicações arteriovenosas cheias de sangue. Mais frequentemente ocorre em crianças e adultos jovens e apresenta-se com dor branda de vários meses de duração, edema e restrição de movimento. Pode-se estender além do eixo do osso hospedeiro e formar uma massa visível de tecido mole que, quando combinada com um córtex que é tão fino que é invisível em radiografias simples, pode ser erradamente tomado por um tumor ósseo maligno.
Encondroma (Figs. 5.6-9 e 5.6-10)	Transparência bem marginada originada no canal medular (usualmente perto das epífises) que expande o osso localmente e muitas vezes causa afinamento e escavação endóstica do córtex (pode levar à fratura patológica com mínimo trauma). Compromete principalmente os pequenos ossos das mãos e pés. Calcificações características (variando de mínimo pontilhado a grandes áreas amorfas de densidade aumentada) desenvolvem-se na matriz transparente.	Tumor cartilaginoso benigno que é mais frequentemente encontrado em crianças e adultos jovens. Usualmente assintomático e descoberto incidentalmente ou quando ocorre uma fratura patológica. O aparecimento de dor grave ou crescimento radiográfico da lesão com perda de definição marginal, descontinuidade cortical e reação periosteal local sugere degeneração maligna (incidência aumentada quanto mais perto o tumor estiver do esqueleto axial). Encondromatose múltipla é chamada *doença de Ollier*.

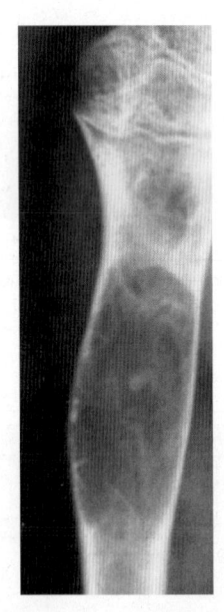

Fig. 5.6-6
Cisto ósseo simples no úmero proximal. O cisto tem uma configuração oval, com seu eixo longitudinal paralelo ao do osso hospedeiro. Notar os finos septos que produzem uma aparência multiloculada.

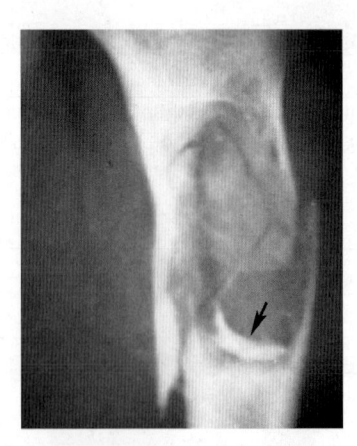

Fig. 5.6-7
Sinal do fragmento caído. Depois de fratura patológica, um fragmento de osso cortical (seta) jaz solto em um cisto ósseo subtrocantérico.[12]

Condição	Achados de Imagem	Comentários
Condrossarcoma central (Fig. 5.6-11)	Área transparente localizada de destruição osteolítica na extremidade metafisária de um osso. Quando a velocidade de crescimento tumoral excede a de reparo ósseo, as margens da lesão se tornam irregulares e mal definidas, e o tumor se estende causando destruição cortical e invasão de tecidos moles. O tecido cartilaginoso em um condrossarcoma pode ser facilmente reconhecido pelas calcificações amorfas pontilhadas, flocosas ou "em flocos de neve" que são vistas em aproximadamente dois terços dos tumores centrais.	Tumor maligno de origem cartilaginosa que pode se originar *de novo* ou em uma lesão cartilaginosa preexistente (osteocondroma, encondroma). O tumor tem cerca de metade da incidência do sarcoma osteogênico, desenvolve-se em uma idade mais tardia (metade dos pacientes tem mais de 40 anos de idade), cresce mais lentamente e metastatiza mais tarde. Condrossarcoma central também pode aparecer como uma lesão osteolítica agressiva, pouco definida, que se funde imperceptivelmente com osso normal e pode expandir-se para substituir a cavidade medular inteira (pode simplesmente ser uma fase mais tardia do primeiro tipo com aparência benigna).

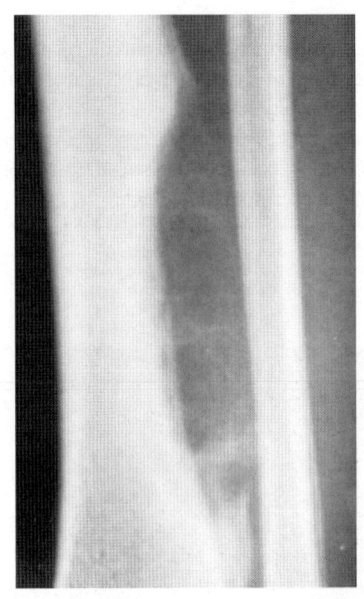

Fig. 5.6-8
Cisto ósseo aneurismático da tíbia. Lesão cística, expansiva, excêntrica, com múltiplos finos septos internos. Uma vez que o córtex gravemente afinado é difícil de detectar, o tumor se assemelha a um processo maligno.

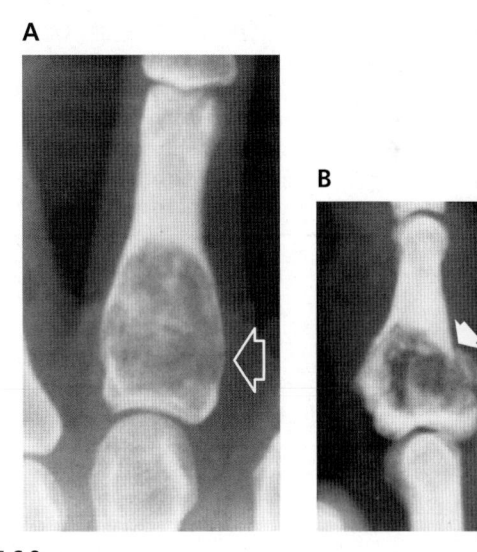

Fig. 5.6-9
Encondroma. (A) Tumor bem demarcado (seta) expande o osso e afina o córtex. (B) Fratura patológica (seta).

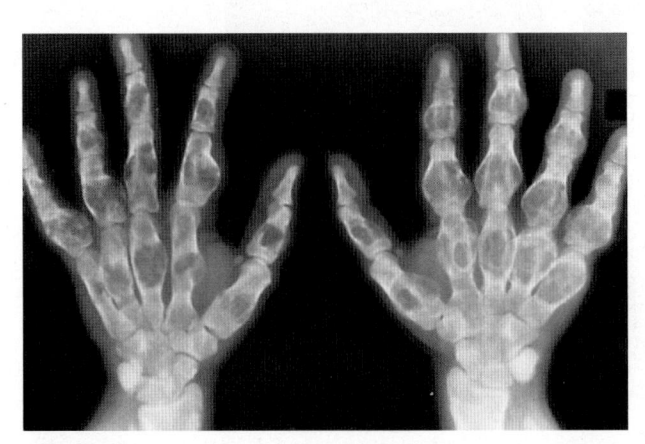

Fig. 5.6-10
Encondromatose múltipla. Vista de ambas as mãos demonstra múltiplos defeitos de enchimento globulares e expansivos transparentes comprometendo todos os metacarpos e as falanges proximais e médias.

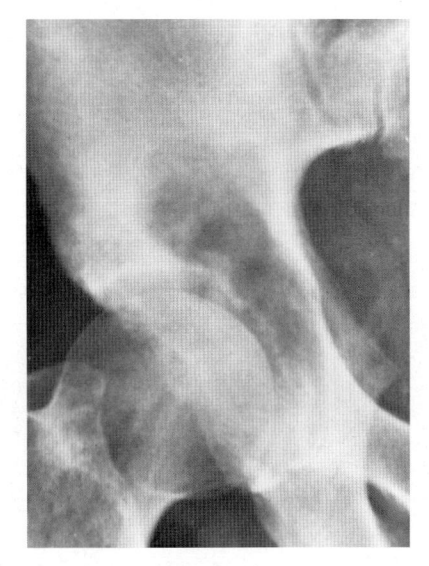

Fig. 5.6-11
Condrossarcoma central. Lesão lítica irregular e pouco definida do ilíaco inferior.

Condição	Achados de Imagem	Comentários
Tumor marrom (Fig. 5.6-12)	Áreas líticas focais isoladas ou múltiplas que geralmente são bem demarcadas e muitas vezes causam expansão do osso. Principalmente compromete a mandíbula, pelve, costelas e fêmur.	Cisto verdadeiro que representa hemorragia intraóssea em pacientes com hiperparatireoidismo (especialmente o tipo primário). Geralmente há outra evidência radiográfica de hiperparatireoidismo. Um cisto grande pode simular malignidade ou levar à fratura patológica e deformidade bizarra.
Mieloma localizado (plasmocitoma solitário) (Figs. 5.6-13 e 5.6-14)	Transparência expansiva muitas vezes trabeculada que predominantemente compromete as costelas, ossos longos e pelve. Um tumor altamente destrutivo pode expandir ou dilatar osso antes de irromper através do córtex. Na coluna, um corpo vertebral pode colapsar ou ser destruído.	Condição infrequente em que um tumor único de células plasmáticas se apresenta como uma lesão óssea destrutiva aparentemente solitária sem nenhuma evidência das importantes complicações de doença usualmente associadas a mieloma múltiplo. Geralmente se desenvolve para mieloma múltiplo típico (lesões líticas difusas) dentro de 1 a 2 anos.
Metástase (Figs. 5.6-15 e 5.6-16)	Foco metastático grande, isolado, aparecendo como uma lesão expansiva trabeculada (metástase em explosão).	Tipicamente secundário a carcinoma de rim e tireoide. Maioria das metástases líticas são irregulares, pouco definidas e múltiplas.
Linfoma (Fig. 5.6-17)	Defeitos líticos isolados ou múltiplos. Pode haver escavação endosteal do córtex.	Padrão mosqueado de destruição e esclerose pode simular metástases hematogênicas.

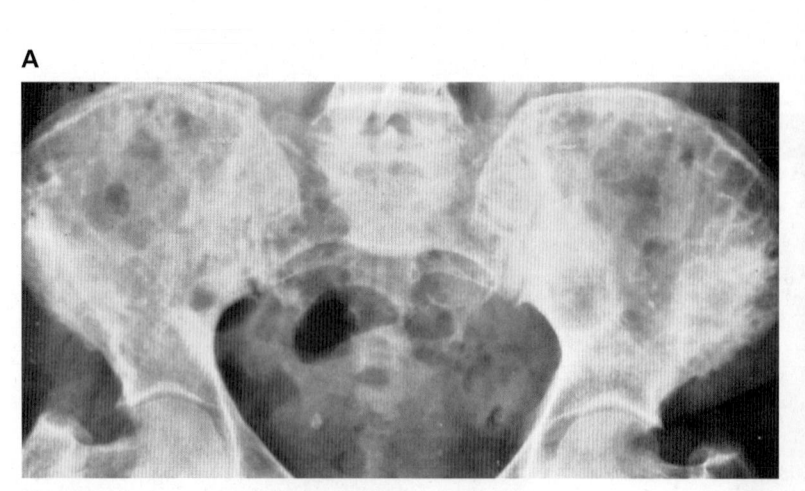

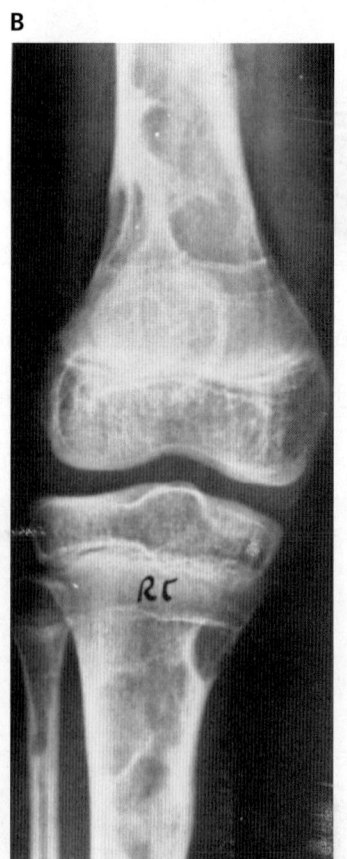

Fig. 5.6-12
Tumores marrons. Múltiplas lesões líticas (A) na pelve e (B) em torno do joelho.

5.6 ■ LESÕES BOLHOSAS DO OSSO

Condição	Achados de Imagem	Comentários
Histiocitose de células de Langerhans (Fig. 5.6-18)	Usualmente uma transparência medular bem definida (lesões que crescem rapidamente podem ter margens indistintas, enevoadas) que afeta predominantemente o crânio, pelve, fêmur e coluna. Há muitas vezes escavação endóstica e reação periosteal local ou extensa. Achado característico é um contorno peculiar biselado da lesão que produz um efeito de "um buraco dentro de um buraco".	No crânio, tipicamente produz uma ou mais pequenas áreas arrancadas que se originam no espaço diploico, expandem-se e perfuram ambas as tábuas interna e externa, e muitas vezes contêm uma densidade óssea central (sequestro em botão). Na coluna, geralmente destruição em focos em um corpo vertebral que prossegue para colapsar a vértebra em um disco chato fino (vértebra plana).

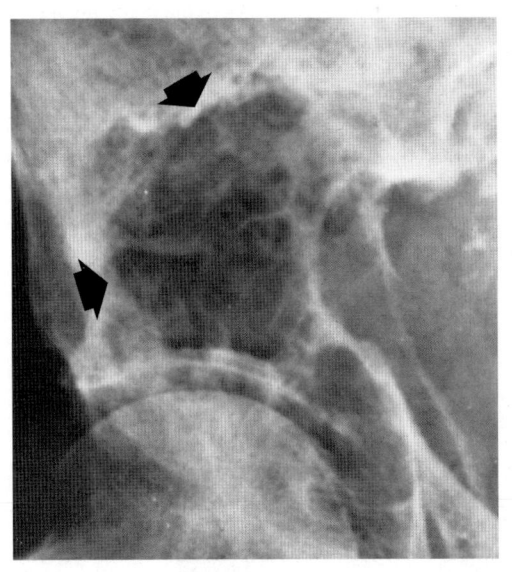

Fig. 5.6-13
Plasmocitoma solitário do ilíaco (setas). Algumas estrias residuais de osso permanecem nesta lesão osteolítica, produzindo uma aparência de bolhas de sabão.

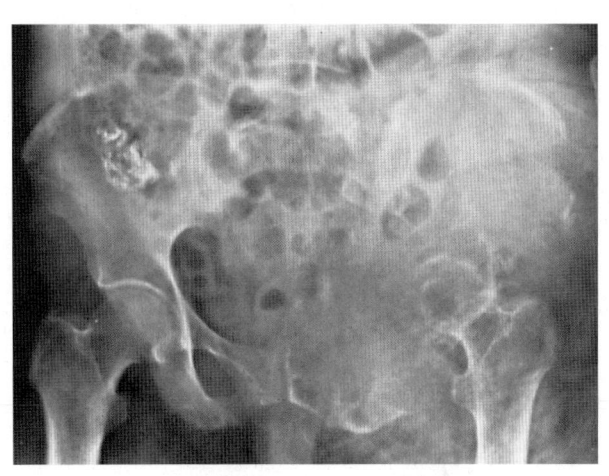

Fig. 5.6-14
Plasmocitoma solitário. Tumor altamente destrutivo que virtualmente obliterou toda a metade esquerda da pelve.

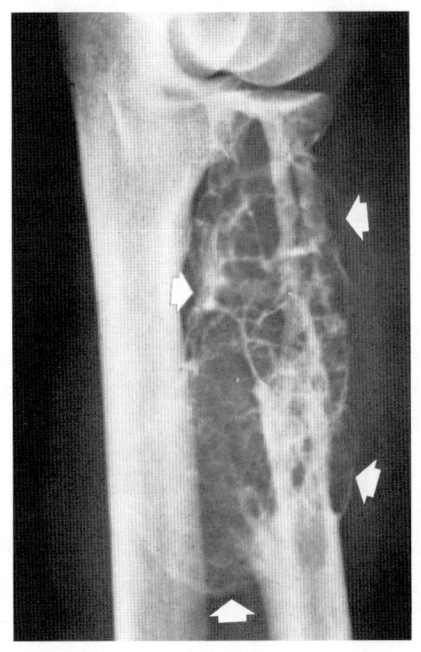

Fig. 5.6-15
Carcinoma de células renais metastático ao osso. Lesão bolhosa expansiva típica (setas) na diáfise proximal do rádio.

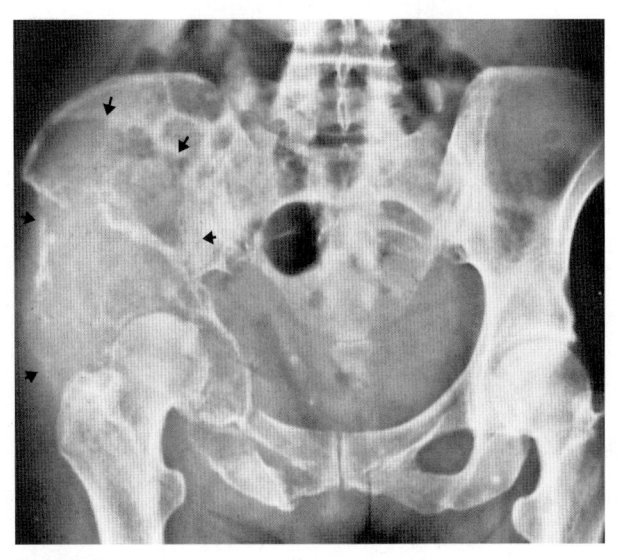

Fig. 5.6-16
Carcinoma tireóideo metastático. Grande área de destruição expansiva inteiramente lítica (setas) compromete o ilíaco direito.

Condição	Achados de Imagem	Comentários
Osteoblastoma (Fig. 5.6-19)	Transparência bem circunscrita, excêntrica e expansiva que pode irromper através do córtex para produzir um componente de tecido mole circundado por uma casca calcificada fina.	Neoplasma ósseo raro que mais frequentemente se origina na adolescência. Aproximadamente metade compromete a coluna vertebral (mais frequentemente os arcos neurais e processos). O resto afeta os ossos longos ou os pequenos ossos das mãos e pés. Embora predominantemente líticos, os osteoblastomas podem ter alguma calcificação interna, e a sua aparência agressiva frequentemente simula a de uma lesão maligna.
Condroblastoma (Fig. 5.6-20)	Transparência excêntrica, redonda ou oval em uma epífise que muitas têm uma orla esclerótica fina e pode conter calcificação flocosa. Também pode comprometer o trocanter maior do fêmur e o tubérculo maior do úmero.	Raro tumor benigno cartilaginoso da epífise que ocorre em crianças e adultos jovens (mais frequentemente meninos) antes de cessar o crescimento ósseo endocondral.
Fibroma condromixoide (Fig. 5.6-21)	Transparência redonda ou oval excêntrica originada na metáfise de um osso longo. O córtex sobrejacente usualmente está saliente e adelgaçado, e o limite interno geralmente é espesso e esclerótico, muitas vezes com margens escavadas. Aproximadamente 50% comprometem a tíbia (os restantes afetam a pelve e outros ossos das extremidades).	Tumor ósseo benigno incomum originado de tecido conectivo formador de cartilagem e que ocorre predominantemente em adultos jovens. Calcificação é infrequente (diferentemente de condroblastoma e outras lesões ósseas cartilaginosas).

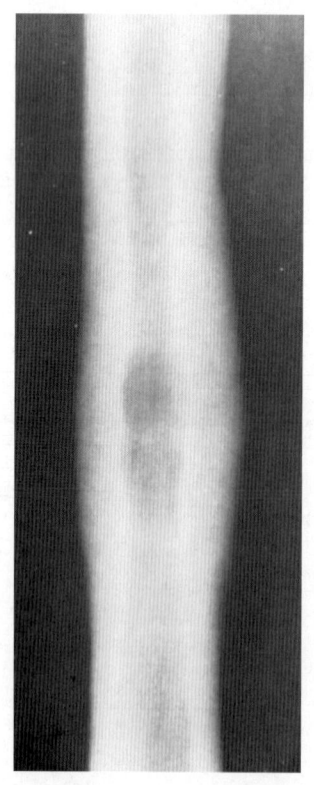

Fig. 5.6-17
Linfoma. Há um defeito lítico focal com escavação endóstica do córtex.

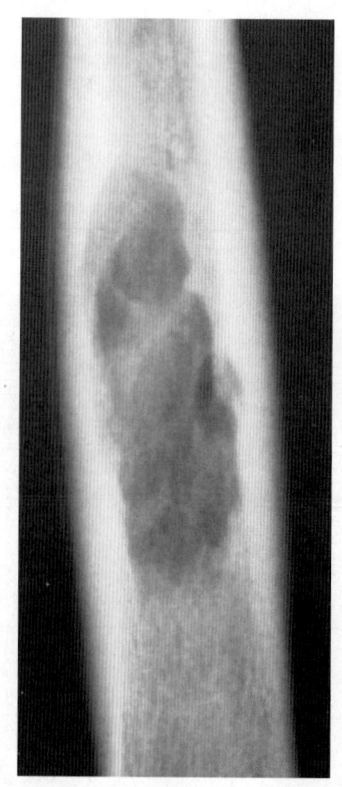

Fig. 5.6-18
Histiocitose de células de Langerhans. Lesão osteolítica bolhosa no fêmur, com escavação das margens endosteais e uma camada fina de resposta periosteal.

Condição	Achados de Imagem	Comentários
Cisto de inclusão epidermoide	Transparência bem circunscrita em uma falange terminal que pode causar adelgaçamento, expansão ou mesmo perda da margem cortical.	Diversamente de um encondroma, usualmente há uma história de trauma penetrante e nenhuma calcificação pontilhada.
Cisto gânglio intraósseo (Fig. 5.6-22)	Transparência bem definida com uma margem esclerótica, adjacente à superfície articular.	Mais comumente compromete a tíbia proximal (próximo da fixação dos ligamentos cruzados), a cabeça e colo do fêmur e o maléolo medial.
Lipoma	Transparência expansiva com um córtex adelgaçado. Pode irromper através do córtex e ter um componente de tecido mole.	Tumor raro que se origina no calcâneo, crânio, costelas ou extremidades.
Tumor de glomo	Transparência bem circunscrita central que compromete principalmente o aspecto distal da falange terminal de um dedo da mão.	Pode simular um encondroma, mas um tumor de glomo é doloroso. Um tumor de glomo subungueal pode causar erosão de pressão nesse lugar.
Fibroma ossificante	Massa lisa, redonda ou expansiva que compromete o crânio, face ou mandíbula.	Tumor raro que pode ser associado à esclerose óssea reativa ou calcificação da matriz do tumor.
Adamantinoma	Grande massa transparente, loculada, expansiva, que usualmente compromete a porção média da tíbia.	Raro tumor que afeta principalmente adolescentes e adultos jovens. O padrão histológico assemelha-se ao ameloblastoma da mandíbula. Frequentemente recidiva e pode metastatizar.
Infecção fúngica (Fig. 5.6-23)	Área focal de destruição lítica (muitas vezes múltipla).	Coccidioidomicose; blastomicose. Esclerose e reação periosteal podem desenvolver-se.
Cisto equinocócico	Grande área radiotransparente central associada à escavação e expansão endosteais. Pode mostrar irrupção cortical e uma massa de tecido mole.	Usualmente monostótico e compromete predominantemente a pelve, coluna e ossos longos.

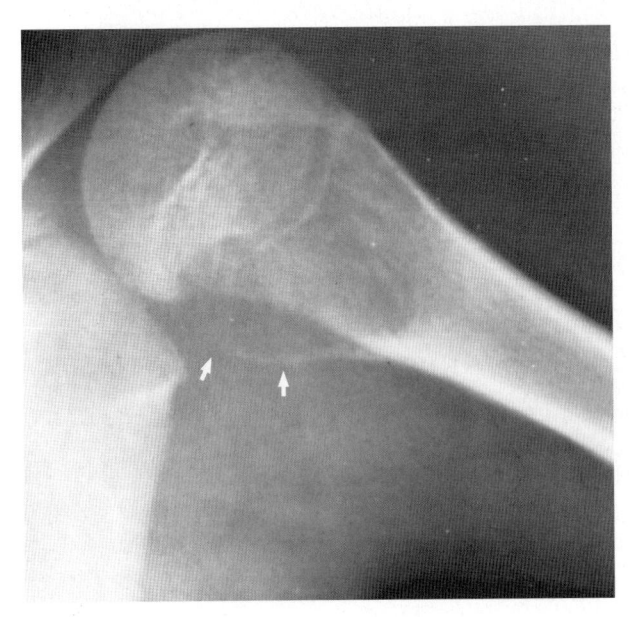

Fig. 5.6-19
Osteoblastoma. Massa expansiva excêntrica no úmero proximal causa adelgaçamento do córtex (setas).

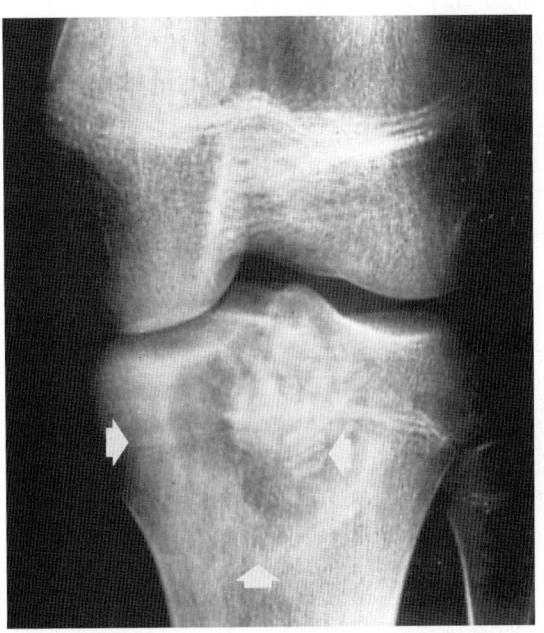

Fig. 5.6-20
Condroblastoma. Lesão osteolítica contendo calcificação (setas) na epífise. Observar a linha epifisária aberta.[13]

Condição	Achados de Imagem	Comentários
Pseudotumor hemofílico (Fig. 5.6-24)	Lesão transparente central ou excêntrica, muitas vezes com uma grande hemorragia em tecido mole adjacente. Pode haver erosão cortical sugerindo um sarcoma.	Área local extensa de hemorragia intraóssea que mais comumente compromete o fêmur, pelve, tíbia e pequenos ossos das mãos.
Osteomielite cística (tuberculose)	Pequenas transparências ovais isoladas ou múltiplas situadas no eixo longo de um osso e tendo margens bem definidas com esclerose. Compromete principalmente o crânio, ombro, cinturas pélvicas e esqueleto axial.	Manifestação rara de tuberculose disseminada. Em crianças (que são afetadas mais comumente), as lesões usualmente afetam o esqueleto periférico, são simétricas em distribuição e são desacompanhadas de esclerose.
Fibroma desmoplásico	Lesão osteolítica que destrói osso medular com erosão cortical e expansão. Geralmente tem uma aparência agressiva simulando a de um tumor maligno.	Neoplasma benigno extremamente raro caracterizado pela formação abundante de colágeno. Mais comumente compromete a pelve, mandíbula, úmero, tíbia e escápula.
Hemangioma (Fig. 5.6-25; ver Fig. 6.2-3)	Área transparente com trabeculação óssea delicada. Mais comumente ocorre perto da extremidade de um osso tubular ou plano.	Manifestação rara. Muito mais comumente produz múltiplas estriações lineares grosseiras correndo verticalmente em um corpo vertebral desmineralizado ou um padrão de explosão solar de espículas ósseas radiando de transparência central no crânio.

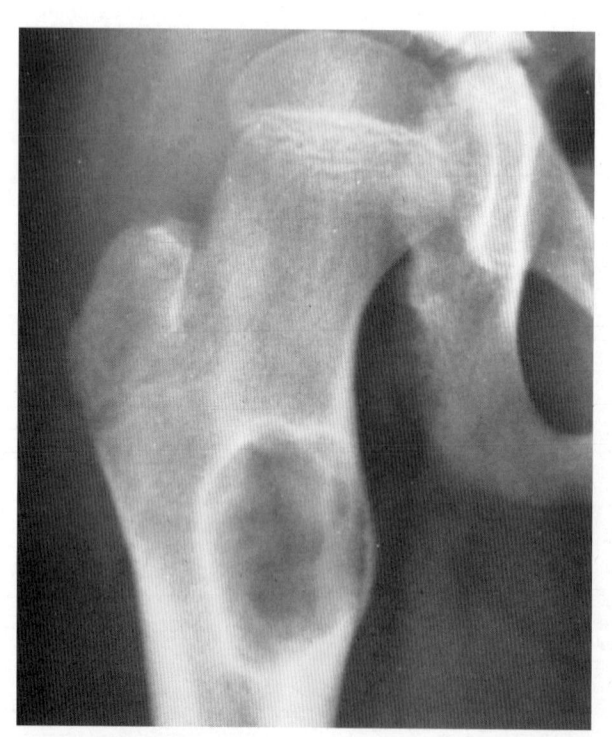

Fig. 5.6-21
Fibroma condromixoide. Transparência metafisária ovoide, excêntrica, com adelgaçamento do córtex sobrejacente e uma margem mais fina esclerótica.

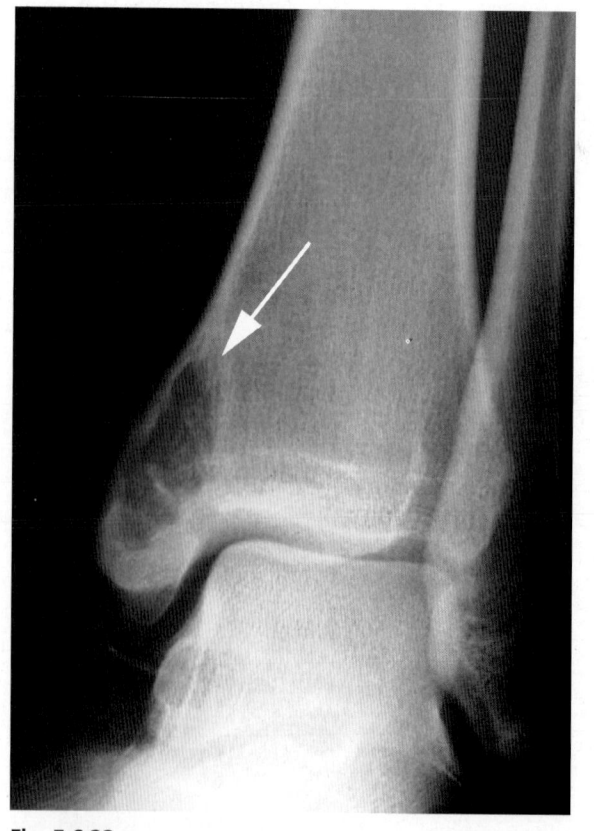

Fig. 5.6-22
Cisto gânglio intraósseo. Lesão transparente com margem esclerótica (seta) no maléolo medial.[14]

5.6 ■ LESÕES BOLHOSAS DO OSSO

Condição	Achados de Imagem	Comentários
Lesão angiomatosa (Fig. 5.6-26)	Lesões metafisárias transparentes isoladas ou (mais frequentemente) múltiplas, que muitas vezes têm uma margem esclerótica e são às vezes associadas a uma massa de tecido mole.	Malformação congênita rara que consiste em estruturas revestidas por endotélio que podem ser canais linfáticos (linfangiomatose) ou canais vasculares sanguíneos (hemangiomatose). Geralmente há comprometimento disseminado de múltiplos ossos longos, ossos chatos e do crânio.

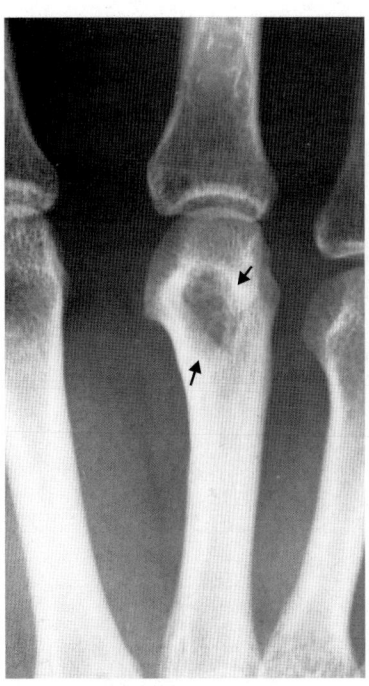

Fig. 5.6-23
Coccidioidomicose. Defeito lítico bem marginado, em saca-bocado, na cabeça do terceiro metacarpal (setas).[15]

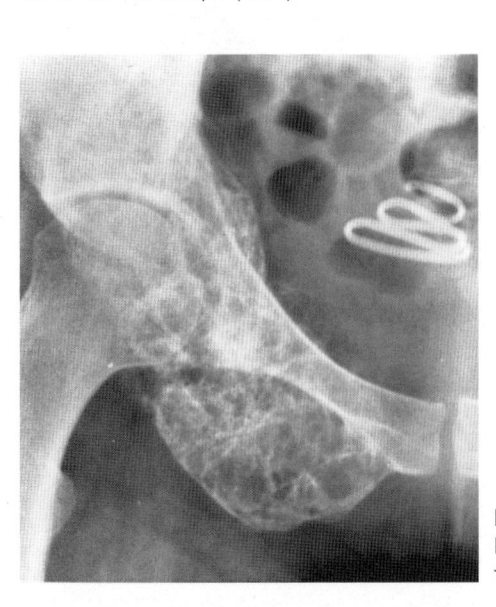

Fig. 5.6-24
Hemofilia. (A) Grandes cistos subcondrais em torno do cotovelo. (B) Lesão destrutiva, expansiva, da diáfise tibial inferior.[16]

Fig. 5.6-25
Hemangioendotelioma. Transparência expansiva contendo trabeculação óssea delicada.

Condição	Achados de Imagem	Comentários
Sarcoidose (Fig. 5.6-27)	Áreas de transparência isoladas ou múltiplas, nitidamente circunscritas, em saca-bocados, comprometendo principalmente os pequenos ossos das mãos e pés. Pode haver adelgaçamento, expansão ou destruição cortical.	Infiltração granulomatosa perivascular nos canais haversianos destrói as trabéculas finas, produzindo um padrão mosqueado ou trabeculado grosseiramente rendilhado.
Sinovite vilonodular pigmentada (SVNP) (Fig. 5.6-28)	Lesão transparente que se estende à superfície articular.	Protrusão de sinóvia proliferativa infrequentemente produz uma massa cística sinovial que pode simular um tumor de células gigantes.

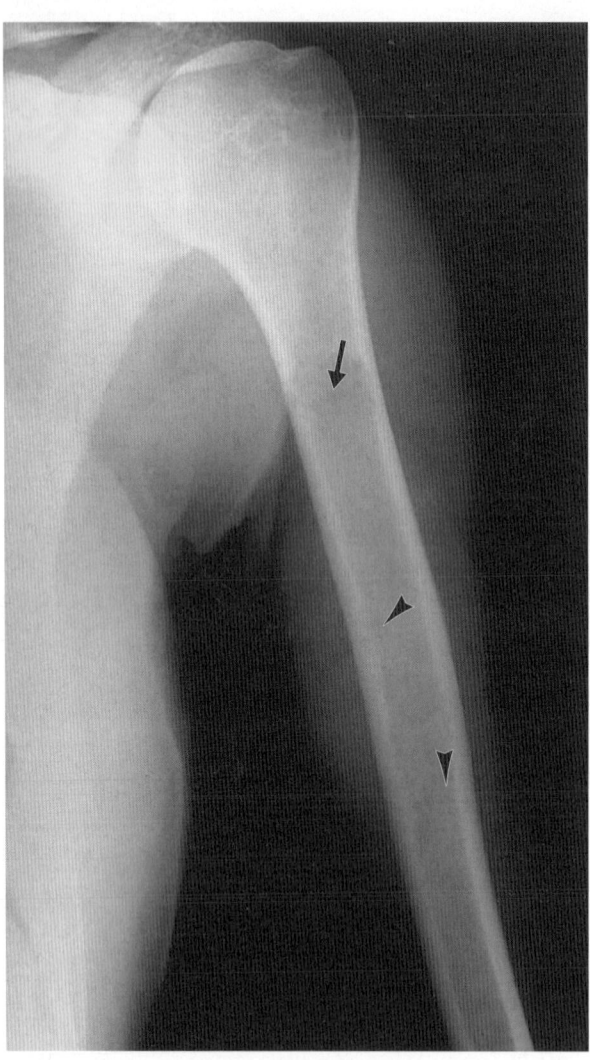

Fig. 5.6-26
Angiomatose cística. Lesão lítica no úmero esquerdo proximal (seta) com margens lobulares relativamente bem definidas e mínima esclerose marginal. Lesões líticas adicionais (pontas de seta) existem no meio da diáfise umeral. Múltiplas lesões foram observadas em outros locais no esqueleto axial e apendicular proximal.[17]

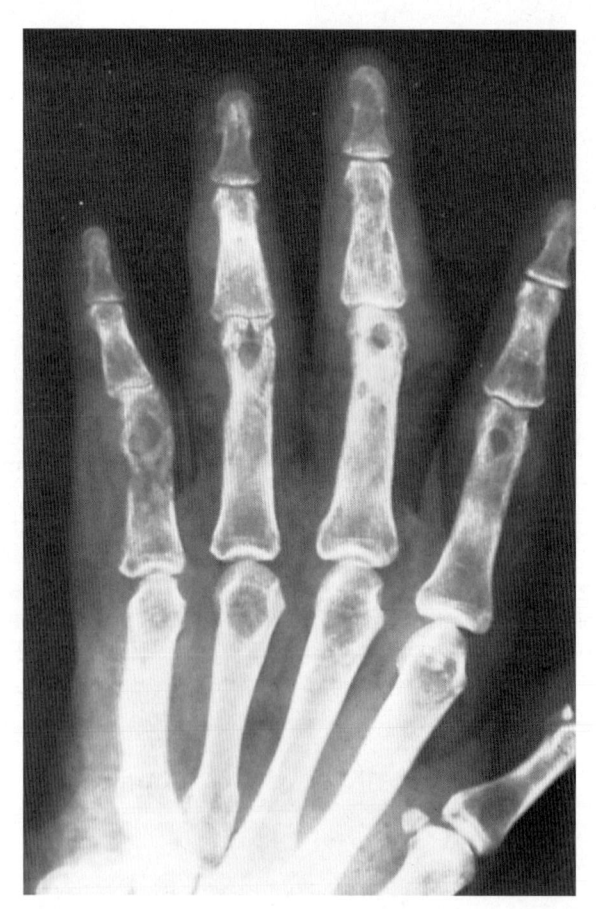

Fig. 5.6-27
Sarcoidose. Múltiplas lesões osteolíticas em toda parte nas falanges, tendo uma aparência de saca-bocados. A densidade de ar aparente nos tecidos moles é um artefato fotográfico.

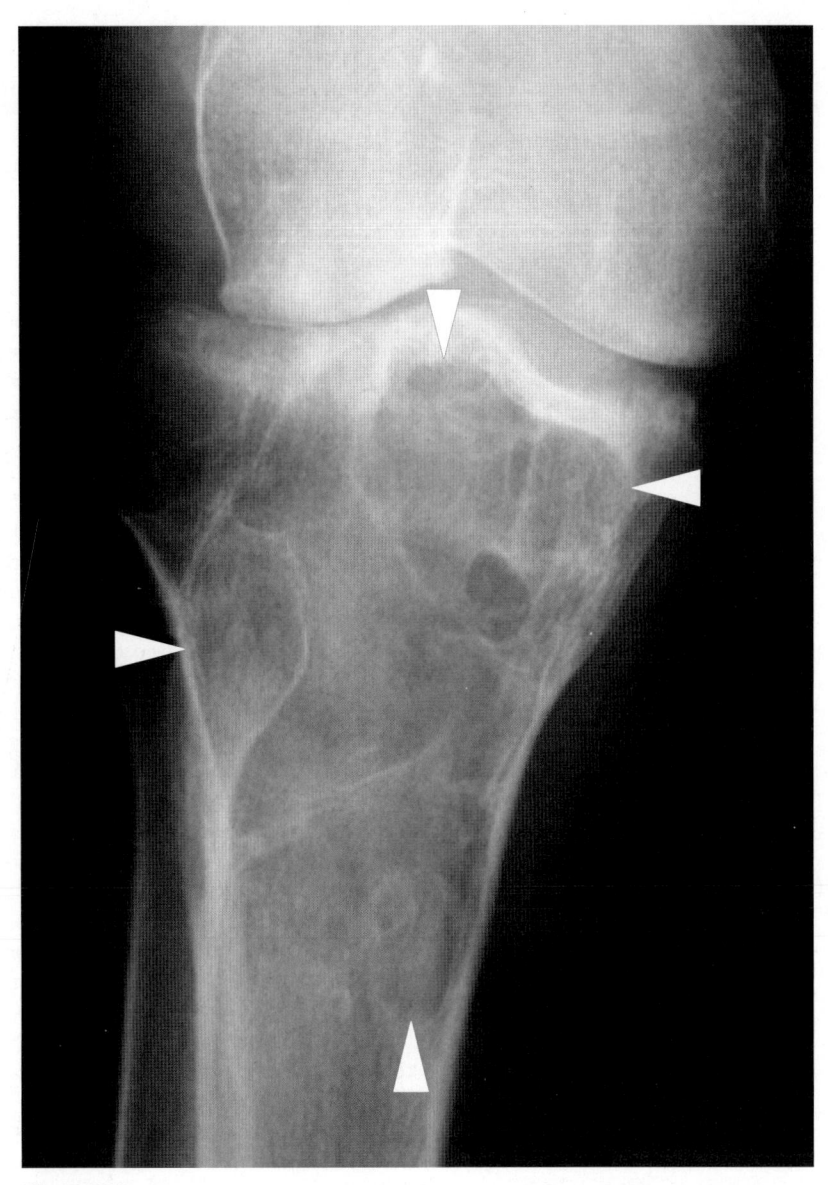

Fig. 5.6-28
SVNP. Grande lesão transparente (pontas de seta) na tíbia proximal estendendo-se para a superfície articular, imitando um tumor de células gigantes.[14]

5.7 ■ Lesões Destrutivas Osteolíticas Roídas de Traça ou em Saca-Bocados

Condição	Achados de Imagem	Comentários
Metástases osteolíticas (ver Figs. 5.6-15 e 5.6-16)	Áreas isoladas ou múltiplas de destruição óssea de tamanho variável com margens irregulares ou precariamente definidas. Principais locais de disseminação metastática são ossos contendo medula vermelha, como a coluna, pelve, costelas, crânio e extremidades superiores do úmero e fêmur. Metástases distais aos joelhos e cotovelos são infrequentes, mas ocorrem, especialmente com tumores broncogênicos. Reação periosteal é rara.	Lesões primárias mais comuns causadoras de metástases osteolíticas são carcinomas de mama, pulmão, rim e tireoide. Metástases de rim e tireoide tipicamente produzem um único grande foco metastático que pode aparecer como uma lesão trabeculada expansiva (metástase em explosão). Lesões ósseas líticas elípticas sugerem linfoma. Neuroblastoma metastático em crianças produz destruição óssea mosqueada parecendo leucemia. Metástases espinhais tipicamente destroem os pedículos, diferentemente do mieloma múltiplo (em que os pedículos infrequentemente são comprometidos). Uma vez que quase metade do conteúdo mineral de um osso tem que ser perdido antes que seja detectável em radiografias simples, cintigrafia óssea radionuclídica é de longe mais sensível para triagem (cintigramas ósseos falso-negativos ocorrem com lesões agressivamente osteolíticas, especialmente mieloma múltiplo.)
Mieloma múltiplo (Figs. 5.7-1 e 5.7-2)	Múltiplas lesões osteolíticas em saca-bocados espalhadas por todo o sistema esquelético. Uma vez que a destruição óssea seja causada pela proliferação de células plasmáticas distribuídas por toda a medula óssea, os ossos chatos que contêm medula vermelha (vértebras, crânio, costelas, pelve) são afetados principalmente. O aspecto pode ser indistinguível daquele do carcinoma metastático, embora os defeitos líticos no mieloma tendam a ser mais individualizados e uniformes em tamanho. Lesões líticas nitidamente circunscritas tendem a finalmente coalescer, destruindo grandes segmentos de osso e muitas vezes irrompendo através do córtex e periósteo para formar uma massa de tecido mole (especialmente comprometendo uma costela). Fraturas patológicas são comuns, especialmente nas costelas, vértebras e ossos longos.	Malignidade disseminada de células plasmáticas que afeta principalmente pessoas entre 40 e 70 anos de idade. Achados laboratoriais típicos incluem um pico anormal de imunoglobulina monoclonal e a presença de proteína de Bence Jones na urina. Até 20% dos pacientes desenvolvem amiloidose secundária. Proliferação extensa de células plasmáticas na medula óssea sem tendência a formar massas tumorais individualizadas pode produzir desossificação esquelética generalizada simulando osteoporose pós-menopausa. Na coluna, há frequentemente múltiplas fraturas por compressão vertebral e geralmente preservação dos pedículos (que não possuem medula vermelha), que são frequentemente destruídos por doença metastática. Uma vez que haja pouca ou nenhuma estimulação para neoformação de osso, cintigrafias ósseas radionuclídicas podem ser normais mesmo com infiltração extensa do esqueleto. Áreas solitárias ou difusas de esclerose (simulando metástases osteoblásticas) podem ocorrer raramente.
Sarcoma de Ewing (Fig. 5.7-3; ver Fig. 5.8-2)	Aparência clássica (embora vista em uma maioria dos casos) é uma área permeativa mal definida de destruição óssea que compromete uma grande porção central da diáfise de um osso longo e é associada a uma reação periosteal lamelada fusiforme paralela à diáfise. Outros tipos de reações periosteais incluem uma elevação periosteal fina (triângulo de Codman) ou um padrão de explosão solar com espículas horizontais de osso estendendo-se para dentro de uma massa de tecido mole.	Principal tumor maligno de crianças e adultos jovens (incidência máxima no meio da adolescência) que se origina na medula óssea e mais comumente compromete os ossos longos das extremidades (especialmente o fêmur e a tíbia). Tende a metastatizar precocemente aos pulmões e a outros ossos. Outras apresentações de sarcoma de Ewing incluem uma lesão puramente lítica ou uma massa de densidade aumentada (sugerindo sarcoma osteogênico) na região metafisária.

Condição	Achados de Imagem	Comentários
Sarcoma de células reticulares (Figs. 5.7-4 e 5.7-5)	Padrão roído de traça de destruição óssea permeativa que se origina na cavidade medular e a seguir invade o córtex. Há frequentemente uma reação periosteal amorfa ou lamelada. Mais comumente compromete um osso longo (especialmente em torno do joelho), mas também pode afetar a pelve, escápula, costelas e vértebras.	Principal lesão maligna do osso que é histologicamente semelhante ao sarcoma de Ewing, mas tende a ocorrer em pessoas mais velhas (idade média, aproximadamente 40 anos). Diversamente do sarcoma de Ewing, sarcoma de células reticulares raramente causa sintomas sistêmicos, e o paciente geralmente parece saudável mesmo quando a doença local é extensa. O tumor tende a metastatizar tarde para os linfonodos e os pulmões e apenas raramente se dissemina a outros ossos.

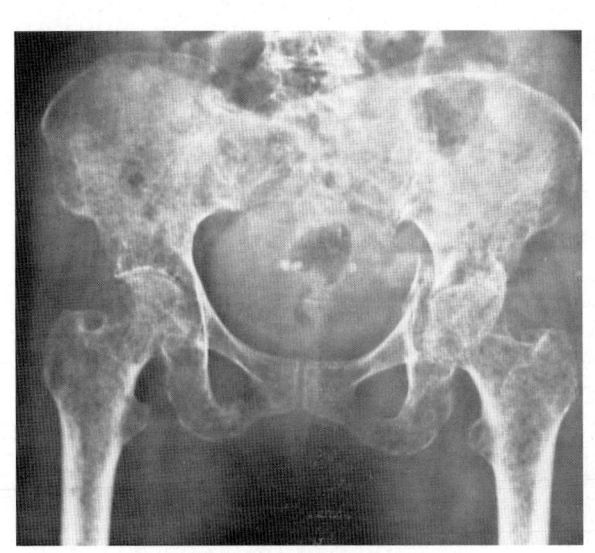

Fig. 5.7-1
Mieloma múltiplo. Lesões osteolíticas em saca-bocados, difusas, em toda a pelve e fêmures proximais.

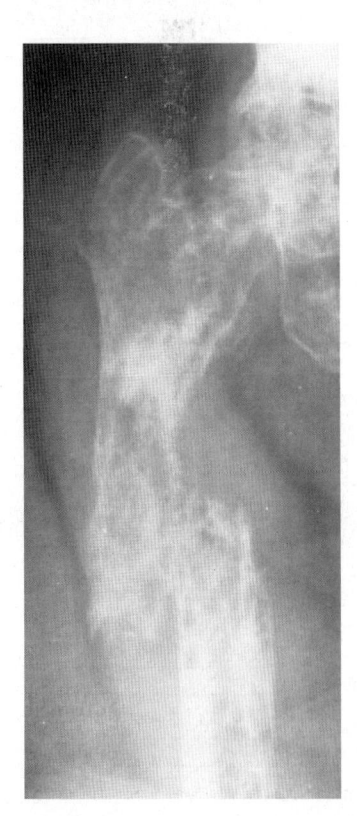

Fig. 5.7-2
Doença de cadeias pesadas. Lesões ósseas destrutivas difusas levaram a uma fratura patológica do meio da diáfise do fêmur.

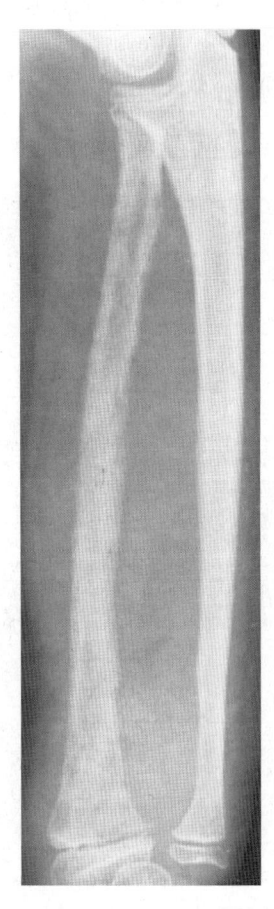

Fig. 5.7-3
Sarcoma de Ewing. Destruição permeativa difusa compromete o rádio inteiro.

Condição	Achados de Imagem	Comentários
Osteomielite (Figs. 5.7-6 e 5.7-7)	Nos ossos longos, a evidência mais precoce de osteomielite é um inchaço localizado profundo de tecido mole adjacente à metáfise com desvio ou obliteração de planos adiposos normais. Áreas sutis de transparência metafisária refletindo reabsorção de osso necrótico são seguidas por destruição óssea mais proeminente com aparência irregular, roída de traça (quanto mais virulento o organismo, maior a área de destruição). Disseminação subperiosteal de inflamação eleva o periósteo e estimula a deposição de camadas de novo osso paralelas à diáfise, produzindo reação periosteal lamelada característica. Eventualmente, uma grande quantidade de novo osso circunda o córtex em uma manga óssea espessa, irregular (invólucro), e a interrupção do suprimento sanguíneo cortical leva à necrose de osso e segmentos de osso morto avascular (sequestros). Na osteomielite vertebral (ver Figs. 6.3-3 e 6.4-4), o sinal mais precoce é erosão sutil da lâmina óssea subcondral com perda do contorno cortical nítido. Isto pode progredir para destruição total do corpo vertebral associada a um abscesso de tecido mole paravertebral. Diferentemente de processos neoplásicos, osteomielite usualmente afeta o espaço discal intervertebral e muitas vezes compromete vértebras adjacentes.	Osteomielite é causada por um amplo espectro de organismos infecciosos que atingem o osso por disseminação hematogênica, por extensão a partir de um local contíguo de infecção, ou pela introdução direta de organismos (trauma ou cirurgia). Osteomielite hematogênica aguda tende a comprometer ossos ricos em medula vermelha (metáfises de ossos longos, especialmente o fêmur e a tíbia, em lactentes e crianças; vértebras em adultos). Uma vez que as alterações mais iniciais usualmente não sejam evidentes em radiografias simples até aproximadamente 10 dias depois da instalação dos sintomas, cintigrafia óssea radionuclídica é a mais valiosa modalidade de imagem para diagnóstico precoce (captação aumentada de isótopo reflete o processo inflamatório e fluxo sanguíneo aumentado). Os achados radiográficos, história clínica e sintomas geralmente são suficientes para fazer o diagnóstico de osteomielite, embora às vezes destruição óssea agressiva e reação periosteal bizarra (especialmente em crianças) possam sugerir um tumor ósseo maligno e exigir biópsia. Osteomielite crônica resulta em um osso grosso, irregular, esclerótico com radiotransparência central, periósteo elevado e frequentemente uma fístula drenante crônica.

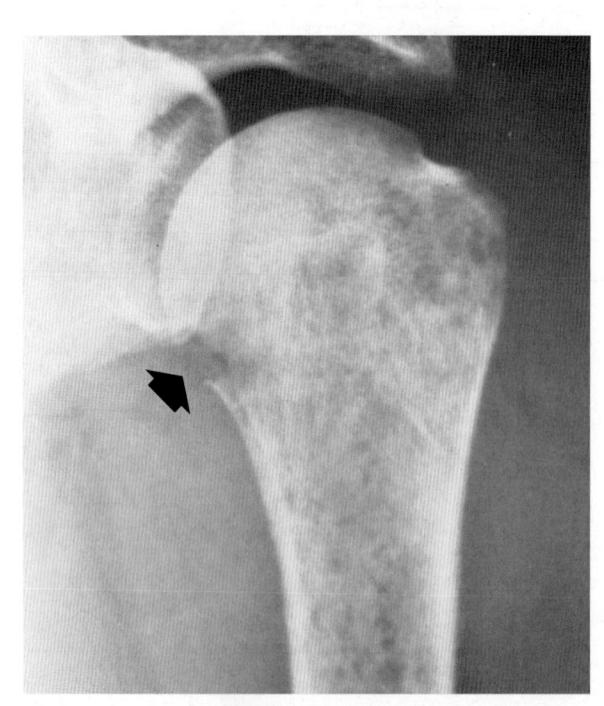

Fig. 5.7-4
Sarcoma de células reticulares. Um padrão roído de traça de destruição óssea no úmero proximal é associado a uma fratura patológica (seta).

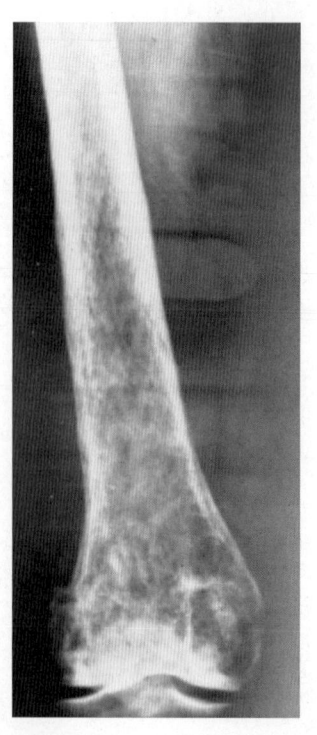

Fig. 5.7-5
Sarcoma de células reticulares. Destruição permeativa difusa com resposta periosteal branda comprometendo a metade distal do fêmur.

Condição	Achados de Imagem	Comentários
Leucemia (Fig. 5.7-8)	Lesões líticas focais produzem uma aparência permeativa roída de traça ou destruição difusa com erosão cortical. Resposta reativa às células leucêmicas em proliferação pode causar osteosclerose focal ou uniforme, enquanto a proliferação subperiosteal de células tumorais incita neoformação óssea periosteal. Em crianças, os joelhos, tornozelos e punhos são afetados mais frequentemente; em adultos, as lesões ósseas leucêmicas mais comumente comprometem as vértebras, costelas, crânio e pelve.	O mais precoce sinal radiográfico de doença em crianças é uma banda radiotransparente transversa nas extremidades metafisárias dos ossos longos (mais comumente os joelhos, tornozelos e punhos). Embora uma indicação inespecífica de doença grave em menores de 2 anos, sua presença depois desta idade sugere fortemente leucemia aguda. Desmineralização esquelética difusa (especialmente na coluna, onde ela leva a fraturas de compressão vertebral) pode resultar da infiltração leucêmica da medula óssea e alteração do metabolismo de proteínas e minerais. Neuroblastoma metastático pode ser indistinguível de leucemia.
Linfoma (ver Fig. 5.4-3)	Disseminação hematogênica produz um padrão mosqueado de destruição e esclerose que pode simular doença metastática.	Outras formas de comprometimento esquelético incluem esclerose vertebral densa (vértebra de marfim), lesões líticas elípticas individualizadas e erosão óssea (especialmente das superfícies anteriores dos corpos vertebrais lombares superiores e torácicos inferiores graças à extensão direta a partir de gânglios adjacentes).
Fibrossarcoma (Fig. 5.7-9)	Inicialmente uma lesão destrutiva, irregular, originada na cavidade medular, que pode causar adelgaçamento, expansão e erosão do córtex acompanhados por proliferação periosteal. À medida que o tumor se desenvolve, pode haver invasão maciça do córtex e extensão para dentro do canal medular.	Raro tumor maligno primário do tecido fibroblástico que mais frequentemente compromete ossos tubulares em pacientes jovens e ossos chatos em mais velhos. Tende a crescer lentamente e a ter um prognóstico um pouco melhor que o sarcoma osteogênico. Diferentemente da maioria dos tumores ósseos primários, fibrossarcomas tendem a metastatizar aos linfonodos.

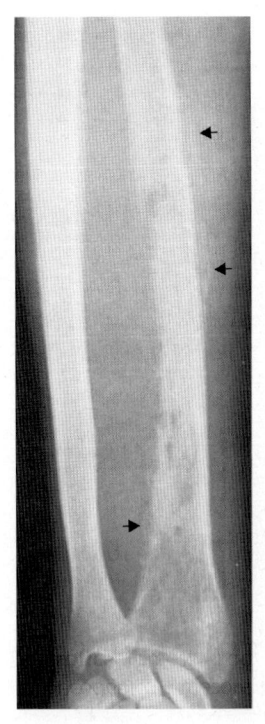

Fig. 5.7-6
Osteomielite. Padrão focal de destruição óssea compromete grande parte da diáfise do rádio. Notar a neoformação óssea periosteal inicial (setas).

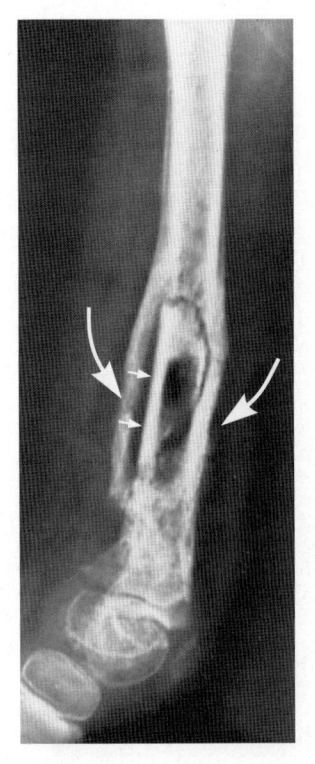

Fig. 5.7-7
Osteomielite crônica. O invólucro (setas curvas), uma manga óssea grossa, irregular, circunda o sequestro (setas retas), um segmento residual de osso morto avascular.

Condição	Achados de Imagem	Comentários
Sarcoma osteogênico (Fig. 5.7-10)	Processo puramente lítico, destrutivo, é uma manifestação.	Mais comumente uma forma mista (combinação de destruição e produção de osso) com uma resposta periosteal exuberante, irregular.
Histiocitose de células de Langerhans (ver Fig. 5.6-18)	Inicialmente, há uma pequena área transparente relativamente bem definida que aumenta produzindo escavação endosteal, uma aparência multilocular, e expansão óssea com formação associada de novo osso perióstico. Pode produzir áreas mais confluentes de destruição óssea simulando malignidade ou osteomielite. Predominantemente compromete o crânio, pelve, coluna e costelas.	Lesões ósseas são mais características de histiocitose de células de Langerhans. Um defeito na calvária pode demonstrar uma densidade óssea no seu centro (sequestro em botão). Comprometimento vertebral pode conduzir ao colapso de um corpo vertebral, o qual assume a forma de um disco chato delgado (vértebra plana).
Osteólise maciça de Gorham	Inicialmente, focos radiotransparentes em regiões intramedulares ou subcorticais com atrofia lentamente progressiva, dissolução, fratura, fragmentação e desaparecimento de uma parte do osso. O processo se alastra pelas articulações e espaços intervertebrais, levando a um padrão dramático de destruição regional que geralmente aumenta incessantemente ao longo de um período de anos (pode finalmente se estabilizar-se).	Doença rara de etiologia desconhecida que usualmente é detectada antes dos 40 anos de idade. Pode afetar o esqueleto axial ou apendicular. Uma das "síndromes de osteólise primária", muitas das quais afetam as mãos e pés.
Linfangiomatose difusa (Fig. 5.7-11)	Múltiplas lesões císticas por todo o esqueleto causando erosões e defeitos osteolíticos progressivos em vários ossos.	Condição rara em crianças e adolescentes que pode ser associada à ampla disseminação de anormalidades de tecidos moles e comprometimento de outros sistemas de órgãos.

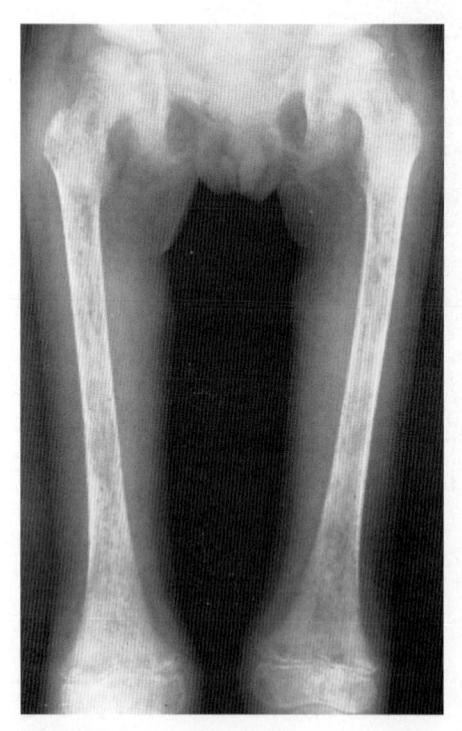

Fig. 5.7-8
Leucemia aguda. Proliferação de células neoplásicas na medula causou destruição extensa do osso em ambos os fêmures.

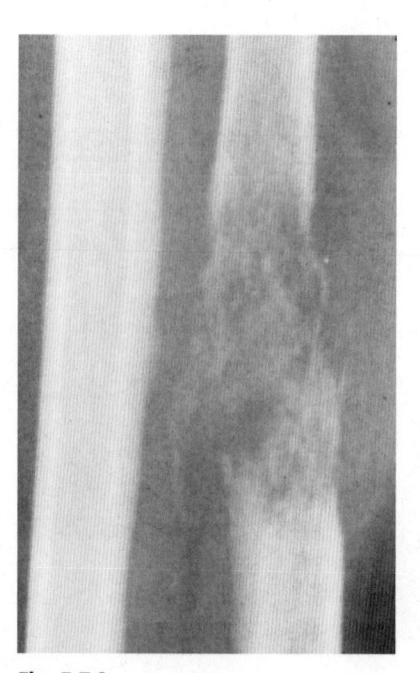

Fig. 5.7-9
Fibrossarcoma. Lesão destrutiva irregular da diáfise do rádio.

Condição	Achados de Imagem	Comentários
Hemangiomatose intraóssea	Múltiplos defeitos ósseos disseminados.	Condição rara sem a aparência característica vista em outras formas da doença (ausência de hemangiomas vertebrais ou cranianos).
Doença de Weber-Christian	Múltiplas lesões em saca-bocados ou roídas de traça comprometendo o crânio, pelve e osso medular.	Perturbação rara do metabolismo das gorduras que resulta em paniculite difusa, nódulos dolorosos característicos na gordura subcutânea e ocasionais lesões ósseas.
Lipodistrofia membranosa	Múltiplas lesões císticas radiotransparentes simetricamente distribuídas nos ossos carpais e tarsais e nas extremidades de ossos longos.	Rara doença hereditária de origem desconhecida que geralmente afeta adultos jovens e é associada a retardo mental pré-senil.

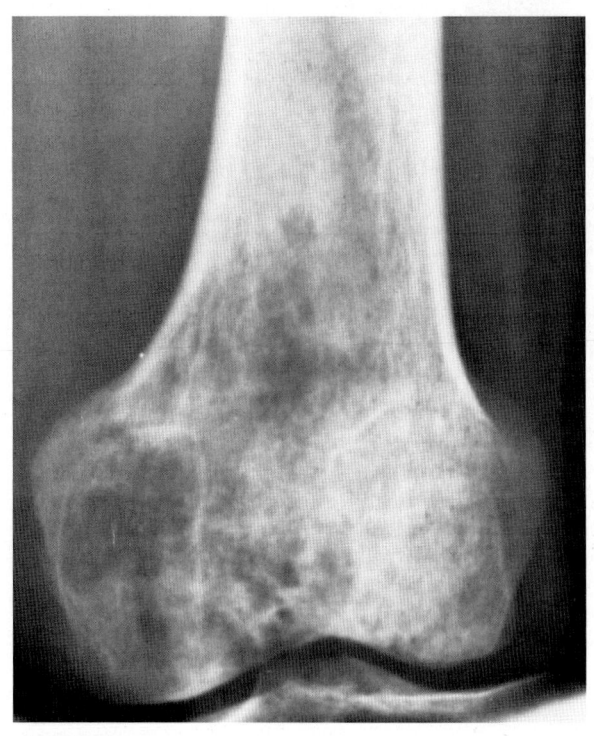

Fig. 5.7-10
Sarcoma osteogênico. Principalmente um processo lítico, destrutivo, do fêmur distal.

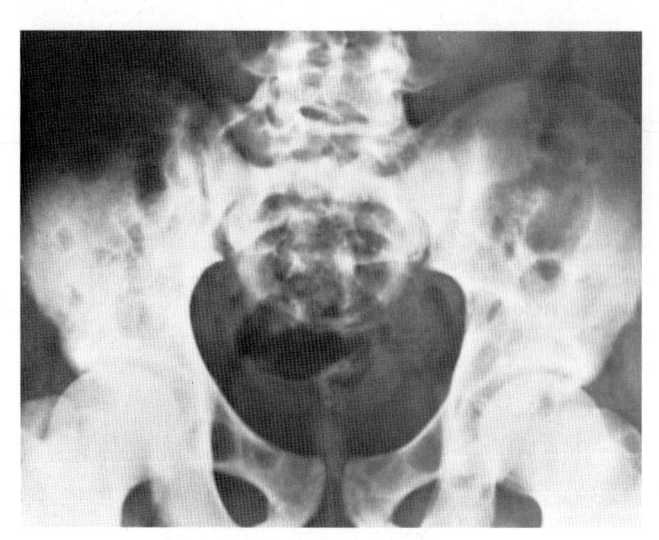

Fig. 5.7-11
Linfangiomatose difusa. Múltiplas lesões líticas, algumas com orlas escleróticas finas, comprometem difusamente a pelve.

5.8 ▪ Reação Periosteal Localizada

Condição	Achados de Imagem	Comentários
Fratura	Reação periosteal localizada associada à fratura traumática ou de estresse.	Pode comprometer múltiplos ossos na síndrome de criança espancada.
Tumor maligno primário do osso (Figs. 5.8-1 a 5.8-3)	Reação periosteal localizada que pode ser sólida, laminada, espiculada (perpendicular à diáfise) ou amorfa. Triângulo de Codman pode ocorrer.	Mais comumente, osteossarcoma e sarcoma de Ewing. Reação periosteal é rara em outras malignidades ósseas primárias.

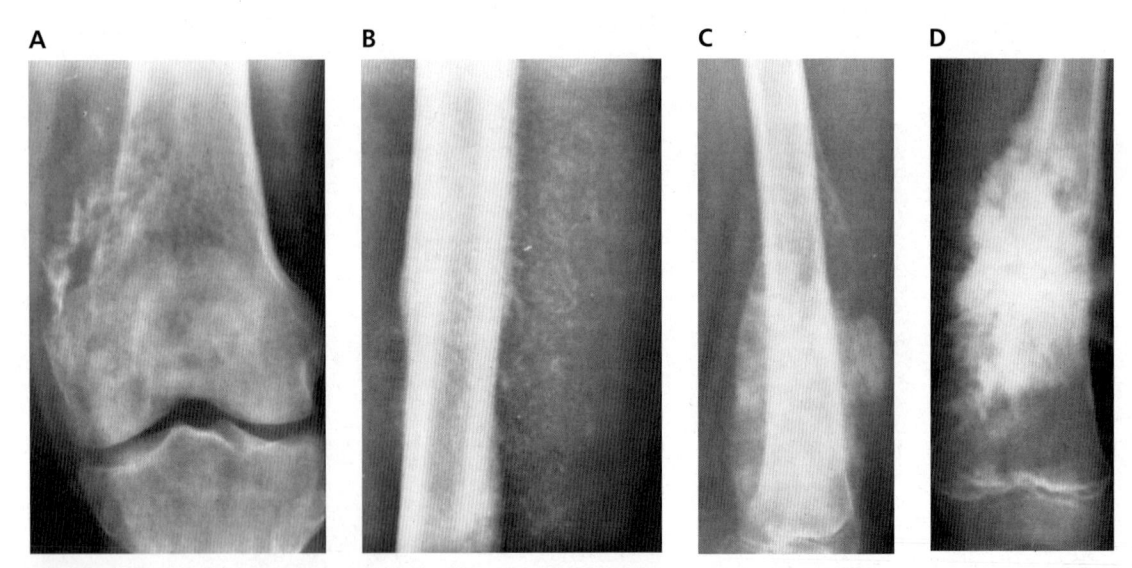

Fig. 5.8-1
Sarcoma osteogênico. (A a D) Quatro exemplos de sarcoma osteogênico do fêmur ilustram o largo espectro das alterações radiográficas. Há variadas quantidades de resposta periosteal exuberante, irregular e destruição óssea irregular.

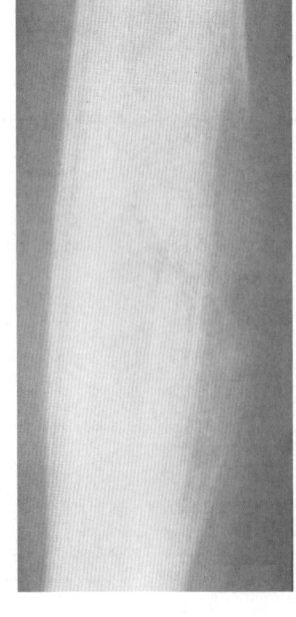

Fig. 5.8-2
Sarcoma de Ewing. Reação periosteal laminada em um lado do osso e elevação periosteal fina (triângulo de Codman) no outro.

Condição	Achados de Imagem	Comentários
Tumor maligno secundário do osso (Fig. 5.8-4)	Múltiplas áreas de reação periosteal localizada sólida ou laminada associada a um processo destrutivo subjacente. Pode haver reação periosteal perpendicular no crânio.	Manifestação comum em crianças com leucemia e metástases de neuroblastoma.
Tumor ou cisto ósseo benigno (Fig. 5.8-5)	Vários padrões de reação periosteal.	Reação periosteal sólida com cistos ou tumores expansivos, especialmente se houver uma fratura patológica subjacente. Reação periosteal elíptica e densa no osteoma osteoide (ninho intracortical radiotransparente).
Osteomielite (Figs. 5.8-6 e 5.8-7)	Reação periosteal sólida ou laminada.	Alastramento subperiosteal de inflamação eleva o periósteo e estimula a deposição de camadas de novo osso paralelas à diáfise. Ao final, uma grande quantidade de novo osso rodeia o córtex em uma grossa manga irregular de osso (invólucro). Interrupção do suprimento sanguíneo cortical leva à necrose do osso com segmentos densos de osso morto avascular (sequestros) restando.
Hemorragia subperiosteal	Reação periosteal sólida ou laminada.	Pode resultar de trauma ou hemofilia.

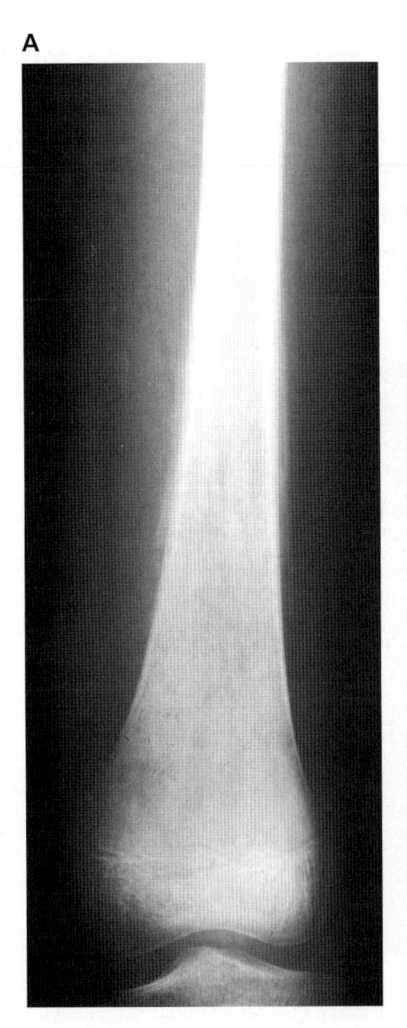

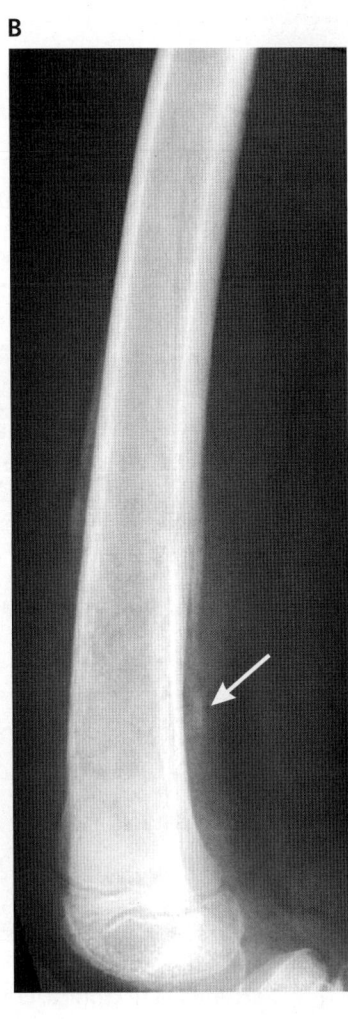

Fig. 5.8-3
Linfoma. (A) Radiografia frontal de uma criança mostra alterações permeativas da diáfise femoral distal com uma reação periosteal densa. (B) Vista lateral mostra claramente a reação periosteal laminada e interrompida (seta), uma característica dos tumores de células redondas incluindo linfoma e sarcoma de Ewing.[18]

Condição	Achados de Imagem	Comentários
Histiocitose de células de Langerhans (ver Fig. 5.6-18)	Reação periosteal sólida ou laminada que pode ser localizada ou extensa.	Aspecto característico de uma transparência nitidamente definida com um padrão biselado peculiar e múltiplos contornos ondulados.
Artrite	Reação periosteal sólida ou laminada.	Mais comum na artrite reumatoide juvenil e artrite reativa; rara na artrite psoríaca.
Estase vascular (Fig. 5.8-8)	Reação periosteal sólida, muitas vezes ondulada, principalmente ao longo das diáfises tibiais e fibulares.	Insuficiência ou obstrução crônica venosa ou linfática. Flebólitos frequentemente ocorrem em veias varicosas.

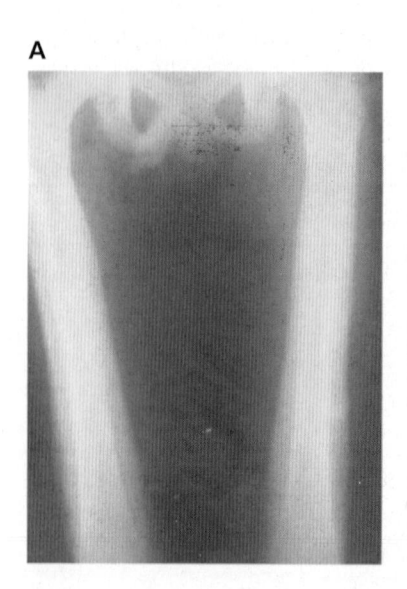

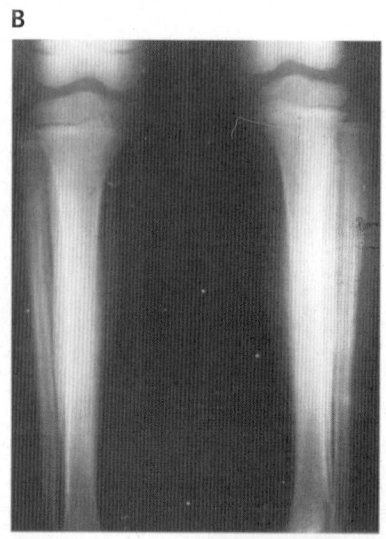

Fig. 5.8-4
Leucemia crônica. Pronunciada neoformação óssea periosteal encapando (A) os fêmures e (B) as tíbias e fíbulas.

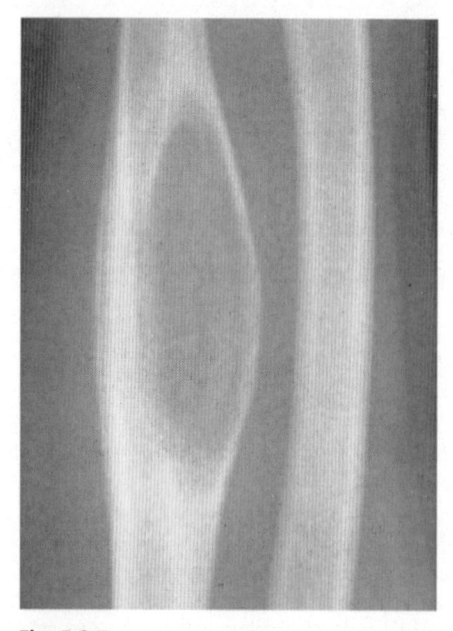

Fig. 5.8-5
Cisto ósseo aneurismático do rádio. Uma lesão em forma de cisto, expansiva, excêntrica, causa abaulamento do córtex e resposta periosteal.

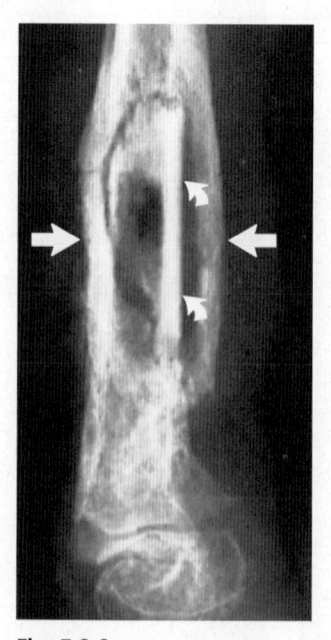

Fig. 5.8-6
Osteomielite crônica. O invólucro (setas retas) engloba o sequestro (setas curvas).

Condição	Achados de Imagem	Comentários
Hiperostose cortical infantil (doença de Caffey) (Fig. 5.8-9)	Reação periosteal laminada na fase de cura. Compromete principalmente a mandíbula, escápula, clavícula, ulna e costelas.	Doença atualmente incomum caracterizada por hiperirritabilidade, edema de tecidos moles, formação de novo osso perióstico e espessamento cortical maciço dos ossos subjacentes. Início é quase sempre antes de 5 meses de idade.
Sífilis (adquirida)/bouba (Figs. 5.8-10 e 5.8-11)	Reação periosteal extensa, sólida, muitas vezes ondulada, ocorrendo independentemente ou em conjunção com gomas na medula óssea.	Reação periosteal difusa, disseminada e simétrica, pode refletir infiltração subjacente por tecido de granulação na sífilis congênita.

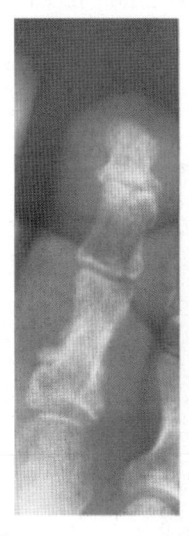

Fig. 5.8-7
Síndrome de Reiter. Reação periosteal penugenta típica em torno da falange proximal. Há também edema de tecido mole do dedo do pé.[19]

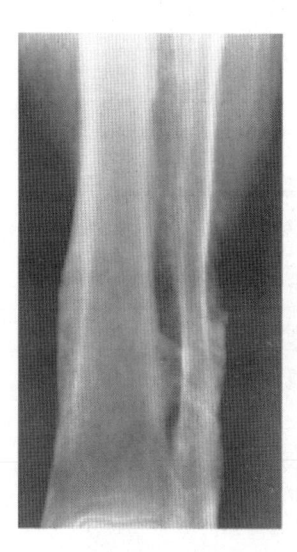

Fig. 5.8-8
Estase vascular. Alterações periosteais extensas em torno das diáfises tibial e fibular.

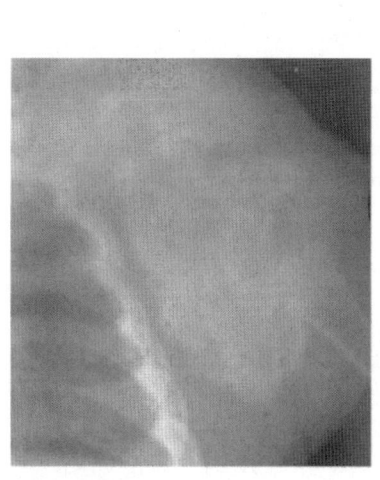

Fig. 5.8-9
Doença de Caffey. Formação periosteal extensa maciça de novo osso em torno da escápula esquerda.

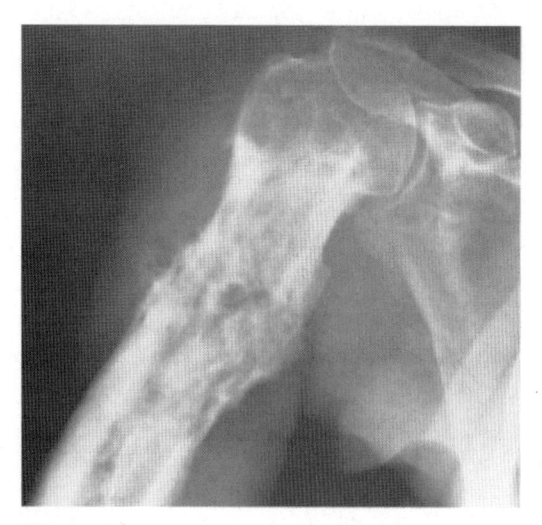

Fig. 5.8-10
Sífilis. Destruição lítica difusa do úmero proximal com esclerose reativa e neoformação óssea periosteal.

Condição	Achados de Imagem	Comentários
Úlcera tropical (Fig. 5.8-12)	Reação periosteal fusiforme localizada no osso embaixo da úlcera. Osso novo periosteal se funde com o córtex para produzir o córtex engrossado, esclerótico (muitas vezes excedendo 1 cm) de um "osteoma de marfim" clássico.	Doença extremamente comum em grande parte da África, que é causada pelos bacilos fusiformes e espiroquetas do tipo Vincent. Úlceras crônicas afetam mais frequentemente crianças e adultos jovens e são usualmente localizadas no meio ou parte inferior da perna.
Infarto ósseo	Resposta periosteal sólida sobrejacente à diáfise de um grande osso tubular (sobrejacente à transparência focal e esclerose do osso medular).	Mais comum na anemia falciforme. Reação periosteal pode ser radiograficamente indistinguível de osteomielite.
Osteomielite secundária (alastramento de infecção contígua de tecido mole)	Reação periosteal sólida associada à destruição e esclerose ósseas.	Mais frequentemente ocorre em pacientes com diabetes melito e insuficiência vascular e compromete predominantemente as mãos e pés ou a área adjacente a uma úlcera de decúbito.

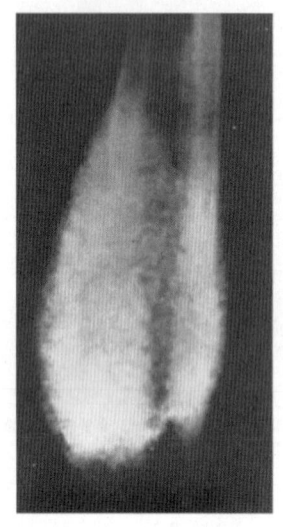

Fig. 5.8-11
Bouba. Neoformação óssea maciça afeta ambos os ossos do antebraço. Filamentos de novo osso se estendem na linha do ligamento interósseo.[8]

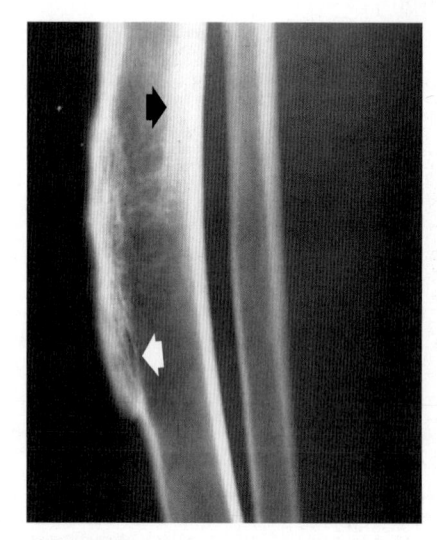

Fig. 5.8-12
Osteoma de marfim da úlcera tropical. Há espessamento cortical da tíbia no lado oposto à úlcera (seta preta), que esteve presente por 1 ano. Reabsorção medular está começando na margem interna do osteoma, e o córtex sólido está começando a mostrar um padrão trabecular (seta branca).[20]

5.9 ■ Reação Periosteal Disseminada ou Generalizada

Condição	Achados de Imagem	Comentários
Osteoartropatia hipertrófica (Fig. 5.9-1)	Reação periosteal grossa (inicialmente fina), irregular, ondulada, que finalmente se funde com o córtex. Compromete simetricamente as diáfises dos ossos tubulares (especialmente os ossos longos do antebraço e perna), poupando as extremidades. Há frequentemente intumescimento de tecidos moles das falanges distais (baqueteamento) sem alterações no osso subjacente.	Mais frequentemente se origina em pacientes com neoplasmas intratorácicos primários, especialmente carcinoma broncogênico. Outras causas comuns incluem tumores da pleura e mediastino, lesões pulmonares supurativas crônicas (abscesso pulmonar, bronquiectasia, empiema), e fibrose cística e metástases pulmonares em lactentes e crianças. Ocasionalmente ocorre em associação a neoplasmas extratorácicos e doenças gastrointestinais (cirrose biliar, colite ulcerativa, doença de Crohn).
Artrite (ver Fig. 5.8-6)	Reação periosteal generalizada (ou localizada), sólida ou laminada.	Artrite reumatoide juvenil (esqueleto periférico e axial, particularmente em inserções de tendões e ligamentos); artrite reativa (calcâneo, ossos tubulares curtos do pé, tíbia e fíbula); artrite psoríaca (infrequentemente).
Síndrome de criança espancada (Fig. 5.9-2)	Reação periosteal exuberante sólida ou laminada ao longo das diáfises dos ossos longos (associada à fraturas múltiplas).	Lesões traumáticas repetidas levam a múltiplas fraturas em várias fases de consolidação. Há muitas vezes fraturas dos cantos das metáfises (com ou sem desvio epifisário associado) e uma ou mais fraturas em locais que de outro modo são raras (costelas, escápula, esterno, coluna ou extremidades laterais das clavículas).

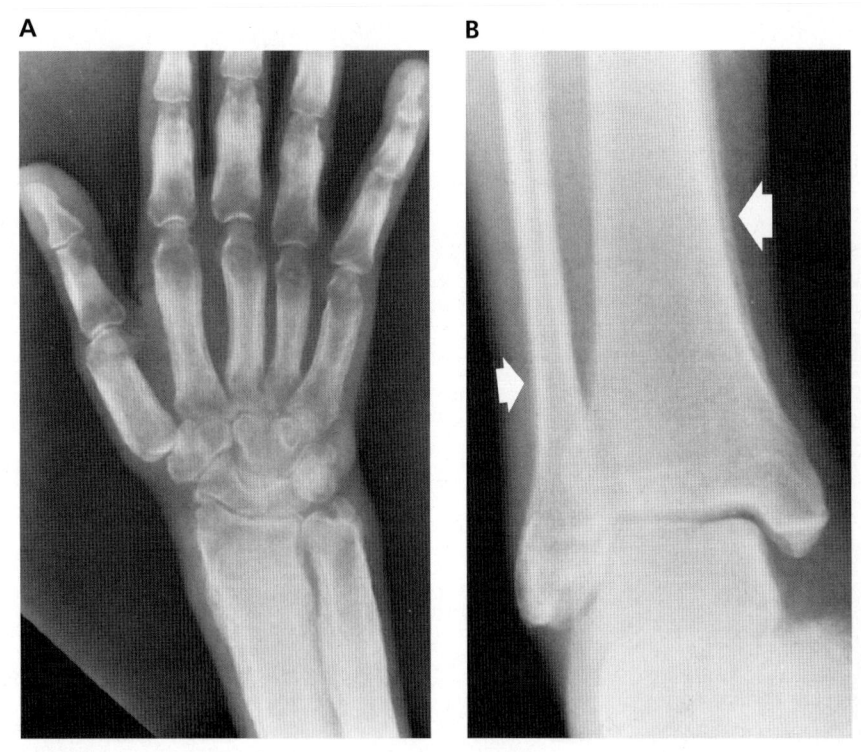

Fig. 5.9-1
Osteoartropatia hipertrófica. Filmes (A) do antebraço e mão e (B) da perna em pacientes com carcinoma broncogênico e mesotelioma, respectivamente, demonstram placas características de formação de novo osso (setas). Observar a neoformação óssea irregular, ondulada, afetando o rádio e ulna distais. Nos metacarpais, a reação periosteal compromete as diáfises e poupa as extremidades destes ossos tubulares. Há alguma desmineralização periarticular em redor das articulações metacarpofalângicas e carpometacarpais, mas nenhuma evidência de erosão óssea ou destruição de cartilagem.

Condição	Achados de Imagem	Comentários
Periostite fisiológica dos recém-nascidos	Reação periosteal generalizada ao longo dos ossos longos das extremidades.	Ocorre durante o segundo e terceiro meses de vida em até 50% dos lactentes (especialmente prematuros). Geralmente considerada uma variação normal causada por crescimento ósseo exuberante nesta idade.
Idiopática	Reação periosteal sólida múltipla e frequentemente simétrica afetando principalmente ossos tubulares.	Ocorre mais frequentemente em inserções de tendões e ligamentos nos ossos.
Estase venosa ou linfática (Fig. 5.9-3)	Reação periosteal generalizada (ou localizada), sólida, fina ou grossa, muitas vezes ondulada, mais comumente ao longo das diáfises tibiais e fibulares.	Na estase venosa (p. ex., veias varicosas), pode haver desenvolvimento de flebólitos (trombos venosos calcificados que aparecem como densidades redondas e frequentemente contêm centros transparentes); também pode haver calcificação semelhante a placas nos tecidos subcutâneos cronicamente congestos.
Acropaquia tireóidea (Fig. 5.9-4)	Reação periosteal espiculada generalizada e simétrica que compromete principalmente as porções médias das diáfises dos ossos tubulares das mãos e pés. Múltiplas pequenas radiotransparências no novo osso periosteal irregular podem produzir uma aparência bolhosa ou rendilhada.	Complicação rara de doença hipertireóidea caracterizada por exoftalmia progressiva, tumefação relativamente assintomática das mãos e pés, baqueteamento dos dedos e mixedema pré-tibial. Desenvolve-se após tireoidectomia ou tratamento com iodo radioativo para hipertireoidismo primário (a maioria dos pacientes está eutireóidea ou hipotireóidea, quando os sintomas aparecem).

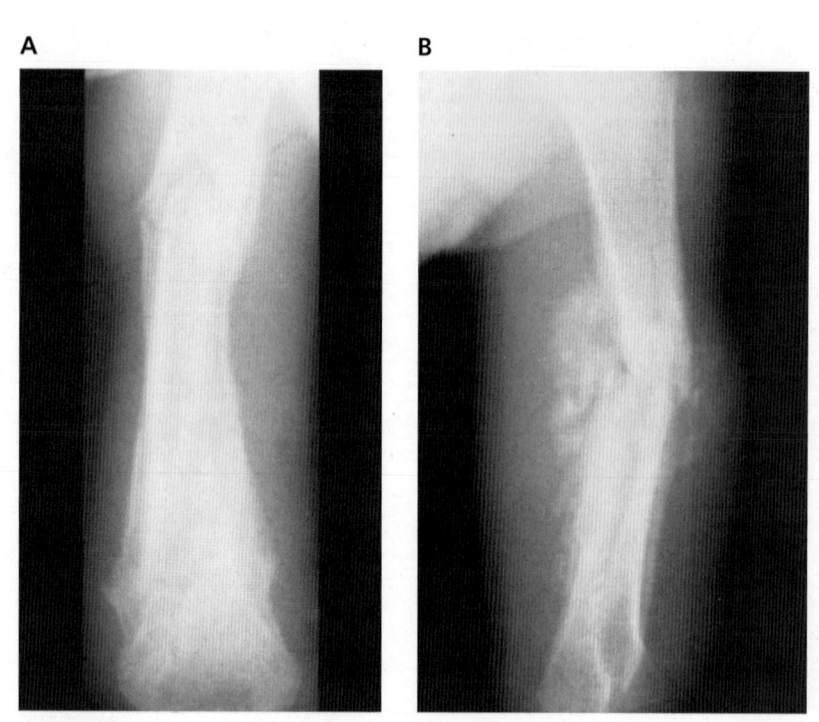

Fig. 5.9-2
Criança espancada. (A e B) Reação periosteal em torno de fraturas em consolidação de ambos os úmeros.

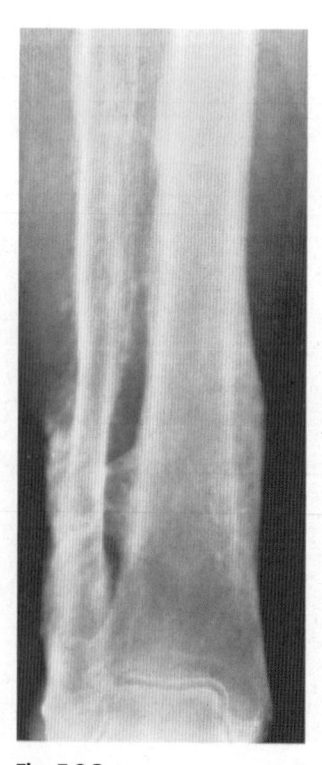

Fig. 5.9-3
Estase venosa. Neoformação óssea periosteal cobrindo a tíbia e fíbula.

Condição	Achados de Imagem	Comentários
Paquidermoperiostose (osteoartropatia hipertrófica primária) (ver Fig. 5.11-10)	Reação periosteal generalizada e simétrica que tende a se fundir com o córtex e principalmente compromete as extremidades distais do rádio, ulna, tíbia e fíbula.	Distúrbio hereditário caracterizado por acentuado espessamento da pele das extremidades, face e couro cabeludo. Doença autolimitada que mais comumente afeta homens adolescentes e progride por vários anos antes de se estabilizar.
Hiperostose cortical infantil (doença de Caffey) (ver Fig. 5.8-8)	Múltiplas áreas de reação periosteal laminada e espessamento cortical maciço na fase de cura. Compromete principalmente a mandíbula, escápula, clavícula, ulna e costelas.	Doença agora incomum caracterizada por hiperirritabilidade, edema de tecidos moles, neoformação óssea periosteal e espessamento cortical dos ossos subjacentes. Início é quase sempre antes de 5 meses de idade. Lesão escapular (usualmente unilateral) pode ser erradamente tomada por tumor maligno.
Hipervitaminose A (Fig. 5.9-5)	Reação periosteal generalizada, sólida ou laminada, que é maior perto do centro da diáfise e se afila para as extremidades. Diferentemente da doença de Caffey, o espessamento periósteo na hipervitaminose A raramente compromete a mandíbula.	Ingestão excessiva crônica de vitamina A produz uma síndrome caracterizada por dor óssea e articular, perda de cabelo, prurido, anorexia, secura e fissuras dos lábios, hepatosplenomegalia e coloração amarela da pele. As alterações radiográficas são mais comumente vistas entre as idades de 1 e 3 anos.
Fluorose (ver Fig. 5.18-16)	Reação periosteal generalizada e simétrica que compromete principalmente ossos tubulares (especialmente em locais de inserções musculares e ligamentares).	Envenenamento por flúor causa esclerose esquelética densa (mais proeminente em vértebras e na pelve) com calcificação de ligamentos (iliolombares, sacrotuberais e sacroespinhais).
Doença de Gaucher	Reação periosteal, generalizada, envolvendo ossos tubulares longos, a coluna e a pelve.	Erro inato do metabolismo lipídico caracterizado por um padrão de vidro fosco, necrose asséptica da cabeça do fêmur e deformidades em frasco de Erlenmeyer.

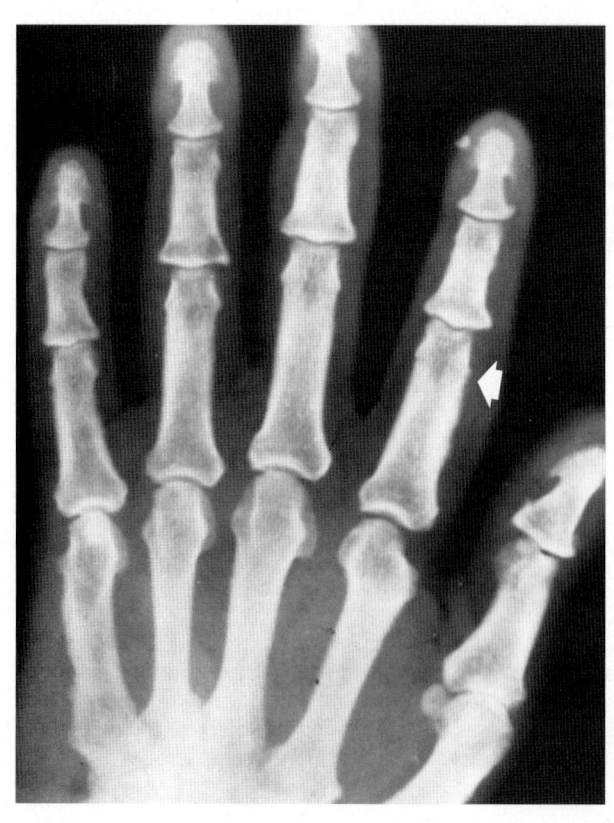

Fig. 5.9-4
Acropaquia tireóidea. Formação de osso novo periósteo espiculado, mais bem vista no aspecto radial da falange proximal do segundo dedo da mão (seta).

Condição	Achados de Imagem	Comentários
Sífilis congênita (ver Fig. 5.21-1)	Reação periosteal difusa, disseminada, simétrica e profunda que afeta principalmente os ossos tubulares longos.	Reflete infiltração subjacente por tecido de granulação sifilítico. Resolução completa, porém lenta, com tratamento.
Esclerose tuberosa (ver Fig. 5.31-6)	Reação periosteal ondulada difusa ou "nódulos" periosteais afetando ossos tubulares (especialmente metacarpais, metatarsais e falanges).	Raro distúrbio hereditário que se apresenta com tríade clínica de convulsões, deficiência mental e adenoma sebáceo. Há frequentemente hematomas renais e intracranianos e calcificações intracerebrais esparsas características.
Queimaduras térmicas	Reação periosteal em ossos subjacentes a áreas de queimaduras graves (representa a resposta local à irritação periosteal).	Geralmente desenvolve-se vários meses depois da lesão. Nos ossos tubulares, produz uma aparência radiográfica similar à da osteoartropatia hipertrófica.
Síndrome mão-pé (anemia falciforme) (ver Fig. 5.31-1)	Reação periosteal que afeta ossos tubulares curtos.	Segue-se a infartos em crianças novas com doença falciforme e produz uma reação periosteal indistinguível da osteomielite.
Escorbuto em cura (Fig. 5.9-6)	Reação periosteal maciça generalizada durante a fase de cura.	Os achados na doença aguda incluem os característicos "linha branca", esporão de Pelken, sinal de Wimberger e centros de ossificação epifisária rodeados por anéis densos firmemente demarcados de calcificação.
Raquitismo em cura	Neoformação óssea periosteal generalizada sólida ou laminada (representa remineralização do osteoide subperióstico).	Listras finas de densidade podem desenvolver-se ao longo das margens corticais externas de ossos longos durante doença aguda. Embora elas se assemelhem à reação periosteal inflamatória, estas sombras representam zonas de osteoide pouco calcificado depositado pelo periósteo.

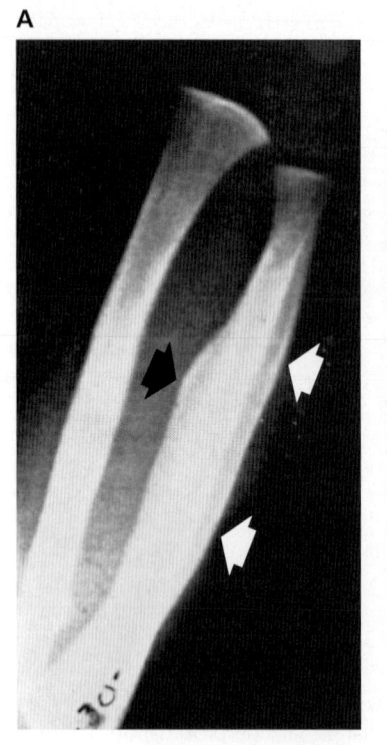

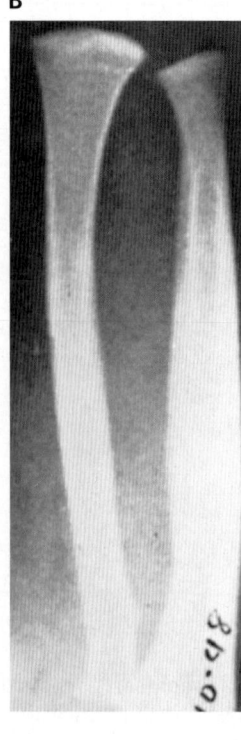

Fig. 5.9-5
Hipervitaminose A. (A) Espessamento cortical fino, ondulado, semelhante à prateleira (setas) durante a fase ativa de envenenamento. (B) Quatro meses depois da interrupção do concentrado vitamínico, a hiperostose está retraída, lisa e mais esclerótica.[21]

5.9 ■ REAÇÃO PERIOSTEAL DISSEMINADA OU GENERALIZADA

Condição	Achados de Imagem	Comentários
Poliarterite nodosa	Reação periosteal simétrica generalizada, mais frequentemente comprometendo as diáfises dos ossos das pernas.	Padrão idêntico ao da osteoartropatia hipertrófica.

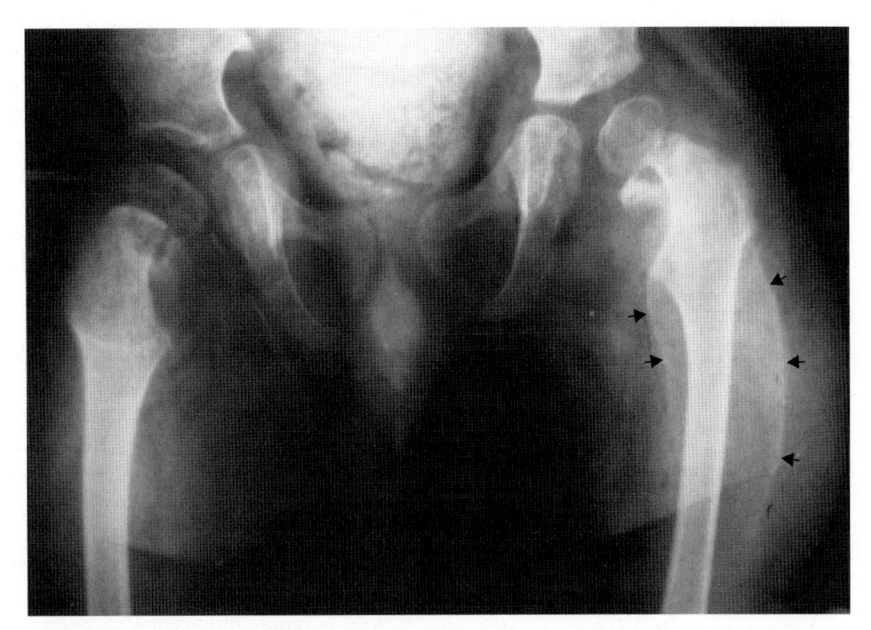

Fig. 5.9-6
Escorbuto. Grande hematoma subperióstico calcificado da diáfise femoral (setas).[16]

5.10 ■ Artrites

Condição	Articulações Comumente Comprometidas	Aspecto Radiográfico e Clínico
Osteoartrite (artropatia degenerativa) (Fig. 5.10-1)	Articulações interfalângicas dos dedos das mãos; primeira articulação carpometacarpal; quadris; joelhos, primeiras articulações metatarsofalângicas; coluna vertebral.	Estreitamento não uniforme, bilateral, do espaço articular, esclerose subcondral e formação de osteófitos marginais (esporões). Cistos subcondrais são comuns, enquanto osteoporose tipicamente está ausente. Osteoartrite primária afeta mais frequentemente mulheres na pós-menopausa e é caracterizada por nódulos de Heberden clássicos (aumento dos esporões produzindo protuberâncias ósseas bem definidas que aparecem clinicamente como espessamento nodoso palpável e visível). Osteoartrite pode também ser secundária a trauma, necrose isquêmica, desalinhamento de estruturas ósseas e outras artrites.
Osteoartrite erosiva (inflamatória) (Fig. 5.10-2)	Articulações interfalângicas distais e primeira articulação carpometacarpal.	Processo inflamatório associado a anormalidades proliferativas e erosivas que predominantemente compromete mulheres de meia-idade. Se predominarem alterações proliferativas (osteófitose, esclerose), a aparência radiográfica resultante é idêntica à da osteoartrite não inflamatória. As erosões da osteoartrite inflamatória frequentemente predominam na porção central da articulação, diferentemente das erosões marginais da artrite reumatoide, psoríase, gota e reticulo-histiocitose multicêntrica.

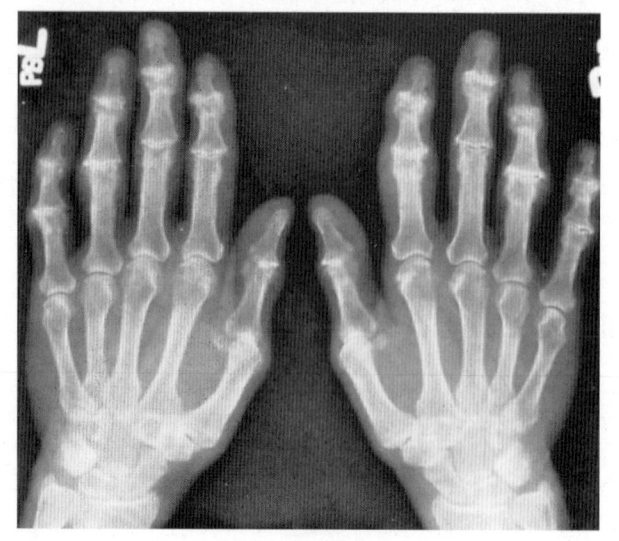

Fig. 5.10-1
Osteoartrite dos dedos das mãos.

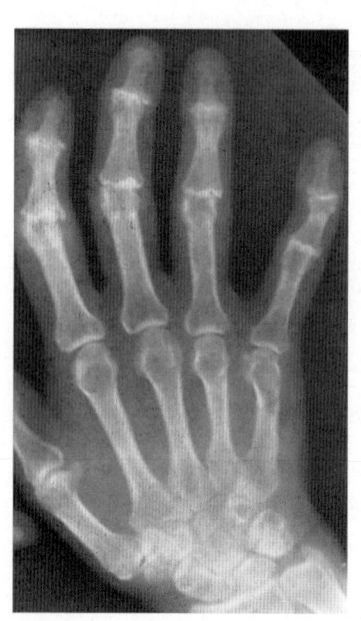

Fig. 5.10-2
Osteoartrite erosiva da mão. Estreitamento das articulações interfalângicas proximais e distais com erosão e formação de esporões.

Condição	Articulações Comumente Comprometidas	Aspecto Radiográfico e Clínico
Artrite reumatoide (Figs. 5.10-3 a 5.10-6) (ver Figs. 6.13-1 e 6.17-6)	Comprometimento bilateral, simétrico, das articulações metacarpofalângicas, interfalângicas proximais e carpais com comprometimento semelhante dos pés. Erosão característica do processo estiloide ulnar. A condição frequentemente progride para o tronco até que praticamente toda articulação no corpo é comprometida. Subluxação atlantoáxial pode desenvolver-se em virtude do enfraquecimento dos ligamentos transversos pela inflamação sinovial.	Inicialmente, edema periarticular fusiforme dos tecidos moles (em razão de derrame articular e sinovite hiperplásica) associado com osteoporose periarticular (causada por desuso e hiperemia local). Extensão de *pannus* das reflexões sinoviais por sobre os ossos causa característicos pequenos focos de destruição erosiva nas margens da articulação. Destruição da cartilagem articular causa estreitamento generalizado do espaço articular que frequentemente é associado à reabsorção óssea extensa. Complicações graves incluem a mão em binóculo de ópera, ancilose óssea sólida, e uma variedade de contraturas e subluxações (botoeira, pescoço de cisne, desvio ulnar). Na RM, *pannus* tem um sinal ligeiramente mais alto que líquido articular em imagens ponderadas em T1, e este tecido altamente vascular foi descrito como demonstrando intensificação forte de contraste.

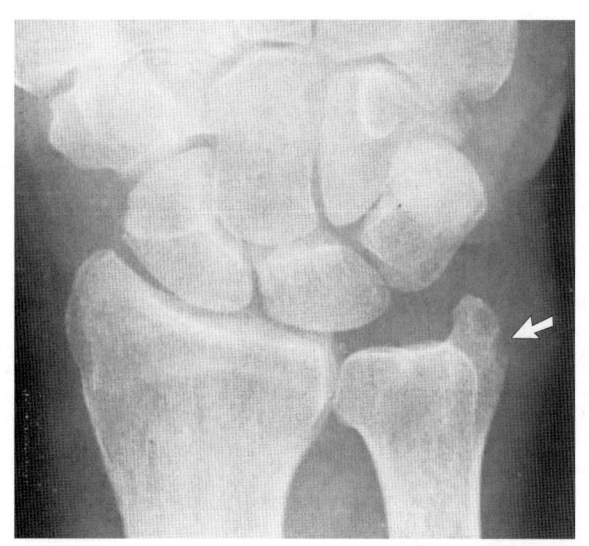

Fig. 5.10-3
Artrite reumatoide. Erosão característica do processo estiloide ulnar (seta) por uma tenossinovite adjacente do tendão extensor ulnar do carpo. Observar o edema associado de tecidos moles.

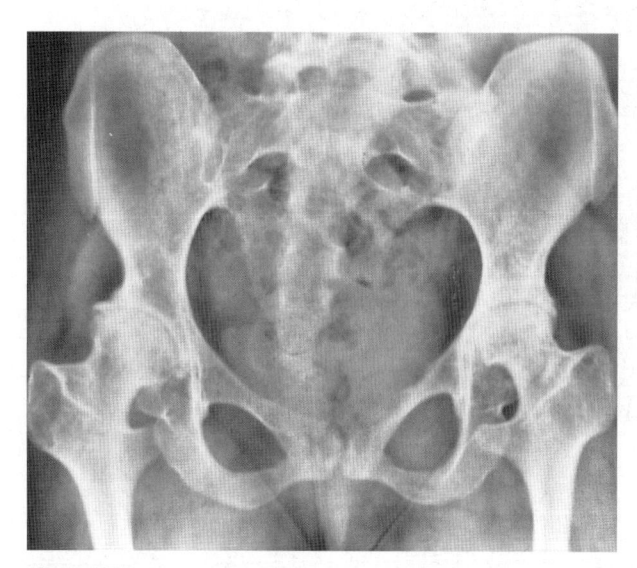

Fig. 5.10-4
Artrite reumatoide da pelve e quadris. Há estreitamento das articulações dos quadris bilateralmente com alguma esclerose reativa. Observar a preservação relativa das margens subcondrais. Em contraste com doença degenerativa, o estreitamento do espaço articular na artrite reumatoide é simétrico e não limitado às superfícies que sustentam peso. Observar também a obliteração de ambas as articulações sacroilíacas.

Condição	Articulações Comumente Comprometidas	Aspecto Radiográfico e Clínico
Artrite reumatoide juvenil (Fig. 5.10-7)	Articulações crescendo rapidamente (joelhos, tornozelos, punhos), diferentemente da distribuição periférica das articulações comprometidas na forma adulta. Doença monoarticular, especialmente em um joelho, é mais comum no tipo juvenil.	Inicialmente, edema de tecidos moles periarticulares e osteoporose. Estreitamento do espaço articular e erosões articulares são achados tardios. Calcificação periosteal é muito mais comum e grave do que na forma adulta, enquanto cistos sinoviais ocorrem infrequentemente. Ancilose em torno do punho e tornozelo é comum. Variedade de perturbações do crescimento, incluindo aceleração inicial por causa da hiperemia local, a seguir retardo causado por fusão epifisária ou por administração de esteroides. Excessivo crescimento da epífise de uma articulação afetada pode produzir uma aparência em balão característica. Outros achados incluem ancilose de articulações apofisárias e subluxação atlantoaxial na coluna cervical, erosão dos côndilos mandibulares e micrognatia e erosão da incisura intercondilar do fêmur (simula hemofilia).

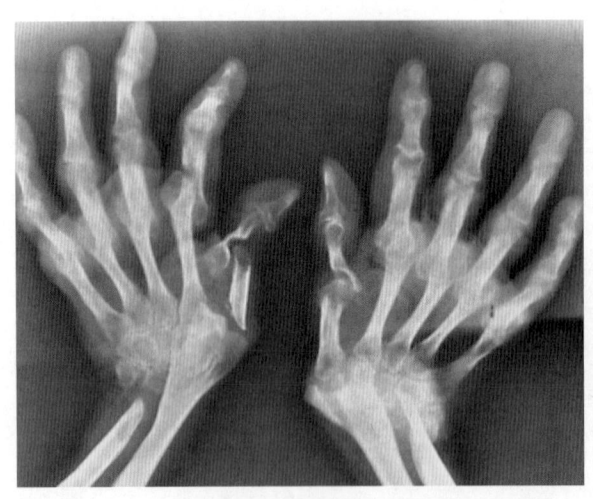

Fig. 5.10-5
Artrite reumatoide mutilante. Mão em binóculo de ópera (deformidade de *lorgnette*) causada por destruição extensa e telescopagem das extremidades ósseas.

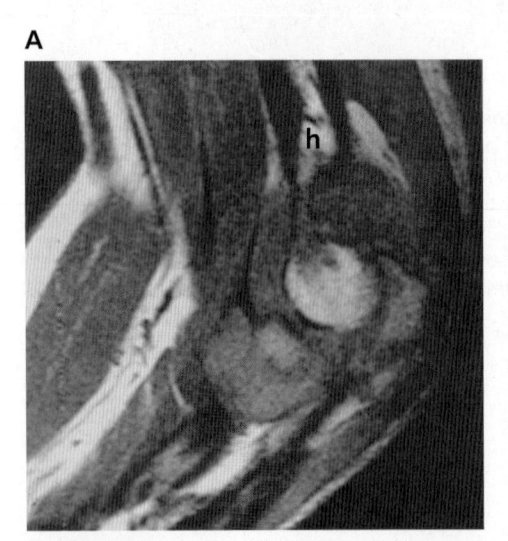

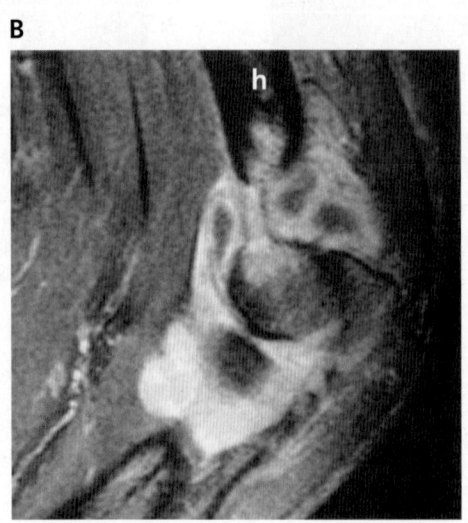

Fig. 5.10-6
Artrite reumatoide. (A) Imagem sagital ponderada em T1 mostra uma articulação distendida conforme indicado por baixo sinal rodeando o úmero distal (h). (B) Imagem ponderada em T, com supressão de gordura após administração de contraste mostra intensificação difusa do *pannus*.[22]

Condição	Articulações Comumente Comprometidas	Aspecto Radiográfico e Clínico
Artrite psoríaca (Figs. 5.10-8 e 5.10-9)	Comprometimento bilateral, usualmente assimétrico, das articulações interfalângicas distais (também pode afetar articulações interfalângicas proximais) das mãos e pés; articulações sacroilíacas e coluna.	Edema de tecido moles, estreitamento do espaço articular e erosões periarticulares simulando artrite reumatoide (embora doença psoríaca afete predominantemente articulações interfalângicas distais em vez de proximais, seja assimétrica e cause pouca ou nenhuma osteoporose periarticular). Aspectos radiográficos característicos incluem uma tendência à ancilose óssea das articulações interfalângicas distais, reabsorção de tufos terminais das falanges distais, reação periosteal penugenta próximo das articulações e ao longo das diáfises, e artrite mutilante com deformidade de "lápis na xícara". Sacroiliite unilateral ou bilateral e sindesmófitos assimétricos na coluna toracolombar.
Artrite reativa (artrite, uretrite, conjuntivite, lesões mucocutâneas) (Figs. 5.10-10 e 5.10-11; ver Fig. 5.8-6)	Articulações sacroilíacas; calcanhares; dedos dos pés.	Afeta principalmente adultos jovens, principalmente homens (após certos tipos de infecções venéreas ou entéricas). Alterações radiográficas muitas vezes simulam artrite reumatoide, embora na artrite reativa elas tendam a ser assimétricas e principalmente comprometer os pés. Manifestações típicas incluem periostite penugenta adjacente às pequenas articulações do pé, tornozelo e calcâneo; esporões calcâneos inferiores; sacroiliite assimétrica e dindesmófitos assimétricos na coluna toracolombar.

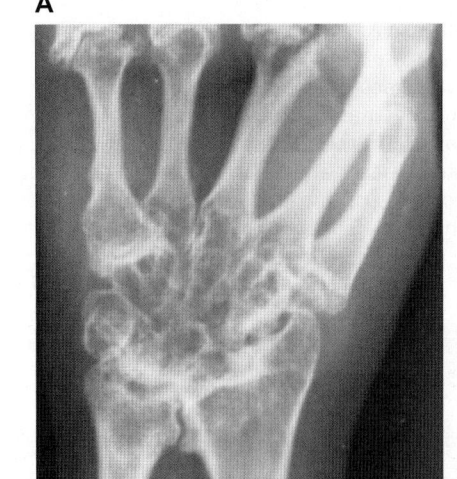

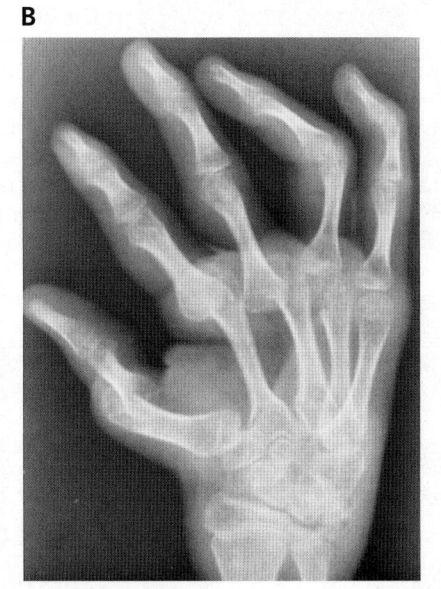

Fig. 5.10-7
Artrite reumatoide juvenil. (A) Desossificão grave dos ossos carpais com estreitamento do espaço articular e mesmo obliteração. Note a ancilose virtual entre o rádio distal e a fileira proximal do carpo. (B) Múltiplas subluxações, especialmente comprometendo as articulações metacarpofalângicas. Há edema difuso periarticular dos tecidos moles com moderada osteoporose.

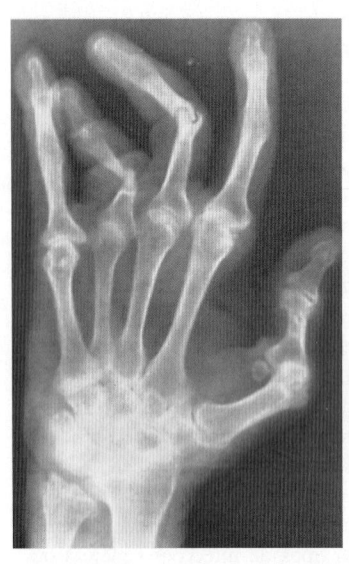

Fig. 5.10-8
Artrite psoríaca. Padrão bizarro de destruição, subluxação e ancilose óssea assimétricas. Observar particularmente a deformidade de lápis em xícara da terceira articulação interfalângica proximal e a ancilose óssea comprometendo o punho e as falanges do segundo e quinto dedos.

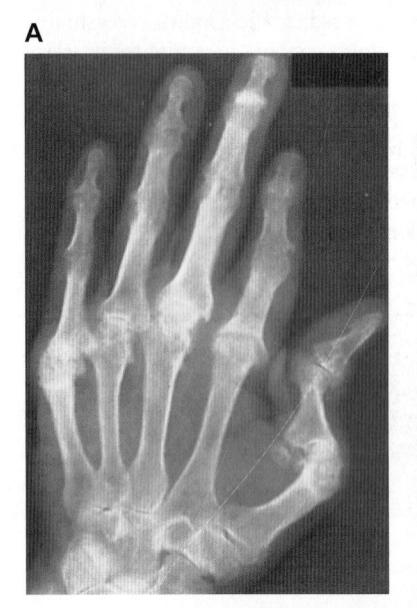

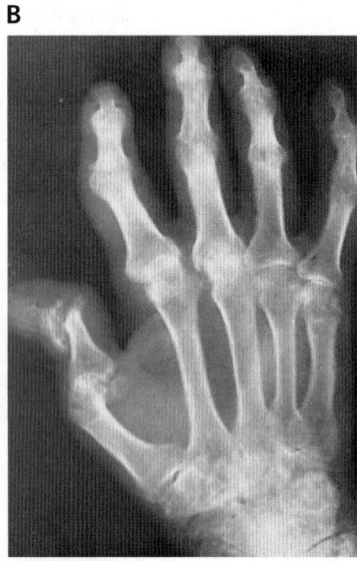

Fig. 5.10-9
Artrite psoríaca. Vistas de ambas as mãos e punhos demonstram ancilose de muitas das articulações interfalângicas com alterações erosivas esparsas envolvendo diversas articulações interfalângicas, a maioria das articulações metacarpofalângicas, e a articulação interfalângica do polegar direito. Observar a notável assimetria de comprometimento dos ossos carpais, uma aparência diferente da esperada na artrite reumatoide.

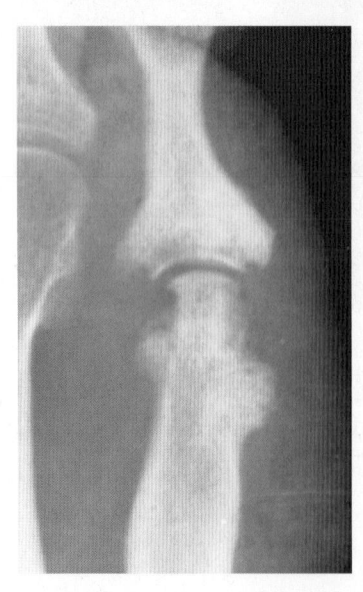

Fig. 5.10-10
Artrite reativa. Alterações erosivas em torno da articulação metatarsofalângica do quinto dedo. As erosões comprometem a região justa-articular, deixando intacto o córtex articular.

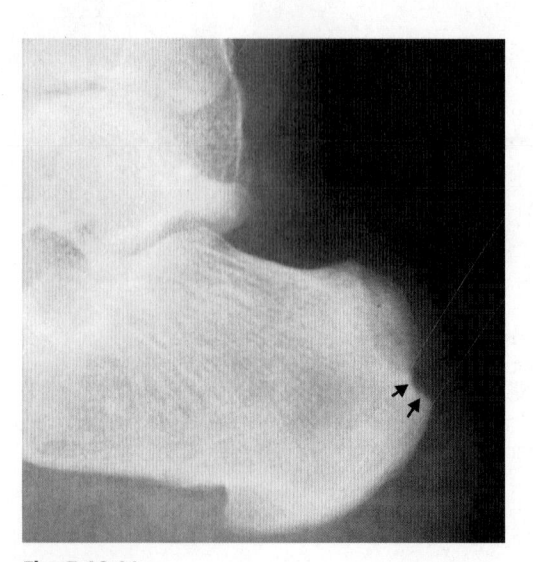

Fig. 5.10-11
Artrite reativa. Notável erosão óssea (setas) na inserção do tendão do calcâneo na margem posterossuperior do calcâneo.

Condição	Articulações Comumente Comprometidas	Aspecto Radiográfico e Clínico
Espondilite anquilosante (Figs. 5.10-12 a 5.10-14)	Articulações sacroilíacas; coluna vertebral; quadris; pequenas articulações das mãos e pés	Quase sempre começa como sacroiliite bilateral simétrica que pode conduzir à ancilose fibrosa e óssea completa. Na coluna lombar, a doença tende inicialmente a comprometer os níveis mais inferiores e progredir para cima com característicos corpos vertebrais quadrados e coluna de bambu (ossificação nos tecidos paravertebrais e ligamentos espinhais longitudinais combinada com extensas pontes ósseas laterais [sindesmófitos] entre os corpos vertebrais). Fraturas ocorrem frequentemente através de um espaço discal (em vez de um corpo vertebral) e continuam através dos elementos posteriores. Neoformação proliferativa de novo osso ("rebarbas") muitas vezes se desenvolve em locais de inserções ligamentares ou musculares. Comprometimento articular periférico (em até metade dos pacientes) simula psoríase ou síndrome de Reiter.
Artrite de Jaccoud (Fig. 5.10-15)	Múltiplas articulações das mãos e, menos frequentemente, dos pés.	Ocorrência rara após resolução de um ataque grave de febre reumática. Geralmente há apenas edema periarticular limitado, mas pode raramente causar deformidades permanentes (desvio ulnar, contraturas em flexão) sem estreitamento de espaços articulares ou erosão óssea.
Artrite associada à doença intestinal inflamatória	Articulações sacroilíacas; coluna vertebral; joelhos; cotovelos.	Comprometimento espinal idêntico à espondilite anquilosante. Artrite periférica é usualmente limitada a edema de tecidos moles e derrame articular, que tende a ser migratório, usualmente se segue ao início da colite, geralmente se agrava durante exacerbações da doença do cólon, e usualmente não causa dano residual. Alguma forma de artrite ocorre em até 25% dos pacientes com colite ulcerativa ou de Crohn.

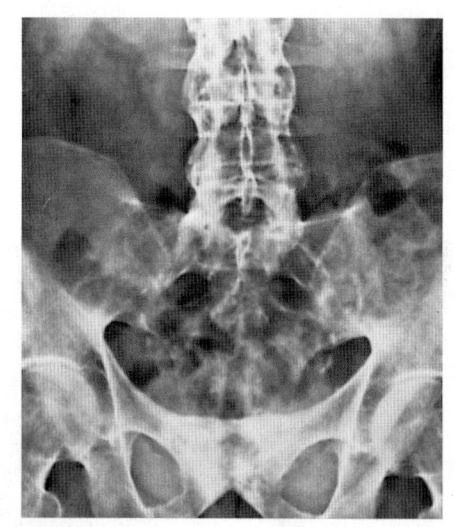

Fig. 5.10-12
Espondilite anquilosante. Obliteração simétrica bilateral das articulações sacroilíacas com sindesmófitos proeminentes na coluna lombar inferior.

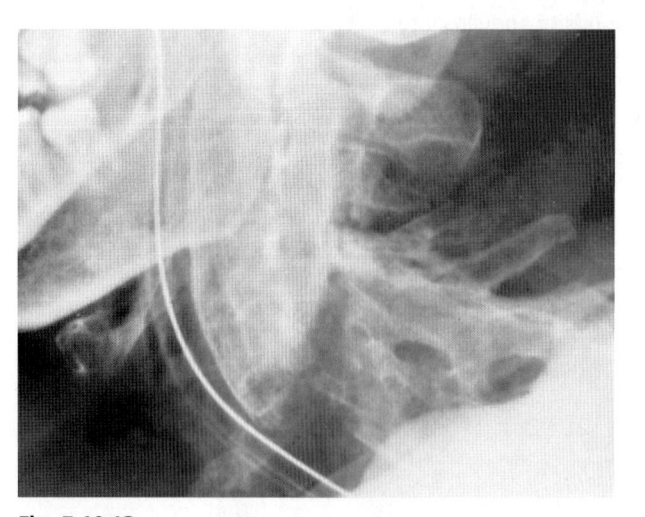

Fig. 5.10-13
Espondilite anquilosante. Fratura oblíqua da coluna cervical média, com luxação anterior do segmento superior, é vista em um paciente que caiu enquanto dançava e bateu com sua cabeça. A fratura se estende pela massa lateral e lâmina. Em virtude da perda de flexibilidade e da osteoporose, pacientes com espondilite anquilosante podem sofrer uma fratura com trauma relativamente leve.

Condição	Articulações Comumente Comprometidas	Aspecto Radiográfico e Clínico
Gota (Figs. 5.10-16 a 5.10-19)	Primeira articulação metatarsofalângica; articulações interfalângicas; cotovelos; joelhos.	Derrame articular, edema periarticular, tofos nos tecidos moles e características erosões "mordidas de rato" com margens escleróticas e bordas projetadas adjacentes (mas não comprometendo) a superfície articular. Na doença avançada, lesões destrutivas graves são associadas a estreitamento do espaço articular e mesmo ancilose fibrosa. Nenhuma osteoporose (pacientes são assintomáticos e sem incapacidade entre ataques agudos). Pode haver condrocalcinose e acro-osteólise de tufos falângicos terminais. Em RM, a maioria dos tofos é isointensa ao músculo em imagens ponderadas em T1; em imagens ponderadas em T2, a maioria tem intensidade de sinal heterogênea baixa à intermediária, embora tenham sido descritas lesões com alta intensidade. Intensificação de contraste homogênea e intensa é observada frequentemente.

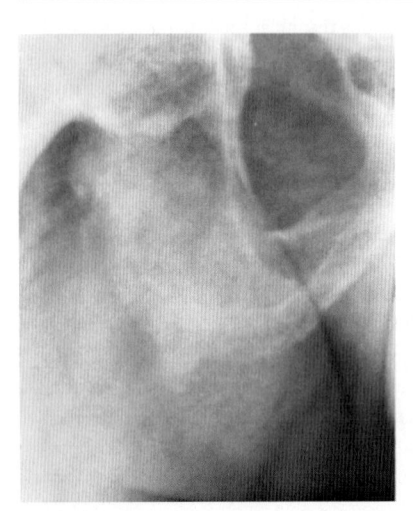

Fig. 5.10-14
Espondilite anquilosante. Proliferação irregular de novo osso (rebarbas) ao longo do ramo púbico inferior.

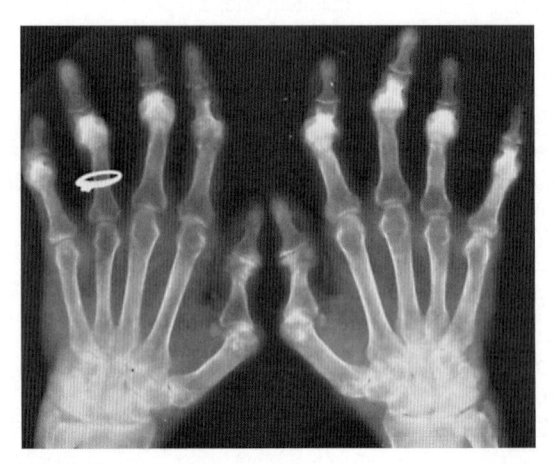

Fig. 5.10-15
Artrite de Jaccoud. Vistas frontais das mãos e punhos demonstram desvio ulnar brando com flexão pronunciada das articulações interfalângicas proximais. Não há evidência de estreitamento de espaço articular ou erosão óssea.

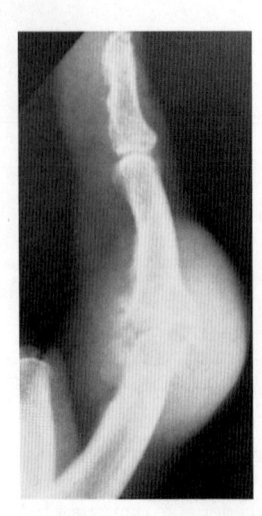

Fig. 5.10-16
Gota. Grave derrame articular e edema periarticular em torno da articulação interfalângica proximal de um dedo da mão. Notar a erosão associada da cartilagem articular.

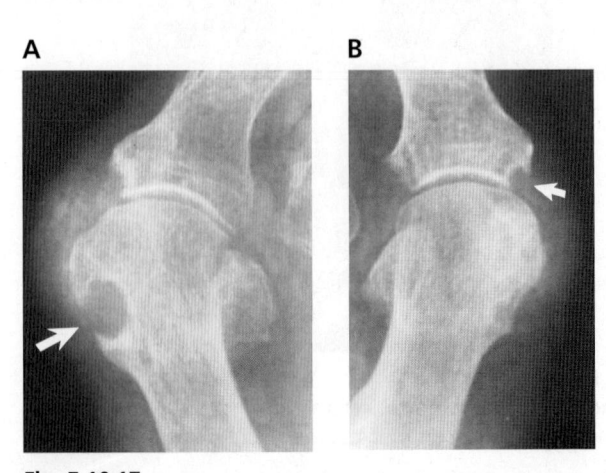

Fig. 5.10-17
Gota. Dois exemplos de erosões típicas de mordida de rato em torno da primeira articulação metatarsofalângica (setas). As lesões semelhantes a cistos possuem margens escleróticas finas e margens projetadas características.

Condição	Articulações Comumente Comprometidas	Aspecto Radiográfico e Clínico
Hemofilia (Figs. 5.10-20 a 5.10-22)	Joelhos; cotovelos; tornozelos.	Sangramento recorrente dentro de articulações inicialmente causa distensão articular com densidade aumentada nebulosa (deposição de pigmento de ferro) nos tecidos moles periarticulares. Na doença crônica, a sinovial hiperplásica causa destruição da cartilagem e estreitamento do espaço articular com múltiplos cistos subcondrais. Outros achados característicos incluem aumento e ossificação prematura de centros epifisários, alargamento e aprofundamento da incisura intercondilar do fêmur, retificação da margem inferior da patela e lesões ósseas expansivas destrutivas (pseudotumor da hemofilia) representando hemorragia intraóssea extensa. Em RM, membrana sinovial hipertrofiada resultando de hemartrose repetitiva tem baixo sinal característico em todas as sequências de pulsos, em razão do efeito de suscetibilidade magnética causado pela hemossiderina.
Doença de CPPD (cálcio pirofosfato diidratado) (Fig. 5.10-23)	Joelhos; punhos; cotovelos; quadril; ombros.	Leva ao desenvolvimento de osteoartrite secundária (formação de cistos subcondrais, esporões hipertróficos, estreitamento do espaço articular e esclerose subcondral). Condrocalcinose frequente.
Doença de deposição de hidroxiapatita	Ombros; quadris.	Calcificações amorfas em articulações ou bolsas podem causar alterações erosivas inflamatórias.
Lúpus eritematoso sistêmico (Fig. 5.10-24)	Mãos.	Subluxações e desalinhamento de articulações na ausência de erosões. Deformidades típicas incluem desvio ulnar nas articulações metacarpofalângicas e deformidades de hiperextensão e hiperflexão (botoeira, pescoço de cisne) nas articulações interfalângicas.

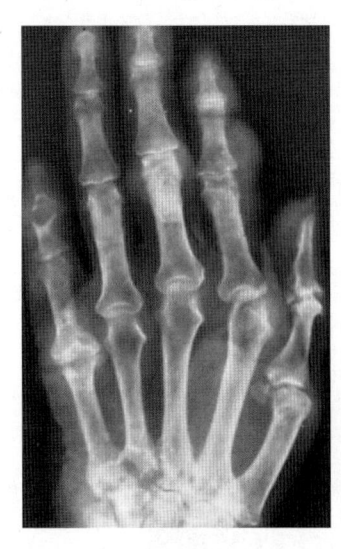

Fig. 5.10-18
Gota. Deposição difusa de cristais de urato nos tecidos periarticulares da mão produz múltiplos intumescimentos grumosos grandes que representam tofos gotosos. Notar as alterações erosivas que tipicamente comprometem os ossos carpais e as articulações interfalângicas distais e metacarpofalângicas dos quintos dedos.

5 ■ PADRÕES ESQUELÉTICOS

Condição	Articulações Comumente Comprometidas	Aspecto Radiográfico e Clínico
Esclerodermia (ver Fig. 5.19-1)	Mãos e pés.	Edema de tecidos moles e osteoporose periarticular juntamente com reabsorção característica de falange terminal e calcificações de tecidos moles. Alterações erosivas podem representar artrite reumatoide coexistente.

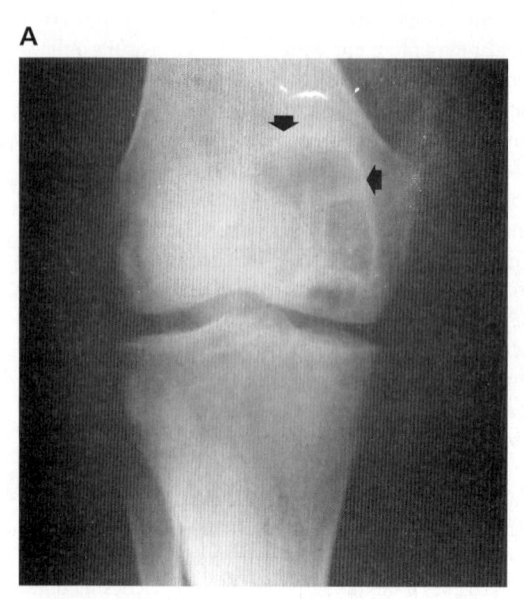

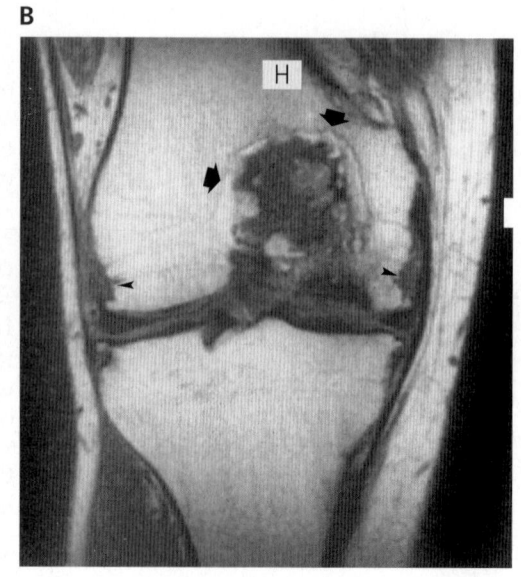

Fig. 5.10-19
Gota. (A) Radiografia frontal do joelho mostra uma lesão osteolítica comprometendo o côndilo interno e área intercondilar do fêmur distal com uma margem esclerótica bem definida (setas). (B) Imagem de RM ponderada em T1 coronal mostra uma lesão bem definida de intensidade heterogênea de sinal com uma margem ondulada (setas), que se comunica com o espaço articular. Medula circundando a lesão mostra intensidade normal. As pequenas erosões dos côndilos femorais e massas adjacentes de tecidos moles (pontas de seta) presumivelmente representam tofos justa-articulares.[23]

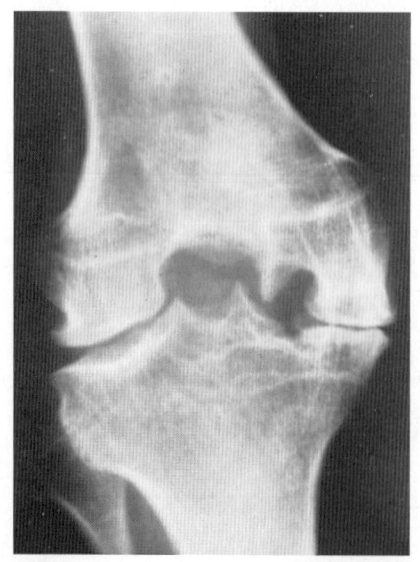

Fig. 5.10-20
Hemofilia. A incisura intercondilar está acentuadamente alargada e há trabéculas mais engrossadas, estreitando o espaço articular, e formação de esporões.

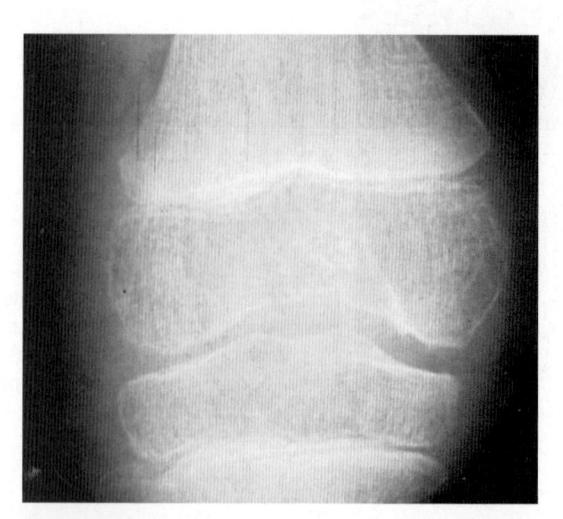

Fig. 5.10-21
Hemofilia do joelho em uma criança. Há desmineralização e trabeculação grosseira com crescimento excessivo das epífises femoral distal e tibial proximal. A incisura intercondilar é moderadamente alargada.

Condição	Articulações Comumente Comprometidas	Aspecto Radiográfico e Clínico
Sarcoidose (ver Fig. 5.31-5)	Mãos.	Em aproximadamente 15% dos pacientes, a doença se apresenta como uma poliartrite aguda transitória com edema de tecidos moles periarticulares. Nenhuma osteoporose importante ou deformidades radiográficas crônicas. As falanges podem mostrar um padrão trabecular mais grosseiro ou áreas transparentes em sacabocados nitidamente circunscritas.
Febre mediterrânea familial	Articulações sacroilíacas; grandes articulações das extremidades inferiores.	Edema de tecidos moles transitório inespecífico e osteoporose com raras alterações destrutivas. Comprometimento bilateral, assimétrico, das articulações sacroilíacas.
Neuroartropatias (ver Seção 5.13)		Ver página 1053.
Reticulo-histiocitose multicêntrica (Fig. 5.10-25)	Comprometimento bilateral, simétrico, das articulações interfalângicas das mãos e pés. Subluxação atlantoaxial.	Erosões marginais bem circunscritas (simulando gota) causadas por deposição de macrófagos contendo lipídio. Pode finalmente causar reabsorção dramática das falanges, encurtamento dos dedos das mãos e artrite mutilante terminal. Desenvolvimento característico de múltiplas massas de tecidos moles que produzem uma aparência encaroçada-encurtada.
Ocronose (deposição de ácido homogentísico) (ver Fig. 6.14-2)	Coluna; ombros; quadris; joelhos.	Calcificação laminada densa de múltiplos discos intervertebrais (começa na coluna lombar e pode estender-se cefalicamente). Estreitamento de espaços discais intervertebrais e osteoporose de corpos vertebrais. Tipo degenerativo grave de artrite (estreitamento do espaço articular, osteófitos marginais, esclerose subcondral) pode desenvolver-se em grandes articulações periféricas em uma idade jovem.

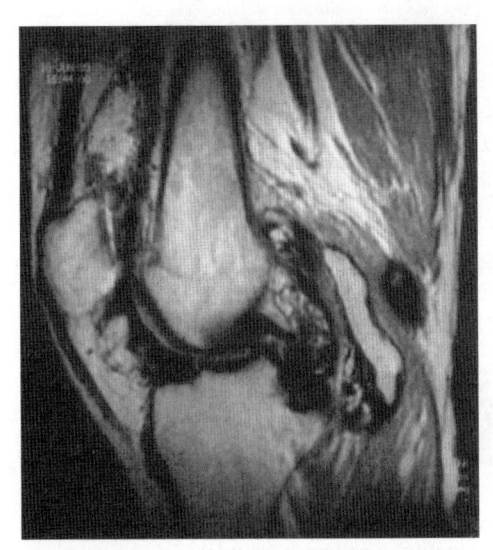

Fig. 5.10-22
Hemofilia. Imagem de RM ponderada em T1 sagital mostra tecido sinovial espessado com sinal de muito baixa intensidade em razão de depósitos de hemossiderina e da formação de cicatriz e tecido fibroso neste paciente com artropatia crônica.[23]

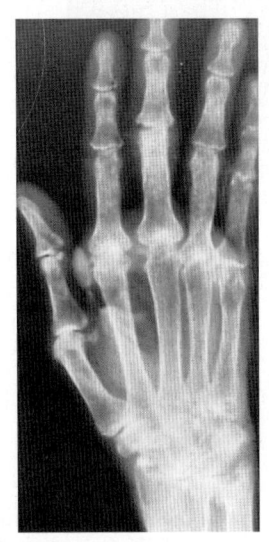

Fig. 5.10-23
Artropatia de CPPD (cálcio pirofosfato diidratado). Estreitamento grave do espaço articular, alterações erosivas, e esclerose em torno do punho. Alterações menos pronunciadas comprometem as articulações metacarpofalângicas e a articulação interfalângica proximal do terceiro dedo.

Condição	Articulações Comumente Comprometidas	Aspecto Radiográfico e Clínico
Hemocromatose (deposição sinovial de ferro) (Fig. 5.10-26)	Articulações metacarpofalângicas e interfalângicas das mãos.	Cistos e erosões subarticulares, estreitamento do espaço articular, osteófitos, esclerose, subluxação e achatamento e alargamento das cabeças metacarpais (especialmente o segundo e o terceiro). Também pode produzir alterações osteoartríticas em grandes articulações (joelhos, quadris) e osteoporose difusa da coluna, levando ao colapso vertebral.

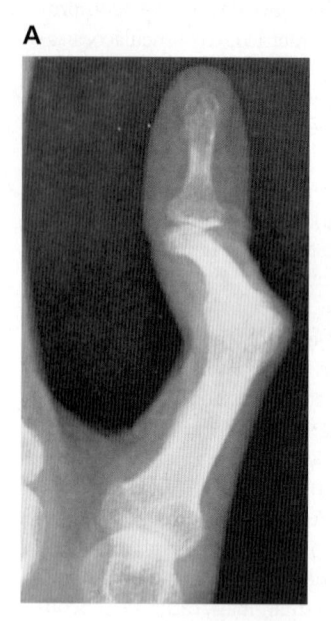

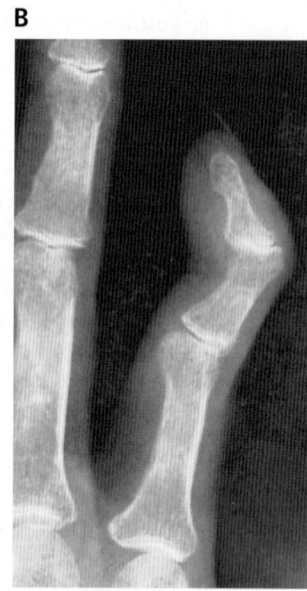

Fig. 5.10-24
Lúpus eritematoso sistêmico. (A) Flexão da articulação interfalângica proximal e hiperextensão da articulação interfalângica distal resultam em uma deformidade em botoeira. (B) Hiperextensão da articulação interfalângica proximal e flexão da articulação interfalângica distal produzem uma deformidade em pescoço de cisne.[19]

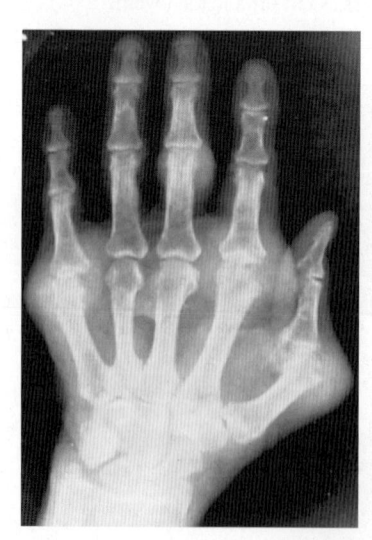

Fig. 5.10-25
Histiocitose multicêntrica. Múltiplas massas de tecidos moles produzem uma aparência encaroçada-encurtada. Os depósitos de células gigantes multinucleadas nos tecidos moles produziram erosões do osso justa-articular. Embora neste estádio a maior parte dos espaços articulares esteja poupada, comprometimento extenso da segunda articulação metacarpofalângica conduziu à destruição total da articulação.[19]

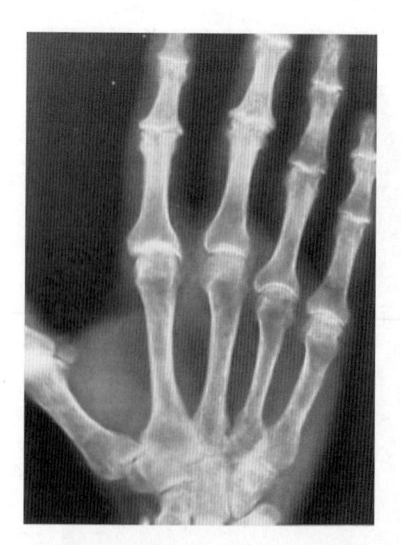

Fig. 5.10-26
Hemocromatose. Estreitamento difuso do espaço articular com erosões esparsas, osteófitos e esclerose articular.

Condição	Articulações Comumente Comprometidas	Aspecto Radiográfico e Clínico
Acromegalia (excesso de hormônio do crescimento em adultos) (Fig. 5.10-27)	Excessivo crescimento generalizado de cartilagem (especialmente articulações metacarpofalângicas e dos quadris).	Alterações degenerativas com proeminente formação de esporões se desenvolvem em uma fase precoce, mas, diferentemente da osteoartrite típica, a acromegalia resulta em espaços articulares que permanecem normais ou são mesmo alargados. Achados associados incluem crescimento excessivo de tufos terminais das falanges, coxins espessados dos calcanhares e micrognatia.
Sinovite vilonodular pigmentada (SVNP) (Figs. 5.10-28 e 5.10-29)	Joelhos; tornozelos; quadris.	Derrame articular com múltiplas massas nodulares de tecido mole que nunca calcificam, mas podem parecer densas por causa de depósitos de hemossiderina. Invasão do osso adjacente pode causar defeitos semelhantes a cistos subcondrais com margens nítidas e escleróticas. Diferentemente de artrite reumatoide ou infecciosa, o espaço articular usualmente é preservado, e não há osteoporose, uma vez que o distúrbio não cause muita incapacidade. Em RM, a hemossiderina faz as lesões sinoviais terem baixa intensidade de sinal (especialmente na periferia) em imagens ponderadas em T2. Em RM, a sinovial espessada de modo difuso ou nodular tem intensidade de sinal baixa à intermediária em relação a do músculo em imagens ponderadas em T1 e baixa intensidade de sinal em sequências ponderadas em T2 (em virtude do efeito de suscetibilidade magnética da hemossiderina e mais manifestado na periferia das lesões).

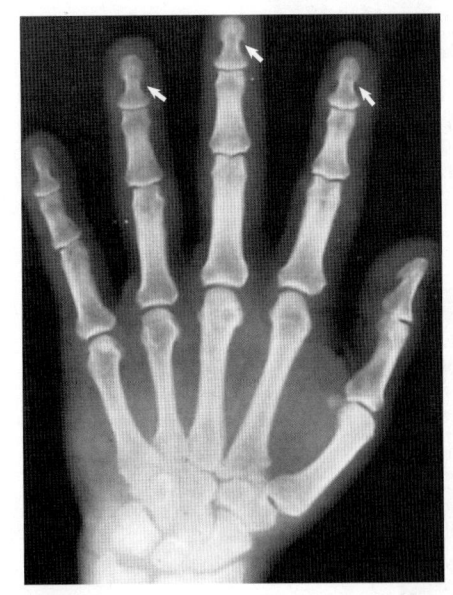

Fig. 5.10-27
Acromegalia. Alargamento das articulações metacarpofalângicas, espessamento dos tecidos moles dos dedos e excessivo crescimento dos tufos das falanges distais (setas).

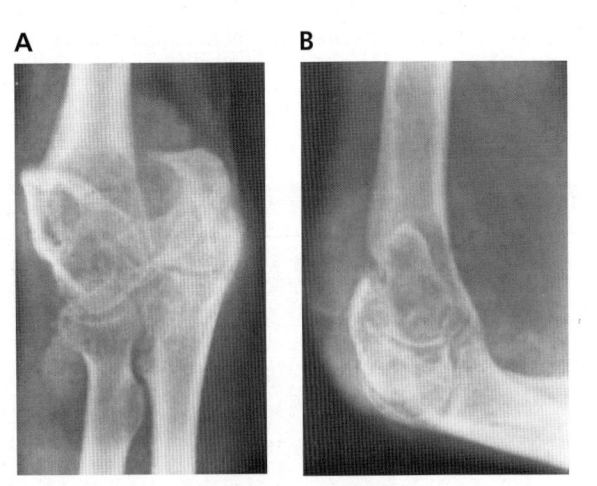

Fig. 5.10-28
Sinovite vilonodular pigmentada. Vistas (A) frontal e (B) lateral do cotovelo demonstram um derrame articular com massas nodulares de tecido mole, estendendo-se além da cápsula articular. A massa de tecido mole aparece densa em virtude dos depósitos de hemossiderina dentro dela. Grandes erosões ósseas refletem uma combinação de efeito de pressão e invasão direta pelo crescimento sinovial.

5 ▪ PADRÕES ESQUELÉTICOS

Condição	Articulações Comumente Comprometidas	Aspecto Radiográfico e Clínico

Artrite infecciosa
  Piogênica
  (Figs. 5.10-30 e 5.10-31)
	Qualquer articulação (mais comumente os joelhos, quadris, ombros e coluna).	Edema de tecidos moles seguido pela destruição rápida de cartilagem (estreitamento do espaço articular) e osso que aparece pela primeira vez em radiografias simples 8 a 10 dias após o início dos sintomas. Infecção grave não tratada causa destruição extensa e perda do contorno cortical inteiro. Destruição completa da cartilagem articular leva à ancilose óssea. Na coluna, artrite piogênica compromete rapidamente os discos intervertebrais (diferentemente de doença metastática). Em RM, o derrame articular e sinovite são de baixa intensidade de sinal em imagens ponderadas em T1 e têm sinal alto em sequências ponderadas em T2.

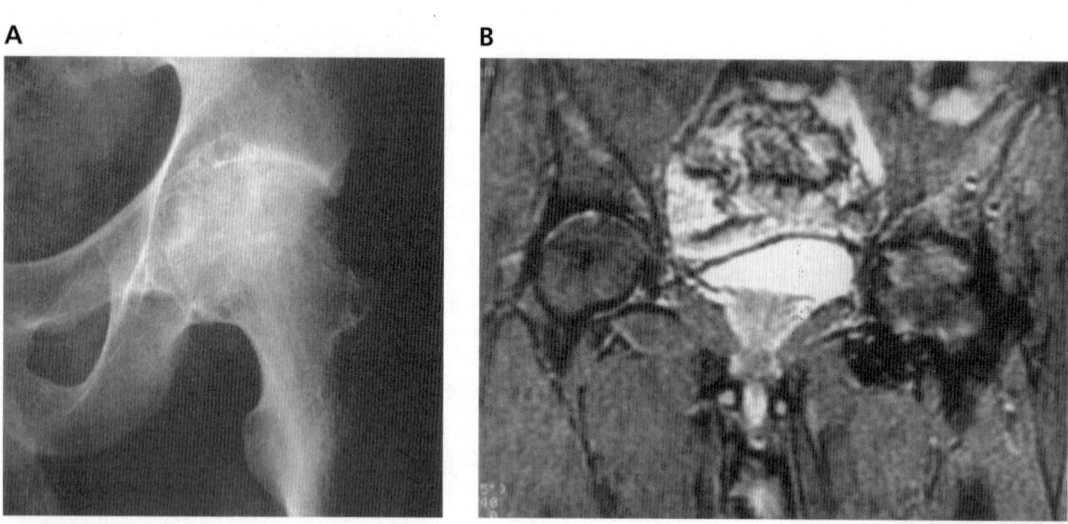

Fig. 5.10-29
Sinovite vilonodular pigmentada. (A) Radiografia frontal do quadril mostra estreitamento do espaço articular e múltiplos defeitos líticos subcondrais em ambos os lados da articulação. (B) Imagem coronal de RM em ecogradiente mostra tecido de muito baixa intensidade de sinal delineando a cápsula articular. Observar a deposição proeminente de hemossiderina.[23]

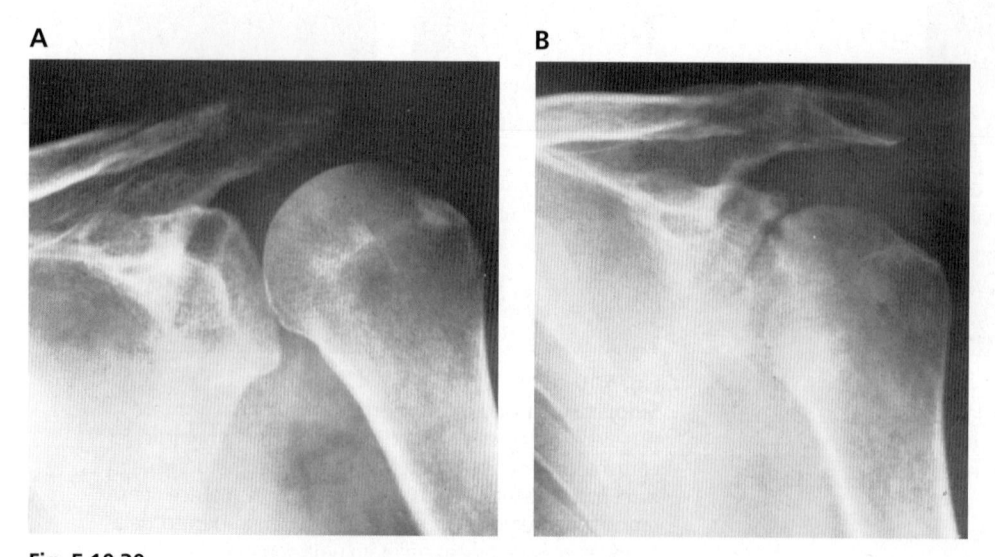

Fig. 5.10-30
Artrite estafilocócica aguda. (A) Vários dias após instrumentação do ombro para dor articular, há separação da cabeça umeral da cavidade glenoidal em razão do líquido no espaço articular. (B) Seis semanas mais tarde, há acentuada destruição de cartilagem e osso, com esclerose em ambos os lados da articulação glenoumeral.

Condição	Articulações Comumente Comprometidas	Aspecto Radiográfico e Clínico
Tuberculose (Figs. 5.10-32 e 5.10-33)	Coluna; quadris; joelhos.	Início insidioso e evolução lentamente progressiva caracterizada por extensa osteoporose justa-articular que precede destruição óssea (diferentemente de artrite piogênica, em que osteoporose é um achado relativamente tardio). Destruição de cartilagem e osso ocorrem relativamente tarde e tendem inicialmente a envolver a periferia de uma articulação, poupando as superfícies de suporte de peso máximo que são destruídas na artrite piogênica. Na coluna, infecção começa no corpo vertebral (não no disco, como na infecção piogênica) e leva ao colapso vertebral e muitas vezes a uma cifose angular aguda característica (deformidade em giba). Extensão da infecção pode produzir um abscesso frio (massa paraespinal fusiforme de tecido mole).

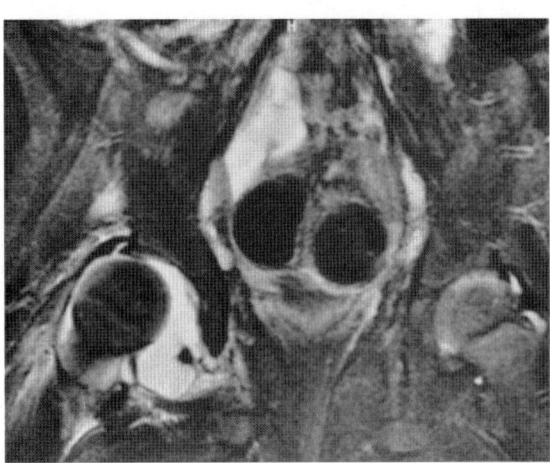

Fig. 5.10-31
Artrite séptica. Imagem de RM em STIR coronal em uma criança demonstra um grande derrame articular de sinal alto no quadril direito que causa subluxação da cabeça femoral lateralmente do acetábulo. Nenhuma erosão óssea ou edema da medula é evidente.[22]

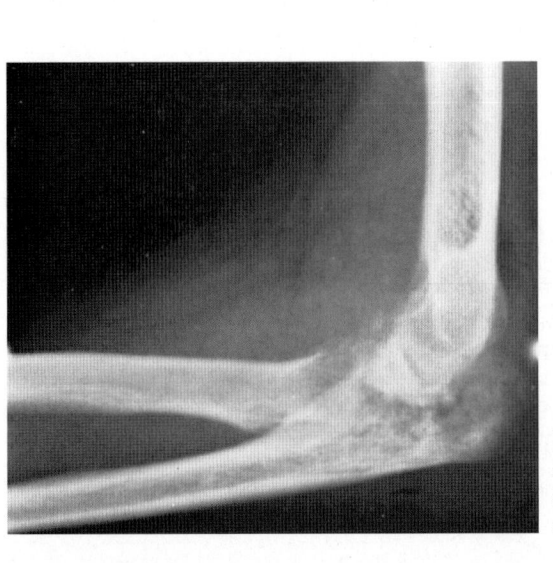

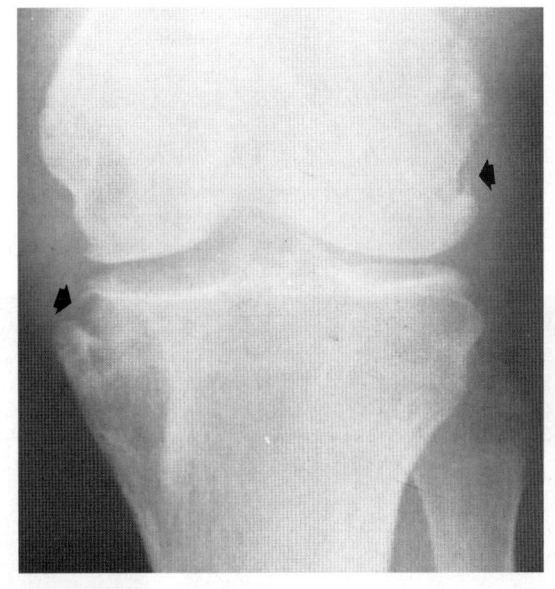

Fig. 5.10-32
Artrite tuberculosa do joelho. Em ambos os lados da articulação há lesões ósseas destrutivas (setas) comprometendo os côndilos medial e lateral e o aspecto medial da tíbia proximal. Observar a preservação relativa da cartilagem articular e do espaço articular em vista do grau de destruição óssea.

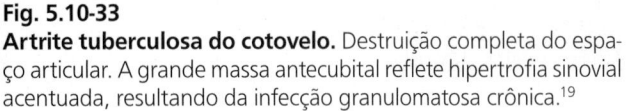

Fig. 5.10-33
Artrite tuberculosa do cotovelo. Destruição completa do espaço articular. A grande massa antecubital reflete hipertrofia sinovial acentuada, resultando da infecção granulomatosa crônica.[19]

Condição	Articulações Comumente Comprometidas	Aspecto Radiográfico e Clínico
Fúngica	Articulações periféricas ou coluna.	Manifestações radiográficas variáveis que exigem aspiração articular para diagnóstico.
Viral	Pequenas articulações das mãos.	Derrame articular transitório na rubéola, caxumba ou hepatite sérica, que usualmente regride sem lesões ósseas.
Artrites transitórias	Padrão variável.	Episódios de sintomas artríticos que usualmente regridem sem dano articular residual podem ocorrer em condições, como síndrome de Behçet, síndrome de Sjögren, poliarterite, dermatomiosite e policondrite recidivante.
Amiloide (Fig. 5.10-34)	Axiais (principalmente coluna cervical) ou esqueleto periférico (especialmente ombro).	Na articulação glenoumeral e outras grandes articulações, artropatia amiloide assemelha-se à artrite inflamatória com edema de tecidos moles justa-articulares, branda osteoporose periarticular e lesões císticas subcondrais, usualmente com margens escleróticas. Em RM, deposição extensa de amiloide tem sinal baixo ou intermediário em imagens ponderadas em T1 e intensidade de sinal baixa à intermediária em sequências ponderadas em T2.

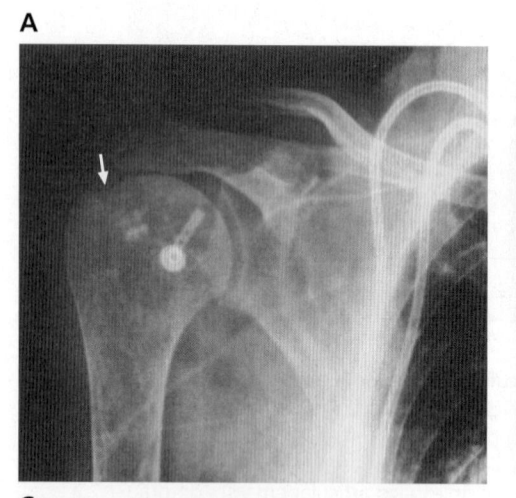

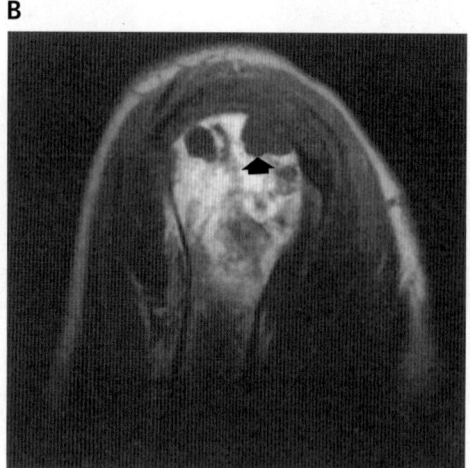

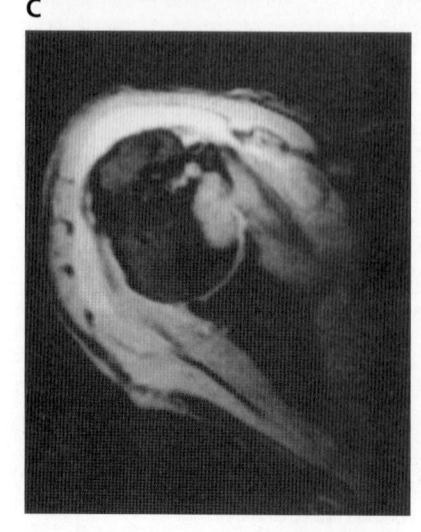

Fig. 5.10-34
Artropatia amiloide. (A) Radiografia frontal mostra edema difuso de tecidos moles em torno do ombro associado a pequenas erosões na cabeça umeral (seta). (B) Imagem de RM ponderada em T1 sagital mostra deposição periarticular extensa de um tecido mole anormal que é isointenso em relação ao músculo esquelético e se estende para defeitos subcondrais (seta). (C) Imagem de RM axial de eco-gradiente mostra distensão da bolsa subdeltóidea e uma erosão da cabeça umeral anterior, que contém material de intensidade mais baixa que a do líquido.[23]

Condição	Articulações Comumente Comprometidas	Aspecto Radiográfico e Clínico
Doença articular rapidamente destrutiva (Fig. 5.10-35)	Quadril (quase sempre unilateral).	Mais frequentemente afeta mulheres idosas. Radiografias seriadas mostram perda progressiva de espaço articular e perda de osso subcondral na cabeça femoral e acetábulo, resultando em acentuado achatamento e deformidade da cabeça femoral (deformidade "em machadinha"). Defeitos subcondrais e esclerose branda são comuns, embora osteófitos sejam pequenos ou ausentes. Subluxação superolateral da cabeça femoral ou deformidade de intrusão no interior do ilíaco podem ser observadas
Ombro de Milwaukee (Fig. 5.10-36)	Ombro.	Síndrome que consiste em uma laceração completa do manguito rotador, alterações osteoartríticas e derrame articular não inflamatório. Apresenta-se como estreitamento do espaço articular, esclerose subcondral com formação de cisto e corpos soltos intra-articulares. RM mostra uma laceração completa de manguito rotador, grande derrame e adelgaçamento da cartilagem com destruição do osso subcondral.

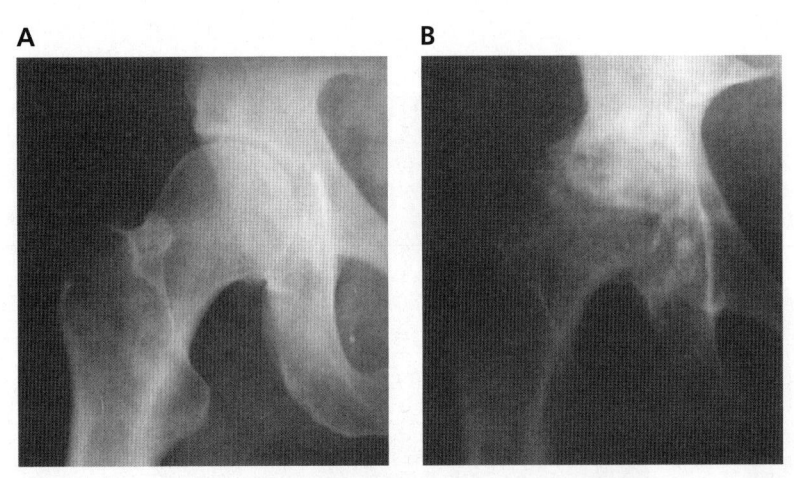

Fig. 5.10-35
Doença articular rapidamente destrutiva. (A) Radiografia frontal do quadril obtida antes do início de sintomas mostra alterações osteoartríticas brandas. (B) Radiografia depois de 6 meses de dor articular progressiva mostra achatamento da cabeça femoral com subluxação superolateral, múltiplos defeitos subcondrais, esclerose óssea e estreitamento do espaço articular.[23]

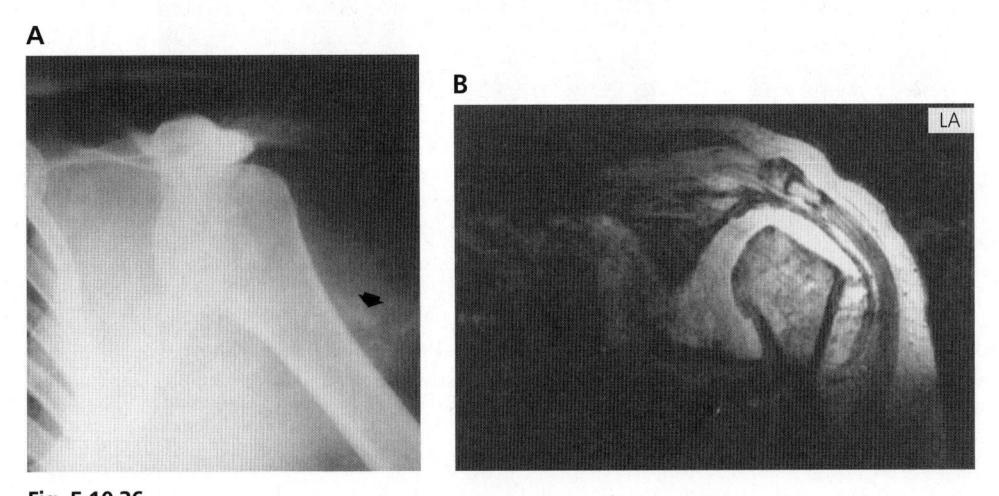

Fig. 5.10-36
Ombro de Milwaukee. (A) Radiografia frontal mostra edema de tecidos moles e calcificações irregulares (seta) em torno do ombro. Observar a luxação anterior. (B) Imagem de RM ponderada em T2 coronal mostra um grande derrame articular, reabsorção e deformidade da cabeça umeral e ruptura completa do manguito rotador.[23]

5.11 ▪ Erosão de Múltiplos Tufos Falângicos Terminais (Acro-Osteólise)

Condição	Comentários
Esclerodermia (Fig. 5.11-1)	Reabsorção generalizada das falanges terminais das mãos ou pés (ou ambos), caracterizada por deformação em lápis dos tufos. Uma aparência similar pode ocorrer em outras doenças colagenovasculares (dermatomiosite, doença de Raynaud). Achados associados característicos de esclerodermia incluem atrofia da pele e calcificação de tecidos moles.
Lesões térmicas (queimadura, geladura, elétrica)	Reabsorção dos tufos terminais das falanges distais da mão ou pé provavelmente reflete uma combinação de necrose isquêmica e infecção bacteriana secundária.
Gangrena diabética (Fig. 5.11-2)	Destruição difusa dos tufos terminais (ou comprometimento mais extenso das falanges e metatarsos) em associação a gás nos tecidos moles do pé reflete doença vascular subjacente com suprimento sanguíneo diminuído.

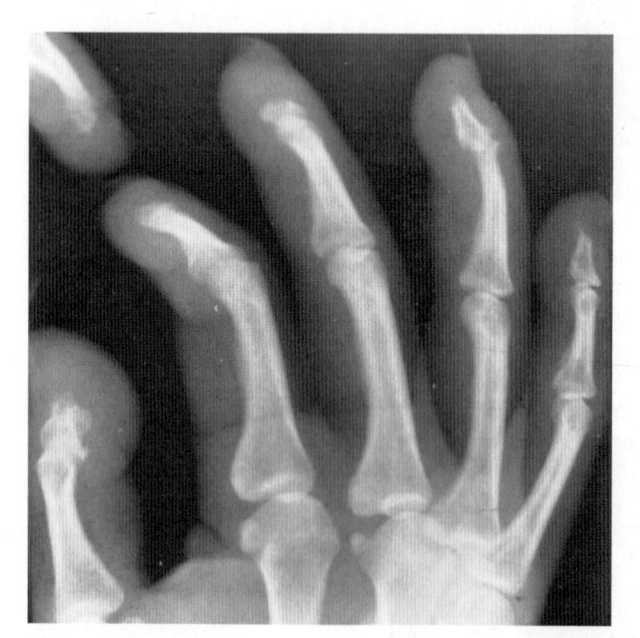

Fig. 5.11-1
Doença de Raynaud. Alterações tróficas graves comprometem as falanges distais com reabsorção dos tufos terminais.

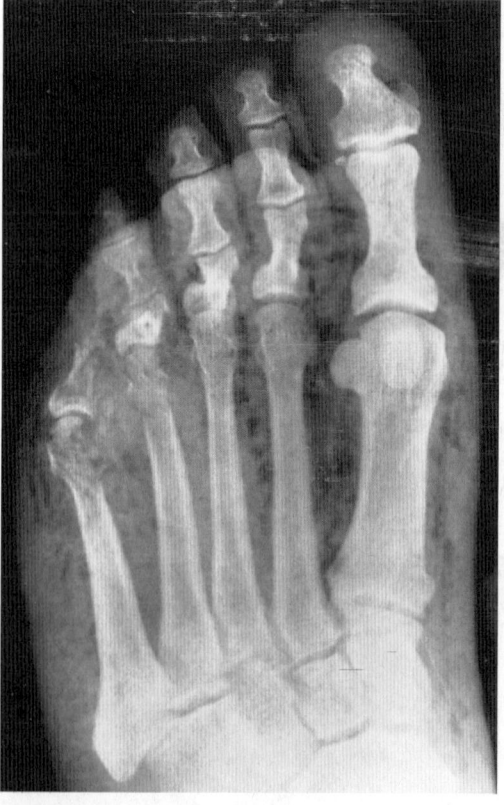

Fig. 5.11-2
Gangrena diabética. Destruição difusa das falanges e cabeça metatarsal do quinto dedo. Observar a grande quantidade de gás nos tecidos moles do pé.

5.11 ■ EROSÃO DE MÚLTIPLOS TUFOS FALÂNGICOS TERMINAIS (ACRO-OSTEÓLISE)

Condição	Comentários
Artrite psoríaca (Fig. 5.11-3)	Reabsorção dos tufos das falanges distais das mãos e pés é um achado característico. Osteólise progressiva ou desbastamento do osso pode afinal conduzir à destruição suavemente afilada ou irregular da maior parte da falange. Usualmente associada a lesões na pele e uma artrite assimétrica que principalmente compromete as articulações interfalângicas distais das mãos e pés.
Arteriosclerose obliterante	Insuficiência vascular leva à reabsorção das falanges distais e deformidades em forma de lápis. Uma aparência semelhante pode ocorrer na doença de Buerger (tromboangiite obliterante).
Doença neurotrófica (Fig. 5.11-4)	Reabsorção de tufos terminais ocorre em condições, como indiferença congênita à dor, lepra, diabetes melito, tabes dorsalis, siringomielia e meningomielocele.

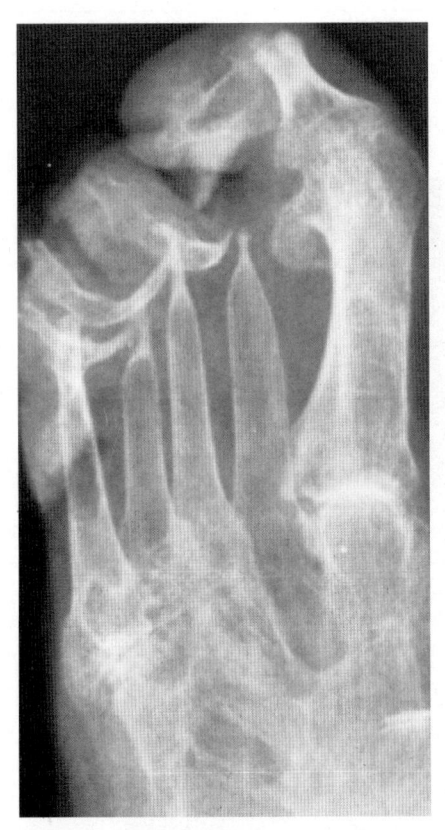

Fig. 5.11-3
Artrite psoríaca. Artrite mutilante do pé e tornozelo. Destruição grave em forma de lápis dos metatarsos e falanges com ancilose de quase todas as articulações tarsais.

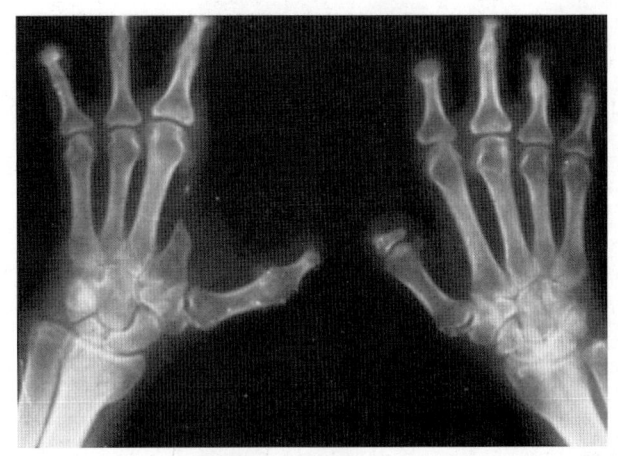

Fig. 5.11-4
Lepra. Reabsorção grave de falanges com evidência de configurações típicas em forma de lápis.

Condição	Comentários
Hiperparatireoidismo (Fig. 5.11-5)	Reabsorção de tufos é associada à reabsorção subperiosteal característica das falanges, metacarpos e metatarsos.
Síndrome de Lesch-Nyhan (Fig. 5.11-6)	Rara doença herdada do metabolismo das purinas em que hiperuricemia é associada a retardo mental e do crescimento e comportamento agressivo anormal. Automutilação característica ao morder as pontas dos dedos e os lábios.
Epidermólise bolhosa (Fig. 5.11-7)	Raro distúrbio hereditário em que a pele forma bolhas espontaneamente ou com lesão. Cicatrização grave causa atrofia de tecidos moles e as alterações tróficas de encurtamento e afilamento das falanges distais.
Progeria (Fig. 5.11-8)	Síndrome congênita não hereditária de nanismo com envelhecimento e senilidade prematuros. Tipicamente há encurtamento e afilamento abruptos das falanges terminais das mãos e pés (e das clavículas).

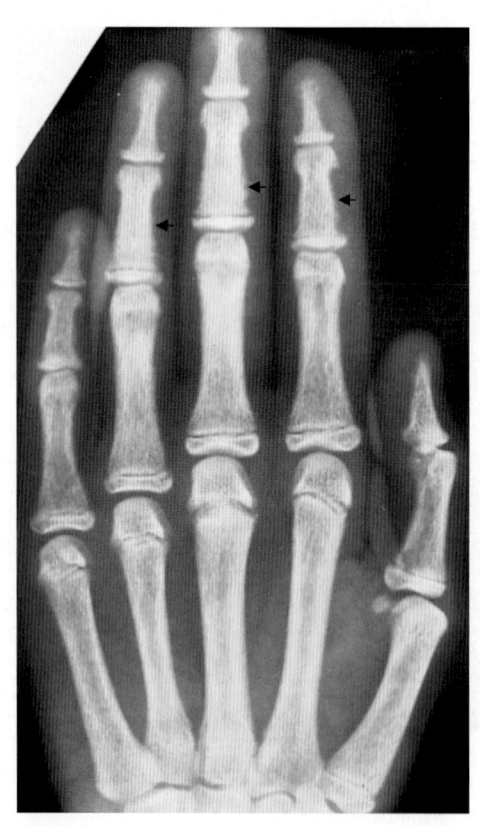

Fig. 5.11-5
Hiperparatireoidismo. Reabsorção de tufos associada à reabsorção óssea subperiosteal que predominantemente compromete as margens radiais das falanges médias do segundo, terceiro e quarto dedos (setas).

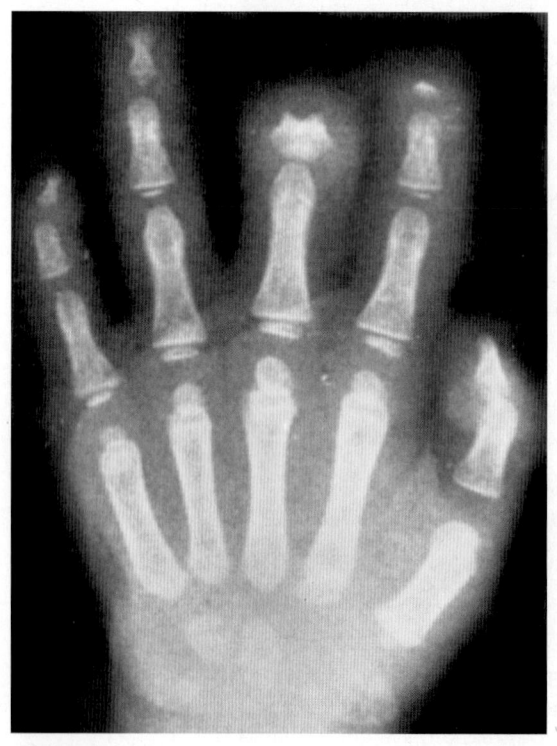

Fig. 5.11-6
Síndrome de Lesch-Nyhan. Amputação dos dedos indicador e médio por uma mordida autoinfligida. Embora a criança tenha 5 anos de idade, a idade óssea é de 3 anos.[24]

5.11 ■ EROSÃO DE MÚLTIPLOS TUFOS FALÂNGICOS TERMINAIS (ACRO-OSTEÓLISE)

1047

Condição	Comentários
Acro-osteólise familial (Fig. 5.11-9)	Grupo variado de distúrbios idiopáticos, vários dos quais causam reabsorção dos tufos falângicos terminais. Isto muitas vezes é associado a áreas semelhantes a bandas de transparência na cintura das falanges terminais.
Paquidermoperiostose (osteoartropatia hipertrófica primária) (Fig. 5.11-10)	Proeminência de tecido mole dos dedos distais pode raramente ser associada à reabsorção óssea dos tufos que produz afilamento, apontamento ou desaparecimento das falanges terminais.
Pseudoxantoma elástico	Oclusões vasculares levam à reabsorção dos tufos falângicos distais. Calcificação característica de tendões, ligamentos e grandes artérias e veias periféricas.

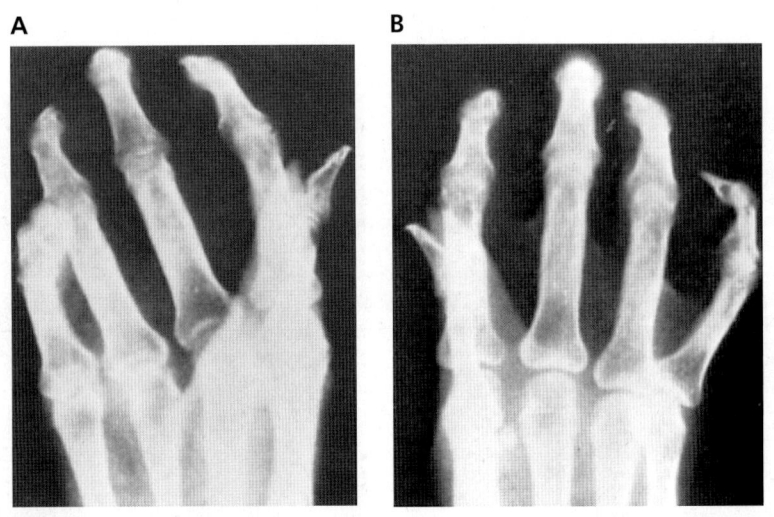

Fig. 5.11-7
Epidermólise bolhosa. Alterações tróficas difusas em torno das falanges distais associadas a deformidades em contraturas bilaterais resultando em uma mão em garra. Observar a peculiar aparência pontuda semelhante a um gancho das falanges terminais dos polegares.[25]

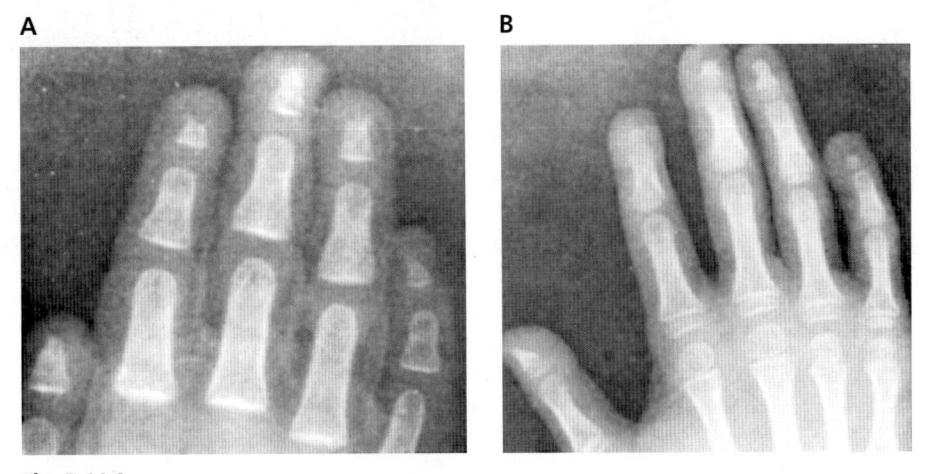

Fig. 5.11-8
Progeria. Absorção progressiva dos tufos ungueais com preservação de tecidos moles ocorrendo ao longo de um período de 5 anos.[26]

Condição	Comentários
Retículo-histiocitose multicêntrica	Rara doença sistêmica de causa desconhecida em que inflamação grave de múltiplas articulações progride rapidamente e leva a uma artrite incapacitante e deformante. As mãos (especialmente as articulações interfalângicas distais) são mais frequentemente comprometidas, e múltiplas massas de tecidos moles produzem tipicamente uma aparência "encaroçada-encurtada". Reabsorção dos tufos falângicos distais ocorre frequentemente.
Síndrome de Sjögren	Tríade clássica de olhos secos (ceratoconjuntivite seca), boca seca (xerostomia) e uma poliartrite crônica que ocorre em metade dos casos e é indistinguível da artrite reumatoide ordinária. Aumento bilateral das glândulas parótidas é comum. Pode ocasionalmente simular artrite psoríaca com comprometimento articular interfalângico distal e reabsorção dos tufos terminais.

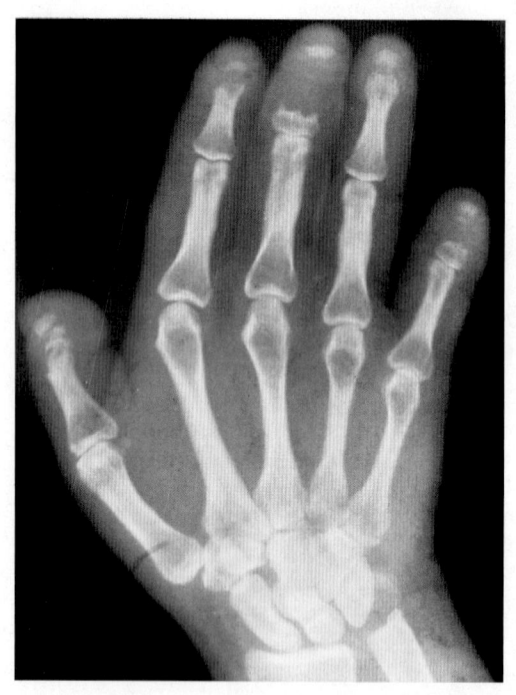

Fig. 5.11-9
Acro-osteólise familial. Áreas semelhantes a bandas características de transparência cruzando as cinturas de várias falanges.

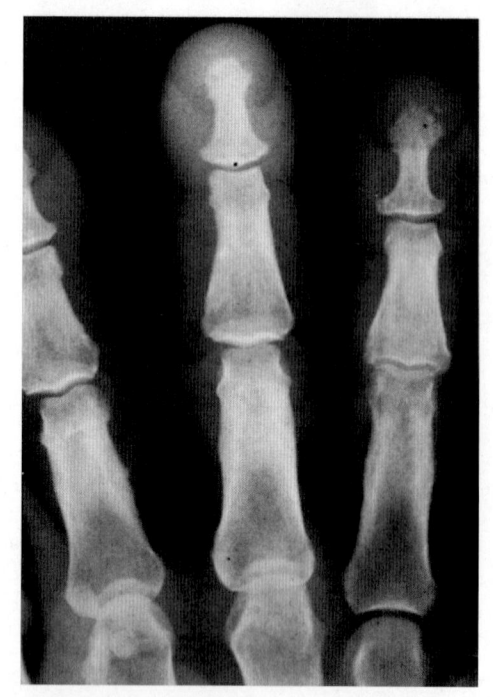

Fig. 5.11-10
Paquidermoperiostose. Engrossamento da pele semelhante a elefante causa baqueteamento dos dedos distais e nós dos dedos exagerados, em adição a um aumento generalizado no volume de tecidos moles rodeando as falanges. Perda dos tufos acompanha o aumento nos tecidos moles sobrejacentes.[19]

Condição	Comentários
Picnodisostose (ver Fig. 5.5-6)	Rara displasia hereditária caracterizada por estatura baixa; ossos difusamente densos, escleróticos e hipoplasia mandibular (perda do ângulo mandibular normal e desproporção craniofacial). Hipoplasia das falanges distais e ausência dos tufos terminais faz as mãos serem curtas e troncudas.
Acro-osteólise ocupacional	Causada primariamente pela exposição ao cloreto de polivinila (acro-osteólise desenvolve-se em 1 a 2% dos trabalhadores envolvidos na polimerização do cloreto de vinila). Características áreas radiotransparentes semelhantes a faixas através da cintura de uma ou mais falanges terminais (mais comumente o polegar) podem ser combinadas com reabsorção dos tufos e biselamento e fragmentação ósseos.
Síndrome de Rothmund	Rara displasia ectodérmica hereditária associada à reabsorção de tufos falângicos e calcificação distrófica dos tecidos moles.

5.12 ■ Erosão, Destruição ou Defeito da Extremidade Lateral da Clavícula

Condição	Comentários
Artrite reumatoide	Osteoporose e erosões subcondrais da clavícula (e, em menor extensão, do acrômio) podem progredir para osteólise extensa do terço externo da clavícula, interrupção de ligamentos e estruturas capsulares adjacentes e subluxação. A extremidade erodida da clavícula pode ser irregular ou suavemente afilada.
Hiperparatireoidismo (Fig. 5.12-1)	Reabsorção óssea subperiosteal compromete principalmente o aspecto inferior da clavícula distal (o local de inserção tendinosa e ligamentar no osso).
Neoplasma	Mieloma; metástases; linfoma; histiocitose de células de Langerhans.
Disostose cleidocraniana (Fig. 5.12-2)	Distúrbio hereditário congênito da formação óssea membranosa, caracterizado por ausência parcial ou total das clavículas. Outras anomalias importantes incluem múltiplos ossos acessórios ao longo das suturas (ossos wormianos) e alargamento da sínfise púbica.

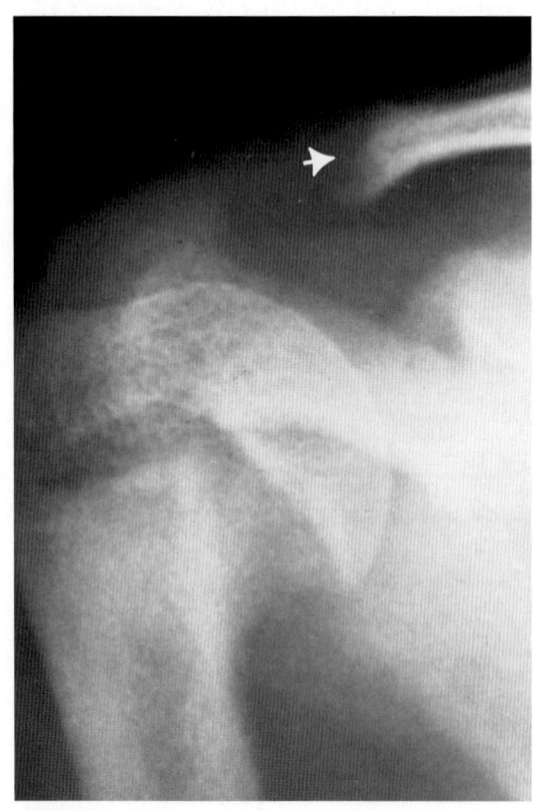

Fig. 5.12-1
Hiperparatireoidismo. Erosão característica da clavícula distal (seta). Reabsorção subperiosteal metafisária abaixo da cabeça umeral proximal conduziu a uma fratura patológica com deslizamento da cabeça umeral.

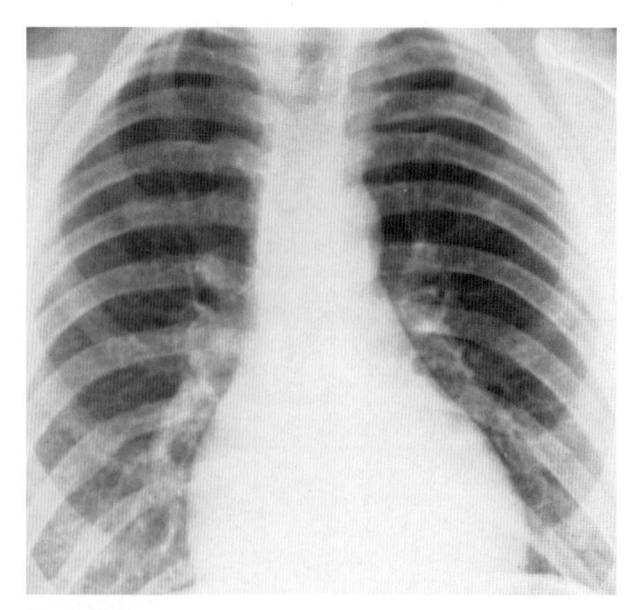

Fig. 5.12-2
Disostose cleidocraniana. Ausência total de ambas as clavículas.

Condição	Comentários
Esclerodermia	Reabsorção óssea da clavícula distal (muitas vezes com associada calcificação de tecidos moles) constitui um achado ocasional. Uma manifestação muito mais frequente é a reabsorção dos tufos terminais das falanges distais.
Gota	Erosão da clavícula distal (ocasionalmente com calcificação tofácea) é uma aparência incomum.
Osteomielite	Infecção piogênica ou tuberculosa pode causar erosão ou destruição da clavícula distal.
Retículo-histiocitose multicêntrica	Erosão da clavícula distal é uma manifestação desta doença sistêmica rara de etiologia desconhecida que é caracterizada por inflamação grave de múltiplas articulações e progride rapidamente para produzir uma artrite incapacitante e deformante. As manifestações mais comuns são reabsorção dos tufos falângicos distais e desenvolvimento de múltiplas massas de tecidos moles que tipicamente produzem uma aparência "encaroçada-encurtada".
Síndrome de Hurler	Encurtamento e espessamento das clavículas é uma manifestação desta forma de mucopolissacaridose. A alteração mais típica desta condição é hipoplasia de L2 (causando acentuada cifose ou deformidade de giba) com deformação em bico da margem anterior de um ou mais corpos vertebrais.
Osteólise pós-traumática (Fig. 5.12-3)	Reabsorção progressiva da extremidade lateral da clavícula pode se seguir a um episódio isolado ou episódios repetidos de trauma local (frequentemente desimportante). O processo osteolítico começa várias semanas a vários anos depois da lesão e é associado à erosão e escavação do acrômio, edema de tecidos moles e calcificação distrófica. Depois que a fase lítica se estabiliza, alterações reparadoras ocorrem durante vários meses até que o osso subcondral se torne reconstituído (embora a articulação acromioclavicular possa permanecer permanentemente alargada).
Progeria (Fig. 5.12-4)	Encurtamento e abrupto afilamento das extremidades das clavículas é uma manifestação comum desta rara síndrome congênita não hereditária de nanismo e envelhecimento, e senilidade prematuros.
Picnodisostose	Hipoplasia das extremidades laterais das clavículas é uma manifestação desta displasia hereditária que é caracterizada por estatura baixa, ossos escleróticos difusamente densos e hipoplasia mandibular.

Condição	Comentários
Síndrome de Holt-Oram	Hipoplasia da clavícula (e raio do polegar) está entre as malformações da extremidade superior associadas à cardiopatia congênita (mais frequentemente defeito septal atrial) nesta condição autossômica rara.
Trissomia 13/ Trissomia 18	Afilamento das clavículas distais é uma das múltiplas anomalias congênitas associadas a estas síndromes raras.

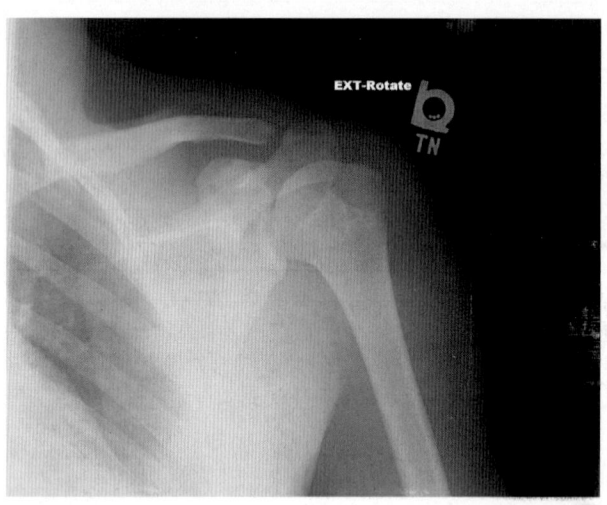

Fig. 5.12-3
Osteólise pós-traumática. Reabsorção da extremidade externa da clavícula em um halterofilista jovem com lesão repetitiva.

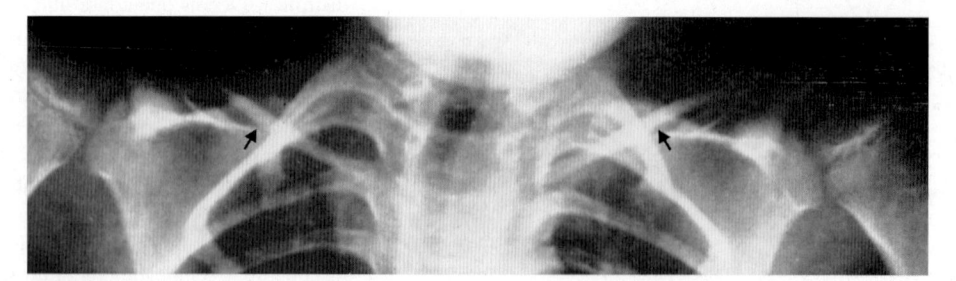

Fig. 5.12-4
Progeria. Clavículas finas e densas (setas) com ausência dos terços laterais.[26]

5.13 ■ Neuroartropatia (Articulação de Charcot)

Condição	Comentários
Tabes dorsalis (sífilis) (Fig. 5.13-1)	Compromete principalmente as articulações que sustentam peso das extremidades inferiores e coluna lombar inferior. Aproximadamente 5 a 10% dos pacientes com *tabes dorsalis* têm neuroartropatia.
Siringomielia (Fig. 5.13-2)	Compromete principalmente a extremidade superior, especialmente a articulação glenoumeral, cotovelo e punho. Alterações espinhais são mais comuns na região cervical. Aproximadamente 20 a 25% dos pacientes com siringomielia desenvolvem neuroartropatia.
Diabetes melito (Fig. 5.13-3)	Principalmente compromete as articulações metatarsofalângicas, tarsometatarsais e intertarsais. Embora a incidência exata de artropatia neuropática nesta condição não esteja clara, diabetes parece estar superando sífilis e siringomielia como a principal causa de neuroartropatia.
Alcoolismo	Compromete principalmente as articulações metatarsofalângicas e interfalângicas. Provavelmente uma complicação infrequente da neuropatia periférica vista em até 30% dos pacientes alcoólicos.

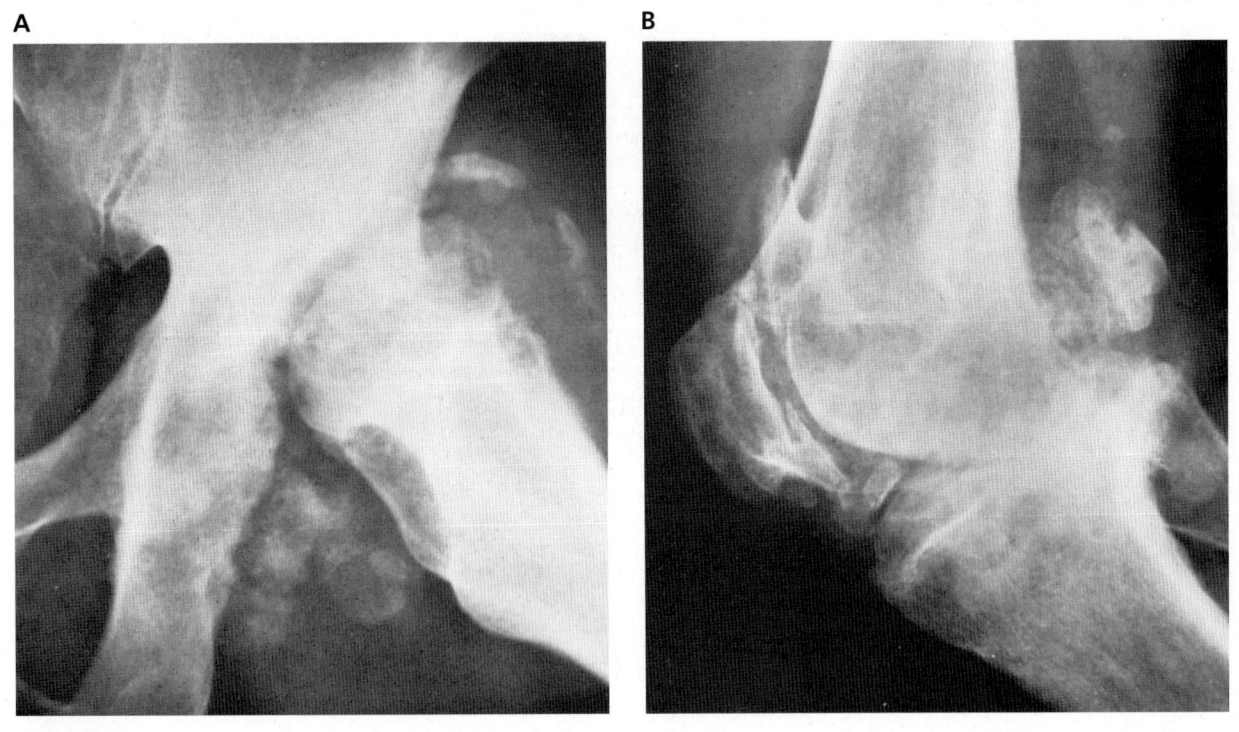

Fig. 5.13-1
Tabes dorsalis. Fragmentação articular, esclerose e detritos calcificados são observados em torno do quadril (A) e do joelho (B).

Condição	Comentários
Indiferença congênita à dor (Fig. 5.13-4)	Compromete primeiro as articulações do tornozelo e intertarsais. Déficit neurológico reconhecido na lactância ou infância em que a sensibilidade à dor é diminuída embora possa haver percepção normal do toque e temperatura, e reflexos tendinosos normais. Anormalidades esqueléticas idênticas ocorrem na disautonomia familial (síndrome de Riley-Day), que é caracterizada por disfunção autonômica e perturbações sensitivas e motoras.
Meningomielocele/ espinha bífida	Mais frequente causa de neuroartropatia na infância. Afeta principalmente as articulações do tornozelo e intertarsais.
Lepra (Fig. 5.13-5)	Infecção micobacteriana granulomatosa crônica que produz alterações neuropáticas graves nas mãos e pés (em razão da insensibilidade à dor que permite que repetido trauma e infecção continuem não tratados). Outros achados radiográficos incluem afilamento típico semelhante à linha de lápis das extremidades distais dos metatarsais e à virtualmente patognomônica calcificação dos nervos nas extremidades distais.
Amiloidose	Manifestação ocasional nos joelhos ou tornozelos que provavelmente é relacionada com infiltração amiloide vascular no tecido nervoso.

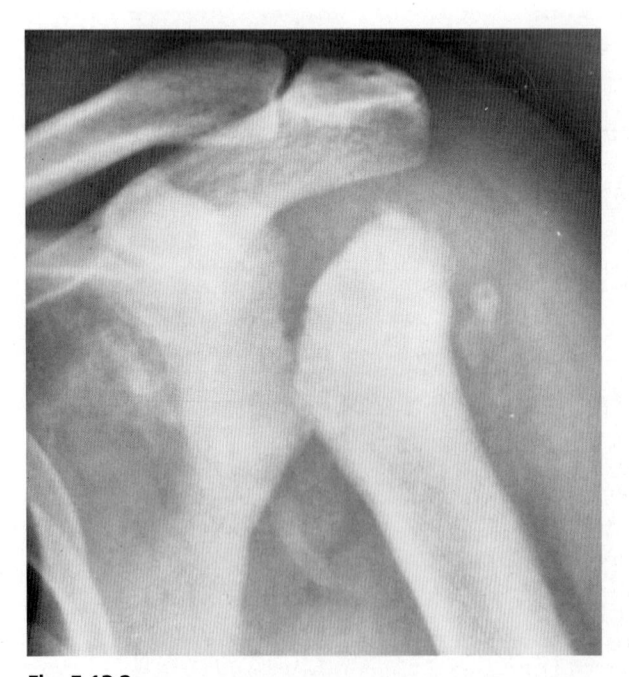

Fig. 5.13-2
Siringomielia. Destruição com esclerose reativa e detritos calcificados em torno do ombro.

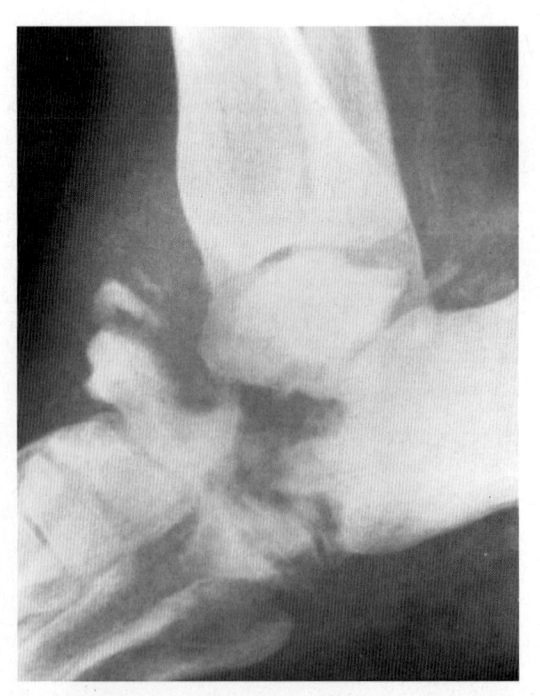

Fig. 5.13-3
Diabetes melito. Alterações destrutivas graves com detritos calcificados na região das articulações intertarsais. Notar a característica calcificação vascular posterior à articulação do tornozelo.

Condição	Comentários
Terapia esteroide	Medicação esteroide administrada sistêmica ou localmente pode produzir uma doença articular semelhante à neuropática, rapidamente progressiva, caracterizada por grave destruição óssea e cartilaginosa que mais frequentemente compromete os quadris ou joelhos.
Distúrbios diversos	Lesão da medula espinal ou de nervos periféricos; mielopatia de anemia perniciosa, doença inflamatória da medula espinal (aracnoidite, mielite aguda, poliomielite e bouba.)

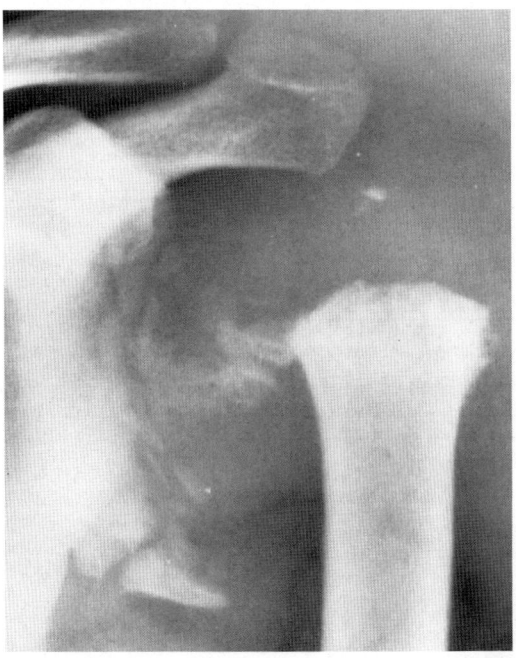

Fig. 5.13-4
Indiferença congênita à dor. Desaparecimento virtualmente completo da cabeça umeral com esclerose reativa e detritos calcificados.

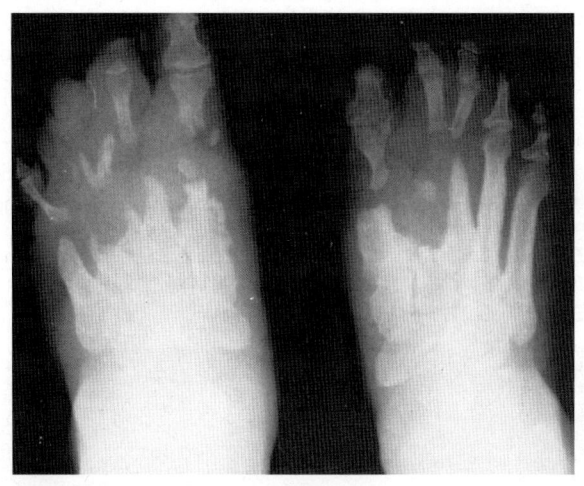

Fig. 5.13-5
Lepra. Marcada destruição óssea e reabsorção em forma de lápis, mais severas na articulação metatarsofalângica.[25]

5.14 ■ Corpos Soltos Intra-Articulares

Condição	Achados de Imagem	Comentários
Osteocondromatose sinovial (Fig. 5.14-1)	Múltiplos corpos calcificados ou ossificados em uma única articulação. As calcificações variam em tamanho, são usualmente irregulares e frequentemente têm uma aparência laminada. Mais frequentemente afetam os joelhos, com os quadris a seguir em frequência. Raramente afeta os cotovelos, tornozelos, ombros ou punhos.	Membrana sinovial hipertrófica produz múltiplos crescimentos metaplásicos de cartilagem que são mais frequentemente intra-articulares, mas ocasionalmente comprometem bolsas e bainhas tendíneas. As massas cartilaginosas frequentemente calcificam ou mesmo ossificam, em parte, e muitas vezes se destacam e ficam livres na cavidade da articulação. Usualmente monoarticular e tende a ocorrer em adultos jovens ou de meia-idade. Se não calcificados (aproximadamente um terço dos casos), os condromas sinoviais não podem ser detectados em radiografias-padrão, e artrografia é necessária para demonstrar estes corpos cartilaginosos.
Defeito osteocondral (Figs. 5.14-2 e 5.14-3)	Segmento necrótico de osso, pequeno, redondo ou oval, com sua cartilagem articular pode se separar para formar um corpo articular livre, deixando uma fosseta residual na superfície articular. Ocorre principalmente nos joelhos, usualmente no aspecto lateral do côndilo femoral medial. Outras localizações são os tornozelos, cabeças femorais, cotovelos e ombros.	Forma localizada de necrose isquêmica que mais frequentemente afeta homens jovens e provavelmente é causada por trauma. O segmento necrótico de osso pode permanecer afixado e se tornar mais denso e ficar separado do osso circundante por uma zona transparente em crescente.
Trauma	Corpos articulares isolados ou múltiplos, usualmente associados a evidência de antigo trauma.	Secundário à avulsão de osso ou cartilagem (superfície articular, menisco). Cartilagem articular não calcificada ou meniscal pode não ser detectada em radiografias simples.

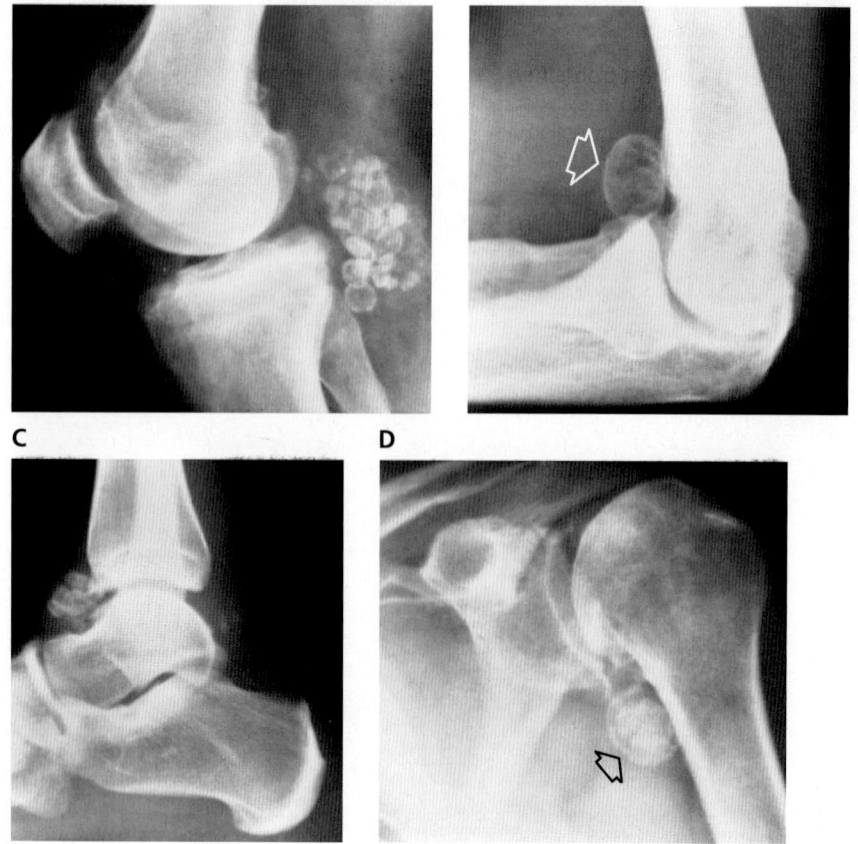

Fig. 5.14-1
Osteocondromatose sinovial. (A) Joelho. (B) Cotovelo. (C) Tornozelo. (D) Ombro.

Condição	Achados de Imagem	Comentários
Neuroartropatia (articulação de Charcot) (Fig. 5.14-4)	Corpos intra-articulares calcificados em uma ou mais articulações são associados à fratura, fragmentação e esclerose de superfícies articulares, detritos calcificados e ósseos dissecando para dentro dos tecidos moles e se estendendo em torno da articulação e ao longo dos planos musculares, e subluxações graves (causadas por frouxidão das estruturas de tecidos moles periarticulares).	Desorganização grave de uma articulação que se desenvolve em uma variedade de distúrbios neurológicos em que a perda de propriocepção ou sensação de dor profunda leva a trauma repetido de uma articulação instável. As causas incluem diabetes, sífilis, siringomielia e lepra. Degeneração de cartilagem, fraturas recorrentes do osso subcondral e proliferação acentuada do osso adjacente levam à desorganização total da articulação.
Artropatia degenerativa	Um ou mais esporões hipertróficos destacados, principalmente acometendo uma articulação sustentadora de peso.	Usualmente ocorre em pacientes idosos e é associada a achados radiográficos característicos de osteofitose, esclerose, cistos subcondrais e estreitamento do espaço articular.
Calcificação de tumor intra-articular	Tumor pode simular um corpo solto. Predominantemente compromete os joelhos.	Aparecimento raro em sarcoma sinovial ou condroma intracapsular. Há usualmente uma massa associada de tecido mole.
Sequestro (osteomielite)	Evidência de destruição ou deformidade articular.	Manifestação rara de artrite tuberculosa ou piogênica.

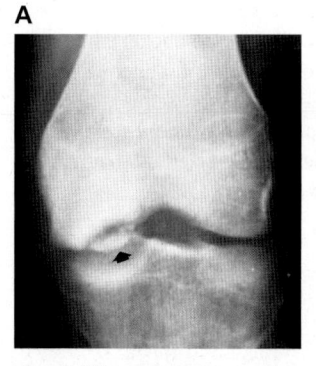

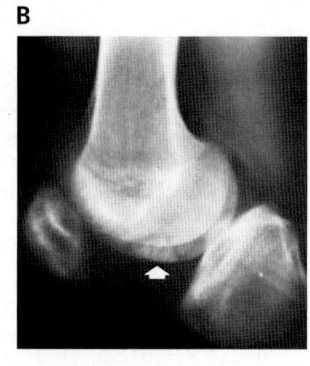

Fig. 5.14-2
Defeito osteocondral. Vistas (A) frontal e (B) lateral do joelho demonstram o segmento necrótico (setas) separado do côndilo femoral por uma zona transparente em crescente.

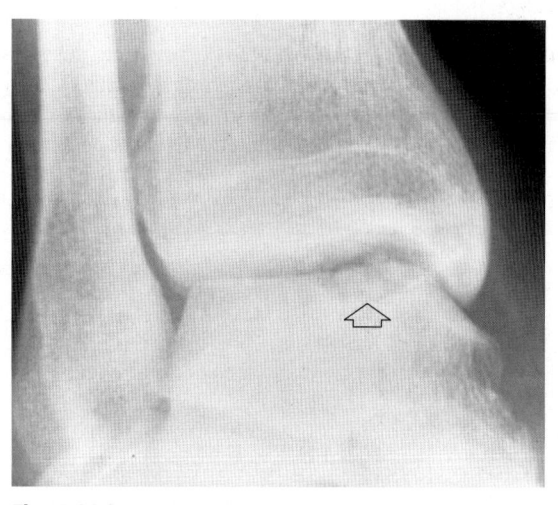

Fig. 5.14-3
Defeito osteocondral (seta) no tornozelo.

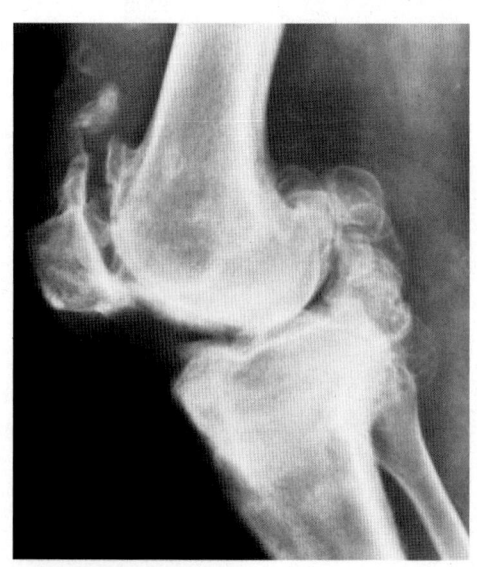

Fig. 5.14-4
Neuroartropatia na sífilis. Múltiplos corpos livres articulares associados à desorganização da articulação do joelho, erosão óssea, esclerose reativa e calcificações nos tecidos moles e ligamentares.

5.15 ■ Condrocalcinose

Condição	Achados de Imagem	Comentários
Doença de CPPD (Figs. 5.15-1 e 5.15-2)	Mais comumente afeta a articulação do joelho com calcificação na cartilagem articular (densidades lineares finas paralelas às superfícies ósseas subcondrais) e nos meniscos (depósitos lineares densos no centro da articulação do joelho). Outros locais comuns incluem a fibrocartilagem triangular dos punhos; calcificação linear vertical da sínfise púbica; cartilagem articular nos ombros, quadris, cotovelos e tornozelos e o anel fibroso dos discos intervertebrais.	Artrite inflamatória dos indivíduos mais velhos causada pela deposição de cristais de cálcio pirofosfato diidratado nas articulações. Pode apresentar-se como ataques intermitentes de derrame articular agudo e dor ou como uma artrite crônica progressiva. A artrite aguda da pseudogota pode ser clinicamente indistinguível de gota ou artrite séptica (diagnóstico feito pela identificação de cristais de pirofosfato de cálcio no líquido sinovial). Pode produzir um padrão de artropatia degenerativa que compromete principalmente as articulações radiocarpal, punho, cotovelo e ombro (infrequentemente acometidas em osteoartrite).
Artropatia degenerativa/ pós-traumática/idiopática	Calcificação de cartilagem em várias áreas.	Desenvolvimento de condrocalcinose sem evidência de artropatia de cristais.
Gota (Fig. 5.15-3)	Calcificação de fibrocartilagem, mais comumente envolvendo os joelhos. Os punhos, quadris e sínfise púbica podem também ser afetados.	Concentração aumentada de urato sérico leva à deposição de cristais de acido úrico nas articulações, cartilagem e rins. Condrocalcinose descrita em 5 a 30% dos pacientes.
Hemocromatose	Calcificação de cartilagem que mais frequentemente compromete o joelho. Os ombros, cotovelos, quadris, sínfise púbica e cartilagem triangular do punho também podem ser afetados.	Distúrbio de armazenamento de ferro que ou é hereditário ou, mais comumente, é secundário à anemia grave com eritropoese anormal (p. ex., talassemia), doença hepática em alcoólicos, ou ingestão crônica excessiva de ferro. Condrocalcinose desenvolve-se em aproximadamente 50% dos pacientes com artropatia.

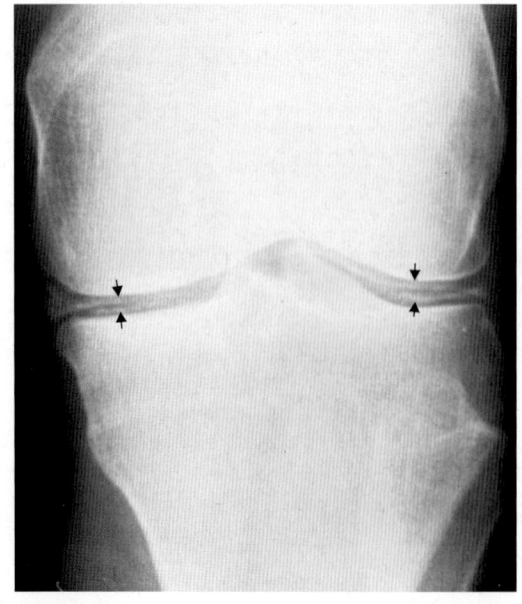

Fig. 5.15-1
Doença de CPPD. Calcificação de ambos os meniscos medial e lateral do joelho (setas).

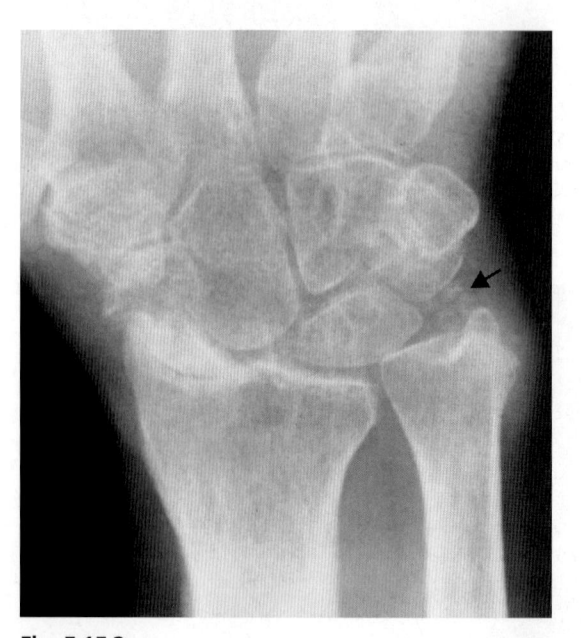

Fig. 5.15-2
Doença de CPPD. Calcificações características na fibrocartilagem triangular do punho (seta).

Condição	Achados de Imagem	Comentários
Hiperparatireoidismo	Calcificação da cartilagem compromete mais comumente os punhos, joelhos, quadris, ombros e cotovelos.	Condrocalcinose descrita em 20 a 40% dos pacientes. Outras manifestações comuns incluem reabsorção óssea subperiosteal, coluna em camisa de rúgbi, tumores marrons, erosão das clavículas distais e crânio em sal e pimenta.
Ocronose	Calcificação laminada densa de múltiplos discos intervertebrais. Calcificação da cartilagem (com um tipo grave de artrite degenerativa) pode desenvolver-se em articulações periféricas, especialmente os ombros, quadris e joelhos.	Condição subjacente é alcaptonúria, uma rara deficiência enzimática que resulta em uma acumulação anormal de ácido homogentísico no sangue e urina (tipicamente fica muito escura ao ser urinada ou fica preta depois de repousar ou ser alcalinizada). Deposição de ácido homogentísico oxidado em cartilagem e outro tecido conectivo produz uma forma distinta de artrite degenerativa.
Doença de Wilson (Fig. 5.15-4)	Calcificação da cartilagem e artropatia comprometem principalmente as pequenas articulações das mãos e pés.	Raro distúrbio familial em que excreção hepática prejudicada de cobre resulta em acumulação tóxica do metal no fígado, cérebro e outros órgãos. Pigmentação característica da córnea (anel de Kayser-Fleischer). Alterações esqueléticas ocorrem em aproximadamente metade dos pacientes.
Oxalose	Deposição de oxalato de cálcio na cartilagem.	Erro primário inato do metabolismo ou secundário à hiperabsorção de oxalato dietético (síndromes de excessivo crescimento bacteriano, doença crônica do pâncreas e trato biliar, superfície absortiva diminuída do intestino delgado, doença de Crohn). Oxalato de cálcio é principalmente depositado nos rins (nefrocalcinose, nefrolitíase), levando à obstrução e infecção recorrentes do trato urinário, hipertensão e insuficiência renal grave.
Acromegalia	Calcificação de cartilagem comprometendo predominantemente os joelhos.	Proliferação da cartilagem articular leva ao alargamento radiograficamente evidente dos espaços articulares. Alterações degenerativas prematuras tendem a se desenvolver.

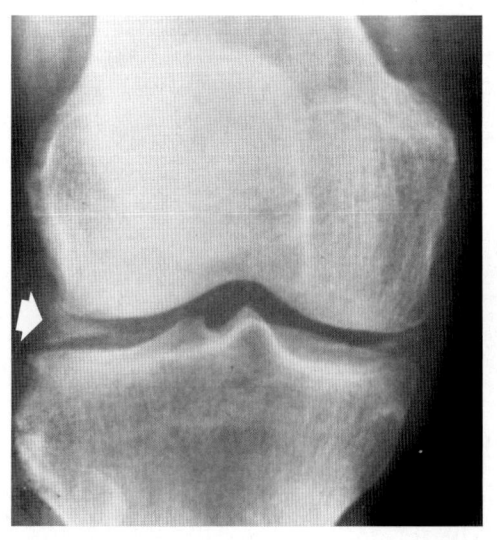

Fig. 5.15-3
Gota. Condrocalcinose em torno do joelho (seta) simula doença de CPPD.

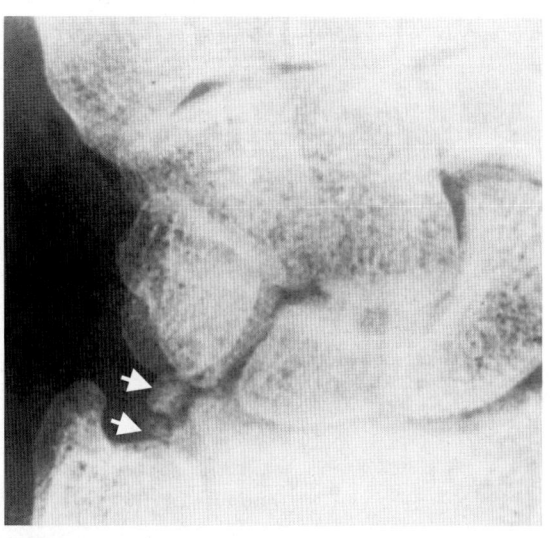

Fig. 5.15-4
Doença de Wilson. Ossículos característicos (setas) na região da fibrocartilagem triangular do punho.[28]

5.16 ■ Calcificação Periarticular

Condição	Comentários
Tendinite e bursite calcificada (Fig. 5.16-1)	Causa comum de dor, limitação de movimento e incapacidade em torno de uma articulação. Embora frequentemente associados à inflamação de uma bolsa sobrejacente e muitas vezes chamados clinicamente "bursite", os depósitos de cálcio (principalmente hidroxiapatita cálcica) usualmente ocorrem no tendão e não na bolsa sobrejacente (uma massa de cálcio pode romper para dentro de uma bolsa). Mais comumente compromete os ombros, especialmente o tendão supraespinal, em que a calcificação é situada diretamente acima do tubérculo maior do úmero. Calcificação é demonstrada radiograficamente em aproximadamente a metade dos pacientes com dor e incapacidade persistentes nesta região. Outras áreas afetadas incluem os quadris (calcificação nas inserções dos glúteos no trocanter maior e bolsas circundantes), cotovelos, joelhos e punhos. Calcificação nestas áreas usualmente aparece como depósitos amorfos que variam de finas densidades curvilíneas a grandes massas calcificadas.
Doença de CPPD	Acumulação de cristais de cálcio pirofosfato diidratado em estruturas tendíneas. A calcificação geralmente se mostra mais difusa e alongada do que a associada à deposição de cristais de hidroxiapatita.

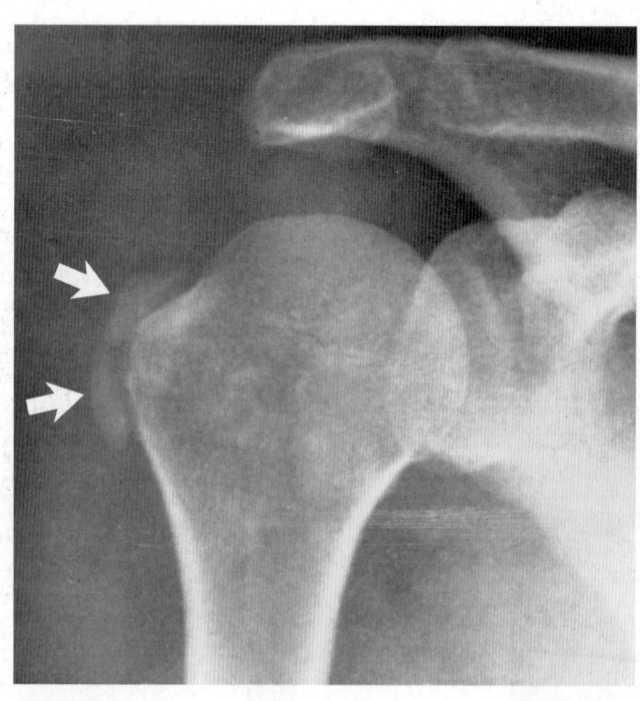

Fig. 5.16-1
Tendinite calcificada. Vista frontal do ombro demonstra depósitos amorfos de cálcio (setas) no tendão supraespinal.

Condição	Comentários
Hiperparatireoidismo (Fig. 5.16-2)	Depósitos calcificados (cristais de hidroxiapatita) nas cápsulas articulares e tecidos periarticulares são comuns (especialmente na osteodistrofia renal), são frequentemente densos e maciços, e podem ser observados em múltiplas localizações (frequentemente simétricas). Há usualmente outra evidência radiográfica de hiperparatireoidismo (reabsorção óssea subperiosteal, coluna em jaqueta de rúgbi, desmineralização em sal e pimenta do crânio, tumores castanhos).
Outros distúrbios do metabolismo do cálcio e fosfato	Calcificação metastática comprometendo difusamente tecidos periarticulares e outros tecidos moles pode ocorrer em condições, como hipoparatireoidismo, hipervitaminose D, síndrome de leite e álcali e hipercalcemia idiopática.
Doença colagenovascular (Fig. 5.16-3)	Calcificação disseminada periarticular (e subcutânea) é comum na esclerodermia e dermatomiosite (pode haver calcificação pontilhada, linear, ou mais maciça "tumoral"). Manifestação incomum na artrite reumatoide, lúpus eritematoso sistêmico, poliarterite nodosa e fenômeno de Raynaud

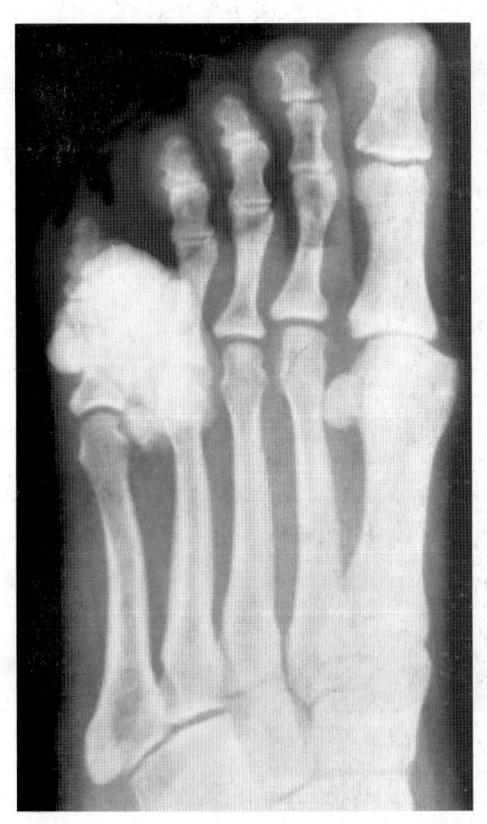

Fig. 5.16-2
Hiperparatireoidismo. Massa densa de calcificação tumoral nas cápsulas articulares e tecidos moles periarticulares no aspecto lateral do pé em um paciente com osteodistrofia renal.

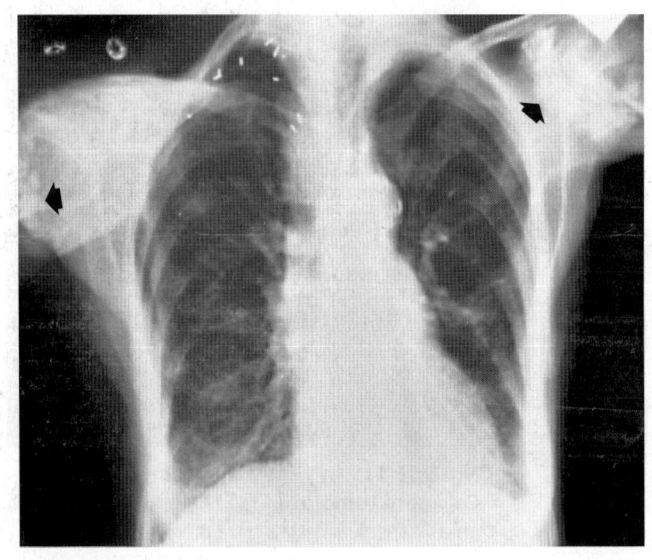

Fig. 5.16-3
Esclerodermia. Grumos de calcificação em torno das articulações dos ombros (setas). Observar o padrão intersticial reticulonodular em ambas as bases pulmonares. Os clipes cirúrgicos sobrejacentes ao ápice direito são de uma simpactectomia cervical para tratamento de fenômeno de Raynaud associado.

Condição	Comentários
Calcinose tumoral (Fig. 5.16-4)	Coleções localizadas de cálcio nos tecidos moles periarticulares que podem comprometer articulações isoladas ou múltiplas e ter uma predileção pelos quadris, cotovelos, ombros, tornozelos e punhos. Afeta principalmente indivíduos jovens e de outro modo sadios. Começa como pequenos nódulos calcificados que aumentam para formar tumores sólidos, lobulados, que são extremamente densos e possuem margens rugosas, irregulares. Na anatomia patológica, as massas calcificadas refletem coleções semelhantes a favos de cistos em uma cápsula fibrosa densa. Uma vez que os cistos sejam cheios de um material granuloso, pastoso ou líquido, em vistas eretas pode haver sedimentação de cristais de fosfato de cálcio com resultantes níveis de líquido e cálcio.
Calcinosis universalis (Fig. 5.16-5)	Raro distúrbio de etiologia desconhecida que afeta lactentes e crianças em que cálcio é inicialmente depositado subcutaneamente e mais tarde em tecidos conectivos profundos por todo o corpo (similarmente à dermatomiosite). Tecidos periarticulares também podem ser comprometidos.

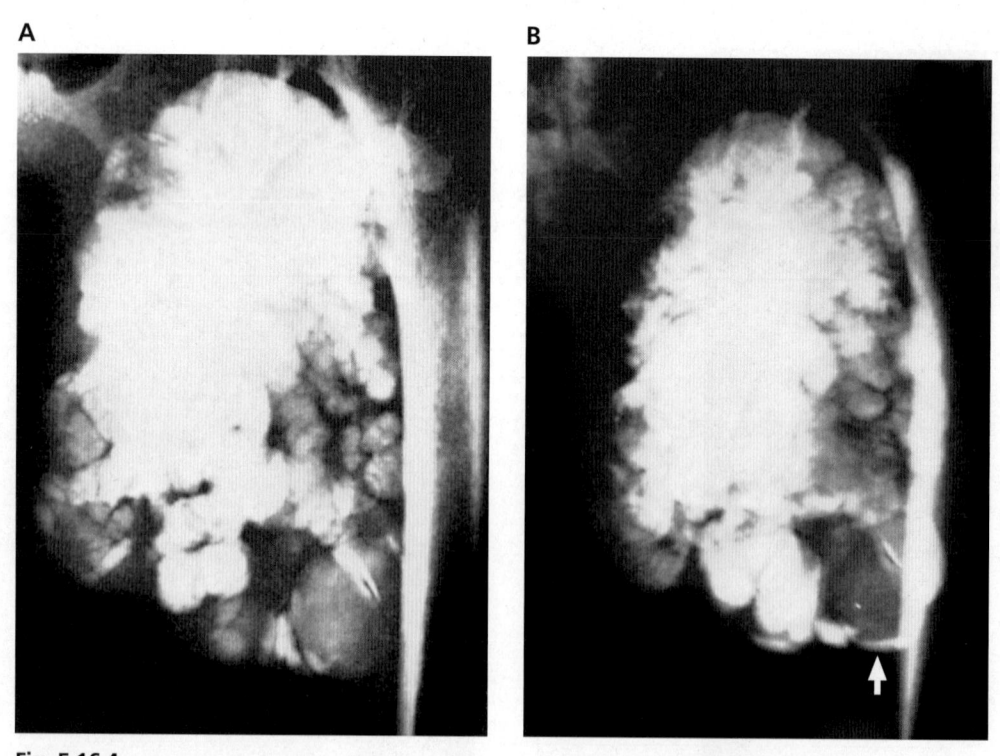

Fig. 5.16-4
Calcinose tumoral. (A) Vista supina demonstra uma grande massa calcificada irregular com algumas áreas transparentes na coxa proximal. (B) Vista ereta mostra sedimentação dos cistos cheios de líquido (seta), com ausência de sedimentação nos depósitos amorfos mais arenosos.[29]

Condição	Comentários
Gota (Fig. 5.16-6)	Deposição continuada de cristais de uratos em tecidos periarticulares causa o desenvolvimento de um ou mais tumefações grandes características de tecido mole encaroçado (tofos gotosos) que podem calcificar. Locais clássicos incluem a primeira articulação metatarsofalângica, a inserção do tendão do calcâneo, e a bolsa do olécrano (aumento bilateral das bolsas dos olécranos, frequentemente com erosão ou formação de esporões e tofos calcificados, é virtualmente patognomônico de gota).

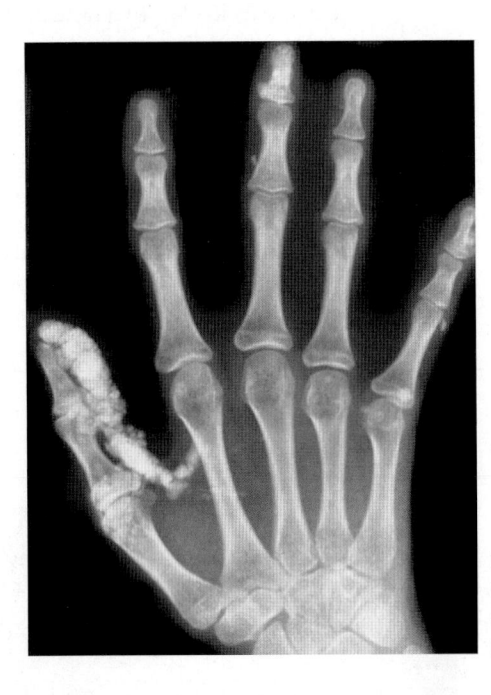

Fig. 5.16-5
Calcinosis universalis. Depósitos calcificados densos nos tecidos moles no aspecto ulnar do polegar.

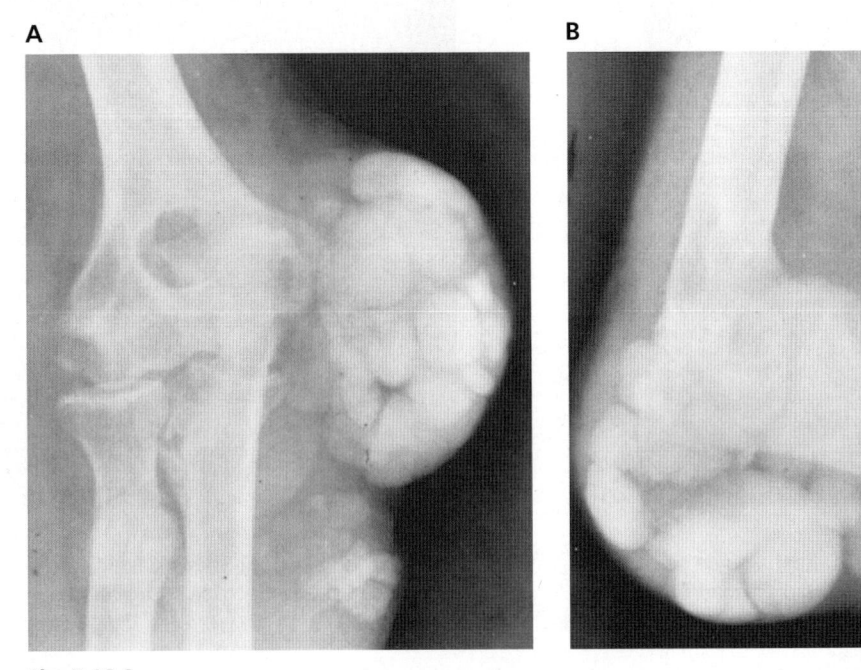

Fig. 5.16-6
Gota. Vistas (A) frontal e (B) lateral demonstram deposição maciça de cálcio em uma lesão tofácea de longa duração na região do cotovelo.

Condição	Comentários
Miosite ossificante (Fig. 5.16-7)	Depósitos ósseos em tendões e tecidos periarticulares (especialmente em torno dos quadris) se desenvolvem na parte paralisada em até metade dos pacientes com paraplegia. Na miosite ossificante generalizada (progressiva), colunas e placas grossas de osso eventualmente substituem tendões, fáscia e ligamentos, causando limitação tão grave do movimento, contraturas e deformidade que o paciente se torna uma virtual "pessoa de pedra".
Sarcoidose	Grandes massas de tecidos moles periarticulares, com ou sem calcificação, são uma manifestação rara.
Ocronose	Calcificação e ossificação tendinosas podem afetar os quadris, joelhos e ombros. Ossificação característica de discos intervertebrais.
Trauma (Fig. 5.16-8)	Calcificação pós-traumática pode desenvolver-se após dano capsular ou ligamentar (p. ex., calcificação de Pellegrini-Stieda na fixação proximal do ligamento colateral medial do joelho). Calcificação periarticular localizada também se desenvolve comumente em torno de próteses de articulações.

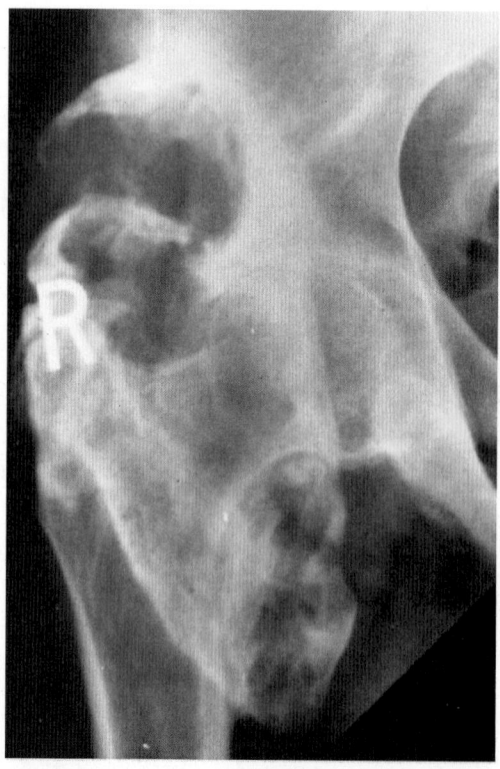

Fig. 5.16-7
Miosite ossificante. Formação acentuada de osso heterotópico em torno da articulação do quadril em um paciente com paralisia.

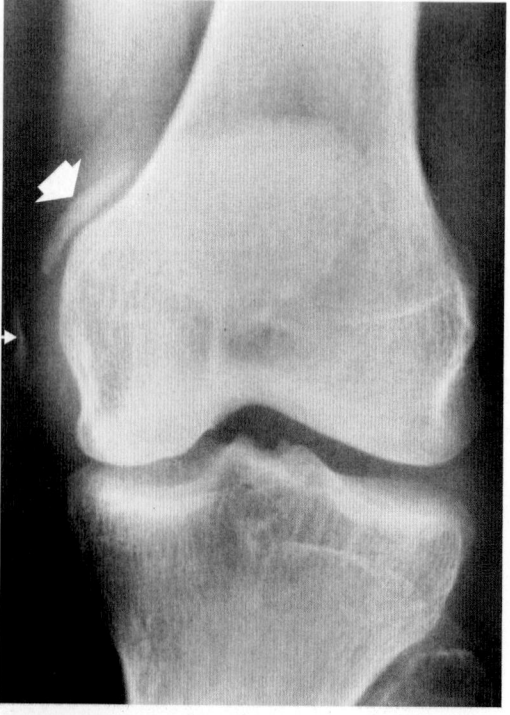

Fig. 5.16-8
Doença de Pellegrini-Stieda. Ossificação pós-traumática (setas) ao longo do côndilo femoral.

Condição	Comentários
Sarcoma sinovial (sinovioma)	Tumor maligno que mais frequentemente afeta adultos jovens e se origina de uma cápsula articular, bolsa ou tendão. O tumor usualmente se desenvolve a partir de tecido sinovial na vizinhança de uma grande articulação (tecidos moles para-articulares imediatamente além da cápsula), em vez de no revestimento sinovial da própria articulação. Mais frequentemente acomete os joelhos, embora o tumor possa se originar de uma bainha tendinosa em qualquer lugar ao longo de um membro. Radiograficamente, um sinovioma aparece como uma massa de tecido mole bem definida, redonda ou lobulada, adjacente ou próximo a uma articulação. Depósitos pontilhados amorfos ou estrias lineares de calcificação frequentemente ocorrem no tumor (deve ser diferenciado de sinovite vilonodular pigmentada, em que a calcificação não ocorre, embora a massa possa aparecer densa por causa dos depósitos de hemossiderina).
Tuberculose	Calcificação distrófica pode se seguir ao comprometimento tuberculoso das membranas sinoviais ou bolsas e bainhas tendíneas. Principalmente acomete quadris e cotovelos.
Síndrome de Werner	Condição rara caracterizada por retardo simétrico do crescimento, envelhecimento prematuro, alterações cutâneas semelhantes à esclerodermia e cataratas. Calcificação de tecido mole ocorre em aproximadamente um terço dos casos, predominantemente em torno de protuberâncias ósseas (extremidades distais da tíbia e fíbula) e nos joelhos, pés e mãos. Outros achados típicos incluem osteoporose em focos ou generalizada, calcificações arteriais extensas e osteoartrite prematura.

5.17 ■ Calcificação ou Ossificação Localizada em Músculos e Tecidos Subcutâneos

Condição	Comentários
Idiopática	Ligamentos da cintura escapular e pelve muitas vezes calcificam em indivíduos normais.
Miosite ossificante (pós-traumática) (Fig. 5.17-1)	Desenvolvimento de calcificação ou ossificação em músculo lesado que usualmente é relacionada com trauma agudo ou crônico aos tecidos profundos das extremidades. Calcificação ou ossificação heterotópica tipicamente situa-se paralela à diáfise de um osso ou ao eixo longo de um músculo. Embora a aparência radiográfica possa simular a do sarcoma parosteal (Fig. 5.17-2), miosite ossificante é completamente separada do osso por uma zona radiotransparente, diferentemente do tumor maligno que é fixado por uma base séssil e tem uma zona radiotransparente descontínua.
Miosite ossificante associada a distúrbios neurológicos (Fig. 5.17-3)	Até metade dos pacientes com paraplegia demonstra miosite ossificante na parte paralisada. Os depósitos ósseos ocorrem em músculos, tendões e ligamentos. Osso heterotópico é mais pronunciado em torno de grandes articulações, especialmente os quadris, e pode prosseguir para união óssea periarticular completa.
Pós-injeção (Fig. 5.17-4)	Depósitos irregulares isolados ou múltiplos de calcificação podem desenvolver-se após a injeção de bismuto, gliconato de cálcio, insulina, antibióticos, óleo canforado ou quinina. Eles também podem ocorrer após vacinação BCG ou após o extravasamento de uma substância opaca.

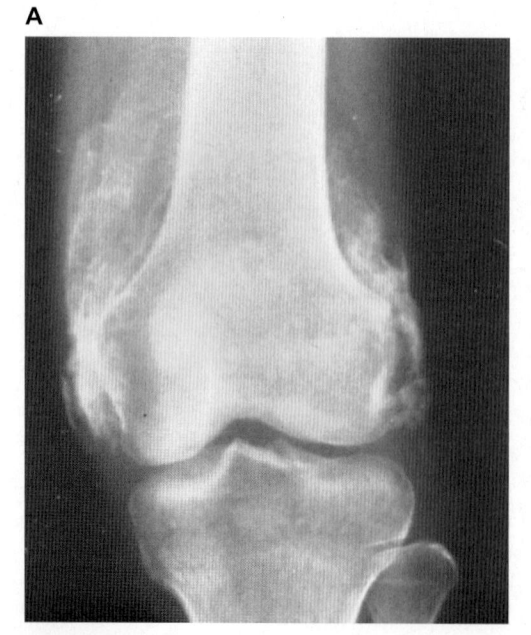

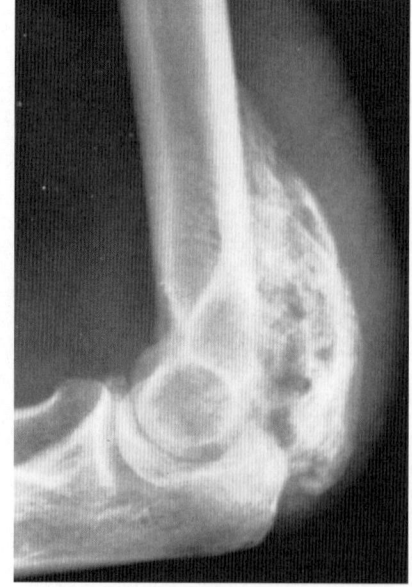

Fig. 5.17-1
Miosite ossificante. (A) Joelho. (B) Cotovelo.

5.17 ■ CALCIFICAÇÃO OU OSSIFICAÇÃO LOCALIZADA EM MÚSCULOS E TECIDOS SUBCUTÂNEOS

Condição	Comentários
Queimadura térmica	Calcificação heterotópica (mais frequente na região periarticular) não incomumente se torna evidente dentro de vários meses.
Neoplasma (Figs. 5.17-5 a 5.17-8)	Vários padrões (desde flocos de calcificação até ossificação extensa) podem ocorrer em neoplasmas benignos (condroma, fibromixoma, lipoma) e neoplasmas malignos (osteossarcoma de tecidos moles, condrossarcoma, fibrossarcoma, lipossarcoma, sinovioma).

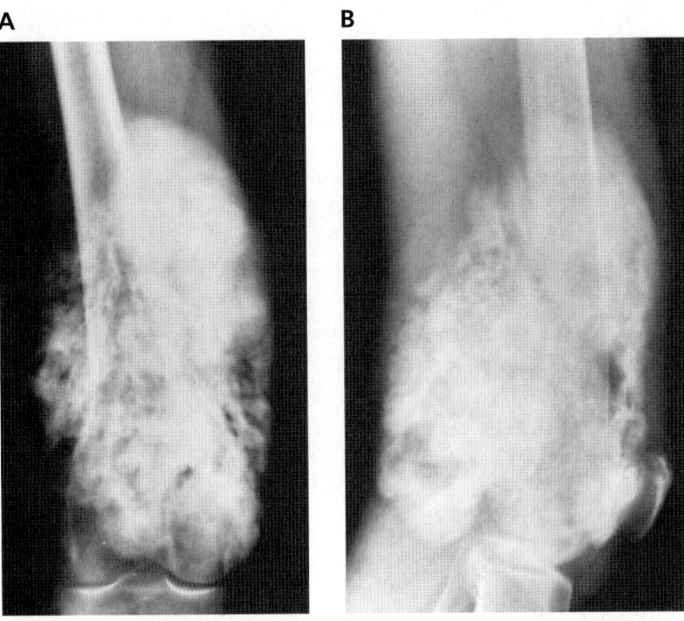

Fig. 5.17-2
Sarcoma parosteal. Vias (A) frontal e (B) lateral da perna demonstram uma massa de base larga, densamente ossificada, estendendo-se para fora a partir do fêmur distal. A linha radiotransparente característica que separa a massa densa do tumor ósseo do córtex não é vista nesta lesão enorme.

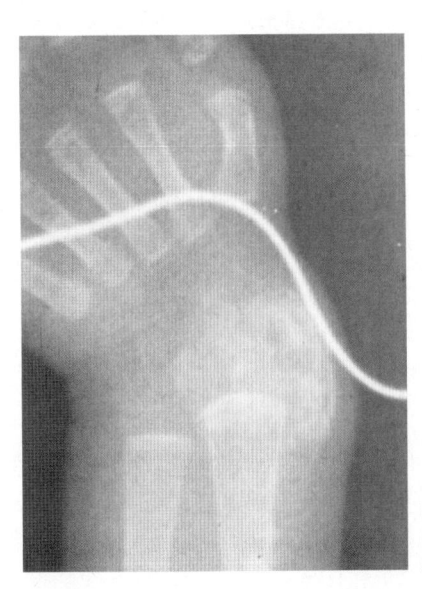

Fig. 5.17-3
Miosite ossificante associada a distúrbios neurológicos. Depósitos ósseos difusos em músculos, tendões e ligamentos em torno do quadril em um paciente com paralisia de longa duração.

Fig. 5.17-4
Extravasamento de uma injeção de gliconato de cálcio. Opacificação de tecido mole em uma criança.

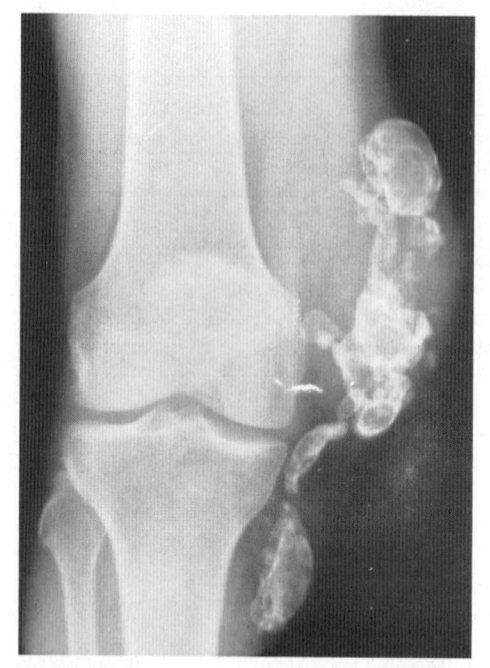

Fig. 5.17-5
Lipoma. Calcificação bizarra em um tumor extenso em torno do joelho.

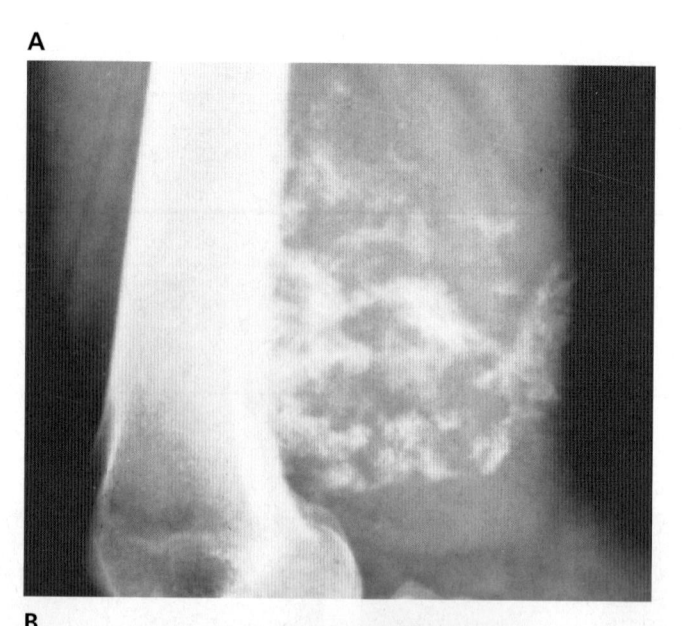

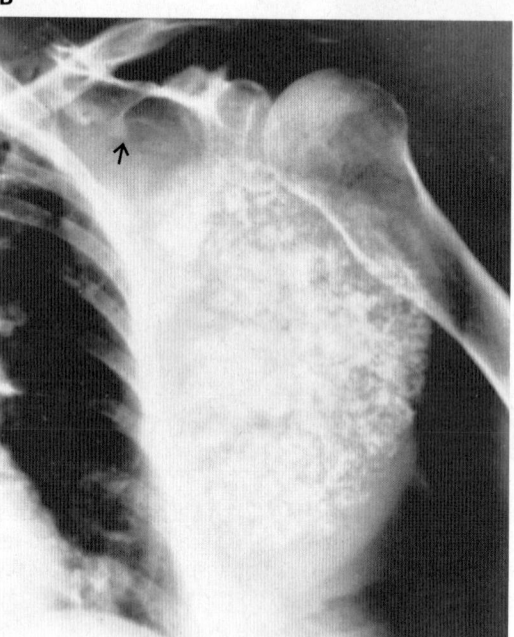

Fig. 5.17-6
Condrossarcoma. (A) Calcificação densa proeminente em um grande condrossarcoma exostótico. (B) Extensa calcificação floculosa na matriz cartilaginosa. A seta aponta um pequeno osteocondroma neste paciente com exostoses hereditárias múltiplas.

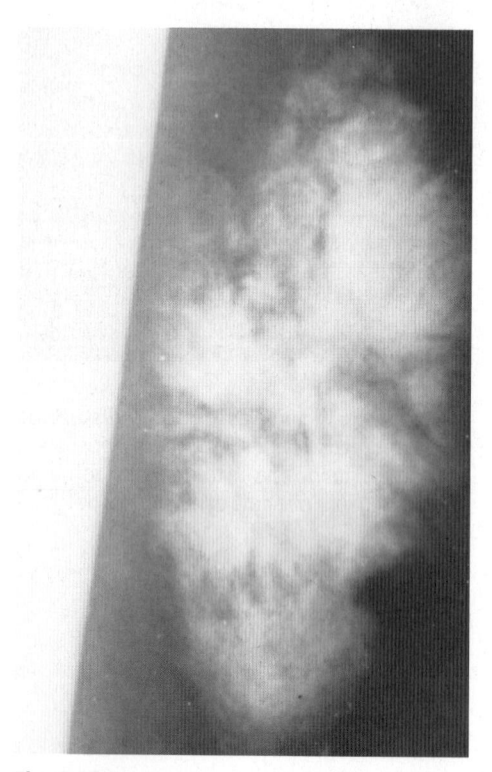

Fig. 5.17-7
Osteossarcoma extraesquelético da coxa posterolateral.[30]

5.17 ■ CALCIFICAÇÃO OU OSSIFICAÇÃO LOCALIZADA EM MÚSCULOS E TECIDOS SUBCUTÂNEOS

Condição	Comentários
Cicatriz pós-cirúrgica (Fig. 5.17-9)	Calcificação ou ossificação de uma antiga cicatriz cirúrgica pode produzir densidades lineares em radiografias pós-operatórias tardias.
Lepra	Abscessos de nervos produzem massas de tecido mole que podem calcificar.
Infecção ou abscesso em cura	Após miosite ou fibrosite piogênica.
Estase venosa crônica (Fig. 5.17-10)	Um padrão de ossificação reticular difusa pode desenvolver-se em uma extremidade inferior afetada. Mais comumente, flebólitos isolados ou múltiplos e reação periosteal ocorrem nas regiões da tíbia e fíbula distais.

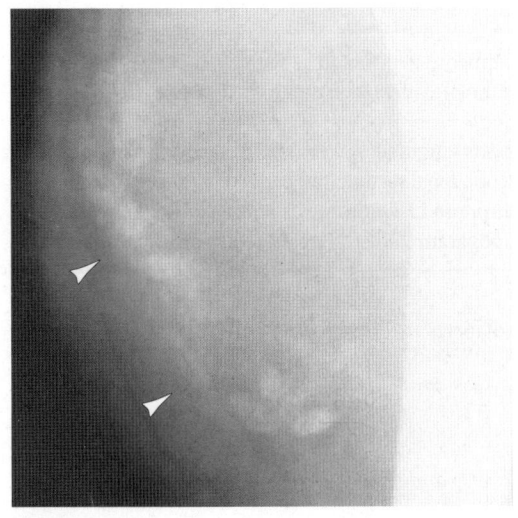

Fig. 5.17-8
Sinovioma da coxa posteromedial. Vista lateral mostra uma grande massa de tecido mole com depósitos extensos calcificados nela (pontas de seta).[30]

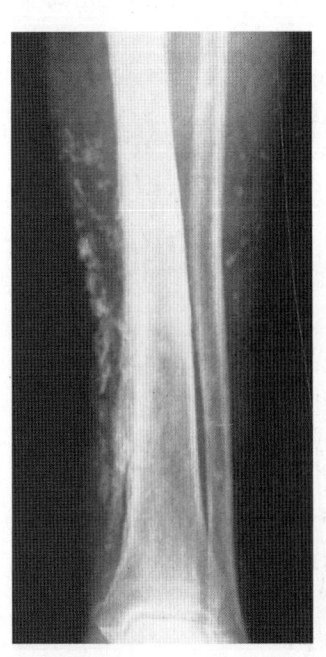

Fig. 5.17-9
Cicatriz cirúrgica ossificada. Longa densidade linear na parede abdominal anterior (setas).

Fig. 5.17-10
Estase venosa crônica. Calcificação de tecido mole associada à reação periosteal em torno da tíbia distal e numerosos flebólitos.

5.18 ■ Calcificação ou Ossificação Generalizadas em Músculos e Tecidos Subcutâneos

Condição	Comentários
Dermatomiosite (Fig. 5.18-1)	Doença inflamatória de músculos esqueléticos em que uma infiltração linfocítica produz dano e degeneração das fibras musculares. Em adultos, há associada inflamação da pele, uma erupção cutânea típica e uma incidência relativamente alta de malignidade subjacente. Alterações musculoesqueléticas são mais graves na dermatomiosite infantil. Um achado característico é calcificação extensa nos músculos e tecidos subcutâneos subjacentes às lesões da pele. A calcificação pode aparecer como massas superficiais ou profundas, como depósitos lineares, ou como uma deposição rendilhada, reticular, subcutânea de cálcio encerrando o tronco.
Esclerodermia (Fig. 5.18-2)	Distúrbio multissistêmico caracterizado por fibrose que compromete a pele e órgãos internos (especialmente o trato gastrointestinal, pulmões, coração e rins). Calcificação de tecidos moles ocorre muitas vezes nas mãos e sobre áreas de pressão, como os cotovelos e tuberosidades isquiáticas. Outros achados típicos incluem atrofia dos tecidos moles das pontas dos dedos das mãos com osteólise trófica e reabsorção dos tufos terminais e alterações artríticas nas articulações interfalângicas das mãos.
Calcinosis universalis (Fig. 5.18-3)	Doença de etiologia desconhecida em que cálcio é inicialmente depositado subcutaneamente e mais tarde em tecidos conectivos profundos em todo o corpo. Geralmente afeta lactentes e crianças e é progressiva.
Distúrbios do metabolismo do cálcio e fósforo (Figs. 5.18-4 a 5.18-6)	Calcificação de tecidos moles nos tecidos subcutâneos, vasos sanguíneos e regiões periarticulares pode ocorrer no hiperparatireoidismo (especialmente na osteodistrofia renal secundária) bem como em outros distúrbios do metabolismo do cálcio e fósforo, como hipervitaminose D, síndrome de leite e álcali, hipercalcemia idiopática, hipercalcemia associada à destruição óssea, hipoparatireoidismo e pseudo-hipoparatireoidismo.
Calcificações vasculares Arterial (Figs. 5.18-7 e 5.18-8)	Arteriosclerose; esclerose de Mönckeberg; aneurisma; diabetes melito; hiperparatireoidismo (hipercalcemia); arterite de Takayasu.

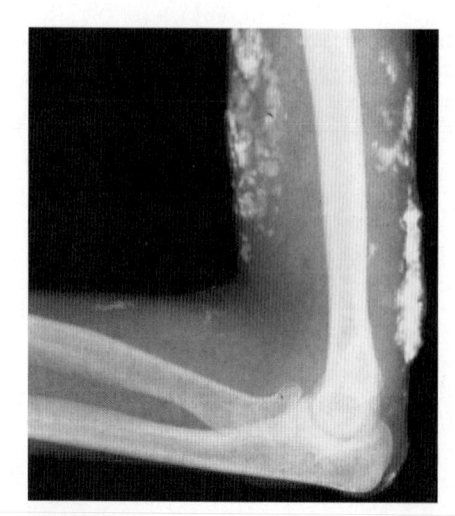

Fig. 5.18-1
Dermatomiosite. Depósitos extensos de cálcio nos tecidos moles em torno do úmero e cotovelo e perda da demarcação nítida entre os músculos e os tecidos subcutâneos.

Fig. 5.18-2
Esclerodermia. Calcificações extensas em torno da articulação do quadril e fêmur proximal.

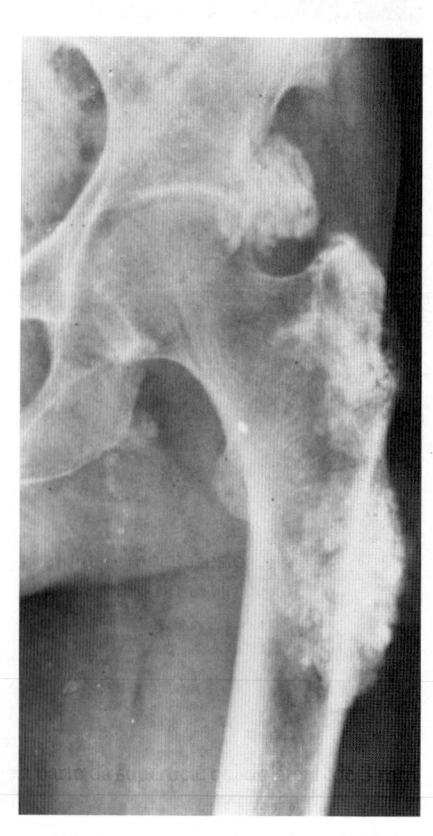

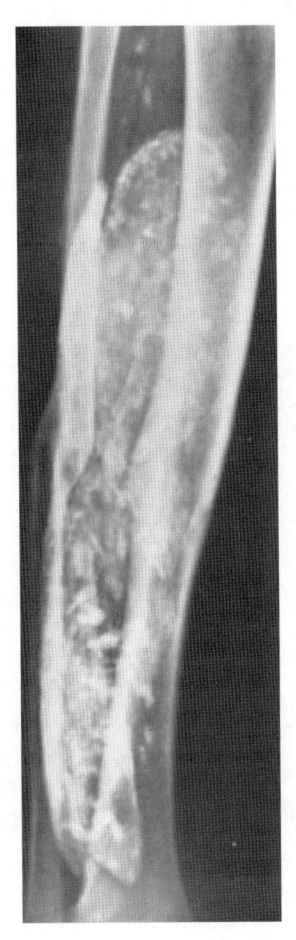

5.18 ■ CALCIFICAÇÃO OU OSSIFICAÇÃO GENERALIZADAS EM MÚSCULOS E TECIDOS SUBCUTÂNEOS

Fig. 5.18-3
Calcinosis universalis. Imensa massa calcificada nos tecidos conectivos subcutâneos e profundos da perna.

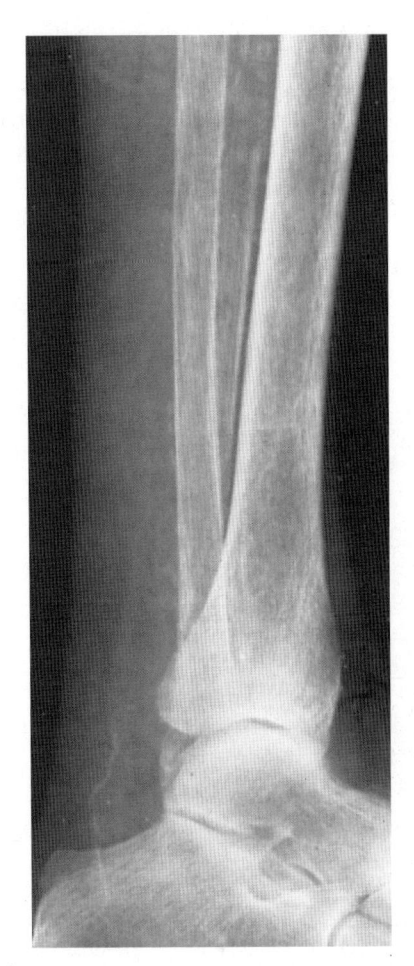

Fig. 5.18-4
Hipervitaminose D. Calcificação difusa comprometendo o ligamento interósseo entre a tíbia e a fíbula bem como estruturas vasculares.

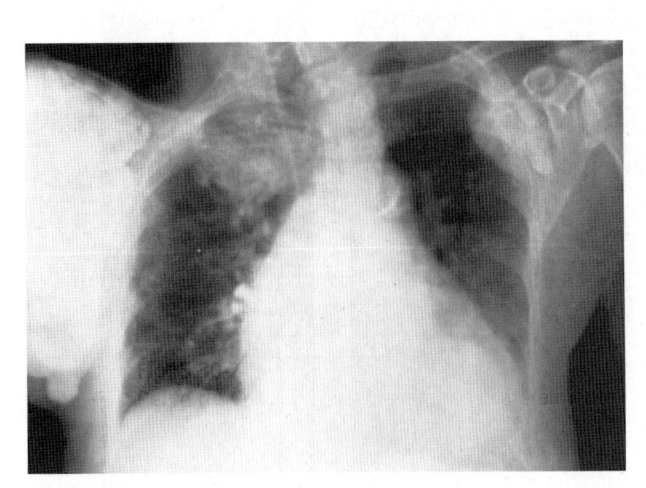

Fig. 5.18-5
Hipervitaminose D. Enormes massas de calcificação perto das articulações dos ombros bilateralmente.

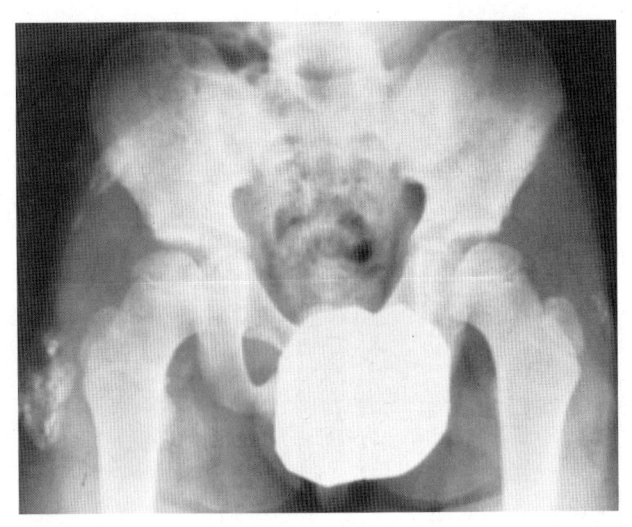

Fig. 5.18-6
Hipoparatireoidismo. Calcificações nos tecidos moles situadas em feixes musculares em torno de ambas as articulações dos quadris.

5 ■ PADRÕES ESQUELÉTICOS

Condição	Comentários
Venosa (Figs. 5.18-9 a 5.18-11)	Flebólitos podem desenvolver-se em associação com varizes venosas, hemangioma, síndrome de Maffucci (encondromatose múltipla) e após irradiação.
Lúpus eritematoso sistêmico (Fig. 5.18-12)	Calcificação nos tecidos moles é um achado ocasional que mais comumente compromete as extremidades inferiores e aparece como calcificação difusa, linear, estriada ou nodular nos tecidos subcutâneos e mais profundos.

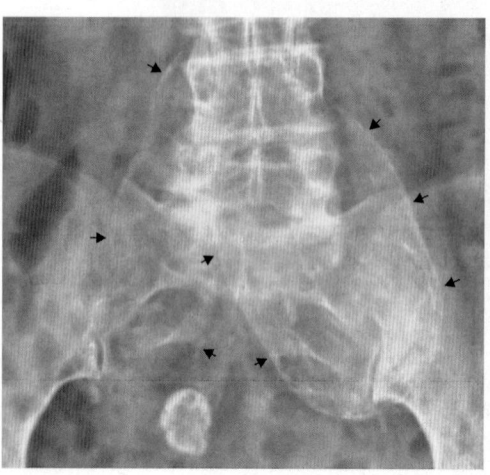

Fig. 5.18-7
Arteriosclerose das extremidades inferiores. Há placas calcificadas (setas) nas paredes de aneurismas da aorta abdominal inferior e ambas as artérias ilíacas comuns.

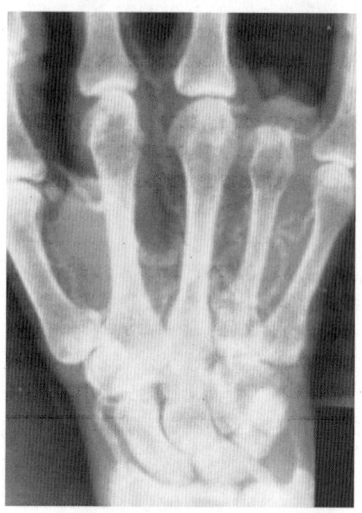

Fig. 5.18-8
Esclerose de Mönckeberg. Calcificação típica da média em vasos de tamanho moderado de um paciente diabético. Observar a ressecção cirúrgica precedente das falanges do quarto dedo.

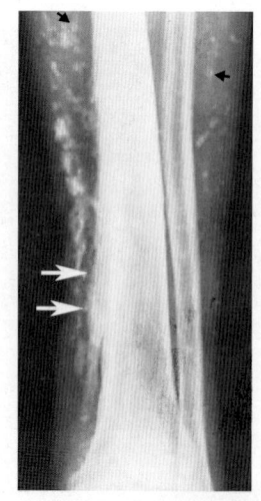

Fig. 5.18-9
Veias varicosas. Múltiplas calcificações redondas e ovais nos tecidos moles (flebólitos) representando trombos calcificados, alguns dos quais têm centros transparentes característicos (setas pretas). Extensa neoformação de osso ao longo do aspecto medial da diáfise tibial (setas brancas) causada por estase vascular de longa duração.

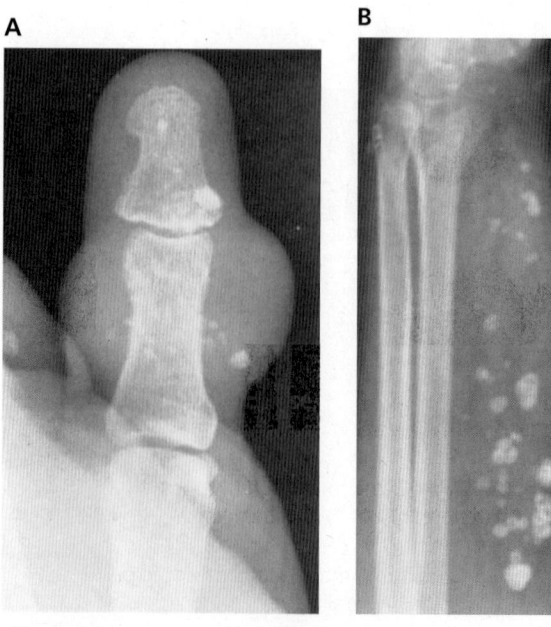

Fig. 5.18-10
Hemangiomas nos tecidos moles com flebólitos comprometendo (A) o polegar e (B) o antebraço.

5.18 ■ CALCIFICAÇÃO OU OSSIFICAÇÃO GENERALIZADAS EM MÚSCULOS E TECIDOS SUBCUTÂNEOS

Condição	Comentários
Síndrome de Ehlers-Danlos	Distúrbio hereditário generalizado do tecido conectivo caracterizado por pele frágil e hiperextensível, equimoses fáceis e articulações frouxas. A anormalidade radiográfica mais típica é calcificação de nódulos gordurosos nos tecidos subcutâneos das extremidades. Estes nódulos variam de 2 a 10 mm e aparecem como zonas transparentes centrais com calcificação semelhante a um anel, simulando flebólitos (precisam ser diferenciados de parasitas subcutâneos calcificados, que tendem a ser alinhados ao longo de planos musculares e fasciais em vez de distribuídos aleatoriamente nos tecidos moles). Outras anormalidades musculoesqueléticas inespecíficas incluem escoliose, deformidades da caixa torácica, hipermobilidade de articulações e subluxações.
Pseudoxanthoma elasticum (Fig. 5.18-13)	Calcificação ocorre tipicamente nas camadas média e profunda da derme nesta afecção sistêmica hereditária em que degeneração muito disseminada das fibras elásticas resulta em manifestações cutâneas, oculares e vasculares em crianças e adultos jovens. Outros locais de calcificação incluem tendões, ligamentos e grandes artérias e veias periféricas.
Parasitas Cisticercose (*Taenia solium*) (Fig. 5.18-14)	Invasão do tecido humano pela forma larvária da tênia do porco produz tipicamente múltiplas calcificações lineares ou ovais nos tecidos moles. Os cistos calcificados muitas vezes têm uma área central não calcificada e quase sempre possuem seu eixo longo no plano do feixe muscular circundante (diferentemente da distribuição aleatória das calcificações em tecidos moles na síndrome de Ehlers-Danlos). Também pode haver calcificação intracraniana (diminuta calcificação central representando o escólex circundada por uma área de radiotransparência e orlada por deposição de cálcio na cápsula do cisto sobrejacente).
Verme da Guiné (*Dracunculus medinensis*)	Opacificação serpiginosa ou curvilínea (mais frequentemente nas extremidades inferiores) que é muitas vezes enrolada e pode ter vários metros de comprimento. A calcificação frequentemente é segmentada e "em contas" porque movimento muscular quebra o verme necrótico subjacente.

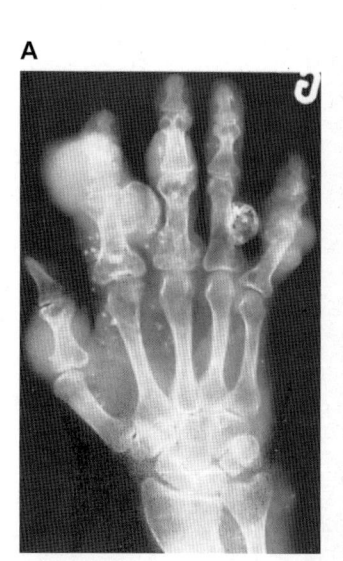

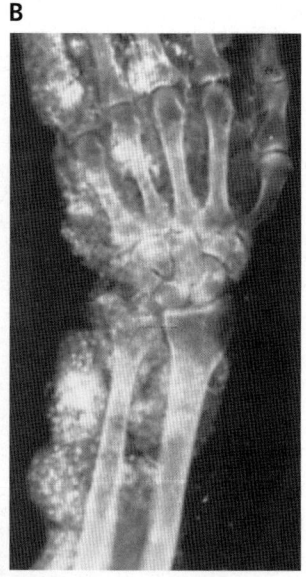

Fig. 5.18-11
Síndrome de Maffucci. (A) Radiografia simples demonstra múltiplas massas de tecidos moles e trombos calcificados em associação a lesões ósseas expansivas. (B) Filme tardio de um arteriograma mostra material de contraste enchendo muitos hemangiomas cavernosos dos tecidos moles.

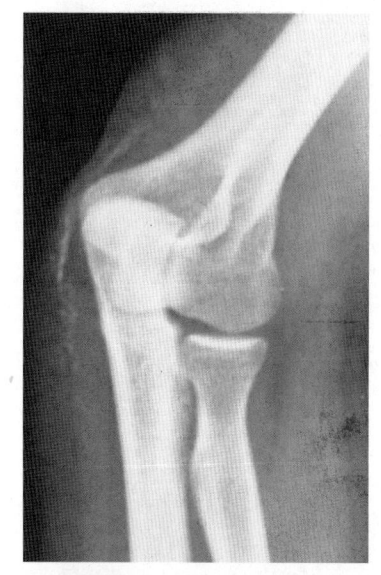

Fig. 5.18-12
Lúpus eritematoso sistêmico. Calcificação rendilhada em torno do cotovelo.

Condição	Comentários
Loa loa (*Filaria bancrofti*)	Verme morto calcificado aparece enrolado em uma espiral ou como um fino fio de densidade semelhante a algodão. As calcificações são muitas vezes difíceis de visualizar e são mais bem vistas nas membranas dos espaços interdigitais das mãos ou pés.
Triquinose (*Trichinella spiralis*)	Calcificação de larvas encistadas é comum patologicamente, embora o seu pequeno tamanho (1 mm ou menos) as torne difíceis de detectar radiograficamente.
Doença hidática (*Echinococcus*)	Calcificação infrequente em cistos dentro de músculos ou tecido subcutâneo.
Miosite ossificante progressiva (Fig. 5.18-15)	Displasia congênita rara caracterizada por uma miosite ou fibrosite intersticial que sofre transformação cartilaginosa e óssea. Colunas grossas e placas de osso eventualmente substituem tendões, fáscia e ligamentos, causando limitação grave do movimento, contraturas e deformidade, tais que o paciente se torna uma virtual "pessoa de pedra" e a morte se segue. Usualmente há uma variedade de anomalias congênitas associadas, mais frequentemente hipoplasia dos háluces ou dos polegares.
Fluorose (Fig. 5.18-16)	Calcificação característica dos ligamentos paraespinhais, sacrotuberais e iliolombares bem como calcificação ligamentar no esqueleto apendicular. Outros achados no esqueleto incluem esclerose densa (mais proeminente nas vértebras e pelve) e aspereza periosteal e depósitos ósseos articulares, originando-se em locais de inserções musculares e ligamentares.
Síndrome de nevo basocelular	Calcificação de tecidos moles é vista ocasionalmente neste distúrbio hereditário caracterizado por múltiplos carcinomas basocelulares, depressões palmares, cistos dentígeros da mandíbula, múltiplas anomalias de costelas e coluna, braquidactilia e várias anormalidades neurológicas e oftalmológicas.

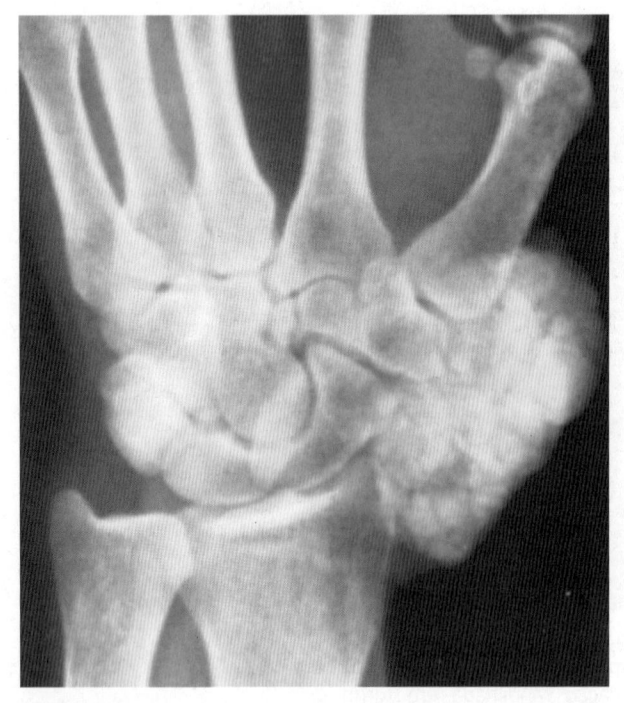

Fig. 5.18-13
Pseudoxanthoma elasticum. Calcificação extensa nos tecidos moles no lado radial do punho.

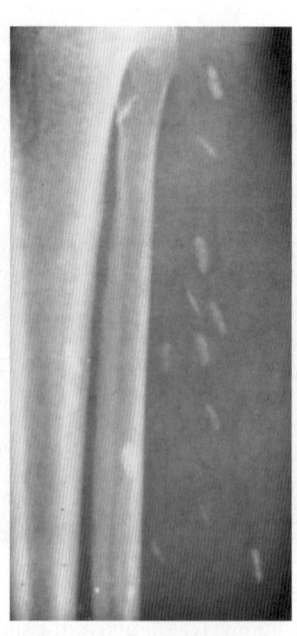

Fig. 5.18-14
Cisticercose. Múltiplas calcificações lineares e ovais ao longo dos feixes musculares.

5.18 ■ CALCIFICAÇÃO OU OSSIFICAÇÃO GENERALIZADAS EM MÚSCULOS E TECIDOS SUBCUTÂNEOS

Condição	Comentários
Síndrome de Werner	Condição rara caracterizada por retardamento simétrico do crescimento, envelhecimento prematuro, alterações cutâneas semelhantes à esclerodermia e cataratas. Calcificação de tecidos moles ocorre em aproximadamente um terço dos casos, especialmente em torno de protuberâncias ósseas (especialmente as extremidades distais da tíbia e fíbula) e nos joelhos, pés e mãos.

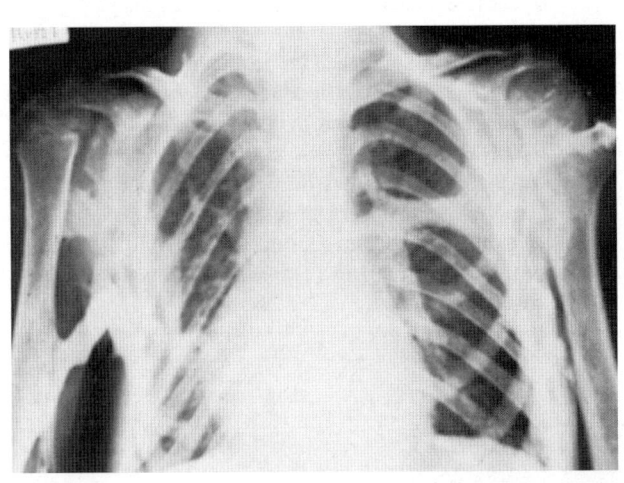

Fig. 5.18-15
Miosite ossificante progressiva. Vista frontal do tórax demonstra neoformação extensa de osso nos tecidos moles, que limitava severamente a movimentação dos braços. Notar a exostose do úmero proximal esquerdo em razão da fusão dos focos de ossificação com o córtex do osso.[31]

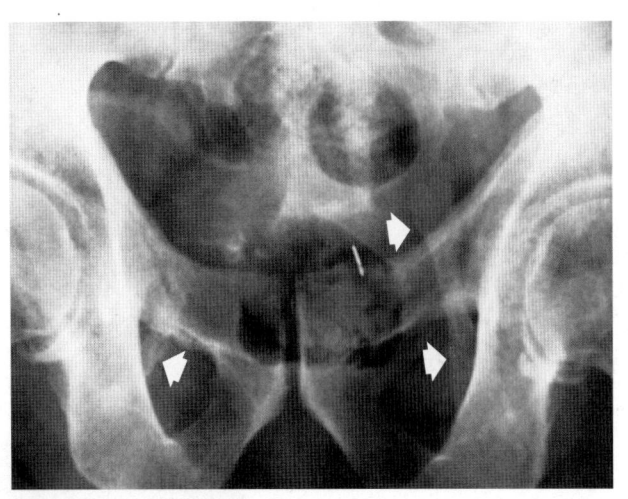

Fig. 5.18-16
Fluorose. Calcificação dos ligamentos sacrotuberais (setas).

5.19 ■ Calcificação em Torno das Pontas dos Dedos das Mãos

Condição	Comentários
Esclerodermia (Fig. 5.19-1)	Calcificação digital ocorre em 10 a 20% dos casos e pode aparecer como pequenos depósitos pontilhados nas pontas das falanges ou como massas calcificadas conglomeradas mais focais. Frequentemente associada à reabsorção dos tufos das falanges terminais.
Doença de Raynaud	Depósitos individualizados de cálcio podem desenvolver-se nas pontas dos dedos em associação à atrofia de tecidos moles e reabsorção de tufos terminais. Sensibilidade ao frio ocorre quase exclusivamente em mulheres e produz sintomas de espasmo arterial periférico (especialmente nos membros superiores). Pode ser um achado isolado ou um sintoma de uma condição subjacente mais grave (p. ex., esclerodermia ou outra doença colagenovascular).

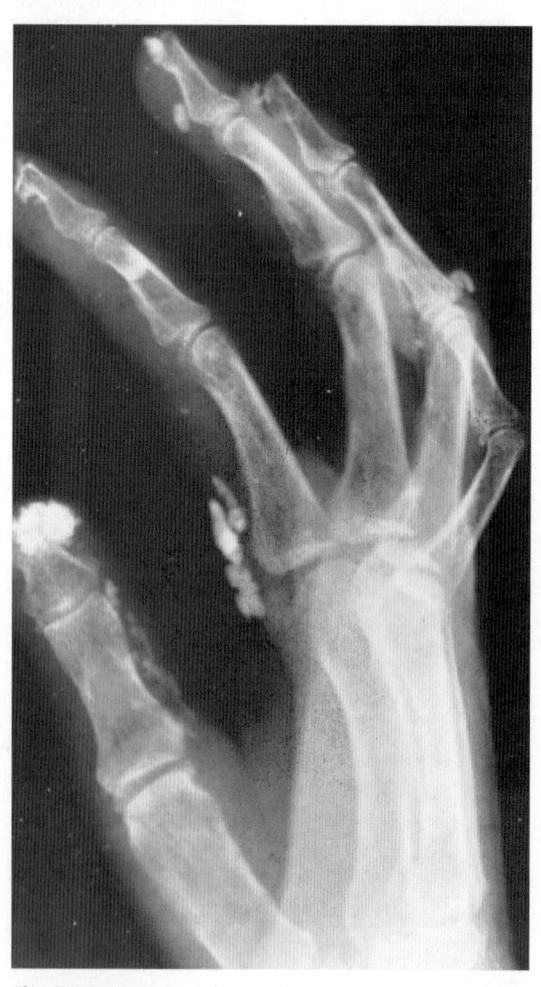

Fig. 5.19-1
Esclerodermia. Grumos amorfos de cálcio nos tecidos moles dos dedos. Notar as alterações tróficas em torno dos tufos terminais.

5.19 ■ CALCIFICAÇÃO EM TORNO DAS PONTAS DOS DEDOS DAS MÃOS

1077

Condição	Comentários
Dermatomiosite (Fig. 5.19-2)	Calcificação das extremidades digitais com erosão associada de falanges terminais é uma manifestação. Mais comumente, há calcificação extensa nos músculos e tecido subcutâneo subjacentes às lesões associadas da pele.
Calcinosis universalis (Fig. 5.19-3)	Deposição difusa de cálcio nos tecidos subcutâneos e mais tarde nos conectivos profundos pode comprometer as pontas dos dedos.
Lúpus eritematoso sistêmico	Manifestação ocasional (calcificação mais comumente compromete as extremidades inferiores).
Epidermólise bolhosa	Manifestação rara. Cicatrização grave causa atrofia de tecido mole e alterações tróficas comprometendo as falanges distais (pode simular esclerodermia).
Síndrome de Rothmund	Tipo raro de displasia ectodérmica associado à reabsorção de tufos falângicos e calcificação distrófica de tecidos moles.

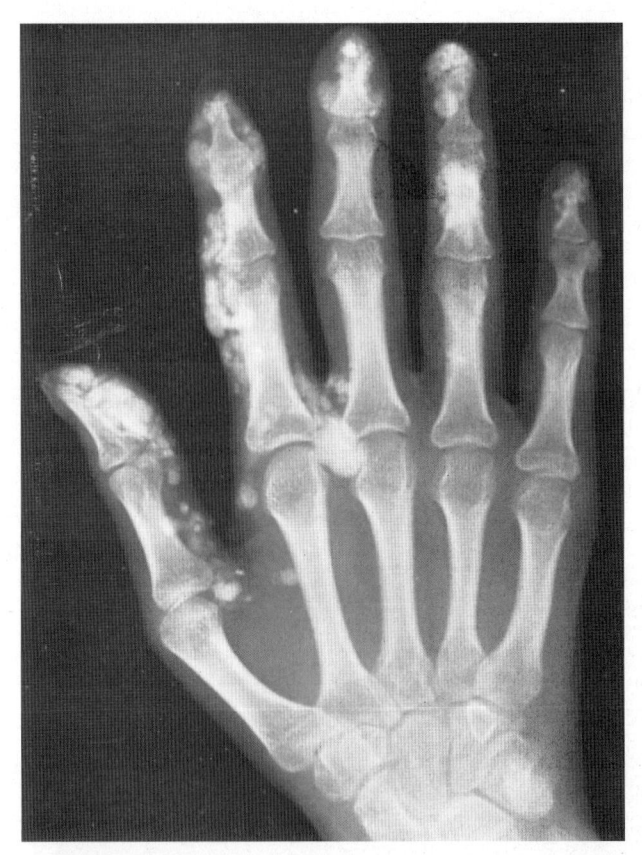

Fig. 5.19-2
Dermatomiosite. Depósitos calcificados irregulares comprometem todos os dedos da mão.

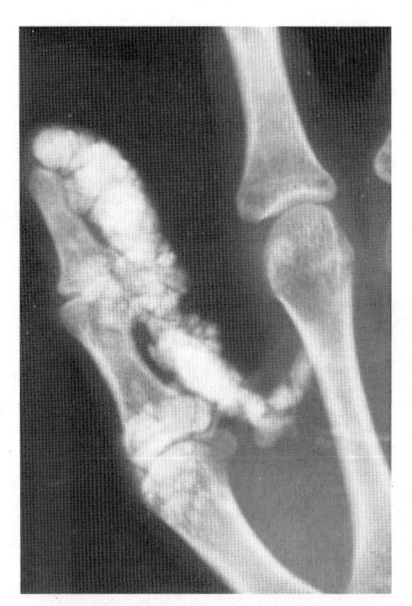

Fig. 5.19-3
Calcinosis universalis. Vista do polegar demonstra depósitos calcificados densos nos tecidos moles no aspecto ulnar. Os tufos das falanges distais estão normais, o que virtualmente exclui esclerodermia como a causa subjacente da calcificação.

5.20 ▪ Zonas de Densidade Aumentada nas Metáfises

Condição	Comentários
Variante normal	Crianças normais ativas com menos de 3 anos muitas vezes têm brancura relativa das extremidades metafisárias dos ossos tubulares.
Envenenamento por chumbo (Fig. 5.20-1)	Bandas transversais densas estendendo-se através das metáfises de ossos longos e ao longo das margens de ossos chatos, como a crista ilíaca. Compromete predominantemente as partes em crescimento mais rápido do esqueleto (metáfises nas extremidades distais do fêmur e rádio e ambas as extremidades da tíbia). Linhas de chumbo podem ser observadas nos ossos em crescimento aproximadamente 3 meses depois da inalação de chumbo e 6 meses após ingestão do metal. Precisam ser diferenciadas da brancura usual das extremidades metafisárias dos ossos tubulares que muitas vezes é vista em crianças normais, ativas, com menos de 3 anos de idade.
Absorção de outro metal pesado ou substância química (Fig. 5.20-2)	Bismuto; arsênico; fósforo; fluoreto; mercúrio; lítio; rádio. Também pode desenvolver-se em crianças cujas mães receberam altas doses de estrogênio ou terapia com metal pesado durante a gravidez.
Leucemia tratada (Fig. 5.20-3)	Metáfises densas (simulando envenenamento por chumbo) ocorrem em uma grande porcentagem de pacientes com leucemia que estão recebendo quimioterapia.
Linhas de crescimento transversais (linhas de parada de crescimento)	Linhas transversais finas, simétricas, opacas (isoladas ou múltiplas, variando em espessura e número) paralelas ao contorno da zona provisória de calcificação podem ser relacionadas com estresses, como desnutrição ou doença crônica. Estas zonas densas provavelmente resultam da produção excessiva e falta de destruição, de matriz cartilaginosa calcificada.
Raquitismo em cura (Fig. 5.20-4)	Representa mineralização da zona de calcificação provisória, que se alarga à medida que a cura progride.
Hipervitaminose D/hipercalcemia idiopática	Bandas metafisárias de densidade aumentada, refletindo calcificação pesada da matriz de cartilagem em proliferação, alternadas com áreas de transparência aumentada nos ossos tubulares de lactentes e crianças.
Cretinismo	Bandas metafisárias transversas densas podem ocorrer em associação a um retardo típico no aparecimento e subsequente crescimento de centros de ossificação, disgenesia epifisária (epífises fragmentadas com focos múltiplos de ossificação) e idade óssea retardada.

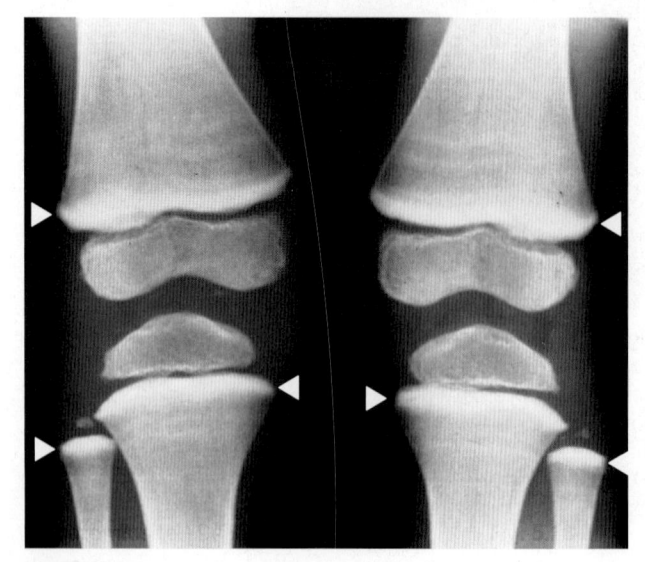

Fig. 5.20-1
Envenenamento por chumbo.

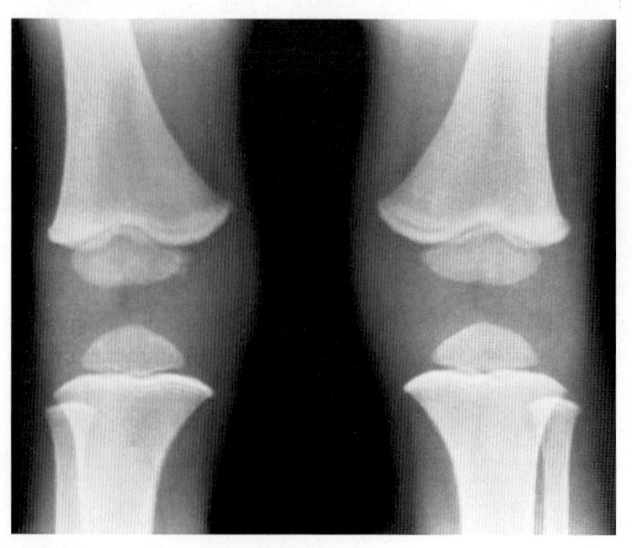

Fig. 5.20-2
Envenenamento por bismuto.

Condição	Comentários
Escorbuto em cura	Densidade aumentada das metáfises pode ocorrer juntamente com espessamento cortical, densidade aumentada das epífises e formação maciça de osso subperióstico.
Hipoparatireoidismo	Zonas de densidade aumentada nas regiões metafisárias de ossos longos podem ser associadas a calcificações cerebrais características (comprometendo principalmente os núcleos basais, núcleos denteados do cerebelo e plexo coroide).
Osteopetrose	Bandas metafisárias radiodensas transversas ocorrem frequentemente nos ossos longos e vértebras. Pode haver linhas transversais transparentes alternadas que provavelmente refletem a natureza intermitente do processo patológico.
Sífilis congênita	Listras metafisárias transversas (bandas escleróticas e transparentes) podem ser um achado precoce. Este padrão também pode desenvolver-se em outras infecções transplacentárias (rubéola, toxoplasmose e doença de inclusão citomegálica).

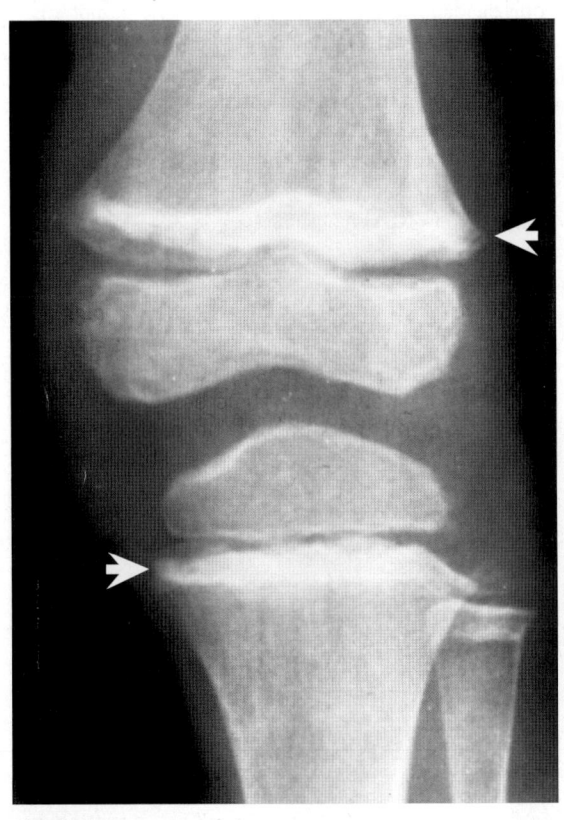

Fig. 5.20-3
Leucemia crônica. Após terapia com metotrexato, esclerose densa, irregular, se desenvolveu em torno das metáfises do fêmur distal e tíbia proximal (setas).

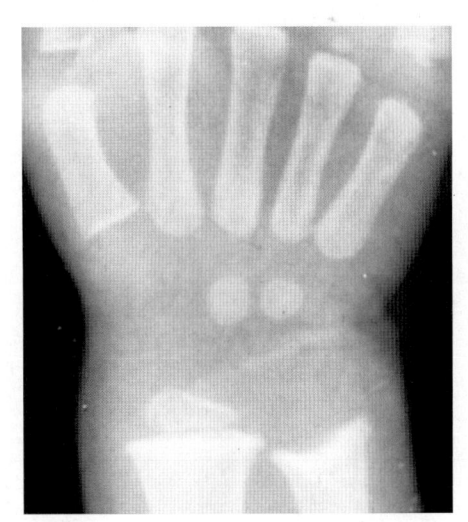

Fig. 5.20-4
Raquitismo curado. Nitidez aumentada das linhas metafisárias após terapia com vitamina D.

5.21 ▪ Bandas Metafisárias Radiotransparentes

Condição	Comentários
Variante normal	Aspecto estriado das metáfises é comum em recém-nascidos.
Infecção transplacentária (Figs. 5.21-1 e 5.21-2)	Rubéola; sífilis; herpes; toxoplasmose; doença de inclusão citomegálica. Na rubéola há um padrão típico de estriações densas e transparentes alternadas (sinal do talo de aipo).
Leucemia (Fig. 5.21-3)	Áreas transparentes semelhantes a faixas simétricas (não associadas à infiltração real de células leucêmicas) afetam principalmente locais de crescimento ósseo rápido (do fêmur distal, úmero proximal e rádio distal). Aspecto inespecífico que provavelmente reflete um déficit nutricional que interfere com osteogênese adequada (depois da idade de 2 anos, bandas metafisárias radiotransparentes sugerem fortemente leucemia).
Neuroblastoma metastático	Bandas metafisárias transparentes e outras anormalidades radiográficas (lesões osteolíticas disseminadas, reação periosteal) podem ser indistinguíveis de leucemia. Pode ser diferenciado pela presença de ácido vanilil-mandélico (VMA) na urina.

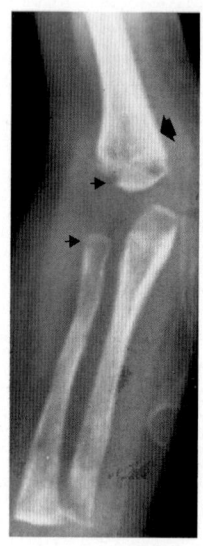

Fig. 5.21-1
Sífilis congênita. Bandas transversas de densidade aumentada através das metáfises (setas pequenas) associadas a áreas focais de destruição óssea nas diáfises. Há neoformação sólida de osso periósteo (seta grande), que é mais bem vista em torno do úmero distal.

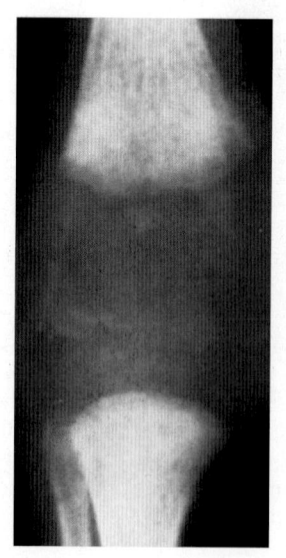

Fig. 5.21-2
Rubéola. Radiografia do joelho em uma menina de 1 dia com uma história materna de rubéola demonstra estriações longitudinais transparentes e escleróticas alternadas estendendo-se perpendicularmente à placa epifisária e paralelas ao eixo longo do osso (sinal do talo de aipo).[32]

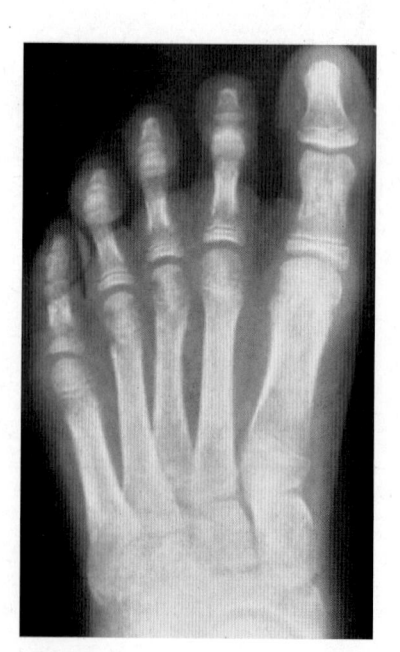

Fig. 5.21-3
Leucemia. Em adição a bandas metafisárias radiotransparentes, há destruição óssea franca com erosão cortical comprometendo muitos dos metatarsos e falanges proximais.

Condição	Comentários
Escorbuto	Banda submetafisária de transparência (zona de Trümmerfeld) adjacente à zona de calcificação provisória alargada e com densidade aumentada (linha branca do escorbuto). Outras manifestações incluem esporão de Pelken e sinal de Wimberger.
Artrite reumatoide juvenil	Desossificação extensa de uma extremidade afetada pode causar bandas de transparência metafisária que simulam leucemia infantil. Compromete principalmente as áreas de maior crescimento ósseo (os joelhos, tornozelos e punhos).
Displasia craniometafisária (Fig. 5.21-4)	Rara afecção hereditária em que a falha da tubulação normal do osso é combinada com hipertelorismo, um nariz chato largo e dentição defeituosa. Transparência metafisária e esclerose diafisária iniciais progridem para mineralização mais normal e falta de modelagem.
Doença sistêmica (Fig. 5.21-5)	Radiotransparência metafisária é um achado inespecífico que pode ser encontrado em várias doenças sistêmicas da infância (provavelmente reflete um déficit nutricional interferindo com osteogênese adequada).

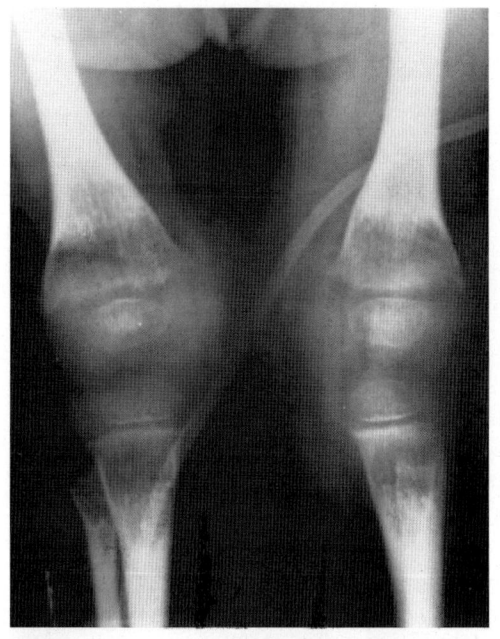

Fig. 5.21-4
Displasia craniometafisária. Transparência metafisária grave com esclerose diafisária em torno dos joelhos.

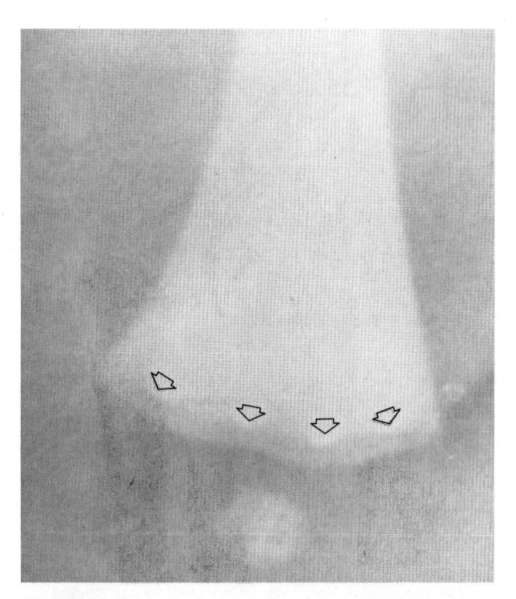

Fig. 5.21-5
Doença sistêmica crônica.

5.22 ▪ Subconstrição ou Subtubulação (Diametáfise Larga)

Condição	Comentários
Doença de armazenamento de lipídio 　Doença de Gaucher 　(Fig. 5.22-1)	Erro inato do metabolismo caracterizado por acumulação de quantidades anormais de lipídios complexos nas células reticuloendoteliais do baço, fígado e medula óssea. Infiltração esquelética causa uma perda de densidade óssea com expansão e adelgaçamento cortical dos ossos longos, especialmente o fêmur. Infiltração medular no fêmur distal causa modelagem anormal e dilatação, e a deformidade característica em frasco de Erlenmeyer. Necrose avascular (especialmente das cabeças femorais) é uma complicação comum. O baço geralmente é acentuadamente aumentado, e hepatomegalia é comum.
Doença de Niemann-Pick (Fig. 5.22-2)	Erro inato do metabolismo lipídico (deposição anormal de esfingomielina) que geralmente começa na lactância e é rapidamente fatal. Em pacientes com doença mais branda e mais lentamente progressiva que sobrevivem até a idade adulta adiantada ou a adolescência, as anormalidades esqueléticas são idênticas àquelas na doença de Gaucher. Entretanto, a idade precoce de início e os infiltrados pulmonares intersticiais nodulares frequentemente associados sugerem doença de Niemann-Pick.

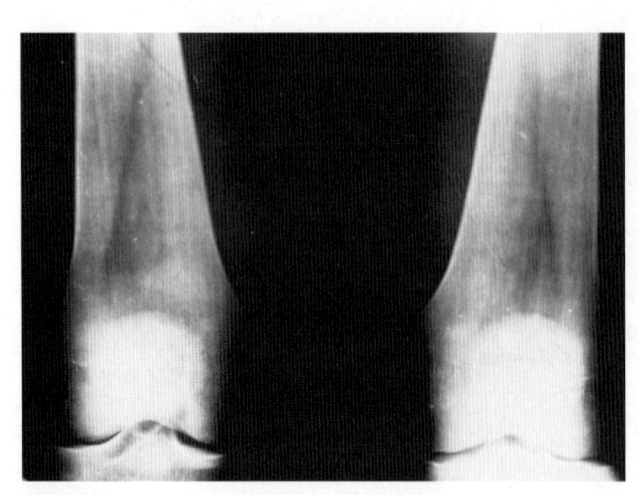

Fig. 5.22-1
Doença de Gaucher. As extremidades distais dos fêmures mostram subconstrição e adelgaçamento cortical típicos (aparência de frasco de Erlenmeyer).[33]

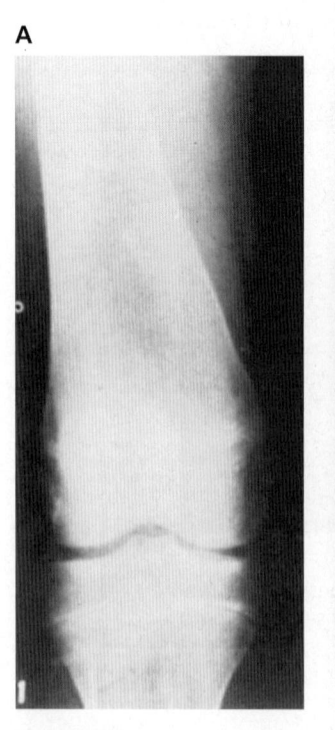

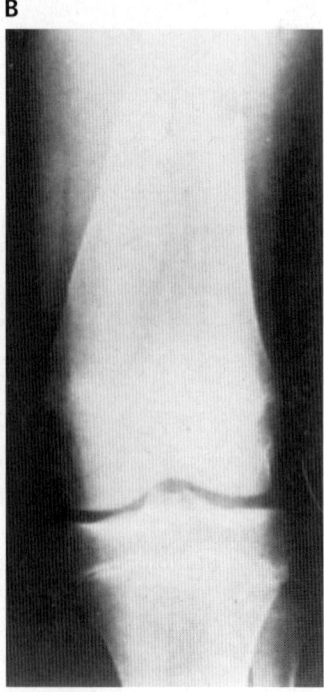

Fig. 5.22-2
Doença de Niemann-Pick. Córtices finos e uma falta de modelagem normal dos fêmures distais simulam o padrão na doença de Gaucher.[4]

5.22 ■ SUBCONSTRIÇÃO OU SUBTUBULAÇÃO (DIAMETÁFISE LARGA)

Condição	Comentários

Anemia
   Talassemia
   (Fig. 5.22-3)
	Hiperplasia medular extensa (causada por eritropoese inefetiva e destruição rápida de eritrócitos recém-formados) causa alargamento pronunciado dos espaços medulares e afinamento das corticais. Modelagem normal dos ossos longos não ocorre porque a medula em expansão achata ou mesmo causa saliência das superfícies normalmente côncavas das diáfises. Coleções focais de medula hiperplásica causam radiotransparências localizadas que têm a aparência de múltiplas lesões osteolíticas. Outros achados característicos incluem a aparência "de cabelos em pé" do crânio (estriações verticais em um padrão radial) e massas de tecidos moles paravertebrais de hematopoese extramedular.

Anemia falciforme	Hiperplasia da medula nos ossos longos causa alargamento dos espaços medulares, adelgaçamento das corticais e engrossamento do padrão trabecular. A medula em expansão impede modelagem normal, como na talassemia. Outras alterações características incluem "vértebras de peixe", infartos ósseos, osteomielite e necrose papilar.

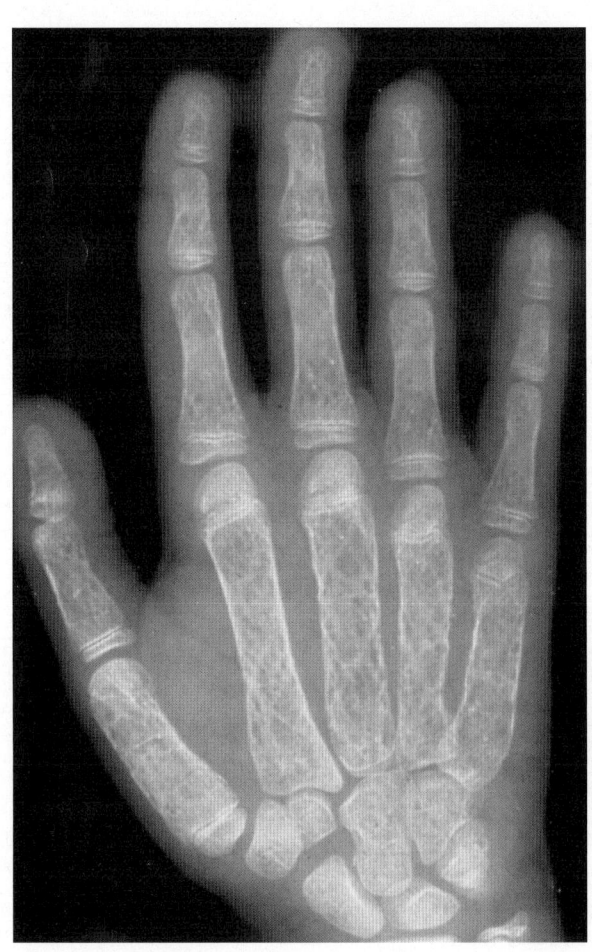

Fig. 5.22-3
Talassemia. Alargamento pronunciado dos espaços medulares com afinamento das corticais. Notar a ausência de modelagem normal, em razão da pressão do espaço medular em expansão. Radiotransparências localizadas simulando múltiplas lesões osteolíticas representam coleções tumorais de medula hiperplásica.

Condição	Comentários

Displasia óssea
  Displasia fibrosa
  (Fig. 5.22-4)
	Proliferação de tecido fibroso na cavidade medular produz uma área bem definida que varia desde completamente transparente até uma densidade de vidro fosco homogênea (dependendo da quantidade de tecido fibroso ou ósseo depositada na cavidade medular). O osso frequentemente é expandido localmente, mais comumente na metáfise, mas às vezes estendendo-se para comprometer a diáfise inteira. Adelgaçamento das corticais predispõe à fratura patológica. Na doença grave e de longa duração, os ossos afetados podem ser arqueados ou deformados (p. ex., deformidade do fêmur em cajado de pastor).

Exostoses múltiplas (aclasia diafisária) (Fig. 5.22-5)	Displasia óssea hereditária em que múltiplos osteocondromas se originam das extremidades das diáfises de ossos preformados em cartilagem. Subtubulação característica e frequentemente arqueamento dos ossos longos ocorrem com osteocondromas múltiplos nas regiões metafisárias. Frequentemente, há deformidade do antebraço em virtude do encurtamento e arqueamento da ulna.

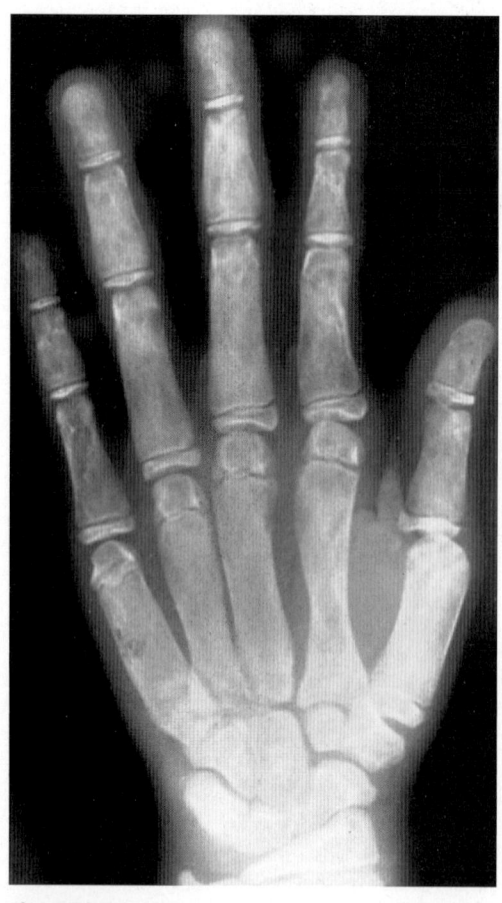

Fig. 5.22-4
Displasia fibrosa. Aparência de vidro despolido, manchada, das cavidades medulares com falta de modelagem normal.

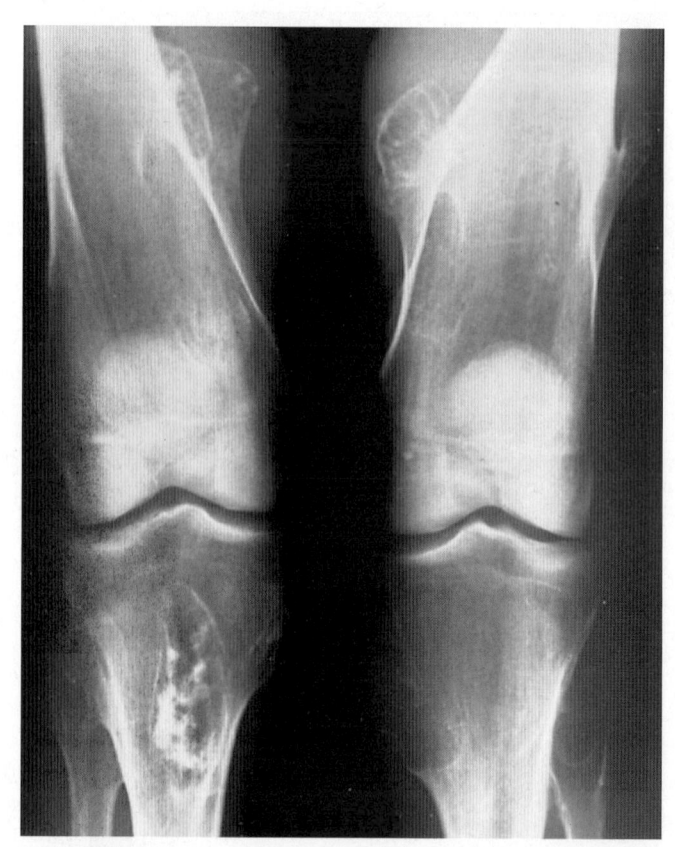

Fig. 5.22-5
Exostoses múltiplas. Comprometimento bilateral dos fêmures distais e tíbias proximais.

5.22 ■ SUBCONSTRIÇÃO OU SUBTUBULAÇÃO (DIAMETÁFISE LARGA)

Condição	Comentários
Displasia craniometafisária	Rara doença hereditária em que falta de tubulação normal do osso é combinada com hipertelorismo, nariz largo, chato e dentição defeituosa. Achados adicionais incluem esclerose da base do crânio e da calvária, falta de aeração dos seios paranasais e mastoides e espessamento e esclerose da mandíbula.
Displasia metafisária (doença de Pyle) (Fig. 5.22-6)	Raro distúrbio hereditário em que aumento simétrico em forma de remo das metáfises e diáfises adjacentes de ossos longos é associado à osteoporose e adelgaçamento cortical. Nenhuma evidência de anormalidades cranianas (diferentemente da displasia craniometafisária).

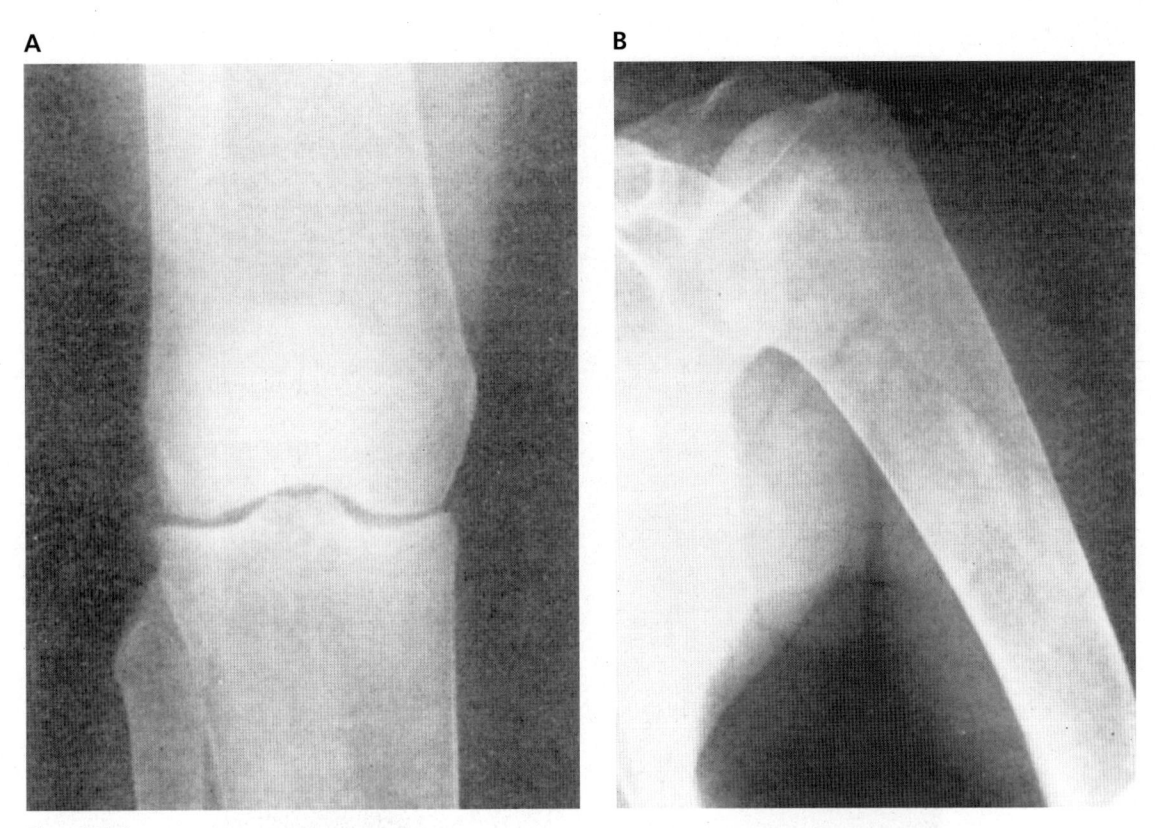

Fig. 5.22-6
Displasia metafisária. Vistas frontais (A) do joelho e (B) do úmero proximal mostram modelagem defeituosa levando ao alargamento extremo das áreas metafisárias dos ossos longos visualizados. Os córtices são marcadamente finos na área metafisária.[34]

Condição	Comentários
Encondromatose múltipla (doença de Ollier) (Fig. 5.22-7)	Displasia óssea, que afeta a placa de crescimento, em que um excesso de cartilagem hipertrófica não é reabsorvido e ossificado de maneira normal. Isto causa proliferação de massas arredondadas ou colunas de cartilagem de densidade diminuída nas metáfises e diáfises de um ou mais ossos tubulares. O comprometimento usualmente é unilateral, e os ossos afetados são invariavelmente encurtados e frequentemente deformados. Nos ossos longos, colunas de cartilagem radiotransparente podem ser separadas por septos ósseos, produzindo uma aparência estriada. Nas mãos e pés, as lesões são globulares e expansivas, frequentemente com calcificação pontilhada ou mosqueada.

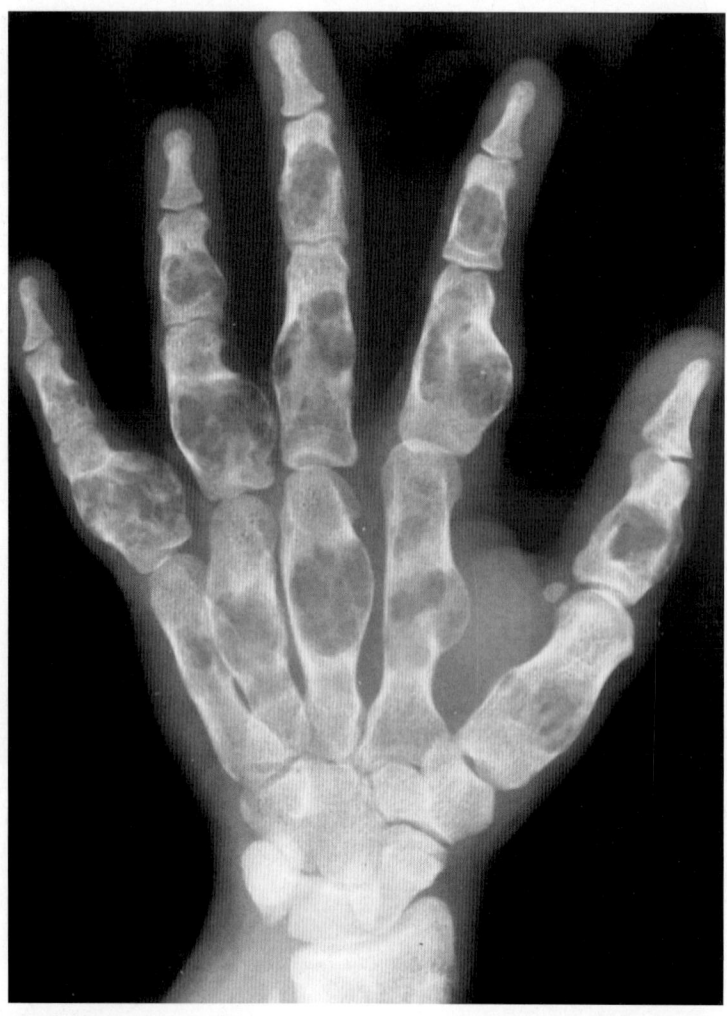

Fig. 5.22-7
Encondromatose múltipla. Múltiplos defeitos de enchimento transparentes globulares e expansivos comprometendo virtualmente todos os metacarpos e falanges proximais e distais.

Condição	Comentários
Displasia diafisária progressiva (doença de Camurati-Engelmann) (Fig. 5.22-8)	Doença rara em que espessamento cortical simétrico no meio das diáfises dos ossos longos é associado a uma distrofia neuromuscular que causa uma marcha bamboleante de base larga. Uma combinação de espessamento endosteal e periósteo cortical causa aumento fusiforme simétrico e subtubulação de ossos longos. Tomada de espaço do canal medular pode causar anemia e hepatosplenomegalia secundária. Densidade aumentada amorfa na base do crânio pode levar à compressão de nervos cranianos.

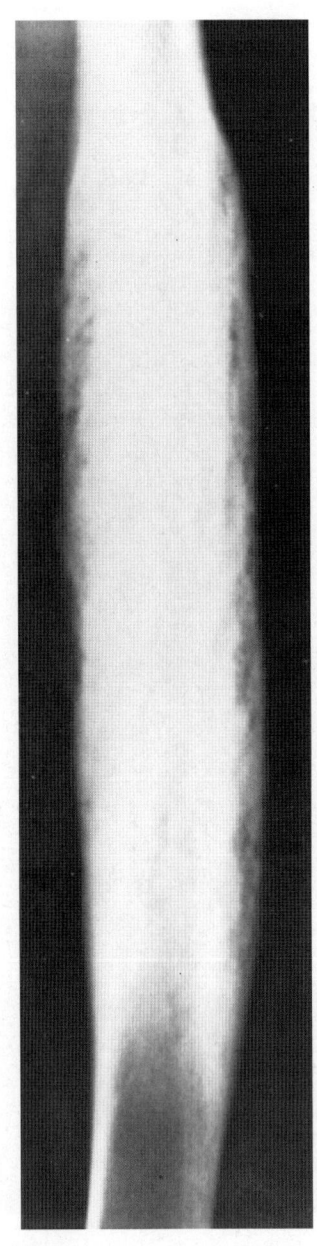

Fig. 5.22-8
Displasia diafisária progressiva. Espessamento denso endóstico e periósteo cortical causa aumento fusiforme do meio da diáfise do fêmur.

Condição	Comentários
Osteopetrose (Fig. 5.22-9)	Displasia óssea hereditária rara em que a falha do mecanismo reabsortivo da cartilagem calcificada interfere com a sua substituição normal por osso maduro. Um aumento denso, uniforme e simétrico na densidade óssea é associado à subtubulação dos ossos longos. Linhas transversais alternadas densas e transparentes (provavelmente refletindo a natureza intermitente do processo patológico) podem desenvolver-se nas metáfises dos ossos longos e vértebras. Outros achados característicos incluem um osso miniatura inserido dentro de cada corpo vertebral (aparência de osso dentro de osso) e densidade aumentada nas faces intervertebrais (vértebra sanduíche).

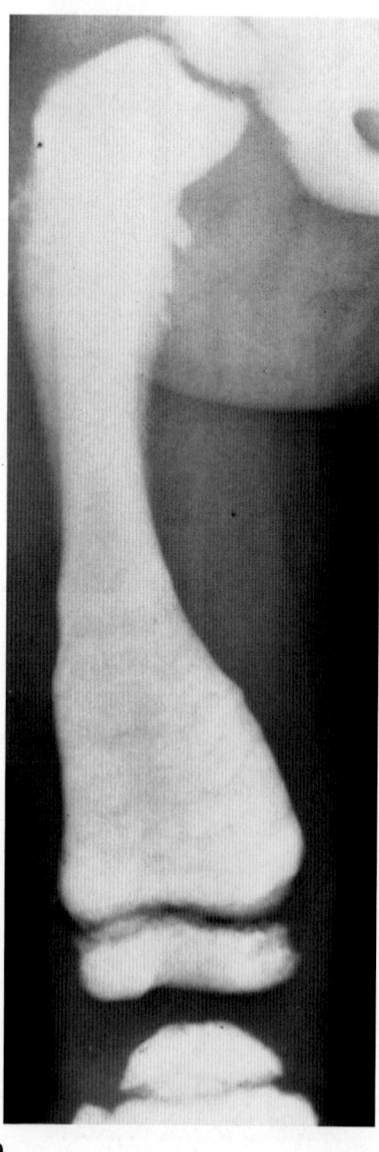

Fig. 5.22-9
Osteopetrose. Aumento denso, uniforme, simétrico na densidade do fêmur com falta de modelagem apropriada.

5.22 ■ SUBCONSTRIÇÃO OU SUBTUBULAÇÃO (DIAMETÁFISE LARGA)

Condição	Comentários
Hipofosfatasia	Forma branda que se desenvolve em adultos é associada à ausência de modelagem de ossos longos, estatura baixa, fragilidade óssea aumentada e várias deformidades esqueléticas.
Osteogenesis imperfecta	Distúrbio hereditário generalizado do tecido conectivo associado a escleras azuis, múltiplas fraturas e hipermobilidade de articulações. A forma "cística", mais rara, é caracterizada por metáfises dilatadas que são hipertransparentes e atravessadas por um favo de trabéculas grosseiras. A diáfise pode ser hiperconstringida e mostrar deformidades graves de flexão e fraturas consolidadas em adição à osteopenia generalizada.
Nanismo metatrópico	Nanismo de membros curtos muito raro em que o paciente é normal ao nascimento. Cifoescoliose progressiva com característica expansão semelhante a uma trombeta de múltiplas metáfises, especialmente nos fêmures e tíbias.
Fratura em consolidação/lesão metafisária	Causa comum de subtubulação localizada e deformidade de um osso longo. Durante a fase de consolidação, uma reação periosteal sólida elevada pode simular um "duplo córtex" (especialmente em lactentes e crianças), mas desaparece com remodelação óssea adicional.
Atresia biliar	Causa mais comum de icterícia neonatal persistente; usualmente fatal dentro de dois anos a não ser que corrigida cirurgicamente. Subtubulação de ossos longos é combinada com sinais de osteoporose e raquitismo.
Distúrbios metabólicos e nutricionais	
Raquitismo e escorbuto em cura (Fig. 5.22-10)	Alargamento das diametáfises com espessamento cortical e subtubulação ocorrem na fase de cura destas doenças.
Mucopolissacaridoses	Espessamento e subtubulação das diáfises dos ossos longos, muitas vezes com contornos ondulados, são comuns. Dilatação metafisária pode ser vista na doença de Morquio, enquanto afilamento das extremidades dos ossos longos sugere doença de Hurler.
Homocistinúria	Erro inato do metabolismo da metionina em que há usualmente alargamento das metáfises e aumento dos centros de ossificação de ossos longos, mais comumente nos joelhos. Há usualmente notável osteoporose da coluna vertebral que frequentemente é associada a deformidades bicôncavas dos corpos vertebrais.

Condição	Comentários
Hipervitaminose D/hipercalcemia idiopática	Subtubulação, especialmente nos fêmures distais, pode ocorrer em associação à esclerose generalizada, espessamento cortical e bandas metafisárias transversais densas. Calcificação renal proeminente e insuficiência renal frequentemente desenvolvem-se.
Rubéola congênita (ver Fig. 5.21-2)	Subtubulação de ossos longos com bandas metafisárias radiotransparentes e características estriações longitudinais alternadas transparentes e escleróticas (padrão de talo de aipo). Alterações ósseas regridem nos lactentes que crescem normalmente, mas podem persistir naqueles que não conseguem sobreviver.
Cistos, tumores e condições semelhantes a tumores ósseos	Alargamento localizado perto da extremidade de um osso longo pode ser causado por uma variedade de lesões de massa expansivas benignas (incluindo histiocitose de células de Langerhans).
Envenenamento por chumbo	Bandas escleróticas largas de chumbo depositado nas metáfises podem impedir remodelação óssea normal e levar à deformidade residual.

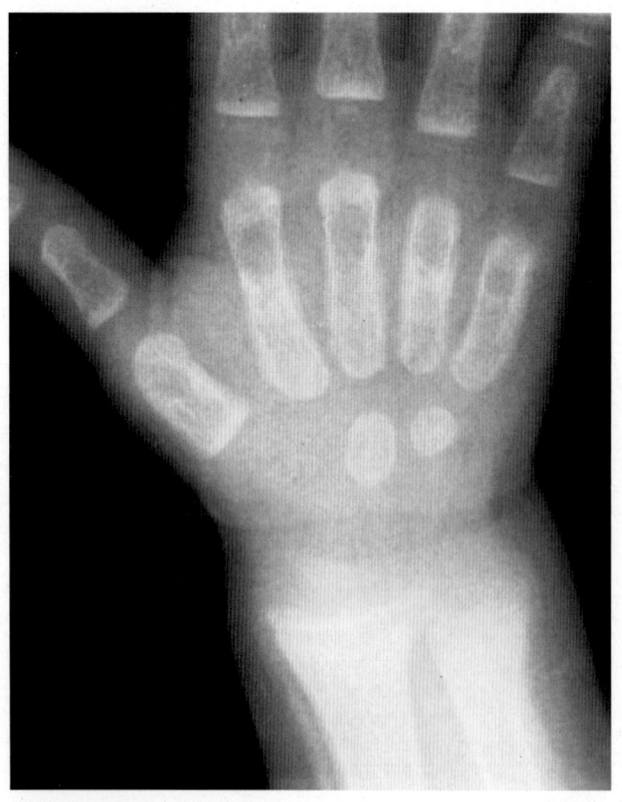

Fig. 5.22-10
Raquitismo em cura. Alargamento dos metacarpos associado à reação periosteal difusa. Há ainda alguma desmineralização óssea e escavação e degaste residuais do rádio e ulna distais.

Condição	Comentários
Hiperostose cortical infantil (doença de Caffey)	Tumefação difusa de tecidos moles, neoformação óssea periosteal e espessamento cortical maciço causam alargamento generalizado e subtubulação de ossos afetados. Compromete principalmente a mandíbula, escápula, clavícula, ulna e costelas e quase sempre se desenvolve antes da idade de 5 meses.
Osteomielite crônica	Esclerose e formação de novo osso perióstico sólido podem produzir espessamento acentuado da região afetada.

5.23 ▪ Superconstrição ou Supertubulação (Diametáfise Estreita)

Condição	Comentários
Atrofia de desuso	Osteoporose com afilamento cortical e uma diminuição no tamanho e número de trabéculas na esponjosa podem desenvolver-se após desuso prolongado. Constrição concêntrica da diáfise muitas vezes ocorre em crianças (rara em adultos).
Paralisia (lactância e infância) (Fig. 5.23-1)	Poliomielite, paralisia de parto e malformações congênitas da medula espinal e cérebro resultam em tônus muscular periférico diminuído e atrofia óssea secundária. Além da superconstrição das diáfises, há osteoporose generalizada e adelgaçamento cortical.
Distúrbios musculares (Fig. 5.23-2)	Superconstrição generalizada das diáfises dos ossos longos (similar àquela na paralisia) desenvolve-se em condições, como atrofia muscular, artrogripose, amiotonia congênita e atrofia muscular infantil (doença de Werdnig-Hoffmann). Substituição de músculo por gordura produz uma aparência característica finamente estriada ou listrada. As bainhas fasciais podem aparecer como sombras delgadas de densidade aumentada rodeadas por gordura.

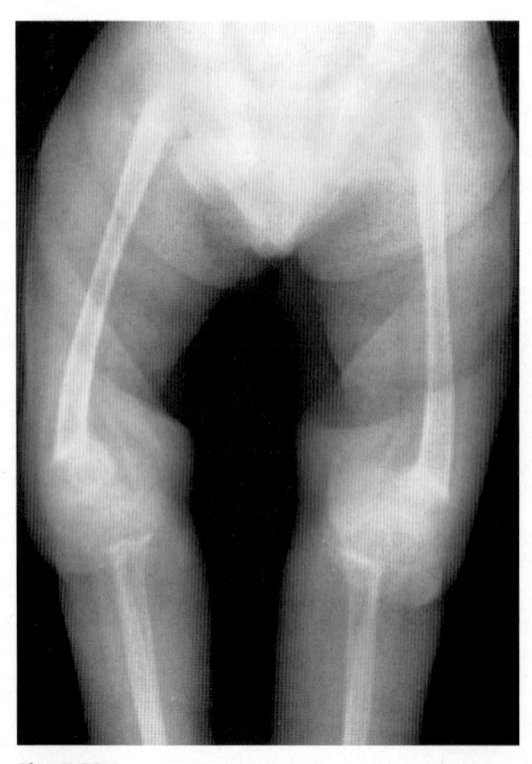

Fig. 5.23-1
Paralisia. Estreitamento generalizado dos ossos da perna com adelgaçamento cortical e osteoporose difusa.

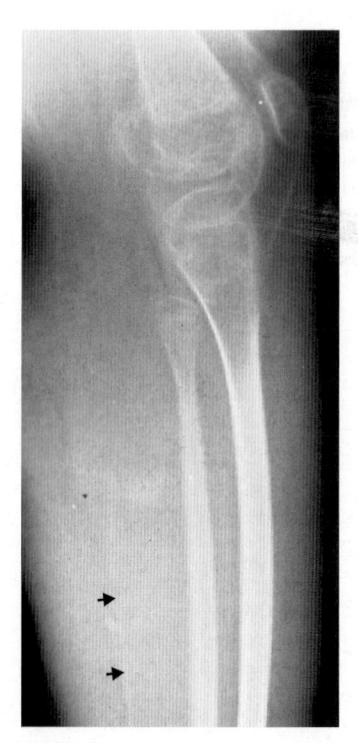

Fig. 5.23-2
Distrofia muscular. Adelgaçamento generalizado dos ossos da perna. As bainhas fasciais aparecem como sombras finas, de densidade aumentada (setas), circundadas por infiltração gordurosa no interior dos feixes musculares.

5.23 ■ SUPERCONSTRIÇÃO OU SUPERTUBULAÇÃO (DIAMETÁFISE ESTREITA)

Condição	Comentários
Síndrome de Marfan (Fig. 5.23-3)	Distúrbio hereditário generalizado do tecido conectivo em que há alongamento e afinamento (sem osteoporose) dos ossos tubulares que é mais pronunciado nas mãos e pés (aracnodactilia). A maioria dos pacientes são altos e parecem emaciados por causa de uma diminuição na gordura subcutânea. Luxação bilateral da lente do olho ocorre frequentemente por causa da fraqueza e folga das suas estruturas de suporte. Frouxidão de ligamentos em outros locais leva a articulações soltas, dupla articulação e luxações recorrentes. Aneurisma dissecante é a complicação cardiovascular mais séria.
Homocistinúria	Erro inato do metabolismo da metionina que produz uma aparência semelhante à de Marfan de ossos tubulares finos e alongados. Em contraste com a síndrome de Marfan, os ossos tubulares longos na homocistinúria possuem metáfises alargadas e centros de ossificação aumentados, e há muitas vezes notável osteoporose (especialmente na coluna).
Osteogenesis imperfecta (Fig. 5.23-4)	Distúrbio generalizado, hereditário, do tecido conectivo em que os ossos longos são delgados e superconstringidos. Há notável osteoporose com adelgaçamento das corticais e uma marcada suscetibilidade à fratura (por mínimo trauma) que leva ao arqueamento e outras deformidades.

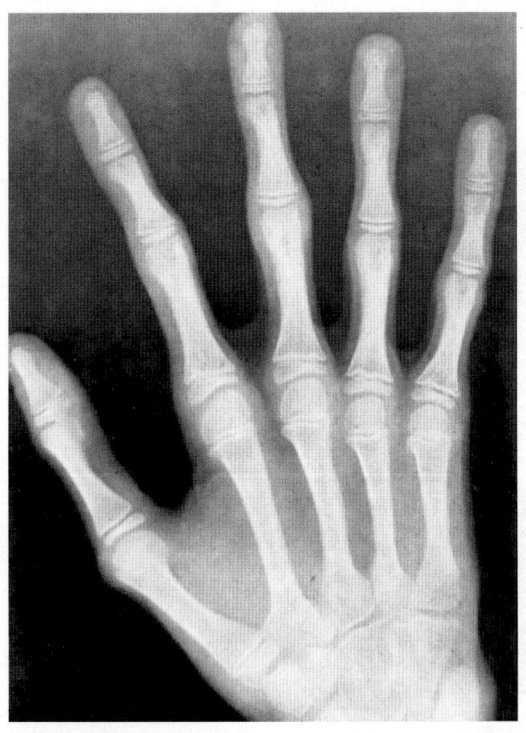

Fig. 5.23-3
Síndrome de Marfan. Os metacarpos e as falanges são inusitadamente longos e afilados (aracnodactilia).

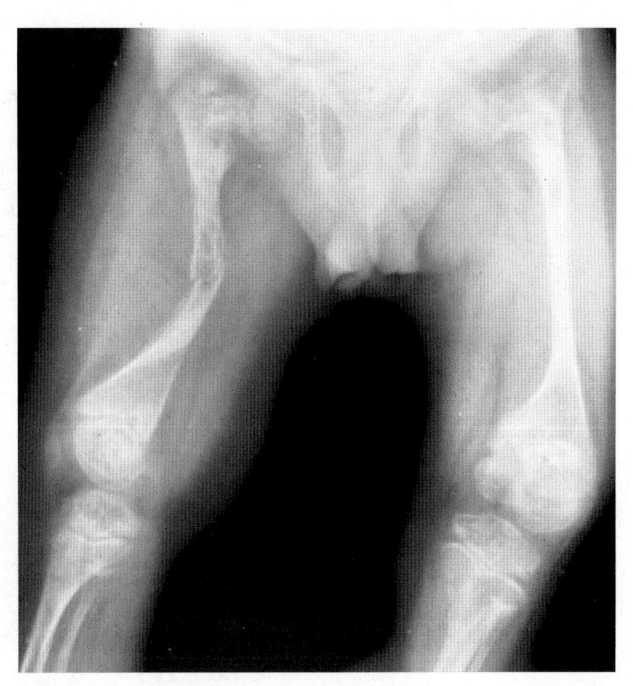

Fig. 5.23-4
Osteogenesis imperfecta. Os ossos da extremidade inferior são finos e deformados com evidência de fratura prévia.

Condição	Comentários
Artrite reumatoide juvenil (Fig. 5.23-5)	Doença generalizada do tecido conectivo de crianças que mais frequentemente afeta as áreas de maior crescimento ósseo (os joelhos, tornozelos e punhos). Os ossos tubulares longos podem ser superconstringidos com osteoporose generalizada. Neoformação óssea periosteal é muito mais comum que na forma adulta da doença. Perturbações do crescimento são comuns e incluem crescimento excessivo das epífises de uma articulação afetada (epífise em balão), crescimento ósseo inicialmente acelerado por causa da hiperemia local, e a seguir crescimento ósseo retardado em razão da fusão precoce das epífises ou da administração de esteroides.
Neurofibromatose (ver Figs. 5.26-1, 5.29-1, 7.13-2 e 7.24-14)	Supertubulação de osso pode resultar em uma diáfise extremamente fina que usualmente é associada a deformidades de arqueamento. Em contraposição, excessivo crescimento de osso pode produzir espessamento elefantoide dos tecidos moles e ossos. Outras anormalidades importantes incluem pseudartroses, "costelas em fita", escavação vertebral posterior e displasia orbitária.
Epidermólise bolhosa (ver Fig. 5.11-7)	Ossos tubulares finos, osteoporóticos podem refletir atrofia muscular crônica neste distúrbio hereditário raro em que a pele forma bolhas espontaneamente ou com lesão. Contraturas em flexão e membranas entre os dedos podem produzir uma das mãos em garra. Cicatrização severa causa atrofia de tecido mole e alterações tróficas de encurtamento e afilamento das falanges distais. A cura de lesões da mucosa do esôfago pode progredir para membranas estenosantes.

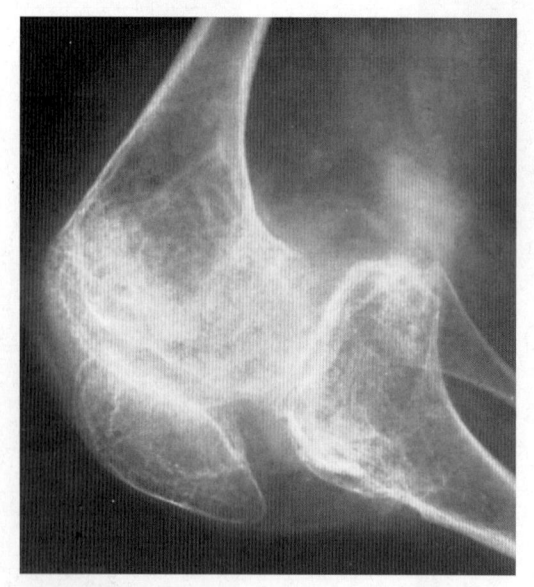

Fig. 5.23-5
Artrite reumatoide juvenil. Desmineralização grave do osso com expansão das áreas epifisárias e metafisárias e constrição relativa das porções diafisárias subdesenvolvidas.

Condição	Comentários
Nanismo 　Progeria 　(Fig. 5.23-6)	Síndrome congênita não hereditária de nanismo e envelhecimento e senilidade prematuros em que ossos longos finos, osteoporóticos, são associados a achados, como ossos faciais e mandíbula pequenos; reabsorção progressiva de tufos das falanges terminais, clavículas e, ocasionalmente, costelas; calvária fina com ossos wormianos; coxa valga; e doença de artéria coronária e hipertensão que leva à cardiomegalia proeminente.
Hipopituitarismo	Nanismo proporcional que frequentemente é associado a estreitamento de ossos tubulares e fechamento epifisário retardado. Hipogonadismo e outras perturbações endócrinas ocorrem comumente.
Estenose tubular (Kenny-Caffey)	Nanismo proporcional caracterizado por ossos tubulares superconstringidos que mostram espessamento interno simétrico do córtex e estreitamento da cavidade medular. Outras manifestações incluem esclerose da calvária e hipocalcemia transitória com convulsões tetânicas.

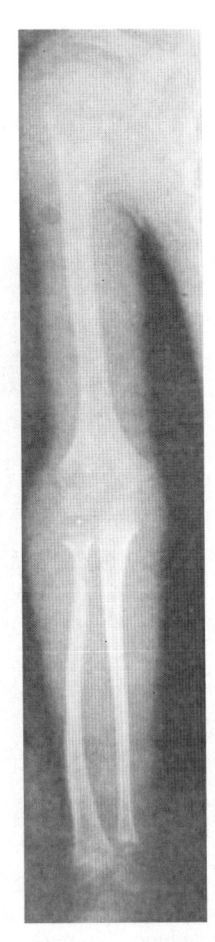

Fig. 5.23-6
Progeria. A ulna e o rádio são finos e osteoporóticos.[26]

5.24 ■ Necrose Avascular do Quadril ou Outras Articulações

Condição	Comentários
Trauma	Interrupção do suprimento sanguíneo afeta mais comumente os quadris e é secundária a uma fratura intracapsular do colo do fêmur, luxação da cabeça femoral, ou correção cirúrgica de luxação congênita do quadril ou deslizamento da epífise da cabeça femoral. O escafoide do carpo também é frequentemente comprometido.
Anemia falciforme (Fig. 5.24-1)	Acumulação de "lama" de eritrócitos afoiçados no leito vascular sinusoidal resulta em obstrução funcional.
Esteroidoterapia/ síndrome de Cushing (Fig. 5.24-2)	Fisiopatologia subjacente não é clara. Pode ser relacionada com êmbolos microscópicos de gordura em artérias terminais do osso, osteoporose induzida por esteroide com microfraturas, ou compressão do leito vascular sinusoidal por um aumento na massa de células adiposas na medula.
Doença vascular oclusiva	Arteriosclerose ou doença tromboembólica interrompe o suprimento sanguíneo.

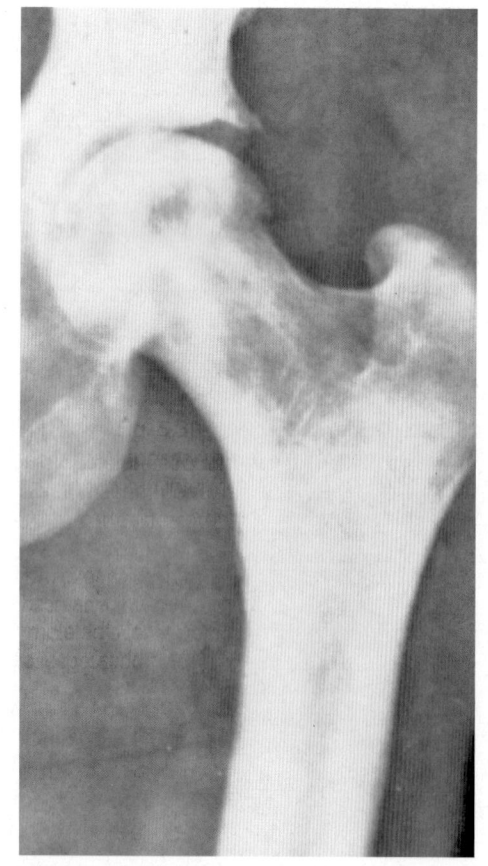

Fig. 5.24-1
Anemia falciforme. Necrose avascular da cabeça femoral, com áreas mosqueadas de densidade aumentada e diminuída refletindo osteonecrose sem colapso. As trabéculas no colo e região intertrocantérica são espessadas pela aposição de novo osso. Uma camada sólida de novo osso foi depositada em continuidade com o aspecto interno do córtex da diáfise femoral, com consequente estreitamento do canal medular.[30]

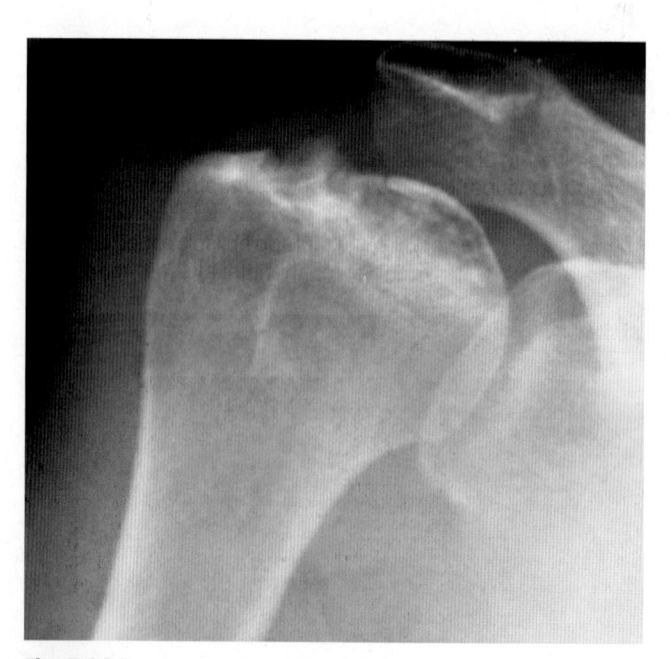

Fig. 5.24-2
Esteroidoterapia. Necrose avascular da cabeça do úmero em um receptor de transplante.

Condição	Comentários
Doença de Legg-Calvé-Perthes (Figs. 5.24-3 e 5.24-4)	Osteocondrite do centro de ossificação epifisária da cabeça femoral, mais comumente ocorrendo em meninos entre as idades de 5 e 9 anos. Pode haver lesões destrutivas focais associadas do colo femoral (simulando um processo infeccioso ou neoplásico). Complicações a longo prazo incluem falta de crescimento do colo do fêmur (com resultante encurtamento) e desenvolvimento precoce de artrite degenerativa.
Alcoolismo crônico	Necrose avascular, especialmente da cabeça femoral, é uma complicação bastante comum. O mecanismo fisiopatológico subjacente provavelmente é semelhante àquele com esteroidoterapia. Na hepatopatia gordurosa alcoólica, êmbolos gordurosos sistêmicos podem alojar-se no osso e levar à necrose.
Doença de Gaucher (Fig. 5.24-5)	Erro inato do metabolismo em que quantidades anormais de lipídios complexos podem acumular-se na medula óssea, causando obstrução progressiva do fluxo sanguíneo através dos sinusoides e levando ao infarto.
Pancreatite crônica	A incidência aumentada de necrose avascular provavelmente representa uma complicação do alcoolismo crônico subjacente. Lipases circulantes podem produzir áreas de necrose de gordura nos ossos dos pacientes com pancreatite aguda.

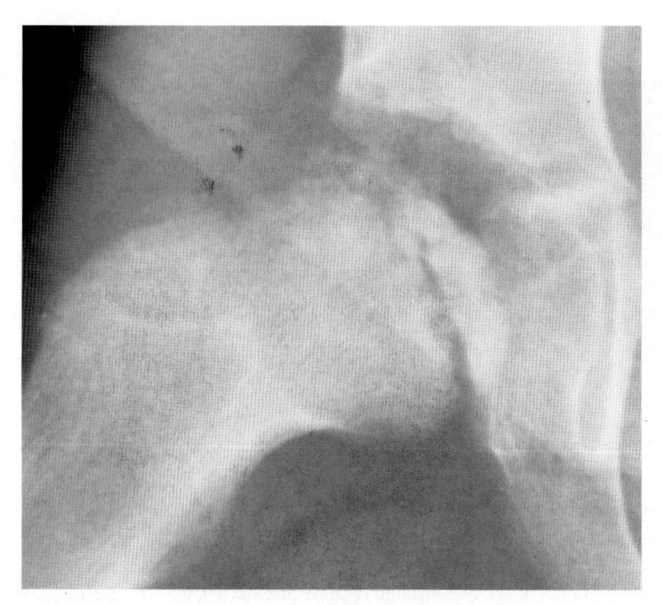

Fig. 5.24-3
Doença de Legg-Calvé-Perthes. Achatamento da epífise da cabeça do fêmur com fragmentação e esclerose.

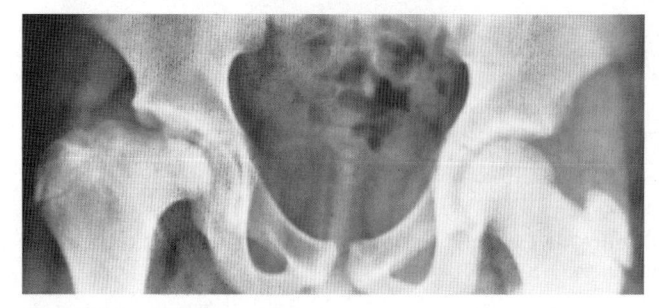

Fig. 5.24-4
Doença de Legg-Calvé-Perthes. Em um adolescente com doença crônica, há achatamento grave da cabeça femoral direita com falta virtualmente completa de crescimento do colo femoral ipsolateral. Isto levou ao encurtamento da perna e uma claudicação clinicamente óbvia.

Condição	Comentários
Gota	Causa infrequente, mas importante, de necrose avascular que deve ser considerada no grupo etário mais velho quando nenhuma outra etiologia é aparente. Nenhuma explicação fisiopatológica definida (a não ser a frequente associação de alcoolismo crônico e gota).
Doença do colágeno	Lúpus eritematoso sistêmico; artrite reumatoide; poliarterite nodosa. Necrose óssea isquêmica pode ser relacionada com terapia esteroide ou vasculite causando interrupção do suprimento sanguíneo arterial.
Radioterapia/envenenamento por rádio (Fig. 5.24-6)	Efeito citotóxico direto (especialmente sobre os mais sensíveis constituintes hematopoéticos da medula) ou dano ao suprimento sanguíneo arterial ao osso.
Doença dos caixões (distúrbios disbáricos)	Resultado da embolização de ar (nitrogênio) após descompressão rápida. Uma vez que as células adiposas tendam a absorver grandes quantidades de nitrogênio dissolvido, a expansão rápida destas células na medula pode causar pressão aumentada intraóssea na medula e comprometimento vascular.
Hemofilia	Hemartrose pode ocluir vasos epifisários e resultar em necrose avascular. Mais comumente compromete as cabeças femorais e radiais (ambas as quais possuem uma epífise totalmente intracapsular e são por essa razão especialmente vulneráveis à privação do seu suprimento vascular pela compressão por um derrame articular tenso).

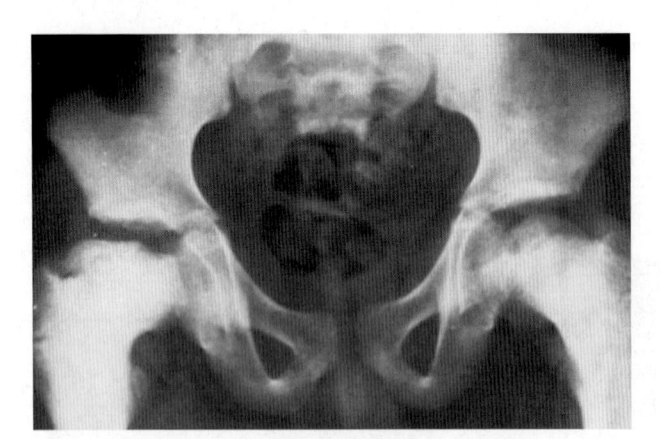

Fig. 5.24-5
Doença de Gaucher. Necrose avascular bilateral das cabeças femorais.

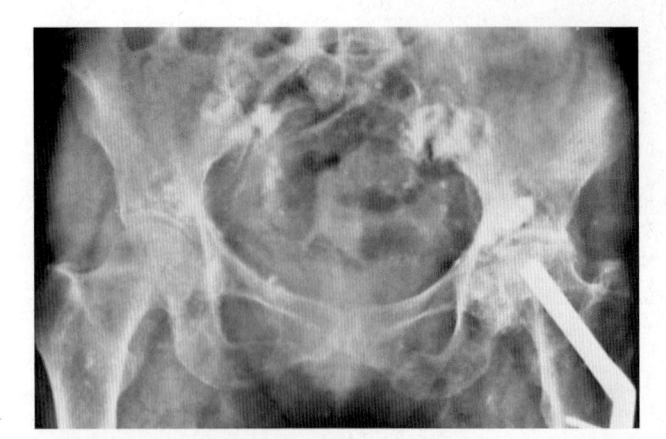

Fig. 5.24-6
Radioterapia. Depois de radioterapia para carcinoma do colo do útero, houve achatamento e esclerose da cabeça femoral esquerda (refletindo necrose avascular) e áreas focais de esclerose densa na pelve.

Condição	Comentários
Osteomielite	Embora não mais geralmente considerado no contexto de osteonecrose, o sequestro da osteomielite é uma manifestação de morte óssea isquêmica ocorrendo como uma consequência da supuração compressiva e destrutiva que isola um segmento de osso do seu suprimento sanguíneo.
Defeito osteocondral (Fig. 5.24-7)	Forma localizada de necrose avascular que mais frequentemente afeta homens jovens e provavelmente é causada por trauma. Compromete principalmente os joelhos (usualmente o aspecto lateral do côndilo femoral medial). Outras localizações comuns são os tornozelos, cabeças femorais, cotovelos e ombros. Radiograficamente, um pequeno segmento de osso necrótico redondo ou oval com sua cartilagem articular se destaca e reside em uma depressão na superfície articular. O segmento necrótico muitas vezes é mais denso do que o osso circundante e bem demarcado por uma zona transparente em forma de crescente. Separação do segmento necrótico da articulação para formar um corpo livre articular deixa uma escavação residual na superfície articular.

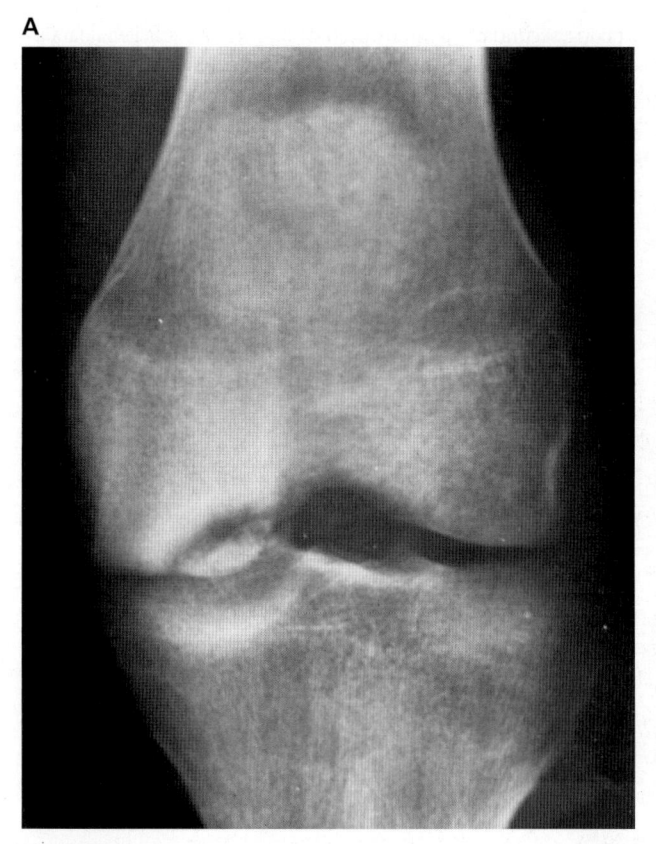

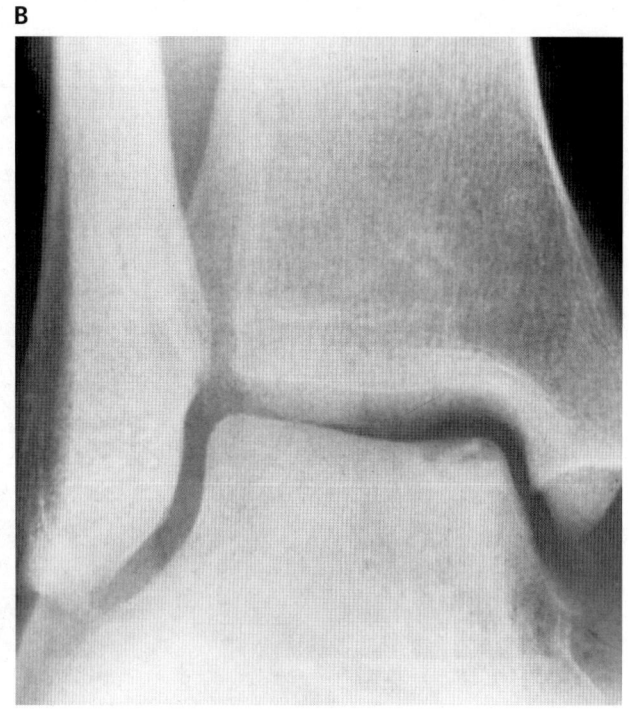

Fig. 5.24-7
Defeito osteocondral. (A) Joelho. (B) Tornozelo.

5.25 ■ Entalhamento Costal

Condição	Comentários
Arteriais Coarctação da aorta (Fig. 5.25-1)	De longe a causa mais comum de entalhamento em costelas. Usualmente compromete as costelas posteriores da quarta à oitava e raramente se desenvolve antes da idade de 6 anos. Estreitamento aórtico tipicamente ocorre ao nível do canal arterial ou imediatamente distal a ele. Característica dupla proeminência na região do botão aórtico (sinal do 3 em radiografias simples de tórax e sinal do 3 invertido, ou do E, no esôfago cheio de bário) representa dilatação preestenótica e pós-estenótica. Fluxo colateral desviando-se da constrição aórtica para alcançar o abdome e extremidades inferiores vem quase inteiramente das duas artérias subclávias por meio das artérias tireocervicais, costocervicais e mamárias internas e suas subdivisões para as intercostais posteriores e a seguir para a aorta descendente. O grande volume de sangue que atravessa este caminho causa dilatação, tortuosidade e pulsação aumentada das artérias intercostais, o que resulta em erosão gradual dos ossos adjacentes. Entalhamento costal unilateral na coarctação ocasionalmente ocorre no lado esquerdo, quando a constrição é localizada proximal a uma artéria subclávia direita anômala, e no lado direito quando a coarctação ocorre proximal à artéria subclávia esquerda (apenas a artéria subclávia que se origina proximal à obstrução aórtica transmite o sangue colateral para as intercostais). Entalhamento das duas primeiras costelas não ocorre, porque as primeiras duas artérias intercostais, originadas das intercostais supremas, não transmitem sangue diretamente para o segmento pós-coarctação da aorta. As três últimas artérias intercostais conduzem sangue para longe do segmento aórtico pós-coarctação e assim não aumentam grandemente ou causam entalhamento em costelas.
Obstrução aórtica baixa	Trombose da aorta torácica inferior ou abdominal causa fluxo colateral por intermédio das artérias intercostais inferiores para suprir a parte inferior do corpo por meio de anastomoses com artérias da parede abdominal.
Obstrução de artéria subclávia	Entalhamento costal unilateral comumente ocorre secundário à interrupção de uma artéria subclávia para a anastomose de Blalock-Taussig artéria subclávia–artéria pulmonar para cardiopatia congênita. O desenvolvimento de entalhamento reflete fluxo sanguíneo aumentado por vasos colaterais para o braço resultando da interrupção das artérias subclávia e vertebral no lado envolvido. Entalhamento costal também é uma complicação rara da arterite de Takayasu ("doença sem pulso") causando oclusão de uma ou ambas as artérias subclávias.

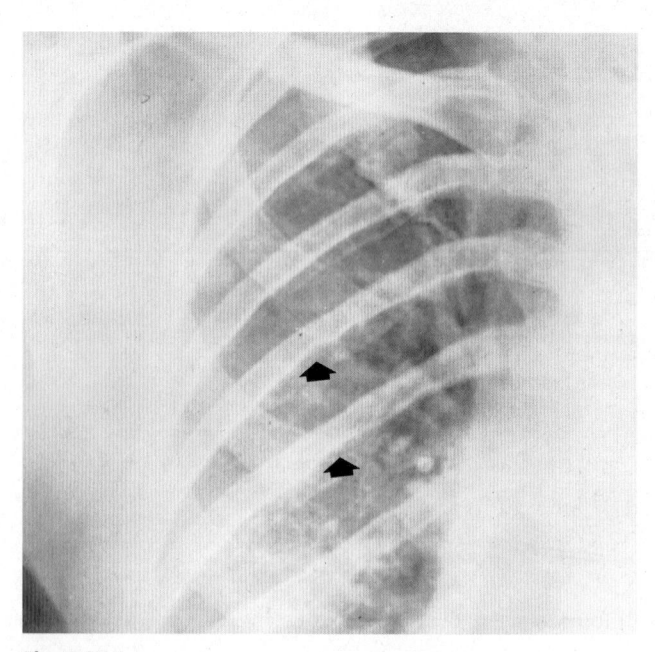

Fig. 5.25-1
Coarctação da aorta. Entalhamento posterior do quarto ao oitavo arco costal (setas).[36]

Condição	Comentários
Fluxo sanguíneo pulmonar diminuído	As artérias intercostais podem participar na circulação colateral para os pulmões quando quer que haja uma obstrução ao fluxo sanguíneo pulmonar. Contudo, apesar de circulação colateral abundante e bem desenvolvida, entalhamento costal é incomum nesta situação. Condições com fluxo sanguíneo pulmonar diminuído em que entalhamento costal foi descrito incluem tetralogia de Fallot, ausência unilateral da artéria pulmonar, anomalia de Ebstein, enfisema, pseudotruncus arteriosus e estenose ou atresia de valva pulmonar.
Venosa	Obstrução crônica da veia cava superior (como na mediastinite fibrosante) pode produzir entalhamento costal. Esta é uma causa muito infrequente, conforme poderia ser esperado, uma vez que veias intercostais dilatadas não erodam as costelas tão facilmente quanto artérias intercostais dilatadas, altamente pulsáteis.
Arteriovenosa	Fístula arteriovenosa pulmonar (artérias intercostais dilatadas carregando um suprimento sistêmico para a fístula ou contribuindo com circulação colateral para a parte do leito vascular pulmonar contornado pelo grande fluxo através da fístula); fístula arteriovenosa da parede torácica (comunicação artéria–veia intercostal).
Neurogênica (Fig. 5.25-2)	Erosões costais causadas por neurofibromas intercostais múltiplos (na neurofibromatose) ou raros tumores de nervos intercostais isolados (schwannoma ou neurilemoma). Deformidades costais na neurofibromatose frequentemente refletem a displasia óssea generalizada que ocorre nesta condição.
Óssea	Irregularidades periosteais simulando entalhamento costal ocorrem raramente no hiperparatireoidismo, esclerose tuberosa e talassemia. Poliomielite causa principalmente irregularidade das superfícies superiores das costelas.
Idiopática	Graus brandos de entalhamento costal podem desenvolver-se em indivíduos aparentemente sadios sem nenhuma das causas subjacentes descritas anteriormente.

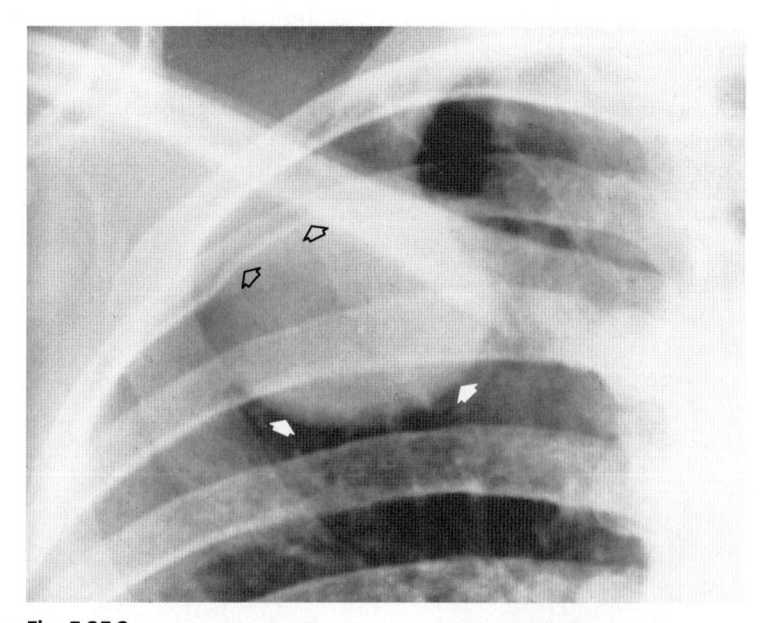

Fig. 5.25-2
Neurofibroma. Erosão da superfície inferior da terceira costela (setas pretas) associada a uma grande massa de tecido mole (setas brancas).

5.26 ■ Reabsorção ou Entalhamento de Margens Costais Superiores

Condição	Comentários
Transtorno da atividade osteoblástica (formação diminuída ou deficiente de osso)	
Neurofibromatose (Fig. 5.26-1)	Configuração irregular, entalhada, ondulada e torcida semelhante a uma fita das costelas constitui uma manifestação de formação óssea displásica. Deformidades de costelas também podem ser secundárias à pressão mecânica causada por neurofibromas intercostais vizinhos.
Doença do colágeno	Erosões das margens superiores do aspecto posterior das costelas superiores (terceira, quarta, quinta e ocasionalmente sexta). Mais comumente ocorre na artrite reumatoide e esclerodermia, mas também pode desenvolver-se no lúpus eritematoso e síndrome de Sjögren.
Poliomielite paralítica (Fig. 5.26-2)	Inicialmente, uma endentação superficial localizada com estreitamento progressivo das margens corticais superiores das costelas. À medida que a condição progride, os córtices das costelas se tornam cada vez mais finos, e há osteoporose localizada. Uma endentação semelhante, embora leve, pode ocasionalmente ocorrer na margem cortical inferior, produzindo uma aparência de ampulheta. O mecanismo subjacente é mais provavelmente atrofia dos músculos intercostais (e sua substituição por tecidos adiposo e fibroso) na sua inserção nas costelas, o que diminui o "estímulo de esforço" normal exigido para que produção óssea osteoblástica substitua o osteoide que foi perdido por erosão fisiológica. Outra explicação é que a erosão costal seja secundária à pressão continuada da escápula contra o aspecto posterior das costelas a partir do uso prolongado de um respirador. Também pode haver adelgaçamento grave dos úmeros e escoliose usualmente pronunciada da coluna torácica.
Efeito de pressão localizada	Pode seguir-se ao uso de afastadores de costelas durante cirurgia ou tubos intercostais de drenagem de tórax. Também um mecanismo subjacente em pacientes com neurofibromatose, neuroblastoma torácico e exostoses hereditárias múltiplas. Artérias intercostais intensamente tortuosas estendendo-se para baixo a partir da margem inferior de uma costela foram descritas erodindo as margens superiores da costela inferior adjacente.
Osteogenesis imperfecta	Doença sistêmica do tecido conectivo em que há uma incapacidade de produzir quantidades adequadas de osteoide para equilibrar a osteólise fisiológica. Produz uma margem superior côncava em múltiplas costelas associada a adelgaçamento cortical e rotação e curvatura anormais das costelas.

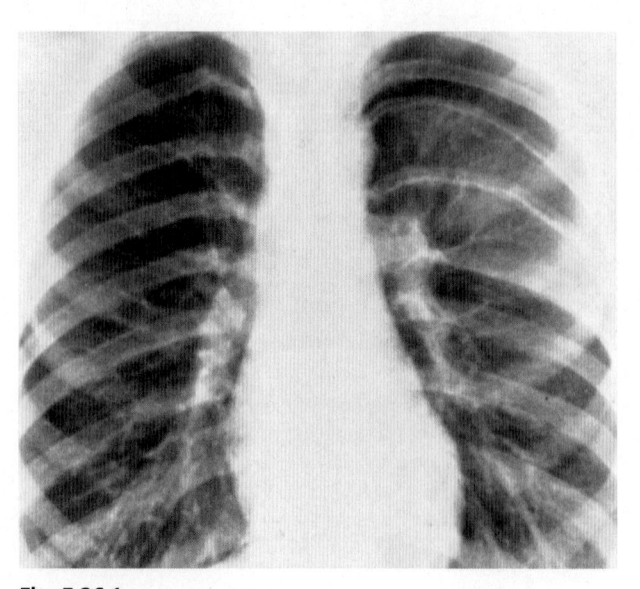

Fig. 5.26-1
Neurofibromatose. Estreitamento e irregularidade de várias costelas superiores.

5.26 ■ REABSORÇÃO OU ENTALHAMENTO DE MARGENS COSTAIS SUPERIORES

Condição	Comentários
Síndrome de Marfan (Fig. 5.26-3)	Costelas estreitas com córtices finos refletem pouco tônus muscular em vez de uma alteração primária na qualidade da formação de osso osteoide. Podem ocorrer tanto defeitos marginais superiores quanto inferiores.
Radioterapia	Rara manifestação retardada de interferência da radiação na atividade osteoblástica normal.
Transtorno da atividade osteoclástica (reabsorção óssea aumentada)	
Hiperparatireoidismo	Reabsorção óssea subperiosteal comumente envolve as margens superiores de uma ou mais costelas (mais frequentemente unilateral).
Idiopático	Casos raros de defeitos costais marginais superiores foram descritos em pacientes sem nenhuma causa subjacente demonstrável.

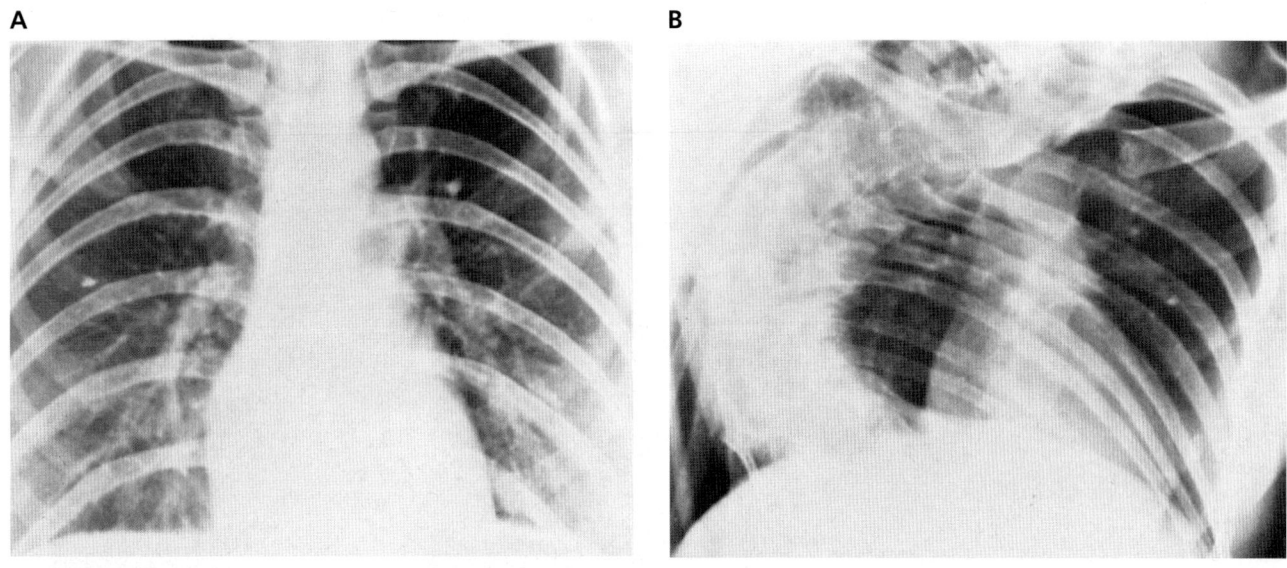

Fig. 5.26-2
Poliomielite. (A) Adelgaçamento grave dos úmeros e costelas bilateralmente. Observar as luxações de ombros bilaterais. (B) Em outro paciente, há escoliose grave da coluna torácica, produzindo uma configuração rara das costelas.

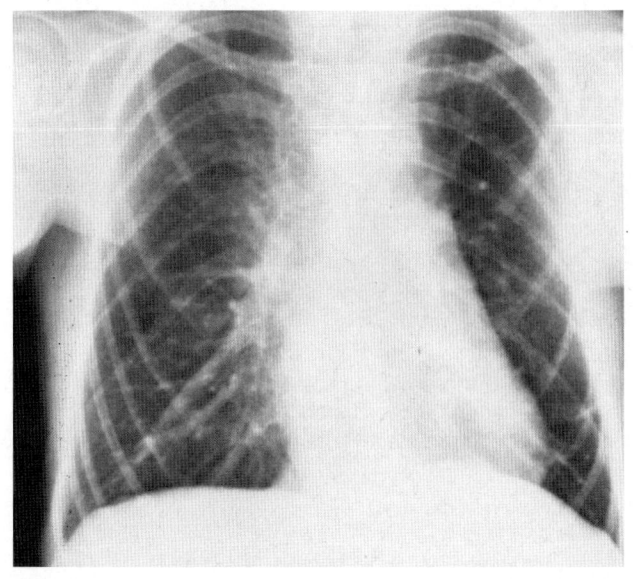

Fig. 5.26-3
Síndrome de Marfan. Estreitamento generalizado pronunciado das costelas com adelgaçamento das corticais.

5.27 ■ Aparência de um Osso dentro de um Osso

Condição	Comentários
Recém-nascido normal (Fig. 5.27-1)	Aparência não incomum em lactentes de 1 a 2 meses de idade causada pela perda de densidade óssea na periferia dos corpos vertebrais (mas com retenção dos seus contornos corticais nítidos). O osso subsequentemente assume uma densidade normal; assim, este aspecto provavelmente reflete uma fase normal na transformação da arquitetura das vértebras neonatais naquela da lactância mais adiantada.
Osteopetrose (Fig. 5.27-2)	Inserto de uma miniatura em cada corpo vertebral lombar é uma manifestação típica desta rara anormalidade óssea hereditária caracterizada por um aumento generalizado simétrico na densidade óssea e ausência de tubulação.
Administração de Thorotrast (Fig. 5.27-3)	Densidades radiográficas de vértebras e pelve infantis (vértebras fantasmas) em ossos adultos podem ser vistas em adultos que receberam Thorotrast intravenoso durante o começo da infância. A deposição de Thorotrast causa radiação alfa constante e parada temporária do crescimento de tal modo que o tamanho das vértebras fantasmas corresponde ao tamanho vertebral na época da injeção. A maioria dos pacientes também tem opacificação reticular ou densa do fígado, baço e linfonodos.

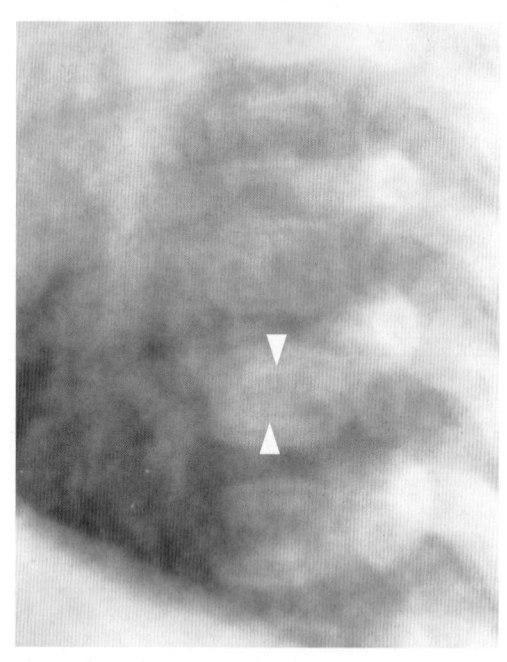

Fig. 5.27-1
Recém-nascido normal. As pontas de seta assinalam um exemplo da aparência de um osso dentro de um osso.

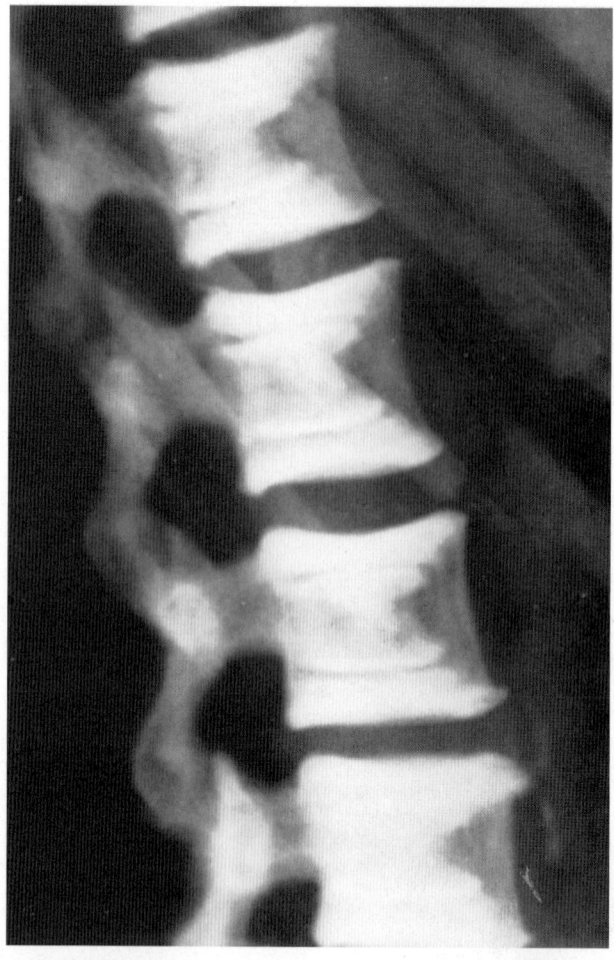

Fig. 5.27-2
Osteopetrose. Um inserto de um osso em miniatura é visto em cada corpo vertebral lombar, conferindo-lhe uma aparência de um osso dentro de um osso. Há também esclerose nas faces intervertebrais.[31]

5.27 ■ APARÊNCIA DE UM OSSO DENTRO DE UM OSSO

Condição	Comentários
Linhas de crescimento transversais (linhas de parada de crescimento) (Fig. 5.27-4)	Linhas transversais opacas correndo paralelas às margens superior e inferior dos corpos vertebrais. Causas subjacentes incluem doenças crônicas na infância, desnutrição e quimioterapia.
Envenenamento por metal pesado	Linhas radiodensas correndo paralelas às margens superior e inferior de múltiplos corpos vertebrais constituem uma manifestação infrequente de envenenamento por chumbo ou fósforo.
Doença de Gaucher	Colapso inicial de um corpo vertebral inteiro com subsequente recuperação do crescimento perifericamente pode ser associado à esclerose horizontal e vertical, dando o aspecto de um osso dentro de um osso.
Doença de Paget	Pode comprometer uma ou múltiplas vértebras. Mais comumente produz trabéculas aumentadas, mais grosseiras, com condensação de osso mais proeminente ao longo dos contornos de um corpo vertebral (moldura de quadro) ou aumento uniforme na densidade óssea de um corpo vertebral aumentado (vértebra de marfim).
Anemia falciforme	Manifestação rara. Mais comumente osteoporose generalizada, depressões centrais localizadas semelhantes a um degrau, e endentações bicôncavas características em ambas as margens superior e inferior de corpos vertebrais amolecidos (vértebras de peixe).
Hipervitaminose D	As margens dos corpos vertebrais são delineadas por bandas densas de osso que são exageradas por zonas radiotransparentes adjacentes. O osso central de aspecto normal pode simular a aparência de um osso dentro de um osso.

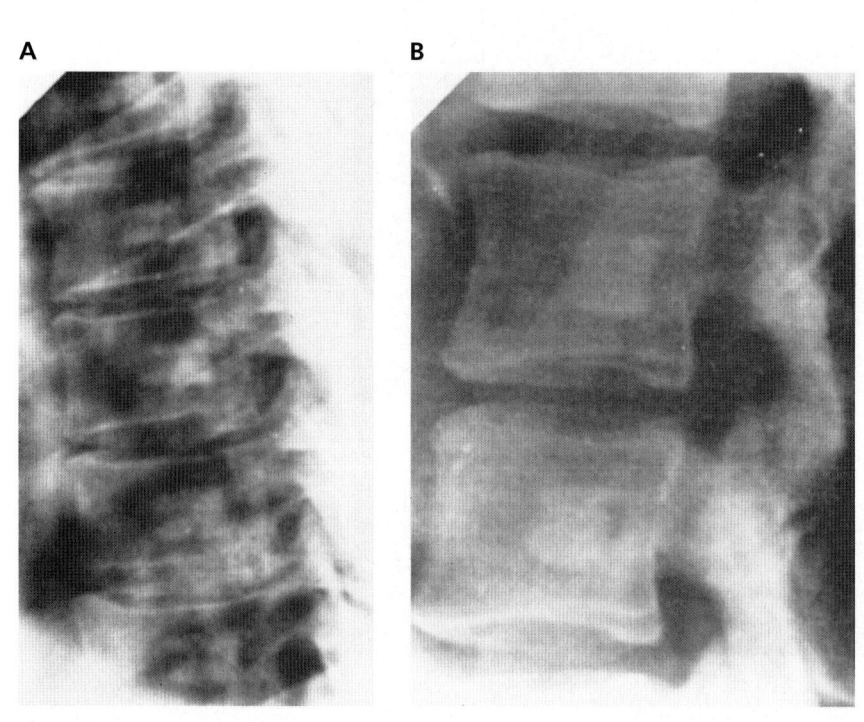

Fig. 5.27-3
Thorotrast. Dois exemplos de persistência de densidades radiográficas de vértebras infantis em ossos adultos de pacientes que receberam Thorotrast intravenoso durante o começo da infância.[37]

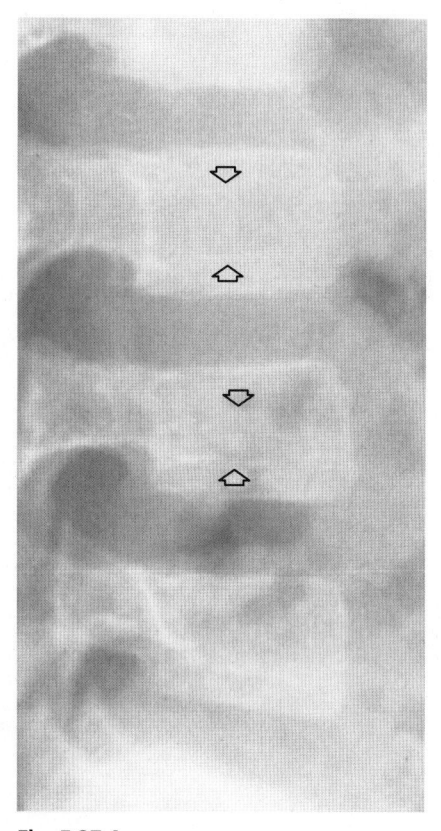

Fig. 5.27-4
Linhas de crescimento transversais. Linhas opacas paralelas às margens superior e inferior do corpo vertebral (setas) em uma criança com doença crônica grave.

5.28 ■ Espessamento do Coxim do Calcanhar (> 22 Milímetros)

Condição	Comentários
Acromegalia (Fig. 5.28-1)	Um excesso de hormônio do crescimento hipofisário causa excessivo crescimento generalizado de todos os tecidos do corpo. Outros achados característicos incluem alargamento do espaço articular (especialmente articulações metacarpofalângicas e quadris) graças à proliferação de cartilagem, excessivo crescimento das extremidades das falanges distais produzindo tufos ósseos grossos com margens laterais pontudas (mão quadrada em forma de pá), espessamento da calvária com bossas frontais e aumento dos seios paranasais, mandíbula prognata (alongamento da mandíbula e ângulo mandibular aumentado) e escavação do aspecto posterior dos corpos vertebrais.
Variante normal	Espessamento aparente do coxim do calcanhar sem qualquer causa subjacente pode ser uma variedade normal, especialmente em homens negros.
Obesidade/ alto peso corporal	Embora não diretamente proporcional ao peso corporal, espessamento do coxim do calcanhar é comum em pessoas que pesam mais de 90 kg.

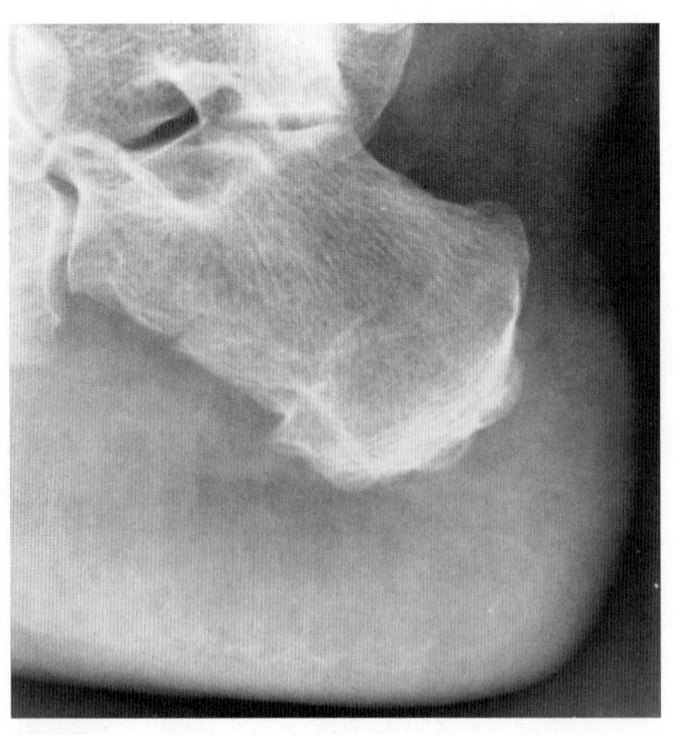

Fig. 5.28-1
Acromegalia. Espessamento proeminente do coxim do calcanhar, que media 32 mm na radiografia original.

Condição	Comentários
Infecção dos tecidos moles	Especialmente comum no micetoma (pé de Madura), uma doença fúngica granulomatosa crônica que afeta os pés e é mais prevalente na Índia. Intumescimento pronunciado dos tecidos moles pode ser seguido pela destruição de osso, deformidade e formação de fístula.
Edema generalizado	Uma manifestação de edema periférico difuso.
Mixedema/acropaquia tireóidea	Tumefação difusa de tecidos moles das mãos e pés. Na acropaquia tireóidea, uma complicação rara da doença hipertireóidea que se desenvolve depois de tireoidectomia ou tratamento com iodo radioativo de hipertireoidismo primário. Tipicamente, há uma reação periosteal espiculada generalizada e simétrica que compromete principalmente a porção média das diáfises de ossos tubulares das mãos e pés.
Terapia com fenitoína	A porcentagem de pacientes com coxins dos calcanhares anormalmente espessados aumenta de forma direta com a duração do tratamento. Fenitoína também pode causar espessamento da calvária que pode ser confundido com acromegalia.
Trauma	Edema e sangramento nos tecidos moles. Pode ocorrer uma fratura associada do calcâneo.

5.29 ■ Pseudartrose

Condição	Comentários
Neurofibromatose (Fig. 5.29-1)	Complicação característica que reflete uma fratura que deixou de consolidar. Usualmente compromete a junção dos terços médio e inferior da tíbia ou fíbula (ou ambas) durante o primeiro ano de vida. Arqueamento anterior da perna e osteoporose grave de desuso são achados típicos. Uma fíbula anormalmente formada, deficiente ou fina, é um acompanhamento frequente da pseudartrose da tíbia.
Falta de união de uma fratura (Fig. 5.29-2)	Uma falsa articulação pode formar-se no local de fratura, com um fragmento apresentando uma superfície convexa que encaixa na superfície côncava do fragmento em aposição.

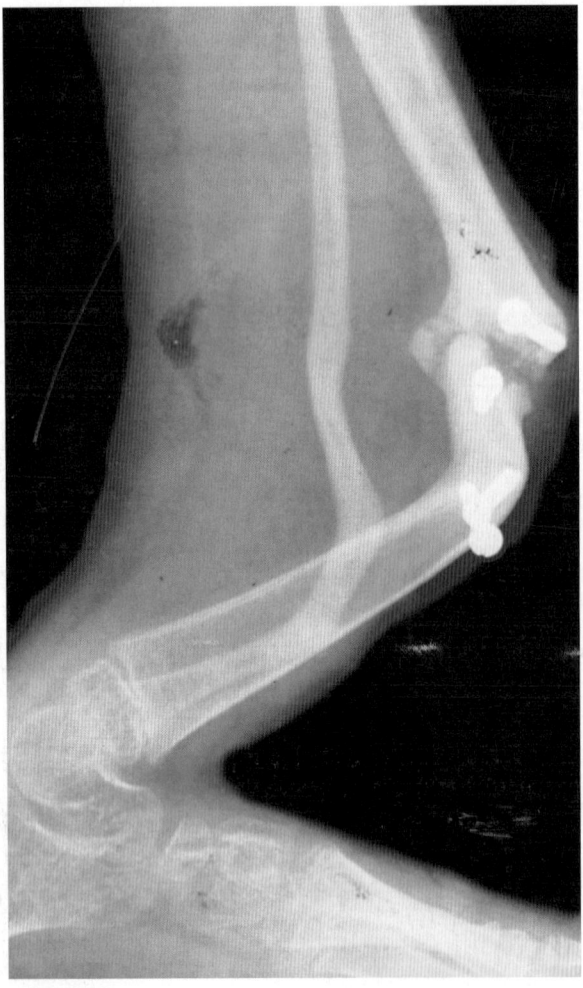

Fig. 5.29-1
Neurofibromatose. Uma falsa articulação no meio da diáfise da tíbia se desenvolveu após trauma. Observar a grave osteoporose de desuso dos ossos do tornozelo e a forma de fita da fíbula inferior.

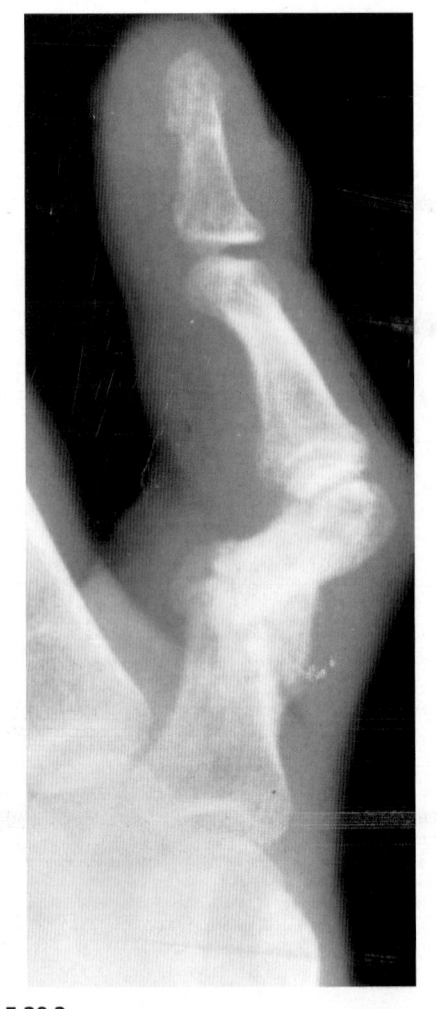

Fig. 5.29-2
Pseudartrose pós-traumática. Falta de união em torno de uma fratura da falange proximal do dedo mínimo. Embora haja formação extensa de calo, a linha de fratura transparente ainda pode ser vista claramente.

Condição	Comentários
Osteogenesis imperfecta (ver Fig. 5.2-9)	Doença generalizada herdada do tecido conectivo que causa osteoporose com fragilidade anormal do esqueleto e uma tendência inusitada a fraturas. Embora consolidação de fratura muitas vezes seja normal, formação de calo exuberante e deformidades bizarras (inclusive pseudartrose) podem ocorrer.
Displasia fibrosa	Proliferação de tecido fibroso na cavidade medular causa expansão local do osso e erosão cortical a partir de dentro, predispondo a fraturas patológicas que podem levar à pseudartrose. Em doença grave e de longa duração, os ossos afetados podem ser arqueados ou deformados (p. ex., deformidade em cajado de pastor do fêmur).
Pseudartrose congênita	Condição rara que geralmente é unilateral, acomete principalmente a tíbia, e desenvolve-se durante o primeiro ou segundo ano de vida. Inicialmente, há recurvamento anterior da metade inferior da tíbia com esclerose, estreitamento do canal medular e anormalidades císticas no ápice da curva, indicando fratura e pseudartrose iminentes. Uma vez a fratura apareça, as margens do osso adjacente se tornam cada vez mais afiladas. Depois de enxerto ósseo, consolidação pode ser esperada em aproximadamente 30% dos pacientes. Pseudartrose congênita da clavícula ocorre quase exclusivamente à direita (bilateral em 10% dos pacientes) e apresenta-se dentro dos primeiros meses de vida como uma dilatação indolor sobre o terço medial da clavícula. Radiografias mostram a extremidade medial da clavícula superior à extremidade lateral, descontinuidade óssea e ausência de formação de calo (ausência de dor e calo visível permite diferenciação de pseudartrose pós-traumática).

5.30 ■ *Protrusio Acetabuli**

Condição	Comentários
Variante normal	Um fenômeno normal em crianças (4 a 12 anos de idade) que não reflete qualquer anormalidade acetabular.
Artrite reumatoide	Manifestação comum de artropatia reumatoide grave do quadril. Há perda difusa do espaço interósseo e uma cabeça femoral erodida e frequentemente diminuta.
Variantes reumatoides	Espondilite anquilosante; artrite psoríaca; síndrome de artrite reativa; doença intestinal inflamatória.
Amolecimento adquirido do osso	Doença de Paget; osteomalacia ou raquitismo; hiperparatireoidismo. Manifestação rara de osteoporose.
Osteoartrite	Usualmente um grau brando de protrusão que é tipicamente associada à migração medial da cabeça. Pode ser primária ou secundária à hemofilia, pseudogota, hemocromatose ou ocronose.
Pós-traumática	Pode desenvolver-se após uma fratura acetabular com luxação medial do quadril ou após artroplastia de substituição total do quadril com adelgaçamento marcado do teto acetabular disponível.
Osteogenesis imperfecta	Causada pelo osso osteoporótico e anormalmente frágil nesta doença herdada do tecido conectivo.
Protrusão acetabular primária (pelve de Otto) (Fig. 5.30-2)	Geralmente bilateral e muito mais frequente em mulheres. Perda associada do espaço articular usualmente resulta em migração axial ou medial da cabeça femoral em relação ao acetábulo. Embora a etiologia seja desconhecida, as causas postuladas incluem insuficiência de ossificação, fusão prematura da cartilagem em Y ou consequência direta de estresse normal na cartilagem em Y (normalmente, a protrusão é reversível em razão da esforço diminuído depois da idade de 8 anos; falta de correção da protrusão resultando na sua persistência adentro da vida adulta pode ser causada por fusão prematura e coxa vara).
Causas diversas	Destruição do acetábulo resultando de artrite séptica, neoplasma ou radioterapia.

*Padrão: Projeção da linha acetabular (a parede medial do acetábulo) medial à linha ilioisquiática (uma parte da superfície quadrilátera) de 3 mm ou mais em homens adultos e de 6 mm ou mais em mulheres adultas (Fig. 5.30-1).

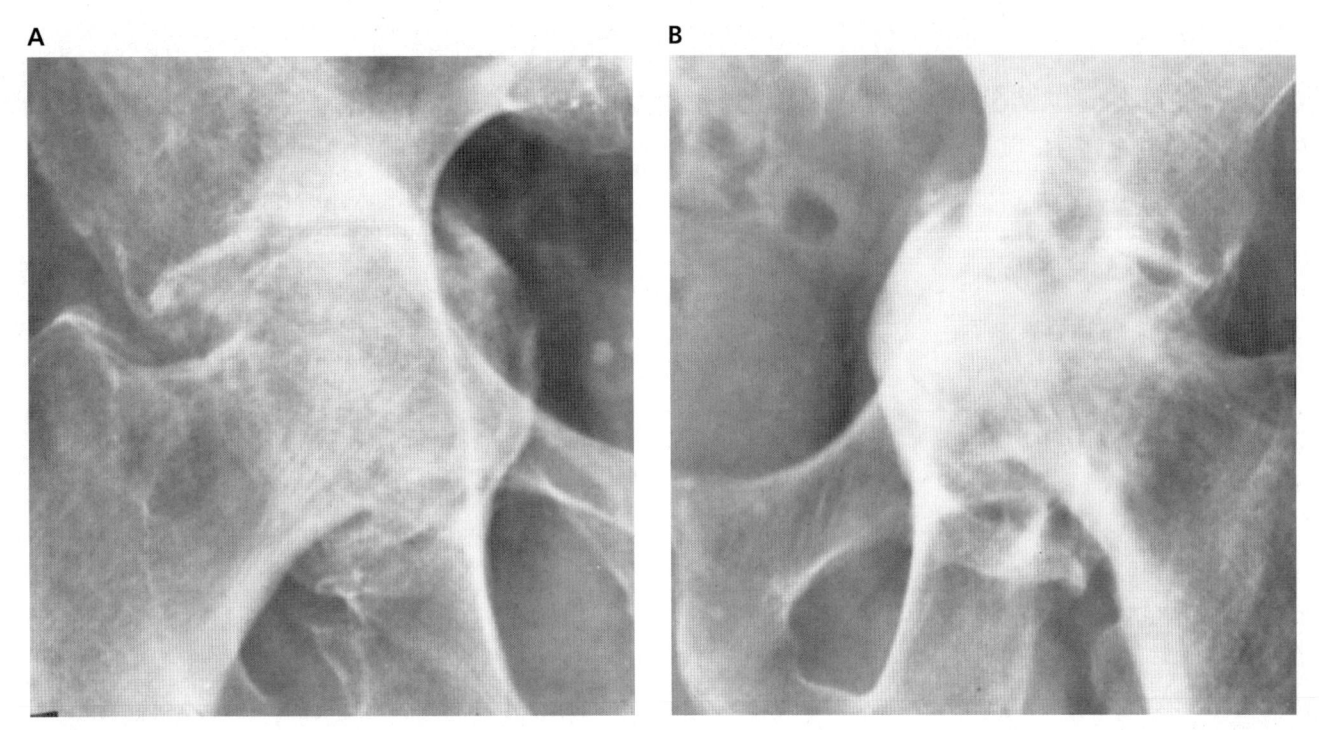

Fig. 5.30-1
Protrusio acetabuli. Dois exemplos típicos.

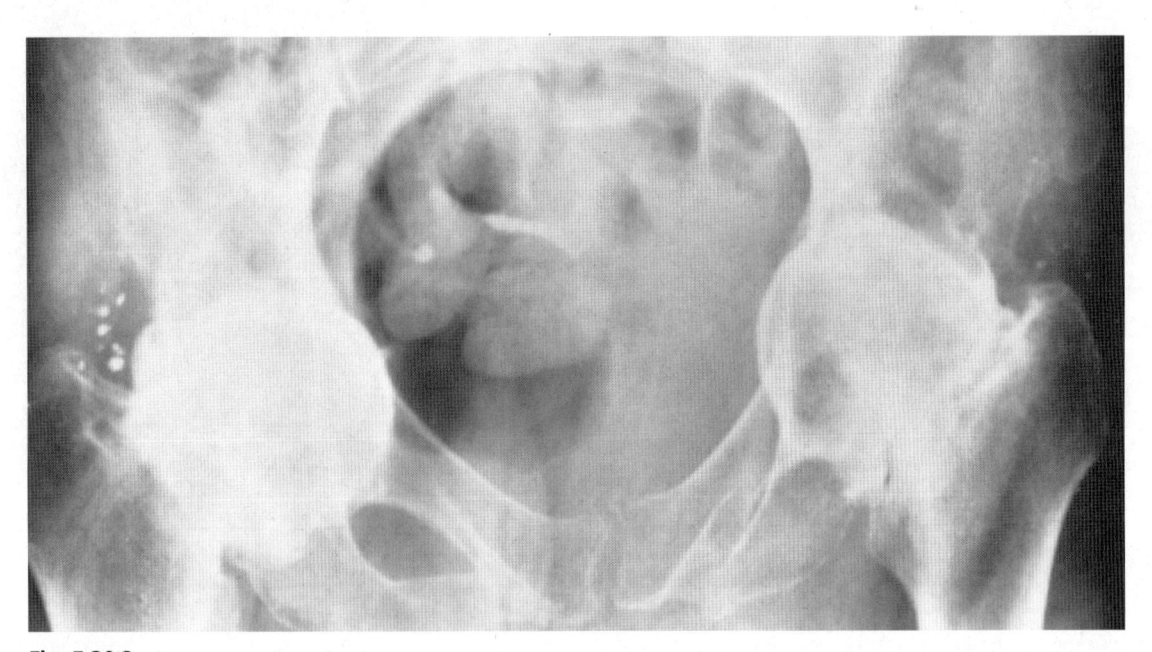

Fig. 5.30-2
Pelve de Otto. *Protrusio acetabuli* bilateralmente simétrico com alterações degenerativas superpostas.

5.31 ■ Dactilite*

Condição	Comentários
Anemia falciforme (síndrome mão-pé) (Fig. 5.31-1)	Os pequenos ossos das mãos e pés são os locais mais comuns de infarto em crianças. O pico de incidência é entre 6 e 24 meses de idade (crianças com menos de 6 meses podem ainda ter a proteção da sua hemoglobina fetal). Diferenciação de osteomielite é difícil clínica e radiograficamente, embora a ausência de sintomas sistêmicos e febre sugira infarto sem osteomielite.
Osteomielite piogênica	Mais comumente representa infecção por *Salmonella* em uma criança com anemia falciforme. Geralmente compromete vários ossos em cada mão. Pode ser extremamente difícil de diferenciar da síndrome mão-pé nesta condição.
Tuberculose ("spina ventosa") (Fig. 5.31-2)	Mais frequentemente ocorre em crianças, em que pode ser múltipla. Formação de sequestro é incomum, embora ela possa ser associada a pequenos tratos fistulosos através dos quais fragmentos ósseos podem ser expelidos.

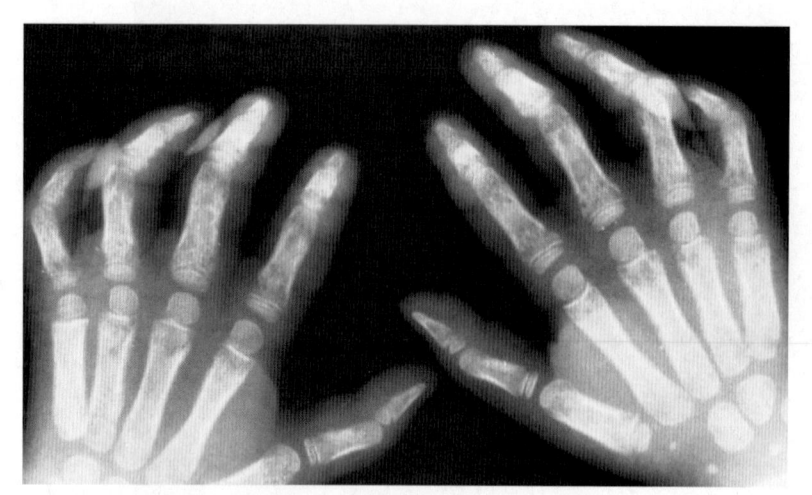

Fig. 5.31-1
Síndrome mão-pé na anemia falciforme. Destruição difusa das diáfises de múltiplas falanges e metacarpos é causada por infarto. Há alterações ósseas reativas com esclerose e espessamento periosteal.

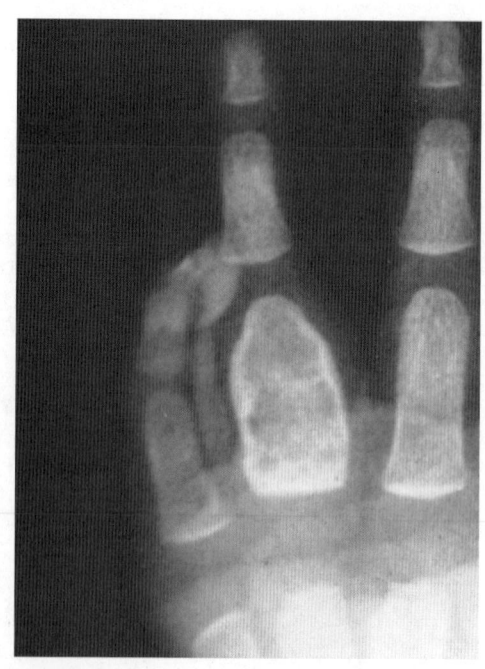

Fig. 5.31-2
Tuberculose. Expansão típica de uma falange juntamente com destruição irregular da arquitetura óssea. Notar a ausência de reação periosteal, que diferencia o aspecto daquele da dactilite sifilítica.[38]

---

*Padrão: Edema de tecidos moles, reação perióstica, e graus variáveis de destruição e expansão ósseas comprometendo um ou múltiplos ossos das mãos ou pés ou ambos.

Condição	Comentários
Lepra	Mais frequentemente produz acro-osteólise. Lesões mais destrutivas podem levar à neuroartropatia e uma aparência clássica de "bastão doce lambido" e progredir para uma das mãos virtualmente sem dedos.
Outras infecções (Figs. 5.31-3 e 5.31-4)	Bouba, sífilis, varíola, micobactérias atípicas, doença fúngica.
Sarcoidose (Fig. 5.31-5)	Aproximadamente 15% dos pacientes têm comprometimento ósseo, predominantemente nas falanges médias e distais da mão. Geralmente associada à adenopatia característica hilar e paratraqueal, doença pulmonar intersticial ou ambas.
Leucemia	Alterações leucêmicas geralmente são mais difusas do que na osteomielite ou anemia falciforme, embora a diferenciação radiográfica possa ser difícil.
Esclerose tuberosa (Fig. 5.31-6)	Anormalidades características nas mãos e pés são neoformação de osso perióstico ondulado ao longo das diáfises dos metatarsos e metacarpos e alterações semelhantes a cistos nas falanges.
Necrose de gordura pancreática	Manifestação infrequente que provavelmente resulta de níveis elevados de lipase durante a fase aguda da doença. Em crianças, as lesões precisam ser distinguidas daquelas causadas por infecção ou dactilite de anemia falciforme.

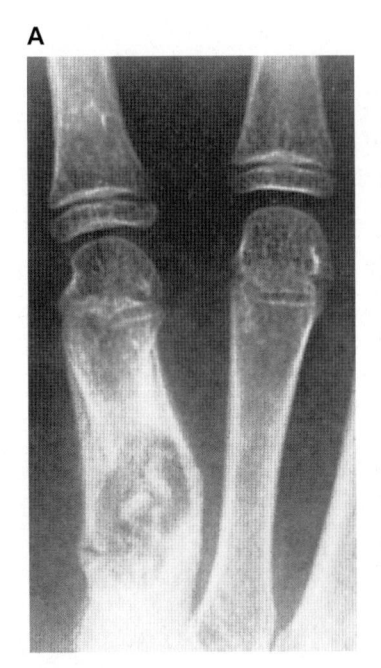

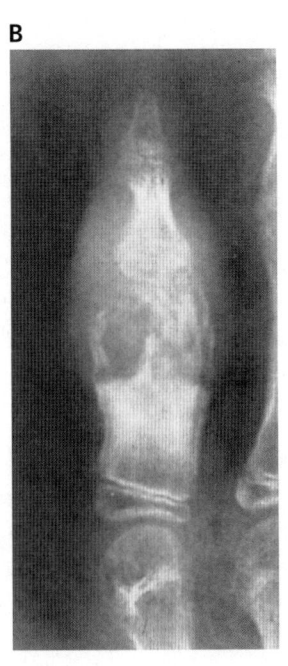

Fig. 5.31-3
Bouba. Exemplos de granulomas corticais e medulares juntamente com intensa neoformação óssea periosteal.[10]

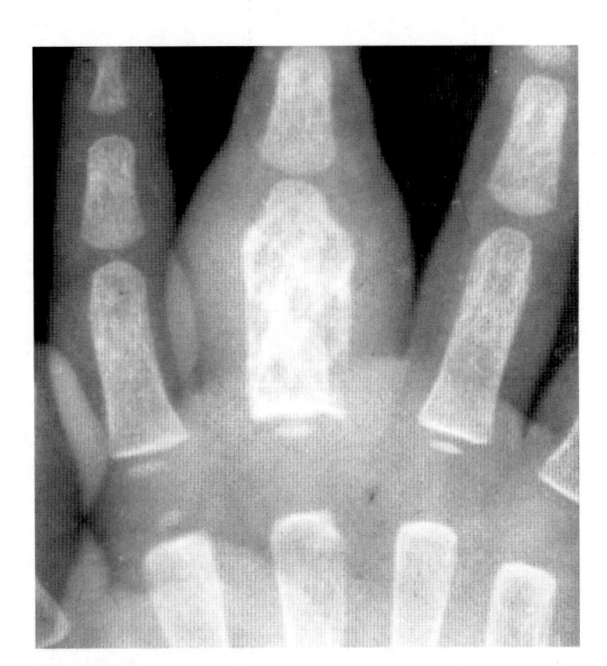

Fig. 5.31-4
Sífilis congênita. Expansão destrutiva típica de uma falange com calcificação periosteal formando uma casca densa em torno da lesão.

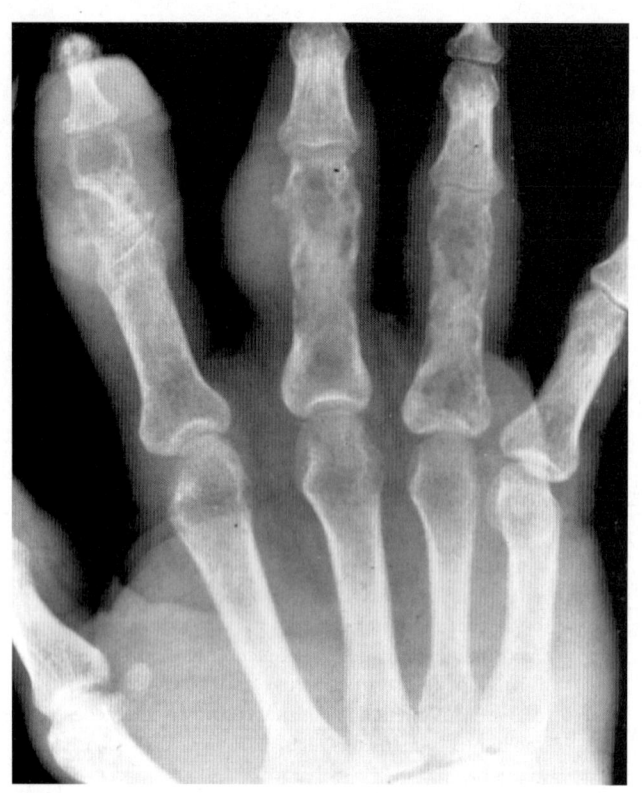

Fig. 5.31-5
Sarcoidose. Alterações destrutivas comprometendo a falange média do segundo dedo, com edema de tecidos moles em torno da terceira articulação interfalângica proximal, e adelgaçamento cortical e um padrão trabecular semelhante a rendilhado afetando as falanges proximais do terceiro e quarto dedos.

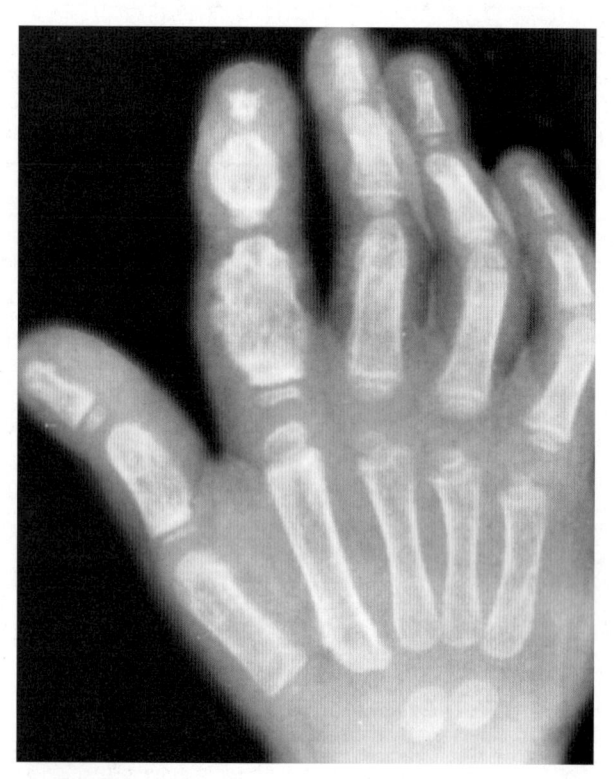

Fig. 5.31-6
Esclerose tuberosa. Expansão semelhante a cistos e neoformação de osso periósteo ondulado em torno das falanges proximal e média do dedo indicador. Formação periosteal de novo osso também é vista ao longo da diáfise do segundo metacarpo.

5.32 ■ Rebarbas Ósseas (Proliferação de Novo Osso em Inserções de Tendões e Ligamentos)

Condição	Comentários
Hiperostose esquelética idiopática difusa (HEID; *DISH*)	Manifestação comum nesta condição caracterizada por calcificação e ossificação fluindo ao longo do aspecto anterolateral de pelo menos quatro corpos vertebrais contíguos com relativa preservação dos espaços discais intervertebrais e ausência das alterações erosivas e escleróticas observadas na espondilite anquilosante.
Espondilite anquilosante (Fig. 5.32-1)	Erosão e esclerose bilaterais características das articulações sacroilíacas levando à completa fibrose e anciloSe óssea. Proliferação de novo osso em inserções tendinosas e ligamentares também pode ocorrer na artrite psoríaca, síndrome de Reiter e doenças intestinais inflamatórias.
Fluorose	Em adição à rugosidade periosteal e depósitos ósseos originando-se em locais de fixações musculares e ligamentares, achados esqueléticos típicos incluem esclerose densa (mais proeminente nas vértebras e pelve), osteofitose vertebral (que pode levar à invasão do canal vertebral e forames intervertebrais) e calcificação dos ligamentos paraespinhais, sacrotuberais e iliolombares.
Hipoparatireoidismo	Achados associados incluem osteosclerose generalizada ou localizada, áreas semelhantes a bandas de opacidade aumentada nas metáfises de ossos longos, espessamento da calvária, e calcificação cerebral que acomete especialmente os núcleos basais, núcleos denteados do cerebelo e o plexo coroide.
Raquitismo familial resistente à vitamina D	Doença hereditária (também chamada hipofosfatemia ligada ao X) secundária à perda tubular renal de fosfato, absorção intestinal diminuída de cálcio e níveis séricos normais de cálcio.
Síndrome POEMS	Discrasia de células plasmáticas caracterizada por polineuropatia progressiva crônica (P), hepatosplenomegalia (organomegalia [O]), perturbações endócrinas incluindo diabetes melito (E), proteínas anormais tipo mieloma (M) e espessamento e pigmentação anormais da pele (S). Esta condição de causa desconhecida é mais frequente em homens e tem seu início em idade jovem.

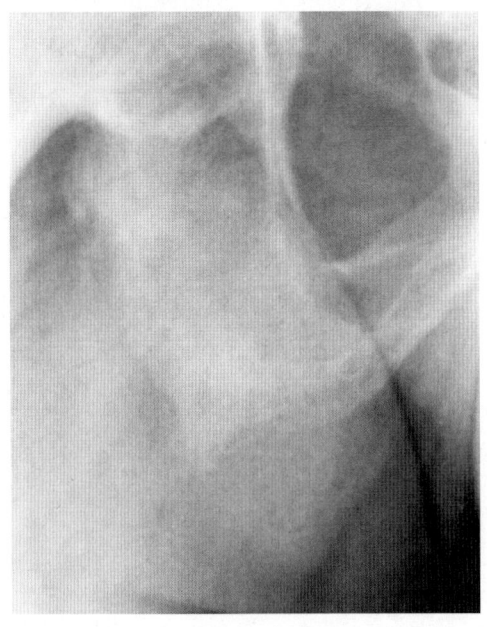

Fig. 5.32-1
Espondilite anquilosante. Proliferação irregular de novo osso (formação de "bigodes", rebarbas) ao longo do ramo púbico inferior.

5.33 ■ Epônimos de Fraturas

Condição	Achados de Imagem	Comentários
Extremidade superior Dedo em malho (beisebol) (Fig. 5.33-1)	Avulsão do aspecto dorsal da base de uma falange distal na inserção do tendão extensor.	Ocorre quando uma pancada na ponta do dedo flexiona forçadamente a falange distal, enquanto o tendão extensor está retesado.
Fratura de Bennett (Fig. 5.33-2)	Fratura oblíqua da base do primeiro metacarpo que transecciona a superfície articular proximal.	Resulta da abdução forçada do polegar e é associada à subluxação dorsal ou radial da diáfise do primeiro metacarpo ou ainda deslocamento da diáfise. Um fragmento triangular que consiste na base do osso permanece em relação ao osso trapézio subjacente.
Fratura de Rolando (Fig. 5.33-3)	Fratura cominutiva, em forma de Y ou T, da base do primeiro metacarpal e que se estende para a superfície articular.	Muito menos comum embora mais séria do que uma fratura de Bennett.
Polegar de guarda de caça (Fig. 5.33-4)	Avulsão da margem ulnar da falange proximal no local da inserção do ligamento colateral ulnar.	Lesão em valgo da articulação metacarpofalângica resultando em uma laceração parcial ou interrupção do ligamento colateral ulnar que pode levar à função diminuída do polegar. Na maioria dos casos, o exame radiográfico é normal. Um filme de esforço pode ser necessário para demonstrar alargamento da margem ulnar da articulação e subluxação radial da falange proximal.

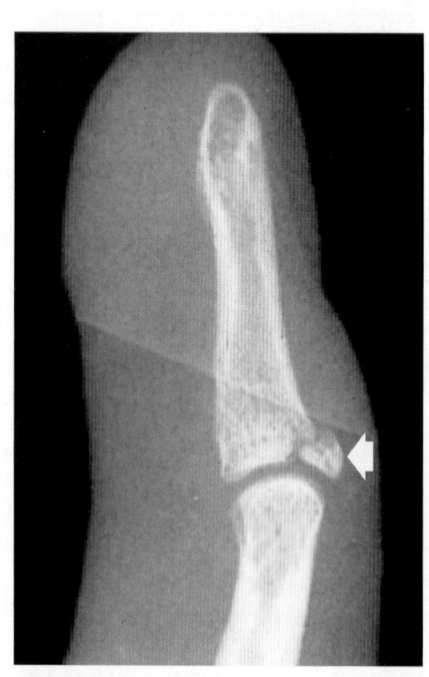

Fig. 5.33-1
Dedo em malho (beisebol). O pequeno fragmento triangular (seta) é retraído proximalmente pela ação do tendão extensor comum. A deformidade em flexão resulta da ação sem oposição do tendão flexor profundo dos dedos.

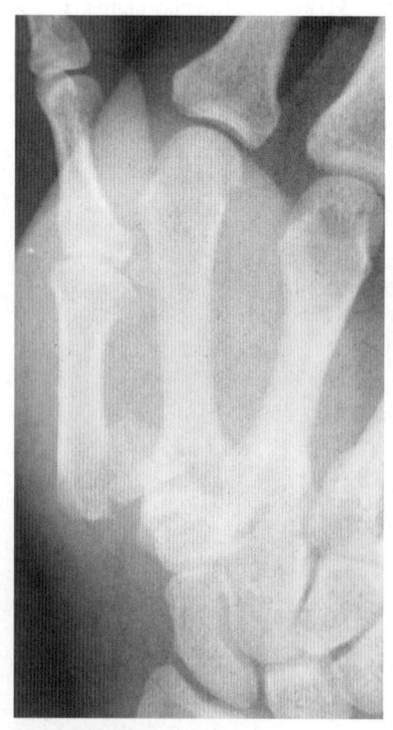

Fig. 5.33-2
Fratura de Bennett.

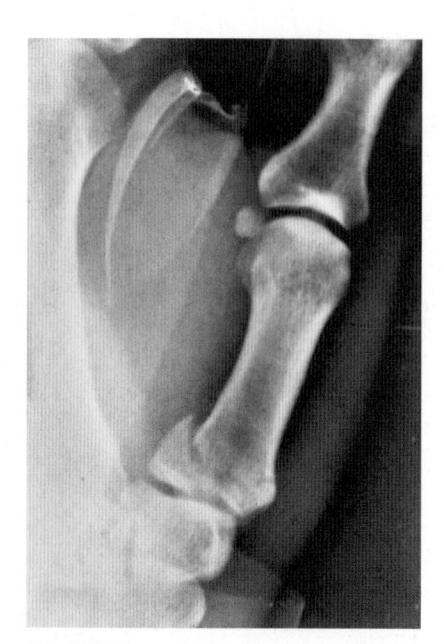

Fig. 5.33-3
Fratura de Rolando. Em adição à fratura da margem ulnar, similar àquela encontrada em uma fratura de Bennett, há um segundo fragmento na margem radial, que caracteriza esta como uma fratura de Rolando.[39]

5.33 ■ EPÔNIMOS DE FRATURAS

Condição	Achados de Imagem	Comentários
Fratura de boxeador (Fig. 5.33-5)	Fratura transversa do colo do quinto e às vezes do quarto metacarpal com angulação palmar do fragmento distal.	Lesão característica resultante de um golpe dado com o punho cerrado.
Fratura de Colles (Fig. 5.33-6)	Fratura transversa do rádio distal com angulação dorsal e frequentemente cavalgando o fragmento distal de fratura.	Causada por uma queda sobre a mão estendida. Fratura associada do processo estiloide ulnar em mais da metade dos casos.

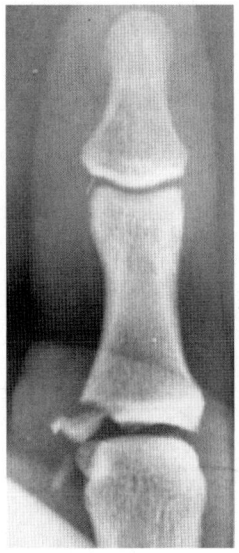

Fig. 5.33-4
Polegar de guarda de caça com fratura.[39]

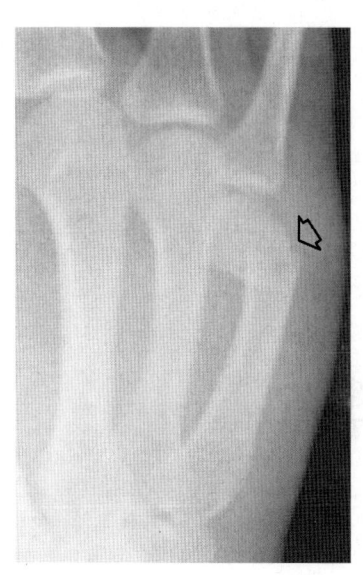

Fig. 5.33-5
Fratura de boxeador (seta).

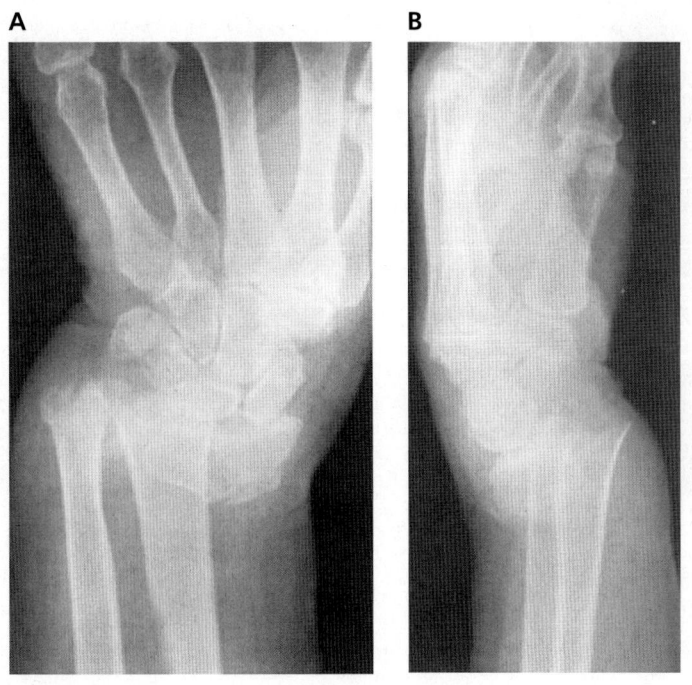

Fig. 5.33-6
Fratura de Colles. Projeções (A) frontal e (B) lateral mostram cavalgamento e desvio dorsal do fragmento distal.

Condição	Achados de Imagem	Comentários
Fratura de Smith (Fig. 5.33-7)	Fratura transversa do rádio distal com angulação palmar do fragmento distal.	Resulta de uma queda sobre o dorso da mão ou um golpe direto. Uma vez que fraturas de Colles e de Smith podem ter aspecto idêntico em vistas frontais, uma projeção lateral é essencial para mostrar a direção do desvio e a angulação.
Fratura de motorista/*chauffeur* (Hutchinson) (Fig. 5.33-8)	Avulsão do processo estiloide radial.	Usualmente fratura sem desvio ocorrendo no local da inserção do ligamento colateral radial.
Fratura de Barton (Fig. 5.33-9)	Fratura da margem dorsal (Barton) ou da margem anterior (Barton inversa) da superfície articular radial distal com luxação da articulação radiocarpal.	Tipicamente ocorre em pessoas mais jovens como resultado de acidente de motocicleta, ou no idoso seguindo-se a uma queda sobre a mão estendida. Fraturas comprometendo a margem anterior são mais comuns.
Fratura de cassetete (Fig. 5.33-10)	Fratura isolada da diáfise distal da ulna.	Usualmente resultado de um golpe direto, quando o antebraço é levantado para proteger a face ou a cabeça de uma agressão com um bastão ou outro objeto duro.
Fratura de Monteggia (Fig. 5.33-11)	Combinação de uma fratura da diáfise da ulna e luxação anterior do rádio no cotovelo.	A luxação da cabeça radial pode ser despercebida clinicamente e causar necrose asséptica com subsequente disfunção do cotovelo. Portanto, sempre que o antebraço for fraturado, o cotovelo precisa ser examinado para excluir uma luxação.

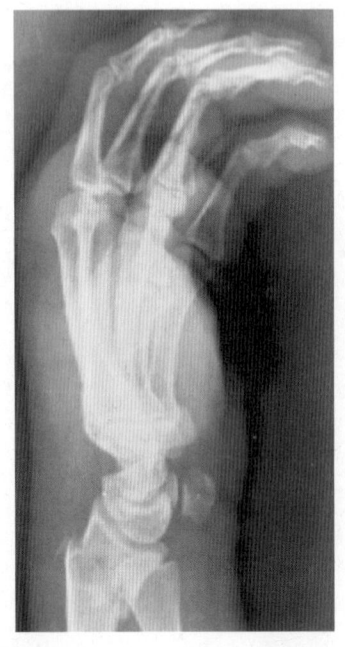

Fig. 5.33-7
Fratura de Smith. Vista lateral mostra angulação palmar do fragmento distal, o inverso daquela encontrada em uma fratura de Colles.[39]

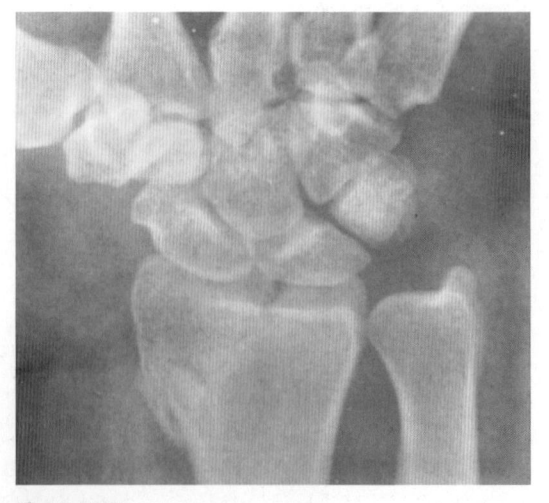

Fig. 5.33-8
Fratura de *chauffeur*. Fratura completa estendendo-se diagonalmente através da base do estiloide radial.[39]

Condição	Achados de Imagem	Comentários
Fratura de Galeazzi (Fig. 5.33-12)	Combinação de uma fratura da diáfise do rádio e luxação dorsal da ulna no punho.	Muito menos comum que uma fratura de Monteggia. A ulna luxada raramente é despercebida clinicamente, porque a deformidade no punho usualmente é óbvia.

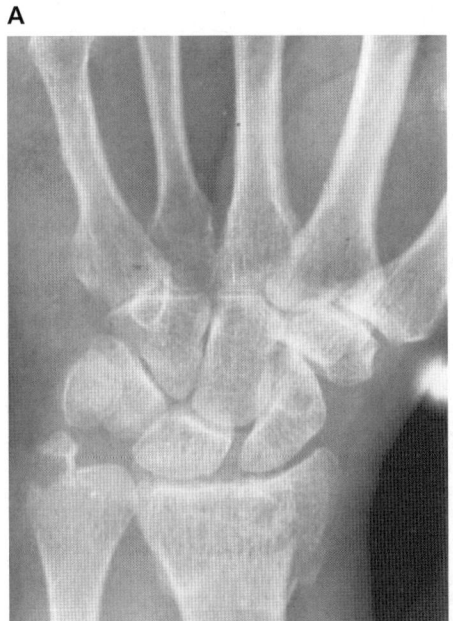

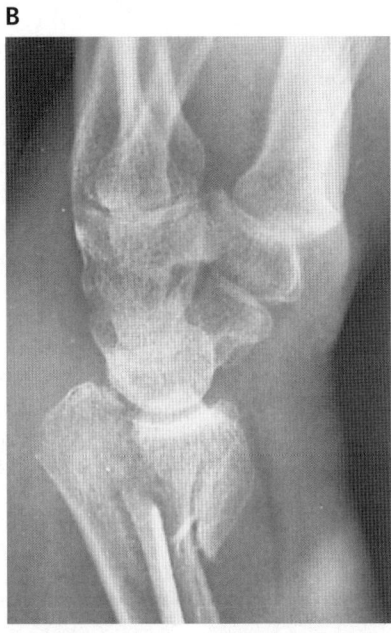

Fig. 5.33-9
Fratura de Barton inversa. (A) Fratura do rádio distal com encurtamento do rádio e avulsão do estiloide ulnar. A aparência é similar a uma fratura de Colles ou uma de Smith nesta projeção. (B) Projeção lateral mostra que a fratura do rádio distal cria um grande fragmento na margem anterior do rádio distal. A margem posterior está intacta. O fragmento anterior inclui aproximadamente dois terços da superfície articular.[39]

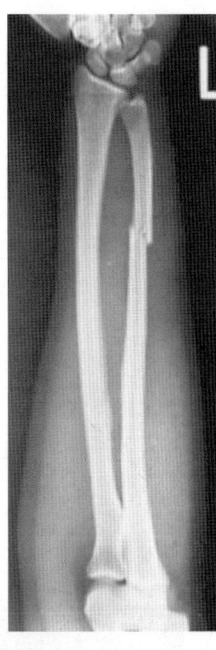

Fig. 5.33-10
Fratura de cassetete. Fratura oblíqua minimamente desviada da ulna sem fratura associada do rádio. (L, esquerda.)[39]

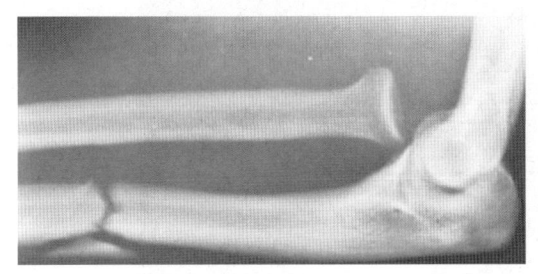

Fig. 5.33-11
Fratura de Monteggia. Fratura com desvio da diáfise ulnar associada à luxação anterior da cabeça do rádio.

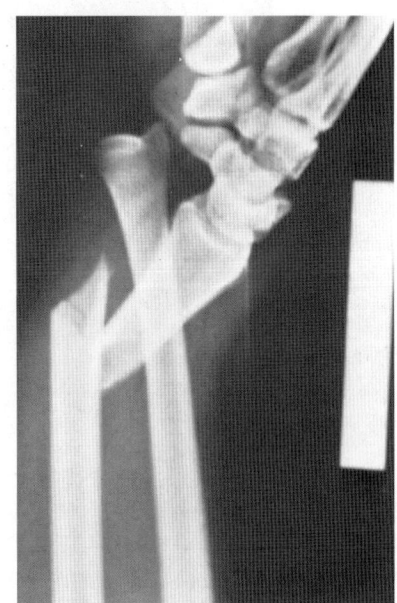

Fig. 5.33-12
Fratura de Galeazzi. Uma projeção lateral mostra a fratura radial distal angulada dorsalmente e a ruptura óbvia da articulação radioulnar distal. A ulna está intacta.[39]

Condição	Achados de Imagem	Comentários
Fratura em galho verde (Fig. 5.33-13)	Fratura incompleta, angulada, de um osso longo (usualmente no antebraço) que comumente ocorre em crianças pequenas.	Tipicamente, o lado oposto à força que causa dobra fratura-se completamente, enquanto o lado embaixo da força permanece intacto. Como quer dizer o nome, a fratura se assemelha à quebra que resulta quando um ramo verde flexível de uma árvore é dobrado e se quebra incompletamente.
Cotovelo da Liga Júnior (beisebol) (Fig. 5.33-14)	Área transparente irregular no capítulo, ocasionalmente associada a corpos soltos dentro da articulação do cotovelo.	Grupo de transtornos clínicos que resultam de uso excessivo do cotovelo em crianças. Em uma forma comum, rarefação e fragmentação do capítulo ocorrem com movimento repetitivo do braço. Esforço continuado em valgo durante a fase de aceleração do arremesso comprime a cabeça radial sobre o capítulo e distraciona a apófise do epicôndilo medial. Em alguns casos, isto pode levar à inflamação ou avulsão do epicôndilo medial.
Deformidade de Hill-Sachs (Fig. 5.33-15)	Grande defeito ou sulco no aspecto posterolateral da cabeça do úmero.	Resultado de repetidas luxações anteriores e mais bem observadas em vistas em rotação interna, esta endentação provavelmente é causada por pequenas fraturas de compressão neste ponto mais fraco da cabeça umeral quando ela colide com a margem anterior da cavidade glenoide.

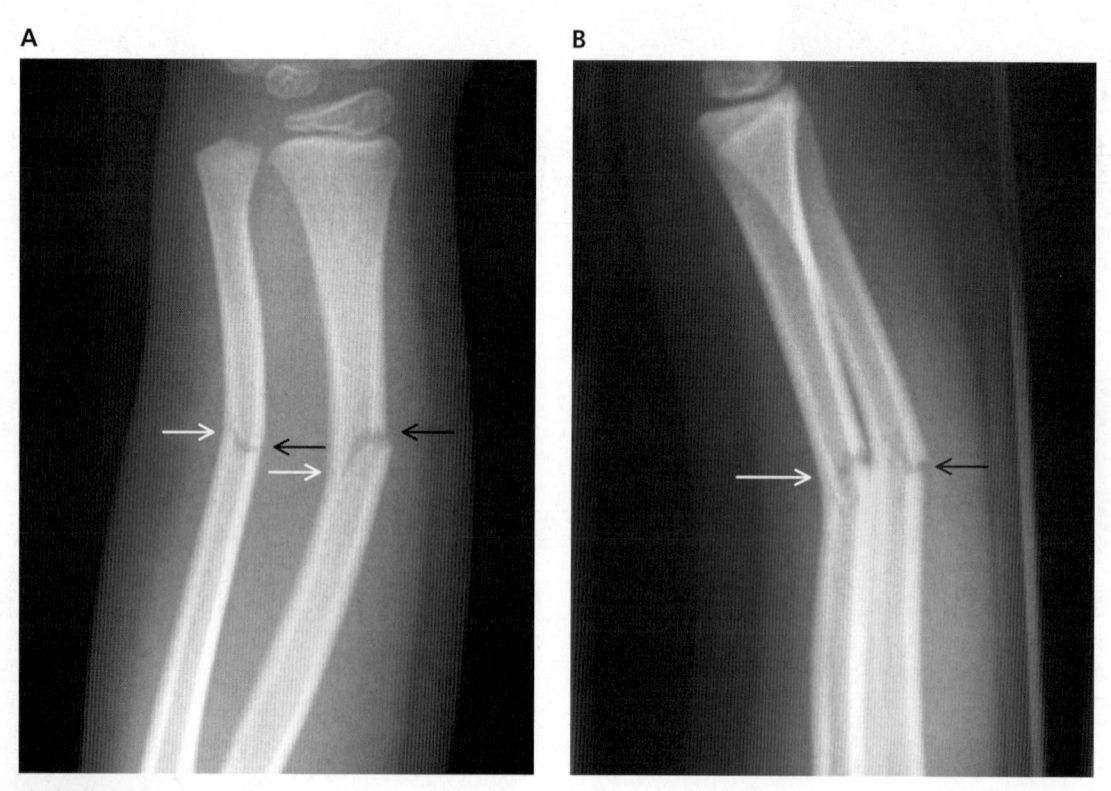

Fig. 5.33-13
Fratura em galho verde. Imagem frontal de uma criança pequena que caiu de uma bicicleta mostra fraturas incompletas do rádio e ulna. O córtex está quebrado por completo (setas pretas) em um lado do osso e intacto no outro lado (setas brancas).[40]

5.33 ■ EPÔNIMOS DE FRATURAS

Condição	Achados de Imagem	Comentários
Fratura de Bankhart (Fig. 5.33-16)	Irregularidade óssea ou fragmentação da margem anterior da fossa glenoidal.	Complicação da luxação anterior do úmero que resulta do mesmo mecanismo que a deformidade de Hill-Sachs, mas é muito menos comum.

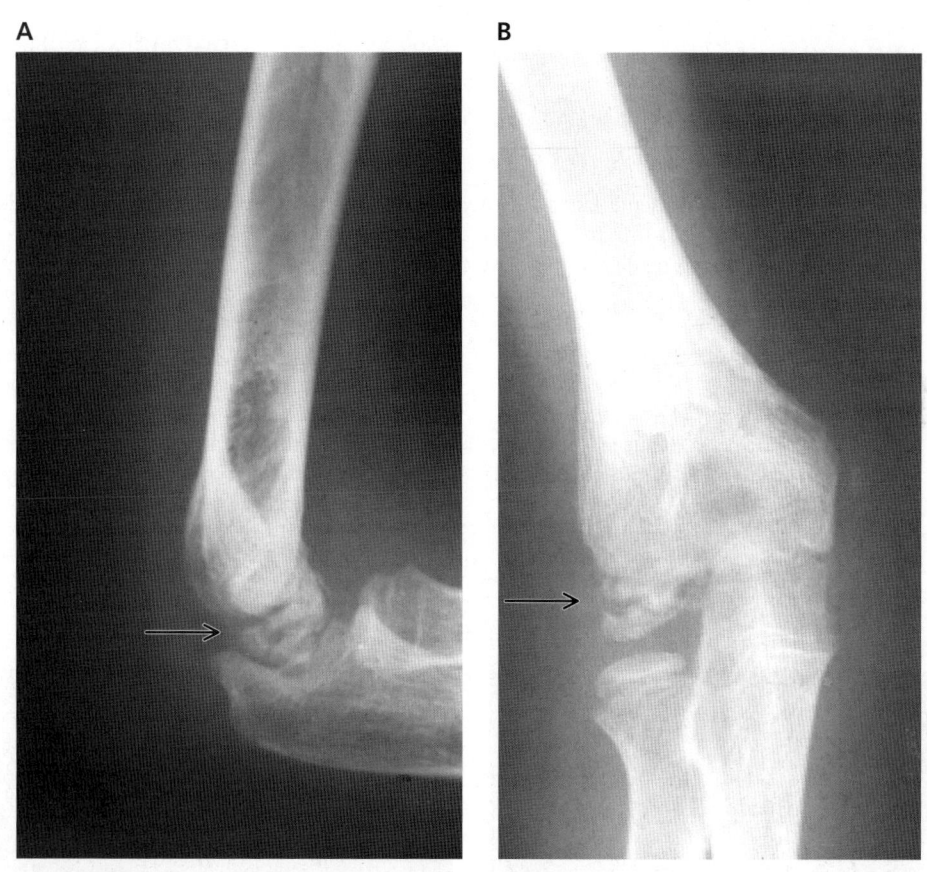

Fig. 5.33-14
Cotovelo da Liga Júnior. Vistas frontal e lateral do cotovelo de um arremessador ativo mostram rarefação e fragmentação do capítulo (seta) a partir do uso excessivo repetitivo do cotovelo.[40]

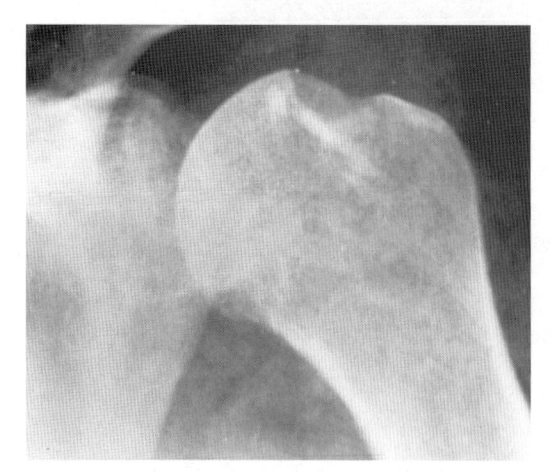

Fig. 5.33-15
Deformidade de Hill-Sachs.

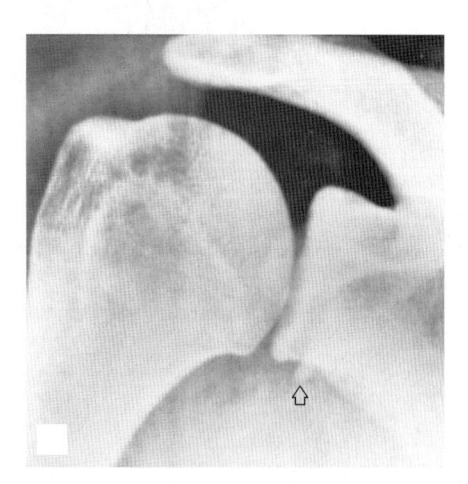

Fig. 5.33-16
Fratura de Bankhart. Fratura da margem anterior da cavidade glenoidal (seta) como resultado de luxação anterior do ombro.[39]

Condição	Achados de Imagem	Comentários
Extremidade inferior Fratura de marcha (Fig. 5.33-17)	Radiografias no momento dos sintomas iniciais são normais. Achados iniciais são alteração periosteal branda; mais tarde há esclerose densa em torno do local da fratura.	Fratura de fadiga de um dos metacarpos. Encontrada mais comumente em recrutas militares que frequentemente saltam e marcham no seu treinamento vigoroso.
Fratura de Jones (de dançarino) (Fig. 5.33-18)	Fratura transversa na base do quinto metatarso.	Lesão de avulsão relacionada com o tendão fibular curto. Em crianças, esta fratura precisa ser diferenciada da apófise longitudinalmente orientada encontrada na margem lateral da base do quinto metatarso.
Lesão de Lisfranc (Fig. 5.33-19)	Luxação (usualmente lateral) do segundo ao quinto metatarsais (fratura-luxação tarsometatarsal). Desvio medial do primeiro metatarso pode ocorrer.	Luxação dorsal do antepé que pode ser produzida por queda de uma altura, queda em um lance de escadas, ou simplesmente tropeçando em um meio-fio. Ruptura das fixações ligamentares que ligam os ossos cuneiforme e cuboide às bases dos metatarsarsos permite luxação metatarsal dorsal. Fraturas associadas dos ossos tarsais e bases dos metatarsais podem ocorrer.
Luxação de Chopart (Fig. 5.33-20)	Luxação das articulações talonavicular e calcaneocubóidea (luxação mediotarsal).	Ruptura da articulação entre o retropé e o mediopé, que recebeu o nome do cirurgião que descreveu amputação do pé neste nível.

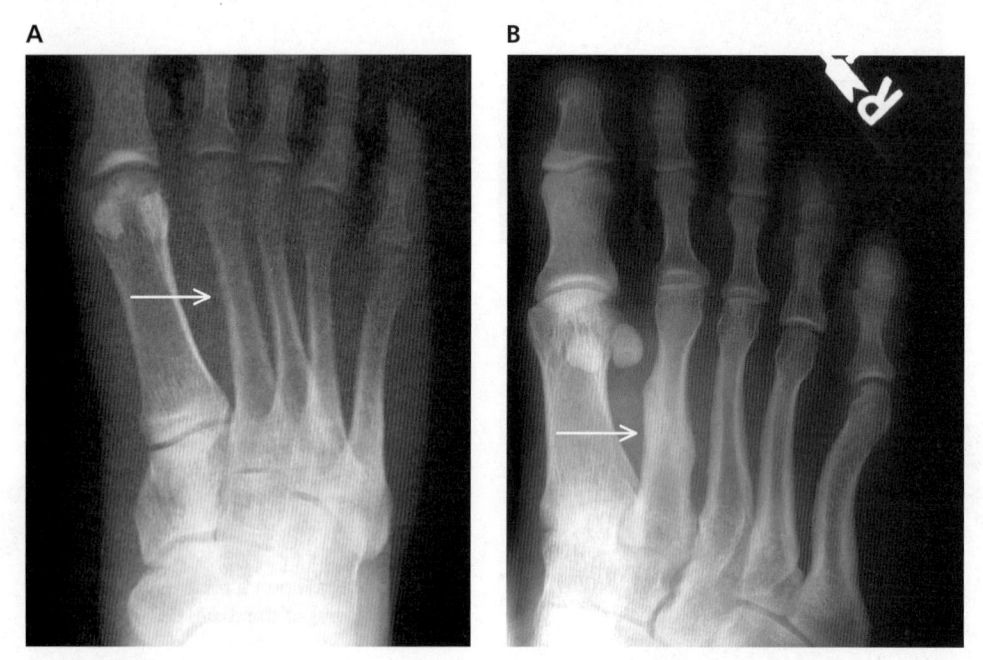

Fig. 5.33-17
Fratura de marcha. Radiografias frontais do pé direito de um ginasta escolar mostram os achados iniciais (A) e tardios (B) de uma fratura de fadiga do segundo metatarsal (seta). A fratura consolidou completamente com repouso.[40]

Condição	Achados de Imagem	Comentários
Fratura de criança aprendendo a andar (Fig. 5.33-21)	Fratura linear espiralada da diáfise distal da tíbia que é vista em crianças pequenas.	A fratura ocorre quando uma criança está correndo, ou pisa sobre alguma coisa e então perde seu apoio. A torção abrupta da tíbia produz uma fratura em padrão espiral. Como no caso de outras fraturas em crianças pequenas, estas fraturas tendem a ser incompletas ou minimamente desviadas e por essa razão são às vezes difíceis de reconhecer clínica ou radiograficamente.

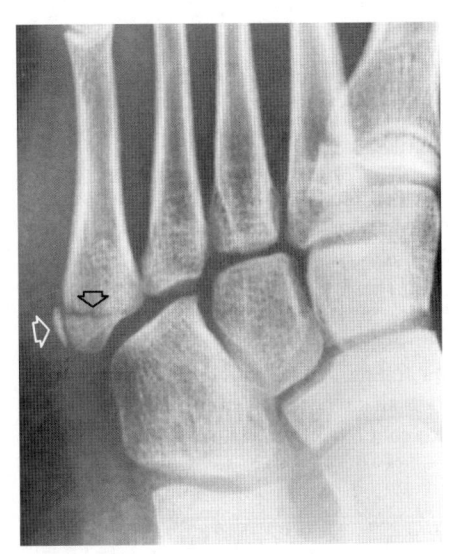

Fig. 5.33-18
Fratura de Jones. Obervar que a linha de fratura é transversa (seta preta), enquanto a apófise normal nesta criança tem uma orientação vertical (seta branca).

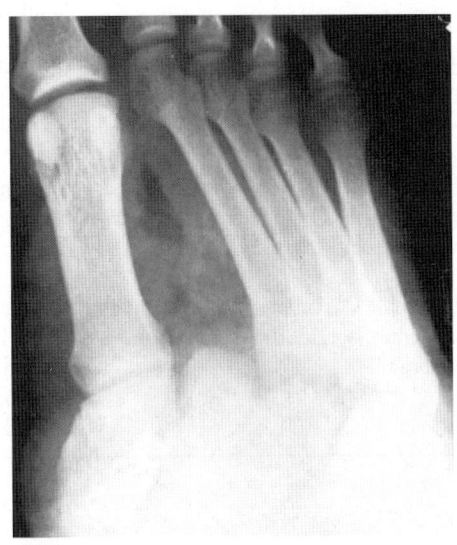

Fig. 5.33-19
Lesão de Lisfranc. Desvio lateral grosseiro do segundo ao quinto metatarsos.

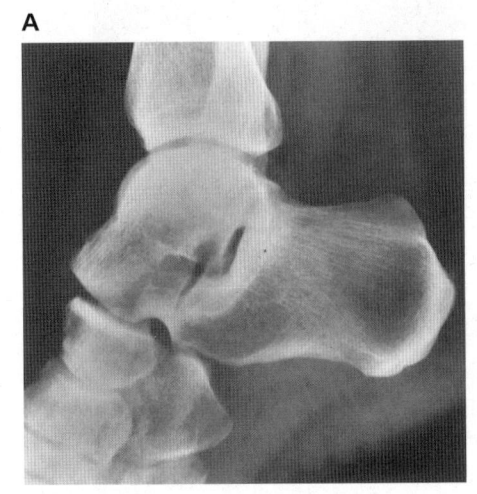

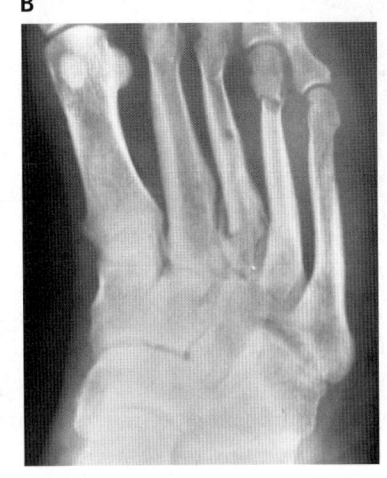

Fig. 5.33-20
Luxação de Chopart. Vistas (A) lateral e (B) frontal. Projeção lateral mostra ruptura completa da articulação calcaneocubóidea. O osso cuboide está desviado plantarmente, enquanto a articulação talonavicular está subluxada.[39]

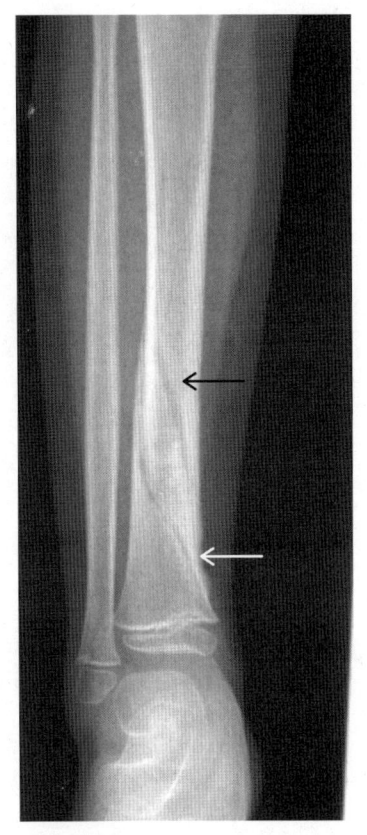

Fig. 5.33-21
Fratura de criança aprendendo a andar. Radiografia frontal de um lactente pequeno deambulante, que caiu e torceu sua perna direita, mostra uma fratura espiral (setas) na porção distal da tíbia.[40]

Condição	Achados de Imagem	Comentários
Fratura de Maisonneuve (Fig. 5.33-22)	Fratura do tubérculo tibial posterior (ou ruptura do ligamento talofibular posteroinferior), fratura do maléolo medial (ou ruptura do ligamento deltoide) e fratura da parte proximal da fíbula.	Resultado de uma lesão de pronação–rotação externa. A importância desta fratura é que, sempre que uma fratura aparente isolada do maléolo medial ou do lábio posterior da tíbia é vista sem evidência de uma fratura do maléolo lateral ou fíbula distal, é essencial obter uma vista da perna inteira para identificar a fratura fibular proximal associada.
Fratura de Tillaux	Avulsão do tubérculo anterior da tíbia.	Resultado de tensão dentro do ligamento tibiofibular anteroinferior.
Fratura de Wagstaffe–LeFort	Fratura de avulsão na inserção fibular do ligamento tibiofibular anterior.	Lesão rara que pode ocorrer em associação a várias fraturas dos maléolos.
Coluna vertebral e pelve Fratura de Jefferson (Fig. 5.33-23)	Descombinação ou afastamento bilateral das massas articulares de C1 em relação às superfícies articulares de aposição de C2.	Fratura cominutiva do anel do atlas que compromete ambos os arcos anterior e posterior e causa desvio centrípeto dos fragmentos.
Fratura do enforcado (Fig. 5.33-24)	Fratura do arco de C2 anterior à faceta inferior que é usualmente associada à subluxação anterior de C2 sobre C3.	Resulta da hiperextensão aguda da cabeça sobre o pescoço. Embora originalmente descrita depois de enforcamento, esta fratura séria e instável constitui agora usualmente o resultado de lesão de veículo a motor (colisão da cabeça com o painel do automóvel).

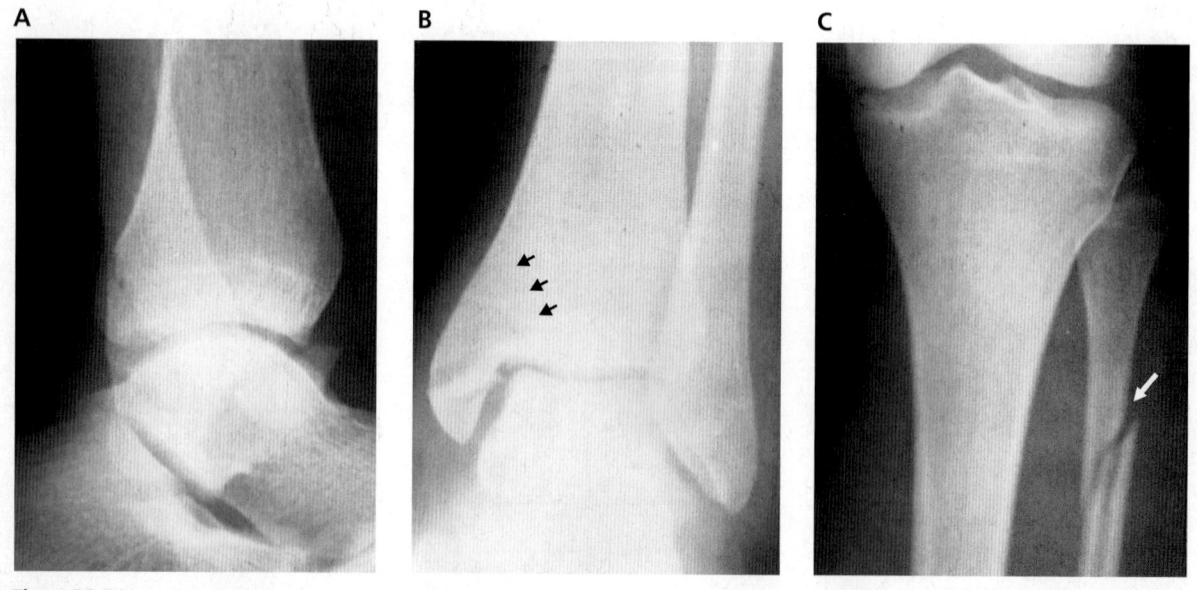

Fig. 5.33-22
Fratura de Maisonneuve. Vistas (A) frontal e (B) lateral do tornozelo demonstram uma fratura oblíqua do maléolo medial e uma fratura do tubérculo tibial posterior (setas). (C) Uma vista da perna proximal revela a fratura espiral associada da diáfise proximal da fíbula (seta).[41]

Condição	Achados de Imagem	Comentários
Fratura de cavador de argila (Fig. 5.33-25)	Fratura de avulsão do processo espinhoso de C6 ou C7.	Resultado da rotação do tronco em relação à cabeça e pescoço. Esta fratura pode ser difícil de demonstrar em radiografias de emergência laterais transversais à mesa porque os ombros frequentemente obscurecem a coluna cervical inferior. Na vista frontal, pode haver uma dupla sombra dos processos espinhosos em razão do desvio caudal do fragmento arrancado (diferentemente de um processo espinhoso bífido, que usualmente jaz em um nível mais alto e em um plano mais horizontal).

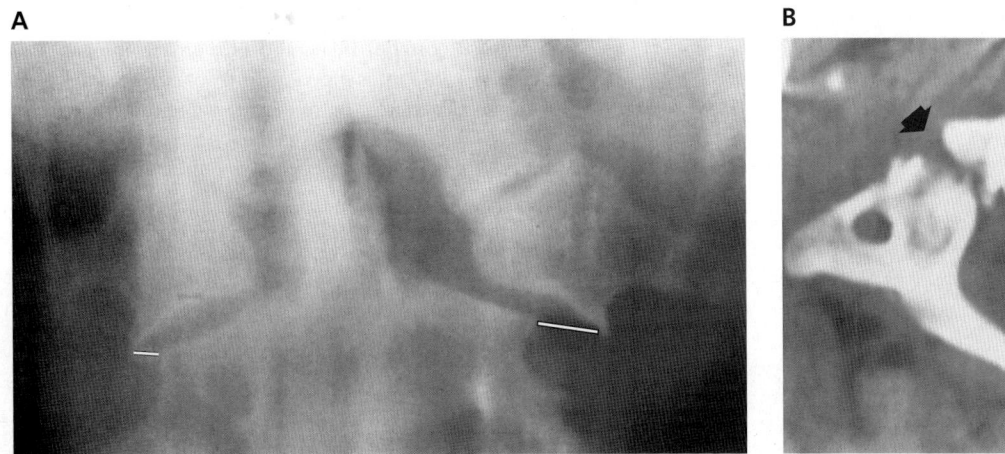

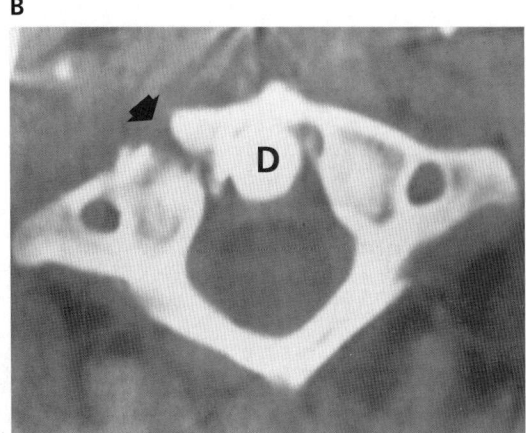

Fig. 5.33-23
Fratura de Jefferson. (A) Em um tomograma frontal, há desvio lateral das massas de C1 bilateralmente (linhas brancas). (B) Uma TC em outro paciente mostra a quebra unilateral no arco de C1 (seta). (D, odontoide.)

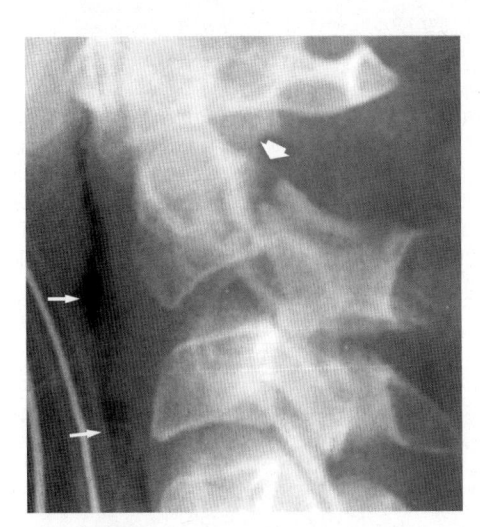

Fig. 5.33-24
Fratura do enforcado. Fratura bilateral do arco neural de C2 (seta larga). O ar anormal dentro dos tecidos moles (setas finas) foi causado por uma fratura associada da laringe.

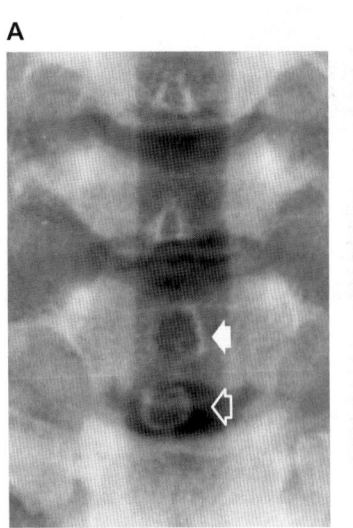

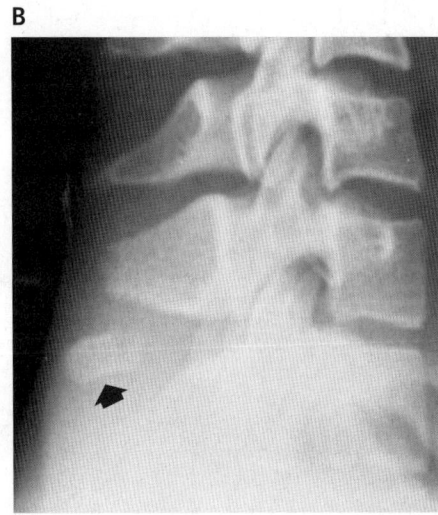

Fig. 5.33-25
Fratura de cavador de argila. (A) Vista frontal da coluna cervical mostra o característico sinal de duplo processo espinhoso resultante do desvio caudal do fragmento avulsionado (seta aberta) em relação à posição normal da parte principal do processo espinhoso (seta sólida). (B) Uma vista lateral mostra claramente o fragmento avulsionado (seta).

Condição	Achados de Imagem	Comentários
Fratura de Chance (Fig. 5.33-26)	Fratura horizontal de um corpo vertebral que se estende para comprometer alguns ou todos os elementos posteriores.	Muitas vezes associada a lesões viscerais importantes na "síndrome de cinto de segurança" (hiperflexão na cintura que ocorre em um acidente de carro quando uma pessoa é restringida por um cinto subabdominal mas sem correia de ombro). Em vistas frontais, separação e elevação dos elementos posteriores podem produzir uma aparência "vazia" do corpo vertebral comprometido.
Fratura de Malgaigne (Figs. 5.33-27 e 5.33-28)	Fraturas e luxações verticais duplas comprometendo ambos os arcos anterior e posterior no mesmo lado da pelve.	Lesão instável que usualmente resulta de esmagamento em acidente de veículo a motor ou queda de altura. A combinação mais comum é uma fratura de ambos os ramos superior e inferior e uma fratura vertical do sacro. Fraturas tipo cavalgamento comprometem os ramos inferior e posterior bilateralmente; uma combinação de fraturas dos ramos superior e inferior em um lado do sacro ou ílio sobre o outro é chamada fratura "em alça de balde".

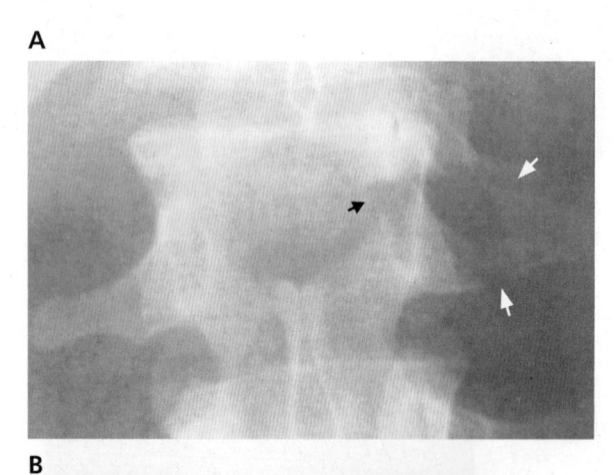

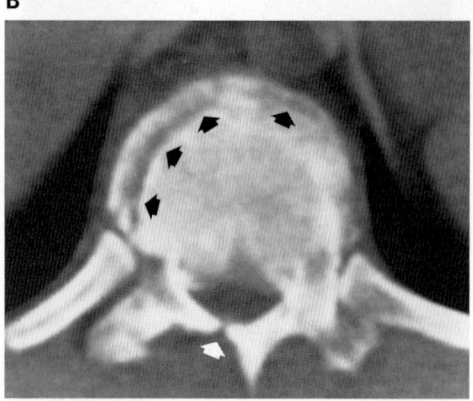

Fig. 5.33-26
Fratura de Chance. (A) Uma vista frontal mostra a aparência vazia característica do corpo vertebral comprometido em razão de fraturas dos elementos posteriores. Observar as fraturas do pedículo esquerdo (seta preta) e processo transverso (setas brancas). (B) Imagem de TC de outro paciente mostra uma fratura do corpo vertebral lombar (setas pretas) associada a uma fratura da lâmina ao mesmo nível (seta branca).

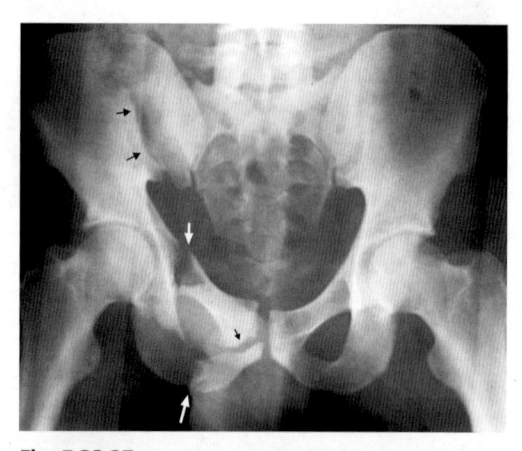

Fig. 5.33-27
Fratura de Malgaigne. Há fraturas dos ramos púbicos superior e inferior direitos (setas brancas) e separação larga da articulação sacroilíaca ipsolateral (setas pretas grandes). Há também alguma separação da articulação sacroilíaca, uma avulsão do processo transverso de L5 à esquerda, e uma fratura da sínfise púbica direita (seta preta pequena).

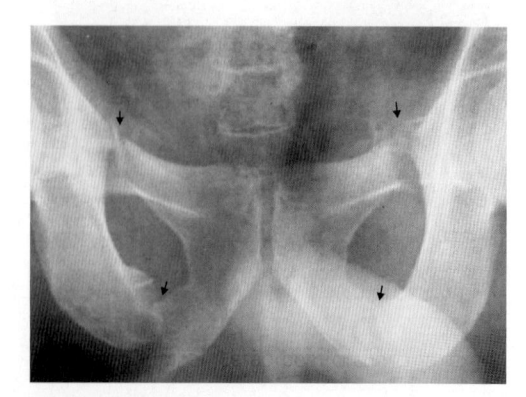

Fig. 5.33-28
Fratura de cavalgamento. Fraturas bilaterais (setas) dos ramos púbicos superiores e inferiores.

Condição	Achados de Imagem	Comentários
Fraturas de LeFort (Fig. 5.33-29)		Fraturas dos ossos faciais ao longo de um ou mais planos de relativa fraqueza estrutural em resposta a certos tipos de força traumática grave.
LeFort I (fratura transversa)	Linha e fratura orientada transversalmente pela maxila (acima da linha da dentição). Ela compromete o septo nasal, as porções inferiores dos processos pterigoides, e as paredes mediais e laterais dos seios maxilares.	Secundária a um impacto local sofrido sobre a região do lábio superior (processo alveolar), esta lesão resulta em um segmento de fratura separado (palato flutuante) composto por porção inferior do seio maxilar, o processo alveolar, o palato inteiro, e as porções inferiores das lâminas pterigóideas.
LeFort II (fratura piramidal)	Fratura transversa através dos ossos nasais que se estende pelos processos frontais dos ossos maxilares e continua para trás cruzando os ossos lacrimais antes de se angular para frente através dos tetos dos seios maxilares até as margens orbitárias anteroinferiores. Depois de descer através das paredes maxilares anteriores perto das suturas zigomaticomaxilares, a linha de fratura se estende pelas paredes do seio maxilar posterior e pelas fissuras pterigomaxilares, terminando nos processos pterigoides inferiores.	Causada por um impacto longo, largo, sobre a área facial central, nesta lesão os ossos zigomáticos permanecem afixados ao crânio pelo arco e do processo zigomaticofrontal, dando origem a uma "maxila flutuante".
LeFort III (disjunção craniofacial)	Linha de fratura que corre através da região nasofrontal, a seguir para trás cruzando o processo frontal da maxila, os ossos lacrimais e o osso etmoide (ossos orbitários superomediais).	Causada por um impacto forte, largo, sobre a área nasal, margens orbitárias e zigomas. Depois de se estender posteriormente cruzando a fissura orbitária, a linha de fratura se estende em duas direções diferentes: para cima através da parede lateral, terminando perto das suturas zigomaticofrontais; e para trás para dentro das fissuras esfenomaxilares para os processos pterigoides inferiores.

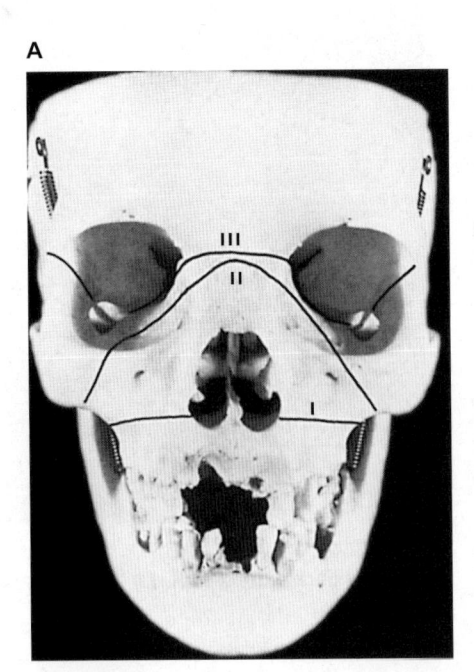

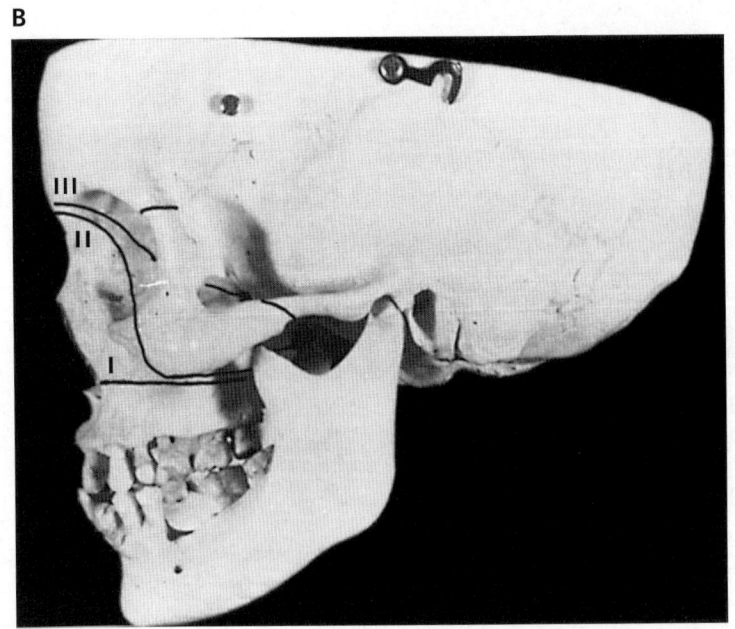

Fig. 5.33-29
Planos de fraqueza de LeFort. (A) Vista frontal correspondente a uma projeção de Caldwell. (B) Vista lateral.[42]

5.34 ▪ Lesões de Avulsão*

Condição	Achados de Imagem	Comentários
Pelve		
Tuberosidade isquiática (Fig. 5.34-1)	Inserção do grupo muscular dos isquiotibiais. Durante a fase de cura, a avulsão pode ter uma aparência agressiva, incluindo lise e destruição. Avulsões crônicas frequentemente resultam na formação proeminente de osso.	Mais comumente, local pélvico. Usualmente ocorre antes do fechamento da apófise secundariamente a contrações ativas extremas dos isquiotibiais, como em corredores de alta velocidade ou súbito e excessivo alongamento passivo em líderes de torcida ou dançarinos. Pacientes tipicamente se apresentam com dor na região das nádegas, uma marcha antálgica, ou incapacidade de andar.
Espinha ilíaca anterossuperior (Fig. 5.34-2)	Local de inserção do músculo sartório e do músculo tensor da fáscia lata.	Tipicamente ocorre em corredores durante extensão forçada no quadril. Os pacientes se queixam de dor imediatamente abaixo do aspecto mais anterior da crista ilíaca. Geralmente cura-se rapidamente sem sequela.
Espinha ilíaca anteroinferior (Fig. 5.-34-3)	Origem da cabeça reta do músculo reto femoral.	Resulta da extensão forçada no quadril e cura-se dentro de 5 a 6 semanas
Sínfise púbica (Fig. 5.34-4)	Origem dos músculos adutor longo, adutor curto e grácil.	Virtualmente sempre causada pelo uso excessivo crônico, embora ocasionalmente ocorra agudamente em atletas quando há uma contração forte contra resistência (p. ex., dois jogadores de futebol chutando a bola simultaneamente). A dor é localizada na virilha. Diferentemente de outras avulsões pélvicas, fragmentos ósseos individualizados não são vistos. Pode levar à rarefação ou lise e ser confundida com infecção ou tumor.

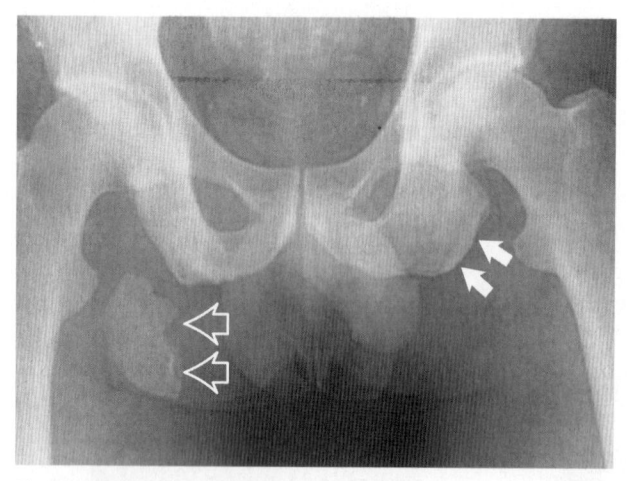

Fig. 5.34-1
Tuberosidade isquiática. Avulsões crônicas bilaterais. Notar o osso protuberante (setas sólidas) e um grande fragmento liso (setas abertas).[43]

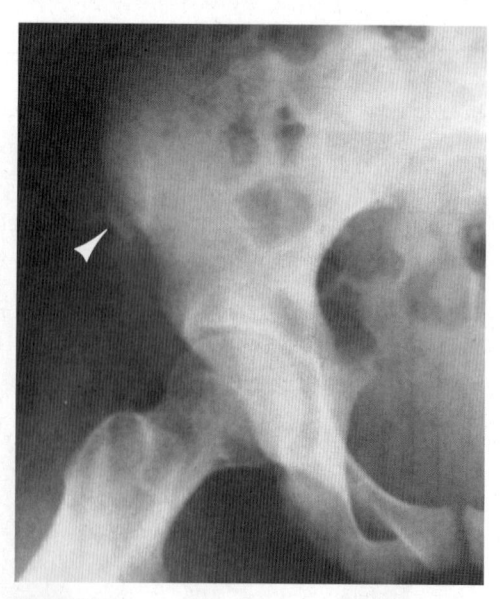

Fig. 5.34-2
Espinha ilíaca anterossuperior (ponta de seta).[44]

*Lesões de avulsão aguda resultam de contrações musculares extremas, desbalanceadas e muitas vezes excêntricas, produzem dor grave e perda de função, e podem ser associadas a fragmentos ósseos arrancados. Lesões subagudas podem incluir áreas mistas de lise e esclerose. Avulsões crônicas são o resultado de microtrauma repetitivo ou excesso de uso, usualmente desenvolvem-se a partir de atividades esportivas organizadas, e podem ser associadas a uma massa protuberante de osso que simula um processo neoplásico ou infeccioso.

Condição	Achados de Imagem	Comentários
Crista ilíaca	Inserção da musculatura abdominal.	Lesão incomum associada agudamente a alterações direcionais abruptas durante movimento ou a microtrauma repetitivo (como em corredores de longa distância). Radiografias podem mostrar assimetria das apófises da crista ilíaca.
Trocanter menor (Fig. 5.34-5)	Inserção do músculo iliopsoas.	Lesão incomum que afeta predominantemente atletas jovens, que se queixam de dor considerável e função diminuída. Em adultos, este aspecto virtualmente sempre é em razão da doença metastática.
Trocanter maior (Fig. 5.34-6)	Local de inserção dos rotadores do quadril, incluindo os músculos glúteos médio e mínimo, obturador interno, gastrocnêmio e piriforme.	Resulta de uma mudança direcional súbita. O diagnóstico pode ser difícil de fazer se houver apenas mínimo desvio do fragmento avulsionado (RM pode mostrar melhor a lesão).

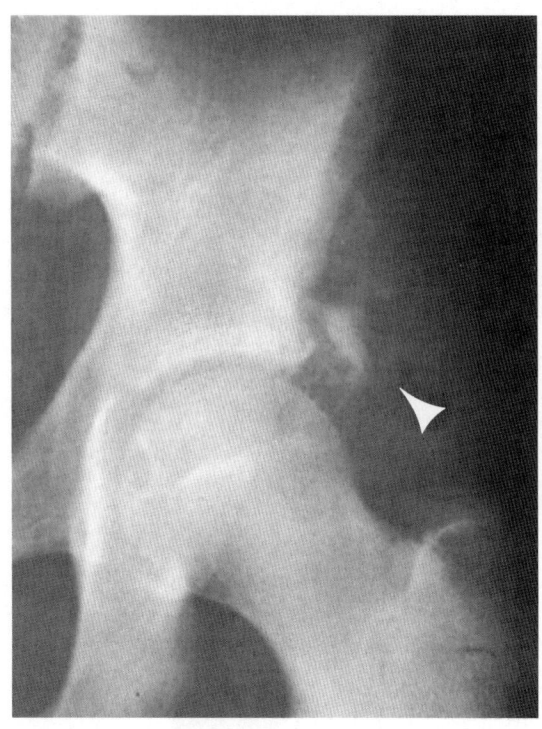

Fig. 5.34-3
Espinha ilíaca anteroinferior (ponta de seta).[44]

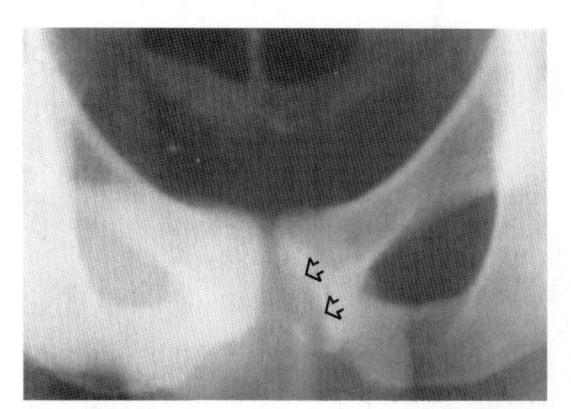

Fig. 5.34-4
Sínfise púbica (setas).[43]

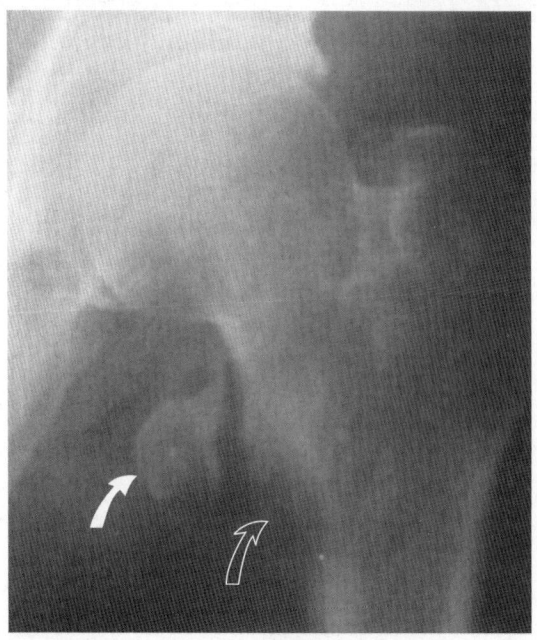

Fig. 5.34-5
Trocanter maior (seta sólida). Um defeito lítico representando câncer metastático é visto no local da inserção no fêmur (seta aberta).[43]

Condição	Achados de Imagem	Comentários
Joelho		
Fratura de Segond (Fig. 5.34-7)	Compromete a porção meniscotibial do terço médio do ligamento capsular lateral. O fragmento arrancado se situa imediatamente distal ao platô tibial lateral e aparece como um pedaço elíptico de osso paralelo à tíbia.	Causado pela rotação interna com força e esforço em varo. Pacientes se apresentam com dor na linha articular lateral e instabilidade rotacional anterolateral (subluxação rotacional). Muitas vezes sutil, usualmente é visível em radiografias em AP ou vistas de túnel. RM geralmente é efetuada porque a fratura de Segond é frequentemente associada a outras lesões importantes, como lacerações do ligamento cruzado anterior e meniscos.
Cabeça da fíbula (Fig. 5.34-8)	Fixação dos ligamentos coronário, poplíteo oblíquo e colateral lateral (fibular).	Resulta de força dirigida para a tíbia anteromedial com o joelho estendido. Lesões associadas incluem lacerações do ligamento cruzado anterior e dano ao nervo fibular.

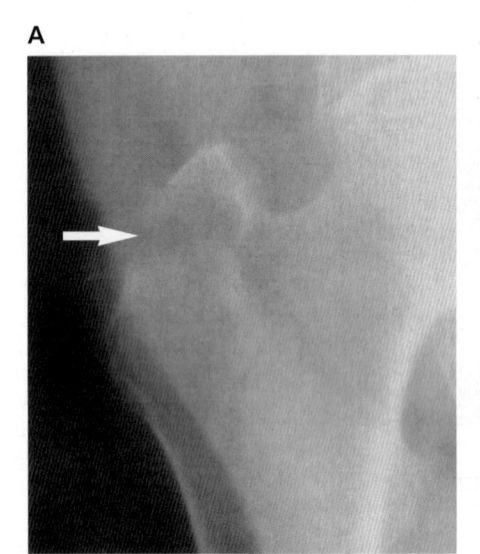

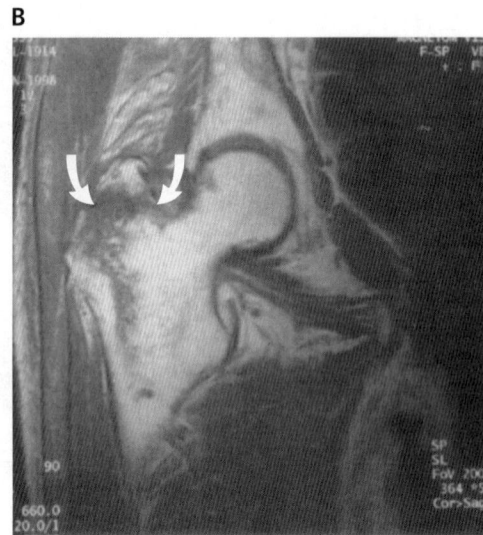

Fig. 5.34-6
Trocanter maior (setas). (A) Radiografia simples. (B) RM.[43]

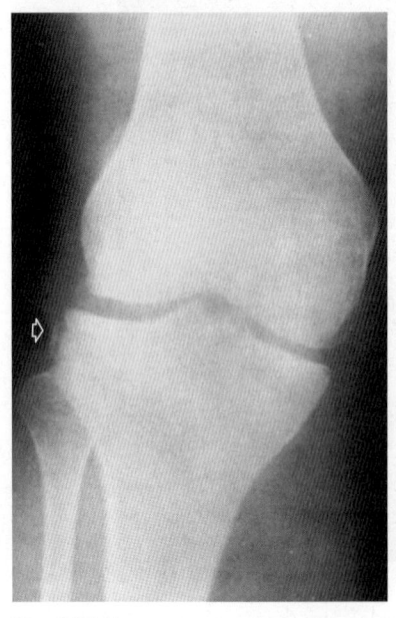

Fig. 5.34-7
Fratura de Segond (seta).[44]

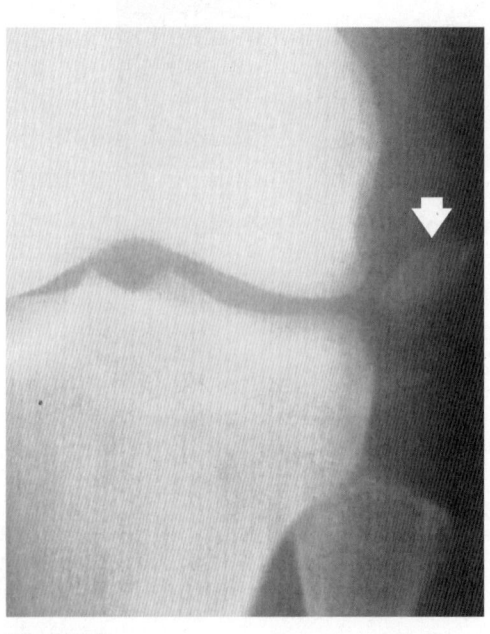

Fig. 5.34-8
Cabeça da fíbula (seta).[43]

Condição	Achados de Imagem	Comentários
Eminência tibial (Fig. 5.34-9)	Local de inserção do ligamento cruzado anterior.	Mais comum em crianças, em que resulta da flexão forçada do joelho com rotação interna da tíbia. Em adultos, a lesão é mais frequentemente secundária a uma lesão de veículo a motor em que a perna está hiperestendida ao impacto (também lesões mais provavelmente associadas, como laceração do ligamento colateral medial e contusões ósseas focais). Diagnóstico radiográfico pode ser difícil e frequentemente exige vista em túnel e imagem oblíqua (TC e RM geralmente mostram melhor a avulsão).
Ligamento cruzado posterior (Fig. 5.34-10)	Aspecto posterior do platô tibial.	Resulta do desvio forçado em um joelho flexionado ou hiperextensão. Achados frequentemente são sutis, especialmente se o fragmento não estiver significativamente desviado
Tuberosidade da tíbia (Fig. 5.34-11)	Inserção do tendão patelar.	Resulta da extensão violenta do joelho ou flexão passiva contra músculos quadríceps contraídos em esportes que exigem salto, agachamento e chute. Embora uma lesão aguda é vista mais frequentemente em adolescentes jovens com doença de Osgood-Schlatter em curso (bilateral em até 50%).
Polo inferior da patela (Fig. 5.34-12)	Inserção proximal do tendão patelar.	Pode refletir "joelho de saltador" ou "fratura da manga da patela". Imagem de RM pode ser necessário para demonstrar o tendão patelar e a cartilagem.
Tornozelo e pé Insuficiência calcânea (Fig. 5.34-13)	Fratura extra-articular no terço posterior do calcâneo que usualmente começa na tuberosidade calcânea e se estende superiormente, com o fragmento avulsionado desviado cefalicamente em razão da tração do tendão do calcâneo.	Vista quase exclusivamente em pacientes diabéticos, esta lesão provavelmente é relacionada com osteopenia e alterações neuropáticas superpostas. Pode ser diferenciada de fraturas de esforço típicas porque estas últimas têm densidade óssea normal e não se tornam desviadas.

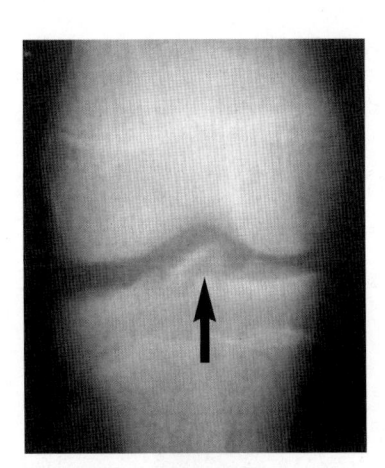

Fig. 5.34-9
Eminência tibial (seta).[43]

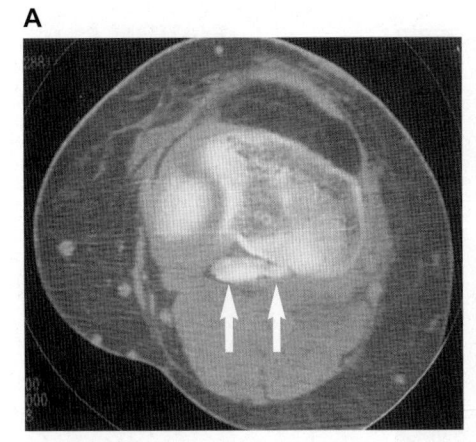

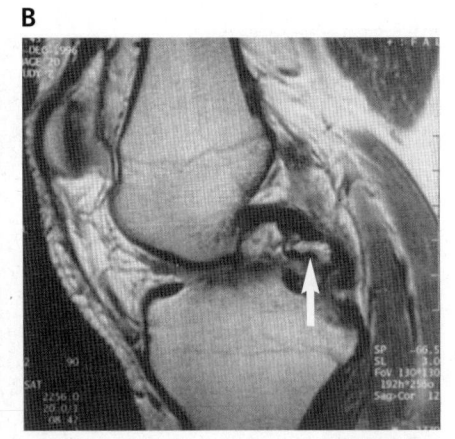

Fig. 5.34-10
Ligamento cruzado posterior. (A) TC axial mostra desvio mínimo do fragmento avulsionado (setas). (B) Imagem de RM sagital ponderada em densidade de prótons mostra desvio de um fragmento avulsionado (seta).[43]

Condição	Achados de Imagem	Comentários
Cápsula posterior (Fig. 5.34-14)	Calcificação curvilínea adjacente ao aspecto posterior da articulação do tornozelo, relacionada com trauma da tíbia distal.	Lesão rara que presumivelmente é resultado de dorsiflexão forçada do pé.
Cápsula anterior (Fig. 5.34-15)	Protuberância do tálus anterior ("bico talar") na inserção da cápsula articular.	Ocorre em jogadores de basquetebol e representa uma lesão crônica causada por microtrauma repetitivo.

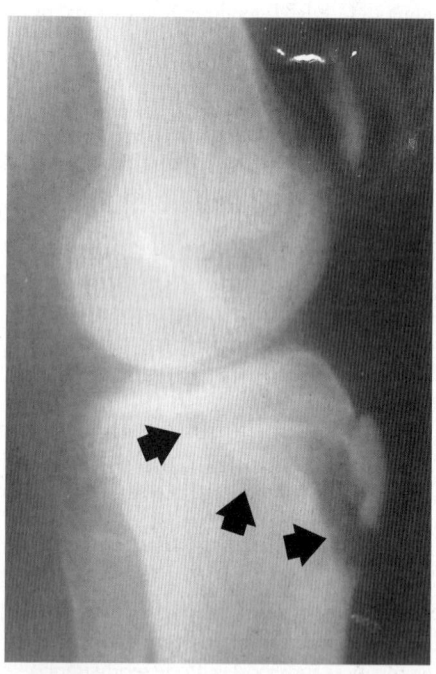

Fig. 5.34-11
Tuberosidade da tíbia. Há desvio da base proximal da epífise e extensão para a articulação (setas).[43]

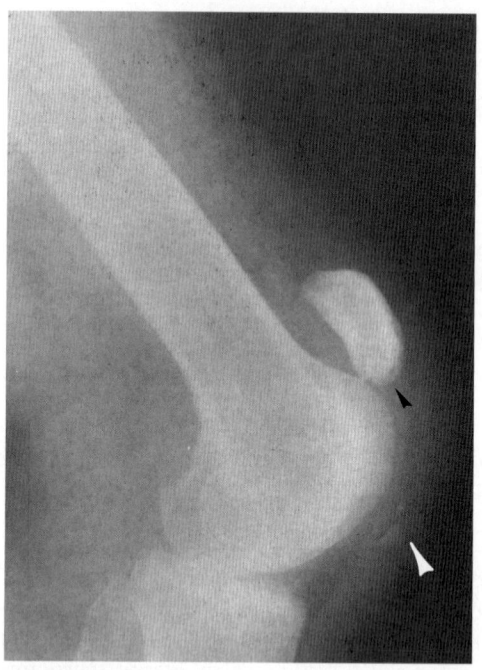

Fig. 5.34-12
Polo inferior da patela (ponta de seta branca). A ponta de seta preta aponta o local da avulsão da patela anormalmente alta.[44]

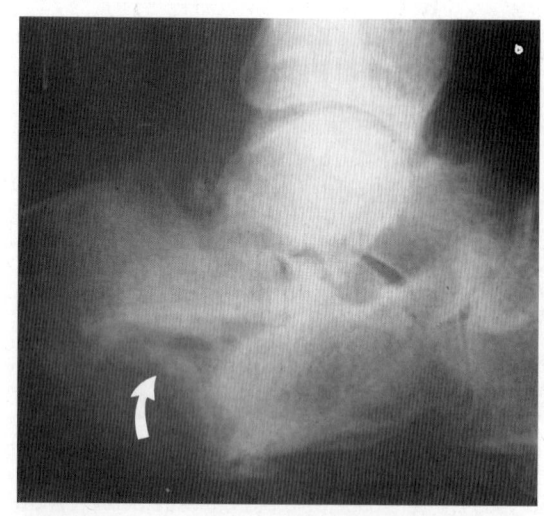

Fig. 5.34-13
Insuficiência calcânea (seta).[43]

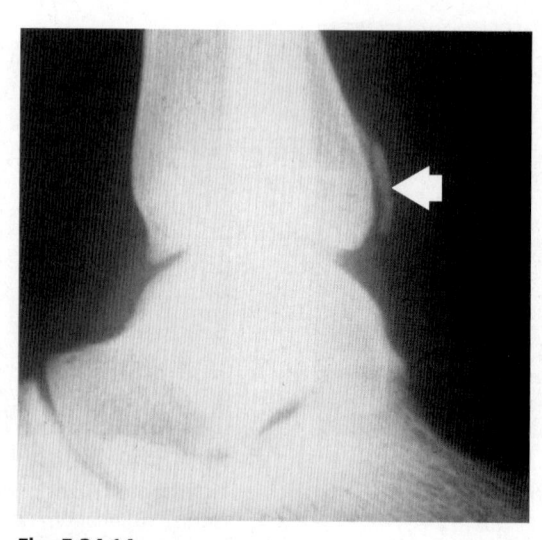

Fig. 5.34-14
Cápsula posterior. Calcificação curvilínea adjacente à margem tibial posterior (seta).[43]

5.34 ■ LESÕES DE AVULSÃO

Condição	Achados de Imagem	Comentários
Base do quinto metatarsal	Fixação do tendão fibular curto.	Resulta da contração forçada do tendão contra um pé invertido, como quando descendo de um meio-fio ou tropeçando. Em crianças, esta fratura horizontal deve ser diferenciada da apófise longitudinalmente orientada encontrada na margem lateral da base do quinto metatarsal.
Ombro e cotovelo		
Tubérculo maior (Fig. 5.34-16)	Local de inserção dos tendões supraespinal, infraespinal e redondo menor.	Pacientes apresentam-se com uma história de cair sobre uma mão estendida com o cotovelo estendido (frequentemente com luxação anterior). Na radiografia, a fratura pode não ser facilmente aparente e só vista em imagens retardadas. Uma vez que o tratamento desta lesão isolada é diferente da laceração do manguito rotador clinicamente semelhante, RM é muitas vezes usada para mostrar melhor a lesão.

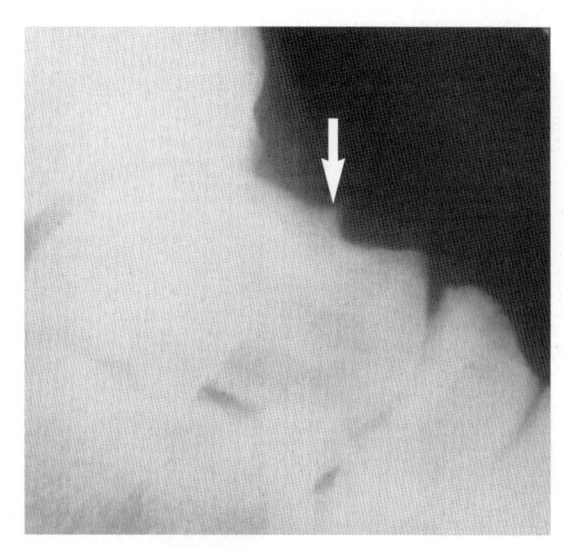

Fig. 5.34-15
Cápsula anterior. Protuberância do tálus anterior (seta) onde a cápsula articular é inserida, indicando uma avulsão crônica.[43]

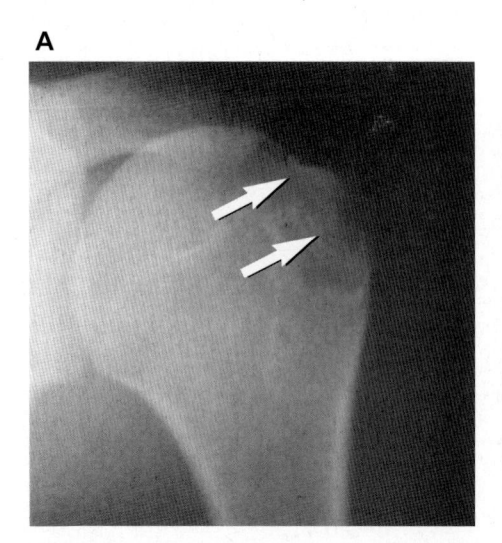

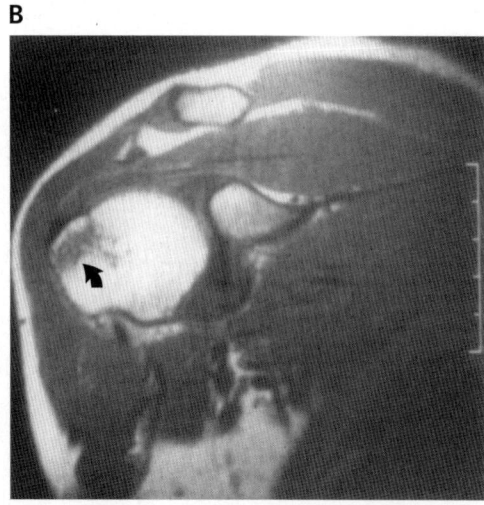

Fig. 5.34-16
Tubérculo maior. (A) Radiografia frontal mostra a avulsão sem desvio (setas). (B) Imagem de RM ponderada em T1 oblíqua coronal mostra melhor a fratura (seta).[43]

Condição	Achados de Imagem	Comentários
Tubérculo menor (Fig. 5.34-17)	Inserção do músculo subescapular. Radiografias AP com o braço em rotação interna usualmente mostram um fragmento grande, mas um fragmento pequeno, minimamente desviado, pode ser visto somente em uma vista axilar.	Lesão rara que ocorre mais comumente em esportes vigorosos (p. ex., luta livre) quando o braço é abduzido (60 a 90°) e o músculo subescapular se contrai com força para resistir à ainda mais rotação externa. O tubérculo menor arrancado pode-se retrair e jazer inferior e medial à glenoide (pode ser erradamente interpretado como tendinite calcificada do tendão do bíceps ou subescapular). Pode ser associada à luxação glenoumeral posterior ou do tendão do bíceps.
Epicôndilo medial (Fig. 5.34-18)	Se aguda, separação do epicôndilo medial com inchaço de tecidos moles. Na lesão crônica, pode haver fragmentação e rugosidade do epicôndilo medial.	Mais comumente em adolescentes e associada a contração recorrente do grupo de músculos pronador flexor durante a fase de aceleração do arremesso ("cotovelo da Liga Júnior"). Um fragmento aprisionado pode simular o centro de ossificação troclear e, se não for reconhecido e removido, leva à osteoartrite degenerativa incapacitante.

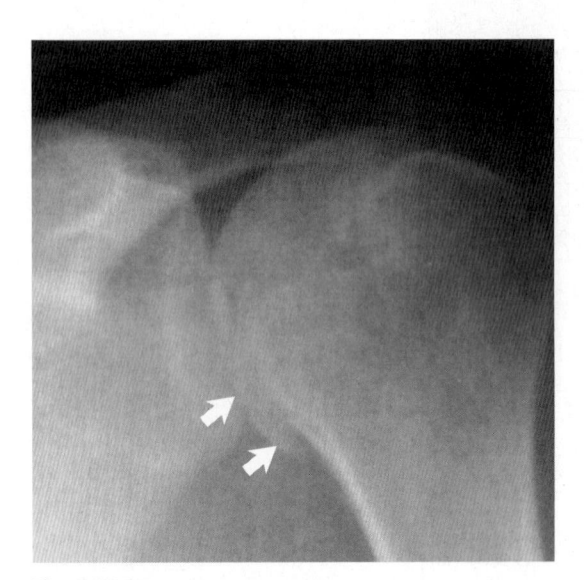

Fig. 5.34-17
Tubérculo menor (setas).[43]

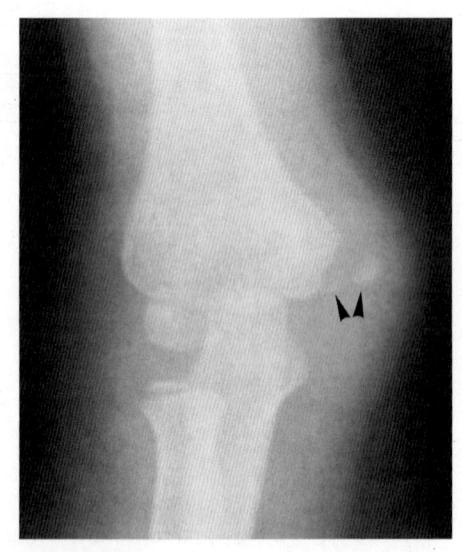

Fig. 5.34-18
Epicôndilo medial (pontas de seta).[44]

5.35 ■ Tumores Ósseos Benignos e Processos Tumoriformes em Tomografia Computadorizada

Condição	Achados de Imagem	Comentários
Ilha de osso	Áreas isoladas ou múltiplas de osso esclerótico denso.	Tipicamente um achado incidental em radiografias simples, em que a aparência usualmente é tão característica que nenhum outro estudo adicional por imagem é necessário.
Cisto ósseo simples	Lesão bem definida com atenuação de líquido com septações ósseas.	Mais comumente afeta o úmero proximal e o fêmur. Assintomático a não ser que ocorra fratura patológica.
Osteoma osteoide (Fig. 5.35-1)	Ninho de baixa atenuação dentro de uma área de osso cortical espessado.	Lesão relativamente comum com o padrão clínico característico de dor que é pior à noite e muitas vezes aliviada por medicações anti-inflamatórias. Ressecção completa do ninho é curativa.
Osteoblastoma (Fig. 5.35-2)	Expansão cortical com matriz ossificada.	Mais comumente compromete os elementos posteriores das vértebras. Expansão óssea pode simular uma lesão maligna.
Osteocondroma (Fig. 5.35-3)	Capa cartilaginosa proeminente (normalmente inferior a 2 cm).	Processo comum que aparece em radiografias simples como uma projeção óssea com medula e córtex contíguos a partir do osso de origem (mais bem visto em TC).
Encondroma (Fig. 5.35-4)	Lesão bem definida com erosão cortical e uma matriz calcificada central.	Mais comumente uma lesão assintomática afetando os dedos das mãos. A presença de dor deve sugerir a possibilidade de um condrossarcoma de baixo grau.

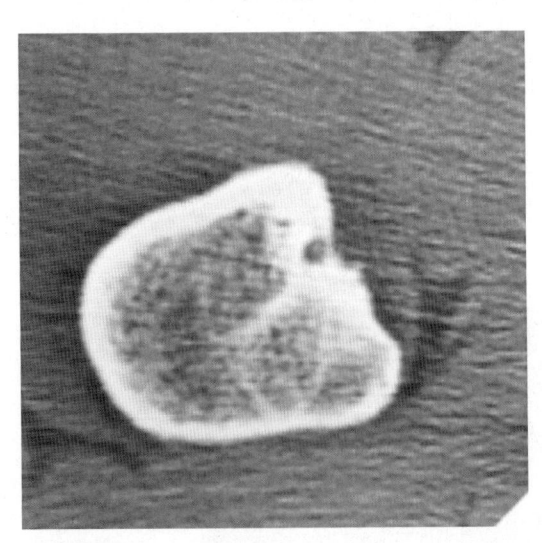

Fig. 5.35-1
Osteoma osteoide. Ninho de baixa atenuação dentro de uma área de osso cortical espessado no trocanter maior do fêmur direito.[45]

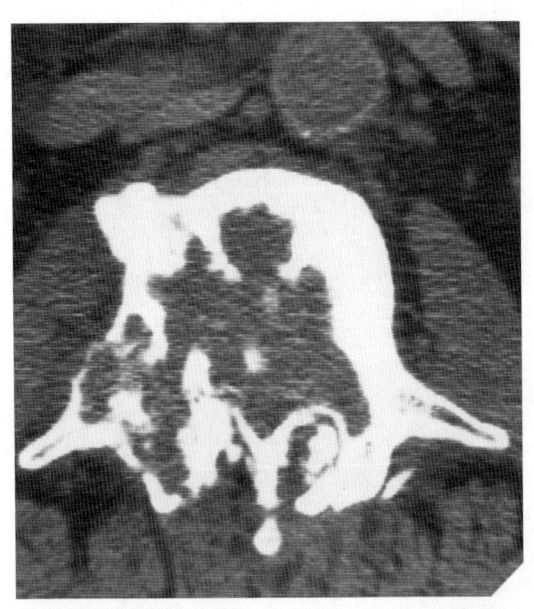

Fig. 5.35-2
Osteoblastoma. Nesta forma agressiva, áreas focais de formação de osso dentro da lesão e invasão do córtex simulam um processo maligno. (Cortesia de Ibrahim F Abdelwahab, MD, New York, NY.)[45]

Condição	Achados de Imagem	Comentários
Condroblastoma (Fig. 5.35-5)	Lesão epifisária bem definida com margens escleróticas e frequentemente calcificação central.	Mais comumente ocorre em torno do joelho e geralmente apresenta-se como dor local crônica em um paciente com menos de 25 anos.
Fibroma condromixoide (Fig. 5.35-6)	Lesão metafisária excêntrica com margens escleróticas bem definidas.	Mais comumente compromete o joelho e a tíbia distal. Calcificações da matriz condroide são mais bem apreciadas em TC.

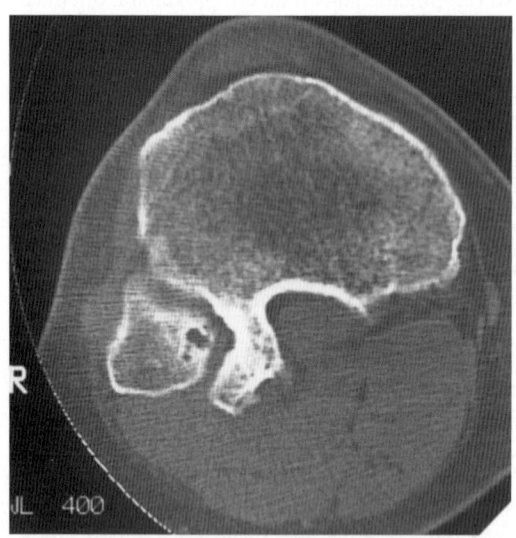

Fig. 5.35-3
Osteocondroma. Há continuidade do córtex, que se estende sem interrupção do osteocondroma para a tíbia. Notar também que a porção medular da lesão e a tíbia se comunicam.[45]

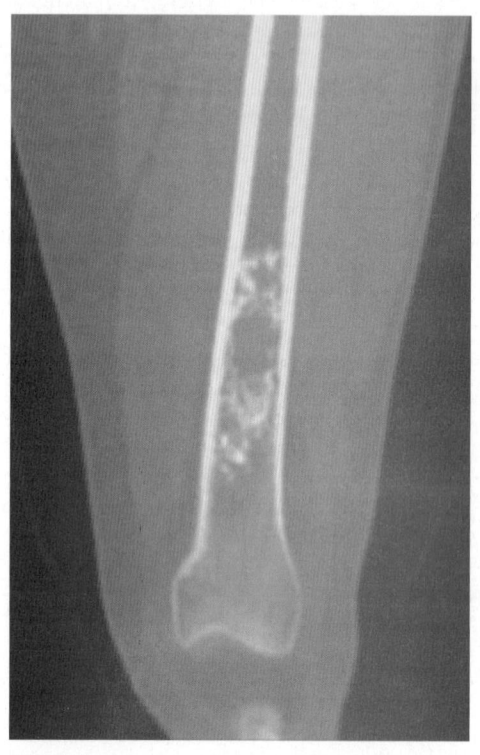

Fig. 5.35-4
Encondroma. Calcificações características dentro da lesão. A área central de transparência, desprovida de calcificações, preocupou quanto à malignidade, mas uma biópsia demonstrou a natureza benigna da lesão. (Cortesia de Jim Wu, MD, Boston.)

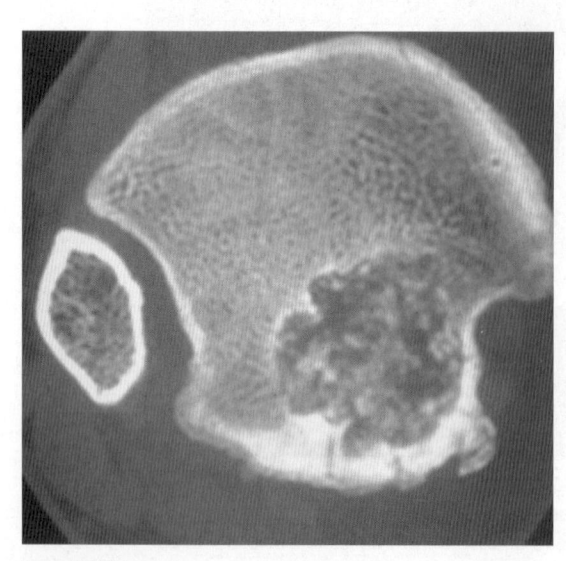

Fig. 5.35-5
Condroblastoma. Lesão bem definida na epífise tibial com calcificações.[46]

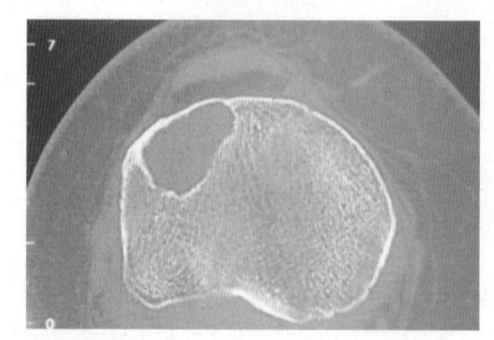

Fig. 5.35-6
Fibroma condromixoide. A lesão lítica tem margens escleróticas bem definidas sem nenhuma calcificação da matriz.[46]

Condição	Achados de Imagem	Comentários
Fibroma não ossificante (Fig. 5.35-7)	Lesão metafisária excêntrica bem definida com margens escleróticas onduladas.	Também conhecida como defeito cortical fibroso, esta lesão tipicamente é descoberta incidentalmente no fêmur distal ou tíbia distal.
Cisto ósseo aneurismático (Fig. 5.35-8)	Lesão expansiva excêntrica, bem definida, com atenuação de fluido.	Mais da metade ocorre nos ossos longos; até 30% são encontrados na coluna.
Displasia fibrosa (Fig. 5.35-9)	Lesão bem definida com margens escleróticas. Lesões com maior conteúdo fibroso podem mostrar uma matriz com baixa atenuação com uma textura amorfa de vidro fosco.	Lesão única (monostótica) geralmente compromete o fêmur, tíbia, costelas e base do crânio. Lesões múltiplas (poliostóticas) usualmente afetam um lado do esqueleto. Crescimento ósseo anormal pode causar deformidade.
Tumor de células gigantes (Fig. 5.35-10)	Lesão metafisária de baixa atenuação sem nenhuma matriz calcificada.	Tipicamente ocorre em torno do joelho (fêmur distal ou tíbia proximal) em uma localização subcondral subsequente ao fechamento epifisário.

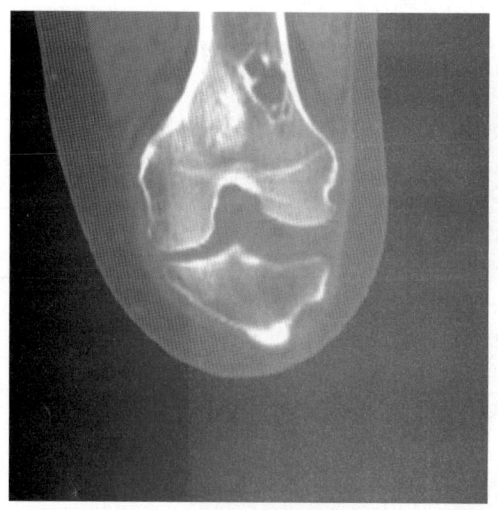

Fig. 5.35-7
Fibroma não ossificante. Lesão metafisária excêntrica bem definida com margens escleróticas onduladas. (Cortesia de Jim Wu, MD, Boston.)

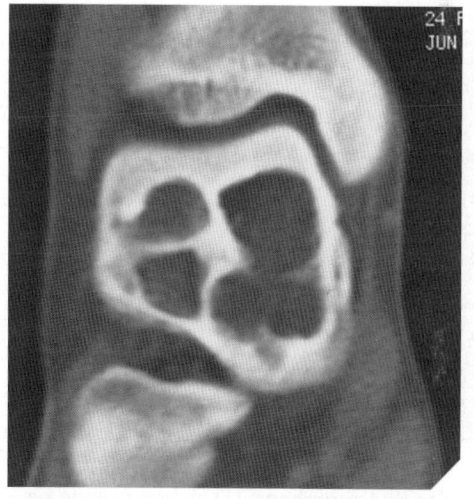

Fig. 5.35-8
Cisto ósseo aneurismático. Imagem coronal da porção anterior do tálus demonstra cristas internas dentro de uma lesão expansiva excêntrica bem definida com atenuação de fluido.[45]

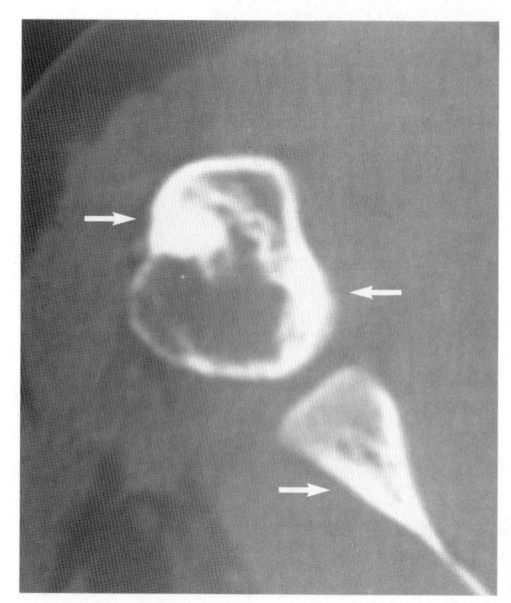

Fig. 5.35-10
Tumor de células gigantes. Imagem coronal mostra uma lesão lítica sem margens escleróticas na região subcondral da tíbia proximal.[46]

Fig. 5.35-9
Displasia fibrosa. Imagem através do ombro mostra áreas de alta atenuação de esclerose na cabeça umeral e escápula (setas).[45]

Condição	Achados de Imagem	Comentários
Histiocitose de células de Langerhans (Fig. 5.35-11)	Lesão bem definida tipicamente com expansão medular e resposta periosteal.	As alterações corticais e periosteais são mais bem observadas em TC.
Adamantinoma	Lesão excêntrica expansiva que ocorre principalmente na tíbia.	O comprometimento cortical e de tecidos moles é mais bem demonstrado em TC.
Infarto ósseo (Fig. 5.35-12)	Calcificações grosseiras centrais em lesões medulares, tipicamente em torno do joelho.	Diferentemente do encondroma, não há evidência de escavação endóstica.
Gânglio intraósseo (Fig. 5.35-13)	Área de baixa atenuação marginada por uma zona de esclerose reativa.	Achado comum com uma predileção pelas extremidades articulares dos ossos longos, usualmente o segmento que não suporta peso. A aparência é semelhante àquela de um cisto degenerativo, mas na maioria dos casos não há alterações degenerativas na articulação adjacente.

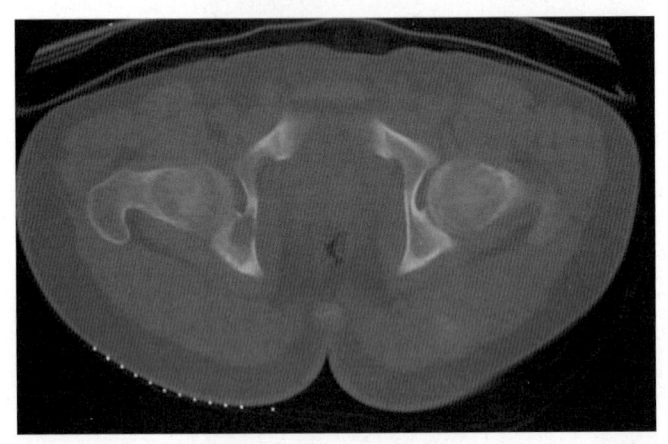

Fig. 5.35-11
Histiocitose de células de Langerhans. Lesão transparente bem definida com expansão medular no acetábulo. (Cortesia de Jim Wu, MD, Boston.)

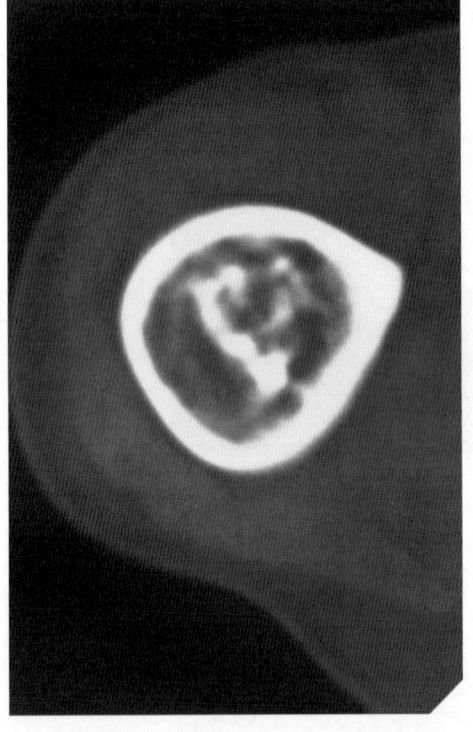

Fig. 5.35-12
Infarto ósseo. Lesão do fêmur distal com calcificação grosseira central, mas nenhuma ondulação endóstica do córtex.[45]

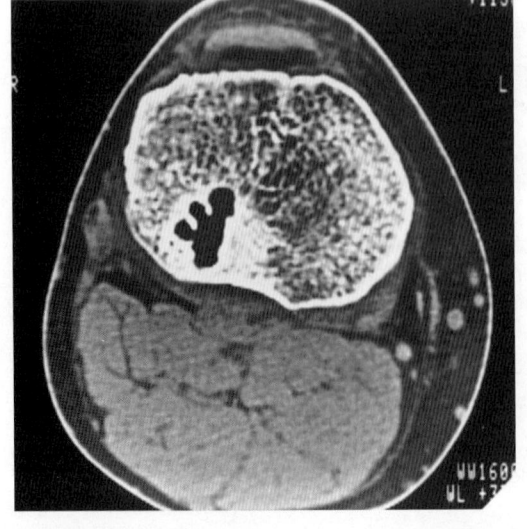

Fig. 5.35-13
Gânglio intraósseo. Lesão oval excêntrica na tíbia proximal que tem baixa atenuação e ramificações. Observar a orla de esclerose reativa.[45]

Condição	Achados de Imagem	Comentários
Abscesso de Brodie (Fig. 5.35-14)	Área de baixa atenuação que pode conter um sequestro central e muitas vezes demonstra um trato fistuloso estendendo-se por um córtex em espessamento.	Infecção óssea localizada que tem uma predileção pelas metáfises e as extremidades de ossos longos. Lesões corticais podem ser confundidas com osteoma osteoide.

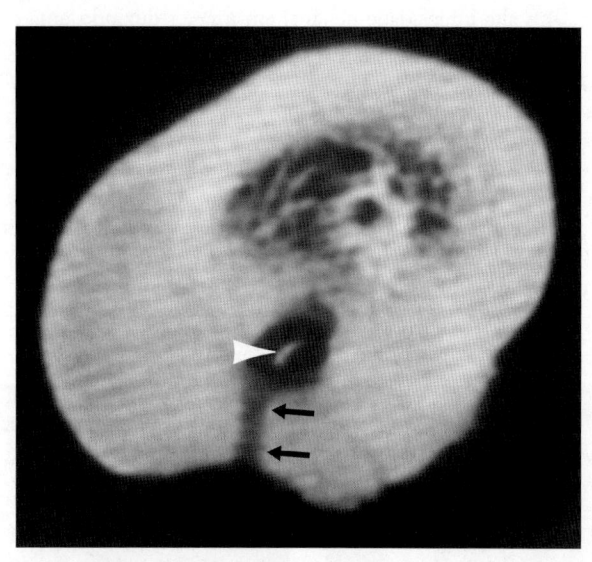

Fig. 5.35-14
Abscesso de Brodie. Área de baixa atenuação que contém um sequestro central (ponta de seta) e tem um trato fistuloso estendendo-se pelo córtex espessado (setas pretas).[46]

5.36 ■ Tumores Ósseos Benignos e Processos Tumoriformes em Imagem de Ressonância Magnética

Condição	Achados de Imagem	Comentários
Cisto ósseo simples (Fig. 5.36-1)	Cistos não complicados cheios de fluido têm baixa intensidade de sinal em imagens ponderadas em T1 e alta intensidade de sinal em imagens ponderadas em T2. Sangramento traumático dentro do cisto produz intensidades heterogêneas de sinal em ambas as sequências.	Lesão expansiva que é nitidamente demarcada do osso normal adjacente e pode conter septos finos produzindo uma aparência multiloculada. Tipicamente tem uma configuração oval com seu eixo longo paralelo ao do osso hospedeiro.
Osteoma osteoide (Fig. 5.36-2)	Ninho aparece como um foco redondo de intensidade de sinal baixa ou intermediária em imagens ponderadas em T1 com intensidade variável de sinal em imagens ponderadas em T2 e realce variável de contraste.	RM pode ser enganadora por causa das alterações frequentemente enganosas da medula óssea e tecidos moles que podem simular osteomielite, fratura de esforço, artrite inflamatória ou um tumor ósseo mais agressivo.

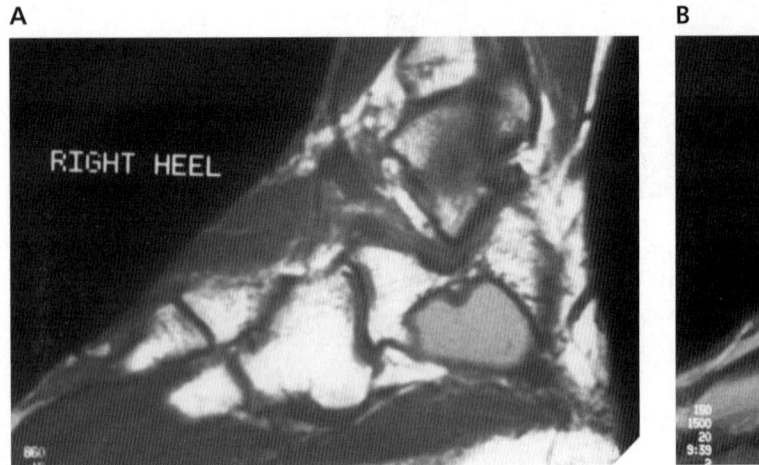

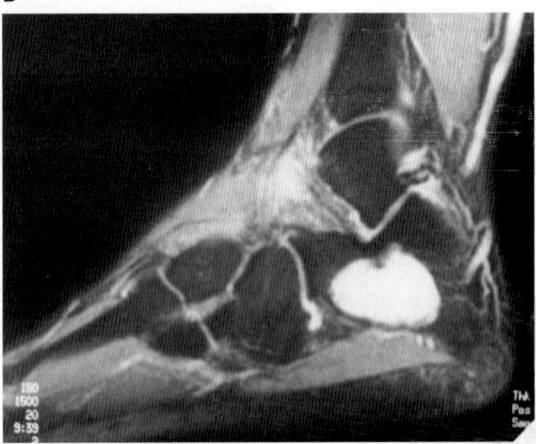

Fig. 5.36-1
Cisto ósseo simples. (A) Imagem sagital ponderada em T1 mostra intensidade intermediária de sinal dentro da lesão, que tem uma margem esclerótica que aparece como baixa intensidade de sinal. (B) Em uma imagem ponderada em T2, a lesão tem alta intensidade de sinal.[47]

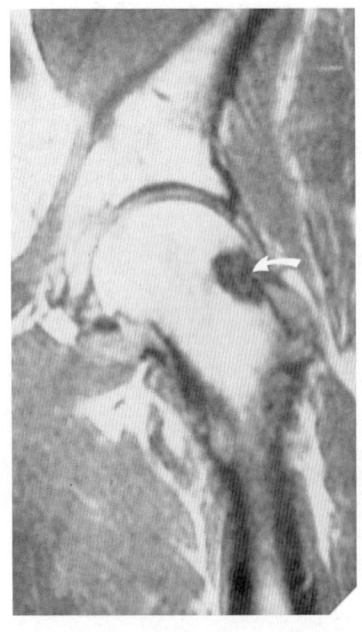

Fig. 5.36-2
Osteoma osteoide. Imagem coronal ponderada em T1 mostra a lesão com baixa intensidade de sinal (seta curva) no aspecto lateral do colo do fêmur esquerdo.[45]

Condição	Achados de Imagem	Comentários
Osteoblastoma (Fig. 5.36-3)	Baixa intensidade de sinal de osso em todas as sequências.	Mais comumente compromete os elementos posteriores das vértebras. Achados radiográficos podem ser semelhantes a um grande osteoma osteoide. Expansão óssea pode simular uma lesão maligna.
Osteocondroma (Fig. 5.36-4)	Capa cartilaginosa tem baixa intensidade de sinal em imagens ponderadas em T1 e alta intensidade de sinal em sequências ponderadas em T2. Medula óssea é vista estendendo-se para dentro do resto da lesão.	Processo comum que aparece em radiografias simples como uma projeção óssea com medula e córtex contíguos a partir do osso de origem. A capa cartilaginosa é mais bem vista em TC.
Encondroma (Fig. 5.36-5)	Lesão lobulada com baixa intensidade de sinal em imagens ponderadas em T1 e alta intensidade em escaneamentos ponderados para T2. Áreas mineralizadas mostram sinal diminuído em todas as sequências de pulsos.	Mais comumente uma lesão assintomática que compromete dedos das mãos. A presença de dor deve sugerir a possibilidade de um condrossarcoma de baixo grau. Radiografias simples mostram lesões medulares isoladas ou múltiplas com margens nítidas que frequentemente contêm calcificação interna da matriz condroide.
Condroblastoma (Fig. 5.36-6)	Lesão epifisária bem definida com baixa intensidade de sinal em imagens ponderadas em T1 e intensidade variável em sequências ponderadas em T2. Usualmente é observado edema circundante extenso.	Geralmente apresenta-se com dor local crônica em um paciente abaixo de 25 anos de idade. Em radiografias simples, a lesão tem margens nítidas e uma orla esclerótica, com calcificação vista em cerca da metade dos casos.
Fibroma condromixoide (Fig. 5.36-7)	Lesão bem definida com baixa intensidade uniforme em imagens ponderadas em T1 e intensidade alta ou intermediária em sequências ponderadas em T2.	Mais comumente compromete as metáfises do joelho e tíbia distal. Radiografias simples mostram uma lesão excêntrica com margens escleróticas e frequentemente calcificações internas na matriz condroide.

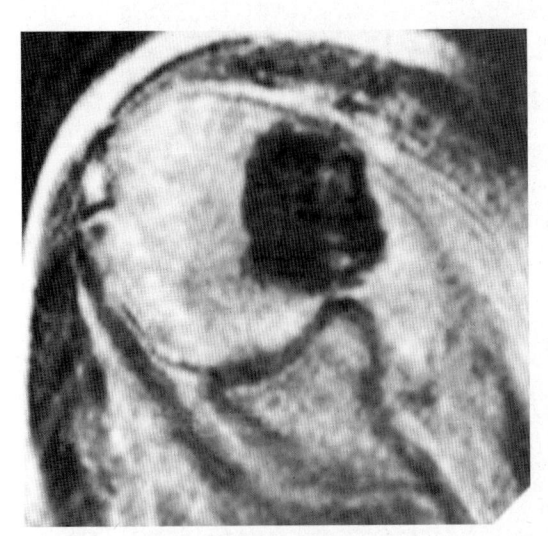

Fig. 5.36-3
Osteoblastoma. Imagem ponderada em T2 axial mostra o sinal de baixa intensidade desta lesão umeral proximal, indicando a matriz óssea. A orla de alta intensidade de sinal adjacente à margem posterolateral do tumor reflete edema peritumoral.[45]

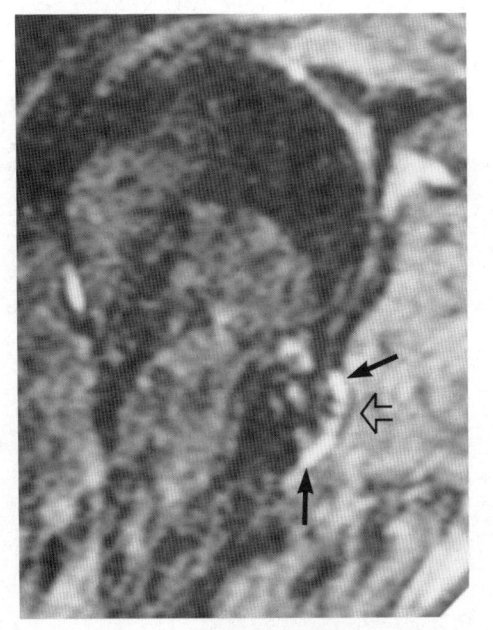

Fig. 5.36-4
Osteocondroma. Imagem ponderada em T2 mostrando a fina capa cartilaginosa como uma banda de alta intensidade de sinal (setas), coberta por uma área linear de baixo sinal representando pericôndrio (seta aberta).[45]

Condição	Achados de Imagem	Comentários
Fibroma não ossificante	Lesão cortical bem definida com baixa ou intermediária intensidade em sequências ponderadas em ambas as sequências ponderadas em T1 e T2.	Também conhecido como defeito fibroso cortical, esta lesão tipicamente é descoberta incidentalmente no fêmur distal ou tíbia distal. Em radiografias simples, aparece como um defeito lítico metafisário excêntrico com margens escleróticas onduladas.
Cisto ósseo aneurismático (Fig. 5.36-8)	Lesão bem definida com alta intensidade de sinal em sequências ponderadas em T2. Níveis líquido-líquido são comuns.	Radiografias simples mostram uma lesão lítica excêntrica com um contorno ósseo expansivo ou em forma de balão. Uma orla esclerótica e resposta periosteal muitas vezes ocorrem.

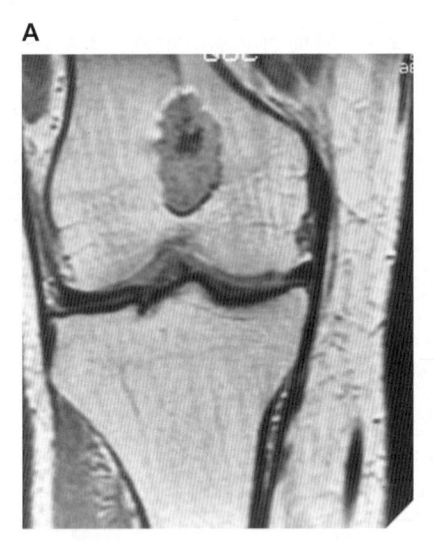

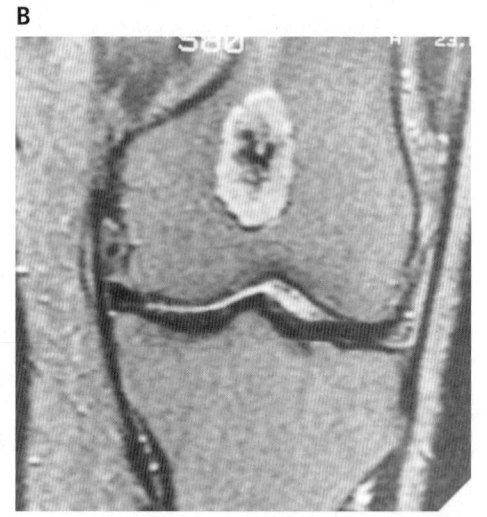

Fig. 5.36-5
Encondroma. (A) Imagem ponderada em T1 coronal mostra uma lesão bem circunscrita, lobulada, com intensidade intermediária de sinal. A área mais escura no centro representa calcificações. (B) Na imagem ponderada em T2, a lesão tem um sinal de intensidade mista, com as áreas mais brilhantes representando tumor cartilaginoso e as áreas mais escuras refletindo calcificações.[45]

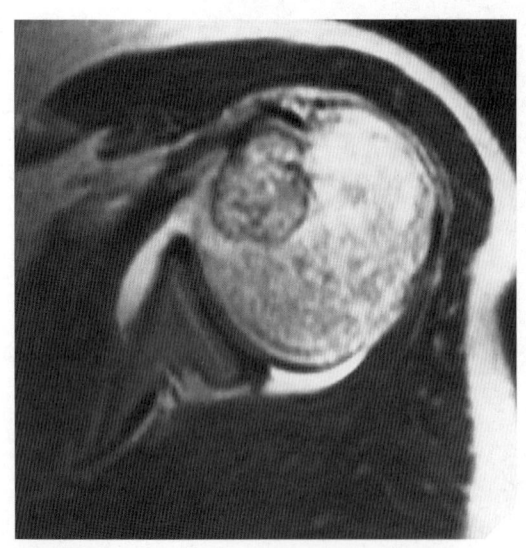

Fig. 5.36-6
Condroblastoma. Uma imagem ponderada em T2 axial mostra uma lesão nitidamente marginada da cabeça umeral esquerda que tem uma margem esclerótica e calcificações centrais. Observar a pequena quantidade de derrame articular e edema peritumoral.[45]

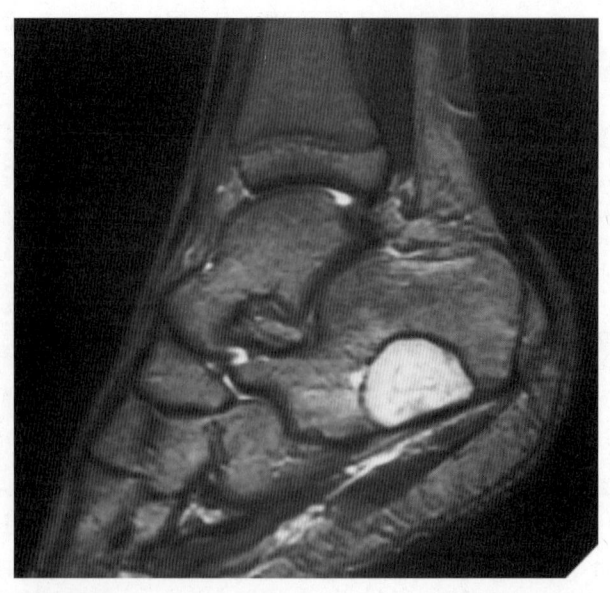

Fig. 5.36-7
Fibroma condromixoide. Nesta imagem ponderada em T2 sagital, a lesão tem intensidade uniforme de sinal. A orla de baixa intensidade de sinal representa a margem esclerótica.[45]

Condição	Achados de Imagem	Comentários
Displasia fibrosa (Fig. 5.36-9)	Lesão bem definida com margens de baixa intensidade. A massa tem baixa intensidade de sinal em imagens ponderadas em T1 e intensidade intermediária de sinal em sequências ponderadas em T2.	Lesão isolada (monostótica) geralmente compromete o fêmur, tíbia, costelas e base do crânio. Lesões múltiplas (poliostóticas) usualmente afetam um lado do esqueleto. Crescimento ósseo anormal pode causar deformidade.
Tumor de células gigantes (Fig. 5.36-10)	Lesão de baixa intensidade em imagens ponderadas em T1 que tem sinal intermediário em sequências ponderadas em T2. Intensidade diminuída de sinal em imagens ponderadas em T2 reflete deposição de hemossiderina. Realce pelo contraste geralmente é visto e pode haver níveis líquido-líquido.	Tipicamente ocorre em torno do joelho (fêmur distal ou tíbia proximal) em uma localização subcondral subsequente ao fechamento epifisário. Em radiografias simples, a lesão lítica possui margens não escleróticas.
Histiocitose de células de Langerhans (Fig. 5.36-11)	Lesão bem definida com baixa intensidade de sinal em imagens ponderadas em T1 e alta intensidade de sinal em sequências ponderadas em T2. Realce marcado pelo contraste pode ser visto.	Intensidade aumentada de sinal em imagens ponderadas em T1 é causada por histiócitos xantomatosos. Alterações periosteais, mais bem vistas em TC, aparecem como baixa intensidade de sinal em todas as imagens.

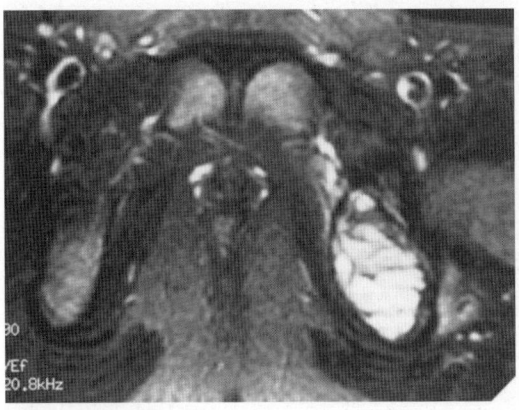

Fig. 5.36-8
Cisto ósseo aneurismático. Imagem axial ponderada em T2 mostra uma lesão do ramo púbico inferior esquerdo que tem alta intensidade de sinal. Observar os múltiplos níveis líquido-líquido característicos de um cisto ósseo aneurismático.[45]

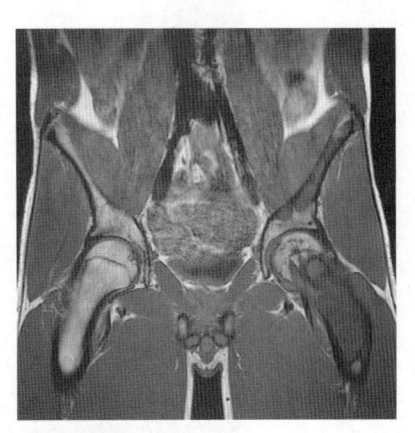

Fig. 5.36-9
Displasia fibrosa. Imagem coronal ponderada em T1 demonstra expansão do colo femoral esquerdo e intensidade anormal de sinal nesta área e no ílio esquerdo em um paciente com doença poliostótica.[46]

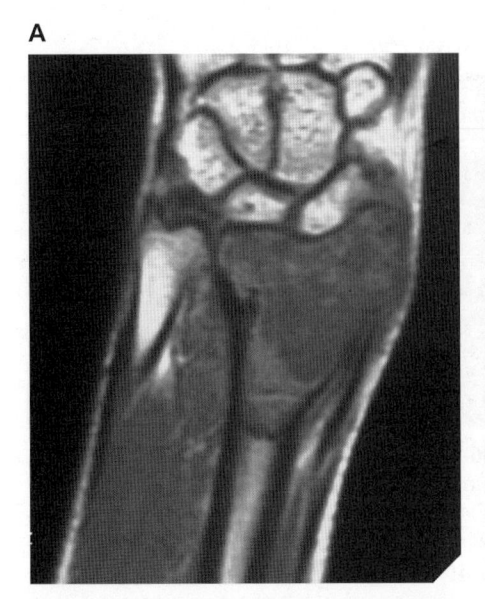

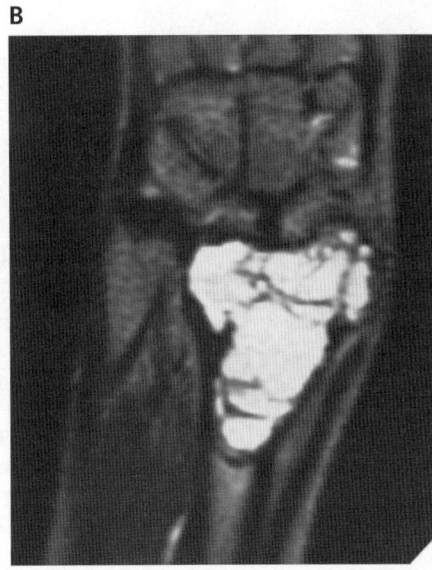

Fig. 5.36-10
Tumor de células gigantes. (A) Imagem ponderada em T1 coronal do punho mostra que a lesão é de baixa intensidade de sinal. (B) Em uma imagem ponderada em T2, o tumor se torna brilhante, exibindo septações de sinal baixo.[45]

Condição	Achados de Imagem	Comentários
Adamantinoma (Fig. 5.36-12)	Padrão variável.	Em radiografias simples, uma área lítica excêntrica com esclerose que geralmente afeta a tíbia.
Abscesso de Brodie (Fig. 5.36-13)	Orla de baixa intensidade em torno de uma lesão bem definida que tem sinal baixo a intermediário em imagens ponderadas em T1 e sinal homogêneo brilhante em sequências ponderadas em T2.	Esta infecção óssea localizada demonstra realce proeminente de contraste.
Ilha óssea (Fig. 5.36-14)	Baixa intensidade de sinal em imagens ponderadas em T1 e T2.	Foco esclerótico homogeneamente denso em osso esponjoso em radiografias convencionais.

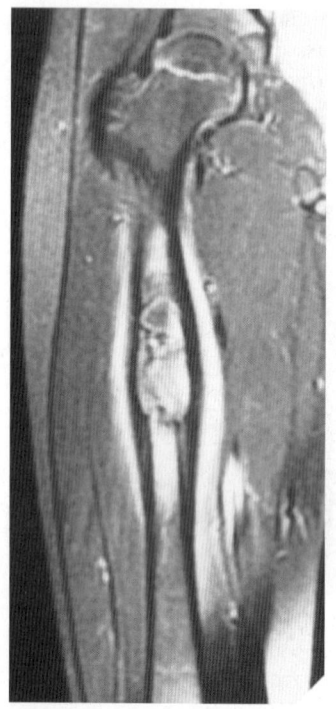

Fig. 5.36-11
Histiocitose de células de Langerhans. Esta imagem ponderada em T1 com contraste coronal mostra intensificação acentuada de uma lesão expansiva do fêmur direito. Observar a intensificação do tecido mole adjacente ao córtex femoral espessado.[45]

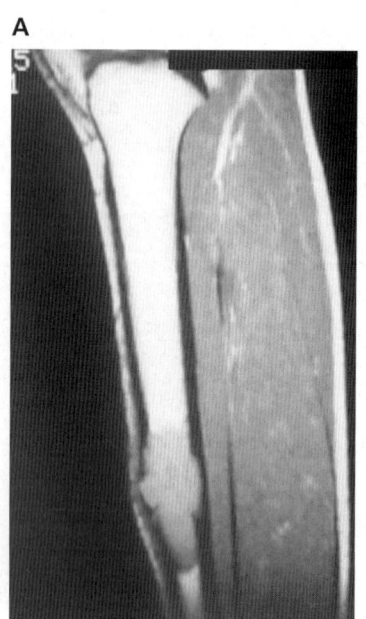

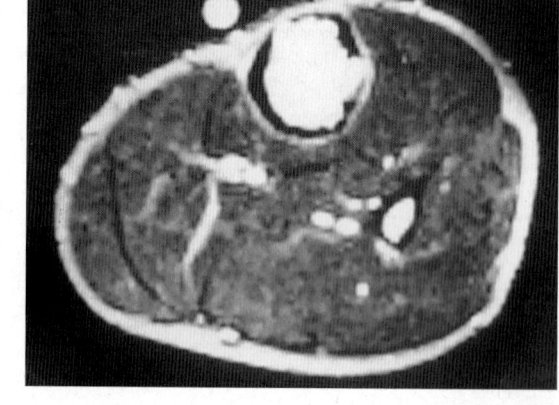

Fig. 5.36-12
Adamantinoma. Esta lesão expansiva da tíbia tem a intensidade de sinal de músculo em uma imagem ponderada em T1 sagital (A), e alta intensidade de sinal em uma sequência ponderada em T2 axial (B).[46]

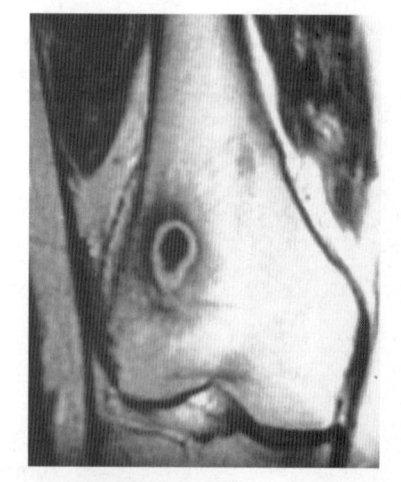

Fig. 5.36-13
Abscesso de Brodie. Imagem ponderada em T1 com contraste coronal demonstra intensificação em orla em torno desta lesão no fêmur distal.[46]

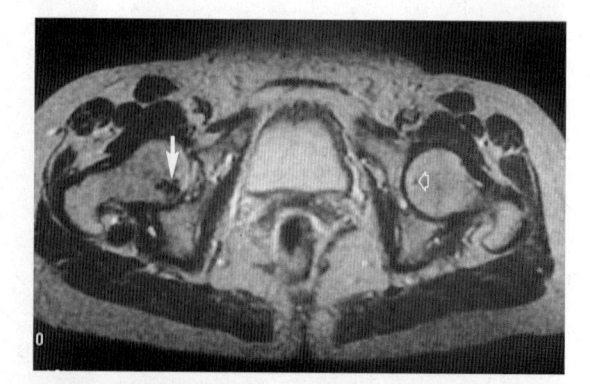

Fig. 5.36-14
Ilha de osso. Imagem ponderada em T2 axial mostra uma lesão de baixa intensidade com margens irregulares (seta) na cabeça femoral direita. Observar a diminuta ilha de osso na cabeça femoral oposta (seta aberta).[46]

5.37 ■ Tumores Ósseos Malignos em Imagem de Ressonância Magnética

Condição	Achados de Imagem	Comentários
Osteossarcoma (Fig. 5.37-1)	Intensidade de sinal varia com a matriz (diminuída se blástica, aumentada se lítica) em sequências ponderadas em T2.	Lesões metafisárias líticas, blásticas ou mistas que mais comumente acometem o fêmur distal ou tíbia proximal. Estadiamento do comprometimento da medula e tecidos moles constitui a indicação principal de imagem com RM.
Condrossarcoma (Fig. 5.37-2)	Massa irregular com baixa intensidade de sinal em imagens ponderadas em T1 e intensidade intermediária à alta em imagens ponderadas em T2. Calcificação dentro da lesão aparece como baixa intensidade de sinal em todas as sequências.	Pode-se originar *de novo* ou desenvolver-se secundariamente em um osteocondroma ou encondroma. TC é superior para avaliar destruição cortical e calcificação da matriz, enquanto RM é melhor para mostrar extensão em tecidos moles.
Sarcoma de Ewing (Fig. 5.37-3)	Em lesões permeativas líticas, baixa intensidade de sinal em imagens ponderadas em T1 e alta intensidade de sinal em imagens ponderadas em T2. Padrão variável em lesões mistas ou escleróticas.	Afeta principalmente crianças abaixo da idade de 20 anos. Em adição à dor e inchaço locais, pode haver febre e contagem aumentada de leucócitos, sugerindo infecção. Mais comumente compromete a pelve e sacro ou o fêmur e tíbia.
Fibrossarcoma/Histiocitoma fibroso maligno (Fig. 5.37-4)	Baixa intensidade de sinal em imagens ponderadas em T1 e alta intensidade de sinal em escaneamentos ponderados para T2. Áreas de hemorragia podem demonstrar alta intensidade de sinal em imagens ponderadas em T1.	Malignidades incomuns que em quase um terço dos casos se originam secundariamente à lesão preexistente (irradiação, infarto ósseo, doença de Paget, osteomielite crônica). Melhor modalidade para demonstrar extensão do comprometimento da medula e extensão nos tecidos moles.

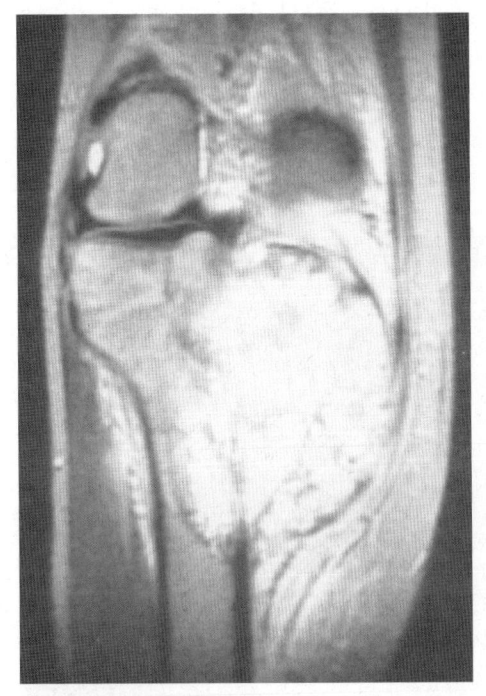

Fig. 5.37-1
Osteossarcoma. Imagem ponderada em T1 coronal mostra o comprometimento extenso de tecidos moles desta grande massa comprometendo o fêmur proximal.[46]

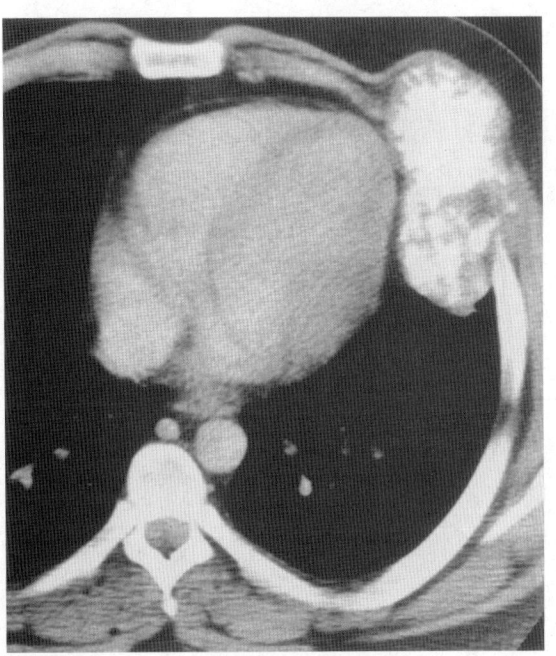

Fig. 5.37-2
Condrossarcoma. Imagem ponderada em T2 axial do tórax mostra inomogeneidade da lesão de costela. Áreas de baixa intensidade de sinal representam partes calcificadas da massa.[45]

Condição	Achados de Imagem	Comentários
Mieloma (Fig. 5.37-5)	Padrão variável, embora geralmente baixa intensidade de sinal em imagens ponderadas em T1 e alta intensidade de sinal nas ponderadas em T2.	A mais comum malignidade primária do osso. Pacientes podem apresentar-se com dor óssea local e sintomas constitucionais de fraqueza e perda de peso. Múltiplos pequenos focos líticos característicos em radiografias simples, embora possa ocorrer um processo expansivo único com massa de tecido mole.

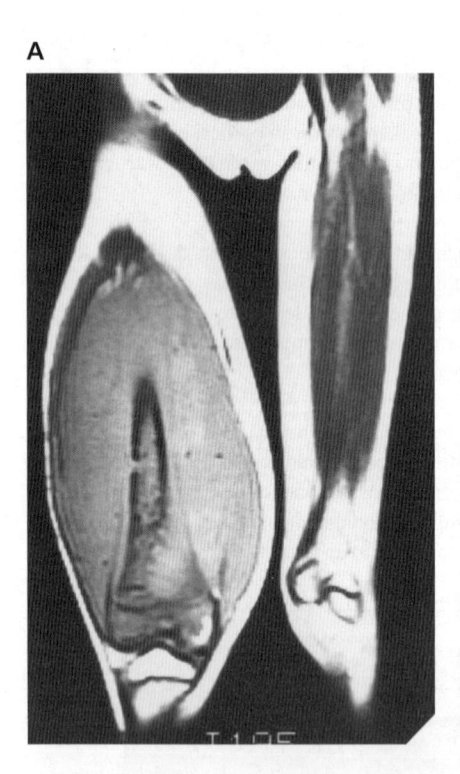

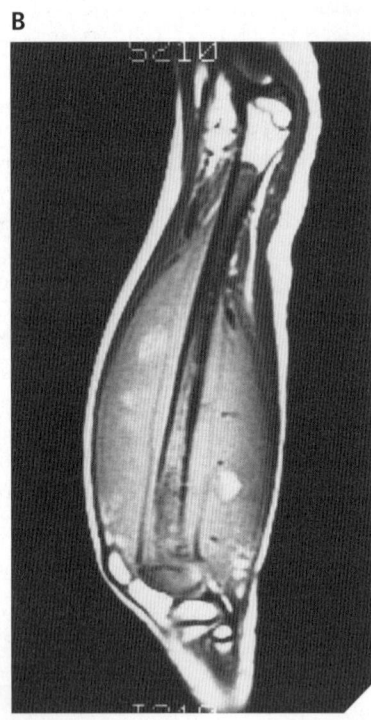

Fig. 5.37-3
Sarcoma de Ewing. Imagens (A) coronal e (B) sagital ponderadas em T1 demonstram a extensão intraóssea e extraóssea deste tumor do fêmur distal.[45]

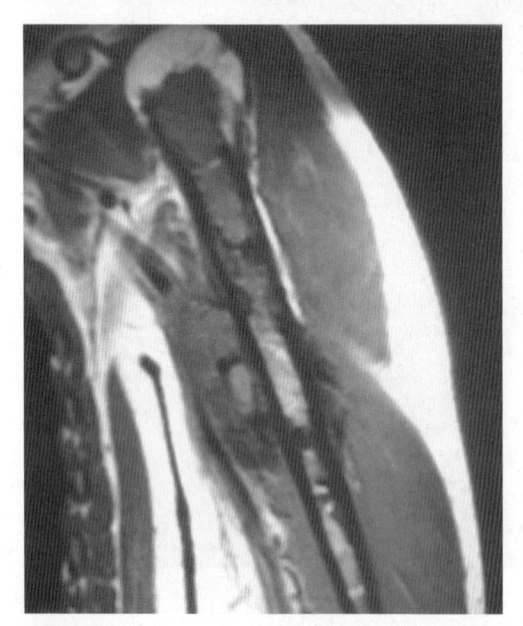

Fig. 5.37-4
Histiocitoma fibroso maligno. Imagem ponderada em T1 coronal mostra a grande lesão umeral com extensão aos tecidos moles.[46]

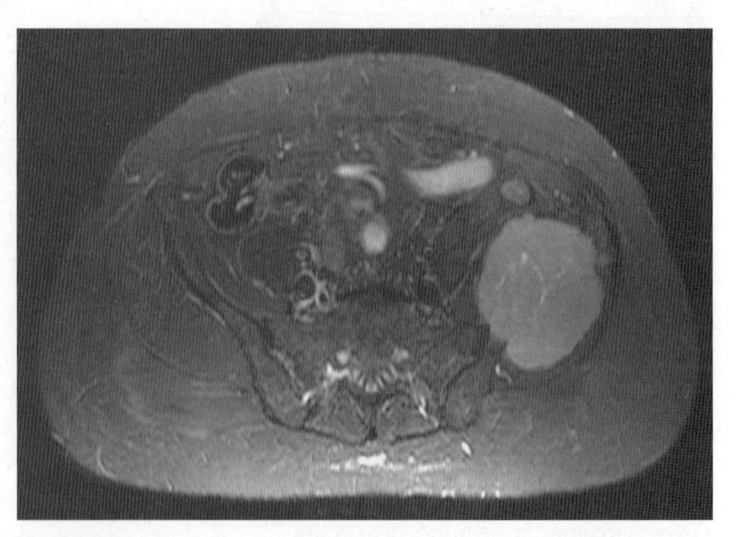

Fig. 5.37-5
Plasmocitoma. Imagem ponderada em T1 axial com contraste, com saturação da gordura, demonstra uma massa contrastada que se origina do osso ilíaco esquerdo e produz extensa destruição óssea e uma grande massa de tecido mole. (Cortesia de Jim Wu, MD, Boston.)

Condição	Achados de Imagem	Comentários
Linfoma (Fig. 5.37-6)	Padrão variável.	Imagem de RM é usada principalmente em lesões solitárias para definir destruição cortical e extensão em tecidos moles (embora isto possa ser demonstrado por TC).
Sarcoma de Paget (Fig. 5.37-7)	Sinal de baixa intensidade em imagens ponderadas em T1 em áreas de transparência em radiografia simples sugere degeneração maligna.	Degeneração maligna (metade osteossarcomas) ocorre em até 6% dos pacientes e apresenta-se como dor aumentando ou nova na área do comprometimento de Paget.
Metástases (Fig. 5.37-8)	Padrão variável dependendo das características da lesão. Metástases escleróticas têm intensidade diminuída de sinal em todas as sequências. Lesões líticas têm intensidade diminuída de sinal em imagens ponderadas em T1 e intensidade aumentada de sinal em sequências ponderadas em T2. Padrões de contraste variam.	Imagem de difusão ou desvio químico pode ter valor para determinar se uma fratura de compressão na coluna tem uma etiologia benigna ou maligna.

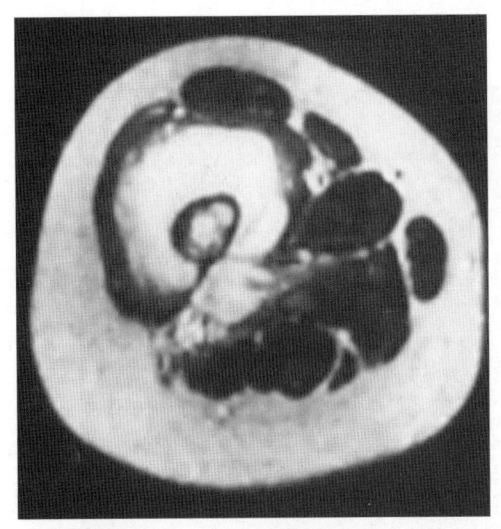

Fig. 5.37-6
Linfoma. Imagem axial ponderada em T1 mostra alterações difusas na medula e uma grande massa de tecido mole associada.[46]

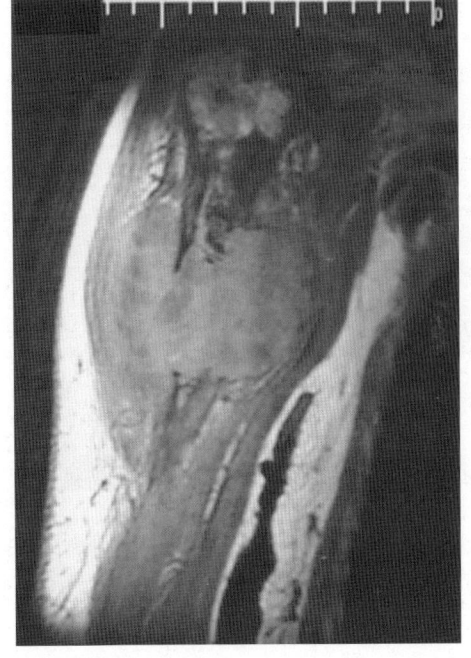

Fig. 5.37-7
Sarcoma de Paget. Imagem ponderada em T1 coronal demonstra ao mesmo tempo a destruição óssea e a grande massa de tecido mole.[46]

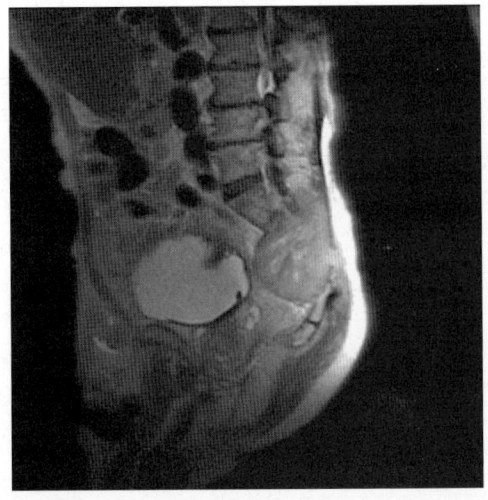

Fig. 5.37-8
Metástase. Imagem ponderada em T2 STIR sagital mostra uma massa originada no sacro que tem um grande componente de tecido mole e causa destruição óssea extensa. (Cortesia de Jim Wu, MD, Boston.)

5.38 ■ Massas de Tecido Mole Benignas em Imagem de Ressonância Magnética

Condição	Achados de Imagem	Comentários
Lipoma (Fig. 5.38-1)	Intensidade de gordura em todas as sequências de pulsos. Pode ter septos fibrosos, mas não intensificação de contraste.	Esta massa de tecido mole mais comum consiste em tecido adiposo maduro.
Cisto gânglio (Fig. 5.38-2)	Massa bem definida com características de um cisto (intensidade baixa uniforme de sinal em imagens ponderadas em T1 e alta intensidade de sinal em sequências ponderadas em T2). O aspecto varia se houver hemorragia ou detrito proteináceo espesso dentro da lesão, e a parede mostra intensificação de contraste.	Esta lesão justa-articular ocorre mais comumente no punho e mão.
Hemangioma (Fig. 5.38-3)	Alta intensidade de sinal em vasos serpiginosos característicos em imagens ponderadas em T2.	Hemangiomas cavernosos são maiores que hemangiomas capilares e podem ter grandes quantidades de gordura e tecido não vascular.

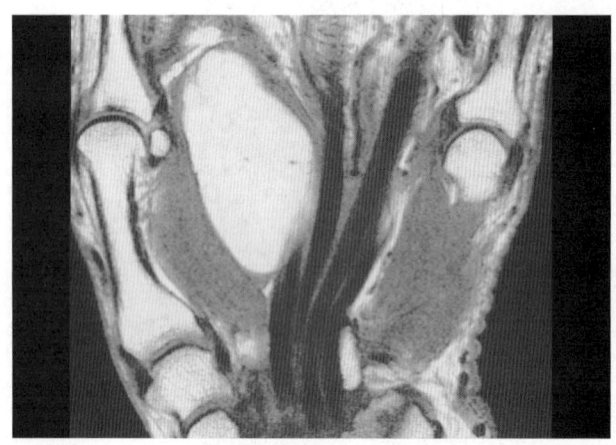

Fig. 5.38-1
Lipoma. Imagem coronal ponderada em T1 mostra uma massa bem definida de intensidade de sinal de gordura ao longo dos tendões flexores da mão.[46]

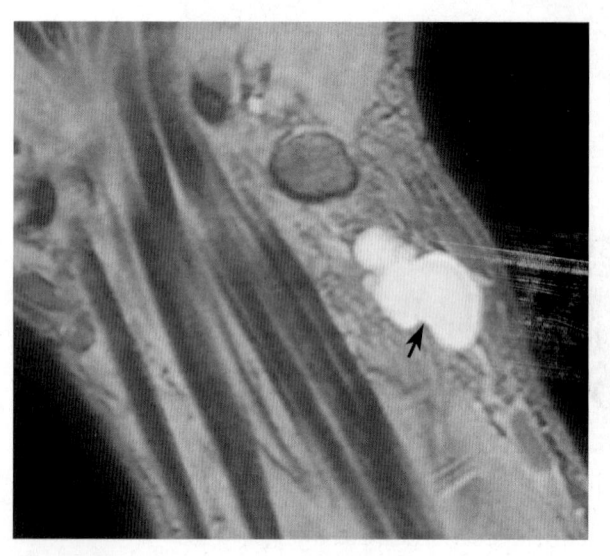

Fig. 5.38-2
Cisto gânglio. Imagem coronal ponderada em T2 com gordura suprimida demonstra uma lesão lobulada do punho.[46]

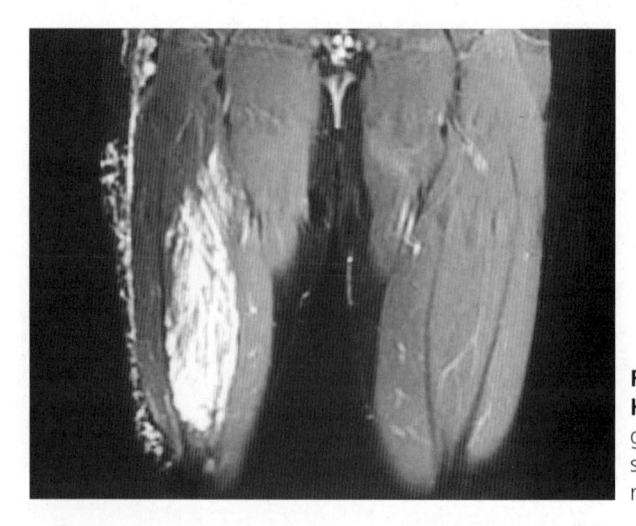

Fig. 5.38-3
Hemangioma. Imagem ponderada em T2 coronal mostra hemangiomas profundos e superficiais na coxa distal com intensidade de sinal acentuadamente aumentada em estruturas vasculares serpiginosas.[46]

Condição	Achados de Imagem	Comentários
Linfangioma (Fig. 5.38-4)	Baixa intensidade de sinal semelhante a cisto em imagens ponderadas em T1 e alta intensidade de sinal em escaneamentos ponderados para T2.	Vasos serpiginosos dilatados são vistos nos tecidos moles.
Tumores de bainha nervosa (Fig. 5.38-5)	Baixa intensidade de sinal em imagens ponderadas em T1 e alta intensidade de sinal nas ponderadas em T2.	Neurofibroma frequentemente tem uma aparência de alvo em imagens ponderadas em T2, com um centro de baixa intensidade e intensidade periférica mais alta. Schwannoma tem um aspecto semelhante em quase metade dos casos.
Mixoma (Fig. 5.38-6)	Massa bem definida com baixa intensidade de sinal em imagens ponderadas em T1 e alta intensidade homogênea de sinal em sequências ponderadas em T2.	Massa intramuscular que mais comumente compromete a coxa, braço e ombro e a região glútea.
Desmoide (Fig. 5.38-7)	Baixa intensidade de sinal (tecido fibroso) em todas as sequências que pode envolver partes da massa ou a lesão inteira. Mais frequentemente, áreas de intensidade intermediária de sinal são vistas em imagens ponderadas em T2.	Embora lesões benignas, os desmoides podem ter um comportamento clínico agressivo e são múltiplos em até 15% dos casos. Comprometimentos neurovascular e ósseo podem ser identificados em RM.
Tumor de células gigantes da bainha tendinosa (Fig. 5.38-8)	Massa associada a um tendão que tem baixa intensidade de sinal (como músculo) em imagens ponderadas em T1 e intensidade intermediária ou baixa de sinal em sequências ponderadas em T2. A lesão pode mostrar intensificação irregular de contraste.	Mais comumente uma lesão focal afetando os tendões flexores da mão.

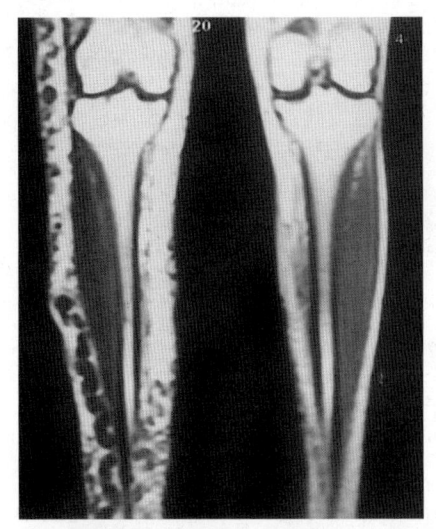

Fig. 5.38-4
Linfangioma. Imagens coronais ponderadas em T1 das extremidades inferiores demonstrando vasos linfáticos dilatados de baixa intensidade de sinal à direita.[46]

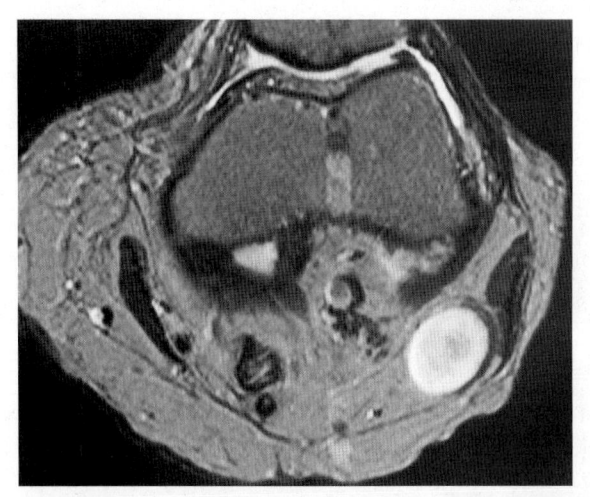

Fig. 5.38-5
Neurofibroma. Imagem ponderada em T2 axial mostra uma lesão de alta intensidade com baixa intensidade central, a chamada "figura de alvo" que é característica deste tumor.[46]

Condição	Achados de Imagem	Comentários
Hematoma (Fig. 5.38-9)	Intensidade de sinal varia dependendo da idade da lesão. Hematomas subagudos ou crônicos têm intensidade aumentada de sinal em todas as sequências, muitas vezes com uma orla fibrosa de baixa intensidade. Hematomas agudos têm intensidade de músculo em imagens ponderadas em T1 e um padrão variável em sequências ponderadas em T2.	Pacientes apresentam-se com uma história de trauma ou uma massa dolorosa.

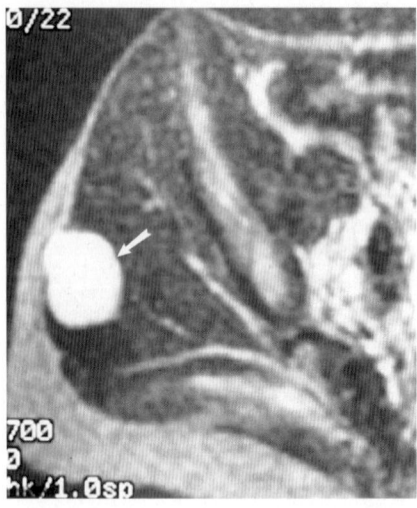

Fig. 5.38-6
Mixoma. Imagem axial ponderada em T2 mostra sinal de alta intensidade homogêneo nesta lesão glútea.[46]

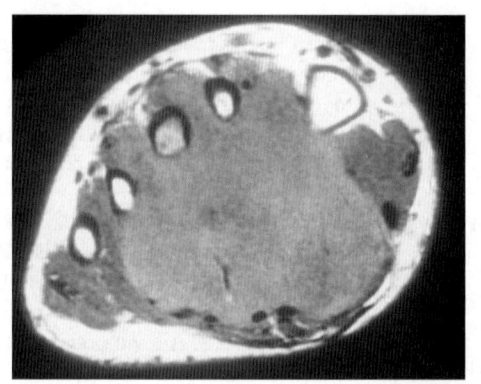

Fig. 5.38-7
Desmoide. Imagem ponderada em T1 axial mostra uma massa mal definida no pé que contém áreas de baixa intensidade de sinal característica de uma lesão fibrosa.[46]

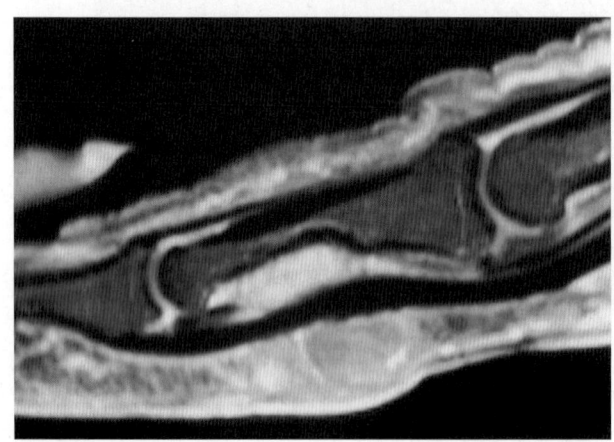

Fig. 5.38-8
Tumor de células gigantes da bainha tendinosa. Imagem contrastada ponderada em T2 sagital mostra intensificação irregular desta massa de tecido mole, que produziu uma erosão larga da subjacente falange média do dedo da mão.[46]

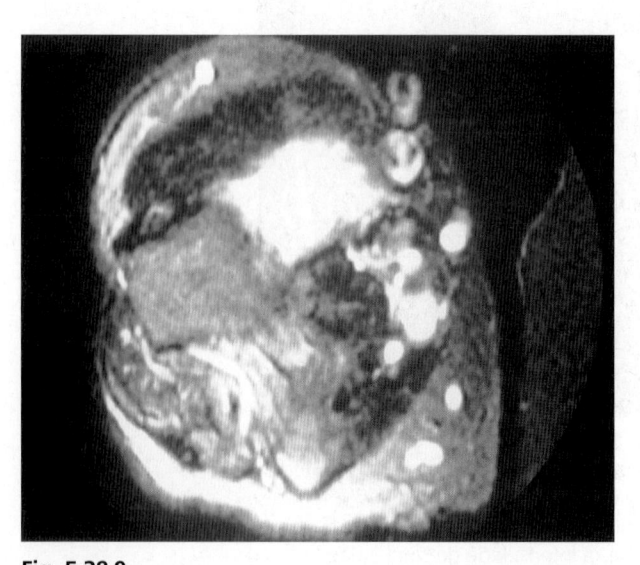

Fig. 5.38-9
Hematoma. Imagem ponderada em T2 mostra massa de intensidade alta de sinal.[46]

5.38 ■ MASSAS DE TECIDO MOLE BENIGNAS EM IMAGEM DE RESSONÂNCIA MAGNÉTICA

Condição	Achados de Imagem	Comentários
Miosite ossificante (Fig. 5.38-10)	Intensidade de sinal varia com a idade do processo. Nas fases iniciais, tem baixa intensidade de sinal em imagens ponderadas em T1 e alta intensidade de sinal em sequências ponderadas em T2. À medida que o processo se desenvolve, há uma orla periférica de baixa intensidade de sinal em todas as sequências. Áreas irregulares de intensidade aumentada de sinal podem ser vistas em imagens ponderadas em T2, e pode haver níveis líquido-líquido. Na fase avançada, há intensidade de sinal central semelhante à gordura em todas as sequências, ou áreas de baixa intensidade causada por ossificação ou fibrose.	Uma história de trauma pode não ser relatada. Achados clínicos comuns incluem dor espontânea e à palpação, e uma massa de tecido mole. Radiografias simples mostram calcificação ou ossificação características dentro da massa, que tipicamente tem um eixo longo paralelo ao osso adjacente.
Abscesso (Fig. 5.38-11)	Massa de tecido mole, frequentemente com erosões ósseas, que geralmente tem baixa intensidade de sinal em imagens ponderadas em T1 e alta intensidade de sinal em sequências ponderadas em T2.	Vários organismos infecciosos podem produzir este aspecto inespecífico, cujo diagnóstico correto exige correlação clínica.

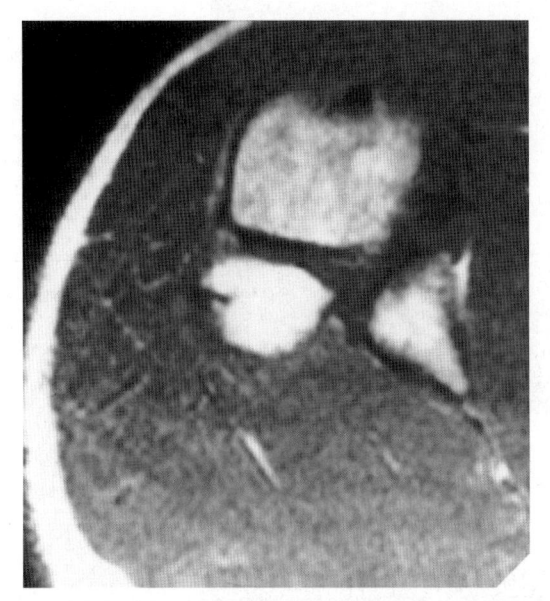

Fig. 5.38-10
Miosite ossificante. Nesta imagem ponderada em T1 axial, o centro da lesão demonstra alta intensidade de sinal, enquanto a periferia exibe sinal de baixo a intermediário.[45]

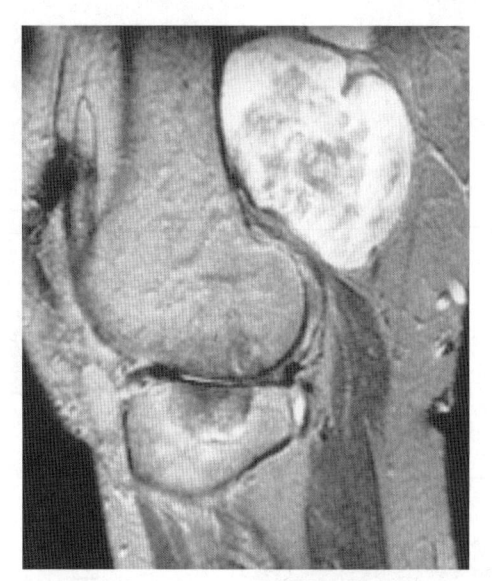

Fig. 5.38-11
Abscesso. Imagem ponderada em T2 sagital mostra um grande abscesso de tecido mole posterior inomogêneo com erosão óssea em razão da *Mycobacterium tuberculosis*.[46]

5.39 ■ Massas de Tecido Mole Malignas em Imagem de Ressonância Magnética

Condição	Achados de Imagem	Comentários
Lipossarcoma (Fig. 5.39-1)	Massa com intensidade de gordura com septos espessados e áreas de inomogeneidade (intensidade diminuída de sinal em imagens ponderadas em T1; intensidade aumentada de sinal em imagens ponderadas em T2).	Segundo sarcoma mais comum em adultos. Tumores de alto grau têm intensidade variável de sinal (pouca intensidade de gordura e intensificação irregular de contraste).
Histiocitoma fibroso maligno (Fig. 5.39-2)	Massa irregular com baixa intensidade de sinal em imagens ponderadas em T1 e alta intensidade de sinal inomogêneo em escaneamentos ponderados para T2. Vários padrões de realce.	O mais comum sarcoma de tecido mole em adultos acima de 45 anos. Tipicamente apresenta-se como uma massa indolor aumentando e comprometendo a extremidade inferior.

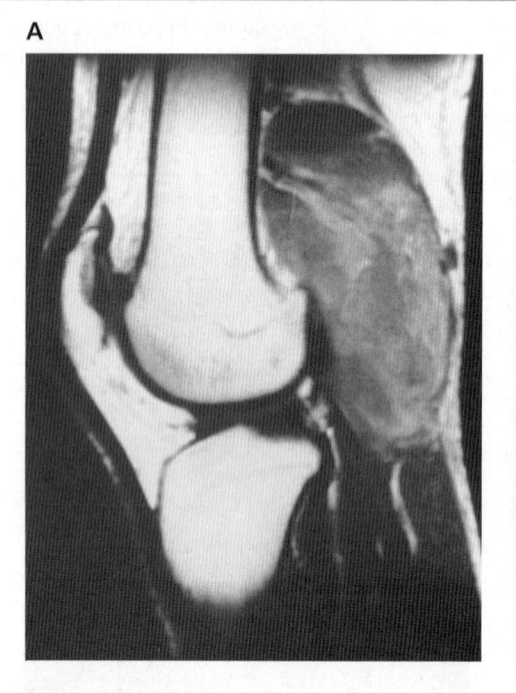

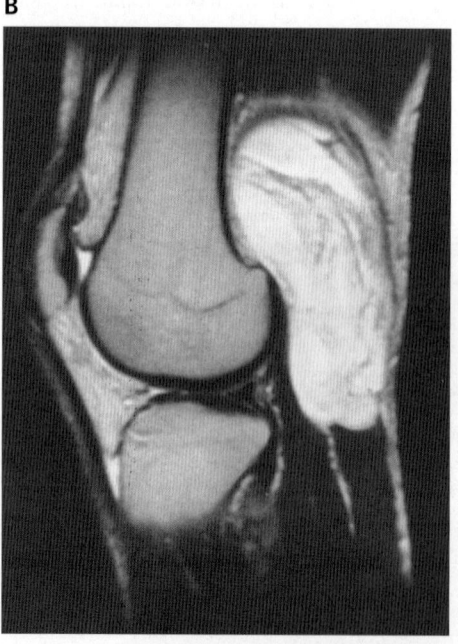

Fig. 5.39-1
Lipossarcoma. (A) Imagem ponderada em T1 sagital mostra pouco sinal de gordura nesta lesão de grau intermediário. (B) Na imagem ponderada em T2, o tumor tem alta intensidade de sinal.[46]

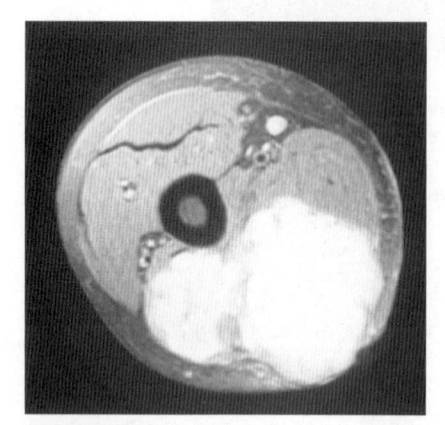

Fig. 5.39-2
Histiocitoma fibroso maligno. Imagem ponderada em T2 axial mostra que a lesão tem intensidade geralmente alta de sinal com algumas áreas de inomogeneidade.[46]

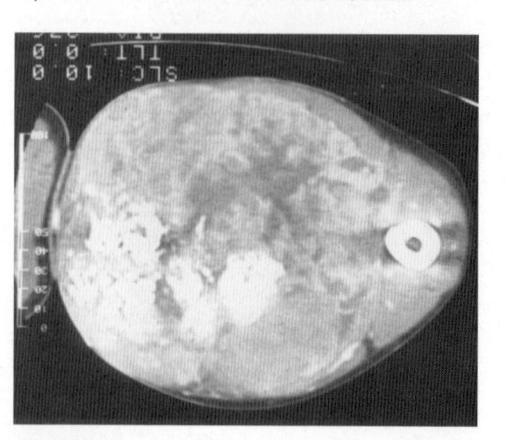

Fig. 5.39-3
Sarcoma sinovial. Imagem coronal ponderada em T2 mostra uma grande massa inomogênea. Calcificações aparecem como regiões de baixa intensidade no aspecto medial da massa, enquanto hemorragia é vista inferiormente.[46]

Condição	Achados de Imagem	Comentários
Sarcoma sinovial (Fig. 5.39-3)	Intensidade heterogênea de sinal em imagens ponderadas em T2. Calcificações aparecem como áreas de baixa intensidade de sinal em todas as sequências. Pode haver uma aparência cística com níveis líquido-líquido.	Tumor comum de tecido mole que tipicamente aparece como uma massa de crescimento lento, muitas vezes dolorosa, próximo de uma articulação. Metástases estão presentes em cerca de 25% dos pacientes no momento do diagnóstico.
Rabdomiossarcoma (Fig. 5.39-4)	Massa que muitas vezes tem margens mal definidas e baixa intensidade de sinal em imagens ponderadas em T1 e alta intensidade de sinal (pode ser inomogênea) em escaneamentos ponderados em T2.	Massa de tecido mole mais comum em crianças com menos de 15 anos, mas também ocorre frequentemente em adolescentes e adultos jovens. Metástases estão presentes em cerca de 20% ao tempo do diagnóstico. Localizações mais comuns (em ordem decrescente de frequência) são a cabeça, pescoço, trato geniturinário, retroperitônio e extremidades.
Tumores de nervos periféricos (Fig. 5.39-5)	Massa irregular com inomogeneidade de sinal em imagens ponderadas em T2.	Cerca da metade ocorre em pacientes com neurofibromatose. Destruição óssea irregular pode ser vista.

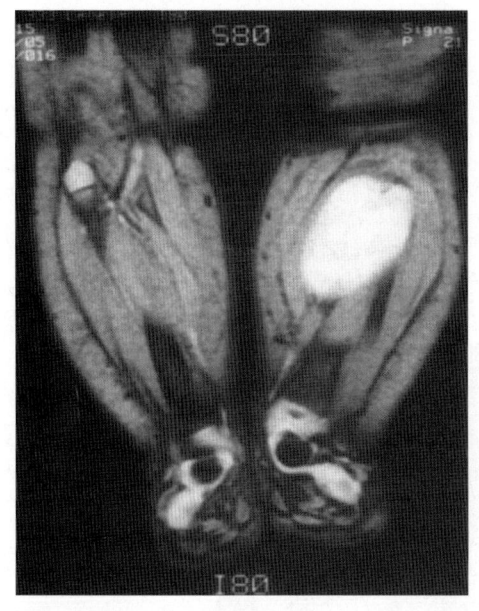

Fig. 5.39-4
Rabdomiossarcoma. Imagem coronal de ecogradiente demonstra a alta intensidade de sinal desta massa muscular.[46]

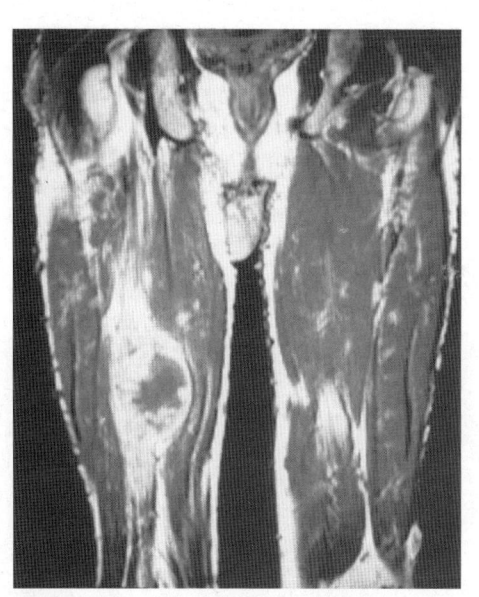

Fig. 5.39-5
Tumor maligno de bainha nervosa. Imagem com contraste ponderada em T1 mostra intensificação periférica do grande tumor e nervo adjacente.[46]

5.40 ■ Massas Intra-Articulares em Imagem de Ressonância Magnética

Condição	Achados de Imagem	Comentários
Processos proliferativos sinoviais não infecciosos *Lipoma arborescens* (Fig. 5.40-1)	Massa lobulada com a intensidade de sinal de gordura em todas as sequências.	Rara lesão intra-articular em que a substituição do tecido subsinovial por células adiposas maduras leva a uma proliferação sinovial vilosa. Usualmente monoarticular, ela mais frequentemente afeta o joelho, especialmente a bolsa suprapatelar. Ultrassonografia demonstra uma massa hiperecoica semelhante a frondes que se dobra e ondula em tempo real durante a manipulação da articulação.
Osteocondromatose sinovial (Figs. 5.40-2 e 5.40-3)	Aparência variável dependendo da proporção relativa da proliferação sinovial e formação de nódulos calcificados. Lesões não mineralizadas formam uma massa conglomerada intra-articular que é isointensa em relação ao músculo em imagens ponderadas em T1 e hiperintensa em imagens ponderadas em T2. Nódulos contendo calcificação têm baixa intensidade de sinal em todas as sequências de pulsos. Em imagens ponderadas em T1, corpos intra-articulares com osso maduro e medula gordurosa exibem a baixa intensidade de sinal de osso cortical perifericamente e a alta intensidade de sinal da medula óssea centralmente.	Proliferação e transformação metaplásica da sinovial com formação de múltiplos nódulos cartilaginosos. O joelho é a articulação mais comumente afetada, seguido pelo cotovelo, quadril e ombro. Na fase avançada, os nódulos podem quebrar-se e destacar para dentro do espaço articular.

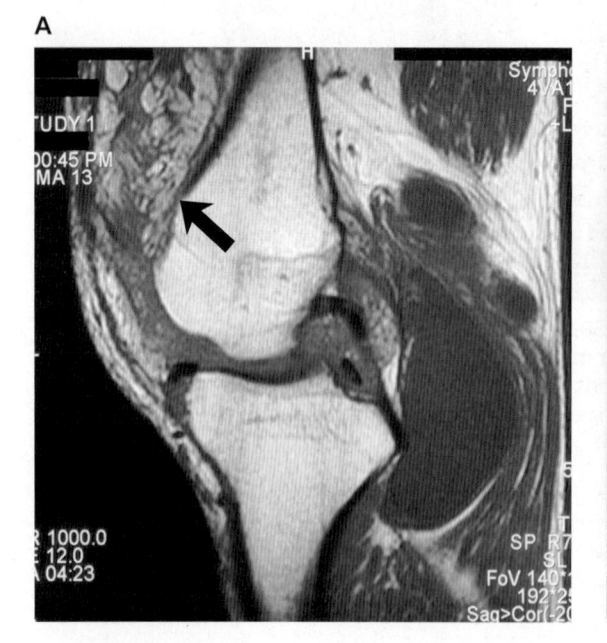

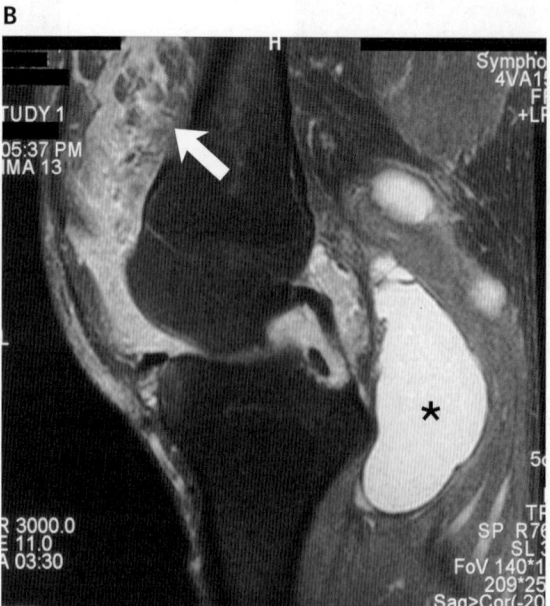

Fig. 5.40-1
Lipoma arborescens. (A) Imagem sagital ponderada em densidade de prótons mostra uma massa lobulada na bolsa suprapatelar (seta) com intensidade de sinal equivalente à da gordura. (B) Uma sequência de saturação de gordura mostra perda de sinal da proliferação sinovial (seta) rodeada por um grande derrame articular que se estende à bolsa poplítea (*).[48]

5.40 ■ MASSAS INTRA-ARTICULARES EM IMAGEM DE RESSONÂNCIA MAGNÉTICA

Condição	Achados de Imagem	Comentários
Sinovite vilonodular pigmentada (SVNP) (Figs. 5.40-4 e 5.40-5)	A sinovial proliferativa semelhante a uma massa tem uma margem lobulada. Ela pode ser extensa na doença difusa ou limitada a um único nódulo na forma focal. Sangramento é comum, resultando em deposição de hemossiderina e uma característica baixa intensidade de sinal em todas as sequências de pulsos. Áreas de alta intensidade de sinal em imagens ponderadas em T2 provavelmente são causadas por sinovial inflamada ou derrames articulares.	Distúrbio proliferativo benigno da sinovial que pode afetar articulações, bolsas ou bainhas tendinosas. Processo difuso ou, menos comumente, focal, ele mais frequentemente compromete o joelho, seguido pelo quadril, tornozelo e ombro.
Artrite reumatoide (Fig. 5.40-6)	*Pannus* aparece como intensidade intermediária à baixa de sinal em imagens ponderadas em T1 e T2 das articulações afetadas. Podem ser vistos corpos riziformes sinoviais.	Transtorno sistêmico crônico que predominantemente afeta mulheres. Comprometendo mais comumente as mãos, punhos e pés, é caracterizado por uma resposta inflamatória que resulta em uma sinovial proliferativa, hiperplásica e hipervascular (*pannus*).
Doenças granulomatosas infecciosas Artrite tuberculosa (Fig. 5.40-7)	Derrame articular com sinovial proliferativa, erosões ósseas e abscessos periarticulares que podem simular comprometimento neoplásico. Corpos riziformes sinoviais podem ser vistos.	Mais comumente comprometendo o quadril e joelho, artrite tuberculosa usualmente resulta da disseminação hematogênica de um foco ativo pulmonar ou linfático de doença para a sinovial. Corpos riziformes sinoviais, que representam vilos sinoviais destacados jazendo dentro da cavidade articular que se assemelham a grãos de arroz, também podem ser vistos com artrite reumatoide e coccidioidomicose.

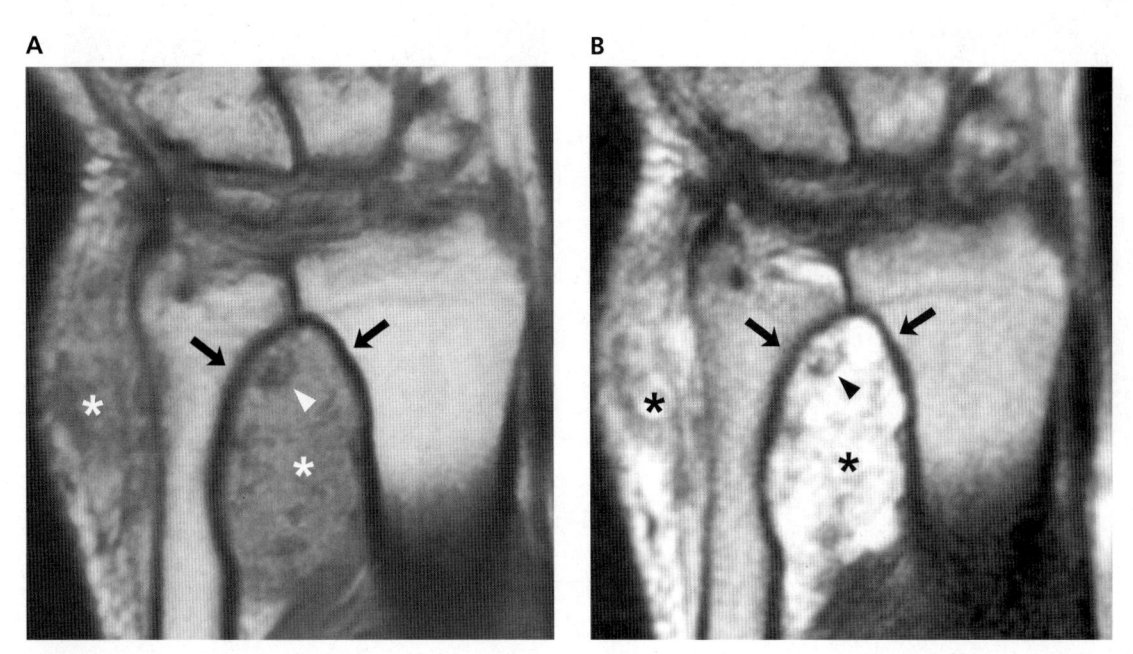

Fig. 5.40-2
Osteocondromatose sinovial. (A) Imagem coronal ponderada em densidade de prótons demonstra uma massa de intensidade intermediária de sinal (*) na articulação radioulnar. (B) Imagem coronal ponderada em T2 mostra que a massa (*) é hiperintensa. Em ambas as imagens de RM, notar as múltiplas áreas de baixa intensidade de sinal (pontas de seta) representando regiões de calcificação que eram evidentes em radiografias simples.[48]

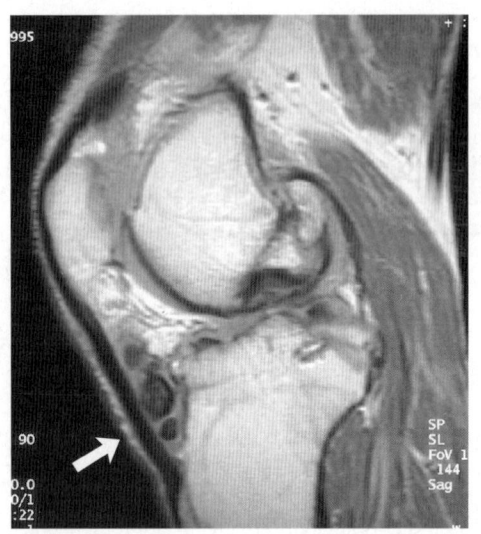

Fig. 5.40-3
Osteocondromatose sinovial. Imagem sagital ponderada em densidade de prótons demonstra nódulos calcificados como massas de baixa intensidade de sinal (seta) na bolsa infrapatelar profunda.[48]

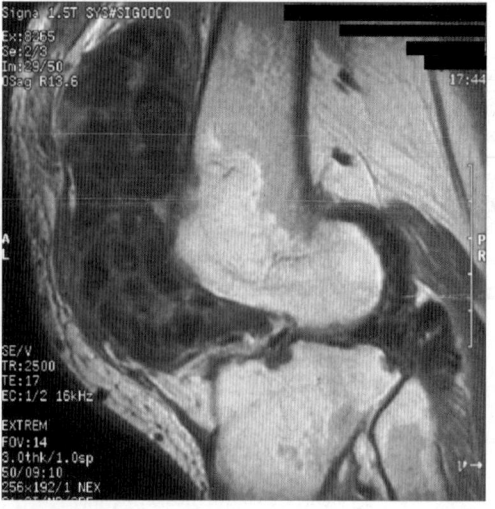

Fig. 5.40-4
SVNP difusa. Imagem sagital ponderada em densidade de prótons mostra proliferação sinovial lobulada semelhante a massa com característica baixa intensidade de sinal. Observar as erosões articulares tibiais.[48]

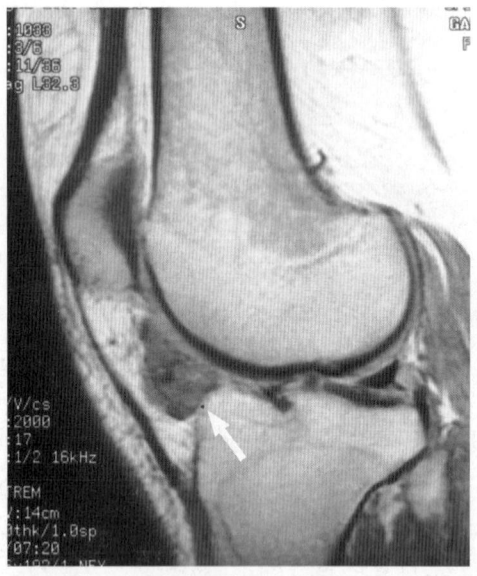

Fig. 5.40-5
SVNP focal. Imagem sagital ponderada em densidade de prótons mostra massa de baixa intensidade de sinal (seta) no espaço articular anterior.[48]

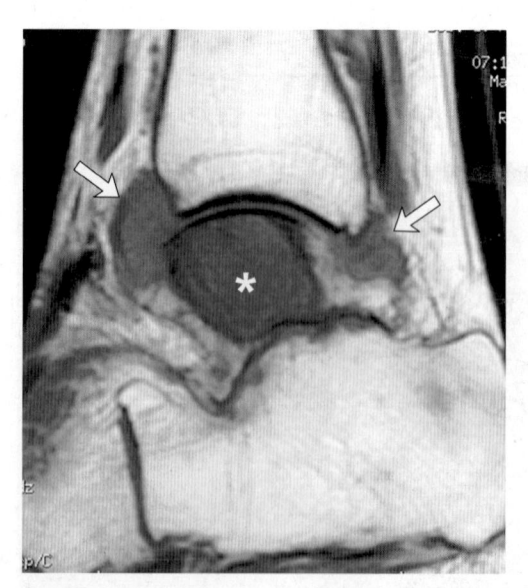

Fig. 5.40-6
Artrite reumatoide. Uma imagem sagital ponderada em T1 mostra uma lesão com baixa intensidade de sinal (*) no tálus, com *pannus* de baixa intensidade de sinal (setas) no espaço articular.[48]

5.40 ■ MASSAS INTRA-ARTICULARES EM IMAGEM DE RESSONÂNCIA MAGNÉTICA

1157

Condição	Achados de Imagem	Comentários
Artrite da coccidioidomicose (Fig. 5.40-8)	Derrame articular com erosões marginais. Podem ser vistos corpos riziformes sinoviais.	Uma infecção fúngica que é endêmica em áreas do México, América do Sul e sudoeste dos Estados Unidos, artrite da coccidioidomicose compromete principalmente o tornozelo e o joelho. Infecções articulares usualmente resultam da extensão direta de um foco de osteomielite, embora raramente possa ocorrer a disseminação hematogênica direta a uma articulação.
Doenças de deposição		
Gota (Fig. 5.40-9)	Erosões bem definidas com margens projetadas pendentes e preservação do espaço articular. O tofo gotoso tem intensidade intermediária de sinal em imagens ponderadas em T1 e intensidade de sinal intermediária à baixa em imagens ponderadas em T2.	Distúrbio metabólico em que hiperuricemia resulta da produção aumentada ou excreção diminuída de ácido úrico. A deposição de agregados locais de cristais de uratos e material proteináceo rodeados por uma reação inflamatória intensa (tofo) compromete mais comumente as articulações das mãos e pés.
Amiloide	Depósitos de amiloide têm baixa à intermediária intensidade de sinal em todas as sequências de pulsos.	Acumulação de amiloide em articulações e em torno delas, mais frequentemente nos ombros, quadris, joelhos e punhos. Usualmente bilateral, a artropatia amiloide mais frequentemente se desenvolve em pacientes submetidos à hemodiálise crônica ou com discrasia de células plasmáticas.

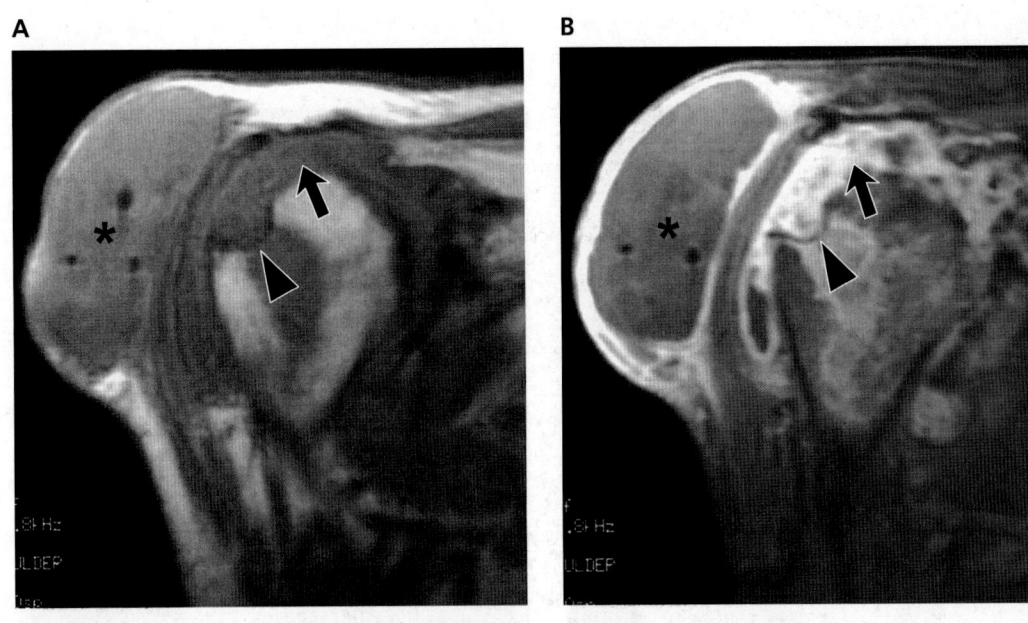

Fig. 5.40-7
Artrite tuberculosa. (A) Imagem coronal ponderada em T1 do ombro direito demonstra uma erosão da cabeça umeral (ponta de seta) e um espaço articular distendido com sinovial proliferativa (seta). Observar a grande massa adjacente (*). (B) Em um estudo com contraste ponderado para T1 com saturação da gordura, a massa (*) aparece como uma coleção cheia de líquido com uma periferia contrastada em vez de um tumor sólido. Notar o contraste da sinovial dentro da articulação (seta) e a erosão marginal (ponta de seta). A combinação de uma artrite inflamatória destrutiva descomprimindo-se para dentro da bolsa subdeltóidea adjacente para formar um abscesso frio é típica de artrite tuberculosa.[48]

Condição	Achados de Imagem	Comentários
Malformações vasculares Malformações arteriovenosas	Massa de tecido mole contendo áreas serpiginosas de baixa intensidade de sinal em todas as sequências.	*Shuntagem* de sangue arterial para o sistema venoso em uma confluência central de vasos tortuosos. Embora malformações arteriovenosas sejam congênitas, elas frequentemente não são descobertas até mais tarde na vida. Comprometimento das extremidades é relativamente comum e pode ser manifestado como lesões isoladas ou multifocais ou mesmo como um processo difuso afetando a extremidade inteira e o tronco adjacente.
Síndrome de Klippel-Trenaunay-Weber (Fig. 5.40-10)	Derrame articular, malformação arteriovenosa de intensidade intermediária de sinal com um vazio de fluxo proeminente representando uma grande artéria alimentadora, e veias dilatadas superficiais.	Anormalidade congênita rara que consiste em hemangiomas cutâneos (*nevus flammeus*), hipertrofia de osso e tecido mole, veias varicosas, e malformações arteriovenosas, todos usualmente afetando um único membro.
Hemangioma sinovial (Figs. 5.40-11 e 5-40-12)	Massa intra-articular lobulada com intensidade intermediária de sinal em imagens ponderadas em T1 e notável hiperintensidade em imagens ponderadas em T2 (provavelmente relacionadas com a acumulação de sangue dentro de espaços vasculares). Estruturas lineares com baixa intensidade de sinal atravessando a lesão em imagens ponderadas em T2 provavelmente representam septos fibrosos ou canais vasculares.	Rara malformação vascular benigna que ocorre predominantemente no joelho e usualmente afeta crianças e adultos jovens.

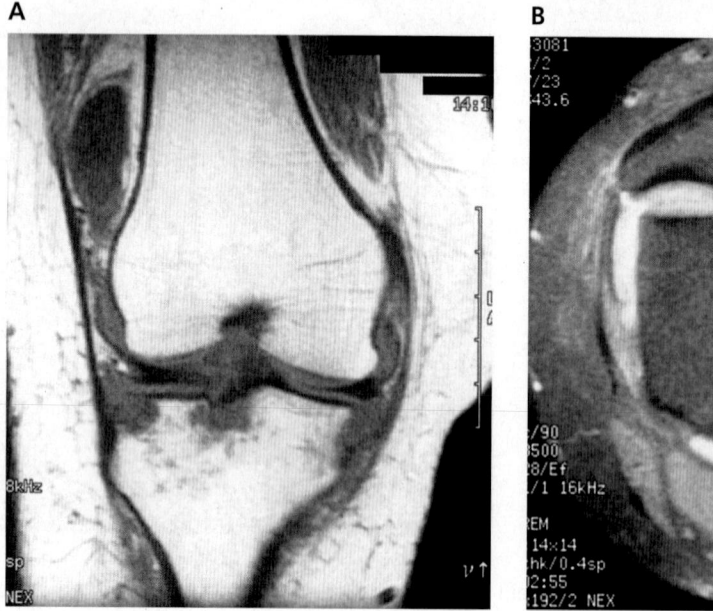

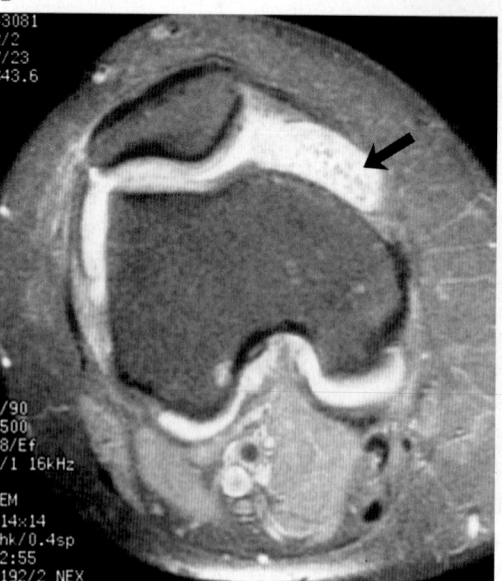

Fig. 5.40-8
Coccidioidomicose. (A) Imagem coronal ponderada em T1 demonstra um derrame articular e erosões marginais da tíbia proximal com preservação dos espaços articulares. (B) Imagem axial ponderada em densidade de prótons com saturação da gordura demonstra múltiplos corpúsculos riziformes (seta) dentro de um derrame articular.[48]

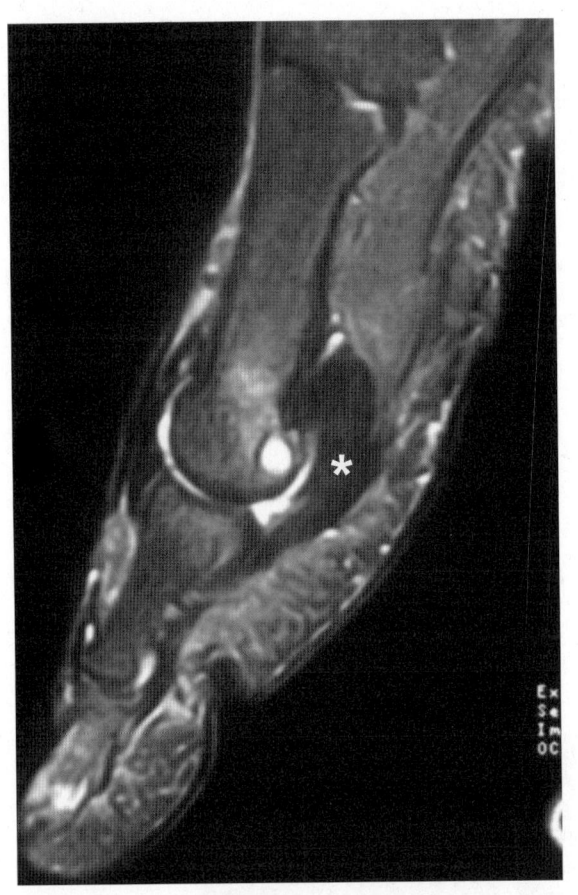

Fig. 5.40-9
Gota. Imagem de STIR sagital demonstra baixa intensidade de sinal do tofo gotoso (∗). Há erosão com margem projetada pendente na extremidade do primeiro metatarsal e preservação do espaço articular.[48]

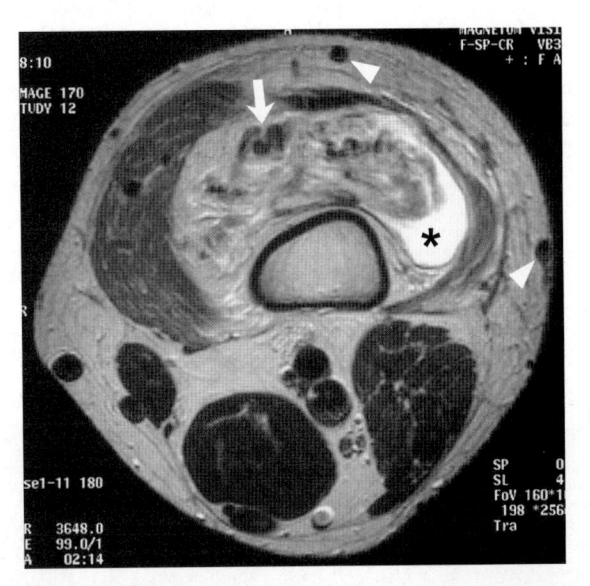

Fig. 5.40-10
Síndrome de Klippel-Trenaunay-Weber. Uma imagem axial ponderada em T2 demonstra um derrame articular (∗) e uma MAV de intensidade intermediária de sinal na bolsa suprapatelar com um proeminente vazio de sinal serpeante (seta) a partir de uma grande artéria alimentadora. Observar as grandes veias superficiais dilatadas (pontas de seta).[48]

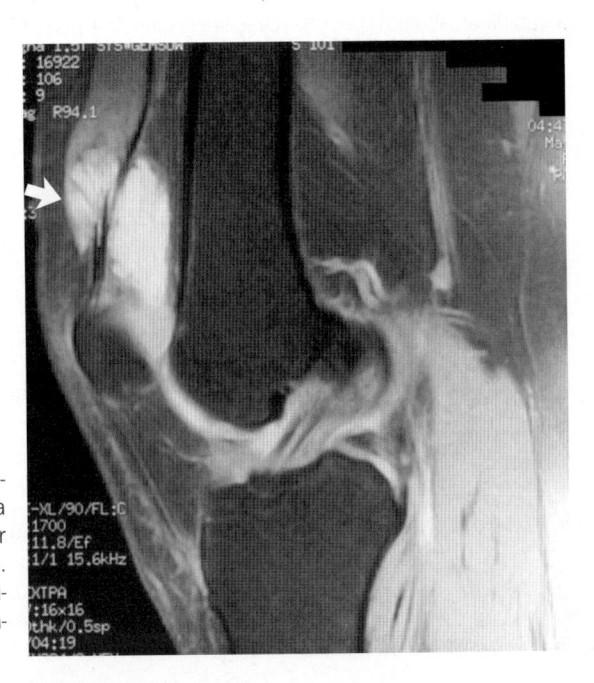

Fig. 5.40-11
Hemangioma sinovial. Imagem sagital ponderada em densidade de prótons com saturação da gordura demonstra massa na bolsa suprapatelar que invade a musculatura anteriormente (seta). O sinal marcadamente alto da massa reflete acumulação de sangue dentro dos espaços vasculares deste hemangioma sinovial.[48]

Condição	Achados de Imagem	Comentários
Malignidades		
Sarcoma sinovial (Fig. 5.40-13)	Massa de baixa intensidade de sinal em imagens ponderadas em T1 e alta intensidade de sinal nas ponderadas em T2. Há muitas vezes áreas císticas de hemorragia e níveis líquido-líquido. Focos de baixa intensidade persistente de sinal em todas as sequências são compatíveis com áreas de calcificação. Intensificação de contraste é observada.	Respondendo por 10% dos tumores malignos primários de tecidos moles, a maioria dos sarcomas sinoviais é localizada nas extremidades, especialmente em torno do joelho. Apesar do seu nome, sarcoma sinovial não se origina da membrana sinovial, mas em vez disso de células mesenquimais primitivas nos tecidos moles extra-articulares. Menos de 5% dos sarcomas sinoviais originam-se dentro do espaço articular.
Condrossarcoma sinovial (Fig. 5.40-14)	Massa frequentemente lobulada que é isointensa em imagens ponderadas em T1 e hiperintensa em sequências ponderadas em T2. Calcificação dentro dos nódulos cartilaginosos aparece como pequenas áreas de baixa intensidade de sinal em todas as sequências de pulsos. Erosão óssea também pode ser vista, e há intensificação heterogênea de contraste.	Transformação metastática da sinovial, com formação de múltiplos nódulos cartilaginosos que podem calcificar e ossificar. Ele mais comumente compromete o joelho e quadril; metástases distantes usualmente aparecem nos pulmões.

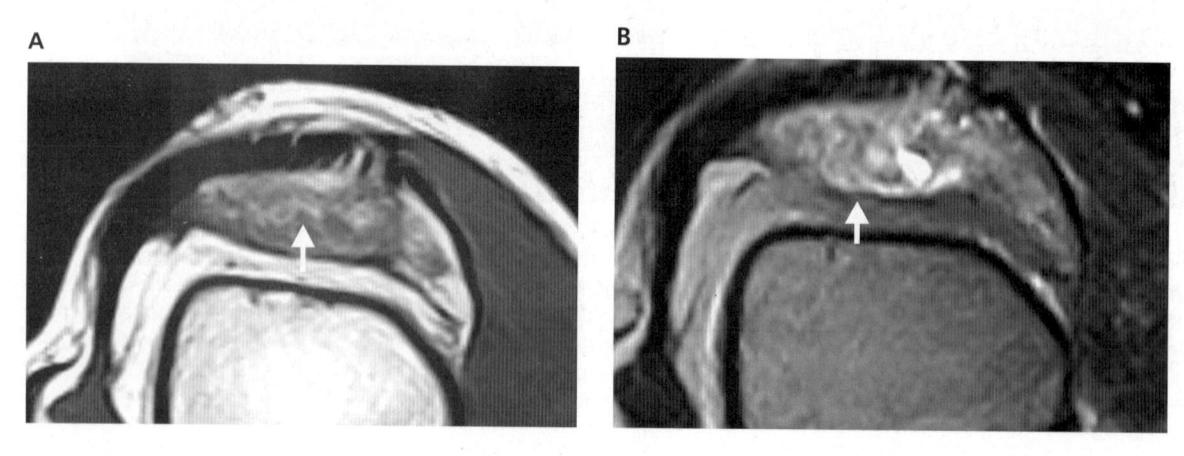

Fig. 5.40-12
Hemangioma sinovial. (A) Imagem axial ponderada em T1 mostra uma lesão de intensidade intermediária de sinal na bolsa suprapatelar (seta) contendo áreas de alta intensidade de sinal. (B) Imagem correspondente ponderada em T2 com gordura suprimida mostra um padrão circular-linear característico (seta) que provavelmente representa septos fibrosos ou canais vasculares atravessando a lesão.[49]

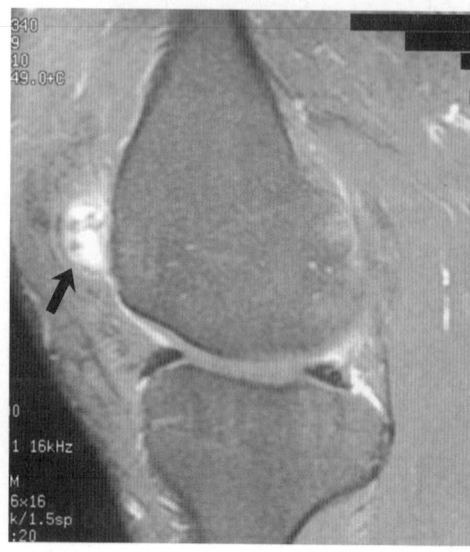

Fig. 5.40-13
Sarcoma sinovial. Imagem sagital ponderada em T1 com contraste com saturação da gordura demonstra intensificação de massa (seta) no espaço articular anterior do joelho. Notar os focos de baixa intensidade de sinal, que persistiram em todas as sequências de pulsos, compatíveis com áreas de calcificação.[48]

Condição	Achados de Imagem	Comentários
Metástases sinoviais	Aspecto variável.	Apesar da natureza altamente vascular da sinovial, raramente ela é local de disseminação metastática. Câncer de pulmão é o mais comum tumor primário que se metastatiza à sinovial.
Lesão ciclope (Fig. 5.40-15)	Massa de tecido mole anterior ou anterolateral na incisura intercondilar próximo da inserção tibial do ligamento cruzado anterior reconstruído. Ela tem intensidade de sinal intermediária à baixa em todas as sequências de pulsos em razão do seu conteúdo fibroso.	Tecido de granulação central rodeado por tecido fibroso denso, que ocorre em até 10% dos pacientes em seguida à reconstrução do ligamento cruzado anterior. A lesão ganhou seu nome por causa da aparência bulbosa e áreas focais características de coloração azul-avermelhada (de canais venosos) que se assemelham a um olho na artroscopia.

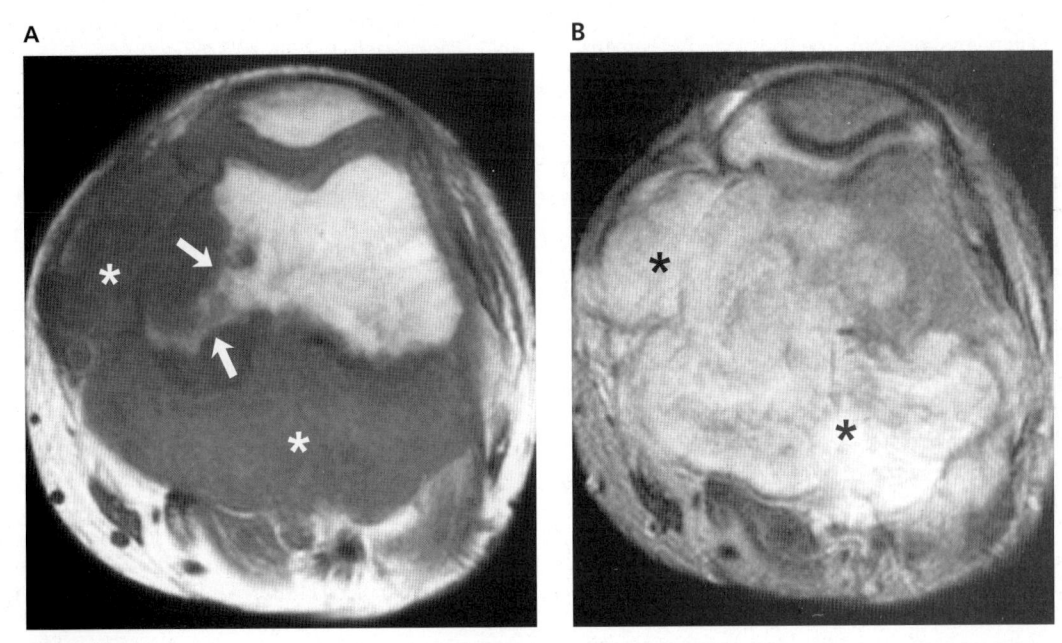

Fig. 5.40-14
Condrossarcoma sinovial. (A) Imagem axial ponderada em T1 demonstra uma grande massa lobulada de baixa intensidade de sinal (*) distendendo o espaço da articulação do joelho, com erosões e invasão dos côndilos femorais (setas). (B) Imagem axial ponderada em T2 obtida mais distalmente demonstra alta intensidade de sinal (*) no interior da massa.[48]

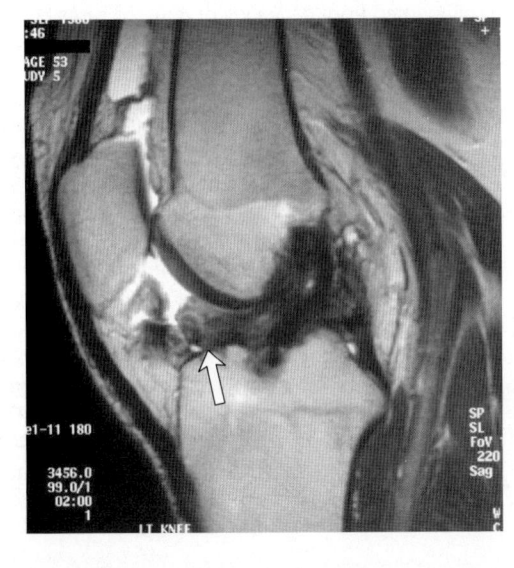

Fig. 5.40-15
Lesão ciclope. Imagem sagital ponderada em T2 após reconstrução do ligamento cruzado anterior demonstra massa anteriormente no espaço articular do joelho. Observar o sinal de baixa intensidade característico desta massa fibrosa (seta).[48]

Fontes

1. Reprinted with permission from "Bone Changes Following Electrical Injury" by LB Brinn and JE Moseley, *American Journal of Roentgenology* (1966;97:682–686), Copyright © 1966, American Roentgen Ray Society.
2. Smith SS, Murphey MD, Kambiz M et al. Radiologic spectrum of paget disease of bone and its complications with pathologic correlation. *RadioGraphics* 2002;22:1191–2012.
3. Reprinted with permission from "Radiologic Diagnosis of Metabolic Bone Disease" by WA Reynolds and JJ Karo, *Orthopedic Clinics of North America* (1972;3:521–532), Copyright © 1972, WB Saunders Company.
4. Reprinted with permission from "Radiologic Findings in Niemann-Pick Disease" by R Lachman et al., *Radiology* (1973;108:659–664), Copyright © 1973, Radiological Society of North America Inc.
5. Reprinted with permission from "The Radiologic Assessment of Short Stature" by JP Dorst, CI Scott, and JG Hall, *Radiologic Clinics of North America* (1972;10:393–414), Copyright © 1972, WB Saunders Company.
6. Reprinted with permission from "Skeletal Changes in Wilson's Disease" by R Mindelzun et al., *Radiology* (1970;94:127–132), Copyright © 1970, Radiological Society of North America Inc.
7. Reprinted with permission from "Brodie's Abscess: Reappraisal" by WB Miller, WA Murphy, and LA Gilula, *Radiology* (1979;132:15–23), Copyright © 1979, Radiological Society of North America Inc.
8. Reprinted with permission from "Tumoural Gummatous Yaws" by WP Cockshott and AGM Davies, *Journal of Bone and Joint Surgery* (1960;42B:785–791), Copyright © 1960, Journal of Bone and Joint Surgery Inc.
9. Ejindu VC, Hine, AL, Mashayekhi M et al. Musculoskeletal manifestations of sickle cell disease. *RadioGraphics* 2007;27:1005–1021.
10. Reprinted from *Clinical Radiology in the Tropics* by WP Cockshott and H Middlemiss (Eds) with permission of Churchill Livingstone Inc, © 1979.
11. Reprinted with permission from "The Many Facets of Multiple Myeloma" by WT Meszaros, *Seminars in Roentgenology* (1974;9:219–228), Copyright © 1974, Grune & Stratton Inc.
12. Reprinted with permission from "The 'Fallen Fragment Sign' in the Diagnosis of Unicameral Bone Cysts" by J Reynolds, *Radiology* (1969;92:949–953), Copyright © 1969, Radiological Society of North America Inc.
13. Reprinted from *Roentgen Diagnosis of Diseases of Bone* by J Edeiken with permission of Williams & Wilkins Company, © 1981.
14. Stacy GS, Peabody TD, Dixon LB. Mimics on radiography of giant cell tumor of bone. *AJR Am J Roentgenol* 2003;182:1583–1589.
15. Reprinted with permission from "Classic and Contemporary Imaging of Coccidioidomycosis" by JP McGahan et al., *American Journal of Roentgenology* (1981;136:393–404), Copyright © 1981, American Roentgen Ray Society.
16. Reprinted with permission from "Skeletal Changes in Hemophilia and Other Bleeding Disorders" by DJ Stoker and RO Murray, *Seminars in Roentgenology* (1974;9:185–193), Copyright © 1974, Grune & Stratton Inc.
17. Boyse TD, Jacobson JA. Case 45: Cystic angiomatosis. *Radiology* 2002;223:164–167.
18. Krishnan A, Ahirkhoda A, Tehranzadeh J et al. Primary bone lymphoma: Radiographic-MR imaging correlation. *RadioGraphics* 2003;23:1371–1387.
19. Reprinted from *The Radiology of Joint Disease* by DM Forrester, JC Brown, and JW Nesson with permission of WB Saunders Company, ©1978.
20. Reprinted with permission from "Ulcer Osteoma: Bone Response to Tropical Ulcer" by TM Kolawole and SP Bohrer, *American Journal of Roentgenology* (1970;109:611–618), Copyright © 1970, American Roentgen Ray Society.
21. Reprinted with permission from "Chronic Poisoning Due to Excess of Vitamin A" by J Caffey, *Pediatrics* (1950;5:672–688), Copyright © 1950, American Academy of Pediatrics.
22. Reprinted with permission from *Musculoskeletal MRI* by PA Kaplan, CA Helms et al. Philadelphia: W.B. Saunders, 2001.
23. Reprinted with permission from "Nonseptic Monoarthritis: Imaging Features with Clinical and Histopathologic Correlation" by J Llauger, J Palmer, N Roson et al., *RadioGraphics* (2000;20:S263–278).
24. Reprinted with permission from "Congenital Hyperurecosuria" by MH Becker and JK Wallin, *Radiologic Clinics of North America* (1968;6:239–243), Copyright © 1968, WB Saunders Company.
25. Reprinted with permission from "Epidermolysis Bullosa with Characteristic Hand Deformities" by LB Brinn and MT Khilnani, *Radiology* (1967;89:272–277), Copyright ©1967, Radiological Society of North America Inc.
26. Reprinted with permission from "Progeria" by FR Margolin and HL Steinbach, *American Journal of Roentgenology* (1968;103:173–178), Copyright © 1968, American Roentgen Ray Society.
27. Reprinted from *Diagnostic Imaging in Internal Medicine* by RL Eisenberg with permission of McGraw-Hill Book Company, © 1985. Courtesy of Robert R Jacobson, Pearl Mills, and Tanya Thomassie.
28. Reprinted with permission from "Calcium Deposition Diseases" by MK Dalinka, AJ Reginato, and DA Golden, *Seminars in Roentgenology* (1982;17:39–48), Copyright © 1982, Grune & Stratton Inc.
29. Reprinted with permission from "Tumoral Calcinosis with Sedimentation Sign" by I Hug and J Guncaga, *British Journal of Radiology* (1974;47:734–736), Copyright © 1974, British Institute of Radiology.
30. Reprinted with permission from "Tumors of the Soft Tissues of the Extremities" by RC Cavanagh, *Seminars in Roentgenology* (1973;8:83–89), Copyright © 1973, Grune & Stratton Inc.
31. Reprinted from *Radiology of Bone Diseases* by GB Greenfield, JB Lippincott Company, with permission of the author, © 1986.
32. Reprinted with permission from "The Roentgenographic Manifestations of the Rubella Syndrome in Newborn Infants" by EB Singleton et al., *American Journal of Roentgenology* (1966;97:82–91), Copyright ©1966, American Roentgen Ray Society.
33. Reprinted with permission from "Gaucher's Disease" by B Levin, *American Journal of Roentgenology* (1961;85:685–696), Copyright © 1961, American Roentgen Ray Society.
34. Reprinted with permission from "Familial Metaphyseal Dysplasia" by MG Hermel, J Gershon-Cohen, and DT Jones, *American Journal of Roentgenology* (1953;70:413–421), Copyright © 1953, American Roentgen Ray Society.
35. Reprinted with permission from "Skeletal Changes in the Anemias" by JE Moseley, *Seminars in Roentgenology* (1974;9:169–184), Copyright © 1974, Grune & Stratton Inc.

36. Reprinted from *Plain Film Interpretation in Congenital Heart Disease* by LE Swischuk with permission of Williams & Wilkins Company, © 1979.
37. Reprinted with permission from "Ghost Infantile Vertebrae and Hemipelves within Adult Skeletons from Thorotrast Administration in Childhood" by JG Teplick *et al.*, *Radiology* (1978;129:657–660), Copyright © 1978, Radiological Society of North America Inc.
38. Reprinted with permission from "Tuberculosis of the Bones and Joints" by M Chapman, RO Murray, and BJ Stoker, *Seminars in Roentgenology* (1979;14:266–282), Copyright © 1979, Grune & Stratton Inc.
39. Reprinted from *Radiology of Skeletal Trauma* by LF Rogers with permission of Churchill Livingstone Inc., © 1982.
40. Lee P, Hunter TB, Taljanovic. Musculoskeletal Cooloquialisms: How Did We Come Up with These Names? *RadioGraphics* 2004;24:1009–1027.
41. Reprinted with permission from "Maison Neuve Fracture of the Fibula" by AM Pankovich, *Journal of Bone and Joint Surgery* (1976; 58:337–339), Copyright © 1976, Journal of Bone and Joint Surgery Inc.
42. Reprinted with permission from "The Radiology of Facial Fractures" by K Dolan, C Jacob, and W Smoker, *Radiographics* (1984;4:576–663), Copyright ©1984, Radiological Society of North America Inc.
43. Stevens MA, El-Khoury GY, Kathol MH *et al*. Imaging features of avulsion injuries. *RadioGraphics* 1999;19:655.
44. Tehranzadeh J. The spectrum of avulsion and avulsion-like injuries of the musculoskeletal system. *RadioGraphics* 1987;7:945.
45. Greenspan A. *Orthopedic Imaging,* 4th edition. Philadelphia: Lippincott Williams & Wilkins, 2004.
46. Berquist TH. *Musculoskeletal Imaging Companion,* 2nd edition. Philadelphia: Lippincott Williams & Wilkins, 2007.
47. Greenfield GB and Arrington JA. *Imaging of Bone tumors.* Philadelphia, Lippincott, 1995.
48. Sheldon PJ, Forrester DM, Learch TJ. Imaging of intraarticular masses. *RadioGraphics* 2005;25:105–119.
49. Vilanova JC, Barcelo J, Smirniotopoulos JG *et al*. Hemangioma from Head to Toe: MR imaging with pathologic correlation. *RadioGraphics* 2004;24:367–385.

6 Padrões da Coluna Vertebral

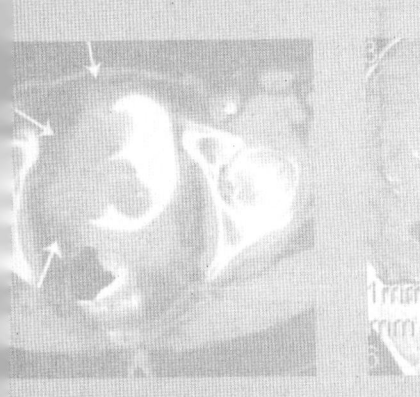

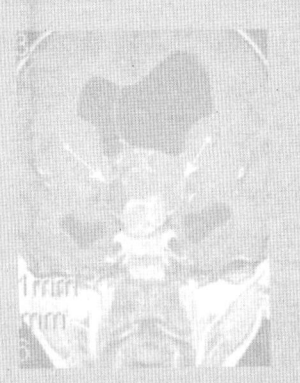

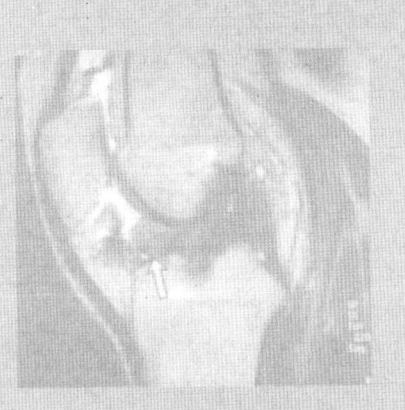

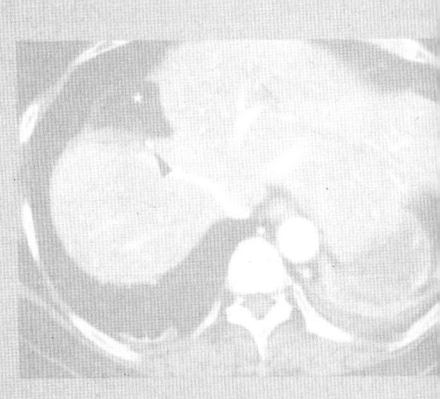

6.1 Osteoporose Vertebral Generalizada	1168
6.2 Lesão Lítica de um Corpo Vertebral ou dos Elementos Posteriores	1174
6.3 Lesões Vertebrais Osteoscleróticas	1178
6.4 Osteosclerose Vertebral Generalizada	1184
6.5 Aumento em Tamanho de Uma ou Mais Vértebras	1188
6.6 Perda de Altura de Um ou Mais Corpos Vertebrais	1190
6.7 Estreitamento do Espaço Discal Intervertebral e Esclerose Adjacente	1198
6.8 Alargamento Localizado da Distância Interpedicular	1200
6.9 Escavação Anterior de Corpo Vertebral	1201
6.10 Escavação Posterior de Corpo Vertebral	1202
6.11 Retificação de Um ou Mais Corpos Vertebrais	1204
6.12 Forame Intervertebral Cervical Aumentado	1205
6.13 Subluxação Atlantoaxial	1207
6.14 Calcificação de Discos Intervertebrais	1208
6.15 Aspecto de Osso dentro de Osso	1210
6.16 Vértebras com Bico, Entalhadas ou com Gancho em uma Criança	1212
6.17 Anormalidade da Articulação Sacroilíaca	1214
6.18 Tumores da Medula Espinal em Imagem de Ressonância Magnética	1218
6.19 Lesões Não Neoplásicas de Corpos Vertebrais em Imagem de Ressonância Magnética	1224
6.20 Lesões Neoplásicas de Vértebras em Imagem de Ressonância Magnética	1228
6.21 Região Lombar Pós-Operatória da Coluna Vertebral em Imagem de Ressonância Magnética	1232
6.22 Doença Desmielinizante e Inflamatória da Medula Espinal em Imagem de Ressonância Magnética	1234
6.23 Anomalias Congênitas da Coluna Vertebral em Imagem de Ressonância Magnética	1238
Fontes	1240

6.1 ■ Osteoporose Vertebral Generalizada

Condição	Comentários
Osteoporose de envelhecimento (osteoporose senil ou pós-menopausa) (Fig. 6.1-1)	Forma mais comum de osteoporose generalizada. À medida que uma pessoa envelhece, os ossos perdem densidade e se tornam mais frágeis, fraturando-se mais facilmente e consolidando mais lentamente. Muitas pessoas idosas também são menos ativas e têm dietas pobres que são deficientes em proteína. As mulheres são afetadas mais frequentemente e mais gravemente do que os homens, uma vez que as mulheres na pós-menopausa tenham níveis deficientes de hormônios gonadais e atividade osteoblástica diminuída.
Osteoporose induzida por droga (Fig. 6.1-2)	Pacientes que recebem grandes doses de esteroides durante vários meses muitas vezes desenvolvem osteoporose generalizada. Pacientes tratados com 15.000 a 30.000 U de heparina por seis meses ou mais também podem desenvolver osteoporose generalizada (possivelmente em razão de um efeito estimulador direto da heparina sobre a reabsorção óssea).
Estados de deficiência Deficiência de proteína (ou metabolismo anormal de proteína)	Incapacidade de produzir matriz óssea adequada em condições, como desnutrição, nefrose, diabetes melito, síndrome de Cushing e hiperparatireoidismo. Também pacientes com doença hepática grave (degeneração hepatocelular, grandes ou múltiplos cistos ou tumores do fígado, atresia biliar). Deficiência de proteína dietética pura é rara nos países desenvolvidos.

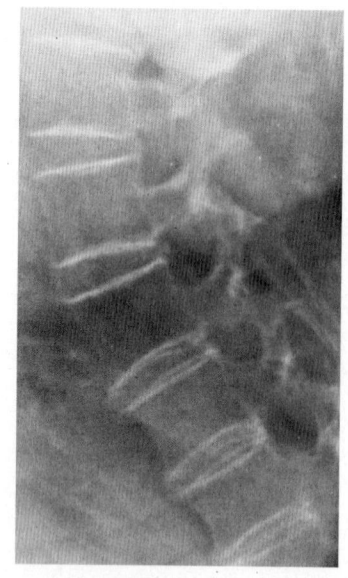

Fig. 6.1-1
Osteoporose do envelhecimento. Desmineralização generalizada da coluna vertebral em uma mulher na pós-menopausa. O córtex aparece como uma linha fina que é relativamente densa e proeminente (padrão de moldura de quadro).

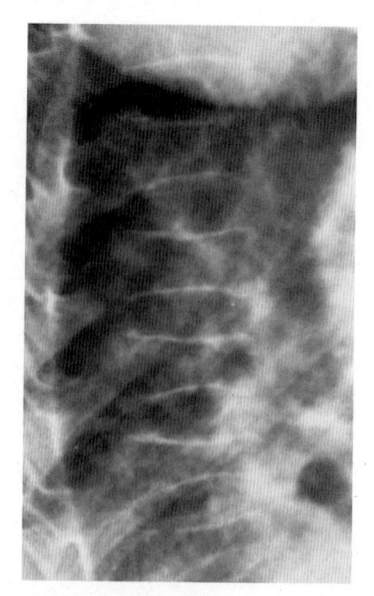

Fig. 6.1-2
Osteoporose induzida por droga. Vista lateral da coluna torácica em um paciente sob terapia com altas doses de esteroides para dermatomiosite demonstra osteoporose grave com adelgaçamento das margens corticais e deformidades bicôncavas dos corpos vertebrais.

6.1 ■ OSTEOPOROSE VERTEBRAL GENERALIZADA

Condição	Comentários
Deficiência de vitamina C (escorbuto)	Escorbuto agora raramente é visto em adultos, embora possa se desenvolver em indivíduos gravemente desnutridos, especialmente pessoas idosas. É preciso haver um período prolongado de deficiência de vitamina C antes que os sintomas se tornam manifestos. Osteoporose é proeminente no esqueleto axial, especialmente na coluna vertebral. Deformidades bicôncavas dos corpos vertebrais, condensação de osso nas margens vertebrais superior e inferior e osteopenia centralizada são idênticas às alterações de osteoporose em outros distúrbios.
Má-absorção intestinal	Mecanismo subjacente em condições, como o espru, esclerodermia, doença pancreática (insuficiência, pancreatite crônica, mucoviscidose), doença de Crohn, superfície absortiva diminuída do intestino delgado (ressecção, procedimento de *bypass*), distúrbios infiltrativos do intestino delgado (enterite eosinofílica, deficiência de lactase, linfoma, doença de Whipple) e esteatorreia idiopática.
Distúrbios endócrinos (Fig. 6.1-3)	Hipogonadismo (especialmente síndrome de Turner e menopausa); anormalidade corticossuprarrenal (síndrome de Cushing, doença de Addison); tumor não endócrino produtor de esteroide (p. ex., carcinoma *oat-cell*); diabetes melito; anormalidade hipofisária (acromegalia, hipopituitarismo); anormalidade tireóidea (hipertireoidismo e hipotireoidismo).

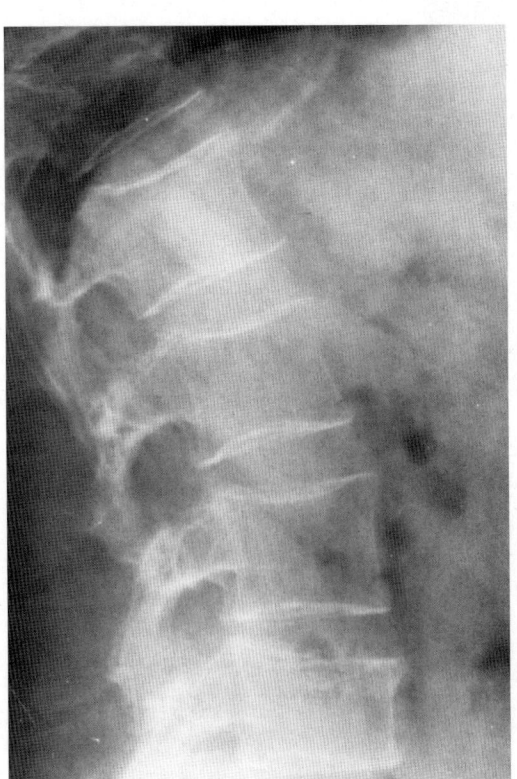

Fig. 6.1-3
Síndrome de Cushing causada por hiperplasia suprarrenal. Desmineralização acentuada e perda quase completa de trabéculas na coluna lombar. As faces intervertebrais são brandamente côncavas, e os espaços discais intervertebrais são ligeiramente alargados. Notar a compressão da face intervertebral superior de L4.[1]

Condição	Comentários
Doenças neoplásicas (Fig. 6.1-4)	Proliferação celular difusa na medula óssea sem nenhuma tendência a formar massas tumorais individualizadas pode produzir desossificação esquelética generalizada, simulando osteoporose pós-menopausa em adultos com mieloma múltiplo ou metástases esqueléticas difusas e em crianças com leucemia aguda. Atrofia de pressão produz adelgaçamento cortical e reabsorção trabecular.
Anemia (Fig. 6.1-5)	Hiperplasia extensa da medula dentro dos corpos vertebrais produz uma diminuição no número de trabéculas, adelgaçamento das lâminas ósseas subcondrais, acentuação da trabeculação vertical e depressões vertebrais bicôncavas ou retificadas centrais. Este aspecto pode ser visto com talassemia e anemia falciforme, bem como na anemia ferropriva grave.
Espondilite anquilosante	Em doença de longa duração, osteoporose dos corpos vertebrais torna-se aparente e pode ser grave. Podem desenvolver-se deformidades bicôncavas dos corpos vertebrais.

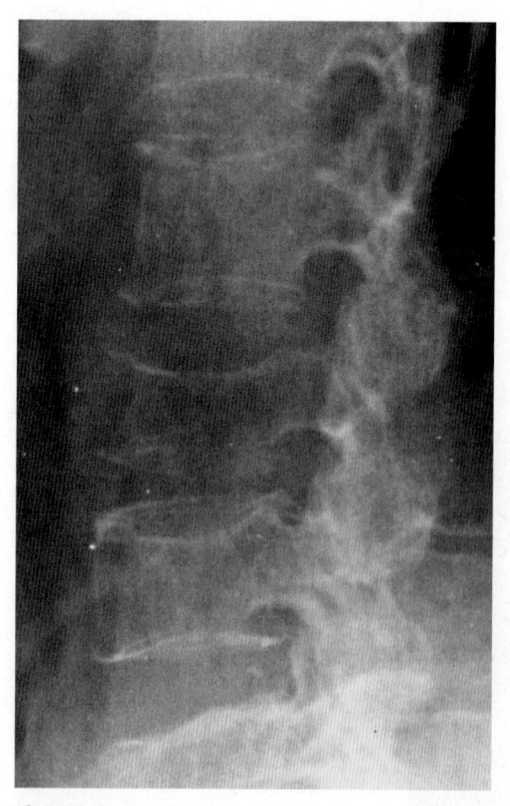

Fig. 6.1-4
Mieloma múltiplo. Infiltração mielomatosa difusa causa desmineralização generalizada dos corpos vertebrais e uma fratura de compressão de L2.

Condição	Comentários
Osteogenesis imperfecta (Fig. 6.1-6)	Transtorno hereditário generalizado do tecido conectivo com múltiplas fraturas, hipermobilidade das articulações, escleras azuis, maus dentes, surdez e distúrbios cardiovasculares, como prolapso de valva mitral ou regurgitação aórtica. Na coluna, osteoporose, frouxidão ligamentar e deformidades pós-traumáticas podem resultar em cifoescoliose grave. Corpos vertebrais são achatados e podem ser biconvexos ou em forma de cunha anteriormente.
Doenças e distrofias neuromusculares	Tônus muscular diminuído, levando à osteoporose, atrofia óssea com adelgaçamento cortical, escoliose e contraturas articulares, ocorre em distúrbios congênitos e condições adquiridas, como doença da medula espinal e imobilização por doença crônica ou grande fratura. Falta do estímulo do esforço de sustentação de peso é a causa subjacente da atrofia de desuso generalizada, chamada *osteoporose de voo espacial*.
Homocistinúria (Fig. 6.1-7)	Erro inato do metabolismo da metionina que causa um defeito na estrutura do colágeno ou da elastina e uma aparência radiográfica semelhante à da síndrome de Marfan. Notável osteoporose da coluna e ossos longos (extremamente rara na síndrome de Marfan).

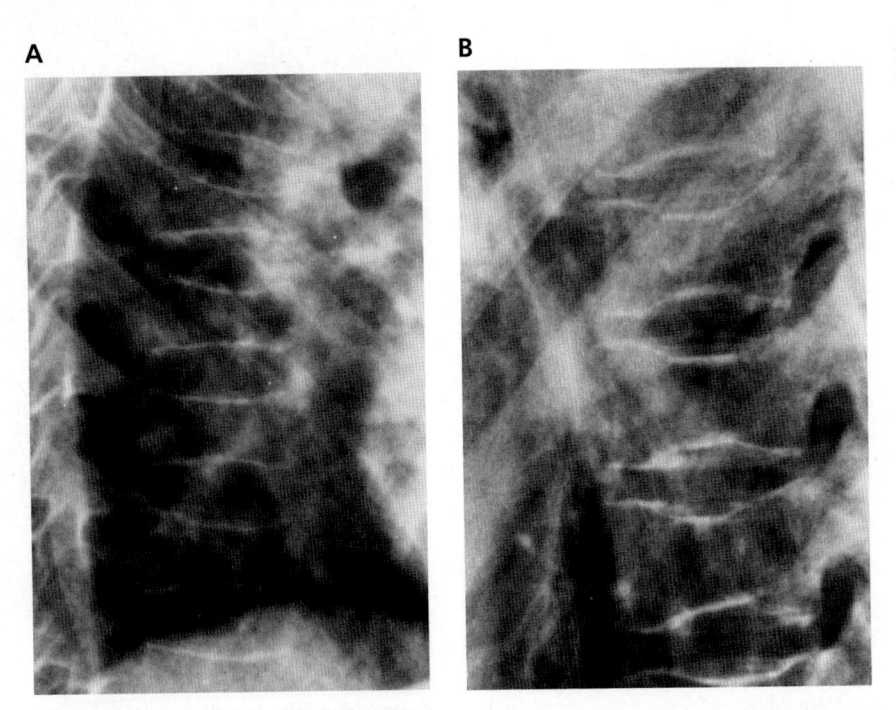

Fig. 6.1-5
Anemia falciforme. (A) Endentações bicôncavas em ambas as margens superior e inferior dos corpos vertebrais macios produzem as características vértebras de peixe. (B) Depressões centrais localizadas semelhantes a um degrau em múltiplas faces intervertebrais.

Condição	Comentários
Doenças de armazenamento de lipídio	Doença de Gaucher e doença de Niemann-Pick. Acumulação de quantidades anormais de lipídios complexos na medula óssea produz uma perda generalizada de densidade óssea e adelgaçamento cortical.
Hemocromatose	Transtorno de armazenamento de ferro frequentemente associado à osteoporose difusa da coluna e colapso vertebral. Aproximadamente metade dos pacientes tem uma artropatia característica que mais frequentemente compromete as pequenas articulações da mão. Hepatosplenomegalia e hipertensão porta são comuns.
Osteoporose juvenil idiopática (Fig. 6.1-8)	Condição rara caracterizada pela instalação abrupta de dor óssea focal em crianças de 8 a 12 anos de idade. Osteoporose da coluna vertebral, particularmente nas regiões torácica e lombar, pode ser combinada com colapso vertebral. A doença é usualmente autolimitada com melhora clínica e radiológica espontânea.

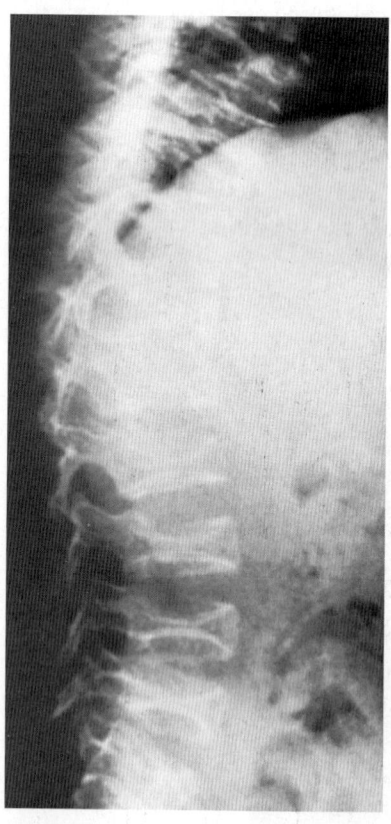

Fig. 6.1-6
Osteogenesis imperfecta. Além de osteoporose generalizada, algumas vértebras mostram deformidades bicôncavas, enquanto outras demonstram cunha anterior.[2]

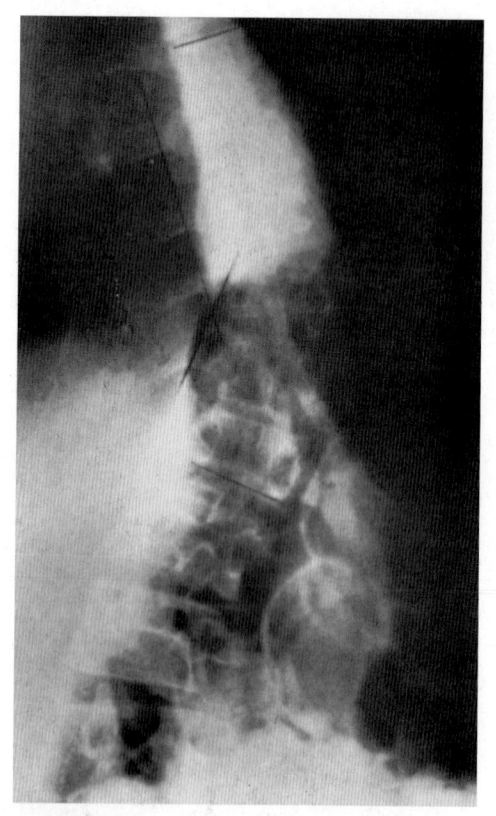

Fig. 6.1-7
Homocistinúria. Escoliose e osteoporose.[2]

6.1 ■ OSTEOPOROSE VERTEBRAL GENERALIZADA

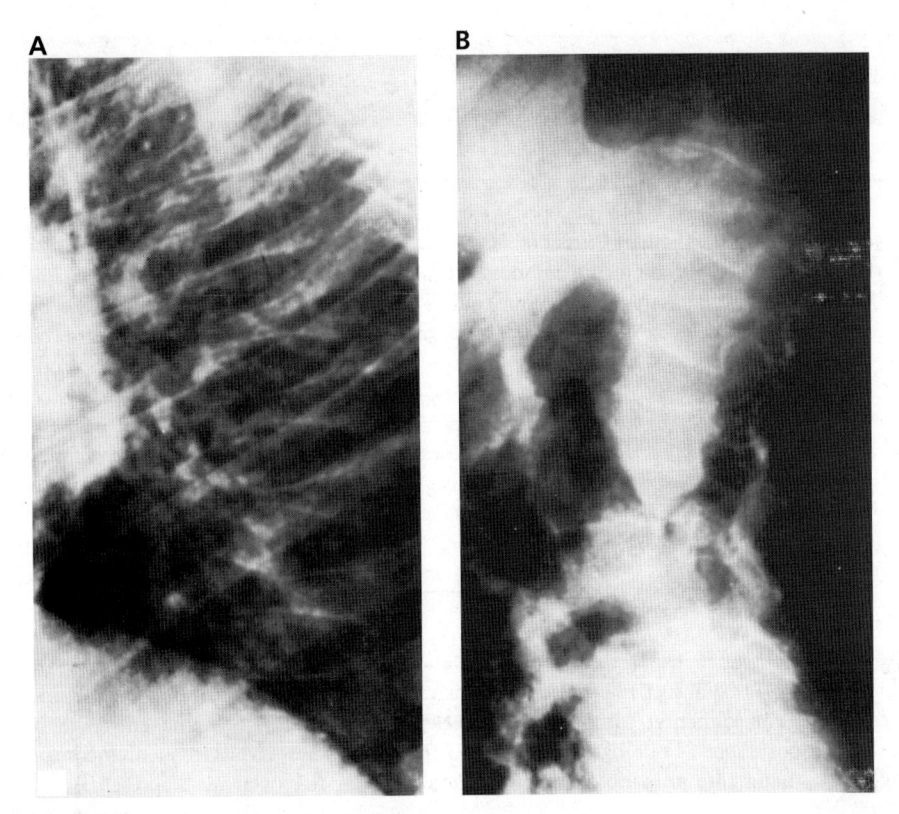

Fig. 6.1-8
Osteoporose juvenil idiopática. Radiografias laterais das regiões (A) torácica e (B) lombar da coluna vertebral mostram notável transparência osteoporótica associada a compressão grave e colapso de múltiplos corpos vertebrais. Observar a dilatação de vários espaços discais.[2]

6.2 ■ Lesão Lítica de um Corpo Vertebral ou dos Elementos Posteriores

Condição	Achados de Imagem	Comentários
Osteoblastoma (Figs. 6.2-1 e 6.2-2)	Lesão transparente (ou opaca) expansiva que cresce rapidamente, irrompendo através do córtex e produzindo um componente de tecido mole nitidamente definido que muitas vezes é circunscrito por uma delgada casca calcificada.	Raro neoplasma ósseo que compromete a coluna vertebral (mais frequentemente os arcos neurais e processos espinhosos) em aproximadamente metade dos pacientes. Mais frequentemente ocorre na segunda década de vida e produz uma dor surda continuada, dor à palpação e edema de tecidos moles. Pode conter alguma calcificação interna.
Hemangioma (Fig. 6.2-3)	Corpo vertebral desmineralizado e ocasionalmente expandido com características múltiplas, estriações lineares grosseiras correndo verticalmente.	Tumor benigno de crescimento lento composto por canais vasculares. Geralmente assintomático e identificado em pacientes de meia-idade. O padrão trabecular vertical grosseiro pode estender-se para os pedículos e lâminas. Extensão aos tecidos moles e intraespinhal do tumor ou hemorragia secundária pode produzir uma massa paraespinhal.
Cisto ósseo aneurismático (Fig. 6.2-4)	Lesão expansiva, trabeculada, transparente que principalmente compromete os elementos posteriores. Pode haver extensão ou comprometimento primário de um corpo vertebral.	Consiste em numerosas comunicações arteriovenosas cheias de sangue, em vez de ser um neoplasma verdadeiro. Mais frequentemente ocorre em crianças e adultos jovens e se apresenta como dor branda de vários meses de duração, edema e restrição de movimento. Pode cruzar um espaço intervertebral e comprometer vértebras adjacentes.
Tumor de células gigantes (Fig. 6.2-5)	Lesão transparente de crescimento lento que frequentemente tem margens mal definidas e pode progredir para colapso vertebral.	A maioria dos tumores de células gigantes da coluna ocorre no sacro, onde o tumor tem um aspecto expansivo.

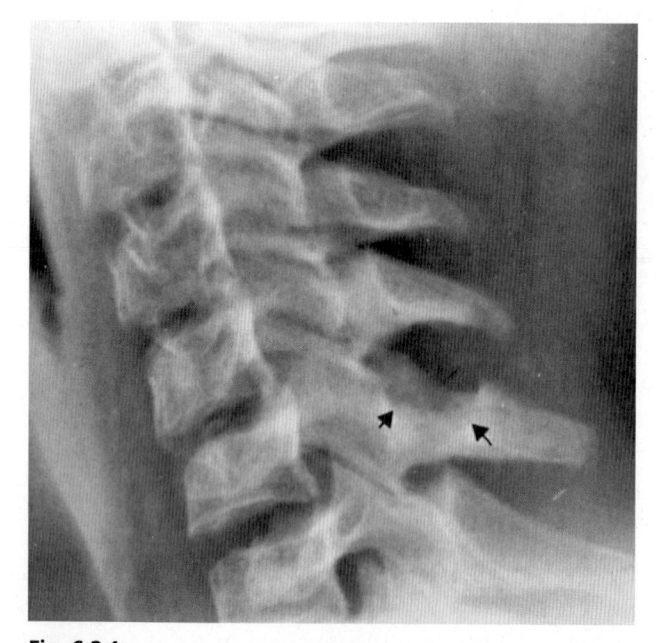

Fig. 6.2-1
Osteoblastoma da coluna cervical. Lesão erosiva nitidamente definida (setas) compromete a margem superior de um processo espinhoso cervical inferior.

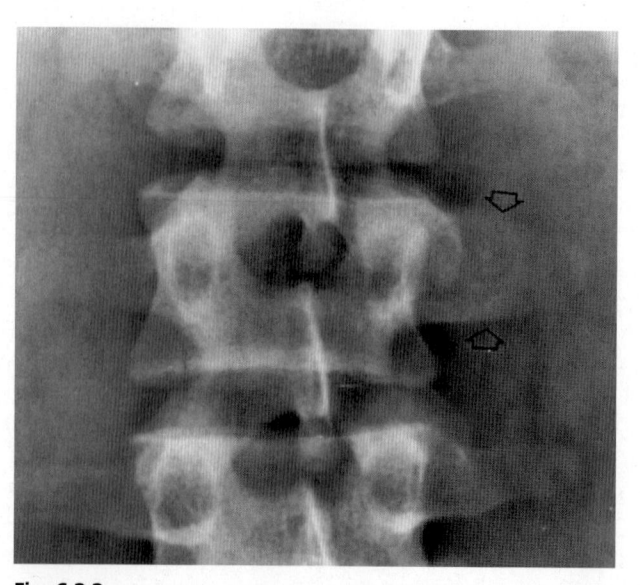

Fig. 6.2-2
Osteoblastoma da coluna lombar. Lesão bem circunscrita, expansiva (setas) compromete o processo transverso esquerdo de uma vértebra lombar média.

Condição	Achados de Imagem	Comentários
Cordoma (ver Figs. 7.7-6 e 7.8-7)	Massa volumosa que causa destruição óssea mal definida ou expansão cortical. Calcificações em flóculos podem desenvolver-se em uma grande massa de tecido mole.	Origina-se de restos da notocorda e compromete principalmente a região sacrococcígea (50%) e o clivo (30%). O resto dos tumores ocorre em outros locais na coluna. Localmente invasivo, mas não metastatiza.
Histiocitose de células de Langerhans (ver Fig. 6.6-7)	Lesões bolhosas, líticas, expansivas dos corpos vertebrais e elementos posteriores podem ocorrer sem colapso importante.	Manifestação mais comum é o colapso característico de um corpo vertebral (vértebra plana). Uma massa paraespinhal pode simular um abscesso de tecido mole relacionado com osteomielite vertebral.

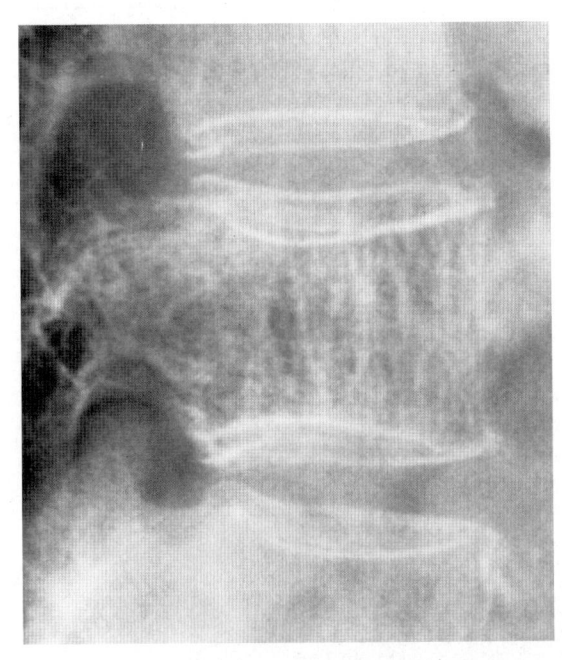

Fig. 6.2-3
Hemangioma de um corpo vertebral. Múltiplas estriações lineares, grosseiras, correm verticalmente no corpo vertebral desmineralizado.

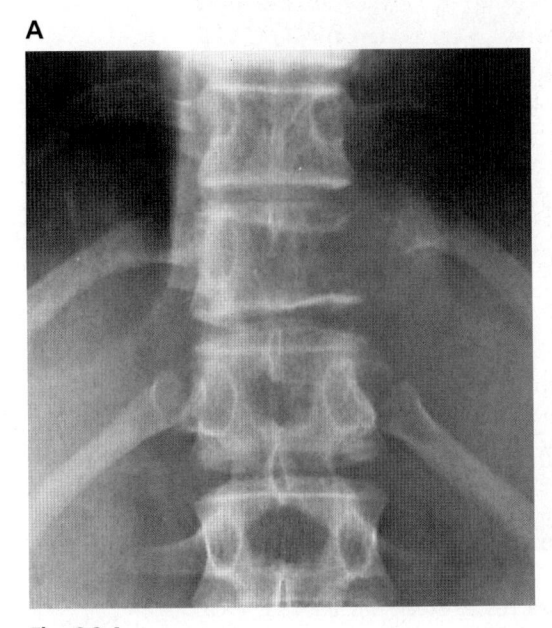

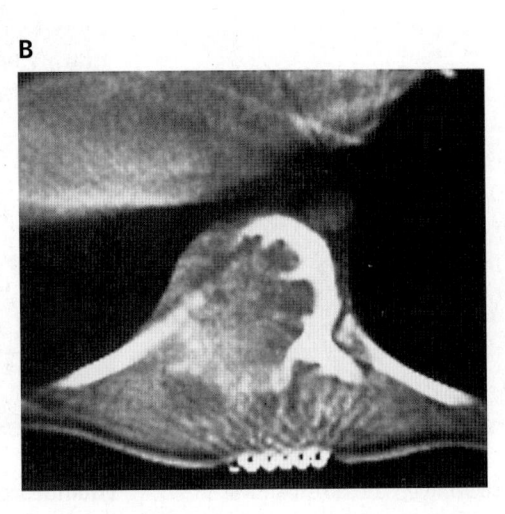

Fig. 6.2-4
Cisto ósseo aneurismático de um corpo vertebral torácico. (A) Destruição do corpo e elementos posteriores. Nenhuma casca periférica de osso pode ser reconhecida. (B) Imagem de TC mostra destruição irregular sugerindo um processo maligno.[3]

Condição	Achados de Imagem	Comentários
Displasia fibrosa	Lesão expansiva com uma aparência de vidro fosco ou puramente lítica.	Manifestação infrequente. Colapso vertebral de uma massa de tecido fibroso expandindo-se posteriormente pode resultar em compressão da medula.
Cisto hidático (equinocócico) (Fig. 6.2-6)	Lesões líticas isoladas ou múltiplas expansivas contendo trabéculas. Podem ser associadas à erosão cortical e uma massa de tecido mole.	Comprometimento ósseo ocorre em aproximadamente 1% dos pacientes e mais comumente afeta os corpos vertebrais, pelve e sacro. Infiltração de cistos-filhos para dentro do osso produz um aspecto multiloculado que se assemelha a um cacho de uvas. Ruptura para dentro do canal vertebral pode produzir anormalidades neurológicas, incluindo paraplegia.
Metástases (Fig. 6.2-7)	Áreas isoladas ou múltiplas de destruição óssea de tamanho variável com margens irregulares e mal definidas.	Metástases vertebrais tipicamente destroem os pedículos (diferentemente do mieloma múltiplo, em que os pedículos infrequentemente são destruídos). Uma vez que quase metade do conteúdo mineral de um osso precise ser perdido antes que seja detectável em radiografias simples, cintigrafia óssea radionuclídica é muito mais sensível para triagem.
Plasmacitoma	Lesão expansiva multicística com trabéculas espessadas. Compromete principalmente o corpo vertebral.	Corpo vertebral comprometido pode colapsar e desaparecer completamente, ou a lesão pode estender-se pelo disco intervertebral invadindo o corpo vertebral adjacente (simulando infecção). Mieloma múltiplo causa densidade óssea diminuída generalizada e alterações destrutivas que comprometem múltiplos corpos vertebrais e muitas vezes resultam em múltiplas fraturas de compressão (ver Fig. 6.6-2).

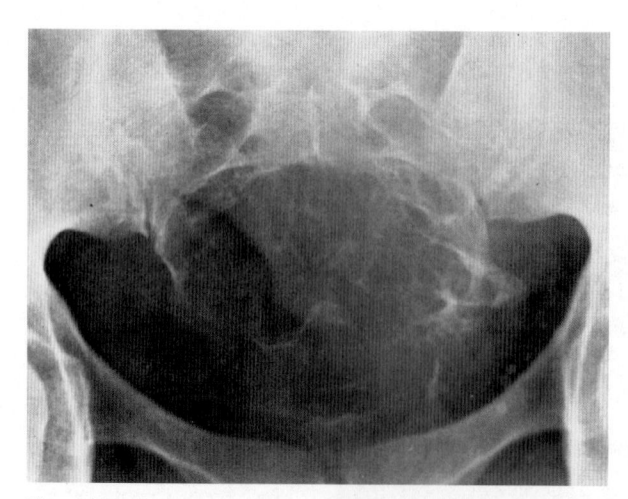

Fig. 6.2-5
Tumor de células gigantes do sacro. Imensa lesão expansiva.

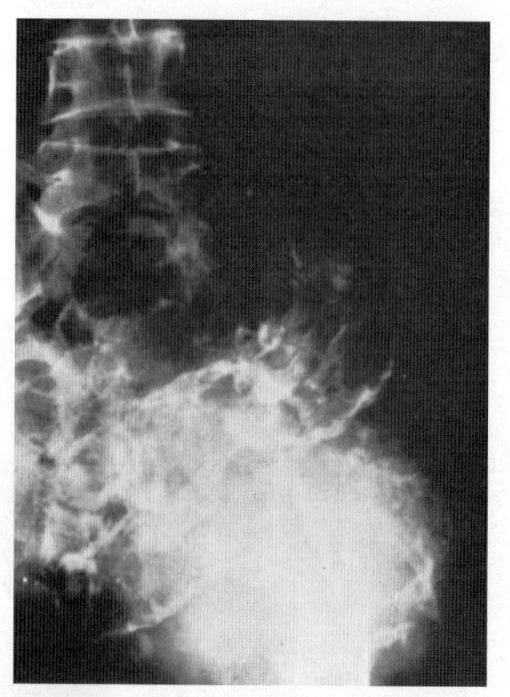

Fig. 6.2-6
Equinococose. Lesões expansivas, bolhosas, líticas da pelve, sacro e fêmur proximal associadas à deformidade, fragmentação óssea e edema de tecidos moles.[2]

Condição	Achados de Imagem	Comentários
Linfoma (Fig. 6.2-8)	Osteólise em focos, com ou sem osteosclerose associada.	Lesões isoladas ou múltiplas que podem ter margens bem ou mal definidas. Fraturas de compressão vertebral podem ocorrer.
Osteomielite (ver Figs. 6.6-3 e 6.6-4)	Sinal mais precoce é erosão sutil da placa óssea subcondral com perda do contorno cortical nítido. Isto pode progredir para destruição total do corpo vertebral associada a um abscesso do tecido mole paravertebral. Diferentemente de processos neoplásicos, osteomielite usualmente afeta o espaço discal intervertebral e muitas vezes compromete vértebras adjacentes.	Osteomielite é causada por um largo espectro de organismos infecciosos que atingem o osso por disseminação hematogênica, extensão a partir de um local contíguo de infecção, ou introdução direta (trauma ou cirurgia). Uma vez que as alterações mais iniciais usualmente não sejam evidentes em radiografias simples até no mínimo dez dias depois do início dos sintomas, cintigrafia óssea radionuclídica constitui a modalidade de imagem mais valiosa para diagnóstico precoce (atividade aumentada de isótopo reflete o processo inflamatório e fluxo sanguíneo aumentado).

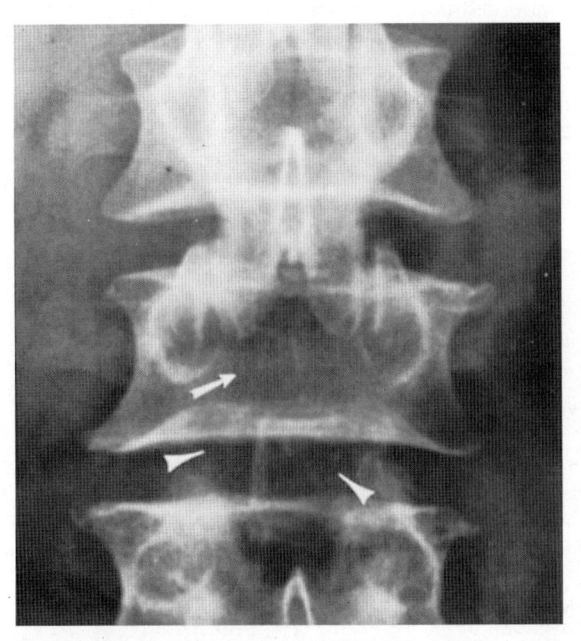

Fig. 6.2-7
Metástase. Destruição óssea (pontas de seta) de uma parte dos pedículos, a lâmina inteira, os processos articulares inferiores, e do processo espinhoso produz a aparência de um corpo vertebral vazio (seta).[2]

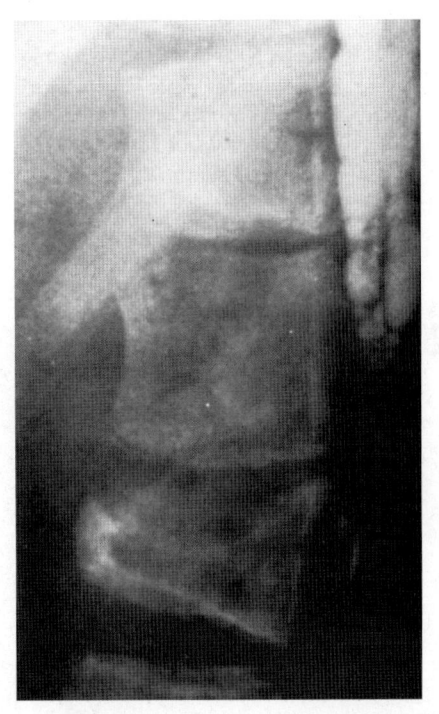

Fig. 6.2-8
Linfoma. Radiografia lateral da junção toracolombar mostra transparência de múltiplos corpos vertebrais com destruição e colapso. Há alguma esclerose focal e evidência de um mielograma prévio.[2]

6.3 ■ Lesões Vertebrais Osteoscleróticas

Condição	Achados de Imagem	Comentários
Ilha de osso (enostose/endosteoma)	Áreas circulares ou triangulares de osso compacto denso no corpo vertebral (ocasionalmente nos elementos posteriores) que são usualmente homogêneas com uma margem bem definida, mas infrequentemente mostram espículas radiadas.	Assintomática, completamente benigna e detectada em aproximadamente 1% dos indivíduos. Pode apresentar um dilema diagnóstico quando vista em um paciente com uma malignidade conhecida e possíveis metástases. Tipicamente mostra ausência de atividade em cintigrafias ósseas radionuclídicas (diferentemente de metástases), embora algumas ilhas ósseas possam demonstrar captação de isótopo.
Metástases osteoblásticas (Fig. 6.3-1)	Áreas isoladas ou múltiplas mal definidas de densidade aumentada que podem progredir para perda completa da arquitetura óssea normal. Variam desde um pequeno foco redondo isolado de densidade esclerótica até uma esclerose difusa, comprometendo a maior parte ou todo um osso (p. ex., osso vertebral de marfim).	Metástases osteoblásticas são mais comumente secundárias a linfoma e carcinomas da mama e próstata. Outros tumores primários incluem carcinomas do trato gastrointestinal, pulmão e bexiga urinária. Metástases osteoblásticas são geralmente consideradas evidência de crescimento lento em um neoplasma que teve tempo para proliferação óssea reativa.
Doença de Paget (Fig. 6.3-2)	Na fase reparadora, há um padrão misto lítico e esclerótico com espessamento cortical e aumento do osso afetado. Na fase esclerótica, pode haver uma densidade aumentada uniforme (p. ex., vértebra de marfim).	A fase puramente esclerótica é menos comum do que as fases destrutiva e reparadora combinadas. Uma vértebra de marfim pode simular metástases osteoblásticas ou doença de Hodgkin, embora na doença de Paget a vértebra também seja expandida.

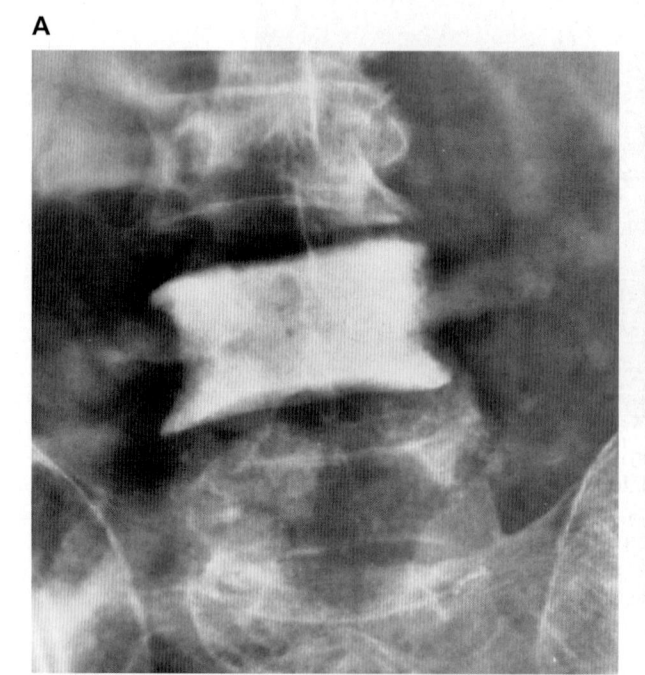

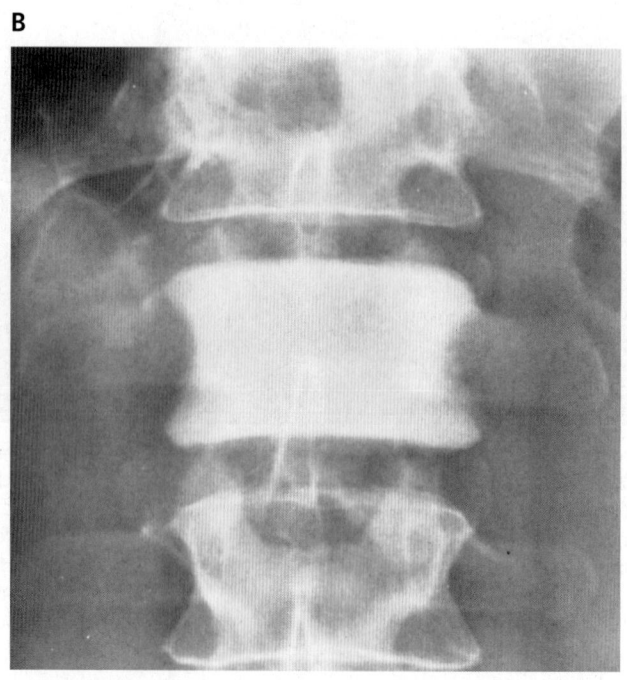

Fig. 6.3-1
Metástases osteoblásticas (vértebras de marfim). (A) Carcinoma da próstata. (B) Linfoma.

Condição	Achados de Imagem	Comentários
Osteomielite (crônica ou curada) (Fig. 6.3-3)	Espessamento e esclerose do osso com uma margem externa irregular rodeando uma área mal definida central de transparência.	Depois de um período variável (10 a 12 semanas), alterações regenerativas aparecem no osso com esclerose ou eburnação. A gravidade da resposta osteosclerótica é variável. Embora esclerose extensa tenha sido descrita como típica de infecção piogênica em vez de tuberculosa, este aspecto também pode ser evidente na tuberculose, particularmente em pacientes negros. Com tratamento precoce e apropriado da infecção piogênica, pode ser produzida uma vértebra radiodensa (de marfim).
Osteoma osteoide (Fig. 6.3-4)	Pequeno ninho transparente redondo ou oval rodeado por uma grande zona esclerótica densa de espessamento cortical. O ninho pode só ser detectável em tomografia.	Tumor ósseo benigno que usualmente se desenvolve em homens jovens. Sintoma clínico clássico é dor local que é pior à noite e é dramaticamente aliviada por aspirina. Na coluna, osteomas osteoides mais comumente se originam nos elementos posteriores e frequentemente são associados à escoliose. Excisão do ninho é essencial para cura. (Não é necessário remover a calcificação reativa).
Osteocondroma (exostose)	Excrescência óssea coberta por cartilagem que se origina da superfície de um osso. Tipicamente, há uma fusão do córtex de um osteocondroma com o do osso normal.	Embora a coluna seja afetada infrequentemente, lesões desenvolvendo-se na coluna vertebral ou costelas podem causar compressão da medula espinal. Osteocondromas vertebrais comprometem principalmente os elementos posteriores, especialmente os processos espinhosos, e tendem a originar-se nas regiões lombar e cervical. Crescimento rápido ou o desenvolvimento de dor localizada sugere degeneração maligna para condrossarcoma.

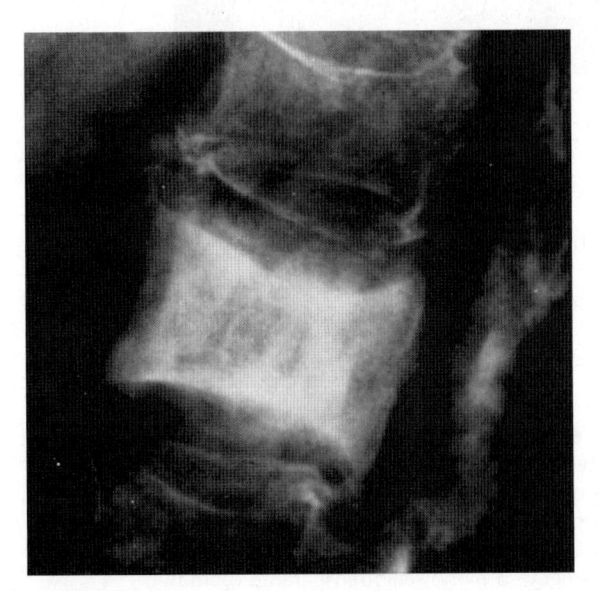

Fig. 6.3-2
Doença de Paget. Corpo vertebral esclerótico com aumento e espessamento cortical associados.[4]

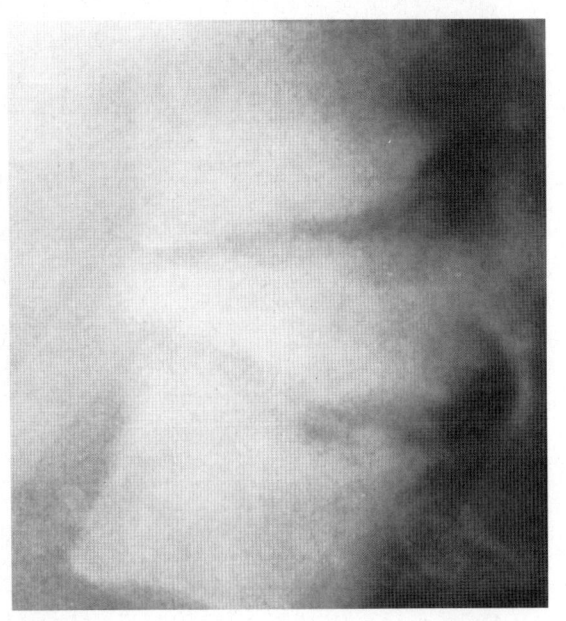

Fig. 6.3-3
Osteomielite crônica. Há destruição e colapso do osso com esclerose reativa e estreitamento de dois espaços discais intervertebrais. Observar as junções discovertebrais mal definidas ou indistintas associadas a esta infecção piogênica.[2]

Condição	Achados de Imagem	Comentários
Mieloma múltiplo	Esclerose óssea generalizada em focos ou uniforme.	Manifestação muito rara. Lesões osteoblásticas esparsas de crescimento lento com infiltrados plasmocíticos densos e achados laboratoriais normais podem ser chamados *granulomas de células plasmáticas*.
Mastocitose (Fig. 6.3-5)	Focos escleróticos esparsos (simulando metástases) ou vértebra de marfim uniforme.	Causada por depósitos difusos de mastócitos na medula óssea. Liberação episódica de histamina dos mastócitos causa sintomas típicos de prurido, rubor, taquicardia, asma e cefaleias, bem como uma incidência aumentada de úlceras pépticas. Frequentemente há hepatoesplenomegalia, linfadenopatia e pancitopenia.

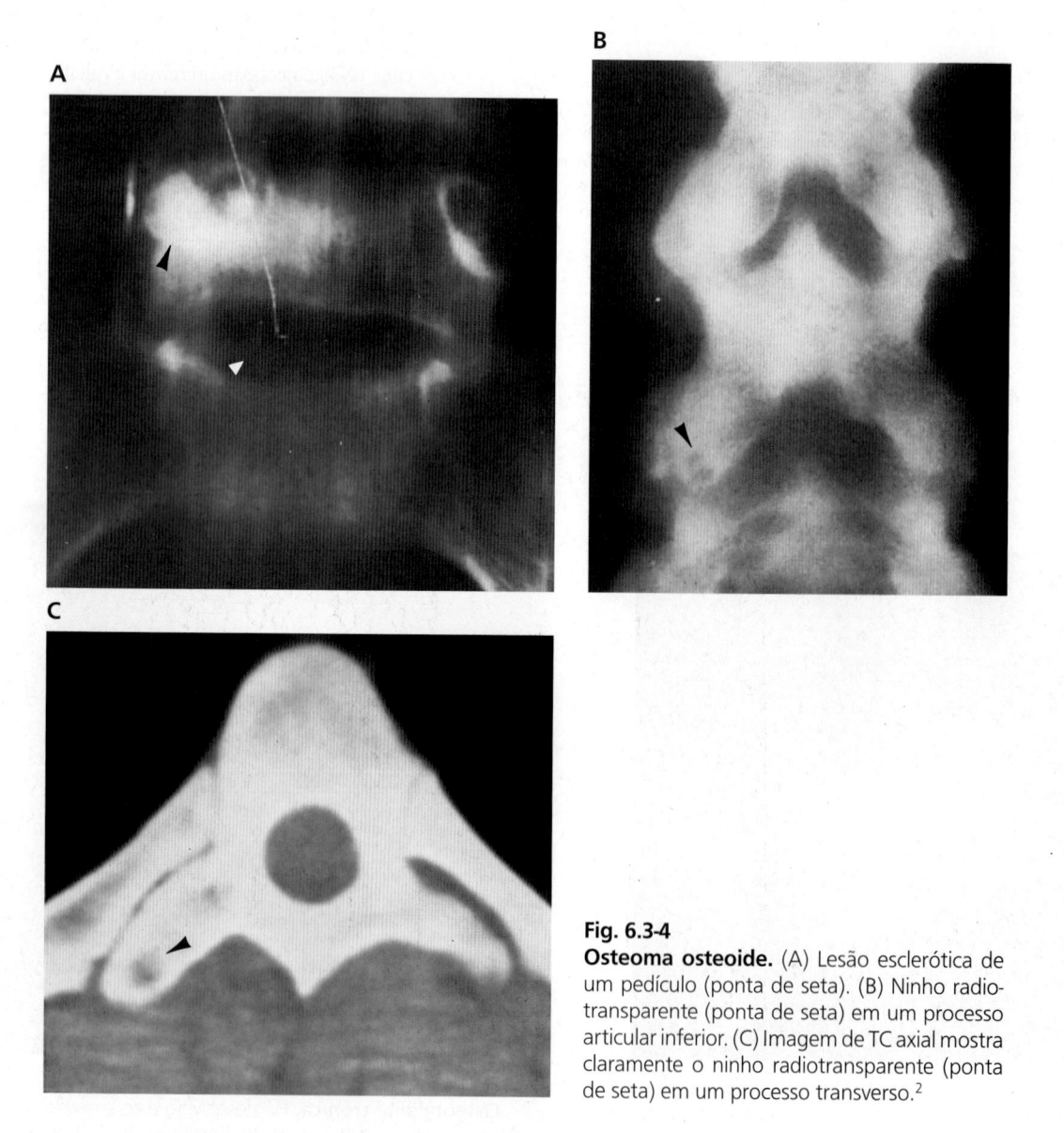

Fig. 6.3-4
Osteoma osteoide. (A) Lesão esclerótica de um pedículo (ponta de seta). (B) Ninho radiotransparente (ponta de seta) em um processo articular inferior. (C) Imagem de TC axial mostra claramente o ninho radiotransparente (ponta de seta) em um processo transverso.[2]

Condição	Achados de Imagem	Comentários
Osteopoiquilose (Fig. 6.3-6)	Múltiplos focos escleróticos (2 mm a 2 cm) produzindo uma aparência floculada típica.	Rara condição hereditária assintomática que infrequentemente compromete a coluna vertebral, mas tende a afetar os pequenos ossos das mãos e pés, a pelve e as epífises e metáfises dos ossos longos.
Melorreostose (Fig. 6.3-7)	Espessamento esclerótico irregular do córtex, usualmente limitado a um lado de um único osso ou a múltiplos ossos de uma extremidade.	Afecção rara. Comprometimento axial pode ser acompanhado por lesões fibrolipomatosas no canal vertebral. Nas extremidades, a esclerose tipicamente começa na extremidade proximal do osso e se estende distalmente, assemelhando-se à cera fluindo por uma vela acesa abaixo.
Epífises pontilhadas congênitas (condrodisplasia *punctata*) (Fig. 6.3-8)	Múltiplas calcificações pontilhadas ocorrendo nas epífises antes da época normal para aparecimento de centros de ossificação.	Condição rara que mais comumente afeta os quadris, joelhos, ombros e punhos. Ossos afetados podem ser encurtados, ou o processo pode regredir e não deixar nenhuma deformidade. Anormalidades das faces intervertebrais podem fazer os corpos vertebrais terem uma forma irregular e levar ao desenvolvimento de cifoescoliose.

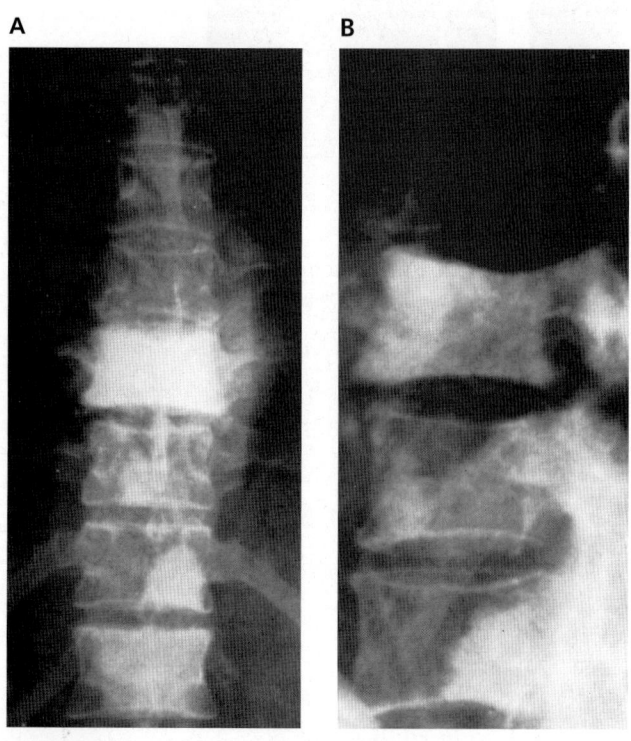

Fig. 6.3-5
Mastocitose. Radiografias (A) frontal e (B) lateral da região torácica da coluna mostram lesões osteoscleróticas focais associadas a edema paravertebral.[2]

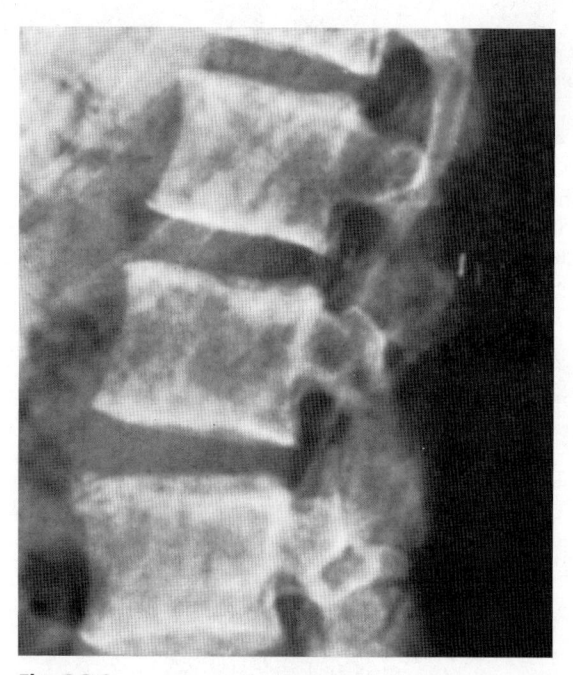

Fig. 6.3-6
Osteopoiquilose. Múltiplos focos escleróticos nas margens dos corpos vertebrais e elementos posteriores.[2]

Condição	Achados de Imagem	Comentários
Esclerose tuberosa (Fig. 6.3-9)	Focos escleróticos densos que podem ser individualizados e redondos, ovoides ou em forma de chama. Na coluna, os pedículos e porções posteriores dos corpos vertebrais são mais frequentemente comprometidos.	Rara afecção herdada que se apresenta com a tríade clínica de crises convulsivas, deficiência mental e adenoma sebáceo. Associada a hamartomas renais e intracranianos e calcificações intracerebrais características.

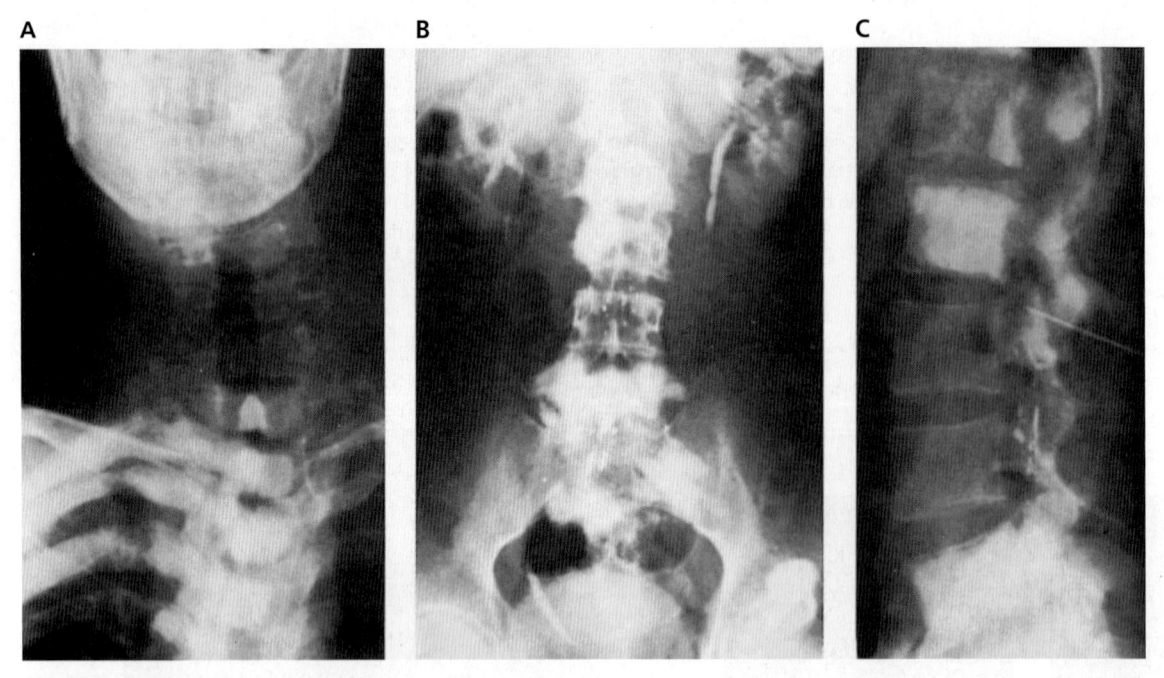

Fig. 6.3-7
Melorreostose. (A, B e C) Três radiografias do esqueleto axial mostram hiperostose e enostoses comprometendo as costelas direitas superiores, as vértebras torácicas e lombares, o sacro e o ilíaco. Tetraparesia desenvolveu-se neste homem de 21 anos de idade em virtude de um lipoma intramedular difuso na medula vertebral.[2]

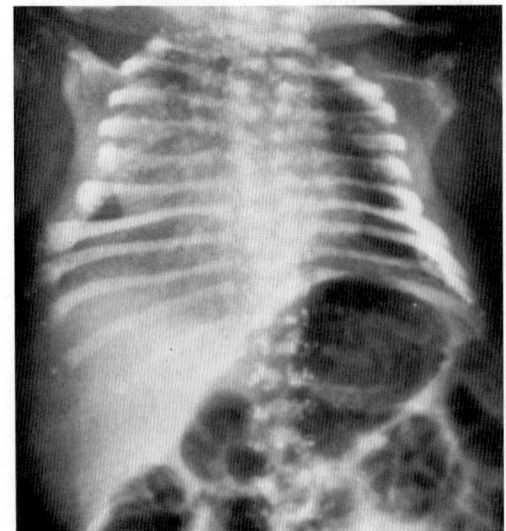

Fig. 6.3-8
Epífises pontilhadas congênitas. Múltiplas pequenas calcificações pontilhadas de vários tamanhos comprometem quase todas as epífises nesta vista do tórax e abdome superior.

Condição	Achados de Imagem	Comentários
Formação de calo	Aumento localizado na densidade óssea em torno de uma fratura consolidada ou em consolidação.	História de trauma é útil para fazer este diagnóstico.

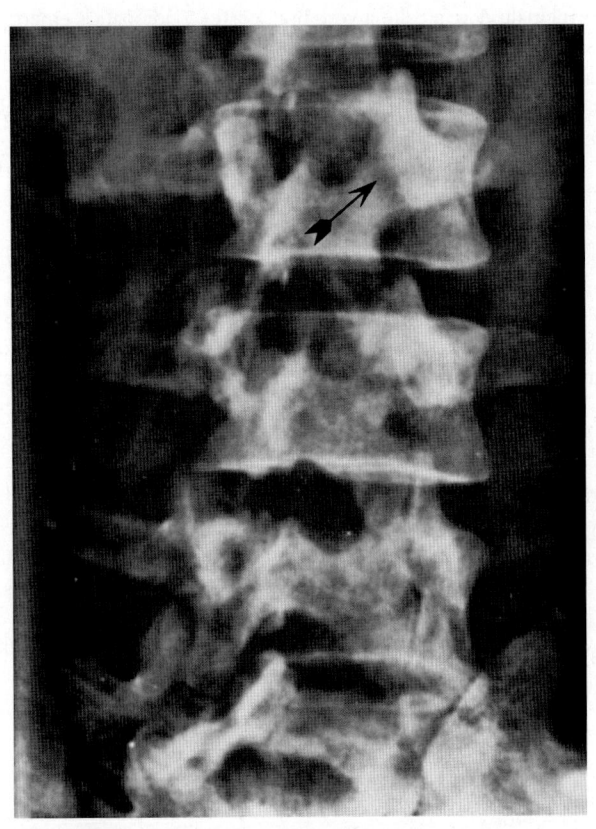

Fig. 6.3-9
Esclerose tuberosa. Vista oblíqua esquerda mostra um pedículo esquerdo e faceta articular superior homogeneamente densos (seta). Este foi um achado incidental em urografia excretora.[2]

6.4 ■ Osteosclerose Vertebral Generalizada

Condição	Achados de Imagem	Comentários
Mielofibrose (mielosclerose, metaplasia mieloide) (Fig. 6.4-1)	Aproximadamente metade dos pacientes tem um aumento difuso, largamente disseminado, na densidade óssea (aspecto de vidro fosco) que afeta principalmente a coluna vertebral, costelas e pelve. Radiodensidade aumentada ou condensação de osso nas margens inferior e superior do corpo vertebral pode produzir uma aparência de "sanduíche".	Distúrbio hematológico em que a substituição gradual da medula por fibrose produz um grau variável de anemia e um quadro hematológico leucemoide. Mais comumente idiopática, embora uma grande porcentagem dos pacientes tenha policitemia vera antecedente. Hematopoese extramedular causa esplenomegalia maciça, muitas vezes hepatomegalia e algumas vezes massas semelhantes a tumores no mediastino posterior. Obliteração uniforme das finas margens trabeculares das costelas resulta em esclerose que simula barras de prisão cruzando o tórax.
Metástases osteoblásticas (Fig. 6.4-2)	Osteosclerose difusa generalizada.	Principalmente linfoma e carcinomas da próstata e mama.
Doença de Paget (Fig. 6.4-3)	Osteosclerose difusa pode desenvolver-se em fases avançadas de doença poliostótica.	Embora o aspecto radiográfico possa simular o de metástases osteoblásticas, espessamento cortical e trabeculação grosseira característicos devem sugerir doença de Paget.
Anemia falciforme	Esclerose difusa com padrão trabecular grosseiro pode ser uma manifestação tardia refletindo infarto medular.	Inicialmente, osteoporose generalizada causada por hiperplasia da medula. Achados comuns incluem "vértebras de peixe" típicas, uma alta incidência de osteomielite aguda nas extremidades (muitas vezes causada por infecção por *Salmonella*), esplenomegalia e hematopoese extramedular.

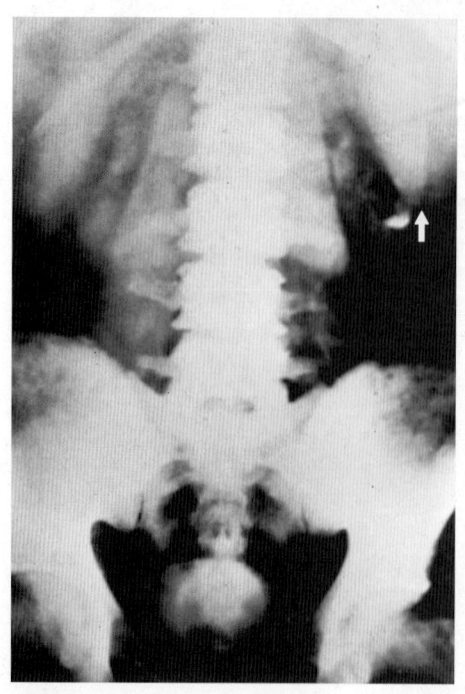

Fig. 6.4-1
Mielofibrose. Esclerose uniforme da coluna e pelve vistas em um filme de um urograma excretor. A função renal obviamente é diminuída, e o baço está aumentado (seta).[2]

6.4 ■ OSTEOSCLEROSE VERTEBRAL GENERALIZADA

Condição	Achados de Imagem	Comentários
Osteopetrose (doença de Albers-Schönberg, ossos marmóreos) (Fig. 6.4-4)	Aumento simétrico, generalizado, na densidade óssea, comprometendo o esqueleto inteiro. Padrões típicos na coluna são o aspecto de "um osso dentro de um osso (um osso em miniatura inserido em cada corpo vertebral) e vértebras "em sanduíche" (densidade aumentada nas faces intervertebrais). Nas extremidades, falta de modelagem causa alargamento das extremidades metafisárias de ossos tubulares.	Rara displasia óssea hereditária em que a insuficiência do mecanismo reabsortivo da cartilagem calcificada interfere com a sua substituição normal por osso maduro. Varia em gravidade e idade de apresentação clínica desde uma condição fulminante, frequentemente fatal ao nascimento até uma forma essencialmente assintomática que constitui um achado radiográfico incidental. Embora radiograficamente densos, os ossos comprometidos são frágeis, e fraturas são comuns mesmo com trauma banal. Hematopoese extramedular extensa (hepatosplenomegalia e linfadenopatia).

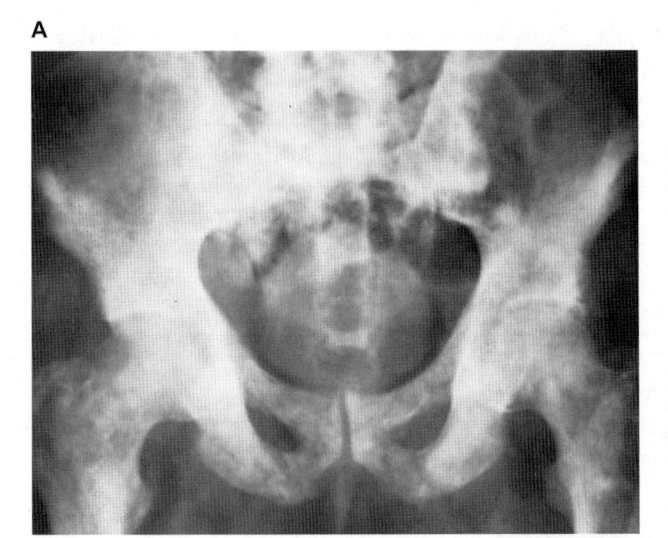

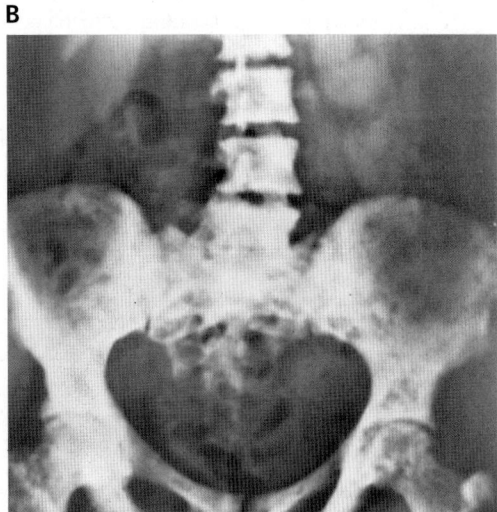

Fig. 6.4-2
Metástases osteoblásticas. (A) Carcinoma de próstata. (B) Carcinoma de mama.

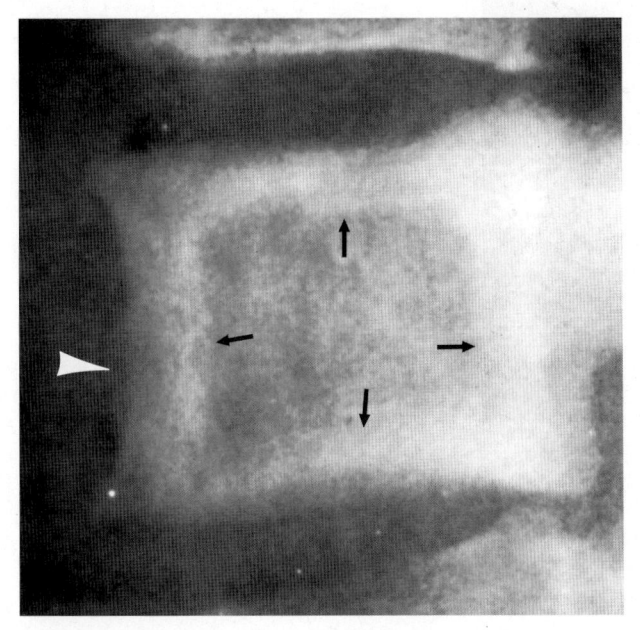

Fig. 6.4-3
Doença de Paget. Corpo vertebral em moldura de quadro com condensação de osso ao longo das suas margens periféricas (setas). Há retificação da superfície anterior do osso (ponta de seta) e comprometimento dos pedículos.[2]

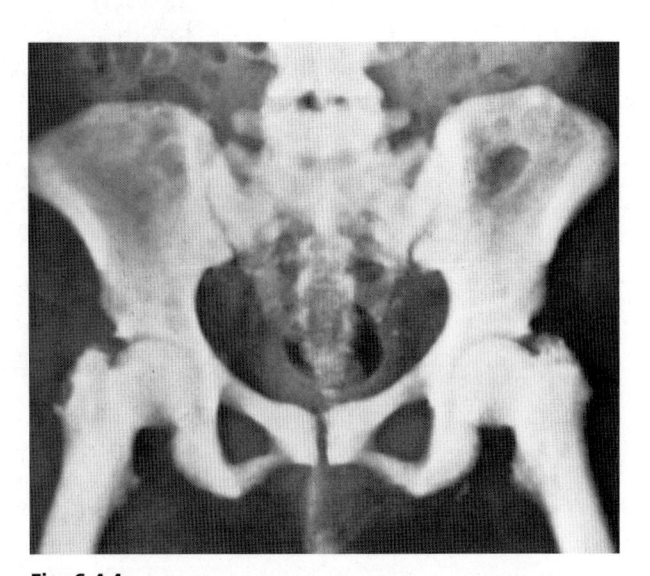

Fig. 6.4-4
Osteopetrose. Esclerose generalizada da coluna inferior, pelve e quadris em uma mulher de 74 anos com a forma tardia desta condição.

Condição	Achados de Imagem	Comentários
Picnodisostose	Ossos escleróticos, densos, difusos. Caracteristicamente há hipoplasia mandibular com perda do ângulo mandibular normal e desproporção craniofacial.	Rara displasia óssea hereditária. Pacientes têm baixa estatura, mas hepatosplenomegalia é infrequente. Numerosos ossos wormianos podem simular disostose cleidocraniana. Diferentemente da osteopetrose, nos ossos longos as cavidades medulares são preservadas, e não há alargamento metafisário.
Fluorose (Fig. 6.4-5)	Esclerose esquelética densa mais proeminente nas vértebras e na pelve. Obliteração de trabéculas individuais pode fazer os ossos afetados parecerem branco-giz. Há frequentemente calcificação de membranas interósseas e ligamentos (paravertebrais, iliolombares, sacrotuberais e sacroespinhais). Osteofitose vertebral pode levar à ocupação de espaço do canal vertebral e dos forames neurais.	Envenenamento por flúor pode resultar da ingestão de água com uma alta concentração de fluoretos, exposição industrial (mineração, fundição), ou ingestão terapêutica excessiva de fluoreto (tratamento de mieloma ou doença de Paget). Rugosidade perióstica, hiperostose e excrescências ósseas frequentemente se desenvolvem em locais de inserções musculares e ligamentares nas cristas ilíacas, tuberosidades isquiáticas e ossos longos.
Mastocitose (ver Fig. 6.3-5)	Esclerose difusa; vértebra de marfim isolada; ou focos escleróticos dispersos, bem definidos, simulando metástases.	Causada por depósitos difusos de mastócitos na medula óssea. Liberação episódica de histamina dos mastócitos causa sintomas típicos de prurido, rubor, taquicardia, asma e cefaleias, bem como uma incidência aumentada de úlceras pépticas. Há frequentemente hepatosplenomegalia, linfadenopatia e pancitopenia.

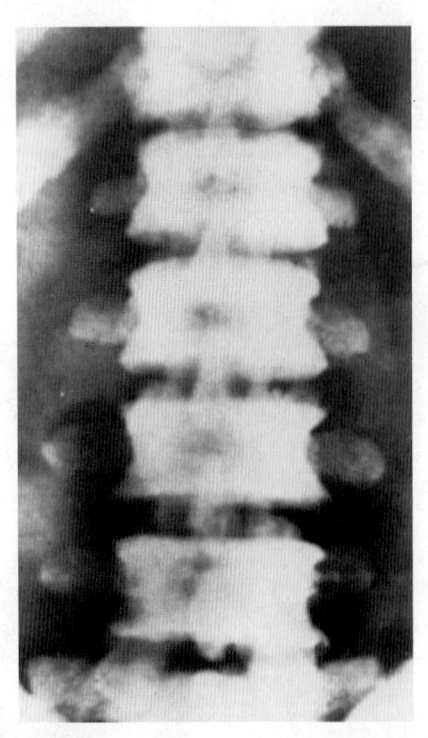

Fig. 6.4-5
Fluorose. Esclerose vertebral difusa com obliteração de trabéculas individuais.[5]

Condição	Achados de Imagem	Comentários
Osteodistrofia renal (Fig. 6.4-6)	Bandas espessas de densidade aumentada adjacentes às margens superior e inferior dos corpos vertebrais produzindo a característica coluna "em camisa de rúgbi".	Outros achados incluem desmineralização generalizada de corpos vertebrais, produzindo corpos vertebrais com defeito de contorno semelhantes a arco das faces intervertebrais (simulando osteoporose) e hérnia de material discal para dentro dos corpos vertebrais por causa do enfraquecimento da junção discovertebral relacionada com a reabsorção subcondral.
Mieloma múltiplo	Esclerose uniforme do osso.	Manifestação muito rara.

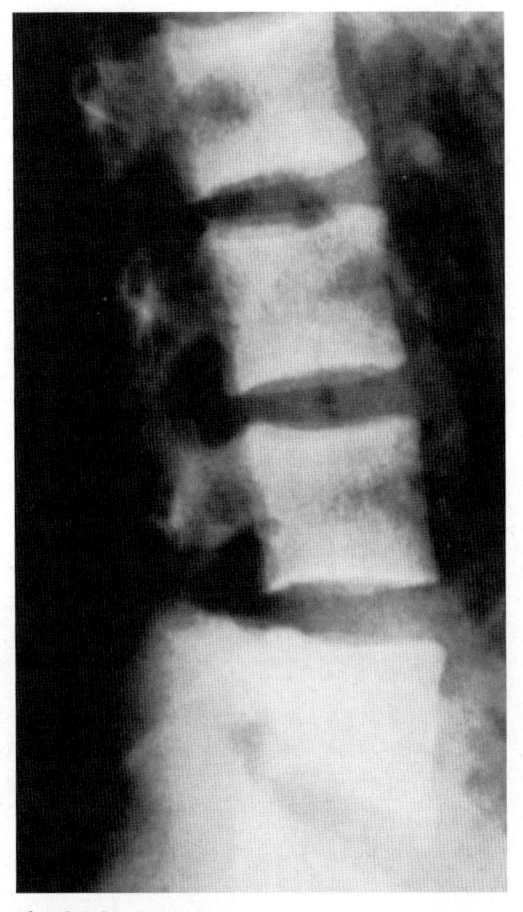

Fig. 6.4-6
Osteodistrofia renal. Áreas de esclerose aumentadas subjacentes às placas cartilaginosas produzem a característica coluna "em camisa de rúgbi" neste paciente com insuficiência renal crônica.[2]

6.5 ■ Aumento em Tamanho de Uma ou Mais Vértebras

Condição	Comentários
Acromegalia (Fig. 6.5-1)	Crescimento ósseo aposicional resulta em um aumento generalizado no tamanho dos corpos vertebrais. Hipertrofia da cartilagem alarga os espaços discais intervertebrais, enquanto hipertrofia de tecido mole pode levar a uma concavidade aumentada (escavação) dos aspectos posteriores dos corpos vertebrais.
Doença de Paget (Fig. 6.5-2)	Aumento generalizado dos corpos vertebrais afetados. Trabeculação aumentada, que é mais proeminente na periferia do osso, produz uma margem de córtex espessado e uma aparência de moldura de quadro. Esclerose densa de um ou mais corpos vertebrais (vértebras de mármore) pode apresentar um padrão que simula metástases osteoblásticas ou doença de Hodgkin, embora na doença de Paget as vértebras também sejam aumentadas.
Congênito (Fig. 6.5-3)	Fusão total ou parcial de dois ou mais corpos vertebrais (vértebras em bloco) é uma ocorrência frequente. O osso subjacente é normal sob todos os demais aspectos. Fusão congênita pode usualmente ser diferenciada daquela que resulta de doença, porque a altura total dos corpos fundidos combinados é igual à altura normal de duas vértebras menos o espaço do disco intervertebral.

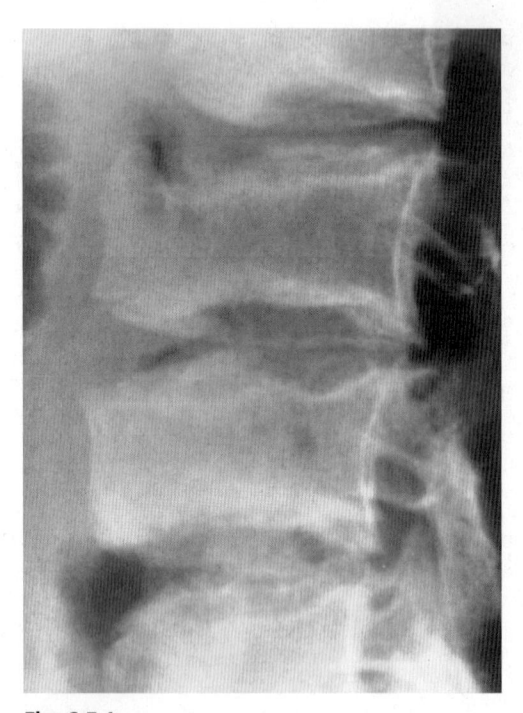

Fig. 6.5-1
Acromegalia. Aumento de todos os corpos vertebrais, especialmente na direção anteroposterior. Observar a branda escavação posterior.

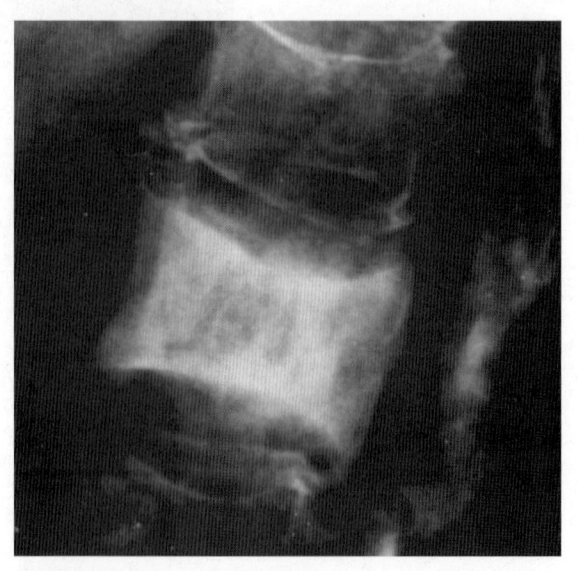

Fig. 6.5-2
Doença de Paget. Aumento e espessamento cortical de um corpo vertebral, produzindo uma vértebra de mármore.[4]

Condição	Comentários
Déficit neuromuscular	Altura aumentada dos corpos vertebrais relacionada com a ausência de esforço vertical normal pode desenvolver-se em pacientes que não podem suportar peso (p. ex., paralisia, síndrome de Down, síndrome de rubéola).
Tumor ósseo benigno	Expansão de um corpo vertebral pode resultar de hemangioma, cisto ósseo aneurismático, osteoblastoma ou tumor de células gigantes.
Displasia fibrosa	Proliferação de tecido fibroso na cavidade medular pode infrequentemente comprometer a coluna e causar expansão de um ou mais corpos vertebrais. Complicações incluem colapso vertebral e compressão da medula espinal.

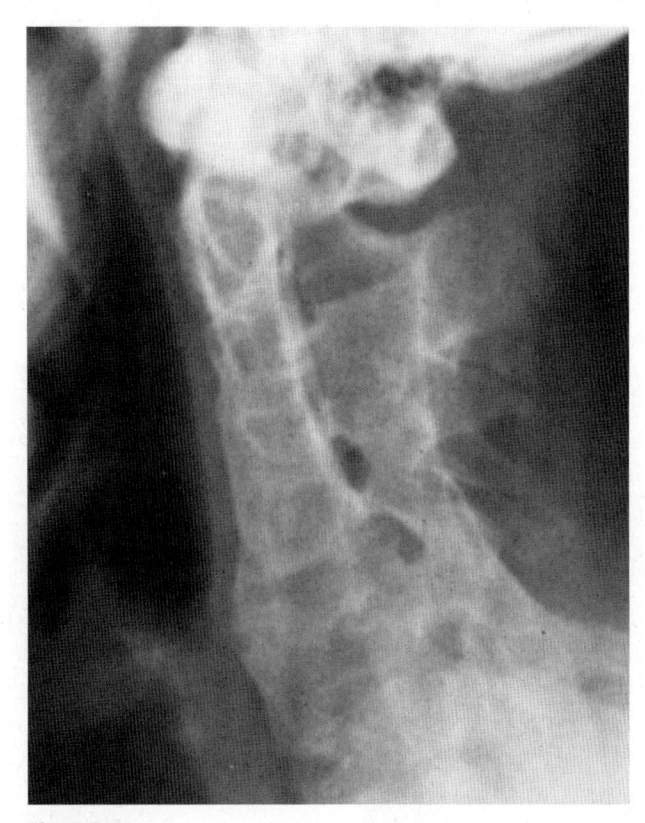

Fig. 6.5-3
Bloco vertebral. Fusão essencialmente completa da coluna cervical em massa sólida em um paciente com deformidade de Klippel-Feil.

6.6 ■ Perda de Altura de Um ou Mais Corpos Vertebrais

Condição	Achados de Imagem	Comentários
Osteoporose (Fig. 6.6-1)	Endentações lisas, em forma de arco, das faces intervertebrais que são mais marcadas centralmente na região do núcleo pulposo. Compromete principalmente as colunas lombar e torácica inferior (onde esforço de sustentação de peso é dirigido para os eixos dos corpos vertebrais).	Independentemente da causa (mais comumente osteoporose senil ou pós-menopausa, terapia esteroide), à medida que a densidade óssea do corpo vertebral diminui, o córtex aparece como uma linha fina que é relativamente densa e proeminente, produzindo um padrão de moldura de quadro. Em adição à aparência típica de "vértebras de peixe", os corpos vertebrais osteoporóticos podem demonstrar cunha anterior e fraturas de compressão. Os contornos côncavos característicos das superfícies discais superior e inferior resultam da expansão do núcleo pulposo dentro dos corpos vertebrais enfraquecidos.
Hiperparatireoidismo	Desmineralização generalizada dos corpos vertebrais produz defeitos semelhantes a arcos das superfícies vertebrais superior e inferior, simulando osteoporose.	Reabsorção subcondral nas junções discovertebrais produz áreas de enfraquecimento estrutural que permitem herniação de material discal para dentro do corpo vertebral (nódulos cartilaginosos ou de Schmorl). Em pacientes com hiperparatireoidismo secundário à insuficiência renal, bandas espessas de densidade aumentada adjacentes às margens superior e inferior dos corpos vertebrais produzem a característica coluna "em camisa de rúgbi".

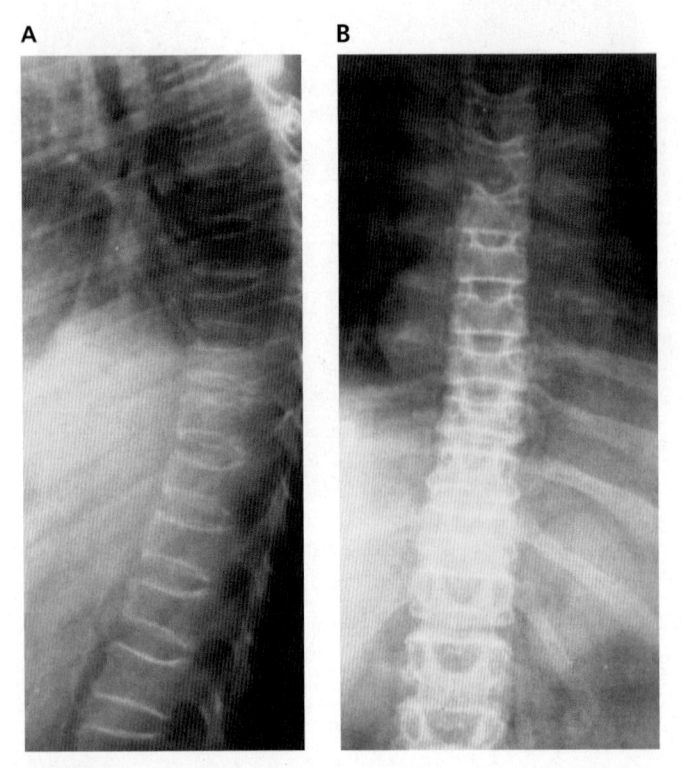

Fig. 6.6-1
Osteoporose grave. Vistas (A) lateral e (B) frontal da coluna toracolombar mostram notável desmineralização e compressão de múltiplos corpos vertebrais em uma menina de 14½ anos de idade tratada com esteroides por cinco anos para glomerulonefrite crônica. A idade de estatura da menina era de apenas nove anos neste momento.[6]

Condição	Achados de Imagem	Comentários
Osteomalacia	Defeitos semelhantes a arcos das superfícies superior e inferior de múltiplos corpos vertebrais, simulando osteoporose.	Mineralização insuficiente dos corpos vertebrais. Na osteomalacia secundária a distúrbios tubulares renais, a hiperostose pode ser mais proeminente do que desossificação. Isto resulta em um notável espessamento dos córtices e trabeculação aumentada do osso esponjoso. Não obstante, a arquitetura óssea é anormal e é propensa à fratura com relativamente mínimo trauma.
Mieloma múltiplo (Fig. 6.6-2)	Desossificação esquelética generalizada simulando osteoporose ou alterações destrutivas simulando metástases. Perda grave de substância óssea na coluna frequentemente resulta em múltiplas fraturas de compressão vertebral.	Densidade óssea diminuída e alterações destrutivas são usualmente limitadas aos corpos vertebrais, poupando os pedículos (desprovidos de medula vermelha) que frequentemente são destruídos por doença metastática. Uma vez que mieloma múltiplo causa pouca ou nenhuma estimulação da formação de novo osso, cintigrafias ósseas radionuclídicas podem ser normais mesmo com extensa infiltração esquelética.
Metástases	Processo destrutivo comprometendo não apenas os corpos vertebrais, mas também os pedículos e arcos neurais. Colapso patológico de corpos vertebrais frequentemente ocorre na doença avançada.	Destruição de um ou mais pedículos pode ser o sinal mais precoce de doença metastática e ajuda a diferenciar este processo de mieloma múltiplo (pedículos são comprometidos muito menos frequentemente). Uma vez que a cartilagem seja resistente à invasão por metástases, a preservação do espaço do disco intervertebral pode ajudar a distinguir metástases de um processo inflamatório.
Osteomielite Piogênica	Vários padrões radiográficos, incluindo estreitamento do espaço discal, perda das placas subcondrais adjacentes normalmente nítidas, áreas de desmineralização cortical, destruição e mesmo colapso de corpos vertebrais e neoformação óssea esclerótica.	Comprometimento rápido dos discos intervertebrais (perda de espaços discais e destruição de faces intervertebrais adjacentes), em contraste com comprometimento de corpos vertebrais e preservação de espaços discais na doença metastática.

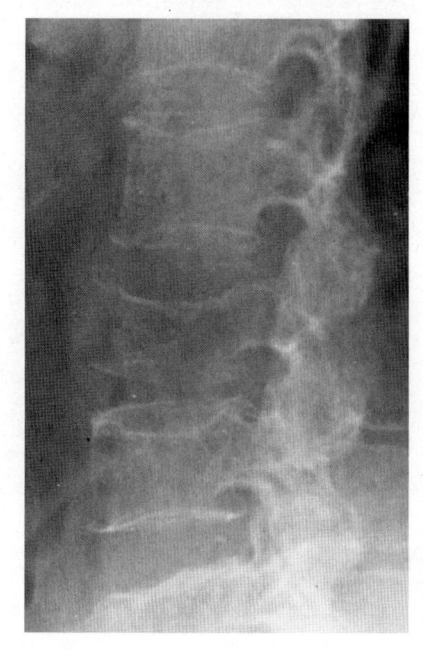

Fig. 6.6-2
Mieloma múltiplo. A infiltração mielomatosa difusa causa desmineralização generalizada dos corpos vertebrais e uma fratura de compressão de L2.

Condição	Achados de Imagem	Comentários
Tuberculosa (Fig. 6.6-3)	Destruição óssea irregular, pouco marginada em um corpo vertebral, com estreitamento do disco intervertebral adjacente e extensão da infecção e destruição óssea através do disco, comprometendo o corpo vertebral contíguo.	Mais comumente compromete a parte anterior dos corpos vertebrais nas regiões torácica e lombar. Frequentemente associada a um abscesso paravertebral, uma acumulação de material purulento que produz uma massa de tecido mole em torno da vértebra. Diferentemente da infecção piogênica, osteomielite tuberculosa raramente é associada à reação periosteal ou esclerose óssea. No paciente não tratado, colapso vertebral progressivo e deformação em cunha anterior levam ao desenvolvimento de uma angulação cifótica aguda característica e deformidade em giba. Lesões curadas podem demonstrar depósitos calcificados em um abscesso paravertebral e moderada recalcificação e esclerose dos ossos afetados.
Brucelose (Fig. 6.6-4)	No menos comum tipo central de lesão vertebral, destruição lítica do corpo vertebral leva ao colapso vertebral com vários graus de formação de cunha e frequentemente o desenvolvimento de um abscesso paraespinal (padrão global simula estreitamente o de infecção tuberculosa).	Primariamente uma doença de animais (bovinos, suínos, cabras, carneiros) que é transmitida aos humanos pela ingestão de laticínios ou carne infectados ou através do contato direto com animais, suas carcaças ou seus excretos. Na forma periférica mais comum, a perda de definição cortical ou erosões francas das margens anterior e superior dos corpos vertebrais e estreitamento do espaço discal é seguida por esclerose reativa e formação de esporões hipertróficos.
Infecções fúngicas	Geralmente produzem comprometimento espinal que simula tuberculose.	Manifestação infrequente de actinomicose, blastomicose, coccidioidomicose, criptococose ou aspergilose. O diagnóstico depende da biópsia e cultura do organismo.

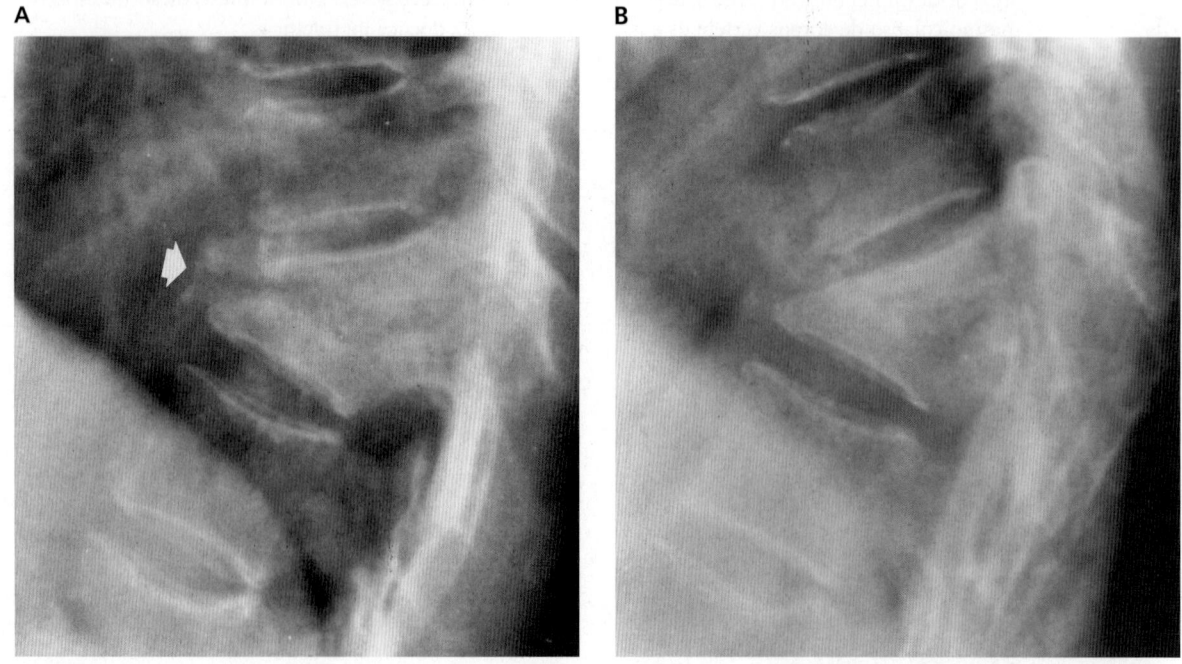

Fig. 6.6-3
Osteomielite tuberculosa da coluna torácica. (A) Filme inicial demonstra colapso vertebral e cunha anterior de vértebras mediotorácicas adjacentes (seta). O espaço discal intervertebral residual dificilmente pode ser visto. (B) Vários meses mais tarde, há virtual fusão dos corpos vertebrais colapsados, produzindo uma angulação cifótica aguda característica (deformidade em giba).

Condição	Achados de Imagem	Comentários
Fraturas (Fig. 6.6-5)	Principalmente deformação em cunha da face intervertebral superior de um corpo vertebral. Forças compressivas graves podem impelir o núcleo pulposo para dentro do corpo vertebral, resultando em uma fratura explosiva com o fragmento posterossuperior muitas vezes impelido para o canal vertebral. Em pacientes que saltaram de grande altura, fraturas de compressão da junção toracolombar frequentemente são associadas a uma fratura do calcâneo.	Comprometem principalmente a região T11 a L4. Em pacientes mais velhos, pode ser difícil de distinguir uma fratura espinhal aguda da compressão vertebral que é frequentemente associada à osteoporose. Em trauma agudo, há frequentemente evidência de ruptura cortical, uma massa de tecido mole paraespinhal, ou um aumento mal definido na densidade embaixo da face intervertebral de uma vértebra comprometida, indicando impactação óssea. Na osteoporose, compressão vertebral muitas vezes é associada a esporões osteofíticos originados das margens em aposição dos corpos vertebrais comprometidos e adjacentes. Uma fratura espinhal aguda pode ser difícil de distinguir de uma fratura patológica causada por metástases ou mieloma múltiplo. (A presença de destruição óssea, especialmente comprometendo o córtex, indica uma fratura patológica.)
Doença de Scheuermann (epifisite vertebral) (Fig. 6.6-6)	Irregularidade e perda do contorno nítido das epífises semelhantes a anéis ao longo das margens superior e inferior dos corpos vertebrais, que são seguidas por fragmentação e esclerose, fazendo a margem do corpo vertebral adjacente tornar-se irregular. As vértebras afetadas tendem a tomar forma de cunha (diminuem em altura anteriormente).	Ocorre em ambos os sexos entre as idades de 12 e 17. Embora a causa desta condição familial não seja clara, possíveis fatores contributivos incluem perturbações circulatórias, degeneração discal incipiente e ossificação defeituosa. Formato em cunha de corpos vertebrais produz uma cifose dorsal, que persiste mesmo depois que a doença se curou.
Histiocitose de células de Langerhans (Fig. 6.6-7)	Destruição em focos em um corpo vertebral que prossegue para colapso. A vértebra toma a forma de um disco chato (vértebra plana).	Mais comumente ocorre em crianças com menos de dez anos. Os espaços discais intervertebrais são preservados.

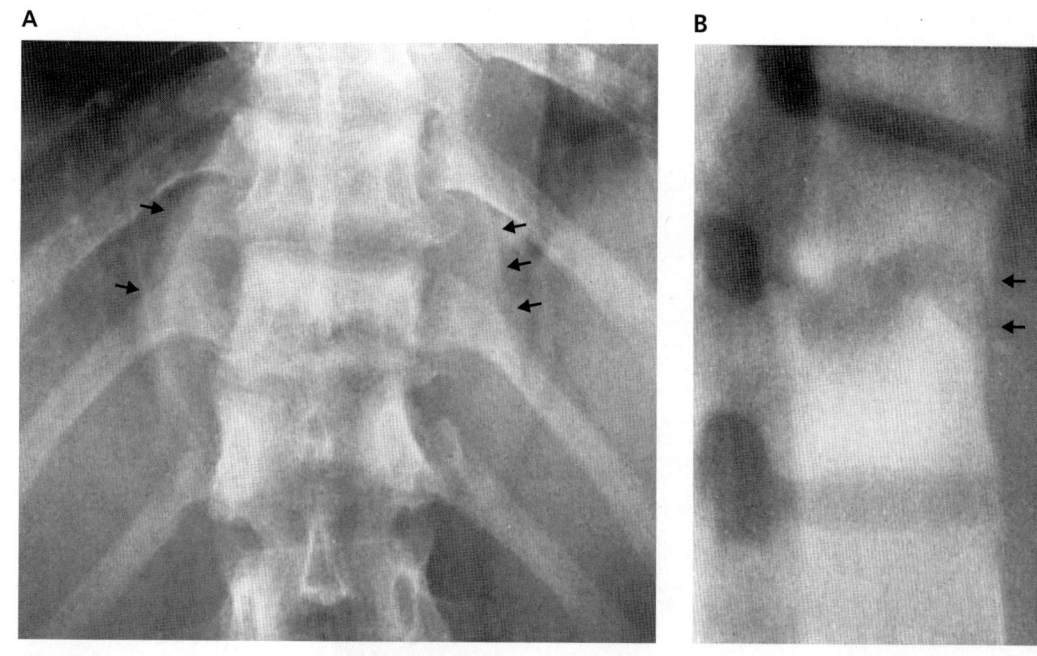

Fig. 6.6-4
Brucelose. (A) Filme simples frontal da coluna torácica inferior demonstra perda de altura dos corpos vertebrais T11 e T12 com destruição das faces intervertebrais e edema dos tecidos moles paravertebrais (setas). (B) Um tomograma lateral da coluna torácica inferior demonstra destruição cortical com esclerose da face intervertebral inferior de T11 e da face intervertebral superior de T12 (setas). Há um grau brando de formação em cunha. A aparência radiográfica global é indistinguível daquela da espondilite tuberculosa.

6 ■ PADRÕES DA COLUNA VERTEBRAL

Condição	Achados de Imagem	Comentários
Síndrome de Morquio (Fig. 6.6-8)	Achatamento universal dos corpos vertebrais (vértebras planas).	Característica deformidade em bico anterior nesta forma de mucopolissacaridose.

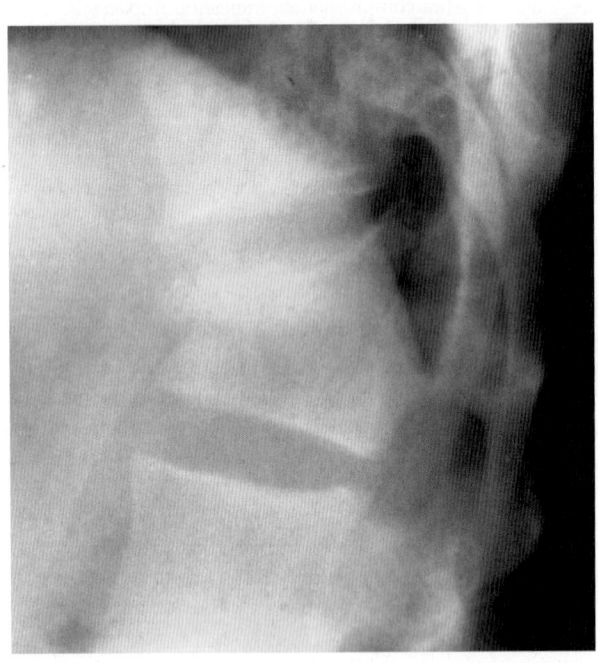

Fig. 6.6-5
Fratura. Característica deformação em cunha anterior da face intervertebral superior do corpo vertebral de L1.

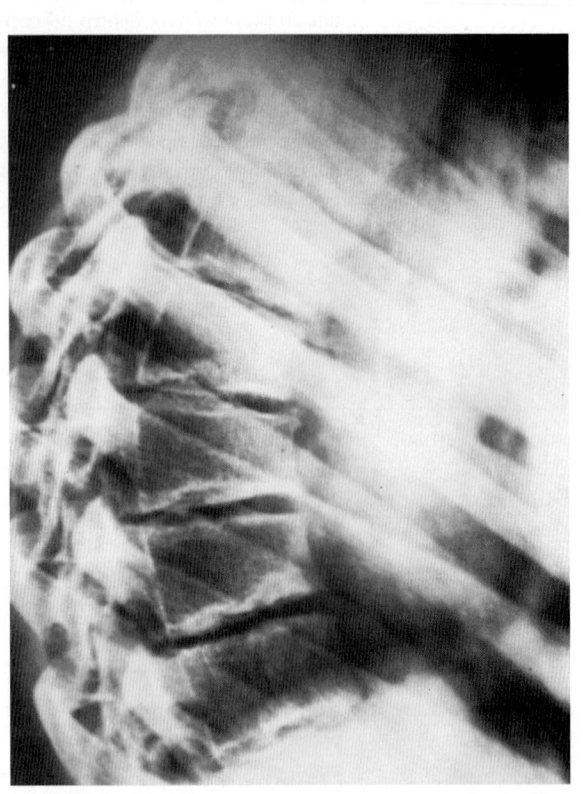

Fig. 6.6-6
Doença de Scheuermann. Irregularidade das faces intervertebrais e formato em cunha dos corpos vertebrais, o que causa cifose.[7]

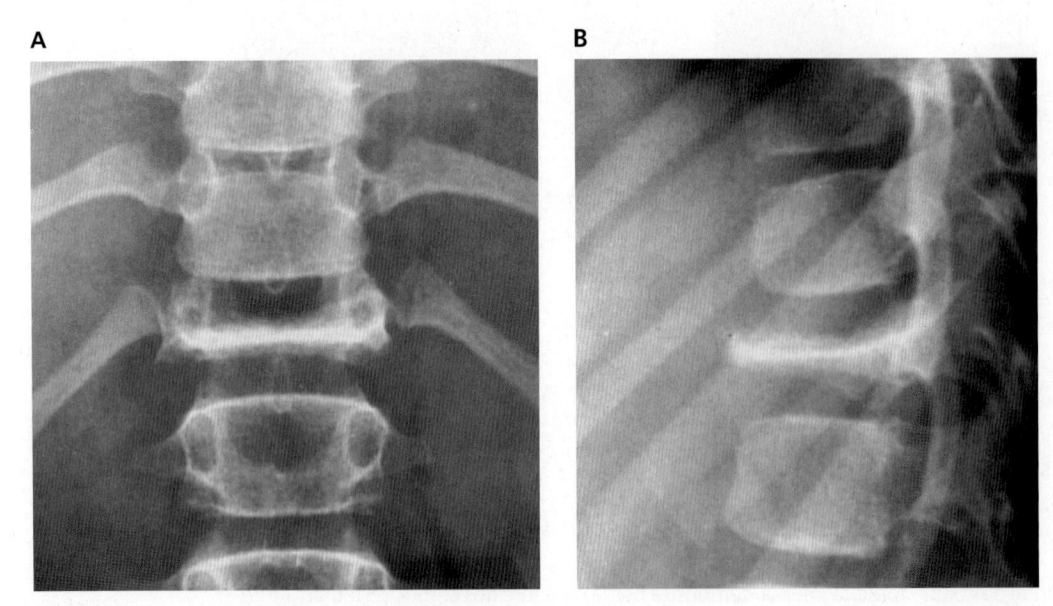

Fig. 6.6-7
Histiocitose de células de Langerhans. Vistas (A) frontal e (B) lateral da coluna vertebral mostram colapso completo com achatamento do corpo vertebral de T12 (vértebra plana).

6.6 ■ PERDA DE ALTURA DE UM OU MAIS CORPOS VERTEBRAIS

Condição	Achados de Imagem	Comentários
Displasia espondiloepifisária (Fig. 6.6-9)	Achatamento generalizado de corpos vertebrais lombares, muitas vezes com um montículo típico em forma de corcova nas suas superfícies superiores e inferiores.	Raro nanismo hereditário que afeta as extremidades e as vértebras. Os achados característicos incluem achatamento da epífise da cabeça do fêmur com alterações degenerativas precoces, uma pelve pequena e um retardo geral na ossificação do esqueleto.
Doença de Paget	Defeitos de contorno semelhantes a arcos das superfícies vertebrais superior e inferior ou uma fratura patológica.	Embora haja tipicamente aumento do corpo vertebral com trabeculação aumentada que é mais proeminente na periferia, o osso enfraquecido permite expansão do núcleo pulposo e resulta em uma incidência aumentada de fratura patológica.
Anemia falciforme (Fig. 6.6-10)	Depressão central localizada semelhante a um degrau em múltiplas faces intervertebrais. Também pode haver endentações bicôncavas nas margens superior e inferior dos corpos vertebrais amolecidos graças à pressão expansiva dos discos intervertebrais adjacentes.	Provavelmente causada por estase circulatória e isquemia, que retardam o crescimento na porção central da placa de crescimento cartilaginosa vertebral, enquanto a periferia da placa de crescimento (com um suprimento sanguíneo diferente) continua a crescer a uma velocidade mais normal.
Doença de Gaucher	Depressão central localizada semelhante a um degrau em múltiplas faces intervertebrais.	Provavelmente causada por estase circulatória e isquemia, que retardam o crescimento na porção central da placa de crescimento cartilaginosa vertebral, enquanto a periferia da placa de crescimento (com um suprimento sanguíneo diferente) continua a crescer a uma velocidade mais normal. Este erro inato do metabolismo é caracterizado pela acumulação de quantidades anormais de lipídios complexos nas células reticuloendoteliais do baço, fígado e medula óssea.

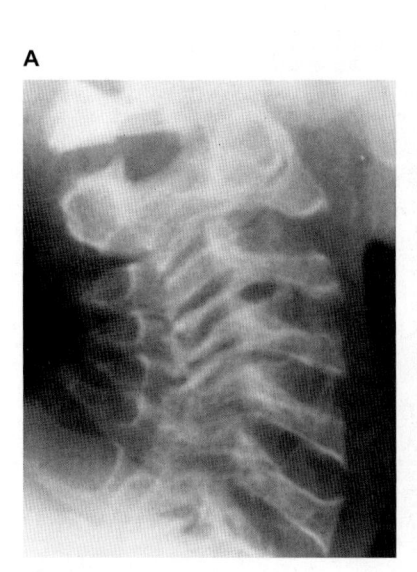

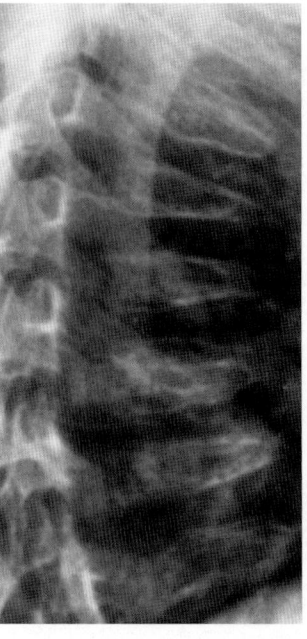

Fig. 6.6-8
Síndrome de Morquio. Achatamento generalizado dos corpos vertebrais nas regiões (A) cervical e (B) lombar.

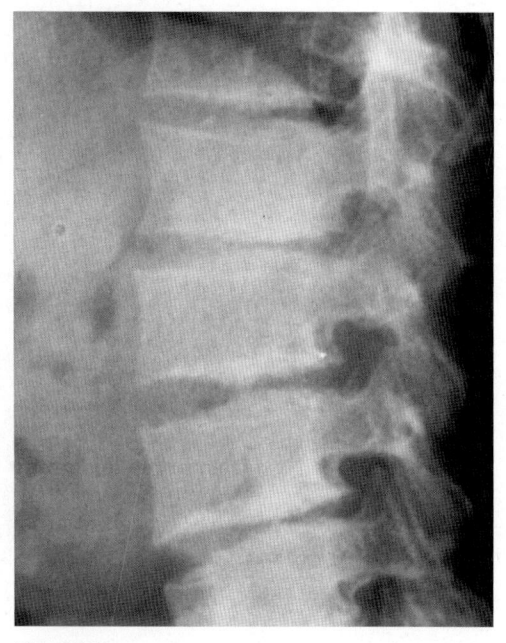

Fig. 6.6-9
Displasia espondiloepifisária. Achatamento generalizado dos corpos vertebrais (platispondilia).

Condição	Achados de Imagem	Comentários
Neoplasma ósseo primário	Vários padrões de destruição óssea e fratura patológica.	Tumor benigno (hemangioma, tumor de células gigantes, cisto ósseo aneurismático); linfoma; sarcoma; cordoma (sacro).
Osteogenesis imperfecta (Fig. 6.6-11)	Achatamento dos corpos vertebrais, que são bicôncavos ou em forma de cunha anteriormente.	Distúrbio hereditário generalizado do tecido conectivo que causa ossos delgados, frágeis. Cifoescoliose grave resulta de uma combinação de frouxidão ligamentar, osteoporose e deformidades pós-traumáticas.
Convulsões (Fig. 6.6-12)	Múltiplas fraturas de compressão, comprometendo principalmente as vértebras mediotorácicas.	Tétano (*Clostridium tetani*); tetania; hipoglicemia; choqueterapia. Embora o grau de compressão possa ser substancial, as fraturas infrequentemente causam dor e usualmente não levam a sequelas neurológicas.
Doença de ossos fantasma	Destruição difusa de múltiplos corpos vertebrais.	Condição rara que mais frequentemente compromete a pelve, costelas, coluna e ossos longos. Nenhuma reação esclerótica ou perióstica.
Amiloidose	Perda de densidade óssea e colapso de um ou mais corpos vertebrais.	Manifestação rara causada por infiltração difusa da medula óssea pela proteína amorfa. Desmineralização generalizada com colapso de corpos vertebrais é usualmente uma manifestação de mieloma múltiplo subjacente.
Cisto hidático (equinocócico)	Lesão lítica expansiva que causa uma fratura patológica.	Comprometimento ósseo ocorre em aproximadamente 1% dos pacientes e mais comumente afeta os corpos vertebrais, pelve e sacro.

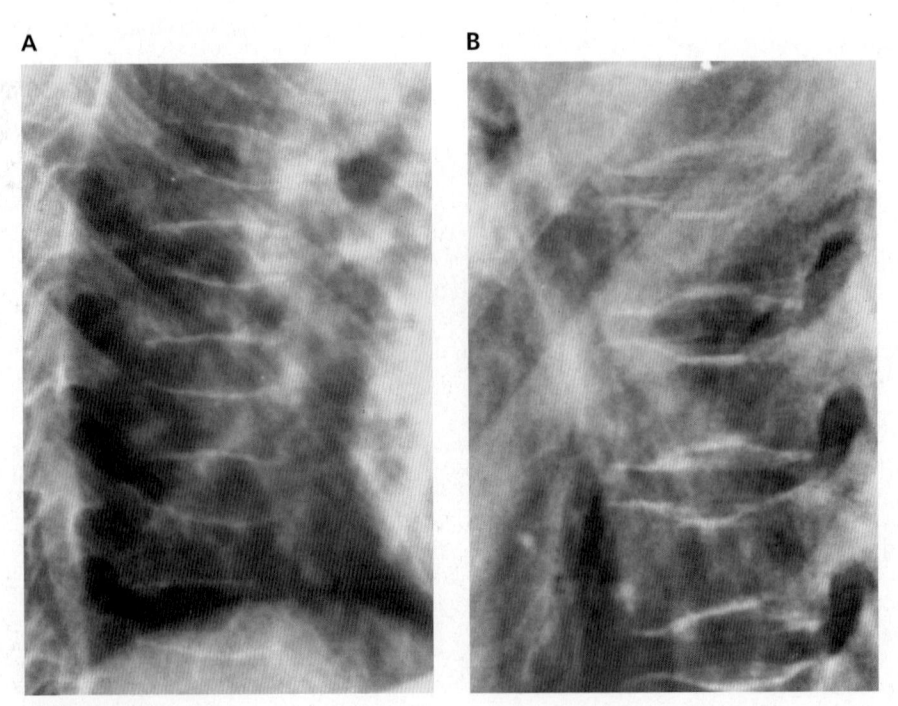

Fig. 6.6-10
Anemia falciforme. (A) Endentações bicôncavas em ambas as margens superior e inferior dos corpos vertebrais macios produzem as características "vértebras de peixe". (B) Depressões centrais localizadas semelhantes a um degrau em múltiplas faces intervertebrais.

6.6 ■ PERDA DE ALTURA DE UM OU MAIS CORPOS VERTEBRAIS

Condição	Achados de Imagem	Comentários
Necrose isquêmica traumática (espondilite de Kümmell)	Reação pós-traumática tardia caracterizada por rarefação do corpo vertebral, fenda de vácuo intravertebral e colapso vertebral.	A existência desta condição é controversa. A maioria das autoridades acredita que trauma significativo à coluna ocorreu no momento da lesão inicial nos casos de alegada espondilite de Kümmell.
Nanismo tanatóforo	Extremo achatamento de corpos vertebrais hipoplásicos.	Uma configuração em H ou U dos corpos vertebrais pode ser vista em projeções frontais.

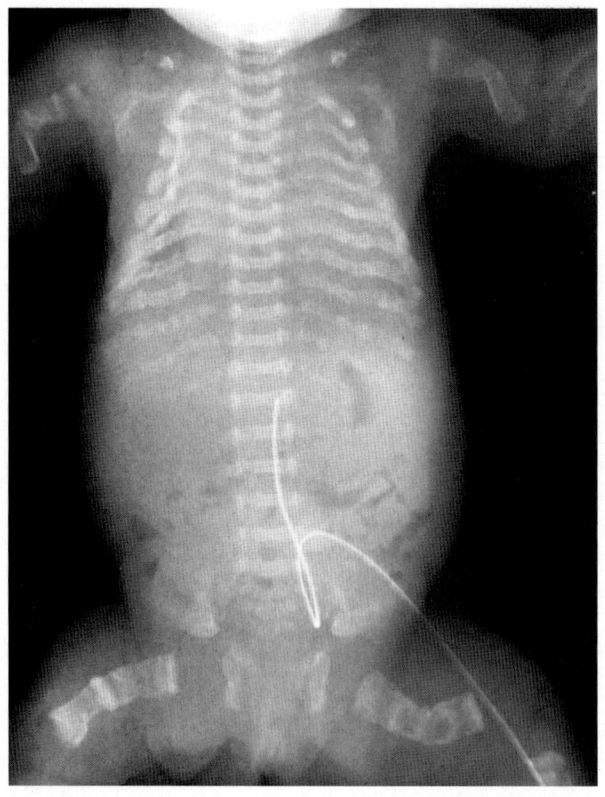

Fig. 6.6-11
Osteogenesis imperfecta. Achatamento generalizado de corpos vertebrais associado a fraturas de múltiplas costelas e ossos longos em um lactente.

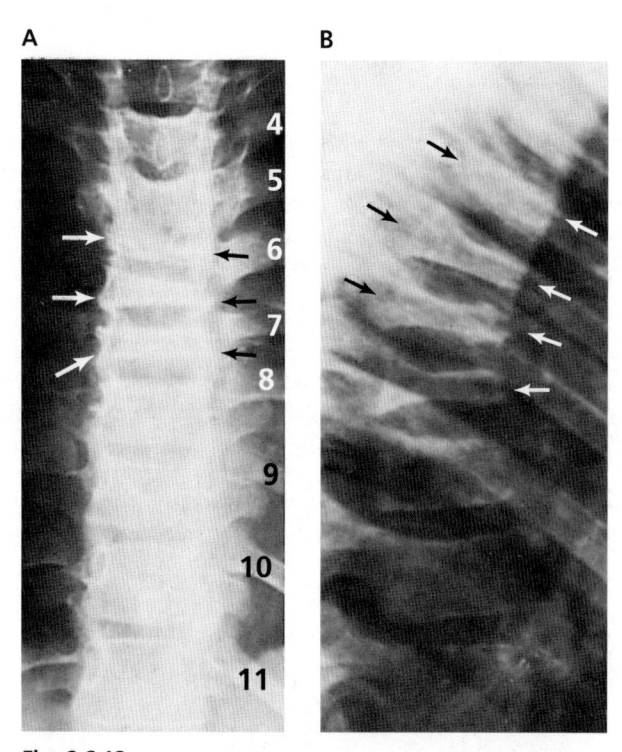

Fig. 6.6-12
Tétano. Projeções (A) frontal e (B) lateral mostram fraturas residuais de deformidades de compressão de corpos vertebrais (setas).[8]

6.7 ■ Estreitamento do Espaço Discal Intervertebral e Esclerose Adjacente

Condição	Achados de Imagem	Comentários
Osteocondrose intervertebral (doença discal degenerativa) (Fig. 6.7-1)	Esclerose bem definida das margens vertebrais e fenômeno de "vácuo" característico.	Degeneração do núcleo pulposo e da face intervertebral cartilaginosa.
Infecção (Figs. 6.7-2 a 6.7-4)	Margens vertebrais mal definidas e muitas vezes uma massa de tecido mole. Esclerose reativa é comum com inflamação piogênica, mas infrequente com tuberculose.	Dependendo do local de doença, extensão anterior da osteomielite vertebral pode causar abscesso retrofaríngeo, mediastinite, pericardite, abscesso subdiafragmático, abscesso do músculo psoas ou peritonite. Extensão posterior de tecido inflamatório pode comprimir a medula espinal ou produzir meningite, se a infecção penetrar a dura para entrar no espaço subaracnóideo.
Trauma	Margens vertebrais escleróticas bem definidas, massa de tecido mole e evidência de fratura.	Lesão discal e degeneração é o mecanismo subjacente.
Neuroartropatia (Fig. 6.7-5)	Esclerose extensa das vértebras associada à osteofitose, fragmentação e desalinhamento.	Causado por trauma repetitivo em pacientes com perda de sensibilidade e propriocepção em razão de condições como diabetes, sífilis, siringomielia, lepra e insensibilidade congênita à dor.
Doença de deposição de cristais de pirofosfato de cálcio diidratado (DCPC)	Margens vertebrais escleróticas mal ou bem definidas associadas à fragmentação, subluxação e calcificação.	Processo degenerativo secundário à deposição de cristais de pirofosfato de cálcio diidratado nas faces intervertebrais cartilaginosas e discos intervertebrais.
Ocronose (ver Fig. 6.14-2)	Margens vertebrais escleróticas bem definidas com fenômenos de "vácuo" e calcificação discal patognomônica.	Alteração degenerativa resultante da deposição de pigmento negro de ácido homogentísico oxidado nas faces intervertebrais cartilaginosas e discos intervertebrais.

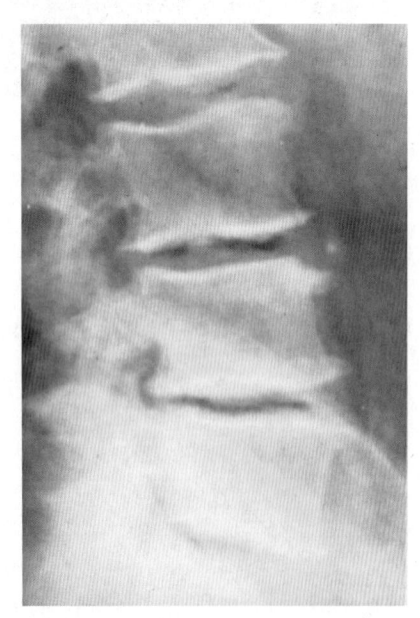

Fig. 6.7-1
Doença discal degenerativa. Formação de esporões hipertróficos, estreitamento do espaço discal intervertebral, e esclerose reativa. Observar as coleções transparentes lineares (fenômeno de vácuo) sobrejacentes a vários dos discos intervertebrais.

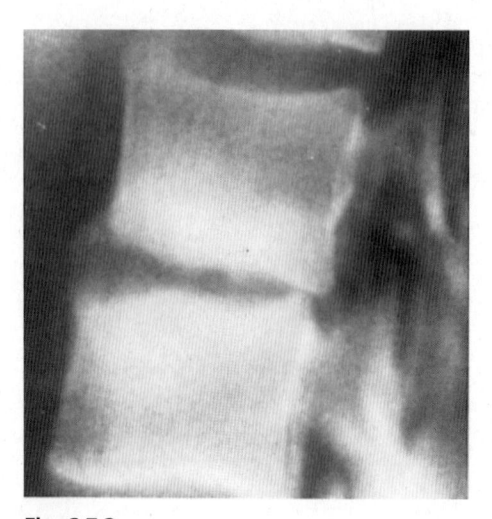

Fig. 6.7-2
Osteomielite vertebral piogênica. Estreitamento do espaço discal intervertebral com irregularidade das faces intervertebrais e esclerose reativa.

6.7 ■ ESTREITAMENTO DO ESPAÇO DISCAL INTERVERTEBRAL E ESCLEROSE ADJACENTE

1199

Condição	Achados de Imagem	Comentários
Artrite reumatoide	Margens vertebrais escleróticas mal ou bem definidas associadas a subluxações e anormalidades de articulações apofisárias.	Perda do espaço discal intervertebral (geralmente na região cervical) pode refletir instabilidade de articulações apofisárias com trauma discovertebral recorrente ou extensão de tecido inflamatório de articulações vizinhas.

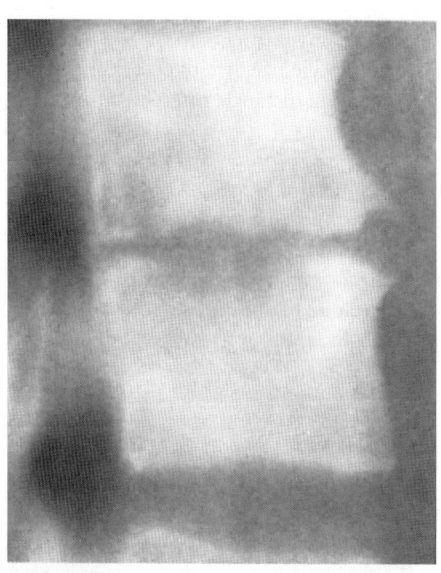

Fig. 6.7-3
Osteomielite por *Pseudomonas*. Tomograma mostra o processo destrutivo em L2 e L3, estreitamento irregular do espaço discal intervertebral e esclerose reativa.

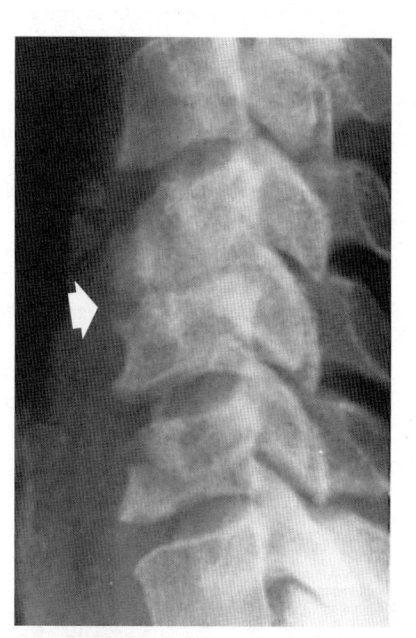

Fig. 6.7-4
Osteomielite tuberculosa da coluna cervical. Estreitamento do espaço discal intervertebral (seta) é acompanhado por destruição óssea difusa, comprometendo as vértebras adjacentes. Observar a ausência de reação esclerótica.

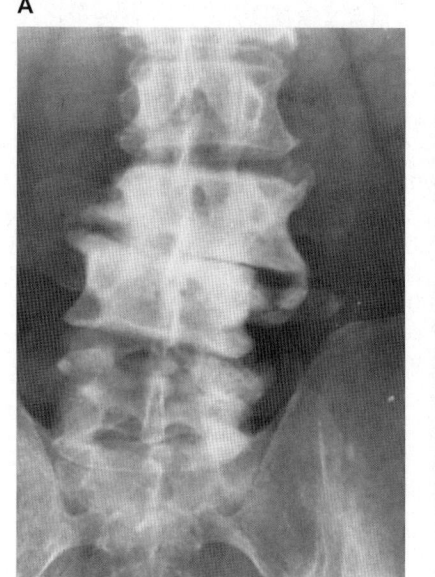

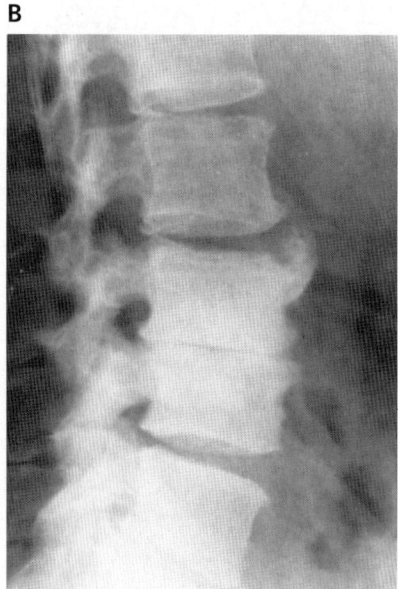

Fig. 6.7-5
Neuroartropatia. Vistas (A) frontal e (B) lateral da coluna lombossacra em um paciente com tabes dorsalis mostram marcada formação de esporões hipertróficos com virtual obliteração do espaço distal intervertebral entre L3 e L4. Observar a esclerose reativa das faces intervertebrais em aposição e a subluxação dos corpos vertebrais observada na vista frontal.

6.8 ■ Alargamento Localizado da Distância Interpedicular

Condição	Comentários
Neoplasma intramedular da medula espinal	Tumores grandes podem causar adelgaçamento localizado e remodelação dos pedículos, mais comumente no nível L1 a L3. A causa mais comum é um ependimoma da medula, especialmente do cone ou filamento terminal. Também pode ocorrer com astrocitoma, oligodendroglioma, glioblastoma multiforme e meduloblastoma.
Meningocele/mielomeningocele (Fig. 6.8-1)	Grande defeito espinhal posterior através do qual há herniação das meninges (meningocele) ou das meninges e uma parte da medula espinal ou raízes nervosas (mielomeningocele). O defeito posterior é marcado pela ausência dos processos espinhosos e lâminas, e alargamento da distância interpedicular, bem como uma massa de tecido mole representando a própria hérnia.
Diastematomielia (Fig. 6.8-2)	Alargamento fusiforme do canal vertebral com um aumento na distância interpedicular que se estende por vários segmentos é um achado característico nesta malformação rara em que a medula espinal é dividida por um esporão mediano ósseo, cartilaginoso ou fibroso, estendendo-se posteriormente a partir de um corpo vertebral. Se o septo que divide a medula for ossificado, ele pode aparecer em vistas frontais como uma fina lâmina óssea vertical no meio do canal neural. A condição mais comumente ocorre nas regiões torácica inferior e lombar superior e é frequentemente associada a uma variedade de anomalias esqueléticas e do sistema nervoso central.

Fig. 6.8-1
Meningomielocele. (A) Vista frontal do abdome mostra a distância interpedicular marcadamente aumentada das vértebras lombares. (B) Em outro paciente, uma vista lateral demonstra a grande massa de tecido mole (setas) situada posterior à coluna. Observar a ausência dos elementos posteriores nas regiões lombar inferior e sacral.

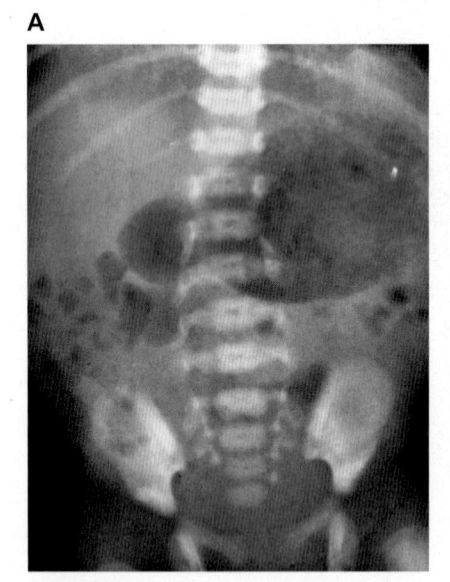

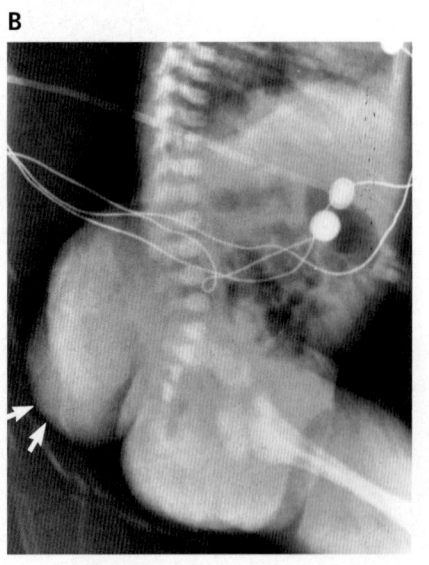

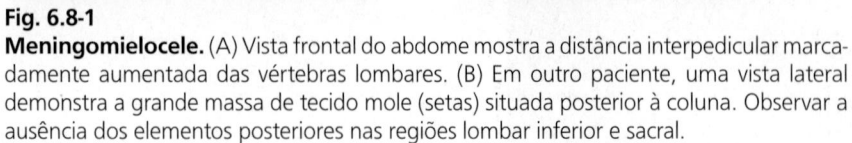

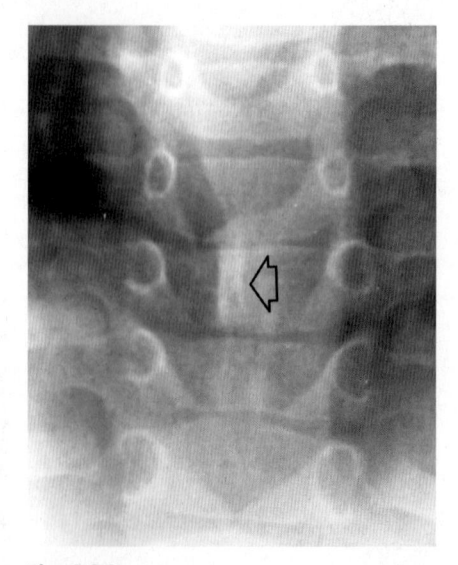

Fig. 6.8-2
Diastematomielia. Observar o septo ossificado patognomônico (seta) situado na linha mediana do canal neural.

6.9 ■ Escavação Anterior de Corpo Vertebral

Condição	Comentários
Linfoma/leucemia crônica	Erosão das superfícies anteriores dos corpos vertebrais lombares superiores e torácicos inferiores é causada por extensão neoplásica direta a partir de linfonodos adjacentes. Outras anormalidades esqueléticas incluem massas de tecidos moles paravertebrais, esclerose vertebral densa (vértebras de marfim) e um padrão mosqueado de destruição e esclerose com disseminação hematogênica que pode simular doença metastática.
Outras causas de linfadenopatia	Metástases ou processos inflamatórios (especialmente tuberculose).
Aneurisma aórtico	Pressão pulsátil contínua pode raramente causar erosões do aspecto anterior de um ou mais corpos vertebrais. A demonstração concomitante da parede calcificada do aneurisma saliente é quase patognomônica.

6.10 ■ Escavação Posterior de Corpo Vertebral

Condição	Comentários
Variante normal (escavação fisiológica)	Mínima à moderada escavação posterior limitada à coluna lombar pode ser demonstrada em aproximadamente metade dos adultos normais. A aparência é idêntica à de um grau brando de escavação patológica, mas não há anormalidade associada dos pedículos ou alargamento da distância interpedicular.
Pressão intraespinal aumentada	Escavação posterior ocorre mais comumente com lesões locais expansivas que são situadas na porção mais caudal do canal vertebral, são relativamente grandes e de crescimento lento e se originam durante o período de crescimento ativo e modelagem óssea. Geralmente reflete um neoplasma intraespinhal (ependimoma, dermoide, lipoma ou neurofibroma). Meningiomas intravertebrais raramente produzem mesmo pequenas alterações ósseas porque eles são situados acima do nível do cone e tendem a produzir sintomas medulares, enquanto ainda relativamente pequenos. Outras raras causas subjacentes incluem cistos vertebrais, siringomielia e hidromielia e hidrocefalia comunicante generalizada grave.
Acondroplasia (Fig. 6.10-1)	Formação óssea endocondral diminuída faz os pedículos serem curtos e os espaços interpediculares se estreitarem progressivamente de cima abaixo (oposto ao normal), assim reduzindo o volume do canal vertebral. Está postulado que isto limitaria o aumento posterior normal do canal vertebral durante o período de crescimento inicial, com o resultado de que o espaço subaracnóideo em crescimento precisa ganhar espaço para expansão por meio da escavação dos aspectos posteriores dos corpos vertebrais.
Neurofibromatose (Fig. 6.10-2)	Escavação posterior pode refletir uma displasia óssea, fraqueza da dura (permitindo transmissão de pulsações do líquido cerebroespinhal ao osso), ou uma meningocele torácica associada.
Distúrbios hereditários do tecido conectivo (ectasia dural)	Escavação posterior é secundária à perda da proteção normal, proporcionada pelas superfícies posteriores dos corpos vertebrais por uma dura forte intacta. A displasia mesodérmica subjacente causa ectasia ou fraqueza dural que permite transmissão das pulsações do líquido cerebroespinhal ao osso. Ocorre em síndromes congênitas, como Ehlers-Danlos, Marfan e osteogenesis imperfecta tarda.
Mucopolissacaridoses (Fig. 6.10-3)	Erros inatos do metabolismo dos mucopolissacarídeos nas síndromes de Hurler e de Morquio podem produzir corpos vertebrais anormais que são incapazes de resistir às pulsações normais do líquido cerebroespinhal sobre suas superfícies posteriores (ainda que a dura seja normal).

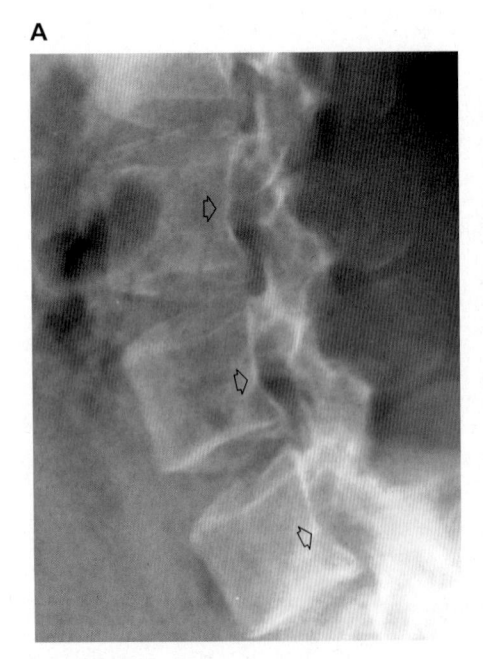

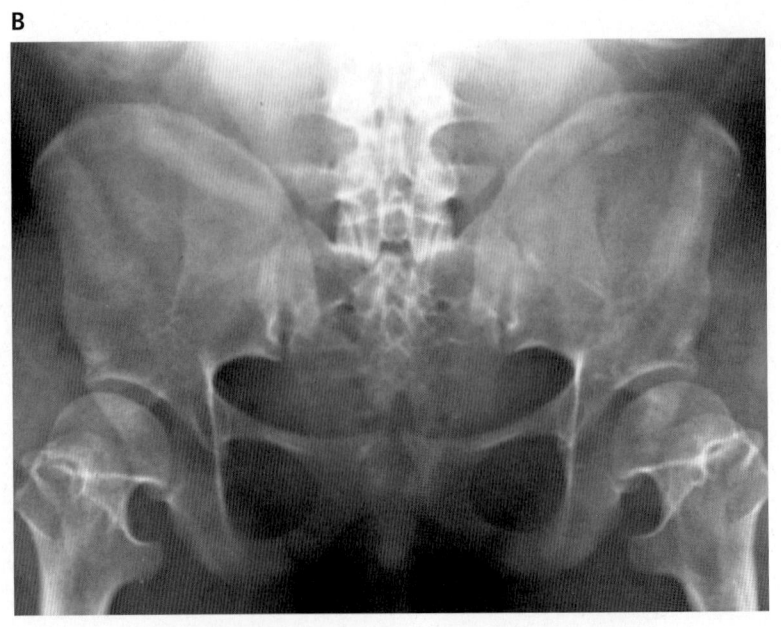

Fig. 6.10-1
Acondroplasia. (A) Escavação posterior de múltiplos corpos vertebrais (setas). (B) Característica pelve curta, larga com pequena incisura sacrociática.

6.10 ■ ESCAVAÇÃO POSTERIOR DE CORPO VERTEBRAL

1203

Condição	Comentários
Acromegalia (Fig. 6.10-4)	Hipertrofia do tecido mole pode produzir escavação posterior.

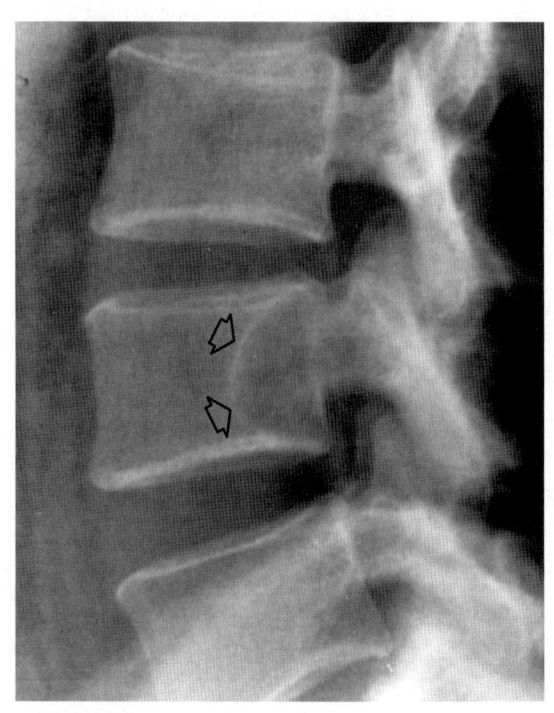

Fig. 6.10-2
Neurofibromatose (setas).

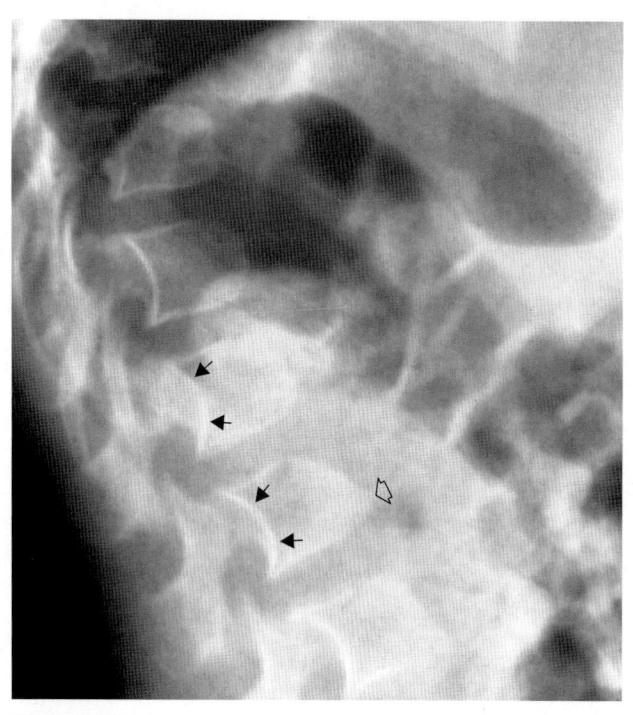

Fig. 6.10-3
Síndrome de Hurler. Além da escavação posterior (setas), há típica formação de bico (seta aberta) da margem anterior do corpo vertebral.

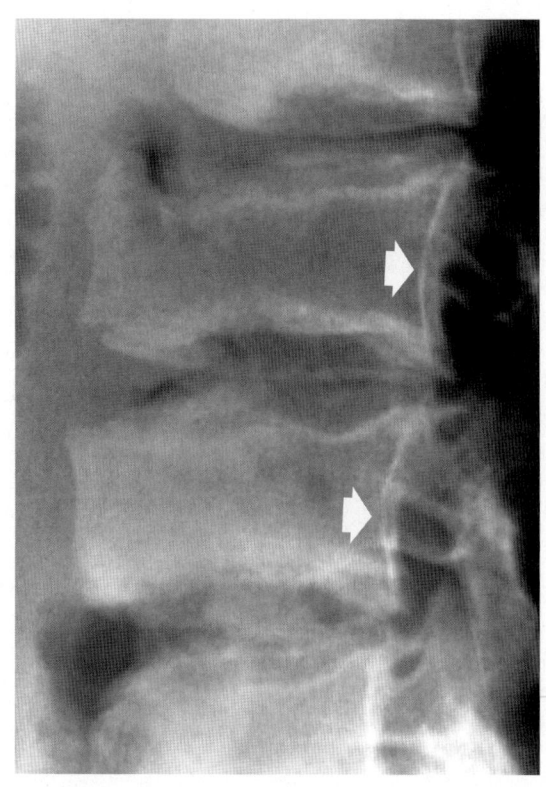

Fig. 6.10-4
Acromegalia. Escavação posterior (setas) associada a aumento dos corpos vertebrais (especialmente na dimensão anteroposterior).

6.11 ■ Retificação de Um ou Mais Corpos Vertebrais

Condição	Comentários
Espondilite anquilosante (Fig. 6.11-1)	Osteíte erosiva dos cantos dos corpos vertebrais produz uma perda da concavidade anterior normal e um corpo vertebral retificado característico. Comprometimento espinhal inicialmente afeta a área lombar inferior e progride para cima para as regiões dorsal e cervical. Sacroileíte característica bilateral e simétrica e uma coluna "de bambu" (ossificação nos tecidos paravertebrais e ligamentos vertebrais longitudinais combinada com pontes ósseas laterais extensas, ou sindesmófitos).
Doença de Paget	Aumento dos corpos vertebrais afetados com trabeculação aumentada que é mais proeminente na periferia do osso e produz uma orla de córtex espessado e uma aparência retificada em moldura de quadro. Esclerose densa pode produzir uma vértebra de marfim.
Variantes reumatoides	Manifestação incomum da artrite reumatoide, artrite psoriática ou síndrome de Reiter.
Síndrome de Down	Manifestações incluem diminuição nos ângulos acetabulares e ilíacos com hipoplasia e acentuada dilatação lateral das asas ilíacas, múltiplos centros de ossificação manubriais, a presença de 11 costelas e encurtamento da falange média do dedo mínimo.

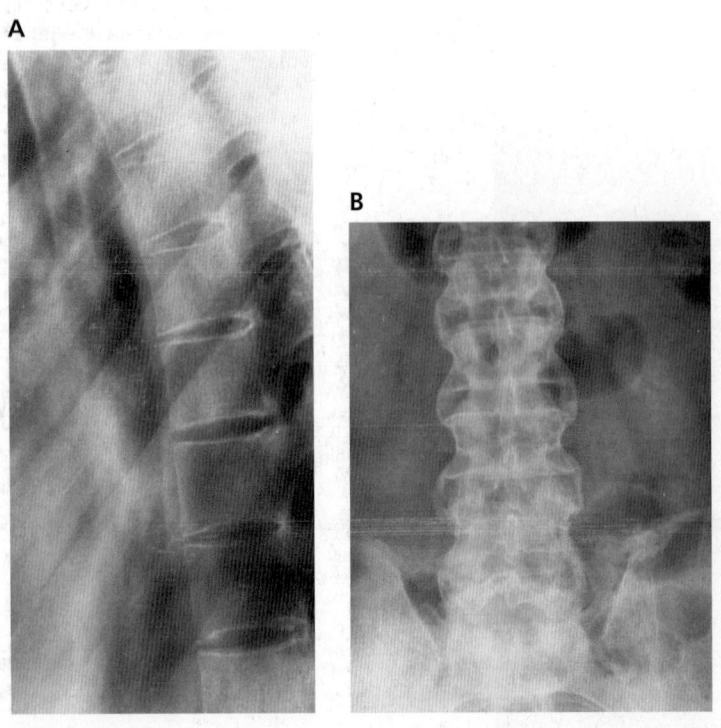

Fig. 6.11-1
Espondilite anquilosante. (A) Retificação característica dos corpos vertebrais torácicos. (B) Pontes ósseas laterais extensas (sindesmófitos) conectam todos os corpos vertebrais lombares, produzindo uma coluna de bambu.

6.12 ■ Forame Intervertebral Cervical Aumentado

Condição	Comentários
Neurofibroma (Fig. 6.12-1)	A causa mais comum de um forame intervertebral cervical aumentado é o neurofibroma tipo "haltere" (componentes intradural e extradural) que erode as margens superior ou inferior dos pedículos. Aumento de um forame intervertebral também pode desenvolver-se em virtude de uma protrusão de uma meningocele intratorácica lateral em um paciente com neurofibromatose generalizada.
Outros tumores espinhais	Manifestação rara de dermoide, lipoma, linfoma, meningioma e neuroblastoma.
Ausência congênita de pedículo	Produz o aspecto radiográfico de um forame intervertebral cervical aumentado.
Aneurisma ou tortuosidade de artéria vertebral (Fig. 6.12-2)	Erosão é causada por fluxo pulsátil quando a artéria vertebral passa através dos forames transversos das seis vértebras cervicais superiores entre sua origem na artéria subclávia e sua entrada na abóbada craniana através do forame magno.
Avulsão traumática de raiz nervosa (Fig. 6.12-3)	Na mielografia, uma avulsão de raiz braquial produz um aspecto semelhante a uma bolsa da manga da raiz, que está apagada e distorcida e se estende por uma distância variável adentro do forame intervertebral. Avulsões de raízes nervosas podem ser facilmente diferenciadas de divertículos do espaço subaracnóideo, os quais possuem contornos lisos, delicadamente arredondados e exibem os contornos radiotransparentes normais de raízes nervosas intactas no interior da bolsa opaca preenchida por contraste.

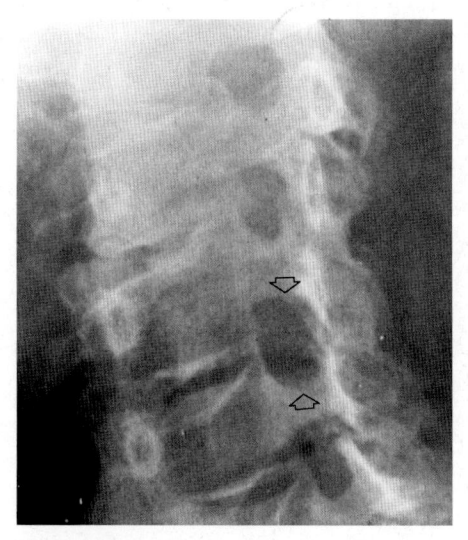

Fig. 6.12-1
Neurofibroma. Alargamento liso (setas) causado por massa contígua, sem evidência de destruição de osso.

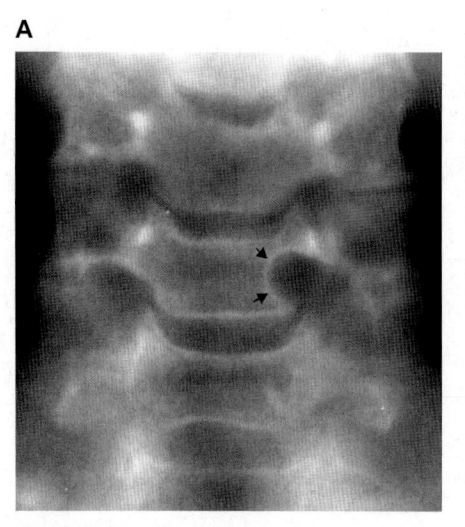

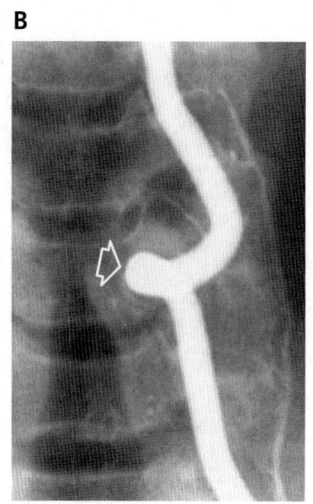

Fig. 6.12-2
Artéria vertebral tortuosa. (A) Tomograma frontal mostra o forame aumentado (setas). (B) Arteriograma mostra a artéria vertebral tortuosa (seta) entrando no forame aumentado.

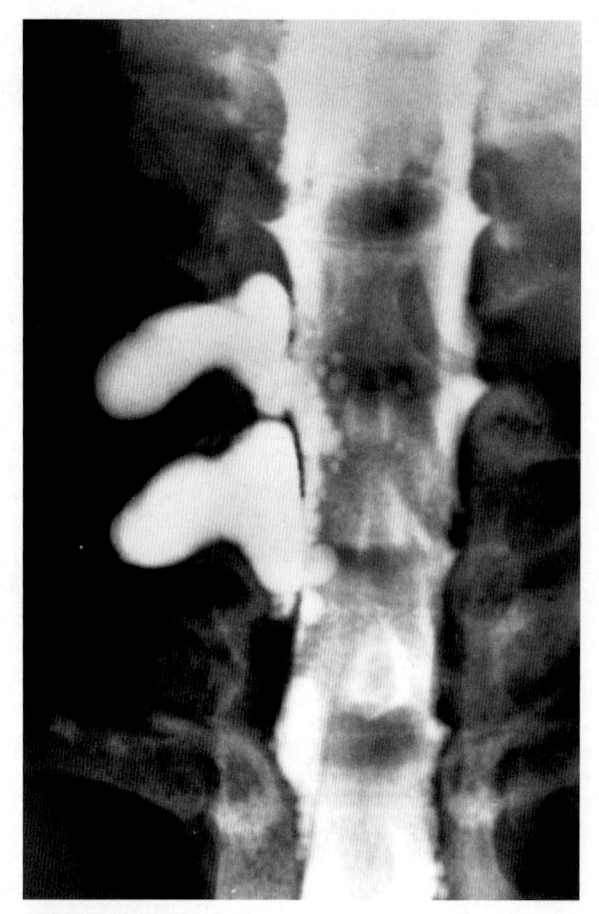

Fig. 6.12-3
Avulsão traumática de raízes nervosas. Observar o aspecto semelhante a uma bolsa das raízes nervosas apagadas que se estendem dentro dos forames cervicais.

6.13 ■ Subluxação Atlantoaxial

Condição	Comentários
Artrite reumatoide (Fig. 6.13-1)	Inflamação sinovial causa enfraquecimento dos ligamentos transversos. O processo odontoide muitas vezes é erodido, e o dente pode ser completamente destruído. Desvio de C2 para cima pode permitir que o dente comprima a medula cervical superior ou o bulbo, produzindo sintomas neurológicos agudos que exigem tração ou descompressão imediata. Subluxação atlantoaxial também ocorre na artrite reumatoide juvenil.
Variantes reumatoides	Espondilite anquilosante; artrite psoriática. Alterações inflamatórias das estruturas sinoviais e ligamentares adjacentes podem levar à erosão do dente.
Trauma	Quase sempre acompanhado por uma fratura do processo odontoide resultando de hiperflexão (dente e atlas desviados anteriormente) ou hiperextensão (desvio posterior). Subluxação atlantoaxial isolada (sem fratura) indica laceração dos ligamentos transversos.
Anomalia cervicobasilar congênita	Arco anterior do atlas ausente; processo odontoide ausente ou separado; fusão atlanto-occipital.
Abscesso retrofaríngeo (criança)	Presumivelmente causa frouxidão dos ligamentos transversos em razão da hiperemia associada ao processo inflamatório.
Síndrome de Down	Resulta da frouxidão dos ligamentos vertebrais e foi descrita em até 20% dos casos. Embora usualmente branda e assintomática, alguns pacientes desenvolvem sintomas variando de desconforto no pescoço à tetraparesia.
Síndrome de Morquio	Hipoplasia do dente nesta condição predispõe à subluxação atlantoaxial com consequente lesão da medula espinal. Este risco é tão alto que alguns recomendam artrodese cervical posterior profilática precoce para os pacientes com esta doença.

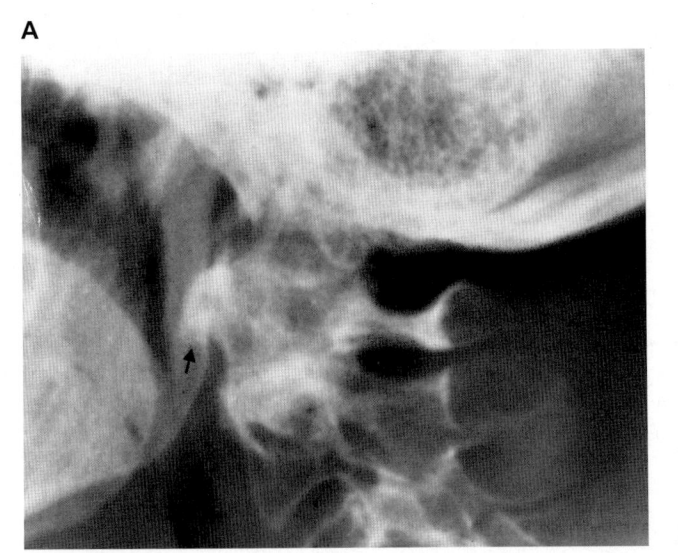

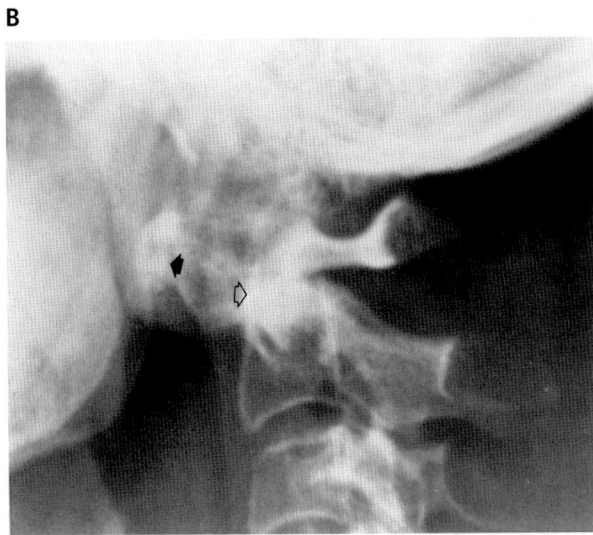

Fig. 6.13-1
Artrite reumatoide. (A) Filme lateral de rotina da coluna cervical mostra uma relação normal entre a margem anterior do processo odontoide e a porção superior do arco anterior do atlas (seta). (B) Com flexão, há separação larga entre o arco anterior do atlas (seta sólida) e o odontoide (seta aberta).

6.14 ■ Calcificação de Discos Intervertebrais

Condição	Comentários
Discopatia degenerativa (Fig. 6.14-1)	Manifestações radiográficas incluem osteofitose, estreitamento dos espaços discais intervertebrais com esclerose marginal, e o fenômeno de vácuo (coleção transparente linear sobrejacente a um ou mais discos intervertebrais).
Calcificação transitória em crianças	Diferentemente da maioria das demais causas de calcificação discal intervertebral, em crianças a região cervical é mais comumente comprometida, e há uma alta frequência de sinais e sintomas clínicos associados. Uma condição autolimitada que requer somente tratamento sintomático conservador.
Pós-traumática	Achados associados de lesão espinhal prévia.
Ocronose (Fig. 6.14-2)	Calcificação laminada densa de múltiplos discos intervertebrais (começando na coluna lombar e estendendo-se às regiões dorsal e cervical) é virtualmente patognomônica deste raro erro inato do metabolismo em que a deposição do pigmento negro de ácido homogentísico oxidado em cartilagem e outros tecidos conectivos produz uma forma típica de artrite degenerativa. Os espaços dos discos intervertebrais são estreitados, os corpos vertebrais são osteoporóticos, e limitação de movimento é comum. Artrite degenerativa grave pode desenvolver-se em articulações periféricas, especialmente os ombros, quadris e joelhos (uma manifestação infrequente de osteoartrite, especialmente em pacientes jovens).
Espondilite anquilosante (Fig. 6.14-3)	Coleções calcificadas centrais ou excêntricas, circulares ou lineares, podem aparecer nos discos intervertebrais em locais isolados ou múltiplos ao longo da coluna vertebral. Usualmente associada à ancilose das articulações apofisárias nos mesmos níveis vertebrais e com sindesmófitos adjacentes. O desenvolvimento de depósitos calcificados similares em outras condições que afetam a coluna vertebral que são caracterizadas por ancilose (hiperostose esquelética idiopática difusa, artrite reumatoide juvenil) sugere que a imobilização de um segmento da coluna pode interferir com a nutrição discal e levar à degeneração e calcificação.
Doença de deposição de cristais de pirofosfato de cálcio diidratado (DCPC)	Calcificação frequentemente afeta os discos intervertebrais e pode ser associada à lombalgia. Os depósitos comprometem o anel fibroso (não o núcleo pulposo, como na ocronose). Estreitamento de espaços discais ocorre frequentemente.

Condição	Comentários
Hemocromatose	Deposição de cristais de pirofosfato de cálcio diidratado ocorre nas fibras externas do anel fibroso, como na DCPC. Outras manifestações radiográficas incluem osteoporose difusa da coluna associada a colapso vertebral e uma artropatia periférica que mais comumente compromete as pequenas articulações das mãos (especialmente a segunda e terceira articulações metacarpofalangianas).
Hipervitaminose D	Calcificação do anel fibroso é um achado incomum. Mais frequentemente causa osteoporose generalizada com massas extensas de calcificação em tecidos moles.

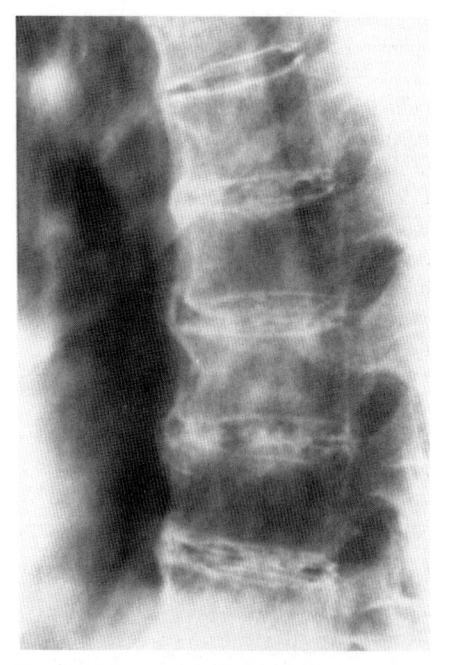

Fig. 6.14-1
Discopatia degenerativa. Observar os osteófitos anteriores, estreitamento dos espaços discais intervertebrais e calcificação no ligamento longitudinal anterior.

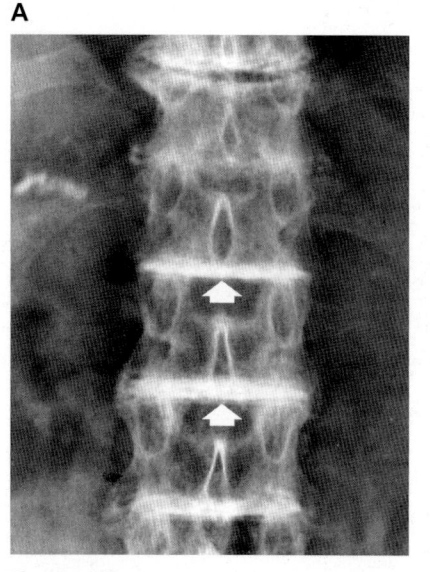

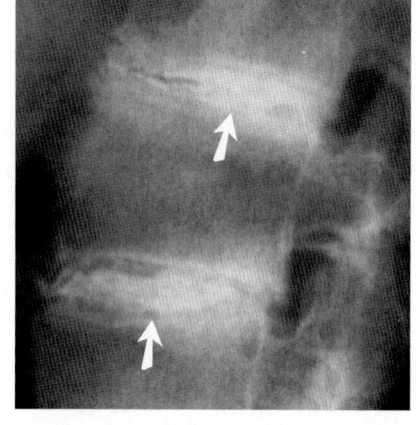

Fig. 6.14-2
Ocronose. Vistas (A) frontal e (B) lateral da coluna lombar em dois pacientes diferentes mostram calcificação laminada densa de múltiplos discos intervertebrais (setas).

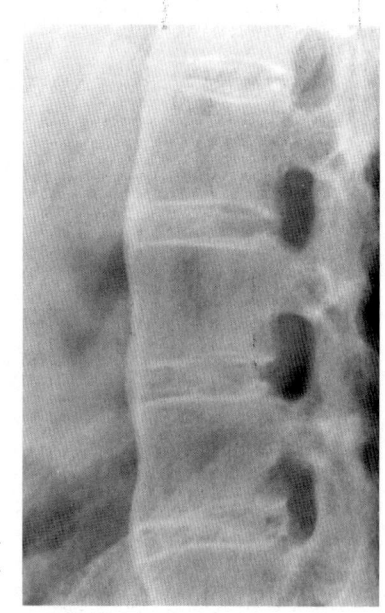

Fig. 6.14-3
Espondilite anquilosante. Calcificação de discos intervertebrais é associada à retificação dos corpos vertebrais e calcificação densa do ligamento longitudinal anterior.

6.15 ■ Aspecto de Osso dentro de Osso

Condição	Comentários
Recém-nascido normal (Fig. 6.15-1)	Aspecto não incomum em lactentes de 1 a 2 meses de idade causado pela perda de densidade óssea na periferia dos corpos vertebrais (porém com retenção dos seus contornos corticais nítidos). O osso subsequentemente assume uma densidade normal; assim, este aspecto provavelmente reflete uma fase normal na transformação da arquitetura das vértebras neonatais naquela da lactância mais adiantada.
Osteopetrose (Fig. 6.15-2)	Miniatura inserida em cada corpo vertebral lombar é uma manifestação típica desta rara anormalidade óssea hereditária, caracterizada por um aumento simétrico, generalizado na densidade óssea e falta de tubularização.
Administração de Thorotrast (Fig. 6.15-3)	Densidades radiográficas de vértebras e pelve infantis (vértebras fantasmas) em ossos adultos podem ser vistas em adultos que receberam Thorotrast durante a primeira infância. A deposição de Thorotrast causa irradiação alfa constante e parada temporária do crescimento, de modo que o tamanho das vértebras fantasmas corresponde ao tamanho vertebral na época da injeção. A maioria dos pacientes também tem opacificação reticular ou densa do fígado, baço e linfonodos.
Linhas de crescimento transversais (linhas de parada de crescimento) (Fig. 6.15-4)	Linhas transversas opacas correndo paralelas às margens superior e inferior dos corpos vertebrais. Causas subjacentes incluem doenças crônicas da infância, desnutrição e quimioterapia.

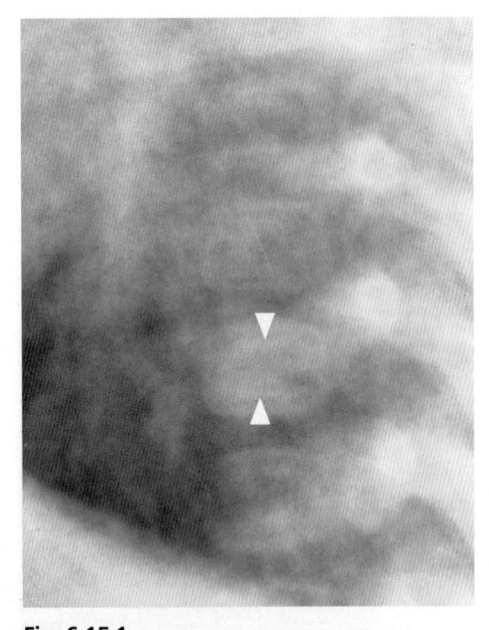

Fig. 6.15-1
Recém-nascido normal. As pontas de seta indicam um exemplo do aspecto de um osso dentro de um osso.

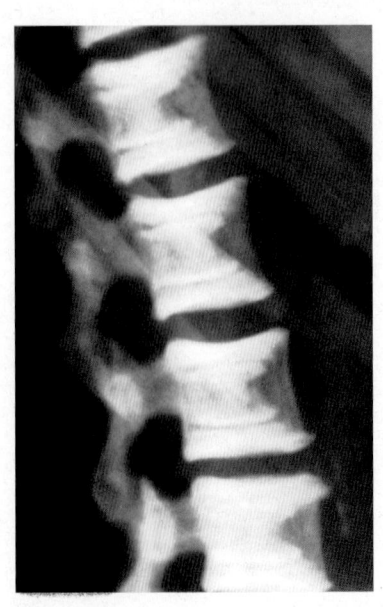

Fig. 6.15-2
Osteopetrose. Uma miniatura inserida é vista em cada corpo vertebral lombar, conferindo-lhe uma aparência de um osso dentro de um osso. Há também esclerose nas faces intervertebrais.[7]

6.15 ■ ASPECTO DE OSSO DENTRO DE OSSO

Condição	Comentários
Envenenamento por metal pesado	Linhas radiodensas correndo paralelas às margens superior e inferior de múltiplos corpos vertebrais são uma manifestação infrequente de envenenamento por chumbo ou fósforo.
Doença de Gaucher	Colapso inicial de um corpo vertebral inteiro com subsequente recuperação de crescimento perifericamente pode ser associado à esclerose horizontal e vertical, dando o aspecto de um osso dentro de um osso.
Doença de Paget	Pode comprometer uma ou múltiplas vértebras. Mais comumente produz trabéculas aumentadas, grosseiras, com condensação de osso mais proeminente ao longo dos contornos de um corpo vertebral (moldura de quadro) ou aumento uniforme na densidade óssea de um corpo vertebral aumentado (vértebra de marfim).
Anemia falciforme	Manifestação rara. Mais comumente osteoporose generalizada, depressões centrais localizadas semelhantes a um degrau, e endentações bicôncavas características em ambas as margens superior e inferior de corpos vertebrais amolecidos (vértebras de peixe).
Hipervitaminose D	As margens dos corpos vertebrais são delineadas por bandas densas de osso que são exageradas por zonas radiotransparentes adjacentes. O osso central com aparência normal pode simular o aspecto de um osso dentro de um osso.

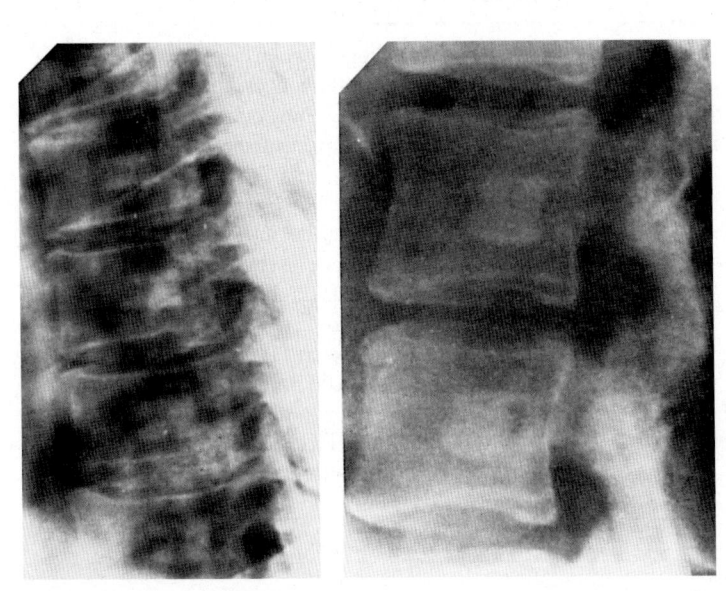

Fig. 6.15-3
Thorotrast. Dois exemplos de persistência de densidades radiográficas de vértebras infantis em ossos adultos de pacientes que receberam Thorotrast intravenoso durante o começo da infância.[9]

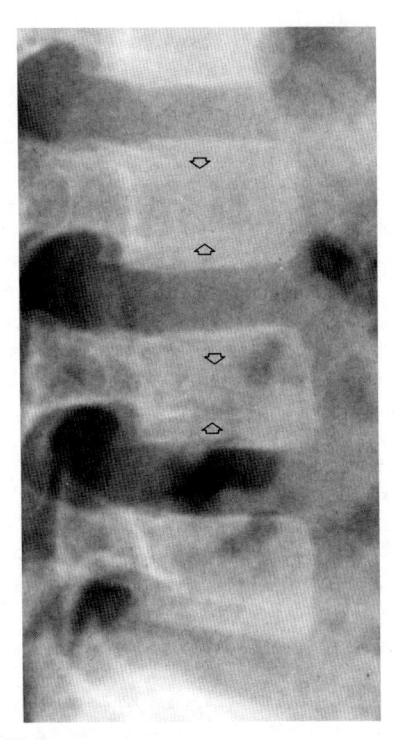

Fig. 6.15-4
Linhas de crescimento transversais. Linhas opacas paralelas às margens superior e inferior do corpo vertebral (setas) em uma criança com doença crônica grave.

6.16 ■ Vértebras com Bico, Entalhadas ou com Gancho em uma Criança

Condição	Achados de Imagem	Comentários
Variante normal	Padrão variável de entalhe vertebral.	Entalhe vertebral pode ser visto em lactentes que são presumivelmente normais. Este achado incidental é provavelmente secundário a trauma de hiperflexão subclínica ou à cifose toracolombar exagerada que é vista em todas as crianças pequenas que são incapazes de permanecer eretas na posição sentada por causa de imaturidade muscular normal.
Mucopolissacaridoses		Distúrbios geneticamente determinados do metabolismo dos mucopolissacarídeos que resultam em um largo espectro de anormalidades esqueléticas, viscerais e mentais.
Síndrome de Hurler (gargulismo) (Fig. 6.16-1)	Formação de um bico inferior. O centro da segunda vértebra lombar é usualmente hipoplásico e desviado posteriormente, dando origem a uma deformidade acentuada de cifose ou corcova.	Outras manifestações radiográficas incluem dilatação das porções centrais dos ossos longos (em razão do espessamento cortical ou alargamento do canal medular), costelas "em remo de canoa", e sela em forma de J (sela rasa, alongada, com um recesso anterior longo estendendo-se embaixo dos processos clinoides anteriores).
Síndrome de Morquio (Fig. 6.16-2)	Achatamento generalizado dos corpos vertebrais com bico anterior central. Há muitas vezes hipoplasia e desvio posterior de L1 ou L2, resultando em uma cifose aguda, angulosa.	Outras manifestações radiográficas incluem afilamento de ossos longos (menos marcado que na síndrome de Hurler) e dilatação, fragmentação e achatamento das cabeças femorais combinadas com deformidade irregular dos acetábulos (muitas vezes resultam em subluxações no quadril).
Cretinismo (hipotireoidismo)	Bico inferior ou central.	Manifestações radiográficas incluem atraso no aparecimento e subsequente crescimento de centros de ossificação, disgenesia epifisária (epífises fragmentadas com múltiplos focos de ossificação), idade óssea retardada, espessura aumentada da abóbada craniana e suturas alargadas com fechamento retardado.
Acondroplasia (Fig. 6.16-3)	Cunha central anterior de corpos vertebrais. Estreitamento progressivo das distâncias interpediculares de cima abaixo (o oposto do normal) e escavação dos aspectos posteriores dos corpos vertebrais.	Manifestações radiográficas incluem encurtamento simétrico de todos os ossos longos, epífises em bola e soquete, mão em tridente e uma característica pelve curta, larga, com ilíacos curtos e quadrados e ângulos acetabulares diminuídos.
Síndrome de Down	Padrão variável de entalhe vertebral.	Manifestações radiográficas incluem uma diminuição nos ângulos acetabulares e ilíacos com hipoplasia e marcada dilatação lateral das asas ilíacas, retificação dos corpos vertebrais, múltiplos centros de ossificação manubriais, a presença de apenas 11 costelas, e encurtamento da falange média do dedo mínimo.
Doença neuromuscular com hipotonia generalizada	Padrão variável de entalhes vertebrais.	Doença de Niemann-Pick, fenilcetonúria, doença de Werdnig-Hoffmann, retardo mental. Provavelmente relacionada com uma curvatura cifótica exagerada da coluna torácica.

6.16 ■ VÉRTEBRAS COM BICO, ENTALHADAS OU COM GANCHO EM UMA CRIANÇA

1213

Condição	Achados de Imagem	Comentários
Trauma	Padrão variável de entalhes vertebrais.	Lesões vertebrais de hiperflexão-compressão. Hiperflexão repetida da coluna é postulada como a causa subjacente de entalhamento vertebral em crianças espancadas.

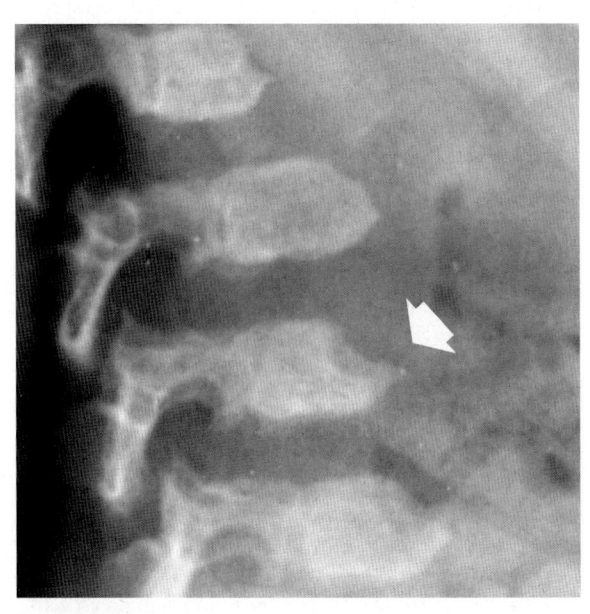

Fig. 6.16-1
Síndrome de Hurler. Típico bico inferior (seta) da margem anterior de um corpo vertebral.

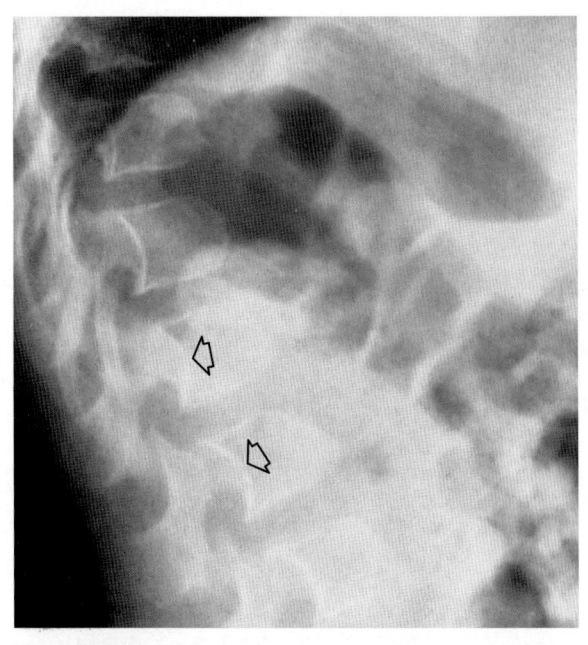

Fig. 6.16-3
Acondroplasia. Formato em cunha anterior central de vários corpos vertebrais. Note a característica escavação posterior (setas).

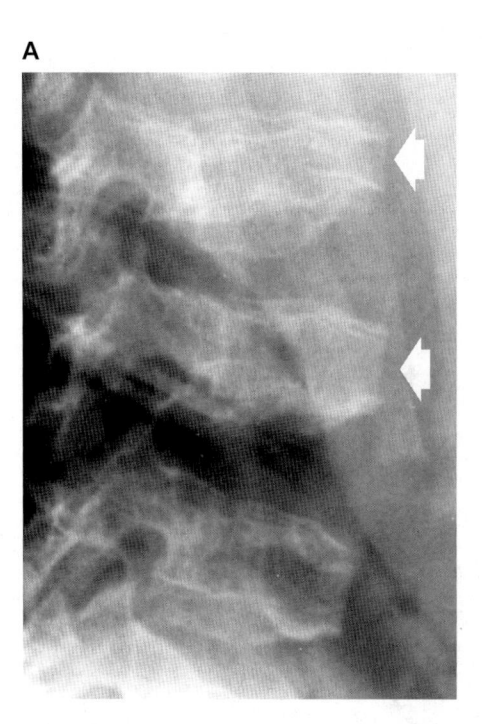

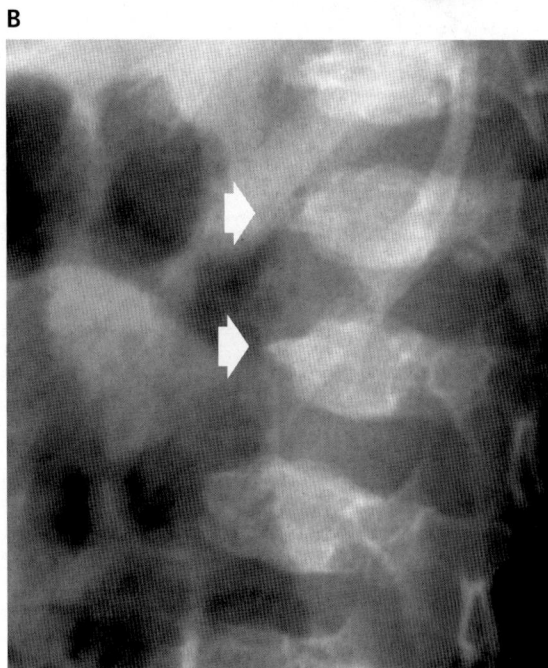

Fig. 6.16-2
Síndrome de Morquio. (A e B) Dois exemplos de achatamento universal dos corpos vertebrais com formação de bico anterior central (setas).

6.17 ■ Anormalidade da Articulação Sacroilíaca

Condição	Comentários
Distribuição simétrica bilateral	
Espondilite anquilosante (Fig. 6.17-1)	Articulações sacroilíacas são o local inicial de comprometimento. Achados iniciais incluem borramento das margens articulares, alargamento irregular das articulações e esclerose em focos. Isto geralmente progride para estreitamento dos espaços articulares e pode levar à fibrose completa e ancilose óssea. Esclerose reativa densa ocorre frequentemente, embora possa tornar-se menos proeminente à medida que os espaços articulares se tornam obliterados.
Doença intestinal inflamatória (Fig. 6.17-2)	Aparência idêntica em todos os aspectos à da espondilite anquilosante clássica. Condições subjacentes incluem colite ulcerativa, doença de Crohn e doença de Whipple.
Hiperparatireoidismo/ osteodistrofia renal	Reabsorção subcondral de osso (predominantemente nos ilíacos) leva à irregularidade da superfície óssea, esclerose adjacente e alargamento do espaço articular interósseo. Estreitamento de espaços articulares e fusão óssea não ocorrem.
Osteíte condensante ilíaca (Fig. 6.17-3)	Zona triangular de esclerose densa ao longo do aspecto inferior dos ilíacos. As superfícies são bem definidas, o sacro é normal, e os espaços articulares sacroilíacos são preservados. A condição provavelmente representa uma reação ao estresse aumentado ao qual a região sacroilíaca está sujeita durante a gravidez e o parto (um tipo similar de reação esclerótica, osteíte púbica, pode ocorrer nos ossos púbicos adjacentes à sínfise púbica em mulheres que tiveram filhos).

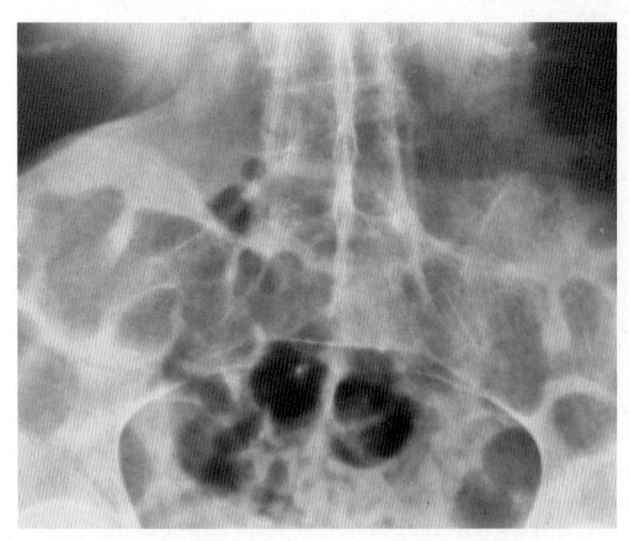

Fig. 6.17-1
Espondilite anquilosante. Obliteração simétrica bilateral das articulações sacroilíacas.

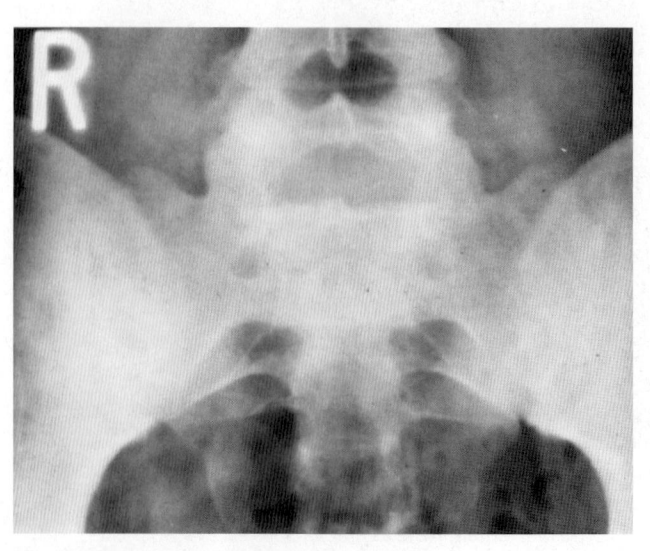

Fig. 6.17-2
Doença intestinal inflamatória. Comprometimento bilateral, simétrico, das articulações sacroilíacas em um paciente com colite ulcerativa.

Condição	Comentários
Osteoartrite	Depois da idade de 40 anos, a maioria dos pacientes tem algum estreitamento dos espaços articulares sacroilíacos, o que pode comprometer as articulações inteiras ou aparecer como áreas focais de anormalidade no aspecto inferior das articulações. Em comparação à espondilite anquilosante, doença articular sacroilíaca na osteoartrite ocorre em pacientes mais velhos, é frequentemente associada a osteofitose proeminente (especialmente nos limites anterossuperior e anteroinferior da cavidade articular) e esclerose subcondral proeminente, não mostra erosões, e raramente demonstra anquilose óssea intra-articular (embora osteófitos em ponte periarticulares sejam comuns). Artropatia degenerativa também pode ter uma distribuição bilateral e assimétrica ou unilateral.
Gota	Irregularidade e esclerose de margens articulares são comuns (podem refletir osteoartrite em pacientes mais velhos). Grandes áreas císticas de erosão no osso subcondral dos ilíacos e sacro são incomuns. Alterações nas articulações sacroilíacas ocorrem mais frequentemente com doença de início precoce e tendem a ter uma predominância esquerda. Como na artropatia degenerativa, o comprometimento de articulações sacroilíacas na artrite gotosa pode ser bilateral e assimétrico ou unilateral.
Retículo-histiocitose multicêntrica	Erosões e estreitamento de espaços articulares levando à anquilose óssea, mas ausência de esclerose subcondral.

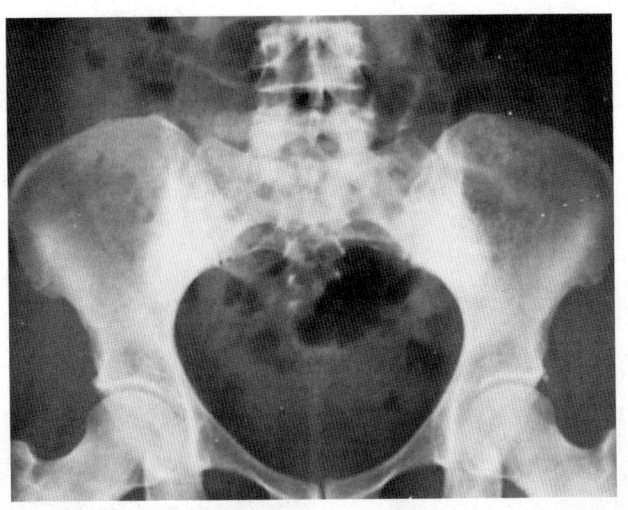

Fig. 6.17-3
Osteíte condensante ilíaca. Esclerose nitidamente demarcada dos ilíacos adjacente às articulações sacroilíacas. O sacro não é afetado, e as margens das articulações sacroilíacas são nítidas e sem destruição. A esclerose que é sobrejacente à asa sacral é na realidade no ilíaco, onde ele se curva posteriormente atrás do sacro.[4]

Condição	Comentários
Distribuição assimétrica bilateral	
Artrite psoriática (Fig. 6.17-4)	Distribuição bilateral assimétrica provavelmente é mais comum, embora anormalidades bilaterais, simétricas, sejam frequentes, e mesmo comprometimento unilateral possa ocorrer. As alterações radiográficas incluem erosões e esclerose, predominantemente afetando o ilíaco e alargamento do espaço articular. Embora estreitamento de espaço articular e ancilose óssea possam ocorrer, isto é muito menos frequente do que na espondilite anquilosante clássica. Um achado proeminente pode ser borramento e eburnação das superfícies sacrais e ilíacas em aposição acima da articulação verdadeira na região do ligamento interósseo.
Artrite reativa (Fig. 6.17-5)	Distribuição bilateral, assimétrica, provavelmente é mais comum, embora anormalidades bilaterais, simétricas sejam frequentes, e anormalidades unilaterais de articulação sacroilíaca possam ocorrer infrequentemente (especialmente no início do processo de doença). Alterações de articulação sacroilíaca são comuns na artrite reativa, desenvolvendo-se em aproximadamente 50% dos pacientes. Erosões ósseas comprometem principalmente a superfície ilíaca, e esclerose adjacente varia de branda a grave. Alargamento inicial do espaço articular pode mais tarde ser substituído por estreitamento. Embora ancilose óssea intra-articular possa afinal aparecer, ela ocorre muito menos frequentemente que na espondilite anquilosante. Um achado proeminente pode ser borramento e eburnação das superfícies sacrais e ilíacas acima da articulação verdadeira na região do ligamento interósseo.
Artrite reumatoide (Fig. 6.17-6)	Manifestação relativamente incomum que usualmente produz pequenas erosões subcondrais, esclerose branda ou ausente, e nenhuma ou apenas ancilose óssea intra-articular focal. Infrequentemente tem uma distribuição unilateral.

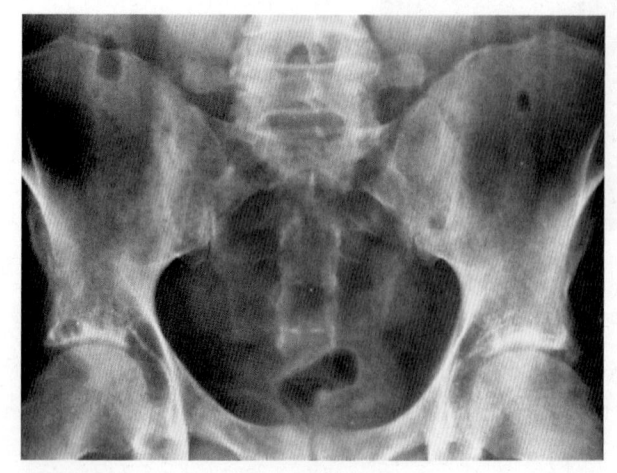

Fig. 6.17-4
Artrite psoriática. Estreitamento bilateral, embora um bocado assimétrico, das articulações sacroilíacas.

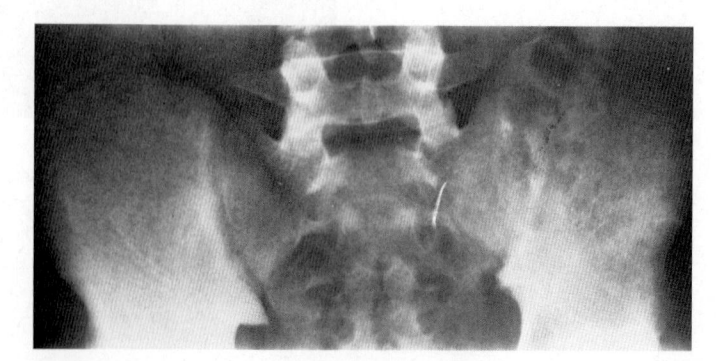

Fig. 6.17-5
Artrite reativa. Estreitamento bilateral, embora assimétrico, esclerose e estreitamento das articulações sacroilíacas com esclerose reativa.

Condição	Comentários
Febre Mediterrânea familial (Fig. 6.17-7)	Inicialmente, alargamento do espaço articular com perda da definição cortical normal comprometendo principalmente o ilíaco. Finalmente, esclerose com ou sem erosões e mesmo ancilose óssea. Comprometimento também pode ser bilateral e simétrico ou mesmo unilateral.
Policondrite recidivante	Estreitamento do espaço articular, erosão e eburnação. Comprometimento também pode ser bilateral e simétrico ou mesmo unilateral.
Distribuição unilateral Infecção (Fig. 6.17-8)	De longe a causa mais comum de comprometimento sacroilíaco unilateral. Pode ser relacionada com agentes bacterianos, micobacterianos ou fúngicos e é relativamente comum em usuários de drogas.
Paralisia	Atrofia da cartilagem acompanhando paralisia ou desuso produz estreitamento difuso do espaço articular com osteoporose circundante e pode mesmo levar à fusão óssea intra-articular (talvez relacionada com inflamação de baixo grau).
Osteoartrite	Pode ocorrer em conjunção com artropatia degenerativa, comprometendo o quadril contralateral.

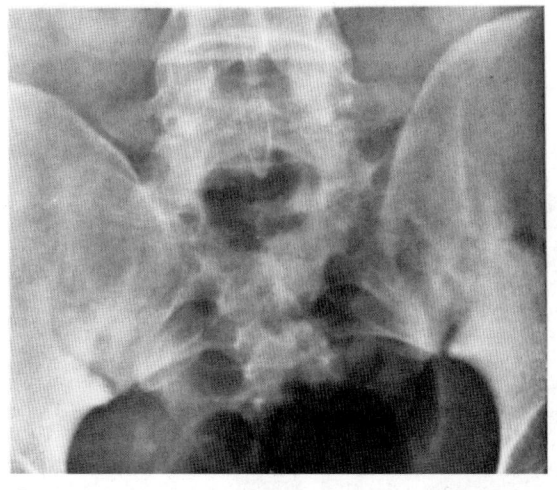

Fig. 6.17-6
Artrite reumatoide. Esclerose e estreitamento bilaterais, embora assimétricos, das articulações sacroilíacas.

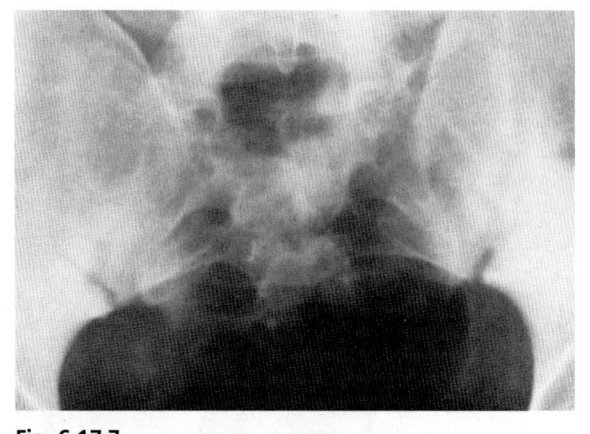

Fig. 6.17-7
Febre Mediterrânea Familial. Estreitamento e alterações erosivas bilaterais, embora assimétricas, e esclerose reativa em torno das articulações sacroilíacas.

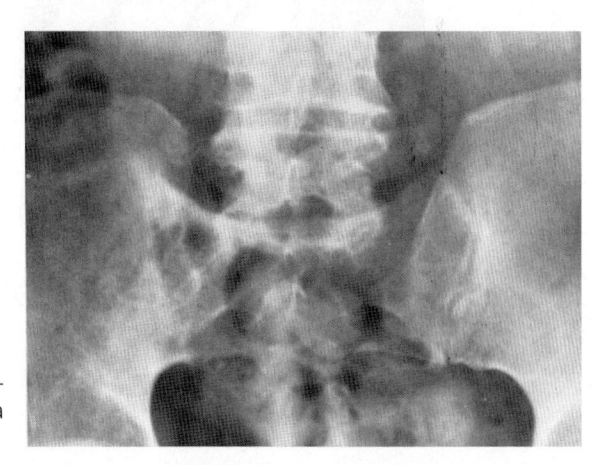

Fig. 6.17-8
Tuberculose curada. Obliteração da articulação sacroilíaca direita. A articulação sacroilíaca esquerda permanece intacta.

6.18 ■ Tumores da Medula Espinal em Imagem de Ressonância Magnética

Condição	Achados de Imagem	Comentários
Intramedulares Ependimoma (Fig. 6.18-1)	Alargamento fusiforme da medula espinal isointenso ou hipointenso em imagens ponderadas em T1. Sinal aumentado, muitas vezes com uma aparência multinodular, em imagens ponderadas em T2. Geralmente intensificação focal de contraste intenso, homogêneo e nitidamente marginado.	O mais comum tumor primário da medula espinal. Predominantemente ocorre na medula espinal inferior, cone medular e filamento terminal. Limites do tumor são difíceis de definir em imagens ponderadas em T1 a não ser que eles sejam delineados por cavidades siringomiélicas recobrindo os polos superior e inferior do tumor. Em imagens ponderadas em T2, é difícil distinguir o tumor do edema circundante. Muitas vezes evidência de hemorragia precedente.
Astrocitoma (Fig. 6.18-2)	Alargamento da medula espinal que é isointenso em imagens ponderadas em T1 e hiperintenso em imagens ponderadas em T2. Tendência à intensificação de contraste mais focal e irregular compatível com um tumor mais difusamente infiltrante.	O segundo mais comum tumor primário da medula espinal. Tipicamente compromete a região cervicotorácica. Embora diferentes padrões de intensificação de contraste tenham sido descritos em alguns ependimomas e astrocitomas, eles não podem ser confiavelmente diferenciados por RM.
Hemangioblastoma (Fig. 6.18-3)	Alargamento irregular e difuso da medula com componentes císticos e intensidade heterogênea de sinal. Contraste intenso do ninho tumoral altamente vascular.	Plexo venoso pial posterior dilatado, drenando o nódulo do tumor, pode produzir vazios de fluxo serpeantes (simulando uma malformação arteriovenosa) no aspecto dorsal da medula. A associação de um nódulo tumoral contrastando fortemente no interior de uma massa intramedular cística é muito sugestiva de hemangioblastoma.

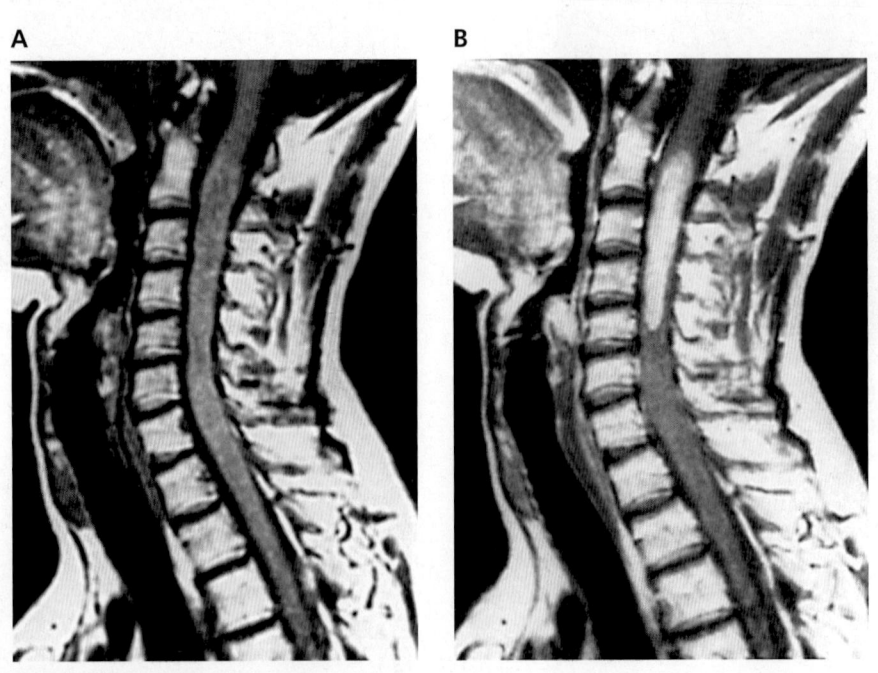

Fig. 6.18-1
Ependimoma. (A) Imagem sagital sem contraste ponderada em T1 mostra alargamento da medula cervical de C1 a T2, sugerindo tumor intramedular. (B) Escaneamento pós-contraste mostra uma área oval bem definida de intensificação estendendo-se de C2 a C5.[10]

Condição	Achados de Imagem	Comentários
Metástase (Fig. 6.18-4)	Massas isoladas ou múltiplas produzindo alargamento fusiforme ou irregular da medula (ou nenhum aumento absolutamente) que é hipointenso em imagens ponderadas em T1 e hiperintenso em imagens ponderadas em T2. Geralmente marcada intensificação de contraste.	Pode desenvolver-se a partir de neoplasmas primários do SNC pela via do LCE ou disseminação hematogênica a partir de tumores primários não do SNC. Depois da injeção de contraste, o nódulo tumoral contrastado (frequentemente menor do que a área de aumento da medula) pode ser distinguido do edema circundante.
Intradural extramedular Meningioma (Fig. 6.18-5)	Geralmente isointenso em imagens ponderadas em T1 e apenas ligeiramente hiperintenso em imagens ponderadas em T2. Intensificação de contraste imediata e uniforme.	Tipicamente ocorre na região torácica (80%) em mulheres de meia-idade ou idosas. Similarmente aos meningiomas na cabeça, os tumores vertebrais tendem a manter intensidade de sinal similar à do parênquima da medula.

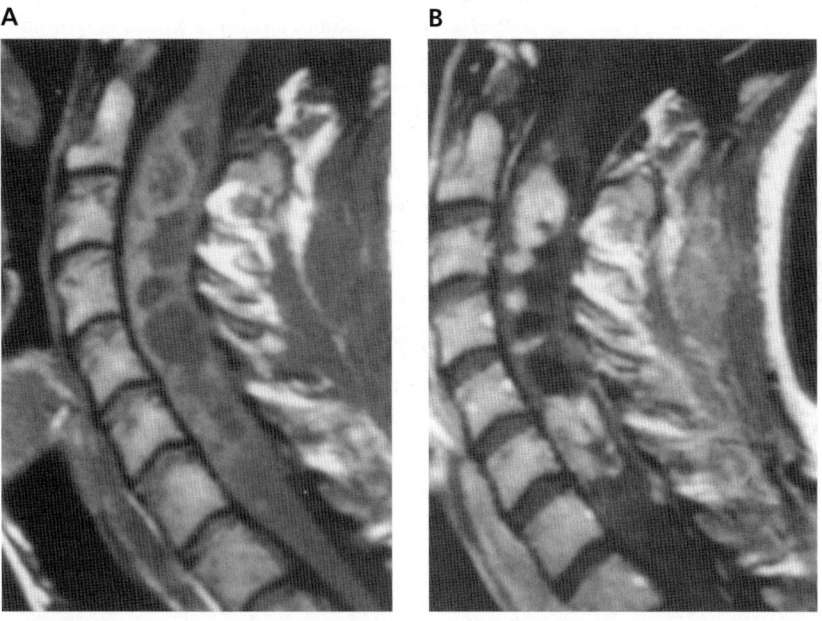

Fig. 6.18-2
Astrocitoma. (A) Imagem ponderada em T1 mediossagital não contrastada mostra uma lesão heterogênea comprometendo a medula espinal de C2 a T1. (B) Imagem correspondente pós-contraste mostra intensificação de vários nódulos tumorais. (Cortesia M. Smith, M.D., Nashville. TN.)[11]

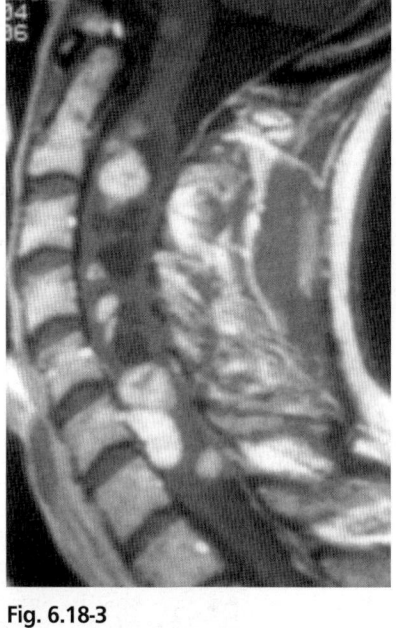

Fig. 6.18-3
Hemangioblastoma. Uma imagem ponderada em T1 pós-contraste mediossagital mostra múltiplas lesões sólidas e císticas na medula espinal cervical neste paciente com doença de von Hippel-Lindau.[11]

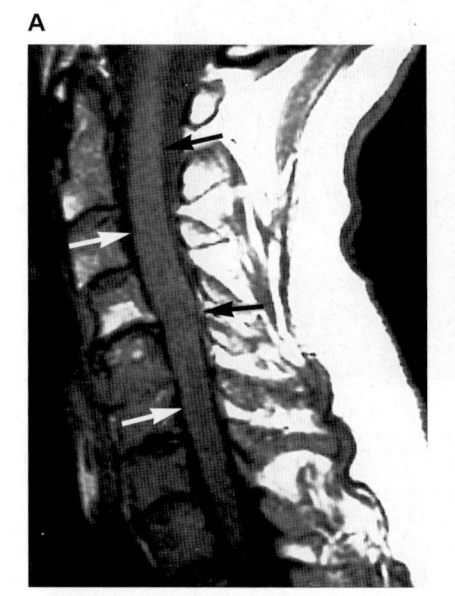

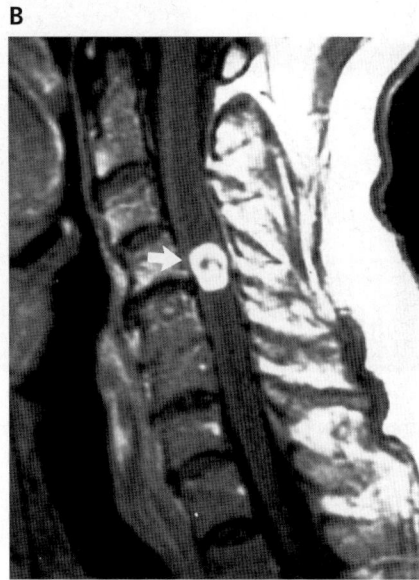

Fig. 6.18-4
Metástase. (A) Imagem ponderada em T1 sagital sem contraste mostra expansão intramedular inespecífica de um longo segmento da medula espinal cervical (setas). (B) Imagem pós-contraste mostra intensificação intensa de uma massa parcialmente necrótica no nível de C4 (seta). A expansão intramedular da medula acima e abaixo deste nível foi atribuída a edema da medula.[12]

Condição	Achados de Imagem	Comentários
Neurofibroma (Fig. 6.18-6)	Massa lisa, nitidamente marginada, que tende a ser relativamente isointensa à medula espinal em todas as sequências. Padrão variável de intensificação de contraste dependendo da arquitetura interna do tumor.	Em contraste com os meningiomas, os neurofibromas não têm predileção de sexo e são mais uniformemente distribuídos ao longo do trajeto do canal vertebral. Eles podem ter um componente extradural característico que se estende pelo forame neural para os tecidos paravertebrais (tumor em haltere). Neurofibromas têm uma aparência em RM mais variável que os meningiomas por causa da sua propensão a sofrer degeneração cística e necrose central, o que os torna hipointensos em imagens ponderadas em T1 e hiperintensos em imagens ponderadas em T2.
Metástase ("semeadura") (Fig. 6.18-7)	Múltiplas massas nodulares focais que mostram intensificação forte de contraste.	A não ser que sejam grandes, estes depósitos tumorais geralmente não são visualizados em imagens não contrastadas. Outros padrões incluem intensificação de um fino folheto leptomeníngeo que reveste difusamente a medula espinal ou as raízes nervosas e um aumento homogêneo de sinal dentro do espaço subaracnóideo.
Lipoma (Fig. 6.18-8)	Massa bem circunscrita que possui a intensidade de sinal característica da gordura (sinal alto homogêneo em imagens ponderadas em T1 e intensidade diminuindo em imagens progressivamente mais ponderadas em T2); similar à intensidade de sinal da gordura subcutânea.	Lesão incomum que pode ocorrer em qualquer lugar no canal vertebral e não tem predileção de idade ou sexo. O sinal intenso característico em imagens ponderadas em T1 pode ser confundido com intensificação de contraste, se apenas estudos pós-contraste forem obtidos, assim levando ao diagnóstico errôneo de meningioma ou neurofibroma. Na área lombar, antes de fazer um diagnóstico de lipoma intradural, é importante assinalar que gordura pode estar presente no cone medular distal e filamento terminal em aproximadamente 5% dos indivíduos normais.

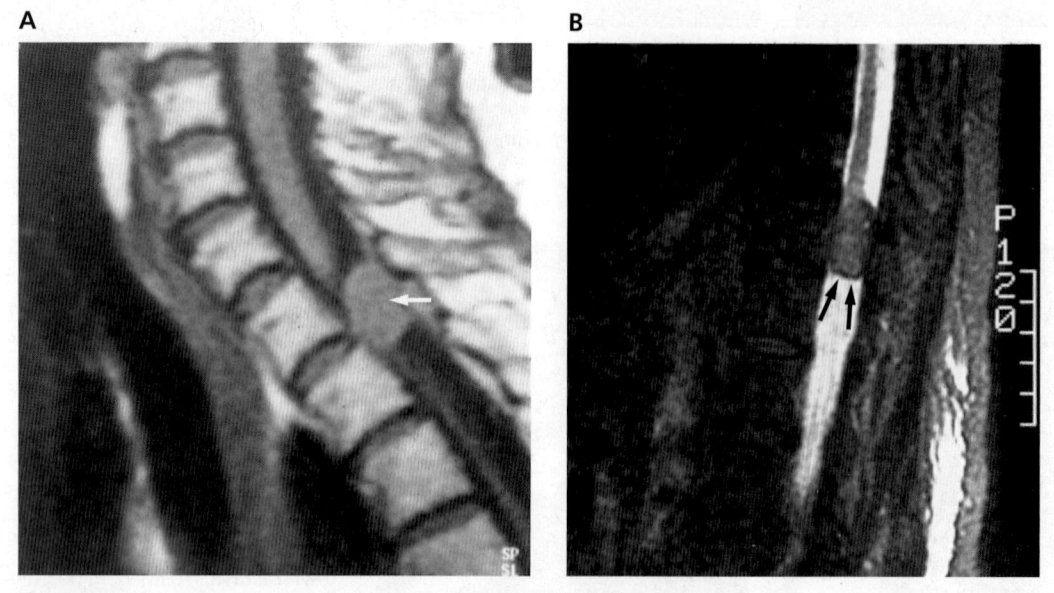

Fig. 6.18-5
Meningioma. (A) Escaneamento ponderado em T1 sagital demonstra uma massa de tecido mole intradural isointenso (seta) no aspecto dorsal do canal torácico superior. Observar o desvio da medula espinal.[13] (B) Imagem sagital ponderada em T2 em outro paciente mostra uma massa intradural bem circunscrita no nível de T10. A área linear de perda de sinal na periferia da massa (setas) representa calcificações.[12]

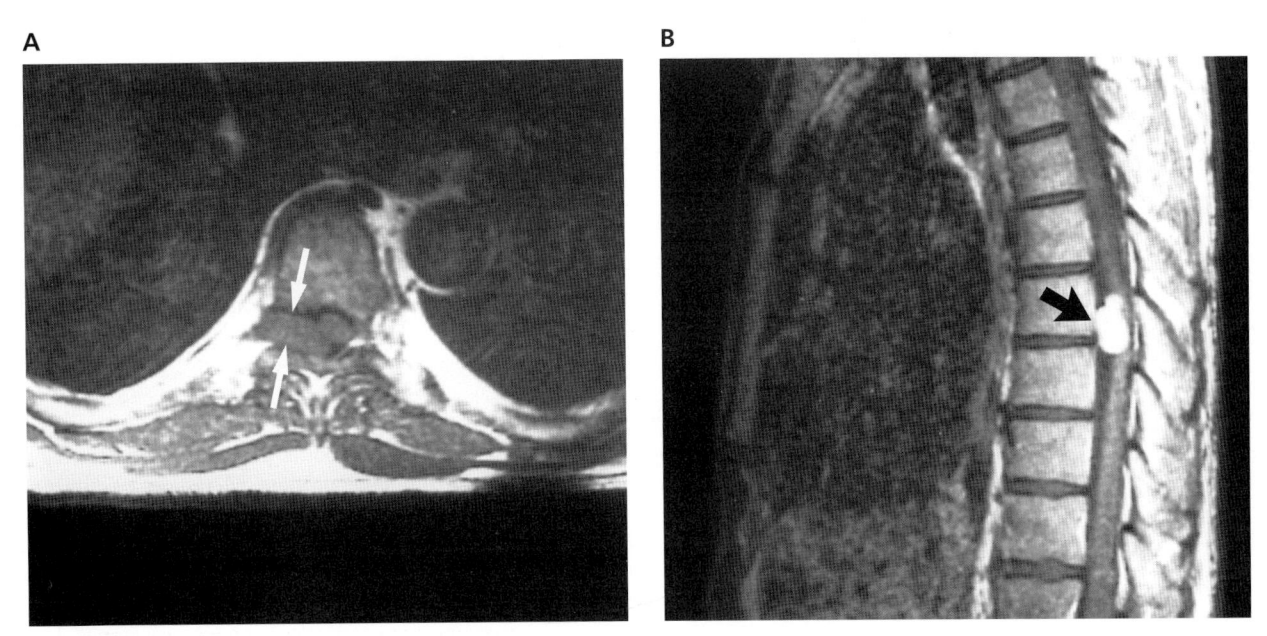

Fig. 6.18-6
Neurofibroma. (A) Imagem axial ponderada em T1 demonstra massa intraespinal direita, oval, que se estende por um forame neural de T8 expandido (setas). (B) Escaneamento sagital mediano pós-contraste em outro paciente mostra uma massa extramedular intradural intensificando homogeneamente (seta).[12]

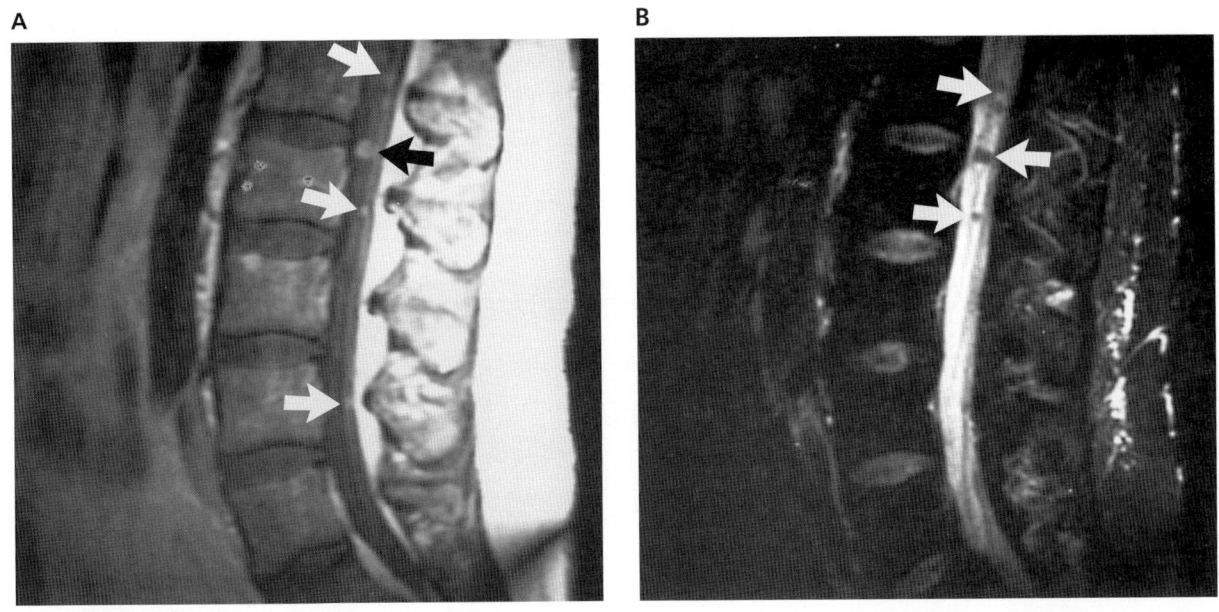

Fig. 6.18-7
Semeadura metastática. (A) Imagem ponderada em T1 sagital mostra múltiplos nódulos de alta intensidade (setas) comprometendo as raízes nervosas da causa equina neste paciente com melanoma metastático. A alta intensidade poderia representar intensificação de contraste ou o efeito paramagnético da melanina. (B) Os nódulos também podem ser identificados em um escaneamento ponderado para T2 (setas).[12]

6 ▪ PADRÕES DA COLUNA VERTEBRAL

Condição	Achados de Imagem	Comentários
Epidermoide/dermoide/ teratoma (Fig. 6.18-9)	Aparência variável dependendo da natureza dos tecidos (gordura, ceratina sólida ou colesterol, tecido fibroso, músculo, osso) que compreendem a massa.	Epidermoides são de origem ectodérmica; dermoides se originam de ambos ectoderma e mesoderma; teratomas são compostos por tecidos de todas as três camadas germinais. Epidermoides usualmente contêm um componente líquido importante que é isointenso ao LCE em todas as sequências de pulsos, enquanto os dermoides frequentemente simulam a intensidade de sinal da gordura.
Extradurais		
Metástase (Fig. 6.18-10)	Massa que é hipointensa em imagens ponderadas em T1 e de intensidade aumentada de sinal em imagens ponderadas em T2.	Os mais comuns tumores primários a se metastatizarem à coluna são carcinoma de pulmão e mama, seguidos por carcinoma de próstata. Metástases epidurais quase sempre ocorrem em associação a metástases ósseas, em que o sinal brilhante da medula no corpo vertebral é substituído por tumor com baixo sinal em imagens ponderadas em T1. Estudos com contraste podem mascarar as metástases ao aumentarem o sinal das metástases ósseas, de modo que elas aparecem isointensas à medula normal em escaneamentos ponderados em T1.
Linfoma	Massa que é hipointensa em imagens ponderadas em T1 e de intensidade aumentada de sinal em imagens ponderadas em T2.	Massa volumosa de tecido mole insinuando-se dentro de forames, estendendo-se por múltiplos segmentos, e produzindo menos comprometimento esquelético do que esperado pelo tamanho da lesão.
Neoplasma vertebral com extensão intraespinal	Massa que é hipointensa em imagens ponderadas em T1 e de intensidade aumentada de sinal em imagens ponderadas em T2.	Mieloma; cordoma; sarcoma.

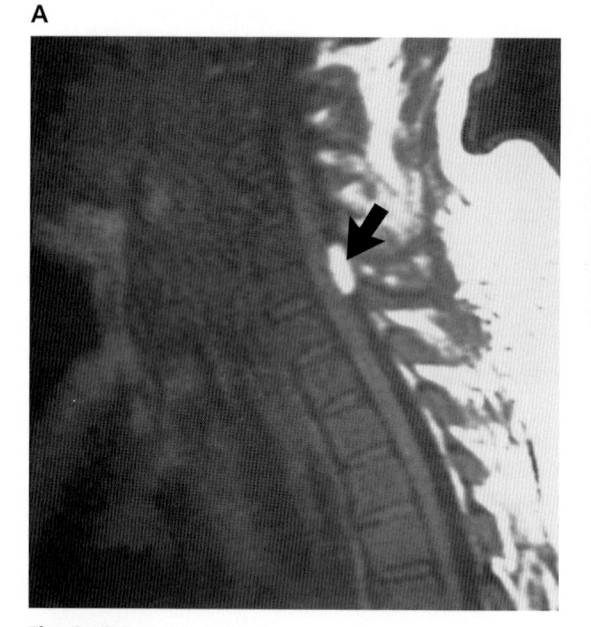

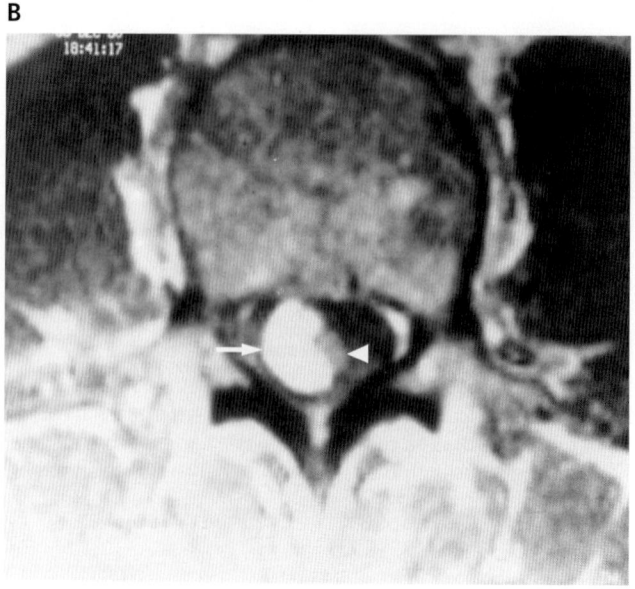

Fig. 6.18-8
Lipoma. Escaneamentos (A) sagital[12] e (B) axial[13] ponderados em T1 em dois pacientes diferentes mostram massa intradural homogeneamente hiperintensa. Notar como a intensidade das lesões é similar à da gordura paraespinhal e subcutânea.

Condição	Achados de Imagem	Comentários
Hemangioma	Lesão dentro do corpo vertebral que tende a ser de alta intensidade de sinal em ambas as imagens ponderadas em T1 e T2.	Embora usualmente um achado incidental de pouca importância clínica, hemangiomas ocasionalmente podem se expandir e irromper através do córtex para causar uma síndrome mielopática ou radiculopática. Hemangiomas podem ser diferenciados de ilhas interósseas de gordura relativamente comuns porque eles mantêm sua alta intensidade de sinal em imagens ponderadas em T2.

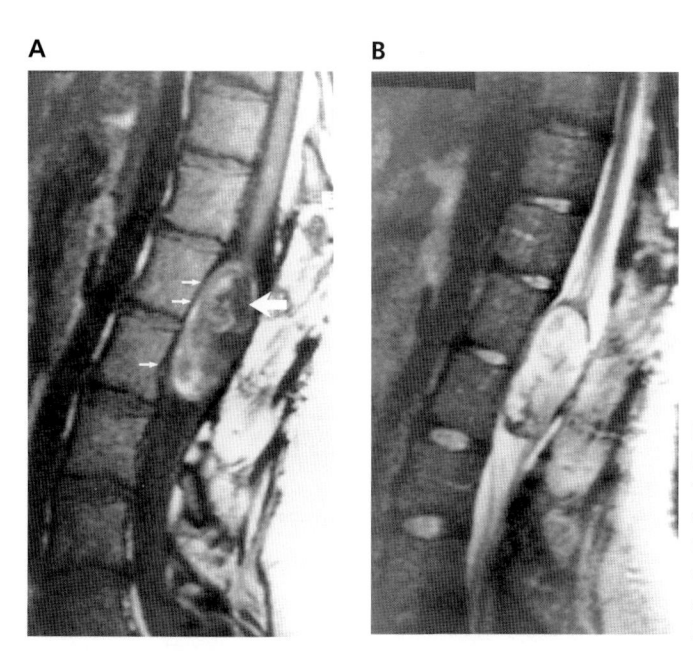

Fig. 6.18-9
Epidermoide. (A) Imagem ponderada em T1 sagital mostra uma massa intradural ovoide, bem circunscrita, heterogênea (seta grande) inferior ao cone. Observar o alargamento do canal vertebral com a escavação posterior dos corpos vertebrais adjacentes (setas pequenas). (B) Escaneamento ponderado em T2 sagital mostra que a massa é heterogeneamente hiperintensa.[13]

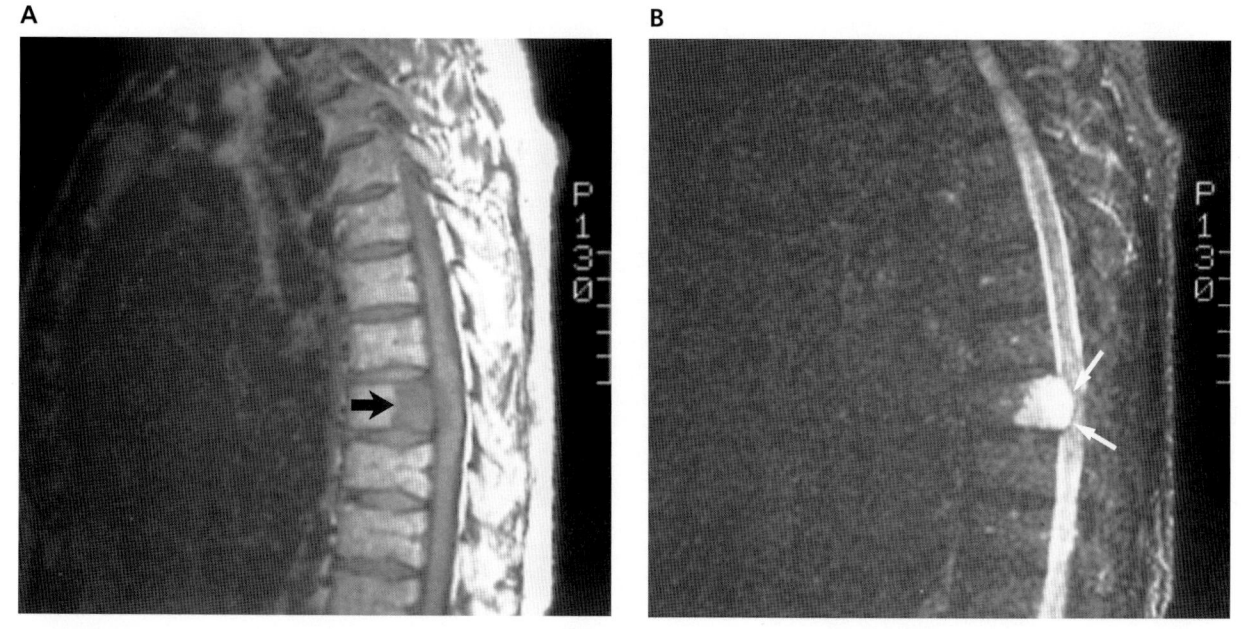

Fig. 6.18-10
Metástase. (A) Uma metástase óssea em T9 de cordoma craniano conhecido é vista como uma perda da gordura medular normal neste escaneamento ponderado em T1 em um paciente com uma mielopatia torácica (seta). (B) Um componente de tecido mole epidural associado é mais bem visto com ponderação em T2 (setas), resultando em estreitamento do canal vertebral e compressão da medula espinal torácica.[13]

6.19 ■ Lesões Não Neoplásicas de Corpos Vertebrais em Imagem de Ressonância Magnética

Condição	Achados de Imagem	Comentários
Discopatia degenerativa		Anormalidades de intensidade do sinal da medula óssea foram descritas em até 50% dos níveis intervertebrais que mostravam alterações discais degenerativas.
Tipo I (Fig. 6.19-1)	Intensidade de sinal diminuída em imagens ponderadas em T1 e intensidade de sinal aumentada em imagens ponderadas em T2.	Associada à substituição local de medula celular normal por tecido fibroso vascularizado. Tendem a se converter em lesões tipo II com o tempo.
Tipo II (Fig. 6.19-2)	Intensidade de sinal aumentada em imagens ponderadas em T1 e intensidade de sinal levemente aumentada em imagens ponderadas em T2.	Associada à substituição gordurosa local da medula. Admite-se que as alterações de tipos I e II representem um *continuum* na resposta da medula adjacente à doença degenerativa discal.
Tipo III (Fig. 6.19-3)	Intensidade diminuída de sinal em ambas as imagens ponderadas em T1 e T2.	Padrão menos comum que provavelmente representa esclerose óssea ou fibrose adjacente à face intervertebral.
Nódulo de Schmorl (Fig. 6.19-4)	Contínuo com o disco e de idêntica intensidade de sinal.	Desvio superior ou inferior de material discal através de uma face intervertebral cartilaginosa e óssea. Lesões grandes devem ser diferenciadas de metástases ou infecção com base nas suas margens nítidas, baixa intensidade das suas orlas, e associação a espaços discais estreitados.

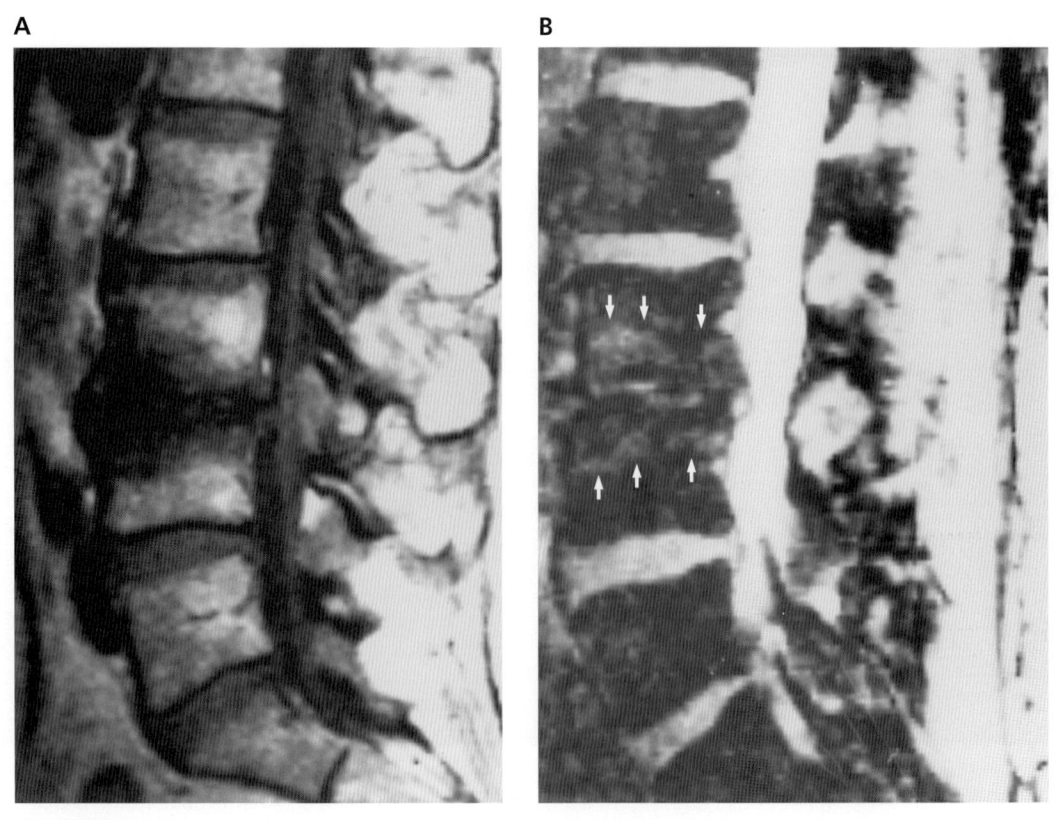

Fig. 6.19-1
Discopatia degenerativa (alterações tipo I). (A) Imagem sagital ponderada em T1 mostra uma larga área de intensidade diminuída de sinal adjacente ao disco L3-4. (B) Imagem de ecogradiente mostra intensidade brandamente aumentada de sinal (setas) na área correspondente.[11]

6.19 ■ LESÕES NÃO NEOPLÁSICAS DE CORPOS VERTEBRAIS EM IMAGEM DE RESSONÂNCIA MAGNÉTICA

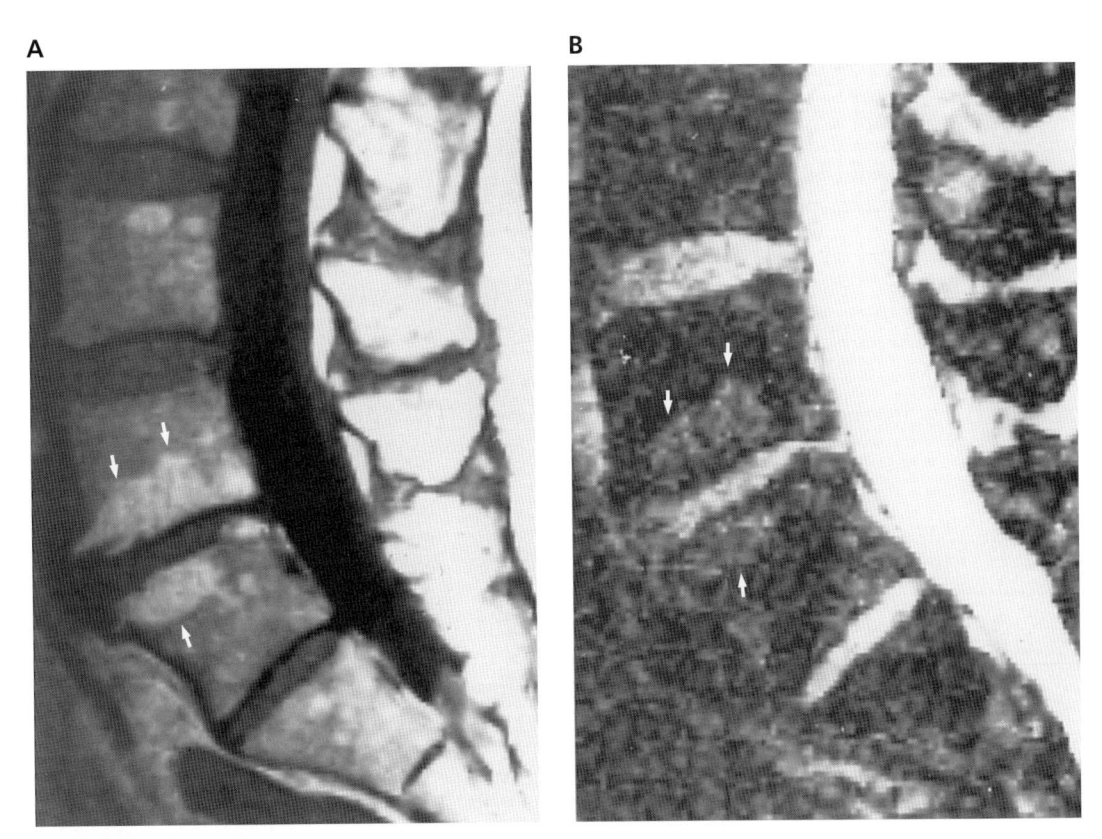

1225

Fig. 6.19-2
Discopatia degenerativa (alterações tipo II). (A) Imagem sagital ponderada em T1 mostra uma área nitidamente marginada de intensidade aumentada de sinal (setas) adjacente a um espaço discal estreitado. (B) Na imagem ponderada em T2, esta área tem uma intensidade ligeiramente aumentada de sinal.[14]

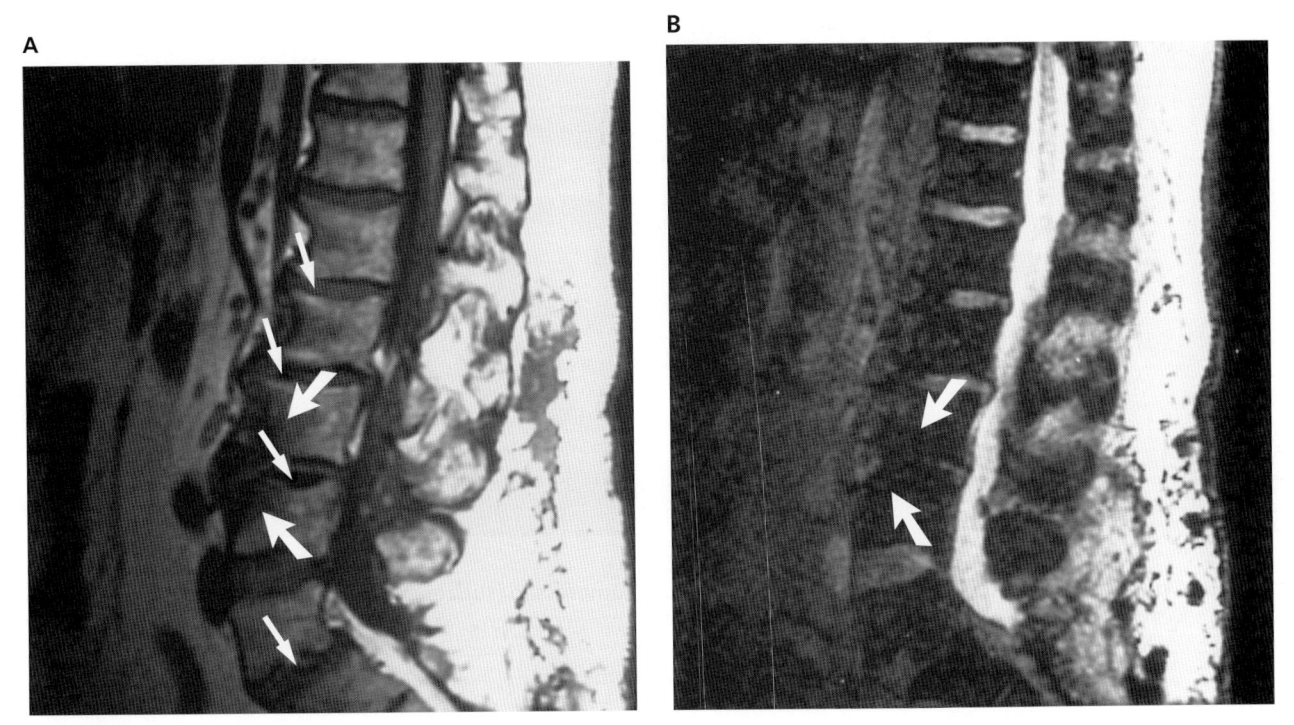

Fig. 6.19-3
Discopatia degenerativa (alterações tipo III). (A) Imagem sagital ponderada em T1 mostra zonas mal definidas de intensidade diminuída de sinal dentro das faces intervertebrais adjacentes ao disco intervertebral L3-4 (setas grossas). (Setas finas indicam os espaços intervertebrais lombares.) (B) Na imagem ponderada em T2, estas faces intervertebrais se tornam isointensas com a medula normal (setas).[12]

Condição	Achados de Imagem	Comentários
Fratura por compressão Subaguda (Fig. 6.19-5)	Intensidade diminuída de sinal em imagens ponderadas em T1 e intensidade aumentada de sinal em imagens ponderadas em T2.	Não é possível diferenciar confiavelmente entre fraturas osteoporóticas simples e fraturas patológicas com base na intensidade de sinal unicamente. Achados que sugerem neoplasma incluem uma grande massa de tecido mole, destruição de córtex ósseo e comprometimento de múltiplos níveis. Uma indicação clara de metástases é a presença de outra lesão com características similares de sinal em um nível vertebral não fraturado.
Crônica (consolidada) (Fig. 6.19-5)	Intensidade de sinal varia com a causa subjacente.	Na doença osteoporótica simples, a intensidade de sinal da medula geralmente retorna ao normal em todas as sequências. Fraturas patológicas secundárias à doença metastática usualmente são hipointensas em relação à medula em imagens ponderadas em T1 e hiperintensas em imagens ponderadas em T2.
Infecção (Fig. 6.19-6)	Medula comprometida mostra intensidade diminuída de sinal em imagens ponderadas em T1 e intensidade aumentada de sinal em imagens ponderadas em T2.	Geralmente associada a um disco estreitado que em imagens ponderadas em T2 tem intensidade aumentada de sinal, diferentemente da intensidade diminuída de sinal vista com degeneração discal.
Radioterapia (Fig. 6.19-7)	Em imagens ponderadas em T1, característica alta intensidade de sinal comprometendo múltiplos corpos vertebrais contíguos.	Áreas de intensidade anormal de sinal refletem degeneração gordurosa progressiva da medula óssea em uma região correspondente à zona de irradiação.

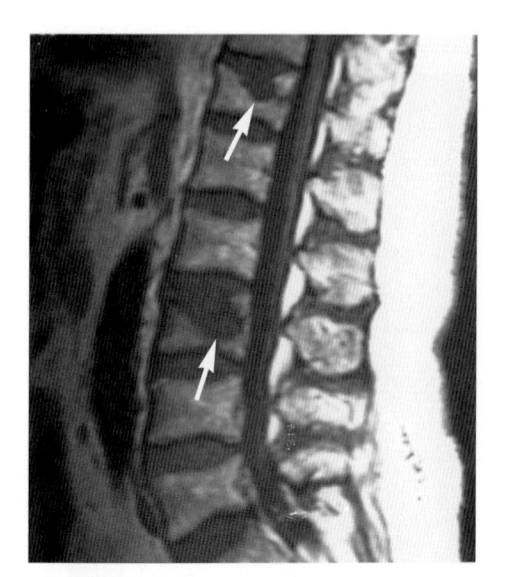

Fig. 6.19-4
Nódulos de Schmorl. Hérnia central de material discal através das faces intervertebrais superiores de T12 e L3 (setas).[12]

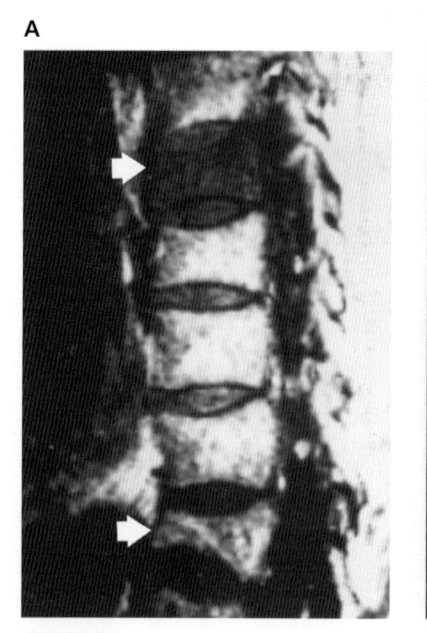

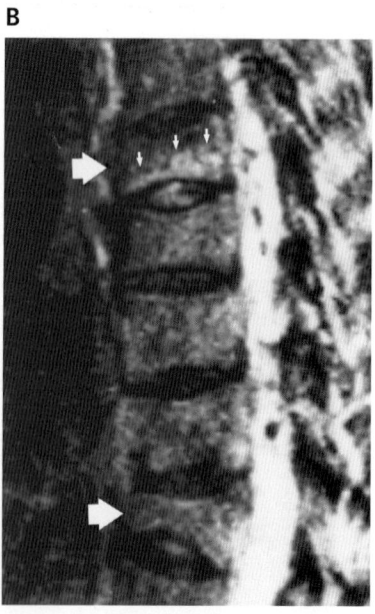

Fig. 6.19-5
Fraturas por compressão (subaguda e crônica). Imagens sagitais (A) ponderada em T1 e (B) ponderada em T2 mostram deformidades de compressão anterior (em cunha) dos corpos vertebrais T7 e T11 (setas grandes). A intensidade de sinal da medula é normal em T11, indicando uma fratura de compressão crônica consolidada. Em T7, a intensidade de sinal da medula está diminuída na imagem ponderada em T1 e levemente aumentada na imagem ponderada em T2 de uma maneira linear, heterogênea (setas pequenas, B), consistente com uma fratura de compressão subaguda.[14]

Condição	Achados de Imagem	Comentários
Infiltração gordurosa focal	Área ou áreas focais de intensidade aumentada de sinal em imagens ponderadas em T1. Em imagens ponderadas em T2, a área(s) tem intensidade de sinal igual ou ligeiramente mais alta do que a medula óssea normal (mas substancialmente menos que o LCE).	Fenômeno comum em ambos os sexos depois da idade de 30 anos. Não confundir com metástases.
Doença de Paget (Fig. 6.19-8)	Na fase osteolítica inicial, conversão fibrosa da medula, que contém múltiplos vasos aumentados (estas alterações desaparecem na fase mista). Na fase osteosclerótica final, a medula retorna ao normal, e os córtices ósseos são espessados.	Lesões isoladas ou múltiplas afetam aproximadamente 3% da população com mais de 40 anos. Múltiplos locais incluem principalmente a coluna vertebral (75%), crânio (65%) e pelve (40%). Início recente de dor em um osso comprometido em doença de Paget deve levantar a possibilidade de degeneração sarcomatosa.

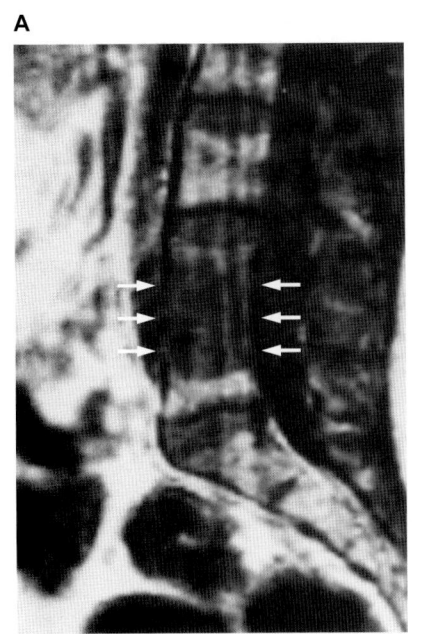

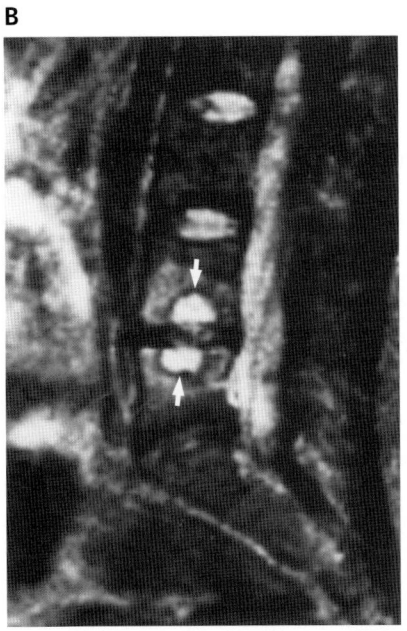

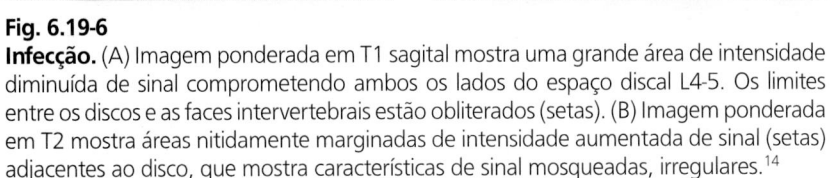

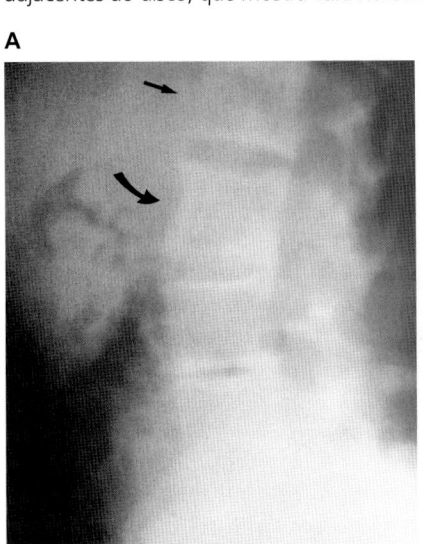

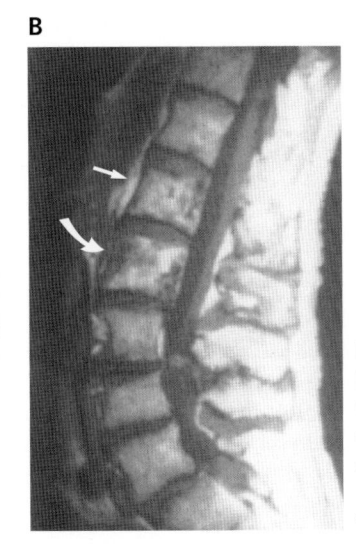

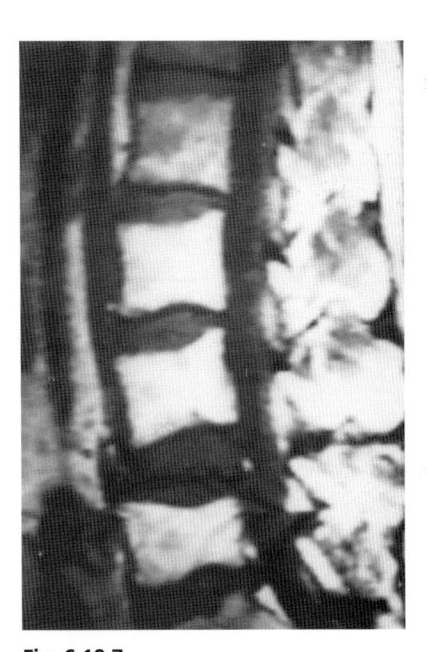

Fig. 6.19-6
Infecção. (A) Imagem ponderada em T1 sagital mostra uma grande área de intensidade diminuída de sinal comprometendo ambos os lados do espaço discal L4-5. Os limites entre os discos e as faces intervertebrais estão obliterados (setas). (B) Imagem ponderada em T2 mostra áreas nitidamente marginadas de intensidade aumentada de sinal (setas) adjacentes ao disco, que mostra características de sinal mosqueadas, irregulares.[14]

Fig. 6.19-7
Radioterapia. Imagem axial ponderada em T1 em um paciente após radioterapia de um plasmocitoma de L4 mostra a intensidade tipicamente aumentada de sinal de L2, L3, L4, e do aspecto inferior de L1, compatível com substituição gordurosa da medula óssea em uma distribuição correspondente à zona de radioterapia.[14]

Fig. 6.19-8
Doença de Paget. (A) Radiografia lateral mostrando comprometimento de L3 (seta curva) e L2 (seta reta). (B) Imagem de RM mediossagital ponderada em T1 mostra intensidade mosqueada de sinal em L3 (seta curva) e L2 (seta reta). As vértebras afetadas aparecem ligeiramente aumentadas.[11]

6.20 ■ Lesões Neoplásicas de Vértebras em Imagem de Ressonância Magnética

Condição	Achados de Imagem	Comentários
Hemangioma (Fig. 6.20-1)	Intensidade aumentada de sinal tanto em imagens ponderadas em T1 quanto em T2.	Tumor vascular benigno que usualmente é um achado incidental. RM pode mostrar extensão paravertebral e epidural do tumor, que não tem tecido adiposo e assim aparece isointenso em imagens ponderadas em T1.
Osteocondroma	Aparência heterogênea com os componentes cartilaginosos com intensidade aumentada de sinal em imagens ponderadas em T2, enquanto as partes de osteoide ou calcificadas têm baixa intensidade de sinal.	Compromete principalmente os elementos posteriores, especialmente os processos espinhosos. Crescimento rápido é um sinal ameaçador. Fatores que favorecem uma lesão benigna incluem margens corticais que são contíguas com o osso adjacente, superfícies lobulares bem definidas, ausência de comprometimento ósseo adjacente e uma fina capa cartilaginosa (usualmente menos de 1 cm).
Osteoma osteoide	Aparência heterogênea com a calcificação dentro do ninho e a esclerose óssea circundante tendo baixa intensidade de sinal em todas as sequências, enquanto a porção não calcificada do próprio ninho tem intensidade aumentada de sinal em imagens ponderadas em T2.	Intensificação intensa do ninho altamente vascular, o que não apenas ajuda a localizar o ninho, mas também ajuda a diferenciar a lesão de um processo não intensificador como um abscesso de Brodie.
Osteoblastoma (Fig. 6.20-2)	Alta intensidade de sinal em imagens ponderadas em T2. Intensificação importante de contraste.	Pode ter uma aparência heterogênea se houver hemorragia ou calcificação.
Cisto ósseo aneurismático (Fig. 6.20-3)	Lesão expansiva dos elementos posteriores, frequentemente com septações internas e lobulações, que frequentemente tem uma orla fina, bem definida, de baixa intensidade de sinal.	Uma aparência característica é a de múltiplos níveis líquido-líquido que podem ter intensidades variáveis de sinal com base em hemorragia de diferentes idades dentro dos grandes espaços cavernosos anastomosados cheios de sangue da lesão.

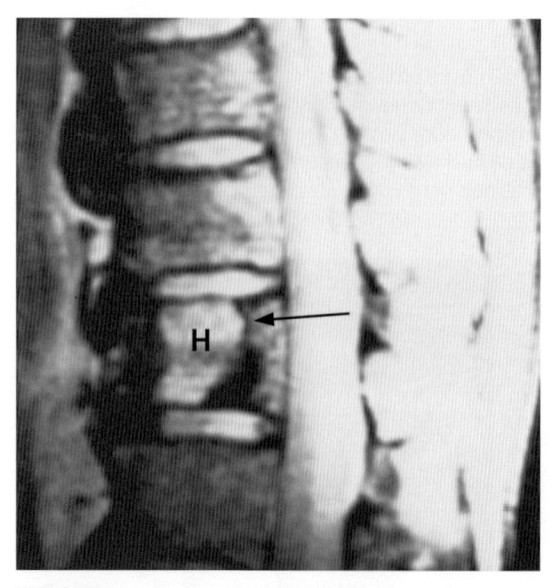

Fig. 6.20-1
Hemangioma. Imagem sagital de densidade de prótons mostra uma lesão com sinal alto (H) dentro de um corpo vertebral torácico inferior. A lesão é bem definida, e uma margem cortical posterior individualizada é evidente (seta).[15]

Condição	Achados de Imagem	Comentários
Tumor de células gigantes (Fig. 6.20-4)	Lesão expansiva de baixa intensidade de sinal em imagens ponderadas em T1 e intensidade aumentada de sinal em imagens ponderadas em T2.	Escaneamentos não intensificados mostram tumor deslocando gordura medular brilhante normal, enquanto intensificação de contraste pode separar tumor de estruturas adjacentes.
Teratoma sacrococcígeo (Fig. 6.20-5)	Massa pélvica adjacente ao cóccix que frequentemente contém componentes císticos e tem padrões de intensidade variados. Depois da injeção de material de contraste, partes sólidas do tumor se intensificam.	Raro tumor da infância que se origina de células multipotentes do nódulo de Hensen que migram para dentro do cóccix. Componentes císticos geralmente têm baixa intensidade de sinal em imagens ponderadas em T1 e são de intensidade aumentada de sinal em imagens ponderadas em T2, embora possam ter diferentes intensidades se contiverem hemorragia.

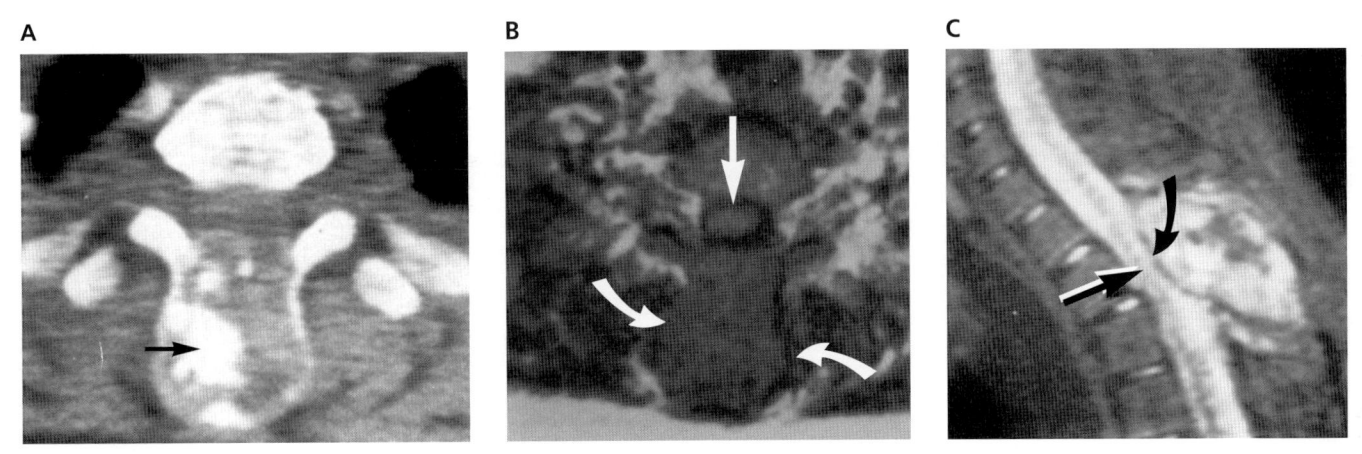

Fig. 6.20-2
Osteoblastoma. (A) TC axial mostra um processo espinhoso expandido de T2 com calcificações amorfas internas (seta). A extensão anterior do tumor e sua relação com a medula não podem ser estabelecidas. Imagens (B) ponderada em T1 axial e (C) ponderada em T2 sagital mediana mostram a medula (setas retas) e sua relação com o tumor (setas curvas em B). Observar a obliteração parcial do espaço subaracnóideo (seta curva em C) na imagem sagital.[16]

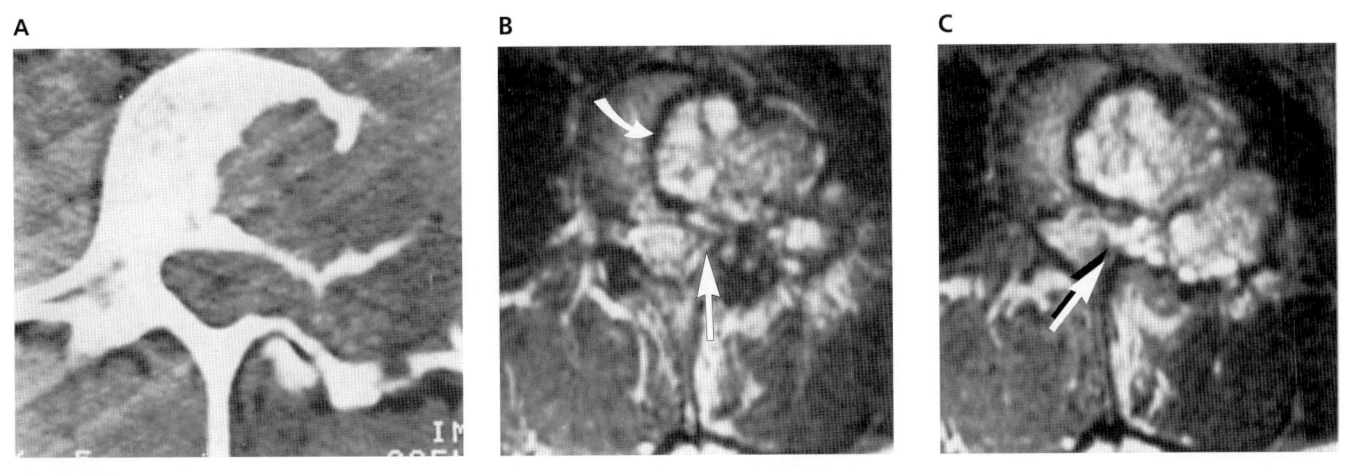

Fig. 6.20-3
Cisto ósseo aneurismático. (A) TC axial mostra extensão óssea do tumor, mas não consegue avaliar possível invasão do canal vertebral. (B) Imagem axial ponderada em T2 mostra a relação entre o tumor e o saco tecal (setas retas). Observar a aparência bolhosa do tumor, com pequenos cistos de diferente intensidade de sinal. (C) Imagem de densidade de prótons parassagital esquerda mostra a extensão superior do tumor para dentro do canal vertebral (setas retas). Observar a banda de intensidade diminuída de sinal (seta curva em B) entre o tumor e o corpo vertebral, representando a margem de esclerose.[16]

6 ■ PADRÕES DA COLUNA VERTEBRAL

Condição	Achados de Imagem	Comentários
Histiocitose de células de Langerhans (Fig. 6.20-6)	Processo lítico, frequentemente com colapso vertebral, que tem intensidade diminuída de sinal em imagens ponderadas em T1 e intensidade aumentada de sinal em imagens ponderadas em T2.	RM pode delinear bem qualquer compressão da medula espinal resultante de colapso vertebral ou um hematoma epidural associado. A lesão pode ser difícil de diferenciar de doença metastática.
Cordoma (Fig. 6.20-7)	Isointenso ou hipointenso à medula espinal em imagens ponderadas em T1. Alta intensidade de sinal em imagens ponderadas em T2.	Frequentemente possui septações internas e uma cápsula circundante de baixa intensidade de sinal. Pode conter áreas de hemorragia e alteração cística. Embora TC seja superior para mostrar destruição óssea ou calcificação, RM mostra melhor qualquer doença epidural.
Tumores malignos primários (Fig. 6.20-8)	Lesões destrutivas que têm intensidade diminuída de sinal em imagens ponderadas em T1 e intensidade aumentada de sinal em imagens ponderadas em T2.	Osteossarcoma, condrossarcoma, sarcoma de Ewing. Leucemia e linfoma podem apresentar um aspecto idêntico, do mesmo modo que carcinoma metastático.

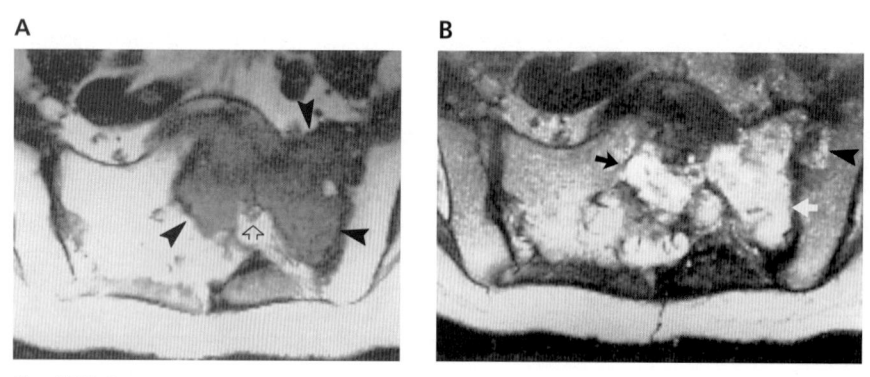

Fig. 6.20-4
Tumor de células gigantes. (A) Imagem ponderada em T1 axial mostra tumor (pontas de seta) substituindo medula gordurosa normal na asa sacral esquerda e corpo de S1. Tumor rodeia o canal neural que contém a primeira raiz nervosa sacral ventral (seta). (B) Na imagem ponderada em T2, o tumor (setas) é heterogêneo e de intensidade intermediária de sinal. Observar a extensão tumoral (ponta de seta) através da articulação sacroilíaca esquerda.[17]

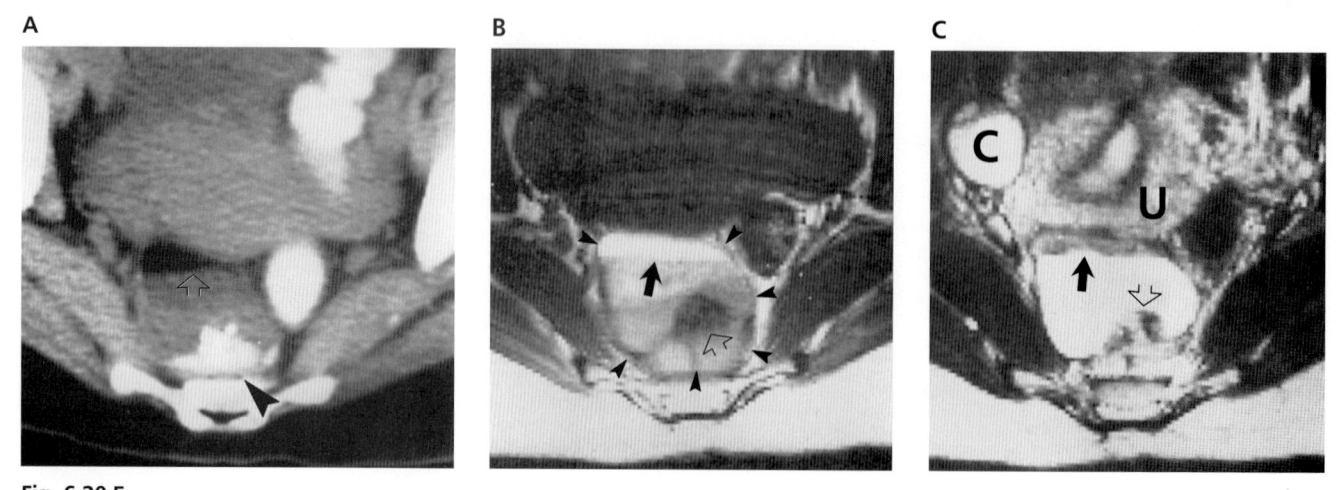

Fig. 6.20-5
Teratoma sacral. (A) TC mostra uma massa pré-sacral sem evidência de erosão sacral. Observar a calcificação posterior (ponta de seta) e o nível gordura-líquido (seta) na lesão. (B) RM ponderada em T1 axial mostra a massa pré-sacral (pontas de seta). A gordura com alta intensidade (seta sólida) deposita-se sobre o líquido de mais baixa intensidade na lesão. A área de baixa intensidade posteriormente (seta aberta) representa calcificação. (C) Na imagem ponderada em T2, as intensidades de sinal inverteram-se na interface gordura-líquido (seta sólida). A calcificação posterior (seta aberta) permanece de baixa intensidade. (C, cisto ovariano; U, útero.)[17]

6.20 ■ LESÕES NEOPLÁSICAS DE VÉRTEBRAS EM IMAGEM DE RESSONÂNCIA MAGNÉTICA

Condição	Achados de Imagem	Comentários
Metástases (Fig. 6.20-9)	Lesões de baixa intensidade em imagens ponderadas em T1. Em escaneamentos contrastados, a maioria das metástases vertebrais se torna isointensa em relação à medula normal e difícil de visualizar (pode necessitar supressão da gordura).	Metástases vertebrais ocorrem em 5 a 10% dos pacientes com câncer, especialmente aqueles com tumores primários da mama, próstata, útero ou pulmão. Elas são múltiplas em aproximadamente 90% dos pacientes e comprometem principalmente a coluna torácica.

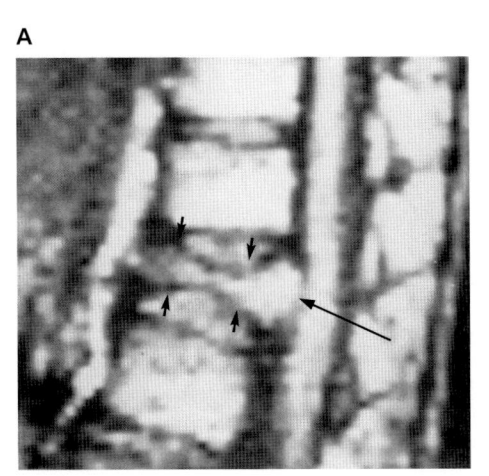

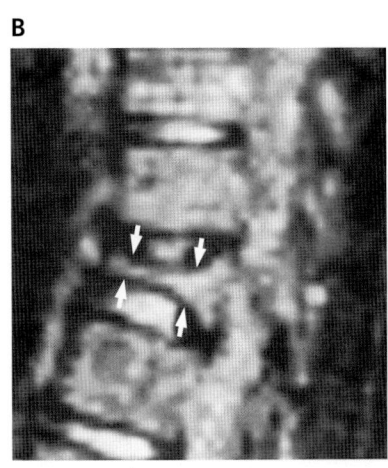

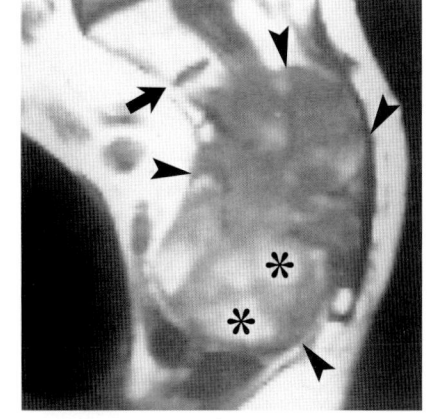

Fig. 6.20-6
Histiocitose de células de Langerhans. Imagens sagitais (A) ponderada em T1 e (B) de densidade de prótons demonstram deformidade de compressão (vértebra plana) do corpo vertebral T11 (setas curtas). Tecido mole (seta longa) também se projeta posteriormente para o espaço epidural ventral. Os discos intervertebrais não são comprometidos.[15]

Fig. 6.20-7
Cordoma. Escaneamento ponderado em T1 sagital mostra um neoplasma extenso (pontas de seta) com obliteração do canal sacral e extensão pré-sacral e pós-sacral. Notar a preservação do disco S1-S2 (seta), o que indica potencial para ressecção radical. Áreas de alta intensidade no neoplasma (asteriscos) representam áreas de hemorragia.[17]

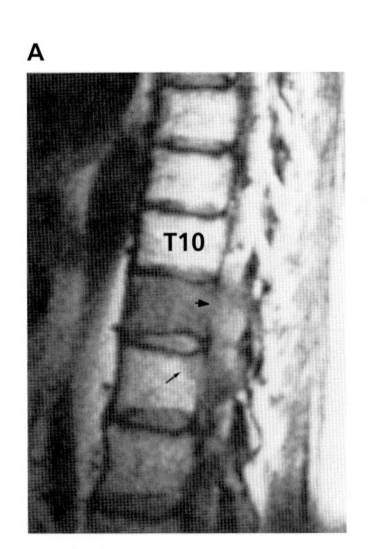

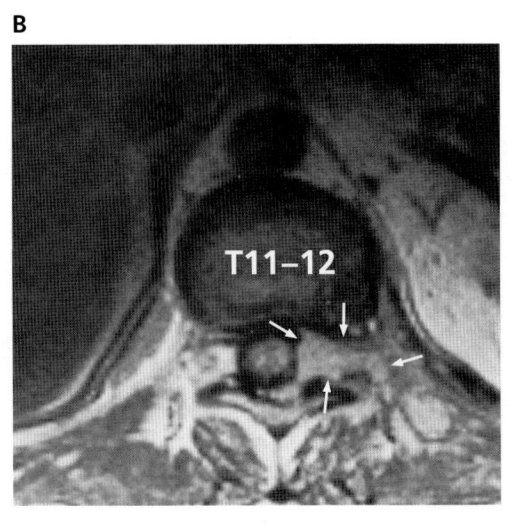

Fig. 6.20-8
Linfoma. (A) Imagem ponderada em T1 parassagital mostra substituição tumoral de grande parte da medula normal do corpo vertebral T11. O tumor irrompeu através do córtex posteriormente (ponta de seta) e desloca a gordura epidural com sinal alto. Observar que a porção posterossuperior de T12 tem intensidade diminuída de sinal compatível com comprometimento tumoral (seta pequena). (B) Escaneamento ponderado em T1 axial através do forame T11-T12 mostra infiltração tumoral (setas) para dentro do espaço epidural esquerdo, comprimindo o lado esquerdo do saco tecal e enchendo o forame neural esquerdo.[15]

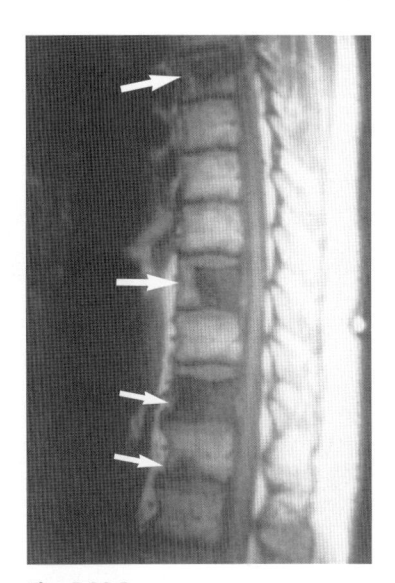

Fig. 6.20-9
Metástases. Uma imagem ponderada em T1 mediossagital sem contraste mostra áreas de baixa intensidade de sinal (setas) em múltiplas vértebras representando metástases de câncer de mama.[11]

6.21 ■ Região Lombar Pós-Operatória da Coluna Vertebral em Imagem de Ressonância Magnética

Condição	Achados de Imagem	Comentários
Disco herniado (Fig. 6.21-1)	Hipointenso ou isointenso em relação ao disco (em imagens ponderadas em T1) e contíguo a ele. Ausência de intensificação de contraste.	Pode mostrar alguma intensificação tardia 30 a 60 minutos após injeção, embora não ao mesmo grau que uma cicatriz. O perímetro de um disco pode-se intensificar por causa do desenvolvimento de tecido de granulação vascular circundando-o.
Fibrose (cicatriz) epidural (Fig. 6.21-2)	Hipointenso ou isointenso em relação ao disco em imagens ponderadas em T1. Frequentemente linear e estendendo-se acima ou abaixo do nível do disco. Conforma-se ao espaço epidural e tende a retrair o saco tecal. Intensificação importante de contraste.	Cicatriz contrastada ocasionalmente pode obscurecer diminutos fragmentos discais ou causar subestimativa do tamanho do disco. Não deve ser confundida com plexo venoso epidural normal e gânglios de raízes dorsais que também mostram intensificação. Distinção de cicatriz pós-operatória de disco herniado recorrente é crítica porque segunda operação de cicatriz geralmente leva a um mau resultado cirúrgico, em oposição à remoção de um disco reerniado.
Aracnoidite (Fig. 6.21-3)	Raízes nervosas aglomeradas centralmente (pseudomassa intradural) ou raízes nervosas aderentes periféricas (saco tecal vazio). Branda intensificação de contraste.	Mais bem detectada em imagens ponderadas em T2 em virtude do alto contraste entre LCE hiperintenso e sinal de baixa intensidade dos nervos. Aglomeração extensa de nervos pode tornar difícil determinar onde a medula espinal termina, e a cauda equina começa.
Infecção	Massa que é hipointensa em imagens ponderadas em T1 e de intensidade aumentada de sinal em imagens ponderadas em T2.	Em virtude da sua alta sensibilidade para tecidos moles, RM pode detectar alterações no disco, faces intervertebrais adjacentes e medula óssea, enquanto radiografias simples e cintigrafias radionuclídicas ainda são negativas.
Hematoma	Usualmente uma massa epidural contendo material que tem características variadas de sinal dependendo da fase do seu conteúdo hemorrágico.	Paciente geralmente se apresenta com um déficit neurológico no período pós-operatório imediato.

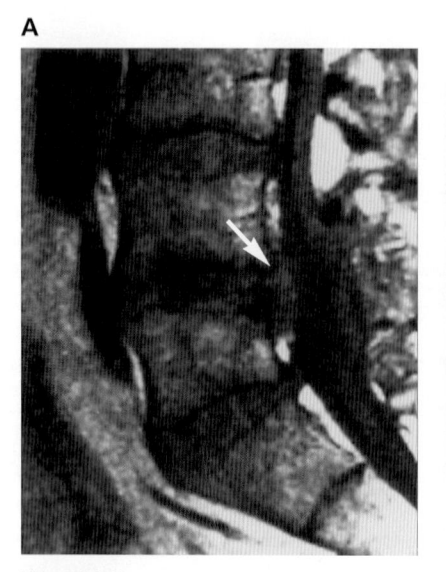

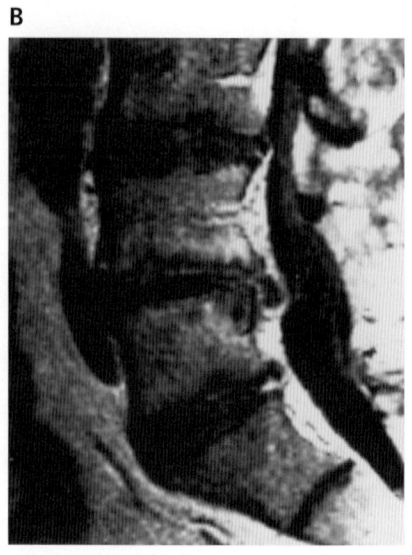

Fig. 6.21-1
Disco herniado. (A) Imagem pré-contraste ponderada em T1 sagital mostra massa de tecido mole epidural anterior muito mal definida no nível L4-L5 (seta), com leve efeito de massa sobre o saco tecal anterior. Diferenciação da cicatriz em relação ao disco não é possível. (B) Escaneamento repetido após injeção intravenosa de material de contraste define claramente a herniação central não contrastada rodeada por tecido cicatricial que se contraste.

6.21 ■ REGIÃO LOMBAR PÓS-OPERATÓRIA DA COLUNA VERTEBRAL EM IMAGEM DE RESSONÂNCIA MAGNÉTICA

Condição	Achados de Imagem	Comentários
Pseudomeningocele	Massa bem circunscrita posterior ao saco tecal que é da densidade do LCE (hipointenso em imagens ponderadas em T1 e hiperintenso em imagens ponderadas em T2).	Usualmente não produz sintomas até semanas ou meses depois da cirurgia. Causada por uma pequena laceração dural no momento da cirurgia que permite herniação progressiva da membrana aracnoide ou produz um vazamento de LCE para dentro dos tecidos adjacentes.

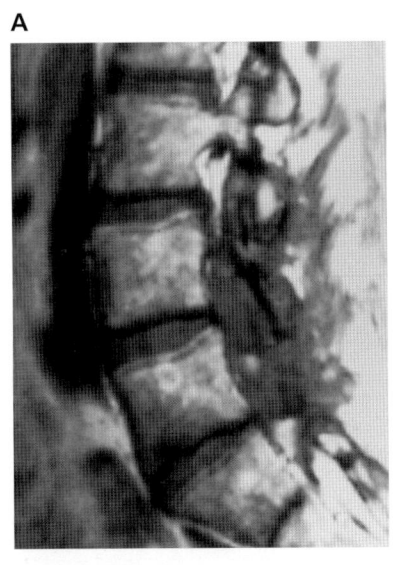

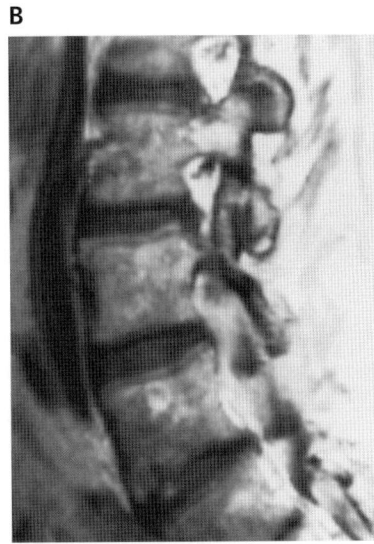

Fig. 6.21-2
Cicatriz epidural. (A) Imagem pré-contraste ponderada em T1 sagital mostra uma grande quantidade de tecido anormal no interior do espaço epidural nos níveis L4-L5 a L5-S1. (B) Escaneamento repetido após injeção intravenosa de material de contrastes demonstra intensificação difusa e intensa em todo o tecido epidural, compatível com cicatriz.[18]

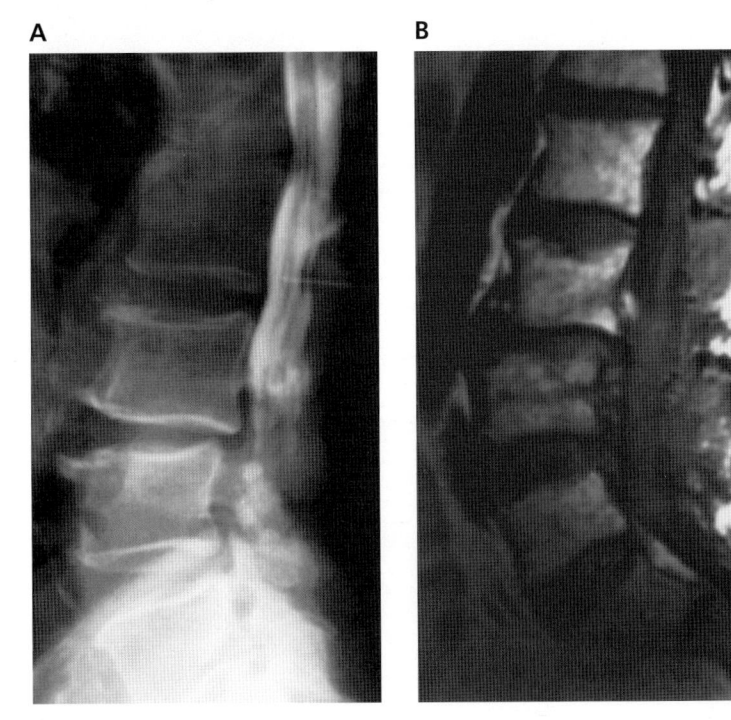

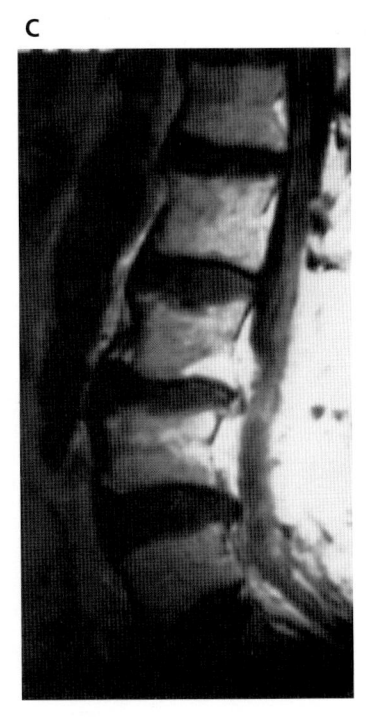

Fig. 6.21.3
Aracnoidite. (A) Vista lateral de um mielograma lombar mostra coleção irregular de contraste dentro da área mais distalmente cheia do saco tecal, raízes nervosas espessadas e um bloqueio em L3-L4. Foram feitas imagens pré-contraste (B) e pós-contraste (C) ponderadas em T1. Depois da infusão de contraste, há realce heterogêneo, amorfo, do conteúdo do saco tecal. Observar também o acentuado contraste do plexo venoso epidural ou cicatriz pós-operatória (ou ambos) posterior aos corpos vertebrais L3 e L4.[19]

6.22 ■ Doença Desmielinizante e Inflamatória da Medula Espinal em Imagem de Ressonância Magnética

Condição	Achados de Imagem	Comentários
Esclerose múltipla (Figs. 6.22-1 e 6.22-2)	Áreas de sinal aumentado em imagens ponderadas em T2. Na fase aguda, pode haver edema associado da medula espinal, o que pode simular um neoplasma intramedular. Em doença avançada, a medula pode tornar-se atrófica.	A maioria das placas é localizada perifericamente, tem menos de dois segmentos vertebrais de comprimento e ocupa menos da metade da área de secção transversa da medula. Intensificação de contraste nas lesões da medula espinal parece correlacionar-se com doença ativa. Em aproximadamente um terço dos pacientes com esclerose múltipla que se apresentam clinicamente com mielopatia, nenhuma lesão periventricular associada pode ser detectada em escaneamentos com RM do cérebro.

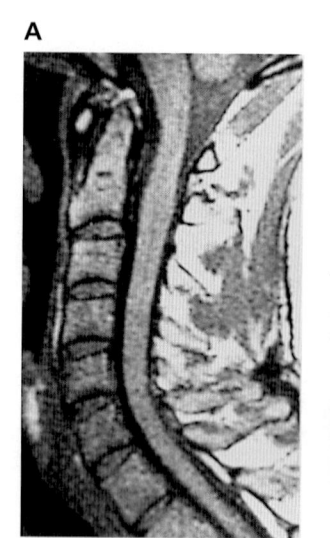

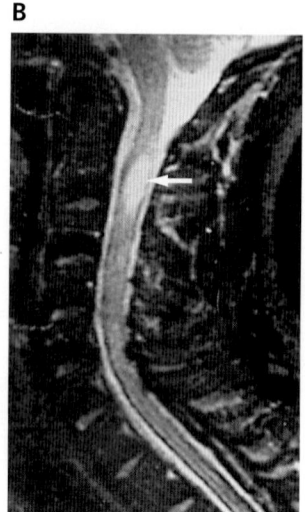

Fig. 6.22-1
Esclerose múltipla. Imagens sagitais (A) ponderada em T1 e (B) ponderada em T2 mostram aumento focal da medula no nível de C2 que demonstra alta intensidade de sinal (seta, B).[20]

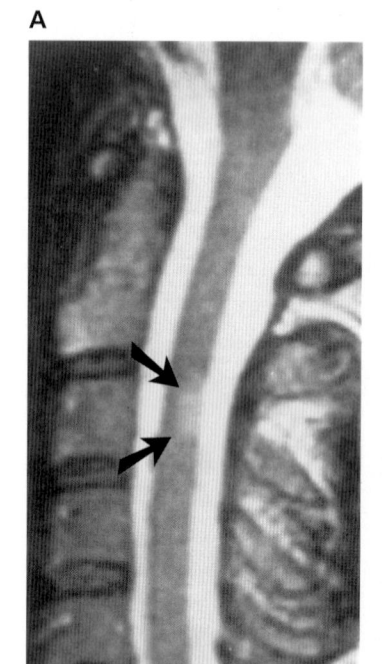

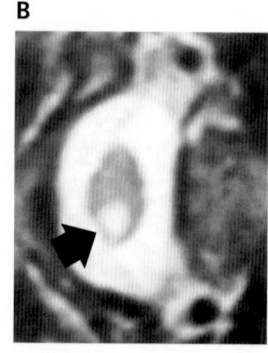

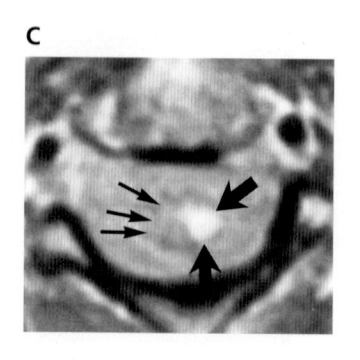

Fig. 6.22-2
Esclerose múltipla. (A) Imagem ponderada em T2 sagital mostra sinal aumentado focal posteriormente (setas) ao nível de C3 em uma medula espinal de tamanho normal. A placa tem aproximadamente meio segmento vertebral de extensão e é mais longa do que larga. (B) Escaneamento ponderado em T2 axial através da placa mostra a localização posterolateral periférica típica em corte transversal (seta). Notar que a placa compromete menos da metade da área de corte transversal da medula. (C) Imagem de densidade de prótons axial ao mesmo nível mostra comprometimento claro dos cornos dorsal e lateral esquerdos da substância cinzenta central (setas grandes) em comparação à aparência dos cornos dorsal e lateral direitos normais (setas pequenas).[21]

6.22 ■ DOENÇA DESMIELINIZANTE E INFLAMATÓRIA DA MEDULA ESPINAL EM IMAGEM DE RESSONÂNCIA MAGNÉTICA

Condição	Achados de Imagem	Comentários
Mielite transversa (Figs. 6.22-3 e 6.22-4)	Sinal intramedular aumentado em imagens ponderadas em T2 em uma medula que pode ser de calibre normal ou ligeiramente expandido. O sinal anormal pode estender-se acima do nível de déficit clínico. Pode ocorrer um padrão de intensificação de contraste difuso, periférico, pontilhado ou flocoso.	Mielopatia rapidamente progressiva que ocorre na ausência de qualquer doença neurológica conhecida. Ela foi associada à doença viral, vasculites (como lúpus), vacinações e esclerose múltipla. Em pacientes que se recuperam, escaneamentos com RM de acompanhamento podem demonstrar resolução do sinal anormal e retorno da medula a um calibre normal.
Mielopatia relacionada com a AIDS (Fig. 6.22-5)	Vários padrões podem ocorrer. O estudo pode ser normal ou mostrar áreas de sinal aumentado em imagens ponderadas em T2 que são indistinguíveis de mielite transversa causada por outras causas. Alguma intensificação de contraste pode ocorrer.	Além de outras complicações neurológicas cerebrais, pessoas com AIDS podem experimentar uma mielopatia vacuolar que provavelmente é relacionada com a lesão direta aos neurônios pelo vírus HIV. Desmielinização das colunas posteriores e laterais semelhante à degeneração combinada subaguda também ocorre.
Mielite pós-irradiação (Fig. 6.22-6)	Dependendo do tempo decorrido desde a irradiação, a medula pode parecer normal, atrófica ou aumentada. As lesões podem ter intensidade aumentada de sinal em imagens ponderadas em T2 e podem mostrar intensificação de contraste.	Os efeitos da radiação para tratamento de um neoplasma intramedular podem ser difíceis de diferenciar de tumor. Radiação também produz substituição gordurosa da medula dos corpos vertebrais que resulta em uma característica alta de intensidade de sinal em imagens ponderadas em T1.

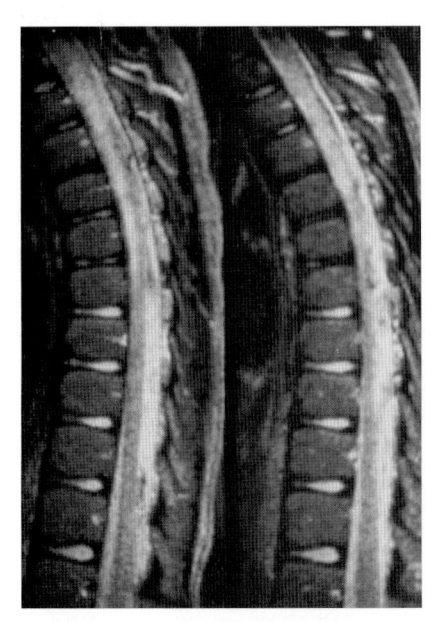

Fig. 6.22-3
Mielite transversa. Imagens sagitais ponderadas em T2 em um menino com início rápido de dor nas costas e paraplegia três semanas após uma virose mostram intensidade aumentada difusa de sinal na medula, compatível com edema.[20]

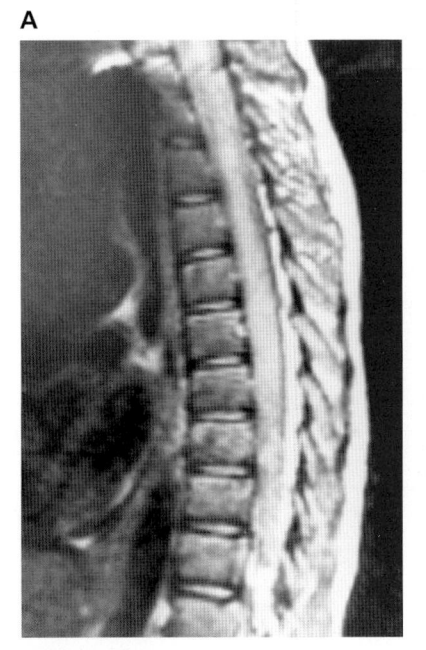

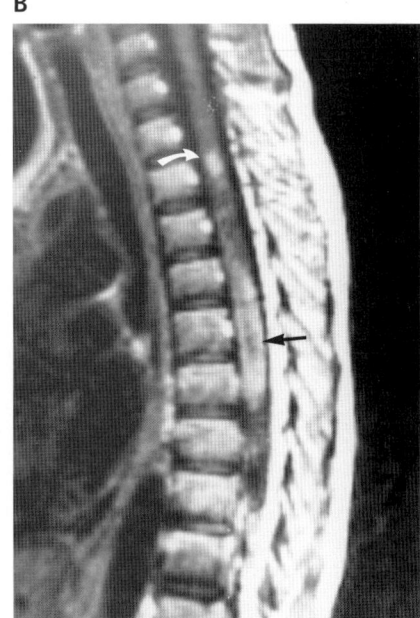

Fig. 6.22-4
Mielite inflamatória. (A) Imagem de densidade de prótons parassagital inicial mostra aumento difuso da medula torácica, que tem um sinal heterogeneamente alto. (B) Depois da administração de contraste, há várias áreas de intensificação anormal dentro da medula torácica aumentada. A maior destas áreas demonstra um padrão periférico difuso de intensificação (seta). Uma área separada de intensificação é observada superiormente (seta curva). (Cortesia de Linda L. Coleman, M.D.)[22]

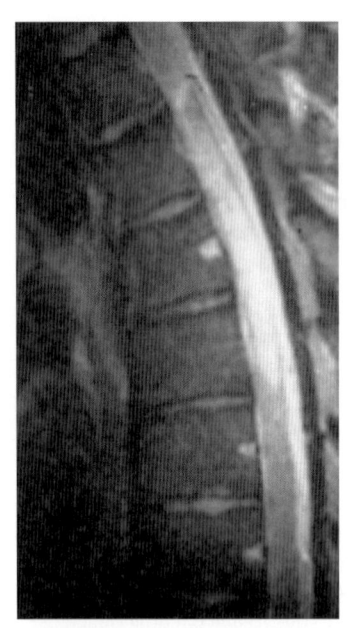

Fig. 6.22-5
Mielopatia relacionada com a AIDS. Imagem sagital ponderada em T2 demonstra alto sinal intramedular em uma área um pouco edemaciada da medula torácica.[20]

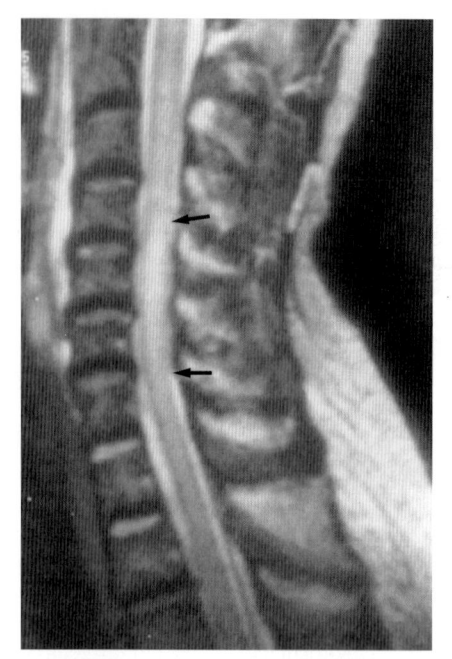

Fig. 6.22-6
Mielite pós-irradiação. Imagem ponderada em T2 após radioterapia para câncer laríngeo mostra intensidade aumentada de sinal (setas) na medula espinal de C4-C7.[11]

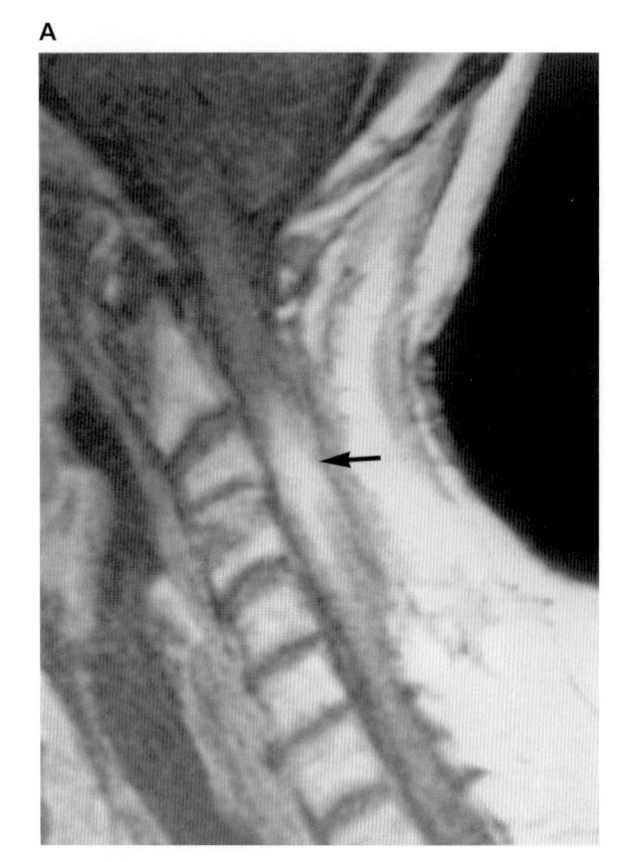

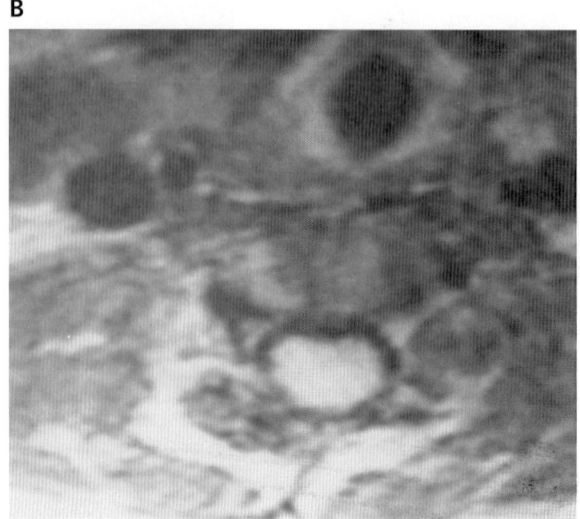

Fig. 6.22-7
Sarcoidose intramedular. Imagens ponderadas em T1 (A) sagital e (B) axial após injeção de material de contraste mostram massa intramedular que se intensifica (seta, A) indistinguível de um glioma.[20]

Condição	Achados de Imagem	Comentários
Sarcoidose (Figs. 6.22-7 e 6.22-8)	Lesão intramedular ou da pia que se contraste usualmente não é evidente em sequências padrão de *spin* eco.	Embora comprometimento clínico do SNC ocorra em 5% dos pacientes com sarcoidose, comprometimento primário é muito raro. O comprometimento pode ser intramedular ou extramedular (ou ambos). Contraste da pia-máter não é patognomônico porque pode ser visto com meningite tuberculosa, por toxoplasma ou relacionada com o HIV; metástases leptomeníngeas e fibrose meníngea pós-derivação.

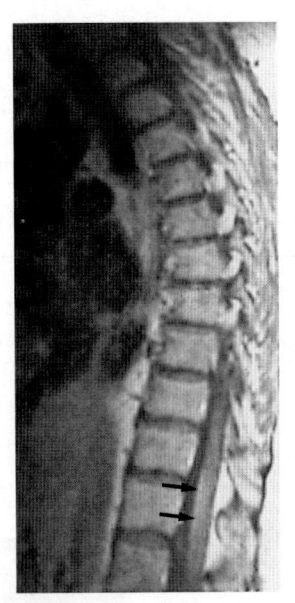

Fig. 6.22-8
Sarcoidose da pia-máter. Imagem axial ponderada em T1 da região torácica da coluna após injeção de material de contraste demonstra intensificação pial ao longo do cone medular (setas). O entorpecimento de extremidades inferiores bilaterais do paciente se resolveu após terapia com esteroide.[20]

6.23 ■ Anomalias Congênitas da Coluna Vertebral em Imagem de Ressonância Magnética

Condição	Achados de Imagem	Comentários
Síndrome de medula presa (Fig. 6.23-1)	Desvio caudal do cone abaixo do nível L2-L3 em recém-nascidos e crianças pequenas ou abaixo do meio da L2 depois da idade de 12 anos.	Clinicamente se apresenta com disfunção motora e sensitiva das extremidades inferiores (não relacionada com padrão miotomal ou dermatomal), atrofia muscular, reflexos diminuídos ou hiperativos, incontinência urinária, marcha espástica, escoliose ou deformidades do pé. As causas incluem lesões lipomatosas (lipomas intramedulares, lipomielomeningoceles, lipoma do filamento terminal); mielomeningocele; diastematomielia e um filamento terminal curto, espessado (> 2 mm).
Siringomielia/hidromielia (Fig. 6.23-2)	Alargamento fusiforme da medula espinal, que contém uma cavidade central dilatada cheia de material com intensidade de LCE.	Geralmente associada à malformação de Chiari I. Em adultos sem esta malformação, siringomielia/hidromielia sugere a presença de um tumor da medula espinal.
Falta de fusão dos elementos posteriores (Fig. 6.23-3)	Vários padrões de protrusão posterior das meninges, elementos neurais e gordura através de um defeito ósseo na linha mediana.	Meningocele; mielomeningocele (usualmente uma malformação de Chiari II); lipomielomeningocele.
Diastematomielia (Fig. 6.23-4)	Divisão longitudinal da medula espinal.	Muitas vezes ocorre em associação a um esporão ósseo ou fibroso (mais bem visto em radiografias simples ou TC) que divide a medula e pode causar "medula presa".

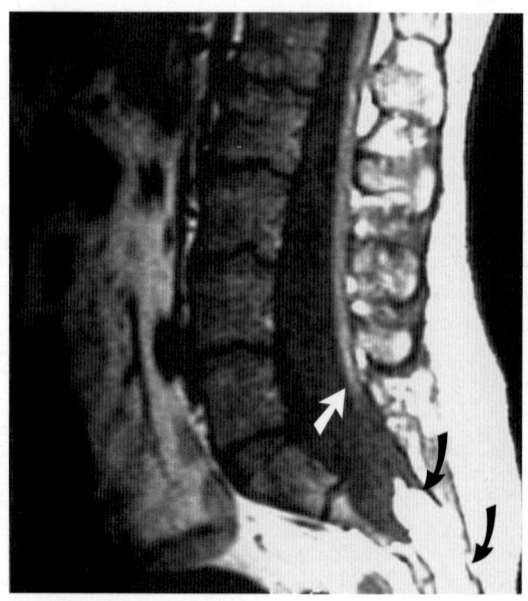

Fig. 6.23-1
Síndrome de medula presa. Imagem ponderada em T1 sagital em um paciente que se submetera a um reparo de mielomeningocele ao nascer mostra que a medula termina ao nível de L5 (seta reta). Notar a ausência dos elementos posteriores do sacro, bem como a presença de massa com alta intensidade de sinal (lipoma) dentro do canal vertebral sacral (setas curvas).[12]

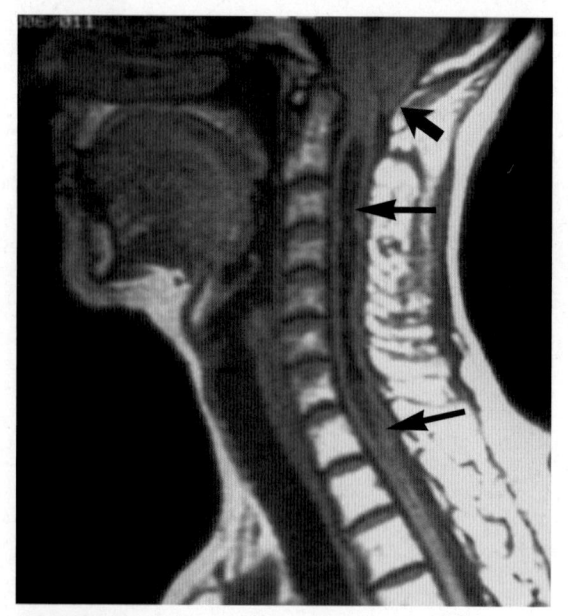

Fig. 6.23-2
Siringomielia na malformação de Chiari I. Imagem ponderada em T1 sagital da região cervical da coluna mostra a característica posição baixa das tonsilas cerebelares (seta curta). A siringe dentro da medula espinal se estende de C2 a T2 (setas longas).[12]

Condição	Achados de Imagem	Comentários
Seio (fístula) dermal dorsal	Linha única ou dupla de baixa intensidade estendendo-se para baixo e para dentro a partir da pele através do tecido subcutâneo. Se presente, a lesão dermoide/epidermoide pode ser claramente delineada.	Trato epitelial que conecta o canal vertebral com a pele do dorso (mais comumente a região sacrococcígea ou lombar). Aproximadamente metade termina em uma lesão epidermoide ou dermoide (cerca de 25% dos dermoides são associados a seios dérmicos). Clinicamente, o seio aparece mais frequentemente como um orifício de ponta de alfinete ou uma pequena zona atrófica na pele. Um tufo de pelos curtos, pequenos, semelhantes a arame pode emergir do óstio.

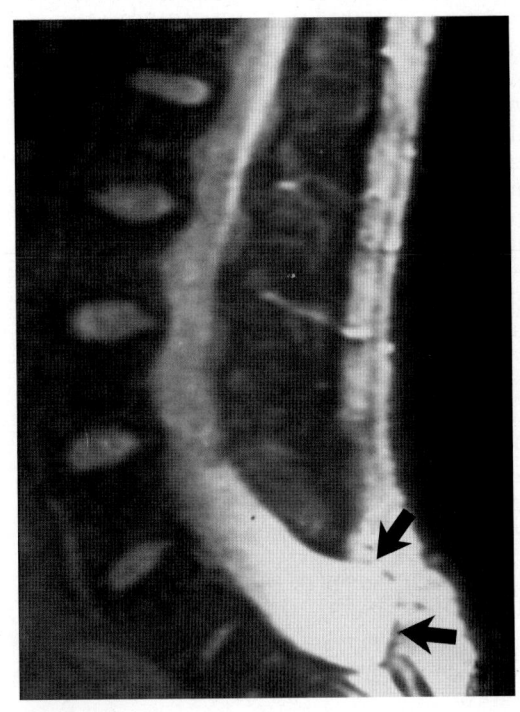

Fig. 6.23-3
Meningocele. Imagem ponderada em T2 sagital mostra extensão das meninges e espaço subaracnóideo através de um defeito ósseo no sacro superior (setas).[12]

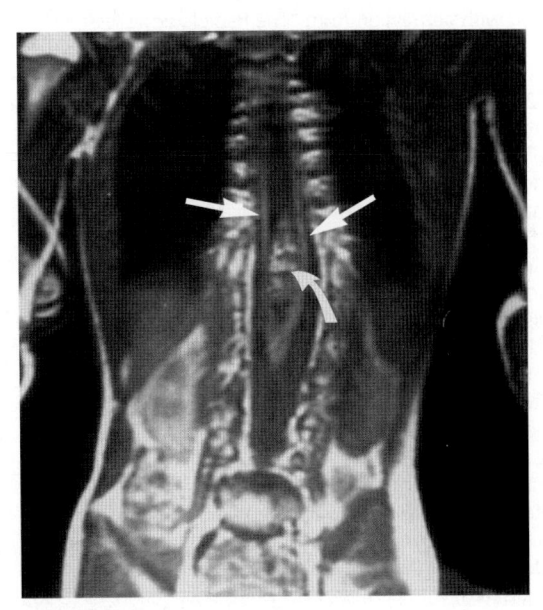

Fig. 6.23-4
Diastematomielia. Escaneamento com RM coronal mostra as duas hemimedulas (setas retas) separadas por um esporão ósseo que contém a medula (seta curva). As hemimedulas se unem inferiormente ao esporão ósseo.[12]

Fontes

1. Reprinted with permission from "Radiologic Diagnosis of Metabolic Bone Disease" by WA Reynolds and JJ Karo, *Orthopedic Clinics of North America* (1972;3:521–532), Copyright ©1972, WB Saunders Company.
2. Reprinted from *Diagnosis of Bone and Joint Disorders*, ed 2, by DL Resnick and G Niwayama, with permission of WB Saunders Company, © 1988.
3. Reprinted with permission from "Benign Tumors" by JW Beabout, RA McLeod, and DC Dahlin, *Seminars in Roentgenology* (1979;14:33–43), Copyright © 1979, Grune & Stratton Inc.
4. Reprinted from *Roentgen Diagnosis of Disease of Bone*, ed 3, by J Edeiken with permission of Williams & Wilkins Company, © 1981.
5. Reprinted from *Clinical Radiology in the Tropics* by WP Cockshott and H Middlemiss (Eds) with permission of Churchill Livingstone Inc, © 1979.
6. Reprinted with permission from "The Radiologic Assessment of Short Stature" by JP Dorst, CI Scott, and JG Hall, *Radiologic Clinics of North America* (1972;10:393–414), Copyright © 1972, WB Saunders Company.
7. Reprinted from *Radiology of Bone Diseases* by GB Greenfield, JB Lippincott Company, with permission of the author, ©1986.
8. Reprinted from *Caffey's Pediatric X-Ray Diagnosis*, ed 8, by FN Silverman with permission of Year Book Medical Publishers Inc, © 1985.
9. Reprinted with permission from "Ghost Infantile Vertebrae and Hemipelves within Adult Skeletons from Thorotrast Administration in Childhood" by JG Teplick et al., *Radiology* (1978;120:657–660), Copyright © 1978, Radiological Society of North America Inc.
10. Reprinted with permission from "Gd-DTPA-Enhanced MR Imaging of Spinal Tumors" by BD Parizel et al., *AJR Am J Roentgenol* (1989;152:1087–2020), Copyright © 1989, Williams & Wilkins Company.
11. Reprinted with permission from *Neuroradiology Companion*, by M Castillo, Lippincott-Raven, with permission of the author.
12. Reprinted from *MRI of the Musculoskeletal System*, ed 2, by TH Berquist (Ed) with permission of Mayo Foundation, © 1990.
13. Reprinted with permission from "Magnetic Resonance Imaging of Extramedullary-Intradural Spinal Masses" by JL Port, JS Ross, *The Radiologist* (1995;2:163–171).
14. Reprinted with permission from "Non-neoplastic Lesions of Vertebral Bodies: Findings in Magnetic Resonance Imaging" by CW Hayes, ME Jensen, and WF Conway, *Radiographics* (1989;9:883–903), Copyright © 1989, Radiological Society of North America Inc.
15. Reprinted with permission from *Clinical Magnetic Resonance Imaging*, RR Edelman, JR Hesselink (Eds), Copyright © 1990, WB Saunders Company.
16. Reprinted with permission from "Tumors of the osseous spine: staging with MR imaging versus CT" by J Beltran, AM Noto, DW Chakeres et al., *Radiology* (1987;162:565–569).
17. Reprinted with permission from "MR Imaging of Sacral and Presacral Lesions" by LH Wetzel, E Levine, *AJR Am J Roentgenol* (1990;154:771–775).
18. Reprinted with permission from "MR Imaging of the Postoperative Lumbar Spine: Assessment with Gadopentetate Dimeglumine" by JS Ross, TJ Masaryk, M Schrader et al., *American Journal of Roentgenology* (1990;155:867–872), Copyright © 1990, American Roentgen Ray Society.
19. Reprinted with permission from "Benign Lumbar Arachnoiditis: MR Imaging with Gadopentetate Dimeglumine" by CE Johnson and G Sze, *AJR Am J Roentgenol* (1990;155:873–880), Copyright © 1990, American Roentgen Ray Society.
20. Reprinted with permission from "MRI of Infectious and Inflammatory Diseases of the Spine" by AS Mark, *MRI Decisions* (1991;5:12–26), Copyright © 1991, PW Communications, International. All rights reserved.
21. Reprinted with permission from "Multiple Sclerosis in the Spinal Cord: MR Appearance and Correlation with Clinical Parameters" by LM Tartaglino, DP Friedman, AE Flanders et al., *Radiology* (1995;195:725–732).
22. Reprinted with permission from "Intramedullary Cord Lesions: MR Evaluation" by AJ Johnson, *The Radiologist* (1994;1:131–139).

7 Padrões Cranianos

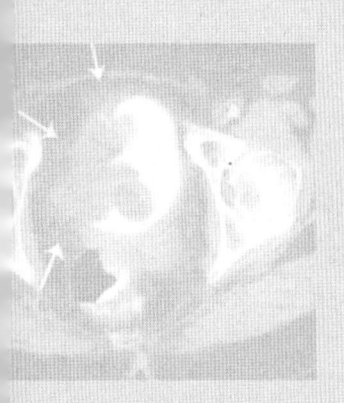

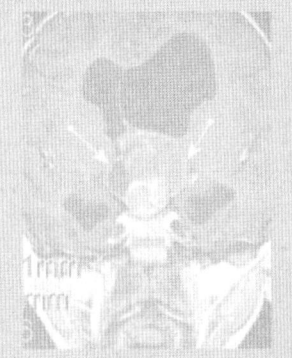

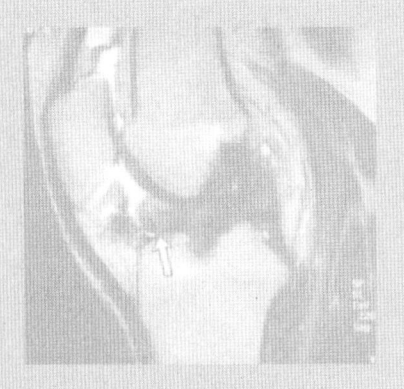

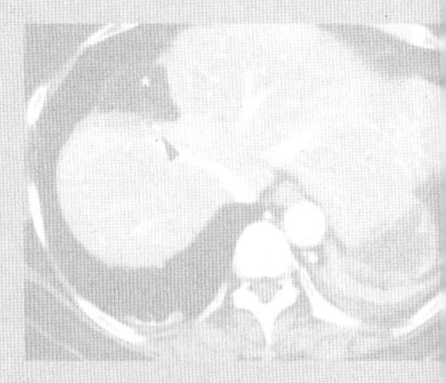

7.1	Ventrículos Cerebrais Dilatados	1244
7.2	Lesões com Contraste em Anel	1248
7.3	Múltiplos Nódulos Contrastados Cerebrais e Cerebelares	1253
7.4	Massas Supratentoriais Hipodensas em Tomografia Computadorizada	1258
7.5	Massas com Alta Atenuação em um Hemisfério Cerebral em Tomografia Computadorizada	1264
7.6	Massas Supratentoriais em Imagem de Ressonância Magnética	1266
7.7	Massas Selares e Justasselares em Tomografia Computadorizada	1274
7.8	Massas Selares e Justasselares em Imagem de Ressonância Magnética	1278
7.9	Massas na Região Pineal	1284
7.10	Lesões Hipotalâmicas em Imagem de Ressonância Magnética	1288
7.11	Núcleos Basais Hiperintensos em Imagem de Ressonância Magnética Ponderada em T1	1296
7.12	Massas Cerebelares em Tomografia Computadorizada	1301
7.13	Massas Cerebelares em Imagem de Ressonância Magnética	1306
7.14	Massas no Ângulo Pontocerebelar em Tomografia Computadorizada	1310
7.15	Massas no Ângulo Pontocerebelar em Imagem de Ressonância Magnética	1314
7.16	Massa de Baixa Densidade no Tronco Cerebral em Tomografia Computadorizada	1320
7.17	Lesões do Tronco Cerebral em Imagem de Ressonância Magnética	1322
7.18	Massas Comprometendo o Forame Jugular em Imagem de Ressonância Magnética	1324
7.19	Anormalidades da Substância Branca Periventricular em Imagem de Ressonância Magnética	1326
7.20	Doenças Degenerativas e Metabólicas do Cérebro em Imagem de Ressonância Magnética	1330
7.21	Margens Ventriculares Intensificadas em Tomografia Computadorizada	1336
7.22	Intensificação Meníngea em Imagem de Ressonância Magnética	1338
7.23	Massas Intraventriculares	1340
7.24	Calcificação Periventricular em Tomografia Computadorizada na Criança	1345
7.25	Malformações Congênitas Comuns do Cérebro em TC e Imagem de Ressonância Magnética	1346
7.26	Anomalias Congênitas na Linha Mediana em Ultrassonografia	1356
7.27	Alterações no Sistema Nervoso Central na Síndrome de Imunodeficiência Adquirida	1360
7.28	Espessamento do Nervo Óptico	1364
7.29	Massas Orbitárias Não Comprometendo o Nervo Óptico	1366
7.30	Espessamento dos Músculos Retos	1374
7.31	Aneurismas e Malformações Vasculares	1376
7.32	Lesões da Mandíbula em Tomografia Computadorizada	1382
Fontes		1389

7.1 ■ Ventrículos Cerebrais Dilatados

Condição	Achados de Imagem	Comentários
Hidrocefalia não comunicante (obstrutiva)	Distensão simétrica do sistema ventricular proximal à obstrução e um sistema ventricular de tamanho normal ou menor que o normal distal à obstrução.	Possível local de obstrução deve ser examinado em detalhe com cortes finos de TC e, se necessário, cortes superpostos a fim de estabelecer a patogênese da obstrução.
Nível dos forames de Monro (Fig. 7.1-1)	Aumento dos ventrículos laterais com terceiro e quarto ventrículos de tamanho normal.	Cisto coloide; tumores suprasselares (especialmente craniofaringioma); tumores intraventriculares; cistos aracnóideos da cisterna suprasselar; hemorragia intraventricular (trauma, malformação arteriovenosa, hemofilia). Tumores unilaterais, como aqueles que se originam no hipotálamo, núcleos basais ou parênquima cerebral, podem obstruir apenas um lado e causar dilatação do ventrículo oposto e compressão por massa do ventrículo ipsolateral.
Nível do aqueduto (Fig. 7.1-2)	Aumento dos ventrículos laterais e terceiro com um quarto ventrículo de tamanho normal.	Causas mais comuns são estenose ou oclusão congênita do aqueduto (mais comumente associada à malformação de Arnold-Chiari) e neoplasma (pinealoma, teratoma). Outras condições subjacentes incluem cisto da cisterna quadrigeminal, edema do tronco cerebral, dilatação aneurismática da veia de Galeno, hemorragia e infecção aguda.
Nível da saída do quarto ventrículo (Fig. 7.1-3)	Aumento do sistema ventricular inteiro (com o quarto ventrículo muitas vezes dilatado desproporcionalmente).	Atresia dos forames do quarto ventrículo (cisto de Dandy-Walker); malformação de Arnold-Chiari; aracnoidite basilar (p. ex., meningite tuberculosa); hérnia tonsilar; neoplasma (meduloblastoma, ependimoma); impressão basilar (p. ex., doença de Paget); cisto aracnóideo.

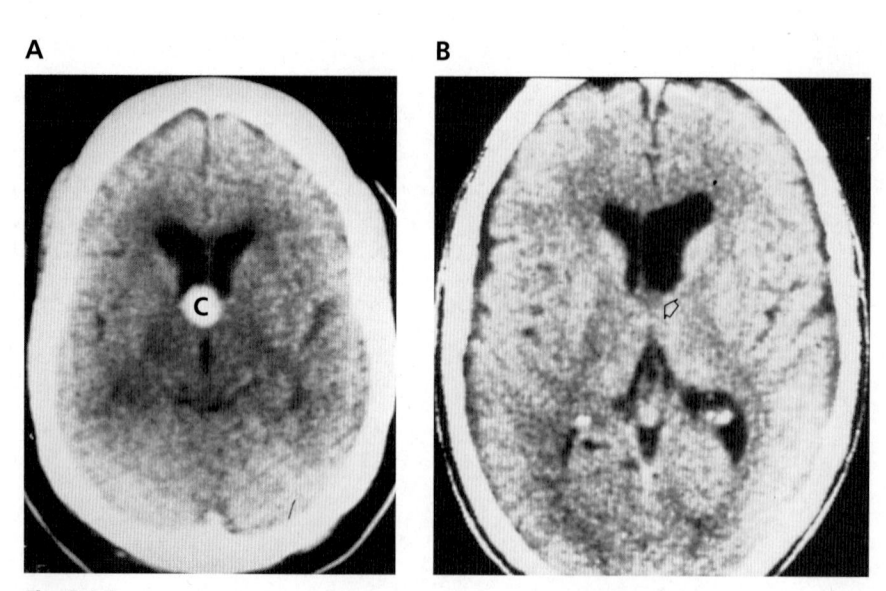

Fig. 7.1-1
Nível do forame de Monro. (A) Aumento bilateral dos cornos frontais com um terceiro ventrículo de tamanho normal em um paciente com um disco coloide hiperdenso (C). (B) Aumento unilateral do corno frontal esquerdo causado por um diminuto tumor unilateral hipodenso (seta).

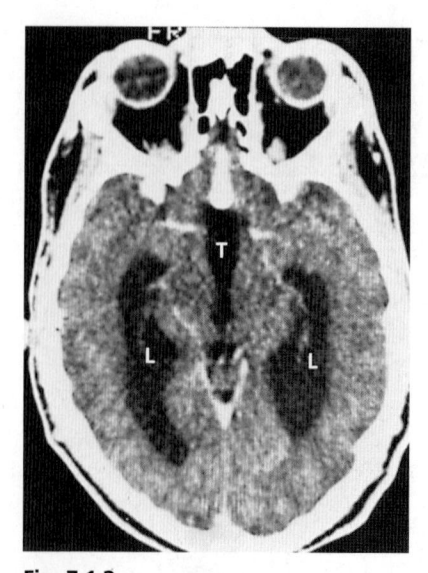

Fig. 7.1-2
Nível do aqueduto. Dilatação dos ventrículos laterais (L) e terceiro (T) em um paciente com hidrocefalia congênita. Os sintomas de cefaleia e papiledema foram resolvidos após *shuntagem* ventricular.

Condição	Achados de Imagem	Comentários
Hidrocefalia comunicante (Fig. 7.1-4)	Aumento ventricular generalizado com sulcos normais ou ausentes.	Obstrução da via normal do líquido cerebroespinhal distal ao quarto ventrículo (usualmente compromete o espaço subaracnóideo nas cisternas basais, convexidade cerebral ou forame magno). As causas incluem infecção (meningite, empiema), hemorragia subaracnóidea ou subdural, anomalias congênitas, neoplasma e trombose de seios venosos durais. Um padrão semelhante é visto na hidrocefalia "de pressão normal", uma síndrome de ataxia da marcha, incontinência urinária e demência associadas a dilatação ventricular e pressão relativamente normal do líquido cerebroespinal.
Produção excessiva de líquido cerebroespinhal (Fig. 7.1-5)	Aumento generalizado do sistema ventricular.	Papiloma ou carcinoma do plexo coróideo que causa hiperprodução de líquido cerebroespinhal. Este tumor raro geralmente ocorre no quarto ventrículo em adultos e no ventrículo lateral em crianças. Diferenciação de outras massas intraventriculares é feita pela demonstração em TC da sua localização corióidea e o padrão coróideo típico de intensificação de contraste.
Atrofia (hidrocefalia atrófica) (Figs. 7.1-6 a 7.1-8)	Dilatação difusa dos ventrículos laterais e terceiro, bem como das cisternas. Os sulcos sobre as superfícies dos hemisférios cerebrais são proeminentes e aparecem como tiras transparentes lineares largas.	Múltiplas causas, incluindo envelhecimento normal, doenças degenerativas (de Alzheimer, de Pick, de Jakob-Creutzfeldt, de Binswanger). Doença de Huntington, doença inflamatória congênita (p. ex., toxoplasmose, torulose, doença de inclusão citomegálica), doença vascular (infarto multifocal, malformação arteriovenosa).

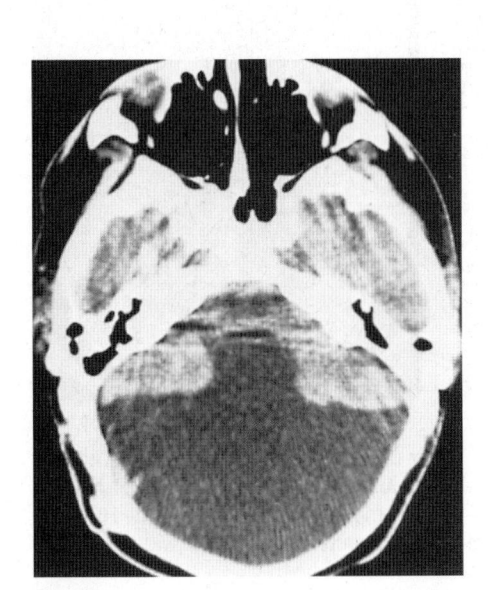

Fig. 7.1-3
Cisto de Dandy-Walker. Imenso cisto de baixa densidade que ocupa a maior parte da fossa posterior aumentada e representa uma extensão do quarto ventrículo dilatado.

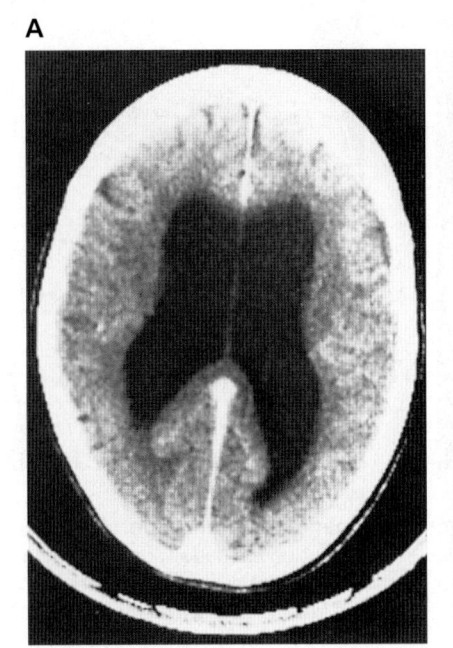

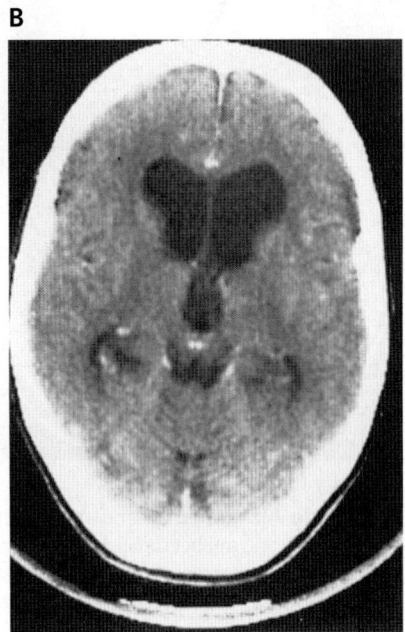

Fig. 7.1-4
Hidrocefalia comunicante. Aumento ventricular generalizado em um paciente de 69 anos com ataxia, demência e incontinência. Notar a ausência dos sulcos dilatados na hidrocefalia obstrutiva.[1]

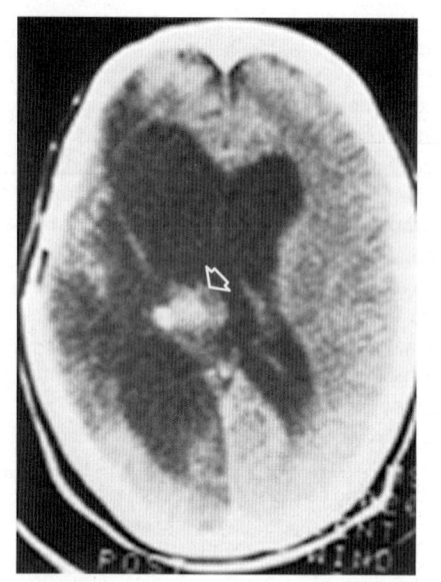

Fig. 7.1-5
Papiloma do plexo corióideo. Massa ventricular intensificada com contraste (seta) causando aumento generalizado pronunciado do sistema ventricular.

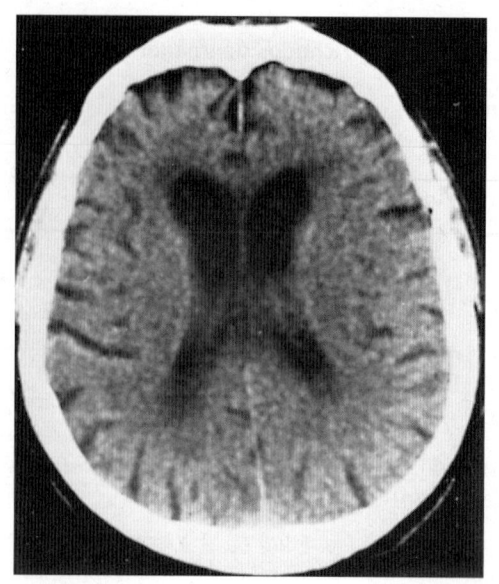

Fig. 7.1-6
Envelhecimento normal. Imagem de TC de um homem de 70 anos mostra dilatação ventricular generalizada com proeminência dos sulcos sobre as superfícies dos hemisférios cerebrais.

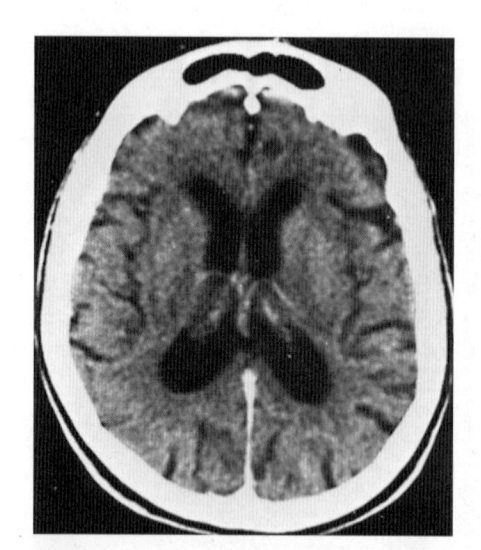

Fig. 7.1-7
Doença de Alzheimer. Escaneamento sem contraste de uma mulher de 56 anos de idade com demência progressiva mostra aumento generalizado do sistema ventricular e sulcos.

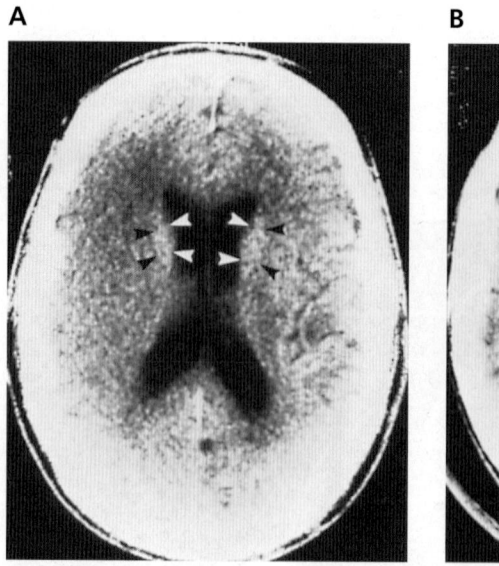

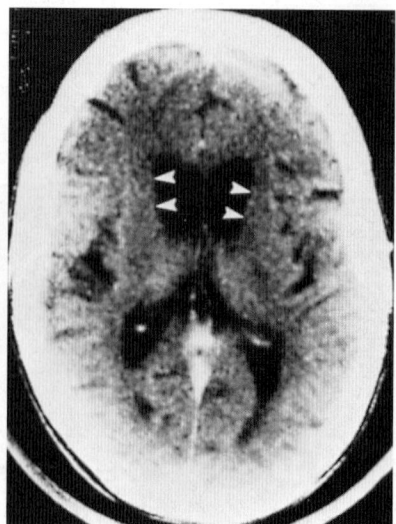

Fig. 7.1-8
Doença de Huntington. (A) Imagem de TC em um paciente normal mostra as cabeças do núcleo caudado (pontas de seta pretas) produzindo uma concavidade normal dos cornos frontais (pontas de seta brancas). (B) Em um paciente com doença de Huntington, atrofia do núcleo caudado causa uma perda característica da concavidade normal (pontas de seta brancas) dos cornos frontais.

Condição	Achados de Imagem	Comentários
Atrofia de um hemisfério cerebral (Fig. 7.1-9)	Aumento do ventrículo lateral ipsolateral e dos sulcos e um desvio das estruturas da linha mediana para o lado afetado.	Geralmente resultado de uma oclusão completa da artéria cerebral média ipsolateral. Se a oclusão ocorrer no começo da infância, a metade afetada do crânio é subdesenvolvida.
Atrofia localizada (Fig. 7.1-10)	Aumento focal de uma parte de um ventrículo ou um grupo de sulcos.	Geralmente um resíduo tardio de insulto prévio ao cérebro (p. ex., infarto, hematoma, contusão grave, abscesso).

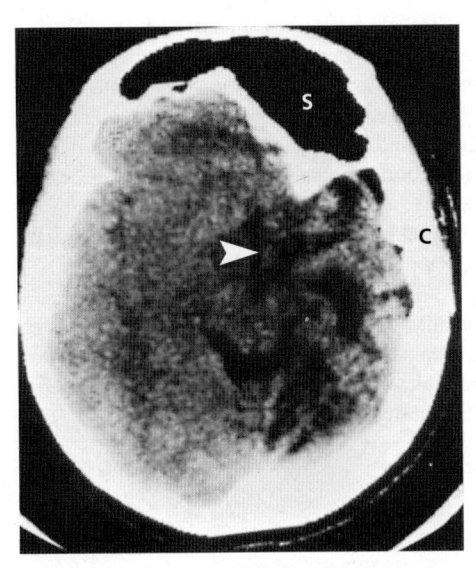

Fig. 7.1-9
Hemiatrofia cerebral (síndrome de Davidoff-Dyke). TC de um menino de cinco anos de idade que teve dificuldades intrauterinas demonstra extensa perda de volume cerebral no hemisfério esquerdo. Há também aumento da hemicalvária esquerda (C), aumento do seio frontal esquerdo (S) e um desvio das estruturas medianas como o terceiro ventrículo (ponta de seta) da direita para a esquerda. A baixa densidade no resto do hemisfério representa encefalomalacia.

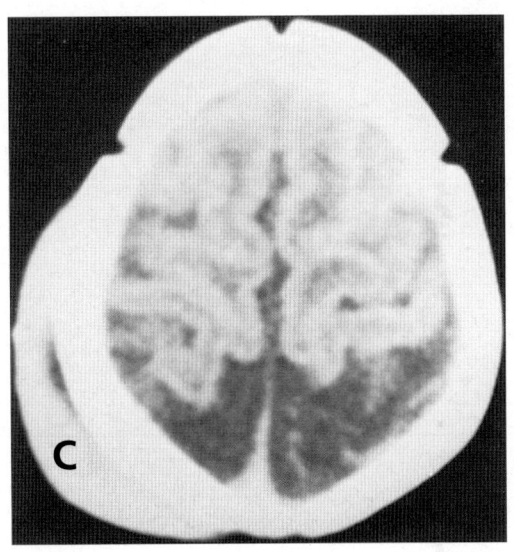

Fig. 7.1-10
Atrofia localizada. Imagem intensificada com contraste de um lactente com infecção intrauterina mostra atrofia occipital bilateral. Observar o cefalematoma (C) à direita.

7.2 ■ Lesões com Contraste em Anel

Condição	Comentários
Glioblastoma multiforme (Figs. 7.2-1 e 7.2-2; ver Figs. 7.4-2 e 7.6-2)	Intensificação de contraste em forma de anel, espesso, irregular, em uma lesão solitária que tende a ser situada em uma localização hemisférica profunda e associada a circundante edema de baixa atenuação e infiltração de células gliais. Pode ocasionalmente ter uma orla relativamente uniforme de contraste que simula a cápsula de um abscesso.
Metástase (Fig. 7.2-3)	Contraste em orla irregular com um centro relativamente transparente em razão da necrose tumoral. Tipicamente localizada na junção substância cinzenta–substância branca e usualmente associada a edema de baixa densidade circundante que tende a ser relativamente concêntrica e uniforme na substância branca adjacente (diferentemente da infiltração de células gliais com o glioblastoma multiforme, que usualmente é excêntrica e irregular em ambas aa substânciaa cinzenta e a branca).
Linfoma (Fig. 7.2-4)	Lesões isoladas ou múltiplas que apresentam contraste anular e que afetam principalmente receptores de transplante (alta incidência de linfoma do sistema nervoso central nestes pacientes).

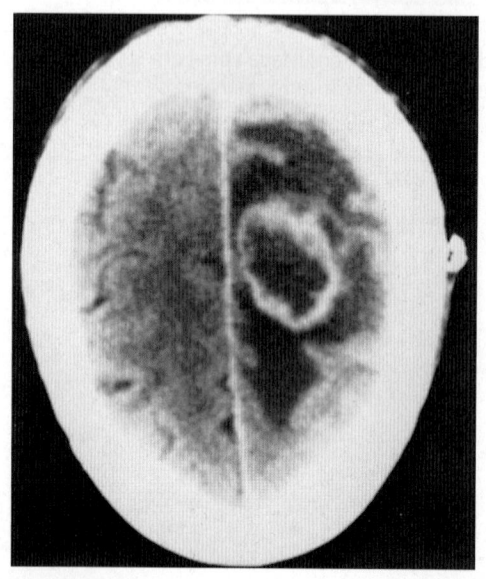

Fig. 7.2-1
Glioblastoma multiforme. Lesão apresentando intensificação de contraste em forma de anel irregular com uma grande quantidade de edema de baixa atenuação circundante.

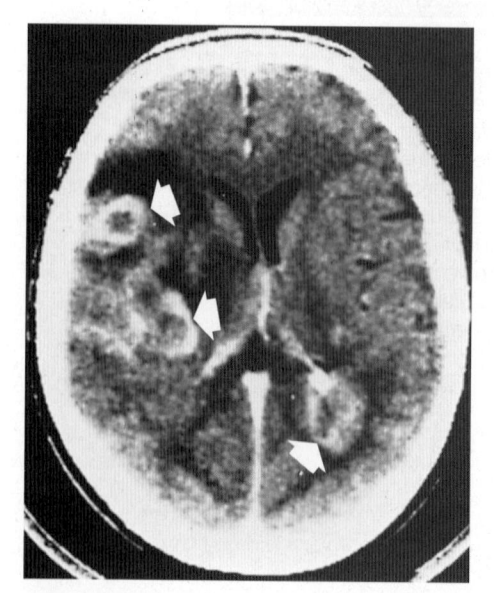

Fig. 7.2-2
Glioblastoma multiforme multicêntrico. Massas contrastadas bilaterais, irregulares (setas), com edema de baixa densidade circundante.

Condição	Comentários
Abscesso (Figs. 7.2-5 a 7.2-8)	Geralmente um anel de intensificação relativamente fino, uniforme, associado a considerável edema reativo e um quadro clínico fortemente sugestivo de febre, leucocitose, obnubilação, infecção extracraniana ou uma operação precedente. Alguns abscessos piogênicos ou fúngicos podem desenvolver uma cápsula relativamente espessa, que se assemelha à periferia de um glioma de alto grau ou uma metástase. A resposta inflamatória relativamente fraca da substância branca hemisférica profunda pode fazer a cápsula de um abscesso ser menos desenvolvida ao longo da parede medial do que ao longo da margem lateral, um aspecto que pode ajudar a distinguir um abscesso de um neoplasma.

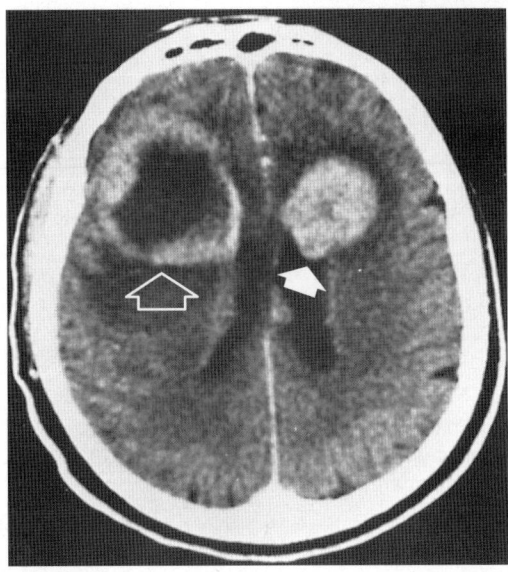

Fig. 7.2-3
Metástases. Metástases contrastadas de carcinoma de células escamosas do pulmão que são tanto contrastadas em anel (seta aberta) quanto sólidas (seta sólida).

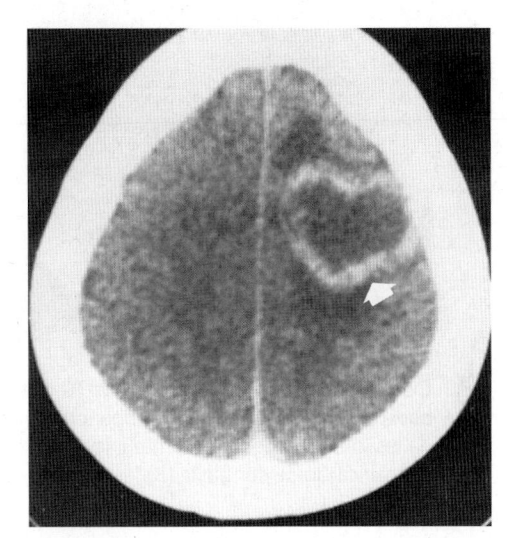

Fig. 7.2-4
Linfoma desenvolvendo-se após transplante renal. Lesão transparente central em forma de coração, intensificando contraste perifericamente (seta) situada na região frontoparietal. Há moderado edema circundante.[2]

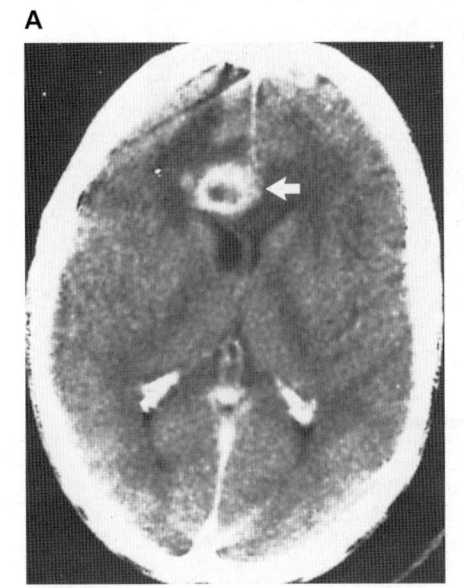

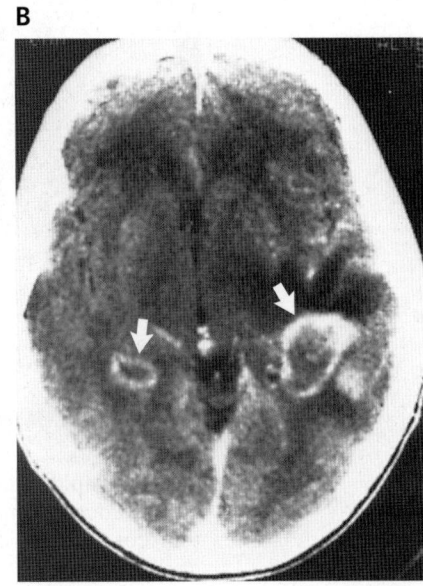

Fig. 7.2-5
Abscesso cerebral em síndrome de imunodeficiência adquirida. (A) Abscesso de *Candida* aparece como uma lesão cística com uma zona espessa de contraste (seta) perto do joelho do corpo caloso. (B) Em outro paciente, múltiplos abscessos toxoplasmáticos aparecem como lesões transparentes com anéis de contraste (setas).[3]

Condição	Comentários
Infecção após transplante (Fig. 7.2-9)	Infecção de um largo espectro de organismos é a complicação mais comum do transplante e pode ser a causa de uma lesão que dá intensificação em forma anular. Vírus de Epstein-Barr causa infartos focais que produzem um padrão com contraste em orla.

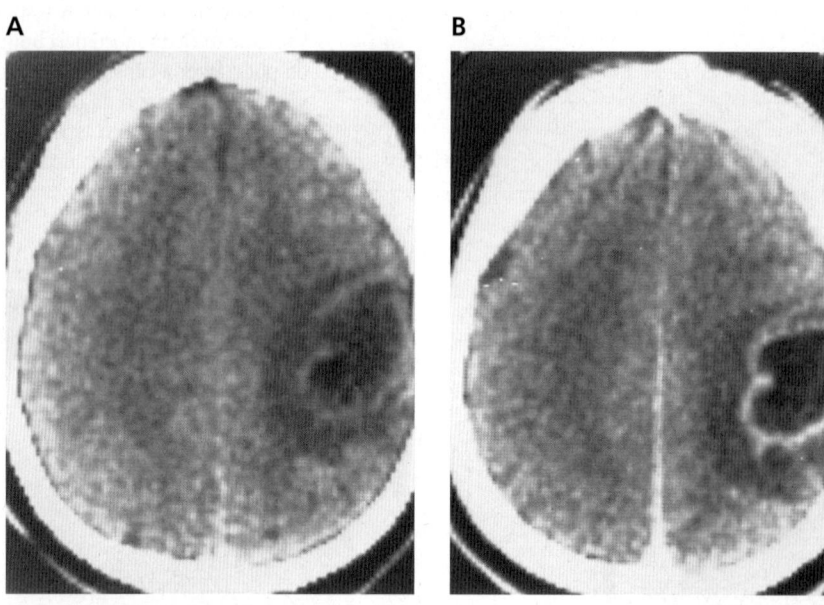

Fig. 7.2-6
Cisticercose. (A) Escaneamento de TC pré-contraste mostra principalmente uma área de baixa densidade na região frontoparietal direita. O anel de densidade aumentada em torno da lesão é vagamente evidente inicialmente, mas torna-se facilmente aparente depois da intensificação de contraste (B).[4]

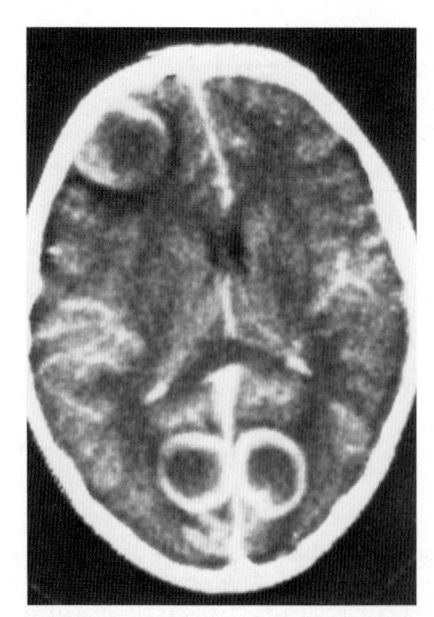

Fig. 7.2-7
Abscessos cerebrais piogênicos. Uma lesão frontal e duas lesões occipitais com anéis de contraste relativamente finos, uniformes.

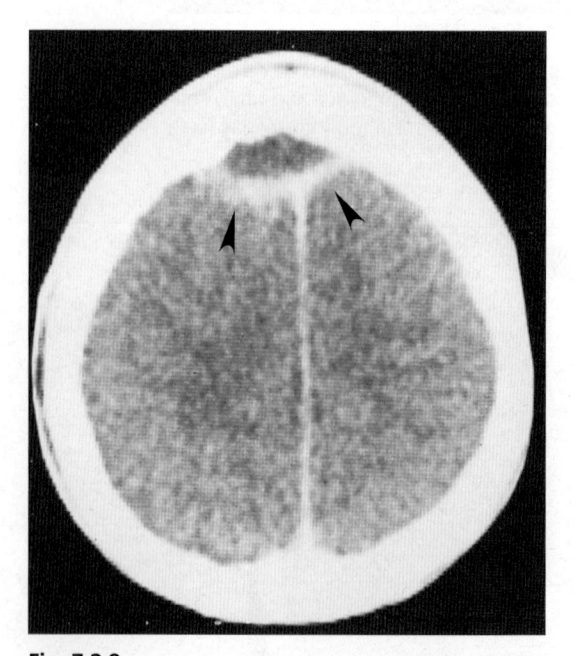

Fig. 7.2-8
Abscesso epidural. Lesão hipodensa biconvexa com margem dural intensificada de contraste (pontas de seta) que cruza a foice e desloca a foice da tábua interna do crânio.[5]

Condição	Comentários
Hematoma intracerebral em resolução (3–6 semanas de idade) (Fig. 7.2-10)	Anel de contraste delgado, uniforme, que inicialmente representa inflamação perivascular e defeitos nas junções íntimas capilares e afinal reflete a cápsula colagenosa. As causas de hematoma intracerebral incluem trauma, cirurgia, doença vascular hipertensiva, malformação vascular, aneurisma micótico e aneurisma sacular.
Hematoma subdural não agudo	Ocasionalmente produz um padrão de contraste em orla grossa com loculação, refletindo sua membrana circundante ricamente vascular.
Meningioma atípico (Fig. 7.2-11)	Alguns meningiomas contêm áreas de baixa atenuação, não contrastadas (necrose, hemorragia antiga, formação de cisto, ou gordura no tecido do meningioma), que produzem um padrão em orla espessa, muitas vezes irregular. Este padrão, especialmente se associado a edema proeminente, pode simular um glioma maligno ou metástase. Escaneamentos coronais demonstrando que a massa se origina de uma base dural sugerem o diagnóstico de meningioma, embora gliomas superficiais possam invadir a dura, e metástases com base dural possam ocorrer.

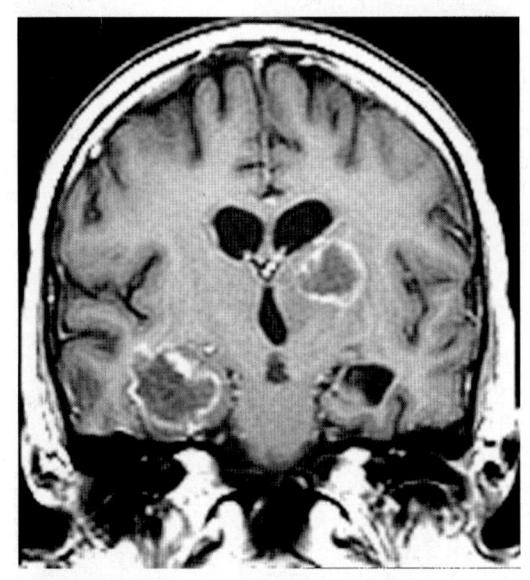

Fig. 7.2-9
Infecção pelo vírus de Epstein-Barr. Imagem de RM com contraste mostra intensificação em orla de lesões na substância cinzenta profunda esquerda e no lobo temporal direito. A hiperintensidade de sinal na substância branca periventricular é relacionada com o tratamento. Esta infecção se desenvolveu em seguida à transplantação de medula óssea em leucemia linfoblástica aguda.[6]

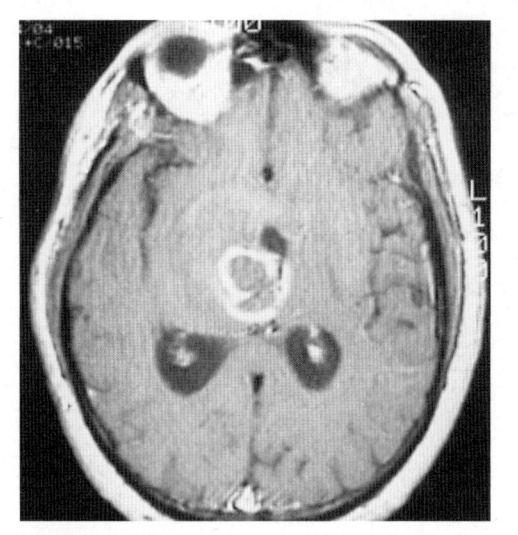

Fig. 7.2-10
Hematoma intracerebral em resolução. Cinco semanas depois do episódio inicial de sangramento, há intensificação periférica de contraste da lesão talâmica.

Condição	Comentários
Necrose de radiação (Fig. 7.2-12)	Manifestação ocasional. Desenvolve-se no leito tumoral 9 a 24 meses após radioterapia e pode ser impossível diferenciar de tumor recorrente ou residual.
Complicações de irradiação (Fig. 7.12-13)	Necrose de radiação ocasionalmente desenvolve-se no leito tumoral 9 a 24 meses após a terapia de radiação e pode ser impossível diferenciar o tumor residual do tumor recorrente. Malignidades cerebrais, induzidas por radiação como glioblastoma multiforme, são bem documentadas.

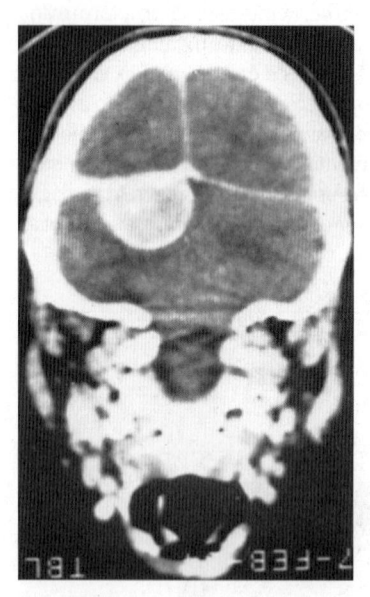

Fig. 7.2-11
Meningioma atípico. A intensificação de contraste é predominantemente periférica, com a área de necrose central permanecendo relativamente não contrastada. O diagnóstico correto é indicado pela origem do tumor a partir do tentório espessado.

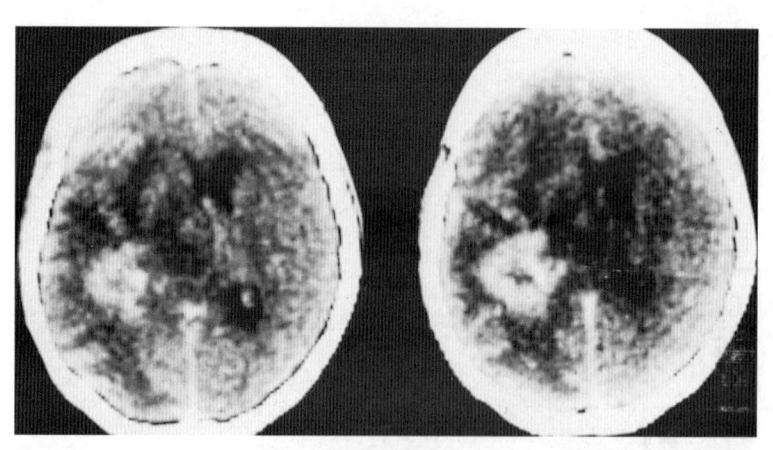

Fig. 7.2-12
Necrose de radiação. Lesão com intensificação em anel e edema circundante que poderia representar um tumor primário ou metastático. Na necropsia, a massa demonstrou representar necrose pós-irradiação com alterações sarcomatosas em um paciente que tinha sido submetido à cirurgia de uma metástase solitária.[5]

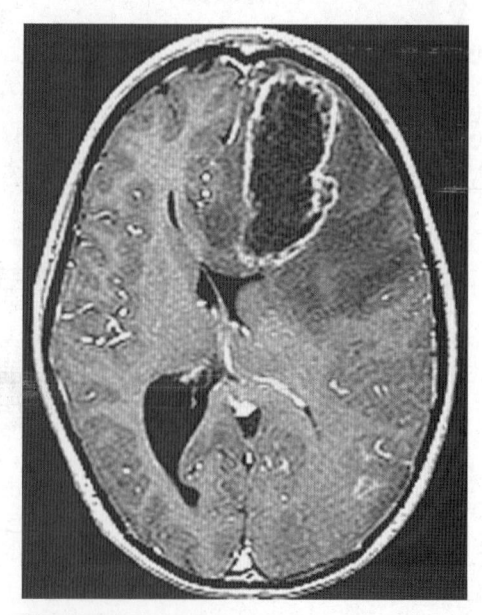

Fig. 7.2-13
Malignidade induzida por radiação. Exame com contraste mostra uma lesão com intensificação de contraste em orla no lobo frontal esquerdo.[6]

7.3 ■ Múltiplos Nódulos Contrastados Cerebrais e Cerebelares

Condição	Comentários
Metástases (Figs. 7.3-1 e 7.3-2)	Nódulos redondos, bem marginados, contrastando-se homogeneamente, que tipicamente são localizados na junção substância cinzenta–substância branca e são muitas vezes associados a algum edema peritumoral. Os principais tumores malignos que causam metástases intracranianas são, em ordem decrescente de frequência, de pulmão, mama, pele (melanoma), cólon, reto e rim.
Linfoma primário (Fig. 7.3-3)	Massas com intensificação homogênea, muitas vezes acentuada, que mais comumente ocorrem nos núcleos basais, corpo caloso ou região periventricular. Edema peritumoral geralmente é leve. Linfoma primário do cérebro é raro em indivíduos sadios sob todos os demais aspectos e é muito mais comum em pacientes que estão imunossuprimidos (especialmente receptores de transplante de órgão).

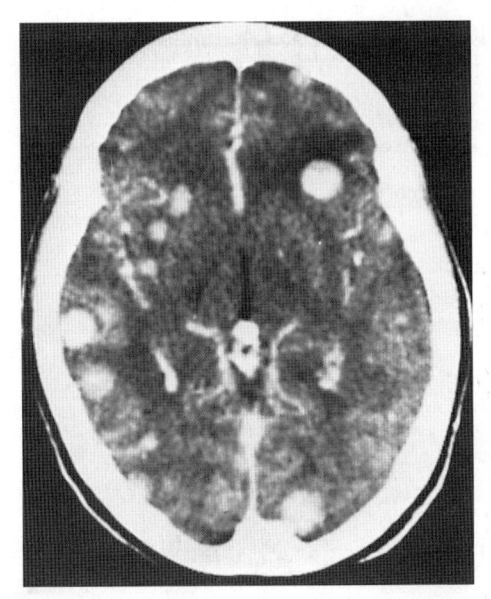

Fig. 7.3-1
Carcinoma metastático. Múltiplas massas contrastadas de várias formas e tamanhos representando metástases hematogênicas de carcinoma de mama.

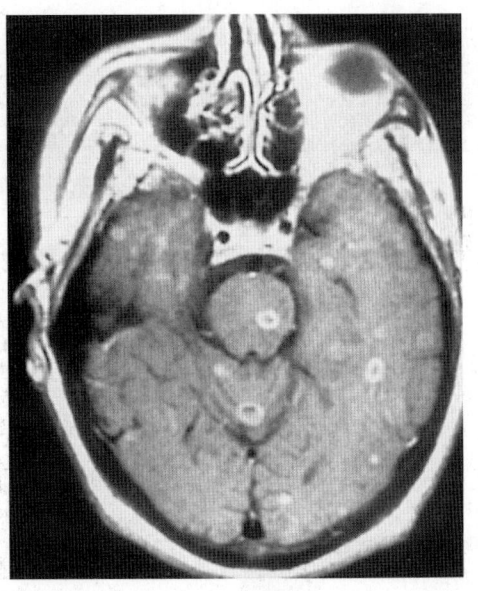

Fig. 7.3-2
Carcinoma metastático. Múltiplas lesões contrastadas representando metástases hematogênicas do pulmão.

Condição	Comentários
Esclerose múltipla (Figs. 7.3-4 e 7.3-5)	Intensificação de contraste em placas de desmielinização é rara, exceto em placas evoluindo rapidamente com alterações inflamatórias circundantes. As placas na esclerose múltipla usualmente têm uma localização mais central ou periventricular, diferentemente da posição mais periférica das metástases próximo da junção substância cinzenta–substância branca.

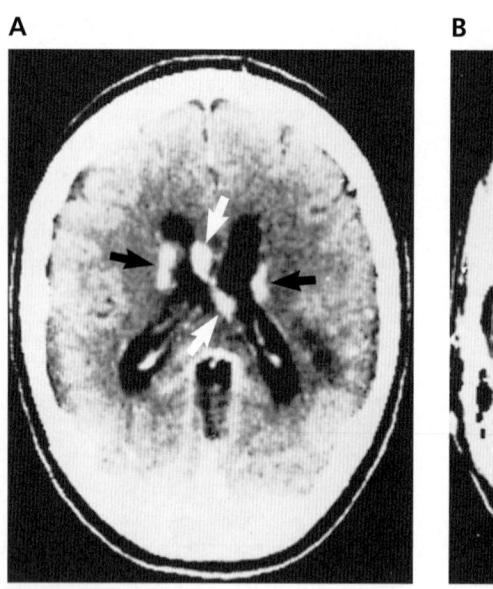

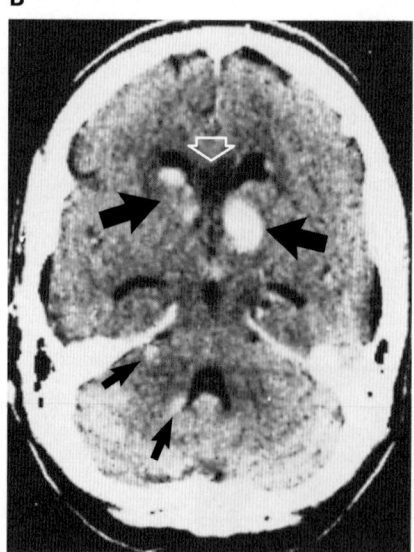

Fig. 7.3-3
Linfoma primário. (A) Intensificação homogênea de múltiplos nódulos periventriculares (setas). (B) Outro corte mostra nódulos linfomatosos contrastados adicionais nos núcleos basais (setas grandes) e na fossa posterior (setas pequenas). Observar o *cavum* cístico do septo pelúcido (seta aberta).[1]

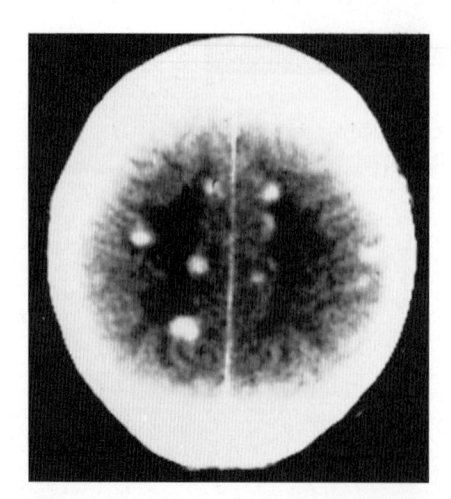

Fig. 7.3-4
Esclerose múltipla simulando metástases. Intensificação nodular de contraste na substância branca periventricular e subcortical resultante de desmielinização.[1]

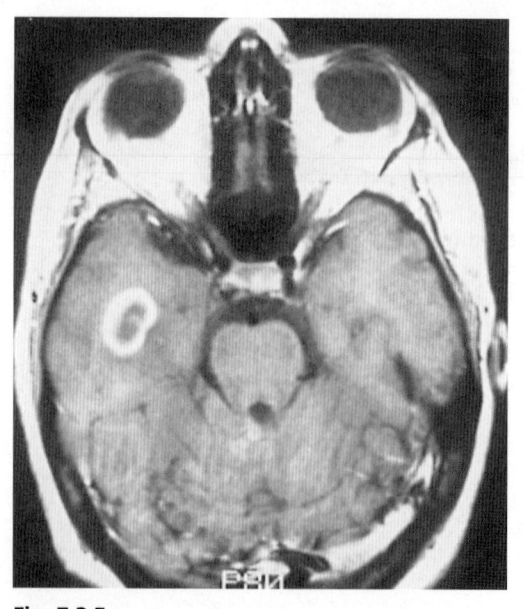

Fig. 7.3-5
Esclerose múltipla. Grande lesão isolada contrastando-se em anel.

7.3 ■ MÚLTIPLOS NÓDULOS CONTRASTADOS CEREBRAIS E CEREBELARES

Condição	Achados de Imagem	Comentários
Infecção disseminada Cisticercose (Figs. 7.3-6 e 7.3-7)		Múltiplos pequenos nódulos intensificados homogeneamente podem desenvolver-se após infecção pelas larvas da tênia do porco (*Taenia solium*). Geralmente associada a edema muito mais extenso do que no caso de metástases. Podem demonstrar múltiplos anéis de intensificação, alguns dos quais contêm calcificação focal representando os escoleces de larvas degeneradas.

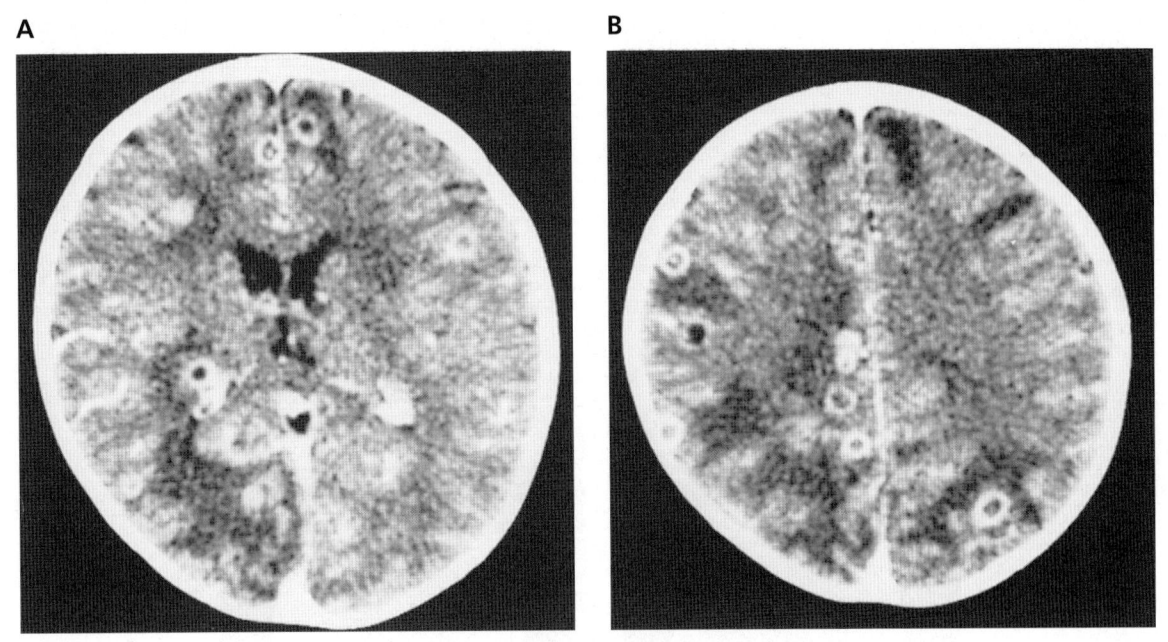

Fig. 7.3-6
Cisticercose. Múltiplos nódulos ou anéis contrastados, alguns dos quais contêm calcificação focal representando os escoleces de larvas eclodidas. Observar as zonas de edema circundante.[1]

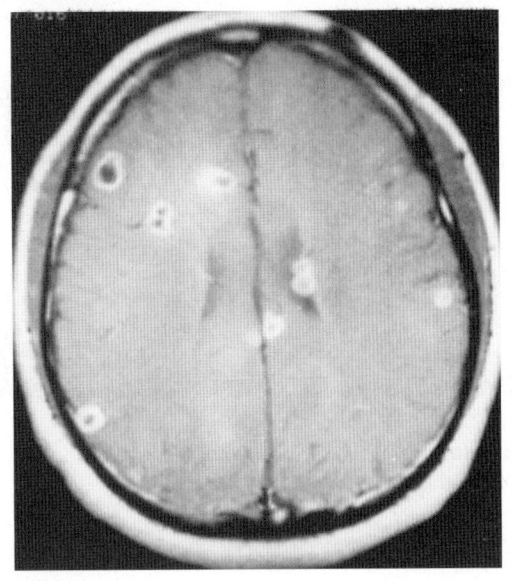

Fig. 7.3-7
Cisticercose. Múltiplos nódulos contrastados.

Condição	Comentários
Tuberculose	Nódulos ou pequenos anéis contrastando-se homogeneamente com transparências puntiformes centrais que representam focos de cavitação rodeados por uma orla de células inflamatórias.
Histoplasmose	Padrão idêntico àquele de múltiplos abscessos tuberculosos.
Toxoplasmose	Múltiplos nódulos intensificando-se densamente (ou lesões contrastadas em anel) que ocorrem na junção substância cinzenta–substância branca e em uma localização periventricular.
Infarto subagudo, multifocal Arterial (Fig. 7.3-8)	Pequenas lesões contrastadas focais distribuídas ao longo dos territórios vasculares. As causas subjacentes incluem hipoperfusão, êmbolos múltiplos, vasculite cerebral (p. ex., lúpus eritematoso sistêmico) e meningite.

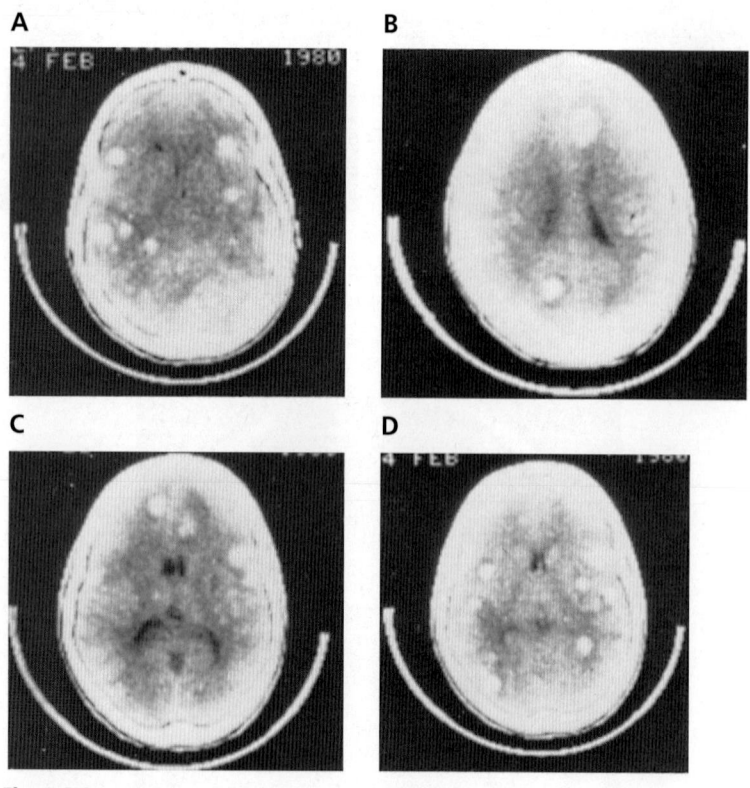

Fig. 7.3-8
Infarto subagudo, multifocal. Múltiplos nódulos realçados produzindo um padrão que simula metástases.

7.3 ■ MÚLTIPLOS NÓDULOS CONTRASTADOS CEREBRAIS E CEREBELARES

Condição	Comentários
Venoso	Hemorragias parassagitais causadas por infarto venoso cortical são um achado secundário altamente específico na trombose do seio sagital superior.
Sarcoidose (Fig. 7.3-9)	Contraste homogêneo dos granulomas não caseosos (mais frequentemente afeta as meninges do que o cérebro).

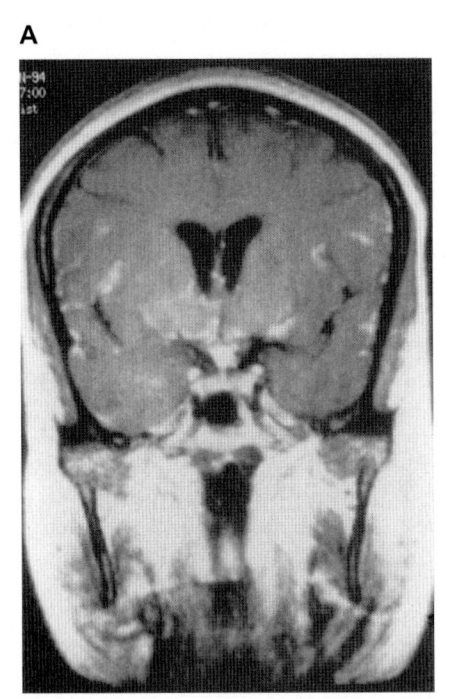

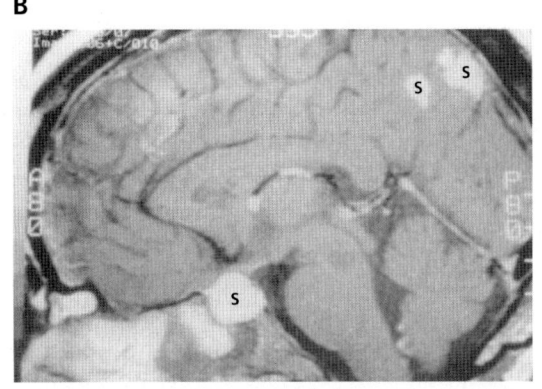

Fig. 7.3-9
Sarcoidose. (A) Imagem coronal ponderada em T1 pós-contraste mostra contraste anormal da pia-máter. Há também contraste anormal ao longo dos espaços perivasculares para as artérias lenticuloestriadas e no pedículo hipofisário. (B) Imagem mediossagital pós-contraste ponderada em T1 (paciente diferente) mostra depósitos de sarcoide(s) na fissura inter-hemisférica posterior e na sela. (C) Imagem axial pós-contraste ponderada em T1 de um paciente diferente mostra depósitos sarcóideos durais e semelhantes à(s) massa(s) simulando meningiomas (avasculares em angiografia).[7]

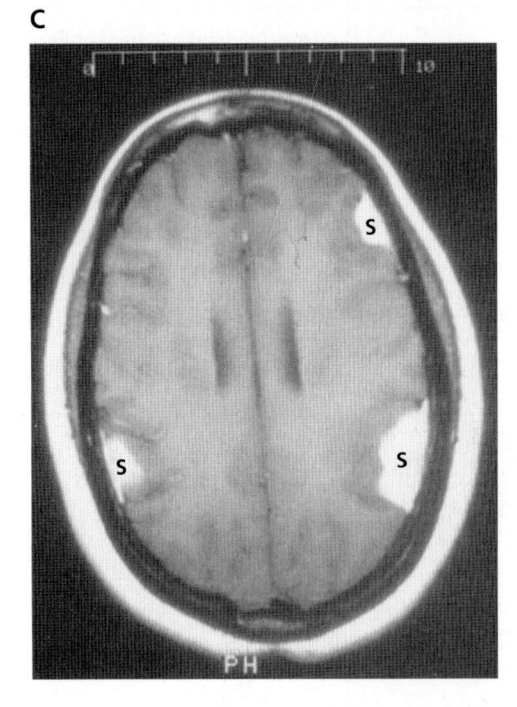

7.4 ■ Massas Supratentoriais Hipodensas em Tomografia Computadorizada

Condição	Achados de Imagem	Comentários
Astrocitoma (Fig. 7.4-1)	Lesão hipodensa com pouca intensificação de contraste ou edema peritumoral. Calcificação ocorre frequentemente.	Tumor de crescimento lento que tem um caráter infiltrativo e pode formar grandes cavidades ou pseudocistos.
Glioblastoma multiforme (Fig. 7.4-2)	Massa grande, inomogênea, com margens pouco definidas e zonas hipodensas centrais. Intensificação de contraste usualmente é intensa e inomogênea, e um anel com paredes irregulares espessadas ou nódulos de contraste é comum.	Lesão altamente maligna que é predominantemente cerebral em localização. Tipicamente tem tecido de baixa atenuação consistindo em edema e células gliais malignas circundando a porção contrastada do tumor.
Oligodendroglioma (Fig. 7.4-3)	Grande massa irregular, inomogênea, contendo calcificação e zonas hipodensas. Variável edema peritumoral e intensificação de contraste.	Tumor de crescimento lento que se origina de oligodendrócitos na substância branca central (especialmente a metade anterior do cérebro). Calcificações (periféricas ou centrais, nodulares ou projetadas como prateleira) ocorrem em aproximadamente 90% dos tumores.
Metástase (Fig. 7.4-4)	Massa hipodensa rodeada por edema (que usualmente excede o volume do tumor). Intensificação variável de contraste dependendo do tamanho e tipo do tumor.	A densidade de uma metástase depende da sua celularidade e neovascularidade e da presença de necrose central ou hemorragia. Tumores epiteliais são tipicamente hipodensos; melanoma, coriocarcinoma e osteossarcoma usualmente são hiperdensos.
Ganglioglioma/ ganglioneuroma	Pequena massa bem definida hipodensa ou mal definida isodensa. Áreas calcificadas e císticas são frequentes, e a maioria dos tumores mostra intensificação homogênea de contraste.	Tumores raros, relativamente benignos, de crescimento lento, contendo células ganglionares maduras e elementos estromais derivados de tecido glial. Tipicamente ocorrem em adolescentes e adultos jovens nos lobos temporais e frontais, núcleos basais e terceiro ventrículo anterior.

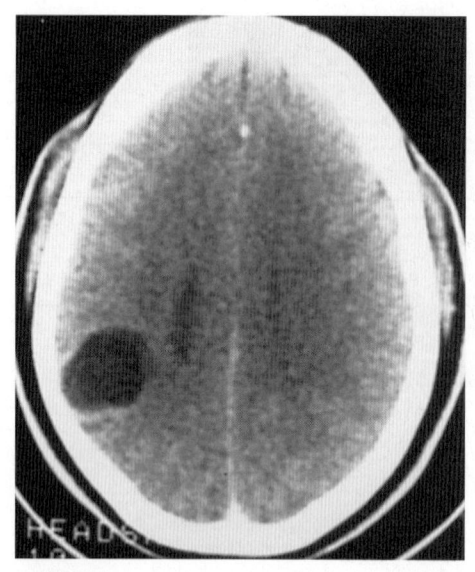

Fig. 7.4-1
Astrocitoma cístico. Massa hipodensa com uma fina borda de intensificação de contraste.

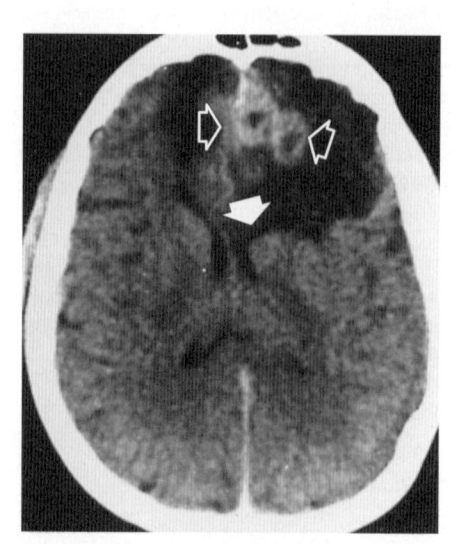

Fig. 7.4-2
Glioblastoma multiforme. Lesão que se contrasta de modo irregular (setas abertas). O substancial efeito de massa do tumor deforma os cornos frontais (seta sólida).

7.4 ■ MASSAS SUPRATENTORIAIS HIPODENSAS EM TOMOGRAFIA COMPUTADORIZADA

1259

Condição	Achados de Imagem	Comentários
Epidermoide (colesteatoma primário) (Fig. 7.4-5)	Massa redonda, nitidamente marginada, hipodensa aproximadamente homogênea. Pode ter atenuação extremamente baixa em razão de um alto conteúdo de gordura. Ausência de intensificação de contraste.	O resultado da inclusão de elementos da camada germinal ectodérmica no tubo neural durante o seu fechamento entre a terceira e quinta semanas de gestação. Inclusão ectodérmica cedo neste período produz um tumor na linha mediana, enquanto a inclusão mais tarde produz uma lesão localizada excentricamente. Mais comum no ângulo pontocerebelar e região suprasselar.

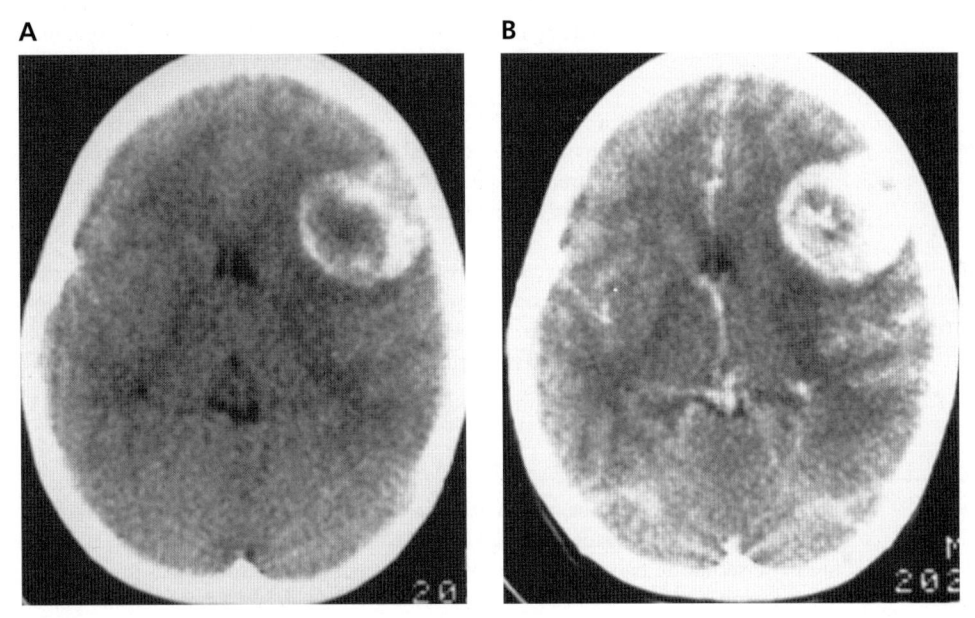

Fig. 7.4-3
Oligodendroglioma. (A) TC não contrastada mostrando uma massa hipodensa contendo áreas amorfas de calcificação. (B) Depois da injeção intravenosa de material de contraste, há acentuada intensificação de contraste.

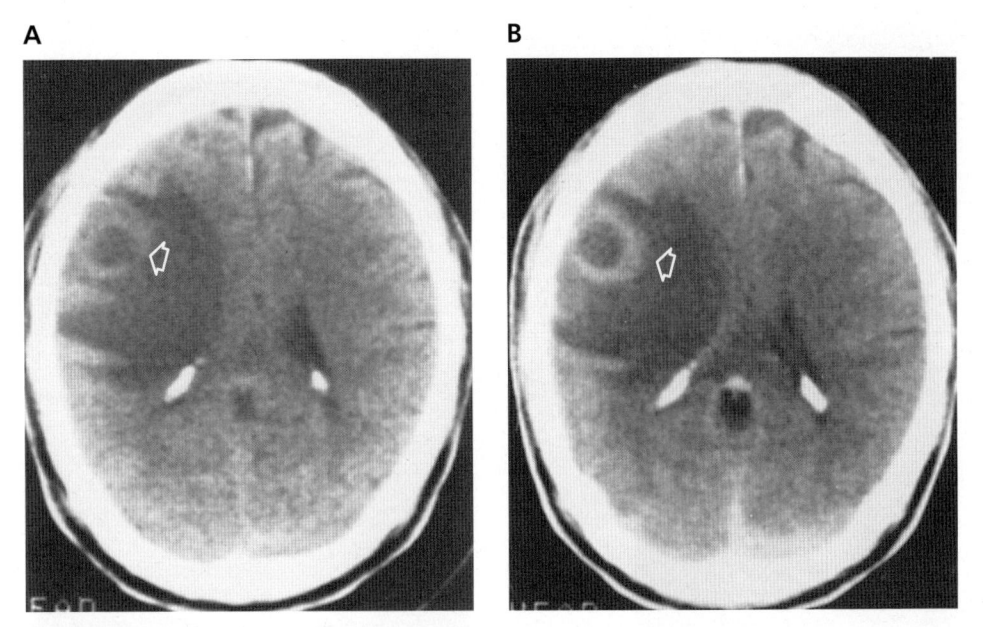

Fig. 7.4-4
Metástase. (A) TC não contrastada mostra uma pequena massa hipodensa com uma orla isodensa (seta) rodeada por edema extenso. (B) Depois da injeção intravenosa de material de contraste, há proeminente realce em anel (seta) em torno da metástase.

Condição	Achados de Imagem	Comentários
Dermoide	Massa mediana inomogênea que muitas vezes contém áreas focais de gordura, calcificação mural ou central, ou osso. Ausência de intensificação de contraste.	Inclusão congênita de elementos de ambas as camadas germinais ectoderma e mesoderma no momento do fechamento do tubo neural. Contém folículos pilosos e glândulas sebáceas e apócrinas (derivados do mesoderma) que produzem uma mistura espessa e gordurosa de suor e sebo.
Lipoma (Fig. 7.4-6)	Massa gordurosa bem definida, homogeneamente hipodensa que ocorre na linha mediana. Ausência de intensificação de contraste.	Tumor congênito incomum que resulta da inclusão de tecido adiposo mesodérmico no momento do fechamento do tubo neural. Mais comumente compromete o corpo caloso (frequentemente com calcificação mural densa, curvilínea).
Necrose de radiação (ver Fig. 7.6-11)	Massa profunda, focal, hipodensa, que usualmente é no leito tumoral irradiado ou em sua proximidade. Pode mostrar um anel irregular de intensificação de contraste.	Desenvolve-se 9 a 24 meses depois da radioterapia e pode ser impossível de diferenciar de tumor recorrente ou residual.
Infarto cerebral (Figs. 7.4-7 a 7.4-10)	Área hipodensa triangular ou em forma de cunha comprometendo o córtex e a substância branca subjacente até a superfície ventricular.	Diferentemente de um glioma hipodenso, um infarto tem uma forma típica que corresponde à distribuição de um vaso ou vasos específicos e tem um padrão característico de intensificação periférica, raramente central. O diagnóstico clínico usualmente é óbvio por causa da instalação abrupta dos sintomas.
Abscesso piogênico (Fig. 7.4-11)	Zona hipodensa central (pus, tecido necrótico) rodeada por um anel delgado, isodenso (cápsula fibrosa) e tecido de baixa densidade periférico (edema reativo).	Diferentemente dos gliomas de grau intermediário e altamente agressivos, em que contraste é frequentemente em forma de anel, mas irregular em espessura, um abscesso cerebral é caracterizado por um anel uniforme de intensificação. Há também usualmente um quadro clínico fortemente sugestivo com febre, leucocitose, obnubilação, infecção extracraniana ou uma operação precedente.

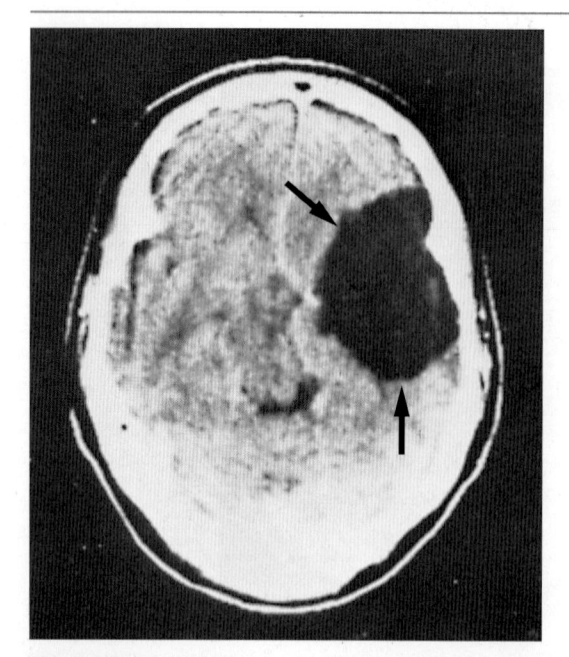

Fig. 7.4-5
Epidermoide. TC contrastada mostra uma grande massa extra-axial silviana, nitidamente marginada, de baixa atenuação (setas).[1]

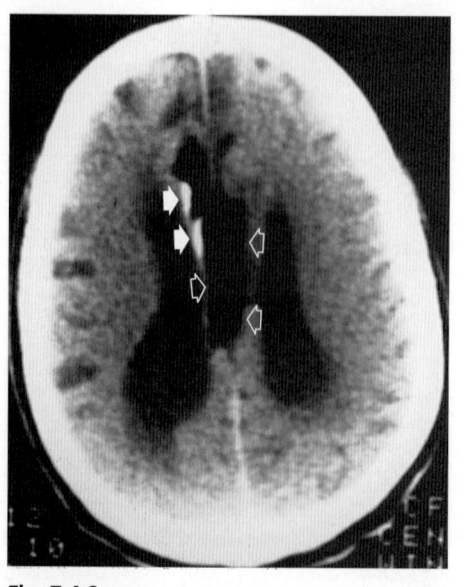

Fig. 7.4-6
Lipoma do corpo caloso. Massa de densidade extremamente baixa (setas abertas) comprometendo grande parte do corpo caloso. Observar as calcificações periféricas (setas sólidas).

7.4 ■ MASSAS SUPRATENTORIAIS HIPODENSAS EM TOMOGRAFIA COMPUTADORIZADA

1261

Condição	Achados de Imagem	Comentários
Cisto hidático (equinocócico) (Fig. 7.4-12)	Massa hipodensa redonda, nitidamente marginada, com paredes lisas.	Manifestação rara desta infecção parasitária. O cisto parenquimatoso tende a ser grande e múltiplo, sem edema reativo ou intensificação de contraste.
Encefalite por herpes simplex (Fig. 7.4-13)	Áreas pouco definidas, frequentemente bilaterais, de atenuação diminuída, especialmente comprometendo os lobos temporais e parietais.	A causa mais comum de encefalite fatal não epidêmica nos Estados Unidos. O putame, que é poupado por esta infecção, muitas vezes forma o limite medial nitidamente definido, ligeiramente côncavo ou reto, da zona de baixa densidade. Vários padrões de realce de contraste se desenvolvem em aproximadamente metade dos pacientes.

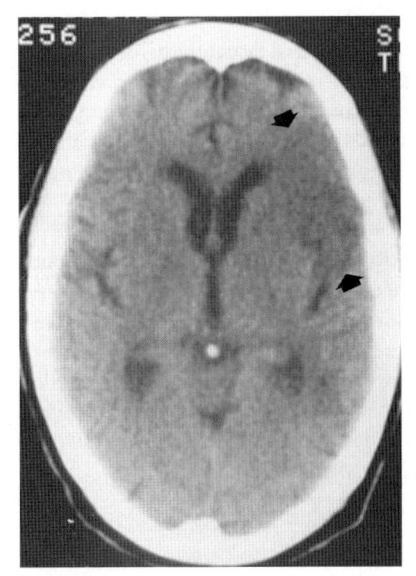

Fig. 7.4-7
Infarto agudo da artéria cerebral média esquerda. TC obtida 20 horas depois do início de hemiparesia e afasia agudas mostra obliteração dos sulcos normais (setas) no hemisfério comprometido. Há baixa densidade da substância cinzenta e branca na distribuição da artéria cerebral média esquerda.

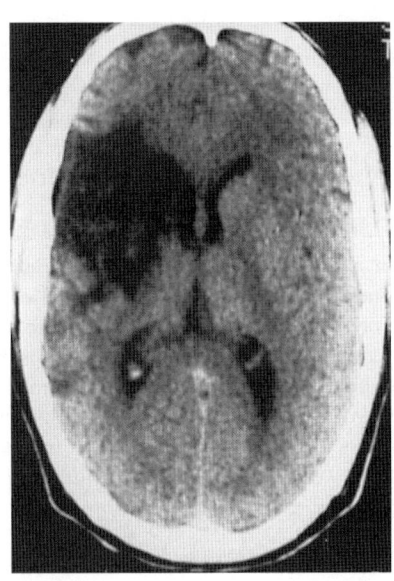

Fig. 7.4-8
Infarto crônico da artéria cerebral média direita. Região com baixa atenuação com limites nitidamente definidos e alguma dilatação do ventrículo adjacente.

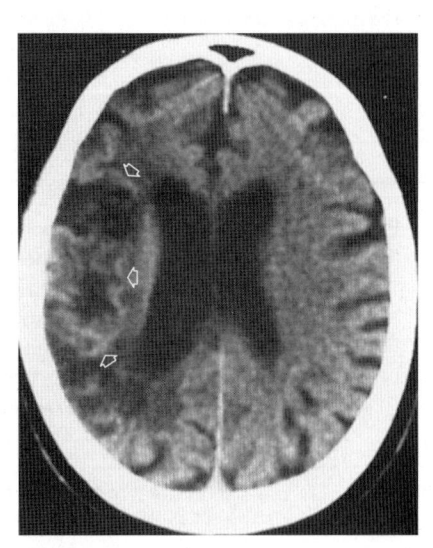

Fig. 7.4-9
Infarto antigo na distribuição da artéria cerebral média direita. Há uma delgada orla periférica de intensificação de contraste (setas) em torno da região hipodensa. Notar o aumento do ventrículo lateral direito.

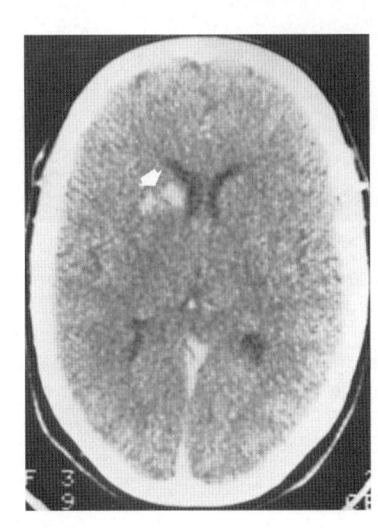

Fig. 7.4-10
Infarto de núcleos basais. Região hipodensa (seta) comprometendo a cabeça do caudado e putame direitos e passando através do ramo anterior da cápsula interna. Esta distribuição reflete uma lesão da artéria de Heubner. Depois da injeção intravenosa de material de contraste, há intensificação de contraste da área de infarto (seta).

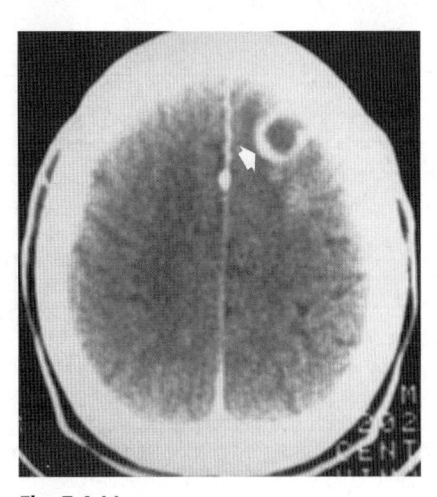

Fig. 7.4-11
Abscesso piogênico. Lesão hipodensa rodeada por um anel uniforme de intensificação de contraste (seta).

Condição	Achados de Imagem	Comentários
Cerebrite	Área hipodensa irregular, mal marginada (representando edema) na substância branca ou núcleos basais que pode se comportar como uma massa e resultar em apagamento dos sulcos ou ventrículo adjacente. Diversamente da maioria dos abscessos cerebrais, não há cápsula anular individualizada em escaneamentos não intensificados em pacientes com cerebrite.	Processo inflamatório focal no cérebro, usualmente resultante de bactérias ou fungos, o qual pode progredir para formação de abscesso (exige aproximadamente 10 a 14 dias). Depois da administração de material de contraste, pode mostrar um anel bem definido que tende a aumentar em espessura em escaneamentos seriados.
Hematoma intracerebral em resolução (3 a 6 semanas de duração) (ver Fig. 7.6-9)	Região hipodensa com um anel uniforme fino de contraste que imita um neoplasma.	Geralmente há uma história de hematoma intracerebral precedente.
Hematoma subdural em resolução (Figs. 7.4-14 e 7.4-15)	Massa em forma de crescente, bem definida, hipodensa, adjacente à tábua interna do crânio.	Depois da injeção de material de contraste há intensificação característica da membrana ricamente vascular que se forma em torno de um hematoma subdural uma a quatro semanas após a lesão. Ocasionalmente, material de contraste se infiltra para dentro do hematoma e produz um nível líquido-líquido.
Empiema subdural (Fig. 7.4-16)	Coleção hipodensa extra-axial, em forma de crescente ou lentiforme (representando pus) adjacente à margem interna do crânio. Depois da administração de material de contraste, uma zona estreita de intensificação de contraste de espessura relativamente uniforme separa a coleção extracerebral hipodensa da superfície cerebral.	Processo supurativo no espaço subdural craniano que mais comumente é o resultado da disseminação de infecção a partir dos seios frontais ou etmoidais. Causas menos frequentes incluem mastoidite, infecção da orelha média, meningite purulenta, feridas penetrantes do crânio, craniectomia, ou osteomielite do crânio. Muitas vezes bilateral e associado a uma alta taxa de mortalidade, mesmo se adequadamente tratado.

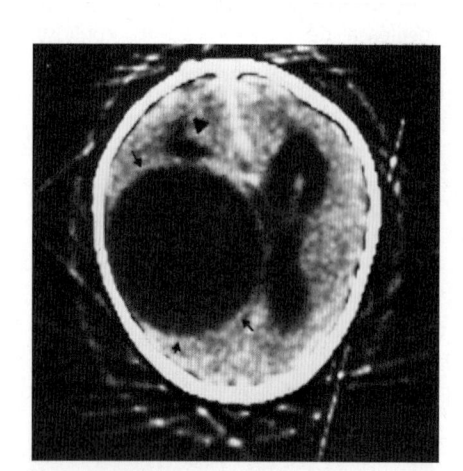

Fig. 7.4-12
Cisto equinocócico. Enorme massa hipodensa supratentorial direita (setas). O ventrículo direito é parcialmente visível posterior e medial ao cisto (ponta de seta), e o ventrículo esquerdo está aumentado.[8]

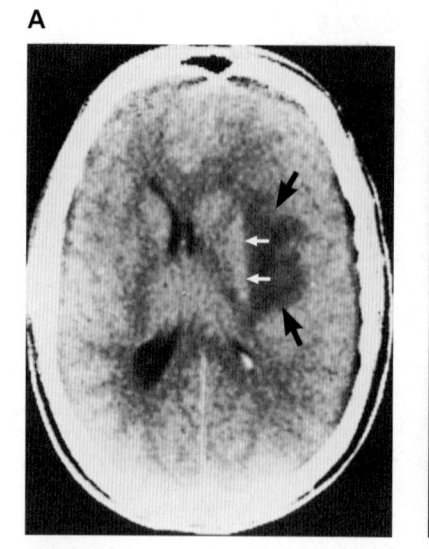

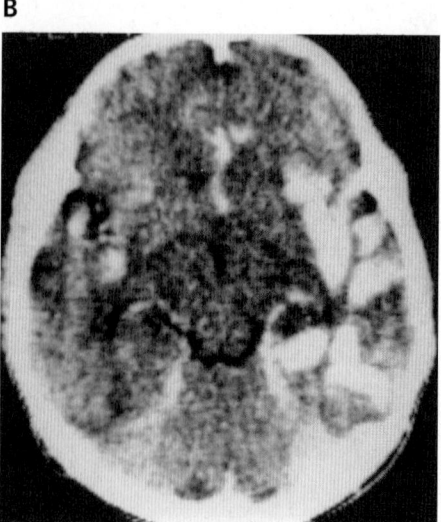

Fig. 7.4-13
Encefalite de herpes simples. (A) Escaneamento sem contraste demonstra uma área hipodensa profunda na região frontotemporal esquerda (setas pretas grandes) e um desvio das estruturas da linha mediana. O putame, com sua margem lateral bem definida (setas brancas pequenas), não é afetado pela infecção. (B) Em outro paciente, há dramático contraste das circunvoluções que é mais proeminente à esquerda.[1]

Condição	Achados de Imagem	Comentários
Abscesso epidural (ver Fig. 7.6-8)	Área mal definida de baixa densidade adjacente à tábua interna do crânio. Pode haver uma área adjacente de destruição óssea ou evidência de infecção de seio paranasal ou mastoide. Depois da injeção intravenosa de material de contraste, a membrana dural inflamada aparece como uma zona espessada de contraste no lado interno convexo da lesão.	Quase invariavelmente associado à osteomielite de osso craniano originada de uma infecção na orelha ou seios paranasais. O processo infeccioso é localizado fora da membrana dural e embaixo da tábua interna do crânio. A região frontal é mais frequentemente afetada em virtude da sua estreita relação aos seios frontais e a facilidade com que a dura pode ser extirpada do osso.
Esclerose múltipla (Fig. 7.4-17)	Regiões de baixa atenuação, multifocais, não confluentes, com margens distintas próximo aos átrios dos ventrículos laterais.	Intensificação de contraste nas placas é inusitado, exceto naqueles em evolução rápida com alterações inflamatórias circundantes.
Necrose do globo pálido	Áreas bilateralmente simétricas de baixa atenuação nos núcleos da base.	As causas incluem envenenamento por monóxido de carbono, intoxicação barbitúrica, envenenamento por cianeto ou sulfeto de hidrogênio, hipoglicemia, hipóxia, hipotensão e doença de Wilson.

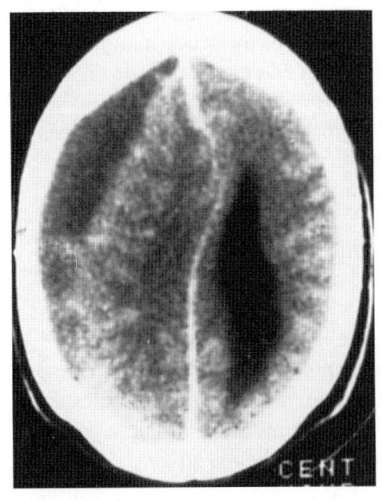

Fig. 7.4-14
Hematoma subdural direito. Região de baixa densidade, em forma de crescente, na área frontoparietal direita. Notar a intensificação de contraste marginal, ventrículo esquerdo dilatado e evidência de herniação subfalcina e transtentorial.

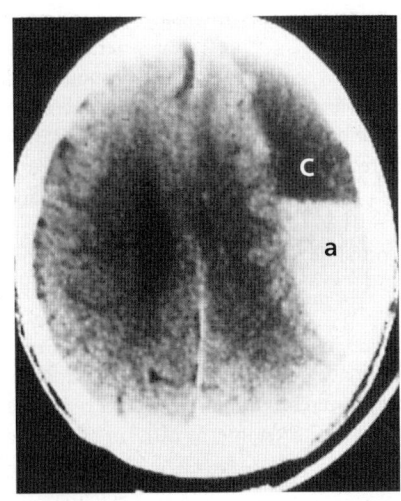

Fig. 7.4-15
Hematoma subdural esquerdo misto agudo e crônico. A hemorragia aguda de alta densidade (a) está depositada na porção inferior do hematoma, com a coleção crônica (C) de mais baixa densidade (C) situada anteriormente.

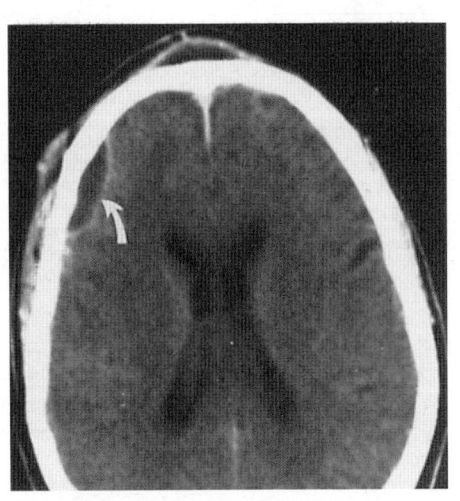

Fig. 7.4-16
Empiema subdural. Coleção hipodensa extra-axial em forma de lente (seta) que complicou uma infecção sinusal grave. Observar a fina orla de intensificação de contraste periférico.

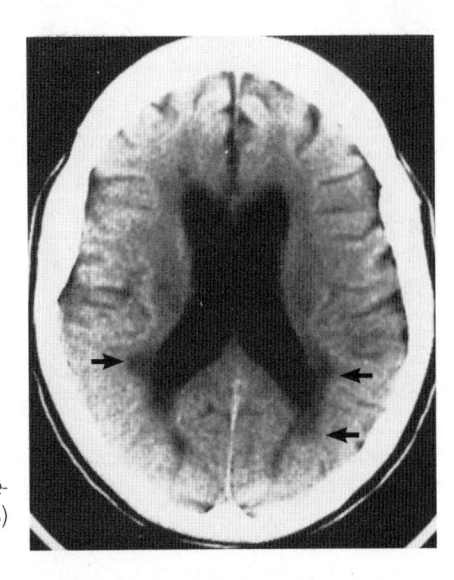

Fig. 7.4-17
Esclerose múltipla. Múltiplas regiões individualizadas, homogêneas e ligeiramente irregulares de atenuação diminuída (setas) adjacentes aos ventrículos ligeiramente aumentados.[1]

7.5 ■ Massas com Alta Atenuação em um Hemisfério Cerebral em Tomografia Computadorizada

Condição	Achados de Imagem	Comentários
Meningioma (Figs. 7.5-1 e 7.5-2)	Massa hiperdensa, arredondada, nitidamente delineada, em uma localização justadural. Muitas vezes contém calcificação e usualmente mostra intenso realce homogêneo de contraste.	Tumor benigno que se origina de células de revestimento da aracnoide e é fixado à dura. A matriz hiperdensa de um meningioma é o resultado de conteúdo diminuído de água, hipervascularidade tumoral e calcificação psamomatosa microscópica. A detecção de hiperostose é virtualmente patognomônica.
Metástase (Fig. 7.5-3)	Algumas metástases densas simulam meningiomas por causa da sua localização superficial e margens bem delineadas, embora sejam inteiramente intraparenquimatosas.	Carcinoma do cólon metastático, que tem uma estrutura celular muito densa, e osteossarcoma metastático, que contém osteoide e calcificação, tendem a ser extremamente densos. Melanoma e coriocarcinoma também tendem a ser hiperdensos.
Linfoma primário (Fig. 7.5-4)	Massa ligeiramente hiperdensa que se intensifica homogeneamente e muitas vezes intensamente.	Raro neoplasma maligno derivado de células microgliais (histologicamente semelhante a linfócitos) que frequentemente é multifocal e tem uma incidência marcadamente aumentada em receptores de transplantes de órgãos.
Hemorragia intracerebral aguda (Fig. 7.5-5)	Lesão bem definida, homogeneamente densa, com uma configuração redonda a oval.	As causas incluem traumatismo craniano, cirurgia, doença vascular hipertensiva, ou ruptura de uma malformação vascular, aneurisma micótico ou aneurisma sacular.
Hemorragia epidural aguda (Figs. 7.5-6 e 7.5-7)	Lesão biconvexa (em forma de lente) periférica de alta densidade.	Causada por sangramento arterial agudo; mais comumente se desenvolve sobre a convexidade parietotemporal.
Hematoma subdural agudo (Fig. 7.5-8)	Zona periférica de densidade aumentada que acompanha a superfície do cérebro e tem uma forma de crescente adjacente à tábua interna do crânio.	Causado por sangramento venoso, mais comumente de veias rotas entre a dura e as leptomeninges. Escaneamentos seriados demonstram uma diminuição gradual na atenuação de uma lesão subdural ao longo de várias semanas.

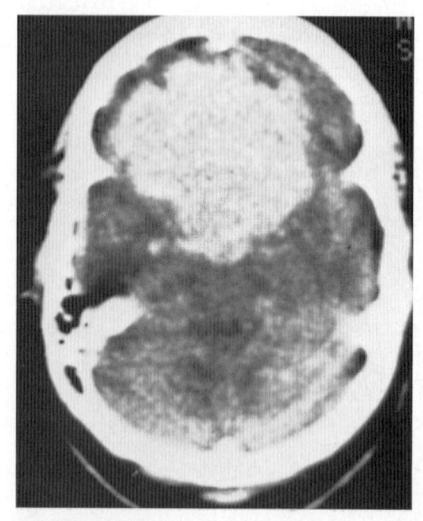

Fig. 7.5-1
Meningioma. Imensa massa hiperdensa no lobo frontal.

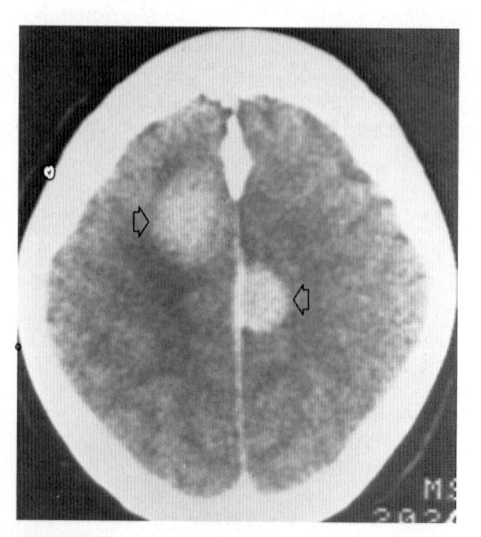

Fig. 7.5-2
Meningioma. Massas hiperdensas bilaterais (setas) em localizações justadurais.

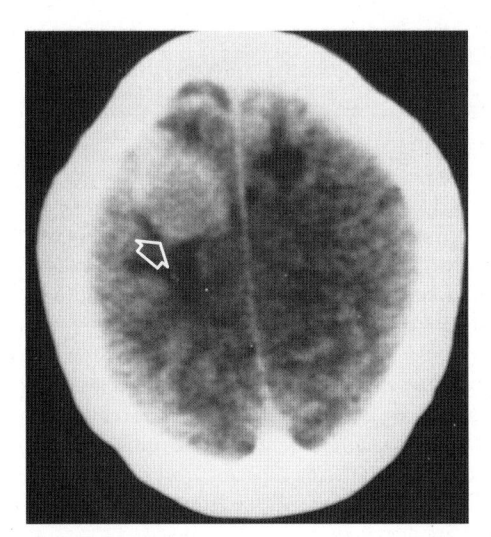

7.5 ■ MASSAS COM ALTA ATENUAÇÃO EM UM HEMISFÉRIO CEREBRAL EM TOMOGRAFIA COMPUTADORIZADA

Fig. 7.5-3
Metástase. TC sem contraste mostra uma massa hiperdensa (seta) na região frontal direita representando uma metástase de carcinoma do pulmão.

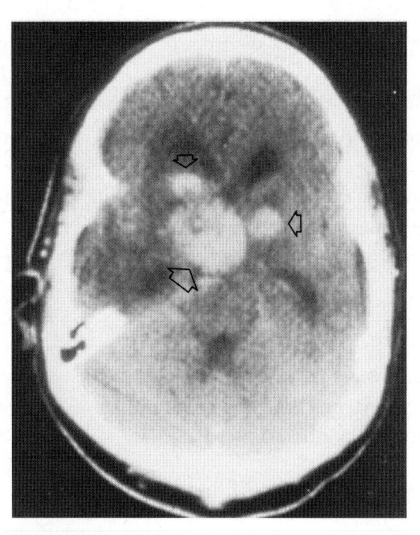

Fig. 7.5-4
Linfoma primário. Massas hiperdensas multifocais (setas).

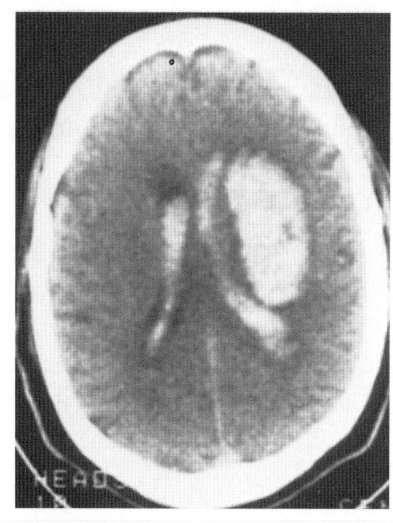

Fig. 7.5-5
Hematoma intracerebral. Grande área homogênea de alta densidade com extenso sangramento agudo dentro dos ventrículos laterais.

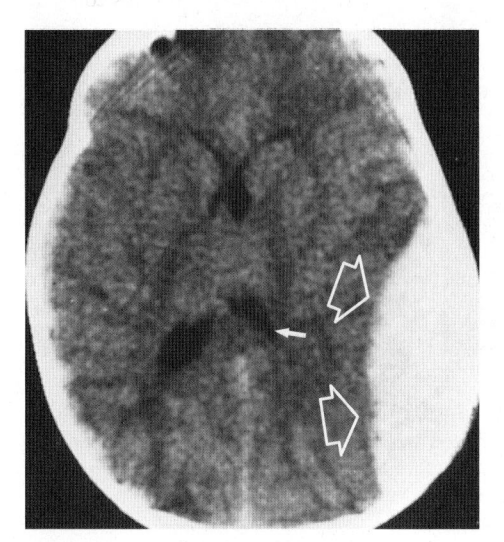

Fig. 7.5-6
Hematoma epidural agudo. TC de uma criança de 4 anos envolvida em um acidente de veículo a motor mostra um hematoma epidural característico em forma de lente (setas abertas). O substancial efeito de massa associado ao hematoma distorce o ventrículo lateral (seta sólida).

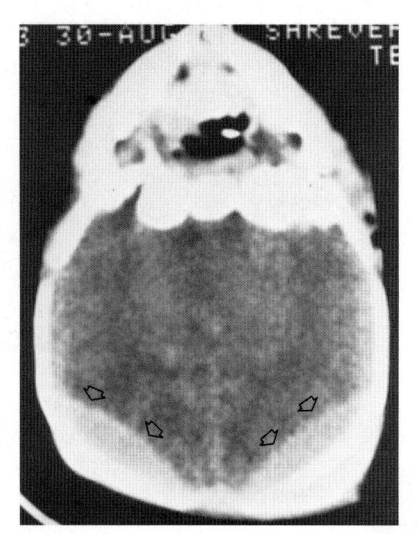

Fig. 7.5-7
Hematoma epidural. Áreas de alta densidade posteriores bilateralmente simétricas (setas) com configurações em forma de lente.

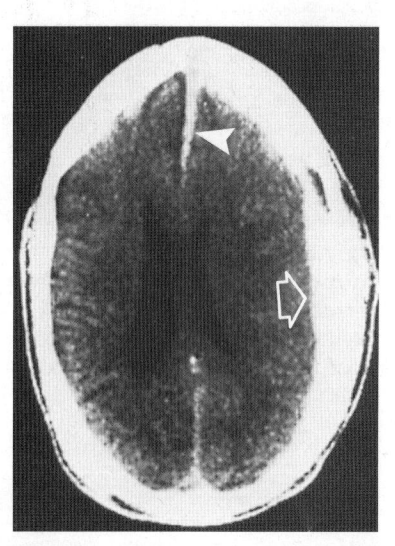

Fig. 7.5-8
Hematoma subdural agudo. Lesão de alta densidade em forma de crescente (seta aberta) adjacente à tábua interna do crânio. O hematoma estende-se para a fissura inter-hemisférica (ponta de seta sólida).

7.6 ■ Massas Supratentoriais em Imagem de Ressonância Magnética

Condição	Achados de Imagem	Comentários
Astrocitoma (Fig. 7.6-1)	Lesão hipointensa em imagens ponderadas em T1. Sinal de alta intensidade em imagens de densidade de prótons e ponderadas em T2.	Tumores de baixo grau tendem a ser homogêneos e a não ter necrose central. Eles podem conter grandes componentes císticos que possuem paredes lisas e contêm líquido com sinal uniforme, diferentemente da aparência heterogênea de necrose.
Glioblastoma multiforme (Figs. 7.6-2 e 7.6-3)	Lesão hipointensa em imagens ponderadas em T1. Sinal hiperintenso em imagens de densidade de prótons e ponderadas em T2.	Estes gliomas de alto grau aparecem heterogêneos como resultado de necrose central com detritos celulares, líquido e hemorragia. Estes tumores se infiltram ao longo dos tratos de fibras da substância branca. Lesões mais profundas frequentemente se estendem pelo corpo caloso para dentro do hemisfério oposto.

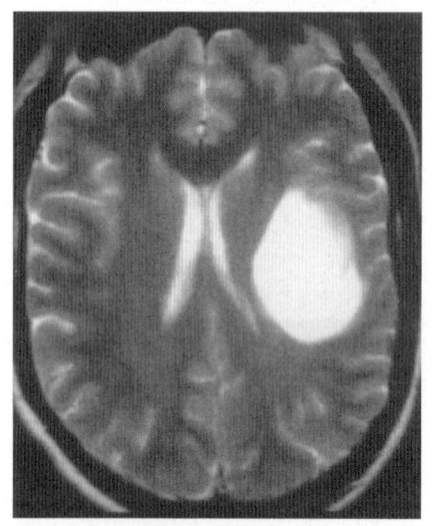

Fig. 7.6-1
Astrocitoma de baixo grau. Imagem ponderada em T2 mostra uma lesão com alta intensidade de sinal com margens bem definidas, ausência de edema circundante, e pouco efeito de massa.[7]

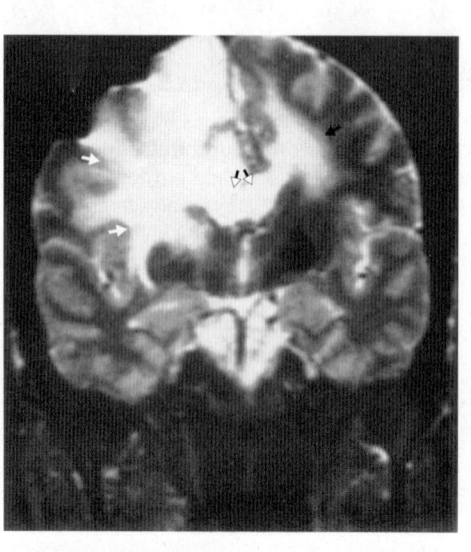

Fig. 7.6-2
Glioblastoma multiforme. (A) Imagem axial ponderada em T1 mostra uma grande massa de baixa intensidade de sinal inomogêneo comprimindo o ventrículo lateral (v). (B) Depois da injeção de gadolínio, há notável contraste desta massa necrótica complexa.

Fig. 7.6-3
Glioblastoma cruzando o corpo caloso. Escaneamento coronal ponderado em T2 mostra alta intensidade no centro semi oval esquerdo e direito (setas brancas) e extensão do tumor através do corpo caloso (setas abertas).[9]

7.6 ■ MASSAS SUPRATENTORIAIS EM IMAGEM DE RESSONÂNCIA MAGNÉTICA

Condição	Achados de Imagem	Comentários
Oligodendroglioma (Fig. 7.6-4)	Lesão hipointensa em imagens ponderadas em T1. Sinal hiperintenso em imagens de densidade de prótons e ponderadas em T2.	Embora RM de *spin-echo* convencional seja insensível à frequente calcificação nestes tumores de crescimento lento, ele é capaz de demonstrar uma aparência heterogênea causada por regiões císticas e hemorrágicas na massa.
Metástase (Fig. 7.6-5)	Geralmente hipointensa em imagens ponderadas em T1 e de intensidade aumentada de sinal em imagens para densidade de prótons e ponderadas em T2. Edema peritumoral usualmente é proeminente, mas diferentemente dos gliomas infiltrativos, o edema que acompanha uma metástase usualmente não atravessa o corpo caloso ou compromete o córtex.	Áreas de necrose cística não hemorrágica aparecem como regiões irregulares de intensidade similar à do líquido cerebroespinhal (LCE) rodeado pela porção não necrótica da lesão. Hemorragia intratumoral ocorre em aproximadamente 15 a 20% das metástases, especialmente melanoma, coriocarcinoma e carcinoma de células renais, tireóideo e broncogênico. Metástases de melanoma melanótico sem hemorragia tipicamente são de alta intensidade em imagens ponderadas em T1 e são isointensas ou hipointensas ao córtex em sequências ponderadas em T2.
Linfoma (Fig. 7.6-6)	Massa hipointensa ou isointensa em imagens ponderadas em T1. Tipicamente um sinal homogêneo ligeiramente alto em relação à massa isointensa profunda no cérebro em imagens ponderadas em T2.	O prolongamento brando de T2 provavelmente é relacionado com o atulhamento celular do tumor, deixando relativamente pouco espaço intersticial para a acumulação de água. Como o glioblastoma, o linfoma tende a se estender pelo corpo caloso para o hemisfério oposto. Necrose central é incomum, no entanto, e geralmente há apenas uma quantidade branda ou moderada de edema peritumoral.

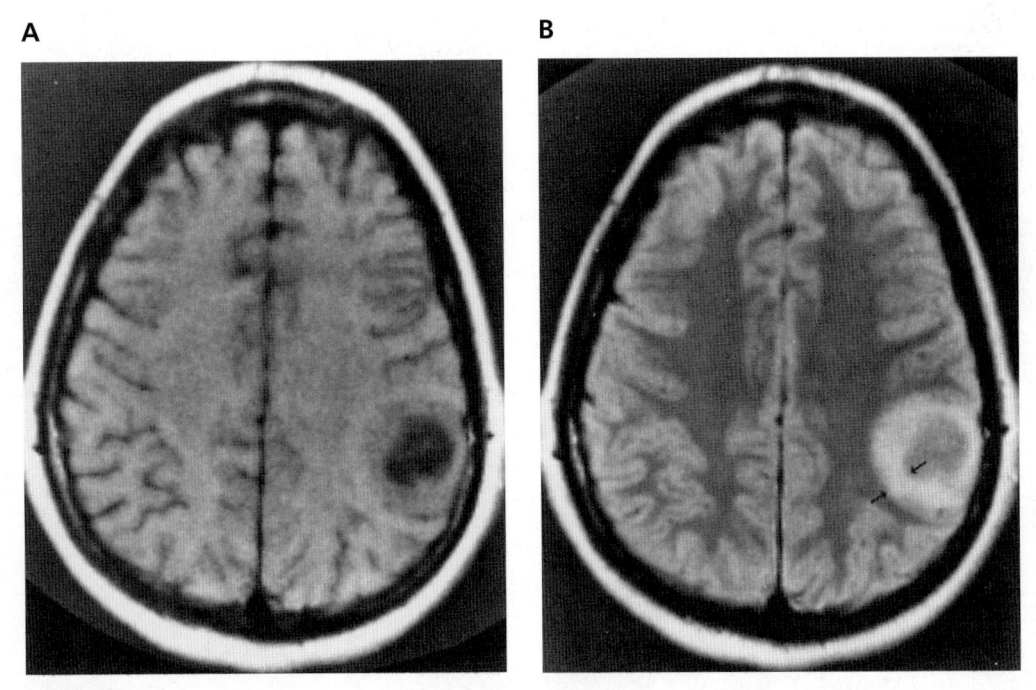

Fig. 7.6-4
Oligodendroglioma. Imagens (A) ponderada em T1 e (B) de densidade de prótons mostram massa bem diferenciada no lobo parietal esquerdo contendo um componente cístico central. As setas (B) apontam a parede espessada da lesão que se intensifica com contraste.[10]

Condição	Achados de Imagem	Comentários
Meningioma (Fig. 7.6-7)	Usualmente hipointenso em relação à substância branca em imagens ponderadas em T1. Com 1,5 T, a lesão é hiperintensa à substância branca em imagens ponderadas em T2.	A uma mais baixa força de campo, aproximadamente metade dos meningiomas é isointensa ao córtex em imagens ponderadas em T1 e T2. O tumor usualmente tem um padrão mosqueado resultante de uma combinação de vazio de fluxo por causa da vascularidade, calcificação focal, pequenos focos císticos e espaços aprisionados de LCE. Uma interface muitas vezes é vista entre o cérebro e a lesão, representando uma fenda de LCE, uma orla vascular ou uma margem dural.

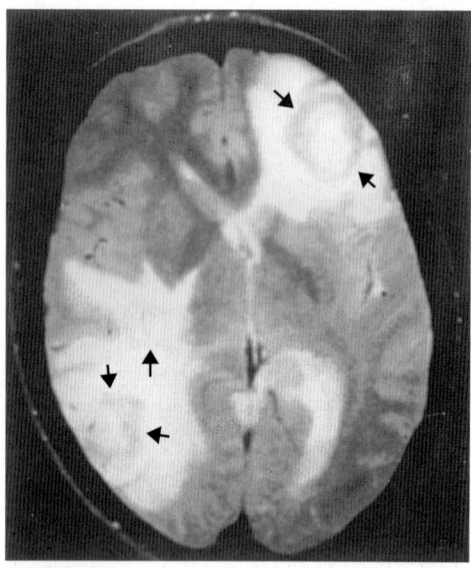

Fig. 7.6-5
Metástases. Escaneamento axial ponderado em T2 demonstra três grandes massas (setas) rodeadas por extenso edema com sinal alto.

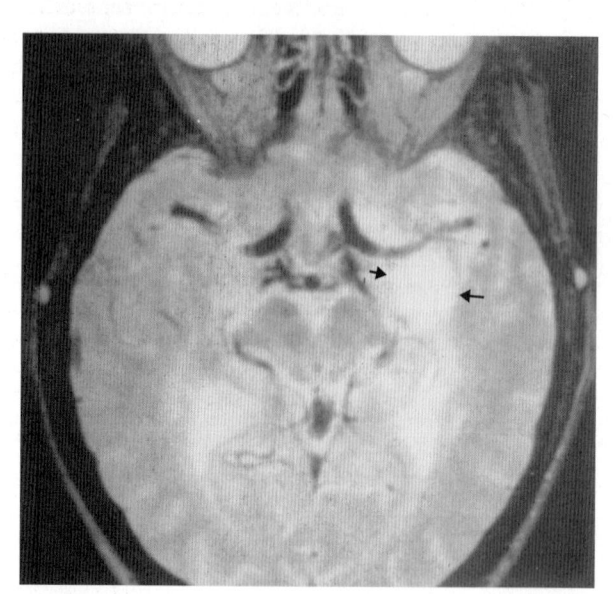

Fig. 7.6-6
Linfoma. Massa homogênea de intensidade aumentada de sinal (setas) estendendo-se até comprometer o *uncus*.

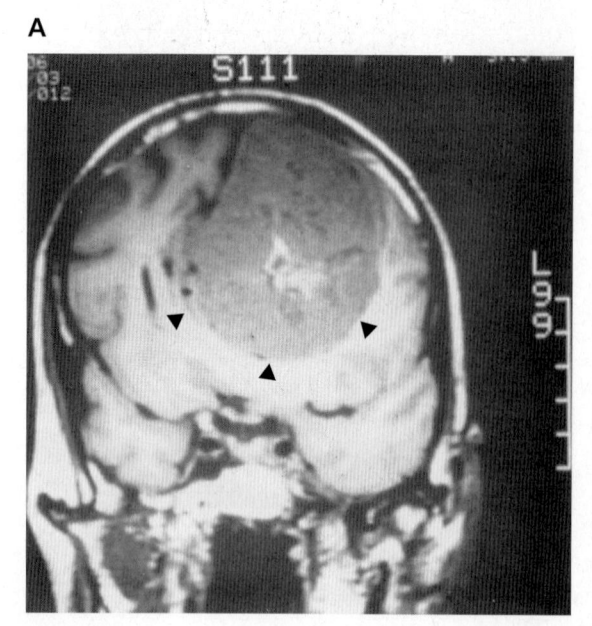

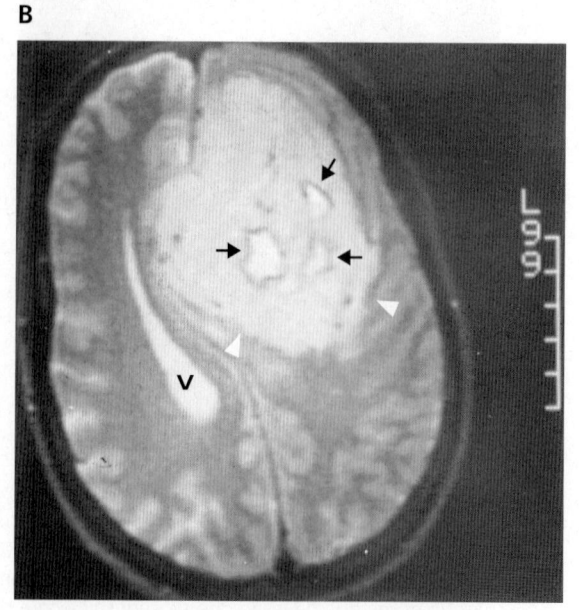

Fig. 7.6-7
Meningioma. Imensa massa (pontas de seta pretas e brancas) que aparece hipointensa em um escaneamento coronal ponderado em T1 (A) e hiperintensa em uma imagem ponderada em T2 (B). Notar o dramático desvio do ventrículo (v) causado pelo efeito de massa do tumor. As setas apontam áreas de hemorragia no neoplasma.

Condição	Achados de Imagem	Comentários
Epidermoide (ver Fig. 7.14-4)	Textura heterogênea e intensidade variável de sinal. A maioria dos epidermoides é de sinal levemente mais alto que LCE em imagens ponderadas tanto para T1 quanto para T2.	Alguns epidermoides aparecem brilhantes em imagens ponderadas em T1. O padrão heterogêneo de sinal provavelmente é relacionado com várias concentrações de ceratina, colesterol e água no cisto, bem como a proporção de colesterol e ceratina em forma cristalina.
Dermoide	Textura heterogênea como resultado dos múltiplos tipos de células nele.	Componentes gordurosos são comuns e produzem sinal alto em imagens ponderadas em T1. Pode ser visto um nível gordura-líquido característico.
Lipoma (ver Fig. 7.24-8B)	Alta intensidade de sinal em imagens ponderadas em T1. Isointenso ou brandamente hiperintenso em imagens de densidade de prótons. Baixa intensidade em sequências ponderadas em T2.	Tipicamente uma lesão na linha mediana que frequentemente é associada à agenesia parcial ou completa do corpo caloso.
Papiloma do plexo corióideo (Fig. 7.6-8)	Brandamente hiperintenso em imagens ponderadas em T2.	Relativamente homogêneo, embora hipervascularidade possa resultar em áreas de vazio de fluxo. Realce de contraste intenso, homogêneo.
Cisto coloide (Fig. 7.6-9; ver também Fig. 7.20-2)	Massa esférica lisamente marginada com dois padrões de sinal: baixa densidade em TC, isointensa em imagens de RM ponderadas em T1, e hiperintensa em imagens de RM ponderadas em T2; e isodensa ou ligeiramente hiperdensa em TC com uma cápsula de sinal alto e um centro hipointenso em imagens de RM ponderadas em T2.	O primeiro padrão corresponde a uma composição líquida similar ao LCE. No segundo padrão, o centro hipointenso em RM foi atribuído a altas concentrações de íons metálicos (sódio, cálcio, magnésio, cobre e ferro) ou um alto conteúdo de colesterol do líquido cístico.

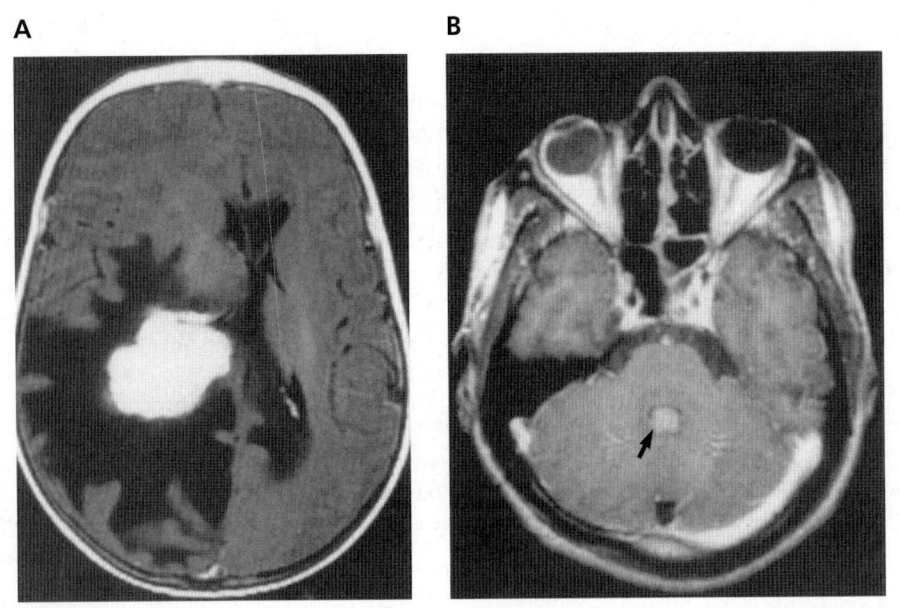

Fig. 7.6-8
Papiloma do plexo coróideo. (A) Imagem axial ponderada em T1 pós-contraste mostra uma grande massa contrastada no trígono do ventrículo lateral direito com extenso edema circundante. (B) Escaneamento em um nível mais baixo mostra um pequeno papiloma (seta) no quarto ventrículo.[7]

Condição	Achados de Imagem	Comentários
Abscesso cerebral (Fig. 7.6-10)	Massa hipointensa com cápsula isointensa rodeada por edema de sinal baixo em imagens ponderadas em T1. Massa hiperintensa rodeada por uma cápsula hipointensa e edema de sinal alto em imagens ponderadas em T2.	Na fase de cerebrite, há intensidade alta de sinal em imagens ponderadas em T2 tanto centralmente por inflamação quando perifericamente por edema. Áreas de sinal baixo são variavelmente vistas em escaneamentos ponderados para T1. À medida que este processo se desenvolve para um abscesso individualizado, a cápsula se torna realçada como uma estrutura relativamente isointensa contendo e rodeada por baixo sinal em imagens ponderadas em T1 e sinal alto em imagens ponderadas em T2.
Encefalite por herpes simples	Áreas mal definidas de alta intensidade de sinal em imagens ponderadas em T2. Este processo geralmente começa unilateralmente, mas progride, tornando-se bilateral.	RM pode demonstrar achados positivos mais rapidamente (tão cedo como com dois dias) e mais definitivamente que TC.
Hematoma intraparenquimatoso (Fig. 7.6-11)		Progressão bem definida, embora um pouco variável, de alterações de intensidade de sinal principalmente relacionadas com os efeitos paramagnéticos dos produtos de decomposição da hemoglobina.
Muito agudo (0 a 3 horas)	Isointenso a ligeiramente hiperintenso em imagens ponderadas em T1. Isointenso a sinal brilhante em imagens ponderadas em T2.	Imediatamente depois de um sangramento intracerebral, a massa liquefeita na substância cerebral contém oxiemoglobina, porém não substâncias paramagnéticas. Portanto, sua aparência é como qualquer outra coleção líquida proteinácea.
Agudo (3 horas a 3 dias)	Isointenso a ligeiramente hiperintenso em imagens ponderadas em T1. Isointenso a sinal brilhante em imagens ponderadas em T2.	Redução na tensão de oxigênio no hematoma resulta na formação de desoxiemoglobina e metemoglobina intracelulares nos eritrócitos intactos. Estas substâncias têm um efeito paramagnético que produz encurtamento de T2. Uma orla delgada de sinal aumentado circundando o hematoma em imagens ponderadas em T2 representa edema.
Subagudo (3 dias a 3 semanas)	Orla brilhante de sinal hiperintenso em imagens ponderadas em T1 que se estende para dentro até encher a lesão inteira. Sinal aumentado em imagens ponderadas em T2, embora em menor extensão.	À medida que os eritrócitos sofrem lise, a redistribuição da metemoglobina para dentro do espaço extracelular muda o efeito desta substância paramagnética para um efeito predominantemente de encurtamento de T1. O T2 mais longo resulta de uma combinação de (1) lise de eritrócitos (encurtamento de T2 desaparece), (2) efeitos osmóticos que puxam líquido para dentro do hematoma, e (3) os tempos de repetição (TR) que estão em uso geral para sequências ponderadas em T2, os quais não são suficientemente longos para eliminar efeitos de contraste de T1 na imagem.
Crônico (3 semanas a 3 meses ou mais)	Aspecto variável em imagens ponderadas em T1. Orla hipointensa pronunciada ou lesão completamente de sinal baixo em imagens ponderadas em T2.	Células fagocíticas invadem a hemorragia (começando na borda externa e operando para dentro), metabolizando os produtos de decomposição de hemoglobina e armazenando o ferro sob a forma de hemossiderina e ferritina superparamagnéticas.

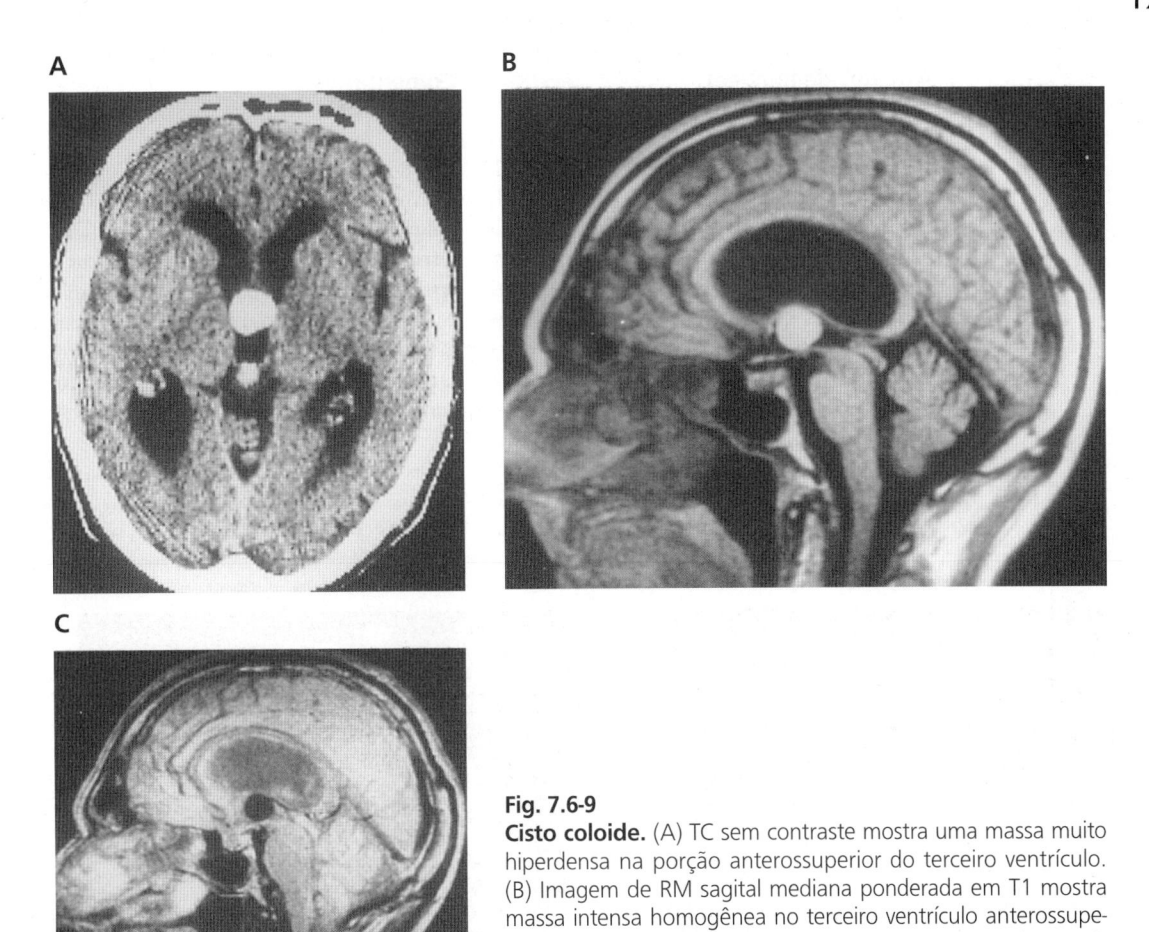

Fig. 7.6-9
Cisto coloide. (A) TC sem contraste mostra uma massa muito hiperdensa na porção anterossuperior do terceiro ventrículo. (B) Imagem de RM sagital mediana ponderada em T1 mostra massa intensa homogênea no terceiro ventrículo anterossuperior. (C) Em uma imagem ponderada em T2, a massa homogênea tem uma intensidade muito baixa de sinal.[11]

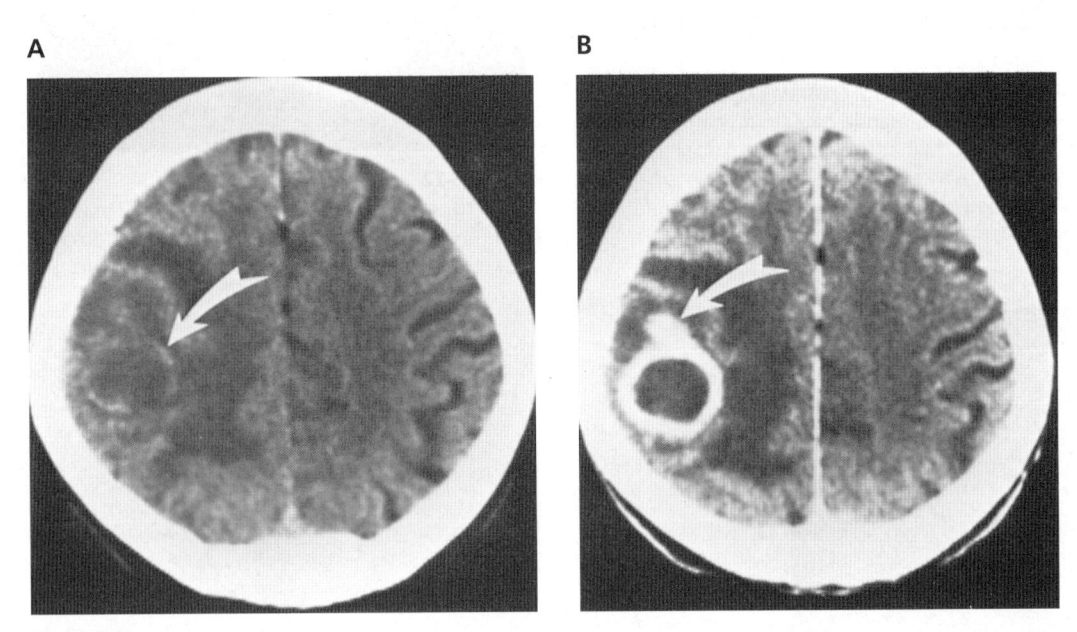

Fig. 7.6-10
Abscesso cerebral. (A) TC sem contraste mostra edema vasogênico na substância branca parietal anterior direita. O anel isodenso da cápsula do abscesso pode ser visto (seta branca). (B) Estudo intensificado com contraste mostra uma cápsula grossa, porém contrastando uniformemente com o começo de um abscesso-filho anteriormente (seta). A intensificação de contraste de um abscesso é tipicamente circular e aproximadamente uniforme exceto ao longo da superfície medial.[12]

Condição	Achados de Imagem	Comentários
Doenças vasculares Infarto (Fig. 7.6-12)	Hipointenso em imagens ponderadas em T1. Hiperintenso em imagens de densidade de prótons e ponderadas em T2. Infartos antigos podem ter um padrão mais complexo de sinal que é relacionado tanto com os componentes hemorrágicos quanto com a evolução dos infartos, estes últimos resultando em áreas de encefalomalacia microcística e macrocística e gliose.	Padrão clássico de infarto cerebral é uma anormalidade em forma de cunha que compromete o córtex e uma quantidade variável do tecido subcortical, seja em um território vascular principal, seja uma área de limite de territórios. Uma vez que RM seja extremamente sensível a edema, infartos experimentais foram detectados tão cedo quanto 2–4 horas após oclusão vascular, em um momento em que a TC não mostrou nenhuma anormalidade.
Malformação arteriovenosa (MAV) (Fig. 7.6-13)	Aglomeração de vazios de fluxo serpiginosos (representando fluxo sanguíneo rápido) e áreas de sinal alto (fluxo lento nas veias drenantes).	O uso de técnicas de *flip-angle* parcial pode distinguir hemossiderina ou calcificação associada à lesão a partir de vasos contendo sangue fluindo rapidamente.

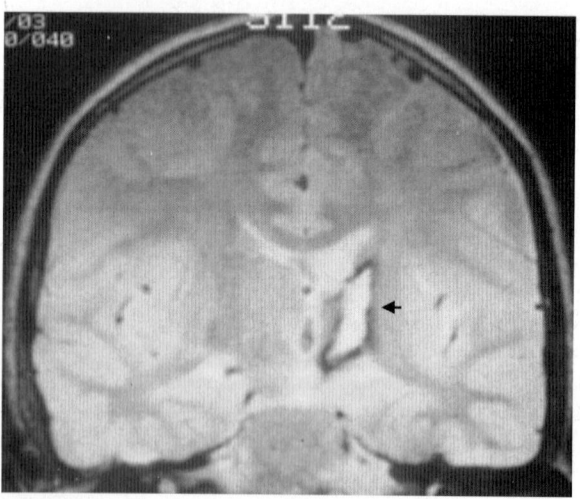

Fig. 7.6-11
Hematoma intraparenquimatoso. Escaneamento coronal ponderado em T2 mostra um grande hematoma na região talâmica esquerda (seta). O hematoma consiste em duas partes: uma área central de intensidade aumentada de sinal representando metemoglobina, e uma área circundante de baixa intensidade de sinal representando hemossiderina.

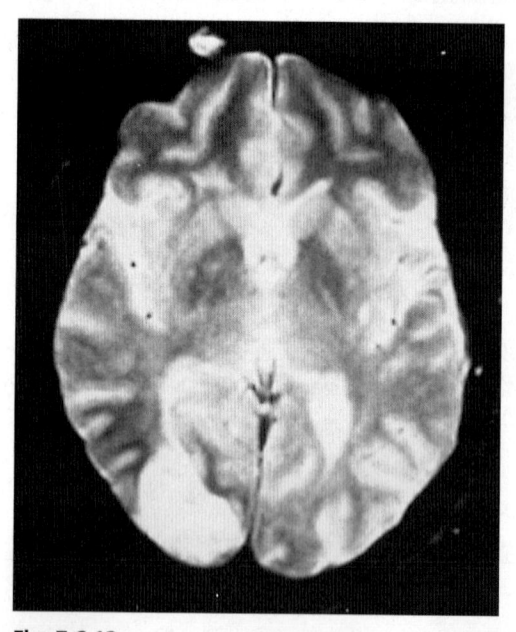

Fig. 7.6-12
Infarto. Imagem axial ponderada em T2 mostra uma área em forma de cunha comprometendo córtex e tecido subcortical no lobo occipital direito.

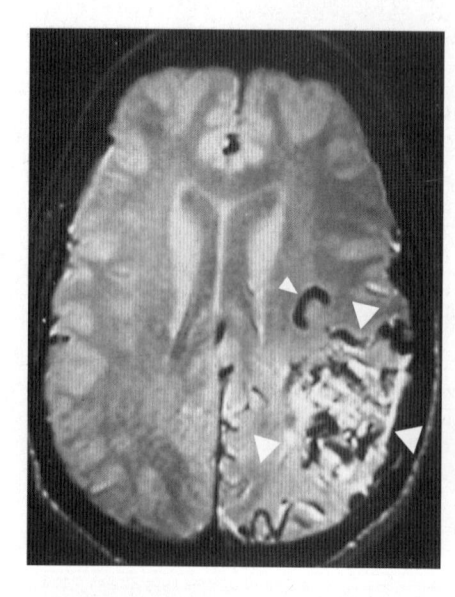

Fig. 7.6-13
Malformação arteriovenosa (MAV). Escaneamento axial de densidade de prótons mostra uma grande massa parietal esquerda (pontas de seta grandes) consistindo em estruturas vasculares de várias intensidades, dependendo de haver fluxo rápido (negro) ou fluxo lento (branco). Observar o vaso marcadamente dilatado (ponta de seta pequena) que alimenta a malformação.

Condição	Achados de Imagem	Comentários
MAV "críptica" (Fig. 7.6-14)	Em imagens ponderadas em T2, uma ilha de sinal brilhante (metemoglobina) é rodeada por uma região extensa de sinal muito baixo (hemossiderina).	Esta lesão pode ser responsável por hemorragia espontânea, mas é angiograficamente oculta.
Malformação venosa (Fig. 7.6-15)	Coleção solitária ou estrelada de vazios de fluxo (veia drenante) que podem ser associados a sinal aumentado no corpo do angioma.	Padrão radiado ou como raios de roda de tributárias drenando para uma única veia grande que corre perpendicularmente à superfície do cérebro para entrar em uma grande veia ou seio dural.
Aneurisma (Fig. 7.6-16)	Vazio de fluxo que pode ser rodeado por um padrão heterogêneo de intensidade de sinal representando turbulência ou trombo.	RM pode ser incapaz de distinguir pequenos aneurismas de vasos normais. Imagem com *flip-angle* parcial produz contraste bastante constante relacionado com o fluxo na luz, e o diferencia claramente de coágulo circundante.

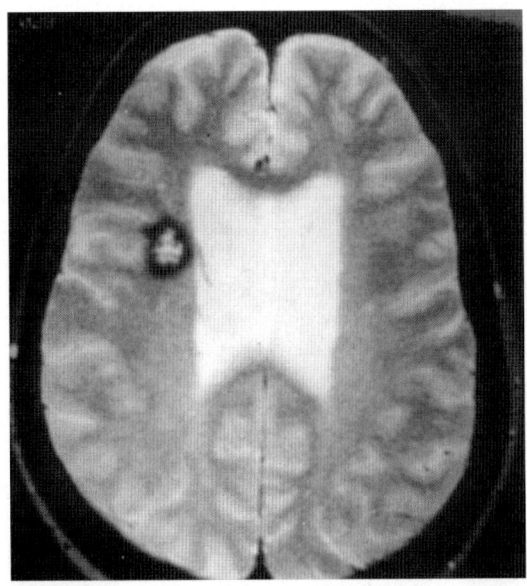

Fig. 7.6-14
MAV críptica. Escaneamento axial ponderado em T2 mostra o aspecto característico de uma ilha de sinal brilhante (metemoglobina) rodeada por uma região extensa de sinal muito baixo (hemossiderina).

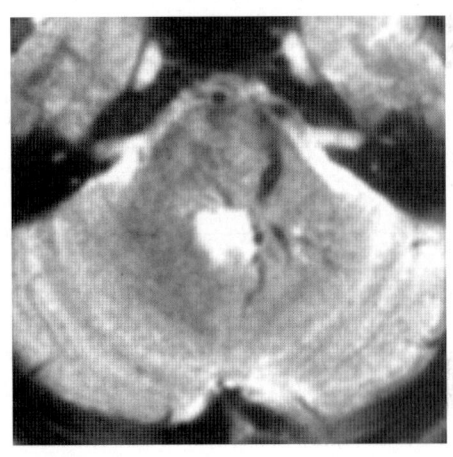

Fig. 7.6-15
Malformação venosa. Imagem axial ponderada em T2 mostra um vazio de fluxo tubular com uma "coroa de vazios" radiando-se no lado esquerdo da ponte.[13]

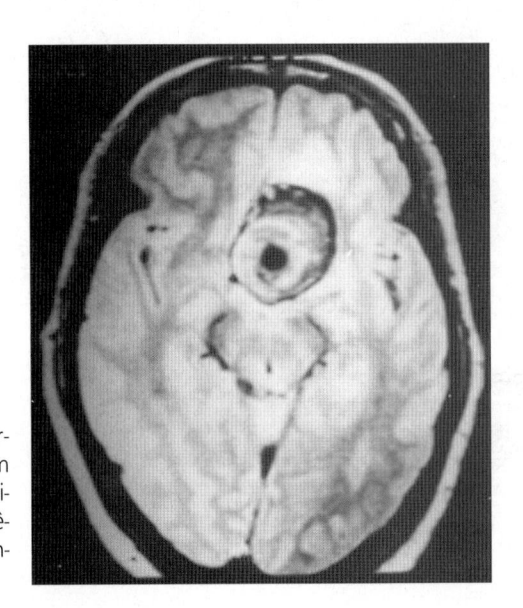

Fig. 7.6-16
Aneurisma da porção supraclinóidea da artéria carótida interna. O vazio de fluxo com baixo sinal representando a luz patente residual é circundado por uma região heterogênea de sinal aumentado representando trombo lamelar.

7.7 ■ Massas Selares e Justasselares em Tomografia Computadorizada

Condição	Achados de Imagem	Comentários
Adenoma da hipófise (Figs. 7.7-1 e 7.7-2)	Tipicamente um tumor bem circunscrito de densidade ligeiramente maior que a do cérebro e que mostra intensificação homogênea de contraste. Regiões de necrose ou formação de cisto no tumor produzem áreas internas de baixa densidade. Microadenomas (< 10 mm) geralmente são menos densos do que a hipófise normal.	TC pode demonstrar erosão óssea adjacente, extensão do tumor além dos limites da sela e impressão de estruturas vizinhas, como o terceiro ventrículo, nervos ópticos ou quiasma óptico.
Craniofaringioma (Fig. 7.7-3)	Tipicamente uma lesão de densidade mista contendo áreas císticas e sólidas e calcificação globular densa ou, menos comumente, em anel. Intensificação variável de contraste da porção sólida do tumor.	Tumor benigno, congênito, ou de restos celulares, com componentes císticos e sólidos, que usualmente se origina acima da sela túrcica, deprimindo o quiasma óptico e estendendo-se para cima para o terceiro ventrículo. Menos comumente, um craniofaringioma situa-se na sela, onde ele comprime a hipófise e pode erodir paredes ósseas adjacentes.
Meningioma (Fig. 7.7-4)	Massa hiperdensa que contrasta intensa e homogeneamente após administração intravenosa de material de contraste. Pode ter hiperostose associada do osso adjacente.	Meningiomas suprasselares originam-se do tubérculo da sela, processos clinoides, bainha do nervo óptico, cisterna do ângulo pontocerebelar, seio cavernoso ou crista esfenoidal medial.
Glioma Quiasma óptico (Fig. 7.7-5)	Massa suprasselar que é isodensa em escaneamentos não realçados e mostra intensificação moderada e variável após administração de material de contraste.	Massa globular benigna que ocupa o aspecto anterior da cisterna suprasselar que mais frequentemente ocorre em meninas adolescentes, gradualmente produz anormalidades visuais bilaterais e atrofia óptica, e é muitas vezes associada à neurofibromatose.

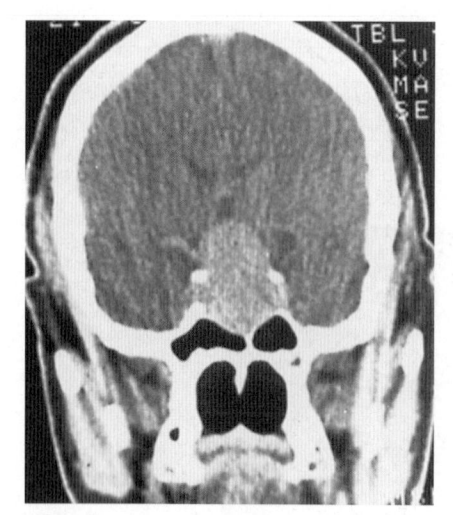

Fig. 7.7-1
Adenoma da hipófise. Escaneamento coronal mostra massa contrastada enchendo e estendendo-se para fora da fossa hipofisária. Notar a remodelação da base da sela.

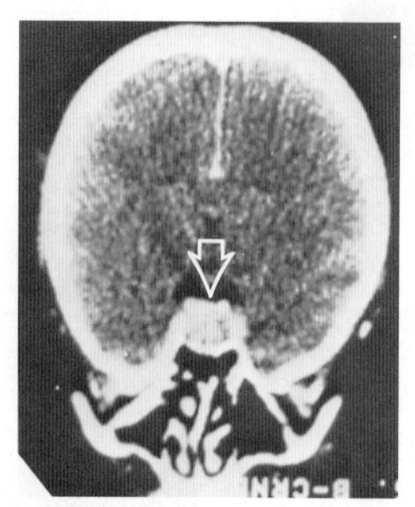

Fig. 7.7-2
Síndrome de Nelson. Tumor hiperdenso enchendo a sela alargada (seta) em um paciente cujo adenoma hipofisário desenvolveu-se após cirurgia suprarrenal.

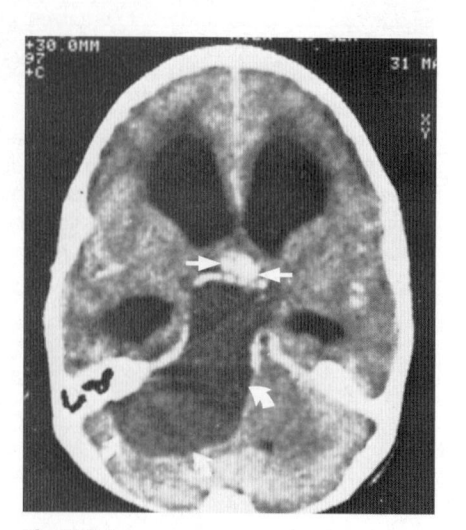

Fig. 7.7-3
Craniofaringioma. Um tumor com realce em orla contendo calcificação densa (setas retas) e um grande componente cístico (setas curvas) que se estende para a fossa posterior. Observar a hidrocefalia associada.[1]

Condição	Achados de Imagem	Comentários
Hipotálamo	Geralmente uma grande massa irregularmente configurada que é heterogênea com baixa densidade e regiões contrastando marcadamente.	Astrocitoma de crescimento lento que geralmente ocorre em crianças e adultos jovens. Em lactentes, ele tipicamente produz uma síndrome de insuficiência de crescimento apesar de ingestão calórica adequada, condição alerta rara, e hiperatividade.
Cordoma (Fig. 7.7-6)	Massa bem definida com intensificação de contraste e homogeneidade variável. Usualmente associada à destruição do clivo e calcificação retrosselar.	Tumor localmente invasivo que se origina de restos da notocorda fetal e mais comumente ocorre em pacientes de 50 a 70 anos de idade.
Metástase (Fig. 7.7-7)	Massa lisa ou irregular que usualmente contrasta homogeneamente e é associada a destruição óssea.	A maioria das metástases à região selar e justasselar origina-se de tumores do pulmão, mama, rim ou trato gastrointestinal ou são causadas por disseminação direta de carcinomas da nasofaringe ou seio esfenoidal.
Tumor de células germinativas (germinoma/teratoma) (Fig. 7.7-8)	Vários padrões de densidade e contraste.	Ocasionalmente compromete a região suprasselar e frequentemente se calcifica (especialmente teratomas). Pode disseminar-se por trajetos pelo líquido cerebroespinhal.
Epidermoide/dermoide (Fig. 7.7-9)	Massas suprasselares lisas ou lobuladas de baixa atenuação (usualmente menos que a densidade do líquido cerebroespinhal). Geralmente não intensificam pelo contraste (pode ter uma fina orla periférica de realce de contraste).	Epidermoides são revestidos com epitélio escamoso, enquanto dermoides tipicamente contêm cabelo, elementos dérmicos, calcificação e gordura. Material de contraste intratecal pode ser necessário para encontrar as margens destas lesões.
Neuroma	Massa que se contrasta inomogeneamente. Um tumor trigeminal tipicamente erode a base do crânio (especialmente o forame oval e o ápice da pirâmide petrosa).	Origina-se dos nervos cranianos III a VI. Neuroma do gânglio de Gasser (trigêmeo) aparece como um grande defeito de enchimento no seio cavernoso contrastado.

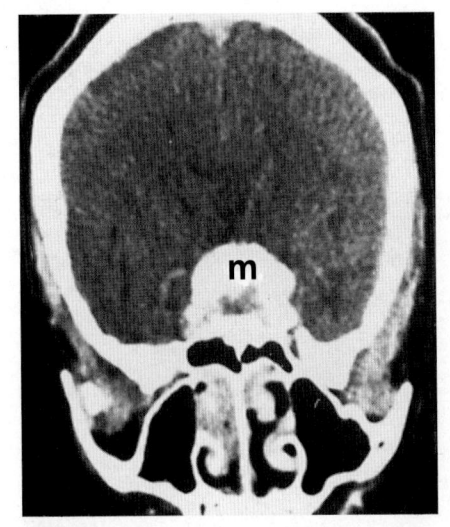

Fig. 7.7-4
Meningioma. Reconstrução coronal demonstra a massa calcificada (m) e destruição óssea associada.

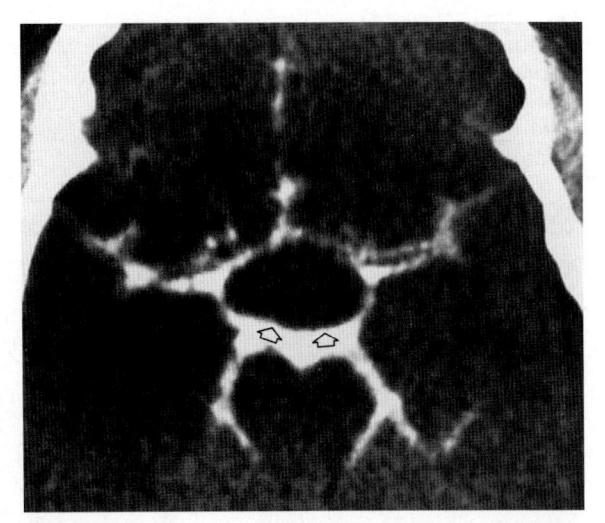

Fig. 7.7-5
Glioma do quiasma óptico. Cisternograma axial suprasselar com metrizamida demonstra um tumor enchendo a cisterna suprasselar (setas). Apenas fraco realce estava presente no escaneamento padrão de TC intensificado com contraste.[14]

Condição	Achados de Imagem	Comentários
Hamartoma do *tuber cinereum* (Fig. 7.7-10)	Massa pequena, lisa, isodensa e não contrastante, ligada ao aspecto posterior do hipotálamo entre o *tuber cinereum* e a ponte.	Rara lesão do começo da infância que usualmente se apresenta com puberdade precoce, convulsões e alterações mentais (distúrbios de comportamento e deterioração intelectual).
Aneurisma Intracavernoso	Massa bem definida, oval ou em forma de gota, excêntrica, que é ligeiramente mais densa do que tecido cerebral em escaneamentos não intensificados e marcada e homogeneamente intensificada após administração de material de contraste venoso.	Aneurismas intracavernosos da carótida interna são saculares, ocasionalmente têm um componente intrasselar e são bilaterais em aproximadamente 25% dos casos. Eles podem ter calcificação marginal e conter uma área de baixa densidade representando um trombo. Um aneurisma pode erodir o osso e comprimir o seio cavernoso (causando paralisia de nervo craniano) ou romper e produzir uma fístula carotideocavernosa.

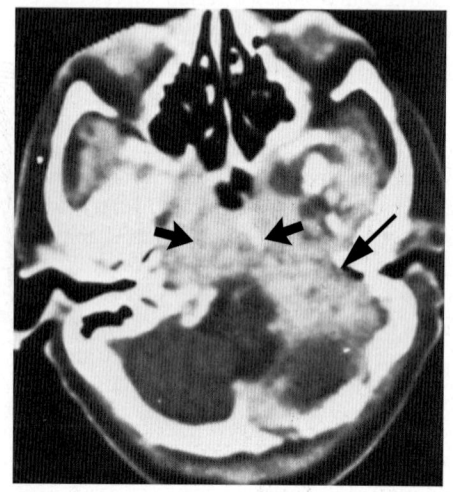

Fig. 7.7-6
Cordoma. Massa crescente com destruição do clivo inteiro (setas curtas) e apenas pequenos fragmentos ósseos remanescentes. A pirâmide petrosa esquerda também está destruída (seta longa).[5]

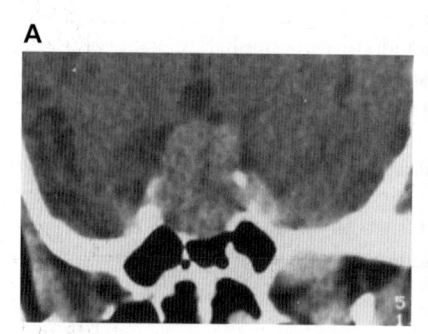

Fig. 7.7-7
Metástase (carcinoma *oat-cell* do pulmão). (A) Escaneamento coronal não contrastado mostra massa um pouco hiperdensa enchendo a fossa hipofisária e estendendo-se para a região suprasselar. (B) Após injeção intravenosa de material de contraste, há realce denso da metástase.

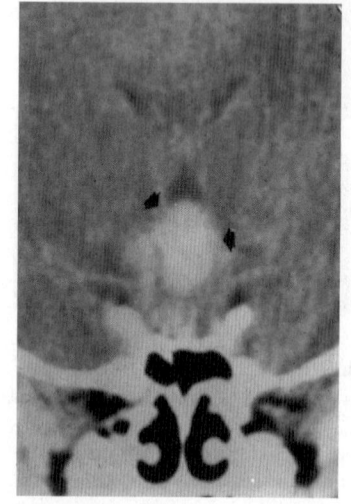

Fig. 7.7-8
Pinealoma ectópico. Massa suprasselar contrastada (setas).

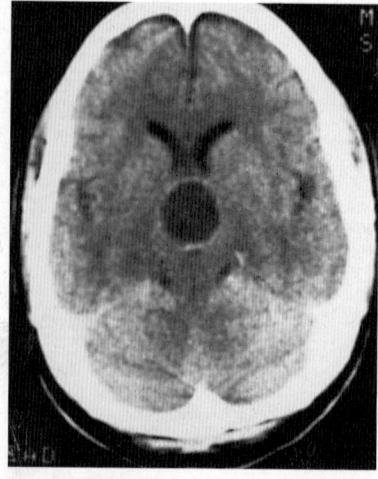

Fig. 7.7-9
Epidermoide. Massa suprasselar lisa, com baixa atenuação, com uma fina orla de intensificação de contraste.

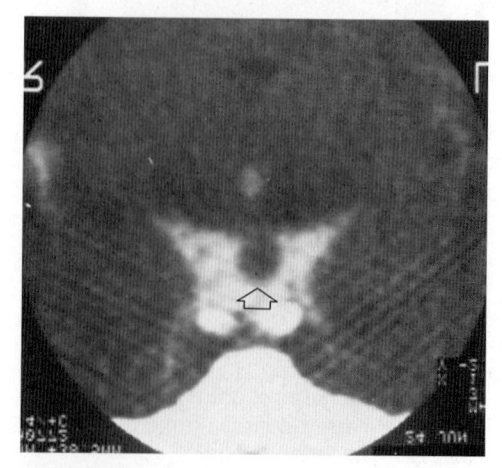

Fig. 7.7-10
Hamartoma do *tuber cinereum*. Escaneamento coronal com contraste intratecal mostra uma massa pequena (seta) que era isodensa e não contrastava nas tomografias iniciais.

Condição	Achados de Imagem	Comentários
Suprasselar (Fig. 7.7-11)	Massa levemente hiperdensa que contrasta intensa e homogeneamente. Pode ter calcificação em orla e conter um trombo de baixa densidade.	Usualmente mais comum na quarta a sexta décadas, congênito (aneurisma sacular), e o resultado de mau desenvolvimento da média (especialmente em pontos de bifurcação arterial). O início súbito de cefaleia ou rigidez de pescoço sugere vazamento ou ruptura aneurismática.
Fístula carotídeo-cavernosa	Aumento focal ou difuso de um ou ambos os seios cavernosos contrastados (mais proeminente no lado da fístula) e aumento da veia oftálmica superior (especialmente no lado da fístula) e músculos extraoculares edematosos.	Origina-se da ruptura traumática da artéria carótida interna ou ruptura espontânea de um aneurisma carotídeo. Pode ocasionalmente produzir uma imagem de TC normal durante alguns dias depois de traumatismo cranioencefálico porque a fístula se desenvolve lentamente ou depois de algum tempo.
Cisto aracnóideo (Fig. 7.7-12)	Massa bem definida, não contrastada de densidade de líquido cerebroespinhal. Margem nítida, não calcificada.	Um cisto suprasselar frequentemente causa hidrocefalia (mais comum em lactentes), comprometimento visual e disfunção endócrina.
Lesão inflamatória	Vários padrões.	Manifestação infrequente de sarcoidose, tuberculose, mucocele esfenoidal, abscesso hipofisário ou hipofisite linfoide (um distúrbio autoimune em que linfócitos infiltram a hipófise).
Histiocitose de células de Langerhans	Massa suprasselar contrastada relativamente bem definida, irregularmente marginada.	Comprometimento do hipotálamo e sela túrcica, que é mais comum em crianças, usualmente associado a múltiplas lesões esqueléticas destrutivas.

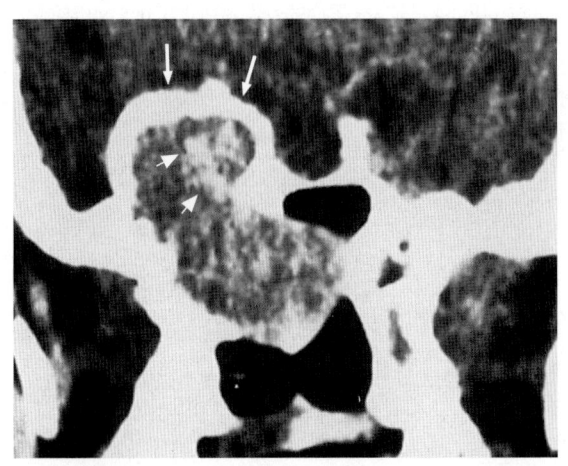

Fig. 7.7-11
Aneurisma parasselar gigante. Há uma orla de calcificação (setas grandes) ao longo da margem superior do aneurisma. Áreas de intensificação no aneurisma (setas curtas) representam a luz patente; o resto do aneurisma está cheio de trombo que não se contrasta.

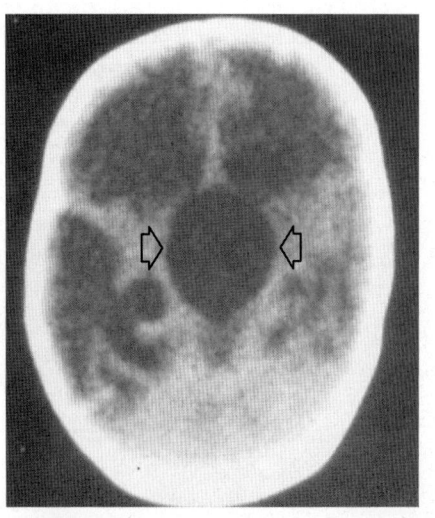

Fig. 7.7-12
Cisto aracnóideo. Massa suprasselar grande e bem definida, de densidade de líquido cerebroespinal (setas). Note a proeminente hidrocefalia associada.

7.8 ■ Massas Selares e Justasselares em Imagem de Ressonância Magnética

Condição	Achados de Imagem	Comentários
Adenoma da hipófise Microadenoma (Fig. 7.8-1)	Em geral hipointenso em comparação com a glândula normal em imagens ponderadas em T1. Depois da injeção de contraste, o tumor tipicamente não se contrasta na mesma extensão que a glândula hipófise normal, e assim se salienta como uma área de relativa hipointensidade.	Sinais secundários importantes de microadenoma incluem convexidade superior assimétrica da superfície da glândula, desvio do infundíbulo e erosão focal do assoalho da sela. Os planos preferidos de imagem são coronal e sagital.
Macroadenoma (Fig. 7.8-2)	Geralmente isointenso à glândula normal e parênquima cerebral, a não ser que haja componentes císticos e hemorrágicos. Intensificação homogênea de contraste permite demarcação clara do tumor das estruturas suprasselares normais.	Adenoma maior que 10 mm. Pode ser secretor de hormônio (especialmente produzindo prolactina) e associado à amenorreia e galactorreia. RM é ideal para demonstrar a extensão do tumor para comprometer o seio cavernoso, quiasma óptico, recessos inferiores do terceiro ventrículo e hipotálamo.
Craniofaringioma (Fig. 7.8-3)	Aparência variável dependendo da natureza sólida ou cística da massa e o conteúdo específico do cisto. As lesões sólidas são hipointensas em imagens ponderadas em T1 e hiperintensas em imagens ponderadas em T2. Os cistos também têm um T2 longo, mas mostram alta intensidade de sinal em imagens ponderadas em T1 se eles tiverem um alto conteúdo de colesterol ou metemoglobina.	As porções sólidas e da parede de um craniofaringioma mostram intensificação pelo contraste. Truncagem do dorso da sela e crescimento para cima para dentro do terceiro ventrículo podem ser vistos. Calcificação (bem vista em TC) não é confiavelmente detectada por RM.
Cisto da fenda de Rathke (Fig. 7.8-4)	Ou uma massa com intensidade de LCE tanto em imagens ponderadas em T1 quanto T2 ou uma lesão que é acentuadamente hiperintensa em ambas as sequências.	Resto de uma invaginação embriológica em direção cefálica saindo da faringe que dá origem aos lobos hipofisários anterior e intermediário. Sinal brilhante em imagens ponderadas em T1 parece refletir o alto conteúdo de proteína ou amido do material mucoide no cisto.

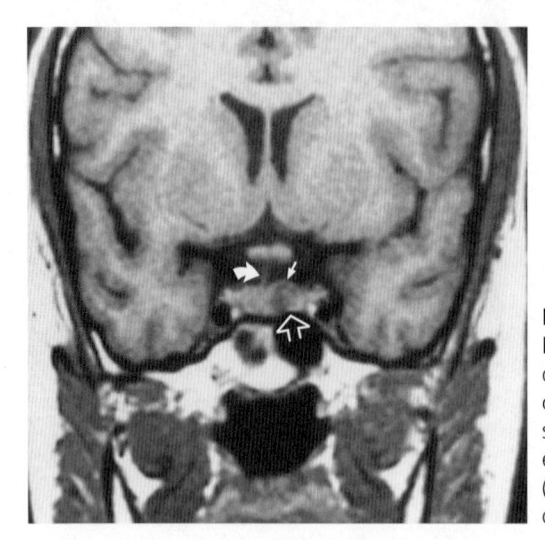

Fig. 7.8-1
Microadenoma hipofisário. Imagem coronal ponderada em T1 demonstra um microadenoma secretor de prolactina (seta aberta) como uma área focal de sinal diminuído na hipófise. Achados associados incluem desvio do pedículo hipofisário contralateralmente (seta curva) e elevação da margem superior da glândula (seta sólida reta).[15]

7.8 ■ MASSAS SELARES E JUSTASSELARES EM IMAGEM DE RESSONÂNCIA MAGNÉTICA

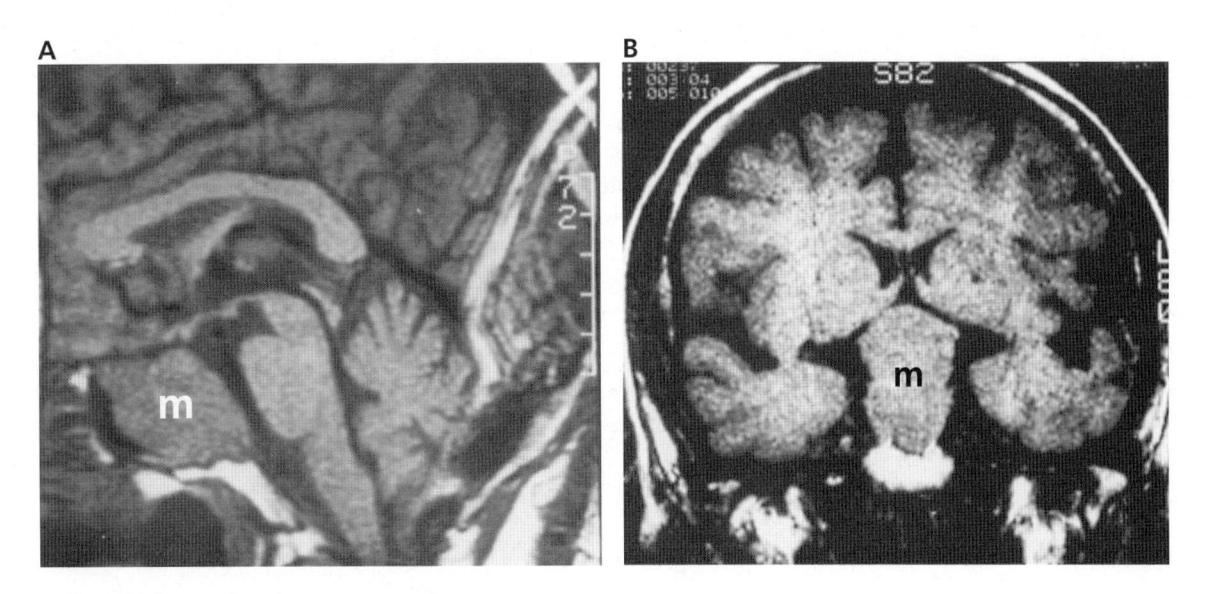

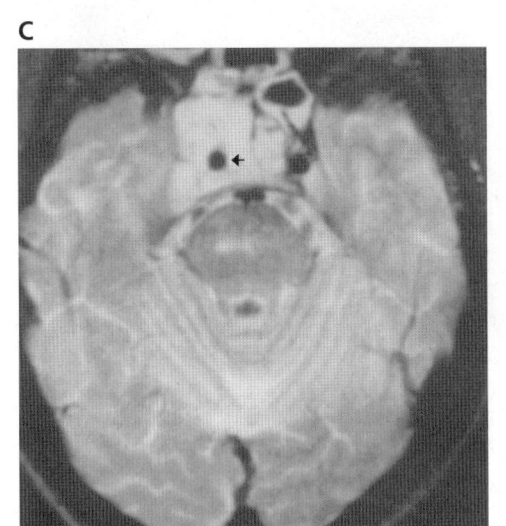

Fig. 7.8-2
Macroadenoma da hipófise. RM (A) sagital e (B) coronal demonstram uma grande massa (m) que se origina da sela túrcica e se estende para cima enchendo a cisterna suprasselar. (C) Em outro paciente, um escaneamento axial mostra comprometimento tumoral do seio cavernoso direito com enclausuramento da artéria carótida (seta).

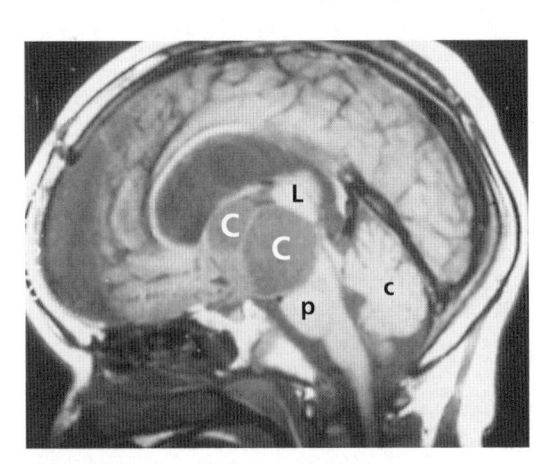

Fig. 7.8-3
Craniofaringioma. Imagem de RM sagital demonstra uma grande massa suprasselar multiloculada com componentes cístico (C) e lipídico (L). (c, cerebelo; p, ponte.)

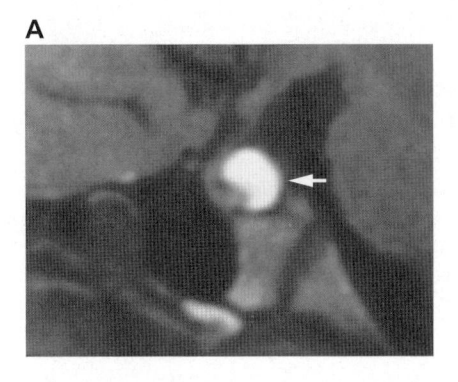

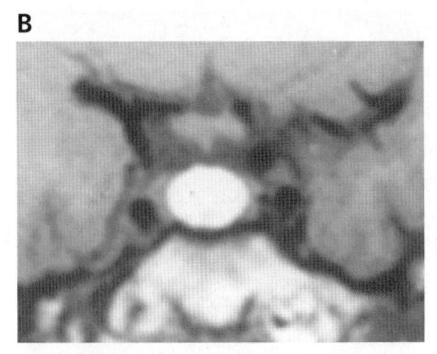

Fig. 7.8-4
Cisto de fenda de Rathke. Imagens (A) sagital e (B) coronal ponderadas em T1 mostram uma lesão ovoide de alta intensidade (seta) na porção média à posterior da fossa hipofisária.[16]

Condição	Achados de Imagem	Comentários
Meningioma (Fig. 7.8-5)	Massa isointensa à hipointensa em imagens ponderadas em T1. Massa isointensa ou ligeiramente hiperintensa em imagens ponderadas em T2. Acentuada intensificação homogênea de contraste.	Planos sagital e coronal mostram a localização anatômica da massa bem como se a artéria carótida interna e seus ramos estão enclausurados por tumor e se há comprometimento do nervo e quiasma ópticos. Diferentemente de um adenoma hipofisário, um meningioma suprasselar usualmente não se projeta adentro do espaço intrasselar.
Glioma Quiasma óptico (Fig. 7.8-6)	Isointenso ou levemente hipointenso em imagens ponderadas em T1. Hiperintenso em imagens ponderadas em T2.	Extensão posterior para o corpo geniculado lateral e além, para as radiações ópticas, e aparece como áreas de sinal aumentado em imagens ponderadas em T2 axiais.

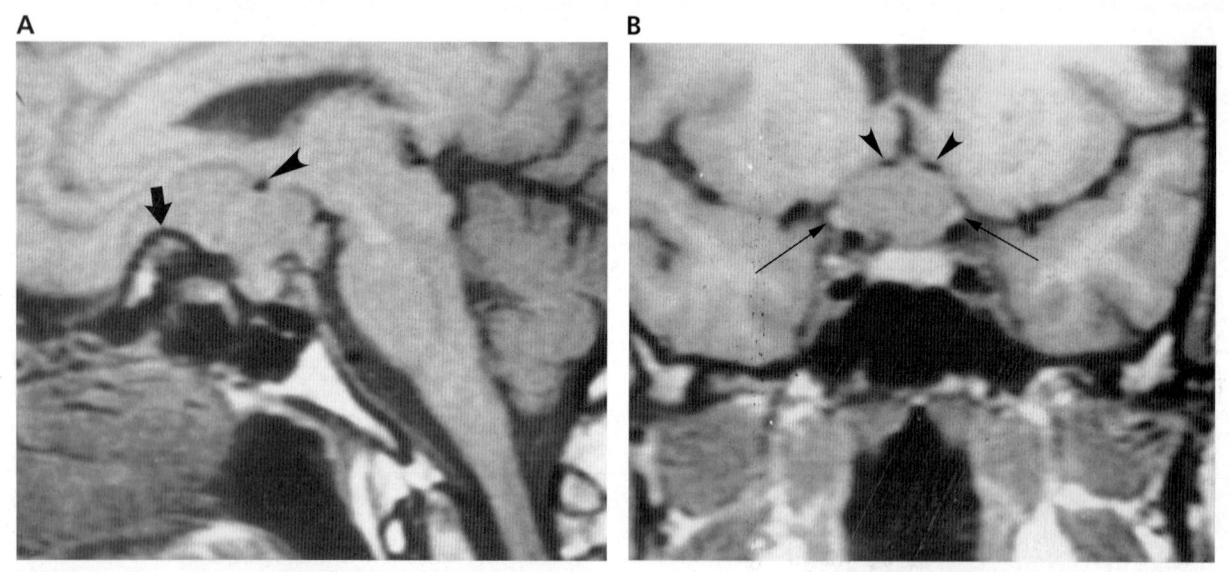

Fig. 7.8-5
Meningioma do *planum sphenoidale* crescendo sobre o diafragma da sela. (A) Escaneamento sagital ponderado em T1 mostra uma massa de tecido mole isointensa ao cérebro que eleva a artéria cerebral anterior (ponta de seta) e produz hiperostose do *planum sphenoidale* (seta). (B) Imagem coronal ponderada em T1 mostra uma massa no espaço suprasselar assentada sobre o diafragma da sela, situada acima da glândula hipófise, elevando as duas artérias cerebrais anterior (pontas de seta) e desviando ambos os nervos ópticos (setas).[16]

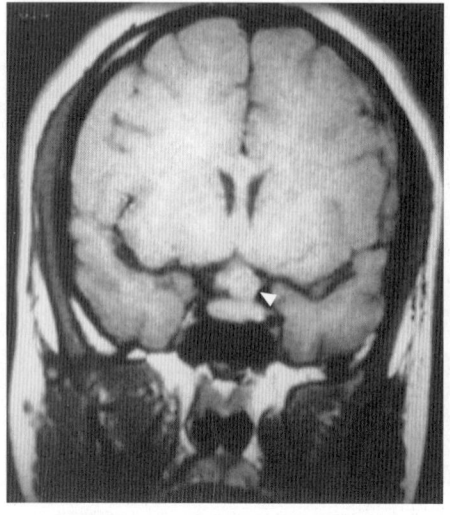

Fig. 7.8-6
Glioma do quiasma óptico. Uma massa suprasselar é vista à esquerda (ponta de seta).

Condição	Achados de Imagem	Comentários
Hipotálamo	Isointenso ou ligeiramente hipointenso em imagens ponderadas em T1. Hiperintenso em imagens ponderadas em T2.	Deformidade sutil dos recessos inferiores do terceiro ventrículo pode ser visualizada em vistas coronais. Como no caso do glioma quiasmático, o tumor tende a ter moderada intensificação de contraste.
Cordoma (Fig. 7.8-7)	Hipointenso em imagens ponderadas em T1. Sinal hiperintenso em imagens ponderadas em T2.	Alteração do sinal habitualmente alto da gordura no clivo em imagens ponderadas em T1 é um indicador sensível de doença.
Metástase (Fig. 7.8-8)	Lesão hipointensa em imagens ponderadas em T1. Sinal hiperintenso em imagens ponderadas em T2.	A maioria das metástases à região selar e justasselar origina-se de tumor do pulmão, mama, rim ou trato gastrointestinal ou resulta da disseminação direta de carcinomas da nasofaringe ou do seio esfenoidal.
Tumor de células germinativas (germinoma/teratoma)	Isointenso a hipointenso em imagens ponderadas em T1. Sinal ligeira a moderadamente aumentado em imagens ponderadas em T2.	Detecção de um tumor de células germinativas suprasselar obriga à inspeção atenta da região pineal porque ele pode representar uma extensão para frente de um tumor pineal ou um processo multifocal.
Epidermoide (Fig. 7.8-9)	Textura heterogênea e intensidade variável de sinal. A maioria é de sinal ligeiramente mais alto do que LCE em imagens ponderadas tanto em T1 quanto em T2.	Alguns epidermoides aparecem brilhantes em imagens ponderadas em T1.
Dermoide	Textura heterogênea como resultado dos múltiplos tipos de células nele presentes.	Componentes gordurosos são comuns e produzem sinal alto em imagens ponderadas em T1.
Neuroma (Fig. 7.8-10)	Lesão isointensa ou hipointensa em imagens ponderadas em T1. Lesão isointensa ou hiperintensa em imagens ponderadas em T2.	Intensificação de contraste homogênea proeminente. Escaneamentos coronais podem mostrar extensão de um neuroma mandibular (V_3) para baixo através do forame oval.

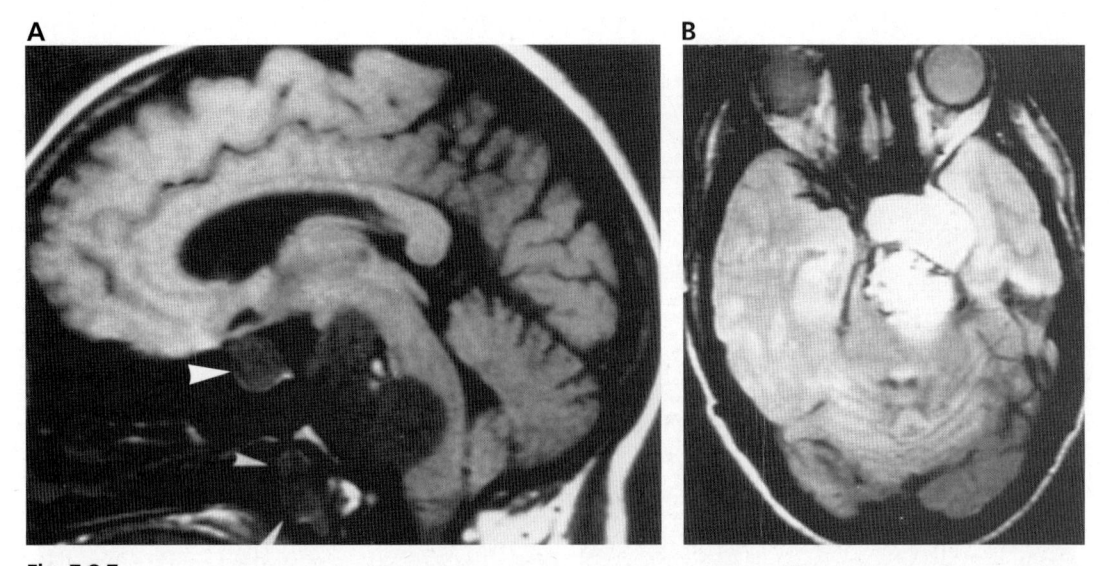

Fig. 7.8-7
Cordoma do clivo. (A) Escaneamento sagital de RM mostra uma massa multilobulada de baixa intensidade deformando e desviando o tronco cerebral, destruindo o clivo e estendendo-se dentro da sela túrcica (ponta de seta superior) e nasofaringe (duas pontas de seta inferiores). (B) Escaneamento ponderado em T2 axial mostra que a massa hiperintensa com vasos periféricos se invagina para dentro do tronco cerebral e também ocupa a região da sela túrcica e seio cavernoso esquerdo.[17]

Condição	Achados de Imagem	Comentários
Aneurisma (Fig. 7.8-11)	Vazio de fluxo que pode ser rodeado por um padrão de intensidade heterogênea de sinal representando turbulência ou trombo.	Aneurismas nos espaços suprasselar, intrasselar e parasselar podem simular um neoplasma produzindo uma lesão de massa.
Cisto aracnóideo	Massa lisamente marginada e homogênea contendo líquido cístico que é isointenso ao LCE em todas as sequências de pulsos.	A presença de efeito de massa e a ausência de reação cerebral adjacente são geralmente suficientes para diferenciar um cisto aracnóideo de encefalomalacia atrófica.

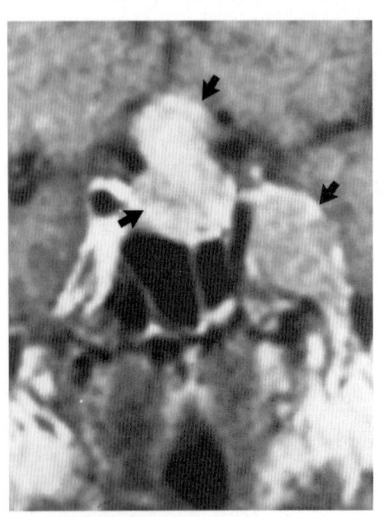

Fig. 7.8-8
Metástase. Imagem ponderada em T1 coronal mostra uma massa contrastada (setas) na sela, espaço suprasselar e seio cavernoso parasselar.[16]

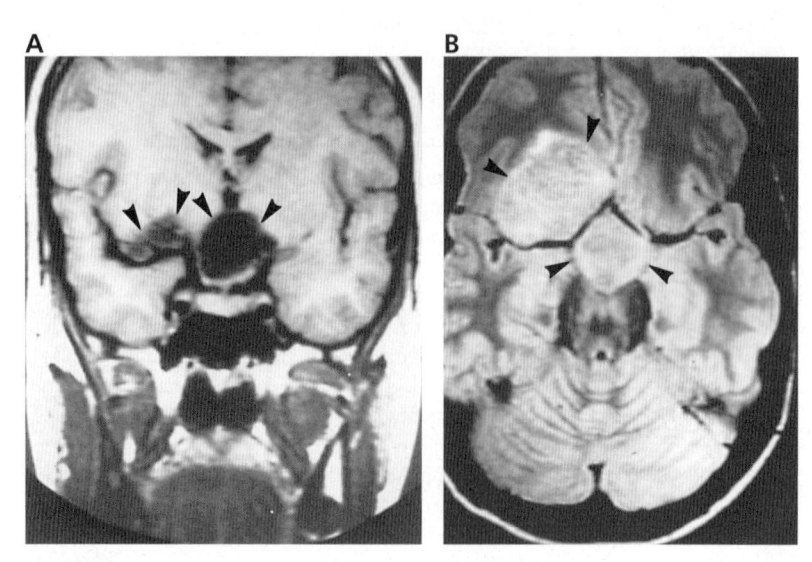

Fig. 7.8-9
Tumor epidermoide. (A) Imagem coronal ponderada em T1 mostra uma massa suprasselar hipointensa (pontas de seta) que se estende dentro da fissura da artéria cerebral média direita. (B) Imagem axial em densidade de prótons mostra que a massa suprasselar tem intensidade de sinal ligeiramente aumentada (pontas de seta) e se estende à região frontal direita inferior.[16]

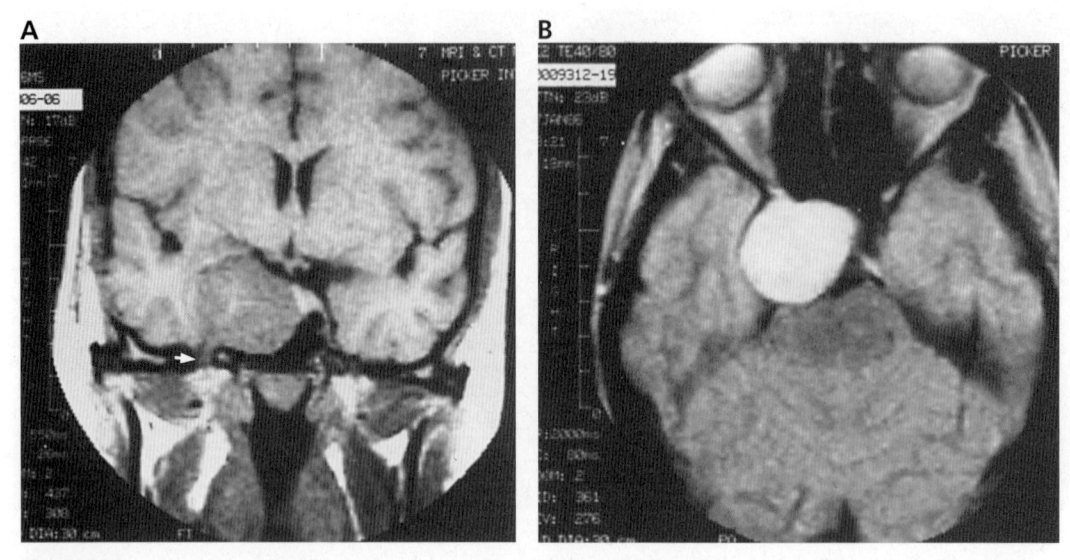

Fig. 7.8-10
Schwannoma trigeminal do gânglio de Gasser direito. (A) Imagem coronal ponderada em T1 mostra que a massa tem intensidade relativamente baixa de sinal e compromete a divisão mandibular (seta). (B) Na imagem ponderada em T2, a lesão tem alta intensidade homogênea de sinal.[18]

7.8 ■ MASSAS SELARES E JUSTASSELARES EM IMAGEM DE RESSONÂNCIA MAGNÉTICA

Condição	Achados de Imagem	Comentários
Ectopia do lobo posterior da hipófise (Fig. 7.8-12)	Foco brilhante hipofisário posterior localizado cefalicamente na eminência mediana do hipotálamo em vez da sua localização usual.	Ocorre mais comumente no nanismo (baixa estatura) hipofisário, embora tenha sido descrito como sendo uma variante normal. Também pode ser uma anormalidade adquirida com transecção traumática do pedículo e compressão ou destruição da neuro-hipófise.
Lesão do pedículo infundibular	Vários aspectos.	Neoplasmas primários verdadeiros (coristoma ou pituicitoma) são extremamente raros. Neoplasmas mais comuns do infundíbulo são germinoma, linfoma, leucemia e outros tumores metastáticos. Causas não neoplásicas de aumento infundibular incluem histiocitose e sarcoidose.

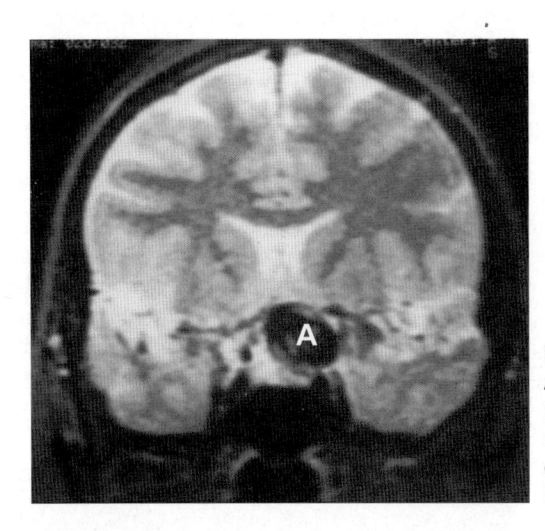

Fig. 7.8-11
Aneurisma da artéria carótida esquerda distal. Neste escaneamento coronal ponderado em T2, a massa predominantemente de vazio de fluxo (A) estende-se à cisterna suprasselar e desvia o pedículo hipofisário.[15]

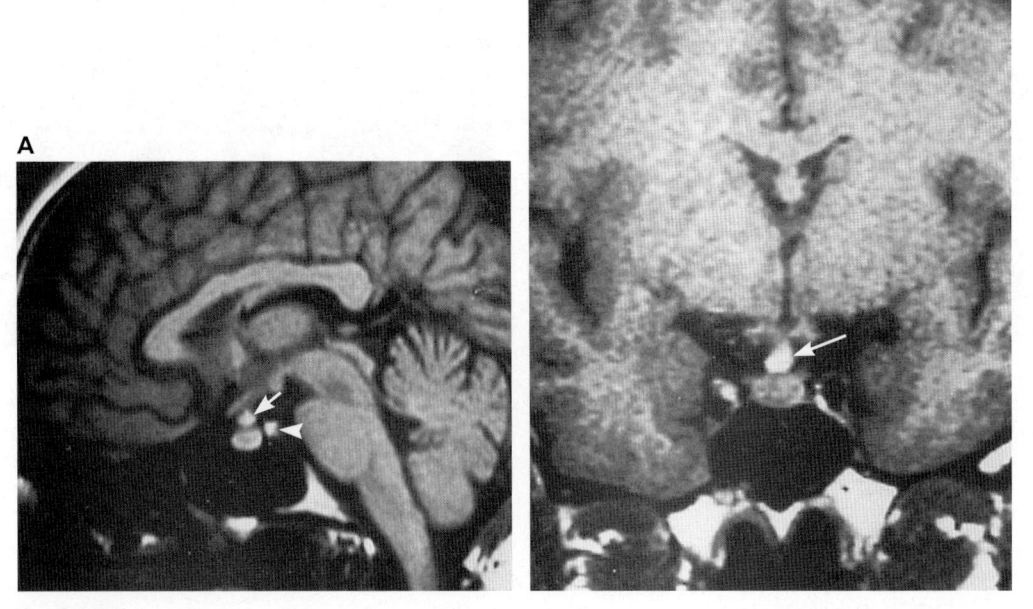

Fig. 7.8-12
Ectopia do lobo posterior da hipófise. Imagens ponderadas em T1 (A) sagital e (B) coronal em um paciente com diabetes insípido que se desenvolveu depois de um acidente de automóvel. Hiperintensidade na região do *tuber cinereum* (setas) indica transecção do pedículo hipofisário. Observar a área hiperintensa separada de gordura no dorso da sela (ponta de seta, A).[19]

7.9 ■ Massas na Região Pineal

Condição	Achados de Imagem	Comentários
Tumores pineais Germinoma ("teratoma atípico") (Figs. 7.9-1 e 7.9-2)	Em TC, uma massa isodensa ou hiperdensa no terceiro ventrículo posterior adjacente ou circundando a glândula pineal. Usualmente mostra intensificação de contraste intenso, homogêneo. Em RM, usualmente isointensa ao cérebro em imagens ponderadas em T1 e T2. Algumas lesões possuem T1 e T2 longos, os quais podem se correlacionar com elementos celulares embrionários.	Neoplasma de células germinais primitivas malignas que ocorre quase exclusivamente em homens, usualmente é radiossensível, e é o mais comum tumor da região pineal. Pode ocorrer em associação a um germinoma suprasselar. Em virtude da sua proximidade ao aqueduto, estes tumores frequentemente causam hidrocefalia. Pode produzir semeadura ependimária ou cisternal.
Teratoma (Figs. 7.9-3 e 7.9-4)	Em TC, uma massa inomogênea contendo regiões de baixa e alta atenuação representando gordura e calcificação, respectivamente. Em RM, teratomas são de intensidade mista de sinal e frequentemente contêm componentes císticos e gordura.	Raro tumor benigno que tem uma marcada predominância em homens e contém elementos de todas as três camadas germinais. Geralmente mostra mínima intensificação de contraste (realce intenso sugere degeneração maligna).
Teratocarcinoma (Fig. 7.9-5)	Massa irregularmente marginada que varia em densidade e tipicamente mostra intensificação de contraste intensa e homogênea.	Tumores malignos (carcinoma de células embrionárias; coriocarcinoma) que se originam de células germinativas primitivas e são caracterizados por hemorragia intratumoral, invasão de estruturas adjacentes e semeadura através das vias do líquido cerebroespinhal.

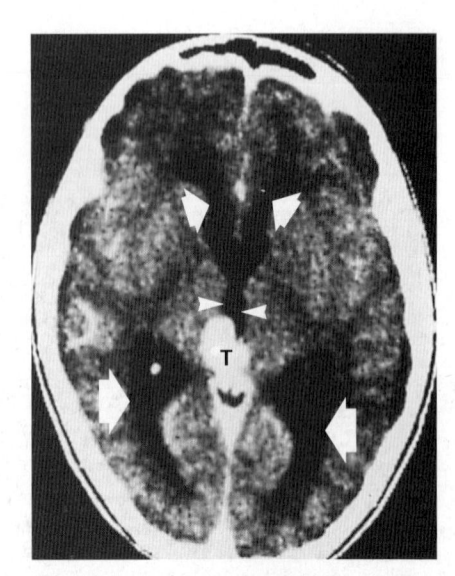

Fig. 7.9-1
Germinoma. Tumor intensificando por contraste (T) na região pineal de uma jovem com paralisia da mirada para cima, cefaleias e náusea (síndrome de Parinaud). A dilatação mínima do terceiro ventrículo (pontas de seta) e ventrículos laterais (setas) indica hidrocefalia branda, a qual se desenvolveu por causa de uma obstrução da porção posterior do terceiro ventrículo pelo tumor.

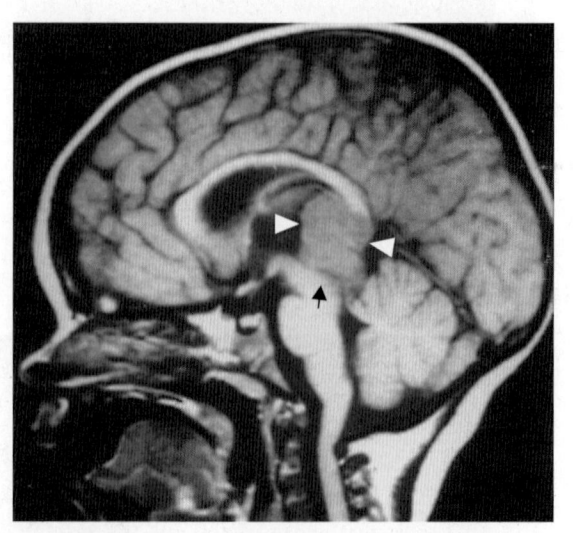

Fig. 7.9-2
Germinoma. Imagem de RM sagital ponderada em T1 mostra uma grande massa isointensa (pontas de seta) que comprime o mesencéfalo (seta) e eleva o esplênio do corpo caloso.

Condição	Achados de Imagem	Comentários
Pineocitoma (Fig. 7.9-6)	Em TC, uma massa ligeiramente hiperdensa que frequentemente contém calcificação densa, focal. Em RM, uma massa hipointensa em imagens ponderadas em T1 que se torna hiperintensa em imagens ponderadas em T2.	Tumor de crescimento lento composto por células parenquimatosas pineais maduras e usualmente limitado ao terceiro ventrículo posterior. Margens tumorais indistintas sugerem infiltração de estruturas adjacentes. Pode disseminar-se por vias do líquido cerebroespinhal.
Pineoblastoma (Fig. 7.9-7)	Massa mal marginada isodensa ou ligeiramente hiperdensa tipicamente contendo calcificação densa. Intensificação de contraste homogênea e intensa.	Tumor altamente maligno de células parenquimatosas pineais primitivas que frequentemente se dissemina por vias do líquido cerebroespinhal.

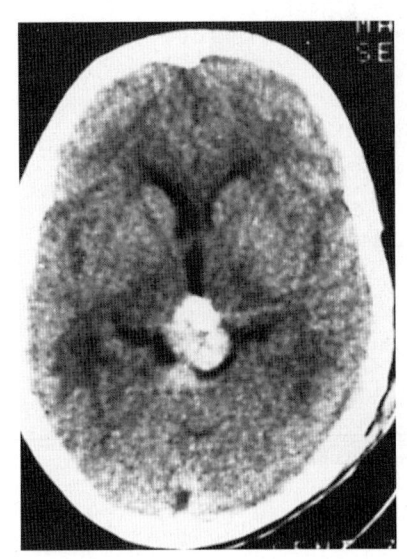

Fig. 7.9-3
Teratoma. Exame não intensificado mostra massa inomogênea contendo uma grande quantidade de calcificação.

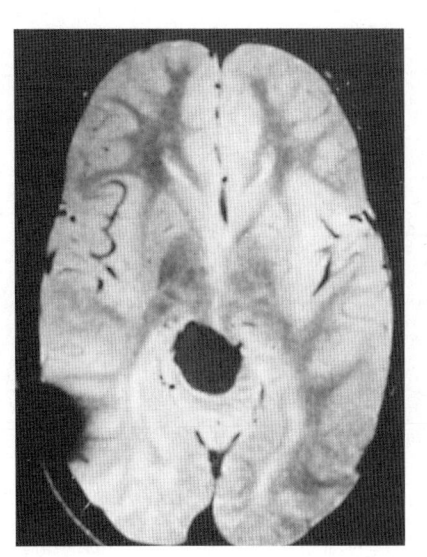

Fig. 7.9-4
Teratoma. Imagem de RM axial ponderada em T2 mostra uma massa pineal que é acentuadamente hipointensa em virtude do alto conteúdo de gordura e calcificação extensa.

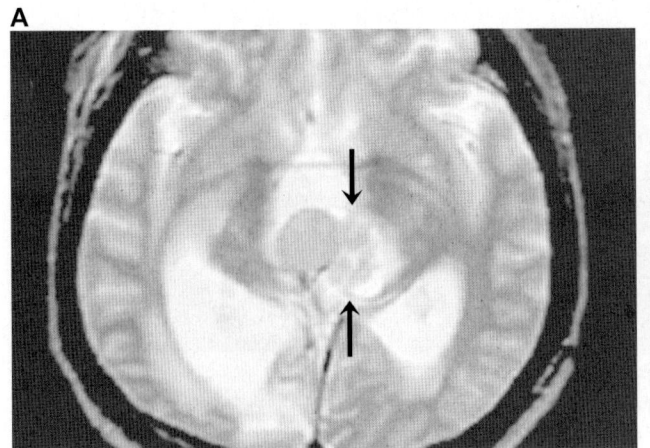

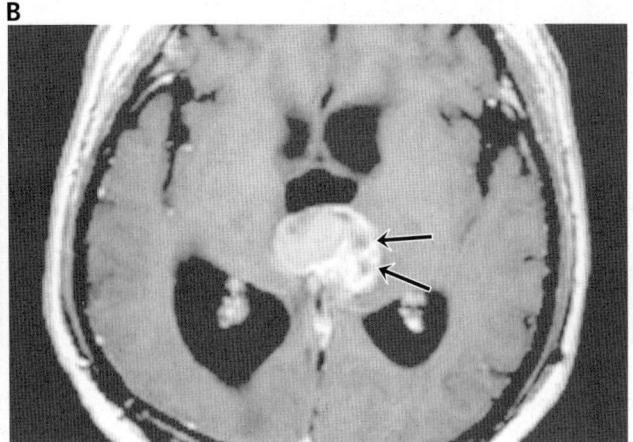

Fig. 7.9-5
Carcinoma de células embrionárias. (A) Imagem de RM axial ponderada em T2 mostra um tumor com intensidade heterogênea de sinal na glândula pineal (setas). (B) Imagem ponderada em T1 com contraste mostra alguns focos realçados dentro do tumor (setas).[20]

Condição	Achados de Imagem	Comentários
Metástase (Fig. 7.9-8)	Massa indistinta hipodensa ou isodensa que mostra intensificação homogênea. Ocasionalmente hiperdensa.	Manifestação infrequente que precisa ser considerada em adultos mais velhos com doença maligna conhecida.
Glioma de origem não pineal	Massa de baixa densidade com margens precariamente definidas, intensificação mínima ou moderada, e ausência de calcificação. Pode desviar a glândula pineal calcificada normal.	Tumores originados do tálamo, hipotálamo posterior, placa tectal do mesencéfalo, ou esplênio, que se estendem à cisterna quadrigeminal. Geralmente ocorre em pacientes mais velhos.

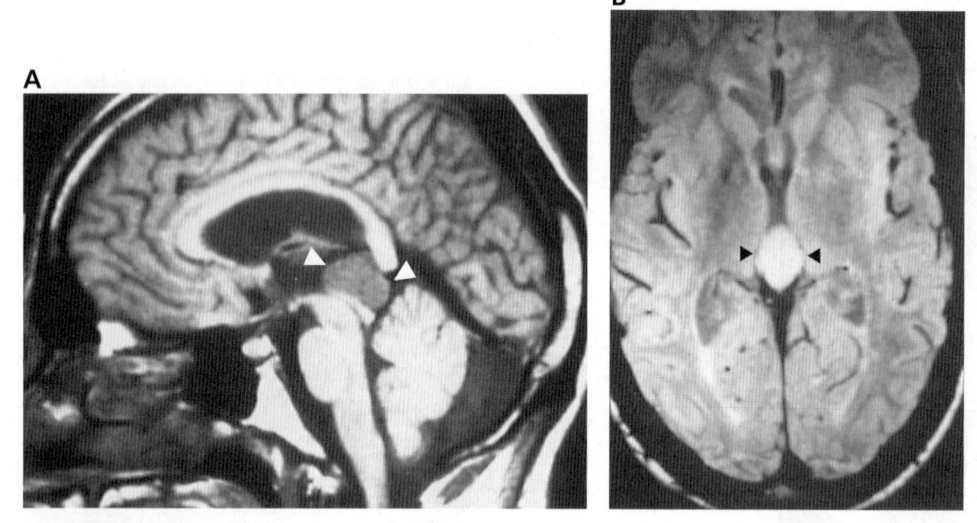

Fig. 7.9-6
Pineocitoma. Massa pineal que é hipointensa (pontas de seta) em uma imagem ponderada em T1 sagital (A) e hiperintensa (setas) em uma imagem axial ponderada em T2 (B).

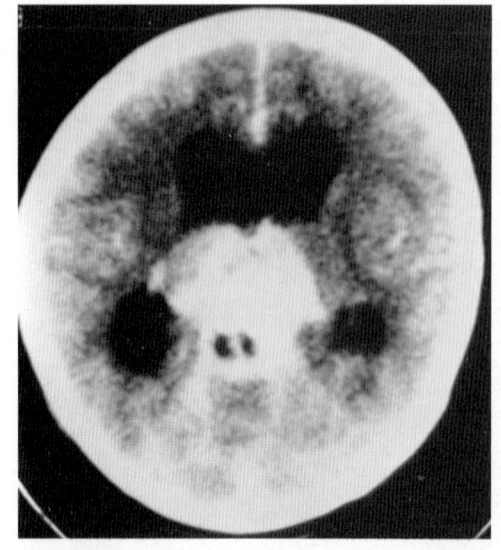

Fig. 7.9-7
Pineoblastoma. Enorme massa densamente calcificada na região pineal causando hidrocefalia obstrutiva.

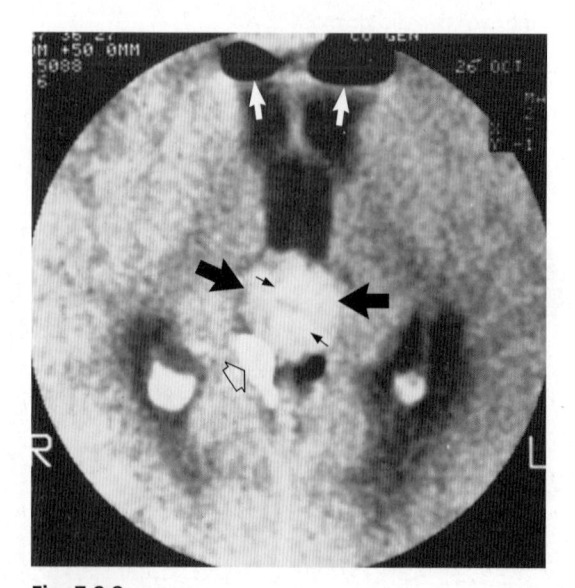

Fig. 7.9-8
Metástase. Neste paciente com carcinoma de pulmão, um exame não contrastado mostra uma massa pineal hiperdensa bem circunscrita (setas grandes) contendo calcificação pontilhada densa (setas pequenas). Ar nos cornos frontais (setas brancas) resultou de um procedimento recente de derivação ventricular. Observar a calcificação tentorial (seta aberta) adjacente à metástase.[1]

7.9 ■ MASSAS NA REGIÃO PINEAL

Condição	Achados de Imagem	Comentários
Meningioma (Fig. 7.9-9)	Em TC, uma massa redonda, nitidamente delineada, isodensa ou hiperdensa que muitas vezes é calcificada e mostra intenso realce de contraste homogêneo. Em RM, geralmente uma massa relativamente isointensa com realce intenso.	Tumores na linha mediana originados da margem do tentório podem ser difíceis de distinguir de tumores pineais. Entretanto, eles usualmente são localizados excentricamente e frequentemente têm uma margem achatada ao longo do tentório junto da margem dural.
Aneurisma da veia de Galeno (Fig. 7.9-10)	Massa de densidade uniforme e aumento intenso de contraste que mimetiza um tumor pineal.	Malformação anteriovenosa que com frequência se apresenta em crianças, produz aumento do fluxo sanguíneo e é uma importante causa de insuficiência cardíaca neonatal.
Cisto pineal (Fig. 7.9-11)	Massa nitidamente circunscrita que é mais bem vista como uma área redonda de alta intensidade de sinal em imagens ponderadas em T2.	Lesão benigna vista em 4% dos pacientes normais em uma série. Não são associados à hidrocefalia ou uma massa pineal e não têm nenhuma importância clínica.

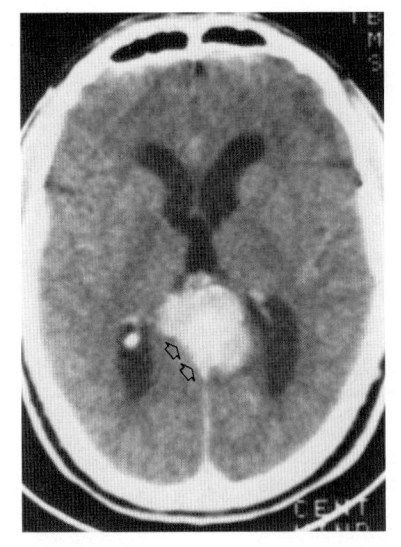

Fig. 7.9-9
Meningioma. Massa contrastada densamente na região pineal que se origina da incisura do tentório. Observar a margem achatada característica (setas) ao longo do tentório.

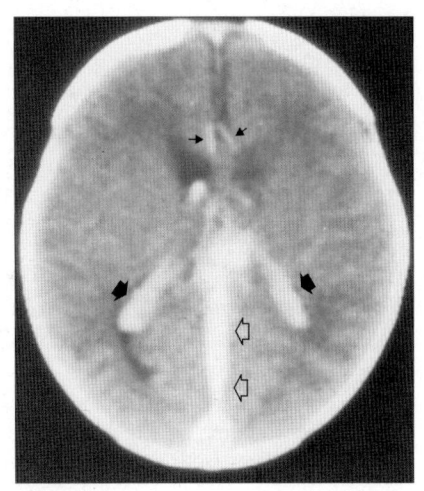

Fig. 7.9-10
Aneurisma da veia de Galeno. Um exame com contraste mostra dilatação da veia de Galeno e seio reto (setas abertas). Observar os vasos alimentadores proeminentes do plexo corióideo (setas sólidas) e as artérias cerebrais anteriores (setas finas).

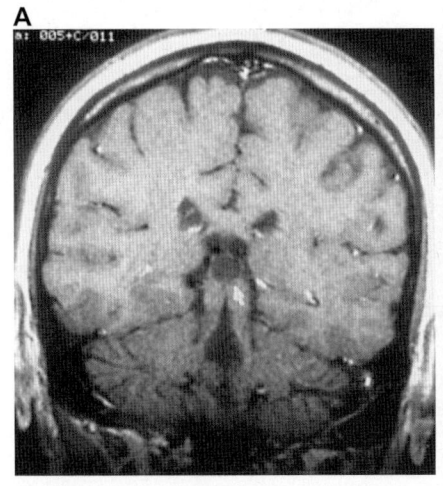

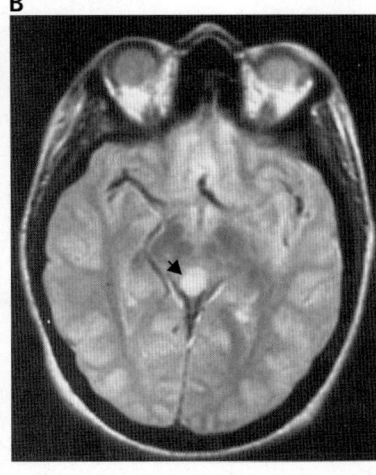

Fig. 7.9-11
Cisto pineal. Massa pineal redonda (setas) que é acentuadamente hipointensa em uma imagem coronal ponderada em T1 (A) e hiperintensa em uma imagem axial ponderada em T2 (B).

7.10 ■ Lesões Hipotalâmicas em Imagem de Ressonância Magnética

Condição	Achados de Imagem	Comentários
Glioma (Fig. 7.10-1)	Massa suprasselar que é isointensa ou hipointensa em imagens ponderadas em T1 e hiperintensa em imagens ponderadas em T2. Intensificação inomogênea de contraste.	Os gliomas hipotalâmicos frequentemente invadem o quiasma óptico e vice-versa, de modo que o local primário de origem pode ser difícil de determinar. O tumor é de crescimento lento e usualmente ocorre em crianças e adultos jovens.
Germinoma (Fig. 7.10-2)	Geralmente brandamente hipointenso em imagens ponderadas em T1 e hiperintenso em imagens ponderadas em T2, embora possa ser isointenso em ambas as sequências de pulsos.	Segunda localização mais frequente (mais comum na região pineal). Germinomas hipotalâmicos afetam homens e mulheres igualmente, diferentemente da forte predominância masculina nas lesões pineais. Estes tumores malignos de baixo grau são radiossensíveis e podem ser disseminados por via do LCE.

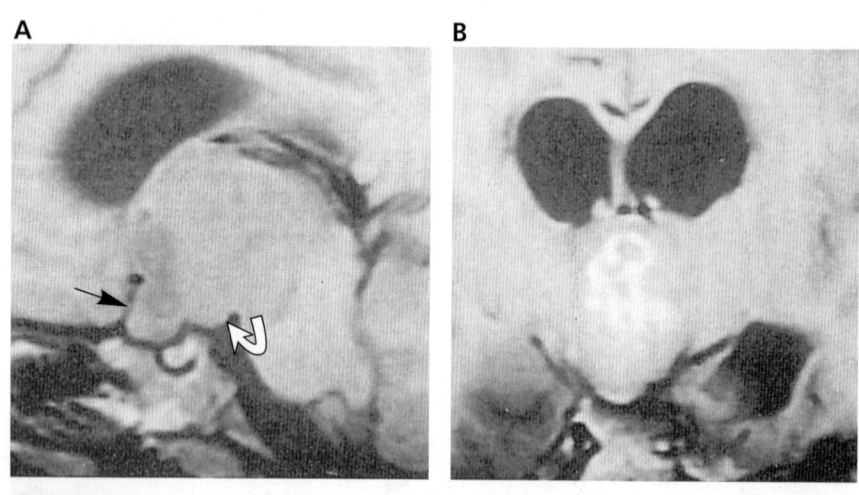

Fig. 7.10-1
Glioma. (A) Imagem sagital ponderada em T1 em uma menina de dois anos emaciada e hiperativa mostra uma grande massa mediana comprometendo o quiasma óptico (seta reta) e o hipotálamo (seta curva). (B) Imagem coronal ponderada em T1 intensificada com contraste mostra aumento não uniforme do tumor, que se estende superiormente para o forame de Monro e causa hidrocefalia obstrutiva.[21]

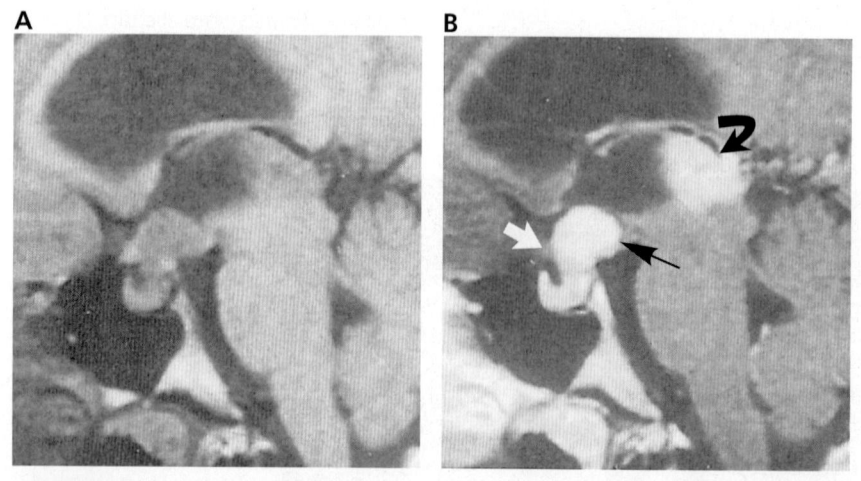

Fig. 7.10-2
Germinoma. Exames sagitais ponderados para T1 antes (A) e depois (B) da administração de material de contraste em um homem de 18 anos com diabetes insípido mostram massas contrastadas no assoalho do terceiro ventrículo anterior (seta preta reta) e região pineal (seta curva). O quiasma óptico (seta branca) não está comprometido.[21]

Condição	Achados de Imagem	Comentários
Linfoma primário (Fig. 7.10-3)	Ligeiramente hipointenso em imagens ponderadas em T1. Aspecto variável em imagens ponderadas em T2. Geralmente mostra intensificação pelo contraste.	Prevalência de linfoma primário do SNC é aumentada em pacientes com AIDS e outros indivíduos imunossuprimidos. A apresentação mais comum é por massas solitárias ou multicêntricas, bem definidas, contrastadas nos núcleos cinzentos profundos, substância branca periventricular ou corpo caloso.
Hamartoma (Fig. 7.10-4)	Massa na região do *tuber cinereum* que é isointensa em imagens ponderadas em T1 e isointensa ou brandamente hiperintensa em imagens ponderadas em T2. A lesão é estável ao correr do tempo e tipicamente não mostra intensificação de contraste.	Lesão rara do começo da infância que usualmente se apresenta com puberdade precoce, convulsões e alterações mentais (distúrbios comportamentais e deterioração intelectual). Pode ser encontrada incidentalmente em adultos e simular gliomas de baixo grau.

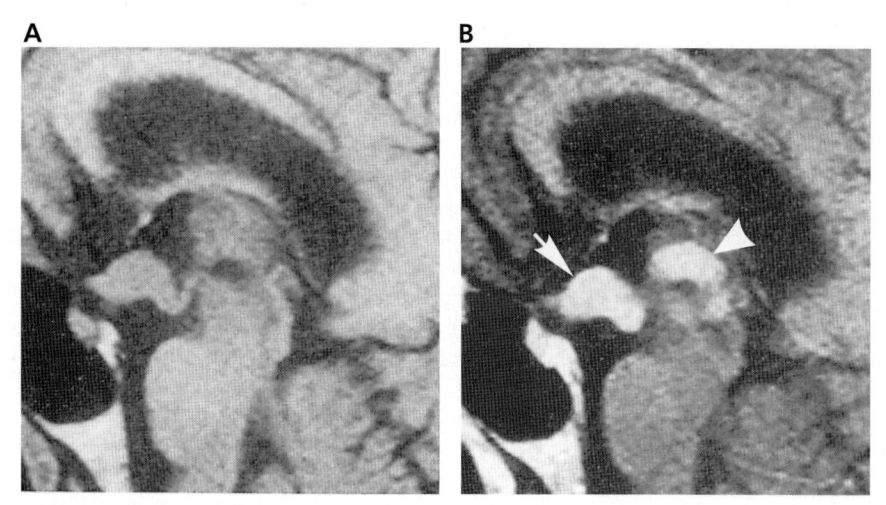

Fig. 7.10-3
Linfoma primário do SNC. Imagens ponderadas em T1 (A) sagital e (B) axial após injeção de material de contraste mostram lesões que se intensificam no hipotálamo (seta) e tálamo esquerdo (ponta de seta).[21]

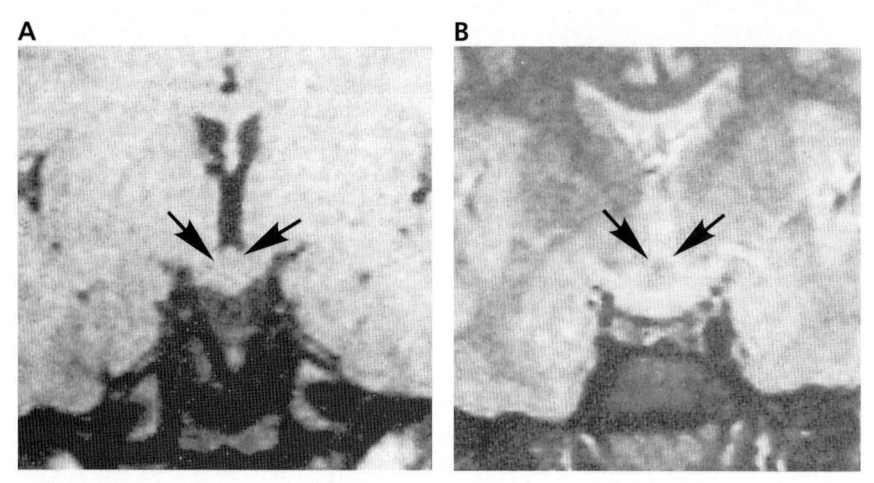

Fig. 7.10-4
Hamartoma. Exames coronais (A) ponderado em T1 e (B) ponderado em T2 em uma menina de cinco anos com puberdade precoce mostram massa hipotalâmica mediana (setas) salientando-se no assoalho inferior do terceiro ventrículo. A lesão é isointensa em ambas as imagens e é centrada na região do *tuber cinereum*.[21]

Condição	Achados de Imagem	Comentários
Histiocitose de células de Langerhans (Fig. 7.10-5)	Massa suprasselar envolvendo o infundíbulo e hipotálamo que é hipointensa em imagens ponderadas em T1 e hiperintensa em imagens ponderadas em T2. A lesão realça homogeneamente com material de contraste.	Afecção multissistêmica associada à proliferação de macrófagos. Comprometimento hipotalâmico, mais comum em crianças, é usualmente associado a múltiplas lesões destrutivas esqueléticas. Resposta dramática à baixa dose de radiação favorece fortemente o diagnóstico de histiocitose em relação ao glioma hipotalâmico.
Metástase (Fig. 7.10-6)	Tipicamente acentuada intensificação de contraste com extensa destruição óssea sem aumento selar marcado.	Comprometimento metastático do hipotálamo é raro, mais comumente em razão de câncer de mama em mulheres e câncer de pulmão em homens.
Hemangioblastoma (Fig. 7.10-7)	Massa cística complexa, muitas vezes com um nódulo mural intensificando intensamente pelo meio de contraste.	Este neoplasma vascular benigno raramente ocorre no eixo hipotalâmico-hipofisário, e sua descoberta nesta localização deve provocar uma suspeita forte de doença de von Hippel-Lindau.
Coristoma (Fig. 7.10-8)	Aspecto variável com as partes sólidas do tumor sendo isointensas ao cérebro em imagens ponderadas em ambos T1 e T2. Intensificação inomogênea pode ser vista.	Glioma de baixo grau originado ao longo da distribuição da neuro-hipófise. Este tumor raro é essencialmente benigno e tem mínima tendência à invasão e recorrência.
Craniofaringioma (Fig. 7.10-9)	Aparência variável dependendo da natureza sólida ou cística da massa e dos conteúdos específicos do cisto. A lesão geralmente é hipointensa em imagens ponderadas em T1 e hiperintensa em imagens ponderadas em T2. Intensidade alta de sinal em imagens ponderadas em T1 pode refletir alto conteúdo de colesterol ou metemoglobina dentro de uma massa cística.	As partes sólida e da parede de um craniofaringioma mostram intensificação de contraste. A lesão pode-se originar em qualquer lugar ao longo do pedículo infundibular desde o assoalho do terceiro ventrículo até a glândula hipófise. Os craniofaringiomas possuem dois picos de prevalência, um entre 10 e 14 anos de idade, e o outro na quarta a sexta décadas de vida.

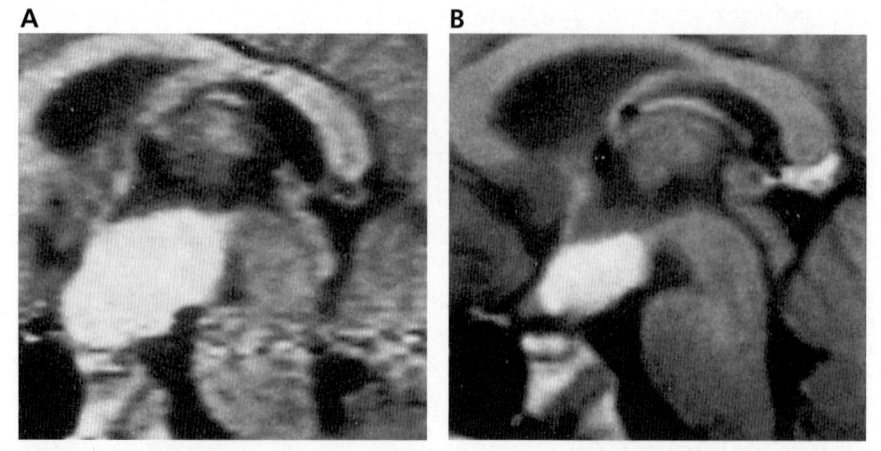

Fig. 7.10-5
Histiocitose de células de Langerhans. (A) Imagem ponderada em T1 sagital inicial após injeção de material de contraste em um menino de nove anos com diabetes insípido mostra uma grande massa hipotalâmica contrastada afastando os pedúnculos cerebrais. (B) Imagem correspondente três semanas após tratamento com baixa dose de radiação mostra uma diminuição importante no tamanho da lesão.[21]

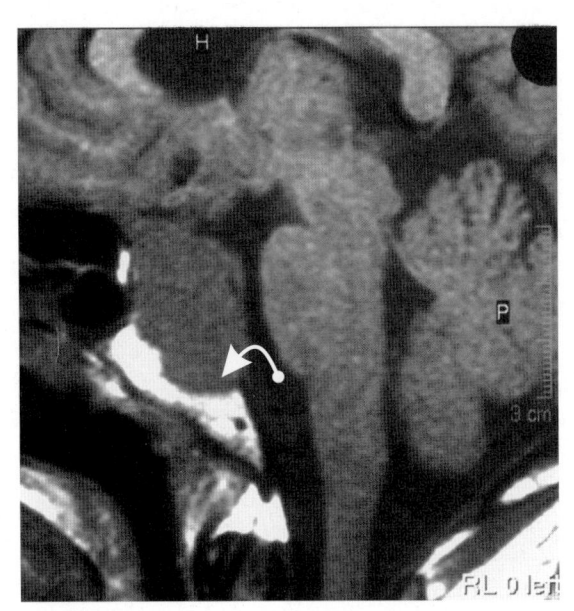

7.10 ■ LESÕES HIPOTALÂMICAS EM IMAGEM DE RESSONÂNCIA MAGNÉTICA

Fig. 7.10-6
Metástase. Imagem sagital com contraste ponderada em T1 demonstra uma grande massa clival com destruição da sela e invasão da região suprasselar. Observar a pequena massa hipotalâmica contrastada (seta) representando metástase de câncer de mama.[22]

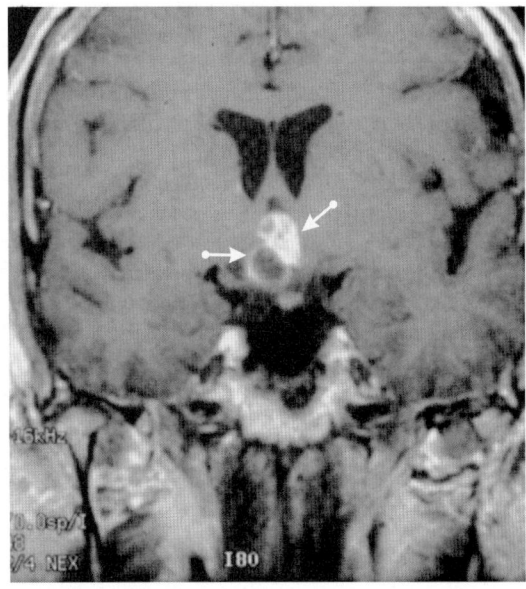

Fig. 7.10-7
Hemangioblastoma. Imagem coronal com contraste ponderada em T1 indica que a massa complexa contém componentes císticos com intensificação marginal (seta curta) e um nódulo mural densamente intensificado (seta longa).[22]

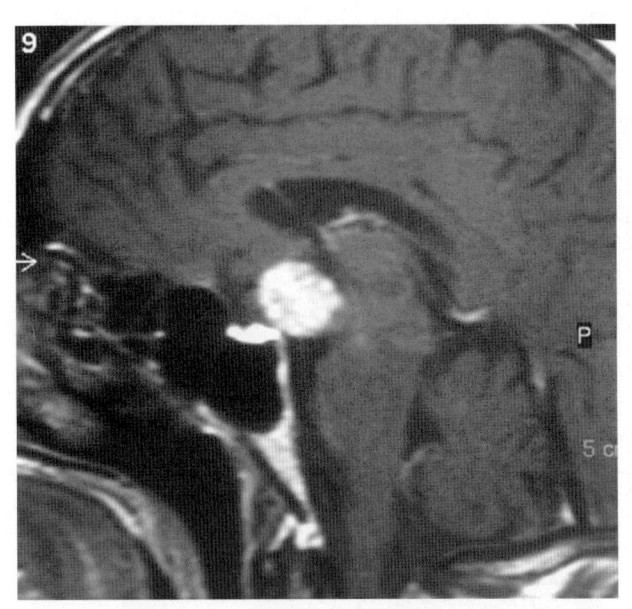

Fig. 7.10-8
Coristoma. Imagem com contraste ponderada em T1 sagital mostra uma massa suprasselar bem definida (seta). Inicialmente isointensa em relação ao cérebro, a massa mostra intensificação inomogênea de contraste.[22]

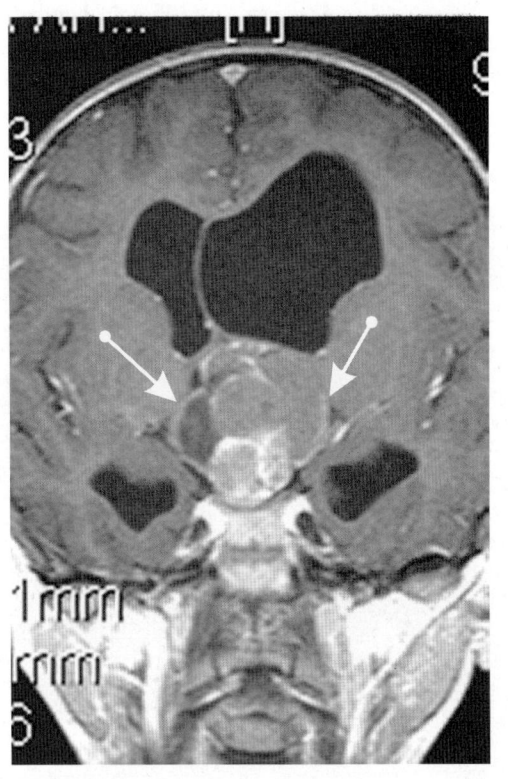

Fig. 7.10-9
Craniofaringioma. Imagem coronal contrastada ponderada em T1 mostra um tumor suprasselar lobulado com extensão intrasselar. O tumor é formado predominantemente de múltiplos cistos com intensidades variadas de sinal que mostram intensificação mural fina (setas). Observar a dilatação assimétrica associada do ventrículo lateral.[22] (Cortesia de Yasser Regab, M.D., Cairo, Egito.)

Condição	Achados de Imagem	Comentários
Cisto dermoide (Fig. 7.10-10)	Textura heterogênea causada por múltiplos tipos celulares dentro dele.	Componentes gordurosos são comuns e produzem sinal alto em imagens ponderadas em T1. Cistos dermoides com baixo conteúdo de gordura podem demonstrar intensidade de sinal semelhante ao LCE.
Cisto de fenda de Rathke (Fig. 7.10-11)	Ou uma massa com intensidade de LCE em imagens tanto ponderadas em T1 quanto T2, ou uma lesão que é acentuadamente hiperintensa em ambas as sequências.	Sinal brilhante em imagens ponderadas em T1 parece refletir o alto conteúdo de proteína ou conteúdo de amido do material mucoide no cisto.
Cisto coloide (Fig. 7.10-12)	Embora um aspecto altamente variável, mais comumente hiperintenso em imagens ponderadas em T1 e iso a hipointenso em sequências ponderadas em T2. Ausência de realce ou calcificação.	Massa de crescimento lento usualmente localizada no terceiro ventrículo anterossuperior próximo do forame de Monro.
Encefalite (Fig. 7.10-13)	Edema extenso aparece hiperintenso em imagens ponderadas em T2.	Mais comumente causada por infecção viral. Imagem de RM mostra a extensão da inflamação e ajuda a diferenciar encefalite de outras condições hipotalâmicas que produzem massas individualizadas.
Sarcoidose (Fig. 7.10-14)	Forma leptomeníngea, envolvendo o infundíbulo e o hipotálamo, tipicamente é isointensa em imagens ponderadas em T1 e brandamente hiperintensa em imagens ponderadas em T2. Apresenta intensificação homogênea de contraste.	Doença granulomatosa não caseosa sistêmica que compromete o sistema nervoso central em aproximadamente 5% dos indivíduos. É comum em negros e usualmente ocorre na terceira a quarta décadas de vida. Geralmente há uma resposta positiva à terapia esteroide.

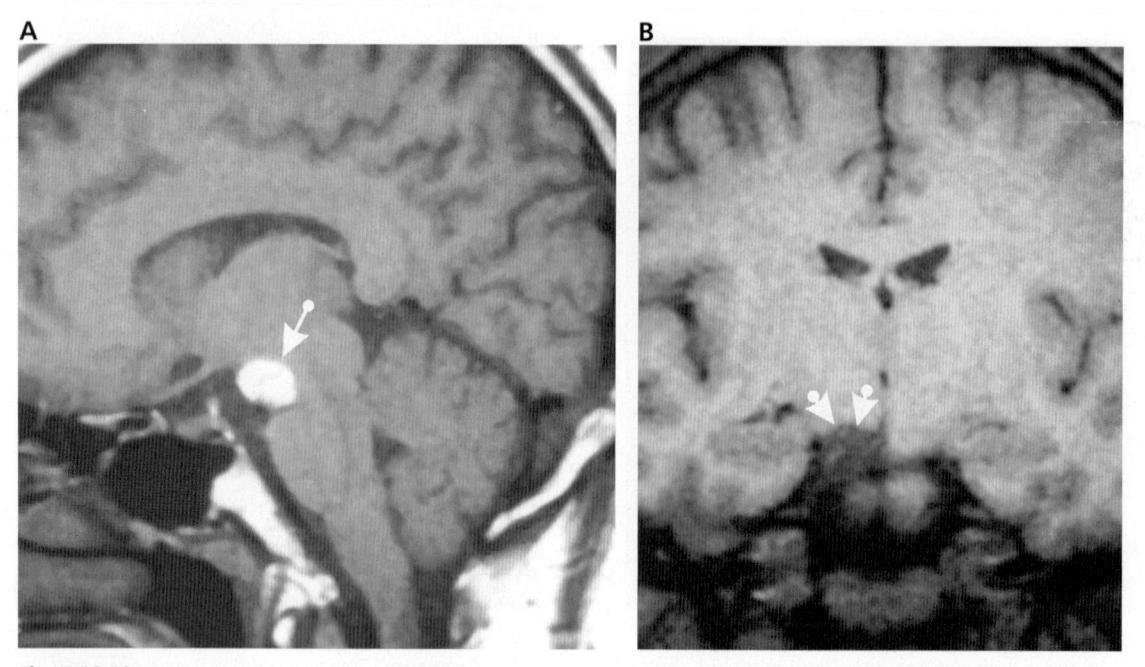

Fig. 7.10-10
Cisto dermoide. (A) Imagem sagital ponderada em T1 mostra uma lesão hiperintensa bem definida (seta) no assoalho do hipotálamo, posterior ao pedículo infundibular. (B) Em uma imagem coronal ponderada em T1 com supressão da gordura, a lesão (pontas de seta) exibe intensidade suprimida de sinal, um achado que indica deposição de gordura.[22]

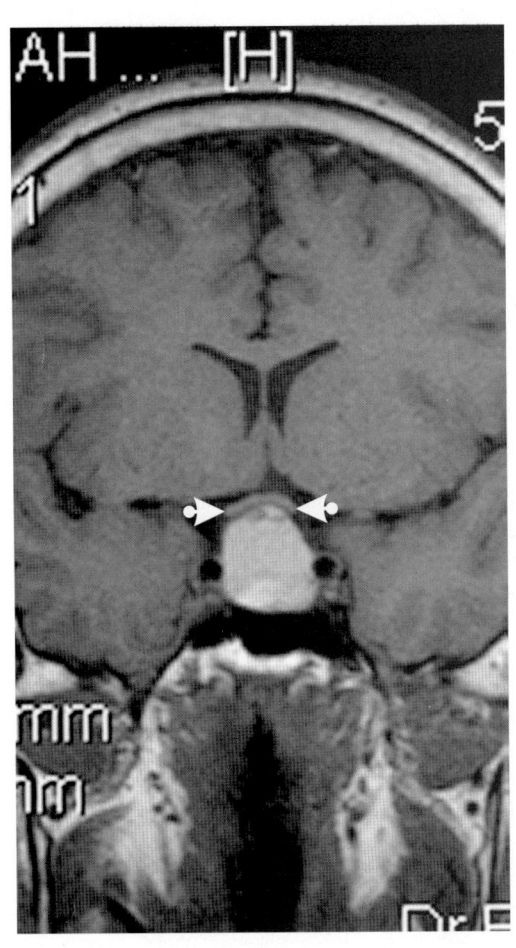

Fig. 7.10-11
Cisto de fenda de Rathke. Imagem coronal ponderada em T1 mostra uma lesão bem definida intra e suprasselar que desvia o quiasma óptico para cima (pontas de seta). A alta intensidade de sinal reflete a grande concentração de mucopolissacarídeos dentro da massa.[22] (Cortesia de Yasser Regab, M.D., Cairo, Egito.)

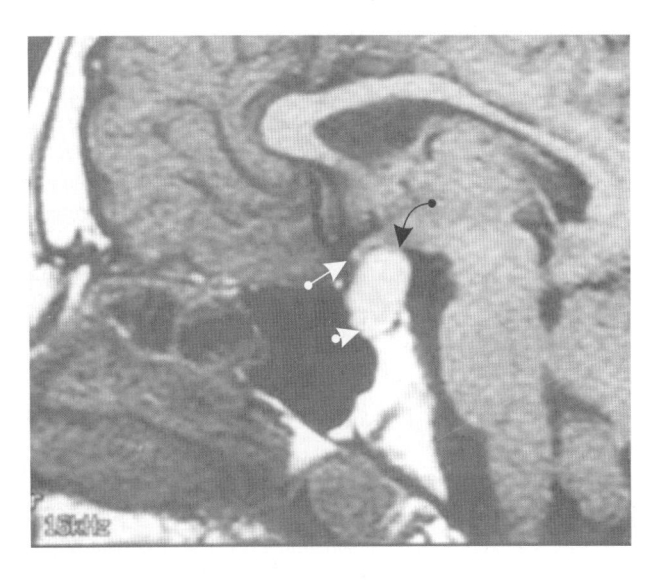

Fig. 7.10-12
Cisto coloide. Imagem sagital ponderada em T1 mostra um cisto suprasselar bem definido, homogeneamente hiperintenso (seta curta) que desvia o quiasma óptico para cima (seta reta). Extensão intrasselar comprime a hipófise (ponta de seta).[22]

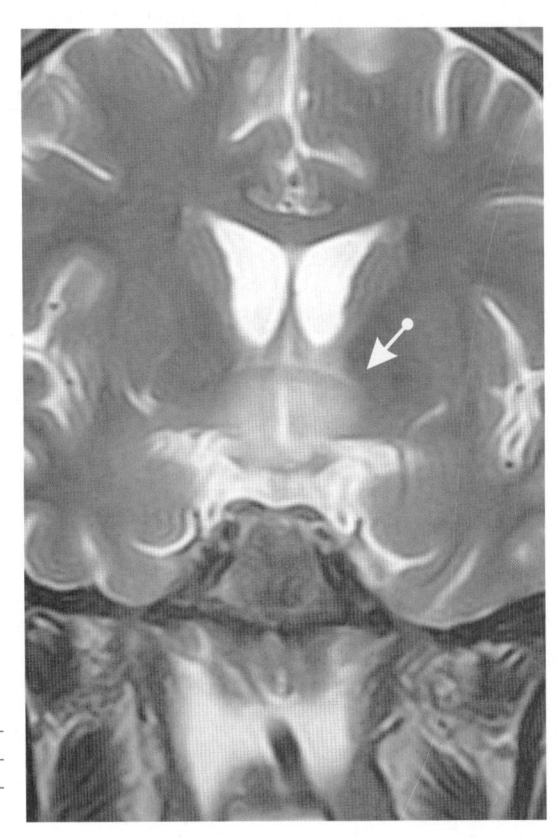

Fig. 7.10-13
Encefalite. Imagem coronal ponderada em T2 mostra uma área hiperintensa na região talâmico-hipotalâmica (seta) que corresponde a alterações edematosas.[22] (Cortesia de Yasser Regab, M.D., Cairo, Egito.)

Condição	Achados de Imagem	Comentários
Hipófise posterior ectópica (Fig. 7.10-15)	Pequena massa mediana dentro da região do *tuber cinereum*-infundíbulo que tem alta intensidade de sinal homogêneo em imagens ponderadas em T1 e é isointensa em imagens ponderadas em T2. Ausência característica de infundíbulo normal e tecido de alta intensidade de sinal dentro da sela posterior em imagens ponderadas em T1.	Pode ser causada por trauma ou uma massa adjacente ou ser de origem congênita. Frequentemente associada a nanismo, embora muitos pacientes sejam assintomáticos. Transecção, compressão ou ausência do infundíbulo e seu trato neuro-hipofisário resulta na acumulação proximal de grânulos neurossecretórios dentro de vesículas lipossômicas antes do ponto de interrupção. O sinal brilhante associado às membranas fosfolipídicas destas vesículas transportadoras de hormônio é assim deslocado proximalmente e não pode ser visto na sua localização normal no lobo posterior da hipófise no dorso da sela.
Encefalopatia de Wernicke (Fig. 7.10-16)	Ausência quase completa dos corpos mamilares, mais bem vista em imagens ponderadas em T1.	Atrofia dos corpos mamilares é um aspecto característico deste distúrbio. A doença é causada por deficiência de tiamina e é mais comumente vista em alcoólicos. É associada à tríade clássica de disfunção oculomotora, ataxia e encefalopatia.

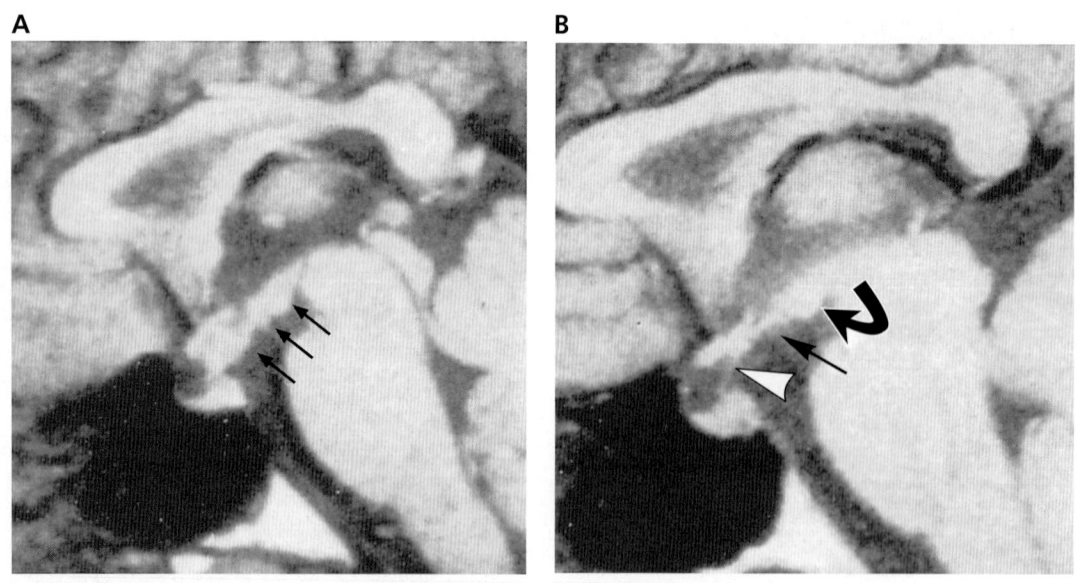

Fig. 7.10-14
Sarcoidose. (A) Imagem sagital ponderada em T1 em uma mulher negra com início recente de dificuldades visuais mostra espessamento anormal na região hipotalâmica (setas) comprometendo o *tuber cinereum*, corpos mamilares e infundíbulo. (B) Depois de uma série de três semanas de esteroides, uma repetição do escaneamento sagital mostra resolução dramática com um retorno ao normal da anatomia da região hipotalâmica. Observar os corpos mamilares (seta curva), *tuber cinereum* (seta reta), e infundíbulo (ponta de seta).[21]

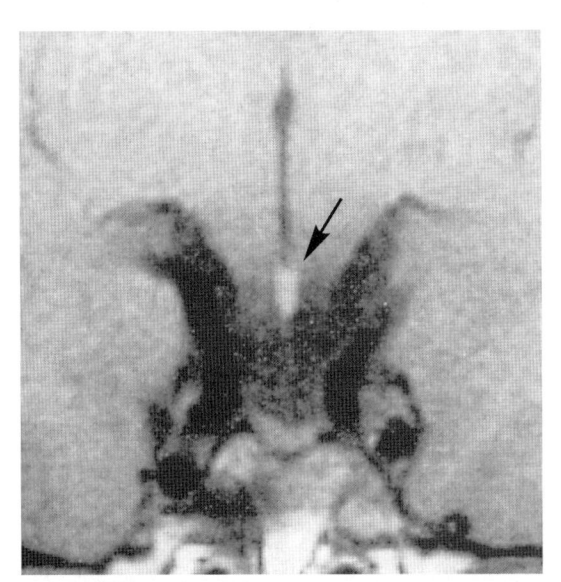

Fig. 7.10-15
Hipófise posterior ectópica. Imagem coronal ponderada em T1 em um menino com baixa estatura mostra um nódulo oblongo hiperintenso (seta) na porção inferior do *tuber cinereum*. Tecido hipofisário dentro da sela não mostra sinal alto na sua porção posterior, e não há nenhuma evidência de um infundíbulo conectando a glândula hipófise com o hipotálamo.[21]

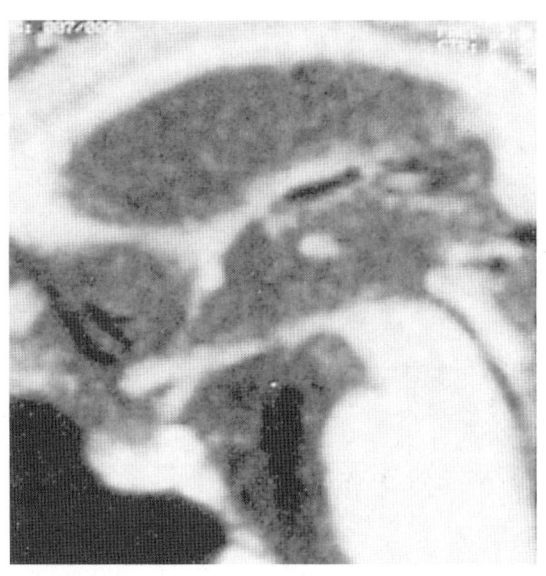

Fig. 7.10-16
Encefalopatia de Wernicke. Imagem sagital ponderada em T1 em um homem alcoólico idoso mostra notável atrofia dos corpos mamilares.[21]

7.11 ■ Núcleos Basais Hiperintensos em Imagem de Ressonância Magnética Ponderada em T1

Condição	Comentários
Substâncias paramagnéticas 　Metemoglobina (hemorragia intracraniana subaguda ou infarto hemorrágico) 　(Figs. 7.11-1 e 7.11-2)	Na fase subaguda tardia, hemólise produz a liberação da metemoglobina contida nos eritrócitos, o que resulta em uma área de hiperintensidade em imagens ponderadas tanto para T1 quanto para T2.
Manganês (nutrição parenteral) 　(Fig. 7.11-3)	Aumento simétrico na intensidade de sinal em imagens ponderadas em T1 no globo pálido e núcleo subtalâmico, sem anormalidades correspondentes nas imagens ponderadas em T2 ou na TC. Cessação da nutrição parenteral usualmente resulta em regressão da intensidade anormal de sinal.
Calcificação (Fig. 7.11-4)	Embora usualmente isointenso ou hipointenso em imagens tanto ponderadas em T1 quanto T2, calcificação pode ocasionalmente aparecer hiperintensa em escaneamentos ponderados para T1. Isto é considerado relacionado com a variada estrutura cristalina da calcificação, com as partículas de cálcio com maior área de superfície mostrando maior relaxamento T1.

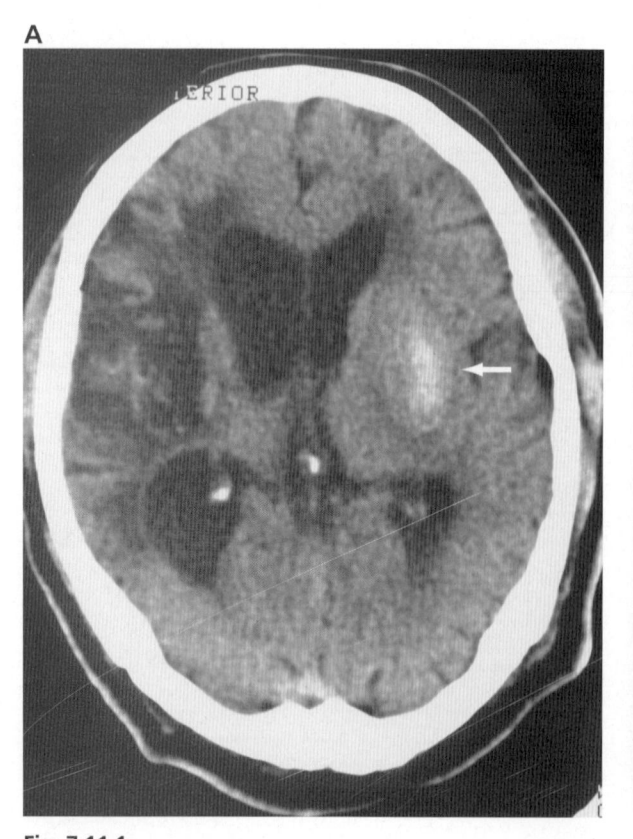

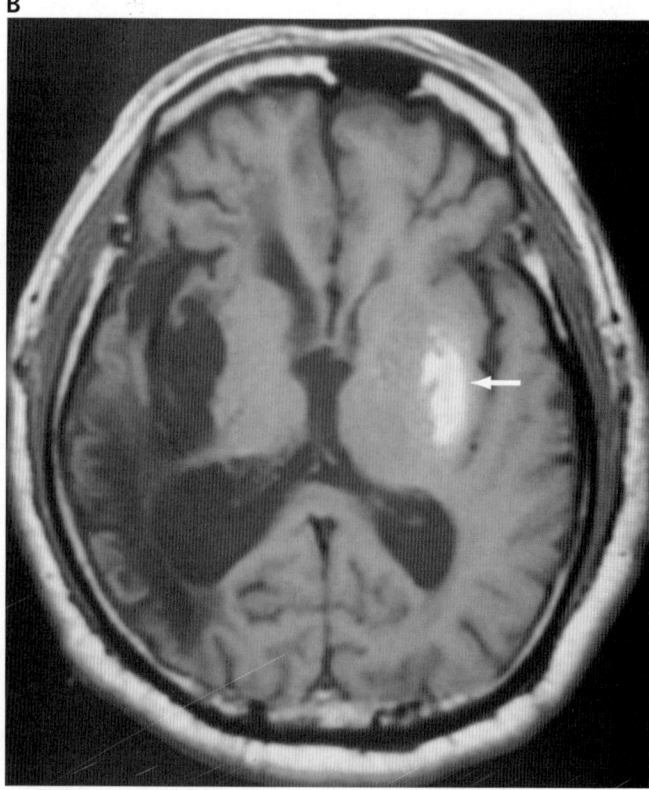

Fig. 7.11-1
Hemorragia intracraniana. (A) TC sem intensificação mostra atenuação ligeiramente aumentada na mesma região. (B) Sinal aumentado no núcleo basilar esquerdo.[23]

Condição	Comentários
Neurofibromatose (tipo 1) (Fig. 7.11-5)	Nesta, a mais comum das facomatoses, sinal aumentado anormal nos núcleos basais em imagens ponderadas em T1 usualmente ocorre no globo pálido e cápsula interna. Pequenos focos de hiperintensidade podem afetar o tronco cerebral, substância branca cerebelar, núcleo denteado, núcleos basais e substância branca periventricular em imagens ponderadas em T2. Estas lesões tipicamente se resolvem pela idade adulta e não exibem efeito de massa, edema ou intensificação de contraste.
Encefalopatia isquêmica hipóxica (Fig. 7.11-6)	Lesão cerebral global, em vez de focal, causada por perturbação da perfusão ou da oxigenação mais frequentemente compromete os núcleos basais e áreas corticais parassagitais. A hiperintensidade nos núcleos basais em imagens ponderadas em T1 pode representar pequena hemorragia relacionada com a reperfusão na fase subaguda. Hiperintensidade laminar cortical na fase subaguda representa deposições de macrófagos carregados de lipídios de necrose laminar.

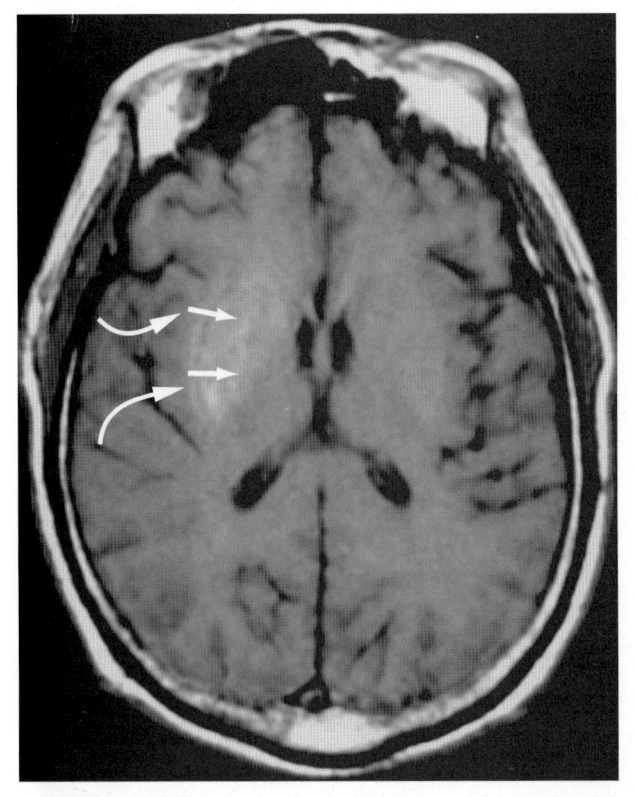

Fig. 7.11-2
Infarto hemorrágico petequial. Sinal aumentado no núcleo basilar (setas retas) e área temporal (setas curvas).[23]

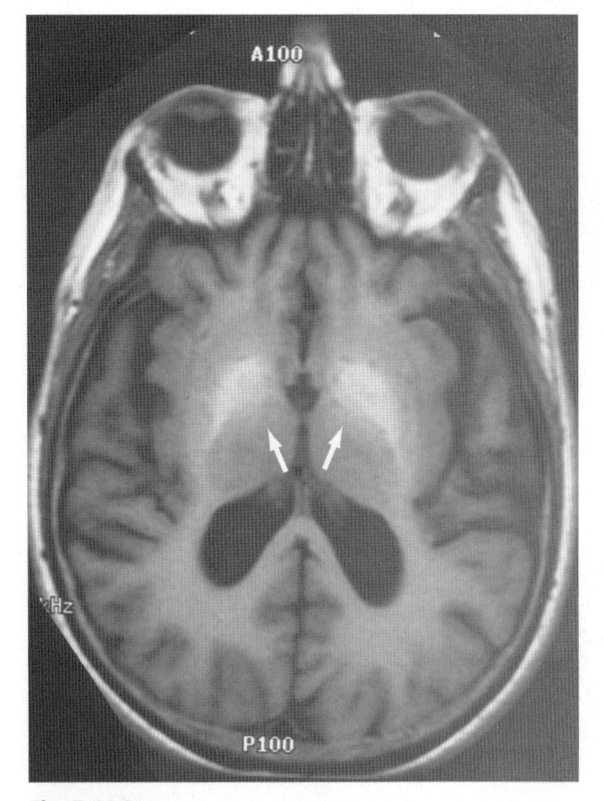

Fig. 7.11-3
Nutrição parenteral. Intensidade aumentada de sinal no globo pálido (setas).[23]

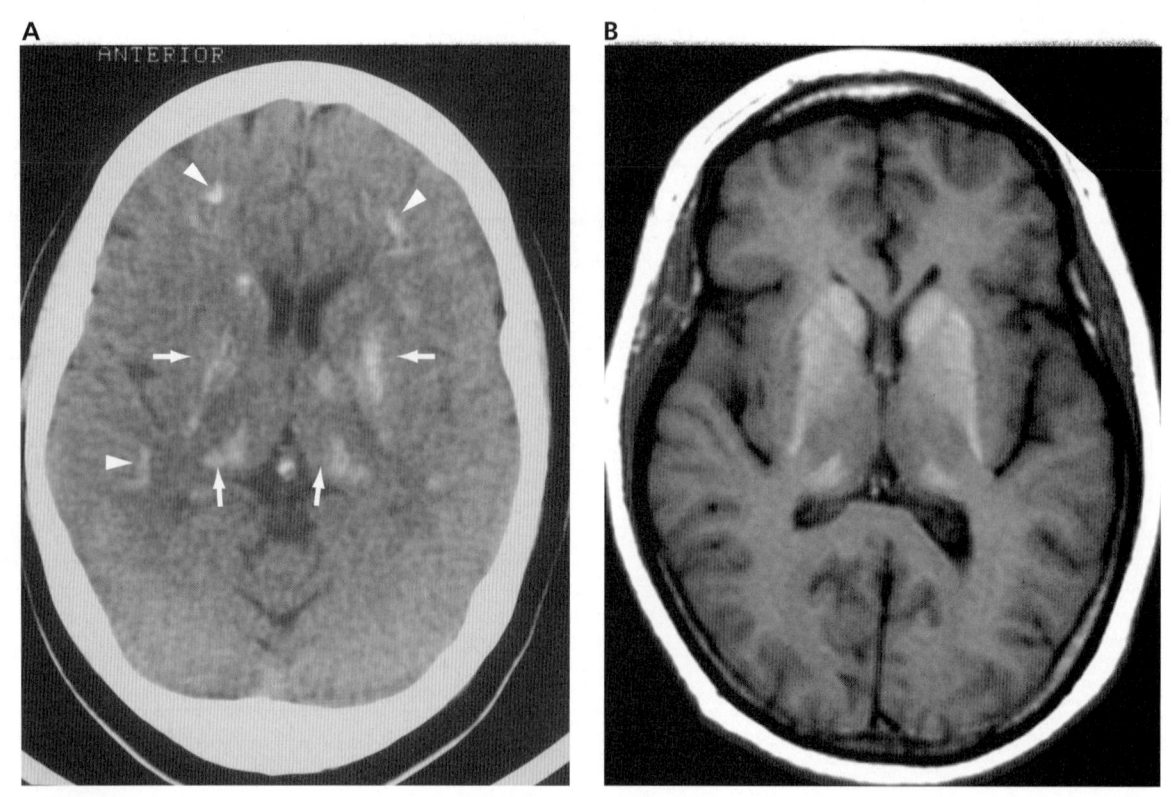

Fig. 7.11-4
Calcificação (hipoparatireoidismo). (A) Exame de TC não intensificado mostra calcificação extensa nos núcleos basais (setas) e substância branca subcortical (pontas de seta) bilateralmente. (B) Imagem de RM ponderada em T1 mostra intensidade aumentada de sinal nos núcleos basais.[23]

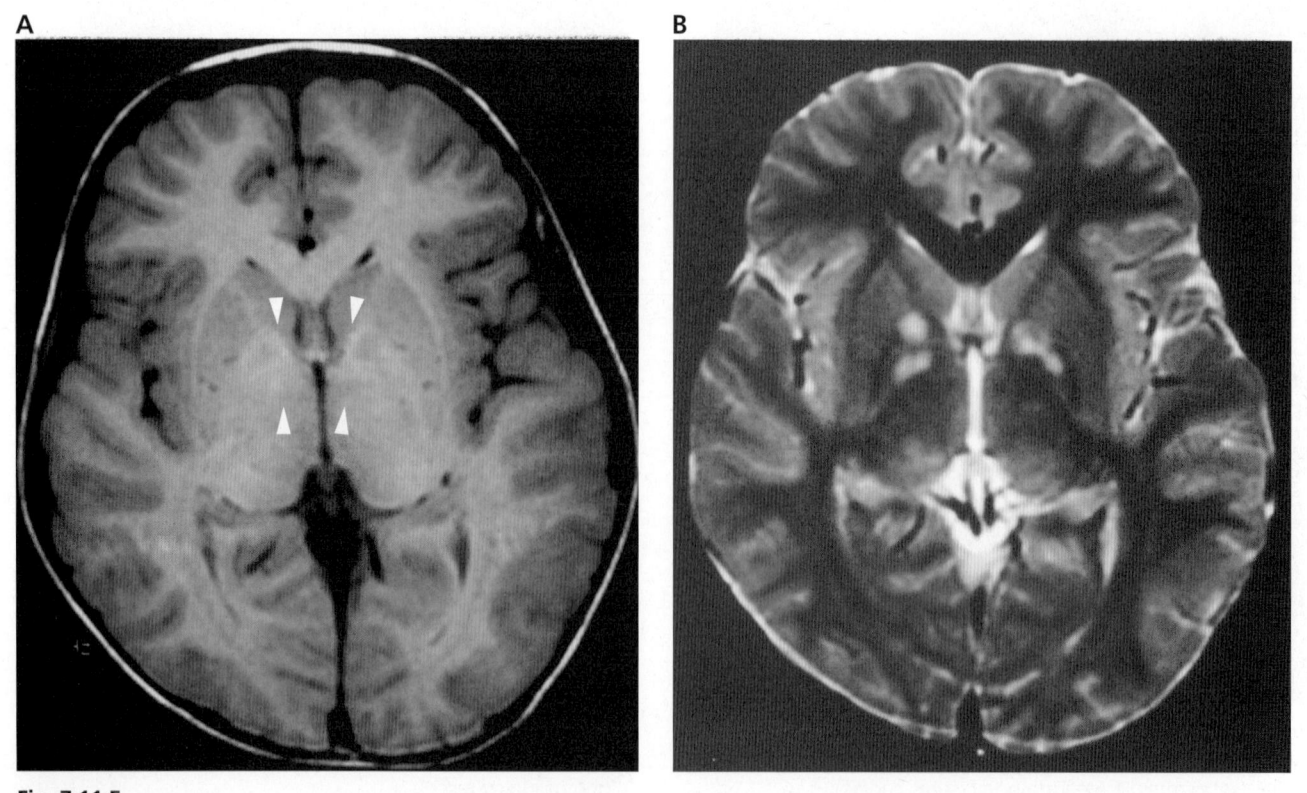

Fig. 7.11-5
Neurofibromatose. (A) Imagem ponderada em T1 mostra hiperintensidade comprometendo o globo pálido e cápsula interna (pontas de seta) bilateralmente. (B) Na imagem correspondente ponderada em T2, há pequenos focos nodulares de intensidade aumentada no globo pálido e cápsula interna bilateralmente, mas a extensão e a morfologia da anormalidade do sinal diferem daquelas na imagem ponderada em T1.[23]

Condição	Comentários
Insuficiência hepática crônica (Fig. 7.11-7)	Degeneração hepatocerebral adquirida é uma síndrome neurológica irreversível que ocorre em pacientes que têm doença hepática crônica e um *shunt* portocaval. Há hiperintensidade simétrica do globo pálido que mostra ausência de realce e não está presente em imagens ponderadas em T2 ou TC.
Hiperglicemia diabética (Fig. 7.11-8)	Hiperintensidade do putame e/ou núcleo caudado em imagens ponderadas em T1 sem nenhuma alteração significativa do sinal de T2, efeito de massa ou intensificação de contraste. Coreia-balismo agudo com hiperglicemia usualmente tem uma evolução clínica benigna, embora alguns pacientes possam ter sintomas persistentes ou recorrentes.
Encefalite japonesa (Fig. 7.11-9)	Epidêmica em toda a Ásia durante a estação chuvosa, o achado de RM característico são lesões hemorrágicas bilaterais nos tálamos e núcleos basais que podem produzir hiperintensidade em imagens ponderadas em T1.

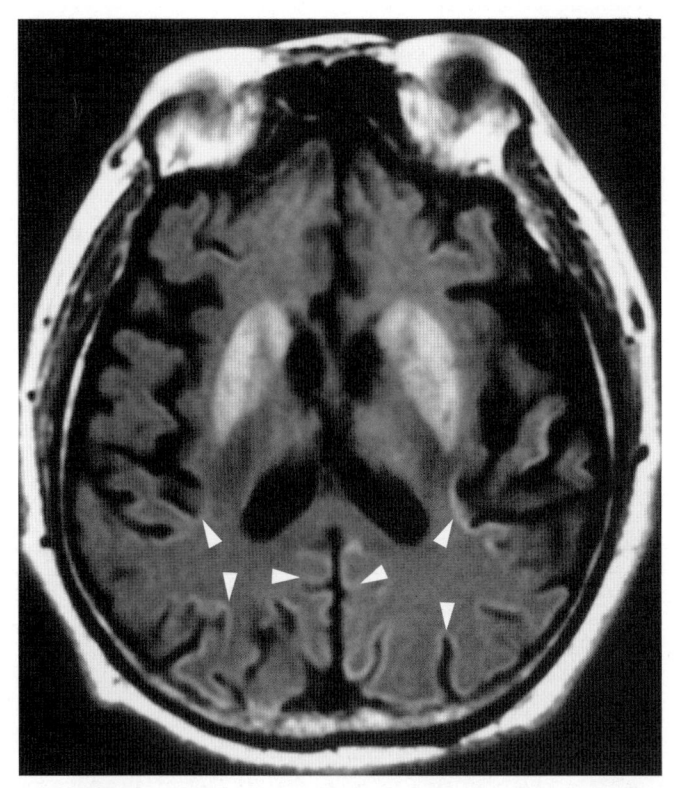

Fig. 7.11-6
Encefalopatia isquêmica hipóxica. Focos hiperintensos nos núcleos basais bilateralmente e hiperintensidade laminar ao longo do córtex cerebral (setas) que é mais proeminente na região parieto-occipital.[23]

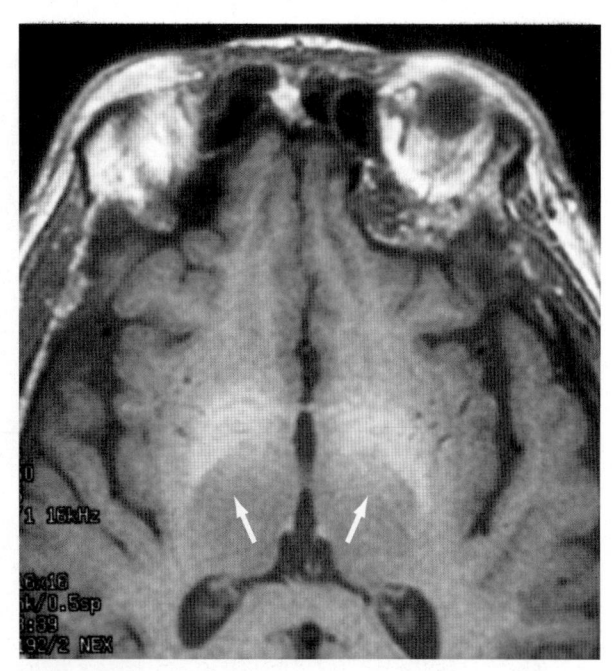

Fig. 7.11-7
Insuficiência hepática crônica. Intensidade aumentada de sinal no globo pálido (setas).[23]

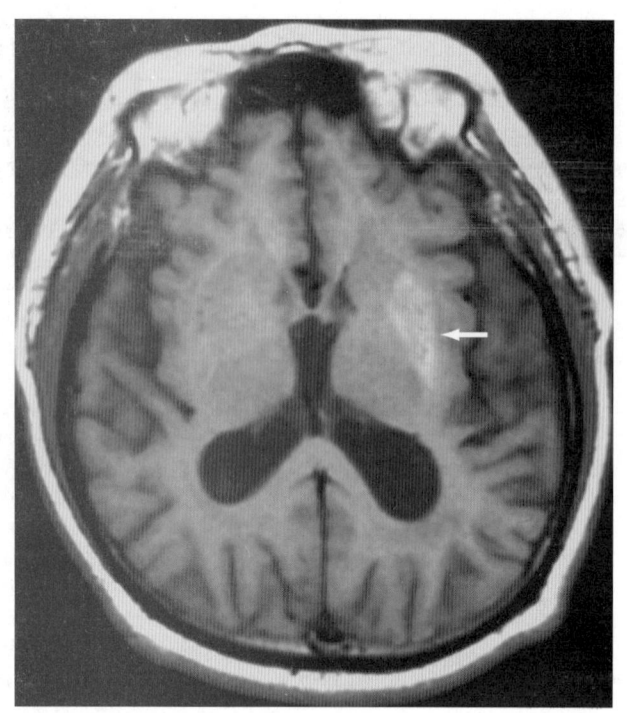

Fig. 7.11-8
Hiperglicemia diabética. Intensidade aumentada de sinal no putame esquerdo (seta). O paciente teve um início abrupto de movimentos involuntários envolvendo os membros direitos.[23]

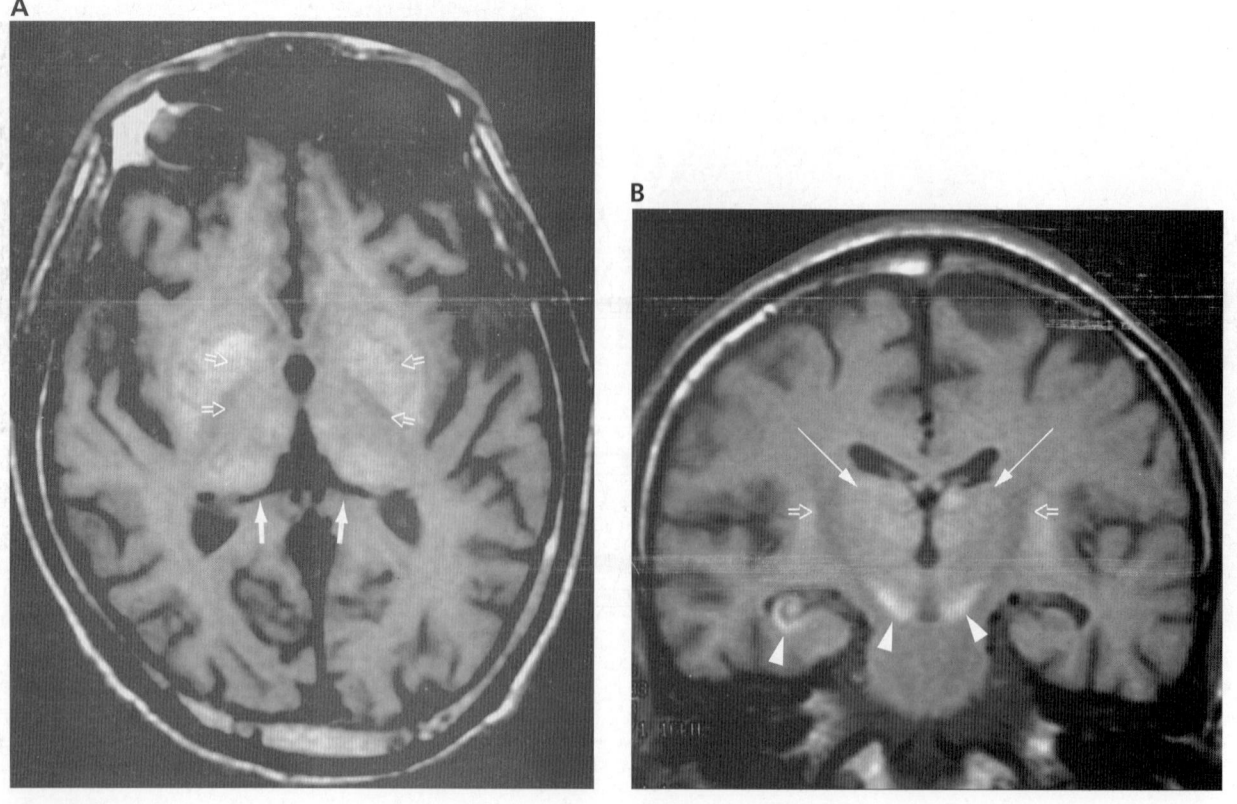

Fig. 7.11-9
Encefalite japonesa. (A) Imagem axial ponderada em T1 mostra intensidade aumentada de sinal sugestiva de hemorragia subaguda no tálamo (setas sólidas) e corpo estriado (setas abertas) bilateralmente. (B) Em uma imagem coronal ponderada em T1, há intensidade aumentada de sinal no corpo estriado (setas abertas), tálamo (setas curtas), e pedúnculo cerebral (setas longas) bilateralmente, bem como no hipocampo direito (ponta de seta).[23]

7.12 ■ Massas Cerebelares em Tomografia Computadorizada

Condição	Achados de Imagem	Comentários
Astrocitoma (Fig. 7.12-1)	Massa cística ou sólida hipodensa. Intensificação variável de contraste (astrocitomas císticos podem exibir uma orla contrastada de tecido rodeando a circunferência do cisto ou um nódulo mural localizado contrastado ao longo de margens do cisto não contrastadas).	Ocorre mais comumente em crianças (primeiro ou segundo tumor mais frequente da fossa posterior) do que em adultos. Afeta os hemisférios cerebelares mais comumente do que o verme, tonsilas ou tronco cerebral. Aproximadamente 20% dos tumores calcificam. Astrocitomas malignos mostram edema e necrose além de intensificação após a administração de material de contraste.
Meduloblastoma (Fig. 7.12-2)	Massa mediana esférica nitidamente marginada que é hiperdensa e mostra intensificação de contraste uniforme e intensa.	Tumor embrionário que consiste em células primitivas e pouco diferenciadas que se originam imediatamente acima do quarto ventrículo e migram durante a gestação para a superfície do cerebelo. Um dos dois tumores mais comuns da fossa posterior em crianças. Pode ocorrer nos hemisférios cerebelares em pacientes mais velhos. Metastatiza ao longo das vias do líquido cerebroespinhal em aproximadamente 10% dos casos (intensificação anormal de contraste ou espessamento irregular do revestimento dos espaços subaracnóideos).
Ependimoma	Massa mediana isodensa ou levemente hiperdensa. Diferentemente dos meduloblastomas, os ependimomas são frequentemente inomogêneos com áreas císticas ou hemorrágicas e calcificam frequentemente. As margens tumorais são muitas vezes irregulares e mal definidas, e o padrão de intensificação usualmente é menos homogêneo e intenso do que no meduloblastoma.	Tumor do quarto ventrículo que é mais comum em crianças que em adultos. Um achado característico é um fino halo bem definido de baixa atenuação que representa o quarto ventrículo distendido e usualmente apagado rodeando o tumor. A lesão frequentemente se estende pelos forames de Luschka para o ângulo pontocerebelar ou pelo forame de Magendie para a cisterna magna e tipicamente causa hidrocefalia.

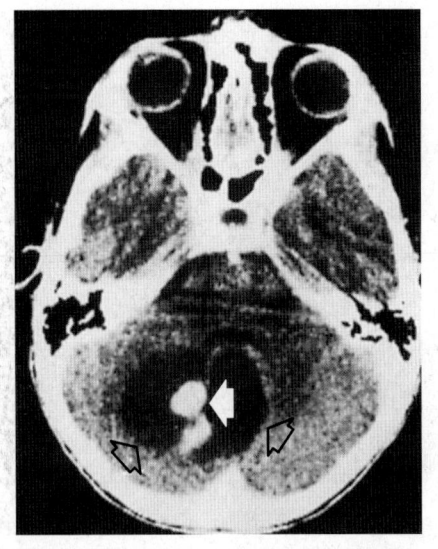

Fig. 7.12-1
Astrocitoma cístico. A lesão cística da fossa posterior (setas abertas) contém uma área nodular central de intensificação (seta sólida).

7 ■ PADRÕES CRANIANOS

Condição	Achados de Imagem	Comentários
Hemangioblastoma (Fig. 7.12-3)	Mais comumente uma massa hemisférica cística, tipicamente com um ou mais pequenos nódulos murais intensamente realçados. Pode aparecer como massa sólida. Calcificação é extremamente rara.	Tumor relativamente incomum da fossa posterior e medula espinal que usualmente é visto em adultos. Os hemangioblastomas tendem a ser menores do que os astrocitomas hemisféricos e quase nunca calcificam. Coloração tumoral intensa característica em angiografia (mais sensível e específica do que TC para este tipo de tumor).

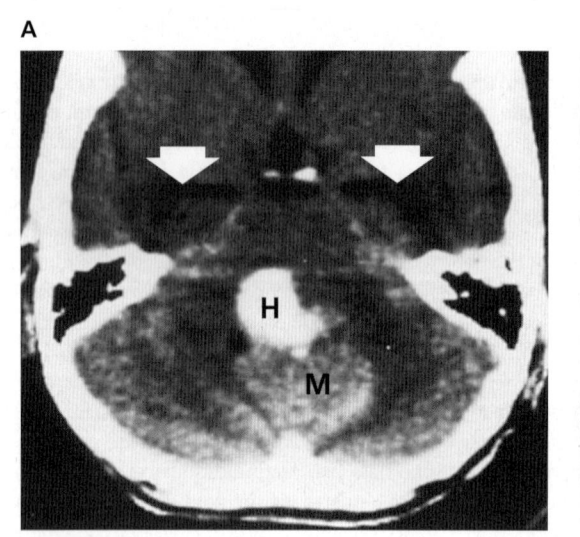

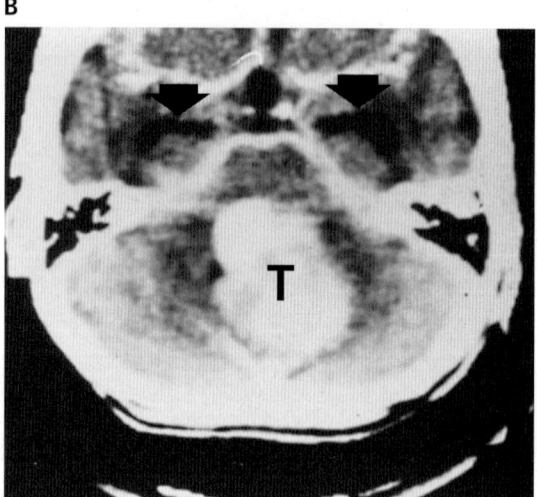

Fig. 7.12-2
Meduloblastoma. (A) Tomografia não contrastada em uma menina de oito anos mostra o tumor como uma massa mista de alta (H) e média densidades (M) na fossa posterior. (B) Depois da injeção intravenosa de material de contraste, houve marcado contraste do tumor (T). As setas apontam os cornos temporais dilatados representando hidrocefalia.

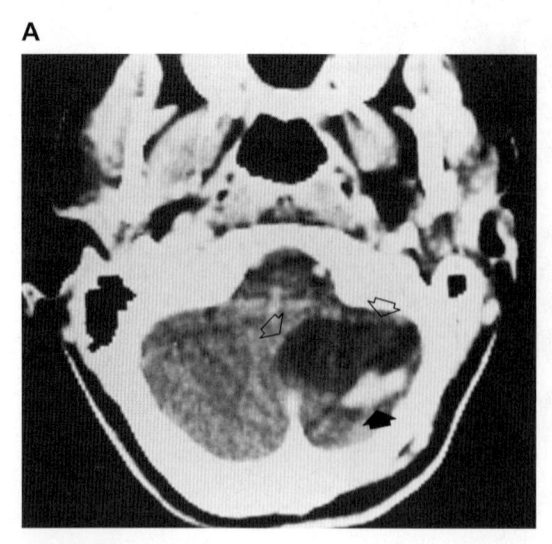

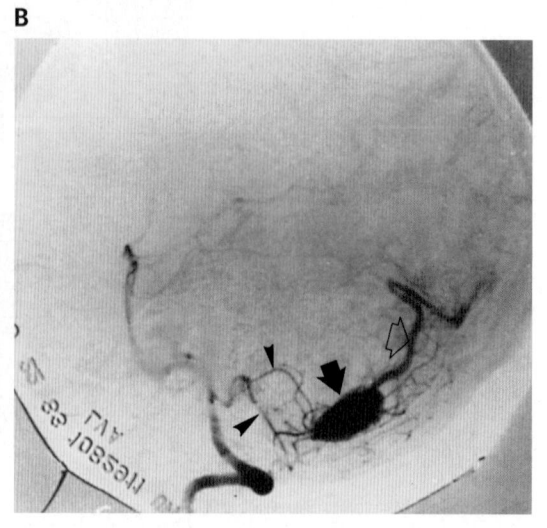

Fig. 7.12-3
Hemangioblastoma na doença de von Hippel-Lindau. (A) TC mostra uma lesão cística (setas abertas) com um nódulo intensificado (seta sólida) no hemisfério cerebelar esquerdo. (B) Arteriograma vertebral mostra o nódulo vascular (seta sólida) do tumor com múltiplas artérias alimentadoras (pontas de seta pretas) e uma grande veia drenante (seta aberta).

7.12 ■ MASSAS CEREBELARES EM TOMOGRAFIA COMPUTADORIZADA

Condição	Achados de Imagem	Comentários
Sarcoma cerebelar (meduloblastoma lateral) (Fig. 7.12-4)	Grande massa sólida, lobulada, que é hiperdensa e heterogênea.	Provavelmente representa uma variedade de meduloblastoma periférico desmoplásico que nunca é calcificado ou predominantemente cístico (como pode ser um meduloblastoma central).
Metástase (Fig. 7.12-5)	Vários aspectos (nódulos contrastando densamente rodeados por edema; grande massa inomogênea que se contrasta pouco; contraste anular em tumores com necrose central).	Mais comum tumor cerebelar de pacientes mais velhos. Geralmente há uma história de um tumor extracerebral e evidência de outras metástases cerebrais.

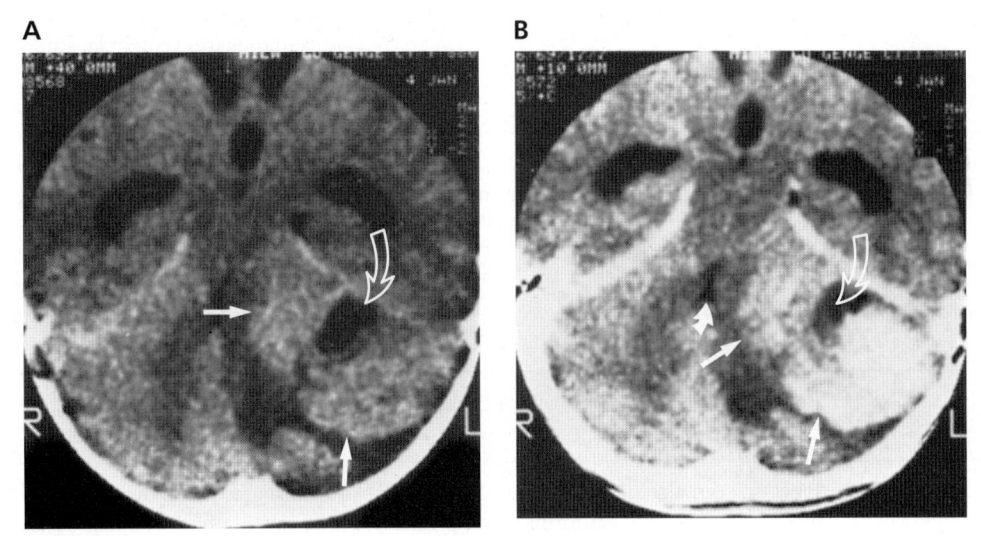

Fig. 7.12-4
Sarcoma cerebelar. (A) Tomografia sem contraste mostra tumor denso (setas retas) no hemisfério cerebelar esquerdo. Observar a região cística (seta curva aberta) dentro dele. (B) Depois da infusão de contraste intravenoso, o tumor é notavelmente intensificado (setas retas finas). O quarto ventrículo é severamente desviado da esquerda para a direita (pequena seta curva cheia), causando hidrocefalia não comunicante.[1]

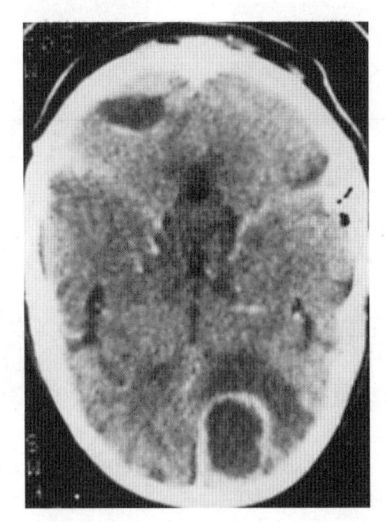

Fig. 7.12-5
Metástase. Lesão contrastada em forma de anel com edema circundante.

Condição	Achados de Imagem	Comentários
Linfoma	Massa sólida, hiperdensa, contrastando-se densamente, que é localizada perto do quarto ventrículo ou superfície cerebelar e é usualmente associada a pouco ou nenhum edema.	Muitas vezes multicêntrica com infiltração para dentro do tecido adjacente e através da linha mediana (nenhum respeito pelos limites anatômicos normais). As margens tumorais invariavelmente são mal definidas e irregulares, provavelmente por causa do padrão característico de infiltração perivascular e vascular das células tumorais.
Epidermoide	Massa nitidamente marginada, aproximadamente homogênea, que pode ter uma atenuação extremamente baixa em razão de um alto conteúdo de gordura.	Resultado da inclusão de elementos da camada germinal ectodérmica no tubo neural durante o seu fechamento entre a terceira e a quinta semanas de gestação. Mais comumente ocorre no ângulo pontocerebelar e região suprasselar, embora possa se desenvolver no quarto ventrículo. Ruptura para dentro do sistema ventricular pode produzir um nível gordura–líquido cerebroespinhal característico.
Papiloma do plexo corióideo	Massa intraventricular homogênea isodensa ou hiperdensa com margens lisas, bem definidas, frequentemente lobuladas. Intenso realce homogêneo de contraste.	Mais comumente ocorre na primeira década de vida, geralmente na lactância. Tipicamente se desenvolve nos ventrículos laterais, embora o quarto ventrículo possa ser comprometido. No carcinoma do plexo corióideo, há zonas de baixa atenuação no cérebro adjacente (representando edema ou invasão tumoral) e hidrocefalia maciça.
Infarto (Fig. 7.12-6)	Região bem definida com baixa atenuação em um hemisfério cerebelar.	Intensificação de contraste em um infarto subagudo pode simular um tumor cerebelar.
Hemorragia (Fig. 7.12-7)	Processo com alta atenuação que pode parecer redondo ou irregular em forma e comprimir o quarto ventrículo, causando hidrocefalia.	Hemorragia dentro das cisternas usualmente produz uma camada fina de tecido de alta densidade adjacente ao tentório ou na cisterna pontina.

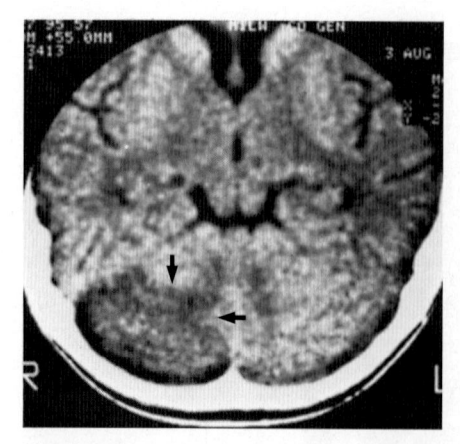

Fig. 7.12-6
Infarto cerebelar direito. O processo com baixa atenuação (setas) possui margens bem definidas compatíveis com infarto crônico.[1]

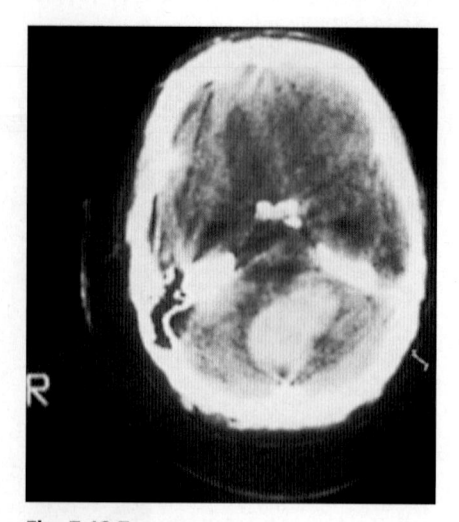

Fig. 7.12-7
Hemorragia cerebelar. Há massa bem circunscrita com alta atenuação.

Condição	Achados de Imagem	Comentários
Malformação arteriovenosa (Fig. 7.12-8)	Estruturas grandes, tortuosas, com alta atenuação (representando vasos dilatados serpiginosos) que são vistas após intensificação de contraste.	A malformação arteriovenosa não rota pode parecer normal ou apenas sutilmente anormal em estudos de TC sem intensificação, uma vez que os vasos anormais usualmente são apenas ligeiramente hiperdensos em relação ao cérebro e por essa razão difíceis de identificar. Em alguns casos, calcificação na malformação ou um cisto de baixa densidade ou tecido cerebral danificado de uma hemorragia prévia sugere a presença de uma malformação.
Abscesso	Vários padrões.	Piogênico; tuberculoso; fúngico; parasitário.

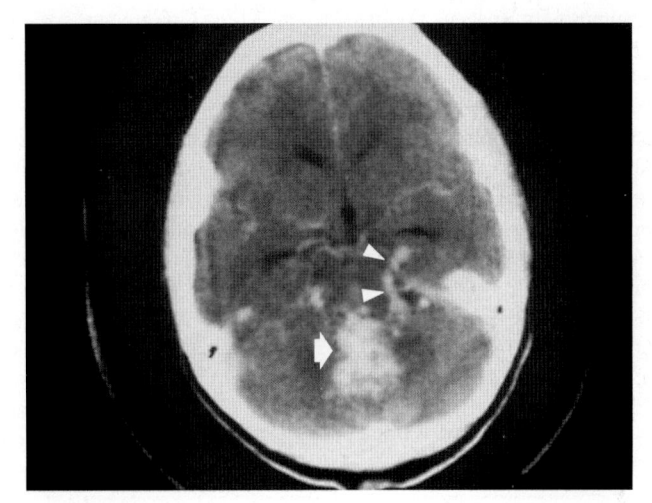

Fig. 7.12-8
Malformação arteriovenosa. Massa irregular de atenuação aumentada no verme (seta). Observar a veia dilatada (pontas de seta) drenando a lesão.

7.13 ■ Massas Cerebelares em Imagem de Ressonância Magnética

Condição	Achados de Imagem	Comentários
Astrocitoma (Fig. 7.13-1)	Hipointenso em imagens ponderadas em T1. Intensidade aumentada de sinal em imagens ponderadas em T2.	Mais de 50% destes tumores são císticos com margens lisas e uma aparência relativamente homogênea.
Meduloblastoma (Fig. 7.13-2)	Hipointenso em imagens ponderadas em T1. Intensidade aumentada de sinal em imagens ponderadas em T2.	Necrose, hemorragia e cavitação são comuns e podem produzir uma aparência heterogênea (embora em menor grau do que com ependimoma). Agregação densa das células com relativamente pouca água extracelular pode fazer o tumor aparecer apenas brandamente hiperintenso em relação a imagens ponderadas em T2.
Ependimoma (Fig. 7.13-3)	Hipointenso em imagens ponderadas em T1. Intensidade aumentada de sinal em imagens ponderadas em T2.	Tipicamente aparência heterogênea por causa da frequente calcificação e áreas necróticas.
Hemangioblastoma (Figs. 7.13-4 e 7.13-5)	Porção cística é hipointensa em imagens ponderadas em T1. Os nódulos de tumor sólido são isointensos à substância cinzenta ou de intensidade ligeiramente mais baixa. Intensidade de sinal aumentada generalizada em imagens ponderadas em T2.	Aparência clássica em RM é a de uma massa cística com um nódulo que se intensifica brilhantemente. O tumor hipervascular frequentemente mostra áreas de vazio de sinal, representando vasos tumorais aumentados na massa ou na sua periferia.
Metástase (Fig. 7.13-6)	Hipointenso em imagens ponderadas em T1. Intensidade aumentada de sinal em imagens ponderadas em T2.	RM com contraste é a técnica mais sensível para a avaliação de metástase na fossa posterior. Tumores hemorrágicos (p. ex., melanoma, coriocarcinoma e carcinoma de pulmão, tireoide e renal) produzem vários padrões dependendo da cronicidade do sangramento.

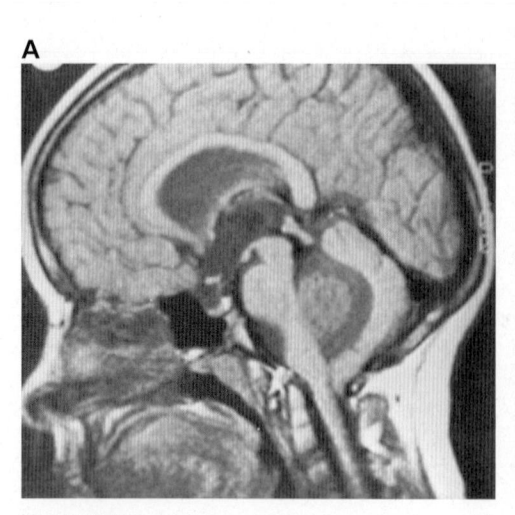

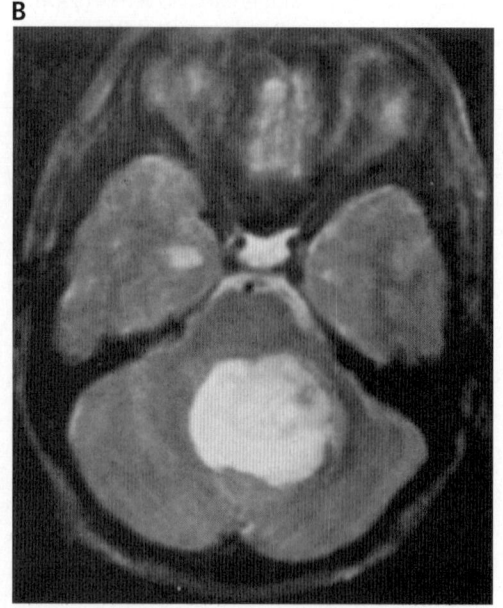

Fig. 7.13-1
Astrocitoma cístico. (A) Imagem ponderada em T1 sagital mostra um grande cisto no verme cerebelar contendo fluido que é mais intenso que o terceiro ventrículo dilatado. Há um nódulo central de intensidade diminuída em relação ao cerebelo. (B) Na imagem axial ponderada em T2, o líquido do cisto é marcadamente hiperintenso. O nódulo central tem uma intensidade de sinal um pouco menor.[24]

Condição	Achados de Imagem	Comentários
Linfoma	Massa hipointensa ou isointensa em imagens ponderadas em T1. Tipicamente sinal ligeiramente alto homogêneo em imagens ponderadas em T2.	O prolongamento brando de T2 é provavelmente relacionado com a aglomeração celular densa no tumor, deixando relativamente pouco espaço intersticial para a acumulação de água. A massa pode ser multicêntrica e exibir infiltração para dentro do tecido adjacente e através da linha mediana (nenhum respeito por limites anatômicos normais).
Epidermoide	Textura heterogênea e intensidade variável de sinal. A maioria tem sinal ligeiramente mais alto que LCE em imagens tanto ponderadas em T1 quanto para T2.	Alguns epidermoides aparecem brilhantes em imagens ponderadas em T1 em virtude do seu alto conteúdo de gordura.

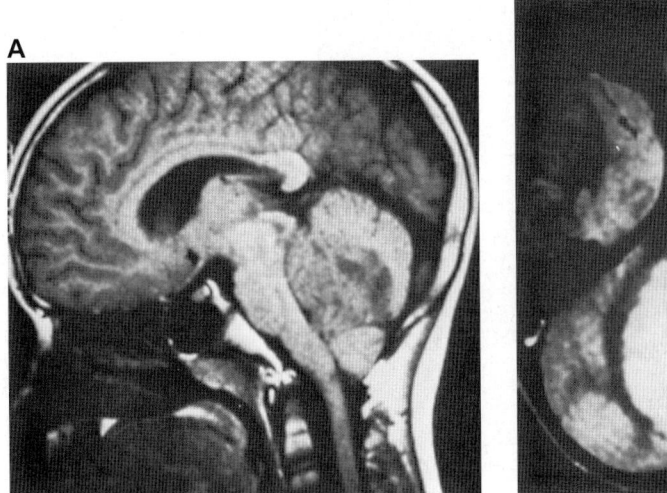

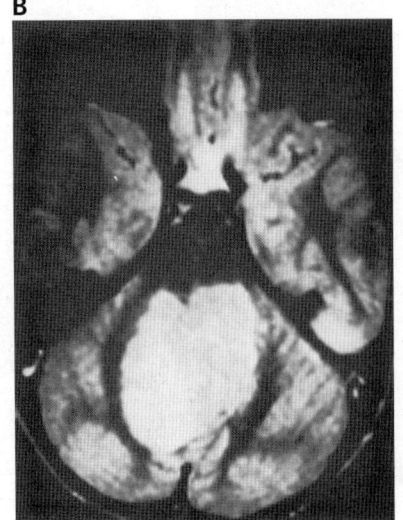

Fig. 7.13-2
Meduloblastoma cístico. (A) Imagem sagital ponderada em T1 demonstra uma lesão vermiana cerebelar mosqueada, mas predominantemente hipointensa comprimindo o teto do quarto ventrículo. (B) Imagem axial ponderada em T2 mostra que a porção sólida do tumor é hiperintensa, enquanto o componente cístico-necrótico tem uma hiperintensidade ainda mais marcada.[24]

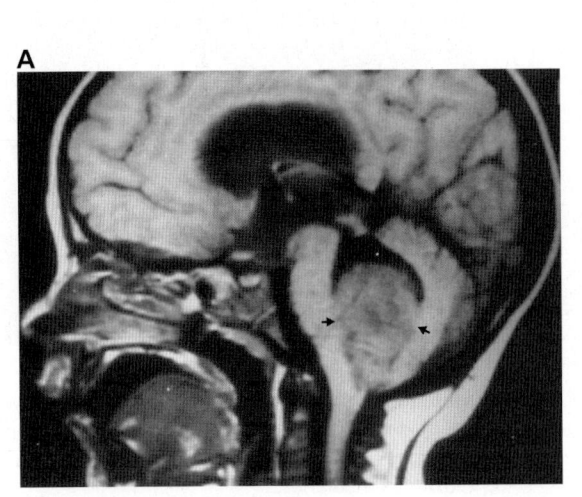

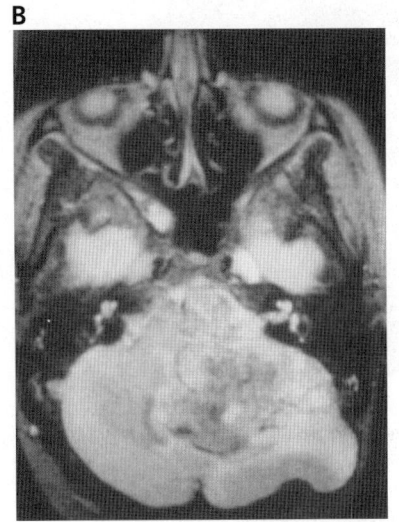

Fig. 7.13-3
Ependimoma. (A) Imagem ponderada em T1 sagital mostra uma grande massa hipointensa (setas) em um quarto ventrículo expandido. (B) Imagem ponderada em T2 axial mostra a qualidade marcadamente heterogênea da massa. Notar a extensão do edema peritumoral para dentro do hemisfério cerebelar adjacente.

Condição	Achados de Imagem	Comentários
Infarto (Figs. 7.13-7 e 7.13-8)	Lesão bem definida que é hipointensa em imagens ponderadas em T1 e hiperintensa em imagens ponderadas em T2. Infartos antigos podem ter um padrão mais complexo de sinal que é relacionado tanto com os componentes hemorrágicos e com a evolução de infarto, os últimos resultando em áreas de encefalomalacia microcística e macrocística e gliose.	Comprometimento ao mesmo tempo do córtex e uma quantidade variável de tecido subcortical em um território vascular definido. Intensificação de contraste em um infarto subagudo pode simular o aspecto de um tumor cerebelar.

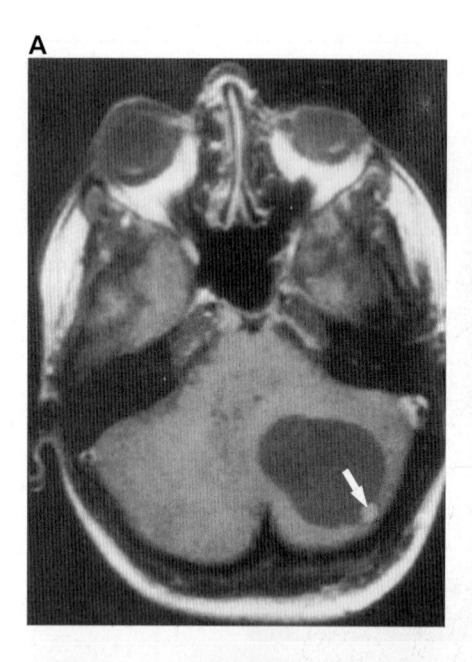

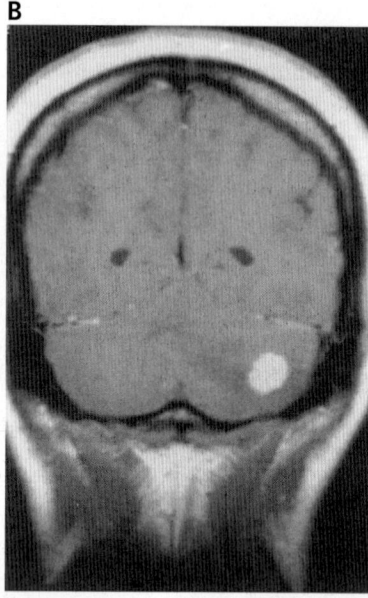

Fig. 7.13-4
Hemangioblastoma. (A) Imagem axial ponderada em T1 pós-contraste mostra uma lesão cerebelar esquerda predominantemente cística com um pequeno nódulo (seta) de intensificação. (B) Em outro paciente, um estudo coronal mostra um hemangioblastoma sólido e contrastado no cerebelo esquerdo.[6]

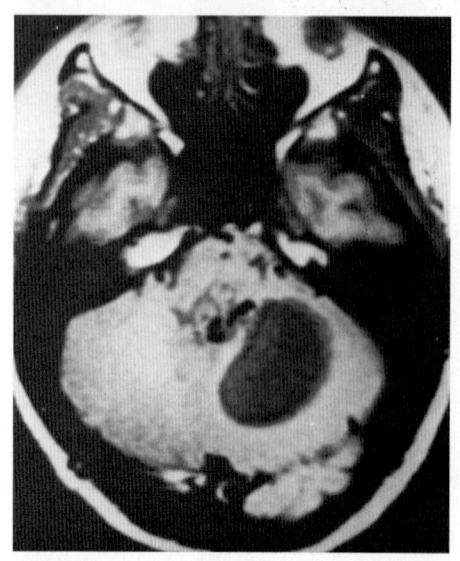

Fig. 7.13-5
Hemangioblastoma cístico. Estudo axial ponderado em T1 demonstra uma grande massa cística dentro do hemisfério cerebelar esquerdo. O cisto é acentuadamente hipointenso e bem marginado e tem um componente nodular ao longo do seu aspecto medial. Observar a aparência virtualmente patognomônica de grandes artérias alimentando o componente sólido desta lesão cística.[24]

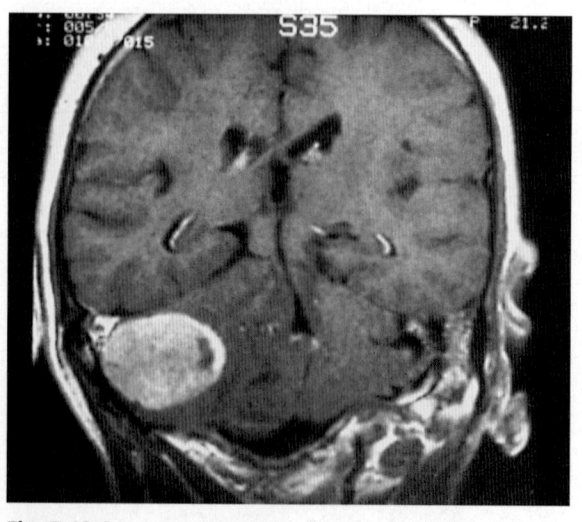

Fig. 7.13-6
Metástase. Escaneamento de RM coronal após administração de gadolínio mostra uma lesão cerebelar direita contrastada com um pronunciado efeito de massa sobre as estruturas medianas.

Condição	Achados de Imagem	Comentários
Hemorragia (Fig. 7.13-9)	Padrão variável de intensidade de sinal dependendo da cronicidade do processo.	A lesão pode mostrar-se redonda ou irregular em forma e pode comprimir o quarto ventrículo causando hidrocefalia.
Malformação arteriovenosa	Aglomerado de vazios de fluxo serpiginosos (representando fluxo sanguíneo rápido) e áreas de sinal alto (fluxo lento nas veias drenantes).	O uso de técnicas de *flip-angle* parcial pode distinguir hemossiderina ou calcificação associada à lesão a partir de vasos contendo sangue em fluxo rápido.
Abscesso	Massa hipointensa com uma cápsula isointensa circundada por edema de sinal baixo em imagens ponderadas em T1. Massa hiperintensa rodeada por uma cápsula hipointensa e edema de sinal alto em imagens ponderadas em T2.	Piogênico; tuberculoso; fúngico; parasítico.

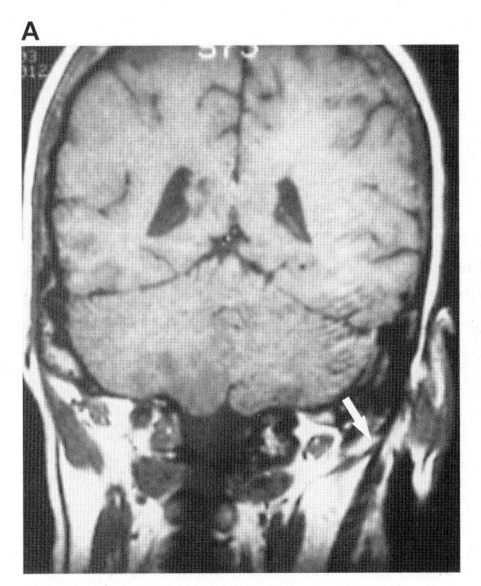

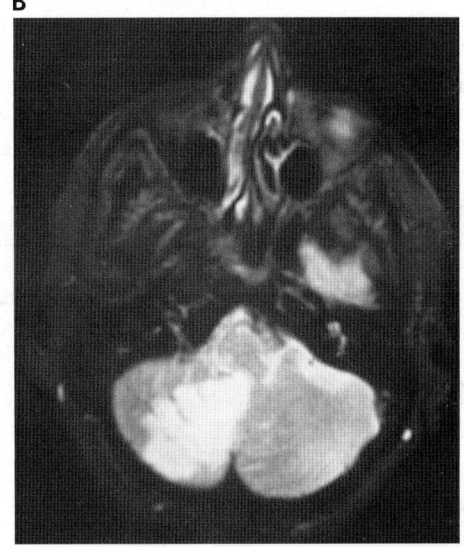

Fig. 7.13-7
Infarto no território da artéria cerebelar inferior posterior direita. A lesão bem definida é hipointensa na imagem coronal ponderada em T1 (A) e hiperintensa no escaneamento axial ponderado em T2 (B).

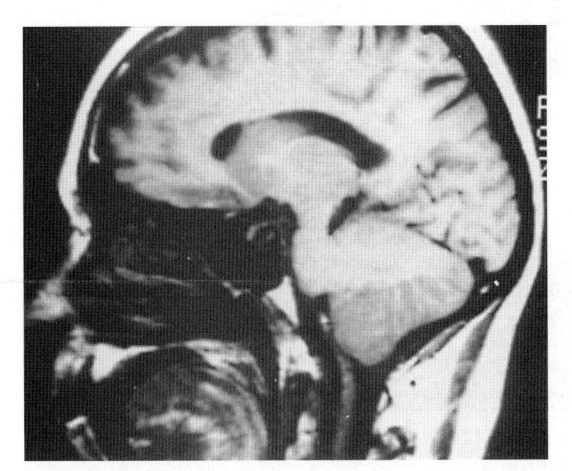

Fig. 7.13-8
Infarto no território da artéria cerebelar inferior posterior esquerda. Imagem parassagital ponderada em T1 mostra hipointensidade da metade inteira do hemisfério cerebelar nesse lado.

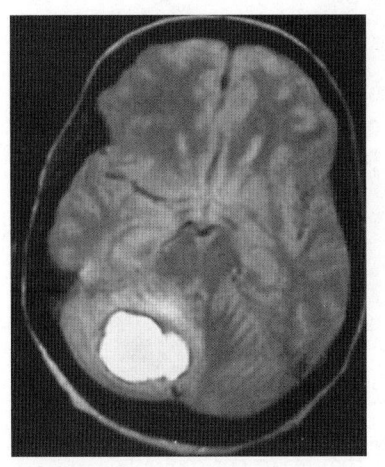

Fig. 7.13-9
Hemorragia em resolução. A massa cerebelar direita consiste em metemoglobina hiperintensa rodeada por uma orla fina, hipointensa, de hemossiderina.

7.14 ■ Massas no Ângulo Pontocerebelar em Tomografia Computadorizada

Condição	Achados de Imagem	Comentários
Neuroma acústico (Figs. 7.14-1 a 7.14-3)	Tumor bem definido, contrastando uniformemente, com margens lisas, arredondadas. Tipicamente há aumento e erosão do meato acústico interno. Pode conter áreas císticas de baixa atenuação e simular um epidermoide. Neuromas acústicos bilaterais sugerem neurofibromatose.	Representa aproximadamente 10% dos tumores intracranianos e se responsabiliza pela maioria das massas no ângulo pontocerebelar. Pequenos tumores intracanaliculares limitados ao canal auditivo interno podem causar alterações ósseas ou achados clínicos sugerindo um neuroma acústico na ausência de evidência em TC de uma massa individualizada. Nesses casos (se RM não for disponível), é necessária repetição da TC depois da administração intratecal de material de contraste (metrizamida ou ar).
Meningioma (Fig. 7.14-4)	Massa hiperdensa em exames sem contraste que mostra intensificação densa depois da injeção intravenosa de material de contraste. Diferentemente dos neuromas acústicos, os meningiomas comumente mostram calcificação e alterações císticas. Tipicamente, eles são maiores e têm base mais larga ao longo do osso petroso do que os neuromas.	Segunda massa mais comum no ângulo pontocerebelar. Usualmente centrado acima ou abaixo do meato acústico interno e infrequentemente associado a alargamento do canal auditivo interno (ou perda auditiva).
Epidermoide (Fig. 7.14-5)	Massa de baixa densidade em escaneamentos tanto pré quanto pós-contraste (embora tenham sido descritas lesões ocasionais de alta densidade e intensificando contraste). Infrequentemente tem uma margem calcificada.	A mais comum localização deste tumor que contém gordura. Uma vez que o tumor não tende a estirar ou distorcer o tronco cerebral ou nervos cranianos, mas a circundá-los, um neoplasma extenso pode estar presente antes que ocorram sintomas.

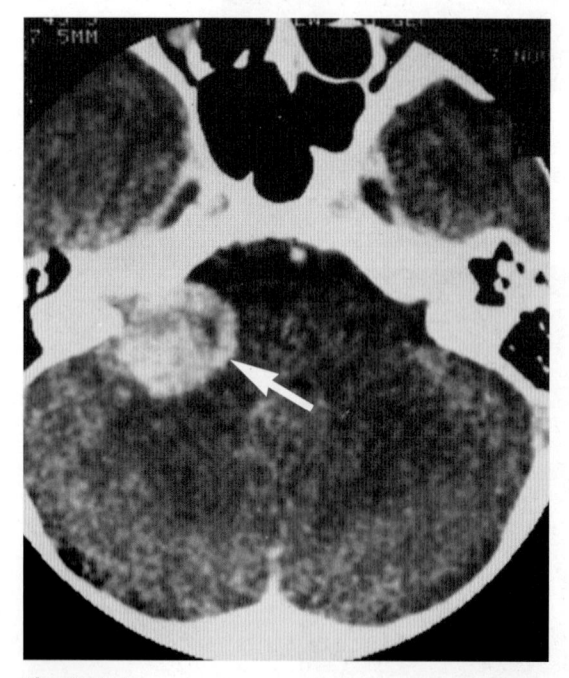

Fig. 7.14-1
Neuroma acústico. Massa com realce por contraste (seta) no canal auditivo interno direito e cisterna do ângulo pontocerebelar.[1]

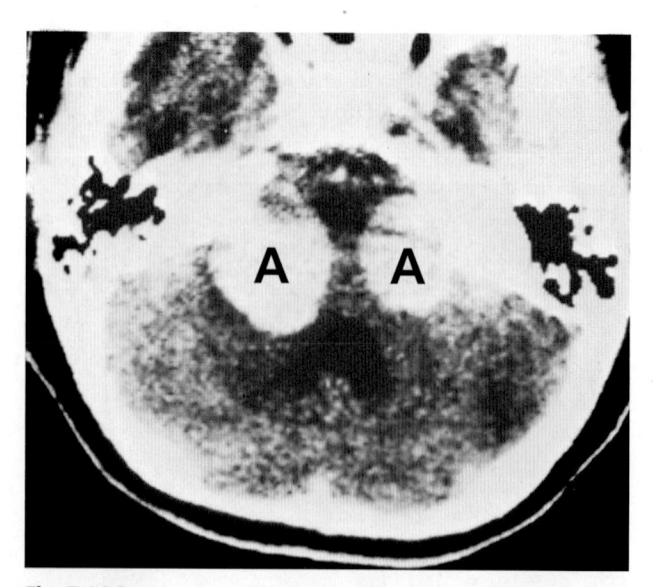

Fig. 7.14-2
Neurofibromatose. Neuromas acústicos bilaterais (A) em uma menina com perda auditiva neurossensorial bilateral progressiva.

7.14 ■ MASSAS NO ÂNGULO PONTOCEREBELAR EM TOMOGRAFIA COMPUTADORIZADA

Condição	Achados de Imagem	Comentários
Metástase (Fig. 7.14-6)	Massa contrastando-se com erosão óssea (frequentemente sem margens distintas) e às vezes edema no cerebelo adjacente.	Geralmente uma história de neoplasma primário em outra localização.

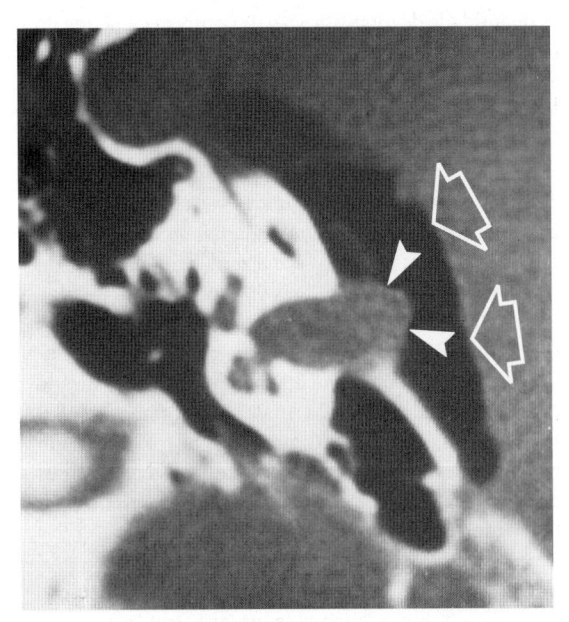

Fig. 7.14-3
Neuroma acústico intracanalicular. Ar injetado para dentro do espaço subaracnóideo mostra a cisterna do ângulo pontocerebelar (setas abertas) e delineia o pequeno tumor (pontas de seta).

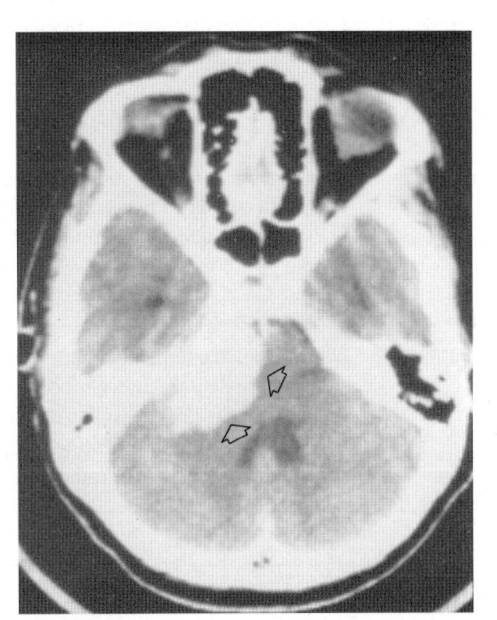

Fig. 7.14-4
Meningioma. Lesão que contrasta densamente (setas) que é mais largamente com base ao longo do osso petroso do que um neuroma acústico típico.

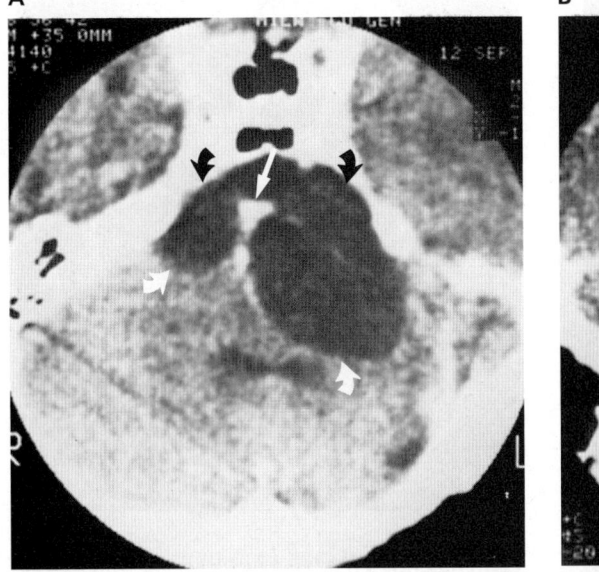

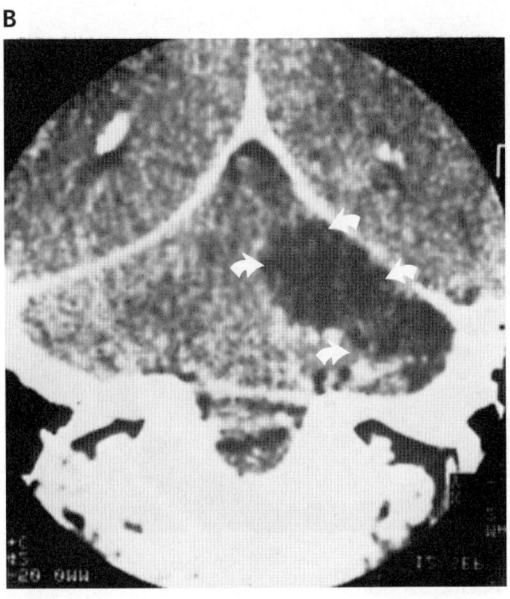

Fig. 7.14-5
Epidermoide. Massa de baixa densidade, de forma irregular (setas curvas), na frente da artéria basilar (seta) e tronco cerebral em imagens (A) axial e (B) coronal.[1]

Condição	Achados de Imagem	Comentários
Cisto aracnóideo (Fig. 7.14-7)	Estrutura cística com uma densidade igual à do líquido cerebroespinhal. Com cisternografia de contraste positivo, há intensificação das cisternas adjacentes sem intensificação do cisto (algum contraste intratecal eventualmente penetra no cisto).	Tipicamente desvia estruturas adjacentes do tronco cerebral e cerebelares em grau muito maior do que um tumor epidermoide cístico. Cistos aracnóideos não calcificam, diferentemente dos epidermoides.
Aneurisma de artéria basilar ou vertebral (Fig. 7.14-8)	Usualmente tem densidade maior que a cerebral em escaneamentos pré-contraste.	A quantidade de intensificação de contraste depende do grau de trombose luminal. Um aspecto característico são círculos concêntricos ou excêntricos representando a luz intensificada, o trombo menos denso e a parede densa do aneurisma.
Ectasia arterial	Estrutura curvilínea realçada homogeneamente por contraste que pode simular um tumor do ângulo pontocerebelar.	Alongamento e ectasia da artéria vertebral, basilar ou cerebelar inferior. Arteriografia digital ou convencional ou TC dinâmica pode mostrar a verdadeira natureza do processo.
Tumor do glomo jugular (Fig. 7.14-9)	Massa lobulada, uniformemente densa, e intensificando-se densamente. Embora a massa altamente vascular possa simular outras lesões extra-axiais contrastando-se neste local, erosão associada do forame jugular usualmente permite o diagnóstico.	O tumor se origina na orelha média e produz uma massa polipoide azul ou vermelha, que pode ser visualizada otoscopicamente, ou uma massa no forame jugular. Embora a maioria destes tumores seja histologicamente benigna, eles podem ser localmente invasivos e causar erosão óssea irregular e pouco definida sugerindo malignidade.
Extensão de tumor adjacente	Vários padrões.	Pode ser secundária a glioma do tronco cerebral ou cerebelar, cordoma, adenoma da hipófise, craniofaringioma, tumor do quarto ventrículo, papiloma do plexo corióideo, ou neuroma de um dos quatro nervos cranianos mais inferiores.

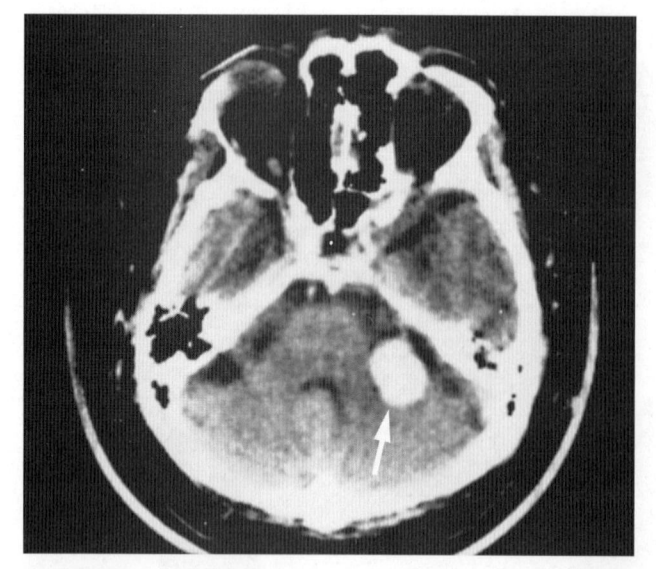

Fig. 7.14-6
Metástase ao flóculo esquerdo. Nódulo intensificando contraste (seta) desvia o tronco cerebral. Ele é distinguido de um neuroma acústico pela sua localização posterior e medial ao poro acústico.[1]

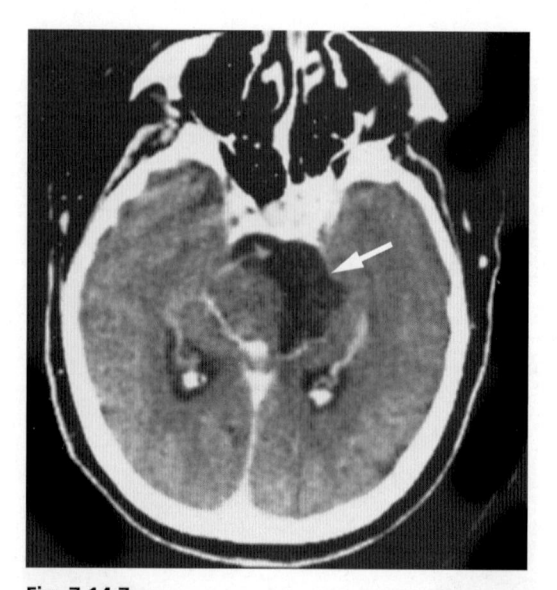

Fig. 7.14-7
Cisto aracnóideo. Massa cística ligeiramente irregular (seta) de densidade de líquido cerebroespinhal que desvia o tronco cerebral e artéria basilar para a direita.[1]

Condição	Achados de Imagem	Comentários
Flóculo normal	Nódulo ao longo da superfície lateral do cerebelo próximo do canal auditivo interno.	O flóculo é localizado posterior ao canal auditivo interno, não se intensifica tão proeminentemente quanto o neuroma acústico usual, e não é associado a alargamento do canal auditivo interno.

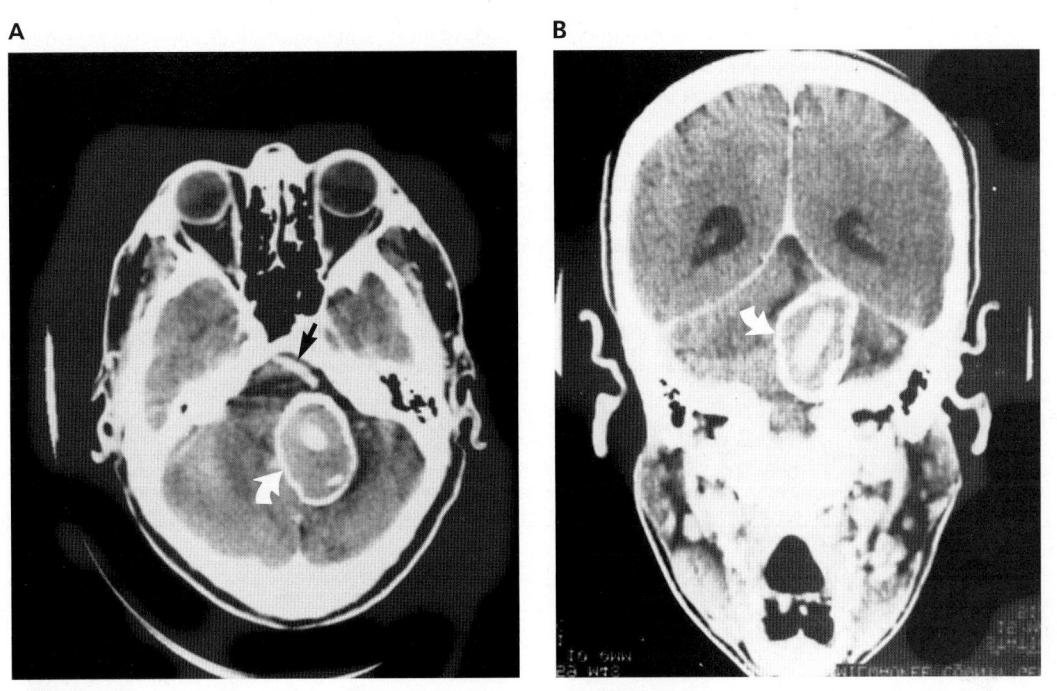

Fig. 7.14-8
Aneurisma gigante com trombo simulando meningioma. Imagens (A) axial e (B) coronal mostram a massa (seta) com anel de calcificação e alta densidade dentro dela desviando a ponte e o cerebelo. O aneurisma não se intensifica tão densamente quanto a artéria basilar (seta).[1]

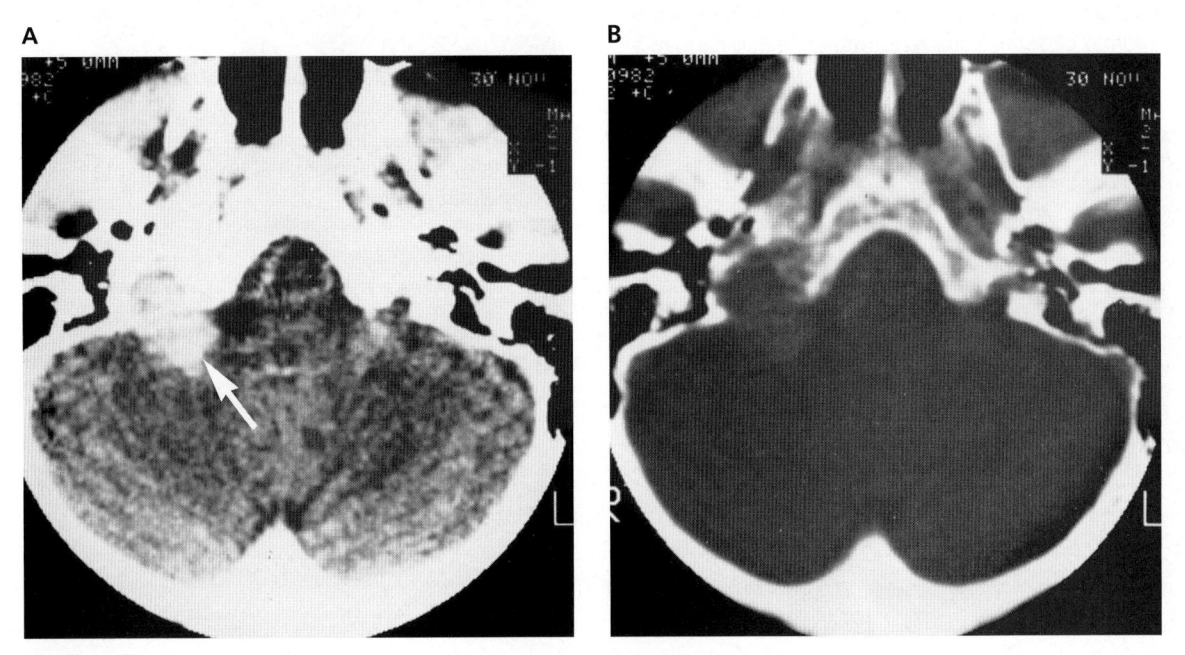

Fig. 7.14-9
Tumor de glomo jugular. Massa contrastada densamente (seta) que erodiu as margens ósseas adjacentes ao forame jugular direito.[1]

7.15 ■ Massas no Ângulo Pontocerebelar em Imagem de Ressonância Magnética

Condição	Achados de Imagem	Comentários
Neuroma acústico (Figs. 7.15-1 e 7.15-2)	Lesão isointensa ou levemente hipointensa em imagens ponderadas em T1. Sinal hiperintenso em imagens ponderadas em T2.	Intensificação proeminente de contraste permite demonstração de até mesmo pequenas massas intracanaliculares em imagens coronais ou axiais.
Meningioma (Fig. 7.15-3)	Usualmente hipointenso em relação à substância branca em imagens ponderadas em T1. Com 1,5 T, a lesão é hiperintensa à substância branca em imagens ponderadas em T2.	Intensificação de contraste proeminente e homogênea. Tipicamente maior e com base mais larga ao longo do osso petroso do que um neuroma acústico.
Epidermoide (Fig. 7.15-4)	Textura heterogênea e intensidade variável de sinal. A maioria é de sinal ligeiramente mais alto que o LCE tanto em imagens ponderadas em T1 quanto para T2.	Alguns epidermoides aparecem brilhantes em imagens ponderadas em T1.

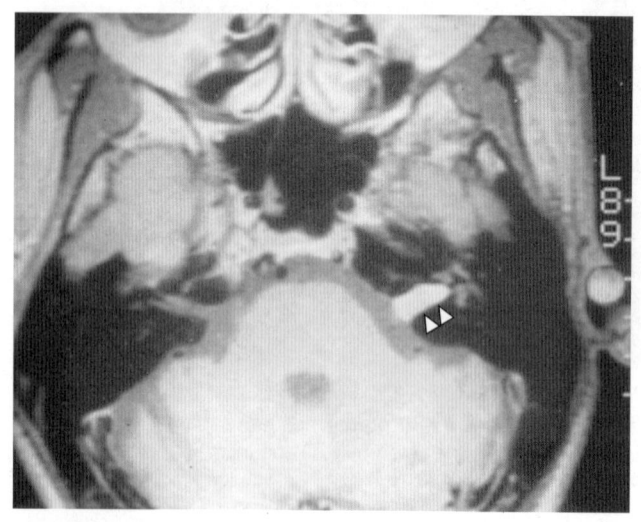

Fig. 7.15-1
Neuroma acústico. Marcada intensificação de contraste da lesão esquerda (pontas de seta). Notar as estruturas neurais normais à direita.

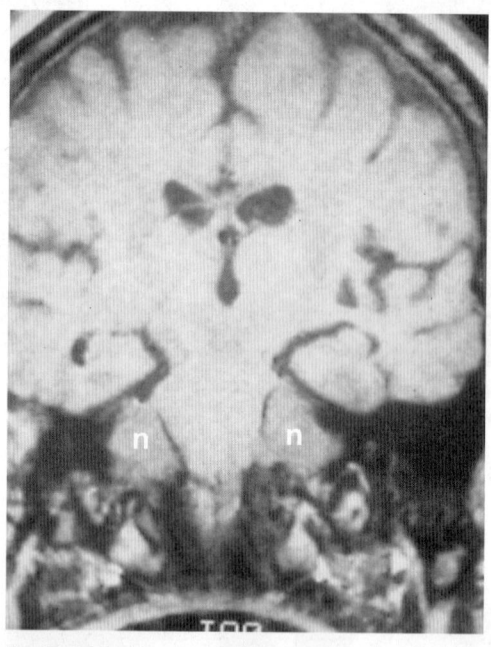

Fig. 7.15-2
Neuroma acústico. Tumores bilaterais (n) são vistos neste escaneamento coronal de um paciente com neurofibromatose.

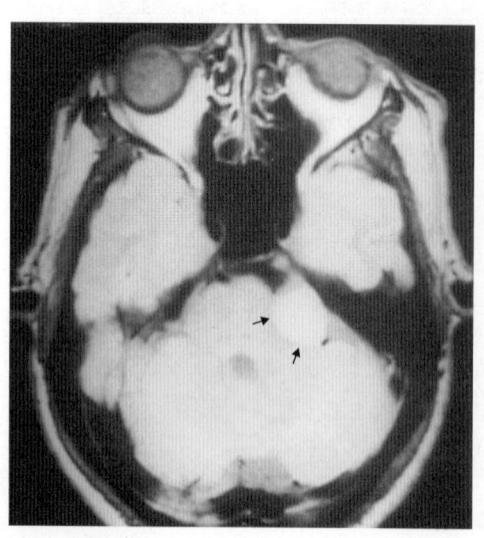

Fig. 7.15-3
Meningioma. Notar que a massa (setas) tem uma base relativamente larga ao longo do osso petroso.

Condição	Achados de Imagem	Comentários
Lipoma (Fig. 7.15-5)	Sinal alto homogêneo de imagens ponderadas em T1, que diminui em imagens com supressão de gordura.	Nenhuma intensificação após administração de material de contraste.
Metástase (Fig. 7.15-6)	Geralmente hipointensa em imagens ponderadas em T1 e de intensidade aumentada de sinal em imagens ponderadas em T2.	Hemorragia e necrose cística intratumorais podem ocorrer. Há geralmente uma história de um neoplasma primário em outro local.
Cisto aracnóideo (Fig. 7.15-7)	Lesão de margem lisa, homogênea, contendo líquido cístico que é isointenso ao LCE em todas as sequências de pulsos.	Tipicamente desvia o tronco cerebral adjacente e estruturas cerebelares em muito maior grau do que um tumor epidermoide cístico.

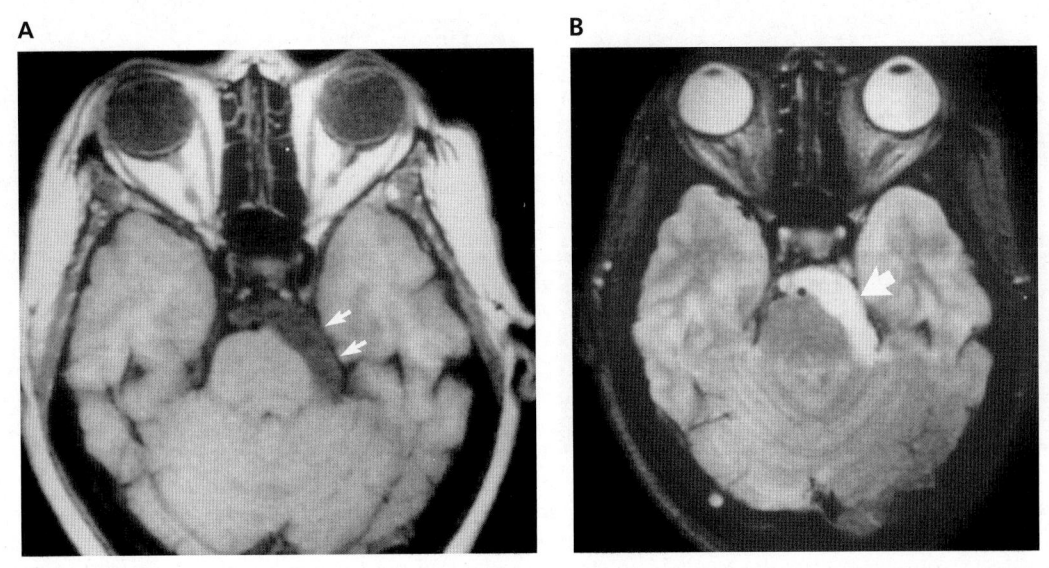

Fig. 7.15-4
Epidermoide. Escaneamentos (A) axial ponderado em T1 e (B) axial ponderado em T2 mostram massa oblonga (setas) de sinal ligeiramente mais alto que o LCE envolvendo a artéria basilar e estendendo-se em torno da ponte.

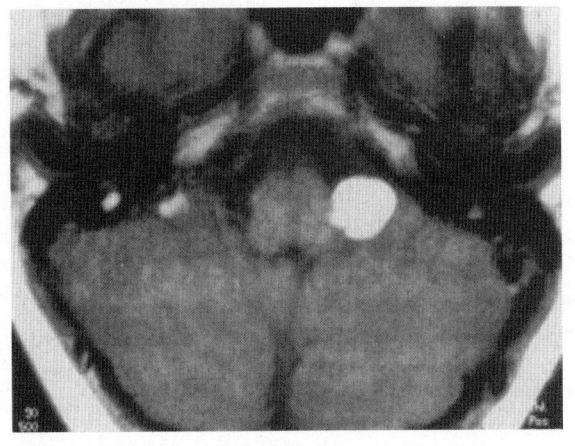

Fig. 7.15-5
Lipoma. Imagem axial ponderada em T1 mostra que a lesão tem intensidade de sinal semelhante à da gordura subcutânea.[25]

Condição	Achados de Imagem	Comentários
Aneurisma de artéria da fossa posterior (Figs. 7.15-8 e 7.15-9)	Vazio de fluxo que pode ser rodeado por um padrão de intensidade heterogênea de sinal representando turbulência ou trombo.	Imagem com *flip-angle* parcial produz intensificação bastante constante relacionada com o fluxo na luz e a diferencia mais claramente de coágulo circundante.
Ectasia arterial	Vazio de fluxo curvilíneo que pode simular um tumor do ângulo pontocerebelar.	Alongamento e ectasia da artéria vertebral, basilar ou cerebelar superior.

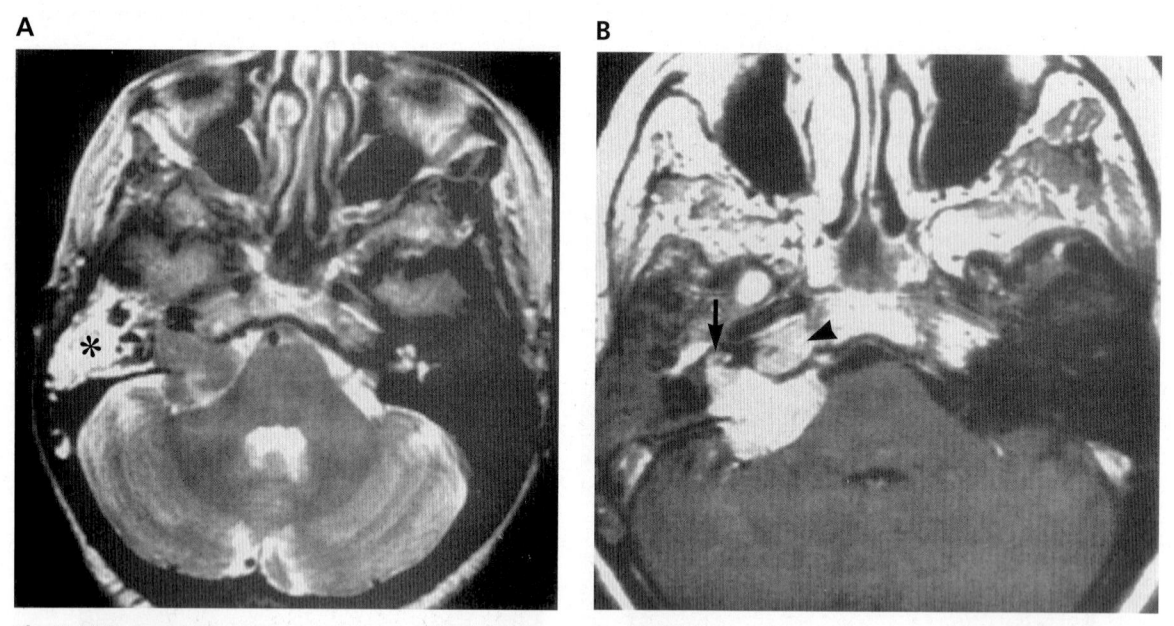

Fig. 7.15-6
Metástase. (A) Imagem axial ponderada em T2 mostra uma metástase do ângulo pontocerebelar direito (de carcinoma) que simula neuroma acústico mas é associada à retenção rara na orelha média (*). (B) Escaneamento axial ponderado em T1 intensificado com contraste mostra acentuada intensificação da lesão, que se estende para a cóclea (seta). Observar a presença de outra lesão contrastada na extremidade do osso petroso direito (ponta de seta).[25]

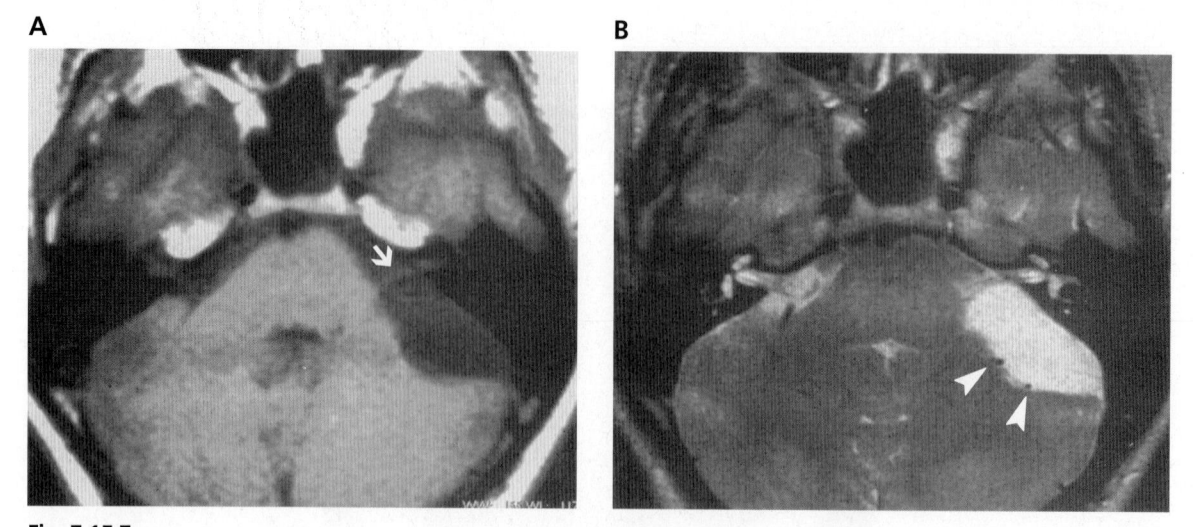

Fig. 7.15-7
Cisto aracnóideo. (A) Imagem axial ponderada em T1 mostra o cisto com intensidade de LCE estirando o complexo do sétimo e oitavo nervos cranianos (seta). (B) Escaneamento axial ponderado em T2 mostra o cisto desviando as estruturas vasculares do ângulo pontocerebelar (pontas de seta).[25]

7.15 ■ MASSAS NO ÂNGULO PONTOCEREBELAR EM IMAGEM DE RESSONÂNCIA MAGNÉTICA

1317

Condição	Achados de Imagem	Comentários
Tumor de glomo jugular (Fig. 7.15-10)	Lesão isointensa em imagens ponderadas em T1. Sinal hiperintenso em imagens ponderadas em T2.	Este tumor altamente vascular contém múltiplos vazios de sinal representando vasos aumentados. Há marcada intensificação de contraste.

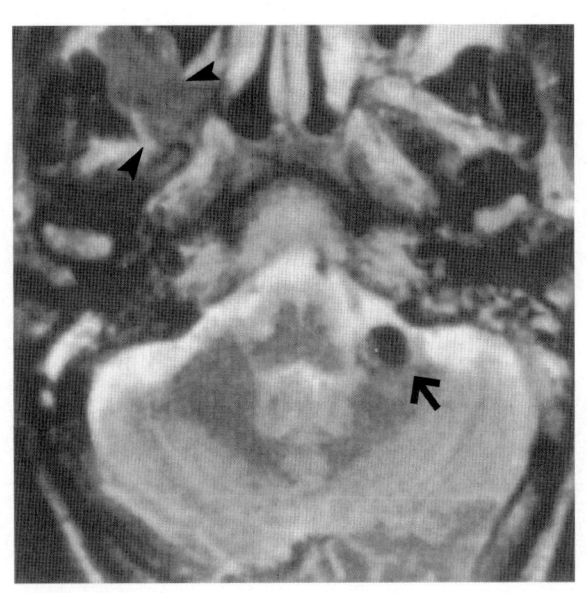

Fig. 7.15-8
Aneurisma da artéria cerebelar inferior posterior esquerda. Imagem axial ponderada em T2 mostra a típica ausência de sinal (seta) dentro do aneurisma. Notar o linfoma na fossa pterigopalatina direita (pontas de seta), que explicava a neuralgia do paciente.[25]

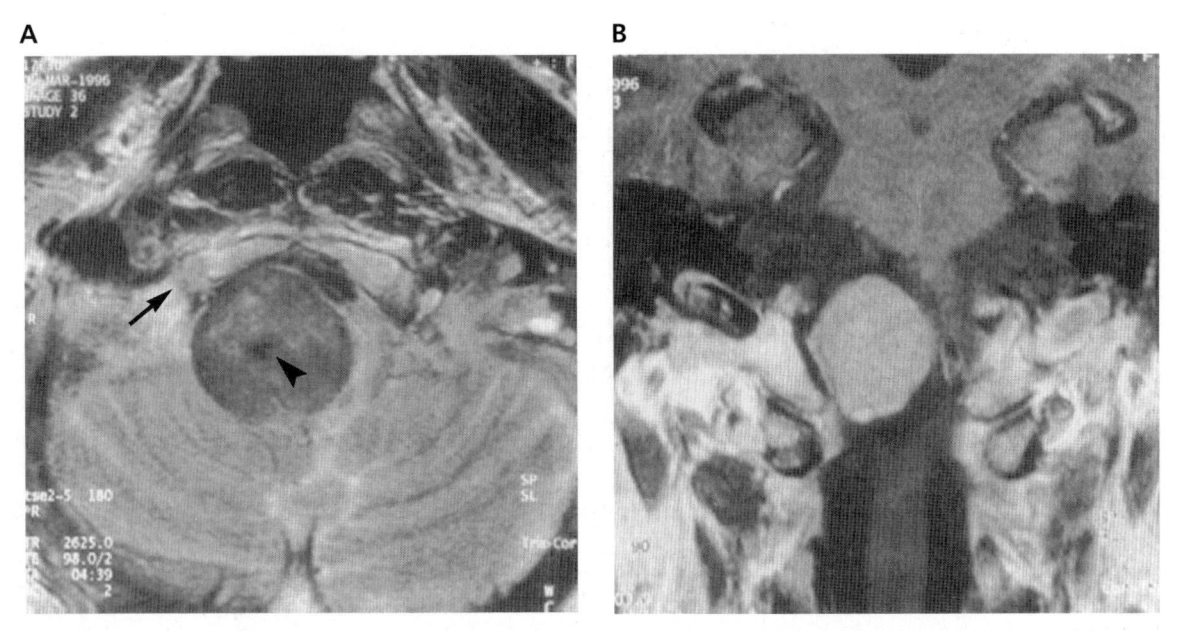

Fig. 7.15-9
Aneurisma trombosado da artéria cerebelar inferior posterior direita. (A) Imagem axial ponderada em T2 mostra uma área focal de calcificação (ponta de seta). Observar o canal do hipoglosso direito normal (seta), um achado incompatível com um neuroma acústico. (B) Escaneamento coronal contrastado ponderado em T1 mostra intensificação homogênea do trombo organizado, que enche completamente o aneurisma.[25]

Condição	Achados de Imagem	Comentários
Extensão de tumor adjacente (Figs. 7.15-11 a 7.15-15)	Geralmente uma lesão hipointensa em imagens ponderadas em T1. Sinal hiperintenso em imagens ponderadas em T2.	Pode ser secundária a glioma do tronco cerebral ou cerebelar, cordoma, adenoma hipofisário, craniofaringioma, tumor do quarto ventrículo, papiloma do plexo corioideo, condrossarcoma ou neuroma do quinto ou nono ao 12º nervos cranianos.

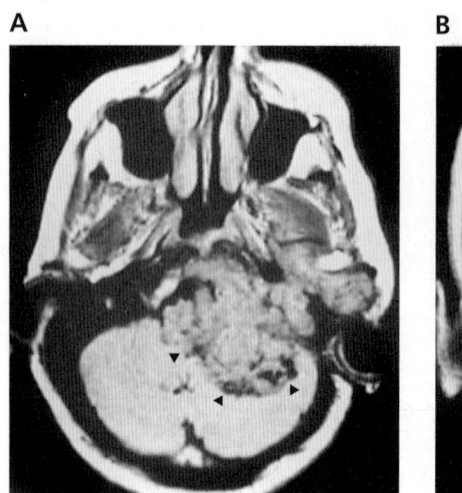

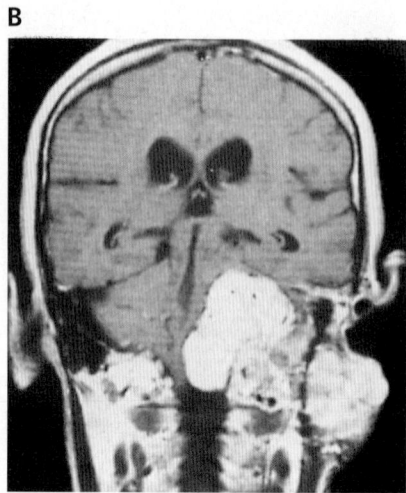

Fig. 7.15-10
Tumor de glomo jugular com comprometimento intracraniano e erosão óssea. (A) Imagem ponderada T1 axial mostra a massa (setas) no osso temporal esquerdo e na fossa posterior, estendendo-se pela linha média. Note as grandes veias na superfície do tumor. (B) Imagem coronal contrastada mostra deslocamento do tronco cerebral, erosão óssea pela massa realçada pelo contraste e envolvimento parotídeo.[26]

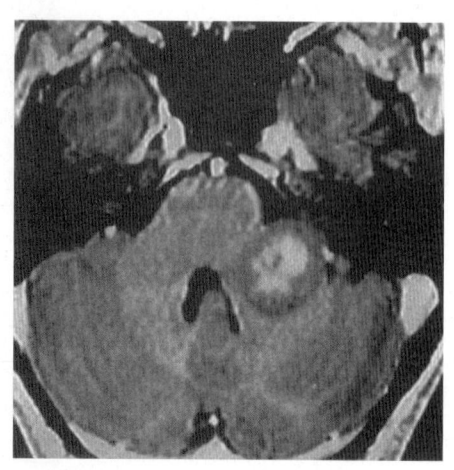

Fig. 7.15-11
Glioma do tronco cerebral. Uma imagem ponderada em T1 axial com contraste mostra intensificação central em um glioma grau III incomum redondo localizado na frente do poro.[25]

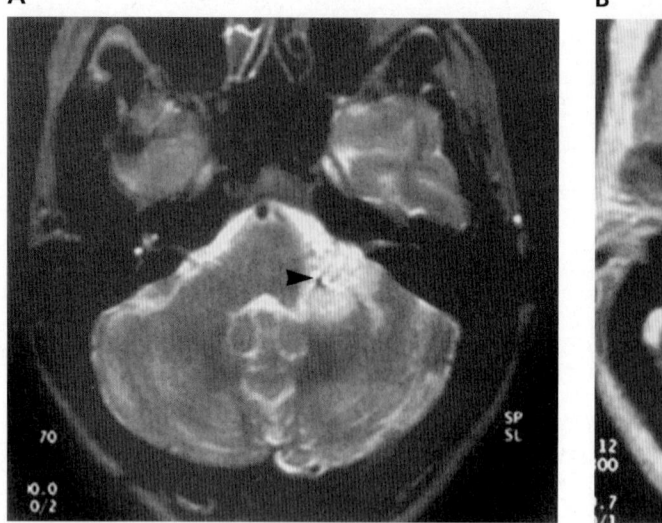

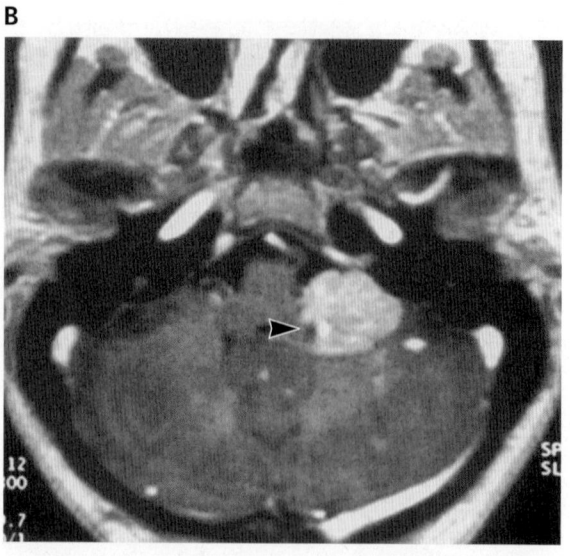

Fig. 7.15-12
Hemangioblastoma. (A) Imagem axial ponderada em T2 em um paciente com doença de von Hippel-Lindau mostra um tumor sólido no ângulo pontocerebelar esquerdo. Observar o pedículo vascular (ponta de seta) que aparece como um vazio de fluxo em todas as sequências. (B) Imagem axial ponderada em T1 contrastada mostra intensificação homogênea do tumor (ponta de seta).[25]

7.15 ■ MASSAS NO ÂNGULO PONTOCEREBELAR EM IMAGEM DE RESSONÂNCIA MAGNÉTICA

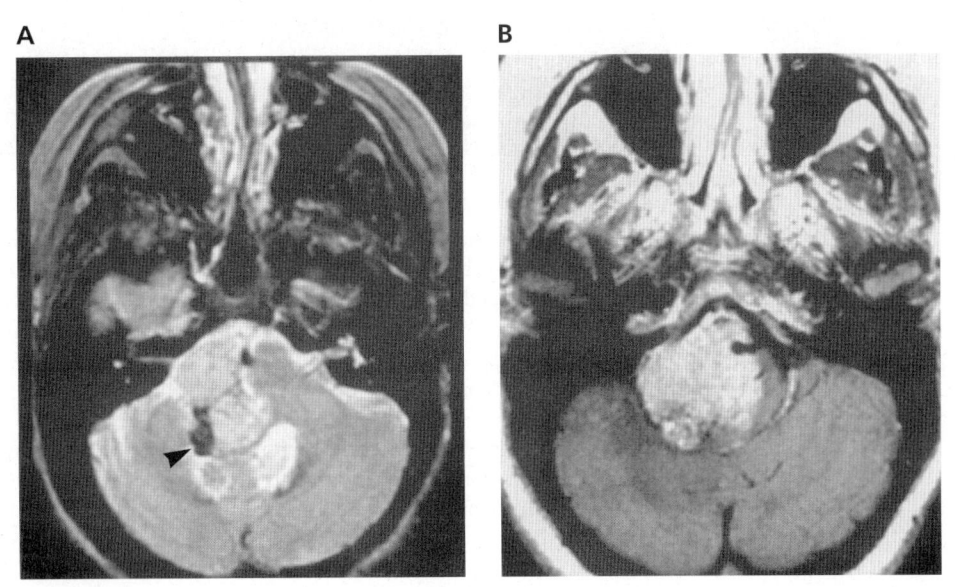

Fig. 7.15-13
Papiloma do plexo corióideo. (A) Imagem ponderada em T2 axial mostra um papiloma do ângulo pontocerebelar direito estendendo-se pelo forame de Luschka. O tumor contém calcificação hipointensa maciça (ponta de seta). (B) Escaneamento axial ponderado em T1 com contraste mostra realce intenso do tumor hipervascularizado. Observar o plexo corióideo normal no forame de Luschka esquerdo.[25]

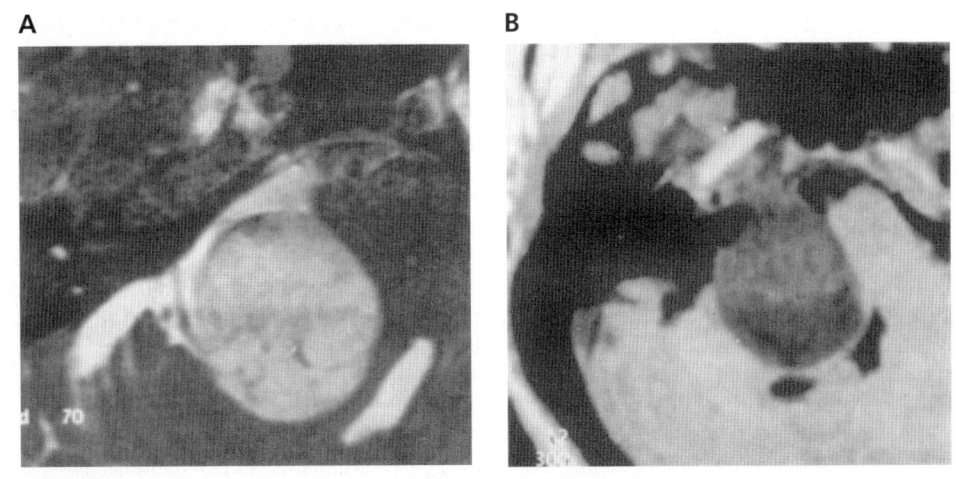

Fig. 7.15-14
Condrossarcoma. (A) Imagem axial ponderada em T1 mostra o grande tumor com seu pedículo na base do crânio. (B) Escaneamento coronal ponderado em T1 com contraste mostra intensificação pontilhada, o que poderia sugerir uma lesão condromatosa.[20]

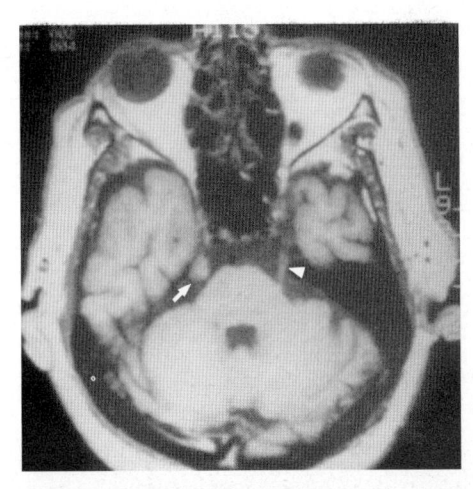

Fig. 7.15-15
Neuroma trigeminal. Massa isointensa à direita (seta). Observar o quinto nervo craniano normal à esquerda (ponta de seta).

7.16 ■ Massa de Baixa Densidade no Tronco Cerebral em Tomografia Computadorizada

Condição	Achados de Imagem	Comentários
Glioma (Fig. 7.16-1)	Tipicamente uma área de baixa atenuação com margens indistintas em um tronco cerebral assimetricamente expandido. O tumor pode ser relativamente isodenso (e ser difícil de detectar) ou ocasionalmente mostrar atenuação aumentada ou mesmo calcificação macroscópica.	O efeito de massa depende do tamanho tumoral e pode ser generalizado ou focal. Intensificação de contraste pode ser óbvia, mínima ou ausente. Cistos podem ocorrer, permitindo descompressão paliativa.
Metástase (Fig. 7.16-2)	Massa de densidade inomogênea com expansão do tronco cerebral e intensificação variável de contraste (tipicamente mais bem definido do que com gliomas).	Mais provável que glioma primário em um paciente com mais de 50 anos de idade com sinais progressivos do tronco. Usualmente há evidência de outras lesões intracranianas (metástase isolada ao tronco cerebral é incomum).
Outros tumores	Vários padrões	Hamartoma, teratoma, epidermoide, linfoma.
Infarto (Fig. 7.16-3)	Combinação de baixa atenuação, efeito de massa e intensificação vaga de contraste pode assemelhar-se a um tumor.	Informação clínica ou escaneamentos de acompanhamento são capazes usualmente de estabelecer o diagnóstico.
Esclerose múltipla	Combinação de baixa atenuação, efeito de massa e intensificação vaga de contraste pode assemelhar-se a um tumor.	Informação clínica ou escaneamentos de acompanhamento são capazes usualmente de estabelecer o diagnóstico.
Mielinólise pontina central (Fig. 7.16-4)	Região central de atenuação diminuída na ponte e bulbo sem intensificação marcada de contraste.	Embora os relatos iniciais fossem em grande parte limitados a alcoólicos crônicos, a condição também é vista em pacientes com distúrbios eletrolíticos (particularmente hiponatremia) que foram corrigidos rapidamente.
Siringobulbia (Fig. 7.16-5)	Massa central com densidade de líquido espinhal no interior e usualmente aumentando o bulbo. Margens nitidamente definidas. Não mostra intensificação de contraste (diferentemente de neoplasma cístico).	Processo cístico no bulbo que é mais frequentemente encontrado em conjunção com siringomielia (uma malformação de Arnold-Chiari) e menos frequentemente com um tumor ou degeneração no cérebro.
Granuloma/abscesso	Aparência que imita a de um neoplasma.	Manifestação rara de tuberculose, sarcoidose ou infecção. Diagnóstico pode exigir biópsia.

7.16 ■ MASSA DE BAIXA DENSIDADE NO TRONCO CEREBRAL EM TOMOGRAFIA COMPUTADORIZADA

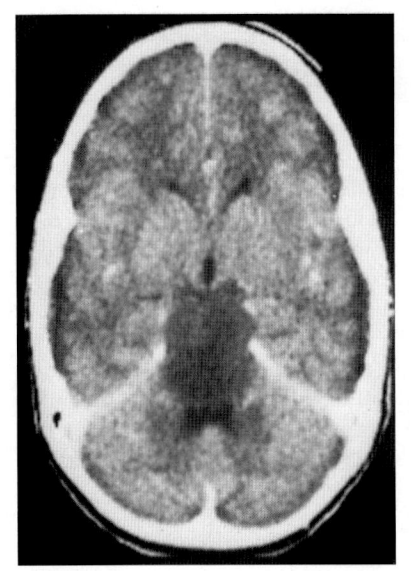

Fig. 7.16-1
Glioma. Massa pouco definida com baixa atenuação causando expansão irregular do tronco cerebral e compressão do quarto ventrículo.

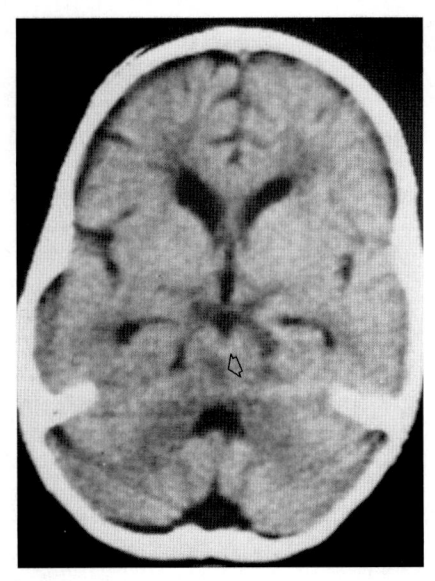

Fig. 7.16-2
Metástase. Área mal definida sutil de baixa densidade (seta).

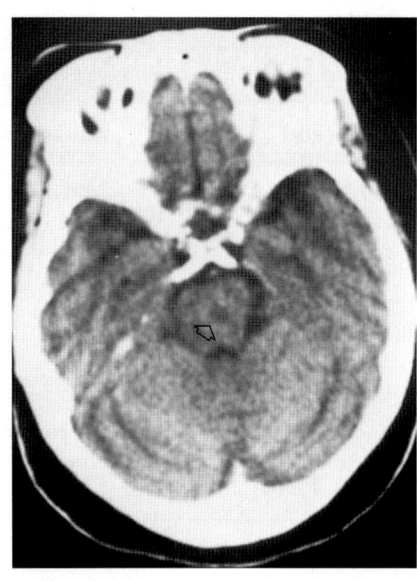

Fig. 7.16-3
Infarto. Região central com baixa atenuação (seta).

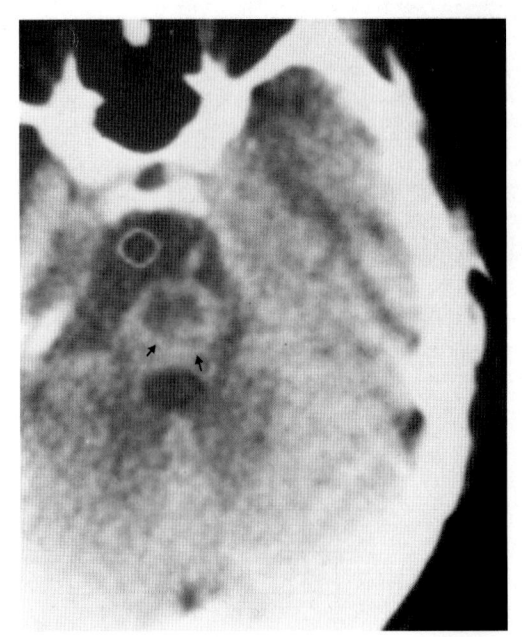

Fig. 7.16-4
Mielinólise pontina central. Região de baixa atenuação (setas) no centro da ponte em um paciente alcoólico em coma. Observar o alargamento espaço subaracnóideo pré-pontino, indicando perda de volume do tronco cerebral em razão da atrofia.

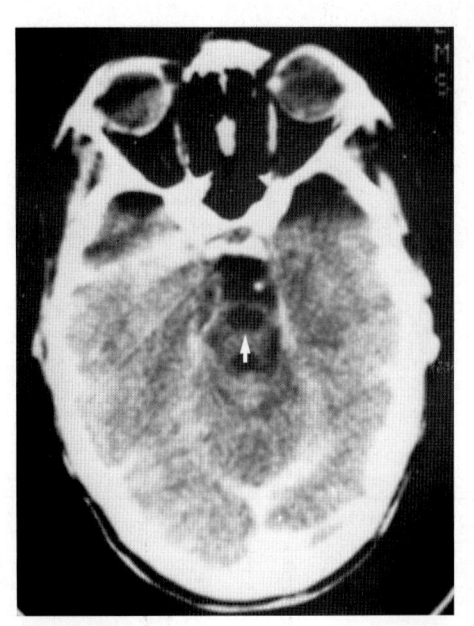

Fig. 7.16-5
Siringobulbia. Massa bem demarcada de densidade de líquido cerebroespinal (seta) no centro do tronco cerebral.

7.17 ■ Lesões do Tronco Cerebral em Imagem de Ressonância Magnética

Condição	Achados de Imagem	Comentários
Glioma (Fig. 7.17-1)	Massa hipointensa em imagens ponderadas em T1. Sinal de alta intensidade em imagens de densidade de prótons e ponderadas em T2.	O efeito de massa depende do tamanho do tumor e pode ser generalizado ou focal. Tumores de baixo grau tendem a ser homogêneos; gliomas de alto grau podem ser heterogêneos, como resultado de necrose central com detritos celulares, líquido e hemorragia.
Metástase (Fig. 7.17-2)	Geralmente hipointensa em imagens ponderadas em T1 e de intensidade aumentada de sinal em imagens de densidade de prótons e ponderadas em T2.	Mais provável que glioma primário a ser visto em paciente com mais de 50 anos de idade com sinais progressivos do tronco cerebral. Geralmente há evidência de outras lesões intracranianas (metástase isolada ao tronco cerebral é inusitada).

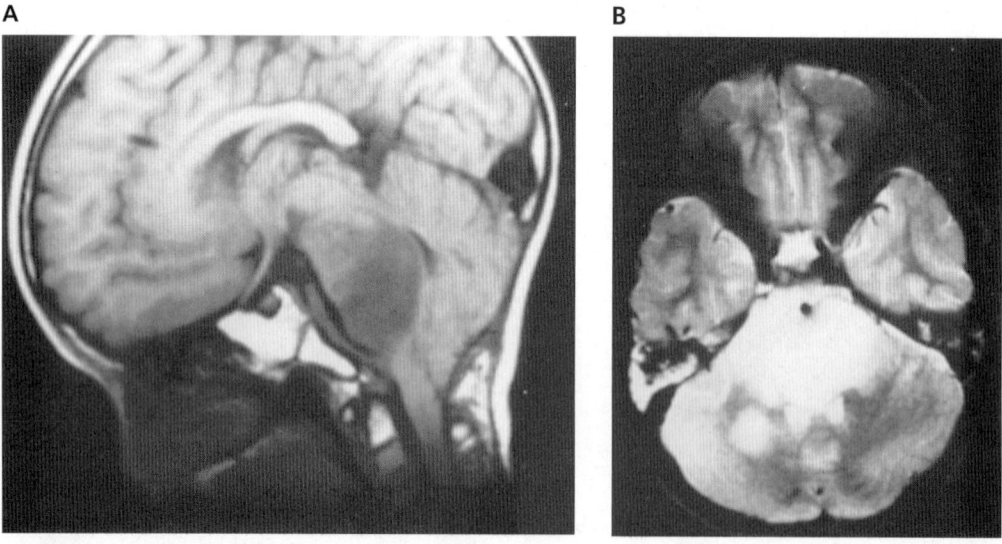

Fig. 7.17-1
Glioma do tronco cerebral. (A) Escaneamento sagital mostra uma enorme massa de baixa intensidade comprometendo a maior parte da ponte e bulbo e comprimindo o quarto ventrículo. (B) Em escaneamento axial, a massa é hiperintensa, enclausura a artéria basilar e estende-se para afetar os pedúnculos cerebelares e hemisfério cerebelar direito.

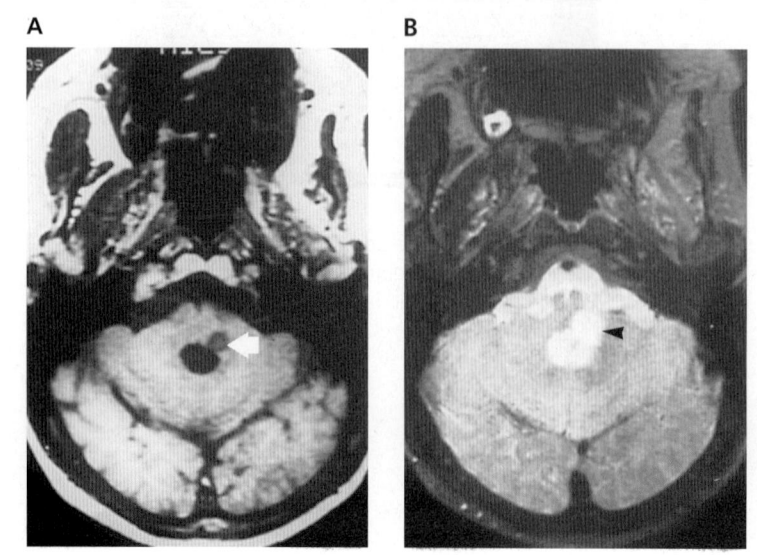

Fig. 7.17-2
Metástase. Massa pontina (seta e ponta de seta) que aparece hipointensa em uma imagem ponderada em T1 (A) e hiperintensa em um escaneamento ponderado em T2 (B).

Condição	Achados de Imagem	Comentários
Outros tumores	Padrões variados.	Hamartoma; teratoma; epidermoide; linfoma.
Infarto	Hipointenso em imagens ponderadas em T1. Hiperintenso em imagens de densidade de prótons e ponderadas em T2.	Efeito de massa associado e tênue realce de contraste podem simular as características de um neoplasma.
Esclerose Múltipla	Hipointenso em imagens ponderadas em T1. Hiperintenso em imagens de densidade de prótons e ponderadas em T2.	Geralmente associado a áreas similares de desmielinização em outras regiões do cérebro.
Mielinólise pontina central (Fig. 7.17-3)	Região central de hipointensidade em imagens ponderadas em T1 e hiperintensidade em imagens ponderadas em T2 na ponte e bulbo.	Embora inicialmente descrita em alcoólicos crônicos, esta condição também se apresenta em pacientes com perturbações eletrolíticas (especialmente hiponatremia) que foram corrigidas rapidamente. Em casos extremos, pode haver extensão ao tegmento, mesencéfalo, tálamo, cápsula interna e córtex cerebral.
Siringobulbia	Massa central com densidade de LCE (hipointensa em imagens ponderadas em T1; hiperintensa em imagens ponderadas em T2) situada no bulbo e aumentando-o. Margens nitidamente definidas e nenhuma intensificação de contraste (diferentemente de neoplasma cístico).	Processo cístico no bulbo que é mais frequentemente encontrado em conjunção com siringomielia e menos frequentemente com um tumor ou processo degenerativo.
Granuloma/abscesso	Aparência que imita a de um neoplasma.	Manifestação rara de tuberculose, sarcoidose ou infecção. Diagnóstico pode exigir biópsia.

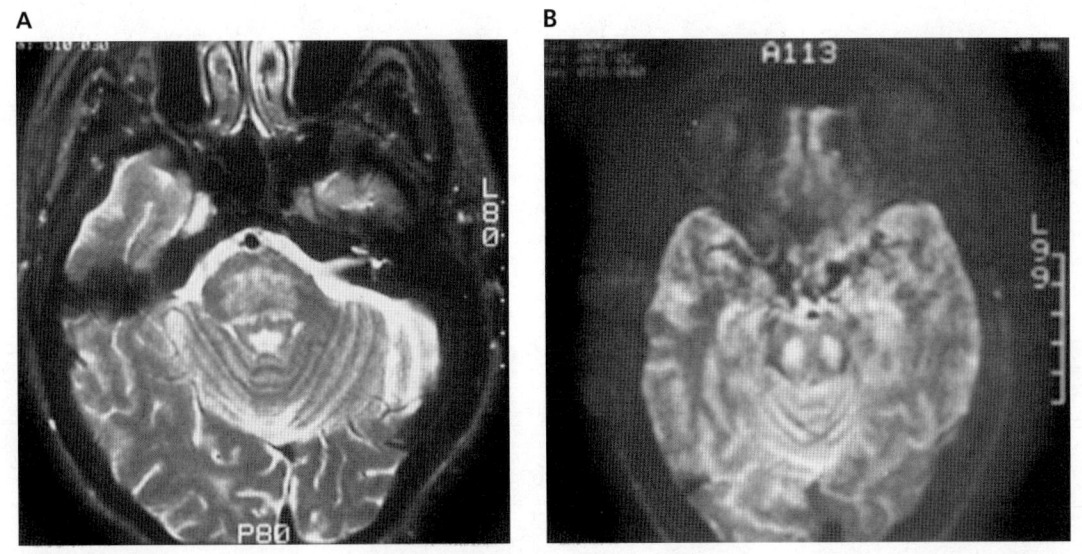

Fig. 7.17-3
Mielinólise pontina central. (A) Imagem axial ponderada em T1 mostra uma lesão hiperintensa na parte central do meio da ponte. (B) Escaneamento mais rostral mostra lesões simétricas nos pedúnculos cerebrais.

7.18 ■ Massas Comprometendo o Forame Jugular em Imagem de Ressonância Magnética

Condição	Achados de Imagem	Comentários
Tumor de glomo jugular (Fig. 7.18-1)	Grande massa irregular que obscurece o conteúdo do forame jugular. É aproximadamente isointensa com o tronco cerebral em imagens ponderadas em T1 e usualmente tem intensidade alta de sinal em imagens ponderadas em T2. Intensificação intensa de contraste.	Um achado característico é o aparecimento de vasos sanguíneos proeminentes dentro da massa. Esses vasos mostram sinal desprezível em imagens ponderadas em T1 e alta intensidade de sinal em imagens de ecogradiente. TC mostra melhor a erosão óssea mal definida nas margens de um tumor de glomo.
Neurofibroma/ schwannoma (Fig. 7.18-2)	Massa lisa ou irregular que é aproximadamente isointensa ao tronco cerebral em imagens ponderadas em T1 e geralmente mostra alta intensidade de sinal em imagens ponderadas em T2. Realce intenso de contraste.	Tipicamente nenhum vaso proeminente pode ser identificado dentro do tumor. TC mostra melhor a erosão óssea adjacente.

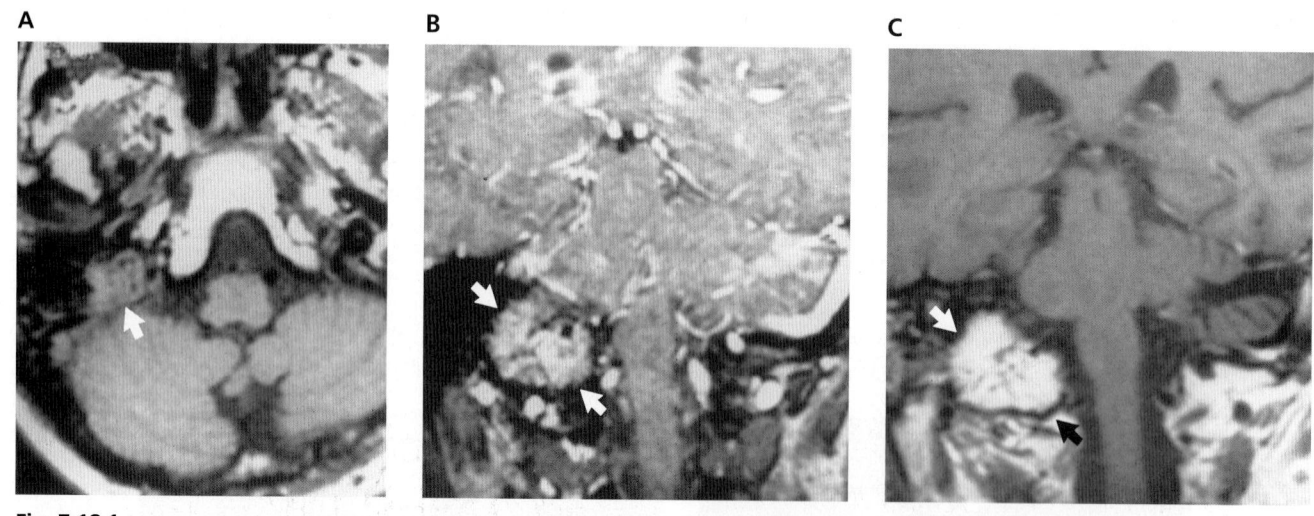

Fig. 7.18-1
Tumor de glomo jugular. Imagens ponderadas em T1 (A) axial, (B) coronal e (C) coronal intensificada com contraste mostram o tumor (setas). O tumor contém pequenos vasos sanguíneos, que demonstram intensidade desprezível de sinal em A e C e alta intensidade de sinal em B. O tumor oclui o bulbo jugular ipsolateral.[27]

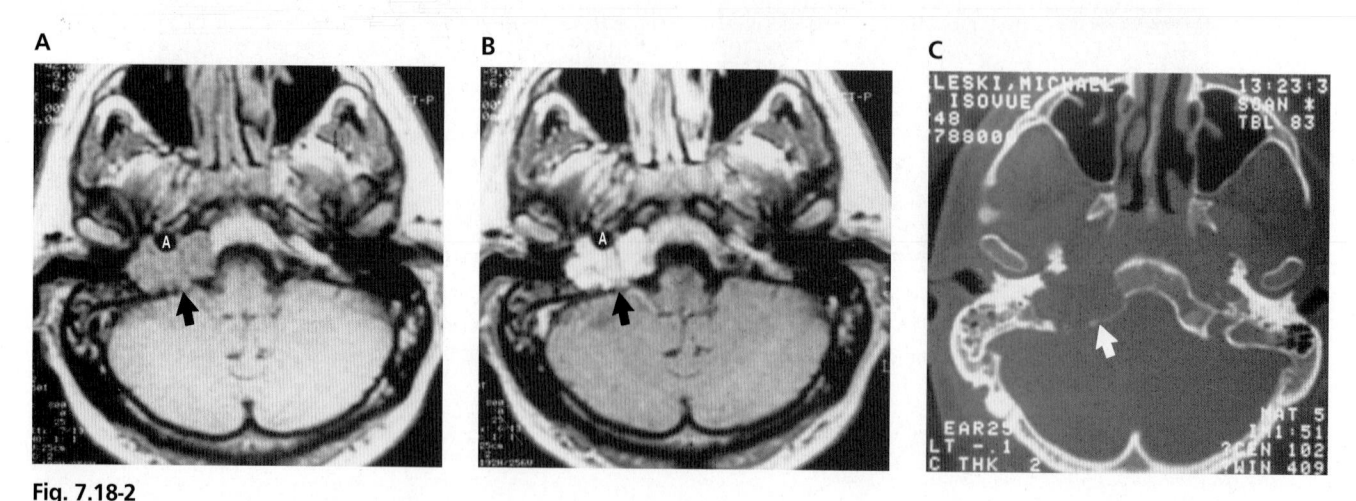

Fig. 7.18-2
Schwannoma do décimo nervo craniano. Imagens axiais ponderadas em T1 (A) inicial e (B) pós-contraste mostram intensificação intensa do tumor (setas). Observar o desvio anterior da artéria carótida interna (A). (C) Escaneamento axial de TC com técnica de janela de osso mostra erosão irregular da área do forame jugular direito pelo tumor (seta).[27]

7.18 ■ MASSAS COMPROMETENDO O FORAME JUGULAR EM IMAGEM DE RESSONÂNCIA MAGNÉTICA

Condição	Achados de Imagem	Comentários
Meningioma (Fig. 7.18-3)	Massa com uma intensidade de sinal que usualmente é a mesma do tronco cerebral em imagens ponderadas em T1 e variável em imagens ponderadas em T2. Realce intenso de contraste.	Extensão do tumor ao longo da margem posteromedial do osso petroso dentro de um forame jugular pode ser demonstrada por IRM mesmo quando nenhuma erosão pode ser detectada por TC. Calcificação pode produzir áreas de baixa intensidade de sinal dentro do tumor. Nenhum vaso proeminente tipicamente é visto dentro da lesão.
Outros tumores (Fig. 7.18-4)	Vários padrões. Alguns tumores podem conter áreas de hemorragia que produzem alta intensidade de sinal em imagens ponderadas tanto para T1 quanto para T2. Vasos sanguíneos proeminentes podem, às vezes, ser demonstrados.	Tumores agressivos raros (carcinoma, metástases, linfoma não Hodgkin, rabdomiossarcoma infantil, malignidade de pequena glândula salivar, condrossarcoma) podem ser difíceis de diferenciar das lesões mais comuns.

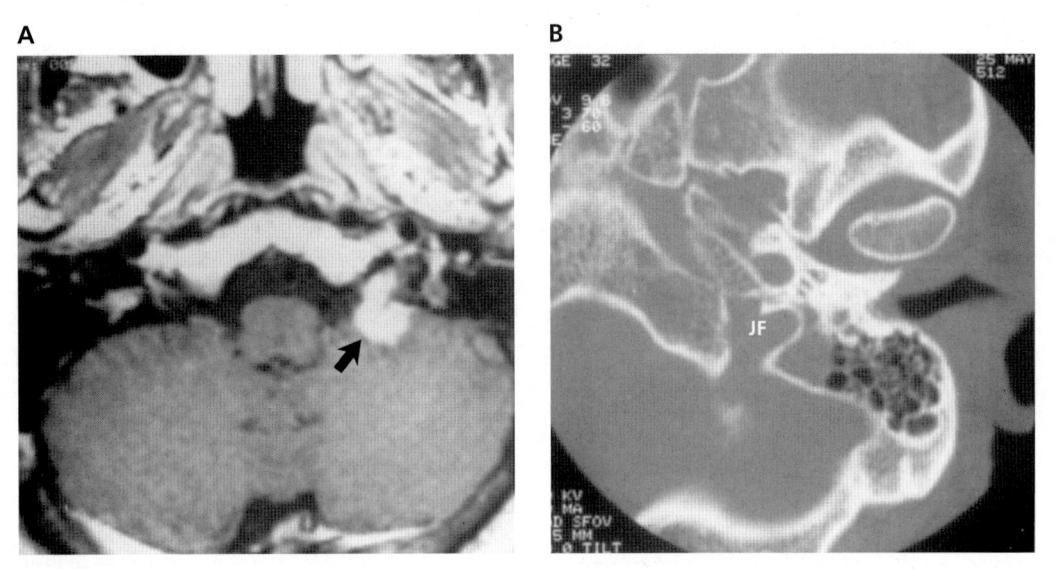

Fig. 7.18-3
Meningioma. (A) Escaneamento axial ponderado em T1 após administração de material de contraste mostra o tumor contrastado (seta) estendendo-se dentro do forame jugular. (B) Escaneamento de TC axial com técnica de janela de osso demonstra que o tumor não erodiu as margens do forame jugular (JF).[27]

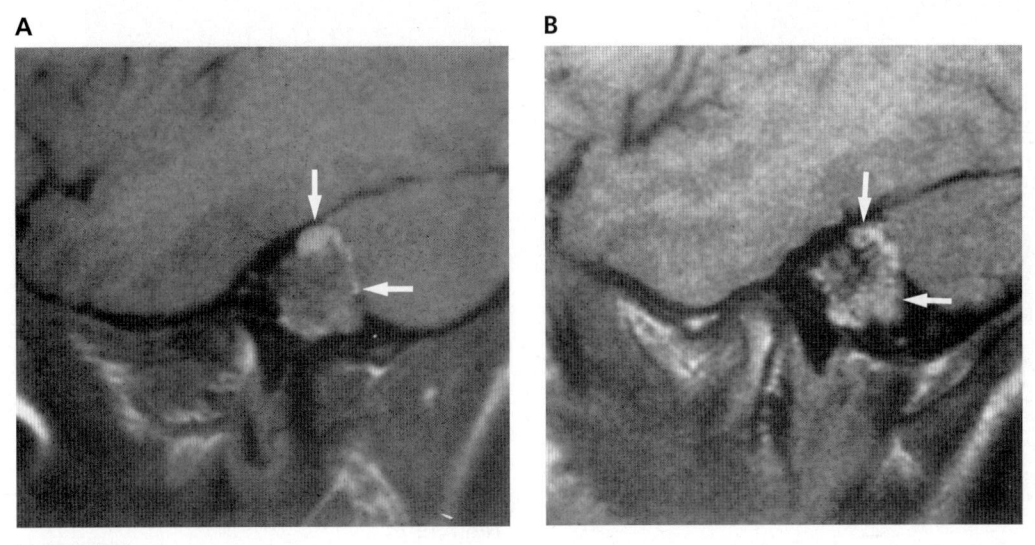

Fig. 7.18-4
Adenocarcinoma. Imagens parassagitais (A) ponderada em T1 e (B) ponderada em T2 do tumor (setas) no forame jugular. Observar as regiões de alta intensidade de sinal a partir de hemorragia crônica, e pequenos vasos sanguíneos com sinal desprezível.[27]

7.19 ■ Anormalidades da Substância Branca Periventricular em Imagem de Ressonância Magnética

Condição	Achados de Imagem	Comentários
Espaços de Virchow-Robin (Fig. 7.19-1)	Espaços de LCE que aparecem como áreas pontilhadas (1 a 2 mm) de alta intensidade de sinal em imagens ponderadas em T2, mas isointensos ou de baixa intensidade em imagens de densidade de prótons.	Pequenos espaços subaracnóideos que acompanham a pia-máter que é levada junto com vasos nutrientes quando eles penetram na substância cerebral. Comumente vistos na substância branca superficial em cortes axiais mais altos através dos hemisférios cerebrais, onde artérias nutrientes para a substância branca profunda entram no cérebro. Outras localizações comuns incluem os núcleos basais inferiores e os aspectos laterais da comissura anterior, onde as artérias lenticuloestriadas entram na substância perfurada anterior.
Isquemia da substância branca profunda (Fig. 7.19-2)	Múltiplos focos de alta intensidade tanto em imagens ponderadas em T2 quanto de densidade de prótons. Lesões individuais têm margens bem definidas, porém irregulares, e tendem a se tornar confluentes, sendo usualmente simétricas. Nenhuma intensificação de contraste é vista a menos que haja infarto subagudo superposto.	Mais frequentemente detectada em pacientes com doença vascular cerebral isquêmica, hipertensão e envelhecimento, embora em geral haja pouca correlação entre os achados de RM e a função neurológica. As localizações mais comuns são a substância branca periventricular, radiações ópticas, núcleos basais, centro semioval e tronco cerebral, em ordem decrescente de frequência.
Esclerose múltipla (Fig. 7.19-3)	Focos de alta intensidade periventriculares mais bem mostrados em escaneamentos de densidade de prótons (placas de sinal alto podem ser obscurecidas por LCE em imagens ponderadas em T2). Tipicamente encontrada em uma distribuição periventricular, particularmente ao longo dos aspectos laterais dos átrios e cornos occipitais. Usualmente há focos individualizados com margens bem definidas. Intensificação de contraste pode ser detectada durante até oito semanas após desmielinização aguda.	Doença inflamatória crônica da mielina que produz uma evolução recidivante e remitente, e é caracterizada por lesões disseminadas na substância branca do sistema nervoso central. Além de comprometer locais periventriculares, a esclerose múltipla comumente compromete a *corona radiata*, cápsula interna, centro semioval, tronco cerebral e medula espinal. Em contraste com a isquemia da substância branca profunda, a esclerose múltipla é uma doença de adultos jovens e frequentemente compromete as fibras em U subcorticais e o corpo caloso, onde as placas muitas vezes têm uma orientação horizontal característica.

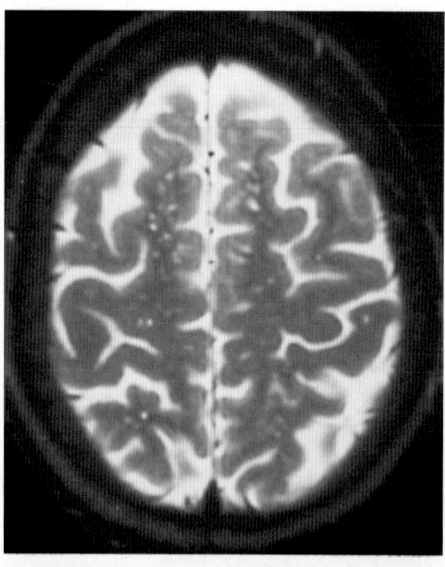

Fig. 7.19-1
Espaços de Virchow-Robin proeminentes.

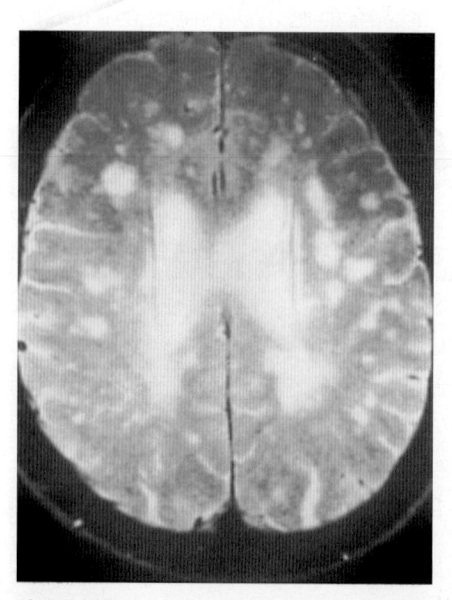

Fig. 7.19-2
Isquemia da substância branca profunda. Múltiplas áreas de intensidade aumentada de sinal em torno dos ventrículos e na substância branca profunda.

7.19 ■ ANORMALIDADES DA SUBSTÂNCIA BRANCA PERIVENTRICULAR EM IMAGEM DE RESSONÂNCIA MAGNÉTICA

Condição	Achados de Imagem	Comentários
Lesão por radiação (Fig. 7.19-4)	Focos de sinal alto simétricos na substância branca periventricular em imagens ponderadas em T2 e em densidade de prótons. À medida que o processo se estende para fora comprometendo as fibras arqueadas periféricas da substância branca, as margens se tornam onduladas.	Efeitos de lesão de radiação no cérebro são primeiro detectados em estudos de imagem aproximadamente 6–8 meses depois da terapia inicial. Achados de imagem podem continuar a progredir por dois anos ou mais depois da radioterapia. Com terapia de altas doses, a necrose de radiação pode levar a edema profundo, efeito de massa focal e intensificação de contraste. Nesses casos, pode ser extremamente difícil, se não impossível, distinguir a alteração pela radiação de tumor recorrente.
Hidrocefalia com fluxo de LCE transependimário	Halo de sinal alto liso de espessura relativamente uniforme ao longo dos ventrículos laterais, que são dilatados fora de proporção aos sulcos corticais.	Deve ser distinguida da aparência normal em imagens axiais ponderadas em T2 de uma capa de sinal alto em torno dos cornos frontais dos ventrículos laterais ("ependymitis granularis"), que representa uma acumulação normal de líquido nesta área subependimária contendo uma rede frouxa de axônios com baixo conteúdo de mielina.
Leucodistrofia (Fig. 7.19-5)	Padrão de comprometimento simétrico, difuso e confluente.	Transtornos genéticos de crianças (adrenoleucodistrofia, leucodistrofia metacromática, doença de Canavan, doença de Krabbe, doença de Alexander, doença de Pelizaeus-Merzbacher) que resultam em acumulação anormal de metabólitos específicos no tecido cerebral e levam à insuficiência visual progressiva, deterioração mental e paralisia espástica cedo na vida.

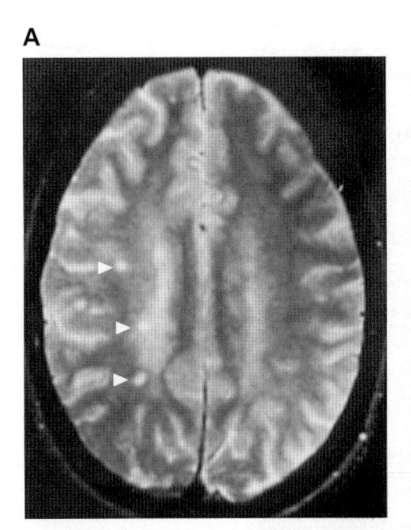

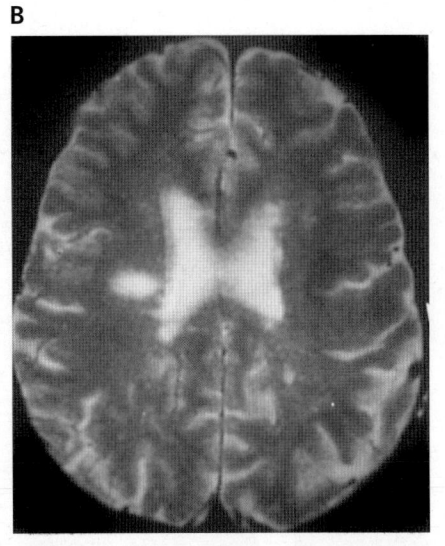

Fig. 7.19-3
Esclerose múltipla. (A) Áreas características de intensidade aumentada de sinal (pontas de seta) na substância branca profunda desta mulher de 35 anos. (B) Em outro paciente, observar a orientação horizontal característica da placa periventricular direita.

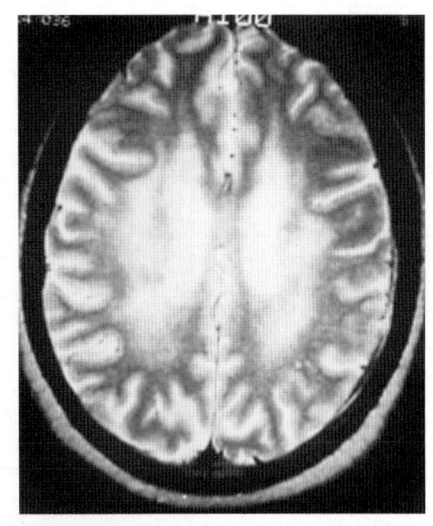

Fig. 7.19-4
Lesão por radiação. Focos simétricos de alta intensidade de sinal na substância branca periventricular nesta imagem ponderada em T2.

Condição	Achados de Imagem	Comentários
Encefalite subaguda da substância branca (Fig. 7.19-6)	Áreas bilaterais, difusas, focais a confluentes de intensidade aumentada de sinal com margens pouco definidas.	Processo inflamatório que compromete a substância branca do cérebro, cerebelo e tronco cerebral. Está ocorrendo com crescente frequência em pacientes com síndrome de imunodeficiência adquirida (AIDS) secundária à infecção pelo vírus de imunodeficiência humana (HIV) ou citomegalovírus.
Leucoencefalopatia multifocal progressiva (LMP) (ver Fig. 7.26-7)	Focos localizados, redondos ou ovais de intensidade aumentada de sinal que eventualmente se tornam grandes e confluentes. O processo frequentemente é nitidamente assimétrico e inicialmente compromete a substância branca periférica, acompanhando os contornos da interface substância cinzenta–substância branca produzindo margens onduladas. Embora LMP não seja principalmente um processo periventricular, a substância branca mais profunda também é afetada à medida que a doença progride.	Doença desmielinizante que resulta da reativação de papovavírus latente em um indivíduo imunocomprometido. No passado, a maioria dos casos ocorria em pacientes com doença de Hodgkin ou leucemia linfocítica crônica ou naqueles tratados com esteroides ou drogas imunossupressoras. LMP está ocorrendo com crescente frequência em pessoas com AIDS.
Vasculite	Focos de alta intensidade multifocais periventriculares.	Vista no lúpus eritematoso sistêmico e doença de Behçet. Estas condições ocorrem em adultos jovens e podem produzir um quadro neurológico semelhante ao da esclerose múltipla. Fatores que sugerem vasculite incluem características sistêmicas e a presença de infartos corticais em adição às lesões periventriculares.

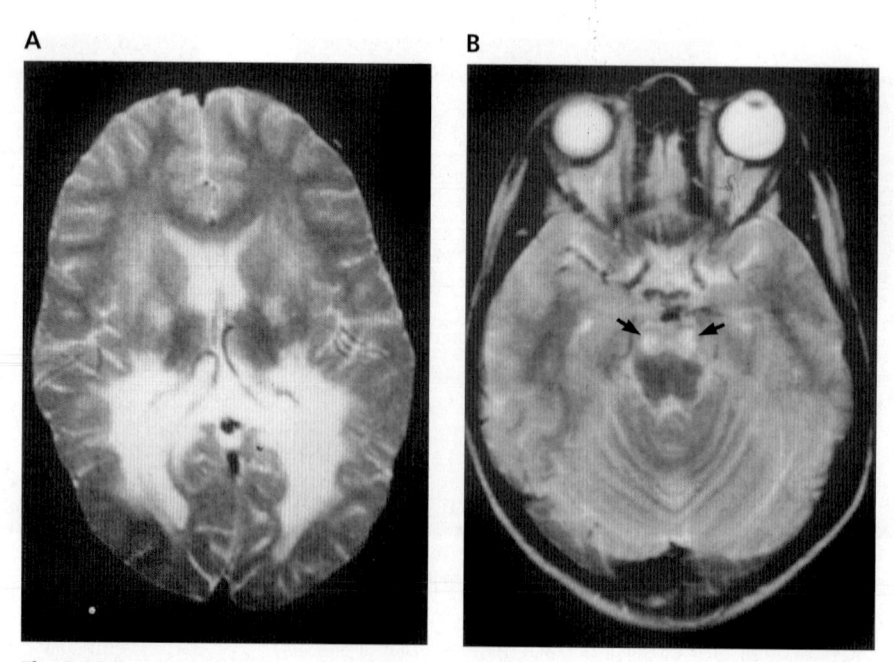

Fig. 7.19-5
Adrenoleucodistrofia. (A) Imagem axial ponderada em T2 mostra intensidade alta anormal de sinal nos lobos occipitais, esplênio do corpo caloso e joelho das cápsulas internas. (B) Nesta criança, a única anormalidade é intensidade aumentada de sinal nos tratos corticoespinais (setas) ao correrem no mesencéfalo.[6]

7.19 ■ ANORMALIDADES DA SUBSTÂNCIA BRANCA PERIVENTRICULAR EM IMAGEM DE RESSONÂNCIA MAGNÉTICA

Condição	Achados de Imagem	Comentários
Enxaqueca (Fig. 7.19-7)	Focos hiperintensos periventriculares.	Lesões que se assemelham àquelas da esclerose múltipla e isquemia da substância branca profunda foram descritas em aproximadamente metade dos pacientes com enxaqueca. O padrão clássico das cefaleias deve sugerir o diagnóstico correto.
Mucopolissacaridoses	Focos de alta intensidade multifocais, periventriculares. Espessamento dural e hidrocefalia podem ser observados.	Grupo de doenças metabólicas em que uma deficiência enzimática leva à deposição de mucopolissacarídeos em vários tecidos do corpo. Lesões pontilhadas na substância branca refletem comprometimento perivascular pela doença, em que há uma grande acumulação de células vacuoladas distendidas com mucopolissacarídeo. À medida que a doença progride, as lesões se tornam mais disseminadas e maiores, refletindo o desenvolvimento de infartos e desmielinização.

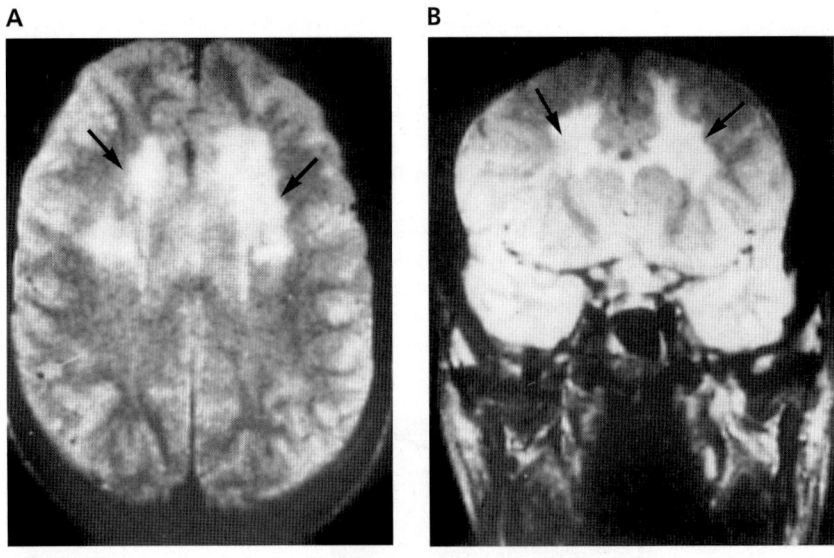

Fig. 7.19-6
Encefalite por HIV. Imagens ponderadas em T2 (A) axial e (B) coronal mostram lesões extensas na substância branca (setas) em torno dos ventrículos e no centro semioval sem evidência de efeito de massa.[28]

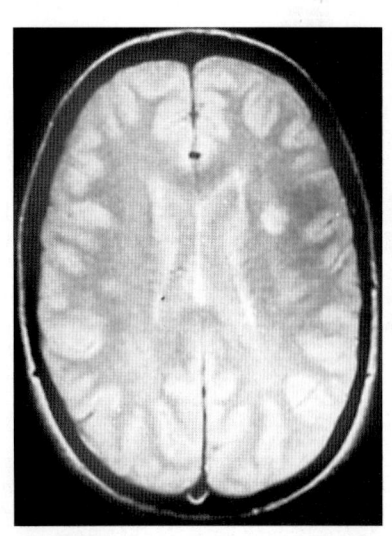

Fig. 7.19-7
Enxaqueca. Área focal de hiperintensidade na substância branca frontal esquerda em uma mulher com enxaqueca clássica.[29]

7.20 ■ Doenças Degenerativas e Metabólicas do Cérebro em Imagem de Ressonância Magnética

Condição	Achados de Imagem	Comentários
Doenças degenerativas Parkinsonismo (Fig. 7.20-1)	Atrofia generalizada com sulcos e espaços aracnóideos proeminentes. Achados descritos incluem (1) áreas de hipointensidade (correlacionando-se com locais de deposição de ferro) no putame; (2) retorno à intensidade normal de sinal em vez do usual sinal baixo do aspecto dorsolateral da *substantia nigra*; e (3) estreitamento da *pars compacta*, uma banda de sinal relativamente aumentado entre o núcleo vermelho hipointenso e a *pars reticularis* da *substantia nigra*.	Afecção extrapiramidal que caracteristicamente se apresenta com lentidão de movimento, pobreza de expressão facial, postura flexionada, imobilidade, e tremor em repouso. Na patologia, há perda de células pigmentadas na *pars compacta* da *substantia nigra*.
Síndromes de parkinsonismo-mais	Vários padrões em adição à atrofia generalizada e sulcos corticais e espaços aracnóideos aumentados.	Um termo que designa os aproximadamente 25% dos pacientes com características parkinsonianas que têm sintomas mais graves e respondem precariamente à terapia de reposição de dopamina.
Degeneração estriatonigral (Fig. 7.20-2)	Notável hipointensidade do putame, particularmente ao longo da sua margem posterolateral, em imagens ponderadas em T2.	Grau de sinal hipointenso do putame (representando acumulação de pigmento) tem uma correlação importante com a gravidade da rigidez.
Síndrome de Shy-Drager	Vários padrões, dependendo de processos degenerativos associados.	Atrofia pontocerebelar e degeneração neuronal nos núcleos simpáticos e vegetativos, causando hipotensão ortostática, incontinência urinária e uma incapacidade de suar.

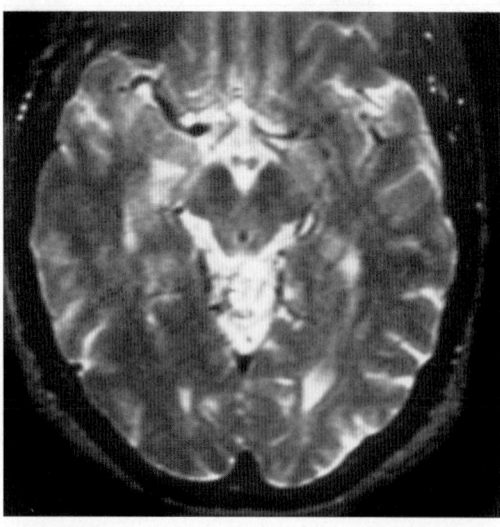

Fig. 7.20-1
Doença de Parkinson. Perda completa bilateral da banda hiperintensa normal entre os núcleos vermelhos e a *pars reticularis* da *substantia nigra*.[30]

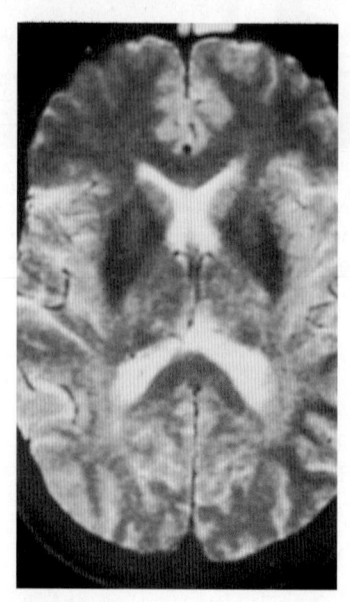

Fig. 7.20-2
Degeneração estriatonigral. Imagem ponderada em T2 axial mostra notável hipointensidade no putame.[24]

Condição	Achados de Imagem	Comentários
Atrofia olivopontocerebelar (Fig. 7.20-3)	Atrofia e sinal anormal na ponte, pedúnculos cerebelares médios, cerebelo (mais nos hemisférios que no verme) e olivas inferiores.	Alterações atróficas com desmielinização proeminente. Anormalidades neuronais degenerativas na *substantia nigra*, putame, globo pálido, núcleos denteados e núcleo subtalâmico de Luys.
Paralisia supranuclear progressiva (Fig. 7.20-4)	Atrofia focal ou alterações de sinal (ou ambas) de estruturas mesencefálicas.	Em adição à degeneração neuronal e gliose nas áreas assinaladas acima, há sintomas de paralisias oculares supranucleares, distonia nucal, hipotonia generalizada e perturbações da vigília.
Doença de Alzheimer (Fig. 7.20-5)	Em adição à atrofia generalizada cortical e central, há aumento focal típico dos cornos temporais (correlacionando-se com atrofia hipocampal) mais bem visto em escaneamentos coronais.	Caracterizada por distúrbios de memória seguidos por perturbações de linguagem e desorientação visuoespacial. Embora haja poucos achados específicos, a ausência de anormalidade da substância branca, hidrocefalia, lesão de massa ou distúrbio metabólico em um paciente com demência indica fortemente doença de Alzheimer (ou de Parkinson).

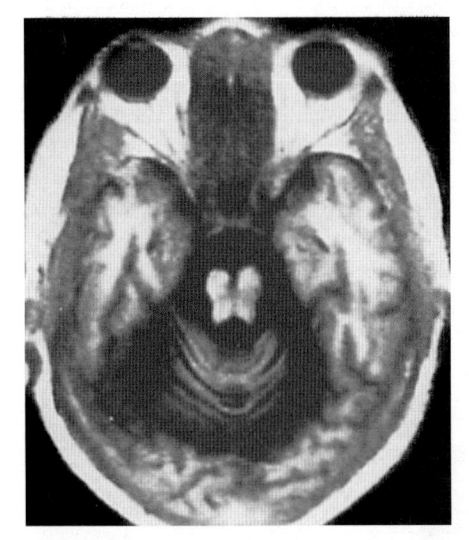

Fig. 7.20-3
Atrofia olivopontocerebelar.[31]

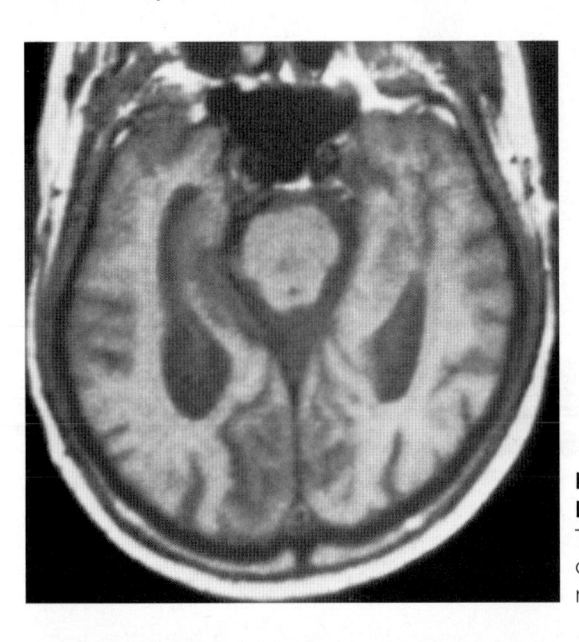

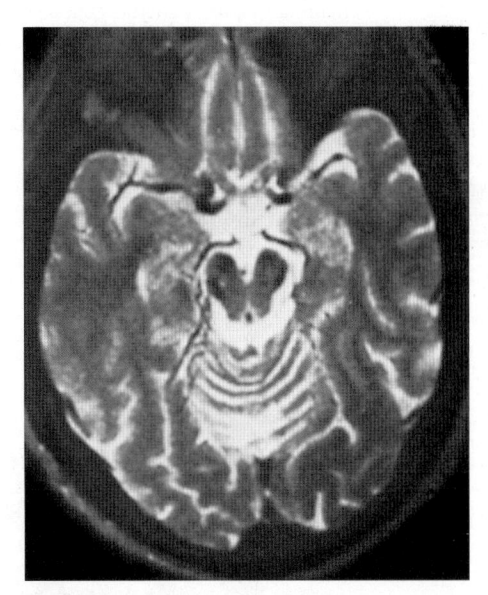

Fig. 7.20-4
Paralisia supranuclear progressiva. Escaneamento axial ponderado em T2 mostra atrofia do mesencéfalo com proeminência das cisternas perimesencefálicas.[32]

Fig. 7.20-5
Doença de Alzheimer. Escaneamento axial ponderado em T1 mostra dilatação bilateral dos cornos temporais, mais marcada à direita, e uma área proeminente de intensidade diminuída de sinal na região hipocampal direita.[24]

Condição	Achados de Imagem	Comentários
Doença de Pick (Fig. 7.20-6)	Notável atrofia focal de ambas a substância cinzenta e a branca, tipicamente comprometendo os lobos frontal inferior e temporal, com redução grave das circunvoluções à espessura de um papel ("atrofia em lâmina de faca").	Distúrbio muito menos comum em que os sintomas são em grande parte indistinguíveis daqueles da doença de Alzheimer, embora comportamento anormal e dificuldade com a linguagem ocorram mais frequentemente do que distúrbios da memória.
Coreia de Huntington (Fig. 7.20-7)	Atrofia da cabeça do núcleo caudado e putame bilateralmente e moderada atrofia frontotemporal.	Doença herdada (dominante autossômica) caracterizada por demência e coreoatetose que progridem incessantemente.
Doença de Creutzfeldt-Jakob (encefalopatia espongiforme) (Fig. 7.20-8)	Progressão rápida de atrofia central e periférica. Em imagens ponderadas em T2, há intensidade aumentada de sinal da substância cinzenta afetando o corpo estriado, tálamo e córtex cerebral.	Causada por um agente infeccioso semelhante a um vírus com um longo período de incubação de até vários anos. Evolução incessante e fatal caracterizada por demência grave, ataxia, perturbações visuais e mioclonia. Relativamente poucas anormalidades na substância branca, diferente da demência relacionada com distúrbios vasculares.
Encefalopatia de Wernicke	Alterações atróficas no verme superior e corpos mamilares com aumento generalizado dos sulcos. Em imagens ponderadas em T2, pode haver sinal aumentado em múltiplas áreas subcorticais.	Doença causada por alcoolismo ou deficiência nutricional (ou ambos) que é associada à confusão, apatia, ataxia do tronco e oftalmoparesia.
Doenças metabólicas Mielinólise pontina central (ver Figs. 7.17-3 e 7.20-8)	Região central na ponte e bulbo que é hipointensa em imagens ponderadas em T1 e hiperintensa em imagens ponderadas em T2.	Embora inicialmente descrita em alcoólicos crônicos, esta condição também se apresenta em pacientes com perturbações eletrolíticas (especialmente hiponatremia) que foram corrigidas rapidamente. Em casos extremos, pode haver extensão ao tegmento, mesencéfalo, tálamo, cápsula interna e córtex cerebral.

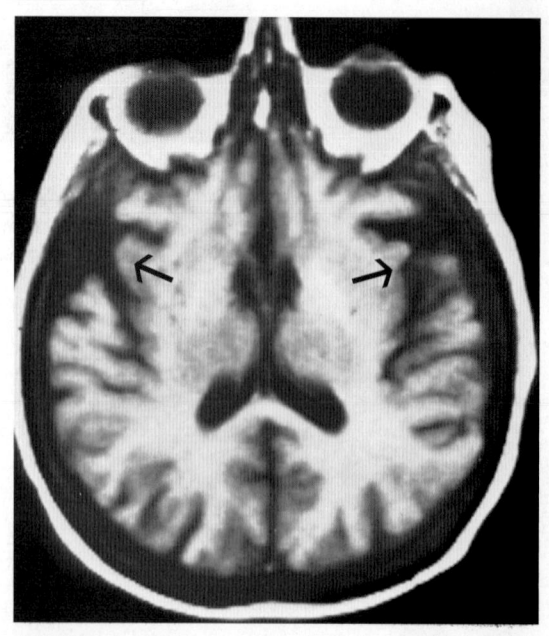

Fig. 7.20-6
Doença de Pick.[12]

Condição	Achados de Imagem	Comentários
Doença de Leigh (Fig. 7.20-9)	Em imagens ponderadas em T2, há áreas simétricas de intensidade aumentada nos núcleos basais, tálamo, tronco cerebral e cerebelo (vistas como baixa atenuação em TC).	Doença familial fatal (recessiva autossômica) que pode ser causada por uma anormalidade no metabolismo do piruvato e produz focos bilateralmente simétricos de necrose e degeneração, levando a múltiplos defeitos neurológicos.

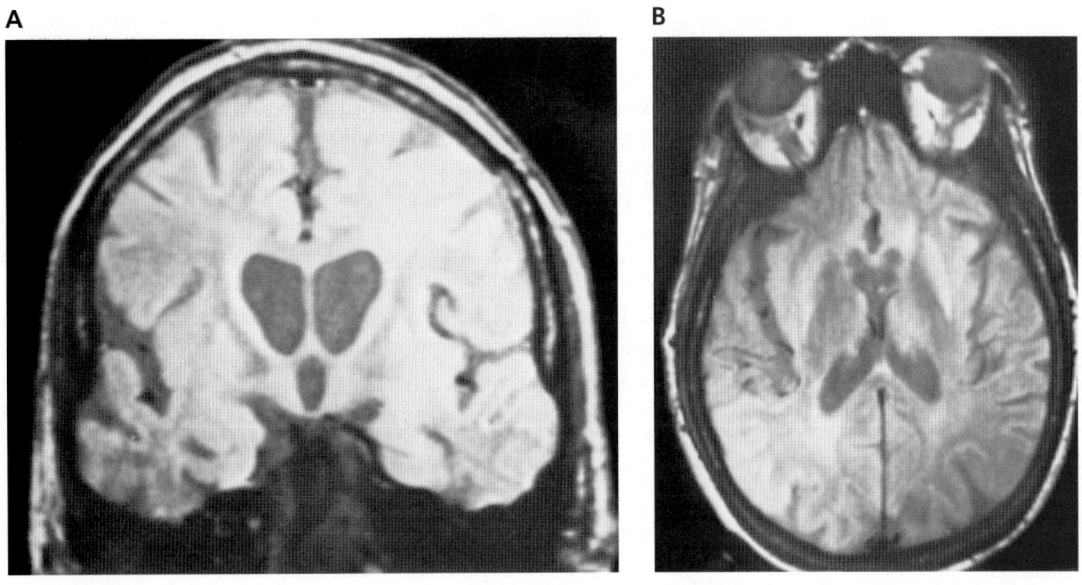

Fig. 7.20-7
Coreia de Huntington. (A) Escaneamento de densidade de prótons coronal demonstra atrofia dos núcleos caudados, associada à dilatação dos cornos frontais dos ventrículos laterais. (B) Em um escaneamento axial, o putame também é pequeno e atrófico bilateralmente.[32]

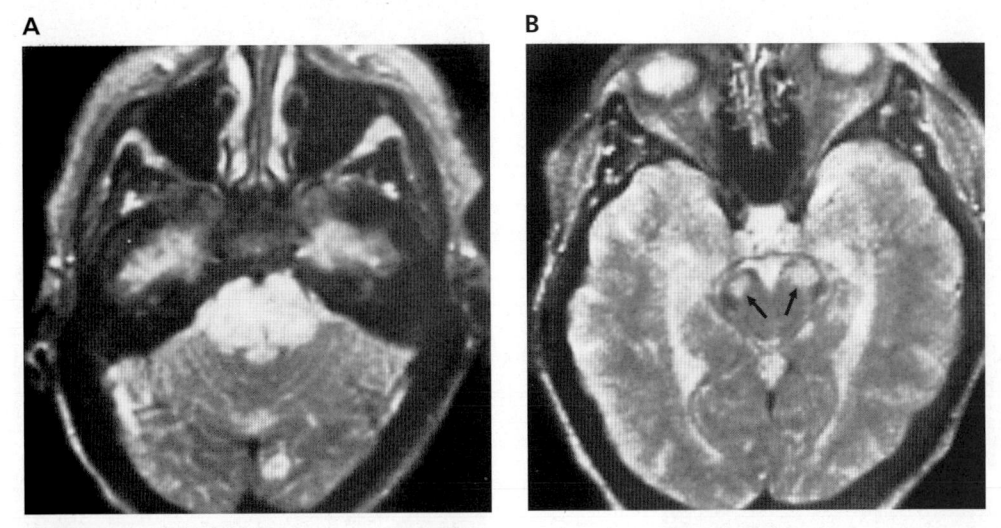

Fig. 7.20-8
Mielinólise pontina central. Imagens axiais ponderadas em T2 mostram (A) intensidade aumentada extensa de sinal no nível do meio da ponte (com poupança de uma banda fina de tecido no tegmento pontino) e (B) lesões hiperintensas simétricas nos pedúnculos cerebrais (setas).[27]

Condição	Achados de Imagem	Comentários
Doença de Wilson (Fig. 7.20-10)	Em imagens ponderadas em T2, áreas de intensidade aumentada de sinal mais comumente no putame e caudado, mas também no tálamo, núcleos denteados, mesencéfalo e substância branca subcortical. Atrofia cortical e central generalizada usualmente ocorre.	Também chamada degeneração hepatolenticular, esta doença recessiva autossômica do metabolismo do cobre produz a síndrome clássica de disfagia, lentidão e rigidez de movimentos, disartria e tremor que usualmente ocorre durante a segunda ou terceira década de vida. Na patologia, há amolecimento e atrofia ou cavitação franca nos núcleos lentiformes.
Doença de Hallervorden-Spatz (Fig. 7.20-11)	Sinal diminuído nos núcleos lentiformes e substância branca perilentiforme (em razão da deposição excessiva de ferro) em imagens ponderadas em T2. Pode haver áreas de sinal aumentado na substância branca periventricular (mielinização transtornada) e atrofia desproporcional do tronco cerebral e cerebelo.	Transtorno do movimento herdado (recessivo autossômico), progressivo, que se origina na infância tardia ou começo da adolescência e é caracterizado por deposição anormal de ferro no globo pálido, zona reticular da *substantia nigra* e núcleo vermelho.
Adrenoleucodistrofia (Fig. 7.20-12)	Grandes áreas geralmente simétricas e confluentes de intensidade aumentada de sinal em imagens ponderadas em T2 que tendem a comprometer a substância branca dos lobos occipitais, parietais posteriores e temporais.	Encefalopatia metabólica que tipicamente afeta meninos entre as idades de quatro e oito anos em que há degeneração da mielina comprometendo várias partes do cérebro, tronco cerebral e nervos ópticos, bem como a medula espinal. Os achados neurológicos de problemas comportamentais, prejuízo intelectual e sinais dos tratos longos podem aparecer antes ou depois de insuficiência das glândulas suprarrenais.
Mucopolissacaridoses (ver Fig. 7.18-9)	Em doença grave, múltiplas pequenas áreas esparsas de sinal aumentado em imagens ponderadas em T2 na substância branca periventricular. Geralmente ocorre atrofia central com ventrículos dilatados.	

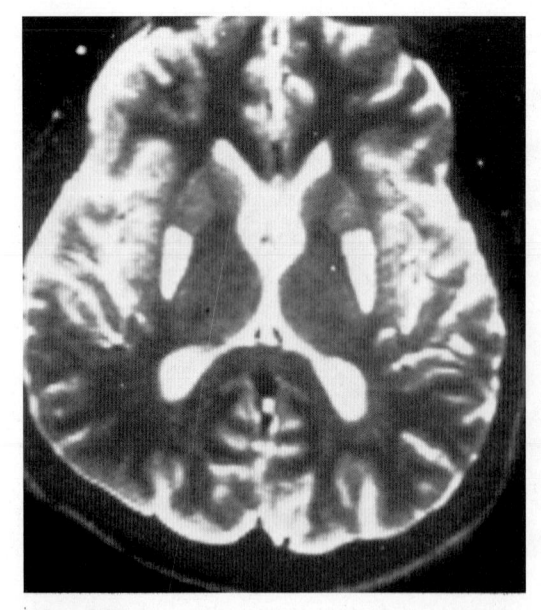

Fig. 7.20-9
Doença de Leigh. Escaneamento axial ponderado em T2 mostra característico sinal hiperintenso proeminente no putame.[24]

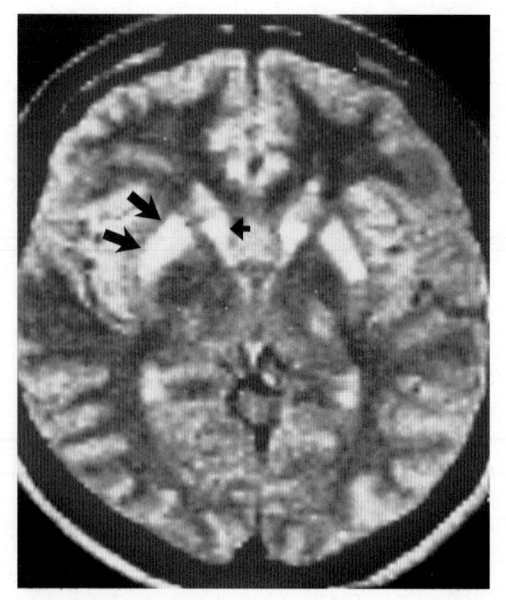

Fig. 7.20-10
Doença de Wilson. Imagem axial ponderada em T2 mostra intensidade aumentada de sinal nos núcleos lenticulares (setas grandes) e nos aspectos posteriores das cabeças dos núcleos caudados (seta pequena).[33]

7.20 ■ DOENÇAS DEGENERATIVAS E METABÓLICAS DO CÉREBRO EM IMAGEM DE RESSONÂNCIA MAGNÉTICA

Condição	Achados de Imagem	Comentários
Hiperglicemia não cetótica	Atrofia grave do cérebro e cerebelo. Mielinização diminuída ou ausente nos tratos de substância branca supratentoriais com poupança do tronco cerebral e cerebelo.	Distúrbio herdado do metabolismo dos aminoácidos em que grandes quantidades de glicina se acumulam nos líquidos do organismo, plasma, urina e líquido cerebroespinhal. As pessoas afetadas se apresentam na lactância com convulsões, tônus muscular anormal e grave retardo do desenvolvimento.
Fenilcetonúria	Alargamento dos sulcos e ventrículos que pode progredir para atrofia franca do cérebro e cerebelo com lesões disseminadas confluentes na substância branca em imagens ponderadas em T2.	Acumulação de fenilalanina no cérebro, que leva a um grave retardo do desenvolvimento e retardamento mental.

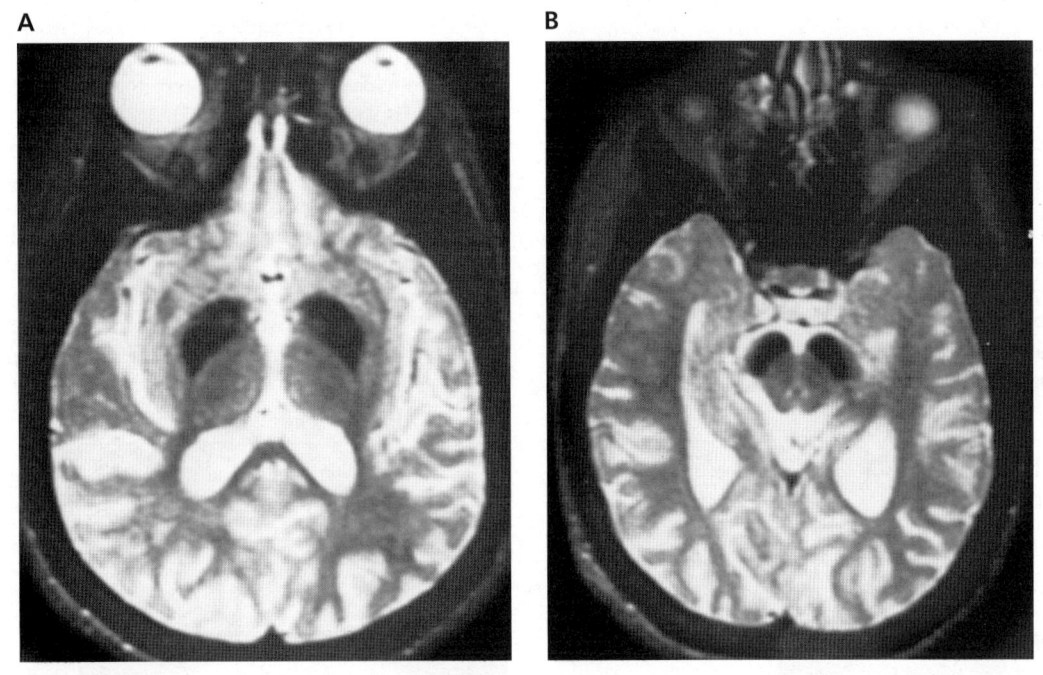

Fig. 7.20-11
Doença de Hallervorden-Spatz. Imagens axiais ponderadas em T2 em um jovem de 16 anos mostram notável sinal hipointenso no globo pálido (A) e *substantia nigra* (B) bilateralmente.[24]

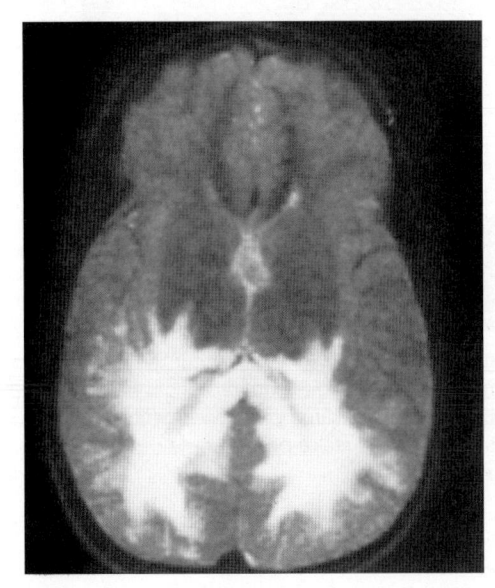

Fig. 7.20-12
Adrenoleucodistrofia. Escaneamento axial ponderado em T2 demonstra sinal hiperintenso bilateralmente simétrico na substância branca dos lobos occipitais e parietais. O lobo temporal posterior também está comprometido, e a anormalidade se estende ao esplênio do corpo caloso.[32]

7.21 ■ Margens Ventriculares Intensificadas em Tomografia Computadorizada

Condição	Comentários
Carcinomatose meníngea (Fig. 7.21-1)	Mais comumente secundária a carcinoma *oat-cell* do pulmão, melanoma ou carcinoma de mama. Diferentemente de meningite, leucemia ou linfoma, metástases meníngeas usualmente ocorrem em pacientes com uma malignidade disseminada e raramente são associadas à febre, leucocitose ou meningismo.
Leucemia	Infiltração meníngea ocorre em até 10% dos pacientes com leucemia aguda. Embora a quimioterapia sistêmica, que penetra a barreira hematoencefálica ineficazmente, falhe na prevenção da leucemia cerebral, a combinação de metotrexato intratecal e irradiação encefálica total erradica efetivamente as células leucêmicas no sistema nervoso central (exceto depósitos subaracnóideos isolados por aderências).
Linfoma (Fig. 7.21-2)	A forma mais comum de linfoma intracraniano que tipicamente ocorre em pacientes com linfoma difuso histiocítico ou indiferenciado e doença de Hodgkin pouco diferenciada.
Disseminação subependimária de tumor cerebral primário (Fig. 7.21-3)	"Molde" periventricular de tumor pode refletir a semeadura ependimária ou alastramento subependimário de gliomas ou outros neoplasmas intracranianos (p. ex., meduloblastoma, germinoma).
Ventriculite inflamatória (Figs. 7.21-4 e 7.21-5)	Pode ser secundária a infecções bacterianas, fúngicas, virais ou parasitárias ou à doença inflamatória não infecciosa (p. ex., sarcoidose).

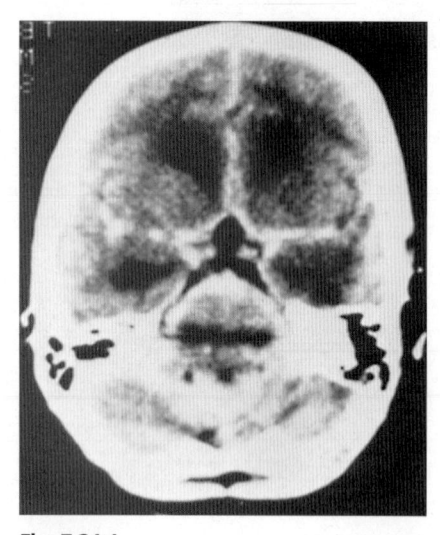

Fig. 7.21-1
Carcinomatose meníngea. Contraste generalizado das meninges com hidrocefalia obstrutiva.

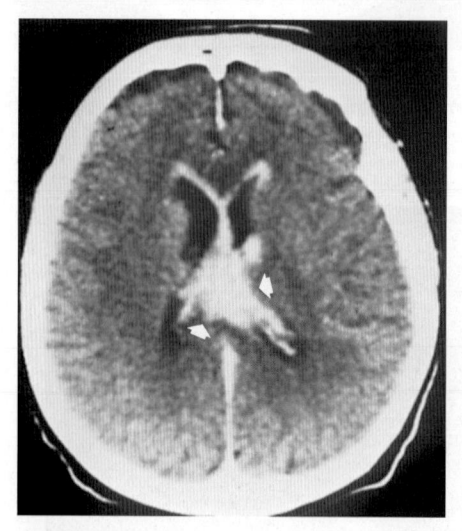

Fig. 7.21-2
Linfoma histiocítico. Lesões profundas no cérebro que intensificam homogeneamente (setas) associadas a realce por contraste das margens ventriculares.

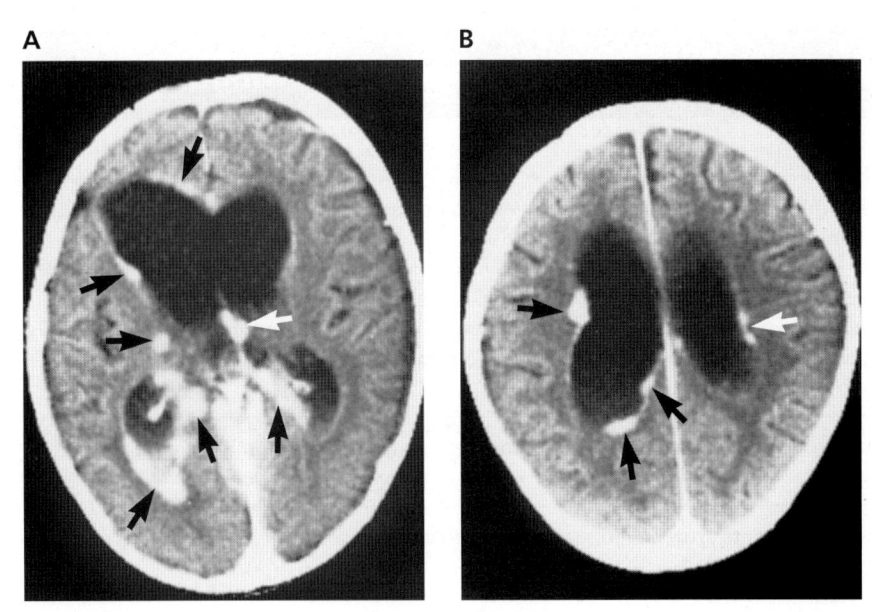

Fig. 7.21-3
Metástases subependimárias. Múltiplos nódulos ependimários contrastados (setas) em um paciente com ependimoblastoma de fossa posterior e hidrocefalia.[1]

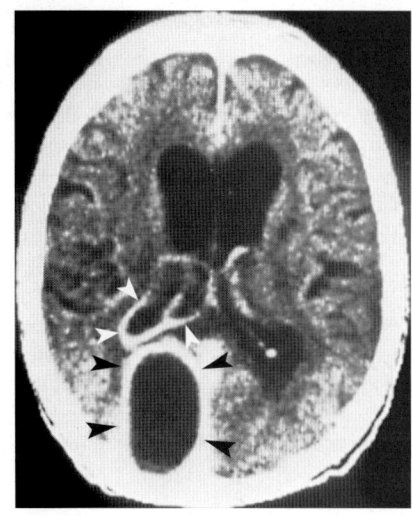

Fig. 7.21-4
Abscesso cerebral com ventriculite. TC após a injeção intravenosa de material de contraste em um viciado em drogas com letargia e confusão demonstra intensificação do sistema ventricular (pontas de seta brancas) causada por disseminação extensa da infecção. Notar o abscesso contrastando-se em anel (pontas de seta pretas) no lobo occipital.

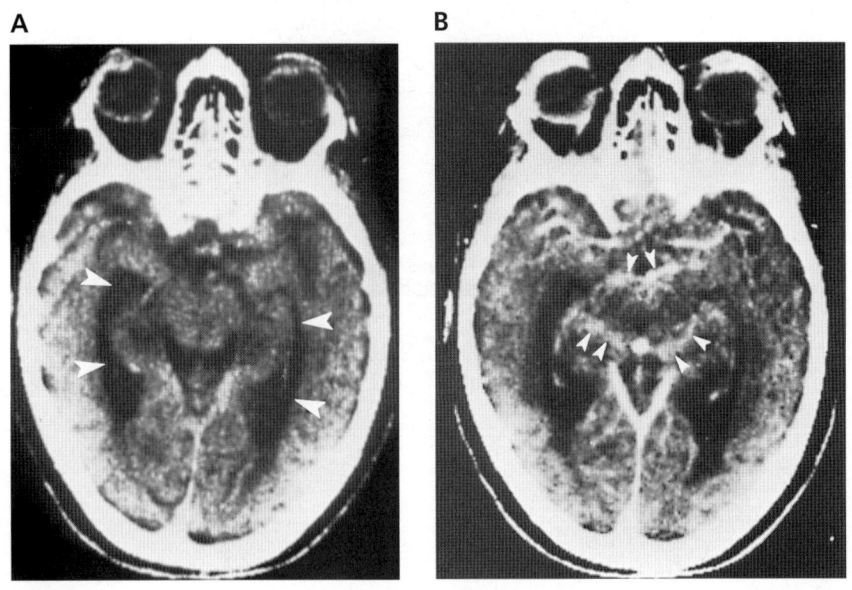

Fig. 7.21-5
Meningite pneumocócica. (A) Escaneamento não contrastado mostra dilatação dos cornos temporais dos ventrículos laterais (pontas de seta). (B) Depois da injeção intravenosa de material de contraste, há intensificação das meninges nas cisternas basais (pontas de seta), refletindo a inflamação subjacente causada por meningite. A hidrocefalia na meningite é decorrente de bloqueamento do fluxo normal de líquido cerebroespinal por exsudato inflamatório no nível do aqueduto e das cisternas basais.

7.22 ■ Intensificação Meníngea em Imagem de Ressonância Magnética

Condição	Comentários
Meningite infecciosa (Figs. 7.22-1 e 7.22-2)	Pode ser secundária a infecções bacterianas, fúngicas, virais ou parasitárias. RM é de especial valor para detectar inflamação meníngea em pacientes com AIDS.
Carcinomatose meníngea (Fig. 7.22-3)	Mais comumente secundária a carcinoma *oat-cell* do pulmão, melanoma ou carcinoma de mama. Comprometimento neoplásico das membranas leptomeníngeas, no entanto, pode ocorrer como uma complicação de qualquer neoplasma originado no sistema nervoso central ou como um processo metastático originado de um tumor primário distante.
Linfoma (Fig. 7.22-4)	O aumento dramático na incidência de linfoma do sistema nervoso central nos últimos anos foi atribuído à AIDS.
Neurossarcoidose (Fig. 7.22-5)	Comprometimento clinicamente aparente do sistema nervoso central ocorre em 2 a 5% dos pacientes.
Trombose de seio venoso dural	Associada a uso de anticoncepcional oral, craniotomia, infecção, e, em crianças, desidratação. Em uma importante porcentagem de casos, nenhuma etiologia pode ser determinada.

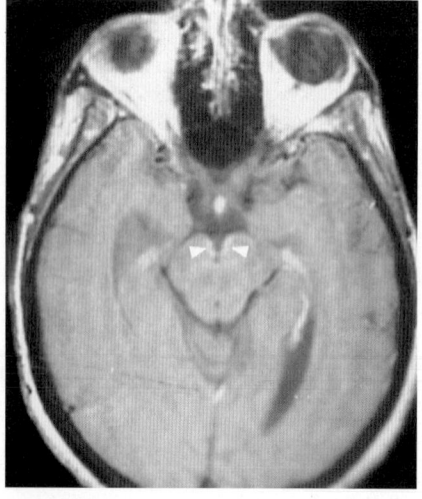

Fig. 7.22-1
Meningite criptocócica em AIDS. Intensificação de contraste meníngeo ao longo dos pedúnculos cerebrais (pontas de seta).

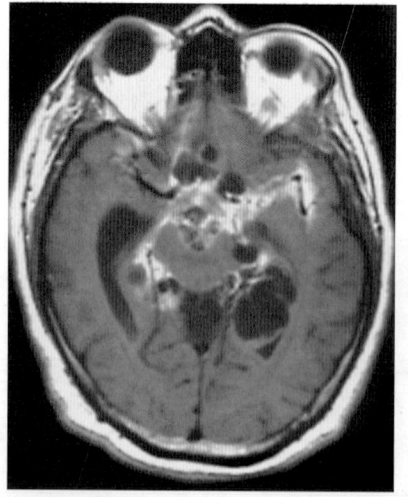

Fig. 7.22-2
Cisticercose. Contraste subaracnóideo nas cisternas basais e fissura de Sylvius esquerda.[38]

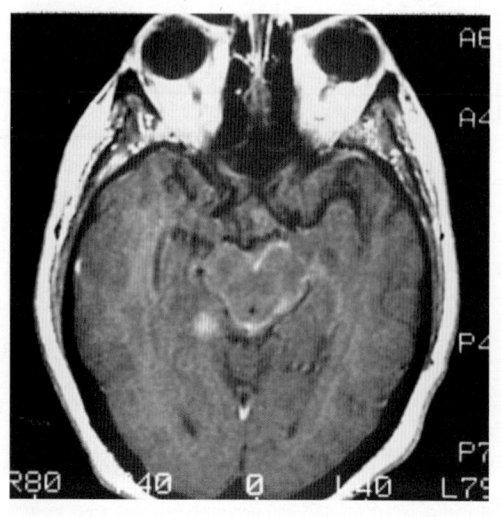

Fig. 7.22-3
Carcinomatose meníngea. Intensificação em torno do mesencéfalo e pedúnculos cerebrais representa disseminação de tumor pela pia-máter.[38]

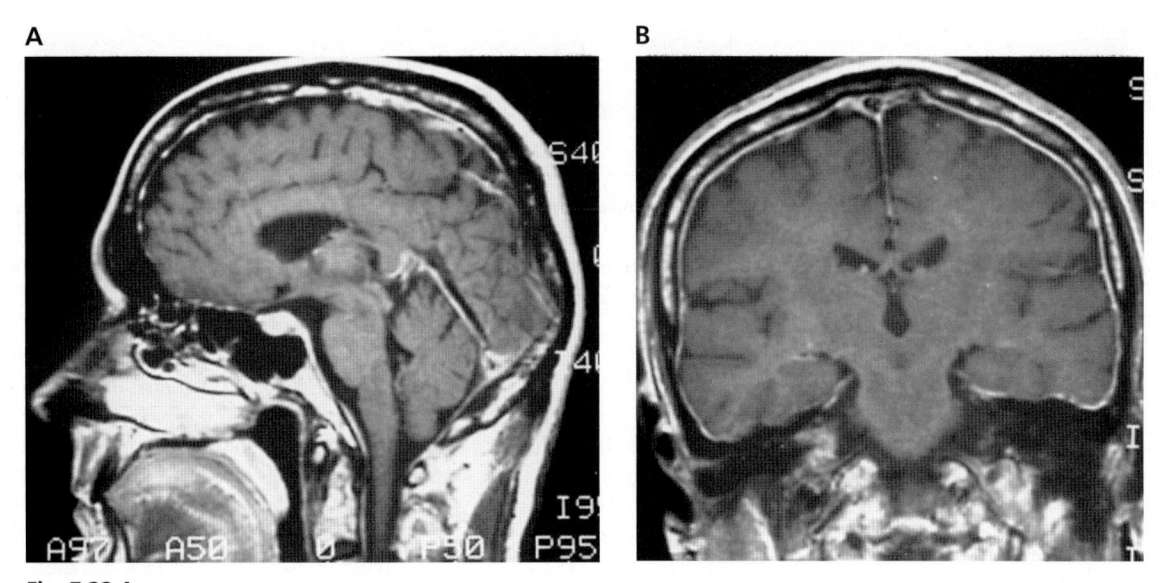

7.22 ■ INTENSIFICAÇÃO MENÍNGEA EM IMAGEM DE RESSONÂNCIA MAGNÉTICA

Fig. 7.22-4
Linfoma. Escaneamentos (A) sagital e (B) coronal mostram contraste da foice do cérebro bem como em torno da convexidade e na base dos lobos temporais.[38]

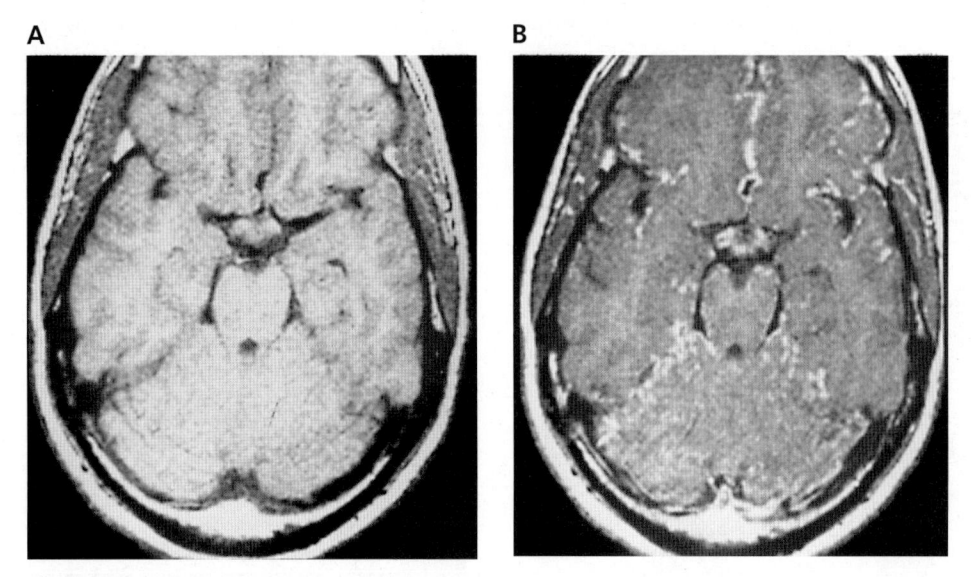

Fig. 7.22-5
Neurossarcoidose. (A) Imagem sem intensificação não revela anormalidades parenquimatosas ou meníngeas. (B) Um escaneamento intensificado mostra comprometimento difuso das leptomeninges.[38]

7.23 ■ Massas Intraventriculares

Condição	Achados de Imagem	Comentários
Papiloma do plexo corióideo (Fig. 7.23-1)	Massa intraventricular bem definida, muitas vezes com margens lobuladas, que é hiperdensa em TC e apenas brandamente hiperintensa em imagens de RM ponderadas em T2. Aumento homogêneo de contraste intenso.	Tumor incomum que ocorre principalmente em crianças com menos de cinco anos de idade. Mais frequentemente ocorre nos ventrículos laterais em crianças e no quarto ventrículo em adultos. Calcificações são comuns. Hiperprodução de LCE ou obstrução de vias do LCE causa hidrocefalia. Invasão parenquimatosa sugere degeneração maligna para carcinoma do plexo corióideo.
Cisto coloide (Fig. 7.23-2)	Massa lisa, esférica ou ovoide na parte anterior do terceiro ventrículo que usualmente tem densidade homogeneamente alta em TC. Mínima, se alguma, intensificação de contraste.	Lesão papilomatosa contendo líquido mucinoso com quantidades variáveis de detritos proteináceos, componentes fluidos e células descamadas. Sintomas clássicos são cefaleias posicionais relacionadas com a obstrução intermitente do forame de Monro. A maioria se apresenta durante a vida adulta, são relativamente pequenos (menos de 2 cm) e causam dilatação dos ventrículos laterais.
Meningioma (Fig. 7.23-3)	Massa com margens lisas que é hiperdensa em TC e mostra acentuada intensificação homogênea de contraste. Em RM, intensidade variável de sinal e realce intenso de contraste.	Só 1% dos meningiomas são intraventriculares. Eles são encontrados mais comumente no átrio, mais frequentemente à esquerda que à direita. Como outros meningiomas, ocorrem mais frequentemente em mulheres de meia-idade ou mais velhas.

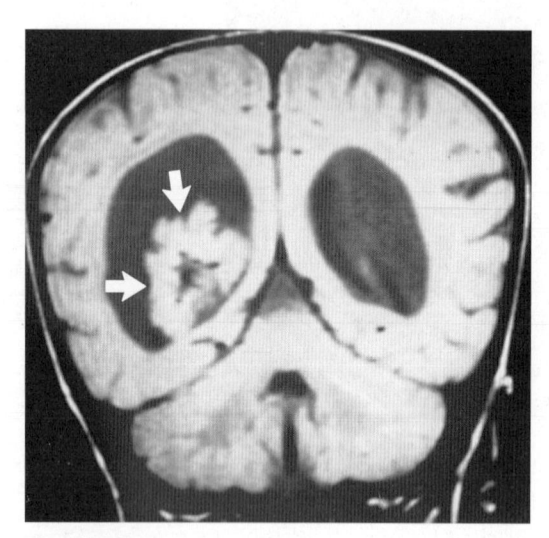

Fig. 7.23-1
Papiloma do plexo corióideo. Imagem coronal ponderada em T1 mostra massa isointensa lobulada (setas) em um ventrículo lateral direito marcadamente dilatado.

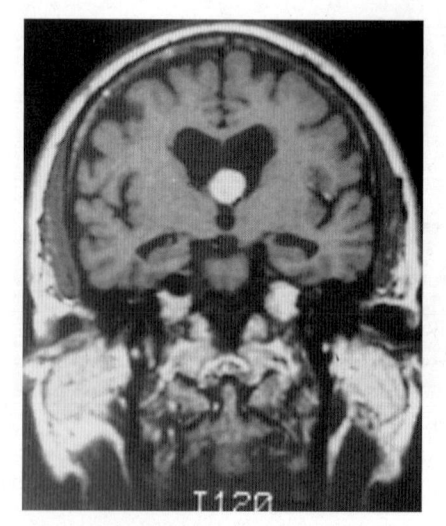

Fig. 7.23-2
Cisto coloide. Escaneamento de RM coronal ponderada em T1 mostra massa hiperintensa no terceiro ventrículo imediatamente posterior ao forame de Monro. Há dilatação ventricular neste homem idoso com uma história de cefaleia recorrente.[27]

Condição	Achados de Imagem	Comentários
Ependimoma (Fig. 7.23-4)	Massa bem definida que tipicamente se origina no assoalho do quarto ventrículo. É hiperdensa e mostra contraste homogêneo na TC. Em RM, o tumor tem uma textura interna heterogênea como resultado da ocorrência frequente de calcificação, cistos e áreas necróticas na lesão.	Lesão rara da primeira e segunda décadas que afeta meninos duas vezes mais que meninas. Ependimomas são tumores de crescimento lento, porém malignos, que podem se expandir e infiltrar para dentro do ventrículo ou substância cerebral adjacente. Eles frequentemente se estendem pelos forames de Luschka e Magendie para dentro das cisternas basais e causam disseminação ventricular e subaracnóidea.
Astrocitoma de células gigantes (Fig. 7.23-5)	Massa intraventricular muitas vezes lobulada ou calcificada que pode se originar de um nódulo subependimário. Intensificação uniforme de contraste.	Esta transformação maligna de um hamartoma ocorre em aproximadamente 10% dos pacientes com esclerose tuberosa. Geralmente ele é situado na região do forame de Monro. A presença de outros hamartomas subependimários ou parenquimatosos sugere fortemente este diagnóstico.

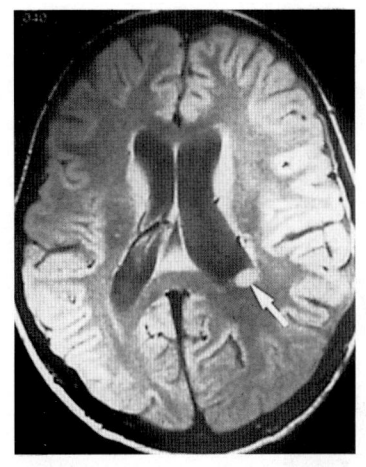

Fig. 7.23-3
Meningioma intraventricular. Massa bem circunscrita (seta) no aspecto posterior do ventrículo lateral esquerdo em um paciente com neurofibromatose.

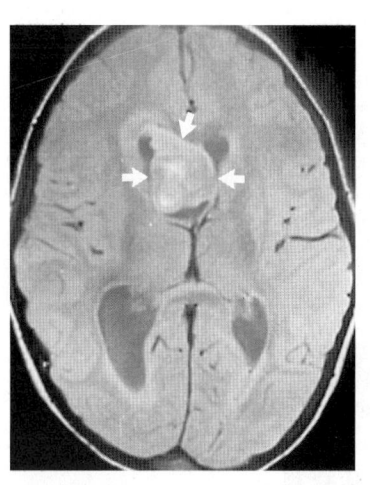

Fig. 7.23-4
Ependimoma. Grande massa intraventricular (setas) localizada no terceiro ventrículo e cornos anteriores de ambos os ventrículos laterais; há hidrocefalia associada. Áreas de máxima intensidade no tumor representam hemorragia subaguda.[34]

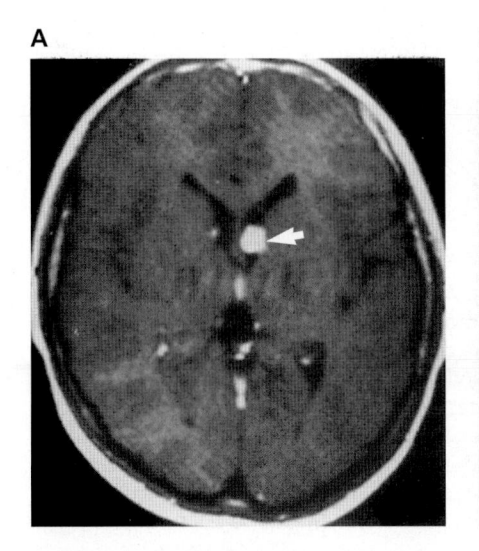

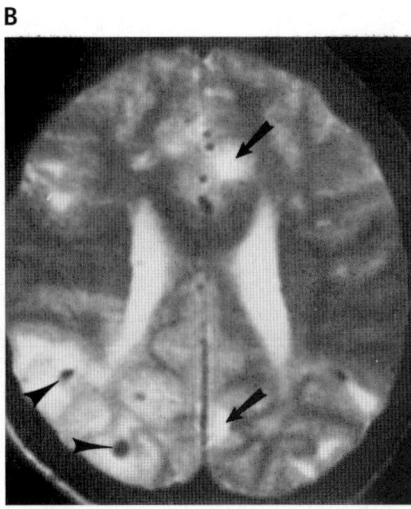

Fig. 7.23-5
Astrocitoma de células gigantes. (A) Imagem de RM ponderada em T1 intensificada com contraste mostra massa intraventricular marcadamente hiperintensa (ponta de seta) neste menino com estigmas clínicos de esclerose tuberosa. (B) Imagem ponderada em T2 em outro nível mostra hamartomas corticais com sinal alto característico (seta) bem como calcificações densas (pontas de seta).[35]

Condição	Achados de Imagem	Comentários
Dermoide/epidermoide (Figs. 7.23-6 e 7.23-7)	Massa intraventricular.	RM pode identificar material dentro do cisto que tem uma intensidade de sinal de gordura ou líquido cerebroespinhal, respectivamente.
Tumor neuroectodérmico primitivo (Fig. 7.23-8)	Massa bem circunscrita com contraste intenso e homogêneo.	Formação de cisto pode ocorrer, especialmente em tumores infratentoriais, e se responsabilizar pelo grande tamanho do neoplasma.
Teratoma (Fig. 7.23-9)	Vários componentes epidérmicos (gordura e calcificação) podem ser identificados facilmente em TC ou IRM.	Tipicamente ocorre em crianças com menos de um ano de idade. Um nível elevado de α-fetoproteína sugere que a lesão é maligna.
Linfoma	Intensidade variável de sinal, embora a maioria dos linfomas sejam isointensos ou ligeiramente hiperintensos em imagens ponderadas em T2. Em TC, o tumor tem atenuação brandamente aumentada e mostra realce intenso de contraste.	Mais comumente se apresenta como massa(s) adjacente aos ventrículos laterais (muitas vezes cruzando o corpo caloso para o lado oposto) ou como infiltração difusa do parênquima.

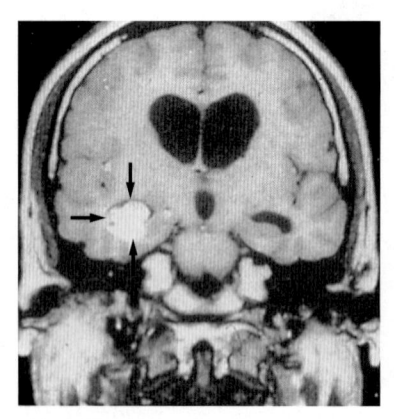

Fig. 7.23-6
Cisto dermoide. Imagem de RM ponderada em T1 coronal mostra massa hiperintensa (setas) enchendo o corno temporal direito dilatado. Os ventrículos laterais e terceiro estão aumentados.[36]

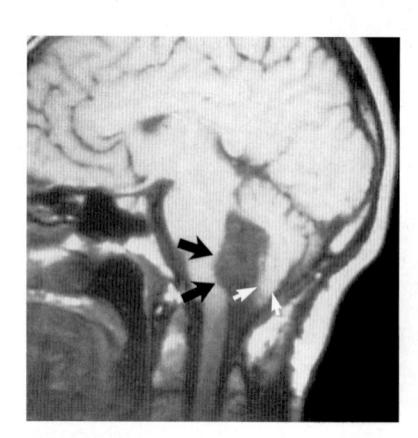

Fig. 7.23-7
Tumor epidermoide. Imagem de RM ponderada em T1 sagital mostra uma grande massa enchendo o quarto ventrículo. A massa tem uma intensidade levemente mais alta de sinal do que o LCE. Ela deprime o tronco cerebral (setas pretas) e eleva a tonsila e o verme inferior (setas brancas).[36]

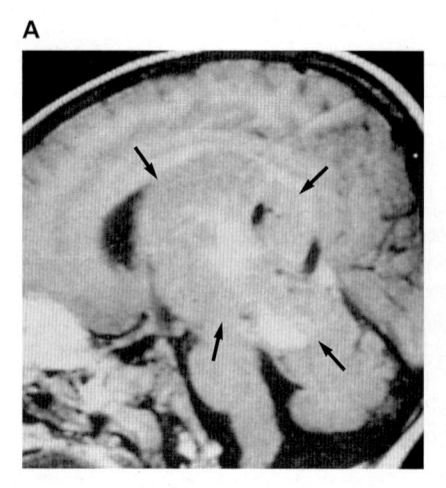

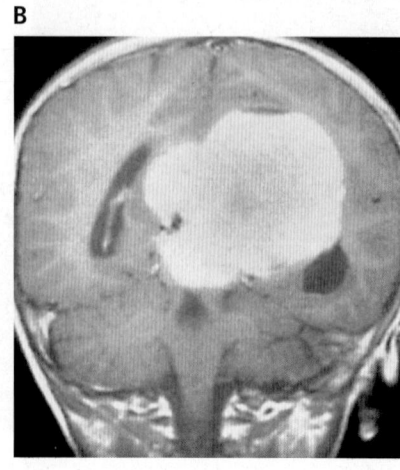

Fig. 7.23-8
Tumor neuroectodérmico primitivo. (A) Imagem de RM sagital ponderada em T1 mostra uma grande massa inomogeneamente isointensa (setas) enchendo o corpo inteiro do ventrículo lateral esquerdo e comprimindo o terceiro ventrículo, mesencéfalo e verme superior do cerebelo. (B) Escaneamento ponderado em T1 coronal demonstra realce intenso da lesão.[36]

7.23 ■ MASSAS INTRAVENTRICULARES

Condição	Achados de Imagem	Comentários
Oligodendroglioma (Fig. 7.23-10)	Massa intraventricular que pode conter calcificação.	Neoplasma de adulto que geralmente se origina na região frontotemporal.
Neurocitoma (neuroblastoma) (Fig. 7.23-11)	Massa intraventricular que é principalmente isointensa em relação à substância cinzenta cortical em imagens ponderadas em T1 e para T2. Muitas vezes contém áreas de intensidade heterogênea refletindo calcificação tumoral (mais bem vista em TC), espaços císticos e vazios de fluxo vascular dentro do tumor.	Neoplasma primário benigno de adultos jovens que tende a ocorrer nos ventrículos laterais e terceiro e tem uma fixação característica ao septo pelúcido. Em microscopia óptica parece idêntico a oligodendroglioma.
Metástase (Fig. 7.23-12)	Massa intraventricular.	Mais comumente de melanoma e carcinomas da mama e pulmão.

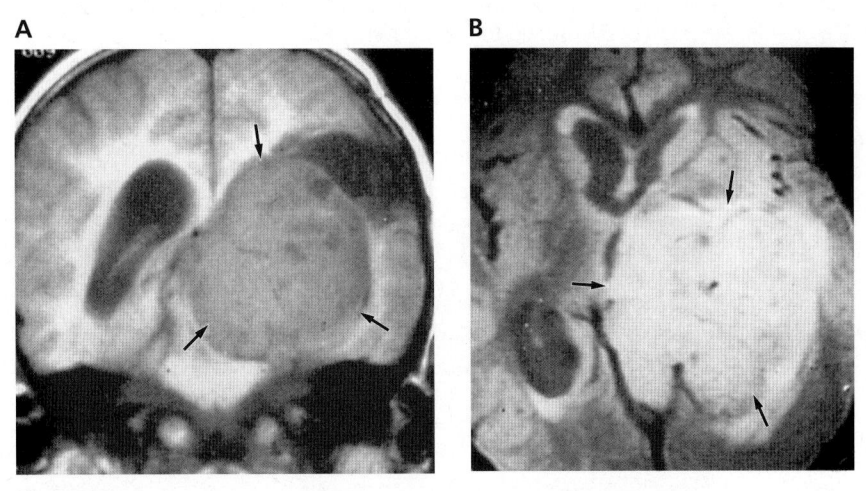

Fig. 7.23-9
Teratoma maligno. (A) Imagem de RM coronal ponderada em T1 mostra uma grande massa lobulada irregular (setas) de hipointensidade inomogênea no corpo e corno occipital do ventrículo lateral esquerdo. (B) Na imagem axial ponderada em densidade de prótons a massa é hiperintensa (setas).[36]

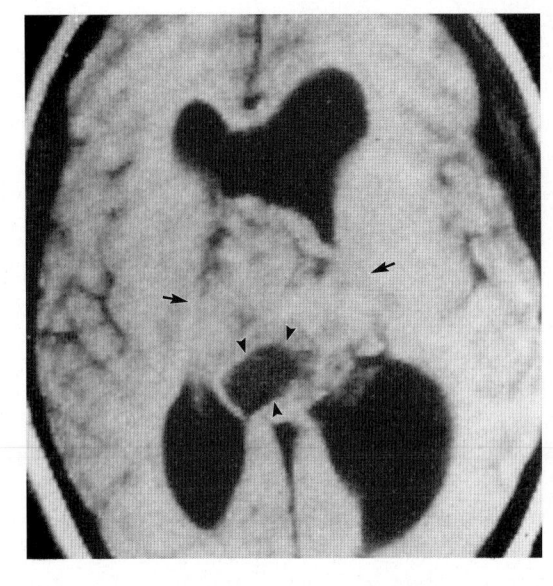

Fig. 7.23-10
Oligodendroglioma. Imagem de RM axial ponderada em T1 mostra uma grande massa isointensa lobulada (setas) com componentes císticos (pontas de seta) comprometendo o septo pelúcido e corpos dos ventrículos laterais.[36]

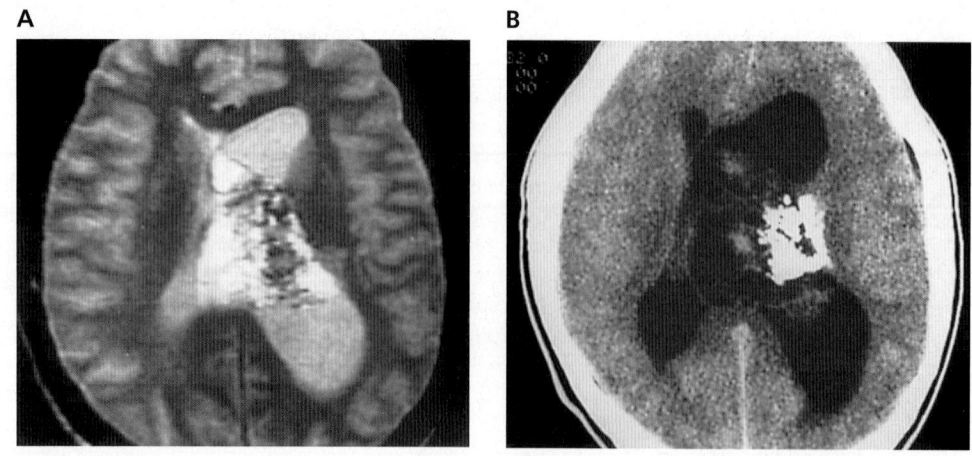

Fig. 7.23-11
Neurocitoma. (A) Imagem de RM axial ponderada em T2 mostra o aspecto heterogêneo da lesão, refletindo a presença de espaços císticos e calcificações. (B) TC mostra calcificação grosseira, conglomerada e grandes áreas císticas dentro do tumor intraventricular.[37]

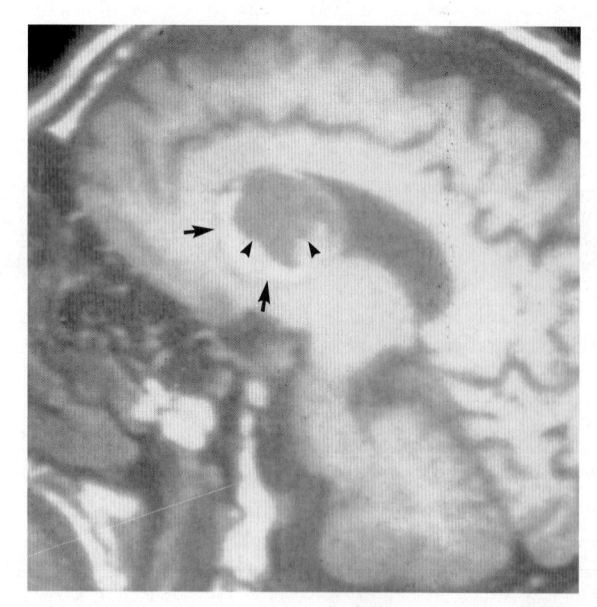

Fig. 7.23-12
Melanoma metastático hemorrágico. Imagem de RM sagital ponderada em T1 mostra a massa redonda enchendo o corno frontal esquerdo perto do forame de Monro. A massa tem uma orla hiperintensa (setas), mais provavelmente representando metemoglobina e um centro hipointenso (pontas de seta).[36]

7.24 ■ Calcificação Periventricular em Tomografia Computadorizada na Criança

Condição	Comentários
Esclerose tuberosa (Fig. 7.24-1)	Pequenos nódulos calcificados redondos ao longo da parede lateral do corno frontal e terceiro ventrículo anterior são uma marca típica desta síndrome neurocutânea herdada, que é manifestada pela tríade clínica de crises convulsivas, deficiência mental e adenoma sebáceo.
Infecção intrauterina (Fig. 7.24-2)	Calcificações difusas e aumento ventricular associados à atrofia cerebral substancial e microcefalia desenvolvem-se tipicamente em pacientes com infecções congênitas causados por citomegalovírus ou toxoplasmose.

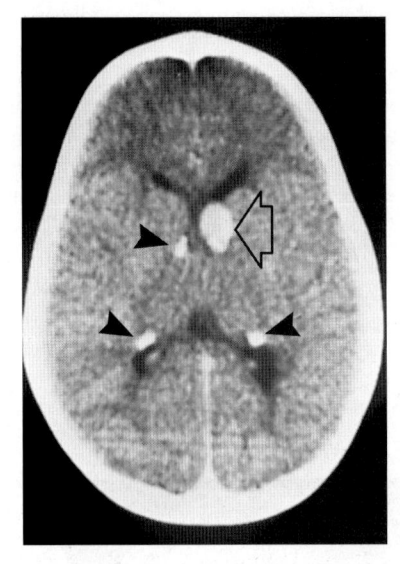

Fig. 7.24-1
Esclerose tuberosa. Múltiplos hamartomas calcificados (pontas de seta pretas sólidas) situados ao longo da superfície ependimária dos ventrículos. A seta aberta aponta um astrocitoma de células gigantes no forame de Monro.

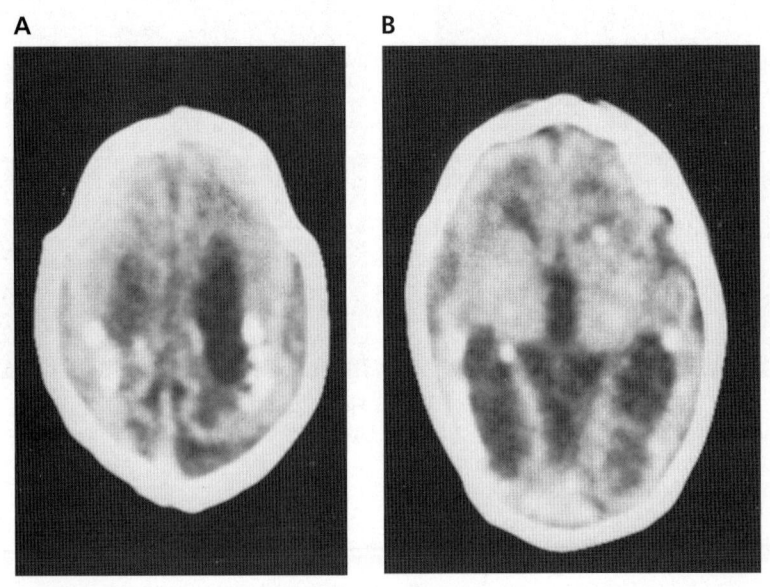

Fig. 7.24-2
Infecção por citomegalovírus. Duas imagens de um lactente mostram múltiplas calcificações periventriculares e dilatação do sistema ventricular.

7.25 ■ Malformações Congênitas Comuns do Cérebro em Tomografia Computadorizada e Imagem de Ressonância Magnética

Condição	Achados de Imagem	Comentários
Distúrbios do fechamento do tubo neural (encefalocele/meningocele) (Fig. 7.25-1)	Hérnia do cérebro, meninges ou ambos através de um defeito craniano de tamanho variável que é liso e bem definido e tende a ter margens ligeiramente escleróticas.	Mais frequentemente compromete o osso occipital (70%). Outros locais (aproximadamente 9% cada um) são as regiões parietal, frontal e nasal.
Distúrbios da migração neuronal		Malformações congênitas da parede e córtex cerebrais que resultam da migração desorganizada dos neuroblastos e formação anormal de giros e sulcos. Admite-se que elas se originam durante as semanas 6 a 15 de gestação quando ondas sucessivas de neuroblastos migram a partir da matriz germinal subependimária para a superfície do cérebro para formar o córtex padrão com seis camadas.
Lissencefalia (Fig. 7.25-2)	Superfície cerebral anormal que pode ser completamente lisa e agírica (rara), quase agírica com algumas áreas de paquigiria (giros demasiado largos, achatados), ou quase igualmente agírica e paquigírica.	O cérebro tem um contorno de ampulheta ou a forma de um oito porque deixa de desenvolver opérculos. As ínsulas são expostas, e as artérias cerebrais médias correm superficialmente ao longo de sulcos de Sylvius rasos. Não existe triângulo de Sylvius. A substância cinzenta é espessada (apesar de um número reduzido de camadas de células). A substância branca é deficiente, e há uma camada subcortical fina, hipoplasia de centro semioval, e digitações da substância branca dentro do córtex reduzidas a ausentes.

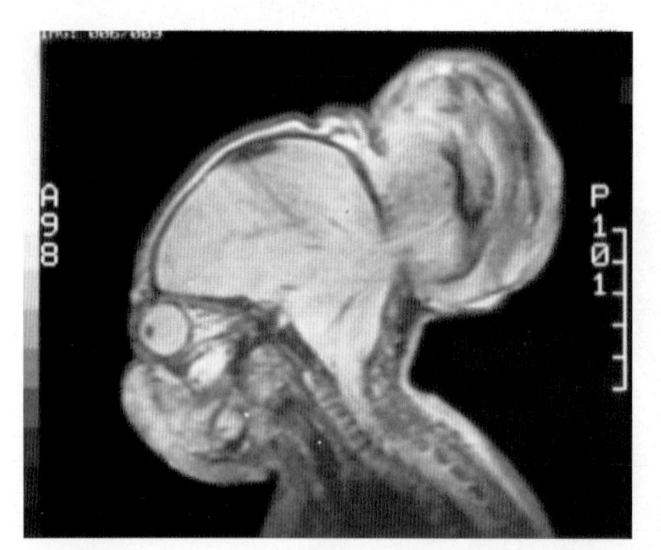

Fig. 7.25-1
Encefalocele occipital. Imagem de RM parassagital mostra parênquima cerebral que herniou através de um defeito posterior na calvária. Embora a protrusão contenha um grande vaso, representado por um vazio de sinal linear, é difícil identificar possíveis estruturas ventriculares por causa da distorção.[39]

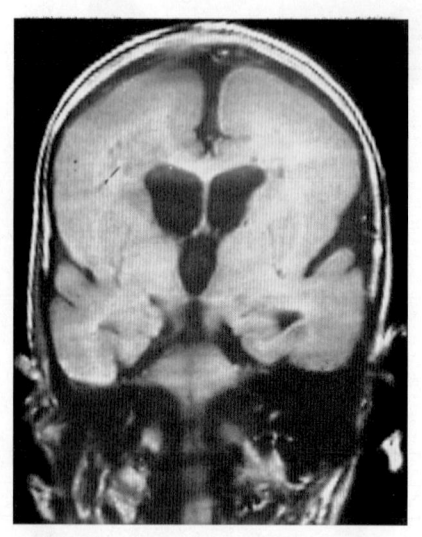

Fig. 7.25-2
Agiria.[40]

7.25 ■ MALFORMAÇÕES CONGÊNITAS COMUNS DO CÉREBRO EM TC E IMAGEM DE RESSONÂNCIA MAGNÉTICA

Condição	Achados de Imagem	Comentários
Paquigiria (Fig. 7.25-3)	Substância cinzenta cortical anormalmente espessada com giros grosseiros, alargados, separados por sulcos rasos. Todo ou apenas uma parte do cérebro pode ser comprometida.	Paquigiria sem agiria associada é um distúrbio distinto da migração em que os pacientes vivem mais do que aqueles com lissencefalia, às vezes sobrevivendo até a infância tardia. Não obstante, eles têm atraso do desenvolvimento, retardamento grave e convulsões. A interface entre substâncias cinzenta e branca é anormalmente lisa e tem digitações da substância branca incompletas ou ausentes.
Polimicrogiria	Número demasiado de giros de pequeno tamanho separados por sulcos sem orientação.	Uma vez que os sulcos possam não atingir a superfície do cérebro, áreas de polimicrogiria podem se assemelhar à paquigiria em estudos de imagem e à inspeção macroscópica.
Heterotopia (Fig. 7.25-4)	Massas isoladas ou múltiplas de substância cinzenta de vários tamanhos e formas na substância branca subependimária ou subcortical. Estas massas mantêm a mesma intensidade de sinal que a substância cinzenta cortical em todas as sequências de pulsos de RM.	Restos heterotópicos de substância cinzenta resultam da parada da migração neuronal ao longo dos seus caminhos para o córtex. Heterotopia pode ser uma entidade isolada, parte de transtornos mais difusos da migração, ou associada a outras malformações.
Esquizencefalia (Fig. 7.25-5)	Um padrão que varia de fendas unilaterais ou bilaterais a grandes defeitos bilaterais semelhantes a leques que se estendem dos ventrículos laterais à superfície pial do cérebro.	Colunas transcerebrais de espessura total de substância cinzenta que se estendem em continuidade desde a camada subependimária do ventrículo até o córtex. Substância cinzenta reveste as fendas finas (ou defeitos semelhantes a leque), que são preenchidas por LCE.
Outros distúrbios da organogênese Holoprosencefalia (Fig. 7.25-6)	Espectro de padrões complexos que, na forma mais grave, inclui um ventrículo único e uma variedade de deformidades faciais.	Anormalidade de desenvolvimento complexa do cérebro originada da falta da clivagem do cérebro anterior.
Displasia septo-óptica (Fig. 7.25-7)	Ausência do septo pelúcido em 50 a 75% dos pacientes. Outros achados incluem achatamento do teto dos cornos frontais, assoalhos pontudos dos ventrículos laterais em corte coronal, dilatação da cisterna suprasselar e terceiro ventrículo anterior, nervos ópticos pequenos e quiasma óptico pequeno.	Síndrome heterogênea de hipoplasia do nervo óptico associada à insuficiência hipotalâmico-hipofisária (e outras anormalidades endócrinas) e frequentemente com corpo caloso, fórnix e infundíbulo anormais.

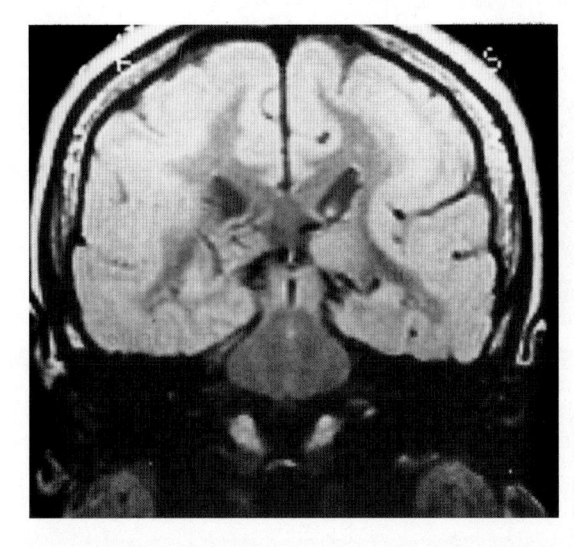

Fig. 7.25-3
Paquigiria. Escaneamento de RM coronal mostra giros largos, um córtex anormalmente espesso e má arborização da substância branca.[40]

Condição	Achados de Imagem	Comentários
Agenesia completa do corpo caloso (Fig. 7.25-8)	Separação aumentada dos ventrículos laterais, aumentos dos cornos occipitais e átrios e desvio do terceiro ventrículo para cima.	Embora ocasionalmente vista como uma lesão isolada de agenesia do corpo caloso, frequentemente é associada a várias outras malformações e síndromes do sistema nervoso central. Agenesia parcial do corpo caloso pode ocorrer.

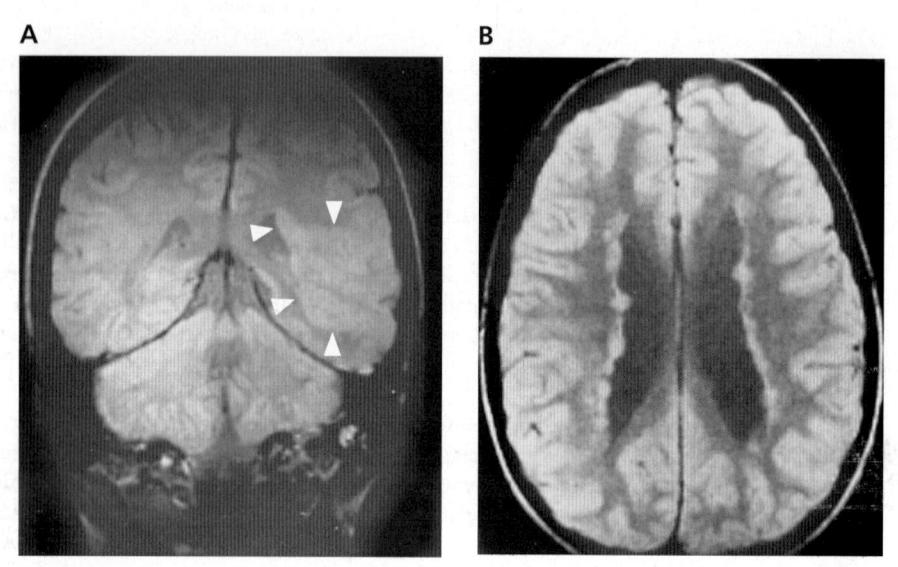

Fig. 7.25-4
Heterotopia. (A) Escaneamento coronal mostra hemiatrofia e massa de substância branca que faz ponte desde as superfícies ventriculares às corticais (pontas de seta). A intensidade de sinal da ponte anormal de tecido foi a mesma que a da substância cinzenta em todas as sequências de pulsos.[39] (B) Coleções de substância cinzenta revestindo as regiões subependimárias de ambos os ventrículos laterais.[41]

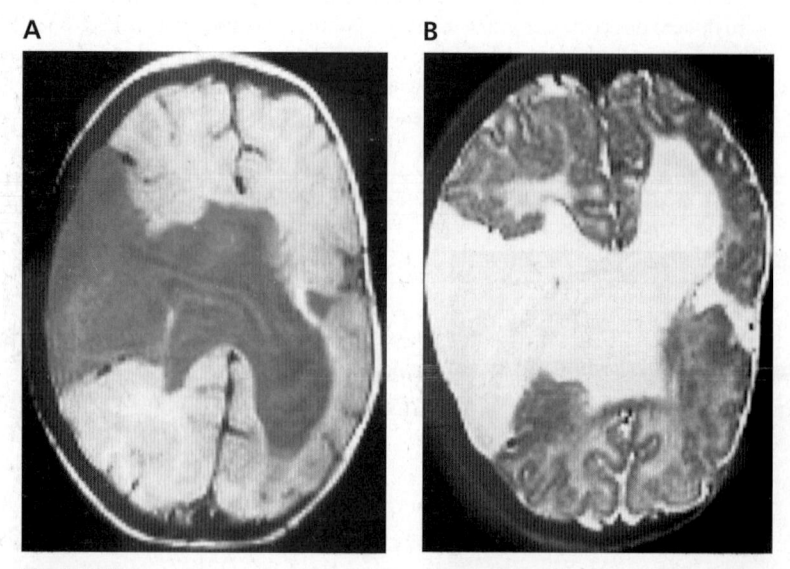

Fig. 7.25-5
Esquizencefalia. RM (A) de densidade de prótons e (B) ponderada em T2 mostram fendas de espessura total bilaterais (mais marcada à direita) que são revestidas por substância cinzenta. Observar a ausência do septo pelúcido.[40]

Condição	Achados de Imagem	Comentários
Lipoma do corpo caloso (ver Fig. 7.25-8)	Massa focal, mediana, aproximadamente simétrica de gordura na fissura inter-hemisférica, usualmente perto do joelho do corpo caloso.	Embora assintomáticos em aproximadamente 10% dos casos, a maioria dos lipomas do corpo caloso são associados a convulsões, perturbação mental, paralisia ou cefaleia. Cerca da metade dos pacientes tem agenesia calosa.
Malformação de Dandy-Walker (Fig. 7.25-9)	Massa cística na fossa posterior associada a um defeito ou agenesia do verme e separação dos hemisférios cerebelares.	Espectro de afecções caracterizado por desenvolvimento anormal do cerebelo e quarto ventrículo. Comumente associado a hidrocefalia.

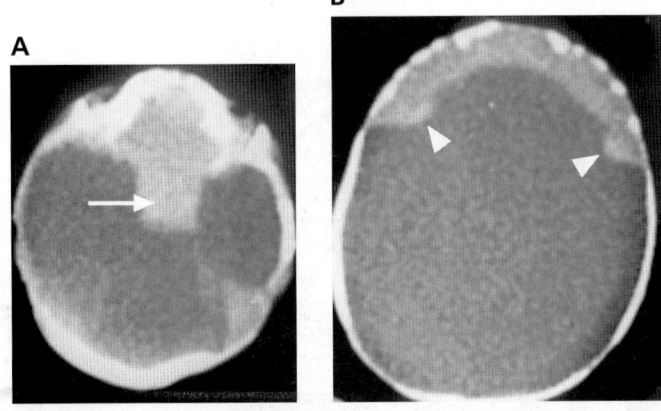

Fig. 7.25-6
Holoprosencefalia. Escaneamentos de TC transversos não sequenciais mostram um monoventrículo com tálamos fundidos anteriormente (seta). Há ausência da fissura inter-hemisférica, terceiro ventrículo e corpo caloso. Um manto cerebral anterior em forma de crescente representa o prosencéfalo não dividido, cuja margem posterior não pode ser identificada na TC. O monoventrículo é deformado por um grande cisto dorsal de compressão, cuja margem anterior é aproximada pelo fórnix hipocampal (pontas de seta).[39]

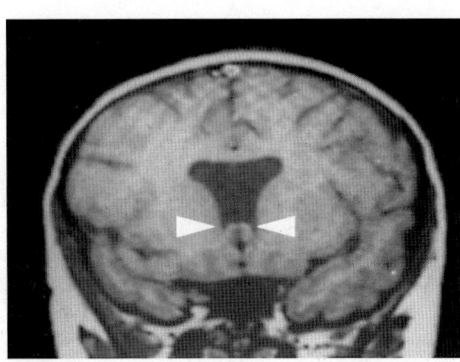

Fig. 7.25-7
Displasia septo-ótica. Imagem coronal ponderada em T1 mostra ausência de septo pelúcido e cornos frontais em formato tendendo a quadrado que têm pontos inferiores (setas).[39]

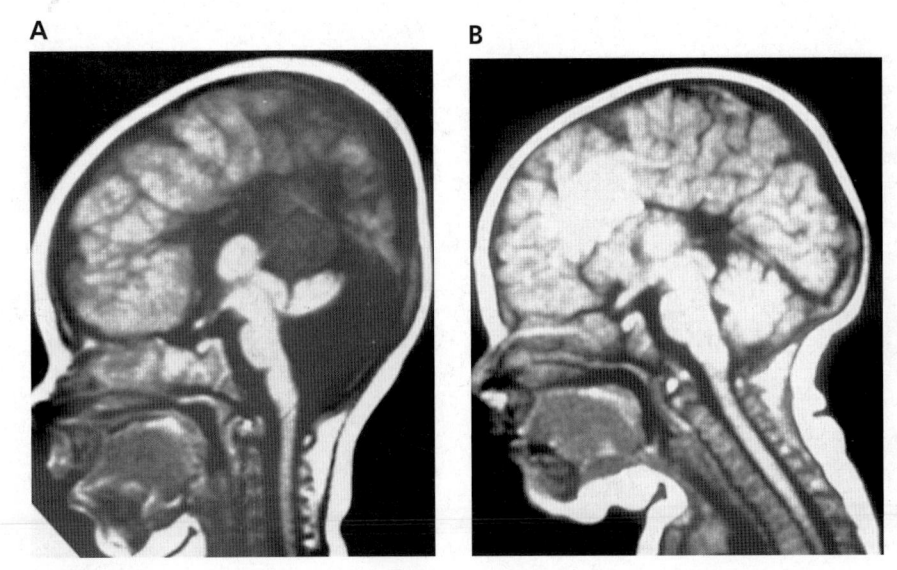

Fig. 7.25-8
Agenesia do corpo caloso. (A) Achados associados incluem um cisto inter-hemisférico posterior e um cisto de Dandy-Walker da fossa posterior. (B) Neste paciente, há um lipoma comprometendo o aspecto anterior da região inter-hemisférica.[41]

Condição	Achados de Imagem	Comentários
Aplasia/hipoplasia cerebelar (Fig. 7.25-10)	Ausência parcial do verme (usualmente os lóbulos inferiores) e/ou pequeno tamanho ou ausência parcial de um ou ambos os hemisférios cerebelares.	Achados associados incluem ausência ou tamanho diminuído dos pedúnculos cerebelares (especialmente o *brachium pontis*), pequeno tamanho do tronco cerebral (especialmente a ponte), e aumento dos espaços circundantes de LCE (quarto ventrículo, valécula, cisterna magna e cisternas dos ângulos pontocerebelares).
Malformações de Chiari Chiari I (Fig. 7.25-11)	Desvio caudal das tonsilas cerebelares através do forame magno para dentro do canal vertebral.	Pode ser associada a hidromielia (60 a 70%), hidrocefalia (20 a 25%) e impressão basilar (25%). Nenhuma associação à mielomeningocele.

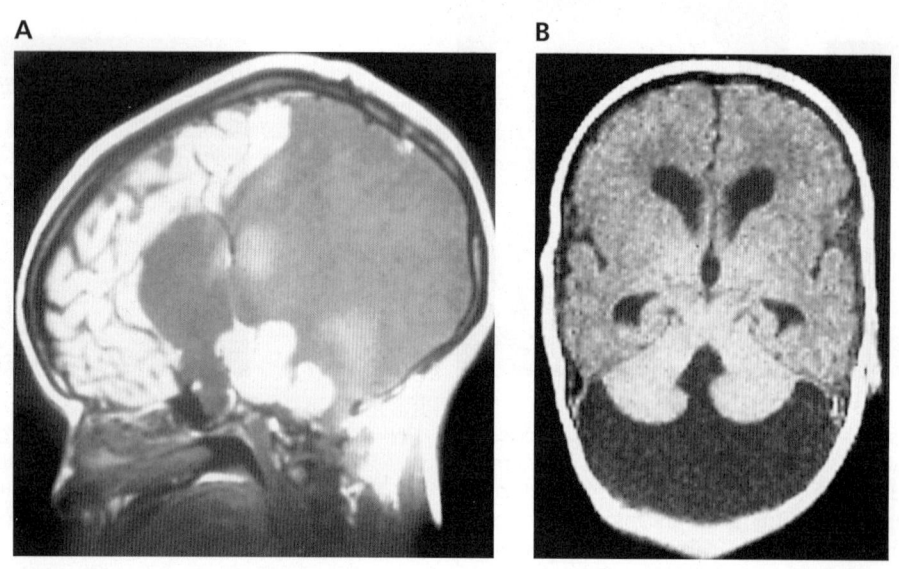

Fig. 7.25-9
Malformação de Dandy-Walker. RM (A) sagital e (B) axial[40] em dois pacientes diferentes mostram grandes massas císticas na fossa posterior associadas a agenesia do verme e separação dos hemisférios cerebelares.

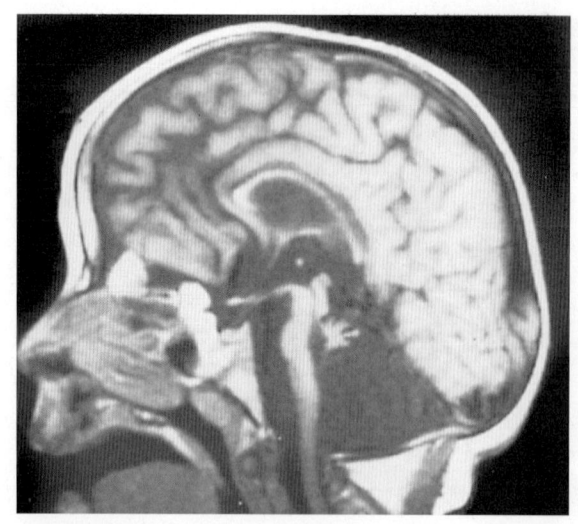

Fig. 7.25-10
Hipoplasia cerebelar. RM sagital mostra ausência quase total do cerebelo exceto uma pequena parte do verme superior.[41]

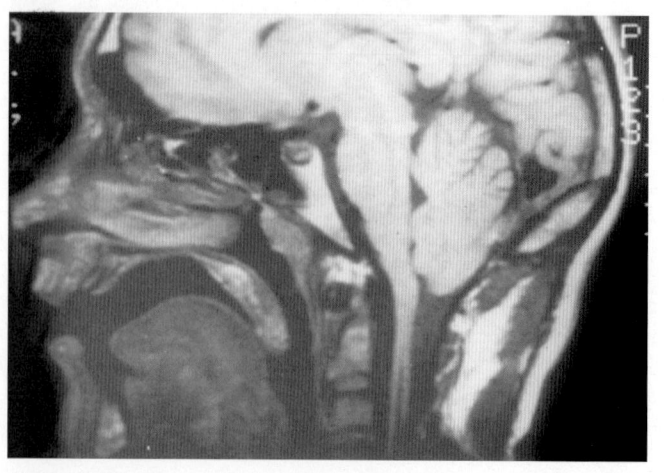

Fig. 7.25-11
Malformação de Chiari I. Desvio caudal das tonsilas cerebelares 15 mm abaixo do forame magno. Observar a hidromielia associada.

7.25 ■ MALFORMAÇÕES CONGÊNITAS COMUNS DO CÉREBRO EM TC E IMAGEM DE RESSONÂNCIA MAGNÉTICA

Condição	Achados de Imagem	Comentários
Chiari II (Fig. 7.25-12)	Achados comuns incluem protrusão para baixo do tronco cerebral através do forame magno, para dentro do canal vertebral cervical superior, com a medula espinal superior impelida inferiormente e compactada ao longo do seu eixo; dobra na junção cervicobulbar; alongamento acentuado do quarto ventrículo, o qual desce para o canal vertebral ao longo da superfície posterior do bulbo; *tectum* em forma de bico; e hidromielia.	Anomalia complexa afetando a calvária, coluna vertebral, dura e cérebro posterior que é quase sempre associada com mielomeningocele. Em virtude da posição baixa do bulbo e medula espinal superior, as raízes nervosas cervicais superiores correm para cima para seus forames de saída, e os nervos cranianos inferiores originam-se do bulbo no canal vertebral cervical e ascendem através do forame magno antes de virarem para baixo para sair pelos seus forames normais.
Chiari III (Fig. 7.25-13)	Herniação do conteúdo cerebral através de um defeito ósseo comprometendo o occipital inferior, forame magno e elementos posteriores das vértebras cervicais superiores.	Encefalocele cervico-occipital contendo quase todo o cerebelo. Quantidades variáveis de tronco cerebral, medula cervical superior e meninges podem ser encontradas no saco herniário posterior.
Facomatoses (síndromes neurocutâneas)		Anomalias hereditárias do desenvolvimento caracterizadas por histogênese perturbada com proliferação celular anormal no sistema nervoso e pele.
Neurofibromatose (Fig. 7.25-14)	Schwannomas de nervos cranianos (especialmente neuromas acústicos) que são muitas vezes bilaterais; meningiomas, frequentemente bilaterais; gliomas optoquiasmáticos (podem ser bilaterais e afetar a extensão inteira do aparelho visual) e hamartomas cerebrais.	Distúrbio autossômico dominante caracterizado por displasia do tecido ectodérmico e mesodérmico neural. Outras manifestações cerebrais incluem displasia orbitária, em que a ausência unilateral de uma grande parte da asa maior do esfenoide e hipoplasia e elevação da asa menor resultam em uma fissura orbitária superior marcadamente alargada; gliomas do tronco cerebral e supratentoriais; cistos aracnóideos e displasia vascular com múltiplos infartos.

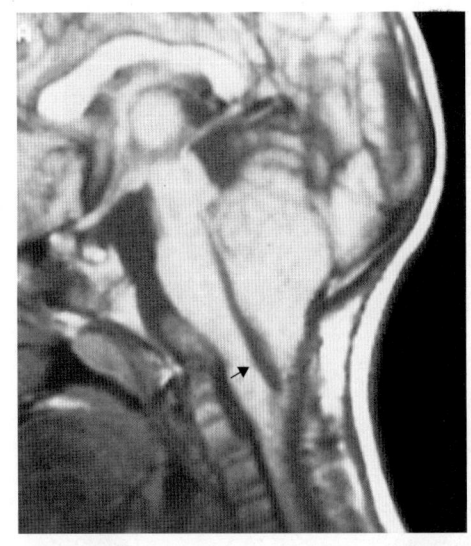

Fig. 7.25-12
Malformação de Chiari II. Quarto ventrículo marcadamente alongado e desviado inferiormente (seta).[41]

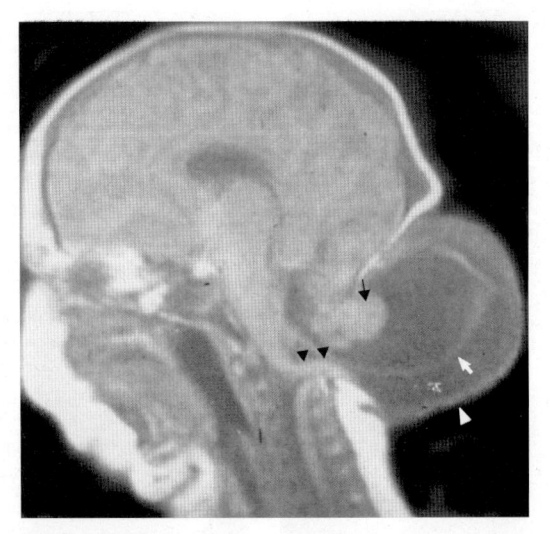

Fig. 7.25-13
Malformação de Chiari III com encefalocele cervico-occipital. RM sagital mostra o defeito ósseo comprometendo o occipital inferior, forame magno e elementos posteriores de C1 e C2 com herniação do cerebelo (seta preta), aspecto posterior dilatado do quarto ventrículo (seta branca), tronco cerebral, medula cervical superior (pontas de seta pretas) e meninges (ponta de seta branca) para dentro do saco posterior.[41]

Condição	Achados de Imagem	Comentários
Esclerose tuberosa (doença de Bourneville) (Fig. 7.25-15)	Túberes corticais, subcorticais, na substância branca e subependimários; pequenos nódulos redondos calcificados ao longo da parede lateral do corno frontal e terceiro ventrículo anterior.	Doença hererditaria em que o cérebro tipicamente é comprometido com nódulos hiperplásicos de tecido glial-neuroglial malformado. Tríade clínica clássica de crises convulsivas, deficiência mental e adenoma sebáceo. Astrocitoma de células gigantes desenvolve-se em aproximadamente 10% dos pacientes; angiomiolipomas renais ocorrem em cerca da metade. Grandes tumores ou túberes podem obstruir o aqueduto ou forames ventriculares e produzir hidrocefalia.

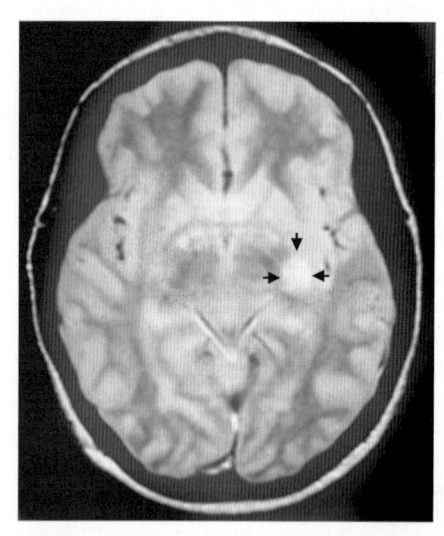

Fig. 7.25-14
Neurofibromatose com hamartoma (setas).

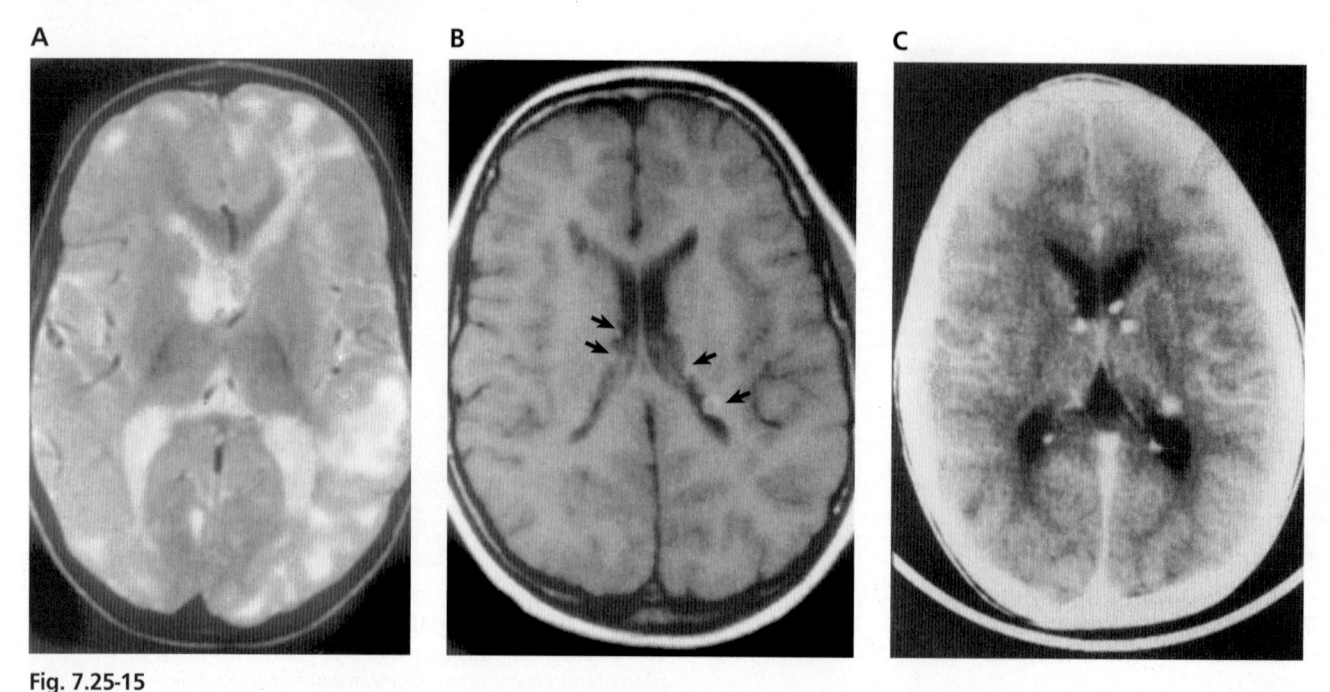

Fig. 7.25-15
Esclerose tuberosa. (A) Imagem de RM ponderada em T2 axial mostra múltiplos hamartomas brilhantes subcorticais e periventriculares. (B) Imagem de RM ponderada em T1 axial sem contraste de um paciente diferente mostra hamartomas periventriculares ligeiramente brilhantes (setas). (C) TC de um paciente diferente mostra múltiplos hamartomas calcificados periventriculares.[6]

7.25 ■ MALFORMAÇÕES CONGÊNITAS COMUNS DO CÉREBRO EM TC E IMAGEM DE RESSONÂNCIA MAGNÉTICA

Condição	Achados de Imagem	Comentários
Síndrome de Sturge-Weber (angiomatose encefalotrigeminal) (Fig. 7.25-16)	Placas paralelas onduladas no córtex cerebral que parecem acompanhar as circunvoluções cerebrais e mais frequentemente se desenvolvem na área parieto-occipital.	Anomalia vascular congênita em que um angioma venoso meníngeo localizado ocorre em conjunção com um angioma facial ipsolateral (nevo em vinho do Porto). Achados clínicos incluem retardo mental, distúrbios convulsivos e hemiatrofia e hemiparesia. Hemiatrofia leva à elevação da base do crânio e alargamento e aeração aumentada das células aéreas mastóideas ipsolaterais.
Doença de von Hippel-Lindau (Fig. 7.25-17)	Hemangioblastomas isolados ou múltiplos. A maioria são císticos, muitas vezes com um nódulo mural contrastado.	Doença autossômica dominante em que malformações vasculares da retina (usualmente angiomas capilares múltiplos) são combinadas com um ou mais hemangioblastomas de crescimento lento do cerebelo ou medula espinal. Também pode haver angiomas no fígado, pâncreas e rins; tumores renais e feocromocitomas.
Estenose aquedutal congênita (Fig. 7.25-18)	Aumento dos ventrículos laterais e do terceiro com um quarto ventrículo de tamanho normal. Causa deformidade do *tectum*, que pode parecer grosso (mas nunca bulboso) e tem intensidade normal de sinal em sequências ponderadas em T2 (diferentemente de um tumor tectal, que seria brilhante).	Estenose congênita do aqueduto é causa de 20% dos casos de hidrocefalia. Geralmente se apresenta na lactância, mas pode manifestar-se a qualquer tempo durante a vida. Pode ser associada a malformações de Chiari I e II. Disfunção endócrina, vista em até 20% dos pacientes, provavelmente é causada por compressão do eixo hipotalâmico-hipofisário pelo terceiro ventrículo aumentado.

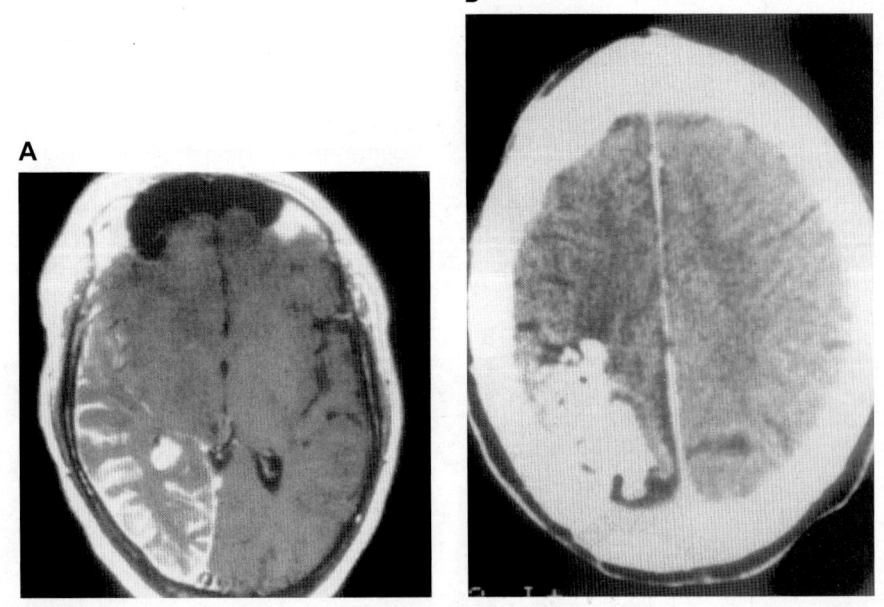

Fig. 7.25-16
Síndrome de Sturge-Weber. (A) Imagem de RM ponderada em T1 pós-contraste mostra intensificação extensa do angioma leptomeníngeo no lobo occipital direito e um glomo proeminente do plexo corióideo direito, que servia para drenagem venosa colateral. (B) Escaneamento de TC em outro paciente mostra a calcificação parenquimatosa clássica no lobo parietal direito.[6]

Condição	Achados de Imagem	Comentários
Cisto aracnóideo (Fig. 7.25-19)	Massa cheia de líquido entre o cerebelo e os ossos occipital ou petrosos. Às vezes, pode aparecer anterior ao cerebelo ou no ângulo pontocerebelar.	Lesão congênita da membrana aracnoide que se expande com líquido cerebroespinhal. Cerca de 25% ocorrem na fossa posterior em uma localização retrocerebelar. Menos comumente, desenvolvem-se dentro do quarto ventrículo ou da cisterna cerebelopontina. Outras anormalidades congênitas do sistema nervoso são raramente associadas com cistos aracnoideos.
Malformação da veia de Galeno (Fig. 7.25-20)	Grande estrutura de aparência cística, mediana, semelhante a uma massa localizada superior ao cerebelo, que se comunica por um seio falcino persistente com uma confluência dos seios (tórcula) proeminente.	Ectasia venosa secundária a um *shunt* arteriovenoso embrionário mediano, que drena diretamente para a veia de Galeno ou para uma tributária. Pode manifestar-se com insuficiência cardíaca congestiva de alto débito, hidrocefalia ou convulsões em um recém-nascido e como hemorragia em crianças mais velhas.

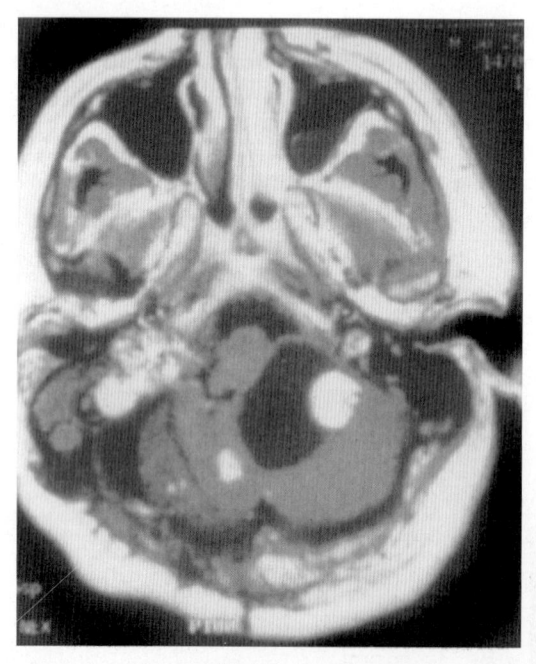

Fig. 7.25-17
Doença de von Hippel-Lindau. Imagem de RM ponderada em T1 pós-contraste axial mostra um hemangioblastoma cístico esquerdo com um nódulo contrastando e múltiplas pequenas lesões sólidas contrastando no hemisfério cerebelar direito.[6]

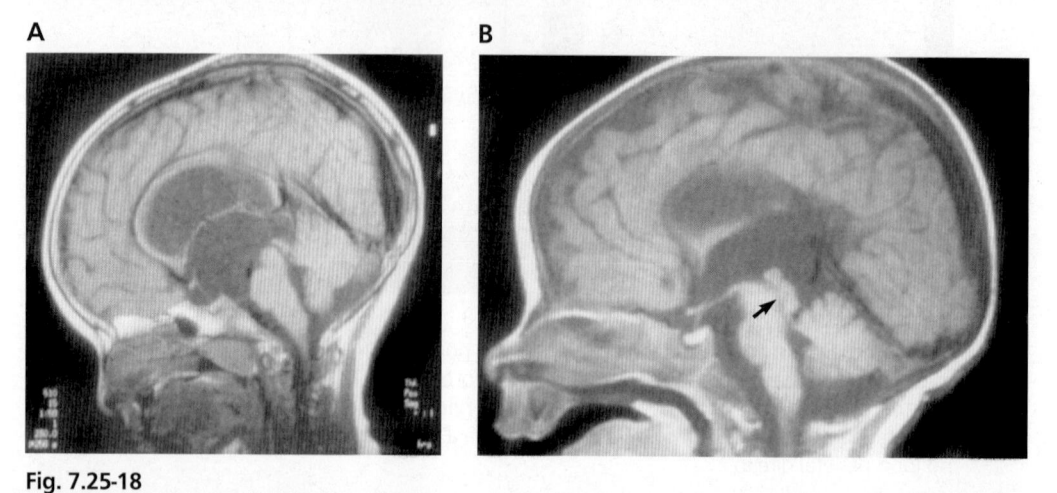

Fig. 7.25-18
Estenose aquedutal congênita. (A) Imagem de RM ponderada em T1 mediossagital mostra dilatação acentuada dos ventrículos laterais e terceiro com um quarto ventrículo de tamanho normal. (B) Imagem ponderada em T1 mediossagital em outro paciente mostra ausência da luz no aqueduto (seta). O *tectum* é deformado, mas apresentou intensidade normal de sinal em uma imagem ponderada em T2 (não apresentada). Os ventrículos laterais e terceiro são grandes, mas o quarto ventrículo é normal em tamanho.[6]

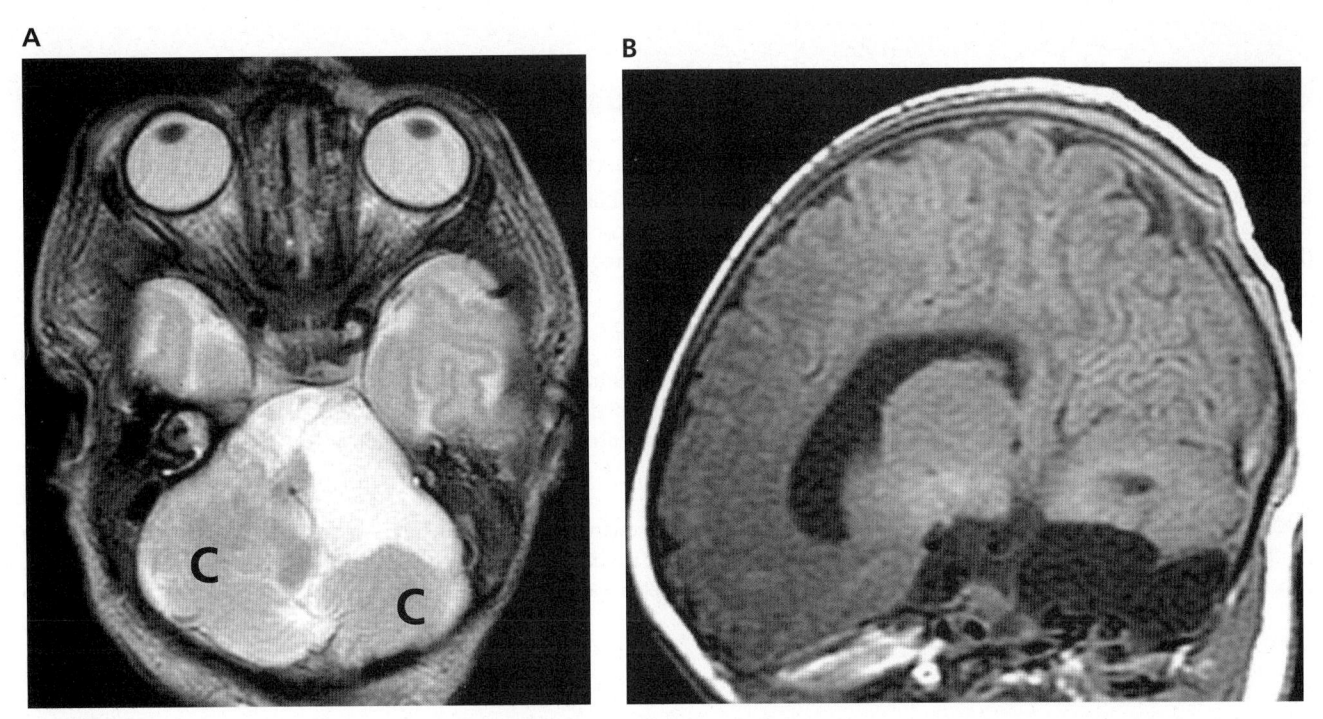

7.25 ■ MALFORMAÇÕES CONGÊNITAS COMUNS DO CÉREBRO EM TC E IMAGEM DE RESSONÂNCIA MAGNÉTICA

Fig. 7.25-19
Cisto aracnóideo. (A) Imagem de RM ponderada em T2 axial demonstra uma coleção de líquido cerebroespinhal anterior ao cerebelo na região do ângulo pontocerebelar. Notar o pequeno cerebelo (C) à esquerda. (B) Imagem de RM ponderada em T1 parassagital esquerda mostra a lesão líquida de baixa intensidade.[42]

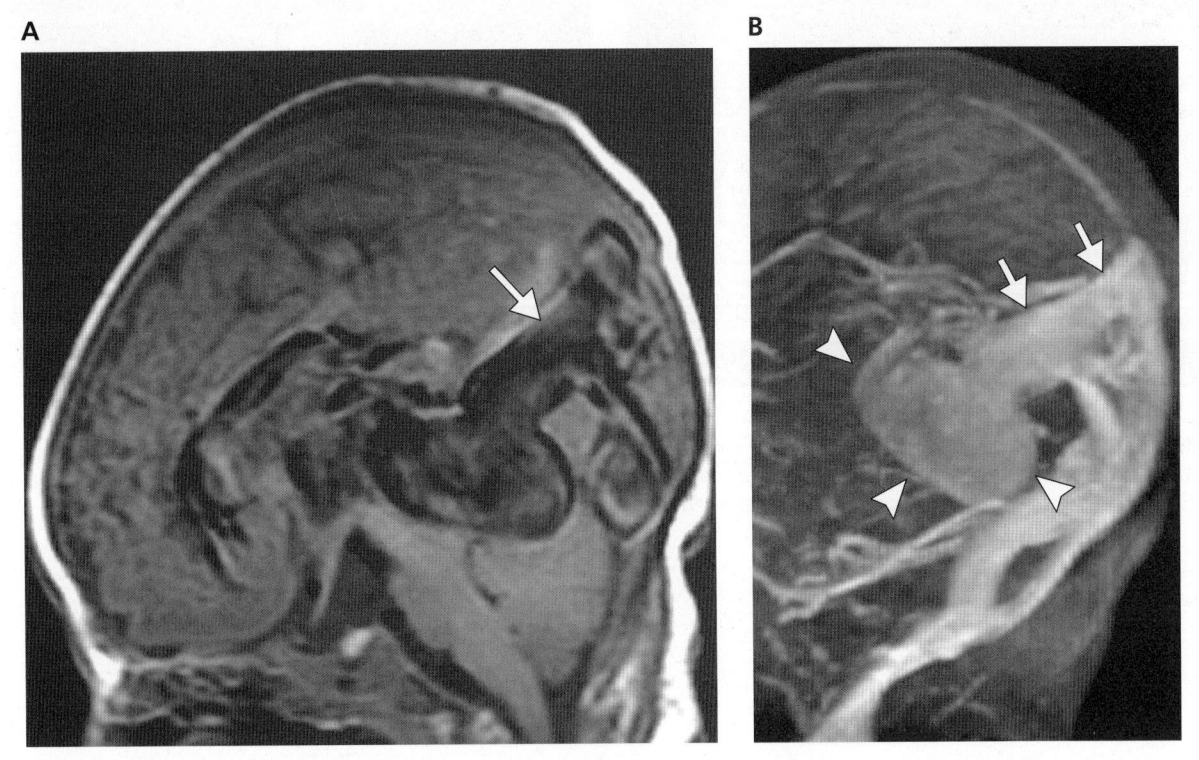

Fig. 7.25-20
Malformação da veia de Galeno. (A) Imagem de RM ponderada em T1 sagital mostra uma aparente massa cística em uma localização supracerebelar. A veia de Galeno dilatada comunica-se com um seio falcino persistente (seta). Observar o extenso artefato de fase em razão da malformação. (B) Venograma por RM lateral mostra numerosas artérias dilatadas e drenagem da grande malformação da veia de Galeno (pontas de seta) para dentro da tórcula através de um seio falcino persistente (setas).[42]

7.26 ■ Anomalias Congênitas na Linha Mediana em Ultrassonografia

Condição	Achados de Imagem	Comentários
Malformação da veia de Galeno (Fig. 7.26-1)	Grande estrutura cheia de fluido que está situada entre os ventrículos laterais e pode ser acompanhada posteriormente dentro do seio reto e tórcula de Herófilo.	Malformação arteriovenosa que resulta da falha dos *shunts* arteriovenosos embrionários normais em serem substituídos por capilares. Estudos com Doppler podem confirmar o fluxo marcadamente aumentado na lesão e permitir a diferenciação deste vaso dilatado de um cisto.
Malformação de Chiari II (Fig. 7.26-2)	Desvio caudal do cerebelo e um quarto ventrículo estreitado e alongado. Massa intermédia aumentada e muitas vezes dilatação dos ventrículos terceiro e lateral.	Anomalia complexa que afeta a calvária, coluna vertebral, dura e cérebro posterior que é quase sempre associada à mielomeningocele. Hidromielia ocorre comumente.
Síndrome de Dandy-Walker (Fig. 7.26-3)	Cisto da fossa posterior (representando o quarto ventrículo aumentado como um balão) e ausência parcial ou completa do verme com separação dos hemisférios cerebelares.	Ocasionalmente, um cisto aracnóideo ou cisterna magna alongada pode simular a síndrome de Dandy-Walker, mas nestas primeiras condições o verme e o cerebelo são normais. Hidrocefalia pode ser aparente ao nascimento ou desenvolver-se mais tarde.

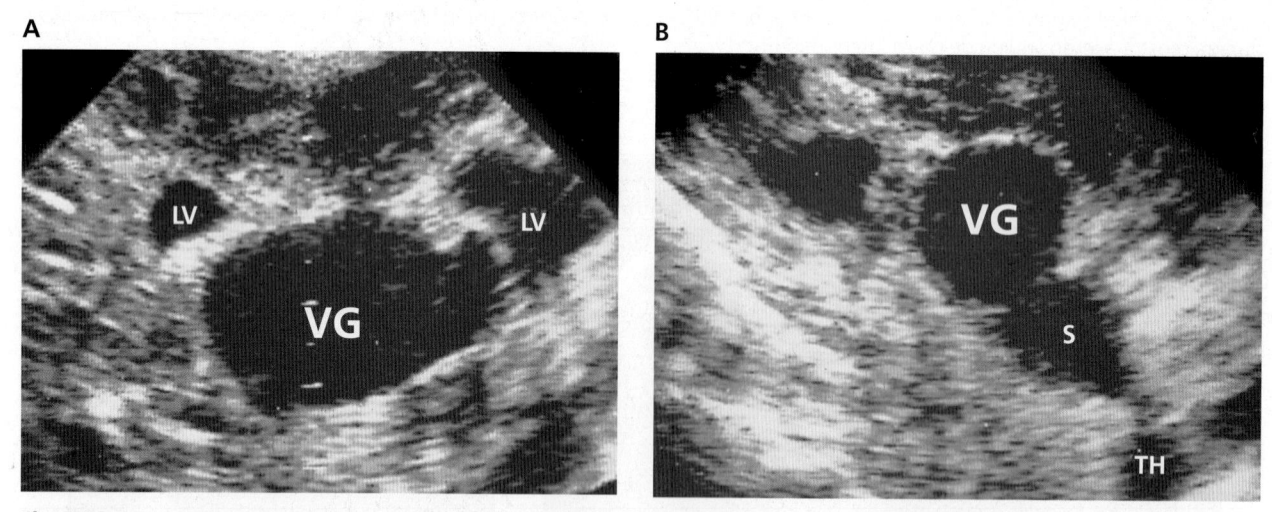

Fig. 7.26-1
Malformação da veia de Galeno. (A) Sonograma coronal mostra a grande veia de Galeno (VG) situada entre os ventrículos laterais dilatados (LV). Notar a atrofia parenquimatosa, vista como áreas hipoecoicas acima da veia de Galeno. (B) Na imagem sagital, a veia de Galeno dilatada pode ser acompanhada posteriormente dentro do seio reto (S) e da tórcula de Herófilo (TH).[43]

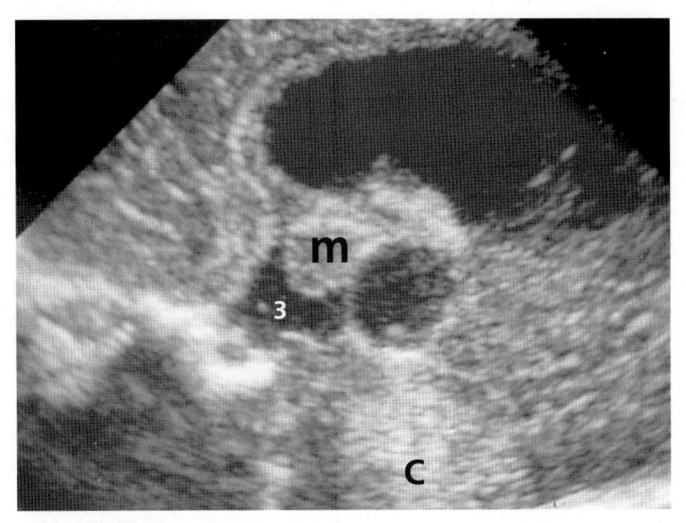

7.26 ■ ANOMALIAS CONGÊNITAS NA LINHA MEDIANA EM ULTRASSONOGRAFIA

Fig. 7.26-2
Malformação de Chiari II. Sonograma sagital mostra o cerebelo (C) e quarto ventrículo em localização baixa na fossa posterior e obliteração da cisterna magna. A massa intermédia aumentada (m) enche parcialmente o terceiro ventrículo (3).[43]

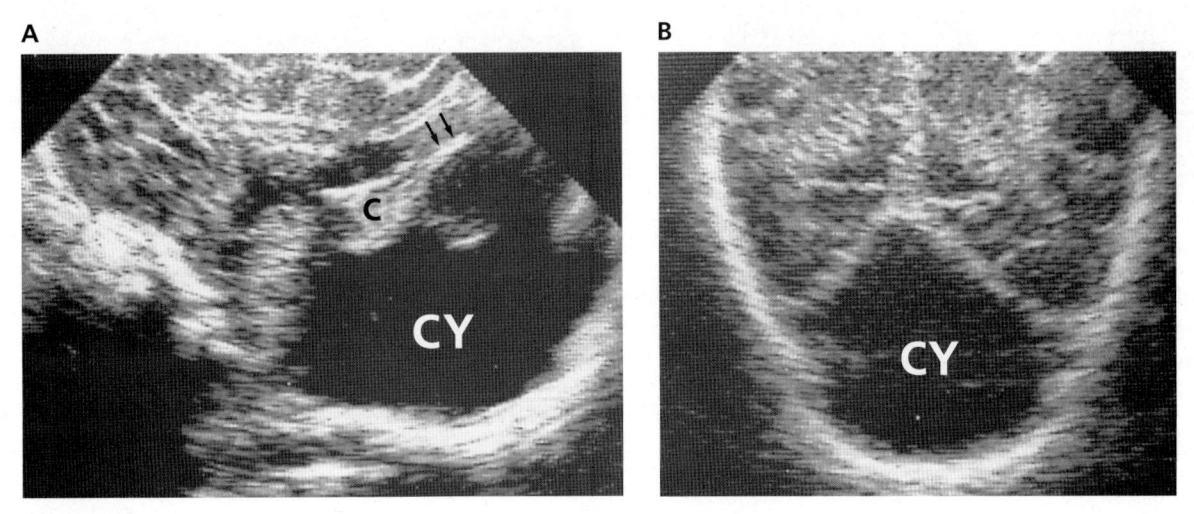

Fig. 7.26-3
Síndrome de Dandy-Walker. (A) Sonograma sagital demonstra características, como um cisto da fossa posterior (CY) representando o quarto ventrículo dilatado como um balão e ausência parcial ou completa do verme. O cisto frequentemente imenso desvia o cerebelo (C) e o tentório (setas) superiormente. (B) Imagem coronal posterior mostra o grande cisto (CY) enchendo a fossa posterior.[43]

Condição	Achados de Imagem	Comentários
Variante de Dandy-Walker (Fig. 7.26-4)	Grande cisto na fossa posterior conectado por uma valécula estreita a um quarto ventrículo parcialmente formado. O verme inferior é ausente, e o cerebelo muitas vezes é hipoplásico.	Quando a separação entre os hemisférios cerebelares é muito estreita (como uma fenda), uma TC, RM ou ultrassonografia através da fossa posterior é necessária para estabelecer a comunicação do cisto com o quarto ventrículo.
Agenesia do corpo caloso (Fig. 7.26-5)	Separação aumentada dos ventrículos laterais. Aumento dos cornos occipitais e átrios. Desvio do terceiro ventrículo para cima.	Embora ocasionalmente visto como uma lesão isolada, agenesia do corpo caloso é frequentemente associada a várias outras malformações e síndromes do sistema nervoso central.
Lipoma do corpo caloso (Fig. 7.26-6)	Massa ecogênica focal de gordura na fissura inter-hemisférica, perto do joelho.	Aproximadamente metade dos pacientes tem ausência do corpo caloso, com a massa ecogênica situada imediatamente acima de um terceiro ventrículo elevado.

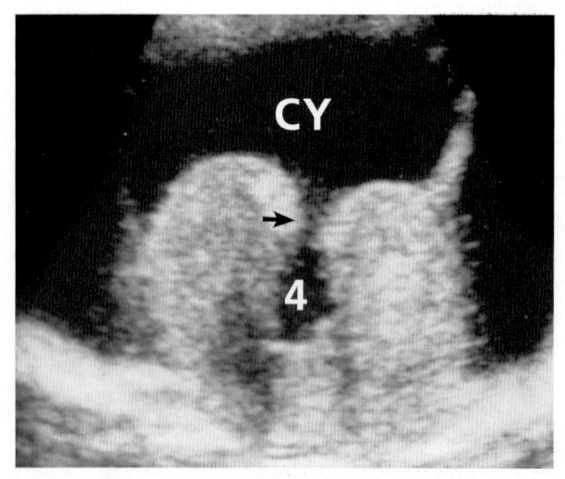

Fig. 7.26-4
Variante de Dandy-Walker. Sonograma através da fontanela posterior demonstra um grande cisto (CY) e o quarto ventrículo (4), conectados por uma valécula estreita (seta).[43]

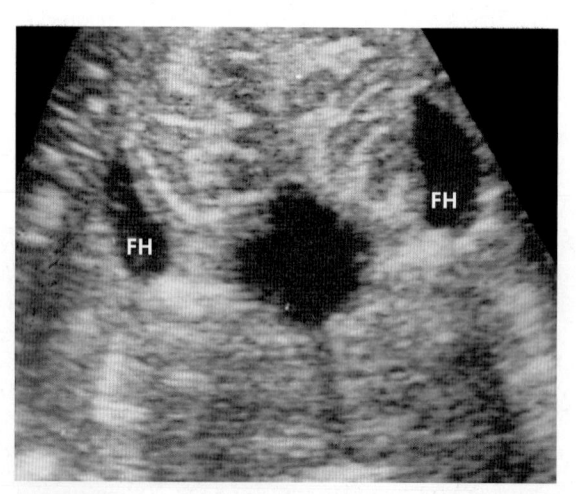

Fig. 7.26-5
Agenesia do corpo caloso. Sonograma coronal mostra separação dos cornos frontais (FH), que têm margens mediais côncavas.[43]

Condição	Achados de Imagem	Comentários
Holoprosencefalia (Fig. 7.26-7)	Espectro de padrões complexos que, na forma mais grave (alobar), inclui um ventrículo único e uma variedade de deformidades faciais.	Anormalidade do desenvolvimento do cérebro que resulta da falta de clivagem do cérebro anterior nos hemisférios cerebrais e ventrículos laterais.

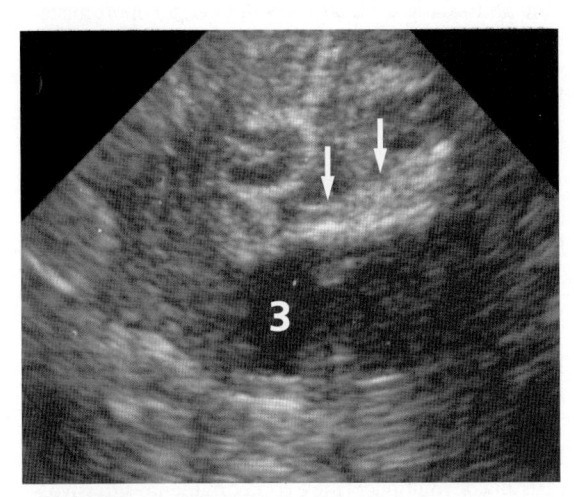

Fig. 7.26-6
Lipoma intracerebral com corpo caloso ausente. Sonograma coronal mostra uma área ecogênica (setas) superior e à esquerda do terceiro ventrículo elevado (3).[43]

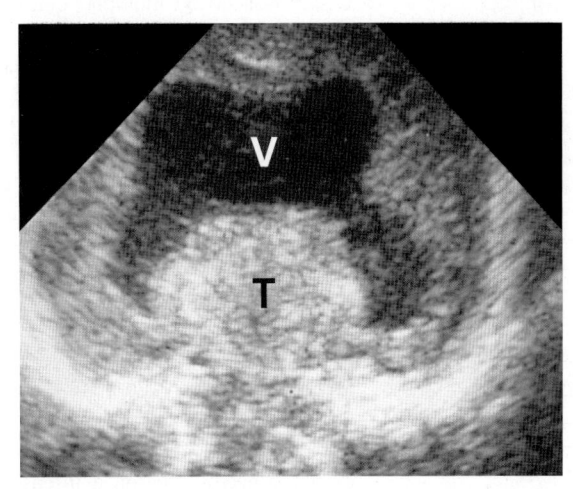

Fig. 7.26-7
Holoprosencefalia alobar. Sonograma coronal posterior demonstra o ventrículo único (V) e os tálamos fundidos (T).[43]

7.27 ■ Alterações no Sistema Nervoso Central na Síndrome de Imunodeficiência Adquirida

Condição	Achados de Imagem	Comentários
Lesões focais		
Toxoplasmose (Figs. 7.27-1 e 7.27-2)	Lesões isoladas ou múltiplas que intensificam em anel. Mais comumente localizadas na junção corticomedular e nos núcleos basais e substância branca. Quantidade variável de edema periférico.	Este protozoário é a mais comum infecção oportunista em pacientes com AIDS. Inicialmente no seu desenvolvimento, as lesões podem mostrar intensificação mais homogênea com pouco efeito de massa ou edema.
Criptococose (Figs. 7.27-3 e 7.27-4)	Inicialmente, estudos por imagem podem ser negativos ou mostrar apenas branda dilatação ventricular. Infecção recidivante crônica pode resultar em um abscesso parenquimatoso e intensificação meníngea.	A mais comum infecção fúngica do sistema nervoso central na AIDS. Na patologia, uma meningite granulomatosa é a manifestação mais comum.
Outras infecções (Fig. 7.27-5)	Lesões isoladas ou múltiplas que se contrastam.	Encefalite de herpes simples, tuberculose, candidíase, aspergilose e infecções bacterianas.
Linfoma (Fig. 7.27-6)	Massas isoladas ou múltiplas que muitas vezes mostram necrose central e intensificação em anel. Locais favorecidos incluem a substância branca profunda dos lobos frontais e parietais, núcleos basais e hipotálamo.	Linfoma em pacientes com AIDS tem uma incidência mais alta de multiplicidade e comportamento agressivo. As lesões frequentemente são encontradas próximo do corpo caloso e tendem a atravessar a linha mediana para o hemisfério oposto, uma característica que simula glioblastoma. Diferentemente de glioblastoma e metástases, os linfomas frequentemente são associados a apenas uma quantidade relativamente branda de edema peritumoral e efeito de massa.
Sarcoma de Kaposi	Lesão(ões) inespecífica(s) que se contrasta(m).	Comprometimento direto raro do cérebro que não pode ser distinguido de outras massas. Quase todos os pacientes de AIDS com sarcoma de Kaposi têm lesões cutâneas visíveis.

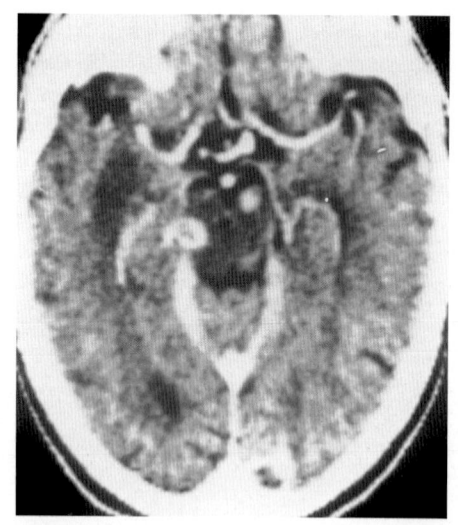

Fig. 7.27-1
Toxoplasmose. Escaneamento de TC intensificado com contraste mostra múltiplas pequenas áreas de intensificação em anel e sólida na região dos pedúnculos cerebrais e ponte. Uma pequena área de contraste é vista no lobo occipital esquerdo.[44]

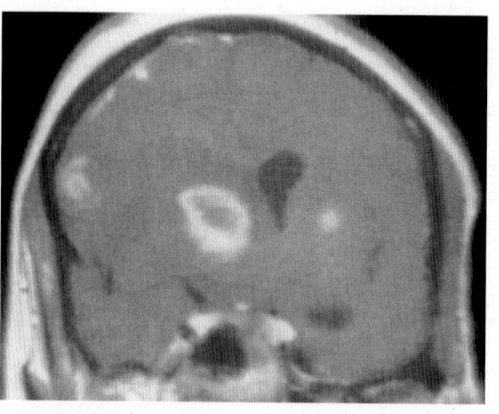

Fig. 7.27-2
Toxoplasmose. Imagem de RM ponderada em T1 pós-contraste mostra pelo menos três lesões com intensificação.[6]

7.27 ■ ALTERAÇÕES NO SISTEMA NERVOSO CENTRAL NA SÍNDROME DE IMUNODEFICIÊNCIA ADQUIRIDA

Condição	Achados de Imagem	Comentários

Atrofia difusa ou doença da substância branca
   Leucoencefalopatia multifocal progressiva (LMP)
   (Fig. 7.27-7)
	Lesões redondas ou ovais que se tornam maiores e mais confluentes e são frequentemente assimétricas. Nenhuma intensificação ou efeito de massa.	Reativação de papovavírus latente em um hospedeiro imunocomprometido que inicialmente tende a comprometer a substância branca subcortical e mais tarde se dissemina à substância branca mais profunda. O sinal alto em imagens de RM ponderadas em T2 é relacionado, a mesmo tempo, com a desmielinização e edema.

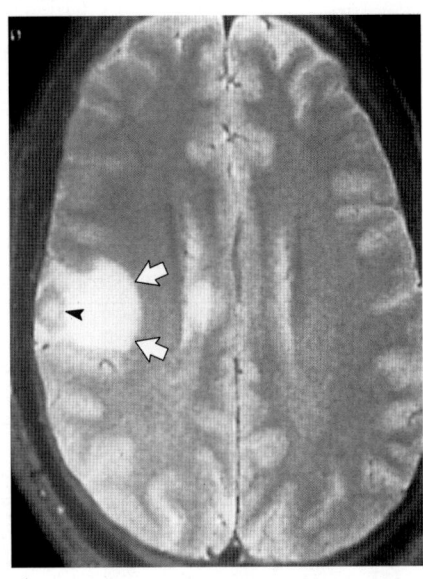

Fig. 7.27-3
Criptococose. Escaneamento de RM ponderado em T2 axial mostra massa periférica relativamente isointensa (ponta de seta preta) com proeminente edema circundante (setas brancas).

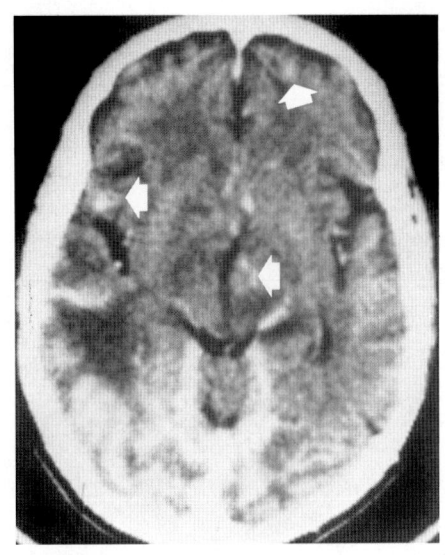

Fig. 7.27-4
Meningite criptocócica. Escaneamento intensificado com contraste demonstra realce denso da margem livre do tentório e realce proeminente das meninges nas regiões temporal direita e occipitais. Áreas intracerebrais focais esparsas de intensificação (setas) foram consideradas causadas por granulomas criptocócicos.[44]

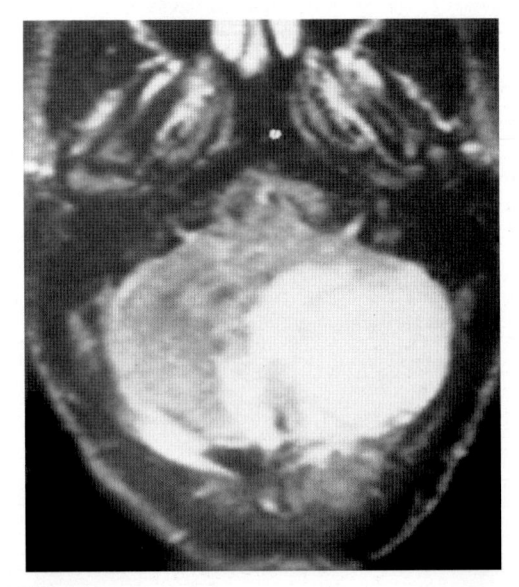

Fig. 7.27-5
Abscesso estreptocócico. RM ponderada em T2 mostra massa bem definida, levemente lobulada, no cerebelo esquerdo. A margem do abscesso tem uma orla de intensidade diminuída de sinal, e há moderado edema circundante.[44]

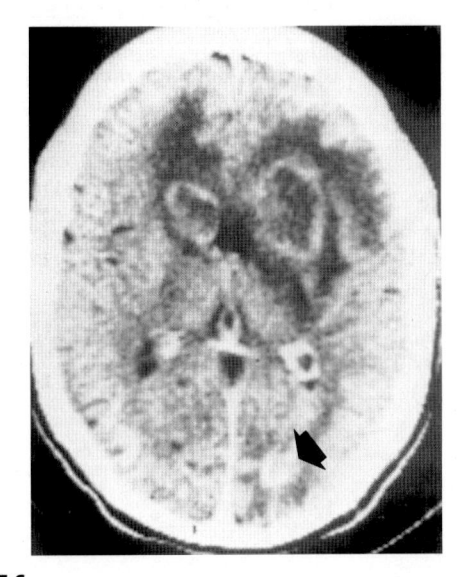

Fig. 7.27-6
Linfoma. TC com contraste mostra grandes áreas bilaterais de intensificação com edema circundante nos núcleos basais bilateralmente. Outra lesão é vista no polo occipital esquerdo (seta).[44]

Condição	Achados de Imagem	Comentários
Infecção por HIV (Fig. 7.27-8)	Áreas mal definidas, difusas ou confluentes de intensidade anormal de sinal sem efeito de massa na substância branca profunda dos hemisférios cerebrais.	Encefalopatia do HIV é uma demência subcortical progressiva atribuída à infecção direta do sistema nervoso central com o vírus em vez de uma infecção oportunista. Desenvolvendo-se em até 60% dos casos de AIDS, ela tipicamente produz lesões bilaterais, mas nem sempre simétricas que caracteristicamente não comprometem a substância cinzenta.
Citomegalovírus (Figs. 7.27-9 e 7.27-10)	Intensidade anormal de sinal nas regiões ependimária e subependimária. Há frequentemente intensificação periférica de contraste de lesões periventriculares e geralmente evidência de perda de volume (em vez de efeito de massa).	As alterações periventriculares são mais bem demonstradas em imagens de densidade de prótons e ponderadas em T1 porque em imagens ponderadas em T2 as áreas de intensidade aumentada de sinal podem não ser claramente diferenciadas do sinal normal do LCE.

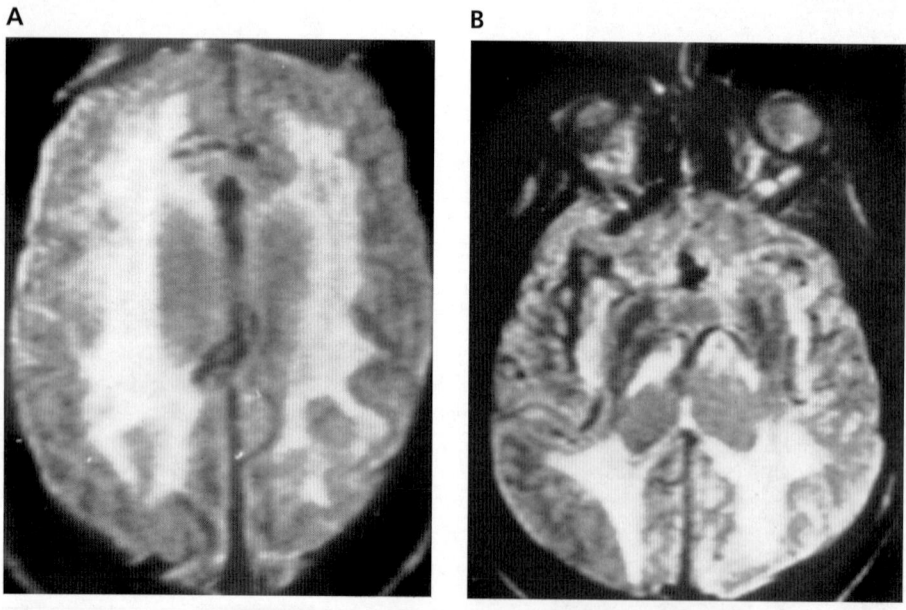

Fig. 7.27-7
Leucoencefalopatia multifocal progressiva. (A) Escaneamento de RM ponderado em T2 inicial mostra áreas irregularmente marginadas de intensidade aumentada de sinal na região do centro semioval bilateralmente. Não há efeito de massa, mas atrofia grave é observada. (B) Estudo repetido 3 meses mais tarde mostra progressão das anormalidades da substância branca, especialmente na região occipital.[45]

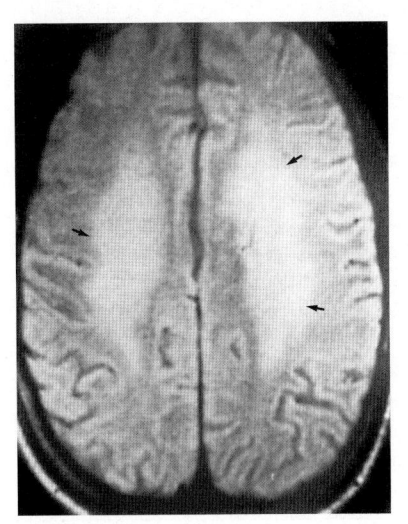

7.27 ▪ ALTERAÇÕES NO SISTEMA NERVOSO CENTRAL NA SÍNDROME DE IMUNODEFICIÊNCIA ADQUIRIDA

Fig. 7.27-8
Encefalite por HIV. Imagem axial de RM de densidade de prótons mostra regiões simétricas de intensidade anormalmente aumentada de sinal, sem efeito de massa no centro semioval bilateralmente (setas).[45]

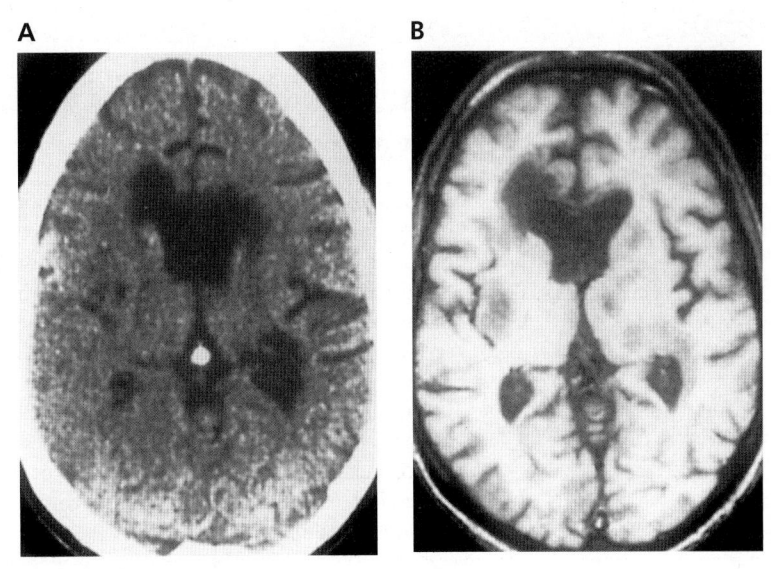

Fig. 7.27-9
Ventriculite por citomegalovírus. (A) Escaneamento de TC não contrastado e (B) escaneamento de RM ponderado em T1 mostram áreas periventriculares bilaterais de atenuação/intensidade de sinal diminuídas, o que é mais acentuado próximo do corno frontal direito. Observar lesões bilaterais adicionais nos núcleos basais.[45]

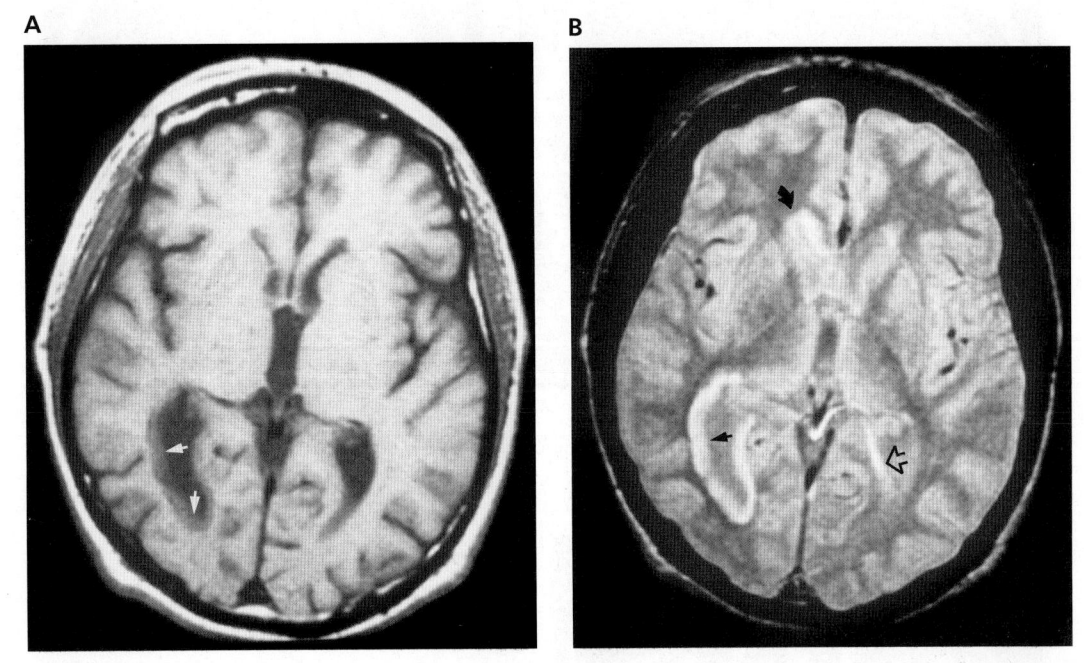

Fig. 7.27-10
Citomegalovírus. (A) Imagem de RM ponderada em T1 axial demonstra um halo irregular de sinal baixo (setas) rodeando o corno occipital direito. Não há evidência de efeito de massa. (B) Imagem axial de densidade de prótons mostra correspondente sinal alto na substância branca periatrial direita (seta reta). Há focos similares de sinal alto na substância branca periventricular adjacente ao corno frontal direito (seta curva) e átrio esquerdo medial (seta aberta).[46]

7.28 ■ Espessamento do Nervo Óptico

Condição	Comentários
Glioma do nervo óptico (Figs. 7.28-1 e 7.28-2)	Causa mais comum de aumento do nervo óptico. Tipicamente causa espessamento uniforme do nervo com branda ondulação ou lobulação. Em crianças (especialmente meninas pré-adolescentes), gliomas do nervo óptico usualmente são hamartomas que espontaneamente param de aumentar e não exigem tratamento. Em pacientes mais velhos, no entanto, estes gliomas podem ter um curso maligno progressivo apesar de terapia cirúrgica ou radioterapia. Gliomas do nervo óptico são uma manifestação comum de neurofibromatose (tipicamente lesões de baixo grau que atuam mais como hiperplasia do que como neoplasmas).
Meningioma da bainha do nervo óptico (Fig. 7.28-3)	Ocorre mais comumente em mulheres de meia-idade, e tipicamente tem uma densidade maior, maior intensificação e aparência menos homogênea do que gliomas do nervo óptico. Outras características em TC incluem hiperostose e calcificação do osso esfenoide, seja excêntrica quando o tumor é polipoide ou em ambos os lados do nervo óptico com um aspecto de trilhos de bonde quando o tumor rodeia circunferencialmente o nervo.
Cisto da bainha do nervo óptico (Fig. 7.28-4)	Dilatação cística da bainha do nervo óptico produz uma massa que é menos densa que um meningioma. Pode desenvolver-se após irradiação de um glioma do nervo óptico.

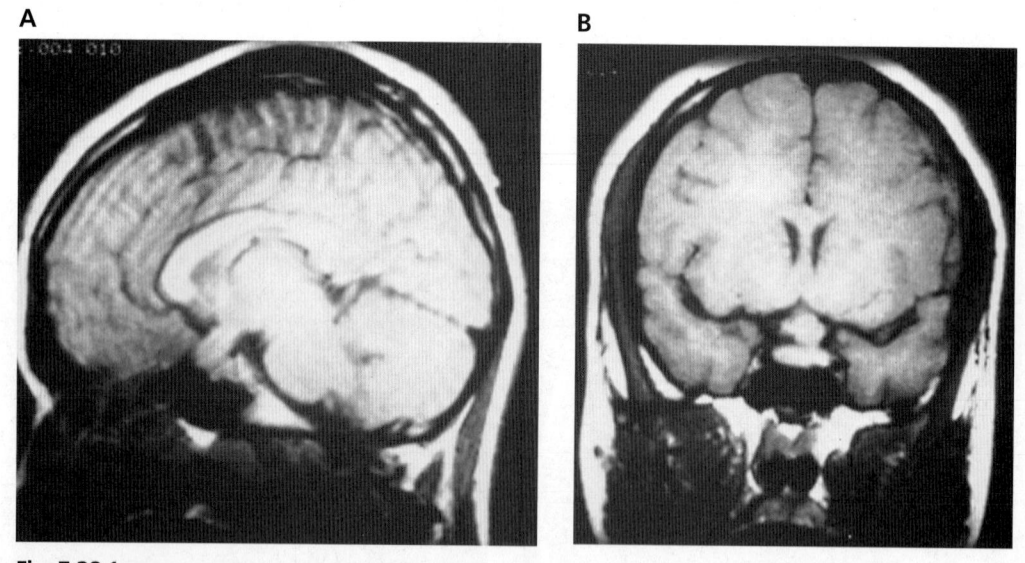

Fig. 7.28-1
Glioma do nervo óptico. Escaneamentos ponderados para T1 (A) sagital e (B) coronal mostram comprometimento do quiasma e nervo óptico esquerdo.

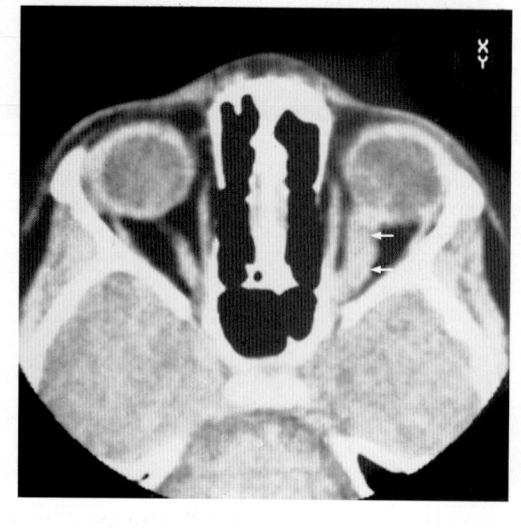

Fig. 7.28-2
Glioma do nervo óptico. Aumento difuso do nervo óptico (setas) em uma menina de 8 anos.[1]

7.28 ■ ESPESSAMENTO DO NERVO ÓPTICO

Condição	Comentários
Neurite óptica (Fig. 7.28-5)	Termo geral que se refere ao espessamento do nervo óptico desenvolvendo-se a partir de processos não neoplásicos, como esclerose múltipla, infecção, isquemia (oclusão de vasos na parte anterior do nervo óptico associada à arterite temporal) e alterações degenerativas resultantes de fatores tóxicos, metabólicos ou nutricionais. Após terapia esteroide, o aumento do nervo óptico usualmente se resolve.

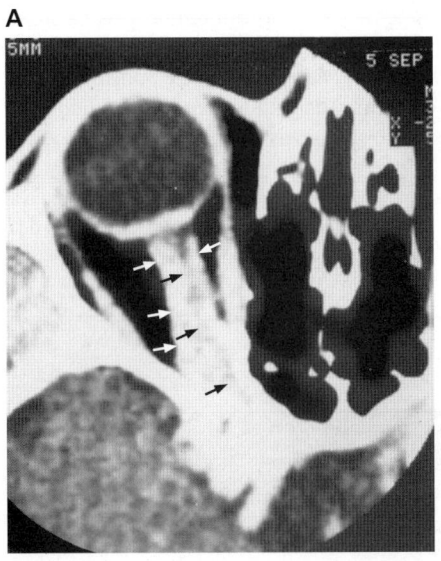

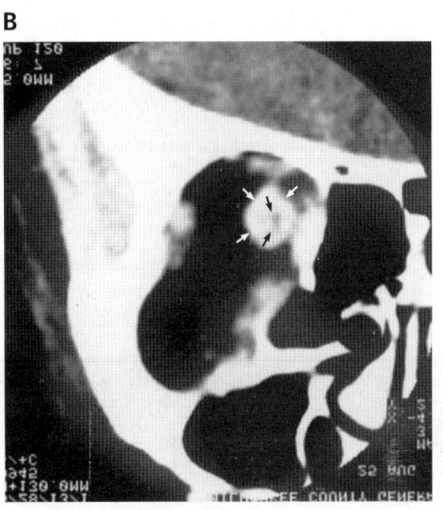

Fig. 7.28-3
Meningioma da bainha do nervo óptico. (A) Escaneamento axial mostra o tumor intensificando-se (setas brancas) ao longo da extensão inteira do nervo óptico intraorbitário (setas pretas). Notar a porção intracraniana do tumor. (B) Escaneamento coronal demonstra o meningioma (setas brancas) rodeando o nervo óptico.[1]

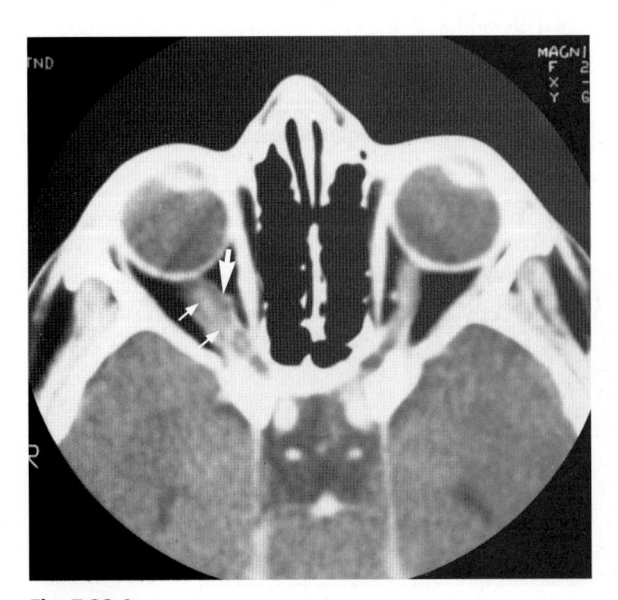

Fig. 7.28-4
Cisto da bainha do nervo óptico. Grande massa retrobulbar com margens lisas (setas) que produziu proptose neste homem de 43 anos.[1]

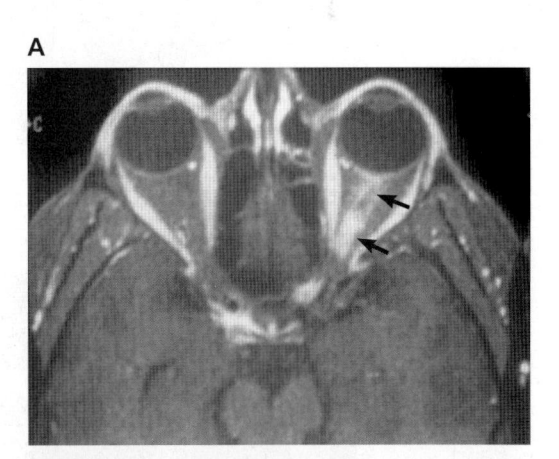

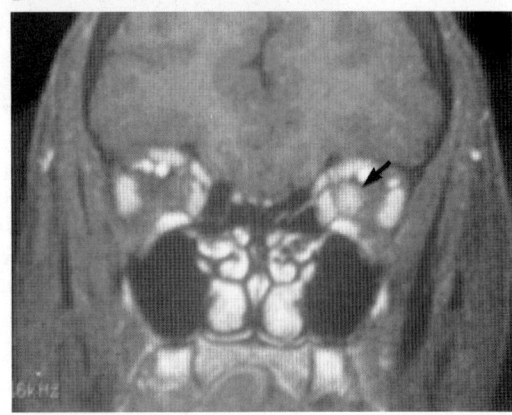

Fig. 7.28-5
Neurite óptica. Imagens ponderadas em T1 (A) axial com supressão da gordura e (B) coronal pós-contraste mostram um nervo óptico esquerdo inchado e contrastado (setas) secundário a esclerose múltipla.[6]

7.29 ■ Massas Orbitárias Não Comprometendo o Nervo Óptico

Condição	Achados de Imagem	Comentários
Massas predominantemente intraconais		
Hemangioma cavernoso (Figs. 7.29-1 e 7.29-2)	Massa intraconal bem definida que tipicamente ocorre lateral ao nervo óptico. Em TC, a massa é de alta densidade e mostra intensificação homogênea de contraste. Calcificações ocorrem comumente, e a lesão pode expandir osso.	O mais comum neoplasma orbitário benigno em adultos. Eles frequentemente ocorrem na infância, podem causar proptose e podem ser associados a lesões da pele ou conjuntivais. Um padrão idêntico na imagem pode ser visto com os linfangiomas menos comuns.
Retinoblastoma (Fig. 7.29-3)	Massa calcificada intraocular.	Tumor da infância (idade média ao diagnóstico, 13 meses; maioria encontrada antes dos cinco anos de idade) que é hereditário em 40% dos casos. Aproximadamente 25% são bilaterais.

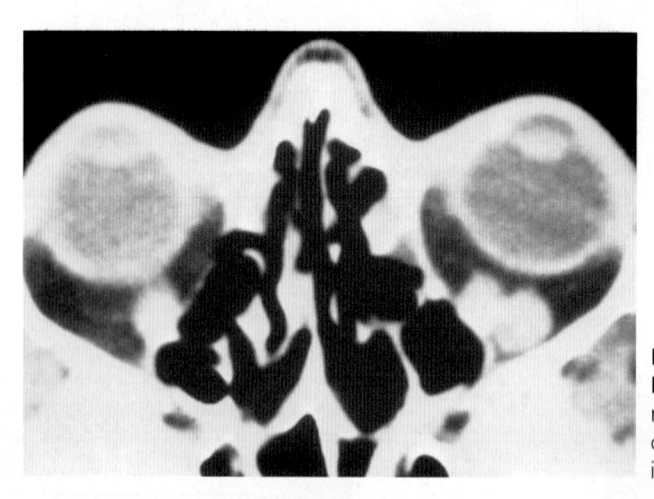

Fig. 7.29-1
Hemangioma cavernoso. Escaneamento de TC intensificado com contraste mostra massa intraconal intensificada homogênea típica.[47]

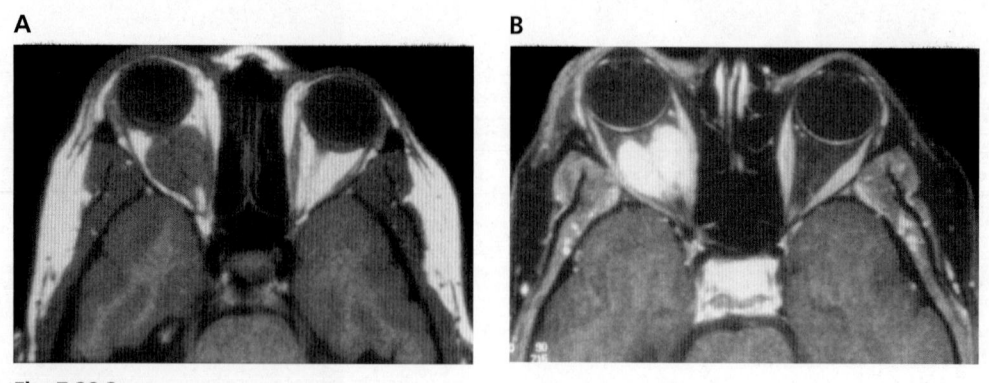

Fig. 7.29-2
Hemangioma cavernoso. (A) Imagem de RM ponderada em T1 axial pré-contraste mostra massa intraconal focal rodeando o nervo óptico direito. Há proptose branda. Esta condição não alterava a acuidade visual do paciente. (B) Imagem correspondente ponderada em T1 com supressão da gordura mostra que a lesão se torna densamente intensificada.[6]

Condição	Achados de Imagem	Comentários
Melanoma (Fig. 7.29-4)	Massa hiperdensa moderadamente contrastada em TC. Em RM, classicamente brilhante em imagens ponderadas em T1, escura em sequências ponderadas em T2, e demonstrando intensificação de contraste.	O mais comum tumor ocular em adultos, melanoma origina-se das coroides e ocorre quase exclusivamente em pessoas brancas. Derrames associados são bem visualizados e são levemente brilhantes tanto em imagens de RM ponderadas em T1 (por causa da presença de proteína e sangue) quanto em escaneamentos ponderados para T2.
Variz orbitária (Fig. 7.29-5)	Massa fusiforme ou globular que frequentemente ocorre próximo do ápice orbitário. Em RM, alto fluxo usualmente resulta em vazio de sinal em todas as sequências de imagem, embora intensidade heterogênea ou mesmo alta de sinal possa ser vista em imagens ponderadas em T2 como resultado de fluxo turbulento ou lento, respectivamente.	História clássica de exoftalmia intermitente associada a choro ou tosse. Estas lesões podem ser extremamente difíceis de diagnosticar porque a variz pode se expandir intermitentemente e não ser óbvia a não ser que a pressão venosa seja aumentada durante uma manobra de Valsalva.

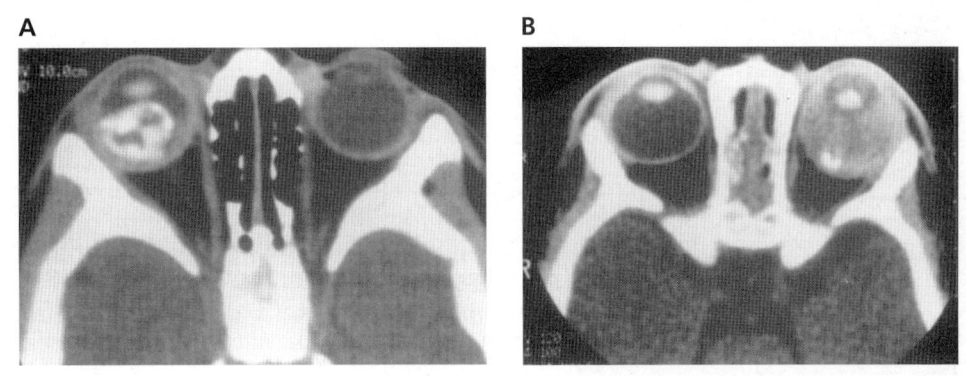

Fig. 7.29-3
Retinoblastoma. (A) TC axial mostra uma grande massa calcificada no olho direito. A esclera posterior é espessa, significando invasão pelo tumor. (B) Escaneamento axial sem contraste de um paciente diferente mostra o tumor hiperdenso que enche a maior parte da câmara vítrea e contém um pequeno foco de calcificação. O olho está aumentado. Em ambos os casos, não há extensão do tumor para fora do globo.[6]

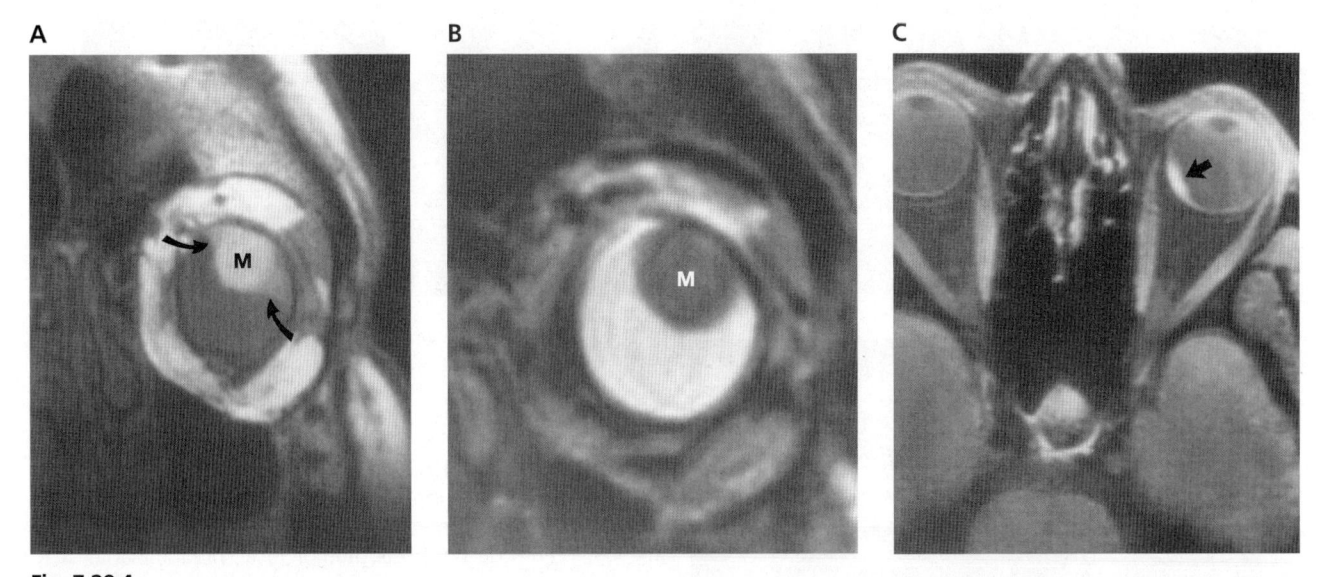

Fig. 7.29-4
Melanoma. (A) Imagem ponderada em T1 sem contraste, coronal (bobina de superfície), mostra o melanoma brilhante (M) com derrames retinianos (setas). (B) Escaneamento coronal ponderado em T2 mostra que o tumor (M) é escuro. Os derrames fundem-se com o vítreo brilhante. (C) Imagem axial ponderada em T1 pós-contraste com supressão da gordura mostra o melanoma intensificando-se (seta).[6]

Condição	Achados de Imagem	Comentários
Pseudotumor orbitário (Fig. 7.29-6)	Mais comumente, proptose sem nenhuma anormalidade intraorbitária a não ser um leve aumento na densidade da gordura. A aparência mais comum seguinte em TC é densidade aumentada irregular difusa dos tecidos orbitários com intensificação variável de contraste. Este processo não focal tende a comprometer regiões intraconais e extraconais e oblitera as usuais diferenças de densidade de tecidos moles entre músculo e gordura. Menos frequentemente, pode haver uma massa focal mais nitidamente marginada que não pode ser diferenciada de um neoplasma verdadeiro.	Inflamação inespecífica de tecidos orbitários que se responsabiliza por aproximadamente 25% de todos os casos de exoftalmia unilateral. A condição pode ser remitente ou crônica e progressiva e pode regredir espontaneamente ou responder a esteroides. O processo infiltrativo acomete predominantemente os tecidos imediatamente atrás do globo. Em IRM, este processo inflamatório crônico usualmente tem baixo sinal em ambas as imagens ponderadas em T1 e T2, diferentemente do sinal alto em imagens ponderadas em T2 visto com a maioria das lesões orbitárias.

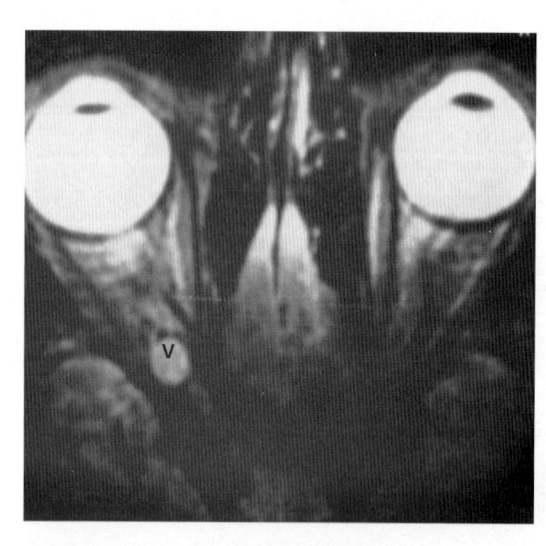

Fig. 7.29-5
Variz orbitária. Escaneamento de RM ponderado em T2 mostra massa hiperintensa redonda compatível com variz orbitária provada cirurgicamente (V).[48]

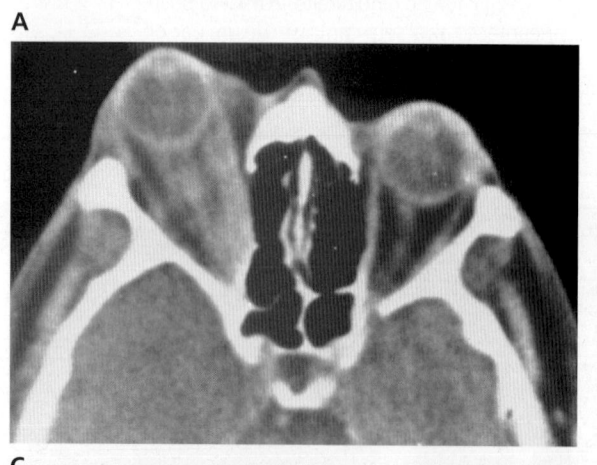

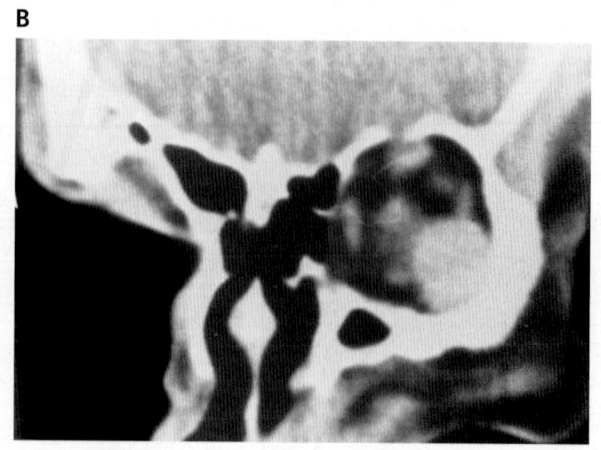

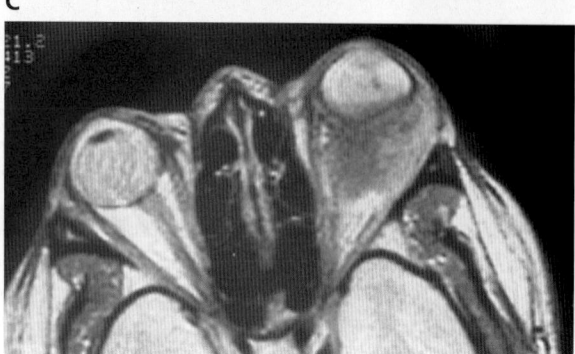

Fig. 7.29-6
Pseudotumor orbitário. (A) Escaneamento axial de TC com contraste mostra uma massa intraconal típica precariamente definida à direita com marcada proptose.[48] (B) Aspecto menos comum de um pseudotumor focal, predominantemente extracônico, no aspecto inferolateral da órbita esquerda associado à proptose branda.[48] (C) RM de densidade de prótons mostra uma região mal definida com relativa baixa intensidade de sinal atrás do globo.

Condição	Achados de Imagem	Comentários
Massas predominantemente extraconais		
Extensão a partir de estruturas adjacentes		
Celulite/abscesso orbitário (Fig. 7.29-7)	Celulite pré-septal produz uma massa de tecido mole com edema dos tecidos orbitários anteriores e obliteração dos planos de gordura. Extensão de infecção através do septo orbitário fibroso para dentro do compartimento posterior da órbita causa edema da gordura orbitária e desenvolvimento subsequente de uma massa mais individualizada, à medida que o processo infeccioso prossegue.	Infecção bacteriana aguda mais frequentemente estendendo-se a partir dos seios paranasais ou pálpebra. As órbitas são predispostas a infecções porque (1) elas são rodeadas pelos seios paranasais que comumente são infectados, (2) a delgada lâmina papirácea oferece pouca resistência a um processo agressivo nos seios etmoidais, e (3) as veias da face não possuem válvulas e assim servem como outra via para extensão da inflamação para dentro da órbita. Na maioria dos casos, a celulite é limitada ao espaço extraconal; se deixada não tratada, no entanto, pode entrar no cone muscular e no espaço intraconal.
Mucocele (Fig. 7.29-8)	Massa no seio paranasal que pode irromper através do osso e estender-se para dentro da órbita. Em RM, uma mucocele tipicamente tem sinal alto em ambas as imagens ponderadas em T1 e para T2.	Complicação de doença inflamatória que provavelmente reflete obstrução do óstio do seio e a acumulação de secreções mucosas. Compromete principalmente os seios frontais (65%). Aproximadamente 25% afetam os seios etmoidais, e 10%, os seios maxilares.
Extensão direta de neoplasma (Figs. 7.29-9 e 7.29-10)	Massa extraorbitária com extensão para dentro da órbita. RM e TC podem definir o grau de extensão de tecido mole para dentro da órbita; esta pode demonstrar destruição óssea.	Neoplasmas incluem carcinomas dos seios e cavidade nasal, angiofibromas da fossa pterigopalatina, meningiomas do assoalho da fossa anterior ou média do crânio, carcinomas basocelulares da pele, e tumores primários e secundários da parede orbitária óssea.

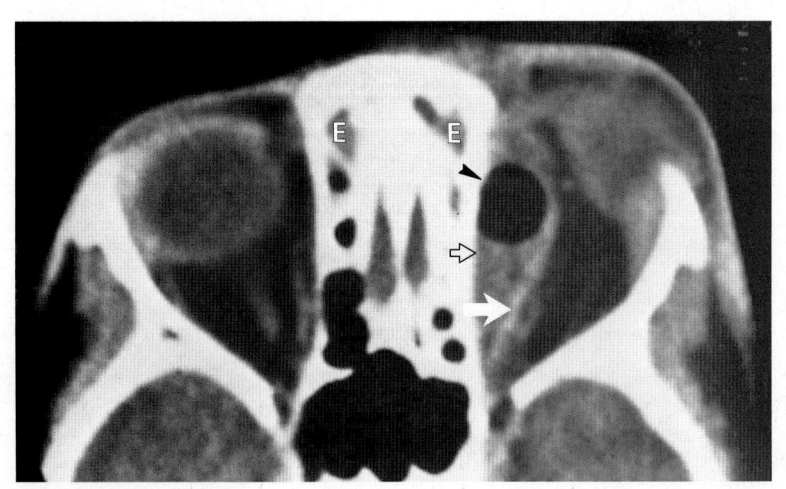

Fig. 7.29-7
Abscesso subperióstico orbitário. Escaneamento com TC mostra proptose do olho esquerdo com abscesso subperióstico (seta aberta). Observar bolha de ar (ponta de seta) dentro do abscesso e músculo reto medial esquerdo inchado (seta branca).[48]

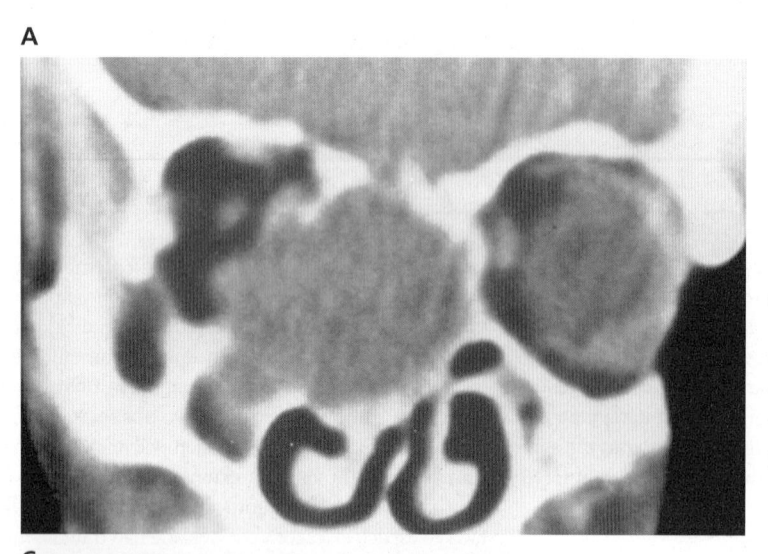

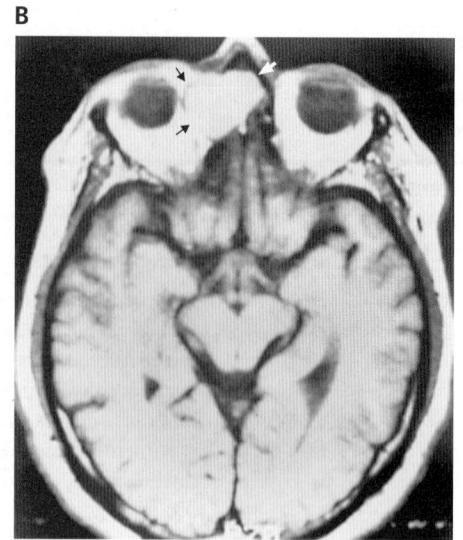

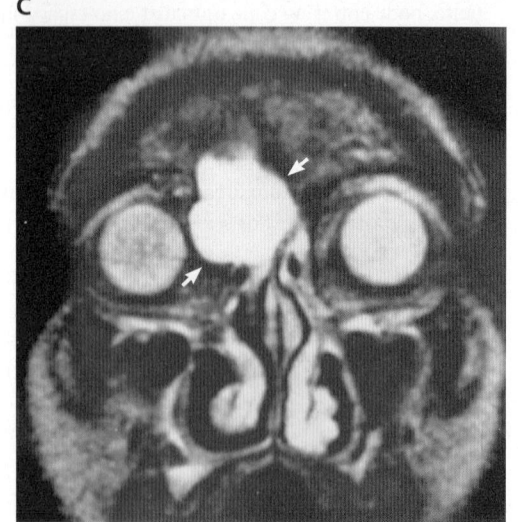

Fig. 7.29-8
Mucocele. (A) Imagem de TC mostra expansão benigna de osso por uma massa etmoidal nitidamente marginada, transparente, não contrastada que se estendeu ao aspecto medial da órbita direita erodindo a lâmina papirácea.[48] (B) Em outro paciente, uma imagem de RM ponderada em T1 mostra anormalidade expansiva hiperintensa dos etmoidais anteriores bilateralmente que é maior à direita (setas).[49] (C) Imagem de RM ponderada em T2 mostra maior intensidade de sinal na mucocele (setas) e comprometimento do seio frontal direito inferior.[49]

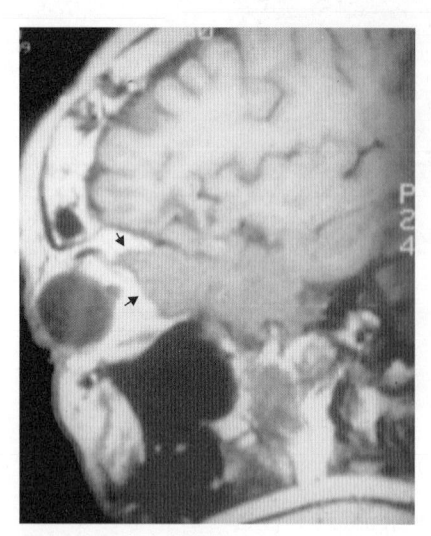

Fig. 7.29-9
Meningioma. Imagem de RM mostra uma grande massa virtualmente isointensa ao cérebro que se originou do plano esfenoidal e estendeu-se para o aspecto posterior da órbita (setas).

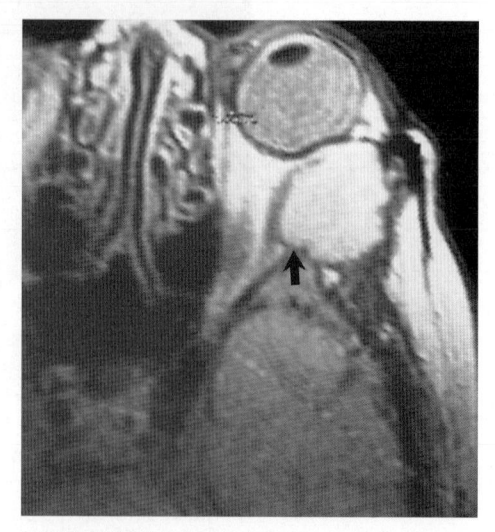

Fig. 7.29-10
Carcinoma cístico adenoide. Imagem de RM mostra massa mal definida (seta) invadindo o músculo reto lateral e irrompendo através da parede lateral da órbita.[47]

7.29 ■ MASSAS ORBITÁRIAS NÃO COMPROMETENDO O NERVO ÓPTICO

Condição	Achados de Imagem	Comentários
Metástases hematogênicas (Fig. 7.29-11)	Massas bem ou mal definidas que são mais frequentemente extraconais, embora possam se estender adentro da região intraconal.	Metástases orbitárias ocorrem em aproximadamente 10% dos pacientes com malignidade generalizada. Tumores primários que mais frequentemente metastatizam à órbita e pulmão são cânceres de pulmão e mama; em crianças, metástases orbitárias são vistas em 50% dos pacientes com neuroblastoma.
Lesões ósseas benignas	Tipicamente têm sinal baixo em todas as sequências de RM	Osteoma (especialmente em pacientes com síndrome de Gardner) e displasia fibrosa (frequentemente compromete o aspecto superolateral da órbita).
Tumor de glândula lacrimal (Fig. 7.29-12)	Massa de tecido mole no aspecto superolateral da órbita com proptose e desvio do globo para baixo.	Aproximadamente metade das massas de glândula lacrimal são de origem epitelial, sendo igualmente divididas entre adenomas mistos e carcinomas (mais frequentemente carcinomas císticos adenoides). Os restantes 50% incluem lesões linfoides, como dacrioadenite e pseudotumores. Lesões malignas de glândula lacrimal geralmente são pouco definidas e demonstram invasão de tecidos circundantes.
Dacriocistite	Massa homogênea bem definida de intensidade de líquido na parte inferomedial da órbita.	Dilatação do saco nasolacrimal como resultado de obstrução ou inflamação.
Cisto dermoide (Fig. 7.29-13)	Massa bem circunscrita que pode desviar, mas não infiltrar estruturas adjacentes. Nível gordura-líquido característico é visto frequentemente em RM. Pode aparecer como sinal alto homogêneo em ambas as imagens ponderadas em T1 e T2.	Lesão congênita originada de restos epiteliais que tipicamente se apresenta como proptose indolor e uma massa palpável na órbita superior. A presença de gordura exclui a maioria dos outros neoplasmas orbitários; o líquido inferior exclui lipoma.
Cisto epidermoide	Massa nitidamente marginada.	Como outras massas extraconais, um cisto epidermoide tipicamente tem sinal baixo em imagens ponderadas em T1 e sinal alto em imagens ponderadas em T2.

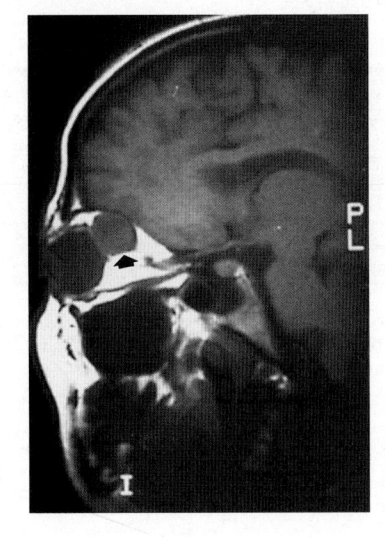

Fig. 7.29-11
Metástase hematogênica. Massa retrobulbar bem circunscrita (seta).

Condição	Achados de Imagem	Comentários
Linfoma (Fig. 7.29-14)	Massa intraconal ou extraconal que usualmente tem margens mal definidas e pode mostrar invasão de estruturas circunvizinhas.	Como a maioria das lesões orbitárias, os linfomas tipicamente têm sinal baixo em imagens ponderadas em T1 e sinal alto em imagens ponderadas em T2.

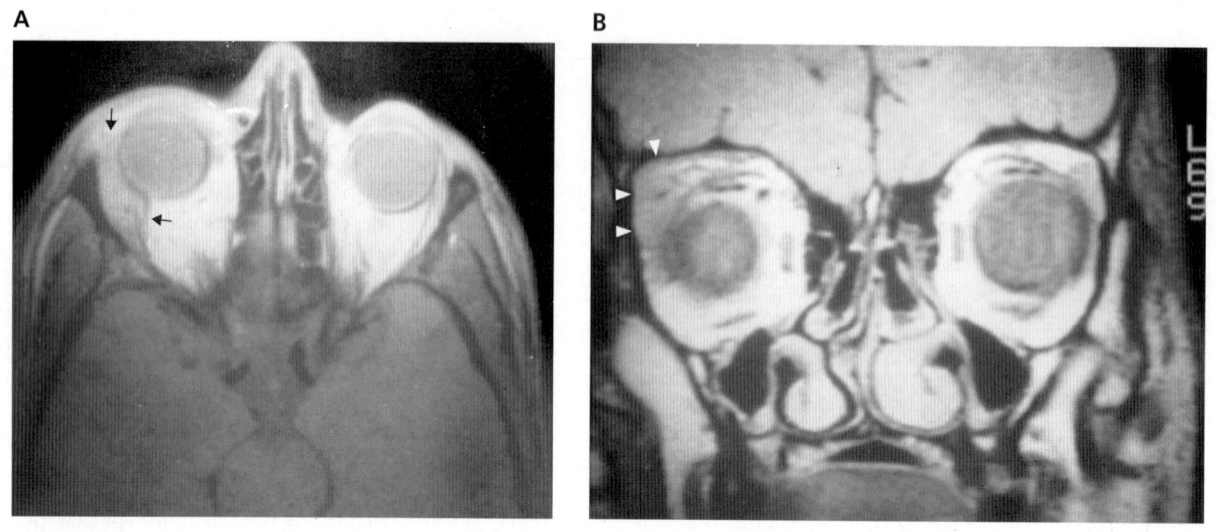

Fig. 7.29-12
Tumor de glândula lacrimal. Escaneamentos de RM (A) coronal e (B) axial mostram a massa no aspecto superolateral da órbita direita (setas).

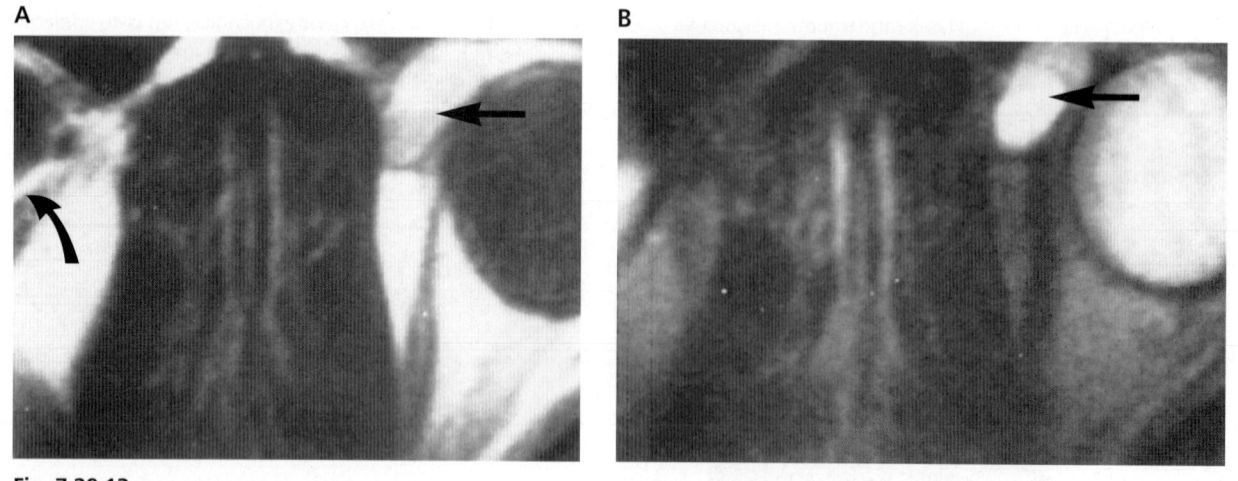

Fig. 7.29-13
Cisto dermoide. Um nível gordura-líquido (setas) é visto nesta lesão extraconal bem definida em imagens de RM (A) ponderada em T1 e (B) ponderada em T2. O artefato na órbita direita (seta curva) é decorrente de cosméticos.[47]

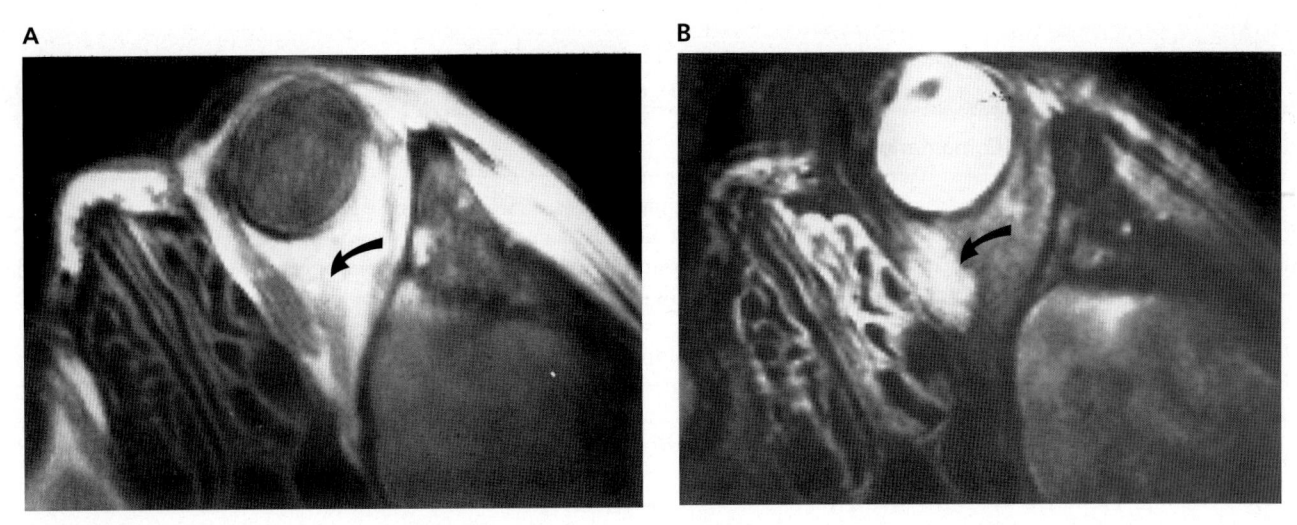

Fig. 7.29-14
Linfoma. Aumento mal definido do músculo reto medial (seta) que tipicamente tem baixo sinal em imagens ponderadas em T1 (A) e sinal alto em imagens ponderadas em T2 (B).[47]

7.30 ■ Espessamento dos Músculos Retos

Condição	Comentários
Oftalmopatia tireóidea (doença de Graves) (Fig. 7.30-1)	Hipersecreção pelos fibroblastos de mucopolissacarídeos, colágeno e glicoproteínas causa fixação de água e pressão intraorbitária aumentada, levando à isquemia, edema e às vezes fibrose de músculos extraoculares. Os músculos retos medial e inferior usualmente são afetados antes e em maior grau do que o grupo muscular do reto lateral ou superior. Os dois olhos podem ser afetados simétrica ou assimetricamente.
Rabdomiossarcoma (Fig. 7.30-2)	Tumor orbitário incomum, altamente maligno, originado de músculo extraocular que tipicamente se apresenta com exoftalmia rapidamente progressiva em meninos de menos de dez anos de idade. Aparece como uma grande massa retrobulbar não calcificada, contrastada, frequentemente com destruição óssea adjacente. A identificação de um nervo óptico desviado, mas normal, sob os demais aspectos, ajuda a excluir um tumor do nervo óptico.
Metástase	Manifestação incomum de infiltração por neoplasmas, como linfoma, leucemia e neuroblastoma. Um neurofibroma orbitário pode raramente produzir um espessamento em massa do contorno de um músculo reto.
Miosite orbitária	Processo inflamatório que usualmente afeta múltiplos músculos em crianças e um único músculo em adultos e se apresenta com início rápido de proptose, eritema das pálpebras e congestão da conjuntiva. Na maioria dos casos, esteroidoterapia faz os músculos aumentados retornarem a uma aparência normal.
Pseudotumor orbitário (Fig. 7.30-3)	Processo inflamatório que pode afetar virtualmente todas as estruturas de tecidos moles intraorbitárias. Os aspectos variáveis desta condição incluem aumento de um ou mais músculos extraoculares, massa extraconal ou intraconal isolada ou mal definida que pode obliterar plano músculo-gordura, aumento da glândula lacrimal e espessamento escleral. Geralmente há melhora depois da terapia esteroide.

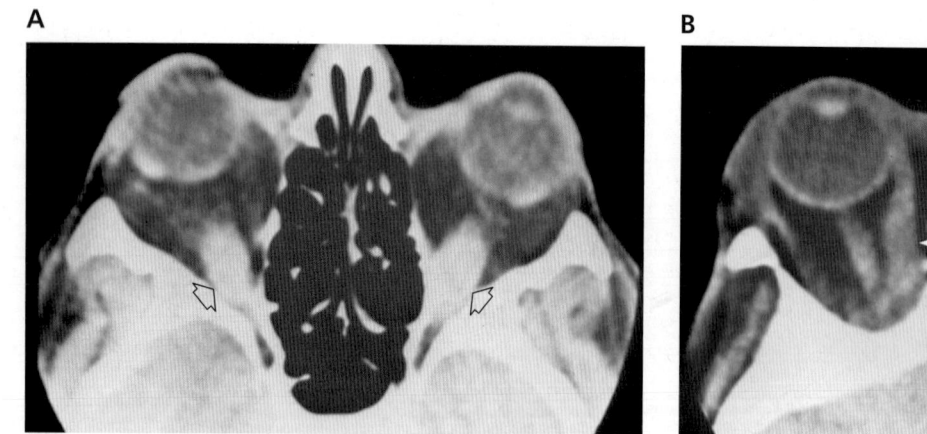

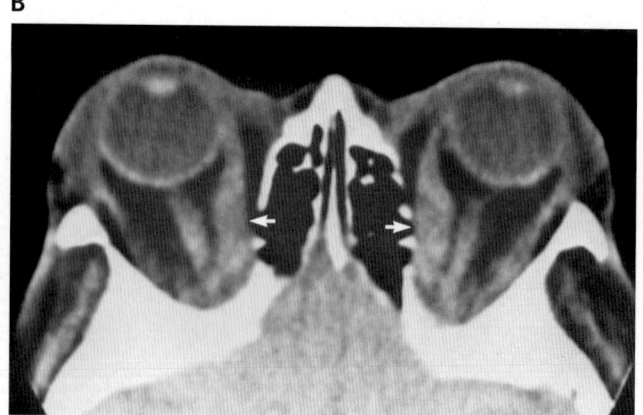

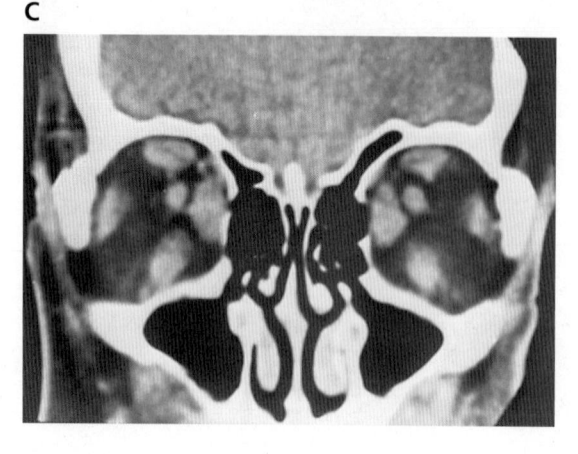

Fig. 7.30-1
Oftalmopatia tireóidea. (A) Vista axial mostra espessamento bilateral dos músculos retos inferiores (setas). (B) Em um nível mais alto, há espessamento bilateral dos músculos retos mediais (setas). (C) Vista coronal mostra espessamento de virtualmente todos os músculos retos em ambos os lados.

7.30 ESPESSAMENTO DOS MÚSCULOS RETOS

Condição	Comentários
Processos infiltrativos	Celulite orbitária, granulomatose de Wegener, granuloma mediano letal, sarcoidose, reação de corpo estranho.
Fístula carotídeo-cavernosa (Fig. 7.30-4)	Dilatação do seio cavernoso pode causar aumento dos músculos extraoculares em razão da congestão venosa. Achados típicos consistem em proptose unilateral e aumento da veia oftálmica superior.

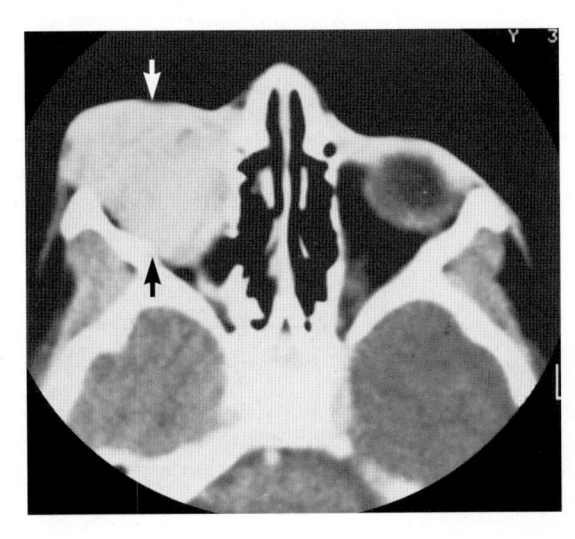

Fig. 7.30-2
Rabdomiossarcoma. Tumor contrastado (setas) enche virtualmente a órbita inteira em uma criança de seis anos com proptose rapidamente progressiva.[1]

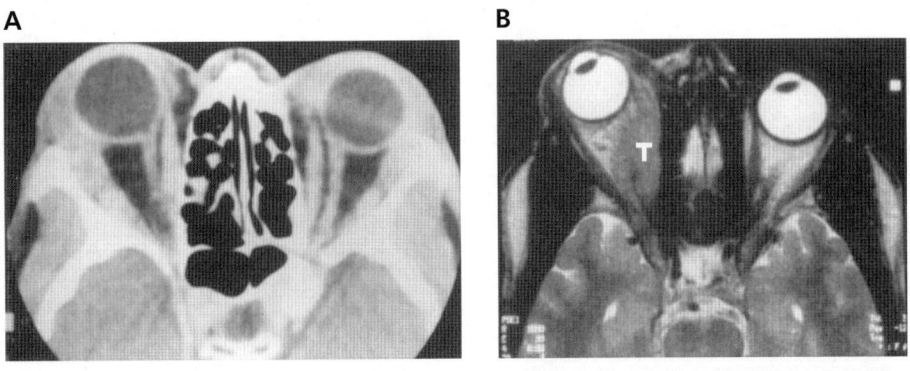

Fig. 7.30-3
Pseudotumor orbitário. (A) Escaneamento de TC axial mostra que ambos os músculos retos laterais são grossos (incluindo suas inserções). Há proptose bilateral. (B) Imagem de RM ponderada em T2 axial de um paciente diferente mostra o tipo tumefativo de pseudotumor (T), que compromete o músculo reto medial direito, estende-se para dentro da gordura retro-ocular, e é de baixa intensidade de sinal.[6]

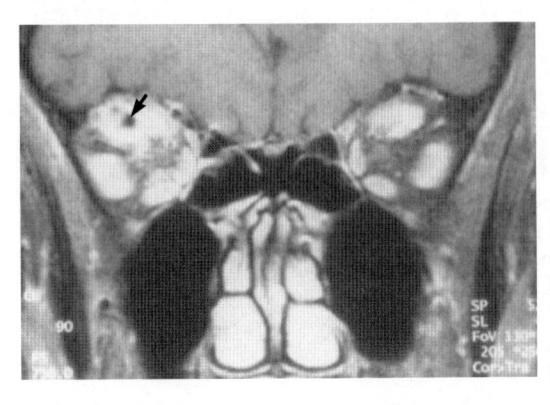

Fig. 7.30-4
Fístula carotídeo-cavernosa. Imagem coronal ponderada em T1 pós-contraste e com gordura suprimida mostra aumento dos músculos extraoculares em ambas as órbitas. Observar a veia oftálmica superior direita proeminente (seta).[6]

7.31 ■ Aneurismas e Malformações Vasculares

Condição	Comentários
Aneurisma da artéria comunicante anterior (Fig. 7.31-1)	Aproximadamente 30 a 35% dos aneurismas intracranianos. Ruptura resulta em hemorragia nos giros retos, fissura inter-hemisférica anterior, septo pelúcido e cornos frontais dos ventrículos laterais.
Aneurisma da artéria comunicante posterior (Fig. 7.31-2)	Aproximadamente 30 a 35% dos aneurismas intracranianos. Ruptura tende a resultar em hemorragia subaracnóidea difusa, mas sangramento pode ser concentrado nas cisternas da base.
Aneurisma da bifurcação da artéria cerebral média (Fig. 7.31-3)	Aproximadamente 20% dos aneurismas intracranianos. Ruptura resulta em hemorragia nas fissuras de Sylvius, opérculos frontais e cisternas da base.
Aneurisma da extremidade da artéria basilar (Fig. 7.31-4)	Aproximadamente 5% dos aneurismas intracranianos. Ruptura resulta em hemorragia nas cisternas da base e porção posterior do terceiro ventrículo.
Aneurisma da artéria cerebelar inferior posterior (Fig. 7.31-5)	Aproximadamente 1 a 3% dos aneurismas intracranianos. Ruptura pode produzir hemorragia isolada da fossa posterior ou quarto ventrículo.
Aneurisma pós-traumático (Fig. 7.31-6)	Menos de 1% dos aneurismas intracranianos. Locais comuns incluem a porção cavernosa da artéria carótida interna, a parte distal da artéria cerebral anterior e ramos distais da artéria cerebral média.

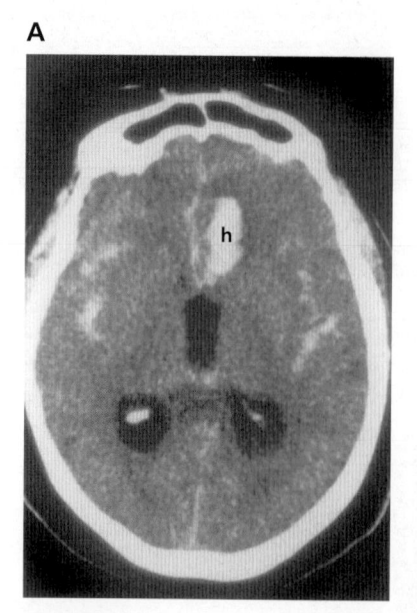

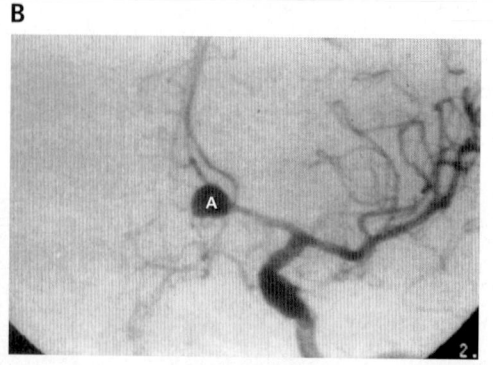

Fig. 7.31-1
Aneurisma da artéria comunicante anterior. (A) TC axial mostra coágulo (h) no giro reto esquerdo. Há sangue na fissura inter-hemisférica anterior e fissuras de Sylvius. Notar a hidrocefalia. (B) Vista oblíqua de um angiograma com cateter mostra um aneurisma na artéria comunicante anterior (A).[6]

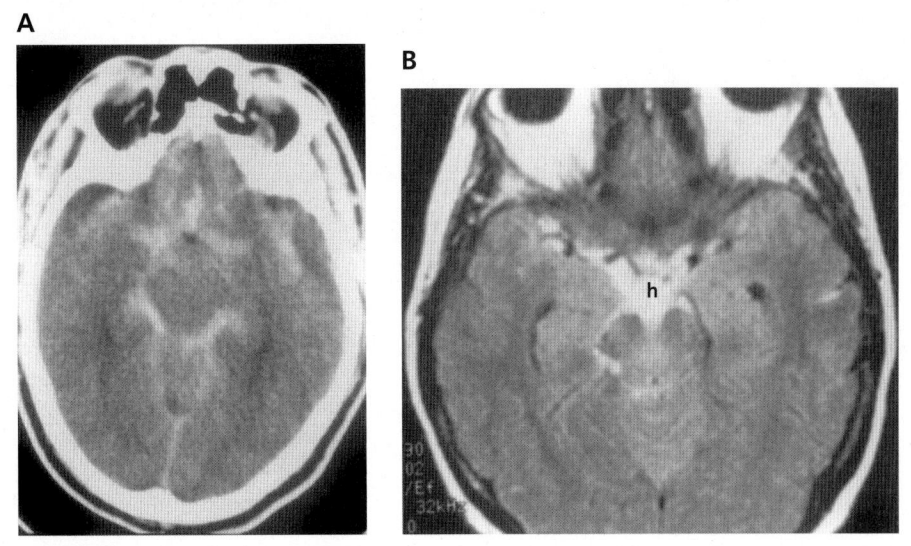

Fig. 7.31-2
Aneurisma da artéria comunicante posterior. Imagens (A) de TC e (B) de RM axiais mostram hemorragia subaracnóidea (h) nas cisternas da base.[6]

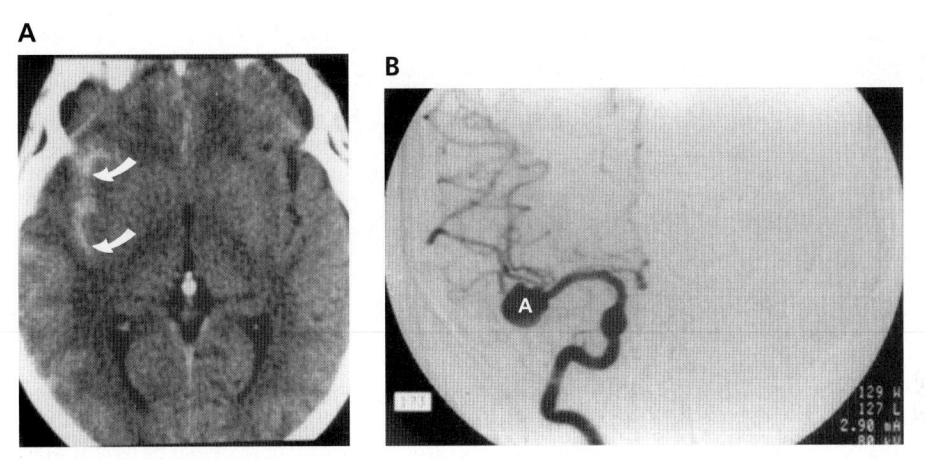

Fig. 7.31-3
Aneurisma da bifurcação da artéria cerebral média. (A) Escaneamento de TC axial mostra hemorragia subaracnóidea confinada principalmente à fissura de Sylvius (setas). (B) Vista frontal de um angiograma com cateter mostra um aneurisma (A) na bifurcação da artéria cerebral média direita.[6]

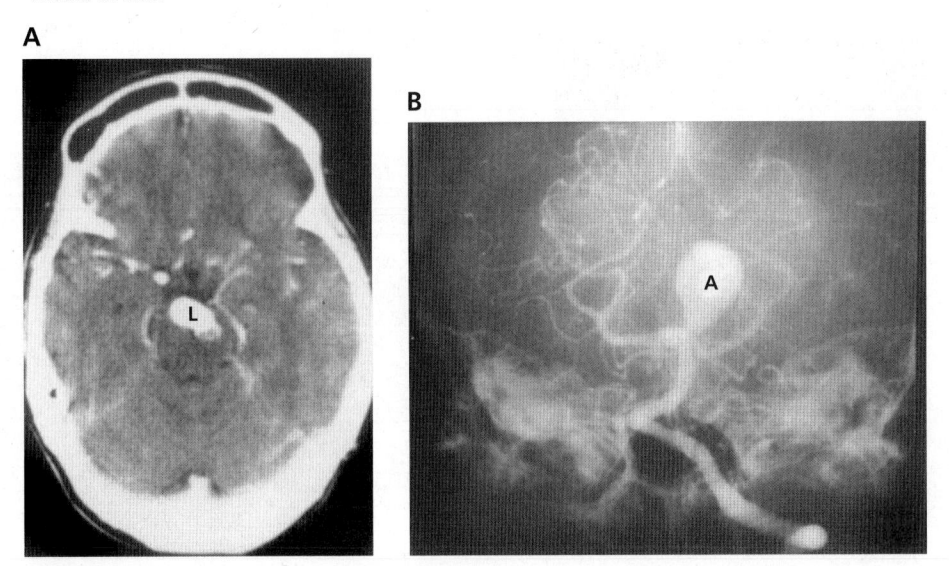

Fig. 7.31-4
Aneurisma da extremidade da artéria basilar. (A) Escaneamento de TC intensificada com contraste mostra um grande aneurisma (L) no nível da extremidade da artéria basilar. (B) Projeção frontal de um angiograma com cateter mostra um aneurisma gigante (A) originado da extremidade da artéria basilar.[6]

Condição	Comentários
Aneurisma gigante (Fig. 7.31-7)	Aneurismas medindo mais de 2,5 cm de diâmetro tendem a ocorrer em mulheres de meia-idade, com os locais mais comuns sendo a bifurcação e a porção intracavernosa da artéria carótida interna e a extremidade da artéria basilar. Provavelmente causados por hemorragia intramural, estes aneurismas crescem lentamente e produzem sintomas principalmente em razão de seu efeito de massa (convulsões, cefaleias, déficits neurológicos focais e paralisias de nervos cranianos, especialmente se localizados dentro do seio cavernoso). RM pode revelar camadas concêntricas complexas de coágulo ao longo da parede.

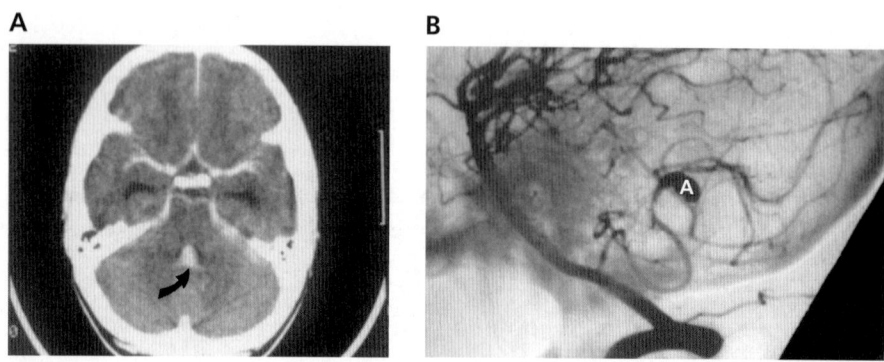

Fig. 7.31-5
Aneurisma da artéria cerebelar inferior posterior. (A) Escaneamento de TC axial mostra hemorragia (seta) no quarto ventrículo. (B) Projeção lateral de um angiograma de cateter da fossa posterior mostra um aneurisma (A) originado no segmento supratonsilar de uma artéria cerebelar inferior posterior.[6]

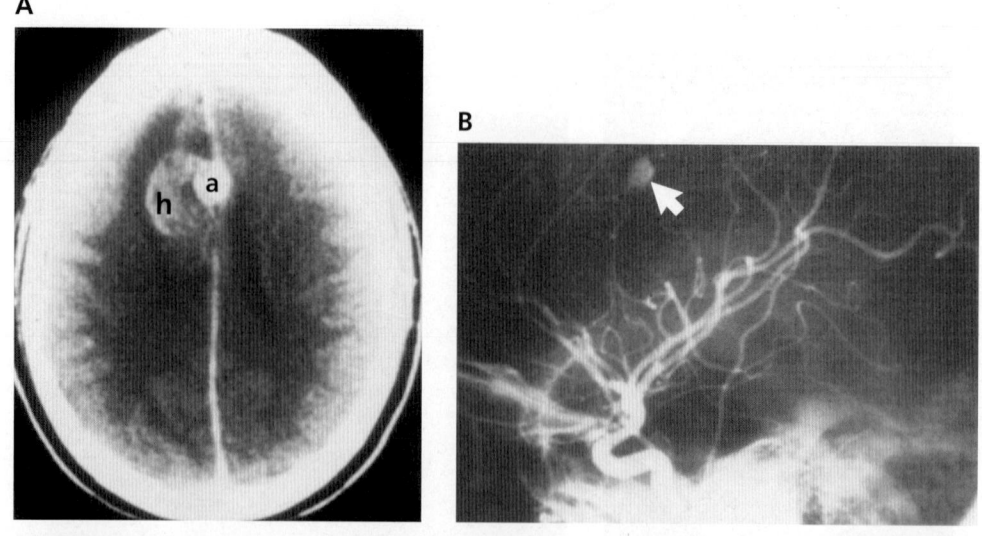

Fig. 7.31-6
Aneurisma pós-traumático. (A) Escaneamento de TC obtido duas semanas após traumatismo cranioencefálico mostra um hematoma (h) bem como uma anormalidade contrastada central (a), que em angiografia (B) foi demonstrado representar um aneurisma pós-traumático (seta) na artéria pericalosa.[6]

Condição	Comentários
Malformação arteriovenosa (MAV) (ver Fig. 7.6-13)	Aproximadamente 25% das malformações vasculares intracranianas. Embora congênitas, elas geralmente se apresentam durante a meia-idade (65% em pacientes acima dos 40 anos de idade). Mais de 80% são supratentoriais (especialmente parietais), e um número semelhante é solitário (múltiplas MAVs são vistas na doença de Osler-Weber-Rendu). TC demonstra calcificação em cerca de 30% das MAVs intracranianas. Em RM, um aglomerado de vazios de fluxo serpiginosos (representando fluxo sanguíneo rápido) e áreas de sinal alto (fluxo lento nas veias drenantes).
Angioma cavernoso (ver Fig. 7.6-14)	Aproximadamente 10% das malformações vasculares intracranianas. Malformação de fluxo lento, baixa pressão, sem nenhum parênquima normal interveniente. Cerca de 80% são supratentoriais, e 15% são múltiplos (muitas vezes um componente familial). Quando ocorre sangramento, ele tende a ser autolimitado e sem significado clínico. TC mostra uma lesão focal ligeiramente hiperdensa, contrastada, com calcificações. Em imagens de RM ponderadas em T2, a lesão aparece como uma ilha de sinal brilhante (metemoglobina) rodeada por uma região extensa de sinal muito baixo (hemossiderina). Angiomas cavernosos são muitas vezes chamados *crípticos* ou *ocultos* porque geralmente não são visíveis em angiogramas convencionais.

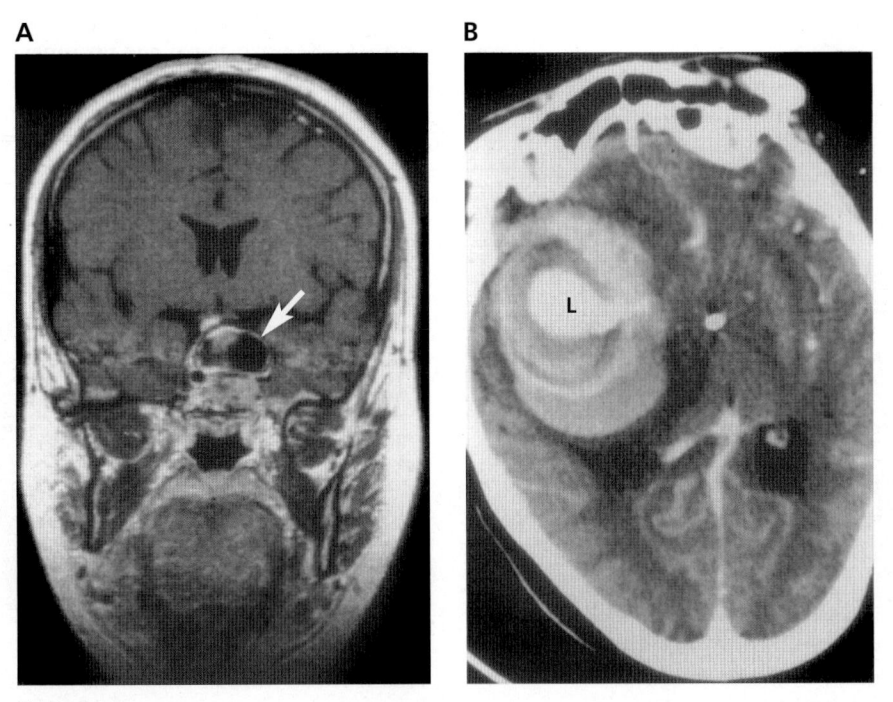

Fig. 7.31-7
Aneurisma gigante. (A) Imagem coronal de RM ponderada em T1 mostra um grande aneurisma intrasselar (seta). (B) TC pós-contraste axial em outro paciente mostra opacificação da luz (L) de um aneurisma gigante originado na bifurcação da artéria cerebral média direita. Notar as camadas concêntricas e hiperdensas de coágulo ao longo das paredes deste aneurisma.[6]

Condição	Comentários
Anomalia venosa do desenvolvimento (Fig. 7.31-8)	Esta mais comum malformação cerebrovascular é, geralmente, assintomática e um achado incidental. Mais de 65% são supratentoriais, especialmente no lobo frontal, e a maioria solitária.
Telangiectasia capilar (Fig. 7.31-9)	Mais comum na ponte, estas geralmente são lesões assintomáticas que são usualmente encontradas incidentalmente em RM. Elas tipicamente se intensificam após administração de contraste, são de baixa intensidade de sinal em imagem de ecogradiente (provavelmente por causa dos efeitos de suscetibilidade magnética causados pela oxiemoglobina), e não mostram anormalidades em imagens ponderadas em T1 pré-contraste e convencionais ou ponderadas em T2 *fast spin echo*.
Malformação e fístula arteriovenosa dural	Geralmente assintomática, a maioria ocorre nos seios cavernosos e na fossa posterior (perto dos seios transverso e sigmoide). Provavelmente são secundárias à oclusão de um seio venoso.
Fístula artéria carótida–seio cavernoso (ver Fig. 7.30-4)	Tipo mais comum de alto fluxo usualmente ocorre em homens jovens e constitui quase 10% das malformações vasculares intracranianas. Elas se desenvolvem secundariamente a uma laceração traumática da artéria carótida interna ou ruptura de um aneurisma intracavernoso da artéria carótida interna. Usualmente drenam para a veia oftálmica superior e se apresentam com exoftalmia pulsátil, sopro, quemose conjuntival e paralisias de nervos cranianos. O menos comum tipo de baixo fluxo, que tipicamente ocorre espontaneamente em mulheres de meia-idade, é causado por uma comunicação de múltiplos ramos durais da artéria cerebral externa ou interna com o seio cavernoso.

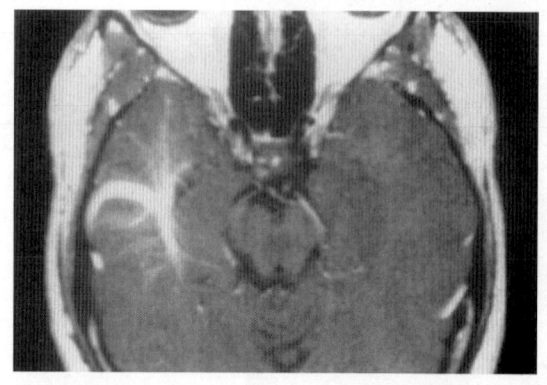

Fig. 7.31-8
Anomalia venosa do desenvolvimento. Imagem axial de RM ponderada em T1 pós-contraste mostra um angioma venoso no lobo temporal direito. Fluxo lento resulta em intensificação da lesão.[6]

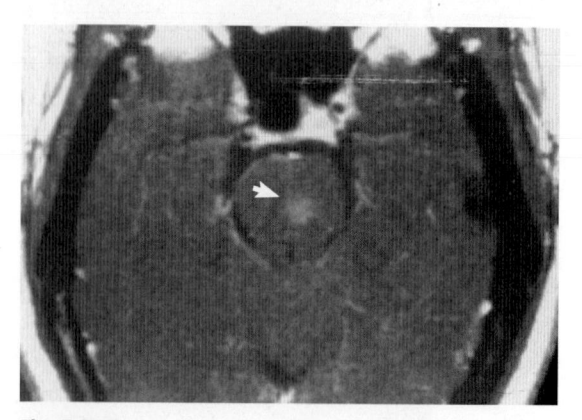

Fig. 7.31-9
Telangiectasia capilar. Imagem de RM ponderada em T1 pós-contraste mostra intensificação nesta lesão pontina (seta). As imagens sem contraste não mostraram anormalidades.[6]

7.31 ■ ANEURISMAS E MALFORMAÇÕES VASCULARES

Condição	Comentários
Aneurisma da veia de Galeno (Fig. 7.31-10)	Malformação arteriovenosa que frequentemente se apresenta na infância, produz alto fluxo sanguíneo, e é uma causa importante de insuficiência cardíaca neonatal.

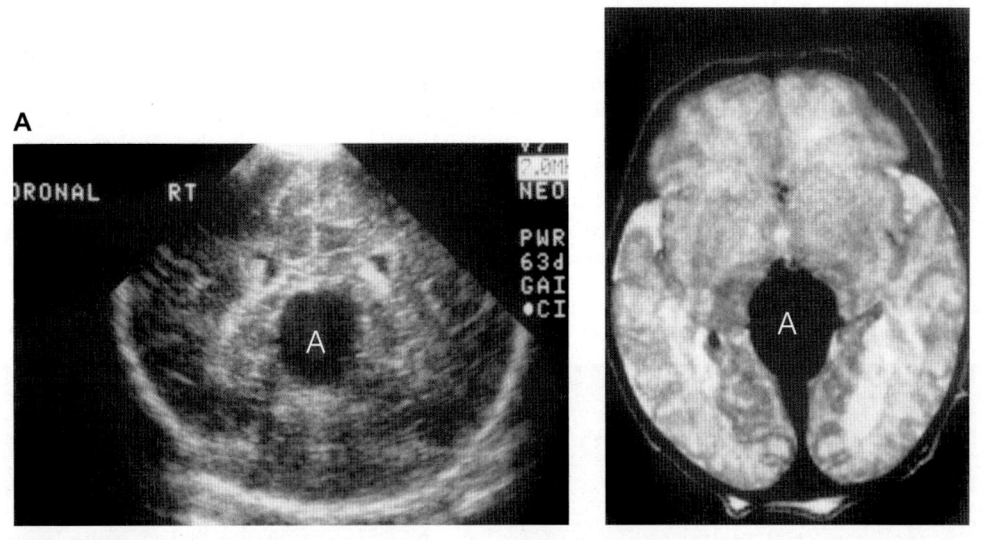

Fig. 7.31-10
Aneurisma da veia de Galeno. (A) Sonograma coronal mostra uma veia de Galeno hipoecoica e dilatada. (B) Imagem de RM ponderada em T2 confirma a dilatação aneurismática da veia de Galeno (A).[6]

7.32 ■ Lesões da Mandíbula em Tomografia Computadorizada

Condição	Comentários
Lesões císticas	
Cisto periapical (radicular) (Fig. 7.32-1)	O mais comum cisto odontogênico resulta de inflamação secundária a cárie ou outras entidades. Infecção tipicamente se alastra para o ápice (raiz) do dente, levando à periodontite apical secundária, granuloma, ou abscesso, e eventualmente à formação de cisto.
Cisto folicular (dentígero) (Fig. 7.32-2)	Mais comum cisto odontogênico do desenvolvimento. A lesão se forma em torno da coroa de um dente não irrompido (comumente o terceiro molar). Diversamente dos cistos radiculares, um cisto folicular pode ser extremamente grande, distorcendo as raízes dos dentes adjacentes e remodelando a mandíbula, embora o osso cortical usualmente seja preservado.
Ceratocisto odontogênico (Fig. 7.32-3)	Mais frequentemente localizado no corpo ou ramo da mandíbula, estas lesões multiloculadas possuem potencial destrutivo e têm uma alta taxa de recorrência após ressecção. Diferentemente dos cistos foliculares, eles podem expandir o osso cortical e erodir o córtex, embora raramente exibam transformação maligna. Lesões múltiplas em um paciente jovem são sugestivas da síndrome de nevos basocelulares.

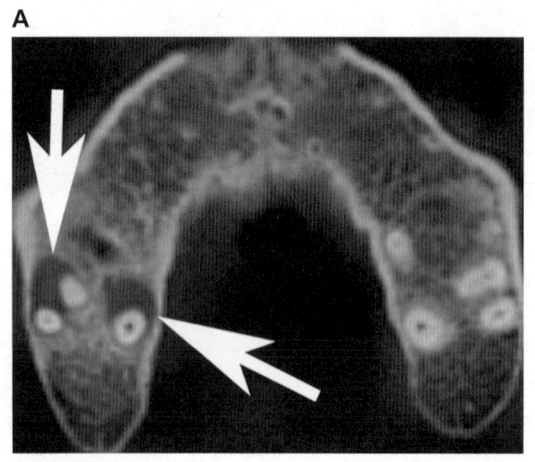

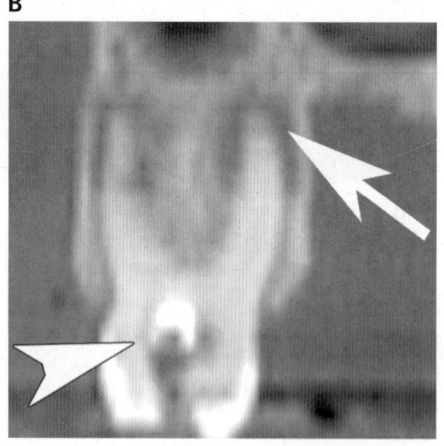

Fig. 7.32-1
Cisto periapical. (A) Escaneamento axial e (B) imagem reformatada demonstram uma lesão radiotransparente (setas) rodeando o ápice de um molar. Um defeito com obturação dentária (ponta de seta) está presente dentro da coroa do dente.[50]

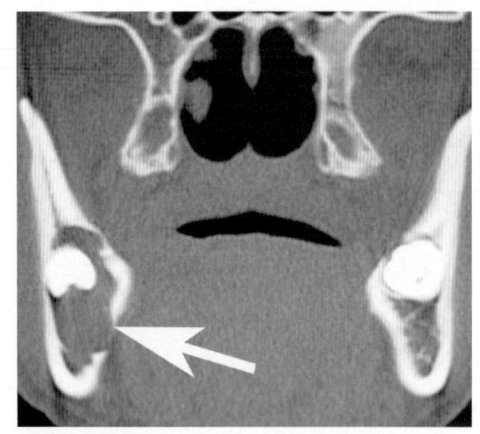

Fig. 7.32-2
Cisto folicular. Imagem coronal reformatada revela uma lesão cística com um dente não irrompido na região molar direita (seta). A coroa do dente está contida dentro da lesão. Notar a presença de remodelação óssea em vez de expansão.[50]

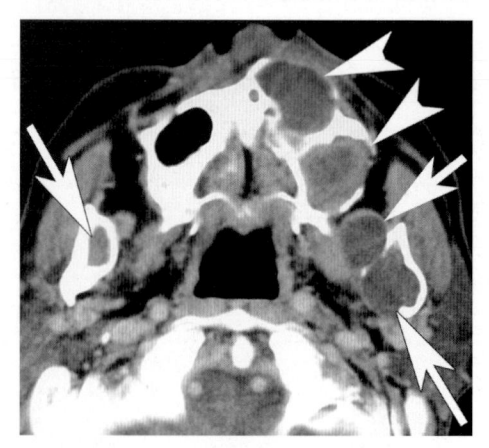

Fig. 7.32-3
Ceratocisto odontogênico. Neste paciente com a síndrome de nevos basocelulares, há múltiplos cistos (setas) na mandíbula. Lesões císticas (pontas de seta) também são identificadas na maxila.[50]

Condição	Comentários
Cisto ósseo solitário (Fig. 7.32-4)	Pseudocisto resultante de trauma, que leva à hemorragia intramedular e subsequente reabsorção. Mais comumente localizado no estreito espaço posterior da mandíbula, eles aparecem levemente irregulares com limites pouco definidos. Uma margem superior ondulada estende-se entre as raízes de dentes adjacentes. Expansão óssea pode adelgaçar o córtex mandibular.
Lesões benignas sólidas Odontoma	O mais comum tumor odontogênico da mandíbula. Consiste em vários componentes do dente, incluindo dentina e esmalte, que se desenvolveram anormalmente para formar uma lesão "hamartomatosa". Cerca da metade são associados a um dente incluso. Formando-se entre as raízes dos dentes, o tumor é inicialmente radiotransparente, a seguir desenvolve pequenas calcificações, e afinal forma uma massa radiopaca com uma orla transparente.
Ameloblastoma (Figs. 7.32-5 e 7.32-6)	Tumor de crescimento lento que se origina de células formadoras de esmalte que deixaram de regredir durante o desenvolvimento embrionário. Mais comumente encontrado na mandíbula posterior, este tumor radiotransparente pode ser unilocular ou multilocular e conter áreas císticas de baixa atenuação e regiões isoatenuadas esparsas. A lesão pode causar expansão importante da mandíbula e mesmo erodir através do córtex, com extensão para a mucosa oral circundante. Erosão das raízes de dentes adjacentes é patognomônica e indica comportamento agressivo do tumor.
Fibroma ossificado (Fig. 7.32-7)	Tumor que contém tecido fibroso com quantidades variáveis de trabéculas ósseas e usualmente ocorre na mandíbula posterior. Uma lesão encapsulada, bem circunscrita, pode mostrar-se radiotransparente, radiopaca ou com opacidade mista dependendo do grau de calcificação.
Lesões malignas sólidas Carcinoma ameloblástico (Fig. 7.32-8)	Embora rara, transformação maligna de um ameloblastoma ocorre. Características agressivas que sugerem este diagnóstico incluem destruição cortical, extensão extraóssea e extensos componentes sólidos. A maioria do comprometimento carcinomatoso da mandíbula é secundária à invasão a partir da mucosa circunvizinha.

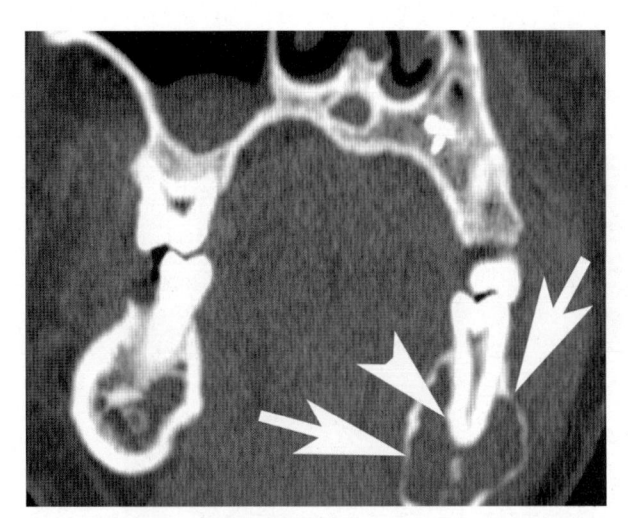

Fig. 7.32-4
Cisto ósseo solitário. Imagem coronal reformatada demonstra uma lesão cística (setas) dentro do corpo da mandíbula. O córtex mandibular está adelgaçado. Observar o dente normal (ponta de seta) dentro da lesão, um achado que ajuda a distinguir este cisto dos radiculares ou outros cistos odontogênicos.[50]

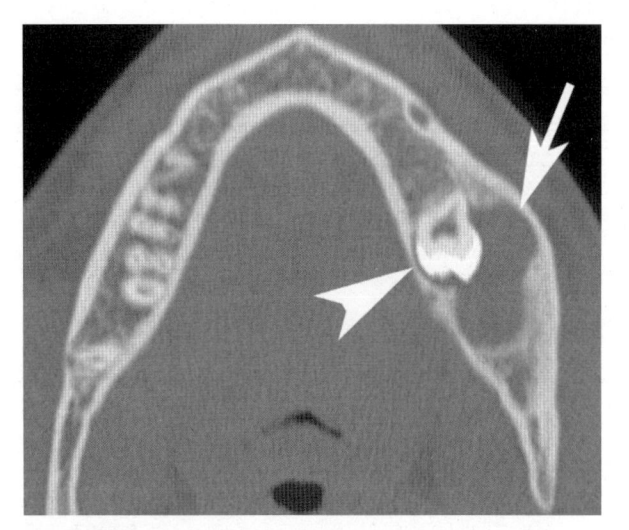

Fig. 7.32-5
Ameloblastoma. Lesão cística multiloculada (seta) dentro da mandíbula esquerda. A coroa de um dente incluso (ponta de seta) no interior da lesão é um indício do diagnóstico.[50]

Condição	Comentários
Sarcoma (Fig. 7.32-9)	Osteossarcoma, condrossarcoma, fibrossarcoma e leiomiossarcoma podem causar tanto lesões osteolíticas quanto osteoblásticas.
Metástase (Fig. 7.32-10)	Doença metastática frequentemente compromete a mandíbula, especialmente o corpo posterior e o ângulo que tem vascularização medular aumentada. Embora a maioria seja radiotransparente com limites bem definidos, lesões blásticas podem ocorrer no carcinoma da próstata. Os locais primários mais comuns de metástase mandibular são rim, pulmão e mama.

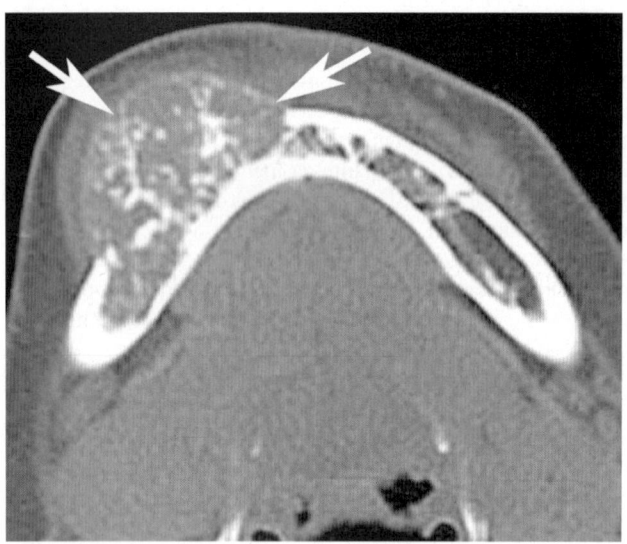

Fig. 7.32-6
Ameloblastoma agressivo. Lesão expansiva dentro do corpo mandibular direito (setas) que causa importante destruição cortical bucal. (Cortesia de Akifumi Fujita, M.D., Jichi Medical University, Shimotsuke, Japan.).[50]

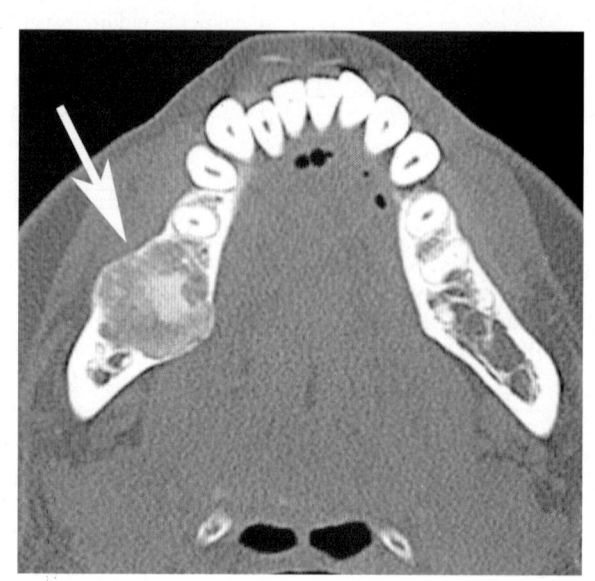

Fig. 7.32-7
Fibroma ossificante. Uma lesão circular, parcialmente calcificada (seta), no interior da mandíbula. Observar as calcificações internas em vidro fosco.[50]

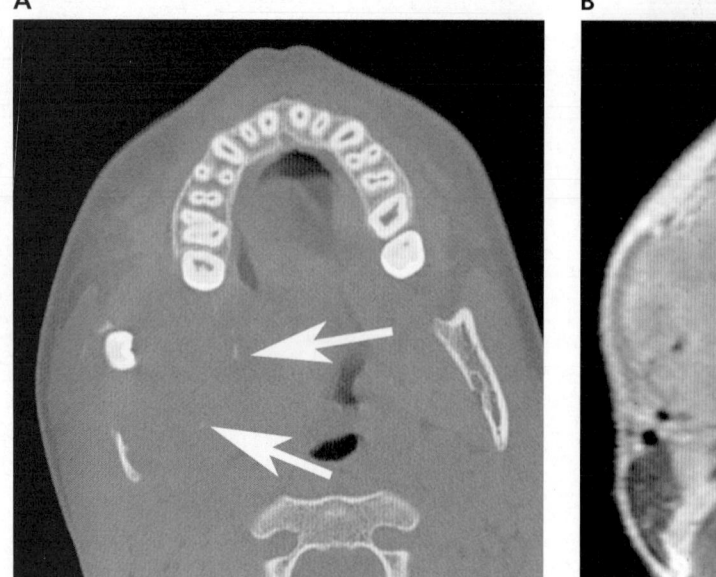

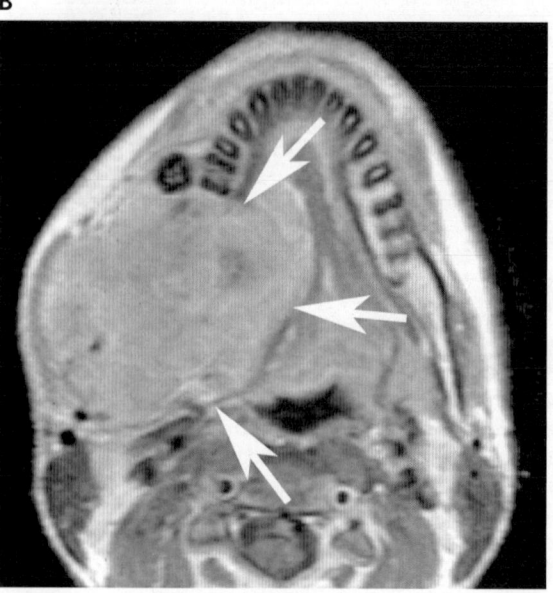

Fig. 7.32-8
Carcinoma ameloblástico. (A) Escaneamento de TC com contraste com janela de osso mostra massa de tecido mole multiloculada intensificada (setas) com destruição óssea adjacente. (B) Imagem de RM ponderada em T1 com contraste demonstra a massa de tecido mole que se intensifica.[50]

7.32 ■ LESÕES DA MANDÍBULA EM TOMOGRAFIA COMPUTADORIZADA

Condição	Comentários
Lesões infecciosas	
Periodontite apical (Fig. 7.32-11)	Termo generalizado para o espectro de cistos, granulomas e abscessos periapicais, a maioria dos quais são causados por cárie dentária. Um abscesso apical demonstra um anel de intensificação.
Osteomielite (Figs. 7.32-12 e 32-13)	Rara em indivíduos sadios em razão da administração precoce de antibióticos. Frequentemente não há anormalidades na imagem na fase supurativa aguda. Lesões crônicas demonstram uma variedade de reações ósseas, incluindo áreas radiotransparentes e radiopacas. Infecções de baixo grau podem causar osteomielite esclerosante, em que osso é depositado ao longo do córtex e trabéculas.
Lesões vasculares e neurogênicas	
Granuloma central de células gigantes (Cisto reparador de células gigantes) (Fig. 7.32-14)	Mais frequentemente encontrado na mandíbula anterior em meninas ou mulheres jovens, esta lesão é considerada como estando dentro do espectro das respostas vasculares e reativas alteradas dentro do osso. Ele inicialmente aparece como uma pequena lesão radiotransparente unilocular que pode simular um cisto ontogênico. À medida que se desenvolve, torna-se multilocular com septos ósseos atravessando a lesão e produzindo uma aparência de favo de mel. Pode haver expansão da lesão, reabsorção da raiz e erosão ou modelagem do córtex, e a lesão pode atravessar a linha mediana.
Malformação arteriovenosa (Fig. 7.32-15)	Embora incomum no maxilar, pode ocorrer no ramo e corpo posterior da mandíbula. Exames intensificados com contraste demonstram vasos dilatados e tortuosos dentro da lesão multiloculada. Identificação de uma MAV é crítica por causa do potencial de hemorragia fatal após extração dentária.
Outras	Hemangioma central, neurofibroma e schwannoma aparecem como estruturas bem definidas de tecidos moles, com margens bem corticadas.
Anormalidades metabólicas (Fig. 7.32-16)	Distúrbios sistêmicos, como osteoporose, osteomalacia, osteodistrofia renal e hiperparatireoidismo, podem causar lesões na mandíbula que parecem semelhantes àquelas que ocorrem em outros locais no corpo.

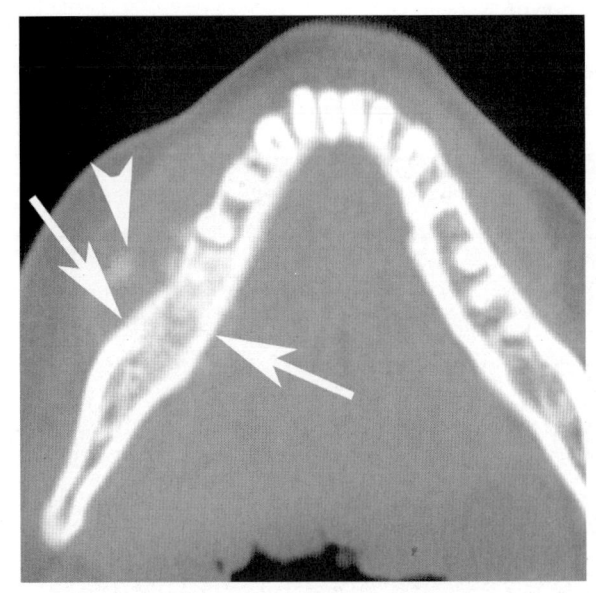

Fig. 7.32-9
Osteossarcoma. Alterações osteoblásticas (setas) são vistas dentro do corpo mandibular direito. Notar a ossificação anormal de tecido mole (ponta de seta).[50]

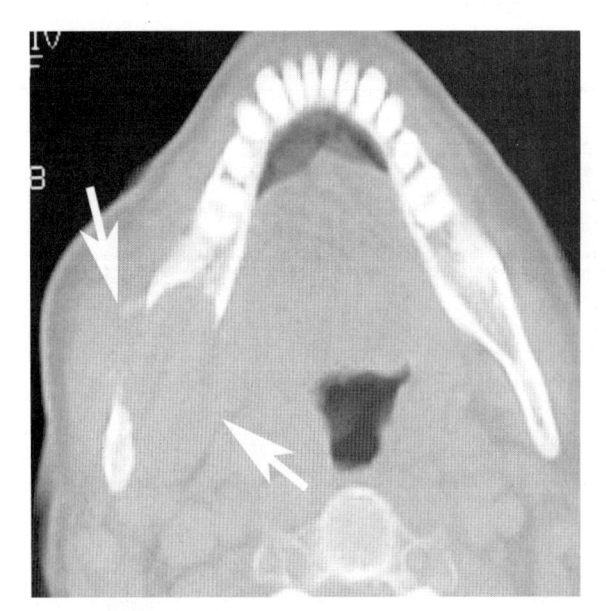

Fig. 7.32-10
Metástase. Massa expansiva osteolítica (setas) dentro do corpo mandibular direito, que representa uma metástase de carcinoma hepatocelular.[50]

Condição	Comentários
Condições semelhantes a tumores (Figs. 7.32-17 e 7.32-18)	Torus mandibular produz exostoses na mandíbula. Osteomas múltiplos podem desenvolver-se na síndrome de Gardner, associados a dentes inclusos e supranumerários. Displasia fibrosa e doença de Paget aparecem da mesma maneira na mandíbula que em outras partes do corpo. Osteonecrose por radioterapia pode demonstrar componentes escleróticos e líticos com limites mal definidos e espaços trabeculares aumentados.

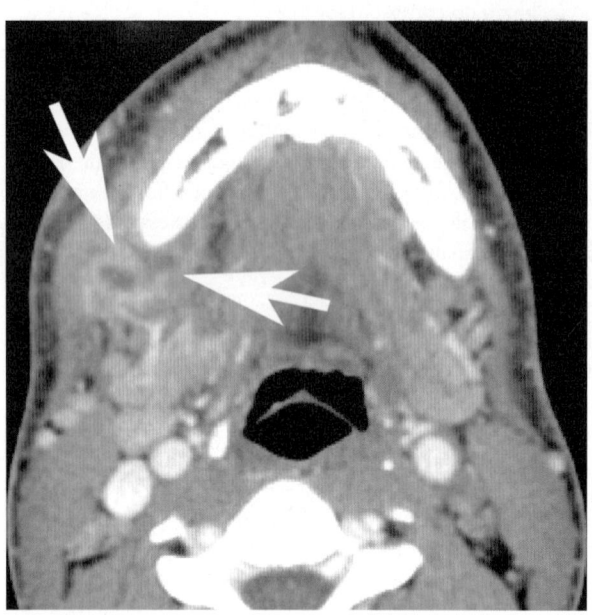

Fig. 7.32-11
Periodontite apical. Coleção líquida intensificando-se em anel (setas) dentro dos tecidos moles perimandibulares.[50]

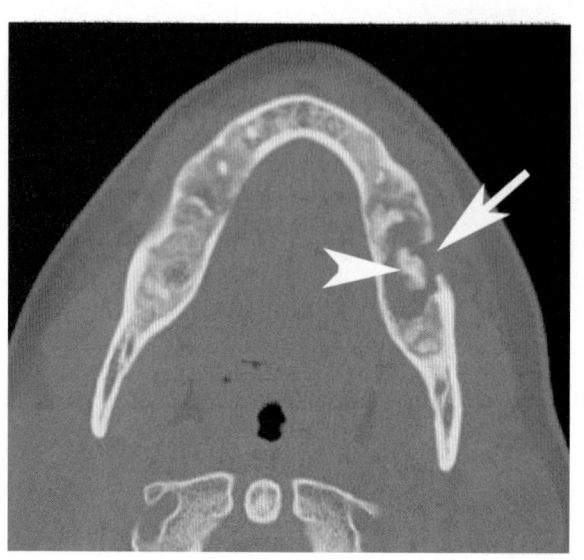

Fig. 7.32-12
Osteomielite crônica. Lesão osteolítica (seta), contendo um sequestro ósseo (ponta de seta) dentro do corpo mandibular esquerdo.[50]

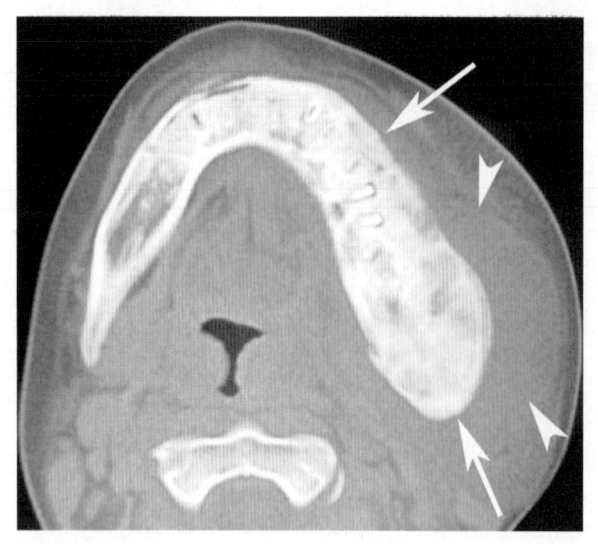

Fig. 7.32-13
Osteomielite esclerosante. Alterações escleróticas difusas com expansão do corpo mandibular esquerdo (setas). Observar o edema difuso dos tecidos moles (pontas de seta).[50]

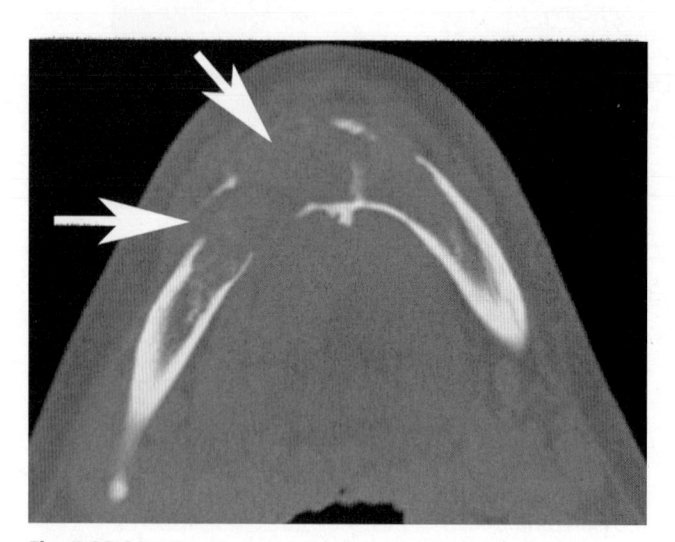

Fig. 7.32-14
Granuloma central de células gigantes. Lesão cística (setas) dentro da mandíbula com erosão do córtex mandibular.[50]

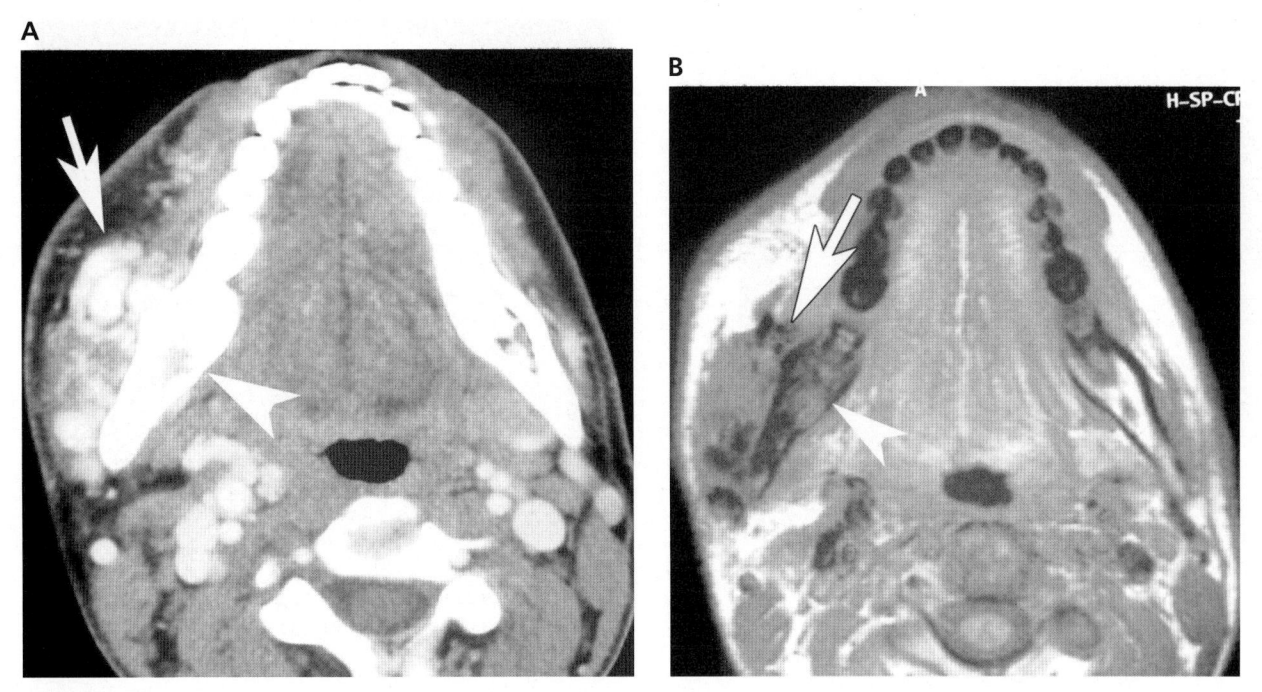

Fig. 7.32-15
Malformação arteriovenosa. (A) Escaneamento de TC com contraste revela múltiplos vasos dilatados e tortuosos (seta) dentro do músculo masseter direito. Notar a intensificação anormal (ponta de seta) dentro da medula da mandíbula. (B) Imagem de RM ponderada em T1 demonstra uma lesão levemente expansiva (seta) dentro do ângulo e corpo mandibulares direitos. Múltiplos vazios de fluxo estão presentes dentro do músculo masseter direito. Notar a perda da medula gordurosa normal (ponta de seta) no interior da mandíbula.[50]

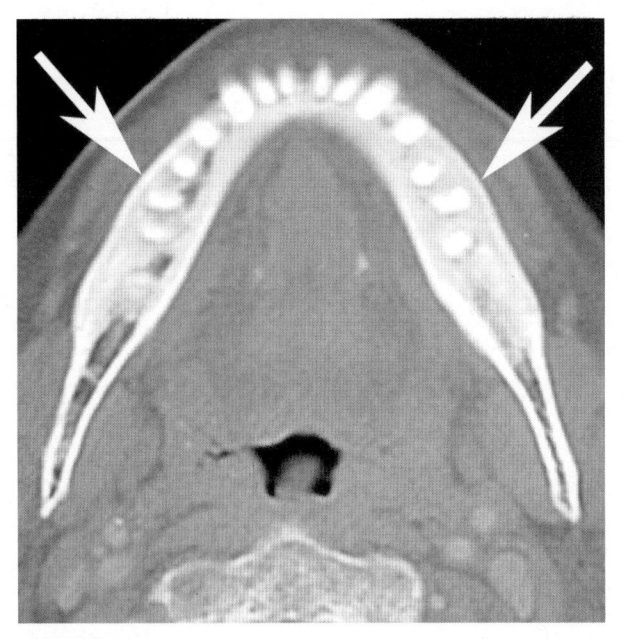

Fig. 7.32-16
Osteodistrofia renal. Alterações escleróticas difusas (setas) em toda a mandíbula.[50]

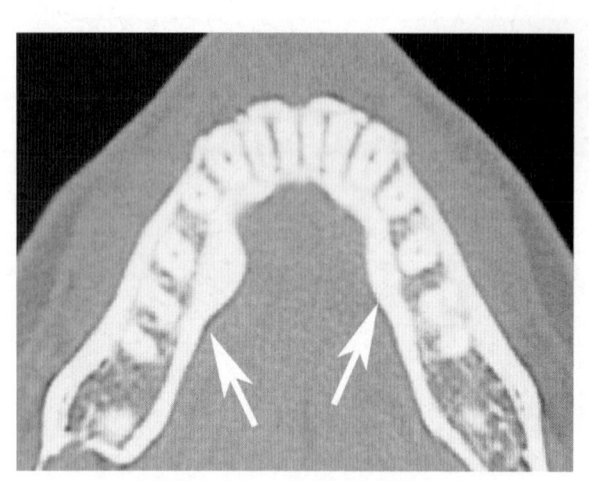

Fig. 7.32-17
Torus mandibular. Exostoses bilaterais (setas) nas faces linguais da mandíbula.[50]

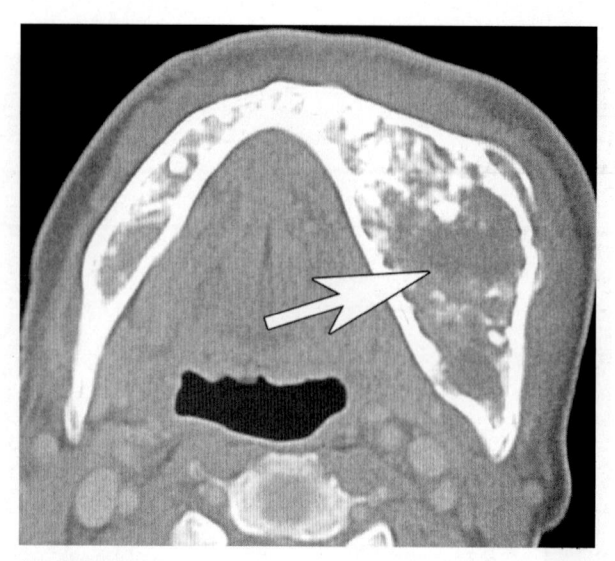

Fig. 7.32-18
Displasia fibrosa. Lesão expansiva contendo numerosas trabéculas ósseas não organizadas (seta) no interior do corpo mandibular esquerdo.[50]

Fontes

1. Reprinted from *Cranial Computed Tomography* by AL Williams and VM Haughton with permission of The CV Mosby Company, St Louis, © 1985.
2. Reprinted with permission from "Lymphoma after Organ Transplantation: Radiological Manifestations in the Central Nervous System, Thorax, and Abdomen" by DE Tubman, MP Frick, and DW Hanto, *Radiology* (1984;149:625–631), Copyright © 1984, Radiological Society of North America Inc.
3. Reprinted with permission from "Acquired Immunodeficiency Syndrome: Neuroradiologic Findings" by WM Kelly and MB Brant-Zawadzki, *Radiology* (1983;149:485–491), Copyright © 1983, Radiological Society of North America Inc.
4. Reprinted with permission from "Unusual Neuroradiological Features of Intracranial Cysticercosis" by CS Zee et al., *Radiology* (1980;137:397–407), Copyright © 1980, Radiological Society of North America Inc.
5. Reprinted from *Cranial Computed Tomography* by SH Lee and HCVG Rao (Eds) with permission of McGraw-Hill Book Company, © 1983.
6. Levine DS, Navarro OM, Chaudry G et al. Imaging the complications of bone marrow transplantation in children. *RadioGraphics* 2007;27:307–324.
7. Reprinted with permission from *Neuroradiology Companion* by M Castillo, Lippincott-Raven, © 1999.
8. Reprinted with permission from "CT in Hydatid Cyst of the Brain" by K Abbassioun et al., *Journal of Neurosurgery* (1978;49:408–411), Copyright © 1978, American Association of Neurological Surgeons.
9. Reprinted with permission from "Adult Supratentorial Tumors" by SW Atlas, *Seminars in Roentgenology* (1990;25:130–154), Copyright © 1990, Grune & Stratton Inc.
10. Reprinted with permission from "Intracranial Oligodendrogliomas" by YY Lee and P Van Tassel, *American Journal of Roentgenology* (1989;152:361–369), Copyright © 1989, American Roentgen Ray Society.
11. Reprinted with permission from "Colloid Cysts of the Third Ventricle" by PP Maeder et al., *American Journal of Roentgenology* (1990;155:135–141), Copyright © 1990, American Roentgen Ray Society.
12. Reprinted from *Essentials in Neuroimaging* by B Kirkwood, with permission of Churchill Livingstone, Copyright © 1991.
13. Vilanova JC, Barcelo J, Smirniotopoulos JG et al. Hemangioma from Head to Toe: MR Imaging with Pathologic Correlation. *RadioGraphics* 2004;24:367–385.
14. Reprinted with permission from "The Radiology of Pituitary Adenoma" by SM Wolpert, *Seminars in Roentgenology* (1984;19:53–69), Copyright © 1984, Grune & Stratton Inc.
15. Reprinted with permission from "Amenorrhea and Galactorrhea: A Role for MRI" by LP Mark and WM Haughton, *MRI Decisions* (Jan-Feb 1989:26–32), Copyright © 1989, PW Communications, International. All rights reserved.
16. Reprinted with permission from "Imaging of Intrasellar, Suprasellar, and Parasellar Tumors" by RA Zimmerman, *Seminars in Roentgenology* (1990;25:174–197), Copyright © 1990, Grune & Stratton Inc.
17. Reprinted with permission from "Adult Infratentorial Tumors" by LT Bilaniuk, *Seminars in Roentgenology* (1990;25:155–173), Copyright © 1990, Grune & Stratton Inc.
18. Reprinted with permission from "MR Imaging of Primary Tumors of Trigeminal Nerve and Meckel's Cave" by WTC Yuh et al., *American Journal of Neuroradiology* (1988;9:665–670), Copyright © 1988, Williams & Wilkins Company.
19. Reprinted with permission from "MRI of the Pituitary Gland: Adenomas" by SC Patel and WP Sanders, *MRI Decisions* (1990;4:12–20), Copyright © 1990, PW Communications, Int'l. All rights reserved.
20. Ueno T, Tanaka YO, Nagata M et al. Spectrum of Germ Cell Tumors: From Head to Toe. *RadioGraphics* 2004;24:387–404.
21. Reprinted with permission from "MR Anatomy and Pathology of the Hypothalamus" by DJ Loes, TJ Barloon, WTC Yuh et al., *American Journal of Roentgenology* (1991;156:579–585), Copyright © 1991, American Roentgen Ray Society.
22. Saleem SN, Said A-H M, Lee DH. Lesions of the hypothalamus: MR imaging diagnostic features. *RadioGraphics* 2007;27:1087–1108.
23. Lai PH, Chen C, Liang HL, Pan HB. Hyperintense Basal Ganglia on T1-Weighted MR Imaging. *AJR Am J Roentgenol* 1999;172:1109–1115.
24. Reprinted from *MR and CT Imaging of the Head, Neck and Spine* (2nd ed.), by RE Latchaw (Ed), with permission of CV Mosby Company, Copyright © 1991.
25. Reprinted with permission from "Unusual Lesions of the Cerebello-pontine Angle: A Segmental Approach" by F Bonneville et al., *Radiographics* (2001;21:419).
26. Reprinted with permission from "Paragangliomas of the Jugular Bulb and Carotid Body" by T Vogl et al., *American Journal of Roentgenology* (1989;153:583–587), Copyright © 1989, American Roentgen Ray Society.
27. Reprinted with permission from "MRI of the Jugular Foramen" by DL Daniel and LP Mark, *MRI Decisions* (1991;5:2–11), Copyright © 1991, PW Communications, Int'l. All rights reserved.
28. Reprinted with permission from "CT, MR, and Pathology in HIV Encephalitis and Meningitis" by MJD Post et al., *AJR Am J Roentgenol* (1988;151:373–380), Copyright © 1988, American Roentgen Ray Society.
29. Reprinted with permission from "Imaging Decisions in the Evaluation of Headache" by CE Johnson and RD Zimmerman, *MRI Decisions* (1989;3:2–16), Copyright © 1989, PW Communications, International. All rights reserved.
30. Courtesy of Bruce H. Braffman, MD.
31. Reprinted with permission from "Multiple System Atrophy (Shy-Drager Syndrome): MR Imaging" by B Pastakia, R Polinsky, G DiChiro et al., *Radiology* (1986;159:499–502), Copyright © 1986, Radiological Society of North America.
32. Reprinted from *Clinical Magnetic Resonance Imaging* by RR Edelman and JR Hesselink (Eds) with permission of WB Saunders Company, © 1990.
33. Reprinted with permission from "Wilson's Disease of the Brain, MR Imaging" by AM Aisen, W Martel, TO Grabielsen et al., *Radiology* (1985;157:137–141), Copyright © 1985, Radiological Society of North America.
34. Reprinted with permission from "Intracranial Ependymoma and Subependymoma: MR Manifestations" by GP Spoto et al., *American Journal of Neuroradiology* (1990;11:83–91), Copyright © 1990, American Society of Neuroradiology.
35. Reprinted with permission from "Gd-DTPA-Enhanced Cranial MR Imaging in Children: Initial Clinical Experience and Recommendations for Its Use" by AD Elster and GD Rieser, *American Journal of Neuroradiology* (1989;10:1027–1030), Copyright © 1989, American Society of Neuroradiology.
36. Reprinted with permission from "Intraventricular Mass Lesions of the Brain: CT and MR Findings" by RD Tien, *AJR Am J Roentgenol* (1991;157:1283–1290), Copyright © 1991, American Roentgen Ray Society.
37. Reprinted with permission from "Intraventricular Neurocytoma: Radiological Features and Review of the Literature" by SK Goergen, MF Gonzales, and CA McLean, *Radiology*

(1992;182:787–792), Copyright © 1992, Radiological Society of North America.
38. Reprinted with permission from "Intracranial Meningeal Pathology: Use of Enhanced MRI" by MR Ross, DO Davis, AS Mark, *MRI Decisions* (1990;4:24–33), Copyright © 1990, PW Communications, International. All rights reserved.
39. Reprinted with permission from "Congenital Central Nervous System Anomalies" by LB Poe, LL Coleman, F Mahmud, *Radiographics* (1989;9:801–826), Copyright © 1989, Radiological Society of North America Inc.
40. Reprinted with permission from "Magnetic Resonance Imaging of Disturbances in Neuronal Migration: Illustration of an Embryologic Process" by AS Smith et al., *Radiographics* (1989;9:509–522), Copyright © 1989, Radiological Society of North America Inc.
41. Reprinted with permission from "Common Congenital Brain Anomalies" by SE Byrd and TP Naidich, *Radiologic Clinics of North America* (1988;26:755–772), Copyright © 1988, WB Saunders Company.
42. Epelman M, Daneman A, Blaser SI et al. Differential diagnosis of intracranial cystic lesions at head US: Correlation with CT and MR imaging. *RadioGraphics* 2006;26:173–196.
43. Reprinted with permission from "Sonography of Congenital Midline Brain Malformations" by KC Funk and MJ Siegel, *Radiographics* (1988;8:11–25), Copyright © 1988, Radiological Society of North America, Inc.
44. Reprinted with permission from "CNS Complications of AIDS: CT and MR Findings" by RG Ramsey and GK Geremia, *AJR Am J Roentgenol* (1988;151:449–454), Copyright © 1988, American Roentgen Ray Society.
45. Reprinted with permission from "Encephalitis Caused by Human Immunodeficiency Virus: CT and MR Imaging Manifestations with Clinical and Pathologic Correlation" by HS Chrysikopoulos et al., *Radiology* (1990;175:184–191), Copyright © 1990, Radiological Society of North America Inc.
46. Reprinted with permission from "Intracranial Manifestations of Acquired Immunodeficiency Syndrome" by WW Woodruff, *The Radiologist* (1994;1:357–365).
47. Reprinted with permission from "Surface-Coil MR Imaging of Orbital Neoplasms" by JA Sullivan and SE Harms, *Am J Neuroradiol* (1986;7:29–34), Copyright © 1986, Williams & Wilkins Company.
48. Reprinted from *Head and Neck Imaging* by RT Bergeron, AG Osborn, and PM Som (Eds) with permission of The CV Mosby Company, St Louis, © 1990.
49. Reprinted with permission from "Mucoceles of the Paranasal Sinuses: MR Imaging with CT Correlation" by P Van Tassel et al., *AJR Am J Roentgenol* (1989;153:407–412), Copyright © 1989, American Roentgen Ray Society.
50. Dunfee BL, Sakai O, Pistey R, Gohel A. Radiologic and pathologic characteristics of benign and malignant lesions of the mandible. *RadioGraphics* 2006;26:1751–1768.

8 Doenças da Mama e Mamografia

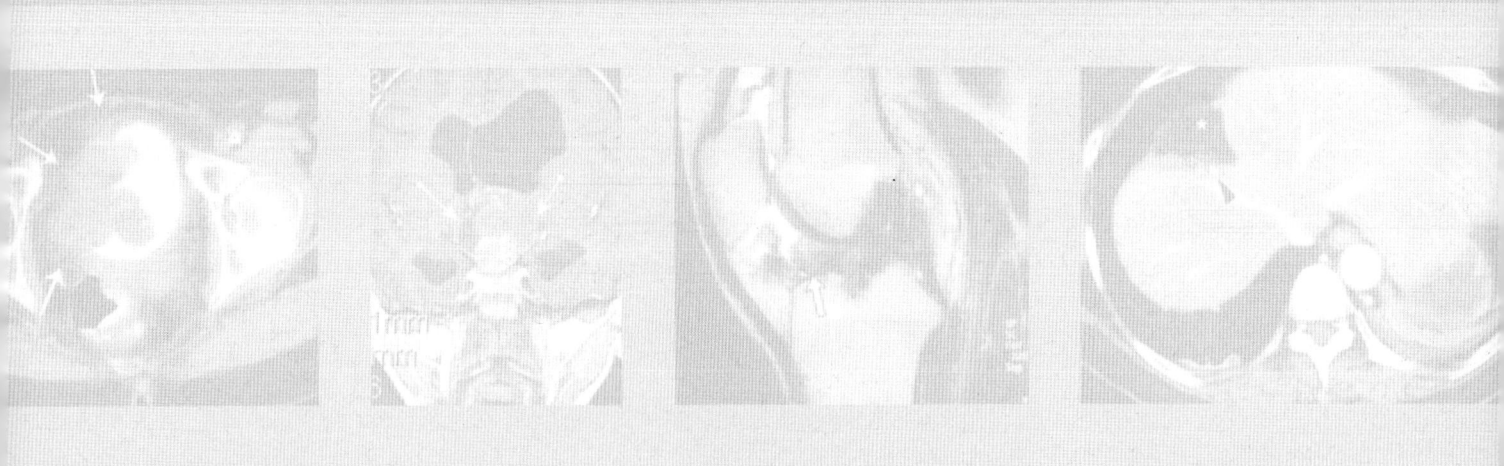

8.1 Massas Bem Circunscritas na Mama	**1394**	8.4 Espessamento da Pele	**1409**
8.2 Massas Mal Definidas na Mama	**1400**	Fontes	**1413**
8.3 Calcificações da Mama	**1404**		

8 ▪ DOENÇAS DA MAMA E MAMOGRAFIA

8.1 ▪ Massas Bem Circunscritas na Mama*

Condição	Achados de Imagem	Comentários
Cisto (Fig. 8.1-1)	Massa redonda ou ovoide com densidade igual ou ligeiramente maior que a do parênquima mamário e orientada ao longo do trajeto dos ductos. Um sinal de halo muitas vezes está presente.	Visto mais comumente em mulheres de 30 a 50 anos de idade. Pode estar associado à dor e sensibilidade, com sintomas que ocorrem imediatamente antes e com o ciclo menstrual. Pode ser multilocular ou múltiplo e associado a outros achados de doença fibrocística. Quando múltiplas massas estão presentes, é essencial que cada uma seja avaliada individualmente de tal modo que um carcinoma bem definido não seja despercebido.
Fibroadenoma (Fig. 8.1-2; ver Fig. 8.3-2)	Massa redonda, ovoide ou suavemente lobulada de densidade média. Muitas vezes contém calcificação variando de depósitos periféricos pontilhados a densidades características semelhantes à pipoca.	Tumor benigno comum sensível a estrogênio que usualmente aparece em adolescentes e mulheres jovens antes da idade de 30 anos. O crescimento tumoral pode ser aumentado pela gravidez ou lactação. Depois da menopausa, os tumores sofrem degeneração mucoide, hialinizam-se e tornam-se calcificados. Ocasionalmente, degeneração mixoide na massa pode causar retração do tecido circundante e margens irregulares, pouco circunscritas, que simulam malignidade.

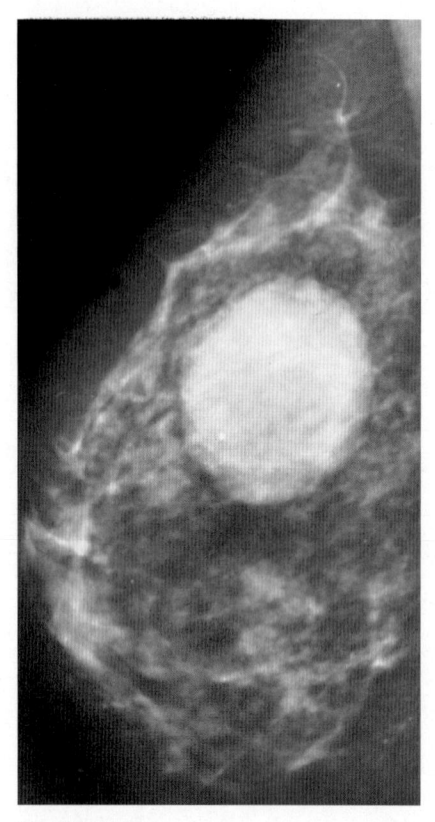

Fig. 8.1-1
Cisto benigno. Grande massa homogênea parcialmente circundada por um halo.[1]

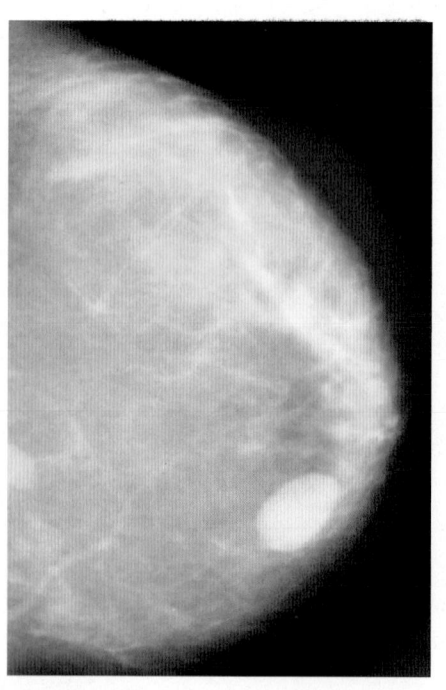

Fig. 8.1-2
Fibroadenoma. Massa redonda lisa com margens claramente definidas.[2]

*Lesões de alta densidade são mais densas do que parênquima circundante. Estruturas, como veias, trabéculas etc., não podem ser observadas "através" da lesão. Lesões de densidade média têm densidade média similar àquela das estruturas parenquimatosas circundantes (veias, trabéculas e assim por diante), que podem ser observadas "através" da lesão. Lesões de baixa densidade são menos densas que parênquima circundante na mama. Lesões transparentes são de densidade de gordura.

Condição	Achados de Imagem	Comentários
Carcinoma Medular (Fig. 8.1-3)	Massa de média à alta densidade sem calcificação.	Representa aproximadamente 4% de todos os tumores malignos da mama. Uma vez que eles sejam bem demarcados e tenham uma consistência macia, podem ser erradamente tomados por tumores benignos radiográfica e clinicamente. Tipicamente são localizados profundamente na mama ou nas áreas areolares ou subcutâneas. Margens irregulares podem sugerir malignidade subjacente, embora a margem possa ser nítida, e possa até mesmo haver um sinal do halo.
Mucinoso (mucoide; coloide) (Fig. 8.1-4)	Massa de baixa densidade por causa da presença de mucina.	Representa aproximadamente 3% de todas as malignidades mamárias. Como ocorre com os carcinomas medulares, o carcinoma mucoide tende a ser localizado perifericamente e pode imitar um processo benigno quando suas margens são bem circunscritas e há um sinal de halo associado.
Papilífero (Fig. 8.1-5)	Massa de baixa densidade.	Tumores de crescimento lento (tipos intraductal, intracístico e invasivo) que podem simular lesões benignas na mamografia. Calcificação pode desenvolver-se na parede de um carcinoma papilífero intracístico.

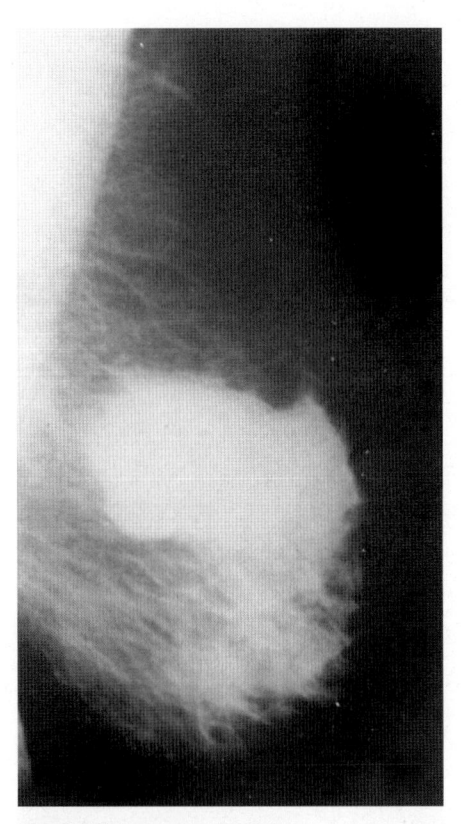

Fig. 8.1-3
Carcinoma medular. Grande massa lobulada de alta densidade.[3]

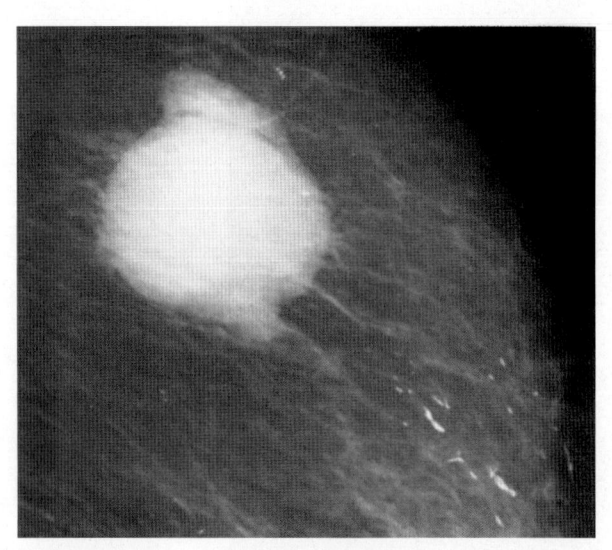

Fig. 8.1-4
Carcinoma mucinoso. Magnificação a partir de uma vista mediolateral, em uma mulher idosa com massa palpável mostra uma grande massa lobulada de baixa densidade parcialmente rodeada por um halo. Notar as calcificações secretórias.[1]

Condição	Achados de Imagem	Comentários
Papiloma (Fig. 8.1-6)	Massa de baixa a média densidade. Pode ocorrer calcificação em crescente, roseta ou casca de ovo.	Causa mais comum de corrimento intenso ou sanguíneo do mamilo. Papilomas solitários usualmente se desenvolvem nos ductos retroareolares; papilomas múltiplos geralmente ocorrem nos ductos periféricos. A maioria dos papilomas não são detectáveis em mamografia; papilomas intraductais podem ser demonstrados em galactografia. Papilomas intracísticos podem ser visualizados em pneumocistografia.
Hematoma (Fig. 8.1-7)	Massa de densidade média a alta, muitas vezes tendo margens ligeiramente irregulares. Edema da pele sobrejacente está usualmente presente na fase aguda, se o hematoma for secundário a trauma.	Mais comumente causado por trauma fechado ou cirúrgico, embora hematomas possam desenvolver-se em pacientes que estão anticoagulados ou têm anormalidades da coagulação. A combinação de hemorragia e edema resulta mais comumente em uma massa mal definida ou uma área difusa de densidade aumentada. Embora os achados mamográficos simulem carcinoma, uma história de trauma sugere uma conduta conservadora. Exames subsequentes mostram diminuição gradual no tamanho ou mesmo desaparecimento da lesão. Um hematoma organizado pode ocasionalmente persistir como massa mais nitidamente definida.

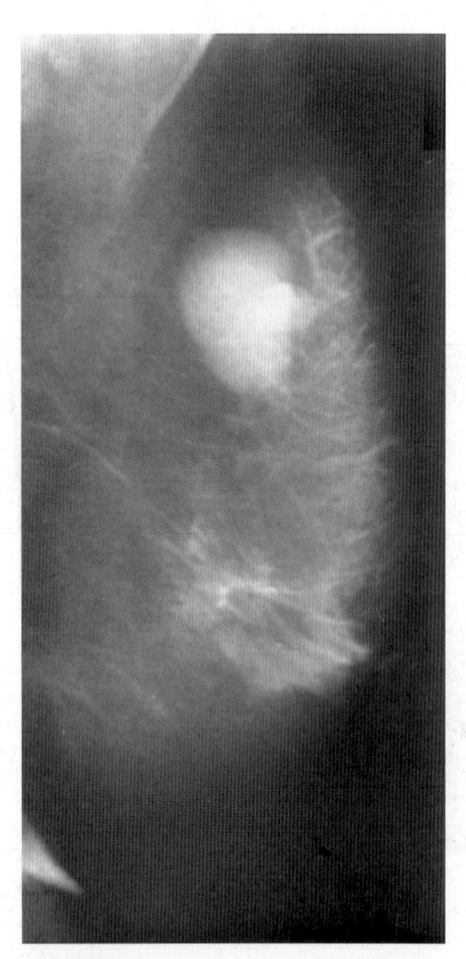

Fig. 8.1-5
Carcinoma papilífero. Massa lobulada grande, de baixa densidade, com margens distintas.[1]

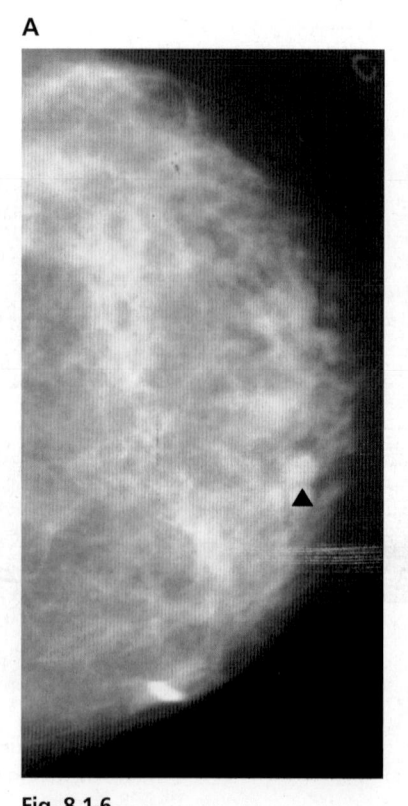

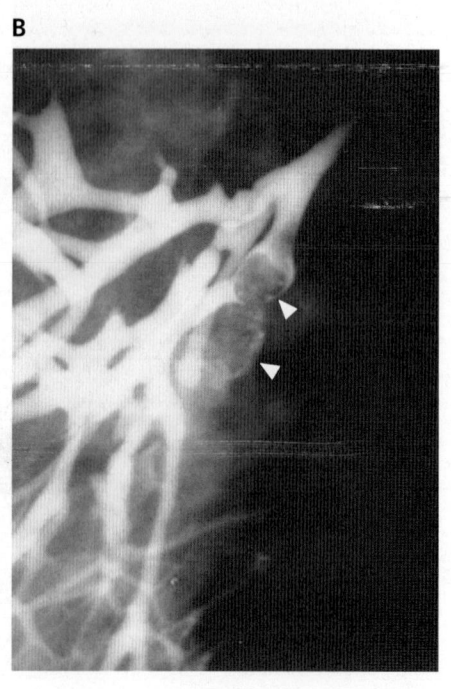

Fig. 8.1-6
Papiloma. (A) Mamograma simples mostra um possível nódulo (ponta de seta) na projeção craniocaudal que não pôde ser confirmada na vista mediolateral. (B) Filme obtido durante galactografia mostra material de contraste delineando a massa lobulada (pontas de seta) na região do nódulo.[4]

Condição	Achados de Imagem	Comentários
Lipoma (Fig. 8.1-8)	Massa transparente com uma cápsula fina circundante.	Tumor benigno comum de crescimento lento que usualmente se apresenta em mulheres mais velhas. Mais facilmente detectada em uma mama densa, fibroglandular, do que na mama com substituição adiposa. Infarto incomum pode resultar em calcificações grosseiras ou semelhantes a placas. Lipomas podem ser mimetizados por lóbulos gordurosos, que são parcialmente circundados por trabéculas e ligamentos de Cooper.
Cisto oleoso (Fig. 8.1-9)	Massa transparente rodeada por calcificação anular.	Forma de necrose pós-traumática de gordura que pode ocorrer após cirurgia ou trauma da mama.
Galactocele (Fig. 8.1-10)	Massa transparente ou de densidade mista que pode demonstrar nível gordura-líquido característico quando examinada com um feixe horizontal.	Cisto contendo leite, causado pela obstrução de um ducto por leite espessado em uma mulher que parou abruptamente de amamentar. A transparência reflete o conteúdo lipídico do leite. Tipicamente múltiplo, com lesões individuais medindo menos de 3 cm de diâmetro.
Fibroadenolipoma (hamartoma) (Fig. 8.1-11)	Varia desde uma massa relativamente transparente a uma relativamente densa, dependendo da quantidade de gordura em comparação ao tecido parenquimatoso. Cápsula nitidamente demarcada.	Tumor benigno incomum composto por tecido mamário normal ou displásico, incluindo tecidos adiposos e fibrosos e ductos e lóbulos em quantidades variáveis. Perda de arquitetura normal com falta de orientação dos elementos glandulares na direção do mamilo, resultando em uma aparência de uma fatia de salsicha.

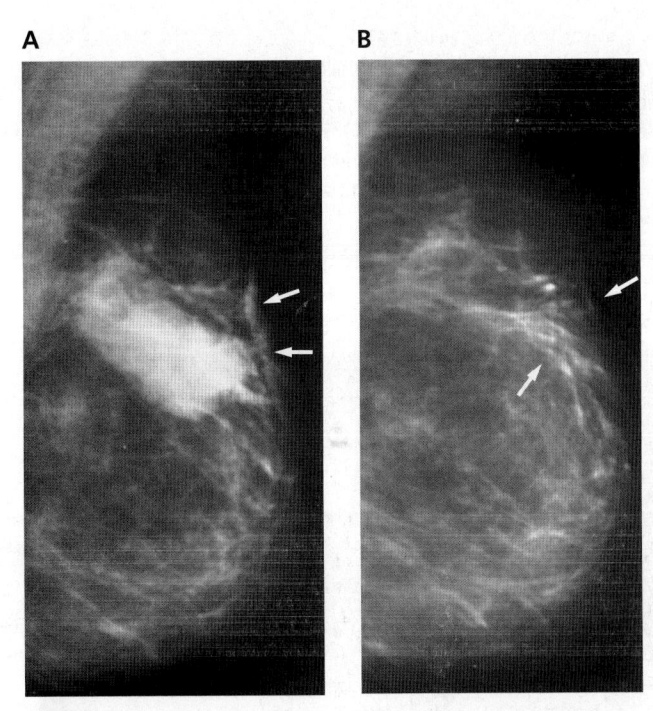

Fig. 8.1-7
Hematoma. (A) Mamograma de massa firme, palpável, que surgiu em um local de biópsia recente mostra uma lesão densa associada a espessamento da pele (setas). (B) Três meses mais tarde, houve resolução quase completa do hematoma com apenas mínima distorção arquitetural residual (setas).[1]

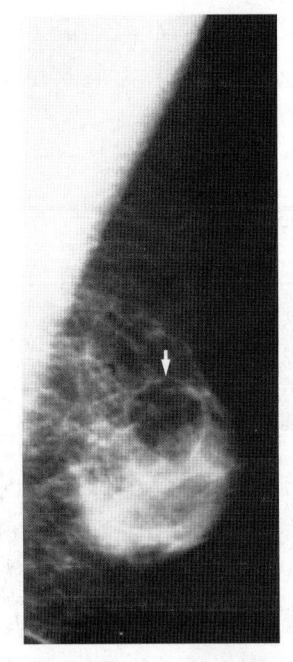

Fig. 8.1-8
Lipoma. Área de transparência bem delineada de 3 cm com uma cápsula circundante (seta).[1]

Condição	Achados de Imagem	Comentários
Cistossarcoma filoide/Tumor filoide (Fig. 8.1-12)	Massa solitária, grande, arredondada de média a alta densidade, ou uma conglomeração de massas individuais menores.	Raro tumor fibroepitelial. Aproximadamente 80% são benignos, embora possam ter projeções semelhantes a tentáculos estendendo-se para fora, em direção ao parênquima mamário, que levam à recorrência após cirurgia. Uma parte indistinta da margem do tumor pode indicar invasão para dentro do tecido fibroglandular adjacente. Calcificação grosseira na massa sugere que ela provavelmente representa um grande fibroadenoma.

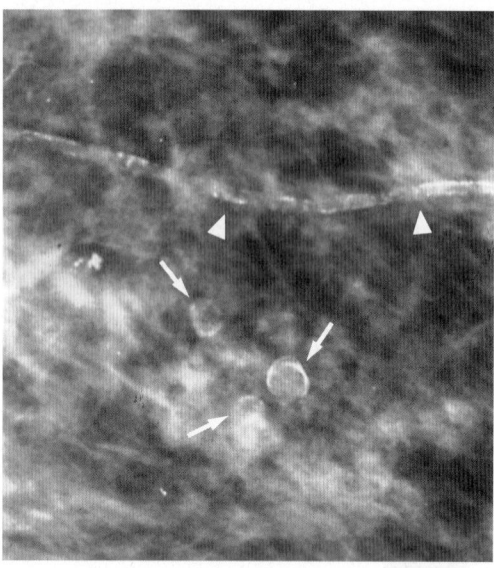

Fig. 8.1-9
Cistos oleosos. Múltiplos cistos, parcialmente calcificados (setas). Notar a calcificação vascular (pontas de seta).[1]

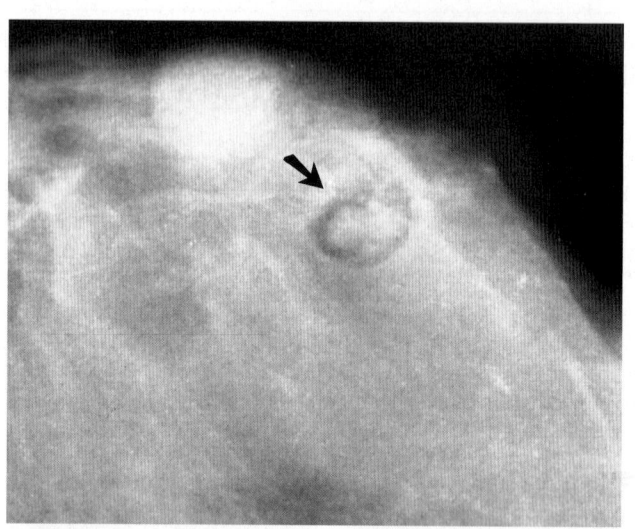

Fig. 8.1-10
Galactocele. Lesão nitidamente definida (seta) contendo ao mesmo tempo componentes transparente e opaco em uma mulher jovem que observou um nódulo na sua mama durante amamentação.[3]

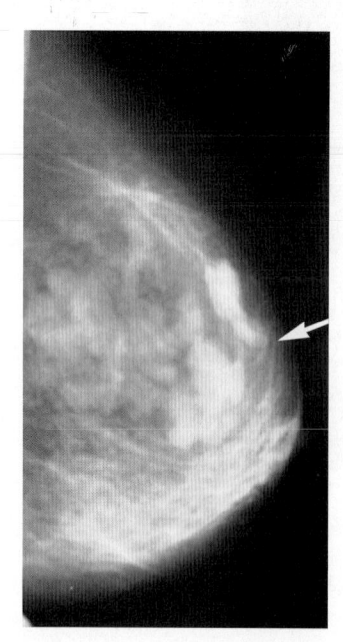

Fig. 8.1-11
Fibroadenolipoma. Grande massa bem definida de densidade mista na porção central superior da mama direita. A massa contém gordura bem como massas ovoides de tecido mole e é rodeada por uma cápsula delgada (seta).[2]

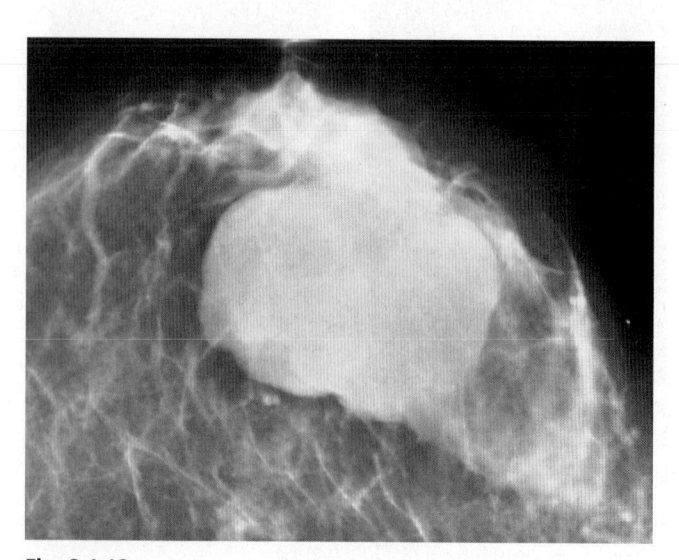

Fig. 8.1-12
Cistossarcoma filoide/Tumor filoide. Imenso tumor radiopaco nitidamente delineado que é mamograficamente benigno.[5]

Condição	Achados de Imagem	Comentários
Metástase (Fig. 8.1-13)	Mais comumente uma massa solitária de média densidade em uma localização periférica (especialmente o quadrante superolateral). Pode apresentar-se como múltiplas massas ou como comprometimento difuso da mama.	Mais frequentemente a partir de um carcinoma mamário contralateral, embora um segundo carcinoma primário de mama seja muito mais comum do que uma metástase contralateral. Tumores primários mais frequentes que metastatizam na mama são melanoma, carcinoma do pulmão, sarcoma, carcinoma do ovário e linfoma.
Lesões da pele/variantes normais (Fig. 8.1-14)	Lesão de média densidade que é extremamente bem definida (como resultado do ar apreendido em torno da lesão quando ele é comprimido contra a mama). Margem crenulada se a superfície for irregular.	Cisto de inclusão epidermoide, cisto subcutâneo, neurofibroma, verruga, ceratoses, mamilo retraído. Se a mama for virada com a lesão em tangente, a massa desaparece ou se projeta na superfície da pele.
Mamilo fora de perfil	Aparência de média a alta densidade.	Aparência diferente da "massa" em uma projeção ortogonal.
Linfonodo intramamário (Fig. 8.1-15)	Lesão de média a baixa densidade com uma incisura ou centro gorduroso. Muitas vezes bilateral e múltiplo, e quase sempre localizado no quadrante superolateral.	Um linfonodo pode aumentar em tamanho e ainda ser benigno, embora se ele não tiver um hilo transparente definível e medir 1 cm ou mais, uma biópsia possa ser necessária para excluir malignidade. Condições benignas associadas a linfonodos intramamários (bem como axilares) incluem artrite reumatoide, sarcoidose, artrite psoriásica e lúpus eritematoso sistêmico.

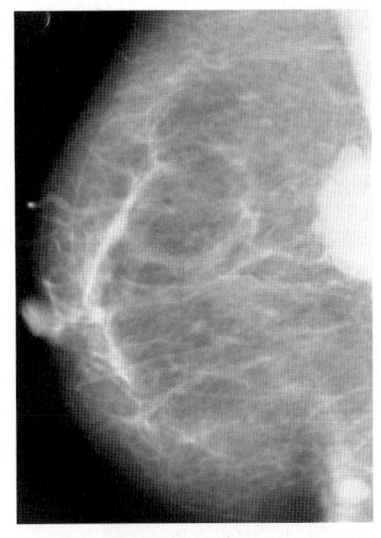

Fig. 8.1-13
Metástase de melanoma. Projeção oblíqua mediolateral mostra dois tumores circunscritos perto da parede torácica.[5]

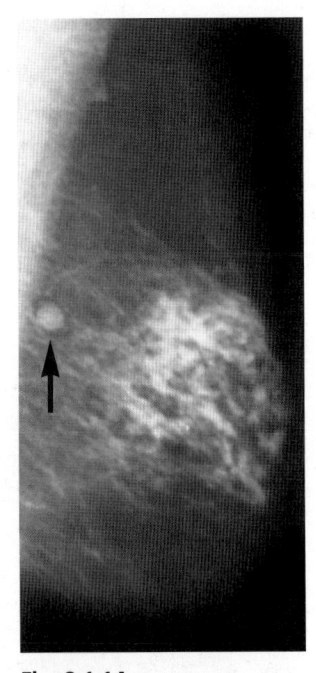

Fig. 8.1-14
Verruga na superfície da pele. A orla larga de transparência circundando a massa (seta) indica que ela é situada sobre a pele em vez de em uma localização intradérmica ou intraparenquimatosa.[1]

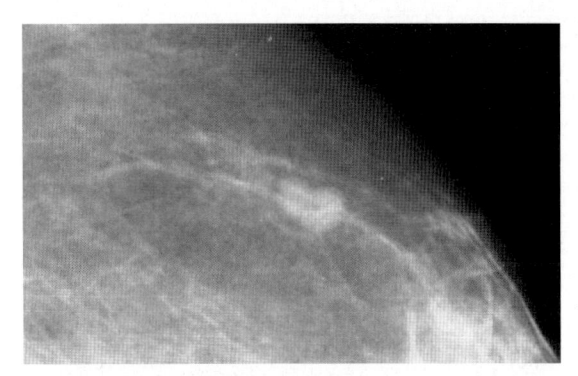

Fig. 8.1-15
Linfonodo intramamário. Densidade em forma de feijão bem definida, típica, no quadrante superolateral.[1]

8.2 ■ Massas Mal Definidas na Mama

Condição	Achados de Imagem	Comentários
Carcinoma da mama (Fig. 8.2-1)	Massa tumoral central, distinta, irregular, a partir da qual espículas densas radiam em todas as direções. Espículas que alcançam a pele ou músculo causam retração e espessamento localizado da pele.	Esta aparência de explosão solar é vista mais comumente no carcinoma ductal infiltrante cirroso. Calcificações de tipo maligno associadas são comuns. Um padrão semelhante a uma teia de espículas pode ser visto com carcinoma lobular invasivo, o que pode ser clinicamente óbvio à palpação, mas difícil de detectar em mamografia.
Cicatriz radial (hiperplasia ductal esclerosante) (Fig. 8.2-2)	Lesão mal definida sem uma massa tumoral sólida, densa, central, de um tamanho correspondente ao comprimento das espículas. Áreas ovais ou circulares transparentes características no centro da estrutura radiada. Pode conter calcificações grosseiras ou microcalcificações.	Lesão benigna, raramente palpável, que frequentemente simula carcinoma. Tipicamente varia em aspecto de uma projeção para outra. Espessamento e retração da pele sobre a lesão são infrequentes. Uma vez que um diagnóstico mamográfico preciso seja difícil, biópsia e exame histológico usualmente são necessários para excluir malignidade.
Alterações pós-traumáticas Necrose de gordura (Fig. 8.2-3)	Estrutura espiculada mal definida sem uma massa central distinta. Espessamento e retração localizados da pele podem ocorrer.	Resposta inflamatória não supurativa a trauma, inclusive biópsia ou cirurgia. Resposta fibrótica extensa pode produzir uma massa espiculada que se assemelha a carcinoma; uma resposta branda leva ao desenvolvimento de um cisto oleoso radiotransparente de parede fina. Uma história de recente cirurgia ou trauma fechado forte é útil para excluir malignidade.
Hematoma (Fig. 8.2-4)	Pode aparecer como uma lesão mal definida (mais comumente uma massa relativamente bem definida ou um aumento difuso na densidade).	Espessamento da pele sobrejacente por edema e equimose pode simular carcinoma. Hematomas tendem a se resolver dentro de 3-4 semanas.

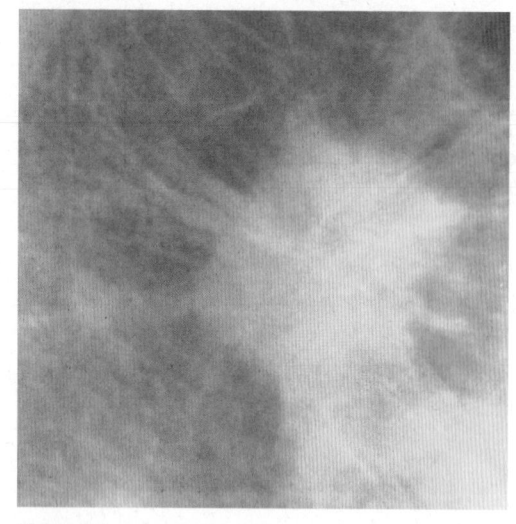

Fig. 8.2-1
Câncer de mama. Vista amplificada demonstra massa mal definida, irregular, com espículas radiadas.

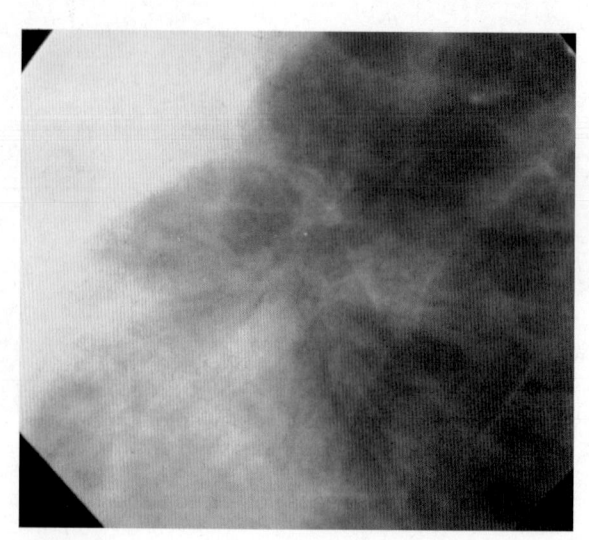

Fig. 8.2-2
Cicatriz radial. Notar a ausência de massa central nesta lesão, que patologicamente era benigna.[4]

8.2 ■ MASSAS MAL DEFINIDAS NA MAMA

Condição	Achados de Imagem	Comentários
Doença fibrocística (Fig. 8.2-5)	Vários tipos de lesões mal definidas.	Fibrose focal aparece como tecido denso que muitas vezes é irregularmente marginado, pode conter microcalcificações irregulares e pode simular carcinoma. Na adenose esclerosante, proliferação localizada de lóbulos com fibrose circundante pode simular malignidade mamograficamente e mesmo histologicamente.
Abscesso (Fig. 8.2-6)	Massa mal definida frequentemente associada a espessamento da pele.	Abscessos tendem a ocorrer em mamas lactantes, mais frequentemente na região subareolar.
Mastite de células plasmáticas (Fig. 8.2-7)	Massa mal definida com um padrão ductal proeminente.	Processo inflamatório ductal e periductal que tipicamente ocorre nas áreas subareolares e tende a ser bilateral. Às vezes, a única manifestação pode ser uma densidade subareolar irregular em forma de leque.
Fibroadenoma hialinizado	Massa mal definida com estruturas radiadas.	Degeneração mixoide raramente pode resultar em retração do tecido circundante produzindo uma lesão com estruturas radiadas que muda com cada projeção. Pode haver calcificações grosseiras associadas típicas de fibroadenoma.

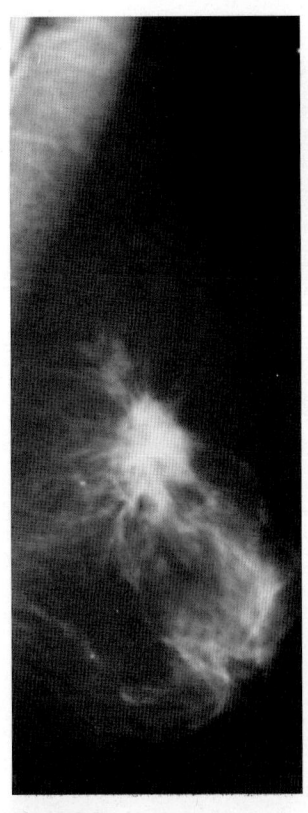

Fig. 8.2-3
Necrose de gordura. Vista oblíqua mediolateral obtida 3 meses após biópsia mostra massa espiculada densa, associada a distorção arquitetural e retração e espessamento da pele.[1]

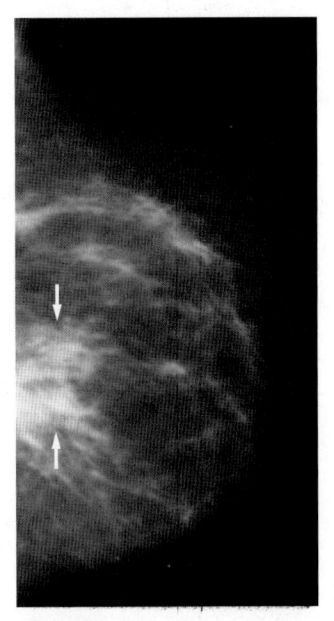

Fig. 8.2-4
Hematoma. Área mal definida de densidade aumentada (setas) na área de uma nodulectomia efetuada duas semanas previamente.

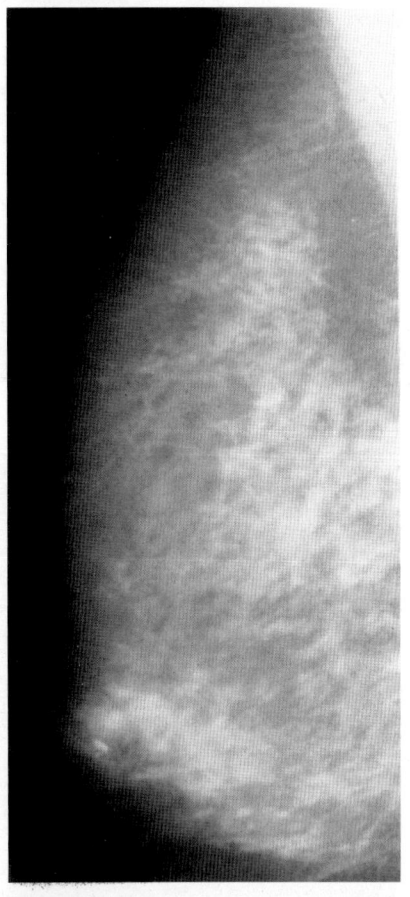

Fig. 8.2-5
Doença fibrocística. Densidade mal definida indistinguível de malignidade. Localização com agulha e biópsia revelou fibrose focal benigna.[3]

Condição	Achados de Imagem	Comentários
Mioblastoma de células granulosas (Fig. 8.2-8)	Lesão estrelada mal definida.	Tumor benigno raro que pode produzir um nódulo palpável sugestivo de malignidade.

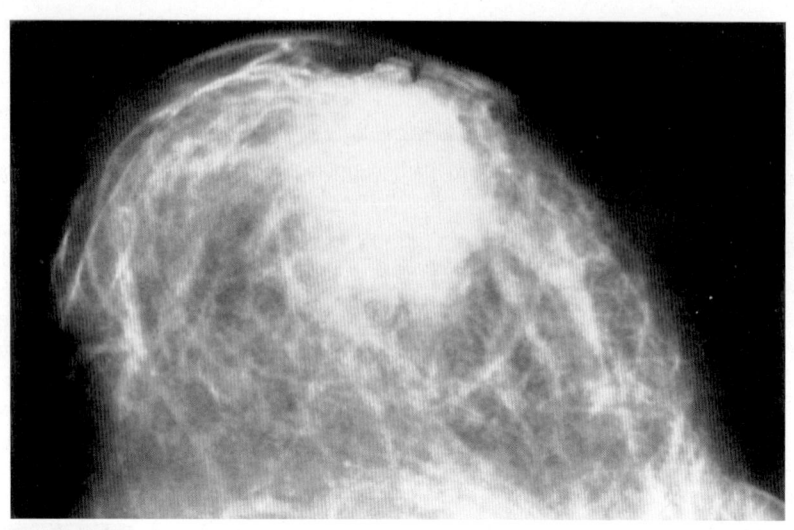

Fig. 8.2-6
Abscesso. Enorme massa densa retroareolar com limites imprecisos associada a retração do mamilo e espessamento sobre a aréola.[5]

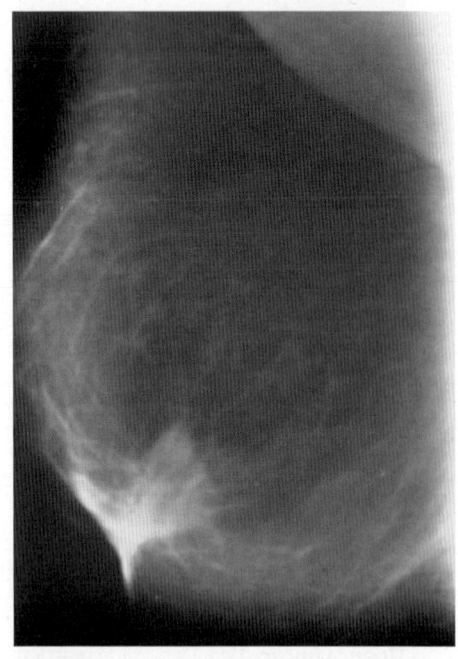

Fig. 8.2-7
Mastite de células plasmáticas. Triângulo retroareolar de densidade aumentada associado a retração do mamilo.[1]

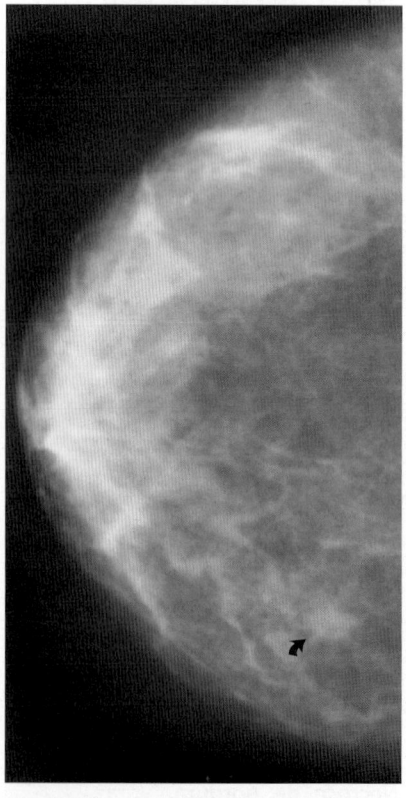

Fig. 8.2-8
Mioblastoma de células granulosas. Nódulo mal definido de baixa densidade (seta) em mulher assintomática.[2]

Condição	Achados de Imagem	Comentários
Fibromatose (Fig. 8.2-9)	Massa mal definida que simula carcinoma.	Rara lesão fibroblástica que se comporta de uma maneira localmente invasiva, porém não metastatizante. Comprometimento da mama é considerado como representando uma extensão de uma lesão na fáscia peitoral.
Pseudomassa (sombras de adição)	Massa mal definida.	Tecido glandular superposto pode simular uma massa em uma projeção, mas nenhuma massa similar é observada em uma vista ortogonal. Portanto, uma área de tecido assimétrico precisa ser identificada em duas vistas antes que possa ser considerada anormal.

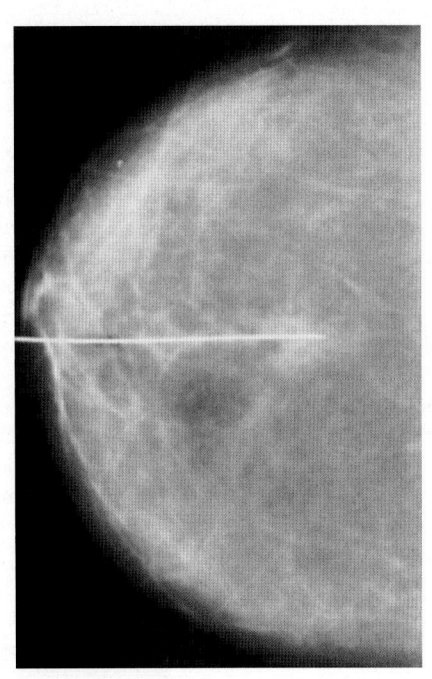

Fig. 8.2-9
Fibromatose. Vista craniocaudal de um procedimento de localização com agulha mostra massa mal definida, um pouco espiculada, de densidade média na parte central profunda da mama esquerda.[2]

8.3 ■ Calcificações da Mama

Condição	Achados de Imagem	Comentários
Carcinoma da mama (Fig. 8.3-1)	Calcificação é extremamente variável em distribuição, tamanho, forma, densidade e número. Calcificações malignas tendem a se formar em aglomerados e são geralmente menores, menos densas e mais irregulares do que calcificações benignas típicas. Em uma única coleção, as calcificações frequentemente variam em tamanho, forma e densidade.	Calcificações malignas podem ser detectadas mamograficamente em aproximadamente 50% dos casos. Cerca de 20% dos carcinomas de mama se apresentam apenas com calcificações. Calcificações granulares aparecem como diminutas densidades semelhantes a pontos ou um pouco alongadas que estão irregularmente agrupadas perto umas das outras em uma aglomeração e se assemelham a uma pedra esmagada por uma marreta. *Calcificação de moldagem* refere-se àquela formada em segmentos de luz ductal irregular contendo necrose e detritos de atividade celular aumentada.
Fibroadenoma (Fig. 8.3-2)	Calcificações densas grandes, grosseiras, irregulares, mas nitidamente delineadas.	À medida que um fibroadenoma antigo sofre degeneração mixoide, o componente de tecido mole muitas vezes regride e é totalmente substituído por calcificação densa típica. Calcificação periférica em casca de ovo pode ocorrer raramente. Nas fases iniciais da calcificação, algumas microcalcificações periféricas puntiformes podem desenvolver-se, as quais imitam malignidade e exigem biópsia. Raramente, calcificações granulares ou de moldagem (ou ambas) podem ser detectadas em um carcinoma originado em um fibroadenoma.
Cisto (Fig. 8.3-3)	Orla delgada de calcificação.	Embora quase invariavelmente benigna, uma pequena calcificação semelhante à casca de ovo retroareolar raramente pode ser o resultado de sangramento em um carcinoma intracístico.

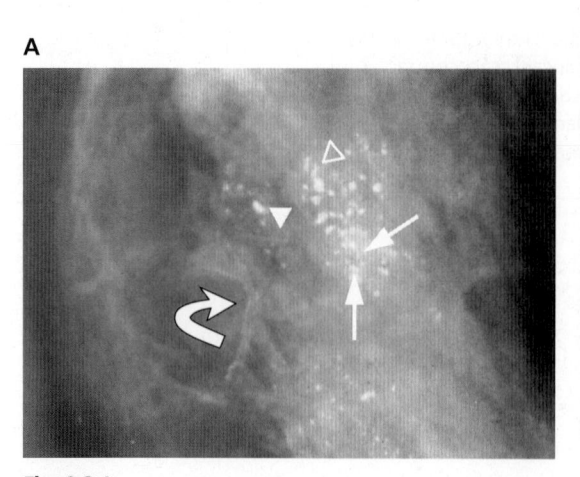

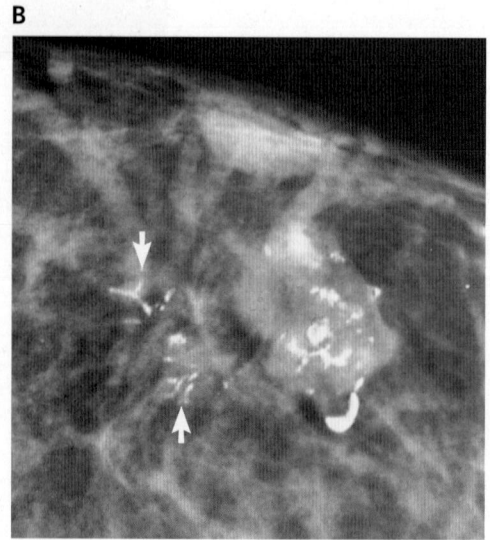

Fig. 8.3-1
Carcinoma da mama. (A) Numerosas diminutas partículas calcificadas com formas lineares (setas), curvilíneas (ponta de seta sólida) e ramificadas (ponta de seta aberta) características de malignidade. Notar a calcificação benigna na parede de uma artéria, que é facilmente reconhecida pelo seu grande tamanho e distribuição tubular (seta curva). (B) Vista com amplificação em outra paciente mostra um tumor retroareolar contendo calcificações grosseiras. Um centímetro medial ao tumor situa-se uma pequena coleção de calcificações (setas) sem uma sombra tumoral.[5]

Condição	Achados de Imagem	Comentários
Calcificações de tipo lobular (Fig. 8.3-4)	Densidades esféricas, homogêneas, sólidas, nitidamente delineadas. Em grandes cavidades, "leite de cálcio" no líquido cístico pode depositar-se na parte inferior das cavidades e aparecer em projeções laterais eretas com um feixe horizontal, como calcificações em forma de crescente ou alongada, assemelhando-se a uma xícara de chá vista de lado. Na projeção craniocaudal com um feixe vertical, essas calcificações são vistas menos claramente e aparecem como manchas mal definidas.	Este padrão de calcificação em dúctulos dilatados e lóbulos pode ser visto em entidades patológicas, como adenose esclerosante, hiperplasia lobular atípica, hiperplasia cística e adenose ductal de contusão. Calcificações de tipo lobular podem ser numerosas e dispersas por grande parte do parênquima da mama. Leite de cálcio secretado para dentro do líquido cístico é observado na hiperplasia cística; na adenose esclerosante, fibrose extensa comprime os lóbulos para produzir diminutos pontos de alta densidade.
Necrose de gordura *Liponecrosis microcystica calcificans* (Fig. 8.3-5)	Calcificações semelhantes a anel, isoladas ou múltiplas, pequenas. Tipicamente calcificação uniforme densa na periferia com um centro transparente.	Pode aparecer como calcificações sólidas, densas, esféricas. Ocasionalmente, microcalcificações irregulares podem ser de aspecto suficientemente suspeito para exigir biópsia.
Cisto oleoso (Fig. 8.3-6)	Calcificação circunferencial semelhante à casca de ovo rodeando uma massa transparente.	Ácidos graxos se precipitam sob a forma de sabões de cálcio na superfície da cápsula fibrosa circundante, eventualmente formando uma camada fina de calcificação em torno do cisto oleoso.

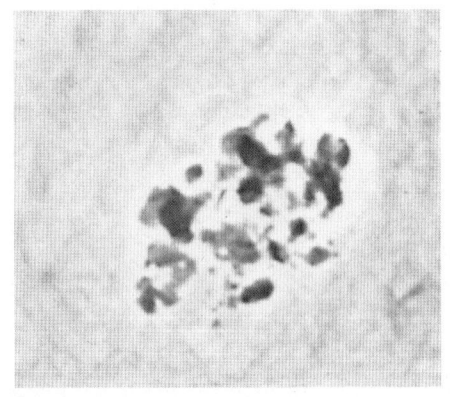

Fig. 8.3-2
Fibroadenoma. Aspecto típico grande e de pipoca da calcificação em uma lesão em degeneração.

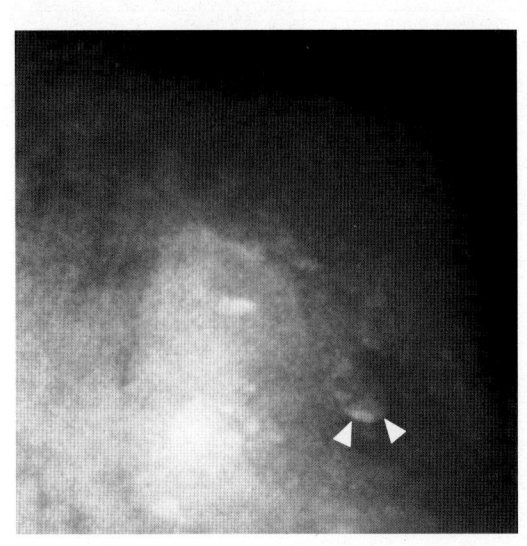

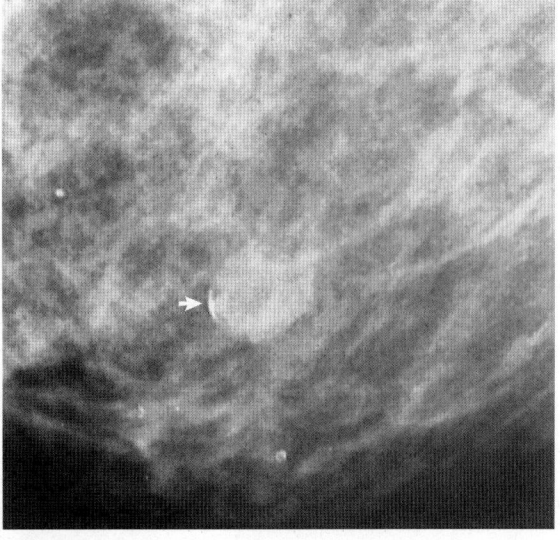

Fig. 8.3-3
Cisto. Uma camada fina de calcificação é vista em uma parte de um cisto (seta).[3]

Fig. 8.3-4
Calcificações de tipo lobular. Vista aumentada da mama superior em mulher assintomática mostra calcificações dependentes da gravidade "em xícara de chá" de hiperplasia lobular cística (pontas de seta).[1]

Condição	Achados de Imagem	Comentários
Pós-radioterapia	Calcificações densas redondas ou anulares.	Calcificação distrófica idêntica àquela da necrose de gordura por trauma ou biópsia. Este aspecto não deve ser confundido com as microcalcificações rendilhadas, lineares, irregulares que indicam carcinoma recorrente.
Mastite de células plasmáticas (doença secretória) (Fig. 8.3-7)	Grandes calcificações lisas homogeneamente densas que podem ser redondas, ovoides, lineares ou em forma de agulha com um padrão ramificado. As calcificações contêm centros ocos se forem de localização periductal.	Inflamação asséptica da mama em que líquido mucinoso enche os lóbulos e ductos e muitas vezes se extravasa para o tecido conectivo periductal. As calcificações podem ser no ducto ou periductais e tendem a ser múltiplas e bilaterais. Elas podem ser diferenciadas das calcificações malignas do carcinoma intraductal de moldagem pela sua densidade alta e uniforme, calibre geralmente mais largo, e tendência a seguir o trajeto dos ductos normais e a serem orientadas na direção do mamilo.
Lesões benignas diversas Lipoma	Calcificação tipo anel (típica de necrose de gordura), ou uma lesão maior e mais grosseira.	Aspecto incomum que presumivelmente reflete infarto ou necrose de gordura. A presença de uma massa radiotransparente com calcificação associada não deve sugerir malignidade.

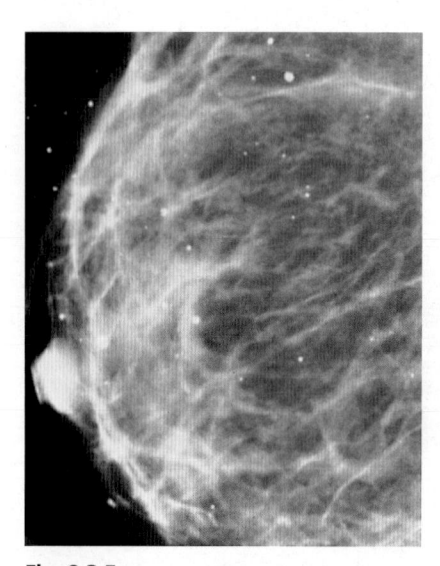

Fig. 8.3-5
Liponecrosis microcystica calcificans. Múltiplas calcificações redondas, densas, com transparências centrais. A maioria, se não todas as calcificações, é situada na gordura subcutânea.[5]

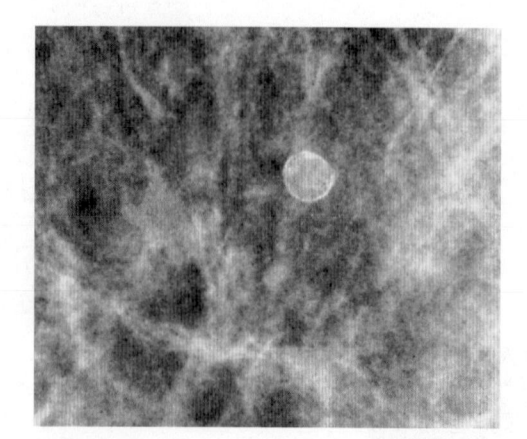

Fig. 8.3-6
Cisto oleoso. Imagem amplificada mostra uma calcificação circunlinear rodeando um centro gorduroso transparente.[2]

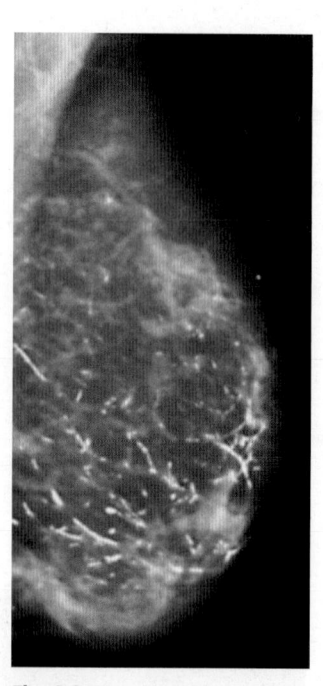

Fig. 8.3-7
Mastite de células plasmáticas. Múltiplas calcificações secretórias intraductais grandes, densas, semelhantes a agulhas. Notar sua orientação na direção do mamilo.[1]

8.3 ■ CALCIFICAÇÕES DA MAMA

Condição	Achados de Imagem	Comentários
Papiloma intraductal (Fig. 8.3-8)	Padrão variando desde algumas a uma coleção de calcificações pontilhadas simulando malignidade até uma calcificação maior, mais densa e arredondada conformando-se às paredes do ducto.	Papilomas tendem a se tornar fibróticos ou a infartar, possivelmente porque estas lesões polipoides podem ter um suprimento sanguíneo tênue através do seu pedículo.
Galactocele	Calcificação semelhante a anel ou semelhante à casca de ovo na cápsula.	Massa transparente ou de densidade mista que pode conter um nível gordura-líquido característico quando examinada com um feixe horizontal.
Aumento mamário (Fig. 8.3-9)	Calcificações redondas ou semelhantes a cistos em múltiplos pequenos nódulos em mamas densas.	Os depósitos nodulares podem ser relacionados com necrose de gordura e reação de corpo estranho à presença do próprio silicone.
Calcificação arterial (Fig. 8.3-10)	Estrias paralelas lineares que podem ser descontínuas e seguir um trajeto sinuoso.	Mais comumente ocorre como resultado de aterosclerose em mulheres idosas ou em pacientes com insuficiência renal. Calcificação arterial também pode ser mais frequente nas mamas de pacientes com diabetes ou hipertensão.

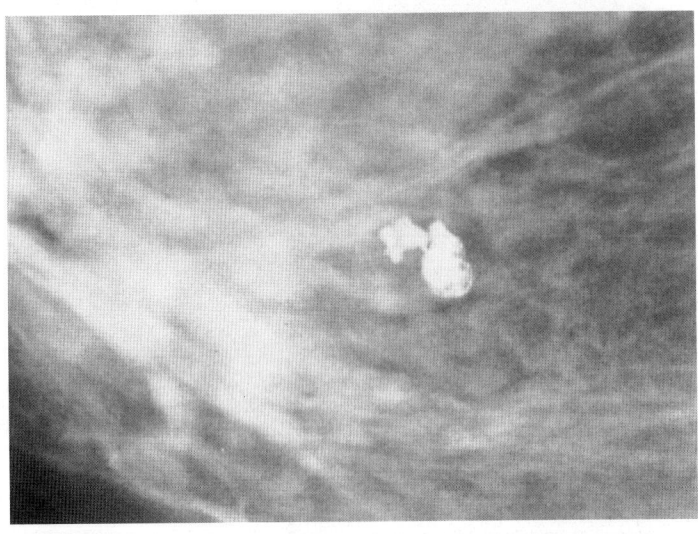

Fig. 8.3-8
Papiloma intraductal. Lesão solitária totalmente calcificada.[5]

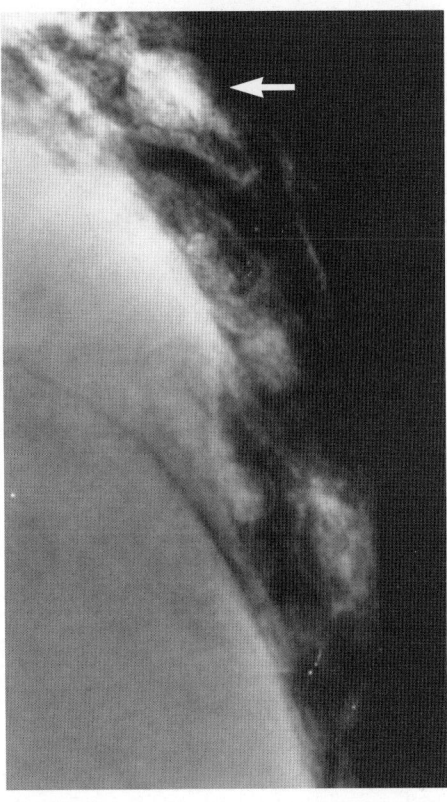

Fig. 8.3-9
Aumento mamário. Múltiplas densidades anulares calcificadas (seta) de vários tamanhos em toda a mama.[2]

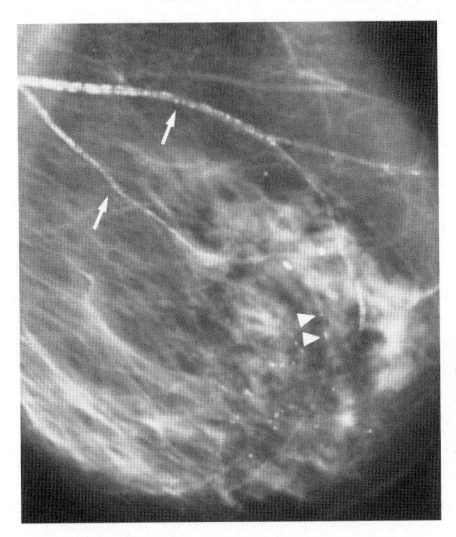

Fig. 8.3-10
Calcificação arterial. Calcificações vasculares bem desenvolvidas aparecem como bandas descontínuas paralelas (setas). Calcificações vasculares iniciais são mais isoladas (pontas de seta). Calcificações secretórias esparsas também estão presentes.[1]

Condição	Achados de Imagem	Comentários
Calcificações da pele (Fig. 8.3-11)	Calcificações periféricas, bem demarcadas, anulares ou esféricas situadas fora do parênquima da mama.	Muito comuns. Calcificações de cistos sebáceos são tipicamente pequenas e numerosas e contêm centros transparentes. Outras lesões da pele que podem calcificar incluem nevos, hemangiomas, plicomas e a calcificação distrófica associada à cicatrização.
Pseudocalcificações (Fig. 8.3-12)	Vários padrões.	Pós, cremes e pomadas (especialmente aquelas contendo óxido de zinco) aparecem como densidades granulares finas sobre a superfície da mama. Desodorantes tendem a produzir densidades maiores, mais agregadas, nas regiões das pregas axilares.

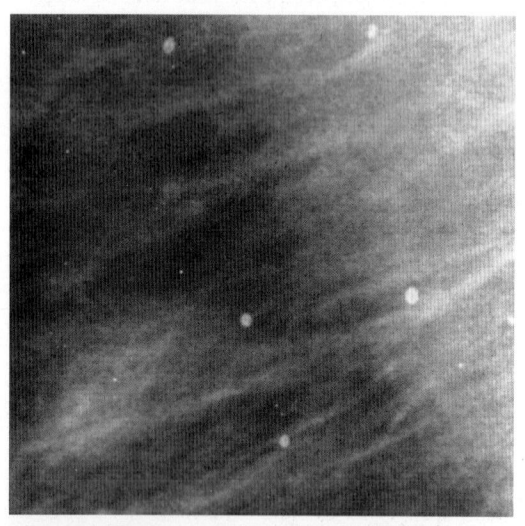

Fig. 8.3-11
Cistos sebáceos. Vista com amplificação mostra diversas calcificações arredondadas contendo transparências centrais.[1]

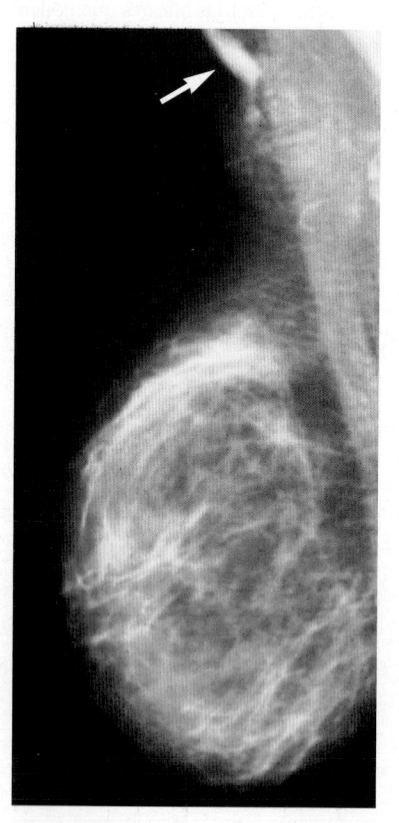

Fig. 8.3-12
Pseudocalcificações. Densidades semelhantes a calcificações superpostas às pregas axilares (seta) representam um artefato de desodorante.[2]

8.4 ■ Espessamento da Pele

Condição	Comentários
Carcinoma de mama (Fig. 8.4-1 e 8.4-2)	Extensão do tumor para dentro dos vasos linfáticos pode produzir espessamento focal da pele e densidade aumentada do tecido subcutâneo. No carcinoma inflamatório (1-2% de todas as malignidades da mama), edema intenso causa aumento rápido e dor à palpação da mama afetada com espessamento difuso da pele. A mama pode tornar-se tão densa que a arquitetura interna não pode ser visualizada.
Obstrução linfática axilar Metástases de carcinoma de mama	Estagnação de líquido na mama pode tornar difícil o exame físico. O linfedema resultante produz densidade mamográfica aumentada e um padrão reticular grosseiro. Se nenhuma malignidade óbvia for observada, deve-se verificar estritamente a cauda axilar quanto à extensão direta de um tumor pequeno e a área atrás do mamilo (rede extensa de linfáticos permite disseminação precoce).

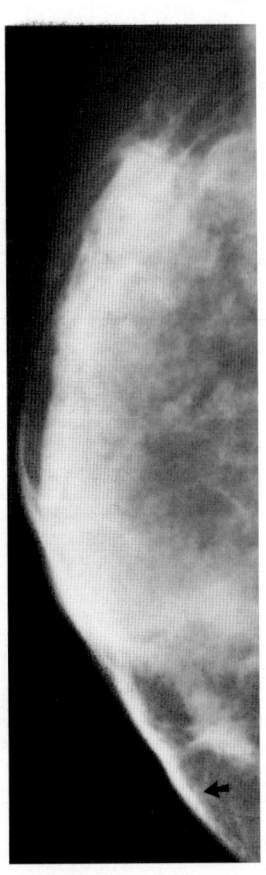

Fig. 8.4-1
Carcinoma ductal infiltrante. Espessamento focal da pele (seta) no aspecto inferior da mama. Embaixo do espessamento está a massa espiculada de 1 cm que está prendendo a pele.[2]

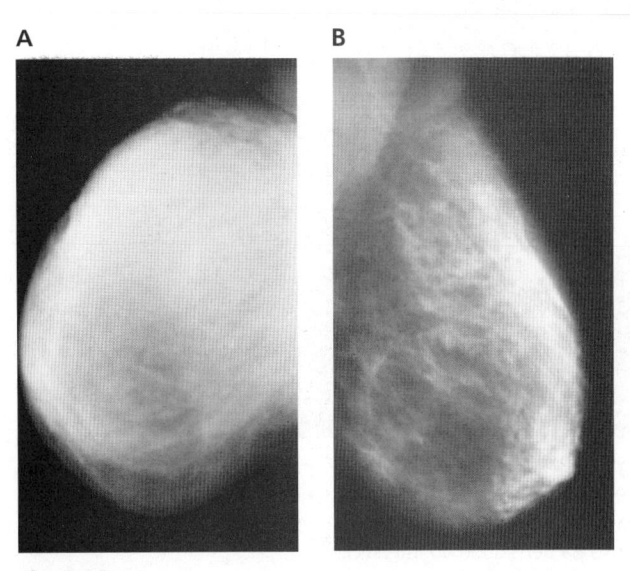

Fig. 8.4-2
Carcinoma inflamatório. Há densidade notavelmente aumentada da mama esquerda em relação à direita e espessamento difuso da pele. Uma grande massa arredondada é observada no quadrante superoexterno.[2]

Condição	Achados de Imagem	Comentários
Metástases de primários não mamários (Fig. 8.4-3)		Malignidades ginecológicas avançadas (ovarianas, uterinas) podem raramente bloquear a drenagem linfática primária na pelve menor, causando fluxo linfático através dos colaterais toracoepigástricos e sobrecarga da drenagem linfática axilar e supraclavicular.
Linfoma		Padrão de linfedema pode ser secundário a obstrução linfática a partir de gânglios axilares malignos ou resultado de infiltração da mama.
Pós-operatório de remoção ou dissecção ganglionar axilar		Edema da mama pode persistir mamograficamente mesmo quando ele não é óbvio clinicamente. Se dissecção linfonodal axilar tiver sido realizada por doença metastática (p. ex., melanoma) e ocorrer espessamento da pele, pode ser impossível determinar se este aspecto representa comprometimento metastático da mama ou drenagem linfática prejudicada pela cirurgia.
Radioterapia (Fig. 8.4-4)		Espessamento e edema da pele são mais proeminentes durante os primeiros seis meses após tratamento e declinam gradualmente. Se espessamento da pele e edema da mama recidivarem depois que o edema inicial tiver se resolvido ou diminuído, carcinoma recorrente deve ser considerado.

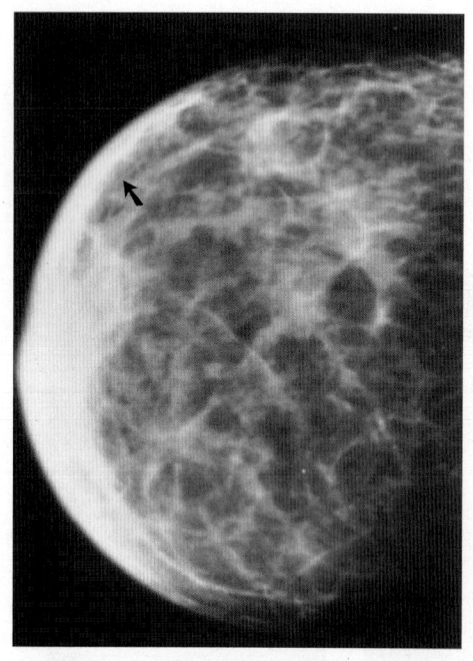

Fig. 8.4-3
Melanoma metastático. Espessamento acentuado da pele (seta) é associado a um aumento difuso na densidade do interstício.[2]

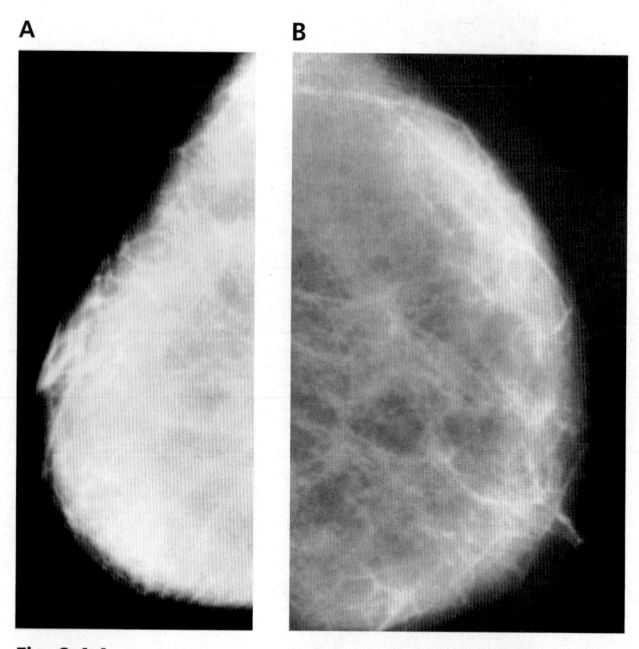

Fig. 8.4-4
Radioterapia. (A) Mamograma inicial depois de nodulectomia e radioterapia de um carcinoma no quadrante inferointerno da mama. (B) Três anos mais tarde, uma vista oblíqua mostra acentuado espessamento da pele com densidade difusamente aumentada da mama perto da parede torácica.[2]

Condição	Comentários
Mastite/abscesso mamário (Fig. 8.4-5)	Espessamento focal ou difuso da pele que pode ser relacionado com a lactação, infecção da pele ou do mamilo com extensão para dentro da mama, ou disseminação hematogênica de infecção.
Necrose de gordura/hematoma intersticial (Fig. 8.4-6)	Geralmente espessamento focal da pele, a menos que o trauma seja grave ou a hemorragia seja extensa. História clínica é essencial porque alterações pós-traumáticas com comprometimento da pele podem simular câncer mamário localmente avançado.
Bloqueamento mediastinal	Pode causar espessamento da pele bilateralmente. Etiologias subjacentes incluem doença de Hodgkin, carcinoma brônquico ou esofágico avançado com metástases mediastinais e sarcoidose avançada.

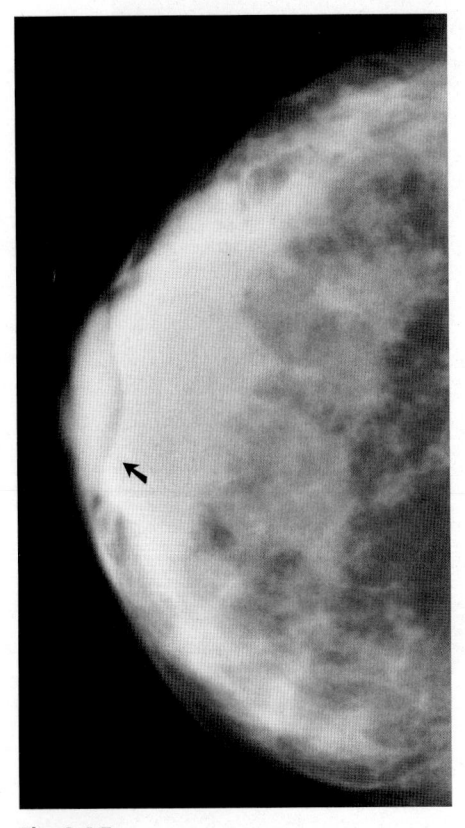

Fig. 8.4-5
Mastite com abscesso da mama. Espessamento proeminente da pele sobre a aréola (seta) e espessamento difuso da pele em outras localizações. Densidade aumentada generalizada na área dos ductos lactíferos subareolares.[2]

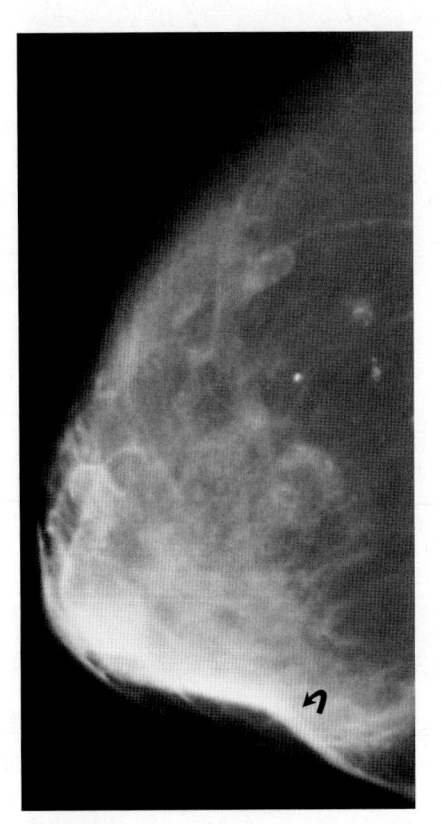

Fig. 8.4-6
Necrose de gordura. Mamograma obtido 6 meses após trauma fechado severo à mama mostra espessamento da pele e retração inferiormente (seta) associados a múltiplas massas transparentes com calcificações semelhantes a uma orla, típicas de necrose de gordura e cistos oleosos.[2]

Condição	Comentários
Estado de sobrecarga hídrica	Espessamento bilateral difuso da pele pode desenvolver-se em pacientes com insuficiência cardíaca, insuficiência renal, cirrose e hipoalbuminemia. O espessamento ocorre principalmente no aspecto inferior da mama. Em uma paciente limitada ao leito deitada sobre um lado, o espessamento da pele pode ser unilateral e comprometer apenas a mama inferior.
Doença enxerto-*versus*-hospedeiro crônica (Fig. 8.4-7)	Espessamento difuso bilateral da pele causando prurido.

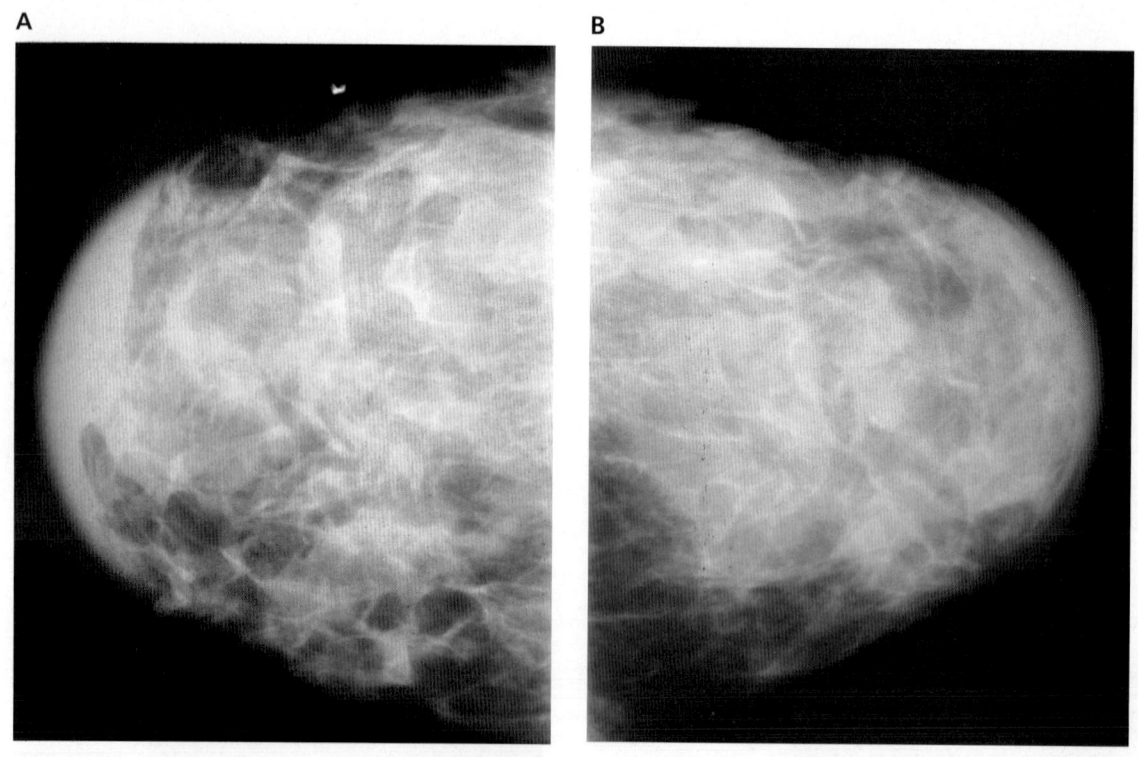

Fig. 8.4-7
Doença enxerto-*versus*-hospedeiro crônica. Mamogramas craniocaudais das mamas direita (A) e esquerda (B) mostram acentuado espessamento cutâneo bilateral. A pele periareolar da mama direita excede 1 cm de espessura. Um mamograma de triagem feito 3 anos antes não mostrara nenhum espessamento de pele.[6]

Fontes

1. Reprinted from Handbook of Breast Imaging by ME Peters, DR Voegeli, and KA Scanlan (Eds) with permission of Churchill Livingstone, Inc, © 1989.
2. Reprinted from Atlas of Film-Screen Mammography by ES deParedes with permission of Urban and Schwarzenberg, © 1989.
3. Reprinted from Breast Imaging by DB Kopans with permission of JB Lippincott Company, © 1989.
4. Courtesy of Gunnar Cederbom, MD.
5. Reprinted from Teaching Atlas of Mammography by L Tabar and PB Dean with permission of Georg Thieme Verlag, © 1985.
6. Reprinted with permission from "Chronic Graft-Versus-Host Disease Causing Skin Thickening on Mammograms" by KA Scanlan and PA Propeck, *AJR Am J Roentgenol* (1995;165:555–556).

9 Ultrassonografia Fetal

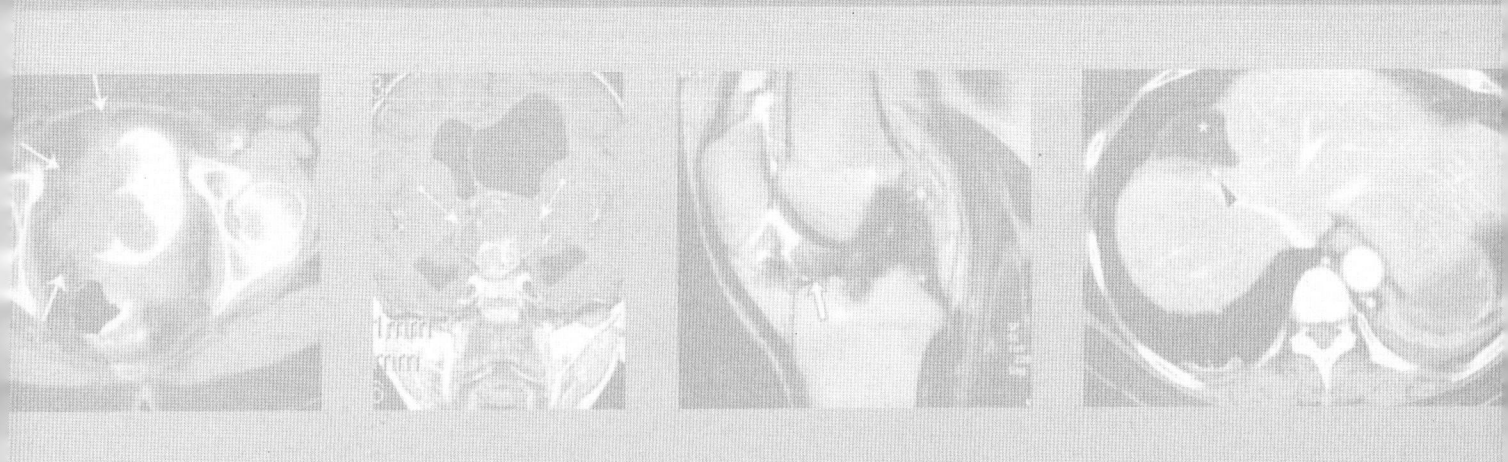

9.1	Diagnóstico Ultrassonográfico de Anomalias Fetais 1418	9.4 Ascite Fetal	1436
9.2	Poliidrâmnio 1432	9.5 Gestações Múltiplas	1438
9.3	Oligoidrâmnio 1434	Fontes	1442

9.1 ■ Diagnóstico Ultrassonográfico de Anomalias Fetais

Condição	Achados de Imagem	Comentários
Sistema nervoso central Anencefalia (Fig. 9.1-1)	Impossibilidade de identificar tecido cerebral normal cefálico às órbitas ósseas ou tronco cerebral juntamente com ausência simétrica da calvária óssea.	Primeira anomalia congênita identificada *in utero* com ultrassom. O diagnóstico pode ser feito tão cedo quanto na 12ª semana de gestação e é tipicamente feito no momento de uma tentativa de determinação do diâmetro biparietal para a idade fetal.
Encefalocele (Fig. 9.1-2)	Saco esférico cheio de líquido ou de cérebro estendendo-se por um defeito na calvária óssea.	Mais comumente ocorre na região occipital na linha mediana (70%). Também pode desenvolver-se na região parietal, frontal ou nasal.
Espinha bífida (Figs. 9.1-3 e 9.1-4)	Separação ou espalhamento para fora dos centros de ossificação posteriores em escaneamentos transversais e longitudinais. Em sequências sagitais, desaparecimento de uma parte dos ecos que representam os elementos posteriores das vértebras (também pode ser produzido artefatualmente pela posição do transdutor), frequentemente com perda dos tecidos moles sobrejacentes.	Defeito mediano das vértebras, usualmente localizado no arco posterior, que resulta em exposição do conteúdo do canal neural. A mais comum malformação do sistema nervoso central. Facilmente diagnosticada se três ou mais segmentos vertebrais forem comprometidos; pode ser difícil de detectar se apenas um ou dois segmentos espinhais forem afetados.
Meningocele/mielomeningocele (Fig. 9.1-5)	Saco cheio de líquido ou tecido neural estendendo-se além do canal vertebral e associado à espinha bífida.	Mais comum nas regiões lombar e sacral. Associada a numerosas anomalias intracranianas, especialmente à malformação de Chiari II.
Malformação de Dandy-Walker (Fig. 9.1-6)	Massa cística na fossa posterior associada a um defeito ou agenesia do verme e separação dos hemisférios cerebelares.	Espectro de distúrbios caracterizados pelo desenvolvimento anormal do cerebelo e quarto ventrículo. Comumente associado à hidrocefalia.
Agenesia completa do corpo caloso (Fig. 9.1-7)	Separação aumentada dos ventrículos laterais. Aumento dos cornos occipitais e dos átrios. Desvio do terceiro ventrículo para cima.	Embora ocasionalmente vista como lesão isolada, agenesia do corpo caloso frequentemente é associada a várias outras malformações e síndromes do sistema nervoso central.

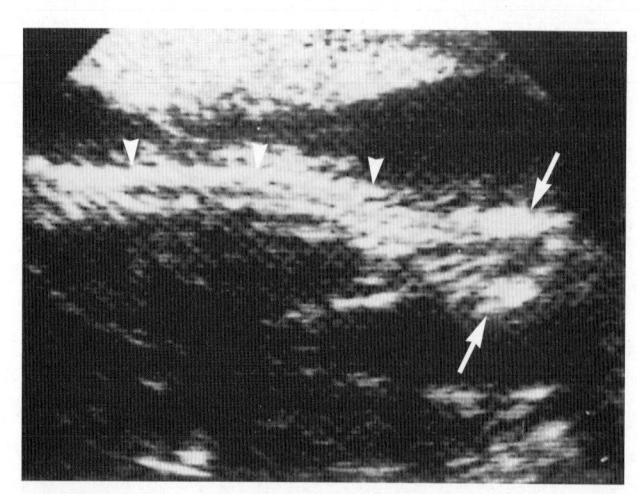

Fig. 9.1-1
Anencefalia. Imagem no eixo longitudinal de um feto de 14 semanas demonstra uma cabeça pequena, mal desenvolvida (setas), visualizada em continuidade com a coluna vertebral fetal (ponta de seta).[1]

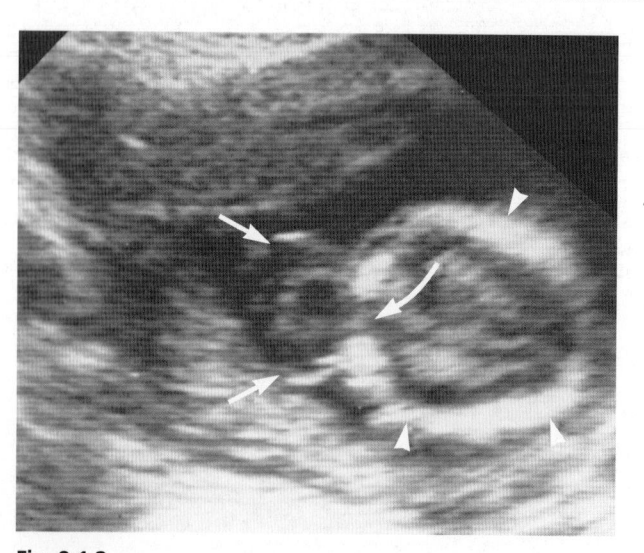

Fig. 9.1-2
Pequena encefalocele occipital. Massa complexa (setas retas) é vista posterior a uma cabeça de forma normal (pontas de seta). Há um defeito no osso occipital da calvária na linha mediana (seta curva).[1]

Condição	Achados de Imagem	Comentários
Hidranencefalia (Fig. 9.1-8)	Grande massa cística enchendo a cavidade intracraniana inteira com ausência ou descontinuidade do córtex cerebral e do eco da linha mediana. Tronco cerebral tipicamente saliente para dentro da cavidade cística.	Destruição completa ou quase completa do córtex cerebral e núcleos basais com substituição por líquido cerebroespinhal. Considerada relacionada com a oclusão da artéria carótida *in utero*.

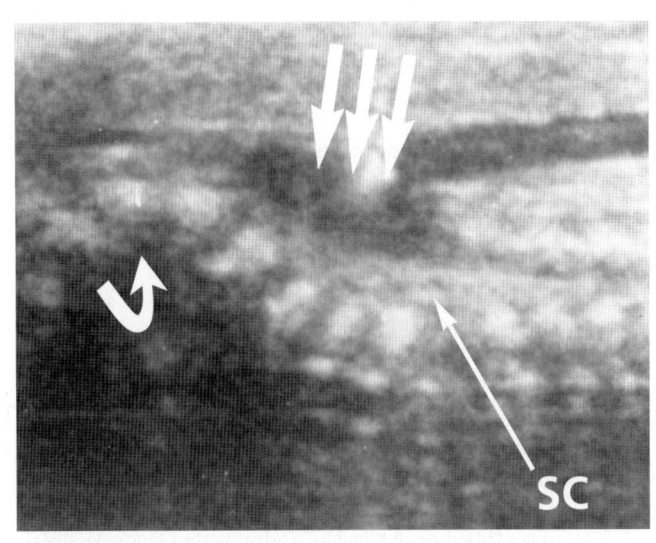

Fig. 9.1-3
Espinha bífida. Escaneamento sagital da coluna mostra uma grande espinha bífida (tripla seta) e grave cifoescoliose (seta curva). (SC, medula espinal.)[2]

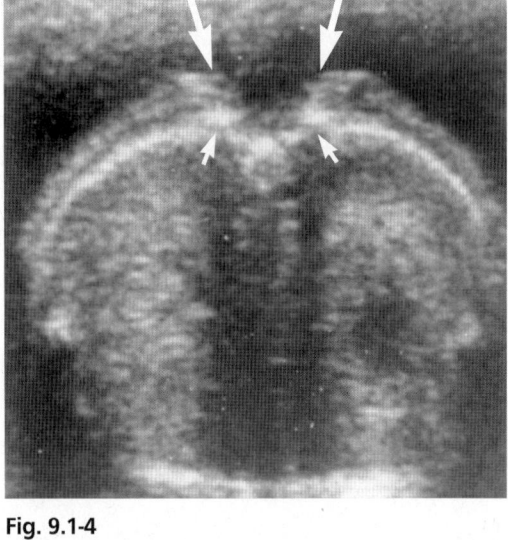

Fig. 9.1-4
Espinha bífida. Escaneamento transversal do corpo fetal mostra ausência do tecido mole sobrejacente à coluna na área do defeito (setas grandes). Notar a separação típica dos elementos articulares (setas pequenas).[2]

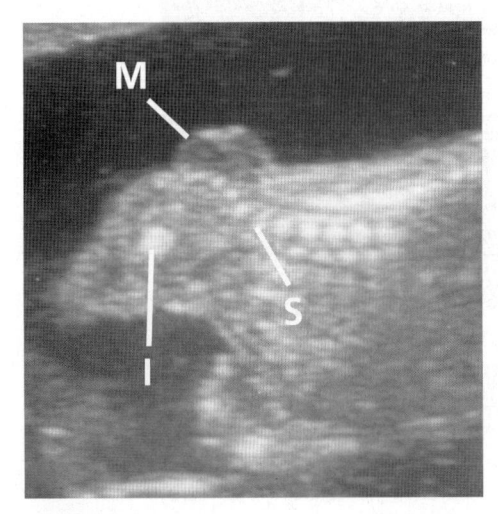

Fig. 9.1-5
Mielomeningocele. Escaneamento longitudinal mostra claramente o saco (M) estendendo-se além do canal vertebral. (I, centro de ossificação isquiático; S, promontório sacral.)[3]

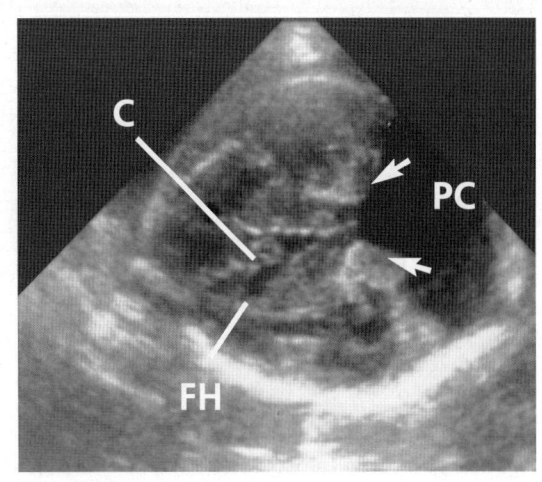

Fig. 9.1-6
Malformação de Dandy-Walker. Cisto da fossa posterior (PC) com larga separação dos hemisférios cerebelares (setas). (C, cavidade do septo pelúcido; FH, corno frontal.)[3]

Condição	Achados de Imagem	Comentários
Porencefalia (Fig. 9.1-9)	Lesão cística intracraniana que se comunica com o sistema ventricular. Em geral, aumento do ventrículo ipsolateral. Porencefalia é mais comumente associada à cavitação de um hematoma intraparenquimatoso secundário a um sangramento subependimário pós-natal em um lactente prematuro.	Destruição local do parênquima cerebral por infarto ou hemorragia com necrose subsequente da área destruída e evacuação gradual do conteúdo para dentro da luz ventricular adjacente. Uma vez que o evento isquêmico seja frequentemente mais alastrado do que o infarto focal resultante, o hemisfério tende a ser pequeno e o ventrículo ipsolateral grande.
Holoprosencefalia (Fig. 9.1-10)	Espectro de padrões complexos que, nas formas mais graves, inclui um ventrículo único e uma variedade de deformidades faciais.	Anormalidade complexa do desenvolvimento cerebral originada da falta de clivagem do cérebro anterior.
Cisto do plexo coroide (Fig. 9.1-11)	Área hipoecoica redonda no plexo coroide, mais frequentemente no nível do átrio do ventrículo lateral.	Achado comum, provavelmente sem importância clínica. Precisa ser diferenciado de papiloma hiperecoico do plexo coroide.
Papiloma do plexo coroide	Massa ecogênica brilhante ao nível do átrio de um ventrículo lateral.	Neoplasma intracraniano raro que pode ser benigno ou maligno e causa hidrocefalia grave secundária à produção excessiva de líquido cerebroespinhal.
Hidrocefalia (Fig. 9.1-12)	Padrão variável de aumento ventricular.	As formas mais comuns são estenose do aqueduto (aumento dos ventrículos laterais e terceiro, mas quarto ventrículo normal), hidrocefalia comunicante (dilatação generalizada dos ventrículos laterais, terceiro e quarto, embora o aumento do quarto ventrículo possa ser mínimo e difícil de detectar) e síndrome de Dandy-Walker (cisto da fossa posterior e defeito no verme cerebelar associados).

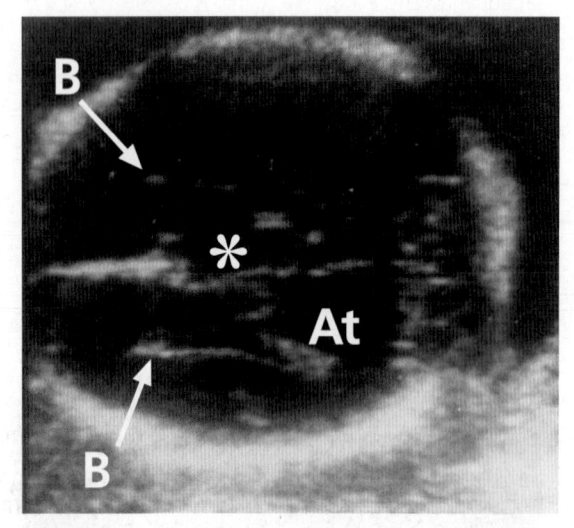

Fig. 9.1-7
Agenesia do corpo caloso. Escaneamento axial passando através dos ventrículos laterais demonstra aumento típico dos átrios (At) bem como os corpos (B) largamente separados e desvio do terceiro ventrículo para cima (*).[2]

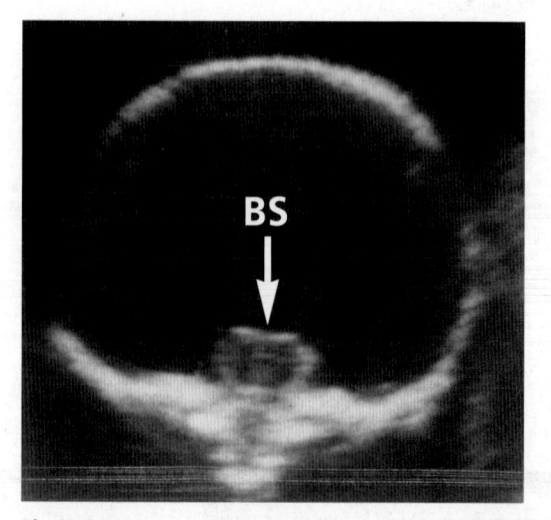

Fig. 9.1-8
Hidranencefalia. Aparência típica do tronco cerebral (BS) salientando-se no interior de uma cavidade intracraniana inteiramente cheia de fluido.[4]

Condição	Achados de Imagem	Comentários
Microcefalia	Suspeitada se o perímetro da cabeça for 3 DP abaixo da média para a idade gestacional. Se o perímetro cefálico for 2 a 3 DP abaixo da média, sinais sugestivos incluem testa inclinada e dilatação dos ventrículos laterais.	Síndrome clínica caracterizada por uma circunferência da cabeça menor que a faixa normal e associada a achados neurológicos anormais e desenvolvimento mental subnormal. As causas incluem defeitos genéticos, várias infecções pré-natais e exposições a drogas ou substâncias químicas.

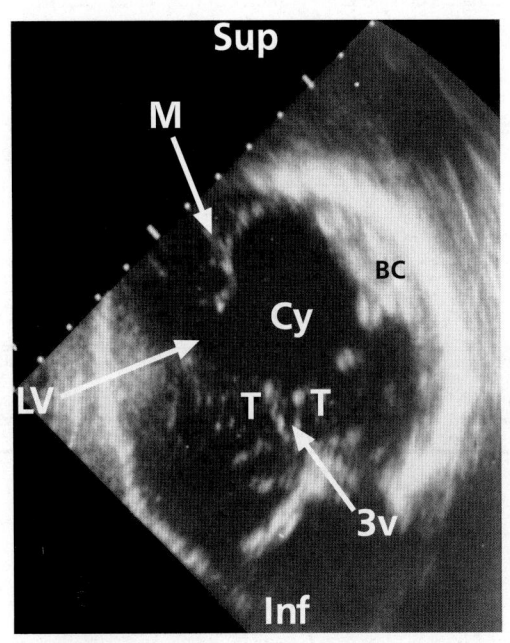

Fig. 9.1-9
Porencefalia. Escaneamento coronal mostra uma grande cavidade cística (Cy) ocupando a maior parte de um hemisfério e comunicando-se amplamente com o ventrículo contralateral (LV). A área hiperecoica vista junto ao osso parietal foi constatada ao nascimento como sendo um grande coágulo sanguíneo (BC). (Inf, inferior; M, linha média; Sup, superior; T, tálamos; 3v, terceiro ventrículo.)[2]

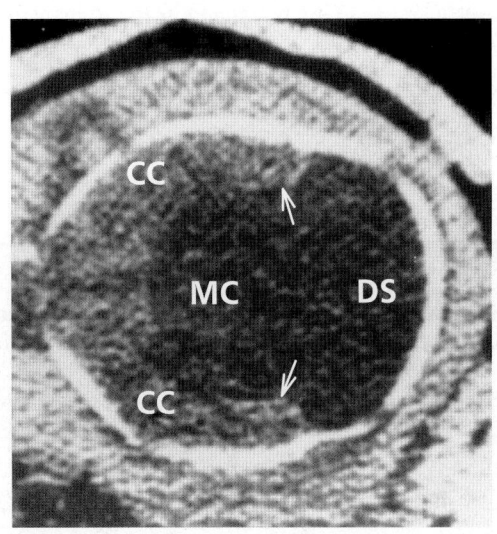

Fig. 9.1-10
Holoprosencefalia. Escaneamento transverso axial mostra um monoventrículo (MC) comunicando-se com o saco dorsal (DS). A linha de demarcação (setas) é a crista hipocampal. O córtex cerebral (CC) está desviado anteriormente.[5]

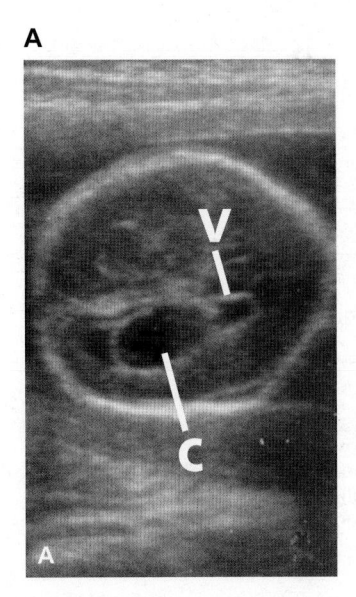

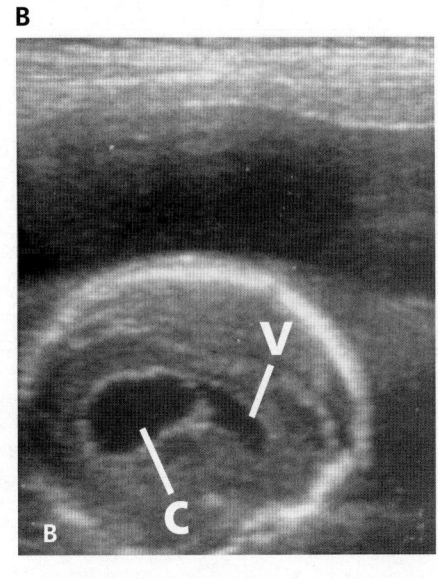

Fig. 9.1-11
Cisto do plexo coroide. Escaneamentos axial (A) e parassagital (B) mostram um cisto (C) tão grande que expande o ventrículo (V).[1]

Condição	Achados de Imagem	Comentários
Cisto aracnóideo (Fig. 9.1-13)	Estrutura cheia de líquido na cavidade intracraniana (muitas vezes impossível de distinguir de outras lesões císticas).	Cistos aracnóideos localizados na superfície e principais fissuras do cérebro precisam ser distinguidos de porencefalia (que se comunica com o sistema ventricular e usualmente é associada à ventriculomegalia e um desvio da linha mediana) e de tumores cerebrais (os quais usualmente são no interior da substância cerebral, em vez de localizados extra-axialmente). Cistos aracnoideos da fossa posterior devem ser diferenciados de síndrome de Dandy-Walker, em que há um defeito no verme cerebelar.
Face e pescoço Hipertelorismo (Fig. 9.1-14)	Distância interorbitária aumentada.	Pode ocorrer como um defeito isolado (problema cosmético que pode prejudicar a visão binocular estereoscópica) ou ser associado a uma variedade de outras malformações congênitas.

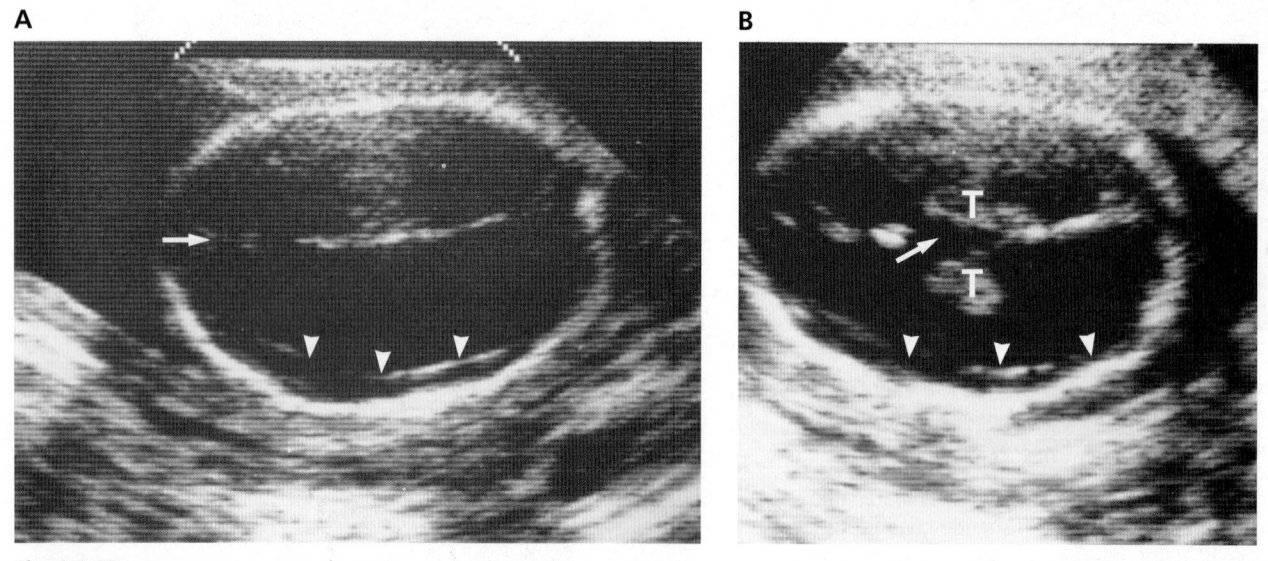

Fig. 9.1-12
Hidrocefalia grave secundária à estenose do aqueduto. (A) Sonograma transverso mostra ventrículos laterais marcadamente dilatados (pontas de seta) amplamente separados da linha mediana (seta). (B) Vista transaxial em um nível ligeiramente inferior demonstra um terceiro ventrículo dilatado (seta) entre os tálamos (T). As pontas de seta assinalam o manto cortical remanescente.[1]

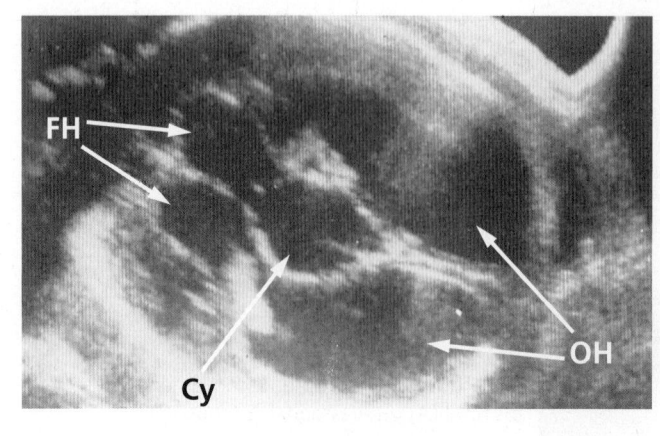

Fig. 9.1-13
Cisto aracnóideo no nível da fissura inter-hemisférica. Há uma área sem eco (Cy) na linha mediana com hidrocefalia associada. (FH, cornos frontais; OH, cornos occipitais.)[2]

Condição	Achados de Imagem	Comentários
Hipotelorismo (Fig. 9.1-15)	Distância interorbitária diminuída.	Associado à holoprosencefalia, microcefalia e diversas anormalidades cromossômicas (incluindo trissomia 21 e trissomia 18).
Ciclopia (Fig. 9.1-16)	Fossa orbitária mediana única com um olho primitivo único ou parcialmente dividido.	Forma extrema de hipotelorismo que usualmente é associada à holoprosencefalia e uma probóscide supraorbitária.

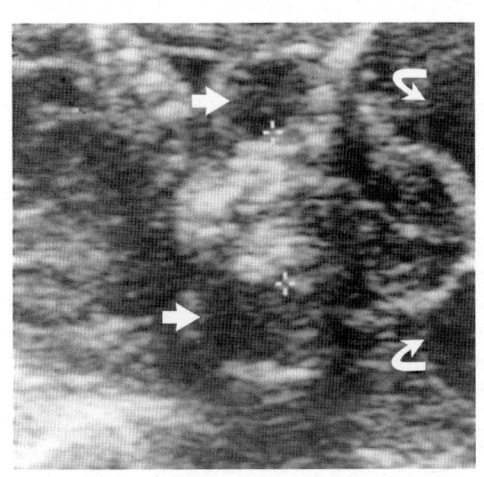

Fig. 9.1-14
Hipertelorismo. Vista axial através das órbitas (setas) demonstra uma distância interorbitária aumentada entre os marcadores (+), a qual media 23 mm em comparação com valor normal de 18 mm para um feto desta idade gestacional (29 semanas). O feto também tem hidrocefalia (setas curvas).[6]

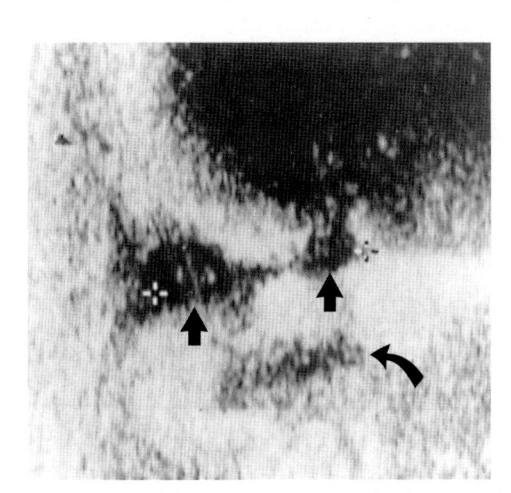

Fig. 9.1-15
Hipotelorismo. Vista coronal da face de um feto com holoprosencefalia demonstra uma distância interorbitária diminuída entre os marcadores (+), a qual media 37 mm em comparação com um normal de 52 mm para um feto desta idade gestacional (32 semanas). Microftalmia assimétrica (setas) também é evidente. A seta curva indica a boca fetal.[6]

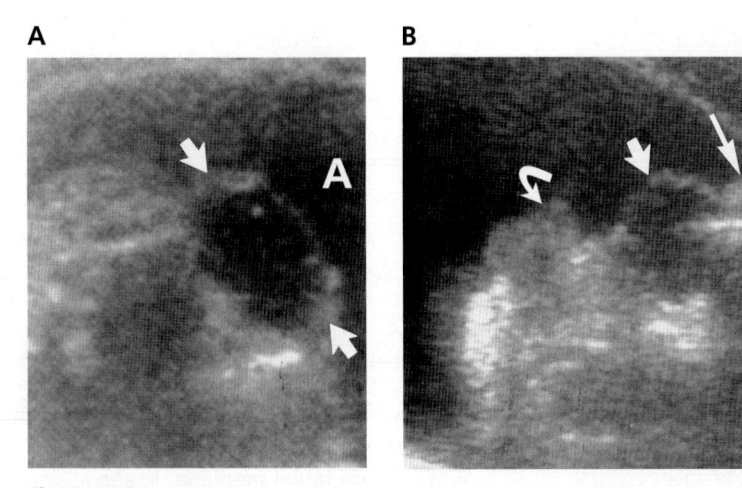

Fig. 9.1-16
Ciclopia. (A) Escaneamento axial mostra uma órbita óssea solitária, mediana, alargada (setas) com um globo primitivo fundido. (A, anterior.) (B) Vista de perfil sagital da face fetal demonstra ciclopia (seta reta curta), probóscide mediana cefálica à órbita fundida (seta reta longa), e os lábios (seta curva). O feto também tinha holoprosencefalia.[7]

Condição	Achados de Imagem	Comentários
Fenda labial/fenda palatina (Figs. 9.1-17 e 9.1-18)	Várias formas de defeitos medianos e laterais comprometendo o lábio, palato ou ambos.	A mais comum malformação facial congênita (ocorrendo em 1 a cada 700 nascidos vivos nos Estados Unidos).
Higroma cístico (Fig. 9.1-19)	Massa cística multisseptada, assimétrica, de paredes finas, comprometendo o pescoço posterior bilateralmente.	Anomalia composta por espaços linfáticos císticos imensamente dilatados. Até 70% são encontrados em fetos com um cariótipo anormal (mais comumente síndrome de Turner ou trissomia 21). O desenvolvimento de hidropisia fetal associada é quase sempre fatal. Um achado característico no higroma cístico é uma septação mediana (representando o ligamento nucal), o qual permite a diferenciação desta entidade de uma meningocele occipital.
Parede abdominal Gastrosquise (Fig. 9.1-20)	Hérnia de conteúdo abdominal através de um defeito paraumbilical (usualmente à direita). O cordão umbilical é normalmente conectado à parede abdominal, e os órgãos herniados flutuam livremente na cavidade amniótica (não cobertos por uma membrana).	Herniação de órgãos viscerais através de um defeito relativamente pequeno que compromete todas as camadas da parede abdominal anterior. Resulta do comprometimento vascular da veia umbilical ou da artéria onfalomesentérica.
Onfalocele (Fig. 9.1-21)	Grande defeito mediano da parede abdominal com órgãos herniados cobertos por uma membrana que é contínua com o cordão umbilical.	Diferentemente da gastrosquise, a presença de uma membrana limitante na onfalocele ordinariamente evita que o intestino seja exposto ao líquido amniótico, de modo que ele não se torna espessado ou aglomerado. Ademais, onfalocele comumente é associada a comprometimento hepático, ascite e anormalidades cardíacas e cromossômicas.

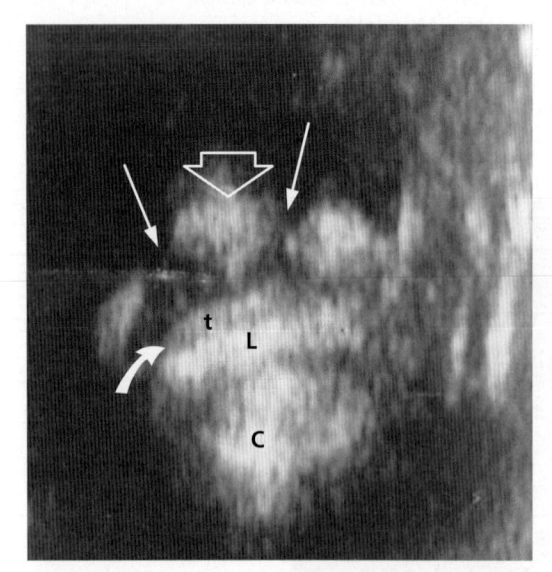

Fig. 9.1-17
Fendas labiais laterais bilaterais. Imagem coronal angulada da face fetal através do nariz (seta aberta) demonstra fendas bilaterais (setas) através dos lábios superiores estendendo-se para as narinas. A boca (seta curva) está aberta. (C, mento; L, lábio inferior; t, língua.)[6]

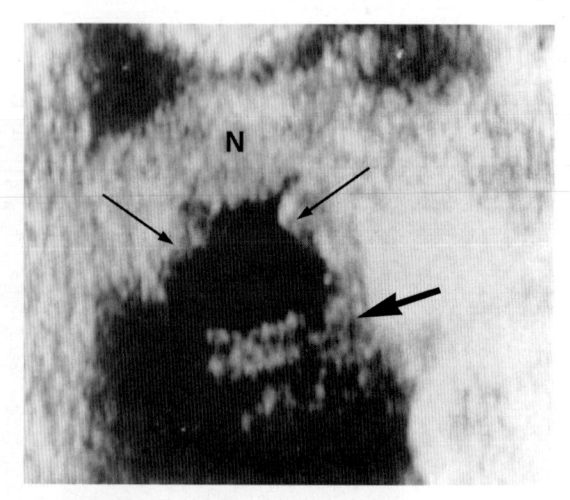

Fig. 9.1-18
Fenda labial mediana. Imagem coronal mostra uma fenda mediana proeminente (setas finas). O músculo hipoecoico do lábio inferior está marcado pela seta grossa. (N, nariz.)[6]

9.1 ■ DIAGNÓSTICO ULTRASSONOGRÁFICO DE ANOMALIAS FETAIS

Condição	Achados de Imagem	Comentários
Complexo membros-parede corporal (anomalia de pedículo corporal) (Fig. 9.1-22)	Hérnia dos conteúdos abdominal e torácico através de um grande defeito na parede abdominal anterior.	Malformação fetal caracterizada por ausência do umbigo e cordão umbilical, com a placenta sendo diretamente fixada às vísceras herniadas. Anomalia complexa com defeitos associados neurais, gastrointestinais, geniturinários e esqueléticos.

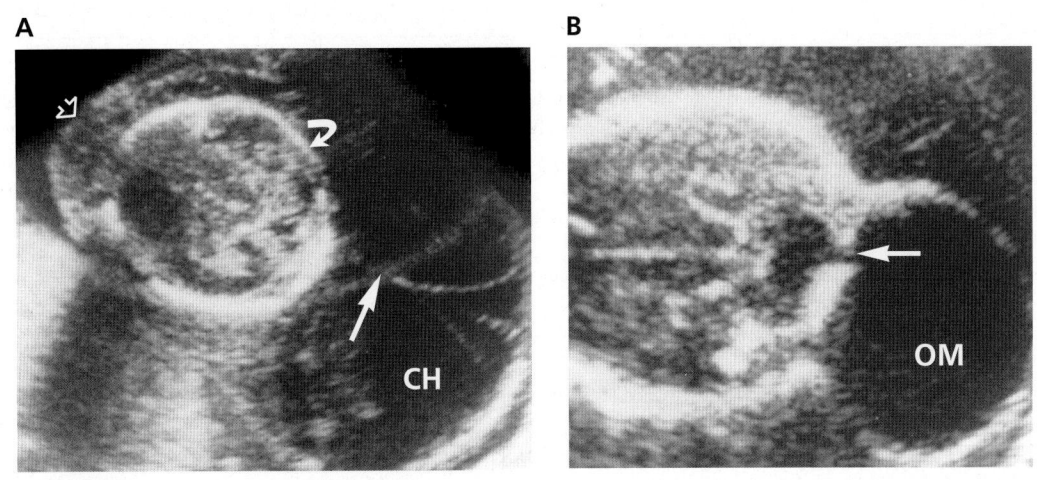

Fig. 9.1-19
Higroma cístico *versus* meningocele occipital. (A) Imagem em plano axial mostra um imenso higroma cístico (CH) que se estende desde o pescoço fetal para envolver a cabeça fetal (seta curta). Notar a septação mediana característica (seta reta) no higroma cístico que representa o ligamento nucal. A pele do couro cabeludo fetal é acentuadamente espessada por causa de hidropisia (seta aberta). (B) Imagem em plano axial através do crânio de outro feto mostra um meningioma occipital (OM) como uma massa cística estendendo-se através de um defeito (seta) no crânio occipital. Nenhuma septação é vista dentro da massa.[6]

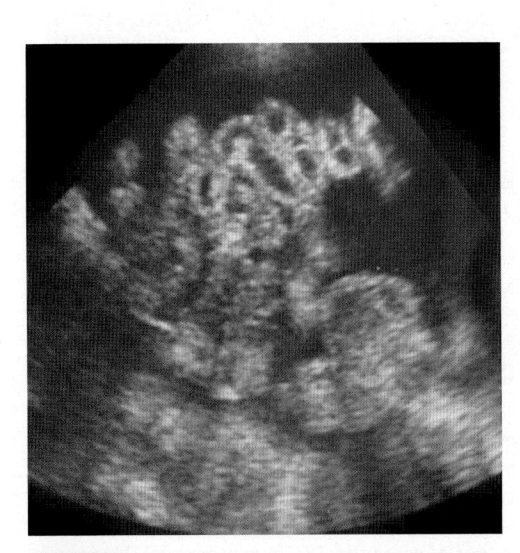

Fig. 9.1-20
Gastrosquise. Sonograma de um feto de 37 semanas mostra alças de intestino delgado brandamente dilatadas, espessadas, flutuando no líquido amniótico.[3]

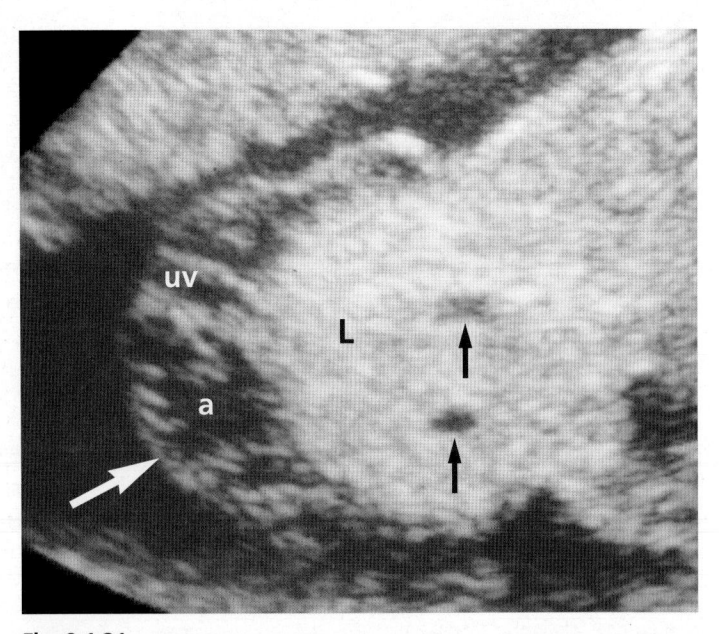

Fig. 9.1-21
Onfalocele. Imagem em plano axial demonstra uma onfalocele contendo fígado (L). Há uma membrana de cobertura altamente visível (seta branca grande) que é delineada por líquido amniótico e ascite fetal (a). O fígado é identificado pela sua ecotextura e vasos sanguíneos (setas pretas pequenas). A veia umbilical (uv) faz parte da massa herniada.[8]

Condição	Achados de Imagem	Comentários
Hérnia diafragmática congênita (Fig. 9.1-23)	Visualização do intestino cheio de fluido no nível da incidência de quatro câmaras do coração. Desvio na posição do coração e mediastino no tórax. Poliidrâmnio é comum (considerado secundário à obstrução intestinal).	Protrusão dos órgãos abdominais para dentro da cavidade torácica através de um defeito diafragmático, mais comumente à esquerda. Hérnia diafragmática direita é difícil de diagnosticar por causa da ecogenicidade semelhante do fígado e pulmão. Um indício útil é a identificação de uma vesícula cheia de líquido, que frequentemente está herniada para dentro do tórax. Uma complicação importante é hipoplasia pulmonar ipsolateral.
Trato gastrointestinal Atresia esofágica (Fig. 9.1-24)	Impossibilidade de visualizar o estômago em exames seriados; associada a poliidrâmnio.	Mais de 90% dos casos de atresia esofágica não podem ser diagnosticados por ultrassonografias porque a secreção gástrica ou a ocorrência de uma fístula traqueoesofágica permitirão a visualização de alguma distensão gástrica.
Atresia duodenal (Fig. 9.1-25)	Característico sinal de dupla bolha com poliidrâmnio associado.	Tipo mais comum de obstrução congênita do intestino delgado. O sinal da dupla bolha reflete a distensão simultânea do estômago e da primeira porção do duodeno.
Obstrução intestinal (atresia/estenose) (Fig. 9.1-26)	Múltiplas alças intestinais distendidas, cheias de líquido. Poliidrâmnio é visto com obstruções altas do intestino delgado (jejunal e duodenal).	Geralmente resulta de um insulto vascular durante a vida fetal em vez de um distúrbio da embriogênese. O diagnóstico diferencial inclui causas de lesões intra-abdominais anecoicas, como atresia duodenal, hidronefrose, cisto de ovário e cisto mesentérico.

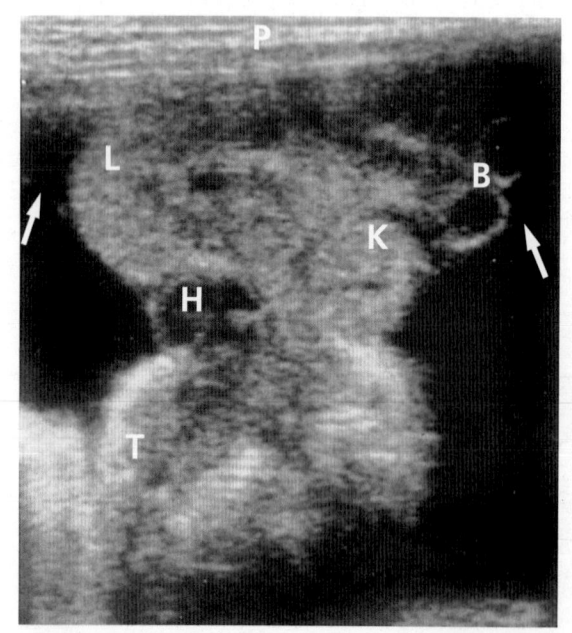

Fig. 9.1-22
Anomalia de pedículo corporal. Herniação das vísceras em proximidade com a placenta. A condição foi suspeitada porque o lactente estava constantemente em aposição a uma parede uterina. (B, alças intestinais; H, coração; K, rim; L, fígado; P, placenta; T, tórax.)[10]

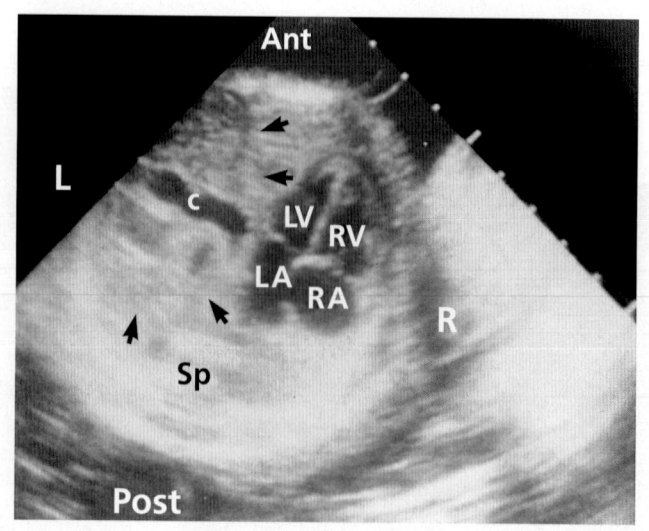

Fig. 9.1-23
Hérnia diafragmática congênita. Escaneamento transversal ao nível do coração mostra um notável deslocamento mediastinal com desvio do coração para a direita. O hemitórax esquerdo é ocupado por uma massa complexa (setas) com componentes císticos (c). (Ant, anterior; L, esquerda; LA, átrio esquerdo; LV, ventrículo esquerdo; Post, posterior; R, direita; RA, átrio direito; RV, ventrículo direito; Sp, coluna vertebral.)[2]

Condição	Achados de Imagem	Comentários
Peritonite meconial (Fig. 9.1-27)	Massa intra-abdominal hiperecoica com sombra acústica (representando depósitos de cálcio); usualmente associada à ascite e poliidrâmnio. Aderências e calcificações tendem a ser mais proeminentes do que massas reais.	Reação peritoneal e inflamatória secundária à perfuração intestinal intrauterina. Em muitos casos, a perfuração se cura espontaneamente; às vezes, uma reação química intensa do peritônio leva à formação de uma massa densa com depósitos de cálcio que eventualmente veda a perfuração.
Cistos abdominais (Fig. 9.1-28)	Massas anecoicas, cheias de líquido, que podem atingir grande tamanho.	Possibilidades diagnósticas incluem cistos mesentéricos, do colédoco, ovarianos, do úraco e renais; cistos de duplicação do tubo digestório; e teratoma cístico.

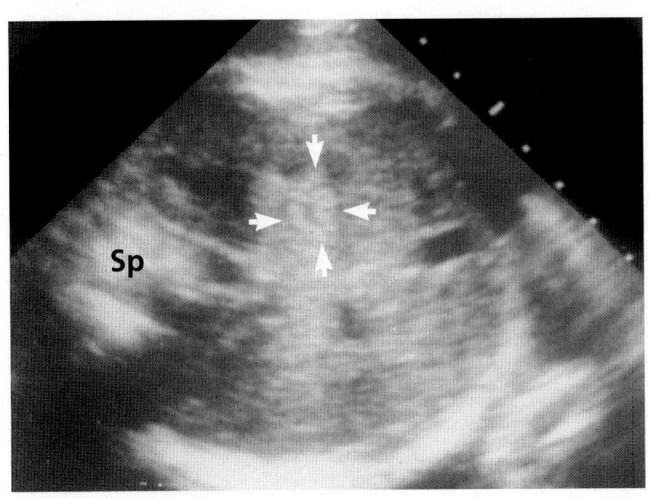

Fig. 9.1-24
Atresia esofágica. Escaneamento transverso do abdome fetal mostra ausência de visualização do estômago normal. A seta aponta a parede colapsada do estômago. (Sp, coluna vertebral.)[2]

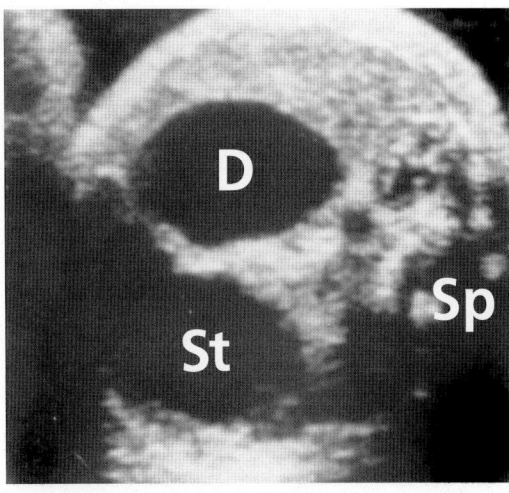

Fig. 9.1-25
Atresia duodenal. Escaneamento transverso do abdome superior mostra a dupla bolha típica. (D, bulbo duodenal dilatado; Sp, coluna vertebral; St, estômago.)[2]

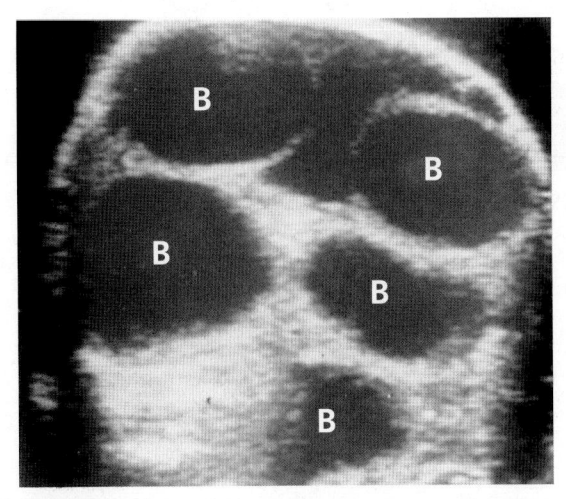

Fig. 9.1-26
Atresia do intestino delgado. Escaneamento transverso do abdome mostra múltiplas alças intestinais dilatadas (B). No exame em tempo real foi observada peristalse aumentada.[2]

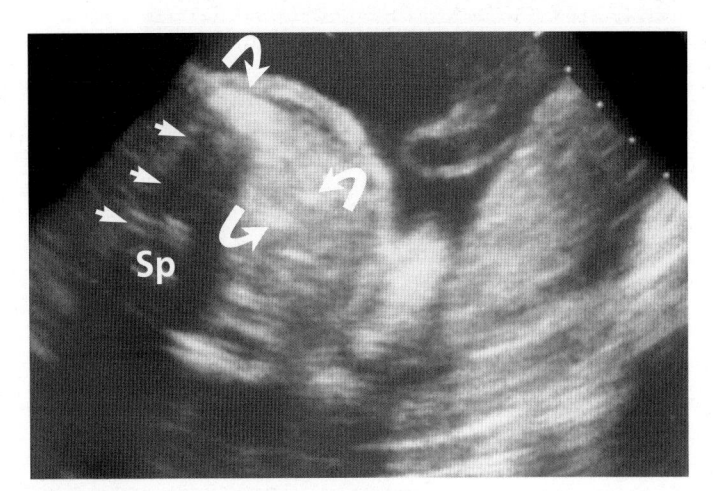

Fig. 9.1-27
Peritonite meconial. Escaneamento transverso mostra múltiplas calcificações intra-abdominais (setas curvas). A maior calcificação projeta uma sombra acústica (setas pequenas). (Sp, coluna vertebral.)[2]

Condição	Achados de Imagem	Comentários
Trato urinário		
Agenesia renal bilateral (Fig. 9.1-29)	Ausência bilateral de rins e bexiga fetais; associada a oligoidrâmnio.	Uma anomalia invariavelmente fatal que pode ser um achado isolado ou parte de uma síndrome. Pelas 12 semanas, os rins e bexiga fetais devem ser detectáveis em todos os fetos. As glândulas suprarrenais, que são caracteristicamente aumentadas nesta condição, podem simular os rins (córtex hipoecoico, medula ecogênica) e produzir uma aparência que causa confusão.
Doença multicística displásica renal (Fig. 9.1-30)	Massa paraespinhal no flanco caracterizada por numerosos cistos de tamanhos variáveis sem comunicação identificável ou arranjo anatômico. Ausência de parênquima renal normal. Oligoidrâmnio.	A mais comum massa renal neonatal. Usualmente unilateral, embora possa ser bilateral ou segmentar. O padrão desorganizado dos cistos e a falta de parênquima renal e contorno reniforme na doença renal multicística devem ser distinguidos da organização precisa de espaços cheios de líquido simetricamente posicionados na hidronefrose causada por obstrução da junção ureteropélvica.
Obstrução da junção ureteropélvica (Fig. 9.1-31)	Espectro de achados variando desde dilatação da pelve renal, infundíbulos e cálices até uma estrutura única cheia de líquido (representando a pelve renal dilatada) com uma delgada orla circundante de parênquima.	A causa mais comum de hidronefrose neonatal. Na diferenciação desta condição da doença renal multicística, obstrução da junção ureteropélvica é sugerida pela demonstração de parênquima renal, lesões císticas não esféricas radiando-se da pelve renal, um ureter dilatado ou um único grande cisto, e visualização da comunicação de cistos com a pelve renal.

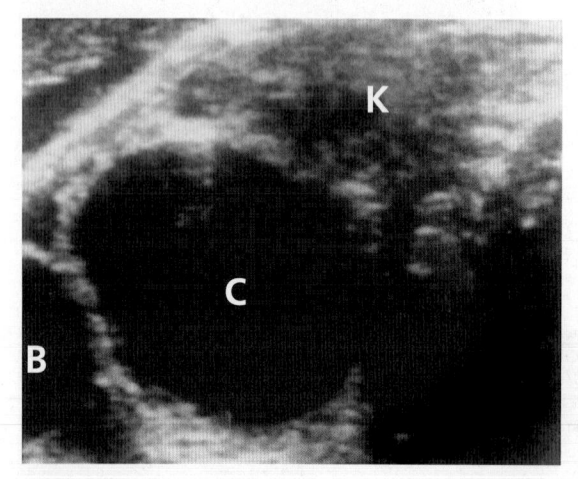

Fig. 9.1-28
Cisto de ovário. Escaneamento oblíquo mostra a grande lesão cística (C). A bexiga (B) é a imagem hipoecogênica abaixo do cisto. O rim (K) é posterior a ela.[2]

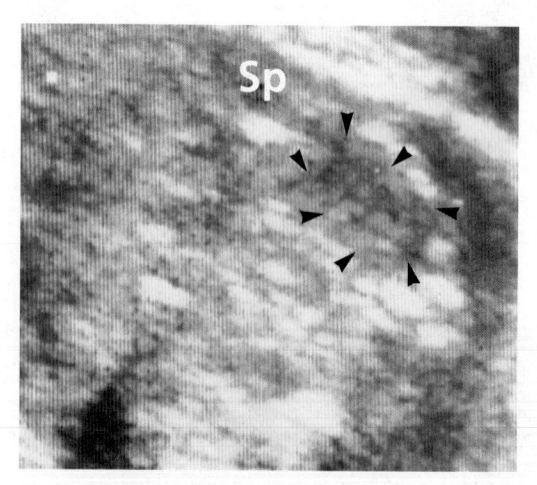

Fig. 9.1-29
Agenesia renal bilateral e oligoidrâmnio grave.
A sombra (pontas de seta) na fossa renal foi confundida com um rim. Ela correspondia a uma glândula suprarrenal. (Sp, coluna vertebral.)[2]

Condição	Achados de Imagem	Comentários
Megaureter (Fig. 9.1-32)	Estrutura intra-abdominal hipoecogênica que pode ser rastreada retrogradamente até a pelve renal.	As causas incluem obstrução, refluxo vesicoureteral e doença idiopática esporádica. Ureteres normais raramente são visíveis ultrassonograficamente no feto.

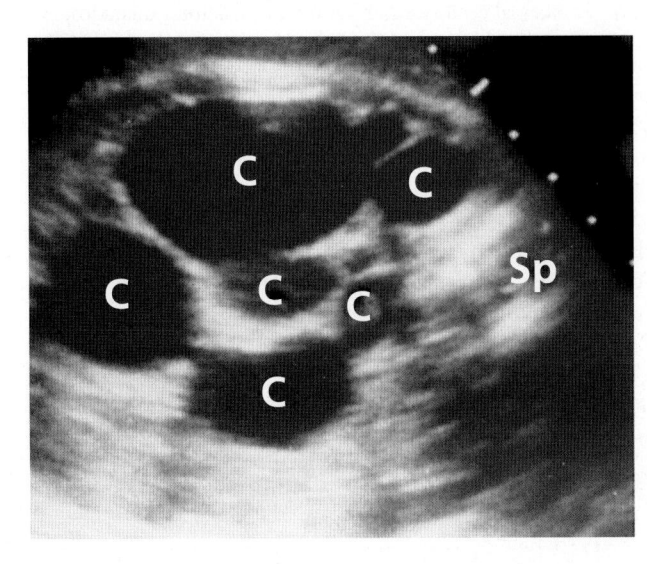

Fig. 9.1-30
Doença multicística displásica renal. Escaneamento transverso mostra múltiplas estruturas císticas (C) não comunicantes. (Sp, coluna vertebral.)[2]

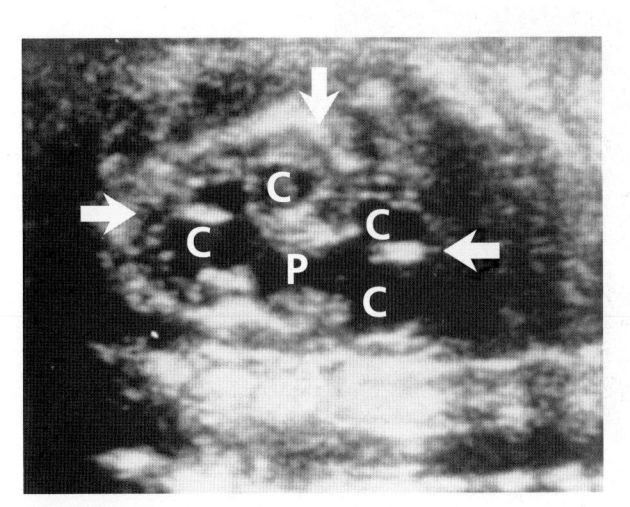

Fig. 9.1-31
Obstrução da junção ureteropélvica. Escaneamento longitudinal do rim de um feto com hidronefrose unilateral (setas). Observar que as estruturas císticas representando cálices renais dilatados (C) comunicam-se com a pelve renal (P), o que é um indício importante para diferenciar esta entidade da doença renal multicística.[2]

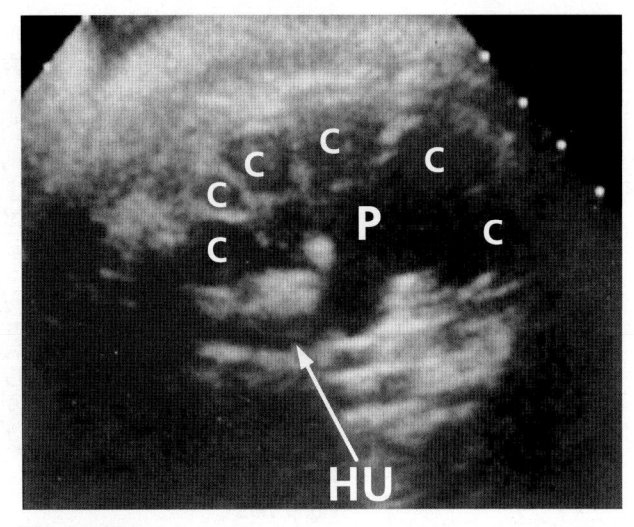

Fig. 9.1-32
Megaureter. Escaneamento coronal mostra o hidroureter (HU) associado à dilatação da pelve (P) e cálices (C) renais.[2]

Condição	Achados de Imagem	Comentários
Válvulas uretrais posteriores (Fig. 9.1-33)	Dilatação da bexiga urinária e uretra proximal com espessamento da parede da bexiga e dilatação e tortuosidade dos ureteres.	Obstrução inferior do trato urinário que afeta apenas fetos masculinos. As válvulas obstrutivas semelhantes a membranas são demasiado pequenas para serem detectadas ultrassonograficamente.
Doença renal policística infantil (Fig. 9.1-34)	Rins bilateralmente aumentados, ecogênicos, com ausência da bexiga fetal e oligoidrâmnio.	Distúrbio recessivo autossômico em que o parênquima normal é substituído por túbulos coletores dilatados. A textura hiperecogênica típica é atribuída a múltiplas interfaces produtoras de ecos relacionadas com as estruturas microscópicas que substituíram o parênquima renal normal. Ultrassonografia usualmente não é capaz de demonstrar cistos individuais porque eles são demasiado pequenos para serem identificados.
Síndrome de ventre de ameixa seca (prune-belly)	Aumento da bexiga com hidronefrose e hidroureter com ausência ou hipoplasia dos músculos abdominais.	Condição rara que ocorre quase exclusivamente em homens e considerada relacionada com obstrução uretral. O termo *ventre de ameixa seca* refere-se à aparência enrugada da pele, que é causada por ausência ou hipoplasia dos músculos abdominais.
Coração (Fig. 9.1-35)	Vários aspectos.	Uma variedade de cardiopatias congênitas foi demonstrada por ultrassonografia fetal.

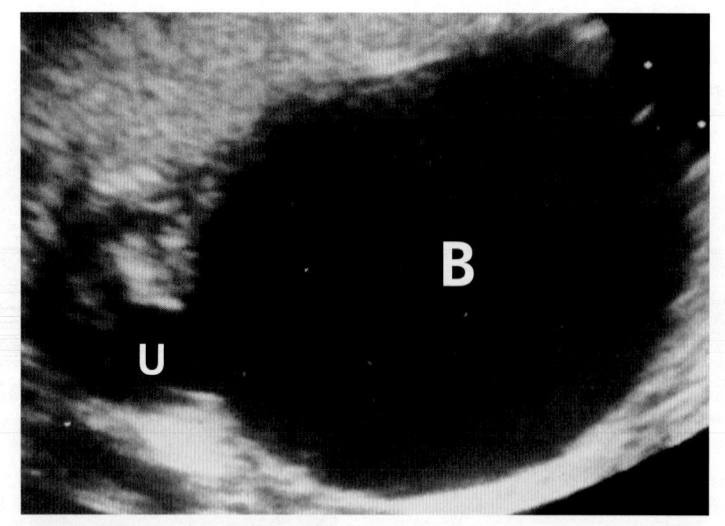

Fig. 9.1-33
Válvulas da uretra posterior. A bexiga marcadamente dilatada (B), sugerindo uma obstrução da saída, é associada à dilatação da porção proximal da uretra (U).[2]

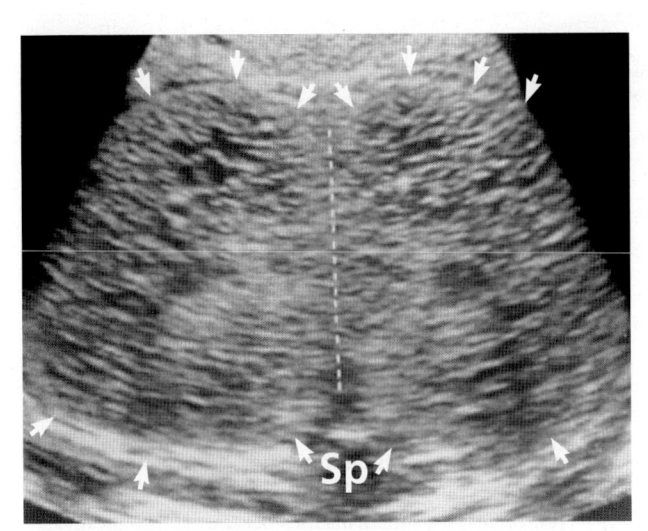

Fig. 9.1-34
Doença de rins policísticos infantil. Escaneamento transversal mostra múltiplos pequenos cistos (setas) em rins que enchem a cavidade abdominal inteira. (Sp, coluna vertebral.)[2]

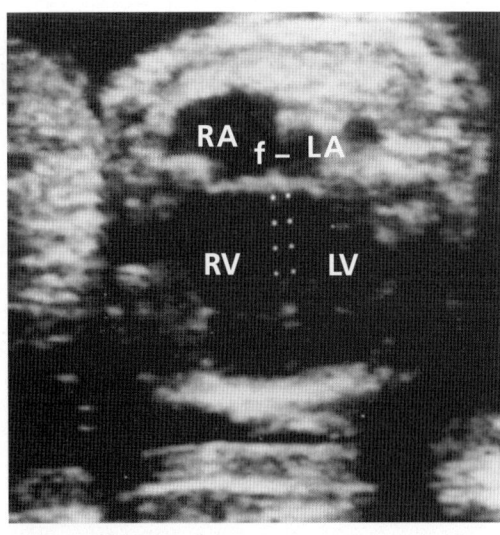

Fig. 9.1-35
Defeito septal ventricular (pontos brancos) em um feto com tetralogia de Fallot. (f, forame oval; LA, átrio esquerdo; LV, ventrículo esquerdo; RA, átrio direito; RV, ventrículo direito.)[11]

9.2 ▪ Poliidrâmnio

Condição	Comentários
Idiopático (Fig. 9.2-1)	Em aproximadamente 60% dos casos de poliidrâmnio, não há anormalidades detectáveis na mãe ou no feto.
Fatores maternos (Fig. 9.2-2)	Aproximadamente 20% dos casos de poliidrâmnio são associados a diabetes melito materno. Mecanismos propostos, porém não provados, incluem um aumento na osmolalidade do líquido amniótico resultando da glicemia aumentada; poliúria fetal resultante de hiperglicemia fetal; e deglutição diminuída pelo grande feto bem alimentado. Outros fatores maternos subjacentes associados a poliidrâmnio incluem incompatibilidade Rh, pré-eclâmpsia, sífilis e insuficiência cardíaca congestiva.
Anormalidades fetais congênitas Sistema nervoso central	Representam quase metade das anormalidades fetais associadas a poliidrâmnio. Anencefalia é de longe a mais comum. Outras incluem meningocele, encefalocele, cebocefalia, hidrocefalia e hidranencefalia. Mecanismos subjacentes propostos incluem deglutição fetal prejudicada, poliúria causada por falta de hormônio antidiurético e transudação através das meninges.

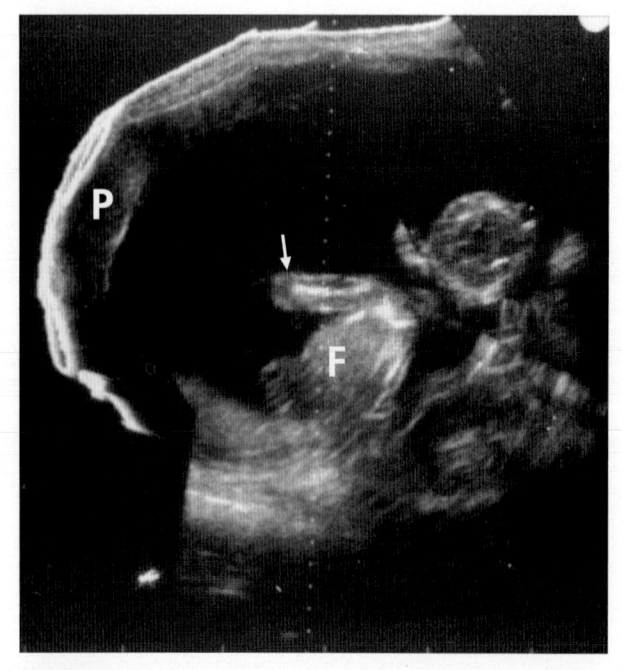

Fig. 9.2-1
Poliidrâmnio. Sonograma de um feto (F) com excessivo líquido amniótico e uma extremidade flutuante (seta). (P, placenta).[12]

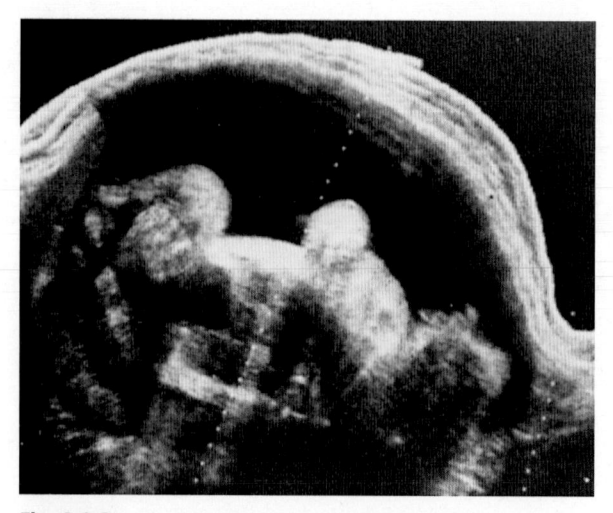

Fig. 9.2-2
Poliidrâmnio. Uma acumulação excessiva de líquido amniótico circunda o feto em uma mãe com diabetes melito.

Condição	Comentários
Gastrointestinais	Representam aproximadamente 30% das anomalias fetais que ocorrem com poliidrâmnio. As condições incluem atresia duodenal e esofágica, pâncreas anular comprimindo o duodeno, gastrosquise e onfalocele, hérnia diafragmática e compressão esofágica por bócio congênito. O mecanismo subjacente parece ser obstrução gastrointestinal com absorção diminuída de líquido amniótico.
Sistema circulatório	Hidropisia fetal, disritmias cardíacas, distúrbios miocárdicos, coarctação e interrupção da aorta fetal e transfusão feto-fetal em gêmeos monozigóticos.
Anormalidades diversas	Nanismo tanatofórico e outros nanismos de membros curtos, trissomia 18, nefroma mesoblástico, quilotórax congênito, cisto pancreático congênito, distrofia torácica asfixiante, teratomas sacrococcígeos e cervicais, rins multicísticos displásicos e hipoplasia pulmonar primária.

9.3 ■ Oligoidrâmnio

Condição	Comentários
Anomalias do trato urinário (Figs. 9.3-1 a 9.3-3)	Depois da 18ª à 20ª semana de gestação, excreção urinária fetal é principal ou inteiramente responsável pela produção de líquido amniótico. Por essa razão, oligoidrâmnio e mesmo uma ausência total de líquido amniótico se desenvolverá em um feto com insuficiência renal ou obstrução uretral, como na agenesia renal bilateral, rins multicísticos bilaterais, válvulas da uretra posterior e síndrome de ventre de ameixa seca.
Retardo do crescimento intrauterino	As causas incluem infecção congênita; anormalidade cromossômica fetal ou malformação congênita; abuso materno de drogas, álcool ou fumo e doenças maternas, como doença cardiovascular, doença renal, anemia e desnutrição.
Sofrimento fetal	Uma diminuição no líquido amniótico pode ser detectada antes da evidência de uma diminuição no crescimento fetal.
Ruptura prematura das membranas	A causa mais comum de líquido amniótico diminuído.
Pós-maturidade	Diminuição progressiva na quantidade de líquido amniótico, à medida que o feto envelhece.
Idiopático	Uma diminuição aparente no volume de líquido amniótico pode ocorrer sem qualquer anormalidade fetal ou materna.

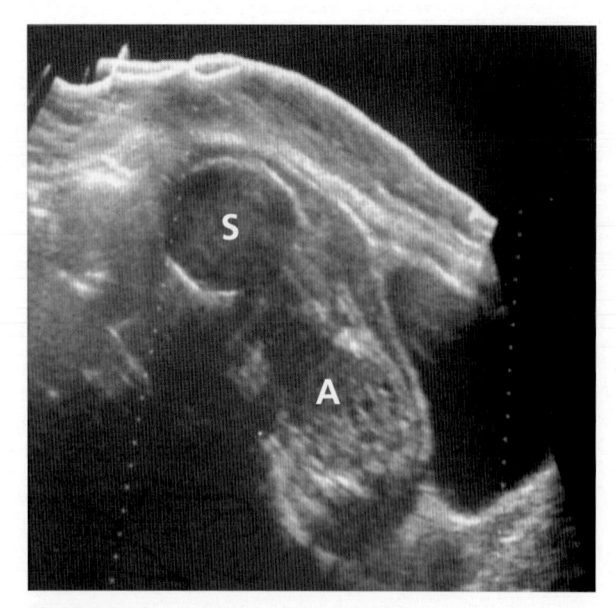

Fig. 9.3-1
Oligoidrâmnio. Ausência de líquido amniótico. (A, abdome fetal; S, crânio fetal.)[12]

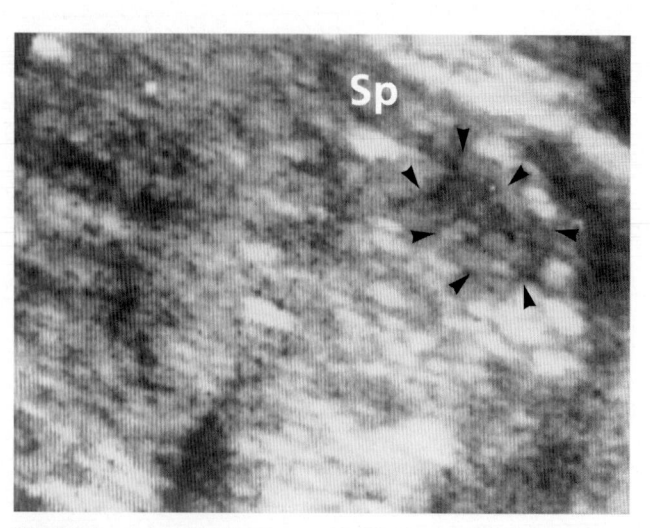

Fig. 9.3-2
Oligoidrâmnio grave associado à agenesia renal bilateral. A sombra (pontas de seta) na fossa renal que originalmente foi confundida com os rins foi demonstrada corresponder a uma glândula suprarrenal. (Sp, coluna vertebral.)[2]

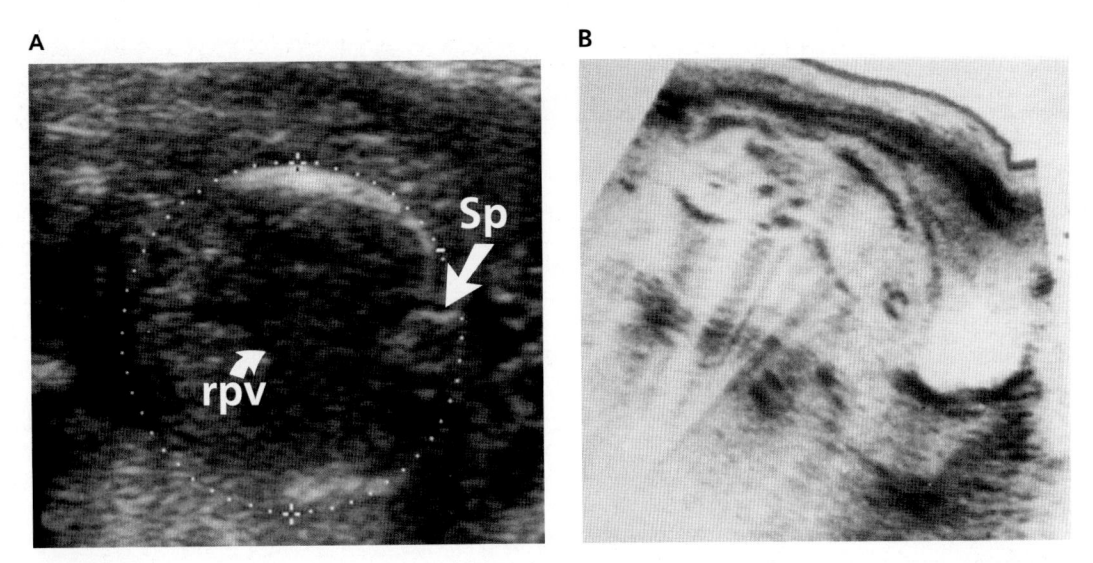

Fig. 9.3-3
Oligoidrâmnio associado a estômago ausente ou mal visualizado. Imagens (A) transversa e (B) longitudinal mostram má visualização do estômago cheio de líquido, o que provavelmente resultou da escassez de líquido amniótico disponível para deglutição. (rpv, veia porta direita; Sp, coluna vertebral.)[3]

9.4 ■ Ascite Fetal

Condição	Comentários
Hidropisia fetal (Figs. 9.4-1 a 9.4-3)	Líquido intraperitoneal é associado a algumas combinações de derrames pleurais, derrame pericárdico e edema da pele.
Obstrução da saída da bexiga (especialmente válvulas uretrais posteriores)	Extravasamento de urina para dentro da cavidade peritoneal pode ser secundário à transudação ou associado à ruptura da bexiga. Quantidades extremas de ascite urinária podem levar à atrofia dos músculos da parede abdominal.
Obstrução intestinal com perfuração	Secundária à atresia, estenose ou volvo.
Insuficiência cardíaca de alto débito	Mais frequentemente causada por incompatibilidade Rh, *shunts* arteriovenosos ou tumores placentários. Causas cardíacas raras incluem disritmias, coarctação ou interrupção da aorta e distúrbios miocárdicos.
Infecção viral	Citomegalovírus.
Transfusão intergemelar	Na síndrome de "gêmeos colados" que ocorre secundariamente a *shunt* vascular intraplacentário, um feto ("receptor") é hipertransfundido e mostra sinais de insuficiência cardíaca de alto débito, hidropisia e poliidrâmnio. O outro gêmeo ("doador") se torna anêmico e apresenta grave retardo do crescimento.

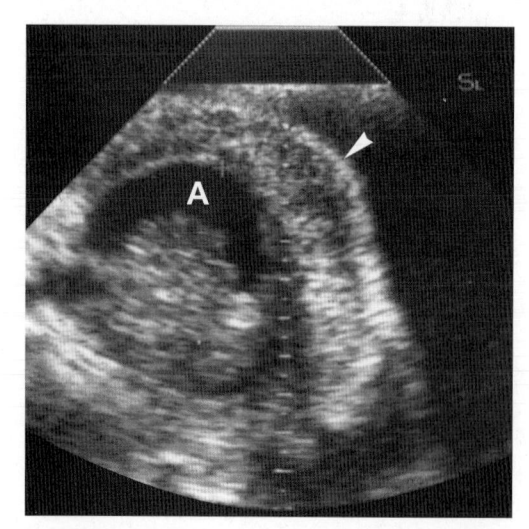

Fig. 9.4-1
Hidropisia fetal. Sonograma do abdome fetal mostra edema da parede abdominal (seta) e ascite fetal (A).[12]

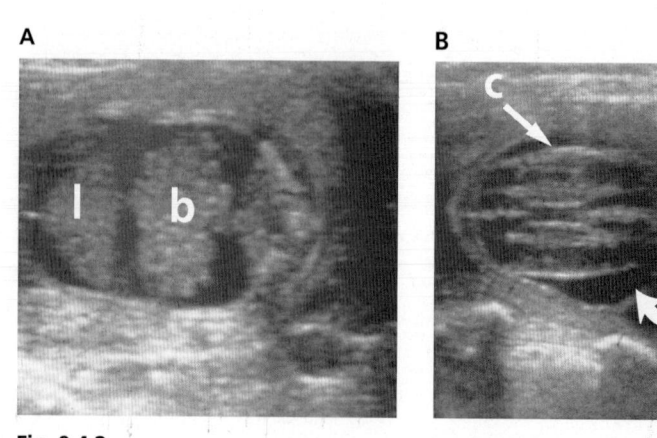

Fig. 9.4-2
Hidropisia fetal não imune grave em nanismo com hipofosfatasia. (A) Vista coronal do abdome fetal mostra ascite rodeando o fígado (I) e intestino (b). (B) Imagem axial transversa da cabeça fetal mostra edema maciço do couro cabeludo (seta curva). Observar a calvária pouco mineralizada (c) resultante da hipofosfatasia.[3]

Condição	Comentários
Pseudoascite (Fig. 9.4-4)	Uma orla delgada de tecido transparente é muitas vezes observada ao longo da superfície anterior da cavidade abdominal fetal imediatamente abaixo da pele. Considera-se que este aspecto representa a musculatura abdominal anterior hipoecoica (músculos oblíquo externo, oblíquo interno e transverso) no feto. Diferentemente da pseudoascite, ascite verdadeira circunda as alças intestinais e frequentemente delineia o ligamento falciforme e a veia umbilical; pode ser detectada entre a caixa costal óssea e as vísceras (fígado e baço); e pode ser confirmada pela sua presença nos recessos peritoneais do espaço sub-hepático fetal, flancos ou pelve. Em virtude da inserção dos músculos oblíquos nas costelas, a orla transparente da pseudoascite se desvanece posterolateralmente e não é visualizada entre as costelas dorsais e o fígado.
Morte fetal	Outros sinais definitivos (p. ex., ausência de movimento cardíaco) em geral são claramente evidentes.

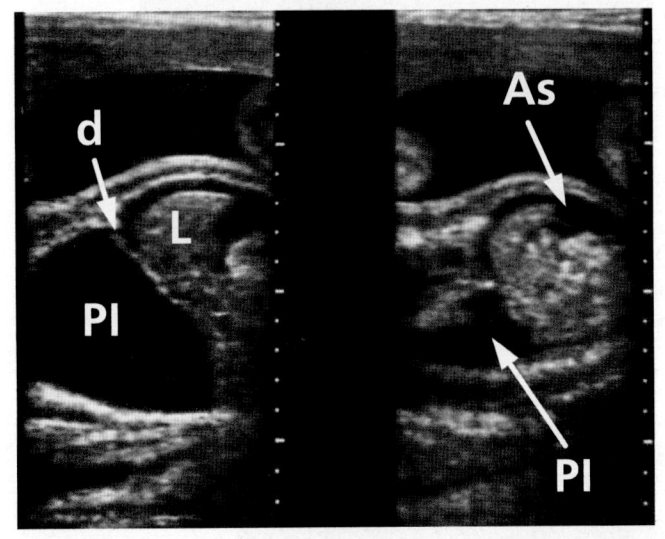

Fig. 9.4-3
Hidropisia fetal. Imagens sagitais do tórax e abdome fetais mostram ascite (As) associada a um grande derrame pleural (Pl). (d, diafragma; L, fígado.)[3]

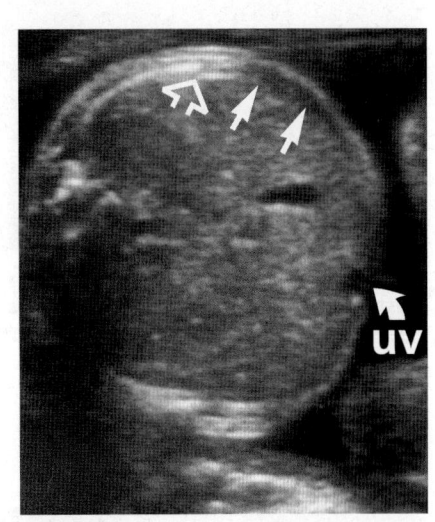

Fig. 9.4-4
Pseudoascite. A musculatura abdominal hipoecoica (setas sólidas) se apaga ao longo da interface com as costelas (seta aberta). Observar que a pseudoascite hipoecoica não delineia a veia umbilical (uv).[3]

9.5 ■ Gestações Múltiplas

Condição	Comentários
Dicoriônica, diamniótica (Figs. 9.5-1 e 9.5-2)	Todas as gestações gemelares dizigóticas (porque cada concepto se implanta separadamente no útero e desenvolve seu próprio âmnio e córion). Vista em aproximadamente 33% dos gêmeos monozigóticos se a divisão do óvulo fertilizado ocorrer dentro de três a quatro dias após a concepção (duas gestações implantam-se separadamente). Achados ultrassonográficos incluem demonstração de uma membrana separadora espessa entre os dois sacos; placentas separadas (mas em cerca de 67% as placentas fazem contato ou são fundidas); gêmeos de sexos diferentes.
Monocoriônica, diamniótica (Fig. 9.5-3)	Resulta da divisão do concepto de um único óvulo fertilizado que ocorre quatro a sete dias após a concepção (duas cavidades amnióticas dentro de uma única cavidade coriônica). Vista em aproximadamente 67% dos gêmeos monozigóticos. Todas as gestações monocoriônicas estão em risco aumentado de anormalidades estruturais (anencefalia, teratoma sacrococcígeo) bem como complicações relacionadas com anastomoses através da placenta comum (síndrome de transfusão intergemelar, acardia).

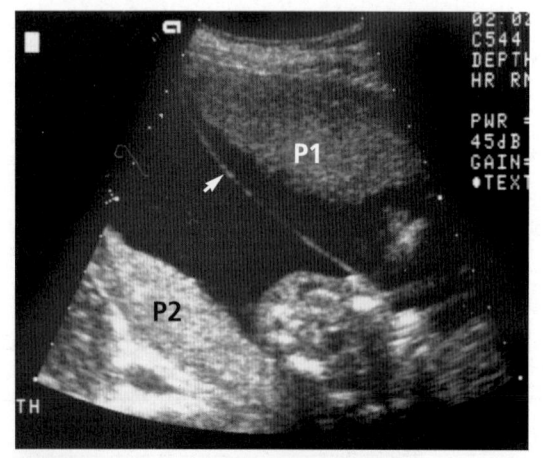

Fig. 9.5-1
Gestação dicoriônica com duas placentas separadas. Uma placenta anterior (P1) é associada a um gêmeo, e uma placenta posterior (P2) é vista com o outro gêmeo. Os dois sacos são separados por uma membrana espessa (seta).[13]

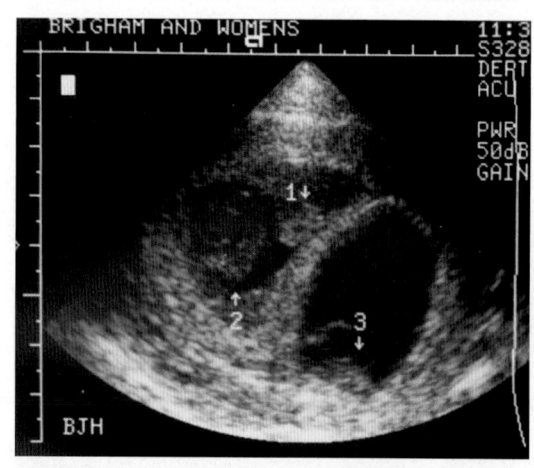

Fig. 9.5-2
Gestação tríplice dicoriônica. Dois tripletos situam-se em uma cavidade coriônica com uma placenta comum (1 e 2), e o terceiro (3) na sua própria cavidade coriônica com sua própria placenta.[14]

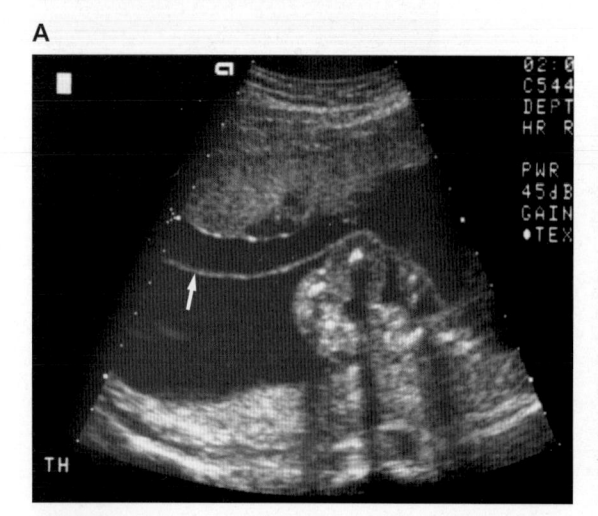

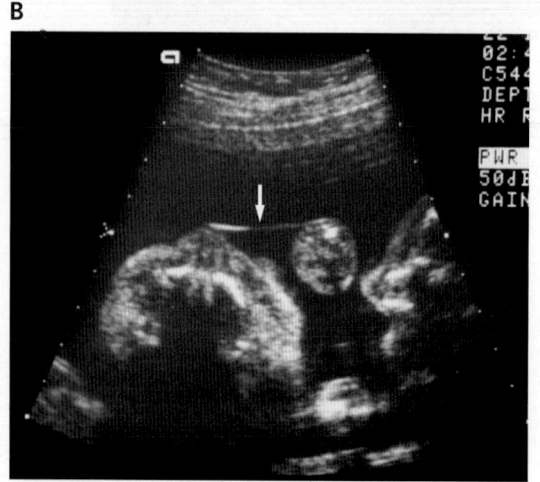

Fig. 9.5-3
Membranas divisórias finas e grossas. (A) Sonograma de uma gestação gemelar dicoriônica, diamniótica, mostra uma membrana divisória espessa (seta). (B) Sonograma de uma gestação gemelar monocoriônica, diamniótica, mostra uma membrana divisória fina (seta).[15]

Condição	Comentários
Monocoriônica, monoamniótica	Condição rara em que a divisão do concepto de um único óvulo fertilizado ocorre oito dias ou mais depois da concepção. Alta taxa de mortalidade (complicações da monocorionicidade bem como sujeita a acidentes de cordão por enrolamento do cordão).
Gêmeos conjugados (Fig. 9.5-4)	Condição rara que ocorre quando o concepto de um único óvulo fertilizado divide-se incompletamente 13 dias ou mais depois da concepção. O local mais comum de conjugação é pelo tórax, mas qualquer parte pode ser envolvida (p. ex., abdome, cabeça, dorso). Alta taxa de mortalidade por causa da alta frequência de anomalias e a dificuldade de separar cirurgicamente as partes corporais comuns.

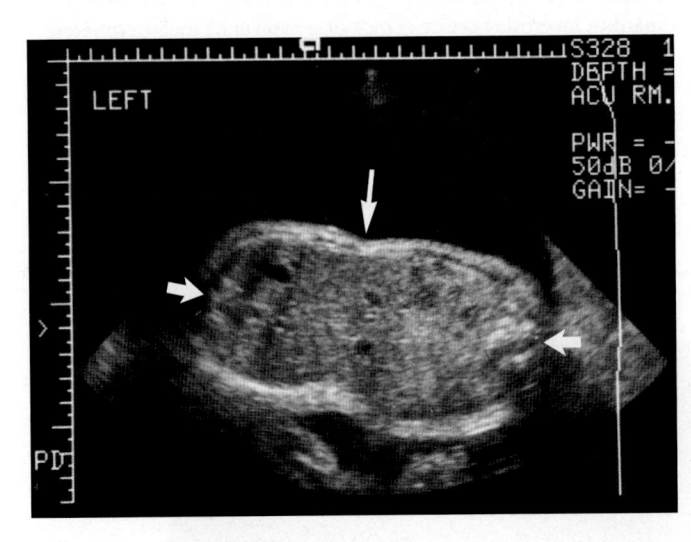

Fig. 9.5-4
Gêmeos conjugados. Sonograma transverso mostra conjugação de gêmeos através do abdome anterior (seta longa). As duas colunas vertebrais fetais (setas curtas) são vistas posteriormente em cada um.[14]

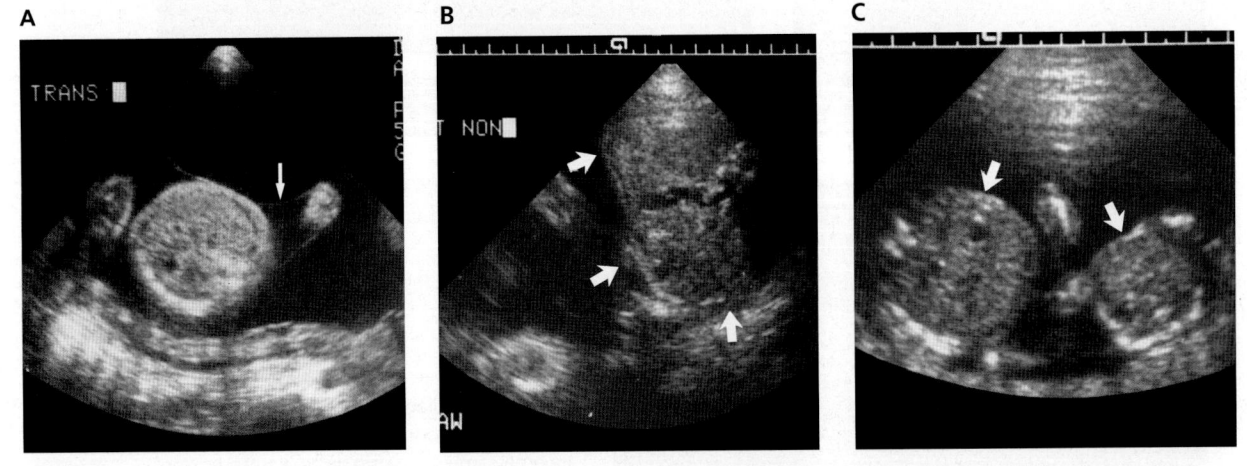

Fig. 9.5-5
Síndrome de transfusão intergemelar. (A) Sonograma de uma gestação gemelar com líquidos amnióticos discrepantes. Uma membrana diamniótica (seta) está vestida sobre o gêmeo doador com oligoidrâmnio.[14] (B) Oligoidrâmnio grave leva a um gêmeo colado, com o abdome fetal (setas) comprimido contra a parede uterina pela membrana não visualizada.[14] (C) Os dois abdomes (setas) destes gêmeos discordantes são obviamente diferentes em tamanho.[15]

Condição	Comentários
Síndrome de transfusão feto-fetal (Fig. 9.5-5)	Complicação de gestações monocoriônicas (15 a 30%) em que há troca desequilibrada de sangue entre os dois fetos através de anastomoses arteriovenosas na placenta comum. Um feto (gêmeo doador) se torna anêmico e com retardo do crescimento, enquanto o outro (receptor) se torna policitêmico e pode desenvolver insuficiência cardíaca congestiva de alto débito. A taxa de mortalidade de ambos os fetos é de 40 a 85%. Achados ultrassonográficos incluem volume discrepante de líquido amniótico (poliidrâmnio em torno do gêmeo receptor; oligoidrâmnio do gêmeo doador, que pode parecer "grudado" contra a parede uterina pela membrana interposta invisível); tamanhos fetais discordantes (gêmeo doador pequeno; gêmeo receptor normal ou ocasionalmente grande); e hidropisia do gêmeo receptor (10 a 25% dos casos).
Gemelaridade acardíaca (Fig. 9.5-6)	Rara complicação da monocorionicidade que resulta de grandes anastomoses placentárias arterioarteriais e venovenosas conectando os sistemas circulatórios dos gêmeos e leva à inversão de fluxo através do sistema circulatório de um gêmeo. A hemodinâmica invertida faz este gêmeo desenvolver na melhor hipótese um coração rudimentar. Na ultrassonografia, o gêmeo "acardíaco" tem ausência de batimento cardíaco, espessamento e edema maciços da pele, e usualmente um cordão umbilical com dois vasos. O outro gêmeo (chamado de "bomba" porque o seu coração supre sangue a ambos os gêmeos) pode parecer normal ou ter poliidrâmnio e hidropisia em razão da sobrecarga cardíaca. Doppler pode documentar a direção invertida do fluxo na artéria e veia umbilicais do gêmeo acardíaco.

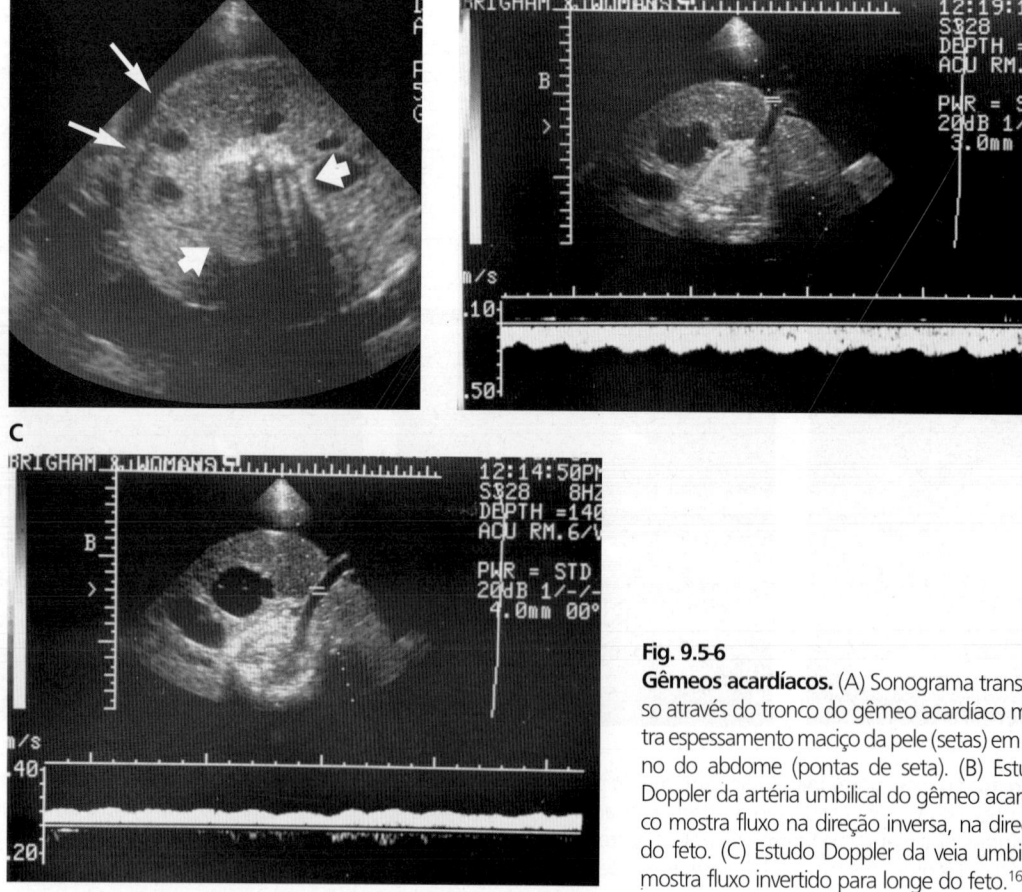

Fig. 9.5-6
Gêmeos acardíacos. (A) Sonograma transverso através do tronco do gêmeo acardíaco mostra espessamento maciço da pele (setas) em torno do abdome (pontas de seta). (B) Estudo Doppler da artéria umbilical do gêmeo acardíaco mostra fluxo na direção inversa, na direção do feto. (C) Estudo Doppler da veia umbilical mostra fluxo invertido para longe do feto.[16]

Condição	Comentários
Morte de um gêmeo (Fig. 9.5-7)	O aspecto ultrassonográfico depende da época da gestação em que a morte ocorre. Morte no primeiro trimestre resulta na reabsorção do feto e seu saco dentro de dias ou semanas e subsequentemente nenhuma evidência de que houve uma gestação gemelar. Um gêmeo morrendo no segundo trimestre torna-se macerado e comprimido contra a parede uterina (feto papiráceo). Quando a morte de um dos gêmeos ocorre no terceiro trimestre, um feto morto macerado, porém identificável, permanece *in utero*.

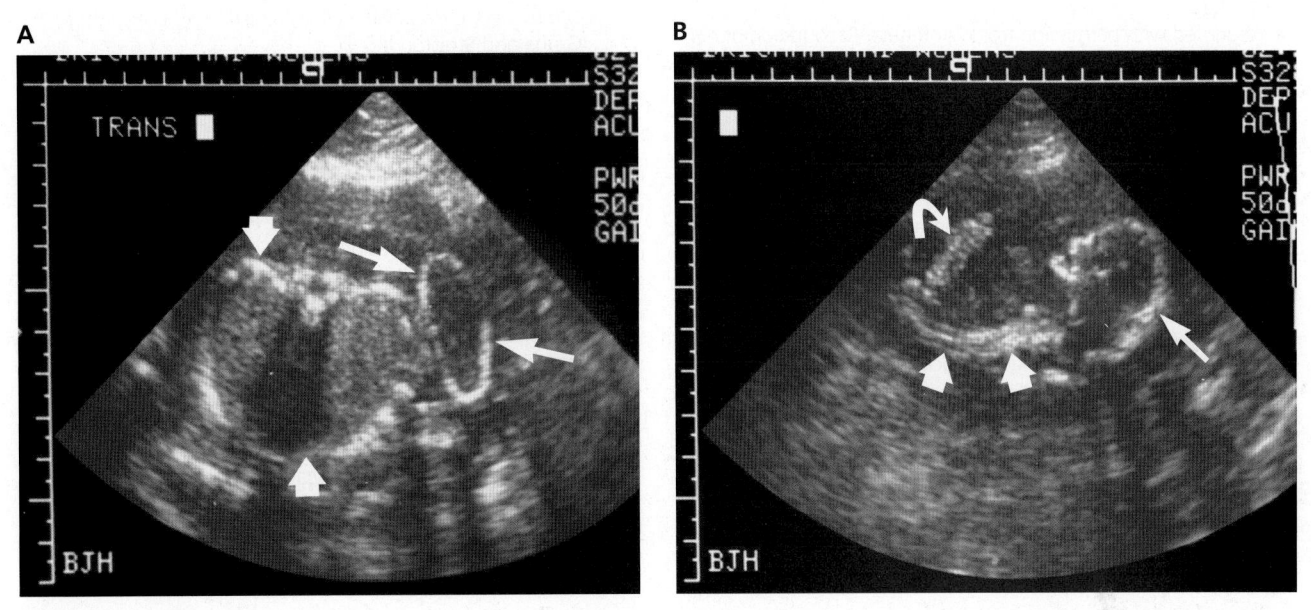

Fig. 9.5-7
Fetus papyraceus. (A) Sonograma da cabeça fetal fina como papel (setas longas) de um gêmeo que morreu vários meses antes. Os restos fetais estão comprimidos contra a parede uterina pelo cogêmeo vivo (setas curtas). (B) Escaneamento longitudinal do feto comprimido mostra a cabeça (seta longa) e espinha (setas curtas). O cordão umbilical trombosado (seta curva) estende-se do feto para a parede uterina.[14]

Fontes

1. Reprinted with permission from "The Prenatal Examination of the Fetal Cranium, Spine, and Central Nervous System" by ME Pasto and AB Kurtz, *Seminars in Ultrasound, CT and MR* (1984;5:170–193), Copyright © 1984, Grune and Stratton Inc.
2. Reprinted from *Prenatal Diagnosis of Congenital Abnormalities* by R Romero, G Pilu, P Jeanty, and JC Hobbins with permission of Appleton and Lange, © 1988.
3. Reprinted from *Ultrasonography in Obstetrics and Gynecology* by PW Callen with permission of WB Saunders Company, © 1988.
4. Reprinted with permission from "Antenatal Recognition of Cerebral Anomalies" by G Pilu, N Rizzo, LF Orsini et al., *Ultrasound in Medicine and Biology* (1986;12:319), Copyright © 1986, Pergamon Press Inc.
5. Reprinted with permission from "Alobar Holoprosencephaly: Ultrasonographic Prenatal Diagnosis" by RA Filly, DH Chinn, and PW Callen, *Radiology* (1984;151:455), Copyright © 1984, Radiological Society of North America Inc.
6. Reprinted with permission from "Ultrasound of the Fetal Face and Neck" by WE Brant, *The Radiologist* (1994;1:235–244).
7. Reprinted with permission from "Sonography of Facial Features of Alobar and Semilobar Holoprosencephaly" by JP McGahan, DA Nyberg, and LA Mack, *AJR Am J Roentgenol* (1990;154:143–148).
8. Reprinted with permission from "Sonographic Evaluation of the Fetal Abdominal Wall" by WE Brant, *The Radiologist* (1995;2:149–160).
9. Reprinted with permission from "Sonography of the Fetal Gastrointestinal System" by DH Mukuno, TG Lee, and HR Harnsberger et al., *Seminars in Ultrasound, CT and MR* (1984;5:194–209), Copyright © 1984, Grune and Stratton Inc.
10. Reprinted with permission from "Congenital Absence of the Umbilical Cord Resulting from Maldevelopment of Embryonic Body Folding" by CJ Lockwood, AL Scioscia, and JC Hobbins, *American Journal of Obstetrics and Gynecology* (1986;155:1049), Copyright © 1986, The CV Mosby Company.
11. Reprinted with permission from "Fetal Echocardiography: The Challenges of the 1980's" by GR Devore, *Seminars in Ultrasound, CT and MR* (1984;5:229–248), Copyright © 1984, Grune and Stratton Inc.
12. Reprinted from *Ultrasound Atlas of Disease Processes* by CA Krebs, VL Giyanani, and RL Eisenberg, with permission of Appleton & Lange, © 1993.
13. Reprinted with permission from "Sonography in Multiple Gestations" by CB Benson and PM Doubilet, *The Radiologist* (1994;1:147–154).
14. Reprinted with permission from "Sonography of Multiple Gestations" by CB Benson and PM Doubilet, *Radiology Clinics of North America* (1990;28:149–161).
15. Reprinted from "Fetal Twin Pregnancy" by CB Benson and PM Doubilet, by permission of Lippincott, *Obstetrical Ultrasound: A Practical Approach* by J McGahan and M Porto, eds. © 1994.
16. Reprinted with permission from "Doppler Demonstration of Reversed Blood Flow in an Acardiac Twin" by CB Benson, FR Bieber, and DR Genest et al., *Journal of Clinical Ultrasound* (1989;17:291–295).

Índice Remissivo

Números acompanhados por um *f* (em itálico) são referentes a Figuras.

A

Abdome
  lesões gordurosas no, 756-763
    em TC, 756-763
Abscesso(s), 142, 150, 161, 301
  mediastinal, 168, 225*f*
    com fistulização, 225*f*
  paraespinal, 161*f*
    frio, 161*f*
  peritonsilar, 228
  piogênico, 70, 76
  pulmonar, 51, 62, 63*f*, 86, 88, 89, 110, 133
    agudo, 51, 62
    amebiano, 89
    bacteriano, 86
    com pus espessado, 133
    fúngico, 88
  subfrênico, 189, 192
Abuso
  de cocaína, 26, 27*f*, 258, 274*f*
  de heroína, 26*f*
  de narcótico, 26
Acalasia, 163*f*, 222
Acanthosis
  nigricans, 130
Ácido
  homogentísico, 1037
    deposição de, 1037
Acromegalia, 1039
Acro-osteólise, 1044-1050
Actinomicose, 9, 10*f*, 192*f*, 309*f*
  endobrônquica, 217*f*
Adenoide(s)
  aumentadas, 227
Adenoma, 202
  brônquico, 52, 62, 112, 122
    central, 112*f*
  paratireóideo, 141*f*, 151*f*
    ectópico, 141*f*, 151*f*
Agenesia
  lobar, 185
    congênita, 185
Agente(s)
  infecciosos, 40, 192
    esquistossomose, 42
    filaríase, 42
    infecções fúngicas, 40
    Mycoplasma, 41
    Pneumocystis carinii, 42
    pneumonia viral, 40
    toxoplasmose, 42
    tuberculose, 40

Água
  densidade de, 139, 149, 158
    cisto, 139, 149, 158
      broncogênico, 149
      gastroentérico, 158
      neuroentérico, 158
      pericárdico, 149
      tímico, 139
    meningocele, 158
    meningomielocele, 158
    pseudocisto pancreático, 158
AIDS (Síndrome de Imunodeficiência
  Adquirida), 130
  alterações na, 1360-1363
    do SNC, 1360-1363
  infecção na, 309*f*
    necrosante, 309*f*
  linfoma relacionado com, 315
  pneumonia e, 27*f*
    por *Pneumocystis carinii*, 27*f*
  pneumonia na, 253*f*
    por *Pneumocystis carini*, 253*f*
Alargamento
  do arco duodenal, 464-465
  do espaço retrogástrico, 446
  localizado, 1200
    da distância interpedicular, 1200
  mediastinal, 232
    causas de, 232
Alça(s)
  do intestino delgado, 488, 489
    separação de, 488, 489
Alergia
  à droga, 28
Alteração(ões)
  do SNC, 1360-1363
    na AIDS, 1360-1363
  induzidas por drogas, 101
  no tamanho, 528
    da vesícula biliar, 528
Altitude
  elevada, 22
Altura
  perda de, 1190-1197
    de um ou mais corpos vertebrais,
      1190-1197
Alveolite
  alérgica, 84, 241
    extrínseca, 241
Amebíase, 13
Amiloide, 208
Amiloidoma, 66

Amiloidose, 45, 48, 49*f*, 73, 79, 84, 122,
  123*f*, 131, 205, 210*f*, 218*f*
  broncopulmonar, 101
Anatomia
  renal normal, 889-891
    distorção da, 889-891
      difusa, 889-891
      focal, 889-891
Anel
  aórtico, 375
  contraste em, 1248-1252
    lesões com, 1248-1252
  mitral, 376
    calcificação do, 376*f*
  pulmonar, 357
  valvar, 375
  vascular, 227
Anemia, 370
  falciforme, 370*f*
Aneurisma(s), 366, 375
  aórtico, 116, 152*f*, 220, 348
    traumático, 152*f*
      crônico, 152*f*
  da aorta, 136, 137*f*, 144, 154, 164*f*, 365
    ascendente, 136
    descendente, 154, 164*f*
    torácica, 137*f*
  da artéria subclávia, 144*f*, 152*f*
    esquerda, 144*f*, 152*f*
  de artéria pulmonar, 95
  de grande ramo, 144
  de seio de Valsalva, 136, 343, 345*f*, 351
    roto, 343, 345*f*
  dissecante, 165*f*, 348
  do arco aórtico, 221*f*
    transverso, 221*f*
  e malformações vasculares, 1376-1381
  ventricular, 377, 379*f*
Angiossarcoma, 311
Ângulo
  pontocerebelar, 1310-1319
    massas no, 1310-1319
      em IRM, 1314-1319
      em TC, 1310-1313
Anomalia(s)
  congênitas, 1238-1239, 1356-1359
    da coluna vertebral, 1238, 1239
      em IRM, 1238, 1239
    na linha mediana, 1356-1359
      em ultrassonografia, 1356-1359
  de Ebstein, 325, 341, 368
  de Taussig-Bing, 336, 337*f*

fetais, 1418-1431
  diagnóstico ultrassonográfico de, 1418-1431
Anormalidade(s)
  da articulação, 1214-1217
    sacroilíaca, 1214-1217
  da condução, 369
  da substância branca, 1326-1329
    periventricular, 1326-1329
      em IRM, 1326-1329
  do espaço pleural, 176
    grande derrame, 176
      unilateral, 176
    hérnia, 177
      diafragmática, 177
    massas pleurais, 177
    pneumotórax, 176
      de tensão, 176
  do recesso azigoesofágico, 170-173
    em TC, 170-173
  do ritmo, 369
  do seio renal, 878-883
  esofagogástricas, 171
    esôfago, 171, 172
      carcinoma de, 171
      dilatação do, 172
    hérnia hiatal, 172
  intrínseca, 197
    do ducto torácico, 197
  omentais, 746-752
  peritoneais, 746-752
  vasculares, 171
    aumento atrial, 171
      esquerdo, 171
    dilatação, 171
      da aorta descendente, 171
      da veia ázigo, 171
    varizes do esôfago, 171
Antraz, 7
Antro
  gástrico, 450, 451
    e bulbo duodenal, 450, 451
      comprometimento simultâneo do, 450, 451
Aorta
  aneurisma da, 136, 144, 154, 365
    ascendente, 136
    descendente, 154
    torácica, 137f
  ascendente, 348-355
  coarctação da, 346, 350, 354, 367, 374
    tipo infantil de, 354
  dilatação da, 171
    ascendente, 171
  lesão da, 292
    aguda, 292
  pseudocoarctação da, 350, 351f
Aortite, 375
  sifilítica, 349, 350f, 375f
Ápice
  pulmonar, 317
    mesotelioma, 317
    tumor de Pancoast, 317
Arco
  aórtico, 152f, 220, 221f, 348-357
    cervical, 356
    direito, 152f, 356

com artéria subclávia esquerda aberrante, 356f
    duplo, 220, 221f, 357
    grandes anomalias do, 356, 357
      e artéria pulmonar, 356, 357
    pequenos, 354, 355
    proeminentes, 348-353
    transverso, 221f
      aneurisma de, 221f
  duodenal, 464, 465
    alargamento do, 464, 465
Artefato
  de algoritmo pulmonar, 289
    simulando êmbolo pulmonar, 289
  de tampão mucoso, 289
  de técnica, 288
  relacionado com o paciente, 288
Artéria(s)
  brônquica, 219
    hipertrofiada, 219
      com protrusão intraluminal, 219
  coronária, 343, 345f, 377
    calcificação de, 377f
    fístula de, 343, 345f
  pulmonar, 31, 32, 95, 105, 198f, 290, 291f, 357, 359, 363
    aneurisma de, 95
    cateter de, 198f
      complicação da inserção de, 198f
    cateter dirigido erradamente para dentro da, 32
    de pressão venosa ventral, 32
    coarctação da, 95
    coto de, 290
      trombose in situ, 290
    esquerda, 105, 357
      aberrante, 357
      origem anômala da, 105
    estreitada, 95
    leiomiossarcoma de, 291f
    ocluída, 95
    principal, 359-363
      dilatação da, 359-363
    sarcoma primário da, 290
    shunt sistêmico à, 31
      pós-operatório de, 31
  renal, 373
    estenose de, 373
  subclávia, 144f, 152f, 220, 356f, 357
    direita, 220, 357
      aberrante, 220, 357
    esquerda, 144f, 152f, 220, 356f
      aberrante, 220, 356f, 357f
    aneurisma da, 144f, 152f
  transposição das grandes, 336, 337f
Arteriosclerose, 375
Articulação(ões)
  de Charcot, 1053-1055
  outras, 1096-1099
    necrose de, 1096-1099
      avascular, 1096-1099
  sacroilíaca, 1214-1217
    anormalidade da, 1214-1217
Artrite(s), 1028-1043
  associada à doença intestinal, 1033
    inflamatória, 1033
  de Jaccoud, 1033

infecciosa, 1040
  fúngica, 1042
  piogênica, 1040
  tuberculose, 1041
  viral, 1042
osteoartrite, 1028
  erosiva, 1028
psoríaca, 1031, 1032f
reativa, 1031, 1032f
reumatoide, 128, 280, 1029, 1030, 1031f
  juvenil, 1030, 1031f
séptica, 310, 1041f
  esternoclavicular, 310
transitórias, 1042
tuberculosa, 1041f
  do cotovelo, 1041f
  do joelho, 1041f
Asbestose, 19, 35, 187f, 190, 194, 239, 240f, 280
Ascaríase, 13, 125f
Ascite
  cirrose com, 190
  fetal, 1436-1437
Asma, 108f, 126, 127f, 179, 199f, 251, 270f
Aspergillus
  bola de fungo de, 132
Aspergilose, 11, 62f, 132f, 182f, 246f, 253f
  broncopulmonar, 119, 124, 126f, 247, 278
    alérgica, 247, 278
    de hipersensibilidade, 119, 124, 126f
  pulmonar, 246, 253, 264
    invasiva, 246, 253, 264
Aspiração, 248
  de conteúdo gástrico, 22
  de corpo estranho, 102, 214, 217f
    calcificação de, 217f
  de material de contraste hipertônico, 22
  de osso opaco, 217f
  de anchova, 217f
  de tecido ósseo, 217
  unilateral, 32
Asplenia, 369
Ataque
  asmático, 108
  agudo, 108
Atelectasia, 173f, 174
  da língula, 115f
  do lobo, 114f, 115f
    inferior, 115f
      direito, 115f
      esquerdo, 115f
    médio, 114f, 115f
      direito, 114f, 115f
    superior, 114f
      direito, 114f
      esquerdo, 114f
  do pulmão, 174f
    esquerdo, 174f
  lobar, 112-117
  segmentar, 112-117
Atenuação
  alta, 1264, 1265
    massas com, 1264, 1265
      em um hemisfério cerebral, 1264, 1265
  diminuída, 640-655, 732-739
    focal, 640-655

massas no fígado com, 640-655
massas no baço com, 732-739
do fígado, 672-676
generalizada, 672-676
aumentada, 672-673
diminuída, 674-676
padrões de, 602-605
na parede intestinal, 602-605
anormal, 602-605
Aterosclerose, 348
Atresia, 220
brônquica, 58, 64, 65f, 106, 119f
congênita, 58, 64, 106
impactação mucoide em, 119f
calcificada, 119f
segmentar, 65f
de coanas, 227
esofágica, 228
pulmonar, 324, 325f, 329, 341, 368
com insuficiência tricúspide, 329
tricúspide, 325, 340, 341f, 358, 362, 368
com transposição, 368
sem estenose pulmonar, 362, 368
Átrio
esquerdo, 377
Aumento
atrial, 324, 325, 330, 331
direito, 324, 325
esquerdo, 330, 331
cardíaco, 116
da papila de Vater, 456, 457
da veia ázigo, 171
de linfonodos, 144, 170, 613-617
mesentéricos, 613-617
paraesofágicos, 170
subcarinais, 170
de tamanho, 1188, 1189
de uma ou mais vértebras, 1188, 1189
do espaço retrorretal, 526, 527
dos linfonodos, 98-101
hilares, 98-101
mediastinais, 98-101
hilar, 94-97
bilateral, 96-97
unilateral, 94, 95
linfonodal, 170f
lobar, 110-111
ventricular, 324, 326-330, 332-335
direito, 324, 326-330
esquerdo, 332-335
Avulsão
lesões de, 1128-1134
cotovelo, 1133
joelho, 1130
ombro, 1133
pé, 1131
pelve, 1128
tornozelo, 1131
Axila
carcinoma da, 305f
anaplásico, 305f
primário, 305f

B

Baço
calcificação do, 566, 567

massas no, 732-739
com atenuação diminuída, 732-739
Bactéria(s)
Gram-negativas, 6
entéricas, 6
Bacteroide(s), 8
pneumonia por, 8f
Bainha
tendínea, 316
sarcoma sinovial, 316
Banda(s)
metafisárias, 1080, 1081
radiotransparentes, 1080, 1081
Baqueteamento
de cálices renais, 818, 819
Bauxita
pneumoconiose da, 201
Beribéri, 370
Beriliose, 36f
Bexiga
calcificação da, 582, 583
em crianças, 854, 855
trato urinário abaixo da, 854, 855
obstrução do, 854, 855
urinária, 842-855
defeitos de enchimento na, 846-851
múltiplos, 846-851
solitários, 846-851
grande, 844, 845
luz da, 852, 853
gás na, 852, 853
parede da, 852, 853
gás na, 852, 853
pequena, 842, 843
Bissinose, 37f
Blastomicose, 8, 9f, 41f, 62f, 63f, 70f, 76f, 245f
Bleomicina
toxicidade por, 281f
Bochdalek
hérnia de, 155, 158, 236f, 287f
Bócio
intratorácico, 164, 224f
retroesternal, 141f
tireóideo, 223
Bola
de fibrina, 181
de fungo, 118, 132
de *Aspergillus*, 132
de outra etiologia, 132
Bolha(s), 92, 102
bilaterais, 109f
volumosas, 109f
enfisematosa, 102f
congênita, 102f
gigante, 102f
Bolsa
sinovial, 316
sarcoma sinovial, 316
Broncolitíase, 117, 122, 123f, 216-219
distúrbios que simulam, 217
infecção endobrônquica primária, 217
com calcificação distrófica, 217
Broncólito, 106
Broncopneumonia
infantil, 109
difusa, 109

Bronquiectasia, 46, 116, 266
cística, 92, 267f
Brônquio
fraturado, 116
principal, 175
corpo estranho obstruindo, 175
esquerdo, 175
amendoim no, 175f
Bronquiolite
aguda, 39, 109
obliterante, 84
por *Staphylococcus aureus*, 246f
Bronquite
crônica, 38, 39f
Bulbo
duodenal, 450-451
antro gástrico e, 450, 451
comprometimento simultâneo do, 450-451
Bussulfam
pneumnonia por, 38f

C

Calcanhar
coxim do, 1106, 1107
espessamento do, 1106, 1107
Calcificação(ões)
abdominal, 588, 589
disseminada, 588, 589
atrial, 378f
esquerda, 378f
benignas, 60f
cardiovascular, 375-379
da bexiga, 582, 583
da mama, 1404-1408
da vesícula biliar, 572, 573
de corpo estranho, 217f
aspirado, 217f
de discos intervertebrais, 1208, 1209
distrófica, 217
infecção com, 217
endobrônquica primária, 217
do baço, 566, 567
do canal arterial, 379f
do ducto deferente, 856
do fígado, 562-565
do trato, 568, 569, 584-587
digestório, 568, 569
genital, 584-587
feminino, 584, 585
masculino, 586, 587
dos ductos biliares, 572, 573
em torno das pontas dos dedos, 1076, 1077
das mãos, 1076, 1077
generalizada, 1070-1076
em músculos, 1070-1076
em tecidos subcutâneos, 1070-1076
in situ, 217
de material, 217
localizada, 1066-1069
em músculos, 1066-1069
em tecidos subcutâneos, 1066-1069
maligna, 61f
metabólica, 122

ÍNDICE REMISSIVO

mural, 218
    doença traqueobrônquica com, 218
pancreática, 570-571
parenquimatosa, 118-123
    pulmonar, 118-123
periarticular, 1060-1065
pericárdica, 379*f*
periventricular, 1345
    em TC, 1345
    na criança, 1345
pleural, 186-187
pulmonar, 279
    metastática, 279
renal, 576-579
suprarrenal, 574, 575
ureteral, 580, 581

Cálice(s)
    renais, 818, 819
        baqueteamento de, 818, 819
        destruição de, 818, 819

Canal
    arterial, 342, 343*f*, 350, 352*f*, 368*f*, 378, 379*f*
        calcificação do, 379*f*
        patente, 342, 343*f*, 350, 352*f*, 368*f*
    atrioventricular, 339*f*
        comum, 339*f*

Câncer
    de células não pequenas, 67*f*
    de mama, 304, 316
        metástases, 316*f*
    de próstata 316*f*
        metástases, 316*f*

Candidíase, 11
    pulmonar, 130*f*

Caplan
    síndrome de, 73*f*

Carcinoide, 55, 69*f*, 211, 213*f*
    tímico, 140*f*

Carcinoma
    anaplásico, 305*f*
        primário, 305*f*
            da axila, 305*f*
    broncogênico, 53, 66, 90, 96*f*, 99, 110, 111*f*, 112, 121, 150*f*, 162, 192, 364*f*, 365*f*
        disseminação de, 163*f*
            mediastinal, 163*f*
    bronquiolar, 193
    bronquioloalveolar, 17, 54, 68, 72, 76, 77*f*, 82, 256, 261, 272
    cístico, 212*f*
        adenoide, 212*f*
    da traqueia, 202*f*
    de células, 17*f*, 54, 72*f*, 76, 82, 83*f*, 193, 212*f*, 256, 272
        alveolares, 17*f*, 54, 72*f*, 76, 82, 83*f*, 193, 256, 272
        escamosas, 212*f*
    de pequenas células, 99*f*
    do esôfago,163, 171
    do pâncreas, 188
    do retroperitôneo, 188
    esofágico, 163*f*
    metastático, 83*f*, 188
        da tireoide, 83*f*
    neuroendócrino, 69*f*
    tímico, 140*f*
    traqueal, 202

Carcinomatose
    linfangítica, 239, 260
    pulmonar, 260

Cardiopatia
    congênita, 31, 96, 336-347, 358
        acianótica, 342-347
            com fluxo sanguíneo pulmonar, 342-347
                aumentado, 342-345
                normal, 346-347
            associada a arco aórtico, 358
                direito, 358
        cianótica, 336-341
            com vascularização pulmonar, 336-341
                aumentada, 336-339
                diminuída, 340-341
    de alto débito, 359
    hipertensiva, 348

Castleman
    doença de, 137, 146

Catapora, 130
    pneumonia da, 71*f*, 85*f*, 118, 119*f*
        curada, 119*f*

Cateter
    de artéria pulmonar, 198*f*
        inserção de, 198*f*
            complicação da, 198*f*
    de pressão venosa ventral, 32
        dirigido erradamente, 32
            para dentro de uma artéria pulmonar, 32
    venoso central, 191
        percutâneo, 191
        malposição de, 191

Ceco
    defeitos no, 498-501
    de enchimento, 498-501
    em forma de cone, 494-497

Célula(s)
    alveolares, 17, 54, 72*f*, 76, 82, 83*f*, 193, 212*f*, 256, 272
        carcinoma de, 17*f*, 54, 72*f*, 76, 82, 83*f*, 193, 212*f*, 256, 272
    de Langerhans, 42, 43*f*, 47, 48*f*, 101, 130, 241, 268, 276, 277*f*
        pulmonar, 42, 43*f*, 47, 48*f*, 101, 130, 241, 268, 276, 277*f*
        histiocitose de, 42, 43*f*, 47, 48*f*, 101, 130, 241, 268, 276, 277*f*
    escamosas, 212*f*
        carcinoma de, 212*f*
    germinais, 135
        neoplasmas de, 135
    gigantes, 308
        tumor de, 308
    não pequenas, 67*f*
        câncer de, 67*f*
    pequenas, 99*f*
        carcinoma de, 99*f*
    plasmáticas, 118, 119*f*
        granuloma de, 118, 119*f*

Cérebro
    doenças do, 1330-1335
        em IRM, 1330-1335
            degenerativas, 1330-1335
            metabólicas, 1330-1335
    malformações do, 1346-1355
        congênitas comuns, 1346-1355
        em IRM, 1346-1355
        em TC, 1346-1355

Charcot
    articulação de, 1053-1055

Cicatriz
    na margem renal, 806

Cílio(s)
    discinéticos, 248
        síndromes de, 248

Cirrose
    com ascite, 190

Cirurgia
    abdominal, 189
    cardíaca, 380
        derrame pericárdico após, 380
    do esôfago, 301
    lesão extrapleural e, 185

Cisto(s), 387
    broncogênico, 56, 92, 123, 145, 149, 159*f*, 166, 167*f*, 172, 176
        congênito, 166
    de duplicação, 159*f*, 166, 167*f*, 221
        do esôfago, 166, 167*f*
        esofágico, 159*f*, 221*f*
    dermoide, 168
    do diafragma, 235
    equinocócico, 51, 62, 132
    gastroentérico, 156, 158
    hidático, 51, 62, 88, 132, 299, 300*f*
        herniado, 300*f*
    mesotelial, 146
    neuroentérico, 156, 157*f*, 158, 166
    ósseo, 308
        aneurismático, 308
    pericárdico, 136, 137*f*, 149, 166, 167*f*, 299, 387*f*
    pleuropericárdico, 146, 300*f*
    pulmonar, 92
        traumático, 92
    tímico, 139, 168, 169*f*

Clavícula
    extremidade lateral da, 1050-1052
        defeito da, 1050-1052
        destruição da, 1050-1052
        erosão da, 1050-1052

CMV (Citomegalovírus), 12
    pneumonia por, 71*f*, 246*f*

Coágulo
    sanguíneo, 133
        intracavitário, 133

Coarctação
    da aorta, 346, 350, 354, 367, 374
        tipo infantil de, 354
    da artéria pulmonar, 95

Cocaína
    abuso de, 26, 27*f*, 258, 274*f*
        com eosinofilia pulmonar, 258*f*

Coccidioidomicose, 9, 82*f*, 88*f*, 98, 127, 188*f*
    pneumonia por, 9*f*

Colágeno
  doença do, 374, 380
Coleção(ões)
  líquidas, 892, 893, 962, 963
    em torno do rim, 892, 893
      transplantado, 892, 893
    no escroto, 962, 963
Cólon
  defeitos no, 514-521
    de enchimento, 514-521
  duplo trajeto no, 524, 525
  estreitamento do, 508-513
  impressões digitais do, 522, 523
  interposição de, 302f
  lesões ulcerativas do, 502-507
Coluna
  torácica, 297
    fratura de, 297
  vertebral, 1232, 1233, 1238, 1239
    em IRM, 1232, 1233, 1238, 1239
      anomalias congênitas da, 1238, 1239
      da região lombar pós-operatória, 1232, 1233
Complexo
  Mycobacterium avium-intracellulare, 245f
Compressão
  laríngea, 109
  traqueal, 109
Condroamartoma, 63f
Condrocalcinose, 1058, 1059
Condrossarcoma, 313
Conteúdo
  gástrico, 22
    aspiração de, 22
Continuação Ázigo
  da veia cava, 153f, 157, 165f, 366
    inferior, 153f, 157, 165f, 366
Contraste
  em anel, 1248-1252
    lesões com, 1248-1252
  material de, 22, 812, 813
    concentração diminuída de, 812, 813
      no sistema pielocalicial, 812, 813
    hipertônico, 22
      aspiração de, 22
Contusão
  pulmonar, 15, 24, 30, 31f, 257, 293
COP (Pneumonia Criptogênica em Organização), 238, 250, 281
Coqueluche, 6
Cor pulmonale, 328, 359, 360f
Coração
  esquerdo, 324, 325f, 329, 347f, 354, 367
    hipoplásico, 324, 325f, 329, 347f, 354, 367
      síndrome de, 324, 325f, 329, 347f, 354, 367
  tumor do, 381
Corpo(s)
  adiposo, 148f, 298
    cardíaco, 298
    epicárdico, 148f
  escavação de, 1201-1203
    anterior, 1201
    posterior, 1202, 1203
  estranho, 102, 112, 175, 205, 214, 215f, 226
    aspiração de, 102, 214

    obstruindo brônquio principal, 175
  gorduroso, 381f
    epicárdico, 381f
      sinal do, 381f
  retificação de um ou mais, 1204
  soltos, 1056-1057
    intra-articulares, 1056-1057
  vertebral, 1174-1177, 1190-1197, 1201-1204, 1224-1227 em IRM, 1224-1227
    lesão de, 1174-1177, 1224-1227
      lítica, 1174-1177
      não neoplásicas, 1224-1227
    perda de altura, 1190-1197
      de um ou mais, 1190-1197
Costela
  fratura de, 296
  lesão de, 180
Costocondrite, 308, 309f
Coto
  de artéria, 290
    pulmonar, 290
      trombose *in situ* de, 290
  gástrico, 447-449
    defeitos no, 447-449
      de enchimento, 447-449
Cotovelo
  artrite do, 1041
    tuberculosa, 1041f
  lesões de avulsão, 1133
Coxim
  adiposo, 148
    epicárdico, 148
  do calcanhar, 1106, 1107
    espessamento do, 1106, 1107
  edocárdico, 342, 343f, 354
    defeito de, 342, 343f, 354
Coxxiella
  burnetii, 12
    infecção por, 12
CPPD (Cálcio Pirofosfato Diidratado)
  artropatia de, 1037f
  doença de, 1035, 1058
Crack
  pulmão de, 258
    com eosinofilia pulmonar, 258f
Criptococose, 9, 10f, 51f
Crupe, 226

D

Dactilite, 1112-1114
Débito
  alto, 369
    estados de, 369
  cardíaco, 354
    diminuído, 354
Decúbito
  lateral, 30
    posição de, 30
      prolongada, 30
Dedo(s)
  pontas dos, 1076, 1077
    das mãos, 1076, 1077
      calcificação em torno das, 1076, 1077

Defeito(s)
  completo, 337
    de coxim endocárdico, 337
  da extremidade lateral, 1050-1052
    da clavícula, 1050-1052
  de coxim endocárdico, 342, 343f, 354
  de enchimento, 418-421, 430-435, 447-449, 452-455, 480-485, 498-501, 514-521, 529-535, 764-766, 814-817, 822-825, 846-851
    da IVC, 764-766
    do cólon, 514-521
    do coto gástrico, 447-449
    do duodeno, 452-455
    do esôfago, 418-421
    do estômago, 430-435
    na bexiga urinária, 846-851
      múltiplos, 846-851
      solitários, 846-851
    na vesícula opacificada, 529-531
    no ceco, 498-501
    no íleo, 480-485
    no jejuno, 480-485
    no sistema pielocalicial, 814-817
      múltiplos, 814-817
      solitários, 814-817
    no ureter, 822-825
    nos ductos biliares, 532-535
  de perfusão, 32
  septal, 342, 354, 361f
    atrial, 342, 354
    ventricular, 342, 354, 361f
Definição
  corticomedular, 889-891
    eliminação da, 889-891
Degeneração
  cística, 168
Densidade
  aumentada, 1078, 1079
    zonas de, 1078, 1079
      nas metáfises, 1078, 1079
  baixa, 1320, 1321
    massas de, 1320, 1321
      no tronco cerebral, 1320, 1321
  de água, 139, 149, 158
    cisto, 139, 149, 158
      broncogênico, 149, 158
      gastroentérico, 158
      neuroentérico, 158
      pericárdico, 149
      tímico, 139
    meningocele, 158
    meningomielocele, 158
    pseudocisto pancreático, 158
  de gordura, 138, 148, 158
    coxim adiposo, 148
      epicárdico, 148
    hematopoese, 158
      extramedular, 158
    hérnia omental, 139, 158
    lipoma, 138, 148, 158
      pericárdico, 148
    lipomatose, 138, 148, 158
  de tecido mole, 140, 150, 160-163
    abscesso, 142, 150, 161
    bócio intratorácico, 164
    carcinoma do esôfago, 163

dilatação do esôfago, 163
espondilite infecciosa, 161
hematoma mediastinal, 142, 151, 162
hematopoese extramedular, 162
hemorragia mediastinal, 142, 151, 162
hérnia, 142, 160
   de Morgagni, 142
hiperplasia tímica, 141
linfadenopatia, 150, 162
linfoma, 142
malignidade tímica, 140
mediastinite, 142, 150, 161
outros neoplasmas, 142
   de células germinais, 142
sequestro broncopulmonar, 162
teratoma, 142
timoma, 140
tireoide retroesternal, 141
tumor, 141, 160, 161
   espinal, 161
   neurogênico, 160
   paratireóideo, 141
Deposição
  de ácido homogentísico, 1037
  de hidroxiapatita, 1035
    doença de, 1035
  sinovial, 1038
    de ferro, 1038
Depressão
  na margem renal, 806
Dermatomiosite, 38, 128
Derrame
  pericárdico, 380-382, 384, 385f
    hemorrágico, 385f
    não hemorrágico, 384f
    pós-cirurgia cardíaca, 380
    serossanguíneo, 384f
    simples, 384f
  pleural, 30, 172, 176, 188-195
    associado à evidência radiográfica, 192-195
      de doença torácica, 192-195
    com tórax de aparência normal, 188-191
      sob os demais aspectos, 188-191
    grande, 30, 176
      toracocentese rápida de, 30
    unilateral, 176
    induzido por droga, 195
  subpulmonar, 235
Destruição
  da extremidade lateral, 1050-1052
    da clavícula, 1050-1052
  de cálices renais, 818, 819
Desvio
  do mediastino, 174-177
  do ureter, 837-841
Diabetes
  materno, 369
Diafragma
  cisto do, 235
  elevado, 233-237
    eventração, 233
      completa, 233f
      parcial, 233f
    paralisia, 233
      de nervo frênico, 233

    variedade normal, 233
  extensão de gás, 179
    a partir de baixo do, 179
  imobilização do, 235
  ruptura do, 235, 236f, 237f
    traumática, 235, 236f, 237f
  tumor do, 235
Diagnóstico
  ultrassonográfico, 1418-1431
    de anomalias fetais, 1418-1431
Diálise
  peritoneal, 190
Diametáfise
  estreita, 1092-1094
  larga, 1082-1091
Diátese
  hemorrágica, 382
Difteria, 230
Dilatação
  cística, 540, 541
    dos ductos biliares, 540, 541
  da aorta, 171
    descendente, 171
  da artéria pulmonar, 359-363
    principal, 359-363
      variante normal, 359
  da veia, 171, 364-366
    ázigo, 171, 366
      gravidez e, 366
    cava superior, 364, 365
  do esôfago, 163, 172
  do intestino delgado, 472-474
  gástrica, 444, 445
    sem obstrução, 444, 445
    da via de saída, 444, 445
  idiopática, 359f
DIP (Pneumonia Intersticial Descamativa), 44, 47, 127, 238
Dirofilaríase, 126f
Disautonomia, 44
Discinesia
  ciliar primária, 248f
Disco(s)
  intervertebrais, 1208, 1209
    calcificação de, 1208, 1209
Disfunção
  autonômica, 44
  familial, 44
Displasia
  fibrosa, 308
Disseminação
  endobrônquica, 244
    de infecção, 244
  linfangítica, 100
Distância
  interpedicular, 1200
    alargamento localizado da, 1200
Distorção
  da anatomia renal, 889-891
    normal, 889-891
      difusa, 889-891
      focal, 889-891
Distúrbio(s)
  de inalação, 262
  de motilidade, 396-399
    do esôfago, 396-399
  diversos, 232

  endócrinos, 374
    outros, 374
  hemorrágicos, 131
  pleurais, 172, 232
    derrame, 172
    espessamento, 172
    tumores, 172
  pulmonares, 172
    que simulam broncolitíase, 217
      infecção endobrônquica primária, 217
        com calcificação distrófica, 217
  traqueais, 232
Divertículo(s)
  de Zenker, 156, 222
  do esôfago, 156, 422-423
  do intestino delgado, 490-492
Doença(s)
  articular, 1043
    rapidamente destrutiva, 1043
  bolhosa, 109
    do pulmão, 109
  bronquiolar, 244-251
    padrão de "árvore em brotamento" de, 244-251
  cardiovascular, 20, 372-374
    causando hipertensão venosa, 20
      pulmonar, 20
    hipertensiva, 372-374
    neurogênica, 374
  císticas, 802-805
    dos rins, 802-805
  da mama, 1391-1412
    calcificações da, 1404-1408
    espessamento da pele, 1409-1412
    massas na, 1394-1403
      bem circunscritas, 1394-1399
      mal definidas, 1400-1403
  da medula espinal, 1234-1237
    em IRM, 1234-1237
      desmielinizante, 1234-1237
      inflamatória, 1234-1237
  da valva tricúspide, 324
  das pequenas vias aéreas, 38
  de cadeia pesada, 101
  de Castleman, 137, 146
  de CPPD, 1035, 1058
  de deposição, 1035
    de hidroxiapatita, 1035
  de Hodgkin, 90
  de membrana hialina, 179, 199
    pulmonar, 189
  de Niemann-Pick, 45, 48, 84
  de Paget, 310, 371
  de reativação, 263f
    disseminação endobrônquica em, 263f
  de Rendu-Osler-Weber, 129
  de Shaver, 201
  de Takayasu, 349
  de Uhl, 325, 341, 368
  defeito de enchimento, 288-291
    na artéria pulmonar, 288-291
      em TC, 288-291
  do cérebro, 1330-1335
    em IRM, 1330-1335
      degenerativas, 1330-1335
      metabólicas, 1330-1335

do colágeno, 374, 380
do tecido, 38, 249, 352
    conectivo, 38, 249, 352
        dermatomiosite, 38
        esclerodermia, 38
        lúpus eritematoso sistêmico, 38
        poliomiosite, 38
        reumatoide, 38
        síndrome de Sjögren, 38
dos legionários, 7
em TC, 270-275
    de pavimentação maluca, 272-275
    de tórax, 270-271
        de mosaico, 270-271
espaço cardiofrênico, 298-303
    anormalidade do, 298-303
        em IRM, 298-303
        em TC, 298-303
fúngicas, 50, 62
    outras, 62
infecciosa, 200
inflamatória, 234
    intra-abdominal, 234
intestinal, 1033
    inflamatória, 1033
        artrite associada à, 1033
intracraniana, 369
    com pressão intracraniana, 369
        aumentada, 369
massas axilares, 304-305
    em TC, 304-305
opacidades, 260-265
    em TCAR, 260-265
        nodulares, 260-265
        reticulonodulares, 260-265
parasitária, 84, 124
parenquimatosa, 271, 373
    primária, 271
    renal, 373
predominante, 276-281
    nas bases, 280-281
    nas zonas superiores, 276-279
primária, 270
    das pequenas vias aéreas, 270
pulmonar, 38, 45, 81*f*, 116, 124-131, 199, 206, 238-243, 252-259, 266-269
    alveolar, 252-259
        em TC, 252-259
    cística, 266-269
        em TC, 266-269
    com eosinofilia, 124-127
    disseminada, 128-131
        doença de pele combinada com, 128-131
    fibrose intersticial secundária à, 45
    induzida, 38, 81*f*
        por droga, 38
        por talco, 81*f*
    intersticial, 199, 238-243
        em TC, 238-243
    obstrutiva, 116, 206
        crônica, 116, 206
renal, 190
renovascular, 372
reumatoide, 85, 190, 195

sem pulso, 349
suprarrenal, 374
TC em, 590-601, 606-612
    duodenais, 598-601
    gástricas, 590-597
    ileocecais, 606-612
traqueobrônquica, 218
    com calcificação mural, 218
traumatismos torácicos, 292-297
    fechados, 292-297
        TC dos, 292-297
tromboembólica, 103, 189, 361
    pulmonar, 189, 361
uretral, 916-919
vascular, 270, 302
    pulmonar, 270
venoclusiva, 32
    unilateral, 32
virais, 98
Dressler
    síndrome de, 189, 380
Droga(s)
    alterações induzidas por, 101
    bleomicina, 281
        toxicidade de, 281
    derrame pleural induzido por, 195
    doença induzida por, 38
        pulmonar, 38
    hipersensibilidade/alergia à, 28
    sensibilidade à, 124
Ducto(s)
    biliares, 532-541, 572, 573
        calcificação dos, 572, 573
        defeitos no, 532-535
            de enchimento, 532-535
        dilatação cística dos, 540, 541
        estreitamento de, 536-539
        obstrução de, 536-539
    deferente, 856
        calcificação do, 856
    torácico, 196, 197
        anormalidade do, 197
            intrínseca, 197
        lesão cirúrgica do, 196
        obstrução do, 196
            por tumor, 196*f*
            tumoral, 196
        trauma do, 196
Duodeno
    defeitos no, 452-455
        de enchimento, 452-455

E

Ebstein
    anomalia de, 325, 341, 368
Echinococcus
    granulosus, 89
Eclerodermia, 48*f*
Ecogenicidade
    cortical renal, 888
        aumentada, 888
            com preservação da sonotransparência medular, 888

do fígado, 634-637
    generalizada, 634-637
        aumentada, 634, 635
        diminuída, 636, 637
Econdroma, 307
Edema Pulmonar, 239, 257
    intersticial, 40
    localizado, 17
    neurogênico, 21*f*, 278, 279*f*
    padrão de, 20-33
Eisenmenger
    fisiologia de, 338, 339*f*
    síndrome de, 360*f*
Elemento(s)
    posteriores, 1174-1177
        lesão dos, 1174-1177
        lítica, 1174-1177
Eliminação
    da definição corticomedular, 889-891
Embolia
    com infarto pulmonar, 28
    de gordura, 22
    de líquido amniótico, 24
    de óleo, 84
    gordurosa, 23*f*
    por material de contraste, 45
        oleoso, 45
    pulmonar, 95, 97, 116, 193, 288
        aguda, 288
        crônica, 288
    séptica, 264
    tumoral, 249*f*
        intravascular, 249*f*
        pulmonar, 249*f*
Embolismo
    séptico, 90
Embolização
    pulmonar, 330
        edema contralateral à, 33
Êmbolo(s)
    pulmonares, 70*f*, 76*f*, 91*f*, 265*f*, 270*f*, 288*f*, 289*f*
        agudo, 288*f*
        artefato simulando, 289*f*
        de algoritmo pulmonar, 289*f*
        crônicos, 270*f*, 288*f*, 289*f*
        sépticos, 70*f*, 76*f*, 91*f*, 265*f*
    sépticos, 254, 269
    tumorais, 249, 250*f*, 290, 291*f*
        intravasculares, 249
        pulmonares, 249
Empiema, 181*f*
    organizado, 186
    pneumonia e, 111*f*
        estreptocócica, 111*f*
    tuberculoso, 186
        antigo, 186
Enchimento
    defeitos de, 418-421, 430-435, 447-449, 452-455, 480-485, 498-501, 514-521, 529-535, 764-766, 814-817, 822-825, 846-851
        da IVC, 764-766
        do cólon, 514-521
        do coto gástrico, 447-449
        do duodeno, 452-455
        do esôfago, 418-421

do estômago, 430-435
na bexiga urinária, 846-851
múltiplos, 846-851
solitários, 846-851
na vesícula opacificada, 529-531
no ceco, 498-501
no íleo, 480-485
no jejuno, 480-485
no sistema pielocalicial, 814-817
múltiplos, 814-817
solitários, 814-817
no ureter, 822-825
nos ductos biliares, 532-535
Endométrio, 952-956
Enfisema, 266
bolhoso, 109f, 175
centrolobular, 276, 277f
lobar, 104, 175
congênito, 104, 175
mediastinal, 199, 365
grave, 365
obstrutivo, 102, 108
crônico, 108
local, 102
pulmonar, 92f, 108f
unilateral, 104
Entalhamento
costal, 1100-1103
de margens costais, 1102-1103
superiores, 1102-1103
Entubação
estenose de, 204
estenose traqueal após, 204f
Envenenamento
por hidrocarboneto, 23f, 106
Eosinofilia
doença pulmonar com, 124-127
pulmonar, 126f, 258f
pulmão de *crack* com, 258f
tropical, 126f
Epiglotite, 226
Eporotricose, 11
Eritema
nodoso, 129
Erosão
da extremidade lateral, 1050-1052
da clavícula, 1050-1052
de múltiplos tufos falângicos, 1044-1050
terminais, 1044-1050
por extrusão, 216, 217
de linfonodo adjacente, 216
calcificado, 216
de placa de cartilagem brônquica, 217
calcificada, 217
ossificada, 217
Erupção
serpiginosa, 13
Escavação
de corpo vertebral, 1201-1203
anterior, 1201
posterior, 1202-1203
Esclerodermia, 38, 128, 280, 1036
Esclerose
adjacente, 1198-1199
estreitamento espaço discal e, 1198-1199
intervertebral, 1198-1199
tuberosa, 45, 48, 129

Escroto
coleção líquida no, 962-963
Esôfago
carcinoma do, 163, 171
cervical, 400-401
impressões extrínsecas sobre o, 400-401
cirurgia do, 301
cisto do, 166, 167f
de duplicação, 166, 167f
de Zenker, 156
defeitos do, 418-421
de enchimento, 418-421
dilatação do, 163, 172
distúrbios do, 396-399
de motilidade, 396-399
divertículos do, 156, 422-423
estenose do, 412-417
ruptura do, 178, 296
torácico, 402-405
impressões extrínsecas sobre o, 402-405
ulceração do, 406-411
varizes do, 156, 165f, 171
Espaço
discal, 1198-1199
intervertebral, 1198-1199
estreitamento do, 1198-1199
e esclerose adjacente, 1198-1199
peri-hepático, 696-703
em TC, 696-703
retrogástrico, 446
alargamento do, 446
retrorretal, 526-527
aumento do, 526-527
retrotraqueal, 220-225
anormalidades do, 220-225
Espessamento
da pele, 1409-1412
da mama, 1409-1412
de pregas, 436-439, 462-463
duodenais, 462-463
gástricas, 436-439
do nervo óptico, 1364-1365
dos músculos retos, 1374-1375
pleural, 172
regular, 475
do pregueado, 475
do intestino delgado, 475
simultâneo, 493
do pregueado do estômago, 493
e intestino delgado, 493
Espondilite
anquilosante, 47, 279, 1033
infecciosa, 161
tuberculosa, 161f
Esporotricose, 88f
Esquistossomose, 42, 85f
Estado(s)
de alto débito, 369
Estenose
aórtica, 346, 354, 355f, 376f
congênita, 355f
subvalvar, 346f
supravalvar, 354
brônquica, 116
inflamatória, 116
de artéria, 373
renal, 373

de entubação, 204
de ramo pulmonar, 105
do esôfago, 412-417
mitral, 326, 327f, 354, 361
pós-transplante, 214
pulmonar, 324, 326, 327f, 341, 351, 362, 368
atresia tricúspide sem, 362, 368
grave, 341, 351
com tetralogia de Fallot, 351
traqueal, 202-207, 227
após entubação, 204f
traqueobrônquicas, 208-215
em TC, 208-215
tricúspide, 340
valvar, 95, 347, 349, 361, 362f
aórtica, 349
pulmonar, 95, 347, 361, 362f
Esterno
fratura do, 297
Estoma
de traqueostomia, 204f
cura de, 204f
Estômago
defeitos do, 430-435
de enchimento, 430-435
estreitamento do, 426-429
pregueado do, 493
e intestino delgado, 493
espessamento simultâneo do, 493
Estreitamento
de ductos biliares, 536-539
do cólon, 508-513
do espaço discal, 1198, 1199
intervertebral, 1198, 1199
e esclerose adjacente, 1198, 1199
do estômago, 426-429
duodenal, 458-462
Estrongiloidíase, 13, 125f
Evacuação
rápida, 30
de um pneumotórax, 30
Eventração
do diafragma, 233
do hemidiafragma, 233f
completa, 233f
parcial, 233f
Ewing
sarcoma de, 314
Extremidade
lateral, 1050-1052
da clavícula, 1050-1052
erosão da, 1050-1052
defeito da, 1050-1052
destruição da, 1050-1052
Extrusão
erosão por, 216, 217
de linfonodo adjacente, 216
calcificado, 216
de placa de cartilagem brônquica, 217
calcificada, 217
ossificada, 217

F

Fallot
tetralogia de, 326, 340, 351, 358, 367
com estenose pulmonar, 351

grave, 351
trilogia de, 340, 341*f*, 362, 363*f*
Favo de Mel, 46-49
Febre
Q, 12*f*
mediterrânea, 191, 1037
familial, 191, 1037
Ferro
deposição de, 1038
sinovial, 1038
Fibrina
bola de, 181
Fibroelastose
endocárdica, 347
Fibroma, 227*f*
Fibromatose
agressiva, 311
Fibrose
cística, 43, 46*f*, 93, 101, 109, 116, 247, 278
de irradiação, 242, 243*f*
intersticial, 45, 47, 84
difusa, 47*f*
idiopática, 47
secundária à doença pulmonar, 45
mediastinal, 365
pulmonar, 267*f*, 280*f*
idiopática, 267*f*, 280*f*
Fígado
atenuação do, 672-676
generalizada, 672-676
aumentada, 672, 673
diminuída, 674-676
calcificação do, 562-565
ecogenicidade do, 634-637
generalizada, 634-637
aumentada, 634, 635
diminuída, 636, 637
IRM do, 677-695
lesões do, 660-671
císticas, 660-667
focais, 660-667
gordurosas, 668-671
lesões hepáticas, 638-639, 656-659
com sombreamento, 638-639
focais, 656-659
que hipercontrastam, 656-659
massas do, 622-635
complexas, 626-635
focais, 622-625
anecoicas, 622-625
císticas, 622-625
sólidas, 626-635
massas no, 640-655
com atenuação focal, 640-655
diminuída, 640-655
Filaríase, 42, 197
Fisiologia
de Eisenmenger, 338, 339*f*
Fístula(s)
arteriovenosa, 57, 64, 73, 78, 95, 123, 366, 369, 371
pulmonar, 57, 64, 73, 78, 95, 123
traumática, 366
broncopleural, 200*f*, 201
de artéria coronária, 343, 345*f*
traqueoesofágica, 228, 229*f*
congênita, 228*f*, 229*f*

Fluxo
sanguíneo pulmonar, 342-347
cardiopatia congênita acianótica com, 342-347
aumentado, 342-345
normal, 346-347
venoso, 329, 369
pulmonar, 329, 369
malformações que obstruem o, 329, 369
FMP (Fibrose Maciça Progressiva), 19, 58, 74, 79, 81*f*
na silicose, 75*f*
Forame
intervertebral, 1205, 1206
cervical, 1205, 1206
aumentado, 1205, 1206
jugular, 1324, 1325
massas comprometendo, 1324, 1325
em IRM, 1324, 1325
oval, 368
fechamento prematuro do, 368
Fratura(s)
de costela, 296, 297*f*
coluna torácica, 297
esterno, 297
de tosse, 184*f*
do esterno, 297*f*
epônimos de, 1116-1127
coluna vertebral, 1124
de LeFort, 1127
extremidade, 1116
inferior, 1122
extremidade, 1116
superior, 1116
pelve, 1124
Fumaça
inalação de, 279
Fungo(s)
bola de, 118, 132
de *Aspergillus*, 132
de outra etiologia, 132
infecções por, 245

G

Ganglioneuroma, 160*f*
Gangrena
do pulmão, 133
Gás(es)
extensão de, 179
a partir do baixo diafragma, 179
a partir do pescoço, 179
extraluminal, 546-549
nos quadrantes superiores, 546-549
na luz, 852, 853
da bexiga, 852, 853
na parede, 544, 545, 852, 853
da bexiga, 852, 853
intestinal, 544, 545
nocivos, 22
inalação de, 22
Gestação(ões)
múltiplas, 1438-1441
Glomo
tumor de, 306

Glote
osso de galinha na, 226*f*
Goodpasture
síndrome de, 25*f*, 44, 101
Gordura
densidade de, 138, 148, 158
coxim adiposo, 148
epicárdico, 148
hematopoese, 158
extramedular, 158
hérnia omental, 139, 158
lipoma, 138, 148, 158
pericárdico, 148
lipomatose, 138, 148, 158
embolia de, 22
justacaval, 287
lesões contendo, 298
hérnia diafragmática, 298
necrose, 299
pericárdica, 299
tumor, 299
Gota, 1034, 1035*f*, 1036*f*
Granuloma, 61*f*, 133
benigno, 61
de células plasmáticas, 118, 119*f*
pulmonar, 182
Granulomatose
alérgica, 127
de talco, 36*f*
de Wegener, 56, 64, 73, 78, 85, 90, 91*f*, 129, 195, 206, 210, 211*f*
Gravidez, 366, 371
complicações da, 957-961

H

Haemophilus
influenzae, 6, 7*f*, 110
pneumonia por, 7*f*, 110
pertussis, 6, 7*f*
Hamartoma(s), 52, 53*f*, 62, 63*f*, 74, 120, 208, 209*f*, 218*f*, 282
endobrônquico, 282*f*
metástase simulando, 60*f*
calcificada, 60*f*
parenquimatoso, 282*f*
Hamman-Rich
síndrome de, 47
Hemangioma, 223, 306, 369
Hematoma(s), 62, 224, 162*f*, 294, 310, 388
da parede torácica, 184
mediastinal, 137, 142, 146, 156, 162
pericárdico, 388*f*
crônico, 388*f*
organizado, 388*f*
perirrenal, 373
pulmonar, 55, 73, 79, 184*f*, 294*f*
Hematopoese
extramedular, 154, 158, 162
Hemisfério
cerebral, 1264, 1265
massas em um, 1264, 1265
com alta atenuação, 1264, 1265
Hemocromatose, 1038
Hemofilia, 1035, 1036*f*
Hemoperitônio, 753-755

Hemorragia, 223
  ativa, 292f
    ruptura aórtica com, 292f
  mediastinal, 137, 142, 146, 156, 162, 232f
    secundária a traumatismo torácico, 232f
      fechado, 232f
  pulmonar, 16f, 24, 25f, 258f, 274
    difusa, 274f
    não traumática, 24
Hemossiderose
  pulmonar, 44, 84, 85f, 101
    idiopáica, 44, 101
Hemotórax
  organizado, 186
Hepatoma
  metástase, 316f
Hérnia(s)
  abdominais, 552-561
  de Bochdalek, 155, 158, 236f, 287f
  de Morgagni, 136, 139f, 142, 236f, 286f, 298f
  diafragmática, 177, 235, 285, 298
    congênita, 177f
  hiatal, 155, 160f, 172, 286f
  intrapericárdica, 146, 147f
    congênita, 147f
  omental, 139, 158
Heroína
  abuso de, 26f
Hidrocarboneto
  envenenamento por, 23f, 106
Higroma, 136
  cístico, 305
Hiperaeração
  compensadora, 102
Hiperparatireoidismo
  secundário, 123
Hiperplasia
  fibromuscular, 373
  linfoide, 137, 146
    benigna, 137, 146
  tímica, 141
Hipersensibilidade
  à droga, 28
  aspergilose de, 119, 124
    broncopulmonar, 119, 124
  pneumonite de, 277
    crônica, 277
  reação de, 131
Hipertensão
  arterial, 96, 97f
    pulmonar, 96, 97f
  essencial, 372
  idiopática, 372
  porta, 366
  renovascular, 373f
  venosa, 20, 97
    pulmonar, 20, 97
      doença cardiovascular causando, 20
Hipertransfusão, 21
Hipertransparência
  localizada, 102-107
    do pulmão, 102-107
    unilateral lobar, 102-107
Hipertrofia
  lipomatosa, 285
    do septo interatrial, 285

Hipervolemia, 21, 371
Hipoglicemia
  neonatal, 369
Hipoproteinemia, 21
Histiocitose
  de células de Langerhans, 42, 43f, 47, 48f, 101, 130, 241, 268, 276, 277f
    pulmonar, 42, 43f, 47, 48f, 101, 130, 241, 268, 276, 277f
  de Langerhans, 84
    pulmonar, 84
Histiocotoma
  fibroso, 311, 312f
    maligno, 311, 312f
Histoplasmoma, 50, 51f, 118
Histoplasmose, 8, 83f, 98, 118
Hodgkin
  doença de, 90

I

Íleo
  adinâmico, 466-468
  defeitos no, 480-485
  de enchimento, 480-485
Imobilização
  do diafragma, 235
Impacção
  mucoide, 57f, 64f
Impactação(ões)
  mucoide, 64, 75, 80, 116, 119f
    calcificada, 119f
    em atresia brônquica, 119f
Impacto
  mucoide, 57
Impressão(ões)
  digitais, 522, 523
  do cólon, 522, 523
  extrínsecas, 400-405
  sobre esôfago, 400-405
    cervical, 400-401
    torácico, 402-405
Inalação
  de fumaça, 279
  de gases nocivos, 22
  de metal, 120
    pesado, 120
  de poeira, 35, 36
    inorgânica, 35
      asbestose, 35
      outras, 35
      silicose, 35
    orgânica, 36
  distúrbios de, 262
Infarto
  do miocárdio, 380
    síndrome após, 380
  pulmonar, 14, 15f, 28, 180, 193, 201
    embolia com, 28
Infecção(ões), 213, 223, 308
  bacterianas, 98
  da parede torácica, 185
  endobrônquica, 217
    primária, 217
      com calcificação distrófica, 217
  estafilocócica, 106
  fúngicas, 40, 130, 182

granulomatosa, 70, 76, 118
  outras, 118
necrosante, 309f
  na AIDS, 309f
outras, 188, 383
pelo complexo MAC, 263f
por micobactérias, 263
  atípicas, 263
  não tuberculosas, 263
por *Mycoplasma*/viral, 11
por *Rickettsia*/*Coxxiella burnetii*, 12
retrofaríngea, 224
virais, 71
Injeção
  de talco, 80
Insuficiência
  aórtica, 349
  calcificação cardiovascular, 375-379
  cardíaca, 20f, 32, 194, 324, 328, 359, 367-369, 380
    congestiva, 20f, 194, 359, 367-369, 380
      em recém-nascidos, 367-369
        com menos de 4 semanas de idade, 367-369
    esquerda, 32, 328
      crônica, 328
      reexpansão de pneumotórax em, 32
    ventricular, 324
      direita, 324
  cardiopatia de alto débito, 370, 371
  derrame pericárdico, 380-382
  doença cardiovascular, 372-374
    hipertensiva, 372-374
  doença pericárdica, 384-390
    em RM, 384-390
    em TC, 384-390
  esquerda, 347
    no lactente, 347
  mitral, 361
  pericardite constritiva, 383
  renal, 20, 21f
    crônica, 21f
  tricúspide, 324f, 328, 329
    atresia pulmonar com, 329
  ventricular, 364f
    direita, 364f
Intensificação
  meníngea, 1338, 1339
  em IRM, 1338, 1339
Interposição
  de cólon, 302f
Intestino
  delgado, 469-475, 486-492
    dilatação do, 472-474
    divertículos do, 490-492
    obstrução do, 469-471
    pregas do, 476-479
      deformadas, 476-479
      generalizadas, 476-479
      irregulares, 476-479
    pregueado do, 475
      espessamento regular do, 475
    pseudodivertículos do, 490-492
    separação de alças do, 488, 489
    transparências no, 486, 487
      arenosas, 486, 487

Invasão
  traqueal, 203
    por tumor extrínseco, 203
IRM (Imagem de Ressonância Magnética)
  anormalidades em, 1326-1329
    da substância branca periventricular, 1326-1329
  coluna vertebral em, 1232, 1233, 1238, 1239
    anomalias congênitas da, 1238, 1239
    da região lombar, 1232, 1233
      pós-operatória, 1232, 1233
  da pelve feminina, 936-945
  do fígado, 677-695
  doença da medula espinal em, 1234-1237
    desmielinizante, 1234-1237
    inflamatória, 1234-1237
  doenças do cérebro em, 1330-1335
    degenerativas, 1330-1335
    metabólicas, 1330-1335
  intensificação em, 1338, 1339
    meníngea, 1338, 1339
  lesões em, 740-745, 1224-1227, 1288-1295, 1322, 1323
    do tronco cerebral, 1322, 1323
    hipotalâmicas, 1288-1295
    lesões esplênicas em, 740-745
    não neoplásicas, 1224-1227
      de corpos vertebrais, 1224-1227
    neoplásicas, 1228-1231
      de vértebras, 1228-1231
  malformações em, 1346-1355
    congênitas comuns, 1346-1355
    do cérebro, 1346-1355
  massas em, 708-713, 902-907, 1148-1161, 1278-1283, 1306-1309, 1314-1319, 1324-1325
    cerebelares, 1306-1309
    comprometendo o forame jugular, 1324, 1325
    de tecido mole, 1148-1153
      benignas, 1148-1151
      malignas, 1152, 1153
    intra-articulares, 1154-1161
    justasselares, 1274-1283
    no ângulo pontocerebelar, 1314-1319
    pancreáticas, 708-713
      císticas, 708-713
    selares, 1278-1283
    suprarrenais, 902-907
  ponderada em T1, 1296-1300
    núcleos basais hiperintensos em, 1296-1300
  processos em, 1140-1044
    tumoriformes, 1140-1044
  tumores em, 1140-1147, 1218-1223
    da medula espinal, 1218-1223
    ósseos, 1140-1147
      benignos, 1140-1144
      malignos, 1145-1147
  útero em, 946-951
    difusamente aumentado, 946-951
IVC (Veia Cava Inferior)
  continuação ázigo da, 153*f*, 157, 165*f*, 366
  defeitos da, 764-766
    de enchimento, 764-766

J

Janela
  aortopulmonar, 343, 344*f*
Jejuno
  defeitos no, 480-485
    de enchimento, 480-485
Joelho
  artrite do, 1041
    tuberculosa, 1041*f*
  lesões de avulsão, 1130

K

Kaposi
  sarcoma de, 77*f*, 261
Klebsiella, 5
  pneumonia por, 5*f*, 110

L

Laceração
  brônquica, 295
  diafragmética, 295, 296*f*
  do parênquima, 179, 293
    pulmonar, 179, 293
  traqueal, 294
Langerhans
  células de, 42, 43*f*, 47, 48*f*, 101, 130, 241, 268, 276, 277*f*
    pulmonar, 42, 43*f*, 47, 48*f*, 101, 130, 241, 268, 276, 277*f*
    histiocitose de, 42, 43*f*, 47, 48*f*, 101, 130, 241, 268, 276, 277*f*
  histiocitose de, 84
    pulmonar, 84
Laringomalacia, 228
Laringospasmo, 231
Larva
  migrans, 13, 126*f*
    cutânea, 13, 126*f*
Legionella
  pneumonia por, 252*f*
Leiomiossarcoma, 122, 311
  de artéria pulmonar, 291*f*
Lesão(ões)
  aórtica, 292
    aguda, 292
    pseudoaneurisma crônico, 292
  benignas, 306
    vasculares, 306
      hemangioma, 306
      tumor de glomo, 306
  bolhosas, 1000-1011
    do osso, 1000-1011
  brônquica, 178, 292
    pneumotórax, 292
  cardíacas, 284
    hipertrofia lipomatosa, 285
      do septo interatrial, 285
    lipoma, 284
    lipossarcoma, 285
  cartilaginosas, 307, 313
    condrossarcoma, 313
    econdroma, 307
    lipossarcoma, 315
    osteocondroma, 307
    osteossarcoma, 314
    sarcoma de Ewing, 314
  cavitárias, 86-93
    dos pulmões, 86-93
  cirúrgica, 196
    do ducto torácico, 196
  císticas, 299
    cisto, 299
      hidático, 299
      pericárdico, 299
      tumor tímico, 299
  com base pleural, 180-183
  com contraste, 1248-1252
    em anel, 1248-1252
  contendo gordura, 298
    hérnia diafragmática, 298
    necrose, 299
      pericárdica, 299
    tumor, 299
  da parede torácica, 306-317
    em IRM, 306-317
    em TC, 306-317
  de avulsão, 1128-1134
    cotovelo, 1133
    joelho, 1130
    ombro, 1133
    pé, 1131
    pelve, 1128
    tornozelo, 1131
  de costela, 180
  de parede torácica, 180
  destrutivas, 1012-1017
    osteolíticas, 1012-1017
      em saca-bocados, 1012-1017
      roídas de traça, 1012-1017
  diversas, 301, 347
    abscesso, 301
    cirurgia do esôfago, 301
    com vascularização normal, 347
    doença vascular, 302
  do fígado, 660-671
    císticas, 660-667
    focais, 660-667
    gordurosas, 668-671
  do mediastino, 134-165
    anterior, 134-143
      em TC, 138-143
    médio, 144-153
      em TC, 148-153
    posterior, 154-165
      em TC, 158-165
  do tórax, 282-287
    que contêm gordura, 282-287
  em IRM, 1288-1295, 1322, 1323
    do tronco cerebral, 1322, 1323
    hipotalâmicas, 1288-1295
  em olho de boi, 550, 551
    do trato gastrointestinal, 550, 551
  em TC, 1382-1388
    da mandíbula, 1382-1388
  endobrônquicas, 282
    hamartoma, 282
    lipoma, 282
  esofágicas, 220
    acalasia, 222
    atresia, 220
    cisto de duplicação, 221
    divertículo de Zenker, 222
    tumores, 222

espinal, 185
esplênicas, 740-745
    em IRM, 740-745
esternal, 185
extrapleural, 184-185, 285
    lipoma, 285
fibrosas, 311
    fibromatose agressiva, 311
    histiocotoma fibroso, 311
        maligno, 311
    nervos periféricos, 312
gordurosas, 308, 756-763
    em TC, 756-763
        na pelve, 756-763
        no abdome, 756-763
    lipoma, 308
hematológicas, 315
    linfoma, 315
    metástases, 316
    mieloma, 316
hepáticas, 638-639, 656-659
    com sombreamento, 638-639
    focais, 656-659
        que hipercontrastam, 656-659
lítica, 1174-1177
    de corpo vertebral, 1174-1177
    dos elementos posteriores, 1174-1177
malignas, 311
    musculares, 311
        leiomiossarcoma, 311
        rabdomiossarcoma, 311
mediastinal, 185, 283
    lipoma/lipomatose, 283
    teratoma/teratocarcinoma, 284
    timolipoma, 283
não neoplásicas, 1224-1227
    de corpos vertebrais, 1224-1227
        em IRM, 1224-1227
neoplásicas, 1228-1231
    de vértebras, 1228-1231
        em IRM, 1228-1231
ósseas, 307, 312, 984-991
    cisto ósseo, 308
        aneurismático, 308
    condrossarcoma, 313
    displasia fibrosa, 308
    lipossarcoma, 315
    osteocondroma, 307
    osteoscleróticas, 984-991
        múltiplas, 984-991
        solitárias, 984-991
    osteossarcoma, 314
    sarcoma de Ewing, 314
    tumor, 308
        de células gigantes, 308
parenquimatosas, 282, 293
    hamartoma, 282
    pulmonar, 293
        contusão, 293
        hematoma, 294
        laceração, 293, 294, 295
            brônquica, 295
            diafragmética, 295
            traqueal, 294
pleurais, 285
    lipoma, 285

pulmonar, 292
    pneumotórax, 292
sólidas, 300
    linfoma, 300
    metástases linfáticas, 300
    timoma, 301
subfrênica, 185
traqueal, 178
traqueobrônquica, 179f
ulcerativas, 502-507
    do cólon, 502-507
vasculares, 220, 311
    aneurisma aórtico, 220
    angiossarcoma, 311
    artéria subclávia aberrante, 220
        direita, 220
        esquerda, 220
    duplo arco aórtico, 220
vertebrais, 1178-1183
    osteoscleróticas, 1178-1183
Leucemia, 100, 135
    eosinofílica, 126
Ligamento(s)
    inserções de, 1115
        proliferação em, 1115
        de novo osso, 1115
Linfadenopatia, 94f, 96, 117, 150, 162, 365
    inflamatória, 94
    mediastinal, 144f
Linfangioleiomiomatose, 242, 268
    pulmonar, 45
Linfangioma, 136, 166, 167f, 311
    cístico, 305
Linfangiomatose
    pulmonar, 197
Linfedema, 191
Linfoma, 18, 34, 73, 78, 94, 96f, 100, 129, 136f, 142, 150f, 182, 183f, 192, 259, 300, 304, 315
    de Hodgkin, 135
    metastático, 389f
    não Hodgkin, 54, 68
    pericárdico, 390f
        primário, 390f
    relacionado com AIDS, 315
    torácico, 188
Linfonodo(s)
    adjacente calcificado, 216
        extrusão do, 216
        erosão por, 216
    aumento de, 144, 170, 613-617
        mesentéricos, 613-617
        paraesofágicos, 170
        subcarinais, 170
    aumento dos, 98-101
        hilares, 98-101
        mediastinais, 98-101
Língua
    retroposicionada, 228
        obstrução pela, 228
            da via aérea faríngea, 228
Língula
    atresia da, 115f
Linha
    mediana, 1356-1359
        anomalias congênitas na, 1356-1359
        em ultrassonografia, 1356-1359

paratraqueal, 232
    direita, 232
        alargamento da, 232
Lipoma, 138, 158, 182, 282-285, 305, 308, 309f
    extrapleural, 185
    pericárdico, 148
    pleural, 286f
Lipomatose, 158, 283, 284f
    mediastinal, 136f, 138, 148f
Lipossarcoma, 138f, 158, 285, 315
Líquido
    amniótico, 24
        embolia de, 24
    pleural, 180, 181f
        interlobar, 181f
Listeriose, 84, 85f
Lobo
    atresia do, 114f, 115f
        inferior, 115f
            direito, 115f
            esquerdo, 115f
        médio, 114f, 115f
            direito, 114f, 115f
        superior, 114f
            direito, 114f
            esquerdo, 114f
    médio, 116
    síndrome do, 116
Löffler
    síndrome de, 18, 255
Lúpus
    eritematoso, 19, 38, 128, 190, 195, 1035
    sistêmico, 19, 38, 128, 190, 195, 1035
Luz
    da bexiga, 852-853
    gás na, 852-853

M

MAC (*Mycobacterium avium-intracellulare*)
    complexo, 245f, 263f
    infecção pelo, 263f
Macroglobulinemia
    de Waldenström, 45, 195
Macroglossia, 230
Malformação(ões)
    adenomatoide, 92, 105, 175
        cística, 92, 105, 175
        congênita, 92
    arteriovenosa, 65f
    congênitas comuns, 1346-1355
        do cérebro, 1346-1355
            em IRM, 1346-1355
            em TC, 1346-1355
    linfática, 222
    que obstruem o fluxo venoso, 329, 369
        pulmonar, 329, 369
    vasculares, 1376-1381
        aneurismas e, 1376-1381
Malignidade
    tímica, 140
Mama
    câncer de, 304, 316f
        metástases, 316f
    doenças da, 1391-1412
        calcificações da, 1404-1408

espessamento da pele, 1409-1412
massas na, 1394-1403
bem circunscritas, 1394-1399
mal definidas, 1400-1403
Mamografia, 1391-1412
calcificações, 1404-1408
espessamento da pele, 1409-1412
massas, 1394-1403
bem circunscritas, 1394-1399
mal definidas, 1400-1403
Mandíbula
lesões da, 1382-1388
em TC, 1382-1388
Marfan
síndrome de, 353f
Margem (ns)
costais, 1102, 1103
superiores, 1102, 1103
entalhamento de, 1102, 1103
renal, 806
cicatriz na, 806
depressão na, 806
ventriculares, 1336, 1337
intensificadas, 1336, 1337
em TC, 1336, 1337
Massa(s)
axilares, 304, 305
em TC, 304, 305
malignidade primária, 304
de tecido mole, 1148-1153
em IRM, 1148-1153
benignas, 1148-1151
malignas, 1152, 1153
do fígado, 622-635
complexas, 626-635
focais, 622-625
anecoicas, 622-625
císticas, 622-625
sólidas, 626-635
em IRM, 1278-1283, 1306-1309, 1314-1319, 1324, 1325
cerebelares, 1306-1309
comprometendo o forame jugular, 1324, 1325
justaselares, 1274-1283
no ângulo pontocerebelar, 1314-1319
selares, 1278-1283
supratentoriais, 1266-1273
em TC, 1264-1265, 1274-1277, 1301-1305, 1310-1313, 1320, 1321, 1336, 1337
cerebelares, 1301-1305
com alta atenuação, 1264, 1265
em um hemisfério cerebral, 1264, 1265
de baixa densidade, 1320, 1321
no tronco cerebral, 1320, 1321
justaselares, 1274-1277
no ângulo pontocerebelar, 1310-1313
selares, 1274-1277
supratentoriais, 1258-1263
hipodensas, 1258-1263
ventriculares, 1336, 1337
intensificadas, 1336, 1337
extrínseca, 227

intra-abdominal, 234f
intra-articulares, 1154-1161
em IRM, 1154-1161
intraventriculares, 1340-1344
intrínseca, 227
mediastinais, 166-169, 176, 222
císticas, 166-169
em TC, 166-169
diversas, 222
bócio tireóideo, 223
hemangioma, 223
hemorragia, 223
infecção, 223
malformação linfática, 222
mediastinite aguda, 223
na mama, 1394-1403
bem circunscritas, 1394-1399
mal definidas, 1400-1403
na região pineal, 1284-1287
no baço, 732-739
com atenuação diminuída, 732-739
no fígado, 640-655
com atenuação focal, 640-655
diminuída, 640-655
pancreáticas, 704-721
císticas, 708-713
em IRM, 708-713
em TC, 708-713
em ultrassonografia, 704-707
sólidas, 714-721
em TC, 714-721
pélvicas, 925-935
complexas, 928-931
de aparência cística, 925-927
sólidas, 932-935
pericárdicas, 387
perinéfrica, 884-887
em RM, 884-887
em TC, 884-887
pleurais, 177
pulmonares, 176
renal, 797-801, 857-877
anecoicas, 857-859
císticas, 857-859, 868-870
em TC, 868-870
complexas, 860-863
focal, 797-801
sólidas, 864-867, 871-877
focais, 871-877
em TC, 871-877
retroperitoneal, 920-924
cística, 920-924
suprarrenais, 894-907
em IRM, 902-907
em TC, 894-901
traqueal, 202-207
traqueobrônquicas, 208-215
em TC, 208-215
vesicais, 908-915
em TC, 908-915
Mastectomia, 107
Material
de contraste, 812, 813
concentração diminuída de, 812, 813
no sistema pielocalicial, 812, 813

Mediastinite, 137, 142, 146, 150, 156, 161
aguda, 146f, 223
esclerosada, 147f
crônica, 147f
fibrosante, 143, 151, 207, 214, 215f
Medula
espinal, 1218-1223
tumores da, 1218-1223
em IRM, 1218-1223
Megaesôfago, 155
Meigs
síndrome de, 188
Membrana
hialina, 179, 199
doença de, 179, 199
laríngea, 230
Mendelson
síndrome de, 22
Meningocele, 157, 158, 166
torácica, 167f
lateral, 167f
Meningomielocele, 157, 158
Mesotelioma(s), 180, 193, 317
fibroso localizado, 180f
benigno, 180f
pericárdico, 389f
primário, 389f
pleural, 173f, 180f, 193f
difuso, 180f, 193f
Metáfise(s)
densidade aumentada nas, 1078, 1079
zonas de, 1078, 1079
Metal
pesado, 120
inalação de, 120
Metástase(s), 54f, 100, 121, 180, 192, 211, 212f, 213f, 259, 269, 281f, 304, 316
brônquicas, 116
calcificada, 60f
simulando hamartoma, 60f
câncer, 316f
de mama, 316f
de próstata, 316f
de neoplasma, 129
da pele, 129
de osteossarcoma, 121f
em bala de canhão, 72f
endobrônquicas, 203f
hematogênicas, 53, 66, 72, 76, 77f, 82, 90, 91f, 260, 281
disseminadas, 82
hepatoma, 316f
linfangíticas, 34
linfáticas, 300, 301f
ossificada, 67f, 96f
pleurais, 181f
pulmonares, 200
solitária, 67f
Metotrexato
pneumonia por, 38f, 125f
Miastenia
grave, 135f
timoma com, 135f
Micobactéria(s), 87
atípicas, 14, 87f, 245
infecções por, 245

Micose
  fungoide, 129
Microlitíase
  alveolar, 28, 29f, 84, 120
Mieloma, 316
  extramedular, 185f, 202
  múltiplo, 54, 161f, 193
Milwaukee
  ombro de, 1043
Mineiro(s)
  de carvão, 36f, 276
    pneumoconiose dos, 36f, 276
Miocárdio, 378
  pós-infarto do, 189
Miocardiopatia, 369
Mixedema, 191, 382
Mixoma
  atrial, 378f
  esquerdo, 378f
Mononucleose, 12
  infecciosa, 96f
Morgagni
  hérnia de, 136, 139f, 142, 236f, 286f, 298f
Muco
  aderente, 208, 209f
  tampão de, 113
Mucormicose, 11, 88f
Mucoviscidose, 93, 109
Músculo(s)
  calcificação em, 1066-1076
    generalizada, 1070-1076
    localizada, 1066-1069
  ossificação em, 1066-1076
    generalizada, 1070-1076
    localizada, 1066-1069
  peitorais, 107
    ausentes, 107
    direitos, 107f
      ausência dos, 107f
  retos, 1374-1375
    espessamento dos, 1374, 1375
Mycobacterium
  kansasii, 245f
  tuberculosis, 244f
Mycoplasma, 41
  infecção por, 11
  pneumonia por, 11f
  pneumoniae, 41f, 98

N

Narcótico
  abuso de, 26
Necrose
  avascular, 1096-1099
    de outras articulações, 1096-1099
    do quadril, 1096-1099
  de gordura pericárdica, 299
Nefrograma
  com densidade crescente, 810, 811
  persistente, 810, 811
Neoplasma(s), 28, 133, 142, 151, 168, 185
  da pele, 129
    metastases de, 129
  de células germinais, 135, 142
  esofágico, 155
  espinal, 154

intrabrônquico, 94
intratorácico, 364
mediastinal, 116
metástases, 389
metastático, 94
neurogênico, 154
ovariano, 188
primários, 389
pulmonar, 103
Nervo(s)
  frênico, 233, 234f
    paralisia de, 233, 234f
  óptico, 1364-1373
    espessamento do, 1364, 1365
    massas orbitárias, 1366-1373
      não comprometendo o, 1366-1373
  periférico, 306, 312
    neurofibroma, 307
    Schwannoma, 306
Neuroartropatia, 1037, 1053-1055
Neurofibroma, 307
  intercostal, 307f
Neurofibromatose, 45, 48, 49f, 129
Neurofibrossarcoma, 312f
Niemann-Pick
  doença de, 45, 48, 84
Nitrofurantoína
  pneumonia por, 125f
Nocardiose, 9, 10f
Nódulo(s)
  miliares, 82-85
  múltiplos, 1253-1257
    contrastados, 1253-1257
    cerebelares, 1253-1257
    cerebrais, 1253-1257
  necrobiótico, 56, 64, 73, 79, 91
  rematoide, 56, 64, 73, 79, 91
  pulmonares, 50-81
    múltiplos, 70-81
    solitário, 50-69
  reumatoide, 182
Núcleo(s) Basal(is)
  hiperintensos, 1296-1300
    em IRM, 1296-1300
      ponderada em T1, 1296-1300

O

Obesidade
  pickwickiana, 371
Obstrução
  brônquica, 32
  da saída gástrica, 440-443
  da via aérea, 228
    faríngea, 228
      pela língua retroposicionada, 228
  da via de saída, 444, 445
    dilatação gástrica sem, 444, 445
  de ductos biliares, 536-539
  do ducto torácico, 196
    por tumor, 196f
    tumoral, 196
  do intestino delgado, 469-471
  do ureter, 826-833
  duodenal, 458-462
  laríngea, 109
  traqueal, 109

Oclusão
  da veia cava, 366
    superior, 366
Ocronose, 1037
Óleo
  embolia de, 84
Oligoidrâmnio, 1434, 1435
Ombro
  de Milwaukee, 1043
  lesões de avulsão, 1133
Ossificação
  generalizada, 1070-1076
    em músculos, 1070-1076
    em tecidos subcutâneos, 1070-1076
  localizada, 1066-1069
    em músculos, 1066-1069
    em tecidos subcutâneos, 1066-1069
  pulmonar, 74, 120
Osso
  de galinha, 226f
    na glote, 226f
  dentro do osso, 1104, 1105, 1210, 1211
    aparência de, 1104, 1105
    aspecto de, 1210, 1211
  lesões do, 1000-1011
    bolhosas, 1000-1011
  novo, 1115
    proliferação em inserções de, 1115
      de ligamentos, 1115
      de tendões, 1115
Osteocondroma, 307
Osteomalacia, 980-983
Osteomielite
  tuberculosa, 157f
  vertebral, 157
Osteopatia
  pulmonar, 120
Osteoporose
  de desuso, 970f
  de envelhecimento, 974f
  generalizada, 974-979
  localizada, 970-973
  vertebral, 1168-1173
    generalizada, 1168-1173
Osteosclerose
  generalizada, 992-999
  vertebral, 1184-1187
    generalizada, 1184-1187
Osteossarcoma, 314
  metástases de, 121f
Oxigênio
  toxicidade de, 36, 37f

P

Padrão(ões) Cardiovascular(es), 321-390
  aorta ascendente, 348-355
  arco aórtico, 348-357
    grandes anomalias do, 356, 357
    e artéria pulmonar, 356, 357
    pequenos, 354, 355
    proeminentes, 348-353
  aumento, 324-335
    atrial, 324, 325, 330, 331
      direito, 324, 325
      esquerdo, 330, 331

ventricular, 326-330, 332-335
  direito, 326-330
  esquerdo, 332-335
calcificação cardiovascular, 375-379
cardiopatia congênita, 358
  associada a arco aórtico, 358
    direito, 358
  ramificação em imagem de espelho, 358
cardiopatia congênita acianótica, 342-347
  com fluxo sanguíneo pulmonar, 342-347
    aumentado, 342-345
    normal, 346-347
cardiopatia congênita cianótica, 336-341
  com vascularização pulmonar, 336-341
    aumentada, 336-339
    diminuída, 340, 341
cardiopatia de alto débito, 370, 371
derrame pericárdico, 380-382
dilatação, 359-366
  da artéria pulmonar, 359-363
    principal, 359-363
  da veia, 364-366
    ázigo, 366
    cava superior, 364, 365
doença, 372-374, 384-390
  cardiovascular, 372-374
    hipertensiva, 372-374
  pericárdica, 384-390
    em RM, 384-390
    em TC, 384-390
insuficiência cardíaca congestiva, 367-369
  em recém-nascidos, 367-369
    com menos de 4 semanas de idade, 367-369
pericardite constritiva, 383
Padrão(ões) da Coluna Vertebral, 1165-1239
  articulação sacroilíaca, 1214-1217
    anormalidade da, 1214-1217
  aumento de tamanho, 1188, 1189
    de uma ou mais vértebras, 1188, 1189
  calcificação, 1208, 1209
    de discos intervertebrais, 1208, 1209
  coluna vertebral, 1232, 1233, 1238, 1239
  distância interpedicular, 1200
    alargamento localizado da, 1200
  doença da medula espinal, 1234-1237
    em IRM, 1234-1237
      desmielinizante, 1234-1237
      inflamatória, 1234-1237
  em IRM, 1232, 1233, 1238, 1239
    anomalias congênitas da, 1238, 1239
    da região lombar pós-operatória, 1232, 1233
  escavação de corpo vertebral, 1201, 1202, 1203
    anterior, 1201
    posterior, 1202, 1203
  estreitamento do espaço discal, 1198, 1199
    intervertebral, 1198, 1199
      e esclerose adjacente, 1198, 1199
  forame intervertebral, 1205, 1206
    cervical, 1205, 1206
      aumentado, 1205, 1206
  lesão, 1174-1183, 1224-1231
    lítica, 1174-1177
      de corpo vertebral, 1174-1177

dos elementos posteriores, 1174-1177
não neoplásicas, 1224-1227
  de corpos vertebrais, 1224-1227
    em IRM, 1224-1227
neoplásicas, 1228-1231
  de vértebras, 1228-1231
    em IRM, 1228-1231
vertebrais, 1178-1183
  osteoscleróticas, 1178-1183
osso, 1210, 1211
  dentro de osso, 1210, 1211
    aspecto de, 1210, 1211
osteoporose vertebral, 1168-1173
  generalizada, 1168-1173
osteosclerose vertebral, 1184-1187
  generalizada, 1184-1187
perda de altura, 1190-1197
  de um ou mais corpos vertebrais, 1190-1197
retificação, 1204
  de um ou mais corpos vertebrais, 1204
subluxação atlantoaxial, 1207
tumores, 1218-1223
  da medula espinal, 1218-1223
    em IRM, 1218-1223
vértebras, 1212, 1213
  em criança, 1212, 1213
    com bico, 1212, 1213
    com gancho, 1212, 1213
    entalhadas, 1212, 1213
Padrão(ões) Esquelético(s), 967-1161
  acro-osteólise, 1044-1050
  articulação de Charcot, 1053-1055
  artrites, 1028-1043
  bandas metafisárias, 1080, 1081
    radiotransparentes, 1080, 1081
  calcificação, 1060-1077
    em torno das pontas dos dedos, 1076, 1077
    das mãos, 1076, 1077
    generalizada, 1070-1076
      em músculos, 1070-1076
      em tecidos subcutâneos, 1070-1076
    localizada, 1066-1069
      em músculos, 1066-1069
      em tecidos subcutâneos, 1066-1069
    periarticular, 1060-1065
  condrocalcinose, 1058, 1059
  corpos soltos, 1056, 1057
    intra-articulares, 1056, 1057
  coxim do calcanhar, 1106, 1107
    espessamento do, 1106, 1107
  dactilite, 1112-1114
  diametáfise, 1082-1091
    estreita, 1092-1094
    larga, 1082-1091
  entalhamento, 1100-1103
    costal, 1100-1103
    de margens costais, 1102, 1103
      superiores, 1102, 1103
  epônimos de fraturas, 1116-1127
  erosão, 1044-1052
    da extremidade lateral, 1050-1052
      da clavícula, 1050-1052
    de múltiplos tufos falângicos, 1044-1050
      terminais, 1044-1050

extremidade lateral, 1050-1052
  da clavícula, 1050-1052
    defeito da, 1050-1052
    destruição da, 1050-1052
lesões, 984-991, 1000-1017, 1128-1134
  bolhosas, 1000-1011
    do osso, 1000-1011
  de avulsão, 1128-1134
  destrutivas, 1012-1017
    osteolíticas, 1012-1017
      em saca-bocados, 1012-1017
      roídas de traça, 1012-1017
  ósseas, 984-991
    osteoscleróticas, 984-991
      múltiplas, 984-991
      solitárias, 984-991
massas, 1148-1161
  de tecido mole em IRM, 1148-1153
    benignas, 1148-1151
    malignas, 1152-1153
  intra-articulares, 1154-1161
    em IRM, 1154-1161
metáfises, 1078, 1079
  densidade aumentada nas, 1078, 1079
  zonas de, 1078, 1079
necrose avascular, 1096-1099
  de outras articulações, 1096-1099
  do quadril, 1096-1099
neuroartropatia, 1053-1055
ossificação, 1066-1076
  generalizada, 1070-1076
    em músculos, 1070-1076
    em tecidos subcutâneos, 1070-1076
  localizada, 1066-1069
    em músculos, 1066-1069
    em tecidos subcutâneos, 1066-1069
osso, 1104, 1105
  dentro do osso, 1104, 1105
    aparência de, 1104, 1105
osteomalacia, 980-983
osteoporose, 970-973
  generalizada, 974-979
  localizada, 970-973
osteosclerose, 992-999
  generalizada, 992-999
processos tumoriformes, 1135-1144
  em IRM, 1140-1044
  em TC, 1135-1139
proliferação de novo osso, 1115
  em inserções, 1115
    de ligamentos, 1115
    de tendões, 1115
protrusio acetabuli, 1110-1111
pseudartrose, 1108, 1109
reabsorção, 1102, 1103
  de margens costais, 1102, 1103
    superiores, 1102, 1103
reação periosteal, 1018-1027
  disseminada, 1023-1027
  generalizada, 1023-1027
  localizada, 1018-1022
rebarbas ósseas, 1115
subconstrição, 1082-1091
subtubulação, 1082-1091
superconstrição, 1092-1094
supertubulação, 1092-1094
tumores ósseos, 1135-1147

ÍNDICE REMISSIVO

benignos, 1135-1144
  em IRM, 1140-1044
  em TC, 1135-1139
malignos, 1145-1147
  em IRM, 1145-1147
Padrão(ões) Gastrointestinal(is), 393-766
  anormalidades, 746-752
    omentais, 746-752
    peritoneais, 746-752
  arco duodenal, 464, 465
    alargamento do, 464, 465
  atenuação do fígado, 672-676
    generalizada, 672-676
      aumentada, 672, 673
      diminuída, 674-676
  calcificação, 562-589
    abdominal, 588, 589
      disseminada, 588, 589
    da bexiga, 582, 583
    da vesícula biliar, 572, 573
    do baço, 566, 567
    do fígado, 562-565
    do trato digestório, 568, 569
    do trato genital, 584-587
      feminino, 584, 585
      masculino, 586, 587
    dos ductos biliares, 572, 573
    pancreática, 570, 571
    renal, 576-579
    suprarrenal, 574, 575
    ureteral, 580, 581
  ceco, 494-501
    defeitos no, 498-501
      de enchimento, 498-501
    em forma de cone, 494-497
  cólon, 502-525
    defeitos no, 514-521
      de enchimento, 514-521
    duplo trajeto no, 524, 525
    estreitamento do, 508-513
    impressões digitais do, 522, 523
    lesões ulcerativas do, 502-507
  comprometimento simultâneo, 450, 451
    do antro gástrico, 450, 451
    e bulbo duodenal, 450, 451
  coto gástrico, 447-449
    defeitos no, 447-449
      de enchimento, 447-449
  ductos biliares, 532-541
    defeitos no, 532-535
      de enchimento, 532-535
    dilatação cística dos, 540, 541
    estreitamento de, 536-539
    obstrução de, 536-539
  duodeno, 452-455
    defeitos no, 452-455
      de enchimento, 452-455
  ecogenicidade do fígado, 634-637
    generalizada, 634-637
      aumentada, 634-635
      diminuída, 636-637
  esôfago, 396-399, 406-423
    defeitos do, 418-421
      de enchimento, 418-421
    distúrbios do, 396-399
      de motilidade, 396-399
    divertículos do, 422, 423
    estenose do, 412-417
    ulceração do, 406-411
  espaço, 446, 526, 527
    retrogástrico, 446
      alargamento do, 446
    retrorretal, 526, 527
      aumento do, 526, 527
  espessamento, 436-439, 462, 463
    de pregas, 436-439, 462, 463
      duodenais, 462, 463
      gástricas, 436, 439
  estômago, 426-435, 493
    defeitos do, 430-435
      de enchimento, 430-435
    estreitamento do, 426-429
    pregueado do, 493
      e intestino delgado, 493
        espessamento simultâneo do, 493
  estreitamento duodenal, 458-462
  gás, 544-549
    extraluminal, 546-549
      nos quadrantes superiores, 546-549
    na parede intestinal, 544, 545
  hemoperitônio, 753-755
  hérnias abdominais, 552-561
  íleo, 466-468, 480-485
    adinâmico, 466-468
    defeitos no, 480-485
      de enchimento, 480-485
  impressões extrínsecas, 400-405
    sobre esôfago, 400-405
      cervical, 400, 401
      torácico, 402-405
  intestino delgado, 469-475, 486-492
    dilatação do, 472-474
    divertículos do, 490-492
    obstrução do, 469-471
    pregas do, 476-479
      deformadas, 476-479
      generalizadas, 476-479
      irregulares, 476-479
    pregueado do, 475
      espessamento regular do, 475
    pseudodivertículos do, 490-492
    separação de alças do, 488, 489
    transparências no, 486, 487
      arenosas, 486, 487
  IRM, 677-695, 740-745
    do fígado, 677-695
    lesões esplênicas em, 740-745
  IVC, 764-766
    defeitos da, 764-766
      de enchimento, 764-766
  jejuno, 480-485
    defeitos no, 480-485
      de enchimento, 480-485
  lesões, 638-639, 656-671
    do fígado, 660-671
      císticas, 660-667
        focais, 660-667
      gordurosas, 668-671
    hepáticas, 638, 639, 656-659
      com sombreamento, 638, 639
      focais, 656-659
        que hipercontrastam, 656-659
  linfonodos, 613-617
    mesentéricos, 613-617
      aumento de, 613-617
  massas, 622-635, 640-655, 704-721, 732-739
    do fígado, 622-635
      complexas, 626-635
      focais, 622-625
        anecoicas, 622-625
        císticas, 622-625
      sólidas, 626-635
    no baço, 732-739
      com atenuação diminuída, 732-739
    no fígado, 640-655
      com atenuação focal diminuída, 640-655
    pancreáticas, 704-721
      císticas, 708-713
        em IRM, 708-713
        em TC, 708-713
        em ultrassonografia, 704-707
      sólidas, 714-721
        em TC, 714-721
  obstrução, 440-445, 458-462
    da saída gástrica, 440-443
    da via de saída, 444, 445
      dilatação gástrica sem, 444, 445
    duodenal, 458-462
  padrões de atenuação, 602-605
    na parede intestinal, 602-605
      anormal, 602-605
  papila de Vater, 456, 457
    aumento da, 456, 457
  Pneumatosis intestinalis, 544, 545
  pneumoperitônio, 542, 543
  RM, 722-731
    colangiografia, 722-727
    pancreatografia, 728-731
  TC, 590-601, 606-612, 696-703, 756-763
    doenças em, 590-601, 606-612
      duodenais, 598-601
      gástricas, 590-597
      ileocecais, 606-612
    espaço peri-hepático em, 696-703
    lesões gordurosas em, 756-763
      na pelve, 756-763
      no abdome, 756-763
  trato gastrointestinal, 550, 551
    lesões do, 550, 551
      em olho de boi, 550, 551
  ulceração gástrica, 424, 425
  vesícula biliar, 528-531, 618-621
    opacificada, 529-531
      defeitos de enchimento na, 529-531
    parede espessada da, 618-621
    tamanho da, 528
      alterações no, 528
Padrão(ões) Geniturinário(s), 773-963
  anatomia renal normal, 889-891
    distorção da, 889-891
      difusa, 889-891
      focal, 889-891
  bexiga urinária, 842-855
    defeitos de enchimento na, 846-851
      múltiplos, 846-851
      solitários, 846-851

em crianças, 854, 855
  obstrução do trato urinário abaixo da, 854, 855
  grande, 844, 845
  luz da, 852, 853
    gás na, 852, 853
  parede da, 852, 853
    gás na, 852, 853
  pequena, 842, 843
cálices renais, 818, 819
  baqueteamento de, 818, 819
  destruição de, 818, 819
definição corticomedular, 889-891
  eliminação da, 889-891
doença uretral, 916-919
ducto deferente, 856
  calcificação do, 856
ecogenicidade cortical renal, 888
  aumentada, 888
    com preservação da sonotransparência medular, 888
endométrio, 952-956
escroto, 962, 963
  coleção líquida no, 962, 963
gravidez, 957-961
  complicações da, 957-961
IRM, 936-951
  da pelve feminina, 936-945
  útero aumentado em, 946-951
    difusamente, 946-951
margem renal, 806
  cicatriz na, 806
  depressão na, 806
massa, 797-801, 857-877, 884-887, 894-915, 920-935
  perinéfrica, 884-887
    em RM, 884-887
    em TC, 884-887
  renal, 797-801, 857-877
    anecoicas, 857-859
    císticas, 857-859, 868-870
      em TC, 868-870
    complexas, 860-863
    focal, 797-801
    sólidas, 864-867, 871-877
      focais em TC, 871-877
  retroperitoneal, 920-924
    cística, 920-924
  pélvicas, 925-935
    complexas, 928-931
    de aparência cística, 925-927
    sólidas, 932-935
  suprarrenais, 894-907
    em IRM, 902-907
    em TC, 894-901
  vesicais, 908-915
    em TC, 908-915
nefrograma, 810, 811
  com densidade crescente, 810, 811
  persistente, 810, 811
pseudotumores renais, 807-809
  estruturas normais, 807-809
rim, 776-796, 802-805, 892, 893
  ausente, 776-779
  desviado, 776-779
  doenças dos, 802-805
    císticas, 802-805

grande, 784-787, 790-796
  bilaterais, 790-796
  liso, 784-787, 790-795
  multifocais, 796
  multilobulado, 786-787
  unilateral, 784-787
mal situado, 776-779
pequeno, 780-783, 788-789
  bilaterais, 788-789
  liso, 780, 781, 788-789
  retraído, 782, 783
  unilateral, 780-783
transplantado, 892, 893
  coleções líquidas em torno do, 892, 893
seio renal, 878-883
  anormalidades do, 878-883
sistema pielocalicial, 812, 813, 820, 821
  apagado, 820, 821
  concentração diminuída no, 812, 813
    de material de contraste, 812, 813
  defeitos de enchimento no, 814-817
    múltiplos, 814-817
    solitários, 814-817
ureter, 822-833, 837-841
  defeitos de enchimento no, 822-825
  desvio do, 837-841
  obstrução do, 826-833
ureterectasia, 834-836
Padrão(ões) Torácico(s), 1-320
  alveolar, 4-29
    bilateral simétrico, 20-29
    localizado, 4-19
  anormalidades do recesso azigoesofágico, 170-173
    em TC, 170-173
  atelectasia, 112-117
    lobar, 112-117
    segmentar, 112-117
  aumento, 94-101, 110, 111
    dos linfonodos, 98-101
      hilares, 98-101
      mediastinais, 98-101
    hilar, 94-97
      bilateral, 96-97
      unilateral, 94-95
    lobar, 110-111
  broncolitíase, 216-219
  calcificação, 118-123, 186-187
    parenquimatosa pulmonar, 118-123
    pleural, 186-187
  de edema pulmonar, 20-33
    unilateral, 30-33
  defeito de enchimento, 288-291
    na artéria pulmonar, 288-291
      em TC, 288-291
  derrame pleural, 188-195
    associado à evidência radiográfica, 192-195
      de doença torácica, 192-195
    com tórax de aparência normal, 188-191
      sob os demais aspectos, 188-191
  desvio do mediastino, 174-177
  diafragma elevado, 233-237
  doença, 124-131, 238-259, 266-269, 276-281

bronquiolar, 244 251
  padrão de "árvore em brotamento" de, 244-251
predominante, 276-281
  nas bases, 280-281
  nas zonas superiores, 276-279
pulmonar, 124-131, 238-243, 252-259, 266-269
  alveolar, 252-259
    em TC, 252-259
  cística, 266-269
    em TC, 266-269
  com eosinofilia, 124-127
  disseminada, 128-131
    doença de pele combinada com, 128-131
  intersticial, 238-243
    em TC, 238-243
em TC, 270-275
  de mosaico, 270, 271
  de pavimentação maluca, 272-275
  de tórax, 270, 271
espaço, 220-225, 298-303
  cardiofrênico, 298-303
    anormalidade do, 298-303
      em IRM, 298-303
      em TC, 298-303
  retrotraqueal, 220-225
    anormalidades do, 220-225
favo de mel, 46-49
hipertransparência, 102-107
  localizada do pulmão, 102-107
  unilateral lobar, 102-107
lesão, 86-93, 134-165, 180-185, 282-287, 306-317
  cavitárias, 86-93
    dos pulmões, 86-93
  com base pleural, 180-183
  da parede torácica, 306-317
    em IRM, 306-317
    em TC, 306-317
  do mediastino, 134-165
    anterior, 134-143
      em TC, 138-143
    médio, 144-153
      em TC, 148-153
    posterior, 154-165
      em TC, 158-165
  do tórax, 282-287
    que contêm gordura, 282-287
  extrapleural, 184, 185
linha paratraqueal direita, 232
  alargamento da, 232
massa/estenose, 202-215
  traqueal, 202-207
  traqueobrônquicas, 208-215
    em TC, 208-215
massas, 166-169, 304, 305
  axilares, 304, 305
    em TC, 304, 305
  mediastinais císticas, 166-169
    em TC, 166-169
nódulo, 50-81, 82-85
  miliares, 82-85
  pulmonar, 50-81
    em TC, 60-69
    solitário, 50-69

opacidades em TCAR, 260-265
  nodulares, 260-265
  reticulonodulares, 260-265
pneumomediastino, 178-179
pneumotórax, 198-201
pulmões hipertransparentes, 108, 109
  bilaterais, 108, 109
quilotórax, 196-197
reticular, 34-45
  difuso, 34-45
  reticulonodular, 34-45
sinal, 132, 133
  crescente de ar, 132, 133
  de menisco, 132, 133
traumatismos torácicos, 292-297
  fechados, 292-297
    TC dos, 292-297
via aérea superior, 226-231
  obstrução em crianças da, 226-231
Page
  rim de, 373
Paget
  doença de, 310, 371
Pambronquiolite
  difusa, 249, 250f
Pancoast
  tumor de, 181, 317
Pâncreas
  carcinoma do, 188
Pancreatite, 189
Papila
  de Vater, 456, 457
    aumento da, 456, 457
Papiloma, 208
Papilomatose, 93, 203, 209f
  do pulmão, 73, 77
  laringotraqueobrônquica, 248
    juvenil, 248
  pulmonar, 78f
Paragonimíase, 13, 89f
Paragonimus
  westermani, 71, 89
Paralisia
  de nervo frênico, 233, 234f
  de prega vocal, 228, 229f
    bilaterais, 229f
    congênita, 228
Parasita(s), 118
Paratireoide
  tumor da, 136
Parede
  aórtica, 375
    aneurisma, 375
    aortite, 375
    arteriosclerose, 375
  da bexiga, 852, 853
    gás na, 852, 853
  espessada, 618-621
    da vesícula biliar, 618-621
  intestinal, 544-545, 602-605
    anormal, 602-605
      padrões de atenuação na, 602-605
    gás na, 544, 545
  torácica, 178, 180, 184, 185
    hematoma da, 184
    infecção da, 185

lesão de, 180
trauma da, 178
Parênquima
  pulmonar, 179
    laceração do, 179
Pé
  lesões de avulsão, 1131
Pele
  da mama, 1409-1412
    espessamento da, 1409-1412
  doença de, 128
    combinada, 128-131
      com doença pulmonar disseminada, 128-131
    neoplasma da, 129
    metástases de, 129
Pelve
  feminina, 936-945
    IRM da, 936-945
  lesões na, 756-763, 1128
    de avulsão, 1128
    gordurosas, 756-763
      em TC, 756-763
Perfusão
  defeitos de, 32
Peribronquiolite
  difusa, 248f
Pericárdio, 378
  ausência do, 177, 298, 390
    congênita, 298, 390
    parcial, 177
  tumor do, 381
Pericardite
  constritiva, 194, 195f, 383f, 385
    crônica, 383f
  infecciosa, 380, 386f
  sem constrição, 386
Peritonite
  pneumoperitônio com, 542
  pneumoperitônio sem, 542
Pescoço
  extensão de gás a partir do, 179
Peste
  bubônica, 99f
  pneumonia de, 27f
Placa
  de de cartilagem brônquica, 217
    erosão de, 217
    calcificada, 217
    ossificada, 217
Plasmacitoma, 54, 68
Pleura
  espessada, 186
    calcificada, 186
  mesotelioma, 317
  tumor de Pancoast, 317
Plumbagem, 93
Pneumatocele, 86, 106
Pneumatosis
  intestinalis, 544-545
Pneumectomia, 174f
Pneumococcus, 4
Pneumoconiose(s), 19, 35, 46, 74, 79, 84, 187
  da bauxita, 201
  dos mineiros de carvão, 36f, 85f, 187, 276
  outras, 241
  padrão clássico na, 46f

Pneumocystis carinii, 12, 42, 90
  pneumonia por, 12f, 27f, 252, 253f, 268, 271f, 272
    e AIDS, 27f
    na AIDS, 253f, 271f
Pneumomediastino, 178-179
  em lactente, 179f
  espontâneo, 178
  iatrogênico, 179
Pneumonia, 27, 116
  aguda, 235f
  bacteriana, 4, 252
    antraz, 7
    bactérias Gram-negativas, 6
      entéricas, 6
    bacteroides, 8
    doença dos legionários, 7
    Haemophilus, 6, 7f
      influenzae, 6, 7f
      pertussis, 6, 7f
    Klebsiella, 5
    Pneumococcus, 4
    Staphylococcus, 4
    Streptococcus, 4
    tularemia, 6
    Yersinia pestis, 7
  da catapora, 71f, 85f, 118, 119f
    curada, 119f
  da tularemia, 98f
  de peste, 27f, 110
  do sarampo, 98f
  em organização, 273
  eosinofílica, 18, 124, 255, 277
    crônica, 255, 277
    idiopática, 18, 124
      aguda, 124
      crônica, 124
  esférica, 5f
  estafilocócica, 4f
  estreptocócica, 111f
    e empiema, 111f
  fúngica, 8
    actinomicose/nocardiose, 9
    aspergilose, 11
    blastomicose, 8
    candidíase, 11
    coccidioidomicose, 9
    criptococose, 9
    esporotricose, 11
    histoplasmose, 8
    mucormicose, 11
    torulose, 9
  intersticial, 273
    inespecífica, 273
  lipoide, 16, 48, 55, 64, 256, 273, 274f, 283
  parasitária, 12
    amebíase, 13
    ascaríase, 13
    erupção serpiginosa, 13
    estrongiloidíase, 13
    larva migrans, 13
      cutânea, 13
    paragonimíase, 13
    Pneumocystis carinii, 12
    toxoplasmose, 13
  pneumocócica, 5f, 110
  por bacteroides, 8

por bussulfam, 38f, 131f
por catapora, 131f
por CMV, 71f, 246f
por coccidioidomicose, 9f
por *Haemophilus*, 110
   influenzae, 110
por *Klebsiella*, 5f, 110
por *Legionella*, 252f
por metotrexato, 38f, 125f
por *Mycoplasma*, 11f
por nitrofurantoína, 125f
por *Pneumocystis carinii*, 252, 268, 271f, 272
   na AIDS, 253f, 271f
por sarampo, 131f
redonda, 58, 59f, 66
tuberculosa, 110, 252f
viral, 11f, 40, 41f, 84
Pneumonite
   crônica, 277
      de hipersensibilidade, 277
   de radiação, 18, 19f, 26, 254
      aguda, 26
   pós-obstrutiva, 14, 15f
Pneumoperitônio, 200, 542, 543
   com peritonite, 542
   sem peritonite, 542
Pneumotórax, 198-201, 292
   catamenial, 200
   complicando colocação, 198f
      de tubo nasoentérico, 198f
   de tensão, 176
   em insuficiência cardíaca, 32
   esquerda, 32
      reexpansão de, 32
   espontâneo, 198
   evacuação rápida de, 30
   iatrogênico, 198
   pós-traumático, 199f
Poeira
   inalação de, 35, 36
      inorgânica, 35
         asbestose, 35
         outras, 35
         silicose, 35
      orgânica, 36
Poliarterite, 74, 80, 127
Policitemia, 369
   primária, 97
   vera, 371
Policondrite
   recidivante, 206, 214, 215f
Poliidrâmnio, 1432, 1433
Poliomiosite, 38
Pólipo(s)
   inflamátorio, 208
Polisserosite
   recorrente, 191
   familial, 191
Pombo(s)
   criador de, 37f
      pulmão de, 37f
Ponta(s)
   dos dedos, 1076, 1077
   das mãos, 1076, 1077
      calcificação em torno das, 1076, 1077

Prega(s)
   do intestino delgado, 476-479
      deformadas, 476-479
      generalizadas, 476-479
      irregulares, 476-479
      espessamento de, 436-439, 462, 463
         duodenais, 462, 463
         gástricas, 436-439
   vocais, 228, 229f
      paralisia de, 228, 229f
         bilaterais, 229f
         congênita, 228
Pregueado
   do estômago, 493
      e intestino delgado, 493
         espessamento simultâneo do, 493
   do intestino delgado, 475
      espessamento regular do, 475
Pressão
   intracraniana, 369
      aumentada, 369
         doença intracraniana com, 369
   venosa central, 364, 366
      aumentada, 364, 366
Processo(s)
   intratorácico, 235
      agudo, 235
   não neoplásicos, 308
      artrite séptica, 310
         esternoclavicular, 310
      costocondrite, 308
      doença de Paget, 310
      hematoma, 310
      infecção, 308
      linfangioma, 311
   tumoriformes, 1135-1144
      em IRM, 1140-1044
      em TC, 1135-1139
Proliferação
   de novo osso, 1115
      em inserções, 1115
         de ligamentos, 1115
         de tendões, 1115
Próstata
   câncer de, 316f
      metástases, 316f
Proteinose
   alveolar, 28, 29f, 255, 272
      pulmonar, 29f
Protrusio acetabuli, 1110, 1111
Pseudoaneurisma
   crônico, 292, 293f
Pseudoartrose, 1108, 1109
Pseudocisto
   pancreático, 158, 159f, 168, 169f
      mediastinal, 159f, 168
Pseudocoarctação
   da aorta, 350, 351f
Pseudodivertículo(s)
   do intestino delgado, 490-492
Pseudolinfoma, 18
Pseudotronco
   arterial, 358, 367
Pseudotruncus arteriosus, 329, 340
Pseudotumor(es)
   inflamátorio, 58, 66

renais, 807-809
   estruturas normais, 807-809
Pulmão(ões)
   afogado, 32
   de *crack*, 258
   de criador de pombos, 37f
   de fazendeiro, 84
   doença do, 109
      bolhosa, 109
   em choque, 26
   gangrena do, 133
   hipertransparência do, 102-107
      localizada, 102-107
   hipertransparentes, 104f, 108-109
      bilaterais, 108-109
      unilateral, 104f
   hipogenético, 105
      síndrome de, 105
   hipoplásico, 174
   papilomatose do, 73
   reexpansão dos, 22
      rápida, 22
   reumatoide, 39f

Q

Quadrante(s)
   superiores, 546-549
      gás extraluminal nos, 546-549
Quadril
   necrose do, 1096-1099
      avascular, 1096-1099
Quase Afogamento, 22, 23f
Queimadura(s), 131
Quilotórax, 196-197
   espontâneo, 196
   iatrogênico, 196

R

Rabdomiossarcoma, 311
Radiação
   pneumonite de, 18, 19f, 26, 254
      aguda, 26
Radioterapia, 117, 382, 383
Reabsorção
   de margens costais, 1102, 1103
      superiores, 1102, 1103
Reação
   de hipersensibilidade, 131
   periosteal, 1018-1027
      disseminada, 1023-1027
      generalizada, 1023-1027
      localizada, 1018-1022
Rebarba(s)
   ósseas, 1115
Recém-Nascido
   taquipneia do, 22
      transitória, 22
Recesso
   azigoesofágico, 170-173
      anormalidades do, 170-173
         em TC, 170-173
Reexpansão
   de pneumotórax, 32
      em insuficiência cardíaca, 32
         esquerda, 32
   dos pulmões, 22
      rápida, 22

Região
　lombar pós-operatória, 1232, 1233
　　da coluna vertebral, 1232, 1233
　　　em IRM, 1232, 1233
　　na pineal, 1284-1287
　　　massas na, 1284-1287
Rendu-Osler-Weber
　doença de, 129
Retículo-histiocitose
　multicêntrica, 1037
Retificação
　de um ou mais corpos vertebrais, 1204
Retorno Venoso
　pulmonar, 338, 339f, 344, 345f, 362
　　anômalo, 338, 339f, 344, 345f, 362
　　　parcial, 344, 345f, 362
　　　total, 338, 339f, 362
Retroperitôneo
　carcinoma do, 188
Reversão
　de *shunt*, 338
　　da esquerda para a direita, 338
Rickettsia
　infecção por, 12
Riley-Day
　síndrome de, 44
Rim
　ausente, 776-779
　de Page, 373
　desviado, 776-779
　doenças dos, 802-805
　　císticas, 802-805
　em ferradura, 777
　esquerdo, 777f
　　má-rotação do, 777f
　grande, 784-787, 790-796
　　bilaterais, 790-796
　　liso, 784-787, 790-795
　　multifocais, 796
　　multilobulado, 786, 787
　　unilateral, 784-787
　intratorácico, 777f
　mal situado, 776-779
　pélvico, 777f
　pequeno, 780-783, 788, 789
　　bilaterais, 788, 789
　　liso, 780-781, 788, 789
　　retraído, 782, 783
　　unilateral, 780-783
　solitário, 776f
　transplantado, 779, 892, 893
　　coleções líquidas em torno do, 892, 893
　transplante de, 779f
Rinosclerosoma, 206, 214f
RM (Ressonância Magnética)
　colangiografia, 722-727
　massas em, 884-887, 908-915
　　perinéfrica, 884-887
　　vesicais, 908-915
　pancreatografia, 728-731
Ruptura
　aórtica, 292f
　　com hemorragia ativa, 292f
　do esôfago, 178, 296
　traumática, 235, 236f, 237f
　　do diafragma, 235, 236f, 237f

S

Saída
　gástrica, 440-443
　　obstrução da, 440-443
　via da, 444, 445
　　obstrução da, 444, 445
　　dilatação gástrica sem, 444, 445
SARA (Síndrome de Angústia Respiratória Adulta), 26, 27f, 201, 274, 281
Sarampo, 130
　pneumonia do, 98f
Sarcoidose, 18, 28, 29f, 42, 43f, 46, 74, 79, 80f, 84, 92, 97f, 101, 106, 128, 150f, 195, 206, 210, 239, 240f, 262, 269, 273, 276, 304, 305f
　alveolar, 257
Sarcoma
　de Ewing, 314
　de Kaposi, 77f, 261
　primário, 290
　　da artéria pulmonar, 290
　sinovial, 316
SARG (Síndrome de Angústia Respiratória Grave), 275
Schwannoma, 306
　cístico, 169f
Seio
　de Valsalva, 136, 343, 345f, 351, 377
　　aneurisma de, 136, 343, 345f, 351
　　roto, 343, 345f
　renal, 878-883
　　anormalidades do, 878-883
Sensibilidade
　à droga, 124
Septo
　interatrial, 285
　　hipertrofia lipomatosa do, 285
Sequestro
　broncopulmonar, 56, 64, 92, 162
　　extralobar, 56
　　intralobar, 56, 92
　　intralobar, 65f
　pulmonar, 56f
　　bilateral, 56f
Shaver
　doença de, 201
Shunt(s)
　da direita para a esquerda, 329
　　e lesões de mistura, 329
　da esquerda para a direita, 324, 328, 338, 361, 367
　　grande, 367
　　reversão de, 338
　sistêmico, 31
　　pós-operatório de, 31
　　à artéria pulmonar, 31
Silicose, 35, 85f, 90, 97f, 101, 120, 241f, 262f, 276, 277f
　FMP na, 75f
Sinal
　crescente de ar, 132, 133
　de menisco, 132, 133
　de Westermark, 103f
　do colarinho, 296f
　do nenúfar, 89f
　　no cisto equinocócico, 89f
　pulmonar, 89f

Síndrome
　de Caplan, 73f
　de cílios discinéticos, 248
　de coração esquerdo, 324, 325f, 329, 347f, 354, 367
　　hipoplásico, 324, 325f, 329, 347f, 354, 367
　de Dressler, 189, 380
　de Eisenmenger, 360f
　de Goodpasture, 25f, 44, 101
　de Hamman-Rich, 47
　de Löffler, 18, 124, 255
　de Marfan, 353f
　de Meigs, 188
　de Mendelson, 22
　de poliesplenia, 369
　de pulmão, 105
　　hipogenético, 105
　de Riley-Day, 44
　de Sjögren, 38, 249f, 280, 281f
　de Swyer-James, 104, 175, 267
　do lobo médio, 116
　hipereosinofílica, 126
　nefrótica, 190f
　pickwickiana, 371f
　pós-infarto, 380
　　do miocárdio, 380
Sistema
　pielocalicial, 812, 813, 820, 821
　　apagado, 820, 821
　　concentração diminuída no, 812, 813
　　　de material de contraste, 812, 813
　　defeitos de enchimento no, 814-817
　　　múltiplos, 814-817
　　　solitários, 814-817
Sjögren
　síndrome de, 38, 249f, 280
SNC (Sistema Nervoso Central)
　alterações do, 1360-1363
　　na AIDS, 1360-1363
Sobrecarga
　hídrica, 21
　líquida, 21f
Sombreamento
　lesões hepáticas com, 638, 639
Sonotransparência
　medular, 888
　　ecogenicidade aumentada com preservação da, 888
　　cortical renal, 888
Staphylococcus, 4
　aureus, 246f
　　bronquiolite por, 246f
Streptococcus, 4
Subconstrição, 1082-1091
Subluxação
　atlantoaxial, 1207
Substância Branca
　periventricular, 1326-1329
　　anormalidades da, 1326-1329
　　em IRM, 1326-1329
Subtubulação, 1082-1091
Superconstrição, 1092-1094
Supertubulação, 1092-1094
SVNP (Sinovite Vilonodular Pigmentada), 1039
Swyer-James
　síndrome de, 104, 175, 266

T

Takayasu
  doença de, 349
Talco
  doença induzida por, 81f
    pulmonar, 81f
  granulomatose de, 36f
  injeção de, 80
Talcose, 19
Tamanho
  da vesícula biliar, 528
    alterações no, 528
Tampão
  de muco, 113
  mucoso, 113f, 289
    artefato de, 289
    em um paraplégico, 113f
Taquipneia
  transitória, 22
    do recém-nascido, 22
Taussig-Bing
  anomalia de, 336, 337f
TC (Tomografia Computadorizada)
  doenças em, 270-275, 590-601, 606-612
    de pavimentação maluca, 272-275
    de tórax, 270, 271
      de mosaico, 270, 271
    duodenais, 598-601
    gástricas, 590-597
    ileocecais, 606-612
  espaço peri-hepático em, 696-703
  lesões gordurosas em, 756-763
    na pelve, 756-763
    no abdome, 756-763
  malformações em, 1346-1355
    congênitas comuns, 1346-1355
    do cérebro, 1346-1355
  margens ventriculares em, 1336, 1337
    intensificadas, 1336, 1337
  massas em, 707-721, 868-877, 884-887, 1264, 1265, 1274-1277, 1301-1305, 1310-1313, 1320, 1321
    cerebelares, 1301-1305
    com alta atenuação, 1264, 1265
      em um hemisfério cerebral, 1264, 1265
    de baixa densidade, 1320, 1321
      no tronco cerebral, 1320, 1321
    justasselares, 1274-1277
    no ângulo pontocerebelar, 1310-1313
    pancreáticas em, 707-721
      císticas, 708-713
      sólidas, 714-721
    perinéfrica, 884-887
    renal, 868-877
      císticas, 868-870
      sólidas focais, 871-877
    selares, 1274-1277
    suprarrenais, 894-907
    vesicais, 908-915
  processos em, 1135-1139
    tumoriformes TC, 1135-1139
  tumores em, 1135-1139
    ósseos, 1135-1139
      benignos, 1135-1139

TCAR (Tomografia Computadorizada de Alata Resolução)
  opacidades em, 260-265
    nodulares, 260-265
    reticulonodulares, 260-265
Tecido(s)
  conectivo, 38, 47, 249, 352
    doenças do, 38, 47, 249, 352
      dermatomiosite, 38
      doença reumatoide, 38
      esclerodermia, 38
      lúpus eritematoso sistêmico, 38
      poliomiosite, 38
      síndrome de Sjögren, 38
  ósseo, 217
    aspiração de, 217
  subcutâneos, 1066-1076
    calcificação em, 1066-1076
      localizada, 1066-1069
      generalizada, 1070-1076
    ossificação em, 1066-1076
      localizada, 1066-1069
      generalizada, 1070-1076
Tecido Mole
  densidade de, 140, 150, 160-163
    abscesso, 142, 150, 161
    bócio intratorácico, 164
    carcinoma do esôfago, 163
    dilatação do esôfago, 163
    espondilite infecciosa, 161
    hematoma mediastinal, 142, 151, 162
    hematopoese extramedular, 162
    hemorragia mediastinal, 142, 151, 162
    hérnia, 142, 160
      de Morgagni, 142
    hiperplasia tímica, 141
    linfadenopatia, 150, 162
    linfoma, 142
    malignidade tímica, 140
    mediastinite, 142, 150, 161
    outros neoplasmas, 142
      de células germinais, 142
    sequestro broncopulmonar, 162
    teratoma, 142
    timoma, 140
    tireoide retroesternal, 141
    tumor, 141, 160, 161
      espinal, 161
      neurogênico, 160
      paratireóideo, 141
  massas de, 1148-1153
    em IRM, 1148-1153
      benignas, 1148-1151
      malignas, 1152, 1153
Técnica
  artefato de, 288
  radiográfica, 107, 109
    defeituosa, 107, 109
Telangiectasia
  hemorrágica, 129
  hereditária, 129
Tendão(ões)
  inserções de, 1115
    proliferação em, 1115
    de novo osso, 1115

Teratocarcinoma, 284
Teratoma, 135, 142, 284
  cístico, 168, 169f
    maduro, 168, 169f
  intrapulmonar, 122
Tetralogia
  de Fallot, 326, 340, 351, 358
    com estenose pulmonar, 351
    grave, 351
Timolipoma, 283, 299f
Timoma, 134, 140, 301, 302f
  cístico, 169f
  com miastenia grave, 135f
Tireoide
  carcinoma da, 83f
    metastático, 83f
  retroesternal, 141
  subesternal, 134
Tireotoxicose, 359f, 370
Tonsila(s)
  aumentadas, 227
Toracentese
  rápida, 30
  de grande derrame pleural, 30
Tórax
  de aparência normal, 188-191
    derrame pleural com, 188-191
      sob os demais aspectos, 188-191
  lesão do, 282-287
    que contêm gordura, 282-287
  TC de, 270-275
    padrão de mosaico em, 270, 271
  trauma de, 184f
Torção
  pulmonar, 16
Tornozelo
  lesões de avulsão, 1131
Torulose, 9
Tosse
  fratura de, 184f
Toxicidade
  de droga bleomicina, 281
  de oxigênio, 36, 37f
Toxoplasmose, 13, 42, 305
Trajeto
  no cólon, 524, 525
  duplo, 524, 525
Transecção
  aórtica, 146f
Transparência(s)
  arenosas, 486, 487
  no intestino delgado, 486, 487
Transposição
  corrigida, 351, 352f
    com defeito septal, 352f
    ventricular, 352f
  das grandes artérias, 336, 337f
  de grandes vasos, 354, 355f, 358
Traqueia
  carcinoma da, 202f
  em bainha de sabre, 206, 207f
Traqueobroncopatia
  osteocondroplásica, 205f, 211f
Traqueomalacia, 228, 229f
Traqueopatia
  osteocondroplásica, 210
  osteoplástica, 205

Traqueostomia
    estoma de, 204f
    cura de, 204f
Trato
    digestório, 568, 569
        calcificação do, 568, 569
    gastrointestinal, 550, 551
        lesões do, 550, 551
            em olho de boi, 550, 551
    genital, 584-587
        calcificação do, 584-587
            feminino, 584-585
            masculino, 586, 587
    urinário, 854, 855
        abaixo da bexiga, 854, 855
        obstrução em crianças do, 854, 855
Trauma, 189, 194, 199, 381, 383
    da parede torácica, 178
    de tórax, 184
    do ducto torácico, 196
    fechado, 185, 194f, 204
    penetrante, 204
Traumatismo
    torácico, 24, 25f, 232f
        fechado, 232f
            hemorragia mediastinal secundária a, 232f
Trilogia
    de Fallot, 340, 341f, 362, 363f
Trombo
    pulmonar, 122
Tromboembolismo
    pulmonar, 254
Trombose
    da veia cava, 365
        superior, 365
    in situ, 290
        em coto de artéria, 290
            pulmonar, 290
Tronco
    arterial, 352, 358, 368
        persistente, 352, 358, 368
    cerebral, 1320-1323
        lesões do, 1322, 1323
            em IRM, 1322, 1323
        massas no, 1320, 1321
            de baixa densidade, 1320, 1321
Truncus arteriosus, 358
    persistente, 336
    tipo IV, 340
Tuberculoma, 50
    calcificado, 50f
Tuberculose, 40, 47, 82, 87f, 106, 119f, 188, 197, 214f, 244, 263, 268, 269f, 383
    disseminação de, 253f, 263f
        endobrônquica, 253f
            em doença de reativação, 263f
    miliar, 263f
    pós-primária, 244f, 276
        ativa, 244f
    primária, 13, 94f, 98, 188f, 252
    secundária, 14, 40f, 70f, 252
Tubo
    endotraqueal, 113
        mal posicionado, 113
    nasoentérico, 198f
        colocação de, 198f
            pneumotórax complicando, 198f

Tufo(s)
    falângicos, 1044-1050
        terminais, 1044-1050
            erosão de múltiplos, 1044-1050
Tularemia, 6
    pneumonia do, 98f
Tumor(es), 172, 222, 299
    benignos, 208
        outros, 208
    carcinoide, 218f
    cartilaginoso, 203
    da medula espinal, 1218-1223
        em IRM, 1218-1223
    da paratireoide, 136
    de células, 203, 308
        fusiformes, 203
        gigantes, 308
    de glomo, 306
    de Pancoast, 181, 317
    de tireoide ectópica, 204
    desmoide, 305
    diversos, 211
    do coração, 381
    do diafragma, 235
    do pericárdio, 381
    do sulco superior, 181
    endobrônquico, 218
        calcificado, 218
    espinal, 161
    extrínseco, 203
        invasão traqueal por, 203
    fantasmas, 194f
    malignos, 211
        primários, 211
    mesenquimal, 55, 136
    misto, 142f
        de células germinais, 142f
    neuroendócrino, 68
    neurogênico, 154f
    obstrução por, 196f
        do ducto torácico, 196f
    ósseos, 1135-1147
        benignos, 1135-1144
            em IRM, 1140-1044
            em TC, 1135-1139
        malignos, 1145-1147
            em IRM, 1145-1147
    paratireóideo, 141
    teratodermoide, 135f
    tímico, 299
    tireóideo, 156

U

Uhl
    doença de, 325, 341, 368
UIP (Pneumonia Intersticial Usual), 44, 238, 267, 280
Ulceração
    do esôfago, 406-411
    gástrica, 424-425
Ultrassonografia
    anomalias congênitas em, 1356-1359
        na linha mediana, 1356-1359
    fetal, 1415-1441
        ascite fetal, 1436, 1437
        diagnóstico ultrassonográfico, 1418-1431
            de anomalias fetais, 1418-1431
        gestações múltiplas, 1438-1441
        oligoidrâmnio, 1434, 1435
        poliidrâmnio, 1432, 1433
        massas pancreáticas em, 704-721
Uremia, 20, 381, 383
Ureter
    defeitos no, 822-825
        de enchimento no, 822-825
    desvio do, 837-841
    obstrução do, 826-833
Ureterectasia, 834-836
Útero
    difusamente aumentado, 946-951
        em IRM, 946-951

V

Valsalva
    seio de, 136, 343, 345f, 351, 377
        aneurisma de, 136, 343, 345f, 351
            roto, 343, 345f
Valva
    aórtica, 375
    mitral, 376
    tricúspide, 324
        doença da, 324
Varicela, 12, 118
Variz(es), 303f
    de veia pulmonar, 58, 66
    do esôfago, 156, 165f, 171
    esofágicas, 165f
    pulmonares, 75
Vaso(s)
    grandes, 354, 355f, 358, 365, 367
        aneurisma de, 365
        transposição de, 354, 355f, 358, 367
Vater
    papila de, 456, 457
        aumento da, 456, 457
Veia
    ázigo, 171, 366
        aumento da, 171
        dilatação da, 366
            gravidez e, 366
    cava, 153f, 171, 364-366
        superior, 153f, 364, 365
            dilatação da, 364
            esquerda, 153f
            oclusão da, 366
            trombose da, 365
    pulmonar, 58, 66
        variz de, 58, 66
Ventilação
    com pressão positiva, 178
Ventrículo(s)
    cerebrais, 1244-1247
        dilatados, 1244-1247
    comum, 337, 368
    direito, 336, 337f, 338f
        dupla via de saída do, 336, 337f, 338f
    único, 338f
Vértebra(s)
    aumento de tamanho, 1188, 1189
        de uma ou mais, 1188, 1189

em criança, 1212, 1213
  com bico, 1212, 1213
  com gancho, 1212, 1213
  entalhadas, 1212, 1213
 lesões de, 1228-1231
  neoplásicas, 1228-1231
   em IRM, 1228-1231
Vesícula, 102
 biliar, 528, 572-573, 618-621
  calcificação da, 572, 573
  parede espessada da, 618-621
  tamanho da, 528
   alterações no, 528
 opacificada, 529-531
  defeitos na, 529-531
   de enchimento, 529-531
Via
 de saída, 336, 337f, 338f, 444-445
  do ventrículo direito, 336, 337f, 338f
  dupla, 336, 337f, 338f
  obstrução da, 444, 445
   dilatação gástrica sem, 444, 445
Via(s) Aérea(s)
 faríngea, 228
  obstrução da, 228
   pela língua retroposicionada, 228
 pequenas, 38, 270
  doença das, 38, 270
   primária, 270
 superior, 226-231
  obstrução da, 226-231
   em crianças, 226-231
Vírus
 sincicial, 246f
 respiratório, 246f
Volume
 intra-abdominal, 234
  aumentado, 234
Volume Pulmonar
 alterado, 235
 aumentado, 175
  cisto broncogênico, 176
  corpo estranho, 175
   obstruindo brônquio principal, 175
  enfisema, 175
   bolhoso, 175
   lobar congênito, 175
  malformação adenomatoide, 175
   cística, 175
  massas, 176
   mediastinais, 176
   pulmonares, 176
  síndrome de Swyer-James, 175
 diminuído, 174
  atelectasia, 174
  pós-operatória, 174
  pulmão hipoplásico, 174

W

Waldenström
 macroglobulinemia de, 45, 195
Wegener
 granulomatose de, 56, 64, 73, 78, 85, 90, 91f, 129, 195, 206, 210, 211f
Westermark
 sinal de, 103f

Y

Yersinia
 pestis, 7

Z

Zenker
 divertículo de, 156, 222
Zona(s)
 de densidade aumentada, 1078, 1079
  nas metáfises, 1078, 1079